方剂大辞典

FANGJI DA CIDIAN

主编　孙玉信　李倩　王晓田

山西出版传媒集团　山西科学技术出版社

编委名单

主　审： 张　磊

主　编： 孙玉信　李　倩　王晓田

副主编： 朱全飞　于爱党　王慧森　王庆波　刘俊红
张西洁　姜　枫　罗文昭　郑首慧　蔡红荣
李向峰　陈瑞华　朱平生　芦　锰　黄浩飞
高　青　吴亚鹏　郭泉滢　辛　凯　唐桂军
董新刚　冯延朵　任晨昕　郭金华　赵永超
李志鹏　孙红娜　高增辉　罗珊珊　肖　艳
安慎富　张杭州　肖　艳　刘亚辉　巴文晓
周亚龙　姜华清　司徒沛　张荣欣　王亚春
孙　彬　李丹文　郭娅静　杨　帅　刘玉楠
扈晓靖　程相琨

编　委： 王　鹏　王　帅　刘　博　朱乐乐　王　倩
韩艳丽　李　媛　王东阳　王雅琴　王　冠
昌小培　郭东方　胡艳峰　杨可斌　王华南
魏文博　王　希　钱姣虹　常万里　耿锰行

董　澍　李金良　石　光　郭金华　赵永超

李志鹏　吴毅明　曹满野

前　言

方剂学的发展经历了2000多年的历史。古代大型方书中流传至今的方剂种类众多，药量详尽。先秦时期，复方产生，代表作为《五十二病方》，它的出现使方剂临床运用初具规模。两汉时期，是方剂形成和奠基的时代，主要著作有《黄帝内经》《伤寒杂病论》，其中《伤寒杂病论》将辨证论治、理法方药融于一体，剂型丰富，是方书之祖。魏晋南北朝时期，方剂应用注重实用，略于理论，如《肘后备急方》中的方剂具有简、便、廉、效的特点。隋唐时期，大型方剂《千金方》著作出现，此著作载方7500多首，开创病证类方，首创妇科、儿科类方。宋元时期，方剂学全面发展，代表著作为载方16834首的《太平圣惠方》以及载方近20000首的《圣济总录》，这是对宋以前方剂的总结，而《太平惠民和剂局方》是政府编制的药典。金元时期，临床专科方剂著作问世，以金元四大家著作为代表，还有钱乙的《小儿药证直诀》，陈自明的《妇人大全良方》。明清时期，方药共荣。其中，《普济方》载方61739首，载方之巨，历史之最，是我国古代现存最大的一部方书。

近现代时期，方剂著作主要是继承整理并对其进行现代研究。方剂工具书以《中医方剂大辞典》为杰出代表。但是，随着时代的变化，适合现代临床查阅的古代方剂都散在于各经典著作之中，为了更加方便快捷地查找古代方剂，笔者特组织整理编写出版《方剂大辞典》这部方剂著作。

本书的特点是以笔画分类的形式把经典方剂（包括佚方）整理在一起。每个方剂按方名、主治、功效、药物与剂量、用法等整理。本书为了保持原著原貌，大部分方剂未做大的改动，但是部分方剂不同版本在方药组成以及用量上有所不同。本书综合多部原著，对方剂稍做调整，更加切合现代临床使用。书中附有常用中药别名。

本书内容简练，适用于临床医师、在校学生及中医爱好者。

编者

编写说明

（一）本书所载常用中药，除处方规定用“生”“鲜”的以外，均以采用加工炮制品为宜，特别是毒性较大的药物，如乌头、附子、南星、半夏等，必须进行加工炮制，以减少毒性，保证安全。

（二）本书选方中有的需要临时加工的，说明如下：

1. 焙：将药物置锅内、瓦罐内或瓦片上，用文火加热缓缓烘干，焙时火力宜小，避免将药烘焦。

2. 烧存性（煅存性）：将植物或动物药加热至焦化，呈黑褐色，中心部分尚存留一点深黄色叫作“存性”，千万不能将药烧成白灰，导致失去药效。

3. 煅：如将石膏、硼砂、明矾等药置于锅内或瓦罐中加热，使药物所含结晶水挥发殆尽，呈乳白色，取出研细。

4. 醋淬：如将花蕊石置炭火上烧至通红，立即投入醋中，花蕊石很快裂成小块，醋淬之后，比较容易研成粉末。

一、古今重量换算

（一）古称以黍、铢、两、斤计量而无分名

汉、晋：1 斤 =16 两，1 两 =4 分，1 分 =6 铢，1 铢 =10 黍。

宋代：1 斤 =16 两，1 两 =10 钱，1 钱 =10 分，1 分 =10 厘，1 厘 =10 毫。

元、明、清沿用宋制，很少变动。

古代药物用量与市制、法定计量单位换算表

时期	古代用量	折合市制	法定计量
秦代	一两	0. 5165 市两	16. 14 克
西汉	一两	0. 5165 市两	16. 14 克
东汉	一两	0. 4455 市两	13. 92 克
魏晋	一两	0. 4455 市两	13. 92 克
北周	一两	0. 5011 市两	15. 66 克
隋唐	一两	0. 0075 市两	31. 48 克
宋代	一两	1. 1936 市两	37. 3 克
明代	一两	1. 1936 市两	37. 3 克
清代	一两	1. 194 市两	37. 31 克

注：以上换算数据系近似值。

（二）市制（十六进制）重量与法定计量的换算

1 斤（16 市两）=0.5 千克 =500 克

1 市两 =31.25 克

1 市钱 =3.125 克

1 市分 =0.3125 克

1 市厘 =0.03125 克

注：换算时的尾数可以舍去。

（三）其他与重量有关的名词及非法定计量

古方中“等量”的意思是指各药量的数量全相等，大多用于丸、散剂中，在汤剂、酒剂中很少使用。其中，1 市担 =100 市斤 =50 千克。

二、古今容量换算

（一）古代容量与市制的换算

古代容量与市制、法定计量单位换算表

时期	古代容量	折合市制	法定计量
秦代	一升	0.34 市升	0.34 升
西汉	一升	0.34 市升	0.34 升
东汉	一升	0.20 市升	0.20 升
魏晋	一升	0.21 市升	0.21 升
北周	一升	0.21 市升	0.21 升
隋唐	一升	0.58 市升	0.58 升
宋代	一升	0.66 市升	0.66 升
明代	一升	1.07 市升	1.07 升
清代	一升	1.0355 市升	1.0355 升

注：以上换算数据仅系近似值。

（二）市制容量单位与法定计量单位的换算

市制容量与法定计量单位的换算表

市制	市撮	市勺	市合	市升
换算	10 市撮	10 市勺	10 市合	10 市升
法定计量	1 毫升	1 厘升	1 公升	1 升

（三）其他与容量有关的非法定计量

如刀圭、钱匕、方寸匕、一字等。刀圭、钱匕、方寸匕、一字等名称主要用于散剂。方寸匕，作匕正方一寸，以抄散不落为度；钱匕是以汉五铢钱抄取药末，以不落为度；半钱匕则为抄取一半；一字即以四字铜钱作为工具，药末遮住铜钱上的一个字的量；刀圭即十分之一方寸匕。

1 方寸匕≈2 克（矿物药末）≈1 克（动植物药末）≈2.5 毫升（药液）；

1 刀圭≈1/10 方寸匕；

1 钱匕≈3/5 方寸匕。

（四）根据《国家药品管理条例》规定，禁用犀角、虎骨等保护动物材料，现临床应用中多以水牛角代犀角、牛胫骨代虎骨，量宜大。本书大多选录自古代经典医籍，故仍保留犀角、虎骨等中药。

三、古汉语注释

1. 铫子：一种有柄的小铁锅。
2. 熆：古时的一种炮制方法，包含炙与烧。
3. 熬：炒。
4. 脬：猪尿胞。
5. 苦酒：醋。
6. 鏊：铁制的平、圆、中心稍凸、下有三足的一种烙饼器。
7. 炮：《广韵》释“炮”字为“裹物烧也”。是指将药物裹物埋在灰火中炮熟，目的是消除或减低药物的毒性，加强疗效，如炮姜、炮甲珠等。
8. 煨：通常是指将药物埋在余烬的炭灰中慢慢煨热，如煨天麻、煨姜。古方还用面裹煨、黄泥裹煨。
9. 铛：古时一种平底铁锅。
10. 泡：通常是指将药物置于热汤，泡去烈性或毒性，如泡吴茱萸等。
11. 炙：通常是指将药置于微火中烤至变色或香熟。后来发展为涂抹辅料再炙，如蜜炙、酥炙、姜汁炙等。
12. 泔：淘米水。
13. 杨柳上大乌壳硬虫：系指蜣螂与独角仙，两者均可入药。
14. 钱匕：古代量药器具。匕，即匙，一钱匕约合五分六厘。
15. 煿：使火烧物、烤干的意思，包括火烧石煿干、新瓦上煿得通赤等。
16. 一字：称一字者，即以开元通宝钱币（币上有“开元通宝”四字）抄取药末，填去一字之量。
17. 一伏时：泛指一昼夜。
18. 浆水：《炮制大法》释之“浆酢也，炊粟米熟，投冷水中浸五六日，味酢生白花色类浆”，故名。
19. 腊水：腊月雪水。《本草衍义》曰：“用腊水制药，协理热毒，并可久藏不败不蛀。”
20. 鎚饵：蒸饼。鎚（音堆），蒸饼的别称；饵（音甲），饼也。
21. 镒：一镒等于 20 两（16 两为 1 斤）。
22. 枨：《纲目》指作“枝”。
23. 六一泥：蚯蚓粪。

24. 砂铫：砂锅。
25. 分：古制一分为二钱半。
26. 升：古代量药器具。凡方云“半夏一升”者，洗净称五两。
27. 半天河水：一名上池水。系指竹篱头水及空树穴中水。
28. 井花水：《儒门事亲》释之曰：“将旦首汲曰井花。”即清晨最先汲取的井泉水。
29. 东流水：《本草衍义》中有“东流水取其性顺、疾速通膈下关也”。
30. 㕮咀：中药饮片无铁器时代，用口将药物咬成豆粒许大，称“㕮咀。”
31. 合：古时容器。10 合为 1 公升。
32. 酢浆浥：用酢浆科植物酢浆草置于水中浸软。此草清热利湿，凉血散瘀，消肿解毒。
33. 馈水：蒸饭之水。
34. 脒香：《药性解》作“脐香，乃捕得杀取者”。
35. 酢酒：米醋。
36. 箅：蒸饭甑底的席垫子，蒸饭甑底有孔，用箅垫之，则米不漏。

目　录

四画

十画 …………… 1127

十一画 …… 1270

十六画 …………… 1631

一　画

◆**一上散**《洁古家珍》

【主治】蝎蜇痛。

【功效】解毒消肿。

【药物及用量】生半夏　雄黄各为细末，用一字　巴豆一个，去皮研如泥

【用法】将药末和匀敷患处。

【编者按】一字，古方量名。犹言一钱之四分之一也。

◆**一上散**《丹溪心法》

【主治】疥疮痛痒，或喜汤火烘洗。

【功效】杀虫，祛湿解毒。

【药物及用量】蛇床子（略炒）　雄黄二钱半（另研）　黑狗脊　寒水石（另研）　白胶香（铜铫熬熔过，倾干石头上放冷）各一两　白矾　黄连各五钱　吴茱萸三钱　硫黄三钱半（另研）　斑蝥十四枚（去翅足）

【用法】将各药研为细末。和匀。先以苍耳草、羊不食藤浓煎汤洗去疮痂，然后用香油调敷。

◆**一上散**《证治准绳》

【主治】风痒裂坼燥疮。

【功效】杀虫祛湿，润燥和肌。

【药物及用量】苦参一两　白芷、焰硝、枯矾各五钱　荆芥穗　白及各三钱　寒水石二两（煅）

【用法】研为末，油调涂。

◆**一母丸**《医方类聚》

【主治】子烦。

【功效】清热。

【药物及用量】知母一两（洗，焙）

【用法】研为细末，炼蜜为丸，如鸡头大，温酒嚼下。每服一丸，人参煎汤送下。

◆**一甲煎**《温病条辨》

【主治】温病下后，阴虚液伤。

【功效】敛气阴。

【药物及用量】牡蛎二两（碾细）

【用法】清水八杯，煮取三杯，分温三服。

◆**一字金**《活幼心书》

【主治】出生婴儿，七日之外，欲成脐风撮口及卒中，急慢惊风，牙关紧闭，痰涎壅上。

【功效】宣壅、祛痰、消肿、止痛。

【药物及用量】僵蚕（去丝）　威灵仙（去芦）各四钱　生白矾二钱　细辛（去叶）一钱　生甘草二钱五分

【用法】锉焙为末，每服一字至半钱，姜汁沸汤调匀，以指抹入牙关内。治卒中，急慢惊证，口噤不开，用盐梅汤调擦上下牙根处。

◆**一字散**《医方类聚》

【主治】头风。

【功效】发散风寒邪结。

【药物及用量】雄黄（研令极细）半两　细辛一钱（一作各五钱）　川乌尖三钱（一作五枚）

【用法】研为细末。每服一字，不拘时姜汁或茶清调下，每日三次。

【编者按】一字，见一上散条。

◆**一字散**《杨氏家藏方》

【主治】婴孩惊风。

【功效】息风定搐。

【药物及用量】雄黄（另研）一分　白矾（生、研）　藜芦各一钱　猪牙皂角七挺　蝎梢七枚

【用法】研为末，每用一字，薄荷汤调下。先以些少，用管子吹入鼻中，自然通窍。

◆**一字散**《证治准绳》

【主治】重舌、重腭、重龈。

【功效】消肿、祛腐、收湿。

【药物及用量】朱砂、硼砂各五分　龙脑、朴硝各一字

【用法】研为极细末，每用少许，蜜调，鹅翎蘸刷口内。

◆**一字散**《小儿卫生总微论方》

【主治】破伤风，或痰惊。

【功效】退风爽神。

【药物及用量】天南星五钱（微泡裂） 蝉壳（去土，微炒） 干蝎 白僵蚕（去丝嘴）各一分 捣罗为细末，加荞麦粉一分 用醋石榴壳一枚

【用法】纳入诸药，盐泥封裹，灶下慢火烧之，泥干燥为度，取出再研匀。每服一字，温酒调下。

◆**一字散**《袖珍方》

【主治】破伤风。

【功效】温通祛风，以毒攻毒。

【药物及用量】金头蜈蚣一条（去头足，炙） 草乌头、天麻各五钱 全蝎十个 白芷三钱

【用法】研为细末，每服五分，发热，清茶调下，寒温或酒调下不拘时服。

◆**一字散**甲《太平圣惠方》

【主治】小儿咳逆上气喘急，定命。

【功效】消肿平喘。

【药物及用量】干蛤蟆一枚（炙令焦黄） 葶苈子（隔纸炒令紫色） 五灵脂 杏仁（汤浸，去皮尖、双仁，麸炒微黄）

【用法】上四味，各别捣细罗为散，各抄一钱，调和令匀，每服以清粥，调一字服之。

◆**一字散**乙《太平圣惠方》

【主治】小儿中风，手足筋脉挛急。

【功效】祛风化痰，止痉。

【药物及用量】朱砂半两（细研，水飞过） 蝉壳（微炒） 干蝎（微炒） 半夏（末，用生姜汁拌炒令熟） 白僵蚕（微炒） 天南星（炮裂）各一分

【用法】上六味，捣罗为末，每服一字，以荆芥薄荷汤调下，量儿大小，加减服之，日三四服。

◆**一字散**丙《太平圣惠方》

【主治】小儿天钓，四肢拘急，时复搐搦，喉内多涎，夜卧惊厥。

【功效】化痰，止痉，定搐。

【药物及用量】天南星一分（炮裂） 壁鱼儿十枚 荞面一分（研入） 半夏七枚（生用） 酸石榴壳一颗

【用法】上五味，都捣罗为末，入在石榴壳内，以盐泥封裹，于灶下慢火烧，以泥干燥为度，取出去壳，焙干，捣细罗为散，如孩儿小，即用钱上一字，以乳汁调灌之，一岁以上，即用酒调一字服之，当得汗出为效矣。

◆**一字散**《澹寮方》

【主治】惊风感寒。

【功效】祛风散寒，息风止痉。

【药物及用量】麻黄 白芷 天南星（炮熟） 白附子

【用法】上四味，为末，荆芥汤下。

◆**一字散**《仁斋直指小儿方论》

【功效】截风定搐。

【主治】小儿惊风，抽搐。

【药物及用量】全蝎（褐色者是）一个 赤蜈蚣一条（并新瓦焙） 朱砂半钱 脑麝少许

【用法】上四味，为末，每服一字，薄荷汤调下，先以些少，用管子吹入鼻中，自然通窍。

◆**一字神散**《妇人大全良方》

【主治】子死胎不下，胞破不生。

【功效】破血通疾。

【药物及用量】鬼臼（不拘多少，黄色者，去毛，碾为末）

【用法】上一味，以手指捻之如粉，极细为度，每服二钱，用无灰酒一盏，同煎至八分，通口服，立生如神。此药不用罗，只碾令极细。

◆**一圣散**《朱氏集验方》

【主治】下痢赤白或小便不利，热淋涩痛。

【功效】渗湿止泻，涩泻止痢。

【药物及用量】罂粟壳（去瓤盖，洗，炒黄色） 车前子（炒）

【用法】上二味，等量，为细末，每服二钱，米饮下。

◆**一奇散**《妇人大全良方》

【主治】产后头疼。

【功效】活血化气，祛风止痛。

【药物及用量】当归 川芎（为细末）

【用法】上二味，每服二钱，水一盏，煎七分，温服。

◆**一母丸**《管见大全良方》

【主治】妊娠因服药，致胎气不安、虚烦不得卧者，谓之子烦。

【功效】养阴清热。

【药物及用量】知母（洗，焙）一两

【用法】上一味，为细末，以枣肉丸如弹子大，每服一丸，细嚼，人参煎汤送下。

◆**一赤散**《证治准绳》

【主治】损伤敷药后起疱者。

【功效】消肿收湿。

【药物及用量】赤石脂　大黄　石膏（煅）各等量

【用法】研为细末，先以三棱针将疱挑破，然后掺药。

◆**一味白部膏**《千金方》

【主治】久嗽。

【功效】止嗽化痰。

【药物及用量】百部（不拘多少）

【用法】捣取汁，煎如饴，服一方寸匕，每日三次。

◆**一味防风丸**《景岳全书》

【主治】诸风头痛。

【功效】祛风活血。

【药物及用量】防风（不拘多少）

【用法】水泛为丸，开水冲服一钱。

◆**一抹金**《活幼心书》

【主治】小儿遍身生疮，溃烂燥痛，脓汁不干。

【功效】解毒收湿。

【药物及用量】藜芦（洗净，焙）　蛇床子（去埃土）　红丹（水飞）各五钱　硫黄　赤石脂　明白矾（水飞）　五倍子（去内虫屑）　黄柏（去粗皮）各二钱　轻粉五十帖（后入）

【炮制】晒焙为末，同轻粉在乳钵再杵匀，用生肥猪膏碎切，以瓦钵和药末烂杵。

【用法】涂抹患处，或清油调涂。

◆**一抹散**《圣济总录》

【主治】干癣不瘥。

【功效】杀虫，祛湿止痒。

【药物及用量】天南星　草乌头各一枚

【用法】生，研细末，羊蹄根捣绞取汁调涂。

◆**一服散**《朱氏集验方》

【主治】天行嗽、暴嗽。

【功效】祛痰镇咳，解表散寒。

【药物及用量】大半夏三个　杏仁七个　罂粟壳三个　阿胶一钱　生姜十片　紫苏十叶　甘草一钱　大乌梅二个

【用法】锉散，清水煎服。

◆**一物瓜蒂汤**《金匮要略》

【主治】①太阳中暍，身热疼痛，脉微弱。②身面四肢浮肿。

【功效】催吐，祛湿滞。

【药物及用量】瓜蒂十四个（熬，锉）

【用法】清水一升煮取五合，去滓温服，少顷即吐，不吐或探之，或再服灵者加参芦三钱。

◆**一物独活汤**《外台秘要》

【主治】产后中风体虚者。

【功效】祛风湿，行气血。

【药物及用量】川独活三两（切细）

【用法】清水三升，煮取一升分服，耐酒者亦可酒水煮，与白鲜皮合煮之亦得。

◆**一气丹**《疡医大全》

【主治】一切痈疽，对口，发背，无名大毒。

【功效】初起立消，已成易溃，已溃易敛。

【药物及用量】斑蝥（去头足及翅，糯米拌炒）五钱　乳香（去油）　没药（去油）各三钱　雄黄二钱　血竭一钱　麝香一钱五分　冰片七分五厘　延胡索　玄参各五分

【用法】研为极细末，量疮大小，以膏贴之，初起立消，已成易溃，已溃易敛，较之红升丹，其功更捷。

◆**一笑散**甲《普济方》

【主治】血崩。

【功效】止血。

【药物及用量】新棉一握

【用法】烧灰研为细末，空腹时温酒调下。

◆**一笑散**乙《普济方》

【主治】烂疥，恶疮。

【功效】杀虫收湿。

【药物及用量】槟榔　藁本　硫黄　蛇床子　苦参　五倍子　白胶香各等量

【用法】研为细末，湿者干掺，干者香油调敷。如疮在头上便搽上，不用剃，甚者不过三四次，平复如故。

◆**一匙金**《杂病源流犀烛》

【主治】小儿疹后风及痘后脱痂风。

【功效】祛风化湿。

【药物及用量】白花蛇（去骨刺，炒褐色）三分　人指甲一分五厘（炒黄色）

【用法】研为细末，用透骨草、麻黄各三钱，入酒、水各半杯，煎三沸去滓调下，盖卧微汗即愈。如儿小分作三服。

◆**一捻金**《普济方》

【主治】眼睛痛。

【功效】祛风热，消肿止痛。

【药物及用量】乳香　没药　黄连　雄黄　盆硝各等量（一方加片脑、麝香各少许）

【用法】研为细末，搐入鼻内。

◆**一捻金丸**《普济方》

【主治】阴挺。

【功效】祛湿解毒，敛疮。

【药物及用量】延胡索　舶上茴香　吴茱萸（炒）　川楝子（去核）　青木香各二两

【用法】研为末，粳米饭和糊丸，如梧桐子大，每服三十五丸，空腹时木通汤送下。

◆**一捻金散**《婴童百问》

【主治】①小儿重舌、木舌。②小儿鹅口，口疮。

【功效】消肿解毒。

【药物及用量】雄黄二钱　硼砂一钱　脑子少许　甘草五分

【用法】研为细末，干掺患处，或用蜜汤调涂，鹅翎刷咽。

◆**一扫光**《幼科金针》

【主治】一切疥疮，湿毒风燥，皮痒久不愈者。

【功效】杀顽恶微虫，燥湿止痒。

【药物及用量】苦参　黄柏各一斤　胭脂一升　木鳖肉　川椒　明矾　枯矾　硫黄　枫子肉　樟冰　水银　轻粉各三两　白砒五钱（一方有寒水石、杏仁、雄黄、吴茱萸、火硝、升药，无明矾）

【用法】上为细末，收入瓷瓶。临用以熟猪油调匀，搽擦患处。

◆**一粒金**《丹溪心法》

【主治】①偏头风。②耳鸣、耳聋或耳中生疮。

【功效】宣壅祛风，止痛退热。

【药物及用量】白芷　川芎　荜茇（猪肉汁拌匀入胆内悬待阴干用）　延胡索　藁本各一两　青黛二两

【炮制】共研细末，无根水为丸。

【用法】每用一丸，无根水化开搐入鼻内，外以铜钱咬口内出涎。

◆**一粒金丹**《证治准绳》

【主治】痈肿恶疮，无名肿毒及中搭手之寒实，不渴便燥者。

【功效】祛寒积，泻毒邪。

【药物及用量】木香　沉香　乳香各五分　巴豆霜一钱五分

【用法】研为细末和匀，黑肥枣二个半，去皮核捣烂和丸，如芡实大，每服一丸，细嚼，白滚水一口送下，少顷再饮白滚水一口，即泻一次，若饮滚水二口，即泻二次。胃气壮实，兼毒滞盛者，服药后连饮三四口，即泻三四次，不可太过，毒滞泻尽，即以米饮补之。

◆**一粒金丹**《宣明论方》

【主治】风寒湿痹，腰膝风走疰疼痛。

【功效】温通化滞。

【药物及用量】草乌头（制炒）　五灵脂各一斤　地龙（去土炒）　木鳖子（去壳）各五钱　白胶香（另研）一两　细墨（煅）　乳香（另研）各五钱　没药（另研）当归（去芦）各一两　麝香（另研）一两

【用法】研为细末，水煎，糯米糊和丸，如梧桐子大，每服二丸，温酒送下，服后遍身微汗为效。

◆一粒金丹《幼科类萃》

【主治】小儿五脏蕴热，胸膈烦闷，五心烦热。

【功效】疏风热，除烦。

【药物及用量】人参　犀角　玳瑁　琥珀　防风各一钱　茯苓　寒水石（煅）　甘草各二钱　龙脑　朱砂（水飞）各五分

【用法】研为细末，加麝香五分，陈米饭糊为丸，如芡实大，金箔二十五片为衣，每服一丸，麦门冬（去心）煎汤送下。

◆一粒金丹《解围元薮》

【主治】鱼鳞风，亸曳风。

【功效】行气活血，疏风解毒。

【药物及用量】白檀香三两五钱　京墨　线胶　紫萍各二两五钱　五灵脂　草乌头（炒）各二两　番木鳖五钱　当归　乳香　没药各七分五厘　地龙　麝香各二分五厘

【用法】研为末，用麻黄二两煎汁，煮大米饭为丸，如龙眼核大，朱砂为衣，每服一丸，温酒送下，每日二服，以有黑汗从脚底心出为验。

◆一粒珠丸《绛囊撮要》

【主治】一切无名肿毒，痈疽发背及小儿惊风。

【药物及用量】穿山甲一只（约重十六两），分四片，用麻油、米醋、苏合香、松萝茶四样各制一次，犀黄三钱　真珠、麝香各二钱　梅花　冰片　雄黄　朱砂各四钱（各取净粉）（一方有蟾酥）

【用法】研为细末，用人乳拌米糊打浆为丸，每丸潮重四分五厘，外用蜡壳封固。肿毒等证，每服一丸，人乳汁化开，陈酒冲服，睡眠避风。小儿惊风，每服半丸，用钩藤、橘红泡汤化下，此方药贵力猛，为外科要证所必用。

◆一粒笑《丸散膏丹集成》

【主治】一切牙痛浮肿。

【功效】消肿，止疼痛。

【药物及用量】五灵脂　麝香各一钱　蟾酥二钱

【用法】先将二味研末，蟾酥烊化作粒如麦子大。每用少许嵌于患处，痛立止，如虚火牙痛，痛止后，接服知柏八味丸，老人服还少丹。

◆一紫散《证治准绳》

【主治】伤损眼胞，青黑紫色肿痛。

【功效】宣通血分壅滞，散瘀消肿，止痛。

【药物及用量】紫荆皮（童便浸七日晒干，余处伤不用制）　生地黄各等量

【用法】捣烂，茶清调匀敷贴。

◆一胜膏《仙传外科集验方》

【主治】痈疽初生。

【功效】宣通气血，消散壅滞。

【药物及用量】白芷　紫荆皮

【用法】研为细末，酒调外敷。

◆一笔勾《疡医大全》

【主治】痈疽。

【功效】退热消肿，止痛。

【药物及用量】蚰蜒虫三四十条　冰片四分

【用法】入罐内化为水，入麻油八两，封口收藏勿令泄气。初起用笔圈涂患处四围，频频圈之，即消，已成敷满，留顶透气。

◆一笔消《外科证治全生集》

【主治】痈疽、发背，诸疔恶疮，一切无名肿毒。

【功效】清泻热毒，消肿止痛。

【药物及用量】大黄二两　藤黄一两　明矾　蟾酥各五钱　麝香　乳香　没药（去油）各二钱

【用法】用蜗牛打烂作锭，晒干，每锭潮重二分五厘，米醋磨敷，立即消散，白疽忌用。

◆一笔描《疡医大全》

【主治】一切无名肿毒。

【功效】退热消肿。

【药物及用量】蝌蚪数升　冰片三四片

【用法】四月收取蝌蚪数升，滤干水，装入瓦罐内，加入冰片三四分，泥封罐口，

勿令泄气。埋土内六十四日，化为水，以笔蘸水，在患处画一大圈圈之，逐渐收小，中间留头，其头即散。

◆**一黄散**《证治准绳》

【主治】打仆伤，紫黑瘀血流注有热者。

【功效】荡涤瘀血。

【药物及用量】大黄（不拘多少）

【用法】研为末，姜汁调温敷。

◆**一块气丸**《普济方》

【主治】一切气。

【功效】破气破血，消一切壅滞积聚。

【药物及用量】官桂　延胡索　蓬莪术（炮）　姜黄　缩砂仁　枳实　枳壳　黑牵牛（头末）　槟榔　大黄（醋煮）　雷丸　使君子　肉白豆蔻　丁香各五钱　芫花（酒浸炒）　香附子（醋浸）　京三棱（炮）　陈皮（去白）　胡椒各一两　糖球　青皮各一两五钱　川乌头二钱五分（酒浸炒）　锡灰　大麦芽（用江子①炒熟去江子）各四两　萝卜子一两（用江子炒熟去江子）　江子一两（去油）　沉香　木香各四两　皂角八两（去皮醋浸炒）

【用法】共研末，酒煮米糊为丸，如梧桐子大。每服五七丸，常服淡姜汤送下。

◆**一煎散**《外科大成》

【主治】脏毒初起肿痛。

【功效】解热毒，消瘀积。

【药物及用量】当归尾　穿山甲（炙研）　甘草　桃仁泥　皂角刺各二钱　川黄连一钱五分　枳壳（麸炒）　槟榔　天花粉　乌药　赤芍　生地黄　白芷各一钱　玄明粉　大黄各三钱　红花五分

【用法】清水二盅，浸一宿，次早煎一滚，空腹时服，俟大便行三四次，以稀粥补之。

◆**一滴金丸**《圣济总录》

【主治】首风、偏正头疼。

【功效】祛风清热，通络止痛。

【药物及用量】人中白（煅）　地龙（晒干）各等量

【用法】研细末，入羊脑汁为丸，如芥子大，每用一丸，新汲水一滴化开，滴两鼻中。

◆**一绿散**《六科准绳》

【主治】损伤目胞，赤肿疼痛。

【功效】消瘀清热，消肿止痛。

【药物及用量】芙蓉叶　生地黄各等量

【用法】捣烂敷贴，或研为末，鸡子清调匀敷之。

◆**一醉膏**《永类钤方》

【主治】心恙，心风发狂。

【功效】宣通心经郁滞。

【药物及用量】真麻油四两　无灰酒二碗　杨柳枝二十条

【用法】先将无灰酒真麻油和匀，用柳条逐条搅一二百下，候香油与酒相入成膏，煎至八分灌之，熟睡迨醒，或吐或下即安。

◆**一醉膏**《圣济总录》

【主治】痈疽，发背，乳痈初起。

【功效】消肿痛，解热毒。

【药物及用量】甘草五钱　没药二钱五分　瓜蒌一个（去皮研烂）

【用法】上药用无灰酒三升，熬至一升，去滓放温，作一服饮之。如一饮不尽，分二三盏，连续饮尽。次用紫雪膏敷之，以收其晕。

◆**一贯煎**《续名医类案》

【主治】肝肾阴虚，肝气不疏。

【功效】滋阴疏肝。

【药物及用量】北沙参　麦冬　当归身各三钱　生地黄六钱至一两五钱　枸杞子三钱至六钱　川楝子一钱五分

【用法】水煎服。

◆**一白散**《证治准绳》

【主治】打仆伤痕紫黑，有瘀血流注，无热者。

【功效】消肿止痛。

【药物及用量】半夏三钱

【用法】研末，生姜汁调敷患处。

---

① 江子是巴豆的别名。

◆**一味白术散**《赤水玄珠》

【主治】久泻脾虚。

【功效】健脾止泻。

【药物及用量】土白术一斤半　陈皮八两

【用法】将上药入甑，一层层间隔，蒸一日，炒干，去陈皮，将白术为末。每次二钱，米饮调服。

◆**一阴煎**《景岳全书》

【主治】真阴不足，虚火内动，吐血、衄血；或疟疾、伤寒，屡散之后，取汗既多，阴亏津伤，烦渴不止，潮热不退，脉虚数者。

【功效】养阴清热，润肺止咳、止血。

【药物及用量】生地黄二钱　熟地三钱　芍药二钱　麦门冬二钱　甘草一钱　牛膝一钱五分　丹参二钱

【用法】水煎，去滓，空腹服下。火盛烦躁者，加真龟板胶二钱化服；如气虚者，加人参；心虚不眠多汗者，加枣仁、当归；汗多烦躁者，加五味子，或加山药、山茱萸；如见微火者，加女贞子；如虚火上浮，或吐血、或衄血不止者，加泽泻、茜根，或加川续断以涩之。

二　画

◆**丁术汤**《女科玉尺》

【主治】妊娠恶阻。

【功效】补气、行气、和胃、降逆、健脾。

【药物】丁香　白术　人参　甘草

【用法】清水煎服。

◆**丁香生胃散**《御药院方》

【主治】中焦不和，气滞不下，呕逆恶心，饮食进退，肢体困倦。

【功效】醒脾化湿，消痰止呕。

【药物及用量】丁香　藿香叶　肉桂（去粗皮）　姜黄　甘草（炙）各等量

【用法】上五味，为细末，每服三钱，水一盏，入生姜二片，煎至七分，去滓，温服，食前。

◆**丁沉透膈汤**《太平惠民和剂局方》

【主治】脾胃不和，痰阻恶心，食少，以及十膈五噎痞塞等。

【功效】温补开结。

【药物及用量】丁香五钱　沉香七钱五分　白术二两　香附子（炒）　缩砂仁　人参各一两　麦芽　木香　白豆蔻　肉豆蔻　青皮各半两　甘草（炙）一两五钱　半夏（汤洗七次）　神曲（炒）　草果各二钱五分　藿香　厚朴　沉香　陈皮各七钱五分

【用法】每服四钱，清水一盅，加生姜三斤，大枣一枚，煎至七分，不拘时热服。

◆**丁泥散**《疡科选粹》

【主治】疮疡不收口。

【功效】祛腐湿，生新肉。

【药物及用量】孩儿茶一钱五分　珍珠五分　乳香、没药各二分　冰片一分　丝线（烧存性）七分

【用法】共研细末，掺于患处，约厚一文钱，以纸裹缚，如结痂即已，有水出再洗掺。

◆**丁砂散**《瑞竹堂经验方》

【主治】髭发早白。

【功效】补血气，乌须发。

【药物及用量】母丁香十五个　针砂（醋炒七次）　高茶末各少许　诃子（大者）一个　百药煎一钱

【炮制】研为细末，清水一大碗，熬数沸，不去滓，贮净瓷器内，更浸新钉于药中尤佳。

【用法】每夜临卧时温浆水洗净须发，用药水搽之，次早仍以温浆水洗净，百日自黑。

【注】高茶即茶叶。

◆**丁香丸**《太平圣惠方》

【主治】一切痢，久不瘥。

【功效】散寒，除湿，止痢。

【药物及用量】雄黄半两　胡粉半两　硝石半两　密陀僧半两

【用法】上四味，细研如粉，以软饭和丸，如梧桐子大，每于食前，以粥饮下十丸。

◆**丁香丸**《妇人大全良方》

【主治】妇人癥痞结块，心腹疼痛。

【功效】破瘀血，攻积消癥。

【药物及用量】雄雀粪（炒黄）　鳖甲各一两　当归（炒）　硇砂　芫花（醋炒干）各五钱　巴豆（去皮心油）一分

【炮制】共研细末，醋煮面糊为丸，如小豆大。

【用法】每服三丸，当归酒送下。

◆**丁香五套丸**《太平惠民和剂局方》

【主治】胃气虚弱，三焦痞塞，不能宣行水气，致痰饮结聚，胸膈呕吐，恶心胀满不食。

【功效】行胃气，化积滞。

【药物及用量】丁香（勿见火）　木香　青皮　陈皮（去白）各五钱　南星（每个切作十数块，同半夏先用水浸三日，每日易水一次，次用白矾二两，研碎，调入水内，再浸三日，洗净，焙干）　半夏（切破）各二两　干姜（炮）　白术　高良姜　茯苓各一两

【炮制】研为细末，神曲一两，大麦糵二两，同研取末，打糊为丸，如梧桐子大。

【用法】每服五十丸至七十丸，不拘时候，以汤送下。

◆**丁香化痞散**（朱丹溪方）

【主治】乳痞。

【功效】消积滞。

【药物及用量】丁香　密陀僧　硫黄各二钱　硇砂、轻粉少许

【用法】研为细末，每一岁儿服五分，男病女乳调，女病男乳调，出下黑粪为度。

◆**丁香疝气丸**（李东垣方）

【主治】肾疝。

【功效】温通气血，通络止痛。

【药物及用量】丁香二钱五分　当归　茴香各一两　延胡索　甘草梢各五钱　麻黄根节　川乌头　肉桂　防己各二钱五分　羌活七钱五分　全蝎三十个

【用法】研为细末，黄酒微煮，米糊和丸如豌豆大，每服五十丸，空腹时淡盐汤或温酒送下。

◆**丁香柿蒂散**《六科准绳》

【主治】寒呃。

【功效】暖胃止呃。

【药物及用量】丁香　柿蒂各三钱（一方加贝母、甘草等量，一方加青皮、陈皮等量，一方加半夏、生姜）

【用法】研为末，每服一钱，加生姜五片，煎汤调下，体虚者加人参一钱，煎汤调下。

◆**丁香柿蒂汤**《证治准绳》

【主治】咳逆。

【功效】暖胃止呃。

【药物及用量】丁香十粒　柿蒂十五枚

【用法】㕮咀，清水一盏半，煎至八分，去滓热服。

◆**丁香柿蒂汤**《沈氏尊生书》

【主治】胃寒呃逆。

【功效】暖胃止呃。

【药物及用量】丁香　柿蒂　人参　茯苓　高良姜　橘皮　半夏各五钱　甘草二钱五分　生姜七钱五分

【用法】研为粗末，每服三钱，清水煎服，或调苏合丸服。

◆**丁香散**甲《太平圣惠方》

【主治】小儿久痢赤白，羸瘦不食。

【功效】补胃健脾。

【药物及用量】丁香半两　厚朴（去粗皮，涂生姜汁，炙令香熟）　黄连（去须，锉，微炒）　诃黎勒皮（煨）　白术（锉，微炒）　伏龙肝各五钱　木香一钱　赤石脂一两

【用法】捣细罗为末，每服五分。粥饮调下，每日三四次，量儿大小，以意加减。

◆**丁香散**乙《太平圣惠方》

【主治】反胃呕哕不止。

【功效】补中虚，止呃逆。

【药物及用量】丁香一两　人参二两

（去芦头）　枇杷叶一两（拭去毛，炙微黄）

【用法】上三味，捣筛为散，每服三钱，以水一中盏，入生姜半分，煎至五分，去滓，温服，不拘时候。

◆**丁香散**《妇人大全良方》

【主治】产后心烦咳噫。

【功效】健胃，温中降逆。

【药物及用量】丁香　白蔻仁各五钱　伏龙肝一两

【用法】研为细末，每服一钱，桃仁、吴茱萸煎汤调下，如人行五里顷，再进一服。

◆**丁香散**甲《六科准绳》

【主治】腑脏虚冷，脾胃气弱，食则呕吐，水谷不消。

【功效】温脾胃，助消化。

【药物及用量】丁香　白术　缩砂仁　草果仁　橘皮各七钱五分　当归　白豆蔻　藿香叶　神曲　诃子皮　甘草各五钱　人参一两

【用法】研为细末，每服二三钱，生姜大枣汤送下。

◆**丁香散**乙《六科准绳》

【主治】诸癣。

【功效】杀虫，疗癣。

【药物及用量】丁香　蛤蟆灰各一两　麝香二钱五分　白矾（熬令汁枯）　五倍子　轻粉各五钱

【用法】研为细末，和匀干敷，以瘥为度。

◆**丁香散**《沈氏尊生书》

【主治】妊娠伤食。

【功效】健脾胃。

【药物及用量】丁香　缩砂仁　白术

【用法】清水煎服。

【编者按】丁香、砂仁各一钱，白术二钱。

◆**丁香散**《圣济总录》

【主治】妊娠、腹满胀急，可进饮食，利心胸，止干呕。

【功效】理气化痰。

【药物及用量】丁香一分　白术　苍术各一两　前胡（去芦头）　胡椒　高良姜　干姜（炮）　葛根　厚朴（去粗皮，生姜汁炙）各半两　藿香　诃黎勒（去核）　旋覆花各一分　甘草（炙）二两

【用法】上一十三味，捣罗为散，每服二钱匕，沸汤点服，不拘时候。

◆**丁香散**《圣济总录》

【主治】妊娠腹中冷痛。

【功效】温中止痛。

【药物及用量】丁香三分　当归（切，焙）　蓬莪术（煨）　益智子（去皮）　甘草（炙）　芎䓖　木香各一分　青橘皮（汤浸，去白，焙）半两

【用法】上八味，捣罗为细末，每服二钱匕，沸汤调下，食前服。

◆**丁香散**《三因极一病证方论》

【主治】产后咳逆。

【功效】清热降逆。

【药物及用量】石莲肉十个（去心，炒）　丁香七枚

【用法】上二味为末，水半盏，煎数沸服。

◆**丁香黄芪散**《证治准绳》

【主治】小儿脾胃虚弱，不能饮食，荣卫伤损，肌体羸瘦，时时下痢，面色青白。

【功效】补脾胃，清内热，止泻痢。

【药物及用量】丁香　绵黄芪（锉）　吉林人参（去芦头）　白术　当归（洗，焙干）　鳖甲（涂酥炙黄，去裙襕）各一两　胡黄连　甘草（炙）各五钱

【用法】捣罗为细末，每服一钱，清水一盏，加生姜二片，大枣二枚，煎至五分，去滓，食前温服。

◆**丁香煮散**《太平惠民和剂局方》

【主治】脾胃虚冷，呕吐不食。

【功效】祛胃寒，扶胃气，健脾止呕。

【药物及用量】丁香（不见火）　红豆　甘草　干姜　青皮　川乌头（去皮）　陈皮　高良姜　胡椒　益智子各等量

【用法】锉散，每服三钱，清水一盏，加生姜三片，煎至六分，入盐一捏，不拘时服。

◆**丁香煮散**《杨氏家藏方》

【主治】 脾脏伏冷，胃脘受寒，胸膈痞闷，心腹刺痛，痰逆恶心，寒嗽中满，脏腑虚滑，饮食减少，反胃吐逆，四肢逆冷。但是沉寒痼冷，无问久新。

【功效】 温中理气，止呕。

【药物及用量】 丁香（不见火） 红豆（去皮） 青皮（去白） 甘草（炙） 川乌（炮，去皮、脐） 陈皮（去白） 干姜（炮）各四两 高良姜（炮，去芦头）四两 益智子（去皮）五两半 胡椒二两

【用法】 上一十味锉散，每服二钱（集成三钱）。水一杯，生姜三片，盐一捻，煎至七分，空心食前稍热服。滓再煎，病退即止，极妙。

◆**丁香脾积丸**《六科准绳》

【主治】 脾积腹满。

【功效】 健脾攻积。

【药物及用量】 丁香 木香各三钱 三棱（去皮毛，煅） 蓬莪术（去皮，炒） 神曲（炒）各七钱 青皮 巴豆霜 小茴香（炒） 陈皮各五钱

【用法】 研为细末，醋调神曲糊和丸，如绿豆大，每服五七丸，生姜汤送下。

◆**丁香脾积丸**《沈氏尊生书》

【主治】 脾积腹满。

【功效】 健脾攻积。

【药物及用量】 丁香 木香 巴豆霜 高良姜（醋炒或醋煎）各一钱七分 三棱 蓬莪术各一钱 青皮一钱五分 皂荚一片（烧灰存性） 百草霜一匙

【炮制】 研为细末，水煎米糊为丸，如麻子大。

【用法】 每服二三十丸，熟汤送下。

◆**丁香胶艾汤**（李东垣方）

【主治】 崩中漏下。

【功效】 行气活血，养血止血。

【药物及用量】 丁香四分 阿胶（炒）六分 生艾叶一钱 川芎四分 熟地黄（脉洪大者用之） 白芍各三分 当归身一钱二分

【炮制】 先以丁香、川芎、白芍、归身研为细末，清水二盏煎至五沸，去滓，后入阿胶、艾叶再上火煎至一大盏。

【用法】 候空腹时，宿食消尽，带热服，三服当效。

◆**丁香烂饭丸**《苏沈良方》

【主治】 脾胃虚弱，冷饮伤中，食滞不化，脘腹疼痛。

【功效】 健脾攻积，理气止痛。

【药物及用量】 丁香 蓬莪术（炮） 京三棱（炮） 木香 甘草（炙，一作二钱）各一钱 甘松（去土） 益智子 广皮（一作二钱） 缩砂仁各三钱 香附子五钱

【炮制】 研为细末，汤浸蒸饼和丸，如绿豆大。

【用法】 每服三十丸，不拘时候熟汤送下，或细嚼下，亦可。

◆**丁香二陈汤**《医学入门》

【主治】 寒痰内停，胃气上逆，呃逆不止。

【功效】 温中化痰，和胃降逆。

【药物及用量】 陈皮二钱 茯苓 半夏各一钱五分 甘草 藿香各半钱 丁香半钱

【用法】 水煎，去滓，加姜汁冲服。

◆**丁附理中汤**《伤寒全生集》

【主治】 胃寒呕逆及服寒凉药过多，伤胃呃忒者。

【功效】 温中散寒，降逆止呕。

【药物及用量】 丁香 附子 干姜 人参 白术 甘草

【用法】 加生姜水煎，去滓，磨木香、生姜汁冲入，温服。

◆**丁香附子散**《卫生宝鉴》

【主治】 膈气吐食。

【功效】 温中启膈。

【药物及用量】 丁香半两 槟榔一个（重三钱） 黑附一个（重半两，炮，去皮、脐） 舶上硫黄（去石，研） 胡椒各二钱

【用法】 先将四味为末，入研药和匀，每服二钱，用飞硫黄一个，去毛翅足肠肚，填药在内，湿纸五七重裹定，慢火烧熟取出，嚼食后用温酒送下，日三服，如不食荤酒，粟米饮送下，不拘时候。

◆**丁香止痛散**《卫生宝鉴》

【主治】胃寒，痛不可忍。

【功效】温胃散寒，行气止痛。

【药物及用量】丁香五钱　良姜五两　茴香（炒）　甘草（炙）各一两半

【用法】研末，每服二钱，沸汤调服，不拘时候。

◆**丁香半夏丸**《太平惠民和剂局方》

【主治】脾胃宿冷，胸膈停痰，呕吐恶心，吞酸噫醋，心腹痞满，胁肋刺痛，短气噎闷，不思饮食。

【功效】化湿和胃，理气止呕止痛。

【药物及用量】肉豆蔻仁一分　木香一分　藿香叶半两　丁香一分　人参（去芦）一分　陈皮（去白）一分　半夏（汤洗七次，姜汁炒）三两

【用法】上七味，为细末，以生姜汁煮面糊为丸，如小豆大，每服二十丸，生姜汤下，不拘时候。

◆**丁香半夏丸**《奇效良方》

【主治】宿寒在胃，呕吐吞酸。

【功效】散寒化痰。

【药物及用量】丁香（不见火）一两　干姜（炮）　半夏（汤泡七次）　橘红各二两　白术一两半

【用法】上五味为细末，生姜自然汁打糊为丸，如梧桐子大，每服五十丸，淡姜汤送下，食前。

◆**丁香和胃丸**《经验良方》

【主治】赤白痢。

【功效】醒脾和胃止痢。

【药物及用量】御米壳七个　生姜七片　丁香七个　灯心草七根　甘草七根　枣七个　柏苓儿七个

【用法】上七味，先将各味为末，后将枣姜同捣千杵，以水丸如弹子大，每服一丸。赤痢，甘草汤下；白痢，干姜汤下；五色痢，甘草干姜汤下，食前服。

◆**丁香和胃丸**《御药院方》

【主治】脾胃不和，中脘气痞，胸膈停痰，呕吐恶心，胁肋刺痛，饮食无味，肢体倦怠。

【功效】理气和胃，降逆化痰。

【药物及用量】丁香　木香　沉香各半两　藿香叶　白茯苓（去皮）　白豆蔻仁　陈皮（去白）　白术　人参各一两　半夏（姜制）三两

【用法】上一十味，同为细末，生姜汁面糊和丸，如梧桐子大，每服三十丸至五十丸，煎生姜汤下，不拘时候。

◆**丁香匀气丸**《圣济总录》

【主治】膈气痰结，呕逆减食。

【功效】化痰理气，降逆进食。

【药物及用量】丁香　木香　沉香（锉）　肉豆蔻（去壳）　肉桂（去粗皮）　京三棱（煨，先捣取末）　当归（洗，切，焙）　陈橘皮（汤浸，去白，焙）　槟榔（锉）　荜澄茄　附子（炮裂，去皮、脐）　安息香（酒化，去滓）　乳香（绢包，汤内摆过，候干研）　硇砂（飞）　丹砂（研）各一分　巴豆二十一粒（去皮，热灰内炮令紫色，研）

【用法】上一十六味，捣罗为末，与安息香等一处拌和，研匀，酒煮面糊和，再捣二三百下，丸如麻子大，每服五七丸，温生姜汤下。

◆**丁香温中丸**《施圆端效方》

【主治】小儿呕吐泻痢，腹痛减食，四肢冷。

【功效】温中散寒，降逆止呕。

【药物及用量】人参　白术　甘草　干姜（炮）各半两　熟附子　丁香各一分

【用法】上六味，为细末，水糊为丸，如黍米大，每服三十丸，米饮下，乳前，日进二服。

◆**丁香茯苓汤**《澹寮方》

【主治】久积陈寒留滞脾胃，呕吐痰沫，或有酸水，全不入食。

【功效】行气和胃，化痰止呕。

【药物及用量】丁香　木香　干姜（炮）　附子（炮）　半夏（泡七次）　橘皮（去白）　缩砂仁　白茯苓（去皮）

【用法】上八味，等量，每服三钱，生

姜七片，水一盏煎。

◆**丁香茱萸汤**《兰室秘藏》

【主治】胃虚呕哕吐逆，膈咽不通。

【功效】温中止呕。

【药物及用量】干生姜　黄柏各二分　丁香　炙甘草　柴胡　橘皮　半夏各五分　升麻七分　吴茱萸　草豆蔻　黄芪　人参各一钱　当归身一钱五分　苍术二钱

【用法】上一十四味，锉如麻豆大，每服半两，水二盏，煎至一盏，去滓，稍热服，食前，忌冷物。

◆**丁香安胃汤**《东垣试效方》

【主治】胃虚寒，呕吐哕。

【功效】暖胃止哕。

【药物及用量】丁香半钱　吴茱萸一钱　草豆蔻　黄芪二钱　人参一钱　炙甘草半钱　柴胡二钱　升麻七分　当归身一钱半　橘皮半钱　黄柏二钱　苍术一钱

【用法】上一十二味，锉如麻豆大，每服半两，水二大盏，煎至一盏，去滓，稍热服，食前。

◆**丁附汤**《世医得效方》

【主治】吐泻虚脱，慢惊风。

【功效】温阳固脱。

【药物及用量】大附子（生，或炮，去皮、脐）

【用法】上一味，锉散，每服一钱，水一大盏，生姜五片，丁香五粒，煎五分，量大小与之，急无丁香亦可，屡收奇功。

◆**丁沉丸**《神巧万全方》

【主治】五种膈气，壅滞气逆，心腹胀痛，宿食不消。

【功效】开郁启膈消胀。

【药物及用量】丁香　沉香　木香　诃黎勒皮　附子（炮）　硇砂（水飞过）　干姜（炮）　青橘皮（去白）　神曲（别杵）以上各一两　槟榔一两半　桃仁（汤去皮，麸炒黄）一百二十个

【用法】上一十一味捣为末，以硇砂、神曲，别以酒煮为膏，和丸如梧桐子大，每服二十丸，生姜汤下。

◆**丁沉丸**《太平惠民和剂局方》

【主治】一切冷气攻心腹，胁肋胀满刺痛，胸膈噎塞，痰逆恶心，噫气吞酸，不思饮食，胃中冷逆，呕吐不止及反胃膈气，宿食留饮，心痛霍乱，妇人血气心腹痛。

【功效】温中理气，化瘀止痛。

【药物及用量】肉豆蔻仁　丁香　木香　白豆蔻仁　沉香　甘草（炙）　青橘皮（锉，微炒）　槟榔各五两　白术（锉，微炒）四十两　诃黎勒皮（煨，取皮）　人参（去芦）　茯苓（去皮）各一十两　肉桂（去粗皮）　干姜（炮）各二两半　麝香（别研）一两

【用法】上一十五味，为细末，入麝香令匀，炼蜜和丸，如酸枣大，每服一丸，细嚼，炒生姜盐汤下，温酒亦得，空心食前服。

◆**丁沉半夏丸**《严氏济生方》

【主治】胃寒呕吐，吞咽酸水。

【功效】温胃止呕。

【药物及用量】丁香一两　干姜（炮）　陈皮（净）　半夏（制）各二两　白术一两半

【用法】上五味为细末，姜自然汁打糊，丸如梧桐子大，每服五十丸，姜汤下。

◆**丁皮丸**《御药院方》

【主治】行滞气，利胸膈，进饮食。

【功效】顺气导滞，活血化积。

【药物及用量】丁香皮　陈橘皮（去白）　京三棱（煨，切）　槟榔各一两　青木香一分　麝香（别研）二两　蓬莪术（煨，切）半两

【用法】上七味，捣罗为粗末，微炒，再捣为细末，水煮面糊和丸，如绿豆大，每服七丸至十丸，不拘时，温生姜汤送下。

◆**七子散**《千金方》

【主治】肾阳不足，丈夫风虚目暗，精气衰少。

【功效】补精气，健脾胃，温肾壮阳。

【药物及用量】五味子　钟乳粉　牡荆子　菟丝子　车前子　菥蓂子　石斛　干地黄　薯蓣　杜仲　鹿茸　远志各八钱

附子　蛇床子　芎䓖各六铢　山茱萸　天雄　人参　茯苓　黄芪　牛膝各五钱　桂心十铢　肉苁蓉十一铢　巴戟天十二铢

【用法】研为细末，每服方寸匕，温酒调下，每日二次，如不知增至二匕，以知为度，禁如药法，不能酒者，蜜丸服亦可。

◆**七仙丹**《疡医大全》

【主治】心肾阴亏血虚，心悸失眠。

【功效】补血气，驻容颜，黑须发。

【药物及用量】天门冬（去心）　麦门冬（去心）　人参（去芦）　熟地黄（酒洗）　生地黄（酒洗）　小茴香（炒黄，秋冬用）　白茯苓（去皮，春夏用）各二两　何首乌（甜瓜瓣者，九蒸九晒）四两

【炮制】制为细末，炼蜜和丸，如弹子大，合时忌犯针器。

【用法】每服一丸，嚼烂，好黄酒或盐汤送下，或丸如梧桐子大，每服五十丸，空腹时温酒送下。忌葱白、蒜白及房事。

◆**七生汤**《沈氏尊生书》

【主治】口鼻等出血。

【功效】清热和络，凉血止血。

【药物及用量】生地黄　生荷叶　生藕节　生茅根　生韭菜各一钱　生姜五钱

【用法】共捣取自然汁一碗，浓磨陈京墨同服。

◆**七生丸**《太平惠民和剂局方》

【主治】丈夫妇人三十六种风，五般腰疼，打仆伤损，入骨疼痛，背膊拘急，手足顽麻，走疰不定，筋脉挛缩。

【功效】通络止痛。

【药物及用量】五灵脂（去石）　松脂（去木）　地龙（去土）　川乌（炮，去皮尖）　天南星（炮）　荆芥（去枝梗）各一两　草乌（去皮尖）二两

【用法】上七味，为细末，醋打面糊丸，如梧桐子大，每服五丸至七丸，茶酒任下，久患风疾，并皆治之，孕妇不可服。

◆**七生丸**《妇人大全良方》

【主治】妇人，八般头风及一切头痛，痰厥、肾厥、饮厥、伤寒、伤风头痛不可忍者。

【功效】散寒止痛，燥湿化痰。

【药物及用量】川乌　草乌　天南星（一味并生，去皮）　半夏（冷水洗去滑）　川芎　石膏　白芷（并生用）等量

【用法】上七味为细末，研韭菜自然汁，丸如梧桐子大，每服七丸，加至十丸嚼生葱茶送下。

◆**七味白术散**《六科准绳》

【主治】脾胃虚弱，津枯发热，口渴食少。

【功效】健脾胃，补气。

【药物及用量】白术（炒）　白茯苓（去皮）　人参各七钱　甘草（炙）一两五钱　木香二钱五分　藿香叶五钱　葛根一两

【用法】研为细末，每服三五钱，熟汤送下，或加生姜红枣，清水煎服。

◆**七味地黄丸**《疡医大全》

【主治】肾虚火炎，发热作渴，口舌生疔，牙龈溃烂，咽喉作痛，或形体憔悴，盗汗。

【功效】降虚火，滋肾阴。

【药物及用量】六味加肉桂一两（临用去皮忌火勿出气，一作二两）

【用法】俱与六味丸同。

◆**七味豆蔻丸**《育婴家秘》

【主治】积滞已通，久痢不止，小儿痘后虚寒腹泻。

【功效】和脾敛滑，温中涩肠。

【药物及用量】肉蔻（煨）一两　诃子肉一两　木香一两　缩砂仁一两　赤石脂一两五钱　龙骨（煅）一两　枯矾六钱

【炮制】研为细末，水煮神曲和为丸。

【用法】每服一二钱，米汤送下。

◆**七味羌活膏**（张壁方）

【主治】急慢惊风，壮热。

【功效】祛风通络，止痉。

【药物及用量】羌活　独活　天麻　全蝎（去毒）　人参　僵虫（炒）各五钱　乌蛇肉（酒浸一宿，焙干）一两

【炮制】研为末，炼蜜和丸，如皂角子大，每两作五十丸。

【用法】每服一丸，煎荆芥汤送下。

◆**七味保婴汤**《韩氏医通》

【主治】小儿泄泻。

【功效】调养脾胃，消积清热。

【药物及用量】陈米　黄土　嫩竹叶　莱菔子　薄荷叶　灯心　麦芽

【用法】每服不过三钱，袋盛煮汤，任意喝饮，如大便燥结者，可于汤内调入白蜜少许。

◆**七味活命饮**《梅秘方》

【主治】一切痈疽，气血虚惫，白塌下陷。

【功效】补中托毒兼清热。

【药物及用量】黄芪　川芎各三钱　金银花　蒲公英各一两　当归八钱　穿山甲（炙）　皂角针各一钱五分

【用法】清水三斤，砂锅内煎一半，热服。避风取汗，静卧。

◆**七味都气丸**《兰室秘藏》

【主治】阴虚咳嗽，水泛为痰，甚则津液枯燥，喘不得卧，咽痛聋哑。

【功效】滋阴补肾，引火归元。

【药物及用量】熟地（砂仁拌酒，九蒸九晒）八两　山茱萸肉（酒润）四两　山药四两　牡丹皮三两　茯苓（乳拌）三两　泽泻三两　五味子三两（一作一两）

【炮制】研为细末，炼白蜜和丸，水泛亦可。

【用法】每服三钱，淡盐汤送下。

◆**七味散**《千金方》

【主治】久痢不瘥。

【功效】厚肠胃，止滑泻。

【药物及用量】黄连八分　龙骨　赤石脂　厚朴　乌梅肉各二分　甘草（炙）一分　阿胶（炙）三分

【用法】研为细末，每服二方寸匕，小儿一钱匕，浆水调下，一日二次。

◆**七味圣神汤**《岐天师方》

【主治】骑马痈。

【功效】泻热解毒。

【药物及用量】金银花四两　蒲公英二两　人参　当归　甘草各一两　大黄五钱　天花粉二钱

【用法】清水煎服，一剂可消，二剂可愈，溃者三剂愈。

◆**七味鸭**《验方新编》

【主治】阴虚劳伤，咳嗽痰喘。

【功效】补气血，扶虚弱，补脾益肺，化痰止咳。

【药物及用量】生地黄　熟地黄　当归身　茯神　白术（土炒）各三钱　川贝母二钱　地骨皮四钱

【炮制】用老鸭一只，去毛，原汤洗净，去肚杂，不可再见水，将前药加陈甜酒一碗，生晒酱油三酒杯，同入鸭肚内缝紧，用瓦盖盆盛贮。盆内不可放水，盖好，以棉纸将盆盖缝封固，放在锅内，亦不可放水，锅盖盖好。稻草三斤，打成小草结，封锅脐慢慢烧之。如锅太热，少停再烧，草完鸭烂可食。

【用法】吃鸭，能饮再加老酒送服。

◆**七物升麻丸**《六科准绳》

【主治】四肢大热，大便闭塞。

【功效】清肠解毒。

【药物及用量】升麻　犀角　黄芩　朴硝　栀子　大黄各二两　淡豆豉二升（微炒）

【炮制】研为末，炼蜜和丸，如黍米大。

【用法】熟汤送下，取微利为止。

◆**七宣丸**《太平惠民和剂局方》

【主治】胸中虚痞食少，腹中各种积聚，便秘溺涩，积年腰脚疼痛、冰冷或脚转筋急痛，或脚气冲心烦愦，心神恍惚难眠，风毒头面俱肿。

【功效】清热祛积，行气化滞。

【药物及用量】桃仁（去皮，实炒）六两　柴胡（去苗）　诃子皮　枳实（麸炒）　木香各五两　甘草（炙）四两　大黄（曲裹煨）十五两

【炮制】研为末，炼蜜和丸，如梧桐子大。

【用法】每服二十丸，食前临卧，米饮送下，以利为度，觉病势退，服五补丸。

【编者按】此方不问男女老幼，皆可

服，量虚实加减丸数。

◆**七宣丸**《沈氏尊生书》

【主治】骨实，伤寒汗下后，下痢腹痛，里急后重。

【功效】泻内热，止腹痛。

【药物及用量】大黄一两　木香一钱　槟榔三钱　诃子皮一钱五分　桃仁十二粒

【炮制】研为末，炼蜜和丸。

【用法】每服五十丸，熟汤送下，以利为度。

◆**七宣丸**《千金要方》

【主治】冷热气疾，癥痞结聚，痃气。

【功效】清热祛积，行气导滞。

【药物及用量】大黄十五两　枳壳（去瓤子，炒了称）　柴胡　诃黎勒皮各三两　槟榔仁六两　青木香五两

【用法】上六味，捣筛，蜜丸，初服二十丸，加至四十丸。疾在下，空腹服；在上，食后服，酒饮下并得。

◆**七星散**《证治准绳》

【主治】痘疮干焦发痒。

【功效】补气血，托邪毒。

【药物及用量】黄芪　芍药各二钱　人参　桂心各一钱　黑鱼一个

【炮制】上前四药，研为末，置黑鱼腹内，升麻酒煮熟。

【用法】连药食之，凡痒在上焦者食头，在中焦者食身，在下焦者食尾，亦验方也。

◆**七星剑汤**《外科正宗》

【主治】疔疮走黄昏愦寒热，呕吐并作。

【功效】发汗解毒。

【药物及用量】苍耳头　野菊花　豨莶草　地丁香　半枝莲各三钱　蚤休二钱　麻黄一钱

【用法】好酒一斤，煎至一碗，澄去滓，热服，被盖，出汗为度。

◆**七珍散**甲《类证普济本事方》

【主治】病后脾胃虚弱，不思饮食。

【功效】开胃养气，温脾进食。

【药物及用量】人参　白术　黄芪（蜜炙）　山药　白茯苓　粟米（微炒）　甘草各等量

【用法】研为细末，每服二钱，加生姜、大枣，清水煎服，如仍不思饮食，加扁豆一两。

◆**七珍散**乙《类证普济本事方》

【主治】脾寒不得饮食。

【功效】健脾消食。

【药物及用量】人参　白术　黄芪（蜜炙）　山萸肉　茯苓　粟米（炒）　甘草各一两

【用法】上七味为末，每服三钱，水一盏，姜枣煎服。又方加白扁豆一两，蒸用，名八珍散。

◆**七珍丸**《直指小儿方》

【主治】诸风顽痰壅盛，大小通用。

【功效】镇心安神。

【药物及用量】细辛　川灵脂　直僵蚕（炒）各一钱半　白附子一钱　朱砂半钱　全蝎（焙）四个

【用法】上六味，为末，用大南星生为末，煮糊为丸，如麻子大，每服五丸，姜汤送下。

◆**七气手拈散**《六科准绳》

【主治】产后心腹攻痛，血瘀气滞。

【功效】行气疏血，祛瘀止痛。

【药物及用量】延胡索　小茴香　白芍　干漆（炒）　枳壳各二钱　黄连　石菖蒲　香附子　苏叶各一钱五分　没药　乳香各一钱　甘草六分

【用法】锉散，分作二服，清水一盏半，加生姜三片，煎至七分，空腹时服。

◆**七气汤**《备急千金方》

【主治】虚冷上气、劳气等方。

【功效】补中降逆。

【药物及用量】半夏一升　人参　生姜　桂心　甘草各一两

【用法】上五味，㕮咀，以水一斗，煮取三升，分三服，日三服。

◆**七气汤**《全生指迷方》

【主治】七情相干，气道壅滞，攻冲作痛。

【功效】行气调滞。

【药物及用量】青皮　陈皮　桔梗　蓬莪术　辣桂　益智子各一两　香附子一两五钱　甘草　半夏（制）各七钱五分　（一方有藿香、肉桂）

【用法】锉细，每服三钱，清水一盏，加生姜四片，大枣一枚，煎至七分，不拘时服。

◆七气汤《太平惠民和剂局方》

【主治】七情郁结，心腹绞痛，服宽膈破气药转剧者。

【功效】补气行气。

【药物及用量】人参一钱五分至三钱　甘草（炙）一钱　肉桂一钱至一钱五分　半夏一钱至一钱五分　生姜七片

【用法】清水煎，空腹时服。

◆七气汤《三因极一病证方论》

【主治】七气郁结，阴阳不和，肠胃不和，呕逆痞闷，腹胁胀痛而利。

【功效】温通行滞，理气解郁。

【药物及用量】半夏（汤泡）　厚朴　白芍　茯苓各二钱　桂心　紫苏　橘红　人参各一钱　（一方有甘草）

【用法】清水二盅，加生姜七片，大枣一枚，煎至一盅，不拘时服。

◆七气汤《深师方》

【主治】七气为患，气寒而热，呕泻痞满。

【功效】补气行气，祛寒化滞。

【药物及用量】人参一钱至一钱五分　甘草（炙）一钱　肉桂一钱至一钱五分　半夏一钱至一钱五分　干姜　吴茱萸　枳实　桔梗　芍药　干地黄　黄芩各一钱　加生姜七片

【用法】清水煎，空腹时服。

◆七气汤甲《六科准绳》

【主治】七气气伤，痰涎结聚，心腹疼痛，不能饮食。

【功效】补气和脾，化痰行滞。

【药物及用量】制半夏五两　人参　辣桂（去皮）各一两　甘草五钱

【用法】锉细，每服三钱，清水一大盏，加生姜五片，大枣一枚，煎至半盏，食前服。

◆七气汤乙《六科准绳》

【主治】七气为病，心腹刺痛，或外感风寒，湿气作痛。

【功效】补气理血，行气止痛。

【药物及用量】半夏（炮，洗）三钱　桂心（不见火）　延胡索（炒，去皮）各二钱五分　人参（去芦）　乳香　甘草各一钱

【用法】清水二盅，加生姜五片，红枣二枚，煎至一盅，食远服，并忌油腻、肥甘之物，以免生痰滞气。

◆七液丹《验方新编》

【主治】瘟疫，时毒，伤寒，暑风，猝忤，烂喉，痧证，斑疹，诸般痧气，霍乱，吐泻，疟痢，诸痢，一切痈疽毒疮。

【功效】行气解郁，辟秽祛肺胃浊滞。

【药物及用量】鲜萝卜　鲜佩兰　鲜侧柏　鲜藿香　鲜紫苏　生大黄各三十两　鲜荷叶九十两　滑石（飞）三百两

【炮制】逐味打烂取汁拌滑石，逐味拌七次，晒干取贮。生大黄用酒浸，晒干。

【用法】每服三钱，小儿减半，熟汤调下，二三次即愈，红痢栀子汤下，白痢姜汤下，痛痢及噤口痢木香汤下。

◆七枣汤《太平惠民和剂局方》

【主治】脾胃虚弱，内受寒气，泄泻注下，水谷不分，腹胁胀满，脐腹疗痛，心下气逆，腹中虚鸣，呕吐恶心，胸膈痞闷，困倦少力，不思饮食。

【功效】温脾，散寒，止泻。

【药物及用量】茴香（去土，炒）　川乌（炮，去皮、脐）　缩砂（取仁）各八两　甘草六两　干姜（炮）四两　厚朴（去皮，姜制）　益智子（去皮）各一斤

【用法】上七味，为粗末，每服二钱，水一盏，大枣七个，擘，同煎七分，去滓，温服，食前空心。

◆七枣汤《严氏济生方》

【主治】脏腑虚弱，痎疟时作，或寒多热少，或但寒者。

【功效】温运胃，宣通寒滞。

【药物及用量】附子一枚

【炮制】以盐水浸，再炮，如此七次，不浸去皮、脐，或以川乌代附子，水调陈壁土为糊，浸泡七次。

【用法】分作二服，清水一碗，加生姜七片，大枣七枚，煎至七次，临发日早温服。

◆七伤散《朱丹溪方》

【主治】痨嗽，吐血痰。

【功效】理血止血，清热消痰。

【药物及用量】黄药子　白药子各一两五钱　赤芍七钱　知母　延胡索　当归各五钱　郁金二钱五分　山药　乳香　没药　血竭各一分

【用法】研为末，每服二钱，茶汤或红花、当归煎汤送下。

◆七损丸《太平惠民和剂局方》

【主治】风气壅盛，痰热搏结，头目昏重，涕唾稠黏，心烦面热，咽干口燥，肩背拘急，心腹胁肋胀满，腰腿重疼，大便秘，小便赤，睡卧不安。

【功效】顺气化滞。

【药物及用量】肉桂（去皮）　川芎　大黄（酒蒸）八钱　槟榔　木香各五钱　羌活　郁李仁（去皮）各一两（一作各一两五钱）（一作各一钱）

【炮制】研为细末，炼蜜和丸如梧桐子大。

【用法】每服十五丸，食后熟汤送下，山岚瘴地最宜服之，量虚实为加减。

◆七圣丸《六科准绳》

【主治】小儿癖疾。

【功效】破气消积。

【药物及用量】三棱　蓬莪术　川楝　青皮　陈皮　芫花　杏仁各五钱（古方有巴豆）

【炮制】先以醋浸芫花一宿，炒渐干，次入蓬莪术、三棱同炒赤色，又入青陈皮、川楝等再同炒一处，令微焦，取出为末，再将杏仁（去皮尖、双仁者）汤浸，细研和匀，醋制米和为丸，如黍米大。

【用法】一岁儿每服二丸，临卧熟汤送下，使日间所食之物，一夜而化。

◆七圣散甲《六科准绳》

【主治】脾脏中风，心腹烦躁，头面微肿，冷汗频出。

【功效】消积行滞。

【药物及用量】枳壳（去瓤，麸炒）　天麻各一两　大黄　地骨皮　白蒺藜　芎䓖各五钱　薏苡仁七钱五分

【用法】研为末，每服二钱，不拘时候，熟汤调下，忌入生冷油腻猪肉。

◆七圣散乙《六科准绳》

【主治】临产时腰痛。

【功效】行气，止痛。

【药物及用量】延胡索　没药　白矾　白芷　姜黄　当归　桂心各等量

【用法】研为末，每服三钱，临产阵痛时烧铧刃铁（即犁头），令通赤，淬酒调下，服一二杯，立产。

◆七圣散（胡学海方）

【主治】人牙咬伤。

【功效】解毒。

【药物及用量】人粪（烧存性）三钱　大黄　花蕊石　炉甘石各二钱　轻粉一钱　甘草一钱五分　冰片五分

【用法】研为极细末，麻油调敷。

◆七圣散《验方新编》

【主治】妊娠，疟久不退转甚者。

【功效】祛痰止疟。

【药物及用量】柴胡　黄芩　甘草（炙）　知母　草果仁　常山（酒炒）各一钱五分　乌梅（去核）三个

【用法】水、酒各半煎，露一夜，临发五更时，炖温服，忌食生冷、鸡、鱼。

◆七圣丸《验方新编》

【主治】心血亏虚，心肾不交，夜梦遗精。

【功效】健胃调气。

【药物及用量】香附一斤

【炮制】淘米水泡一夜，石上擦去毛，晒干，陈酒泡一夜，晒干，二制童便照前法制，三制盐水照前法制，四制牛乳汁照前法制，五制小黑扁豆煮水照前法制，六

制茯神六两，去皮木心，共研细末，炼蜜为丸，如弹子大。

【用法】每服一丸，空腹时，淡盐汤送下。

◆**七制固脂丸**《验方新编》

【主治】命门火亏，下元虚损，耳聋眼花，腰痛腿软，肾冷精流，阳痿不举，小便过多，筋骨疼痛，肚腹畏寒，脾胃虚弱，饮食难消，夜多盗汗，精神疲倦，时爱躺卧。

【功效】补肾固精，强筋壮骨，健脾益肾。

【药物及用量】固脂十斤

【炮制】（1）淘米水泡一夜，晒七日。（2）黄柏二斤，熬浓汁泡一夜，晒七日。（3）杜仲二斤，照前法制。（4）生盐二斤，照前法制。（5）鱼鳔三斤，照前法制。（6）核桃肉六斤，照前法制。（7）黑枣、糯米各三斤，共煮粥将固脂磨细末（忌铁器），和匀捣融为丸，如梧桐子大。

【用法】每服一钱，空腹时淡盐汤送下，服至一月后加三分，加至二钱为止。忌食羊血，油菜，菜油。若阴虚水亏者，早服此丸，晚服六味地黄丸，则水火兼补，不致偏枯，服至半年后方效。

◆**七制香附丸**《医学入门》

【主治】经水不调，结成癥瘕，或骨蒸发热。

【功效】调气行血，活血调经。

【药物及用量】香附米十四两，分为七份

【炮制】同当归二两酒浸，同蓬莪术二两童便浸，同牡丹皮、艾叶各一两米泔浸；同乌药二两米泔浸；同川芎、延胡索各一两水浸；同京三棱、柴胡各一两醋浸；同红花、乌梅各一两盐水浸。各浸春三日，夏二日，秋七日，冬十日，晒干，只取香附为末，以水打糊和丸，如梧桐子大。

【用法】每服八十丸，临卧时温酒送下。

◆**七补丸**《十便良方》

【主治】妇人气血虚弱，冲任不和，腹中经结，状若怀孕，月候尚来，未分经脉。

【功效】补血调气，滋阴。

【药物及用量】当归　芍药　川芎各三分　白芷　白术　熟地黄　阿胶（炒）各二分

【炮制】研为细末，炼蜜和丸，如梧桐子大。

【用法】每服五六十丸，空腹时米饮送下。

◆**七转灵应丹**《疡医大全》

【主治】新旧诸积诸气，妇人血瘕，小儿疳积，一切心痛蛊积等证。

【功效】下积杀虫，行气止痛。

【药物及用量】白芜荑（取末四钱）　木香（取净末四钱）各五钱　牵牛（取头末三两）五两　雷丸四两（取净末三两）　锡灰一两（煨取净末三钱，一方有使君子一两，鹤虱五钱）

【炮制】共取净末，一处拌匀，葱白一斤煮沸汤，露一宿，捣和为丸，如黍米大。

【用法】每服三四钱，老幼减半，俱用葱白汤露一宿，早晨空腹冷服，泻出病根。泻时不可受风寒，泻净使用温粥补之，忌生冷硬物荤腥。一月后用四君子汤加减，补助胃气。

◆**七厘散**《验方新编》

【主治】跌打损伤，瘀血停滞，遍身疼痛。

【功效】理伤痛，行气血。

【药物及用量】血竭（另研）一两　乳香（去油）　没药（去油）　红花各一钱五分　孩儿茶二钱四分　朱砂（飞）一钱二分　麝香　冰片各一分二厘（一作各三分）

【炮制】研为细末，瓷瓶密收蜡封，勿泄气，愈久愈佳。

【用法】每服七厘（一作一分），童便或温酒送下，不可多，孕妇但可外敷，不可内服。

◆**七宝丸**甲《证治准绳》

【主治】骨蒸传尸邪气，属阳病者。

【功效】杀虫清热。

【药物及用量】黄连四两

【炮制】研为细末，用猪肚一个洗净，入药末线缝之，用童便五升，文火煮令烂为度，以肚切细，同药烂研，置风中吹干，滴水为丸，如梧桐子大，朱砂（无朱砂亦可）、麝香为衣。

【用法】空腹时麦门冬汤送下，或用阳病开关散咽下。

◆**七宝丸**乙《证治准绳》

【主治】内障冰翳，坚结睛上。

【功效】疏肝，行滞，清热明目。

【药物及用量】石决明二两　茺蔚子　人参各一两　琥珀七钱五分　龙脑二钱五分　熊胆　真珠各五钱

【炮制】研为细末，炼蜜和丸，如梧桐子大。

【用法】先以针拨取睛上，每服十五丸至二十丸，食前，茶汤送下。

◆**七宝丸**丙《证治准绳》

【主治】蛊毒。

【功效】杀虫解毒。

【药物及用量】败鼓皮（烧存性）　蚕纸（烧存性）　刺猬皮　五倍子　续随子　朱砂　雄黄各等量

【炮制】研为细末，糯米糊为丸，如梧桐子大。

【用法】每服七丸，空腹时熟汤送下。

◆**七宝辰砂丹**《六科准绳》

【主治】风痰慢惊、慢脾风。

【功效】坠痰。

【药物及用量】辰砂为主，木香为佐，开元钱一枚

【炮制】放铁匙上，炭火内烧成珠，取入盏中。

【用法】木香或人参煎汤送下。

◆**七宝美髯丹**《邵应节方》

【主治】气血不足，羸弱周痹，肾虚无子，消渴，淋沥，遗精，崩带，痈疮痔肿等。

【功效】补肾养血，乌须发。

【药物及用量】赤、白何首乌各一斤

【炮制】牛膝八两（去苗），以何首乌浸于米泔水内，一日一夜，竹刀刮去粗皮，切作大片，黑豆铺瓶中一层，铺何首乌一层，再铺豆一层，铺牛膝一层，又豆一层，重重相间，面上铺豆覆之，以豆熟为度，去豆晒干。次日用生豆再蒸如法，蒸七次或九次，晒七次或九次，去豆，用破故纸八两（清水洗净，黑芝麻洗净同炒，无声为度，去芝麻，一作四两），白茯苓八两（去皮，人乳汁拌，浸透，晒干，蒸过），菟丝子（淘净，酒浸一宿，洗去砂土，晒干，蒸三次，晒三次）取净末八两，当归身（酒洗净，切晒，勿见火）取净末八两，枸杞子八两（去蒂枯者，捣碎，酒浸，晒干），一方有赤茯苓八两，去皮，黑牛乳汁拌，浸透，晒干，蒸过。

【炮制】研为细末，炼蜜和丸，如龙眼大，制药勿犯铁器。

【用法】每服一丸（一作三钱）至二三丸，空腹时细嚼，温酒或熟汤、盐汤、米汤送下，忌食莱菔、猪血、糟醋。

◆**七宝洗心散**《医宗金鉴》

【主治】目眦赤脉。

【功效】清血热，祛风热。

【药物及用量】当归　赤芍　黄连　大黄　栀子各一钱　麻黄　荆芥各八分

【用法】研为粗末，清水二盏煎至一盏，去滓，食后温服。

◆**七宝散**《类证普济本事方》

【主治】痈疽。

【功效】消热毒。

【药物及用量】干荷蒂不拘多少

【用法】研为末，每用三匙，清水二盏，慢火煎至一盏半，放温淋洗，挹干，以木白膏敷之。

◆**七宝散**《产乳方》

【主治】产后虚怯。

【功效】和中补虚，安神镇惊。

【药物及用量】朱砂（水飞）　桂心　当归（去芦）　川芎　人参（去芦）　白茯苓　羚羊角（烧存性）各二钱　干姜一钱

【用法】研为细末，每服一钱，羌活、豆淋酒（将护产用之）调下。不饮酒者，

清米饮调下；如觉心烦闷热，麦门冬去心煎汤调下；若心下烦闷而痛，童便调下；若觉心胸烦热，即减姜桂；觉寒则加之，腹痛加当归，心闷加羚羊角，心虚气怯加桂心，不思饮食或恶心加人参，虚烦加茯苓，以意斟酌，日二夜一服。

◆**七宝散**甲《六科准绳》

【主治】风眼，瘀热。

【功效】解毒散瘀。

【药物及用量】当归　芍药　黄连　铜绿（细研）各二钱　杏仁（去皮）七粒　白矾　甘草各一钱

【用法】㕮咀，清水同放瓷盏内，于锅中炖煎至八分，去滓澄清，临卧时洗之。

◆**七宝散**乙《六科准绳》

【主治】热汗浸渍成疮，痒痛不止。

【功效】祛风和肌，止痒。

【药物及用量】黄芪　当归　防风　荆芥穗　地骨皮　木通各二两　白矾一两

【用法】研为粗末，每用一两，清水三大碗，煎至五六沸，滤去滓，稍热淋渫患处，拭干，避风少时。

◆**七宝散**丙《六科准绳》

【主治】喉闭、缠喉风。

【功效】祛风、宣痰、行滞、解毒。

【药物及用量】僵蚕（直者）十个　硼砂　明矾石各一钱　全蝎（去毒）十个　猪牙皂角（去皮弦）一枚　胆矾五分

【用法】研为细末，每用一字，吹入喉中，即愈。

◆**七宝散**丁《六科准绳》

【主治】小儿温病伏热，伤寒烦躁，面赤气喘，夜热凉。

【功效】清血分，解内热。

【药物及用量】大黄（蒸）　赤芍　甘草（炙）　当归各二钱五分　麻黄　白术　荆芥穗各二钱

【用法】研为末，一岁一钱，清水半盏，加葱白一寸，薄荷一叶，煎至三分，不拘时温服。

◆**七宝散**戊《六科准绳》

【主治】时气伤风，伤寒头昏，体热咳嗽及脾胃肺脏不和，口中腥气，或牙缝微有鲜血，调理诸病后小证。

【功效】祛风解表，行气和胃。

【药物及用量】紫苏（去老梗）　净香附各三两　甘草　陈皮（去白）　桔梗（锉，炒）各二两五钱　川芎　白芷各一两

【用法】㕮咀，每服二钱　清水一盏加生姜二片，煎至七分，不拘时服。痰嗽加制半夏，口中腥气入盐煎，调理诸疾加枣子。

◆**七宝散**《经验良方》

【主治】感冒发热，胎气不和。

【功效】散寒和血。

【药物及用量】紫苏叶　大腹皮　人参　白芍　陈皮　当归各等量

【用法】研末，加生姜三片，葱白一茎，清水煎服。

◆**七宝散**《世医直指方》

【主治】肺痿劳嗽，久嗽。

【功效】润肺下气，重镇止咳。

【药物及用量】人参　款冬花　钟乳石　鹅卵石（生，研）　明矾（煅）各二钱　辣桂　甘草各一钱

【用法】上七味，为细末，临卧，以少许咽下两次。

◆**七宝散**《永类钤方》

【主治】初产后，惊悸。

【功效】调和气血，补虚安神。

【药物及用量】辰砂（研）　桂心　当归　川芎　人参　茯苓　羚羊角（烧存性）各二钱　干姜一钱

【用法】上八味为末，每服一钱，用羌活豆淋酒调；心烦闷热，加麦门冬去桂心，更加童便调；心胸烦热，即减姜桂，冷即加之；腹痛加当归；心闷加羚羊角；心虚气怯，加桂心；不下食，或恶心，加人参；虚颤加茯苓。

◆**七宝汤**《普济方》

【主治】寒热往来。

【功效】祛风，清热。

【药物及用量】防风（去芦）　知母　生地黄各五钱　柴胡（去芦）　秦艽　甘草（炙）　前胡（去芦）各二钱五分

【用法】㕮咀，每服五钱，清水一盏半，加人参三寸，煎至七分，热服。

◆**七宝汤**《圣济总录》

【主治】内障横翳，瞳神，中心起如剑脊。

【功效】清肝热，明目。

【药物及用量】犀角（镑）　羚羊角（镑）各一两　胡黄连　车前子　甘草（炙）　石决明（刮洗，捣研）　丹砂（另研）各五钱

【用法】除丹砂、决明外，为粗末。每服三钱匕，清水一盏，煎至七分，去滓，入丹砂末五钱匕，决明末一字匕，再煎两沸，食后温服。

◆**七宝膏**《秘传眼科龙木论》

【主治】混睛外障。

【功效】祛风邪，清肝热。

【药物及用量】珍珠　水晶　贝齿各一两　石决明　琥珀各三分　空青　玛瑙　龙脑各半两

【炮制】研为细末和匀，清水五升，石器内煎至一升，去滓再煎至一盏，入蜜半两，煎和为膏。

【用法】每用少许，夜卧时点之，早晨不得点。

◆**七宝槟榔散**《普济方》

【主治】阴茎、阴头疳疮，渐至蚀透，久不愈者。

【功效】解毒杀虫，清热祛滞，敛疮。

【药物及用量】槟榔　雄黄（一作牛黄）　轻粉　密陀僧　黄连　黄柏　朴硝各等量

【用法】研为细末，入麝香一钱，和匀再研细和匀。先以葱白浆水洗净，软帛拭干，疮湿者干掺，疮干则麻油调涂。

◆**七宝镇心丸**《直指小儿方》

【主治】小儿惊痫心热。

【功效】重坠镇惊，镇心安神。

【药物及用量】远志（去心，姜制，焙）　雄黄　铁粉　琥珀各二钱　朱砂一钱　金银箔二十片　麝香少许

【用法】研为细末，枣肉和丸，如梧桐子大。每服一丸，不拘时候，麦门冬（去心）煎汤送下。

◆**七皮散**《严氏济生方》

【主治】水湿溢于肌肤，周身浮肿。

【功效】行气健脾，利水退肿。

【药物及用量】大腹皮　陈皮　茯苓皮　生姜皮　青皮　地骨皮　甘草皮各五钱

【用法】上为细末，每次三钱，水一大盏，煎至一碗。温服，不拘时候。

◆**七味苍柏散**《医学入门》

【主治】湿热腰痛，动止滞重，不能转侧。

【功效】清热燥湿，补肾壮腰。

【药物及用量】苍术　黄柏　杜仲　故纸　川芎　当归　白术各一钱

【用法】水煎，温服。

◆**七胜饮**《圣济总录》

【主治】产后寒热疟，烦渴引饮，头疼体痛。

【功效】退热截疟。

【药物及用量】干姜（炮）半两　黄连（去须）　桃仁（去皮尖、双仁，炒）　当归（切，焙）　常山（镑）　柴胡（去苗）　猪苓（去黑皮）各一两

【用法】上七味，粗捣筛，每服三钱匕，水一盏，煎至七分，去滓，当未发前空心温服，欲发时再服。

◆**七物饮**《圣济总录》

【主治】妊娠呕吐恶食。

【功效】降胃气，止呕吐。

【药物及用量】淡竹茹一两　人参二两　桔梗（炒）　前胡（去芦头）　半夏（汤洗七遍，姜汁浸炒，焙干）　白茯苓（去黑皮）各一两　茅根三分

【用法】上七味，锉如麻豆大，拌匀，每服五钱匕，水一盏半，生姜三片，枣二枚，擘，煎至八分，去滓，温服。

◆九一丹《外科正宗》

【主治】肿疡，溃疡，结核。

【功效】退肿毒，消恶肉，排脓生肌。

【药物及用量】生石膏九分　降丹（须年久烈性退者）一分

【用法】研为极细末，视症之轻重，或八二、七三掺和均可，肿疡、结核，将丹薄匀掺膏上贴之，不可太多，多者有伤皮肤。溃疡掺膏上贴之，提脓拔毒，毒尽生肌，唯臁骨正面及踝骨，与凡肌薄无肉之处，不能化脓，仅有稠水者，忌用，缘其提拔甚猛。以绵纸捻作药线，润以面糊，将丹拌上，插入脓管，能退管收功。

◆九一丹《医宗金鉴》

【主治】疔疮溃破。

【功效】清热，搜脓，生肌。

【药物及用量】石膏（煅）九钱　黄灵药一钱

【用法】研为极细末，撒患处。

◆九天丹《验方新编》

【主治】烂风眼。

【功效】解毒，祛风，收腐湿。

【药物及用量】铜青　五倍子　海螵蛸　明矾　白蚯蚓泥　薄荷叶

【炮制】共研细末，老姜汁泛丸如龙眼肉大。

【用法】每用一丸，生姜汤一碗泡洗患处，次日再次，三四次即愈。

◆九仙散《活幼心书》

【主治】诸般目疾。

【功效】清肝，祛湿，明目。

【药物及用量】柴胡（去芦）　苍术（米泔浸，刮去粗皮，炒燥）各二两　赤芍　荆芥　甘草各六钱半　麻黄（去根节）　川芎　薄荷各五钱　旋覆花（去老梗）三钱

【用法】㕮咀，每服二钱，清水一盏，加生姜二片，葱一根，煎至七分，不拘时温服。

◆九仙散《医宗金鉴》

【主治】目眦赤脉。

【功效】清虚热。

【药物及用量】黄芩　荆芥　赤芍　菊花　川芎　当归　甘草　白芷　木通各一钱

【用法】研为粗末，清水二盏，煎至一盏，食后服。

◆九仙散《卫生宝鉴》

【主治】一切咳嗽。

【功效】敛肺止咳，益气养阴。

【药物及用量】人参　款冬花　桑花　桔梗　五味子　阿胶　乌梅各一两　贝母半两　御米壳（去顶，蜜炒黄）八两

【用法】上九味为末，每服三钱，白汤点服，嗽止后服。

◆九仙丹《王氏集验方》

【主治】一切积气。

【功效】破积行气。

【药物及用量】京三棱（煨）　大戟　五灵脂（酒研，淘去砂土）　杏仁（去皮尖，别研）　巴豆（去油膜）各等量

【用法】上五味等量，为细末，用豆豉为丸，如梧桐子大，每服七丸，空心温水下，看病大小，加减丸数。

◆九仙灵应散《沈氏尊生书》

【主治】阴囊湿痒，阳痿。

【功效】祛风湿，收腐湿，杀虫止痒。

【药物及用量】附子（炮）　蛇床子　紫梢花　石菖蒲　远志　海螵蛸　丁香　木鳖子各二钱　潮脑一钱五分

【用法】研为粗末，每用五钱，清水三碗，煎至一碗半，温洗患处并阴囊，每日二次，留水再温洗，多洗尤妙。

◆九房散《千金方》

【主治】小便多或不禁。

【功效】补肾固摄，止渴。

【药物及用量】菟丝子　黄连　蒲黄三两　硝石一两　肉苁蓉二两

【用法】上五味，治下筛，并鸡肶胵中黄皮三两，同为散。饮服方寸匕，日三服，如人行十久里，更服之。

◆九味地黄丸《六科准绳》

【主治】肾疳。

【功效】滋阴，清热，杀虫。

【药物及用量】熟地黄四钱五分　赤茯

苓　山茱萸肉　川楝子　当归　川芎　牡丹皮　山药　使君子肉各二钱

【炮制】研为末，炼蜜和丸，如梧桐子大。

【用法】每服八十丸，空腹时温酒送下。

◆九味羌活汤《六科准绳》

【主治】通治六经感冒风邪。

【功效】发散，和血，清热化湿。

【药物及用量】羌活一钱五分　防风（一作一钱五分）　苍术（泔浸，去皮）（一作一钱二分）各一钱　细辛五分　川芎　白芷　生地　黄芩（一作一钱二分）　甘草（炙）六分（一作五分）

【用法】㕮咀，加生姜三片，大枣一二枚，葱白二茎，清水煎温服，覆取微汗。

◆九味柴胡汤《证治准绳》

【主治】肝经热毒下注，便毒肿痛，或小腹胁肋结核及肝胆经一切疮疡，或风热结核瘰疬。

【功效】清热解毒，疏肝利胆。

【药物及用量】柴胡（炒）　黄芩（炒）各五分　人参　栀子（炒）　半夏　龙胆草（炒）　当归　芍药（炒）各三分　甘草二分

【用法】清水煎服，肿痛赤色，元气无亏者宜用，溃后肿消痛止者不宜用。

◆九味理中汤《六科准绳》

【主治】腹泻。

【功效】健胃扶脾，温中止泻。

【药物及用量】人参　白术　干姜（炮）　诃子肉　茯苓　木香　藿香叶　肉豆蔻（煨）　甘草（炙）各一钱

【用法】清水煎，食前口服。

◆九味顺气饮《六科准绳》

【主治】胸腹痛。

【功效】疏肝和脾。

【药物及用量】白术　白茯苓　青皮　白芷　陈皮　乌药　人参各五分　甘草（炙）二分五厘　木香一分五厘

【用法】锉细，清水一盏，煎至七分，去滓温服。

◆九味解毒散《六科准绳》

【主治】小儿胎毒生疡，未溃作痛。

【功效】解热毒。

【药物及用量】黄连（炒）　芍药　防风　甘草各三分　金银花　连翘各一分　当归八分　山栀四分　白芷六分

【用法】清水煎，母子并服。

◆九味资生丸《张氏医通》

【主治】老人食难运化。

【功效】补脾胃，消食和中。

【药物及用量】人参　白术各三两　茯苓一两五钱　甘草（炙）五钱　橘红　山楂肉　神曲各二两　黄连　白豆蔻各三钱五分

【用法】研为细末，炼白蜜和丸，熟汤送下。

◆九味蟠葱散《张氏医通》

【主治】睾丸因风寒湿气侵袭而肿痛。

【功效】散寒行滞，祛湿止痛。

【药物及用量】延胡索一两　肉桂五钱　干姜（炮）二钱　丁香一钱　茯苓六钱　甘草（炙）　苍术（泔浸，炒）　槟榔　羌活各三钱

【用法】为散，每服五钱，加连须、葱白二茎，清水煎，食前热服，取微汗效，不愈再服。腹胀便秘有食积硬痛，去羌活，加三棱、蓬莪术、缩砂仁。

◆九味芦荟丸《明医杂著》

【主治】小儿疳积，体瘦热渴，大便不调，或瘰疬结核，耳内生疮等。

【功效】杀虫下积，清热。

【药物及用量】芦荟　胡黄连　木香　白芜荑（去扇，炒）　青皮　白雷丸（破开赤者不用）　鹤虱（微炒）各一两　麝香三钱

【用法】研为丸，蒸饼糊丸，如麻子大，每服一二钱，空腹时白汤送下。

◆九味芦荟丸《原机启微》

【主治】下疳。

【功效】杀虫。

【药物及用量】芦荟　胡黄连　川芎　芜荑　白芍各一两　龙胆草（酒浸，炒焦）

一两　广木香　甘草各三钱

【炮制】研为末，米粥捣丸，如麻子大。

【用法】每服一钱或一钱五分，熟汤送下。若虚者佐以加味归脾汤、加味逍遥散治之。

◆**九痛丸**《金匮要略》

【主治】九种心痛，兼治卒中恶阻腹胀，口不能言。又治连年积冷流注，心胸痛，并冷冲上气，落马坠车血疾等。

【功效】温中散寒，杀虫攻积。

【药物及用量】附子（泡，一作二两）三两　生狼牙（炙香）　巴豆（去皮，熬研，如膏，一作一钱）　干生姜　吴茱萸（开口者，泡七次）　人参各一两

【炮制】研为末，炼蜜和丸，如梧桐子大。

【用法】强人初服三丸，弱人二丸，温酒送下，每日三次，忌口如常法。

◆**九痛丸**《世医得效方》

【主治】妇人九种心痛，一虫、二疰、三风、四悸、五食、六饮、七冷、八热、九者去来，兼治卒中恶，腹胀痛，口不能言，又治连年积冷，流注心胸疼痛，冷气冲上，落马坠车瘀血等。

【功效】温阳止痛。

【药物及用量】狼毒半两　干姜　人参各一两　附子（炮，去皮）三两　茱萸一两（炒）　巴豆（去皮心膜，炒干）一两

【用法】上六味为末，炼蜜和丸，如梧桐子大，每服一丸，空心温酒下。卒中恶，心腹胀痛，口不能言者，服二丸立安。

◆**九精丸**《千金方》

【主治】男子为鬼魅纠缠欲死，惊怖无休者。

【功效】安神镇惊。

【药物及用量】牛黄（土精，一云火精）　龙骨（水精）　荆实（人精）　玄参（玄武精，去芦）　赤石脂（朱雀精）　玉屑（白龙精）　曾青（苍龙精）　空青（天精）　雄黄（地精，无石者，炒）各一两

【炮制】共研细末，炼蜜为丸，如小豆大。

【用法】每服一丸，熟汤送下，每日三次，以知为度。

◆**九制大黄丸**《饲鹤亭集方》

【主治】湿气下痢，伤寒热结及癥瘕积聚，留饮宿食等。

【功效】泻湿热，消积聚。

【药物及用量】锦纹大黄不拘多少

【炮制】酒浸一日，九蒸九晒，研为细末，黄酒泛丸。

【用法】每服三钱，熟汤送下。

◆**九制香附丸**《饲鹤亭集方》

【主治】经水不调，崩漏带下，胎前产后癥瘕积聚，气逆，血块，腹痛。

【功效】调气血，行积滞。

【药物及用量】金花　香附一斤

【用法】分作九份：（1）酒浸。（2）醋浸。（3）盐水浸。（4）童便浸。（5）小茴香二两煎汁浸。（6）益智子二两煎汁浸。（7）莱菔二两煎汁浸。（8）丹参二两煎汁浸。（9）生姜汁浸。各浸，春三夏一秋三冬七日，同艾绒四两用无灰酒煮燥，焙干研末，酒煮神曲打糊为丸，如梧桐子大。每服四钱，熟汤送下。

◆**九制硫黄丸**《内外科百病验方大全》

【主治】耳聋眼花，齿落阳痿。

【功效】补先天本源，壮筋骨，健脾胃。

【药物及用量】舶硫黄（土硫黄不可用）不拘多少

【炮制】（1）用老白豆腐将硫黄研末，用净砂锅以竹篱夹锅底，篱上盖豆腐一层，铺硫黄一层，叠叠铺好，入水煮至豆腐黑黄色为度。用清水漂净腐渣再煮二次，每硫黄一斤，豆腐一斤，或黑豆拌煮亦可。（2）用大萝卜挖空，将硫黄末入内，盖紧缚好，慢火煮至萝卜黄黑烂为度，清水漂净，后煮二次，或萝卜切片拌亦可，一硫黄二萝卜。（3）将鲜紫背浮萍洗净，拌硫黄末，煮至硫黄腐烂为度，但萍根须叶最多清水漂净，或打烂取汁拌煮亦可，一硫

黄三萍。(4) 用新绿豆拣淘洗净，以硫黄末拌，煮至豆烂为度，清水漂净，一硫黄二绿豆。(5) 用石菖蒲或菖蒲洗净切小段，拌硫黄末，入水煮至烂为度，取汁拌煮更妙。(6) 松柏叶各半，洗净去枝用叶，剪碎，拌硫黄，煮至叶烂为度，清水漂净。(7) 或藕或梨，或藕梨各半，切片同黄煎至藕、梨烂为度。(8) 肥猪大肠洗净气味，将硫黄末研细漂净，装入大肠，两头扎紧，勿令走漏，煮至大肠熟烂为度，清水泡过，夜澄出阴干。(9) 用地黄二两，全当归、天门冬、麦门冬各一两，川芎、陈皮、枸杞、杜仲、茯苓、炙甘草、前胡、防风、泽泻、蛇床子、五加皮各五钱，每硫黄一斤用叶一料，照硫黄递加，用清水煎浓，将硫黄末投入，煎至药汁干起出阴干，用糯米煮粥拌为丸，如绿豆大，阴干，瓷瓶装收。

【用法】每服第一日用三分，第二日四分，三日六分，四日八分，五日一钱，每月递加至二钱为度，空腹时盐汤送下，如恐服久发毒，病愈则止。自无满碍，忌一切牲畜血及细辛。

【编者按】此方虽平稳，然壮阳之药，久服究属有弊。

◆**九龙丹**《医学正传》

【主治】斫伤太过，败精失道，滑泄不禁。

【功效】补血固精。

【药物及用量】枸杞子　金樱子（去皮，刺核）　莲花心　莲肉（去心）　芡实（去壳）　山楂　当归身（酒洗）　熟地黄（酒蒸，另研）　白茯苓各三两

【炮制】研为末，酒煮米糊和丸，如梧桐子大。

【用法】每服一百丸，温酒或盐汤送下，滑精便浊者，服二三日，便清如水，饮食倍常，行步轻捷。

◆**九龙丹**《外科正宗》

【主治】鱼口，便毒骑马痛，横痃初起，尚未成脓者。

【功效】破结消滞，攻毒通便。

【药物及用量】木香　乳香（去油）　没药（去油）　孩儿茶　血竭（另研）　巴豆（去油，不去心）各等量

【炮制】研为末，生蜜调成一块，瓷盒收藏，临用时旋丸如豌豆大。

【用法】每服九丸，空腹时热酒送下，行四五次，方食稀粥，肿甚者间日再用一服，自消。

◆**九龙控涎散**《医方大成》

【主治】小儿蕴热，痰塞经络，头目仰视，名为天吊者。

【功效】涤痰祛风。

【药物及用量】赤脚蜈蚣（酒涂炙）一条　滴乳香（另研）　天竺黄（另研）各一钱　腊茶、雄黄（另研）　甘草（炙）各二钱　荆芥穗（炒）　枯白矾各一钱　绿豆（半生炒）一百粒

【用法】研为末，每服五分，人参薄荷汤调下。

◆**九宝散**《证治准绳》

【主治】小儿感寒邪作嗽。

【功效】散寒行痰，清肺止咳。

【药物及用量】麻黄（去节）　薄荷　大腹皮　紫苏各五钱　陈皮　杏仁（去皮尖）　桑白皮（炙）　肉桂　枳壳各二钱五分　甘草一钱五分

【用法】锉散，每服二钱，加生姜、乌梅，清水煎服，冷证去薄荷，热证去陈皮、肉桂。

◆**九宝汤**《苏沈良方》

【主治】经年喘嗽，脉浮，起于外感者。

【功效】散寒行痰。

【药物及用量】麻黄（去节）　陈皮　桂枝　紫苏　桑白皮（炒）　杏仁（炒，去皮尖）　大腹皮　薄荷　甘草（炙）各一钱六分

【用法】分作二服，清水二盏，加生姜五片、乌梅肉一枚同煎，食远服。

◆**九宝汤**《妇人大全良方》

【主治】妇人感风伏热，一切咳嗽喘急。

【功效】固表祛风，宣肺平喘。

【药物及用量】薄荷叶　紫苏　大腹皮（洗）　麻黄（去根节）各四钱　桑白皮　桂心　杏仁（去皮尖）　陈橘皮　甘草各二两

【用法】上九味㕮咀，每服半两，水一盏半，姜十片，乌梅一个，煎至六分，去滓，食后温服。

◆**九味萸连丸**《医学入门》

【主治】痰火郁积，吞酸嘈杂。

【功效】清火化痰，抑肝和胃。

【药物及用量】吴茱萸　陈皮　苍术　黄连（土炒）　黄芩（土炒）　桔梗　茯苓　半夏各一两

【用法】上为末，神曲糊为丸，如绿豆大，每次20~30丸，时时津液含化送服。

◆**九味柴胡汤**《校注妇人良方》

【主治】肝胆湿热下注，或小腹胁肋结核；阴痛寒热，或结核瘰疬。

【功效】疏肝利胆，清热祛湿。

【药物及用量】柴胡　黄芩（炒）各一钱　人参　山栀（炒）　半夏　龙胆草（炒焦）　当归　芍药　甘草各半钱

【用法】水煎，温服，一日二次。

◆**九江散**《千金方》

【主治】白癜风及二百六十种大风。

【功效】祛风活血，清热通络。

【药物及用量】当归七分　石楠六分　附子　踯躅　秦艽　菊花　干姜　防风　雄黄　麝香　丹砂　斑蝥各四两　蜀椒　连翘　鬼箭羽　石长生　知母各八两　鬼臼十一分　人参　王不留行　石斛　天雄　乌头　独活　防己　莽草各十二分　水蛭八枚　蜈蚣三枚　虻虫　地胆各十枚

【用法】上三十味，诸虫皆去足翅，炙令熟为散，以酒服方寸匕。

◆**二十五味药**《奇效良方》

【主治】跌仆损伤，骨碎骨折，筋断刺痛。

【功效】祛风行血，和伤接骨。

【药物及用量】白芷（醋炒）　紫荆皮（醋炒）　破故纸（醋炒）　刘寄奴　当归（盐炒）　赤芍（米泔浸）　黑牵牛　牛膝（茶水浸）　生地黄（盐水浸，炒）　川芎　乳香　没药　木通　自然铜（铜不碎不用，临好时用）　草乌（醋炒，孕妇不用）　羌活　藿香　骨碎补　木贼　官桂　独活各一两　木香　川乌（火煨，孕妇不用）　熟地黄（盐水炒）　土牛膝（茶水炒）各五钱

【炮制】研为末，炼蜜和丸，如弹子大，黄丹为衣。

【用法】跌仆损伤，金刃箭镞，不问轻重，每服一丸，温酒磨化下，或细嚼，酒送下；刀伤全断，内损重者，以薄荷汤、木瓜汤、姜汤、灯心汤送服均可。病在上，食后服，病在下，食前服，在中者，不拘时服。老人骨脉冷，宜加当归、川药、川乌、木香、丁香、人参各五钱，去赤芍、生地黄；金刃伤挫臼者，去自然铜，骨碎骨折者用之。

◆**二子消毒散**《外科大成》

【主治】杨梅下疳。

【功效】攻毒、杀虫止痒。

【药物及用量】皂角子　肥皂子各七个　土茯苓八两　猪脂（切碎）二两　杏仁（炒，去皮尖）　僵蚕（炒）　蝉蜕各七个　牛膝　荆芥　防风各一钱　金银花三钱　猪牙皂荚一条

【用法】清水八碗，煎至三碗，分作三服。如结毒，服三七日自愈；袖口疳加黄柏一钱，倍肥皂子。杨梅疳加薏苡仁、皂荚刺各一钱，侧柏叶、绿豆、糯米各三钱；杨梅内疳加海金沙、五加皮、白丑各一钱五分，皂角一粒。

◆**二丹丸**《素问病机气宜保命集》

【主治】健忘。

【功效】补益气血，理肺养肝。

【药物及用量】天门冬（去心）　熟地黄　丹参各一两五钱　茯神（去皮）　麦门冬（去心）　甘草各一两　远志（去心）　人参（去芦）各五钱　丹砂二钱　菖蒲五钱

【炮制】研为细末，炼蜜和丸，如梧桐子大，朱砂五钱（研极细）为衣。

【用法】每服五十丸，加至一百丸，空腹时煎愈风汤送下。

◆**二仁丸**《妇人大全良方》

【主治】虚人、老人便秘，不可服峻药者。

【功效】润滑大肠。

【药物及用量】杏仁（去皮，麦麸炒黄，另研）　麻仁（另研）　枳壳（去瓤，麸炒赤）　诃子（慢火炒，捶去核）各等量

【炮制】共研末炼蜜为丸，如梧桐子大。

【用法】每服三十丸，熟汤送下。

◆**二仙丹**甲《疡医大全》

【主治】瘰疬。

【功效】拔邪毒。

【药物及用量】枳壳（每个切两开去瓤，入去翅足斑蝥七个，仍将两片合住，以线十字扎紧，用上好醋浸足七天，再以醋煎五炷香，必要多加好醋，煮透冷定，解去线，拣去斑蝥，只将枳壳切片阴干）　紫背天葵各一斤

【炮制】研为细末，将煮枳壳之余汁，打糊为丸，如梧桐子大。

【用法】每服五十丸，温酒或熟汤送下，早晚各一服，未出头者自消，已出头者用膏贴之自消。

◆**二仙丹**乙《疡医大全》

【主治】发背初起。

【功效】散痈解毒。

【药物及用量】穿山甲七片　牛皮胶四两

【炮制】同放新瓦上烧存性研细。

【用法】好酒调下，任意饮醉，出汗为度。

◆**二仙散**《古今医鉴》

【主治】发背、痈疽，未成已成，未溃已溃，痛不可忍者。

【功效】解毒消肿。

【药物及用量】白芷（未溃用一两，已溃用五钱）　贝母（未溃用五钱，已溃用一两）

【用法】水酒各半煎服。

◆**二仙饮**《活幼心书》

【主治】诸疟。

【功效】散寒滞，升清阳。

【药物及用量】青蒿（去梗，五月五日采晒干）二两　桂枝（去粗皮）五钱

【用法】锉焙为细末，每服一钱，寒热未发前或先隔夜凉酒调下。

◆**二冬膏**《摄生秘剖》

【主治】肺胃燥热，痰涩咳嗽。

【功效】清补肺胃，降火消痰。

【药物及用量】天门冬（去心）　麦门冬（去心）等量

【用法】熬膏，炼白蜜收，不时噙热咽之。

◆**二术二陈汤**《女科切要》

【主治】脾虚，痰食不运。

【功效】健胃，燥湿，祛痰，化饮。

【药物及用量】二陈汤加生白术（姜汁拌晒）　苍术（麻油，拌炒）　升麻　柴胡

【用法】与二陈汤同。

◆**二术散**《证治准绳》

【主治】翳障，睑硬睛疼。

【功效】清风热，健脾燥湿。

【药物及用量】苍术（米泔浸，炒）　白术（土炒）　蝉蜕（去头足）　龙胆草（酒洗，炒）　黄连（酒洗，炒）　枸杞子（焙干）　牡丹皮　地骨皮各等量

【用法】研为细末，每服一钱，食后荆芥汤调下。

◆**二母散**《证治准绳》

【主治】阴虚咳嗽。

【功效】滋阴清肺，止咳化痰。

【药物及用量】知母　贝母各等量

【用法】每服五钱，清水二盏，加生姜三片，煎至八分，不拘时温服。

◆**二母宁嗽汤**《古今医鉴》

【主治】食嗽。

【功效】清肺胃痰热，止咳。

【药物及用量】知母　贝母各一钱五分　石膏二钱　山栀子、黄芩各一钱二分　瓜蒌仁　赤茯苓　桑白皮　陈皮各一钱　枳实

七分　甘草二分　五味子十粒

【用法】加生姜二片，清水煎服。

◆**二母汤**《医方类聚》

【主治】肺痨实热，面目浮肿，咳嗽喘急，烦热颊赤，骨节多痛，乍寒乍热。

【功效】降肺胃痰浊，清热化痰，泻肺定喘。

【药物及用量】知母　贝母（去心膜）　杏仁（去皮尖，炒）　甜葶苈（炒）　甘草各五钱（炙）　半夏（制）　秦艽　橘红各一两

【用法】每服四钱，清水一盏，加生姜五片，同煎，不拘时温服。

◆**二甘汤**《医学入门》

【主治】胃热，食后复助其火，汗出如雨。

【功效】生津液，醒胃气。

【药物及用量】生甘草　炙甘草　五味子　乌梅等量

【用法】研为末，每服五钱，加生姜二片，大枣一枚，清水煎服。

◆**二生散**《疡医大全》

【主治】喉闭，乳痈，恶疮。

【功效】破痰结，消毒滞。

【药物及用量】生明矾　生雄黄各等量

【用法】研为极细末，喉闭者日吹三四次，吐出毒水，疮毒者米醋或凉水调敷。

◆**二生膏**《古今医鉴》

【主治】损筋伤骨。

【功效】补骨，止痛。

【药物及用量】生地黄一斤　生姜四两

【用法】捣烂入酒糟一斤，炒热布裹置伤处，熨之。

◆**二甲复脉汤**《温病条辨》

【主治】温病热邪，深入下焦，脉沉数，舌干齿黑，手足蠕动。

【功效】清血中伏热。

【药物及用量】复脉汤加生牡蛎五钱、生鳖甲八钱。

【用法】用法与复脉汤同。

◆**二白汤**《圣济总录》

【主治】久痢变痔，下部生恶疮，恶寒壮热。

【功效】清热除湿，消痔止痢。

【药物及用量】桃白皮　槐白皮各切一升　苦参切五合　熟艾（三月三日者）五合　大枣（擘）十枚

【用法】上五味，以水五升，煮取二升半，去滓，纳熊胆一枣许大，搅令匀，取二升，灌下部，余分三服。

◆**二白丸**《医垒元戎》

【主治】痫证、痰涎为患。

【功效】坠痰清神。

【药物及用量】白矾一块（约一两）

【炮制】用生蒸饼裹蒸熟去皮入轻粉一字或五分为丸，如梧桐子大。

【用法】每服二三十丸，生姜汤送下。

◆**二石散**《圣济总录》

【主治】女劳疸。

【功效】清湿热。

【药物及用量】滑石　石膏各等量

【用法】研为末，每服方寸匕，大麦汁送下，每日三次，小便大利即愈，如腹满者不治。

◆**二至丸**《医方类聚》

【主治】老人肾虚腰痛，头旋眼黑，下体萎软。

【功效】扶阳补肾，生精益血。

【药物及用量】附子（炮，去皮、脐，一作一枚）　桂心（不见火）　杜仲（去皮，用盐酒炒，去丝，一作二两）　补骨脂（炒，一作二两）一两　鹿茸（酒炙，一作酥炙一具）二钱　鹿角（锉，一作酥炙一具，研为细末）二两　青盐（热酒中化去砂土，入麝角二两，锉，一作鹿角胶一两）五钱

【炮制】酒煮米糊为丸，如梧桐子大。

【用法】每服七十丸，空腹时盐汤或醇酒同胡桃肉一枚细嚼送下，恶热，去附子加肉苁蓉、龟板胶各一两，倍杜仲、补骨脂。

◆**二妙丸**《医学纲目》

【主治】湿热筋骨疼痛，痿弱疮疡等。

【功效】清湿热。

【药物及用量】黄柏（炒）　苍术

（炒，去皮）各等量

【炮制】研为末，炼蜜或姜汁和丸，如梧桐子大。

【用法】每服三钱，熟汤送下，参看二妙散条。

◆**二妙散**《丹溪心法》

【主治】下体湿热，筋骨疼痛重肿。

【功效】清热燥湿。

【药物及用量】黄柏（酒炒，一作姜汁制数次净）　苍术（茅山者去皮，麻油拌炒净）各等量

【用法】研为末，每服二钱，生姜研入汤煎沸，空腹时调下，痛甚者以姜汁热辣服之；表实气实者，温酒少许佐之，有气者加气药，血虚者加补血药；一法二妙为君，加甘草、羌活各二钱，陈皮、芍药各一钱，威灵仙（酒炒）一钱五分，研为末服尤佳。

◆**二妙散**《普济方》

【主治】目昏泪下。

【功效】补血养肝明目。

【药物及用量】当归　熟地黄各等量

【用法】研为细末，每服二钱匕，不拘时，无灰酒送下。

◆**二妙散**《证治准绳》

【主治】马目瘨。

【功效】杀虫，清热解毒。

【药物及用量】马蹄香　香橼　橘叶

【用法】捣烂，糟炒缚之，又用秦艽酒煎。

◆**二妙汤**《绛囊撮要方》

【主治】一切风湿瘫痪，筋骨疼痛。

【功效】缓急止痛，祛风湿。

【药物及用量】生甘草　威灵仙各一斤

【用法】清水一石，将药煎五六滚，入大缸内，用板凳坐其中，周围用布围住，乘热熏之，待水温方浸洗，浑身洗透，务使汗出，谨避风寒即愈。

◆**二皂饮**《疡医大全》

【主治】杨梅疮。

【功效】清热解毒。

【药物及用量】肥皂子（独核者）二十粒　皂荚子三十粒　苦参　金银花各一两

【用法】河水碗半，井水碗半，煎一碗，露一宿，次早空腹时热服，其毒自消。

◆**二肝丹**《幼幼新书》

【主治】小儿无辜疳痢。

【功效】杀虫下积。

【药物及用量】地胆草　菖蒲（九节者一寸）　漏芦各一两　胡黄连　地榆各五钱　鸡肝（薄切）　猪肝各一两

【用法】除猪鸡肝外，均捣为细末，同入盐少许，清水煎，肝熟为末，于石臼中捣一二百下，或膏和丸如黍米大，每服十丸，食前麝香汤送下，量儿大小加减。

◆**二豆散**《世医得效方》

【主治】耳鸣，心躁，腰脚疣痛，腹鸣虚冷，频下白水如泔。湛浊证。

【功效】健脾补肾，涩肠止泻。

【药物及用量】白豆蔻　肉豆蔻　丁香　白茯苓　巴戟天　丁香皮　苍术　黑附子（火煨）　桂心各一两　人参　山药　白术　桔梗　茴香　粉草各五钱

【用法】锉碎，每服三钱，清水一盏半，加生姜、紫苏叶各三片，煎至七分，去滓，空腹时温服。

◆**二贝丸**《疡医大全》

【主治】瘰疬。

【功效】软坚解毒。

【药物及用量】大贝母　紫背天葵各二两　海藻　海粉　明矾各一两　朱砂七钱

【用法】研为细末，用夏枯草二斤，熬膏为丸，如梧桐子大，每服三钱，临卧时清茶送下。

◆**二辛煎**《景岳全书》

【主治】阳明胃火，牙龈口舌肿痛。

【功效】散火清热，祛风止痛。

【药物及用量】北细辛三钱　石膏一两

【用法】清水二碗，煎至一碗，乘热频漱，后擦三香散，或仍服清胃等剂。

◆**二味拔毒散**《外科大成》

【主治】风湿诸疮，红肿痛痒及疥疿等。

【功效】杀虫祛湿，解毒。

【药物及用量】雄黄　白矾各等量

【用法】研为末，清茶调化，鹅翎蘸扫患处，痒痛自止，红肿即消。

◆二和汤《证治准绳》

【主治】心胃气痞，饮食不进，凡伤寒阴阳不分者。

【功效】醒胃气。

【药物及用量】藿香　香附各等量

【用法】研为极细末，每服二三钱，滚水放温调下。

◆二物汤《医学正传》

【主治】小儿患痘疹，因不能忌口，食毒物而作痒者。

【功效】清咽喉。

【药物及用量】蝉蜕（洗净）二十一枚　甘草（炙）一两

【用法】研为末，清水煎服。

◆二物汤《仁斋直指方》

【主治】脾痛。

【功效】温脾理气止痛。

【药物及用量】鸡心大槟榔　良姜等量

【用法】上二味细锉，每服三钱，陈米百粒，煎服。

◆二花散《证治准绳》

【主治】小儿痘疹已出未出，不发不起，隐在皮肤之间，兼治热证。

【功效】解痘毒，透热邪。

【药物及用量】梅花（阴干）一两　桃花（阴干）　丝瓜（阴干）各五钱　朱砂（水飞过）二钱　甘草一钱（去皮，火煨）

【用法】研为细末，每服五分五厘，痘未出时蜜汤调下。

◆二金散《圣济总录》

【主治】金腮疮。

【功效】清热解毒，祛湿。

【药物及用量】鸡内金　郁金各等量

【用法】研为细末，先用盐浆洗净患处，然后贴之（一作吹之）。

◆二金散《太平圣惠方》

【主治】急疳毒盛。

【功效】解阴寒邪毒。

【药物及用量】砒霜一分　麝香五钱

【炮制】先以砒霜去纸上炒之，后入麝香同研令细。

【用法】每用一字，鸡翎掠上，每日二三度，随时去药，无令咽津。

◆二金散《幼幼新书》

【主治】眼睑赤烂。

【功效】清湿热。

【药物及用量】黄连（去鬓）　黄柏各一钱

【炮制】捣为粗末，乳汁浸一宿，焙干。

【用法】每用少许，新绵裹，荆芥汤浸温热，时时洗之。

◆二活散《医学正传》

【主治】疔疮。

【功效】通经络，散壅滞。

【药物及用量】羌活　独活　当归　乌药　赤芍　连翘　金银花（酒洗）　天花粉　白芷　甘草节各五钱　红花　苏木　荆芥　蝉蜕　葛根各二钱　檀香二钱

【用法】共研为末，每服三钱，苍耳子煎汤调下。

◆二美散《外科全生集》

【主治】脓疥疮。

【功效】解毒杀虫，燥湿。

【药物及用量】吴茱萸　硫黄各等量

【用法】研细如面粉，照合掌散法摩擦，每日二次，愈后再擦三四日。

◆二苓清利饮《杂病源流犀烛》

【主治】男子白浊，茎中大痛，便赤口渴，脉来滑数。

【功效】清湿热，利水消肿。

【药物及用量】茯苓　猪苓　生地黄　麦门冬　牡蛎　泽泻　甘草　黄芩　黄柏　车前子

【用法】清水煎服。

◆二香丸《沈氏尊生书》

【主治】狐疝。

【功效】温通利气。

【药物及用量】木香　香附各三两　山楂肉一两　三棱（醋炒）　蓬莪术（酒炒）　姜黄　南星各一两　黄连（与吴茱萸同炒）　萝卜子　橘核　桃仁　山栀各五钱　炒曲

一两　沉香三钱

【炮制】研为细末，姜汁制，米糊为丸，如梧桐子大。

【用法】每服三十丸，熟汤送下。

◆**二香散**《吴氏集验方》

【主治】心脾痛。

【功效】理气活血止痛。

【药物及用量】赤芍半两　姜黄一分　木香二钱　丁香（焙干）四十九粒

【用法】上四味为粗末，每服三钱，水一盏半，煎一盏，去滓，发时热服，忌生冷。

◆**二香散**《妇人大全良方》

【主治】妊娠胎气不安，气不升降，饮食不美，呕吐酸水，起坐加重。

【功效】理气止呕。

【药物及用量】香附子一两　藿香叶　甘草各二钱

【用法】上三味为细末，每服二钱，入盐少许，百沸汤点下。

◆**二香散**《伤寒全生集》

【主治】暑湿相搏，霍乱转筋，烦渴闷乱。

【功效】清热祛湿，化浊。

【药物及用量】藿香　香薷　白术　厚朴　陈皮　茯苓　半夏　紫苏　桔梗　白芷　黄连　扁豆各一钱　大腹皮　甘草各五分

【用法】清水二盅，加生姜五片，葱白三根，煎至一盅，不拘时服。

◆**二香散**《伤寒图歌活人指掌》

【主治】四时感冒冷湿寒暑，呕恶泄利，腹痛瘴气，饮冷当风，头疼身热，伤食不化。

【功效】健胃祛湿。

【药物及用量】香薷　香附各二钱　苍术　苏叶　陈皮各一钱　厚朴　扁豆　甘草各五分

【用法】加生姜三片，木瓜二片，葱白二茎，清水煎服。

◆**二气散**《小儿药证直诀》

【主治】虚实冷热，霍乱吐逆。

【功效】温阳止泻，降逆止呕。

【药物及用量】硫黄（不夹石者，研细）半两　水银（与硫黄再研）一分

【用法】上二味，同研如黑煤色，不见星，每服一字至半钱平，生姜水调下，不拘时候，量儿大小加减。

◆**二气丹**《宣明论方》

【主治】月水不调，断绝不产，面黄肌瘦，憔悴不美食，有燥热。

【功效】清热祛瘀，养血敛阴。

【药物及用量】大黄（别为末，醋一升，慢火熬成膏子）四两　当归二两　白芍二两

【用法】上三味，为末，以膏子和丸，如梧桐子大，每服二十丸，淡醋汤下，食前，日进三服。

◆**二气丹**《严氏济生方》

【主治】伏暑伤冷，二气交错，中脘痞结，或泻或呕。

【功效】破结滞，调阴阳。

【药物及用量】硝石　硫黄各等量

【炮制】研为末，于银石器内，炒令黄色，再研糯米糊为丸，如梧桐子大。

【用法】每服四十丸（一作三十丸），不拘时候，新井水送下。

◆**二气丹**《太平惠民和剂局方》

【主治】内虚寒，冷气攻心，胁腹满痛，呕吐泻痢，自汗，小便不禁，阳气渐微，手足厥冷及伤寒阴证，霍乱转筋，久下冷痢，少气羸困，一切虚寒病冷。

【功效】通阳，强心，温里逐寒。

【药物及用量】硫黄（研细）　肉桂（去粗皮）各二钱五分　干姜（炮）　朱砂（另研为衣）各二钱　黑附子（大者一枚，去皮、脐，炮裂）五钱

【炮制】研为细末，和匀水煎，面糊为丸，如梧桐子大，朱砂为衣。

【用法】每服三十丸，空腹时艾叶、青盐煎汤送下。

◆**二海丸**《证治准绳》

【主治】气瘿。

【功效】软坚散结。

【药物及用量】海藻　昆布各等量

【炮制】酒洗、晒干共研末，炼蜜为丸如杏核大。

【用法】每服一丸，稍稍咽汁，又用海藻洗净切碎，醋煎熟，作常菜食之。

◆**二神丸**《类证普济本事方》

【主治】痼疸，脾肾虚弱，清晨或五更饭后泄泻，饮食少思，食不消化，大便不实，腰痛。

【功效】补火培土，温中止泻。

【药物及用量】补骨脂（微炒）四两　肉豆蔻（一作面裹，煨捣，去油）二两

【炮制】上药共研细末，先以大红枣四十九枚（一作六十枚，一作四十枚），老生姜（切碎）四两，清水煎熟，去姜取枣肉和药为丸（一作蒸饼为丸），如梧桐子大。

【用法】每服三十丸至四五十丸（一作二钱，一作三钱），空腹盐汤或米汤温酒送下，如不应，系命门火衰，宜急服八味丸补火生土。

◆**二神丸**《仁斋直指方》

【主治】脾肾俱虚，泄泻不食。

【功效】温肾，涩肠，固脱，止泻。

【药物及用量】破故纸（炒）四两　肉豆蔻（生）二两

【用法】上二味，为末，用肥枣蒸烂，取肉研膏，夹和杵丸，梧桐子大，每服四十丸，清米汤下。

◆**二神丸**《妇人大全良方》

【主治】妇人血气不和，作痛不止及下血无时，月水不调。

【功效】活血止痛，温中止痛。

【药物及用量】真蒲黄（炒）　荜茇（盐炒）

【用法】上二味等量为细末，炼蜜丸如梧桐子大，每服三十丸，空心，温酒吞下；如不能饮，米饮下，两服即止。

◆**二神散**《仁斋直指方》

【主治】诸淋，急痛。

【功效】利水通淋。

【药物及用量】海金沙七钱　滑石五钱

【用法】研为细末，每服二钱五分，用灯心草、木通、麦门冬新汲水煎，入蜜少许，食前调下。

◆**二神散**《外科启玄》

【主治】小儿伤冷，体寒腹痛及痘疮难发难壮。

【功效】暖脾胃，温中止痛。

【药物及用量】丁香九粒　干姜（煨）一钱

【用法】研为末，每服五分，量儿大小轻重用之，白汤调下，盖被片时，令脾胃温暖，阴反阳回，则痘变顺。

◆**二瓶糁**《徐评外科正宗》

【主治】溃疡。

【功效】解毒止痛。

【药物及用量】延胡索五钱　牙皂一钱　麝香三分　丁香一钱

【用法】各研极细，称准共研极匀，瓷瓶收贮，勿令泄气，掺溃疡膏药上贴之。

◆**二草丹**《杂病源流犀烛》

【主治】溺血。

【功效】清湿，利水，止血。

【药物及用量】旱莲草　车前草各等量

【用法】捣汁，每服三杯，空腹时服及愈乃止。

◆**二参饮**《世医得效方》

【主治】痘疮后，余热不退。

【功效】益气养阴，清胆泻热。

【药物及用量】柴胡　甘草（炙）　黑参　人参　龙胆草各二钱半　麦门冬（去心）三钱半

【用法】上六味，锉散，每服三钱，煎，水一盏，稍热服，不拘时，量大小加减。

◆**二参汤**《外科大成》

【主治】胃经虚火牙衄。

【功效】补虚，清热。

【药物及用量】人参　玄参各等量

【用法】清水煎温服。

◆**二陈丸**《太平惠民和剂局方》

【主治】一切痰饮为病，咳嗽胀满，呕吐恶心，头眩心悸，或中脘不快，或食生冷，饮酒过度，脾胃不和。

【功效】化湿痰，和脾胃。

【药物及用量】半夏（姜制）二两　甘草（炙）五钱　广皮　茯苓各一两

【炮制】研为细末，姜汁泛丸。

【用法】每服三钱，熟汤送下。

◆**二陈加枳壳汤**《证治准绳》

【主治】胃中痞满，痰湿证。

【功效】行气燥湿。

【药物及用量】半夏　茯苓　甘草　陈皮　枳壳等量

【用法】锉碎，每服三钱，加生姜二片，清水煎服。

◆**二陈汤**《外科全生集》

【主治】一切红肿郁毒。

【功效】祛痰行气，散结消肿。

【药物及用量】橘红五钱　半夏　白芥子（研）各二钱　云茯苓一钱五分　甘草一钱

【用法】清水煎，去滓温服。

◆**二陈汤**《世医得效方》

【主治】胸腹胀满，因伤宿食，或吐后噫败卵气，中寒，饮食不化，吞酸，食则膨亨，胀满呕逆。

【功效】温中消食除胀。

【药物及用量】人参　白术　干姜（炮）　甘草　青皮　陈皮各等量

【用法】上六味锉散，每服四大钱，水一盏半，煎七分，去滓。大便秘，入大黄（棋子大）两枚。

◆**二蛟散**《外科正宗》

【主治】湿肿。

【功效】和胃泻湿。

【药物及用量】黄米（二三年者，炒为末）　芒硝各三两

【炮制】先以芒硝入锅内熔化，炒干为末，和米研细。

【用法】大人每服三钱，小儿减半，黑糖调下，至午便一次，晚再便一次，病久虚者间服加味胃苓丸。

◆**二顺散**《婴童百问》

【主治】中暑，霍乱吐泻，烦闷燥渴，小便赤涩，便血腹痛。

【功效】健胃燥湿，清热除烦。

【药物及用量】猪苓　泽泻　茯苓　白术　甘草（炙）　官桂　干葛　杏仁（炒，去皮尖、双仁）各一两

【用法】研为末，每服五分，不拘时候，清水调下，或水煎服。

◆**二黄散**《世医得效方》

【主治】胬肉攀睛。

【功效】疏风泻热，清肝泻火。

【药物及用量】黄芩　大黄　防风　薄荷各等量

【用法】清水煎，入蜜少许，食后服。

◆**二黄散**《素问病机气宜保命集》

【主治】胎漏。

【功效】补血安胎。

【药物及用量】生地黄　熟地黄（锉）各等量

【用法】清水三盏煎，半干去滓服。

◆**二黄散**《外科大成》

【主治】小儿遗毒。

【功效】解热毒，消肿痛。

【药物及用量】牛黄七分　胡黄连　山慈姑各二钱　生甘草一钱五分

【用法】研为细末，每服三分，蜜汤调下。

◆**二黄散**《疡医大全》

【主治】热疮。

【功效】解热毒。

【药物及用量】黄连　黄柏各三两　赤小豆　绿豆粉各一两　寒石粉　紫苏　漏芦各七钱

【用法】研为细末，麻油调敷，一日三次。

◆**二黄汤**《圣济总录》

【主治】上焦火旺，头面肿，目赤肿痛，心胸咽喉口舌耳热盛及生疮毒者。

【功效】解毒清火。

【药物及用量】黄芩　黄连　甘草各等量

【用法】清水煎，食后服，参看三黄汤条。

◆**二黄汤**《医林方》

【主治】妇人胎漏。

【功效】养血滋阴，止血安胎。

【药物及用量】生地黄　熟地黄各半两　白术　枳壳各半两

【用法】上四味为末，为二服，水煎，去滓，温服。

◆**二黄膏**《痈疽验方》

【主治】一切肿毒。

【功效】解热毒。

【药物及用量】黄柏　大黄各等量

【用法】研为末，用醋调涂，干，以水润之。

◆**二圣丸**《小儿药证直诀》

【主治】小儿泄泻，羸瘦成疳。

【功效】清热化湿。

【药物及用量】黄连（去须）　黄柏（去粗皮）各一两

【炮制】研为细末，入猪胆内汤煮熟，捣和为丸，如绿豆大。

【用法】每服二三十丸，不拘时米饮送下，量儿大小加减。

◆**二圣丸**《活幼心书》

【主治】腹内诸虫。

【功效】攻虫下积。

【药物及用量】槟榔一包　巴豆（大好者，去壳膜心存油）十五粒

【炮制】先以槟榔锉散为末，巴豆碎切，在乳钵内杵极细，乃入槟榔末同杵匀，水煎面糊为丸，如绿豆大。

【用法】每服七十七丸至九十九丸，五更时空腹时服，温茶清续送下，见虫下尽便止药，进以稀粥自安。

【编者按】此方颇峻，宜慎用。

◆**二圣救苦丹**《万病回春》

【主治】时气头痛壮热。

【功效】泻热。

【药物及用量】生大黄一斤　猪牙皂荚（去皮弦，微炒）四两

【炮制】研为末，和匀水泛丸。

【用法】每服五七十丸，冷绿豆汤送下，以汗为度。

◆**二圣散**《活幼心书》

【主治】风痰壅闭，语音不出，气促喘闷，手足动摇。

【功效】祛痰滞。

【药物及用量】诃子（大者，半生半炙，去核）十枚　腹皮（洗净，焙干）五钱

【用法】锉散，每服二钱，清水一盏，煎至七分，不拘时温服。

◆**二圣散**《圣济总录》

【主治】耳出脓水。

【功效】祛风解毒。

【药物及用量】羌活　白附子（炮）各一两

【炮制】研为细末，用猪、羊肾各一只，切开，每只入药末五分，不得着盐，湿纸裹煨熟。

【用法】五更初温酒嚼之，吃粥餍之。

◆**二圣散**《赤水玄珠》

【主治】痘疔。

【功效】解痘毒。

【药物及用量】雄黄二钱　紫草三钱

【用法】研为末，先以针挑破，然后和油脂调点之。

◆**二圣散**《活幼心法》

【主治】痧疹，咽喉肿痛。

【功效】散风泻热，解毒。

【药物及用量】白僵蚕二钱　苦参二钱

【用法】研为细末，吹入患处三四次，肿消痛止。

◆**二圣散**《圣济总录》

【主治】产后虚汗不止，乏倦少力。

【功效】益气固表止汗。

【药物及用量】麻黄根二两　故败扇（烧取灰，称半两）

【用法】上二味，捣罗为散，每服二钱匕，煎人参汤调下，不拘时候。

◆**二圣散**《妇人大全良方》

【主治】妇人胎不安，产后恶血不尽，胎衣不下。

【功效】活血散寒行气。

【药物及用量】川芎　羌活二味等量

【用法】上二味为细末，每服二大钱，水七分盏，酒少许，煎七沸，温服。

◆**二圣饮**《仁斋直指方》

【主治】风痰。

【功效】祛风化痰。

【药物及用量】南星 半夏（切片）各二两

【用法】上二味，用生姜一斤，捣取自然汁浸药，瓷器盛之，炖在锅内，隔汤熬，令姜汁尽，焙干为末，每挑二钱匕，生姜、甘草少许，煎汤调下。或用糕糊小丸，姜汤下三十丸，入煅白矾少许，同丸亦得。

◆**二胜丸**《宣明论方》

【主治】泻痢虚损，不问久新者。

【功效】补虚，止痢。

【药物及用量】盐豉 紫蒜（去皮）各等量

【用法】上二味，同杵为膏，丸如梧桐子大，每三丸至五丸，米饮汤下，如未愈及赤白痢，腹满胁痛，更与杏仁丸，食前服。

◆**二胜丹**《医林方》

【主治】脓血痢。

【功效】除冷积，止下痢。

【药物及用量】巴豆 杏仁各等量

【用法】上二味，砂锅内慢火烧令烟尽，取研为细末，黄腊为丸，如小豆大，小儿如米大，每服二丸，脓多干姜汤下；血多大黄汤下。

◆**二贤散**《医学纲目》

【主治】脾胃不和，食不运化。

【功效】消积进食，化痰行气。

【药物及用量】橘红（净）一斤 甘草四两 盐五钱

【炮制】清水二十四碗，从早煮至夜，以烂为度，水干则添水，晒干研为末。

【用法】淡姜汤调下，有块者加姜黄五钱，气滞加香附二两，同前药煮，气虚者加沉香八两（另入），噤口痢加莲肉二两（去心另入）。

◆**二姜丸**《朱氏集验方》

【主治】疟疾，往来寒热，经久不愈。

【功效】祛寒湿，温脏腑。

【药物及用量】高良姜（锉片，东壁土炒） 白姜（锉片，巴豆九粒，去壳同炒，微黄去巴豆）各一两

【炮制】共研细末，猪胆汁和水煮，面糊为丸，如麻仁大，朱砂为衣。

【用法】热多者，早晨面北空腹时温汤送下，寒多者，清旦面南空腹时温酒下，寒热相停，不拘向南北阴阳下。

◆**二姜汤**《仁斋直指方》

【主治】寒证呕吐。

【功效】温中止呕。

【药物及用量】良姜 生白姜各半两 木香 丁香各二两半 甘草（炙）一钱半

【用法】上五味锉散，每服三钱，水半盏，水煎，食前服。

◆**二宝丹**《仙拈集》

【主治】杨梅结毒。

【功效】解湿毒。

【药物及用量】朱砂（透明者研细，用清水漂去浮红，然后又研，再用清水飞过，去脚晒干，只用净末一钱五分）二钱 滑石（刮去黄研细，入水洗净，腐黄色者晒干又研，水飞数次，至豆青色取起晒干，再研细。用净末二钱五分，共研细末，重四钱，均为十二包，每包三分三厘。每日用土茯苓一斤，用清水洗净，瓷瓦刮去外面黄皮，木槌打碎）一两

【炮制】先将药末三分三厘，放于砂锅底内，再将土茯苓盖上，入河水四碗半，做一记号，再加井水四碗半，煎至记号处为度，去滓，用新瓦壶盛之，分为三次。

【用法】早晨午后晚间当温茶服，不可间断，连服一月即愈。

◆**二宝散**《赤水玄珠》

【主治】痘色紫，发热鼻衄，小便如血，口渴谵语及痘顶色白肉红肿，而痘反不肿，或黑陷不起。

【功效】清血分热毒。

【药物及用量】犀角 生玳瑁各等量

【用法】磨汁频服即愈。痘顶色白或黑陷不起，研为末，入猪心血少许，紫草汤

调下。

◆**二矾汤**《外科正宗》

【主治】鹅掌风。

【功效】祛风凉血，燥湿解毒。

【药物及用量】白矾　皂矾各四两　孩儿茶五钱　侧柏叶八两

【用法】清水十碗，煎至数滚，先以桐油搽患处，以桐油蘸纸捻点着，以烟焰向患处熏之片时，方将煎汤乘滚贮净桶内手架上，用布盖，以汤气熏之，勿令泄气。微热将汤倾入盆内，蘸洗良久，一次即愈，七日内不可见水。

◆**二蜡膏**《杂病源流犀烛》

【主治】臁疮，下部湿毒疮。

【功效】杀虫解毒，祛腐生新。

【药物及用量】葱白　川椒　白蜡　黄蜡　白矾　菜油　东丹三钱

【炮制】菜油四两，入葱白（连须）三个，川椒十四粒，熬至两物色枯，去滓，再入白蜡、黄蜡、白矾各二钱，熔化离火。俟沸稍定，入东丹三钱，急急搅匀，倒在碗内，放阴土地上一日夜去毒。

【用法】先以生矾五六分，滚水泡一碗，将疮洗净拭干，将药涂上，如钱厚，以油纸贴，外以粗纸略揉软，盖上绢帛缚之，每日一洗一涂，缚扎如法，数日即愈。但疮虽愈，四边必多水疱，痒极切不可搔。若搔破，又成疮，故虽愈仍将药照旧洗涂，并水泡亦涂在内，如是三四日，痊愈不痒。

◆**二灵丹**《疡医大全》

【主治】下疳初起流脓。

【功效】祛湿收功。

【药物及用量】孩儿茶一钱　冰片三分

【用法】研匀，先用冷茶或甘草汤洗净患处，拭干，以鸡翎蘸扫之。

◆**二子饮**《寿世保元》

【主治】老人、体质虚弱者，妇人产后大便闭。

【功效】润肠通便。

【药物及用量】苏子　火麻子（去壳）各五钱

【用法】研极细，煮粥热服。

◆**二鲜饮**《医学衷中参西录》

【主治】虚劳证，痰中带血。

【功效】凉血止血。

【药物及用量】鲜茅根（切碎）四两　鲜藕（切片）四两

【用法】用水煮取汁，不拘时服。若大便滑，茅根减半，再用生山药细末一两，调入药汁中，温服。

◆**二甲复脉汤**《温病条辨》

【主治】热邪深入下焦，脉沉数，舌干齿黑，手指蠕动。

【功效】育阴潜阳。

【药物及用量】炙甘草六钱　干地黄六钱　生白芍六钱　麦冬（不去心）五钱　阿胶三钱　麻仁三钱　生牡蛎五钱　生鳖甲八钱

【用法】水煎服，日三夜一次服。

◆**二退散**《是斋百一选方》

【主治】难产，三四日不生。

【功效】助产。

【药物及用量】蛇蜕（全者）一条　蚕纸（方圆一尺）

【用法】上二味，各烧存性为末，酒调服。

◆**二珍散**《简易方》

【主治】胎不稳，坐卧不安。

【功效】止血安胎。

【药物及用量】木贼（去节）　川芎等量

【用法】上二味为末，每三钱，用水一盏，入金银花少许，同煎七分，去滓，空心服。

◆**人中白丸**《嵩崖尊生》

【主治】阴虚，发热烦渴。

【功效】滋阴清热。

【药物及用量】人中白　熟地各四钱　生地　当归　阿胶　白术　白芍　龟甲　黄蒿子　羚羊角　银柴胡各二钱

【用法】研为细末，百部膏和丸，每服男四钱，女三钱，熟汤送下。

◆**人中白散**《太平圣惠方》

【主治】小儿疳热，寒热积滞不化，肚

腹胀痛。

【功效】杀虫消热。

【药物及用量】人中白一分 麝香五厘 蛤蟆（涂酥，炙焦） 芦荟各五钱

【用法】研细为散，每服五分，量儿大小加减，空腹时及晚饭后熟汤送下，服后当下恶物。

◆**人中白散**《外科正宗》

【主治】小儿走马疳、牙疳、口疳、牙龈腐烂臭黑，脓耳，伤手疮，痔疮。

【功效】杀虫解毒，清热收功。

【药物及用量】人中白（煅红）二两 孩儿茶一两 冰片五分 黄柏 薄荷 青黛各六钱 黄连五钱 月石五钱 枯矾五分

【用法】研为极细末，先有陈松萝茶洗净，日吹五七次，次后毒涎外流为吉，入裹为见，脓耳吹耳内，伤手疮干掺，痔疮用麻油调搽。

◆**人中白散**《杂病源流犀烛》

【主治】闪挫跌仆，伤骨甚重者。

【功效】清骨中瘀热。

【药物及用量】人中白（醋淬）

【用法】研为末，每服五分，温酒调下。

◆**人中黄丸**《医学入门》

【主治】温疫诸热毒。

【功效】泻热邪，解热毒。

【药物及用量】人中黄 苍术（去皮，麻油炒） 桔梗 滑石各二两 大黄（尿浸）三两 人参一作五钱 黄连酒洗，一作五钱 黄芩（酒洗）各一两 防风五钱（一作一两五钱） 香附（姜汁拌勿炒）一两五钱（一方无滑石、黄芩）

【用法】研为末，神曲为丸，每服二三钱，清热解毒汤送下。气虚者四君子汤下，血虚者四物汤下，痰甚者二陈汤下，热甚者童便下。

◆**人中黄散**《温热暑疫全书》

【主治】大头疫疠及疙瘩瘟。

【功效】泻热邪，解热毒。

【药物及用量】人中黄一两 辰砂 雄黄各一钱五分（一作各一钱）

【用法】研为丸，每服二钱，薄荷桔梗汤调下，日三夜二次。

◆**人中黄散**《杂病源流犀烛》

【主治】吐痰夹血，心烦骨黄者。

【功效】清热止血。

【药物及用量】人中黄研末，每服三四钱

【用法】茜根汁、姜汁、竹沥调下。

◆**人牙散**《张氏医通》

【主治】痘疮寒闭，毒邪干肾而黑陷手足青。

【功效】托邪毒。

【药物及用量】人牙（烧存性）

【用法】研为极细末，每服四五分（至一钱），豮猪尾血调紫草汤下。

◆**人牙散**《疡医大全》

【主治】瘰疬肿毒。

【功效】托邪毒，散结消肿。

【药物及用量】人牙二两 麝香五分 羌活（酒洗）六钱

【用法】每服一丸，熟汤或温酒磨服。

◆**人乳膏**《内外科百病验方大全》

【主治】血虚火旺，消补两难者。

【功效】补虚清火。

【药物及用量】人乳汁（男用女胎乳，女用男胎乳） 藕汁 白蜜 甜酒各等量

【用法】同煎，加童便熬至滴水成珠。每日空腹时服半盏，病深者多服，若服寒凉药则不效。

◆**人红丸**《济世养生集》

【主治】童子虚劳咳嗽，吐血发热。

【功效】消积滞，补血虚。

【药物及用量】人龙（童便洗净，瓦上焙干，以黄色为度，黑色则不效）二十一条 红枣（不破皮饭上蒸熟，去皮核）三十个 萝卜子（炒，研末）一钱五分 大熟地五钱（煮烂成膏） 藕粉（自制）一两五钱 川连六分（酒拌炒，研末）

【炮制】共捣为丸，如梧桐子大。

【用法】每服七丸，空腹时白滚汤送下，逐日加增二丸，至二十丸为止。服至一料痊愈，大人亦治。

◆**人参丁香散**《妇人大全良方》

【主治】脾胃虚弱，泄泻少食，呃逆。

【功效】健胃扶气，温中止痛。

【药物及用量】人参　丁香　藿香叶各二钱五分

【用法】为散，每服三钱，清水一盏，煎至七分，不拘时温服。

◆**人参丸**《千金方》

【主治】产后大虚，心悸，虚烦不眠，少气。

【功效】扶脾胃，养心肺。

【药物及用量】人参　茯苓　麦门冬（去心）　薯蓣各二两　泽泻　甘草　菖蒲　桂心　干姜各一两

【炮制】研为末，蜜和枣膏捣丸。

【用法】每服二三十丸，空腹时温酒送下，日三夜一次。

◆**人参丸**甲《太平圣惠方》

【主治】小儿哺露，或失衣当风，或冷水洗沐，以致腹胀泻痢，或寒热如疟，不思食物，或食而不消化，或消化而不生肌肉，四肢羸瘦。

【功效】健脾和胃。

【药物及用量】人参　麦门冬（去心，焙）　半夏（汤洗七遍，去滑）　黄芪　大黄（微炒）　白茯苓　柴胡　黄芩各三分　诃黎勒（煨用皮）　甘草（炙微赤，锉）　龟甲（涂醋炙，令黄，去裙襕）　芎䓖各半两

【用法】捣罗为末，炼蜜和丸，如麻子大，一二岁儿每服三丸，四五岁五丸，粥饮送下，每日三次，量儿大小加减。

◆**人参丸**乙《太平圣惠方》

【主治】小儿腹痛，不食乳。

【功效】补气，化积消滞。

【药物及用量】人参　龙胆草　黄连　马牙硝　甘草（炙微赤）　枳实（麸炒，微黄）各二两

【炮制】研为细末，炼蜜和丸，如梧桐子大。

【用法】每服二丸，用乳汁研，灌口中，日四五次。

◆**人参丸**丙《太平圣惠方》

【主治】心脏风虚，惊悸心忪，或忧虑恍惚，心神不安。

【功效】补虚镇惊，安神定志。

【药物及用量】人参（去芦）　干熟地黄　龙齿（另研）各一两　茯神（去木）一两五钱　白术　甘草　麦门冬（去心）各五钱　防风（去芦）七钱五分　金箔　银箔各五十片

【炮制】研为细末，炼蜜和丸，如梧桐子大。

【用法】每服十五丸，不拘时粥饮送下。

◆**人参丸**丁《太平圣惠方》

【主治】脉痹，心气不足。

【功效】补气血，清虚热。

【药物及用量】人参　麦门冬（去心）　茯神　龙齿（煅）　远志肉　石菖蒲　黄芪各一两　当归五钱（一作赤石脂）　地黄二两

【炮制】研为末，炼蜜和丸，如梧桐子大。

【用法】每服三十丸，食后清粥送下。

◆**人参丸**《鸡峰普济方》

【主治】阴血亏虚。

【功效】补气血。

【药物及用量】人参　鹿角胶（炒）　熟地黄　芍药　当归　白术　川芎各等量

【炮制】研为末，炼蜜和丸，如梧桐子大。

【用法】每服三十丸，空腹时米汤送下。

◆**人参丸**《圣济总录》

【主治】风旋目眩，痰逆恶心，胸膈痞滞，咳嗽痰涎，喘满呕逆，不欲饮食。

【功效】化痰降逆。

【药物及用量】人参　白术　旋覆花（炒）　炙甘草各一两　麦门冬（去心，焙）　枳壳（麸炒）　前胡各二两　木香五钱

【炮制】研为末，汤浸蒸饼和丸，如梧桐子大。

【用法】每服五十丸，食后温生姜汤送

下。

◆**人参丸**《妇人大全良方》

【主治】经脉不利，四肢肿满。

【功效】补气血，行湿滞。

【药物及用量】人参　当归　大黄（湿纸裹饭上蒸熟，去纸切炒）　桂心　瞿麦穗　赤芍　茯苓各五钱　葶苈（炒，另研）一钱

【炮制】研为末，炼蜜和丸，如梧桐子大。

【用法】每服十五丸，加至二三十丸，空腹时苓饮送下。

◆**人参五皮散**《种痘新书》

【主治】痘后浮肿，由于脾气不行者。

【功效】健脾胃，利水消肿。

【药物及用量】人参　大腹皮　陈皮　桑皮　姜皮　茯苓皮　白术　官桂　麦门冬　木香　泽泻　车前　木通

【用法】清水煎服。

◆**人参内托散**《外科枢要》

【主治】疡疮溃脓作痛。

【功效】补气血，托邪毒。

【药物及用量】人参　黄芪　当归　川芎　厚朴　防风　桔梗　白芷　官桂　紫草　木香　甘草

【用法】加糯米一撮，清水煎服。

◆**人参升麻汤**《女科玉尺》

【主治】妊娠转胎。

【功效】补气安胎。

【药物及用量】人参　升麻各二钱

【用法】清水煎服。

◆**人参升胃汤**《医学纲目》

【主治】一日大便三四次，溏而不多，有时泄泻腹鸣，小便黄。

【功效】补气行气，升阳止泻。

【药物及用量】人参　陈皮　甘草（炙）各一钱　黄芪二钱　升麻七分　柴胡　当归身　益智子各五分　红花少许

【用法】清水二盏，煎至一盏去滓，食前稍热服。

◆**人参木瓜汤**《女科玉尺》

【主治】妊娠恶阻，心虚烦闷。

【功效】行气健胃，清理痰湿。

【药物及用量】人参　木瓜　橘红　枇杷叶　麦门冬　藿香　竹茹

【用法】清水煎服。

◆**人参木香散**《普济方》

【主治】水气病。

【功效】补气行气，消利水湿。

【药物及用量】人参　木香　茯苓　滑石　琥珀　海金沙　枳壳　槟榔　猪苓　甘草各等量

【用法】研为细末，每服五钱，加生姜三片，清水一盏，煎至七分，不拘时温服，每日三次。

◆**人参木香汤**《太平惠民和剂局方》

【主治】顺气宽中及胸膈痞塞，心腹刺痛，胁肋胀满，饮食减少，噫气吞酸，呕逆噎闷，一切气疾。

【功效】顺气宽中。

【药物及用量】青橘皮（不去白）　木香（不见火）各三斤　麦蘖（去土，炒）　姜黄各五斤　蓬莪术（刷洗）四斤　甘草（锉，炒）　盐（炒）各十一斤

【用法】上七味为末，每服一钱，沸汤点服，不拘时。

◆**人参半夏丸**《卫生宝鉴》

【主治】风痰，食痰，酒病，一切痰逆呕吐，痰厥头痛，或风气偏正头痛，风壅头目昏，耳鸣，鼻塞咽干，胸膈不利。

【功效】化痰坠涎，止咳定喘。

【药物及用量】人参五钱　半夏一两　茯苓（去皮）　天南星　薄荷各五钱　寒水石　白矾　姜屑各一两　蛤粉二两　藿香二钱五分（一方有黄连五钱，黄药二两）

【炮制】研为末，水煎面糊为丸，如梧桐子大。

【用法】每服三十丸，食后姜汤或熟汤送下，每日三次。

◆**人参半夏丸**《医心方》

【主治】妊娠恶阻，胸腹冷痛，吐逆不食。

【功效】补气健胃，降逆止呕。

【药物及用量】人参　半夏　干姜各五钱

【炮制】地黄汁浸，蒸饼和丸。

【用法】熟汤送下。

◆**人参半夏丹**《幼幼新书》

【主治】小儿咳嗽，呕吐痰涎。

【功效】止咳消痰。

【药物及用量】人参（去芦） 半夏（汤浸七遍，焙干） 白术 川面姜 天南星（微炮）各一两

【炮制】捣罗为细末，取生姜汁打面糊和丸，如黍米大。

【用法】每服十丸，生姜煎汤送下，月内百天婴儿，丸如针头大，拈在乳头上令儿吮之。

◆**人参白虎汤**《痘疹全书》

【主治】疹出口渴烦热。

【功效】养阴清热。

【药物及用量】人参 知母 石膏 天花粉 葛根 麦门冬 竹叶 粳米

【用法】清水煎服。

◆**人参白扁豆散**《幼幼新书》

【主治】脾胃不和，不思饮食，吐泻口渴及小儿虚热烦躁。

【功效】培元气，健脾胃，祛湿。

【药物及用量】人参 白扁豆（去皮，炒熟） 白术 茯苓各一两 罂粟子 甘草（炙） 山药各五钱

【用法】研为末，每服二钱，清水一中盏，加生姜二片，大枣半个，煎至七分，通口服。腹痛加紫苏，小儿虚热加薄荷。

◆**人参地骨皮散**《卫生宝鉴》

【主治】脏中积冷，血中热，按之不足，举之有余。

【功效】清虚热。

【药物及用量】人参 地骨皮 柴胡 生地黄各一两五钱 茯苓五钱 知母 石膏各一两 黄芪一两半

【用法】㕮咀，每服一两，加生姜二片，大枣一枚，清水煎，细细温服，间服六味地黄丸。

◆**人参安胃散**《东垣试效方》

【主治】斑疹误服峻厉之剂，致脾胃虚热，泄泻呕吐，饮食少思，小儿心脾虚极弄舌。

【功效】清热托邪，健脾和胃。

【药物及用量】人参一钱 黄芪（炒）二钱 生炙甘草各五分 白芍（酒炒）七分 白茯苓四分 陈皮三分（一作一钱） 黄连（炒）二分

【用法】研为粗末，每服二三钱，清水煎五沸，去滓温服。

◆**人参竹叶汤**《保婴撮要》

【主治】汗下后表里虚烦不可攻者。

【功效】清胃热，养阴生津。

【药物及用量】人参二两 淡竹叶一握 甘草（炙）二两 半夏（制）二两五钱 石膏、麦门冬（去心）各五两（一方无石膏，加茯苓、小麦）

【用法】㕮咀，每服四钱，清水一盏半，加生姜五片，粳米一撮，煎熟去滓，空腹时服。

◆**人参竹叶汤**《奇效良方》

【主治】夏月吐逆，烦躁口渴，心闷不安及疹后余热不退，小便赤或赤斑者。

【功效】清虚热，养阴生津。

【药物及用量】人参 淡竹叶 半夏 天门冬 当归各等量

【用法】锉细，每服三钱，清水一盏，加生姜一片，清水煎服。

◆**人参芎归散**《直指小儿方》

【主治】小儿虚劳，烘热潮热或遍身疮。

【功效】补虚清热。

【药物及用量】人参一钱五分 川芎二钱 当归一钱五分 远志（浸去肉，姜制焙） 前胡 柴胡 地骨皮 防风 桔梗 枳壳（制） 半夏曲各一钱五分 赤芍 茯苓 麦门冬（去心）各二钱 甘草（焙）三钱

【用法】锉细，每服二钱，加生姜三片，紫苏三四叶，清水一盏煎服，如发疮者兼服猪肚黄连丸（另作小丸），其发热而胀者，可与服二十丸。

◆**人参芎归汤**《仁斋直指方》

【主治】血胀。

【功效】行气祛瘀。

【药物及用量】人参　辣桂（去芦皮，一作肉桂）　五灵脂（炒）各二钱五分　乌药　蓬莪术　煨木香　砂仁　甘草（炙）各五钱　川芎　当归　半夏（汤泡）各七钱五分　木香　缩砂仁各半两

【用法】㕮咀，每服一两五钱，加生姜五片，大枣二枚，紫苏四叶，清水煎空腹时服。

◆**人参芎归汤**《活幼心书》

【主治】九窍出血。

【功效】补血止血。

【药物及用量】人参（去芦）　川芎　当归（酒洗）各五钱　荆芥二钱五分

【用法】每服二钱，煎至七分，清水一盏，不拘时温服。

◆**人参芎归汤**《仁斋直指方》

【主治】嗽血。

【功效】补肺养血，止血。

【药物及用量】人参七分　川芎　当归　白芍各一钱五分　赤茯苓　陈皮　半夏　阿胶　细辛　五味子　甘草各七分　加生姜三片　大枣二枚

【用法】清水煎服。

◆**人参辛梗汤**《奇效良方》

【主治】小儿伤风发热，鼻塞咳嗽，时行疮疹。

【功效】发表散寒。

【药物及用量】人参七分　细辛五分　桔梗　干葛　升麻　白术　茯苓　柴胡各七分　薄荷　甘草各五分

【用法】清水一盅，加生姜三片，同煎不拘时服。

◆**人参豆蔻散**《妇人大全良方》

【主治】久泻不止，诸药无效者。

【功效】温脾胃，止泄泻。

【药物及用量】人参　肉豆蔻　干姜　厚朴　甘草　陈橘皮各一两　川芎　桂心　诃子　北茴香各五钱

【用法】研为细末，每服三钱，清水一小盏，加生姜三片，大枣一枚，煎至六分，去滓温服。

◆**人参固本丸**《简易方》

【主治】肺痨虚热，咳嗽失血，自汗盗汗，水泛为痰。

【功效】养阴补肺，清虚热。

【药物及用量】人参五钱　生地黄（洗，一作酒浸，有痰用姜汁炒）　熟地黄（洗蒸，一作酒浸，有痰用姜汁炒）　天门冬（去心，炒）　麦门冬（去心炒）各一两

【炮制】研为细末，炼白蜜和丸，如梧桐子大。

【用法】每服三十丸（一作三钱），空腹时温酒或盐汤送下。

◆**人参固肌汤**《赤水玄珠》

【主治】痘发表太过，致肌肉不密，痂黏不落。

【功效】补气固表。

【药物及用量】人参　黄芪　甘草　当归　蝉蜕

【用法】清水煎服。

◆**人参定喘汤**《太平惠民和剂局方》

【主治】肺气上逆，喉中有声，坐卧不安，胸膈紧痛。

【功效】补肺豁痰，定喘止咳。

【药物及用量】人参（去芦）　麻黄（去节）　阿胶（蛤粉炒）　半夏曲　五味子（碎，一作五分）　罂粟壳（去蒂蜜炙，一作二分）　甘草（炙）各一钱　桑白皮（蜜炙，一作五分）二钱

【用法】清水二盏，加生姜三片，煎至一盅，食后服温。

◆**人参羌活散**《仁斋直指方》

【主治】风眼热眼，涩痒昏蒙，风热瘾疹瘙痒。

【功效】散风发表，清热化痰。

【药物及用量】人参　羌活　独活　柴胡　川芎　甘草（炙）　白茯苓（一作赤茯苓）　枳壳（麸炒）各一两　前胡（一作一两）　桔梗（一作一两）　地骨皮　天麻（酒浸，焙）各五钱

【用法】上为末，每服一钱半，荆芥煎汤调下。

◆**人参羌活散**《世医得效方》

【主治】风壅痰实，头目昏晕，遍体拘挛，头项强急，肢节烦疼，壮热烦渴。

【功效】祛风化痰。

【药物及用量】前胡　羌活　人参　防风　天麻　赤茯苓（去皮）　薄荷叶　蔓荆子　川芎　粉草　黄芩　枳壳（去瓤）　桔梗　川独活各一两

【用法】上一十四味，锉散，每服四钱，姜三片，桑白皮七寸煎，不拘时服。

◆**人参羌活散**《永类钤方》

【主治】伤寒发热，头痛身疼，或潮热烦渴，痰实咳嗽。

【功效】散风发表，清热化痰。

【药物及用量】羌活　白独活　柴胡　川芎　人参　甘草（炙）　白茯苓　制枳壳各一两　前胡　桔梗　地骨皮　天麻（酒浸，焙）各半两

【用法】上一十二味，㕮咀，每一钱，水半盏，姜一片，枣半个，薄荷一叶，水煎，温服，不拘时。疮疹未发亦可服。

◆**人参前胡汤**《仁斋直指方》

【主治】风痰，头晕目眩。

【功效】补肺胃，祛风痰。

【药物及用量】人参（去芦）一钱五分　前胡　南星（汤泡）　半夏曲　木香　枳壳（麸炒）　橘红　赤茯苓　紫苏叶　甘草（炙）各一钱

【用法】清水二盅，加生姜五片，煎至一盅，食后服。

◆**人参胃苓散**《明医杂著》

【主治】痘疮已发未发，吐泻不止，不思饮食或吐逆。

【功效】补气行血，调理脾胃。

【药物及用量】人参　藿香　紫苏　甘草（炒）　丁香　茯苓　木瓜各等量

【用法】每服三钱，加糯米、生姜、大枣，清水煎服。

◆**人参芪苓汤**《疡医大全》

【主治】杨梅疮。

【功效】解毒。

【药物及用量】人参一分　土黄芪三钱（如无，以黄芪代之）　土茯苓四两

【用法】清水十五杯，煎汤当茶，只食淡肉，忌咸味。

◆**人参益气汤**《兰室秘藏》

【主治】暑湿伤气，手麻肢倦，怠惰嗜卧。

【功效】益元气，清暑热。

【药物及用量】人参　生甘草各五钱（一作各六钱）　黄芪八钱　升麻　甘草（炙）各二钱　五味子一百二十粒　柴胡二钱五分　芍药三钱

【用法】㕮咀，每服五钱，清水二盏，煎至一盏去滓，空腹时服。服后少卧，于麻痹处按摩，屈伸少时，午饭时再服，每日二次。

◆**人参荆芥散**《太平惠民和剂局方》

【主治】妇人血风，发热身疼，头昏目涩，心烦体倦，寒热盗汗，烦赤口干，痰嗽胸满，精神不爽；或经水不调，脐腹痛，痃痞块硬，疼痛发渴；或时呕逆，饮食不进；或因产失调，渐成劳损。

【功效】清血热，补气血。

【药物及用量】人参　荆芥穗　生干地黄　柴胡　龟甲（醋炙）　酸枣仁（炒）　枳壳（制）　羚羊角（锉）　白术各七钱五分　甘草　防风　当归各五钱　肉桂七钱半　芎䓖　赤芍　牡丹皮各五钱

【用法】研为粗末，每服五钱，清水一盏半，加生姜三片，煎至八分，去滓，不拘时热服。

◆**人参荆芥散**《洁古家珍》

【主治】身热痰嗽，胸膈不利。

【功效】下痰祛热。

【药物及用量】人参五钱　荆芥穗一两　大黄二钱

【用法】研为细末，清水煎调槟榔、木香细末五分、轻粉一字，小儿食乳后服。如身热潮热，宜服清凉饮，去大黄，三服之后，却入大黄服之。令疏利则愈。

◆**人参荆芥散**《世医得效方》

【主治】肺感风邪，上壅咳嗽，头目不清，言语不出，咽干项强，鼻流清涕。

【功效】宣肺解表，化痰止咳。

【药物及用量】荆芥穗 麻黄（去根节） 细辛（去土，洗） 桔梗（去芦，炒） 陈皮（去白） 半夏（汤洗七次） 杏仁（去皮尖） 人参 通草 甘草（炙）各半两

【用法】上十味，锉散，每服四钱，水一杯半，姜五片，煎八分，食后温服。

◆**人参茯苓粥**《医宗金鉴》

【主治】脾胃虚弱，走马疳。

【功效】补气益脾。

【药物及用量】人参一钱 白茯苓六钱

【炮制】研为末，同粳米一茶盅熬成粥。

【用法】先以盐汤将口漱净，然后食之。

◆**人参酒**《本草纲目》

【主治】诸虚。

【功效】补中益气。

【炮制】以人参末和曲米同酿，或但以人参末浸酒中。

◆**人参健脾丸**《饲鹤亭集方》

【主治】脾虚气弱，食人不化。

【功效】健脾消积。

【药物及用量】人参 白术（土炒） 陈皮 麦芽（炒）各二两 山楂（去核）一两五钱 枳实三两

【炮制】研为末，神曲糊丸。

【用法】每服三钱，米饮送下。

◆**人参败毒散**《太平惠民和剂局方》

【主治】时疫伤风，风湿寒热，头眩项强，目疼，肢疼，咳嗽，鼻塞声重。疮疡邪气在表应发者，以及小儿感冒，发热恶风，痰阻胸膈，两目不清，风热瘙痒，脱疽，顽核，毒疮。

【功效】祛风解毒，扶正解表。

【药物及用量】人参 羌活 独活 柴胡 前胡 芎䓖 枳壳（麸炒） 桔梗（炒） 赤茯苓各一钱 炒甘草五分（人中黄更佳，一方另有陈皮）

【用法】研为粗末，加生姜二三片（一方有薄荷），清水煎服，每日二次。

◆**人参润肺散**《仁斋直指方》

【主治】咳嗽喘急，痰壅鼻塞。

【功效】宣肺止咳，化痰平喘。

【药物及用量】麻黄（去节） 杏仁（去皮，麸炒） 贝母（去心，麸炒）各一两 人参 阿胶（炒） 甘草（炙）各半两 橘红 北梗各一分

【用法】上八味，为粗末，每二钱半，紫苏三叶，煎服，亦能发散，小儿通用。

◆**人参救肺散**《东垣试效方》

【主治】咳血吐血。

【功效】补肺肾，升阳止血。

【药物及用量】升麻一钱 柴胡一钱 当归尾二钱 熟地黄二钱 白芍一钱 苏木半钱 黄芪二钱 人参二钱 甘草半钱 苍术一钱 陈皮半钱

【用法】上一十一味，都作一服，水二盏，煎至一盏，温服，食前。

◆**人参益肺散**《拔粹方》

【主治】风热乘脾，脾气郁长，致肩背痛，汗出，小便数而欠者。

【功效】理气益肺，调中。

【药物及用量】柴胡 升麻 黄芪各一钱 羌活 防风 人参 甘草各半钱 藁本三分 陈皮半钱 青皮 黄芩 白豆蔻仁各二分

【用法】上一十二味，㕮咀，都作一服，水二盏，煎至一盏，去滓，温服，食后。如面色白，脱色气短者，不可服。

◆**人参清肺汤**《太平惠民和剂局方》

【主治】肺胃虚寒，咳嗽喘急，坐卧不安及久年劳嗽，血腥臭。

【功效】清热化痰，补益气血。

【药物及用量】人参（去芦） 阿胶（麸炒） 地骨皮 知母 乌梅（去核） 罂粟壳（去蒂盖，蜜炙） 甘草（炙） 杏仁（去皮尖，麸炒） 桑白皮各等量

【用法】㕮咀，每服三钱，清水一盏半，加乌梅、大枣各一枚，煎至一盏，临卧时服。

◆**人参清神汤**《赤水玄珠》

【主治】痘痂不落，昏迷沉睡。

【功效】补气血，安心神。

【药物及用量】人参　甘草　黄芪　当归　白术（土炒）　麦门冬　陈皮　酸枣仁　黄连（醋炒）　茯苓各等量

【用法】加枣子、糯米，清水煎服。

◆人参清神汤《外科正宗》

【主治】溃疔毒。

【功效】补虚，清热，安神。

【药物及用量】人参　陈皮　白茯苓　地骨皮　麦门冬（去心）　当归　白术（土炒）　黄芪　远志（去心）各一钱　柴胡　黄连　甘草（炙）各五分

【用法】清水二盅，加粳米一撮，煎至八分，食远服。

◆人参清膈汤《小儿痘疹方论》

【主治】小儿痘疹，脾肺蕴热咳嗽。

【功效】补肺气，清余热，止喘嗽。

【药物及用量】人参　柴胡　当归　芍药　知母　桑白皮　白术　黄芪　紫菀　地骨皮　茯苓　甘草　桔梗各一两　黄芩　石膏　滑石各一两五钱

【用法】研为粗末，每服三钱，清水一大盏，加生姜三片，煎至六分，去滓，不拘时温服，量儿大小加减。

◆人参清镇丸《内外伤辨》

【主治】痰热咳嗽，气滞。

【功效】清热止咳，消痰定喘。

【药物及用量】人参　柴胡各一两　黄芩　半夏　甘草（炙）各七钱　麦门冬　青黛各三钱　陈皮二钱　五味子十三粒

【用法】研为末，水煮面糊为丸，如梧桐子大。

◆人参紫金丹《医宗金鉴》

【主治】跌仆闪挫之气虚者。

【功效】行血气。

【药物及用量】人参三钱　甘草八钱　茯苓二钱　当归（酒洗）　丁香　血竭　骨碎补　五味子各一两　没药（去油）　五加皮各二两

【炮制】研为末，蜜炼和丸，如梧桐子大。

【用法】每服三钱，早晚淡黄酒或童便化下。

◆人参紫金丸《妇人大全良方》

【主治】妇人荣卫不和，心腹刺痛，胸膈胀满，不进饮食。

【功效】和荣卫，助胃气，止疼痛。

【药物及用量】人参五钱　紫荆皮　苍术　石菖蒲各一两　香附子二两　木香三钱

【炮制】研为末，水煎，末糊和丸如梧桐子大。

【用法】每服三十丸，食后姜汤送下。

◆人参透肌散《明医杂著》

【主治】痘发迟作痒，大便不实。

【功效】补气，托毒。

【药物及用量】人参　白术　茯苓　芍药　紫草各一钱　甘草五分　蝉蜕七枚　当归　木通各六分　糯米一撮

【用法】清水煎服，一日二次。

◆人参麦冬散《万氏女科》

【主治】子烦。

【功效】补虚清热，利气化痰。

【药物及用量】党参　麦门冬　茯苓　黄芩　知母　生地黄　甘草（炙）各一钱　竹茹一大团

【用法】清水煎，空腹时服。

◆人参麦冬汤《嵩崖尊生》

【主治】消渴及老人、虚弱人大渴。

【功效】滋阴补气。

【药物及用量】人参　麦门冬　茯苓　甘草　枸杞子　五味子

【用法】清水煎服。

◆人参麦冬散《万氏女科》

【主治】产后口渴。

【功效】清虚热，生津止渴。

【药物及用量】党参　麦门冬　生地黄　瓜蒌根　甘草（炙）各二钱

【用法】先用淡竹叶十片，粳米一合，煎汤一碗，去米、叶加生姜三片，大枣三枚，煎至七分温服，或用熟蜜调开水服最妙。

◆人参麦门冬散《痘疹心法》

【主治】痘疮口渴。

【功效】清虚热，解余邪，止口渴。

【药物及用量】人参一钱　麦门冬　葛粉各二钱　甘草　升麻　白术各一钱

【用法】锉细，加粳米一合，淡竹叶七片，清水一盏，煎至米熟，去滓温服。

◆**人参麦门冬散**《世医得效方》

【主治】发热烦渴。

【功效】养阴清肺，生津止渴。

【药物及用量】麦门冬一两（去心）人参（去芦）　甘草（炙）　陈皮　白术厚朴（姜汁炒）各半两

【用法】上六味，锉散，每服二钱，水一盏煎，不拘时，微温服。

◆**人参散**《类证普济本事方》

【主治】经络邪热，痰嗽烦热，头目昏痛，盗汗倦怠，一切血热虚劳。

【功效】补虚，清热，凉血，化痰。

【药物及用量】人参　白术　茯苓　赤芍　半夏曲　柴胡　甘草　当归　干葛各一两　黄芩五钱

【用法】每服三钱，清水一盏，加生姜四片，大枣二枚，煎至七分，不拘时温服。

◆**人参散**《证治准绳》

【主治】胃虚津枯，关格吐逆。

【功效】补虚生津。

【药物及用量】人参五钱至一两　麝香五厘至一分　片脑三厘至五厘

【用法】研细末，甘草汤调下。

◆**人参散**《普济方》

【主治】妇人骨蒸，身热臂痛，经闭形瘦，两胁气痛，腹肉生块，咳嗽时作，胃弱不欲食。

【功效】养血清热，攻补兼施。

【药物及用量】人参　龟甲（醋炙黄，去裙襕）　柴胡（去苗）　地骨皮各三两　羚羊角屑　赤茯苓　枳壳（麸炒，微黄，去瓤）　牛膝（去芦）　贝母　瓜蒌根各二两　知母一两五钱　赤芍　桃仁（汤浸，去皮尖、双仁，麸微炒黄）各一两　黄芩　当归各七钱五分

【用法】研为粗末，每服四钱，水一盏，加生姜半钱，大枣三枚，煎至六分，去滓，食前温服。

◆**人参散**《太平惠民和剂局方》

【主治】呕逆，烦渴，昏困多睡，乳食减少及伤寒时气，胃气不顺，吐利止后，燥渴不解。

【功效】补气和胃，生津止渴。

【药物及用量】人参（去芦头）　白茯苓（去皮）各一两　木香　甘草（炙，锉）

藿香叶各一分　干葛（锉）二两

【用法】研为末，每服一钱，清水煎一中盏，煎至七分，去滓，不拘时温服。

◆**人参散**《幼幼新书》

【主治】小儿虚热吐利烦渴。

【功效】和胃清热。

【药物及用量】人参　茯苓　桔梗　干葛各五钱　犀角　甘草（炙）各一两

【用法】研为末，每服一钱，清水一中盏，加灯心草煎至五分服，烦渴加淡竹叶。

◆**人参散**甲《太平圣惠方》

【主治】风惊闷乱恍惚。

【功效】补虚，清热，镇惊。

【药物及用量】人参（去芦）　甘草（炙）　龙齿各二两　犀角屑　生干地黄　白茯苓（去皮）各一两　麦门冬（去心）一两五钱

【用法】㕮咀，每服五钱，清水一中盏，煎至七分，去滓，不拘时温服。

◆**人参散**乙《太平圣惠方》

【主治】心脏风邪，有如鬼语，闷乱恍惚。

【功效】补气养心。

【药物及用量】人参（去芦）　赤茯苓（去皮）　石菖蒲　鬼箭　犀角屑各七钱五分　龙齿（研）一两

【用法】㕮咀，每服四钱，清水一中盏，煎至七分，去滓，不拘时温服。

◆**人参散**丙《太平圣惠方》

【主治】小儿脓血痢，多时不瘥，腹痛羸瘦，不欲饮食。

【功效】燥湿热，清肠胃。

【药物及用量】人参（去芦头）　当归

（微锉） 地榆（微炙，锉） 阿胶（捣碎，炒黄） 黄连（去黄，微炒） 黄芩 黄柏（微炙，锉） 赤芍 芜荑（微炒） 厚朴（去粗皮，涂生姜汁炙，令香熟）各五钱

【用法】捣粗罗为散，生服一钱，清水一小盏，加薤白一茎，豆豉五十粒，煎至五分，去滓，不拘时温服，量儿大小加减。

◆**人参散**丁《太平圣惠方》

【主治】妊娠热气乘于心脾，津液枯少，烦躁壅热干渴。

【功效】补虚清热。

【药物及用量】人参 麦门冬 赤茯苓 地骨皮 干葛 黄芩 犀角屑各七钱五分 甘草五钱

【用法】㕮咀，每服三钱，清水一盏，煎至六分，去滓温服。

◆**人参散**戊《太平圣惠方》

【主治】脚气呕逆心烦，不能饮食。

【功效】健脾胃，行积滞。

【药物及用量】人参（去芦） 赤茯苓（去皮） 槟榔 陈橘皮（去白） 麦门冬（去心）各一两 桂心七钱五分

【用法】清水煎服。

◆**人参散**己《太平圣惠方》

【主治】痈疽内虚不足。

【功效】补气托毒。

【药物及用量】人参 白术 白茯苓 枸杞子各一两 熟地黄 黄芪（锉）各二两 桂心 白芍 当归（微炒） 甘草（炙）各五钱

【用法】锉碎，每服四钱，清水一中盏，加生姜一片，大枣三枚，煎至六分去滓，不拘时温服。

◆**人参散**庚《太平圣惠方》

【主治】小儿寒热往来，食少羸瘦。

【功效】燥湿热，清肠胃。

【药物及用量】人参（去芦头） 黄芪（锉） 柴胡（去苗） 白茯苓 龟甲（涂醋，炙令黄，去裙襕） 木香各五钱 甘草（炙微赤，锉） 白术各一分 诃黎勒皮三分 桃仁（汤浸，去皮尖、双仁，麸炒微黄）一分

【用法】研为末，每服五分，不拘时粥饮调下，量儿大小加减。

◆**人参散**辛《太平圣惠方》

【主治】小儿肺寒，鼻多清涕，精神不爽，少欲乳食。

【功效】温肺散寒。

【药物及用量】人参（去芦头） 前胡（去芦头） 细辛 杏仁（汤浸，去皮尖、双仁，麸炒微黄） 桂心 甘草（炙微赤，锉）各一分

【用法】上六味，捣粗罗为散，每服一钱，以水一小盏，入生姜少许，枣一枚，煎至五分，去滓，不拘时，量儿大小，加减温服。

◆**人参散**壬《太平圣惠方》

【主治】小儿脾胃气不和，腹胁烦闷，不能饮食，四肢羸弱。

【功效】健脾和胃。

【药物及用量】人参一分（去芦头） 丁香一分 陈橘皮半两（汤浸，去白瓤，焙） 黄芪一分（锉） 甘草一分（炙微赤，锉） 诃黎勒皮半分

【用法】上六味，捣粗罗为散，每服一钱，以水一小盏，入生姜少许，枣一枚，煎至五分，去滓，温服，不拘时，量儿大小，以意加减。

◆**人参散**癸《太平圣惠方》

【主治】小儿咳嗽，心胸壅闷，喘粗，不欲乳食。

【功效】止咳化痰。

【药物及用量】人参三分（去芦头） 桔梗（去芦头） 赤茯苓 麦门冬（去心，焙） 前胡（去芦头） 黄芩 款冬花 甘草（炙微赤，锉）各半两

【用法】上八味，捣粗罗为散，每服一钱，以水一小盏，入竹叶七片，煎至五分，去滓，量儿大小，以意加减，温服。

◆**人参散**甲子《太平圣惠方》

【主治】小儿猝吐，下腹痛不止。

【功效】补气，暖胃。

【药物及用量】人参（去芦头） 当归（锉散，炒）各五钱 甘草（炙微赤，锉）

干姜（炮制，锉）　黄芪（锉）各一分　细辛五厘

【炮制】捣粗末，罗为散。

【用法】每服一钱，清水一盏，煎至五分，去滓，稍热服，量儿大小加减。

◆**人参散**甲丑《太平圣惠方》

【主治】妊娠脾胃虚寒，霍乱吐泻，心烦腹痛，饮食不入。

【功效】行气，和胃，止痛。

【药物及用量】人参　厚朴（姜制）　橘红各二钱　当归（炒）　干姜（炮）　甘草（炙）各一钱

【用法】清水二盅，不拘时服。

◆**人参散**《圣济总录》

【主治】肝痹气逆，胸胁引痛，眠卧多惊，筋脉挛急。

【功效】补气，养肝，通络止痛。

【药物及用量】人参二两　杜仲（去粗皮，炒）　黄芪（蜜炙）　酸枣仁（微炒）　茯神（去木）各一两　五味子　细辛（去木）各一两　五味子　熟地黄　秦艽（去苗土）　羌活（去芦）　丹砂（另研）　芎䓖各五钱

【用法】研为细末和匀，每服一钱，不拘时温调下，每日三次。

◆**人参散**《宣明论方》

【主治】大肠虚弱，肛门脱下。

【功效】涩肠固脱。

【药物及用量】龙骨　诃子肉（炒，去核）各一分　没石子（大者二枚）　罂粟壳（去瓤，醋涂炙）二钱

【用法】上四味，为末，白汤点服，仍用葱汤熏洗令软，款款以手托上，又用新砖一片，烧红，以醋浇之，气上即用脚布叠数层压定，使热气上透，不可过热，令病者以臀坐于布上，如觉布温，逐旋减之，以常得温热为度。

◆**人参散**《医学六要》

【主治】胃弱胆虚，畏恐不能独卧，头目不利。

【功效】补心和胃。

【药物及用量】人参　枳壳　五味子　桂心　甘菊花　山茱萸　枸杞子各七钱五分　柏子仁　熟地黄各一两

【用法】研为细末，每服二钱，温酒调下。

◆**人参散**《省翁活幼口议》

【主治】肾疳溃槽候。

【功效】补气杀虫。

【药物及用量】人参　肉豆蔻（炮）　胡黄连　杏仁（炒）　甘草（炙）各等量

【用法】研为末，每服一钱匕，小者五分，温熟汤送下。

◆**人参散**《妇人大全良方》

【主治】产后肺脏虚弱，心怔惊悸，言语昏乱。

【功效】补虚，镇惊，清热。

【药物及用量】人参（去芦）　麦门冬（去心）各八钱　西牛黄（另研）　白薇各二钱　茯神（去木）　独活（去芦）　防风（去芦）　远志（去心）　朱砂（水飞）　天竺黄（另研）　甘草　龙齿（另研）各四钱　龙脑（另研）　麝香（细研）各一钱

【用法】研为细末，每服二钱，不拘时薄荷酒调下。

◆**人参散**《证治准绳》

【主治】小儿中寒吐乳，或因吸乳受惊，致作惊吓之状，或泻五色黏秽物，以及乳食不化等证。

【功效】补脾，和胃消食。

【药物及用量】人参　白术　茯苓　沉香　白芍　甘草各五钱

【用法】研为细末，以密器收之，半岁儿每服一字，二三岁五分，大者一钱。煎枣子米饮或陈紫苏汤调下，吐泻并作，丁香煎汤或陈皮汤调下。

◆**人参煮散**《太平圣惠方》

【主治】产后风虚，头痛眩晕，干呕不能饮食。

【功效】益气解表，养心除烦。

【药物及用量】人参　前胡（去芦头，洗，切）　白术　枳壳（去瓤，麸炒）　葛根（锉）　芎䓖　石膏（火焙）　甘草（炙，锉）　肉桂（去粗皮）　酸枣仁

（炒）各一两

【用法】上一十味，捣罗为粗散，每服三钱匕，水一盏，煎至七分，去滓，温服，不拘时。

◆**人参汤**甲《圣济总录》

【主治】肺气上攻，鼻塞不通。

【功效】开肺，祛痰。

【药物及用量】人参　白茯苓　黄芩　陈皮（去白）　羌活　麻黄（去根节）　蜀椒（去目，并合口者炒出汗）各一钱五分

【用法】清水二盅，煎至一盅，食后服。

◆**人参汤**乙《圣济总录》

【主治】半产后血下过多，心惊体颤，头目运转，或寒或热，脐腹虚胀疼痛。

【功效】补虚养血。

【药物及用量】人参　麦门冬（去心，焙）　生干地黄（焙）　当归　芍药　黄芪　白茯苓（去皮）　甘草（炙）各一两

【用法】㕮咀，每服三钱，清水一盏，煎至七分去滓，食前温服。

◆**人参琥珀丸**《证治准绳》

【主治】癫、狂、痫，惊悸失眠，恍惚不宁。

【功效】开心气，补心虚，安神，镇惊。

【药物及用量】人参（去芦）　琥珀（另研）　茯神（去木）　白茯苓（去皮）　石菖蒲（节密小者）　远志（酒浸半日去心）各五钱　乳香（另研）　酸枣仁（温酒浸半日去壳，纸上炒令香熟）　朱砂（另研水飞）各二钱五分

【炮制】共研细末，炼蜜为丸，如梧桐子大。

【用法】每服二十丸，食后温酒或枣汤送下，每日二次，可以常服。

◆**人参顺气散**《太平惠民和剂局方》

【主治】感风头痛，鼻塞声重及一切上焦风热。

【功效】发表散风。

【药物及用量】人参　川芎（去芦）　甘草（炙）　干葛　苦梗（去芦）　厚朴（去皮、姜制）　白术（去芦）　陈皮（去白）　白芷各一两　干姜五钱　麻黄（去节）一两五钱

【用法】㕮咀，每服三钱，清水一盏，加生姜三片，大枣一枚，薄荷五七叶，煎至八分，不拘时热服。如感风头痛，咳嗽鼻塞，加葱白煎；如中风，先以此疏通气道，后服风药。

◆**人参顺气饮**《仁斋直指方》

【主治】气虚中风；脾胃不和，心腹刺痛。

【功效】温运气血，行气止痛。

【药物及用量】人参　川芎　桔梗　白术　白芷　陈皮　枳壳　麻黄（去节）　乌药　白姜（炮）　甘草（炙）各一钱，（一方加五加皮一钱）

【用法】清水二盅，煎至一盅，去滓温服，或研为细末，食前甘草汤调下。

◆**人参黄芪散**《证治准绳》

【主治】虚劳寒热，肌肉消瘦，四肢倦怠，五心烦热，咽干颊赤，心忡潮热，盗汗减食，咳嗽脓血。

【功效】清虚热，退骨蒸。

【药物及用量】人参　桔梗各一两　秦艽　龟甲（去裙，酥炙）　茯苓各二两　知母二钱五分　半夏（汤洗）　桑白皮各一两五钱　紫菀　柴胡各二两五钱　黄芪三两五钱

【用法】研为粗末，每服五钱，清水煎服。

◆**人参黄芪散**《太平圣惠方》

【主治】妇人妊娠身热烦躁，口干食少。

【功效】清虚热。

【药物及用量】人参　黄芪　白葛根　麦门冬　赤茯苓　秦艽各一两　知母七钱五分　甘草五钱

【用法】每服四钱，加生姜、竹叶，清水煎服。

◆**人参黄芪散**《妇人大全良方》

【功效】益气养阴。

【主治】妊娠身热，烦躁口干，食少。

【药物及用量】人参　黄芪　家葛根　秦艽　麦门冬各一两　知母三分　甘草半两　赤茯苓一两

【用法】上八味，㕮咀，每服四钱，水一盏，姜三片，淡竹叶二七片，煎至六分，去滓温服。

◆**人参黄芪汤**《六科准绳》

【主治】虚劳客热，消瘦倦怠，口燥咽干，日晡潮热，五心烦热，盗汗胸满，少食作渴，咳嗽脓血，

【功效】清虚热。

【药物及用量】人参一两（一作三钱）　黄芪（炒）五钱　天门冬（去心）三两（一作一两）　半夏　知母（炒黄）　桑白皮　赤芍　紫菀　甘草（炙）　龟甲（醋炙）各五钱　白茯苓（一作三钱）　柴胡（一作七钱）　熟地黄　地骨皮（一作七钱）二两　桔梗一两（一作三钱）　秦艽二两　一方无熟地黄，一方有生姜。

【用法】锉散，每服三五钱，清水煎服。

◆**人参黄芪汤**《洁古家珍》

【主治】虚损。

【功效】补中气。

【药物及用量】人参二钱　黄芪　白术　陈皮各一钱　当归　茯苓　甘草（炙）各五分

【用法】加生姜三片，大枣二枚，清水煎服。

◆**人参黄芪汤**《外科枢要》

【主治】溃疡，饮食少思，无睡发热。

【功效】补中燥湿。

【药物及用量】人参五分　黄芪一钱　黄柏（炒）四分　当归　升麻　麦冬　陈皮　白术　苍术各五分

【用法】清水煎服。

◆**人参当归汤**《千金方》

【主治】产后烦闷不安。

【功效】益气养阴，除烦清心。

【药物及用量】人参　当归　麦门冬　干地黄　桂心各一两　大枣二十枚　粳米一升　芍药四两　淡竹叶三升

【用法】上九味，㕮咀，以水一斗二升，先煮竹叶及米，取八升，去滓，纳药煮取三升，去滓，分三服。若烦闷不安者，当取豉一升，以水三斗，煮取一升，尽服之甚良。

◆**人参当归汤**《明医指掌》

【主治】产后血虚发热，心烦短气，自汗头痛，阴虚发热。

【功效】补虚，养血，清热。

【药物及用量】人参　当归身（去芦）　生干地黄（一作熟地黄）　肉桂（去粗皮）　麦门冬（去心）各一两　白芍二两（一作一两二钱五分）

【用法】每服五钱，加竹叶、生姜，水煎服。

◆**人参当归散**《太平惠民和剂局方》

【主治】产后去血过多，心胸烦满，吸吸短气，头痛闷乱，骨节疼痛，晡时辄甚。

【功效】补肾滋阴。

【药物及用量】麦门冬（去心，焙）　肉桂（去粗皮）　人参（去芦）　当归（去芦）　干地黄各一两　芍药（白者）二两（炒）

【用法】上六味，为粗散，每服四大钱，水二盏，先将粳米一合，淡竹叶十片，煎至一盏，去米叶入药，并枣三个，煎七分，去滓，食前服。地黄宜用生干者，虚甚则用熟者。

◆**人参补肺汤**《外科枢要》

【主治】咳喘短气，或肾水不足，虚火上炎，痰涎壅盛，或吐脓血，发热作渴，小便短涩。

【功效】补脾肺，养血滋阴。

【药物及用量】人参　黄芪（炒）　白术　茯苓　陈皮　当归各一钱　山茱萸肉　淮山药各二钱（一作各五分）　麦门冬七分（去心，一作五分，一作七钱）　甘草（炙）　五味子（杵）各五分（一作各七钱）　熟地黄一钱五分（自制一作五分）　牡丹皮八分（一作五分，一作一钱）

【用法】每服五钱，加生姜大枣，清水煎服。

◆**人参补胃汤**《东垣试效方》

【主治】饥劳，积伤内障，眼痛昏暗。

【功效】补气，清热明目。

【药物及用量】人参　黄芪各一两　甘草（炙）八钱　蔓荆子二钱五分（一作三钱）　黄柏（炒四遍，酒拌）　白芍（炒）各三钱

【用法】㕮咀，每服三五钱，清水二盏，煎至一盏，去滓，食远临卧稍热服，三五服后能使两目增明，视物如童时，病减住服，候五七日再服。

◆**人参补胃汤**《眼科审视瑶函》

【主治】伤寒后患目疾。

【功效】补虚，祛风。

【药物及用量】人参四分　羌活　独活各六分　白芍　生地黄　泽泻各三分　白茯苓　甘草（炙）　白术　黄芪　熟地黄（酒蒸）　当归身各四分　柴胡　防风各五分

【用法】清水二杯，煎至一杯，去滓，食煎热服。

◆**人参补气汤**《医学纲目》

【主治】四肢懒倦。

【功效】补气，养血，清胃。

【药物及用量】人参七分　黄芪一钱五分　防风　升麻　黄柏　知母七分　白芍　生地黄各五分　熟地黄六分　甘草生一分，炙三分　五味子二十粒　肉桂二分

【用法】研为粗末，清水二盏，煎至一盏去滓，空腹时热服。

◆**人参实卫汤**《张氏医通》

【主治】疟，自汗不止。

【功效】实卫气，固表止汗。

【药物及用量】黄芪三至六钱　人参三钱至一两　甘草一两　白术　芍药等量

【用法】与保元汤同，初发加桂枝，久疟加乌梅。

◆**人参宁神汤**《嵩崖尊生》

【主治】上消。

【功效】养津液，清胃热。

【药物及用量】人参　生地　甘草　葛根　茯神　知母　天花　竹叶　五味子

【用法】清水煎服。

◆**人参截疟饮**《万病回春》

【主治】一切疟。

【功效】补气，养血，清热，截疟。

【药物及用量】人参　白术　茯苓　当归　青皮　厚朴　柴胡　黄芩　常山（酒炒）　知母　草果　龟甲（醋制）各八分　乌梅　甘草各三分

【用法】加生姜三片，大枣二枚，乌梅一个，桃仁七粒，清水煎，露一夜，五更空腹时服，渣再煎，朝服，糖拌乌梅下。忌食鸡、鱼、豆腐辛辣物。

◆**人参漏芦散**《张氏医通》

【主治】眼漏，脓水不止。

【功效】清肝热，补肝虚。

【药物及用量】人参二两　漏芦　黄芩各一两　黄芪三两　防风一两五钱　远志（甘草汤泡，去骨）　当归尾（一作地骨皮）　大黄（酒浸）　赤茯苓各二两

【用法】为散，每服四五钱，清水煎，食后服。

◆**人参远志丸**《圣济总录》

【主治】心气不安，惊悸恍惚。

【功效】补心肺，定虚怯，安神志。

【药物及用量】人参（去芦）　远志（去心）　酸枣仁（炒）　黄芪各五钱　桔梗（去芦）　官桂（去皮）　丹砂各二钱五分　天门冬（去心）　白茯苓（去皮）　菖蒲各七钱五分

【炮制】共研细末，炼蜜为丸，如梧桐子大。

【用法】每服三十丸，食远米汤送下。

◆**人参酸枣汤**《张氏医通》

【主治】心肺虚热，烦躁不宁。

【功效】补心肺，滋阴分，养血宁神。

【药物及用量】人参　酸枣仁（炒研）　栀子（熬黑）　生地黄　麦门冬（去心）　当归各等量　甘草（炙）减半

【用法】清水煎温服。

◆**人参养血丸**《太平惠民和剂局方》

【主治】妇女禀赋素弱，血气虚损。

【功效】养血气，行血中之滞。

【药物及用量】人参一两　乌梅肉二两　熟地黄五两　当归二两　川芎　赤芍　蒲黄（炒）各一两

【炮制】研为细末，炼蜜和丸，如梧桐子大。

【用法】每服八十丸，温酒或米饮送下。

◆**人参养肺丸**《太平惠民和剂局方》

【主治】肺咳嗽喘急，胸中烦悸，涕唾黏稠，吐血呕血。

【功效】补肺气，清痰浊。

【药物及用量】人参（去芦）　黄芪（蜜炙）各一两八钱　白茯苓（去皮）　瓜蒌根各六钱　杏仁（炒，去皮）二两四钱　半夏曲（炒）四两　皂角子（炒，去皮）三十个

【炮制】共研细末，炼蜜为丸，如弹子大。

【用法】每服一丸，食后细嚼，紫苏汤送下，喘者桑白皮汤下。

◆**人参养肺汤**《袖珍方》

【主治】肺痿痰嗽声嘶，午后发热。

【功效】补肺，祛痰，清热。

【药物及用量】人参（去芦）　阿胶（蛤粉炒）　贝母　杏仁（炒）　桔梗　茯苓　桑白皮　枳实　甘草各一钱　柴胡二钱　五味子五分

【用法】清水二盅，加生姜三片，大枣一枚，煎至一盅，食远服。

◆**人参养胃汤**《证治准绳》

【主治】胃虚少食。

【功效】补脾胃，清湿热。

【药物及用量】人参一钱　白术　陈皮　神曲各一钱五分　茯苓　栀子　黄芩各一钱　甘草八分

【用法】锉散，分为二服，清水煎，不拘时服。

◆**人参泻肺汤**《袖珍方》

【主治】肺经积热上喘，胸膈胀满，痰多，大便涩。

【功效】泻肺清热。

【药物及用量】人参　黄芩　栀子　枳壳　薄荷　甘草　连翘　杏仁　桑白皮　大黄　桔梗

【用法】清水煎服，参看清肺汤方。

◆**人参蝉蜕散**《保婴撮要》

【主治】小便不利，疮痘不发，躁烦多渴，戛牙咬齿，气粗喘满。

【功效】补气，清热，托毒，利水。

【药物及用量】人参　蝉蜕　白芍　木通　赤茯苓　甘草　紫草茸各等量

【用法】清水煎服。

◆**人参鳖甲丸**《太平惠民和剂局方》

【主治】妇人一切虚损，肌肉瘦瘁，盗汗心忪，咳嗽上气，经脉不调，或作寒热，不思饮食。

【功效】健脾胃，清虚热，补气血。

【药物及用量】人参　杏仁（汤浸，去皮尖，炒）　当归　赤芍　甘草（炙）　柴胡　桔梗（去芦）各一两　地骨皮　宣黄连（去须）　胡黄连各七钱五分　肉桂（去粗皮）　木香各五钱　麝香（另研）五分　龟甲（重二两者，醋炙黄色）一枚

【炮制】研为细末，用青蒿一斤，研烂绞汁，童便五升，黄酒五斤，同熬至二升，次入真酥二两，白沙蜜三两，再熬成膏。待冷，方下诸药末，和匀为丸，如梧桐子大。

【用法】每服五十丸，不拘时温酒送下。

◆**人参鳖甲散**《妇人大全良方》

【主治】蓐劳。

【功效】补虚，滋阴，活血。

【药物及用量】人参　桂心　当归　桑寄生　白茯苓　白芍　桃仁　麦门冬（去心）　熟地黄　甘草各五钱　续断二钱五分　牛膝七钱五分　龟甲　黄芪各一两

【用法】研为细末，每服二钱，先以猪肾一对，去筋膜，清水两大盏，加生姜五钱，大枣三枚，煎至一盏，去猪肾、姜、枣，然后入药，加葱白三寸，乌梅一枚（荆芥五穗），煎至七分，去滓，空腹晚食前温服。

◆**人龙散**《疡医大全》

【主治】蛇头胬肉突出。

【功效】消肿毒，蚀恶肉。

【药物及用量】人龙（以吐出者为佳，厕中者亦可用）一条　雄黄二钱

【用法】同捣烂敷胬上，胬肉即缩进，消痛止而愈。

◆**人参五味子汤**《幼幼集成》

【主治】久咳脾虚，中气虚弱，面白唇白。

【功效】健脾益气，敛肺止咳。

【药物及用量】人参一钱　白术一钱五分　白云苓一钱　北五味半钱　杭麦冬一钱　炙甘草八分

【用法】加生姜三片，大枣三枚，水煎去滓，温服。

◆**人参葶苈丸**《卫生宝鉴》

【主治】一切水肿腹满，气喘甚者。

【功效】益气养肺，逐水退肿。

【药物及用量】人参一两　苦葶苈（炒）四两

【用法】上为末，枣肉为丸，如梧桐子大，每服三十丸，食前服，桑白皮汤送下。

◆**人参竹叶石膏汤**《辨证录》

【主治】阳明火盛发狂，面赤而热，大渴饮水，妄见妄言。

【功效】清胃生津。

【药物及用量】人参五钱　石膏一两　麦冬一两　竹叶三百片　知母三钱　甘草一钱　糯米一两七钱

【用法】水煎去滓，温服，一日两次。

◆**人参藿香散**《经验良方》

【主治】小儿霍乱，吐泻不止，身热头痛。

【功效】健脾化湿，理气和中。

【药物及用量】藿香半两　人参七钱半　白术　甘草　厚朴各半两　葛根二钱半

【用法】上六味，为末，每服二钱，水半盏，姜一片，枣一枚，煎三分服。

◆**人参白术散**《宣明论方》

【主治】妇人遍身燥湿相搏，玄府致密，烦心惊悸，发渴，饮食减少，妇人肌肤不荣。

【功效】补肝燥湿。

【药物及用量】人参三钱　白术七钱　薄荷半两　缩砂仁三钱　生地黄　茯苓（去皮）　甘草各半两　黄芩二钱　滑石三两　藿香三钱半　石膏一两

【用法】上一十一味为末，每服三钱，水一盏，煎至六分，去滓，温服，食前服，日进二三服。

◆**人参交龙散**《急救仙方》

【主治】诸嗽不愈者。

【功效】润肺化痰止咳。

【药物及用量】人参　阿胶（炒）　款冬花　粟壳（米醋炒）

【用法】上四味等量，每服三钱，加乌梅一个，煎，半夜服。

◆**人参蛤蚧散**《御药院方》

【主治】肺气上喘咳嗽，咯唾脓血，满面生疮，遍身黄肿。

【功效】补肺平喘，化痰消脓。

【药物及用量】蛤蚧（全者，以河水浸五宿，逐日换水浸，洗净，去腥气，酥炙香熟）一对　甘草（炒紫）　杏仁（炒，去皮尖）各五两　人参　茯苓（去皮）　贝母　桑白皮　知母各二两

【用法】上八味，为细末，净瓷盒子内盛，每日，如茶点服，一料永除，神效。

◆**人参款花散**《卫生宝鉴》

【主治】喘嗽久不已者。

【功效】理气止咳，化痰平喘。

【药物及用量】人参　款冬花各五钱　知母　贝母　半夏各三钱　御米壳（去顶，炒）二两

【用法】上六味，为粗末，每服五六钱，水一盏半，乌梅一个，煎至一盏，温服，临卧。忌多言语。

◆**人参桔梗散**《圣济总录》

【主治】新咳，咽喉肿痛。

【功效】清热，利咽，止咳。

【药物及用量】人参一两　桔梗（炒）四两　甘草（炙，锉）一两半　白茯苓（去黑皮）　恶实（慢火炒）各二两

【用法】上五味，捣罗为细散，每服一钱匕，不拘时，沸汤点服。

◆**人参生犀散**《小儿药证直诀》

【主治】解小儿气，寒壅咳嗽，痰逆喘满，心忪惊悸，脏腑或秘或泻，又主一切风热，服寻常凉药，即泻而减食者。

【功效】健脾化湿，止咳。

【药物及用量】前胡（去芦）八钱　桔梗五钱　人参（切，去须）三钱　甘草（炙黄）二钱　杏仁（去皮尖，略曝干，为末，称五钱）

【用法】上五味，先将前四味为末，后入杏仁，每用粗罗罗过，每服二大钱，水一盏，同煎至八分，去滓，食后温服。

◆**人参紫菀汤**《袖珍方》

【主治】咳嗽痰喘。

【功效】止咳，化痰，平喘。

【药物及用量】紫苏　橘皮　半夏（姜制）　桔梗（炒）　杏仁（炒）　乌梅　紫菀　知母　薄荷　桑白皮　五味子　粟壳（蜜炒）　人参　甘草

【用法】上一十三味，㕮咀，每服八钱，生姜三片，水一盏半，煎至八分，去滓温服，食后临卧。

◆**人参枳实汤**《直指小儿方》

【主治】感冒咳喘，胸满痰滞。

【功效】宽胸理气，化痰平喘。

【药物及用量】人参一分　枳实（制）　桑白皮（炒）　半夏（制）　赤茯苓　五味子　细辛　北梗　麻黄（去节）　阿胶（炒酥）　甘草（炙）各半两

【用法】上八味，锉散，每一钱，姜三片，紫苏三叶，水煎服。

◆**人参茯苓汤**《圣济总录》

【主治】膈气宿食不消，痰毒虚气，饮食无味，壮热憎寒，霍乱吐逆。

【功效】消积利湿除满。

【药物及用量】人参二两　赤茯苓（去黑皮）一两半　附子（炮裂，去皮、脐）　黄芪　白术　干姜（炮）　前胡（去芦头）　甘草（炙）　诃黎勒皮　枇杷叶（拭去毛）　陈橘皮（汤浸，去白，焙）　麻黄（去根节）　肉桂（去粗皮）　益智子（去皮）各一两

【用法】上一十四味，粗捣筛，每服三钱匕，水一盏，生姜三片，枣一枚，擘，同煎至七分，去滓，温服。

◆**人参杏子汤**《玉机微义》

【主治】止嗽，散风寒，逐痰饮。

【功效】散寒化饮止咳。

【药物及用量】人参　半夏　茯苓　白芍　桂枝　干姜　细辛　杏仁　甘草各一钱　五味子半钱

【用法】上一十味，㕮咀，入姜煎服。

◆**人参甘草汤**《三因极一病证方论》

【主治】肺痿，咳唾涎沫不止，咽燥而渴。

【功效】益气生津。

【药物及用量】人参一两　甘草（炙）一两三钱

【用法】上二味，为锉散，每服四钱，水一盏半，姜五片，枣三个，煎七分，去滓，温服。

◆**人参石膏汤**《拔粹方》

【主治】膈消，上焦燥渴，不欲多食。

【功效】补气清热止渴。

【药物及用量】人参半两　石膏一两二钱　知母七钱　甘草四钱

【用法】上四味为粗末，水煎，食后。

◆**人参定喘汤**《太平惠民和剂局方》

【主治】丈夫妇人，远年日近，肺气咳嗽，上喘气急，喉中涎声，胸满气逆，坐卧不安，饮食不下及治肺感寒邪，咳嗽声重，语音不出，鼻塞头昏。

【功效】宣降肺气，止咳平喘。

【药物及用量】人参（去芦，切片）一两　罂粟壳（蜜刷炙）二两　麻黄（去节）一两　半夏曲一两　甘草（炙）一两　桑白皮一两半　阿胶（炒）一两　五味子一两半

【用法】上八味，为粗末，入人参片拌匀，每服三大钱，水一盏半，入生姜三片，同煎至七分，去滓，食后温服。

◆**人参补气汤**《兰室秘藏》

【主治】妇人四肢懒倦，自汗无力。

【功效】益气温中，补虚敛汗。

【药物及用量】丁香末二分　生甘草梢　炙甘草各三分　生地黄　白芍各五分　熟地黄六分　人参　防风　羌活　黄柏　知母　当归身　升麻各七分　柴胡一钱　黄芪一钱五分　全蝎一个　五味子二十个

【用法】上一十七味锉如麻豆大，都作一服，水二盏，煎至一盏，去滓，空心稍热服。

◆**人参厚朴汤**《圣济总录》

【主治】胃气虚弱，停饮相击，发为虚胀，其气逆上，食已反出。

【功效】补虚和胃降逆。

【药物及用量】人参　厚朴（去粗皮，涂生姜汁，炙透熟）　肉桂（去粗皮）　半夏（汤洗，去滑，姜汁制，炒干）各二两　陈橘皮（去白，炒）　甘草（炙，锉）　白术各一两

【用法】上七味，粗捣筛，分作十帖，每帖以水二盏，生姜半分拍破，同煎，取一盏，去滓，空心顿服。

◆**人参紫苏丹**《袖珍方》

【主治】一切喘嗽。

【功效】止咳平喘。

【药物及用量】五味子三钱　官桂（去皮）五钱　紫苏　人参各五钱

【用法】上四味，为末，炼蜜丸弹子大，每服一丸，噙化临卧。

◆**人参粥**《食医心鉴》

【主治】小儿肠胃虚冷，呕吐及痢，惊啼。

【功效】益气养阴，健脾和胃。

【药物及用量】人参　茯苓各三分　麦门冬四分（去心）　红米一合

【用法】上四味，以水一升半，煎三味，取汁七合，去滓，下米煮粥食之。

◆**八子丸**《圣济总录》

【主治】风毒气眼，翳膜遮睛及内外障眼。

【功效】补肝肾，疏血气，清热明目。

【药物及用量】青葙子　决明子（砂）　葶苈子（炒）　车前子　五味子　枸杞子　地肤子　茺蔚子　麦门冬（去心，焙）　细辛（去苗）　官桂（去粗皮）　生地黄（洗，焙）　赤茯苓（去黑皮）　泽泻（去土）　防风（去杈）　黄芩（去黑心）各一两

【炮制】研为细末，炼蜜和丸，如梧桐子大。

【用法】每服二十丸，加至三十丸，茶清或温米饮送下，一日三次。

◆**八仙丹**《类证普济本事方》

【主治】虚损，经水不通。

【功效】补下元虚弱，重镇降逆。

【药物及用量】伏火　朱砂　磁石　赤石脂　代赭石　人中黄　禹余粮　乳香　没药各一两

【炮制】研为极细末，糯米浓饮和丸，如梧桐子大，或豆大。

【用法】每服一丸，空腹时盐汤送下。

◆**八仙散**甲《妇人大全良方》

【主治】妇人血气不和，心腹疞痛。

【功效】和血行滞，止痛。

【药物及用量】棕榈二两　当归一两　麝香（另研）一钱

【炮制】先将棕榈锉碎，烧灰研末，同麝和匀。

【用法】每服一钱，温酒调下。

◆**八仙散**乙《妇人大全良方》

【主治】妇人血气不和，心腹疞痛。

【功效】和血行滞，止痛。

【药物及用量】当归　厚朴　芍药　枳壳（制）　人参各四分　甘草　茯苓各五分　肉豆蔻二分

【用法】研为细末，清水二升，煮取八合，空腹分三服，不拘时候。

【编者按】此方重在健脾行滞。

◆**八仙散**《外科精义》

【主治】游风肿痒，疥癣疮。

【功效】祛风杀虫，疥癣，清热和血。

【药物及用量】细辛　荆芥　白芷　黄芩　川芎　地骨皮　甘草各等量

【用法】研为粗末，每用二两，清水二碗，煎十沸，去滓，热搨患处。

◆**八仙散**《医方大成》

【主治】慢惊虚风。

【功效】祛风，宣滞通络。

【药物及用量】天麻　白附子　白花蛇肉　防风　半夏曲　天南星　全蝎　冬瓜仁各二分五厘　川乌一分

【用法】加生姜二片，大枣一枚，薄荷二叶，清水煎服。

◆**八仙散**《喉科指掌》

【主治】咽喉溃烂。

【功效】泻热解毒。

【药物及用量】人中白一两　大黄一两二钱　石膏五钱　玄参一两　黄芩一两四钱（酒炒）　玄明粉七钱　僵蚕三钱　瓜硝八钱　轻粉一钱（不可轻用）

【炮制】研为末，炼蜜和锭。

【用法】每服二钱，舌津化下，连连不断，烂处自愈。

◆**八仙逍遥汤**《医宗金鉴》

【主治】跌仆损伤，肿硬疼痛及一切冷振风湿，筋骨血肉肢体疼痛。

【功效】行气血，消瘀积，清热燥湿。

【药物及用量】防风　荆芥　川芎　甘草各一钱　当归（酒洗）　黄柏各二钱　茅山苍术　牡丹皮　川椒各三钱　苦参五钱

【用法】共合一处，装白布袋内扎口，清水熬滚，熏洗患处。

◆**八仙汤**《嵩崖尊生》

【主治】身体麻木。

【功效】行气活血，舒筋活络。

【药物及用量】人参　茯苓　白术　甘草　川芎　当归身　白芍　地黄　羌活　半夏　陈皮　秦艽　桂枝　牛膝　柴胡　防风

【用法】清水煎服。

◆**八仙糕**《疡医大全》

【主治】脾泄，肾泄及远年休息痢。

【功效】健脾化积，止泻。

【药物及用量】菟丝子（焙）　鱼鳔（切片，干面炒珠）　山药（炒）　芡实（炒）　白茯苓　建莲肉（去心、炒）　薏苡仁（炒）　白扁豆（炒）各四钱　谷芽（炒）八两

【炮制】研为末，加糯米粉（炒黄）十八两，籼米粉（炒黄）三十六两和匀。

【用法】每晨用开水调白糖服一二两，积久自效。

◆**八仙糕**《万病回春》

【主治】肠风飧泄。

【功效】健肠化积，止泻。

【药物及用量】枳实　白术　山药各四两　山楂肉三两　茯苓　陈皮　莲子肉各二两　人参一两

【炮制】研为末，加粳米粉五升，糯米粉一升五合，白蜜三斤，和蒸作糕。

【用法】焙干食之。

◆**八正散**《太平惠民和剂局方》

【主治】膀胱积热，热淋，血淋，甚至大便秘塞，或心经邪热蕴毒，渴饮心烦，面赤，目赤睛痛，唇焦鼻衄，口舌咽喉疮肿。或肾气实热，脉洪数，小腹外肛门俱热，大小便不利作痛，或下疳便毒，小便淋沥，脉证俱实。

【功效】利水泻热，通淋。

【药物及用量】瞿麦（炒）　萹蓄　车前子（炒）　滑石（煨，一作二斤）　甘草（炒）　山栀子仁（炒）　木通　大黄（面裹煨，去面切焙，一作酒炒，一作生用）各一斤（一方有木香）

【用法】为散，每服二三钱，清水一盏，加灯心煎至七分，去滓，食前后，临卧时温服。肾气二便不利，每服四钱，加灯心二十茎，枳壳半片去瓤，清水煎，食前温服；热盛加淡竹叶二十片。

◆**八味丸**《朱氏集验方》

【主治】肾虚火炎，发热作渴，口舌生疮，牙根溃蚀，喉痛嗽痰。

【功效】滋阴，补血，降虚火，清湿热。

【药物及用量】熟地黄（砂仁酒拌，九蒸九晒）八两　肉桂一两　牡丹皮　泽泻　茯苓（乳拌）各三两　山茱萸肉（酒润）

山药　五味子各四两

【炮制】研为细末，炼蜜和丸，如梧桐子大。

【用法】每服三钱，空腹时淡盐汤送下。

◆**八味地黄丸**《傅青主女科》

【主治】产后虚汗不止，血块不落。

【功效】补气血，清虚热，补肾滋阴。

【药物及用量】熟地黄八钱　五味子五钱　黄芪（炙）一两　泽泻五钱　山茱萸肉　山药　牡丹皮　云茯苓各八钱

【炮制】研为细末，炼蜜和丸。

【用法】每服三钱，临卧以麻黄根汤送下。

◆**八味茯苓补心汤**《保婴撮要》

【主治】心气不足，血气不和而患疮证。

【功效】开通心气，补养气血。

【药物及用量】茯苓　酸枣仁（炒）各二钱　五味子（炒）　当归　白术（炒）各一钱　人参一钱五分　菖蒲　甘草（炙）各五分　远志（去心）六分

【用法】分作二三帖，清水煎服。

◆**八味理中丸**《是斋百一选方》

【主治】脾胃虚弱，胸膈痞闷，心腹疼痛，腹满身重，四肢不举，肠鸣泄泻，饮食不化。

【功效】温中健脾消食。

【药物及用量】川姜二两　缩砂仁二两　人参一两　白茯苓一两　麦蘖二两　甘草（炙）一两半　白术四两　神曲（炒）一两

【用法】上八味为细末，炼蜜为丸，每两分作十丸，姜汤空心嚼下。或加半夏曲一两，入盐点服亦可。

◆**八味理中丸**《普济方》

【主治】小儿心肺不和，息数脉急，中膈痞满，郁阻胸臆，坐卧烦闷，多悲少食。

【功效】温养肺脾，和气疏气。

【药物及用量】人参　甘草（炙）　白术　干姜　枳实（制炒）　白茯苓　五味子（去梗）　桑白皮（去赤皮）各等量

【炮制】共研细末，炼蜜为丸，如小指头大。

【用法】每服一钱，淡豆豉五粒，清水一小盏，煎至半盏去豉，不拘时口服。

◆**八味汤**《杨氏家藏方》

【主治】脾胃虚寒，气不升降，心腹刺痛，脏腑虚滑。

【功效】温中健脾，散寒止痛。

【药物及用量】吴茱萸（汤洗七次）　干姜（炮）各二两　陈皮　木香　肉桂　丁香　人参（去芦）　当归（洗，焙）各一两

【用法】㕮咀，每服四钱，清水一盏，煎至七分，不拘时温服。

◆**八味生姜煎**《千金方》

【主治】少小嗽。

【功效】温润止咳，化痰除饮。

【药物及用量】生姜七两　干姜四两　桂心二两　甘草　款冬花　紫菀各三两　杏仁　蜜各一升

【用法】上八味，合诸药为末，微火上煎取如饴，量其大小多少，与儿含咽之，百日小儿，如枣核许，日四五服，甚有验。

◆**八味顺气散**《世医得效方》

【主治】中风亦当间服此药，中气者，尤得其宜。

【功效】祛风和胃，健脾理气。

【药物及用量】白术（炒）　白茯苓（去皮）　青皮（去白）　白芷　陈皮（去白）　天台乌药　人参（去芦）各一两　甘草（炙）半两

【用法】上八味，锉散，每服三钱，水一大盏，煎至七分，温服，不拘时。

◆**八味顺气散**《医方类聚》

【主治】类中风，虚胀，喘逆。

【功效】疏气和胃，顺气消痰。

【药物及用量】白术　白茯苓　青皮（去白）　白芷　陈皮（去白）　乌药　人参各一两　甘草（炙）五钱

【用法】研为细末，每服三钱或四五钱，清水一盏，煎至七分温服。凡中风者先服此药顺气，次进治风药。

◆**八味还睛散**《世医得效方》

【主治】散翳内障。

【功效】疏肝滞，退翳障，明目。

【药物及用量】蒺藜（炒）　防风　甘草（炙）　木贼　栀子各四钱　草决明八钱　青葙子（炒）　蝉蜕各二钱

【用法】研为末，每服二钱，食后麦门冬汤或菊花汤调下。

◆**八毒赤丸**《卫生宝鉴》

【主治】鬼疰。

【功效】杀虫祛积。

【药物及用量】雄黄　矾石　附子（炮）　藜芦　牡丹皮　巴豆霜各一两　蜈蚣一条　真珠　礜石一两

【炮制】研为细末，炼蜜和丸，如小豆大。

【用法】每日五七丸，不拘时冷水送下。

◆**八物麦门冬散**《无求子活人书》

【主治】小儿天行壮热，咳嗽心烦。

【功效】养阴清肺，化痰止咳。

【药物及用量】麦门冬（去心）三两　甘草（炙）　人参各一分　紫菀　升麻各二两　贝母一分半

【用法】上六味，锉如麻豆大，每服三钱，水一盏，入茅根半握，煎至七分，去滓，再入竹沥少许，重煎和服。

◆**八物定志丸**《魏氏家藏方》

【主治】心气不足，膈有痰热，心悸，夜寐不安。

【功效】开心气，补气虚，清心热，和肺脾，清热化痰。

【药物及用量】人参一两五钱　石菖蒲　远志（去心）　茯神（去心）　茯苓（去皮）各一两　白术　麦门冬（去心）各五钱　牛黄二钱（另研）（一方无茯神）

【炮制】研为细末，炼蜜和丸，如梧桐子大，朱砂为衣。

【用法】每服三十丸，不拘时米饮汤送下。

◆**八物汤**《素问病机气宜保命集》

【主治】痛经及血淋。

【功效】活血通经，行气止痛。

【药物及用量】川芎　当归　白芍　熟地黄各二钱（一作各一钱）　青木香（一作五分）　槟榔（一作五分）　延胡索　苦楝子（碎，炒焦）各一钱

【用法】清水二盅，煎至一盅，食前服。

◆**八物汤**《医垒元戎》

【主治】营卫俱虚，畏寒发热。

【功效】补气血。

【药物及用量】八珍汤去人参，加黄芪。

【用法】研为散，每服五钱，清水二盅，煎至一盅，去滓，食后温服。

◆**八金散**《证治准绳》

【主治】癞病及疙瘩。

【功效】杀虫去毒。

【药物及用量】金精石　银精石　阳起石　玄精石　磁石　石膏　滑石　禹余粮各等量

【炮制】碾末，化银罐内盛，盐泥固封，文武火煅炼，红透放冷，碾如粉，再用水银五钱，轻粉一钱，碾令不见星子，入药研匀。

【用法】先洗疮拭干，油调稠硬作剂，于有疮处擦之，擦后大忌饮水，宜静坐至三日，口中涎出为度，药了用贯众汤漱口，不可咽下。擦药之手宜洗净，不可近口鼻耳目，第四日一伏时依前上药，第七日不可更用，效即止。

◆**八珍丸**《圣济总录》

【主治】痰膈结实，满闷喘逆。

【功效】清热涤痰。

【药物及用量】丹砂（另研）五钱　犀角（锉）　羚羊角（锉）　茯神（去木）　牛黄（另研）　龙脑（另研）各二钱五分　天南星（牛胆汁制）　硼砂（另研）各一两

【炮制】研为细末，炼蜜和丸，如芡实大。

【用法】每服一丸，食后细嚼，人参荆芥散煎汤送下。

◆**八珍丹**《太平圣惠方》

【主治】小儿惊风，壮热，精神昏愦，呕吐痰涎，惊悸恍惚，或发瘛疭，目睛上视。

【功效】清心泻热，息风镇惊。

【药物及用量】天南星（牛胆制） 天麻（去芦） 朱砂（飞研） 甘草（锉，炒）各五两 天葵子（微炒）三百五十个 雄黄（飞研） 腻粉（研）各一两一分 牛黄（研）一分 银箔（为衣）七十片

【用法】上九味，为细末，入研药匀，炼蜜丸如豌豆大，以银箔为衣，一岁儿每服一丸，薄荷汤化下，疾证未退，可再服，更量大小加减，奶食后服。

◆**八珍散**《医方大成》

【主治】产后血迷心窍，言语不正，状如癫狂。

【功效】益气养阴，安神定态。

【药物及用量】人参 石菖蒲 生地黄 川芎各一两 朱砂（别研） 防风（去芦）各半两 细辛（洗净）一钱 甘草（炙）半两

【用法】上九味为末，每服一钱，薄荷汤下，不拘时候，地黄多恋膈，脾胃不快者，以当归代之。

◆**八珍散**《瑞竹堂经验方》

【主治】营卫气血俱虚。

【功效】补益气血。

【药物及用量】人参 白术（土炒） 茯苓各二钱 甘草（炙）一钱 当归（酒洗） 地黄各三钱 白芍二钱 川芎一钱五分

【炮制】研为末，姜枣煎汤泛丸，或蜜丸亦可。

【用法】每服三钱，熟汤或米饮送下。

◆**八珍益母丸**《严氏济生方》

【主治】气血两虚，食少无力，月经或先或后，或断或续，或赤白带下，身作寒热。

【功效】补血补气，行滞调经。

【药物及用量】益母草（忌铁器，只用上半节带叶者） 人参 白术（土炒） 茯苓 当归（酒洗） 甘草（炙） 川芎 白芍叶（醋炒） 熟地黄（酒洗）各二两

【炮制】研为末，炼蜜和丸，如弹子大，或如小豆大。

【用法】每服一丸，空腹时蜜汤送下。如不能嚼者，可做细粒七八十丸，一月之后即可受胎；虚甚者用药一斤，必能对期受胎；脾胃虚寒者加砂仁一两（姜汁炒）；腹中胀闷者加山楂一两（饭上蒸）；多食者加香附子一两（童便制）。

◆**八风丹**《太平惠民和剂局方》

【主治】诸风及痰热上攻，头痛面赤，目眩眩晕，鼻塞咽干，颈项不利，痰唾稠浊，百节疼痛，耳啸蝉鸣，面上游风，口眼蠕动。

【功效】祛风，通络，降热。

【药物及用量】滑石（细研） 天麻（酒浸）各一两 龙脑（研） 麝香（研）各二钱五分 白僵蚕（微炒） 白附子（炮）各五钱 半夏（白矾制）二两 寒水石（火烧通赤，细研水飞）八两

【炮制】捣罗为细末令匀，炼蜜和丸，如樱桃大。

【用法】每服一丸，食后细嚼，温荆芥汤或茶清送下。

◆**八风散**《千金方》

【主治】风虚面色青黑如土，不能见日月光，脚气痹弱。

【功效】补肝祛风，益气行滞。

【药物及用量】菊花一两 石斛 天雄各四钱五分 人参 甘草 附子各五钱 薯蓣 续断 黄芪 泽泻 远志 细辛 秦艽 石韦 牛膝 菖蒲 杜仲 茯苓 干地黄 防风 白术 干姜 萆薢各三钱 乌头一钱五分 麦冬 龙胆 菟丝子 柏子仁 蛇床子 山茱萸各一两 五味子 肉苁蓉二两

【用法】研为末，每服方寸匕，温酒调下，每日三次，不效加至二匕。

◆**八风散**《太平惠民和剂局方》

【主治】风气上攻，头目昏眩，肢体拘急，烦痛或皮肤风疮痒痛及寒壅不调，鼻塞声重。

【功效】健脾胃，祛风邪。

【药物及用量】藿香（去土）八两　白芷　前胡（去芦）各一斤　黄芪（去芦）　甘草（炙）　人参（去芦）各二斤　羌活（去芦）　防风（去芦）各三斤

【用法】研为细末，每服三钱，清水一盏，加薄荷少许，煎至七分，去滓，食后温服。或腊茶清调下亦可。小儿虚风，每服五分，乳香腊茶清调下，量儿大小加减。

◆**八风续命汤**《千金方》

【主治】卒中，半身不遂，手足拘急。

【功效】祛风宣络。

【药物及用量】续命汤去麻黄、芎䓖，加独活、黄芩

【用法】清水煎温服，覆汗。不得汗，倍麻黄。

◆**八香丸**《幼幼新书》

【主治】小儿冷热疳泻脓血，日渐羸瘦。

【功效】祛风，清热，杀虫。

【药物及用量】胡黄连一钱　片脑　麝香五钱　牛黄一钱二分五厘　芦荟一钱五分　蟾酥（五捻作块者亦可）　白花蛇（酒浸，去骨）五钱　蝎梢二钱五分

【炮制】研为细末，猪胆汁和丸，如黄米大。

【用法】每服五丸，米饮送下，患甚者改作散，每服五分，生米泔调下，每日三次，缓缓服。

◆**八神丹**《证治准绳》

【主治】风虚，走疰疼痛，昏迷无力，四肢麻木。

【功效】散寒祛风，通络行血。

【药物及用量】地龙（去土，炒）　五灵脂（炒）　威灵仙　防风（去芦）　木鳖子（去壳）　草乌头（炒）各一两　白胶香（另研）　乳香（另研）各三钱

【炮制】研为细末，酒煮面糊和丸，如梧桐子大。

【用法】每服五七丸至十丸，不拘时温酒送下，汗出者痹麻自散。

◆**八将丹**《疡医大全》

【主治】一切疽毒不起，疔毒不透，腐肉不脱。

【功效】提毒化腐。

【药物及用量】西牛黄三分　冰片三分　蝉衣（烘）七枚　蜈蚣（炙）七条　麝香三分　穿山甲（炙）七片　全蝎（炙）七个　五倍子（焙）三钱

【用法】共研细末，每以少许掺于疮顶上，以膏盖之。

【编者按】此方为疡科提毒化腐之要方。

◆**八厘丸**《杂病源流犀烛》

【主治】夹棍伤。

【功效】理瘀血，疗伤痛。

【药物及用量】土鳖虫（头足全者纸包焙燥）　自然铜（醋煅七次）　血竭　无名异　乳香　没药　当归梢各三钱　硼砂（甘草汁飞）四钱　巴豆霜十五粒

【炮制】共研细末，酒糊为丸，每丸湿重一分，干重八厘。

【用法】每服一丸，初受夹时，熟汤送下，并量所责之数服多寡，但不可过五丸。

◆**八厘散**《医宗金鉴》

【主治】眼胞损伤而瞳神不碎者；损伤震动盖顶骨缝，以致脑筋转拧疼痛，昏迷不省人事，少时或明者。

【功效】接骨散瘀，活血止痛。

【药物及用量】苏木（面拌）两钱　番木鳖（油灯去毛）各一钱　自然铜（醋淬七次）　乳香　没药　血竭各三钱　麝香一分　红花二钱　丁香五分

【用法】研为细末，温酒或童便调。

◆**八厘散**《疡医大全》

【主治及功效】跌打损伤。

【药物及用量】土鳖虫（焙末）　乳香　没药（均去油）　血竭各一钱　生半夏　当归（酒浸）　巴豆霜　砂仁　雄黄　甜瓜子各五分

【用法】研为细末，每服八厘，发酒调下，小儿三厘，但能开口，服下即活。

◆**八宝丹**甲《疡医大全》

【主治】杨梅结毒。

【功效】清热解毒。

【药物及用量】钟乳粉（制）　飞白面（炒研）各五钱　辰砂（飞）三钱　真熊胆　真珠　琥珀　西牛黄　冰片各一钱

【用法】研为细末，瓷瓶收贮，每用一钱，土茯苓八两，煎汤调下；如毒在下部，加薏米五钱同煎。

◆**八宝丹**乙《疡医大全》

【主治】疮毒，一切腐烂不收口。

【功效】生肌，长肉，收口。

【药物及用量】真珠（布包，入豆腐内煮一伏时，研细，如治颠顶十手指尖十足指尖龟头等二十二处，非圆珠合药不能包裹还原。若治痈疽一切疮疡，即饮块真珠一钱皆可用）一钱　牛黄五分　象皮（切片）　琥珀（灯心同研）　龙骨（煅）　轻粉各一钱五分　冰片三分　炉甘石（银罐内煅红研细）三钱

【用法】研为极细末，瓷瓶蜜贮，每用少许，掺于患处。

◆**八宝丹**《种福堂方》

【主治】腐肉已尽，新肉迟生。

【功效】生肌长肉。

【药物及用量】血竭　没药　乳香各二钱　龙骨三钱　儿茶　铅粉各一钱　冰片一钱五分　轻粉一钱

【用法】同前方。

◆**八宝生肌丹**《药奁启秘》

【主治】疮毒久溃成漏，或拔去漏管，仍不生肌，或毒尽而新肉不生。

【功效】祛腐湿，生肌肉。

【药物及用量】石膏（煅）　赤石脂　轻粉各一两　黄丹　龙骨　血竭　乳香（去油）　没药（去油）各三钱

【用法】研为极细末，每用少许掺于患处，外贴膏药，立可收功。

◆**八宝回春汤**《朱氏集验方》

【主治】一切风虚证。

【功效】补虚养气，行滞祛风。

【药物及用量】白芍一钱二分　黄耆八分　白术六分　茯神　半夏各五分　附子　人参　麻黄　黄芩　防己　香附　杏仁　川芎　当归　陈皮　防风　肉桂　干姜　甘草　熟地　生地各四分　沉香　乌药　川乌各三分

【用法】加生姜三片，大枣二枚，清水煎服。

◆**八宝真珠散**《医宗金鉴》

【主治】喉疳腐烂，声音嘶哑。

【功效】消炎退热，祛腐解毒，生肌。

【药物及用量】孩儿茶　黄连末　贝母（去心，另研）　青黛各一钱五分　红褐（烧灰存性）　官粉黄柏末　鱼脑石（微煅）　琥珀末各一钱　人中白二钱（煅）　硼砂八分　冰片六分　西牛黄　真珠（豆腐内煮半炷香时取出研末）各五分　麝香三分

【用法】研为极细末，和合再研匀，以细软管入喉内烂肉处。

◆**八宝散**《普济方》

【主治】风癞松皮顽癣久不愈者。

【功效】杀虫解毒，收湿气。

【药物及用量】藿香　破故纸　槟榔　大腹皮　雄黄　轻粉　硫黄　枯白矾各一两

【用法】研为细末，用油调，痒则擦之，日三五次。

◆**八宝黑虎散**《内外科百病验方大全》

【主治】一切无名肿毒，疔疮。

【功效】祛湿解毒，消肿止痛。

【药物及用量】冰片　麝香各一分　明雄黄五分　轻粉六分　水银　宫铅　百草霜各一钱

【炮制】先将水银、铅放铜勺内火炼好，研末。次将百草霜用勺另炒，候烟尽为度，再将各药合研极细，瓷瓶收贮，勿令泄气。

【用法】每用少许，置膏药上（不拘何项膏药）贴之。无论已溃未溃初起，无不奏效。至重用四次，亦无不愈。

◆**八宝蠲痛汤**《丹台玉案》

【主治】气滞寒凝，心疼腹痛不可忍者。

【功效】温中祛寒，理气止痛。

【药物及用量】延胡索　乳香　甘草　沉香各一钱二分　官桂八分　陈皮　当归　白豆蔻各二钱

【用法】水煎，去滓，温服。

◆**八仙解毒汤**《洞天奥旨》

【主治】一切恶疮初起。

【功效】益气养血，清热解毒。

【药物及用量】当归五钱　熟地五钱　甘草二钱　黄芪一两　白芍二钱　天花粉三钱　金银花一两　生地二钱

【用法】水煎去滓，半饥时服。

◆**八味消风散**《中医皮肤病学简编》

【主治】荨麻疹。

【功效】疏风活血，清热利湿。

【药物及用量】生地三钱　连翘三钱　红花二钱　桃仁二钱　白鲜皮五钱　地肤子二钱　僵蚕三钱　蝉蜕三钱

【用法】水煎去滓，分二次温服。

◆**十八味神药**《咽喉秘集》

【主治】喉证。

【功效】清火解毒。

【药物及用量】黄连　白鲜皮各五分　黄芩二钱（酒炒）　地丁二钱　全当归二钱　紫河车二钱　山栀一钱五分　龟板三钱　木通一钱　生甘草二钱　川芎一钱五分　连翘二钱　乳香（去油）五分　金银花一钱五分　皂角刺一钱五分　知母二钱（盐水炒）

【用法】清水煎服，结毒加土茯苓、鲜何首乌各四钱，火证烂喉加石膏、大黄各四钱。

◆**十三太保**《沈氏尊生书》

【主治】因伤吐血溺血。

【功效】和血理伤，通行滞气。

【药物及用量】海金沙　红花　枳壳　当归　延胡索　地骨皮　广皮　牡丹皮　五加皮　青皮　自然铜　乳香（去油）　没药（去油）各三钱（轻者各一钱五分）　山羊血一分五厘

【用法】冰酒煎去滓，下乳后熔化热服，盖暖，重者不过二服。

◆**十三味败毒散**《证治准绳》

【主治】痈毒。

【功效】清壅败毒。

【药物及用量】当归　白芷　穿山甲（土炒）　金银花　防风　乳香（制）　甘草　陈皮　赤芍　皂角刺　贝母　没药（制）　天花粉　芍药各等量

【用法】酒水各半煎服。

◆**十子丸**《证治准绳》

【主治】不孕。

【功效】滋阴助阳，补血生津。

【药物及用量】槐角子（和何首乌蒸七次）　覆盆子　枸杞子（去枯者及蒂）　桑葚子　冬青子（四味共蒸）各四两　菟丝子（制，去壳，酒蒸）　柏子仁（酒浸、蒸）　没食子（照雷公炮制法制）　蛇床子　北五味子（去枯者，打碎，蜜制蒸）各二两

【炮制】研为末，炼蜜和丸，如梧桐子大。

【用法】每服五六十丸，淡盐汤送下，干点心压之。

◆**十六味流气饮**《六科准绳》

【主治】一切恶肿痈疽及瘿瘤人面疮。

【功效】补虚理气，消行浊滞。

【药物及用量】人参　黄芪　川芎　当归　白芍　防风　木香　官桂（一作肉桂）　桔梗　白芷　槟榔　厚朴　乌药　甘草　紫苏　枳壳

【用法】㕮咀，清水煎，食后服。

◆**十四友丸**《六科准绳》

【主治】怔忡昏瞶，睡卧不安。

【功效】养血补心。

【药物及用量】柏子仁（另研）　远志（汤浸，去心，酒洒蒸）　酸枣仁（炒香）　紫石英（明亮者）　干熟地黄　当归（洗）　白茯苓（去皮）　茯神（去木）　人参（去芦）　黄芪（蜜炙）　阿胶（蛤粉炒）　肉桂（去粗皮）各一两　龙齿二两　辰砂二钱五分（另研）

【炮制】研为末，炼蜜和丸，如梧桐子大。

【用法】每服三四十丸，食后枣汤送下。

◆**十四味建中汤**《太平惠民和剂局方》

【主治】荣卫失调，血不足，积劳虚损，体羸气短。

【功效】补养气血，调和荣卫。

【药物及用量】当归（酒浸，焙） 白芍 白术 麦门冬（去心） 甘草（炙） 黄芪（炙） 半夏（制） 肉苁蓉（酒浸） 人参 川芎 肉桂 附子（炮） 熟地黄（酒浸，焙） 茯苓各等量

【用法】㕮咀，每服三钱，清水一盅，加生姜三片，大枣一枚煎，空腹时服。

◆**十生丹**《摄生众妙》

【主治】风走疰疼痛。

【功效】通阳祛风。

【药物及用量】天麻 防风（去芦） 羌活（去芦） 独活（去芦） 川乌 草乌头（去芦） 何首乌 全当归（去芦） 川芎 海桐皮（并生用）各等量

【炮制】研为细末，炼蜜和丸，每丸重一钱。

【用法】每服一丸，细嚼冷清茶送下，病在上食后服，病在下，空腹服，忌食热物一日。

◆**十全大补汤**《传信适用方》

【主治】诸虚百损，五劳七伤，头痛昏晕，耳鸣目眩，口舌生疮，牙齿不固，心烦作渴，喘嗽呃逆，羸瘦不食，胸腹闷痛，气攻脊骨，经络拘急，梦遗便泄，足膝无力及溃疡寒热作痛，脓清而少。或流注瘰疬，便毒，久不作脓，或脓而成溃，溃而不敛。

【功效】大补气血。

【药物及用量】人参 熟地黄（酒洗，焙，蒸） 黄芪（盐水拌炒，一作蜜酒炙）各一钱五分（一作各一钱） 白术（炒，一作饭上蒸） 当归（酒拌） 白芍（炒，一作酒洗） 肉桂（一作五分）各一钱 川芎䓖（一作一钱） 白茯苓（一作一钱） 甘草（炙，一作五分）各八分

【用法】每服三五钱，加生姜三片，大枣二三枚（擘，一方无姜枣，有糯米）。清水煎，食前温服。若溃疡血气不足之人，结肿未成脓者，加枳壳、香附、连翘服之自愈。

◆**十全大补汤**《傅青主女科》

【主治】乳痈。

【功效】大补气血。

【药物及用量】人参 白术（土炒） 茯苓 当归（酒洗）各三钱 甘草（炙） 川芎（酒洗）各一钱 熟地黄五钱 白芍二钱（酒炒） 生黄芪一两 金银花三钱

【用法】清水煎，温服，一剂痊愈。

◆**十全丹**《三因极一病证方论》

【主治】脚气上攻，心肾相击，足心隐痛，小腹不仁，烦渴，小便或秘或利，关节挛痹疼痛。

【功效】补下虚，利腰脚。

【药物及用量】肉苁蓉（酒浸） 石斛 狗脊 萆薢（酒浸） 地仙子 远志（去心）各一两 熟地黄 杜仲（去粗皮，锉，炒去丝）各三两

【炮制】研为细末，炼蜜和丸，如梧桐子大。

【用法】每服五十丸，温酒或盐送下。

◆**十全丹**《普济方》

【主治】丁奚、哺露。

【功效】攻积杀虫。

【药物及用量】尖槟榔 枳实（麸炒） 青皮 陈皮 京三棱（炒） 蓬莪术（炒） 砂仁各五钱 丁香 木香各一分 香附一两 五灵脂 白豆蔻 使君子 芦荟 蛤蟆 川芎

【炮制】研为末，神曲煮糊和丸，如黍米大。

【用法】每服一百丸，空腹食前米饮送下。

◆**十全散**《赤水玄珠》

【主治】麻症咽喉肿痛。

【功效】清热毒，消肿痛。

【药物及用量】黄连 黄芩 黄柏各一钱 苦参 孩儿茶 雄黄各五分 硼砂 延胡索各三分 乳香一分 片脑少许（临时入）

【用法】研为极细末，每用五厘于患处。

◆**十灰丸**《严氏济生方》

【主治】吐血、衄血、血崩，一切血出不止。

【功效】收敛止血。

【药物及用量】锦灰　黄绢灰　马尾灰　艾叶灰　藕节灰　莲房灰　油发灰　赤松皮灰　棕榈灰　蒲黄各等量

【炮制】研为细末，醋煮米糊为丸，如梧桐子大。

【用法】每服七十丸至一百丸，空腹时米饮送下。

◆**十灰散**《医方大成》

【主治】下血不止。

【功效】收敛止血。

【药物及用量】锦片　木贼　棕榈皮　柏叶　艾叶　干漆　鲫鱼鳞　血余　当归　鲤鳞各等量

【炮制】火化存性，研为细末，加麝香少许调匀。

【用法】每服二钱，空腹时温酒调下。

◆**十灰散**《修月鲁般经后录》

【主治】虚痨心肺损，吐血咯血。

【功效】清热止血。

【药物及用量】大蓟　小蓟　侧柏叶　荷叶　茜草根　茅根　山栀　大黄　牡丹皮　棕榈皮各等量

【炮制】烧灰存性，纸裹盖地上，一宿出火毒，研为细末。

【用法】每服二三钱至五钱，空腹童便或藕汁、莱菔汁磨京墨半盅调下，如不效，用花蕊石散以消之，无不愈者。

◆**十味人参散**《玉机微义》

【主治】潮热，体倦。

【功效】清血热。

【药物及用量】人参　柴胡　甘草　茯苓　半夏　白术　黄芩　当归　芍药　葛根

【用法】㕮咀，清水一盏，加生姜三片，煎服。

◆**十味锉散**《医方类聚》

【主治】中风血弱，肢骨掣痛，举动艰难，湿痹，身疼痛。

【功效】祛风湿，行气血。

【药物及用量】附子（炮）三两　当归（洗）　黄芪（炙）　白芍各二两　川芎　防风　白术各一两五钱　肉桂一两　茯苓　熟地黄各七钱五分

【用法】每服四钱，清水一盅，加生姜八片，大枣三枚煎，食后临卧服。

◆**十味香薷饮**《肘后备急方》

【主治】暑湿内伤，脾胃不和，食少腹胀。

【功效】祛暑解表，益气和中。

【药物及用量】香薷一两　人参（去芦）　陈皮（浸泡，去白，一作醋炒）　白术　白茯苓　白扁豆（炒去壳）　黄芪（去芦，酒炒）　木瓜　厚朴（姜汁制，炒黑色）　甘草（炙）各五钱

【用法】研为细末，每服二钱，欲令作汗，热汤调下。欲利小便，冷水调下。如伏暑，去黄芪、人参，加黄连、藿香、泽泻。

◆**十味淡斋方**《疡科心得集》

【主治】下疳疔疮，误服轻粉升药，致烂喉塌鼻，遍体节骨酸楚，或腐烂不堪者。

【功效】解毒，清热祛痰。

【药物及用量】贝母（去心，生研）一两　白芷（焙）一两　海螵蛸（浸泡，漂净，去甲）一两　当归（炒）一两　芎䓖（炒）一两　金银花（晒）一两　天花粉（晒）一两　半夏（姜汁制炒）一两　天南星（姜汁制炒）一两五钱　防风一两

【炮制】各药要囫囵分瓦盆内炒，忌五金器。用木槌于石内打成末，洁净，称进分量，分作二十一服，每服五钱。每日用鲜土茯苓一斤，不见铁器，于石臼内捣碎，放于瓦罐内，加河水十二碗，煎至六碗。去滓下药末五钱，再煎至三碗。

【用法】朝、午、晚各服一碗，六十三日收功，服时须忌盐。

◆**十味温胆汤**《世医得效方》

【主治】寒涎沃胆，胆寒肝热，心悸不眠，短气恶心，耳鸣目眩，四肢浮肿，饮食无味，心虚烦闷，坐卧不安。

【功效】健脾化痰，清肝温胆。

【药物及用量】半夏（炮） 枳实（曲炒） 陈皮（去白）各二钱 白茯苓（去皮）一钱五分 酸枣仁（炒） 远志（去心） 甘草汁 制五味子 熟地黄（酒洗，焙） 人参（去芦）各一钱 粉草（炙）五分

【用法】清水二盅，加生姜五片，红枣一枚，煎至一盅，不拘时服。

◆**十味导赤散**《杂病源流犀烛》

【主治】心胆实热，口舌生疮，惊悸烦渴。

【功效】清热利湿，利膀胱。

【药物及用量】黄连 黄芩 麦门冬 半夏 白茯苓（一作茯神） 赤芍 木通 生地黄 甘草 地骨皮各五分

【用法】加生姜五片，清水煎服。

◆**十味导痰汤**《张氏医通》

【主治】痰湿上盛，头目不清。

【功效】祛湿豁痰。

【药物及用量】导痰汤加羌活 天麻 蝎尾

【用法】清水煎，临卧服时加雄黄末少许。

◆**十服神效汤**《疡医大全》

【主治】杨梅结毒流注，筋骨疼痛，不论已未破烂。

【功效】祛毒。

【药物及用量】升麻 皂角刺各四两 土茯苓一斤

【用法】清水八碗，煎至四碗，临服入麻油三匙，一日服一剂，十剂痊愈。患在头顶者加白芷；在胸中喉面者加桔梗；在胸前者加白芍；在肩背者加羌活；在下部加牛膝，俱一钱。

◆**十珍散**《续易简方》

【主治】胃口不开。

【功效】开胃养气，温脾进食。

【药物及用量】扁豆 缩砂仁 桔梗 拣参 五味子 白术 白茯苓 黄芪 山药 甘草各半两

【用法】为散，清水煎服。

◆**十珍汤**《眼科审视瑶函》

【主治】眼赤痛如邪证。

【功效】清肝火，滋阴清热。

【药物及用量】生地黄（酒洗）三钱 当归（酒洗）一钱五分 白芍（炒） 地骨皮（炒） 知母（盐酒拌炒） 牡丹皮（童便浸炒） 天门冬（去心） 麦门冬（去心）各一钱五分 人参（去芦） 甘草梢各五分

【用法】清水二盅，煎至八分，去滓温服。

◆**十香丸**《景岳全书》

【主治】气滞、寒滞诸痛（如癞疝之属）。

【功效】行气消积，温通经脉。

【药物及用量】沉香 广木香 公丁香 小茴香 金香附 广陈皮 台乌药 建泽泻 荔枝核（煨黑） 肥皂荚（炙至烟尽）

【炮制】共研细末，酒泛丸如梧桐子大。

【用法】每服三钱，温酒或熟汤送下。

◆**十香膏**《外科精义》

【主治】五发，恶疮，结核，瘰疬，疳瘘疽痔。

【功效】温通气血，散发邪毒，补内虚，托疮痈。

【药物及用量】沉香 麝香各一钱 木香 丁香 乳香 甘松 白芷 安息香 藿香 零陵香各五钱（俱为细末） 当归 川芎 黄芪 木通 芍药 细辛 升麻 白蔹 独活 川椒 藁本 菖蒲 厚朴 商陆根 本鳖子 官桂（俱锉）各二钱 桃仁 柏子仁 松子仁 杏仁各五钱 桂枝 桑枝 柳枝 松枝（俱锉）各二两 没药 轻粉 雄黄 朱砂 云母石 生犀角 乱发灰 白矾灰（俱另研如粉）各二两 酥羊肾脂 猪脂各二两 黄丹一斤 芝麻油三斤

【炮制】先用木炭火炼油至香熟，下十六味，锉碎药及四枝四仁，熬至紫黑色出火，滤去滓，入酥脂煎十余沸。再以新棉滤过，油澄清，拭铛令净，再置火上，煎油至沸。下黄丹，用湿柳枝作篦子不住手

搅，熬一日至滴在水中成珠不散，便离火入十味药末搅匀。再上火入云母等粉八味，轻粉令沸，离火不住搅一食时，盛于瓷盒内，密封收藏。

【用法】每用时量疮口大小在绯帛上摊贴之；肠胃痈疽可作丸如梧桐子大，每服七丸，空腹时温酒送下。

◆**十疰丸**《千金方》

【主治】十疰。

【功效】杀虫，解毒。

【药物及用量】雄黄　巴豆霜各一两　人参　麦门冬　细辛　桔梗　附子　皂荚　川椒　甘草各五钱

【炮制】炼蜜为丸。

【用法】每服五丸，熟汤送下。

◆**十神汤**《太平惠民和剂局方》

【主治】时疫感冒，头痛如破。

【功效】疏散风寒外邪。

【药物及用量】紫苏　葛根各一钱五分（一作各一钱）　麻黄（去节、根、汤泡，一作一钱）　升麻（一作五分）　川芎（一作一钱）　白芷（一作五分）各八分　陈皮（一作一钱）　甘草（炙，一作五分）　赤芍（一作一钱）　香附（姜汁拌碎，一作一钱）各六分

【用法】加生姜五片，葱白三四茎（连须），清水煎，去滓，不拘时熟服，温覆取微汗。

◆**十神解毒汤**《证治准绳》

【主治】痘疹，身发壮热，腮红脸赤，毛焦色枯，三日以前痘点烦红，燥渴欲饮，睡卧不宁，小便赤涩者。

【功效】凉血解毒。

【药物及用量】当归尾　生地黄　红花　牡丹皮　赤芍　桔梗　木通　大腹皮　连翘　川芎

【用法】清水煎服。

◆**十将军丸**《丹溪心法》

【主治】久疟不崩，腹痛，有疟母。

【功效】消痰积，截疟疾。

【药物及用量】缩砂仁　槟榔　常山　草果各二两　京三棱　蓬莪术　青皮　陈皮　乌梅　半夏各一两

【炮制】先将酒、醋各一碗，浸常山、草果一宿，后入八味同浸至晚。煮干研为细末，酒醋各半，打糊和丸，如梧桐子大。

【用法】每服三四十丸，熟汤送下，一日二次，服至八两，即可除根。

◆**十枣汤**《伤寒论》

【主治】太阳中风，表解未和及悬饮、支饮，或因水而咳。

【功效】逐水祛饮。

【药物及用量】大枣十枚　芫花（熬）　甘遂　大戟（泡去骨，一作炒）各等量（一方加生姜汁，一方加肉桂）

【用法】各另捣为散，清水一升五合，先煮大枣去八合，去滓，纳药末，强人服一钱匕，羸者服半钱匕，平旦时温服；若下少，病不除者，明日更服，加半钱匕，得快下利后，糜粥自养。

◆**十圣散**《广嗣纪要》

【主治】妊娠胎动不安。

【功效】扶气养血。

【药物及用量】人参　黄芪　白术　熟地黄　砂仁各五分　甘草（炙）　当归　川芎　白芍（均炒）各一钱　续断八分

【用法】清水煎服。

◆**十补丸**《严氏济生方》

【主治】肾脏虚冷，面黑足寒，耳聋膝轻，小便不利，小儿解颅，胫软膝盖不生。

【功效】温阳补肾，生精养血。

【药物及用量】熟地黄（炮）四两　附子　五味子各二两　山茱萸肉　山药　牡丹皮　鹿茸　肉桂　茯苓　泽泻各一两

【炮制】研为末，炼蜜和丸，如梧桐子大。

【用法】每服六七十丸，盐汤送下。

◆**十补丸**《片玉痘疹》

【主治】痘疹内虚吐泻，毒气内陷不出。

【功效】补气托毒。

【药物及用量】黄芪　人参　当归各二钱　厚朴（姜制）　桔梗　川芎　防风　白芷　甘草各一钱　桂心三分

【用法】每服四钱，清水煎服，或研为细末，每服一二钱，熟汤或木香汤送下，有寒证者宜之。

◆**十补丸**《是斋百一选方》

【主治】小肠寒疝，膀胱伏梁，奔豚玄气等疾。

【功效】温阳散寒，调理气机。

【药物及用量】附子（用防风一两，锉如黑豆大，盐四两，黑豆一合，炒，附子裂，去诸药，只用附子，去皮、脐）一两　胡芦巴　木香　巴戟（去心）　川楝子（炮，取肉）　官桂　延胡索　荜澄茄（去蒂）　舶上茴香（炒）　破故纸（炒）九味各一两

【用法】上一十味，为细末，用糯米粉酒打糊为丸，如梧桐子大，辰砂为衣，每服三五十丸，空心，酒下，妇人醋汤下。

◆**十宝丹**《疡医大全》

【主治】痈疽肿疡。

【功效】消肿解毒。

【药物及用量】海蚌二十一个　朱砂　轻粉　寒水石（煅）　雄黄　铜绿各二钱　血竭　蟾酥　胆矾各一钱　麝香五分

【炮制】研极细，酒丸如梧桐子大，朱砂为衣。

【用法】大人服七丸，小儿服三丸。先嚼葱白头三根吐手心（男左手，女右手），包药吞之，黄酒送下。尽醉被盖出汗，外用万灵丹点之。

◆**十宝丹**《疫喉浅论》

【主治】疫喉已溃未溃，肿痛色艳，痘毒攻喉，疹糊后牙疳，梅毒咽烂。

【功效】消肿止痛，化毒生肌。

【药物及用量】西牛黄　贝母（去心）　马勃各三分　真珠（入豆腐肉煮，去油，另研）六分　梅花冰片（溃烂者，宜少用）五厘　人指甲（瓦上煅焦，或以龙骨煅透代之）　硼砂各四分　青鱼胆（大者佳，阴干收用，或以青果三枚，煅成炭代之）　人中白（煅）　琥珀（另研）各五分

【用法】共研细末，吹患处。

◆**十宝汤**《普济方》

【主治】冷痢下如鱼脑者。

【功效】健肠胃。

【药物及用量】黄芪四两　熟地黄（酒浸）　白茯苓　人参　当归（酒浸）　白术　半夏　白芍　五味子　官桂各一两　甘草五钱

【用法】研为粗末，每服二钱，清水一盅，加生姜三片，乌梅一个，煎至七分，食前温服，三服见效。

◆**十味六和汤**《赤水玄珠》

【主治】感受暑湿，痢疾未愈，继患疟疾。

【功效】祛暑化湿，健脾和中。

【药物及用量】藿香　厚朴　赤苓　人参　木瓜　香薷　扁豆　杏仁　甘草　砂仁

【用法】水煎，去滓温服。

◆**十味香附丸**《医学入门》

【主治】妇人经候不调。

【功效】理气调经。

【药物及用量】熟地　当归　芍药　川芎各四两　白术　陈皮　泽兰叶各一两　黄柏　甘草各一两　香附（分四份，用酒醋童便　盐水各浸七日，焙干）一斤

【用法】上为末，醋糊为丸，如梧桐子大，每次七十丸，空心用盐汤送服。

◆**十味养荣汤**《朱氏集验方》

【主治】妇人气血不足，脐腹㽲痛，月水不调。

【功效】益气养血调经。

【药物及用量】熟地黄（酒洗）　黄芪（蜜炙）各二两半　牡丹皮（炒）　五味子　肉桂（去皮）　白芍（炒）　白茯苓各一两　当归（酒浸）　川芎各一两半　甘草七钱（炙）

【用法】上一十味，㕮咀，煎服。

◆**十膈气散**《御药院方》

【主治】十般膈气，治冷膈、风膈、气膈、痰膈、热膈、忧膈、悲膈、水膈、食膈、喜膈，皆是病源也。并因忧惊，冷热不调，又乖将摄，更于喜怒无时，贪嗜饮食，因而不化，滞积在胸中，上喘痰嗽，岁月渐深，心胸噎塞，渐致瘦羸，久若不

除，必成恶疾。

【功效】运脾和胃，理气化积。

【药物及用量】人参（去芦头）　白茯苓（去粗皮）　官桂（去粗皮）　枳壳（麸炒，去瓤）　甘草（锉，炙）　神曲（炒令黄）　麦蘖（炒黄）　诃黎勒皮（煨，去核）　吴白术　陈橘皮（去白）　干生姜（炮）　京三棱（煨，锉）　蓬莪术（煨，锉）各一两　厚朴（去粗皮，用生姜汁涂炙）　槟榔（煨，锉）　木香各半两

【用法】上一十六味，捣罗为细末，每服一钱，入盐一字，白汤点服亦得。如脾胃不和，腹胀心胸满闷，用水一盏，生姜七片，枣两枚，盐少许，同煎至八分，和滓热服，空心食前。

◆**十物独活汤**《烟霞圣效方》

【主治】风半身不遂，口不能言。

【功效】祛风通络。

【药物及用量】独活四两　桂心五两　生葛八两　甘草（炙）　防风　当归各二两　生姜十两　附子（炮）　芍药各一两　半夏（洗）一升

【用法】上一十味，以水一斗，煮取三升，分为三服，日进三服，大效。忌海藻、生葱、猪羊肉、饧。

◆**十柔丸**《是斋百一选方》

【主治】妇人血气不足。

【功效】养血温肾。

【药物及用量】熟干地黄四两　当归二两　肉苁蓉（酒浸，无，以鹿茸代之）　紫菀　补骨脂　鹿角胶（炒）　柏子仁　熟艾（别碾，酒浸熬膏）　白茯苓各二两

【用法】上九味为细末，艾膏为丸，如梧桐子大，每服七八十丸，温酒或米饮汤下。

◆**十精丸**《是斋百一选方》

【主治】下部气，脱肛。

【功效】温下暖，中行气。

【药物及用量】吴茱萸　茴香　台椒（三味同炒焦黄色）　破故纸（炒）　川楝子（去核，炒）　陈皮　青皮　苍术　大川乌（用青盐炒赤色，去皮尖）　良姜（炒）

【用法】上一十味，各一两，同为细末，酒糊为丸，每服二十丸至三十丸，空心，盐汤温酒任下，妇人米醋汤下。

◆**儿茶散**《杂病源流犀烛》

【主治】牙根肿，极痛，微赤有白泡，舌尖粉碎者。

【功效】清热，生肌，消肿止痛。

【药物及用量】儿茶不拘多少

【用法】研为末，加冰片少许吹之。

◆**儿茶散**《疡医大全》

【主治】下疳，痃秆。

【功效】生肌，杀虫，清热解毒。

【药物及用量】铜绿　儿茶各等量

【炮制】煅红放地上冷定，又煅又冷定，研细加儿茶等量和匀。

【用法】洗净掺之。

三　画

◆**三一承气汤**《宣明论方》

【主治】伤寒大承气汤证，腹满食痛，调胃承气汤证，谵语下痢，小承气汤证，内热不便，中风僵仆风痫。

【功效】泄肠中热毒，下实积壅滞。

【药物及用量】锦纹大黄（去粗皮）　芒硝　厚朴（去皮，姜制）　生枳实各五钱　甘草（去皮，炙）一两（一方加当归二钱五分，酒洗，焙）

【用法】清水一盅半，生姜三片（一方加大枣三枚），煎至七分，纳硝煮二沸去滓，不拘时温服，以利为度。

◆**三三丸**《古今医鉴》

【主治】杨梅疮。

【功效】清邪毒，杀霉菌。

【药物及用量】儿茶一分　轻粉五分

砒八厘（壮者用一分）

【炮制】研为细末，水煮面和为丸，如绿豆大。

【用法】分作九服，一日三服，清茶送下，三日即愈。

◆三才丸《儒门事亲》

【主治】气血俱虚，虚劳咳嗽，精神不固。

【功效】滋阴补肺。

【药物及用量】天门冬　人参　熟地黄各等量

【用法】每服一百丸（一作三钱），空腹时温酒或米饮送下。

◆三才丸《吴氏集验方》

【主治】痰嗽。

【功效】补益肺肾，润肺止咳。

【药物及用量】人参　天门冬（去心）熟干地黄各等量

【用法】上三味，为细末，炼蜜为丸，如樱桃大，含化服。

◆三才封髓丹《医学发明》

【主治】虚火上炎，梦遗失精。

【功效】滋阴血，养肺肾。

【药物及用量】天门冬（去心，一作二两）　熟地黄（一作二两）　人参（一作一两）各五钱　黄柏（酒炒）三两　缩砂仁一两五钱　甘草（炙）七钱五分

【炮制】研为细末，水煮面糊为丸（一作炼白蜜为丸）如梧桐子大。

【用法】每服五十丸（一作三四钱），用肉苁蓉五钱，切片，酒一盏浸一宿，日煎三四沸，去滓，空腹时送下。

◆三才汤《温病条辨》

【主治】暑邪久热，寝食不甘，神志不清，阴液化气两伤。

【功效】养津液，滋阴。

【药物及用量】人参三钱　天门冬二钱　干地黄五钱

【用法】清水五盏，煎至二盏，分温二服。欲复阴者加麦冬、五味子；欲复阳者加茯苓、甘草（炙）。

◆三才绛灵锭子《证治准绳》

【主治】瘰疬痔漏，六瘤恶疮。

【功效】开疮口，去死肉，祛瘀生新。

【药物及用量】（1）天才为第一步开疮口紧要之药，白矾（煅）五钱　雄黄三钱　生信石　生硇砂　朱砂各二钱　生胆矾　乳香　没药各一钱五分　麝香　片脑各少许　（2）地才为第二步去死肉之药，白矾（煅）五钱　雄黄三钱　信石（煅过）　朱砂各一钱　生硇砂　生胆矾　乳香　没药各一钱五分　儿茶　血竭　轻粉各五分　麝香　片脑各少许　（3）人才为第三步祛瘀肉，生新肌之药，白矾（煅）五钱　雄黄三钱　赤石脂（煅）　儿茶　朱砂各二分　硇砂（水煮干）一钱五分　胆矾（煅）　乳香　没药　轻粉　血竭各一钱　麝香　片脑各少许

【炮制】研为末，秫米糊为锭子，如豆大带扁些，阴干，又作药线如麻黄样。

【用法】先用铁罐膏点头令黑，次将此锭膏药贴上，三日一换，腐肉不尽出者，可更用下品锭子（三品锭子之一，见三品锭子条）及针头散，取尽腐肉；只有脓汁不干者，用生肌干脓散掺疮口，膏药贴上；如要生肌，速用生肌散掺疮口上，膏药贴上。

◆三丰伐木丸《本草纲目》

【主治】土衰木旺，心腹满身肿，黄如土色。

【功效】燥湿，涤痰。

【药物及用量】苍术（米泔浸一宿）十六两　绿矾（醋拌煅）八两

【炮制】研为细末，水泛为丸。

【用法】每服三钱，好酒或米汤送下。

◆三之一汤《洁古家珍》

【主治】产后虚劳发热。

【功效】养血清热。

【药物及用量】柴胡　黄芩　人参　半夏　川芎　当归　芍药　熟地黄　甘草各一钱五分

【用法】清水二盅，加生姜三片，红枣一枚，煎至一盅，不拘时服。

◆三仁五子丸《永类钤方》

【主治】肝肾不足，体弱眼昏，内障生花。

【功效】滋阴益精，补肝肾明目。

【药物及用量】柏子仁　薏苡仁　酸枣仁（炒）　菟丝子（酒制）各二两　五味子（焙干）一两　枸杞子　车前子（酒浸蒸干）　覆盆子（酒浸蒸）　肉苁蓉（酒浸制）　白茯苓（乳拌蒸晒干）　当归（酒洗，炒）各二两　熟地黄三两（酒水煮烂捣膏）　沉香（锉细末）五钱　鹿茸等量

【炮制】除沉香地黄膏别入外，余研为细末，烂蜜和丸，如梧桐子大。

【用法】每服五十丸，空腹时盐汤或熟汤送下。

◆三仁汤《温病条辨》

【主治】湿温初起，湿热互结，湿重于热者。

【功效】清热利湿，解暑。

【药物及用量】杏仁五钱　白豆蔻仁二钱　生薏苡仁六钱　滑石（飞）六钱　竹叶二钱　半夏五钱　白通草　厚朴各二钱

【用法】甘澜水八碗，煮取三碗，每服一碗，日三次。

◆三仙粥《济众新编》

【主治】老人风秘，脏腑壅滞，气冲脑中，忽然头痛，腹痛，恶心不食。

【功效】养血润肠。

【药物及用量】桃仁　海松子仁各一合　郁李仁一钱

【用法】捣烂取汁，和米作粥服。

◆三化汤《素问病机气宜保命集》

【主治】中风入脏，邪气内实，热势极盛，二便不通及阳明发狂谵语。

【功效】泻热通便。

【药物及用量】厚朴（姜制）　大黄　枳实　羌活各等量

【用法】每服三两，清水三升，煎至一升五合，终日服，以微利为度。

◆三仙丸《是斋百一选方》

【主治】中脘气滞，胸膈烦满，痰涎不利，头目不清。

【功效】消痞散结，燥湿化痰。

【药物及用量】天南星（生，去皮）　半夏（沸汤泡七遍，二味各五两，碾为细末，用生姜自然汁和，不可太软，但手捏得聚为度，摊在筛内，用楮叶盖之，令发黄色，晒干收之，须是五六月内做曲，如酱黄法）　香附子（略炒，于砖上磨去毛）五两

【用法】上三味，用南星、半夏曲饼子二两，净香附子一两，同为细末，水煮面糊为丸，如梧桐子大，每服二十至三十丸，食后临卧，姜汤下。

◆三仙丸《肘后备急方》

【主治】痰湿。

【功效】燥湿化痰。

【药物及用量】半夏　天南星　香附子各一斤（于春末或夏初为末，姜汁调做饼放筛中，艾叶盖，发黄色，造成曲）

【炮制】每曲四两，入于附细末二两，姜汁制糊和丸。

【用法】每服五十丸，生姜汤送下。

◆三仙丸《普济方》

【主治】肾受寒湿，腰痛。

【功效】祛寒燥湿。

【药物及用量】生乌头（去皮制作，骰子块盐五钱，同炒黄去盐）一两　茴香（炒香）三两　苍术（米泔浸一宿，刮去皮，切碎，葱白一握，同炒黄去葱）二两

【炮制】研为末，酒煮面糊和丸，如梧桐子大。

【用法】每服二十丸，空腹时温酒或盐汤送下。

【编者按】小升丹之别名。

◆三仙散《万氏家抄方》

【主治】疸疗。

【功效】散血解毒。

【药物及用量】紫花地丁　翻白草　当归尾

【用法】为散，清水煎温服。

◆三仙散《杂病源流犀烛》

【主治】肝风郁滞，耳内生疮有脓毒。

【功效】化湿解毒。

【药物及用量】黄柏（胆汁炒）　红花

（酒炒） 冰片

【用法】研细吹耳。

◆**三仙散**《增补验方新编》

【主治】跌打腰痛。

【功效】活血和络。

【药物及用量】罗裙带 叶杉树皮 槐树皮各等量

【用法】清水煎，热洗，其渣捣溶炒热，布包敷之，冷则随换。

◆**三生饮**《卫生易简方》

【主治】卒中昏不知人，六脉沉伏，口眼㖞斜，半身不遂及痰厥气厥。

【功效】助阴散寒，行气，化痰，通络。

【药物及用量】生天南星一两 生川乌（去皮）五钱 生附子（去皮）五钱 木香二钱（一作二钱五分，一作三钱五分）

【用法】捣罗为散，每服五钱，加生姜十片，清水煎，去滓温服，如气虚猝倒者加人参一两许，口噤不省人事者用细辛、皂角各少许，研为细末，为芦管吹入鼻中。候喷嚏，其人少苏，然后进药。痰涎壅盛者，每服加全蝎四枚，仍用养正丹镇堕之，因气中者以净汤化苏合香丸，乘热灌服，仍用前药汁浓磨沉香汁一呷许，再煎一沸服之。服药已定，审的是风，再投治风之剂。

◆**三生饮**《直指小儿方》

【主治】柔痉自汗，肢体厥冷。

【功效】温经通络。

【药物及用量】天南星（生）一两 川乌生 附子各半两 木香一分

【用法】上四味，锉散，每服一钱，生姜五片慢火煎取其半，通口。

◆**三生丸**《吴氏集验方》

【主治】痰嗽。

【功效】补肺止咳。

【药物及用量】胡桃仁一两 生姜一两（去皮，细切） 杏仁一两

【用法】上三味，同研为泥，就和作剂，可得十三四丸，临卧，烂嚼一丸，可数服，即止。

◆**三生散**《妇人大全良方》

【主治】妇人卒中，昏不知人，口眼㖞斜，半身不遂，咽喉作声，痰气上壅，治痰厥饮厥及气虚眩晕。

【功效】祛风化痰。

【药物及用量】生天南星一两 生乌头（去皮尖） 生附子各半两（去皮） 木香一分

【用法】上四味㕮咀，每服半两，水二大盏，生姜十片，煎至六分，去滓，温服。

◆**三甲复脉汤**《温病条辨》

【主治】下焦温病，热深厥甚，脉细从心中憺憺大动，甚者心中痛。

【功效】清血中伏热，潜阳息风。

【药物及用量】即二甲复脉汤加生龟板一两

【用法】清水煎服。

◆**三甲散**《温疫论》

【主治】瘟疫伏邪已溃，正气衰微，不能托毒外出，致成痼疾。

【功效】通络消瘀，清热养血。

【药物及用量】鳖甲 龟甲各一钱（并用酥炙黄为末，无酥以醋炙代之） 穿山甲（土炒黄为末） 蝉蜕（洗净，炙干） 白僵蚕（切） 牡蛎（煅为末） 当归各五分 白芍（酒炒）七分 甘草三分 䗪虫（干者擘碎，鲜者杵烂，和酒少许，取汁入汤药同服，其渣入诸药同煎）三个

【用法】清水二盅，煎至八分，去滓温服。

◆**三白丹**《张氏医通》

【主治】杨梅结毒。

【功效】攻毒祛腐。

【药物及用量】水银一两 白矾 焰硝各二两

【炮制】置铁铫中，以厚瓷碗合定，盐泥固济压定碗足，文火煅三炷香，升在碗内，取出放地一夕，以出火毒。瓷罐收贮，经年后方可用之。

【用法】每服三分，入飞面三钱，壮者分三服，中者分五服，羸者分七服。每日以土茯苓八两捶碎，清水七碗煮至五碗，

去滓，入前丹一服，再煎至三碗，一日服尽。明日如前法再服，二三日后咽喉肿痛，齿龈出水，七日毒尽自愈。肿甚者用黄连、犀角、骨碎补各一钱，黑豆一合，煎汤漱之。

◆三白散《三因极一病证方论》

【主治】小儿初肿四肢，肤囊净肿，二便不利，因膀胱蕴热，风湿相乘者。

【功效】导利留置。

【药物及用量】桑白皮（炒）　白术　白牵牛（半生半炒）　木通（去皮节）　陈皮（去白）　甘草（炙）各五钱

【用法】㕮咀，每服二钱，清水一盏，煎至七分，食前或不拘时服。

◆三白散《外科正宗》

【主治】漆疮。

【功效】消热毒，拔腐生肌。

【药物及用量】杭粉一两　轻粉五钱　石膏三钱（煅）

【用法】研匀和末，韭菜汁或凉水调敷，以纸覆之。

◆三白散《杂病广要》

【主治】妊娠泄泻。

【功效】利湿养脾，止泻。

【药物及用量】白术　白茯苓各三钱　白芍二钱

【用法】锉散，清水煎服。

◆三白广生汤《杂病源流犀烛》

【主治】虚损痨瘵。

【功效】清热利湿，养血，滋阴。

【药物及用量】白术　白芍　白茯苓　地骨皮　甘草　陈皮　酸枣仁　山药　贝母　牡丹皮　芡实　石莲肉　乌梅

【用法】清水煎服。

◆三合汤《六科准绳》

【主治】产后日久，虚劳发热，针灸不效者。

【功效】补气，利湿。

【药物及用量】白术　当归　芍药　黄芪　白茯苓　熟地黄各一两　柴胡　人参各一两五钱　半夏　甘草各六钱　川芎一两

【用法】研为粗末，每服一两，清水二盅，加生姜三片，红枣一枚，煎至一盅，食前服，每日三次。

◆三合汤《古今医鉴》

【主治】背痛。

【功效】利气宣滞，止痛。

【药物及用量】麻黄　陈皮　乌药　川芎　僵蚕　白芷　桔梗　枳壳　甘草　干姜　茯苓　半夏　香附　苏叶　苍术　羌活

【用法】外加羌活，清水煎服。

◆三合济生汤《摄生众妙》

【主治】临产艰难。

【功效】疏气行血，活血催生。

【药物及用量】当归三钱　川芎　枳壳各一钱　香附　大腹皮各一钱五分　苏叶八分　粉草七分（一方加白芷一钱）

【用法】清水煎服，必待腰腹痛甚时方可服。

◆三因神秘汤《症因脉治》

【主治】肺胀。

【功效】祛寒豁痰，补肺定喘。

【药物及用量】紫梗　陈皮（去白）　桑白皮（炒）　桔梗　地骨皮　青皮　枳壳　木香各三钱

【用法】㕮咀，清水三升，煎至一升，去滓温分三服。

◆三灰散《证治要诀类方》

【主治】崩中。

【功效】收敛止血。

【药物及用量】侧柏叶（略焙为末）五钱　梧桐子炭（再烧作灰为末）二钱　棕榈（烧存性为末勿令化作白灰）三钱

【用法】分作二服，空腹时糯米饮调下。

◆三妙丸《医学正传》

【主治】湿热下流，两脚麻痿，或如火烙。

【功效】清下焦湿热。

【药物及用量】苍术（米泔浸）六两　黄柏（酒炒）四两　牛膝二两

【炮制】研为细末，水煮面糊和丸，如梧桐子大。

【用法】每服五十七丸，姜盐汤送下。

◆**三妙散**《医宗金鉴》

【主治】脐痈及一切温毒诸疮。

【功效】杀虫燥湿。

【药物及用量】槟榔　苍术　黄柏各等量

【用法】研为细末，干掺患处，湿癣以苏合油调敷。

◆**三妙散**《仙拈集》

【主治】结核瘰疬，遍满脖颈者。

【功效】消痈解毒。

【药物及用量】夏枯草　金银花　蒲公英各五钱

【用法】酒水煎汤当茶服。

◆**三豆汤**《朱氏集验方》

【主治】饮酒太过，衄血吐血，起则无事，睡则尤甚，服诸药不效，服此而愈。

【功效】清热补肾止血。

【药物及用量】乌豆　赤小豆　绿豆

【用法】上三味各等量，水煎服。

◆**三豆散**《六科准绳》

【主治】痘后痈毒初起。

【功效】解痘毒，清热消肿。

【药物及用量】黑豆　赤豆　绿豆

【用法】醋浸研浆，以鹅毛刷之。

◆**三辛散**《千金方》

【主治】小儿解颅。

【功效】温阳，聚血，散寒。

【药物及用量】细辛　桂心各五钱　干姜七钱五分

【用法】研为末，姜汁和敷，贴颅上，面赤即愈。

◆**三味黄芪丸**《疡医大全》

【主治】紫白癜风。

【功效】祛风和卫。

【药物及用量】黄芪三两　苍耳子一两　防风三钱

【炮制】水叠为丸。

【用法】每服三钱，米饮送下。

◆**三和丹**《证治要诀类方》

【主治】一切阴寒，诸药不效者。

【功效】扶火祛寒。

【药物及用量】养正丹十丸　来复丹二十丸　黑锡丹三十丸

【用法】盐汤、枣汤、姜汤或人参汤送下。

◆**三和丸**《御药院方》

【主治】三焦不和，气不升降，心胸痞闷，胁肋疼痛，因伤冷物传化失常。

【功效】调畅气机，和胃消痞。

【药物及用量】枳实（麸炒）　槟榔　半夏（汤洗）各二两　木香　青皮（去白）　陈皮（去瓤）　赤茯苓（去皮）　丁香皮　萝卜子（炒）　白术各一两半　京三棱四两　蓬莪术三两　白豆蔻仁　沉香　肉桂（去粗皮）　藿香各一两　黑牵牛（微炒，捣细头末，取半斤）一斤

【用法】上一十五味，为细末，酒面糊为丸，如梧桐子大，每服三十丸至五十丸，食后，生姜汤下。

◆**三和丸**《圣济总录》

【主治】小儿诸疳，肢体羸弱，脏腑虚滑，可思乳食。

【功效】消痰进食。

【药物及用量】胡黄连一两　木香半两　麝香（研）一钱

【用法】上三味，捣研为细末，面糊和丸，如麻子大，一二岁每服十丸，温粥饮下，日三服。

◆**三和散**《太平惠民和剂局方》

【主治】三焦不和，心腹痞痛，胁肋䐜胀，风气壅滞，肢节烦疼，头面虚浮，手足微肿，肠胃燥涩，大便秘，以及背胁疼痛，有满饮食，脚气上攻。

【功效】行气散结，调和三焦。

【药物及用量】羌活（去芦）　紫苏（去粗梗）　木瓜（薄切，焙干）　沉香　大腹皮（炙焦黄）各一两　芎䓖三两　甘草（炙）　陈皮（去白）　木香　槟榔（面裹煨熟去面）　白术各七钱五分

【用法】研为粗末，每服二钱，清水一

盏，煎至六分，去滓不拘时温服。

◆**三和散**《幼幼新书》

【**主治**】吐利津液燥少。

【**功效**】养胃益津。

【**药物及用量**】白茯苓一两　乌梅肉（炒干）　木瓜各等量

【**用法**】研为细末，每服一钱，清水一小盏，煎至五分，不拘时温服。

◆**三和汤**《普济方》

【**主治**】小儿伤寒，鼻塞声重，痰嗽，体热烦躁。

【**功效**】宣肺祛痰。

【**药物及用量**】麻黄（去节）　杏仁（去皮尖）　甘草（炙）各等量

【**用法**】清水煎服。

◆**三奇散**《普济方》

【**主治**】痢后里急下重。

【**功效**】补气行滞。

【**药物及用量**】生枳壳一两　黄芪二两　防风一两

【**用法**】为散，每服二钱，米饮或蜜汤调下。

◆**三拗汤**《太平惠民和剂局方》

【**主治**】感冒风邪鼻塞，声重头痛，目眩肢倦，咳嗽痰多，胸满气短。

【**功效**】宣肺祛痰，止咳平喘。

【**药物及用量**】麻黄（不去节）　杏仁（不去皮尖）　生甘草各等量（一方加荆芥、桔梗）

【**用法**】锉散，每服三五钱，清水一盏，加生姜三五片，煎至五六分，去滓温服，取汗为度。嗽甚者加五味子、细辛；有热加前胡，伤风加荆芥；有痰加半夏。

◆**三油膏**《外科大成》

【**主治**】鹅掌风及血风等疮。

【**功效**】通利经脉，祛风润血。

【**药物及用量**】牛油　柏油　香油　银朱各一两　铅粉　麝香（研细）各二钱　黄蜡一两

【**炮制**】先以三油共和，火化，入黄蜡一两，熔化尽离火，再入硃、麝、宫粉等末，搅匀成膏。

【**用法**】每用少许，涂于患处火烘，以油干滋润为度。

◆**三物汤**《普济方》

【**主治**】便痈。

【**功效**】清热解毒。

【**药物及用量**】牡蛎　大黄　栀子各等量

【**用法**】研为末，酒水各一大盏，煎至七分，露一宿空腹时温服。

◆**三物散**《苏沈良方》

【**主治**】血痢。

【**功效**】收敛止血，涩肠止痢。

【**药物及用量**】胡黄连　乌梅肉（焙）　灶下土各等量

【**用法**】上三味，捣罗为散，每服二钱匕，腊茶清调下，空腹服。

◆**三物黄连粉散**《千金方》

【**主治**】少小盗汗。

【**功效**】清热止汗。

【**药物及用量**】黄连　牡蛎　贝母各十八铢

【**用法**】上三味，以粉一升，合捣下筛，取粉儿身佳。

◆**三物黄芩汤**《金匮要略》

【**主治**】妇人在草褥自发露得风，四肢苦烦热，头不痛但烦。

【**功效**】养阴清热除烦。

【**药物及用量**】黄芩一两（《千金方》二两）　苦参二两　干地黄四两

【**用法**】上三味以水八升，煮取二升，温服一升，多吐下虫。

◆**三物黄芩汤**《千金方》

【**主治**】妇人在草褥，自发露得风，四肢苦烦热，头不痛。

【**功效**】祛虫，催吐，清热燥湿。

【**药物及用量**】黄芩一两　苦参二两　干地黄四两

【**用法**】清水六升（一作八升），煮取二升，温服一升，多吐下虫。

◆**三物胶艾汤**《千金方》

【**主治**】妊娠血痢。

【**功效**】收敛大肠，养血止痢。

【药物及用量】阿胶　艾叶　醋石榴皮各一两

【用法】清水煮，去滓，入胶令烊尽分三服。欲痢辄先心痛腹胀满，日夜五六十行者，加黄柏、黄连各一两，防己、干姜、神曲各五钱，附子一枚，炼蜜为丸，如梧桐子大，每服二十丸，加至三四十丸，米饮送下，每日三次。

◆**三疝汤**《东医宝鉴》

【主治】膀胱气肿痛。

【功效】温通利水。

【药物及用量】车前子二钱四分　茴香一钱六分　葱白一钱二分　沙参八分

【用法】清水煎服。

◆**三花神祐丸**《宣明论方》

【主治】酒饮，水湿内停，腹中胀满，小便不利，大便不通。

【功效】祛停饮，下酒积。

【药物及用量】芫花　牵牛　大戟　甘遂　大黄　轻粉

【炮制】研为末，滴水和丸。

【用法】熟汤送下。

◆**三品一条枪**《外科正宗》

【主治】坚硬衣膜疮及疔核瘰疬，痔漏诸证。

【功效】解毒气，蚀恶肉。

【药物及用量】白砒一两五钱　明矾二两　雄黄二钱四分　乳香一钱二分

【炮制】研为细末，入小罐内炭火煅红，俟青烟已尽，叠取白烟，片时约上下红彻，即住火取罐安地上，一宿取出。约有净末一两，加雄黄二钱四分，乳香一钱二分，研为极细末，厚糊搓成线条阴干。

【用法】疮有孔者插入孔内，无孔者先用铁连孔窍，早晚插药二条，插至三日后孔大者，每插十余条，插至七日，孔内药条满足，患处四边，自然裂开大缝。共至十四日前后，其坚硬衣膜及疔核瘰疬痔漏诸管自然落下。随用汤洗，搽玉红膏，虚者兼服健脾补剂，自然收敛。

◆**三建膏**《张氏医通》

【主治】阴疽，腐肉不化。

【功效】托毒，散结，通阳。

【药物及用量】天雄　附子　川乌各一枚　桂心　官桂　桂枝　细辛　干姜　蜀椒各二两

【炮制】切为片，麻油二斤浸，春五、夏三、秋一、冬十日，煎熬去滓，滤净再熬，徐下黄丹，不住手搅，滴水不散为度。

【用法】先以葱汤洗净患处，收药摊成，加银粉少许贴之，腹痛、少食、泄泻，摊成加丁香末少许，贴脐中及中脘；阳衰精冷，摊成加阿芙蓉少许，贴脐中及丹田；冷哮喘嗽，摊成加麝少许，贴肺俞及花盖膻中；癥瘕冷积，摊成加麝香、阿魏少许贴患处。

◆**三香丹**《幼幼新书》

【主治】挟惊呕吐。

【功效】健胃气，宣浊滞。

【药物及用量】藿香叶　丁香各一两　半夏（汤洗七遍，焙干）五钱　腻粉一分　龙脑　麝香　当门子各一钱

【炮制】先以藿香、丁香、半夏研为末，次入腻粉、龙脑、麝香同拌匀，生姜取汁，打白面糊和丸。

【用法】每服十丸，人参薄荷汤送下，量儿大小加减。

◆**三香散**《景岳全书》

【主治】牙根肿痛。

【功效】杀虫止痛。

【药物及用量】丁香　川椒红（如无，用荜茇代）各等量　冰片少许

【用法】研为末敷之。

◆**三香散**《杂病源流犀烛》

【主治】食呃。

【功效】健胃化滞，理气止呃。

【药物及用量】沉香　木香　豆蔻仁　苏叶　藿香

【用法】锉散，清水煎服。

◆**三香膏**《外科正宗》

【主治】臁疮初起。

【功效】收湿杀虫。

【药物及用量】轻粉　乳香　松香各等量

【炮制】研为末，香油调稠，用夹纸一面以针密刺细孔，将药夹搽纸内。

【用法】先以葱汤洗净患处，将药纸有针孔一面封疮贴之，三日一换。

◆**三根散**《普济方》

【主治】蛔痏虫动，啼叫不止，每至月初间尤甚，状如神祟。

【功效】杀虫。

【药物及用量】贯众根　苦楝根　酸石榴根各一两　栗刺　故绵　干漆各五钱

【用法】烧灰存性，罗为细末，每服一钱，清水八分，煎至四分，去滓温服。

◆**三消散**《医学正传》

【主治】赤肿焮热。

【功效】清火清热，祛除肿毒。

【药物及用量】朴硝　焰硝　大黄　栀子（炒黑色）　寒水石　南星各等量

【用法】研为细末，生地黄汁或芙蓉叶汁调涂贴之。

◆**三消饮**《外科大成》

【主治】痘发三四日作瘘者。

【功效】清热通络，活血行滞。

【药物及用量】当归　赤芍　天花粉　甘草　牛蒡子（炒研）　白茯苓　生地黄　红花　蝉蜕（去足翅）　木通　灯心草　半夏（制）各八分

【用法】清水二杯，加灯心草二十枝，煎至六分，去滓温服。

◆**三神丸**《圣济总录》

【主治】一切癣。

【功效】清血杀虫。

【药物及用量】枣蒺藜（炒）　海桐皮（锉）　草乌头（盐炒熟去盐）各一两

【炮制】研为细末，水煮面糊和丸，如绿豆大。

【用法】每服十丸，加至十五丸，温酒或盐汤送下。

◆**三神丸**《严氏济生方》

【主治】女室气血相搏，腹痛引心，经行涩少疼痛。

【功效】行血散结，和血。

【药物及用量】橘红（焙）二两　延胡索（去皮，醋煮）　当归（去芦，酒浸，锉，略炒）各一两

【炮制】研为细末，酒煮米糊或炼蜜为丸，如梧桐子大。

【用法】每服五六十丸，加至一百丸，空腹艾汤或米饮温酒送下。

◆**三神丸**《外科精义》

【主治】大肠有热及痔疾。

【功效】清肠热，止血，理气。

【药物及用量】枳壳　皂角（煅）　五倍子（炒）各等量

【炮制】研为细末，炼蜜和丸，如梧桐子大。

【用法】每服三十丸，熟汤送下。

◆**三神汤**《世医得效方》

【主治】消渴。

【功效】和胃祛痰，行气。

【药物及用量】乌梅　枳实（去瓤）　远志（去心，甘草水煎，用姜汁拌炒）各一两

【用法】锉散，每服四钱，清水二盏，加糯稻根一握（如无，以白茅根或禾秆绳代之），煎至七分，去滓，不拘时温服，夏加黄连五钱，春、秋、冬不用。

◆**三神汤**《洗冤录方》

【主治】主辟尸气。

【功效】健胃燥湿。

【药物及用量】苍术二两（米泔浸二宿，焙干）　白术　甘草各五钱

【用法】研为细末，每服二钱，入盐炒许，熟汤点下。

◆**三茱丸**《六科准绳》

【主治】阴挺。

【功效】理肝，清湿，杀虫，行气止痛。

【药物及用量】食茱萸　吴茱萸（汤浸，微炒）　山茱萸肉（微炒）　桔梗（水浸漉出慢火炒）　白蒺藜　青皮（去白）　舶上茴香（淘去砂土，焙干）各一两　五味子（拣净）　海藻（焙）　白茯苓　川楝子（去核）　延胡索各一两二钱五分

【炮制】研为末，酒煮面糊和丸，如梧桐子大。

【用法】每服三十五丸，木通汤送下。下虚加川乌（炮，去皮），肉桂（去粗皮）各一两；腰腹痛甚加桃仁（去皮尖，曲炒另研）、青皮（去白）、枳实（去瓤）各一两，南木香七钱五分（一方每服二钱，生地黄汤调），仍用金毛狗脊、五倍子、白矾、水杨根、鱼腥草、山黄连各一两，为散分作四服，以有嘴瓦罐煎熟。予以银锡作一长小筒下透罐嘴，嘴上贯挺上，先熏后洗，更服白薇散，凌霄花少许，煎汤下。

◆**三将军丸**《续易简方后集方》

【主治】脚气冲心，大便不通。

【功效】舒筋活络，清利邪热。

【药物及用量】吴茱萸　木瓜　大黄各等量

【炮制】共研细末，米糊为丸，如梧桐子大。

【用法】每服二三十丸，枳壳汤送下。

◆**三清救苦丹**《杂病源流犀烛》

【主治】发颐，耳后腮边肿痛，属阳明蕴热者。

【功效】泻热行滞。

【药物及用量】大黄二两　僵蚕一两

【炮制】共研为末，入枯矾一钱，炼蜜为丸，如弹子大。

【用法】每服一丸，噙化咽下。

◆**三脘散**《脚气治法总要方》

【主治】脚气冲心，腹闷便秘及中焦虚痞，两胁气痛，面目手足浮肿。

【功效】调气，祛风，燥湿。

【药物及用量】独活　白术　木瓜（焙干）　大腹皮（炙黄）　紫苏叶各一两　甘草（炙）五钱　陈橘皮（汤浸，去白）　沉香　木香　川芎　槟榔（面裹煨熟）各七钱五分

【用法】杵为粗散，每服二三钱，清水二盏，煎至一盏，去滓热服，分作三次，便利为效。

◆**三脘痞气丸**《御药院方》

【主治】三焦痞滞，水饮停积，胁下虚满，或时刺痛。

【功效】通利气血，消痞散结。

【药物及用量】木香　白豆蔻仁　京三棱（炮）　青皮（炒）　橘红各一两　半夏（汤泡七次）二两　槟榔　缩砂仁　沉香　大腹子各五钱

【炮制】共研末，神曲糊丸，如梧桐子大。

【用法】每服五六十丸，食后陈皮汤送下。

◆**三蛇愈风丹**《医学入门》

【主治】疠风，手足麻木，眉毛脱落，皮肤瘙痒，兼治一切风疮。

【功效】解毒祛风。

【药物及用量】白花蛇　乌梢蛇　土蝮蛇（俱切，酒浸去酒，清水一碗，挼取浓汁，石器熬膏条，并酒浸取肉晒干）各一斤　苦参头末四两（一方无蝮蛇，用大枫子肉二两）

【炮制】研为末，皂角和丸如梧桐子大。

【用法】每服七十丸，通圣散煎汤调下，以粥饭压之，每日三次，三日一浴，取汗避风。

◆**三胜膏**《仙传外科集验方》

【主治】痈疽初生。

【功效】消散郁滞，开通气血。

【药物及用量】赤芍　木蜡　紫荆皮

【用法】研为细末，酒调箍于患处。

◆**三黄丸**《千金方》

【主治】上焦有热，致目赤头痛，口舌生疮；中焦有热，致心膈烦躁，饮食不美；下焦有热，致小便赤涩，大便秘结。或因五脏热而生痈疖疮痍及五痔肛门肿痛下脓血。

【功效】泻热。

【药物及用量】黄连　黄芩　川大黄（煨）各十两

【炮制】研为细末，炼蜜和丸，如梧桐子大。

【用法】每服三十丸，食后熟汤或米饮送下，视脏腑虚实加减，或丸加豆大，用脑麝为衣，夜间噙化一二丸。

◆**三黄丸**《女科证治准绳》

【主治】热痢腹痛，口舌生疮，咽喉齿痛及一切实火之证。

【功效】清三焦火热。

【药物及用量】黄芩　黄连　黄柏各等量

【炮制】研为末，水煮米糊和丸，如梧桐子大。

【用法】每服七八十丸，熟汤送下。

◆**三黄丸**《外科全生集》

【主治】悬痈红肿及热毒大痈，杨梅结毒，火毒疼痛。

【功效】泻热毒。

【药物及用量】熟大黄（酒磨汁）三两　雄精五钱　牛黄　麝香各三钱　乳香　没药各一两

【炮制】共研末，和大黄汁捣丸，如梧桐子大。

【用法】每服五钱，熟汤送下，孕妇忌服。

◆**三黄丹**《疡医大全》

【主治】疥疮。

【功效】杀虫，解毒。

【药物及用量】硫黄　雄黄　黄丹　潮脑　川椒（焙）　枯矾各等量

【炮制】先以麻油四两，煎鸡蛋一个，俟蛋煎枯漉去，将药末贮粗布袋内，轻置油中，取起冷定。

【用法】涂之，或同猪板油捣匀涂之亦可。

◆**三黄巨胜汤**《伤寒六书》

【主治】伤寒阳毒发斑。

【功效】泻热通便。

【药物及用量】石膏三钱　黄芩　黄连　黄柏子各一钱五分　芒硝　大黄各一钱　生姜一片　大枣二枚

【用法】加泥浆少许，清水一二匙煎服。

◆**三黄石膏汤**《证治准绳》

【主治】三焦热。

【功效】解热毒，理三焦。

【药物及用量】黄连二钱　黄柏一钱　黄芩一钱五分　石膏三钱　山栀　玄参各一钱　知母一钱五分　甘草七分

【用法】清水煎服。

◆**三黄枳术丸**《朱丹溪方》

【主治】伤肉食、湿面、辛辣厚味之物，填塞闷乱，胸膈不快。

【功效】消积，解热。

【药物及用量】黄芩二两（一作五钱）　黄连（酒浸，炒）　大黄（湿纸裹煨）　神曲（炒）　白术　陈皮各一两　枳实五钱

【炮制】研为末，汤浸蒸饼和丸，如绿豆大。

【用法】每服五十丸，熟汤送下，临时量所伤而加减。

◆**三黄栀子豉汤**《张氏医通》

【主治】热病时疫，头痛壮热。

【功效】宣壅泻热，清三焦之火。

【药物及用量】三黄汤第一方合栀子豉（一方去黄芩，加黄柏）

◆**三黄汤**《千金翼方》

【主治】三焦实热烦躁，便秘脉浮，胬肉攀睛。

【功效】泻热痢，清火热。

【药物及用量】黄连（酒煮）　黄芩（酒炒）　大黄（酒浸）各等量

【用法】每服一钱五分，清水煎服，或麻沸汤三升渍之，须臾绞去滓，分温二服。

◆**三黄汤**《千金方》

【主治】中风拘急疼痛，半身不遂，失音不语，烦热，心乱恶寒，不欲饮食及贼风腰腿风。

【功效】宣滞，祛热，通络止痛。

【药物及用量】生麻黄五分（去节，一作三分八厘）　黄芪二分（去芦，一作二分五厘，一作六分）　黄芩三分（一作三分八厘）　独活四分（去芦，一作五分，一作三分）　北细辛二分（一作一分五厘，一方无细辛）

【用法】㕮咀，清水六升，煮取二升，分温三服。一服小汗，二服大汗，心热加大黄二分（一作二分五厘，一作一分五厘）。腹满加枳实一枚（一作一分八厘），气逆加人参三分（一作三分八厘），悸加牡蛎三分（一作三分八厘，一作二分八厘，一作二分），先有寒加附子一枚（炮，一作

一片）。

◆**三黄汤**《万病回春》

【主治】口疳。

【功效】解热杀虫。

【药物及用量】黄芩　黄连　山栀　石膏　赤芍　桔梗　陈皮　茯苓各八分　白术　甘草各三分　乌梅一个

【用法】清水煎服。

◆**三黄汤**《圣济总录》

【主治】妇人中风，手足拘挛，肢节疼痛，烦热闷乱，不欲饮食。

【功效】温经通脉，清热除烦。

【药物及用量】麻黄（去节，煎，掠去沫，焙）一两一分　独活（去芦头）一两　细辛（去苗叶）一分　黄芪（锉）半两　黄芩（去黑心）三分

【用法】上五味，粗捣筛，每服五钱匕，水一盏半，煎取一盏，去滓，温服。心躁加大黄半两，锉，炒；腹满加枳实一枚，去瓤，麸炒；气虚加人参三分；惊悸加牡蛎粉三分，熬；渴加瓜蒌根三分，锉；先有寒，加附子一枚，炮裂，去皮、脐。

◆**三黄补血汤**《兰室秘藏》

【主治】血虚，夜热自汗。

【功效】清血热，补气血。

【药物及用量】黄芪一钱　熟地黄一钱　生地黄三钱　当归　柴胡各一钱五分　白芍五钱　川芎二钱　牡丹皮　升麻各一钱

【用法】研为粗末，每服五钱，清水二盏，煎五沸，去滓，食前温服。若两手脉芤，或衄血吐血，宜用犀角地黄汤。

◆**三黄补血汤**《东垣试效方》

【主治】六脉俱大，按之空虚，必面赤，善惊，上热，气盛多而亡血。

【功效】养阴和营止血。

【药物及用量】熟地黄二钱　生地黄三钱　当归一钱半　柴胡二钱半　升麻一钱　白芍半两　牡丹皮一钱　川芎二钱　黄芪一钱

【用法】上九味，㕮咀，如麻豆大，每服半两，水二大盏，煎至一盏，去滓，稍热服，食前。补之太过，以防血溢上竭，两手两寸脉芤，两头则有，中间全无而虚曰芤。血在上焦，或衄或呕血，以犀角地黄汤则愈。

◆**三黄解毒汤**《广嗣纪要》

【主治】妊娠伤寒，五六日后表邪悉去，但烦躁发热大渴，小便赤，大便秘，或利下赤水，六脉沉实者。

【功效】泻热解毒。

【药物及用量】大黄　黄连　黄芩　黄柏　黑山栀各等量

【用法】清水煎服，更随五脏脉证加减，如得沉弦有力之肝脉，内证烦热消渴者，倍山栀，加当归一钱五分，甘草五分；得沉数有力之心脉，内证烦躁心中热者，倍黄连，加麦冬一钱；得沉缓有力之脾脉，内证腹胀满谵妄者，倍大黄，加枳实、厚朴各一钱；得沉滑有力之肺脉，内证喘咳胸满多嚏者，倍黄连，加桔梗五分，葶苈一钱；得沉实有力之肾脉，内证下重，足肿寒而逆者，倍黄柏，加熟地一钱，炮姜五分。

◆**三黄膏**《证治准绳》

【主治】紫白癜风，疥癣。

【功效】祛风湿，攻邪毒，杀虫止痒。

【药物及用量】雄黄（另研）　雌黄（另研）各五分　黄丹一两　砒霜（另研）五分　白矾（另研）　蛇床子（研为末）　蔺茹各一两　白胶香（另研）　轻粉各一钱

【炮制】清油四两，入巴豆四粒，煎黄色，去巴豆，入诸药，又入黄蜡少许，熬成膏。

【用法】先用荆芥汤洗患处，后以膏擦之。

◆**三黄熟艾汤**《类证活人书》

【主治】下痢赤白，伤寒协热痢，小儿痘后咽塞喉痹。

【功效】解热毒，和湿气，止痢。

【药物及用量】黄芩　黄连　黄柏各七钱五分　熟艾半鸡子大

【用法】锉散，每服三钱，清水一盏，煎至六分，去滓，不拘时温服，或为丸，

每服四五十丸，熟汤送下，能治时行毒痢。

◆**三黄宝蜡丸**《医宗金鉴》

【主治】跌打损伤，恶疮金疮，箭伤创伤，一切形伤破皮。

【功效】祛瘀活血，消肿解毒。

【药物及用量】藤黄四两（制法见黎洞丸内）　天竺黄（如无真者以九制南星代之）　雄黄（一作二两）　红芽大戟（去骨）　刘寄奴　血竭　孩儿茶（一作一两）各三两　朴硝一两（一作一两二钱）　当归尾一两五钱（一作一两二钱）　铜粉（一作轻粉，一作三两）　水银（一作同轻粉研不见星）　乳香（去油，一作三两）　麝香各三钱　琥珀二钱（一作三钱，一方无藤黄、朴硝，有朱砂一两）

【炮制】研为极细末和匀，将水银同铜粉在铁锅内火上热研成末，入前药内共研匀，用净黄蜡二十四两，放瓷器或铜器内炖滚，水中化开。将药入内不住手搅匀，待半冷，捏作小丸，装瓷器中。

【用法】病重者每服一钱，轻者每服三四分或五分，熟黄酒调下，立刻转机。倘受伤至重，则连饮数次。如鸟枪弹伤，枪子在内，危在顷刻，服一钱，饮酒数杯，睡一时汗出即愈；如外敷用香油隔滚汤化开，鸡翎扫上，服药后饮酒出汗更妙。忌凉水、冷生果、发物、烧酒三日（不忌烧酒则无效）；如久病势重者，服数丸，极能舒筋活络，祛瘀生新，有起死回生之妙。

◆**三痹汤**《张氏医通》

【主治】风、寒、湿气合病，气血凝滞，手足拘挛。

【功效】通阳气，祛寒湿。

【药物及用量】人参　黄芪（酒炒）　白术　当归　川芎　白芍　茯苓各一钱　甘草（炙）　桂心　防己　防风　乌头（炮）　细辛各五分　生姜三片　红枣二枚

【用法】清水煎，不拘时热服。

◆**三棱丸**《世医得效方》

【主治】妇人经脉不通，气痛带下，血瘕。

【功效】破血行瘀，通经止痛。

【药物及用量】三棱（醋炒）　蒲黄　川芎　牛膝　延胡索　蓬莪术（醋炒）　菴蔺、牡丹皮　芫花（醋炒）　白芷　当归　干地龙（去土，酒浸炒）　干姜（炮）各一两　为末，以米醋熬成膏和药。

【炮制】研为细末，大黄膏和丸，如梧桐子大。

【用法】每服三五十丸，空腹时醋汤或红花酒煎下。

◆**三棱丸**《普济方》

【主治】小儿停积，腹胁胀满，呕哕恶心，不食。

【功效】攻食积。

【药物及用量】三棱（煨）　木香　神曲（炒）　陈橘皮（去白）　姜制半夏各一两

【炮制】研为末，神曲糊和丸，如黄米大。

【用法】每服二十丸，乳食后温生姜汤送下。

◆**三棱丸**《王氏集验方》

【主治】五积六聚，七癥八瘕，破一切血，下一切气。

【功效】活血行气，破积消癥。

【药物及用量】大黄（纸裹，煨）　硇砂　三棱（煨，乘热切）　干漆（炒至烟尽）　巴豆（去皮油）各一两

【用法】上四味为末，醋煮面糊丸，如绿豆大，每服三丸，或五七丸，随人虚实，加减服饵，并空心米饮汤下。

◆**三棱消积丸**（李东垣方）

【主治】伤生冷硬物，不能消化，心腹满闷。

【功效】消磨积滞，温养胃气，辅助消化。

【药物及用量】京三棱（炮）　神曲（炒）　蓬莪术各七钱　茴香（炮）　青皮（炒）　陈皮各五钱　丁香皮　益智子各三钱　巴豆（和米皮炒焦去米）五钱

【炮制】共研细末，醋煮面糊为丸，如梧桐子大。

【用法】每服十丸至二十丸，食前温姜

汤送下，量虚实加减，得更衣止后服。

◆**三棱散**《仁斋直指方》

【主治】酒食伤积。

【功效】健脾消积。

【药物及用量】京三棱（炮） 蓬莪术（炮） 益智子 甘草（炙） 青皮（去白）各二两 白茯苓四两

【用法】上六味，为末，每二钱，少盐煎吞感应丸，治伤食泄泻，俟酸臭出尽，即服固肠散止之。

◆**三棱散**《医方大成》

【主治】积气腹痛。

【功效】破结气，行结滞。

【药物及用量】三棱 缩砂仁 甘草 益智子（炒，去壳） 蓬莪术 青皮（炒）各等量

【炮制】研为末。

【用法】熟汤点下。

◆**三棱散**《幼幼新书》

【主治】小儿乳痞结实。

【功效】破结，清热，消癥。

【药物及用量】京三棱（炮） 赤茯苓（锉） 当归（洗，焙干） 鳖甲（醋炙黄，去裙襕）各一两 枳壳（曲炒去瓤） 木香 白术各五钱

【炮制】捣罗为细末。

【用法】每服一钱，清水一盏，加生姜七片，煎至五分去滓，不拘时服。

◆**三棱散**《幼科折衷》

【主治】诸般停滞，疳积发热，泻痢酸腐，水谷不化。

【功效】健脾胃，祛寒积。

【药物及用量】三棱（炮，锉） 香附各一两五钱 青皮（去白） 人参（去芦）七钱五分 益智子 陈皮（去白） 枳壳（去瓤，锉片，麸炒） 神曲（炒） 生谷芽（洗，焙） 半夏（制） 蓬莪术（醋煎透滤干，锉，焙） 大黄（半生半泡） 紫苏（去老梗）各五钱 甘草（半生半炙）一两二钱

【炮制】锉碎。

【用法】每服二钱，清水一盏，加生姜三片，仓米一百粒，煎至七分，不拘时温服，气虚者加白茯苓一两。

◆**三棱散**《嵩崖尊生》

【主治】一切积聚，气痛。

【功效】消积定痛。

【药物及用量】三棱八钱 川芎四钱 大黄（醋煨）一钱

【炮制】研为末。

【用法】清水煎服。

◆**三棱汤**《宣明论方》

【主治】癥瘕痃癖，积聚不散，坚满痞膈，食不下，腹胀。

【功效】消积，攻坚，行气。

【药物及用量】京三棱二两 白术一两 蓬莪术 当归各五钱 槟榔 木香各七钱五分

【用法】研为末，每服三钱，沸汤调下。

◆**三棱煎**《三因极一病证方论》

【主治】妇人食积痰滞，血瘕血癥。

【功效】行气消积，攻坚。

【药物及用量】三棱 蓬莪术各二两 青橘皮（去白） 半夏 麦芽（炒）各一两

【炮制】好醋六升，煮干焙为末，醋糊和丸，如梧桐子大。

【用法】每服三四十丸，淡醋汤送下，痰积姜汤送下。

◆**三棱煎丸**《太平惠民和剂局方》

【主治】心腹坚胀，胁硬胸痞，喘满气短。

【功效】顺气，宽中，消积滞，除膨胀。

【药物及用量】京三棱（生捣为细末，以酒或醋三升，于银石器内熬成膏）八两 杏仁（汤泡，去皮尖，炒令黄色，一作一两） 干漆（炒烟尽，一作二两） 陈麦糵（炒）各三两 小青皮（去白） 白萝卜（炒，一方用子） 神曲（炒，一作三两）各二两 硇砂（飞研）一两

【炮制】研为细末，三棱膏和丸，如梧桐子大。

【用法】每服二三十丸，食后温米饮或

生姜汤送下。

◆**三棱煎丸**《省翁活幼口议》

【主治】小儿伤食不化，肚热脚冷，痞瘤寒热，气壅心腹，不得宣通。

【功效】破气行血，和脾开胃。

【药物及用量】京三棱（成块煮）　蓬莪术（炮）各五钱　芫花（醋浸炒）二钱五分　鳖甲（去裙，米醋炙焦）五钱　豆豉二钱　巴豆二十一粒（去壳）　当归五钱　杏仁（去皮尖，炒令赤）二钱五分

【炮制】先以三棱、蓬莪术、芫花、鳖甲用米醋一碗煮令干，仍炒更细，锉焙为末。次入当归末、杏仁、巴豆、淡豆豉和匀，水煮面糊为丸，如麻子大。

【用法】每服二十丸，生姜汤下，量儿大小加减。

◆**三圣丸**《严氏济生方》

【主治】瘰疬。

【功效】解毒消滞。

【药物及用量】丁香十粒　斑蝥十个　麝香（另研）一钱

【炮制】研为末，用盐豉豆五十粒，汤浸研烂如泥，和药末为丸，如绿豆大。

【用法】每服五七丸，食前温酒冲下，每日三次，忌湿面毒食，五七日外，觉小便淋沥便效。若下粪如青筋状，则病根尽去。

【编者按】有毒不可多用。

◆**三圣丸**《活幼心书》

【主治】诸疟。

【功效】化痰积，截疟。

【药物及用量】穿山甲（汤浸透，碎锉，同热灰铛内，慢火焙至焦黄色）　常山　槟榔（薄锉，晒干）各一两

【炮制】再晒研为末，水煮糯米粉和丸，如绿豆大，带润以红丹为衣，阴干。

【用法】每服三十丸至五十丸，未发前，隔晚空腹时温酒送下，重者二服，经久不瘥宜服祛疟丹。

◆**三圣丸**《医方正传》

【主治】心中嘈杂。

【功效】补胃，清热化痰。

【药物及用量】白术四两　橘红一两　黄连（炒）五钱

【炮制】研为细末，神曲煮糊和丸，如绿豆大。

【用法】每服七八十丸，食远津唾化下，或生姜汤送下。

◆**三圣丸**《疡医大全》

【主治】疥疮。

【功效】杀虫。

【药物及用量】水银　潮脑各二钱　枫子肉五十粒

【炮制】共研极细，加柏油二钱，捣匀为丸，兼脓窠者加硫黄一钱。

【用法】每用一丸，于周身滚之。

◆**三圣散**《儒门事亲》

【主治】中风闭证，痫癫狂，痰厥头痛。

【功效】涌吐痰浊。

【药物及用量】瓜蒂（拣净炒微黄）　防风（去芦）各三两　藜芦一两（一作五钱，一作三钱）

【炮制】研为粗末，每服五钱（一作四五分），以齑汁三茶盏，先用二盏，煎三五沸去齑汁。次入清水一盏，煎至三沸，欲将先二盏同一处熬二沸，去滓澄清。

【用法】放温徐徐服，以取吐为度，不必尽剂。

◆**三圣散**甲《是斋百一选方》

【主治】手足拘挛，口眼㖞斜，左瘫右痪，骨节酸痛，脚弱步艰及一切风痪。

【功效】养血气，舒筋络。

【药物及用量】当归（去芦）　肉桂（去粗皮）　延胡索各等量

【炮制】研为细末。

【用法】每服二钱，空腹临卧温酒调下，每日三次，孕妇忌之。

◆**三圣散**乙《是斋百一选方》

【主治】产后儿枕痛不可忍。

【功效】活血止痛。

【药物及用量】当归（洗）　肉桂（去皮）　延胡索（炒）等量

【用法】上三味，为细末，每服二钱，

热酒或童子小便调下。

◆三圣膏《御药院方》

【主治】髭发脱落。

【功效】养血乌发。

【药物及用量】黑附子　蔓荆子　柏子仁各五钱

【炮制】研为末，乌鸡子和匀捣研，干置瓦盆内，封固百日。

【用法】涂之三五日即能复生。

◆三圣膏《证治准绳》

【主治】白癜风。

【功效】祛风湿。

【药物及用量】硫黄（生，研）　黄丹（研）各五钱

【炮制】用生绢袋盛，紧缚定。

【用法】蘸生姜自然汁搽之，日夜十次自愈。

◆三圣膏《丹溪心法》

【主治】痞积。

【功效】消积滞。

【药物及用量】用未化石灰十两（一作八两）　大黄一两　桂心五钱

【炮制】先将石灰炒用，令淡红色，急用好醋熬成膏，入锦纹大黄末一两，桂心末五钱，搅匀以瓦器封贮。

【用法】纸摊火烘，热贴患处。

◆三补丸《太平圣惠方》

【主治】三焦积热。

【功效】补阴清火。

【药物及用量】黄芩　黄连　黄柏各等量

【炮制】研为细末，滴水和丸（一作炼蜜和丸）。

【用法】每服三十丸，熟汤送下。

◆三解牛黄散《幼幼新书》

【主治】小儿潮热、实热。

【功效】疏风，清热。

【药物及用量】白僵蚕　全蝎（去土炙）　防风　白附子　黄芩　桔梗　大黄　甘草（炙）　白茯苓　人参　郁金（皂角水煮干）各等量

【炮制】研为末。

【用法】每服五分或一钱，薄荷蜜熟汤调下。

◆三解散《活幼心书》

【主治】上焦蕴热，伤风面红，目赤狂躁，气急口渴，惊啼，烦闷，痰嗽，搐掣，丹毒，口疮。

【功效】疏风清热。

【药物及用量】人参（去芦）　防风（去芦）　天麻　茯神（去皮木根）　郁金（无，以山栀仁代）　白附子　大黄各二钱五分　赤芍　黄芩　僵蚕各五钱　全蝎十五尾（去尖毒）　枳壳（水浸润去瓤，锉片，麸炒微黄）二钱　甘草六钱

【炮制】碎焙为末。

【用法】每服五分一钱，温薄荷汤或灯心汤不拘时调下。

◆三漏丸《本草纲目拾遗》

【主治】穿屁漏，通肠滞，瓜藤漏。

【功效】解毒杀虫，祛风止血。

【药物及用量】土蜂窝（煅）　石上螺蛳（煅）　蝉蜕（煅）各七钱　乳香　没药　川萆薢（醋炙）　陈棕（煅）　贯众（煅）各五钱　猪悬蹄甲（煅）十个　刺猬皮（炙）一个　雷丸三钱

【炮制】用黄蜡四两化开，加麻油六七匙，入药为丸，如梧桐子大。

【用法】每服六七十丸，空腹时熟汤送下。

◆三精丸《医学入门》

【主治】阴精亏虚。

【功效】健胃养肺。

【药物及用量】苍术（天之精，取净末）　地骨皮（地之精，净末）各一升　黑桑葚（人之精）二十升

【炮制】先将桑葚揉烂，袋盛取汁，将二药末入汁中调匀，入罐内密封口置棚上。昼受日精，夜受月精，待自然煎干，再研为末，炼蜜为丸，如梧桐子大。

【用法】每服十丸，温酒或熟汤送下。

◆三层茴香丸《是斋百一选方》

【主治】肾与膀胱俱虚，寒疝不散，脐腹疼痛，阴核偏大，或冷硬如石，肤囊壅

肿，或瘙痒不止，流出黄水，浸成疮疡。

【功效】温导阳气，渐退寒邪。

【药物及用量】舶上茴香（用盐五钱，同炒焦黄，和盐称）　川楝子（炮去核）　北沙参（洗锉，一作四两）　广木香各一两

【炮制】研为末，水煮米糊丸，如梧桐子大。

【用法】每服二十丸，空腹时温酒或盐汤送下，每日三次，小病可一料安。如不愈，再加荜茇一两，槟榔五钱研，依前糊丸，丸数如前，服后仍不愈，再加白茯苓四两（紧实者去黑皮），黑附子五钱（泡去皮、脐，一作一两），依前糊丸。丸数加至三十丸，汤使如前，虽小肠气频发及三十年者，寒疝气如栲栳大者，皆可消散（一方无黑附子）。

◆**三痫丹**《东医宝鉴》

【主治】急惊成痫。

【功效】祛风通络，化痰行滞，镇神志，定惊搐。

【药物及用量】蜈蚣一条　胆星二钱　全蝎　防风　白附子　远志　芦荟　延胡索　朱砂各一钱　麝香一字　金箔　银箔各三片

【炮制】共研细末，米糊为丸，如梧桐子大。

【用法】每服一丸，薄荷汤送下。

◆**三霜丸**《幼幼新书》

【主治】小儿赤白痢或五色痢。

【功效】清肠胃积毒。

【药物及用量】巴豆（去皮，拣选白色肥好者三钱，研细，先用绢包二三十重，次用白纸外面包定，大石压，令油尽，取二钱）　轻粉　粉霜各二钱

【炮制】同研匀极细，另用黄蜡三钱，酒煮至三十沸取出，去酒令净，再熔入药和之（如有煮酒蜡亦堪用），油纸盛。如服食，丸如小绿豆大，三岁以下者，丸如粟米大。

【用法】每服三五丸，温熟汤送下，儿大小加减。

【编者按】方猛性烈，宜慎用之。

◆**三霜丸**《银海精微》

【主治】肝脾风邪入目，痛痒难忍。

【功效】祛风杀虫，止痒。

【药物及用量】生姜（研为粉）　硼砂　枯矾各五钱

【炮制】共研细末，水泛丸如粟子大。

【用法】每用一丸，置于大眼角上。

◆**三皮汤**《袖珍方》

【主治】肚腹绞痛不可忍。

【功效】理气散寒，止痛。

【药物及用量】青皮　陈皮　桂皮各等量

【用法】先煎青皮数沸，次煎桂皮，又下陈皮，去滓，温服。

◆**三子养亲汤**《杂病广要》

【主治】高年咳嗽，气逆痰痞。

【功效】顺气降逆，化痰消食。

【药物及用量】紫苏子　白芥子　萝卜子各三钱

【用法】微炒，杵碎，煮作汤饮，代茶啜用。

◆**三加减正气散**《温病条辨》

【主治】秽湿着里，气机不宣，舌黄脘闷。

【功效】芳香化浊，清热利湿。

【药物及用量】藿香三钱　茯苓皮三钱　厚朴二钱　广皮一钱五分　杏仁三钱　滑石三钱

【用法】水煎服，去滓，温服。

◆**三味天浆子散**《御药院方》

【主治】小儿慢惊风。

【功效】息风止惊。

【药物及用量】天浆子　白僵蚕（炒）　干蝎（炒）各二十个

【用法】上三味，为细末，每服一字，煎麻黄汤调下，或薄荷汤调下，不拘时。

◆**三公散**《澹寮方》

【主治】口眼㖞斜。

【功效】通络祛风，燥湿化痰。

【药物及用量】蜈蚣（一蜜炙，一酒浸，一纸裹煨熟，共三条，各去屎）　南星三个（每个切作四段，逐个如蜈蚣法制）　白芷半两

【用法】上三味，为细末，入真麝香少许，热酒调一钱，食后服。

◆**三灵丹**《太平圣惠方》

【主治】中风偏枯不遂，口不收涎。

【功效】祛痰通络。

【药物及用量】朱砂（细研如粉）三两　雌黄（细研如粉）一两半　硫黄（细研如粉）半两

【用法】上三味，先将雌黄、硫黄于铛中消成汁，后下朱砂末，搅令匀，候冷，却下桑柴灰汁，煮三日三夜，旋旋添暖灰汁，候日足即住，刮入鼎子中，以文火逼干，出阴气尽，固济了入盒子中，以二十斤火断，候火销至三五斤，其药已在合底，作一片，候冷，凿取，以甘草余甘子瓷器中，入水煮一日，出火毒了，更研令细，入枣肉和研为丸，如绿豆大，每日空心，以冷椒汤下三丸，渐加至五丸，服之半月便瘥。忌羊血。

◆**三痹汤**《妇人大全良方》

【主治】妇人血气凝滞，手足拘挛，风痹气痹等疾。

【功效】益气清血，强筋壮骨，疏风通络。

【药物及用量】川续断（《得效方》去芦）　杜仲（去皮，切，姜汁炒）　防风　肉桂　华阴细辛（《得效方》去叶）　人参　白茯苓　当归　白芍　甘草各一两　秦艽　生地黄　川芎　川独活各半两　黄芪　川牛膝各一两

【用法】上一十六味㕮咀为末，每服五钱，水二盏，姜三片，枣一枚，煎至一盏，去滓，热服，不拘时，但腹稍空服。

◆**三肉臛**《寿亲养老书》

【主治】产后乳汁不下。

【功效】补虚下乳。

【药物及用量】龟肉（洗，切）二两　羊肉（洗，切）三两　獐肉三两（洗，切）

【用法】上用水，不拘多少，入五味，煮为臛食之。

◆**上二黄丸**《内外伤辨》

【主治】伤热食，痞闷，兀兀欲吐，烦乱不安。

【功效】清热消积。

【药物及用量】黄芩二两　黄连（酒洗）一两　升麻　柴胡各三钱　甘草二钱　枳实（炒）五钱

【炮制】研为末，汤浸蒸饼和丸。

【用法】每服五七十丸，熟汤送下。

◆**上丹**《沈氏尊生书》

【主治】肾阳虚。

【功效】滋补气血，养肺气，壮肾阳。

【药物及用量】五味子八两　菟丝子　蛇床子　百部根　杜仲　茯苓　防风　巴戟　肉苁蓉　山药　远志　枸杞子　柏子仁各二两

【炮制】共研细末，炼蜜为丸，如梧桐子大。

【用法】每服五七十丸，空腹时盐汤送下。

◆**上清散**《兰室秘藏》

【主治】头痛，胸闷。

【功效】疏风热。

【药物及用量】黄芪　甘草各二钱　人参　葛根各一钱五分　防风根一钱　蔓荆子五分

【用法】分作二服，清水一盏半，煎至一盏，去滓，临卧时温服，以夹衣盖覆面首，须臾汗出，并于服药之前后各一日间，均闭口不语方有效。

◆**上清散**《杂病源流犀烛》

【主治】风热。

【功效】祛风泻热。

【药物及用量】玄参　桔梗　薄荷　陈皮　荆芥　当归尾　黄芩　甘草　枳壳　大黄　川芎

【用法】清水煎服。

◆**上下甲丸**《丹溪心法》

【主治】食积，痰积，郁而化热，损伤阴液。

【功效】散积行滞，养阴清热。

【药物及用量】鳖甲　龟板各一两　侧柏　瓜蒌子　半夏　黄连　黄芩　炒柏各五钱

【用法】上为末，炊饼为丸，每次一钱，温开水送服。

◆**上清川芎丸**《经验良方》

【主治】利气化痰，祛大风热，消导。

【功效】活血祛风。

【药物及用量】川芎七两半　薄荷一十五两　桔梗七两半　防风二两半　甘草三两　细辛五钱　白砂仁十个　脑子三分

【用法】上八味，为细末，炼蜜为丸，如荔枝子大，临卧噙化。

◆**下乳天浆饮**《疡医大全》

【主治】乳少。

【功效】行血，通乳。

【药物及用量】当归　白芍　川芎　麦门冬　通草　穿山甲（炒）　漏芦　天花粉　甘草　白茯苓　熟地黄　王不留行各一钱

【用法】清水煎服。

◆**下胎丸**《六科准绳》

【主治】胎伤于腹中不下。

【功效】下胎。

【药物及用量】半夏　白蔹各五钱

【炮制】研为细末，滴水和丸，如梧桐子大。

【用法】每服三十丸，渐加至五十丸，食后半夏汤送下。

◆**下疳真珠散**《妇人大全良方》

【主治】下疳腐已去，新肉渐生，一时不能收功者。

【功效】祛腐生新，解毒收功。

【药物及用量】真珠（制）　黄连　黄柏　五倍子　象牙屑　孩儿茶　定粉　轻粉　没药（去油）　乳香（去油）各等量

【用法】研极细末，至无声为度，掺于患处，生肌收口，神效异常。

◆**下痰丸**《增补验方新编》

【主治】一切风痰眩晕癫痴，久不愈者。

【功效】祛湿涤痰。

【药物及用量】白矾一两　细茶叶五钱

【炮制】共研细末，炼蜜为丸，如梧桐子大。

【用法】每服五十丸，食远，姜汤送下，久服痰自大便出。

◆**下瘀血汤**《金匮要略》

【主治】产妇腹痛，有瘀血着脐下，亦主经水不利。

【功效】逐瘀血。

【药物及用量】大黄三两（一作一两，一作二两）　桃仁（研细）二十个　䗪虫（去足熬）二十枚

【炮制】研为末，炼蜜和为四丸。

【用法】以酒一升煮一丸，取八合顿服之，血下如豚肝。

◆**下气槟榔散**《太平圣惠方》

【主治】膈气，心胸冷硬结痛。

【功效】温中理气，散结止痛。

【药物及用量】槟榔一两　木香一两　陈橘皮（汤浸，去白瓤，焙）一两半　枳实（麸炒微黄）一两　前胡（去芦头）一两　川大黄（锉碎，微炒）二两

【用法】上六味，捣粗罗为散，每服三钱，以水一中盏，入生姜半分，煎至六分，去滓，不拘时，稍热服。

◆**下气汤**《千金方》

【主治】胸腹闭满，上气喘息。

【功效】消痰气。

【药物及用量】杏仁　大腹　槟榔

【用法】嚼咀，童便煎服，每日二次。

◆**下气汤**《妇人大全良方》

【主治】妊娠心腹胀满，两胁满闷，不下饮食，四肢无力。

【功效】行气宽中。

【药物及用量】羌活　赤芍　甘草　槟榔　青皮　大腹皮　陈皮　赤茯苓　半夏　桑白皮　桂心各半两　紫苏茎二两

【用法】上一十二味，㕮咀，每服三钱重，水一盏，姜五片，枣一个，煎至七分，去滓，温服，不拘时。

◆**下积丸**《直指小儿方》

【主治】小儿乳食伤积，心腹胀满，气粗壮热，或泻或呕。

【功效】消积杀虫。

【药物及用量】丁香二十粒　缩砂仁二

十枚　使君子肉五枚　乌梅　巴豆肉（不去油）各三枚

【炮制】研为末，烂饭和丸。

【用法】陈皮汤送下。

◆**下虫丸**《证治准绳》

【主治】虫积。

【功效】追虫消积。

【药物及用量】苦楝根白皮（树皮次之）

【炮制】研为末，水煮面糊和丸，如弹子大。

【用法】每服一丸，临卧时滚汤化下（须戒午饭，哺时预煎鸡卵饼一二个）。

◆**下虫丸**《直指小儿方》

【主治】虫积。

【功效】杀虫下积。

【药物及用量】苦楝根白皮（酒浸，焙）　贯众　木香　桃仁（浸，去皮，焙）　芜荑（焙）　鸡心　槟榔各一钱（一作各二钱）　鹤虱（炒，一作一钱）　轻粉各五分　干蛤蟆（炙焦）三钱　使君子（煨取肉）五十个

【炮制】研末，飞面糊和丸，如麻子大。

【用法】每服二十丸，天明时清肉汁送下，疳积、疳劳，加当归、黄连各二钱五分。

◆**下消六味汤**《古今医鉴》

【主治】消渴，属下消者。

【功效】益肾养阴。

【药物及用量】怀熟地三钱　牡丹皮一钱　泽泻一钱　山萸肉一钱五分　山药一钱五分　茯苓一钱　牛膝一钱五分　车前子一钱五分

【用法】水煎，去滓，二次温服。

◆**下痢丸**《千金方》

【主治】数十年痢，下气消谷，令人能食，夏月长将服之，不霍乱。

【功效】散热温寒，消食止痢。

【药物及用量】大麦蘖　法曲各一升　乌梅二升斗　附子（《万全方》炮）　干姜（《万全方》炮）　黄连　黄柏　桂心各三两　蜀椒半两　吴茱萸四两

【用法】上一十味，为末，蜜和丸，如梧桐子大，食后服十丸，日三服，加至二十丸，三食三服，亦可至四十丸。

◆**下病散**《千金翼方》

【主治】瘕，月水瘀血不通。

【功效】活血通经。

【药物及用量】大黄　细辛　朴硝各一两　硝石　附子（炮，去皮）　虻虫（去翅足，熬）各三分　黄芩　干姜各一两　芍药　土瓜根　代赭石　丹砂（研）各二两　牛膝一斤　桃仁（去皮尖，双仁）二升　蛴螬（炙）二枚

【用法】上一十五味，㕮咀，水酒各五升，渍药一宿，明旦乃煮取四升，去滓，纳朴硝、硝石烊令尽，分四服，服别相去如一炊顷。去病后，宜食黄鸭羹。

◆**久嗽丸**《丹溪心法》

【主治】久嗽。

【功效】养阴，清热，化痰。

【药物及用量】海蛤粉　胆星　杏仁　诃子　青黛　皂荚

【炮制】研为末，姜汁和丸，如梧桐子大。

【用法】每服二三十丸，姜汤送下。

◆**久疟饮**《仙拈集》

【主治】久疟不止。

【功效】益气养血，温胃健脾。

【药物及用量】白术　生姜各一两　当归三钱

【用法】疟发前服，水煎去滓。

◆**千里奔散**《医宗金鉴》

【主治】破伤风之邪在表者。

【功效】祛风，散邪毒。

【药物及用量】骡蹄心（用行远路者，阴阳瓦煅存性）一枚

【用法】研为细末，每服三钱，熟黄酒冲服。

◆**千金丸**《幼幼新书》

【主治】小儿一切疳证。

【功效】杀虫消痰。

【药物及用量】川楝子肉　川芎各等量

【炮制】共研细末，猪胆汁和杵为丸，如麻子大。

【用法】每服三丸或五丸，饭送下，一日二次，量儿大小加减。

◆**千金不易丹**《中国医学大辞典》

【主治】五痔。

【功效】清燥湿热，消肿止痛。

【药物及用量】海螵蛸二两　文蛤三钱　黄连二钱　猪胆二个

【炮制】将胆汁拌海螵蛸研末，加冰片一钱和匀。

【用法】用田螺水调敷患处，立效。

◆**千金不易比天助阳补精膏**《沈氏尊生书》

【主治】阴阳俱亏，精血不生。

【功效】助阳补精。

【药物及用量】香油一斤四两　甘草二两　远志　牛膝　虎胫骨（醋炙）　续断　熟地黄（焙）　肉苁蓉　蛇床子　天门冬　生地黄　菟丝子各一两　肉豆蔻（面煨）　川楝子（去核）　杏仁（去皮尖）　谷精草各一两　大附子　官桂　紫梢花（去草）各四钱

【炮制】共入药油内煎黑色，去滓，下黄丹（飞）八两，明松香四两，用柳条不住手搅，不散为度，再下雄黄、硫黄、龙骨、赤石脂各二钱。再沸又下沉香、木香、蟾酥、没药、母丁香、阳起石（煅）、阿芙蓉（为末）。再沸即住火，将茶匙挑药，滴水不散为度，又下黄蜡五钱，收贮瓷瓶，密封口，入水中五日，去火气，红绢摊匀，约重七钱。

【用法】每用一个，贴于患处，六十日一换。

◆**千金内托散**《杂病源流犀烛》

【主治】肘痈。

【功效】托毒和血，祛风宣滞。

【药物及用量】金银花　人参　黄芪　当归　赤芍　川芎　天花粉　白芷　桂皮　桔梗　防风　甘草各一钱

【用法】清水煎，入酒半盏服，日三帖，服后疮口有黑血出，或遍身汗出，即其功效。

◆**千金内托散**《外科全生集》

【主治】红肿痈毒。

【功效】补托邪毒，养血祛风。

【药物及用量】党参　生黄芪各四钱　防风　厚朴　川芎各一钱五分　白芷　桔梗　当归各二钱　肉桂　生甘草各一钱

【用法】清水煎服。

◆**千金内托散**《活幼心书》

【主治】白浆痘。

【功效】温补气血，托透邪毒。

【药物及用量】人参　黄芪（炙）　当归各一钱五分　白芍　肉桂各六分　川芎　甘草（炙）各四分　白芷七分　山楂八分　木香　防风　厚朴各三分

【用法】清水煎服。

◆**千金地黄丸**《类证普济本事方》

【主治】心热。

【功效】清血中之热。

【药物及用量】黄连（研末）四两　生地黄（研取汁，去滓，拌黄连末，和匀晒干用）八两

【炮制】研为细末，炼蜜和丸，梧桐子大。

【用法】每服三十丸，麦冬汤送下。

◆**千金保胎丸**《万病回春》

【主治】妊娠三月必小产。

【功效】健脾胃，补腰肾，安胎。

【药物及用量】熟地黄（姜汁炒）　白术（土炒）　杜仲（姜制）　当归（酒制）　续断（酒制）　阿胶珠　香附（四制）　益母胶　条芩各二两　陈皮　艾叶（醋制）　川芎各一两　缩砂仁五钱

【炮制】共研细末，枣肉为丸，如梧桐子大。

【用法】每服三钱，熟汤送下。

◆**千金消痞丸**《万病回春》

【主治】小儿一切痞块，发热口干。

【功效】攻坚破积。

【药物及用量】芦荟　陈皮（去白）　厚朴（姜汁炒）　青黛　广木香　槟榔

胡黄连　甘草（炙）各一钱　麦芽（炒）　神曲　水红花子各四钱　使君子（去壳）　香附（水浸）　山楂肉　白茯苓　人参（去芦）各三钱　蓬莪术（醋炒）　三棱（醋炒）　白术（去芦）各二钱

【炮制】共研末，将阿魏一钱，水和曲打糊为丸，如绿豆大。

【用法】每服五十丸，米饮送下。

◆**千捶膏**《疡医大全》

【主治】瘰疬。

【功效】拔毒，杀虫防腐。

【药物及用量】杏仁　蓖麻仁各四十九粒　琥珀（灯心同研）　冰片各三分　真珠（豆腐包煮）　麒麟竭　当门子　乳香（去油）　没药（去油）　铜绿　黄丹　龙骨　轻粉各六分　水安息（如龙眼肉大）三块　松香（入锅内文火化开，用麻布滤去滓，冷定，用豆腐水煮数次，再用绿豆汤煮三次，又用葱、韭、生姜汁各一盅煮，研细末）八钱

【炮制】先将杏仁、蓖麻捣如泥，次将前药细末逐渐加入，捶数千余下，至极匀腻。

【用法】用大红缎摊贴，忌见火，若内觉有脓未熟，恐穿溃难于收功者，可加木鳖子（去壳）七枚，黑驴蹄（研细）五分，和于膏内，即能隔皮取脓。

◆**千槌膏**《全国中药成药处方集》

【主治】一切痈疽、发背、对口、疔疮，小儿热疖蟮螾头。

【功效】拔毒杀虫。

【药物及用量】蓖麻肉（去壳）五两　嫩松香（嫩者制研细）十两　杏仁霜（研细）二两　银朱二两　广丹（飞）二两　扫盆（飞）一两　茶油二两（一方多巴豆仁五粒，乳香、没药、铜绿各一钱，无银朱、广丹、扫盆、茶油）

【炮制】先将蓖麻打烂，松香、杏仁缓缓加入打匀。再缓缓入茶油打成膏，须打数千槌，槌数越多，成膏愈佳。

【编者按】扫盆为片状结晶药材。杀虫。有毒。

◆**千缗导痰方**《古今医鉴》

【主治】风痰哮。

【功效】疏风热，祛痰壅。

【药物及用量】半夏七个（炮，切四片）　天南星　陈皮　赤茯苓　枳壳各一钱　皂荚（蜜炙）　甘草（蜜炙）各一寸

【用法】加生姜五片，清水煎服。

◆**千金失笑散**《朱氏集验方》

【主治】室女经脉不通。

【功效】活血通经。

【药物及用量】当归尾　没药各等量

【用法】上为散，每次一钱，红花酒送服。

◆**千金汤**《太平圣惠方》

【主治】小儿惊啼，气欲绝者，或有人从外来入户，邪随人来，或令儿见鬼，其病众医不损。

【功效】镇惊安神。

【药物及用量】蜀漆半两　牡蛎（烧为粉）一分

【用法】上二味，捣粗罗为散，每服一钱，以醋浆水一小盏，煎至五分，去滓，温服，如口噤不能服，令人含吐与儿吃，以瘥为度，量儿大小，加减服之。

◆**千金大养脾丸**《太平惠民和剂局方》

【主治】脾胃虚弱，停寒留饮，膈气噎塞，反胃吐食，心胸痞满，胁肋虚胀，胸腹刺痛，牵引背膂，食少多伤，言微气短，口苦舌涩，恶心呕哕，喜唾吞酸，久病泻痢，肠胃虚滑，或大病气不复常，饮食无味，形容憔悴，酒后多痰。

【功效】补虚和胃止呕。

【药物及用量】陈橘皮（去白）　白姜（炮）　枳壳　白茯苓（去皮）　三棱（炮）　茴香　神曲　缩砂仁　蓬莪术（炮）　木香　人参　益智子　甘草（炙）　丁香　白术　薏苡仁　麦蘖（炒）　藿香　山药　白扁豆（微炒）　苦梗（炒）　红豆　良姜　肉豆蔻各等量

【用法】上二十四味为末，炼蜜丸，如弹子大，每服一粒，细嚼，白汤下，温酒亦得，空心食前服。常服温养脾胃，美饮食。

◆**千缗汤**《金匮钩玄》

【主治】痰。

【功效】逐水祛痰。

【药物及用量】南星　半夏　滑石　轻粉各三钱　巴豆三十粒

【用法】上五味，用皂角仁浸浓汁，丸如梧桐子大，每服五十丸。

◆**千转丹**《瑞竹堂经验方》

【主治】反胃、吐食等病。

【功效】和胃止呕。

【药物及用量】牛涎半斤　好蜜半斤　木鳖子（去皮油）三十个

【用法】上三味为细末，牛涎、蜜一处，于银器内，用慢火熬，用槐条七枝搅之，煨干为度，每和白粥两匙，日进三服。

◆**千金种子丹**《叶氏女科》

【主治】虚损梦遗，白浊脱卸。

【功效】固肾益精。

【药物及用量】沙苑蒺藜（以形如蚕种，产于同州者佳，罗二两极细末，二两粗末，清水一大碗，熬膏候用）　连须（用金色者，研极细末）各四两　山茱萸（用鲜红有肉者佳，去核取肉制末）三两　覆盆子（南产者佳，去核取细末）二两　鸡头实五百个（去壳取细末四两）　龙骨五钱（五色者佳，小砂锅内连锅煅通赤，去火毒用）

【炮制】用伏蜜一斤炼，以纸沾去浮沫，煎至滴水成珠，只用四两，将前五味重罗过。先以蒺藜膏和作一块，再入炼蜜石臼内捣千余杵，丸如豌豆大。

【用法】每服三十丸，空腹时盐汤送下。忌欲事二十日。

◆**土一**《痧症全书》

【主治】痧兼暑疟，痰气壅盛。

【功效】升阳散浊，行气化痰。

【药物及用量】葛根　柴胡　知母　枳壳　青皮　陈皮　厚朴　川贝母　藿香　槟榔

【用法】清水煎温服。

◆**土二**《痧症全书》

【主治】真头痛。

【功效】清痰理气。

【药物及用量】贝母二钱　姜黄一钱　橘红　细辛各八分　青皮　紫朴各七分　荆芥六分　乌药五分

【用法】清水煎，入砂仁末五分，微冷服。

◆**土七**《痧症全书》

【主治】内伤痧证，烦劳嗽痰。

【功效】通利血气，活血止痛。

【药物及用量】红花　乌药　赤芍　桃仁　泽兰　延胡索　独活　陈皮

【用法】清水煎温服。

◆**土瓜根散**《金匮要略》

【主治】妇人带下，少腹满痛，经水不利，或一月再见者。

【功效】和血行血，祛瘀调经。

【药物及用量】土瓜根　芍药　桂枝　䗪虫各三分

【炮制】杵乌散。

【用法】每服方寸匙，温酒调下，一日三次。

◆**土瓜根汁**《圣济总录》

【主治】小儿黄病。

【功效】利湿退黄。

【药物及用量】土瓜根汁

【用法】上一味，一二岁儿取半鸡子壳，分二服；三四岁儿取一鸡子壳，分二服。早晨、晚饭后各一。

◆**土硃膏**《证治准绳》

【主治】眼赤肿闭。

【功效】消肿清热。

【药物及用量】土朱三分　石膏（煅）一分　片脑少许

【用法】研为末，新汲水入蜜调敷眼眦头尾及太阳处，更以栀子煎汤调流气饮末服之。

◆**土萆薢汤**《景岳全书》

【主治】杨梅疮及咽喉恶疮，痈漏溃烂，筋骨拘挛疼痛。

【功效】解疮毒。

【药物及用量】土茯苓二三两

【用法】清水三盅，煎至二盅，不拘时徐徐服之。若患久或服攻击之剂，致伤脾胃气血者，则再加对证之药，无不神效。

◆**土蒺藜散**《御药院方》

【**主治**】齿痛龈肿及打动牙齿。

【**功效**】牢齿牙。

【**药物及用量**】土蒺藜（去角生用）不拘多少

【**用法**】研为粗末，每服五钱，淡浆水半碗，煎至七八沸，去滓，入盐末一捻，带热时时漱之，或用根烧灰贴动牙即牢。

◆**土黄散**《普济方》

【**主治**】赤流丹毒。

【**功效**】清热解毒。

【**药物及用量**】土硝一两　大黄（细末）一钱

【**用法**】二味相合，新汲水调，搅匀，先用一小刀刺破病处，去恶血毒汁，次用鸡毛蘸上药，时时涂扫。

◆**大七香丸**《太平惠民和剂局方》

【**主治**】脾胃虚冷，心膈噎塞，渐成膈气，脾泄泻利，反胃呕吐。

【**功效**】健脾胃，行寒滞。

【**药物及用量**】香附子二两　麦蘖一两　丁香皮三两五钱　缩砂仁　藿香　官桂　甘草　陈皮各二两五钱　甘松、乌药各六钱五分

【**炮制**】研为细末，炼蜜和丸，如弹子大。

【**用法**】每服一丸，细嚼，盐酒或盐汤送下。忌生冷肥腻等物。

◆**大七气汤**《袖珍方》

【**主治**】一切痢。

【**功效**】理气燥湿，收敛止痢。

【**药物及用量**】黄连（多用）　枳壳　甘草　乌梅

【**用法**】上四味，吹咀，水煎，空心服。忌鱼、猪、肉油、生冷、果子。

◆**大七气汤**《世医得效方》

【**主治**】喜怒不节，忧思兼并，多生悲恐，或时震惊，致脏气不平，憎寒发热，心腹胀满，傍冲两胁，上塞咽喉，有如炙脔，吐咽不下。

【**功效**】理气除满。

【**药物及用量**】半夏（汤泡七次）五两　白茯苓四两　厚朴（姜汁炒）三两　紫苏二两

【**用法**】上四味锉散，每服四钱，水一杯，姜三片，枣一枚，煎，空腹温服。

◆**大七气汤**《医编方》

【**主治**】积聚癥瘕，心腹疼痛，上气窒塞，面色萎黄，四肢无力，小腹胀满，二便不利，或好食生米、壁土、茶炭等物。

【**功效**】破气攻积。

【**药物及用量**】京三棱　蓬莪术　青皮（去白）　陈皮（去白）　藿香叶　桔梗（去芦）　肉桂（不见火）　益智子　香附（炒去毛）各一两五钱　甘草（炙）七钱五分（一方有大黄、槟榔）

【**用法**】吹咀，每服五钱，清水二盏，煎至一盏，露一宿，晨空腹时温服，服后腹痛，当下恶物如鱼冻虫鳖，至日午下积尽，方用温粥止之，一剂可愈。

◆**大八风汤**《千金方》

【**主治**】中风偏枯失音，半身不遂，时复恍惚。

【**功效**】温通祛风，化痰清热。

【**药物及用量**】当归（去芦）　杏仁（麸炒）　甘草（炙）　桂心　干姜（炮）　五味子　升麻各五钱　黄芩　川乌头（炮，去皮、脐）　芍药　独活　防风（去芦）　人参（去芦）　石斛（去根切，酒浸，炒）　茯神（去水）　石膏　黄芪（去芦）　紫菀各一两　大豆三两（去皮，炒）（一方无茯神，有远志、赤茯苓）

【**用法**】吹咀，每服五钱，清水二盏，酒一合，煎至一盏，去滓温服，恍惚者不用酒煎。

◆**大三五七散**《千金方》

【**主治**】头风眩晕，口㖞目斜，耳聋耳鸣，八风五痹，瘫痪，亸曳，眉角牵引，项背拘强，牙关紧急。心中愦闷，神色如醉，遍身发热，骨节疼痛，肌肉麻木，腰膝不仁，皮质瞤动或如虫行及阳虚头痛，

风寒入脑，一应风寒经痹，脚气缓弱等证。

【功效】疏风行气，活血散寒。

【药物及用量】天雄（泡，去皮、脐，一作三枚）　细辛各三两　山茱萸肉　干姜（炮）各五两　薯蓣（一作茯苓去皮）　防风各七两（一方无天雄，有炮熟附子三枚）

【用法】研为细末，每服五钱匕，食清酒调下，每日二次，不知稍加。

◆**大川芎丸**《宣明论方》

【主治】头风疼痛，眩晕弦急，外合阳气，风寒相搏，胃膈痰饮，体倦。

【功效】和血养脾，祛风止痛。

【药物及用量】川芎一斤　天麻四两

【炮制】研为细末，炼蜜和丸，每两作十丸。

【用法】每服一丸，食后细嚼，茶汤或温酒送下。

◆**大已寒丸**《御药院方》

【主治】中焦气弱，脾胃受寒，饮食不美，气不调和，退阴助阳，除脏腑积冷，心腹疼痛，大便滑泄，腹中雷鸣，霍乱吐泻，手足厥逆，便利无度及疗伤寒阴湿，形气沉困，自汗。

【功效】散寒止痛，止泻。

【药物及用量】附子（炮，去皮、脐）　川乌头（炮制，去皮、脐，锉作小块，如豆大，再炒令黄色）　川干姜（炮裂）　高良姜（锉，炒）　肉桂（去皮）　吴茱萸（炒）各一两

【用法】上六味，为细末，醋煮面糊为丸，如梧桐子大，每服五、七十丸，热米汤下，空心食前，日进二服，无所忌。

◆**大已寒丸**《太平惠民和剂局方》

【主治】脏腑虚寒，腹痛泄泻，肠鸣自利，米谷不化，肢冷自汗。

【功效】通阳散寒，止泻。

【药物及用量】荜茇　肉桂各四两　干姜（炮）　高良姜各六两

【炮制】研为细末，水煮面糊和丸，如梧桐子大。

【用法】每服二十丸，食前米汤送下。

◆**大五柔丸**《妇人大全良方》

【主治】脏气不调，大便艰难。

【功效】通荣卫，利九窍，进饮食，通大便。

【药物及用量】大黄（斗米上蒸，切，焙）　枳壳（去瓤麸炒）　白芍　葶苈（炒）　肉苁蓉（酒浸干，温水洗，切焙）各一两　桃仁（去皮尖，麸炒黄）一百枚　杏仁（去皮尖，麸炒黄）四十枚

【炮制】除有油药外，研为末，用牛脂（去筋膜，熬成油），同桃仁、杏仁、葶苈杵数千下，为丸，如梧桐子大。

【用法】每服三丸，空腹时米饮送下，每日三次，未知稍增以知为度。

◆**大五补丸**《普济方》

【主治】诸虚，无子。

【功效】补血摄精，养心安神。

【药物及用量】天门冬　麦门冬（去心）　菖蒲　茯苓（一作茯神）　人参　益智子　枸杞子　地骨皮　远志肉　熟地黄各等量

【炮制】研为细末，炼蜜和丸，如梧桐子大。

【用法】每服三十丸，空腹时温酒送下，服后以七宣丸泄之。

◆**大五补汤**《千金方》

【主治】时行病后变成瘴疟。

【功效】调气血，化痰滞。

【药物及用量】桂心一两二钱五分　远志　桔梗　川芎各二两　茯苓　芍药　人参　白术　熟地黄　当归　黄芪　甘草各三两　竹叶五两　半夏　麦门冬（去心）　生枸杞根　生姜各一斤　大枣二十枚

【用法】清水三斗，煮竹叶、枸杞取二斗，纳诸药煮，取六升分六服，一日一夜令尽，量儿大小加减，以一合至二合渐服至一升为止。

◆**大五饮丸**《千金方》

【主治】五种饮。一曰留饮，停水在心下；二曰澼饮，水澼在两胁下；三曰淡饮，水在胃中；四曰溢饮，水溢在膈上五脏间；五曰流饮，水在肠间动摇有声。夫五饮者，

由饮酒后及伤寒饮冷水过多所致。

【功效】温化寒饮。

【药物及用量】肉苁蓉　远志　苦参　藜芦　乌贼骨　白术　甘遂　大黄　石膏　瓜蒌根　桔梗　半夏　紫菀　前胡　五味子　芒硝　桂心　芫花　当归　人参　贝母　茯苓　芍药　大戟　葶苈　黄芩各一两　甘草　恒山　薯蓣　厚朴　细辛　附子各三分　巴豆三十枚

【用法】上三十三味，为末，蜜和丸，如梧桐子大，饮服三丸，日三服，稍稍加之，以知为度。

◆**大五石泽兰丸**《千金方》

【主治】妇人风虚寒中，腹内雷鸣，缓急风头痛寒热，月经不调，绕脐隐隐痛，或心腹痞坚，逆害饮食，手足常冷，多梦纷纭，身体痹痛，荣卫不和，虚弱不能动摇及产后虚损。

【功效】温阳活血，益气祛风。

【药物及用量】钟乳　禹余粮　紫石英　甘草　黄芪各二两半　石膏　白石英　蜀椒　干姜各二两　泽兰二两六铢　当归　桂心　芎䓖　厚朴　柏子仁　干地黄　细辛　茯苓　五味子　龙骨各一两半　石斛　远志　人参　续断　白术　防风　乌头各三十铢　山茱萸　紫菀各一两　白芷　藁本　芜荑各十八铢

【用法】上三十二味为末，蜜和丸如梧桐子大，酒服二十丸，加至三十丸。

◆**大半夏汤**《金匮要略》

【主治】反胃呕吐。

【功效】和胃镇逆，补虚化饮。

【药物及用量】半夏（洗）二升　人参三两　白蜜一斤

【炮制】清水一斗二升（一作一斗三升），和蜜扬二百四十遍者药取二升五合（一作三升）。

【用法】温服一升，余分再服。

◆**大半夏汤**甲《千金方》

【主治】反胃呕吐。

【功效】和脾胃，降逆止呕。

【药物及用量】半夏半升　白蜜　白术各一升　人参二两　生姜三两

【用法】㕮咀，清水五升，和蜜扬之二三百下，煮取一升五合，分三服。

◆**大半夏汤**乙《千金方》

【主治】胃中虚冷，腹满塞，下气。

【功效】和脾胃，行积气。

【药物及用量】半夏一升　大枣二十枚　甘草　附子　当归　人参　厚朴　茯苓　枳壳各二两　桂心五两　生姜八两　蜀椒二百粒

【用法】㕮咀，清水一斗，煮取三升，分二服。

◆**大半夏汤**丙《千金方》

【主治】痰冷留饮，胸膈中塞。

【功效】祛痰和胃。

【药物及用量】半夏一升　白术三两　生姜八两　茯苓　人参　桂心　甘草　附子各二两

【用法】嚼咀，清水八升，煮取三升，分二服。

◆**大半夏汤**《古今医统大全》

【主治】痰饮，脾胃不和，咳嗽呕吐，饮食不入。

【功效】祛痰和胃。

【药物及用量】半夏　白茯苓　生姜各二钱

【用法】清水煎服，胃痞加陈皮。

◆**大半夏汤**《御药院方》

【主治】船车晕。

【功效】和胃镇逆。

【药物及用量】半夏　陈皮　白茯苓各二钱五分

【用法】加生姜五片，清水煎服。

◆**大半夏汤**《妇人大全良方》

【主治】妇人痰饮及脾胃不和。

【功效】健脾和胃，化痰止咳。

【药物及用量】半夏　白茯苓　生姜各一两

【用法】上三味㕮咀，作一服，每遇膈间有寒痰，以水二盏，煎至一盏，去滓，临卧温呷。如有热痰，加炙甘草一分；如脾胃不和，去甘草，加陈橘皮一分，同煎，此则二陈汤，加减得理。

◆**大地黄丸**《妇人大全良方》

【主治】产前后腰腹痛，一切血疼，血气虚，四肢不举，骨髓热痛。

【功效】养血。

【药物及用量】熟地黄二两　乌梅肉　当归各一两

【用法】每服一丸，空腹时细嚼，白汤送下。

◆**大安散**《圣济总录》

【主治】妊娠胎动腹痛。

【功效】养血固冲，理气安胎。

【药物及用量】茴香子（炒）三两　白茯苓（去黑皮）一两　阿胶（炒令燥）半两　芎䓖　当归（切，焙）　桑寄生（锉）　甘草（炙）　陈橘皮（汤去白，焙）各三分

【用法】上八味，捣罗为散，每服二钱匕，温酒调下，食前服。

◆**大安散**《永类钤方》

【主治】妊妇伤寒，浑身壮热，眼晕头旋，先解其表，次调其里。

【功效】解表和中。

【药物及用量】麻黄（去节）　干姜（炮）　山茵陈　甘草（炙）各一钱　石膏（炒）二钱　干葛　川芎　白术各半钱　人参二分半

【用法】上九味，㕮咀，作三服，葱白三寸，水煎服。

◆**大安胎如胜饮**《大生要旨》

【主治】妊娠六月，觉胎气不和，或渐痛胀，胎动不安。

【功效】养血安胎。

【药物及用量】当归二钱　白术一钱五分（炒焦）　黄芩（酒制）　白芍（酒制）　砂仁（炒）　茯苓　续断（酒煎）各一钱　甘草（炙）五分　桑寄生一钱

【用法】清水煎，分作二服，六日一次。

◆**大竹沥汤**《千金方》

【主治】猝中风，口噤不能言，四肢纵缓，痹挛偏急，神志恍惚，恚怒无常，手足不遂。

【功效】泻热祛痰。

【药物及用量】竹沥一斗四升　独活　芍药　防风　茵芋各二两　桂心　防己　人参　石膏　麻黄各一两　生姜　茯苓各三两　乌头一枚

【用法】沥煮取四升，分作六服，先未汗者取汁一服，一服汗出即止。

◆**大延胡索散**《宣明论方》

【主治】妇人经病，产后腹痛，或腹满喘闷，或癥瘕痞块，一切心腹暴痛。

【功效】逐瘀消坚，行气止痛

【药物及用量】延胡索　赤芍　川楝子（去核）　蓬莪术　京三棱（煨）　厚朴（姜制）　当归　黄芩　川芎　桔梗　槟榔各一钱　木香　官桂（去粗皮）　甘草各五分　大黄二钱

【用法】清水二盅，煎至一盅，食前服。

◆**大成散**《证治准绳》

【主治】痘出不快或顶陷，或灰白黑陷，不起发。

【功效】透邪毒。

【药物及用量】穿山甲（酒炒）一两　甘草末二钱　雄黄　朱砂各一钱五分　紫草三钱　麝香二分

【用法】五岁儿每服二分，寒证热酒调下，热证紫草汤调下，寒者加入治中散内，热证加入小无比散内。

◆**大成汤**《理伤续断方》

【主治】自高坠下，不损皮肉，瘀血流注脏腑，昏沉不醒，二便秘结者。

【功效】行血理瘀。

【药物及用量】大黄三钱　朴硝　枳壳　当归　红花　木通　苏木　陈皮　生甘草各一钱

【用法】清水二盅，煎至八分，不拘时服，服后二时不行，将前渣再煎，加蜜三匙冲服。

◆**大沉香丸**《太平惠民和剂局方》

【主治】冷气攻动心腹痛及猝暴心痛。

【功效】破结气，止痛散寒。

【药物及用量】沉香　干姜（炮）　姜

黄　辣桂　檀香各四钱　甘松（洗，焙）　白芷　乌药　甘草各八两　香附一斤　白豆蔻仁二两

【炮制】研为细末，炼蜜和丸，如弹子大。

【用法】每服一丸，食前细嚼，姜汤送下。

◆**大沉香尊重丸**《杂类名方》

【主治】虫胀痛满，水肿遍身，肿满气逆，呕哕喘乏，小便赤涩，大便不调及一切中满，下虚危困之病。

【功效】破结气，消积滞。

【药物及用量】沉香　丁香　人参　车前子　葶苈（炒）　槟榔各二钱　青皮　白牵牛　枳壳（炒）　木通各四钱　胡椒　海金沙　蝎梢（去毒）　木香　茯苓　肉豆蔻各二钱五分　白丁香一钱五分　萝卜子六钱（炒）　滑石三钱　郁李仁（去皮）一两二钱五分

【炮制】共研细末，生姜自然汁煮糊为丸，如梧桐子大。

【用法】每服二十丸，不拘时姜汤送下，每日三次，忌盐、鱼、果、肉、麦食，只可食白粥。

◆**大芎黄汤**《素问病机气宜保命集》

【主治】破伤风之邪在半表半里，自汗不止，二便秘赤，宜疏导者。

【功效】祛风清热。

【药物及用量】川芎一钱　羌活　黄芩　大黄各二钱

【用法】清水煎服，以微利为度。

◆**大豆紫汤**《千金方》

【主治】产后百病及中风痱痉，或背强口噤，或但烦热苦渴，或头身皆重，或身痒，剧者呕逆直视。

【功效】祛风除湿散血。

【药物及用量】大豆五升　清酒一斗

【用法】上二味，以铁铛猛火熬豆令极热，焦烟出，以酒沃之，去滓，服一升，日夜数服，服尽更合，小汗则愈。

◆**大豆紫汤**《医心方》

【主治】中风头眩，恶风自汗，吐冷水，妊娠折伤，胎死腹中，产后百病及中风痱痉，背强，口噤烦躁，或头身背重，或身重发痒，呕吐直视。

【功效】祛风，消血结。

【药物及用量】大豆五升　清酒一斗（一方有独活，去芦一两五钱，先用酒煎一两沸）

【炮制】先炒大豆极焦，候烟出，急投酒中，密封候冷去豆。

【用法】每服一二合，得少汗则愈，每日十次。

◆**大豆汤**《千金方》

【主治】产后中风，发则不省人事及妊娠夹风产后诸病。

【功效】疏风利湿。

【药物及用量】大豆五升（炒黄）　独活（去芦）　葛根各八分　防己（去皮）六两

【用法】㕮咀，每服五钱，酒二钱，煎至一盏半，去滓，不拘时温服，每日三次。

◆**大防风汤**《保婴撮要》

【主治】足三阴经亏损，外邪乘虚入内，致腿膝疼痛，或成鹤膝风，附骨疽，骨冷脑痛不消，或已溃不敛及痢后胫膝痛等证。

【功效】补血通络，疏风祛邪。

【药物及用量】防风（一作一钱）　白术（土炒，一作一钱）　羌活（一作一钱）　人参各二钱　川芎一钱五分（一作一钱）　白芍（酒炒，一作一钱五分）　附子（炮制）　牛膝（酒炒）各一钱　肉桂（去皮，一作一钱五分）　黄芪（炒，一作一钱五分，一作一钱）　杜仲（去皮姜制，一作一钱一分，一作一钱）　熟地黄（制，一作一钱五分）各五分　甘草一钱（一方无肉桂，有当归一钱）

【用法】加生姜三片，清水煎，食前服。赤热焮肿者禁用，三五剂后，宜再服调补之剂。

◆**大乳没散**《杂病源流犀烛》

【主治】跌打损伤，痛不可忍。

【功效】行气血，止疼痛。

【药物及用量】乳香（另研）二钱　没

药（研匀）　白术　当归　白芷　甘草（炙）各三钱　桂心一钱五分（一方无桂心，有人参、羌活）

【用法】和匀，再研极细，每服三钱，温酒调下。

◆**大和中饮**《景岳全书》

【主治】食饮不化，停积或吐或泻。

【功效】健脾胃，消积滞。

【药物及用量】陈皮　山栀　麦芽各三钱　枳实一钱　砂仁五分　厚朴　泽泻各一钱五分

【用法】清水煎成，食远温服。

◆**大和汤**《杨氏家藏方》

【主治】疮烂后寒热往来，烦闷嗜卧。

【功效】补养气血。

【药物及用量】熟地黄　当归　地骨皮　人参　甘草（炙）　赤芍各等量

【用法】㕮咀，每服一钱，清水半盏，煎至三分，去滓温服。

◆**大固阳汤**《世医得效方》

【主治】脱阳证。

【功效】温中扶阳。

【药物及用量】附子（炮，切八片）一个　白术　炮姜各五钱　木香二钱五分

【用法】清水煎，候冷灌服，须臾再进一服。

◆**大定风丸**《疡医大全》

【主治】痛风，历节风。

【功效】祛风行滞。

【药物及用量】苍术八两　草乌三两　杏仁　川乌　白芷　半夏各四两　生姜二斤　葱一斤

【炮制】取汁拌匀，以姜葱渣一半铺瓶底，将药装瓶内，又将渣一半覆之，埋土中，春五、夏三、秋七、冬九日，取出晒干为末，外加猴姜、牛膝、红花各二两，当归、萆薢根各四两。共为细末，酒糊为丸，如梧桐子大。

【用法】每服六十丸，茶酒饮下，一日三服。

◆**大定风珠**《温病条辨》

【主治】温病热邪久羁，吸烁真阴，或因误表，或因妄攻，神倦瘛疭，脉气虚弱，舌绛苔少，时时欲脱者。

【功效】解热毒，养阴血，潜阳。

【药物及用量】生白芍六钱　阿胶三钱　生败龟板四钱　干地黄六钱　麻仁二钱　五味子二钱　牡蛎四钱　麦门冬六钱（连心）　甘草（炙）四钱　鸡子黄二枚　生龟甲四钱

【用法】清水八杯，煮取三杯去滓，再入鸡子黄搅令相得，分三次服。喘加人参；自汗加龙骨、人参、小麦；心悸者加茯神、人参、小麦。

◆**大承气汤**《伤寒论》

【主治】阳明实腑证，肠中燥屎坚结，腹中满痛者。

【功效】泻热通便。

【药物及用量】芒硝三合（一作三两）　大黄（酒洗）四两　枳实（炙）一枚　厚朴（去皮炙）八两（一方有生姜三片）

【用法】清水一斗，先煮枳朴取五升，去滓，纳大黄，煮取二升，去滓纳芒硝，更上微火一两沸，分温再服。得下，余勿服，𬌗牙，药不能进，以此汤从鼻中灌之。

◆**大羌活汤**《卫生宝鉴》

【主治】湿病手指节膝髓肿痛，伸屈不利，心下痞闷，身体沉重，不饮食，食即吐，面色萎黄，精神短少，脉沉而缓。

【功效】祛风行滞，除湿。

【药物及用量】羌活　升麻各一钱（一作各一钱五分）　独活七分（一作一钱）　苍术　防风（去芦杈）　甘草　威灵仙（去芦）　赤茯苓（去皮）　当归　泽泻各一钱五分（一作各七分，一方无防风，有防己、白术各七分）

【用法】锉散，清水二盏，煎至一盏，食前温服，食后再服。忌食酒面生冷硬物。

◆**大羌活汤**《此事难知》

【主治】两感伤寒。

【功效】祛风寒，解邪热。

【药物及用量】羌活一钱　独活　防己（酒洗）　防风　黄连（酒洗）　黄芩（酒炒）　苍术（泔浸炒）　白术　川芎　细辛　甘草（炙）各六分　生地黄三钱　知母

一钱五分，（一方无防己、苍术、白术、黄连、知母，有柴胡、白芷、石膏、黑豆）

【用法】加生姜三片，大枣二枚（擘）清水煎，不拘时热服。

◆**大金花丸**《宣明论方》

【主治】中满热极，淋秘溺血。

【功效】泻热毒。

【药物及用量】黄连　黄药　黄芩　大黄各等量

【炮制】共研细末，水泛丸如小豆大。

【用法】每服三十丸，新汲水送下。

◆**大阿胶丸**《卫生宝鉴》

【主治】咳血、吐血。

【功效】化痰补肺，祛风杀虫，养血止血。

【药物及用量】阿胶（微炒）　卷柏　生地黄　熟地黄　大蓟（独根者晒干）　鸡苏叶　五味子各一两　柏子仁（另研）　茯苓　百部　远志　人参　麦门冬　防风各五钱　干山药　薄荷各一两

【炮制】研为细末，炼蜜和丸，如弹子大。

【用法】每服一丸，以小麦、麦门冬煎汤，于食后嚼下。

◆**大阿胶丸**《世医得效方》

【主治】肺虚客热，咳嗽咽干，多唾涎沫，或有鲜血，并劳伤肺胃，吐血、呕血。

【功效】补肺肾止血。

【药物及用量】麦门冬（去心）半两　干山药　熟干地黄　五味子各一两（《南北经验方》半两）　远志（去心）一分　丹参　贝母（炒）　防风（去芦）各半两　阿胶（炒）一两　茯神（去木）　柏子仁　百部根　杜仲（炒）各半两　茯苓一两（《大成》去皮）　人参一分（《大成》去芦）

【用法】上一十四味为末，炼蜜丸，如弹子大，每服一丸。水一盏，煎六分，和滓服。

◆**大青汤**《痘疹心法》

【主治】热毒发斑。

【功效】凉血泻热。

【药物及用量】大青叶　玄参　生地黄　石膏　知母　木通　甘草　地骨皮　荆芥穗各等量（一方无地骨皮）

【用法】锉细，清水一盏，加淡竹叶十二片，煎至七分，去滓温服。

◆**大青汤**《杂病源流犀烛》

【主治】毒邪内陷。

【功效】凉血解毒泻热。

【药物及用量】大青叶（如无，以青黛代之）　木通　玄参　桔梗　知母　山栀　升麻　石膏

【用法】清水煎成，加路东黄土二三钱，和服。如大便结闭，口干，腹胀，身热烦躁者，此为热秘，加大黄（酒炒）。

◆**大青四物汤**《经验良方》

【主治】热病汗下后，身热不除，斑出如锦纹，烦躁不得卧。

【功效】解毒化斑，除烦安神。

【药物及用量】大青　阿胶　甘草　豆豉各一两

【用法】上四味，㕮咀，每服五钱，水一盏半，先将大青、甘草、豆豉煎至七分，后入阿胶，再煎令沸，量儿大小，加减服。

◆**大青龙汤**《伤寒论》

【主治】太阳风寒两伤，荣卫同病。俱不出汗而烦躁者。

【功效】宣肺祛痰，止咳平喘。

【药物及用量】麻黄（去节）六两　桂枝二两（一作二钱）　杏仁（去皮尖，炒，一作十四枚）四十枚　甘草（炙）二两　生姜三两（切作三片）　大枣（制，一作二枚）十二枚　石膏（碎绵裹）如鸡子大

【用法】清水九升，先煮麻黄减二升，去上沫，纳诸药煮取三升，去滓温服一升，取微汗。汗出多者，温粉扑之；一服汗者，停服后，若脉微弱自汗出者，服之必亡阳。

【编者按】此方用于肺热喘咳，肺胀烦闷，身体疼痛，发热恶寒之症状有效。

◆**大建中汤**《金匮要略》

【主治】心胸中大寒痛，呕不能饮食，腹满上冲皮起，出见有头足，上下痛而不可触近者。

【功效】健胃，祛痰，杀虫，散寒和中。

【药物及用量】蜀椒（去闭口者，炒去汗，一作二钱）二合　干姜四两　人参二两（一作二两四钱）

【用法】清水四升，煮取二升，去滓，纳胶饴一升（一作一升五合），分温再服（一作三服）。如一炊顷，可饮粥二升。后更服，当一日食糜粥，温覆之。

◆**大建中汤**《千金方》

【主治】虚热盗汗，百节酸痛，腰痛肢倦，日渐羸弱，口苦舌涩，心怔气短。

【功效】补气血，固卫阳。

【药物及用量】黄芪（炙）　远志（去心，灯心煮）　当归（酒洗）　泽泻各二钱　白芍　龙骨（煅）　人参各一钱五分　甘草（炙）一钱

【用法】清水二盅，加生姜五片，煎至一盅，食前服。气弱加附子（炮）二钱；腰痛筋急，加官桂（去皮）一钱。

◆**大建中汤**《外台秘要》

【主治】内虚里急，少气，手足厥冷，或乍寒乍热，小腹挛急，或腹满弦急，不能食，起节微寒，阴缩，或腹中寒痛，不堪劳顿，唇口干燥，滑精梦多，腿酸不能久立。

【功效】补气血，养脾胃。

【药物及用量】黄芪　当归　桂心　芍药各二钱　人参　甘草各一钱　半夏（泡，焙）　黑附子（炮，去皮）各二钱五分

【用法】㕮咀，每服五钱，清水二盏，加生姜三片，大枣二枚，煎至一盏，去滓，食前温服。

◆**大柴胡汤**《伤寒论》

【主治】伤寒虽入阳明，少阳未尽。心烦便秘，胸下硬满，呕吐不止，寒热往来，脉沉实者。

【功效】解热行滞，和胃清肠。

【药物及用量】柴胡　半夏各八两　黄芩　芍药各三两　生姜五两　枳实四枚　大枣十二枚（此方本有大黄二两，若无大黄，恐不成大柴胡汤）

【用法】以水一斗二升，煮取六升，再煎取三升，温服一升，日三服。

【编者按】此方应有大黄，病未入里，脉尚沉实，用之可下邪实，以免里强。

◆**大活血丹**《证治准绳》

【主治】打仆损伤，折骨碎筋，血肿痛及瘫痪顽痹，四肢酸疼，一切痛风等证。

【功效】行气血，续筋骨。

【药物及用量】青桑炭一斤　栗间骨碎补　天南星（制）　白芍　牛膝　川乌头（炮）　黑豆（酒煮）各一两六钱　自然铜　木鳖子各八钱　细辛一两　降香　枫香各三钱　乳香　没药　血竭各六钱

【炮制】研为细末，醋煮秫米粉糊，集众手搓为丸（缓则发裂），如弹子大，候干用生漆为衣，久则不坏。

【用法】每用一丸，无灰酒磨化下。

◆**大活络丹**《兰台轨范》

【主治】一切中风瘫痪，痿痹痰厥，拘挛疼痛，痈疽流注，跌仆损伤，小儿惊痫，妇人停经。

【功效】温通气血，舒筋活络，祛风化痰。

【药物及用量】白花蛇　乌梢蛇　威灵仙　两头尖（俱黄酒浸）　草乌　天麻（煨）　全蝎（去毒）　首乌（黑豆水浸）　龟板（炙）　麻黄　贯众　甘草（炙）　羌活　官桂　藿香　乌药　黄连　熟地黄　大黄（蒸）　木香　沉香（用心）各二两　细辛　赤芍　没药（去油）　僵蚕　天南星（姜制）　青皮　骨碎补　白豆蔻仁　安息香（酒熬）　黑附子（制）　黄芩（蒸）　香附（酒浸，焙）　玄参　白术各一两　防风二两五钱　葛根　虎胫骨（炙）　当归各一两五钱　血竭七钱　地龙（炙）　犀角　麝香　松脂各五钱　牛黄　片脑各一钱五分　人参三两

【炮制】各研称准，合和再研，蜜丸如桂圆核大，金箔为衣，白蜡为匮。

【用法】每服一丸，陈酒送下。

◆**大红丸**《医林绳墨大全》

【主治】血块血蛊，大人小儿一切积痞。

【功效】破坚下积。

【药物及用量】血竭　乳香各一两　朱砂（要箭头上好者）五钱　巴豆四钱

【炮制】研极细末，至自润成块，瓷盒盛之，隔夜不可晚餐。

【用法】小儿麻子大三粒，大人豆子大三粒，俱温水送下。倘积重多年者，先用使君子（生熟各三个），上午食之，下午再服前药。置净桶，看药与积俱下，如药未出，积亦未出，将温酒一杯催之。

◆大红膏《外科正宗》

【主治】瘰疬痰核结块，不分新久，但未穿破者。

【功效】破痰结，解热毒。

【药物及用量】石灰（用大黄三钱，切片同炒，石灰红色去大黄）一两　乳香（去油）　轻粉各二钱　银朱　血竭　潮脑　硝石各三两　天南星二两

【炮制】各为细末，陈米醋熬稠。

【用法】调药敷核上，三日一换，敷后皮嫩微损者，另换紫霞膏贴之，其核自消。

◆大红花丸《宣明论方》

【主治】妇人血积聚癥瘕，经络阻滞。

【功效】活血化瘀消癥。

【药物及用量】川大黄　红花各二两　虻虫（去翅足）十个

【用法】取大黄七钱，醋熬成膏和药，丸如梧桐子大小，每服五七丸，温酒下，食后服，日三服。

◆大胡黄连丸《小儿药证直诀》

【主治】小儿惊疳，腹胀，肌瘦发黄，烦热饮水，多唾吼齁，大便或泻或秘，好泥土、生米等物，疮癣。

【功效】杀虫下积。

【药物及用量】胡黄连　黄连　苦楝子各一钱　白芜荑五钱（去扇，秋初用三钱）　蟾头（烧存性，研）一分　麝香（另研）一钱　青黛（另研）一钱五分　芦荟（另研）一分

【炮制】先将前四味研为细末，猪胆汁和丸，如胡桃大，中置巴豆仁一枚，外用油纸裹之。同米一升许蒸，至米熟为度，再入后四味，稍加面糊和丸，如麻子大。

【用法】每服十丸或五十丸，饮后临卧时清米饮送下，每日三次。

◆大醒风汤《太平惠民和剂局方》

【主治】卒中，痰逆呕泄，脉沉厥冷。

【功效】祛风痰，通经络。

【药物及用量】陈胆星二钱　防风　独活　生附子各一钱　全蝎　生甘草各五分

【用法】加生姜十片，清水煎服。

◆大风龙胆膏《本草纲目》

【主治】大风疾。

【功效】消风毒。

【药物及用量】冬瓜一个　乌蛇胆一个　消梨一个

【用法】用冬瓜一个，截去五寸长，去瓤，掘地坑深三尺，令净，安瓜于内，以乌蛇胆一个，消梨一个，置于瓜上，土隔盖之，至二七日看一度，瓜未甚坏，候七七日三物化为水在瓜皮内，取出。每服一茶杯，温酒和服，二三次立愈，风疾之轻者，每服一匙。

◆大效雄硃化痰定喘丸《省翁活幼口议》

【主治】小儿因惊发喘，逆触心肺，暴急张口，虚烦神困。

【功效】通络，化痰。

【药物及用量】明雄黄（研）　朱砂各一钱（研）　蝉蜕　全蝎（炒）　地龙　白僵蚕　天南星　白附子（炮）各二钱五分　轻粉五分

【炮制】共研末，面糊和丸，如麻子大。

【用法】每服三十丸，食后薄荷茶清送下。

◆大桃花汤《千金方》

【主治】下痢久脱虚冷，白滞腹痛。

【功效】健肠，收脱。

【药物及用量】赤石脂　干姜　当归　龙骨（煅）　牡蛎（煅）各六钱　附子（炮）四钱　芍药（炒）　白术　人参各三钱　甘草（炙）二钱

【用法】清水煎，分三次服，呕加橘皮。

◆**大消风散**《解围元薮》

【主治】脱根风、鱼鳞风、鹅掌风、蛓毛风、鸡爪风。

【功效】祛风杀虫。

【药物及用量】防风　白蒺藜　荆芥　苦参　胡麻　黄芩　柴胡各十二两　麻黄八两　乳香　没药　麝香各三钱　大风肉（去油）一斤

【炮制】先用一药，除去大风肉，乳香、没药、麝香匀为十五剂，水煎服。后再用一料，不可见火，晒燥为末，酒米煮和为丸，如梧桐子大。

【用法】每服五十丸，日三服，酒送下。如病面上重者，加白芷、海风藤、蝉蜕各四两；口眼㖞斜加白僵蚕四两。服时须用细辛、苍耳、马鞭草煎汤洗浴，避风取汗为妙。

◆**大益智子散**《证治准绳》

【主治】心志不宁，语言健忘。

【功效】养血补心。

【药物及用量】熟地　人参（去芦）　白茯苓（去皮）　肉苁蓉（酒浸）各二两　菟丝子（酒浸）　远志（去心）各七钱五分　蛇床子二钱五分

【用法】研为细末，每服一钱，食后米饮调下，每日二次，忌食猪肉。

◆**大神效活络丹**《奇效良方》

【主治】风湿诸痹，口眼㖞斜，半身不遂，行步艰难，筋骨拘挛，手足疼痛。

【功效】宣畅气血，通利经络。

【药物及用量】白花蛇　乌梢蛇（均酒浸焙）　防风　甘草（炙）　官桂　草豆蔻　羌活　玄参　天麻　藿香　何首乌　白芷　黄连　黄芪　熟地黄　川大黄（两头尖）　川芎各二两　辽细辛　朱砂（水飞）　赤芍　没药（去油）　乳香（去油）　直僵蚕（去黑嘴炒）　天竺黄　败龟板（醋炙）　丁香　虎胫骨（醋炙）　乌药　青皮　黑附子　白蔻仁（炒）　骨碎补　白茯苓　白术（土炒）　当归（酒洗）　沉香各一两　全蝎（去毒）　葛根　威灵仙（酒浸）各二两五钱　瓜儿血竭　犀角各七钱五分　麝香　地龙（去土）　净松香各五钱　京牛黄　片脑各二钱五分

【炮制】共研细末。炼蜜为丸，每丸重一钱，金箔为衣，蜡皮封裹。

【用法】每服一丸，温酒送下。随病上下，食前后服。

◆**大效内补丸**《妇人大全良方》

【主治】妇人受气虚弱及五劳七伤，脏腑积冷，痃痞癥块，虚胀，或经脉不调，痟冷，赤白带下，口苦舌干，面色萎黄，黑䵟，心烦惊悸，头目眩晕，不思饮食，痰涕黏涎，手足百节热疼无力，肌肉消瘦，子息断续。

【功效】除湿通经。

【药物及用量】萆薢四两　牛膝　五加皮　白术各二两　川乌（炮）　枳实　丹参各一两

【用法】上七味为细末，炼蜜丸如梧桐子大，温酒下二十丸，空心，日午、晚食前服，各进一服。

◆**大效圣饼子**《医林方》

【主治】吐泻慢惊风。

【功效】化湿止泻。

【药物及用量】天南星半两　半夏一两　滑石一两　硫黄半两

【用法】上四味，为细末，生姜自然汁和匀，丸如梧桐子大，捏做饼子，每服一饼子，生姜自然汁化下。

◆**大效琥珀散**《妇人大全良方》

【主治】妇人心膈迷闷，腹脏掐撮疼痛，气急气闷，月信不调等。

【功效】温中行气，活血止痛。

【药物及用量】乌药　莪术各二两（《袖珍方》一两）　当归一两

【用法】上三味并生为细末，温酒调二钱服，服后以食压之。忌生冷油腻等物。如是产后诸疾，炒生姜酒调下。

◆**大秦艽汤**《素问病机气宜保命集》

【主治】血弱不能养筋，手足痿痹，舌强不语。

【功效】养血气，通筋络，祛风湿。

【药物及用量】秦艽　石膏各二两　甘

草　川芎　当归　白芍　羌活　独活　防风　黄芩　白术　白芷　茯苓　生地黄　熟地黄各一两　细辛五钱

【用法】吹咀，每服一两，清水二盏，煎至一盏，去滓，不拘时温服。如遇天阴天寒加生姜七片煎；如心下痞，每服一两，加枳实一钱煎；春夏时加知母一两。

◆**大秦艽汤**《卫生宝鉴》

【主治】中风外无六经之形证，内无便溺之阻隔，是知为血弱不能养于筋，故手足不能运动，舌强不能语。

【功效】养血祛风，通络。

【药物及用量】秦艽　石膏各二两　甘草　川芎　当归　芍药　羌活　独活　防风　黄芩　白术　白芷　茯苓　生地黄　熟地黄各一两　细辛半两

【用法】上十六味，吹咀，每服一两，水二盏煎至一盏，去滓，温服，无时，如遇天阴，加生姜七片煎，如心下痞，每服一两加枳实一钱煎，此是秋冬药，如春夏，加知母一两。

◆**大茴香丸**《奇效良方》

【主治】小便白浊，出髓条。

【功效】健肾固精。

【药物及用量】大茴香　酸枣仁（炒）　破故纸（炒）　白术　白茯苓　左头牡蛎（砂锅里慢火煅爆为度）　益智子　人参各等量

【炮制】研为细末，青盐、酒糊为丸，如梧桐子大。

【用法】每服二十丸，食后温酒或米饮送下。

◆**大追风散**《张氏医通》

【主治】一切头风，头痛，头晕，心烦，百节疼痛，鼻塞声重，项背拘急，皮肤瘙痒，面上游风，状若虫行，妇人血气攻注。

【功效】消风化痰，清利头目。

【药物及用量】川乌（炮，去皮、脐）　防风　川芎　荆芥　僵蚕（炒黄去丝）　石膏（煅）　甘草（炙）各一钱（一作各八钱）　白附子（炮）　全蝎（去毒，醋泡，炒黄）　羌活　地龙（去土炒脆）　天南星（炮）　天麻（煨）　白芷各五钱　乳香（另研）　没药（另研）　草乌（炮）　雄黄各一钱五分（一方无白附子、白芷、乳香、没药、草乌、雄黄）

【用法】研为细末，每服五分或二钱，临睡时细茶汤调下。

◆**大建脾散**《是斋百一选方》

【主治】脾胃虚寒，不进饮食。

【功效】大健脾胃。

【药物及用量】荜澄茄　干姜　白豆蔻　丁香各五钱　白茯苓　甘草　肉豆蔻　半夏（姜汁制）　茴香　神曲　橘红各一两　白术四两　川乌（炮，去皮、脐）　草果仁　附子（炮，去皮尖）各二两

【用法】吹咀，每服三钱，清水一盏半，加生姜七片，大枣一枚，煎至七分，空腹时温服。

◆**大紫荆皮散**《世医得效方》

【主治】打仆损折，内损肺肝。

【功效】活血消瘀。

【药物及用量】紫荆皮　降真香　补骨脂　川续断　琥珀（另研）　牛膝（酒浸一宿）　桃仁（去皮，炒）　当归（洗，焙）　无名异（烧红酒淬七次）　蒲黄各一两　朴硝（另研）　大黄（湿纸裹）各一两五钱

【用法】研为细末，每服二钱，食前浓煎苏木、当归，酒调下。

◆**大造丸**《东医宝鉴》

【主治】阴虚。

【功效】养血滋阴，益精填髓。

【药物及用量】紫河车（洗净盛以竹器，长流水中浸一刻，再盛小瓦盆，于木瓶或瓦瓶内蒸极热，如糊，先倾取自然汁，将河车于石臼中捣千下，同汁和匀）一具　生地黄四两　龟板　杜仲　天门冬　黄柏各一两五钱　牛膝　麦门冬　当归身各一两二钱　人参一两　五味子五钱

【炮制】研为细末，同河车泥和匀，水煮米糊为丸。

【用法】盐汤或温酒送下，每日二次。

◆**大造保童丸**《证治准绳》

【主治】痘黑陷或痘毒。

【功效】托痘毒。

【药物及用量】䗪虫　狼子　猫子（均酥炙）

【炮制】研为细末，加麝香少许，滴水和丸。

【用法】熟汤送下。

◆**大连翘饮**《万病回春》

【主治】小儿湿毒，赤游丹毒，胎热脐风，诸种疮毒。

【功效】清热解毒，利湿。

【药物及用量】连翘（去心）　当归　赤芍　防风　木通　滑石（水飞）　牛蒡子（炒，研）　蝉蜕（去足翅）　瞿麦　石膏（煅）　荆芥　生甘草　柴胡　黄芩　栀子（生，研）　车前子各五分（一方无牛蒡子、石膏）

【用法】清水二盅，加灯心二十根，煎至八分，子与乳母同服。

◆**大透肌散**《中国医学大辞典》

【主治】脾胃虚弱。

【功效】补气健胃。

【药物及用量】人参　芍药　川芎　甘草　茯苓　白术　木通　陈皮　黄芪　糯米各等量

【用法】研为粗末，每服四钱，清水煎服。

◆**大陷胸丸**《伤寒论》

【主治】伤寒发热，误下成结胸者。

【功效】降痰消结，泻热。

【药物及用量】大黄八两（一作六两）　苦葶苈子（熬）五合　杏仁（去皮尖，炒黑）五合

【炮制】芒硝合研如脂和散，另捣甘遂末一钱匕，白蜜二合，丸如弹子大。

【用法】每服一丸，清水二升，煮取一升，温顿服之，一宿用下，如不下，更服，取下为效，禁如药法，亦可作汤服。

◆**大陷胸汤**《伤寒论》

【主治】大结胸。

【功效】逐水消结。

【药物及用量】大黄（去皮，一作二两）六两　芒硝一升（一作三合）　甘遂一钱匕

【用法】清水六升，先煮大黄取二升，去滓，芒硝一二沸，再纳甘遂末，温服一升，得快利，止后服。

◆**大麻仁丸**《太平圣惠方》

【主治】肠胃风结，大便常秘，而欲饮食者。

【功效】润肠下积，通便。

【药物及用量】大麻仁（另研如膏）　大黄（炒）各二两（一作各三钱）　槟榔　木香　枳壳（麸炒）各一两

【炮制】共研细末，入麻仁研匀，炼蜜为丸，如梧桐子大。

【用法】每服二十丸，温汤送下。

◆**大麻仁酒**《太平圣惠方》

【主治】大风。

【功效】润肠养血。

【药物及用量】大麻仁三升

【炮制】清水淘净候干，以酒一斗浸一宿，和酒研取白汁，用生绢滤过，却入瓷瓶中，重汤煮数沸即止。

【用法】每服一小盏，温过下药，仍兼紫茄子根散相间服之。

◆**大麻仁散**《太平圣惠方》

【主治】产后小便淋涩疼痛。

【功效】清热养阴，利水通淋。

【药物及用量】大麻仁一两　榆白皮一两（锉）　葵子一两　瞿麦半两　甘草一分（炙微赤，锉）

【用法】上五味，捣筛为散，每服三钱，以水一中盏，煎至六分，去滓，温服，日三四服。

◆**大枣丸**《外科正宗》

【主治】溃疡久不收口。

【功效】和脾养血。

【药物及用量】山羊屎　大枣

【炮制】将山羊屎晒干炒为炭，存性，磨为细粉，用大枣去皮核，捣如泥，再入前粉捶丸。

【用法】每服四钱，黑枣煎汤送下。

◆**大枣汤**《妇人大全良方》

【主治】妇人脏躁，悲伤欲哭，象若神灵，数欠者。

【功效】养阴润燥。

【药物及用量】甘草三两　小麦一升　大枣十枚

【用法】上三味，㕮咀，以水六升，煮取三升，去滓，分温三服。

◆**大枣汤**《千金方》

【主治】关节疼痛。

【功效】和脾养血，宣通脉络。

【药物及用量】大枣十五枚　附子一枚　甘草一尺　黄芪四两　生姜二两　麻黄五两

【用法】㕮咀，清水七升，煮取三升，每服一升，一日三次。

◆**大无比散**《赤水玄珠》

【主治】稀痘，热毒太甚，惊狂谵语引饮，痘疮红紫黑陷。

【功效】解热毒。

【药物及用量】桂府滑石（飞过）六两　粉草一两　辰砂（飞）三钱　雄黄（飞）一钱

【用法】研为末，三五钱，岁儿每服一钱，十岁二钱，发热之初败毒散调下，若报痘后灯心汤下。

◆**大异香散**《仁斋直指方》

【主治】积聚胀满，朝食暮不能食。

【功效】破积，消食健脾。

【药物及用量】三棱　蓬莪术　青皮　藿香　桔梗　枳壳（炒）　香附（炒）　益智子各一钱五分　甘草（炙）五分

【用法】分作二服，清水二盅，加生姜三片，大枣一枚，煎至一盅，去滓食连服。

◆**大顺散**《太平惠民和剂局方》

【主治】冒暑伏热引饮过多，脾胃受湿，水谷不分，霍乱呕吐，脏腑冷热不调。

【功效】行脾胃湿滞。

【药物及用量】甘草（锉寸长，一作五钱）三十斤　干姜（一作五钱）　杏仁（去皮尖，炒，一作三钱）　肉桂（去粗皮，一作三钱）各四斤

【炮制】先将甘草用白砂炒至黄熟，入干姜同炒，令姜裂。次入杏仁同炒，杏仁不作声为度，用筛筛净后，入桂捣罗为散。

【用法】每服二三钱，清水一盅，煎至七分，不拘时温服，或沸汤点下，如烦躁，井花水调下。

◆**大顺饮**《活幼心书》

【主治】冒暑烦渴，吐泻腹痛，发热神昏，或衄血、咯血、下血，小便黄少，口干汗多。

【功效】和脾胃。

【药物及用量】细面一斤四两　生姜一斤　赤茯苓（去皮）　甘草各五两

【炮制】先以生姜方切，如绿豆样，石钵内杵烂，入面再杵匀，摊作薄片，烈日中曝干，茯苓、甘草细锉，同前姜面片或晒或焙，合研为末。

【用法】每服二钱，新汲井水或温熟汤不拘时调下。

◆**大黄丸**《千金方》

【主治】带下百病，无子。

【功效】祛下焦湿热。

【药物及用量】大黄（破如豆粒熬黑）　柴胡　芒硝（一作朴硝）各一斤（一作各一升）　芎䓖五两　干姜　蜀椒（一作五钱）各一升　茯苓鸡子大一枚（一作二两）

【炮制】研为末，炼蜜和丸，如梧桐子大。

【用法】每服七丸，加至十丸，食前米饮送下，以知为度，五日微下，十日下血，二十日下长虫及青黄汁，三十日病除，五十日肥白，而能成孕。

◆**大黄丸**《太平圣惠方》

【主治】小儿龟胸，肺热壅滞，心膈满闷。

【功效】清肺热，养阴润肺。

【药物及用量】大黄（微炒）七钱五分　天门冬（焙）　百合　苦杏仁（麸炒微黄）　木通　桑白皮　甜葶苈（隔纸炙紫）　朴硝各五钱（一方无朴硝，有石膏）

【炮制】研为细末，炼蜜和丸，如绿豆大。

【用法】每服五丸，不拘时温汤化下，

量儿大小加减。

◆**大黄丸**《圣济总录》

【主治】白睛肿胀，痛不可忍。

【功效】疏肝清热，明目。

【药物及用量】大黄（锉，炒）　蔓荆子（去皮）　甘菊花　土瓜根　防风（去杈）　陈皮（去白）　青皮（去瓤）　黄连（去须）　前胡　丹参　吴蓝　葳蕤各一两　决明子（微炒）　冬瓜子　青葙子　地肤子　车前子各一两五钱

【炮制】研为细末，炼蜜和丸，如梧桐子大。

【用法】每服三十丸，食后温酒送下。

◆**大黄丸**《古今录验》

【主治】飞尸遁尸，疟疾温病不得大便，主腹胀满痛，宿食不消，妇人月经不调，面目青黄，产后血结中奔，或绝产无子，走气上下，小儿寒热，肤胀腹大，不欲饮食，食不生肌，淋沥。

【功效】杀虫，下积，祛寒热结滞。

【药物及用量】大黄（蒸，于二斗米下）一两　肉桂心　干姜（炮）各二分　巴豆（去皮心，熬，捣如泥）五十粒　硝石（熬，如无，以芒硝代之）三分

【炮制】捣筛和匀，炼蜜为丸，如梧桐子大（小儿如麻子大）。

【用法】飞尸、遁尸每服半丸，浆水送下，每日一次，须臾即止。疟疾依发日清晨服一丸，壮者二丸，得吐下，忍饥，隔宿勿食，过发时乃食；主腹胀满痛，每服一丸，妇人每服半丸，小儿三四岁每服一丸，六七岁二丸，白汤送下，每日一次。食在膈上当吐，在膈下当利，预做粥，如服已吐下，丸法服药，两食顷不吐下，以热饮动之；若不得吐下，可更服一丸半，壮人可二丸，下多，啜冷粥解之，至三十日，心腹诸痛可愈。若有疮，绵挺如指，蜜和一丸，涂挺头，旦来疮中，晚出之，不更搓作。忌食野猪肉、芦笋、生葱等物。

◆**大黄丸**《证治准绳》

【主治】小儿胃气不调，不嗜食，不生肌肉。

【功效】调胃清热。

【药物及用量】大黄　干地黄　茯苓　当归　柴胡　杏仁各三分

【炮制】研为末，炼蜜和丸，如麻子大。

【用法】每服五丸，米饮送下，每日三次。

◆**大黄甘草汤**《张氏医通》

【主治】食已即吐及痘闭痰闷，不得发出。

【功效】行积，催吐。

【药物及用量】大黄四两　甘草二两

【用法】清水三升，煮取一升，分温二服，痘闭顿服取吐，不应更服。

◆**大黄甘草饮**《医方集解》

【主治】上、中、下三焦消渴。

【功效】解毒和中。

【药物及用量】大黄一两五钱　甘草（大者）四两　黑豆五升

【用法】将黑豆五升另煮三沸，去苦水，另用井水一桶，同煮豆烂，不拘时，令人食豆饮汁，不三剂病去。

◆**大黄甘草饮子**《宣明论方》

【主治】男子妇人，一切消渴不能止者。

【功效】清热，利水止渴。

【药物及用量】大豆（先煮三沸，出淘苦水再煮）五升　甘草（大粗者，长四指，打碎）四两　大黄一两半

【用法】上三味，用井水一桶，将前药同煮三五时，如稠、水少，更添，豆软盛于盆中放冷，令病人食豆，渴食汤汁，不拘时。

◆**大黄甘遂汤**《金匮要略》

【主治】妇人少腹满如敦状，小便微难而不渴。

【功效】补血清热，逐水。

【药物及用量】大黄四两　甘遂　阿胶

各二两

【用法】清水三升，煮取一升，顿服，其血当下。

◆**大黄朴硝汤**《奇效良方》

【主治】小儿惊热涎风，二便不通。

【功效】通肠泻热。

【药物及用量】川大黄（蒸）　朴硝　甘草各一两

【用法】锉碎，每服二钱，清水半盏，入蜜少许，煎至三分，不拘时服。

◆**大黄朴硝汤**《千金方》

【主治】经水日久不行，胞中有风冷者。

【功效】逐瘀行水。

【药物及用量】大黄　牛膝各五钱　代赭石一两　朴硝　牡丹皮　甘草　紫菀各三钱　虻虫　水蛭　桃仁　干姜　细辛　芒硝各二两　麻仁五合

【用法】清水一斗五升，煮取五升，去滓，纳硝分五服，五更为首，去一炊顷，自下后将息。忌见风。

◆**大黄牡丹皮汤**《金匮要略》

【主治】小腹肿痞，按之即痛如淋，小便自调，时时发热，自汗出，后恶寒。其脉迟紧，脓未成者。

【功效】破结消瘀，解毒。

【药物及用量】大黄四两　牡丹皮一两　桃仁（研）五十个　冬瓜仁五合　芒硝三合（一方无冬瓜仁，有瓜蒌仁）

【用法】清水六升，煮取一升，去滓，纳芒硝，再煎数沸，顿服之，有脓顿下，如无脓当下血。

◆**大黄附子汤**《金匮要略》

【主治】胁下偏痛，发热，脉紧弦。

【功效】行气血，疏经络，散寒通便。

【药物及用量】大黄（酒浸，一作一两，一作二两）三两　附子（炮，一作六钱，一作一枚，一作二枚）三枚　细辛三两（一作二钱）

【用法】清水五升，煮取二升，强人煮取二升五合，分温三服，服后如能行四五里再服。

◆**大黄牵牛散**《素问病机气宜保命集》

【主治】相火旺。

【功效】泻热清火。

【药物及用量】大黄一两　牵牛子末五钱

【用法】研为末，每服三钱。手足冷者，温酒调下；手足热者蜜汤下。

◆**大黄散**《素问病机气宜保命集》

【主治】上焦烦热，不能卧睡。

【功效】泻热。

【药物及用量】大黄　山栀仁　郁金各五钱　甘草二钱五分

【用法】研为末，每服五钱，清水煎，温服，微利而已。

◆**大黄散**甲《太平圣惠方》

【主治】妇人阴痒。

【功效】清下焦湿热，泻火解毒。

【药物及用量】大黄（微炒）　黄芩　黄芪（炙）各一两　赤芍　玄参　丹参　山茱萸　蛇床子各五钱

【用法】研为细末，每服二钱，食前温酒调下。

◆**大黄散**乙《太平圣惠方》

【主治】痈疽，脏腑壅热太过，心神烦闷，二便不通。

【功效】通肠，泻热，解毒。

【药物及用量】川大黄（微炒）　升麻　朴硝　葵子各五钱　栀子仁一分

【用法】研为粗末，每服一钱，清水一盏，煎至五分，去滓温服，量儿大小加减，以利为度。

◆**大黄散**丙《太平圣惠方》

【主治】小儿一切丹毒，遍体赤痛。

【功效】疏风，清热，解毒。

【药物及用量】大黄（锉，微炒）五钱　防风（去芦）五钱　升麻一分　黄芩一分　麻黄（去根节）一分　秦艽（去芦）一分　朴硝二分

【用法】㕮咀，每服一钱，清水一小盏，煎至五分，去滓，不拘时温服。

◆**大黄散**丁《太平圣惠方》

【主治】石痈，肿硬疼痛，心腹烦闷，不得宣畅。

【功效】泻热，行滞，解毒。

【药物及用量】大黄（炒）一两　芒硝　黑豆皮　枳壳（去瓤麸炒）各五钱　牛蒡子（微炒）　当归　芎䓖各二钱五分　甘草（生，锉）五钱

【用法】锉碎，分作三服，清水一盏，煎至五分，去滓，不拘时温服，以利为度。

◆**大黄散**戊《太平圣惠方》

【主治】妇人乳痈，经年肿硬，如石不消。

【功效】泻热化瘀，消肿止痛。

【药物及用量】川大黄（锉）一两　当归（锉，微炒）一两　赤芍一两　黄芪一两（锉）　芎䓖一两　防风（去芦头）一两　黄连（去须）一两　莽草一两　栀子仁一两　腻粉一分　乳香半两

【用法】上一十一味，捣细罗为散，入腻粉和匀，以鸡子白并蜜调令匀，涂帛上贴，干即易之。

◆**大黄散**己《太平圣惠方》

【主治】妇人心胸气壅，两胁满闷，不能饮食。

【功效】行气消积。

【药物及用量】川大黄一两（锉碎，微炒）　桂心半两　枳壳（麸炒微黄，去瓤）三分　诃黎勒（煨，用皮）一两　前胡（去芦头）一两　桔梗（去芦头）一两

【用法】上六味，捣粗罗为散，每服四钱，以水一中盏，入生姜半分，煎至六分，去滓，温服，不拘时。

◆**大黄散**庚《太平圣惠方》

【主治】妇人月水不通，腹内有癥块，或时寒热，渐加羸瘦。

【功效】养血活血通经。

【药物及用量】川大黄（锉，微炒）二两　鳖甲（涂醋，炙令黄，去裙襕）一两　牛膝（去苗）一两　桃仁（浸汤，去皮尖、双仁，麸炒微黄）一两　桂心三分　当归三分（锉，微炒）　白术三分　芎䓖三分　防葵三分

【用法】上九味，捣粗罗为散，每服三钱，以水一中盏，入生姜半分，煎至五分，去滓，每于食前稍热服。

◆**大黄散**《类证治裁》

【主治】胁下痞结，坚硬如石。

【功效】消坚结，破血逐瘀。

【药物及用量】大黄　三棱（炮）各一两

【炮制】研为末，醋熬成膏。

【用法】每服一匙，空腹时姜橘皮汤调下，以利为度。

◆**大黄汤**《素问病机气宜保命集》

【主治】泻痢久不愈，脓血稠黏，里急后重，日夜无度。

【功效】泻热毒，止痢凉血。

【药物及用量】大黄（锉碎）一两

【用法】好酒二大盏，浸半日许，煎至一盏半，去滓，分作二服，顿服之，痢止勿服。如未止再服，取利为度，后服芍药汤和之。痢止再服白术黄芩汤，以彻其毒。

◆**大黄汤**《圣济总录》

【主治】妇人血瘀，或仆损血瘀。

【功效】理血逐瘀。

【药物及用量】生大黄　桃仁（汤浸，去皮尖、双仁）各一两　桂（去粗皮）　郁李仁（去皮研）各五钱　生姜　地黄各一两

【用法】粗捣筛，每服三钱，水酒各半盏，煎至七分，去滓温服。

◆**大黄硝石汤**《金匮要略》

【主治】黄疸腹满，小便不利，面赤，自汗出。

【功效】清湿热。

【药物及用量】大黄　硝石（一作滑石）　黄柏各四两　栀子十五枚（一作七枚）

【用法】水六升，煮取二升，去滓，纳硝再煮，取一升顿服。

◆**大黄黄连泻心汤**《伤寒论》

【主治】伤寒大下后，复发汗，心下痞，按之濡，表已解，其脉关上浮者。

【功效】和胃降热。

【药物及用量】大黄二两　黄连一两

【用法】麻沸汤二升渍之，须臾绞去滓，分温二服。

◆**大黄煎**甲《太平圣惠方》

【主治】妇人血癥血瘕，食积痃滞。

【功效】理血逐瘀。

【药物及用量】川大黄七钱五分（碎，微炒）　牛膝（去芦）　鳖甲（醋炙黄，去裙襕）　干漆（炒烟尽）各一两

【炮制】研为末，米醋一升，煎为膏。

【用法】每服一钱，食前熟酒调下。

◆**大黄煎**乙《太平圣惠方》

【主治】产后积聚，血块攻心腹，发即令人闷绝，兼破鬼胎。

【功效】活血消癥理气，行滞。

【药物及用量】川大黄（锉碎，微炒）一两　芫花（醋拌炒令干）一两　蓬莪术一两　咸硝一两　桃仁（汤浸，去皮尖、双仁，麸炒微黄）一两　朱粉半两

【用法】上六味，捣罗为末，以浓醋二升，于铁器中，慢火熬令稀稠得所，即下朱粉搅匀，每日空心服，以温酒调下一茶匙。

◆**大黄当归散**《张氏医通》

【主治】眼胞壅肿，瘀血凝滞，攻目见翳，瞳仁灌血。

【功效】清血热，散结滞。

【药物及用量】大黄（酒蒸）　黄芩（酒炒）各一两　红花二钱（一作八钱）　苏木屑　当归（一作二钱）　山栀子（酒炒）　木贼草（一作一两）各五钱（一方有菊花三钱）

【用法】研为末，每服四钱，清水煎，食后或每服二钱，食远茶清调下。

◆**大黄䗪虫汤**《金匮要略》

【主治】五痨虚极羸瘦，腹满不能饮食，食伤，忧伤，房室伤，饥伤，劳伤，经络营卫气伤，内有干血，肌肤甲错，两目黯黑。

【功效】清瘀热，破血结。

【药物及用量】大黄（酒蒸，一作十两）二两五钱　䗪虫（去头足炒，一作八两，一作一两）五合　黄芩（炒）二两　甘草三两　桃仁（去皮尖炒，一作四两）一升　杏仁（去皮尖炒，一作四两）一升　芍药（干漆一两，煅令烟尽，一作炒）四两　虻虫（去翅足炒，一作一两五钱）一升　干地黄十两　水蛭（猪脂熬，一作炙黄）一百枚　蛴螬（炒，一作一升，一作一两五钱）一百枚

【炮制】研为末，炼蜜和丸，如小豆大。

【用法】每服五丸（一作十五丸），温酒送下，每日三次。

◆**大黄泻肝散**《证治准绳》

【主治】乌风内障。

【功效】疏风解毒。

【药物及用量】大黄　甘草各五钱　郁李仁　荆芥各二钱五分

【用法】清水煎，食后服。

◆**大黑神膏**《证治准绳》

【主治】乌癞及诸癞，遍身生疮，多脓血者。

【功效】清湿热，解邪毒，杀虫。

【药物及用量】乌头　芎䓖　升麻　木防己（去皮）　黄柏（一作一钱八分）　藜芦　黄连　白矾（细研，一作矾石）　雄黄（细研）　雌黄（细研）　胡粉（研）各五钱　巴豆　杏仁（去皮尖）各四十粒　松脂　乱头发各如鸡子大

【炮制】锉如豆大，用猪脂二升（一作二斤），并药同煎，以乱头发消尽为度，棉滤去滓，后入瓷器中。

【用法】涂于疮上，每日夜三次，每次以热盐汤洗过，然后涂之，勿令妇人、小儿、鸡犬见。若眉睫堕落不生，服药后经百日外，即以铁浆涂其落处，每日三度，生毛甚速，药勿令入口眼。

◆**大偻丸**《病科选粹》

【主治】瘘痔。

【功效】疏风托毒。

【药物及用量】羌活　防风　细辛　附子　甘草　川芎　续断　白芍　白术　当归　麻黄　肉桂　熟地黄　黄芪各等量

【用法】空心盐汤下，与骨碎补丸间服。

◆**大芦荟丸**《直指小儿方》

【主治】诸疳。

【功效】清肝杀虫。

【药物及用量】芦荟　芜荑　木香　青黛（干）　槟榔　川黄连（净）各一分　蝉壳二十一枚　胡黄连半两　麝少许

【用法】上九味，为末，猪胆二个，取汁浸膏丸，麻子大，每服二十丸，米饮下。

◆**大温中饮**《景岳全书》

【主治】阳虚伤寒；小儿痘疹气虚兼寒者。

【功效】补气托毒。

【药物及用量】熟地五钱　白术三钱　当归（五钱，如泻者不宜用，或以山药二钱代）　人参三钱　炙甘草二钱　柴胡二钱　麻黄一钱　肉桂一钱　炮姜一钱

【用法】加生姜三片，灶心土水煎，浓用夏布捅出药汁，稍加黄酒，多次灌之，不可减去麻黄，汗多者减之。

◆**大圣散**《御药院方》

【主治】脾胃积寒，心腹疼闷，脏腑泄泻，肠鸣绞痛。

【功效】散寒止泻。

【药物及用量】益智子（连皮炒）二两　川乌头（炮裂，去皮、脐）　陈皮（汤浸，去白皮）一两　干姜（炮裂）半两　茴香（炒）七钱半　甘草（炒）二钱半

【用法】上六味，为末，纱罗子罗，每服二钱，水一盏，入盐一捻，同煎至七分，去滓，食前热服。

◆**大圣散**《普济方》

【主治】妊娠怔悸，腹胁膨胀，坐卧不宁，脚心作痛。

【功效】理脾胃，养肺气。

【药物及用量】木香（不见火）　人参　甘草（炙）各五钱　白茯苓（去皮）　川芎　麦门冬（去心）　黄芪（去芦，蜜炙）　当归（去芦，酒浸）各一两（一作各七钱五分）

【用法】每服四钱，清水一盏，加生姜五片，煎至七分，不拘时温服。

◆**大圣散**《医方类聚》

【主治】风毒上壅内热，外生瘾疹丹毒，内生瘰疬，因多食煎所致者。

【功效】清肠胃之热。

【药物及用量】羌活　荆芥　升麻　薄荷　防风　甘草　大黄　黄芩　玄参各等量（或加赤芍、连翘）

【用法】研为末，每服二钱，清水一盏，煎至六分，温服。一方用牡蛎二两，火煅为末，玄参一两，甘草五钱，为末，每服二钱，茶清调下。

◆**大圣浚川散**《医学纲目》

【主治】大便秘。

【功效】利水祛积。

【药物及用量】大黄（煨）　牵牛（取头末）　郁李仁各一两　木香　芒硝各三钱　甘遂五分

【用法】清水煎服。

◆**大圣茯苓散**《世医得效方》

【主治】妊娠气闷，或为喧呼，心松悸乱，睡里多惊，两胁膨胀，腹满连脐急痛、坐卧不安，气急逼迫，胎惊者，屡效。

【功效】调和气血。

【药物及用量】白茯苓（去皮）　川芎各一两　麦门冬（去心）一两　黄芪（去芦，蜜炙）一两　当归（去芦，酒浸）一两　木香（不见火）　条参　甘草各半两

【用法】上八味，锉散，每服四钱，水一盏半，生姜五片煎，温服，不拘时，常服，至分娩亦无恙，安养胎气甚佳。

◆**大圣泽兰散**《永类钤方》

【主治】产后因惊，败血冲心，昏闷发狂，如有神祟。

【功效】活血祛瘀，益气安神。

【药物及用量】泽兰叶　石膏（研）各二两　白茯苓　卷柏　柏子（微炒，别研）　防风　制厚朴　细辛（净）　桔梗　吴茱萸（泡，炒）各一两　人参　藁本　干姜（炮）　五味子　白芷　川椒（闭口者，炒出汗）　白术　黄芪　川乌（炮）　丹参各三分　当归（制）　芜荑（微炒赤）　甘草（炙）　川芎　芍药各一两三分　生干地黄一两半　肉桂一两　白薇半两　阿胶（炒）半两

【用法】上二十九味，为细末，每服二钱，空心临卧，热酒调下，加辰砂末一字，煎酸枣仁汤调一服安。

◆**大腹皮散**甲《太平圣惠方》

【主治】脚气风毒，头面脚膝浮肿，心腹浮肿，心腹间痞闷。

【功效】祛风燥湿，行气。

【药物及用量】大腹皮　桑白皮　赤茯苓（去皮）　郁李仁　槟榔　枳壳（去瓤麸炒）　紫苏茎叶各一两　防风（去芦）　木香　羌活（去芦）各五钱　川木通（去皮）　羚羊角屑各七钱五分

【用法】㕮咀，每服八钱，清水一中盏半，加生姜五片，煎至一大盏，去滓，食前温服。

◆**大腹皮散**乙《太平圣惠方》

【主治】妇人风毒脚气，肢节烦疼，心神昏闷。

【功效】燥湿舒筋，行气。

【药物及用量】大腹皮　桑白皮　木通（去皮）　羌活（去芦）　赤芍　荆芥　独活（去芦）　青橘皮（去白）　干木瓜各一两　枳壳（去瓤麸炒）　紫苏叶各二两

【用法】㕮咀，每服八钱，清水一中盏半，加生姜五片，葱白七寸，煎至一大盏，去滓，食前温服。

◆**大腹皮散**丙《太平圣惠方》

【主治】反胃呕哕。

【功效】宽中补虚和胃。

【药物及用量】大腹皮（锉）一两　厚朴（去粗皮，涂生姜汁，炙令香熟）一两　人参（去芦头）一两　桂心三分　白术一两　甘草（炙微赤，锉）一分　陈橘皮（汤浸，去白瓤，焙）一两　半夏（汤洗七遍，去滑）一两

【用法】上八味，捣筛为散，每服三钱，以水一中盏，入生姜半分，枣三枚，煎至六分，去滓，温服，不拘时。

◆**大腹皮散**丁《太平圣惠方》

【主治】妊娠气壅攻腰，疼痛不可忍。

【功效】行气利水。

【药物及用量】大腹皮（锉）一两　郁李仁（汤浸，去皮尖，微炒）一两　泽泻一两

【用法】上三味，捣筛为散，每服四钱，以水一中盏，入生姜半分，煎至六分，去滓，温服，不拘时。

◆**大腹皮散**戊《太平圣惠方》

【主治】咳嗽上气，语不出声，心烦闷乱。

【功效】止咳平喘。

【药物及用量】桂心一两　杏仁（汤浸，去皮尖、双仁，麸炒微黄，研如膏）一两　干姜（炮裂，锉）一分

【用法】上三味，捣罗为末，入杏仁同研令匀，以枣肉和丸，如半枣大，不拘时，以绵裹一丸，含咽津。

◆**大腹汤**《御药院方》

【主治】膈气，冷热不调，喜怒无度，胸中咽塞，不思饮食，或忧思过甚，不足之气，蕴积心臆，日渐消瘦。

【功效】宽中行气导滞。

【药物及用量】大腹皮（切）　槟榔（锉）　木通（锉）　青橘皮（汤浸，去白，焙）　防己　紫苏茎叶　甘草（炙，锉）　桑根白皮　枳壳（去白，麸炒）各一两　草豆蔻（去皮）　丁香皮（锉）　大黄（锉，炒）各半两　木香一分

【用法】上一十二味，粗捣筛，每服三钱匕，水一盏，生姜二片，大枣一枚，擘破，同煎至七分，去滓，温服，日三夜一。

◆**大腹皮汤**《袖珍小儿方》

【主治】小儿疟疾用药太早，热退变作浮肿，外肾肿大，饮食不进。

【功效】利湿行积。

【药物及用量】大腹皮　槟榔　京三棱　蓬莪术各五钱　苍术　枳壳各二两　甘草三钱

【用法】锉散，每服三钱，加生姜皮、萝卜子、椒目清水煎服。

◆**大腹皮饮**《三因极一病证方论》

【主治】妇人血痞，单单腹痛。

【功效】利湿行积。

【药物及用量】大腹皮　防己　木通

桑白皮　厚朴　瓜蒌　黄芪　陈皮　枳壳（麸炒）　大黄（蒸）各一钱　青皮一钱五分　五味子五分

【用法】清水二盅，煎至一盅，入酒半盏，再煎一二沸，去滓，食前服。

◆**大补丸**《丹溪心法》

【主治】阴火亢极，湿热下注，足胫疼热痿弱，不能久立，妇人火热发郁者。

【功效】滋阴燥湿，清热。

【药物及用量】厚黄柏（盐酒拌，陈米饮上蒸，每蒸必拌炒，黑亮为度）

【炮制】研为细末，滴水或炼白蜜和丸，如梧桐子大。

【用法】每服二钱，空腹时醇酒送下。如服之不应，每斤加厚肉桂一两。

◆**大补元煎**《验方新编》

【主治】痘证误用凉药，呕吐泄泻，痘不起发，危在旦夕。

【功效】补气血，托痘毒。

【药物及用量】熟地黄五钱　党参三钱　山药二钱　杜仲二钱　枣仁二钱　枸杞二钱　萸肉一钱　炙草二钱　故纸二钱　白术三钱　肉桂二钱　附子一钱

【用法】加生姜三片，好核桃三个，打碎为引，痘后减去附子，用肉桂数分，调理数剂，计日可复元。

◆**大补地黄丸**《证治准绳》

【主治】精血涸，燥热。

【功效】滋阴补血，清热。

【药物及用量】生地黄二两五钱　熟地黄（酒蒸）　黄药（盐酒炒）各四两　当归（酒洗）　干山药　枸杞子（甘州者）各三两　知母（盐酒炒）　山茱萸肉　白芍各二两　肉苁蓉（酒浸）　玄参各一两五钱

【炮制】研为细散，炼蜜和丸，如梧桐子大。

【用法】每服七八十丸，空腹时淡盐汤送下，临卧时温酒送下。

◆**大补丸**《丹溪心法》

【主治】阴虚火旺，肺痿咳血，呃逆烦热易饥，骨蒸盗汗，足膝疼痛，热虚劳证。

【功效】降阴火，益肾水。

【药物及用量】黄柏（盐酒拌，新瓦上炒褐色）　知母（去皮，酒拌湿炒，一作盐水炒）各四两　熟地黄（怀庆肥大沉水者，酒洗，焙干，一作酒蒸）　败龟板（酥炙黄）各六两

【炮制】研为细末，猪脊髓加炼蜜和丸，如梧桐子大，日干。

【用法】每服五十丸（一作三钱），空腹时姜盐汤或淡盐汤送下。

◆**大补汤**《证治准绳》

【主治】产后百日外，面青浮肿，唇白，气急有汗，乃大虚之证。

【功效】补气血，益肺肝。

【药物及用量】当归头　大川芎　大白术　白芍　白茯苓　人参　黄芪　五味子　熟地黄　干姜　甘草

【用法】㕮散，清水煎，服二帖不退，即加川乌、木香（另磨入服），泻加诃子、肉豆蔻、粟壳。

◆**大补黄庭丸**《张氏医通》

【主治】虚劳，食少便溏，不宜阴药者。

【功效】健脾胃。

【药物及用量】人参　茯苓各一两　山药二两

【炮制】研为细末，用鲜紫河车一具，河水二升，稍入白蜜，隔水熬膏，代蜜为丸，如梧桐子大。

【用法】每服三钱，空腹时淡盐汤送下。

◆**大补黄芪汤**《魏氏家藏方》

【主治】自汗虚弱。

【功效】补肺气，固卫阳。

【药物及用量】黄芪（蜜炙）　防风　山茱萸肉　当归　白术（炒）　肉桂　川芎　甘草（炙）　五味子　人参各一两　白茯苓一两五钱　熟地黄二两　肉苁蓉（酒浸）三两

【用法】每服五钱，清水二盅，加生姜三片，大枣二枚，煎至八分，不拘时温服。

◆**大宁散**《卫生宝鉴》

【主治】妊娠下痢，赤白灰诸色，泄泻

疼痛垂死者。

【功效】解毒，涩肠，止痢。

【药物及用量】黑豆三十五粒　罂粟壳（半生半炒）　甘草（半生半炒）各二两

【用法】研为粗末，加生姜三片，同煎，食前服。

◆**大蒜丸**《世医得效方》

【主治】阴汗、湿痒。

【功效】健脾胃，祛湿止痒。

【药物及用量】大蒜（煨，剥去皮，烂研）不拘多少

【炮制】同淡豆豉末和丸，如梧桐子大，朱砂为衣。

【用法】每服三十丸，枣子、灯心煎汤送下。

◆**大蒜膏**《中国医学大辞典》

【主治】恶疮肿痛不眠。

【功效】破癥结，祛风湿。

【药物及用量】独蒜头数颗。

【炮制】捣烂，麻油拌和。

【用法】敷疮上，干又换敷，毒消痛止，立效。

◆**大蒜煎**《千金要方》

【主治】疝瘕积聚，冷癖痰饮，心腹胀满，上气咳嗽，刺风，风癫，偏风，半身不遂，腰疼膝冷，气息痞塞百病。

【功效】破癥结，祛风湿，化痰饮。

【药物及用量】蒜（去皮，切，水四斗，煮取一斗，去滓）六斤四两　酥（纳蒜汁中）一升　牛乳二升　荜茇　胡椒　干姜各三两　石蜜　阿魏　戎盐各二两　石菖蒲　木香各一两　干蒲桃四两

【用法】上一十二味，为末，合纳蒜汁中，以铜器微火煎取一斗，空腹酒下一两，五日以上，稍加至三两，二十日觉四体安和，更加至六两。

◆**大凤髓丹**《杂病源流犀烛》

【主治】心火狂阳太盛，肾水真阴虚损。

【功效】固真元，降心火，益肾水。

【药物及用量】黄柏（炒）二两　缩砂仁（盐水炒）一两　甘草（炙）五钱　半夏（炒）　猪苓　茯苓　红莲花蕊　益智子各二钱五分

【炮制】研为末，芡实粉打糊或盐汤和丸，如梧桐子大。

【用法】每服五十七丸，空腹时糯米饮送下。

◆**大调经散**《三因极一病证方论》

【主治】产后血虚，恶露未消，气为败浊凝滞，荣卫不调，阴阳相乘，憎寒发热，或自汗或肿满。

【功效】逐瘀，养心。

【药物及用量】大豆（炒，去皮）一两五钱　茯神一两　琥珀一钱

【用法】研为细末，乌豆、紫苏浓煎汤调下。

◆**大橘皮汤**《证治准绳》

【主治】湿热内甚，心腹胀满，小便不利，大便滑泄及水肿。

【功效】行湿浊，和脾胃。

【药物及用量】橘皮　厚朴（姜制）各一钱五分　猪苓　泽泻　白术各一钱二分　槟榔　赤茯苓　陈皮　半夏　山楂肉　苍术　藿香　白茯苓各一钱　木香　滑石各三钱

【用法】清水二盅，加生姜三片，煎至八分，食前服。

◆**大芜荑汤**《兰室秘藏》

【主治】黄疸，小便不利，发黄脱落，鼻下作疮（土逆行营，气伏火也），能乳，喜食土（胃气不足），面色黑（为寒为痹），大便青，或褐色血黑色或间黄色（肠胃有热）。

【功效】杀虫，祛湿。

【药物及用量】芜荑　白术各五分　山栀　黄连　麻黄　羌活　柴胡　茯苓各二分　甘草（炙）各二分　防风一分　当归四分

【用法】㕮咀如麻豆大，清水一盏半，煎至一盏，去滓，食前稍热服。

◆**大醒脾散**《奇效良方》

【主治】小儿慢风内虚，昏闷不醒。

【功效】补气祛痰，行滞和脾。

【药物及用量】人参　茯苓　木香（炮）　全蝎（焙）　天南星　白术　陈橘皮　石莲肉　甘草（炙）　丁香　砂仁　白附子（炮）各等量　陈米一撮（炒）

【用法】㕮散，每服二钱，清水一盏，加生姜三片，大枣一枚，煎至五分，不拘时服，量儿大小加减。

◆**大醒脾散**《直指小儿方》

【主治】小儿吐泻脾困，不能食，痰作惊风。

【功效】补气祛痰，行滞和脾。

【药物及用量】天南星　白茯苓　陈皮各一分　全蝎（焙）　甘草（炙）　白附子（炮）　莲肉　人参　木香各五厘　陈仓米二百粒

【用法】研为末，每服三字，加生姜、大枣煎服。

◆**大还丹**《内科百病验方大全》

【主治】肾阳亏虚，腰腿疼痛，腰膝酸软。

【功效】壮元阳，暖丹田。

【药物及用量】淫羊藿（剪去边毛，羊油炒）十两　地黄（酒泡，九蒸晒）二十两　金樱（去心，酒浸）　破故纸（酒浸）　仙茅（酒浸）各八两　当归（酒浸）　石斛（酒浸）各六两　菟丝子（酒洗）五两　麦门（去心炒）　白菊花各四两二钱　杜仲（盐水炒）　肉苁蓉（酒洗，去筋膜，焙干）　山萸肉（酒浸）　枸杞子（酒浸）　琐阳（酒浸）　真山药（炒）　白蒺藜（砂锅炒）　沙苑蒺藜（炒）各四两　续断（炒）　青盐各三两一钱　巴戟肉（酒洗）　白茯苓　牡丹皮（炒）　小茴香（酒浸）　楮实子（酒浸）　覆盆子（酒浸）　牛膝（酒浸）　远志肉（甘草水炒）　泽泻（炒）　石菖蒲（炒）各三两　天冬（酒干）二两一钱　北五味（炒）二两　胡芦巴（酒浸）二两　核桃肉一斤　猪腰子十二个　羊腰子十二个

【炮制】研为细末，将腰子切开，以药塞满，麻线缚定，放蒸笼内蒸热，晒干。连腰子捣成细末，用白蜜六七斤，炼熟和药为丸，如梧桐子大。

【用法】每早晚用二三钱，淡盐汤送下。

◆**大断下丸**《杨氏家藏方》

【主治】五虚。

【功效】补下元，涩大肠。

【药物及用量】附子（炮）　肉豆蔻　牡蛎（煅）各一两　细辛　干姜（炮）　高良姜　白龙骨　赤石脂　醋石榴皮（醋煮干为度，焙干）各一两五钱　白矾（煅枯）　诃子（去核）各一两

【炮制】研为细末，水煮米糊和丸，如梧桐子大。

【用法】每服三十丸，粟米汤送下。

◆**大藿香散**《是斋百一选方》

【主治】一切脾胃虚寒，呕吐霍乱，心腹撮痛，泄泻不已者。

【功效】顺气消食，利膈开胃。

【药物及用量】藿香　木香　制青皮（麸炒）　神曲（炒）　人参　高良姜（炒）　麦糵（炒）　肉豆蔻（面裹炒）　诃子（煨，去核）　白茯苓　甘草（炒）　厚朴（制）　陈皮（去白）各一两　干姜（炮）五钱

【用法】研为细末，每服四钱，吐逆泄泻不下食，或呕酸苦水，煨生姜半块，盐一捻，清水煎服。

◆**大香连丸**《太平惠民和剂局方》

【主治】丈夫妇人，肠胃虚弱，冷热不调，泄泻烦渴，米谷不化，腹胀肠鸣，胸膈痞闷，胁肋胀满，或下痢脓血，里急后重，夜起频并，不思饮食，或小便不利，肢体倦怠，渐即瘦弱。

【功效】调冲止泻。

【药物及用量】木香四两八钱八分（一本及大成不见火，《澹寮方》半两，《微义》四两八钱）　黄连（去芦须，二十两，用吴茱萸十两同炒令赤，去吴茱萸不用）

【用法】上二味，为细末，醋糊为丸，

如梧桐子大，每服二十丸，饭饮吞下，空心食前服。日进二三服。

◆**大香甲丸散**《妇人大全良方》

【主治】妇人血脏风虚冷气，肌肉黄瘦，饮食进退，经候不调，心腹多胀，渐变如劳。

【功效】散结行气，活血通经。

【药物及用量】鳖甲（醋炙）一两　沉香　柴胡　人参　川芎　羌活　当归　附子（炮，去皮）　木香　安息香　桔梗　茯苓　藿香叶　陈橘皮　牡丹皮　三棱　厚朴（姜汁炙）　桂心　桃仁（去皮尖，炒）　牛膝（去苗）各半两　槟榔　和皮大腹子各一分

【用法】上二十二味为细末，每服二钱，水一盏，生姜、乌梅各少许，煎至八分，温服，余一半，更加干漆一分炒，阿魏半分，赤芍一两，同为末，炼蜜丸，如梧桐子大，空心，煎乌梅地黄汤下二三十丸，与散相间服。

◆**大续命汤**甲《千金方》

【主治】中风肥盛，多痰多渴，肢体不遂。

【功效】祛风涤痰。

【药物及用量】续命汤去人参，加黄芩、荆沥（一作竹沥）

【用法】清水煎服。

◆**大续命汤**乙《千金方》

【主治】大风经脏，奄忽不能言，四肢垂曳，皮肉痛痒不自知。

【功效】祛风解表，清热凉血。

【药物及用量】麻黄　芎䓖各三两　干姜　石膏　人参　当归　桂心　甘草各二两　杏仁四十枚

【用法】上九味，㕮咀，以水一斗，煮取三升，分三服。

◆**大续命散**丙《千金方》

【主治】八风十二痹，偏枯不仁，手足拘急疼痛，不得伸屈，头眩不能自举，起止颠倒，或卧苦惊，如堕地状，盗汗，临事不起，妇人带下无子，风入五脏，甚者恐怖见鬼来收摄，或与鬼神交通，悲愁哭泣，忽忽欲走。

【功效】祛风解表，活血通络。

【药物及用量】麻黄　乌头　防风　桂心　甘草　蜀椒　杏仁　石膏　人参　芍药　当归　蔄茹　黄芩　茯苓　干姜各一两

【用法】上一十五味，治下筛，以酒服方寸匕，日再，后加以知为度。

◆**大续命散**《太平圣惠方》

【主治】柔风，皮肤缓弱，四肢麻木，腹内拘急，骨节疼痛。

【功效】祛风解表，温阳补气。

【药物及用量】麻黄（去根节）一两　人参（去芦头）一两　黄芩一两　赤芍一两　芎䓖一两　甘草（炙微赤，锉）半两　杏仁（汤浸，去皮尖，麸炒微黄）一两　防风（去芦头）一两　桂心一两　附子（炮裂，去皮、脐）一两

【用法】上一十味，捣筛为散，每服四钱，以水一中盏，入生姜半分，煎至六分，去滓，不拘时，温服。

◆**大麝香丹**《幼幼新书》

【主治】小儿羸瘦，腹大，见青筋及丁奚，疳等证。

【功效】祛虫积。

【药物及用量】麝香（研）　朱砂（细研水飞）　粉霜（研）各五钱　五灵脂　肉豆蔻　干蟾（涂酥炙）各一两　夜明砂　白矾灰各五钱　干地龙（炒）一分　干蜣螂七个（去翅炙令黄熟）

【炮制】捣罗为末，研匀炼蜜和丸，如黍米大。

【用法】每服三丸至五丸，温汤送下，量儿大小加减。

◆**大岩蜜汤**《外台秘要》

【主治】产后心痛。

【功效】调气血，散寒止痛。

【药物及用量】生干地黄（一作熟地黄）　当归（酒制）　独活　甘草（炙）　白芍（炒）　桂心　细辛（一作一两）　小草各二两　吴茱萸一升（去闭口者炒，一作二两，一作五升）　干姜三两（炒，一作一两，一方无独活、桂心、小草）

【用法】吹咀，清水九升，煮取三升，纳蜜五合（一方不用蜜），重煮分温三服，每日三次。

◆**大岩蜜汤**《千金方》

【主治】贼风，腹中绞痛，并飞尸遁注，发作无时，发即抢心胀满，胁下如锥刀刺，并主少阴伤寒。

【功效】滋阴清热，温阳活血。

【药物及用量】栀子十五枚　甘草　干地黄　细辛　羊脂（青羊角亦得）　茯苓　吴茱萸　芍药　干姜　当归　桂心各一两

【用法】上十一味，吹咀，以水八升，煮取三升，去滓，纳脂令烊，分三服，温服，相去如人行十里顷，若痛甚者，加羊脂三两，当归、芍药、人参各一两。心腹胀满坚急者，加大黄三两。

◆**大灵丹**《赤水玄珠》

【主治】痘证壮热癫狂，惊搐谵语，红紫斑焦，干陷，一切恶证。

【功效】解热毒，开窍。

【药物及用量】白滑石（飞过）三两　雄黄（飞过）　犀角各三钱　辰砂（飞过）五钱三分　牛黄　冰片各一钱　麝香五分

【炮制】研为极细末，和匀，用升麻、甘草、防风、薄荷、灯心草、牛蒡子、红花、紫草、黄连各三钱。清水二碗，煎至半碗，细绢滤去滓，加蜜四两，同熬滴水成珠，和前药为丸，如小龙眼大，金箔为衣。

【用法】每服一丸，灯心汤送下，暑月冷水化下。

◆**大鳖甲汤**《千金翼方》

【主治】脚弱风毒，挛痹上气及伤寒恶风湿毒，山水瘴气热毒，四肢痹弱。

【功效】行气滞，解血毒。

【药物及用量】鳖甲二两　防风　麻黄　白术　石膏　知母　升麻　茯苓　橘皮　芎䓖　杏仁（去皮尖）　人参　半夏　当归　芍药　葳蕤　甘草　麦门冬各一两　羚羊角屑六铢（一作五分，毒盛可用十八铢）　大黄一两五钱（一作五钱，煨下可只用六铢）　犀角　雄黄　青木香各五钱　大枣十枚　贝齿头各七枚　生姜三两　薤白十四枚　麝香三铢　赤小豆三合　吴茱萸五合（一方无知母、升麻、橘皮、芎䓖、人参、当归、葳蕤，一方有山茱萸五合，为三十二铢）

【用法】清水二斗，煮取四升，分六服，去滓，食前温服，如人行十里久，得下止后服。

◆**大蓟散**《严氏济生方》

【主治】饮啖辛热，热邪伤肺，呕吐出血，一合或半升许，名曰肺疽。

【功效】清热宣肺。

【药物及用量】大蓟根（洗）　犀角（锉）　升麻　桑白皮（炙）　蒲黄（炒）　杏仁（去皮尖）　桔梗（去芦，炒）各一两　甘草（炙）半两

【用法】上八味，吹咀，每服四钱，水一盏半，姜五片，煎至八分，去滓，温服，不拘时。

◆**大蓟饮**《严氏济生续方》

【主治】吐血、呕血。

【功效】清热养阴，凉血止血。

【药物及用量】大蓟汁　生地黄汁各一合

【用法】上二味，和匀，入姜汁少许，生蜜少许，搅匀冷服，不拘时。

◆**大蓟饮**《奇效良方》

【主治】吐血，呕血，阴虚火旺，阳络损伤。

【功效】凉血。

【药物及用量】大蓟汁　地黄汁　生姜汁　麦门冬汁　刺蓟汁各三分

【用法】每次一至二分，加白蜜，调和冷服。

◆**大戟散**《太平圣惠方》

【主治】妇人血分，心腹胀满，手足浮肿，肩背烦疼。

【功效】活血利水。

【药物及用量】大戟三分　当归（锉，微炒）三分　芫花（醋拌，炒令干）半两　青橘皮（汤浸，去白瓤，焙）三分　川大黄

（锉碎，微炒）半两　猪苓（去黑皮）三分　赤芍三分　桃仁（汤浸，去皮尖、双仁，麸炒微黄）三分

【用法】上八味，捣细罗为散，每服一钱，食前，以温酒调下。

◆**大调经散**《医方大成》

【主治】妇人荣卫不调，阴阳相乘，憎寒发热，自汗肿满。

【功效】健脾温中，安神。

【药物及用量】大豆（炒，去皮）一两半　茯神一两　真琥珀一钱

【用法】上三味为末，每用一钱，浓煎乌豆，紫苏汤调下。

◆**大晾丸**《太平圣惠方》

【主治】惊风诸痫，壮热昏愦，神志恍惚，痰涎壅塞，或发搐搦，目睛直视，并皆治之。

【功效】清热止痉，化痰开窍。

【药物及用量】青礞石（研）　雄黄（研飞）一钱　朱砂（研飞）三钱　铁粉（研）二钱半　蛤蟆灰一钱半　蛇黄（火煅，醋淬九次，研飞）二钱

【用法】上六味，研匀，以水浸，捏饼丸，如梧桐子大，每一丸，煎薄荷水煎，剪刀股化下，日二三服。

◆**大远志丸**《千金方》

【主治】产后心虚不足，心下惊悸，志意不安，恍恍惚惚，腹中拘急痛，夜卧不安，胸中吸吸少气及虚损。

【功效】益气补虚，安神定志。

【药物及用量】远志　甘草　干地黄　桂心　茯苓　麦门冬　人参　当归　白术　泽泻　独活　菖蒲各三两　山药　阿胶各二两　干姜四两

【用法】上一十五味为末，蜜和如大豆，未食，温酒服二十丸，日三服，不知稍增至五十丸。若大虚，身体冷，少津液，加钟乳三两为善。

◆**大镇心丸**《圣济总录》

【主治】小儿精神不爽，寝寐多惊，心忪恐悸，四肢战悼，举动欲倒，状类暗风，或烦躁多啼，退惊风，化痰壅，壮心气，益精神。

【功效】镇惊息风。

【药物及用量】牛犀角（锉末）一两　羚羊角（锉末）　龟甲（锉末）　赤箭各半两　牛黄（研）　茯神（去木）　远志（去心）　真珠末（研）　人参　肉桂（去粗皮）　天竺黄（研）　蛇蜕皮（炙令焦黄）　龙脑（研）各一分　铁粉（研）一两　麝香（研）　菖蒲各半两　丹砂（研）半分　金箔（研）　银箔（研）各五十片

【用法】上一十九味，捣研为末，炼蜜丸，如梧桐子大，每服一丸至二丸，食后临卧，薄荷汤化下，更量大小加减。

◆**大辰砂丸**《御药院方》

【主治】清头目，化痰涎，利咽膈，手足麻木，肢节疼痛，鼻塞声重，头昏目眩，项背拘急，皮肤瘙痒，猝生瘾疹，冒触风寒。

【功效】疏散风热，化痰通络。

【药物及用量】天麻（去苗）一两　防风（去芦头）二两　细辛（去苗叶土）半两　薄荷叶半两　川芎一两　甘草（炙）一两　吴白芷一两　朱砂（为衣）一两

【用法】上八味，为细末，炼蜜丸，如弹子大，朱砂为衣，每服一丸，细嚼，食后生姜汤下，茶清亦得。

◆**大木香丸**《御药院方》

【主治】偏风半身不遂，语言謇涩，麻痹不仁，风毒注肿，痰潮涎出，精神昏愦。

【功效】开窍通络，补气活血。

【药物及用量】木香一两一分　天麻　桔梗　防风　天南星（姜制）　半夏曲　黄芪　白芷　白鲜皮　海桐皮　羌活　川芎　当归　茯苓（去皮）　麻黄（去根节）　白僵蚕（炒）　虎胫骨（醋炙）各一两　白花蛇（酒浸取肉）　乌蛇（酒浸取肉）　犀角（锉）　羚羊角（锉）　人参　阿胶（炒）　蝉壳　没药　桂心各六钱　干姜（炮）　白附子（炮）　全蝎（微炒）　麝香（另研）各四钱　牛黄（另研）　脑子（另研）各二钱

【用法】上三十二味，为细末，炼蜜和

丸，如弹子大，朱砂为衣，每服一丸，生姜汤下，食前服。

◆**大枳壳丸**《御药院方》

【主治】一切酒食所伤，胸膈痞闷，胁肋胀满，心腹疼痛，饮食不消，痰逆呕吐，噫醋吞酸，饮食迟化，并宜服之。

【功效】健脾和胃，消积导滞。

【药物及用量】枳壳（麸炒，去瓤）　茯苓（去皮）　白术　厚朴（去粗皮，生姜制）　半夏（汤洗七次）　人参（去芦头）　木香　青橘皮　陈橘皮（二味各汤浸去瓤，焙干，称）　京三棱　蓬莪术（二味煨香熟）　槟榔　神曲（炒黄）　麦蘖（微炒）各一两　干生姜半两　牵牛（拣净，微炒）　大黄（锦文者）各二两

【用法】上一十七味，为细末，生姜汁面糊和丸，如梧桐子大，每服一百丸，饭食后，生姜汤下。

◆**大消痞丸**《东垣试效方》

【主治】一切心下痞闷及积年久不愈者。

【功效】理气化湿，消痞除闷。

【药物及用量】黄连（去须，炒）六钱　黄芩六钱　姜黄　白术各一两　人参二钱（《兰室秘藏》四钱）　炙甘草一钱（《兰室秘藏》二钱）　缩砂仁一钱（《兰室秘藏》三钱）　枳实（麸炒黄色）五钱　半夏（汤洗）四钱　干生姜一钱（《兰室秘藏》二钱）　橘皮二钱（《兰室秘藏》四钱）　炒曲一钱（《兰室秘藏》二钱　一方泽泻二钱　《兰室秘藏》《卫生宝鉴》三钱）　厚朴三钱　猪苓一钱半（《兰室秘藏》二钱五分）

【用法】上一十四味，为细末，汤浸蒸饼为丸，如梧桐子大，每服五十丸至七十丸，白汤食后下。

◆**大天南星丸**《太平圣惠方》

【主治】小儿急慢惊风，涎潮发搐，目睛上视，口眼相引，牙关紧急，背脊强直，精神昏塞，连日不醒。

【功效】清心开窍，息风止痉。

【药物及用量】乳香（研）　龙脑（研）　牛黄（研）各一钱　辰砂（研）三钱　天南星（牛胆制者）半两　麝香（研）一钱半　天麻（去芦）　人参（去芦）　防风（去芦）各一分　干蝎（杵末，汤浸润，去腹内土，微炒）十四枚

【用法】上一十味，研杵令匀，炼蜜和丸，如大鸡头大，每一丸，荆芥薄荷汤化下，量儿大小，以意加减，不拘时。

◆**大平胃泽兰丸**《千金方》

【主治】妇人五劳七伤诸不足，手足虚冷羸瘦及月水往来不调，体不能动等病。

【功效】益气养血，温中行气。

【药物及用量】泽兰　细辛　黄芪　钟乳各三两　柏子仁　干地黄各二两半　大黄　前胡　远志　紫石英各二两　芎䓖　白术　蜀椒各一两半　白芷　丹参　栀子（一本用枳实）　芍药　桔梗　秦艽　沙参　桂心　厚朴　石斛　苦参　人参　麦门冬　干姜各一两　附子六两　吴茱萸　麦蘖各五合　陈曲一升　枣五十枚（作膏）

【用法】上三十二味为末，蜜和丸如梧桐子大，酒服二十丸，加至三十丸，令人肥健。

◆**大桃花汤**《千金方》

【主治】冷白滞痢腹痛。

【功效】涩肠止痢。

【药物及用量】龙骨六两　厚朴　当归各三两　赤石脂五两

【用法】上四味，㕮咀，以水七升，煮取二升半，分三服，热加白头翁二两半，牡蛎三两。

◆**大连翘汤**《直指小儿方》

【主治】疮疹壮热，小便不通。

【功效】清热泻火，利尿通淋。

【药物及用量】连翘　瞿麦　荆芥　木通　车前子　赤芍　当归　防风　柴胡　滑石　蝉壳　甘草（炒）各一钱　山栀仁　黄芩各等量

【用法】上一十四味，锉散，每服一钱，加紫草煎，温服。

◆**大茯苓汤**《千金方》

【主治】胸中结，痰饮游结，脐下弦满，呕逆不得食，亦主风水。

【功效】燥湿化痰，温化痰饮。

【药物及用量】茯苓　白术各三两　当归　橘皮　附子各二两　生姜　半夏　桂心　细辛各四两（一作人参）

【用法】上九味，㕮咀，以水一斗，煮取三升，去滓，分三服。服三剂良。

◆**大当归汤**《仙传济阴方》

【主治】临产腹虽趁痛，生理未顺，破水已行，血道凝滞，经一二日未产。

【功效】活血行滞。

【药物及用量】川当归半两　地黄　川芎　白茯苓　赤芍　甘草　熟枳壳各半两　桂心一钱半

【用法】上八味，捣为散，每服三钱，水一盏，煎七分，入滴乳香末一字，煎一沸，温服，不拘时。

◆**大八风汤**《妇人大全良方》

【主治】妇人中风偏枯失喑，半身不遂，时复恍惚。

【功效】益气温阳，化瘀通络。

【药物及用量】当归　杏仁（去皮尖，麸炒黄）　甘草　桂心　干姜（炮）各二两　五味子　升麻各两半　川乌（炮，去皮尖）　黄芩　芍药　独活　防风　川芎　麻黄（去节）　秦艽　石斛（去根，切，酒蒸炒）　人参　茯神　石膏　黄芪　紫菀各一两　大豆（去皮，炒）三两

【用法】上二十二味为粗末，每服五钱，水二盏，酒一合，煎至一盏，去滓，温服。恍惚者，不用酒煎。

◆**大百劳散**《儒门事亲》

【主治】一切劳疾肌劣，喘息不卧，痰涎不食。

【功效】温补肺肾，理气化痰止咳平喘。

【药物及用量】蛤蚧（蜜炙）一对　元州鳖甲（去裙襴，醋炙）一个　附子一两　人参　柴胡　川干姜　白茯苓（去皮）　白术　茴香　青皮（去白）　杏仁（去皮尖）　知母　贝母　陈皮（去白）　官桂　甘草（炙）　半夏（生姜制）　苍术（泔浸）各一两　苏木　草龙胆各半两

【用法】上二十味，为末，每服二钱，水一盏，用生姜三片，枣二枚，乌梅二枚，同煎，稍热服，空心。如劳，加小麦二十粒，不用铁煎。

◆**大正气散**《朱氏集验方》

【主治】男子妇人，补虚快气，散腹胁疼痛。

【功效】健脾疏肝，行气止痛。

【药物及用量】当归　香附子（炒）　陈皮（去白）各半两　甘草（炙）　木香各二钱　白姜　白术　缩砂仁　桂心各三钱　大附子（炮）一枚

【用法】上一十味，㕮咀，每服三钱，水一盏半，生姜五片，枣一枚，煎至八分，去滓，空心热服。

◆**大藿香散**《严氏济生方》

【主治】忧、愁、思、虑、悲、恐、惊，七情伤感，气郁于中，变成呕吐，或作寒热，眩晕痞满，不进饮食。

【功效】畅中除满。

【药物及用量】藿香叶　半夏曲　白术（南北经验方半两）　木香（不见火）各一两　白茯苓（去皮）　桔梗（去芦，锉，炒）　人参　枇杷叶（拭去毛）　官桂（不见火）　甘草（炙）各半两

【用法】上一十味为细末，每服三钱，水一大盏，生姜五片，枣一枚，煎至七分，去滓，温服，不拘时。

◆**大风膏**《世医得效方》

【主治】诸般风搐。

【功效】清热止搐。

【药物及用量】花蛇（酒浸，去皮骨）　蜈蚣（浸酒去粪）一条　全蝎五只（去毒）　蛇含石二两（烧红，醋淬七遍）　大赭石一两（烧醋淬七遍）　天竺黄五钱　天麻三钱　防风一两　青黛　紫粉各三钱　僵蚕（炒去丝）五钱　白附子　辰砂各五钱　麝香半钱　天南星（姜汁浸，焙干）三两

【用法】上一十四味，为末，炼蜜丸，久留用面糊丸，如小指头大，每服大者一丸，小者半丸，慢惊，冬瓜子仁煎汤下；搐搦，鸡冠血、薄荷；急惊，斑竹叶、薄

荷；化涎，桑白皮汤；退潮热，薄荷、磨刀水；止嗽，北五味子、杏仁；夜啼，灯心、灶心土、蝉蜕，浓磨灌下。

◆**女科妇宝丹**《中国医学大辞典》

【主治】气血不调，经水衍期，带下淋浊，不能受孕。

【功效】补血暖宫，调经。

【药物及用量】当归三两　川芎二两　艾绒二两　白芍二两　香附（制）三两　阿胶二两　熟地黄四两

【炮制】共研为末，阿胶化烊，炼蜜和丸。

【用法】每服三四钱，开水送下。

◆**女葳膏**《外台秘要》

【主治】身体疬疡斑驳。

【功效】祛风热。

【药物及用量】女葳　附子　鸡舌香　木香　白芷各五钱　麝香（另研）一钱

【炮制】细㕮咀，用腊月猪膏八两，煎至焦黄色，去滓，入麝香，搅令匀放凝。

【用法】用粗布擦斑驳上，微疼，涂之即瘥。

◆**女真散**《医说方》

【主治】忧郁过度，面色变黑。

【功效】解郁清热。

【药物及用量】黄丹　女菀各等量

【用法】上为细末，以酒送服，一日二次。

◆**女萎丸**《千金方》

【主治】热病时气，下赤白痢，遂成䘌。

【功效】温肾助阳，收涩止痢。

【药物及用量】女萎　藜芦各三分　乌头　桂心各四两　黄连　云实各二两　代赭石一分

【用法】上七味，为末，蜜和丸，如梧桐子大，服二丸，大下痢，宿勿食，清旦以冷水服之，勿饮食，至日中过后，乃饮食，若得药力，明旦更服如前，亦可长服。虚羸，昼夜百行脓血亦瘥。

◆**子午丸**《世医得效方》

【主治】心肾俱虚，梦寐惊悸，体常自汗，烦闷短气，悲忧不乐，消渴引饮，涎下赤白，痰凝浊甚，四肢无力，面黄肌瘦，耳鸣眼昏，头晕，恶风怯寒。

【功效】健脾胃，益心肾，安神。

【药物及用量】榧子（去壳）二两　莲肉（去心）　枸杞子　白龙骨　川巴戟（去心）　破故纸（炒）　琥珀（另研）　苦楮实（去壳）　枯白矾　赤茯苓（去皮）　白茯苓（去皮）　莲花须（盐蒸）　芡实　白牡蛎（煅）　文蛤各一两　朱砂（另研为末）一两五钱

【炮制】研为细末，肉苁蓉一斤二两，酒蒸烂，研为膏和丸，如梧桐子大，朱砂为衣。

【用法】每服五十丸，空腹时浓煎萆薢汤送下。忌劳力房事，专主服饵，汤止浊清，自有神效。

◆**子悬汤**《叶氏女科》

【主治】子悬。

【功效】顺气，养血，安胎。

【药物及用量】人参　紫苏梗　砂仁　陈皮　当归身　白芍　丹参　黄芩　香附

【用法】清水煎服。

◆**子淋散**《医略六书》

【主治】孕妇淋痛尿涩，脉微数者。

【功效】养阴清热，利尿通淋。

【药物及用量】麦冬（去心）三两　赤苓二两　大腹绒五钱　车前子三两　淡竹叶三两

【用法】上为散，水煎去滓，温服，每次三钱。

◆**黄芩丸**《张氏医通》

【主治】风热入犯肝经，崩漏下血，色稠紫者。

【功效】滋阴，清热。

【药物及用量】条黄芩（酒炒）

【炮制】研为末，黄酒和丸，如梧桐子大。

【用法】每服三钱，空腹时乌梅汤送下，或研为细末，每服一钱，称锤烧赤，酒热调下。若脾胃虚者，不宜用。

◆**黄芩散**《云岐子保命集》

【主治】出血证。

【功效】凉心肺，和荣卫，补气血。

【药物及用量】黄芩五钱　黄芪一两　白芍　人参　白茯苓　麦门冬（去心）　生干地黄各五钱　苦梗二钱五分

【用法】研为粗末，每服三钱，先用竹叶一握，小麦七十粒，清水三盏，加生姜三片，煎至一盏半，入药末煎至七分，去滓温服。

◆**黄芩散**《小儿卫生总微论方》

【主治】黄疸病。

【功效】清湿热。

【药物及用量】黄芩　瓜蒌根　茯神各一两　甘草　胡黄连各五钱

【用法】研为细末，每服一钱，清水八分，煎至五分，去滓温服。

◆**黄芩汤**《外台秘要》

【主治】小儿热痢。

【功效】解毒清热。

【药物及用量】黄芩十二分　知母　女萎各六分　竹叶八分　黄柏　甘草（炙）各四分

【用法】切，清水二升，煮取一升，分服甚效。

◆**黄芩汤**《幼幼新书》

【主治】小儿热痢，口渴憎寒。

【功效】解毒清热。

【药物及用量】淡黄芩　枳壳（炒）　黄柏各四分　石膏十二分　竹叶（切）一升　榉皮十分　人参七分

【用法】清水五升，煮取一升六合，七岁儿分三服，四五岁儿分四服，以次量与之服。

◆**寸金丹**《仙拈集》

【主治】中风，中寒，中暑及霍乱吐泻，一切感冒杂证。

【功效】发散风寒，化痰和胃，顺气祛邪。

【药物及用量】川厚朴三两　缩砂仁三两　羌活三两　赤茯苓三两　草果仁一两五钱　乌药三两　防风三两　藿香三钱　薄荷三两　前胡三两　广木香三钱　枳壳（炒焦）一两五钱　香附（制）三钱　半夏三两　陈皮三两　川芎三钱　白芷三两　紫苏叶　甘草（炙）一两五钱　豆蔻三两　苍术（炒焦）三两　草果仁一两

【炮制】生晒为末，用神曲糊和姜汁为丸，每重三钱，朱砂为衣，水泛亦可。

【用法】每服一丸，淡姜汤化下。

◆**寸金丹**《是斋百一选方》

【主治】元阳虚弱，寒气攻冲，膀胱、小肠发肿作痛，或在心胁牵连小腹，连属阴间，致身体憎寒撮痛不可忍。

【功效】补中通络止痛。

【药物及用量】当归（酒浸一宿）　楮实子　川楝子（炒）各一两半　全蝎（炒）四十个　巴豆（炒熟，去皮壳）七个

【用法】上五味，为细末，用浸当归酒打面糊和丸，如鸡头大，空心食前服，温酒盐汤下。

◆**寸金散**《圣济总录》

【主治】主经烦热，血妄行，舌上血出不止。

【功效】清血热，止血。

【药物及用量】新蒲黄　新白面各三钱匕　牛黄　龙脑各七钱半

【用法】研为细末，和匀，每服一钱，食后生藕汁调下。

◆**寸金散**《疡医大全》

【主治】痈疽肿毒。

【功效】消肿解毒。

【药物及用量】天花粉三两　赤芍　白芷　姜黄　白及　芙蓉叶各一两

【用法】研为细末，每用姜汁三分，凉茶七分，调敷，未破者敷头，已破者敷四旁，神效。

◆**寸金散**《医林方》

【主治】妇人子肠下不收。

【功效】温肾固脱。

【药物及用量】蛇床子　潮脑　胡椒　紫霜花

【用法】上四味各等量为细末，每服五

七钱，水半碗，煎淋洗之，三二遍为效。

◆**寸金锭子**《玉机微义》

【主治】疔毒恶疮。

【功效】拔毒。

【药物及用量】朱砂三钱　黄丹　枯明矾　砒霜　轻粉　花咸　白及各一钱五分　蟾酥　脑子　麝香各少许

【用法】研为极细末，稠糊和为锭用之。

◆**小七香丸**《太平惠民和剂局方》

【主治】中酒呕逆，气膈食噎，茶酒食积，小儿疳气。

【功效】调脾胃，消积滞。

【药物及用量】甘松八两　益智子六两　香附子（炒）　丁香皮　甘草（炙）各十二两　蓬莪术（煨）　缩砂仁各二两

【炮制】研为末，蒸饼为丸，如绿豆大。

【用法】每服二十丸，温酒或姜汤或熟水送下。

◆**小三棱煎**《博济方》

【主治】食癥酒痞，血瘕气块，时发刺痛，心腹坚胀，痰饮脾泄，呕哕噫酸，胁肋刺痛不思食。

【功效】消积，破血，止痛。

【药物及用量】三棱　蓬莪术各四两　芫花一两

【炮制】入瓷器中用米醋五升，浸满封器口，以灰火煨令干，取出三棱、蓬莪术，将芫花以余醋炒令微焦，同棱、莪焙干，研为末，醋煮米糊为丸，如绿豆大。

【用法】每服十五丸，生姜汤送下，妇人血分，男子脾气，横泄肿满如水，并桑白皮煎汤下。

◆**小牛黄丸**《摄生秘制》

【主治】露睛及诸疮毒瘘。

【功效】理血解毒。

【药物及用量】牛黄　真珠　朱砂（透明者）　母丁香　乳香（去油）　没药（去油）　沉香（锉末）　明雄黄（透明者）　人参各一钱　琥珀八分　麝香三分　滴乳石一钱五分（透明者）　白芷　当归尾各二钱五分

【炮制】研为细末，老米煮饭为丸，如粟米大。

【用法】每服一分，空腹及临睡时各用土茯苓煎汤送下。

◆**小牛黄丸**《省翁活幼口议》

【主治】小儿膈热，痰涎稠盛，心神不宁，睡不安稳，烦躁怔忡，四体作热，惊风痰热。

【功效】清热除痰，宁心安神。

【药物及用量】干葛（截，炒取末）一两　甘草（炙）一分　黄芩（去心与浮皮）一分　防风半两　山栀子半两（去皮取仁）　麝香半字

【用法】上五味，为细末，入麝和匀，如皂子大，炼蜜为丸，常服薄荷汤化下。

◆**小牛角鰓散**《千金方》

【主治】带下五贲。一曰热病下血，二曰寒热下血，三曰经脉未断，为房事则血漏，四曰经来举重，伤任脉下血，五曰产后脏开经利，五贲之病，外实内虚。

【功效】温中固冲，收敛止血。

【药物及用量】牛角鰓（烧令赤《千金翼方》五枚）一枚　鹿茸　禹余粮　当归　干姜　续断各二两（《千金翼方》三两）　阿胶（《千金翼方》炙）三两　乌贼骨　龙骨各一两　赤小豆二升（《千金翼方》无鹿茸、乌贼骨、赤小豆）

【用法】上一十味，治下筛，空腹，以酒服方寸匕，日三。

◆**小半夏加茯苓汤**《金匮要略》

【主治】痰饮多汗，小便不利，猝呕吐，心下痞，水停胸膈眩悸。

【功效】祛痰行水。

【药物及用量】半夏一升（一作一两）　生姜八两（一作取汁五勺）　茯苓四两（一作三两，一作三钱）

【用法】清水七升，煮取一升五合，分温再服。

◆**小半夏汤**《金匮要略》

【主治】（1）支饮痰积膈上，喘嗽呕

哕。（2）黄疸病，小便色不变，欲自利，腹满而喘者。

【功效】祛痰行水。

【药物及用量】半夏（汤洗七次，泡去涎水，一作一两）一升　生姜（切，一作十片，一作取汁五勺）八两

【用法】清水七升，煮取一升五合，分温再服（一说将半夏锉散，每服三钱，清水一杯，加生姜煎七分，去滓温服）。

◆**小半夏汤**《千金方》

【主治】病心腹虚冷，游痰气上，胸胁满，食不下，呕逆者。

【功效】燥湿化痰，理气和中。

【药物及用量】半夏一升　生姜一斤　橘皮四两

【用法】上三味，㕮咀，以水一斗，煮取三升，分三服。若心中急及心痛，纳桂心四两；若腹满痛，纳当归三两，羸弱及老人，尤宜服。一方用人参二两。

◆**小半夏丸**《御药院方》

【主治】留饮不散，膈脘不利，宿食不消，呕逆恶心。

【功效】行气和胃，消滞止呕。

【药物及用量】半夏二两　木香　沉香　青皮（去白）各半两　槟榔（面裹煨熟）一枚

【用法】上五味，为细末，以生姜汁浸，蒸饼为丸，如梧桐子大，每服三十丸，生姜汤下，不拘时。

◆**小甘露饮**《严氏济生方》

【主治】脾劳实热，身体眼目悉黄，舌干，咽喉肿痛。

【功效】清解湿热。

【药物及用量】黄芩　升麻　茵陈　栀子仁　桔梗（炒）　生地黄　石斛　甘草（炙）各等量

【用法】每服四钱，清水一盏，加生姜五片同煎，不拘时温服。

◆**小地黄丸**《普济方》

【主治】妊娠恶心，呕吐清水，腹痛不食。

【功效】和胃止呕。

【药物及用量】人参（去芦）　干姜（炮）各等量

【炮制】研为细末，以生地黄汁和丸。如梧桐子大。

【用法】每服五十丸，食前米饮送下。

◆**小安肾丸**《太平惠民和剂局方》

【主治】肾气虚乏，夜多遗溺，倦怠羸瘦，腰膝沉重，憔悴昏愦，耳鸣目暗，牙齿蛀痛，肠鸣泄泻，小腹寒疝作痛者。

【功效】补气益肾，温阳散寒。

【药物及用量】香附子（一作童便制二两）　川乌头（一作泡净一两）　川楝子（一作酒蒸取肉三钱）各一斤（以上各用盐四两，清水四升，同煮候干切焙）　茴香（青盐微焙，一作三两）十二两　熟地黄八两（一作四两）　川椒（去目及闭口者，微炒出汗，一作一两）四两

【炮制】研为细末，酒煮米糊和丸，如梧桐子大。

【用法】每服二十丸至三十丸，空腹盐汤临卧盐汤或温酒送下。

◆**小沉香丸**《御药院方》

【主治】饮酒后，干呕痰涎，气噎痞闷。

【功效】和中顺气，进食消痰。

【药物及用量】沉香六钱　缩砂仁　蓬莪术（煨）各四钱　香附子（去毛炒）一两八钱　舶上丁香皮二两四钱　甘松（去土）三两六钱　益智子（微炒）一两二钱　甘草（炙）一两二钱

【炮制】研为细末，汤浸蒸饼和丸，如梧桐子大。

【用法】每服三十丸或四十丸，食后温生姜汤送下，或嚼破重炒。

◆**小芎辛汤**《普济方》

【主治】风寒在脑，或感湿邪，头痛，脑晕及眉棱眼眶痛者。

【功效】祛寒行滞，祛风止痛。

【药物及用量】川芎三钱　细辛（洗去土）　白术各二钱　甘草一钱

【用法】清水二盅，加生姜一片，煎至八分，食远服。

◆**小防风汤**《省翁活幼口议》

【主治】小儿胎风热毒，眼赤烂。

【功效】祛风热，凉血热。

【药物及用量】羌活　栀子　甘草（炙）　当归尾（洗）　大黄（蒸）　赤芍　防风各五分

【炮制】研为粗末，清水一盏半。

【用法】煎至五分，食后或空腹时温服。

◆**小防风汤**《朱氏集验方》

【主治】手足不仁。

【功效】祛风通络。

【药物及用量】防风　秦艽　羌活　附子（炮）各一两

【用法】上四味，㕮咀，每服三大钱，水一盏半，姜三片，煎七分，去滓，入生地黄汁两合，再煎，数服，空心服。

◆**小儿化痰丸**《中药成方配本》

【主治】小儿风寒咳嗽，痰涎壅盛，大便热闭。

【功效】祛痰，止咳。

【药物及用量】川贝母　天南星（制）　白桔梗　广橘红　半夏（制）　白僵蚕（炙）　天竺黄　天麻（煨）　天花粉各一两　薄荷叶　石菖蒲　朱砂（飞）各五钱

【炮制】生晒为末，蒸饼糊打丸。

【用法】熟汤化服。

◆**小定风珠**《温病条辨》

【主治】温病既厥且哕，脉细而劲。

【功效】滋阴息风，养胃液。

【药物及用量】生鸡子黄一枚　阿胶二钱　生龟板六钱　童便一杯　淡菜三钱

【用法】清水五杯，先煮龟板、淡菜，得二杯，去滓，入阿胶上火烊化，纳鸡子黄搅令相得，再冲童便顿服。

◆**小承气汤**《伤寒论》《金匮要略》

【主治】阴阳病，腹中有燥屎，而气阻不能输送于外者。

【功效】轻下热结。

【药物及用量】生大黄四两（一作五钱，一作四钱）　厚朴（去皮炙，一作六钱，一作三钱）二两　枳实（炙，一作三两，一作三钱）三枚

【用法】清水四升，煮去一升二合，去滓，分温二服。初服当更衣，不而尽饮之，若更衣勿服（一作锉如麻豆大，分作二服，清水一杯，加生姜三片，煎至半杯，绞汁服，未利再服）。

◆**小承气汤**《三因极一病证方论》

【主治】支饮胸满。

【功效】攻下，除满。

【药物及用量】厚朴（姜制）四两　大黄（蒸）二两　枳实（麸炒，去瓤）一两

【用法】上三味，为锉散，每服四大钱，水一盏半，煎七分，去滓，不以时，加减。

◆**小金丹**《外科全生集》

【主治】痰注痰核，瘰疬、乳岩，横痃，贴骨疽，鳝蝣头等证。

【功效】祛风杀虫，解毒。

【药物及用量】白胶香　草乌头　五灵脂　地龙　木鳖各一两五钱　乳香（去油）　没药（去油）　当归身各七钱五分　麝香三钱　黑炭一钱二分

【炮制】各研细末，用糯米粉一两二钱，和为糊，打千捶，融为丸，如芡实大。

【用法】每料约二百五十粒，每服一丸，陈酒送下，醉盖取汗，如流注将溃及溃久者，每日服二丸。

◆**小金丹方**《素问》

【主治】主避疫。

【功效】辟邪毒。

【药物及用量】辰砂二两　水磨雄黄一两　叶子雌黄一两　紫金半两

【炮制】同入盒中外固，距地一尺，筑地实，不用炉，不须药制，用火二十斤煅之也。七日终候冷，七日取出，次日出盒子埋药地中，七日取出，顺日（即左旋）研之，三日炼白砂蜜为丸，如梧桐子在。

【用法】每日望东吸日华气一口，冰水下一丸，和气咽之，服十粒，无疫可干。

【编者按】此方出于遗篇，由后人增附，法非由古，未足深信。

◆**小阿魏丸**《丹溪心法》

【**主治**】食肉太多，腹中积聚胀痛。

【**功效**】消食积。

【**药物及用量**】山楂肉三两　石碱三两　半夏一两

【**炮制**】研为末，加阿魏五钱，醋浸米糊和丸。

【**用法**】熟汤送下。

【**编者按**】石碱即寒石。

◆**小青龙加石膏汤**《金匮要略》

【**主治**】肺胀，咳而上气，烦躁而喘，心下有水气，脉浮者。

【**功效**】祛风寒，宣肺气，豁痰热。

【**药物及用量**】麻黄（去节，一作四两，一作三钱）　芍药（一作二两，一作三钱）　细辛（一作二两，一作三钱）　干姜（一作三钱）　甘草（炙，一作三钱）　桂枝（去皮，一作二两，一作三钱）各三两　半夏（洗）　五味子各五合（一作一升）　石膏（碎，一作三两）二两

【**用法**】㕮咀，清水一斗，先煮麻黄，减一升，去上沫，纳诸药，煮取三升，去滓，体强者服一升，羸者减之，一日三次，小儿服四合。

◆**小青龙汤**《伤寒论》《金匮要略》

【**主治**】伤寒表不解，心下有水气，咳嗽喘急，肺胀胸满，鼻塞流涕，或咳逆倚息不得卧及一切肺气不宣，痰饮停积，胃胀水肿之宜发汗者。

【**功效**】祛风寒，宣肺气，行痰水。

【**药物及用量**】麻黄（去节，一作七钱五分，一作七钱，一作三钱）　芍药（酒洗，一作七钱五分，一作七钱）　细辛（一作二两，一作七钱五分，一作三钱，一作五分）　干姜（炮，一作二两，一作七钱五分，一作七钱，一作五分）　甘草（炙，一作二两，一作七钱五分，一作三钱）　桂枝（一作三钱，一作肉桂，去粗皮，七钱五分）各三两　半夏五合（汤洗，一作姜制，一作二两五钱，一作七钱五分，一作一钱，一作二钱）　五味子五合（一作蜜炒二两，一作五钱，一作五分）

【**用法**】清水一斗，先煮麻黄加芫花（此味不常用，以茯苓代之，一作芫花，如鸡子大，熬令赤色），渴者去半夏，加瓜蒌根三两；噎者去麻黄，加附子一枚（炮）；小便不利，小腹满，去麻黄，加茯苓四两；若喘者去麻黄，加杏仁五合（去皮尖）。

◆**小建中汤**《伤寒论》《金匮要略》

【**主治**】伤寒表未解，阳脉涩，阴脉弦，心中烦悸，腹中急痛及虚劳里急，悸，衄，腹中痛，梦失精，四肢酸痛，手足烦热，咽干口燥。

【**功效**】健脾胃，和中气，解表和卫。

【**药物及用量**】桂枝（去粗皮，一作一钱，一作二钱，一作三两）一两　芍药（酒洗，一作二钱，一作五钱）六两　甘草（炙，一作一钱，一作二钱）二两　生姜（切，一作一钱，一作五片）三两　大枣（擘，一作四枚）十二枚　胶饴一升（一作一钱，一作三钱，一作一两，一作一斤）

【**用法**】清水七升，煮取三升，去滓，纳胶饴，更上微火消解，温服一升，一日三次。如治虚痛者，加黄芪；心痛者加延胡索；血虚者加当归、川芎；盗汗多者加小麦、茯神；虚中生热者加柴胡、地骨皮；呕家及酒家忌用。

◆**小柴胡加生地黄汤**《云岐子保命集》

【**主治**】妇人产后来往寒热，少阴脉弦。

【**功效**】清热，养血，和解表里。

【**药物及用量**】柴胡二两（一作三两）　黄芩五钱（一作三两）　人参三钱（一作三两）　甘草二两（炙）　生姜三片　半夏一两五钱（汤泡七次，一作二两）　大枣三枚（一作一枚）　生地黄五钱（一作二两）　一方去甘草　生姜　加栀子　枳壳（麸炒）各五钱

【**用法**】研为粗末，清水一盏，煎至半盏，去滓温服。

◆**小柴胡汤**《伤寒论》《金匮要略》

【**主治**】伤寒恶风，往来寒热，胸胁苦满，默默不欲食，心烦喜呕，口苦耳聋，脉弦而数。或胸中烦而不呕，或渴或不渴，

身有微热，或腹中痛，或胁下痞硬，或心下悸，小便不利，或咳。凡属少阳经半表半里之证，宜和解者。

【功效】清邪热，和胃气。

【药物及用量】柴胡（去芦头，一作三两，一作三钱，一作二钱）八两　黄芩（一作二钱，一作一钱五分，一作一钱）　人参（去芦头，一作一钱）　甘草（炙，一作二两五钱，一作一钱，一作五分）　生姜（切，一作五片，一作三片）各三两　半夏五合（汤洗七次，焙干，一作二两五钱，一作二钱，一作一钱）　大枣（擘，一作四枚，一作二枚，一作一枚）十二枚

【用法】清水一斗二升，煮取六升，去滓再煎，到三升温服一升，一日三次（一作研为粗末，每服三钱，清水一杯半，入生姜、大枣同煮至七分，滤去滓，不拘时热服，小儿分作二服，更量大小加减）；若胸中烦而不呕，去半夏、人参，加瓜蒌实一枚；渴者，去半夏，加人参合前成四两五钱，瓜蒌根四两（一作石膏药三两），胁下痞硬去大枣，加牡蛎四两；心下悸，小便不利者，去黄芩，加茯苓四两；外有微热者，去人参，加桂枝三两，温覆取微汗愈；若咳者，去人参、大枣、生姜，加五味子五合，干姜二两（一作但加五味子煎服）；肺热者，去人参，倍麦门冬，加知母；有痰不渴，加贝母、白术、茯苓、姜皮；阴虚有热、呕吐，去半夏、生姜（恐损津液故也）；聋哑，加竹茹、橘皮、白茯苓、乌梅、麦门冬；头痛发热，肢节疼痛者，四味升麻汤；大便不利者，用四顺饮；若大便自利黄黑色者，此毒邪有出路，不必广与汤剂，并不必以温药助涩，以免重增他病；疮疹稀少自快利者，只予四味升麻汤，或荆芥散，虽大便利，亦不可用温药，其下利甚者，方可少与温服。

◆**小柴胡汤**《千金方》

【主治】妇人在褥得风，四肢若烦热，头痛。

【功效】和解少阳，清热除烦。

【药物及用量】柴胡半斤　黄芩　人参　甘草各三两　生姜二两　大枣十二枚　半夏半斤

【用法】上七味，㕮咀，以水一斗二升，煮取六升，去滓，每服一升，日三服。

◆**小胃丸**甲《古今医统大全》

【主治】结痰白带。

【功效】祛湿热。

【药物及用量】白术一两　苍术五钱　红白葵花二钱五分　白芍七钱五分

【炮制】共研细末，蒸饼为丸，如梧桐子大。

【用法】每服二十丸，空腹时四物汤送下，候郁积行，却服补药。

◆**小胃丸**乙《古今医统大全》

【主治】老痰顽痰，壅塞胸膈，喘急气粗，大便闭结。

【功效】逐痰，行水，攻积。

【药物及用量】芫花（醋拌，过一宿，瓦器内搅炒黑，勿焦）　甘遂（湿面裹，长流水浸半月，煮一时，再用水洗晒干）各五钱　大黄（湿面裹煨，勿焦，切，焙干，再以酒润炒熟，焙干）一两五钱　黄柏（炒）三两（一方加木香、槟榔各五钱）

【炮制】研为末，白术煎膏和丸，如萝卜子大。

【用法】每服一钱（一作五六分），临卧津液吞下。或熟汤送下，取膈上湿痰热积，以意消息之，欲利空腹服之。

◆**小香连丸**《小儿药证直诀》

【主治】冷热腹痛，水谷利，肠滑者。

【功效】和中止泻。

【药物及用量】木香　诃子肉各一分　黄连五钱

【炮制】研为细末，米饮和丸，如绿豆大。

【用法】每服十丸至三五十丸，食前温汤送下，频服用佳。

◆**小风引汤**《千金方》

【主治】中风，腰脚疼弱。

【功效】行气，祛风，活血。

【药物及用量】独活　茯苓　附子　人参　防风　甘草　干姜　当归　石斛　大豆

【用法】清水煎服。

◆**小乌沉汤**《嵩崖尊生》

【主治】癫病，鼻血不止。

【功效】调气血。

【药物及用量】乌药（去心，一作一钱五分）十两　甘草（炙，一作一钱）一两　香附子（砂盆内淅去毛皮，焙干，一作童便浸杵三钱）二十两

【用法】研为细末，每服一钱，不拘时沸汤点服（一作清水煎，用药汁磨沉香五分，入盐一字热服）。

◆**小乌沉汤**《仁斋直指方》

【主治】调中快气，治心腹刺痛。

【功效】降气调中。

【药物及用量】乌药（去心）一两　香附子（砂盆内淅去皮毛，焙干，称二两）甘草一分

【用法】上三味，为细末，每服一钱，盐少许，或不着盐，沸汤点，不拘时。

◆**小乌犀丸**《医方类聚》

【主治】一切风邪走疰及肢节疼痛不可忍者。

【功效】行气血，祛风邪，健筋骨。

【药物及用量】乌犀骨屑　干蝎（炒）白僵蚕（炒）　地龙（去土）　朱砂（水飞）　天麻　羌活（去芦）　芎䓖　防风（去芦）　甘菊花　蔓荆子各一两　干姜（炮）　麝香（另研）　牛黄各五钱　虎胫骨（醋炙）　败龟（醋炙）　白花蛇（酒浸）　天南星（姜制）　肉桂（去粗皮）附子（炮，去皮、脐）　海桐皮　木香　人参（去芦）　当归（去芦）各七钱五分

【炮制】研为细末令匀，炼蜜和丸，如梧桐子大。

【用法】每服一丸，温酒或薄荷汤嚼下。

◆**小乌鸡煎丸**《世医得效方》

【主治】妇人痃痞癥瘕，血气硬块，发歇刺痛，甚则欲死，或块如小盘。

【功效】温经活血，散寒消癥。

【药物及用量】吴茱萸　良姜　白姜　当归（去头）　赤芍　延胡索　破故纸　川椒　生干地黄　刘寄奴　蓬莪术　橘红　青皮　川芎各一两　荷叶灰四两　熟艾二两

【用法】上一十六味为末，醋煮面糊丸，梧桐子大，每服三五十丸，热酒下。

◆**小茴香丸**《秘传证治要诀类方》

【主治】脾肾阳虚，五更泄泻，服止泻药无效。

【功效】健脾益肾，补阳。

【药物及用量】舶上茴香（炒）　胡芦巴　破故纸（炒香）　白龙骨各一两　木香一两五钱　胡桃肉三七个　羊腰子（破开，盐五钱，擦炙熟研如泥）三对

【炮制】研为末，酒浸蒸饼，杵熟为丸，如梧桐子大。

【用法】每服三五十丸，空腹时温酒送下。

◆**小续命汤**甲《千金方》

【主治】中风不省人事，歪斜瘫痪，麻木眩晕，涎鸣反张，手足厥冷及风痹脚气，六经中风证者。

【功效】祛风行滞，通络。

【药物及用量】麻黄（去根节）　桂枝　甘草（炙）　杏仁（去皮尖，炒，研）　白芍（酒洗）　川芎　防风（一作一两五钱，一作七钱五分，一作一钱五分）　人参　黄芩各一钱四分（一作各一两，一作各五钱，一作各一钱）　防己二钱（酒洗，一作一两，一作五钱，一作一钱）　大附子（炮，去皮、脐，一作七钱五分，一作五钱，一作五分，一方无桂枝、防己、附子，加当归、石膏、肉桂）七分

【用法】除附子、杏仁外，捣为粗末，后入二味和匀，分作二剂，每剂清水一杯半，加老生姜五片（一作三片），大枣一枚（一作二枚，一方无之）。煎至一杯，去滓，食前温服。如无汗恶寒，倍麻黄、杏仁（一作倍麻黄、防风、杏仁）；有汗恶风，倍桂枝、芍药（一作倍桂枝、芍药、杏仁）；无汗身热不恶寒，去附子，倍甘草，加石膏、知母；有汗身热不恶风，倍桂枝、

黄芩，加葛根；无汗身凉，脉沉而细，倍附子，加干姜；有汗无热，畏寒脉沉，倍桂枝、附子、甘草；肢节挛痛，麻木不仁，脉缓，加羌活、连翘；精神恍惚，加茯苓、远志；心烦多惊，加犀角屑五钱；骨节间烦痛有热，去附子，倍芍药。骨间冷痛，倍桂枝、附子；躁闷，小便涩者，去附子，倍芍药，入竹沥一合；脏寒下痢，去防己、黄芩，倍附子（热痢忌之），加白术一两；脚弱加牛膝、石斛各一两；身痛加秦艽一两；腰痛加桃仁、杜仲各五钱；失音倍杏仁，或歌笑妄语无所不及，倍麻黄、人参、桂枝，加白术二两，当归一两，去附子、防风、生姜；自汗去麻黄、杏仁，加白术；春加麻黄一两，夏加黄芩七钱，秋加当归四两，冬加附子五钱。

◆小续命汤《千金方》

【主治】中风，冒昧不知痛处，拘急不得转侧，四肢缓急，遗矢便利。

【功效】补气活血，祛风止痛。

【药物及用量】麻黄　桂心　甘草各二两　生姜五两　人参　芎䓖　白术　附子　防己　芍药　黄芩各一两　防风一两半

【用法】上一十二味，㕮咀，以水一斗二升，煮取三升，分三服。

◆小续命汤《妇人大全良方》

【主治】中风及刚柔二痉，脚气痹弱，不能转侧。

【功效】祛风散寒止痛。

【药物及用量】麻黄（制，《圣济总录》去根节煎，掠去沫）　桂心（《圣济总录》桂，去粗皮）　甘草各半两（《圣济总录》炙，各二两）　防风三钱三字（《圣济总录》去杈，一两半）　芍药　白术　人参　川芎　附子（《圣济总录》炮裂，去皮、脐）　防己　黄芩各一分（《圣济总录》去黑心，各一两）

【用法】上一十一味，㕮咀，每服五钱，水一盏半，煎至一盏，去滓，取八分清汁，入生姜汁，再煎一二沸，温服，日三服，夜二服。若柔痉自汗者，去麻黄；夏间及病有热者，去附子，减桂一半；冬及初春，去黄芩。

◆小草汤《严氏济生方》

【主治】虚劳及忧思过度，致遗精白浊，虚烦不安者。

【功效】清虚热，益肺肾，养心安神。

【药物及用量】小草（一作一钱）　黄芪（去芦，一作一钱）　当归（去芦，酒浸，一作一钱）　麦门冬（去心，一作一钱）　金石斛（去根，一作一钱）　酸枣仁（炒，研，一作一钱二分）　人参（一作一钱二分）各一两　甘草（炙，一作五分，一方加竹叶）五钱

【用法】锉散，每服三钱，清水一盏，加生姜五片，不拘时煎服。

◆小犀角丸《医学纲目》

【主治】诸疬。

【功效】清热，涤痰，解毒。

【药物及用量】犀角　青皮　黑牵牛（半生半炒）　陈皮各一两　连翘五钱

【炮制】研为细末，用皂角（去皮弦、子，泡，捶）二挺，以布绞取汁一碗许。又用新薄荷二斤，研取汁，同熬成膏，入药末为丸，如梧桐子大。

【用法】每服三十丸，食后连翘煎汤送下，并以薄荷茶汤服。

◆小朱砂丸《幼幼新书》

【主治】痰淡壅盛，失眠多梦。

【功效】化风壅，痰涎，安神。

【药物及用量】朱砂（另研）一两　胆星　人参　茯苓　真珠　半夏各五钱　龙脑　麝香各少许

【炮制】同生姜五钱，水煮三百沸，取出焙干，龙脑、麝香各少许，研为末和匀，清水浸，蒸饼为丸，如黍米大。

【用法】每服四五丸，不拘时金银器煎汤送下。

◆小陷胸汤《伤寒论》

【主治】心下结痛，气喘闷，脉浮滑者。

【功效】清痰热结滞。

【药物及用量】黄连一两（一作三钱） 半夏（汤洗，一作三合）五合　瓜蒌实大者一枚

【用法】清水六升，先煮瓜蒌，取三升，去滓，纳诸药，煮二升。去滓，分温三服，一服未和，再服微解，下黄涎便安也。

◆**小麦饮**《杂病源流犀烛》

【主治】时行黄疸。

【功效】和中清热。

【药物及用量】小麦七升　竹叶（切）五升　石膏三两

【用法】清水一斗五升，煮取七升，细服，尽剂愈。

◆**小麦汤**《千金方》

【主治】呕吐不止。

【功效】补虚和胃止呕。

【药物及用量】小麦一升　人参　厚朴各四两　甘草一两　生姜汁三合　茯苓三两　青竹茹二两半

【用法】上七味，㕮咀，以水八升，煮取三升，去滓，分三服。

◆**小枣丹**《疡医大全》《解围元薮》

【主治】鹅掌风，刺风疹风。

【功效】祛风，解毒，杀虫。

【药物及用量】防风　白僵蚕　荆芥　何首乌　全蝎　蔓荆子　羌活　牛蒡子　独活　威灵仙　黄芩　赤芍　生地黄　大枫肉　大黄　苦参各二两　薄荷　枸杞子各四两　甘草五钱　胡麻二两　南星　天麻各一两　柳枝　山栀各四两　丢子肉一个　两头尖一钱　白术一斤

【炮制】研为末，枣肉和丸，如梧桐子大。

【用法】每服六十丸，薄荷汤送下。

◆**小无比散**《赤水玄珠》

【主治】痘疮，壮热口渴，口气热，烦躁不宁，溺涩便秘，痘或焦紫，或红斑及痘后余热。

【功效】清肠胃，解热毒。

【药物及用量】西滑石（飞）六两　石膏（飞）一两　郁金（甘草水煎透，焙干）七钱　寒水石（煅）　甘草各五钱

【用法】制净，研末和匀，五钱，岁儿每服二钱，冬月灯心汤调下；夏月井水下。热甚不解者，井水磨犀角汁调下；红紫顶陷不起者，加穿山甲末一分，麝香五厘，紫草煎汤，加酒一二匙调下。

◆**小菊花膏**《省翁活幼口议》

【主治】小儿积毒患眼。

【功效】清风热。

【药物及用量】黄连　黄芩　大黄　菊花　羌活　苍术（米泔浸）　荆芥穗　防风各等量

【炮制】研为末，炼蜜和膏，如小指头小。

【用法】每服一饼，不拘时细嚼，熟汤咽下。

◆**小菟丝子丸**《太平惠民和剂局方》

【主治】五劳七伤，面黑唇干，口燥、目暗、耳鸣，心忪气短，寐惊神倦，喜怒无常，悲忧不乐，饮食无味，心腹胀满，膝肿痿缓，小腹拘急，阳痿不举，小便或滑数，或涩痛，或出血，或遗沥。四肢酸痞，股内湿痒。

【功效】滋肾，益阴。

【药物及用量】菟丝子（酒浸，一作十两）五两　石莲肉二两（一作四两）　白茯苓（焙，一作四两）一两　五味子一两二钱五分（一作十两）

【炮制】研为细末，用山药七钱五分（一作四两）打糊搅和为丸，如梧桐子大。

【用法】每服五十丸，空腹时温酒或盐汤送下。如脚膝无力，晚食前木瓜汤送下。

◆**小黄丸**《素问》

【主治】热痰嗽。

【功效】化痰清热。

【药物及用量】天南星　半夏（均汤洗）　黄芩各一两

【炮制】研为末，姜汁浸蒸饼为丸，如梧桐子大。

【用法】每服五七十丸，食后姜汤送下。

◆**小黄丸**《东垣试效方》

【主治】化痰止涎，除湿和胃气及胸中

不利。

【功效】除湿和胃，化痰止涎。

【药物及用量】黄芩一两　干姜一钱半　白术五钱　半夏（汤浸，姜制）五钱　泽泻二钱　黄芪三钱　陈皮（去白）三钱　青皮（去白）三钱

【用法】上八味，为细末，汤浸蒸饼为丸，如绿豆大，每服三十至五十丸，温水送下，食远。

◆小黄膏《儒门事亲》

【主治】颈项疮疡，石痈。

【功效】凉肌退肿，清热泻火。

【药物及用量】黄柏　黄芩　大黄各等量

【炮制】研末，水调为糊。

【用法】用法详见一并散条。

◆小黄芪酒《三因极一病证方论》

【主治】风虚痰癖，四肢偏枯，两脚弱，手不能上头，或小腹缩痛，胁下挛急，心下有伏水，胁下有积饮，夜梦悲愁不乐，恍惚善忘，此内风虚，五脏受邪所致。或久坐腰痛，耳聋，猝起眼眩头重，或举体流肿疼痛，饮食恶冷，啬啬恶寒，胸中痰满，心下寒疝及妇人产后余疾，风虚积冷不除。

【功效】补气活血，通络化痰。

【药物及用量】黄芪　附子（去皮、脐）　川椒（去目并合口者）　桂心　秦艽　牛膝　防风（去杈）　乌头　白术　川芎　独活　细辛（去苗）　甘草各三两　大黄　葛根　山茱萸　干姜各二两　当归二两半

【用法】上一十八味，为锉散，少壮人无熬炼，虚老人微熬之，以绢袋盛，用清酒二斗渍之，春夏五日，秋冬七日，可先服食一合，不知，至四五合，日三服。

◆小黑龙丸《医学纲目》

【主治】小儿急惊轻证，痰多。

【功效】涤痰泻热。

【药物及用量】青礞石（煅）一两　青黛一钱　芦荟一钱五分　胆星一两

【炮制】研为细末，甘草汤和丸，如鸡子大。

【用法】每服一丸，生姜、白蜜、薄荷煎汤送下。

◆小黑神丸《世医得效方》

【主治】妇人血风走疰攻刺，半身不遂，麻痹瘙痒，急风口眼㖞斜，言语謇涩，手足拘挛。

【功效】温阳化水。

【药物及用量】乌头一个　芫花　干姜各五钱

【用法】上三味为末，醋煮令干，更杵为末，再入桂心、天麻、海桐皮、黑豆为末，入前诸药和匀，别用黑豆煮极烂，研如泥，以豆汁调和前末，研合为丸，每服七丸，以至十九丸，黑豆淋酒下。忌一切毒物。

◆小温中丸《证治准绳》

【主治】黄胖。

【功效】养血清热。

【药物及用量】针砂（醋炒）一斤　研为末，入糯米（炒极黄，研为末）一斤

【炮制】醋煮米糊和丸，如梧桐子大。

【用法】每服四五十丸，米饮送下，忌口，轻者服五两，重者不过七两，即愈。

◆小温中丸《丹溪治法心要》

【主治】胀实，黄胖足肿，食少口淡。或腹胀内热，小便不清，脾虚肝旺，不能健运，虽有积聚不可下者。

【功效】健胃气，清痰热。

【药物及用量】陈皮　半夏（汤泡，去皮、脐）　神曲（炒）各一两　白术二两　香附子（不可烘晒）　针砂（醋炒红）各一两五钱　苦参（炒）　黄连（炒）各五钱　甘草三钱

【炮制】研为末，米醋、清水各一盏，打糊为丸，如梧桐子大。

【用法】每服七八十丸，用白术六钱，陈皮一钱，生姜一片，清水煎汤送下。虚甚者加人参一钱，各用本方去黄连，加厚朴五钱。忌口，病轻者服六七两，小便即长；病甚者服一斤，小便始长。

◆小温经汤《袖珍方》

【主治】经候不调，脏中冷痛。

【功效】补血暖脏。

【药物及用量】当归　附子（炮）各等量

【用法】㕮咀，每服三钱，清水一盏，煎至八分，空腹时温服。

◆**小温经汤**《简易方》

【主治】经血不调，血脏冷痛。

【功效】温经活血。

【药物及用量】当归（《得效方》去尾）　附子（炮，《得效方》去皮、脐）各等量

【用法】上二味，㕮咀，每三钱，盏半水，煎至八分，去滓服。

◆**小蜈蚣散**《杂病源流犀烛》

【主治】口噤，角弓反张，不省人事。

【功效】祛风通络。

【药物及用量】蜈蚣（炒）一条　全蝎（炒）二枚

【用法】研为细末，擦牙，或吹入鼻中。

◆**小夺命散**《万病回春》

【主治】疔疮，脑疽，恶毒。

【功效】清血解毒。

【药物及用量】槐花子　地丁　千头子（即扫帚子）各等量

【用法】水煎，通口温服，或蟾酥少许尤妙。

◆**小龙荟丸**《丹溪心法》

【主治】气郁。

【功效】清热解郁。

【药物及用量】当归　山栀　黄连　川芎　大黄　龙胆草各五钱　芦荟三钱　木香一钱　麝香少许

【炮制】研为细末，米粥和丸。

【用法】每服五十七丸，生姜汤送下，并以琥珀膏贴患处。

◆**小蓟散**《世医得效方》

【主治】齿衄。

【功效】敛血止衄。

【药物及用量】小蓟　百草霜　蒲黄（微炒）　香附子（酒浸，晒干）各五钱

【用法】研为细末，或擦或掺，半刻时温茶漱之，衄立止。

◆**小蓟汤**《全生指迷方》

【主治】崩漏不止，血明如水。

【功效】凉血止血。

【药物及用量】小蓟茎叶（研取汁）　生地黄（研取汁）各一盏　白术（锉）五钱

【用法】清水一盏，煎减一半，去滓温服。

◆**小蓟汤**《万氏女科》

【主治】产后尿血。

【功效】凉血止血。

【药物及用量】小蓟根　生地黄　赤芍　木通　甘草　蒲黄　竹叶各一钱　滑石二钱　灯心四十九寸

【用法】清水煎服，败血加当归尾、红花各一钱，兼内热加黄芩、麦门冬各一钱。

◆**小蓟饮子**《玉机微义》

【主治】下焦结热，尿血成淋。

【功效】凉血止血。

【药物及用量】小蓟根五钱（一作五分）　生地黄四两（一作五分）　滑石（一作五分）　通草（一作五分）　蒲黄（炒，一作五分）　藕节（一作二钱）　淡竹叶（一作七片）　当归（去芦，酒浸，一作一钱）　山栀仁（一作八分）　甘草（炙）各五钱

【用法】㕮咀，每服四钱，清水一盏，煎八分，空腹时温服。

◆**小蟾酥丸**《疡医大全》

【主治】疔疮，肿毒，时毒。

【功效】行滞散毒。

【药物及用量】蟾酥一分　明雄黄三分　蜈蚣一条

【炮制】研细，酒糊丸，如梧桐子大。

【用法】每服五丸，葱酒送下，即发汗而散。

◆**小惊丸**《世医得效方》

【主治】阳证惊痫。

【功效】芳香宣滞，清热镇惊。

【药物及用量】黄连　郁金（皂角水浸煮）　牙硝　木香　藿香　龙胆草各二钱五分　全蝎三两

【炮制】共研细末，米糊为丸，如梧桐

子大，雄黄、朱砂、麝香、金箔、银箔为衣。

【用法】每服一二丸，薄荷汤化下。

◆**小灵丹**《疡医大全》

【主治】中风，口眼㖞斜，痔漏，梅花癞痢。

【功效】解毒杀虫。

【药物及用量】番木鳖不拘多少

【炮制】用麻油煎枯存性，取起为末，面糊为丸，如萝卜子大。

【用法】临卧时用清茶调服一分六厘，盖暖出汗，切忌说话。其油加熊胆为末，冰片少许和匀，搽痔上。如为外痔，先以荆芥、防风、瓦松煎汤熏洗，然后涂药自愈，此丹兼治中风，口眼㖞斜如神。此油搽梅痢，三日即好。

◆**小灵丹**《杂病源流犀烛》

【主治】痧后余毒，遏在咽喉，肿痛，咽物不下及一切余毒，牙齿破烂。

【功效】清热解毒。

【药物及用量】硼砂二钱　朴硝三钱　辰砂一钱五分　乳香　没药（均去油）各三分

【用法】研细为末，吹敷俱可。

◆**小灵宝丹**《医垒元戎》

【主治】风痫。

【功效】辛温通络，祛风豁痰。

【药物及用量】附子（炮）一两　天麻　全蝎　白僵蚕（炒）　藿香叶　南星（炮）　白附子（炮）各五钱

【炮制】共研细末，酒煮，米糊为丸，如梧桐子大。

【用法】每服十五丸，温酒送下。

◆**小陷胸汤**《伤寒论》

【主治】痰热互结证。

【功效】清热化痰，宽胸散结。

【药物及用量】黄连二钱　半夏四钱　瓜蒌实六钱六分

【用法】上三味，水六升，先煮瓜蒌取三升，去滓，纳诸药，煮取二升，去滓，分温三服。

◆**小异功散**《丹溪心法》

【主治】痘疮里虚吐泻。

【功效】和胃助气。

【药物及用量】人参　白术　橘皮　白茯苓各等量

【用法】加生姜、大枣为引，水煎，去滓，温服。

◆**小独活汤**《外台秘要》

【主治】产后中风，口噤不能言。

【功效】祛风和胃。

【药物及用量】干葛一两五钱　独活（去芦）二两　甘草（炙）五钱　生姜一两二钱五分

【用法】㕮咀，每服一两，清水二大盏，煎至一大盏，去滓，不拘时温服。

◆**小独活汤**《千金方》

【主治】治产后百日中风，口噤不开，并治血气痛，补肾方。

【功效】祛风除湿止痉。

【药物及用量】独活八两　葛根　生姜各六两　甘草二两

【用法】上四味，㕮咀，以水九升，煮取三升，去滓，分四服，微汗佳。

◆**小独圣丸**《太平惠民和剂局方》

【主治】脾胃不和，饮食多伤，心腹刺痛，呕哕恶心，噎痞吞酸，干噫食臭，腹胁胀闷，不思饮食。

【功效】温中消积。

【药物及用量】京三棱（煨，捣碎）　当归（去芦头）　干姜（炮）　舶上丁香皮　半夏（汤洗七次）　乌梅（去核）各四两　硇砂（研飞）一两　肉桂（去粗皮）一斤　巴豆（连皮称半两，去皮心膜，炒熟三钱，研出油）

【用法】上九味为细末，入巴豆、硇砂匀，以水煮面糊为丸，如麻子大，每服三丸至五丸，用温水下，食后服。

◆**小橘皮煎丸**《澹寮方》

【主治】饮食不快。

【功效】消食化积。

【药物及用量】三棱（煨）　莪术（煨）　青皮（去瓤）　陈皮（去白）　神

曲（略炒）　麦蘖（炒）等量

【用法】上六味，为末，陈米粉煮糊为丸，如梧桐子大，饭饮吞下三十粒。

◆**小丁沉丸**《圣济总录》

【主治】干呕。

【功效】调和胃气。

【药物及用量】丁香半两　沉香　甘草（炙）　缩砂仁　白芷（炒黄）　益智子（去皮）各一两　木香　茴香子（炒）各半两　陈橘皮（汤浸，去白，焙）一两　生姜（细切，入青盐四两拌匀，淹一宿，焙干）一斤　阿魏（用醋半升煎为膏）一分

【用法】上一十一味除阿魏外，捣罗为末，入阿魏膏拌匀，醋煮面糊和丸，如鸡头实大，研丹砂、麝香各少许，同为衣，空心，姜盐汤嚼下一丸。

◆**小丁香丸**《太平惠民和剂局方》

【主治】消积滞生冷，留饮宿食，止痰逆恶心，霍乱呕吐及心腹胀闷，胁肋刺痛，胸膈痞满，噎塞不通。

【功效】健脾胃，理气机，消积滞。

【药物及用量】肉豆蔻（仁）三十个　丁香三两　木香一两半　五灵脂十二两　巴豆（去皮，出油）二百一十个

【用法】上五味，为细末，入巴豆令匀，面糊和令得所，丸如黍米大，每日五丸至七丸，温生姜汤下，橘皮汤亦得，食后服。如霍乱吐逆，煎桃叶汤放冷下。小儿吐逆不定，三岁儿服三丸，五岁服四丸，用生姜桃叶汤下。

◆**小豆汤**《肘后方》

【主治】秽污不尽，腹满。

【功效】清热活血。

【药物及用量】小豆五升

【用法】以水一斗，煮熟，饮汁数升即瘥。

◆**小豆饮**《寿亲养老书》

【主治】妊娠漏胎，血尽子死。

【功效】行滞下胎。

【药物及用量】赤小豆半升　蜀椒（去目并闭口，炒出汗）十四枚　乌雌鸡（理如食法）一只

【用法】上三味，以水二升，同煮令熟，取汁，时时饮之，未瘥，更作服。

◆**小丹砂丸**《圣济总录》

【主治】小儿惊积。

【功效】镇心化涎。

【药物及用量】丹砂（研）一分　巴豆（去皮心膜，出油尽）三十粒　半夏（汤洗七遍，为末，炒）二钱匕　杏仁（先炮过，后汤浸，去皮尖、双仁，研）五枚

【用法】上四味，捣研为末，面糊丸，如绿豆大，每服一丸，荆芥薄荷汤下，三岁二丸，五岁三丸，如惊伏在内，即惊积行尽，仍旧药出，如无惊积，药更不下。

◆**小抱龙丸**《太平惠民和剂局方》

【主治】伤风瘟疫，身热昏睡，气粗喘满，痰实壅嗽及惊风抽搐，蛊毒中暑。

【功效】清热豁痰，息风镇惊。

【药物及用量】天竺黄一两　雄黄（水飞）二分　辰砂　麝香（别研）各半两　天南星（腊月酿黄牛胆中阴干百日，如无，只以生者去皮、脐，锉，炒令熟用）四两

【用法】上五味，为细末，煮甘草水和丸，如皂子大，每服一丸，温水化下，百晬内者作三服，或用腊雪水煮甘草和药尤佳。

◆**小枳壳丸**《御药院方》

【主治】脾胃不和，宿寒留饮，心腹痞闷，胁肋刺痛，呕逆痰水，不思饮食。

【功效】健脾和胃，理气消痞。

【药物及用量】枳壳（炒，去瓤）四两　半夏（汤洗，去滑）　白术各三两　赤茯苓（去皮）　干姜（炒）各二两

【用法】上五味，为细末，面糊为丸，如梧桐子大，每服三十丸，食后，生姜汤送下。

◆**小理中丸**《太平惠民和剂局方》

【主治】胃脘气弱，中焦积寒，脾虚不磨，饮食迟化，吃物频伤，胸膈满闷，胁肋疼刺，呕吐哕逆，噫醋恶心，腹胀肠鸣，心腹疼痛，噎塞膈气，反胃吐食，饮食减少。

【功效】补中益气，消积除寒。

【药物及用量】草豆蔻（煨）　京三棱（煨，乘热碎）　干姜（炮）　青皮（增注和剂去瓤）　陈皮（洗净，去蒂）　肉桂（去粗皮）各二两　牵牛（炒香熟）　良姜（炒）各三斤　蓬莪术（煨，乘热碎）　缩砂仁　红豆各一斤　阿魏三两（醋化作沙）

【用法】上一十一味为末，用水煮面糊为丸，如梧桐子大，每服三十丸，生姜橘皮汤下，温汤亦得，不拘时。

◆**小五石泽兰丸**《千金方》

【主治】妇人劳冷虚损，饮食减少，面无光色，腹中冷痛，经候不调，吸吸少气无力。

【功效】温中散寒，益气养血。

【药物及用量】钟乳　紫石英　矾石各一两半　白石英　赤石脂　当归　甘草各四十二铢　石膏　阳起石　干姜各二两　泽兰二两六铢　肉苁蓉　龙骨　桂心各二两半　白术　芍药　厚朴　人参　蜀椒　山茱萸各三十铢　柏子仁　藁本各一两　芜荑十八铢

【用法】上二十三味为末，蜜和丸如梧桐子大，酒服二十丸，加至三十丸，日三服。

◆**小通圣散**《世医得效方》

【主治】风热上攻，目赤头痛，咽疼，齿牙两颊肿满，口干烦躁，筋脉挛急并解酒毒。

【功效】凉血祛风止痛。

【药物及用量】当归　薄荷　羌活　防风　栀子　粉草　大黄　川芎　防风　桔梗各一两

【用法】上一十味，锉散，每服四钱，水一盏半，灯心二十茎，青竹叶七皮煎，食后服，小儿急惊，可服二钱。

◆**小消风散**《施圆端效方》

【主治】伤风头痛，鼻渊声重，面赤多嚏，自汗恶风。

【功效】活血祛风。

【药物及用量】川芎半两　荆芥穗　薄荷叶　苍术（炒）　川乌（炮，去皮）　石膏　甘草（炒）　防风各一两

【用法】上八味，为细末，每服一钱，热酒或茶调下，不拘时服。

◆**小追风散**《施圆端效方》

【主治】破伤，洗头风，口眼项强，抽搐。

【功效】解表祛风，通络活血。

【药物及用量】明雄黄一钱　草乌（生，去皮）　蝎尾（去毒）　蝉壳各一钱　乌蛇（酒浸）二钱　防风三钱

【用法】上六味，为细末，每服一字，热酒调下，食前，日进三服。

◆**小省风汤**《世医得效方》

【主治】左瘫右痪，口眼㖞斜，口噤不能言，半身不遂，手足顽麻。

【功效】祛风化痰。

【药物及用量】防风（去芦）　天南星（汤泡）各三两　甘草（炙）一两

【用法】上三味，锉散，每服四钱，生姜十片，水一大盏，煎服。

◆**小竹沥汤**《三因极一病证方论》

【主治】中风涎潮，谵语昏塞，四肢缓纵不收。

【功效】化痰开窍。

【药物及用量】秦艽（去苗土，锉）　防风（去芦，锉）　附子（炮，去皮、脐）　独活（锉）各一分（《大成》《玉机微义》各一钱）

【用法】上四味，水四盏，煎二盏，入生地黄汁、竹沥各半盏，煎三五沸，去滓，分四服，不拘时热服。病去，以他药扶持，未知再作。

◆**小葶苈汤**《圣济总录》

【主治】喘咳上气，多唾，面目浮肿，气逆。

【功效】泻肺止咳，平喘利水。

【药物及用量】葶苈三分（隔纸炒，别捣研，丸如樱桃大）　桑根白皮二两半　大枣（去核）十枚

【用法】上三味，除葶苈外，㕮咀如麻豆，每服五钱匕，水一盏半，煎至一盏，入葶苈一丸，更煎一二沸，去滓，空腹温服。心下痞硬者，去桑根白皮。

◆**小艾叶汤**《圣济总录》

【主治】妊娠胎动不安，腰腹疠痛。

【功效】养血暖宫。

【药物及用量】艾叶（炒）一两　当归（切，焙）　阿胶（炒燥）各一两半　芎䓖　甘草（炙，锉）各三分

【用法】上五味，粗捣筛，每服五钱匕，水一盏半，煎至八分，去滓，温服，空心食前。

◆**小流气饮**《省翁活幼口议》

【主治】小儿风毒眼患。

【功效】祛风热，凉血解毒。

【药物及用量】蝉蜕（去大脚）　甘草（炙）　羌活　天麻　川当归　赤芍　防风　大黄　脑薄荷　杏仁

【用法】上一十味，等量㕮咀，每服一钱，水一小盏，煎至半，去滓，通口食后服。

◆**山牛汤**《张氏医通》

【主治】梅疮，头痛不止。

【功效】解毒，祛风止痛。

【药物及用量】土茯苓四两　忍冬三钱　防风　天麻　黑参各一钱　辛夷仁　川芎各六分　黑豆四十九粒　芽茶一撮

【用法】清水煎，温服。

◆**山甲内消散**《外科正宗》

【主治】中脘疽。

【功效】化毒解热。

【药物及用量】穿山甲（炒）三大片　当归尾　大黄　甘草节各三钱　土木鳖三个　黑牵牛　僵蚕（炒）各一钱

【用法】酒水各一盅，煎至八分，空腹时服。渣再煎服，大便行三四次，方食稀粥，淡味调理。

◆**山楂子散**《类证治裁》

【主治】便血。

【功效】收敛止血。

【药物及用量】山楂肉一枚

【用法】研为末，艾汤调下，应手而效。

◆**山茵陈散**《仁斋直指方》

【主治】黄疸，二便秘涩。

【功效】清肺胃之热。

【药物及用量】山茵陈　栀子各二钱　赤茯苓　枳实各一钱五分　葶苈　甘草各一钱

【用法】清水二盅，加生姜三片，煎至一盅，食前服。

◆**山茱萸散**甲《太平圣惠方》

【主治】小儿脚拳不展，筋急干细。

【功效】养肝舒筋。

【药物及用量】山茱萸　羌活　薏苡仁　桂心　羚羊角屑　当归（锉，微炒）　甘草（炙微赤，锉）　黑豆（炒熟）　白茯苓　防风（去芦头）各一分　生干地黄半两　麻黄半两（去根节）

【用法】上一十二味，捣粗罗为散，每服一钱，以水一小盏，煎至五分，去滓，每于乳食前，量儿大小，分减温服。

◆**山茱萸散**乙《太平圣惠方》

【主治】风头痛，目眩心闷，时复发甚。

【功效】柔肝疏风。

【药物及用量】山茱萸半两　当归（锉，微炒）半两　防风（去芦头）一两　柴胡（去苗）一两　薯蓣一两　旋覆花半两　石膏一两

【用法】上七味，捣粗罗为散，每服三钱，以水一中盏，煎至五分，去滓，不拘时，调鸡子清一枚服之。

◆**山茱萸丸**《证治准绳》

【主治】眼白多。

【功效】滋阴血，养肝肾。

【药物及用量】山茱萸二两　熟地黄　牡丹皮　牛膝　茯苓　泽泻各一两　鹿茸五钱

【炮制】研为末，炼蜜和丸，如梧桐子大。

【用法】每服二十丸，食后盐汤送下。

◆**山茱萸丸**甲《圣济总录》

【主治】齆鼻。

【功效】养血，疏风。

【药物及用量】山茱萸　大黄（锉，炒）　菊花各一两二钱五分　朴硝三两七钱

五分　川附子（炮，去皮、脐）　独活各七钱五分　秦艽（去苗土）一两五钱　蔓荆子（去白皮）　山栀子（去皮，炒）　防风　甘草（炙）各一两

【炮制】研为细末，炼蜜和丸，如梧桐子大。

【用法】每服三十丸，空腹时温酒送下，老人亦宜服。妊娠去附子，加细辛半分。

◆**山茱萸丸**乙《圣济总录》

【主治】消渴，饮水极多，肢体羸弱，小便如米泔，腰膝冷痛，诸方不能治者。

【功效】清热，生津止渴。

【药物及用量】山茱萸　瓜蒌根（锉）　土瓜根（锉）　苦参　龙骨（细研）各一两半　黄连（去须）三两半

【用法】上六味，先捣罗五味，次入龙骨，再研匀，用生瓜蒌汁，和剂酥涂杵捣匀熟，丸如梧桐子大，每服三十丸，食后，煎白茅根饮下，日三服。

◆**山栀汤**《女科玉尺》

【主治】脾病。

【功效】健脾清湿。

【药物及用量】山栀　木通各一钱五分　黄芩一钱　白术　陈皮各二钱　甘草三分

【用法】清水煎服。

◆**山精丸**《摄生众妙》

【主治】湿痰。

【功效】利湿，养血。

【药物及用量】苍术二斤　黑桑葚一斗（取汁将苍术收浸，九次晒干）　枸杞子　地骨皮末各一斤

【炮制】共研细末，炼蜜为丸，如梧桐子大。

【用法】每服一百丸，温汤送下。

◆**山莲散**《外科全生集》

【主治】疮毒溃烂，与内脏只隔一膜者。

【功效】解毒收功。

【药物及用量】活鲫鱼一条

【炮制】将鱼破腹去杂，以山羊粪塞满鱼腹，放瓦上慢火焙干存性，加麝香一钱，研极细，瓷瓶收贮。

【用法】每用少许，撒于患处，立见奇功。

◆**山药丸**《秘传眼科龙木论》

【主治】黄风不足证。肝风目暗内障。

【功效】补气，健脾。

【药物及用量】山药　人参　茯苓　生地黄　泽泻　防风各一两

【炮制】研为细末，炼蜜和丸，如梧桐子大。

【用法】每服三钱，空腹时茶清送下。

◆**山药膏**《保婴撮要》

【主治】小儿两侧小腹肿痛或痒。

【功效】消肿止痛。

【药物及用量】山药不拘多少

【用法】研烂频敷患处，干则易之。

◆**山麻膏**《仙拈集》

【主治】颈后疙瘩，不论久近。

【功效】消肿止痛。

【药物及用量】山药一块　蓖麻子三个

【炮制】各去皮研匀。

【用法】摊贴。

◆**山栀五苓散**《古今医统大全》

【主治】小儿脐突。

【功效】清热利湿。

【药物及用量】栀子仁（炒）　白术（炒）　白茯苓　猪苓　泽泻各一钱　官桂半钱

【用法】上为细末，每次半钱至一钱，蜜汤或灯心汤调服。

◆**山蕲散**《肘后方》

【主治】产后诸疾及血气作痛。

【功效】活血祛瘀止痛。

【药物及用量】当归（洗过，微炒）　没药（别研）　男子乱发（入小瓶内，烧灰）　凌霄花各半两　红花子　伏龙肝　干柏木　松烟墨（烧）各一两　鲤鱼鳞（烧灰）一两

【用法】上九味为末，每服二钱，热酒调下。

◆**山萸肉面**《寿亲养老书》

【主治】妊娠恶阻呕逆及头痛，食物不

下。

【功效】降逆止呕。

【药物及用量】生山茱肉（于砂盆内研令尽，以葛布绞滤过）一尺　苎麻根（去皮，烂，捣碎）一握

【用法】上二味，研匀，入大麦面三两，细切，如棋子大，于葱薤羹汁内煮熟，旋食之。

◆**川升麻散**《太平圣惠方》

【主治】牙齿不生，齿风宣露。

【功效】升阳解毒。

【药物及用量】川升麻　白附子（炮）各一两

【用法】研为细末令匀，于八月内取生地黄四斤，洗去土，后取汁二大盏，即下药搅令匀。放瓷器中，每用以柳枝绵裹，一头蘸药，炙令热烙齿根下缝中，更涂膏少许即验。

◆**川芎丸**《续本事方》

【主治】膈上痰。

【功效】涤痰。

【药物及用量】川芎（细锉，慢火熬熟）一两　川大黄（蒸令干）二两

【炮制】焙干研为末，用不蛀皂角五七挺，温水揉汁，绢滤去滓，瓦罐中熬成膏，和药末为丸，如梧桐子大。

【用法】每服十五丸，小儿三丸，姜汤送下。

◆**川芎散**《类证普济本事方》

【主治】风盛壅膈，鼻塞流涕，眼泪多眵，齿紧，偏正头痛。

【功效】祛风止痛。

【药物及用量】川芎　柴胡各一两　半夏曲　甘草（炙）　甘菊花　人参　前胡　防风各五钱（一方加细辛五钱）

【用法】每服四钱，清水一盏，加生姜三四片，薄荷五叶，煎至七分，去滓，食后温服。

◆**川芎丸**《太平惠民和剂局方》

【主治】头痛眩晕，心忪烦热，头项紧急，肩背拘倦，肢体烦疼，皮肤瘙痒，脑昏目疼，鼻塞聋重，面上游风状如虫行。

【功效】消风壅，化痰涎，利咽膈，清头目。

【药物及用量】川芎　龙脑　薄荷叶（焙干）各七十五两　桔梗一百两　甘草（煅）三十五两　防风（去苗）二十五两　细辛（洗）五两

【炮制】研为细末，炼蜜和丸。

【用法】每一两五钱，分作五十丸，每服一丸，食后临卧细嚼，腊茶清送下。

◆**川乌头散**《太平圣惠方》

【主治】妇人风痹疼痛，四肢不遂。

【功效】温经通络，行痹止痛。

【药物及用量】川乌头（炮裂，去皮、脐）半两　甘草（炙微赤，锉）半两　细辛半两　川椒（去目及闭口者，微炒去汗）半两　干姜（炮裂，锉）一两　赤茯苓一两　防风（去芦头）一两　当归（锉，微炒）一两　秦艽（去苗）一两半　附子（炮裂，去皮、脐）一两半　桂心一两半　赤芍一两半　独活二两　牛膝（去苗）一两半

【用法】上一十四味，捣筛为散，每服三钱，以水一中盏，入枣三枚，煎至六分，去滓，温服，不拘时。

◆**川乌头丸**《太平圣惠方》

【主治】中风偏枯不遂，手足挛急疼痛。

【功效】祛风通络，化湿止痛。

【药物及用量】川乌头（炮裂，去皮、脐）一两　天南星（炮裂）半两　白僵蚕（微炒）三分　桂心半两　赤箭一两　安息香一分　麝香（细研）三钱　牛黄（细研）半两

【用法】上八味，捣罗为末，研入后二味，令匀，炼蜜和捣二三百杵，丸如梧桐子大，每于食前，麻黄酒下五丸，兼取麻黄末三两，以酒二升，慢火煎如膏，放冷，丸如弹子大，每服以冷酒或冷水研下一丸，须臾偏枯处有汗，通手足舒展。

◆**川乌头丸**《妇人大全良方》

【主治】妇人血风虚冷，月候不调，或

即脚手心烦热，或即头面浮肿顽麻。

【功效】温经通脉，散瘀止痛。

【药物及用量】川乌头（用好清油、盐各四两，一处于铫内，炭火炒，不住手搅，候裂者，仍须如桑根色为度，逐旋取出了，于新瓦上，或不裂者不用，裂者则去皮尖脐）一斤　五灵脂（去土石，拣净，生）四两

【用法】上二味为细末，更入臼中或乳钵内，研令停后，将蒸饼，水浸后，却沥去水，渐渐入臼中和杵，如梧桐子大，空心，温酒或盐汤下二十丸。忌动风物。

◆川乌头汤《太平圣惠方》

【主治】风毒攻手足，疼痛顽麻。

【功效】祛风除湿，湿经止痛。

【药物及用量】川乌头五两　汉椒二两　生姜五两

【用法】上三味，细锉，以水二斗煎至一斗，去滓，入盐二两，频频淋蘸，以瘥为度。

◆川黄连丸《仁斋直指方》

【主治】诸渴。

【功效】清热，养阴止渴。

【药物及用量】川黄连（净）五两　白天花粉　麦门冬（去心）各二钱半

【用法】上六味为末，以生地黄汁并牛乳汁夹和捣，丸如梧桐子大，每三十丸，粳米粥饮下。

◆川芎行经散《原机启微》

【主治】目中青黤，如物伤状，重者白睛如血贯。

【功效】宣通气血，祛风行滞。

【药物及用量】羌活　白芷　防风　荆芥　薄荷　蔓荆子　独活各四分　柴胡　甘草（炙）　当归　川芎　枳壳各六分　桔梗五分　茯苓三分　红花少许

【用法】清水二盏，煎至一盏，去滓，食后热服。

◆川芎肉桂汤《兰室秘藏》

【主治】临宿寒湿之地，致血凝滞腰痛，不能转侧，两胁搐急作痛者。

【功效】活血行滞，祛散寒湿。

【药物及用量】川芎　肉桂　苍术　柴胡各一钱　羌活一钱五分　独活五分　防风（一作五分）　汉防己（酒洗）各三分　桃仁（去皮，另研为泥，一作七枚）五枚　当归梢　甘草（炙）各一钱　炒曲五分（一作无炒曲）

【用法】㕮咀，水酒各一升，煎至八合，去滓，食远热服。

◆川芎茶调散《太平惠民和剂局方》

【主治】诸风上攻，头目昏重，偏正头痛。

【功效】散风寒，止痛，清头目。

【药物及用量】川芎四两　薄荷八两　荆芥各四两　羌活　白芷　防风　甘草（炙）各二两（自川芎至甘草，一本皆作一两）　细辛一两（一方无细辛，有香附，童便炒二两）

【用法】研为细末，每服二钱，食后茶清调下，一日三次，妇人产后豆淋酒调下，轻者三服，重者七服效。

◆川芎茶调散《银海精微》

【主治】一切热泪，眼弦湿烂。

【功效】散风明目。

【药物及用量】川芎　荆芥　薄荷　甘草（炙）　木贼　防风　羌活　石决明（煅）　菊花　石膏各一两

【用法】研为细末，令匀，每服三钱，食后茶清调下。

◆川芎石膏汤《宣明论方》

【主治】风热上攻头面，目昏眩，痛闷，风痰喘嗽，鼻塞，口疮，烦渴淋闷。眼生翳膜，中风偏枯。

【功效】疏散风疏，活血止痛。

【药物及用量】川芎　山栀子　芍药　荆芥穗　当归　黄芩　大黄　菊花　人参　白术各半两　石膏　防风　连翘　薄荷叶各一两　滑石四两　寒水石二两　桔梗二两　缩砂仁一分　甘草三两

【用法】上一十九味，为末，每服二钱，水一盏，煎至六分，去滓，食后水调亦得。忌姜、醋、发热物。

◆**川芎散**《类证普济本事方》

【主治】风眩头晕。

【功效】养血，散风，益肝。

【药物及用量】小川芎五钱　山茱萸肉一两　山药　甘菊花（野菊勿用）　人参（去芦）　白茯神（去木）各五钱

【用法】研为细末，每服二钱，不拘时温酒调下。一日三次。

◆**川芎散**《卫生宝鉴》

【主治】偏头风。

【功效】散风邪，清肝热。

【药物及用量】川芎　甘菊花　石膏　白僵蚕各六钱

【用法】研为极细末，每服三钱，茶清调下。

◆**川芎散**《普济方》

【主治】偏正头痛。

【功效】疏肝散风，发表止痛。

【药物及用量】川芎　细辛　羌活　槐花（一作槐子）　甘草（炙，一作生）　香附子　石膏各五钱　荆芥　薄荷　甘菊花　防风（去芦，一作柴胡）　茵陈各一两　白芷一两

【用法】研为末，每服二钱，食后茶清调下，一日三次，忌食动风物。

◆**川芎散**甲《妇人大全良方》

【主治】产后头痛。

【功效】行气疏肝。

【药物及用量】大川芎　天台乌药皮各等量

【用法】研为细末，每服三钱，烧红称锤淬酒调下。

◆**川芎散**乙《妇人大全良方》

【主治】妇人风眩头晕。

【功效】滋阴消阳，镇肝息风。

【药物及用量】小川芎　山药　白茯神　甘菊花（野菊不用）　人参各半两　山茱萸肉一两

【用法】上六味为细末，不拘时，酒调二钱，日三服。

◆**川芎散**《朱氏集验方》

【主治】中风、中气。

【功效】活血行气，祛风止痛。

【药物及用量】川芎　人参　枳壳各一两　沉香　香附子各二钱　木香一两

【用法】上六味，为细末，每服三钱，以沸汤入盐点灌之。

◆**川芎散**《施圆端效方》

【主治】妇人崩漏带下，诸方不效者。

【功效】和血养阴止血。

【药物及用量】川芎　当归　生地黄　伏龙肝　龙骨　芍药　蒲黄各一两　御米壳（去蒂，蜜浴炒焦）四两

【用法】上八味，为细末，每服二钱，温酒或米饮调下，食前。

◆**川苦楝散**《医方类聚》

【主治】疝气。

【功效】行气散寒，止痛。

【药物及用量】川楝子（锉细，用巴豆十粒打破，一处炒黄，去巴豆）　木香　茴香（盐一匙，炒黄，去盐）各一两　巴戟天一两　附子半两

【用法】研为细末，每服二钱，空腹，食前温酒调下。

◆**川草散**《活幼心书》

【主治】腹痛下痢赤白。

【功效】和血解毒，燥湿止痢。

【药物及用量】川芎　甘草（半生半炙）　白芷各七钱　赤芍　当归（酒洗）　净黄连各五钱

【用法】锉焙为末，每服五分至一钱。白痢白姜汤调，赤痢甘草汤调，赤白痢温米清汤调，并空腹时服。

◆**川连散**《普济方》

【主治】下部湿疮。

【功效】清热解毒，燥湿。

【药物及用量】宣连不拘多少

【炮制】研为细末，浆水调成饼，摊于碗面上，内用艾及穿山甲三片烧烟，覆碗熏成黑色再取下，如是者五次。以黄连饼黑色为度，置地上出烟毒，再研细。

【用法】湿则干涂，干则清油调涂二三次，先用黄柏、藿香、茵陈煎汤温洗。

◆**川连饮**《疡医大全》

【主治】痘风眼。

【功效】祛风，解毒，杀虫。

【药物及用量】川连　地骨皮　白矾各一钱　鲜槐条五段　铜青五分　川椒七粒

【用法】清水一大碗，煎浓取起，少冷又煎，如此三次，去滓入瓷罐收贮。埋土内七日取出，用鸡翎扫眼角，忌风十四日。

◆**川椒丸**甲《太平圣惠方》

【主治】五膈气逆，腹胁满闷，羸瘦着床，往来寒热，腹中不调，或利或呕，四肢少力。

【功效】降逆补虚。

【药物及用量】川椒一两（去目及闭口者，微炒去汗）　桂心一两　食茱萸半两　细辛二分　干姜（炮裂，锉）半两　诃黎勒皮一两　厚朴（去粗皮，涂生姜汁，炙令香熟）二两　远志（去心）半两　杏仁（汤浸，去皮尖、双仁，麸炒微黄）半两　木香半两　附子（炮裂，去皮、脐）半两　当归（锉，微炒）半两

【用法】上一十二味，捣罗为末，炼蜜和捣二三百杵，丸如梧桐子大，每服不拘时，以热酒下二十丸。

◆**川椒丸**乙《太平圣惠方》

【主治】上气咳逆，胸满多唾。

【功效】温中化痰，降逆除满。

【药物及用量】川椒（去目及闭口者，微炒去汗）一两　人参（去芦头）一两　款冬花三分　赤茯苓一两　干姜（炮裂，锉）半两　桂心一两　紫菀（洗去苗土）三分　附子（炮裂，去皮、脐）半两　五味子三分　白术半两　杏仁（汤浸，去皮尖、双仁，麸炒微黄）三分　菖蒲三分　细辛三分

【用法】上一十三味，捣罗为末，炼蜜和捣五七百杵，丸如梧桐子大，每服以温生姜汤下三十丸，日三四服。

◆**川椒丸**《幼幼新书》

【主治】小儿夏伤湿冷入肠胃，泄泻不止。

【功效】温中散寒。

【药物及用量】川椒（去闭目，双者并黑子，拣净慢炒，香熟为度）一两　肉豆蔻五钱

【炮制】捣罗为细末，粳米饭和丸，如黍米大。

【用法】每服十丸，米饮送下，量儿大小加减。

◆**川椒散**《仁斋直指方》

【主治】鼻中流涕。

【功效】行气散寒。

【药物及用量】闭口川椒（炒出汗）　诃子（去核）　辣桂　生川贝　白姜　川芎　细辛　白术各等量

【用法】研为细末，每服三钱，食后温酒调下。

◆**川楝子丸**《证治准绳》

【主治】疝气，阴物肿痛缩小，一切下部之疾。

【功效】行积滞，祛寒止痛。

【药物及用量】川楝子净肉一斤（分四处，四两用麸一合，斑蝥四十九个，同炒至麸黄色，去麸，斑蝥不用；四两用麸一合，巴豆四十九粒，同炒至麸黄色，去麸、巴豆不用；四两用麸一合，巴戟一两，同炒至麸黄色，去麸、巴戟不用；四两用盐一两，茴香一合，同炒黄色，去盐、茴香不用）　木香（不见火）　破故纸（炒香为度）各一两

【炮制】共研细末，酒煮米糊为丸，如梧桐子大。

【用法】每服五十丸，空腹食前盐汤送下，甚者一日二三服。

◆**川楝丸**《直指小儿方》

【主治】小儿癞疝。

【功效】行积滞，散寒邪。

【药物及用量】川楝子　木香　槟榔　三棱　蓬莪术（炮）　青皮　陈皮（均去白）　芫花（米醋浸，炒）各五钱　辣桂　牵牛子各五钱　巴豆（不取油）一钱

【炮制】研为细末，飞面糊和丸，如麻大子。

【用法】每服三丸，空腹时生姜汤送下。

◆**川楝汤**《竹林女科》

【主治】阴痛不可忍。

【功效】行积滞，活气血，止疼痛。

【药物及用量】川楝子　猪苓　槟榔　泽泻各八分　麻黄六分（春夏用三分）　木香二分　小茴香　白术　乌药　乳香　延胡索　大茴香各一钱　加生姜三片　葱白一根

【用法】清水煎，对火服，使发汗，二剂即愈。

◆**川当归散**《证治准绳》

【主治】痰嗽，音哑。

【功效】行血养血，清热化滞。

【药物及用量】川当归　牡丹皮　白芍　淡黄芩　木通　华阴细辛　麦门冬　甘草各五钱　生地黄一两

【用法】㕮咀，每服三钱，清水一盏，加生姜三片，煎至七分，去滓温服。

◆**川槿皮锭**《疡医大全》

【主治】一切癣疮。

【功效】行积滞，散寒邪，解毒蚀疮。

【药物及用量】乌梅肉八两

【炮制】用羊蹄根汁浸一夜，次日重汤炖一炷香，又放饭锅上蒸，软透取出，捣如泥，加番打麻（研细）一两，海螵蛸（研细）五钱，入乌梅内，又捣匀称过。每一两加白降丹八分，白砒七分，再捣匀，入白及细末一钱。又捣匀，做成二三钱重的锭子，阴干收贮。

【用法】以羊蹄根同醋磨浓搽之。

◆**川大黄散**《太平圣惠方》

【主治】大肠热甚，肛门赤痛。

【功效】清肠凉血，行气止痛。

【药物及用量】川大黄七钱　赤芍五钱　黄芪　黄芩　玄参各一两　丹参一钱　枳壳（麸炒微黄，去瓤）一两

【用法】上为细散，每次二钱，食前以温粥饮调服。

◆**已风丹**《普济方》

【主治】惊风。

【功效】祛风化痰。

【药物及用量】天竺黄（研细）　防风　钩藤各一两　白僵蚕　干全蝎　白附子各五钱

【炮制】研为细末，炼蜜和丸，如芡实大。

【用法】每服一丸至二丸，麝香、荆芥汤化下。

◆**己椒苈黄丸**《金匮要略》

【主治】腹满，口舌干燥，肠间有水气。

【功效】消积行水。

【药物及用量】防己　椒目　葶苈　大黄各一两

【炮制】研为末，炼蜜和丸，如梧桐子大。

【用法】先食饮服一丸，日三服，稍增，口中有津液渴者，加芒硝五钱。

◆**巳药**《咽喉秘集》

【主治】单、双蛾。

【功效】解毒消肿。

【药物及用量】梅花冰片二分五厘　雄精二钱　焰硝一两五钱（煅用佳）

【用法】研细吹之，其功更速，如肿痛者，先用巳药，后用申药吹之。

◆**马勃散**《杂病源流犀烛》

【主治】耵耳。

【功效】散风热。

【药物及用量】马勃　薄荷　桔梗　连翘　杏仁　通草。

【用法】清水煎服。

◆**马兜铃丸**《杨氏家藏方》

【主治】多年喘嗽。

【功效】泻痰积，平喘。

【药物及用量】马兜铃（去土）　半夏（汤洗七次，焙干）　杏仁（去皮尖，麸炒）各一两　巴豆（研）二十一粒

【炮制】除巴豆、杏仁另研外，余研为细末，皂角膏子为丸，如梧桐子大，雄黄为衣。

【用法】每服十丸，乌梅三个煎汤，临卧时送下，以利为度。

◆**马兜铃丹**《幼幼新书》

【主治】小儿肺壅咳嗽，大便不利。

【功效】降痰气，止咳平喘。

【药物及用量】马兜铃　紫苏子　人参（去芦头）各一两　款冬花　木香各五钱　杏仁（汤浸，去皮尖，另研细）七钱五分

【炮制】研为细末，同拌令匀，炼蜜和丸，如黍米大。

【用法】每服十丸，生姜汤送下，量儿大小加减。

◆**马兜铃根汤**《圣济总录》

【主治】五蛊毒及草蛊毒入人咽，刺痛欲死者。

【功效】杀虫蛊。

【药物及用量】马兜铃根（细锉）一两

【用法】清水一盏，煎至七分，去滓，空腹时顿服，当时吐出蛊，未吐再服，以快为度。或用苗为末，温水调服。

◆**马兜铃散**甲《太平圣惠方》

【主治】妊娠胎气壅滞，咳嗽喘急。

【功效】利肺气，降痰浊。

【药物及用量】马兜铃　桔梗　人参　甘草　贝母各五钱　陈皮（去白）　大腹皮　桑白皮　紫苏各一两　五味子二钱五分（一方有枳壳，无人参、贝母、桑皮）

【用法】㕮咀，每服四钱，加生姜三片，清水煎服。

◆**马兜铃散**乙《太平圣惠方》

【主治】上气，喘急不止。

【功效】化痰饮，降逆气。

【药物及用量】马兜铃一两　人参（去芦头）一两　贝母（煨微黄）一两　甘草（炙微赤，锉）一两　杏仁（汤浸，去皮尖、双仁，麸炒微黄）一两　甜葶苈（隔纸炒令紫色）一两　麻黄（去根节）一两　五味子一两　威灵仙一两　桑根白皮（锉）一两　款冬花一两　陈橘皮（汤浸，去白瓤，焙）一两　皂荚（去黑皮，涂酥，炙令焦黄，去子）一两

【用法】上一十三味，捣筛为散，每服五钱，用淡浆水一大盏，煎至五分，去滓，温服，不拘时。

◆**马兜铃散**丙《太平圣惠方》

【主治】咳嗽喘急，坐卧不得。

【功效】止咳平喘。

【药物及用量】汉椒（去目及闭口者，炒令汗出）一两　猪牙皂荚（黑皮，涂酥炙微黄焦，去子）一两　干姜（炮裂，锉）三分　甜葶苈（隔纸炒令紫色）三分

【用法】上四味，捣罗为末，用枣肉和丸，如梧桐子大，每服，不拘时，以桑根白皮汤下二十丸。

◆**马鸣散**《痘疹心法》

【主治】口舌生疮及痘后疳烂。

【功效】清凉，解毒。

【药物及用量】马鸣退（火烧过）二钱五分　人中白（火煅）五钱　五倍子（半生半煅，如无，以白僵蚕代之）二钱　白矾（捶碎，另用五倍子一钱，入矾于内，用火煅枯，一方有硼砂五分，半生半煅）一钱

【用法】共为极细末，先以青布蘸米泔浓汁洗疮，拭干，用鹅毛管吹于患处。

◆**马齿苋散**《赤水玄珠》

【主治】痘痂不落，成瘢痕者。

【功效】润肌，消斑。

【药物及用量】马齿苋（捣汁）　猪脂膏　石蜜

【用法】共熬成膏，涂于肿处。

◆**马齿苋膏**《外科大成》

【主治】白秃、面肿，唇紧，湿癣，发背，顽疮，臁疮，瘘疾，杨梅疮，妇女脐下生疮，小儿丹毒。

【功效】解毒杀虫。

【药物及用量】马齿苋

【用法】（1）白秃、湿癣，各取石灰末炒红，以苋汁熬膏调涂。（2）面肿、唇紧，均捣汁涂之。（3）发背，以苋一握，或酒或水煎冷服，出汗，再服退热祛腐，三服可愈，并捣苋敷之。（4）顽疮、臁疮、痛不收口者，捣敷取虫。日一易之，三日后腐肉已尽，红肉如朱时，用生肌药收口。（5）瘘疾，用苋阴干研细，同腊月烛尽等量，猪脂和涂，每日三次。但先以温米泔水洗净拭干，然后用药。（6）梅疮

喉硬如管者，取苋一握，酒水煎服，出汗而愈。（7）妇女脐疮痛痒，连及前阴者，以苋四两，青黛一两，研匀敷之。（8）丹毒，同蓝靛根捣涂。

◆**马齿粥**《食医心鉴》

【主治】痢疾腹痛，脚气，头面水肿，心腹胀满，小便淋涩。

【功效】清热凉血，和血止痢。

【药物及用量】马齿苋一斤　粳米二合

【用法】上二味相和，煮作粥食之，不着盐、醋，空腹淡食。

◆**马齿菜**《寿亲养老书》

【主治】老人下痢赤白及水谷不度，腹痛。

【功效】凉血止痢。

【药物及用量】马齿菜（净淘洗）一斤

【用法】上一味，煮令熟及热，以五味或姜醋，渐食之，其功无比。

◆**马蹄丸**《千金方》

【主治】白漏不绝。

【功效】收敛，化湿。

【药物及用量】白马蹄　禹余粮各四两　龙骨三两　乌贼鱼骨　白僵蚕　赤石脂各二两

【炮制】研为细末，炼蜜和丸，如梧桐子大。

【用法】每服十丸，空腹时温酒送下，不止加三十丸。

◆**马蹄屑汤**《千金方》

【主治】白漏不绝。

【功效】温中止血。

【药物及用量】白马蹄（《千金翼方》炙令焦屑）　赤石脂各五两　禹余粮　乌贼骨　龙骨　牡蛎各四两（《千金翼方》熬）　附子（《千金翼方》炮，去皮）　干地黄（《千金翼方》四两）　当归各三两（《千金翼方》四两）　甘草二两（《千金翼方》炙）　白僵蚕一两（《千金翼方》熬）

【用法】上一十一味，㕮咀，以水二斗，煮取九升，分六服，日三。

◆**马鞭草散**《妇人大全良方》

【主治】妇人血风攻透，肢体疼痛，或觉瘙痒，或觉痹麻，作寒作热，饮食减味。

【功效】祛风通络，温中散寒。

【药物及用量】马鞭草（去粗梗）　荆芥穗　北柴胡　乌梅肉各三两　枳壳　白芷（《永类钤方》白术）　羌活　白芍各一两　秦艽　天台乌药　麻黄各半两　木香半两　当归　川乌（炮）　甘草各一两

【用法】上一十五味为细末，每服二钱，水一盏，生姜二片，枣一枚，葱白二寸，煎至七分，日午临卧温服，常服无忌，有孕莫服。

◆**马兰膏**《古方汇精》

【主治】小儿红赤游风，丹毒，大人两腿赤肿，流火，或湿热伏于经络，腿面不红不肿，疼痛异常。病者只觉热，他人按之极冷者。

【功效】消炎清热。

【药物及用量】马兰豆（冬季无叶，取根亦可）不拘多少

【用法】清水洗去泥，捣烂绞汁，以鸡毛蘸汁搽之，干则再换。如颈项腿肋缝中溃烂，以此汁调飞净六一散搽之即愈。

◆**马蔺散**《太平圣惠方》

【主治】冷热水痢自起者。

【功效】涩肠止痢。

【药物及用量】马蔺子　干姜　黄连

【用法】上为散，每服二方寸匕，熟煮汤取一合许调下。

◆**马蔺子饮**《圣济总录》

【主治】赤白痢，脐腹疞痛及久水泻，白浊如米泔。

【功效】健脾，涩肠，止痢。

【药物及用量】马蔺子三合　地榆　艾叶（炒）各二两　赤石脂　当归（切，焙）各四两　龙骨　白茯苓（去黑皮）各二半两

【用法】上七味，粗捣筛，每服五钱匕，水一盏半，煎至八分，去滓，空腹温服。

◆**马通汤**《千金方》

【主治】漏下血积月不止。

【功效】温经养血止血。

【药物及用量】赤马通汁（取新马屎，绞取汁，干者水浸绞取汁《千金翼方》无赤马，凡马亦得）一升　生艾叶（《千金翼方》一把）　阿胶各三两（《千金翼方》炙，一两）　当归　干姜各二两（《千金翼方》各一两）　好墨半圆（《千金翼方》半弹丸大）

【用法】上六味，㕮咀，以水八升，酒二升，煮取三升，去滓，纳马通汁及胶，微火煎取二升，分再服，相去如人行十里久。

◆**干柿散**《古今医鉴》

【主治】肠风脏毒，肠澼。

【功效】收湿，止血。

【药物及用量】干柿（烧存性）不拘多少

【用法】研为末，每服二钱，熟汤调下。

◆**干眼药**《中药成方配方》

【主治】肝肾亏损，眼目昏花，星障云翳及一切新久目疾。

【功效】磨垢明目。

【药物及用量】炉甘石（制）　地栗粉各四两　冰片八分

【用法】研为极细末，瓷器密收，每用少许，点入眼角，合眼静坐片时，无不神效。

◆**干葛汤**《证治要诀类方》

【主治】消瘅，口渴咽干。

【功效】和胃清热。

【药物及用量】葛根二两　枳实（去白麸炒）　栀子仁　豆豉各一两　甘草（炙）五钱

【用法】每服四钱，清水一盏，煎至八分，不拘时温服。

◆**干葛汤**《仁斋直指方》

【主治】酒痔。

【功效】解酒毒，散胃热。

【药物及用量】干葛　枳壳（炒）　半夏（姜制）　生地黄　赤茯苓　杏仁各一钱五分（一作各一钱）　黄芩　甘草（炙）各五分

【用法】清水二盅，加黑豆一百粒，生姜五片，白梅一个，煎至一盅，食前服。

◆**干葛饮**《普济方》

【主治】发背作渴。

【功效】解热毒。

【药物及用量】干葛一两　黄芩　朴硝各一两二钱五分

【用法】锉散，每服三钱，加枇杷叶（去背上白毛洗净），清水煎，不拘时服。

◆**干漆丸**《太平圣惠方》

【主治】伏梁。

【功效】破血消积。

【药物及用量】干漆（捣碎，炒烟尽）　芫花（醋拌炒）　鳖甲（去裙襕，醋涂炙）　硇砂各一两　桃仁（去皮尖，麸炒）　木香（不见火）　川乌头（去皮、脐，锉，盐拌炒黄）各五钱　雄黄（研细）　麝香（另研）各二钱五分

【炮制】共研细末令匀，醋煮面糊为丸，如绿豆大。

【用法】每服十丸，食前熟汤送下。

◆**干漆散**甲《太平圣惠方》

【主治】妇人症瘕久不消，黄瘦羸弱，两胁满闷，心腹疼痛。

【功效】活血破瘀，止痛化癥。

【药物及用量】干漆（捣碎，炒令烟出）一两　木香半两　芫花（醋拌炒令干）半两　赤芍半两　桂心半两　川大黄（锉碎，微炒）二两　当归（锉，微炒）半两　芎䓖半两　琥珀半两　牛膝（去苗）三分　桃仁（汤浸，去皮尖、双仁，麸炒微黄）一两　麝香（研入）一分

【用法】上一十二味，捣细罗为散，每服不拘时，以热酒调下一钱。

◆**干漆散**乙《太平圣惠方》

【主治】妇人血气攻小腹，疼痛不可忍。

【功效】行气活血止痛。

【药物及用量】干漆（捣碎，炒令烟出）一两　芫花（醋拌炒令干）半两　木香

半两　槟榔半两　肉豆蔻（去壳）半两　当归（锉，微炒）三分　桂心三分　青橘皮（汤浸，去白瓤，焙）三分

【用法】上八味，捣细罗为散，不拘时，以热酒调下一钱。

◆**干姜人参半夏丸**《金匮要略》

【主治】妊娠呕吐不止。

【功效】调气温中，和胃止呕。

【药物及用量】干姜　人参各一两　半夏（汤洗，去滑）二两

【炮制】共研末，生姜汁糊为丸，如梧桐子大。

【用法】每服十丸，米饮送下，一日三服。

◆**干姜丸**《普济本事方》

【主治】胃寒，宿食不化，痰浊不清。

【功效】健胃调气。

【药物及用量】干姜　枳壳　橘红　葛根　前胡各五钱　白术　半夏曲各一两　吴茱萸　甘草各二钱五分

【炮制】共研细末，炼蜜为丸，如梧桐子大。

【用法】每服三十丸，米饮送下。

◆**干姜附子汤**《伤寒论》

【主治】太阳证下之后复发汗，昼日烦躁不得眠，夜安静，不渴不呕，无表证，脉沉微，身无大热者。

【功效】扶阳气，温中下。

【药物及用量】干姜一两　生附子（去皮，切八片）一枚

【用法】清水五升，（一作三升）煮取一升，去滓顿服。

◆**干姜柴胡汤**《类证活人书》

【主治】妇人伤寒，热入血室，寒热如疟，或狂言见鬼。

【功效】通阳散热。

【药物及用量】干姜（炮）三分　柴胡一钱　瓜蒌根五分　桂枝　牡蛎（煅）甘草（炙）各三分

【用法】清水煎服，汗出而愈。

◆**干姜柴胡汤**《无求子活人书》

【主治】妇人伤寒，经脉方来初断，寒热如疟，狂言见鬼。

【功效】解表散寒宽中，除烦化行气。

【药物及用量】柴胡（去芦）四两　桂枝一两半　瓜蒌根二两　牡蛎（熬）一两　干姜（炮）一两　甘草（炙）一两

【用法】上六味，锉如麻豆大，每服五钱，水一盏半，煎至七分，去滓，温服。初服微烦，再服汗出而愈。

◆**干姜散**《千金方》

【主治】悬痈，猝暴肿大。

【功效】退虚肿。

【药物及用量】干姜　半夏（汤洗，去滑）各等量

【用法】研为细末，每用少许，着舌上咽津。

◆**干姜散**甲《太平圣惠方》

【主治】久冷痢，食不消化，脐腹疼痛。

【功效】温肾助阳，涩肠止泻。

【药物及用量】干姜（炮裂，锉）三两　附子（炮裂，去皮、脐）一两半　龙骨二两

【用法】上三味，捣细为散，不拘时，煎乌梅汤调下一钱。

◆**干姜散**乙《太平圣惠方》

【主治】气嗽，呼吸短气，心胸不利，不思饮食。

【功效】理气化痰止咳。

【药物及用量】干姜（炮裂，锉）半两　桂心半两　款冬花半两　细辛三分　白术三分　甘草（炙微赤，锉）三分　附子（炮裂，去皮、脐）一两　五味子三分　木香三分

【用法】上九味，捣筛为散，每服三钱，以水一中盏，入枣二枚，煎至六分，去滓，温服，日三服。

◆**干姜散**丙《太平圣惠方》

【主治】风入腹疠痛，闷乱不止。

【功效】温中止痛。

【药物及用量】干姜（炮裂，锉）半两　当归（锉，微炒）三分　桂心半两　生干地

黄一两　细辛半两　赤茯苓半两　吴茱萸（汤浸七遍，焙干，微炒）一分　赤芍半两　栀子仁半两　甘草（炙微赤，锉）半两

【用法】上一十味，捣粗罗为散，每服三钱，以水酒各半中盏，煎至六分，去滓，不拘时，稍热服。

◆**干姜黄连黄芩人参汤**《伤寒论》

【主治】伤寒关格，食物入口即吐，并治胃虚，客热痞满。

【功效】健胃气，祛寒热。

【药物及用量】干姜　黄连　黄芩　人参各三两

【用法】清水六升，煮取二升，去滓，分温二服。

◆**干蟾丸**甲《太平圣惠方》

【主治】小儿五疳惊风。

【功效】杀虫通滞。

【药物及用量】干蟾（五月五日者良）一枚　蛇蜕皮（火煅）一条　谷精草（与前药同入罐子内，以盐泥固济，晒干烧令通赤，放冷研细）二两　胡黄连（为末）　瓜蒂（为末）　母丁香（为末）　牛黄　龙脑　朱砂　雄黄　芦荟　天竺黄　麝香各一分　青黛五钱

【炮制】入乳钵内研，令极细，用豮猪胆汁煎面糊为丸，如绿豆大。

【用法】一二岁儿每服五丸，温米泔半合化下，服后桃柳汤浴儿，以青衣盖之，疳虫当出衣上及眉毛鬓边，如细麸片子。或加掺面，尘毒黄白色易治，黑色者难治，仍宜粥饮下二丸，每日三次，甚者半月瘥。

◆**干蟾丸**乙《太平圣惠方》

【主治】小儿无故疳痢，黄瘦腹痛，或腹内有虫。

【功效】杀虫，通滞。

【药物及用量】干蛤蟆（涂酥，炙微黄）一枚　漏芦一两　菖蒲一两　雄黄（细研）三分　朱砂（细研）三分　麝香（细研）一分

【用法】上六味，捣罗为末，都研令匀，炼蜜和捣一二百杵，丸如绿豆大，每服以粥饮下五丸，日三服，量儿大小，加减服之。

◆**干姜白术散**《鸡峰普济方》

【主治】赤白痢久不止，脾阳已衰，湿热稽留。

【功效】健脾温阳，清热化湿，涩肠止痢。

【药物及用量】白术　干姜　附子　地榆　黄连各一两　阿胶　龙骨各二两　赤石脂三两

【用法】上为粗末，每次二钱，煎至60毫升，去滓，食前温服。

◆**干姜地黄汤**《无求子活人书》

【主治】妇人伤寒瘥后，犹有余热不去。

【功效】养阴清热。

【药物及用量】大黄　黄连　黄芩　柴胡（去芦）　甘草　白芍（炙）各一两半　干地黄一两

【用法】上七味捣为粗末，每服抄五钱匕，以水一盏半，煎至七分，去滓，温服，取溏利汗出解。

◆**干地黄散**甲《太平圣惠方》

【主治】妊娠胎动，心神烦闷，腹痛不止。

【功效】益气养阴。

【药物及用量】熟干地黄一两半　干姜（炮裂，锉）半两　当归（锉，微炒）一两　人参（去芦头）三分　阿胶（捣碎，炒令黄燥）三分　甘草（炙微赤，锉）一分

【用法】上六味，捣筛为散，每服三钱，以水一中盏，入枣三枚，煎至六分，去滓，稍热服，不拘时。

◆**干地黄散**乙《太平圣惠方》

【主治】肺伤咳嗽，咳吐脓血，腹中有气，不欲饮食，恶风目暗，足胫酸寒。

【功效】滋补肺肾，止咳平喘。

【药物及用量】熟干地黄一两　白茯苓三分　芎䓖一两　鹿角胶（捣碎，炒令黄燥）一两　桂心三分　紫菀（去苗土）三分　人参（去芦头）一两　大麻仁一两

【用法】上八味，捣筛为散，每服三

钱，以水一中盏，入枣二枚，人参一匙，煎至六分，去滓，温服，不拘时。

◆**干蝎散**《太平圣惠方》

【主治】急风，顽涎壅闷，不知人事。

【功效】祛风化痰，通络开窍。

【药物及用量】干蝎（微炒）一分　白僵蚕（微炒）半两　桑螵蛸（微炒）一分　蝉壳（微炒）一分　白附子（炮裂）一分　腻粉一分

【用法】上六味，捣细罗为散，不拘时，以温酒调下一钱。

◆**干搽丸**《太平圣惠方》

【主治】妇人脏腑宿冷，恶血凝结，月水不通，致令无子。

【功效】温经破瘀通利。

【药物及用量】干漆（捣碎，炒令烟出）一两　牡丹皮一两　射干一两　桃仁（汤浸，去皮尖、双仁，麸炒微黄）二两　黄芩一两　桂心一两　吴茱萸（汤浸七遍，焙干，微炒）一两　川大黄（锉，微炒）一两　水蛭（微炒）半两　柴胡（去苗）一两　虻虫（炒微黄，去翅足）半两　庵蔄子一两　乱发灰半两　䗪虫（微炒）半两　鳖甲（涂醋，炙令黄，去裙襕）二两　大麻仁（别研如膏）一两　蛴螬（微炒）二十枚

【用法】上一十七味，捣罗为末，以酒煎干漆为膏，和捣二三百杵，丸如梧桐子大，每服以后浸药酒下二十丸，日二服。

◆**万全丸**《医学入门》

【主治】滑泄。

【功效】固肠止脱，温中。

【药物及用量】赤石脂　炮姜各一两　胡椒五钱

【炮制】共研细末，醋糊为丸，如梧桐子大。

【用法】每服五七丸，空腹时米饮送下。

◆**万圣神应丹**《儒门事亲》

【主治】出箭头、鱼骨、针、麦芒等。

【功效】麻醉，拔刺。

【药物及用量】莨菪科（于端午前一日持不语戒，遍觅寻见时即取酌中一科，根、枝、叶、实全者，口道先生尔却在这里，道罢以柴灰自东南为头围了，用木蓖橛起周围土。次日未出时，依前持不语戒，用木橛一只橛取出，清水洗净，不令妇人、鸡、犬见）

【炮制】净室中石臼内捣如泥，为丸如弹子大，黄丹为衣，纸袋封，悬于高处阴干。

【用法】着箭不能出者，以绯绢袋盛一丸，置脐中。用绵裹肚系定，再用象牙末贴疮上即出。若箭疮口生合，用小刀微刮开，以象牙末贴之随出。

◆**万全散**《医学正传》

【主治】痘疮出不红润。

【功效】疏风活血。

【药物及用量】防风　人参　蝉蜕各等量

【用法】细切，每服四钱，清水一盏，加薄荷三叶，煎至六分温服，热而实者加升麻。

◆**万全茯苓散**《圣济总录》

【主治】赤白痢。

【功效】清热燥湿，凉血止血。

【药物及用量】赤茯苓（去黑皮）　黄连（去须）　阿胶（炙燥）　黄柏（去粗皮）等量

【用法】上四味，捣罗为散，每服二钱匕，空腹甘草汤下，日再，以瘥为度。如三岁以下小儿，每服半钱匕，五岁至十岁，每服一钱匕。

◆**万安饮**《活幼心书》

【主治】脾胃不和。

【功效】和益脾胃，调顺饮食，宣痛气血，疏解风寒，宁心化痰，祛烦理热。

【药物及用量】人参（去芦）　当归（酒洗）　生大黄　柴胡（去芦）　枳壳（去瓤，炒）　半夏（炮制）　白芍（洗净）　黄芩　防风（去芦）　甘草各一两　滑石末六两

【用法】锉散，用滑石末六两和匀，每服二钱，清水一盏，加生姜二片，或大枣一枚，煎至七分，不拘时温服。

◆**万安膏**甲《医学纲目》

【主治】小儿脾胃不足，吐乳黄疸。

【功效】调脾，顺气，定惊。

【药物及用量】木香　檀香　辰砂各三钱　沉香二钱　香附　黄芪　使君子各一两　槟榔肉　豆蔻　人参　天竺黄各五钱　白术　薄荷　甘草各二两　琥珀　真珠　青黛　犀角各二钱五分　麝香五分

【炮制】共研末，炼蜜为丸，如梧桐子大。

【用法】每服二三丸，临卧时薄荷汁或蜜水米饮送下。

◆**万安膏**乙《医学纲目》

【主治】小儿脾胃虚弱，腹生疳虫癥瘕，食积泄泻。

【功效】消疳祛积，助胃气，和中，疏气。

【药物及用量】人参　厚朴（姜制）　陈皮　青皮　肉桂（夏月不用）　干姜　泽泻（冬月不用，春秋可减半）各一两　青木香　沉香　藿香　甘草各五钱　使君子（炮）十个（一方无木香、沉香、藿香、青皮、使君子，有苍术、白术、茯苓、猪苓）

【炮制】共研末，炼蜜为丸，如芡实大。

【用法】每服一丸，食前米饮化下，如热薄荷汤下。

◆**万金不易妙灵丹**《中国医学大辞典》

【主治】喜食生米、茶、炭、瓦泥之物及酒积气块心痛，小儿疳胀食积。

【功效】消积，杀虫，祛湿。

【药物及用量】生甘草四钱（秋冬用五钱）　大黄六钱（秋冬用五钱）　黑丑　白丑　槟榔各一两二钱　白雷丸五钱

【用法】共研细末，每服三钱，临卧时砂糖汤调下，翌晨利下积物，一服除根。

◆**万金散**《永类钤方》

【主治】小儿脏寒，禀气怯弱，或总解面色青白，遇夜多啼，甚者状若神祟。

【功效】温中和血。

【药物及用量】当归　沉香（锉）　丁香　人参　五味子各一两　赤芍　白术各五钱　桂心一分　乳香一两

【用法】捣罗为细末，每服一钱，温淡浆水一小盏，煎至五分放温，时时滴儿口中，立效。

◆**万金散**《三因极一病证方论》

【主治】水泻下痢，久而不瘥者。

【功效】收敛止泻。

【药物及用量】罂粟壳（去蒂，一半锉碎，醋和蜜炒，一半生用）　甘草（不去节，半生半炙）　陈皮（去白）各二两　乌梅（和核）一两

【用法】碎散，每服二钱，热汤一盏，略煎一二沸，和滓，倾出碗内。上以盏盖定，候澄清去滓，空腹时温服。

◆**万金散**《经验良方》

【主治】一切诸风，破伤风，狗咬及小儿慢惊风。

【功效】祛风止惊。

【药物及用量】泽乌头六两　吴白芷五两　甘草四两　雄黄二钱半　藿香二钱半

【用法】上五味，为细末，每服半钱，温酒调下。病重者一钱，小儿加减用。

◆**万金膏**《杨氏家藏方》

【主治】痈疽发背，诸般疮疖，脚膝生疮，臁疮五痔，一切恶疮及打仆损伤。

【功效】理血化湿，祛积解毒。

【药物及用量】龙骨　鳖甲　苦参　乌贼鱼骨　黄柏　黄芩　黄连　猪牙皂角　白及　白蔹　厚朴　木鳖子仁　草乌　川芎　当归（洗，焙）　香白芷各一两　没药（另研）　乳香（另研）各五钱　黄丹一斤八两（炒过）　槐枝　柳枝（各四寸长）二十一条

【炮制】清油四斤，除没药、乳香、黄丹外，将诸药于油内熬，煎紫赤色，去滓称净油三斤，置锅内。下黄丹不住手搅令黑色，候滴水不散及不黏手。下没药、乳香末再搅令和匀，硬则入油少许，以不黏手为度，摊成膏。

【用法】每用一个，贴于患处。

◆**万金饮**《太平惠民和剂局方》

【主治】脾胃虚弱，内受风寒，或饮食

生冷，伤于脾胃，呕吐泄泻，脐腹疠痛，胁肋胀满，肠内虚鸣及肠胃受湿，脓血相杂，下如豆汁，或下瘀血，里急后重，日夜无度，饮食减少，渐至羸瘦。

【功效】健脾涩肠止痢。

【药物及用量】陈皮（去白）　甘草（半生半炙）　罂粟壳（去蒂、盖，半生半蜜炙）各等量

【用法】上三味，为粗末，每服四钱，先用沸汤泡盏热，又于碗内盛重汤，坐盏在内，却抄药末在盏内，用沸汤泡至七分，盏上盖之，良久，纱绵滤去滓，空心食前温服。

◆**万病紫菀丸**《医垒元戎》

【主治】各种时行病，十种水病，十二种风病，黄病，蛊病，饮食不化，恶心呕吐，反胃，腹中痛，绕脐痛，积聚痃痞，冲气癫狂，梦与鬼交，妇女月经久闭，蓄血，身麻如虫，行经络走痛，肢肿顽痹，小儿惊痫，疔虫咬伤。

【功效】祛风化湿，散滞消积。

【药物及用量】紫菀（去苗土）　柴胡　菖蒲（九节者，去毛）　吴茱萸（汤泡七次，焙干）　川厚朴（姜制）各一两　桔梗（去芦）　茯苓（去皮）　皂角（去皮弦、子，炙）　黄连（去须，一作八钱）　桂枝　炮姜各八分　川乌七钱（泡，去皮、脐，一作八钱）　人参　羌活　独活　防风（均去芦）　巴豆（去皮膜出油，研）　蜀椒（去目及闭口者，微炒出汗）各五钱

【炮制】共研细末，炼蜜为丸，如梧桐子大。

【用法】每服三丸，渐加至五七丸，食后临卧生姜汤送下。

◆**万病解毒丸**《证治准绳》

【主治】中恶邪气，无名肿毒，疔疮，痈疽，发背，肿疡，时毒，狐狸毒，鼠莽毒，丹毒，惊毒，瘴毒，风毒，蛊毒，河豚毒，疫死牛、马、猪、羊毒，蛇、犬、蜈蚣、蜂、蝎、百虫螫咬毒，砒毒，药毒，疮毒，光粉毒，轻粉毒及一切邪热之毒，烫火伤。

【功效】消结散滞，去恶解毒。

【药物及用量】麝香二钱　朱砂五钱　山豆根　雄黄　续随子（取仁）　紫河车　独脚连各一两　红牙大戟一两五钱　山慈姑二两　五倍子三两

【炮制】研为细末，秫米糊和匀，杵捣一千余下，印作锭子，随意大小。

【用法】视病轻重，每服一锭，井水磨化，冬月用薄荷汤磨服，日二三次。

◆**万病丸**《御药院方》

【主治】妇人久虚，血气衰少，怠惰嗜卧，饮食不进，精神不足。

【功效】养血填精。

【药物及用量】熟干地黄　当归各四两

【用法】上二味为细末，蜜面糊和丸，如梧桐子大，每服五十丸，温粥饮送下，空心食前。

◆**万补丸**《奇效良方》

【主治】脾胃久虚，大肠积冷，下痢白脓，或肠滑不固。

【功效】健肠胃，消积滞，温中焦，固下元。

【药物及用量】人参　当归（切，焙）　草豆蔻（炮，去皮）　嫩茄耳（醋炙）　乳香各一两五钱　白术　阳起石（火煅）　肉桂（去皮）　缩砂仁　赤石脂　钟乳粉　肉豆蔻（面裹煨）　沉香　白姜（炮）　茴香（炒）　荜茇（牛乳半盏，慢火煎干）　丁香　厚朴（去皮，姜制）　白茯苓各一两　地榆　大麦芽（炒）　神曲（炒）各五钱　肉苁蓉（洗净，酒浸一宿，切，焙）二两　附子七钱（炮，去皮、脐）　罂粟壳（和米炙）三十枚

【炮制】研为细末令匀，加木瓜十五枚，去瓤蒸烂，同药末捣糊为丸，如梧桐子大，晒干。

【用法】每服三十丸，频加至五七十丸，食前米饮送下。

◆**万捶青云膏**《医学正传》

【主治】痈肿疟疾，腹中痞块。

【功效】消积化滞，活血化瘀。

【药物及用量】白松香（拣净）一斤

蓖麻子（去壳）三百粒　杏仁（去皮）三百枚　铜青三两　乳香　没药各一两五钱　轻粉二钱

【炮制】用铁锤，木砧于日中捣成膏，如燥稍加香油杵之，或用石臼木杵捣亦可，瓷器收盛。

【用法】绯帛摊贴（不可见火），痈肿未成即消，已成即溃，痞块贴块上，疟疾贴大椎及身柱。

◆万应丸《活幼心书》

【主治】诸疳胃热，饮食不进，头发作穗，面色萎黄。

【功效】杀虫，消积。

【药物及用量】五倍子（拣去虫屑）　胡黄连　青皮（去白）　陈皮（去白）　黄柏　神曲　麦芽（洗净，焙干）　三棱（炮，锉）　芜荑　槟榔（不见火）　蓬莪术（炮，锉）　龙胆草　川楝子肉　使君子各一两

【炮制】除槟榔、麦芽二味外，余均锉碎，炒令微焦色候冷，同槟榔、麦芽细研，面糊为丸，如麻子大，儿小者丸，如粟米大。

【用法】每服三十丸至五十丸，或七十丸，空腹时温米清汤送下。

◆万应丸《症因脉治》

【主治】腹中诸虫血积，面黄肌瘦，小便如泔。

【功效】杀虫，消积。

【药物及用量】黑丑　大黄　槟榔各八两　白雷丸（醋煮）　南木香各一两　沉香五钱

【炮制】将黑牵牛、大黄、槟榔和研为末，用大皂角（一作十锭）、苦楝皮（一作十斤）各四两，煎汁泛丸，如绿豆大，白雷丸、木香、沉香和研为衣。

【用法】每服三五十丸，五更时砂糖水送下，或作末服亦可，小儿量减，孕妇忌服。

◆万应午时茶《中国医学大辞典》

【主治】内伤饮食，外感风、寒、暑、湿，寒热交作，霍乱吐泻，胸膈膨胀，头疼骨痛，腹痛便泻。或酒湿伤脾，倦怠恶食及一切山岚瘴气，时疫传染，疟疾痢疾，不服水土等证。

【功效】芳香宣壅，和胃散寒，清热化湿。

【药物及用量】川厚朴（制）　砂仁　桔梗　羌活　干葛　香薷　茵陈　白芍　枳壳　黄芩（酒炒）　木瓜　防风　陈皮　苏叶　白芷　大腹皮　青蒿　茯苓各一两　麦芽（炒焦）　苍术（米泔浸）　扁豆　藿香　山楂（炒焦）　滑石（飞）各二两　薄荷　甘草　川黄连（酒炒）各五钱　陈红茶八两

【用法】生晒，共研末，面糊为块，每服一二块，清水煎，温服。若风塞太甚，鼻流清涕，发热不休，加生姜二片，生葱二根，同煎热服，盖被取汗。

◆万应保赤丹《中国医学大辞典》

【主治】小儿急慢惊风，痫证疳疾，寒热泻痢，痰涎壅滞，腹痛胃呆，大便酸臭，并治大人痰热积聚，痰饮气急。

【功效】涤积滞，消痰热。

【药物及用量】巴豆霜三钱　胆星一两　神曲一两五钱

【炮制】共研末，神曲打糊为丸，如绿豆大，朱砂一两为衣。

【用法】每服二三丸，熟汤化下，可略加白糖，或吞服亦可。

◆万应保胎丸《中国医学大辞典》

【主治】妊娠气血虚弱，不能滋养胎元，致腹痛经漏，或致小产，肝气上逆，妊娠诸疾。

【功效】健脾胃，调气血。

【药物及用量】白术三两　延胡索　黄芩　香附　益母　红花各一两　茯苓二两　没药三钱

【炮制】共研细末，炼蜜为丸，如梧桐子大。

【用法】每服三钱，熟汤送下。

◆万应紫金膏《验方新编》

【主治】百病，瘰疬，痰核，对口，发背，乳痈，鱼口，便毒，臁疮，热疖，手

足腰背疼痛，闪挫伤损，一切无名肿毒，哮吼喘咳，泻痢等证。

【功效】解血毒，宣壅滞。

【药物及用量】赤芍　当归　红花　黄芩　防风　荆芥　连翘　黄柏　僵蚕　蝉蜕　白芷　甘草　胎发　大黄　银花　蜈蚣　川乌　草乌　羌活　苍术　细辛　川椒　秦艽　乳香　没药　骨碎补　何首乌　蛇床子　木鳖子　大风子　生南星　生半夏各五钱

【炮制】用猪油、麻油、桐油各八两，将前药浸入油内，如春夏天浸三日，秋冬浸七日，倾铜器内，文武火熬至药色焦黑，取起沥渣。再熬加黄丹（炒）十两，用槐枝不住手搅动，熬至滴水成珠。再加白蜡五钱，随即取起，用槐枝搅匀，收入瓶罐，浸水中拔去火毒。

【用法】以布摊匀，哮吼喘咳贴心窝，泻痢贴脐眼，余俱贴患处。

◆**万应喉证散**《全国中药成药处方集》

【主治】喉痹，喉风，乳蛾初起。

【功效】清热化痰，利咽。

【药物及用量】西瓜霜一两　辰砂（飞）　犀角尖　珠粉　明雄黄　人中白各二钱　冰片　麝香各五分　西牛黄一钱

【用法】共研为末，每用少许，吹于患处。

◆**万应愈风酒**《中国医学大辞典》

【主治】气血虚损，感受风湿，手足酸麻，腰膝百节疼痛，甚至半身不遂，口眼㖞斜及一切远近风证。

【功效】祛风化湿，活血通络。

【药物及用量】金毛狗脊（炙去毛）　川牛膝　海风藤　广木香　川桂枝　左秦艽　大熟地　补骨脂　川杜仲　千年健　追地风　红花　枸杞子　肥玉竹　西羌活　独活　生川乌　官桂　黄芪　党参　肉桂　明天麻　广皮　女贞子　淡附子各一两　威灵仙　全当归　油松节　野桑枝（切）各四两　红曲五钱　大枣　赤砂糖各一斤　白蜜糖八两　桂圆肉　鹿角胶（炖）各二钱

【炮制】装入夏布袋内，先用陈酒五斤，将药袋炖透，再合烧酒二十五斤，共装入坛内，加香味封固，待半月后取用。

【用法】轻者每服二三斤即愈，重者不过六七斤断根。

◆**万应膏**《证治准绳》

【主治】杖疮不收口。

【功效】解毒收肌，活血疗伤。

【药物及用量】香油（滤净）二斤　黄连　黄柏　黄芩各五两　柏枝　槐枝各一束（以上俱㕮咀去碎屑）　府丹一斤（水飞，去溧脚，晒干）　乳香　没药　血竭　孩儿茶各三钱（以上四味用锤打碎和匀，入锅中炭火炒沸，为细末，筛过）　象皮灰（砂炒，去砂）　海螵蛸各五分　半夏一钱　龙骨五分（以上八味均研极细末，用极细筛筛过和匀）　阿魏五分

【炮制】将香油入铜锅中煎沸，入黄连、黄柏、黄芩、槐柏枝煎三四沸，或细夏布或薄绢纸滤去滓，揩净铜锅，仍入油于锅中煎沸，纳府丹，以槐条急搅，煎至滴水成珠，乘热入瓷器中。再将上八味细末药及阿魏渐入药中，急搅不停，候和匀去阿魏渣，药冷为度。

【用法】杖后不可用手拍之，急以松香（明净者）、水龙骨（煅灰存性）二味研为细末，鸡子清调敷，恶血自出（一方不用松香而用大黄亦效），若不收口，宜以此膏贴之。

◆**万应膏**《医宗金鉴》

【主治】痈疽，发背，对口，痰核，流注。

【功效】宣壅，解毒，消肿，杀虫。

【药物及用量】川乌　草乌　生地黄　白蔹　白及　象皮　官桂　白芷　当归　赤芍　羌活　苦参　土木鳖　穿山甲　乌药　甘草　独活　玄参　定粉　大黄各五钱

【炮制】除定粉外，用净香油五斤，将药浸入油内，春五、夏三、秋七、冬十日，候日数已足，入洁净大锅内，慢火熬至药枯浮起为度，住火片时。以布袋滤去滓，

将油称准，每油一斤，对定粉八两，用桃柳枝不时搅之，以黑如漆如镜滴入水内成珠为度。

【用法】每用少许，薄纸摊贴。

◆万应膏《疡医大全》

【主治】痈疽内外诸证。

【功效】解湿毒，泻结滞。

【药物及用量】松香十斤　葱汁　生姜汁各二斤　黄柏　生大黄　甘草　苦参各二两　苍术一两

【炮制】同入锅内熬至水气升尽，再入麻油三斤，熬至入水不散，即是火候已到，须不时以竹片搅之，免其贴底。用大缸一只，贮水大半缸，随用麻布一方，沉入水底，将膏倾入，再取起，复入净锅内熬化，加乳香（去油研）、没药（去油研）各六两，黄蜡八两，熬化撤去火，再入百草霜（筛细）四五两，匀匀筛入，搅匀。另用麻布一方滤入水内，扯捏成团，平时浸水内，临用取起，如火候太老，可量加麻油少许。

【用法】每用一团，摊贴患处。

◆万应锭《中国医学大辞典》

【主治】中风，中痰，中寒，半身不遂，口眼㖞斜，喉闭，乳蛾牙疳，霍乱，瘟疫，疟痢，血热便血，斑疹伤寒，黄疸，疔毒攻心，小儿痘证、惊风，无名肿毒，臁疮，伤水疮。

【功效】清热，通滞，解毒。

【药物及用量】京墨二两　儿茶　胡连　川黄连各一两　冰片六分　麝香　当门子　犀牛黄各五分　熊胆二钱

【炮制】各取净粉，再用人乳合糊为丸，如梧桐子大，金箔为衣。

【用法】内证每服四五分，小儿减半，熟汤化下，外症用醋研敷，畜病用无根水化服。孕妇忌服。

◆万应针头丸《杂类名方》

【主治】一切脑背疽，恶毒大疮欲死者。

【功效】疏风，解毒，杀虫。

【药物及用量】麝香二钱　血竭（如蜡者）　轻粉　蟾酥（舌试辣者）　硇砂各三钱　片脑一钱　蜈蚣（全用，一方有全蝎一对）一对

【炮制】研为极细末，炼蜜和丸，如黍米大。

【用法】如疮有头者用针头挑破，微有血出，将药一粒置挑开疮内，上用绵纸花，周围唾津湿贴疮上，不逾时即愈。如腋见暗疔，即将两手虎口内白土纹以针挑破，如前法用药封盖。忌食鸡鹅、酒、湿面，一切发热之物。

◆万应宝珍膏《中国医学大辞典》

【主治】五劳七伤，筋骨疼痛，负重伤力，腰膝酸软，左瘫右痪，手足麻挛急偏枯，满肩疼痛，心胃气痛，肚腹饱胀，鼻塞脑漏，偏正头风，冷哮咳嗽，痰鸣气急，遗精滑精，淋浊，月经不调，赤白带下，满身走气，闪挫疼痛，寒湿脚气，鹤膝酸软，小肠疝气，偏堕木子，脾虚泄泻，久泻痢疾，受寒腹痛，一切跌打损伤，风湿积聚，瘰疬流注。

【功效】宣壅，消积，和血，通络。

【药物及用量】生地黄　茅术　枳壳　五加皮　莪术　桃仁　山柰　当归　川乌　陈皮　乌药　三棱　川军　何首乌　草乌　柴胡　防风　刘寄奴　牙皂　川芎　官桂　羌活　威灵仙　赤芍　天南星　香附　荆芥　白芷　海风藤　藁本　川续断　高良姜　独活　麻黄（去节）　甘松　连翘各三钱

【炮制】用麻油四斤，入药煎枯滤去滓，下净血余二两熔化。再下伟丹三十两熬成膏，再下肉桂、麝香（后入）各一钱，附子片、木香各二钱，冰片、洋樟、茴香、乳香、没药、阿魏、细辛各三钱。研细搅入，退火摊匀。

【用法】详主治内。

◆万应灵丹《疡全大全》

【主治】痈疽，发背，诸毒有脓，怕开刀者。

【功效】拔毒，散壅，提脓。

【药物及用量】水银　青盐各五钱　皂矾一两　生铅二钱五分（与水银同研碎）　生矾一两五钱　火硝一两二钱五分　白砒　硼砂　明雄黄一钱五分

【炮制】研极细末，入小瓦罐内，炖炭火上熔化，俟药枯结住罐底，用瓦盆一个，将有药罐倒置盆内，正中罐口以盐泥封固。另用一大盆盛水，将药罐安置水内，罐口四围以转围罐半节，下衬冷灰。然后转上及罐底俱架炭火，先从顶上着火，从上而下，先文后武，三炷香为度，冷定开者，盆内丹药刮下，研细，瓷瓶密贮。

【用法】先以针挑破浮皮，用丹一厘，醋调点之，即溃头出脓，发背痈疽大毒，每用一厘，针挑破醋调点患处，一日上三闪。药性内攻深可寸余，毒气有门而泄，则毒易消，如根盘大者，用丹五厘，川贝母末一钱，浓茶卤调敷，周围必起黄泡，破流黄水，其毒自消。

◆**万宝代针膏**《普济方》

【主治】诸恶疮肿核有脓，畏用刀针者。

【功效】消坚破结，提脓拔毒。

【药物及用量】硼砂　血竭　轻粉各一钱五分　蜈蚣（金头者）一条　蟾酥五分　雄黄一钱　片脑　麝香各一字

【炮制】研为细末，炼蜜和膏。

【用法】看疮有头处，用小针挑破，以膏少许，摊纸上封贴，脓即自溃。如腋下有暗疔疮或走核，可于肿处以针挑破，如前用之。忌食鸡、羊、鱼、酒、面等物，须食白粥三日。

◆**万灵丸**《幼幼新书》

【主治】小儿诸积。

【功效】消积。

【药物及用量】木香　黄连　蓬莪术各五厘　陈橘皮（去瓤）　青橘皮（去瓤）各一分　槟榔一钱五分（重者一枚）

【炮制】共研细末，每药一钱，加巴豆一粒（去心膜）。醋煮豆，令紫色，用杏仁一粒（去皮尖），灯火上煅存性，同研末，醋煮面糊为丸，如绿豆大。

【用法】每服五丸、七丸至十丸，薄荷或生姜汤送下。

◆**万灵丸**《宣明论方》

【主治】肾脏一切耳鸣，腰疼胁骨痛。

【功效】补肾通络。

【药物及用量】草乌头（炮）二两　赤芍　五灵脂　防风　黄芪　细辛　海桐皮　山茵陈　骨碎补　地龙各八钱　黑狗脊二两　牛膝　何首乌　蔓荆子　白附子　川乌头　巨胜子各八钱　苍术一两　芫花（炒）三钱　黑牵牛半两　青皮二钱　御米子（炒）二钱

【用法】上二十二味，为末，酒面糊为丸，如梧桐子大，每服十丸至二十丸，温酒下，空心食前。

◆**万灵丹**《幼幼新书》

【主治】小儿脾胃不和，久积乳痞，服温热药皆不效者。

【功效】健脾胃，破坚结。

【药物及用量】肉桂　川黄连　蓬莪术各一两　肉豆蔻仁　槟榔　陈橘皮（去白，焙干）　木香　丁香各五钱

【炮制】捣罗为细末，用巴豆（去皮心膜）、苦杏仁（去皮尖，麸炒）各二十七个，于灯上烧灰存性，再同捣拌匀，水泛丸，如黍豆大。

【用法】未到周岁小儿每服一丸，二三岁二丸，四五岁三丸，六七岁五丸，十岁以上七丸，乳食前生姜汤放冷送下。

◆**万灵黑虎丹**《经验各种秘方辑要》

【主治】一切外症。

【功效】调气，和血，解毒。

【药物及用量】益母草五两（炒成炭退火，研用三两）　轻粉四钱　青黛六钱　血竭（另研）　乳香（炒去油）　没药（炒去油）各五钱　麝香每片各二分五厘　蜈蚣（炒研）七条

【用法】共研极细末，收入小口瓶内，勿令泄气。每用少许，掺膏药上贴之，初起即消，已成即溃，已溃即敛。

◆**万灵黑虎丹**《中国医学大辞典》

【主治】痈疽，发背，对口。

【功效】提毒拔脓，消肿止痛。

【药物及用量】蜈蚣（烘）　全蝎（烘）　僵蚕（炙）各七条　穿山甲（炙）七片　磁石（飞）　公丁香（炒）　母丁香（炒）　元寸香　冰片各一钱

【编者按】元寸香即麝香。

【用法】共研极细末，收入小口瓶内，勿令泄气。每用少许，掺膏药上贴之，初起即消，已成即溃，已溃即敛。

◆**万灵夺命丹**《玉机微义》

【主治】一切疮肿，疔疽，初起脉沉实及服汗药后毒气在里不尽者。

【功效】劫毒，行滞。

【药物及用量】朱砂　盐花各二钱五分　雄黄　生明矾　枫香各二钱　赤石脂　黄丹　琥珀　轻粉各一钱五分　麝香　片脑各一钱

【炮制】研为末，用巴豆（去壳，清水煮十沸）、蓖麻子各四十九个，研膏和药末为丸，如和不就加炼蜜成膏，收瓷器内，至用时旋丸如芡实大。

【用法】每服一丸，华花水或熟汤送下。忌食热物半日，小儿以意加减与服。

◆**万灵膏**《医宗金鉴》

【主治】跌打损伤及麻木，风痰寒湿疼痛等证。

【功效】消瘀散毒，舒筋活血，止痛接骨。

【药物及用量】鹳筋草　透骨草　紫丁香根　当归（酒洗）　红花　自然铜（醋淬七次）　瓜儿血竭（另研细末）各一两　川芎八钱　赤芍二两　半夏两钱（醋淬）　川牛膝　五加皮　石菖蒲　茅山苍术各五钱　木香　秦艽　蛇床子　肉桂　川附子（制）　半夏（制）　石斛　萆薢　鹿茸各三钱　虎胫骨一对　麝香二钱（另研细末）

【炮制】除血竭、没药、麝香三味另包外，用香油十斤，微火煨浸三日，熬黑为度，去滓。加黄丹五斤，再熬至滴水成珠，离火片时，候药温入血竭、没药、麝香末搅匀，取起出火气，摊成膏。

【用法】每用一个，贴于患处。

◆**万灵汤**《圣济总录》

【主治】赤白泻痢，腹中疼痛，里急后重，并治疝气。

【功效】涩肠止痢。

【药物及用量】罂子粟（炒赤）半斤　甘草（炙，锉）一两

【用法】上二味，粗捣筛，每服五钱匕，水一盏半，煎至八分，去滓，临卧，空腹温服。

◆**万安散**《济阴纲目》

【主治】妇人赤白带下，或出白物如脂，或有臭浊污水。

【功效】理气散寒，逐水祛湿。

【药物及用量】小茴香（炒香）　木香各二钱五分　黑牵牛（另取头末）一两

【用法】上为细末，每次二钱，临卧以生姜自然汁调服。取尽恶物为效。未尽间日再取二钱，后以白粥补之。

◆**万生丸子**《川玉集》

【主治】头面两眼并肿，脚胫细瘦，胸背疼闷，肚肿脐下疠痛，旦晨惺惺，午后四肢无力，昏沉如醉，食饮微细，大便不通，小便赤涩，身体枯悴。

【功效】理气行滞。

【药物及用量】沉香　藿香　丁香　青橘　牵牛子（炒）各二分　白檀　海蛤　瞿麦　豆蔻各一分　大戟（炙）三分

【用法】上件十味，捣罗为末，每一两药末，用巴豆五个，于生铁铫子内麸炒令黄，研如泥，更入腻粉一钱相和，蜜丸如麻子大，每服粥饮下五丸至七丸，大肠取下，患未瘥，隔日更再服之，依前下大小肠恶物，后服补虚散治之瘥。忌生冷面盐毒物五十日。其脉三部顺，阴阳小弱有力者生，反洪大并绝者死。

◆**广大重明汤**《兰室秘藏》

【主治】两睑或两眦赤烂，热肿疼痛及眼胞痒极，抓破赤肿，眼楞生疮痂，目多

眵泪，隐涩难开。

【功效】清湿热，凉肝胆。

【药物及用量】龙胆草　防风　生甘草根　细辛苗叶各一钱（一方有菊花等量）

【用法】除甘草不锉，只作一挺，余锉如麻豆大，先以清水一碗半，煎龙胆至七分，入余药再煎至半碗，去滓，带热熏洗，一日五七次，洗毕合眼片刻。

◆**广茂煮散**《奇效良方》

【主治】心疝，心痛，肢体虚冷。

【功效】祛寒消积，行气止痛。

【药物及用量】蓬莪术（煨）　生槟榔（锉）　官桂（去皮）　大附子（炮，去皮、脐）　甘草（炙）各五钱　芎䓖　白术各七钱五分

【用法】锉碎，每服二钱，清水一盏，煎至七分，不拘时温服。

◆**广茂溃坚汤**《兰室秘藏》

【主治】积滞。

【功效】消坚化积。

【药物及用量】广茂（煨）　黄连　生甘草　柴胡（去芦）　神曲（炒）　泽泻各三分　陈皮（去白）　吴茱萸（汤泡）　青皮（去白）　红花　升麻各二分　草豆蔻仁（煨）　黄芩（去黑皮）　厚朴（姜制）　当归梢　益智子各五分　半夏七分

【用法】清水二盅，先浸药少时，煎至一盅，稍热服。忌酒湿面。如渴加葛根四分。

◆**广茂化痞丸**《卫生宝鉴》

【主治】乳食不消，心腹胀满，壮热喘粗，呕吐痰逆，肠鸣泄利，米谷不化完出，下痢赤白，腹痛里重及食癥、乳痞、痃气、痞气并皆治。

【功效】消积化滞，降逆止痢。

【药物及用量】朱砂（研，水飞）　当归（炒）　代赭石（醋烧淬）　枳壳（麸炒）　广茂（炮）　京三棱（炮）各半两　麝香（研）　巴豆霜各一分　木香一两

【用法】上九味，为末，入研药匀，糊丸如麻子大，一岁儿二丸，温米汤送下，食后，量虚实大小加减。

◆**广疮膏**《证治准绳》

【主治】杨梅结毒。

【功效】清湿杀虫，解毒。

【药物及用量】黄连　黄蜡各三钱　木鳖子（去壳）　蕲艾各二钱　韶粉　白蜡各一钱五分　雄黄一钱　炉甘石五钱　龙骨五分　冰片一分

【用法】香油煎膏涂之，原方有樟脑三钱，恐作痛，故去之。

◆**广泽汤**《辨证录》

【主治】大病之后，肾水竭，膀胱枯，不能小便。

【功效】益阴利水。

【药物及用量】麦冬二两　生地一两　车前子　刘寄奴各三钱

【用法】水煎，去滓，温服，一日二次。

◆**卫元汤**《证治准绳》

【主治】痘疮。

【功效】扶元调气，健脾化痰。

【药物及用量】人参　白术　全蝎　山楂　半夏　当归　橘红　枳壳　乌梅

【用法】加生姜、大枣，清水煎，入人乳汁冲服。

◆**卫心仙丹**《辨证录》

【主治】杖疮。

【功效】和血散瘀。

【药物及用量】大黄　红花　牡丹皮　木耳各三钱　白芥子二钱　当归　生地黄各一两　桃仁三十粒

【用法】清水煎服，一剂恶血散。

◆**卫真汤**《类证普济本事方》

【主治】元气衰惫，真阳不固，三焦不和，上盛下虚，梦交盗汗，面无精光，口燥耳鸣，腰痛背倦，心虚神倦，惊悸健忘，饮食无味，日渐瘦悴，外肾湿痒，夜多小便，肿重冷痛，牵引小腹，足膝缓弱，行步艰难。妇人血海久冷，经候不调，或过期不止，或一月两来，赤白带下，漏分五色，子宫感寒，久不成孕。

【功效】益气血，温脾胃。

【药物及用量】人参一两五钱 当归（酒浸一宿） 丁香 青皮（去白）各一两 生地黄 川牛膝（童便浸各半盏浸一宿）各二两 白茯苓 肉豆蔻 熟地黄（温水沉） 木香 山药各三两 金钗石斛五两

【用法】研为细末，每服三钱，温酒或盐汤调下，空腹食前各一服，妇人诸病，空腹时童便同酒调下。

◆**卫睾丸**《辨证录》

【主治】疝气，睾丸作痛，后变为不疼不痛而成木肾。

【功效】温肾散寒，益气疏肝。

【药物及用量】附子 甘草 延胡索 柴胡各一钱 白术三两 肉桂三钱 黄芪一两

【用法】去滓，分二次温服。

◆**卫生汤**《医方集成》

【主治】妇人女子虚弱，月事不来。

【功效】益气养血。

【药物及用量】白芍 当归各二两 黄芪三两 甘草一两 人参一两

【用法】上五味为粗末，每服五钱，水煎，空心服。

◆**门冬丸**《类证普济本事方》

【主治】心经有热。

【功效】清热，理肺。

【药物及用量】麦门冬（去心）一两 黄连五钱

【炮制】研为细末，炼蜜和丸，如梧桐子大。

【用法】每服三十丸，食后熟汤送下。

◆**门冬甘露饮**《张氏医通》

【主治】麻疹，热甚而渴。

【功效】清心肺，除热气。

【药物及用量】麦门冬（去心）二钱 黑参 黄芩 瓜蒌根 连翘各一钱 生甘草五分 灯心草二十茎 竹叶二十片

【用法】清水煎，温服。

◆**门冬清肺汤**《证治准绳》

【主治】肺燥咳嗽。

【功效】止咳嗽，润心肺。

【药物及用量】天门冬 麦门冬（皆去心） 知母 贝母 桔梗 款冬花 甘草 牛蒡子 杏仁（去皮尖，研） 马兜铃 桑白皮 地骨皮各等量

【用法】锉散，清水一盏，煎至七分去滓，食后温服。

◆**门冬清肺饮**《内外伤辨》

【主治】火乘肺胃，喘嗽吐血，衄血。

【功效】凉血，清热。

【药物及用量】紫菀茸一钱五分 黄芪 白芍 甘草各一钱 人参（去芦） 麦门冬（去心）各五分 当归身三分 五味子三粒

【用法】分作二服，清水二盏，煎至一盏去滓，食后温服。

◆**门冬饮**《医垒元戎》

【主治】老人津亏大渴。

【功效】和肝脾，益心肺。

【药物及用量】生脉散加茯苓（一作茯神）、甘草、枸杞子、生姜。

【用法】与生脉散同。

◆**门冬饮子**《袖珍方》

【主治】脾胃虚弱，气促气弱，精神短少，衄血吐血。

【功效】补虚和胃。

【药物及用量】人参五钱 黄芪 芍药 甘草各一钱 紫菀一钱半 五味子五个 当归身 麦门冬各五钱

【用法】上八味，㕮咀，每服八钱，水二盏，煎至一盏，去滓，温服，不拘时。

◆**飞丹散**《景岳全书》

【主治】寒湿，风湿，脚腿诸疮。

【功效】祛风湿，解虫毒。

【药物及用量】飞丹 人中黄（人中白更炒） 轻粉 水粉各等量

【用法】研为末，先用百草煎汤，乘热熏洗，然后干掺，外以油纸包扎。若干陷者，以猪骨髓或猪油调贴之。

◆**飞步丸**《朱氏集验方》

【主治】筋脉骨节疼痛，挛缩。

【功效】祛风湿，健筋骨。

【药物及用量】乳香（另研）一两 白

芍　生川乌（去皮、脐）　生草乌（去皮、脐）　白胶香　木鳖子（取肉，另研取油）各二两

【炮制】研为细末，用赤小豆末煮糊为丸，如梧桐子大。

【用法】每服十五丸，木瓜汤送下。病在上食后服，病在下空腹时服，忌食热物片时。

◆**飞龙丹**《外科全生集》

【主治】一切疔疮脑痈，发背，初起红肿疼痛及无名肿毒。

【功效】祛毒，行滞，宣壅，杀虫。

【药物及用量】寒水石　蟾酥（酒化）　蜈蚣（去足）各三钱　血竭　乳香（去油）　没药（去油）　雄精　胆矾　铜青　僵蚕　全蝎（酒炒）　穿山甲各一钱　红砒　枯矾　朱砂　冰片　皂角刺　轻粉各三分　蜗牛二十一个

【炮制】各研细末，酒化蟾酥为丸，金箔为衣，如绿豆大。

【用法】每服一百丸，用葱白包陈酒送下，覆盖取汗，白疽忌用。

◆**飞龙换骨还元水火仙丹**《疡医大全》

【主治】喉舌溃烂，目鼻破损，湿痰流注，痈肿，气瘰，遍身梅豆，梅癣发背，四风，鹤膝，臁疮，鱼口，便毒，下疳，阴蚀，杨梅结毒。

【功效】祛邪，祛毒，杀虫。

【药物及用量】制粉霜　阿魏各五钱　槐花三钱　当归尾　白芷　小丁香　乳香（不去油）　没药（不去油）　雄黄　朱砂各一钱　牛黄五分　冰片三分　砒霜一分

【炮制】共研细末，老米打糊和丸，如黍米大，朱砂为衣，瓷瓶密贮，勿令泄气。

【用法】初用四丸，十日后用五丸，二十日后服至七丸，再不可多加。每日俱用土茯苓四两，猪牙皂角一条为汤引，再照后引经药同煎。用河水，井水各二碗，煎成三碗，每早以一碗送丸药。余二碗留为午晚当茶饮服，二十日痊愈。忌酒醋发物，戒房事。虚者服此必发寒热、头痛、喉疼、口臭，不必惊慌，停止二三日再服，杨梅结毒生于头顶或烂见骨，较重者制粉霜只用三钱，制砒霜只用一分五厘，汤引内加川芎、藁本各五钱，煎汤送下。

◆**飞龙夺命丹**《急救仙方》

【主治】脑疽，疔疮，发背，痘痈，痘疔，痘毒，孔痈疽，附骨疽，一切无名肿毒，恶疮，或麻木呕吐，或昏愦咬牙。

【功效】祛邪，祛毒，宣壅，杀虫，清热活血。

【药物及用量】轻粉　冰片　麝香各五分　血竭　胆矾　寒水石各一钱　干蟾酥（酒化，一作三钱）　乳香（去油）　没药（去油）　朱砂（一作一钱）　铜绿各二钱　雄黄三钱　蜗牛二十一个　蜈蚣（酒浸，炙黄，去头足）一条（一方无冰片、血竭、胆矾、雄黄、蜈蚣，有枯白矾，一方无寒水石、蜈蚣，有明矾）

【炮制】共为细末，先将蜗牛连壳研如泥，和药末为丸，如绿豆大，朱砂为衣。如丸不成，入酒面糊不许打丸。

【用法】每服三丸，或七丸，或九丸，或十一丸。用葱白三五寸，令病人嚼烂，吐于手心（男左女右），将丸包裹，热无灰酒送下，避风被盖，约人行五六里顷，出汗为效。如无汗者以热酒助之，重者再进一服。病在上者食后服；在下者食前服；如病人不能嚼葱，捣碎裹丸亦可。忌冷水、瓜茄、油腻、猪鸡、鱼腥、湿面及一切发物。孕妇忌服，疔疮走黄过心者难治，出冷汗者死。病重者外用隔蒜法灸，甚者多灸，或着肉灸。

◆**飞矾丹**《证治准绳》

【主治】喉闭，小儿急惊风，牙关紧急。

【功效】祛风化湿，行滞祛痰。

【药物及用量】枯白矾二两　白僵蚕（米醋浸一宿，炒）一两五钱　半夏（汤洗七次）　南星（切作片，用皂角一两五钱，去皮弦，水一小碗，同熬水尽，去皂角不用）各一两

【炮制】研为细末，姜汁糊丸，如梧桐子大，水泛丸亦可。

【用法】每服十五丸至二十丸，姜汤送下，喉闭用薄荷二叶，新汲水浸少时，嚼薄荷吞叶，熟水送下。咽下得，即用十五丸捣细，皂角水调灌下，即开。治小儿急慢惊风，牙关紧急不可开者，亦以皂角水调涂牙龈上，入咽即活。

◆**飞矾散**《证治准绳》

【主治】痰气为病。

【功效】涤痰涎。

【药物及用量】白矾（飞） 百草霜各等量

【用法】研为细末，捻糟茄自然汁调下，若口噤挑灌之。

◆**飞腾神骏膏**《寿世保元》

【主治】痈疽，发背，瘰疬。

【功效】宣肺豁痰，祛毒化壅。

【药物及用量】杏仁（热水泡，去皮尖，用砂钵擂开，再入水同擂，澄去浊渣，用清汁） 地骨皮（去骨，净） 防风（去芦，净）甘草各四两 黑铅一块 木鳖子（去壳）十四个 麻黄（去节，取一斤净）二斤 灯心草 头发（温水洗净）各一大把 白炭五十斤

【炮制】大铁锅一具，将药入锅内，注清水二三桶，煮至五六分，看药水浓时，滤去药渣，将汁另放缸内。又将前渣入锅内，再入水一二桶，又熬至五六分，药汁又煎汁内，如煎法三次去滓。将前二次汁并作一锅，熬至干，去黑铅、头发、灯心草，其味香甜，瓷罐收贮，五年不坏。

【用法】每服三钱，临卧时热酒调下，厚被盖，出大汗为度，徐徐去被，不可被风吹。虑汗后虚人则次早食泡猪蹄补之，以复元气，好酒调服，随人酒量，以醉为度，汗出立愈。

四　画

◆**不二丸**《太平惠民和剂局方》

【主治】大人、小儿一切泻痢，无问冷热赤白，连绵不瘥，愈而复发，腹中疼痛者。

【功效】攻积止痢。

【药物及用量】白胶香（研细）四钱 砒霜（研，入瓷罐子，以赤石脂固缝，盐泥固济，烧通赤候冷取出）一两六钱 木鳖子（烧焦）十个 乳香（研）六钱半 黄丹（炒）二两半 黄蜡一两三钱 朱砂（研飞）半两 巴豆（去皮心膜，出油） 杏仁（去皮尖研）各七十个

【用法】上九味，研匀，熔蜡和丸，如黄米大，每钱作一百二十丸，每服一丸，小儿半丸。水泻，新汲水下；赤痢，甘草汤下；白痢，干姜汤下；赤白痢，甘草干姜汤下，并放冷，临卧服。忌热物一两时辰。

◆**不二散**甲《六科准绳》

【主治】痘疮起胀灌浆时，泄泻不止。

【功效】实脾，止泻。

【药物及用量】莲肉（炒，去心）一两 鸦片（另研）二钱

【用法】研为细末，和匀，每服三四分，米饮调下。

◆**不二散**乙《六科准绳》

【主治】诸般泻痢。

【功效】和脾胃，涩滑脱。

【药物及用量】罂粟壳 青皮（去瓤，焙干） 陈皮（去白，焙干）各二两 当归（去芦，炒） 甘草（炙） 甜藤（如无，即以干葛代之）各一两

【用法】㕮咀，每为三钱，清水一盏，煎至七分，去滓，通口服；如赤白痢，加醋石榴皮一片。

◆**不二散**《集验良方》

【主治】手足患毒，横纹区处，并蛇头眼腹等证。

【功效】拔毒祛腐。

【药物及用量】杜蜈蚣八钱（晒干，

生，研） 雄精四钱

【用法】共研细末，雄猪胆汁调和，敷患上，或生指头，将药入猪胆，套在指上，如干，加胆汁，立刻止痛。套三四次，即溃，溃后掺药膏盖，即拔脓祛腐，再上生肌桃花八宝散收功。忌开刀，开即翻花，绵延难愈，灸即痛苦异常，勿用升降拔提之药。倘误用，致横肉吊空肿胀，实难收口。初起用飞龙夺命丹一二服汗之，汗之未愈，内宜服仙方活命饮，外用此散神效。

◆**不灰木散**《太平圣惠方》

【主治】小儿咳嗽不止。

【功效】化痰止咳。

【药物及用量】不灰木（用牛粪火烧令通赤） 贝母（煨令黄） 甘草（炙微赤，锉）各半两

【用法】上三味，捣粗罗为散，每服一钱，以新汲水一小盏，点生油一两滴，打令散，煎至五分，去滓，分温二服，日四服，量儿大小，以意加减。

◆**不老丹**《体仁汇编》

【主治】阴虚血少。

【功效】补气血，益津液。

【药物及用量】生地黄（酒浸一宿，晒干） 熟地黄（酒洗净，晒干） 人参 天门冬（酒浸三时，取出晒干，去心皮） 麦门冬（制法同天门冬，去心）各三两 茯苓（去皮切，晒洗晒干） 地骨皮各五两 何首乌（鲜者）八两

【炮制】用竹刀刮去皮切片，干者用米泔水浸软，刮去皮切片。入砂锅内，先以羊肉一斤，乌豆三合，最着水悬药于上，覆盖蒸一二时，取出晒干，研为末，炼蜜和丸，如梧桐子大。

【用法】每服三五十丸，清晨温酒送下，服之十日或一月，自知有效，常服功效难言。

◆**不忘散**《证治准绳》

【主治】健忘。

【功效】补心气，通心阳，化痰滞。

【药物及用量】石菖蒲 白茯苓（去皮） 茯神（去木） 人参（去芦）各一两二钱五分 远志（去心）一两七钱五分

【用法】研为细末，每服一钱，食后温酒调下。

◆**不换金正气散**《太平惠民和剂局方》

【主治】伤寒温疫，时气感冒，霍乱吐泻，寒热往来，痰疟食积，头痛壮热，腰背拘急，脾胃不和，脏腑虚寒虚热，下痢赤白，山岚瘴气，瘴疽。

【功效】祛湿健胃，化痰行滞。

【药物及用量】苍术（制，一作四钱） 橘皮（去白） 半夏曲（炒） 厚朴（姜制） 藿香各二钱 甘草（炙）一钱

【用法】水二盅，加生姜五片，红枣二枚，煎至一盅，去滓。食前稍热服，忌食生冷、油腻、毒物，感冒时气者加香豉。

◆**不换金正气散**《世医得效方》

【主治】伤湿，四肢重着，骨节疼痛，洒淅咳嗽。

【功效】散寒化湿，理气止咳。

【药物及用量】厚朴（去皮，姜汁制） 藿香（去枝土） 甘草（炙） 半夏（煮） 苍术（米泔浸） 陈皮（去白）

【用法】上七味，等量锉散，每服三钱，水一盏半，生姜三片，枣子二枚，煎至八分，去滓，食前稍热服。忌生冷油腻。伤寒阴证用之亦效。

◆**不惊丹**《活幼心书》

【主治】风痰惊搐。

【功效】化痰行滞。

【药物及用量】枳壳（去瓤，麸炒黄）一两 淡豆豉（焙干） 天南星 茯神（去皮木根）各五钱 蝎梢（去尖毒）五十枚 净芜荑（先入乳钵内，极细研烂）二钱五分

【炮制】除芜荑外，余焙为末，再同芜荑乳钵内杵匀，醋煮糯米糊粉为丸。

【用法】周岁内婴孩如粟谷大，每服三十丸至五十丸，乳汁送下；三岁以上者如麻仁大，每服五十丸至六十丸，温米清汤送下，候一时得吃乳食。

◆**不换金丸**《是斋百一选方》

【主治】妇人诸虚不足，心腹疼痛。

【功效】养血活血，行气止痛。

【药物及用量】当归　没药　延胡索　川芎　藁本　人参　白茯苓　牡丹皮　甘草　白芍　白术熟　干地黄　白芷　白薇　等量

【用法】上一十四味为细末，炼蜜为丸，如弹子大，每服一丸，酒送下。

◆**不换金散**《圣济总录》

【主治】肠风痔瘘，泻血久不愈。

【功效】凉血止血。

【药物及用量】槐实（炒）　臭椿根皮（锉，曝干）　荆芥穗各一两

【用法】上为散，每次一钱，用粟米饮调服，年深者每次二钱，一日三次。

◆**不换金散**《妇人大全良方》

【主治】妇人血刺痛不可忍者。

【功效】破血散结止痛。

【药物及用量】三棱　莪术（并细锉）　巴豆（去皮）各一两

【用法】上三味，以酽醋一碗，熬醋成膏为度，先将糠固济一罐子，阴干后，将药并醋膏一处置罐子中，外用泥裹，以平瓦子一片盖之，用炭火五七斤煅，常看守，却候烟急出即取出，看通黑则止，不得烧过了，便入乳钵内细研为末。

◆**丑午丹**《疡医大全》

【主治】痔疮，痔漏。

【功效】清热，解毒。

【药物及用量】西牛黄三厘　马蔺子（炒，研细）三钱

【用法】用梨一个去皮，上剜一孔，去心，将药纳入，仍盖上，竹签扦好，饭锅内炖熟。入白蜜七八钱，捶烂食之，一日一枚，奏功最捷。

◆**丑药**（吴氏方）

【主治】口内腐烂。

【功效】祛腐收功。

【药物及用量】雄精一钱　梅花冰片五分　胆矾（煅）二分

【用法】共研细末，每用少许，频频吹之，不宜过多。

◆**中丹**《元和纪用经》

【主治】百损久虚，荣卫不足，善惊昏愦，上焦客热，中脘冷痰引饮，不能多食，过食则心腹痞满，脾胃气衰，精血妄行。

【功效】补气扶阳。

【药物及用量】黄芪（去芦）　白芍　当归（去芦）各四两　白茯苓（去皮）　人参（去芦）　桂心各二两　川椒（炒）　大附子（炮，去皮、脐）　黄芩（为末，姜汁和做饼）各一两

【炮制】研为细末，粟米粥和丸，如梧桐子大。

【用法】每服二三十丸，食前温酒送下。

◆**中和散**《证治准绳》

【主治】中焦停寒，或夹宿食。

【功效】温中化湿。

【药物及用量】厚朴一钱　白术八分　干姜四分　甘草三分

【用法】锉细，加生姜一片，清水煎，稍热服。

◆**中和汤**《玉机微义》

【主治】时毒脉浮，邪在半表半里者。

【功效】祛风热，和肺胃。

【药物及用量】菖蒲　牛蒡子　川芎　羌活　防风　漏芦　荆芥　麦门冬　前胡　各等量　甘草减半

【用法】㕮咀，每次一两，清水煎服。

◆**中和汤**《六科准绳》

【主治】疮属半阴半阳，似溃非溃，似肿非肿者。

【功效】托毒，散邪，清热。

【药物及用量】人参　陈皮各二钱　黄芪　白术　当归　白芷各一钱五分　茯苓　川芎　皂角刺（炒）　乳香　没药　金银花　甘草节各一钱

【用法】水酒各半煎服。

◆**中和汤**《外科正宗》

【主治】骨槽风，外症已经穿溃，流脓臭秽，疼痛不止者。

【功效】健胃，解毒，托里排脓。

【药物及用量】白芷（酒炒）　桔梗

人参　黄芪　甘草　白术（土炒）　川芎　当归　白芍各一钱　藿香　肉桂　麦门冬（去心）各五分

【用法】清水二盅，加生姜三片，大枣二枚，煎至八分，加酒一杯，食远服。

◆**中暑汤**《沈氏尊生书》

【主治】中暑。

【功效】清湿热，解暑毒。

【药物及用量】川黄连（用吴茱萸五粒，泡水一二匙拌）六分　知母（用干姜一分，水一二匙拌）一钱　远志（用石菖蒲汁四五厘，泡水一二匙拌）一钱　枳实（磨汁）八分　羚羊角一分　瓜蒌仁三钱　麦门冬二钱　西瓜翠衣五钱

【用法】清水煎服。

◆**中满分消丸**（李东垣方）

【主治】中满热胀，二便不利。

【功效】温中消滞，清热利湿。

【药物及用量】厚朴（姜汁炒，一作五钱）一两　黄芩（祛腐炒，夏月用一两五钱）半夏（姜汁炒）　川黄连（姜汁炒）　江枳壳（一作枳实）各五钱　泽泻（一作五钱）三钱　干姜　白茯苓各二钱（一作各五钱）白术（同枳壳拌湿炒焦，一作五钱）　猪苓（去皮，一作五钱）　人参（去芦，一作五钱）　甘草（炙）各一钱

【炮制】除茯苓、泽泻、生姜外，研为细末，和匀，汤浸蒸饼为丸，如梧桐子大。

【用法】每服一百丸（一作二钱），食后沸汤送下（一作早晚灯心汤送下，焙热服），寒胀忌之。脾胃气滞食积胀满，加陈皮三钱（一作四钱，一作五钱），缩砂仁二钱（一作五钱）；经脉湿滞，腹皮腿臂痛不可拊者，加片子姜黄一钱；肺热气化不行，溺秘喘渴者，加知母四钱（炒，一作三钱）。

◆**中满分消丸**《兰室秘藏》

【主治】小儿中满。

【功效】利气消积。

【药物及用量】黄连　枳实　厚朴各五钱　干姜　姜黄　猪苓　缩砂仁　泽泻　茯苓各三分　陈皮　白术各一分　半夏四分　黄芩一两二钱　甘草一分

【炮制】研为细末，汤浸蒸饼和丸，如黍米大。

【用法】每服三五十丸，温水送下。

◆**中满分消汤**（李东垣方）

【主治】中满寒胀。

【功效】温中消滞，逐寒行湿。

【药物及用量】半夏（姜制，一作一钱）　木香（一作五分）　茯苓（一作一钱五分）各三分　川黄连（姜制，一作五分）川乌头（光，一作五分）　干姜（炮，一作五分）　人参（一作五分）　泽泻（一作一钱五分）　生姜（一作五片）各二分　厚朴（姜制）　黄柏（姜制）　吴茱萸（净，用开口者炒）　草豆蔻仁（炒，研）各五分

【用法】清水煎，食前稍热服。身热、脉浮、喘满有表证，加麻黄二分（不去节，一作五分）；血虚至夜烦热，加当归身二分（一作五分）、黄芪五分；阳气下陷，便溺赤涩，加升麻三分、柴胡梢二分（一作三分）；脾胃虚寒，饮食不消，去黄柏，加益智子三分（一作二分），加荜澄茄、青皮各二分。俱忌房劳、生冷、炙煿、酒、面、醋、盐酱等物。

◆**中正丸**《石室秘录》

【主治】劳瘵，虚劳，病入膏肓骨髓者。

【功效】补肾阴、生精血、益元气。

【药物及用量】紫河车一具　鹿角胶二两　龟胶三两　玄参三两　熟地八两　山茱萸四两　地骨皮五两　人参二两　白术五两　白芍五两　炒枣仁三两　枸杞子三两　麦冬三两　人乳（浸熟地，晒干）二碗　砂仁五钱

【用法】上药各为末，制成丸剂，每日半夜白滚水送下五钱。此方不寒不热，可以长期服用。

◆**中军候黑丸**《千金方》

【主治】游饮停结，满闷目暗。

【功效】攻下逐水，宽胸散结。

【药物及用量】芫花三两　巴豆八分　杏仁五分　桂心　桔梗各四分

【用法】上五味，为末，蜜丸如胡豆，每日服三丸，稍增，得快下止。

◆**丹皮散**《杂病源流犀烛》

【主治】肠生痈。

【功效】下脓，补益。

【药物及用量】丹皮　人参　白芍　茯苓　薏苡仁　黄芪　桃仁　白芷　当归　川芎各一钱　肉桂　甘草各五分　木香三分

【用法】锉散，水煎服。

◆**丹皮汤**《外科大成》

【主治】肠痈下脓。

【功效】清肠中瘀毒。

【药物及用量】丹皮　瓜蒌仁各一钱　桃仁泥　朴硝各二钱　大黄五钱

【用法】清水二盅，煎至一盅，去滓，入硝再煎数滚，不拘时服。

◆**丹油膏**《疡医大全》

【主治】一切疮毒。

【功效】祛湿解毒。

【药物及用量】桐油一斤　黄丹五两

【用法】先将桐油放锅内，略滚片时，不待白沫尽，即将黄丹细细筛下，候色黑即成膏，抹患处。

◆**丹油膏**《疡医大全》

【主治】一切疮疖。

【功效】解毒。

【药物及用量】真麻仁一斤　桃枝　柳枝各十九寸

【炮制】浸七日，入锅内熬至滴水成珠，滤去滓，入飞过净血丹八两，收成膏。

【用法】抹患处。

◆**丹砂散**甲《太平圣惠方》

【主治】妇人客热，心神烦躁，口干舌涩，食少无味。

【功效】凉血清热，养阴安神。

【药物及用量】丹砂（细研，水飞过）一两　犀角屑半两　天竺黄半两　胡黄连半两　寒水石（细研）一两　麦门冬（去心，焙）一两　马牙硝（细研）一分　铅霜（细研）半两

【用法】上八味，捣细罗为散，入研，药令匀，每服不拘时，以竹叶汤调下一钱。

◆**丹砂散**乙《太平圣惠方》

【主治】风热，心肺壅滞，多烦闷。

【功效】祛风清热。

【药物及用量】朱砂（细研，水飞过）三分　犀角屑半两　天竺黄半两　秦艽（去苗）半两　白鲜皮半两　沙参（去芦头）半两　寒水石一两　麦门冬（去心，焙干）二两　马牙硝（研入）半两　川升麻半两　甘草（炙微赤，锉）半两　龙脑（研入）一钱

【用法】上一十二味，捣细罗为散，入研了药，令匀，不拘时候，以温水调下一钱。

◆**丹砂膏**甲《证治准绳》

【主治】一切恶疥疮，瘙痒不止。

【功效】杀虫解毒，祛腐生新。

【药物及用量】丹砂　雄黄　雌黄（均研细）　乳发　白蜡　松脂（研末）各一两　蔄茹（为末）二两　巴豆十粒　猪脂二斤

【炮制】先以猪脂煎乳发令消尽，次下巴豆、白蜡、松脂，煎十余沸，棉滤去滓，候稠即入雄黄、朱砂等末，搅令匀，瓷盒内盛。

【用法】每用少许，不拘时摩涂，以瘥为度。

◆**丹砂膏**乙《证治准绳》

【主治】痈疽。

【功效】解毒化壅。

【药物及用量】丹砂（细研）　射干　大黄（锉，炒）　犀角屑　前胡（去芦）　升麻　芎䓖　沉香　木香　黄芩（去黑心）各一两　生地黄二两　麝香（研）一钱二分五厘　猪脂二斤八两

【炮制】除丹砂、麝香、猪脂外，锉碎，醋五合和匀，浸一宿，先熬脂令沸。次下诸药煎候地黄赤黑色，以棉绞去滓，入丹砂、麝香末，以柳篦搅匀，瓷盒盛之。

【用法】每用少许，敷于患处，日三五次，再用药和如枣大，温酒调，空腹，日午服，或温水调下半匙。

◆**丹砂丸**甲《太平圣惠方》

【主治】产后风虚，心神惊悸，或时烦

闷，志意不安。

【功效】镇心安神，健脾化痰。

【药物及用量】丹砂（细研，水飞过）一两　龙齿（细研）三分　铁精（细研）三分　金箔（细研）二十一分　牛黄（细研）一分　麝香（细研）一分　柏子仁半两　菖蒲半两　远志（去心）半两　琥珀（细研）半两　人参（去芦头）一分　茯神半两　生干地黄三分

【用法】上一十三味，捣细罗为末，入研，药令匀，炼蜜和捣三五百杵，丸如梧桐子大，不拘时候，以熟汤下二十丸。

◆丹砂丸乙《太平圣惠方》

【主治】产后血邪攻心，迷闷，气不足，脏腑虚弱，令人如癫邪，惊怕，或啼或笑，或惊或恐，言无准凭，状如鬼魅。

【功效】镇心安神，化痰开窍。

【药物及用量】光明朱砂二两　白矾二两　金箔五十片

【用法】上三味，将光明砂并矾，纳瓷瓶子中，封闭了，于甑上每日二度蒸，半月取出，和金箔细研，以粟米软饭和丸，如绿豆大，不拘时候，以麦门冬汤下七丸。

◆丹砂礞石丸《圣济总录》

【主治】痢下脓血，里急后重，肠中疼痛。

【功效】祛冷积，止下痢。

【药物及用量】丹砂（研末）四钱匕　青礞石（研末）一钱匕　砒霜（研末）二钱匕　黄连（捣罗末）三钱匕　肉豆蔻（捣罗末）二钱匕　乌头（炮裂，去皮、脐，捣罗为末）一钱匕　巴豆霜一钱匕

【用法】上七味，同研匀，煮糯米粥和丸，如麻子大。每服十丸，温熟水下，临寝服。妊妇不宜服。

◆丹砂半夏丸《圣济总录》

【主治】心咳，喉中介介，咽肿喉痹。

【功效】燥湿化痰，利咽消肿。

【药物及用量】丹砂（水飞）半两　半夏（汤洗，去滑，焙，捣末）　知母（焙）　天南星（炮裂，捣末）各一两　巴豆（去皮心膜，研如膏，摊于新瓦上，取霜）三钱

【用法】上四味，除丹砂外，拌匀，汤浸，炊饼和丸，如豌豆大，以丹砂为衣。每服三丸，食后、临卧煎乌梅生姜汤下，不嚼。

◆丹砂沉香丸《圣济总录》

【主治】妊娠痰盛，膈脘满痞，不思饮食。

【功效】理气化痰，和胃止呕。

【药物及用量】丹砂（别研如粉）　沉香（锉细）　肉豆蔻（去壳）　半夏各一两（汤洗七遍，去滑，切作片子，焙）　人参三分　丁香（微炒）三分　白茯苓（去黑皮，锉）　陈橘皮（汤浸，去白，焙）　甘草（炙）　槟榔（锉）各半两

【用法】上一十味，除丹砂外，捣罗为末，入丹砂研拌令匀，炼蜜和丸，如梧桐子大，每服十五丸，生姜汤下，食前服。

◆丹胞散《普济方》

【主治】阴茎生疮臭烂。

【功效】解毒祛腐，杀虫生新。

【药物及用量】黄丹一钱　猪胞一个

【炮制】以猪胞连尿去一半，留一半，用新砖两块，炭火煅，将猪胞置于砖上，不住手轮流移放于两块砖上，不使火煅着胞。待尿干为度，研为末，加黄丹和匀。

【用法】先用葱汤以鹅毛抹洗，旧帛渗干，擦药三五次立效。

◆丹参散《六科准绳》

【主治】小儿疮毒。

【功效】宣滞，解毒，清热。

【药物及用量】丹参　黄芩　枳壳（麸炒微黄，去瓤）　葛根　犀角（屑）各一分　麻黄（去根节）五钱

【用法】研为末，每服一钱，清水一小盏，加竹叶十片，竹茹五分，煎至五分，去滓，不拘时，温服，量儿大小分减服之。先以刀锋镰破，令血出，然后服药。

◆丹参散甲《太平圣惠方》

【主治】风瘙肤赤，瘾疹发痒，搔之生疮。

【功效】祛风，解毒，杀虫。

【药物及用量】丹参　人参（去节头）　苦参　防风（去芦头）　雷丸　牛膝（去苗）　白附子（炮裂）　白花蛇（酒浸，去皮骨，炙微黄）

【用法】研为细末，每服二钱，食前甘草煎酒放温调下。

◆**丹参散**乙《太平圣惠方》

【主治】妊娠三两月，伤寒头痛，壮热呕逆。

【功效】散寒，解表，养阴安胎。

【药物及用量】丹参　当归（锉，微炒）　人参（去芦头）　麻黄（去根节）　艾叶（微炒）　阿胶（捣碎，炒令黄燥）　甘草（炙微赤，锉）各半两

【用法】上六味，捣筛为散，每服三钱，以水一中盏，入生姜半分，枣二枚，煎至六分，去滓，温服，不拘时。

◆**丹参散**《圣济总录》

【主治】妇人血风，在四肢走疰疼痛。

【功效】祛风，活血，止痛。

【药物及用量】丹参　人参　苦参各一两半　雷丸　牛膝（酒浸，切，焙）　防风（去杈）　白附子（炮）　白花蛇（酒浸一宿，去皮骨，炙）各一两

【用法】上八味，捣罗为散，每服三钱匕，煎甘草酒调下。

◆**丹参散**甲《妇人大全良方》

【主治】经水不调，产后恶露不下。

【功效】行血，和血，化瘀。

【药物及用量】丹参不拘多少

【用法】晒干为末，黄酒送下。

◆**丹参散**乙《妇人大全良方》

【主治】妇人经脉不调，或前或后，或多或少，产前胎不安，产后恶血不下冷热劳。脊痛，骨节烦疼。

【功效】活血化瘀，理气止痛。

【药物及用量】丹参（不以多少，去土切，《袖珍方》去芦）

【用法】上一味，为细末，每服二钱，温酒调下。经脉不调，食前服；冷热劳，不拘时。

◆**丹参汤**甲《太平圣惠方》

【主治】风热蕴积，肤生瘖瘟，苦痒成疥。

【功效】和血解毒。

【药物及用量】丹参　苦参各四两　蛇床子（生用）三两

【用法】清水一斗五升，煎至七升，去滓，乘热洗之。

◆**丹参汤**乙《太平圣惠方》

【主治】风瘑瘙痒。

【功效】和血解毒。

【药物及用量】丹参（去芦）　蛇床子各三两　苦参五两　白矾二两（研细）

【用法】除白矾外，筛为粗散，清水三斗，煎取二斗，滤去滓，入白矾搅匀，乘热于避风处洗浴，至水冷为度，拭干，用藜芦末掺之，以愈为度。

◆**丹参膏**《沈氏尊生书》

【主治】胎动难产，令滑易产。

【功效】利血气。

【药物及用量】丹参八两　当归二两　川椒五合（有热者，以大麻仁代之）

【炮制】用酒拌湿一夜，以熬成猪膏四升，微火煮膏，色赤如血，膏成。

【用法】每取枣许入酒服之，不可逆服，必至临月为可服。

◆**丹参丸**《圣济总录》

【主治】产后虚损，气血不和，腰痛难忍。

【功效】活血祛瘀，温阳止痛。

【药物及用量】丹参（锉）　续断　当归（切，炒）　肉桂（去粗皮）　牛膝（去苗，酒浸，切，焙）　鬼箭羽（锉）各一两　琥珀（研）　没药（用醋少许化开）各半两

【用法】上八味，除没药外，并捣罗为末，入没药拌匀，再用炼蜜和丸，如梧桐子大，每服三十丸，温酒下，不拘时候。

◆**丹矾丸**《张氏医通》

【主治】诸痫。

【功效】祛痰行滞。

【药物及用量】黄丹一两　白矾二两

【炮制】银罐中煅通红，研为末，入腊

茶一两，猪心血（不落水者）为丸，如绿豆大，朱砂为衣。

【用法】每服三十丸，茶清送下。久服其涎自便出，服一月后，更以安神药调之。

◆**丹硫丸**《圣济总录》

【主治】赤白痢，久不瘥，脐腹痛。

【功效】除寒积，止泻痢。

【药物及用量】丹砂（研）　硫黄（研）各二钱　乌头（末，炒）半钱　巴豆（去皮心膜，出油）一钱半　砒霜（研）半钱　麝香（研）少许　蛤粉二钱

【用法】上七味，合研为细末，用枣肉为丸，如黍米大，米饮下。

◆**丹粉丸**《圣济总录》

【主治】下痢乍瘥乍发，病名休息。

【功效】攻毒止痢。

【药物及用量】丹砂（研）一两　粉霜三钱　腻粉　铅丹各四钱　白矾灰三钱　硝石（研）　砒霜（研）各二钱（伏火者）

【用法】上七味，再同研匀，用水浸，炊饼心为丸，如豌豆大，每服三丸，冷面汤下，虚实加减。

◆**五子丸**《永类钤方》

【主治】淋浊，遗精，小便不禁，或热结膀胱，溺如米泔。

【功效】健肾固精。

【药物及用量】益智子　小茴香（炒）　蛇床子（炒）　韭菜子（略炒）　菟丝子（酒蒸）各一两

【炮制】研为细末，酒煮米糊和丸。

【用法】每服数十丸，白汤送下。

◆**五子衍宗丸**《摄生众妙》

【主治】肾亏精弱无子。

【功效】填精，补髓，益肾。

【药物及用量】枸杞子（产甘州者）　菟丝子（酒浸，捣饼）各八两　五味子一个　覆盆子四两（酒洗去目）　车前子（炒）二两

【炮制】晒干研为细末，炼蜜和丸，如梧桐子大，修合日，春取丙丁巳午，夏取戊巳辰戌丑未，秋取壬癸亥子，冬取甲乙寅卯。忌师尼、鳏寡之人及鸡犬畜见之。

【用法】每空腹服九十丸，上床时五十丸，白沸汤或盐汤送下；冬月温酒送下；惯遗精者，去车前子，用莲子。

◆**五仁丸**《世医得效方》

【主治】气血虚弱，津枯便秘。

【功效】润肠通便。

【药物及用量】桃仁　杏仁（炒，去皮尖）各一两　柏子仁五钱　松子仁一钱二分五厘　郁李仁一钱（炒，一作二钱）　陈皮（另为末）四两

【炮制】研如膏，再入陈皮末研匀，炼蜜和丸，如梧桐子大。

【用法】每服三十至五十丸，空腹时米汤送下。

◆**五仁汤**《沈氏尊生书》

【主治】与五仁丸同。

【功效】润肠通便。

【药物及用量】桃仁　杏仁（炒，去皮）各一两　柏子仁五钱　松子仁一钱二分五厘　郁李仁一钱

【用法】清水煎服。

◆**五加酒**《千金方》

【主治】产后痞瘦，玉门冷。

【功效】补肾温阳养血。

【药物及用量】五加皮　枸杞子二升　蛇床子一升　杜仲一斤　乳床半斤　干地黄　丹参各二两　干姜三两　天门冬四两

【用法】上九味，㕮咀，以绢袋子盛，酒三斗渍三宿，一服五合，日再，稍加至十合佳。

◆**五加皮丸**《准绳女科》

【主治】妊娠腰痛不可忍，或连髋痛。

【功效】活气血，止腰痛，补肾。

【药物及用量】五加皮四两　续断（炒）　杜仲各二两五钱　芎䓖　独活各三两　狗脊　萆薢　芍药　诃子肉各四两

【炮制】研为细末，炼蜜和丸，如梧桐子大。

【用法】每服四十丸，空腹时温酒送下，每日三次。

◆**五加皮丸**《沈氏尊生书》

【主治】肿湿。

【功效】燥湿，化痰。

【药物及用量】五加皮（酒浸）　远志（酒浸）各四两

【炮制】晒干末，酒糊丸。

【用法】每服四五十丸，空腹时温酒送下。

◆**五加皮酒**《太平圣惠方》

【主治】肾气虚寒，小便余沥，拘挛等证。

【功效】燥湿滞，健腰肾。

【药物及用量】五加皮　热干地黄　丹参　杜仲（去粗皮，炙微黄）　蛇床子　干姜各三两　地骨皮二两　天门冬一两　钟乳四两，（一方有枸杞子，无地骨皮）

【炮制】细锉，生绢袋盛，酒一斗五升，清二宿后，滤清，加冰糖一斤八两。

【用法】每服一大杯，空腹时及晚食前暖服。

◆**五加皮酒**《本草纲目》

【主治】一切风湿痿痹。

【功效】壮筋骨，填精髓，祛风湿。

【药物及用量】五加皮（洗刮去骨，蒸汁）

【炮制】和曲、米酿之；或切碎，袋盛浸酒中，或加牛膝、当归、地榆诸药。

【用法】烫温饮之。

◆**五加皮散**《六科准绳》

【主治】妇人妊娠腰痛不可忍，或连髋痛。

【功效】理风湿，健腰肾。

【药物及用量】五加皮　阿胶（炙后另入）　防风　金毛狗脊　川芎　白芍　细辛　萆薢各三两　杜仲（炒）四两　杏仁（去皮尖，麸炒，一方有白茯苓，无白芍）八十枚

【用法】㕮咀，清水九升，煮取二升，去滓下胶，分作三服，后服五加皮丸。

◆**五加皮散**《元和纪元经方》

【主治】中水毒、溪毒，状如伤寒。

【功效】燥湿毒。

【药物及用量】五加皮不拘多少

【用法】研为细末，每服一钱匙，温酒或粥饮调下，日二夜一次。

◆**五加皮散**《杂病源流犀烛》

【主治】筋缓。

【功效】理风湿，舒筋骨。

【药物及用量】五加皮　油松节　木瓜各等量

【用法】研为末，每服二三钱，温酒调下。

◆**五加皮散**甲《太平圣惠方》

【主治】偏风不遂，肌体烦疼，肢节无力。

【功效】祛风通络，凉血止痛。

【药物及用量】五加皮一两　防风（去芦头）一两　白术一两　附子（炮裂，去皮、脐）一两　萆薢（锉）一两　芎䓖一两　桂心一两　赤芍一两　枳壳（麸炒微黄，去瓤）一两　荆芥一两　羚羊角屑一两　丹参一两　麻黄（去根节）二两　羌活二两　甘草（炙微赤，锉）半两

【用法】上一十五味，捣粗罗为散，每服四钱，以水一中盏，入生姜半分，煎至六分，去滓，不拘时，温服。

◆**五加皮散**乙《太平圣惠方》

【主治】风气壅滞，身体疼痛。

【功效】祛风通络，止痛。

【药物及用量】五加皮三分　桂心半两　羌活三分　丹参三分　防风（去芦头）半两　枳壳（麸炒微赤，去瓤）半两　赤芍三分　羚羊角屑三分　槟榔三分

【用法】上九味，捣粗罗为散，每服四钱，以水一中盏，煎至六分，去滓，不拘时，稍热服。

◆**五加皮散**丙《太平圣惠方》

【主治】中风手足不遂，肌肉顽痹，骨节疼痛。

【功效】祛风通络，化痰。

【药物及用量】五加皮一两　桂心一两　芎䓖一两半　羌活一两　秦艽（去苗）一两半　防风（去芦头）一两　杏仁（汤浸，去皮尖、双仁，麸炒微黄）一两　萆薢（锉）一两　枳壳（麸炒微黄，去瓤）一两　当归（锉，微炒）一两半　附子（炮裂，去皮、

脐）一两　牛膝（去苗）一两　薏苡仁一两　丹参一两

【用法】上一十四味，捣粗罗为散，每服五钱，以水一大盏，入生姜半分，煎至五分，去滓，空腹温服，良久再服，衣覆得微汗，佳。忌生冷、油腻、毒滑、动风物。

◆**五加皮汤**《普济方》

【主治】筋实极，咳则两胁下痛，不可转动，脚心痛不可忍，手足爪甲青黑，四肢筋急。

【功效】通经络，祛风湿。

【药物及用量】五加皮（洗）　羌活　羚羊角（锉）　赤芍　防风　秦艽　枳实（麸炒，去瓤）　甘草（炙）各五钱

【用法】清水煎服。

◆**五加皮汤**《医宗金鉴》

【主治】两额骨跌打损伤破皮，二目及面浮肿。

【功效】舒筋和血，定痛消瘀。

【药物及用量】五加皮　当归（酒洗）　没药　皮硝　青皮　川椒　香附各三钱　麝香一分　老葱三根　丁香　地骨皮各一钱　牡丹皮二钱

【用法】清水煎滚，熏洗患处。

◆**五汁饮**《温病条辨》

【主治】温病口渴，吐白沫黏滞不快。

【功效】解热，生津止渴。

【药物及用量】梨汁　荸荠汁　鲜苇根汁　麦门冬汁　鲜藕汁（或用蔗浆）多少临时斟酌

【用法】和匀凉服，不喜凉者，重汤炖温服。

◆**五汁膏**《嵩崖尊生》

【主治】虚劳咳血。

【功效】解热，生津补肺。

【药物及用量】梨汁　藕汁　莱菔汁　甘蔗汁　人乳各二杯　天门冬　麦门冬各二钱五分　生地黄　薄荷各二钱　贝母　牡丹皮各一钱　茯苓八分

【炮制】清水八盅，将诸药煎至三盅，去滓，入五汁再熬，以入水不散为度。

【用法】以蜜二两，重汤炖半日服。

◆**五生丸**《玉机微义》

【主治】风痫有痰。

【功效】祛风痰结滞，散寒。

【药物及用量】天南星　半夏　川乌头　白附子各一两　大豆（去皮，一作一两）二钱五分

【炮制】生，研为细末，滴水和丸（一作姜汁煮米糊为丸，如梧桐子大）。

【用法】每服三丸至五丸，不得过七丸，生姜汤送下。

◆**五生丸**《六科准绳》

【主治】风痫。

【功效】祛风痰结滞。

【药物及用量】川乌头（生用，去皮、脐）　附子（生用，去皮、脐）　生南星　生半夏　干生姜各五钱

【炮制】研为细末，醋煮大豆汁作糊和丸，如梧桐子大。

【用法】每服五丸，不拘时候，冷酒送下。

◆**五生丸**《澹寮方》

【主治】风痰，头旋臂痛，呕吐，咳嗽等。

【功效】祛风燥痰，降逆止呕。

【药物及用量】天南星（姜汁浸，焙干）　半夏（洗）　附子（炮，去皮）　白附子　天麻　白矾（枯）六味各一两　朱砂（别研）二钱

【用法】上七味，为细末，生姜汁作糊为丸，如梧桐子大，朱砂为衣。每服三十丸，食后，姜汤下。

◆**五皮散**《太平惠民和剂局方》

【主治】风湿客于脾经，气血凝滞，致面目虚浮，四肢肿满，心腹膨胀，上气促急，皮水，妊娠胎水。

【功效】利水消肿。

【药物及用量】五加皮　地皮骨　生姜皮　大腹皮　茯苓皮各等量（一方加白术）

【用法】㕮咀，每服三钱，清水煎，不拘时热服。

◆五皮散《澹寮方》

【主治】脾虚肿满及四肢浮肿，小便不利，脉虚大，妇人妊娠胎水。

【功效】疏理脾气，消退虚肿。

【药物及用量】大腹皮　赤茯苓皮　生姜皮　陈皮　桑白皮（炒）各等量

【用法】研为粗末，每服三钱，清水一大盏，加木香（浓磨水一呷）煎至八分，去滓，不拘时温服，每日三次。忌食生冷、油腻、坚硬之物。

◆五皮散《仁斋直指方》

【主治】皮肤水气。

【功效】利水消肿。

【药物及用量】大腹皮（炒）　桑白皮（炒）　茯苓皮　生姜皮　陈橘皮等量

【用法】上五味，为粗末，每三钱煎服。

◆五皮汤《医宗金鉴》

【主治】水肿。

【功效】燥湿，行水，消肿。

【药物及用量】桑白皮　地骨皮　生姜皮　大腹皮　五加皮各等量

【用法】锉细，长流水一盏，加灯心十二茎，煎至七分，温服。

◆五皮汤《圣济总录》

【主治】久痢赤白，痟湿诸疾。

【功效】清热除湿止痢。

【药物及用量】槐皮　桃皮　樗根白皮　柳皮　枣皮各以患人手把外截一握

【用法】上五味，细锉，用水二盏，煎至一盏，去滓，空心温服，未止再服。

◆五灰散《医宗金鉴》

【主治】脏毒之属于阴证及在肛门内者。

【功效】祛风，杀虫解毒。

【药物及用量】血管鹅毛　血余　蜈蚣　穿山甲　生鹿角各等量

【用法】烧灰存性，研为细末和匀，每服五钱，空腹时温黄酒调下。

◆五灰散《万病回春》

【主治】血崩。

【功效】止血。

【药物及用量】莲蓬壳　百草霜　黄绢　血余　棕皮各等量

【用法】烧存性，加山栀、蒲黄（炒）、血竭。研为细末，每服一二钱，熟汤调下。

◆五灰膏《沈氏尊生书》

【主治】瘿瘤。

【功效】祛风燥湿，消蚀恶肉。

【药物及用量】枣柴灰　桑柴灰　荆芥灰　荞麦　秆子灰　梧桐子壳各五两

【炮制】以沸汤各淋汁一碗，共五碗，澄清，入斑蝥四十枚，穿山甲五片，乳香、冰片各三钱，煎二碗，瓷器贮之。入新出窑石灰一两，乳香、冰片各少许，调成膏。

【用法】敷瘤上，如稠加清水少许。

◆五色丸（钱乙方）

【主治】五痫。

【功效】祛风，镇逆，宁心。

【药物及用量】朱砂五钱　水银一分（一作二钱五分）　雄黄（熬）一两　铅（同水银熬结砂子）三两　真珠一两

【炮制】研为极细末，炼蜜和丸（一作水煮面糊和丸），如麻子大。

【用法】每服三四丸，金银薄荷汤送下。

◆五色丸《张氏家传方》

【主治】小儿诸疳。

【功效】行气，理血，杀虫。

【药物及用量】川楝子肉　川芎各等量

【炮制】研为细末，猪胆汁和杵为丸，如绿豆大，分五份，用朱砂、青黛、白定粉、光黑、密陀僧为衣。

【用法】不拘时米饮送下。

◆五色兑金丸

【主治】小儿五疳积滞，头痛身热。好食泥炭生牧，面黄痞块，腹膨泄泻，小便如泔等证。

【功效】清热，杀虫，下积。

【药物及用量】黑丑二两　飞滑石一两　胡黄连五钱　雄黄二两　白丑二两　青黛二两　六神曲五钱　胆星五钱　大黄二两　石膏一两　黄连三钱　干蟾一只

【炮制】各研为末，水泛和丸，用黑

丑、石膏、雄黄、青黛、大黄为衣。

【用法】一岁一丸，按岁加增，病愈即止，不宜多服。忌食油腻、鱼腥、生冷、面豆等物。

◆五色灵药《医宗金鉴》

【主治】痈疽诸疮已溃，余腐不尽，新肉不生。

【功效】祛腐生新。

【药物及用量】食盐五钱　黑铜六钱　枯白矾　枯皂矾　水银　火硝各二两

【炮制】先以盐铜溶化，入生银结成砂子，再入二矾、火硝同炒干，研细，入铜汞再研，以不见星为度，入罐内泥固济，封口打三炷香，不可大过不及，一宿取出视之，其白如雪，约有二两，为火候得中之灵药。如要色紫者加硫黄五钱，要色黄者加明雄黄五钱，要色红者用黑铅九钱，水银一两，枯白矾二两，火硝三两，辰砂四钱，明雄黄三钱。升炼火候，俱如前法（凡升打灵药，硝要炒燥，矾要煅枯。一方用烧酒煮干，炒燥方研入罐。一法凡打出灵药，倍加石膏和匀后，入新罐内打一炷香，用之不痛）。

【用法】取末撒之。

◆五利大黄汤《证治准绳》

【主治】时毒，焮赤肿痛，烦渴便秘，脉实数者。

【功效】泻热解毒。

【药物及用量】大黄　黄芩　升麻　栀子　芒硝

【用法】加薄荷，清水煎服。

◆五秀重明丸《卫生宝鉴》

【主治】翳膜遮睛，眼涩昏花。

【功效】养肝明目。

【药物及用量】甘菊花（开头者）五百朵　荆芥五百穗　木贼（去节）五百根　楮实五百枚　川椒（炒，去目）五百粒

【炮制】研为细末，炼蜜和丸，如弹子大。

【用法】每服一丸，细嚼，时时咽下，食后无事噙化。忌食酒、肉、热物。

◆五邪汤《深师方》

【主治】中风，神思昏愦，或五邪所侵，或歌或哭，或喜或怒，发作无时。

【功效】行滞祛风，安神镇心。

【药物及用量】防风（去芦）　桂心　白芍　远志（去心）　独活（去芦）　甘草（炙）　白术（去芦）　人参（去芦）　秦艽（去芦土）　牡蛎（煅）　石膏　禹余粮（醋淬）各二两　雄黄（水飞）　防己（去皮）　石菖蒲　茯神（去木）　蛇蜕皮（炒）各一两

【用法】每服四钱，清水二盏，煎至一盏，去滓，不拘时温服，每日二次。

◆五邪菖蒲散《太平圣惠方》

【主治】妇人风邪，恍惚悲啼，或狂走不定，如有鬼神所着，口噤，水浆不下，面目变色，甚者不识人。

【功效】祛风，开窍。

【药物及用量】菖蒲（九节者）一两　秦艽半两　桂心半两　当归（锉，微炒）半两　禹余粮（捣碎）半两　人参（去芦头）半两　附子（炮裂，去皮、脐）半两　黄芩半两　远志（去心）半两　防风（去芦头）半两　龙骨一两　赤石脂一两　赤茯苓一两　赤芍一两　芎䓖一两　汉防己一两　甘草（炙微赤，锉）三分

【用法】上一十七味，捣筛为散，每服三钱，以东流水一中盏，煎至六分，去滓，食前温服。

◆五味子丸《类证普济本事方》

【主治】脾肾虚寒泄泻。

【功效】温脾肾，止泄泻。

【药物及用量】五味子　益智子（炒）　肉苁蓉（酒浸，焙）　巴戟天（去心）　人参　骨碎补（去毛）　土茴香（炒）　白术　覆盆子　白龙骨　熟地黄（洗）　牡蛎　菟丝子各等量

【炮制】研为末，炼蜜和丸如梧桐子大。

【用法】每服三十丸，空腹，食前米饮送下，每日二三次。

◆**五味子丸**《六科准绳》

【主治】脾肾虚寒泄泻。

【功效】温脾肾，止泄泻。

【药物及用量】五味子　人参　破故纸（炒）　白术各二两　山药（炒）　白茯苓各一两五钱　吴茱萸　巴戟天（去心）　肉果（面裹煨）各一两　龙骨（煅）五钱

【炮制】研为末，酒煮米糊和丸，如梧桐子大。

【用法】每服七十丸，空腹时盐汤送下。

◆**五味子散**《普济本事方》

【主治】肝肾两虚，大便不实，午后泄泻或五更泄泻，不思食，食亦不化。

【功效】温中止泻。

【药物及用量】五味子（炒）　吴茱萸（泡，一作五钱）各二两

【用法】研为细末，每服二钱，陈米饮调下，或另以红枣四十九枚，生姜（切）四两，入水煮熟，去姜取枣肉，和药捣匀作丸，如梧桐子大，空腹时盐汤送下。

◆**五味子散**《幼幼新书》

【主治】小儿夜啼及肠痛，至夜辄极，状似鬼祟。

【功效】温中散寒，安神。

【药物及用量】五味子　当归　赤芍　白术各五钱　茯神　陈皮　桂心　甘草（炙）各二钱五分

【用法】研为细末，清水煎服，量儿大小加减。

◆**五味子散**《六科准绳》

【主治】小儿寒热往来，不欲乳食，羸瘦心胀。

【功效】养肺气，滋肺阴。

【药物及用量】五味子　全当归（锉碎，微炒）　人参（去芦头）　桔梗（去芦头）　前胡（去芦头）　白术　赤芍　茯苓各一分五厘（炙微赤，锉）　麦门冬五钱（去心，焙）

【用法】捣粗罗为散，每服一钱，清水一小盏，煎至五分，去滓温服，每日三四次，量儿大小加减。

◆**五味子散**甲《太平圣惠方》

【主治】小儿咳逆上气，睡卧不安。

【功效】敛肺止咳，宣肺平喘。

【药物及用量】五味子半两　紫菀（洗去苗土）半两　黄芩一分　甘草三分（炙微赤，锉）　麻黄（去根节）一分　桂心一分

【用法】上六味，捣粗罗为散，每服一钱，以水一小盏，入生姜少许，煎至五分，去滓，温服，不拘时，量儿大小，以意加减。

◆**五味子散**乙《太平圣惠方》

【主治】猝上气，奔喘。

【功效】宣肺化痰，降逆止喘。

【药物及用量】五味子一两　麻黄（去根节）二两　甘草（炙微赤，锉）一两　细辛一两　贝母（煨微黄）一两

【用法】上五味，捣筛为散，每服五钱，以水一大盏，入生姜半分，煎至五分，去滓，温服，不拘时。

◆**五味子散**丙《太平圣惠方》

【主治】上气喘促，不得睡卧。

【功效】宣肺化痰，理气平喘。

【药物及用量】五味子三分　陈橘皮（汤浸，去白瓤，焙）三分　紫菀（洗去苗土）一两　贝母（煨微黄）二分　杏仁（汤浸，去皮尖、双仁，麸炒微黄）一两　麻黄（去根节）一两　麦门冬（去心）三分　甘草（炙微赤，锉）半两　赤茯苓三分　柴胡（去苗）三分

【用法】上一十味，捣筛为散，每服五钱，以水一大盏，入生姜半分，煎至五分，去滓，温服，不拘时。

◆**五味子散**丁《太平圣惠方》

【主治】产后血气虚，上攻于肺，时或喘促，不欲饮食，四肢乏力。

【功效】益气养血。

【药物及用量】五味子三分　诃子皮一两　人参一两（去芦头）　熟干地黄一两　桂心半两　菖蒲半两　白茯苓一两　黄芪三分（锉）　钟乳粉一两

【用法】上九味，捣筛为散，每服四钱，以水一中盏。入生姜半分，枣三枚，

煎至六分，去滓，温服，不拘时。

◆**五味子散**戊《太平圣惠方》

【主治】气嗽，胸满短气，不欲饮食。

【功效】理肺化痰，止咳平喘。

【药物及用量】五味子一两　桂心一两　甘草（炙微赤，锉）三分　细辛三分　干姜（炮裂，锉）三分　紫菀（去苗土）三分　麻黄（去根节）三分　陈橘皮（汤浸，去白瓤，焙）半两

【用法】上八味，捣筛为散，每服三钱，以水一中盏，入枣二枚，煎至六分，去滓，温服，日三服。

◆**五味子汤**《千金方》

【主治】伤燥，咳唾有血脓，痛引胸胁，皮肤干枯。

【功效】养肺润燥。

【药物及用量】五味子五分（炒，研）　桔梗（炒，一作五分）　甘草（炙，一作五分）　紫菀茸（一作五分）　续断（一作五分）　竹茹　桑根白皮（蜜炒，一作二钱）各一钱　生地黄二钱　赤小豆一撮（一作二钱，一方加白蜜一匙）

【用法】清水煎，空腹时服。

◆**五味子汤**《类证活人书》

【主治】气虚喘促，脉伏而厥。

【功效】养肺补血，平喘。

【药物及用量】五味子（杵炒，一作一钱五分）二钱　人参（去芦）　麦门冬（去心）　杏仁（去皮尖）　橘皮（去白）各二钱（一作各一钱，一方有白术）

【用法】清水二盅，加生姜十片，红枣三枚，煎至一盅，去滓，不拘时服。

◆**五味子汤**《圣济总录》

【主治】肺痹，上气发咳。

【功效】疏肺豁痰。

【药物及用量】五味子三两　麻黄（去根节）　细辛（去苗）　紫菀（去苗土）　黄芩（祛腐）　甘草（炙）各二两　当归（焙）　人参　桂心各一两　紫苏子（炒）八两　半夏（汤洗七次）三两

【用法】㕮咀，每服四钱匕，清水一盏，加生姜五片，煎至六分，去滓，不拘时温服。

◆**五味子汤**甲《六科准绳》

【主治】肺经受病，多寒恶风，时咳气短，偃卧胸满，昼瘥夜甚。

【功效】温肺，祛寒，化痰。

【药物及用量】五味子　杏仁（炒，去皮尖）　桂心各五钱　防风　甘草（炙）　赤芍　川芎各一两　川椒二钱五分

【用法】㕮咀，每服五钱，清水二盏，煎至一盏半去滓，不拘时温服。

◆**五味子汤**乙《六科准绳》

【主治】肾水枯涸，口燥舌干。

【功效】补肺气，益肾阴。

【药物及用量】五味子　麦门冬（去心）各一两　黄芪（炒）三两　人参二两　甘草（炙）五钱

【用法】每服五钱，清水煎服，日夜五七剂。

◆**五味子汤**《沈氏尊生书》

【主治】盗汗。

【功效】益肺肾，止虚汗。

【药物及用量】五味子　山茱萸　龙骨　牡蛎　何首乌　远志　五倍子　地骨皮各等量

【用法】清水煎服。

◆**五味子黄芪散**《卫生宝鉴》

【主治】咯血成痨，睛疼，肢倦。

【功效】补肺益阴。

【药物及用量】五味子二钱　黄芪　麦门冬　熟地黄　桔梗各五钱　甘草二钱五分　白芍二钱　人参三钱

【用法】研为粗末，每服四钱，清水一盏半，煎至七分，去滓服，每日三次。

◆**五味天冬丸**《杂病源流犀烛》

【主治】阴虚火劫生痰。

【功效】滋阴生津。

【药物及用量】五味子（水浸，去核取肉）四两　天门冬（浸洗，去心，取净肉十二两）一斤

【炮制】晒干，不见火，捣为丸。

【用法】每服二十丸，茶送下，每日三次。

◆**五味木香散**《医学入门》

【主治】疮疡烦痛。

【功效】化滞解热。

【药物及用量】青木香一两　丁香　零陵香各一两　麝香一分　白矾一两

【用法】每服四钱，清水一小盏半，煎服。如热盛者，加犀角一两，如无，以升麻代之，轻者一服即效。

◆**五味消毒饮**《医宗金鉴》

【主治】诸疔毒。

【功效】消肿痛，解热毒。

【药物及用量】金银花三钱　野菊花　蒲公英　紫花地丁　紫背天葵子各一钱二分

【用法】清水二盅，煎至八分，加无灰酒半盅，再滚二三沸时，热服去滓，如法再煎。被盖出汗为度。

◆**五味异功丸**甲（钱乙方）

【主治】面白，语微肢怠，饮食难化。

【功效】补气和脾，健胃消食。

【药物及用量】人参　茯苓　白术各二钱　甘草（炙）　陈皮各一钱

【炮制】研为末，姜枣煎汤泛丸。

【用法】每服二三钱，熟汤送下。

◆**五味异功散**乙（钱乙方）

【主治】小儿气虚气滞，脾胃虚热，口舌生疮，或弄舌流涎，惊搐痰嗽，睡时露睛，手足并冷，饮食少思，吐泻不止。

【功效】补气和脾，健脾化痰。

【药物及用量】人参　白术　茯苓　甘草　陈皮各等量

【用法】锉散，水煎服，若母有病致儿患者，宜母子同服。

◆**五和汤**《活幼心书》

【主治】胎惊丹毒之火攻里者。

【功效】清血热。

【药物及用量】当归（酒洗）　赤茯苓（去皮）各五钱　甘草（炙）　大黄　枳壳（水浸润，去瓤锉片，麸炒黄）各七钱五分

【用法】㕮咀，每服二钱，清水一盏，煎至七分，不拘时温服。

◆**五拗汤**《医方大成》

【主治】感受风寒，形寒饮冷，痰嗽咳逆连声。

【功效】宣肺气，祛风寒。

【药物及用量】麻黄（不去根节）　杏仁（不去皮尖）　荆芥（不去梗）　桔梗（蜜水拌炒）各五钱　甘草二钱五分

【用法】清水一盏，煎至七分，不拘时温服。

◆**五枝膏**《疡医大全》

【主治】疮毒，风气痛。

【功效】解热毒。

【药物及用量】桃枝　柳枝　槐枝　桑枝　枣枝各十寸　银朱四两

【炮制】用麻油二十四两，将上药熬枯，滤去滓，再熬至滴水成珠，以黄丹收之。

【用法】摊贴患处，如作痒起泡，即揭去，若已溃者不可贴。

◆**五物人参饮**《六科准绳》

【主治】壮热咳嗽，心腹胀满。

【功效】补肺清热。

【药物及用量】人参　甘草各五钱　麦门冬（去心）　生地黄各一两五钱　茅根半握

【用法】每服二三钱，清水煎服。

◆**五物汤**《万氏女科》

【主治】产后伤寒。

【功效】调气血。

【药物及用量】人参　川芎　当归身　白芍（酒炒）　甘草（炙）各等量

【用法】生姜三片，葱白三茎为引，清水煎服，有汗加桂枝、防风；无汗加麻黄、苏叶；寒热往来加柴胡；头痛加藁本、细辛；遍身痛加羌活、苍术；但热不恶寒加柴胡、葛根；发热而渴加知母、麦门冬、淡竹叶。

◆**五物汤**《仁斋直指方》

【主治】妇人痈疽、发背、乳痈。

【功效】化痰散结，化瘀止痛。

【药物及用量】瓜蒌（研）一枚　皂荚刺（半烧带生）　没药各半两　乳香　甘草

各二钱半

【用法】上五味为粗末，醇酒三升，煎取二升，时时饮之，痛不可忍立止。

◆**五花丸**《六科准绳》

【主治】露睛脓出，目停风热在胞中，结聚脓汁，和泪相难，常流涎水，久而不治，致乌珠堕落。

【功效】健肾，养肝，明目。

【药物及用量】金沸草四两（一作二两）　巴戟天三两（一作八钱）　川椒皮（一作七钱）　枸杞子（一作一两五钱）　白菊花（一作一两五钱）二两（一方多炒砂仁七钱，炙甘草四钱，酒制黄柏一两五钱）

【炮制】研为细末，炼蜜和丸，如梧桐子大。

【用法】每服二十丸，空腹时盐汤或温酒送下。

◆**五花汤**《杂病源流犀烛》

【主治】吐血，便血。

【功效】清血热。

【药物及用量】水芦花　红花　槐花　茅花　白鸡冠花各等量

【用法】清水煎服。

◆**五虎丹**《疡医大全》

【主治】无名肿痛。

【功效】辟邪解毒。

【药物及用量】雄黄　菖蒲　艾叶尖　朱砂不拘多少　蜈蚣一条

【炮制】五月五日午时配合。

【用法】研细敷之。

◆**五虎粉**《疡医大全》

【主治】发背，疔疮，恶疮，喉痹。

【功效】拔毒解热。

【药物及用量】白矾（飞过）　焰硝（用雄猪胆汁三个拌晒干，同矾研）各二两　雄黄八钱五分　朱砂（同雄黄研细合一处）一两　水银一两五钱

【炮制】用小铁锅安定，先将硝、矾末堆锅底中心，用手指捺一窝，再将朱、雄末倾放硝、矾窝中，再将水银倾放朱、雄中，上用瓷器平口碗一只盖定，外以盐泥周围封固，放炭火上。先文后武火，升三炷香，离火冷定，去泥开看，如沉香色为佳，研细，瓷瓶密贮。

【用法】先将疮顶上以乳汁或米汤点湿，掺药于上，过一二时辰，再掺一次，即散。

◆**五虎汤**《朱氏集验方》

【主治】中风亸曳，目睛上视，牙关紧急，涎盛昏塞，不省人事。

【功效】祛风通络，化痰。

【药物及用量】南星（《澹寮方》汤泡）　草乌（《澹寮方》去皮尖）　川乌（并炮去皮，《澹寮方》生去皮尖）　半夏（泡七次）　皂角（去皮弦、子，炙）各等量

【用法】上五味，等量，每三大钱，水二盏，姜十片，煎八分，温服，不拘时候。

◆**五金膏**《证治准绳》

【主治】外伤肿痛。

【功效】消痈滞，清血热。

【药物及用量】黄葵花七朵　川连二钱（去须）　栀子（肥者）二个　黄柏五钱　川郁金三钱

【用法】研为末，井花水调成膏敷，此药性急，宜速打之。

◆**五珍丸**《直指小儿方》

【主治】酒积、食积。

【功效】下积。

【药物及用量】青皮　干姜（烧存性）　蓬莪术　五灵脂各一两

【炮制】研为末，细粳米饭和丸，如麻子大。

【用法】每服三五丸，米汤送下。

◆**五苓散**《伤寒论》《金匮要略》

【主治】水分有热，小便不利，烦渴，或水饮内停，脐下悸。

【功效】和脾行水。

【药物及用量】茯苓（去皮）　猪苓　白术（土炒）各十八铢　泽泻（去粗皮）一两　桂枝（去粗皮）五钱

【用法】为散，以白饮和服方寸匕，日三服，多服暖水，汗出愈。疝气猝痛，小便涩，加川楝子一分；下部湿疮，每服二

钱，熟汤调下；女孩阴肿，清水煎服，宜加其量。

◆**五香丸**《卫生鸿宝》

【主治】痰积，食积，气瘕，痰迷心窍，蛊膈肿胀，痞聚攻痛，痢疾初起。

【功效】行水下积。

【药物及用量】五灵脂一斤　生香附一斤（去净行，水浸一日）　黑丑　白丑（并取头末）各二两　以一半用微火炒熟，一半生用。

【炮制】共研为末和匀，醋煮米糊为丸，如绿豆大。

【用法】每服七八分或一钱，临卧时姜汤送下，次早再服即愈。乳妇忌服，小儿减半，虚人慎用。

◆**五香丸**《保童秘要》

【主治】一切疮肿，不问有脓无脓，发作壮热。

【功效】辟秽解毒，清热消疮。

【药物及用量】青木香一分　麝香半分　沉香　苏合香　鸡舌香各三分　犀角屑十分　吴蓝叶　黄连　栀子　当归　甘草（炙）　防风　黄芪　黄芩六合　芍药　仁蓼　升麻各四分　大黄六分　巴豆（去尖，以油熬令紫色，以纸裹于灰中裛一日，去油，熟研如泥）九十枚

【用法】上一十九味，并为末，后入巴豆研匀，以蜜为丸，如梧桐子大，一岁儿每服二丸，温水研化下。

◆**五香白术散**《世医得效方》

【主治】脾虚，泄泻，饮食不化。

【功效】宽中和气，滋益脾土。

【药物及用量】沉香　木香　明乳香　丁香　藿香叶各五钱　白术　罗参　白茯苓　薏苡仁　山药　扁豆　桔梗　缩砂　白豆蔻　甘草　莲肉各一两

【用法】研为末，空腹时盐汤或枣汤调下，有汗加浮麦煎汤调下。

◆**五香流气饮**《外科大成》

【主治】黄鳅痈，流注，结核。

【功效】行气消痈。

【药物及用量】金银花二两　小茴香　僵蚕（炒）　羌活　独活　连翘（去心）　瓜蒌仁各一两五钱　藿香五钱　丁香一钱　木香　沉香　甘草各一钱

【用法】上分十剂，清水煎，随病上下服。

◆**五香追毒丸**《疡医大全》

【主治】肿疡及疔疮。

【功效】去毒定痛。

【药物及用量】乳香（去油）　血竭　巴豆　老君须　母丁香　连翘　没药（去油）　沉香　广木香　苦丁香各一钱二分

【炮制】研为末，炼蜜和丸，如芡实大，朱砂为衣。

【用法】每服一丸或二丸，空腹，食前清酒送下，行二三次后，用冷粥补之。

◆**五香连翘散**《六科准绳》

【主治】小儿蕴蓄风热，节解不举，肤肿色白，或遍生白丹，白疹瘙痒及恶核瘰疬，附骨痈疽。

【功效】宣解风热，解毒。

【药物及用量】麝香五厘　青木香　熏陆香　鸡舌香　沉香　麻黄　黄芩各一分　大黄八分　连翘　海藻　射干　升麻　枳实各二分　竹沥汁一合

【用法】清水四升，煎至一半，纳竹沥，煮取一升二合，儿生百日至二百日，每服二合，二百余日至周岁，每服五合。

◆**五香连翘汤**《卫生宝鉴》

【主治】诸疮肿初觉一二日，便厥逆，咽喉塞，发寒热。

【功效】消痈解毒。

【药物及用量】沉香　木香　麝香　丁香各一两　乳香二两　连翘　射干　升麻　独活　桑寄生　甘草（炙）各一两　大黄一两五钱　木通二两

【用法】㕮咀，每服四钱，清水二盏，煎至一盏，去滓，空心温服。

◆**五香连翘汤**《妇人大全良方》

【主治】产后恶露忽少，留滞经络，腰中重痛，下注两股，如锥刀刺，痛入骨中，不即通之，则痛处恐作痈疽。

【功效】活血行气。

【药物及用量】木香　沉香　丁香　乳香　麝香　连翘　升麻　独活　桑寄生　木通各二两（一方有大黄一两）

【用法】研为粗末，每服五钱，清水二盏，煎至一盏去滓，加竹沥少许温服。

◆五香散《千金方》

【主治】岭南毒气射中人，暴肿生疮。

【功效】消痈，凉血解毒。

【药物及用量】甲香　熏陆香　丁香　沉香　青木香　黄连　黄芩各四钱　牡蛎　升麻　甘草　乌翣各四钱　吴茱萸三分　犀角　鳖甲　羚羊角各四分　黄柏六分

【用法】治下筛，每服方寸匙，清水调下，每日三次。

【用法】并以水和少许洗之，仍以鸡子白和散涂疮上，干即易之。

◆五香散《圣济总录》

【主治】三焦不利，或头痛恶心，寒热气急，似起痈疖之状。

【功效】排毒托里。

【药物及用量】青木香　丁香　沉香　乳香　藿香各等量

【用法】锉散，每服三钱，清水一盏半煎，食后温服。

◆五香散《太平惠民和剂局方》

【主治】咽喉肿痛，气结不通。

【功效】消痈散毒。

【药物及用量】木香　沉香　鸡舌香　熏陆香各一两　麝香三分

【用法】研为细末和匀，每服二钱，清水一盏，煎至五分，不拘时服。

◆五香散《六科准绳》

【主治】恶核恶肉，瘰疬风毒肿，疔疮阳证潮热，满乱谵语，六脉洪大。

【功效】消痈散毒清热。

【药物及用量】木香　鸡舌香　沉香各一两　麝香（细研）二钱五分　熏陆香　射干　干葛（锉）　升麻　独活　桑寄生　连翘　甘草（生）各二两　川大黄（锉碎，微炒）三两

【用法】锉碎，入麝香研匀，每服三钱，清水一中盏，煎至五分，去滓，加竹沥半盏，更煎一二沸温服，每日三次。疔疮阴证脉沉，四肢冷，疮不发者去大黄，加苍耳、莲肉、酸枣仁、藿香、茯苓、黄芪、肉桂、当归、防风、白芷、附子、生姜，半水半酒煎服；如潮热者，此皮肤受毒，加生大黄、柴胡、地骨皮。如呕逆者，此胃经受毒，加丁香；如喘嗽者，此肺经受毒，加杏仁（去皮尖）、知母、秦艽、紫菀；如眼花者，此心经受毒，加朱砂、雄黄、麝香。如脚冷者，此肾经受毒，加木瓜（盐炒）、牵牛（盐炒）。如发渴自汗者，此肝经受毒，加黄芩、山栀；如大小便秘腹胀满者，此脾满者，此脾经受毒，加枳壳（炒）、木通、苦葶苈、生大黄。

◆五香散《妇人良方》

【主治】食鱼伤，泄泻不止，气刺奔冲，妊娠泻痢，胎动腹痛，血气，产后败血冲心等证。

【功效】调气和胃。

【药物及用量】乌药　白芷（炒）　枳壳　白术　高良姜（炒）　甘草　蓬莪术（孕妇减半）各等量

【用法】研为细末，每服二钱，温酒调下，孕妇泻痢，食前陈米饮调下；胎动糯米饮调下；产后败血冲心，败蒲煎汤送下。

◆五香散丁《六科准绳》

【主治】小儿脾胃久虚，食减羸瘦。

【功效】醒胃和脾。

【药物及用量】麝香三钱（细研）　丁香　沉香　藿香　白术各一两　白茯苓　陈橘皮（汤浸，去瓤，焙）　黄芪（锉）各一两　诃黎皮　甘草（炙微赤，锉）各五钱

【用法】捣筛为末，清水五升，慢火煎至一升，以布绞汁，入锅内煎入麝香、蜜各三合，生姜汁五勺，枣肉二十枚，慢火熬成膏。每服半茶匙，粥饮调下，量儿大小加减。

◆五香汤《沈氏尊生书》

【主治】痈疽，因血凝气滞血而生者。

【功效】活血行气。

【药物及用量】木香 沉香 丁香 麝香 乳香 甘草各五分 人参 黄芪 犀角屑各一钱

【用法】清水煎服。

◆**五倍子丸**《六科准绳》

【主治】小儿大便下血。

【功效】解毒止血。

【药物及用量】五倍子

【炮制】干研为末，炼蜜和丸，如小豆大。

【用法】三岁儿每服三十丸，米汤送下。

◆**五倍子散**《张洁古方》

【主治】小儿脱肛。

【功效】收脱止血。

【药物及用量】五倍子 地榆各等量

【炮制】研为细末。

【用法】每服半钱或一钱，空腹时米饮调下。

◆**五倍子散**《御药院方》

【主治】牙齿为物所伤。

【功效】健身坚齿。

【药物及用量】五倍子 干地龙（去土，微焙）各等量

【用法】研为细末，先将生姜擦牙根后以药敷之，五日内不得吹硬物，用骨碎补浓煎，时时漱之。如齿初伤欲落时，以膏擦药贴齿槽中，至齿上，即牢如故。

◆**五倍子散**《太平圣惠方》

【主治】癣久不瘥。

【功效】杀虫敛湿。

【药物及用量】五倍子（火烧烟尽）一两 黄柏（锉） 当归（锉，炒） 腻粉 漏芦 白矾（煅）各一分

【用法】研为细末，先用盐浆水洗，拭干，敷之。

◆**五倍子散**《医宗金鉴》

【主治】痔疮肿坠。

【功效】收敛止脱。

【药物及用量】川文蛤（大者）一枚

【炮制】先敲一小孔，用阴干荔枝草揉碎，塞入令满，用纸塞孔，湿纸包煨，片时许取出，去纸研为细末，每钱加轻粉三分，冰片五厘。

【用法】共研细末，唾津调涂之。

◆**五倍散**《证治准绳》

【主治】疳疮及金疮，血出不止。

【功效】收敛止血。

【药物及用量】生五倍子一枚

【用法】研为末，干贴之，血立止。

◆**五疳丸**《幼幼新书》

【主治】小儿五疳。

【功效】杀虫。

【药物及用量】熊胆 芜荑（去皮）各一钱 麝香一字 胡黄连（别杵为末）一分 大干蟾（用上节，去膊锉碎，入在瓶内，盐泥固济，以炭火烧通赤，取出停一夜，取药研为细末）一分

【炮制】先以芜荑研极细，次入麝香，次入胡黄连、干蟾研末令匀，倾出，欲研熊胆，以沸汤溶化，再入前四味，更研令匀，水煮米糊为丸，如绿豆大。

【用法】二三岁儿每服十丸，四五岁十五丸，食前米饮送下。

◆**五疳丸**《吉氏家传方》

【主治】五疳伤积。

【功效】杀虫消食。

【药物及用量】白芜荑 黄连各一两 神曲五钱 使君子（连壳）十四个 鹤虱少许

【炮制】研为末，猪胆面糊和丸，如绿豆大。

【用法】每服十丸，米饮送下。

◆**五疳丸**《银海精微》

【主治】小儿疳眼，面瘦皮黄，夜间潮热。

【功效】清热杀虫。

【药物及用量】胡黄连五钱 密陀僧（煅水飞） 绿矾（煅透红） 夜明砂各三两 犀牛黄一钱

【炮制】共研细末，大枣肉为丸，如绿豆大。

【编者按】每服三四十丸，空腹时米饮送下。

◆**五疳保童丸**《普济方》

【主治】五种疳疾。

【功效】杀疳虫，消疳热。

【药物及用量】青黛　苦楝皮根　夜明砂（布裹洗）　五倍子　芦荟　黄连（去毛）　龙胆草　白芜荑仁　干蟾（酥炙，去皮）　蝉蜕（去嘴爪土）各等量　麝香少许（研入）

【炮制】研为末，水煮粟米糊和丸，如麻子大。

【用法】一岁儿每服三丸，不拘时米饮送下，每日三次，忌食猪肉。

◆**五疳消积丸**《全国中药成药处方集》

【主治】小儿疳积，面黄肌瘦，牙疳口臭，筋青腹大。

【功效】杀虫消食。

【药物及用量】川黄连　芜荑　龙胆草各三钱　麦芽（炒焦）　山楂肉　广陈皮　神曲（炒焦）各一两

【炮制】共研细末，水泛为丸。

【用法】每服二三钱，熟汤送下，忌食生冷，硬物。

◆**五神丸**《验方新编》

【主治】肾泄久不愈。

【功效】温脾胃，止肾泻。

【药物及用量】破故纸（炒，酒浸蒸）　核桃肉（去皮）各四两　五味子（炒）三两　吴茱萸（盐水炒）一两

【炮制】共研细末，生姜煮枣为丸，如胡椒大。

【用法】每服三钱，临卧时盐汤送下。

◆**五神散**《证治准绳》

【主治】瘴毒，蚊蝎蜇伤，蛇伤。

【功效】解热毒。

【药物及用量】葫芦　紫河车各二钱　续随子（去壳）　雄黄各一钱　麝香少许

【用法】研为末，醋调涂，蛇伤先以刀割去损肉，以末干搽，或唾调搽。

◆**五神散**《圣济总录》

【主治】大肠积冷，下痢不止，里急后重疼痛。

【功效】温阳散寒，涩肠止痢。

【药物及用量】附子（炮裂，去皮、脐）半两　干姜（炮）　诃黎勒（炮，去核）　延胡索各一两　乌梅（去核）半两

【用法】上五味，为粗散，和白面裹，慢火内烧，令面熟为度，去面焙干，捣罗为细散，每服一钱匕，空心，食前米饮调下。

◆**五神汤**《证治准绳》

【主治】血分虚热，血虚。

【功效】清血热，补血虚。

【药物及用量】四物汤第一方加柴胡

【用法】清水煎服。

◆**五退散**《普济方》

【主治】眼中翳障。

【功效】祛风明目，清热消翳。

【药物及用量】蝉蜕　蛇蜕　蚕蜕　猪蹄壳　鲮鲤甲　防风　菊花　草决明　石决明　甘草各等量

【用法】研为细末，每服二钱，食后薄荷煎汤调下。

◆**五退散**《仁斋直指方》

【主治】倒睑卷毛。

【功效】消风热。

【药物及用量】蝉蜕　蛇蜕（醋煮）　蚕纸　猪蹄壳　荆芥穗各二钱五分　穿山甲　川乌（炮）　甘草（炙）各五钱

【用法】研为末，每服二钱，食后盐汤调下。

◆**五退还光丸**《普济方》

【主治】内外障眼。

【功效】消风热。

【药物及用量】蚕蜕五钱　蝉蜕（炒）　蛇蜕（炒）　猪前爪（烧存性）　刺猬皮（麸炒，去麸不用）　苍术（泔水浸，炒干）　枳实　防风　草决明各一两

【炮制】共研细末，炼蜜为丸，如梧桐子大。

【用法】每服二十丸，茶清送下，每日一二次。

◆**五淋散**《太平惠民和剂局方》

【主治】五淋。

【功效】清湿，利水通淋。

【药物及用量】赤茯苓（一作白茯苓）一钱五分　赤芍（去芦，一作白芍）一钱　山栀仁一钱　当归（去芦）　甘草各一钱二分

【用法】研为细末，加灯心二十茎，清水煎，食前服，或和五苓散，用竹叶、麦门冬、葱头、灯心煎汤调下。

◆**五淋散**《六科准绳》

【主治】五淋。

【功效】清湿利水。

【药物及用量】山茵陈　淡竹叶各一钱　木通　滑石　甘草（炙）各一钱五分　山栀仁（炒）　赤芍　赤茯苓各二钱

【用法】清水二盅，煎至一盅，食前服。

◆**五淋散**《普济方》

【主治】五淋。

【功效】清湿利水。

【药物及用量】赤茯苓（去皮）　赤芍（炒）　山栀子（去壳）　生甘草　当归（去芦）　黄芩（炒）　车前子　淡竹叶　灯心　木通（去皮节）　滑石（水飞）　葵子　葶苈（炒）各等量

【用法】㕮咀，㕮葱白一茎，清水煎，入生车前草杵捣取汁，用五苓散调化；或硝石末调，食前服；血淋，白茅根、灯心煎汤调下；气淋，木通煎汤调下；热淋，新水煎服，或黄芩煎汤调下；石淋，用滑石隔纸炒焦，研为细末，用葵子汤煎服。

◆**五痔散**《杂病源流犀烛》

【主治】一切痔。

【功效】杀虫，祛风。

【药物及用量】猪蹄甲（左悬者）　露蜂房　鳖甲　猬皮各五钱　蛇蜕一条

【用法】各烧存性为末，每服二钱，入麝香少许。空腹时井水调下。

◆**五通丸**《外科全生集》

【主治】痈疽大证，生于紧要穴道，势将剧烈者。

【功效】宣滞消痈。

【药物及用量】广木香　五灵脂　麻黄　乳香（去油）　没药（去油）各等量

【炮制】各研极细末，再称准研匀，用黄米饭捣烂，入末再捣为丸，如梧桐子大。

【用法】每服五钱，川芎、当归、赤芍、连翘、生甘草煎汤送下。如与三黄丸间服，更妙。

◆**五通膏**《万病回春》

【主治】小儿脐风撮口。

【功效】消毒行滞。

【药物及用量】生地黄　生姜　葱白　萝卜子　田螺肉

【用法】共捣烂，涂脐四围一指厚，包住一时，有屁下泄而愈。

◆**五黄散**《活法机要》

【主治】杖痛，疼痛。

【功效】解热毒，消痈滞。

【药物及用量】黄丹　黄连　黄芩　黄柏　大黄　乳香各等量

【用法】研为细末，新水调成膏，绯绢摊贴。

◆**五黄散**《幼科释谜》

【主治】小儿内外俱大热之证。

【功效】清热解毒，燥湿。

【药物及用量】黄连　黄芩　黄柏　栀子　大黄

【用法】研为末，每服二钱，清水煎服。

◆**五痹汤**《沈氏尊生书》

【主治】风寒湿气内袭，手足缓弱麻痹。

【功效】和气血，祛风湿。

【药物及用量】人参　茯苓　当归　白芷　川芎　加白术　细辛　甘草　五味子

【用法】加生姜，清水煎服，如肝、心、肾三痹，当倍用川芎。

◆**五圣丸**《御药院方》

【主治】经水不调，脐腹疼痛，崩中漏下，血瘕硬块，妊娠宿冷，胎动下血，产后乘虚风寒内搏，恶露不下，结生瘕聚，小腹坚痛，时作寒热。

【功效】调益营卫，滋养气血。

【药物及用量】当归　川芎　白芍　熟、干地黄各一两　生干地黄二两

【炮制】研为细末，酒煮面糊和丸，如梧桐子大。

【用法】每服六七十丸，食前温酒送下。

◆**五圣散**《瑞竹堂经验方》

【主治】疔疮痈疽。

【功效】泻血中邪热之毒。

【药物及用量】皂角针二两　瓜蒌一个　大黄　金银花　生姜　甘草各一两

【用法】㕮咀，好酒二升，煎至八分，去滓，不拘时温服。

◆**五饮汤**《医垒元戎》

【主治】五饮。

【功效】温阳行水。

【药物及用量】旋覆花　人参　陈皮（去白）　枳壳　白术　茯苓　厚朴（制）　半夏（制）　泽泻　猪苓　前胡　桂心　白芍　甘草（炙）各等量

【用法】每一两，分四服。加生姜十片，清水二盏，煎至七分去滓，不拘时温服。因酒成饮者，加葛根、葛花、砂仁。

◆**五福化毒丹**（汤氏方）

【主治】上焦壅热，烦渴，疮疹余毒，口齿出血，牙宣口臭䶊鼻，唇舌生疮。

【功效】清膈，凉血，解毒。

【药物及用量】玄参（洗，焙）　桔梗（去芦）各一两（一作各三两）　赤茯苓（一作一两五钱）　人参（一作五钱）　风化马牙硝（一作一两）　青黛（一作一两）　甘草（焙，一作七钱五分）各一分　麝香五分（一作一字，一方有龙胆五分）

【炮制】除牙硝、麝香另研外，余共研为细末，次和青黛等炼蜜为丸，如芡实大，金银箔为衣。

【用法】每服一二丸，薄荷汤化下，上焦热壅，口齿出血，牙宣口臭者，食后生地黄汁化下，疮疹余毒，生犀角磨水送下。

◆**五福化毒丹**《六科准绳》

【主治】热毒蕴积，谵语，颊赤咽干，口舌生疮，头面疮疖，痘毒，实热肿痛。

【功效】凉心膈，清火热。

【药物及用量】生地黄　熟地黄（焙）各五两（一作各二两）　天门冬（去心）　麦门冬（去心，焙）各三两（一作各二两）　甜硝（另研，一作三两）　玄参（一作二两）　甘草（一作三两）各二两五钱　青黛（另研）一两五钱

【炮制】研为细末，拌匀，炼蜜和丸，如鸡实头大。

【用法】每服半丸或一丸，食后水化下。

◆**五福化毒丹**《医宗金鉴》

【主治】赤游丹毒，身热惊搐烦躁，唇焦面赤。

【功效】凉血，清热。

【药物及用量】人参　赤茯苓　桔梗各二两　牙硝　青黛　黄连　龙胆草各一两　生甘草五钱　玄参　朱砂各三钱　冰片五分

【炮制】研为细末，炼蜜和丸，如芡实大，金箔为衣。

【用法】每服一丸，薄荷、灯心煎汤化下。

◆**五福化毒丹**《世医得效方》

【主治】疮疹余毒，上攻口齿及治蕴积毒热，惊惕狂躁，颊赤咽干，口舌生疮，夜卧不宁，谵语烦渴，头面身体多生疮疖，赤眼等疾。亦名青黛丸。

【功效】清热凉血，解毒疗疮。

【药物及用量】人参半两　玄参两半　茯苓一两　青黛　甘草各五钱　桔梗一两　牙硝（枯）半两　麝香　脑子各半钱（一方无脑子，有金银箔）

【用法】上九味，为末，蜜丸，每两作十二丸，每一岁儿，一丸分四服，用薄荷汤下。疮疹上攻口齿，涎血臭气，生地黄自然汁化一丸，用鸡翎刷在口内；热疳肌肉黄瘦，雀目夜不见物，陈粟米泔水化下，食后临睡服。

◆**五福饮**《景岳全书》

【主治】胎动不安，由于气血俱虚者。

【功效】调气养胎。

【药物及用量】人参酌用，熟地黄二钱（或三四钱）　当归二钱（或三钱）　甘草（炙）一钱　白术一钱五分

【用法】清水煎，食远温服。

◆**五精丸**《医方大成》

【主治】阳痿。

【功效】大补元气。

【药物及用量】秋石 茯苓 山药 阳起石 鹿角霜各等量

【用法】每服二三十丸，熟汤送下。

◆**五膈散**《严氏济生方》

【主治】五膈，胸膈痞闷，诸气结聚，胁肋胀满，痰逆恶心，不进饮食。

【功效】化痰散结除满。

【药物及用量】枳壳（去瓤，麸炒） 木香（不见火） 青皮（去白） 大腹子 白术（《澹寮方》炒） 半夏曲（锉，炒） 丁香（不见火） 天南星（汤泡，去皮） 干姜（炮） 麦蘖（炒） 草果仁各一两 甘草（炙）半两

【用法】上一十一味为细末，每服二钱，水一中盏，生姜五片，煎至六分，温服，不拘时。

◆**五膈丸**《千金方》

【主治】饮食不得下，手足冷，上气喘急。

【功效】温中开膈。

【药物及用量】麦门冬（去心）三两 甘草二两 蜀椒（炒去汗） 远志 肉桂心 北细辛 干姜（炮）各一两 附子（炮）一枚 人参一两

【炮制】研为细末，炼白蜜和丸，如弹子大。

【用法】先食含一丸，细细咽之，喉中胸中当热，药丸稍尽，再含一丸，日三夜三次，七日自愈。

◆**五膈丸**《袖珍方》

【主治】留饮停积不消，胸膈痞气。

【功效】消积化饮除痞。

【药物及用量】大黄 牵牛 木香各一两 橘皮二两

【用法】上四味为末，蜜丸如梧桐子大，每服四五十丸，冷水送下。

◆**五膈丸**《圣济总录》

【主治】五膈气噎，满闷不下食。

【功效】消积除满。

【药物及用量】白术（炒） 木香（炮） 诃黎勒（炮，去核） 陈橘皮（去白，焙） 昆布（洗去咸水） 桃仁（去皮尖、双仁，炒）各三分 大黄（锉） 肉桂（去粗皮） 半夏（汤洗，去滑，七遍） 槟榔（锉） 枳实（去瓤，麸炒） 五味子各半两 琥珀（研）一分

【用法】上一十三味，捣罗为末，炼蜜和丸如梧桐子大，每服三十丸，空心，生姜枣汤下。

◆**五膈丸**《圣济总录》

【主治】膈气痰结，胸中不利。

【功效】化痰散结肠中。

【药物及用量】桑根白皮（锉，焙） 紫苏叶（微焙） 赤茯苓（去黑皮） 陈橘皮（汤浸，去白，焙）各一两 槟榔八枚（锉） 生姜（切，焙）二两 厚朴（去粗皮，生姜汁炙）一两三分 旋覆花一两半

【用法】上八味，捣罗为末，炼蜜和丸，如梧桐子大，空心，米饮下二十丸，渐加至三十丸。

◆**五膈丸**《神巧万全方》

【主治】寒冷心痛，咽中有物，吐之不出，咽之不下。

【功效】温中散结止痛。

【药物及用量】干姜（炮） 桂心各二两 麦门冬（去心） 细辛（去苗） 人参（去芦） 吴茱萸各二两 附子（炮） 远志（去心） 椒（炒令汗出） 甘草（炙）各一两

【用法】上一十味，捣罗为末，炼蜜丸，梧桐子大，空心酒下二十丸。

◆**五膈宽中汤**《太平惠民和剂局方》

【主治】停痰气逆，胸膈痞满，一切冷气。

【功效】温中行气化滞。

【药物及用量】白豆蔻（去皮，一作三钱）二两 甘草（炙，一作一两）五两 木香三两（一作五钱） 厚朴（去皮，姜汁炙熟，一作姜汁炒二两）一斤 缩砂仁 丁香 青皮（去白） 陈皮（去白）各四两

香附子（炒去毛）十六两（一方无缩砂仁、丁香、青皮、陈皮、香附子）

【用法】研为细末，每服二三钱，加生姜二片，食盐少许，不拘时，沸汤中点服，或清水煎，入盐一字，和滓服。

◆五噎丸《千金方》

【主治】胸中久寒，呕逆结气。

【功效】温中散寒，降逆。

【药物及用量】干姜　蜀椒　吴茱萸　桂心　细辛各一两　人参　白术各二两　橘皮　茯苓各一两五钱　附子（炮）一枚

【炮制】研为细末，炼白蜜和丸，如梧桐子大。

【用法】每服十五丸，渐加至三十丸，每日三次，黄酒送下。

◆五噎散《三因极一病证方论》

【主治】五种噎，食饮不下，胸背痛，呕哕不彻，攻刺疼痛，泪与涎俱出。

【功效】消积除满止痛。

【药物及用量】人参　茯苓　厚朴（去粗皮，锉，姜汁制炒）　枳壳（去瓤，麸炒）　桂心　甘草（炙）　诃子（炮，去核）　白术　橘皮　白姜（炮）　三棱（炮）　神曲（炒）　麦蘖（炒）各二两　木香（炮）　槟榔　蓬莪术（炮）各半两

【用法】上一十六味为末，每服二钱，水一盏，生姜三片，枣子一枚，煎七分，空心温服，盐汤点亦得。

◆五积散《太平惠民和剂局方》

【主治】外感寒邪，内伤生冷，头疼身痛，头背拘急，恶寒，腹痛呕吐，以及寒湿客于经络，腰脚酸痛，妇人经血不调，难产。

【功效】宣滞化积。

【药物及用量】苍术（米泔浸，炒，去皮）八钱　桔梗（去皮）六钱　麻黄（去节根泡）　枳壳（去瓤，麸炒）　陈皮（去白）各五钱　厚朴（去粗皮，姜制）　干姜（泡过）　茯苓　甘草　白芷　当归身　白芍（酒洗）　川芎　肉桂各三钱

【用法】研为末，每服四五钱，加姜三片，葱白三斤，清水煎，去滓热服，温覆取微汗。冒寒用煨姜；表邪甚者，去苓、芍，加香豉；阴寒脉细，去苓、芍，加熟附；逆气干呕，加吴茱萸；虚加人参、白术、香附、砂仁；妇人调经催产，加艾醋。

◆五积丸《朱氏集验方》

【主治】痟劳诸积。

【功效】温中，消积化滞。

【药物及用量】南星（去风积）　川郁金　巴豆（去油，食积）　肉桂（去皮，冷积）　僵蚕（去惊积）量　使君子（为末）各等量

【用法】上六味，面丸，粟米大，萝卜子煎汤，空心下。

◆五龙汤《证治准绳》

【主治】痘毒。

【功效】清血热，解痘毒。

【药物及用量】黄连　紫草茸　芍药各三钱　生地黄九钱

【用法】清水煎浓，加水磨犀角汁和服，外以化斑汤浴之，然后服药。

◆五龙膏《普济方》

【主治】疥癣。

【功效】化湿，杀虫。

【药物及用量】硫黄　白矾　白芷　吴茱萸　川椒各等量

【用法】研为细末，熬油调涂之。

◆五龙膏《医宗金鉴》

【主治】痈疽阴阳等毒，肿毒未溃者。

【功效】拔出脓毒。

【药物及用量】五龙草　金银花　豨莶草　车前草（连根叶）　陈小粉各等量

【炮制】俱用鲜草叶，一处捣烂，再加三年陈小粉并飞盐末二三分，共捣为稠糊。

【用法】遍敷疮上，中留一顶，用膏贴盖，避风为主。若冬月草无鲜者，预采蓄下，阴干为末，用陈米醋调敷，一如前法。如无五龙草，倍加豨莶草亦可。

◆五痨麝香散《证治准绳》

【主治】男子妇人传尸痨，骨蒸实热。

【功效】补虚清热，宣通气血。

【药物及用量】天灵盖二钱五分　柴胡一两　犀角屑五钱　甘草三寸（如病人中指

长，男左女右）　东引桃枝　青蒿　东引柳枝　石榴枝各一握　阿胶　薤白　葱白各七寸　麝香二钱五分

【用法】研为末，童便二升五合，浸一宿，明日早、晚煎至一升五合，去滓，分为三服。煎成分为三服，入槟榔末三分温服，初服约人行三五里远，便再进一服。倘恶心，以白梅含止之，服三五服病止，即泻出异物；若虫如头发马尾，身赤口黑，身上如蚁行，不可名状，泻后葱粥饮补之，同时药煎补五脏茯神散。避风一月。忌食油腻、湿面、咸味，并牛、猪、鸡、鸭、犬等物。

◆**五痫丸**（杨氏方）

【主治】五痫。

【功效】祛风，开窍。

【药物及用量】露蜂房（焙）　石绿各一两　桂心　远志（去心）　人参各五钱　朱砂一钱

【炮制】研为末，稀粥和丸，如梧桐子大。

【用法】每服二三丸，熟汤送下。

◆**五胆丸**《太平圣惠方》

【主治】小儿渴疳。

【功效】杀虫清热。

【药物及用量】猪胆　狗胆　牛胆　鲫鱼胆　猬胆各一枚

【用法】每服二丸，新汲水送下，以饮水足为度，空腹、午时各一服，量儿大小加减。

◆**五胆丸**《银海精微》

【主治】大人、小儿雀目，至申酉时不见物者。

【功效】杀虫积，清肝热，明目。

【药物及用量】熊胆　牛胆　青鱼胆　青羊胆各一枚　鲤鱼胆二枚　石决明（煅）二两　夜明砂一两　麝香少许

【炮制】共研细末，即将五胆汁和丸，如绿豆大。

【用法】每服三十丸，空腹，茶送下。

◆**五胆偃月坠翳丸**《医宗金鉴》

【主治】偃月翳，枣花翳。

【功效】清热杀虫。

【药物及用量】牛胆五钱　熊胆一分　石决明一两　麝香少许　青鱼胆　鲤鱼胆　青羊胆各七个

【炮制】研为细末，水煮面糊和丸，如梧桐子大。

【用法】每服五分，空腹时清茶送下。

◆**五胆膏**《医宗金鉴》

【主治】眼病。

【功效】凉肝胆，能清眼目。

【药物及用量】猪胆汁　黄牛胆汁　羊胆汁　鲤鱼胆汁　熊胆　胡黄连　青皮　川黄连各二钱五分　白蜜二两

【炮制】先以黄连、青皮研为末，与蜜及胆汁和匀，入瓷瓶中，以细纸封理牢紧，坐饭甑中蒸，待饭熟为度。

【用法】每用少许，点于患处。

◆**五兽三匮丸**《医方类聚》

【主治】肝肾不足，两脚虚痿。

【功效】强督脉，壮筋骨。

【药物及用量】鹿茸（醋炙）　麒麟竭　虎胫骨（醋炙）　牛膝（酒浸）　金毛狗脊（烧去毛）各一两（五兽也）　附子（去皮、脐，去中心，入朱砂细末一两填满）　木瓜（去皮，去中心，入附子于内，再以附子末盖口）各一个（三匮也）　辰砂一两（细末）

【炮制】先将五兽研为末，以三匮正坐于瓷缸内，重汤蒸极烂，和五兽末捣丸，如梧桐子大。

【用法】每服三五十丸，木瓜酒送下。

◆**五宝丹**《张氏医通》

【主治】虚人杨梅结毒。

【功效】解毒收功。

【药物及用量】铅粉三钱（铜杓内隔纸焙黄，火缓焙，勿令焦黑）　真珠（勿见火，另研）　滴乳粉（煅净，取极细末）　琥珀（勿见火，另研）　朱砂（水飞）各一钱

【炮制】杵匀，汤浸蒸饼为丸，如绿豆大。

【用法】分作七服，弱者分十服，每服用土茯苓四两，煎汤服下。

◆**五宝丹**《疡医大全》

【主治】杨梅结毒。

【功效】解毒。

【药物及用量】滴乳石三钱　琥珀　辰砂各二钱　大真珠五分　冰片二分（一作各二钱）　毒在上部者，加川贝母三钱，赤茯苓、牛膝各一钱

【炮制】研为细末，入飞白面四两研匀，每服三分（一作五分），用土茯苓一斤，拭去泥，以木槌碎，入砂锅内，用水十二碗，慢火煎至八碗，滤去滓，将药筛搅匀，再煎二三沸取起。

【用法】陆续一日服完，三次即愈。(1) 鼻腐烂者，每服加灵山柴（煅）、鹿鼻血（阴干）、月经布（前三日者，煅存性研细）各三厘（一作加辛夷三钱），和匀煎服。三服后，鼻即长如故。(2) 阴茎腐烂者，每服加灵山柴（煅）、羊肾火（阴干）、月经布（女子前三日者，煅存性研细）各三厘（一作加牛黄胎骨）和匀煎服，三服后，茎长如故。如成漏而流清水者，加当归、人参、黄芪。(3) 毒疮在上者，用桔梗半钱，浸水煎土茯苓，在下者，用甘草半钱，水煎土茯苓。(4) 虚极寒战咬牙，肢体如冰者，加炮附子三分，以身温战止为率，不可过服。(5) 疼痛不可忍者，加乳香、没药（去油）各三厘。(6) 轻粉之毒，深入骨髓筋骨痛者，本方中倍真珠，加乳香、没药各三厘，轻粉之毒，流入口内而噎气者，加沉香、木香各五厘。(7) 服药后小便不利者，乃药驱毒下行，可用百草霜二钱，播井水清晨服之，或绿豆汤亦可。(8) 结毒在手足屈曲之处，愈后尚不能活动者，可再服一二剂，其筋自疏。

◆**五宝丹**《丁惠生方》

【主治】杨梅毒疮。

【功效】杀虫解毒。

【药物及用量】杏仁五粒（去皮研霜）　轻粉五分　银朱三分　冰片一分　麝香五厘

【炮制】共研极细末。

【用法】破者干掺，未破者，水调涂之。隔日痂脱自愈。

◆**五宝散**《验方新编》

【主治】肌不长。

【功效】收湿生肌。

【药物及用量】人指甲五钱　用红枣（去核）包甲

【炮制】以长发五钱，将枣捆扎，同橡皮薄片五钱，放瓦上炙融成团存性，加麝香一钱，上冰片三分，共研细如香灰。

【用法】每用少许，掺于疮上。

◆**五灵霜**《怀德堂方》

【主治】杨梅疮。

【功效】杀虫解毒。

【药物及用量】水银一两　朱砂　雄黄各二钱五分　白矾　绿矾各二两五钱

【炮制】研匀盛罐中，灯盏盖定，盐泥固济，文武火炼开，罐口扫收。

【用法】每以药三钱，入乳香、没药各五分，研细末，掺太乙膏上贴之。

◆**五灵丸**《本草衍义》

【主治】痛痹。

【功效】温中化积。

【药物及用量】五灵脂二两　川乌头一两五钱　没药一两　乳香五钱

【炮制】研为细末，水泛和丸，如弹子大。

【用法】每服一丸，姜汤温酒磨服。

◆**五灵丸**《仁斋直指方》

【主治】久喘。

【功效】化痰止咳平喘。

【药物及用量】木香半两　马兜铃（去壳，炒）　葶苈（微炒）各一分　川五灵脂二两半

【用法】上四味，为细末，炼蜜丸如梧桐子大，每二十丸，杏仁三个，捶碎，姜三片，煎汤下。

◆**五灵丸**《朱氏集验方》

【主治】脐风。

【功效】消中消积，化痰祛风。

【药物及用量】南星　五灵脂一钱　草乌（为末）半钱

【用法】上三味，用羊胆汁调，贴之。

◆**五灵膏**《医宗金鉴》

【主治】疗鼠疮、马刀、瘰疬之已溃者。

【功效】消毒祛腐。

【药物及用量】银黝子（捶碎）四两　黄丹（飞过）八两　香油二十两

【炮制】用砂锅一口盛香油，火温，候油热，将银黝子投入油内。用桃、柳、桑、槐、枣树枝搅之，候起真珠花时，捞去滓，用布滤挣，后将油下入锅内，将黄丹慢慢筛入油内，用五枝，不住手搅之，以滴水成珠为度，取出收贮。

【用法】勿令见火，以重汤炖化，红煅摊贴。

◆**五灵脂丸**《太平圣惠方》

【主治】妇人积年瘕块及恶血、气久不除。

【功效】散寒温经，止痛消癥。

【药物及用量】五灵脂一两　川乌头一两（炮裂，去皮、脐）　麝香半两（细研）　干漆一两（捣碎，炒令烟出）　巴豆三十枚（去皮，用醋煮令赤）　硫黄半两（细研）　硇砂半两（细研）

【用法】上七味，捣罗为末，入研，药令匀，以醋煮面糊和丸，如绿豆大，每服空心，以温酒下五丸。

◆**五灵脂丹**《普济方》

【主治】久咳，恐成痟痨。

【功效】杀虫消痰。

【药物及用量】五灵脂　蝉壳（微炒）　款冬花各五钱　蟾头一枚（涂酥，炙微黄）　青黛（细研）　雄黄（细研）各一分

【炮制】除青黛、雄黄外，余捣罗为细末，拌匀糯米饭为丸，如黍米大。

【用法】每服十丸，不拘时，人参煎汤送下，量儿大小加减。

◆**五灵脂散**《六科准绳》

【主治】脾积，妇人血崩及蛇蝎、蜈蚣咬伤。

【功效】消肿止血。

【药物及用量】五灵脂（炒令烟尽）不拘多少

【用法】研为末，每服一钱，温酒调下。

【用法】蛇蝎、蜈蚣咬，涂之。

◆**五灵脂汤**《女科玉尺》

【主治】产后闪伤，腹痛血崩。

【功效】补气活血。

【药物及用量】五灵脂五分　当归尾　陈皮　白术各一钱　川芎　白芍　茯苓　人参各八钱　甘草（炙）三分

【用法】加砂仁，清水煎服。

◆**五灵脂汤**《圣济总录》

【主治】肺咳。

【功效】清肺止咳。

【药物及用量】五灵脂一两　陈橘皮（汤浸，去白，焙）半两　甘草（炙，锉）　五味子　桑根白皮（锉，炒）　杏仁（汤浸，去皮尖、双仁，炒令黄）　人参各半两　马兜铃一两

【用法】上八味，粗捣筛，每服一钱匕，水一盏，入生姜五片，同煎至六分，去滓，食后温服。

◆**五灵膏**《太平圣惠方》

【主治】牙齿动摇。

【功效】防腐，杀虫，解毒，固齿。

【药物及用量】五灵脂五钱　松脂　黄蜡各一两　黄丹二钱五分　蟾酥半字

【炮制】置于瓷器中，慢火熬成膏，用白熟绢上摊，候冷，剪作片子。

【用法】每夜贴于齿龈上，有津即吐。误咽不满。

◆**五味活血汤**《千家妙方》

【主治】血栓闭塞性脉管炎。

【功效】清热解毒，活血化瘀。

【药物及用量】蒲公英一两　地丁一两　银花一两　紫背天癸一两　蚤休一两　归尾四钱　赤芍四钱　丹参六钱六分　鸡血藤六钱六分　川牛膝六钱六分　黄芪五钱　防己五钱

【用法】水煎去滓，温服。

◆**五物香薷汤**《仁斋直指方》

【主治】感受暑湿，脾胃不和，呕吐泄泻，恶寒发热。

【功效】祛暑解表，化湿和中。

【药物及用量】香薷三两　白扁豆（姜制）　厚朴（制）　白茯苓各一两半　甘草（炙）一两

【用法】上锉为散，水煎去滓，每次三钱。

◆**五磨饮子**《医便方》

【主治】七情郁结，或胸胁胀痛，或走疰攻冲，或暴怒猝死。

【功效】理气解郁，消积降逆。

【药物及用量】木香　乌角沉香　槟榔　枳实　台乌药各等量

【用法】白酒温服。

◆**五石汤**《千金方》

【主治】产后虚冷七伤，时寒热，体痛乏力。

【功效】温肾暖宫，养血活血。

【药物及用量】紫石英　钟乳　白石英　赤石脂　石膏　茯苓　白术　桂心　芎䓖　甘草各二两　薤白六两　人参　当归各三两　生姜八两　大枣二十个

【用法】上十五味，五石并为末，诸药各㕮咀，以水一斗二升，煮取三升六合，去滓，分六服。若中风，加葛根、独活各二两；下利，加龙骨一两。

◆**五槐丸**《医林方》

【主治】肠风脏毒，酒痢下血。

【功效】清热，收涩止血。

【药物及用量】五倍子　槐花　百药煎各等量

【用法】上三味，为细末，酒糊为丸，如梧桐子，每服三十丸至四十丸，煎黄连、生姜各一钱，水送下，空心服之。

◆**五唠丸**《千金方》

【主治】胸中久寒，呕逆逆气，食饮不下，结气不消。

【功效】温中降逆止呕。

【药物及用量】干姜　蜀椒　食茱萸　桂心　人参各五分　细辛　白术　茯苓　附子各四分　橘皮六分

【用法】上十味为末，蜜和丸，如梧桐子大，以酒服三丸，日三服，不知，稍加至十丸。

◆**五京丸**《千金方》

【主治】妇人腹中积聚，九痛七害及腰中冷引小腹，害食，得冷便下。

【功效】温经散寒止痛。

【药物及用量】干姜　蜀椒各三两　附子一两　吴茱萸一升　当归　狼毒　黄芩　牡蛎各二两

【用法】上八味为末，蜜和丸如梧桐子大，初服三丸，日二次，加至十丸。此出京氏五君，故名五京。久患冷困当服之。

◆**五嗽丸**《圣济总录》

【主治】肺寒，咳嗽上气。

【功效】散寒止咳。

【药物及用量】肉桂（去粗皮）　干姜（炮）　皂荚（酥炙，去皮、子）各一两

【用法】上三味，捣罗为末，炼蜜和丸，如梧桐子大，每服十丸，温水下，食后临卧服。

◆**五浆散**《永类钤方》

【主治】小便不通，茎中淋痛，心躁烦渴。

【功效】利湿通淋，除烦止渴。

【药物及用量】滑石一两　甘草二钱（炙）

【用法】上二味，为末，三岁一钱，灯心汤下。

◆**井金散**《证治准绳》

【主治】六瘤瘰疬。

【功效】蚀恶肉，杀虫毒。

【药物及用量】土黄三钱　生硇砂（晒干）　雄黄各二钱　轻粉　朱砂　乳香　没药各一钱　麝香　片脑各少许

【用法】共研为末，唾调为稀糊，涂瘤顶上，唾湿纸两重盖之，后用黄龙膏贴纸上，间日一度上药，次添药，彻的周回，大如韭菜。如此上之，无复渐渐折之。后根摇自然有裂衅，随后自下来。若腐肉未去尽者，掞针头散于疮口腐肉上，贴膏药，一日一换，直待腐肉尽为度。

◆**井泉石散**（张涣方）

【主治】眼疳，邪热攻目，目生翳障损睛。

【功效】清热，杀疳，明目。

【药物及用量】井泉石一两　晚蚕砂（微炒）　夜明砂（微炒）　石决明　甘菊花　黄连各五钱

【用法】捣烂为细末，每服一钱，米泔一盏，加生猪肝少许，煎至五分，肝烂为度。乳食后温服。

◆**仁熟散**《沈氏尊生书》

【主治】胆虚，畏恐不能独卧。

【功效】清热，养心，安神。

【药物及用量】柏子仁　熟地黄各一钱　人参　五味子　枳壳　山茱萸　肉桂　甘菊花　茯神　枸杞子各七分五厘

【用法】研为末，每服二钱，温酒调下，或清水煎服亦可。

◆**仁寿丸**《三因极一病证方论》

【主治】肝肾气虚，风冷所中，筋脉瞤动，口眼㖞斜。

【功效】滋补肝肾，祛风补血。

【药物及用量】附子（炮熟，去皮、脐）一两　桂心　白茯苓　山茱萸　五味子　杜仲（去皮，姜制，炒丝断）　续断　枸杞子　熟地黄（洗）　巴戟（去心）　菟丝子（酒浸湿，研）　防风各两半　牛膝（酒浸）二两

【用法】上一十三味，为末，蜜丸梧桐子大，每三五十丸，温酒盐汤，食前任下。

◆**元及散**（张涣方）

【主治】遗精。

【功效】涩精。

【药物及用量】北五味子（烈日曝干）

【用法】研为末，每服一钱，温酒或百沸汤调下，每日二次。

◆**元戎六合汤**《沈氏尊生书》

【主治】赤白带下，脉沉微，腹痛或阴中痛。

【功效】养血温中，散寒止痛。

【药物及用量】四物汤加肉桂、附子各五分（一方无附子，有茴香）

【用法】清水煎服。

◆**元寿丹**（张涵谷方）

【主治】乳痈初起或已溃。

【功效】滋阴，清虚热，软坚。

【药物及用量】龟壳（去龟板不用，止用龟盖，火煅存性）一具

【用法】研为细末。每服三钱，热酒调下，尽量饮醉即愈。

◆**内托升麻汤**《证治准绳》

【主治】妇人两乳间出黑头，疮头陷下作黑眼及乳痈初起者。

【功效】固正气，托邪毒，清热养血。

【药物及用量】升麻　葛根　连翘　当归身　黄柏各二钱　绵黄芪三钱　牛蒡子　甘草（炙）各一钱　肉桂五分

【用法】清水一盅，黄酒半盅，煎至一盅，食后服。

◆**内托升麻汤**《玉机微义》

【主治】妇人乳中结核。

【功效】清热散结。

【药物及用量】瓜蒌仁三钱　连翘二钱　甘草节　青皮各一钱

【用法】上四味作一服，水煎，食后细细呷之。

◆**内托白蔹散**《万病回春》

【主治】痈疽痰核。

【功效】凉血、活血。

【药物及用量】白蔹八分　赤芍　当归　连翘各一钱　黄芩（酒炒）　白芷　瓜蒌仁各八分　川芎　天花粉　乳香各七分　防风　桔梗　柴胡各五分　白蒺藜　生甘草各四分

【用法】为散，清水煎服。

◆**内托安神散**《外科正宗》

【主治】疔疮针后，元气虚脱者。

【功效】补心肺，养心安神。

【药物及用量】人参　麦门冬（去心）　抱茯神　绵黄芪　白术　玄参　陈皮各一钱（土炒，炙）　酸枣仁（炒，研）　远志（去心）　五味子　石菖蒲各五分（研）

【用法】清水二盅，煎至八分，临服时入朱砂末三分，和匀，食远服。

◆**内托羌活汤**《外科正宗》

【主治】臀痈，附骨疽，坚硬肿痛，左右脉俱紧，按之无力者。

【功效】温化托毒。

【药物及用量】羌活　黄柏（酒炒，一作酒洗）各二钱（一作各一钱）　黄芪一钱五分（一作八分）　当归尾（一作五分）　陈皮（一作五分，一作三分）　藁本（一作五分）　连翘（一作三分）　苍术（炒，一作五分，一作三分）　甘草（炙，一作五分，一作三分）　防风（一作五分）各一钱　肉桂三分　红花五分（一方无黄芪、红花、当归尾）

【用法】清水一盅，黄酒半盅，煎至八分，食前服，服后以被盖患处，使之温暖，则药力易至。

◆**内托消毒散**《证治准绳》

【主治】发颐，有脓难消，或已破者。

【功效】托毒解热。

【药物及用量】人参　黄芪　白芷　防风　川芎　当归　桔梗　连翘　升麻　柴胡　金银花　甘草节

【用法】清水一盅，好酒一盅，煎至一盅，去滓，徐徐温服。疮破者，以玄武膏贴之。

◆**内托酒煎汤**《外科正宗》

【主治】附骨疽之在腿外侧，属足少阳胆经部位者。

【功效】提脓托毒。

【药物及用量】黄芪　当归尾各二钱　柴胡一钱五分　升麻七分（一作五分）　连翘（去心）　肉桂　鼠粘子（炒）各一钱　黄柏　甘草（炙）各五分

【用法】㕮咀，好糯米酒一盏半，清水一大盏半，煎至一大盏去滓，空腹时服。待少时，早膳压之，使药性不致不攻。

◆**内托连翘散**《普济方》

【主治】疔疮。

【功效】解热毒。

【药物及用量】连翘　白芷　生地黄　赤芍各一两　薄荷叶　大黄（去皮）　黄栀（去顶华）各七钱　朴硝二两　黄芩（去心）五钱　甘草一两五钱

【用法】研为粗末，每服一两，清水一碗，加灯心、竹叶煎至七分，去滓服入，大病只三四服愈。如疮黄，于黄上用针刺破后服，喘加人参少许，如服后心烦呕，用甘草五钱、绿豆粉一两，研为末，分作二服，酸齑水调下止之。

◆**内托散**《儒门事亲》

【主治】诸肿毒恶疮。

【功效】辟风邪。

【药物及用量】大黄　牡蛎各五钱　瓜蒌仁二枚　甘草三钱

【用法】锉散，每服三钱，清水一大碗，煎至七分，去滓温服。

◆**内托散**《类证普济本事方》

【主治】疮毒，恶疮。

【功效】解烦渴，退虚热，托里止痛。

【药物及用量】绿豆粉一两　通明乳香五钱（慢火于银石器中炒，手指搅使干，急倾出，扇冷）

【用法】研为极细末，和匀，每服二钱至三钱，食后，临卧浓煎甘草汤调下，时时细呷。一日至三日内，宜连进十数服，令药常在胸膈间。

◆**内托散**《证治准绳》

【主治】痘疮毒根里顶陷，色灰白不起发，根窠不红，咬牙寒战。

【功效】温补气血，托邪行滞。

【药物及用量】人参　甘草　肉桂　白芷　白芍　川芎各一两　黄芪一两五钱　桔梗　防风各二两　当归五钱　木香一钱（一方加厚朴）

【用法】加生姜一片，大枣一枚，清水煎服，浆不满，水酒各半煎服。有斑减肉桂，加紫草、黄芩（酒炒）、黄连、牛蒡子之类；色红紫者去肉桂、木香，加紫草、蝉蜕；色淡白者去防风、白芷，加糯米；大便燥加人乳汁；泻加诃子肉、肉豆蔻。

◆**内托复煎散**《素问病机气宜保命集》

【主治】疮疡肿焮于外，根盘不深，痛在皮肉，形证在表，浮脉邪盛者。

【功效】托邪毒，清内热，祛风，养血。

【药物及用量】地骨皮　黄芪（盐水制）　防风（酒制）各二两　芍药　黄芩　白术　茯苓　人参　甘草（炙）　当归（酒制）　防己各一钱　桂五钱

【用法】㕮咀，另用苍术一斤，清水五升，煎至三升，去滓入前药，再煎至三四盏，绞取清汁，作三四服，终日服之。又煎苍术滓为汤，去滓，再依前煎药，去滓服之。此除湿散郁热，使胃气和平，如或未已，再作半料服之。如大便秘及烦热，少服黄连汤；如微利烦热已退，欲服复煎散半料，如此使荣卫俱行，邪气不能内侵。

◆**内托黄芪丸**《杨氏家藏方》

【主治】针砭伤经络，流脓不止。

【功效】和络解毒。

【药物及用量】黄芪八两　当归（洗）三两　肉桂（去皮）　木香　乳香（另研）　沉香各一两　绿豆粉四两

【炮制】研为细末，生姜汁煮米糊和丸，如梧桐子大。

【用法】每服五十丸，不拘时熟汤送下。

◆**内托黄芪散**《医宗金鉴》

【主治】虚疡之应托里者。

【功效】提脓解毒。

【药物及用量】黄芪　当归　白芍（炒）　川芎　白术（土炒）　陈皮　穿山甲（炒，研）　皂角刺各一钱　槟榔三分　肉桂五分

【用法】清水二盅，煎至八分，食前服。

◆**内托黄芪汤**《外科正宗》

【主治】附骨痈疽，生于腿里侧近膝处，属肝、脾经部者。

【功效】托里解毒。

【药物及用量】黄芪（盐水拌抄，一作一钱）二钱　柴胡　土瓜根（酒洗）各一钱　羌活五分（一作二钱）　连翘（去心，一作三分，一作一钱）　肉桂　黄柏（一方无黄柏）　生地黄各五厘（一作一钱）

【用法】㕮咀，清水三盏，黄酒一盏（一作酒水各半），煎至一盏去滓，俟宿食消尽后热饮，一服可愈。

◆**内托荣卫汤**《医学发明》

【主治】疮肿，湿热郁于手足少阳经，致血脉渐逆，元气消弱，面赫赤而肿，微黯，时多忿怒，其疮之色亦赫赤肿硬，微带黯色，奋然高起，结硬作痛。

【功效】发汗，通营卫。

【药物及用量】黄芪　红花各半两　连翘二钱　苍术三钱　当归身（酒炒）半钱　柴胡二钱　羌活　防风　黄芩各半钱　人参一钱　甘草（炙）一钱　桂枝半两（一方无黄芪，有茯苓；一方无人参、柴胡、连翘、甘草）

【用法】清水煎服。

◆**内助丹**《证治准绳》

【主治】食少食滞。

【功效】健脾胃，助消化。

【药物及用量】黄芪（酒炒）　人参（酒炒）　白术　茯苓　当归　陈皮　半夏　厚朴　肉桂　山楂

【用法】加生姜三片，大枣一枚，糯米五十粒，清水煎服。

◆**内灸散**《太平惠民和剂局方》

【主治】产前产后一切血疾，血崩虚惫，腹胁疞痛，气逆呕吐，冷血冷气凝积，块硬刺痛。泄下青白或下五色，腹中虚鸣，气满坚胀，沥血腰疼，口吐清水，频产血衰，颜色青黄，劳伤劣弱，经水不调，下血堕胎。血迷、血晕、血瘕，时发疼痛，头目眩晕，恶血上心，闷绝昏迷，恶露不净，体虚多汗，手足逆冷。

【功效】温经理气和血。

【药物及用量】茴香　藿香　丁香皮　熟干地黄（洗，焙）　肉桂（去皮）各一两五钱　川芎　藁本（去芦，锉）　黄芪（去芦）　干姜（炮）各二两　木香一两　陈皮（去白）四两　白芍十两　当归（去芦，洗）　山药　白术　白芷　甘草（炙）各八两

【用法】研为末，每服三钱，清水一大盏，加生姜五片，艾叶一团，煎至七分，空腹、食前热服，温酒调下亦得。如产后下血过多，加蒲黄；恶露不快，加当归、

红花；水泻，加肉豆蔻末；呕吐，加藿香、生姜；上热下冷，加荆芥。腹中虚冷，血气不和，并宜服之。产后每日一服，则百病不生。丈夫虚冷气刺，心腹疼痛，尤宜服之。

◆**内固丸**《奇效良方》

【主治】阳虚，阳痿。

【功效】涩精健阳。

【药物及用量】天雄　龙骨　鹿茸　牡蛎　韭子各五钱

【炮制】共研细末，酒煮面糊为丸，如梧桐子大。

【用法】每服三十丸，空腹时冷酒送下，临卧再服。

◆**内固清心散**《外科正宗》

【主治】痈疽，发背，对口，疔疮，热甚焮痛，烦躁饮冷者。

【功效】固正气，解邪毒。

【药物及用量】绿豆粉二两　人参　雄黄　辰砂　白豆蔻　玄明粉　茯苓　甘草　乳香各二钱　冰片一钱（一方无玄明粉、乳香，有皂角、朴硝、麝香）

【用法】研为细末，每服一钱五分，不拘时蜜汤调下。弱者服之，可防毒气攻心。

◆**内金丸**《惠眼观证》

【主治】小儿齁船咳嗽。

【功效】杀虫涤痰。

【药物及用量】鸡内金　雄黄（细研，水飞过，去水，露三日）　生半夏　延胡索各等量

【炮制】研为末，枣肉和丸，如小豆大。

【用法】周岁儿每服三丸至四丸，灯心汤送下。

◆**内金散**《活幼心书》

【主治】牙根臭烂黑色，有虫作痛。

【功效】杀虫防腐。

【药物及用量】鸡内金（阴干）一两　白芷　铜青各五钱　麝香一字

【用法】除麝香外，余并锉，晒或焙为末，于麝香乳钵内同杵匀，每用一字或半钱，干擦患处。先用温盐水灌漱，然后敷药。

◆**内金鹿茸丸**《六科准绳》

【主治】因产后妇人劳伤血脉，胞脉受寒，小便白浊，日夜无度，脐腹疼痛，腰膝无力。

【功效】健肾补阳。

【药物及用量】鸡内金　鹿茸　黄芪　肉苁蓉　五味子　远志肉　牡蛎　桑螵蛸　龙骨　附子各等量

【炮制】研为细末，炼蜜和丸，如梧桐子大。

【用法】每服五十丸，空腹食前温酒或米饮送下。

◆**内金鹿茸丸**《医方集成》

【主治】妇人劳伤血脉，胞络受寒，小便白浊，昼夜无度，脐腹疼痛，腰膝无力。

【功效】温补冲任，温精止遗。

【药物及用量】鸡内金　鹿茸　黄芪　牡蛎　五味子　肉苁蓉　附子　桑螵蛸　龙骨　远志各等量

【用法】上一十味为末，炼蜜丸如梧桐子，每服五十丸，温酒米饮任下。

◆**内消丸**《卫生宝鉴》

【主治】疮肿初生，瘰疬结核，热毒郁滞者。

【功效】消积滞，解热毒。

【药物及用量】薄荷叶八两　皂角八两（不蛀者，去粗皮捶碎，冷水一斗，煮至极软，揉汁去滓，熬成膏）　牵牛子末一两　青皮　陈皮各一两（一作各二两）　沉香五钱　蓬莪术（炮）　京三棱（炮）各三钱（一方无沉香、蓬莪术、京三棱）

【炮制】研为末和匀，即将皂角膏和丸，如绿豆大。

【用法】每服三十丸，食后以连翘或荆芥煎汤，或茶清温汤送下。

◆**内消升麻汤**《圣济总录》

【主治】痈肿，疮疽，附骨疽。

【功效】清实热，泻邪毒。

【药物及用量】升麻　大黄各二两　黄芩一两五钱　枳实（麸炒）　当归　芍药　甘草（炙）各一两

【用法】㕮咀，清水煎，食前稍热服。

◆内消沃雪汤《外科正宗》

【主治】痈疽初起。

【功效】解毒消痈。

【药物及用量】当归身　白芍　甘草节　黄芪　连翘　白芷　贝母　陈皮　皂角刺　天花粉　穿山甲　金银花　青皮　乳香（去油）　没药（去油）各八分　广木香四分

【用法】水、酒各一碗，煎至八分，甚者加大黄二钱，量病上下，食前后服。

◆内消连翘丸《玉机微义》

【主治】瘰疬，马刀。

【功效】化核软坚。

【药物及用量】连翘（去心）三两　胡桃肉　白及　射干　夏枯草　土瓜根　泽兰叶　沙参　漏芦各一两五钱

【炮制】研为细末，入胡桃肉仁和匀，酒煮米糊为丸，如梧桐子大。

【用法】每服三五十丸，空腹、食前温酒或盐汤送下。

◆内消散《千金方》

【主治】一切痈疽，便毒。

【功效】消痈滞，清血热。

【药物及用量】大黄三钱　金银花一钱　当归尾（酒制）一钱五分　木鳖子（去壳）　赤芍　白芷　乳香　没药　皂角刺　僵蚕　瓜蒌仁　天花粉各一钱　甘草节五分　穿山甲（蛤粉炒）三片

【用法】酒水煎服，初起即消，已肿即溃，血从大便出。

◆内消散《证治准绳》

【主治】眼目伤损。

【功效】活血消痈。

【药物及用量】羌活　独活　苏木　红内硝　当归　川芎　大黄　钩藤　白芷　红花　桃仁　甘草节　赤芍　生地黄　瓜蒌　紫荆皮　金锁匙　血竭草。

【用法】清水煎，食后服。次用生地黄一两、杏仁五十枚，捣烂贴眼上，复以精猪肉贴之。

◆内消散《六科准绳》

【主治】眼目伤损。

【功效】活血消痈。

【药物及用量】羌活　独活　红内消　苏木　赤芍　钩藤　白芷各五钱　甘草节三钱　地榆　瓜蒌根四钱

【用法】㕮咀，每服三钱，清水煎，食后服。

◆内消散《太平圣惠方》

【主治】痈肿结硬疼痛。

【功效】消痈散结。

【药物及用量】人参（去芦）　瞿麦　白蔹　升麻　当归（微炒）　黄芩　防风　黄芪（锉）　沉香　甘草（生，锉）各一两　赤小豆（煮熟）一合

【用法】研为细末，每服二钱，不拘时温水调下。

◆内消散《外科正宗》

【主治】痈疽发背，对口疔疮，乳痈，一切无名肿毒恶疮。

【功效】清热解毒。

【药物及用量】金银花（一方无金银花）　知母　贝母　天花粉　乳香　半夏（制）　白及　穿山甲　皂角刺各一钱

【用法】水酒各一碗，煎至八分，随病上下，食前后服。留药渣捣烂，加秋芙蓉叶一两，研为细末，再加白蜜五匙，用渣调敷疮上，一宿即消。重者再用一服，能令痈疽内消，毒气内化，从小便而出。势大者难全消，亦可有转重为轻移，深居浅出之效。

◆内消散《万病回春》

【主治】瘰疬结核。

【功效】祛毒散邪。

【药物及用量】朱砂　血竭各一钱　斑蝥（去翅足）三分

【用法】研为细末，每服一分，空腹时烧酒调下。宜先服益气养荣汤十余剂，后服此。未破者三五日立消；已破者内服此药，外用金头蜈蚣一条，焙，研极细末，用麻油一小盅，浸三昼夜，搽患处，其疮即肿溃，过一二日肿消，可贴膏药。疮势

大者，二十日痊，小者，十余日平复。

◆内消散《观聚方要补方》

【主治】疬核。

【功效】清热解毒，燥湿。

【药物及用量】天花粉　苦参各五钱　皂角刺四十九个　土茯苓三斤

【用法】煎汤当茶饮。忌牛肉。不拘已破未破，日期远近，屡试屡验。

◆内消散《疡科选粹》

【主治】痈疽已成脓或未成脓者。

【功效】活血，清热，解毒。

【药物及用量】皂角刺七个　穿山甲（炒黄）　羚羊角（炒）　川大黄（俱为末）　金银花　天花粉　厚朴各一钱　桃仁四十九粒　乳香一钱

【用法】水一碗，先将金银花、皂角刺、厚朴、花粉、桃仁五味，煎六分，调后四味服，未成脓即消，已成脓从大便出。

◆内消瘰疬丸《医学启蒙》

【主治】瘰疬。

【功效】软坚，清热，解毒。

【药物及用量】夏枯草八两　玄参　青盐各五两　海藻　贝母　薄荷叶　天花粉　海粉　白蔹　连翘（去心）　熟大黄　生甘草　生地黄　桔梗　桔壳　当归　硝石各一两

【炮制】磨细酒糊丸，如绿豆大。

【用法】每服百余丸，食后临卧时熟汤送下。

◆内追毒丹《世医得效方》

【主治】疮肿。

【功效】清心解毒，散潮热。

【药物及用量】大朱砂　雄黄　生犀角　琥珀　黑角沉香各五钱　生麝香一钱

【炮制】共研细末，炼蜜为丸，如梧桐子大。

【用法】每服二十丸，灯心、薄荷煎汤送下。

◆内造伏虎丹《纲目拾遗》

【主治】肾虚。

【功效】助阳气。

【药物及用量】川贝母四两

【炮制】第一次用大附子一个，童便一汤碗，蒸，切细干，烧酒三汤碗，韭菜汁三汤碗，同入砂锅将贝母煮干，去附子不用；第二次用雪蛤蟆一两（如无，以大蛤蚧一对代之），用石敲碎，亦用烧酒、韭汁各三碗，同贝母煮干，去蛤蟆不用；第三次用吴茱萸一两，亦用烧酒、韭汁各三碗，同贝母煮干，去茱萸不用；第四次用公丁香五钱，亦用烧酒、韭汁各三碗，同贝母煮干，去丁香不用，制完则贝母烂如泥，置石臼中舂，再入阿芙蓉一钱，蟾酥（干制）三钱，麝香五分，拌匀作条，焙干收贮。

【用法】每用少许，唾津磨搽。

◆内疏黄连汤《外科正宗》

【主治】痈疽，阳毒在里，肿硬木闷，发狂发热，烦躁呕哕，口渴饮冷，二便秘涩。

【功效】解热毒，燥湿清热。

【药物及用量】黄连（酒炒）　山栀仁（炒）　黄芩　当归身　桔梗　广木香　槟榔　芍药（炒）　薄荷各一钱（一作各八分）　甘草五分（一作一钱八分）　连翘一钱（一作一钱二分）　大黄二钱（制，一作一钱二分，二服后加）

【用法】清水二杯，煎至八分，去滓，食前服，加蜜二匙亦可。

◆内塞散《千金方》

【主治】金疮去血多，虚竭，疼痛羸弱。

【功效】补益气血，祛寒止痛。

【药物及用量】黄芪　当归　白芷　当归　芎䓖　干姜　黄芩　芍药（一方无芍药）　续断各二两　附子五钱　细辛一两　鹿茸（醋炙）三两

【用法】研为细末，每服五分匙，稍增至方寸匕，食前熟汤调下，每日三次。

◆内补散《太平圣惠方》

【主治】赤白痢。

【功效】调中止痢。

【药物及用量】黄连（去须，微炒）一两　甘草（炙微赤，锉）半两　干姜（炮

裂，锉）半两　紫笋茶（微炒）半两

【用法】上四味，捣细罗为散，每服不拘时，以粥饮调下二钱。

◆**内补丸**《类证普济本事方》

【主治】胎动不安。

【功效】补血安胎。

【药物及用量】熟地黄二两　当归（微炒）一两

【炮制】研为细末，炼蜜和丸，如梧桐子大。

【用法】每服三十四丸，温酒送下。

◆**内补黄芪汤**《保婴撮要》

【主治】溃疡脓水出多，或过服败毒之剂，致气虚血弱，发热无寐，或兼盗汗内热，或不生肌肤。

【功效】补气养血，养心安神。

【药物及用量】黄芪（炒）二钱　人参　白术（炒）　茯苓　陈皮　当归各一钱半　酸枣仁（炒）一钱　五味子（杵）　甘草（炙）各五分（一方无陈皮　当归）

【用法】清水煎，徐徐服。

◆**内补黄芪汤**《外科正宗》

【主治】痈疽发背，溃后疼痛，或虚弱无力，体倦懒言，精神短少，饮食无味，自汗口干，脉涩不睡。

【功效】补气养血，养心安神。

【药物及用量】人参　白茯苓　黄芪（蜜炙，一作盐水炒）　当归身（酒拌）　肉桂　远志肉（炒）　川芎　麦门冬（去心）　熟地黄（酒拌）　白芍（炒）各一钱　甘草（炙）五分（一方无肉桂）

【用法】加生姜三片，大枣二枚，清水煎，食远服。

◆**内补当归丸**《证治准绳》

【主治】经水不调，或经行时腰腿重痛，或崩中漏下，去血过多，肌体羸困。

【功效】温补，养血，调经止痛。

【药物及用量】当归（去芦，炒）　阿胶（炒）　白芷　续断　干姜（炮）　芎䓖　甘草（炙）各四两　熟地黄　白芍　肉桂各一两　吴茱萸（汤泡，焙）　白术各三两　蒲黄（炒）八钱

【炮制】研为细末，炼蜜和丸，如梧桐子大。

【用法】每服五十丸，空腹时温酒送下。

◆**内补当归建中汤**《千金方》

【主治】产后虚羸，腹中刺痛，吸吸少气，或苦少腹拘急，痛引腰背，不能饮食。

【功效】健脾胃，补中气，散寒止痛。

【药物及用量】当归四两　桂枝（一作肉桂）三两　芍药六两　生姜六两　甘草二两　大枣十枚

【用法】清水一斗，煮取三升，分温三服，一日令尽。若大虚，加饴糖六两；崩伤内竭不止者，加地黄六两，阿胶三两，合八味汤纳阿胶服之。若无当归者，以芎䓖代之，无生姜者以干姜代之，于产后服之，令人强壮。

◆**内障丸**《类证普济本事方》

【主治】内障。

【功效】养肝，明目，退翳。

【药物及用量】白羯羊肝（只用子肝，薄切，新瓦上焙）一片　熟地黄一两五钱　菟丝子　蕤仁　车前子　麦门冬　地肤子（去壳）　泽泻　防风　黄芩　白茯苓　五味子　杏仁（炒）　桂心（炒）　细辛　枸杞子　茺蔚子　苦葶苈　青葙子各一两

【炮制】研为细末，炼蜜和丸，如梧桐子大。

【用法】每服三四十丸，不拘时温汤送下，每日三次。

◆**内鼻散**《补遗方》

【主治】猝厥。

【功效】行气开窍。

【药物及用量】石菖蒲（去毛）不拘多少

【用法】研为细末，每用二字，纳鼻中吹之，令人仍以桂末安舌下。

◆**内伤发热方**《傅青主男女科》

【主治】肝木郁结之内伤发热。

【功效】疏肝解郁，养血清热。

【药物及用量】当归　柴胡　陈皮　栀子　甘草各一钱　白芍　花粉各二钱

【用法】水煎，去滓。

◆**内补芎䓖汤**《备急千金要方》

【主治】产后出血过多，虚羸少气，腹中绞痛。

【功效】补血温中。

【药物及用量】芎䓖　干地黄各四钱　芍药五两　桂心二两　甘草　干姜各三两　大枣四十枚

【用法】上㕮咀，以水一斗二升，煮取三升，去滓，一日三次温服。

◆**内伤神效方**《证类本草》

【主治】跌打损伤。

【功效】通络祛瘀。

【药物及用量】麝香　水蛭各一两

【用法】上锉，烧令烟出，研为末。一次半钱，酒调服。当下蓄血，未止再服。

◆**内应散**《御药院方》

【主治】胃气虚弱，脏腑不止，干呕，不思饮食。

【功效】健脾和胃，行气止呕。

【药物及用量】青皮（去白）　陈皮（去白）　甘草各一两　干姜二钱

【用法】上四味，为细末，每服三钱，水一盏，干枣五个（去核），同煎至七分，去滓，稍热，空心服。

◆**内崩方**《千金要方》

【主治】忽吐血一两口，或是心衄，或是内崩。

【功效】补肾养阴止血。

【药物及用量】蛴螬五枚　牛膝　牡丹皮　王不留行　麦冬二两　萆薢　芍药　干地黄四两　续断　阿胶各三两

【用法】上十一味，㕮咀，以生地黄汁五升，赤马通汁三升，煮取三升，分三服，不瘥，更合数剂，取瘥止。

◆**六一散**（刘河间方）

【主治】诸热证及热泄烦躁，小便不通，石淋，麻疹色紫黑者。

【功效】利水，清热，消暑。

【药物及用量】桂府滑石（水飞过净）六两　甘草（去皮）一两

【用法】研为细末和匀，每服一钱，冷熟水或薄荷、灯心汤调下。疹子冬日温水调，夏日新汲泉水调下。

◆**六一散**《朱氏集验方》

【主治】咯血，发寒热。

【功效】补气止血。

【药物及用量】黄芪（炙）六两　甘草（炙）一两

【用法】上二味，为细末，如常服点，不拘早晚，干吃亦得。

◆**六一汤**《医学纲目》

【主治】发痘疮之脓。

【功效】补气提脓。

【药物及用量】黄芪六钱　甘草（炙）一钱

【用法】㕮咀，每服二钱，清水六分，入酒二分，同煎至半盏，温服，更加橄榄同煎尤好，加山药亦得。

◆**六一汤**《御医撮要》

【主治】脾胃虚弱，不进饮食。

【功效】补虚和胃。

【药物及用量】白术十二两　甘草　人参各二两

【用法】上三味为细散，每以一钱，入盐少许，如茶点进。

◆**六子丸**《沈氏尊生书》

【主治】少年色欲伤。

【功效】固精气。

【药物及用量】生菟丝子粉　蛇床子　覆盆子　沙苑子　家韭子　五味子

【炮制】共研细末，鳇鱼胶为丸，如梧桐子大。

【用法】每服三五十丸，熟汤送下。

◆**六合回生丹**《疮疡经验全书》

【主治】发背痈疽溃烂。

【功效】解毒杀虫。

【药物及用量】铅粉一两　轻粉　银朱　雄黄　乳香（箬上炙焦）　没药（制同）各二分五厘

【用法】研为极细末收贮。先煎好浓茶，将疮洗净，软帛拭干，后剖开猪腰子一枚，用药一二分，掺于猪腰子上，盖于患处，待猪腰子上发热如蒸，良久取去，自此拔毒减痛。疮口出脓，不可手挤，第二三日仍依前法敷之，疮势恶甚，可敷七八九次，疮小只敷一次可愈。若猪腰子敷上，不发热者不治。对口疮用法同前，耳疮口大者，恐一个猪腰子敷之不足，可再加半个（剖腰子法，不可剖脱作两断，须要相连如一，大约量疮口大小掺药。须用豮猪腰子为佳，其余腰子有毒，宜深埋之），脐疮日久不愈，用黄蜡稍加黄丹，化摊纸上，量疮大小，裁黄蜡纸炙热，掺药一二分，黏在蜡纸上面贴疮，绵帛缚住，任疮出尽恶水即愈。下疳用猪腰子切作宽片，掺药缚裹疳上。或以尖刀穿开猪腰子，纳药于内，笼套于疳上亦良。忌食羊、鱼、鹅、鸡、犬、鸭及发毒等物。

◆六合定中丸

【主治】暑月畏冷，疟痢霍乱，胸闷恶心，头疼腰痛，或吐或泻，寒热如疟，小儿发热发，吐乳惊悸，一切肠胃不和之证。

【功效】调肠胃，行浊滞，消食积。

【药物及用量】藿香　苏叶　香薷　扁豆（炒）各八两　木香　檀香各一斤二两　赤茯苓　枳壳　桔梗　木瓜　广皮　山楂（炒焦）　厚朴　甘草各一斤八两　麦芽（炒）　壳芽　神曲各六斤（一方无扁豆、桔梗、广皮、山楂、麦芽壳、神曲）

【炮制】研为末，水泛丸，每丸重一钱。

【用法】每服一丸，熟汤送下。

◆六灰膏《证治准绳》

【主治】发背，疔疮，疖子肿毒，瘑疮痔疮，痣子，疣子。

【功效】解热毒。

【药物及用量】灰苋　桑木　枣木　荞麦秆　茄秆（以上均烧为灰）　石广灰（研细）各不拘多少

【炮制】和匀，汤泡水淋，淋下之水，煎成膏如糊，装瓷器中。

【用法】一切毒物，以膏点之。若点瘑疮、痔疮，待烂去少许，再点之，再烂去，如是渐渐点去。其功用与硇砂膏同。

◆六君子汤《太平惠民和剂局方》

【主治】脾胃虚弱，不能运化，胸满腹胀，大便溏泄等证。

【功效】补气，健脾，化痰。

【药物及用量】人参　白术　茯苓　半夏（制）各二钱　甘草（炙）　陈皮各一钱　加生姜大枣

【用法】清水煎服。

◆六君子汤《世医得效方》

【主治】脏腑虚怯，心腹胀满，呕哕不食，肠鸣泄泻。

【功效】健脾止泻。

【药物及用量】人参　甘草　白茯苓　白术　肉豆蔻（湿纸裹，煨熟，锉碎，以厚纸盛，压去油）　诃子（煨，去核）各等量

【用法】上六味，锉散，每服三钱，生姜三片，细枣二枚煎服，或为末，热盐汤调服亦可。

◆六君子汤《永类钤方》

【主治】脾脏不和，不进饮食，上燥下寒，服热药不得者。

【功效】调和脾胃。

【药物及用量】人参　白术各一两　陈皮净　半夏（制）　枳壳（制）　甘草（炙）各半两

【用法】上六味，㕮咀，每四钱，水盏半，姜七片，枣一枚，煎七分温服，不拘时。

◆六味人参麦门冬散《瘟治理辨》

【主治】咳喘，肺胃俱虚。

【功效】补肺气，理脾胃。

【药物及用量】人参（去芦）五分　麦门冬（去心）一两　甘草（炙）　陈皮　白术　厚朴（姜制）各五钱

【用法】㕮咀，每服三钱，清水一盏，煎至六分去滓，虚人减厚朴。

◆六味回阳饮《活幼心书》

【主治】小儿气血本虚，痘疮自塌，或误服凉药，呕吐泄泻，将成慢惊，危在顷刻者。

【功效】补火回阳。

【药物及用量】附子　炮姜　甘草

（炙）各一钱　当归　党参各三钱　肉桂二钱

【用法】加胡椒细末三分，用灶心土水澄清煎服，或减去附子。

◆**六味肥儿丸**《证治准绳》

【主治】小儿诸疳，脾胃疲弱，虫积胶滞，黄瘦腹胀，发热食少，作渴体倦，下利酸臭。

【功效】化虫消积，清热。

【药物及用量】黄连　陈皮（去白，一作木香）　神曲（炒）　麦芽（炒）各一两　川楝肉（炒）一两　白芜荑（一作槟榔）五钱（一方加肉豆蔻、使君子、三棱、蓬莪术）

【炮制】研为末，神曲和丸，如麻子大。

【用法】每服三十丸，空腹时米饮送下。

◆**六味活血饮**《保婴撮要》

【主治】痈疽，疮痛初起，红肿不散。

【功效】活血凉血。

【药物及用量】当归　川芎　赤芍　生地黄　红花　苏木各等量

【用法】清水煎服。

◆**六味凉血消毒散**《保婴撮要》

【主治】痘喘。

【功效】凉血解毒，消斑。

【药物及用量】犀角（如无用升麻）　牡丹皮　当归　生地黄　赤芍　生甘草各等量

【用法】每服三五钱，清水煎服。

◆**六味汤**《婴孺方》

【主治】小儿寒热往来，啼呼腹痛。

【功效】清热化积。

【药物及用量】地黄　桂心各八分　芍药　寒水石　黄芩（炙）　甘草（炙）各二分

【用法】切细，清水三升，煮取一升半，一岁儿每服二合至三合，量儿大小加减。

◆**六味汤**《咽科指掌》

【主治】咽喉诸证初起者。

【功效】疏风热，利咽喉。

【药物及用量】桔梗　生甘草　防风　僵蚕（炒）各二钱　荆芥穗　薄荷各三钱

【用法】清水煎数滚，微温含口中，缓缓咽下（不可大口一气服尽）一服后再加减，一时煎熬不及，以滚开水泡之亦可，虚火痛者忌服。

◆**六和汤**《澹寮方》

【主治】暑热内蕴，霍乱吐泻，寒热交作，咳嗽胸满，倦怠烦闷，或成痢疾。

【功效】健胃消积，升清降浊。

【药物及用量】香薷二钱（暑月加之，一作一钱五分）　缩砂仁（炒研，一作六分）　半夏（汤洗七次，一作汤煮透，锉焙干，一作醋炒一钱）　杏仁（泡，去皮尖，一作一钱）　人参（去芦，一作一钱）　甘草（去皮）　藿香（去土，一作六分）　白扁豆（姜汁略炒，一作炒熟，锉，去壳，一斤，碎切，烂杵匀，酿经一宿，焙干）　厚朴（去粗皮姜制，慢火焙干，一作二钱，一作一钱五分）　木瓜各一钱（一方有白术，一方有苍术一钱）

【用法】清水二杯，加生姜二三片至五片，红枣一枚，煎至一杯，不拘时温热服。或入盐半字同煎，冷加紫苏。

◆**六物附子汤**《证治准绳》

【主治】四气流注于足太阴经，骨节烦疼，四肢拘急，自汗短气，小便不利，恶风怯寒，头面手足肿痛。

【功效】温阳，行气，燥湿，化滞。

【药物及用量】附子（炮，去皮、脐）　桂心　防己（去皮）各四两　白术（去芦）　茯苓（去皮）各三两　甘草（炙）二两

【用法】㕮咀，每服五钱，清水二钱，加生姜七片，煎至一盏去滓，空腹时温服。

◆**六物散**《三因极一病证方论》

【主治】漏腋。腋下，手掌，足心，阴下，股里常如汗湿污衣。

【功效】祛湿解毒。

【药物及用量】干枸杞根　干蔷薇根　甘草各半两　胡粉　商陆根　滑石各一两

【用法】研为末，苦酒少许和涂。当微

汗出，易衣更涂之，不过三次便愈，或一岁后发，又涂之。

◆**六物黄芩汤**《类证活人书》

【主治】壮热腹大，短气，往来寒热，饮食不化。

【功效】清肺胃。

【药物及用量】黄芩（酒炒）　大青　甘草（炙）　麦门冬（去心）　石膏（碎）五钱　桂一钱（一作三钱）

【用法】每服一二钱至三钱，清水煎服。

◆**六柱汤**《活幼心书》

【主治】脾胃虚弱，吐利，肢冷脉微。

【功效】温阳健脾胃。

【药物及用量】人参（去芦）　白茯苓（去皮）　熟附子　南木香　肉豆蔻　白术（一作诃子）各五钱

【用法】锉碎，每服二钱，清水一盏，加生姜二片，大枣一枚，煎至七分，不拘时温服。

◆**六香散**《证治准绳》

【主治】癞疮等病。

【功效】芳香化湿，行气杀虫。

【药物及用量】甘松（去土）　零陵香　茅香（去土，锉）　香附子（炒）　香白芷　藿香　川芎各二两　山柰子五钱

【用法】除山柰子另研，余七味同㕮咀，分作四剂。每用一剂，清水六大碗，煮至三碗，去滓，欲入山柰子搅匀，乘热洗疮。若疮不破，用铁针于疙瘩疮上刺破，令恶血出尽，然后淋洗，一伏时洗一番，浴室毋令透风，卧处须令暖和得所。一月之间，不可出外，洗后拭干，用八金散点之。若热，不可饮冷水。

◆**六真膏**《外科大成》

【主治】夹杖伤及诸疮。

【功效】散血行滞，活血止痛。

【药物及用量】樟脑三两　儿茶　滴乳香　血竭　没药　三七各三钱

【用法】研为末，用猪脂油十二两，碗盛，水煮化，将药入油内，和匀，摊贴。

◆**六神丸**《妇人大全良方》

【主治】赤白痢疾。

【功效】消积清肠，燥湿止痢。

【药物及用量】神曲（别为末，留作糊）　麦芽　茯苓　枳壳　木香（煨，白痢倍之）　黄连（赤痢倍之）各等量

【炮制】研为末，神曲末作糊和丸，如梧桐子大。

【用法】每服五十丸。赤痢甘草汤送下；白痢干姜汤下；赤白痢干姜、甘草汤下。

◆**六神丸**《永类钤方》

【主治】赤白痢。

【功效】调中焦，止泻痢。

【药物及用量】黄连二两　木香　麦芽（炒）　枳实（麸炒）　赤茯苓各一两

【用法】上五味，为细末，神曲一两半，打糊丸，黍米大，每五七十丸，陈米汤下。

◆**六神通解散**《伤寒六书》

【主治】时疫初起，热燥无汗。

【功效】解表，清热。

【药物及用量】麻黄（去节，酒洗）　石膏　滑石　黄芩各二两　苍术（去皮，泔炒）四两　甘草（炙）一两五钱（一方加羌活、川芎、葱白、香豉）

【用法】为散，每服五钱，加生姜三片，清水煎，去滓，热服取汗。

◆**六神散**《三因极一病证方论》

【主治】小儿气虚发热，不欲乳食，腹痛泄泻。

【功效】健脾胃，祛湿。

【药物及用量】人参　干山药　白术　甘草（炙）　白茯苓　白扁豆（炒）各等量

【用法】研为末，每服一二钱，清水一盅，加生姜二片，大枣一枚，煎至五分，温服。胃冷加附子；风证加天麻；痢加罂粟壳。

◆**六神散**《世医得效方》

【主治】腹痛啼哭，面青口中冷气，四肢亦冷，曲腰而啼，或大便泄泻青白粪及

不吮乳。

【功效】益气健脾，泻湿止泻。

【药物及用量】人参　山药（炒）　白术各半两　甘草二钱白　茯苓　白扁豆（炒）各一两

【用法】上六味，为末，每服一钱，姜二片，枣一枚煎。一方用当归、白芍、人参各二钱半，甘草、桔梗、陈皮各一钱为散，每服二钱，水煎，时时与服。

◆**六神散**《施圆端效方》

【主治】泻痢，腹痛不可忍。

【功效】温阳健脾，涩肠止泻。

【药物及用量】御米壳（蜜炒）一两　青皮（去白）　乌梅肉　干姜（炮）　甘草（炙）各半两

【用法】上五味，为细末，每服四钱，水一盏半，乳香一粒，同煎至六分，去滓，温服，食前，日进二服。

◆**六神散**《御药院方》

【主治】脾气不足，肌热体倦，食少。

【功效】清热养血。

【药物及用量】当归　熟地黄　白芍　川芎　黄芪　地骨皮各等量

【用法】研为粗末，每服五钱，清水一盏半，煎至八分，去滓，空腹时温服。

◆**六神汤**《三因极一病证方论》

【主治】消渴。

【功效】清胃热，止渴。

【药物及用量】莲房　干葛　枇杷叶（去毛）　甘草（炙）　瓜蒌根　黄芪各等量

【用法】锉散，每服四钱，清水一盏，煎至七分，空腹时服。小便不利，加茯苓。

◆**六神汤**《圣济总录》

【主治】伤寒虚羸，不思饮食。

【功效】健脾胃。

【药物及用量】人参　白术　黄芪各一两　枳壳　白茯苓各五钱　甘草二钱

【用法】研为末，每服五钱，加生姜大枣　粳米一合许，清水煎，食前服。

◆**六神汤**《证治准绳》

【主治】吐泻不进饮食。

【功效】养脾胃。

【药物及用量】黄芪　扁豆　人参　白术　茯苓　甘草（炙）　藿香各等量

【用法】每服三四钱，加生姜、大枣，清水煎服。

◆**六神汤**《寿世新编》

【主治】产后痰迷，神昏谵语，恶露不断，甚或半身不遂，口眼㖞斜。

【功效】祛痰浊。

【药物及用量】橘红　石菖蒲　半夏曲（半夏亦可）　胆星　茯神　旋覆花各一钱

【用法】清水煎，去滓温服。

◆**六神汤**《世医得效方》

【主治】醒脾胃虚，止吐泻，进饮食，养气。

【功效】益气健脾，化湿止泻。

【药物及用量】嫩黄芪　白扁豆（炒）　人参　白术　白茯苓　粉草各等量（或加藿香叶亦可）

【用法】上六味，为末，每服二钱，苏盐汤、正气生姜枣子汤调下。

◆**六神汤**《圣济总录》

【主治】赤痢腹痛，或下纯血。

【功效】清热祛湿止痢。

【药物及用量】黄连（去须，炒）　车前子各二两　地榆　山栀子仁　甘草（炙，锉）各半两　陈橘皮（汤浸，去白，焙）一两

【用法】上六味，粗捣筛，每服五钱匕，以浆水一盏半，煎至八分，去滓，空心服。

◆**六圣丸**《活幼心书》

【主治】诸积。

【功效】和胃，主气厚肠，消疳怯膈。

【药物及用量】蓬莪术（炮锉）　黄连　橘红　炮姜各五钱　南木香二钱五分

【炮制】除木香不见火外，余四味锉焙，同木香研为末，先以少许和巴豆三粒（去壳膜心，存油，切碎），入乳钵研细，再和各药研匀，以醋煮面糊和丸，如麻仁大（久则味散，不可多食）。

【用法】暂服以求肠胃通利，则每次自

十五粒至三十五粒止，于清晨空腹时以淡姜汤送下，候泻三五次不止，再以匀气散止补之。常服以助脾消痞化积，则每次以三粒至五粒为度，于晚间临睡时以净汤或温酒送下。

◆**六磨汤**《证治准绳》

【主治】气滞腹急，便秘。

【功效】破气行滞。

【药物及用量】沉香　木香　槟榔　乌药　枳壳　人参（一作大黄）各等量

【用法】熟汤磨浓汁服。

◆**六郁汤**《医学正传》

【主治】六郁。

【功效】解诸郁。

【药物及用量】香附（酒炒，一作二钱）　赤茯苓（一作七分）　陈皮　半夏（制）　川芎（一作一钱五分）　山栀（一作七分）各一钱　苍术（炒，一作一钱五分）　缩砂仁　甘草各五分

【用法】加生姜三片，清水二盅，煎至八分服。气郁加木香、槟榔、乌药、苏叶；湿郁加白术、倍苍术；热郁加黄连，倍栀子；痰郁加南星、枳壳、小皂荚；血郁加桃仁、牡丹皮、红花；食郁加山楂、神曲、麦芽。

◆**六郁汤**《古金医鉴方》

【主治】诸郁。

【功效】调气宣滞。

【药物及用量】香附　苍术　神曲　山栀　连翘　陈皮　川芎　赤茯苓　贝母　枳壳　苏梗各一钱　甘草五分

【用法】加生姜三片，清水煎服。

◆**六陈汤**《便览方》

【主治】中焦有寒，肠胃气滞，痢疾日久不止。

【功效】温中行气，涩肠止痢。

【药物及用量】青皮　陈皮　干姜　甘草　乌梅　米壳。

【用法】空心服，水煎，去滓。

◆**六味异功煎**《景岳全书》

【主治】脾胃虚寒，呕吐泄泻，而兼湿滞者。

【功效】温中健脾，化湿消滞。

【药物及用量】人参二至三钱　白术　茯苓各二钱　炙甘草一钱　干姜（炒黄）一至二钱　陈皮一钱

【用法】水煎，去滓。

◆**六妙汤**《是斋百一选方》

【主治】下血，或痢不止。

【功效】醒脾，涩肠止痢。

【药物及用量】乌梅（捶碎）十个　甘草（生用）二寸　罂粟壳（去瓤损，捶碎）十个　丁香（全用）五十个　桂心（去粗皮）二寸　缩砂仁（捶破）四钱半

【用法】上六味，同拌匀，作一服，水一盏半，于银器内煎至七分，忌铜铁器，去滓，温服，滓用水二盏，再煎小半盏服。

◆**六合汤**《玉机微义》

【主治】妇人赤白带下，脉沉微，腹痛或阴中痛。

【功效】温经养血。

【药物及用量】四物汤四两　肉桂　附子（炒）五钱

【用法】上三味，㕮咀，每五钱，水煎，食前服。

◆**六合汤**《严氏济生方》

【主治】妇人经事不行，腹中结块疼痛，腰痛腿痛。

【功效】养阴温经，活血止痛。

【药物及用量】当归（去芦，酒浸）　白芍　官桂（去皮）　熟地黄（洗，《永类钤方》焙）　川芎　蓬莪术（炮）各等量

【用法】上六味㕮咀，每服四钱，水一盏，煎至七分，去滓，温服，空心食。

◆**分心气散**《医钞类编》

【主治】大怒腹胀。

【功效】调气行滞。

【药物及用量】紫苏梗一钱五分　青皮　芍药　大腹皮　陈皮各一钱　木通　半夏各八分　官桂六分　赤茯苓　桑皮（炒）各五分

【用法】清水二盅，加生姜三片，灯心十茎，煎至八分，食前服。

◆**分心气饮**《仁斋直指方》

【主治】忧思郁怒，诸气痞满停滞。

【功效】消积，破气，健胃。

【药物及用量】紫苏茎叶三两　半夏（制）　枳壳（制）各一两五钱　青皮（去白）　陈橘红　大腹皮　桑白皮（炒）　木通（去节）　赤茯苓　南木香　槟榔　蓬莪术（煨）　麦门冬（去心）　桔梗　辣桂　香附　藿香各一两　甘草（炙）一两三分

【用法】锉散，每服三钱，清水一大盏，加生姜三片，大枣二枚，灯心十茎，煎至七分，不拘时服。

◆**分心气饮**《太平惠民和剂局方》

【主治】男子、妇人一切气不和。多因忧愁思虑，怒气伤神，或临食忧戚，或事不随意，使抑郁之气留滞不散，停于胸膈之间，不能流畅，致心胸痞闷，胁肋虚胀，噎塞不通，噫气吞酸。呕哕恶心，头目昏眩，四肢倦怠，面色萎黄，口苦舌干，饮食减少，日渐羸瘦，或大肠虚秘，或因病之后，胸膈虚痞，不思饮食。

【功效】健脾疏肝，调畅气机。

【药物及用量】木香（不见火）　丁香皮　人参（去芦）　厚朴（去粗皮，姜汁制）　大腹子（炮）　大腹皮（炙）　桑白皮（炒）　草果仁　桔梗（去芦，炒）　麦门冬（去心）　白术各半两　香附子（炒，去毛）　紫苏（去梗）　藿香（去土）　陈皮（去白）各一两半　甘草（炙）一两

【用法】上一十六味，㕮咀，每服二钱，水一盏，生姜三片，灯心十茎，枣子一个（擘破去核），煎至七分，去滓，温服，不拘时。

◆**分利五苓散**《胎产新书》

【主治】差经。

【功效】解热毒，顺阴阳。

【药物及用量】猪苓　泽泻　白术　赤苓各一钱　阿胶　当归　川芎各八分

【用法】清水煎，空腹时服。

◆**分气香苏饮**《证治宝鉴》

【主治】咳嗽痰多，呕恶不食。

【功效】行气化痰。

【药物及用量】桑白皮（炒）　陈皮　茯苓　大腹皮　香附（炒）各一钱　紫苏一钱五分　桔梗　枳壳各八分　草果仁七分　五味子十五粒

【用法】清水二盅，加生姜三片，煎至八分，入盐少许，食前服。

◆**分气散**《幼科类萃》

【主治】小儿肿胀作喘。

【功效】祛痰，行水，和胃，调气。

【药物及用量】桔梗　赤茯苓　陈皮　桑白皮（炒）　大腹皮　枳壳（炒）　半夏曲　苏子（微炒）　紫苏　甘草（炙）各二钱　草果仁一钱

【用法】上锉，每服一钱五分，加生姜三片，大枣一枚，清水煎服。

◆**分气饮**《校注妇人良方》

【主治】脾胃虚弱，气血不和，胸膈不利，或痰气喘嗽，饮食少思。

【功效】和胃化滞。

【药物及用量】陈皮　茯苓　半夏（姜汁炒黄色）　桔梗（炒）　大腹皮　紫苏梗　枳壳（麸炒）　白术（炒）　山栀（炒）各一钱　甘草（炙）五分

【用法】加生姜，煎服。

◆**分气饮子**《活幼口议》

【主治】痰气及肿胀。

【功效】祛痰，行水，和胃，调气。

【药物及用量】五味子　桔梗　茯苓　甘草（炙）　陈皮　桑白皮　草果　大腹皮　白术　枳壳　全当归　紫苏　半夏曲　苏子

【用法】上㕮咀。每服二大钱匕，水一小盏，加生姜二小片，枣子半个，煎至半盏，去滓，口服，不拘时候，兼服八味理中丸。

◆**分气补心汤**《三因极一病证方论》

【主治】心气郁结，发为四肢浮肿，上气喘急。

【功效】行气消结。

【药物及用量】木通　川芎　前胡（去苏）　大腹皮（炒）　青皮　白术　枳壳

(麸炒)　甘草(炙)各一钱　香附(去毛，炒)　白茯苓　桔梗各一钱五分　细辛　木香各五分

【用法】上锉散，每服四钱，清水一盏，加生姜三片，红枣一枚，煎至七分，食前服。

◆**分气丸**《圣济总录》

【主治】一切涎嗽。

【功效】温胃止呕。

【药物及用量】藿香叶　草豆蔻(去皮)　半夏(汤洗七遍，焙)各一两　丁香　白矾(枯)各半两

【用法】上五味，捣研为细末，面糊和丸，如绿豆大，每服二十丸，橘皮汤下，不拘时。

◆**分气丸**《御药院方》

【主治】胸膈气痞，痰食不化。

【功效】化痰消食，顺气消痞。

【药物及用量】木香　青皮(去白)　陈皮(去白)　白豆蔻仁　缩砂仁　京三棱(炮，切)　蓬莪术(炮，切)　荜澄茄　萝卜子　枳实(麸炒)各一两　黑牵牛(炒)二两

【用法】上一十一味，为细末，面糊为丸，如梧桐子大，每服五十丸，食后生姜汤送下。

◆**分气紫苏汤**《仁斋直指方》

【主治】腹胁疼痛，气促喘急。

【功效】和胃进食。

【药物及用量】五味子(去梗，洗净)　桔梗(锉)　茯苓　大腹皮　陈橘皮(洗净)　草果仁　桑白皮(炙，锉)　甘草(炙)各三斤

【用法】上八味，㕮咀为粗末，称二十斤净入，拣嫩枝叶干紫苏十五斤，捣碎，同一处拌匀，每服四钱，水一大盏，姜钱三片，入盐少许，同煎至七分，去滓，空心食前服。常服和胃进食。

◆**分珠散**《证治准绳》

【主治】眼疾，血灌瞳神，恶血不散。

【功效】清热散风，疏血化滞。

【药物及用量】槐花　白芷　地黄　栀子　荆芥　甘草　黄芩　龙胆草　赤芍　当归各一两

【用法】清水煎服，春加大黄泻肝；夏加黄连泻心；秋加桑白皮泻肺。

◆**分湿内化汤**《石室秘录》

【主治】脚胫烂疮。

【功效】清热解毒，利湿。

【药物及用量】薏苡仁二两　金银花　白茯苓各一两　牛膝　半夏　甘草　萆薢各五钱　肉桂五分

【用法】清水煎服。

◆**分湿消毒丹**《疡医大全》

【主治】湿毒。

【功效】祛湿，杀虫，解毒。

【药物及用量】黄丹二两　铅粉　白蜡各一两　乳香(去油)　没药(去油)　儿茶　潮脑(炒)　松香(炒)各三钱　轻粉一钱　血竭五钱　冰片　麝香各五分　铜绿三分　蚯蚓粪二两(韭菜地上者，炒干，一两五钱)

【用法】研为极细末，先用葱汤将患处洗湿，然后掺之，掺后痒不可当，但不可用手搔抓，少顷必流黄水，如金汁者数碗；再用葱汤化之再掺，再掺再流，再流再掺，如是者三次，则水渐少而痛渐止。次日用前膏药，以厚皮摊贴，仍入此药二钱，任其水出，倘痒极难堪，以鹤羽扫之。

◆**分浊散**《辨证录》

【主治】湿热内蕴，致患谷疸，胸中易饥，食则难饱，多进饮食则发烦头眩，小便艰涩，身如黄金之色。

【功效】清热利湿。

【药物及用量】茯苓一两　车前子三钱　猪苓三钱　茵陈一钱　栀子三钱

【用法】水煎，去滓，温服。

◆**分经散**《朱氏集验方》

【主治】妇人血气心痛，遍身手足疼痛及经血不通。

【功效】行气活血，通经止痛。

【药物及用量】红花　苏木　乳香　没药　败姜　姜黄　当归　芍药　川芎　木通　甘草　蓬莪术(煨)　生地黄　延胡

索　牡丹皮　凌霄花

【用法】上一十六味为细末，每服二大钱，空心温酒调下，一日三服。加血竭、玳瑁尤佳。湘中黄应明三世业医，用之有效。

◆**分涎丸**《御药院方》

【主治】中风忽然发作，痰涎郁塞，不省人事。

【功效】祛风化痰，通络。

【药物及用量】水银（锡结沙子）　粉霜　干蝎（为末）各半两　腻粉二钱　脑子　麝香　天竺黄　朱砂各一钱　天南星（生用为末）一两

【用法】上九味，同研令匀，石脑油丸，如鸡头大，每服三五丸，薄荷汤化下，一岁小儿服半丸至一丸。

◆**分涎散**《圣济总录》

【主治】中风，涎潮，作声不得出，口噤手足搐搦。

【功效】祛风化痰。

【药物及用量】藿香叶　干蝎　白附子各一两　丹砂　腻粉　粉霜各二两　天南星（炮）一两（藿、蝎、附、天四味同为末）

【用法】上七味，同研匀细，每服一钱匕至二钱，薄荷汤或茶清调下，未吐利再服。

◆**匀胃散**《幼幼新书》

【主治】三焦不调，停寒膈上，乳哺不消，胸膈痞满，甚则喘逆吐利，肌体萎黄。

【功效】温中调气，消痞化痰。

【药物及用量】炙甘草一钱　藿香　白豆蔻　人参各一两　木香　干姜（炮）　厚朴（姜炙）　丁香各五钱

【用法】研为细末，每服一钱，清水一小盏，加生姜二片，煎至六分，温服。

◆**匀气散**《茅先生方》

【主治】小儿惊膈嗽，冷疝内吊，腹痛气滞。

【功效】宣肺胃，化痰湿。

【药物及用量】桔梗五两（去芦头，洗净干，一作二两，锉，炒）　甘草二两（炙，一作四钱）　缩砂仁（炒，一作五钱）　茴香（洗，一作炒五钱）　陈橘皮（去白）各一两　白姜一分（一作一钱五分，炒，一作姜炭，二钱五分）

【用法】研为细末，每服五分或一钱，空腹时沸汤调下，霜木瓜煎汤调下，如无即用紫苏盐煎汤；冷疝腹痛，烧汤调下。

◆**匀气散**《证治准绳》

【主治】积滞。

【功效】调气消食。

【药物及用量】木香　青皮各五钱　山楂肉二钱五分

【用法】研为细末，每服一钱，甘草汤调下。

◆**匀气汤**《圣济总录》

【主治】脾积痞气，胃脘不安，肌瘦减食。

【功效】消食化积。

【药物及用量】神曲　炒麦蘖（炒）　桂心（去粗皮）各二两　郁李仁（半生半炒）　厚朴（去粗皮姜汁炙）各一两　白术二两　大腹子（连皮）二枚　牵牛一两（半生半炒）　高良姜（炒）五钱　甘草（炙）二两

【用法】㕮咀，每服三钱匕，清水一盏，加生姜二片，大枣一枚（擘破），煎至七分，去滓。食远稍热服，一日三次。

◆**匀血汤**《医方类聚》

【主治】因受风寒，思虑交会，气血不调，右边身痛。

【功效】祛风散寒，活血通络。

【药物及用量】当归　细辛　白芷　没药　泽兰　甘草　天仙藤各等量

【用法】上为末，热酒调服。

◆**化丹汤**《证治准绳》

【主治】丹毒遍身瘙痒，发热烦躁。

【功效】疏风解毒。

【药物及用量】独活　射干　麻黄（去根节）　青木香　甘草　黄芩　薄桂（刮去粗皮）　石膏末各五钱

【用法】研为末，每服二钱，清水一盏，煎至七分，不拘时温服。

◆**化水丹**《洁古家珍》

【主治】停饮及手足少阴渴饮不止，或心痛者。

【功效】消化水饮。

【药物及用量】大川乌（炮去皮、脐）四枚　甘草（炙）一两　生牡蛎三两　蛤粉（用厚者炮）六两

【炮制】共研细末，酸醋浸，蒸饼为丸，如梧桐子大。

【用法】每服十丸、十五丸，新汲水送下。心痛者，醋汤下，立愈。饮水一石者，一服愈。

◆**化水种子汤**《傅青主女科》

【主治】便涩腹胀，足浮肿，不孕。

【功效】壮肾气，益肾火。

【药物及用量】巴戟天（盐水浸）一两　白术一两　人参三钱　菟丝子五钱　芡实五钱　茯苓五钱　车前子（酒炒）二钱　肉桂（去皮粗研）一钱

【用法】清水煎服，二剂而膀胱气化恢复，四剂而艰涩证除。又十剂而虚胀脚肿之病消，更长服之，则肾气大旺，胞胎温暖，易于受孕。

◆**化毒丸**《证治准绳》

【主治】内疔。

【功效】解毒，杀虫行滞。

【药物及用量】朱砂　雄黄各一钱　蝉蜕十枚　生硼砂　轻粉各五分　麝香一分　片脑五厘

【炮制】共研末，蟾酥为丸，如绿豆大。

【用法】每用一丸，放舌上含化取涎，化后以井水漱净。

◆**化毒丹**《玉机微义》

【主治】心胃内热惊悸。

【功效】清热养阴，宁心止惊。

【药物及用量】生熟地黄各五两　天门冬　麦门冬（去心，焙）各三两　玄参二两　甘草（炙）　甜硝各二两　青黛一两半

【用法】上七味，为末，入硝，炼蜜为丸如鸡头大，每服半丸或一丸，水下。

◆**化毒丹**《疡医大全》

【主治】手臂生疮，变生大块；或脐上生疮，终年不去，或如拳头大者，或足上生瘤如斗大者。

【功效】补正，软坚，杀虫。

【药物及用量】人参三钱　甘草一钱　硼砂　冰片各一分　轻粉五厘

【用法】各为细末，和匀。用小刀略破其皮一分后，以本方敷之，即化为水。

◆**化毒丹**《外科精义》

【主治】肿疡，初觉一二日，咳逆烦闷，或咽疼闭塞，发热恶寒。

【功效】消肿，破积。

【药物及用量】乳香（另研）　没药（另研）各五钱　巴豆四十九粒（去皮心，另研）　草乌头（醋浸泡制）　浮石（醋淬七次）各一两

【炮制】共为末，以制乌头及浮石之醋调面糊为丸。

【用法】每服五七丸，食后冷酒送下，忌热饮，服后以利二三次或吐出恶物为效。

◆**化毒生肌散**《疡医大全》

【主治】一切疮毒。

【功效】清热杀虫。

【药物及用量】黄柏（炒）　白薇（炒）　铅粉（炒）　儿茶　蚯蚓粪（炒）　潮脑各三钱　乳香（去油）二钱　麝香三分　轻粉　冰片各五分

【用法】共研细，掺疮口，二日即愈。

【编者按】此方似为后人托名。

◆**化毒散**《医学入门》

【主治】杨梅结毒，遍体破烂臭秽，筋骨疼痛，气实毒盛者。

【功效】攻毒，祛风，清热散结。

【药物及用量】生大黄一两　穿山甲（炙）　当归尾各五钱　白僵蚕（炒）三钱　蜈蚣（炙黄）一条

【用法】研为细末，每服二钱，温酒调下，一日二次。

◆**化毒为水内托散**《观聚方要补方》

【主治】痈疽发背，对口恶疔，乳花疮，百种无名恶疮。

【功效】通络解毒，清热消肿。

【药物及用量】乳香　穿山甲　白及　知母　贝母　半夏　金银花　皂角刺　天花粉各一钱

【用法】㕮咀，无灰酒一碗，煎至半碗，去滓温服，能令内消去毒，化为黑水，从小便出。将渣捣烂，加过秋芙蓉叶细末一两，以蜜水润过，一宿自消，不必用第二服，忌食发物。

◆**化毒汤**《活幼心书》

【主治】风热上攻，咽喉肿痛。

【功效】清风热，利咽喉。

【药物及用量】桔梗（锉，炒）五钱　薄荷叶　荆芥穗　甘草各二钱五分　山豆根皮一钱五分　牙硝　硼砂　朴硝　雄黄　朱砂各二钱

【用法】以前五味焙为末，后五味研为末，同一处再研匀，每用一字至半钱，干点舌上化下，或以温汤浓调，少与含咽亦可。

◆**化毒汤**《类证活人书》

【主治】小儿麻痘疮。

【功效】解毒清热。

【药物及用量】紫草茸　升麻　甘草（炙）各等量

【用法】㕮咀，清水二盅，加粳米五十粒（一作糯米）同煎，无论已出未出，皆可服之。

◆**化毒汤**《赤水玄珠》

【主治】痘已出，而热毒未解，不能起胀。

【功效】清热凉血。

【药物及用量】紫草茸　升麻　生甘草　蝉蜕各五分　地骨皮　黄芩（酒炒）　木通各等量。（一方无木通，有糯米一撮）

【用法】清水煎服，一日二次。

◆**化毒汤**《痘疹心法》

【主治】痘疮夹食，或泄泻。

【功效】托正气，理肠胃，行气滞。

【药物及用量】肉桂五分　芍药　甘草各一钱　青皮　木香　枳壳各七分　山楂肉　连翘各五分

【用法】锉细，清水一盏，煎至七分，去滓，不拘时温服。

◆**化风丹**《古今医鉴》

【主治】痰热，惊风。

【功效】疏风化痰，退热定搐。

【药物及用量】胆星二钱　羌活　独活　天麻　防风　甘草　荆芥穗　人参　川芎各一钱（一方有全蝎一枚，一方有细辛，无甘草）

【炮制】研为末，炼蜜和丸，如芡实大。

【用法】每服一丸，薄荷汤化下。

◆**化风丹**《施圆端效方》

【主治】一切中风，半身不遂，语言謇涩，神昏错乱，洗头破伤，血风惊风。

【功效】祛风化痰，通络止痛。

【药物及用量】防风二两　羌活　独活各一两　麻黄（去根节）　白芷三钱　川芎　桂枝　川乌（炮，去皮、脐）　藁本（去土）　茯苓（去皮）　白附子　全蝎（去毒）　甘草（炒）　皂角（烧存性）各半两

【用法】上一十四味，为细末，水浸蒸饼为丸，如弹子大，阴干，每服一丸，细嚼，温酒下，日三服。涎堵，薄荷酒下；破伤，豆淋酒下；伤风，葱白酒下；妇人血风，当归酒下；小儿惊风，人参薄荷酒下。

◆**化气调经汤**《医学纲目》

【主治】流注疬。

【功效】祛风消滞，化痰顺气。

【药物及用量】香附子（酒浸一宿晒干）　羌活　白芷各一两　牡蛎（火煅）　甘草　天花粉　皂角刺各五钱　橘皮二两

【用法】研为细末，每服二钱，不拘时清汤调下，一日三次。如脉有力者，先用追毒神异汤下之。

◆**化涎散**《证治准绳》

【主治】热痰。

【功效】化热痰，利胸膈，止烦渴。

【药物及用量】凝水石（煅研）一两　铅白霜（另研）　马牙硝（另研）　雄黄（另研）各一钱　枯白矾　甘草（炙）各一

分　龙脑少许

【用法】研为细末和匀，每服一钱，不拘时，蜜调下。小儿风热痰涎，每服五分，砂糖水调下此。药太凉，不可多服。

◆**化疸汤**《杂病源流犀烛》

【主治】诸疸。

【功效】清热利湿。

【药物及用量】茵陈　苍术　木通　山栀　茯苓　猪苓　泽泻　薏苡仁

【用法】清水煎服。食滞加神曲、麦芽、山楂；酒疸加葛根、苜蓿；女劳疸加当归、红花；瘀血加琥珀、牡丹皮、红花、红曲、蒲黄、桃仁、五灵脂、延胡索。

◆**化骨至神丹**《岐天师方》

【主治】多骨疽。

【功效】清湿热，理气血。

【药物及用量】金银花　当归各九钱　白芍五钱　茵陈　龙胆草　白术　生甘草各三钱　柴胡一钱

【用法】清水煎服。

◆**化坚二陈丸**《医宗金鉴》

【主治】眼胞痰核及周身结核。

【功效】祛痰行滞，燥湿解毒。

【药物及用量】陈皮　半夏（制）各一钱　白僵蚕二两（炒）　白茯苓一两五钱　生甘草三钱　川黄连三钱

【炮制】研为细末，薄荷叶熬汤和丸，如梧桐子大。

【用法】每服二钱，滚水送下。

◆**化斑汤**《证治准绳》

【主治】痘疮夹斑。

【功效】解毒。

【药物及用量】金线薄荷　水杨柳　荆芥　苍耳草

【用法】清水煎浓，去滓，将头发（滚汤洗去油垢），围拢，徐徐浴之。

◆**化斑汤**《张氏医通》

【主治】痘与斑夹出。

【功效】疏风，清热，和血。

【药物及用量】黑参二钱　鼠粘子一钱　柴胡八分　荆芥　防风各六分　连翘七分　木通八分　枳壳七分　蝉蜕五分　生甘草四分　灯心二十茎　淡竹叶十五片

【用法】清水煎，一日二三次。

◆**化斑汤**《沈氏尊生书》

【主治】毒留肺胃。

【功效】清热解毒，凉血消斑。

【药物及用量】人参　甘草　知母　石膏　桔梗　连翘　升麻　竹叶　牛蒡子（炒）　地骨皮

【用法】清水煎服。

◆**化斑汤**《温病条辨》

【主治】温病发斑。

【功效】清热解毒，凉血。

【药物及用量】石膏一两　知母四钱　甘草三钱　玄参三钱　犀角二钱　白粳米一合

【用法】清水八杯，煮取三杯，日三服。渣再煮一盅，夜一服。

◆**化斑解毒汤**《外科正宗》

【主治】丹毒。

【功效】清热解毒，凉血。

【药物及用量】升麻　石膏　连翘（去心）　牛蒡子（炒研）　人中黄　黄连　知母　黑玄参各一钱

【用法】加竹叶二十片，清水二盅，煎至八分服。

◆**化痞膏**（徐声土方）

【主治】痞积癥瘕。

【功效】消积。

【药物及用量】甲鱼五斤　苋菜十斤

【炮制】同入坛内盖好，俟化成臭水，倾入净锅内，加麻油五斤，穿山甲四两，熬枯滤清，后入净锅内，熬至滴水成珠，入密陀僧细末，老嫩得宜收之。

【用法】红布或缎摊贴。

◆**化痞膏**（刘长随方）

【主治】痞积癥瘕。

【功效】攻积，软坚。

【药物及用量】当归尾　红花　金银花　三棱　白芥子　蓬莪术　胡芦巴　昆布　生地黄　桃仁　乳头发　大黄　熟地黄　鳖甲　穿山甲各一两　海藻两头尖　阿魏　蓖麻子　川乌头　巴豆仁　黄连　天南星

漏芦　大贝母　半夏　川萆薢　大戟　胡黄连　甘遂　凤仙子　芫花　海浮石　阿胶　威灵仙　槟榔　直僵蚕　全蝎　瓜儿血竭　乳香（去油）　粉草　金线重楼　没药（去油）各三钱　土木鳖　番木鳖　独头蒜各三十个　蜈蚣三十条　水红花子四两　鲜商陆八两　活鲫鱼一尾（重半斤香）　麻油三斤　黄丹（飞晒炒）一斤八两　麝香一钱

【炮制】用麻油熬成膏，唯乳、没、竭、麝、阿魏五味，另研收贮。

【用法】临摊时掺膏药上。

◆**化痞膏**《沈氏尊生书》

【主治】痞积，马刀，瘰疬。

【功效】消坚积，解毒。

【药物及用量】秦艽　三棱　蓬莪术　黄柏　当归各五钱　大黄三钱　全蝎十四个　穿山甲十四片　蜈蚣五条　木鳖子七个

【炮制】共入菜油二斤四两内，浸二日夜，煎焦黄，去滓熬，略冷，下炒紫黄丹一斤二两，不住手搅，熬至滴水不散，离火下阿魏一两，乳香、没药各五钱，风化硝三钱，琥珀末一钱。

【用法】临用时入麝香少许，狗皮摊贴。

◆**化痞膏**《疡医大全》

【主治】痞积。

【功效】攻坚下积，清血解毒。

【药物及用量】生大黄一两　半夏　荆芥　三棱　苏木　穿山甲　陈皮　当归尾　全蝎　番木鳖　红花　陈枳壳　厚朴　蓬莪术　血余　大贝母　川乌头　天南星　香附　赤芍　草乌头　槟榔各三钱　蜈蚣十条　巴豆仁五十粒　土大鳖一个（切四块）　桃枝　杨枝　桑枝　槐枝各十寸　葱十根　水红花子五钱　白凤仙根五根

【炮制】麻油三斤，同煎药枯去滓，再入东丹二十四两，收之成膏，取起冷定，筛入阿魏、苏合油各五钱，血竭、没药（去油）、肉桂、孩儿茶、潮脑滴、乳香（去油）、虎骨（煅）、青黛各三钱，冰片、麝香、干漆各二钱，皮硝一两，瓦楞子（煅）三钱，共为细末，筛入膏内，搅匀，摊贴。

【用法】搅匀摊贴。

◆**化痰丸**甲《瑞竹堂经验方》

【主治】痟证，痰痞。

【功效】顺气健脾，化痰消积。

【药物及用量】半夏　南星（去皮）　白矾　皂角（切）　生姜各一斤

【用法】上五味，用水煮，至南星无白点为度，去皂荚不用，姜切，同晒干，再加。

◆**化痰丸**乙《瑞竹堂经验方》

【主治】顽痰不化。

【功效】坠痰止咳。

【药物及用量】石青一两（水飞）　石绿半两（水飞）

【用法】上二味为末，曲糊为丸，如绿豆大，每服一十丸，温汤下。有痰即吐，去一二碗，不损人。

◆**化痰丸**《是斋百一选方》

【主治】停痰宿饮。

【功效】理气化痰，温化寒饮。

【药物及用量】人参（去芦）　白茯苓　半夏（汤洗七遍，别为末，极细）　白术　桔梗（切作小块子，姜汁浸）各一两　枳实　香附子各一两　前胡　甘草各半两（炙）

【用法】上九味，为细末，用半夏、姜汁煮糊丸如梧桐子大，每服三四十丸，姜汤送下。

◆**化痰丸**《必用全书》

【主治】咳嗽涎喘，日进二服。

【功效】化痰止咳。

【药物及用量】天南星　生姜各一两　半夏　枯矾各一两半

【用法】上四味为末，水糊为丸，梧桐子大，每二十丸，食后温韮汁送下。

◆**化痰铁刷丸**《御药院方》

【主治】风痰、酒痰、茶痰、食痰、气痰，一切痰逆呕吐，头痛目眩，肺痿咯脓，声如拽锯。

【功效】祛风痰，破结滞。

【药物及用量】白附子（炮）　南星

(炮)　半夏（洗）　生白矾各五钱　寒水石、皂角（去子）各一两　干姜七钱五分　硇砂　轻粉各一两

【炮制】共研细末，水煮面糊丸，如梧桐子大。

【用法】每服二三十丸，食后淡姜汤送下。

◆**化痰玉壶丸**《御医撮要》

【主治】脾胃虚弱，胃膈痞闷，心腹疠痛，少气下痢，腹满身重，四肢不举，肠鸣飧泄，食不消化。

【功效】化痰消脾和胃。

【药物及用量】天南星　半夏　天麻各半两　白面四钱（入末同拌和丸）

【用法】上四味为末，同生白面滴水为丸，如梧桐子大，每服十五丸，水一盏，先煎令沸，入药煮五沸，放冷漉出，别用生姜汤下，不拘时。

◆**化瘀散**《古金医鉴》

【主治】杖打重，血上攻心。

【功效】行血破瘀。

【药物及用量】苏木　当归尾各三钱　大黄　红花各二钱

【用法】研为细末，每服三钱，酒和童便各一盅，煎至一盅，热服。

◆**化圣通滞汤**《石室秘录》

【主治】男子乳房忽然臃肿，如妇人状。

【功效】清热通滞。

【药物及用量】金银花八钱　蒲公英九钱　天花粉五钱　白芥子二钱　白芍　通草各二钱　山栀仁（炒）　白茯苓各三钱　柴胡二钱　熟附子　木通各一钱

【用法】清水煎服。

◆**化滞调中汤**《证治准绳》

【主治】食滞腹胀。

【功效】健脾胃，消积滞。

【药物及用量】白术一钱五分　人参　白茯苓　陈皮　厚朴（姜制）　山楂肉　半夏各一钱　神曲（炒）　麦芽（炒）各八分　砂仁七分

【用法】清水二盅，加生姜三片，煎至八分，食前服，胀甚者加萝卜子（炒）一钱，面食伤者，尤宜用之。

◆**化漏汤**《疡医大全》

【主治】饮食毒。

【功效】消食解毒。

【药物及用量】大黄　山楂　厚朴各三钱　白芷　麦芽各二钱　生甘草五钱

【用法】清水煎服。

◆**化腐紫霞膏**《外科正宗》

【主治】痈疽发背，瘀肉不腐，并不作脓及诸恶疮内有脓而外不穿溃者。

【功效】蚀恶肉。

【药物及用量】蓖麻仁（研）　轻粉各三钱　巴豆仁五钱　螺蛳肉二个　潮脑一钱　金顶砒（煅）五分　血竭二钱

【炮制】共研为末，瓷瓶收贮。

【用法】麻油调搽顽硬肉上，至顽者不过二次即软。

◆**化积丸**《杂病源流犀烛》

【主治】诸积内痛。

【功效】消坚化积。

【药物及用量】三棱　蓬莪术　阿魏　海浮石　香附　雄黄　苏木　瓦楞子　五灵脂各等量

【炮制】研为细末，滴水和丸。

【用法】熟汤送下。

◆**化瘤膏**《医宗金鉴》

【主治】瘿瘤肉中肿起，生瘤渐大。

【功效】消坚，化血瘀。

【药物及用量】白蔹一两　大黄　川芎　赤芍　当归　黄连　黄芩　白矾各五钱　吴茱萸二钱五分

【用法】鸡子黄调匀，摊帛贴之。

◆**化痞丸**《太平圣惠方》

【主治】乳痞结块。

【功效】化积，杀虫，蚀疮，消痞。

【药物及用量】巴豆霜五钱　腻粉　朱砂各一钱　黄鹰粪　硇砂　雄雀粪各一字

【炮制】共研如粉，糯米饭和丸，如黍米大。

【用法】一岁儿每服二丸，空腹皂荚仁煎汤送下，取下恶物为度。

◆**化痞丸**《活幼心书》

【主治】痞结气块，在两胁之间，日久不化，乍寒乍热，脏腑不调，米壳不消，哽气喘促，胸腹满闷及丁奚哺露。

【功效】健脾破结。

【药物及用量】南木香　橘红　蓬莪术（炮锉）　三棱（炮锉）　青皮（巴豆九粒，去皮膜心，微炒，去巴豆）　枳壳（去瓤，麸炒）　槟榔各五钱　白术　丁香各二钱　细辛（烧存性）四钱

【炮制】除木香、槟榔、丁香不过火，余七味焙，同前三味研为末，面糊和丸，如麻仁大。

【用法】每服十五丸至二十一丸，空腹时清米汤送下。有寒热往来，以柴胡饮间服，忌油腻生冷。

◆**化虫丸**《太平惠民和剂局方》

【主治】诸虫积，肚腹常热，呕吐清涎，肤色红白。

【功效】杀虫下积。

【药物及用量】鹤虫（去土炒）　槟榔　苦楝皮　胡粉（炒）各五十两　枯矾十二两半（一方有芜荑五钱，使君子一两）

【炮制】研为末，水煮米糊和丸，如麻子仁大。

【用法】一岁儿每服五丸，大人七八十丸，温酸浆水入生麻油一二点，打匀送下，清米汤亦可。痛时用蜀椒汤调化下。其虫细小者，皆化为水，大者自下。

◆**化虫丸**《医学纲目》

【主治】疳热。

【功效】杀虫消食。

【药物及用量】白芜荑　黄连　神曲　麦芽各等量

【炮制】炒研为末，水煮米糊和丸，如黍米大。

【用法】空腹时，米饮送下，猪胆汁尤佳。

◆**化虫丸**《直指小儿方》

【主治】虫痛。

【功效】杀虫，止痛。

【药物及用量】芜荑　川鹤虱　鸡心槟榔　干蛤蟆（炙焦）各一分　芦荟半分

【用法】上五味，为末，雄猪胆汁为丸，麻子大，每服五丸，陈米饮下，或使君子煎汤送下。

◆**化虫饮**《活幼心书》

【主治】虫积腹痛。

【功效】杀虫下积。

【药物及用量】槟榔　醋石榴皮（洗净焙干）各一两　红丹（煅过）　雷丸　贯众（如鸡头者佳）　使君子肉（薄切焙）各二钱五分　甘草（炙）　枳壳（去瓤，麸炒微黄）　大黄各五钱

【用法】研为细末，用清油煎鸡子一枚，如春饼样，候冷抄药末一钱，于上摊匀，空腹时卷而食之。儿小者用糯米粉水煮糊和丸，如粟米大，每服十五丸至三十丸，淡猪肉汁，或鸡肉汁空腹时送下。

◆**化痈汤**《疡医大全》

【主治】痈疽肿痛。

【功效】清热消肿。

【药物及用量】金银花五两　玄参三两　当归二两　荆芥　白芥子各三钱　肉桂三分

【用法】清水煎服。

◆**化䘌丸**《直指小儿方》

【主治】肺热疳，鼻䘌蚀穿孔，汗臭，或生息肉。

【功效】杀疳虫。

【药物及用量】芜荑　芦荟　青黛（干）　川芎　白芷梢　胡黄连　川黄连　蛤蟆灰各等量

【炮制】研为末，猪胆汁浸糕和丸，如麻子大。

【用法】每服一二十丸，食后临卧时杏仁煎汤送下。其鼻常用熊胆煎汤，新笔蘸洗。俟前药进数服，欲用青黛、当归、赤小豆、瓜蒂、地榆、黄连、芦荟、雄黄，少许为末，吹入鼻，其疮自敛。

◆**化䘌丸**《痘疹心法》

【主治】痘后狐惑。

【功效】杀疳虫。

【药物及用量】黄连五钱　蜀椒（去闭口者，炒去汗）二钱　苦楝根白皮（干者）

二钱

【炮制】研为末，乌梅（肥者）七个。

【用法】艾汤浸去核，捣烂和丸。

◆化瘿丹《疡科选粹》

【主治】瘿瘤。

【功效】软坚散结化积。

【药物及用量】海带　海藻　海蛤　昆布（俱洗净焙）　泽泻（炒）　连翘各等量　猪靥　羊靥各十枚

【炮制】研为细末，炼蜜和丸，如鸡头子大。

【用法】每服一二丸，卧时含化，忌油腻。

◆化肝煎《景岳全书》

【主治】怒气伤肝，气逆动火，胁痛胀满，烦热动血。

【功效】清肝降火，散郁行气。

【药物及用量】青皮　陈皮　芍药各二钱　牡丹皮　栀子（炒）　泽泻（血见下部者，用甘草代之）各一钱五分　土贝母二至三钱

【用法】用水一盅，煎至七分，去滓，空腹时温服。

◆化岩汤《辨证录》

【主治】乳岩溃烂，状似蜂窝，肉向外生，终年不愈者。

【功效】补气养血，化痰通络。

【药物及用量】人参一两　白术二两　黄芪一两　当归一两　忍冬藤一两　茜草根二钱　白芥子二钱　茯苓三钱

【用法】水煎，去滓，分二次温服。

◆化癥丸《太平圣惠方》

【主治】妇人食癥，腹胀气急，面目浮肿，四肢无力。

【功效】散瘀消肿，止痛化癥。

【药物及用量】硇砂半两（细研）　巴豆十枚（去皮心，研，纸裹压去油）　五灵脂半两　干姜半两（炮裂，锉）　雄雀粪半两（微炒黄）　猪牙皂荚半两（去皮，涂酥，炙令黄，去子）

【用法】上六味，捣罗为末，同研令匀，用醋煮面糊和丸，如绿豆大，每服空心，以温酒下五丸。

◆化铁丹《御药院方》

【主治】远年近日沉积及内伤冷物，心腹疼痛。

【功效】温中消积，行气止痛。

【药物及用量】乌梅八个（不去核）　巴豆一十六个（不去皮油）　油胡椒四十八分　青皮（不去白）　陈皮（不去白）各半两

【用法】上五味，为细末，醋面糊和丸，如绿豆大，每服五七丸，食后，温生姜水下。又增加荜澄茄半两，丁香二钱半服之更快。

◆升天散《证治准绳》

【主治】痘色灰白，或红紫，或黑陷干枯，或清水不成浆。

【功效】补气活血，能托邪毒。

【药物及用量】人参六分　黄芪　山楂各八分　白术（土炒）　川当归　川芎　橘红各五分　甘草三分　淫羊藿　穿山甲（土炒黄）　木香各二分　肉桂三厘（此引经之药，多则痒）

【用法】加生姜一片，大枣一枚，清水煎服，或研为末服亦可，痘不成浆，不满多服数剂。

◆升均汤《小儿痘疹方论》

【主治】痘疮已出不均，或呕吐热渴。

【功效】补气行气，清热解毒。

【药物及用量】升麻　干葛　芍药　人参　白术　茯苓　甘草　紫草茸（如无红花代之）

【用法】每服三五钱，加生姜，清水煎服。

◆升均汤《张氏医通》

【主治】痘出隐隐不起，面上红晕成片，根窠琐屑者。

【功效】催吐。

【药物及用量】人参芦　白术芦　茯苓　生甘草　防风芦　桔梗芦（一方无防风，有升麻）

【用法】清水煎，顿服取吐，痰出气升，而痘自起。

◆升消平胃散《痘科类编》

【主治】感寒夹食痛。

【功效】升阳，散寒行滞。

【药物及用量】小川芎　香附（炒）　苍术　姜汁　紫苏　厚朴（炒）各五分　藿香　砂仁（研碎）　白芷　陈皮（去白）各三分　甘草（炙）二分　麦芽（炒）六分　山楂肉一钱　加羌活　防风各三分

【用法】生姜三片，清水煎热服。

◆升带汤《傅青主女科》

【主治】腰酸腹胀不孕，由任督之困者。

【功效】和脾胃，消积滞。

【药物及用量】白术一两（去炒）　人参三钱　半夏一钱（制）　陈曲一钱（炒）　沙参五钱　肉桂一钱（去粗皮）　茯苓三钱　荸荠粉三钱　鳖甲三钱（炒）

【用法】清水煎，长服之。

◆升麻牛蒡子散（郭氏方）

【主治】时毒疮疹，脉浮洪在表者，疮发于头面胸膈之际。

【功效】升阳气，散热毒。

【药物及用量】葛根　升麻　牛蒡子（炒研）　甘草　桔梗　玄参　麻黄各一钱　连翘二钱

【用法】㕮咀，加生姜三片，清水二盅。

◆升麻加附子汤《卫生宝鉴》

【主治】面寒。

【功效】升阳。

【药物及用量】升麻　葛根　白芷　黄芪　熟附子各七分　甘草（炙）　人参草　豆蔻各五分　益智子三分　加葱头（连须）二茎

【用法】水煎温服。

◆升麻加黄连汤《疡医大全》

【主治】面热。

【功效】升清阳，散胃热。

【药物及用量】升麻一钱　川黄连（酒炒）四分　葛根一钱　白芷七分　甘草（炙）　白芍各五分　犀角末　川芎各三分　荆芥穗　薄荷各二两

【用法】锉如麻豆大，用清水半盅，先浸川芎、荆芥、薄荷，再用清水二盅，煎至一盅，入先浸三味，煎至七分去滓，食后温服。忌食酒、湿、面、五辛等物。

◆升麻石膏汤《沈氏尊生书》

【主治】肿痛。

【功效】解毒，清热。

【药物及用量】升麻　石膏　防风　荆芥　当归尾　赤芍　连翘　桔梗　甘草　薄荷　黄芩各等量

【用法】加灯心清水煎服，热甚加大黄（酒制）。

◆升麻防风丸《证治准绳》

【主治】痈疮，惊风痰热鼻赤。

【功效】祛风解毒，消痰行滞。

【药物及用量】升麻　防风　人参各一两　蝎尾半两　雄黄二钱　牛黄　麝香各一钱　甘草　朱砂各二钱五分　僵蚕（炒）五钱

【炮制】锉碎，炼蜜为丸，如樱桃大，朱砂为衣。

【用法】每服一丸，薄荷汤送下。

◆升麻防风汤《保婴撮要》

【主治】胃经实热，咽痛口燥，腮痈等证。

【功效】解毒清热。

【药物及用量】升麻　防风　黄柏（炒）　茯苓　陈皮　芍药（炒）各五分　连翘　当归各七分

【用法】每服二钱，清水煎服。

◆升麻防荆汤《证治准绳》

【主治】颈项强痛。

【功效】发表风寒，祛散邪热。

【药物及用量】升麻　防风　荆芥　柴胡　黄芩　半夏（姜制）　甘草　羌活　独活　家葛根　赤芍　川芎　白芷　生姜　薄荷

【用法】清水煎服，无汗加麻黄，有汗加桂枝。

◆升麻和气饮《太平惠民和剂局方》

【主治】疮肿，疖疥发于四肢臀髀，痛

痒不常，甚至憎寒发热，攻刺疼痛，浸淫浮肿及耳鸣眼痛，癫风入脏，阴下湿痒。

【功效】祛风湿，解邪毒。

【药物及用量】升麻　干葛根　苍术（熟，一作二两）　桔梗（去芦）各一两（一作各一钱）　干姜（炮）　枳壳（去瓤麸炒）各五分　大黄（蒸，一作煨，一钱）五钱　芍药七钱五分（一作一钱五分）　陈皮（去白，一作二钱，一作六钱）　甘草（炙，一作一钱，一作七钱五分）各一两五钱（一作各一钱五分）　当归（去芦）　半夏（汤洗七次）　白芷　茯苓（去皮）各二钱（一作各五分，一作各二两，一方无半夏，有姜制厚朴五分）

【用法】㕮咀，每服四钱或一两，清水一盅，加生姜三片，灯心十茎（或十五茎）。煎至七分去滓，食前温服。

◆**升麻芷葛汤**《眼科审视瑶函》

【主治】阳明经偏头风。

【功效】祛风散热，止痛。

【药物及用量】升麻　白芷　干葛根　薄荷　石膏　陈皮　川芎　半夏（制）　甘草各等量

【用法】加生姜三片，清水二盅，煎至八分，食前服。

◆**升麻补胃汤**《东垣试效方》

【主治】因内伤，服牵牛大黄食药，致泻痢五七行，腹中大痛。

【功效】补气升阳止泻。

【药物及用量】升麻半钱　柴胡半钱　当归身二分　半夏三分　干姜二分　甘草七分　黄芪半钱　草豆蔻半钱　红花少许

【用法】上九味，都作一服，水二盏，煎至一盏，去滓，早饭后稍热服。

◆**升麻胃风汤**《张氏医通》

【主治】胃风能食，手足麻瞀，目瞤面肿。

【功效】祛风和胃，散寒祛湿。

【药物及用量】升麻　当归　白芷　葛根各六分　苍术（制）八分　麻黄（去节）　藁本　羌活　草豆蔻（研）　蔓荆子（研）各四分　柴胡　黄柏（姜制）各三分　甘草（炙）五分　生姜三片　大枣一枚

【用法】清水煎，食远服。

◆**升麻消毒饮**《医宗金鉴》

【主治】黄水疮。

【功效】凉血，消毒。

【药物及用量】升麻　当归尾　赤芍　金银花　连翘（去心）　牛蒡子（炒）　生栀子　羌活　白芷　红花　防风　生甘草　桔梗

【用法】每味用二钱为大剂，一钱五分为中剂，一钱为小剂，清水二盅，煎至八分，食远热服。如疮生头面，减去归尾、红花。

◆**升麻散**《严氏济生方》

【主治】热毒，口舌生疮，咽喉肿痛。

【功效】清肺胃，解热邪。

【药物及用量】升麻　赤芍　人参　桔梗　干葛各一两　甘草半两（一方有黄连、大黄、黄芩、玄参、麦门冬）

【用法】㕮咀，加生姜五片，清水煎服。

◆**升麻散**《证治准绳》

【主治】上齿痛。

【功效】和胃，镇痛，清热。

【药物及用量】升麻　细辛（焙）　黄柏　知母　防己　黄连　白芷　蔓荆子　牛蒡子　薄荷各等量

【用法】研为细末，薄荷汤调下，并搽牙龈，或清水煎服亦可。

◆**升麻散**《妇人大全良方》

【主治】妊娠壅热，心烦口渴。

【功效】养心肺，清热壅。

【药物及用量】升麻　瓜蒌根　黄芩　人参　麦门冬　柴胡　栀子仁　犀角屑　茯神各一两　知母　甘草各五分

【用法】每服四钱，清水一盏，煎至六分，不拘时服。

◆**升麻散**《外台秘要》

【主治】小儿初中虫毒。

【功效】解毒。

【药物及用量】升麻　苦桔梗（去芦头）　瓜蒌根各五钱

【用法】捣罗为散，每服一钱，清水一小盏，煎至五分，去滓温服，一日四五次，量儿大小加减。

◆升麻散甲《太平圣惠方》

【主治】一切丹毒，遍身壮热，烦渴。

【功效】清血毒。

【药物及用量】升麻一分　黄芩一分　麦门冬三分（去心）　葛根三分　大黄（微炒）一分　朴硝一分

【用法】研为粗末，每服一钱，清水一小盏，煎至五分去滓，不拘时温服。

◆升麻散乙《太平圣惠方》

【主治】蛊注痢，下血如鹅鸭肝，心中烦闷，不欲饮食。

【功效】清热，凉血止痢。

【药物及用量】川升麻一两　茜根一两（锉）　犀角屑一两　桔梗一两（去芦头）　黄柏一两（锉）　黄芩一两　地榆一两半（锉）　薄荷根一两半

【用法】上八味，捣细罗为散，每服不拘时，以温酒调下二钱。

◆升麻散丙《太平圣惠方》

【主治】妇人乳初觉肿胀疼痛，欲成痈结。

【功效】清热解毒，消痈止痛。

【药物及用量】川升麻一两　玄参一两半　桑根白皮三两（锉）　赤芍一两　白芷三分　川大黄一两（锉碎，微炒）　马蹄三分（烧焦）　甘草一两（炙微赤，锉）　川朴硝二两

【用法】上九味，捣粗罗为散，每服四钱，以水一中盏，煎至六分，去滓，每于食前温服，以利为度。

◆升麻散丁《太平圣惠方》

【主治】妊娠伤寒，百节疼痛，壮热心躁，若不早疗，即胎落不安。

【功效】清热解表。

【药物及用量】川升麻一两　柴胡一两（去芦头）　葛根半两（锉）　知母半两　石膏二两　大青三分　栀子仁三分　甘草一分（炙微赤，锉）

【用法】上八味，捣筛为散，每服四钱，以水一中盏，入葱白五寸，煎至六分，去滓，温服，不拘时。

◆升麻散戊《太平圣惠方》

【主治】妊娠烦渴燥热，口干，四肢疼痛，吃食减少。

【功效】益胃升津。

【药物及用量】川升麻一两　柴胡一两（去苗）　知母三分　栀子仁　黄芪（去须）　甘草（炙微赤，锉）　黄芩　麦门冬（去心）　枳壳（麸炒微黄，去瓤）各半两

【用法】上九味，捣筛为散，每服三钱，以水一中盏，入竹茹一分，煎至六分，去滓，温服，不拘时。

◆升麻汤（刘河间方）

【主治】热痹。

【功效】祛风，和络。

【药物及用量】升麻三钱　茯神（去皮木，一作茯苓）　人参　防风　犀角（锉）　羚羊角（锉）　羌活各一钱　官桂三分

【用法】清水二盅，煎至八分，加竹沥半酒盏，不拘时服。

◆升麻汤甲《证治准绳》

【主治】风热，身如虫行，或肤反绽裂。

【功效】祛风，解毒。

【药物及用量】升麻三分　茯苓　人参　防风　犀角（锉）　羌活　官桂各二钱

【用法】每服四钱，清水煎，下泻青丸。

◆升麻汤乙《证治准绳》

【主治】时邪，头痛足冷，发热肢疼，脉数，阳明经邪下利，脾脏发咳，胁痛引肩背及痘疹初起或在疑似之间。或证候未全，或未经解利而疮毒已发，宜与解散者。或大便如常者。

【功效】升散发表。

【药物及用量】升麻（一作一钱）　白芍（酒洗，一作一钱五分）　甘草（炙，一作八分）各二钱　生葛根（一作一钱五分）三钱

【用法】研为粗末，清水一盅，加生姜二片，葱白二茎，煎至半盅，去滓，不拘

时温服。或研为细末，熟汤调下，身心烦热者温服。寒多者热服，发斑加犀角，热甚再加黄连、黑参，虚加人参。

◆升麻汤丙《证治准绳》

【主治】肺痈秽臭。

【功效】清肺排脓。

【药物及用量】升麻 桔梗 薏苡仁 地榆 条芩（炒） 丹皮 芍条（炒） 甘草各等量

【用法】每服二三钱，清水煎服。

◆升麻汤丁《证治准绳》

【主治】小儿项生恶核，壮热不止。

【功效】泻热利咽，通便解毒。

【药物及用量】升麻 射干 连翘 犀角屑 大黄（微泡） 朴硝各五钱

【用法】㕮咀，清水煎服，量儿大小加减，忌食酒面炙煿之物。

◆升麻汤戊《证治准绳》

【主治】小儿心热，皮肤壮热。

【功效】泻热毒。

【药物及用量】升麻 大黄（锉微炒） 朴硝 玄参各五钱 犀角屑 黄芩 栀子仁 木通 甘草（微炒）各一分

【用法】研为末，每服一钱，清水一小盏，煎至五分去滓，不拘时温服，量儿大小加减。

◆升麻汤甲《圣济总录》

【主治】心蓄风热，生浸淫疮。

【功效】祛风，清热，解毒。

【药物及用量】升麻 大黄（锉微炒） 黄芩（去黑心） 枳实（麸炒） 芍药各一两 当归（切焙） 甘草心（炙）各五钱

【用法】锉碎，每服五钱匕，清水二盅，加灯心一握，煎至一盅去滓，空腹时温服。

◆升麻汤乙《圣济总录》

【主治】心脏有热，舌衄如泉。

【功效】清血热，凉血止血。

【药物及用量】升麻 小蓟根 茜根各一两五钱 艾叶一握 寒水石三两

【用法】研为末，每服三钱，清水一盅，煎至七分。澄去滓加生地黄汁一羹匙，再煎二滚温服，或加炒侧柏叶五钱亦可。

◆升麻汤《小儿卫生总微论方》

【主治】肌热盗汗。

【功效】养肺，和血，清热。

【药物及用量】升麻 黄芪 人参（去芦头）各一两 熟干地黄五钱 天竺黄 牡蛎各五钱

【用法】除天竺黄、牡蛎粉外，余捣罗为细末，和两味研匀，每服五分至一钱，竹叶煎汤调下。

◆升麻黄连丸《兰室秘藏》

【主治】嗜肉口臭。

【功效】清火解毒。

【药物及用量】升麻五钱 黄连一两 青皮五钱 黄芩（酒洗）二两 生姜五钱 檀香二钱 生甘草三钱

【炮制】共研细末，水浸蒸饼为丸，如弹子大。

【用法】每服一丸，不拘时细嚼，白汤送下。

◆升麻黄连汤《沈氏尊生书》

【主治】胃气虚弱，清阳不升。

【功效】祛风和胃。

【药物及用量】升麻（一作一钱） 柴胡（一作五分） 防风（一作五分）各一钱五分 黄芪 羌活各一钱 独活 白芍（一作一钱五分） 牡丹皮 熟地黄 生地黄 甘草（炙）各五分 葛根 当归身各三分 肉桂二分

【用法】分作二服，清水二盅，煎至一盅，去滓，食前稍热服。

◆升麻黄芩汤《玉机微义》

【主治】小儿中风，身热，头项强，自汗，表不和也。

【功效】解肌，退热。

【药物及用量】升麻 葛根 黄芩 芍药各五钱半 甘草二钱半

【用法】上五味，㕮咀，每二钱，水煎。

◆升麻解毒汤《痘疹全书》

【主治】痘疮时暖时寒。

【功效】升阳散火，清热疏风。

【药物及用量】升麻　干葛　荆芥穗　人参　柴胡　前胡　牛蒡子　桔梗　防风　羌活　赤芍　淡竹叶　连翘　甘草（一方无干葛、人参、柴胡、前胡）

【用法】清水煎服。

◆**升麻解毒汤**《外科正宗》

【主治】杨梅疮。

【功效】解毒化滞。

【药物及用量】升麻　皂角刺各四钱　土茯苓一斤

【用法】清水八碗，煎至四碗，作四次一日服尽，每次炖热，加香油三茶匙和匀，量病上下，食前后服。

◆**升麻饮**甲《圣济总录》

【主治】脾胃有热，风冷相乘，唇肿生核疼痛。

【功效】清热解毒，利湿。

【药物及用量】升麻　前胡　犀角（锉）　薏苡仁　甘草（炙）各五钱　葛根　龙胆草　青竹皮各二钱五分

【用法】㕮咀，每服五钱，清水一盅半，煎至八分，去滓食后服。

◆**升麻饮**乙《圣济总录》

【主治】口内生疮，齿断肉烂。

【功效】清风火，解热毒。

【药物及用量】升麻　玄参　黄连　羚羊角（锉）　黄芩　葛根　大黄　麦门冬（去心）　羌活　防风　甘草　菊花各五钱　人参　知母　甘草（炙）各二钱五分（一方无人参，有牛蒡子）

【用法】㕮咀，每服三钱，清水一盅，煎至七分去滓，食后温服。

◆**升麻膏**《太平圣惠方》

【主治】诸热风毒，皮肤瘾疹，赤起生疮，兼有黄水，结为脓疱。

【功效】解热毒。

【药物及用量】升麻　白蔹　漏芦　枳壳　连翘　蓝叶　黄芩　栀子仁　蒴藋根　玄参（去芦）　大黄　蛇衔草　芒硝　犀角屑各一两

【炮制】细锉，竹沥三升拌匀，经一宿，用炼成猪脂二斤，同煎，候白蔹熬黄，绞去滓令凝。

【用法】摩涂患处，一日六次即瘥。

◆**升麻膏**《肘后方》

【主治】赤丹。

【功效】解热毒。

【药物及用量】升麻　白蔹　漏芦　芒硝各二两　黄芩　枳壳　连翘　蛇衔草各三两　栀子仁二十枚　蒴藋四两

【炮制】锉细，猪脂五升，慢火煎诸药令色赤，去滓放冷，瓷盒收藏。

【用法】涂患处。

◆**升麻膏**甲《证治准绳》

【主治】一切丹毒。

【功效】解热毒。

【药物及用量】升麻　大黄　护火草　蛇衔草　栀子仁　寒水石　芒硝　蓝叶　生地黄　芭蕉根　羚羊角屑　梧桐皮各五钱

【炮制】细锉，研为细末，竹沥浸一宿滤出，欲入锅中，以腊月猪脂一斤，慢火熬一食久，乘热以棉滤去滓。候冷成膏，盛以瓷盒。

【用法】磨涂患处，兼以膏如枣大，竹沥化下。

◆**升麻膏**乙《证治准绳》

【主治】小儿头面身体赤毒，肿起作片。

【功效】解热毒，凉血。

【药物及用量】升麻一两　犀角屑　射干　赤芍　玄参　黄芩　栀子仁　大黄　大青　蓝子　羚羊角屑各五钱　生地黄二两

【炮制】锉细猪脂一斤八两，于铛中慢火熬，不住手搅，成膏去滓，盛之瓷盒。

【用法】频摩肿处。

◆**升麻膏**《疡医大全》

【主治】疔疮，顽疮，痈疽，瘰疬，痰核。

【功效】祛湿，杀虫，解毒。

【药物及用量】升麻二十两

【炮制】用麻油五斤，浸一宿，煎枯去滓，慢火熬至滴水不散，入飞净黄丹二十四两，收成膏。

【用法】涂患处，未成自消，已溃自敛。

◆**升麻膏**《太平圣惠方》

【主治】小儿一切丹，发无常处，体热如火烧。

【功效】清热泻火，凉血解毒。

【药物及用量】川升麻　川大黄　景天草　蛇衔　栀子仁　寒水石　川芒硝　蓝叶　生地黄　芭蕉根　羚羊角屑　梧桐皮各半两

【用法】上一十二味，细锉，以竹沥浸一宿，明日漉出，却入铛中，用腊月猪脂一斤，于慢火上熬一食久，乘热，以绵滤去滓，候冷成膏，以瓷盒盛，旋取摩之，兼以膏如枣核大，以竹沥调服之。

◆**升麻调经汤**《沈氏尊生书》

【主治】血热经滞。

【功效】散风火，清血热，破结通经。

【药物及用量】升麻八分　龙胆草（酒制）　葛根各四分　黄芩（酒制）　蓬莪术（酒制）　三棱（酒制）　甘草（炙）各五分　当归尾　白芍各三分　黄柏（酒制）二分　知母（酒制）一钱

【用法】清水煎服。

◆**升麻鳖甲汤**甲《金匮要略》

【主治】阴毒，面赤如锦纹，咽喉痛，吐脓血。

【功效】理血，解毒。

【药物及用量】升麻二两　鳖甲手指大一斤（炙，一作一两五钱）　当归　生甘草（一作一两）　蜀椒（炒去汗）各一两　雄黄（研）五钱

【用法】清水四升，煮取一升，顿服之，老少再服取汗。

◆**升麻鳖甲汤**乙《金匮要略》

【主治】阴毒，面目青，身痛如被杖，咽喉痛。

【功效】理血，解毒。

【药物及用量】前方去蜀椒、雄黄

【用法】与前方同。

◆**升麻六物汤**《无求子活人书》

【主治】妊娠七月伤寒，壮热，赤斑变黑，溺血。

【功效】清热救急。

【药物及用量】升麻　栀子仁各二两　大青　杏仁（去皮尖）　黄芩各一两半

【用法】上五味，锉如麻豆大，每服五钱，水一盏半，入葱白三茎，煎至一盏，去滓，温服。

◆**升提汤**《傅青主女科》

【主治】怯弱不孕，肾气不足。

【功效】滋补气血。

【药物及用量】熟地黄一两　山茱萸肉三钱（蒸）　巴戟肉一两（盐水浸）　枸杞二钱　白术一两（土炒）　人参五钱　生黄芪五钱　柴胡五分

【用法】清水煎服，三月而肾气大旺，再服一月便受孕。

◆**升发二陈汤**《医学正传》

【主治】痰郁。

【功效】宣滞化痰。

【药物及用量】升麻　柴胡　防风　甘草各五分　半夏一钱半　赤茯苓　陈皮　川芎各一钱

【用法】加生姜三片，清水煎服。

◆**升阳泄阴丸**《兰室秘藏》

【主治】青白翳及视正反斜。

【功效】疏风祛湿，调气养血。

【药物及用量】羌活　独活　甘草根（一作梢）　当归身　白芍　熟地黄各一两　人参　生地黄（酒洗炒）　楮实（酒炒，一作酒蒸焙）　黄芪　白术（制）各五钱（一作各一两五钱）　泽泻　陈皮　白茯苓　防风各一钱　知母一钱（酒炒）大暑时用四钱　柴胡一钱五分（去苗，一作一两）　肉桂五分（去皮，一作一两，一方无泽泻）

【炮制】研为细末，另合一料，炼蜜和丸，如梧桐子大。

【用法】每服五十丸，食远茶清送下，另用煎药一料，㕮咀，每服五钱，清水煎，

每日各一服，如天气热甚，并加五味子三钱（或五钱至一两），天门冬（去心）五钱，楮实五钱，芍药五钱。

◆**升阳益胃汤**《内外伤辨》

【主治】脾胃受伤，邪热内陷，外反恶风，厥治脉沉，怠惰嗜卧，四肢不收，体重节痛，口苦舌燥，饮食无味，不能消化，大便不调，小便频数，兼见沥淅恶寒，惨惨不乐，面色不和。

【功效】升阳散热，祛邪益胃。

【药物及用量】黄芪二两（一作二钱） 半夏（洗涩者可用） 人参（去芦） 甘草（炙）各一两（一作各一钱） 独活 防风 白芍 羌活各五钱（一作各五分） 橘皮四钱（一作三分） 茯苓（小便利不渴者切用，一作三分） 柴胡（一作三分） 泽泻（不淋勿用，一作三分） 白术（一作一钱）各三钱 黄连（炒）一钱

【用法】㕮咀，每服三钱，清水三盏，加生姜五片，大枣二枚，煎一盅去滓，早饭后温服，渐加至五钱为止。服药后，勿言语一二时以养气，戒酒湿面及冷蒸淡渗之物。如小便利而病加增剧者，宜少减茯苓、泽泻；若喜食者，初时但宜滋润柔美之品，稍加盐类，勿令过饱。以免伤其胃，并宜少作运动，少食果品，以助消化。

◆**升阳除湿防风汤**《脾胃论》

【主治】飧泄滞下，肠风便血，或大便闭塞，或里急后重，或下白脓，或下血。

【功效】祛湿健胃，燥湿止痢。

【药物及用量】防风二钱 苍术（酒浸，去皮，净炒，一作米泔浸，去皮，饭上蒸）四两 白术（土炒） 白茯苓 白芍（炒）各一钱（一方加生姜一片）

【用法】先以苍术切片，清水一盅半，煎至一盅，再纳诸药，煎至八分去滓，食前热服。

◆**升阳除湿汤**（李东垣方）

【主治】脾胃虚弱，不思饮食，腹鸣泄泻，四肢困弱，溺黄脱肛。

【功效】祛湿健胃。

【药物及用量】苍术一钱 升麻 柴胡 羌活 防风 神曲（炒） 泽泻各五分 陈皮 大麦芽 甘草（炙） 猪苓各三分（一方无羌活）

【用法】消水二盅，煎至一盅去滓，空腹时服。如胃寒肠鸣，加益智子、半夏各五分，生姜、大枣同煎服，非肠鸣不用。

◆**升阳散火汤**《内外伤辨》

【主治】脾阴血虚，胃阳气弱，或春寒留恋及过食冷物，抑遏少阳清气，郁于脾土之中，四肢发困，畏寒发热，肌肤筋骨热如火燎，扪之烙手。

【功效】祛风，泻热，散火。

【药物及用量】升麻 生葛根（酒拌） 人参 羌活 独活 生白芍（酒拌）各八分（一作各一钱） 柴胡六分 生甘草四分（一作七分） 甘草（炙）六分（一作三分） 防风三分（一作五分，一方无人参）

【用法】㕮咀，如麻豆大，清水二盅，煎至一盅，去滓。不拘时温服，忌食生冷难化之物。

◆**升阳散火汤**《医宗金鉴》

【主治】颊疡失治，或过敷寒药，以致肌冷坚硬难消难溃者。

【功效】祛风化滞。

【药物及用量】升麻 葛根 蔓荆子 白芍（酒炒） 防风 羌活 独活 甘草（半生半炙） 人参各一钱 柴胡 香附 僵蚕（炒）各一钱五分 川芎六分

【用法】加生姜一片，红枣肉一枚，清水三盅，煎至一盅，食远温服。

◆**升阳汤**《证治准绳》

【主治】阳跻痫疾。

【功效】发表祛风。

【药物及用量】防风根 麻黄（不去节）各八钱 羌活一两五钱 甘草（炙）五钱

【用法】每服三钱，清水五大盅，煎至一盅去滓，宿食消尽，空腹时稍热服，服后避风寒一二时，阴跻痫去羌活，易苍术。

◆**升阳汤**《兰室秘藏》

【主治】一日大便三四次，溏而不多，

有时泄泻，腹中鸣，小便黄。

【功效】升阳止泻。

【药物及用量】柴胡 益智子 当归身 橘皮以上各三分 升麻六分 甘草二钱 黄芪三钱 红花少许

【用法】上八味，㕮咀，分作二服，每服水二大盏，煎至一盏，去粗稍热服。

◆**升阳顺气汤**（李东垣方）

【主治】饮食不节，劳役所伤，腹胁满闷短气，遇春则口淡无味，遇夏虽热而犹畏寒，饥常如饱，不嗜冷食。

【功效】健胃化滞。

【药物及用量】黄芪一两（一作四钱） 半夏三钱（汤洗七次，一作二钱） 草豆蔻仁二钱（一作一钱） 神曲一钱五分（炒） 升麻 柴胡 当归身 陈皮各一钱 甘草（炙） 黄柏各五分 人参（去芦，一作二钱）三分（一方有牡丹皮一钱）

【用法】㕮咀，每服三钱，清水二盅，加生姜三分（一作三片），煎至一盅去滓，食前温服。

◆**升阳滋血汤**《医学纲目》

【主治】小儿未满百日，腹胀不大便，瘦弱身黄。

【功效】和胃，化积，升阳气，益血。

【药物及用量】升麻三分 蝎梢二分 神曲二分 厚朴 当归各一钱 桃仁十个

【用法】清水一盅，煎至半盅去滓，食前服。

◆**升阳补气汤**（李东垣方）

【主治】胃气不足，脾气下溜，气短无力，餐后困睡，五心烦热。

【功效】祛风和胃。

【药物及用量】升麻 白药 甘草（炙） 羌活 独活 防风 泽泻各一钱 厚朴（姜制）五分 生地黄一钱五分 柴胡二钱五分（一方无生地黄）

【用法】研为粗末，每服五钱，清水二盅，加生姜二片，大枣二枚，煎至一盅去滓，食前温服。

◆**升阳解毒汤**《痘疹世医心法》

【主治】痘疮溃烂，先于头面。

【功效】升阳解毒，疏风，清热。

【药物及用量】当归 升麻 柴胡 桔梗 甘草 牛蒡子 密蒙花 蝉蜕 连翘 防风 荆芥穗各等量

【用法】研为细末，清水一盅，煎至七分去滓，食后温服。

◆**升阳调元汤**《万氏女科》

【主治】产后小便多及夜睡遗溺。

【功效】补肾。

【药物及用量】人参 黄芪（炙） 甘草（炙） 益智子（去壳炒）各一钱五分 升麻一钱五分

【用法】加生姜 大枣，清水煎，调桑螵蛸散三钱服。

◆**升阳调经汤丸**《兰室秘藏》

【主治】热毒瘰疬。

【功效】解毒消积。

【药物及用量】升麻八钱 连翘（去心） 龙胆草（酒炒） 桔梗 川黄连（去须酒炒，一作酒洗） 京三棱（酒炒，一作酒洗，同蓬莪术微炒） 葛根 甘草（炙）各五钱 知母（酒洗炒）一两 蓬莪术五钱（酒洗炒） 当归 芍药各三钱 条黄芩四钱（酒洗） 黄柏二钱（去粗皮酒炒）

【炮制】以一半研为细末，炼蜜和丸，如绿豆大。

【用法】每服一百丸，或一百五十丸，一半研为粗末，每服五钱。若胃弱能食，大便干燥者，可渐加至七八钱。清水二盅，先将粗末浸半日，煎至一盅，去滓热服。服时仰卧伸脚，置高处，去枕头，噙药一口，作十次咽下，一盅将完，可留一口，将丸药送下，服药毕，卧如故。

◆**升阳举经汤**（李东垣方）

【主治】经水不调，右尺空虚，阴躁阳浮，气血将脱及崩中带下。

【功效】祛风热，宣血滞，升血气，补命门。

【药物及用量】柴胡根 当归根 白术根 防风根各二钱 红花 白芍各五分 独活根一钱五分（一作六分） 桃仁（去皮

尖，研为泥）十枚　细辛六分　川芎　熟地黄（入水沉者）　人参（去芦）　黑附子（炮，去皮、脐）　甘草梢（炙）各一钱　肉桂五分（去粗皮，夏日去之）　羌活　藁本各二钱　黄芪三钱

【用法】研为粗末，每服二钱，清水二盅，煎至八分，空腹时稍热服。

◆升阳泻热汤《沈氏尊生书》

【主治】气冲。

【功效】泻热化滞。

【药物及用量】柴胡　陈皮　升麻　赤茯苓　枳壳　香附　甘草　白芍

【用法】清水煎服。

◆升阳去热和血汤《拔粹方》

【主治】肠澼下血作泒，其血唧出，有力而远射，四散如筛，春二月中，下二行腹中大作痛，乃阳明气冲，热毒所作也，当去湿毒和血而愈。

【功效】清热升阳凉血。

【药物及用量】生地黄　牡丹皮　生甘草各半钱　熟甘草　黄芪各一钱　当归身　熟干地黄　苍术　秦艽　肉桂各三分　橘皮二分　升麻七分　白芍一钱半

【用法】上一十三味，㕮咀，都作一服，水四盏，煎至一盏，去滓，稍热服，空心。

◆升举大补汤《傅青主女科》

【主治】产后血崩。

【功效】补气，升阳，和血。

【药物及用量】黄芪　白术　陈皮各四分　人参二钱　甘草（炙）　升麻各四分　当归　熟地黄各二钱　麦门冬一钱　川芎一钱　白芷四分　黄连三分　荆芥穗四分（炒黑）　加大枣

【用法】清水煎服。汗多加麻黄根一钱，浮麦（炒）一小撮；大便不通加肉苁蓉一钱，禁用大黄；有气加木香（磨）三分；有痰加贝母六分，竹沥、姜汁各少许；寒嗽加杏仁十粒，桔梗五分，知母一钱；惊加枣仁、柏子仁各一钱；伤谷食加神曲、麦芽各一钱（然麦芽有回乳之害，宜慎用）；伤肉食加山楂、砂仁各八分；如有块，痛，宜服生血止崩汤。

◆升肝舒郁汤《医学衷中参西录》

【主治】妇女肝郁，气虚血瘀，致患阴挺，亦治肝气虚弱，胸胁郁结不疏者。

【功效】疏肝解郁，补气化瘀。

【药物及用量】生黄芪六钱　当归三钱　知母三钱　柴胡一钱五分　生乳香三钱　生明没药三钱　川芎一钱五分

【用法】水煎，去滓，分二次温服。

◆升麻葛根汤《阎氏小儿方论》

【主治】麻疹初起。

【功效】解肌透疹。

【药物及用量】升麻三钱　葛根（细锉）三钱　芍药二钱　甘草（锉，炙）一钱

【用法】同为细末，每服四钱，水一盏半煎至一盏，量儿大小与之，温服无时。

◆午时茶《经验百病内外方》

【主治】风寒，感冒停食，水土不服，腹泻腹痛等证。

【功效】祛风寒湿邪，和脾胃，泻热滞。

【药物及用量】茅术　陈皮　柴胡　连翘　白芷　枳实　山楂肉　羌活　前胡　防风　藿香　甘草　神曲　川芎各十两　陈茶叶二十斤　厚朴　桔梗　麦芽　苏叶各十五两

【炮制】研为细末，拌匀，宜于阴历五月五日午时糊成小块。

【用法】每服三钱，加葱姜少许，煎热服，汗出即效。

◆午药《咽喉秘集》

【主治】喉中痰塞。

【功效】宣痰去壅。

【药物及用量】川黄连　明矾　牙皂（去皮弦，新瓦上焙存性）各一钱

【用法】研末吹患处，扶住病人，嘱其垂头，流祛痰涎，其药不可多用。如聋如雷音，以温水调药，徐徐漱之。

◆天一丸《赤水玄珠》

【主治】阴虚火动，咳血等证。

【功效】清热滋阴，补养血分。

【药物及用量】怀地黄　牡丹皮　黄柏

（童便浸晒干）　枸杞子　五味子　知母（童便浸晒干）　麦门冬　牛膝　白茯苓

【炮制】共研细末，炼蜜为丸，如梧桐子大。

【用法】每服七八十丸，空腹时熟汤送下。

◆**天下第一金疮药**《医学心悟》

【主治】跌仆损伤，金刀伤。

【功效】止血，消毒，退肿，活血疗伤。

【药物及用量】雄猪油一斤四两　黄蜡　松香各六两　乳香　没药（并若烘去油）　血竭　儿茶各一两　银粉（炒筛）四两　樟冰三两　冰片　麝香各六分

【炮制】研极细，先将猪油、松香、黄蜡三味熬化，滤去滓待冷，再入药末搅匀，瓷器收贮，不可泄气。

【用法】敷伤处，立时止血定痛，更不作脓。

◆**天元二仙丹**《证治准绳》

【主治】小儿痘疹痒塌。

【功效】补虚弱。

【药物及用量】浑元散　人参（乳浸）　黄芪　生附子（面煨）各一两

【用法】各另研细，方和合一处，白蜜调匀。十岁以上每服一钱，十五岁以上二钱，熟汤调下。量儿大小加减，服后随以振元汤连进，大痒便止。

◆**天元接髓丹**《证治准绳》

【主治】十余岁男子元阳已亏，出痘难峻发者。

【功效】补气血，壮肾督。

【药物及用量】人参　黄芪各二两　橘皮　蝉蜕　当归　地黄各半两　鹿茸（乳炙）一两五钱　附子　肉桂各五钱

【用法】清酒十盅，慢火煨去滓，加人乳三杯，生姜二片，再煎一沸，温服。

◆**天王补心丹**《世医得效方》

【主治】思虑过度，心血不足，神志不宁，津液枯涸，咽干口燥，健忘怔忡，大便不利，口舌生疮等证。

【功效】养心肺，清虚热。

【药物及用量】生地黄（洗）　人参（去芦）　白茯苓（去皮）　远志（去心）　石菖蒲（去毛）　玄参　柏子仁　桔梗（去芦）　天门冬（去心）　丹参（洗）　酸枣仁（去壳炒）　甘草（炙）　麦门冬（去心百部洗）　杜仲（姜汁炒断丝）　五味子（去枝梗）各等量（一方有熟地黄、黄连，无生地黄、石菖蒲、百部、杜仲）

【炮制】研为细末，炼蜜和丸，每两作十丸（一作梧桐子大，一作椒目大），金箔为衣（一作辰砂）。

【用法】每服一丸（一作二三十丸），食后临卧时灯心草、大枣煎汤送下，或白汤送下。

◆**天仙散**《圣济总录》

【主治】肠虚久痢。

【功效】涩肠止痢。

【药物及用量】天仙子　铅丹各二两　大枣三十枚（去核，三味同捣做饼子，炭火烧通赤，入地坑，出火毒，为末）　诃黎勒皮一两（末）　赤石脂半两（烧过，细研）

【用法】上五味，为细散，和令匀，每服二钱匕，米饮调下，食前服。

◆**天仙藤散**《妇人大全良方》

【主治】子气。

【功效】疏络健胃。

【药物及用量】天仙藤（洗略炒）　香附子（炒）　陈皮　甘草　乌药各等量

【用法】研为细末，每服三五钱，清水一大盏，加生姜、木瓜各三片，（一方无木瓜，有木香），紫苏三五叶，煎至三分，放温澄清。空腹食前服，每日三次。俟小便利，气脉通，体轻，肿渐消即止。

◆**天仙藤散**《沈氏尊生书》

【主治】痰注。

【功效】健胃，化痰，和络。

【药物及用量】天仙藤　白芷梢　白术　羌活各三钱　片姜黄六钱　半夏五钱

【用法】每服五钱，加生姜五片，清水煎服。

◆**天仙藤散**《妇人大全良方》

【主治】产后腹痛不止及一切血气腹痛。

【功效】行气活血止痛。

【药物及用量】天仙藤五两（炒焦）

【用法】上一味为细末，每服二钱。产后腹痛，用炒生姜，小便和细酒调下；常患血气，用温酒调服效。

◆**天台乌药散**《医学发明》

【主治】疝瘕，小腹引控睾丸而痛。

【功效】通阳散寒，化积止痛。

【药物及用量】天台乌药　木香　茴香（盐水炒）　青皮（去白，醋炒）　高良姜（炒）各五钱　槟榔（赤者锉）二枚　苦楝子（大者，一作二十枚）十枚　巴豆十四枚（一作二十枚）

【炮制】先将巴豆打碎，同楝实用麸炒，候黑色，去巴豆、麸不用（一作楝子，酒浸煮，去皮核，取净肉，同巴豆炒，去巴豆），余研为细末。

【用法】每服一二钱，温酒调下，痛甚者，炒生姜、热酒送下。

◆**天地丸**《症因脉治》

【主治】血虚咳嗽，高年阴耗，血燥津渴，秘痔者。

【功效】补肺养心，滋阴生血。

【药物及用量】天门冬（去心）二两　熟地黄（九蒸九曝）一两

【炮制】共研细末，炼蜜为丸，如梧桐子大。

【用法】每服一百丸，不拘时，人参煎汤送下。

◆**天池膏**《寿世保元》

【主治】三消。

【功效】清肺胃蕴热，滋阴。

【药物及用量】天花粉　黄连　党参　知母　白术　五味子各三两　麦门冬六两　生地汁　藕汁各二两　人乳汁　牛乳汁各一碗　生姜汁二碗

【炮制】先将天花粉等前七味切片，用淘米水十六碗，桑柴火慢熬出汁，尽五六碗，沥清入生地等汁，慢慢煎熬，加白蜜一两，煎去沫，熬成膏，收入瓷罐。用水浸三日，去火毒。

【用法】每服二三匙，白滚水送下。

◆**天竺黄丹**《普济方》

【主治】小儿惊疳挟热，夜卧惊悸。

【功效】清热痰。

【药物及用量】天竺黄一两　晚蚕砂（微炒）　白僵蚕（微炒）　川黄连各五钱　朱砂　青黛　麝香各一分

【炮制】除天竺黄、朱砂、青黛、麝香细研外，余捣罗细末拌匀，米饭和丸，如黍米大。

【用法】每服七丸至十丸，人参煎汤送下，量儿大小加减。

◆**天竺黄散**甲《太平圣惠方》

【主治】小儿干疳。

【功效】化痰杀虫。

【药物及用量】天竺黄五钱（细研）　牛黄（细研）　雄黄（细研）　朱砂（细研）　芦荟（细研）　麝香（细研）　蟾头（炙令焦黄）　胡黄连、犀角屑　木香　甘草（炙微赤，锉）　钩藤各一分　龙脑一钱（细研）

【用法】捣细罗为散，研令匀，每服五分，温汤调下，每日三次，量儿大小，以意加减。

◆**天竺黄散**乙《太平圣惠方》

【主治】小儿疳，多渴，体热烦躁。

【功效】清热杀虫。

【药物及用量】天竺黄（细研）　川黄连（去须）　马牙硝　栀子仁　葛根（锉）各五钱　甘草（炙微赤，锉）　牛黄（细研）款冬花　紫菀（洗去苗土）　犀角屑　土瓜根各一分

【用法】捣细罗为散，研令匀，每服五分，不拘时蜜汤调下，量儿大小加减。

◆**天竺黄散**《活幼心书》

【主治】上焦风热，口鼻生疮，两目赤肿，咽膈不利，痰涎壅滞，气不通畅，惊搐烦闷，神思昏迷。

【功效】清热邪之在上焦者。

【药物及用量】天竺黄　郁金（如无，以山栀仁代之）　茯苓（去皮根）　甘草各五钱　硼砂　牙硝　白芷　川芎　僵蚕（去丝）　枳壳（麸炒微黄）各二钱五分

朱砂（水飞）二钱　麝香（一字）　蝉壳十五枚（洗去泥土、嘴、足）

【用法】除硼砂、牙硝、朱砂、麝香，乳钵细杵外，余焙干，研为末，同入乳钵内，再杵匀，每服五分或一钱，不拘时温薄荷汤或麦门冬汤调下。

◆**天竺黄散**《证治准绳》

【主治】小儿诸热。

【功效】化痰清热。

【药物及用量】天竺黄　郁金（皂角水煮干）　茯苓（去皮）　麦门冬各五钱　蝉蜕（去足）　全蝎（去土）　白僵蚕各十四个　甘草一两（炙）　朱砂一分　龙脑　麝香量加洗净

【用法】研细为末，每服五分至一钱，蜜熟汤调下。

◆**天竺黄散**《圣济总录》

【主治】小儿风热惊风。

【功效】化痰清热。

【药物及用量】天竺黄　郁金　山栀子　白僵蚕（炒去丝嘴）　蝉壳（去土）　甘草各等量

【用法】研为末，一岁儿每服五分，不拘时熟汤或薄荷汤调下。

◆**天竺黄散**甲《太平圣惠方》

【主治】消渴，心神烦躁，口干舌涩。

【功效】清热除烦止渴。

【药物及用量】天竺黄一两（细研）　黄连半两（去须）　栀子仁半两　川大黄半两（锉碎，微炒）　马牙硝半两（细研）　甘草一分（炙微赤，锉）

【用法】上六味，捣细罗细散，入研，药令匀，每于食后服，煎竹叶水调下二钱。

◆**天竺黄散**乙《太平圣惠方》

【主治】消渴，口舌干燥，烦热。

【功效】健脾止津。

【药物及用量】羊髓二合　甘草二两（炙微赤，锉）　白蜜二合

【用法】上三味，先以水一大盏，煮甘草至六分，去滓，后下髓蜜，更煎五七沸，每于食后，温服一合。

◆**天竺黄散**丙《太平圣惠方》

【主治】热渴。

【功效】清热化痰。

【药物及用量】天竺黄一两（细研）　黄连一两（去须）　茯神一两　甘草一两（炙微赤，锉）　川芒硝一两　犀角屑一两　瓜蒌根一两　川升麻一两

【用法】上八味，捣细罗为散，入研，药令匀，每于食后，煎淡竹叶汤调下一钱。

◆**天竺黄饼子**《袖珍方》

【主治】一切痰嗽，上焦有热，心神不宁。

【功效】清热化痰，解毒清心。

【药物及用量】牛胆南星三钱　薄荷叶二钱　天竺黄二钱　朱砂二钱　片脑三分　茯苓一钱　甘草一钱　天花粉一钱

【用法】上八味，为细末，炼蜜入生地黄汁，和药做饼子，每用一饼，噙化下，食后，临睡服。

◆**天花刮毒散**《证治准绳》

【主治】一切肿毒，焮赤疼痛。

【功效】解热化滞。

【药物及用量】天花粉　黄柏各三两　天南星　赤芍　姜黄各一两

【用法】共研为末，井水调入醋少许，和暖刷患处，夏月冷刷亦可。

◆**天花散**甲《证治准绳》

【主治】痘疹后失音。

【功效】清热宣滞，利咽开音。

【药物及用量】天花粉　桔梗　茯苓　诃子　石菖蒲　甘草各等量

【用法】研为极细末，每服一钱，清水调在碗内，加小竹七茎，小荆芥七茎，缚作一束，点火就碗内煎，临睡时服。

◆**天花散**乙《证治准绳》

【主治】小儿外肾肤囊肿痛。

【功效】清热毒，消肿止痛。

【药物及用量】天花粉二两　甘草三钱

【用法】锉散，每服二钱，无灰酒一盏，煎至七分。空腹时温服，不能饮酒者，清水煎，加黄酒少许服。

◆**天花散**《仁斋直指方》

【主治】消渴。

【功效】清热养阴。

【药物及用量】天花粉　生干地黄（洗）各一两　干葛　麦门冬（去心）　北五味子各半两　甘草一分

【用法】上六味为粗末，每服三钱，粳米百粒，同煎服。

◆**天门冬丸**《妇人大全良方》

【主治】伏连传注，腹有硬块，积气壅心胸作痹，痛引胁背，脘膈满闷。

【功效】杀虫祛积。

【药物及用量】天门冬（去心）　鬼臼各七钱五分　巴豆　莽草（不蛀）　皂角叶子　雄黄各一两

【炮制】研为细末，炼蜜和丸，如小豆大，每服一丸，渐加至三五丸。

【用法】空腹临卧白汤送下，常服宜斟酌，勿令泄泻。忌食鲤鱼、山猪、芦笋。

◆**天门冬丸**《普济方》

【主治】妇人喘嗽，手足烦热，骨蒸寝汗，口干引饮，面目浮肿。

【功效】养肺阴，清血热。

【药物及用量】天门冬十两（去心）　麦门冬八两（去心）　生地黄三斤（取汁熬膏）

【炮制】研为细末，地黄膏和丸，如梧桐子大。

【用法】每服五十丸，逍遥散去甘草、加人参。或人参、荆芥散煎汤送下。若面肿属风，宜麻黄、桂枝发其汗，后与柴胡饮去大黄。

◆**天门冬丸**《太平圣惠方》

【主治】肺脏壅热，咳嗽，痰唾稠黏。

【功效】清肺豁痰，止咳。

【药物及用量】天门冬（去心，焙）一两五钱　百合　前胡　川贝母（煨）　半夏（汤洗去滑）　桔梗　桑白皮　防己　紫菀　赤茯苓　生干地黄　杏仁（汤浸，去皮尖、双仁，麸炒黄，研如膏）各七钱五分

【炮制】研为细末，炼蜜和丸，如梧桐子大。

【用法】每服二十丸，不拘时生姜汤送下，每日三次。

◆**天门冬丸**《证治准绳》

【主治】初得消中，食已如饥，手足烦热，背膊闷疼，小便白浊。

【功效】清肺胃，降热邪。

【药物及用量】天门冬（去心）　干土瓜根　瓜蒌根　熟地黄　知母（焙）　肉苁蓉（浸酒一宿切焙）　鹿茸（酒炙）　五味子　赤石脂　泽泻各一两五钱　鸡内金三具（微炒）　桑螵蛸十枚（炙）　生牡蛎（煅）二两　苦参一两

【炮制】研为细末，炼蜜和丸，如梧桐子大。

【用法】每服二十丸，食前粟米饮送下。

◆**天门冬丸**《类证普济本事方》

【主治】润肺安血止嗽，治吐血、咯血。

【功效】补肺润肺止血。

【药物及用量】天门冬一两　甘草（炙）　杏仁（汤去皮尖）　白茯苓（去皮）　贝母（炒）　阿胶各半两

【用法】上六味，为细末，蜜丸弹子大，含化一丸，日夜可十丸，不拘时。

◆**天门冬散**甲《太平圣惠方》

【主治】小儿心胸烦闷，体热咳嗽。

【功效】清肺热，化痰，清心。

【药物及用量】天门冬（去心，焙）　桑根白皮（锉）　赤茯苓　柴胡（去苗）　百合　紫菀（洗去苗土）　蓝叶　甘草（炙微赤锉）各五钱　捣罗为散，每服一钱，清水一小盏。

【用法】加生姜少许，煎至五分，去滓温服，量儿大小，以意加减。

◆**天门冬散**乙《太平圣惠方》

【主治】产后咳嗽，心膈不利，涕唾稠黏，四肢烦热，不思饮食。

【功效】养阴清肺，止咳化痰。

【药物及用量】天门冬（去心，焙）　前胡（去芦头）　赤茯苓　黄芪（锉）

杏仁（汤浸，去皮尖、双仁，麸炒微黄）　桑根白皮（锉）各二分　生干地黄　当归（锉，微炒）　百合　款冬花　赤芍　甘草（炙微赤，锉）各半两

【用法】上一十二味，捣粗罗为散，每服四钱，以水一中盏，入生姜半分，煎至六分，去滓，温服，不拘时。

◆**天门冬汤**《严氏济生方》

【主治】思虑伤心，吐血衄血。

【功效】养心肺，养心止血。

【药物及用量】天门冬（去心）　远志（去心，去心甘草煮）　黄芪（去芦）　白芍　麦门冬（去心）　藕节　阿胶（蛤粉炒）　生地黄　当归（去芦）　没药各一钱　人参　甘草（炙）各半两

【用法】清水一盏半，加生姜五片，煎至八分，不拘时服。

◆**天门冬饮**《证治准绳》

【主治】妊娠经风热上攻，眼目带吊失明。

【功效】疏风清热。

【药物及用量】天门冬（去心）　知母　茺蔚子各二两　五味子　防风（去芦）各一两　茯苓（去皮）　羌活（去芦）　人参各一两五钱

【用法】每服五钱，清水一盅，加生姜三片，煎至五分去滓，食后温服。

◆**天门冬煎**《圣济总录》

【主治】风癫。

【功效】补肺养血。

【药物及用量】天门冬七斤（汤浸二日去心）　生地黄（肥净者）三十斤

【炮制】木臼内捣一二千杵，取其汁再入温汤更捣，又取其汁，不论次数，直待二药无味方止。以文武火熬成膏子，盛瓷器内。

【用法】每服一匙，不拘时温酒化下，每日三次。

◆**天门冬煎**《太平圣惠方》

【主治】咳嗽，痰唾稠黏，上气促急，心胸烦满，不能饮食。

【功效】润肺下气，化痰止咳。

【药物及用量】天门冬二两半（去心，焙）　紫菀一两（去苗土）　桔梗一两（去芦头）　贝母一两半（煨微黄）　赤茯苓三两　桑根白皮一两（锉）　木通一两（锉都捣罗为末）　生地黄汁五合　生麦门冬汁二合　生姜汁一合　藕汁三合　酥二合　白蜜三合

【用法】上一十三味，将诸药汁及酥蜜纳于银锅中，入诸药末，都搅令匀，以慢火熬成膏，不拘时，以粥饮调下一茶匙。

◆**天门冬膏**《沈氏尊生书》

【主治】肺胃有热及阴虚津液不足。

【功效】生津液，养肺胃。

【药物及用量】天门冬（去心）

【炮制】生捣绞汁，滤去滓，砂锅熬成膏。

【用法】每服一二匙，温酒调下。

◆**天门冬膏**《太平圣惠方》

【主治】咳嗽，昼夜不得睡卧，咽喉作声。

【功效】止咳化痰，利咽开音。

【药物及用量】川乌头半两（炮裂，去皮、脐）　桔梗半两（去芦头）　干姜半两（炮裂，锉）　前胡三分（去芦头）　射干半两　五味子半两　川椒半两（目及闭口者，微炒去汗）

【用法】上七味，捣罗为末，炼蜜和捣二三百杵，丸如半枣大，每服一丸，含咽津，日三四服。

◆**天南星丸**甲《太平圣惠方》

【主治】风痰，头目眩晕，肢节拘急。

【功效】祛风痰，通经络。

【药物及用量】天南星（炮）　附子（炮去皮、脐）　白附子（炮）　华阴细辛　旋覆花　半夏（汤泡）　芎䓖各五钱　天麻一两

【炮制】共研细末，面糊为丸，如绿豆大。

【用法】每服三十丸，渐加至五十丸，不拘时荆芥、薄荷煎汤送下。

◆**天南星丸**乙《太平圣惠方》

【主治】妇人风痰，心膈壅滞。

【功效】祛风痰，化湿滞。

【药物及用量】天南星（姜制）　白附子（炮）　皂角仁（炒黄）　半夏曲各一两　白矾（煅枯）五钱

【炮制】共研细末，酒煮面糊为丸，如梧桐子大。

【用法】每服二十丸，食盐、生姜、薄荷煎汤送下。

◆**天南星散**《太平圣惠方》

【主治】妇人中风口噤，四肢拘急，或痰气上壅。

【功效】祛风邪，涤痰湿。

【药物及用量】天南星（姜汁炒黄）　白附子（炮）　黑附子（炮）　乌蛇肉（酒炙）　全蝎（炒）各等量

【用法】研为细末，每服五分，生姜汁温酒调，拗开口灌下。

◆**天南星散**甲《证治准绳》

【主治】小儿慢惊。

【功效】祛风豁痰，止痉。

【药物及用量】天南星重八九钱者一个（掘地深尺许，先用炭五斤，烧通红，以好米醋一碗洒坑中，即投南星入内，以火炭密盖，又用盆覆时许取出）　琥珀　全蝎各一钱

【用法】研为末，每服二字，生姜、防风煎汤调下。

◆**天南星散**乙《证治准绳》

【主治】小儿重腭，重龈，颅囟鼻塞。

【功效】祛风，通络，化痰。

【药物及用量】天南星（大者，微泡，去皮）

【用法】研为细末，温汤调，以鹅羽蘸涂患处，小儿米醋调涂足心，男左女右，厚皮纸贴，干即醋润之。

◆**天南星煎**《永乐大典》

【主治】胎痫。

【功效】祛风疏络，涤痰行滞。

【药物及用量】天南星（微炮）　白附子　白花蛇（酒浸去皮骨炙黄）各一两　干蝎（炒）　天麻各五钱

【炮制】捣罗为细末，好酒二大盏，慢火熬不住手搅，以酒尽为度。次用朱砂（细研水飞）五钱，腻粉一分，牛黄、麝香、龙脑各五分（细研），入膏内和丸，如皂子大。

【用法】每服一丸，不拘时，竹沥化下。

◆**天保采薇汤**《验方新编》

【主治】急惊。

【功效】祛风热，和胃，豁痰。

【药物及用量】羌活　独活　苍术　前胡　升麻　葛根　陈皮　厚朴　甘草　黄芩　川芎　柴胡　桔梗　半夏　枳壳　藿香　芍药各五分

【用法】姜枣引，水煎服。

◆**天柱丸**《沈氏尊生书》

【主治】小儿风气，颈垂软，头不正，或去前，或去后。

【功效】化痰，镇心，安神。

【药物及用量】郁金末少许　蛇含石一块（大者，醋煅七次）

【炮制】共研细末，入麝香少许，米饭和丸，如梧桐子大。

【用法】每服二三钱，荆芥、生姜或薄荷，煎汤送下。

◆**天真丸**《御药院方》

【主治】一切亡血过多，形槁肢羸，津液枯竭，食饮不进，肠胃滑泄。

【功效】补气血，养脾胃。

【药物及用量】精羊肉七斤（去筋膜脂皮批开）　肉苁蓉十两　当归十二两（洗去芦）　山药（湿者去皮）十两　天门冬（去心，焙干）一斤

【炮制】研为末，安羊肉内裹缚，用无灰酒四瓶，煮令酒尽，再用清水二升，煮候肉糜烂，再用黄芪末五两，人参末三两，白术末二两，熟糯米饭焙干做饼。将药末和丸，如鸡丸，用蒸饼五七枚干，入臼中杵千下，丸如梧桐子大。

【用法】每服三百丸，温酒送下，每日二次。

◆**天真丹**《医学发明》

【主治】下焦阳虚肿胀。

【功效】补火，温肾。

【药物及用量】沉香 肉桂 巴戟（酒浸） 茴香（炒） 萆薢（酒浸炒） 胡芦巴（炒香） 破故纸（炒香） 杜仲（麸炒去丝） 琥珀 黑牵牛（盐炒去盐）各一钱 桂心五钱

【炮制】研为末，酒浸打糊和丸，如梧桐子大。

【用法】每服五十丸，空腹时温酒或盐汤送下。

◆**天真膏**《证治准绳》

【主治】痘疮黑陷，干枯红紫，斑痕不退。

【功效】补血，解毒，清心热。

【药物及用量】胎粪（瓷罐收贮，加水银二两，麝香一钱，黄蜡封口，埋土中，久则化而为水）

【用法】热毒盛者，量与二三茶匙，酒煎紫草汤对半，和匀服之，立时红活润泽，量儿大小加减。

◆**天马夺命丹**《证治准绳》

【主治】瘴气，疔疮，蛇伤，犬咬，鼠咬。

【功效】行气通滞。

【药物及用量】土青木香（根、梗、叶俱可用，生者佳）

【用法】研为末，每服一钱，蜜汤调下，或兑水服，夏月冷服，冬月热服。

◆**天麻丸**《素问病机气宜保命集》

【主治】肾脏虚热生风，筋脉牵制，遍身疼痛，手足麻木，口眼㖞斜，半身不遂等证。

【功效】和血，祛风，通络。

【药物及用量】天麻（酒浸三宿，晒干，一作酒浸二日焙） 牛膝（酒浸一宿焙干，一作酒浸二日焙） 萆薢（另研） 玄参各六两（一作各四两） 杜仲七两（酒炒去丝） 附子一两（炮去皮，一作一枚） 当归十两（全用） 羌活十两（或十五两，一作四两） 生地黄一斤（酒浸焙） 独活五两（一方无独活）

【炮制】研为细末，炼蜜和丸，如梧桐子大，每服五七十丸，病甚者加至一百丸。

【用法】空腹食前温酒或白汤送下，平明服药至日高时觉饥则止。大忌壅塞，失于通利，服至半月，稍觉壅塞，微以七宣丸疏之。

◆**天麻丸**《仁斋直指方》

【主治】小儿食痫有痰及钩肠，锁肚，撮口等证。

【功效】祛风，通络，杀虫。

【药物及用量】天麻 白附子（炮） 马牙硝 川灵脂 全蝎（焙）各一钱 天南星（炮）二钱 轻粉五分 巴豆霜一字（去油，一作二钱五分）

【炮制】研为细末，水煮稀面糊和丸，如麻子大。

【用法】每服一丸至十丸，不拘时薄荷或生姜煎汤送下。惊痫后，即宜调胃助气，定志宁神，防作慢惊。

◆**天麻丸**《直指小儿方》

【主治】肝疳，风疳，疳眼。

【功效】清疳热，祛虫积。

【药物及用量】天麻 青黛 川黄 五灵脂 夜明砂（微炒） 川芎 芦荟各二钱 龙胆草 防风 蝉蜕（去足）各一钱五分 全蝎二枚（焙） 麝香（少许） 干蟾头（炙焦）三钱

【炮制】研为细末，猪胆汁浸糕和丸，如麻子大。

【用法】每服十丸，薄荷汤送下。

◆**天麻丸**甲《证治准绳》

【主治】产后中风，恍惚语涩，四肢不遂。

【功效】和血，祛风，通络。

【药物及用量】天麻 朱砂（水飞） 防风（去芦） 羌活（去芦）各一两 僵蚕（炒）二分 干蝎（炒） 白附子（炮） 五灵脂（炒）各五钱 雄雀粪（炒） 牛黄（另研）各一分

【炮制】研为细末，糯米饭和丸，如梧桐子大。

【用法】每服十五丸，薄荷汁和酒送下，每日二次。

◆**天麻丸**乙《证治准绳》

【主治】催生，除产后百病。

【功效】祛风养血。

【药物及用量】明天麻（六月间带根花叶采阴干，不拘多少）

【炮制】研为细末，炼蜜和丸，如龙眼大。

【用法】每服一丸，临产时熟汤嚼下。

◆**天麻丸**《傅青主女科》

【主治】产后中风，恍惚语涩，四肢不利。

【功效】祛风，通络，化痰。

【药物及用量】天麻一钱　防风一钱　川芎七分　羌活七分　人参　远志　柏子仁　山药　麦门冬各一钱　酸枣仁一两　细辛一钱　胆星八分　石菖蒲一钱

【炮制】研为细末，炼蜜和丸，辰砂为衣。

【用法】每服六七十丸，清汤送下。

◆**天麻丸**《太平圣惠方》一

【主治】产后中风，恍惚语涩，四肢不利。

【功效】祛风化痰，活血通络。

【药物及用量】天麻一两　白僵蚕三分（微炒）　干蝎半两（微炒）　附子半两（炮裂）　五灵脂半两　朱砂一两（细研，水飞过）　羌活一两　防风一两（去芦头）　雄雀粪一分（微炒）　牛黄一分（细研）

【用法】上一十味，捣罗为末，入研，药令匀，以糯米饭和丸，如梧桐子大，不拘时，以薄荷汁和酒，研十五丸服之。

◆**天麻防风丸**《太平惠民和剂局方》

【主治】小儿惊风，喘粗身热，多睡惊悸，手足搐搦，精神昏愦，痰涎不利及风邪温热。

【功效】祛风，通络，化痰。

【药物及用量】天麻　防风　人参各一两（一作二钱五分）　甘草　辰砂　雄黄各一分（一作各一钱）　蝎尾（去毒炒，一作全蝎）　僵蚕（炒）各五钱　牛黄　麝香（一作二钱五分）各一钱（一方有牛胆　天南星，无麝香）

【炮制】研为细末，炼蜜和丸，如梧桐子大，辰砂为衣。

【用法】每服一二丸，薄荷汤化下。

◆**天麻防风丸**《卫生宝鉴》

【主治】一切惊风，身体壮热，多睡惊悸，手足抽掣，痰涎不利及风温邪热。

【功效】息风镇惊，化痰通络。

【药物及用量】干蝎（炒）　白姜蚕（炒）各半两　天麻　防风　人参各一两　朱砂　雄黄　麝香　甘草各一分　牛黄一钱

【用法】上十味，为末，蜜丸，梧桐子大，每服一丸至二丸，薄荷汤化下，不拘时服。

◆**天麻定喘饮**《袖珍小儿方》

【主治】小儿喘嗽惊风。

【功效】祛风，通络，化痰。

【药物及用量】天麻　防风　羌活　甘草　人参　桔梗　白术　川芎　半夏曲各等量

【用法】锉散，每服二钱，清水一盏，加生姜三片，麦门冬十四粒，煎至七分，食后服。有热去白术，加芍药、枳壳。

◆**天麻退翳散**《银海精微》

【主治】目中垂帘障。

【功效】疏肝，清热，消翳。

【药物及用量】天麻（炒）　白僵蚕（热水泡去丝，姜汁炒）　当归身（酒洗炒）　防风　石决明（醋煅）　白芷　熟地黄（酒炒烘干）　黄芩（炒）　木贼草　枳壳（麸炒）　麦门冬（去心，焙干）　羌活　白蒺藜（杵去刺炒）　川芎　荆芥穗　菊花　蔓荆子　蝉蜕（去头足）　赤芍　密蒙花各等量

【用法】研为细末，每服二三钱，灯心汤调下。

◆**天麻散**《卫生宝鉴》

【主治】中风涎盛，半身不遂，言语謇涩，不省人事。小儿急慢惊风。

【功效】祛风痰。

【药物及用量】天麻二钱五分　半夏七

钱　甘草（炙）　茯苓　白术各三钱

【用法】清水一盏，入瓷罐内，煮药令水干，再加老生姜三钱，同煮候干，研为细末。每服一钱五分，姜枣汤调下。

◆**天麻散**《证治准绳》

【主治】疠风，癞疾。

【功效】祛风，养血，杀虫。

【药物及用量】天麻二两　何首乌　胡麻子各三两　蔓荆子　威灵仙　菖蒲　荆芥穗　地骨皮　苦参（去芦）　白蒺藜　甘菊花　牛蒡子（炒）各一两　薄荷五钱

【用法】研为细末，每服三钱，温酒或茶清调下。每日二次，先食前服半月，次食后服半月，大有神效。

◆**天麻散**《普济方》

【主治】小儿咳嗽有哮，气壅面红。

【功效】祛风痰。

【药物及用量】天麻三钱　天南星（水浸，春秋五日，冬七日，夏三日）五钱　辰砂一钱　麝香一字

【用法】研为末，每服一字，杏仁或人参汤调下。

◆**天麻散**甲《太平圣惠方》

【主治】产后中风口噤。

【功效】祛风痰。

【药物及用量】天麻二分　白附子（炮）　天南生（炮）　半夏（汤洗七遍去滑，姜制）　干蝎（炒）各五钱

【用法】研为细末，每服一钱，生姜、薄荷酒调，斡开口灌之。

◆**天麻散**乙《太平圣惠方》

【主治】妇人中风偏枯，一边手足不遂，皮肤，不觉痛痒，言语謇涩，筋脉拘急。

【功效】祛风活血，养血通络。

【药物及用量】天麻一两　羌活一两　天南星一两（炮裂）　桂心一两　乌蛇肉一两（酒拌炒令黄）　当归一两（锉，微炒）　麻黄一两（去根节）　防风一两（去芦头）　牛膝一两（去苗）　乌犀角屑一两　侧子一两（炮裂，去皮、脐）　柏子仁一两　白僵蚕一两（微炒）　干蝎半两（微炒）　朱砂一两（细研，水飞过）　牛黄一分（研入）　麝香一分（研入）

【用法】上一十七味，捣细罗为散，入研，药令匀，每服食前服，以豆淋酒调下一钱。

◆**天麻散**丙《太平圣惠方》

【主治】风痉口噤，腰背强直，不可转侧。

【功效】祛风通络。

【药物及用量】天麻一两半　当归一两（锉，微炒）　防风一两（去芦头）　独活一两半　麻黄一两半（去根节）　桂心一两　细辛一两　附子一两（炮裂，去皮、脐）　蔓荆子一两

【用法】上九味，捣粗罗为散，每服四钱，以水酒各半中盏，入生姜半分，煎至五分，去滓，不拘时，温服。

◆**天麻散**丁《太平圣惠方》

【主治】妊娠中风，牙关紧急，身体强直，言语不得，痰涎壅滞，心胸烦闷。

【功效】息风止痉。

【药物及用量】天麻一两　独活一两　白僵蚕三分（微炒）　白附子三分（炮裂）　麻黄一两（去根节）　羚羊角屑三分　防风三分（去芦头）　半夏半两（汤洗七遍，去滑，以生姜半两。去皮同捣，炒令干）　犀角屑半两　阿胶三分（捣碎，炒令黄燥）　甘草半两（炙微赤，锉）　铅霜一分（研入）　龙脑半分（研入）

【用法】上一十三味，捣细罗为散，入研，药令匀，每服不拘时，以竹沥调下一钱。

◆**天麻散**戊《太平圣惠方》

【主治】妊娠中风痉，身体强直，或时反张，口噤失音。

【功效】养阴息风止痉。

【药物及用量】天麻一两　天南星半两（炮裂）　犀角屑三分　独活半两　防风半两（去芦头）　阿胶三分（捣碎，炒令黄燥）　芎䓖半两　酸枣仁半两（微炒）　麻黄三分（去根节）　白附子半两（炮裂）　羚羊角屑半两　龙脑一分（研入）

【用法】上一十二味，捣细罗为散，入研，药令匀，每服不拘时，以竹沥调下一钱。

◆**天麻汤**《眼科审视瑶函》

【主治】目酸，白眼但青症。

【功效】疏肝明目。

【药物及用量】天麻　菊花　川芎　当归身　羌活　白芍　甘草各等量

【用法】清水二杯，煎至八分去滓，食后热服。

◆**天麻饮**《证治准绳》

【主治】诸般风搐，不省人事。

【功效】祛风痰，利经络。

【药物及用量】天麻（明亮者）　川乌头（炮制，去皮、脐）各七钱

【用法】锉散，每服二钱，清水一盏，加生姜三片，慢火煎若稀糊，不拘时温服。

◆**天麻煎**《太平圣惠方》

【主治】白癞。

【功效】祛风湿，解血毒。

【药物及用量】天麻一斤　天蓼木三斤

【炮制】锉如大豆粒，清水三斗，入银器或石锅中熬至一斗二升，滤去滓，再于慢火上熬如稀饴。

【用法】每服半匙，食前荆芥、薄荷酒调下。

◆**天麻饼**《外科正宗》

【主治】因风火湿痰上攻及杨梅结毒攻颠，头痛如裂者。

【功效】祛风，祛毒。

【药物及用量】天麻　薄荷　甘松　白附子（去皮）　白芷　苍术（米泔水浸炒）　川芎　川乌头（汤泡去皮）　草乌头（汤泡去皮）　防风　细辛　生甘草各一钱　雄黄　全蝎各三钱

【炮制】研为细末，寒食面打糊和丸。

【用法】每服二三十饼，葱白煎汤送下。

◆**天麻半夏汤**《卫生宝鉴》

【主治】风痰内作，胸膈不利，头旋眼黑，兀兀欲吐，上热下寒，不得安卧。

【功效】祛风化痰，清上温下。

【药物及用量】天麻　半夏各一钱　橘皮（去白）　柴胡各七分　黄芩（酒制炒）　甘草（炙）　白茯苓（去皮）　前胡各五分　黄连三分（去须）

【用法】上九味，㕮咀，都为一服，水二盏，生姜三片，煎至一盏，去柤，温服，食后服。忌酒面生冷物。

◆**天然透邪丹**《验方新编》

【主治】感受风暑湿及四时不正之气，头痛胀闷，鼻塞不通，胸膈不疏。

【功效】宣滞。

【药物及用量】鹅不食草不拘多少

【炮制】晒干研细末，磁瓶收贮，以蜡封口。

【用法】每日少许吹鼻中，即刻打嚏，气通而愈，功同痧药，冬月用之尤妙。

◆**天雄散**《金匮要略》

【主治】肾阳虚衰，阴精不固，腰膝冷痛。

【功效】补阳，健肾，固精。

【药物及用量】川天雄（炮）　龙骨各三两　白术八两　桂枝六两

【用法】杵为散，每服半钱匕，温酒调下，每日三次，不知稍增之。

◆**天雄散**甲《太平圣惠方》

【主治】风入腹，脏腑中切痛，心腹拘急。

【功效】祛风止痛。

【药物及用量】天雄一两（炮裂，去皮、脐）　当归一两　雄黄半两（细研）　桂心一两　独活三分　木香一两　干蝎半两（生用）　天南星半两（微煨）　地龙半两（微炒）　朱砂半两（细研）　麝香一分（细研）

【用法】上一十一味，捣细罗为散，入研了药，令匀，不拘时，以生姜温酒调下一钱。

◆**天雄散**乙《太平圣惠方》

【主治】历节风，腰膝疼痛。

【功效】祛风止痛。

【药物及用量】天雄一两（炮裂，去皮、脐）　独活一两　桂心一两　当归一两　酸

枣仁二两（微炒）　木香一两　干蝎半两（微炒）　枳壳半两（麸炒微黄，去瓤）　麝香一分（细研）

【用法】上九味，捣细罗为散，研入麝香，令匀，每服食前，以温酒调下二钱。忌生冷、油腻、猪鱼鸡犬肉。

◆**天绿散**《沈氏尊生书》

【主治】疹后余毒，壅遏在眼，胞烂如癣，或小儿木耳等疮。

【功效】杀虫解毒。

【药物及用量】铜绿一两

【炮制】研为极细末，黑透，热天茄打汁，量末调稀糊于黑碗内。上用黑碗盖之，盐泥封固，文火煨二炷香，取出为散，或丸如绿豆大。

【用法】每用五厘，入乳汁小半酒杯。再研为茶汤，以鸡翎蘸敷，二三次即愈。

◆**天萝散**《医宗金鉴》

【主治】鼻渊，鼻中时流臭黄水。

【功效】通滞解毒。

【药物及用量】丝瓜藤（近根处者，烧存性）

【用法】研为末，每服三钱，食后黄酒送下。

◆**天灵丹**《普济方》

【主治】小儿疳痢，久不愈，四肢羸瘦。

【功效】杀虫。

【药物及用量】天灵盖一个　干蟾一两（烧灰）　胡黄连　莨菪子（水淘去浮，炒令黑色）各五钱　砒霜一分（同天灵盖用湿纸三五重，裹胶泥固济，于炭火上，烧令通赤，取出候冷）　麝香一分

【炮制】除麝香细研外，余捣罗为细末，拌匀，软饭和丸，如黍米大。

【用法】每服五丸，人乳汁送下，量儿大小加减。

◆**天麻钩藤饮**《杂病证治新义》

【主治】肝阳偏亢，肝风上扰。头痛眩晕，失眠抽搐，半身不遂，舌红，脉弦数。

【功效】平肝潜阳，清热息风。

【药物及用量】天麻三钱　钩藤（后下）四钱　生决明（先煎）六钱　山栀三钱　黄芩三钱　川牛膝四钱　杜仲三钱　益母草三钱　桑寄生三钱　夜交藤三钱　朱茯神三钱

【用法】水煎，去滓，温服一日二次。

◆**天花粉散**《类证治裁》

【主治】上消。

【功效】生津止渴。

【药物及用量】花粉　生地　麦冬　干葛各二钱　五味　甘草各一钱　粳米百粒

【用法】上为粗散，水煎去滓，温服。

◆**天灵盖散**《太平圣惠方》

【主治】妇人骨蒸气劳，四肢无力，每至晚间即热，两颊红色，食饮不下，心神烦躁。

【功效】养阴清热，降烦。

【药物及用量】天灵盖一两（涂酥炙令微黄）　鳖甲二两（涂醋炙令黄，去裙襕《妇人大全良方》一两半）　柴胡一两半（去苗）　安息香一两　当归一两　地骨皮一两半（《妇人大全良方》一两）　栀子仁一两　人参一两（去芦头）　赤茯苓一两半　贝母一两（煨令微黄　《妇人大全良方》去心）　桃仁一两（汤浸，去皮尖、双仁，麸炒微黄）　麦门冬一两半（去心）　阿魏一钱（面裹煨，以面熟为度）　黄连一两（去须）　生干地黄一两半　槟榔一两

【用法】上一十六味，捣粗罗为散，每服四钱，以童子小便一大盏，入桃枝、柳枝各七寸，生姜半分，葱白五寸，煎至五分，去滓，温服，不拘时。

◆**天蓼散**《太平圣惠方》

【主治】大风疾。

【功效】祛风通络。

【药物及用量】天蓼叶半斤（干者）　天麻二两　何首乌一两（去黑皮）　王不留行一两

【用法】上四味，捣细罗为散，不拘时，以热浆水调下二钱。

◆**天蓼木丸**《太平圣惠方》

【主治】风湿痹，脚膝缓弱。

【功效】祛风除痹，通络止痛。

【药物及用量】天蓼木一两　天麻半两　芎䓖半两　独活半两　细辛半两　防风半两（去芦头）　藁本半两　白附子半两（炮裂）　乌蛇二两（酒浸，炙令黄，去皮骨）　巴戟半两　石斛半两（去根）　附子半两（炮裂，去皮、脐）　蛇床子半两　麝香一分（细研）　晚蚕砂半两（微炒）

【用法】上一十五味，捣罗为末，炼蜜和捣二三百杵，丸如梧桐子大，不拘时，以温酒下二十丸。

◆**天蓼木浸酒**《太平圣惠方》

【主治】中风偏枯不遂，失音数年。

【功效】祛风化痰通络。

【药物及用量】天蓼木十斤（细锉，以水一硕，煎至五斗，用此水造酒，须及五斗，熟后浸后药）　桑根白皮半斤　地骨皮半斤　石斛半斤（去根）　生地黄半两　防风半两（去芦头）　远志半斤（去心）　牛膝半斤（去苗）　菟丝子半斤　槐子半升　白蒺藜半升（微炒，去刺）　乌蛇一条（酒浸，炙令黄）　乌鸡粪五合（炒黄）

【用法】上一十三味，细锉，以生绢袋盛，入天蓼木酒中，密封闭，冬月三七日，春夏二七日，量性饮之，令常有酒容，如觉热即减之，眼鼻及面口偏者，七日取正，手脚不遂者，半月内瘥，失音服之即语，此方神验，不具言之。

◆**天花粉丸**《仁斋直指方》

【主治】消渴，饮水多，身体瘦。

【功效】清热养阴。

【药物及用量】天花粉　黄连（去须）各一两　茯苓　当归各半两

【用法】上四味为末炼蜜丸，梧桐子大，每服三十丸，茅根煎汤下。

◆**太乙丹**《卫生家宝》

【主治】一切无名肿毒。

【功效】消痈解毒。

【药物及用量】藤黄五十两　赤小豆　天南星各二十两　川五倍子（炒微黄）一百两　当门子五两

【炮制】研极细末，用白及二十两，打糊和捣成锭。

【用法】用醋磨敷，自消。

◆**太乙保生丹**《奇效良方》

【主治】慢惊有阳证者。

【功效】通经络，化风痰。

【药物及用量】全蝎（青者）十四个　白附子　僵蚕　牛胆　南星　蝉壳　琥珀各二钱　防风　朱砂各一钱　麝香五分

【炮制】研为细末，水煮米糊和丸，如梧桐子大，金箔为衣。

【用法】每服一二丸，薄荷汤化下。

◆**太乙保和汤**《痘疹金镜录》

【主治】痘疮血热气滞。

【功效】血热痘证。服十神解毒汤后，热证悉去，内外和平。三日之后，不易长大粗肥者，服之能保和元气，活血解毒，助痘成浆，易痂易落。

【药物及用量】桔梗　紫草　川芎　山楂　木通　人参　红花　生地黄　甘草　糯米

【用法】加灯心七根，生姜一片，清水一盅，煎至五六分温服。

◆**太乙流金散**《沈氏尊生书》

【主治】中邪魅，神魂颠倒。

【功效】镇心祛邪。

【药物及用量】羚羊角一两　雄黄　矾石　鬼箭羽各七钱五分

【用法】研为粗末，三角绛囊盛一两，佩于胸前，并挂户上。又用青布裹少许，于中夜烧之。

◆**太乙神精丹**《千金方》

【主治】客忤霍乱，腹痛胀满，尸疰恶风，癫狂鬼语，蛊毒妖魅，酒疟，一切恶毒。

【功效】解毒辟恶。

【药物及用量】丹砂　曾青　雄黄　雌黄　磁石各四两　金牙二两五钱

【炮制】将丹砂、二黄醋浸，曾青酒浸，纸封晒百日，各研极细，醋拌干湿得宜。纳土釜中，六一泥固济，安铁环上脚高指起，暖火熬之，其火勿靠釜底，一周时取出，冷定，其药精飞化凝着釜上，五色者上，三色者次之，一色者为下。但如雪光洁者最佳，若飞不尽，再着火如前，以鸡翎扫取，枣肉和丸，如黍米大。

【用法】初服一丸，渐加一丸，至小豆大而止，不可更大，每日平旦空腹时熟汤送下，以知为度。五日内必吐利，过则自安。疟母及久疟变肿，垂死者，服一丸即吐而愈；癥瘕积聚服一丸，浆饮送下；诸猝死，心下微温者，抉开口，以浆饮调下刀圭服；以绛囊带九刀圭散，男左女右系臂上，可辟瘴疫时邪；若服后闷乱者，饮木防己汤即安；若服解杀药，但食烂肥猪肉。

◆**太乙神针方**《本草拾遗》

【主治】痛风，寒湿、筋骨疼痛。

【功效】疏风通滞，散寒止痛。

【药物及用量】人参四两　三七八两　山羊血二两　千年健一斤　钻地风一斤　肉桂一斤　川椒一斤　乳香一斤　没药一斤　穿山甲八两　茴香一斤　苍术一斤　蕲艾四斤　甘草二斤　麝香四两　防风四斤

【炮制】共为细末，用棉纸一层，高方纸三层，纸宽裁一尺二寸五分，长一尺二寸，将药末薄薄铺匀在上，一针约用药七八钱，卷如花炮式，以紧实为贵。两头用纸封固，外用印花布包面，务令整洁。

【用法】将针以火焠着，或按穴道，或在痛处，下视以方寸新红布数层，将针按上。若火旺布薄觉痛，多垫布数层，但针必须三四支，一针已冷，再换一针，连用七针，无不应验。

◆**太乙追命丸**《千金方》

【主治】百病，或中恶风，腹痛满，不得喘息，心腹积聚，胪胀，疝瘕，宿食，吐逆呕哕，寒热，瘰疬，蛊毒，妇人产后余疾。

【功效】攻积祛毒，止痛。

【药物及用量】蜈蚣一枚　丹砂　附子　白矾　雄黄　藜芦　鬼臼各一分　巴豆二分

【炮制】研为细末，炼蜜和丸，如麻子大。

【用法】每服二丸，熟汤送下，每日一次，阴毒伤寒，遍身疼痛，爪甲青黑者，每服一丸，当汗出，绵裹两丸，塞两耳中，下痢服一丸，下部塞一丸；虫毒服二丸，在外膏和摩病上，在膈上吐，膈下利，有疮，以一丸涂之，毒自出。产后余疾服一丸，耳聋绵裹塞耳中。

◆**太乙救苦丹**《卫生鸿宝》

【主治】中风、中寒、中暑，口眼㖞斜，牙关紧闭，不省人事，四时感冒，恶寒发热，头疼腹痛，胸膈胀闷，霍乱吐泻，赤白疾，一切天行时疫疟痢，五疔恶毒，蝎蚤虫咬，狂妄昏愦，鬼胎鬼气等证。

【功效】解毒通滞，祛风杀虫。

【药物及用量】麻黄（去根节）一两五钱　苏叶一两五钱　山豆根十五两　广藿香三十两　桔梗三十两　五倍子二十两　升麻　广皮　雄黄　大黄各三十两　雌黄十二两　苍术十五两　山慈姑二十两　香附二十两　半夏十五两　广木香十五两　赤豆六十两　丹参六十两　鬼箭羽六十两　劈砂十两　千金霜十二两　细辛十二两　红毛大戟十二两　川乌头十二两　金银花三十两　滑石十四两　麝香三两

【炮制】共研细末拌匀，再研极细，和置石臼中，杵糯米粉糊和之，印成锭，每锭重一钱。

【用法】疫证每服一锭，薄荷汤磨下。凡遇天行时疫，用绛囊盛一锭，悬之当胸，或系左肘，可免传染之患。

◆**太乙备急散**《千金方》

【主治】伤寒热毒病六七日，中恶客忤及中蛊，吐血下血，心腹满痛。

【功效】祛恶，辟毒。

【药物及用量】雄黄（研水飞）　芫花（醋拌炒，一作五钱）　桂心（一作五钱）各二两　丹砂（研，水飞，一作二两）　蜀椒（一作五钱）各一两　藜芦　巴豆（去皮心膜油）各一分（一作各二钱五分）　附子五分（炮制，去皮、脐，一作七钱五分）　野葛三分（一作七钱五分）

【炮制】巴豆另制如脂，余合治下，筛以巴豆合和，更捣令匀。盛铜瓷器中，密贮，勿令泄气。

【用法】每服一字匕，可加至半钱匕，不拘时温汤调下。老幼减半，病在头当鼻衄，在膈自吐，在腹自利，在四肢当出汗。所谓如汤沃雪，随手而愈。

◆**太乙种子丸**《验方新编》

【主治】阳痿不起，精少无子。

【功效】补精扶阳，养血益肾。

【药物及用量】人参　龟板　麦门冬　鹿茸　熟地黄　肉苁蓉　甘杞子　破故纸　茯苓　蒺藜　韭菜子　菟丝子　杜仲　桑螵蛸　全当归　牛膝　远志　肉连须各二两　鱼鳔胶（蛤粉炒）四两　青盐五钱

【炮制】共研细末，炼蜜为丸，如梧桐子大。

【用法】每服三钱，空腹时淡盐汤送下。

◆**太乙膏**《太平圣惠方》

【主治】痈疽疖毒，金疮箭镞伤。

【功效】消痈，拔毒，止痛。

【药物及用量】白术　苍术　石膏（酒炒）　白胶香　乳香　没药　黄丹各五钱

【炮制】研为末，用麻油四两（桐油亦可）先煎油，柳枝搅。次入白芷等，煎少顷，再入白胶香、石膏等同煎。试却成珠，再入黄蜡一两，同煎片时，用生布滤过，瓦器收藏。

【用法】以油单纸摊之，捐伤敷疮口，自然肉生，不痛而愈。

◆**太乙膏**《医学心悟》

【主治】一切痈疽疮疡。

【功效】提脓。

【药物及用量】生地黄　土木鳖　玄参　赤芍　大黄　白芷　当归各五钱　乳香　没药各二钱　阿魏一钱　轻粉一钱五分　血余一团　肉桂一钱五分　黄丹（水飞）六两五钱

【炮制】先将草药用麻油一斤浸之，春五，夏三，秋七，冬十日。倾入锅内，文武火熬至药枯浮起为度，住火片时，用布袋滤净药渣，将锅展净，入油锅内，下血余再熬，以柳枝挑看，俟血余熬枯浮起，方为熬熟。每净油一斤，将炒过黄丹六两五钱，徐徐投下，不住手搅，候锅内先发青烟，后起白烟，叠叠升起，其膏已成，交膏滴入水中，试看软硬适中下锅，方下阿魏，散膏面上化过，次下乳、没、轻粉末搅匀，倾入水内，以柳木棍搅成一块。

【用法】摊贴，肠痈肺痈，即以此膏药品，为丸服之。

◆**太乙灵丹**《中国医学大辞典》

【主治】一切瘟疫。

【功效】泄毒辟恶。

【药物及用量】丹参　赤小豆　鬼箭羽各三两　红牙大戟　锦纹大黄各二两　生香附　金银花　文蛤　滑石（飞）各一两　法半夏　桔梗　雌黄　山慈姑　茅术　紫苏叶　新会皮　广藿香各一两五分　千金霜　明雄黄　川乌（制）　广木香　山豆根　生麻黄　升麻各七钱五分　朱砂（飞）五钱　北细辛六钱　麝香一钱五分

【炮制】生晒为末，神曲糊丸，每重二钱，辰砂为衣，晒干瓷瓶密贮，忌火焙。

【用法】（1）伏疫时邪初起，寒热头痛，昏迷极闷者，薄荷汤下。（2）霍乱吐泻，藿香汤下。（3）绞肠痧，阴阳水下。（4）赤痢，山楂（炒焦）煎汤下。（5）白痢疾，姜汤下。（6）疟疾，向东南桃枝头三个，煎汤下。（7）偏正头风痛，温酒下，并磨涂两太阳穴。（8）无名肿毒初起，温酒下，并涂患处。（9）中风昏倒，口眼㖞斜，二便闭者，石菖蒲汤下。（10）胸膈痞闷，心脾有病者，淡姜汤下。（11）风火牙痛，酒磨涂之。（12）筋脉拘挛，骨节疼痛，陈酒下。（13）妇人腹中结块，经水过期，陈酒下。（14）痫证，桃柳枝各七枚，煎汤下。（15）猪羊痫，石菖蒲汤下。（16）小儿百日胎毒，温汤下。（17）急慢惊风，钩藤汤下。（18）肝胀食积，山楂（炒焦）煎汤下。

◆**太平丸**《医方类聚》

【主治】虚劳久嗽肺痿，肺痈。

【功效】补肺化痰，滋阴养血。

【药物及用量】天门冬　麦门冬　知母　贝母　款冬花　杏仁各三两　当归　生地

黄　黄连　阿胶各一两五钱　蒲黄　京墨　桔梗　薄荷各一两　白蜜四两　麝香一钱

【炮制】共研为细末，用银石器，先炼白蜜，再下诸药末。搅匀再上火，入麝末热敷，沸作丸如弹子大。

【用法】每服一丸，食后细嚼，薄荷汤缓缓送下，次噙一丸，每日三次。痰盛先用饴糖烊消化丸送下。再噙此丸，仰卧使药入肺窍，则肺清润，其嗽退除，七日病痊。

◆**太白丹**《三因极一病证方论》

【主治】肺感寒发热，咳嗽无度。

【功效】温肺化痰止咳。

【药物及用量】通明白矾（枯）　成炼钟乳　寒水石（煅，水飞过）各等量

【用法】上三味，研匀，炊饼糊丸，如鸡头大，每服一丸，先嚼生姜、胡桃各一片，令细，吸太阳气和药咽，仍用茶清或温酒送下。

◆**太白丹**《卫生宝鉴》

【主治】三焦气涩，破饮除痰，吐嗽开胃。

【功效】燥湿除痰，化饮开胃。

【药物及用量】半夏　南星（炮）　寒水石（煅）　干姜　白附子（炮）　白矾（枯）各等量

【用法】上六味，为末，糊丸如梧桐子大，每服三十丸，温姜汤下。

◆**太白丸**《御药院方》

【主治】诸风头旋，额角偏痛，肢体拘倦，痰盛气壅，鼻塞声重，咽膈不利，清爽神志，解利四时邪气。

【功效】祛风通络，化痰。

【药物及用量】天麻　芎䓖各一两半　附子（炮去皮、脐）　细辛（去苗叶）各二两　天南星二十两　白附子五两　半夏一十五两（轻煮焙干）　蝎梢一两（炒）　寒水石（烧熟）五十两　白僵蚕（炒）三两　人参半两　阿胶三分（炙令熟燥）

【用法】上一十二味，同捣罗为末，水面糊为丸，如梧桐子大，每服三十丸，生姜汤下，不拘时服。

◆**太白丸**《圣济总录》

【主治】大人小儿暴嗽。

【功效】止咳化痰。

【药物及用量】石灰一两　蛤粉四钱

【用法】上二味，为细末，去汤浸蒸饼和丸，如豌豆大，焙干，每服三十丸，温齑汁下。小儿七丸至十丸，早晚食后临卧服。

◆**太白散**《证治准绳》

【主治】急惊，搐搦涎多。

【功效】化痰下积。

【药物及用量】粉霜二钱　轻粉　白牵牛（炒）各一钱

【用法】研为末，每服一字，薄荷汤调下，吐痰即效。

◆**太仓丸**《奇效良方》

【主治】脾胃虚弱，不进饮食，反胃呕吐。

【功效】健胃止呕。

【药物及用量】白豆蔻　缩砂仁各二两　陈仓米一升（用黄土炒米赤，去土不用）

【炮制】共研为细末，姜汁泛丸，如梧桐子大。

【用法】每服一百丸，食后淡姜汤下。

◆**太仓丸**《严氏济生续方》

【主治】脾胃虚弱，不进饮食，反胃不食。

【功效】调和脾胃。

【药物及用量】陈仓米一升（用黄土炒米熟，去土不用）　白豆蔻仁二两　丁香一两　缩砂仁二两

【用法】上四味为细末，用生姜自然汁和丸，如梧桐子大，每服百丸，食后用淡姜汤送下。

◆**太阴玄精石散**《普济方》

【主治】内外障膜。

【功效】养肝清热，祛翳明目。

【药物及用量】玄精石一两（细研）　蝉蜕（洗去土）　菊花（去枝梗）各一两　石决明（煅存性）　羌活各五钱　甘草四两

【用法】共研为细末，每服一钱，食后麦门冬汤调下。

◆**太极丸**《沈氏尊生书》

【主治】肾脏不固，尿白。

【功效】健肾。

【药物及用量】黄柏二两六钱　知母二两四钱　补骨脂二两八钱　胡桃肉三两二钱　砂仁五钱

【炮制】共研细末，炼蜜为丸，如梧桐子大。

【用法】每服三五十丸，早晚沸汤、茶酒送下。

◆**太阳丹**《沈氏尊生书》

【主治】脑风脑寒。

【功效】疏风通窍。

【药物及用量】石膏二两　川芎　川乌头　白芷　甘草各一两　冰片二钱

【炮制】研为细末，炼蜜同面糊和丸，每两作十八丸，黄丹为衣。

【用法】每服二三丸，食后葱茶嚼下。

◆**太一丹**《太平圣惠方》

【主治】一切风。

【功效】祛风化痰，开窍通络。

【药物及用量】川乌头（生用，去皮、脐）　干蝎（微炒）　白僵蚕　天麻　天南星（生用）　羌活　踯躅　朱砂（细研）　乳香各一两　白附子半两（生用）　附子（去皮、脐，生用）　牛黄（细研）　雄黄（细研）各半两　安息香一两半　麝香一分（细研）　白花蛇肉一两半（酒浸，炙微黄）　龙脑半分（细研）

【用法】上一十七味，捣罗为末，入研了药，令匀，别以麻黄五两，去根节，捣碎，以酒五升，煎至二升，去滓，入糯米一两，更熬成膏，次下诸药末，和捣三五百杵，丸如绿豆大，以腻粉内滚过，令干，每服以温酒下七丸，忌动风物。

◆**太一散**《普济方》

【主治】偏正头疼。

【功效】散风通窍，清利头目。

【药物及用量】川芎　石膏　藜芦　甘草（生）各等量

【用法】上为细末，每用少许，搐鼻，得微嚏便效。

◆**太一散**《御药院方》

【主治】阳明经虚，风邪客入，令人口眼㖞斜，麻木不仁及惊风痫痓，手足搐搦，不省人事。

【功效】祛风止惊，通络化痰。

【药物及用量】独活（去芦头）一两半　续断　杜仲（炒，去丝）　肉桂（去粗皮）　牛膝（酒浸一宿）　黑附子（炮，去皮、脐）　白茯苓（去黑皮）　人参（去芦头）　防风（去芦头）　白芍　当归（去芦头）各一两　川芎　熟干地黄　秦艽（去芦头，土）　甘草（锉，炒）各一两半　细辛（去苗叶土头节）一两

【用法】上一十六味，为粗末，每服三钱，水一大盏，煎至七分，去滓，温服，不拘时。

◆**太一散**《直指小儿方》

【主治】胎惊。

【功效】镇惊息风。

【药物及用量】天浆子（去壳，微炒）　南星　白附子（各微炮）　天麻　防风　茯苓各二钱　全蝎　朱砂各一钱　麝少许

【用法】上九味，为末，每服半钱，乳汁化下。

◆**太一万金丹**《直指小儿方》

【主治】惊风痰热。

【功效】清热，化痰，息风止惊。

【药物及用量】代赭石（煅，醋淬）　全蝎（焙）　朱砂　琥珀各一钱　南星（湿纸煨）　白附子（生）　防风　乌蛇肉（酒浸，炙）　天麻各一钱　麝一字

【用法】上一十味，为末，粟米糊丸，梧桐子大，每服一丸，急惊，薄荷汤调下；初传慢惊，尚有阳证，用人参汤。

◆**太白散**《普济方》

【主治】风火头痛。

【功效】祛风活血，清热止痛。

【药物及用量】石膏（煅）二两　川芎五钱　甘草二钱五分

【用法】上为末，每次五钱，入茶芽少许，食后用热汤调服。

◆**太圣散**《施圆端效方》

【主治】腹痛泻痢不可忍。

【功效】活血行气，缓急止痛。

【药物及用量】御米壳二两（蜜炒）　甘草（炒）　芍药　川芎各半两

【用法】上四味，为粗末，每服二钱，水一盏，煎至七分，去滓，温服，食前。

◆**孔圣枕中丹**《千金方》

【主治】读书善忘。

【功效】益阴补肾，养心益智子。

【药物及用量】败龟板（酥炙，一作鳖甲）　龙骨（研末，入鸡腹煮一宿）　远志　九节菖蒲各等量

【炮制】研为细末，水泛丸。

【用法】每服一钱，熟汤送下。

◆**少阴甘桔汤**《外科正宗》

【主治】口糜，咽痛。

【功效】清肝胃之热。

【药物及用量】桔梗二钱　生甘草一钱　川芎　黄芩　陈皮　玄参　柴胡各六分　羌活　升麻各四分

【用法】加葱白一根，清水二盅，煎八分，食远服。

◆**巴豆丸**《太平圣惠方》

【主治】妇人癥瘕及血气疼痛。

【功效】破阴寒，攻积瘀。

【药物及用量】巴豆（去皮心，醋煮半日）一分　硇砂　大黄（炒）各一两　五灵脂　桃仁各三分　木香五钱

【炮制】共研细末，炼蜜为丸，如绿豆大。

【用法】每服五丸，空腹时淡醋汤或热酒送下。

◆**巴豆丸**甲《续本事》

【主治】中风痰塞垂死者。

【功效】破结涤痰。

【药物及用量】巴豆二枚（去皮膜）　白矾（如拇指大）一块

【炮制】共研为细末，瓦上煅令豆焦赤为度，炼蜜和丸，如芡实大。

【用法】每用一丸，绵裹放口中近喉处，良久吐痰立效。

◆**巴豆丸**乙《太平圣惠方》

【主治】妇人疝瘕及血气疼痛。

【功效】理气化瘀，消积止痛。

【药物及用量】巴豆一分（去皮心，醋煮半日）　硇砂一两（细研）　川大黄一两（锉碎，微炒）　五灵脂三分　木香半两　桃仁三分（去皮尖、双仁，麸炒微黄）

【用法】上六味，捣罗为末，炼蜜和丸，如绿豆大，每服以热酒下五丸。

◆**巴豆膏**《太平圣惠方》

【主治】一切疥疮有虫，时作瘙痒。

【功效】杀虫。

【药物及用量】巴豆七粒　芜荑　雄黄　白矾（煅枯）各五钱　猪脂三两

【炮制】共研为细末，猪脂炼成油，入前药末，调和令匀。

【用法】每用如莲子大一块，于手掌内搓涂之。

◆**巴戟散**《太平圣惠方》

【主治】风冷脏腑虚弱及腰脚疼痛。

【功效】祛风补阳，强腰膝。

【药物及用量】巴戟一两　五加皮一两　萆薢一两（锉）　牛膝一两（去苗）　石斛一两半（去根，锉　神巧万全方去根苗）　天麻一两　白茯苓一两　附子一两（炮裂，去皮、脐）　虎胫骨一两（涂酥，炙令黄）　木香一两　磁石一两（烧醋淬七遍，细研，水飞过）

【用法】上一十一味，捣细罗为散，每于食前，以温酒调下二钱。忌生冷、油腻。

◆**巴戟丸**《医学发明》

【主治】脉空面白，悲愁欲哭，汗出。

【功效】补肝肾，敛阴，止汗。

【药物及用量】巴戟（去心）　白术　五味子　茴香（炒）　熟地黄　肉苁蓉（酒浸）　人参　覆盆子　菟丝子（酒）　牡蛎　益智子　骨碎补（洗去毛）　白龙骨各等量

【炮制】研为细末，炼蜜和丸，如梧桐子大，焙干。

【用法】每服三十丸，空腹，食前米饮送下，每日二三次，虚甚八物汤送下。

◆**巴戟丸**《圣济总录》

【主治】胞痹虚塞，腹痛，遗尿，或小便不利。

【功效】补火，健肾。

【药物及用量】巴戟（去心）一两五钱　桑螵蛸（切破麸炒，一作炙）　杜仲（去粗皮酥炙，一作三钱）　生地黄（酒焙，一作一两五钱）　附子（炮去皮、脐，一作五钱）　肉苁蓉（酒浸，去皮，切焙）　川续断（酒制）　山药各一两　远志（甘草汤泡，去骨，一作姜制，一作四钱，一作一两）三钱　金石斛（去根，一作八钱）　鹿茸（酥炙，一作一对）　菟丝子（酒浸一宿，另捣，一作酒煮一两）　山茱萸（去核，一作一两）　五味子　龙骨　官桂（勿见火，一作肉桂，一作五钱）各七钱五分（一作各三钱，一方有当归一两，肉桂、防己各五钱）

【用法】锉散，炼蜜为丸，如梧桐子大。每服三十丸，空腹温酒送下，一日二次。

◆**巴戟丸**甲《神巧万全方》

【主治】肾嗽，补下焦虚惫，冷气上攻，胸膈满；不下饮食。

【功效】温补下元，降气止咳。

【药物及用量】巴戟（去心）　覆盆子　紫菀　贝母（微煨）　百部　款冬花　五味子　半夏（汤洗七遍，去滑）　射干　芫花根皮　紫苏子（炒）　干姜（炮）　陈橘皮（去瓤）各半两　白石英（研，水飞过）　钟乳粉　杏仁（去皮，麸炒）各一两

【用法】上一十六味，为末，炼蜜和丸，梧桐子大，每服以粥饮下三十丸，日三服。

◆**巴戟丸**乙《神巧万全方》

【主治】积年咳嗽。

【功效】止咳化痰。

【药物及用量】皂荚二两（皮子，酥炙黄）　干姜（炮）　桂心各一两

【用法】上三味，捣罗为末，炼蜜和丸，梧桐子大，粥饮下五丸。

◆**巴膏**《医宗金鉴》

【主治】一切痈疽发背，恶疮。

【功效】化腐，解毒，生肌。

【药物及用量】象皮六钱　穿山甲六钱　山栀子八十个　人头发一两二钱　血竭一钱　儿茶二钱　硇砂三钱　黄丹（飞）　香油各四斤　桑枝　槐枝　桃枝　柳枝　杏枝各五十寸

【炮制】将桑、槐、桃、柳、杏五枝，用香油四升，炸枯捞出。次入橡皮、穿山甲、人头须炸化。再入山栀子炸枯，绢滤去滓，将油后入锅内煎滚，离火少顷，每油一斤，入黄丹六两，搅匀，慢火熬至滴水成珠，连锅取起，再入血竭、儿茶、硇砂等末搅匀。用凉水一盆，将膏药倾入，手扯千余遍，换水数次，拔去火气，瓷罐收贮。

【用法】以银杓盛之，重汤炖化，薄纸摊贴，不宜见火。

◆**引火汤**《疡医大全》

【主治】咽痛。

【功效】清火，止痛。

【药物及用量】熟地黄　玄参各一两　白茯苓五钱　白芥子二钱　山茱萸　山药各四钱　北五味二钱　肉桂一钱

【用法】清水煎服。

◆**引火汤**《辨证录》

【主治】阴虚乳蛾。

【功效】养肺清火。

【药物及用量】熟地黄三两　巴戟天　麦门冬各一两　茯苓五钱　北五味二钱

【用法】清水煎服，一剂火下，肿胀全消，二剂可愈。

◆**引气丸**《御药院方》

【主治】痰气不下，心虚生热，神气怯浮，恍惚多惊者。

【功效】理气，化痰，定惊。

【药物及用量】磁石二两（水飞）　人参（去芦头）　半夏（生姜制）　生地黄　麦门冬（去心）　青皮（去白）各一两

【用法】上六味，为细末，面糊和丸，如梧桐子大，朱砂为衣，每服五十丸，温米饮送下，空心食前。

◆引气归血汤《傅青主女科》

【主治】大怒之后，小产腹痛。

【功效】健胃，调气，和血，止血，止痛。

【药物及用量】白芍（酒炒）　当归（酒洗）各五钱　白术（土炒）　荆芥穗（炒黑）　麦门冬（去心）　牡丹皮各三钱　郁金（醋炒）　甘草各一钱　姜炭　香附子（酒炒）各五分

【用法】清水煎服。

◆引神归舍丹《肘后备急方》

【主治】心气，心风，阴痫。

【功效】祛风痰，通寒滞。

【药物及用量】大天南星（刮去皮，去心生用，一作牛胆南星二两）一两　附子一枚（重七钱以上者，炮去皮、脐）　朱砂一两（水飞）

【炮制】研为末，猪心血和丸，如梧桐子大，如不稠黏，用面糊少许。

【用法】忘忧草根煎汤送下，子午相交时服。

◆引精止血汤《傅青主女科》

【主治】妇人交媾血出。

【功效】益气补肾，泻火止血。

【药物及用量】人参五钱　白术一两（土炒）　茯苓三钱　熟地黄一两　山茱萸五钱　黑姜一钱　黄柏五分　荆芥三钱　车前子三钱（酒炒）

【用法】清水煎服，四剂可愈，十剂不再发。

◆引风汤《御药院方》

【主治】大人厥颠，口有涎沫，牵引口眼手足，少小惊痪疯，日数十发，医所不治。

【功效】清热化痰，开窍醒神。

【药物及用量】大黄（生）　干姜（生）　龙骨各四钱　肉桂三钱　甘草（炙）　牡蛎（炒）各一钱　凝水石生　滑石　赤石脂　白石脂　石膏　紫石英各六钱

【用法】上一十二味，为粗末，每服三钱匕，水一盏半，煎取七分，清汁食后临卧温服，小儿以意斟酌予服。

◆心丹《严氏济生方》

【主治】心气不足，神志不宁及一切心疾。

【功效】补气血，强心肾。

【药物及用量】朱砂三斤二两　远志（去心，甘草煮）　熟地黄（酒洗蒸焙）　新罗人参　木鳖仁（炒去壳）　当归（去芦，酒浸焙）　麦门冬（去心）　石菖蒲　黄芪（去芦）　石莲肉（去心炒）　茯神（去木）　柏子仁（拣净）　益智子　茯苓（去皮）　白术各五两

【炮制】锉碎拌匀，次将朱砂滚和，以夹生绢袋盛贮，用麻线紧扎袋口。再用瓦锅一口，盛清水七升，重安银罐一个于锅内，入白蜜二十斤，将药袋悬之中心，不令着底，使蜜浸过药袋，以桑柴火烧令滚沸，勿使火歇。煮三日，蜜焦黑再换蜜煮。候七日足，住火取出，淘去众药，洗净朱砂，令干，入牛心内，仍用银罐于重汤内蒸，如汤干，后以热水从锅弦添下，候牛心蒸烂，取砂再换牛心如前法蒸。凡七次，其砂已熟，即用沸水淘净，焙干入乳钵，玉杵研至十分细，米粽为丸，如豌豆大，阴干。

【用法】每服二十丸，食后参汤、枣汤或麦门冬汤送下。

◆心脾双补膏

【主治】室女虚劳。

【功效】补心脾，养肺胃。

【药物及用量】西洋参（刮去皮，蒸透）　白术（泔浸刮皮，蒸透）　茯神　甘草　生地黄　丹参　枣仁（炒）　远志肉　北五味　麦门冬　玄参　柏子仁　黄连　香附（童便制）　川贝母　桔梗　朱砂　龙眼肉分两量人酌用

【炮制】甘泉水煎至味尽，去滓，慢火熬膏，瓷瓶收盛，置泥地上，去火气。

【编者按】此方平安无疵，分量稍重不满。

◆心肾丸《医方大成》

【主治】水火不济，心下怔忡，夜多盗

汗，遗便梦遗。

【功效】补心肾，壮肾脉。

【药物及用量】牛膝（去苗酒浸） 熟地黄 肉苁蓉（酒浸）各二两 菟丝子（酒浸）三两 鹿茸（去毛酥炙） 附子（炮去皮、脐） 人参（去芦） 龙骨（煅） 绵黄芪（蜜炙） 五味子 茯神（去木） 山药（炒） 当归（去芦酒浸） 远志（甘草水煮，剥去心，姜汁炒）各一两

【炮制】共研细末，酒煮米糊为丸，如梧桐子大。

【用法】每服五七十丸，空腹时枣汤送下。

◆**心肾丸**《济生续方》

【主治】心肾不足，精少血燥，心下烦热，怔忡不安。或口干生疮，目赤头晕，小便赤浊，五心烦热，多渴引饮及精虚血少，不受峻补者。

【功效】滋肾益精。

【药物及用量】菟丝子（淘净酒蒸捣） 麦门冬（去心）各二两

【炮制】共研细末，炼蜜为丸，如梧桐子大。

【用法】每服七十丸，空腹，食前盐汤送下。

◆**手拈散**《丹溪心法》

【主治】心脾气痛。

【功效】和血，止痛。

【药物及用量】延胡索 五灵脂（酒研澄定） 草果 没药各等量

【用法】研为细末，每服三钱，不拘时热酒调下，或用熬熟砂糖作丸。每服七十丸，温酒送下。

◆**文蛤散**《疸疡全书》

【主治】走马疳。

【功效】解湿毒。

【药物及用量】五倍子二钱（一作一钱） 雄黄五钱（一作五分） 枯矾五钱 蚕纸一钱（烧存性，一作三分）

【用法】研为细末，先以米泔水洗疮，用药搽之，每日三次，以平为度。

◆**文蛤散**《伤寒论》《金匮要略》

【主治】伤寒太阳病，肉上粟起，意欲饮水而口不渴而饮水不止。

【功效】生津。

【药物及用量】文蛤五两（煅）

【用法】杵为散，沸汤和一方寸匕服（一作方寸匕，一作一钱匕），汤用五合。

◆**文蛤散**《外科正宗》

【主治】奶癣疮。

【功效】化湿杀虫。

【药物及用量】文蛤四两 轻粉五钱 点红川椒二两

【炮制】先将文蛤打成细块，铁内炒黄色，次下川椒同炒黑色，烟起为度，入罐内封口存性。次日入轻粉，研为细末，瓷罐收贮。

【用法】每用少许，香油调涂，乳母戒口。

◆**文蛤汤**《金匮要略》

【主治】吐后口渴，饮水不止及恶风，脉紧头痛。

【功效】清热邪，和胃气。

【药物及用量】文蛤 石膏五两 麻黄 甘草 生姜各三两 杏仁五十粒 枣仁十二枚

【用法】清水六升，煮取二升，温服一升，汗出即愈。

◆**斗门散**（谭氏方）

【主治】小儿泻利青黄，久转滑肠，下部脱肛，焦瘦羸尪。

【功效】涩肠。

【药物及用量】诃子 枳壳 地榆各等量

【用法】研为末，每服一钱，米饮调下，一岁以下，每服五分。

◆**斗门散**《证治准绳》

【主治】毒痢，脏腑撮痛，脓血赤白，或五色相杂，日夜频并，兼治噤口恶痢，里急后重，久渴不止，全不进食。

【功效】和血解毒。

【药物及用量】黑豆（炒，去皮）十二两 干姜（炮）四两 罂粟壳（蜜炒）八

两　地榆（炒）　甘草（炙）各六两　白芍三两

【用法】㕮咀，每服三钱，清水一盏，煎至七分温服。

◆斗门散《太平惠民和剂局方》

【主治】八种毒痢，脏腑撮痛，脓血赤白，或有五色相杂，日夜频并，兼治禁口恶痢，里急后重，大渴不止，酒痢脏毒，全不进食。

【功效】和血固肠，升津止渴。

【药物及用量】罂粟壳（去瓤，蜜炙）黑豆（炒，去壳）各四两　当归（去芦）干姜（炮）各一两　地榆（去芦）　甘草（炙）各二两　干葛（去皮）半斤

【用法】上七味，为细末，每服二钱，水一盏，煎至七分，温服，不拘时。

◆斗门散《圣济总录》

【主治】暴注水泻，日夜无度。

【功效】涩肠止泻。

【药物及用量】橡斗子（去刺）　诃黎勒（煨，去核）　黄连（去须）

【用法】上三味，等量，捣罗为散，每服一钱匕，米饮调下，食前服。

◆斗门散《吴氏集验方》

【主治】水泻吐逆，脚转筋。

【功效】温阳止泻。

【药物及用量】附子一只（生）　胡椒一百粒

【用法】上二味，为末，每服三钱，浆水一碗，煎四分，温服，空心。

◆斗门散《烟霞圣效方》

【主治】妇人血山崩。

【功效】固冲止血。

【药物及用量】大胡桃五个（烧烟尽为度）

【用法】上一味，为末，每服一钱，热酒调下。

◆方脉流气饮《外科发挥》

【主治】阴发流注，瘰疬及郁结肿聚结块。或走疰疼痛，或心胸痞闷，肋腹胀满，呕吐不食，上气喘急，咳嗽痰盛。或面目四肢浮肿，大小便秘。

【功效】消积行滞。

【药物及用量】紫苏　青皮　白芍　当归　白茯苓　乌药　桔梗（炒）　半夏（姜制）　黄芪（炒）　川芎　枳实　甘草各一钱　槟榔　枳壳　木香　大腹皮各五分

【用法】加生姜、大枣，清水煎服。

◆日精丹《证治准绳》

【主治】一切火热，赤眼烂眩风证及诸目疾稍轻者。

【功效】消翳，清热。

【药物及用量】炉甘石一两（用黄连二两，黄柏三两，龙胆草　防风　大黄　赤芍　黄芩　当归　栀子各五钱，白菊花　龙胆　薄荷各二钱，浸水煅淬，诸法悉同阳丹）　朱砂　硼砂各二钱　麝香三分　生白矾一分

【用法】研为极细末，每用一钱，加片脑一分，研细罗过，点于眼上，如有翳膜，和月花丹对匀点之。

◆日精月花光明膏《证治准绳》

【主治】翳膜胬肉，诸般眼疾。

【功效】解毒杀虫，消翳明目。

【炮制】用炉甘石、黄丹各八两，绿豆粉四两（炒黑），黄连一两，当归、硼砂、朱砂、玄明粉、决明粉各二钱，轻粉、生白矾、白丁香、海螵蛸、片脑、自然铜、硇砂各一钱，龙骨、乳香、没药、鹰条、雄黄、青盐、胆矾、铜青、牙硝、山猪胆各二分五厘，麝香五分，片脑一钱，樟脑五分（一方有煅贝子、贝齿、石燕、石蟹、水晶、真珠、玛瑙、琥珀、珊瑚各一钱，若加此九味，即去绿豆粉不用）。各另研细末，依方称合和匀，碾至千万余下，熟绢罗过。次用鸡柏根一斤，黄连八两，龙胆草、黄柏、生地黄、苦参各二两，大黄、黄芩、栀子、赤芍、防风、菊花、玄参、当归各一两，羌活、木贼、蒺藜、连翘、蔓荆子、细辛、川芎、白芷各五钱，夜明砂、蝉蜕、蛇蜕各二钱五分（一方有苦花子、地薄荷、地西瓜、田茶菊、七层楼、千里光、针梗子、地园荽、地胡椒、蛇不见水、杨梅根皮各生摘一握，捣烂。另煎取浓汁，入前药同煎成膏，此十一味草药

在内，用之效速，他处无此草药，不用亦效），冬蜜八两。各洗净锉碎，入井水于铜器内，浸三宿，慢火煎熬浓汁，滤去滓。以渣再煎滤，慢火煎熬，槐柳、桑枝搅熬如饴糖，入蜜和匀，更入羯羊胆、雄猪胆各二枚，和匀瓷碗炖，放汤瓶口上蒸成膏，后滤净，滴沉水中成珠，可丸为度。待数日出火毒，再熔化入诸药末，和匀杵为丸锭，阴干，金箔为衣。

【用法】每用少许，井水化开，鸭毛蘸点。再以热汤泡化洗眼，大有神效。

◆日精月花光明膏《普济方》

【主治】一切内障，翳膜遮睛及攀睛胬肉。或一目两目俱患，但能见人影者。

【功效】清热，蚀恶肉，消翳膜。

【药物及用量】黄连四两（研末） 当归一两 诃子一对（去核研） 石决明二两（研细） 石膏一两五钱（研用腊月天水或雪水浸三日） 大鹅梨二十枚（捶碎，用布去滓） 猪胰二具（草挟扭去筋膜） 炉甘石四两（火烧童便淬，烧五次） 黄丹（炒研细末）一两 巴牙硝（飞）二钱五分 铜绿（研） 胆矾（研） 硼砂（另研）各一钱五分 没药四两（另研） 乳香三钱（另研） 防风一钱 天花粉五分 轻粉一钱（另研） 麝香五分（另研） 片脑五分（另研）

【炮制】先以黄连等五味，却用大砂锅一口，纳药再添满七分水熬。重再熬至三碗，再滤过，再下锅，入炉甘石、黄丹，再熬至二碗，又滤过，却下巴牙硝等十二味，以槐、柳枝不住手搅匀。候成膏，仍滤净，入瓶内，却入片脑、麝粉三味搅匀，以油纸密封，勿令水入，放冷水内浸三日取出。

【用法】每用少许，铜箸点眼。

◆日应丹《直指小儿方》

【主治】癫痫连年不瘥。

【功效】息风镇惊。

【药物及用量】黑锡 硫黄 水银（研） 铁粉（研）各半两 金银箔各三十片

【用法】上五味，水银、铁粉、金银箔挟和一处，先将黑锡于铫内熔开，次入硫黄，不住手就铫内研搅，候硫黄烟气欲息，次入余药，就火上同搅，少顷时，倾出在地一宿出火毒，再研细，粳米饭丸麻子大，朱砂衣，每服三丸，食后人参煎汤下。

◆月花丹《证治准绳》

【主治】诸般翳膜胬肉及一切目疾稍重者。

【功效】清热解毒，消翳。

【药物及用量】炉甘石一两 朱砂 硼砂各一钱 白丁香 真珠 珊瑚 琥珀 水晶 玛瑙 石蟹 贝齿 硇砂各二分 乳香 没药 轻粉 青盐 玄明粉 胆矾 海螵蛸 蚺蛇胆 黄丹 山猪胆 生白矾 雄黄 熊胆 牛黄各一分 麝香二分

【用法】各另修制净，和匀碾令千万余下，瓷器收贮。每服一钱，加梅花片脑一分，研匀罗过，点于眼上。如翳膜重厚者，加硇砂少许，翳膜轻薄者，与日精丹对和用。

◆木一《痧症全书》

【主治】散痧发痘。

【功效】疏风，和血，消积，清热。

【药物及用量】连翘 枳壳 荆芥 防风 牛蒡子 桔梗 青皮 红花 山楂 萝卜子

【用法】清水煎服。

◆木五《痧症全书》

【主治】痧后热毒痈疔，疼痛不已。

【功效】清热宣壅。

【药物及用量】赤芍二钱 川大黄（炒一钱，晒一钱） 天花粉 黄连 乳香（净） 没药（净） 川贝母（去心炒） 雄黄 牛蒡子（炒）各一钱 穿山甲（土炒）八分 生甘草七分

【用法】共研末，每服五分，蜜汤调下。

◆木瓜丸（钱乙方）

【主治】小儿吐泻不止。

【功效】理肠胃，行积滞。

【药物及用量】木瓜 麝香 腻粉 木

香　槟榔各等量

【炮制】研为细末，水煮面糊和丸，如小黄米大。

【用法】每服一二丸，不拘时甘草煎汤送下。

◆木瓜丸《太平惠民和剂局方》

【主治】肾虚腰膝少力，腿脚肿痒，脚心隐痛，筋脉拘挛，步履艰难，气促面黑，二便秘涩，饮食减少。

【功效】和血络，养筋骨。

【药物及用量】干木瓜二两　熟地黄（洗，焙）　陈皮（去白）　乌药各四两　黑牵牛三两（炒）　石南藤　杏仁（去皮尖）　当归　肉苁蓉（酒浸焙）　续断　牛膝（酒浸）各二两　赤芍一两

【炮制】研为细末，酒煮米糊和丸，如梧桐子大。

【用法】每服三五十丸，空腹时木瓜汤，或温酒送下。

◆木瓜丸《太平圣惠方》

【主治】霍乱后，腹中冷气下痢。

【功效】温中止痢。

【药物及用量】木瓜一两（干者）　当归半两（锉，微炒）　熟艾半两（微炒）　木香半两　桂心半两　陈橘皮三分（汤浸，去白瓤，焙）　赤石脂二两　人参半两（去芦头）　白术二分　厚朴三分（去粗皮，涂生姜汁，炙令香熟）　诃黎勒皮三分（微煨）　高良姜三分（锉）

【用法】上一十二味，捣罗为末，炼蜜和捣二三百杵，丸如梧桐子大，每服以粥饮下三十丸，日四五服。《总录》空心服。

◆木瓜丸《烟霞圣效方》

【主治】醉酒呕吐。

【功效】咄气止吐。

【药物及用量】缩砂仁　桂心　甘草各半两　木香　檀香　丁香各一钱　丁香枝一分

【用法】上七味，为细末，好木瓜两个，入生姜，抄五钱，和匀，入药末，再研匀，鸡头大，每服一两，生姜汤嚼下。

◆木瓜散《医方大成》

【主治】中风脉筋挛急，腹痛转筋，舌蜷囊缩，面苍肤白，不思饮食，手足爪甲俱痛。

【功效】舒筋，养血，祛风。

【药物及用量】木瓜（去子酒浸，一作七钱五分）　虎胫骨（醋炙，一作酥炙一具）　五加皮（洗）　人参（去芦）　桑寄生（如无，以续断代之）　酸枣仁（炒）　当归（去芦酒浸）　柏子仁　黄芪（蜜酒炒）各一两　甘草（炙）一两

【用法】㕮咀，每服四钱，清水一盅半，加生姜五片，煎至七分去滓，不拘时温热服。

◆木瓜散甲《太平圣惠方》

【主治】产后霍乱吐泻，烦闷，欲作转筋。

【功效】舒筋活络，益气健脾。

【药物及用量】木瓜二两（干者）　白术一两半　当归一两（锉，微炒）　藿香二两　人参一两半（去芦头）　白茯苓一两　五味子一两半　黄芪二两（锉）

【用法】上八味，捣粗罗为散，每服三钱，以水一中盏，入生姜半分，共煎至六分，去滓，温服，不拘时。

◆木瓜散乙《太平圣惠方》

【主治】痰逆，不思饮食，化涎益脾胃。

【功效】健脾和胃，燥湿化痰。

【药物及用量】干木瓜一两　高良姜半两（锉）　陈橘皮半两（汤浸，去白瓤，焙）　桂心半两　诃黎勒皮半两　沉香半两　厚朴半两（粗皮，涂生姜汁，炙令香熟）　甘草一分　半夏半两

【用法】上九味，捣筛为散，每服三钱，以水一中盏，入生姜半分，枣二枚，煎至六分，去滓，热服，不拘时。

◆木瓜汤《外台秘要》

【主治】霍乱转筋，腹痛。

【功效】舒筋。

【药物及用量】木瓜子根皮一两

【用法】清水煎服，余汤浸青布，裹其

腓，或加桑叶七片，尤良。

◆**木瓜汤**《三因极一病证方论》

【主治】吐泻不已，转筋胸闷。

【功效】调气舒筋。

【药物及用量】木瓜一两　茴香二钱五分（微炒）　吴茱萸五钱（汤洗七次）　甘草（炙）二钱　水一盏半

【用法】锉散，每服四钱，水一盏半，加生姜五片，紫苏十叶，清水煎，空腹时服（一方加盐一撮，乌梅一个）。

◆**木瓜汤**《御药院方》

【主治】胸膈烦闷，口干多渴并治脚气。

【功效】调气利膈，消痰止嗽。

【药物及用量】木瓜一斤（切作片，去皮、子）　盐（白好者）　甘草　生姜（切作片）各四两

【用法】上四味，一处拌匀，瓷盒器内淹一宿，焙干，捣罗为细末，每服一钱，沸汤点服，不拘时。

◆**木瓜汤**《圣济总录》

【主治】产后呕逆，日渐成吐。

【功效】舒筋活络，除湿和胃。

【药物及用量】木瓜（切，焙）　白术　藿香叶　甘草（炙，锉）　五味子　白茯苓（去黑皮）　陈橘皮（去白皮）　草豆蔻（去皮）　人参各一两　干姜（炮）半两

【用法】上一十味，粗捣筛，每服二钱匕，水一盏，煎至七分，去滓，温服，不拘时。

◆**木瓜煎**《类证普济本事方》

【主治】筋急项强，不可转侧。

【功效】舒筋养血，通络。

【药物及用量】木瓜一个（取盖去瓤）　没药二两（研）　乳香（研）各一分（一方无乳香）

【炮制】以药末纳木瓜中盖合，竹签签定，饭上蒸三四次，研成膏。

【用法】每服三五匙，生地黄汁和无灰酒炖暖化下。

◆**木瓜煎**《苏沈良方》

【主治】妊娠霍乱吐泻，转筋入腹。

【功效】调气，舒筋。

【药物及用量】木瓜（刀切）一两五钱　吴茱萸（汤泡七次）　生姜（切）各二钱五分（一方作各七钱五分，一方有茴香七钱五分，甘草一钱）

【用法】研为细末，每服二三钱，加紫苏，清水煎去滓，不拘时热服。

◆**木瓜煎**《妇人大全良方》

【主治】妊娠霍乱，吐泻转筋，入腹则闷绝。

【功效】扶肝缓急。

【药物及用量】吴茱萸（汤泡七次）　生姜（切）各一分　木瓜（切，一两半，一方有茴香一分，甘草一钱，茱萸半两，加紫苏煎）

【用法】上三味，细锉，水二钱，煎一盏二分，去滓，分三服，热服，不拘时。

◆**木瓜饮**《圣济总录》

【主治】下痢腹胀，里急后重。

【功效】理气健脾，收涩止痢。

【药物及用量】干木瓜（焙）　白芷　厚朴（去粗皮，生姜汁炙）　白术（锉，炒）　木香各一两　肉桂（去粗皮）　黄连（去须）　当归（炙，锉）　缩砂蜜（去皮）　龙骨　诃黎勒皮（煨）各一两半　陈橘皮（去白，焙）三分　杏仁（去皮尖、双仁，炒）十五枚　赤石脂三两

【用法】上一十四味，粗捣筛，每服五钱匕，以水一盏半，煎取八分，去滓，温服。

◆**木瓜虎骨丸**《御药院方》

【主治】风寒湿客于荣卫。合而成痹，脚重不仁，疼痛少力，足下隐痛，不能踏地，腰膝筋挛，不能屈伸及项背拘急，手臂无力，耳内蝉鸣，头眩目运及诸证脚气，行步艰难。

【功效】祛风除湿，补肾强肾。

【药物及用量】木瓜　麒麟竭（研）　没药各一两（研）　乳香（研）半两　虎胫

骨（涂酒炙）一两　木香　自然铜（醋碎十遍）　枫香脂　败龟（蘸炙，去裙襕）　骨碎补（去毛）　甜瓜子　肉桂（去粗皮）　当归（切，焙）各一两　地龙（去土）二两　安息香一两（重汤酒熬入药）

【用法】上一十六味，除研药外，为细末，拌匀，酒面糊为丸，如梧桐子大，每服三十丸，空心木瓜汤下，温酒亦得，渐加至五十丸。

◆**木白膏**《证治准绳》

【主治】热疮。

【功效】消热毒，生肌。

【药物及用量】寒水石（研飞）

【炮制】腊月猪脂调成膏。

【用法】随疮大小，薄纸摊贴。

◆**芒硝汤**《金匮要略》

【主治】膈间支饮，服木防己汤无效者。

【功效】宣络行水。

【药物及用量】木防己三两　桂枝二两　茯苓　人参各四两　芒硝三合

【用法】清水六升，煮取二升，去滓纳芒硝，再微煎，分温再服，微利则愈。

◆**木防己汤**《金匮要略》

【主治】膈间支饮，喘满，心下痞坚，面黧黑。脉沉紧，得之数十日，医吐下之不愈者。

【功效】化湿行水。

【药物及用量】木防己三两　石膏（如鸡子大）二枚　桂枝二两　人参四两

【用法】清水六升，煮取二升，分温再服。

◆**木防己膏**《千金方》

【主治】产后中风。

【功效】祛风除湿。

【药物及用量】木防己半升　茵芋五两

【用法】上二味，㕮咀，以苦酒九升，渍一宿，猪膏四升，煎三上三下，膏成，炙手摩千遍瘥。

◆**木防己散**《太平圣惠方》

【主治】妊娠中风，口眼㖞斜不正，手足顽痹。

【功效】除风止疼。

【药物及用量】木防己一两　羌活一两　防风一两（去芦头）　羚羊角屑一两　桂心半两　荆芥穗半两　薏苡仁半两　麻黄一两（去根节）　桑寄生半两　黄松木节一两　甘草半两（炙微赤，锉）

【用法】上一十一味，捣筛为散，每服三钱，水一中盏，入生姜半分，煎至六分，去滓，温服，不拘时。

【用法】上四味，为细散，每服一钱匕，食后生姜橘皮汤调下。

◆**木香丸**《小儿药证直诀》

【主治】小儿疳瘦腹大。

【功效】温中，杀疳。

【药物及用量】木香　青黛（另研）　槟榔　肉豆蔻（去皮）各二钱五分（一作各一分）　麝香（另研）一钱五分　续随子（炒）一两　蛤蟆三个（先用绳紧，晒干烧存性）

【炮制】研为末，炼蜜和丸，如绿豆大。

【用法】每服三五丸至一二十丸，食前薄荷汤送下。

◆**木香丸**《魏氏家藏方》

【主治】开胃消食，治小儿疳气。

【功效】调气，行积。

【药物及用量】木香　人参　白茯苓　青皮　陈皮　肉豆蔻各一分

【用法】每服十丸，姜汤送下。

◆**木香丸**甲《证治准绳》

【主治】妊娠伤食。

【功效】调胃，消积。

【药物及用量】木香五钱　三棱　人参　白茯苓各三钱

【炮制】研为细末，水煮面糊和丸，如绿豆大。

【用法】每服三四十丸，熟汤送下。

◆**木香丸**乙《证治准绳》

【主治】小儿泄泻青白，脓血相杂。

【功效】清肠，健胃。

【药物及用量】木香一钱　黄连（吴茱

萸同炒，去茱萸）一两　肉豆蔻（煨）二个

【炮制】研为细末，水煮面糊和丸，如黍米大。

【用法】赤痢粟米饮送下，白痢厚朴汤送下，并空腹时服。

◆**木香丸**《普济方》

【主治】皮水，身体面目悉肿。

【功效】逐水，行积。

【药物及用量】木香　苦葫芦子（炒）乳香各一分　槟榔二枚（一生一泡）　甘遂（炒黄）　朱砂各五钱

【炮制】研为细末，烂饭和丸。

【用法】分作四十九丸，以面裹之，置铫内，用清水煮熟，和汁吞之，以尽为度，清晨服药，至午时其水便下。不计行数，水尽自止。

◆**木香丸**甲《直指小儿方》

【主治】小儿乳积，食积，气积，疟后肚有痞块。

【功效】健胃攻积。

【药物及用量】木香　蓬莪术　缩砂仁青皮（去白）　朱砂　代赭石各二钱　丁香　川巴豆肉（纸压去油）各一钱

【炮制】研水细末和匀，水煮白面糊和丸，如麻子大。

【用法】每服二三丸，乳伤，乳汁送下，食伤，米送下；气积，橘皮煎汤送下。

◆**木香丸**乙《直指小儿方》

【主治】惊风内钓，腹痛惊啼。

【功效】调气，通络，散滞。

【药物及用量】木香一钱（一作五分）乳香（另研）　没药（另研，一作一钱）全蝎各五分，钩藤钩钩上　茴香半两（一方无乳香）

【炮制】研为末和匀，取大蒜少许，研烂为丸，如梧桐子大。

【用法】每服二丸，钩藤钩煎汤送下。

◆**木香丸**丙《直指小儿方》

【主治】疳痢。

【功效】健肠杀虫。

【药物及用量】木香二钱　黄连三钱　紫厚朴（姜制）　夜明砂（隔纸炒）各二钱　诃子肉（炒）一钱

【炮制】研为末，米饭和丸，如麻子大。

【用法】食前干艾叶、生姜煎汤送下。

◆**木香丸**《张氏医通》

【主治】冷疳泄少食者。

【功效】温中杀虫。

【药物及用量】木香　肉豆蔻　缩砂仁（炒）各三钱　麝香一钱　续随子（去油）三钱　干蟾三枚（烧存性）

【炮制】研为末，炼蜜和丸，如绿豆大。

【用法】每服五丸至十五丸，薄荷汤送。下虚者去续随子，加生姜、肉桂、人参、白术。

◆**木香丸**甲《太平圣惠方》

【主治】内疳。

【功效】杀虫，清热。

【药物及用量】木香　蝉蜕（血炒去足）　麝香（细研）　黄连（去须）　黄丹（微炒）　熊胆（研入）　夜明砂（微炒）　干蟾（涂酥炙微焦）各一分　赤石脂五钱　肉豆蔻一颗（去壳）　田父五钱（炙令微黄）

【炮制】捣罗为末，水浸蒸饼和丸，如麻子大。

【用法】每服二丸，温粥饮送下，量儿大小，以意加减之。

◆**木香丸**乙《太平圣惠方》

【主治】食疳。

【功效】清热，化积，杀虫。

【药物及用量】木香　胡黄连　蟾头（炙令焦黄）　麝香　芦荟　青黛　雄黄　香墨　熊胆各一分　使君子五钱

【炮制】捣罗为末，炼蜜和丸，如绿豆大。

【用法】每服五丸，粥饮送下，量儿大小以意加减。

◆**木香丸**丙《太平圣惠方》

【主治】妇人冷劳气，经脉不调，脏腑气滞，四肢疼痛，饮食无味，渐加羸瘦。

【功效】行血，调气。

【药物及用量】木香　琥珀　吴茱萸（炮）　当归　牡丹皮　赤芍　三棱　附子（炮）　延胡索　川芎各三分　干姜　人参　桂心各五钱　北柴胡　白术　鳖甲（醋煮去裙炙）　厚朴　熟地黄　陈橘皮各一两

【炮制】研为末，炼蜜和丸，如梧桐子大。

【用法】每服三十丸，空腹及晚食时温酒送下。

◆**木香丸**丁《太平圣惠方》

【主治】热痢，腹内疼痛，烦渴不食。

【功效】温中止痢，止疼。

【药物及用量】木香半两　地榆半两（锉）　当归半两（锉，微炒）　甘草半两（炙微赤，锉）　黄连三分（去须，微炒）　枳壳三分（麸炒微黄，去瓤）　黄芪三分（锉）　犀角屑三分

【用法】上七味，捣罗为末，炼蜜和捣三一百杵，丸如梧桐子，每服不拘时，以粥饮下三十丸。

◆**木香丸**戊《太平圣惠方》

【主治】痢后，脾胃气虚弱，不能饮食，四肢乏力。

【功效】温中健脾，涩肠止泻。

【药物及用量】木香半两　诃黎勒半两（煨，用皮）　缩砂半两（去皮）　丁香半两　肉豆蔻一两（去壳）　人参一两（去芦头）　甘草半两（炙微赤，锉）　干姜一两（炮裂，锉）　厚朴一两（去粗皮，涂生姜汁，炙令香熟）

【用法】上九味，捣罗为末，醋煮面糊和丸，如梧桐子大，每服不拘时，煮枣粥饮下三十丸。

◆**木香丸**己《太平圣惠方》

【主治】五膈气，脾胃久冷，圣济总录膈气痰结。呕吐酸水，不能下食。

【功效】启膈温补脾胃。

【药物及用量】木香一两　青橘皮一两（汤浸，去白瓤，焙）　桂心一两　白术一两　益智子一两（去皮）　肉豆蔻一两（去壳）　细辛半两（总录去苗叶）　吴茱萸半两（汤浸七遍，焙干，微炒）　干姜半两（炮裂，锉）

【用法】上九味，捣罗为末，酒煮饭烂研和丸，如梧桐子大，不拘时，以生姜汤嚼下十丸。

◆**木香丸**庚《太平圣惠方》

【主治】膈气，心胸气滞疼痛，连于腹胁，饮食不下。

【功效】理气化滞启膈。

【药物及用量】木香一两　青橘皮一两（汤浸，去白瓤，焙）　槟榔一两　桂心一两　干姜半两（炮裂，锉）　人参三分（去芦头）　细辛三分　吴茱萸半两（汤浸七遍，焙干，微炒）　川乌头半两（炮裂，去皮、脐）　贝母三分（煨微黄）

【用法】上一十味，捣罗为末，炼蜜和捣二三百杵，丸如梧桐子大，每服不拘时，以粥饮下二十丸，常含三五丸咽津，甚佳。

◆**木香丸**辛《太平圣惠方》

【主治】痰逆，暖胃口，思饮食。

【功效】温胃化痰。

【药物及用量】白矾一两（烧灰）　半夏半两　干姜半两

【用法】上三味，捣罗为末，以生姜汁煮面糊和丸，如梧桐子大，每服，不拘时，以姜枣汤下二十丸。

◆**木香匀气散**《医学入门》

【主治】气郁。

【功效】开胃，调气。

【药物及用量】木香一钱　藿香　甘草（炙）各八两　缩砂仁四两　丁香　檀香　豆蔻仁各二两

【用法】研为末，每服二钱，用生姜三片，紫苏叶五片，食盐少许，清水煎汤调下。

◆**木香化气汤**《三因极一病证方论》

【主治】气积。

【功效】温中行气。

【药物及用量】木香（一作二钱）　砂仁（炒，一作二钱）　桂心（勿见火，一作五钱）各二钱五分　甘草（炙，一作二钱）　茴香（炒，一作四钱）　丁香皮（一作二钱）　青皮（炒）　陈皮　干姜（炮）

蓬莪术（泡，一作煨）各五钱　胡椒（一作二钱）　沉香（另研，勿见火，一作五钱）各一钱（一方无砂仁）

【用法】研为细末，每服二钱，姜苏盐汤调下，妇人醋汤调下。

◆**木香化滞汤**《证治准绳》

【主治】脾胃虚弱，食滞腹痛，心下痞满，不思食。

【功效】健胃化滞。

【药物及用量】木香　红花各三分　橘皮五分　当归尾　枳实各二分　柴胡四钱　草豆蔻（研）五分　甘草（炙）一分　半夏一钱（一方有香附，一方有益智子，无木香）

【用法】每服三五钱，加生姜五片，清水煎，食远稍热服。胸满加枳实、桔梗、砂仁、香附；腹胀满加厚朴、倍枳实；小腹痛甚加青皮，倍木香、槟榔；气痛倍木香、乌药，热加黑山栀，易怒加山栀，倍柴胡。

◆**木香半夏丹**《证治准绳》

【主治】胃寒咳嗽。

【功效】温中散寒。

【药物及用量】木香　半夏（汤洗七次，焙干）　肉豆蔻各一两　藿香叶　丁香　白术各五钱

【炮制】捣罗为细末，生姜自然汁和丸，如黍米大。

【用法】每服十丸，人参煎汤送下，量儿大小以意加减。

◆**木香四七汤**《沈氏尊生书》

【主治】喉哽。

【功效】散滞，清热，利咽。

【药物及用量】木香五分　射干　槟榔　羚羊角　犀角　陈皮　厚朴　半夏各一钱　赤茯苓二钱　升麻　玄参　桑白皮各一钱五分

【用法】加生姜，清水煎服。

◆**木香生化汤**《傅青主女科》

【主治】产后伤气。

【功效】和血调气。

【药物及用量】川芎二钱　当归六钱　陈皮三分　黑姜四分

【用法】清水煎，另磨木香二分，冲入服之。

◆**木香和中汤**《袖珍方》

【主治】脾胃积滞。

【功效】祛寒热积滞。

【药物及用量】木香　沉香　白豆蔻　枳实（炒）　槟榔　蓬莪术　青皮　陈皮　当归（酒洗）　黄芩　木通　黄连　缩砂　猪牙皂角（去皮弦并子，蜜水润，炙干）　郁李仁（汤去皮）　三棱各净末一两　大黄四两　香附三两　黄柏三两　牵牛子末二两或四两

【用法】加生姜，清水煎服，或作丸服。

◆**木香金铃散**《素问病机气宜保命集》

【主治】心肺暴热，上喘不已。

【功效】调气下积。

【药物及用量】木香　金铃子（去核）各三钱　大黄五钱　朴硝二钱　轻粉少许

【用法】研为末，每服三四钱，食后柳白皮煎汤调下，以利为度。

◆**木香枳实丸**《御药院方》

【主治】湿饮停积，胸膈痞闷，消痰快气，宿食迟化。

【功效】化痰除湿，行气消痞。

【药物及用量】木香　枳实（麸炒）　干生姜各一两　白术　泽泻　缩砂仁　槟榔　青皮（去白）　赤茯苓（去皮）　半夏（汤洗七次）各二两

【用法】上一十味，为细末，水煮糊面为丸，如梧桐子大，每服八十丸，温生姜汤下。

◆**木香枳术丸**《东垣试效方》

【主治】脾胃感寒气滞，不纳饮食。

【功效】温胃散寒，理气消食。

【药物及用量】木香一两半　枳实一两　白术二两　干姜三钱　陈皮一两　炒曲一两　人参三钱

【用法】上七味为末，荷叶烧饭为丸，如梧桐子大，每服五十丸，温水送下，食远。

◆**木香枳术丸**《内外伤寒》

【主治】痰气痞，食滞。

【功效】破气，开胃，化食，进食，消痰。

【药物及用量】木香　枳实（炒）各一两　白术二两

【炮制】研为末，荷叶烧饭为丸。

【用法】生姜、大枣汤化下。

◆**木香枳术干香丸**《脾胃论》

【主治】寒积。

【功效】健胃散寒。

【药物及用量】木香三钱　枳实（炒）一两　白术一两五钱　干姜（炮）五钱

【炮制】研为末，荷叶烧饭和丸。

【用法】每服五十丸，食前白汤送下。

◆**木香枳壳丸**《瑞竹堂经验方》

【主治】脾胃不和，饮食不化。

【功效】理气消食。

【药物及用量】木香　槟榔　陈皮（去白）　黄连（去须）　广蒾（煨）　当归（去芦）　枳壳（去瓤，麸炒）　青皮　以上各半两　黄柏　香附子（去毛，麸炒）各一两半　牵牛（头末）二两

【用法】上一十一味为细末，滴水为丸，如梧桐子大，每服五、七十丸，食后，姜汤送下。若有疮毒，急服百丸至二百丸，看人虚实加减服。但利五、七行，立消肿毒。

◆**木香流气饮**《摄生众妙》

【主治】诸气痞塞，胸膈膨胀，面浮肢肿，口苦咽干，大小便秘。

【功效】健胃，化痰，散寒。

【药物及用量】广木香（不见火）六两　半夏（汤洗七次，焙干）二两　青皮（去白）　厚朴（姜制，去粗皮）　紫苏（去梗）　香附子（去毛炒）　甘草（炙）各一斤　陈皮（去白）二斤　肉桂（去粗皮，不见火）　蓬莪术（煨）　丁香皮（不见火）　大腹皮（炙）　槟榔、天门冬（去心）　草果仁各六两　木通（去节）八两　藿香叶、白芷、赤茯苓（去皮）　白术　干木瓜　人参（去芦）　石菖蒲各四两（一方无木瓜，有沉香）

【用法】㕮咀，每服四钱，清水一盅半，加生姜三片，大枣二枚，煎至七分热服。

◆**木香流气饮**《外科正宗》

【主治】瘰疬，流注。

【功效】行气，宣滞，化积。

【药物及用量】木香（研）五分　当归　白芍（酒炒）　川芎　紫苏　梗桔　枳实（麸炒）　乌药　陈皮　半夏（制）　白茯苓　黄芪　防风　青皮各一钱　大腹皮　槟榔　枳壳（麸炒）　泽泻　甘草节各五分

【用法】加生姜三片，红枣一枚，清水煎服，下部加牛膝。

◆**木香流气饮**《玉机微义》

【主治】诸气痞塞不通，胸膈膨胀，面目虚浮，四肢肿满。

【功效】调畅气机，消痞除胀。

【药物及用量】半夏　厚朴　青皮　紫苏　香附子　甘草各一钱　陈皮二钱　桂　莪术　丁皮　大腹皮　槟榔　麦门冬　木香　草果各六分　木通八分　藿香　白芷各四分　茯苓　白术　木瓜　人参　石菖蒲

【用法】上二十三味，㕮咀，每服四五钱，入姜枣煎。

◆**木香流气饮**《太平惠民和剂局方》

【主治】调顺荣卫，通流血脉，快利三焦，安和五脏。治诸气痞滞不通，胸膈膨胀，口苦咽干，呕吐少食，肩背腹胁走疰刺痛及喘急痰嗽，面目虚浮，四肢肿满，大便秘结，水道赤涩。

【功效】宽胸理气，调和气血。

【药物及用量】陈皮（去白）二斤　甘草（爁）　厚朴（去粗皮，姜汁制）　紫苏茎　青皮（去白）　香附子（炒，去毛）各一斤　木通八两（去节）　大腹皮　丁皮（不见火）　槟榔　肉桂（去粗皮，不见火）　草果仁　蓬莪术（煨切）　藿香（去枝梗）　木香（去粗皮，不见火）各六两　干木瓜　人参（去芦）　白术　麦门冬（去心）　石菖蒲　赤茯苓（去皮）　白芷各四两　半夏二两（汤洗七次，切片焙干）

【用法】上二十三味，为粗末，每四

钱，水一盏半，生姜三片，枣子二枚，煎七分，去滓，热服。

◆木香破气散《沈氏尊生书》

【主治】中焦气痛。

【功效】调胃宣滞。

【药物及用量】木香半两　香附四两　乌药　姜黄各二两　甘草（炙）半两

【用法】研为细末，每服二钱，盐汤调下。

◆木香茵陈汤《沈氏尊生书》

【主治】酒积。

【功效】破气消积。

【药物及用量】木香　茵陈　槟榔　枳壳　蓬莪术　黄连　黄柏　大黄　牵牛　香附　当归　田螺壳

【用法】清水煎服。

◆木香硇砂丸《拔萃方》

【主治】脾胃虚寒，宿食不消；妇人积聚，血块刺痛。

【功效】温脾胃，破血积。

【药物及用量】木香　硇砂（另研）　丁香　官桂　附子（炮）　干漆（炒烟尽）　细墨　大黄（锉碎为末）　乳香（另研）　蓬莪术　青皮　京三棱　没药（另研）　猪牙皂角　干姜（炮）各等量　巴豆霜减半（一方无蓬莪术）

【炮制】研为末，以好醋一升，化开硇砂，去滓，置银器中，慢火熬。次下巴豆霜、大黄熬成膏，将药末与膏子和丸，如麻子大。

【用法】每服三十丸，食后温酒送下，以大便利为度。

◆木香通气散《卫生宝鉴》

【主治】寒气结瘕，腹大坚满，痛不可忍。

【功效】破寒积。

【药物及用量】木香　戎盐（炒）　京三棱（炮）各五钱　厚朴（姜汁）一两　枳实（麸炒）　甘草（炙）各三钱　干姜（炮）　蓬莪术（炮，一作煨）各二钱

【用法】研为末，每服三钱，食前淡生姜汤调下。

◆木香通气散《世医得效方》

【主治】妇人寒气结瘕，腹大坚满，痛不可忍。

【功效】理气散寒，温经止痛。

【药物及用量】木香　戎盐（炒）　京三棱（炮）各半两　厚朴一两（姜制）　枳实（麸炒）　甘草（炙）各三钱　干姜（炮）　蓬莪术（炮）各二钱

【用法】上八味为末，每服三钱，淡生姜汤调下，食前服。

◆木香通气饮子《袖珍方》

【主治】一切气噎塞，痰饮不下。

【功效】顺气除噎消痰。

【药物及用量】青皮　木香　蓬莪术　槟榔　陈皮　萝卜子（炒）各五钱　藿香一两　甘草　人参　枳壳各五钱　香白芷一钱半

【用法】上一十一味用水二盏，煎至八分，服之。

◆木香益黄散《直指小儿方》

【主治】胃虚腹痛泻痢。

【功效】健脾止泻，行气止痛。

【药物及用量】陈皮一两　青皮　诃子肉（微炒）各半两　丁香二钱　木香　甘草（炙）各二钱半

【用法】上六味，细末，每服一钱，陈米少许，水煎服。

◆木香神效散《朱氏集验方》

【主治】远年近日，一切脾痛。

【功效】除痛散结。

【药物及用量】南木香　青皮　陈皮　麦蘖（炒）　大枳壳（炒）　京三棱　蓬莪术　神曲（炒）　甘草（炙）各二钱半　北白芍　川白芷　肉桂（去皮）　延胡索　破故纸各二钱半　荜澄茄　丁香各一钱

【用法】上一十六味，㕮咀，每服三钱，水一盏半，生姜三片，枣子一枚，煎至七分，空心服，临熟加盐一捻，再煎两沸，忌面食、豆腐、一切生冷。

◆木香散《类证普济本事方》

【主治】诸痢。

【功效】健肠止痢。

【药物及用量】木香（锉，用黄连五钱同炒）　罂粟壳（锉，用生姜五钱同炒）　甘草（炙）各一两

【用法】研为细末，每服一钱，加麝香少许，陈米饮调下。

◆**木香散**《太平惠民和剂局方》

【主治】脾胃衰弱，兼挟风冷，泄泻注下，水谷不化，腹中雷鸣，脐下腹痛及积寒久痢肠滑。

【功效】温中健胃，涩肠止泻。

【药物及用量】丁香　木香　当归（去芦，洗，焙）　肉豆蔻仁（炮，一作一两）　甘草（炙）各二十两　附子（去皮、脐，醋煮，切片焙）　赤石脂各十两　藿香叶四十两（洗，焙，一作一两）　诃子皮十五两（一作诃子肉一两，一方有泡姜二两，无当归）

【用法】研为末，每服一钱，清水一盅半，加生姜二片，大枣一枚，煎至六分。空腹时温服（一作每服三钱），陈米饮调下。

◆**木香散**《宣明论方》

【主治】心疝，小腹痛闷。

【功效】行滞气。

【药物及用量】木香　陈皮各一两　高良姜　诃子（去核）　干姜　赤芍　枳实各五钱　草豆蔻　黑牵牛　川芎各三两

【用法】清水二盅，煎至一盅，食前服，或研为细末，每服二钱，白汤调下。

◆**木香散**《普济方》

【主治】脚气，心腹胀满，坚硬不消。

【功效】理肠胃，泻血热。

【药物及用量】木香　诃黎勒皮　槟榔各一两　桂心三分　川大黄（煨）　鳖甲（醋炙）各三两

【用法】每服四钱，清水一盅半，加生姜五片，煎至一盅，不拘时服。

◆**木香散**甲《素问病机气宜保命集》

【主治】上焦气逆。

【功效】调肠胃，消积滞。

【药物及用量】木香　槟榔各等量

【用法】研为细末，熟汤调下。

◆**木香散**乙《素问病机气宜保命集》

【主治】小儿斑后生痈。

【功效】疏络解毒。

【药物及用量】木香五钱　麝香一钱　地骨皮一两　穿山甲（炙黄）二钱五分

【用法】研为末，每服三钱，米饮调下。

◆**木香散**《卫生宝鉴》

【主治】下疳疮，一切疮痒久不敛者。

【功效】调脾胃，和肌肉。

【药物及用量】木香　槟榔　黄连各五钱　白芷三钱

【用法】研为细末，挑净干贴，一日一次，有水出更贴之。或加地骨皮，研为细末，先于疮口上，用温浆水洗湿，揾干贴之。

◆**木香散**《苏沈良方》

【主治】脏腑冷极，久冷伤惫，下痢泄泻，谷不化，食无味，心多膜，产后虚冷泻泄。

【功效】调肠胃，止泻利。

【药物及用量】木香　破故纸（炒）　高良姜　缩砂仁　厚朴（制）各三分　赤芍　橘红　桂心　白术各五钱　吴茱萸（汤泡七次）　胡椒各一分　肉豆蔻四枚　槟榔一个

【炮制】研为末，每服三钱，用猪肝（不落水者）四两，去筋膜，批为薄片，重重掺药，置一个鼎中，加浆水一碗，醋一茶匙，煮肝熟。入盐一钱，葱白三茎，细切，生姜弹子大一块，拍破同煮至不欲尽。

【用法】空腹时冷食之，初服虽微泻，少时自止。经年冷痢滑泻，一服即愈。若服后口渴，即饮粥汤，忌生冷、油腻物。

◆**木香散**《赤水玄珠》

【主治】单腹胀。

【功效】健脾化积。

【药物及用量】木香　青皮　白术　姜黄　草豆蔻各五钱　阿魏　荜澄茄各一两

【炮制】研为细末，醋煮米糊和丸，如绿豆大。

【用法】每服二十丸，生姜汤送下。

◆**木香散**甲《太平圣惠方》

【主治】咽喉中如有物噎塞。

【功效】宣滞，清热，解毒。

【药物及用量】木香五钱　紫雪　射干　羚羊角屑　犀角屑　槟榔各一两　玄参　桑根白皮　升麻各一两五钱

【用法】研为末，每服三钱，清水一盅，煎至六分去滓，不拘时温服。

◆**木香散**乙《太平圣惠方》

【主治】冷热痢，虚损腹痛，不能食。

【功效】理肠胃寒热积滞。

【药物及用量】木香　干姜（炮）　甘草（炙）　黄芩各五钱　侧柏叶（炙）　当归（炒）　白术　干熟地黄各三分　黄连（炒）三分

【用法】锉散，每服三钱，清水一盅，煎至五分去滓，不拘时温服。

◆**木香散**丙《太平圣惠方》

【主治】脚气，冲心烦闷，脐下气滞。

【功效】宣壅，调气。

【药物及用量】木香五钱　槟榔　木通各一两

【用法】㕮咀，每服八钱，清水一盅半，加生姜五片，葱白七寸，煎至一盅，不拘时温服。

◆**木香散**丁《太平圣惠方》

【主治】妇人胃虚冷，心腹胀满，不欲饮食。

【功效】温健肠胃。

【药物及用量】木香　桂心　白术　干姜（炮）　陈皮（去白）　草果仁　诃黎勒　人参各一两　神曲（炒黄）七钱五分　甘草（炙）五钱

【用法】研为细末，每服一钱，热茶清点下。

◆**木香散**戊《太平圣惠方》

【主治】小儿赤白痢久，腹肋疼痛。

【功效】理肠胃寒热积滞。

【药物及用量】木香　诃黎勒（煨用皮）　臭樗根皮（微炙）　木贼　黄连（去须微炒）各五钱

【用法】捣细罗为散，每服五分，粥饮调下，一日三四次，量儿大小加减。

◆**木香散**己《太平圣惠方》

【主治】上气腹满，烦闷，不欲饮食。

【功效】理气和胃，降逆除满。

【药物及用量】木香三分　人参三分（去芦头）　半夏半两（汤洗七遍，去滑）　赤茯苓三分　甘草半两（炙微赤，锉）　槟榔三分　桑根白皮半两（锉）　陈橘皮三分（汤浸，去白瓤，焙）　桂心半两　枳实半两（麸炒微黄）

【用法】上一十味，捣筛为散，每服五钱，以水一大盏，入生姜半分，枣三枚，煎至五分，去滓，温服，日三四服。

◆**木香散**庚《太平圣惠方》

【主治】七气，心腹积聚，结块如杯，呕吐，寒热，心中短气，不能下食。

【功效】调和肝脾，破积消聚。

【药物及用量】木香一两　桂心一两　人参一两（去芦头）　细辛半两　诃黎勒皮半两　干姜半两（炮裂，锉）　白术半两　甘草一分（炙微赤，锉）　附子半两（炮裂，去皮、脐）　鳖甲一两半（涂醋，炙令黄，去裙襕）　吴茱萸半两（汤浸遍，焙干，微炒）　青橘皮半两（汤浸，去白瓤，焙）　京三棱三分　槟榔半两　赤茯苓三分　厚朴半两（去粗皮，涂生姜汁，炙令香）　熟当归三分　茴香子半两

【用法】上一十八味，捣粗罗为散，每服五钱，以水一中盏，入生姜半分，枣三枚，煎至六分，去滓，每于食前稍热服。

◆**木香散**辛《太平圣惠方》

【主治】妇人血气心痛及蚘虫疰心痛。

【功效】行气活血，杀虫。

【药物及用量】木香一两　赤芍一两　伏龙肝半两　鹤虱一两半　当归二两（锉，微炒）　槟榔一两

【用法】上六味，捣细罗为散，每服食前服，以热酒调下一钱。

◆**木香散**壬《太平圣惠方》

【主治】妇人血气攻两胁胀痛，背膊壅闷，手足烦疼，不能饮食。

【功效】行气温中，活血祛瘀。

【药物及用量】木香三分　白术一两　桂心半两　诃黎勒皮三分　鳖甲一两半（涂醋，炙令黄，去裙襕）　赤芍三分　川大黄一两（锉碎，微炒）　当归三分（锉，微炒）　桃仁三分（汤浸，去皮尖、双仁，麸炒微黄）

【用法】上九味，捣粗罗为散，每服四钱，以水一中盏，入生姜半分，煎至六分，去滓，温服，不拘时。

◆**木香散**癸《太平圣惠方》

【主治】久赤白痢不止，脐腹疞痛。

【功效】醒脾止痢。

【药物及用量】木香三分　附子一两半（炮裂，去皮、脐）　黄连一两（去须，微炒）　当归一两（锉，微炒）　吴茱萸半两（汤浸七遍，焙干，微炒）　厚朴三两（去粗皮，涂生姜汁，炙令香熟）

【用法】上六味，捣筛为散，每服三钱，以水一中盏，煎至五分，去滓，稍热服，不拘时。

◆**木香煮散**《御药院方》

【主治】脾元气不和，可思饮食，心胸痞闷，口淡无味。调顺中焦，兼解伤寒。

【功效】调顺中焦。

【药物及用量】木香　人参　白术各一分　陈皮一两（去白）　干姜半两（炮）　白茯苓（去皮）一分　官桂（去皮）半两　槟榔（好者）一分　草豆蔻二分　半夏一分（麸炒）　甘草半两（炮）　诃子皮五分（煨，去核）　枳实（麸炒去白）半两　厚朴一分（去皮，入生姜一分同杵，炒令干）

【用法】上一十四味，锉为末，每服以水一盏，药末一钱匕，煎至七分，不拘时，去滓，热服。

◆**木香煮散**《妇人大全良方》

【主治】妇人左瘫右痪，素有风湿。

【功效】祛风除湿，益气健脾。

【药物及用量】羌活　麻黄各一两（去节）　防风三分　白术　陈皮　黑附子（炮）　南木香　槟榔　牛膝　大川乌（炮）　草豆蔻（连皮煨）　杏仁（去皮尖，麸炒）　人参　白茯苓　川芎　当归　甘草　桂心各半两

【用法】上一十八味㕮咀，每服四钱重，水一大盏半，生姜五片，煎至八分，去滓，热服。大便不通，加大黄；心腹胀，加苦葶苈、滑石；膈上壅滞，咳嗽气促，加半夏、川升麻、天门冬、知母。

◆**木香顿散**《澹寮方》

【主治】脾胃虚弱，呕吐膨胀，停食不化，心腹疼痛，肠滑冷利。

【功效】补脾和胃，顺气止痛。

【药物及用量】木香（不见火）　丁香　缩砂仁　良姜（炒）半两　干姜（炮）半两　胡椒　橘皮（去白）　青皮（去白）　红豆（取仁）　草果仁　甘草各三钱　白豆蔻仁二钱

【用法】上一十二味为细末，每服二钱，水一盏半，生姜三片，枣子一枚，煎至一盏，去姜枣，再以银器盛，重汤炖干至八分，通口服，食前。

◆**木香白术散**《太平惠民和剂局方》

【主治】小儿冷痢腹痛，四肢不和，饮食减少，渐至羸瘦。

【功效】温中健脾，涩肠止泻。

【药物及用量】诃黎勒（炮，去核）　当归（微炒）　厚朴（去粗皮，姜汁炙）　龙骨各半两　干姜（炮）　木香　白术各一分

【用法】上七味，为散，三岁小儿，每服一钱，以水一小盏，入枣二枚，同煎至五分，去滓，温服，食前，量儿大小加减。

◆**木香豆蔻散**《仁斋直指方》

【主治】反胃呕吐。

【功效】和胃止呕。

【药物及用量】人参　木香　肉豆蔻（面裹煨）各半两　白豆蔻仁一分　甘草（炒）一钱半

【用法】上五味为粗末，每三钱，姜枣煎服。

◆**木香汤**《证治准绳》

【主治】寒疝攻注，胸胁满痛，汗出。

【功效】温中，散寒止痛。

【药物及用量】木香三分　槟榔　北细

辛（去苗） 赤茯苓（去皮） 人参（去芦） 芍药 当归（切烧） 官桂（去粗皮） 前胡（去芦） 青皮（去白焙）各一两

【用法】研为末，每服三钱，清水一盅，煎至七分去滓，不拘时服。

◆**木香分气丸**《拔粹方》

【主治】脾胃不和，心腹胀满，两胁膨胀，胸膈注闷，痰嗽喘息，醋心干呕，咽喉不利，饮食不化。

【功效】调和脾胃，消积除满。

【药物及用量】木香 槟榔 青皮（去白） 陈皮（去白瓤） 京三棱（湿纸裹，煨香） 姜黄 玄胡 蓬莪术（炮） 干生姜 当归 白术 赤茯苓（去皮） 肉豆蔻 枳壳（麸炒） 秋冬加丁香妙

【用法】上一十五味为细末，用白面糊为丸，小豆大，每服三五十丸，生姜汤下，忌生茄、马齿。

◆**木香分气丸**《御药院方》

【主治】善治脾胃不和，心腹胀满，两胁膨胀，胸膈注闷，痰嗽喘息，醋心干呕，咽喉不利，饮食不化。

【功效】调和肝脾，行气除满。

【药物及用量】木香 槟榔 青皮（汤浸，去白） 陈皮（汤浸，去白瓤） 姜黄 玄胡 京三棱（湿纸裹，炮香为度，捶碎） 蓬莪术（炮制） 干生姜 当归（切，炒） 白术 赤茯苓（去皮） 肉豆蔻各等量

【用法】上一十三味，为细末，白面糊为丸，如小豆大，每服三四十丸，食后，生姜汤送下，日进三服，忌马齿、生茄子。秋冬加丁香为妙。

◆**木香分气丸**《太平惠民和剂局方》

【主治】一切气逆，心胸满闷，腹胁虚胀，饮食不消，干呕吐逆，胸膈痞满，上气咳嗽冷痰，气不升降。

【功效】降逆除满，行气消胀。

【药物及用量】木香（不见火） 甘松（洗去泥）各一两 香附子十六两（炒，去毛） 甘草（炙）六两 蓬莪术（煨）八两

【用法】上五味，为细末，水糊为丸，每服二十粒，煎生姜橘皮汤下，不拘时，脾胃虚弱人最宜。常服宽中顺气进食。

◆**木香顺气丸**《御药院方》

【主治】停饮迟化，中气不和。

【功效】调和中气，行气化饮。

【药物及用量】京三棱（炮） 石三棱 鸡爪三棱 槟榔 木香 陈橘皮（去白） 半夏（生姜制） 人参（去芦头） 白茯苓（去皮） 萝卜子（微炒）各一两 白豆蔻仁 缩砂仁各半两 黑牵牛（微炒头末）五两

【用法】上一十三味，为细末，生姜汁面糊和丸，如梧桐子大，每服四十丸，加至五十丸，食后，温生姜汤下。

◆**木香顺气丸**《饲鹤亭集方》

【主治】阴阳壅滞，气不宣通，胸膈痞闷，腹肋胀满，小便不利。

【功效】健肠胃，宣壅滞。

【药物及用量】广木香 草豆蔻（炒） 益智子 苍术各三两 茯苓 陈皮 泽泻 青皮 吴茱萸（汤泡） 干姜 半夏（制）各二两 升麻 软柴胡各二两 当归三两 川厚朴三两

【炮制】研为细末，酒泛为丸。

【用法】每服三钱，熟汤送下。

◆**木香顺气散**《医学统旨》

【主治】气滞腹痛，三焦咳。

【功效】健肠胃，宣壅滞。

【药物及用量】木香 香附 槟榔 青皮（醋炒） 陈皮 厚朴（姜汁炒） 苍术（米泔浸一宿，炒） 枳壳（麸炒） 缩砂仁各一钱 甘草（炙）五分（一方无槟榔）

【用法】清水二盅，加生姜三片，煎至八分，食前服。

◆**木香顺气散**《万病回春》

【主治】气郁。

【功效】健肠胃，宣壅滞。

【药物及用量】木香（一作五分） 乌药 香附子 枳壳 青皮 陈皮 厚朴 川芎 苍术各一钱 缩砂仁五分 肉桂 甘草（炙）各三分（一方无川芎 苍术，有半

夏一钱，干姜三分）

【用法】加生姜三片，清水煎服。

◆**木香顺气汤**《医学发明》

【主治】胸腹䐜胀，两肋刺痛，脉弦而细者。

【功效】健肠胃，宣壅滞。

【药物及用量】木香　苍术　草豆蔻（面裹煨）各三分　厚朴（制）四分　青皮　益智子　陈皮　泽泻　白茯苓（去皮）　半夏　干生姜　吴茱萸（汤泡）各二分　当归　人参各五分　升麻　柴胡（去芦）各一分

【用法】清水二盅，煎至一盅去滓，食前温服，忌食生冷硬物。

◆**木香塌气丸**《医垒元戎》

【主治】单腹胀。

【功效】暖脾化积。

【药物及用量】丁香　胡椒各二钱　郁李仁四钱　蝎尾　木香　槟榔各五钱　枳实　白牵牛各一两

【炮制】研为细末，米饭和丸，如绿豆大。

【用法】每服十丸至十五丸，陈皮汤或生姜汤送下。

◆**木香塌气丸**《医学发明》

【主治】中满腹胀，下焦虚损者。

【功效】消积滞，补虚损。

【药物及用量】萝卜子（炒）　陈皮（去白）各五钱　胡椒二钱　草豆蔻（面裹煨）　木香　青皮各三钱　蝎梢（去毒）二钱五分

【炮制】共研细末，水煮面糊为丸，如梧桐子大。

【用法】每服三十丸，温米饮送下，忌食油腻等物。服白粥一百日，重者一年。小儿丸如麻子大，每服十丸，桑白皮汤下，一日三次。

【用法】大人阴囊红肿冰冷，须用青盐、干姜、白面各三钱，清水和膏，摊纸上涂贴。

◆**木香塌气丸**《御药院方》

【主治】胸膈气痞，痰实不化。

【功效】化痰实，消气痞。

【药物及用量】木香　青皮　陈皮　白豆蔻仁　缩砂仁　京三棱（炮）　蓬莪术（炮）　荜澄茄　萝卜子　枳实（麸炒）各一两　威灵仙（去土）三两

【用法】上一十一味，为细末，水面糊为丸，如梧桐子大，每服五十丸，食后，生姜汤送下。

◆**木香导气丸**《袖珍方》

【主治】消食快气，美进饮食。

【功效】运脾消食，快气导滞。

【药物及用量】神曲　麦蘖各四两　萝卜子四两　青皮木香　陈皮各一两　牵牛末四两　杏仁四两（麸炒）

【用法】上七味为末，将萝卜子杏仁研泥，同糊丸，如梧桐子大，盐汤下三五十丸，不拘时。

◆**木香楝子汤**《卫生易简方》

【主治】小肠疝气，膀胱偏坠，属湿热者。

【功效】调气，散滞。

【药物及用量】川楝子三十个（巴豆二十粒同炒黄赤色，去巴豆不用）　萆薢五钱　石菖蒲一两　青木香一两（炒）　荔枝二十枚（炒，一作烧存性）

【用法】研为细末，每服二钱，入麝香少许，空腹时用茴香（炒取净末）、盐冲热酒调下。

◆**木香饮**《朱氏集验方》

【主治】小儿小肠气痛。

【功效】和气血，散壅滞。

【药物及用量】南木香二钱　川楝子十个（用巴豆七粒同炒令黄色，去巴豆不用，加茴香五钱）　延胡索五钱　使君子十枚（去壳）

【用法】研为极细末，食前米饮调下。

◆**木香饼**《校注妇人良方》

【主治】乳中结核酸痛，因气滞或风寒闪挫而成者。

【功效】和血调气，消滞。

【药物及用量】生地黄（捣膏）一两　广木香（研末）五钱

【用法】和匀，量患处大小，做饼置肿上，以热熨斗熨之，坚硬木痛者，间日一熨自效。

◆**木香饼子**《太平惠民和剂局方》

【主治】脾经虚冷，胃脘寒痰，胸膈噎痞，口淡舌涩，心腹撮痛，呕逆宿水，胁下疼闷，喘满气急，倦怠少力，全不思食。

【功效】温补脾胃，化痰除痞。

【药物及用量】缩砂仁一十二两　甘松（洗）五两　丁香四两半　檀香四两　蓬莪术一十两　木香二两半

【用法】上六味为细末，别用甘草熬膏为丸，每两作二百五十丸，捏做饼子，每服三五饼，嚼生姜汤下，温酒亦得，不拘时。

◆**木香饼子**《御药院方》

【主治】款气消食，利胸膈，化涎痰，止宿酒痰逆，呕哕恶心。

【功效】利胸膈，化涎痰，消食积。

【药物及用量】木香　姜黄（洗，焙）　香白芷　香附子（炒，去须，称）　甘松（去土）　芎䓖　缩砂仁　肉桂（去粗皮）各一两　甘草（炙）称半两

【用法】上九味，为细末，水和捏做饼子，每服十数饼子，细嚼，温生姜汤下，不拘时。

◆**木香槟榔丸**《儒门事亲》

【主治】一切气滞，心胸腹肋痞满，二便涩滞。

【功效】破气化积。

【药物及用量】木香　槟榔　枳壳（麸炒）　青皮（去白醋炒）　陈皮（去白炒）　蓬莪术（煨切，一作醋煮）　黄连（吴茱萸炒）各一两　黄柏（去粗皮，酒炒）　香附（醋炒）　大黄（酒蒸，一作炒）各三两（一作各二两）　牵牛子末四两（腹满便秘用黑者，喘满膈塞用白者）（一作二两）（一方有三棱，一方有当归　黄芩）

【炮制】研为细末，朴硝泡水和丸，如豌豆大。

【用法】每服三五十丸至七十丸，食远，姜汤送下，以利为度。

◆**木香槟榔丸**《类证治裁》

【主治】食积及痢疾初起。

【功效】消食行积。

【药物及用量】木香　槟榔　白术　枳壳　陈皮　香附

【用法】研为末，水泛丸，熟汤送下。

◆**木香槟榔丸**甲《御药院方》

【主治】热秘，风秘。

【功效】疏导三焦，宽利胸膈，破痰逐饮，快气顺肠。

【药物及用量】木香　槟榔　枳壳（麸炒）　杏仁（去皮尖炒）　青皮（去瓤）各一两　半夏曲　皂角（去弦子酥炙）　郁李仁（去皮壳另研）各二两

【炮制】共研为细末，另以皂角四两打碎，浆水一碗浸之，去滓搓揉熬膏，更加炼蜜少许和丸，如梧桐子大。

【用法】每服五十丸，空腹或食后姜汤送下。

◆**木香槟榔丸**乙《御药院方》

【主治】一切气滞，心腹满闷，胁肋膨胀，大小便结滞不快利者。

【功效】顺气行滞，通利肠腑。

【药物及用量】木香　槟榔　青皮（去白）　陈皮（去瓤）　广蒁（烧，煨，切）　黄连　商枳壳（麸炒，去瓤）各一两　黄柏皮（去粗皮）　香附子（拣炒）　大黄（锉）各三两　黑牵牛（生）半斤

【用法】上一十一味，为细末，滴水和丸，如豌豆大，每服三十丸，或五十丸，加至微利为度，食后，生姜汤送下。

◆**木香槟榔丸**《东垣试效方》

【主治】消食破滞气。

【功效】理气消积。

【药物及用量】木香　槟榔各三钱　青皮　陈皮各五钱　麦糵面　枳实各七钱　白术五钱　厚朴五钱

【用法】上件为末，汤浸蒸饼为丸，如梧桐子大，每服五七十丸，温水食后下。

◆**木香三棱丸**《御药院方》

【主治】胸膈痞闷，心腹胀满，胁肋疼痛。

【功效】宽中顺气，化痰消食。

【药物及用量】木香一两　三棱（炮）二两　蓬莪术（炮）二两　大麦蘖（炒）四两　神曲（炒）二两　白术四两　陈皮（去白）二两　干姜（炮）二两　黑牵牛（微炒）六两

【用法】上八味，为细末，生姜汁面糊和丸，如梧桐子大，每服三五十丸，食后生姜汤下。

◆**木香调中丸**《御药院方》

【主治】饮食不调，致伤肠胃，心腹胀痛，脏腑泄泻，米谷不化。

【功效】消食止泻。

【药物及用量】木香　青皮（去白）　陈皮（去白）　肉豆蔻（面煨）　槟榔　三棱（炮）　诃子　草豆蔻仁各一两

【用法】上八味为末，面糊丸，如梧桐子大，每服六十丸，食前，热米饮下。

◆**木香乌梅丸**《袖珍方》

【主治】大便前后，下血不止。

【功效】清热燥湿，理气止血。

【药物及用量】乌梅肉一斤（温水浸一宿，取净肉一斤）　木香　百草霜　丝瓜（灰，烧存性）各二两　黄连　柏皮　黄芩　栀子　当归各一两　大黄　半夏（制）各五钱　枳壳（炒）一钱　陈皮八钱

【用法】上一十三味，为末，用炒面四两，入前药，一同旧内杵千余下，丸梧桐子大，服五十，加至七八十丸，空心，米饮下，如硬，入梅水和之。

◆**木香乌荆丸**《妇人大全良方》

【主治】妇人肠风酒痢。

【功效】行气祛风，温中止痢。

【药物及用量】木香一分　荆芥穗　川乌（炮）各一两

【用法】上三味为末，酒糊丸如梧桐子大，每服二十丸，食前临卧，浓煎椿根白皮，酒吞下。忌羊血。

◆**木香橘皮丸**《王氏易简方》

【主治】脾胃虚弱，饮食所伤，久不消化，或成泄泻及气不升降，常服，温脾暖胃，快气进饮食。

【功效】补脾健胃，温脾暖胃。

【药物及用量】京三棱（炮，切）　蓬莪术（炮，切）　黑牵牛（微炒）　乌梅（连核用）　青皮（去白）　橘红各一两　缩砂仁　肉桂（去粗皮）各半两　木香　丁香各一分

【用法】上一十味，为细末，醋糊为丸，如梧桐子大，每服三十丸，食后临卧熟水米饮吞下。

◆**木香半夏丸**《御药院方》一

【主治】痰涎，上壅恶心，胸膈不利，常服消痰饮。

【功效】行气化痰，降逆止呕。

【药物及用量】木香七钱半　半夏一两（汤洗七次，切片，焙干）　陈皮（去白）半两　白茯苓半两　干生姜半两　草豆蔻仁半两　白附子半两　人参半两

【用法】上八味，为细末，用面糊和丸，如梧桐子大，每服二三十丸，不拘时，煎生姜汤下。

◆**木香利膈丸**《东垣试效方》

【主治】寒在膈上，噎塞，咽膈不通。

【功效】散寒利膈。

【药物及用量】吴茱萸一钱二分　草豆蔻一钱二分　益智子八分　橘皮八分　白僵蚕四分　人参八分　黄芪八分　升麻八分　麦蘖一钱半　当归六分　炙甘草六分　半夏一钱　木香二分　泽泻四分　姜黄四分　柴胡四分　青皮二分

【用法】上一十七味为细末，汤浸蒸饼为丸，如绿豆大，每服二十丸，温水少许送下，勿多饮汤，恐速走下，细嚼亦得。

◆**木香消谷丸**《御药院方》

【主治】脾胃俱虚，不能消化水谷，胸膈痞闷，腹胁时胀，连年累月，食减嗜卧，口苦无味，虚羸少气。又治胸中有寒，饮食不下，反胃翻心，霍乱呕吐及病后新虚，不胜谷气，或因病气衰，食不复常。

【功效】健脾胃，畅气机，消痞胀。

【药物及用量】青皮（洗净，焙干） 陈皮（洗净，焙干）各四两 肉桂（去粗皮）二两 干姜（炮）二两 牵牛八两（四两生用，四两熟用） 木香半两

【用法】上六味，为细末，水煮面糊为丸，如小豆大，每服十五丸，加至二十丸，米饮下，日进二服，不拘时。

◆**木香硇砂丸**《世医得效方》

【主治】妇人痃痞积聚，血块刺痛，脾胃虚寒，宿食不消，久不瘥者。

【功效】理气散寒，化癥止痛。

【药物及用量】丁香 木香 硇砂（研） 干漆（炒烟尽） 细墨 大黄（锉，炒） 附子（炮） 官桂 乳香（研） 广莪术 青皮 京三棱 没药（研） 巴豆霜（减半） 猪牙皂角（炙，去皮弦） 干姜（炮）各等量

【用法】上一十六味，除另研外，同为末，以好醋一升，化开硇砂，去了粗，银石器内慢火熬，次下巴豆霜、大黄末，熬成膏，下前药末，丸如麻子大，每服三十丸，温酒送下，量虚实加减，大便利为度。

◆**木香干姜枳术丸**《兰室秘藏》

【主治】脾胃或寒气滞，饮食不化。

【功效】温补脾胃。

【药物及用量】木香三钱 干姜五钱（炮） 枳实一两（炒） 白术一两五钱

【用法】上四味为细末，荷叶裹，烧饭为丸，如梧桐子大，每服三五十丸，温水送下，食前。

◆**木香诃黎汤**《圣济总录》

【主治】一切膈气，满闷，不下食。

【功效】启膈消食。

【药物及用量】木香 诃黎勒（去核） 陈橘皮（汤浸，去白，焙）各一两 五味子 半夏（汤洗七遍，去滑） 人参 肉桂（去粗皮） 赤茯苓（去黑皮） 芦根 枳壳（去瓤，麸炒）各三分

【用法】上一十味，锉如麻豆，每服五钱匕，水一盏半，入生姜一枣大，切，煎取八分，去滓，温服。

◆**木香三棱汤**《御药院方》

【主治】和脾胃，进饮食，消化生冷物及心腹刺痛，霍乱吐泻，胸膈膨胀。

【功效】健脾和胃，理气消积。

【药物及用量】木香一两 京三棱二两（炮，锉） 陈皮（汤浸，去白，称四两） 甘草（炙）称三两 益智子四两 神曲（炒）称一两 蓬莪术六两（炮，锉）

【用法】上七味，捣为细散，每服一钱，入盐沸汤点服，空心食前。

◆**木香和脾饮**《圣济总录》

【主治】妊娠心腹冷痛，霍乱吐泻。

【功效】理气和中止痛。

【药物及用量】木香 丁香 白术 甘草（炙） 芎䓖 人参 草豆蔻（去皮） 沉香 大腹皮（锉） 诃黎勒（煨，去核）各半两

【用法】上一十味，粗捣筛，每服二钱匕，水一盏，入生姜五片，同煎至七分，去滓，温服，空心食前。

◆**木通二陈汤**《法律方》

【主治】心脾疼痛，小便不通。

【功效】祛痰利水，止痛。

【药物及用量】木通 陈皮（去白） 白茯苓 半夏（姜制） 甘草 枳壳。

【用法】加生姜，清水煎服，服后探吐，更不通，服加味小胃丹，加味控痰丸之类。

◆**木通散**甲《太平圣惠方》

【主治】小儿胸热无涕，口干心躁，眠卧不安。

【功效】清肺胃之热。

【药物及用量】木通（锉） 麦门冬（去心，焙） 川升麻各五钱 肥知母 犀角屑 甘草（炙微赤锉） 杏仁（汤浸去皮尖、双仁，麸炒微黄）各一钱 栀子仁三枚

【用法】捣罗为粗散，每服一钱，清水一小盏，煎至五分去滓，不拘时温服，量儿大小加减。

◆**木通散**乙《太平圣惠方》

【主治】脚气，遍身浮肿，喘促烦闷，

小便不利。

【功效】疏气，祛湿，行滞，利水。

【药物及用量】木通（去皮）　紫苏叶　猪苓（去皮）各一两　桑根白皮（姜汁拌炒）　槟榔　赤茯苓（去皮）各二两

【用法】㕮咀，每服四五钱，清水一盅半，加生姜五片，葱白三五茎，煎至一盅，去滓，空腹时温热服。

◆**木通散**丙《太平圣惠方》

【主治】颈下结囊，却成瘿者。

【功效】软坚化积。

【药物及用量】木通　松萝　桂心　蛤蚧（醋炙）　白蔹　琥珀　海藻（洗）　昆布（洗）各一两

【用法】研为细末，每服二钱，不拘时温酒调下。

◆**木通散**丁《太平圣惠方》

【主治】妇人五淋。

【功效】清小肠，利水湿。

【药物及用量】木通　榆白皮　瞿麦穗　大麻仁　滑石各一两　葵子　贝齿　白茅根各二两　甘草五钱

【用法】研为细末，每服五钱，清水煎，空腹时温服。

◆**木通散**戊《太平圣惠方》

【主治】妇人小便不通。

【功效】清热利尿通淋。

【药物及用量】木通三分（锉）　车前子半两　甘草半两（炙微赤，锉）　葵根三分　瞿麦半两　滑石一两

【用法】上六味，捣筛为散，每服三钱，以水一中盏，煎至六分，去滓，食前温服。

◆**木通散**己《太平圣惠方》

【主治】妇人乳痈，以成疮肿脓水，疼痛不可忍。

【功效】活血通脉，败脓止痛。

【药物及用量】木通一两半（锉）　黄芪一两（锉）　玄参一两半　沉香三分　赤芍二两　黄芩一两　败酱一两　露蜂房一两（炙黄）　汉防己一两半　川朴硝一两

【用法】上一十味，捣筛为散，每服四钱，以水一中盏，煎至六分，去滓，温服，不拘时。

◆**木通散**甲《直指小儿方》

【主治】小儿上膈热，小腑闭，诸疮丹毒，烦躁生瞋，淋证。

【功效】清利湿热。

【药物及用量】木通（去皮节）　地萹蓄（去老梗）各五钱　大黄　甘草　赤茯苓（去皮）各三钱　瞿麦（去干根）　滑石末　山栀子　车前子　黄芩各二钱

【用法】㕮咀，每服五钱，清水一盅，加灯心十茎，煎至七分，不拘时温服，母子同服，或薄荷同煎。

◆**木通散**乙《直指小儿方》

【主治】小儿惊悸。

【功效】清肝风，降心火，利惊热。

【药物及用量】木通一钱　羌活一钱　山栀子各二钱　川大黄（煨）　赤茯苓　甘草各一钱

【用法】为末，每服二钱，加紫苏叶二分，清水一盅，煎至五分，不拘时服。

◆**木通散**《妇人大全良方》

【主治】胁肋痛，心下小腹牵痛。

【功效】消积滞。

【药物及用量】木通（去皮节）　青橘皮（去白）　萝卜子（炒）　舶上茴香（炒）　川楝子（去皮核取肉，用巴豆五钱同炒黄，去巴豆不用）各一两　蓬莪术　木香　滑石（另研）各五钱

【用法】研为细末，每服三钱，不拘时煎葱白酒调下，一服即愈，甚者不过二三服。

◆**木通汤**《普济方》

【主治】小儿血滞心窍，语言不出。

【功效】祛风宣滞，调肝疏络。

【药物及用量】木通　石菖蒲　防风　枳壳　全蝎（焙）　白僵蚕（炒）　甘草　木香　南星（炮）各等量

【用法】研为末，每服二钱，清水一盅，猪心二片。或生姜一片，紫苏五叶，煎至七分，不拘时服。

◆**木通饮**《奇效良方》

【主治】胁肋刺痛膨胀，小便赤涩，大便不利，或浮肿。

【功效】行气燥湿。

【药物及用量】木通　陈皮　甘草（炙）　紫苏茎各一两

【用法】清水二盅，加生姜三片，红枣一枚，灯心十茎，煎至一盅，不拘时服。

◆**木贼散**《证治准绳》

【主治】眼出冷泪，属于实者。

【功效】伐肝散风。

【药物及用量】木贼　苍术　蒺藜　防风　羌活　川芎　甘草

【用法】清水煎服。

◆**木贼煎**《沈氏尊生书》

【主治】舌血。

【功效】解热散郁。

【药物及用量】木贼草不拘多少

【用法】清水煎，漱立止。

◆**木贼散**《太平圣惠方》

【主治】妇人月水不断。

【功效】和血调经。

【药物及用量】木贼节一两　赤芍一两　神曲半两（微炒）　荷叶一分　柏叶半两（微炒）

【用法】上五味，捣细罗为散，每于食前服，以当归酒调下二钱。

◆**木馒头散**《沈氏尊生书》

【主治】便血。

【功效】涩肠止血。

【药物及用量】木馒头（烧存性）　棕灰　乌梅肉　甘草（炙）各等量

【用法】研为末，每服二钱，清水煎服。

◆**木鳖丸**《验方新编》

【主治】久泄不止及痢疾。

【功效】杀虫健肠，止泻。

【药物及用量】木土鳖半个　母丁香四粒　麝香一分

【炮制】共研细末，口津调为丸，如黄豆大。

【用法】每用一丸，纳入脐中，外贴膏叶立止。

◆**木鳖子散**《沈氏尊生书》

【主治】翻花痔，肿溃不堪。

【功效】清热消肿。

【药物及用量】木鳖子　郁金。

【用法】共研末，入冰片少许，水调敷之，熊胆和入尤妙。

◆**木鳖膏**《顾氏家秘方》

【主治】一切风气痛，疗跌打损伤肿痛，疮疡。

【功效】消肿散毒。

【药物及用量】番木鳖一百四十七粒

【炮制】用麻油三斤，熬木鳖至黑脆捞起，再入铅粉（炒黄色）三十两，徐徐放下，成膏时倾入井水缸内，置露处出火气一宿。

【用法】摊贴然后掺药。

◆**木鳖膏**《世医得效方》

【主治】瘩痞。

【功效】散结消痞。

【药物及用量】木鳖（多用，去壳）　独蒜半钱　雄黄半钱

【用法】上三味，为膏，入醋少许，蜡纸贴患处。

◆**木香厚朴汤**《宣明论方》

【主治】脾胃虚寒，痔漏，脱肛，腹胁胀满，不思饮食。

【功效】温中固脱，理气和血。

【药物及用量】木香　桂心　桃仁　陈皮　厚朴各一两　肉豆蔻　赤石脂各五钱　皂角子一两（去皮，醋炙黄）　大附子三分

【用法】上为末，食前温粥饮调服，每次二钱。

◆**木香黄连汤**《奇效良方》

【主治】下痢脓血，里急后重。

【功效】清肠化湿，行气导滞。

【药物及用量】木香　黄连　川木通　川黄柏　枳壳　陈皮各四钱　大黄三钱

【用法】上㕮咀，分作两帖，用水两盏，煎至一盏，去滓，食前温服。

◆**木乳散**甲《太平圣惠方》

【主治】妇人咳嗽久不止。

【功效】化痰止咳。

【药物及用量】木乳三两（去粗皮，涂酥，炙令黄）　贝母一两（酥炒微黄）　甘草一两（涂酥炙微赤，锉）　杏仁二两（汤浸，去皮尖、双仁，酥炒令黄）

【用法】上四味，捣细罗为散，每服食后，以生姜橘皮汤调下一钱。

◆**木乳散**乙《太平圣惠方》

【主治】久咳不瘥。

【功效】化痰止咳平喘。

【药物及用量】木乳一两　皂荚树白皮二两（涂酥炙微黄）　贝母一两（煨微黄）　枳壳一两（麸炒微黄，去瓤）　麻黄一两（根节）　百合一两　甘草半两（炙微赤，锉）

【用法】上六味，捣粗罗为散，每服三钱，以水一中盏，入生姜半分，煎至六分，去滓，温服，日三四服。

◆**木乳散**丙《太平圣惠方》

【主治】风头痛，胸膈多痰，时复晕闷。

【功效】疏风止痛，化痰开胸。

【药物及用量】木乳一两（醋炙）　旋覆花半两　枳壳三分（麸炒微黄，去瓤）　石膏一两　甘菊花半两　防风半两（去芦头）　芎䓖半两　甘草半两（炙微赤，锉）　荆芥三分

【用法】上九味，捣粗罗为散，每服三钱，以水一中盏，入生姜半分，煎至六分，去滓，不拘时，稍热服之。

◆**木乳散**《圣济总录》

【主治】肝咳，两胁下满。

【功效】疏肝理气，止咳平喘。

【药物及用量】木乳（醋炙）三两　贝母（去心，酥炒）二两　甘草（炙，锉）一两　杏仁（汤浸，去皮尖、双仁，麸炒）二两

◆**木沉煎丸**《御药院方》

【主治】一切阴冷气攻疰，四肢百脉刺痛及留饮、痃痞、积聚，心腹坚胀疞痛。

【功效】温经散寒，行气止痛。

【药物及用量】木香二两　沉香　陈皮（用汤浸，去白，焙干，称）　当归（洗，焙干）　槟榔各一两　肉桂（去粗皮）　胡椒各半两　芫花二两半（捣末，以醋五升，慢火熬为膏）

【用法】上八味，为细末，以芫花膏和丸，如梧桐子大，每服七丸至十丸，食后临卧，温酒送下。

◆**止汗红粉**《世医得效方》

【主治】多汗。

【功效】收敛止汗。

【药物及用量】麻黄根　牡蛎（煅）各一两　赤石脂　龙骨各五钱

【用法】研为末，以绢袋盛贮，如扑粉用之。

◆**止汗粉**《外台秘要》

【主治】盗汗。

【功效】收敛止汗。

【药物及用量】麻黄根　牡蛎粉　败扇灰　瓜蒌各三两　白术二两　米粉三升

【用法】研为末，和搅令匀，生绢袋盛，以粉扑身体，一日二三次，忌食桃、李、雀肉，仍灸大椎五六百炷，日灸二七、五七壮，不能日别灸亦得，汗即渐止。

◆**止汗散**《妇人大全良方》

【主治】产后盗汗。

【功效】止一切汗。

【药物及用量】牡蛎（煅研粉）　小麦（炒令黄色，碾为粉）各等量

【用法】和匀，每服二钱，不拘时煮猪肉汁调下。

◆**止汗散**《小儿药证直诀》

【主治】自汗。

【功效】收敛止汗。

【药物及用量】故蒲扇（烧存性）

【用法】研为细末，每服一二钱，温酒或乌梅汤调下。

◆**止汗散**《傅青主妇科》

【主治】产后盗汗。

【功效】养血止汗。

【药物及用量】人参　当归各二钱　熟地黄一钱五分　麻黄根　黄连（酒炒）各五分　浮小麦五大撮　大枣一枚

【用法】清水煎服。

◆**止汗温粉**《三因极一病证方论》

【主治】自汗出。

【功效】燥湿止汗。

【药物及用量】川芎　白芷　藁本各一分　米粉三分

【用法】研为末，每用棉包裹，扑于身上。

◆**止血四生汤**《外科正宗》

【主治】牙宣血出。

【功效】升清气，凉血热。

【药物及用量】生荷叶　生柏叶　生地黄　生艾叶各三钱

【用法】清水二盅，煎一盅，加童便一小杯和服。

◆**止血散**《沈氏尊生书》

【主治】血出。

【功效】止血。

【药物及用量】血竭（一方有白胶、香松、香白芷）

【用法】研为末掺之。

◆**止血汤**《续断止血方》

【主治】霍乱，下焦虚寒，或便利后见血。

【功效】和脾胃，养气血。

【药物及用量】当归（焙）　桂心（去粗皮）　续断各三两　生地黄（焙）　干姜（炮制）各四两　阿胶（炙令燥）　蒲黄　甘草（炙）各二两

【用法】捣筛每服三钱，清水一盏，煎至七分，去滓温服，一日三次。

◆**止涎汤**《沈氏尊生书》

【主治】心热涎。

【功效】凉心清热，健胃，止涎。

【药物及用量】川连四分　黄柏八分　茯苓　茯神各一钱五分　白术　苍术　半夏各一钱　陈皮（姜炒）五分

【用法】加竹沥、姜汁各三匙，清水煎服。

◆**止衄丹**《沈氏尊生书》

【主治】衄血。

【功效】清热止血。

【药物及用量】香附二两　川芎一两　黑山栀　黄芩各五钱

【用法】研为末，每服二钱，开水调下，不过一服即止，重者亦只二三服。

◆**止衄散**《三因极一病证方论》

【主治】气虚衄血。

【功效】补血虚。

【药物及用量】黄芪六钱　当归　赤茯苓　白芍　干地黄　阿胶各三钱

【用法】研为细末，每服二三钱，半饥时黄芪汤或麦门冬汤调下，一日三次。面热足冷，心悬如饥者，此下焦阴火，加肉桂末一钱五分；渴不能饮，自觉膈满者瘀血也，加犀角、牡丹皮；气虚少食，二便如常者，独参汤下；兼感微风，发热头痛者，葱白、香豉汤下；虚烦不安，不时共热者，栀子豉汤下；素有偏风头痛异常者，黑豆、荆芥灰淋酒下，骤衄不止者，茅花汤下；久衄不时举发者，乌梅汤下。

◆**止衄散**《世医得效方》

【主治】气郁发衄。

【功效】补气养阴解郁。

【药物及用量】黄芪六钱　赤茯苓　白芍各三钱　当归　生干地黄　阿胶（炙）各三钱

【用法】上六味为末，煎黄芪汤调下，为锉散煎亦可。

◆**止迷汤**《疡医大全》

【主治】解蒙汗药。

【功效】探吐解毒。

【药物及用量】白茯苓五钱　生甘草二钱　瓜蒂七个　陈皮五分

【用法】清水煎服，即大吐而醒，从前事断不遗忘，不似凉水之解而神志不清也。

◆**止泪散**《证治准绳》

【主治】风眼，泪不止。

【功效】祛风明目。

【药物及用量】炉甘石一钱　海螵蛸三分　片脑五厘

【用法】研为细末，点眼大眦，头目并口，泪自收。

◆**止泪补肝散**《张氏医通》

【主治】迎风流泪。

【功效】疏风养肝。

【药物及用量】白蒺藜（炒去刺）　当归　熟地黄各二两　川芎　白芍　木贼　防风　羌活各一两　香附（童便制）二两

【用法】研为细末，每服三钱，加生姜三片，红枣一枚，清水煎，去滓热服。肥加夏枯草一两，瘦人加桂枝一两。

◆**止泪补肝散**《医宗全鉴》

【主治】迎风流泪。

【功效】疏风养肝。

【药物及用量】当归　熟地黄各二钱　白芍（炒）　蒺藜　木贼　防风各一钱　川芎五分

【用法】研为粗末，清水二盏，煎至一盏去滓，食远温服。

◆**止麻消痰饮**《沈氏尊生书》

【主治】痰多，四肢麻木。

【功效】通经脉，祛痰湿。

【药物及用量】黄连　黄芩　茯苓　半夏　桔梗　枳壳　陈皮　天麻　南星　细辛　甘草　瓜蒌仁。

【用法】清水煎服。血虚加当归，气虚加人参。

◆**止渴散**《袖珍方》

【主治】霍乱烦渴。

【功效】清热益气，生津止渴。

【药物及用量】甘草　人参　麦门冬（去心）　茯苓　桔梗　天花粉　葛根　泽泻等量

【用法】上八味为末，每服二钱，蜜汤下，不拘时。

◆**止渴瓜蒌根汤**《圣济总录》

【主治】下痢冷热，相冲脏腑，气不和顺，本来下虚，津液耗少，口干咽燥，常思饮水，病初不许饮水，毒气更增，烦躁转甚，宜急与汤饮救之，不得令至过度。

【功效】健脾止渴。

【药物及用量】瓜蒌根（锉）　甘草（炙，锉）　白茯苓（去黑皮）各半两

【用法】上三味，粗捣筛，每服五钱匕，水一盏半，麦门冬一分，去心，枣二枚，擘破，同煎至七分，去滓，不拘时，温服。

◆**止渴四物汤**《叶氏女科》

【主治】产后消渴。

【功效】养血清热，滋阴。

【药物及用量】四物汤加知母　黄柏　茯苓　黄芪

【用法】与四物汤同。

◆**止渴圣效散**《幼幼新书》

【主治】小儿吐利生疳，烦渴饮水，面浮脚肿，腹大头细，溺白，畏食。

【功效】宣胃化滞。

【药物及用量】干葛　白芷各二两（一两炒黄，一两生用）　细墨二两（一两火煅过，一两生用）　黄丹二两，（一两炒紫色，一两生用）

【用法】研为细末，每服五分，逆流水调下。

◆**止渴润燥汤**《证治准绳》

【主治】中消，喜温饮，舌燥肤裂，眼涩难开，阴缩粪燥。

【功效】祛风解毒，清热养胃。

【药物及用量】升麻一钱五分　柴胡七分　甘草梢五分　杏仁六个（研一作二钱）　桃仁（研）　麻仁（研）　当归身　防风根　荆芥穗　黄柏（酒浸）　知母　石膏各一钱　熟地黄二钱　川椒　细辛各一分　红花二分五厘（一方无防风根）

【用法】清水煎去滓，食后热服。

◆**止痛丸**《医学入门》

【主治】大便燥痛。

【功效】宣滞，祛风，下积。

【药物及用量】羌活一两　大黄八钱　槟榔　木香　肉桂　川芎各五钱　郁李仁一两五钱

【炮制】研为细末，炼蜜和丸。

【用法】熟汤送下。

◆**止痛太阳丹**《医方大成》

【主治】止太阳穴痛。

【功效】祛风邪。

【药物及用量】天南星　川芎各等量

【用法】研为细末，用连须葱白同捣烂，做饼贴于太阳穴痛处。

◆**止痛生肌丸**《疡医大全》

【主治】化腐生肌，解轻粉结毒。

【功效】解毒，祛恶，生肌。

【药物及用量】东丹（滚水飞七次） 净槐花细末各一两 大冰片五厘

【炮制】和匀，面糊为丸，雄黄为衣。

【用法】每服一钱或八九分，茶清或温酒送下，服至六七日，疮上流臭水，十数日化腐生肌，一月痊愈。

◆**止痛如神汤**《医宗金鉴》

【主治】痔疮。

【功效】清大肠，理血热。

【药物及用量】秦艽一钱（去苗） 桃仁一钱（去皮尖研） 皂角子一钱（烧存性研） 苍术（米泔水浸炒） 防风各七分 黄柏五分（酒炒） 当归尾（酒洗） 泽泻各三分 槟榔一分 熟大黄一钱二分

【用法】除桃仁、皂角子、槟榔，用清水二盅，将群药煎至一盅，再入桃仁、皂角子、槟榔，再煎至八分，空腹时热服，待少时以美膳压之，则不犯胃，忌生冷，五辛、烧酒、湿面之类。如肿有脓，加白葵花五朵（去蕊心），青皮五分，木香三分，则脓从大便出；如大便秘甚，倍大黄，加麻仁、枳壳；如肿甚，倍黄柏、泽泻，加防己、茯苓、条芩；如痛甚，加羌活、郁李仁；如痒甚，倍防风，加芪、羌活、麻黄、藁本、甘草；如血下，倍黄柏，多加地榆、槐花、荆芥穗、白芷；如小便涩数不通者，加赤茯苓、车前子、灯心、萹蓄。

◆**止痛妙绝饮**《证治准绳》

【主治】便毒肿硬，不消不溃，疼痛不已。

【功效】补虚攻毒。

【药物及用量】人参 大黄各五钱

【用法】酒、水各一盅，煎至一盅，加乳香、没药各一钱，空腹食前服。

◆**止痛拔毒膏**《证治准绳》

【主治】诸疮臭烂及杖疮疔疮。

【功效】蚀恶肉，生新肌。

【药物及用量】斑蝥四十九枚 柳枝四十九条 木鳖子七个 乳香三钱 没药三钱 麝香少许 松脂三钱

【炮制】真清油十四两煎黑，柳条焦枯，滤去滓，加黄丹五两，滴入水中成珠为度，却入诸药搅令匀，入瓷器中收贮。

【用法】每取少许贴之。

◆**止痛神功散**《沈氏尊生书》

【主治】臀疡溃后作痛。

【功效】泻热毒。

【药物及用量】大黄三钱 没药五钱 甘草节四钱 绿豆粉 苏木 乳香各二钱

【用法】研为末，每服一钱，熟汤调下。

◆**止痛散**《素问病机所宜保命集》

【主治】两额角痛，目痛，时见黑花，劳役者。

【功效】散热养血。

【药物及用量】柴胡一两五钱 甘草七钱五分（炙，一作四两） 瓜蒌根二两 当归一两 黄芩四两（一半酒浸，一半炒，一作二两） 生地黄一两（一作四两，一方无当归）

【用法】研为粗末，每服三钱，清水一盏半，加生姜三片，大枣一枚，同煎去滓，临卧时热服。小便不利加茯苓、泽泻各五钱。

◆**止痛当归汤**《疡医大全》

【主治】溃疡疼痛。

【功效】补气和血。

【药物及用量】当归 生地黄 白芍 人参 甘草（炙） 官桂各等量 黄芪减半

【用法】清水煎服。

◆**止痛膏**《太平圣惠方》

【主治】灸疮及汤火伤，疼痛不已者。

【功效】润燥养肌。

【药物及用量】松脂 羊脂 猪膏 黄蜡各一分

【用法】安松脂破铫中，切脂膏蜡者松脂上，少顷铫内烧，诸药皆消，以杯盛汁敷 。

◆**止痛药**《证治准绳》

【主治】打仆损伤，折骨出臼，金疮破伤。

【功效】祛风，养血，和伤，止痛。

【药物及用量】当归　牛膝　川芎　淮生芪　赤芍　白芷　羌活　独活　杜仲　续断各一两　肉桂　八角茴香　乳香　没药各五钱　南木香　丁香皮　没香　血竭各二钱五分

【用法】研为末，老酒调下。

◆**止嗽散**《医学心悟》

【主治】外感咳嗽，微有恶寒发热，咳而咽痒，咯痰不爽，舌苔薄白，脉浮。

【功效】疏表宣肺，化痰止咳。

【药物及用量】桔梗（炒）　荆芥　紫菀（蒸）　百部（蒸）　白前（蒸）各二斤　甘草十二两（炒）　陈皮（水洗，去白）一斤

【用法】上为末，食后，临卧用开水调服，初感风寒，生姜汤调服，每次三钱。

◆**止红散**甲《经验良方》

【主治】心肺客热，咳嗽吐血。

【功效】清热止血。

【药物及用量】北柴胡（去芦）一两　胡黄连　宣连各半两

【用法】上三味为末，入生朱砂少许，研匀，每服三钱，水一盏，煎半盏服。

◆**止红散**乙《经验良方》

【主治】肺痿劳吐血。

【功效】补肺止血。

【药物及用量】竹茹　赤小豆　麦门冬各三两　大枣十一个　桔梗　北柴胡　川续断各二两　桑白皮二两　甘草一两二钱半　麻黄（去节）　北五味各一两五钱

【用法】上一十一味，为末二钱，水一盏，煎七分，不拘时。

◆**止红散**丙《经验良方》

【主治】吐红。

【功效】收敛止血。

【药物及用量】马鞭草三钱　罂粟壳大者四个（去枝梗）　甘草二钱　大乌梅一个

【用法】上四味，为粗末，每服三钱，水一盏半，煎八分，去滓，日午、空心、临卧服。

◆**止逆丸**《御药院方》

【主治】停寒积饮，呕吐痰水，无问冷热，不下食者，服之必愈。

【功效】理气散寒，化饮止呕。

【药物及用量】沉香　丁香　木香　吴茱萸（洗，焙干）　半夏（汤洗七遍，生姜汁制）各半两　水银　硫黄各一两

【用法】上七味，为细末，以生姜糊就和丸，如绿豆大，每服二三十丸，生姜汤下，不拘时。

◆**比和饮**《古今医鉴》

【主治】胃虚。

【功效】开胃气，助消化。

【药物及用量】人参　白术　茯苓　神曲各一钱　藿香八分　陈皮　砂仁　甘草　陈米各五分

【用法】先以顺流水三升，泡伏龙肝末，澄取一升五合，煎药加生姜、大枣，稍冷服，一日二三次，遂纳而不吐。另以陈米煎汤时呷。

◆**比金丸**《证治准绳》

【主治】小儿风热丹毒，急慢恶惊。

【功效】同夺命丹。

【药物及用量】夺命丹减金银箔，加郁金末三钱

【用法】与夺命丹同。

◆**比金散**《宣明论方》

【主治】伤寒冒风，头目痛，四肢拘倦，鼻塞。

【功效】祛风散寒，开窍。

【药物及用量】荆芥穗　麻黄　白芷　细辛　何首乌　菊花　防风　石膏　川芎　薄荷　干蝎　草乌头各等量

【用法】上一十二味，为末，每服一钱，水一盏煎，温服，茶酒亦得。

◆**比金膏**《直指小儿方》

【主治】惊痫。

【功效】化痰开窍。

【药物及用量】人参　琥珀　白茯苓　远志肉（姜制焙）　朱砂　天麻　石菖蒲

（细节者） 川芎 南星（姜汁浸）各二钱 麝一字 青黛一钱

【用法】上一十一味，为末，炼蜜丸如梧桐子大。每服一丸，金银煎汤，泡薄荷调下。

◆水中金丹《宣明论方》

【主治】元脏气虚不足，梦寐阴入，走失精气。

【功效】补元阳。

【药物及用量】阳起石 木香 乳香（另研） 青盐各一分 杜仲（去皮，姜汁制炒） 骨碎补（炒） 茴香（炒）各五钱 白龙骨一两（紧者捶碎，绢袋盛大豆，同蒸豆熟，取出焙干研） 白茯苓一两 黄狗肾一对（用酒一升煮熟，切作片焙干）

【炮制】共研细末，酒煮面糊为丸，如皂角子大。

【用法】每服二丸，空腹时温酒送下，忌房事。

◆水仙散《类证普济本事方》

【主治】打仆堕损，恶血攻心，闷乱疼痛。

【功效】升清降浊。

【药物及用量】荷叶（取未展者阴干）不拘多少

【用法】研为末，每服三钱，食前热童便一小盏调下，以利下恶物为度。

◆水仙膏《验方新编》

【主治】止痛生肌，治对口，发背，乳痈，鱼口，便毒，悬痈及一切恶毒。

【功效】消肿解毒。

【药物及用量】水仙花兜。

【用法】黄糖（红砂糖亦可）和捣如泥敷之。

◆水仙丹《吴氏集验方》

【主治】心悸，烦闷。

【功效】补心气，安精神。

【药物及用量】辰砂二两 白及 白敛 木通各一两

【用法】上四味，各锉如骰子块，同辰砂安瓷石器内，以麻油四两煎，候草药成烰炭为度，漉出辰砂，井花水洗净，次用皂角水洗去油，以绢包裹辰砂，微火焙干，入乳钵研细，却滴药油和成剂，入信州砂合内收，以井花水浸之，每朝换水，如遇服饵，抄一匙，丸如梧桐子大，就以浸药水，空心下五丸。

◆水仙饮子《医林方》

【主治】妇人五心烦热，发热不止。

【功效】清热除烦。

【药物及用量】赤芍 干荷叶二味各等量

【用法】上二味为细末，每服三钱，温水调下。

◆水红花饮《圣济总录》

【主治】瘰疬肿核，结硬不消及脓汁傍穿不瘥。

【功效】解毒。

【药物及用量】水红花不拘多少（一半炒，一半生用）

【用法】粗捣筛，每服二钱，清水一盏，煎至七分，去滓温服，食后临卧，一日三次，好酒调服亦可。

◆水师晶明《世医得效方》

【主治】诸发已破，祛故肉，生新肉。

【功效】祛风毒，破瘀积。

【药物及用量】大柏皮 泽兰 莽草 荆芥 赤芍 山大黄 土白芷 土当归 独活各等量

【用法】锉为细散，清水一斗，入葱白、大椒、橘叶同煎，熏洗，如已烂，入猪蹄下膝爪骨肉煎，可免干痛，洗净为度。再用角贴掺药，一日二次。

◆水浸丹《三因极一病证方论》

【主治】泻痢。

【功效】祛肠中寒积。

【药物及用量】黄丹（研细）一两或二两五钱 巴豆二十五个（大者，去皮膜，研细出细）

【炮制】研为细末和匀，用黄蜡五钱，熔化为汁拌匀，量大小旋丸。

【用法】水浸，熟汤送下，冷证加木香二钱。

【编者按】每服只用数丸。

◆**水陆二仙丹**《本草图经》

【主治】精脱肾虚，梦遗白浊，妇人淋沥带下。

【功效】益精滋阴。

【药物及用量】金樱子（洗净，瓶中蒸，熟汤淋取汁，入银铫内，慢火熬稀膏，和芡粉）　芡实肉（研为粉）各等量

【炮制】酒糊或乳汁为丸，如梧桐子大。

【用法】每服三十丸，食前温酒或盐汤送下。

◆**水葫芦丸**《鸡峰普济方》

【主治】中暑。

【功效】生津，解毒，止渴。

【药物及用量】百药煎三两　人参　麦门冬各一两　乌梅肉　白梅肉各半两　干葛　甘草各一两

【炮制】研为细末，面糊为丸，如鸡头实大。

【用法】每服一丸，夏日出行随身佩带，噙化咽下，则津液生而不竭。

◆**水蛇丸**《太平圣惠方》

【主治】消渴，口干舌燥，四肢烦热。

【功效】祛风热。

【药物及用量】用活水蛇一条（剥去皮，炙黄研为末）　蜗牛五十个（水浸五日，取涎，入天花粉末煎稠，入麝香一分，粟饭和丸，如绿豆大）

【用法】每服十丸，生姜汤送下。

◆**水蛇套**《明医集》

【主治】天蛇毒。

【功效】祛风攻毒。

【药物及用量】活水蛇一条

【用法】取中段去骨，以蛇皮肉如指长裹患指上，外用纸包，顿觉半身凉快，痛止肿消即愈。数日后去皮，指上蛇形宛然。

◆**水晶丹**《活幼心书》

【主治】惊积，食积，虫积，腹胀，烦躁恶心，食减面黄。

【功效】消痰食，杀虫积。

【药物及用量】天南星（锉作小块，汤煮少时）　半夏（汤泡去滑）各三钱　滑石四钱　轻粉五十帖　芫荑（净）二百片　巴豆五十粒（去壳，汤泡七次，又去心膜，作两半，水煮少许，晒干碎切）

【炮制】先以南星、半夏、滑石焙研为末，和轻粉拌匀，再将芫荑、巴豆同研切，在乳钵内细杵，入前药末拌匀，米糊和丸，如麻仁大。

【用法】每服十五丸至二十五丸或三十五丸，糯米汤泡葱白取汁一小盏，五更初空腹时送下。过三五行，进匀所调补，如下风痰，空腹，淡姜汤下。

◆**水晶膏**《医宗金鉴》

【主治】祛黑痣。

【功效】蚀恶肉。

【药物及用量】矿子石灰五钱（水化开，取末）

【炮制】用浓碱水半茶盅浸之，以碱水高石灰二指为度，再入糯米五十粒，如碱水掺下，陆续添之，泡一日一夜，冬天两日一夜，将米取出捣烂成膏。

【用法】挑少许点痣上，不可太过，恐伤好肉。

◆**水黄散**《普济方》

【主治】肿毒。

【功效】消瘀热，祛肿毒。

【药物及用量】犀角屑　大黄　白及　草乌皮尖　白蔹　麝香　朴硝各等量

【用法】研为细末，蜜醋调。薄摊油纸上，稍干揭下，再添润湿，贴之即消。

◆**水煮木香丸**《证治准绳》

【主治】久痢，里急后重，日夜无度。

【功效】健肠止泻。

【药物及用量】木香　当归各六两　罂粟壳（去瓤）三两　青皮（去白）　甘草（炙）各二两四钱　诃子（炮去核）八两

【炮制】共研细末，熟蜜为丸，如弹子大。

【用法】每服一丸，空腹时清水煎化下。

◆**水煮木香丸**《医林方》

【主治】水痢不止者。

【功效】益气健脾止泻。

【药物及用量】木香　人参　白术　白茯苓　陈皮　诃子皮　藿香　厚朴　干姜（炮）　青皮　乳香　没药　官桂　当归　甘草　肉豆蔻（面裹烧）各半两　白芍　御米谷（去瓤膈，蜜炙）二味各一两　丁香半两

【用法】上一十九味，为细末，炼蜜和丸，如弹子大，每服一丸，水一盏，银石器内煮散，和滓服。

◆**水煮木香丸**《三因极一病证方论》

【主治】肠胃虚弱，风湿进袭，泄泻水谷，滞下脓血，疗刺疼痛，里急后重，日夜无度。

【功效】调和气血，醒脾止泻。

【药物及用量】当归（洗）　芍药　甘草（炙）　诃子（去核）各半两　厚朴（去粗皮，切，姜制）　青皮　陈皮各一两　缩砂仁　木香（炮）各一分　罂粟壳（切，醋淹炒）五两

【用法】上一十味，为末，蜜丸，一两作五丸，每服一丸，水一盏，煎七分，食前温服。

◆**水煮木香膏**《御药院方》

【主治】脾胃受湿，脏腑湿泄，腹痛肠鸣，里急后重，或下脓血，不思饮食。

【功效】健肠胃，止泻滑。

【药物及用量】木香　丁香　当归　白芍　诃子皮　藿香　黄连（去须）　青皮（去白）　陈皮　川朴各一两　御米壳（蜜水浸炒）六两　乳香（另研）　肉豆蔻　缩砂仁各一两五钱　干姜（炮）　枳实（麸炒）各五钱

【炮制】研为细末服，炼蜜和丸，如弹子大。

【用法】每服一丸，清水一盏，加大枣一枚（擘开）煎至七分，和滓食前稍热服。

◆**水煮金花丸**《张洁古方》

【主治】风痰，食积，痰饮，结聚。

【功效】祛痰化结。

【药物及用量】天南星（生用，治风痰，汤洗）　半夏（生用，治风痰，汤洗）各一两　天麻五钱　雄黄二钱（风痰生一钱五分）　白面三两（风痰用四两，并加煅寒水石一两）

【炮制】研为细末，水泛丸如梧桐子大。

【用法】每服五十丸至一百丸，先煎浆水沸下药，煮令浮为度。漉出淡水浸，食前生姜汤送下，一日二次。

◆**水煮沉香丸**《修月鲁般经后录》

【主治】呕噎。

【功效】降逆和胃。

【药物及用量】陈皮一两　青皮五钱　枳实五钱　香附五钱　半夏五钱　巴豆（去壳）五钱　沉香五钱（劈碎）

【用法】上七味不锉，同煎至干，再添水煮，如此三遍取出，去巴豆，用面糊丸，如芡实大，每服一丸，好酒下，或姜汤亦可，不拘时，病发方可服。

◆**水圣散**《幼幼新书》

【主治】小儿脱肛。

【功效】疏风热。

【药物及用量】浮萍不拘多少

【用法】杵为细末，干贴患处。

◆**水解散**《证治准绳》

【主治】天行头痛、壮热，疱疮未出，烦躁或虽出而体发热者。

【功效】解表，泻热。

【药物及用量】麻黄四两（去节，一作三两）　大黄三两（一作四两）　黄芩各三两　桂心　甘草（炙）　芍药各二两

【用法】研为粗末，每撮一两，清水煎服，汗下止后服。患者也可用生熟汤浴讫，以二钱暖水调下，连服二次，得汗利便瘥。强人服二方寸匕，风实之人，三伏中赤宜用之，若去大黄，春夏通用。

◆**水银膏**《肘后方》

【主治】小儿疥疮，热疮，月蚀疮。

【功效】解毒杀虫。

【药物及用量】水银二钱五分　胡粉　松脂　黄连（去须）各五钱　猪脂四两

【炮制】先以胡粉　松脂　黄连研末，熬猪脂令沸，下诸药末及水银搅令匀，盛瓷器中。

【用法】先以盐汤洗净患处，然后以此药涂之，一日三五次。

◆水银膏《证治准绳》

【主治】疗臁疮，杨梅疮。

【功效】祛湿杀虫。

【药物及用量】水银　银朱　黄丹　无名异　百草霜各等量

【炮制】除水银、银朱外，均研为极细末和匀，用桐油调成膏。

【用法】油纸摊作隔纸膏，贴之，其油纸须先用黄连、黄柏煎汤刷数遍，然后摊贴。

◆水银膏《圣济总录》

【主治】疗一切癣。

【功效】杀虫止痒。

【药物及用量】水银一分　芜荑仁　姜黄各五钱　酥二两

【炮制】以芜荑、姜黄研末，次将酥和水银以柳木椎研搅。候水银散，即下芜荑、姜黄末搅匀，瓷器盛之。

【用法】搽癣上，一日二三次。

◆水银膏《普济方》

【主治】疗蛲虫咬，下部发痒。

【功效】杀虫止痒。

【药物及用量】水银一两

【炮制】蒸枣膏和丸，如人指大。

【用法】临卧时，绵裹纳肛中一宿，纳药时当留棉带在外。

◆水澄膏《玉机微义》

【主治】风热肿毒，赤焮疼痛。

【功效】和络，疏风，祛壅。

【药物及用量】白及　白蔹各四钱　郁金二枚　大黄　黄柏　黄药子　榆皮各七钱五分　乳香　没药　雄黄各五钱

【用法】研为细末，用新汲水一碗，将药末不拘多少，澄于水内，药定去水，敷肿处。上用纸封，以鸡翎蘸此水润之。

◆水澄膏《外科精要》

【主治】热毒，赤肿疼痛。

【功效】收敛，解毒，泻热。

【药物及用量】大黄　黄柏　郁金　天南星　白及　朴硝　黄蜀葵花各一两半

【用法】研为细末，每服新汲水一盏半，药末二钱搅调匀，候澄底者去浮水。以纸花子摊于患处贴之，如急躁，津唾润之，皮肤白色者勿用。

◆水澄膏《医宗金鉴》

【主治】舌疳脓溃。

【功效】祛湿解毒，生肌止痛。

【药物及用量】朱砂二钱（水飞）白及　白蔹　五倍子　郁金各一两　雄黄　乳香各五钱

【用法】研为细末，米醋调浓，厚纸摊贴。

◆水蓼丹《小儿卫生总微论方》

【主治】血痢疳瘦。

【功效】祛风解毒，消热杀虫。

【药物及用量】水蓼五钱　蛇蜕（烧灰存性）　鸡头壳（烧灰存性）各一两　胡黄连五钱。

【炮制】捣罗为细末，次用朱砂五钱，芦荟、牛黄、粉霜各细研一分，拌匀再研细，软饭和丸，如黍米大。

【用法】每服五丸至七丸，不拘时麝香汤送下，量大小加减。

◆水调膏《太平圣惠方》

【主治】痈肿毒热，赤焮疼痛。

【功效】解毒止痛。

【药物及用量】生大黄　杏仁（去皮尖）　盐花各三分

【炮制】研为细末令匀，新汲水和调，稀稠得所。

【用法】每用少许，涂于肿处，干则易之。

◆水调膏《古今医鉴》

【主治】初起破伤风，邪传经络。

【功效】和络消痈。

【药物及用量】杏仁泥　白面各等量

【用法】新汲水调成膏，涂肿处，即消肿退热。

◆**水蛭丸**《古今医鉴》

【主治】血蛊气蛊，腹硬如石。

【功效】破瘀消癥。

【药物及用量】三棱（炮） 莪术（炮） 干漆（炒烟尽） 牛膝（酒洗） 虻虫（糯米炒） 琥珀 肉桂 硇砂 水蛭（石灰炒赤色） 大黄各等量

【用法】上为末，用生地黄自然汁和米醋调匀为丸，如梧桐子大，每次十丸，空心用温酒或童便送服。

◆**水蛭散**《太平圣惠方》

【主治】产后恶血不尽，经脉日久不通，渐成癥块，脐腹胀硬，时时疼痛。

【功效】活血祛瘀，消癥止痛。

【药物及用量】水蛭八十枚（炒令黄） 虻虫八十枚（去翅足，微炒） 牛膝一两（去苗） 牡丹皮半两 桃仁三分（汤浸，去皮尖、双仁，麸炒微黄） 桂心半两 庵蔺子一两 当归一两（锉，微炒） 鳖甲一两（涂醋炙令黄，去裙襕） 干漆一两（捣碎，炒令烟出） 鬼箭羽三分 琥珀三分 吴茱萸半两（汤浸七遍，焙干微炒） 芫花半两（醋拌炒令干） 麝香一分（研入）

【用法】上一十五味，捣细罗为散，入研，药令匀，每服食前服，以温酒调下一钱。

◆**水膏方**《太平圣惠方》

【主治】妇人乳生结核，坚硬或肿疼痛。

【功效】泻火解毒止痛。

【药物及用量】黄柏二两（锉） 露蜂房半两（微炙） 糯米二合 赤小豆一合 盐一两

【用法】上五味，捣细罗为散，捣生地黄取汁，调令稀稠得所，看肿痛处大小，厚涂贴之，干即换之。

◆**水膏药**《三因极一病证方论》

【主治】敷贴破处及面脚上疮，令生肉。

【功效】化痰祛风。

【药物及用量】陈皮（去灰土，半斤，炒紫色） 陈麦米半升（炒紫得效方陈米半斤） 藿香 马蹄香各一两 麝香一钱（别研）

【用法】上五味，同为末，入麝香，用冷水调，敷疮上有脓处，如损破即煎槐枝汤洗，再上药。

◆**水骨丸**《圣济总录》

【主治】消渴，饮水不止。

【功效】补气生津。

【药物及用量】汤瓶内水碱一两

【用法】上一味，研为细末，烧粟米饭和丸，如梧桐子大，每服十五丸，人参汤下，不拘时。

◆**水府丹**《妇人大全良方》

【主治】妇人久虚积冷，经候不行，癥瘕痞块，腹中猝暴疼痛，面有鼾黯，黧黑羸瘦。

【功效】散寒化瘀，补虚消癥。

【药物及用量】煅花蕊石（研）两半 硇砂（纸隔沸汤淋熬，取霜半两） 桂心（别为末） 木香 干姜各一两 缩砂仁二两 红豆半两 斑蝥百个 腊月狗胆七枚 生地黄汁 童子小便各一升 蚖青三百个（斑蝥、蚖青二物，并去头足翅，以糯米一升同炒米黄，去米不用）

【用法】上九味为末，同三汁熬为膏，和上末，丸如鸡头大，朱砂为衣，每服一丸，配温酒嚼破，食前服，米饮亦可。孕妇莫服。

◆**火府丹**《类证普济本事方》

【主治】心经蕴热，小便赤少，五淋涩痛。

【功效】凉血热，利小便。

【药物及用量】生地黄二两 木通二两（一作一两） 黄芩二两

【炮制】研为细末，炼蜜和丸，如梧桐子大。

【用法】每服三五十丸，木通煎汤送下。

◆**火府散**《证治准绳》

【主治】面赤咬牙，发热，肤燥，小便赤涩，一切虚热邪热，小儿壮热，小便出血。

【功效】凉血，解热。

【药物及用量】生地黄　木通各一两　黄芩　甘草（炙）各五钱

【用法】㕮咀，每服二钱，清水煎，不拘时温服。

◆**火筒散**《初虞世方》

【主治】头风，鼻塞不利。

【功效】疏风，通窍。

【药物及用量】蚯蚓粪四钱　乳香二钱　麝香二分

【用法】研为末，用纸筒自下烧上，吸烟搐鼻内。

◆**火焰散**《类证活人书》

【主治】伤寒。

【功效】温阴。

【药物及用量】硫黄　附子（去皮生用）　蜡茶各一两

【炮制】研为细末，每用一两，同艾叶五钱，酒调摊新瓦上，将瓦拱起，无令着火，候烟尽研细。

【用法】每服二钱，黄酒一升，煎至七分，有火焰起勿讶，如吐更服。候心热，其病已瘥。三服不应，勿治之。

◆**火龙散**《卫生宝鉴》

【主治】妊娠心气痛，子悬。

【功效】调气和血。

【药物及用量】川楝子　茴香（炒）　艾叶末（盐炒）各半两

【用法】清水二盅，煎至一盅，不拘时服。

◆**火龙膏**《启玄方》

【主治】疔阴发背。

【功效】祛寒毒。

【药物及用量】新火姜（六月六日晒干）

【炮制】研为末，瓷瓶收贮。

【用法】每服以鲜猪胆汁，调敷周围，皮纸遮盖，干则热水润之，知痛时黑水自出为妙。如不知痛，虽出黑水难治。

◆**火郁汤**（李东垣方）

【主治】火郁。

【功效】升阳和胃，散火。

【药物及用量】升麻　葛根　白芍　柴胡根各一两　甘草（炙）　防风各五钱

【用法】㕮咀，每服五钱，清水二盏，入连须葱白三寸，同煎去滓，稍热服。

◆**火郁汤**《脉因证治》

【主治】热厥，五心热。

【功效】升阳散热。

【药物及用量】羌活　升麻　葛根　白芍　人参　银柴胡　甘草各一钱　防风五分　葱白三寸

【用法】清水煎服。

◆**火郁汤**《沈氏尊生书》

【主治】热郁。

【功效】清火邪。

【药物及用量】连翘　薄荷　黄芩　槐仁　麦门冬　甘草　郁金　竹叶　瓜蒌。

【用法】清水煎服。

◆**牛牙散**《验方新编》

【主治】一切痈毒，大疮初起及癞痢头疮，脚丫破烂。

【功效】祛毒，化痰生肌。

【药物及用量】已死黄牛门牙数枚（三钱为度）

【用法】将牙烧红，浸醋内，烧三次，研末候冷，如病人有一斤酒量者，用酒二斤，将牙灰冲入饮之，盖被睡一夜，即出大汗，次日全消。或腹泻，再用败毒散服之，初起三日内俱可治。若癞痢、秃头疮并脚丫烂多年者，用麻油或鸡蛋油调敷。

◆**牛李膏**《证治准绳》

【主治】痘黑陷不起。

【功效】解毒托邪。

【药物及用量】牛李子不拘多少

【炮制】捣取汁，石器内熬成熬，收干丸，如皂子大。

【用法】桃胶或杏胶煎汤化下，如无鲜者，以干者研为末，熬膏和之。

◆**牛角散**《外科正宗》

【主治】牛程（足蹇）。皮肉顽硬，渐生肿痛，脓水相流。

【功效】解毒杀虫，清热凉血，化湿通络。

【药物及用量】牛角尖（烧灰） 松香 水龙骨 轻粉各等量

【用法】共研细末，牛骨髓调搽，虚弱者兼服十全大补汤。

◆**牛角鳃散**甲《太平圣惠方》

【主治】妇人血气不和，赤白带下。

【功效】调气和血。

【药物及用量】牛角鳃三两（烧灰） 桂心半两 当归半两（锉，微炒） 牛膝半两（去苗）

【用法】上四味，捣细罗为散，每于食前服，以温酒调下二钱。

◆**牛角鳃散**乙《太平圣惠方》

【主治】妇人崩中下血不止。

【功效】行气止血。

【药物及用量】牛角鳃二两（烧灰） 白矾二两（烧汁尽） 橡实一两 木贼一两 芎䓖一两

【用法】上五味，捣细罗为散，不拘时，以热酒调下二钱。

◆**牛角鳃丸**《女科玉尺》

【主治】产后恶血不绝，腹痛气急。

【功效】祛瘀养新。

【药物及用量】牛角鳃（醋炙）五两 发灰一两 阿胶二两 代赭石 干姜各三两 生地黄四两 马蹄壳（烧灰）一个

【炮制】共研细末，炼蜜为丸。

【用法】熟汤送下。

◆**牛涎丸**《医学集成》

【主治】膈食反胃。

【功效】养胃开膈。

【药物及用量】糯米粉。

【炮制】以老牛口涎，拌和为小丸。

【用法】煮熟食之，或用牛涎和水服，愈后终身戒食牛肉。

◆**牛脂膏**《证治准绳》

【主治】杖疮。

【功效】止痛和肌。

【药物及用量】乳香 没药 樟脑各五分 黄蜡四两 水牛油一斤

【用法】研为末，先熔蜡，次入油和匀，调末搅匀，油纸或天芋药摊贴极妙。

◆**牛菟丸**《沈氏尊生书》

【主治】腰膝疼痛，顽麻无力者。

【功效】通络，补肝肾，强筋骨。

【药物及用量】牛膝 菟丝子各一两

【炮制】同入银器内，酒浸一寸五分，晒为末，将原醋煮糊和丸。

【用法】空腹时温酒送下。

◆**牛黄八宝丹**《沈氏尊生书》

【主治】痧证发斑发狂，浑身赤紫，痧后恶疮毒疡。

【功效】疏风，清血，解毒。

【药物及用量】牛黄 青黛各二分 冰片三钱 雄黄 玄参（瓦上焙）各五钱 羌活（炒） 川连（土炒） 羚羊角 犀角 贝母（炒） 乳香 没药各三钱 真珠四分 朱砂四分

【炮制】共研细末，另用金银花、紫花地丁各二两，甘菊各一两，甘草五钱，长流水五碗，砂锅内慢火煎至半取汁，渣绞干，桑柴火熬膏，入炼蜜盏许，再熬黏筋和丸，每丸重三分。

【用法】每服二丸，蜜汤汤下，幼者一丸。

◆**牛黄金虎丹**《太平惠民和剂局方》

【主治】急中风，身背强直，口噤失音，筋脉拘急，鼻干面黑，遍身壮热，汗出如油，目瞪唇青，心神迷闷，形体如醉，痰涎壅塞，胸膈喉中拽锯声。

【功效】祛风化痰，活血通络。

【药物及用量】牛黄（细研）二两半 雄黄（研，水飞）一百五十两 金箔八百片（为衣） 生龙脑（研）五两 天雄（炮裂，去皮、脐）一十二两半 白矾（枯过） 天南星（为末，用牛胆汁和做饼子，焙干，如无牛胆即用法酒，蒸七昼夜） 腻粉（研） 天竺黄（研）各二十五两

【用法】上九味，为末，炼蜜搜和，每一两半作十丸，以金箔为衣，每服一丸，以新汲水化灌之，扶坐使药行化，良久，续以薄荷自然汁，更研化一丸，灌之立愈。

◆**牛黄铁粉丹**《御药院方》

【主治】中风痰甚，精神昏愦，语言謇

涩，手足不遂。

【功效】祛风化痰，通络安神。

【药物及用量】牛黄　腻粉　朱砂（研）　麝香（研）　生犀末　脑子（研）　铅白霜　雄黄各一分　天南星（牛胆制）　铁粉　川甜消　人参各半两　金箔　银箔各十片大者

【用法】上一十四味，研细，炼蜜和丸，如鸡头大，每服二丸，以薄荷汤化下。

◆**牛黄丸**（钱乙方）

【主治】疳积。

【功效】杀虫，涤痰，定惊。

【药物及用量】雄黄（研水飞）　天竺黄各二钱　牵牛末一钱

【炮制】研为细末，和匀再研，面糊和丸，如粟米大。

◆**牛黄丸**《幼幼新书》

【主治】小儿睛痛。

【功效】疏风通滞。

【药物及用量】牛黄　白附子（炮）　肉桂　全蝎　芎劳　石膏（煅）各一分　白芷半两　朱砂少许　藿香五钱　麝香一分

【炮制】研为末，炼蜜和丸，如芡实大。

【用法】三岁以下，每服一丸，乳食后薄荷汤送下，忌油面、猪肉。

◆**牛黄丸**《医林纂要方》

【主治】小儿风痫。

【功效】祛风，涤痰，清热。

【药物及用量】胆星　全蝎（焙去毒）　蝉蜕各二钱五分　防风　牛黄　生白附子　直僵蚕（炒去丝嘴）　天麻各一钱五分　珍珠　犀角　麝香各五分

【炮制】研为末，以煮枣去皮核取肉和水银五分，研极细，次入药末和丸，如绿豆大。

【用法】每服三五丸，不拘时荆芥、生姜煎汤送下。

◆**牛黄丸**《医宗金鉴》

【主治】小儿睛痛。

【功效】疏风镇惊。

【药物及用量】牛黄　真珠各三钱　麝香少许　天竺黄三钱　青黛三钱　地龙三钱　苏合油五钱　白附子三钱（炮）　琥珀三钱　香油五钱　僵蚕三钱

【炮制】各另研为极细末，共为一处，用细甘草梢一两煎汁。次入苏合油香油兑匀和药为丸，如黄豆大，金箔为衣。

【用法】每服一丸，薄荷汤化下，忌一切酒、面、辛热生痰等物。

◆**牛黄丸**甲《太平圣惠方》

【主治】风痫。痰在胸膈，呕吐烦闷。

【功效】祛风，涤痰，清热。

【药物及用量】牛黄（另研）　麝香（另研）各五钱　虎睛一对　蜣螂（去头足翅）　犀角屑　安息香　独活（去芦）　抱茯神（去木）　远志（去心）　甘草（炙）各一两　防风（去芦）一两五钱　人参（去芦）　铁粉（另研）　朱砂（水飞）　龙齿（另研）各二两

【炮制】研为细末，和匀再研，炼蜜和丸，如梧桐子大。

【用法】每服三十丸，不拘时荆芥汤送下。

◆**牛黄丸**乙《太平圣惠方》

【主治】心脾壅热，口干烦渴。

【功效】清心、肺、肠、胃壅热。

【药物及用量】西牛黄三分（细研）　川黄连（去须）　大黄（锉，炒）各二两　麦门冬（去心，焙）一两五钱　朱砂五钱（细研，水飞）　麝香少许　山栀仁　马牙硝（细研）　芎䓖　黄芩　甘草（炙）各一两

【炮制】研为细末，和匀炼蜜为丸，如弹子大。

【用法】每服一丸，食后竹叶煎汤化下。

◆**牛黄丸**丙《太平圣惠方》

【主治】小儿干疳。

【功效】清热，祛积，杀虫。

【药物及用量】牛黄五分（细研）　雄黄（细研）　黄连（去须）　芦荟　天竺黄各一分　龙脑（细研）　麝香（细研）各一钱　甘草五厘（炙微赤锉）

【炮制】捣罗为末，研匀，糯米饭和丸，如绿豆大。

【用法】一岁儿每服一丸，粥饮送下。

◆**牛黄丸**丁《太平圣惠方》

【主治】小儿干疳。

【功效】清热，祛积，杀虫。

【药物及用量】西牛黄（细研） 朱砂（细研水飞过） 黄芩 犀角屑各五钱 麝香一分（细研）

【炮制】捣罗为末，研匀，糯米饭和丸，如麻子大。

【用法】每服三丸，粥饮送下，量儿大小增减。

◆**牛黄丸**戊《太平圣惠方》

【主治】小儿惊啼，烦闷壮热，少得睡。

【功效】清心除烦。

【药物及用量】牛黄半分 牡蛎一分（烧为粉） 川大黄一分（锉碎，微炒） 黄芩一分 龙角一分

【用法】上五味，捣罗为末，炼蜜和丸，如绿豆大，满月儿，以乳汁研破服二丸，一岁儿，以薄荷汤下五丸，余以意加减服之。

◆**牛黄丸**己《太平圣惠方》

【主治】瘫痪风，手足不遂，皮肤顽痹，口面歪斜，言语謇涩。

【功效】祛风通络，活血化痰。

【药物及用量】牛黄半两 赤箭一两 独活一两 乌犀角屑一两 防风三分（去芦头） 天南星一两（炮裂） 牛膝三分（去苗） 萆薢三分 茵芋三分 汉防已三分 麻黄一两半（去根节） 仙灵脾一两 桂心三分 蝉壳半两 乌蛇肉一两（酒拌，炒令黄） 川乌头半两（炮裂，去皮、脐） 天雄三分（炮裂，去皮、脐） 桑螵蛸半两（微炒） 晚蚕砂半两（微炒） 干蝎半两（微炒） 铅霜半两（研入） 腻粉一分（研入） 朱砂半两（细研） 麝香一分（研入）

【用法】上二十四味，捣罗为末，入研了药，令匀，炼蜜和捣三五百杵，丸如梧桐子大，不拘时，以温酒下十丸。

◆**牛黄丸**庚《太平圣惠方》

【主治】急风，化涎，除口眼㖞斜，言语謇涩。

【功效】除风化涎，开窍。

【药物及用量】牛黄半两（细研） 天南星四两（生捣为末，用牛乳拌湿，炒令干，如此三度后，细研） 灶突中煤一两（细研） 白附子二两（生捣为末，以生姜汁拌湿，炒干，细研） 水银二两 铅二两（与水银结为砂子，细研） 干蝎二两（头足全者，捣罗为末）

【用法】上七味，都研令匀，炼蜜和令得所，入石脑油二两，捣二三千杵，丸如绿豆大，不拘时，以甘豆汤下十丸。

◆**牛黄丸**辛《太平圣惠方》

【主治】风毒攻四肢，筋脉拘挛。

【功效】祛风止痉，发汗解表。

【药物及用量】牛黄半两（细研） 麝香半两（细研） 白附子一两（炮裂） 乌蛇二两（酒浸，去皮骨，炙微黄） 麻黄三分（去根节） 白僵蚕二两（微炒） 天麻一两半 羌活一两半 附子二两（炮裂，去皮、脐） 防风一两（去芦头） 虎胫骨一两（涂酥，炙令黄） 川大黄一两（锉碎，微炒） 桂心一两 羚羊角屑一两

【用法】上一十四味，捣罗为末，以无灰酒五升，于银锅内，用药末一半同熬，候如膏，入余上药末，并牛黄、麝香，和捣三五百杵，丸如鸡头实大，不拘时，以温酒嚼下三丸。

◆**牛黄定志丸**《沈氏尊生书》

【主治】心脏中风昏冒。

【功效】祛风化涎，通络清热。

【药物及用量】朱砂 半夏各二两 雄黄 天麻 甘草 乌梢蛇肉各一两 西珀七钱五分 牛黄 冰片 全蝎 僵蚕 附子 牛膝 南星各五钱 麝香二钱五分

【炮制】研为细末，炼蜜和丸，如芡实大。

【用法】每服一丸，人参、薄荷煎汤嚼下。

◆**牛黄承气汤**《温病条辨》

【主治】阳明温病，邪开心包，神昏舌短，饮不解渴者。

【功效】清心开窍，泻火通便。

【药物及用量】安宫牛黄丸二粒　熟汤化开，调生大黄末三钱

【用法】先服一半，不知再服。

◆**牛黄抱龙丸**

【主治】中风，痰迷心窍，神昏谵语，手足拘挛，疯癫狂乱，小儿急惊风。

【功效】祛风化涎，通络清热。

【药物及用量】牛黄　琥珀各二钱五分　西黄五分　胆星一两　赤茯苓五钱　全蝎　辰砂各一钱五分　白僵蚕三钱　天竺黄三钱五分　麝香二分（一方无西黄、茯苓、真珠、防风、沉香、雄黄、贝母、天麻、橘红、枳壳、石菖蒲）

【炮制】各取净粉，胆星烊化打丸，每丸潮重四分，金箔为衣。

【用法】每服一二丸，钩藤泡汤送下。

◆**牛黄青黛散**《医宗金鉴》

【主治】牙疳肿腐。

【功效】解毒杀虫，祛腐生肌。

【药物及用量】西牛黄　青黛各五分　硼砂二钱　朱砂　人中白　龙骨各一钱　冰片三分

【用法】研为细末，甘草汤漱净吹之。

◆**牛黄凉膈丸**《证治准绳》

【主治】风痰蕴结，头痛面赤，心烦潮热，咽膈不利，精神恍惚，睡卧不安，口渴肤焦，咽痛颔肿，口舌生疮。

【功效】消热毒，祛风痰。

【药物及用量】牛黄一两一分　甘草（煅）十两　寒水石　枯牙硝　石膏各一斤四两　紫石英（飞）　脑麝各五两　胆星七两五钱

【炮制】研为末，炼蜜和丸，每两作三十丸。

【用法】每服一丸，食后温薄荷、人参汤嚼下，常服半丸，治急惊，并薄荷水化下。

◆**牛黄清心丸**《太平惠民和剂局方》

【主治】诸风缓疭不遂，言謇心怔，健忘恍惚，眩冒烦郁，痰涎壅塞及心神不宁，惊恐悲忧，虚烦少睡，喜怒无时。或发狂癫，神情昏乱，小儿躁闷，项背强直，腰背反张，时发时醒。

【功效】祛风，镇惊，清心，退热。

【药物及用量】牛黄一两二钱（另研）　白芍　麦门冬（去心）　黄芩　当归（去苗）　防风（去苗）　白术各一两五钱　柴胡（去苗）　桔梗　川芎　白茯苓（去皮）　杏仁（去皮尖、双仁，麸炒黄，另研）各一两二钱五分　神曲（炒）　蒲黄（炒）　吉林人参（去芦）各二两五钱　羚羊角　麝香（另研）　龙脑（另研）各一两　肉桂（去粗皮）　大豆黄卷（碎炒）　阿胶（锉，蛤粉炒）各一两七钱五分　白蔹　干姜（炮）各七钱五分　犀角屑二两　雄黄（另研飞）八钱　干山药七两（一作十两）　甘草（锉，炒，一作五钱）五两　金箔一千二百片（内四百片为衣）　大枣一百枚（蒸熟，去皮核研成膏）

【炮制】除枣　杏仁、金箔、二角屑及牛黄、雄黄、脑麝外，余研为细末，入余药和匀，用炼蜜与枣膏为丸，每两十丸，金箔为衣（一方有朱砂一两五钱为衣）。

【用法】每服一丸，食后温水化下，小儿惊痫，即酌度多少，以竹叶汤温化。

◆**牛黄清心丸**《窦太师方》

【主治】锁喉毒。

【功效】解热毒。

【药物及用量】京牛黄、轻粉各二分　胆星一两　雄黄　黄连末各二钱　茯神　玄参　天竺黄　五倍子末　荆芥　防风　桔梗　犀角末　当归各一钱　冰片　麝香　真珠（豆腐煮）各五分

【炮制】研为极细末，共和一处，再研匀，甘草熬膏和丸，如龙眼大，朱砂为衣，日中晒干，收入瓷瓶内。将瓶口堵严，勿令出气。

【用法】每服一丸，薄荷汤磨服。

◆**牛黄清心丸**（万氏方）

【主治】温邪入心包，中风诸火秘结，瘛疭眩晕，语謇神昏，小儿惊风痰涎，手足牵制，瘀痘烦躁。

【功效】清心解热。

【药物及用量】牛黄二分五厘　川连五钱　黄芩三钱　生栀子三钱　郁金一钱（一作二钱）　辰砂一钱五分

【炮制】共研细末，腊雪水调神曲糊为丸（一作蒸饼为丸），每丸重四分五厘。

【用法】每服一丸，灯心汤送下。

◆**牛黄清心丸**《永类钤方》

【主治】风痰，散惊热。

【功效】清心，解热，化痰。

【药物及用量】天南星（洗）　半夏（洗）　白附（洗）　川乌（洗）各一两　川郁金五钱

【炮制】研为粗末，用腊月黄牛胆二三枚，取汁和药，入胆中，扎悬当风处，一月干取出。入马牙硝、朱砂、雄黄、硼砂（如胆药一两，四味各一钱）　龙胆　麝香各少许，稀面糊为丸，如麻子大。

【用法】一岁儿每服十丸，金银薄荷汤送下，二岁倍之。

◆**牛黄生犀丸**《太平惠民和剂局方》

【主治】风盛痰壅，头痛目眩，咽膈烦闷，神思恍惚，心忪面赤，口干多渴，睡卧不安，小便赤涩，大便多秘。

【功效】祛风化痰，重镇安神。

【药物及用量】牛黄（细研　一本二钱半）　生犀（镑）　龙脑（细研）各二两半　半夏（白矾制）　牙硝（细研）　天麻（去苗）各二十两　龙齿（研，水飞）　朱砂（研，水飞）　水银（与铅同结沙子）　铅各十两　腻粉（细研）　黄丹（细研）　雄黄（研，水飞）　羚羊角（镑）各五两

【用法】上一十四味，为末，炼蜜丸，每两作二十丸，每服一丸，温薄荷汤化下。

◆**牛黄神金丸**《王氏集验方》

【主治】一切坚积，痃痞气块，腹胁满硬疼痛及小儿惊疳，积块气喘，痰涎呕吐，泄泻，寒热疟疾。

【功效】消坚破积，解毒除秽。

【药物及用量】轻粉　粉霜　硇砂　雄黄　朱砂　巴豆（去皮膜）　信石各一钱　黄丹　黄蝎各三钱

【用法】上九味，各研为细末，次研巴豆烂如油，却溶蝎软，搜和作剂，旋丸如小豆大，每服一丸，新水送下，小儿丸如黍米大，量虚实用之。

◆**牛黄散**《普济方》

【主治】小儿重腭，重龈肿痛。

【功效】消炎解毒。

【药物及用量】牛黄　白龙脑　朱砂各一分　铅霜五钱　太阴玄精石一两（一方无牛黄、白龙胆、朱砂，有玄明粉）

【用法】研为细末，先于肿处以铍针刺出血，盐汤洗拭，然后掺药。

◆**牛黄散**甲《太平圣惠方》

【主治】阳痉。

【功效】祛风，和络，镇惊。

【药物及用量】牛黄（另研）　麝香（另研）　犀角屑　朱砂（水飞）　人参（去芦）　赤茯苓（去皮）　防风（去芦）　芎䓖　甘草（炙）各一分　麦门冬（去心）二分　桂心　地骨皮　天麻各一分

【用法】研细为末，和匀，每服二钱，不拘时竹沥调下。

◆**牛黄散**乙《太平圣惠方》

【主治】心虚风动，筋脉挛搐，神昏语涩。

【功效】清心退热，祛风和络。

【药物及用量】西牛黄　龙脑　朱砂　麝香各一分　蝉蜕　乌梢蛇肉一两（酒浸）　全蝎（炒）　僵蚕（炒）　桑螵蛸　羚羊角　阿胶（炒）　天麻　防风　甘菊花　蔓荆子　桂心　细辛　侧子（炮去皮）　独活　犀角各五钱　麻黄七钱五分

【用法】研为细末，和匀再研，每服一钱，豆淋酒调下。

◆**牛黄散**丙《太平圣惠方》

【主治】心脏中风。

【功效】清心退热，祛风和络。

【药物及用量】牛黄（另研）

麝香（另研）　犀角屑　羚羊角　龙齿（另研）　防风　天麻　独活　人参（去芦）　沙参　茯苓（去木）　川升麻　甘草（炙）　白鲜皮　远志（去心）　天竺黄（另研）各一分　龙齿（另研）一分　朱砂（水飞）　铁粉（另研）　麦门冬（去心）各五钱

【用法】研为细末，令匀，每服一钱，不拘时麦门冬煎汤调下。

◆**牛黄散**丁《太平圣惠方》

【主治】壮热，寒热往来。

【功效】清心，疏肝，解热。

【药物及用量】牛黄　甘草各五钱　柴胡　栀子（酒炒）　龙胆草（酒炒）　黄芩（炒）各一分

【用法】研为末，每服五分，金银薄荷汤调下。

◆**牛黄散**戊《太平圣惠方》

【主治】舌肿强。

【功效】清心退热。

【药物及用量】牛黄　汉防己各三分　犀角屑二分　羚羊角屑　人参　桂心　牛蒡子（炒）　生地黄　甘草（炙）各五钱

【用法】研为细末，和匀，每服三钱，清水一中盏，煎至六分，不拘时连滓温服。

◆**牛黄散**己《太平圣惠方》

【主治】产后中风，言语謇涩，精神昏愦，四肢急强。

【功效】清热开窍，祛风化痰。

【药物及用量】牛黄三分（细研）　龙脑半两（细研）　天麻三分　桂心一两　人参半两（去芦头）　芎䓖半两　独活半两　乌蛇二两（酒浸，去皮骨，炙微黄）　枳壳半两（麸炒微黄，去瓤）　秦艽三分（去苗）　防风三分（去芦头）　天雄三分（炮裂，去皮、脐）　蝎尾半两（微炒）　甘草半两（炙微赤，锉）　金箔五十片（细研）　银箔五十片（细研）　藁本三分　当归三分（锉，微炒）　天南星三分（炮裂）　麝香半两（细研）

【用法】上二十味，捣细罗为散，都研令匀，不拘时，以豆淋酒调下一钱。

◆**牛黄散**庚《太平圣惠方》

【主治】产后心虚，风邪惊悸，志意不安，精神昏乱。

【功效】清心开窍，安神定志。

【药物及用量】牛黄半两（研入）　白薇半两　人参二两（去芦头）　麦门冬二两（去心，焙）　茯神　远志（去心）　熟干地黄）　朱砂（细研，水飞过）　天竺黄（细研）　防风（去芦头）　独活　甘草（炙微赤，锉）　龙齿（细研）各一两　龙脑一钱（细研）　麝香一分（细研）

【用法】上一十五味，捣细罗为散，入研，药令匀，不拘时，以薄荷酒调下二钱。

◆**牛黄散**《证治准绳》

【主治】风热作痉，小儿惊风。

【功效】清心，截风。

【药物及用量】西牛黄（细研）五钱　朱砂（细研，水飞）　麝香（细研）　天竺黄（细研）　蝎梢　钩藤各一分

【用法】研为末，和匀，每服一字，新汲水调下。

◆**牛黄散**《圣济总录》

【主治】重舌。

【功效】清心退热，凉血止痉。

【药物及用量】牛黄　人参　大黄（炒）　麝香　甘草（炙）各五钱　丹砂　当归（切焙）各一分　白茯苓（去皮）三分

【用法】研为细末，每服五分，食后沸汤调下，甚者加至一钱。

◆**牛黄散**《斑疹备急方》

【主治】疮疹毒入胃，便血腹痛啼哭。

【功效】解胃毒，郁结。

【药物及用量】牛黄一分　郁金一两

【用法】研为细末，每服五分，浆水半盏，煎至三分，和滓温服，一日二次，量儿大小加减。

◆**牛黄搜风丸**《疡医大全》

【主治】大麻风。

【功效】祛风，和血，杀虫。

【药物及用量】牛黄　木香各三钱　大枫肉（去油净）五两　陈皮　当归　山栀　何首乌　黄白芍　黄柏　五灵脂　熟地黄

白附子　川芎　皂角子　青皮　石菖蒲　乌药　地骨皮　枳壳　北细辛　羌活　川萆薢　独活　连翘　前胡　藁本各一两　威灵仙　苦参　白僵蚕　人参　白术　防风　血竭　牛膝各三两　白芷　草乌各五钱　香蛇一条（酒浸，去骨炙）

【炮制】研为末，米饭和丸，如梧桐子大。

【用法】每服七十丸，清茶送下。若紫块血疯者，加桃仁、苏木各二两，每服五六日发汗一次。忌牛、羊、猪、鸡、鹅等物及果品，远酒色，戒忧怒，慎寒暑。

◆**牛黄解毒丸**《保婴撮要》

【主治】胎毒疮疖及一切疮疡。

【功效】解热毒。

【药物及用量】牛黄三钱　甘草　金银花各一两　草紫河车五钱

【炮制】研为末，炼蜜和丸。

【用法】熟汤送下，量儿服。

◆**牛黄解毒散**《保婴撮要》

【主治】胎毒，头面生癞，或延及遍身，痒痛不安，浸湿不愈，并治眉炼疮。

【功效】解热毒。

【药物及用量】牛黄解毒丸去草紫河车。

【用法】研为末，每服二三分，乳汁调服，或用甘草煎膏为丸，如芡实大，每服一丸，熟汤化下，外敷青金散亦可。

◆**牛黄夺命散**《证治准绳》

【主治】马脾风。

【功效】泻风热。

【药物及用量】白牵牛　黑牵牛各五钱（均半生半炒）　川大黄一两　槟榔二钱五分（一方有木香一钱五分，轻粉一字）

【用法】研为细末，三岁儿每服二钱，冷浆水调下，涎多加腻粉少许，无涎加蜜少许。

◆**牛黄膏**《素问病机气宜保命集方》

【主治】热入血室发狂。

【功效】解热毒，凉心胃。

【药物及用量】牛黄二钱五分　朱砂　郁金　牡丹皮各三钱　冰片　甘草各一钱

【炮制】研为细末，炼蜜和丸，如皂角子大。

【用法】每服一丸，新汲水化下。

◆**牛黄膏**（张涣方）

【主治】小儿惊啼。

【功效】清心解热，定惊，除胎热。

【药物及用量】牛黄　左牡蛎（煅粉）各一分　人参　甘草（炙）各五钱　辰砂（细研水飞）　雄黄各一分（细研水飞）　龙脑五分

【炮制】研为细末，令匀，炼蜜和成膏，如鸡头实大。

【用法】每服半粒至一丸，乳食后薄荷汤化下，久服除胎热。

◆**牛黄膏**《茅先生方》

【主治】小儿膈热及诸热。

【功效】清心，解毒，祛积退热。

【药物及用量】川郁金五钱（用皂角三寸，巴豆七粒，清水一碗，铫内煮干，不用皂角　巴豆）　马牙硝　甘草（炙）各五钱　朱砂一钱　硼砂　寒水石各一分　龙脑　麝香各少许

【炮制】研为末，炼蜜为膏，如鸡子头大。

【用法】每服一丸，麦门冬熟水化下。

◆**牛黄膏**《证治准绳》

【主治】小儿壮热，咽喉涎间，或不省人事，左右手偏搐，或唇口眼鼻颤动。

【功效】清心，解毒，祛积退热。

【药物及用量】西牛黄少许　蝎尾四十九枚　巴豆肉（去油膜）一钱五分　梅花脑半匙，辰砂二钱　郁金三钱（皂角水煮）　麝香一匙

【用法】研为末，每服一匙，蜜水调下，量儿虚实用之。

◆**牛黄膏**《太平圣惠方》

【主治】镇惊化涎。

【功效】凉膈镇心，祛邪热，止痰嗽。

【药物及用量】人参（去芦）二十五两　牙硝（研，飞过）　朱砂（研，水飞）各十两　甘草（烂）五十两　蛤粉（水飞）二百两　龙脑（研）四两　雄黄（研飞）七十五

两　金箔　银箔各二百片（为衣）

【用法】上八味，为细末，炼蜜搜和，每一两八钱，作二十丸，以金箔、银箔为衣，一岁儿每服如绿豆大，薄荷温水化下，量岁数，临时加减，食后服。

◆**牛黄膏**《世医得效方》

【主治】婴儿双眼睛通者，欲观东边则见西畔，若振掉头脑，则睛方转，此肝受惊风。

【功效】泻肝息风。

【药物及用量】牛黄一钱　犀角二钱　金银箔各五片　甘草一分

【用法】上四味，为末，蜜丸绿豆子大，每服七丸，用薄荷汤吞下。

◆**牛黄膏**《小儿药证直诀》

【主治】热及伤风温壮，疳热引饮。

【功效】清心解毒，祛积退热。

【药物及用量】雄黄一分（研）　甘草（末）一分　川甜硝一分　寒水石（生，一分，飞研，一作一两）　蔚金（末）一钱匕　绿豆粉半两　脑子一钱。

【用法】上七味，研匀，炼蜜和成膏，薄荷水化下半皂子大，食后服。

◆**牛黄泻心汤**《沈氏尊生书》

【主治】火盛。

【功效】解热毒。

【药物及用量】牛黄　冰片　朱砂各一钱　生大黄一两

【用法】研为末，每服三钱，姜汁蜜水调下。

◆**牛黄通膈汤**《卫生宝鉴》

【主治】初觉中风一二日，实则急宜下之。

【功效】祛风通便。

【药物及用量】牛黄（研）三钱　朴硝三钱（研）　大黄　甘草各一两（炙）

【用法】上四味，除研药为末，每服一两，水二盏，除牛黄、朴硝外，煎至一盏，去粗，入牛黄、朴硝，一半调服，以利为度，须动三两行，未利再服，量虚实加减。

◆**牛脑丹**《沈氏尊生书》

【主治】头风。

【功效】散风邪，通络。

【药物及用量】白芷　川芎各三钱

【用法】研为末，抹黄牛脑子上，入瓷器内，加酒炖熟。乘热食之，尽量一醉，醒则其病若失。

◆**牛蒡子丸**《奇效良方》

【主治】咽喉热蕴毒，生疮肿痛。

【功效】解热毒，清咽喉。

【药物及用量】牛蒡子一两（微炒）　川升麻　黄药子　干浮萍草　玄参　生甘草各五钱

【炮制】研为细末，炼蜜和丸，如小弹子大。

【用法】每用一丸，口含咽津。

◆**牛蒡子散**《类证普济本事方》

【主治】四肢拘急。

【功效】行气，疏滞，和血。

【药物及用量】牛蒡子三两　新豆豉（炒）　羌活各一两　生地黄二两　黄芪一两五钱

【用法】研为细末，每服二钱，空腹食前熟汤调下，一日三次。

◆**牛蒡子散**甲《太平圣惠方》

【主治】小儿心脾壅热，多涎。

【功效】清肺，降胃，和脾。

【药物及用量】牛蒡子　栀子仁　甘草　川硝　郁金各五钱　枳壳一分（麸炒微黄，去瓤）

【用法】捣细罗为散，加龙脑五分，同研令匀，每服五分，不拘时薄荷水调下，量儿大小加减。

◆**牛蒡子散**乙《太平圣惠方》

【主治】热毒风攻头面，烦热，大肠不利。

【功效】疏散风热，泻热通便。

【药物及用量】牛蒡子三两（微炒）　羚羊角屑一两　槟榔一两　郁李仁二两（汤浸，去皮尖，微炒）　青橘皮一两（汤浸，去白瓤，焙）　川大黄一两（锉碎，微炒）

【用法】上六味，捣细罗为散，不拘时，以温水调下二钱，以利为度。

◆**牛蒡子汤**《医方类聚》

【主治】风热上壅及咽喉不利。

【功效】清心肺火，利咽。

【药物及用量】牛蒡子（炒杵） 玄参 升麻 桔梗（炒） 犀角（锉） 黄芩 木通 甘草各等量

【用法】每服一二钱，清水煎服。

◆**牛蒡丹**《普济方》

【主治】小儿脾热多涎。

【功效】清风热，通便。

【药物及用量】牛蒡子一两 郁金 川朴硝 枳壳（麸炒去瓤） 皂子（炒黄）各五钱

【炮制】捣罗为细末，用生姜汁打白面糊和丸，如黍米大。

【用法】每服十丸，人参煎汤送下，量儿大小加减。

◆**牛蒡甘草桔汤**《沈氏尊生书》

【主治】肺胃热。

【功效】清风热，除肺胃热。

【药物及用量】牛蒡子 甘草 桔梗 陈皮 黄连 天花粉 川芎 赤芍 苏木。

【用法】清水煎服。

◆**牛蒡汤**《活幼心书》

【主治】小儿伤风，疗诸疮，咽喉肿痛，赤紫丹毒。

【功效】清风热，凉血，解毒，利咽。

【药物及用量】牛蒡子三两（略炒研碎） 大黄一两五钱 防风（去芦） 薄荷叶各一两 荆芥穗四两 甘草一两一钱五分

【用法】㕮咀，每服二钱，清水一盏，煎至七分，不拘时温服。

◆**牛蒡汤**《沈氏尊生书》

【主治】喉痹。

【功效】清风热，利咽。

【药物及用量】牛蒡子 升麻 黄药子 玄参 紫背浮萍 桔梗 甘草 天花粉

【用法】清水煎服。

◆**牛蒡膏**《太平圣惠方》

【主治】小儿阴猝肿痛胀。

【功效】利湿，消肿，止痛。

【药物及用量】生牛蒡汁二大盏（煎令如膏） 赤小豆末半两 肉桂末一分

【用法】上三味，相和如膏，涂儿肿处，立消。

◆**牛蒡酒**《太平圣惠方》

【主治】柔风久不瘥，四肢缓弱。

【功效】滋阴祛风，活血通络。

【药物及用量】牛蒡子三两 生干地黄三两 枸杞子三两 牛膝五两（去苗）

【用法】上四味，细锉，用生绢袋盛，以好酒二斗，于瓷器内浸，密封，春夏七日，秋冬二七日后，每日空心服一小盏，晚食后再服，常令醺醺为妙。

◆**牛膝芒硝汤**《女科玉尺》

【主治】胞衣不下。

【功效】破血消痈。

【药物及用量】牛膝 芒硝 当归 红花 桃仁。

【用法】酒煎服。

◆**牛膝散**甲《证治准绳》

【主治】风瘖瘪，骨疽风癞。

【功效】祛风益血。

【药物及用量】牛膝（酒浸）

【用法】捣为末，每服二钱，食前温酒调下。

◆**牛膝散**乙《证治准绳》

【主治】妊娠五六月，胎堕，胞衣不出。

【功效】和血行滞，催生下胎。

【药物及用量】牛膝 川芎 朴硝 蒲黄各七钱五分 桂心五钱 当归一两五钱

【用法】研为粗末，每服四钱，清水一盏，加生姜三片，生地黄一钱，煎至六分去滓，不拘时温服。

◆**牛膝散**甲《太平圣惠方》

【主治】妊娠五六个月，胎横死在腹中不出。

【功效】祛瘀下血。

【药物及用量】牛膝一两（去苗） 蒲黄半两 当归三分（锉，微炒） 雄鼠粪半两（炒） 芎䓖三分 生干地黄三分

【用法】上六味，捣粗罗为散，每服三钱，以水酒各半盏，煎至五分，去滓，温服，不拘时。

◆**牛膝散**乙《太平圣惠方》

【主治】妇人风虚劳冷，肢节疼闷，筋脉拘急，气血不调，体瘦食少。

【功效】祛风通络，行气养血。

【药物及用量】牛膝三分（去苗）　独活半两　芎䓖半两　柏子仁半两　桂心半两　酸枣仁半两　附子半两（炮裂，去皮、脐）　当归三分（锉，微炒）　熟干地黄三分　赤箭半两　白芍半两　续断半两　细辛半两　藁本半两　萆薢半两　枳实半两（麸炒微黄）　木香三分

【用法】上一十七味，捣细罗为散，每服食前服，以温酒调下二钱。

◆**牛膝散**丙《太平圣惠方》

【主治】妇人月水不调，或多或少，苦腰痛、四肢骨节痛，脚手心热，胸膈躁闷，不多思食。

【功效】养阴活血通经。

【药物及用量】牛膝（去苗）　土瓜根　当归（锉，微炒）　丹参　赤芍　桃仁（汤浸，去皮尖、双仁，麸炒微黄）　桂心　黄芩　川朴硝各一两　牡丹皮二两　生干地黄二两

【用法】上一十一味，捣筛为散，每服三钱，以水一中盏，入生姜半分，煎至六分，去滓，温服，日三服。

◆**牛膝散**丁《太平圣惠方》

【主治】妇人月水不通，血气滞留，积聚成块或攻心腹疼痛，不纳饮食。

【功效】活血行滞通经。

【药物及用量】牛膝一两（去苗）　川大黄一两（锉，微炒）　当归半两（锉，微炒）　芎䓖半两　鳖甲一两（涂醋炙令黄，去裙襕）　川芒硝二两　桂心半两　赤芍半两　木香半两　桃仁半两（汤浸，去皮尖、双仁，麸炒微黄）　槟榔半两　青橘皮半两（浸，去白瓤，焙）

【用法】上一十二味，捣粗罗为散，每服四钱，以水一中盏，入生姜半分，煎至六分，去滓，每于食前服，稍热服之。

◆**牛膝散**戊《太平圣惠方》

【主治】中风半身不遂，筋脉拘急，疼痛。

【功效】活血通络，祛风。

【药物及用量】牛膝二两（去苗）　羚羊角屑一两半　漏芦一两　败酱三两　茯苓二两　酸枣仁二两（微炒）　芎䓖一两半　防风二两（去芦头）　枳壳一两（麸炒微黄，去瓤）

【用法】上九味，捣粗罗为散，每服五钱，以水一大盏，煎至六分，去滓，入荆沥一合，更煎一两沸，不拘时，温服。

◆**牛膝散**己《太平圣惠方》

【主治】产后败血不散，攻刺，腰间疼痛，日夜不止。

【功效】活血祛瘀止痛。

【药物及用量】牛膝一两（去苗）　芎䓖半两　当归半两（锉，微炒）　赤芍三分　川大黄一两（锉碎，微炒）　桂心三分　羚羊角屑半两　桃仁半两（汤浸，去皮尖、双仁，麸炒微黄）　刘寄奴半两

【用法】上九味，捣筛为散，每服四钱，以水一中盏，煎至五分，次入酒二合，更煎二三沸，去滓，每于食前温服。

◆**牛膝散**庚《太平圣惠方》

【主治】产后气滞，月水不通，腹胁疼痛。

【功效】活血通经，祛瘀止痛。

【药物及用量】牛膝一两（去苗）　桂心半两　当归半两（锉，微炒）　庵䕡子一两　牡丹皮半两　蓬莪术半两　瞿麦半两　琥珀半两　防葵半两　刘寄奴半两　桃仁半两（汤浸，去皮尖、双仁，麸炒微黄）　甘草半两（炙微赤，锉）

【用法】上一十二味，捣筛为散，每服三钱，以水一中盏，入生姜半分，煎至六分，去滓，每于食前稍热服。

◆**牛膝散**辛《太平圣惠方》

【主治】产后血晕，心腹㽲痛闷绝，恶

血涩滞。

【功效】活血行气祛瘀。

【药物及用量】牛膝一两（去苗） 刘寄奴三分 当归一两（锉，微炒） 芎䓖一两 赤芍半两 桂心半两 红蓝花半两 琥珀半两（碎入）

【用法】上八味，捣粗罗为散，每服三钱，以水一中盏，入生姜半分，煎至五分，次入酒一合，更煎二三沸，去滓，温服，不拘时。

◆牛膝汤《千金方》

【主治】胞衣不下，脐腹胀满。

【功效】行血，利水。

【药物及用量】牛膝 当归 瞿麦 木通各一钱五分 滑石末三钱 冬葵子二钱，（一方无滑石，有桂心）

【用法】细切，清水煎服，胞即烂下。

◆牛膝汤《圣济总录》

【主治】小便不通，茎中痛，妇女血结，腹坚痛。

【功效】行血，利水，清热。

【药物及用量】牛黄根叶一握 当归（焙）一两 黄芩（去黑心）五钱

【用法】研为末，每服五钱，清水一盏半，煎至七分，去滓温服，一日三次。

◆牛膝汤《叶氏女科》

【主治】胞衣不下。

【功效】和血止痛。

【药物及用量】牛膝 当归各三钱 延胡索五钱

【用法】黄酒煎服。

◆牛膝汤《千金方》

【主治】产儿胞衣不出。

【功效】活血通经。

【药物及用量】牛膝 瞿麦各一两 滑石二两（一方用桂心二两） 当归 通草各一两半 葵子半斤

【用法】上六味，㕮咀，以水九升，煮取三升，分三服。

◆牛膝汤《太平圣惠方》

【主治】胎动安不得，尚在腹，母欲死。

【功效】行滞宁神。

【药物及用量】牛膝半斤（锉，去苗《妇人大全良方》半两） 水银二两 朱砂二两半（《妇人大全良方》研）

【用法】上三味，以水五大盏，煮牛膝，可余一半，去滓，即以少蜜和朱砂及水银研如膏，每服以牛膝汁一小盏，调下半匙，频服。

◆牛膝膏《赤水玄珠》

【主治】死血作淋。

【功效】破血消痈。

【药物及用量】牛膝四两（去芦，酒浸一宿） 桃仁（去皮，炒） 归尾（酒洗）各一两 赤芍 生地黄（酒洗）各一两五钱 川芎五钱

【用法】锉片，用甜水十盅，炭火慢慢煎至二盅，加麝香少许，分作四次，空腹时服。如夏月用凉水换，则膏不坏。

◆牛膝膏《证治准绳》

【主治】箭头在咽喉中，或胸膈中及诸处不出者。

【功效】破血消痈，下胎。

【药物及用量】牛膝不拘多少

【用法】捣为末，热水调涂，箭头即出。若火疮灸疮不瘥者，涂之亦效。

◆牛膝丸《太平圣惠方》

【主治】妇人月水不利，脐腹疼痛，不多饮食，四肢瘦弱。

【功效】健脾破瘀通经。

【药物及用量】牛膝一两（去苗） 当归半两（锉，微炒） 白术半两 芎䓖半两 桂心半两 桃仁三分（汤浸，去皮尖、双仁，麸炒微黄） 川大黄一两（锉，微炒） 水蛭一分（炒微黄） 鬼箭羽三分

【用法】上九味，捣罗为末，炼蜜和丸，如梧桐子大，每于食前服，以温酒下二十丸。

◆牛膝浸酒《太平圣惠方》

【主治】妇人中风偏枯，一边手足不收，顽麻不仁，筋脉拘急，不能运动。

【功效】祛风除湿，温经通络。

【药物及用量】牛膝一两 秦艽一两

天门冬一两半（去心）　薏苡仁一两　独活一两　细辛半两　附子一两（炮裂，去皮、脐）　五加皮一两　桂心一两　丹参一两　杜仲一两（去粗皮）　酸枣仁一两　仙灵脾一两　晚蚕砂二两（微炒）

【用法】上一十四味，细锉，以生绢袋盛，以好酒一斗五升，浸渍七日，每日不拘时，温饮一小盏，恒令有酒气为佳。

◆**牛膝浸酒**《食医心鉴》

【主治】久风湿痹，筋挛膝痛，胃气结积，益气止毒热，去黑痣面䵟；皮肤光润。

【功效】祛风除湿，益气滋阴。

【药物及用量】牛膝根二斤（洗切）　豆一斤　生地黄（切）二升

【用法】上三味，以酒一斗五升浸，先炒豆令熟，投诸药酒中，经三两宿，随性饮之。忌牛肉。

◆**牛膝归尾汤**《沈氏尊生书》

【主治】胞衣不下。

【功效】破血消痈。

【药物及用量】牛膝　当归尾　木通各三钱　滑石四钱　秋葵子　瞿麦各一钱五分

【用法】清水煎服。

◆**牛胶饮**《外科精要》

【主治】痈疽恶疮。

【功效】行血解毒。

【药物及用量】牛皮胶（通明者）四两

【炮制】用酒一碗，入胶内，重汤煮透，搅匀倾出，更浸酒。

【用法】随意饮，能饮者以醉为度，则毒气不攻于内。或锉碎为丸，温酒送下。

◆**牛粪散**《仙拈集》

【主治】湿热诸疮，毒水淋沥，久不收口，小儿痘疮破烂，百药不效者。

【功效】拔毒，收湿。

【药物及用量】黄牛粪（取面上尖头用）

【用法】炒热敷之，冷则随换，数次即愈，且无疤痕。

◆**牛膝四物煎**《医宗金鉴》

【主治】湿热内蕴，灼伤膀胱血络，以致尿血。

【功效】凉血止血，利尿通淋。

【药物及用量】牛膝　木通　郁金　甘草梢　瞿麦　当归　川芎　生地　赤芍

【用法】水煎，去滓温服。

◆**牛蒡馎饦**《寿亲养老书》

【主治】老人中风，口目瞤动，烦闷不安。

【功效】祛风除烦。

【药物及用量】牛蒡根（切，一升，去皮，曝干，杵为面）　白米四合（净淘研之）

【用法】上二味，以牛蒡粉和面作之，向豉汁中煮，加葱椒五味臑头，空心食之，恒服极效。

◆**牛犀散**《经验良方》

【主治】一切风热、毒气攻注，遍身生疮。

【功效】祛风清热，解毒透疮。

【药物及用量】大黄半两（湿纸裹，煨令熟）　山栀子半两（微炒）　甘草（炙）　当归（去芦头）　连翘　防风（去芦头）四味各一两　生犀角二钱半锉

【用法】上七味，为细末，每服二钱，温热酒调下，食后或因饮酒时，每饮一盏入药半钱。

◆**牛肉羹**《寿亲养老书》

【主治】产后乳无汁。

【功效】补气养血通乳。

【药物及用量】牛鼻肉（洗净，切作小片）

【用法】用水煮烂，入五味如常法，煮作羹，任意食之。

◆**王不留行散**《金匮要略》

【主治】金疮。

【功效】活血行滞，消肿止痛。

【药物及用量】王不留行（八月八日采）　蒴藋叶（七月七日采）　桑树根（用白皮根行东南者，三月三日采）　甘草（一作一钱八分）各一钱　川椒三分（除目及闭口者出汗）　黄芩　厚朴　干姜　芍药各二分

【炮制】将王不留行、蒴藋、桑根三味阴干百日，烧灰存性，余药各另研杵，筛为散（除烧灰外，余药不可日暴火炙，治病方效）。

【用法】每服方寸匕，疮小者即以散掺之，疮大者服之，妇人产后亦可服。如风寒，桑东南根勿取。

◆王瓜散《卫生宝鉴》

【主治】肾虚，小便自利如泔色。

【功效】健肾，通淋。

【药物及用量】王瓜根　桂心各一两　白石脂　菟丝子（酒浸）　牡蛎（盐泥裹烧赤，候冷去泥）各二两

【用法】研为末便服二钱，食前大麦煎汤调下，一日三次。

◆王瓜散《御药院方》

【主治】偏正头痛。

【功效】祛风解表，散寒止痛。

【药物及用量】荆芥穗一两半　木香　川芎　天麻　麻黄（去节）　防风（去芦头）　细辛（去苗）　甘草（炙）　王瓜（灯心炒黄色）各半两

【用法】上九味，同为细末，每服二三钱，热茶清调下，食后。

◆仓公散《千金方》

【主治】鬼击，鬼疰，鬼刺，心腹如刺，下血便，死不知人及卧魇毒气等候。

【功效】杀虫毒，通窍络。

【药物及用量】瓜蒂末（一作皂角末）　藜芦末　雄黄　矾石（煅）各等量

【用法】研为细末，每用少许，吹入鼻中，得嚏气通，便活。未嚏再吹，以得嚏为度。

◆仓公散《妇人大全良方》

【主治】妇人猝鬼击、鬼疰、鬼刺，心腹如刺，下血便死不知人及卧魇啮脚趾不觉者，并诸毒气等疾。

【功效】祛疰除湿。

【药物及用量】瓜蒂末（《九籥卫生方》无瓜蒂末，有皂角末）　藜芦末　雄黄（研）　矾石（煅，研）各等量

【用法】上四味为末，研停，用少许吹入鼻中，得嚏为度。此药能起死人，恐皂荚者为正。

◆仓猝散《三因极一病证方论》

【主治】寒疝入腹，心腹猝腹及小肠膀胱气痛，脾肾气攻，挛急极痛，屈伸不能，腹中冷重如石，自汗出，手足冰冷垂死者。

【功效】祛寒，退热，散寒止痛。

【药物及用量】山栀子四十九个（烧过半，一作连皮炒）　附子一枚（炮去皮、脐）

【用法】锉服，每服二钱，清水一盏，黄酒半盏，煎至七分，加盐一捻，温服即愈。

◆仓米汤《千金方》

【主治】小腹冷气积聚，结成冷痢，日夜三四十行。

【功效】散寒，行滞止痢。

【药物及用量】仓粳米半升（净淘干漉）　薤白一握（去青，切细）　香豉三升（以水一斗，煎取五升，澄清）　羊脂一升（熬）

【用法】上四味，先以羊脂煎薤白令黄，并米纳豉汁中，煎取四升，旦空腹温服一升，如行十里久，更进一升，得快利止，若利不止，更服如前，利后，进粳米豉粥，若复作，更服一剂永瘥。

◆气疝饮《医学入门》

【主治】气疝。

【功效】温肝利气，健脾。

【药物及用量】黄连（以吴茱萸煎水浸炒）二钱　人参　白术各七分　白芍　陈皮各五分　甘草三分

【用法】加生姜三片，清水煎服。

◆气痢丸《医学入门》

【主治】痢久不止。

【功效】化湿清肠。

【药物及用量】诃子　陈皮　厚朴各三两

【炮制】研为细末，炼蜜和丸。

【用法】每服三十丸，米汤送下。

◆气针丸《奇效方》

【主治】久积风壅，心胸筑痛，两胁心

胸似有针刺。六脉沉伏，按之手不可近。

【功效】理气滞，杀虫毒，止刺痛。

【药物及用量】木香　槟榔　青皮　陈皮　大黄（炮）各四两　牵牛子末八两（半生半炒，一方无陈皮）

【炮制】研为细末，炼蜜和丸，如梧桐子大。

【用法】每服三十丸，食前姜汤或温水送下，量虚实加减。

◆**气郁汤**《证治准绳》

【主治】气郁。

【功效】宽胸，理气。

【药物及用量】香附（童便浸一宿焙干，杵去毛，为粗末）三钱　苍术　橘红　半夏（制）各一钱五分　贝母（去心）　白茯苓　抚芎　紫苏叶（自汗则用子）　山栀仁（炒）各一钱　甘草　木香　槟榔各五分

【用法】加生姜五片，清水煎服。如胸胁作痛，此有血滞也，宜参血郁汤治之。

◆**气块石燕散**《仁斋直指方》

【主治】饮食伤冷，心下结块，状如伏梁，又攻左胁。

【功效】温中散结。

【药物及用量】车蛾壳　蛤蜊壳（并烧灰存性为末）各一两　干姜（生）　官桂　甘草（炙）各一分

【用法】上五味为末，每服二钱，临发时，沸汤点服。

◆**乌牛尿膏**《沈氏尊生书》

【主治】鼓胀。

【功效】行水气，益中宫。

【药物及用量】乌牛尿一升

【用法】微火煎如饴糖，空腹时服少许。当鸣转病出，隔日再服。

◆**乌白丸**《医学入门》

【主治】痰积，酒积，食积。

【功效】祛痰积，消食滞。

【药物、用量及炮制】用乌梅肉、生姜各一斤　白矾、半夏各半斤　搅匀，以新瓦夹定，火焙三日夜，入神曲、麦芽、青皮、陈皮、蓬莪术、丁香、大腹子、枳壳各四两　酒煮，枣糊和丸。

【用法】每服五十丸，生姜汤送下。

◆**乌沉汤**《太平惠民和剂局方》

【主治】一切冷气，脊强，妇人血气攻击，心腹撮痛。

【功效】和中理气，止痛。

【药物及用量】天台乌药一百两　沉香五十两　人参三两　甘草四两半（炙）

【用法】研为末，每服五钱，加生姜二片，清水煎。入食盐一字，热服，或每服一钱，姜盐汤调下。

◆**乌沉汤**《仁斋直指方》

【主治】小儿慢惊风。

【功效】祛风，助胃，行气化痰。

【药物及用量】生川乌　沉香　人参　全蝎（焙）　南星（焙）　木香各一钱　天麻二钱　甘草（炙）五分

【用法】为末，每服三五分，加生姜三片，清水煎服。

◆**乌金丸**《中国医学大辞典》

【主治】妇人七情抑郁，气滞食减，口苦咽干，五心烦热，面黄肌瘦，胸胁刺痛，崩中带下，产后恶露上攻，败血不止。

【功效】解郁利气，活血止痛。

【药物及用量】香附（制）　川大黄各四两　木香　乳香（炙）　没药　官桂各五钱　五灵脂　桃仁泥　延胡索　天台乌药　蓬莪术各一两　全当归三两　益母草　蚕茧各二两（一方无大黄、益母草、蚕茧）

【炮制】用黑豆（洗净）一升，煮汁去滓，加红花二两，酒五碗，煎四五沸，去滓用汁，苏木三两水煎，去滓用汁，将三汁和蜜为丸。

【用法】每服三钱，熟汤或温酒艾醋汤送下。

◆**乌金丹**《张氏医通》

【主治】髭发不黑。

【功效】润毛发，和颜色。

【药物及用量】清烟好墨一块

【炮制】嵌大红凤仙梗中，仍将剜下者掩扎好，以泥涂之，有花摘去，勿令结子。候两月余，自壤取出。又将青梯去蒂，镂空入墨，将梯蒂掩札好，埋马粪中七昼夜，

收藏铅盒中。

【用法】以龟尿磨搽，则黑透须根，经月不白，且不伤须。

◆**乌金丹**《沈氏尊生书》

【主治】飞丝入目。

【功效】祛飞丝，明眼目。

【药物及用量】京墨

【用法】磨浓汁点之即出。

◆**乌金散**《三因极一病证方论》

【主治】热中。

【功效】清热和中。

【药物及用量】黄丹（炒）　细墨（烧）各一两

【用法】研为末和匀，每服三钱，食后先用水漱口，待心中温热，索水，便以冷水调下。

◆**乌金散**《御药院方》

【主治】梦泄，遗精。

【功效】益中滋阴。

【药物及用量】九肋鳖甲不拘多少（去裙襕，洗净过，烧灰存性）

【用法】研为细末，每服一字，用清酒小半盏，童便小半盏，陈葱白七八寸，同煎至七分，去葱白，和滓日西时服，须臾得黏臭汗为度，次日进粟米粥。忌食他物。

◆**乌金散**《普济方》

【主治】血崩不止。

【功效】涩血止崩。

【药物及用量】棕榈毛（烧存性）一两　龙骨（煅过）二钱

【用法】研为细末令匀，每服三钱，空腹时好酒调下，二服立止。

◆**乌金散**《圣济总录》

【主治】妊娠堕胎后，恶血不下，兼治诸血病。

【功效】消瘀活血。

【药物及用量】好墨二两（折二寸锭子，烧通赤，用好醋一升，蘸七遍，又再烧通赤放冷，另研为末）　没药　麒麟竭各二钱五分　麝香一钱

【用法】研为细末，每服一钱匕，童便加酒调下。

◆**乌金散**甲《证治准绳》

【主治】妇女身热口燥，气块筑痛，下黄水如葵汁者。

【功效】消瘀积，和血气。

【药物及用量】百草霜（炒）　紫荆皮（米泔浸煮炒黄）　甘草（炙）各等量

【用法】研为末，每服二钱，空腹时艾汤或醋汤调下，心嘈，猪血入盐酒下。

◆**乌金散**乙《证治准绳》

【主治】产后狂言乱语，目见鬼神。

【功效】安神益智，理气和血。

【药物及用量】当归　远志肉　川芎　酸枣仁　白术　赤芍　香附子　辰砂（另研入）　熟地黄　羌活　防风各二钱　茯神二钱五分　半夏三钱　全蝎　麦门冬　人参　牛膝　天麻各一钱　甘草九分　陈皮　白芷各一钱五分

【用法】锉散，分作二服，清水一盅，半加生姜三片，葱白三枝，入金银同煎一碗，不拘时温服。

◆**乌金散**丙《证治准绳》

【主治】毒肿痛及大指疽，一切无名肿毒。

【功效】消毒止痛，活血消肿。

【药物及用量】牙皂四分　人言（制）　蟾酥　麝香各五分　血余（煅过）　蛇蜕（煅过）　蜂房（煅）各一钱　蝉蜕（酒洗）　血竭　乳香（炙）　僵蚕（炒去丝）各二钱　辰砂（研水飞）　雄黄　穿山甲（炙黄）各二钱五分　全蝎三钱（汤泡七次）　天龙四钱（酒炙，去头足）　川乌尖　没药（炙）各一钱五分

【用法】研为细末和匀，每服三分（一作三钱），赤砂糖调葱头酒送下，取汗为度。

◆**乌金散**丁《证治准绳》

【主治】恶疮，疳瘘。

【功效】燥湿，杀虫。

【药物及用量】橡斗子二个

【炮制】以一个实黄丹，一个实白矾末，相合定，用黑梢麻皮缠好，火烧，研

为细末，加麝香少许。

【用法】洗净疮口，以此贴之。

◆**乌金散**《女科玉尺》

【主治】产后败血不止，淋沥。

【功效】和血止淋。

【药物及用量】当归五钱　百草霜　干面各一两　天麻　木香各二钱五分　京墨（煅）二钱

【用法】为散，清水煎服。

◆**乌金散**《外科经验》

【主治】产后败血不止，淋沥。

【功效】活血顺气。

【药物及用量】麸炭　紫苏叶各等量

【用法】为末，香油调涂。

◆**乌金散**甲《太平圣惠方》

【主治】妇人脏腑风冷，宿有瘀血不消，黄瘦羸困。

【功效】利水，消癥散结。

【药物及用量】鲤鱼鳞三两　乱发二两　槐蛾三分　桑蛾三分　虻虫一分　水蛭一分　川大黄一两（锉碎）　硇砂半两　芫花半两　牛膝半两（去苗）

【用法】上一十味，并入瓮内，用瓦盖，以盐泥固，候干，以大火断令通赤，慢慢去火，候冷取出，入麝香二钱，同研令细，每服空心，以热酒调下二钱。

◆**乌金散**乙《太平圣惠方》

【主治】妇人月水不通，心神烦闷，腹胁气胀。

【功效】养血调经，益心安神。

【药物及用量】乱发一两（须是大夫者，剪碎）　皂荚一挺（肥者，寸锉）　神曲三两　赤鲤鱼鳞一两　大麦蘖一两

【用法】上五味，入一瓷瓶子内，实填，口上安一团瓦子盖瓶口，用纸筋泥固济，候干，先用慢火焰，后着大火烧令通赤，去火候冷取出，入麝香一钱，同研令细，每于食前服，以温酒调下一钱。

◆**乌金散**丙《太平圣惠方》

【主治】妇人月水久不通。

【功效】破血通经。

【药物及用量】童男发三两（烧灰）　童女发三两（烧灰）　斑蝥三七枚（糯米拌炒令黄，去翅足）

【用法】上三味，入麝香一钱，同研令细，每于食前服，以热生姜酒调下一钱。

◆**乌金散**丁《太平圣惠方》

【主治】产后恶血攻冲，心腹疼痛。

【功效】祛瘀行气止痛。

【药物及用量】好墨　梁上尘　釜下墨　猪胎衣　赤鲤鱼鳞各一两

【用法】上五味，都烧为灰，入麝香一钱，同研令细，每服不拘时，以热酒调下二钱。

◆**乌金散**戊《太平圣惠方》

【主治】产后恶露下不尽，腹内疠痛，头重，呕逆及血晕。

【功效】行气祛瘀止血。

【药物及用量】乱发二两（烧灰）　赤鲤鱼鳞二两（烧灰）　香墨一挺　灶突墨三分　麝香一分（细研）　延胡索三分　肉桂三分（去粗皮）　麒麟竭三分　赤芍三分

【用法】上九味，捣细罗为散，不拘时，以温酒调下二钱，生姜小便调服亦得。

◆**乌金散**甲《医林方》

【主治】妇人产后血晕，牙关不开者。

【功效】化瘀止血开窍。

【药物及用量】黑牛角胎（用醋烧蘸三遍）

【用法】上一味为细末，龙脑少许，每服三钱，童子小便调下。

◆**乌金散**乙《医林方》

【主治】妇人二三十年积块痃痞。

【功效】破积消癥。

【药物及用量】大枣一枚　巴豆一个（枣分开，放巴豆在内，烧黑色一方慢火烧令黑色）

【用法】上二味为细末，每服一钱，酒调，临卧，三药一时服，先服乌金散，次二服紫金散，次三服胜金散，三药服罢，到天明，取下二三十年积物为效，后服紫金丹补。

◆**乌金散**《世医得效方》

【主治】难产热病，胎死腹中，或因跌

仆，或从高坠下，或房室惊搐，或临产惊动太早，触犯禁忌，产时未到，经血先下，恶露已尽，致胎干子死，身冷不能自出。

【功效】活血祛瘀下胎。

【药物及用量】熟地黄（洗，切，焙干，酒炒） 真蒲黄 大当归 交趾桂 杨芍药 军姜（去皮） 粉草各一两 小黑豆四两 百草霜五钱

【用法】上九味为末，每用二钱，米醋半合许，沸汤六七分，温服。

◆**乌金散**《三因极一病证方论》

【主治】妇人血气、血瘕、血风，劳心烦躁，筋骨疼痛，四肢困瘦。

【功效】补肝利水，活血止痛。

【药物及用量】好黑豆十两 没药 当归各半两（洗，焙干为末）

【用法】上三味，先将黑豆，不犯水净拭，用砂瓶一只，入豆于内，以瓦片盖，盐泥固济，留嘴通气，炭火二斤煅，烟尽存性，以盐泥塞瓶嘴，退火，次日取出，豆如鸦翼，研细，方入后末，研匀，不拘时，温酒调下二钱，重者不过三五服。忌鲤鱼、毒肉、水母之类。

◆**乌金散**《宣明论方》

【主治】妇人诸疾，寒热头痛。

【功效】活血利水。

【药物及用量】乌金子 肉桂 蒲黄 当归 虻虫 血余炭 水蛭 鲤鱼灰 木香 青皮 皂角（大者，炙）各半两 芍药 芫花三两（醋） 巴豆一钱（出油） 朱砂少许 棕皮灰 红花一两 川乌头半两

【用法】上一十八味为末，每服半钱，加至一钱，煎至姜汤调下，空心食前。忌油腻物。

◆**乌金散**《太平惠民和剂局方》

【主治】产后血迷、血晕，败血不止，淋沥不断，脐腹疼痛，头目昏眩，无玄无力多汗或崩中下血过多不止。

【功效】祛瘀止血。

【药物及用量】麒麟竭 赤芍 松墨（煅，醋淬） 乱发（要男子者，烧灰） 百草霜 延胡索 肉桂（去粗皮） 当归（去苗） 鲤鱼鳞（烧为末）各等量

【用法】上九味，捣罗为末，每服二钱，温酒调下。

◆**乌金散**《圣济总录》

【主治】妇人血风劳气攻注，四肢身体疼痛。

【功效】温经活血止痛。

【药物及用量】乌头锉一两 草乌头（锉）二两 乱发三两 五灵脂二两

【用法】上四味入在一瓦罐内，盐泥固济，候干，烧令通赤，候冷取出，细研。

◆**乌金膏**《东汉王先生家宝方》

【主治】疳气入阴。

【功效】杀虫，去疳。

【药物及用量】通草 黄皮 大黄各二钱五分

【用法】各烧存性，研为末，每用一钱，豮猪胆调成膏，涂于阴上。如未退，蛇床子煎汤洗，后再调涂。

◆**乌金膏**《幼幼新书》

【主治】胎痫潮发。

【功效】止痫除热。

【药物及用量】乌梢蛇一条（取净肉，酒浸一宿，焙） 蚕纸一张（烧灰） 蝉壳 全蝎 朱砂（飞）各五钱 金箔二十斤 龙脑 麝香各五分

【炮制】研为细末令匀，炼蜜和丸，如皂子大。

【用法】每服一丸，人参、薄荷汤化下。

◆**乌金膏**《赤水玄珠》

【主治】感受风寒，痘不起发，或红紫，或惊搐，发热不已。

【功效】除风热，止搐搦。

【药物及用量】僵蚕（酒洗） 全蝎（去足、尾，酒洗） 甘草 紫草 白附子（味苦内白者真） 麻黄各五钱 穿山甲（炒末）二钱五分 蝉蜕（去头足，酒洗净）二钱

【炮制】研为末，将红铧、紫草各一两，好酒二盅，熬去大半去滓，入蜜五两，慢火同煎，滴水成珠为度，丸如龙眼核大。

【用法】每服一丸，灯心汤化下。

◆**乌金膏**《痈疽神秘验方》

【主治】溃疡，发背，肉死不腐。

【功效】祛腐止痛。

【药物及用量】巴豆（去心膜，新瓦上炒黑）

【用法】研如膏，先用降香煎，汤洗疮，点歹肉上，临用修合则不干。若初起肿痛，用点数处，其毒顿消。若恶疮顽疾元气无亏，久不收敛者，内有毒根，以纸撚蘸纴其内。

◆**乌金膏**《疡医大全》

【主治】目外障，风痒，血缕，斑疮，胬肉攀睛，鸡冠蚬肉，漏睛疮。

【功效】除目障，去疮毒。

【药物及用量】晋矾一两　米醋（自造红香者佳）一碗半

【炮制】共入铜锅内，文武火熬干，如湿，翻调焙干，取出去火气，研细末，用时不拘多少。入生蜜调匀，盛瓷罐内。

【用法】涂点患处，久闭。或五日七日，上下胞俱肿，方可歇药。数日其红肿尽消，观轻再点。如漏睛脓出，用膏和匀，作条晒干，量穴深研插入。化去瘀肉，则新肉自生而脓止。

◆**乌金膏**《证治准绳》

【主治】囟门陷。

【功效】温中益气。

【药物及用量】生川乌　生附子各五钱　雄黄二钱

【炮制】研为末，用生葱和根叶细切，烂杵，入前药末同煎，空心作成膏。

【用法】贴陷处。

◆**乌金浸酒**《太平圣惠方》

【主治】一切风。

【功效】祛风活血，补肾温阳。

【药物及用量】黑豆二升（紧小者，炒熟，捣碎）　防风（去芦头）　桂心　附子（炮裂，去皮、脐）　羌活各二两　熟干地黄三两　乌鸡粪（雄者，以大麻子喂，笼七日后，取粪一两）

【用法】上七味，细锉和匀，入于生绢袋中，用好酒二斗，于瓷瓮子中重汤缓火煮，候药瓮内有香气即止，每日三度，温饮一小盏。

◆**乌风决明丸**《医宗金鉴》

【主治】乌风有余证。

【功效】清肝祛风。

【药物及用量】石决明二两　细辛五钱　桔梗　防风　茺蔚子　车前子　茯苓　山药　玄参各二两

【炮制】研为细末，炼蜜和丸，如梧桐子大。

【用法】每服三钱，食前清茶送下。

◆**乌风补肝散**《医宗金鉴》

【主治】乌风不足证。

【功效】益血祛风。

【药物及用量】川芎　熟地黄　当归　蒺藜　白芍　木贼　夏枯草　防风各一钱

【用法】煎为粗末，清水二盏，大至一盏去滓，食前温服。

◆**乌香散**《圣济总录》

【主治】鼻疳，侵蚀鼻柱。

【功效】杀虫去蚀。

【药物及用量】草乌（烧灰）　麝香各等量

【用法】研为极细末，以少许贴于疮上。

◆**乌倍散**《是斋百一选方》

【主治】嵌甲。

【功效】解毒杀虫。

【药物及用量】草乌头五钱　五倍子（全者）四两　白牵牛一两　龙骨一分

【炮制】先以乌头牵牛、龙骨捶碎，同五倍子炒令焦黑色，去三物不用，只取五倍子为末。

【用法】疮干用麻油调涂，湿则干贴。

◆**乌荆丸**《苏沈良方》

【主治】诸风疭缓，言语謇涩，遍身麻痛，皮肤瘙痒及肠风脏毒，下血不止。病风挛搐，头颔宽亸不收，妇人血风，头疼眼晕。

【功效】疏风益血，行气。

【药物及用量】川芎（炮去皮、脐）一

两　荆芥穗二两

【炮制】研为末，醋煮米糊和丸如梧桐子大。

【用法】每服二十丸，温酒或熟汤送下，有疾，食空时，日进三四服，无疾早晨一服。

◆**乌骨鸡丸**《秘旨方》

【主治】妇人郁结不疏，蒸热咳嗽，月经不调，或久闭不行，或倒经血溢于上，或产后褥痨，或崩淋不止及带下赤白白淫诸证及男子斫伤太早，劳嗽吐红，成虚损者。

【功效】益五脏，补劳损。

【药物及用量】乌骨　白丝毛鸡一只（男雌女雄，制法同巽顺丸）

【炮制】将北五味子一两（碎），熟地黄四两（如血热加生地黄二两），入鸡腹内，用陈酒酒酿、童便于砂锅中煮（如巽顺丸）。次用绵黄芪（去皮，蜜酒拌炙）、白术（饭上蒸九次）各三两，白茯苓（去皮）、当归身（酒洗）、白芍（酒炒）各二两，预研为粗末。同鸡肉捣烂焙干，骨用酥炙，共为细末。再以人参三两（虚甚加至六两），牡丹皮二两（酒净勿炒），川芎一两（童便浸切），各研为细末。和前药中，另用干山药末六两打糊，众手成丸，晒干勿令馊，瓷罐收贮。

【用法】每服三钱，清晨人参汤或沸汤送下，卧时醇酒再服二钱。大便实者，炼白蜜为丸亦可。如骨蒸寒热，加九肋鳖甲三两，银柴胡、地骨皮各一两五钱；经闭加肉桂一两；崩漏下血倍熟地，加真阿胶；倒经血溢，加麦门冬二两；郁结痞闷，加香附（童便制）二两，沉香五钱；赤白带下，加川萆薢二两，香附（四制）二两，蕲艾一两；白淫倍用人参、黄芪、茯苓。

◆**乌骨鸡丸**《验方新编》

【主治】妇人气血两亏，羸瘦内热，经水不调，崩漏带下，骨蒸劳热，不能受孕。

【功效】疗骨蒸，补虚羸，清虚热。

【药物及用量】丹参　人参　鳖甲（炙）　牛膝　青蒿　全当归　沙参　麦门冬各三两　川芎　白术（土炒）　牡丹皮　茯苓　绵黄芪　银柴胡　玄胡　秦艽各二两　贝母　艾绒　川连　地骨皮各一两　金石斛　生地黄各四两

【炮制】共研为末，将石斛、青蒿煎汤，煮雄乌骨鸡一只（去羽毛），打和为丸。

【用法】每服四钱，盐汤送下。

◆**乌梅丸**《伤寒论》《金匮要略》

【主治】蛔厥，吐蛔，久痢。

【功效】杀虫止痢。

【药物及用量】乌梅三百枚　细辛　桂枝（一作肉桂）　附子（炮）　人参　黄柏各六两　干姜十两　黄连一斤　蜀椒（炒去汗）　当归各四两（一方无干姜）

【炮制】各捣筛，合治之，以苦酒浸乌梅一宿，去核蒸之，五升米下，饭熟捣成泥，和药令相得，纳臼中，与蜜杵二千下，丸如梧桐子大。

【用法】先食服十丸，稍加至二十丸，每日三次，禁生冷、滑臭食等。久痢，诸药不瘥，去细辛、附子、人参、黄柏，桂枝换桂心。

◆**乌梅丸**《济生续方》

【主治】便血。

【功效】敛血和中。

【药物及用量】乌梅三两（烧存性）

【炮制】研为细末，醋煮米糊和丸。

【用法】每服二十丸，空腹时米饮送下，每日二次。

◆**乌梅丸**《验方新编》

【主治】经来食物即吐。

【功效】通经络，止呕吐。

【药物及用量】木香　雄黄各五钱　草果一个　乳香　没药各一钱

【炮制】乌梅为丸，如弹子大。

【用法】每服一丸，早晨口含化下。

◆**乌梅丸**《严氏济生方》

【主治】热留肠胃，下痢纯血，脐腹疞痛，或先经下痢未断，服热药，蕴毒伏热，渗成血痢。

【功效】清热理气，止血。

【药物及用量】乌梅肉二两 黄连（去须）三两 当归（去芦） 枳壳（去瓤，麸炒）各一两

【用法】上四味，为细末，醋糊为丸，如梧桐子大，每服七十丸，空心食前，米饮送下。

◆**乌梅丹**（张涣方）

【主治】小儿发寒疟甚者。

【功效】温中祛寒。

【药物及用量】乌梅肉一两（炒干） 母丁香 干漆（微炒） 当归 桂心各五钱 麝香一分（另细研）

【炮制】捣罗为粗散，入麝香拌匀，炼蜜和丸，如黍米大。

【用法】每服十丸，粥饮送下，量儿大小加减。

◆**乌梅木瓜汤**《证治准绳》

【主治】饮酒积热，熏蒸五脏，津液枯燥，血泣溺多，肌肉消铄，专嗜冷物寒浆。

【功效】温胃消积。

【药物及用量】乌梅（捶破，不去仁） 木瓜干各二钱 麦芽（炒） 甘草 草果（去皮）各一钱

【用法】锉散，清水一盏半，加生姜五片，煎至七分，不拘时服。

◆**乌梅散**《圣济总录》

【主治】甲疽胬肉，脓血疼痛。

【功效】止腐止痛。

【药物及用量】乌梅十枚（烧灰）

【用法】研为末，敷疮上，一日三易，一方用盐梅烧灰敷，捣烂裹亦可。

◆**乌梅散**《活幼心书》

【主治】腹痛及初生孩脐下冷痛，疝气内吊等疾。

【功效】活血止痛，疏肝除疝。

【药物及用量】乌梅（去核） 延胡索 甘草（半生半炙）各五钱 乳香 没药 钩藤钩各二钱（一作各二钱五分）

【用法】㕮咀，每服二钱，清水一盅，煎至七分，空腹时温服。

◆**乌梅散**甲《太平圣惠方》

【主治】肠风便血等证。

【功效】和血利气，温中涩肠。

【药物及用量】乌梅肉（微炒） 黄连（去须微炒） 当归（微炒） 附子（炮制去皮、脐） 熟艾各七钱五分 阿胶（捣碎，炒令燥） 肉豆蔻（去壳） 赤石脂各一两 甘草（炙）五钱

【用法】研为细末，每服二钱，不拘时粥饮调下。

◆**乌梅散**乙《太平圣惠方》

【主治】小儿热痢。

【功效】养阴，清热，止痢。

【药物及用量】乌梅二枚（微炒去核） 黄连（去须微炒） 蓝叶各一分 犀角屑 阿胶（捣碎，炒令黄燥） 甘草（炙微赤，锉）各五钱

【用法】捣粗罗为散，每服一钱，清水一小盏，煎至五分去滓，不拘时温服，量儿大小可加减。

◆**乌梅散**丙《太平圣惠方》

【主治】霍乱后，痢不止，冷汗出，腹胁胀。

【功效】止痢除胀。

【药物及用量】乌梅肉三分（微炒） 黄连三分（去须，微炒） 熟艾三分（微炒） 赤石脂一两 当归三分（锉，微炒） 甘草半两（炙微赤，锉） 附子三分（炮裂，去皮、脐） 阿胶一两（捣碎，炒令黄燥）
肉豆蔻一两（去壳）

【用法】上九味，捣细罗为散，不拘时，以粥饮调下二钱。

◆**乌梅散**丁《太平圣惠方》

【主治】赤白痢，行数不减，时或口干。

【功效】调中涩肠止痢。

【药物及用量】乌梅肉半两（微炒） 黄连三分（去须，微炒） 干姜半两（炮裂，锉） 诃黎勒三分（煨，用皮） 白矾半两（烧灰）

【用法】上五味，捣细罗为散，每服不拘时，以粥饮调下二钱。

◆**乌梅散**戊《太平圣惠方》

【主治】 赤白痢，冷热相攻，腹中疠痛。

【功效】 调中止痢。

【药物及用量】 黄连半两（去须，微炒） 芜荑半两 干姜半两（炮裂，锉） 甘草一分（炙微赤，锉）

【用法】 上四味，捣细罗为散，每服不拘时，以粥饮调下二钱。

◆**乌梅散**己《太平圣惠方》

【主治】 产后脓血痢及水谷不化，脐下冷痛。

【功效】 涩肠止痢，温中健脾。

【药物及用量】 乌梅肉一两（微炒） 龙骨二两 干姜一两（炮裂，锉） 赤石脂三分 甘草半两（炙微赤，锉）当归一两（锉，微炒） 黄连一两（去须，微炒） 人参一两（去芦头） 白术一两 阿胶一两（捣碎，炒令黄燥） 艾叶一两（微炒）

【用法】 上一十一味，捣细罗为散，每服以粥饮调下二钱，日三四服。

◆**乌梅膏**《沈氏尊生书》

【主治】 咳嗽，经年未愈者。

【功效】 止咳生津。

【药物及用量】 乌梅不拘多少

【用法】 煎膏含化。

◆**乌梅汤**甲《圣济总录》

【主治】 久痢，食即呕吐，烦渴不可忍。

【功效】 清热，和血，止痢。

【药物及用量】 乌梅肉（炒）半两 黄连（去须，炒）三分 白茯苓（去黑皮） 黄芩（去黑心） 龙骨各半两 诃黎勒（炮，去核）三分 厚朴（去粗皮，生姜汁炙，锉）一两 阿胶（炙令燥）半两

【用法】 上八味，粗捣筛，每服五钱匕，浆水一盏，生姜三片，同煎至七分，去滓，空心温服，日午再服。

◆**乌梅汤**乙《圣济总录》

【主治】 消渴，膈热咽干。

【功效】 生津止渴。

【药物及用量】 乌梅肉（炒）二两 茜根（锉）一两 黄芩（去黑心）一分 葛根（锉） 人参 白茯苓（去黑皮） 甘草（炙）各半两

【用法】 上七味，粗捣筛，每服三钱匕，水一盏，煎至八分，去滓，不拘时，温服。

◆**乌梅汤**《直指小儿方》

【主治】 疮豆热渴。

【功效】 清热解毒，升津止渴。

【药物及用量】 小黑豆 绿豆各一合 乌梅二个

【用法】 上三味，㕮咀，新汲水一碗，煎取清汁，旋服。

◆**乌梅五味子汤**《普济方》

【主治】 消渴。

【功效】 酸敛，生津止渴。

【药物及用量】 五味子 巴戟（酒浸，去心） 百药煎 乌梅 甘草各等量

【用法】 上五味，㕮咀，每服四钱，水一盏，空心煎服。

◆**乌梅饮**《圣济总录》

【主治】 产后寒热疟，发渴头痛。

【功效】 清热截疟，益气生津。

【药物及用量】 乌梅肉（炒） 黄连（去须） 柴胡（去苗） 人参各一两 甘草（炙）三分 当归（切，焙）一两半 常山半两 生干地黄（焙）三分

【用法】 上八味，粗捣筛，每服五钱匕，水一盏半，生姜三片，枣二枚，擘，同煎至八分，去滓，当未发前温服。

◆**乌犀丸**《医学纲目》

【主治】 小儿疳热，腹内生虫，肚大，手足疲弱，丁奚尪羸。

【功效】 杀虫毒，消积热。

【药物及用量】 黑牵牛 青皮各二两 使君子肉七钱五分 苦楝皮（一作芦荟） 雷丸各二钱五分 鹤虫五钱

【炮制】 同入锅内炒焦，研为末，水煮面糊和丸，如黍米大。

【用法】 三岁儿每服二十丸，食前米饮送下。

◆**乌犀丸**（曾氏方）

【主治】小儿积滞，夹惊夹风，吐逆，面黄肌瘦。

【功效】温胃，调脾，消积化滞。

【药物及用量】皂荚三寸（锉，煨灰火中，见青烟起为度，取出地上，瓦碗盖定，存性冷用七钱）　硫黄　白僵各三钱五分　陈皮（去白）　川乌（炮去皮、脐）各五钱　巴豆（去壳膜心存油）七十七粒

【炮制】先以硫黄研细，除巴豆外，余四味同焙为末，切薄，巴豆细研，同前五味药末拌匀，用粳米饭包作一大粽子，小瓦罐盛水煮熟，候冷取出，砂钵内烂杵，细布兜紧，绞出如稠糊，安在瓷器内。以药末停分，同杵细转为丸，如粟粒大。

【用法】取诸积每服五丸，或十五丸，或二十一丸至三十三丸，并用淡姜汤泡冷饭取汁，五更初空腹送下。通利三五行以匀散止补，治积吐有醋馊气，每服三丸至五丸，淡姜汤入米醋少许，候温空腹下。

◆**乌犀丸**《圣济总录》

【主治】鼻疮。

【功效】清肝解毒，润肺除热。

【药物及用量】乌犀（锉）　羚羊角（锉）　牛黄　柴胡各一两　丹砂　天门冬（去心，焙）　贝母（去心炒）　胡黄连　人参各五钱　麦门冬（去心，焙）　知母三分　黄芩　甘草（炙）各一分

【炮制】研为细末和匀，炼蜜为丸，如梧桐子大。

【用法】每服二十丸，空腹时温酒送下。

◆**乌犀丸**《太平圣惠方》

【主治】中风半身不遂，身体顽麻。

【功效】祛风通络，养血。

【药物及用量】乌犀角屑一两　羚羊角屑一两　天南星一两（醋浸一宿，炒令黄）　天雄一两（炮裂，去皮、脐）　天麻一两　乌蛇二两（酒浸，炙令黄，去皮骨）　桂心一两　白僵蚕一两（微炒）　干蝎一两（微炒）　防风二两（去芦头）　麻黄二两（去根节）　芎䓖一两　独活一两　干姜一两（炮裂，锉）　川乌头一两（炮裂，去皮、脐）　白术一两　当归一两　白芷一两　细辛一两　牛膝一两（去苗）　槟榔一两　青橘皮一两（汤浸，去白瓤，焙）　白附子一两（炮裂）　桑螵蛸一两（微炒）　阿胶一两（捣碎，炒令黄燥）　牛黄一分（细研）　麝香一分（细研）

【用法】上二十七味，捣罗为末，入研了药令匀，炼蜜和捣五七百杵，丸如梧桐子大，每服食前，以温酒下十丸。

◆**乌犀丸**《经验良方》

【主治】一切风热壅滞，大便秘涩，小便黄赤，烦躁喘满，腰脚重痛，并治脚气。

【功效】凉血通络。

【药物及用量】黑牵牛四两（生用）　皂角二两（不蛀者，炙令香，刮去皮、子）　细松烟墨半两（烧令烟断）

【用法】上三味，为细末，面糊为丸，如梧桐子大，每服五十丸，温熟水送下，临卧服，取利一次，宜量虚实加减。

◆**乌犀丸**《寿亲养老书》

【主治】老人一切风。

【功效】祛风通络，化痰除湿。

【药物及用量】天麻二两　地榆一两　川乌头一两（炮制去皮）　龙脑薄荷四两　藿香叶一两　皂角三挺（不蛀者，烧红，入水中浸之）　龙脑少许　麝香少许

【用法】上八味，为末，炼蜜为膏，如皂子大，每服一丸，嚼吃，小儿半丸以下，薄荷茶酒调下。

◆**乌犀丸**《朱氏集验方》

【主治】左瘫右痪，口眼㖞斜，头目眩晕，手足顽麻，浑身疼痛等疾。

【功效】活血祛风，通络止痛。

【药物及用量】草乌六两（生用）　川乌三两半（炮，去皮）　甘草三两　甘松一两半　麻黄一两半（去节）　白芷一两　熟地黄一两半　干姜一两　当归半两　羌活半两　藿香叶一两（净）　藁本一两　赤小豆半两　京墨半两（煨去胶）　川芎一两

【用法】上一十五味，为细末，别将黄秫米十五两为粉，做饼子煮熟，旋于钵内，

入药末捣匀，丸如梧桐子大，每服一丸，用生姜一片同嚼，食后茶酒任下。

◆**乌犀膏**《简易方》

【主治】咽喉肿痛，结喉，痹喉，急喉，飞丝入喉，重舌，木舌等证。

【功效】消结解毒，止痛。

【药物及用量】皂荚二条（捶碎，用水三升，浸一时久馣汁，漉去滓，入瓦器内熬成膏） 好酒一合 百草霜（研，同皂荚膏搅匀令稠） 人参（为末）各一钱 焰硝 硼砂 白霜梅各少许（并研入膏中）

【用法】拌和前药，用鹅毛点少许于喉中，出尽顽涎为度，却嚼甘草二寸，咽汁吞津；木舌先以粗布蘸水揩舌冷，次用生姜片擦之，然后用药。

◆**乌犀角散**《太平圣惠方》

【主治】妇人中风，筋脉挛急，四肢疼痛，不能行走，神思昏闷，言语謇涩。

【功效】清热活血，祛风除湿。

【药物及用量】乌犀角屑一两 赤箭三分 附子三分（炮裂，去皮、脐） 羌活三分 防风三分（去芦头） 芎䓖三分 桂心三分 羚羊角屑三分 独活三分 牛膝三分（去苗） 五加皮三分 黄芪半两（锉） 赤茯苓半两 麻黄半两（去根节） 赤芍半两 细辛半两 当归三分（锉，微炒） 枳壳半两（麸炒微黄，去瓤） 生干地黄一两 甘草一分（炙微赤，锉） 酸枣仁三分（微炒）

【用法】上二十二味，捣筛为散，每服四钱，以水酒各半中盏，入生姜半分，薄荷三七叶，煎至六分，去滓，温服，不拘时。

◆**乌蛇丸**《证治准绳》

【主治】风癣，多年不瘥。

【功效】祛风湿，通经络，散寒邪。

【药物及用量】乌蛇（酒浸去骨） 白附子（炮） 附子（小便浸一宿） 天麻各二两 全蝎（炒） 羌活 乳香 僵蚕（炒）各一两五钱 苦参十两 槐花八两

【炮制】研为细末，生姜汁、白蜜各一斤，同熬成膏，入药和丸，如梧桐子大。

【用法】每服三四十丸，空腹时温酒送下，夜晚荆芥汤送下。

◆**乌蛇丸**《太平圣惠方》

【主治】妇人中风，角弓反张，或身体强直，牙关紧急。

【功效】疗贼风，除痰结。

【药物及用量】乌蛇肉（酒浸） 犀角 白附子（炮） 天麻各一两 半夏（汤洗七遍，生姜制）天南星（炮） 麻黄（去节） 独活（去芦） 白僵蚕（炒） 晚蚕砂（炒） 干蝎（微炒） 桂心各五钱 麝香二钱五分（另细研）

【炮制】研为细末，入麝和匀，炼蜜为丸，如梧桐子大。

【用法】每服三十丸，不拘时豆淋酒送下，一日二次。

◆**乌蛇散**《证治准绳》

【主治】身体顽麻及白癜风。

【功效】祛风湿，通血脉。

【药物及用量】乌蛇三两（酒浸） 白僵蚕（炒） 独活（去芦） 胡麻子各二两 天南星一分 白附子（炮） 川乌头（炮去皮、脐） 桂心 防风（去芦） 细辛（去苗） 枳壳（去瓤麸炒） 蝉蜕各五钱 大麻一两

【用法】研为细末，每服二钱，不拘时温酒调下。

◆**乌蛇散**《医学入门》

【主治】破伤风及洗头风。

【功效】散寒，攻痰。

【药物及用量】乌蛇六钱 麻黄一两 川乌 白附子 附子 川芎 干姜 天麻各五钱 蝎梢二钱五分

【用法】研为细末，每服一钱，温酒调下，一日三次。

◆**乌蛇散**甲《太平圣惠方》

【主治】妇人中风口噤。

【功效】祛风化瘀。

【药物及用量】乌蛇肉半两（酒拌炒令黄） 干蝎半两（微炒） 天麻半两 天南星半两（炮裂） 白僵蚕半两（微炒） 腻粉半两（研入）

【用法】上六味，捣细罗为散，研入腻粉令匀，每服一字，以生姜酒调下，拗开口灌之。

◆**乌蛇散**乙《太平圣惠方》

【主治】产后中风，口噤，四肢抽搐。

【功效】祛风通络止痉。

【药物及用量】乌蛇肉一两（酒拌炒令黄）　天麻一两　桂心　莽草　槟榔　麻黄（去根节）　天雄（炮裂，去皮、脐）　独活　天南星（炮裂）　蝉壳（微炒）　犀角屑各半两　麝香一分（研入）

【用法】上一十二味，捣细罗为散，研入麝香令匀，每服不拘时，以豆淋酒调下一钱。

◆**乌蛇散**丙《太平圣惠方》

【主治】妇人血风瘙痒。

【功效】祛风止痒。

【药物及用量】乌蛇二两（酒浸，去皮骨，酥拌炒令黄）　白蒺藜三分（微炒，去刺）　蛇床子三分　桂心三分　防风三分（去芦头）　独活三分　当归三分　藁本三分　细辛三分　枫香三分　凌霄花三分　牛劳子三分（微炒）　枳壳三分（麸炒微黄，去瓤）　莽草三分　干蝎半两（微炒）

【用法】上一十五味，捣细罗为散，不拘时，以温酒调下一钱。

◆**乌蛇散**丁《太平圣惠方》

【主治】顽麻风，搔之皮肤不知痒痛。

【功效】通络化痰，祛风。

【药物及用量】乌蛇肉五两（酒浸，炙令黄）　天麻一两　桂心一两　羌活半两　防风一两（去芦头）　麻黄一两（去根节）　白僵蚕一两（微炒）　苦参一两（锉）　踯躅花半两（酒拌令匀，炒干）　人参半两（去芦头）　白蒺藜三分（微炒去刺）　赤茯苓一两　赤芍半两　威灵仙一两　枳壳一两（麸炒微黄，去瓤）　芎䓖半两　天蓼木一两

【用法】上一十七味，捣细罗为散，每服空腹及晚食前，以温酒下二钱，忌猪、鸡肉。

◆**乌蛇散**戊《太平圣惠方》

【主治】急风，言语謇涩，心膈烦闷，四肢拘急。

【功效】清热解毒，祛风止痒。

【药物及用量】乌蛇肉一两（酒浸，炙微黄）　天南星半两（炮裂）　白附子半两（炮裂）　蝉壳一分（微炒）　白僵蚕一两（微炒）　天麻一两　半夏半两（汤洗七遍，去滑）　牛黄一分（细研）　附子一两（炮裂，去皮、脐）

【用法】上九味，捣细罗为散，不拘时，以温酒下二钱，薄荷汤调下亦得。

◆**乌蛇散**己《太平圣惠方》

【主治】毒风上冲，头面赤热，或生细疮，皮肤瘙痒，心神烦躁。

【功效】通络祛风，化痰活血。

【药物及用量】乌蛇肉二两（酒浸，炙微黄）　羚羊角屑三分　人参三分（去芦头）　赤茯苓三分　沙参三分（去芦头）　麻黄一两（去根节）　防风三分（去芦头）　白蒺藜三分（微炒，去刺）　白鲜皮三分　独活一两　黄芩三分　秦艽一两（去苗）　川升麻三分　川大黄三分（锉，微炒）　牛蒡子半两（熬炒）

【用法】上一十五味，捣细罗为散，不拘时，以温浆水调服二钱。

◆**乌蛇散**庚《太平圣惠方》

【主治】中风偏枯，手足不遂，筋骨疼痛。

【功效】舒风散热，止痒。

【药物及用量】乌蛇二两（酒浸，去皮骨，炙令微黄）　赤箭一两　羌活一两　防风一两（去芦头）　桂心一两　海桐皮一两　藁本一两　萆薢一两（锉）　独活一两　当归一两　阿胶一两（捣碎，炒令黄燥）　麻黄一两（去根节）　天雄一两（炮裂，去皮、脐）　枳壳一两（麸炒微黄，去瓤）　干姜一两（炮裂，锉）　牛蒡根一两（干者，刮去皮）

【用法】上一十六味，捣细罗为散，不拘时，以温酒调下二钱。忌生冷、油腻、鸡猪犬肉。

◆**乌蛇膏**《太平圣惠方》

【主治】风瘾疹结肿，攻冲遍身，发热痒痛及筋脉挛急。

【功效】除风湿，消热毒。

【药物及用量】乌蛇　当归（去芦）　木鳖子（去壳）　枳壳（去苗）　大黄各一两　天麻　附子　乌喙　天南星　桂心　细辛（去瓢）　吴茱萸　羌活（去芦）　苍术（去粗皮）　防风　牛膝　川椒　白芷　白僵蚕　干蝎各五钱

【炮制】并生用，锉碎，以头醋八两，拌浸一宿，用腊月炼成猪脂二斤，置铛中。入药以慢火煎，看白芷变黄紫色，下火滤去滓，令净入瓷盒内盛之。

【用法】每用少许，摩涂患处，立效。

◆**乌连汤**《三因极一病证方论》

【主治】脉痔下血不止。

【功效】泻热，除寒。

【药物及用量】川乌头（炮）　黄连各等量

【用法】每服三钱，清水一盏，煎至五分，空腹时温服。热加黄连，冷加乌头。

◆**乌鱼散**（张氏方）

【主治】小儿重舌。

【功效】祛风，燥湿。

【药物及用量】乌贼骨一两　蜣螂（烧灰）　蒲黄各五钱　枯白矾二钱五分

【用法】研为极细末，鸡子黄调涂舌下，咽津无满。

◆**乌云膏**《外科大成》

【主治】胎疮，乳癣疮。

【功效】活血，止痛。

【药物及用量】松香末二两　硫黄末一两

【炮制】研为细末和匀，香油拌如糊，摊南青布上，约半指厚，掷成条子，用线札紧，再用香油泡一日，取出刮去余油，以火点着一头，下用粗碗接之，布灰陆续剪去，取所滴药油，浸冷水内一宿，出火毒。

【用法】抹之。

◆**乌贼骨散**《沈氏尊生书》

【主治】目翳。

【功效】祛翳，明目。

【药物及用量】乌贼骨　冰片各一钱

【用法】为末点之，每日三四次。

◆**乌贼鱼骨丸**甲《太平圣惠方》

【主治】妇人大便下血，或似小豆汁。

【功效】收敛止血，养血清热。

【药物及用量】乌贼鱼骨一两　芎䓖三分　熟干地黄一两半　茜根一两　当归一两（锉，微炒）　白芍三分　阿胶二两（捣碎，炒令黄燥）

【用法】上七味，捣罗为末，炼蜜和捣三五百杵，丸如梧桐子大，食前服，以粥饮下三十丸。

◆**乌贼鱼骨丸**乙《太平圣惠方》

【主治】久赤白痢，日夜无数，腹痛不可忍。

【功效】涩肠止痢。

【药物及用量】乌贼鱼骨三两（微炙，研细）　樗根皮二两（炙黄）　乱发灰一两　雀儿粪一两（炒黄）　代赭二两　龙骨二两　白石脂二两

【用法】上七味，捣罗为末，用醋煮面糊和丸，如梧桐子大，每服不拘时，以粥饮下二十丸。

◆**乌贼鱼骨散**《圣济总录》

【主治】妊娠胎动不安，下血不止，脐腹疠痛。

【功效】敛肠止血。

【药物及用量】乌贼鱼骨（去甲）一两　白芍　芎䓖　龙骨　赤石脂各半两

【用法】上五味，捣罗为散，每服二钱匕，米饮或温酒调下，食前。

◆**乌雌鸡汤**《证治准绳》

【主治】妊娠一月，猝惊举重，腰痛腹满，胞急下血。

【功效】养阴，补中。

【药物及用量】乌雌鸡一只（治如食法）　茯苓一升　阿胶二两　吴茱萸一升　麦门冬五合（去心）　人参三两　芍药　白术各二两　甘草　生姜各一两

【用法】㕮咀，清水一斗二升，煮鸡取汁六升。去鸡下药，煎取三升，纳酒三升，

并胶烊尽取三升，放温，每服一升，一日三次。

◆**乌鸦散**《沈氏尊生书》

【主治】跌打损伤，瘀血凝滞。

【功效】祛瘀，和血，止血止痛。

【药物及用量】乌鸦翅羽。

【用法】烧灰，每服一钱，温酒调下，再饮酒一二杯，以助药力。

◆**乌鸦散**《太平圣惠方》

【主治】产后恶血，腹中疠痛。

【功效】祛风止血，活血止痛。

【药物及用量】腊月乌鸦一只（去嘴爪）　赤鲤鱼鳞一两　桑木耳一两　童子头发一两　香墨半两　硇砂一两

【用法】上六味，都入一瓷瓶子内，以六一泥固济，曝干，先用文火烧烟出，后以武火煅，移时，待冷取出，捣细罗为散，研入麝香一分，每服不拘时，以热酒调下二钱。

◆**乌头丸**甲《类证普济本事方》

【主治】风癣身黑，肌体如木，皮肤粗涩，四肢麻痹。

【功效】除寒，祛风。

【药物及用量】草乌头一斤

【炮制】入竹箩内水浸，用瓦片于箩内，就水中泷洗，如打菱角法。宜候泷洗去大皮尖，控起令干，用麻油、盐各四两，入铫子内，炒令深黄色，倾出油，只留盐并乌头再炒，令色黑烟出为度。取一枚劈破，心内如米一点白恰好，如白多再炒，趁热取罗为末，醋糊和丸，如梧桐子大。

【用法】每服三十丸，空腹晚食前温酒送下。

◆**乌头丸**乙《类证普济本事方》

【主治】肾脏风，上攻下注，生疮及癣。

【功效】祛寒湿，疗疮疡。

【药物及用量】川乌头二两　草乌头（二味以黑豆五合，煮透转，去皮、脐切晒）一两　天麻　地龙（去土）　白附子各五钱

【炮制】研为末，酒煮米糊和丸，如梧桐子大。

【用法】每服二三十丸，空腹食前盐酒或盐汤送下。

◆**乌头丸**（崔氏方）

【主治】风冷邪气，入乘心络，或脏腑暴感寒气，猝然心痛，或引背膂，经久不瘥。

【功效】止痛，除寒。

【药物及用量】川乌头（炮去皮、脐）　附子（炮去皮、脐）　赤石脂各三两　蜀椒（去闭口者，炒去汗）　桂心　干姜（炮）各二两

【炮制】杵为细末，炼白蜜和丸，如梧桐子大。

【用法】每服三丸，冷酒送下，觉至痛处痛即止。若不止加至五六丸，以知为度。若早服无所沈，至午再服三丸，若久心痛每晨三丸，加至十丸，终不发。忌食猪肉、生葱。

◆**乌头丸**《太平圣惠方》

【主治】妇人积年血气癥块，往来疼痛，或吐逆不纳食，渐黄瘦至极者。

【功效】散寒通经，活血消癥。

【药物及用量】川乌头半两（炮裂，去皮、脐）　干姜半两（炮裂，锉）　当归半两（锉，微炒）　赤芍半两　川大黄一两（锉碎，微炒）　桂心半两　斑蝥二十一枚（糯米拌炒令黄，去翅足）

【用法】上七味，捣罗为末，用醋煮面糊和丸，如绿豆大，每服空心，以温酒下五丸。

◆**乌头赤石脂丸**《金匮要略》

【主治】心痛彻背，背痛彻心者。

【功效】祛寒温中，止痛。

【药物及用量】乌头一两（炮）　蜀椒（一作二分）　干姜（一作一分）各一两　附子五钱（一作一分）　赤石脂一两（一作二分）

【炮制】研为末，炼蜜和丸，如梧桐子大。

【用法】每服一丸，食后熟水送下，每日三次，不知稍加。

◆**乌头桂枝汤**《金匮要略》

【主治】寒疝，腹中痛，逆冷，手足不仁。

【功效】寒气，止腹痛。

【药物及用量】桂枝汤加川乌头五枚

【用法】以蜜二升，煎乌头减半，去滓，以桂枝汤五合解之，令得一升后，初服五合，不知即服三合。又不知复加至五合，其知者如醉状，得吐者为中病。

◆**乌头栀子汤**《张氏医通》

【主治】疝瘕小腹缓急，痛处按之即减者。

【功效】散寒，理疝，止痛。

【药物及用量】川乌头（童便浸，炮去皮） 栀子（姜汁炒黑）各三钱

【用法】清水煎，空腹时冷服，不瘥再服。

◆**乌头散**《证治准绳》

【主治】湿疥常有黄水，瘙痒不绝。

【功效】燥湿，疗疮。

【药物及用量】川乌头 藜芦 马兰根 石菖蒲 杏仁 苦参 硫黄（研细） 腻粉 枯白矾各五钱

【用法】研为细末令匀，先以桃枝汤洗拭干后，以油浆水和涂之，三日一涂，不过二三次即瘥。

◆**乌头散**《金匮要略》

【主治】历节痛，不可屈伸及脚气疼痛。

【功效】益气散寒止痛。

【药物及用量】川乌头五枚 麻黄（去节） 芍药（酒炒） 黄芪（姜汁和蜜炙） 甘草（炙）各三两

【用法】将乌头㕮咀，以蜜二升，煎取一升，即出乌头。另四味以水三升，煮取一升去滓，纳蜜中更煎之，服七合，不知尽服之。

◆**乌头散**《千金方》

【主治】寒冷湿痹，留于筋脉，疼痛挛弱，不可屈伸及风冷脚痹。

【功效】除痹通经，散寒止痛。

【药物及用量】大乌头 细辛 蜀椒各三钱 白芍 甘草（炙） 秦艽 附子 肉桂心各六钱五分 干姜 白茯苓 防风 当归各一两 独活一两三钱 大枣二十枚

【用法】清水一斗二升，煮取四升，分五服（一作研为粗末，每服三钱，清水一盏半，加大枣二枚，煎至八分去滓，空腹食前服）。

◆**乌头散**《证治准绳》

【主治】八风五尸，恶气游走，腹中绞痛，流入四肢，来往不定。

【功效】除风寒，和气血。

【药物及用量】川乌头（生去皮、脐） 赤芍 干姜（炮） 桂心 细辛（去苗） 熟地黄 当归（去芦） 吴茱萸各一两 甘草（炙）二两

【用法】㕮咀，每服三钱，清水一盏半，煎至一盏去滓，空腹时温服，每日二次。

◆**乌头散**甲《太平圣惠方》

【主治】风气入腹，拘急切痛，烦冤不可过时。

【功效】祛风止痛，化痰通络。

【药物及用量】川乌头一两（炮裂，去皮、脐） 黄芩一两 干姜半两（炮裂，锉） 当归五分（锉，微炒） 细辛三分 白术三分 人参半两（去芦头） 汉防己三分 天雄半两（炮裂，去皮、脐） 甘草半两（炙微赤，锉）

【用法】上十味，捣粗罗为散，每服三钱，以水一中盏，煎至六分，去滓，不拘时，稍热服。

◆**乌头散**乙《太平圣惠方》

【主治】风走疰疼痛及手足拘急，头痛不可忍。

【功效】祛风止痛。

【药物及用量】川乌头半两（炮裂，去皮、脐） 干姜半两（炮裂） 川椒半两（去目及闭口者，微炒去汗） 天雄一两（炮裂，去皮、脐） 莽草一两（微炙） 雄黄一两（细研） 朱砂一两（细研） 细辛半两 桂心半两

【用法】上九味，捣细罗为散，不拘

时，以温酒调下半钱。

◆**乌头散**丙《太平圣惠方》

【主治】风腰脚冷痹疼痛。

【功效】祛风除痹。

【药物及用量】川乌头三分（去皮、脐，生用）

【用法】上一味，捣细罗为散，以酽醋调涂于故帛上，敷之，须臾痛止。

◆**乌头散**《经验良方》

【主治】年深膈气反胃，常有痰涎，时时呕吐，胸中多酸水，吐清水无时，腹中痛楚，或时秘结，或时冷滑。

【功效】化痰止呕，顺气止痛。

【药物及用量】川乌头（炮，去皮）　川楝肉各一两半　槟榔　木香各一两

【用法】上四味为末，每服二钱，水一盏，煎至七分，入盐一捻，温服。有一妇人年深反胃，服此方效。

◆**乌头粥**《证治准绳》

【主治】风寒湿痹，麻木不仁。

【功效】疗寒湿，通经络，散寒止痛。

【药物及用量】川乌头（生，研为细末）四钱

【用法】用熟白米半碗，同以慢火熬熟，作稀薄粥，不可稠下，生姜汁一茶脚许，白蜜三大匙搅匀。空腹温啜，中湿更入薏苡仁末二钱，增米作一中碗煮服。

◆**乌头摩风膏**《太平圣惠方》

【主治】风，身体疼痛，手足顽麻及伤寒身强。

【功效】祛风散寒，通络止痛。

【药物及用量】川乌头五两（生，去皮、脐）　野葛一斤　莽草一斤

【用法】上三味，细锉，用酒拌匀，经三日，以猪脂五斤与前药纳铛中，以草火煎之，以乌头色焦黄为度，用绵滤去滓，收于瓷器中，或有患者，近火摩二三千遍。

◆**乌头煎**《太平圣惠方》

【主治】一切风。

【功效】祛风通络。

【药物及用量】生乌头五斤（以河水浸二日，不注微水）　黑豆一斗（净淘）　生姜半斤

【用法】上三味，细锉，以水一石，煎取三斗，去滓，以生绢滤过，复煎如稀饧，以新瓷瓶盛，每日空心，以温酒调下半茶匙，至半月后，渐添至一茶匙，此外不可多服。药瓶常令近火，如人体暖，免令上醭。

◆**乌龙丸**《摄生众妙》

【主治】肝胃胸脘气滞，腰腹疼痛及脾胃虚弱泄泻。

【功效】宽胸理膈，止痛和气。

【药物及用量】九香虫一两五钱　车前子　新会陈皮　白术各五钱　杜仲八钱

【炮制】共研细末，炼蜜为丸。

【用法】每服一钱五分，早晚盐汤送下。

◆**乌龙丸**《太平圣惠方》

【主治】妇人大便后，下血不止，腹内疼痛。

【功效】温中止血。

【药物及用量】乌龙尾煤一两　伏龙肝一两　香墨一两　当归一两（锉，微炒）　皂荚子仁半两（微炒）

【用法】上五味，捣细罗为末，以面糊和丸，如梧桐子大，每服食前服，以生姜艾叶煎汤下二十丸。

◆**乌龙丸**《施圆端效方》

【主治】中风瘫痪，手足不遂，语謇口歪，筋骨痛。

【功效】祛风活血。

【药物及用量】川乌（去皮、脐）　五灵脂（明者，微炒）各四两　拯济加乳香一两　没药一两　麝香二钱

【用法】上五味，为细末，酒煮面糊为丸，如弹子大，阴干，每服一丸，热酒化下，空心晚食前，日二服。作小丸如梧桐子大，每服二十丸亦可，炼蜜为丸亦得。

◆**乌龙丹**《证治准绳》

【主治】崩中不止。

【功效】养阴补血，止崩。

【药物及用量】禹余粮（炒）　乌贼骨　鹿茸　龙骨　石燕（煅）　阿胶　当归

干姜各等量

【炮制】共研细末，酒醋煮米糊为丸。

【用法】每服五十丸，温酒送下。

◆乌龙散《证治准绳》

【主治】痘惊。

【功效】安神，定志。

【药物及用量】远志（净）　菖蒲（净细实者）各一两

【用法】和酒煮熟去二味，蝉蜕焙为末，药酒调下，再投鸡鸣散。

◆乌龙解毒散《万病回春》

【主治】疔甲。

【功效】和血行气。

【药物及用量】木耳（炒存性）四两

【用法】为末，每服五钱，热酒调下。服后少顷药力行至疮上，从肉里透如针刺痒甚，不时流血水，即以药水洗净，贴膏药。

◆乌龙膏《严氏济生方》

【主治】痈疽诸毒红肿。

【功效】解毒，消肿。

【药物及用量】木鳖子（去壳）　半夏各二两　小粉四两　草乌头五钱

【用法】于铁铫内慢火炒焦，研为细末，出火毒再研细，新汲水调稀得所，敷疮四围，中留顶，出毒气，或用醋调，一日一换。

◆乌龙膏《永类钤方》

【主治】骨蒸劳瘵。

【功效】理肺气，除寒热。

【药物及用量】乌梅（去核）　柴胡　紫菀　生干地黄　木香各一两　秦艽（实好者）　贝母（面炒去心）　防风各三钱　杏仁五两（面炒为末）　皂角六十片（二十片去黑皮，醋炙为末，二十片烧灰存性，二十片汤浸去黑皮）

【炮制】用精猪肉剁烂如泥，同皂角一片，入水五升，细揉汁，入童便三升，无灰酒一升，并熬如膏，和前药末为丸，如梧桐子大。

【用法】每服二十丸，空腹时麦门冬汤送下，甚者二十日效。

◆乌龙膏《张氏医通》

【主治】一切缠喉急证。

【功效】祛痰消结。

【药物及用量】皂荚二挺（去皮弦、子捶碎，滚水三升，泡至一时许，籛汁去滓，砂锅内熬成膏，入好酒一合，搅令稠）　百草霜

焰硝　硼砂　人参（俱另为极细末）各一钱

【炮制】拌匀，入白霜梅肉一钱细研，和入皂荚膏内。

【用法】每用少许，鸡翎蘸点喉中，涌尽顽痰，却嚼甘草二寸，咽汁吞津。若木舌先用青蘸水揩之，然后用药。

◆乌龙膏《医宗金鉴》

【主治】跌打损伤，筋断骨折，肿硬青紫。

【功效】活血止痛，壮筋续骨。

【药物及用量】白及　百合　乳香　没药各五钱　百草霜　白蔹　百部各三钱　麝香一分　糯米一两（炒）　陈粉子四两（隔年者佳，炒）

【用法】研细末，醋熬为膏，每用少许，涂于患处。

◆乌龙膏《疡医大全》

【主治】一切痈疽，发背，无名肿毒初起者。

【功效】止痛，消肿，解毒。

【药物及用量】小粉（隔年陈久者）不拘多少

【炮制】炒至黄黑色研细，再炒再研，如此三四次。冷后研末，入陈米醋熬如黑漆。

【用法】摊于纸上，剪孔贴患处（一法炒黑研细，滴醋调敷，干则以醋润之，或加五倍子，或加生大黄、天南星更佳）。

◆乌鸡丸《万氏女科》

【主治】妇人脾胃虚弱，冲任损伤，血气不足，经候不调，以致无子。

【功效】益精血，补中气。

【药物及用量】白毛乌骨雄鸡一只　先以粳米（一作糯米）喂养七日，勿令食虫蚁野物，用绳吊死，去毛与肠杂，以一斤

为率。用生地、熟地、天冬各二两　放鸡肚内，甜美醇酒十碗，入砂罐煮烂取出。再用桑柴火上焙，去药，更以余酒淹尽，焙至焦枯，研细末，再加杜仲（盐水炒去丝）　川芎　白术　丹参　当归身　茯苓各二两　人参　甘草（炙）　肉苁蓉（酒洗去麟甲，切片香干）　破故纸（炒）　小茴香（炒）　砂仁各一两　附四两（醋浸三日焙）

【炮制】共研末，和上末，酒调面糊为丸，如梧桐子大。

【用法】每服五十丸，空腹时温酒或米汤送下。

◆**乌鸡汤**《验方新编》

【主治】脾虚胃弱，一切虚损及疮毒久不收口。

【功效】养血补虚。

【药物及用量】白毛乌骨鸡（不论雌雄去毛，破腹去肠杂，洗净）　大生地（酒洗）　饴糖各四两

【用法】将生地、饴糖俱纳鸡腹内，瓦钵装好，放铜锅内（忌铁锅），隔水蒸烂食之，一月两次为妙。

◆**乌鸡汤**《圣济总录》

【主治】产后血气衰弱，日渐虚羸，补不足。

【功效】补肝肾，益气血。

【药物及用量】乌雌鸡一只（除翅羽肠足，以水五升，煎取汁三升）　当归（切，炒）　人参　甘草（炙）　肉桂（去粗皮）　芎䓖　芍药（锉）　黄芪　麦门冬（去心，炒）各一两

【用法】上九味，除鸡外，粗捣筛，每服三钱匕，煮鸡汁一盏，生姜三片，枣一枚，擘破，同煎至七分，去滓，温服，不拘时。

◆**乌鸡饮**《圣济总录》

【主治】产后余血不尽，结聚成块，坚硬疼痛，腹胁胀满。

【功效】益气活血，软坚散结。

【药物及用量】雌乌鸡一只（去毛羽爪肚）　鳖甲一两（涂醋炙令黄，去裙襕）　桃仁一两（汤浸，去皮尖、双仁，麸炒微黄）　川大黄三分（锉碎，醋拌炒干）　吴茱萸一分（汤浸七遍，焙干微炒）　桂心一两　鬼箭一两　牛膝一两（去苗）　当归一两（锉，微炒）　蓭茼子一两　甘草（微炙）　芒硝各半两

【用法】上一十二味，除鸡外，粗捣筛，和匀，以水四升，将鸡全煮取汁，以瓷器澄令清，每服二钱匕，鸡清汁一盏，煎至七分，去滓，温服，不拘时。

◆**乌鸡煎丸**《太平惠民和剂局方》

【主治】胎前产后诸疾。

【功效】消瘀积，生血气。

【药物及用量】乌药　石床　牡丹皮　人参　白术　黄芪各一两　苍术（米泔浸切焙）一两五钱　海桐皮　肉桂（去粗皮）　附子（炮去皮、脐）　白芍　蓬莪术　川乌（炮）　红花　陈皮各二两　延胡索　肉豆蔻　木香　琥珀　熟地黄（洗，焙）　草果各五钱

【炮制】细锉，用乌雄鸡一只，汤挦去毛及肠肚，将药放鸡腹中，置新瓷瓶内，以好酒一斗同煮令干，去鸡骨。以油单盛焙干，研为细末，炼蜜和丸，如梧桐子大。

【用法】每服三十丸，空腹食前温酒或醋汤送下。

◆**乌鸡煎丸**《袖珍方》

【主治】妇人百病，虚劳血气，赤白带下等。

【功效】益气养血。

【药物及用量】人参二两　茯苓三两　香附子四两　当归六两　官桂　地骨皮各二两　生熟地黄四两　黄芪六两

【用法】乌骨白鸡一只，男用雌，女用雄，笼住，捋黄芪末和炒面丸鸡头大，喂鸡，眼生眵，吊死，肠肚洗净，捋毛，捶碎骨，入前药鸡腹内，用酒醋各一瓶，煮一宿，取骨焙枯研，用汁打糊丸，如梧桐子大，每服五十丸，盐汤下。

◆**乌鸡煎丸**《太平惠民和剂局方》

【主治】妇人胎前产后诸般疾患。

【功效】调和气血。

【药物及用量】乌雄鸡一只　人参（去芦）　白术　石床　牡丹皮　黄芪　乌药各一两　草果　延胡索　地黄（熟干者，洗，焙）　木香　琥珀　肉豆蔻各半两　陈皮　红花　川乌（炮）　海桐皮　芍药（白者）　附子（炮，去皮、脐）　肉桂（去粗皮）　蓬莪术各二两　苍术（米泔浸，切，焙）一两半（得效方以上二十一味并折半用）

【用法】上二十二味细锉，用乌雄鸡一双，汤挦去毛及肠肚，将上件药安放鸡肚中，用新瓷瓶好酒一斗，同煮令干，去鸡骨，以油单盛，焙干为细末，炼蜜为丸，如梧桐子大，每服三十丸。胎前产后伤寒，蜜糖酒下；胎前气闷壮热，炒姜酒下；赤白带下，生姜、地黄煮酒下；产后败血疗心，童子小便炒姜酒吞下；产后血块攻筑，心腹疼痛，延胡索酒下；胎前呕逆，姜汤下；催生，炒蜀葵子酒下；安胎，盐酒下；室女红脉当通不通，四肢疼痛，煎红花酒下；血气攻刺，心腹疼痛，当归酒下；血晕，棕榈烧灰，酒调吞下；血邪，研朱砂、麝香酒下；血闷，煎乌梅汤，研朱砂下；子宫久冷，温酒或枣汤下，空腹日一服；血风劳，人参酒吞下；小腹疠痛，炒茴香盐酒下；血散四肢，遍身虚浮黄肿，赤小豆酒下。常服温酒、醋汤任下，并空心食前服。

◆**乌鲤鱼汤**《世医得效方》

【主治】水气，四肢浮肿。

【功效】解毒，利湿，消肿。

【药物及用量】乌鲤鱼一尾　赤小豆　桑白皮　白术　陈皮各三钱

【用法】加葱白五根，清水三碗同煮，不可入盐，先吃鱼，后服药，不拘时候。

◆**乌药平气汤**《沈氏尊生书》

【主治】脚气上攻，昏迷喘促。

【功效】理肺气，补肺胃。

【药物及用量】乌药一钱　茯苓　人参　白术　五味子　川芎　木瓜　当归　白芷　苏叶各七分　甘草三分

【用法】加生姜五片，大枣二枚，清水煎服。

◆**乌药散**甲《太平圣惠方》

【主治】食癥，妇人血气攻心痛。

【功效】顺气，和血，止痛。

【药物及用量】乌药　蓬莪术（醋炒）　桂心　当归（炒）　桃仁　青皮　木香各等量

【用法】研为末，每服二钱，热酒调下。

◆**乌药散**乙《太平圣惠方》

【主治】妇人血气攻心痛，发歇不定。

【功效】温中行气，活血止痛。

【药物及用量】乌药一两　蓬莪术一两　桂心一两　当归一两（锉，微炒）　桃仁一两（汤浸，去皮尖、双仁，麸炒微黄）　青橘皮一两（汤浸，去白瓤，焙）　木香一两

【用法】上七味，捣细罗为散，每服食前服，以热酒调下一钱。

◆**乌药散**丙《太平圣惠方》

【主治】妇人血气上攻，心腹疼痛不可忍，神情闷乱。

【功效】温中行气，活血止痛。

【药物及用量】乌药一两　木香一两　桂心一两　青橘皮一两（汤浸，去白瓤，焙）　蓬莪术一两

【用法】上五味，捣细罗为散，每服以生姜半两，拍碎，黑豆半合同炒，令豆熟，入童子小便一中盏，煎三五沸，滤去滓，调下散子二钱。

◆**乌药散**《朱氏集验方》

【主治】中风不语，老人虚人可用之。

【功效】祛风通络。

【药物及用量】乌药　附子一枚　天雄一只　沉香（大块）各一两　甘草（少许）

【用法】上五味，入钵磨各一钱，病势稍重，用水一碗，姜十片，煎半碗，空心服。气中，加木香半钱；无气，加人参半钱。

◆**乌药散**《小儿药证直诀》

【主治】乳母冷热不和及心腹时痛，或

水泻，或乳汁不好。

【功效】温中行气，散寒止痛。

【药物及用量】香附子（破，用白者）　高良姜　赤芍　天台乌药各等量

【用法】上四味，为末，每服一大钱，水一盏，同煎六分，温服。如心腹痛，入酒煎；水泻，米饮调下，不拘时。

◆**乌药顺气散**《太平惠民和剂局方》

【主治】风气攻注四肢，骨节疼痛，遍身顽麻，语言謇滞，口眼㖞斜，喉塞痰涌及瘫痪，步履艰难，脚膝弱。

【功效】利气，止痛，散寒。

【药物及用量】乌药　麻黄（去根节泡）　陈皮各二钱　白僵蚕（炒去丝嘴）　干姜（炮）各五分　川芎　枳壳　桔梗　白芷　甘草（炙）各一钱（一方无白芷，加羌活、茯苓、半夏曲）

【用法】清水二盅，加生姜三片，大枣一枚，煎至八分，食远热服。

◆**乌药顺气散**《医宗金鉴》

【主治】冷瘼。

【功效】活血，顺气。

【药物及用量】乌药　橘红各二钱　枳壳（麸炒）　白芷　桔梗　防风　僵蚕（炒）　独活　川芎各一钱　生甘草五分

【用法】清水二盅，加生姜三片，煎八分服。

◆**乌药顺气散**《沈氏尊生书》

【主治】气滞。

【功效】调气，散滞。

【药物及用量】乌药　白术　白芷　青皮　茯苓　陈皮　人参　甘草

【用法】清水煎服。

◆**乌蟾丹**《幼幼新书》

【主治】小儿风疳羸瘦，摇头揉目，百脉拘急。

【功效】祛风解毒，通经活络。

【药物及用量】乌蛇（酒浸去皮骨，炙令黄）　干蟾（酥炙黄）　蛇蜕皮（烧灰）各一两　胡黄连五钱　芦荟　麝香　熊胆各一分

【炮制】先以前四味捣罗为细末，再以余药研细，同拌匀，粟米饭和丸，如黍米大。

【用法】每服十丸，乳食前薄荷煎汤送下。

◆**乌蝎丸**《世医得效方》

【主治】手足拳挛，痛不可忍者。

【功效】活血通络，行气止痛。

【药物及用量】乳香　没药（另研）　地龙（去土）　全蝎（去足翅）　草乌各五钱　乌药（炒）　麝香一两　蜈蚣一条（去足炒）　川乌二支（生用，去皮尖）

【用法】上九味，为末，面糊丸，梧桐子大，每服七丸至十丸、十五丸，用麝香少许，好小酒送下，空心服，服至七日略利，至半月，或满身发风丹，经月方没，多服其病安全，后常用生川乌、没药浸酒，日二服。

◆**乌蝎六君子丸**《古今名方》

【主治】小儿慢脾风，内钓。

【功效】补中止搐。

【药物及用量】六君子丸加川乌　蝎尾。

【炮制】共研细末，神曲煮糊为丸。

【用法】熟汤送下。

◆**乌蝎四君子汤**《证治准绳》

【主治】小儿慢惊纯阴证及吐泻不止。

【功效】定惊和中。

【药物及用量】四君子汤加生川乌（焙）　全蝎（为末）各少许

【用法】每服五分，加生姜三片，大枣二枚，清水煎服，如再服，即去川乌。

◆**乌苏丸**《验方新编》

【主治】经来咳嗽。

【功效】祛痰下气，止咳。

【药物及用量】莱菔子九钱　贝母四两

【炮制】共为末，炼蜜和丸，如梧桐子大。

【用法】每服五十丸，空腹时滚开水送下。

◆**乌须汗巾**《疡医大全》

【主治】须发早白。

【功效】活血，润须。

【药物及用量】荜澄茄三两　大黄四两　旱莲草二两　辽细辛　没食子　黑蜀　葵花（阴干）各一两　黑铅八两（化开，投水银一两待冷定）

【炮制】用白绫三尺，将前药并包一处，好米醋五斤，入砂锅内，煮干为度，取出用青布包绫阴干，做成汗巾，或二三条。

【用法】常放袖中（要沾人气方妙），不拘时，擦须半年，一换其须永不白，所煮之铅，打成小梳，梳须甚妙。

◆**乌须明目丸**《集验良方》

【主治】肝肾阴血亏虚，须发早白，眼目昏花，视物模糊者。

【功效】养血乌发，补肾明目。

【药物及用量】枸杞子二两（用芝麻炒过，去芝麻）　旱莲草五两　熟地三两　何首乌二两（小黑豆蒸过，去黑豆，忌铁器）　白茯苓二两　青葙子二两　没食子二两（面包，火煅）　生地二两　全当归二两（酒洗）

【用法】共晒干，为细末，炼蜜为丸，如梧桐子大，每次三十丸，空心用盐汤送服。

◆**乌豆煎**《太平圣惠方》

【主治】产后中风，言语謇涩，心神恍惚，筋脉不利。

【功效】平肝息风，育阴养血。

【药物及用量】黑豆一升（炒熟）　天麻　羚羊角屑　防风（去芦头）　赤茯苓　羌活　桂心　酸枣仁（微炒）　生干地黄各二两

【用法】上九味，细锉，以水八升，煎至三升，绞去滓，更熬成膏，每服不拘时，以温酒调下一匙。

◆**乌附丸**《世医得效方》

【主治】热证中风。

【功效】祛风疏气。

【药物及用量】川乌二十枚（或用草乌一斤，功效稍劣，油煤存心一点白）　香附子半斤（姜汁淹一宿，炒）

【用法】上二味，焙干为末，酒糊丸，量数服之。

◆**乌喙丸**《三因极一病证方论》

【主治】妇人肠覃病，始如鸡卵，久久乃成，状如怀胎，按之坚，推即移，月事时下，乳余疾，大小便不利，并食有伏虫胪胀，痈疽毒肿。

【功效】散寒止痛，消癥散结。

【药物及用量】乌喙（炮，去皮尖，一钱　《妇人大全良方》《世医得效方》二钱）　半夏（汤浸七次）四钱　石膏（煅）　藜芦（炒）　牡蒙（《世医得效方》紫参）　肉苁蓉（酒浸）各一钱　桂心　干姜（炮）各一钱三字　巴豆六七个（研膏）

【用法】上九味为末，蜜丸如绿豆大，每服三五丸，食后酒饮任下。

◆**乌术丸**《王氏集验方》

【主治】一切伤风头疼，手足疼痹及伤损筋骨疼痛。

【功效】祛风除痹。

【药物及用量】苍术四两（不去皮）　草乌四两（不去尖）　生姜四两　葱连须四两

【用法】上四味，一处擂烂，盦三宿，夏一宿，焙干为细末，面糊丸，如梧桐子大，每服二十丸，葱汤送下，服药忌食热物，饷顷。

◆**乌姜丸**《施圆端效方》

【主治】诸中风，口眼㖞斜。

【功效】化痰祛风，通络除痹。

【药物及用量】川乌　草乌　干姜　良姜各一两

【用法】上四味，切碎，好醋一碗，煮醋尽，细切，慢慢炒干，为细末，醋面糊为丸，如梧桐子大，每服五七丸，茶清送下，食前，日进二服。忌热食一时。

◆**无比山药丸**（张子和方）

【主治】诸虚百损，五劳七伤，肌体消瘦，腰酸膝软，目暗耳鸣，饮食无味。

【功效】健脾益胃，培元滋肾。

【药物及用量】山药三两（一作二两）　赤石脂（煅）　茯苓（去皮木，一作茯苓）　山茱萸（去核）　熟干地黄（酒浸）　巴戟（去心）　牛膝（去苗酒浸）　泽泻各一两（一作各二两，一作各五两）　杜仲（去皮切，姜汁炒）　菟丝子（酒浸）各三两　五味子六两（拣，一作一两五钱）　肉苁蓉四两（酒浸，一作一两）

【炮制】共研细末，炼蜜为丸，如梧桐子大。

【用法】每服三十丸，空腹时温酒或盐汤米饮送下，禁醋蒜陈臭等物。

◆**无比散**（孔氏方）

【主治】走马疳。

【功效】解毒止痛。

【药物及用量】麝香一分（另研）　蟾酥　绿矾各五厘　胆矾　没药各二分

【炮制】用大砖一方，凿中心作窍穴子，扔令透地，便安四味药在穴中，周围用烧红灰三斤，煨过取出，同麝香再研匀。

【用法】以鸡翎微湿，沾药末扫于齿上，立效。

◆**无比散**《张氏医通》

【主治】麻后牙疳腐烂。

【功效】祛腐解毒。

【药物及用量】牛黄粪不拘多少

【用法】煅灰存性，入龙脑少许，研细吹之。

◆**无比丸**《圣济总录》

【主治】膈气呕逆，不下食。

【功效】启膈降逆。

【药物及用量】干姜（炮）　附子（炮裂，去皮、脐）　泽泻（锉）　肉桂（去粗皮）各一两　巴豆二七粒（去皮，醋煮，研）

【用法】上五味，捣罗为末，和匀，炼蜜丸，如梧桐子大，每服三丸至五丸，温酒下，早晚各一服。

◆**无比丸**《御医撮要》

【主治】泄泻。

【功效】温阳散寒止泻。

【药物及用量】巴豆半两　硫黄一分（白上者）　胡椒一分

【用法】上三味，细末，用黄蜡一两，入药内，熬成膏，每服一丸，小儿芥子大一粒，甚者再服，立效，大人小豆大，一丸，新汲水下。

◆**无比牛黄丸**《太平圣惠方》

【主治】一切风。

【功效】祛风通络，化痰开窍。

【药物及用量】牛黄半两（细研）　朱砂一两（细研，水飞过）　麝香一分（细研）　龙脑一分（细研）　附子一两半（炮裂，去皮、脐）　羌活一两　白僵蚕一两半（微炒）　白附子一两（炮裂）　干蝎一两（全者，微炒）　芎䓖一两　天南星一两（炮裂）　当归一两　桂心一两　木香一两　天麻二两　防风一两（去芦头）　槟榔一两　独活一两

【用法】上一十八味，捣罗为末，同研令匀，炼蜜和捣三五百杵，丸如樱桃大，每服以薄荷酒研下一丸，薄荷、葱、茶下亦得。

◆**无比蔓荆子汤**《原机启微》

【主治】风热内结。

【功效】解表里，和气血。

【药物及用量】蔓荆子　当归　葛根　防风各五分　黄芪　人参　生甘草各一钱　黄连　柴胡各七分　细辛三分

【用法】清水二盏，煎至一盏，去滓稍热服。

◆**无名异散**《沈氏尊生书》

【主治】杖伤。

【功效】宁神止痛。

【药物及用量】无名异末三五钱

【用法】临杖时服，则杖不痛，亦不甚伤。

◆**无价保真丸**《内外科百病验方大全》

【主治】一切劳损诸疾。

【功效】补虚建中。

【药物及用量】熟地黄（九制，忌铁）四两　全当归（酒浸）二钱五分　川芎（酒浸炒）　杜仲（姜汁炒，去丝）　白茯苓（人乳拌蒸）各一两五分　甘草（酒炒）　金樱子（酒浸，去皮、子）　淫羊藿（去边梗，酥炙，或羊油炒）各一两　金石斛三两（酒制）

【炮制】俱用顶好烧酒制（唯服药不

拘何酒），杜仲另研为末，同各药末加入生白蜜，共捣一千杵，丸如梧桐子大。

【用法】每服三钱，空腹时温酒送下。服至一月，面目光润，半年后返老还童，饮食房事无异。少年百病不生，冬月手足不冷，夏月身体不热。男子须发不白，妇人能多生育，益精补髓，功效无穷。

◆**无价散**《证治准绳》

【主治】马脾风。

【功效】行水，解毒，安神。

【药物及用量】辰砂二钱五分　轻粉五钱　甘遂（面裹煮，焙干）一钱五分

【用法】研为细末，每服一字，温浆水少许，入滴油一点，挑药在上沉下去，却以浆灌之，立效。

◆**无价散**《御药院方》

【主治】痘毒伤胃黑陷。

【功效】解毒和中。

【药物及用量】人粪（或猫猪犬等粪，取腊月干燥者）

【用法】烧灰为散，每服方寸匕，砂糖汤调服，服后即药红活。

◆**无价散**《赤水玄珠》

【主治】痘毒伤胃黑陷。

【功效】和中解毒。

【药物及用量】小儿粪（用无病腊月内者）

【炮制】倾入银罐，上下合定，盐泥固济，火煅通红，取出研为末。

【用法】每服一钱，蜜水调下，或加麝香、冰片各少许。

◆**无忧散**《儒门事亲》

【主治】诸积不化。

【功效】理气益中。

【药物及用量】黄芪　木通　桑白皮　陈皮各一两　胡椒　白术　木香各五钱　牵牛子末四两

【用法】研为细末，每服三五钱，食后生姜汁调下。

◆**无忧散**《赤水玄珠》

【主治】痘证寒战咬牙。

【功效】发痘疗疮。

【药物及用量】人牙不拘多少（用自落者，火煅存性，淬入韭菜汁内，大牙三次，小牙二次，研极细末）　雄黄　真珠各五分（一方加牛黄五分）

【用法】研为末，每服三五分，多至一钱，荔枝煎汤调下。

◆**无忧散**《严氏济生方》

【主治】妊娠胞胎肥厚，根蒂坚牢，行动艰难，临褥难产。

【功效】行气活血。

【药物及用量】当归（去芦酒浸）　川芎　白芍　枳壳（去白盐炒）　乳香（另研）各三钱　木香（不见火）　甘草（炙）　血余（烧灰存性另研，以豮猪心血和之）各一钱五分

【用法】研为末，每服二钱，清水煎，入乳香、血余和匀，不拘时服，一日二次。

◆**无忧散**《永类钤方》

【主治】胎肥，临产难生者。

【功效】活血行气催生。

【药物及用量】当归　川芎　白芍各三钱　木香一钱半　甘草（炙）一钱　乳香三分（研）　硇砂（醋煮，飞过，细研）三分　发余（烧灰，一钱半，以狡猪心血和之）

【用法】上八味为细末，每三钱，水煎，日二服。

◆**无忧散**《玉机微义》

【主治】胎肥气逆，或人瘦血少胎弱，临褥难产，便产。

【功效】理气活血，化瘀催产。

【药物及用量】当归　川芎　白芍各一两　枳壳（炒）五钱　乳香三钱　木香一钱半　血余灰二钱　甘草

【用法】上八味为末，每二钱，水煎服。

◆**无碍丸**《苏沈良方》

【主治】四肢浮肿。

【功效】消积行水，消肿。

【药物及用量】大腹皮二两　槟榔　郁李仁　蓬莪术　三棱各一两　木香五钱

【炮制】共研细末，炒麦蘖面煮糊为丸，如梧桐大。

【用法】每服二三十丸，食前生姜汤送下。

◆**无碍丸**《御药院方》

【主治】脾胃受湿，横流四肢，手足皆肿。

【功效】调中理气除湿。

【药物及用量】连皮大腹子一两　京三棱二两（湿纸裹，火煨熟，锉）　蓬莪术二两（炮，锉）　槟榔半两　木香一两

【用法】上五味，为细末，炒麦蘖面糊和丸，如梧桐子大，每服五十丸，温生姜汤下，食后。

◆**开明丸**《世医得效方》

【主治】翳障昏盲，一切目疾，年深日久者。

【功效】除翳障，明眼目。

【药物及用量】熟地黄一两五钱（酒浸）　车前子　菟丝子（酒洗）　麦门冬（去心，焙干）　蕤仁（去皮）　决明子　地肤子　茺蔚子　枸杞子　黄芩（炒）　五味子　防风（去芦）　泽泻　杏仁（炒，去皮尖）　细辛（去叶不见火）　青葙子　北葶苈（炒）各一两　肉桂五钱　羊肝一具（须用白羊者，以肝薄切，瓦上焙干，研作末，或只以肝煮烂研为丸，庶可久留，少则以蜜渍之）

【炮制】研为细末，炼蜜和丸，如梧桐子大。

【用法】每服三十丸，熟汤送下，一日三次。忌食生姜、糟酒、炙煿等热物。

◆**开明散**《仁斋直指方》

【主治】风毒，气眼，朦涩障膜。

【功效】祛风明目。

【药物及用量】甘菊花（去萼）二两　防风　羌活　蒺藜（炒去刺）　川芎　天麻　茯苓　苍术（童便浸一宿，焙）　蝉蜕各五钱　荆芥　茺蔚子　细辛　甘草（炙）各一分

【用法】研为细末，每服二钱，食后盐汤调下。

◆**开明膏**《证治准绳》

【主治】目昏花不明，或生云翳，白膜内障，眼风赤冷泪诸疾。

【功效】祛积除翳，明目。

【药物及用量】黄丹二两　青盐五钱　海螵蛸（飞）　朱砂　硼砂各一钱五分　诃子二枚（去核，研末）　冬蜜四两（熬一大沸去沫，取净者）　槐柳枝各四十九根

【炮制】将蜜炼沸滤过，瓷器收盛，放汤瓶口上，入炉甘石、黄丹、诃子蒸熬紫色，重汤炖成膏，槐柳枝顺搅不住，再互换搅令条尽。滴水中不散为度，再又滤净，入槐柳枝各五钱，黄连二两（研末罗细），清水二大碗，熬至一碗滤去滓，以净汁再熬稀稠得所，入蜜药和匀，瓷器盛炖。汤瓶口上重汤成膏，放在地上数日出火毒，次入前药末搅匀。

【用法】每用少许，点于患处。

◆**开青散黑汤**《沈氏尊生书》

【主治】产后阴毒伤寒。

【功效】温肾补血。

【药物及用量】白术　当归　附子　肉桂

【用法】清水煎服。

◆**开胃丸**《太医局方》

【主治】小儿脏腑怯弱，内受风冷，腹胁胀满，肠鸣泄利，或青或白，乳食不化及脏冷夜啼，胎寒腹痛。

【功效】开胃消积。

【药物及用量】木香　蓬莪术　白术　人参（去芦头）　当归（锉微炒）各五钱　麝香（细研）　白芍各一分

【炮制】捣罗为末令匀，汤浸炊饼和丸，如黍米大。

【用法】每服十五丸，温米饮送下。新生儿腹痛夜啼可服五丸，并乳食前服。

◆**开胃救亡汤**《辨证录》

【主治】大肠痈。

【功效】益气解毒，消痈。

【药物及用量】人参　山药　薏苡仁　玄参　白术各一两　金银花二两　生甘草三钱　山羊血末一钱

【用法】研为末，水煎服，一剂胃开，二剂脓少，三剂疼止，四剂痊愈。

◆**开胃散**《幼幼新书》

【主治】赤痢。

【功效】益气止痢。

【药物及用量】白术　茯苓　人参各五分　石莲子（去皮壳心）十个

【用法】研为末，每服五分，藿香汤调下。

◆**开胃散**甲《太平圣惠方》

【主治】产后胃气不和，呕吐不止，全不纳食。

【功效】益气和胃。

【药物及用量】诃子肉一两五钱　人参一两　甘草五钱

【用法】研为细末，另以半夏五厘，生姜一分，薤白二十七茎，清水一大盏，煎至六分去滓，分两次服。

◆**开胃生姜丸**《宣明论方》

【主治】中焦不和，胃口气塞，水谷不化，噫气不通，噎塞痞满，口淡吞酸，食时膨胀，哕逆恶心，呕吐痰水，宿食不消，咳嗽，胁肋刺痛。

【功效】开胃消积。

【药物及用量】桂心一两　生姜一斤（切作片子，盐三两，腌一宿，再焙干）　青皮（去白）　陈皮（去白）　甘草（炙）各二两　缩砂仁四十九个　广蒾　当归各半两

【用法】上八味为末，炼蜜丸如弹子大，每服一丸，食前细嚼，沸汤化下。

◆**开气消痰汤**《沈氏尊生书》

【主治】胸胃咽门窄狭如丝疼痛及手足俱有核如胡桃者。

【功效】宽胸利气。

【药物及用量】桔梗　香附（童便制）　僵蚕各一钱　陈皮　黄芩　枳壳各七分　前胡　半夏　枳实　羌活　荆芥　槟榔　射干　威灵仙各五分　木香三分　甘草四分　生姜三片

【用法】清水煎服。

◆**开笑散**《沈氏尊生书》

【主治】诸窍疼痛。

【功效】温中理气，散寒止痛。

【药物及用量】白芷　细辛　高良姜　荜茇　川椒　香附　蜂房各等量

【用法】研为末，每用二钱，清水煎，含漱或擦之。

◆**开骨膏**《证治准绳》

【主治】难产。

【功效】活血止痛。

【药物及用量】乳香（端午日午时研为细末，滴水和丸，如芡实大）

【用法】每服一丸，无灰酒吞下。

◆**开结舒筋汤**《沈氏尊生书》

【主治】湿阻经络。

【功效】开结，舒筋，活络。

【药物及用量】紫苏　陈皮　香附　乌药　川芎　羌活　苍术　天南星　半夏　当归各八分　桂枝　甘草各四分

【用法】清水煎服。

◆**开结导饮丸**（李东垣方）

【主治】湿热并诸湿相搏，腰膝重痛，足胫浮肿。

【功效】祛湿，消积，利水消肿。

【药物及用量】槟榔　甘遂　赤芍　威灵仙　泽泻　葶苈　乳香（研）各二两　没药（研）一两　牵牛五钱　大戟（炒）三两　陈皮四两

【炮制】共研末，面糊为丸，如梧桐子大。

【用法】每服五十丸，加至七八十丸，食前熟汤送下，得愈止后服。忌酒二日，忌面及甘草三日，宜食温淡粥补胃。

◆**开怀散**《沈氏尊生书》

【主治】心下积块，痞闷发热。

【功效】行气散结。

【药物及用量】柴胡　草豆蔻各一钱　三棱（醋制）　蓬莪术（醋煮）　青皮　陈皮　半夏　茯苓　香附　槟榔　枳壳　红花　甘草各七分　生姜三片

【用法】清水煎服。

◆**开关利膈丸**《卫生宝鉴》

【主治】肠胃壅滞，噎膈不通，大便燥结。

【功效】调气下滞，通便。

【药物及用量】木香　槟榔各七钱　人参　当归（酒洗）　藿香　甘草（炙）　枳实（炒）各一两　大黄（酒蒸）　厚朴（姜制）各二两

【炮制】各研细末，滴水为丸，如梧桐子大。

【用法】每服三五十丸，食后米饮送下。

◆**开关散**《验方新编》

【主治】朱砂症及感冒风寒。

【功效】宣壅通滞，清热解毒。

【药物及用量】牙皂　细辛各三钱半　法半夏　广木香各三钱　陈皮　藿香　桔梗　薄荷　贯众　白芷　防风　甘草各二钱　雄黄二钱五分　枯矾五分

【炮制】共研细末，瓷瓶收贮，用蜡封口，不可泄气。

【用法】每用三分，先吹入鼻孔内，再将药称足一钱，姜汤冲服。服后用红纸捻照心窝背心两处，见有红点发现，用针挑破，内有红筋挑出，方保无事。

◆**开郁二陈汤**《验方新编》

【主治】气郁经闭。

【功效】调气开郁，健胃行滞。

【药物及用量】陈皮　茯苓　苍术　香附（制）　川芎各一钱　半夏（制）　青皮　莪术　槟榔各七分　甘草　木香各五分

【用法】加生姜，清水煎服。

◆**开郁种玉汤**《傅青主女科》

【主治】嫉妒不孕，肝气郁结。

【功效】调气，和血。

【药物及用量】当归（酒炒）　白术（土炒）各五钱　白芍一两（酒炒）　茯苓（去皮）　牡丹皮（酒洗）　香附（酒炒）各三钱　天花粉二钱

【用法】清水煎服，一月肝疏郁解，心气和平，两相好合，珠胎自结。

◆**凤仙膏**《验方新编》

【主治】对口发背，瘰疬，鱼口，便毒及一切无名恶毒。

【功效】消肿解毒。

【药物】凤仙花（白者）

【炮制】连根洗净，风干，捶取自然汁，入铜锅内（忌铁器）不用加水，尽原汁熬稠。

【用法】每用少许，敷于患处，一日一换。诸毒初起，虽肿大如碗，二三次即消，已破者勿用。

◆**凤衣散**《医宗金鉴》

【主治】下疳腐烂，四围肿痛作痒，脓水淋沥者。

【功效】收湿，解毒，杀虫。

【药物及用量】凤凰衣（焙）　黄连（飞）各一钱　轻粉四分　冰片二分

【炮制】研极细末，密贮勿泄气。

【用法】破烂处干掺，肿痛处用鸡蛋清调敷，一日四五次。

◆**凤凰散**《疡医大全》

【主治】下疳肿烂疼痛及一切肿烂诸疮。

【功效】消肿定痛，拔毒生肌。

【药物及用量】抱鸡蛋壳一个（连衣壳焙）

【炮制】研为细末，每一钱加冰片二分，密贮。

【用法】每用少许，干掺患处，或猪胆汁麻油调敷。

◆**双白丸**《证治准绳》

【主治】下元虚弱，小便频多。

【功效】补阳，填精。

【药物及用量】白茯苓（去皮）　鹿角霜各等量

【炮制】共研细末，酒煮糊为丸，如梧桐子大。

【用法】每服三十丸，空腹时盐汤送下。

◆**双和散**《证治准绳》

【主治】肺经邪热，咳嗽有痰。

【功效】益血，泻热。

【药物及用量】凉膈散加半夏与四物汤各半

【用法】清水煎服。

◆**双和散**《玉机微义》

【主治】虚劳少力。

【功效】补益气血。

【药物及用量】黄芪　川芎　当归　熟地黄各一两　官桂　甘草（炙）各七钱半　白芍二两半

【用法】上七味为粗末，每四钱，入姜枣，水四盏，煎温服。

◆**双荷散**《袖珍方》

【主治】猝暴吐血。

【功效】收敛止血。

【药物及用量】藕节七个　荷叶顶七个

【用法】上二味，同蜜擂细，水二盏，煎或研末调下。

◆**双和汤**《澹寮方》

【主治】妇人五劳六极七情，心肾虚，精血少，形骸枯颧，五心烦热，虚汗盗汗，一切虚劳。

【功效】益气养血，温经散寒。

【药物及用量】白芍七两半　黄芪（去芦，蜜炙令赤）　当归（洗，去芦）　熟地黄（洗，去土，酒蒸）　川芎（去芦）各三两　甘草（炙）　肉桂（去粗皮，不见火）二两二分半

【用法】上七味，一处捣罗为粗散，每服二钱，水一盏半，生姜三片，枣子一枚同煎，空心食前服之，忌生冷等物。

◆**双金散**《幼幼新书》

【主治】天钓惊风，日久不下。

【功效】镇惊。

【药物及用量】蜈蚣一个（去头足尾，用真酥涂，慢火炙黄，置帖子上，面南立，以竹刀当脊缝中间，切作二半个，左边者入一帖子内写左字，右边者亦入一帖子内写右字，不得交错）　麝香一钱（细研，先将左边者同于乳钵内研作细末，却入在左字帖内收起。另用乳钵将右边字者入麝香同研极细，却入右字帖内收，不得相犯）

【用法】用细苇筒子取左字帖纳药少许，吹在左鼻中，右亦如之，不可多用。若眼未全下，更添少许，以意量度，其眼随手便下即止。

◆**双金饮**《活幼心书》

【主治】下痢赤白，昼夜频数及泄泻日久。

【功效】和营，止涩。

【药物及用量】罂粟壳（去蒂锉碎，蜜水炒透，候干）一两　大川芎（锉碎，醇醋炒透，候干）五钱

【用法】再晒或焙为末，每服一钱至二钱，空腹时用米清汤或温蜜汤调下。

◆**双乌散**《朱氏集验方》

【主治】损伤久后疼痛及新伤作痛。

【功效】祛瘀止痛。

【药物及用量】川乌　草乌（略炮）各三钱　当归　白芍　苏木　大黄　生地黄　红曲（炒）各五钱　麝香少许

【用法】研为末，入瓦瓶内酒煮，放冷服。如觉麻痹无害，但草乌生用，恐太狂，故略炮。

◆**双补丸**《医方类聚》

【主治】肾虚水涸，燥渴劳倦。

【功效】补肾，健脾。

【药物及用量】鹿角胶一两　白茯苓（去皮）　人参（去芦）　薏苡仁（炒）　熟地黄（洗净蒸）　肉苁蓉（酒浸焙干）　菟丝子（酒浸蒸焙）　覆盆子　五味子　石斛（酒浸焙）　宣木瓜　当归（去芦，酒浸焙）　黄芪（去芦，蜜炙）各一两　沉香（不见火）　泽泻（蒸）各一两　生麝香一钱（另研）

【炮制】共研细末，炼蜜为丸，如梧桐子大，朱砂为衣。

【用法】每服五十丸，空腹时枣汤送下。

◆**双解通圣散**《医宗金鉴》

【主治】唇风。

【功效】祛风，清脾胃。

【药物及用量】防风　荆芥　当归　白芍（酒炒）　连翘（去心）　白术（土炒）　川芎　薄荷　麻黄　栀子各五钱　黄芩　石膏（煅）　桔梗各一两　生甘草二两　滑石三两

【用法】共研粗末，每服五钱，清水一盅半，煎至八分，去滓温服。

◆**双解散**《证治准绳》

【主治】温热时行绞肠，表里大热。

【功效】发表攻里。

【药物及用量】防风　麻黄　薄荷叶　川芎　连翘　当归　白芍　大黄（酒洗）　芒硝各五钱　石膏　黄芩（酒洗）　桔梗各一两　甘草二两（炙）　白术（姜汁拌匀炒）　荆芥穗　栀子各二两五钱　滑石三两，（一方无麻黄、芒硝、栀子，加桂枝）

【用法】锉散，每服三钱，加生姜三片（一方有葱白二个），清水二杯，煎至一杯去滓，不拘时温服。

◆**双解散**《疫痧草方》

【主治】痧隐约喉烂气秽，神烦便闭，目赤脉实，证势乍作，正强邪实者。

【功效】透痧，泻热。

【药物及用量】大黄　玄明粉　葛根　牛蒡　荆芥　大连翘　薄荷　蝉衣　枳壳　甘中黄　桔梗

【用法】清水煎服。

◆**双解贵金丸**《医宗金鉴》

【主治】背疽诸毒，初起木闷坚硬，便秘脉沉实者。

【功效】泻痈毒。

【药物及用量】生大黄一斤　白芷十两

【炮制】研为末，水泛为丸，如梧桐子大。

【用法】每服三五钱，五更时用连须葱（大者）三根，黄酒一碗，煮至葱烂取酒，送药服毕。盖卧出汗，过二三时俟大便行一二次立效。

◆**双龙膏**《沈氏尊生书》

【主治】跌打损伤。

【功效】和营，通络，止痛。

【药物及用量】脆蛇　芍药　羌活各四两　没药三两　象皮　白芷　防风　荆芥　黄芩　乌蛇　栀子各二两　金银花　赤石脂　独活　连翘　僵蚕　全蝎　蝉蜕各一两　穿山甲　乳香　斑蝥　儿茶各五钱　蜈蚣十条　头发一把　黄丹四两

【炮制】麻油八斤熬膏，用槐桑、柳枝三根，不住手搅，药枯去滓，下黄丹，滴水不散为度。

【用法】每用少许，敷于患处。

◆**双香散**《吴氏集验方》

【主治】脚气。

【功效】行气化湿。

【药物及用量】香苏饮半两　金铃子三个　木香半钱

【用法】上三味，作一服，水一盏半，生姜三片，枣一个，同煎至七分，空心，进二服。

◆**见晛丸**《产育保庆集方》

【主治】伤咸冷饮食而喘及产后伤食痞闷。

【功效】破坚积，逐寒邪。

【药物及用量】姜黄（炒）　三棱（醋炒）　荜澄茄　陈皮（去白）　高良姜　人参　蓬莪术（酒炒）各等量

【炮制】研为细末，萝卜捣烂，绞取汁，煮面糊和丸，如梧桐子大。

【用法】每服三十丸，萝卜汤或白汤送下。

◆**贝子散**《圣济总录》

【主治】箭毒，金疮。

【功效】散结热，解诸毒。

【药物及用量】贝子不拘多少

【用法】捣为末，第服一钱匕，不拘时温酒调下，一日三四次。

◆**贝母丸**《玉诀方》

【主治】齁鮯。

【功效】宣肺窍，除痰块。

【药物及用量】贝母　天南星（姜汁制）　人参　茯苓　甘草（炙）　白附子各等量　皂角子七枚（炮）

【炮制】研为末，炼蜜和丸，如小豆大。

【用法】每服五七丸，薄荷汤送下。

◆**贝母丸**甲《太平圣惠方》

【主治】妇人咳嗽不止。

【功效】理气化痰，润肺止咳。

【药物及用量】贝母一两（酥炒微黄）　款冬花二两　桂心一两　百合一两　紫菀一两（洗去苗土）　杏仁二两（汤浸，去皮尖、双仁，麸炒微黄）　木乳一两（去粗皮，涂

酥，炙令黄） 甘草半两（炙微赤，锉）

【用法】上八味，捣细罗为末，研入杏仁令匀，炼蜜和捣如弹子大，不拘时，常含一丸，咽津。

◆**贝母丸**乙《太平圣惠方》

【主治】横产或颠倒，胞衣不出，伤毁不下，产后余病汗出，烦满不止，少气逆满。

【功效】清热散结。

【药物及用量】贝母（煨微黄） 甘草（炙微赤，锉） 秦艽（去目及闭口者，微炒去汗） 干姜（炮裂，锉） 桂心 粳米 石膏（细研） 黄芩 大豆黄卷 石斛（去根，锉）各一分 当归半两（锉，微炒） 大麻仁三分

【用法】上一十二味，捣罗为末，用枣肉和丸，如弹子大，不拘时，以温酒研下一丸。

◆**贝母散**《医学六要》

【主治】暴咳久不愈。

【功效】清肺泻热，化痰止咳。

【药物及用量】贝母 杏仁（去皮尖） 桑白皮各二钱 五味子 知母 甘草各一钱 款冬花一钱五分

【用法】清水二盅，加生姜三片，煎至一盅，食后服。

◆**贝母散**《证治准绳》

【主治】小儿久嗽气急。

【功效】疏肺络。

【药物及用量】贝母（煨） 杏仁（去皮，炒） 麦门冬（去心） 款冬花各一分 紫菀五钱

【用法】研为末，每服五分，乳汁调下。

◆**贝母散**甲《太平圣惠方》

【主治】咳嗽上气，喘急失声。

【功效】润肺下气，止咳平喘。

【药物及用量】贝母一两（煨微黄） 紫菀三分（去苗土） 麦门冬一两半（去心，焙） 人参三分（去芦头） 杏仁三分（去汤浸，去皮尖，麸炒微黄）

【用法】上五味，捣筛为散，每服三钱，以水一中盏，煎至六分，去滓，温服，日三服。

◆**贝母散**乙《太平圣惠方》

【主治】久咳嗽，昼夜不息，气奔欲绝，肺伤唾脓血。

【功效】降气，止咳，化痰。

【药物及用量】贝母三分（煨微黄） 桂心一两 射干半两 钟乳粉半两 桃仁三分（汤浸，去皮尖、双仁，麸炒微黄） 陈橘皮半两（汤浸，去白瓤，焙） 百部半两 五味子一两 白石英二两（细研） 半夏三分（汤洗七遍，去滑） 款冬花三分 甘草半两（炙微赤，锉） 厚朴半两（粗皮，涂生姜汁炙令香熟） 杏仁一两（汤浸，去皮尖、双仁，麸炒微黄） 羊肺一具（以水三大碗，煮取汁一碗半）

【用法】上一十五味，捣粗罗为散，每服五钱，用羊肺汁一大盏，煎至五分，去滓，温服，不拘时。

◆**贝母散**丙《太平圣惠方》

【主治】妊娠肺损，咳嗽喘促，不食。

【功效】益肺化痰止嗽。

【药物及用量】贝母（煨微黄） 鹿角胶（杵碎。炒令黄燥） 生干地黄 麦门冬（去心） 人参（去芦头） 黄芪（锉） 五味子各一两 甘草半两（炙微赤，锉）

【用法】上八味，捣细罗为散，每服不拘时，以糯米粥饮调下二钱。

◆**贝母散**《袖珍方》

【主治】诸嗽，气喘促，语言说不出者，不问远年者。

【功效】化痰止咳，利咽开音。

【药物及用量】人参 知母 贝母 半夏 杏仁（生） 马兜铃（去皮用肉） 升麻五钱 天仙藤二两

【用法】上七味，㕮咀，每服八钱，水一盏半，乌梅蜜一匙，煎至八分，去滓，温服，食后服。

◆**贝母散**《圣济总录》

【主治】咳嗽。

【功效】润肺止咳。

【药物及用量】贝母十枚（大者，去心，麸炒令黄）　阿胶（炙燥）　甘草（炙，锉）各半两

【用法】上三味，捣罗为细散，每服二钱匕，临卧煎糯米饮调下，服后去枕仰卧。

◆贝母汤《类证普济本事方》

【主治】诸嗽。

【功效】祛寒结，宣肺气。

【药物及用量】贝母一两（去心姜制）　黄芩　桑白皮各五钱　干生姜（热者减半）　北五味子　陈皮各一两　半夏　北柴胡　桂心各半两　木香　甘草各二两五钱

【用法】研为粗末，每服五钱，清水一盏半，加杏仁七粒（去皮尖碎），生姜二片或七片，煎至七分，去滓热服。

◆贝母汤甲《幼幼新书》

【主治】肺中风，咳嗽喘满。

【功效】豁痰涤饮。

【药物及用量】贝母（炒黄色）　半夏（白矾汤洗七遍，焙干）各一两　干姜　麻黄（去根节）　款冬花　甘草（炙）各五钱

【用法】捣罗为细末，每服一钱，清水一小盏，加生姜三片，杏仁二粒（去皮尖）煎至五分，去滓温服。

◆贝母汤乙《活幼心书》

【主治】百日内婴孩咳嗽有痰。

【功效】蠲痰祛热。

【药物及用量】贝母一两　甘草（半炙半生）二钱

【用法】锉焙为末，每服一字或五分，陈米煎汤，空腹时调下，痰盛淡姜汤调下。

◆贝母汤《御药院方》

【主治】暴发咳嗽，多日不愈。

【功效】润肺止咳。

【药物及用量】贝母（去心）　桑白皮（锉）　五味子　甘草（炙，锉）各半两　款冬花二两　知母一分　杏仁（去皮尖，麸炒）三分

【用法】上七味，粗捣筛，每服四钱，水一大盏，入生姜五片，煎至六分，去滓，温服，食后服。

◆贝母汤《圣济总录》

【主治】伤风暴得咳嗽。

【功效】宣肺润肺，止咳平喘。

【药物及用量】贝母（去心）三分　款冬花　麻黄（去根节）　杏仁（汤浸，去皮尖、双仁，炒，研）各一两　甘草（炙，锉）三分

【用法】上五味，粗捣筛，每服三钱匕，水一盏，生姜三片，煎至七分，去滓，温服，不拘时。

◆贝母汤《妇人大全良方》

【主治】妇人嗽久不瘥。

【功效】宣肺化痰，理气止咳。

【药物及用量】贝母（生姜汁浸半日）　北五味子　黄芩　干姜（热者减半）　陈皮各一两　半夏　桑白皮　桂心　北柴胡各半两　木香　甘草各一分

【用法】上一十一味为粗末，每服五钱，水一盏半，杏仁七个，去皮尖碎之，生姜二片，煎至七分，去滓，热服。

◆贝母团《仙拈集》

【主治】痫。

【功效】开肺气，解邪热。

【药物及用量】川贝母（去心）一两

【炮制】研粉，用箩筛过，铺大草纸一百张，一层草纸筛一下，一百张草纸筛百下，然后用线缝之，入水四碗煮干。

【用法】每日清早取一张纸成团，煨过，滚汤泡汁饮。

◆贝母膏《仁斋直指方》

【主治】秃疮。

【功效】解毒杀虫。

【药物及用量】贝母三钱半　生半夏　南星　五倍子　白芷　黄柏　苦参各二钱五分　虢丹（煅）一钱五分　雄黄一钱

【用法】研为细末，先以蜂房、白芷、苦参、大腹皮、荆芥煎汤熏洗，拭干，即用蜜水调敷两三次，候干掺药。

◆贝母煎《太平圣惠方》

【主治】猝咳嗽，胸膈不利，痰涎喘急。

【功效】润肺下气，化痰止咳。

【药物及用量】贝母一两（煨微黄） 紫菀一两（去苗土） 五味子半两 百部半两 杏仁一两（汤浸，去皮尖、双仁，麸炒微黄） 甘草半两（炙微赤，锉） 桑根白皮一两（锉） 白前半两

【用法】上八味，并细锉，以水五大盏，煎至一大盏半，圣济总录以水七盏，煎至四盏。去滓，入生地黄汁五合、生麦门冬汁三合、白蜜三合、酥二两，于银锅内，以慢火煎成膏，收于不津器中，不拘时，服一茶匙，含化咽津。

◆**贝齿散**《太平圣惠方》

【主治】产后小便淋，疼痛，或时便血，或如豆汁，或如稠胶。

【功效】清热利湿通淋。

【药物及用量】贝母四枚 葵子一两 石膏一两 滑石一两 阿胶半两（捣碎，炒令黄燥）

【用法】上五味，捣细罗为散，每服三钱，以水一中盏，入猪脂一分，煎至六分，去滓，温服，日三四服。

◆**车前子散**《证治准绳》

【主治】霍乱吐泻，烦闷口渴，小便不利。

【功效】透邪，利湿。

【药物及用量】车前子（炒） 白茯苓 猪苓 藿香 人参各等量

【用法】研为末，灯心汤调下。

◆**车前子散**甲《太平圣惠方》

【主治】小儿肝热，眼生翳膜，或生血轮，胀切须急疗。

【功效】疏风散热，清肝明目。

【药物及用量】车前子 防风（去芦头） 甘菊花 甘草（炙微赤，锉） 人参（去芦头） 菥蓂子 青葙子各一分 栀子仁半两 黄连半两（去芦）

【用法】上九味，捣粗罗为散，每服一钱，以水一小盏，入淡竹叶七片，煎至五分，去滓，温服，日三四服，量儿大小，以意加减。

◆**车前子散**乙《太平圣惠方》

【主治】难产。

【功效】养血催产。

【药物及用量】车前子一两 滑石一两 阿胶一两半（捣碎，炒令黄燥）

【用法】上三味，捣细罗为散，每服食前服，以蜜汤调下二钱。

◆**车前子散丸**《证治准绳》

【主治】诸淋。

【功效】清内热，通小便。

【药物及用量】车前子 淡竹叶 赤茯苓 荆芥穗各二钱五分 灯心二十茎

【用法】新汲水二盅，煎至一盅，食前服。

◆**车前子饮**《必用全书》

【主治】老人赤白痢，日夜无度，烦热不止。

【功效】利湿止痢。

【药物及用量】车前子五合（绵囊，用水二升，煎取一升半汁） 青粱米三合

【用法】上二味，取煎汁，煮作饮，空心食之，日二服，最除热毒。

◆**车前散**《幼幼新书》

【主治】热积小肠，甚至尿血。

【功效】渗湿热，除结滞。

【药物及用量】车前子 甘草（炙微黄锉） 川朴硝各一分 牡蛎（烧为粉）五钱

【用法】捣罗为散，每服一钱，清水一小盏，煎至五分去滓，不拘时服，量儿大小加减。

◆**车前散**《医方大成》

【主治】肝经积热，上攻眼目，逆顺生翳，血灌瞳仁，羞明多泪。

【功效】泻肝火，明眼目，祛风湿。

【药物及用量】车前子（炒） 密蒙花（去枝） 草决明 白蒺藜（炒去刺） 龙胆草（洗净） 黄芩 羌活 菊花（去枝） 甘草各等量

【用法】研为细末，每服二钱，食后米汤调下。

◆**车前散**《朱氏集验方》

【主治】水泻。

【功效】利湿止泻。

【药物及用量】车前子（炒）

【用法】上一味，每服二钱，热米饮下，空心。

◆**车螯散**《证治准绳》

【主治】痈疽，发背，初起肿痛。

【功效】宣毒利下。

【药物及用量】车螯一双（盐泥固济，火煅通红，地上出火毒用）　轻粉　甘草各二钱　大黄五钱　黄芩（漏芦去须）　瓜根各五钱

【用法】研为末，每服二钱，薄荷汤调下，速利酒亦可，热除为度。

◆**车螯散**《传信适用方》

【主治】痈疽，发背，初起肿痛。

【功效】消毒，除痛。

【药物及用量】车螯一两（煅通赤）　生甘草二钱五分　轻粉五分

【用法】研为细末，每服四钱，五更时浓煎瓜蒌酒调服，转下恶物为度，未知再用。

◆**车螯散**《证治准绳》

【主治】痈疽，发背，初起肿痛。

【功效】除痈肿，消疮毒。

【药物及用量】车螯四个（黄泥固济，火煅赤，出火毒一宿）　瓜蒌一枚（去皮，瓦上炒香）　灯心三十茎　甘草节五分

【用法】研为粗末，酒二盏，煎一盏去滓，入蜜一大匙，和匀，每用酒八分盏，药末二钱，腻粉少许调匀。空腹时温服，取下恶物黄涎为效。

◆**长生丸**《朱氏集验方》

【主治】婴儿瘦怯，面黄，白睛多，喜哭，身肌肉薄，大便色白。

【功效】宽上实下，补脾治痰。

【药物及用量】木香　槟榔　枳实（炒）各一两　丁香　半夏　缩砂　肉豆蔻各三钱　全蝎二十只

【用法】上七味，除肉豆蔻外，七味为细末，次入肉豆蔻，研为细末，饭糊为丸，黍米大，一周儿服五十丸，随乳汁下，糊汤亦可，肚空服讫，候半时，得吃乳食，日进二服，量儿大小，以意增添丸数。吐乳食者，胃中有冷也；乳食不消化者，脾虚也；大便酸臭气者，饱伤也。此三项，并宜多服长生丸妙。

◆**长生活命丹**《傅青主女科》

【主治】血块未消，复伤食积，产后泄泻。

【功效】益气，祛寒，化瘀，消积。

【药物及用量】人参三钱

【用法】清水煎汤一盏，以米饭锅焦研粉，加入三匙冲服。如服寒药伤者，加中生姜三大片；如停寒物日久，脾胃极弱，药不能进，可兼用揉按法，炒神曲熨之更妙。

◆**长肌膏**《证治准绳》

【主治】诸般年久烂疮。

【功效】杀虫，祛腐，清热燥湿。

【药物及用量】白烛油四两　黄蜡　酒油各八钱　大枫子（去壳切细）五钱　番木鳖肉（细切）二钱　密陀僧五分　黄柏　轻粉　枯矾各三钱

【炮制】先以前七味煎滤去滓，入后三味研细，拌匀俟凝。

【用法】看疮口大小，摊作薄饼，以簪穿小孔十数，贴疮上。或日易之，盐茶汤洗疮，洗饼再贴，以愈为度。

◆**长明酒**《种福堂方》

【主治】痔漏。

【功效】祛积，生新。

【药物及用量】积年旧琉璃灯。

【用法】洗净油腻，火煅研细，每服四钱，红酒调下。不过七日，管自退去。

◆**长春牢牙散**《证治准绳》

【主治】发白，牙摇，口臭。

【功效】活血止痛，和气清热。

【药物及用量】川芎　缩砂仁　香附子　百药煎　丁香　升麻　五倍子　白茯苓　细辛　青盐　金线矾（一作皂矾）　白蒺

藜　檀香　甘松　破故纸各五钱　石膏二两　没食子　诃子（去核）各九个（一作各三钱）　胆矾三钱　麝香五分（一方无缩砂仁、香附子、百药煎、白茯苓、檀香、破故纸、石膏、胆矾）

【用法】研为细末和匀，早晚刷牙，次以温水漱口，吐出，洗此须。

◆**长胎白术丸**《沈氏尊生书》

【主治】妇人宿有风冷，胎痿不长，或失调理而伤胎。

【功效】养血，益阴。

【药物及用量】白术　川芎　阿胶　生地各六钱　牡蛎二钱　川椒一钱

【炮制】研为细末，炼蜜和丸。

【用法】每服三十丸，米汤送下。

◆**长发滋荣散**《瑞竹堂经验方》

【主治】发落。

【功效】长须发。

【药物及用量】生姜（焙干）　人参各一两

【用法】研为细末，每用生姜一块，切片蘸药末，于发落处擦之，二日一次。

◆**风引汤**《金匮要略》

【主治】小儿惊痫瘛疭。

【功效】祛风和络，平肝镇心。

【药物及用量】大黄　干姜　龙骨（熬）各四两　桂枝（去皮）三两　甘草（炙）　牡蛎（煅，一作熬）各二两　滑石　寒水石（如无，以石盐代之）　赤石脂　白石脂　紫石英　石膏各六两

【用法】杵粗筛，苇囊盛之，取三指撮。井花水三升，煎至三沸去滓，温服一升。

◆**风引汤**《千金方》

【主治】两脚疼痹不仁，拘急难行。

【功效】疏风化热，祛寒行滞。

【药物及用量】麻黄　石膏　独活　茯苓各二两　吴茱萸　附子　秦艽　细辛　桂心　人参　防风　芎䓖　防己　甘草各一两　干姜一两五钱（一作四钱五分）　白术三两　杏仁六十枚

【用法】㕮咀，清水一斗六升，煮取三升，分三服，取汗，服后热缓。

◆**风引独活汤**《千金方》

【主治】恶风毒气，脚弱无力，肢痹不仁，失音不语，毒气冲心。

【功效】祛风行滞，活血解毒，补气血。

【药物及用量】独活四两　茯苓　甘草各三两　升麻一两五钱　人参　桂心　防风　芍药　当归　黄芪　干姜　附子各二两　大豆二升

【用法】㕮咀，清水九升，清酒三升，煮取三升五合，分四服。相去如人行二十里时，更进服。

◆**风疳丸**《医学入门》

【主治】一切疳证。

【功效】祛风杀虫，消疳。

【药物及用量】青黛　黄连　天麻　五灵脂　川芎　夜明砂　芦荟各二钱　龙胆草　防风　蝉蜕各一钱五分　全蝎二个　干蟾头三钱

【炮制】共研细末，猪肝汁或羊肝汁浸糕和丸，如麻子大。

【用法】每服十丸，薄荷汤送下。

◆**风药圣饼子**《卫生宝鉴》

【主治】男子妇人，半身不遂，手足顽麻，口眼㖞斜，痰涎壅盛及一切风，他药不效者。小儿惊风，大人头风，洗头风，妇人血风。

【功效】祛风通络，化痰活血。

【药物及用量】川乌（生）　草乌（生）　麻黄（去节）各一两　白芷二两　苍术　何首乌　川芎　白附子　白僵蚕各五钱　防风　干姜　藿香　荆芥各二钱半　雄黄一钱六分

【用法】上一十四味，为末，醋糊丸，如梧桐子大，捻做饼子，每服二饼，嚼碎茶清送下，食后服。

◆**巨胜子丸**《验方新编》

【主治】肾精亏虚。

【功效】补血，养气，益精。

【药物及用量】巨胜子　肉苁蓉　牛膝　安南桂　覆盆子　破故纸　楮实各八两　生地黄　枸杞子　五味子　菟丝子　韭子　附子（制）　柏子仁　熟地黄　酸枣仁　天门冬　巴戟肉　芡实　茯苓各四两　何首乌（制）　广木香　川续断　山药　人参　莲肉各三两

【炮制】共研细末，炼蜜为丸，如梧桐子大。

【用法】每服三钱，盐汤送下。

◆巨胜酒《食医心鉴》

【主治】风虚湿痹，脚膝无力，筋挛急痛。

【功效】祛风除湿，补虚除痹。

【药物及用量】巨胜三升（炒，去皮）　薏苡仁一升　生干地黄半斤（切）

【用法】上三味，以生绢袋盛，用酒二升浸，经三五宿，任性暖服之。

◆云实丸《太平圣惠方》

【主治】久赤白痢不瘥，羸困。

【功效】燥湿收涩止痢。

【药物及用量】黄连三分（去须，微炒）　龙骨三分　白矾一两（烧令汁尽）　胡粉三分（炒令黄）

【用法】上四味，捣罗为末，炼蜜和丸，如梧桐子大，每服不拘时，以粥饮下二十丸。

五　画

◆仙方活命饮《证治准绳》

【主治】一切痈疽，肿疡，溃疡，发背，疔疮，痘疔，痘毒。

【功效】散瘀消肿，清热解毒。

【药物及用量】穿山甲三大片（炒，另研，一作焙，一作烧，一作一钱）　皂角刺五分（一作一钱，一作一钱五分）　当归尾一钱五分（一作一钱）　甘草节一钱　金银花二钱（一作三钱）　赤芍五分（炒，一作一钱）　乳香五分（一作一钱）　没药五分（一作一钱）　花粉一钱　防风七分（一作一钱）　大贝母一钱　白芷一钱　陈皮一钱五分（一作三钱，一方无芍药，一方无乳香、没药）

【用法】研为粗末，无灰酒（酸薄酒无效），十茶盅（疮小者用五茶盅），入有嘴瓶内（莫犯铁器），以厚纸封品，勿令泄气，煎至三大盅去滓，作三次服，接连不断，随疮上下服。能饮酒者，服药后再饮三五杯，或水酒合煎亦可，服后则卧睡一觉即效。如在背俞，皂角刺为君，加紫花地丁；在腹募，白芷为君；在胸加瓜蒌仁二钱；在四肢，金银花为君，如疔疮加紫河车、草根三钱（如无亦可），毒在内加大黄下之。

◆仙方膏《验方新编》

【主治】五劳七伤，筋骨疼痛，妇人癥瘕，带下，痈疽，发背，跌打损伤。

【功效】活血破瘀，养血疏风，解毒散邪。

【药物及用量】白芷　紫荆皮　独活　石菖蒲　赤芍各二两　高良姜　蜈蚣　刺猬皮　蛇蜕　蓖麻仁　鳖甲　白僵蚕　甘草　海风藤　连翘　天花粉　白及　牛蒡子　大黄　川黄连　白蔹　当归　千金子　血余　金银花　黄柏　穿山甲　防己　猪牙皂　柴胡　川贝母　桃仁　白附子　巴豆　明天麻　苦参　荆芥穗　红花　黄芪　桔梗　黄芩　牛膝　防风　全蝎　麻黄　草乌　肉桂　乌药　羌活　半夏　大戟　苏木各五钱，桃枝　桑枝　槐枝　柳枝各截一寸长二十四段

【炮制】用麻油十三斤，将上药入油内泡七日，入铜锅内熬至药枯，滤去滓，后熬至滴水成珠，撤去药脚，每油一斤，下飞过黄丹八两，倾入釉缸内，以槐棍搅冷。

再入血竭四钱，乳香（去油）、没药（去油）各三钱三分，藿香四钱五分，研细搅匀。又入真珠、冰片各一钱，沉香（不见火）四钱匕分，当门子二钱一分，木香（不见火）、松香各五钱四分，檀香（不见火）六钱，雄黄五钱五分，搅匀，又入潮脑三钱即成。

【用法】分于纸上贴之。

◆**仙术芎散**《证治准绳》

【主治】风热壅塞，头目昏眩。

【功效】健胃，消痰，祛风。

【药物及用量】苍术一钱　川芎　连翘　黄芪　栀子　菊花　防风　大黄　藿香叶　当归　芍药　桔梗各七分　石膏　滑石各一钱五分　甘草一钱　薄荷叶　缩砂仁　荆芥各四分

【用法】清水二盅，煎至一盅，食后服。

◆**仙术散**《证治准绳》

【主治】眼中翳膜。

【功效】疏肝明目。

【药物及用量】苍术一两二钱五分　蛇皮（皂角水洗）　木贼　蝉蜕　蒺藜（炒）　谷精草　防风　羌活　川芎　杏仁　甘草各二钱五分

【用法】研为细末，每服一钱，食后蜜汤调下。

◆**仙拈散**《验方新编》

【主治】远所风湿，血风皮蛀，寒湿侵淫，流水发痒，搔之疼痛，两腿黑肿，似烂非烂，或时热烘麻木。

【功效】解血毒，祛皮肤风湿。

【药物及用量】寒水石（另研）　滑石（飞另研）　白芷　百部（蒸炒干）　白鲜皮各三两　蛇床子　地肤子　白薇各四两　龟甲（炙）　大黄（酒炒）各二两　樟脑少许（临用时加少许同研）

【用法】共研细末（如香灰细），麻油调敷，一日一换，不可洗浴，一月即愈，至迟三月断根。

◆**仙枣方**《疡医大全》

【主治】杨梅疮。

【功效】解毒，杀虫。

【药物及用量】大黑枣二十枚（去核）

【用法】入胡粉三分，逐个用线扎紧，放小砂罐内，略放水煮熟。露一宿，空腹食三枚，冷茶送下。

◆**仙传化毒汤**《沈氏尊生书》

【主治】痈疽，发背，乳痈，肾俞发，无名肿毒。

【功效】消肿解毒。

【药物及用量】金银花　天花粉各一钱二分　甘草节　防风　黄芩　白芍　赤茯苓　贝母　连翘　白芷各一钱　半夏七分　乳香　没药各五分

【用法】清水煎服。

◆**仙传夺命膏**《邵氏秘方》

【主治】发背对口，一切肿毒。

【功效】行血理瘀，解毒化滞。

【药物及用量】驴蹄一个　大鲫鱼　商陆各一斤　山羊角三个　芫花　土木鳖　白芨　番木鳖　大戟　露蜂房　白蔹　红花　玄参　苏木　桃仁　蛇蜕各一两　当归尾　黄牛角鳃　巴豆肉　干蟾皮　猪悬蹄甲　南星　半夏　穿山甲各二两　大黄三两　蓖麻仁　苍耳嫩头各四两　金线吊　蛤蟆一个

【炮制】用麻油四斤，同药熬枯去滓，熬至滴水成珠为度，每熟油一斤，入炒宫粉八两，收成膏，再下乳香（去油）、没药（去油）、麝香、芸香、轻粉各三钱，研细搅匀，收贮。

【用法】摊贴患处，即日见效，揭下再贴一人，又能消去，如贴肿毒未破者，用敷肿毒末药掺上贴之。凡贴痞块，用针刺患处三针，如品字样。外用阿魏、蜈蚣、穿山甲、麝香各等量，研为细末，只称一分，掺于针眼内，余者掺膏上贴，凡贴风气用闹羊花五钱（烧酒拌晒干三次，炒脆为末），麝香三分，研匀掺膏上贴。

◆**仙传膏**《疡医大全》

【主治】杖后重伤，死血郁结，呃逆不食及夹伤肉烂。

【功效】活血，消肿，化滞。

【药物及用量】轻粉　血竭各三钱　樟

搲二钱　冰片三分　麝香一分　没药（去油）　乳香（去油）各一钱五分

【炮制】共研极细，用猪板油一两二钱，黄蜡一两，同化调药成膏。

【用法】摊贴患处，昼夜流水，即时苏醒。

◆**仙遗粮汤**《说约方》

【主治】杨梅疮初起，筋骨疼痛，延绵不已及杨梅风毒，误服轻粉，瘫痪骨疼，不能动履者。

【功效】利筋骨，解梅毒。

【药物及用量】土茯苓（洗净，木槌打碎）二两　皂荚子五个（切片微炒）　当归　白鲜皮　川芎　薏苡仁　木通　威灵仙　防风　金银花　木瓜　苍术各一钱　甘草五分，（一方无当归、川芎、威灵仙、苍术、甘草）

【用法】清水二碗，煎至八分，看病上下，食前后服，每日三次。疮久气虚者加人参，腿脚之下加牛膝一钱，病浅者一月可退，病深者百日可痊，此疮欲发，先发下疳，预服此方可免。

◆**仙灵脾散**甲《证治准绳》

【主治】风走疰。

【功效】祛风，活血，利湿。

【药物及用量】仙灵脾　威灵仙　芎䓖　苍耳子（炒）　桂心各一两

【用法】研为细末，每服一钱，不拘时温酒调下。

◆**仙灵脾散**乙《证治准绳》

【主治】痘疮入眼。

【功效】祛风活血。

【药物及用量】仙灵脾　威灵仙各等量

【用法】研为末，每服五分，食后米汤调下。

◆**仙灵脾散**丙《证治准绳》

【主治】妇人血风攻注，腰脚疼痛。

【功效】祛风，活血，散滞。

【药物及用量】仙灵脾　桃仁（麸炒）　槟榔各一两　羌活（去芦）　海桐皮　牛膝（酒浸）　当归（去芦炒）　芎䓖　骨碎补　胡索　桂心　枳壳（去瓤麸炒）　木香　腌皱子各七钱五分　蟠蜥（炒）五钱　麝香（另研）二钱五分

【用法】研为细末，每服二钱，食前豆淋酒调下，每日二次。

◆**仙灵脾散**甲《太平圣惠方》

【主治】妇人血风，身体骨节疼痛不止。

【功效】补肾温阳，祛风止痛。

【药物及用量】仙灵脾二两　虎胫骨二两（涂酥，炙令黄）　附子二两（炮裂，去皮、脐）　防风二两（去芦头）　踯躅花二两（醋拌，炒令干）　牛膝二两（去苗）

【用法】上六味，捣细罗为散，每服不拘时，以温酒调下一钱。

◆**仙灵脾散**乙《太平圣惠方》

【主治】产后血气攻刺，腰痛不可忍。

【功效】补肾通络，活血止痛。

【药物及用量】仙灵脾三分　牛膝三分（去苗）　鬼箭羽半两　当归三分（锉，微炒）　地龙半两（炒令黄）　没药半两　桂心半两　威灵仙半两　骨碎补半两

【用法】上九味，捣细罗为散，每服食前服，以温酒调下二钱。

◆**仙灵脾散**丙《太平圣惠方》

【主治】风腰脚疼痛冷痹及四肢缓弱。

【功效】强腰膝，祛风冷。

【药物及用量】仙灵脾一两　附子一两（炮裂，去皮、脐）　当归一两（锉，微炒）　萆薢一两（锉）　杜仲一两（去粗皮，炙令黄）　木香一两

【用法】上六味，捣细罗为散，每服食前，以温酒调下二钱。

◆**仙灵脾丸**《太平圣惠方》

【主治】妇人中风偏枯，手足一边不遂，肌骨瘦细，皮肤顽痹。

【功效】祛风除湿，温阳通痹。

【药物及用量】仙灵脾一两　羚羊角屑三分　独活一两　防风一两（去芦头）　当归一两　桂心一两　牛膝一两（去苗）　薏苡仁一两　附子一两（炮裂，去皮、脐）　五加皮三分　萆薢一两　虎胫骨一两（涂酥，炙令黄）

【用法】上一十二味，捣细罗为末，炼蜜和捣二三百杵，丸如梧桐子大，每服食前服，温酒下三十丸。

◆**仙灵脾煎丸**《太平圣惠方》

【主治】风脚膝软缓，不能履步，骨节无力，时有疼痛。

【功效】祛风通络。

【药物及用量】仙灵脾五两　威灵仙五西　牛膝五两（去苗）　黑豆一升　桑根白皮五两

【用法】上五味，细锉，以水二斗，煮至一斗，滤去滓，再煎至五升，入后药末。

◆**仙灵脾浸酒**《太平圣惠方》

【主治】妇人风痹，手足不遂。

【功效】祛风除湿，温阳通痹。

【药物及用量】仙灵脾二两　牛膝二两（去苗）　附子二两（炮裂，去皮、脐）　石南叶二两　杜仲二两（去粗皮，微炙）

【用法】上五味，细锉，以生绢袋盛，用好酒一斗五升，浸经七日，每服温饮一小盏。

◆**仙茅散**《朱氏集验方》

【主治】背膊、手足、头目、筋脉虚掣，一切风证，疼痛不可忍。

【功效】祛风通络，止痛。

【药物及用量】仙茅（无则以好苍术代之）一两　陈皮　枳壳（炮）　厚朴（制）　官桂　秦艽各一钱　当归　白茯苓　白芍　白芷　川芎　半夏饼各一钱半　麻黄（不去节）二钱半　没药　甘草　川乌（炮）各半两　白姜　乳香　川独活二钱　全蝎七个　麝香半钱

【用法】上二十一味，除桂、芷、麝、没、乳，余并炒转色，却入不炒药，同为细末，每服三大钱，炒大黑豆同木瓜荫酒，旋温调服，不拘时。

◆**仙桃丸**《世医得效方》

【主治】丈夫妇人，手足麻痹，时发疼痛，腰膝气闭，作痛不止，或冷地冰身，血气不运，打仆闪肭不可忍及瘫痪等疾。

【功效】祛风通络，活血止痛。

【药物及用量】生川乌三两　五灵脂四两　威灵仙五两

【用法】上三味，各烧焙，同研为末，醋糊丸，梧桐子大，每服七粒，加至九粒，盐汤吞下。妇人当归醋汤下，空心服。病甚者加至十五粒。忌茶，立效如神。

◆**仙人肢丸**《三法六门》

【主治】远年劳嗽，不问寒热，痰涎喘满。

【功效】益气理肺，化痰平喘。

【药物及用量】人参　沙参　玄参　紫团参　丹参　白术　牡蛎　知母　甘草各二两　蛤蚧一对（头尾全用，河水洗净，文武火酥炙黄色）

【用法】上一十味，为末，用麻黄一十五斤，去根。枸杞子三升。熬成膏，丸如弹子大，瓷盒内盛，临卧，煎生姜自然汁，化下一丸，小儿量数加减。

◆**代刀散**《验方新编》

【主治】疮毒肿胀疼痛。

【功效】宣壅肿胀疼痛。

【药物及用量】皂角刺　黄芪（炒）各一两　生甘草　乳香各五钱

【用法】共为末，每服三钱，温酒调下。

◆**代杖丹**《医宗金鉴》

【主治】刑伤。

【功效】行气，宣壅，和伤。

【药物及用量】丁香　苏木　蚯蚓（去土）　无名异　牡丹皮　肉桂　木鳖甲　乳香　没药　自然铜（火煅，醋淬七次）各一两

【炮制】研为末，炼蜜和丸，每丸重二钱。

【用法】每用一丸，黄酒送下。

◆**代杖汤**《医宗金鉴》

【主治】夹伤破溃者。

【功效】消痈，活血。

【药物及用量】乳香　没药　苏木各二钱　蒲黄　木通　枳壳（麸炒）　生甘草　当归尾　牡丹皮　木耳　穿山甲（炙研）各一钱　土木鳖（焙）五个

【用法】酒水煎服。

◆**代抵当丸**《证治准绳》

【**主治**】蓄血，瘀血，血痛。

【**功效**】破血行滞，止痛。

【**药物及用量**】大黄（川产如锦纹者，去皮心，酒浸洗）四两　芒硝一两（如欲稳，以玄明粉代之）　桃仁六十枚（麸炒黄，去皮尖，另研如泥，一作二十枚，一作一两）　当归尾（酒洗）　生地黄　穿山甲（蛤粉炒）各一两　桂三钱或五钱（一方有蓬莪术一两，无穿山甲）

【**炮制**】研为极细末，炼蜜和丸，如蓄血在上焦者，如芥子大。

【**用法**】临卧时去枕仰卧，以津咽之，令停留喉下，搜逐上之瘀积，中焦食后，下焦空心，俱丸如梧桐子大，百劳水煎汤送下。如血老成积攻之不动者，去当归、生地，加蓬莪术（醋浸透，焙干）一两，肉桂七钱（一作各加倍）。

◆**代参膏**《验方新编》

【**主治**】气血亏虚。

【**功效**】补气血，健肺脾。

【**药物及用量**】潞党参　绵黄芪　白术　桂圆肉各等量

【**炮制**】熬成膏子，加冰糖收贮。

【**用法**】滚水调服。

◆**代赭丸**甲《太平圣惠方》

【**主治**】久赤白痢，日夜无数，腹痛不可忍。

【**功效**】益气，涩肠，止痢。

【**药物及用量**】代赭二两　黄柏二两（涂蜜炙微赤）　黄芪一两半（锉）　龙骨一两　赤石脂一两（烧赤，投醋中漉出）　艾灰一两　狗头骨灰一两

【**用法**】上七味，捣罗为末，炼蜜和丸，如梧桐子，每服不拘时，以粥饮下二十丸。

◆**代赭丸**乙《太平圣惠方》

【**主治**】紫癜风。

【**功效**】活血祛风。

【**药物及用量**】代赭一两　铁粉一两（细研）　金箔四十片（细研）　朱砂半两（细研）　当归半两　香墨半两　白矾一两（生用）

【**用法**】上七味，捣研令匀细，以水浸蒸饼和丸，如绿豆大，不拘时，用温蜜酒下二十丸，以蜜汤下之亦得。

◆**代赭散**《太平圣惠方》

【**主治**】妇人漏下，久虚乏弱。

【**功效**】温经固冲，止血。

【**药物及用量**】代赭石一两（烧酥淬三遍）　附子三分（炮裂，去皮、脐）　赤石脂一两　蒲黄半两　鹿茸二两（去毛，涂酥炙微黄）　当归一两（锉，微炒）　干姜三分（炮裂，锉）　芎䓖二分　熟地黄一两

【**用法**】上九味，捣细罗为散，每于食前服，以温酒调下三钱。

◆**代赭石散**《证治准绳》

【**主治**】阴痫，阳痫。

【**功效**】祛痰镇惊。

【**药物及用量**】代赭石（煅，醋淬，研为末，水飞过，晒干）

【**用法**】研为末，每服五分，金银汤煎，和金箔、银箔调下，连进二服。脚胛上有赤斑，乃邪气发出之证可治，无赤斑者难治。

◆**代赭石汤**《沈氏尊生书》

【**主治**】产后闪跌。

【**功效**】活血，理伤，止痛。

【**药物及用量**】代赭石（醋煅）　牡丹皮　炮姜　发灰　白芍（酒制）　地榆（醋制）　生地黄（酒制）

【**用法**】清水煎服。

◆**代赭石汤**《御药院方》

【**主治**】逆气上冲奔遍，息道滞塞不通。

【**功效**】化瘀滞，降逆气。

【**药物及用量**】代赭石（打碎）三两　陈皮一两　桃仁（炒）　吴茱萸（盐炒）各半两

【**用法**】上四味，各锉碎，每服称二两，水三大盏，生姜三钱，切，同煎至一盏，其下去滓，食前温服，一日一服。

◆**代铁散**《疡医大全》

【**主治**】恶毒肿痛，日久不清。

【功效】消痈，祛毒。

【药物及用量】木鳖子　川乌

【用法】水磨，以鹅羽扫刷疮上，留豆大一处，留出脓，如药水干，再刷上，不过一时即穿。

◆**冬瓜汤**《证治准绳》

【主治】小儿渴痢。

【功效】清热利水。

【药物及用量】冬瓜（切）八合　瓜蒌一钱二分　茯苓　知母各八分　麦门冬（去心）五分　粟米二合五勺

【用法】清水五升，煮一升四合，新布绞去滓，温服，量大小儿加减。

◆**冬瓜汤**（王孟英方）

【主治】霍乱大渴。

【功效】清肠和脾。

【药物及用量】冬瓜（去皮瓤）

【用法】水煮清汤，俟凉任意饮之。

◆**冬地三黄汤**《温病条辨》

【主治】阳明温病无汗，小便不利。

【功效】清肺胃热邪。

【药物及用量】麦门冬八钱　黄连一钱　苇根汁半酒杯（冲）　玄参四钱　黄柏一钱　银花露半酒杯（冲）　细生地四钱　黄芩一钱　生甘草三钱

【用法】清水八杯，煮取三杯，分三次服，以小便利为度。

◆**冬瓜子散**《证治准绳》

【主治】鼻面酒齄如麻豆，疼痛，黄水出。

【功效】和脾胃，利水湿。

【药物及用量】冬瓜子仁　柏子仁　葵子（微炒）　白茯苓　枳实（麸炒）各一两　栀子仁二两

【用法】研为细末，每服二钱，食后米饮调下。

◆**冬瓜羹**《必用全书》

【主治】老人消渴烦热，心神狂乱，躁闷不安。

【功效】清热利水。

【药物及用量】冬瓜半斤（去皮）　豉心二合（绵裹）　葱白半握

【用法】上三味以和煮作羹，下五味调和，空心食之，常作粥尤佳。

◆**冬瓜饮**《圣济总录》

【主治】消渴，口干，日夜饮水无度，浑身壮热。

【功效】清热利水养阴。

【药物及用量】冬瓜一枚（重三斤，去皮瓤，分作十二片）　麦门冬（去心）二两　黄连（去须）一两半

【用法】上三味，以二味，粗捣筛，作十二服，每服水三盏，入冬瓜一片，擘碎，同煎至一盏，去滓，温服，日三夜二。

◆**冬瓜拨刀**《寿亲养老书》

【主治】产后血壅消渴，日夜不止。

【功效】活血利水，生津止渴。

【药物及用量】冬瓜（研取汁）三合　小麦面四两　地黄汁三合

【用法】上三味，一处搜和如常面，切为拨刀，先将獐肉四两，细切，用五味调和，煮汁熟后，却漉去肉，取汁下拨刀面，煮令熟，不拘多少，任意食之。

◆**冬花散**《验方新编》

【主治】倒经。

【功效】泻肺胃，宣血热。

【药物及用量】冬花蕊　粟壳（蜜炒）　桔梗　枳壳　紫苏子　紫菀　知母各八分　桑皮（炒）　石膏　杏仁各一钱

【用法】清水煎服。

◆**冬葵子散**《证治准绳》

【主治】小儿腹急闷。

【功效】利小便。

【药物及用量】冬葵子一两　木通五钱

【用法】研为末，每服一钱，清水煎服。

◆**冬葵子散**《太平圣惠方》

【主治】妊娠胎不安，小便淋涩，小腹疼痛。

【功效】清热利水通淋。

【药物及用量】冬葵子（炒）　柴胡（去苗）　桑根白皮（锉）　赤茯苓各一两　赤芍三分　当归三分（锉，微炒）

【用法】上六味，捣筛为散，每服四

钱，以水一中盏，入生姜半分，葱白七寸，煎至六分，去滓，温服，不拘时。

◆**冬葵子散**《严氏济生方》

【主治】妊娠小便不利，身重恶寒，起则眩晕及水肿。

【功效】清热通淋。

【药物及用量】冬葵子三钱　赤茯苓（去皮）二钱

【用法】上二味为细末，每服三钱，米饮调服，不拘时。

◆**冬葵子汤**《苏沈良方》

【主治】霍乱二便不通，肢热，闷乱。

【功效】利小便。

【药物及用量】冬葵子　滑石（研）　香薷各二两　木瓜一枚（去皮瓤）

【用法】捣筛，每服五钱，清水二盅，煎至一盅，温服，每日四五次。

◆**冬葵根汤**《圣济总录》

【主治】妊娠大小便不通，七八日以上，腹胀瞀闷。

【功效】清热利水通便。

【药物及用量】冬葵根（干者，一握，洗，冬即用子）　车前草一两（干者，切）　木通（细锉）三两　大黄（锉，炒）半两

【用法】上四味，粗捣筛，每服五钱匕，水一盏半，煎至八分，去滓，食前温服。

◆**冬麻子粥**甲《太平圣惠方》

【主治】产后腹中积血及中风汗出，小便不利。

【功效】益气活血，利尿通淋。

【药物及用量】冬麻子一合（以水研取汁三升）　薏苡仁一合（捣碎）　粳米二合

【用法】上用冬麻子汁，煮二味作粥，空心食之。

◆**冬麻子粥**乙《太平圣惠方》

【主治】中风，五脏壅热，言语謇涩，手足不遂，神情冒昧，大肠涩滞。

【功效】祛风清热。

【药物及用量】冬麻子半升　白粱米三合　薄荷一握　荆芥一握

【用法】上四味，以水三大盏，煮薄荷等取汁二盏，去滓，用研麻子滤取汁，并米煮作粥，空腹食之。

◆**冬麻子粥**《食医心鉴》

【主治】产后积血风肿，小便不利。

【功效】活血消肿。

【药物及用量】冬麻子一升（捣研，以水二升取汁）　红米三合

【用法】上以麻汁和米煮粥食之。

◆**出毛丸**

【主治】劳疰。

【功效】清肺，杀虫，健身。

【药物及用量】大蒜　杏仁各一两

【炮制】合杵如泥，加雄黄等量，入乳钵内同研匀，日晒至可丸即丸，如梧桐子大。

【用法】每服二十一丸，凌晨空腹时清米饮送下，服后勿洗手。频看十指甲中有毛出，逐渐拭去，俟毛尽，再洗手。

◆**出白散**（王孟英方）

【主治】疳后口疳。

【功效】清热杀虫。

【药物及用量】青黛　硼砂　薄荷　僵蚕　片脑　铜绿各等量

【用法】研为极细末，先用薄荷、细茶煎浓汤，乱发裹指，蘸汤拭去口中垢腻，然后吹之。

◆**出虫丸**《证治准绳》

【主治】小儿五疳羸瘦。

【功效】杀虫，解毒。

【药物及用量】朱砂　麝香　牛黄　蜗牛子（炒）　夜明砂（炒）　熊胆一分　蟾酥五分

【炮制】研为细末，以面糊和丸，如绿豆大。

【用法】每服三丸，温水送下；更另以水研一丸，滴向鼻中，得嚏五七声，良久当有虫随汗出，立效。

◆**出声散**《朱氏集验方》

【主治】肺损失音。

【功效】敛肺止咳，利咽开音。

【药物及用量】诃子四两（炮两个，生用两个）　甘草二寸（炮，二寸生）　桔梗一两

【用法】上三味，㕮咀，每服二钱，用童便一盏，和药煎五七沸，温服。甚者不过五服。

◆**加味二母丸**《沈氏尊生书》

【主治】干咳。

【功效】调肺豁痰，止咳。

【药物及用量】知母　贝母（同巴豆霜炒黄色）　明矾　白及各等量

【炮制】共研细末，生姜汁炼蜜为丸。

【用法】每服一丸，口内含化。

◆**加味十全大补汤**《证治准绳》

【主治】悬痈溃而不敛，或发热，饮食少思。

【功效】收敛元气，大补气血。

【药物及用量】人参　黄芪（盐水拌炒）　白术（炒）　茯苓　熟地黄（酒拌，中满减半）　当归（酒拌）　川芎　芍药（炒）各一钱　肉桂　麦门冬（去心）　五味子（捣炒）　甘草（炒）各五分

【用法】清水二盅煎至一盅，食前服。

◆**加味十全汤**（朱丹溪方）

【主治】痈疽溃后。

【功效】补气血。

【药物及用量】黄芪（蒸）　地黄（蒸）　当归　川芎　人参　茯苓　芍药　白术　陈皮一两　甘草（炙）　桂心（一作肉桂）　五味子各五钱　乌药七钱

【用法】㕮咀，每服一两，清水一碗，加生姜五片，大枣二枚，同煎分作二服，留渣晒干，研为末同服，但须视之寒热，加减用之。

◆**加味七气汤**《医学统旨》

【主治】七情郁结，心腹攻痛。

【功效】破气，行滞，健胃，止痛。

【药物及用量】蓬莪术（醋炒）　青皮（醋炒）　香附（醋炒）各一钱五分　延胡索　姜黄各一钱　草豆蔻　陈皮各八分　三棱（炮）　益智子　藿香各七分　桂心五分　甘草（炙）四分

【用法】清水二盅，煎至八分，食前服，死血胃脘痛，加桃仁　红花各一钱。

◆**加味二妙丸**《证治准绳》

【主治】两足湿痹疼痛或火燎，从足中跗热起，渐至腰胯，或麻痹萎软。

【功效】健胃化湿。

【药物及用量】苍术四两（米泔浸）　黄柏二两（酒浸胆干）　川牛膝（去芦）　当归尾（酒洗）　川萆薢　防己　龟板（醋炙）各一两

【炮制】研为细末，酒煮面糊和丸，如梧桐子大。

【用法】每服一百丸，空腹姜盐汤送下。

◆**加味二妙汤**《医宗金鉴》

【主治】青腿牙疳。

【功效】健胃化湿，调气疏络。

【药物及用量】生黄柏　苍术（米泔浸，炒）　牛膝各三钱　槟榔　泽泻　木瓜　乌药各二钱　当归尾一钱五分　黑豆四十九粒　生姜三片

【用法】清水三盅，煎一盅服，再煎渣，入清水二盅，半煎八分服。

◆**加味二陈汤**《医宗金鉴》

【主治】舌下痰包。

【功效】清湿火。

【药物及用量】陈皮　半夏（制）　白茯苓　黄芩各八分　黄连　薄荷　生甘草各五分

【用法】清水二盅，加生姜三片，煎至八分，食前服。

◆**加味二陈汤**《沈氏尊生书》

【主治】痰厥，痰嗽。

【功效】化湿，健胃，祛痰。

【药物及用量】半夏　陈皮　当归　茯苓　枳壳（一作枳壳）　桔梗　桔仁各一钱　高良姜　缩砂仁各五分　木香　肉桂　甘草各三分　生姜三片（一方无高良姜、木香、肉桂、生姜，加黄芩、山栀各七分，苏子六分。一方无高良姜、缩砂仁、木香、肉桂、甘草、生姜，加瓜蒌仁、黄芩、前胡、山栀）

【用法】清水煎服。

◆**加味八正散**《证治准绳》

【主治】心热冲眼，赤涩疼痛，热泪羞明。

【功效】清心经，泻膀胱，利尿通淋。

【药物及用量】瞿麦　萹蓄　滑石　车前子　甘草　栀子　木通　大黄　桑白皮　灯心草　枯竹叶　生地黄各等量

【用法】研如粗末，清水二盏，煎至一盏，去滓，食后温服。

◆**加味八物汤**《证治准绳》

【主治】产后遍身浮肿，气急潮热。

【功效】补气，调胃，行滞。

【药物及用量】人参　白茯苓　熟地黄　小茴香各三钱　白术　川芎各四钱　当归　白芍　香附子五钱　甘草　黄芩　柴胡各一钱

【用法】锉散，分作六七服，每服清水一盅半，加生姜三片，煎至七分，空腹时热服，服尽此药，再服调经丸。若肚痛加延胡索、干漆、枳壳各三钱；呕吐恶心加高良姜、缩砂仁各二钱；手足麻痹加肉桂一钱五分；咳嗽加五味子、款冬花、杏仁。

◆**加味十奇散**《证治准绳》

【主治】痈疽已成或未成。

【功效】调气，宣壅，活血。

【药物及用量】当归（酒浸）　桂心（不见火，一作肉桂）　白芷　防风（去芦）　桔梗　厚朴（去粗皮，生姜汁炒）　甘草　乳香（另研）　没药（另研）各等量（一方有黄芪）

【用法】研为末，每服二三钱，温酒调下。不饮酒者，麦门冬去心煎汤，或木香煎汤调下，每日三次，病愈而止，年在四十以上，气血衰弱者，尤宜。

◆**加味三白丹**《张氏医通》

【主治】元气虚寒人之梅疮结毒。

【功效】壮元阳，宣毒滞。

【药物及用量】三白丹加滴乳石一两　天灵盖二两

【用法】与三白丹同。

◆**加味大造丸**《傅青主女科》

【主治】产后气血两虚，腰痛肾弱。

【功效】补脾肾，强腰膝

【药物及用量】胡桃十二枚　破故纸八两（酒浸炒）　杜仲一斤（姜汁炒去丝）

【用法】研为细末，炼蜜和丸，每服六十丸，淡醋汤送下。

◆**加味大补汤**《沈氏尊生书》

【主治】中风，瘫痪。

【功效】补气血，定虚风。

【药物及用量】黄芪（蜜制）　人参　白术　当归（酒制）　茯苓　白芍　熟地黄各七分　牛膝（酒制）　乌药　杜仲（酒制）　防风　木瓜　羌活　薏苡仁　独活各五分　附子　肉桂　木香　沉香　甘草各三分　生姜三片　大枣二枚

【用法】清水煎服。

◆**加味小承气汤**《万氏女科》

【主治】产后痢。

【功效】理肠祛积，行气通便

【药物及用量】枳实（麸炒）　厚朴（姜炒）各二钱　大黄（酒炒）二钱五分　甘草（炙）一钱　槟榔一钱五分

【用法】加生姜二片，清水煎服，以快便为度，痢愈即止，后用四君子汤加陈皮和之。

◆**加味小柴胡汤**《奇效良方》

【主治】伤寒胁痛。

【功效】疏肝清热。

【药物及用量】柴胡　黄芩各二钱　人参（去芦）　半夏各一钱五分　牡蛎粉　枳壳（麸炒）　甘草各一钱

【用法】清水二盅，加生姜三片，红枣二枚，煎至一盅，食远服。

◆**加味小柴胡汤**甲《证治准绳》

【主治】肝胆经风热，耳前后肿痛，或结核焮痛。或寒热晡热，口苦耳聋，饮食少思。

【功效】疏肝清热。

【药物及用量】柴胡二钱　黄芩（炒）一钱　人参　半夏各七分　甘草（炙）五分　山栀　牡丹皮各一钱

【用法】加生姜，清水煎服。

◆**加味小柴胡汤**乙《证治准绳》

【主治】妇人伤风，经水适断，寒热如疟。

【功效】疏肝清热，和解少阳。

【药物及用量】柴胡三钱　半夏　黄芩各二钱　生地黄　人参各一钱五分　甘草五分

【用法】清水二盅，加生姜五片，大枣一枚，煎至一盅，不拘时服。

◆**加味小柴胡汤**《外科经验方》

【主治】囊痈腐烂，饮食少思，日晡发热。

【功效】养血托毒，疏肝和胃。

【药物及用量】柴胡　人参　黄芩（炒）　川芎　白术（炒）　黄芪（盐水浸炒）　当归（酒洗）　黄柏（酒拌炒）　知母（酒拌炒）　甘草各一钱　半夏五分

【用法】清水二盅，煎至八分，食前服。痛甚加黄连；小便不利加木通。

◆**加味五皮散**《验方新编》

【主治】痘后面目四肢肿。

【功效】散风湿，和经络，利水湿，消水肿。

【药物及用量】五加皮　桑白皮　大腹皮　茯苓皮　生姜皮　羌活　防风　桂枝　防己　苍术　木通　猪苓　甘草各一钱

【用法】清水煎服。

◆**加味五皮汤**《沈氏尊生书》

【主治】脚肿。

【功效】养筋络，化水湿，消水肿。

【药物及用量】五加皮　地骨皮　生姜皮　大腹皮　茯苓皮　木瓜　防己各一钱

【用法】清水煎，不服水土者，入胃苓汤煎服。

◆**加味五皮汤**甲《验方新编》

【主治】产后浮肿。

【功效】理肺脾，化水湿，消水肿。

【药物及用量】桑白皮　陈皮　茯苓皮　大腹皮　汉防己　枳壳（炒）　猪苓　甘草（炙）各一钱

【用法】加生姜三片，清水煎服。

◆**加味五皮汤**乙《验方新编》

【主治】妊娠肿。

【功效】理肺脾，化水湿。

【药物及用量】大腹皮　桑白皮　白茯苓　白术　紫苏各等量

【用法】加大枣（去核），清水煎，木香磨浓汁三匙冲服。

◆**加味五苓散**《验方新编》

【主治】产后小便不通或短少。

【功效】和中利水。

【药物及用量】猪苓　白术　泽泻　茯苓　肉桂各一钱　桃仁（去皮尖）　红花二钱

【用法】清水煎，空腹时服。

◆**加味六君子汤**甲《证治准绳》

【主治】伤寒病后，脾胃虚弱，肠滑泄泻，发渴微痛，小儿脾疳泄泻。

【功效】健脾胃，补中气，止泻。

【药物及用量】人参　白术　茯苓　黄芪　山药　甘草　缩砂仁各一两　厚朴　肉豆蔻（面裹煨另研）各七钱五分

【用法】研细末，每服二钱，不拘时饭汤调下，渴者煎麦冬汤调下。

◆**加味六君子汤**乙《证治准绳》

【主治】大病后浮肿。

【功效】健脾胃，调水道。

【药物及用量】白术三钱　人参　黄芪各一钱五分　白茯苓二钱　陈皮　半夏曲　芍药　木瓜各一钱　甘草（炙）　大腹皮各五分

【用法】加生姜、大枣，清水煎服。

◆**加味六君子汤**《沈氏尊生书》

【主治】食厥。

【功效】和胃化滞。

【药物及用量】香附一钱五分　白术　茯苓　陈皮　半夏各一钱　人参七分　木香　缩砂仁各五分　甘草三分　生姜三片　大枣二枚　苏叶十片

【用法】清水煎服。

◆**加味六君子汤**《万氏女科》

【主治】产后伤食，呕吐腹胀。

【功效】健脾胃，化食积。

【药物及用量】茯苓　党参　甘草（炙）　陈皮　白术　半夏（制）各一钱　枳实（面炒）　山楂各五分　姜黄三分

【用法】加生姜三片，清水煎，食远服。

◆**加味六味地黄汤**《疡医大全》

【主治】肠痈。

【功效】补血托毒。

【药物及用量】熟地黄二两　山药　山茱萸各八钱　牡丹皮六钱　泽泻一钱　白茯苓三钱　人参　麦门冬各一两　黄芪五钱

【用法】清水煎服，数剂疼止神健。

◆**加味升麻汤**《沈氏尊生书》

【主治】麻疹初起。

【功效】祛风和胃，透邪解毒。

【药物及用量】升麻　甘草　玄参　柴胡　赤芍　条芩　葛根　独活各三钱

【用法】清水煎服。

◆**加味升麻汤**《验方新编》

【主治】麻疹。

【功效】祛风和胃，透邪清热。

【药物及用量】升麻　葛根　防风　荆芥　牛蒡子　连翘　桔梗　木通　赤芍　甘草　柴胡　黄芩　陈皮　蝉蜕　玄参各三钱

【用法】加葱白，清水煎热服，令取微汗。一二服间，其疹即出，如大热，薰蒸肌肤。

◆**加味太一膏**《外科正宗》

【主治】五损七伤，遗精带下，疗一切痈疽肠痈，脏毒，湿痰，流注，风湿，遍身走疰作痛，血风癞痒，汤烫火烧，刀伤棒毒。

【功效】和血，调气，散壅，解毒。

【药物及用量】白芷　当归　赤芍　玄参　肉桂　大黄　木鳖子　生地黄各二两　黄丹（水飞）二斤八两　血余一两　乳香五钱　轻粉四钱（研不见星）　阿魏（切薄片）　没药各三钱　柳枝　槐枝各一百寸

【炮制】将白芷、当归、赤芍、玄参、肉桂、大黄、木鳖、生地黄八味并柳槐枝，以麻油五斤，将药浸入油内，春五，夏三，秋七，冬十日。入大锅内，慢火熬至药枯浮起为度，住火片时，用布袋滤净药滓，将油称准，再用细旧绢滤油入锅内，须入血余，慢火熬至血余浮起，以柳枝挑看，似膏溶化为度，每净油一斤，入黄丹六两五钱（夏秋亢热时，再加黄丹五钱），徐徐投下，火渐加大，不住手搅候锅内先发清烟，后至白烟叠叠旋起，气味香馥，膏已成即住火，滴水中试软硬，如老加热油，稀加炒丹，各使老嫩得宜。候烟尽掇下锅来，下阿魏片，撒膏上化膏，次下乳香、没药、轻粉搅匀，倾入水中，以柳棍搅成一块，再换冷水浸片时，乘温每膏八两，扯拔百转成块。又换冷水浸半日许，取一块锅杓内烊化。

【用法】摊贴患处，遗精、白带并贴脐下，肠痈为丸服亦可。

◆**加味木通汤**《验方新编》

【主治】子淋。

【功效】清小肠，化热邪。

【药物及用量】木通　生地黄　条芩　甘草梢　麦门冬　赤芍　党参各一钱　加淡竹叶十五瓣　灯心一撮

【用法】清水煎服，空腹时服。

◆**加味牛黄丸**《沈氏尊生书》

【主治】心包络热。

【功效】清心肺热邪。

【药物及用量】牛黄　羚羊角　白鲜皮　麝香　犀角　龙齿　防风　天麻　独活　人参　沙参　茯神　升麻　远志　甘草　冰片　朱砂　铁粉　麦门冬　天竺黄各等量

【炮制】研为细末，水泛丸。

【用法】熟汤送下。

◆**加味五痹汤**《证治准绳》

【主治】五脏痹证。

【功效】调气行痹。

【药物及用量】人参　茯苓　当归（酒洗）　白芍（煨）　川芎各一钱　五味子十五粒　白术一钱　细辛七分　甘草五分

【用法】清水二盅，加生姜一片，煎至八分，食远服。

◆**加味五积散**《证治准绳》

【主治】五积。

【功效】理气和血，祛积。

【药物及用量】苍术一两（米泔浸炒）　白姜　陈皮各一两三钱　厚朴（去粗皮，姜汁炒）　半夏（洗）　枳壳（炒）　白芍　香附子（炒去毛）　桔梗　人参（去芦）　茯苓（去皮）　川白芷　川芎　当归（去土）　茴香（炒）　木香　肉桂　甘草各一两

【用法】锉碎，加生姜、木瓜入盐煎服。

◆加味六子丸（赵氏方）

【主治】肝肾亏虚，不孕。

【功效】健肾暖宫。

【药物及用量】菟丝子（淘洗净酒蒸）　川牛膝（去芦酒蒸）　麦门冬（去心酒蒸）　山茱萸（取肉）　原蚕蛾　五味子各一两三钱　蛇床子（酒蒸）一两六钱　车前子（淘洗）一两七钱　甘草（炙）一两　沙苑　蒺藜（马乳浸蒸）　覆盆子各二两二钱　破故纸二两三钱（淘洗炒）　肉苁蓉四两五钱（酒浸去鳞）

【炮制】焙干，锉碎为末，炼蜜和丸，如梧桐子大。

【用法】每服三四十丸，清盐汤送下，早晚皆服。

◆加味四七汤《世医得效方》

【主治】心气郁滞。

【功效】豁痰，行滞，散惊。

【药物及用量】半夏二钱五分（姜制，一作二钱）　川厚朴（姜制炒）　赤茯苓（去皮）各一钱五分（一作各一钱二分）　紫苏叶　茯神（去木皮）各一钱（一作各八分）　远志（去心，生姜汁制）　甘草（炙）　石菖蒲（一作半寸）各五分

【用法】清水二盅，加生姜三片（一作七片），红枣一二枚，煎至一盅，不拘时服。

◆加味四七汤《证治准绳》

【主治】妇女小便不顺，甚者阴户疼痛。

【功效】散寒，行水。

【药物及用量】半夏（汤洗七次）一两　川厚朴（姜汁炒）　赤茯苓　香附子（炒）各五钱　紫苏　甘草各二钱

【用法】㕮咀，分为四服，清水二盅，加生姜五片，煎至八分去滓，再加琥珀一钱（研末）调下。

◆加味四斤丸《沈氏尊生书》

【主治】肝肾虚痿。

【功效】健筋骨，补肝肾。

【药物及用量】牛膝（酒制）一两五钱　川乌头　虎胫骨　肉苁蓉各一两　乳香　没药各五钱

【炮制】研为细末，木瓜一个，蒸熟捣如泥，和酒糊丸。

【用法】每服七十丸，温酒或淡盐汤送下。

◆加味四君子汤（王海藏方）

【主治】痰涎咳嗽。

【功效】补气化痰，止咳平喘。

【药物及用量】人参　白术　白茯苓　甘草　杏仁　桑白皮各等量　半夏曲减半

【用法】清水煎服，咳嗽以四君子研为末，煎紫苏汤调下。

◆加味四子汤（王海藏方）

【主治】疮疹已出未出，口渴便秘。

【功效】补元气，清胃热。

【药物及用量】人参　白术　黄芪　白茯苓　甘草　瓜蒌根各等量

【用法】清水煎服。

◆加味四子汤《证治准绳》

【主治】五痔下血，面色痿黑，心忪耳鸣，脚弱气乏，口淡无味。

【功效】补气健脾。

【药物及用量】人参　白术　茯苓　白扁豆（蒸）　黄芪　甘草各等量（一方有五味子，无甘草）

【用法】研为细末，每服一钱，熟汤点下。

◆加味四君子汤甲《证治准绳》

【主治】脾胃虚弱。

【功效】和中调气。

【药物及用量】人参　白术　茯苓　缩砂仁　橘红各一钱　甘草五分

【用法】清水一盅，煎至六分，食前温服。

◆加味四君子汤乙《证治准绳》

【主治】呕逆不止，产后气血俱虚，百

疾丛生。

【功效】健脾胃，化湿止呕。

【药物及用量】人参　茯苓　白术　甘草　陈皮　藿香　缩砂仁　黄芪各等量

【用法】锉散，每服四钱，加生姜三片，大枣二枚，清水煎温服，呕逆去黄芪，易半夏。

◆**加味四君子汤**丙《证治准绳》

【主治】女劳色疸。

【功效】健脾和胃。

【药物及用量】人参　白术　白茯苓　白芍　黄芪（炙）　白扁豆（炒）各二钱　甘草（炙）一钱

【用法】清水二盅，加生姜五片，红枣二枚，煎至一盅，不拘时服。

◆**加味四君子汤**甲《验方新编》

【主治】产后风瘫。

【功效】补虚，和胃。

【药物及用量】党参　当归各三钱　黄芪　白术各二钱　茯苓一钱　半夏　陈皮　甘草（炙）各五分

【用法】清水煎，空腹时服。

◆**加味四君子汤**乙《验方新编》

【主治】产后小便不通或短少。

【功效】补气利水。

【药物及用量】党参　白术　茯苓　甘草（炙）　麦门冬　车前子各一钱　肉桂五分

【用法】加生姜三片，清水煎，食前服。

◆**加味四物汤**《证治准绳》

【主治】打损眼目，或疮毒入目，血热不散，两眦皆赤，兼治疮疖。

【功效】和血理伤。

【药物及用量】当归身　川芎　白芍　熟地黄（疮毒用生地黄）　防风　荆芥各等量（一方有人参）

【用法】㕮咀，每服三五钱，清水一盏半，煎至一盏，入生地黄汁少许，去滓温服，再以生地黄一两，杏仁二十粒（泡去皮尖研细），清水调稠，摊药棉纸，敷于眼上，令干，再将瘦猪肉片黏眼上，后服黑神散。

◆**加味四物汤**《张氏医通》

【主治】妇人血虚发热。

【功效】补血泻热。

【药物及用量】熟地黄　当归身　白芍　川芎　白术　茯苓　柴胡　牡丹皮各三钱（一方无白术、茯苓，有山栀）

【用法】清水煎服。

◆**加味四物汤**《傅青主女科》

【主治】妇人经水忽来忽断，时疼时止，寒热往来。

【功效】补肝之血，通郁散风。

【药物及用量】熟地黄一两　当归五钱（酒洗）　川芎三钱（酒洗）　柴胡一钱　白芍五钱（酒炒）　牡丹皮三钱　甘草一钱　白术五钱（土炒）　延胡索一钱（酒炒）

【用法】清水煎服。

◆**加味四物汤**甲《沈氏尊生书》

【主治】产后月余，经血淋沥不止。

【功效】养血，升气。

【药物及用量】四物汤加升麻　白芷　血余炭各一钱

【用法】清水煎，冲血余灰服。

◆**加味四物汤**乙《沈氏尊生书》

【主治】产后血崩如豆汁，紫黑过多者。

【功效】养血，止血。

【药物及用量】四物汤加蒲黄　阿胶　蓟根　白芷各一钱

【用法】清水煎服。

◆**加味四物汤**《万氏女科》

【主治】产后乳汁不通。

【功效】补气生血，通乳。

【药物及用量】当归身　人参　川芎　赤芍　生地黄　桔梗　甘草　麦门冬　白芷各一钱

【用法】清水煎服，食后服，如因乳不行，身体壮热，胸膈胀闷，头目昏眩者，加木通、滑石各一钱，更用猪蹄一对，洗净煮烂，入葱调和，并汁食之，或入穿山甲（香油炒过）共煮，去甲食，则乳汁自通。

◆**加味四苓散**《验方新编》

【主治】泄泻。

【功效】清热利湿。

【药物及用量】猪苓　木通各八分　泽泻　赤茯苓各七分　川连（炒）　黄芩（炒）　牛蒡子（拣净炒香研碎）　车前子各五分

【用法】加灯心草一团，清水煎，空腹时服，虚泄者忌用。

◆**加味生脉散**《沈氏尊生书》

【主治】短气。

【功效】补肺胃，生津液。

【药物及用量】人参　麦门冬　五味子　阿胶　白术　陈皮各一钱

【用法】研为末，清水煎服。

◆**加味四圣汤**《证治准绳》

【主治】痘灌浆时，热渴引水，或作痒者。

【功效】补气，透毒，宣滞。

【药物及用量】紫草霜一钱　甘草五分　黄芪（炙）一钱　木通七分　川芎五分　木香三分　人参一钱　蝉蜕七枚（一作十枚）

【用法】研为细末，加糯米一百粒，清水一盏煎服。

◆**加味平胃散**《验方新编》

【主治】伤食吐泻。

【功效】健胃化滞，行气消积。

【药物及用量】苍术（淘米水浸）　厚朴（去皮姜汁炒）　山楂肉各六分　陈皮（去白）　青皮　麦芽（炒）　香附米（炒）　砂仁（研）　小川芎各四分　甘草（炙）二分　加生姜三片

【用法】清水一盅半，煎至七分，二三次缓缓服。

◆**加味平胃散**《验方新编》

【主治】产后腹胀满闷，呕吐恶心。

【功效】健胃化滞，行气消积。

【药物及用量】苍术（米泔水浸焙）　厚朴（姜炒）　陈皮　神曲　香附（炒）　党参各一钱　甘草（炙）　生姜（焙）各五分

【用法】清水煎热服，或用晛晥丸亦可。

◆**加味术附汤**甲《沈氏尊生书》

【主治】中湿。

【功效】温中化湿。

【药物及用量】附子二钱　白术　赤茯苓　甘草各一钱五分

【用法】加生姜七片，大枣二枚，清水煎服，每日二次，才见身痹，三服后当如冒状，勿怪，盖术附并行脾中逐水气故也。

◆**加味术附汤**乙《沈氏尊生书》

【主治】吐泻后便成慢惊，或因脏寒洞泄者。

【功效】温中涩肠，止泻。

【药物及用量】附子（炮）　白术各一两　肉豆蔻（煨）二个　木香　甘草（炙）各五钱

【用法】研为粗末，每服二钱，加生姜、大枣，清水煎服。

◆**加味瓜蒂散**《疡医大全》

【主治】河豚毒。

【功效】荡胃解毒，催吐。

【药物及用量】瓜蒂一个　白茅根　芦根各一两

【用法】清水煎服，必大吐，吐后必愈。

◆**加味甘桔汤**《疡医大全》

【主治】时毒。

【功效】宣壅透毒。

【药物及用量】甘草　桔梗　荆芥各三钱　牛蒡子（炒）二钱　贝母一钱五分　薄荷五分

【用法】清水煎服，若两颐肿盛者，加牡丹皮三钱，柴胡一钱五分。

◆**加味生化汤**甲《傅青主女科》

【主治】产后三日内完谷不化，块未消者。

【功效】温中，健肠，和血。

【药物及用量】川芎　益智子各一钱　当归四钱　黑姜四分　甘草（炙）四分　桃仁十粒　茯苓一钱五分

【用法】清水煎服。

◆**加味生化汤**乙《傅青主女科》

【主治】产后血晕。

【功效】理瘀血。

【药物及用量】川芎三钱　当归六钱　桃仁十粒　甘草（炙）五分　荆芥（炒黑）黑姜各四分

【用法】加大枣，清水煎服。凡劳倦甚而晕及血脱、气脱、汗脱而晕者，皆宜连进此汤，并加人参三四钱，决不可疑参为补而缓服。若痰火乘虚泛上而晕，于方内加橘红四分；虚甚者亦须加人参，终不可用枳朴破气，蓬棱破血等药。即山楂性缓亦能害命，不可擅用；其或血块痛，兼送益母丸，或鹿角散，或玄参散，或独圣散、上消血块方，中病即止，不可过剂，从权急救而已。

◆**加味生化汤**丙《傅青主女科》

【主治】产后类伤寒发热，头痛。

【功效】祛风理血，止痛。

【药物及用量】川芎　防风各一钱　当归三钱　甘草（炙）四分　羌活四分　桃仁二十粒

【用法】清水煎，无气血块痛者，去桃仁，加黑姜。

◆**加味生化汤**丁《傅青主女科》

【主治】产后外感风寒，咳嗽，鼻塞声重。

【功效】宣滞，化痰，和血。

【药物及用量】川芎一钱　当归二钱　杏仁十粒　桔梗四分　知母八分

【用法】清水煎服，有痰加半夏曲，虚弱有汗加人参。

◆**加味生化汤**戊《傅青主女科》

【主治】产后心痛，因劳作风寒及食冷物而致者。

【功效】温中，健肠，和血。

【药物及用量】川芎一钱　当归三钱　黑姜五分　肉桂八分　吴茱萸八分　砂仁八分　甘草（炙）五分

【用法】清水煎服。伤面食加神曲、麦芽；伤肉食加山楂、砂仁；大便不通，加肉苁蓉。

◆**加味生化汤**己《傅青主女科》

【主治】产后血块未消，后伤食积。

【功效】理瘀血。

【药物及用量】川芎二钱　当归五钱　黑姜四分　甘草（炙）五分　桃仁十粒

【用法】清水煎服，消面食，加神曲、麦芽；消肉积，加山楂、砂仁；消寒冷之积，加吴茱萸、肉桂，寒甚加人参、白术，消补兼施，无不安者。

◆**加味交加散**《证治准绳》

【主治】打仆伤损，折骨出臼，发热恶寒。

【功效】祛风和血，消肿，理伤。

【药物及用量】当归　川芎　白芍　生地黄　苍术　厚朴　陈皮　白茯苓　半夏　羌活　独活　桔梗　枳壳　前胡　柴胡　干姜　肉桂　甘草各一钱

【用法】加生姜，研细调散服，有热去干姜、肉桂，此方体弱者宜之体，实者宜疏风败毒散。

◆**加味地骨皮散**《证治准绳》

【主治】疹出，发热不退，饮食不进，兼治喘急不止。

【功效】清胃热，解毒。

【药物及用量】地骨皮（鲜者）　桑白皮（鲜者）各三钱　麦门冬二钱　银柴胡　赤芍　干葛各一钱　甘草（生）　犀角屑各五分

【用法】研为散，清水煎，调大小无比散五七分服之。

◆**加味地黄丸**《证治准绳》

【主治】肾水枯竭，虚火上炎，咳嗽烦渴，食减形悴，小便频数，白浊阴痿，或黑夜晴明，口疮龈烂喉痛，或吐泻日久，津液亏耗，口干作渴。或五脏俱损，寝汗发热，或痰气上涌，手足厥冷，腿肿脚瘦，痈疽等证。

【功效】补血，益精，清虚热，化壅滞。

【药物及用量】熟地黄（肥大沉水者，酒洗净，瓷碗盛之，大砂锅内竹棒架起，汤浸过碗底，厚盖盖之，湿纸糊缝，勿令泄气，以火从巳至酉蒸之。候冷取出，晒极干，称准。再如前法蒸之，候冷取出，晒极干，称准。再如前法蒸之，乘热杵膏，一作酒蒸七次焙干）八两　干山药四两（炒）　山茱萸肉五两（去核，酒洗，焙）　白茯苓（去皮，乳拌蒸，晒干）　牡丹皮（去骨酒洗）各四两　泽泻三两（酒浸蒸焙）　肉桂六两（去粗皮，不见火，发热者以次加之）　五味子（炒）三两（一方加炙鹿茸二两。一方无肉桂、五味子，有羌活、防风各二两。一方无肉桂，有生地黄、柴胡。一方无肉桂，有柴胡）

【炮制】研为细末，入膏炼蜜或米糊和丸，如梧桐子大。

【用法】每服三五十丸至七八十丸，五更初未言时，温酒或淡盐汤送下，午前晚间空腹时再服。忌食萝卜。

◆加味地黄丸甲《沈氏尊生书》

【主治】五痔。

【功效】滋阴，养血，祛风。

【药物及用量】熟地黄　黄芪各一两五钱　槐花　黄柏　杜仲　白芷各一两　山茱萸　独活　山药各八钱　牡丹皮　茯苓　泽泻各六钱　白附子二钱

【炮制】研为细末，炼蜜和丸。

【用法】每服五十丸，空腹时米汤送下。

◆加味地黄丸乙《沈氏尊生书》

【主治】久病。

【功效】滋阴退热。

【药物及用量】熟地黄　山茱萸　山药　牡丹皮　茯苓　当归　泽泻　人参各二钱

【用法】蜜丸，盐汤送服。

◆加味地黄汤《疡医大全》

【主治】牙宣。

【功效】滋阴补肾。

【药物及用量】大熟地四钱　山茱萸肉　山药各二钱　骨碎补三钱　泽泻　牡丹皮　白茯苓各一钱六分

【用法】清水煎服。

◆加味百花膏《沈氏尊生书》

【主治】久嗽。

【功效】养肺杀虫，止咳。

【药物及用量】百部五钱　款冬花　紫菀各一两

【用法】研为末，每服三钱，用生姜三片，梅一个，煎汤调下。

◆加味竹沥汤《张氏医通》

【主治】妊娠心烦。

【功效】清火除烦。

【药物及用量】竹叶五片　白茯苓一钱五分　麦门冬（去心）二钱五分　黄芩一钱　人参一钱　粳米一撮

【用法】清水煎，空腹时热服，肥人加半夏、生姜。

◆加味托里散《证治准绳》

【主治】悬痈，不消不溃。

【功效】补气托毒。

【药物及用量】人参　黄芪（盐水拌炒）　当归（酒拌）　川芎　麦门冬（去心）　知母（酒拌炒）　黄柏（酒拌炒）　芍药（炒）　金银花　柴胡　甘草各一钱

【用法】清水二盅，煎至八分，食前服。

◆加味佛手散《张氏医通》

【主治】产妇交骨不开。

【功效】活血行滞。

【药物及用量】当归三钱　川芎一钱　人参三五钱（拣上好者，去血过多，加至一两）

【用法】清水煎，临服时入童便半盏，徐徐进之，资壮气，实者去人参，但加童便。

◆加味佛手散《沈氏尊生书》

【主治】产后血虚，劳倦盗汗，多困少力，咳嗽有痰。

【功效】补血，清热，止咳。

【药物及用量】当归　川芎　黄芪（蜜制）各一两　柴胡　前胡各一钱五分

【用法】咀片，每服五钱，桃枝、柳枝各三寸，乌梅、大枣各一枚，生姜一片，清水煎服，有痰去乌梅。

◆加味吴茱萸汤《证治准绳》

【主治】妇人冲任衰弱，月候愆期，或前或后，或崩漏不止，赤白带下，小腹急痛。每至经水行时，头眩食少，气满心怯，肌肉不泽。

【功效】理下焦，活气血，祛风寒。

【药物及用量】半夏二钱　吴茱萸　当归各一钱五分　麦门冬（去心）　干姜　白茯苓　苦梗　南木香　防风　牡丹皮　甘草各一钱　官桂　北细辛各五分

【用法】清水二钱，加生姜三片，红枣一枚，煎至一盅，食前服。

◆**加味坎离丸**《眼科审视瑶函》

【主治】满目萤星。

【功效】养血，补肺，清热，明目。

【药物及用量】熟地黄八两五钱（用砂仁一两，盛于绢袋，放砂罐中，酒二碗煮干，去砂仁，再用白茯苓二两研末，如前法，酒二碗煮干，去茯苓捣膏）　枸杞子（去根烘干）　当归（酒浸洗干白）　芍药（酒浸切片）　川芎（洗净切片）　女贞子（晒）各四两　甘菊花（去叶晒干）各四两　黄柏八两（去粗拣净切片，内中三两酒浸，二两盐水浸，二两人乳浸，二两蜜浸各一昼夜，晒干炒褐色）　知母六两（去皮切片，分作四分，制法与黄柏同）

【炮制】除地黄膏外，日晒夜露三昼夜，研为细末，炼蜜和丸，如梧桐子大。

【用法】每服八九十丸，空腹时熟汤或青盐汤送下。

◆**加味芎归汤**《证治准绳》

【主治】一切横生，倒产，沥浆生，交骨不开，子死腹中等证。

【功效】行血，催生。

【药物及用量】当归二钱五分　川芎一钱　龟板一钱（醋炙）　妇人头发一握（取生子多者，瓦上烧存性，用一钱）

【用法】为散，清水煎服，若人行五里许即生。

◆**加味芎归汤**《验方新编》

【主治】妊娠外感头痛。

【功效】祛风和血，止痛。

【药物及用量】川芎　当归各一钱五分　黄芩（酒炒）　白术各一钱　细茶叶二钱

【用法】清水煎，食后服。

◆**加味芎䓖汤**《伤科补要方》

【主治】打伤仆损，败血流入胃脘，呕吐黑血如豆汁者。

【功效】祛风和血。

【药物及用量】芎䓖　当归　白芍　百合（水浸一日）　荆芥各二钱

【用法】清水一盅半，酒半盅，煎至八分，不拘时服。

◆**加味定志丸**《张氏医通》

【主治】目能近视，不能远视。

【功效】补心养肝。

【药物及用量】大远志（甘草汤泡，去骨）　石菖蒲各二两　人参四两　茯苓三两　黄芪（蜜酒炙）四两　肉桂一两

【炮制】研为细末，炼蜜为丸，如梧桐子大。

【用法】每服一百丸，空腹时米汤或酒饮送下。

◆**加味定志丸**《沈氏尊生书》

【主治】痰盛。

【功效】养心祛痰。

【药物及用量】茯苓　人参各一两　远志　石菖蒲各二两　琥珀　郁金各五钱

【炮制】研为细末，水泛和丸，朱砂为衣。

【用法】熟汤送下。

◆**加味羌活汤**《沈氏尊生书》

【主治】臀痈。

【功效】祛风，疏络，解毒。

【药物及用量】羌活　黄柏　陈皮　防风　藁本　肉桂　连翘　甘草（炙）　苍术各三钱

【用法】清水煎服。

◆**加味羌活饮**《证治准绳》

【主治】风、寒、暑、湿外搏肌肤，发为瘾疹，憎寒发热，遍身瘙痒，随脏气虚实，或赤或白，心迷闷乱，口苦咽干。

【功效】祛风，化湿，宣滞。

【药物及用量】羌活　前胡（均去芦）各一两　人参（去芦）　桔梗（去芦）甘草（炙）　川芎　枳壳（去瓤麸炒）　天麻　茯苓（去皮）各五钱　薄荷　蝉蜕（去头）各三钱

【用法】研为细末，每服三大钱，清水

一盏，加生姜三片，煎至七分去滓，不拘时温服。

◆**加味承气汤**《证治准绳》

【主治】瘀血内停，胸腹胀痛，或大便不通。

【功效】清血泻热通便，活血化瘀。

【药物及用量】大黄　朴硝各二钱　枳实　厚朴　当归　红花各一钱　甘草五分

【用法】酒水各一盅，煎至一盅去滓服，仍量虚实加减，病急者去甘草。

◆**加味金沸草散**《证治准绳》

【主治】感冒，咳嗽，痰盛。

【功效】宣肺化痰，止咳。

【药物及用量】旋覆花（去梗）　麻黄（去节水煎，去沫晒干）　前胡（去芦）各七钱　荆芥穗一两　甘草（炙）　半夏（汤泡七次，姜汁拌炒）　赤芍各五钱　鼠粘子（炒）　浮萍各七钱

【用法】研为末，每服三钱　加生姜二片　薄荷叶三五片　清水煎服。

◆**加味虎潜丸**《张氏医通》

【主治】痿濡而厥。

【功效】养血气，健筋骨。

【药物及用量】虎潜丸去知母，加人参　黄芪　山药　枸杞各二两　五味子一两

【用法】俱与虎潜丸同。

◆**加味虎潜丸**《沈氏尊生书》

【主治】心肾虚劳。

【功效】养血气，补心肾。

【药物及用量】虎潜丸加人参　牛膝　山药　破故纸　杜仲　五味子　菟丝子　枸杞子各等量

【炮制】研为末，猪脊髓和丸。

【用法】熟汤送下。

◆**加味保元汤**《验方新编》

【主治】胎堕。

【功效】补气血。

【药物及用量】党参　黄芪　当归　川芎　白芷　桔梗　厚朴　紫草　防风　牛蒡子　白芍　肉桂各三钱

【用法】清水煎服。

◆**加味枳术丸**《正传方》

【主治】食积，酒积，茶积，肉积，痞满，恶心，嘈杂，嗳气，吞酸，吐呕，脾痛等证。

【功效】健胃，行水，消积。

【药物及用量】白术三两　枳实（麸炒黄）　苍术（米泔浸三日炒）　猪苓（去黑皮）　麦蘖面（炒黄）　神曲（炒微黄）　半夏（汤泡透）各一两　泽泻（去毛）　赤茯苓（去皮）　川芎　黄连（陈壁土炒，去土）　白螺壳（煅）各七钱　缩砂仁　草豆蔻　黄芩（陈壁土炒）　青皮（去白）　莱菔子（炒）　干姜各五钱　陈皮（去白）　香附米（童便浸）　瓜蒌仁　厚朴（生姜制炒）　槟榔各三钱　木香　甘草各二钱

【炮制】研为细末，用青荷叶泡汤浸，晚粳米研粉作糊和丸，如梧桐子大。

【用法】每服七十丸，多至一百丸，清米饮送下。吞酸加吴茱萸（汤泡，寒月五钱，夏月二钱五分）；久病挟虚加人参、白扁豆、石莲肉各五钱；口吐清水加滑石（炒）一两，牡蛎五钱。

◆**加味枳术汤**《证治准绳》

【主治】气分病及胀满。

【功效】疏气宽胀。

【药物及用量】枳壳（麸炒）　白术　辣桂（一作肉桂）　紫苏茎叶　陈皮　槟榔　桔梗　五灵脂（炒）　木香各二钱五分　半夏　茯苓（一作黄芩）　甘草各五钱

【用法】㕮咀，每服五钱，清水二盏，加生姜三片，煎至一盏，去滓食前温服。

◆**加味柴胡汤**《眼科审视瑶函》

【主治】外症兼火，额角板骨及眉棱骨痛。

【功效】祛风，化痰。

【药物及用量】柴胡　黄芩（酒炒）　荆芥穗　半夏（制）　甘草　川芎　白芷　防风　前胡各等量

【用法】加苏薄荷五片，生姜三片，清水二杯，煎至八分，食后服。

◆**加味柴胡汤**甲《沈氏尊生书》

【主治】肝热。

【功效】清肝热。

【药物及用量】柴胡二钱　黄芩　人参　半夏　甘草　枳壳　大黄各一钱

【用法】加生姜三片，大枣二枚，清水煎服。

◆**加味柴胡汤**乙《沈氏尊生书》

【主治】湿热郁滞。

【功效】清肝胃，化湿热。

【药物及用量】柴胡　茵陈　黄芩　半夏　黄连　淡豆豉　葛根　大黄各一钱

【用法】清水煎服。

【编者按】柴胡　茵陈宜各用二三钱，余皆一二钱。

◆**加味活血饮**《沈氏尊生书》

【主治】一切痧后留滞热毒，发为痈肿，发背，疔疽。

【功效】活血，宣壅，清热解毒。

【药物及用量】穿山甲（土炒）　金银花　大黄各三钱　当归尾（一方用身）　陈皮（去白）各一钱五分　天花粉　赤芍　生地黄　薄荷　防风　白芷　贝母　甘草　乳香各一钱　没药（净）　皂角刺各五分

【用法】清水入大瓦瓶，封口煎，温服，侧睡，忌铁器酸味诸毒物（一方有军地荷好酒煎），大溃勿服。毒在背加角刺一钱五分，在腹加白芷，在胸加瓜蒌仁二钱，在头、面、手、足加金银花五钱。

◆**加味胃苓汤**《外科正宗》

【主治】脾胃受伤，胸膈不宽，两胁膨胀，小便不利，面目四肢浮肿者。

【功效】健胃气，行水湿。

【药物及用量】陈皮（去白）　茯苓（去粗皮）　白术（米泔浸炒）　白芍（微炒黄）　藿香　人参　厚朴（姜汁制炒）　山楂（去核）　泽泻（蒸）　半夏（姜汁水煮）各五分　甘草（炙）　猪苓　香附（童便浸炒，妇人加之）各一钱

【用法】加生姜三片，灯心二十根，清水二盅，煎至八分，食前服。

◆**加味香附丸**《证治准绳》

【主治】妇人倒经自汗，胎漏下血。

【功效】健胃和肝，养血暖宫。

【药物及用量】香附一斤（内中四两酒浸两宿，炒捣碎，再焙干，磨为末；四两米醋浸同上；一两童便浸炒捣碎，再焙干；一两用山栀四两煎浓汁去滓，入香附浸炒捣碎，再焙干）　泽兰叶（酒洗净）　海螵蛸（捣碎炒）各六两　当归（酒洗）　白芍（酒炒）各四两　川芎三两　熟地黄八两（捣膏焙干）

【炮制】研为细末，浮小麦粉、酒、醋、水调，打糊和丸，如绿豆大。

【用法】每服一百丸，温酒或沸汤送下，早晚各一次。忌食莱菔子、牛肉、生冷等物。

◆**加味香连丸**《沈氏尊生书》

【主治】脾胃不和，或痢或吐。

【功效】健肠胃，止痢止呕。

【药物及用量】木香一钱　黄连　淡吴茱萸各一分　白豆蔻（煨）一钱五分　乳香没药各一钱二分

【炮制】共研细末，清水浸乌梅肉捣糊为丸，如梧桐子大。

【用法】每服三十丸，甘草汤送下。

◆**加味香薷饮**《证治准绳》

【主治】暑热。

【功效】发汗，清暑，化湿。

【药物及用量】香薷二钱　厚朴（制）　扁豆（炒）　白术（炒）　白芍（炒）　陈皮　白茯苓　黄芩　黄连（姜汁炒）　甘草（炙）　猪苓　泽泻各五分　木香七分

【用法】加生姜清水煎服。口渴实者加天花粉、葛根、知母；虚者加五味子、麦门冬、人参。

◆**加味消毒饮**《证治准绳》

【主治】搭腮肿。

【功效】清热散毒。

【药物及用量】防风　荆芥　连翘　牛蒡子　羌活　甘草各等量

【用法】研为粗末，清水煎服，二三服散毒。然后用药涂腮肿处，否则毒气入喉

不救。

◆**加味消毒饮**《张氏医通》

【主治】痘疹血热，咽喉不利。

【功效】清热散毒。

【药物及用量】鼠粘子一钱五分　甘草五分　荆芥穗七分　紫草一钱　防风六分　糯米一撮

【用法】清水煎，不拘时服。

◆**加味乌沈汤**《证治准绳》

【主治】经水将来，脐腹疞痛。

【功效】和血散滞，行气止痛。

【药物及用量】乌药　缩砂仁　木香　延胡索各一两　香附（炒去毛）二两　甘草一两五钱

【用法】细锉，每服七钱，清水一盏半，加生姜三片，煎至七分，不拘时温服。

◆**加味乌荆丸**《三因极一病证方论》

【主治】瘾疹，上攻头面，赤肿瘙痒，抓之皮脱作疮，或浸淫走疰如虫行。

【功效】祛湿解毒，散寒祛风。

【药物及用量】川乌头（汤洗浸三五次，去皮尖焙干）　荆芥穗各五钱　当归（水浸三日洗，焙干）一两　薄荷五钱

【炮制】共研细末，醋煮糊为丸，如梧桐子大。

【用法】每服五十丸，温酒或茶清送下。

◆**加味茯苓汤**《世医得效方》

【主治】痰迷心包，多忘失忆，言语如痴。

【功效】养心肾，化痰湿。

【药物及用量】半夏（汤洗，一作一钱五分）　陈皮（一作一钱五分）　白茯苓、益智子、香附、人参（一作一钱五分）各一钱　甘草（炙）五分

【用法】加生姜三片，乌梅一个，清水一杯半，煎至七分，食远服。

◆**加味除湿汤**《世医得效方》

【主治】湿痢。

【功效】健肠胃，除湿邪，止泻痢。

【药物及用量】半夏　厚朴　苍术各一两　广藿香　陈皮　茯苓各五钱　木香　肉桂　甘草各三钱

【用法】加生姜三片，大枣二枚，清水煎服。

◆**加味健步虎潜丸**《医宗金鉴》

【主治】跌仆损伤，气血虚衰，腰胯膝腿疼痛，酸软无力，步履艰难。

【功效】活血补气，强筋健骨。

【药物及用量】龟板胶（蛤粉炒成珠）　鹿角胶（蛤粉炒成珠）　虎胫骨（酥油炙）　何首乌（黑豆拌，蒸晒九次）　川牛膝（酒洗晒干）　杜仲（生姜汁炒断丝）　锁阳　当归（酒洗炒干）各二两　威灵仙（酒洗）　黄柏（酒洗晒干，盐少许酒炒）　人参（去芦）　羌活　干姜　白芍（微炒）　云白术（土炒）各一两　熟地黄三两　大川附子（童便、盐水各一碗，生姜二两，切片同煮一日，令极熟，水干再添，盐水煮毕取出，剥皮切薄片，另换净水，入川黄连、甘草各五钱，同煮长香三炷时，取出晒干，如琥珀明亮色方可用）一两五钱

【炮制】共研细末，炼蜜为丸，如梧桐子大。

【用法】每服三钱，空腹时淡盐汤送下，冬日淡黄酒下。

◆**加味参附汤**《妇人大全良方》

【主治】妇人滞下，脏腑虚冷，四肢逆冷，六脉沉绝。

【功效】温养气血。

【药物及用量】大人参一两　大附子二两五钱（炮）

【用法】㕮咀，每服四钱，清水二盏，加生姜十片，丁香十五粒，粳米一撮，煎至七分，空腹时温服。

◆**加味参麦散**《万氏女科》

【主治】产后言语不清，含糊謇涩者。

【功效】滋阴分，养肺胃。

【药物及用量】人参　麦门冬　当归身　生地　甘草（炙）　石菖蒲各一钱　五味子十二粒

【用法】先用猪心一个破开，清水二盏，煎至一半，去心，入药煎至七分，食后服，并治怔忡有效。

◆**加味败毒散**《外科正宗》

【主治】足三阳经湿热毒气流注，脚踝焮热赤肿，寒热如疟，自汗恶风，或风汗恶寒。

【功效】散热，祛湿，败毒。

【药物及用量】人参败毒散加木瓜　苍术各八分

【用法】水二盅，加生姜三片，煎八分，食前服。

◆**加味控涎丸**《世医得效方》

【主治】风热上壅，或中脘停留水饮喘急，四肢浮肿，脚气入腹，平常腹中痰热，诸气结聚。

【功效】消浮退肿，下水。

【药物及用量】大戟　芫花（醋炒）　甘遂　甜葶苈（炒）　巴豆（去壳）各一两　黑牵牛三两（炒，取头末）　白芥子（炒）二两

【炮制】研为细末，滴水和丸，如粟米大。

【用法】每服三七丸，茶清或熟汤送下，得利则效。

◆**加味清心饮**《世医得效方》

【主治】心中客热烦躁，便下赤浊肥脂。

【功效】健脾，清心，泻热。

【药物及用量】白茯苓（去皮）　石莲肉各一两　麦门冬（去心）　人参（去芦）　远志（水浸去心姜汁炒）各半两　白术　泽泻　甘草（炙）　益智子　石菖蒲　车前子各二分

【用法】上锉散。每服三钱，加灯心草二十根，水煎服，有热加薄荷少许。

◆**加味清胃汤**《幼科释谜》

【主治】小儿胃热生痰，咳逆羸瘦。

【功效】健肠胃，祛湿热。

【药物及用量】清胃散加茯苓　陈皮各一钱

【用法】清水煎服。

◆**加味清胃散**《证治准绳》

【主治】疠风热毒在表者。

【功效】疏风邪，化热毒。

【药物及用量】升麻　白芷　防风　白芍　干葛　甘草　当归　川芎　羌活　麻黄　紫背浮萍　木贼草各等量

【用法】每服五七钱，清水煎服。

◆**加味清胃散**《校注妇人良方》

【主治】口舌生疮，齿龈腐烂。

【功效】祛湿，清热，解毒。

【药物及用量】清胃散加犀角　连翘　生甘草各一钱

【用法】与清胃散同。

◆**加味清凉饮**《保婴撮要》

【主治】热毒蕴积生疮，大便艰痛。

【功效】泻热毒，清热凉血，通便。

【药物及用量】当归　赤芍　甘草（炙）　栀子（炒）　大黄各三分　牛蒡子（炒杵）四分

【用法】清水煎服。

◆**加味理中地黄汤**《福幼篇》

【主治】小儿精神已亏，气血大坏，形状狼狈，瘦弱至极者。

【功效】助气补血，却病回阳。

【药物及用量】熟地黄五钱　白术（土炒）　当归各三钱　党参　黄芪（炙）　破故纸　酸枣仁（炒研）　枸杞子各二钱　炮姜　茱萸肉　甘草（炙）　肉桂各一钱

【用法】加生姜三片，红枣三枚，胡桃二个（打碎为引），仍用灶心土二两煮水煎药，取浓汁一茶盅，另加附子五分，煎水掺入，量儿大小，分数次灌之。咳嗽不止加罂粟壳、金樱子各一钱；大热不退加白芍一钱，泄泻不止加丁香六分，只服一剂，即去附子，止用丁香七粒，隔三日，再用附子一二分。

◆**加味理中汤**《证治准绳》

【主治】妊娠泄泻。

【功效】健肠胃，化湿，止泻。

【药物及用量】人参　白术　白芍　白茯苓　干姜　黄连　藿香叶　丁香　诃子肉　草果　甘草各一钱

【用法】清水二盅，加生姜三片，大枣二枚，煎至一盅，饥时服。

◆**加味理中汤**《万氏女科》

【主治】产后霍乱吐泻。

【功效】健脾胃，化湿止泻。

【药物及用量】人参　白术　甘草（炙）　干姜（煨）　陈皮　藿香　厚朴各三钱

【用法】加生姜五片，清水煎，温服不拘时候。

◆**加味理中汤**《验方新编》

【主治】产后胃气虚寒，呃逆。

【功效】温中，祛寒，健脾，止呃。

【药物及用量】党参　白术　甘草（炙）　炮姜　陈皮各一钱　丁香五分　干柿蒂二钱

【用法】清水煎服，有热去丁香，加竹茹二钱；如虚弱太甚，饮食减少呃逆者，胃绝也，难治。

◆**加味犀角饮**《杂病源流犀烛》

【主治】风热耳病。

【功效】疏风，清热，解毒。

【药物及用量】犀角　木通　甘菊花　当归　赤芍　玄参各二钱　川芎　薄荷　甘草　蔓荆子各五分

【用法】清水煎服。

◆**加味逍遥丸**《证治准绳》

【主治】产后发热，口干作渴，唇裂生疮。

【功效】疏肝养血，兼清肺胃。

【药物及用量】当归　白芍　干葛各二钱　生地黄　川芎　黄芩各一钱五分　人参　麦门冬各九分　柴胡一钱　甘草六分　乌梅二枚（一方加干姜）

【用法】锉散，分为二服，清水一盅，煎至七分，空腹时服。

◆**加味逍遥散**《杂病源流犀烛》

【主治】脾家蓄热，痰涎生血。

【功效】理血化痰，清肺热。

【药物及用量】当归　赤芍　桃仁　贝母各一钱　牡丹皮　白术各一钱五分　山栀　黄芩各八分　桔梗七分　青皮五分　甘草三分

【用法】清水煎服。

◆**加味逍遥散**《仙方冰鉴》

【主治】乳痞。

【功效】疏肝行滞，消痞散结。

【药物及用量】柴胡一钱　白芍五钱　陈皮五分　当归　瓜蒌仁　半夏　白术　茯神各三钱　人参甘草　川芎各一钱

【用法】清水煎服，十剂内消，去瓜蒌又十剂，不再发矣。

◆**加味逍遥散**《外科正宗》

【主治】鬓疽七日以上，根盘深硬，色紫焮痛者。

【功效】疏肝，理血，清热。

【药物及用量】白术　天花粉　柴胡　牡丹皮　贝母　白茯苓　当归　白芍　陈皮　山栀各八分　羚羊角　红花　甘草各五分

【用法】加淡竹叶二十片，清水煎，食后服。

◆**加味通心散**《医宗必读》

【主治】癀癃闭，内有脓血，小便不通。

【功效】清湿热，泻膀胱。

【药物及用量】瞿麦穗一两　木通（去皮节）　栀子仁（酒炒黑）　黄芩　连翘　甘草　枳壳（去瓤）　川楝子（去核）各五钱（一方有肉桂三钱，一方加桃仁、山楂、当归尾）

【用法】锉散，每服五钱，清水一盅半，加灯心二十茎，车前子五茎（一作五钱）（一方有竹叶十片）同煎，空腹时温服。

◆**加味连壳丸**《医学入门》

【主治】湿热内甚，饱食肠澼，发为诸痔。

【功效】清肠胃湿热。

【药物及用量】黄连一两　枳壳　厚朴各五钱　当归四钱　木香　黄柏各三钱　荆芥二钱　猬皮一具

【炮制】研为细末，水煮米糊和丸。

【用法】每服三十丸，熟汤送下。

◆**加味麻仁丸**《证治准绳》

【主治】关格，大小便不通。

【功效】通肠行滞。

【药物及用量】麻仁五钱　大黄一两

白芍　厚朴　姜汁（炒）　当归　杏仁（去皮尖）　槟榔　南木香　枳壳各五钱　麝香少许

【炮制】研为细末，炼蜜和丸。

【用法】熟汤送下。

◆**加味透肌散**《证治准绳》

【主治】小儿痘疹，既出腹胀者。

【功效】托毒透肌。

【药物及用量】人参　黄芪　白术　芍药　川芎　甘草　茯苓　木通　陈皮　糯米　厚朴　大腹皮各等量

【用法】研为粗散，加生姜、大枣煎服。

◆**加味连理散**《医宗金鉴》

【主治】胃热脾虚，口糜气臭，腹泻。

【功效】清胃热，化湿浊。

【药物及用量】白术二钱（土炒）　人参　白茯苓　黄连　干姜各一钱　甘草五分（炙）

【用法】清水煎，热服。

◆**加味陷胸丸**《张氏医通》

【主治】痰积痞满，疳热喘嗽。

【功效】祛痰积，杀疳虫。

【药物及用量】黄连（姜汁炒）　半夏（姜制）　瓜蒌实　焰硝各三钱　轻粉二钱五分　滑石（飞净）一两

【炮制】共研细末，炼白蜜丸，如芡实大。

【用法】大儿每服五六丸，周岁儿一丸，沸汤调化服。

◆**加味陷胸汤**《古今医统大全》

【主治】胸中痰热积滞。

【功效】清胸膈之热，化痰。

【药物及用量】桔梗　枳壳各四钱　瓜蒌仁　黄连　黄芩　半夏　麦门冬各二钱

【用法】加生姜五片，清水煎服。

◆**加味黄芩汤**《证治准绳》

【主治】疹子自利，甚则里急后重而为滞下。

【功效】调肠胃，化水湿。

【药物及用量】黄芩　黄连各一钱五分　白芍三钱　甘草七分　滑石末三钱

【用法】清水煎服，若滑石调服，只用一钱，血痢加地榆二钱。

◆**加味胜湿汤**《证治准绳》

【主治】项颈强痛。

【功效】祛湿邪，利经络。

【药物及用量】羌活　独活　藁本　防风　蔓荆子　川芎　苍术（泔水浸炒）　黄柏（酒炒）　荆芥　甘草（炙）（一方加紫荆藤）

【用法】加生姜，清水煎服。发热恶寒有外邪者加麻黄、桂枝；腰痛沉沉者加附子（炮）、防己；虚极者去黄柏，加人参。

◆**加味复元通气散**《万氏女科》

【主治】产后腰痛。

【功效】温肾，和血，行气止痛。

【药物及用量】当归身　川芎　小茴香（炒）　破故纸（炒捶碎）　延胡索　牛膝　肉桂　牡丹皮各一钱

【用法】清水煎，另用木香、乳香、没药末各五分，调匀，空腹时服。

◆**加味越鞠丸**《古今医鉴》

【主治】诸郁。

【功效】解诸郁火痰气，开胸膈，进饮食。

【药物及用量】苍术（姜制）　川芎　香附　神曲　山栀子各四两　陈皮　白术　黄芩各一两五钱　山楂肉一两五钱

【炮制】研为细末，水煮米糊和丸。

【用法】熟汤送下。

◆**加味温胆汤**《袖珍方》

【主治】心胆虚怯，触事易惊，涎与气搏，变生诸证。

【功效】健肠胃，疏肝胆。

【药物及用量】香附一斤　橘红十一两三钱　半夏　枳实　竹茹各八两四钱　人参　茯苓　柴胡　麦门冬　桔梗各六两三钱　甘草四两一钱

【用法】加生姜五片，大枣一枚，清水煎服。

◆**加味葵子茯苓散**《张氏医通》

【主治】石淋，水道涩痛。

【功效】利小肠，通淋浊。

【药物及用量】葵子三两　茯苓　滑石各一两　芒硝五钱　生甘草　肉桂各二钱五分

【用法】杵为散，每服方寸匙，米饮调下，每日三次，小便利为度。

◆**加味补中益气汤**甲《医宗必读》

【主治】体肥不孕，湿盛气虚者。

【功效】补中，调气，化湿。

【药物及用量】人参　生黄芪　当归（酒洗）　半夏（制）各三钱　白术一两（土炒）　甘草　柴胡各一钱　升麻四分　陈皮五分　茯苓五钱

【用法】清水煎服，八剂痰涎尽消，再十剂水湿利，子宫涸出，易于受孕。

◆**加味补中益气汤**乙《医宗必读》

【主治】气虚胞衣不下，甚至留腹中五六日者。

【功效】升清降浊，调气活血，下死胎。

【药物及用量】人参三钱　生黄芪二两　柴胡　升麻各三分　甘草（炙）　广陈皮各二分　当归五钱　白术（土炒）　莱菔子（炒研）各五分

【用法】清水煎服，一剂即下。

◆**加味补中益气汤**《证治准绳》

【主治】气虚。

【功效】升阳，补气。

【药物及用量】黄芪一钱　人参　甘草（炙）　苍术各七分　陈皮　当归　川芎各五分　木香　蔓荆子　升麻　柴胡　细辛各三分

【用法】清水煎服。

◆**加味补阴丸**《医学入门》

【主治】阴虚火热。

【功效】滋肝肾，益阴血。

【药物及用量】黄柏　知母各四两　牛膝　杜仲　巴戟天　熟地黄　山茱萸各三两　肉苁蓉　茯苓　枸杞子　远志　山药　鹿茸　龟板各二两

【炮制】研为细末，炼蜜和丸。

【用法】每服八九十丸，盐汤送下。

◆**加味当归饮**《证治准绳》

【主治】诸疮痛痒。

【功效】祛风和血。

【药物及用量】当归　生地黄　升麻各五钱　防风二钱五分　荆芥穗　何首乌　柴胡　白芍　川芎　羌活　黄芪各二钱　红花　苏木　甘草各一钱

【用法】㕮咀，每服五钱，清水二盏，加生姜三片，煎至八分，食远服，沐浴取微汗，使血气通和，其效甚速。

◆**加味葛根汤**《证治准绳》

【主治】痘失表，发热谵语。

【功效】发表，解毒，托里。

【药物及用量】葛根　升麻　赤芍　甘草　桔梗　柴胡　荆芥　防风　连翘　牛蒡子　木通各三钱

【用法】淡竹叶为引，清水煎服。

◆**加味解毒汤**《证治准绳》

【主治】痈疽大痛不止，脉洪大，按之有力者。

【功效】止痛。

【药物及用量】黄芪（盐水拌炒）　川黄连（炒）　黄芩（炒）　黄柏（炒）　连翘　当归（酒拌）各七分　甘草（炙）　白芍　栀子仁（炒）各一钱

【用法】清水二盅，煎至八分去滓，服其痛即止。

◆**加味解毒汤**《保婴撮要》

【主治】斑疹痒痛，寒热甚者，烦躁谵语，并治痘毒发热咽干。

【功效】理三焦，清热毒。

【药物及用量】犀角（锉）五钱　连翘（炒）二钱　牛蒡子（炒）三钱　薄荷一钱　甘草五分

【用法】研为末，每服一二钱，滚汤调下。

◆**加味解毒饮**《保婴撮要》

【主治】天疱疮，发热作痛。

【功效】清热解毒。

【药物及用量】玄参　连翘　升麻　芍药　当归　羌活　生地黄　牛蒡子（炒）各三钱　茯苓　甘草各二钱　金银花　漏芦各五钱

【用法】每服一二钱，清水煎服，或研

为末，炼蜜和丸亦可。

◆**加味鼠粘子散**《证治准绳》

【主治】小儿咽中有疮作呕。

【功效】利咽喉，解热毒。

【药物及用量】桔梗　射干　山豆根　防风　干葛　陈皮　荆芥　连翘。

【用法】清水煎，细细呷之。

◆**加味槐角丸**《丹溪心法》

【主治】痔漏，肠风下血。

【功效】祛风湿，清血热。

【药物及用量】槐角子　生黄芪（一作二两）　生地黄　当归身（一作一两）各二两　川芎　阿胶　黄连　条芩　枳壳　连翘　防风　秦艽　地榆　升麻各一两　白芷五钱

【炮制】研为末，炼蜜或酒糊和丸，如梧桐子大。

【用法】每服五十丸，渐加至七八十丸一百丸，空腹时温酒或米汤送下。

◆**加味寿星丸**《世医得效方》

【主治】因事惊忧，涎留心包，精神不守，事多健忘，谵言妄语。如有所见，不得安卧；或风痰潮作，手足抽掣；或心虚烦躁。

【功效】祛痰浊。

【药物及用量】半夏五两（姜制）　南星三两　朱砂一两　西琥珀　枯矾各五钱　珍珠母一钱

【炮制】共研细末，生姜汁煮米糊为丸，如梧桐子大，朱砂为衣。

【用法】每服三五十丸，生姜汤送下。

◆**加味宁神丸**《医方集略》

【主治】心血不足，惊悸怔忡，健忘恍惚，一切痰火之证。

【功效】养心肺，清痰热。

【药物及用量】生地黄一两五钱　当归　白芍　茯神　麦门冬　陈皮　贝母各一两　远志（生姜制）　川芎各七钱　酸枣仁　黄连　甘草各五钱

【炮制】共研细末，炼蜜为丸，如梧桐子大，辰砂为衣。

【用法】每服五七十丸，大枣汤送下。

◆**加味苍柏散**《医学入门》

【主治】湿热脚气。

【功效】祛风湿，理痰浊。

【药物及用量】苍术一钱　黄柏　黄芩　知母各五分　白术八分　当归　白芍　生地黄各四分　木瓜　槟榔　羌活　独活　木通　汉防己　牛膝各三分　甘草一分

【用法】加生姜三片，清水煎服。

◆**加味养心汤**《杂病源流犀烛》

【主治】不寐，心肺有火，方卧即大声鼾睡，少顷即醒者。

【功效】补心肺，清虚火，安神。

【药物及用量】茯苓　茯神　黄芪　半夏　当归身　川芎各二钱五分　甘草（炙）二钱　柏子仁　远志　肉桂　人参　五味子　酸枣仁各一钱二分

【用法】加生姜、大枣清水煎服，羚羊角、犀角磨粉冲服。

◆**加味养荣丸**《摄生众妙》

【主治】经前潮热内烦，咳嗽食少，头昏目眩，血风血虚，久无子嗣，带下，妊娠胎动胎漏及一切痰火等证。

【功效】滋阴，养血，清热。

【药物及用量】熟地黄　当归　白术（炒）各二两　白芍　川芎　黄芩　香附各一两五钱　陈皮　贝母　麦门冬　茯苓各一两　阿胶七钱　甘草五钱　黑豆四十粒（去皮，炒）

【炮制】研为细末，炼蜜和丸，温酒送下，忌食猪血。

◆**加味钱氏白术散**《丹溪心法》

【主治】消渴，不能食。

【功效】清热养胃。

【药物及用量】人参（去芦）　白茯苓（去皮）　白术　柴胡　藿香　枳壳（去瓤麸炒）　干葛　北五味子　木香　甘草（炙）各一钱

【用法】清水煎，食远服。

◆**加味导赤散**《证治准绳》

【主治】小儿急惊风。

【功效】清心导热，通利膀胱。

【药物及用量】生地黄　木通　防风

甘草　山栀子　薄荷叶　麦门冬

【用法】加灯心草、竹叶，清水煎服。

◆**加味导赤散**《万氏女科》

【主治】产后血虚内热，小便涩痛成淋。

【功效】清湿热，利小便。

【药物及用量】生地黄　赤芍　木通（去皮）　甘草梢　麦门冬　黄柏　知母　肉桂各一钱

【用法】加灯心草七根，清水煎，调益元散二钱服。

◆**加味导痰汤**《张氏医通》

【主治】湿热痰饮，眩晕痰窒。

【功效】涤痰，清热，化湿。

【药物及用量】导痰汤加人参　白术　黄芩　黄连　瓜蒌霜　桔梗　大枣　竹沥　姜汁各等量

【用法】清水煎。

◆**加味龙虎散**《东医宝鉴》

【主治】风寒腰痛，筋骨拳挛。

【功效】祛湿邪，通经络。

【药物及用量】苍术一两　草乌　附子各二钱　全蝎　天麻各三钱

【用法】研为末，每服一钱，空腹时清酒调下。

◆**加味姜附汤**《世医得效方》

【主治】吐泻过多，手足逆冷，气少不语，六脉沉伏。

【功效】和脾胃。

【药物及用量】生姜（炮）　附子　人参各一两　甘草（炙）七分

【用法】清水煎服。

◆**加味归脾丸**《医宗金鉴》

【主治】郁结伤脾，脾气不行，逆于肉里，致生肉瘿，肉瘤。

【功效】和脾胃，调气血。

【药物及用量】香附　人参　酸枣仁（炒）　远志（去心）　当归　黄芪　乌药　陈皮　茯神　白术（土炒）　贝母（去心）各一两　木香　甘草（炙）各三钱

【炮制】研为细末，合欢树根皮四两，煎汤，煮老米糊为丸，如梧桐子大。

【用法】每服六十丸，食前白滚汤送下。

◆**加味归脾汤**《证治准绳》

【主治】小儿因乳母郁怒，胸胁作痛，或患疮疡，或寒热不寐，或便血盗汗，口疮不敛等证。

【功效】和脾养血。

【药物及用量】人参　黄芪（炒）　茯神（去木）各一钱　白术（炒）　远志（去心）　酸枣仁（炒研）　龙眼肉　当归　牡丹皮　山栀仁（炒）各一钱　甘草五分（炙，一作一钱）　木香四分（一方无牡丹皮，有柴胡。一方无牡丹皮、山栀仁、龙眼肉，有菖蒲、肉桂、桂圆、生姜、大枣）

【用法】清水煎服，母儿同服。

◆**加味转舌膏**《证治准绳》

【主治】中风瘛疭，舌塞不语。

【功效】清热宣络。

【药物及用量】连翘　远志　薄荷　柿霜各一两　石菖蒲六钱　山栀子（炒）　防风　桔梗　黄芩（酒炒）　玄明粉　甘草　大黄（酒制）各五钱　犀角　川芎各三钱

【炮制】研为细末，炼蜜和丸，朱砂为衣。

【用法】每服一丸（一作二钱），薄荷汤送下，临卧时再服。

◆**加味泻肝汤**《证治准绳》

【主治】肝经湿热不利，阴囊肿痛，或溃烂皮脱，睾丸悬挂，或便毒下疳肿痛，或溃烂者。

【功效】疏肝经，燥湿热。

【药物及用量】龙胆草（酒拌炒）　当归尾　车前子（炒）　泽泻　生地黄　白芍（炒）　黄连　黄柏（酒拌炒）　防风　知母（酒拌炒）各一钱　甘草梢五分

【用法】清水二盅，煎至八分，食前服，外用乌金散敷患处。

◆**加减镇心丹**《东医宝鉴》

【主治】心血不足，心神虚损。

【功效】补心肺。

【药物及用量】绵黄芪（蜜制）　天门冬　当归（酒制）　熟地黄各一两五钱　麦

门冬　生地黄　山药　茯神各一两　五味子　远志（姜制）　人参各五钱

【炮制】共研细末，炼蜜为丸，另将朱砂一钱为衣。

【用法】每服五七十丸，温酒或米饮送下。

◆**加味藿香散**《外科正宗》

【主治】气毒瘰疬，外受风邪，内伤气郁，以致颈项作肿，肩膊强痛，四肢不舒，寒热如疟及胸膈不利。

【功效】和肠胃，化浊滞。

【药物及用量】藿香　甘草　桔梗　青皮　陈皮　柴胡　紫苏　半夏　白术　白芷　茯苓　厚朴　川芎　香附　夏枯草

【用法】研为末，加生姜三片，大枣二枚，清水煎服。

【编者按】上项药味，或等量，或以藿香为主，而以其余为佐。

◆**加参生化汤**《傅青主女科》

【主治】产后一二日，血块痛虽未止，产妇气血虚脱，或晕或厥，汗出如珠，口气渐冷，烦渴喘急，气短。

【功效】益气血，清瘀滞。

【药物及用量】人参三五两　川芎二钱　当归五钱　甘草（炙）四分　桃仁十粒　炮姜四分

【用法】加大枣，清水煎服。

◆**加参安肺生化汤**《傅青主女科》

【主治】产后虚弱外感，咳嗽痰多。

【功效】调气血，清肺热，化痰止咳。

【药物及用量】川芎　人参　桑白皮　知母各一钱　当归二钱　橘红三分　半夏七分　杏仁十粒（去皮尖）　桔梗　甘草各四分

【用法】清水煎服，痰腻不爽，加竹沥一杯，姜汁半匙。

◆**加减八物柴胡汤**《验方新编》

【主治】经闭，骨蒸。

【功效】理血分，清虚热。

【药物及用量】人参三钱　茯苓一钱　甘草（炙）五分　当归身　白芍　生地黄　麦门冬　知母　柴胡各一钱

【用法】清水煎服，凡妇人血虚有热者，皆可服之。有汗加牡丹皮二钱，淡竹叶十五片；如热大甚，服此不平者，加黑干姜一钱。

◆**加减八物汤**甲《万氏女科》

【主治】经水不调。

【功效】调养血气。

【药物及用量】党参　白术　茯苓　甘草（炙）　当归　川芎　陈皮　丹参　香附（制）　牡丹皮各一钱

【用法】加生姜、大枣，清水煎服。

◆**加减八物汤**乙《万氏女科》

【主治】经后腹痛。

【功效】调养血气。

【药物及用量】党参　白术　香附（醋炒）　茯苓　当归身　川芎　白芍　生地黄各一钱　甘草（炙）　木香各五分　青皮七分

【用法】加生姜、大枣，清水煎服。

◆**加味八珍汤**

【主治】产后恶露不尽。

【功效】调气，行血，补血。

【药物及用量】党参　白术　茯苓　甘草（炙）　当归身　川芎　赤芍　熟地黄　延胡索　香附

【用法】加生姜、大枣，清水煎，食前服。

◆**加减三拗汤**《证治准绳》

【主治】感冒风邪，鼻塞声重，语音不出，或伤风头痛，目眩，四肢拘倦，咳嗽多痰，胸满气短。

【功效】发表，宣肺化痰。

【药物及用量】麻黄三钱（去根节，清水煮去沫，焙干）　桂枝二钱　杏仁七个（去皮尖，炒黄，另研如膏）　甘草（炙）一钱

【炮制】研为粗末，入杏仁膏拌匀。

【用法】每服一钱，清水六分，煎至四分去滓，不拘时温服，以汗出为度。量儿大小加减，自汗者忌服。

◆**加减三黄二香散**《疫喉浅论》

【主治】疫喉初起，项外漫肿。

【功效】清血，泻热，疏风，行滞。

【药物及用量】大黄五钱　蒲黄四钱　黄柏三钱　共研细，入麝香三分　冰片三分

【用法】和水为末，茶清调敷，或用白蜜融化敷之。如红肿热甚者，用大青叶汁，或芭蕉根汁调敷。

◆**加减三黄丸**《杂病源流犀烛》

【主治】中消。

【功效】泻热解毒。

【药物及用量】黄芩（春四两，夏秋六两，冬三两）　大黄（春三两，夏一两，秋二两，冬四两）　黄连（春四两，夏七两，秋三两，冬二两，一方有生地黄）

【炮制】研为末，炼蜜和丸，如梧桐子大。

【用法】每服十丸，熟汤送下，一月可愈。

◆**加减大建中汤**《普济方》

【主治】胎前产后，一切虚损，经水不调，脐腹疞痛，往来寒热，自汗，口渴。

【功效】调虚补血。

【药物及用量】芍药二两　当归　川芎　黄芪　桂各一两　甘草（炙）　白术各七钱五分

【用法】研为末，每服二钱五分，清水一盏半，加生姜、大枣，煎至六分，去滓，食前温服。

◆**加减大紫草散**《证治准绳》

【主治】白痘。

【功效】透毒提脓。

【药物及用量】紫草　人参　茯苓　黄芪　白术　芍药　川芎　当归　甘草　糯米各等量

【用法】研为粗散，每服四五钱，清水煎服。

◆**加减小柴胡汤**《证治准绳》

【主治】五心烦热。

【功效】散热邪，清肺胃。

【药物及用量】柴胡　黄芩　人参　甘草　香附　黄连　前胡各等量

【用法】清水煎服。

◆**加减五苓散**《医方大成》

【主治】饮食伏暑，郁发为疸，烦渴引饮，小便不利。

【功效】燥湿热。

【药物及用量】茵陈　猪苓（去皮）　白术　赤茯苓（去皮）　泽泻各二钱（一方有桂心）

【用法】清水二盅，煎至一盅，不拘时服。

◆**加减五积散**《杂病源流犀烛》

【主治】寒湿痛痹，身体烦疼，四肢挛痛，关节浮肿，痛有定处。

【功效】祛寒湿，利筋络。

【药物及用量】茯苓　白芷　半夏　川芎　当归　广陈皮　干姜　甘草　芍药（一作赤芍）　苍术　桔梗　桂枝　麻黄　厚朴各等量　（一方无桂枝）

【用法】为散，清水煎服。

◆**加减内固丸**《杂病源流犀烛》

【主治】命门火衰，肾寒阴痿，元阳虚惫，阴沉于下，阳浮于上，水火不能既济。

【功效】益肾固精，止泻。

【药物及用量】肉苁蓉　巴戟天　山药　山茱萸　菟丝子各三两　破故纸二两五钱　金石斛　胡芦巴各二两　小茴香一两　附子五钱

【用法】每服三钱，盐汤送下。

◆**加减六味丸**《张氏医通》

【主治】阴虚咳嗽，吐血骨蒸，童痨晡热消瘦。

【功效】滋阴清热。

【药物及用量】六味丸去山茱萸，加葳蕤四两

【用法】俱与六味丸同。

◆**加减木香散**《卫生宝鉴》

【主治】飧泄。

【功效】温中消积，行气化湿。

【药物及用量】木香　高良姜　升麻　槟榔　人参各二钱　神曲（炒）二钱　肉豆蔻（煨）　吴茱萸（炮）　干姜（炮）　陈皮　缩砂仁各五分（一方加白术）

【用法】研为粗末，每服四钱，清水一

盏半，煎至一盏，去滓，食前温服。

◆**加减牛黄清心丸**《杂病源流犀烛》

【主治】中风。

【功效】清心退热，祛痰解毒。

【药物及用量】牛黄　人参　茯神　麦门冬　山药　胆星　白术　雄黄　甘草　犀角　朱砂　冰片　麝香　金箔　羚羊角各等量

【炮制】研为末，炼蜜与枣肉和丸。

【用法】熟汤送下。

◆**加味四斤丸**《三因极一病证方论》

【主治】肾肝脏虚，热淫于内，筋骨痿弱，惊恐战掉，潮热时作，饮食无味，诸虚不足。

【功效】补血气，强筋骨。

【药物及用量】肉苁蓉（酒浸）　怀牛膝（酒浸）　天麻　木瓜（干）　鹿茸（燎去毛酥炙）　熟地黄　五味子（酒浸）　菟丝子（酒浸另研）各等量（一方无五味子，有杜仲）

【炮制】共研细末，炼蜜为丸，如梧桐子大。

【用法】每服五十丸，空腹时温酒或米饮送下。

◆**加减四物汤**《素问病机气宜保命集》

【主治】产后血虚，痰痞、寒厥之头痛。

【功效】祛痰湿，活气血。

【药物及用量】苍术一两六钱　羌活　川芎　防风　香附（炒）　白芷各一两　石膏二两五钱　细辛一两五钱　当归　甘草各五钱

【用法】研为粗末，每服一两，清水煎，不拘时服。有汗者气弱也，加芍药三两，肉桂一两五钱，生姜少许；痰痞头痛加半夏三两，茯苓一两，生姜少许，热痰头痛倍白芷三两，石膏三两，知母一两半；寒厥头痛加天麻三两，附子一两五钱，生姜三片。

◆**加减四物汤**甲《严氏济生方》

【主治】室女经水先后，或猝然暴下，淋沥不止，或崩漏失血过多，变成诸证。

【功效】养血和胃。

【药物及用量】熟地黄（洗，焙）　川当归（去芦，酒润切焙）　川芎　白芍各一两　香附子一两五钱（炒去毛）

【用法】㕮咀，每服四钱，清水一盏半，加生姜五片，煎至七分，去滓，食前温服。如血色鲜而不止者，熟地黄易生地黄。

◆**加减四物汤**乙《严氏济生方》

【主治】肠风，下血不止。

【功效】养血止血。

【药物及用量】侧柏叶（炒，一作一钱）　荆芥　槐花（炒）　甘草（炙）　枳壳（麸炒，一作五分）　生地黄　当归　川芎　生姜三片（一方有乌梅一枚）

【用法】清水煎服。

◆**加减四物汤**《医宗金鉴》

【主治】目中热疮，睑边赤烂。

【功效】清血，疏肝，杀虫。

【药物及用量】生地黄　苦参　牛蒡子　薄荷　防风　当归　赤芍　天花粉　连翘　荆芥穗　川芎各一钱

【用法】研为粗末，清水二盅，煎八分，去滓，食后温服。

◆**加减四物汤**《傅青主女科》

【主治】妊娠口渴烦躁，舌上生疮，两唇肿裂，大便干结，数日不通，以至血热，烁胎，腹疼小产者。

【功效】清胞中之火，补肾中之精。

【药物及用量】熟地黄五钱　生芍药三钱　当归一两（酒洗）　川芎　山栀子各一钱（炒）　山茱萸二钱（蒸）　山药（炒）　牡丹皮各三钱

【用法】清水煎服。

◆**加减四物汤**《万氏女科》

【主治】养肺气。

【功效】补血清肺。

【药物及用量】当归　白芍　生地黄　麦门冬　玄参　天花粉　甘草　黄柏　五味子各等量

【用法】清水煎服。

◆加减平胃散《素问病机气宜保命集》

【主治】便脓血，大肠泄也，四季通用。

【功效】和胃，健脾，化积。

【药物及用量】白术　厚朴　陈皮各一两　木香　槟榔各三钱　甘草七钱　桃仁　人参　黄连　阿胶（炒）　茯苓各五钱

【用法】㕮咀，每服五钱，清水煎，不拘时温服。血多加桃仁；热泄倍黄连；小便涩加泽泻，倍茯苓；气不下后重，倍木香、槟榔；腹痛，倍官桂、芍药、甘草；脓多，倍阿胶；湿多，倍白术，脉洪倍大黄。

◆加减正气散《万病回春》

【主治】霍乱不服水土。

【功效】和脾胃，化湿浊。

【药物及用量】苍术二钱　厚朴　藿香　陈皮　缩砂仁　香附　半夏　甘草各一钱

【用法】研为末，加生姜二片，大枣一枚，灯心十根，清水煎服。

◆加减甘桔汤《外科十三方考》

【主治】喉风。

【功效】泻肝胃，清火热。

【药物及用量】甘草　桔梗　川芎　牛蒡子　连翘　黄芩　山豆根　射干　玄参　赤芍　荆芥　防风　生地　前胡　白芷各等量

【用法】竹叶十七片为引，清水煎服。

◆加减甘露饮《医学纲目》

【主治】男、妇、小儿胃中客热，口臭牙宣，赤眼口疮及一切疮疹已散未散者。

【功效】理肺胃，清湿热。

【药物及用量】熟地黄　天门冬　生地黄　黄芩　枇杷叶（去毛）　山茵陈　枳壳　金钗石斛各一两　甘草一两　犀角三钱

【用法】研为末，每服二钱，清水一盏，煎至七分去滓，食后临卧温服，小儿则一服分作两服，更斟酌与之。

◆加减生化汤甲《傅青主女科》

【主治】产妇呕逆不食，瘀血未净者。

【功效】养血，和胃。

【药物及用量】川芎一钱　当归三钱　黑姜　砂仁　藿香各五分　淡竹叶七片

【用法】清水煎，和姜汁二匙服。

◆加减生化汤乙《傅青主女科》

【主治】产后汗多变痉，项强而身反，气息如绝。

【功效】养血，和络，祛风。

【药物及用量】川芎一钱　当归四钱　桂枝五分　人参一钱　甘草（炙）五分　羌活五分　天麻八分　麻黄根一钱　附子一枚　羚羊角八分

【用法】清水煎服。

◆加减生化汤丙《傅青主女科》

【主治】产后小腹痛。

【功效】养血行瘀。

【药物及用量】当归三钱　川芎一钱　黑姜四分　甘草（炙）四分　桃仁十粒

【用法】清水煎服。

◆加减生化汤丁《傅青主女科》

【主治】产后腹痛无块，遇冷风而作者。

【功效】养血，行瘀，和胃。

【药物及用量】川芎一钱　当归四钱　黑姜四分　甘草（炙）四分　防风七分　吴茱萸六分　白豆蔻五分　桂枝七分

【用法】清水煎服，痛去即止。伤寒食加肉桂、吴茱萸；伤面食加神曲、麦芽；伤肉食加山楂、砂仁；大便不通加肉苁蓉。

◆加减生化汤戊《傅青主女科》

【主治】产后血块未消者。

【功效】和血下瘀。

【药物及用量】川芎　茯苓各二钱　当归四钱　黑姜　甘草（炙）各五分　桃仁二十粒　莲子八枚

【用法】清水煎服。

◆加减生化汤己《傅青主女科》

【主治】产后七日内患痢。

【功效】和血化滞。

【药物及用量】川芎二钱　当归五钱　甘草（炙）五分　桃仁十粒　茯苓一钱　陈皮四分　木香三分（磨）

【用法】清水煎服，红痢腹痛加砂仁八分。

◆**加减生脉散**《温病条辨》

【主治】太阴伏暑，舌赤口渴汗多。

【功效】清肺，养津。

【药物及用量】沙参　细生地　麦门冬各三钱　五味子一钱　牡丹皮二钱

【用法】清水五杯，煮取二杯，分温再饮。

◆**加减白术散**《杂病源流犀烛》

【主治】中消，饮食多，不甚渴，小便数，肌肉瘦，或消谷善饥者。

【功效】和脾胃。

【药物及用量】葛根二钱　人参　白术　茯苓各一钱　木香　知母　黄柏　甘草各五分　五味子九粒

【用法】为散，清水煎服。

◆**加减白通汤**《医学启源》

【主治】形寒饮冷，大便自利，完谷不化，脐腹冷痛，足胫寒逆。

【功效】祛寒健胃。

【药物及用量】炮附子　干姜各一两　桂心　炙甘草　草豆蔻（煨）　半夏（汤泡）　人参　白术各五钱

【用法】每服五钱，清水二盏半，加生姜五片，葱白五根，煎取一盏三分，空腹宿食消尽时服。

◆**加减地芝丸**《张氏医通》

【主治】目能远视，不能近视。

【功效】养肝，益血，明目。

【药物及用量】生地黄四两　天门冬（烘热去心另焙）　枸杞子　麦门冬（去心）　山茱萸肉各三两　甘草　当归身各二两　熟地黄四两　五味子一两

【炮制】研为细末，炼蜜和丸，如梧桐子大。

【用法】每服一百丸，沸汤或温酒送下。

◆**加减地骨皮散**（钱乙方）

【主治】上消。

【功效】清肺胃之热。

【药物及用量】地骨皮　知母　柴胡　炙甘草　半夏　赤茯苓　白芍　黄芪　石膏　黄芩　桔梗各等量

【用法】为散，每服三钱，加生姜五片，食远煎服。

◆**加减地黄丸**《原机启微》

【主治】血少，血虚，妄血及七情五贼，饥饱劳役之病，睛痛。或目为物伤，伤寒愈后亦宜服。

【功效】养血祛风。

【药物及用量】生地黄（酒蒸）　熟地黄各八两　牛膝　当归各三两　枳壳（麸炒）二两　杏仁（去皮）　羌活　防风各一两

【炮制】研为细末，炼蜜和丸，如梧桐子大。

【用法】每服三十丸，空腹食前温酒或淡盐汤送下。病睛痛者，兼服当归养荣汤。

◆**加减地黄丸**《嵩崖尊生》

【主治】消渴，夜间为甚。

【功效】滋阴，生津，养血。

【药物及用量】熟地黄　山药　山茱萸　牡丹皮　茯苓　五味子各等量

【炮制】研为末，炼蜜为丸服。

【用法】熟汤送下。

◆**加减地黄丸**《验方新编》

【主治】遗精。

【功效】补血，滋阴，涩精。

【药物及用量】熟地黄六两　山萸肉　山药各四两　芡实　丹皮　茯苓各二两　莲须一两　生龙骨（研水飞）三钱　鱼鳔四两（蛤粉炒）

【炮制】共研末，炼蜜为丸，如梧桐子大。

【用法】每服三四钱，早晚熟汤送下，一月即止。

◆**加减冲和汤**《医学启源》

【主治】风邪中府之病。

【功效】宣外阳，补脾胃，泻风木，实表里，养荣卫。

【药物及用量】柴胡　黄芪各五分　升麻　当归　甘草（炙）各三分　半夏　黄柏（酒洗）　黄芩　陈皮　人参　芍药各二分

【用法】㕮咀，清水二盏，煎至一盏，

去滓温服。

◆**加减吴茱萸汤**《三因极一病证方论》

【主治】妇人脏虚挟风冷，胸膈满痛，腹肋绞刺，呕恶食减，身面虚浮，寒战泄泻，少气羸困。或因生产后脏虚，邪冷内侵，宿疾转甚。

【功效】祛风和胃，散寒调气。

【药物及用量】吴茱萸一两五钱　苦梗　干姜　甘草　麦门冬　防风　半夏　细辛　当归　赤茯苓　牡丹皮　桂心各五钱

【用法】研为粗末，每服四钱，清水一盏半，煎至七分，食前热服。

◆**加减固本丸**《类证治裁》

【主治】年老神衰，健忘。

【功效】养心，益肺。

【药物及用量】熟地黄　天门冬各一两五钱　麦门冬　炙甘草　茯苓各一两　人参　石菖蒲　远志　朱砂各五钱

【用法】研为细末，炼蜜和丸，熟汤送下。

◆**加减知母汤**《证治准绳》

【主治】眼目游风。

【功效】祛风益肝。

【药物及用量】知母二钱　黄芪（去芦）　白术　羌活　防风　明天麻　甘菊花　山茱萸肉　蔓荆子　藁本　川芎　当归各一钱　细辛　甘草各五分

【用法】清水二盅，煎至一盅，温分二服，每日三次，头面肿加牛蒡子（炒研）二钱。

◆**加减虎骨散**《医学入门》

【主治】白虎历节诸风，关节疼痛，昼夜不可忍者。

【功效】养筋骨，宣脉络。

【药物及用量】虎胫骨三两　没药五钱

【用法】为散，每服二钱，温酒调下。

◆**加减肥气丸**《证治准绳》

【主治】肝之积在左胁下，如覆杯，有头足，久不愈，令人咳逆。痞疟连年不已，甚脉弦而细。

【功效】破气消积。

【药物及用量】柴胡　厚朴　人参　干姜各五钱　川乌　巴豆霜各三钱　肉桂二钱　黄连一两　川椒　甘草各五分

【炮制】除巴豆霜外，余研为细末，旋入巴豆霜令匀，炼蜜和丸，如梧桐子大。

【用法】初服二丸，一日加一丸，二日加二丸，渐加至大便微溏为度，再从二丸加服，空腹时淡醋汤送下。秋冬减干姜五分，黄连五钱，倍厚朴。

◆**加减思食丸**《御药院方》

【主治】脾胃俱虚，水谷不化，胸膈痞闷，腹胁时胀，食减嗜卧，口苦无味，虚羸少气。或胸中有寒，饮食不下，反胃翻心，霍乱呕吐及病后心虚，不胜谷气，或因病气衰，食不复常。

【功效】消积，养胃，益津。

【药物及用量】神曲（炒黄）　麦蘖各二两　干木瓜半两　乌梅四两　白茯苓（去皮）　甘草（细锉，炒）各二钱五分（一方无木瓜、茯苓，有人参、干姜各三钱）

【炮制】共研细末，炼蜜为丸，如樱桃大。

【用法】每服一丸，不拘时细嚼，熟汤送下，如渴时噙化一丸。

◆**加减柴苓汤**《医学入门》

【主治】诸疝，因湿热肿痛出水（筋疝尤宜）。

【功效】和肝肾，顺气消疝。

【药物及用量】柴胡　泽泻　赤茯苓　猪苓　甘草　半夏　白术　山楂　山栀子（炒）　荔枝核（如无以橘核代之）各等量（一方无甘草）

【用法】㕮咀，清水二盅，加生姜三片，煎至八分，空腹时服。

◆**加减珠粉丸**《医学纲目》

【主治】白浊。

【功效】清湿热，止滑脱。

【药物及用量】蛤粉　黄柏（半生产炒）　滑石　樗根皮　干姜（盐制炒褐色）　青黛

【炮制】共研细末，神曲打糊为丸，如梧桐子大。

【用法】每服五七十丸，空腹时温酒送下。

◆**加减射干鼠黏汤**《证治准绳》

【主治】痘症，热毒上冲，咽喉肿痛。

【功效】利咽喉，解热毒。

【药物及用量】射干　山豆根　白僵蚕各一钱一分　鼠粘子　紫草茸　紫菀各一钱二分　桔梗　石膏　诃子　木通各一钱　升麻　蝉蜕各八分　甘草五分

【用法】锉为粗散，每服四五钱，清水煎，食远服。

◆**加减桃仁承气汤**《温病条辨》

【主治】妇女热病，经水适至，瘀热在里。

【功效】破瘀清血。

【药物及用量】桃仁三钱（炒）　川大黄三钱（制）　细生地六钱　牡丹皮四钱　泽泻二钱　人中白二钱

【用法】清水八杯，煮取三杯，先取一杯，候六时得下黑血后，神清渴减，止后服，不知渐进。

◆**加减息贲丸**《东垣试效方》

【主治】仲夏合，其积为病，寒热喘咳，气上奔，脉涩。

【功效】益元气，泄阴水，破滞气，削其坚。

【药物及用量】川乌　干姜　白豆蔻　桔梗　紫菀　厚朴　川椒（炒去汗）　天门冬（去心）　京三棱　茯苓　人参　桂枝　陈皮　黄连　巴豆霜　红花少许　青皮七分

【炮制】共研细末，汤泡蒸饼为丸，如梧桐子大。

【用法】初服二丸，一日加一丸，二日加二丸，渐加至大便微溏为度。再从二丸加服，食前生姜煎汤送下。忌食酒、湿、面、腥、辣、生冷之物。

◆**加减乌金散**《证治准绳》

【主治】产后寒热似疟。

【功效】疏肝清热，祛痰散邪。

【药物及用量】厚朴　柴胡　黄芩　麻黄各二钱　陈皮　当归　川芎　桔梗　茯苓各一钱五分　桂枝　苍术　白芷　枳壳各一钱　羌活　草果　半夏各二钱　甘草九分　白芍　熟地黄各一钱五分

【用法】锉为散，分为二服，清水一盅半，加生姜三片，葱三茎，煎至一盅，不拘时服。

◆**加减追疔夺命汤**《证治准绳》

【主治】疔疮，痈疽，发背，恶疮，焮赤肿痛，并紫赤游风。

【功效】宣壅解毒。

【药物及用量】防风　赤芍　连翘　羌活　独活　细辛　青皮　僵蚕　蝉蜕　青木香　甘草节　金银花　紫河车　独脚莲各一钱

【用法】加生姜、泽兰、生地黄，清水煎服，病势退减；加大黄，取利下三五行。

◆**加减桑螵蛸散**《张氏医通》

【主治】阳气虚弱，小便频数，或遗溺。

【功效】健肾，补督，固脬。

【药物及用量】桑螵蛸三十枚（醋炙）　鹿茸一对（醋炙）　黄芪三两（蜜酒炙）　麦门冬（去心）二两五钱　五味子五钱　补骨脂（盐酒炒）　人参　厚朴　杜仲（盐酒炒）各三两

【炮制】共研细末，羊肾汤泛为丸。

【用法】每服三钱，空腹时温酒送下。或将药品为散，每服三钱，空腹时羊肾煎汤调下，并用红酒细嚼羊肾。

◆**加减排风汤**《古今医鉴》

【主治】中风，口眼㖞斜。

【功效】祛风通络，发汗散邪。

【药物及用量】天麻一钱　苍术一钱　防风　川芎　羌活　独活各八分　麻黄七分　白鲜皮　当归　白芍　白术　半夏　赤茯苓　黄芩　杏仁各八分　生姜三片　甘草四分

【用法】清水煎服。

◆**加减凉膈散**《医学正传》

【主治】六经热及伤寒余热不解，胸烦等证。

【功效】凉膈泻热。

【药物及用量】连翘一钱　甘草一钱五分　山栀　黄芩　桔梗　薄荷各五分　竹

叶七片

【用法】为散，清水煎服。

◆**加减凉膈散**《痘疹活幼至宝》

【主治】急惊风，服清热镇惊汤未愈者。

【功效】泻肺胃，清实热。

【药物及用量】连翘　黄芩（酒制）　栀仁（炒黑）　枳实（炒）　前胡各五分　大黄（酒炒）一钱　薄荷　甘草各二分

【用法】清水煎，分数次服，泄三次，痰热自退，已泄则不必服。

◆**加减犀角地黄汤**《证治准绳》

【主治】痘出三两朝，身中热烙焦紫，无红活色，枭火猛烈之甚也。或眼红脸赤，或小便涩结。

【功效】清肝肺，泻血热。

【药物及用量】犀角　生地黄　木通　芍药　红花　紫草　茯苓　车前草（鲜者）　地骨皮（鲜者）　甘草各三钱

【用法】清水煎，犀角井水磨汁冲服。若身热惊厥者，肝木旺而心火炎上也，加纹银一块同煎。

◆**加减麻黄汤**《仁斋直指方》

【主治】肺感寒邪咳嗽。

【功效】发汗，散热，祛痰。

【药物及用量】麻黄（去节）一两　杏仁（炒，去皮尖）五十枚　半夏（姜制）　陈皮各半两　辣桂　甘草（炙）各半两

【用法】清水二盅，加生姜四片，紫苏三叶，煎至一盅，去滓，不拘时服。

◆**加减参苏饮**《痘疹全书》

【主治】痘疹应出不出，外感风寒，头疼身痛，发热无汗，喜盖覆偎倚怀中。

【功效】宣肺祛寒，清热化痰。

【药物及用量】人参　紫苏叶　葛根　陈皮　前胡　白芷　桔梗　枳壳　甘草　羌活　防风各三钱

【用法】加竹叶，清水煎，热服。

◆**加减复脉汤**《温病条辨》

【主治】热伤津液。

【功效】养肺补阴。

【药物及用量】甘草（炙）　干地黄　生白芍各六钱　麦门冬五钱（不去心）　阿胶　麻仁各三钱

【用法】清水八杯，煮取八杯，作三次服，剧者再加甘草四钱，地黄、白芍、麦门冬各二钱，日三夜一服。

◆**加减栀子五物汤**《古今医鉴》

【主治】妊娠热病损胎者。

【功效】安胎清热。

【药物及用量】栀子　干葛　柴胡　香薷　石膏　前胡　黄芩　陈皮　甘草　知母　葱白各等量

【用法】清水煎服。

◆**加减紫金丹**《医宗金鉴》

【主治】胸骨外伤日久，胸骨高起，肌肉消瘦，内有邪热瘀血，痞气膨闷，神少体倦，痰喘咳嗽者。

【功效】清热化痰，理气健脾，润肌定喘。

【药物及用量】苍术（米泔浸炒）　白茯苓各二两　当归　熟地黄　白芍（炒）　陈皮各四两　丁香一钱　肉苁蓉一两（酒洗去鳞甲）　红花五钱　瓜儿血竭　乳香（去油）　没药（去油）各三钱

【炮制】共研细末，炼蜜为丸，如弹子大。

【用法】每服一丸，黄酒送下。

◆**加减逍遥散**《寿世保元》

【主治】子午潮热者。

【功效】清热，养肺，和肝。

【药物及用量】当归　白芍　柴胡　茯苓　白术　甘草　生姜（煨）　薄荷　胡黄连　麦门冬　地骨皮　黄芩　秦艽　木通　车前子各等量

【用法】加灯心草，清水煎服。

◆**加减通圣散**《证治准绳》

【主治】疔疮，瘴气，紫游风等证。

【功效】散风清热。

【药物及用量】防风　荆芥　连翘　赤芍　当归　川芎　桔梗　黄芩　栀子　甘草　青木香　玄参　牛蒡子　大黄　芒硝　紫荆皮　鸡屎子　谷藤根　芙蓉根　嫩柏根　青皮各等量

【用法】加薄荷、生地黄，清水煎服。

◆**加减痞气丸**《东垣试效方》

【主治】痞气。

【功效】消积，化滞，祛寒，涤痰。

【药物及用量】厚朴一钱　黄芩（酒制）　益智子各三分　当归尾　附子　橘皮（去白）各二分　半夏半钱　吴茱萸　青皮　泽泻　茯苓　神曲（炒）　蓬莪术　昆布　熟地黄　人参　甘草（炙）　巴豆霜　葛根各二分　红花半分

【炮制】共研细末，汤泡蒸饼为丸，如梧桐子大。

【用法】初服二丸，一日加一丸，二日加二丸，渐加至大便微溏为度，再从二丸加服，食前煎，淡甘草汤送下。

◆**加减发郁汤**《嵩崖尊生》

【主治】郁火。重按烙手，轻按不觉，热在肌肉之内者；又有过食冷物，抑遏阳之火于脾者。

【功效】升阳散火。

【药物及用量】升麻　葛根　羌活　柴胡　细辛　香附　葱白各等量

【用法】清水煎服。

◆**加减肾气丸**《冯氏锦囊》

【主治】下虚上损。

【功效】滋阴补阴，健肾益肺。

【药物及用量】熟地黄二两　牡丹皮　茯苓　山茱萸　五味子　泽泻　山药　鹿茸各一两　肉桂　沉香各五钱

【炮制】研为细末，炼蜜和丸。

【用法】每服七八十丸，空腹时熟汤送下。

◆**加减温胆汤**《万病回春》

【主治】胆虚惊疑，神不守舍。

【功效】清心经，和肝胆。

【药物及用量】茯神　半夏　枳实　陈皮　山栀子　白术　黄连　麦门冬各一钱　当归　酸枣仁　竹茹各八分　人参六分　甘草三分　生姜三片　大枣二枚　乌梅一个

【用法】清水煎，加竹沥半盏，朱砂末五分调下。

◆**加减葛根汤**《疫痧草方》

【主治】烂喉疫痧，邪尚在表，火不内炽，无汗痧瘾，舌白脉郁，喉烂不甚者。

【功效】发表，疏风，清热。

【药物及用量】葛根　牛蒡　枳壳　薄荷　香豉　桔梗　荆芥　防风　马勃　蝉衣　赤芍　甘草　连翘　焦栀各三钱

【用法】清水煎服。

◆**加减葱白香豉汤**《张氏医通》

【主治】三时风热，咳嗽，咽喉肿痛，难用葳蕤汤者。

【功效】发汗，清热，宣肺，和表。

【药物及用量】葱白香豉汤葱白减半，加葳蕤二钱，白薇、青木香、桔梗各一钱，甘草、薄荷各三分，白蜜三匙。

【用法】清水煎服。

◆**加减补中益气汤**《傅青主女科》

【主治】妊娠浮肿。

【功效】补气养胃。

【药物及用量】人参五钱　生黄芪三钱　柴胡一钱　甘草一分　当归三钱（酒洗）　白术五钱（土炒）　茯苓一两　升麻　陈皮各三分

【用法】清水煎服，四剂愈，十剂不再发。

◆**加减补阴丸**《丹溪心法》

【主治】阴虚火旺。

【功效】补血养阴，健肾益精。

【药物及用量】熟地黄八两　菟丝子　牛膝各四两　白芍　当归　锁阳　龟板各三两　虎骨　黄柏　山药　杜仲　人参　黄芪各二两　补骨脂　杞子各一两五钱

【炮制】研为细末，猪脊髓炼蜜和丸。

【用法】每服一百丸，盐汤送下。

◆**加减补筋丸**《医宗金鉴》

【主治】髃骨跌伤，手屈向后，骨缝裂开，不能抬举，时肿如椎者。

【功效】补血养筋。

【药物及用量】熟地黄　白芍　广陈皮各二两　当归　红花　乳香　白云苓　骨碎补各一两　没药三钱　丁香五钱

【炮制】共研细末，炼蜜为丸，如弹子大，每丸重三钱。

【用法】每服一丸，好无灰酒送下。

◆**加减当归饮**《沈氏尊生书》

【主治】肩背忽痛。

【功效】活血清热。

【药物及用量】当归　防风　柴胡　生地黄　大黄各一两五钱　芍药　黄芩　人参各一两　黄连五钱　滑石六两　甘草一两三钱

【用法】每服六七钱，清水煎服。

◆**加减解毒丸**《证治准绳》

【主治】时毒，疔疮，瘴气，痈疽，发背，无名肿毒。解砒霜、光粉、鼠莽、毒蛇、恶犬、蜈蚣、白蚁、蜂虿、菌菰等毒。

【功效】化滞解毒。

【药物及用量】五倍子三两　山慈姑二两　大戟一两五钱　朱砂　雄黄各三钱　麝香二钱　续随子（去壳）一两

【炮制】研为末，秫米粉煮糊捣和为丸，印作锭子阴干，修合须异端午七夕重阳日。或天德、日德、月德、天医等日。合药时净室焚香，至诚修制，勿令孝妇、鸡、犬等见之。

【用法】每服一丸，井花水磨化下，冬月薄荷汤磨化。一切肿毒米泔水磨涂，或芙蓉叶捣汁磨涂更妙。

◆**加减银翘散**《温病条辨》

【主治】心疟。

【功效】清热。

【药物及用量】银花八分　连翘十分　玄参五分　麦门冬五分（不去心）　犀角五分　竹叶三分

【用法】研为粗末，每服五钱，清水煎去滓，荷叶汁一二茶匙点服，每日三次。

◆**加减润燥汤**《杂病源流犀烛》

【主治】中风左半身不遂，属血虚与死血者。

【功效】养血行血，祛风豁痰。

【药物及用量】白芍（酒制）二钱　当归一钱二分　川芎　茯苓　白术　南星　半夏　天麻各一钱　生地黄（酒制）　熟地黄（生姜汁炒）　陈皮（盐炒）　牛膝（酒炒）　黄芩（酒炒）　酸枣仁各八分　桃仁　羌活　防风　薄荷各六分　红花（酒洗）　甘草（炙）各四分　黄柏（酒制）三分

【用法】加竹沥、生姜，清水煎服。

◆**加减调中汤**《证治准绳》

【主治】痘疹应出不出，而内虚者。

【功效】调中，健胃，补气，益脾。

【药物及用量】人参　白术　黄芪　甘草（炙）　木香　桂枝　白茯苓　藿香　白芍（酒炒）　陈皮各一钱

【用法】加生姜，清水煎服。

◆**加减养胃汤**《傅青主女科》

【主治】产后寒热往来，头痛无汗类疟病。

【功效】行湿健胃。

【药物及用量】甘草（炙）四分　白茯苓一钱　半夏八分（制）　川芎一钱　陈皮四分　当归二钱　苍术一钱　藿香四分　人参一钱

【用法】加生姜，清水煎服，有痰加竹沥、姜汁、半夏、神曲。凡久疟不愈，兼服参术膏以助药力。

◆**加减养荣汤**《傅青主女科》

【主治】产后怔忡，惊悸。

【功效】养心肺，益气血。

【药物及用量】当归　川芎各二钱　茯神　人参　酸枣仁（炒）　麦门冬　远志　白术　黄芪（炙）各一钱　龙眼肉八枚　陈皮　甘草（炙）各四分

【用法】加生姜，清水煎服，虚烦加竹沥、姜汁，去川芎、麦门冬，再加竹茹一团。

◆**加减驻景丸**《医方类聚》

【主治】肝肾气虚，视物睆睆，血少气多，两目渐暗。

【功效】益肝肾。

【药物及用量】车前子（略炒）三两　五味子　枸杞子各二两　当归（去尾酒洗）　熟地黄各五两　楮实（晒干，无翳者不用）　川椒（炒去目净）各一两　菟丝子（清水淘净，酒煮焙干）半斤

【炮制】研为细末，炼蜜或水煮米糊和丸，如梧桐子大。

【用法】每服三十丸，空腹时盐汤，或温酒送下。

◆**加减龙胆泻肝汤**《外科发挥》

【主治】肝经湿热，阴部生疮，阴囊肿痛，小便赤涩，便毒悬痈，妇人阴挺。

【功效】疏肝胆，泻热毒。

【药物及用量】龙胆草（酒拌炒） 泽泻各一钱 车前子（炒） 木通 生地黄 当归尾 栀子 黄芩 生甘草五分

【用法】清水二盅，煎至八分，食前服。

◆**加减龙荟丸**《古今医鉴》

【主治】痰火。

【功效】聪耳泻火。

【药物及用量】龙胆（酒制）一两 芦荟三钱 当归（酒制） 黑山栀 黄芩 青皮各一两 大黄（酒蒸） 柴胡 青黛各五钱 胆星三钱 木香二钱五分 麝香五分

【炮制】研为细末，神曲糊丸。

【用法】每服二十丸，生姜汤送下，每日三次，服后用针砂酒以通气。

◆**加减槟榔汤**《严氏济生方》

【主治】一切脚气。

【功效】祛寒，行湿，疏气。

【药物及用量】槟榔 陈皮（去白） 紫苏茎叶各一两 甘草（炙）五钱

【用法】每服五钱，清水一盏半，加生姜五片，煎至八分去滓，不拘时温服。脚痛不已加木瓜、五加皮；中满不食加枳实；痰厥或呕加半夏；腹痛大便不通，用此汤下青木香丸，如更不通加大黄；小便不利加木通；转筋加吴茱萸；脚肿而痛加大腹皮、木瓜；足痛而热加地骨皮；妇人脚痛加当归；室女脚痛多是肝血盈实，加赤芍。

◆**加减泻白散**《医学发明》

【主治】阴气在下，阳气在上，咳嗽，呕吐，喘促。

【功效】清肺热。

【药物及用量】桑白皮一两 茯苓三钱 地骨皮七钱 甘草（炙） 陈皮（去白） 青皮（去白） 五味子 人参（去芦）各半两（一方无茯苓、人参、陈皮、青皮，有知母、黄芩、麦门冬、桔梗。一方无茯苓、人参、五味子，有知母、桔梗、黄芩）

【用法】㕮咀，每服四五钱，清水二盏，加粳米数十粒同煎，食后温服，每日二次，忌食酒湿面及辛热之物。

◆**加减泻黄散**《卫生宝鉴》

【主治】脾经湿热。

【功效】清火，降热。

【药物及用量】黄连 茵陈各五分 黄柏 黄芩 山栀子 茯苓各三分 泽泻二分

【用法】㕮咀，清水一盏，煎至六分，去滓，食后稍热服，一服减半，待五日再服。

◆**加减镇心丹**《东医宝鉴》

【主治】气血不足，心神虚损。

【功效】补心，养肺，益血。

【药物及用量】天门冬 黄芪 熟地黄 当归身（酒制）各一两五钱 麦门冬 生地黄 山药 茯神各一两 五味子 远志肉 人参各五钱

【炮制】研为末，炼蜜和丸，朱砂为衣。

【用法】温酒或米饮汤送下。

◆**加减苏子桃仁汤**《医宗金鉴》

【主治】瘀血内聚，心经瘀热，大肠干燥者。

【功效】祛瘀，清肺。

【药物及用量】苏子 桃仁（炒） 麦门冬 橘红各三钱 苏木（研末） 红花各一钱 当归（酒洗） 赤芍 竹茹各二钱

【用法】清水三盅，煎至一盅，滓二盅再煎八分温服。

◆**加减续命汤**《医学纲目》

【主治】中风谵语，或歌哭，或自语，无所不至。

【功效】发表散邪。

【药物及用量】麻黄三两 人参 桂枝 白术二两 当归 防己 黄芩 甘草 白芍 芎䓖 杏仁各一两

【用法】锉散，每服四钱，清水一盏半，加大枣二枚，煎至七分，不拘时服。

◆**加减观音散**《证治准绳》

【主治】吐泻，截虚风。

【功效】祛风邪，益脾胃。

【药物及用量】黄芪　人参各二钱五分　木香　甘草（炙）　石莲（去心）　扁豆（炒）　茯苓　白术　全蝎　羌活各一钱　防风　天麻各二钱

【用法】锉散，加生姜、大枣，清水煎服。

◆**加脑子收阳粉**《御药院方》

【主治】一切虚汗，盗汗，自汗及漏风等证，汗泄不禁，服药不止者。

【功效】收敛止汗。

【药物及用量】脑子半钱　麻黄根　藁本　白芷　牡蛎（煅）　龙骨各半两　米粉二两

【用法】研为细末令匀，纱帛包裹，于汗处扑敷之，汗止为度。

◆**加味升麻汤**《古今医鉴》

【主治】小儿麻疹初起。

【功效】解表透疹。

【药物及用量】升麻五钱　玄参五钱　柴胡五钱　黄芩五钱　干葛四钱　赤芍四钱　独活一钱　甘草二钱

【用法】上锉，每次三钱，水煎，去滓，温服。

◆**加味乌药汤**《医宗金鉴》

【主治】血气凝滞，经前腹胀痛，胀过于痛。

【功效】行气活血。

【药物及用量】乌药　缩砂仁　木香　延胡索　香附　甘草　槟榔各等量

【用法】上锉细。每次六分加生姜三片，水煎去滓，温服。

◆**加减复脉汤**《温病条辨》

【主治】温病邪在阳明久羁，或以下，或未下，身热面赤，手足心热甚于手足背者。口干舌燥，甚则齿黑唇裂，脉虚大。

【功效】益阴复脉。

【药物及用量】炙甘草六钱　干地黄六钱　生白芍六钱　麦门冬五钱（不去心）　阿胶三钱　麻仁三钱

【用法】水八杯，煮取三杯，分三次温服。

◆**北庭丹**《医宗金鉴》

【主治】舌疳。

【功效】解毒杀虫。

【药物及用量】番硇砂　人中白各五分　瓦上青苔　瓦松　溏鸡矢各一钱

【炮制】将药装在罐内，将口封紧，外用盐泥封固，以炭火煅红，待三炷香为度。候冷开罐，将药取出，入麝香、冰片各一分。

【用法】共研细末，用针刺破，用丹少许点上，再以薄黄盖之。

◆**半瓜丸**《医学入门》

【主治】痰嗽。

【功效】清肺祛痰。

【药物及用量】半夏　瓜蒌仁各五两　贝母　桔梗各二两　枳壳一两五钱　知母一两

【炮制】共研细末，生姜汁煮米糊为丸，如梧桐子大。

【用法】每服三四十丸，生姜汤送下。

◆**半贝丸**《重订通俗伤寒论》

【主治】风痰暑湿疟疾，咳嗽多痰，饮食无味，痫眩。

【功效】祛湿痰。

【药物及用量】生半夏（漂）四两　川贝母六两

【炮制】共研细末，姜汁捣匀为丸。

【用法】每服三厘至五厘，生熟汤送下。

◆**半夏丸**《经验方钞》

【主治】心风狂。

【功效】祛痰行滞。

【药物及用量】半夏一两（生姜汁煮三五钱，取出切作块，更煮令热，焙干为细末）　麝香（研）一钱　水银五钱　生薄荷一大握（和水银研如泥）

【炮制】入薄荷泥内，更研千百下，如芥子大。

【用法】每服十五丸，临卧时金银汤送下，三日再服。

◆**半夏丸**《仁斋直指方》

【主治】下血，吐血，痰喘急满，虚

肿，宿瘀，百病，妇人崩中，带下。

【功效】消宿瘀。

【药物及用量】半夏不拘多少（圆白者，刮净捶扁），以姜汁调飞白面做饼，包炙黄色，去面取半夏为末

【炮制】研为末，水煮米糊和丸，如绿豆大。

【用法】每服十丸，温熟水送下。

◆**半夏丸**《素问病机气宜保命集》

【主治】因伤风而痰作喘逆，兀兀欲吐，恶心欲倒。

【功效】祛痰。

【药物及用量】半夏一两　雄黄三钱

【炮制】研为细末，生姜汁浸蒸饼和丸，如梧桐子大，小儿服者如黍米大。

【用法】每服三五十丸，姜汤送下，已吐，加槟榔三钱。

◆**半夏丸**《太平惠民和剂局方》

【主治】肺气不调，咳嗽喘满，痰涎壅塞，心下坚满及风痰呕吐恶心，涕唾稠黏。

【功效】祛湿痰。

【药物及用量】半夏三斤（汤泡七次，生姜汁制一宿）　白矾十五两（焙）

【炮制】研为末，生姜自然汁和丸，如赤豆大。

【用法】每服十丸，姜汤送下。

◆**半夏丸**甲《太平圣惠方》

【主治】痰证及惊搐后风涎潮作。

【功效】下痰积。

【药物及用量】生半夏二两　赤茯苓（去皮）　枳壳（制）各一两　风化朴硝二钱五分

【炮制】研为细末，生姜自然汁煮糯米粉和丸，如绿豆大，小儿如粟大。

【用法】每服三十丸至五十丸，食后临睡，淡姜汤送下。

◆**半夏丸**乙《太平圣惠方》

【主治】小儿脾热，乳食不下，胸膈多涎。

【功效】祛痰化滞。

【药物及用量】半夏五厘（生姜汤洗七遍，去滑）　皂荚子仁五钱

【炮制】捣罗为末，生姜汁和丸，如麻子大。

【用法】每服三丸，不拘时温汤送下，量儿大小加减。

◆**半夏丸**丙《太平圣惠方》

【主治】膈气，痰结气逆，不能下食。

【功效】启膈，化痰散结。

【药物及用量】半夏一两（汤洗七遍，去滑）　陈橘皮三分（汤浸，去白瓤，焙）　薯蓣一两　干姜半两（炮裂，锉）　甘草一分（炙微赤，锉）　黄丹一两（炒令紫色）

【用法】上六味，捣罗为末，入黄丹同研令匀，煮枣肉和丸，如梧桐子大，每于食前，煎人参生姜汤下二十丸。

◆**半夏丸**丁《太平圣惠方》

【主治】妊娠恶阻病，醋心，胸中冷，腹痛，不能饮食，辄吐青黄汁。

【功效】温中降逆。

【药物及用量】半夏半两（汤洗七遍，去滑）　人参半两（去芦头）　干姜半两（炮裂，锉）

【用法】上三味，捣罗为末，以地黄汁浸，蒸饼和丸，如梧桐子大，每服不拘时，以粥饮下十丸。

◆**半夏丸**戊《太平圣惠方》

【主治】急风，吐涎，四肢拘急，腰背强硬。

【功效】祛风化痰。

【药物及用量】半夏半两　天南星半两　干蝎半两　乌头半两（去皮、脐）

【用法】上四味，并生用，捣罗为末，以黑豆面糊和丸，如绿豆大，不拘时，以温生姜酒下十丸。

◆**半夏左经汤**《三因极一病证方论》

【主治】足少阳经受风、寒、暑流注，发热，腰胁俱痛，头疼，眩晕，呕吐宿汁，耳聋，惊悸，热闷心烦，气上喘满肩息，腿痹，缓纵不随。

【功效】祛寒，疏风，燥湿，行滞。

【药物及用量】半夏（汤洗七次，切片）　干葛　细辛（去苗）　白术（去芦）

茯苓（去皮） 桂心 防风（去芦） 干姜（炮） 黄芪 甘草（炙） 柴胡（去芦） 麦门冬（去心）各三分

【用法】上锉散，每服四大钱，清水一盅，加生姜三片，大枣一枚，煎至一盅，去滓，空腹时服。热闷加竹沥，每服五勺，喘满加杏仁、桑白皮。

◆**半夏生姜大黄汤**《证治准绳》

【主治】反胃。

【功效】和胃泻热。

【药物及用量】半夏二两 生姜一两半 大黄二两

【用法】清水五升，煮取三升，分二次温服。

◆**半夏生姜汤**《证治准绳》

【主治】哕欲死。

【功效】平气镇逆。

【药物及用量】半夏一两一钱（洗） 生姜一两（切）

【用法】清水二盅，煎至八分，去滓分为二服。

◆**半夏白术天麻汤**《脾胃论》

【主治】痰厥，头痛目眩。

【功效】补脾燥湿，化痰息风。

【药物及用量】半夏一钱五分（汤洗，一作炒半夏曲七分） 白术一钱（一作一钱五分） 天麻五分（煨切，一作一钱五分） 人参（一作一钱五分） 苍术（一作一钱五分） 泽泻（一作一钱五） 橘皮（一作七分） 白茯苓（一作八分）各五分 神曲一钱（炒，一作一钱五分），大麦芽一钱五分（一作七分） 干姜三分（炮） 黄柏二分（一方无黄柏，有生姜三片）

【用法】㕮咀，每服五钱，清水二盅，煎至一盅，去滓，食前稍热服。

◆**半夏利膈丸**《御药院方》

【主治】风痰郁甚，头疼目眩，咽膈不利，涕唾稠黏，胸中烦满，酒痞停饮，呕逆恶心，胁下急痛，腹中水声，神思，昏愦，心忪面热。

【功效】止嗽化痰。

【药物及用量】半夏（汤洗）三两 生白附子二两 白茯苓（去皮） 生白矾 人参（去芦） 白术 滑石 贝母各一两 生天南星一两五钱

【炮制】共研细末，面糊为丸，如梧桐子大。

【用法】每服三十丸，食后姜汤送下。

◆**半夏厚朴汤**《金匮要略》

【主治】妇人咽中如有炙脔，或中脘痞满，恶心呕逆，一切郁证初起之属寒、属实者。

【功效】行气开郁，降逆化痰。

【药物及用量】半夏一升 厚朴三两 茯苓四两 生姜五两 紫苏叶二两（一方有大枣）

【用法】清水七升，煮取四升，分温四服，日三夜一服。

◆**半夏厚朴汤**《兰室秘藏》

【主治】中满腹胀，内有积聚，坚硬如石，其形如盘，令人不能坐卧，大小便涩滞，上喘气促，面色萎黄，通身虚肿。

【功效】消胀化积。

【药物及用量】半夏一钱 厚朴八分 神曲六分（炒） 当归梢 猪苓 京三棱 升麻各四分 肉桂 苍术 白茯苓 泽泻 橘皮 生黄芩 草豆蔻 生甘草 柴胡各三分 木香 青皮各二分 吴茱萸 干生姜 黄连各一分 红花 苏木各五厘 桃仁七个 昆布少许

【用法】清水二盅，煎至一盅，去滓稍热服，渴加葛根三分。

◆**半夏厚朴汤**《金匮要略》

【主治】妇人咽中如有炙脔。

【功效】行气散结，降逆化痰。

【药物及用量】半夏一升 厚朴三两 茯苓四两 生姜五两 干苏叶二两

【用法】上五味，以水七升，煮取四升，分温四服，日三夜一服。

◆**半夏枳术丸**《脾胃论》

【主治】因伤食内伤。

【功效】健胃消积。

【药物及用量】半夏（姜制） 枳实（炒）各一两 白术二两

【炮制】研为末，荷叶裹烧饭和丸，如梧桐子大。

【用法】每服五十丸，熟汤送下，小便淋涩加泽泻一两。

◆**半夏苓术汤**《丹溪心法》

【主治】痰饮臂痛不能举。

【功效】祛湿，健胃，化痰。

【药物及用量】半夏一钱　赤茯苓五分　苍术二钱　白术一钱五分　天南星　黄芩（酒制）　香附各一钱　陈皮五分　仙灵脾三分　甘草二分（一方有羌活）

【用法】上㕮咀，加生姜三片，清水煎服。

◆**半夏桂枝甘草汤**《类证活人书》

【主治】暴寒中人，咽痛。

【功效】祛寒，化痰，利咽。

【药物及用量】半夏　桂枝　甘草各二钱五分

【用法】清水二盅，加生姜五片，煎至八分，去滓渐渐呷之。

◆**半夏桂枝汤**《温病条辨》

【主治】温病饮退得寐，舌滑，食不进者。

【功效】化湿。

【药物及用量】半夏六钱　桂枝四钱　秫米一两　白芍六钱　甘草（炙）一钱　生姜三钱　大枣二枚（去核）

【用法】清水八杯，煮服三杯，分温三服。

◆**半夏茯苓汤**《千金方》

【主治】妊娠恶阻，心烦眩晕，恶闻食气，好食酸盐，恶寒汗出，多卧少起，百节烦疼，羸瘦多痰。

【功效】调气疏滞。

【药物及用量】半夏（洗）三十铢（一作一两二钱）　赤茯苓　熟地黄各十八铢　橘红　细辛　紫苏　人参　芍药　川芎　桔梗　甘草各十二铢（一作各四钱八分）（一方无紫苏、细辛，有旋覆花五钱）

【用法】㕮咀，每服五钱，加生姜三十铢，清水煎，空腹时服，兼服茯苓丸，令能食，便强健也。若有客热烦渴口疮，去橘红、细辛，加前胡、知母各七钱五分，腹冷下痢去地黄，加桂心（炒）五钱，胃中虚热，大便秘结，小便赤涩，去地黄，加大黄七钱五分，黄芩二钱五分。

◆**半夏茯苓汤**《妇人大全良方》

【主治】痰逆不思食。

【功效】调胃，行气，安胎。

【药物及用量】半夏　陈皮　砂仁　茯苓　甘草各三钱

【用法】加生姜、大枣、乌梅，清水煎服。

◆**半夏茯苓汤**《千金方》

【主治】妊娠阻病，心中愦闷，空烦吐逆，恶闻食气，头眩体重，四肢百节疼烦沉重，多卧少起，恶寒汗出，疲极黄瘦。

【功效】健肝和胃，降气止呕。

【药物及用量】半夏　生姜各三十铢　干地黄　茯苓各十八铢　橘皮　旋覆花　细辛　人参　芍药　芎䓖　桔梗　甘草各十二铢

【用法】上一十二味，㕮咀，以水一斗，煮取三升，分三服。

◆**半夏茯苓汤**《世医得效方》

【主治】产前胸中宿有痰饮，眩晕。

【功效】健脾除湿化痰。

【药物及用量】半夏（汤洗）　白茯苓（去皮）　陈皮（去白）　白术各一两　丁香　缩砂各五钱　粉草三钱

【用法】上锉散，每服四钱，生姜三片，乌梅一个煎，食前温服。

◆**半夏茯神散**《张氏医通》

【主治】癫妄，因思虑不遂，妄言妄见，神不守舍，初病神气未衰者。

【功效】坠痰，宁神。

【药物及用量】半夏　茯神各一两二钱　天麻（煨）　胆南星　远志肉　酸枣仁（炒）　广皮　乌药　木香　礞石（煅）各八钱

【用法】研为末，每服三钱，清水一盅，煎数沸。加生姜汁数匙，空腹时和滓服。

◆**半夏干姜散**《金匮要略》

【主治】干呕吐逆，吐涎沫。

【功效】暖胃，止呕。

【药物及用量】半夏　干姜各等量

【用法】杵为散，取方寸匕，浆水一升五合，煮取七合，顿服之。

◆**半夏麻黄丸**《金匮要略》

【主治】心下悸。

【功效】祛寒，发表，化痰。

【药物及用量】半夏（姜汁泡七次）　麻黄（去节）各等量

【炮制】研为细末，炼蜜和丸，如小豆大。

【用法】每服三丸，日三服。

◆**半夏散**《伤寒论》

【主治】少阴病，咽中痛。

【功效】行寒滞。

【药物及用量】半夏（洗）　桂枝　甘草（炙）各等量

【用法】各别捣筛，合治之，白饮和服方寸匕，日三服。不能散服者，以水一升煎七沸，纳散两方寸匕，更煎三沸，下火令少冷，少少咽之。

◆**半夏散**《普济方》

【主治】小儿脾胃虚寒，吐泻及冷痰。

【功效】和胃止呕。

【药物及用量】半夏（泡七次）一两　陈糯米三分

【用法】锉散，加生姜十片，清水煎服。

◆**半夏散**《圣济总录》

【主治】疗一切癣。

【功效】杀虫祛湿。

【药物及用量】半夏二两

【用法】捣为末，陈酱汁调和如糊，涂摩癣上，日二三次，即瘥。

◆**半夏散**甲《太平圣惠方》

【主治】脚气，烦闷呕逆，心胸壅闷，不能下食。

【功效】宣壅，祛湿，化滞。

【药物及用量】半夏（汤洗七次切片）　桂心各七钱五分　赤茯苓（去皮）　人参（去芦）　陈橘皮（去白）　前胡（去芦）　槟榔各一两　紫苏叶一两五钱

【用法】㕮咀，每服五钱，清水一中盏，加生姜半分，淡竹茹二盏，煎至七分去滓，不拘时温服。

◆**半夏散**乙《太平圣惠方》

【主治】妇人热劳，烦渴口干，体瘦无力，四肢疼痛，或时寒热，痰逆，不欲饮食。

【功效】调寒热，理血分，宣浊滞。

【药物及用量】半夏　知母　苦桔梗　人参　赤茯苓　秦艽　赤芍　麦门冬　乌梅肉各五钱　鳖甲（醋炙）　北柴胡　黄芪各一两　大腹七钱五分　甘草二钱五分

【用法】研为粗末，每服四钱，清水一中盏，加生姜半分，煎至六分去滓，不拘时温服。

◆**半夏散**丙《太平圣惠方》

【主治】伏梁气，心下硬急满闷，不能食，胸背疼痛。

【功效】健胃，行气，消积。

【药物及用量】半夏（汤洗去滑）　鳖甲（醋炙）各一两五钱　川大黄（醋炒）　诃黎勒皮　桂心　前胡　当归（焙）　青橘皮（去白）　槟榔　木香　京三棱（炮）各一两

【用法】研为末，每服三钱，清水一中盏，加生姜半分，煎至六分去滓，不拘时稍热服。

◆**半夏散**丁《太平圣惠方》

【主治】反胃呕哕吐食，渴欲饮水。

【功效】和胃利湿止呕。

【药物及用量】半夏一两（汤洗七遍，去滑）　白茯苓二两　泽泻一两　桂心半两　甘草半两（炙微赤，锉）　麦门冬二两（去心）

【用法】上六味，捣筛为散，每服三钱，以水一中盏，入生姜半分，煎至六分，去滓，温服，不拘时。

◆**半夏散**戊《太平圣惠方》

【主治】五膈气噎闷，饮食不下。

【功效】启膈理气利湿。

【药物及用量】半夏一两（汤洗七遍，去滑）　木通一两（锉）　桂心一两　赤茯

苓二两　陈橘皮二两（汤浸，去白瓤，焙）　槟榔二两

【用法】上六味，捣粗罗为散，每服三钱，以水一中盏，入生姜半分，煎至六分，去滓，不拘时，稍热服。

◆**半夏散**己《太平圣惠方》

【主治】产后伤寒，咳嗽，咽喉不利，四肢烦疼。

【功效】化痰止咳，发汗解表。

【药物及用量】半夏（汤洗七遍，去滑）　人参（去芦头）　赤芍　细辛　白术　桔梗（去芦头）　桂心　陈橘皮（汤浸，去白瓤，焙）　前胡（去芦头）　甘草（炙微赤，锉）各半两　杏仁三分（汤浸，去皮尖、双仁，麸炒微黄）　麻黄一两（去根节）

【用法】上一十二味，捣粗罗为散，每服四钱，以水一盏，入生姜半分，煎至六分，去滓，温服，不拘时。

◆**半夏散**庚《太平圣惠方》

【主治】妇人风痰气逆，胸膈壅闷，难下饮食。

【功效】祛风除湿，健脾化痰。

【药物及用量】半夏一两（汤洗七遍，去滑）　前胡一两（去芦头）　防风半两（去芦头）　旋覆花半两　大腹皮一两（锉）　桂心半两　人参三分（去芦头）　白术三分　甘草半两（炙微赤，锉）　枳壳半两（麸炒微黄，去瓤）　桑根白皮半两（锉）　陈橘皮半两（汤浸，去白瓤，焙）

【用法】上一十二味，捣粗罗为散，每服三钱，以水一中盏，入生姜半分，煎至六分，去滓，温服，不拘时，

◆**半夏散**辛《太平圣惠方》

【主治】膈气，胸中壅滞，痰毒上攻，呕逆不能下食。

【功效】启膈降逆畅中。

【药物及用量】半夏一两（汤洗七遍，去滑）　人参一两（去芦头）　赤茯苓　陈橘皮一两（汤浸，去白瓤，焙）　射干半两　桂心半两　草豆蔻一两（去皮）　旋覆花半两　枳实半两（麸炒微黄）

【用法】上九味，捣筛为散，每服三钱，以水一中盏，入生姜半分，煎至六分，去滓，不拘时，稍热服。

◆**半夏散**壬《太平圣惠方》

【主治】痰饮，冷气上冲，胸膈满闷，吐逆不下饮食。

【功效】行气温中，降逆化痰。

【药物及用量】半夏二两　陈橘皮三两　草豆蔻一两（去皮）

【用法】上三味，捣筛为散，每服三钱，以水一中盏，入生姜半分，煎至六分，去滓，温服，不拘时。

◆**半夏散**癸《太平圣惠方》

【主治】溢饮在胸间不散，上冲攻于头面，不能食饮。

【功效】降气化痰，理气化饮。

【药物及用量】白术三分　木香半两　赤茯苓半两　人参半两　前胡半两　半夏一两（汤洗七遍，去滑）　青橘皮半两　肉桂半两（去皱皮）　芎䓖三分　附子一两　大腹皮半两

【用法】上一十一味，捣粗罗为散，每服五钱，以水一大盏，入生姜半分，煎至五分，去滓，温服，不拘时。

◆**半夏汤**甲《千金方》

【主治】胆腑实热，精神不守。

【功效】祛热，化痰，止汗。

【药物及用量】半夏　宿姜各三两　黄芩一两　生地黄五两（一作四两）　远志（去骨，一作一两）　赤茯苓各二两　秫米一斗（一作一升，一作二升）　酸枣仁五合（炒，一作三两，一作五两）（一方无赤茯苓、宿姜，有缩砂仁三两）

【用法】㕮咀，千里长流水五斗，煮秫米令沸，扬三千余遍，澄清取九升，煮药取三升五合，分三服。

◆**半夏汤**乙《千金方》

【主治】脚气上入腹胸，急上冲胸，气急欲绝。

【功效】散寒逐湿。

【药物及用量】半夏一升　桂心八两　干姜五两　甘草（炙）　人参　细辛　附

子各二两　蜀椒二合

【用法】㕮咀，清水一斗，煮取三升，分三服。初稍稍进，恐气上冲，格塞不得下，稍稍服，通人气耳。

◆**半夏汤**丙《千金方》

【主治】妊娠九月，猝得下痢，腹满悬急，胎上冲心，腰背痛不可转侧，短气。

【功效】祛寒行滞。

【药物及用量】半夏三两　麦门冬　吴茱萸　当归　阿胶各二两　干姜一两　大枣十二枚

【用法】㕮咀，清水九升，煮取三升去滓，纳白蜜八合，微火上温服，四服痢即止。或用乌雌鸡一双，煮汁煎药。

◆**半夏汤**《医方类聚》

【主治】肉虚极，体重，胁引肩背不可以动，动则咳嗽，胀满，留饮痰痞，大便不利。

【功效】补气，健胃，祛湿。

【药物及用量】半夏（制）　白术　人参　茯苓　陈皮（净）　附子（炮）　木香　肉桂　大腹皮　甘草（炙）各等量

【用法】清水煎服。

◆**半夏汤**甲《圣济总录》

【主治】肺积，息贲，咳嗽。

【功效】清肺，化痰，行积。

【药物及用量】半夏（汤洗，去滑焙干）　细辛（去苗叶）　桑根白皮（炙）　前胡（去芦）各一两五钱　桔梗（炒）　川贝母（去心）　柴胡（去苗）　诃黎勒（煨去核）　人参（去芦）　白术　甘草（炙）各一两

【用法】㕮咀，每服三钱，清水一盅，加生姜半分，大枣三枚（擘），煎至七分，去滓温服，食后临卧各一服。

◆**半夏汤**乙《圣济总录》

【主治】胸痹，心下坚痞，急痛彻背，短气烦闷，自汗出。

【功效】利胸膈，化痰热。

【药物及用量】半夏（汤洗切焙）二两五钱　瓜蒌实一枚　薤白（切）二合

【用法】锉片，每服五钱，清水二盅，加生姜三片，煎至一盅去滓，食前温服，每日三次。

◆**半夏汤**《温病条辨》

【主治】温病愈后，嗽稀痰而不咳，彻夜不寐。

【功效】清肺，祛湿，化痰。

【药物及用量】半夏八钱（制）　秫米二两（如无，以薏苡仁代之）

【用法】清水八杯，煮取三杯，分温三服。

◆**半夏温肺汤**《医学发明》

【主治】胃气虚寒，痰饮内阻，胸腹气冷，口吐清水，咳嗽嘈杂，胁肋胀痛，不欲饮食，脉象迟、弦、沉细者。

【功效】温肺，健胃，化痰。

【药物及用量】半夏（制）　旋覆花　人参　细辛　桂心　甘草　陈皮　桔梗　白芍各五钱　赤茯苓七钱五分（一作三钱）

【用法】㕮咀，每服四钱，加生姜三五片，清水煎，食后服。

◆**半夏泻心汤**《伤寒论》

【主治】伤寒心下痞及呕而肠鸣者。

【功效】和胃降逆，开结除痞。

【药物及用量】半夏半升（洗，一作五钱）　黄芩　干姜（炮）　人参各三两（一作各二两）　甘草二两（炙，一作三两）　黄连一两　大枣十二枚（擘）

【用法】清水一斗，煮取六升，去滓再煎，取三升，温服一升，日三服。

◆**半夏橘皮汤**《圣济总录》

【主治】脾咳。

【功效】运脾化湿，理气止咳。

【药物及用量】半夏（汤洗十遍，切，焙）　陈橘皮（汤浸，去白，焙）　杏仁（去皮尖、双仁，麸炒，别研）各一两　麻黄（去根节）　赤茯苓（去黑皮）　柴胡（去苗）各一两一分　生姜（切，焙）　甘草（炙，锉）各半两

【用法】上八味，粗捣筛，每服三钱匕，水一盏，煎至六分，去滓，温服不拘时。

◆**半夏桔梗汤**《圣济总录》

【主治】脾肺寒热，劳咳痰盛，呕哕。

【功效】运脾燥湿，理肺止咳。

【药物及用量】半夏（浆水煮四五沸，切，焙）三钱　桔梗（炒）　桑根白皮（锉，炒）　天南星（洗过）各一两

【用法】上四味，粗捣筛，每服二钱匕，水二盏，生姜如一枣大，细切，同煎至半盏，去滓，温服，食后临卧。

◆**半硫丸**《太平惠民和剂局方》

【主治】痃痞，冷气，冷秘，泄泻。

【功效】除积冷，暖元脏，温脾胃，进饮食。

【药物及用量】半夏（汤洗七次，焙干，一作姜制）三两　硫黄（明净者，研极细，柳木槌子杀过）二两

【炮制】研为极细末，生姜自然汁同熬，入干蒸饼末，搅和匀，入臼内杵数百下为丸，如梧桐子大，小儿如黍米大。

【用法】每服十五丸至二三十丸，小儿三五丸，空腹时无灰酒或米饮生姜汤送下，妇人醋汤下。

◆**半粟散**《普济方》

【主治】小儿脾胃虚寒吐泻及冷痰。

【功效】化痰。

【药物及用量】半夏（汤浸切焙）一两　陈粟米三分（陈粳米亦可）

【用法】㕮咀，每服三钱，清水一大盅半，加生姜十片，煎至八分，食前温服。

◆**半黄丸**《杂病源流犀烛》

【主治】热痰嗽。

【功效】化痰清热。

【药物及用量】半夏一两　黄芩一两五钱　天南星一两

【炮制】研为细末，生姜汁打糊为丸。

【用法】每服三十五丸，至七十丸，食后姜汤送下。

◆**半附理中汤**《产科发蒙》

【主治】胃中虚冷，呕吐不止。

【功效】温中益气，健脾和胃。

【药物及用量】半夏，附子　人参　白术　干姜　甘草

【用法】上药等量，以水一盏半，煎至一盏，去滓，温服。

◆**卯药**《咽喉秘集》

【主治】阴虚喉癣。

【功效】解毒退肿，生肌祛腐。

【药物及用量】梅冰片　雄精　甘草　鸡内金　枯矾石一钱　靛花　玄明粉　川黄连　黄柏（蜜炙）各二钱　硼砂　铜青（煅）各五钱　人中白三钱（煅存性）　钞纸二张（上写年、月、日，煅存性）　鹿角霜一两

【用法】共研细末，每用少许，吹喉。

◆**古拜散**《医学心悟》

【主治】鼻渊，产后受风，筋脉引急，或发抽搐，或昏愦不省人事，或发热恶寒，头痛身痛。

【功效】理血宣滞。

【药物及用量】荆芥穗。

【用法】研为细末，每服三钱，生姜汤调下，有火者用陈茶服。

◆**右归丸**（张景岳方）

【主治】元阳不足，或先天禀衰，或劳伤过度，以致命门火衰，不能生土，而为脾胃虚寒，饮食少进；或呕恶膨胀，或反胃噎膈，或脐腹多痛，或虚淋寒疝，或便溏泄泻，或肢节疼痛，或水邪浮肿，或眼见邪祟，或阳衰无子等证。

【功效】补命门，益血气。

【药物及用量】大熟地八两　上肉桂　川附子（制）各二两　山茱萸肉　怀山药（炒）　川杜仲（姜汁炒，一作盐水炒）　枸杞子（盐水炒）　菟丝子（制）各四两　鹿角胶（炒成珠）　全当归（酒炒）各三钱（一方无附子、山茱萸，有枣皮三两。一方多茯苓、补骨脂各三两）

【炮制】共研细末，炼蜜和丸，如弹子大。

【用法】每服二三丸至三钱，细嚼，熟汤送下。

◆**古瓦汤**《三因极一病证方论》

【主治】肾消，饮水无度，小便频数。

【功效】生津止渴。

【药物及用量】干葛　天花粉　人参　鸡肶胵（洗净，焙干）各等量

【用法】上四味为末，每服二大钱，用多年古瓦碓碎，煎汤调下，不拘时。

◆四七汤《普济方》

【主治】妇人女子，小便不顺，甚者阴产疼痛。

【功效】调气宽膈。

【药物及用量】半夏二两（汤泡七次，一作二钱）　赤茯苓五钱　紫苏叶二钱　厚朴五钱（姜制，一作一钱二分）　香附子五钱

【用法】清水一盏，加生姜七片（一作三片），大枣二枚，煎至八分，不拘时服。

◆四七汤《杂病源流犀烛》

【主治】梅核气。

【功效】健胃，调气，宽膈。

【药物及用量】苏叶　半夏　厚朴　赤茯苓　陈皮　枳实　南星　砂仁　神曲各一钱　青皮七分
豆蔻仁六分　槟榔　益智子各二分

【用法】加生姜五片，清水煎服。

◆四七汤《拔粹方》

【主治】妇人痰涎，咽喉之中上气喘逆。

【功效】降气化痰平喘。

【药物及用量】紫苏叶二两　厚朴三两　茯苓四两　半夏五两

【用法】上四味为末，每服四钱，姜七片，枣一枚，水煎。

◆四仙丹《疡医大全》

【主治】大麻风等三十六证。

【功效】解热杀虫。

【药物及用量】牛黄一钱　番木鳖四十九枚（去皮）

【炮制】麻油一斤，煎木鳖子至金色为度，捞起放地上存性，为末，加朱砂一钱，雄黄一钱五分，麝香五分，研细，炼蜜和丸，如萝卜子大。

【用法】初日服一厘二日服二厘，至十日服一分，十一日仍服一厘，一分至三，白酒送下，宜清晨服。忌风，戒色欲荤腥，后服煎药，四五剂可愈。

◆四汁饮《圣济总录》

【主治】热淋，小便赤涩疼痛。

【功效】清热利肠。

【药物及用量】葡萄汁　生藕汁　生地黄汁　白蜜各五分

【用法】和匀，每服七分，水一盏，入银石器内慢火熬沸，不拘时温服。

◆四生丸《是斋百一选方》

【主治】左瘫右痪，口眼㖞斜，中风涎急，半身不遂。

【功效】宣经络，祛风湿。

【药物及用量】五灵脂　骨碎补　川乌头（去皮尖）　当归各等量

【炮制】共研细末，以无灰酒打面糊和丸，如梧桐子大。

【用法】每服七丸，渐加至十五丸，温酒送下。勿服灵宝丹，恐药无效。

◆四生丸《普济方》

【主治】阳盛阴虚，血热妄行，或吐或衄。

【功效】清血热。

【药物及用量】生地黄（一作生地叶）生荷叶（一作薄荷）　侧柏叶　生艾叶各等量

【炮制】捣烂为丸，如鸡子大，不可近火。

【用法】每服一丸，清水三杯，煎至一杯去滓，不拘时温服，或盐汤化服亦可。

◆四生丸《妇人大全良方》

【主治】血风，骨节疼痛，举臂不起，行履艰难，遍身麻痹。

【功效】解毒，祛风，杀虫。

【药物及用量】白僵蚕（炒）　地龙（去土）　生白附子　五灵脂（炒）　生草乌头（炮去皮）各等量

【炮制】研为细末，水煮米糊和丸，如梧桐子大。

【用法】每服二三十丸，食前清酒或清茶送下，或研为末，每服五钱，不拘时温

酒调下，每日二次。

◆**四生丸**《施圆端效方》

【主治】妇人沉痼久冷，赤白崩漏，脐腹疠痛，窘迫后重，大便冷秘涩闷。

【功效】温经散寒，祛风化痰。

【药物及用量】白附子　干姜（炮）　舶上硫黄　半夏（姜制）各一两

【用法】上四味为细末，酒糊为丸，如小豆大，每服十丸至十五丸，艾汤送下，空心，日进二服。

◆**四生丸**《神巧万全方》

【主治】风痰壅盛，胸膈不利，大去诸般风疾。

【功效】祛风化痰。

【药物及用量】半夏半斤　天南星五两　白附子四两　大附子二两

【用法】上四味，捣罗为末，净乳钵内，用水一斗半浸，逐日换水，春夏三日，秋冬七日，频尝，以不麻人，即去水于筲箕内，以厚纸澄干，再研细，以糯米糊和匀，丸如鸡头大，每服一丸，茶酒任下，更入少龙、麝尤佳。

◆**四生丸**《妇人大全良方》

【主治】妇人血风骨节疼痛，抬举臂不起，行履不得，并浑身麻痹。

【功效】祛风活血，止痛。

【药物及用量】白僵蚕（炒去丝）　地龙（去土）　白附子（生）　五灵脂　草乌（去皮尖）各等量

【用法】上五味为末，以米糊丸，如梧桐子大，每服二十丸，茶酒任下，或作末，酒调半钱亦可。

◆**四生散**《苏沈良方》

【主治】癞风，肝肾风毒上攻，耳鸣目痒，目赤痒痛，昏花下泪，鼻赤齿浮，口疮下注，阴湿瘙痒，脚膝生疮，遍身风癣，妇人血风。

【功效】疏肝，祛风，活血。

【药物及用量】黄芪（蜜炙）　羌活（一作独活）　沙苑蒺藜（擦去刺）　生白附子各二两

【用法】研为细末，每服二钱，空腹时盐酒或薄荷汤调下。如肾风下注生疮，去白附子，易黑附子，另用不落水猪肾破开，入盐掺药，合定纸裹煨熟，空腹时细嚼，盐酒送下。

◆**四白丹**《素问病机气宜保命集》

【主治】中风昏冒，气不清利。

【功效】上清肺气，养魄，下强骨髓。

【药物及用量】白术　缩砂仁　白茯苓　香附　防风　川芎　甘草　人参各五钱　白芷一两（一作三两）　羌活　独活　薄荷各二钱五分　藿香　白檀香各一钱五分　知母　北细辛各二钱　竹叶二两（一作三两）　麝香一字（另研，一作一分）　龙脑（另研）　牛黄（另研）各半钱

【炮制】研为细末，炼蜜和丸。

【用法】每两作十丸，每服一丸，分七次细嚼之，临卧时煎愈风汤送下。

◆**四白灭瘢散**《痘疹心法》

【主治】痘疮痂落后，其面瘢或赤或黑。

【功效】祛风和血。

【药物及用量】白芷　白附子　白僵蚕　鹰矢白　密陀僧各等量

【用法】研极细末，清水调搽。

◆**四白丸**《太平圣惠方》

【主治】水谷痢，脐腹冷痛，日夜数行。

【功效】涩肠止痢。

【药物及用量】白石脂二两　白矾二两（烧灰）　白龙骨二两　胡粉二两（炒黄）

【用法】上四味，捣研为末，用粳米饭和捣一二百杵，丸如梧桐子大，每于食前，以粥饮下三十丸。

◆**四白烧肝散**《医林方》

【主治】久虚饮食不进，泻痢不止。

【功效】补虚健脾止痢。

【药物及用量】桔梗　香白芷　白术各一两　白芍三两　缩砂仁二钱

【用法】上五味，为细末，每服五钱，用白羊肝四两，去了膜，用竹刀子刮为泥，用盐少许，葱白三根，锉碎，与药末同和，

荷叶裹，纸封数重，用泥涸济了，灰火内烧令肝熟，取出细嚼，米饮汤送下，都为一服。

◆四合汤《古今医鉴》

【主治】痰积，气滞腹痛。

【功效】祛风寒，健脾胃。

【药物及用量】陈皮　半夏　厚朴　枳壳　赤茯苓　苏叶　香附　郁金　甘草各等量

【用法】加生姜五片，清水煎服。

◆四君子加白芍高良姜汤《证治准绳》

【主治】气虚经脉不利。

【功效】补气，健脾，和血。

【药物及用量】四君子汤各一两　白芍　高良姜各五钱

【用法】与四君子汤同。

◆四君子加姜附厚朴汤《此事难知方》

【主治】吐泻霍乱，四肢拘急，脉沉而心迟者。

【功效】温脾胃。

【药物及用量】四君子汤各一两　生姜　附（炮）

厚朴（姜制）各三钱

【用法】与四君子汤同。

◆四君子汤《太平惠民和剂局方》

【主治】呕吐泄泻，气短面白，声微肢困，食少不化，口舌生疮，吐血便血，以及胎前产后诸病。凡属于脾胃虚弱，细软脉象者皆可治。

【功效】补气健脾。

【药物及用量】人参一钱至三钱（呕逆者姜汁炒，泻痢者土炒，吐血者青盐或秋石水制）　白术一钱至二钱（湿痰者生用，姜汁拌；泄泻者蒸熟土炒焦；燥咳或便难者蜜水拌蒸；脾胃虚者陈米饭上蒸数次）　茯苓一钱至一钱五分（吐痰呕逆者，生姜汁拌，胃燥噎膈者，人乳汁拌，小便不通者，肉桂酒拌）　甘草六分至一钱（呕吐者，生姜汁制；痞满者，砂仁汁制，小便不利者，生用；补虚者，炙用。一方无甘草，有炙黄芪）

【用法】研为末，每服五钱，清水一杯，加生姜、红枣煎至七分。食后温服，内伤虚热，或饮食不化作酸，加炮姜。

◆四味肥儿丸《证治准绳》

【主治】小儿呕吐不食，腹胀成疳。或作泻不止，或食积脾疳，日生灵翳，口疮龈烂，发热瘦怯，遍身生疮及一切疳证。

【功效】杀虫，消积。

【药物及用量】黄连（炒）　芜荑　神曲（炒）　麦芽（炒）各等量

【炮制】研为末，水煮糊和丸，如梧桐子大。

【用法】每服一二十丸，空腹时熟汤送下。

◆四味阿胶丸《鸡峰普济方》

【主治】下利赤黄，烦躁口渴，脐腹疼痛，脉虚大而数。

【功效】理血热。

【药物及用量】阿胶（炒燥）　黄连　茯苓（去皮）　芍药各等量

【炮制】先将三味研为末，再以好醋熬阿胶成稀膏和丸。

【用法】每服三十丸，米饮送下。

◆四味茴香散《医学入门》

【主治】风寒伤肝，囊茎抽搐，俗名小肠气，痛不可忍。

【功效】温通行滞，散寒止痛。

【药物及用量】小茴香　乌药（酒浸一宿焙）　高良姜　青皮各一两

【用法】研为末，每服二钱，当发时热酒调下。

◆四味鹿茸丸《张氏医通》

【主治】肝肾督脉皆虚，咳嗽吐血，脉虚无力，上热下寒。

【功效】补肾督，益气血。

【药物及用量】鹿茸（酥炙，另捣成泥）　五味子　当归身各一两　熟地黄二两

【炮制】研为细末，酒和丸，如梧桐子大。

【用法】每服四五十丸，空腹时温酒送下。

◆四味异功散《疡医大全》

【主治】黄水疮。

【功效】收湿杀虫。

【药物及用量】松香（炼老者）　生矾　枯矾　银粉各等量

【用法】研为细末，先将挦猪汤或米泔水熬洗，去净疮靥，拭干秽水，干则麻油调搽，湿则干掺。

◆四味萸连丸《证治准绳》

【主治】腹胀，噫气，吞酸，食不化。

【功效】升清气，化胃浊。

【药物及用量】吴茱萸　黄连（皆炒）　神曲　荷叶各等量

【炮制】研为末，煮神曲糊和丸，如梧桐子大。

【用法】每服二十丸，熟汤送下。

◆四味汤《圣济总录》

【主治】咽喉中如有物，咽吐不利。

【功效】化痰，宽膈，行滞。

【药物及用量】生半夏（生姜浸一宿，汤浸切洗）　厚朴（刮去粗皮，生姜汁浸炙黄）　陈皮（汤浸，去白焙）各一两　赤茯苓（刮去黑皮）二两

【用法】锉碎，每服三钱匕，清水一盏，加生姜一片，煎至六分去滓，食远温服。

◆四味汤《妇人大全良方》

【主治】产后一切诸疾。

【功效】调血气。

【药物及用量】当归　延胡索　血竭　没药各等量

【用法】研为细末，每服二钱，童便一盅，煎至六分，食前温服。

◆四味汤《袖珍方》

【主治】产后一切诸疾。

【功效】行气祛瘀止血。

【药物及用量】当归（心膈烦，加半钱）　延胡索（气闷喘，加半钱）　血竭（恶露不净，加半钱）　没药（心腹撮痛，加半钱）

【用法】上四味等量，为末，每服抄半钱，用童子小便一盏煎。

◆四味散《圣济总录》

【主治】肾咳。

【功效】温肾纳气，止咳平喘。

【药物及用量】补骨脂（炒）　牵牛子（半生半炒）各一两　杏仁（去皮尖、双仁，炒）一两　郁李仁（去皮）半两

【用法】上四味，为细散，每服一钱匕，茶清调下。

◆四味葵根汤《圣济总录》

【主治】妊娠小便不通，脐下满痛。

【功效】养阴清热通淋。

【药物及用量】冬葵根一握（洗去土，冬即用子）　车前子　木通（细锉）三两　阿胶（炙令燥）二两

【用法】上四味，粗捣筛，每服五钱匕，水一盏半，煎至八分，去滓，食前温服。

◆四奇种子丸《外治寿世》

【主治】阳道无力，阴户虚寒，不能受孕。

【功效】种子。

【药物及用量】粉龙骨（五色者佳，瓦上煅）　锁阳（醋洗）　北细辛（水泡一夜，晒干）　阳起石（见太阳飞动者佳）　黄春季桂（干，研极细末）　旱地浮萍（肥大者）　吴茱萸（醋泡过一夜，炒），上肉桂（去皮）各二钱　紫梢花（色润紫者佳）　石榴皮（瓦上焙干）　砂仁（去壳，烧酒洗，焙干）　肉苁蓉（红色者佳，焙干）　川椒（开口者）　枸杞子（去核炒）　麝香（用当门子）　白芷（铜器内炒黄）　闹杨花（焙）　象皮末　鸦片各一钱　高丽参芦五钱　蓖麻子四十九粒（去壳去油净）

【炮制】共研细末，炼蜜为丸，如小龙眼肉大，丁香油为衣。

【用法】每于净经后七日之内，先放一丸，入阴户内，待一顿饭时，药化然后行事，紧暖如御处女，十产九男，神应无比。然种子务宜节欲，若借此淫佚无度，不唯无子，且恐伤生，不可不慎。

◆四季侧柏散《奇效良方》

【主治】肠风脏毒，下血不止。

【功效】清血热。

【药物及用量】侧柏叶一斤（烧存性，

一作洗炙，春采东，夏采南，秋采西，冬采北）

【用法】研为细末，每服二钱，食前糯米饮或枳壳汤调下。

◆**四炒川楝丸**《是斋百一选方》

【主治】疝气多年，肿痛缩小，一切下部之疾。

【功效】温通行滞。

【药物及用量】川楝肉一斤（分作四分；一用麸皮一合，斑蝥四十九枚炒黄；一用麸皮一合，巴戟一两炒；一用麸皮一合，巴豆四十九粒炒；一用盐一两，茴香一合炒，并以麸皮黄色为度，楝净取楝肉）　木香　破故纸各一两

【炮制】共研细末，酒煮米糊为丸，如梧桐子大。

【用法】每服五十丸，盐汤送下，一日三次。

◆**四物二连汤**《医垒元戎》

【主治】妇人血虚发热，口舌生疮，经闭。

【功效】养血清热。

【药物及用量】当归身　生地黄（一作熟地黄）　白芍（炒）各一钱　川芎七分　宣黄连（炒）五分　胡黄连三分

【用法】每服五钱，清水煎服。

◆**四物五子丸**《普济方》

【主治】肝肾不足，体弱目昏，内障生花，不计远近。

【功效】补肾益血，明目。

【药物及用量】当归（酒浸）　川芎　熟地黄　白芍　枸杞子　覆盆子　地肤子　菟丝子（酒浸炒）　车前子（酒蒸，量虚热加减）各等量

【炮制】研为细末，炼蜜和丸，如梧桐子大。

【用法】每服五十丸，不拘时温酒送下。

◆**四物加黄芩白术汤**《证治准绳》

【主治】妇人经水过多，别无余证。

【功效】养血，和脾，清热。

【药物及用量】四物汤方药各四两，加黄芩　白术各一两

【用法】清水煎服。

◆**四物加黄连黄芩汤**《素问病机气宜保命集》

【主治】经水如黑豆汁。

【功效】养血清热。

【药物及用量】四物汤方药各四两，加黄芩、黄连各一两

【炮制】研为末，醋煮米糊和丸。

【用法】熟汤送下。

◆**四物加葵花汤**《医垒元戎》

【主治】经水涩少。

【功效】养血行血。

【药物及用量】四物汤方药各四两　葵花一两（一方加红花、血见愁）

【用法】清水煎服。

◆**四物加熟地黄当归汤**《赤水玄珠》

【主治】经水少而色和。

【功效】补血，和血。

【药物及用量】四物汤四两　熟地黄　当归各一两

【用法】清水煎服。

◆**四物地榆汤**《杂病源流犀烛》

【主治】痢疾，伤血分。

【功效】和血，补血，止血。

【药物及用量】地榆　川芎　当归　白芍各等量

【用法】清水煎服。

◆**四物安神汤**《万病回春》

【主治】心中血亏，怔忡。

【功效】补血养心，安神。

【药物及用量】当归　白芍　生地黄　熟地黄　人参　白术　茯神　酸枣仁　黄连（炒）　柏子仁（炒）　麦门冬　竹茹各七分　大枣二枚　炒米一撮

【用法】加乌梅一枚，清水煎，辰砂五分（另研）冲服。

◆**四物坎离丸**《医学入门》

【主治】肠风。

【功效】善乌须发。

【药物及用量】熟地黄（酒浸捣成膏）三两　生地黄（酒浸捣成膏）　白芍（酒

炒）各一两五钱　当归身（酒炒）　黄柏（盐酒浸炒）各二两　知母（盐水炒）　侧柏叶（炒）　槐子（炒）各一两　连翘六钱

【炮制】共研细末，炼蜜为丸，如梧桐子大，盛瓷盒内。放凉地上七日，晒干收之。

【用法】每服五六十丸，温酒送下。

◆四物延胡汤《古今医统大全》

【主治】瘀血肠痈。

【功效】和血清瘀，行气止痛。

【药物及用量】当归　延胡索各一钱　川芎　白芍　生地黄各一分　桃仁　红花　牛膝各七分

【用法】清水煎，空腹时服，大便秘加大黄。

◆四物保元汤《验方新编》

【主治】营卫气血虚热不足。

【功效】固本元，益气血。

【药物及用量】白芍（酒炒）　川芎各一钱五分　生地黄　党参　生黄芪各五钱　当归二钱　甘草（炙）一钱

【用法】清水煎服。

◆四物苦楝汤《素问病机气宜保命集》

【主治】妇人脐下冷，腹痛腰脊痛。

【功效】和血行滞。

【药物及用量】四物汤方药各四两　延胡索　苦楝实各一两

【用法】清水煎服。

◆四物消风饮《外科真铨方》

【主治】赤游风。

【功效】养血，祛风，解毒。

【药物及用量】生地黄三钱　当归　荆芥　防风　川芎　白鲜皮　蝉蜕各一钱　白芍一钱五分　薄荷五分　甘草七分

【用法】清水煎服，外敷凉膏，极效。

◆四物益母丸《古今医统大全》

【主治】经水不调，小腹有块，时痛。

【功效】和血，行滞，健胃。

【药物及用量】川当归（酒洗）　熟地黄（制）各四两　川芎　白芍（炒）各一两　益母草（忌铁器）八两　香附（制）一斤　吴茱萸（酒泡）二两（一方无香附、吴茱萸）

【炮制】研为末，炼蜜和丸，（一作益母草熬膏为丸），如弹子大，或作小丸。

【用法】每服一丸，空腹时温酒化下，如不喜化，吞服小丸亦可。

◆四物凉膈散《万氏女科》

【主治】经闭发热，咽燥唇干，血实形盛，脉有力者。

【功效】养血，清热。

【药物及用量】当归身　川芎　赤芍　生地黄　黄芩（酒炒）　黄连（酒炒）　山栀子（炒黑）　连翘　桔梗各一钱　生甘草　薄荷叶各五分　淡竹叶十瓣

【用法】清水煎服，凡血实形盛，脉有力者，皆可服之。

◆四物汤甲《太平惠民和剂局方》

【主治】一切失血体弱，血虚发热，肝火旺，或痈疽溃后，晡热作渴及妇人月经不调，脐腹疼痛，腰中疼痛。或崩中漏下，或胎前腹痛下血，产后血块不散，恶露。凡属于血液亏少之病，皆可治。

【功效】补血调经。

【药物及用量】熟地黄（血热换生地黄）　当归身（大便不实者用土炒）各三钱　白芍（泄泻腹痛，桂酒炒，失血醋炒）二钱　川芎（血逆，童便浸）一钱五分

【用法】研为粗末，清水煎，临卧时热服，先服后食勿过。若春加防风，倍川芎；夏加黄芩，倍芍药；秋加天门冬，倍地黄；冬加桂枝，倍当归；亡血过多，恶露不止者，加吴茱萸（病入阳脏则少用，在阴脏则多用，一方加香附）。

◆四物汤乙《太平惠民和剂局方》

【主治】妇人冲任虚损，月水不调，脐腹疠痛，崩中漏下，血瘕块硬，发歇疼痛，妊娠宿冷，将理失宜，胎动不安，血下不止及产后乘虚，风寒内搏，恶露不下，结生瘕聚，少腹坚痛，时作寒热。

【功效】补益冲任。

【药物及用量】熟干地黄（酒蒸）　白芍　当归（去芦，酒浸，微炒）　川芎各等量

【用法】上四味为粗末，每服三钱，水一盏半，大成一钱，煎八分，热服，空心。若妊娠胎动不安，下血不止者，加艾十叶，阿胶一片，同煎如前法。或血脏虚冷，崩中去血过多，亦加胶艾煎。

◆四物汤《医垒元戎》

【主治】妊娠伤寒，大便硬，小便赤，气满而脉沉数，阳明、太阳本病也。

【功效】养血，祛瘀。

【药物及用量】川芎　当归　白芍　生地黄　大黄（煨）　桃仁各等量

【用法】清水煎服。

◆四物汤《万氏女科》

【主治】妇人有热，久患血崩。

【功效】补血清热，止崩。

【药物及用量】全当归　白芍　川芎　熟地黄（洗，焙）　艾叶　阿胶（蛤粉炒如珠）　黄芩（去黑者）各五钱

【用法】锉碎，每服四钱，清水一盏半，加生姜五片，煎至七分，空腹时温服。

◆四物汤《妇人大全良方》

【主治】一切红肿痈毒。

【功效】补血行气，化滞托毒。

【药物及用量】白芍（酒炒）　川芎各一钱五分　生地黄　生黄芪各五钱　当归　白芷各二钱　茯苓　党参各三钱　五味子八分　肉桂六分

【用法】清水煎服。

◆四物补心汤《女科万金》

【主治】产后血耗气虚，言语颠倒错乱，坐卧不安。

【功效】养血，和胃，清热。

【药物及用量】当归　川芎　生地黄　白芍　茯神　半夏　桔梗　白术各五钱　陈皮二钱　甘草三钱

【用法】锉散，分作六服，清水一盅，加生姜三片，煎至七分，空腹时温服。滓再煎服，有热加黄连（酒炒）二钱。

◆四物补肝汤《眼科审视瑶函》

【主治】妇人产后，午后至夜目昏花不明。

【功效】养血益肝。

【药物及用量】白芍（酒洗）　香附（酒制）　川芎　夏枯草　当归身（酒洗）各八钱　熟地黄三两（焙干）　甘草四分（炙）

【用法】研为粗末，清水二盏，煎至一盏去滓，食后温服。

◆四物解肌汤《千金方》

【主治】小儿伤寒，烦热，头身痛。

【功效】发表，解毒，清热。

【药物及用量】芍药　黄芩　升麻　葛根各四钱

【用法】每服四钱，清水一盏，煎至七分去滓服。

◆四物解毒汤《杂病源流犀烛》

【主治】痔头向上是大肠热甚，收缩而上者。

【功效】消积滞，清大肠。

【药物及用量】枳壳　白术　槐角　秦艽各等量

【用法】清水煎服。

◆四物饮《验方新编》

【主治】戒鸦片烟瘾。

【功效】解毒，化痰，和脾。

【药物及用量】赤砂糖　生甘草各一斤　川贝母一两（去心研细）　老姜四两

【炮制】先以鸦片灰五钱熬膏，再入前药同熬去滓。

【用法】如一钱，瘾者食药五钱，逐日减少，并以赤砂糖冲水代茶即断。如瘾极重者，取已煎之汁，重煎至十杯，煎成一杯，再服必效。

◆四物龙胆汤《医垒元戎》

【主治】目赤，暴作云翳，痛不可忍。

【功效】养血疏肝。

【药物及用量】四物汤方药各五钱　草龙胆（酒拌炒焦）　防己各二钱　羌活　防风各三钱

【用法】清水煎服。

◆四物附子汤《御药院方》

【主治】风湿相搏，骨节烦疼，四肢拘急，不得屈伸，近之则痛，自汗而短气，恶风不欲去衣，或头面手足，时时浮肿。

【功效】祛风化湿。

【药物及用量】附子（炮，去皮、脐）一钱　肉桂八钱　白术六钱　甘草（炙）四钱

【用法】上四味，㕮咀，每服称半两，水二大盏，生姜五片，煎至八分，去滓，温服，不拘时。

◆**四物款冬丸**《千金方》

【主治】小儿嗽，昼瘥夜甚，初不得息，不能复啼。

【功效】理肺化痰，止咳。

【药物及用量】款冬花　紫菀各一两半　桂心半两　伏龙肝六铢

【用法】上四味，为末，蜜和如泥，取如枣核大，敷乳头，令儿饮之，日三敷之，渐渐令儿饮之。

◆**四虎散**《证治准绳》

【主治】发背初生，筋脉紧急不舒。

【功效】宣壅，拔毒。

【药物及用量】生附子（去皮，一作草乌）一两　天南星　生半夏　狼毒各五钱

【用法】研为细末，熟酒调成膏，摊上肿处，以熟绢压定，觉患处如火烧，不满。

◆**四虎饮**《疫痧草方》

【主治】痧点虽透，喉烂极盛，脉象弦数，目赤便闭，神烦舌绛，疫火盛者。

【功效】泻血热，清热利咽。

【药物及用量】大黄　黄连　犀角　石膏　知母　玄参　生地　青黛　马勃各三钱

【用法】清水煎服。

◆**四柱饮**《圣济总录》

【主治】一切冷气。

【功效】温阳补气。

【药物及用量】白茯苓　附子（炮去皮、脐）　木香（湿纸裹煨）各五钱　人参一两

【用法】研为细末，每服二钱至三四钱，清水一盏，加生姜三五片，大枣一枚，盐少许，煎至七分，食前空腹时温服。

◆**四柱散**《太平惠民和剂局方》

【主治】丈夫元脏气虚，真阳耗散，两耳常鸣，脐腹冷痛，头旋目晕，四肢怠倦，小便滑数，泄泻不止。

【功效】补气温阳。

【药物及用量】人参　附子（炮，去皮、脐）　木香（湿纸包，煨）　茯苓各一两

【用法】上四味，研为细末，每服二钱，水一大盏，生姜二片，枣一个，盐少许，煎七分，空心食前服。凡脏气虚弱者，宜服。

◆**四珍丹**《幼幼新书》

【主治】诸疳羸瘦，毛发焦黄，口鼻生疮。

【功效】杀虫。

【药物及用量】干大蟾一具（去四足，开腹纳胡黄连五钱于中，以线缝合，用湿纸二三重裹，泥封固，以木炭火烧令通赤为度，放冷去泥。捣为细末）　芦荟五钱（研）　麝香一分（研）

【炮制】拌匀，再研令细，白面糊和丸，如黍米大。

【用法】每服五丸至七丸，粥饮送下，量儿大小加减。

◆**四红丸**《饲鹤亭集方》

【主治】妇人崩中漏下，经水淋沥，面黄肌瘦，饮食不思，骨节酸痛，一切血证。

【功效】养血化湿。

【药物及用量】阿胶　蒲黄　全当归　泽泻（一作血余）各一两

【炮制】共研末，炼蜜为丸。

【用法】熟汤送下。

◆**四苓散**《瘟疫论》

【主治】瘟疫停饮，烦渴思饮，引饮过多，自觉水停心下。

【功效】清湿热。

【药物及用量】茯苓　猪苓　泽泻　陈皮各等量（一方有白术，无陈皮；一方有炙甘草、苍术，无陈皮）

【用法】研为末，每服二三钱，清水煎，空腹时服。

◆**四苓散**《痘疹活幼至宝》

【主治】小儿伏暑吐泻。

【功效】清湿热。

【药物及用量】赤茯苓（去皮）　猪苓　泽泻各一钱二分　白术八分　木通　车前（微炒）各五分

【用法】清水煎，候温，调益元散二三匙服。

◆**四面楚歌**《世医得效方》

【主治】诸疽肿痛。

【功效】疏风散毒清热。

【药物及用量】荆芥（和根锉碎）　赤芍　大柏皮　土当归　山大黄　土白芷　天南星　赤小豆　商陆干（锉片子焙）　白及　赤蔹　白蔹　草乌　寒水石（煨或炒）各等量

【用法】研为末，生地黄汁调涂四畔。或苦蕌根研汁，未溃则满涂上，有头则留出疮口，至愈而止。

◆**四海舒郁丸**《疡医大全》

【主治】因七情抑郁不伸，肝脾气郁不舒致气颈，结喉之间，气结如胞，随喜怒消长，甚则饮食嗌碍。

【功效】软坚消积。

【药物及用量】海带　海藻　昆布　海螵蛸各二两（俱用滚水泡去盐）　青木香五钱　陈皮　海蛤粉各三钱

【用法】共研细，每服三钱，不拘酒水调下，日服三次，渣沉在碗底，用渣敷患处。愈后用黄药子四两，生酒三大壶，煮三炷香，窨一七日，去火毒，早晚任饮数杯，酒完除根。

◆**四消丸**《饲鹤亭集方》

【主治】气、血、痰、食积滞，胸腹胀闷疼痛，呕吐。

【功效】消积理气，行水止痛。

【药物及用量】香附（制）　五灵脂　皂刺　黑白丑各二两

【炮制】共研末，水研丸。

【用法】每服三钱，熟汤送下。

◆**四神丸**《瑞竹堂经验方》

【主治】肾虚，目昏，云翳遮睛。

【功效】补气血，益脾肾。

【药物及用量】甘州枸杞子一斤（拣赤色滋润者，以酒一杯润之，分作四份。一作独炒；一份以川椒一两同炒，去川椒；一份以小茴香一两同炒，去茴香；一份以芝麻一合同炒，去芝麻）　熟地黄　白术　白茯苓各一两（一方有甘菊花、当归、生地，无熟地黄）

【炮制】研为细末，炼蜜和丸，如梧桐子大。

【用法】每服五七十丸，空腹时温酒送下。

◆**四神丸**《赤水玄珠》

【主治】肾泄，脾泄。

【功效】补火，培土，温肾。

【药物及用量】肉豆蔻二两　茴香（炒）一两　木香五钱　破故纸（炒）四两（一方无茴香、木香，有神曲、麦芽）

【炮制】研为细末，生姜煮枣肉和丸，如梧桐子大。

【用法】盐汤送下。

◆**四神丸**《仁斋直指方》

【主治】肾冷，疝气胀痛。

【功效】温中调气止痛。

【药物及用量】吴茱萸（醋酒各半分浸焙）一两　荜澄茄　青木香各五钱　香附一两

【炮制】研为细末，水煮米糊和丸。

【用法】盐汤送下。

◆**四神丸**《世医得效方》

【主治】手足顽麻。痰涎壅盛，头目昏眩，肩背拘急。

【功效】祛风化痰。

【药物及用量】大天麻　大南星（各汤洗净）　防风（去芦）各一两　薄荷叶半两

【用法】上四味，为末，酒煮薄面糊丸，绿豆大，每服二十丸，荆芥生姜煎汤送下。

◆**四神丸**《圣济总录》

【主治】多年休息痢疾。

【功效】涩肠止痢。

【药物及用量】当归（切，焙）半两

乌梅七枚（去核）　黄连（去须，微炒）一两　龙骨半两

【用法】上四味，捣罗为细末，以薤白细研和丸，如梧桐子大，每日空心，以温浆水下十五丸至二十丸。

◆**四神丸**《朱氏集验方》

【主治】妇人，一切气痛不可忍。

【功效】温中和气，缓急止痛。

【药物及用量】白芍　良姜（煨）　甘草（炙）各一两　香附子一两半（炒）

【用法】上四味为末，每二钱，酒调服，煎亦好。水泻，紫苏生姜煎；赤白痢，米饮下。

◆**四神丹**《证治准绳》

【主治】疔毒肿痛，瞀闷发热，口渴心烦，四肢强痛，头目昏花，并治一切瘴毒。

【功效】解毒，消痈。

【药物及用量】苦花子（梗叶俱用）　土木香　仙人薯（用根，新鲜生者，干者次之）各二两　晚蚕砂一两

【用法】铡碎，擂，水和煮粽汁，冷服，次服劫瘴消毒散。

◆**四神散**

【主治】妇人血气不调，胎前产后皆宜。

【功效】健胃行气，和血通滞。

【药物及用量】香附子（去毛炒）八两　乌药（炒）四两　甘草（炙）一两

【用法】㕮咀，每服五钱，清水一盏，加生姜三片，大枣一个，煎至七分去滓，空腹时温服。或加葱白三寸，气血不顺，心胸痞满，加紫苏叶。

◆**四神散**《苏沈良方》

【主治】妇人血虚心腹痛，产后瘀血腹疼。

【功效】温养血气，祛瘀止痛。

【药物及用量】川芎　当归（去芦）　白芍（一作赤芍）各一两　干姜（炮）五钱

【用法】研为细末，每服二三钱，食远温酒调下。

◆**四神散**《妇人大全良方》

【主治】妇人血风，眩晕头痛。

【功效】清风热。

【药物及用量】菊花　当归（去芦）　旋覆花　荆芥穗各等量

【用法】研为细末，每服二钱，清水一中盏，加葱白三寸，茶末一钱，煎至七分，通口服。良久，去枕仰卧少时。

◆**四神散**《赤水玄珠》

【主治】便毒初起，寒热，欲成痈疽者。

【功效】泻滞解毒。

【药物及用量】大黄　木鳖子　僵蚕　贝母各二钱五分

【用法】酒水各一盅，煎至一盅，食前热服，得汗下为妙。

◆**四神散**《补阙肘后百一方》

【主治】紫、白癜风。

【功效】疏风化滞。

【药物及用量】雄黄　雌黄　硫黄　白矾各等量

【用法】研为细末，先浴令汗出通身，以生姜蘸药搽患处，良久以热汤淋洗。当日色淡，五日除根。

◆**四神散**《苏沈良方》

【主治】痢疾。

【功效】祛寒热积滞。

【药物及用量】干姜　黄连　当归　黄柏各等量

【用法】并为末，每服二钱，用乌梅一个，煎汤调下。赤痢加黄柏，白痢加姜，后重肠痛加黄连，腹中痛加当归。若治水泻，则等量亦可。

◆**四神散**《圣济总录》

【主治】肺气不和，上气咳嗽。

【功效】理肺止咳，平喘。

【药物及用量】款冬花（去梗）　贝母（去心）　白薇　百部各一两半

【用法】上四味，捣罗为散，每日食后，以蜜汤调下三钱匕。

◆**四神散**《神巧万全方》

【主治】卒中风，痰壅盛，不省人事，并中恶等疾。

【功效】祛风化痰，通络开壅。

【药物及用量】全蝎　瓜蒂　赤小豆　雄黄（通明者）各半两

【用法】上四味，为末，每服二钱，温水调下，以吐为度。

◆**四神散**《妇人大全良方》

【主治】妇人血风，眩晕头痛。

【功效】平肝潜阳。

【药物及用量】菊花　当归　旋覆花　荆芥穗各等量

【用法】上四味为细末，每服一钱，水一盏，葱白三寸，茶末一钱，煎至七分，通口服，良久去枕，仰卧少时。

◆**四神汤**《张氏医通》

【主治】脑疽背痈，毒盛焮肿及虚人肛门发毒。

【功效】和血清毒。

【药物及用量】当归八钱　嫩黄芪　金银花各五钱　甘草二钱

【用法】水酒各一碗，煎服，仍以酒助药力。

◆**四草定痛汤**《证治准绳》

【主治】打仆跌坠压磕等伤肿痛。

【功效】宣滞和痛。

【药物及用量】山薄荷　宝塔草　矮金屯叶　皱面藤叶。

【用法】生采叶，以酒和服，根、梗煎酒服。

◆**四退散**《证治准绳》

【主治】倒睫卷毛。

【功效】疏风热。

【药物及用量】蝉蜕　蛇蜕（醋煮）　猪蹄蜕（炒）　蚕蜕　荆芥各二钱五分　川乌（炮）　穿山甲（烧）　甘草各五钱（一方有防风、石决明、草决明各五钱）

【用法】研为末，每服一钱，淡盐汤调下。

◆**四逆加人参汤**《伤寒论》

【主治】阳虚血脱，吐利之后，汗多恶寒，四肢厥逆，脉微；或吐利未止，见上述诸证者。

【功效】温阳退阴，回阳救逆。

【药物及用量】甘草二两（炙）　干姜一两五钱　附子一枚（生，去皮，破八片）　人参一两

【用法】㕮咀，清水三升，煮取一升二合，去滓分温再服。

◆**四逆散**《伤寒论》

【主治】少阴病四逆，其人或咳或悸，或小便不利，或腹中痛，或泄利下重者。

【功效】透解郁热，疏肝理脾。

【药物及用量】甘草（炙）　枳实（破，水渍，炙干）　柴胡　芍药各一钱

【用法】捣筛，白饮和，服方寸匕，日三服。

◆**四逆汤**《金匮要略》

【主治】表热里寒，下利清谷，四肢拘急，手足厥冷，脉微欲绝者。

【功效】温中回阳，远阴救逆。

【药物及用量】甘草二两（炙，一作六钱）　干姜一两五钱（泡，一作五钱）　附子一枚（生用，去皮，破八片）

【用法】㕮咀，清水三升，煮取一升二合，去滓分温再服，强人可大附子一枚，干姜三两（一作二两）。

◆**四将军饮**《医方大成》

【主治】寒热疟疾作而仆厥，手足俱冷，昏不知人。

【功效】行气通阳。

【药物及用量】附子（炮去皮）二钱　诃子二钱五分　陈皮三钱　甘草一钱五分

【用法】清水二盅，加生姜七片，大枣七枚，煎至一盅，不拘时服。

◆**四等丸**《太平圣惠方》

【主治】妇人痃痞气，心腹疼痛，饮食不消。

【功效】消痞行积。

【药物及用量】川大黄（锉碎微炒）　诃黎勒（去核）　槟榔　木香各等量

【炮制】研为细末，酒煮面糊和丸，如梧桐子大。

【用法】每服十五丸，食前生姜、橘皮汤送下。

◆**四顺附子汤**《妇人大全良方》

【主治】下痢纯白，状如鱼脑，脐腹冷痛，日夜无度，手足逆冷；或者呕逆全不入食，饮食欲温而恶冷，六脉微细。甚者，四肢逆冷，六脉沉绝。

【功效】峻补。

【药物及用量】生附子（去皮、脐） 白姜（炮） 甘草 人参各一两

【用法】㕮咀，每服四钱，清水二盏，煎至七分去滓，空腹时服。

◆**四顺清凉饮**《太平惠民和剂局方》

【主治】小儿血脉壅实，脏腑生热，颊赤多渴，五心烦热，卧睡不宁，四肢惊掣及因乳哺不时，寒温失度，令儿血气不理，肠胃不调。或温壮连滞，欲成伏热，或壮热不歇，欲发惊痫；或风热结核，头面生疮，目赤咽痛，疮疹余毒，一切壅滞。

【功效】清肠胃，理血热。

【药物及用量】赤芍 当归 甘草（炙） 大黄（酒制）各一钱五分（一作各一钱）

【用法】锉碎，三岁小儿每服二钱，清水六分，加薄荷二叶（一作十叶）煎八九沸，去滓不拘时服（一作清水煎，加白蜜一匕，热服）。小便不通者加木通、灯心；疮疹余毒壅滞，泻泄不止者，加煨木香、煨大黄。

◆**四顺清凉饮**《婴童百问》

【主治】颈项结热，头面疮疖，肚中热痛。

【功效】散风热。

【药物及用量】防风 栀子（生，研） 连翘（去心） 生甘草 当归 赤芍 羌活 大黄各等量

【用法】上锉散。每服二钱，以水半盏，煎至三分，去滓服，不拘时候。

◆**四顺理中丸**《千金方》

【主治】妇人新产，五内俱虚，血脉未定及产后腹痛作泻。

【功效】温中补气。

【药物及用量】人参（去芦） 干姜（炮） 白术各三两 甘草（炙）三两

【炮制】研为细末，炼蜜和丸，如梧桐子大。

【用法】每服五十丸，空腹时米饮送下。

◆**四顺汤**《圣济总录》

【主治】肺痈吐脓，五心烦热，壅闷咳嗽。

【功效】祛痰清肺。

【药物及用量】贝母（去心） 紫菀（去苗土） 苦桔梗（炒）各一两 甘草（炙，锉）五钱

【用法】捣筛，每服三钱，清水一盏，煎五七沸，去滓放冷，不拘时服。如咳嗽甚者，加杏仁（去皮尖）三枚，小儿量减。

◆**四顺汤**《医心方》

【主治】寒冷饮食不调，下利。

【功效】温中回阳。

【药物及用量】附子一两（破八块） 干姜三两 人参二两 甘草三两

【用法】㕮咀，清水煎服。

◆**四顺饮**《诚书方》

【主治】膈胀痰食。

【功效】开下窍，透上窍。

【药物及用量】大黄（蒸） 甘草（炙） 当归（酒洗） 芍药各等量

【用法】㕮咀，每服五钱，井水一盏半，加薄荷、灯心同煎至七分，去滓温服。

◆**四顺散**《圣济总录》

【主治】肺寒久嗽。

【功效】温肺化痰止咳。

【药物及用量】干姜（炮裂） 甘草（炙，锉） 陈橘皮（汤浸，去白，焙） 杏仁（汤浸，去皮尖、双仁，炒，别研）

【用法】上四味等量，除杏仁外，捣罗为末，入杏仁，再研匀，每服一钱匕，以沸汤点服，空心食前，日三。

◆**四黄散**《活幼心书》

【主治】小儿身上一切热毒疮疾，燥痒抓破，有汁不干。

【功效】泻热解毒。

【药物及用量】黄连（净） 黄柏 黄芩 大黄 滑石各五钱 五倍子（去虫屑）二钱五分

【用法】锉散，晒研为末，每用二三钱，清油调敷患处，后服四顺散或消毒饮。

◆**四黄丸**甲《永类钤方》

【主治】酒毒，肺热咳红。

【功效】清热，止咳，解毒。

【药物及用量】宣连 大黄 山栀仁 黄芩各等量

【用法】上四味，略炒为末，蜜丸噙化。

◆**四黄丸**乙《永类钤方》

【主治】肺热口臭，口中如胶，咽干发渴，小便多。

【功效】清热，止咳，生津止渴。

【药物及用量】地骨皮 桑白皮 生黄芪 山栀仁 马兜铃 甘草各等量

【用法】上六味，煎，食后噙咽。

◆**四圣旋疔散**《外科精义》

【主治】疔疮生于四肢，其势微者。

【功效】行滞泻毒。

【药物及用量】巴豆仁五分 白僵蚕 轻粉 硇砂各二钱五分

【用法】研为细末，好醋调敷，以纸封之，再服托里之药，疔根自出。

◆**四圣散**《太平惠民和剂局方》

【主治】痈疽肠痈，便毒。

【功效】解毒。

【药物及用量】黄瓜蒌一枚（生去皮，干者二枚） 甘草四钱（研末） 没药三钱（研末） 乳香一钱（研末）

【用法】以好红酒二大碗，慢火煎至一碗，分两服，二日服尽。

◆**四圣散**《婴童百问》

【主治】小儿痘子已透，皮肤未透。

【功效】发痘。

【药物及用量】紫草茸 黄芪 甘草 木通 枳壳各等量

【用法】研为粗末，煎服，得痘焮赤住服。热甚色紫者，倍紫草茸，加黄芩、黄连、红花；大便秘者，加枳壳；大便如常者，加糯米；气虚少食者，加人参。

◆**四圣散**《活幼心书》

【主治】婴孩胎受热毒，生下两目不开。

【功效】清心火，解热毒。

【药物及用量】灯心草 黄连 秦皮 木贼 红枣各五钱

【用法】㕮咀，每服二钱，清水一盏，煎至七分，澄清滓，不拘时频洗两目，后服地黄膏。

◆**四圣散**《三因极一病证方论》

【主治】瘰疬用花蛇散变证。

【功效】消坚解毒。

【药物及用量】海藻（洗） 石决明（煨） 羌活 瞿麦穗各等量

【用法】研为细末，每服二钱，米汤调下，以清水尽为度。

◆**四圣散**《痘疹心法》

【主治】痘疔，痘不起发，变异而痛者。

【功效】解毒。

【药物及用量】绿豆四十九粒 珍珠一分（不烧） 油头发（烧过）一分 豌豆四十九粒（烧存性）

【用法】研为末，胭脂水调，先以簪子拨开黑疮，涂之。

◆**四圣散**《古今医统大全》

【主治】妇人漏胎下血。

【功效】健脾，清热，养胎。

【药物及用量】黄芩 白术 阿胶 缩砂仁各等量（一方有芍药，无阿胶）

【用法】研为末，每服二钱，艾叶汤调下，如改汤剂，砂仁减半。

◆**四圣散**《袖珍方》

【主治】咳嗽有血。

【功效】清热止血。

【药物及用量】青盐（《经验良方》晋盐） 槐花 干葛 山栀子

【用法】上四味为末，每服二钱，加乌梅甘草少许煎服。

◆**四圣散**《直指小儿方》

【主治】慢惊痰滞虚热，若有窜视搐搦症状，以少许用管吹入鼻中。

【功效】祛风化痰，止惊止搐。

【药物及用量】全蝎七个　直僵蚕十四个　大南星七钱半　真川乌三钱三字（并生用）

【用法】上四味，将南星为末，水调做饼，裹蚕、蝎、川乌，外用湿纸重包，慢火灰中煨令赤色，顿地上一伏时，为末，每服一字，煎金银汤点好茶清少许调下。

◆**四满丸**《深师方》

【主治】上气嗽，饮嗽，燥嗽，冷嗽，邪嗽。

【功效】祛痰行滞，提神健胃。

【药物及用量】干姜（炮）　桂心　踯躅花　芎䓖　紫菀各二分　芫花根皮二分　蜈蚣一条（去头足炙）　细辛　甘草（炙）　鬼督邮　人参　半夏（汤洗）各一分

【炮制】研为末，炼蜜和丸，如豆大。

【用法】每服五丸，米饮送下，一日三服，未应加至七八丸。

◆**四满丸**《妇人大全良方》

【主治】妇人五嗽，一上气嗽，二饮嗽，三㿜嗽，四冷嗽，五邪嗽。

【功效】温肺化饮。

【药物及用量】干姜　桂心　踯躅花　芎䓖　紫菀　芫花根皮各二分　蜈蚣一枚（去头足，炙）　细辛　甘草（炙）　鬼督邮　人参　半夏（洗）各一分

【用法】上十二味，为细末，炼蜜丸，如大豆许，每服五丸，米饮下，日三服，未知加至七八丸。服此药无不瘥。忌羊肉汤、生葱、生菜、海藻、菘菜。

◆**四精丸**《古今医统大全》引《严氏济生方》

【主治】白浊烦渴。

【功效】补肾，强督，固精。

【药物及用量】鹿茸　肉苁蓉　山药　茯苓（去皮）各等量

【炮制】研为细末，水煮米糊和丸，如梧桐子大。

【用法】每服三十丸，大枣汤送下。

◆**四蒸木瓜丸**《三因极一病证方论》

【主治】肝、肾、脾三经气虚，为风寒湿搏者，流注经络。

【功效】利筋络，祛诸邪。

【药物及用量】威灵仙（与苦葶苈同入）　黄芪（续断同入）　苍术（橘皮同入）　乌药（去木，与黄松节同入）各五钱　大木瓜四枚

【炮制】以木瓜切去顶盖去瓤，填药入内，将盖簪定，酒洒蒸熟，三蒸三晒，取药出焙干，研为末，以木瓜捣千余下，为膏和丸，如梧桐子大。

【用法】每服五十丸，空腹时温酒或盐汤送下。

◆**四蒸木瓜丸**《御药院方》

【主治】肝肾脾三经气虚，为风寒暑湿相搏，流注经络，竭日旷岁，治疗不痊，六气更变，作情不宁，必至发动，或肿，或顽痹，脚膝疼痛，不能自持，憎寒壮热。

【功效】滋补肝肾，祛风除湿。

【药物及用量】威灵仙　苦葶苈　黄芪　续断　苍术　橘皮　乌药　茯神各半两

【用法】上八味，为细末，大木瓜四个，去顶瓤，填药在内，却用顶兀盖定，酒洒蒸熟，研为膏，如梧桐子大，每服五十丸，空心温酒下，盐汤下。

◆**四制白术散**《证治准绳》

【主治】饮食不能节制，暑湿不能护养，肚腹伤坏，泄泻频发，饮食懒进，肢体羸瘦，愈未几而痘随出。

【功效】调脾。

【药物及用量】白术八两（分作四份：一份缩砂仁炒；一份糯米炒；一份麸皮炒；一份壁土炒）

【用法】拣净，研为末，量儿大小，乳酒调服。

◆**四制白术散**《丹溪心法》

【主治】盗汗。

【功效】固卫止汗。

【药物及用量】白术四两（分作四包：一以黄芪一两炒；一以石斛一两炒；一以牡蛎

一两炒；一以小麦麸一两炒，至白术黄色为度）

【用法】拣净，研为末，每服三钱，粟米汤调下，尽服为妙。

◆**四制醋附丸**《普济方》

【主治】妇女经候不调。

【功效】健胃调滞。

【药物及用量】香附一斤（带毛，净，分作四份：一份酒浸；一份醋浸；一份童便浸；一份盐水浸。各浸七日，取出焙干）（一方用香附子一斤，艾叶四两，当归一两，俱以醋煮）

【炮制】研为细末，醋煮米糊为丸，如梧桐子大。

【用法】每服七十丸，空腹时温酒送下，瘦人加泽兰叶、赤茯苓各二两。

◆**四制香附丸**《万氏女科》

【主治】气郁经闭。

【功效】行滞调经。

【药物及用量】香附一斤（用酒、醋、盐水、童便各浸三日，焙研）　乌药八两

【炮制】共研细末，醋煮米糊和丸。

【用法】开水送下。

◆**四制香附丸**《摄生众妙》

【主治】经水不调，赤白带下，腹痛胞闭，阴虚气滞，不能生育。

【功效】调经养血，顺气健脾。

【药物及用量】香附一斤（分四份：一份用米泔水浸；一份用童便浸；一份用酒浸；一份用醋浸。各浸三日，晒干）　大熟地　白芍　川芎各四两　冬术（土炒）　广陈皮　泽兰叶各二两　嫩黄柏　甘草（炙）各一两

【炮制】共研细末，陈酒煮米糊为丸。

【用法】每服三钱，熟汤送下，早晨日午、晚间各一服。忌食莱菔、牛肉、生冷等物。

◆**四魔丹**《解围元薮》

【主治】癞风，亸曳风。

【功效】祛风解毒。

【药物及用量】闹羊花（酒拌，九蒸九晒）　败龟板（煅）各二两　苍耳子（炒）一斤　番木鳖二两（酥煮三沉三浮为度）

【炮制】各为末，和匀入筒内，挂当风处七日。

【用法】初服三分，渐加至一钱，空腹时热酒调下。

◆**四磨汤**《严氏济生方》

【主治】七情感伤，上气喘急，顺闷不食，或一切气滞，痞闷不疏。

【功效】调气消积。

【药物及用量】人参　槟榔　沉香　天台乌药（一方无人参，有木香。一方加枳实代人参，虚者不用）

【用法】清水磨浓，取七分（一作酒磨，各取五分），煎三五沸放温，空腹时服。或下养正丹尤佳，或磨上三味，倍用人参，煎汤入盐调下。

◆**四磨饮子**《简易方》

【主治】反胃、呕吐。

【功效】温中下气。

【药物及用量】沉香　乌药　南木香（略煨）　枳壳（去瓤，麸炒）

【用法】上四味，等量，用温汤水磨服，锉碎，水煎亦可。

◆**四兽汤**《卫生易简方》

【主治】食疟，瘴疟，诸疟。

【功效】祛痰湿，健脾胃。

【药物及用量】半夏（制）　人参　茯苓　白术　陈皮　草果　生姜　乌梅　大枣各等量　甘草（炙）减半

【用法】以盐少许，淹食顷，湿纸厚裹，慢火煨香熟，焙干，每服二钱至四五钱，清水一碗，煎减半，清晨温热服。

◆**四宝丹**《万病回春》

【主治】病吃生米、茶叶、黄泥、黑炭者。

【功效】和脾，行积，杀虫。

【药物及用量】使君子肉二两　槟榔　南星（制）各二两

【炮制】研为细末，炼蜜和丸。

【用法】每服五十丸，清早砂糖汤送下。如食生米，加麦芽一斤；食茶叶，加细茶一斤；食炭，加黑炭一斤。

◆**四宝丹**《疡医大全》

【主治】鹅口疮。

【功效】清凉解毒。

【药物及用量】雄黄二钱 硼砂二钱 甘草一钱 冰片三分五厘

【用法】共为末，蜜水调涂或干掺。

◆**四宝丹**《经验良方》

【主治】男子妇人一切风疾。

【功效】祛风通络。

【药物及用量】金毛狗脊（盐泥固济，火煅红，去皮，用肉，出火气，锉） 萆薢 苏木节 川乌（生用）

【用法】上四味，各等量，为细末，米醋糊为丸，如梧桐子大，每服二十丸，温酒或盐汤下，病在上，食后服，病在下，空心服。

◆**四妙勇安汤**《验方新编》

【主治】脱骨疽。

【功效】清热解毒，活血止痛。

【药物及用量】金银花 元参各三钱 当归二两 甘草一两

【用法】水煎，去滓，温服。

◆**四乌贼骨一藘茹丸**《素问》

【主治】女子血枯经闭、赤白带下，男子阴痿精伤。

【功效】养血益精，活血通经。

【药物及用量】乌贼骨四钱 藘茹一分

【用法】上为末，以雀卵为丸，如小豆大，每次五丸，饭前鲍鱼汁送服。

◆**四妙丸**《成方便读》

【主治】痿证。

【功效】清热燥湿，补肝舒筋。

【药物及用量】苍术 黄柏 牛膝 苡仁

【用法】上为末，水泛为丸，每次三钱，温开水送服。

◆**四妙汤**《圣济总录》

【主治】小儿麸痘疮欲出，浑身壮热，情绪不乐，不思饮食。

【功效】清热凉血，解毒透疹。

【药物及用量】紫草 升麻 糯米各一两 甘草（生）一分

【用法】上四味，粗捣筛，每二钱匕，水一小盏，煎至六分，去滓，分温二服，日三服。

◆**四续丸**《千金方》

【主治】三十年注痢，骨立萎黄，肠滑不瘥。

【功效】温阳涩肠止痢。

【药物及用量】云实五合（熬香） 龙骨三两 附子 女萎各二两 白术二两半

【用法】上五味，为末，以蜡煎烊用丸药，如梧桐子大，服五丸，日三服，不过五六服，瘥。

◆**四胜丸**《圣济总录》

【主治】产后水泻不止。

【功效】温阳止泻。

【药物及用量】代赭 干姜（炮） 龙骨各一两 附子（炮裂，去皮、脐）三分

【用法】上四味，捣罗为末，面糊和丸梧桐子大，每服二十丸，米饮下，空腹食前服。

◆**四霜丸**《圣济总录》

【主治】休息痢，久不瘥。

【功效】杀虫攻积。

【药物及用量】巴豆霜半钱 百草霜二钱 粉霜一钱 砒霜半钱 乳香末二钱

【用法】上五味，再研细令匀，用黄蜡半两，熔汁和为丸，如绿豆大，每服一丸，新汲水下，食前服。

◆**四石汤**《千金方》

【主治】产后卒中风，发疾口噤，瘛疭闷满不知人，并诸风毒痹，身体痉强及夹胎中风，妇人百病。

【功效】补肾除湿，养血祛风。

【药物及用量】紫石英 白石英 石膏 赤石脂各三两 独活 生姜各六两 葛根四两 桂心 芎䓖 甘草 芍药 黄芩各二两

【用法】上十二味，㕮咀，以水一斗二升，煮取三升半，去滓，分五服。

◆**四正汤**《圣济总录》

【主治】产后霍乱四逆。

【功效】温中健脾。

【药物及用量】干姜（炮）　附子（炮裂，去皮、脐）　人参　甘草（炙）各一两

【用法】上四味，锉如麻豆，每服三钱匕，水一盏，煎七分，去滓，食前温服。

◆四倍散《圣济总录》

【主治】胃气不和，干呕恶心。

【功效】和胃止呕。

【药物及用量】诃黎勒（煨，去核）一两　人参二两　白茯苓（去黑皮）四两　白术半斤

【用法】上四味，捣罗为散，每服二钱匕，盐少许，沸汤点服。如欲煎，每服三钱匕，水一盏，生姜五片，枣两枚，擘破，同煎至七分，温服，空心食前。

◆外用消毒药《御药院方》

【主治】诸肿毒，坚硬不消。

【功效】解毒消热。

【药物及用量】升麻　葛根　鼠粘子　地骨皮　金银花　黄花地丁　生甘草各等量

【用法】研为粗末，每用五钱，清水一升，煎十沸，于肿四畔热用，冷则再换。

◆外消散《活幼心书》

【主治】婴孩初生，旬日外脐突，或痛或不痛，痛则啼不止及小儿感湿热相搏，致阴囊浮肿。

【功效】解毒滞，消水湿。

【药物及用量】大黄　牡蛎（煅）各五钱　朴硝二钱

【用法】焙研为末，入朴硝乳钵内同洗净，杵匀。每用一钱或二钱，取田螺，再以清水半碗浸一宿，去螺用水，调涂肿虚即消，其螺仍放水中，勿害方效。阴囊肿用车前子煎汤，冷候调敷。

◆外痔神消散《证治准绳》

【主治】疗外痔。

【功效】清湿热。

【药物及用量】红栀子（捣碎）　黄柏　胡黄连各一两

【炮制】水两碗煎至一碗，二煎三煎俱煎一碗，共三碗，去滓，入皮硝一斤炖化，撤去泥脚，取上清硝汁，以文火慢炼成硝，另用大田螺十六个。每个入冰片一厘，待螺化成水，将水拌入硝内，再加熊胆、儿茶各五钱研细，和入硝内，拌匀听用。头一次用苦参一两，水三大碗，煎成二碗去滓，入制硝末一两，煎二三滚倾盆内，先薰后洗，每日洗三次，第二日仍用洗剩药水，再加苦参一两，水一大碗，煎成加制硝末五钱，如上薰，第三日照第二日洗去，第四日旧药水不用。照第一日换新水煎苦参，制硝洗之，以三日又换一次，其痔自消，永不再发。

◆失笑丸《兰室秘藏》

【主治】心下湿痞，恶食懒倦，右关脉浮弦。

【功效】消积健胃。

【药物及用量】枳实　黄连各五钱　白术二钱　人参　半夏曲各三钱　厚朴（炙）四钱　干姜　甘草（炙）　白茯苓　麦蘖各二钱

【炮制】研为细末，汤浸蒸饼和丸，如梧桐子大。

【用法】每服五七十丸，白汤送下，量虚实加减。

◆失笑散《证类本草》

【主治】瘀血停滞，心腹剧痛，或经水不调，或瘀结少腹急痛，或胎前产后血晕血崩，产后心腹绞痛，或血迷心窍，不省人事及一切气痛，惯发痧胀者。

【功效】清瘀热，行气止痛。

【药物及用量】五灵脂（净好者，酒淬澄去砂炒）三钱　蒲黄（筛净，半生半炒）二钱

【用法】研为末，每服二三钱，酽醋一拘，调敷成膏，再入清水一盏，煎至七分，食前热服，或酒煎，入砂糖少许，和滓了，少顷再服。瘀结腹痛，经水反多，元气亏弱，药力不行者，人参二三钱调服。

◆失笑散《疡医大全》

【主治】牙痛。

【功效】散壅止痛。

【药物及用量】荜茇八分　北细辛（净叶）一钱　大冰片二分五厘

【用法】共研极细，擦牙痛处，伏于桌边流涎片时见效。

◆**失笑散**《太平惠民和剂局方》

【主治】产后心腹痛欲死者，百药不效，服此顿愈。

【功效】活血祛瘀止痛。

【药物及用量】蒲黄（炒香　《救急方》微炒，下血少者只生用）　五灵脂（酒研，淘去砂土，各等量　《救急方》《管见大全良方》炒）

【用法】上二味为末，先用酽醋调二钱，熬成膏，入水一盏，煎七分，食前热服。

◆**左金丸**《朱丹溪方》

【主治】肝火燥盛，左肋作痛，吞酸呕吐，筋疝痞结，并治霍乱转筋。

【功效】清泻肝火，降逆止呕。

【药物及用量】川黄连六两　吴茱萸（盐水泡，一作汤煮片时）一两

【炮制】共为末，水泛为丸（一作米粥和丸）。

【用法】每服三钱，熟汤送下（一作空腹时白术、陈皮煎汤送下，或加味逍遥散汤送下）。

◆**左经丸**《苏沈良方》

【主治】筋骨诸疾，手足不随，不能行步运动。

【功效】通营卫，导经络。

【药物及用量】生草乌头（肉白者去皮、脐）　木鳖　白胶香　五灵脂各三两五钱　当归一两　斑蝥一百枚（去翅足，少醋煮熟（一方无当归）

【炮制】研为末，黑豆去皮，生杵粉一斤，醋糊和丸，如鸡头子大。

【用法】每服一丸，温酒磨下。

◆**左经丸**《太平惠民和剂局方》

【主治】左瘫右痪，手足颤掉，言语謇涩，浑身疼痛，经脉拘挛，项背强直，行履艰难及跌仆闪挫，外伤内损。

【功效】通经络，活血脉，祛风，散滞。

【药物及用量】生黑豆一斤（以斑蝥二十一枚，去头足同煮，候豆胀为度去之，取豆焙干）　川乌（炮去皮、脐）二两　乳香（另研）一两　没药一两五钱　草乌（炮）四两

【炮制】研为末，醋煮米糊和丸，如梧桐子大。

【用法】每服三十丸，不拘时温酒送下。

◆**左龙丸**《素问病机气宜保命集》

【主治】破伤风，牙关紧闭，目直视。

【功效】祛风宣壅。

【药物及用量】左蟠龙（微炒）　白僵蚕（炒）　江鳔蛟（蛤粉炒）各五钱　雄黄一钱（水飞）

【炮制】研为细末，饭糊和丸，如梧桐子大。

【用法】每服十五丸，温服送下，一日三次。如里证不已，每药末一钱，饭糊中加入巴豆霜五厘，每服中加一丸，如此渐加至利为度。

◆**左归丸**《张景岳方》

【主治】肾水不足，营卫失养，或虚热往来，自汗盗汗，或神不守舍，血不归原，或遗淋不禁，或气虚晕昏，或眼花耳聋，或口燥舌干，或腰酸腿软，一切精髓内亏，津液枯涸等证。

【功效】滋肾益精。

【药物及用量】熟地黄八两　山茱萸肉　枸杞子　鹿角胶（敲碎炒珠）　菟丝子（制）　山药（炒）　龟板胶（敲碎炒珠）各四两　牛膝（酒洗蒸熟）　茯苓各三两（一方无枸杞子、鹿角胶、茯苓）

【炮制】共研末，炼蜜和丸，如梧桐子大。

【用法】每服百余丸，开水或淡盐汤送下。

◆**左归丸**《验方新编》

【主治】烦劳内伤，身热心烦，头痛恶寒，懒言恶食。或喘或渴，或阳虚自汗，或气虚不能摄血，或疟痢脾虚，一切清阳下陷、中气不足等证。

【功效】补中健胃，补阴。

【药物及用量】黄芪（蜜制）一钱五分　党参　甘草（炙）各一钱　白术（土炒）　陈皮　当归各五分　升麻　柴胡三分

【用法】加生姜三片，大枣二枚，清水煎服，小儿照服，大人分两加倍。

◆**布袋丸**《袖珍小儿方》

【主治】诸疳疾，面黄腹大，饮食不润肌肤。

【功效】杀虫，健脾。

【药物及用量】夜明砂　使君子　芜荑各二两　芦荟　人参　白术　茯苓　甘草各五钱

【炮制】共研末蒸饼为丸，如弹子大。

【用法】每用一丸，布袋盛，同精猪肉二两，煮肉烂。提起挂风处阴干，只用肉和汁，与儿食之。次日又煮服，药尽为度。

◆**平安散**《证治准绳》

【主治】妊娠五脏不利，气血虚羸，因食生冷，或发憎寒，唇青面白，筋脉拘挛，骨节酸痛，皮毛干涩，上气喘息，大便不通，呕吐频频，腹肋胀痛。

【功效】疏肝，调气。

【药物及用量】川芎半钱　木香二分　陈皮　干姜（炮）　生姜　厚朴（去粗皮制炒）各一钱　干地黄一钱半　甘草（炙）四钱

【用法】清水二盅，加烧盐一捻，煎至一盅，不拘时服。

◆**平安万应丸**《验方新编》

【主治】百病。

【功效】和表，清湿，祛寒，化滞。

【药物及用量】茅山苍术（米泔水浸软，切片焙干）三两　丁香六钱　麝香二钱　蟾酥一两　甘草（去皮，炒）二两四钱　大黄（切片焙干）六两　明天麻（切片焙干）　麻黄（去节细锉）　明雄黄（研细水飞）　朱砂（研细水飞）各三两六钱

【炮制】共研细末，糯米浆为丸，如梧桐子大，朱砂为衣，瓷瓶装贮，以蜡封品，不可泄气。

【用法】每服三丸，日久味薄者，或加倍服亦可，孕妇忌服。

◆**平安饼**《外科全生集》

【主治】疮疡毒根凸起。

【功效】蚀恶肉。

【药物及用量】乌梅肉一钱　轻粉五分

【炮制】和匀，研不见粉亮为度，如硬用津润之，不可用水，研至成膏，照患口大小作薄饼吃，以贴毒根。

【用法】外用膏掩，一日换一次，俟毒根不痛，落下乃止。

◆**平肌散**《医学纲目》

【主治】诸疮久不敛。

【功效】收湿解毒。

【药物及用量】密陀僧（煅）　花蕊石（煅）　白龙骨各一两　乳香（另研，一作二钱五分）　轻粉各一钱（一方有黄丹、黄连各二钱五分）

【用法】研为细末，和匀干掺。

◆**平肝救血汤**《竹林女科》

【主治】产后厥阴感邪，呕吐，两胁胀满，便血。

【功效】疏肝养血。

【药物及用量】当归一两　麦门冬一两　川芎五钱　三七末一钱

【用法】清水煎服。

◆**平肝饮子**《医方大成》

【主治】喜怒不节，肝气不平，邪乘脾胃，心腹胀满，头眩呕逆，脉来浮弦者。

【功效】疏肝，和胃，调气。

【药物及用量】防风（去芦）　枳壳（麸炒）　桔梗（去芦）　赤芍　桂枝各一两　木香（不见火）　人参　槟榔　川芎　当归　陈皮　甘草（炙）各半两

【用法】清水二盅，加生姜五片，煎至一盅，不拘时服。

◆**平和饮子**《颅囟经》

【主治】婴儿变蒸，或小儿疮疹及诸疮疼痛，烦渴不宁者。

【功效】补虚清热。

【药物及用量】上好人参（去芦）　甘草（炙）各五分　白茯苓一钱（去皮）　升麻二分（煨）

【用法】㕮咀，清水煎，不拘时服，变

蒸三日后服之。三日一次，可免百病。小儿百日内亦宜服之，禀受弱者，加白术一钱。

◆**平胃地榆汤**《卫生宝鉴》

【主治】结阴便血。

【功效】健肠胃，止便血。

【药物及用量】地榆七分　苍术　升麻　黑附子（炮）各一钱　白术　陈皮　赤茯苓　厚朴　干姜（一作三分）　葛根各半钱　甘草（炙）　当归　神曲（炒）　白芍　益智子　人参各二分（一作各三分）

【用法】清水二盏，加生姜三片，大枣二枚，煎至一盏，去滓食前温服。

◆**平胃散**《医方类聚》

【主治】湿滞脾胃，不能运化，积饮痞膈，不思饮食，心腹胀痛，口苦短气及胃恶心，嗳气吞酸，面黄体瘦，体痛嗜卧，壮热自利，转筋肢发，霍乱吐泻，风泻水蛊，五噎八噫，胎死腹中等证。

【功效】和胃祛湿。

【药物及用量】厚朴五钱（去皮姜汁炒，一作三两四钱，一作三两）　陈皮（泡去浮白，一作五钱，一作三两四钱，一作三两）　甘草（锉炙，一作三两，一作一两八钱）各一两　苍术八两（米泔浸七日，去皮麻油拌，炒黄，一作四两，一作五两）

【用法】研为末，每服二钱至四五钱，加生姜三片，大枣二枚，清水煎，空腹时温服，每日三次，或每服二钱，沸汤，或姜汤点下亦可。如酒泄饮下独盛下，加丁香、缩砂、麦芽、神曲各五钱，研为末，每服二钱，空腹时米饮调下。

◆**平胃散**《三因极一病证方论》

【主治】胃经实热，口干舌裂，大小便秘涩及热病后余热不除，蓄于胃中，四肢发热，口渴无汗。

【功效】顺气通便。

【药物及用量】厚朴（去皮，姜炒）　射干（米泔浸）　升麻　茯苓各半两　芍药半两（南北经验方、《永类钤方》二两）　枳壳（去瓤，麸炒）　大黄（蒸）　甘草（炙）各一两

【用法】上八味，㕮咀，每服四钱，水一盏，至七分，空心热服。

◆**平胃散**《袖珍方》

【主治】脾胃不和，不思饮食，心腹胁肋胀满刺痛，口苦无味，胸满短气，呕哕恶心，噫气吞酸，面色萎黄，肌体瘦弱，怠惰嗜卧，体重节痛，常多自利，或发霍乱及五噎八痞，膈气反胃。

【功效】下气除满和胃。

【药物及用量】厚朴（制）　橘皮各五十两　苍术（泔浸）八十两　甘草　茯苓各二十两　人参一十两

【用法】上六味，㕮咀，水二盏，生姜三片，枣一枚，煎至一盏，去滓，温服，不拘时。

◆**平胃散**《太平惠民和剂局方》

【主治】脾胃不和，不思饮食，心腹胁肋胀满刺痛，口苦无味，胸满短气，呕哕恶心，噫气吞酸，面色萎黄，肌体瘦弱，怠惰嗜卧，体重节痛。

【功效】调和脾胃除满。

【药物及用量】陈皮（去白）五十两　厚朴（去粗皮，水浸一宿，锉，生姜汁制炒，五十两）　甘草（锉，炒）三十两　苍术（去粗皮，米泔浸二日，焙干，五斤，炒）

【用法】上四味为细末，每服二钱，水一盏，生姜二片，干枣两枚，同煎七分，去枣姜，热服，食前。入盐一捻，沸汤点服亦得。

◆**平胃散**《御药院方》

【主治】脾胃不和，不思饮食，心腹胁肋胀满刺痛，口苦无味，胸满短气，呕哕恶心，噫气吞酸，面色萎黄，肌体瘦弱，怠惰嗜卧，体重节痛，常多白痢，或发霍乱及五噎八痞，膈气反胃。

【功效】补中益气，降气化痰。

【药物及用量】厚朴（去粗皮，姜汁炒香）三斤二两　苍术（去粗皮，米汁浸二日）五斤　陈皮（去白）三斤一两　甘草（锉，炒）二十两　人参　茯苓各二十两

【用法】上六味，为细末，每服二钱，以水一盏，入生姜二片，干枣一个，同煎

至七分，去姜、枣，稍热服，空心食前服，入盐一捻，沸汤点服亦得。常服调气暖胃，化宿食，消痰饮，避风寒冷湿四时非节之气。以枣肉为丸，小豆大，每服五十丸，温生姜汤送下，空心食前服。

◆**平胃丸**《御药院方》

【主治】脾胃气虚弱，呕吐不下食，进食消痰。

【功效】健脾益胃，降逆化痰。

【药物及用量】半夏曲（焙）　沉香各一两　肉豆蔻（去皮）　槟榔（锉）各二个　青橘皮（汤浸，去白，焙）　木香　丁香各半两　麝香半钱（别研）

【用法】上八味，为细末，枣肉与糯米粥和丸，如梧桐子大，丹砂为衣，阴干，每服三五丸，生姜汤嚼下。

◆**平胃丸**《朱氏集验方》

【主治】脾胃不和，痰饮中阻。

【功效】调和脾胃。

【药物及用量】平胃散四两　半夏四两（姜制）　好枣一百枚　灯心草一小把

【用法】上四味加水一大碗，煮候枣烂，去灯心草用枣，去皮核取肉为丸，如梧桐子大，每服五十丸，姜汤下。

◆**平气散**《卫生宝鉴》

【主治】湿热大盛，上攻于肺，腹胀喘满，神气躁乱。

【功效】平气通滞。

【药物及用量】白牵牛二两（半生半炒，取头末一半）　青皮（去白鸡心）　槟榔各三钱　陈皮（去白）五钱　川大黄七钱

【用法】研为细末，每服三钱，不拘时生姜汤一盏调下。

◆**平气散**《聚宝方》

【主治】小儿气不和，喘咳上气。

【功效】补肺调气。

【药物及用量】人参　白茯苓　百合　甘草（炙）　白术　桔梗各等量

【用法】研为末，每服一钱，用清水八分，加生姜少许，煎至五分温服。

◆**平气汤**《圣济总录》

【主治】干呕气逆，饮食不下。

【功效】和胃降逆，除满。

【药物及用量】甘草（锉）　厚朴（去粗皮）各四两　干姜（刮净，锉）二两　生姜（去皮，切）半斤　大枣一百枚

【用法】上五味，用水七升，同于银石器中煮，候枣熟，剥去皮核再煮，候水尽，焙干，粗捣筛，每服三钱匕，水一盏，同煎至七分，去滓，稍热服，不拘时。

◆**平喘祛寒散**《叶氏女科》

【主治】少阴证三四日至六七日，忽然手足倦卧，息高气喘，恶心，腹痛者。

【功效】养肺祛寒。

【药物及用量】人参　麦门冬　肉桂　白术　吴茱萸

【用法】清水煎服。

◆**平补丸**《仁斋直指方》

【主治】消肾不渴，肌肉瘦削，小便涩数而沥，如欲渗之状。

【功效】补肾止渴。

【药物及用量】菟丝子（酒浸，研，焙）　山茱萸（酒浸，焙）　当归　益智子各半两　川楝肉　牛膝　胡芦巴（炒）　厚朴（仲姜制炒）　巴戟（去心）　肉苁蓉（酒浸，焙）各三钱半　乳香二钱

【用法】上一十一味为末，糯米糊丸，梧桐子大，每五十丸，枣汤或盐汤食前服。

◆**平补镇心丹**甲《太平惠民和剂局方》

【主治】心虚血少，惊悸颤振，夜卧不宁。

【功效】补心益肺，安神定志。

【药物及用量】龙齿一两半（煅通红，醋淬，水飞净）　远志（甘草汤泡去骨）　人参各半两　茯神一两二钱半　酸枣仁（炒）二钱半　肉桂一两半（不见火）　山药一两五钱　五味子五钱　麦门冬一两二钱半（去心）　朱砂五钱（另研水飞净）（一方无柏子仁、酸枣仁、石菖蒲、车前子、天门冬、白茯苓）　天门冬一两半　车前子　五味子各一两二钱半

【炮制】研为细末，炼白蜜和丸，如梧

桐子大，朱砂为衣。

【用法】每服三五十丸，饭饮或醇酒送下，空腹临卧各一服。

◆**平补镇心丹**乙《太平惠民和剂局方》

【主治】心虚血少。

【功效】补心益肺。

【药物及用量】熟地黄　生地　山药　天门冬　麦门冬（去心）　柏子仁　茯神各四两（一作各七两）　龙骨一两　当归六两（去芦）　远志七两（去心，甘草汤煮三四沸）　苦桔梗（炒）　朱砂（另研）各三两　石菖蒲一斤

【炮制】研为细末，炼蜜和丸，如梧桐子大，朱砂为衣。

【用法】每服三十丸，渐加至五十丸，空腹米饮或温酒送下。

◆**平补枳术丸**《丹溪心法》

【主治】痞闷。

【功效】消积滞，和脾胃。

【药物及用量】枳实（去瓤炒）一两　白术三两　白芍一两五钱（酒炒）　陈皮　黄连（姜汁炒）各一两　人参　木香各五钱

【炮制】共研末，荷叶打米糊为丸，如梧桐子大。

【用法】每服六七十丸，米饮送下。

◆**平疟养脾丸**《幼科发挥》

【主治】久疟体虚。

【功效】健脾化痰。

【药物及用量】焦白术　人参（无则用高丽参）　漂苍术　制半夏　茯苓（人乳蒸）　陈皮（酒炒）　青皮（醋炒）　紫川朴（姜制）　北柴胡　黄芪（炙）　猪苓（炒）　泽泻（炒）　桂枝（焙）　常山（焙）　鳖甲（醋炙）　白当归（酒炒）　甘草（炙）　草果仁（姜制）　川芎（酒炒）各等量

【炮制】共研细末，酒煮面糊为丸，如米粒大。

【用法】每服一二钱，米汤送下。

◆**平肝泻火汤**《眼科临症笔记》

【主治】两眼赤酸，怕日羞明，上下眼皮弦紧皮松，倒睫卷毛，刺激眼球，发生白膜，热泪常流。

【功效】平肝泻火。

【药物及用量】生地四钱　栀子三钱　寸冬三钱　柴胡二钱　青皮二钱　木通二钱　黄芩三钱　胡黄连三钱　银花三钱　滑石四片　枳壳三钱　甘草一钱　车前子三钱（外包）

【用法】水煎，去滓，温服。

◆**平肺散**《御药院方》

【主治】久咳嗽。

【功效】敛肺止咳。

【药物及用量】御米壳四两（割碎，蜜水和，炒黄）　乌梅肉一两半　诃子皮一两　人参一两　贝母（去心）　百合各半两

【用法】上六味为末，每服三钱，水一盏，煎至七分，食后临卧，热服。

◆**必效丹**《幼幼新书》引（张涣方）

【主治】血痢频并。

【功效】凉胃，温肠，收敛。

【药物及用量】川黄连（去须）二两　大枣半升　干姜一两　白矾五钱

【炮制】用瓦器盛，盐泥固济，留一窍，以木炭火烧，烟息为度，取出捣罗为末，水煮白面糊和丸，如黍米大。

【用法】每服十丸，米饮送下，量儿大小加减。

◆**必效酒**《圣济总录》

【主治】金疮，中风。

【功效】发汗通滞，解毒。

【药物及用量】大蒜一升

【炮制】用蒜（四破去心顶）一升，以无灰酒四升，煮蒜令极烂，不去滓。

【用法】每服五合，顿服之，须臾得汗则瘥。

◆**必效散**《外科精义》

【主治】久患瘰疬不效。

【功效】解毒攻积。

【药物及用量】南硼砂二钱五分　轻粉一钱　麝香五分　巴豆五粒（去皮心膜）　白槟榔一个　斑蝥四十个（去头足翅，同糯米炒，去米，一作十四个）

【用法】研为细末，取鸡子二个，去黄

用清，调药入壳内，以湿纸数重糊口，饭甑蒸熟，取出曝干，研细，每服五分，实者一钱，五更初，炒生姜酒调下。五更初服药，至平明取下恶物，如觉小腹内疼痛，便用茼麻子烧灰入没药等量，同研细，用茶调下一钱，便入大肠。其取下恶物，如烂肉老鼠儿及新成卵内雀儿，是药之效。妇人有胎，不可服。

◆**必效散**《古今医鉴》

【主治】风湿癣疮之久顽者。

【功效】杀虫祛积。

【药物及用量】川槿皮四两　斑蝥一钱（全用）　雄黄三钱　白砒一钱　槟榔三钱

【用法】上切片，另将雄、砒细研，共合一处。用井水一碗，河水一碗浸，晒三日，露三夜，将药水用鹅翎扫疥上，百发百中。

◆**必效散**《产乳备要》

【主治】月经不调及崩漏不止。

【功效】宣滞，止血。

【药物及用量】棕皮（烧）　木贼炭（去节）各二两　麝香一钱（另研）

【用法】每服二钱，空腹时温酒调下。

◆**必效饮子**甲《是斋百一选方》

【主治】久新赤白痢。

【功效】健脾，涩肠。

【药物及用量】白术　甘草（蜜炙）　罂粟壳（蜜炙）等量用

【用法】上三味，为粗末，每服三大钱，水一盏半，生姜三片，枣一个，煎至七分，去滓，温服，白痢加白术，赤痢加甘草，不拘时候服，忌油腻之物。

◆**必效饮子**乙《是斋百一选方》

【主治】痢疾，甚者数服止。

【功效】健脾养血，涩肠止痢。

【药物及用量】人参　白术　当归　地榆　阿胶各一分　蚌粉（炒黄）　甘草一钱　乳香（少许）　肉豆蔻两个（面裹煨）

【用法】上九味，为粗末，水一盏，煎至八分，去滓，温服，不拘时。

◆**必效饮子**丙《是斋百一选方》

【主治】赤白痢及水泻最效。

【功效】涩肠，止痢。

【药物及用量】破故纸一两（炒香熟）　罂粟壳四两（去瓤顶蒂，新瓦上焙燥）

【用法】上二味，为细末，炼蜜为丸，如弹子大，每服一丸，水一盏，化开，姜二片，枣一个，煎取七分，如小儿，分作四服。

◆**必效竹沥汤**《妇人大全良方》

【主治】妇人中风涎潮，谵语昏塞，四肢缓纵。

【功效】祛风除湿，温经通脉。

【药物及用量】秦艽　防风　独活　附子各一分

【用法】上四味㕮咀，以水四盏，煎至二盏，入生地黄汁、淡竹沥各半盏，再煎四五沸，去滓，分作四服，不拘时热服。

◆**必胜丸**《三因极一病证方论》

【主治】瘰疬，或脑后两边小块，兼治劳瘵，腹内有块。

【功效】祛风解毒。

【药物及用量】鲫鱼一尾（去肠并子）　雄黄一块（如鸡子大）　硇砂一钱（以上二味并入在鲫鱼腹内，仰安鱼于炭火上，烧烟尽取出）　蜈蚣（全者）一条（烧存性）　蓬莪术五钱（烧存性）　栀子五枚（烧存性）　皂角二挺（烧存性）　蓖麻子五个（去皮灯火上烧）　黄明胶三粒

【炮制】研为末，另用皂角二挺，去皮捶碎，清水三碗，揉去滓，煮精羊肉四两，烂软入轻粉五厘，男子乳汁五钱，同研成膏，和药末为丸，如绿豆大，朱砂为衣。

【用法】每服十丸，早晨温酒送下，至晚看肉疙瘩子。若项有五个，则以五服药取之，视其所生多少，以为服数，既愈更进数服。

◆**必胜散**《太平惠民和剂局方》

【主治】男子、妇人血妄流溢，吐血，衄血，呕血，咯血。

【功效】止血。

【药物及用量】熟干地黄　小蓟（并根用）　乌梅肉　人参　蒲黄（微炒）　川当归（去芦）　芎䓖各一两。

【用法】捣罗为粗散，每服五钱，清水一盏，煎至七分去滓，不拘时温服。

◆**必胜散**《张氏医通》

【主治】疠风恶疾，营卫俱病，上下齐发。

【功效】攻毒祛积。

【药物及用量】赤槟榔　皂角刺（炒）各五钱　大黄（酒煨）一两　白牵牛六钱（生取生末，以一半炒）　甘草（生炙）各一钱　轻粉二钱

【用法】为散，壮年者分五服，中年者分七服，每服入黑糖或白蜜二匙，姜汁五匙调服，临卧时腹中稍空，姜汤送下。至三更遍身麻木如针刺，头目齿缝俱痛，此药寻病根，重者七日行一次，稍轻者十日半月行一次，以三五遍为度。病退后眉发渐生肌肉如故，如齿缝中有血，以黄连、贯众煎汤漱之。

◆**必胜散**《济生续方》

【主治】齿衄。

【功效】止血。

【药物及用量】螺儿青（另研）　蒲黄（炒）各一钱

【用法】共合一处，研为细末，搽于患处，后用温盐汤漱口。

◆**必胜散**《烟霞圣效方》

【主治】偏正头痛，夹脑风。

【功效】祛风止痛。

【药物及用量】雄黄　川芎各等量

【用法】上二味，分为细末，含水嗃之，立效。

◆**必胜汤**《圣济总录》

【主治】疮疱将出，未能匀遍。

【功效】透肌解毒。

【药物及用量】牛蒡子（不拘多少，炒熟）

【用法】上一味，粗捣筛，每服二钱匕，入荆芥二穗，水一小盏，同煎至六分，去滓放温，分作三服，如疮疹已出后，与服亦妙。

◆**必应汤**《杂病源流犀烛》

【主治】类心痛。

【功效】和血止痛。

【药物及用量】延胡索　香附　艾灰　当归身　砂仁　生姜

【用法】清水煎服。

◆**戊己丸**《太平惠民和剂局方》

【主治】脾胃受湿，下痢赤白，腹痛，米谷不化。

【功效】和肠胃，化湿热。

【药物及用量】川黄连（去须炒）　吴茱萸（去梗炒）　白芍各等量

【炮制】研为末，水煮面糊和丸（一作神曲煮糊为丸），如梧桐子大。

【用法】每服三十丸，空腹时米饮或砂仁汤蕲艾汤送下。

◆**戊戌丸**《乾坤秘韫》

【主治】诸虚不足，骨蒸潮热。

【功效】补虚弱。

【药物及用量】用黄童子狗一只，去皮毛肚肠及外肾，于砂锅内用酒醋八分，水二升，入地骨皮一斤，前胡、黄芪、肉苁蓉各四两　同煮一日，去药再煎一夜。去骨再煮肉如泥，擂滤，入当归末四两，莲子、肉苍术各一斤，厚朴、橘皮末十两　甘草末八两　和杵千下，为丸如梧桐子大。

【用法】每服五七十丸，空腹时盐汤送下。

◆**打老儿丸**《万氏家抄方》

【主治】虚弱不足。

【功效】壮筋骨，补阴阳，延寿。

【药物及用量】石菖蒲（铜刀刮去皮，用嫩桑枝相拌蒸，晒干去桑枝不用，不可犯铁器，令人吐逆）　山药（蒸晒干）　牛膝（去芦，用黄精自然汁浸捞出，换酒浸一宿。若无黄精，酒浸三日，捞出焙干）　山茱萸肉（慢火焙干）　远志（用甘草水浸一宿，捞起晒干，又浸晒）　巴戟（用枸杞子汤浸一宿，去心酒浸一宿，捞起，用菊花同包，炭灰焙令黄色，去菊花不用）　续断（酒浸去内裹筋，文火炒半干晒）　五味子（蜜汤浸去子，以浆水浸一宿，焙干）　茯苓（去皮筋捣细，于水中搅去浮者）　楮实子（水浸三日，搅去浮者不用，捞起晒干，酒浸一宿，

滤出蒸，从辰至午，焙干） 枸杞子（去蒂） 熟地黄（蒸取出放冷，又以酒蒸取出令干，又拌蒸三四次，勿犯铁器） 小茴香（酒浸一宿，炒干） 肉苁蓉（洗，酒浸一宿，刷去砂皮毛，劈破中心，去白膜一重如竹丝，饭上蒸，从寅至未，再用酥炙黄） 杜仲（去皮酥炙，炒无丝）各等量

【炮制】共为细末，酒糊为丸，如梧桐子大。

【用法】每服二十丸，空腹时温酒送下，服五日便觉身轻，十日精神爽快，二十日语言响亮，一年白发黑，行步如飞，功效之大，难于尽述。

◆末药《咽喉秘集》

【主治】一切喉证。

【功效】消痈，清热。

【药物及用量】雄精二钱 硼砂二钱 朴硝五钱

【用法】共研为末，每用少许，吹于患处。如喉咙紧闭，不能吹药，即吹入鼻内，其口即开。开后或点即刺，或消肿用巳申之药，如腐烂用子药。

◆末药散《验方新编》

【主治】刀斧伤。

【功效】止血住痛。

【药物及用量】定粉 风化灰各一两 枯矾三钱 乳香五分 没药一字

【用法】各研为细末，和匀再研，每用少许，撒于患处。

◆本药《喉科紫疹集》

【主治】一切咽喉肿痛。

【功效】祛风，宣壅，解毒。

【药物及用量】川乌 草乌（焙） 淮乌（焙） 龙骨（煅） 象牙（焙） 青黛 硼砂 儿茶各一钱 血竭 梅片 银花（生炙） 真珠 乳香 没药 青鱼胆各五分 麝香三分

【用法】凡遇喉中诸证，用此先吹，下刀后用秘药吹之。

◆术桂汤（李东垣方）

【主治】寒湿体重，脘痛面黄。

【功效】宣寒湿，健肠胃。

【药物及用量】苍术二钱 桂枝五分 麻黄一钱 杏仁十粒 草豆蔻仁五分 半夏 泽泻 神曲（炒） 陈皮 白茯苓各一钱 猪苓五分 黄芪三分 甘草（炙）二分

【用法】清水二大盏，煎至一盏去滓，食前稍热服。

◆术附汤《世医得效方》

【主治】中寒中气之候，四肢厥逆，口噤，牙关紧急，痰涎壅盛，如中风状者。

【功效】温中散寒救逆。

【药物及用量】白术四两（去芦） 绵附子（炮，去皮、脐，薄切片）一两半 甘草（炙）二两

【用法】上三味，锉散，每服三钱，水一盏，姜十片，煎取八分，去滓，后调苏合香丸二粒，并进二服，或气短头晕，手足厥逆未退者，可进养正丹三十粒至百粒，奇效，不拘时。

◆术香散《太平惠民和剂局方》

【主治】妇人血风脏气，头目昏晕，心烦怔松，手足热疼，经候不调，脐腹时痛，或多便利，饮食减少。

【功效】破血行气，温经止痛。

【药物及用量】京三棱（煨） 川当归（去芦） 厚朴（姜汁制炒） 桂心（不见火） 天台乌药 荆芥穗 附子（炮裂，去皮、脐） 天麻 蓬莪术（煨） 延胡索各一两

【用法】上一十味为细末，每服一钱，生姜汁少许，和温酒调下。

◆正元散《张氏医通》引《制药秘旨》

【主治】命门火衰，不能生土，吐利厥冷，时或阴火上冲，头面赤热，眩晕恶心。或浊气逆满，胸胁刺痛，脐肚胀急。

【功效】扶火，补气。

【药物及用量】人参三两（用附子一两，煮汁收入，去附子） 黄芪一两五钱（用川芎一两，酒煮收入，去干姜） 白术二两（用陈皮五钱，煮汁收入，去陈皮） 甘草一两五钱（用乌药一两，煮汁收之，去乌药） 茯苓二两（用肉桂六钱，酒煎汁收入晒干，

勿见火，去桂）

【炮制】除茯苓，余均用文武火缓缓焙干，勿炒伤药性，杵为散。

【用法】每服三钱，清水一盏，加生姜三片，红枣一枚（擘），煎数沸。入盐一捻，和滓调服，服后饮热酒一杯，以助药力。

◆**正元丹**《证治准绳》

【主治】妇人经血不调，无子。

【功效】健胃养血，调经种子。

【药物及用量】香附一斤（同艾三两，先以醋同浸一宿，然后分开制之，酒、盐、酥、童便各制四两）　阿胶（蛤粉炒）二两　枳壳四两（半生用，半麸炒）　生地黄（酒洗）　熟地黄（酒浸）　当归身（酒洗）　川芎（炒）各四两　白芍八两（半生，半酒炒）

【炮制】研为末，米醋和丸，如梧桐子大。

【用法】每服六十丸，空腹时盐汤送下，带下加白茯苓、琥珀。

◆**正元散**《校注妇人良方》

【主治】妇人下元虚败，痰气上涌，头目眩晕，脏腑滑泄，时或自汗，手足逆冷，霍乱转筋。

【功效】补火，祛寒，温中，健胃。

【药物及用量】红豆（炒）二钱　干姜（炮）三钱　人参二两　白术　甘草（炙）　茯苓（去皮）各二两　肉桂（去粗皮）五钱　附子（炮去皮尖）　山药（姜汁浸炒）　川芎　乌药（去木）　干葛各一两　黄芪（炙）一两五钱

【用法】研为细末，每服三钱，清水一盏，加生姜三片，大枣一枚，食盐少许，煎至七分，食前温服，送服，黑锡丹。

◆**正舌散**《卫生宝鉴》

【主治】中风，舌强语涩。

【功效】疏风，行滞。

【药物及用量】雄黄　荆芥穗各等量

【用法】研为末，每服二钱，豆淋酒调下。

◆**正舌散**《奇效良方》

【主治】中风，舌体强，难转，语不正。

【功效】祛风痰。

【药物及用量】蝎尾（去毒，滚醋泡炒）二七个　茯苓一两（同姜汁拌晒）

【用法】研为末，每服二钱，温酒调下，并擦牙龈，一日三度。面赤倍蝎尾，加薄荷五钱，每服四钱，清水热服，取汗效。

◆**正容散**《本草纲目》

【主治】雀斑。

【功效】清血养肤。

【药物及用量】猪牙皂角　紫背浮萍　白梅肉　甜樱桃枝各一两

【用法】研和，日用洗面。

◆**正气天香散**《医学纲目》引《刘河间方》

【主治】九气。

【功效】健胃疏气。

【药物及用量】乌药二两　香附（末）八两　陈皮　紫苏叶　干姜各一两

【用法】研为细末，每服一钱匕，盐汤调下。

◆**正气散**《太平惠民和剂局方》

【主治】伤寒阴证，憎寒恶风，胸膈噎塞，胁肋膨胀，心下坚痞，吐利，呕逆酸中，咳逆，怠惰嗜卧，不思饮食，久患疟疾，膈气心痛。

【功效】顺气宽中，正气遂冷，辟除瘟疫。

【药物及用量】甘草（炙）七钱　陈皮　藿香（去梗）　白术各一两　厚朴（姜制）　半夏（姜制）各三两

【用法】细切，加生姜三片，大枣一枚，清水煎服。

◆**正气散**《种痘新书》

【主治】痘后腹痛，而吐泻交作者。

【功效】健胃化湿。

【药物及用量】藿香　紫苏　白芷　茯苓　白芍　陈皮　厚朴　甘草　半夏　大腹皮　山楂　神曲

【用法】加生姜、大枣，清水煎服。

◆**正气汤**《兰室秘藏》

【主治】盗汗。

【功效】养阴清热。

【药物及用量】黄柏（炒，一作一钱五分）一钱　知母（炒）一钱五分　甘草（炙）五分

【用法】研为粗末，清水二盏，煎至一盏，临卧时服。

◆**正气天香汤**《玉机微义》

【主治】妇人一切气，气上凑心，心胸攻筑，胁肋刺痛，月水不调。

【功效】降气止痛。

【药物及用量】台乌药二钱　香附子八钱　陈皮　苏叶各一钱　干姜半钱

【用法】上五味，㕮咀，每七八钱，水煎服。

◆**正骨紫金丹**《医宗金鉴》

【主治】跌打仆坠，闪挫损伤，一切疼痛，瘀血凝聚。

【功效】宣壅和血，化瘀止痛。

【药物及用量】丁香　木香　瓜儿血竭　儿茶　熟大黄　红花各一两　当归头　莲肉　白茯苓　白芍各二两　牡丹皮五钱　甘草三钱

【炮制】研为细末，炼蜜和丸。

【用法】每服三钱，童便或黄酒调下。

◆**正阳丹**《疡医大全》

【主治】血痹，瘫痪，血风，冷风鹅掌风，蛤蟆风。

【功效】祛风杀虫，活血通络。

【药物及用量】苦参一斤（酒浆姜汁各浸一夜，晒干）　人参八两（酒浆浸晒）　白蒺藜　犀角　石楠枝　乳香（去油）　没药（去油）　红花各二两　白僵蚕（炒）一两五钱　甘草五钱

【炮制】共研末，炼蜜为丸，如梧桐子大。

【用法】每服四十丸，清茶或温酒送下，每日三次。

◆**正阳散**《证治准绳》

【主治】阴缩囊缩，二便俱通者。

【功效】通阳散滞。

【药物及用量】附子（炮去皮、脐）　皂角（酥炙去皮弦）各一两　干姜（炒）　甘草（炙）各二钱五分　麝香一钱

【用法】研为细末，每服二钱，清水一盏，煎至五分，不拘时和滓温服，或熟汤调下。

◆**正诚丹**《重庆堂随笔》

【主治】殚虑劳神，火升心悸，震惕不寐，遇事善忘。

【功效】镇心安神。

【药物及用量】辰砂（透明者）一两

【炮制】研极细，每砂一两，用生甘草一两，煎汤飞净，去头底晒干，再研再飞，三次为度。用豮猪心中血，丝棉绞去滓，每砂一两，用心血三个，每次一个，拌砂晒干，再研再拌再晒，三个月尽，再研极细，以糯米粉糊和捣万杵为丸，每重七分，阴干得五分，瓷瓶收贮。

【用法】每服一丸，临卧时噙化。

◆**永固孕方**《证治准绳》

【主治】妊娠胎动不安。

【功效】和气血，安胎。

【药物及用量】地黄　川芎　黄芩各五分　当归（去头）　人参　白芍　陈皮各一钱　白术一钱五分　甘草三钱　黄柏少许　桑上羊食藤（圆者）七叶　糯米十四粒

【用法】㕮咀，清水煎服。

◆**玄妙饮**《丹台玉案》

【主治】汤火伤。

【功效】清火解毒。

【药物及用量】川连　天花粉　玄参各二钱　桔梗　陈皮　黑山栀各一钱五分

【用法】加淡竹叶二十片，清水煎服，如药不便，只用好酒温洗，拔其热毒，内服童便以护心，使火毒不内攻，随取大黄末，桐油调敷，即垂危者，皆保无恙。

◆**玄武膏**《医方大成》

【主治】疔痈疽，发背，疔疮，臁疮，阴疰，恶疮。

【功效】排脓散毒。

【药物及用量】巴豆（去壳膜）　木鳖

子（去壳）各二两　国丹四两（研细）　清油十两　槐柳嫩枝各七寸长七条（锉细）

【炮制】依法煎熬成膏。

【用法】贴之，大能排脓散毒，止痛生肌。若疔肿，先用银蓖或鹿角针于疔肿间及四畔针破，令恶血，以追毒饼如小麦大，擦入孔中，再用此膏贴之。如疮烂至甚，难以药贴，即将皂角二三片煎油，调匀此膏，如稠糊薄敷之。

◆**延胡索散**《博济仙方》

【主治】产后失血口渴。

【功效】和血行滞。

【药物及用量】延胡索　郁金　干葛　桂心　青皮　枳壳各等量

【用法】好醋浸一宿，焙干研末，每服二钱，陈皮汤调下，日三夜一次。

◆**玄胡散**《证治准绳》

【主治】小儿赤流。

【功效】行血散滞。

【药物及用量】延胡索一两　天南星二两　朴硝五钱　巴豆二七个（去油）

【用法】为末，芸薹汁调，毛羽扫之。

◆**玄珠膏**《外科大成》

【主治】肿疡将溃。

【功效】呼脓化腐。

【药物及用量】木鳖子肉十四个　斑蝥八十一个　柳枝四十九寸　驴甲片三钱　草乌一钱　麻油二两

【炮制】浸七日，文火炸枯，去滓，入巴豆仁三个，煎至黑，倾于钵内，研如泥，加麝香一分，搅匀入罐内收。

【用法】涂之，脓从毛孔出，已开针者，用拈蘸送孔内，呼脓腐不净，涂之立化。

◆**玄参丸**《太平圣惠方》

【主治】肺脏积热，白睛肿胀，遮盖瞳仁，开张不得，赤涩疼痛。

【功效】清肺热，泻三焦。

【药物及用量】玄参　川升麻　汉防已　羚羊角屑　沙参　车前子　栀子仁　桑根白皮　杏仁（汤浸去皮尖、双仁，麸炒黄）各一两　大麻仁　川大黄（微炒）各一两五钱

【炮制】研为细末，炼蜜和丸，如梧桐子大。

【用法】每服二十丸，食后熟汤送下。临卧时再服。

◆**玄参丸**《证治准绳》

【主治】痘疹后余毒不散，遍身生疮不已。

【功效】散风热，理余邪。

【药物及用量】玄参　赤芍　生地黄　赤茯苓　荆芥　防风　木通　桔梗　黄芩　朱砂　青黛各等量

【炮制】研为细末，炼蜜和丸，如芡实大。

【用法】每服一丸，薄荷汤送下，量儿大小加减。

◆**玄参化毒汤**《万氏家抄方》

【主治】痘疹余毒，发赤火丹瘤。

【功效】祛风，清热，解毒。

【药物及用量】玄参　当归尾　赤芍　石膏　连翘　生地黄　地骨皮　红花（酒洗）　防风　荆芥穗　淡竹叶　木通

【用法】清水煎服。

◆**玄参升麻汤**《严氏济生方》

【主治】心脾壅热，舌疮木舌，舌肿，或连两颊两项肿毒。

【功效】祛风，清热，解毒。

【药物及用量】玄参　升麻　犀角　赤芍　桔梗　贯众　黄芩　甘草各等量

【用法】㕮咀，每服四钱，清水一盏半，煎至七分，去滓不拘时服。

◆**玄参升麻汤**《类证活人书》

【主治】热毒发斑，咽喉肿痛。

【功效】清咽散斑。

【药物及用量】玄参　升麻　甘草各五分

【用法】每服二三钱，清水煎服，或锉散，清水一盏，煎至六分，连滓温服，斑疹热须凉服。

◆**玄参地黄汤**《痘疹心法》

【主治】痘疹衄血。

【功效】清火，凉血，解毒。

【药物及用量】玄参　生地黄　牡丹皮　栀子仁各一钱五分　甘草　升麻各五分　白芍一钱

【用法】锉细，加蒲黄（炒）五分，清水一盏，煎至七分，去滓温服。

◆**玄参贝母汤**《古今医鉴》引《陈白野方》

【主治】肾火上炎，痰火耳热，出汁作痒。

【功效】清风热，化痰湿。

【药物及用量】玄参　贝母　黄柏（盐炒）　防风　天花粉　茯苓　白芷　半夏　天麻　蔓荆子各一钱　甘草五分

【用法】加生姜三片，清水煎服。

◆**玄参清肺饮**《外科正宗》

【主治】肺痈，咳吐脓痰，胸膈胀满，上气喘急，发热者。

【功效】清肺，祛痰，排脓。

【药物及用量】玄参　银柴胡　桔梗　陈皮　地骨皮　茯苓　麦门冬　薏苡仁　人参　甘草　槟榔

【用法】水二盅，加生姜二片，煎八分，临入童便一杯，食后服。

◆**玄参散**甲《太平圣惠方》

【主治】渴利烦热，发痈疽发背，焮肿疼痛。

【功效】解热毒散，结滞。

【药物及用量】玄参一两　大黄（微炒）二两　芒硝　犀角屑各一两　羚羊角屑二两　沉香　木香　黄芪各一两　生甘草三分

【用法】研为细末，每服二钱，不拘时温水调下。

◆**玄参散**乙《太平圣惠方》

【主治】口舌生疮，连齿龈烂痛。

【功效】清心肺，泻热邪。

【药物及用量】玄参　升麻　独活　麦门冬（去心）　黄芩　黄柏　川大黄（炒）　栀子仁　前胡　犀角　甘草（炙）各三分

【用法】研为末，每服五钱，清水一盏，煎至五分，不拘时温服。

◆**玄参散**丙《太平圣惠方》

【主治】心脾壅热，生疖肿胀。

【功效】泻火解毒。

【药物及用量】玄参　升麻　大黄　犀角屑各三分　甘草半两

【用法】㕮咀，每服五钱，清水一盏，煎至五分去滓，不拘时温服。

◆**玄参散**丁《太平圣惠方》

【主治】痈肿始发，热毒气盛，寒热心烦，四肢疼痛。

【功效】托毒，散结，清热。

【药物及用量】玄参　生甘草各半两　石膏二两　麦门冬（去心）三分　前胡（去芦）　枳实（麸炒）　人参（去芦）　赤芍　黄芪　赤茯苓　川芎　生干地黄　黄芩各一两

【用法】㕮咀，每服四钱，清水一中盏，加竹叶二七片，小麦一百粒，煎至六分去滓，不拘时温服。

◆**玄参散**戊《太平圣惠方》

【主治】痈疽成脓水，恶食心烦，口渴饮水，四肢羸瘦。

【功效】解热毒。

【药物及用量】玄参　黄连（去须）　土瓜根　麦门冬（去心）　赤芍　白鲜皮各一两　升麻七钱五分　火麻仁　川朴硝　川大黄（锉，炒）各一两五钱

【用法】锉散，每服三钱，清水一中盏，加生地黄一分（细切）同煎至六分去滓，不拘时温服。

◆**玄参散**己《太平圣惠方》

【主治】悬痈痛，不下食。

【功效】泻火解毒。

【药物及用量】玄参一两　升麻　射干　大黄各五钱　甘草一分

【用法】研为细末，清水煎至七分，放温时时含咽。

◆**玄参散**庚《太平圣惠方》

【主治】渴利后，头面身上遍生热毒疮。

【功效】清热滋阴。

【药物及用量】玄参一两　栀子仁三分

黄芩一两　白蔹半两　川升麻一两　连翘一两　犀角屑半两　葳蕤一两　木香半两

【用法】上九味，捣粗罗为散，每服四钱，以水一中盏，煎至六分，去滓，温服，日三四服。

◆**玄参汤**《医方类聚》

【主治】骨实极，耳鸣，面色焦枯，隐曲，膀胱不通，牙齿脑髓苦痛，手足酸痛，大小便闭。

【功效】清内热，滋阴。

【药物及用量】玄参　生地黄（洗）　枳壳（制）　车前子　黄芪　当归（酒浸）　麦门冬（去心）　白芍各一两　甘草（炙）五钱

【用法】㕮咀，每服四钱，加生姜五片，清水一盏煎，不拘时服。

◆**玄参饮**《活幼心书》

【主治】小儿瘰疬及颈上恶核肿痛。

【功效】解毒滞，消恶核。

【药物及用量】玄参　升麻各五钱　川乌（炮去皮、脐）　草乌（炮去皮）　当归（酒洗）　川芎　赤葛　生干地黄　赤芍各一钱五分　甘草三钱　大黄（半生半泡）四钱

【用法】锉散，每服二钱，清水一盏，加生姜二片，煎至七分，不拘时温服。

◆**玄参解毒汤**《万氏家抄方》

【主治】痘疹口鼻出血。

【功效】解毒化热。

【药物及用量】玄参　葛根　栀子　黄芩　桔梗　甘草　生地黄　荆芥

【用法】清水煎，入茅根、京墨汁服。

◆**玄参剂**《袖珍小儿方》

【主治】小儿痈毒肿疖。

【功效】解诸热，消疮毒。

【药物及用量】玄参　生地黄各一两　大黄五钱

【炮制】研为末，炼蜜和丸，如梧桐子大。

【用法】每服一丸，灯心竹叶煎汤化下，入砂糖少许亦可，加羌活、川芎、赤芍、连翘、防风。

◆**玄参泻肝散**《证治准绳》

【主治】主肝火旺盛，大便秘结。

【功效】养阴，清热，通便。

【药物及用量】玄参　桔梗各一两五钱　麦门冬二两　大黄　黄芩　细辛　芒硝各一两

【用法】清水煎，食后服。

◆**玄参地黄汤**《验方新编》

【主治】阴虚心火狂躁，肾水不足。

【功效】降火益水，养阴。

【药物及用量】玄参　麦门冬（去心）各二钱　熟地黄八钱　白茯苓　牡丹皮　泽泻各三钱　山药　山茱萸各四钱

【用法】清水煎服。

◆**玄菟丹**《三因极一病证方论》

【主治】消渴，遗精，白浊。

【功效】益肺肾，清虚热。

【药物及用量】菟丝子（酒浸通软，乘湿焙干，另取末）十两　五味子（酒浸另为末）七两　白茯苓　干莲肉各三两

【炮制】研为末，另碾干山药末六两，将所浸酒煮糊，搜和捣数千杵为丸，如梧桐子大。

【用法】每服五十丸，空腹，米饮送下。

◆**玄精丹**《证治准绳》

【主治】肝肾不足，精血枯涸，凡虚损在真阴水火者。

【功效】补血益肾，填精。

【药物及用量】血余（自己发及父子一本作及少壮男女发，拣去黄白色者，用灰汤洗二三次，再以大皂角四两捶碎，煮水洗净，以无油气为佳。将发扯碎晒干，每净发一斤，用川椒四两，拣去梗核，于大锅内发一层、椒一层和匀，以中锅盖之，盐泥固济，勿令泄气，桑柴慢火煅三炷香，退火待冷取出，约重四两有余，于无风处研为细末）　何首乌（用黑豆九蒸九晒，拣去豆，取净末）一斤，黑芝麻（九蒸九晒取净末）　生地黄（产怀庆沉水者，酒浸杵膏）　熟地黄（同上制）各八两　桑葚（取净汁熬膏）　女贞实　旱莲草（取净汁熬膏）　破故纸（炒取净末）　槐

角子（入牛胆内百日）各四两　胡桃肉（研膏）　胶枣肉（研膏）各二两

【炮制】研为末，入诸膏和匀，加炼蜜一片，入石臼内舂千余下为丸，如梧桐子大。

【用法】每服六十丸，空腹时用何首乌酿酒，温二三杯送下，一日三次。

◆**玄精丸**甲《太平圣惠方》

【主治】休息痢，久不瘥，面色青黄，四肢逆冷，不思饮食。

【功效】涩肠止痢。

【药物及用量】太阴玄精二两　白矾半斤　黄丹二两　青盐半两

【用法】上四味，细研，入生铁铫子内，烧白矾汁尽为度，后以不蚛皂荚三挺，存性烧熟，都研为末，用糯米饭和丸，如梧桐子大，每于食前，以粥饮下十丸。

◆**玄精丸**乙《太平圣惠方》

【主治】休息痢，羸瘦。

【功效】补虚，养肠胃。

【药物及用量】黄连半两（去须，为末）　定粉半两（研）　枣二十枚（去核）

【用法】上三味，捣枣如泥，铺在纸上，安二味药裹之，烧令通赤，取出候冷，细研为散，每服，使好精羊肉半斤，切作片子，用散药三钱，掺在肉上，使湿纸裹，烧熟，放冷食之，不过三两服，效。

◆**玄精丸**丙《太平圣惠方》

【主治】休息痢，肠滑。

【功效】涩肠止痢。

【药物及用量】诃黎勒皮三两　粟三合

【用法】上二味，相和，以慢火炒，以粟黄为度，捣细罗为散，不拘时，以粥饮调下三钱。

◆**玄精丸**丁《太平圣惠方》

【主治】休息痢，羸瘦。

【功效】解毒，止泻。

【药物及用量】藤萝二两

【用法】上一味，捣细罗为散，每于食前，以粥饮调下二钱。

◆**玄霜紫雪膏**《古今医鉴》

【主治】肺燥津伤，咳嗽，咯血，吐血。

【功效】生津止渴，消痰止嗽，清血归经。

【药物及用量】雪梨六十个（去心，打取汁二十盅，酸者不用）　生藕汁十盅　生地汁十盅　麦门冬（煎浓汁）五盅　生莱菔汁五盅　白茅根汁十盅

【炮制】合和，重滤去滓，火上煎炼，入炼蜜一斤，饴糖、柿霜各八两，姜汁半酒杯，火上再熬如稀糊，收好，窨去火气。

【用法】每服三五匙，一日三次，不拘时。

◆**玄霜膏**《医便方》

【主治】虚劳咳嗽，吐血下血，烧热困倦。

【功效】益肺胃，清血热，生津，止咳。

【药物及用量】乌梅汁　梨汁　萝卜汁　柿霜　白砂糖　白蜜各四两　姜汁一两　款冬花（乳汁浸晒干）　紫菀末各二两

【炮制】共入砂锅内，熬成膏为丸。

【用法】每服三钱，临卧时含口中，缓缓咽下。

◆**玄胡四物汤**《济阴纲目》

【主治】产后血痞腹痛及血刺腰痛，妊娠腰腹作痛，胎动下血。

【功效】养血活血，定痛保胎。

【药物及用量】当归　川芎　白芍　熟地各七钱五分　玄胡（酒煮）二两

【用法】上为细末，每次三钱，酒调服。

◆**玄青丸**《宣明论方》

【主治】下痢势恶，频并窘痛，或久不愈，诸药不能止，须可下之，以开除湿热痞闭积滞，而使气液宣行者，宜以逐之，兼宣利积热，酒食积，黄瘦中满，水肿腹胀，兼疗小儿惊疳，积热乳痞诸证。

【功效】燥湿清热，逐水消积。

【药物及用量】黄连　黄柏　大黄　甘遂　芫花（醋炒拌）　大戟各半两　牵牛四两（取末二两。同细末）　轻粉二钱　青黛一两

【用法】上九味，为末匀，水丸，小豆大，初服十丸，每服加十丸，空腹，日午临卧三服，以快利为度，后常服十五二十丸，数日后，得食，力病未痊者，再加取利，利后却常服，以意消息，病去为度，后随证止之，小儿丸如黍米大，或麻子大，退惊疳热积，不须下者，常服十丸。

◆**玄豆丸**《太平圣惠方》

【主治】妇人夹宿食，大便不通。

【功效】峻下通便。

【药物及用量】玄豆一分（炙令焦，去皮、子）　巴豆五枚（去皮心，纸裹压去油）　香墨二钱

【用法】上三味，捣细罗为末，入巴豆研令匀，以醋煮面糊和丸，如梧桐子大，每服一丸，嚼干柿裹，以温水下。

◆**玉女英**《是斋百一选方》

【主治】夏月痱子痒痛。

【功效】消炎退热，解毒利湿。

【药物及用量】滑石五钱（细研）　绿豆粉四两（微炒）（一方有枣叶一两）

【用法】研为末和匀，以绵揾扑之。

◆**玉女煎**《景岳全书》

【主治】阴虚胃火齿痛。

【功效】养阴，退热。

【药物及用量】生石膏三五钱　熟地黄三五钱或一两　麦门冬（去心）二钱　知母　牛膝各一钱五分

【用法】清水一盅半，煎至七分，去滓温服。

◆**玉丹**

【主治】重舌，喉蛾，喉菌，牙叉，舌根痈之焮肿者。

【功效】清滞，散毒。

【药物及用量】明矾（指头大）一块

【炮制】入罐内，放桴炭上熔化，以箸试看罐底无块时，随投火硝硼砂（每矾一两，各下三钱为度）。少顷又投明矾，化尽再下硼砂如前法，逐层投完。待至罐口如馒头样，方用武火炼化至干枯，用净瓦覆罐一时取起，将研细牛黄少许，用水五六匙调和，以匙挑滴丹上，将罐仍火内烘干，即连罐覆于洁净地上，下视以纸，上盖以瓦，七日之后，收贮听用。

【用法】每用少许，吹于患处。

◆**玉仙散**《普济方》

【主治】妇人诸疾。

【功效】疏气血。

【药物及用量】香附子（瓦器炒黑色勿焦）　白芍各一两　甘草一钱

【用法】研为细末，每服三钱，沸汤调下。

◆**玉仙散**《御药院方》

【主治】一切咳嗽。

【功效】下气止咳，润肺平喘。

【药物及用量】白矾（枯）一钱　乌梅（去核）四个　杏仁（去皮尖，麸炒）四十个　佛耳草　款冬花　知母　贝母（去心）各一钱半　甘草（炙）三钱

【用法】上八味，为细末，每服半钱，干掺舌上咽津，无时服。

◆**玉池散**《太平惠民和剂局方》

【主治】风蛀牙痛，肿痒动摇，牙龈溃烂，宣露出血，口气等。

【功效】疏风，清热，升阳，和胃。

【药物及用量】当归　白芷　升麻　防风　甘草　地骨皮　川芎　细辛　藁本　槐花等量

【用法】加生姜三片，黑豆半合，清水煎去滓，候温含漱，冷则吐之，煎服更效。

◆**玉竹饮**《御药院方》

【主治】痰火痰涎涌盛，咳逆喘满。

【功效】化痰涎，清火邪。

【药物及用量】玉竹三钱　茯苓二钱　甘草一钱　桔梗一钱　橘皮一钱　紫菀二钱　川贝母（去心研）三钱　生姜（同橘皮蜜煎）四钱

【用法】长流水煎，入熟白蜜二匕，分二服。气虚加人参二钱，虚火加肉桂五分；客邪加细辛三分，香豉三钱；咽喉不利唾脓血，加阿胶三钱，藕汁半杯；头额痛加葱白二茎；便溏用伏龙肝系碎煎汤，澄清代水煎服，气塞者临服磨沉香汁数匙冲入。

◆**玉肌散**《外科正宗》

【主治】雀斑，酒刺，白屑风，皮肤作痒。

【功效】疏表，散热。

【药物及用量】白附子　白芷　滑石各二钱　加绿豆五合

【用法】研细，每用三匙，早晚洗面。

◆**玉乳丹**《幼幼心书》引（张涣方）

【主治】婴儿头骨应合而不合，头缝开解。

【功效】补虚坚骨。

【药物及用量】钟乳粉（依古法制炼者）　柏子仁（另研）　干熟地黄（依法蒸焙者）　当归（洗，焙干）各五钱　防风（锉）　补骨脂（净拣微炒）各一分（一方有黄芪、茯苓）

【炮制】除另研外，余碾为细末。次入钟乳粉等拌匀，炼蜜和丸，如黍米大。

【用法】每服十丸，乳食前茴香煎汤送下。

◆**玉乳散**《烟霞圣效方》

【主治】泄血痢。

【功效】止血，止痢。

【药物及用量】黄丹一钱　白面一钱　精猪肉四两（作片子，撒药在内，纸裹了）

【用法】上三味，用文武火烧熟，用米饮一大盏，同吃，立验。

◆**玉命丹**《证治准绳》

【主治】小儿久患赤白痢，休息痢，腹肚虚鸣，日渐羸瘦，挦眉，多食泥土。

【功效】燥湿邪，调肠胃，止痢。

【药物及用量】硫黄　密陀僧　黄丹各五钱　寒水石　白矾各二两（俱入新瓦瓶内，盐泥固济，煅令通赤，研匀细）　麝香一字

【炮制】研为细末，令匀，蒸饼和丸，如小绿豆大。

【用法】每服十丸，乌梅、甘草煎汤送下，量儿大小加减，忌食生冷毒物湿面。

◆**玉芝丸**《证治准绳》

【主治】体虚羸瘦。

【功效】健胃养脾。

【药物及用量】猪肚一具

【炮制】洗净，以鲜莲子去心充实肚内，水煎糜烂，收干捣为丸。

【用法】空腹时淡盐汤送下，胃弱之人，常服能肥健。

◆**玉芝丸**《太平惠民和剂局方》

【主治】风壅痰实，头目昏眩，咳嗽烦满，咽膈不利，呕吐恶心，神思昏愦，心忪面热，痰唾稠黏。

【功效】祛风化痰，利咽止咳。

【药物及用量】人参（去芦）　干薄荷叶　白茯苓（去皮）　白矾（枯过）　天南星（米泔浸一伏时，焙干）各三十两　半夏（汤洗七遍，为末，生姜汁捣和作曲）六十两

【用法】上六味，为末，用生姜汁煮面糊和丸，如梧桐子大，每服二十丸，生姜汤下，食后服。如痰盛燥热，薄荷汤下。

◆**玉芝散**《朱氏集验方》

【主治】血崩。

【功效】理气止血。

【药物及用量】香附子（半生半熟）　代赭石

【用法】上二味，为末，用酒调下，大瘕崩者煎服。

◆**玉泉散**《证治准绳》

【主治】痘形一期即结焦粒。

【功效】解毒，行滞。

【药物及用量】犀角二钱　川芎　黄连（为细末）各一钱　冰片三分（另研）

【用法】浓煎，甘草汤或建糖调服，大者五分，小者再减。

◆**玉泉丸**《仁斋直指方》

【主治】烦渴，口干。

【功效】清肺胃，生津液。

【药物及用量】花粉　葛根各一两五钱　麦门冬　人参　茯苓　乌梅　甘草各一两　黄芪（生用蜜炙）各一两

【炮制】共研细末，炼蜜和丸，如弹子大。

【用法】每服一丸，温水嚼下。

◆**玉柱杖散**《中藏经》

【主治】小儿疳瘦。

【功效】补气健脾。

【药物及用量】黄芪　白茯苓　人参各等量

【用法】研为末，每服一钱，清水一盏，煎至七分温服。

◆**玉柱杖散**《御药院方》

【主治】急慢惊风，发不时省。

【功效】息风止惊。

【药物及用量】全蝎七个　薄荷十四叶　麻黄七条

【用法】上三味，以温汤浴润，以二叶裹蝎一个，用麻黄一条缚定，炒至焦黑，次入白术，上同为末，每服半钱，煎丁香柿蒂汤调下，不拘时。

◆**玉红夹纸膏**《疡医大全》

【主治】杖疮，夹棍伤，跌仆损伤。

【功效】宣滞，和血，疗伤。

【药物及用量】乳香（去油）　红血竭　没药（去油）　白儿茶　潮脑各一两　银朱八钱　铜绿三钱　嫩松香四两

【炮制】共研细末，另用蓖麻仁（肥大者去皮膜）四百四十粒，入乳钵内乳之，以成膏为度，和上药再乳成膏。

【用法】如杖疮用夹连油纸一张，用木尺裁九寸五分，长一尺一寸，宽折过来，一面用针戳孔，一面摊膏于上，合盖夹膏于内，以有孔者着肉贴之，外以桑皮纸包好。再用裹脚缠紧为妙，贴一伏时揭下。再用洗药洗拭干净，仍以原膏贴之，至重者不三次痊愈。如受大刑，亦用夹连油纸双折四方块，共四块，亦如前法碎刺孔眼，一面摊膏贴上，用新棉花包裹，再用裹脚缠好。或五六日一换，此膏旋摊旋贴，其膏用盖碗收贮，勿泄气，如干难贴，以滚水炖开，忌铁器，忌见火。

◆**玉红膏**《疡科选粹》

【主治】小儿头上恶疮及肥水疮。

【功效】生肌解毒。

【药物及用量】川椒二两（另研末筛细）　松香一片（用好醋加葱头打碎，或取汁同煮）　黄丹六两　枯矾六两　轻粉一两五钱

【用法】共研为末，先以猪肉汤洗净，菜油调涂。

◆**玉红膏**《伤科汇纂》

【主治】金疮棒毒溃烂，肌肉不生。

【功效】收敛。

【药物及用量】当归　紫草各二钱　白芷五钱　甘草一两二钱

【炮制】用麻油一斤，浸五日，煎至药枯，沥净渣，将油再熬至滴水成珠，下血竭细末四钱搅匀。再下白蜡二两熔化，微冷再下轻粉四钱，得成膏盖好，放水三日，拔去火气，愈陈愈佳。

【用法】新棉花蘸涂之。

◆**玉容丸**《外科正宗》

【主治】雀斑，酒刺，皮肤粗糙。

【功效】疏风化滞，和养肌肉。

【药物及用量】甘松　明天麻　山柰　藁本　北细辛　白蔹　白僵蚕　防风　山栀仁　川椒　白芷　荆芥　密陀僧　山茶　枯白矾　白及　檀香末　羌活　甘菊花　独活各一钱　红枣肉七枚

【炮制】共研细末，用肥皂（去净弦膜）一斤，同槌作丸。

【用法】如秋冬生蜜五钱，如皮肤粗槁加牛骨髓三钱，早晚洗之。

◆**玉容肥皂**《疡医大全》

【主治】白瘢，黑点，白癣，诸般疮瘢。

【功效】疏风化滞，和养肌肉。

【药物及用量】白芷　白附子　白蒺藜　白僵蚕　白及　白丁香　甘松　草乌　杏仁　绿豆粉各一两　儿茶三钱　密陀僧　樟脑各五钱　白蔹　山柰　猪牙皂荚各四钱　肥皂（去里外皮筋药，只取净肉）一茶盅　轻粉三钱

【炮制】先将肥皂肉捣烂，入鸡子清和晒去气息，将各药末同肥皂鸡子清和丸。

【用法】早晚擦之。

◆**玉容粉**《集验良方拔萃》

【主治】雀斑，酒刺，肺风，酒糟鼻及

面上一切斑点。

【功效】白面嫩肌。

【药物及用量】绿豆一升　荷花瓣二两（晒干）　滑石　白芷　白附子各五钱　冰片　密陀僧各二钱

【用法】共研细末，早晚洗面擦之。

◆**玉容散**《外科大成》

【主治】黧黑斑，雀斑，粉刺。

【功效】白面嫩肌。

【药物及用量】白牵牛团粉　白蔹　白细辛　甘松　白鸽粉　白及　白莲蕊　白芷　白术　白僵蚕　白茯苓　白丁香　白附子　鹰矢白　白扁豆各一两　防风　荆芥　独活　羌活各五钱

【用法】研为末，每服少许，放手心内，以水调浓，搽搓面上，良久再以水洗面，日三次。

◆**玉容散**《沈氏尊生书》

【主治】面上皯黵，或生小疮，痤痱，粉刺。

【功效】白面嫩肌。

【药物及用量】皂角一斤　升麻八两　楮实子五两　白芷　白及　天花粉　绿豆　甘松　缩砂仁　白丁香各五钱　糯米一升（一方加樟脑二钱）

【用法】研为末，每服少许，放手心内，以水调浓，搽搓面上，良久再以水洗面，日三次。

◆**玉容膏**《疡医大全》

【主治】臁疮，诸恶疮，久不收口。

【功效】解毒杀虫。

【药物及用量】败龟板一两　胎发　猪毛　羊毛　鸡毛　鹅毛各四两　牛油　猪板油　桐油各二两　飞黄丹八两（炒）　麻油一斤

【炮制】同熬枯过滤，清以黄丹收之。

【用法】每用少许摊贴之。

◆**玉屑无忧散**《太平惠民和剂局方》

【主治】缠喉风，咽痛，声飘，咽物有碍，或风涎壅滞，口舌生疮，酒癥，奶痞，诸骨哽喉。

【功效】消毒，消热。

【药物及用量】玄参（去芦）　贯众（去芦）　滑石　砂仁　黄连（去须）　甘草（炙）　茯苓　山豆根　荆芥穗各二钱　寒水石（煅）　硼砂各五钱　飞青黛三钱　苏薄荷叶五钱　薄黄末五钱　净盒消三钱

【用法】研为细末，每服一钱，干掺舌上，以清水咽下。

◆**玉屑膏**《三因极一病证方论》

【主治】五淋，溺血。

【功效】健肾止血。

【药物及用量】黄芪　人参各等量

【炮制】研为末，用萝卜大者切一指厚，三指大，四五片，蜜腌少时，蘸蜜炙干，后蘸复炙。尽蜜二两为度，勿令焦至熟。

【用法】蘸黄芪、人参末任意食之，仍以盐汤送下。

◆**玉真丸**《类证普济本事方》

【主治】肾厥头痛，四肢逆冷。

【功效】散寒热结滞。

【药物及用量】硫黄一两（研，一作二两）　石膏（煅通赤研）　半夏（汤洗）　硝石（研，一作一分）各一两

【炮制】研为细末和匀，生姜汁和神曲糊丸，如梧桐子大，阴干。

【用法】每服二十丸，食后生姜汤或米饮送下，更灸关元穴百壮。虚寒甚者去石膏，用钟乳粉一两。

◆**玉真散**《类证普济本事方》

【主治】破伤风及打仆损伤，狂犬病。

【功效】祛风通滞，化痰。

【药物及用量】天南星（汤泡七次）　防风各等量

【用法】研为末，拭干掺之，良久浑身疮作痒，疮口出赤水为效。又以生姜汁和温酒调下一钱，如牙关紧闭，腰背反张，每用二钱，童便调服。虽已至死而心头微温者，急灌之亦可救。

◆**玉真散**《外科正宗》

【主治】破伤风诸证。

【功效】祛风，通滞，杀虫。

【药物及用量】白芷　南星（姜汁炒）

天麻　羌活　防风　白附子各等量

【用法】研为细末，唾津调敷。如破伤初起，角弓反张，牙关紧急，每用三钱，热童便调服亦妙。如湿烂不能收口者，用熟石膏二钱，黄丹二分，共研极细，加入敷之。

◆**玉粉丸**《洁古家珍》

【主治】气痰咳嗽，脉涩面白，气上喘促，洒淅恶寒，悲愁不乐。

【功效】祛风化痰，止咳。

【药物及用量】天南星（汤洗）　半夏各一两（汤洗）　橘皮（去白）二两

【炮制】共研细末，汤浸蒸饼为丸，如梧桐子大。

【用法】每服五七十丸，食后，人参、生姜煎汤送下。

◆**玉粉丸**《玉机微义》

【主治】冬月寒痰结喉中，吞吐不利，语声不出。

【功效】祛风寒痰结。

【药物及用量】半夏（洗）五钱　草乌一字（炒）　桂一字

【炮制】研为末，姜汁浸蒸饼和丸，如芡实大。

【用法】每服一丸，入暮噙化。

◆**玉粉丸**《圣济总录》

【主治】下痢赤白，日久不瘥，里急后重，祛冷积。

【功效】除冷积，止下痢。

【药物及用量】白丁香（直者，研）一两　粉霜（研）三分　硫黄（研）　腻粉（研）　硇砂（研）各半两　乳香（熔，一分，研）

【用法】上六味，再同研匀，用生姜自然汁，煮枣肉研和作剂，每服旋丸如豌豆大，临卧煎生姜枣汤下七丸，未动，次夜服十丸，老少以意加减。

◆**玉粉丹**《卫生宝鉴》

【主治】逐化虚中积，止脓血痢，撮痛，里急后重。

【功效】化积滞，止痢。

【药物及用量】定粉半两　粉霜三钱　延胡三钱　腻粉一钱　石燕子一个半

【用法】上五味，先杵石燕、延胡为末，入乳钵内，共粉霜等一处，研如粉，鸡清丸，如豌豆大，每服三丸至五丸，温米饮下，食前临卧，不论老弱妊妇产人，皆可服之，粥饮下五丸，或另丸一等麻子大，量小儿大小，夜卧温米饮下五七丸，渐服十丸，忌油腻黏滑、冷硬等物。

◆**玉粉丹**《鸡峰普济方》

【主治】协热下利。

【功效】清肠，解热。

【药物及用量】蛤粉　硫黄各等量

【炮制】研为细末，白面糊和丸，如梧桐子大。

【用法】每服五十丸，米饮送下。

◆**玉粉散**《幼幼心书》引（张涣方）

【主治】小儿无辜疳痢。

【功效】定痢截疳。

【药物及用量】胡粉一两　白龙骨　水磨雄黄（各研微炒）　楮根白皮　漏芦　白马夜眼（洗净焙干）各半两

【用法】捣罗为末拌匀，每服一字至五分，乳食前鸡卵清调下。

◆**玉粉散**《传家秘宝》

【主治】冷泻日久，不思饮食。

【功效】温中，和脾，止泻。

【药物及用量】红豆（拣净）　大附子（炮去皮、脐）　干姜（炮）一两　舶上硫黄（另研）一两

【用法】研末和匀，每服二钱，空腹时半稀半稠粟米饮送下，至晚再服。重者十服必效，轻者三五服可愈。

◆**玉粉散**《奇效良方》

【主治】血痢。

【功效】清肠，止痢。

【药物及用量】海蛤。

【用法】研为细末，每服二钱，蜜水调下。

◆**玉粉散**《御药院方》

【主治】热汗浸渍成疮，肿痒焮痛。

【功效】收敛，消炎，杀虫。

【药物及用量】定粉一两　蛤粉九两五钱　白石脂　白龙骨　石膏各五钱　滑石八两五钱　寒水石（烧通赤，放净地上，冷出火毒）一两　粟米粉二两

【用法】研为细末和匀，每用少许，干擦患处。

◆**玉粉散**《医方类聚》

【主治】阴疮疼痛。

【功效】消炎，杀虫。

【药物及用量】滑石　密陀僧　寒水石（煅）各五钱　腻粉　麝香各少许

【用法】研为细末，香油调敷，干贴亦可。

◆**玉粉散**《圣济总录》

【主治】肺经伏热，夜卧咳嗽。

【功效】清肺化痰止咳。

【药物及用量】天南星（白矾水煮软，切，焙）半两　太阴玄精石二两（研）　甘草（炙，锉）半两　贝母（去心）一两　不灰木一两半

【用法】上五味，研捣极细，每服半钱匕，煎生姜乌梅汤调下，食后，夜卧服。

◆**玉粉膏**《千金方》

【主治】白癜风。

【功效】散湿祛风。

【药物及用量】白矾　硫黄各五钱

【用法】同研如粉，米醋调涂。

◆**玉脂散**《幼幼心书》引（张涣方）

【主治】冷痢，大便色青，甚则有脓。

【功效】调气暖肠，止泻。

【药物及用量】白石脂　当归（洗，焙干）　丁香　白术（炮）各一两　草豆蔻（去皮）　厚朴（生姜汁制）各五钱

【用法】捣罗为末，每服五分，粥饮调下，量儿大小加减。

◆**玉屏风散**《医方类聚》

【主治】表虚自汗，易感风邪。

【功效】固卫阴，补中气，实肌表。

【药物及用量】防风一两　黄芪一两　白术二两

【用法】研为细末，每服三四钱，黄酒调服，或不研，加生姜、大枣清水煎服。

◆**玉带膏**《青囊全集》

【主治】一切齿痛。

【功效】清火，宣湿，杀虫。

【药物及用量】生龙骨二两　宫粉一两　梅花冰片　麝香　月石各五钱　黄蜡（净）四两

【炮制】除黄蜡外，共研细末和匀，随将黄蜡熔化，离火即入药末搅匀，用棉纸将药倾上，竹刀刮匀。如膏凝难刮，又用热汤薰透使软，再刮匀。摊纸上，剪作一小指宽，一寸长，收贮瓷瓶内，封固勿令泄气。

【用法】临卧时用花椒漱净，每用一片，贴牙根上。次早取出，重者色黑，轻者色黄。

◆**玉液上清丸**《杂病源流犀烛》

【主治】喉风痛，口舌生疮，风痰上壅，头目不清等证。

【功效】散风火，清上焦。

【药物及用量】苏薄荷十四两　柿霜五两　桔梗四两五钱　甘草三两五钱　川芎二两八钱　百药煎五钱　防风一两六钱　砂仁四钱五分　冰片　玄明粉　白硼砂各二钱

【炮制】共研细末，炼蜜为丸，如芡子大。

【用法】每服一丸，噙化。

◆**玉液丸**《太平惠民和剂局方》

【主治】风壅痰饮，咳嗽，烦热。

【功效】祛痰湿，清热邪。

【药物及用量】寒水石（煅令赤，出火毒，水飞过）三十两　半夏（汤洗，焙为细末）　枯白矾各十两

【炮制】研为细末和匀，面糊为丸，如梧桐子大。

【用法】每服三十丸，食后淡生姜汤送下。

◆**玉液丹**《疡医大全》

【主治】走马牙疳。

【功效】祛湿，清热，杀虫。

【药物及用量】五倍子（明净者）

【炮制】敲作小块，去净虫网蛀屑，用好六安茶泡汁，待温浸洗，滤去茶汁，再

用糟坊白药丸研筛拌匀，放瓷器内，棉花覆紧，放于暖处，生白毛为度，用筛盛放风日中，晒令极干，筛净白毛（如筛不尽，可用布将毛找净）。每五倍子十两，加儿茶、生甘草各二两，苏薄荷叶、乌梅肉各一两，研极细末，梨汁为丸，如龙眼核大，晒干收贮。

【用法】每用一丸，清茶调匀，青绢蘸敷患处。

◆**玉液金丹**《全国中药成药处方集》

【主治】经血不调，腰腿疼痛，气血双亏等。

【功效】调经活血，益气养荣。

【药物及用量】人参二两　山楂肉八钱四分　沉香一两六钱　甘草三两二钱　阿胶二两六钱　莲子六两四钱　大腹皮八钱四分　山药四两三钱　川芎二两四钱　枳壳一两二钱　麦门冬二两五钱　缩砂仁二两九钱　苏叶二两五钱　蕲艾六钱四分　生地黄一两二钱　香附二两六钱　黄芪一两三钱　琥珀八钱四分　黄芩一两五钱　益母草六钱四分　羌活八钱四分　丹参四两二钱　橘红一两六钱　木香八钱四分　白芍一两六钱　川断六钱四分　厚朴一两五钱　当归身　川贝母各二两二钱　肉苁蓉一两二钱　茯苓六两四钱　杜仲二两六钱　菟丝子三两二钱　白术八钱四分　血余八钱四分　沙苑子二两二钱

【炮制】共研细末，加炼蜜，并酒化阿胶杵为丸，每丸二钱，潮重二钱四分，辰砂为衣，蜡壳外护。

【用法】每服一丸，一日二次，白开水送下。孕妇忌服。

◆**玉液汤**《医方类聚》

【主治】七情伤感，气郁生涎，随气上逆，头眩心悸，眉棱骨痛。

【功效】祛风湿，化痰涎。

【药物及用量】半夏（肥大者汤泡七次，切作片）

【用法】清水一盅半，加生姜汁片，煎至八分去滓，入沉香末少许，不拘时温服。

◆**玉液汤**《经验良方》

【主治】诸般风疾，麻痹瘫痪，动止不得。汴梁州判王义甫患风年半，服此药酒，未及二斗，疾痊，乃传之祁闰甫。

【功效】祛风除痹，补肾强骨。

【药物及用量】牛膝一斤　天麻五两　秦艽一两　防风二两　枸杞二两　蚕砂二两（拣净）　大栗子（炒熟，用肉一斤）　桔梗二两　当归一两八钱　苍术二斤（泔浸，去皮，蒸熟）　地黄一两八钱

【用法】上一十一味，俱各洗净，细切，用无灰酒二斗，瓷缸内浸，用白纸七重，封七日，勿教妇人封，取用药时，人面不得于缸口上觑，每服酒一盏，日进三服，虽患年深，亦不过二斗酒，常服永除风疾，百病不生。忌湿面、动风之物，大效。

◆**玉液汤**《圣济总录》

【主治】咳嗽，祛痰涎，利胸膈。

【功效】止咳，化痰，利膈。

【药物及用量】天南星（炮）　半夏（汤七遍，去滑）各一两

【用法】上二味，粗捣筛，每服二钱匕，水一盏，生姜五片，同煎至七分，去滓放温，食后夜卧细细呷之。

◆**玉液膏**《疡医大全》

【主治】发背，痈疽溃烂。

【功效】生肌止痛。

【药物及用量】香油二两　黄蜡一两化开入黄丹　寒水石（煅）各一两

【炮制】研细熔化为膏。

【用法】摊贴之。

◆**玉液散**《世医得效方》

【主治】久近喘嗽，口干作渴。

【功效】清热生津，止渴止咳。

【药物及用量】瓜蒌根　知母　贝母（去心，炒）各一两　甘草（炙）半两　人参半两

【用法】上五味，为末，每服二钱，先熔下黄蜡二钱，同入米饮调下，食后服。

◆**玉液散**《圣济总录》

【主治】肺嗽痰唾。

【功效】理肺止咳化痰。

【药物及用量】半夏二两（大者，洗净，去脐）　皂荚二十挺（去皮、子，锉，水一斗，同半夏煮至五升，取出半夏，薄切，焙干）

【用法】上二味，只取半夏，捣罗为散，每服半钱匕，水一盏，生姜一片，煎至四分，食后温服。

◆玉雪救苦丹《良方合璧》

【主治】一切咽喉诸证，小儿痧痘，时疹惊风，兼治痈疽，发背，胸疽，疔毒，无名肿毒等证。

【功效】散风寒，化痰食，和肠胃。

【药物及用量】水安息　血珀各三钱　当门子三分　鹅管石　犀黄　真濂珠各三钱　白螺壳一钱　冰片三分　川连一分　左秦艽　桂枝　细青皮各八钱　厚朴一两　木通　赤芍各八钱　寒水石一两　枳壳　陈皮　大豆卷　柴胡　福建曲各八钱　辰砂二两　连翘　象贝母　赤茯苓　木香　茯苓皮　防风　前胡　生军　天花粉　白术　大力子　枳实　荆芥　大麦仁　车前子　麻黄　豆豉　甘草（炙）　六神曲　藿香　石膏　玉桔梗　半夏曲　茅术各八钱　大腹皮一两六钱　苏合油二两

【炮制】共研为末，用神曲粉四两，加炼蜜打丸，每粒潮重六分，辰砂为衣，白蜡壳护。

【用法】每服一丸，如未效再进一丸，轻则半丸。

◆玉壶丸《医学六要》

【主治】风热，头痛，痰厥。

【功效】祛风化痰。

【药物及用量】生南星　半夏　天麻　白芷各二钱　雄黄一钱

【炮制】研为细末，滴水为丸，如梧桐子大。

【用法】每服三十丸，清水一大盏，先煎令沸，下药者五七沸，候药浮即熟，漉出放温。另以生姜汤送下，不计时服。

◆玉壶丸《仁斋直指方》

【主治】消渴引饮无度。

【功效】补气养阴，清热止渴。

【药物及用量】人参　瓜蒌根等量

【用法】上二味为末炼蜜丸，梧桐子大，每三十丸，麦门冬煎汤下。

◆玉壶散《杂类名方》

【主治】三种瘿。

【功效】软坚散结。

【药物及用量】海藻（洗）　海带（洗）　昆布　雷丸各一两　青盐　蓬莪术各五钱

【用法】研为细末，陈米饮或炼蜜和丸，如榛子大，噙化。

◆玉花白丹《太平惠民和剂局方》

【主治】五劳七伤，夜多盗汗，肺痿虚损，久咳上喘，霍乱转筋，六脉沉伏，唇口青黑，腹胁刺痛，大肠不固，小便滑数，梦中遗泄，肌肉瘦悴，目暗耳鸣，胃虚食减，久疟久痢，积寒痼冷，肠风脏腑毒，诸药不愈者。

【功效】养肺肾，固元气。

【药物及用量】钟乳粉（炼成者一两，白石脂净瓦阁起，煅红研细水飞）　阳起石（用坩埚于大火中煅令通红，取出酒淬，放阴地令干）各五钱　左顾牡蛎七钱（洗用韭叶捣汁，盐泥固济，火煅取白者）

【炮制】各研令极细如粉，方拌和作一处令匀，再研一二日，以糯米粉煮糊为丸，如芡实大，入地坑出火毒一宿。

【用法】每服一丸，空腹时浓煎入胡汤放冷送下，入熟水亦得，常服。温平不湿不燥，泽肌悦色，祛除宿患，妇人久无妊者，以当归、熟地黄浸酒下，便有符合造化之妙。或久冷骨带，虚损脐腹撮痛，艾醋汤下。服毕食白粥稍许压之。忌猪羊血、绿豆粉，恐解药力也。

◆玉华白丹《仁斋直指方》

【主治】脏腑久虚，止泻止痢。

【功效】涩肠止泻。

【药物及用量】阳起石（入坩锅煅通红，酒淬顿阴地，令干，莫见日）　白石脂（煅红）　左顾牡砺（盐泥固济，煅红，取白者）各半两　钟乳粉一两

【用法】上四味，研极细如粉，和毕，糯米糊丸，空心米饮下，渴者人参汤下，亦治肠风下血。

◆玉箸煎《圣济总录》

【主治】小儿胎赤，眼风，赤眼。

【功效】解毒。

【药物及用量】用小儿吐出蛔虫二条

【炮制】用瓷盒盛之，纸封埋湿地，五日取出，化为衣，瓷瓶收之。

【用法】并铜箸点之。

◆玉枢丹《疡医大全》

【主治】白癜疹疯。

【功效】祛风，杀虫。

【药物及用量】苦参　当归　玄参　荆芥　苍术各八两　羌活　乌药　乌麻　藁本　苍耳子　川芎　独活　白芷　白蒺藜　防风　大枫肉　甘草　麻黄　红花　牛蒡子　天麻　白僵蚕　琉璃（煅灰）　海风藤　薄荷　延胡索　秋石　夏枯草　犀角　旱莲草　虎骨　血竭　柴胡　苏木　蝉蜕各二两　牛黄一钱　麝香二钱　木香　沉香　檀香　乳香　没药　仙灵脾各一两五钱　桑螵蛸　蕤仁　大黄　桔梗　贝母　乌药　半夏各一两

【炮制】共为末，将粗药头煎汁，煮米糊为丸，如梧桐子大，朱砂为衣。

【用法】每服一百丸，用黄芩、大黄、羌活、独活、防己、防风、连翘、黄柏、桔梗、荆芥、当归、山栀、木通、甘草、半夏、紫苏、薄荷、升麻、川芎、麻黄、乌药等味，煎汁送下，或用酒上，朝夕二服，须避风。

◆玉枢丹《圣济总录》

【主治】一切喉毒。

【功效】解热毒。

【药物及用量】山慈姑（洗净为末）　五倍子（净）各二两　麝香三钱　大戟（净末）　草河车（净末）　雄黄各五钱　千金子（净末）一两

【用法】共为末，米饮高和，捣千余下为度，每服五六分，甚者一钱，熟汤调下。

◆玉枢正气丹《证治准绳》

【主治】痘疮，五六朝间，本美丽鼎峻，而一时失防，或触于腥血，或感于秽臭，倏忽更变。

【功效】活血行滞。

【药物及用量】生地黄、红花　甘草　桔梗　橘红　蝉蜕　防风　人参（加倍）　黄芪（加倍）

【用法】用嫩桃五个，和生姜清水煎浓，酒冲服。

◆玉饼子《证治准绳》

【主治】目生翳膜。

【功效】消翳明目。

【药物及用量】海螵蛸　蛤粉（南康真者）　黄蜡各五分　片脑五厘

【炮制】研为末，先熔蜡持起，搅微冷，入末为丸，如青葙子，略带扁些。

【用法】每用一饼，临卧进纳入翳膜上，经宿以水照之，其饼自出。

◆玉盘散《疡医大全》

【主治】雀斑，粉刺。

【功效】消滞，化热，祛风。

【药物及用量】白牵牛　甘松　香附　天花粉各一两　藁本　白蔹　白芷　白附子　宫粉　白及　大黄各五钱　肥皂一斤

【用法】捶烂，同药和匀，每日擦面。

◆玉龙丸《脉因证治》

【主治】伏暑腹胀痛，暑泄。

【功效】消热，化滞。

【药物及用量】硫黄　硝石　滑石　明矾各一两　白面六两

【炮制】研为细末，无根水滴为丸。

【用法】熟汤送下。

◆玉龙膏《永类钤方》

【主治】劳瘵，遗精梦泄，腹膨高突，咳嗽阴疼。

【功效】清热，养肺，壮神，杀虫。

【药物及用量】青蒿子　柴胡　白槟榔各二两　鳖甲（制）　白术　赤茯苓　木香　牡蛎　地骨皮各五钱　人参　生干地黄各一两　当归三钱　朱砂一钱　豆豉心二合　虎头骨（砍开，酒炙黄赤色）

【炮制】先鳖甲汤煮去皮裙，酒浸炙黄赤，皆研为末。又加乌梅肉、枳壳，外以杏仁五升，壮者以童便浸，春夏七日，冬秋十日，和瓶日中晒，每日一换，新者日数足，以清水淘去皮尖焙干。别以童便一升，于银石器内，以文火煎烂，倾入砂盆，用柳木槌烂为膏，细布滤过，入酥一两，薄荷自然汁二合，搅匀和药，用槌捣五百下，丸如梧桐子大。

【用法】每服十五丸，加至三十丸，空腹时温汤送下，如觉热减丸数服，热少远加。经月日诸证皆退，进食安卧，而有血色，乃药行也，当勤服毋怠。忌食苋菜、白粥、生冷、生血、雀鸽等物。

◆**玉环丸**《重庆堂随笔》

【主治】妊娠胎堕者。

【功效】补血固胎。

【药物及用量】生地黄（切碎同姜炒，去姜）　丹参（去头尾，酒洗炒）各四两　全当归（醋炒）　阿胶（蒲黄炒）各三两　四制香附　赤芍（酒炒）各二两　川芎（童便炒）　陈皮绒（鸡子二枚同煮，水干炒黑）各一两

【炮制】共研末，酒煮面糊为丸，如梧桐子大。

【用法】每服二十丸，凡半产后先服荡瘀丸。七朝后再服此丸，服至十四朝，嗣后有孕，宜服安胎饮。

◆**玉霜散**《证治准绳》

【主治】妇人客热，烦渴头痛，痰涌如泉。

【功效】消热，下痰。

【药物及用量】石膏二两（细研水飞过）　寒水石一两（细研）

【用法】和匀，每服一钱，生地黄汁调下，不拘时服。

◆**玉霜丸**《圣济总录》

【主治】水泻白痢，小腹疼痛。

【功效】攻毒止痢。

【药物及用量】砒霜（研细如粉）二两　黄蜡一两

【用法】上二味，以瓷碗盛，重汤煮熔开，以东南柳枝二七茎，各长七寸，粗细如箸，每用两茎搅药，又转一头搅，候两头并黑黄色乃已，又取两茎，依前搅七次了，将出药，趁软作条子收，遇病旋于火上烘软，丸如梧桐子大，小儿绿豆大，空心，新汲水下一丸。

◆**玉锁丹**《验方新编》

【主治】肾经虚损，心气不足，思虑太多，真阳不固，溺有余沥，小便白，肌瘦，盗汗虚烦，食减乏力。

【功效】敛汗。

【药物及用量】五倍子一斤　白茯苓四两　龙骨二两

【炮制】为末，水糊丸，如梧桐子大。

【用法】每服七十丸，食前盐汤送下，每日三次。

◆**玉锁匙**《活人心统》

【主治】牙疳。

【功效】消痈清热。

【药物及用量】僵蚕　硼砂（煅）　白芷各等量　冰片少许

【用法】研为细末，每用一指面，指揩牙床上三次即愈。

◆**玉锁匙**《疡医大全》

【主治】咽痛，牙关紧闭。

【功效】宣壅破结。

【药物及用量】巴豆（压去油）

【用法】于纸上，拈成条子，点灯灭火，以烟熏入鼻中，一时鼻若流涕，其关即关。

◆**玉锁匙**《验方续编》

【主治】双乳蛾。

【功效】祛痰。

【药物及用量】明矾一两

【炮制】银罐内熔化，即下巴豆二十一粒。俟矾枯取起，放在地上越宿。次早去巴豆，用矾研末。

【用法】每用少许，吹于患处，忌孕妇。

◆**玉露散**《小儿药证直诀》

【主治】颊赤咽干，烦躁失眠，身热头痛，中暑闷渴，小便不通，惊气入肾，梦

中咬牙，小儿惊热，吐泻色黄。

【功效】清热养津。

【药物及用量】寒水石（软而微青黑中有细纹者，如无，以滑石代之）　石膏（坚白而有墙壁，手不可拆者）各一钱（一作各三两，一作各一两）　生甘草一钱（晒干，天阴火焙）（一作一两，一作三钱，一方有赤茯苓一两）

【用法】研为细末，每服一字，或五分或一钱，食后温汤调下，热月冷服，寒月热服，或薄荷汤或灯心汤调下。如小便不通快，麦门冬、灯心汤调。若惊加朱砂少许，不拘时服。

◆**玉露散**《卫生家宝产科备要》

【主治】产后乳脉不行，身体壮热疼痛，头目昏眩，大便涩滞者。

【功效】凉膈，压热，下乳。

【药物及用量】人参　茯苓　甘草各五钱（一作各一钱）　川芎　苦桔梗（炒）　白芷各一两（一作各二钱）　当归一分（一作一钱五分）　芍药七钱五分（一作一钱五分）　大黄一分

【用法】研为细末，每服二钱，清水一盏，煎至七分温服，一日三次。若脏腑泄泻，即除川大黄。

◆**玉露膏**《中医外科讲义》

【主治】流火丹毒，痈疽疮疡，焮红腐烂及一切热毒未破者。

【功效】解毒，清热消肿。

【药物及用量】芙蓉叶不拘多少

【用法】晒干研末，以凡士林调敷，皮破者用麻油或蜜水调敷。

◆**玉露散**《管见大全良方》

【主治】产后乳脉行，身体壮热疼痛，头目昏痛，大便涩滞。

【功效】益气生津，清热活血。

【药物及用量】人参（去芦）　白茯苓　甘草（炙）各半两　苦梗（去芦，炒）　川芎　白芷各一两　当归一分（《袖珍方》一钱）　芍药三分（《袖珍方》三钱）

【用法】上为细末，每服二钱，水一盏，煎至七分，温服。如烦热甚，大便秘，加大黄一分。

◆**玉露通真丸**《妇人大全良方》

【主治】妇人诸疾。

【功效】调和气血。

【药物及用量】半夏（姜汁制炒）　人参各半两　茱萸（醋炒）　制厚朴各半两一分　泽兰叶二两半　甘草　蝉蜕（炒）　白芍　石膏　蚕蜕（炒用，如无，以蚕故纸三张代）　白术　当归　羌活　熟地黄（洗，焙）　白茯苓各二两　防风　干姜　柏子仁　苍术　白薇　木香　黄芪　川牛膝　附子　白芜荑（与蝉蜕同炒，然此方无蝉蜕，马鸣蜕是也）　川芎　藁本各一两　川椒　苦桔梗各三两　白芷一两半

【用法】上二十九味为细末，炼蜜为丸，每九钱重分作十丸，切记炼蜜无令太过及生。妇人诸虚不足，状如劳疾，黄芪煎酒下；血气痛，烧称锤淬酒下；产前安胎，用醋汤下；产后诸疾，用酒或盐汤下；产前产后泻，用米饮送下；妇人牙疼，用半丸揩疼处，良久，盐汤咽下；产前产后血闷，用童子小便送下；经脉不调，用红花煎酒送下；产后风毒生疮疥，荆芥茶下；冷疾反胃醋心，干嚼下；妇人子宫久冷，崩漏赤白带下，用童子小便、米醋、好酒一处暖热下。

◆**玉钥匙**《三因极一病证方论》

【主治】风热喉痹及缠喉风。

【功效】消热，散风，化痰。

【药物及用量】焰硝一两半　硼砂五钱　脑子一字　白僵蚕一钱五分

【用法】研为末，每用五分，以竹管吹入喉中立愈。

◆**玉尘散**《是斋百一选方》

【主治】痰饮。

【功效】清肺止痰。

【药物及用量】桑白皮（自取东向未出土者，洗净）二两　桔梗三两　半夏一两（汤泡七次）　南星一两（沸汤七次泡）

【用法】上四味，为粗末，每服三钱，水一盏半，生姜七片，煎至七分，去滓，温服。一方加北五味子，各等量。

◆**玉尘散**《御药院方》

【主治】大人小儿痰实咳嗽，气促喘满，咽膈不利。

【功效】清肺止咳化痰。

【药物及用量】天南星（去皮） 半夏各用（汤浸，洗七次，切作片，焙） 桔梗 桑白皮各等量

【用法】上四味，为粗末，每服三大钱，水一盏半，生姜如钱大七片，煎至八分，去滓，温服，不拘时。

◆**玉浮丸**《朱氏集验方》

【主治】痰吐头痛。

【功效】燥湿化痰。

【药物及用量】天南星（削去皮） 半夏各一钱半 陈皮（去白） 白术 茯苓 附子（去皮、脐）各一钱

【用法】上六味，各生为末，用生面随多少拌匀，生姜自然汁丸，如梧桐子大，用滚汤煮熟，次用煮药现成汤，加生姜自然汁，下二十丸，不拘时。

◆**玉连丸**《是斋百一选方》

【主治】脾积下痢，蛊痢。

【功效】调中涩肠。

【药物及用量】木香半两 诃子半两（连核） 黄连一斤（炒紫色）

【用法】上三味，为细末，研粳米饮糊为丸，如梧桐子大，每服一百丸，米饮下，空心食前，日进二服。

◆**瓜贝养荣汤**《瘟疫论》

【主治】瘟疫解后，痰涎痈甚，胸膈不清者。

【功效】清痰热，化湿滞。

【药物及用量】瓜蒌 贝母 天花粉 当归 白芍 知母 紫苏子 橘红

【用法】加生姜，清水煎服。

◆**瓜蒂神妙散**《宣明论方》

【主治】偏正头目昏眩及偏正头痛。

【功效】祛风宣滞。

【药物及用量】瓜蒂 焰硝 雄黄 川芎 薄荷叶 苍耳子 藜芦各一分 天竺黄一钱五分

【用法】研为细末，含水，鼻中搐一字。

◆**瓜蒂散**《伤寒论》

【主治】寸浮胸痞，上脘有宿食者。

【功效】涌吐。

【药物及用量】瓜蒂一分（熬黄，一作一分） 赤小豆一分（一作二分）

【用法】各另捣筛为散，取一钱匕，以香豉一合，用热汤七合，煮作稀粥，去滓取汁和散，温顿服之（一作温浆水调下）。不吐者稍加，得快吐乃止，诸亡血虚家忌之。

◆**瓜蒂散**《证类本草》

【主治】缠喉风。

【功效】吐风痰。

【药物及用量】瓜蒂（采自落者，如未用，以槟榔叶裹于东墙有风处，挂令吹干用，不拘多少）

【用法】研为细末，壮年每用一字，十五岁以下及年老者半字。早晨井花水调下，一时许噙砂糖一块，良久涎如水出，涎尽，食粥一两日。吐多困甚者，研麝香少许，温水调下。

◆**瓜蒂散**《全生指迷方》

【主治】风湿鼻窒塞，气不通。

【功效】催吐。

【药物及用量】瓜蒂 藜芦各等量

【用法】研为末，每用一钱，纳鼻中，以气通为度。

◆**瓜蒂散**《外台秘要》

【主治】小儿心满坚硬，手足心热，变为黄疸。

【功效】宣壅祛湿，清热。

【药物及用量】瓜蒂二七枚 赤小豆三七粒 秫米二七粒

【用法】研为末，每用一字，吹入两鼻内，令黄水出，余末尽清水调服之，得吐出黄水即愈。或瓜蒂一两，赤小豆四粒，研为末，每服一钱，温汤调下，服后即卧，当吐清黄汁为效，然虚者不宜服。

◆**瓜蒂散**《圣济总录》

【主治】小儿诸黄。

【功效】利湿退黄。

【药物及用量】瓜蒂一十四枚 小豆二

十粒　糯米四十粒

【用法】上三味，捣罗为散，吹少许入鼻中，即瘥。

◆**瓜蒂散**《妇人大全良方》

【主治】妇人头不痛，项不强，寸脉微浮，胸中痞硬，气上冲咽喉，不得息。

【功效】祛风痰，泻停饮。

【药物及用量】瓜蒂（炒黄）　赤小豆各半两

【用法】上二味为细末，取一钱匕，豉一合，汤七合，先渍之，须臾煮作稀糜，去滓，取汁和散温顿服，不吐，稍加，得快吐乃止。

◆**瓜蒂汤**《温疫论》

【主治】温疫胸膈满闷，心烦喜呕，欲吐不吐，虽吐而不得大吐，腹中满，欲饮不能饮，欲食不能食，此疫邪留于胸膈。

【功效】宣壅祛湿。

【药物及用量】瓜蒂一钱　赤小豆三钱（研）　生山栀子二钱

【用法】清水二杯，煮取一杯，先服半盏，得吐止后服，不吐再服。虚者加人参芦一钱五分。

◆**瓜蒂散**《内外科百病验方大全》

【主治】痈疽，大毒，乳岩及一切无名恶证。

【功效】解毒，消痈。

【药物及用量】南瓜蒂（陈年且老者佳）

【用法】烧成炭，每服少许，温酒冲下。再用麻油调敷，乳岩每服一个，重者四五次立愈。

◆**瓜蒌丸**《丹溪心法》

【主治】食积，痰壅滞喘。

【功效】消食化痰。

【药物及用量】瓜蒌实　山楂　半夏曲　神曲各等量

【炮制】瓜蒌瓤、竹沥和丸。

【用法】姜汤送下。

◆**瓜蒌丸**《世医得效方》

【主治】初病脱肛，鼻梁青脉，唇白，齿根焦黄，久病两颊光，眉赤唇焦，多啼哭。

【功效】清热燥湿，化痰。

【药物及用量】黄瓜蒌一个　白矾半两

【用法】上二味，将白矾入瓜蒌内，固济，火煅为末，米糊丸，每服三十丸，米汤送下。

◆**瓜蒌托里散**《景岳全书》

【主治】疡疽毒盛，打仆损伤。

【功效】生肌解毒，活血。

【药物及用量】瓜蒌一个　忍冬藤一两　苏木五钱　乳香（去油）一两　甘草节一钱　没药（去油）三钱

【用法】酒煎，分三服，一日服尽，渣焙为末，酒糊为丸，如弹子大，当归酒化下，未成即消，已成自溃。

◆**瓜蒌杏连丸**《东医宝鉴》

【主治】酒痰嗽。

【功效】化痰解湿，止咳。

【药物及用量】瓜蒌仁　杏仁　黄连各等量

【炮制】竹沥、姜汁为丸。

【用法】熟汤送下。

◆**瓜蒌青黛丸**《丹溪心法》

【主治】酒嗽。

【功效】化痰清热。

【药物及用量】瓜蒌仁一两　青黛三钱

【炮制】研为细末，炼蜜和丸。

【用法】口含化下。

◆**瓜蒌枳实汤**《万病回春》

【主治】痰火发痉。

【功效】化痰，燥湿，清火。

【药物及用量】瓜蒌仁、枳实　山栀子　川贝母　桔梗　陈皮　茯苓　麦门冬　人参　当归　苏子各等量　甘草三分

【用法】加生姜三片，同煎，冲竹沥、姜汁服。

◆**瓜蒌散**《是斋百一选方》

【主治】腹胀，小便不通，或五色痢久不愈者。

【功效】清热，去垢。

【药物及用量】瓜蒌一个（黄色者，以炭火煨存性，用盖在地下一宿出火毒）

【用法】研为细末，温酒调下，以通为度。

◆**瓜蒌散**《证治准绳》

【主治】便痈等恶疮。

【功效】清热解毒。

【药物及用量】瓜蒌一枚　金银花　牛蒡子（炒）各三钱　生姜　甘草各五钱

【用法】不犯铜铁器捶碎，用酒一大升，煎数沸，空腹时温服。

◆**瓜蒌散**《医学入门》

【主治】乳痈未溃者。

【功效】散滞解毒，清热消痈。

【药物及用量】瓜蒌仁　青皮各一钱　石膏二钱　金银花　甘草　没药　当归尾　皂角刺各五分

【用法】水酒各半，煎青橘叶，打汁二匙冲，空腹时服。未溃者即散，已溃者去石膏、没药、皂角刺、金银花，将当归尾换当归身，加人参、黄芪、川芎、白芍。

◆**瓜矾散**《医学入门》

【主治】鼻痔。

【功效】宣壅滞，蚀恶肉。

【药物及用量】瓜蒂四钱　枯矾　螺壳（煅）　草乌尖各五分　甘遂一钱

【用法】麻油调作丸，每用一丸，塞入鼻内，令运痔上，即化为水。

◆**瓜蒌汤**《妇人大全良方》

【主治】胸痹。

【功效】清热，开膈，散滞。

【药物及用量】瓜蒌一个　枳壳四枚　厚朴　薤白各一两　桂枝一两（有热者除之）

【用法】㕮咀，清水煎温服。

◆**瓜蒌汤**《小儿药证直诀》

【主治】小儿慢惊。

【功效】祛痰湿。

【药物及用量】瓜蒌二钱　白甘遂末一钱　同于慢火上炒焦黄。

【用法】研匀，每服一字，麝香、薄荷汤调服，不拘时候。

◆**瓜蒌汤**《妇人大全良方》

【主治】妇人劳热胸痹。

【功效】理气宽胸，化痰除痹。

【药物及用量】枳壳四个　厚朴　薤白各一两　瓜蒌一个　桂枝一两（有热除此一味）

【用法】上五味㕮咀，水七升，煎取四升，去滓，温服。

◆**瓜蒌实丸**《医方类聚》

【主治】噎膈，胸膈痞痛彻背，胁胀喘急烦闷。

【功效】祛痰湿，开胸膈。

【药物及用量】瓜蒌实　枳壳（去瓤麸炒）　桔梗　半夏各一两

【炮制】研为末，姜汁打糊和丸，如梧桐子大。

【用法】每服五七十丸，食后淡姜汤送下。

◆**瓜蒌薤白白酒汤**《金匮要略》

【主治】胸痹，喘息咳唾，胸背痛，气短。

【功效】通阳散结，行气祛痰。

【药物及用量】瓜蒌实一枚　薤白四钱　白酒（适量）

【用法】三味同煮，分温再服。

◆**瓜蒌薤白半夏汤**《金匮要略》

【主治】胸痹不得卧，心痛彻背者。

【功效】通阳散结，祛痰宽胸。

【药物及用量】瓜蒌实一枚　薤白三钱　半夏四钱　白酒（适量）

【用法】水煎去滓，温服，一日三次。

◆**甘石散**《普济方》

【主治】下疳疮。

【功效】杀虫，解毒，收口。

【药物及用量】炉甘石　密陀僧各一钱五分　轻粉一分　橡斗子（烧灰存性）三钱　龙骨五分　麝香少许

【用法】研为细末，先用荆芥、杜仲、川椒煎汤放温洗之，次用药少许，干贴患处。

◆**甘竹茹汤**《千金方》

【主治】产后内虚，烦热短气。

【功效】理气清热。

【药物及用量】甘竹茹一升　人参　茯苓　甘草各一两　黄芩三两

【用法】㕮咀，清水六升，煮取二升，

去滓分三服，一日三次。

◆甘李根汤《伤寒总病论》

【主治】动气在上，不可发汗，发汗则气上冲，正在心端。

【功效】清热解烦。

【药物及用量】甘李根皮一捆　桂枝　当归　白芍　人参　黄芩各一分　半夏半两　茯苓三分

【用法】加生姜三片，清水煎服。

◆甘豆汤《仁斋直指方》

【主治】诸热烦渴，大小便涩及内蓄风热入肾，腰痛便秘，血淋，诸淋。

【功效】清风热，理血气，解热毒。

【药物及用量】甘草二钱　黑豆二合　加生姜七片

【用法】清水煎服，亦可加续断、天麻，间服败毒散。

◆甘豆汤《幼科类萃》

【主治】小儿胎热。

【功效】清热解毒。

【药物及用量】甘草一钱　黑豆二钱　淡竹叶十片

【用法】㕮咀，清水一盅，加灯心七茎同煎，不拘时服。

◆甘桔防风汤《小儿痘疹方论》

【主治】小儿痘疹，风热咽喉不利。

【功效】祛风热，清咽喉。

【药物及用量】甘草　桔梗　防风各等量

【用法】锉散，每服三钱，清水一盏，煎至六分，空腹时温服，忌酒、姜、椒等热物。

◆甘桔射干汤《嵩崖尊生》

【主治】喉痛。

【功效】祛风热，清咽喉。

【药物及用量】甘草一钱　桔梗二钱　射干　山豆根　连翘　防风　荆芥　玄参　牛蒡子各一钱　竹叶十片

【用法】清水煎服。

◆甘桔汤《证治准绳》

【主治】上焦热，咽痛。

【功效】祛痰通滞。

【药物及用量】甘草二两　苦梗一两

【用法】清水煎，食后温服。

◆甘桔汤《幼科类萃》

【主治】小儿感冒风热，痘疮蕴毒上攻，咽喉肿痛，咳嗽失音。

【功效】祛风透疹，清利咽喉。

【药物及用量】甘草二钱（半生半炙）　桔梗（蜜浸炒）一两　人参（去芦）五钱

【用法】锉散，清水煎，不拘时服。

◆甘桔汤《张氏医通》

【主治】麻疹咽痛，口舌生疮。

【功效】祛风透疹，清利咽喉。

【药物及用量】甘草　桔梗　山豆根　玄参　鼠粘子　荆芥各等量　麦门冬加倍。

【用法】清水煎，温服。

◆甘桔汤《疡医大全》

【主治】胃痈，小便赤涩，腹满不食。

【功效】祛痰通滞。

【药物及用量】甘草　桔梗　麦门冬各一两

【用法】清水煎服。

◆甘桔汤《千金方》

【主治】喉痛喉痹，肺痈吐脓，干咳无痰，火郁在肺。

【功效】祛痰清热，排脓。

【药物及用量】甘草一钱　桔梗八分　金银花二钱　牛蒡子一钱五分

【用法】清水煎服。

◆甘草鼠粘汤《杂病源流犀烛》

【主治】肺热，咽喉痛。

【功效】祛痰清热。

【药物及用量】炒甘草二两　桔梗一两　鼠粘根二两

【用法】清水煎服。

◆甘草石膏汤《证治准绳》

【主治】渴病久愈，又添舌白滑微肿，咽喉咽唾觉痛，口渴饮冷，白沫如胶，饮冷乃止。

【功效】清热，止渴。

【药物及用量】生地　细辛各一分　熟地　黄连各三分　甘草五分　石膏六分　柴胡七分　黄柏　知母　当归身　桃仁　荆

芥　防风各一钱　升麻一钱五分　红花少许　杏仁六个　小椒二个

【用法】上锉如麻豆大，都作一服，水二盏，煎一盏，食后温服。

◆**甘草石膏汤**《东垣试效方》

【主治】渴病痊愈，再添舌白滑微肿，咽喉咽唾觉痛，嗌肿，时有渴，白沫如胶，饮冷则稍缓。

【功效】清热滋阴止渴。

【药物及用量】升麻一钱半　柴胡七分　甘草五分　黄柏一钱　知母一钱　石膏六分　杏仁六个　桃仁一钱　当归身一钱　熟地黄三分　小椒二个　细辛一分　黄连三分　红花少许　防风一钱　荆芥穗一钱　生地黄一分

【用法】上一十七味，锉如麻豆大，都作一服，水二盏，煎至一盏，去滓，稍热食后服。《秘藏》温服。

◆**甘草附子汤**《伤寒论》

【主治】风湿骨节疼痛，汗出短气，小便不利，恶风或身微肿。

【功效】补中气、除寒湿。

【药物及用量】甘草一两（炙，一作二两）　附子二枚（炮去皮、脐）　白术二两（炒，一作一两）　桂枝四两（一作二两）

【用法】清水六升，煮取三升去滓，温服一升，一日三次，初服得微汗则解，能食，汗出复烦者，将服五合；恐一升多者，宜服六七合为妙。

◆**甘草桔梗升麻汤**《云岐子保命集》

【主治】小儿疹出欲透，皮肤身热，咽喉不利。

【功效】祛风热，解肌透疹。

【药物及用量】甘草五钱　桔梗一两　升麻五钱

【用法】锉细，每服二钱，清水煎服。

◆**甘草粉蜜汤**《金匮要略》

【主治】蛔扰心痛，吐涎，发作有时。

【功效】安蛔止痛，解毒和胃。

【药物及用量】甘草二两　铅粉一两　白蜜四两

【用法】清水三升，先煮甘草，取二升去滓，纳粉蜜搅令和，煎如薄粥，温服一升，瘥即止。

◆**甘草干姜汤**《伤寒论》

【主治】太阳证误汗，胃中阳虚，吐逆咽干，烦躁而厥及肺痿，吐涎沫而不咳不渴，头眩，遗尿，小便数。

【功效】温中，祛痰。

【药物及用量】甘草四两（炙）　干姜二两（炮）

【用法】㕮咀，清水三升，煮取一升五合，去滓，分温再服。

◆**甘草干姜汤**《仁斋直指方》

【主治】男女诸虚出血，胃寒，不能引气归元，无以收约其血。

【功效】温阳止血。

【药物及用量】甘草（炙）　川白姜（炮）等量

【用法】上二味，锉散，每服三钱，食前煎服。

◆**甘草麻黄汤**《金匮要略》

【主治】里水，身面目黄肿，其脉沉，小便不利。

【功效】发汗，祛痰，行水。

【药物及用量】甘草二两　麻黄四两

【用法】清水五升，先煮麻黄，去上沫，纳甘草煮三升，温服一升，重覆汗出，不汗再服，慎风寒。

◆**甘草散**甲《太平圣惠方》

【主治】小儿中魃。

【功效】安神养肝。

【药物及用量】甘草（炙微赤锉）　龙骨　赤茯苓　牡蛎（烧为粉）　生干地黄　黄芩　桂心各一分　当归五钱（锉微炒）

【用法】捣粗罗为散，每服一钱，清水一小盏，加淡竹叶七片，煎至五分去滓，入白蜜一钱，更煎一二沸，量儿大小以意加减，一日三四次。若青黑色绕口，或觉病程晚者死不治。

◆**甘草散**乙《太平圣惠方》

【主治】小儿痢渴不止。

【功效】涩肠止泻，敛阴止渴。

【药物及用量】甘草一分（炙微赤，锉）　乌梅肉一分（微炒）　诃黎勒二枚（煨，用皮）

【用法】上三味，捣粗罗为散，每服一钱，以水一小盏，入生姜少许，煎至五分，去滓放温，不拘时，量儿大小，分减服之。

◆**甘草散**丙《太平圣惠方》

【主治】小儿鼻疳生疮，痒痛不止。

【功效】清热解毒，缓急止痛。

【药物及用量】甘草一分（炙微赤，锉）　地榆一分（锉）　蚺蛇胆一钱（细研）　蜗牛壳一两（炒令微黄）　麝香一钱（细研）　兰香根灰一分　人粪灰一分　龙脑半钱（细研）

【用法】上八味，捣细罗为散，入龙、麝等研令匀，每服以粥饮调下半钱，亦可吹于鼻中，三岁以下，可服一字。

◆**甘草散**丁《太平圣惠方》

【主治】猝吐血不止。

【功效】温中止血。

【药物及用量】甘草（锉，生用）　白术　阿胶（捣碎，炒令黄燥）　干姜（炮裂，锉）　黄芩各一两　伏龙肝一合

【用法】上六味，捣粗罗为散，每服三钱，以水一中盏，煎至六分，去滓，温服，不拘时。

◆**甘草散**戊《太平圣惠方》

【主治】临产前。

【功效】益气催产。

【药物及用量】甘草二两（炙微赤，锉）　黄芩三分　大麻仁二分　干姜三分（炮裂，锉）　吴茱萸三分（汤浸七遍，炮干微炒）　肉桂三分（去粗皮）　大豆黄卷一两（湿地种豆令芽与身齐，晒干，掇取芽用）

【用法】上七味，捣细罗为散，每日空心服，以粥饮调下一钱。

◆**甘草汤**《普济方》引《十便良方》

【主治】冷热痢，心神烦渴，腹痛，胸膈滞闷。

【功效】理肠止泻。

【药物及用量】甘草（炙微赤锉）二寸　乌梅肉（微炒）五枚　诃黎勒五枚（煨用皮）

【用法】捣粗罗为散，每服一盏，清水一小盏，加生姜少许，煎至五分去滓，放温不计时服，量儿大小加减。

◆**甘草汤**《伤寒论》

【主治】少阴咽痛。

【功效】祛痰利咽。

【药物及用量】甘草二两

【用法】清水一升，煮取五合（一作一升五合），去滓，分温再服。

◆**甘草汤**《伤寒总病论》

【主治】阴毒证。

【功效】解毒行滞。

【药物及用量】甘草（炙）　升麻　当归　桂枝二分　雄黄　川椒各一分　鳖甲一分

【用法】清水煎服，毒从汗出，未汗再服。

◆**甘草膏**《是斋百一选方》

【主治】悬痈。

【功效】解毒清热。

【药物及用量】好粉甘草一两

【用法】取泉石间长流水，以甘草入水中浸透，炭火将甘草蘸水焙炙，以一碗水尽为度。不可急性，劈开欲将所炙甘草另用泉水三盏，无灰好酒五盏，用瓦罐煎至三之一，如膏一起服之。另用有节者四两，仍用泉水随罐大小汤，漉洗患处四围，水冷再温洗，当做核未痛以前，又过一二服自消。若已破服之虽不能消，过二十余日亦必消尽，投两服无害。

◆**甘草泻心汤**《伤寒论》

【主治】伤寒中风，误下成痞，呕利心烦。

【功效】和脾胃，消痞。

【药物及用量】甘草四两（一作二两）　黄芩三两（一作三两五钱）　黄连一两（一作五钱）　干姜三两（一作三两五钱）　半夏五合（洗，一作一两）　大枣十二枚（擘，一作六枚）

【用法】清水一斗，煮取六升去滓，再

煎取三升，温服一升，一日三次。

◆**甘草泻心汤**《金匮要略》

【主治】狐惑病之蚀于上部者。

【功效】和胃杀虫。

【药物及用量】甘草四两（炙） 黄芩 干姜 人参各三两 半夏五合 黄连一两 大枣十六枚（擘）

【用法】清水一斗，煮取六升去滓，再煎取三升，温服一升，一日三次。

◆**甘麦大枣汤**《金匮要略》

【主治】妇人脏躁，喜悲伤，欲哭，如神灵所作，数欠伸。

【功效】养心安神，和中缓急。

【药物及用量】甘草三两 小麦一升 大枣十枚

【用法】上三味，诸方㕮咀。以水六升，煮取三升，温分三服。

◆**甘菊花散**《圣济总录》

【主治】肝气壅塞，翳膜遮睛，隐涩难视。

【功效】清肝热，宣壅滞，祛风明目。

【药物及用量】甘菊花一两 木贼 防风（去杈） 白蒺藜 甘草（炙）各五钱 木香一分

【用法】研为细末，每服一钱匕，不拘时沸汤点服。

◆**甘菊花散**《太平圣惠方》

【主治】风头旋，忽忽如醉，痰逆，不下饮食。

【功效】祛风化痰，通络。

【药物及用量】甘菊花三分 天麻一两 石膏二两 芎䓖三分 独活三分 防风三分（去芦头） 白术三分 杏仁半两（汤浸，去皮尖、双仁，麸炒微黄） 茯神一两 羚羊角屑三分 杜若三分 黄芩三分 甘草半两（炙微赤，锉）

【用法】上一十三味，捣粗罗为散，每服三钱，以水一中盏，入生姜半分，煎至六分，去滓，不拘时，温服。

◆**甘菊花丸**《太平圣惠方》

【主治】头面风，皮肤痹痒，肢节疼痛，头目不利，项强耳聋。

【功效】祛风止痒，通利关节。

【药物及用量】甘菊花三分 人参三分（去芦头） 当归三分 防风半两（去芦头） 秦艽半两（去苗） 山茱萸半两 白鲜皮半两 黄芪半两（锉） 汉防己半两 桂心半两 白术半两 白蒺藜半两（微炒，去刺） 生干地黄半两 独活半两 芎䓖半两 细辛半两 苍耳子半两 薯蓣半两

【用法】上一十八味，捣罗为末，炼蜜和捣三五百杵，丸如梧桐子大，不拘时，以温酒下二十丸。

◆**甘菊汤**《圣济总录》

【主治】内外障翳，一切眼疾。

【功效】祛风清肺，凉血和肝，明目。

【药物及用量】甘菊花 升麻 石决明 旋覆花 芎䓖 大黄（炒）各五钱 羌活（去芦） 地骨皮 石膏 木贼（炒） 青葙子 车前子 黄芩（去黑心） 防风（去芦） 栀子仁 荆芥穗 草决明（炒） 甘草（炙）各一两 黄连（去须）二钱五分

【用法】锉碎，每服三钱，清水一盏，加蜜少许，煎至七分去滓，夜卧食后温服。

◆**甘菊汤**《杂病源流犀烛》

【主治】目赤烂。

【功效】清肝热，宣壅滞，祛风明目。

【药物及用量】甘菊 决明子 当归 川芎 赤药 甘草 防风 荆芥 蔓荆子

【用法】清水煎服。

◆**甘湿散**《医学纲目》

【主治】妇人阴疮。

【功效】杀虫祛湿。

【药物及用量】蚺蛇胆 青木香 石硫黄 铁精 麝香各四分（旧用五月五日蛤蟆）

【用法】研为细末，如三棋子，和井花水服，一日二次，先令便利了，即以桃枝熏下部。然后取药如棋子大，安竹管里，吹入下部，老少量减，其熏法每日一度。

◆**甘遂半夏汤**《金匮要略》

【主治】痰饮，病者脉伏，其人欲自利，利反快。虽利心下续坚满，此为留饮欲去故也。

【功效】祛痰逐水。

【药物及用量】甘遂（大者）三枚　半夏十二枚（姜汤泡去涎水）　芍药五枚　甘草一枚（如指大炙）

【用法】清水二升，煮取五合去滓，和白蜜五合，煎取八合，顿服之。

◆**甘遂破结散**《太平圣惠方》

【主治】小儿内有伏热诸候，腹内痞结，虽服汤得利，而滞实不去，心下坚满，按之则啼。

【功效】破痞除热。

【药物及用量】甘遂一分（煨黄）　青橘皮（浸，去白，焙）　黄芩　川大黄（锉细煨）各五钱

【用法】研为粗末，每服一钱，清水一小盏，煎至六分，去滓温服。量儿大小加减，得通利即止，后以冷粥补之。

◆**甘遂散**《本草纲目》

【主治】风痰迷心，癫痫及妇女心风血邪。

【功效】逐痰湿，清心经。

【药物及用量】甘遂二钱

【炮制】研为末，用猪心以三管血三条，和甘遂末，将心批作二片，入药在内，合之线缚。外用皮纸裹湿，慢火煨热，勿令焦，取药细碾，入辰砂末一钱和匀，分作四丸。

【用法】每服一丸，将所煨猪心煎汤化下，再服用别猪心亦可，过半日大便下恶物后，调和胃气。凡此病乍作乍醒者亦苏，不食，痴迷者不治。

◆**甘遂散**《外台秘要》

【主治】妊娠子淋，大小便并不利，气急，已服猪苓散不愈者。

【功效】行水湿，破热结。

【药物及用量】甘遂（取太山赤皮者）二两

【炮制】研为末，用白蜜二合，和丸如豆大。

【用法】每服一粒，后服猪苓散，不得下，一日二粒，渐加至五分，以微利为度。

◆**甘遂散**《太平圣惠方》

【主治】小儿水气，遍身肿满，大小便难，喘促不得睡卧。

【功效】泻水消肿。

【药物及用量】甘遂一分（煨令微黄）　槟榔一分　川大黄一分（锉碎，微炒）　牵牛子半两（微炒）　甜葶苈一分（隔纸炒，令紫色）

【用法】上五味，捣细罗为散，每服以温水调下一字，以利为效，随儿大小，以意加减。

◆**甘遂丸**《太平圣惠方》

【主治】小儿癥瘕，胁下坚硬如石，四肢黄瘦，不欲乳食。

【功效】消食软坚，散结消癥。

【药物及用量】甘遂一分（煨令微黄）　雄黄半两（细研）　石膏半两（细研，水飞过）　牡蛎半两（烧为粉）　巴豆半两（去皮心，绢囊盛，于醇酒中煮半日，取出焙干）　丹砂半两（细研，水飞过）　蕤仁二分（汤浸去皮，研入）　麝香一分（细研）

【用法】上八味，捣罗为末，与巴豆都研令匀，炼蜜和丸，如粟米大。每服一丸，以粥饮送下，日二服，量儿大小，加减服之。

◆**甘姜苓术汤**《金匮要略》

【主治】肾着。

【功效】暖土胜湿。

【药物及用量】甘草　白术各二两　干姜　茯苓各四两

【用法】清水五升，煮取三升，分温三服，腰中自温。

◆**甘矾散**《素问病机气宜保命集》

【主治】太阴口疮。

【功效】解毒收湿。

【药物及用量】生甘草一寸　白矾（如栗子大）一块

【用法】含化咽津。

◆**甘露丸**《太平圣惠方》

【主治】口舌干燥，痈毒结滞。

【功效】解壅毒，退风热。

【药物及用量】寒水石二斤（烧令赤，

摊地上，一宿出火毒）　马牙硝三两　铅霜　甘草（炙赤）　龙脑各三分

【炮制】研为细末令匀，糯米饭和丸，如弹子大。

【用法】每服半丸，食后新汲水磨化服。

◆**甘露消毒丹**《医效秘传》

【主治】湿温疫疠，发热倦怠，胸膈腹胀，肢酸咽肿，斑疹身黄，颐肿口渴，溺赤便秘，吐泻疟痢，淋浊疮疡。凡暑湿时疫之邪在气分，舌苔淡白，或厚腻，或干黄者，皆甚效，并治水土不服诸病。

【功效】祛湿热，利小肠，和胃气。

【药物及用量】飞滑石十五两　绵茵陈十一两　淡黄芩十两　石菖蒲六两　川贝母　木通各五两　藿香　射干　连翘　薄荷　白豆蔻各四两

【炮制】晒燥生，研为末，或以神曲糊丸，如弹子大。

【用法】每服三钱，开水调下，一日二次。

◆**甘露茶**《验方新编》

【主治】一切感冒时气，头痛腹胀，不服水土等证。

【功效】和脾胃，化积滞。

【药物及用量】陈皮（盐水洗）　柴胡　防风　谷芽（炒）　神曲　山楂　厚朴　枳壳各一两　陈茶叶八两

【用法】共为粗末，每服二三钱，生姜煎汤服。

◆**甘露饮子**《太平惠民和剂局方》

【主治】胃热未宣，龈肿出脓，目赤肿痛，饥烦不食，口疮咽痛，疮疹已发未发及脾胃受湿，瘀热在里，湿热成疸，肢肿胸满，气短身热，二便秘涩。

【功效】清热，养胃，凉血，祛湿。

【药物及用量】鲜枇杷叶（刷去毛）　干熟地黄（去土）　天门冬（去心，焙）　枳壳（去瓤麸炒）　山茵陈（去梗）　生干地黄　麦门冬（去心，焙）　石斛（去芦）　甘草（炙）　黄芩各等量

【用法】研为细末，每服二钱，清水一盏，煎至七分，食后临卧，去滓温服。小儿一服分二服，仍量岁数加减。

◆**甘露饮**《疡医大全》

【主治】茧唇。

【功效】解毒清热。

【药物及用量】犀角　生甘草　生地黄　银柴胡　枳壳　麦门冬　知母　枇杷叶　黄芩　钗石斛　茵陈各一钱

【用法】加淡竹叶七片，灯心十根，清水煎服。

◆**甘露饮**《普济方》

【主治】肿胀用下药得利后，以此补之。

【功效】分阴阳。

【药物及用量】人参　白术　茯苓　猪苓各五钱　滑石六两半　泽泻　甘草各一钱

【用法】研为细末，每服三钱，食前白滚汤调下。

◆**甘露散**《环山方坤云秘传》

【主治】阴亏，火炎灼肺，虚损失血内热，发为咽疮喉癣等证。

【功效】养阴清热。

【药物及用量】取童便半酒罐（须择无病无疮疖之童子五六人，每早烹好松苏茶一大壶，令各童饮下，俟便出时，去头去尾，用中间者）　要罐中大者，先用针丝做四股络子，悬饭盅一只于罐内，约离童便三寸上四围用盐泥封固，外加皮纸数层，糊密勿令泄气。再用砖搭成炉式，将罐放上，用桑柴文武火炼，烧一炷香，去火候温。再将铅笠轻轻取起，勿令泥灰落下，则罐中所悬碗内，自有清香童便露一碗。

【用法】取出，另倾入茶碗内，与病者服下，每日早晚共服二盅，自有神效。

◆**甘露膏**《兰室秘藏》

【主治】消渴，饮水极甚，自汗，喜食而瘦，大便结燥，小便频数。

【功效】清胃热。

【药物及用量】石膏三钱　知母一钱五分　甘草（生一钱，炙五分）　防风一钱　半夏（制）二分　兰香　白豆蔻　连翘　桔梗　升麻各五分

【炮制】研为末，水浸蒸饼和丸，或捏剂作薄饼子，晒干碎如米大。

【用法】每服二钱，淡姜汤调下。

◆**生化六和汤**《傅青主女科》

【主治】产后血块未除而患霍乱者。

【功效】理肠胃，和血气。

【药物及用量】川芎二钱　当归四钱　黑姜　甘草（炙）　陈皮　藿香各四分　砂仁六分　茯苓一钱　生姜三片

【用法】清水煎服。

◆**生白丸**《幼幼心书》

【主治】小儿痰涎不利，喘、咳嗽。

【功效】祛风寒、痰涎、结滞。

【药物及用量】白附子（新罗者）　天南星各五钱　半夏一两

【炮制】研为末，生姜汁打面糊为丸，如绿豆大。

【用法】每服二十丸至三十丸，生姜汤送下，量儿大小加减。

◆**生地麦冬饮**《医宗金鉴》

【主治】耳衄。

【功效】凉血清胃。

【药物及用量】生地黄　麦门冬各五钱（去心）

【用法】清水二盅，煎至八分，食后服。

◆**生地黄丸**《类证普济本事方》

【主治】恶风体倦，乍寒乍热，面赤心悸，或时自汗，三部无寒邪脉，但厥阴弦长而上鱼际者。

【功效】凉血清热。

【药物及用量】生地黄二两　柴胡　秦艽　黄芩各五钱　芍药一两

【炮制】研为细末，炼蜜和丸，如梧桐子大。

【用法】每服三十丸，不拘时乌梅汤送下，一日三次。

◆**生地黄丸**《沈氏尊生书》

【主治】气血不足，神志虚怯。

【功效】补气，健神。

【药物及用量】生地　黄芪各一两五钱　防风　鹿茸　茯神　远志　瓜蒌仁　黄芩各一两　人参一两二钱五分　当归五钱　芍药　蒲黄　戎盐各七钱五分　甘草（炙）七钱　车前子　滑石各二两

【炮制】研为细末，炼蜜和丸。

【用法】熟汤送下。

◆**生地黄丸**《杂病源流犀烛》

【主治】肝虚，眉棱骨痛。

【功效】养肝清热，凉血止痛。

【药物及用量】生地黄　甘菊花　防风　枳壳　石决明　决明子　白芍　茯神。

【炮制】研为细末，水泛为丸。

【用法】熟汤送下。

◆**生地黄散**《素问病机气宜保命集》

【主治】郁热衄血，咯血，吐血，阴虚者。

【功效】养血清热。

【药物及用量】枸杞子　黄连（炒）　地骨皮　天门冬（去心）　白芍　甘草（炙）　黄芩（炒）　黄芪（炒）　生地黄　熟地黄（自制）各等量

【用法】清水煎服，下血加地榆。

◆**生地黄散**《妇人大全良方》

【主治】妇人血气不调，时或寒热，体痛，不思饮食。

【功效】调气，疏肝，清热。

【药物及用量】生干地黄　北柴胡各一两　羌活　木香　桂心　防风各五钱　酸枣仁（炒）　羚羊角屑　白芍　白术　黄芪　川牛膝　白茯苓　当归　枳壳各七钱五分

【用法】㕮咀，每服三五钱，清水一盏，加生姜三片，煎至七分去滓，空腹时温服。

◆**生地黄散**《小儿痘疹方论》

【主治】小儿斑疹，身热，口干咳嗽，心烦。

【功效】清肺透疹。

【药物及用量】生地黄五钱　麦门冬（去心）三钱　杏仁　款冬花　陈皮各三钱　甘草（炙）二钱五分

【用法】每服三钱，清水煎，徐徐服，儿大加之。若痰气痘热内作，宜用桔梗、甘草、防风汤。若痰上壅者，佐以抱龙丸。

◆**生地黄散**甲《太平圣惠方》

【主治】痈肿，热毒疼痛，心神烦闷。

【功效】清血热，解毒滞。

【药物及用量】生地黄二两　川大黄（锉碎炒）　川升麻　地骨皮　当归（锉微炒）　黄芩　木通　赤芍　黄芪　玄参　生甘草各一两　赤茯苓一两五钱

【用法】为散，每服四钱，清水一中盏，加竹叶二十片，煎至六分去滓，不拘时温服。

◆**生地黄散**乙《太平圣惠方》

【主治】眼忽被撞打着，肿涩疼痛。

【功效】行血宣壅。

【药物及用量】川芎　生地黄　羚羊角　大黄　赤芍　枳壳　木香各一钱

【用法】研为粗末，清水二盏，煎至一盏去滓，食后温服。

◆**生地黄散**《河间全书》

【主治】郁热衄血，咯血吐血。

【功效】清热养阴止血。

【药物及用量】枸杞　柴胡　黄连　地骨皮　天门冬　白芍　甘草　黄芩　黄芪　生地黄　熟地黄等量

【用法】上一十一味，㕮咀，水煎服，下血者加地榆。

◆**生地黄散**《袖珍方》

【主治】诸见血无寒，衄血、下血、吐血、溺血。

【功效】清热养阴止血。

【药物及用量】生地黄　熟地黄　地骨皮　天门冬（去心）　黄芪　白芍　甘草（炙）　黄芩各等量

【用法】上八味，㕮咀，每服一两，水二盏，煎至一盏，去滓，通口服，食前。脉微身凉恶风，每一两加官桂半钱。

◆**生地黄散**《袖珍方》

【主治】吐血、便血、咯呕。

【功效】清热收敛止血。

【药物及用量】干葛　青盐　栀子　槐花　甘草　乌梅（炒）各等量

【用法】上六味，㕮咀，每服一两，水二盏，煎至一盏，去滓，食后温服。

◆**生地黄散**《拔粹方》

【主治】血无寒，衄血、下血、吐血、溺血，皆属于热。

【功效】清热养阴止血。

【药物及用量】生地黄　熟地黄　枸杞子　地骨皮　天门冬　黄芪　芍药　甘草　黄芩各等量

【用法】上九味，为粗末，每服一两，水煎。脉微身凉恶风，每一两加桂半钱。

◆**生地黄汤**《外台秘要》引《广济方》

【主治】产后腰痛，肢疼不食，腹有余血。

【功效】和血养胃，祛瘀。

【药物及用量】生地黄汁一升　芍药　甘草各二两　丹参四两　蜜一合　生姜半合

【用法】清水三升，煮取一升去滓，纳地黄汁、蜜姜汁，微火煎一两沸，一服三合，日二夜三次，利一两，行中间进食，与药更进服。

◆**生地黄汤**《医方大成》引（汤氏方）

【主治】小儿感受胎热，生下面赤，眼闭，体热，口热，发黄，频啼。

【功效】凉血清热。

【药物及用量】生地黄　赤芍　川芎　当归（去芦）　瓜蒌根各等量（一方有甘草）

【用法】㕮咀，每服五钱，清水一盅，煎至六分，产妇亦可服，以少许抹入儿口中。

◆**生地黄汤**《千金方》

【主治】胎动胎堕及小产后恶滞不通，腹中疞痛。

【功效】行气活血，止痛。

【药物及用量】生地黄（焙）五两　大黄（爆煨）　芍药　白茯苓（去黑皮）　当归（切炒）　细辛（去苗）　甘草（炙）　黄芩（去黑皮）　桂心（去粗皮）各五钱

【用法】㕮咀，每服五钱匕，清水一盏半，加生姜、大枣拍碎，煎至一盏去滓，不拘时温服。

◆**生地黄汤**《松峰说疫》

【主治】蓄血证，脉沉细微，肤冷，脐下满，或狂或躁，大便色黑，小便自利。

【功效】清热，破瘀。

【药物及用量】生地黄汁一升（无则用干生地黄二两）　干漆五钱　生藕汁五合（无则用干末五合）　虻虫二十个（炒）　水蛭十个（炒）　大黄一两　桃仁五钱（研）

【用法】清水一升，同熬至二升，放冷分二服，先服至半日许，血未下再服之。原方水蛭、蛭虫今改用归尾、红花。

◆**生地黄汤**《袖珍方》

【主治】上热衄血。

【功效】清热活血止血。

【药物及用量】生地黄二两　阿胶（炒）一两　川芎　桔梗　蒲黄　甘草（生）各五钱

【用法】上六味，㕮咀，每服八钱，水一盏半，入生姜汁二匙，煎至八分，去滓，温服，食后服。

◆**生地黄汤**《千金方》

【主治】小儿寒热进退，啼呼腹痛。

【功效】养阴清热，交通心肾止痛。

【药物及用量】生地黄　桂心各二两

【用法】上二味，以水三升，煮取一升，期岁以下服二合，以上三合。

◆**生地黄黄连汤**《医垒元戎》

【主治】妇人血风，崩漏，燥热不除，循衣空撮，扬手掷足，错语失神，鼻干气粗，闭目不醒及男子失血过多者。

【功效】清血热。

【药物及用量】生地黄（酒浸）　当归　川芎各七钱（一作一钱五分）　黄芩（酒炒）　黄连（酒蒸）　芍药（酒洗）　山栀子（姜汁炒黑）各三钱（一作各七分）　防风一两（酒润，一作二钱）

【用法】研为粗末，清水煎，徐徐呷之，脉实者，可加大黄（酒制）。

◆**生地黄饮**

【主治】消渴咽干，面赤烦躁。

【功效】清血热，养阴。

【药物及用量】生干地黄（洗）　熟干地黄（洗）　人参（去芦）　黄芪（蜜炙）　天门冬（去心）　麦门冬（去心）　枳壳（去瓤麸炒）　石斛（去根炒）　枇杷叶（去毛炒）　泽泻　甘草（炙）各等量

【用法】锉散，每服三钱，煎至六分去滓，食后临卧服。

◆**生地黄饮**

【主治】一切血证。

【功效】清血热，养阴血。

【药物及用量】生地黄　熟地黄　枸杞子　地骨皮　天门冬　黄芪　芍药　黄芩　甘草各等量

【用法】锉碎，每服一两，清水二盏，煎至七分，食后温服。如脉微，身凉，恶风，吐血者，多有此证，加桂五分。

◆**生地黄饮子**甲《太平圣惠方》

【主治】小儿中风，面引口偏，身体拘急，舌不能转。

【功效】清心定惊，豁痰通络。

【药物及用量】生地黄汁三合　竹沥三合　独活三分（末）

【用法】上三味，相和，煎至四合，去滓，不拘时，量儿大小，分减温服。

◆**生地黄饮子**乙《太平圣惠方》

【主治】产后猝血气上攻，心胸烦闷，口干壮热，不思饮食。

【功效】清热理血。

【药物及用量】生地黄汁一中盏　童子小便一中盏　当归一两（锉）　生姜汁一合　酒一中盏

【用法】上五味相和，煎五七沸，去滓，不拘时，温服一小盏。

◆**生地黄饮子**丙《太平圣惠方》

【主治】产后血晕，心烦闷乱，恍惚如见鬼神。

【功效】清热凉血，活血止血。

【药物及用量】生地黄汁二合　生益母草汁二合　生藕汁二合　鸡子白二枚　童子小便一合

【用法】上四味相和，微煎二三沸，下

鸡子白，搅令散，分温二服。

◆**生地黄饮子**丁《太平圣惠方》

【主治】瘫缓风，手足不遂，言语謇涩，心神躁闷。

【功效】祛风通络。

【药物及用量】生地黄汁一中盏　竹沥一中盏　荆沥一中盏　防风半两（去芦头）　附子半两（炮裂，去皮、脐）　羌活一两

【用法】上六味，细锉，以汁沥等同煎至二中盏，去滓，不拘时，分温三服。

◆**生地黄煎**《千金翼方》

【主治】胸中热，便秘。

【功效】清心肺热。

【药物及用量】葳蕤　知母　茯神各四两　瓜蒌根五两　地骨皮一升　石膏八两（碎）　生地黄汁四升　生麦门冬汁　白蜜各一升　生姜汁三合

【用法】㕮咀，清水一斗二升，先煮诸药取汁三升，去滓，下竹沥、生地黄、生麦门冬汁，缓火煎至四升，下炼白蜜、姜汁，再煎数沸。初服三合，日三夜一次，加至四合，夏月为散，收姜汁、竹沥焙干，和蜜为丸，服煎膏尤妙。

◆**生地黄煎**甲《太平圣惠方》

【主治】脾热唇焦，枯无润泽。

【功效】凉血热，养心脾。

【药物及用量】生地黄汁　生天门冬汁各五合　生麦门冬（去心）　葳蕤各二两　黄芪一两五钱　细辛　川芎　白术　生甘草各一两

【炮制】细锉，绵裹酒浸一宿，以猪脂二斤，煎至药色焦，棉滤去滓，纳锅中。后下地黄、天门冬汁熬令稠，瓷器收贮。

【用法】每服半匙，不拘时含咽下。

◆**生地黄煎**乙《太平圣惠方》

【主治】心热吐血口干。

【功效】清热养阴止血。

【药物及用量】生藕汁二合　牛蒡汁二合　生地黄汁二合　小蓟根汁二合　白蜜一匙

【用法】上五味，相和，搅令匀，不拘时，细细呷之瘥。

◆**生地黄煎**丙《太平圣惠方》

【主治】妇人劳热至甚，吐血不止，心神烦躁，少思饮食。

【功效】补肺清虚热。

【药物及用量】生地黄汁一升　生藕汁三合　青蒿汁三合　生姜二两（取汁）　蜜四两　酥一两　柴胡一两（去苗）　知母一两　鸡苏叶一两　黄芩一两　川升麻一两　鹿角胶一两（捣碎，炒令黄燥）　杏仁一两（汤浸，去皮尖、双仁，炒微黄）　桑根白皮一两（锉）

【用法】上一十四味，捣细罗为散，与前药汁同于银器中，搅令匀，慢火煎成膏，收瓷盒中，每服不拘时，以清粥调下半匙。

◆**生地黄煎**丁《太平圣惠方》

【主治】心肺暴热，咳嗽不止。

【功效】清肺止咳，泻热除烦。

【药物及用量】生地黄汁五合　生姜汁一合　白蜜二两　麻黄二两（根节）　杏仁二两（汤浸，去皮尖、双仁，麸炒微黄）　白前一两　甘草一两（炙微赤，锉）

【用法】上七味，先捣罗麻黄、白前、甘草三味为末，于银锅中，纳地黄汁等，下诸药末，以慢火熬成膏，收于不津器中，不拘时，服一茶匙，含化咽津。

◆**生地黄煎**戊《太平圣惠方》

【主治】咳嗽上气，心膈烦闷，痰唾不利。

【功效】降气化痰，利膈止咳。

【药物及用量】生地黄汁二升　生天门冬汁二升　蜜五合酥三合　生姜汁二合　贝母二两（煨微黄）　五味子二两　紫菀二两（去苗土）　甘草一两（炙微赤，锉）　鹿角胶五两（捣碎，炒令黄燥）　杏仁三两（汤浸，去皮尖、双仁，麸炒微黄，研）

【用法】上一十味，捣罗诸药为末，研令极细，后取诸药汁及杏仁、酥、蜜等，同于银器中，以慢火熬，不住手搅，候如膏，即收于不津器中，不拘时，含一茶匙，咽津。

◆**生地黄煎**《普济方》

【主治】产后气血不调，腹中生瘕结不散。

【功效】活血祛瘀，消瘕散结。

【药物及用量】生地黄一十斤（洗净，捣绞取汁）　干漆半斤（捣碎，炒令烟出，为末）　生牛膝五斤（捣绞取汁）

【用法】上三味，以二味汁，纳银石锅中，文武火上煎熬如稀汤，下干漆末，搅令匀，可丸即丸，如梧桐子大，每服食前服，以温酒下十丸。

◆**生地黄膏**《太平圣惠方》

【主治】吐血。

【功效】凉血。

【药物及用量】生地黄一斤

【炮制】打汁，入酒少许，以熟附子二两五钱，去皮、脐切片，入汁内，石器煮成膏，取片焙干，入山药末三两，捣丸。

【用法】每服三十丸，空腹时米饮送下。

◆**生肌玉红膏**《外科正宗》

【主治】痈疽发背，棒疮溃烂。

【功效】祛腐肉，生肌肤。

【药物及用量】当归二两　白芷五钱　白蜡二两　轻粉四钱　甘草一两二钱　紫草二钱　瓜儿血竭四钱　麻油一斤

【炮制】先将当归、白芷、紫草、甘草四味，入油内浸三日，大杓内慢火熬，微枯，细绢滤清，将油复入杓内煎滚，入血竭化尽。次下白蜡，微火化开用茶盅四个，预先放水中，将膏分作四处，倾入盅内，候片时下，研细轻粉，每盅投一钱，搅匀，候至一日夜用。

【用法】在已溃脓时，先用甘草汤（甚者用猪蹄汤），淋洗患处，软绢挹尽，用物挑膏于掌中捺化，遍搽新肉上，外以太乙膏盖之。大疮洗换二次，内兼服大补气血之药，新肉即生，疮口自敛。

◆**生肌定痛散**《外科大成》

【主治】痈疽溃烂，红热肿痛有腐者。

【功效】消炎退肿。

【药物及用量】生石膏一两（为末，用甘草汤飞五七次）　辰砂三钱　冰片二分　硼砂五钱

【用法】研为末，撒患处。

◆**生肌桃红散**《御药院方》

【主治】齿衄，或上下诸窍出血时。

【功效】清热止血。

【药物及用量】寒水石（煅）三两　朱砂（飞）二钱　甘草（炙）一字　片脑一字

【用法】研为细末，研匀，每用少许，贴于患处。

◆**生肌桃花散**《奇效良方》

【主治】杖疮，热毒疼痛。

【功效】祛腐生肌。

【药物及用量】轻粉　血竭　密陀僧　干胭脂各一钱　乳香二钱

【用法】研为细末，每用少许，干掺疮上，仍以膏药贴之。

◆**生肌干脓散**《证治准绳》

【主治】瘰疬，马刀，脓汁不干者。

【功效】杀虫解毒。

【药物及用量】黄连　贝母　降香（烧存性）　白及　海螵蛸　五倍子（炒黑）　芸香各五钱　轻粉五分

【用法】共研末，先将药水洗患处，次掺此，外贴膏药。

◆**生肌散**《活法机要》

【主治】痈疽疮疡，溃后不敛。

【功效】敛疮长肉。

【药物及用量】寒水石（碎）　滑石（飞）　乌贼骨　龙骨各一两　定粉　密陀僧　白矾灰　干胭脂各五钱

【用法】研为细末，干掺之。

◆**生肌散**《痈疽验方》

【主治】疮口不合。

【功效】解毒，去腐，搜脓。

【药物及用量】木香二钱　黄丹　枯矾各五钱　轻粉二钱

【用法】各另研细末，用猪胆汁拌匀晒干，再研细，掺患处。

◆**生肌散**《证治准绳》

【主治】肿疡。

【功效】祛腐生肌。

【药物及用量】水红花叶。

【用法】研为细末，先用水红花根锉碎，煎汤洗净，再以此末撒疮上，每日洗

撒各一次。

◆**生肌散**《玉机微义》

【主治】内痈疮出脓后，下瘨瘤已破。

【功效】生肌长肉。

【药物及用量】白矾（枯） 槟榔各一两 黄丹 血竭各一钱 轻粉五分 密陀僧一钱五分

【用法】研为极细末，贴于疮口。

◆**生肌散**《增补内经拾遗方》

【主治】痔瘘用黑痔丹后，痔四下根开裂者。

【功效】生肌长肉。

【药物及用量】乳香 没药各一两 海螵蛸（水煮）五钱 黄丹（炒飞）一两 赤石脂（煅净）二两 龙骨（煅洗）四钱 血竭三钱 熊胆四钱 轻粉二钱 梅冰片一钱 麝香一钱 孩儿茶二钱（另研）

【用法】研为极细末，早晚搽二次，上用膏药盖之。

◆**生肌散**《外科正宗》

【主治】腐骨脱出，肌肉生迟，不能收敛者。

【功效】解毒足痛，生肌敛疮。

【药物及用量】生石膏 赤石脂 轻粉各一两 滴乳香（去油）一钱 潮脑 血竭 龙骨各三钱 黄丹二钱

【用法】共研极细，先用当归、白芷、甘草各一钱，煎汤洗净患处。再用此干掺，软油纸盖扎，二日一洗换。

◆**生肌散**《冯氏锦囊》

【主治】痈疽。

【功效】生肌长肉。

【药物及用量】真珠（生，研） 冰片各二分 象皮（切方块，瓦灰拌炒） 白蜡各一钱 乳香（箬上烘燥） 瓜儿血竭 没药（箬上烘燥） 铅粉各五分 轻粉（直扫盆者）四分 儿茶三分

【用法】共研极细，先以猪蹄汤或浓茶洗净，用少许掺之。

◆**生肌散**甲《疡医大全》

【主治】疮口溃久不收。

【功效】生肌收口。

【药物及用量】人参 西牛黄 真珠 琥珀 熊胆 乳香（去油） 没药（去油）各二钱 炉甘石（煅） 海螵蛸 龙骨 石膏（煅） 轻粉各五钱 杭粉二两

【炮制】共研极细，入冰片五分，再研千下，瓷瓶密贮。

【用法】每用少许，搽于患处，收口如神。

◆**生肌散**乙《疡医大全》

【主治】痈疽。

【功效】生肌长肉。

【药物及用量】红升丹一钱 血竭 海螵蛸 象皮（焙焦） 黄丹 轻粉各三钱 赤石脂 儿茶 紫河车（煅）各五钱 乳香（去油） 没药（油）各二钱

【用法】共研极细，掺膏上贴之，疮口红热，加真珠二钱，疮口寒白，加肉桂二钱，疮口虚陷，加人参二钱。

◆**生肌散**丙《疡医大全》

【主治】疮口不敛。

【功效】生肌。

【药物及用量】轻粉一钱 血竭 儿茶各一钱 自死螺蛳十个（连泥者煅）

【用法】共研极细，加冰片一分，收贮，每用少许，用乳汁调搽，三次痊愈。

◆**生肌散**丁《疡医大全》

【主治】痘疮不收。

【功效】生肌。

【药物及用量】白螺蛳壳（多年朝东土墙上者）

【用法】以清水浸透，淘去泥沙，倾入银罐内，炭火煅红，冷定研细如霜，加冰片掺膏上贴之。

◆**生肌散**戊《疡医大全》

【主治】痈疽。

【功效】生肌。

【药物及用量】鲜鹿腿骨（纸包，灰火内煨至黄脆为度）

【用法】研极细，掺疮上，生肌甚速。

◆**生肌散**《省翁活幼口议》

【主治】痧痘口疮臭烂。

【功效】收水凉肌解毒。

【药物及用量】黄连（土炒）　地骨皮　黄柏　五倍子　生甘草各等量

【用法】研细末，干掺之，若仍作热作脓而不即愈者，乃内毒未尽，仍用大连翘饮解之。

◆**生肌散**《疡医经验全书》

【主治】茧唇烙后。

【功效】清热，解毒，杀虫。

【药物及用量】花蕊石（醋煅）　儿茶　鸡内金　血竭各二钱　大红绒（煅灰）　黄连　飞丹（煅）　乳香各一钱

【用法】研为细末，加冰片一分，干掺。

◆**生肌散**《重楼玉钥方》

【主治】骨槽风溃后，骨已退出；鱼鳃风，日久腮穿出脓者。

【功效】收敛，杀虫，解毒。

【药物及用量】赤石脂一两（水飞数次再用）　乳香一两（去尽油）　没药三钱（去尽油）　轻粉二钱五分　硼砂二钱（去尽油）　龙骨一两（火煅红，淬入米醋内，水飞）　孩儿茶二钱五分　大梅片三分

【用法】研为极细末，每用少许，搽于患处。

◆**生肌膏**《太平圣惠方》

【主治】金疮及一切打损成疮。

【功效】解毒生肌。

【药物及用量】胡粉　白芍　熏陆香　干姜（炮）各一两　油四两　黄蜡二两

【炮制】研为细末，油蜡相和熬如膏。

【用法】每用少许，贴于疮上，日换二次。

◆**生舌仙丹**《石室秘录》

【主治】舌断。

【功效】疗伤止血。

【药物及用量】人参一两　麦门冬一钱　龙齿末三分　土狗一个（焙）　冰片二分　地虱十个（焙）　血竭三分

【炮制】各研细末，放土地上一刻，出火气备用。

【用法】先用人参一两，煎汤含漱半日，漱完即用舌蘸药末令遍，不可缩入。务至不可忍时再缩，如此三次，则舌自伸长矣。

◆**生血止崩汤**《傅青主女科》

【主治】产后血崩。

【功效】养血行瘀，止血。

【药物及用量】川芎一钱　当归四钱　黑姜四分　甘草（炙）五分　桃仁十粒　荆芥五分（炒黑）　乌梅五分（煅灰）　蒲黄五分（炒）

【用法】加大枣，清水煎服，忌姜、椒、热物、生冷。

◆**生血地黄百花丸**《普济方》引《卫生家宝方》

【主治】诸虚不足，下血，咯血，衄血，肠风内痔，虚劳寒热，肌肉枯瘦。

【功效】养肺，补气血。

【药物及用量】先以生地黄十斤（捣汁）　生姜八两（捣汁）　藕四斤（捣汁）　白沙蜜四两　无灰酒一升（用银器或砂锅内熬至二碗许，渐成膏，一半瓷器收之，一半入干山药末三两，再熬一二十沸，次入当归（焙））熟地黄（焙）　肉苁蓉（酒浸焙）　破故纸　阿胶（麸炒）　黄芪（蜜炙）　石斛（去根焙）　覆盆子　远志（去心）　麦门冬（去心）　白茯苓（去皮）　枸杞子各二两　研为细末，以山药膏子和丸，如梧桐子大。

【用法】每服五十丸，空腹食前温酒调地黄膏子送下，一日三次。

◆**生血润肤饮**《医学正传》

【主治】燥证。

【功效】生津，养血，润肤。

【药物及用量】天门冬一钱五分　生地　熟地　麦门冬　当归　黄芪各一钱　黄芩（酒炒）　桃仁（捣泥）　瓜蒌仁各五分　升麻二分　红花（酒炒）一分　五味子九粒

【用法】清水煎服。

◆**生虎骨丸**《杂病源流犀烛》

【主治】由于劳力伤损，腿骨麻疼。

【功效】活血行气，补养筋骨。

【药物及用量】生虎骨四两　金毛狗脊八两　五加皮　仙灵脾　牛膝　白茄根

油松节各二两　独活一两

【炮制】共研细末，水泛为丸。

【用法】熟汤送下。

◆**生金散**《幼幼心书》引（丁左藏方）

【主治】小儿走马疳。

【功效】消疳杀虫。

【药物及用量】天南星一个（重一斤者）　绿矾一两

【用法】先安排南星在干地上，用矾与南星同处，四边以炭火烧，烟尽为度，取出后研如粉，入当门子一粒，先含浆水洗贴之。

◆**生附四君子汤**《保婴撮要》

【主治】小儿脾胃虚弱，吐泻不食。

【功效】和脾胃。

【药物及用量】生附子　人参　白术　木香　茯苓　橘红　甘草各等量

【用法】研为末，每服五七分，加生姜、大枣，清水煎服。

◆**生附四君子汤**《直指小儿方》

【主治】慢脾风。

【功效】补气温中。

【药物及用量】生附子　人参　茯苓　白术　甘草（炙）各等量

【用法】研为末，每服二钱，加生姜五片，煎成以匙灌下，手足暖即止。

◆**生附散**《医方大成》引（汤氏方）

【主治】冻烂脚成疮。

【功效】祛疮杀虫。

【药物及用量】生附子。

【用法】研末，面水调敷。

◆**生附散**《三因极一病证方论》

【主治】冷淋，小便秘涩，窍中疼痛，憎寒凛凛。

【功效】温阳，化湿，止淋。

【药物及用量】生附子（去皮、脐）　滑石各五钱　瞿麦　半夏（汤洗七次）　木通各三分

【用法】研为末，每服二三钱，清水二盏，加生姜七片，灯心二十茎，白蜜半匙（一作盐），煎至七分，空腹时冷服。

◆**生附汤**《仁斋直指方》

【主治】受湿腰痛。

【功效】温阳祛湿，止痛。

【药物及用量】生附子　白术　茯苓　牛膝　厚朴　干姜　甘草（炙）各一分　苍术（炒）　杜仲（去皮，姜制炒）各半两

【用法】清水二盅，加生姜三片，红枣二枚，煎至一盅，食前服。

◆**生津丸**《嵩崖尊生》

【主治】暑天发渴。

【功效】生津止渴。

【药物及用量】白糖　乌梅　薄荷　柿霜　硼砂各等量

【炮制】共研细末，炼蜜为丸，如芡实大。

【用法】每服一丸，口噙化下。

◆**生津丸**《圣济总录》

【主治】消渴，饮水日夜不止。

【功效】清热止渴。

【药物及用量】青蛤粉　白滑石各一两

【用法】上二味，研为细末，用黄颡鱼涎，和为丸，如梧桐子大，每服三十丸，煎陈粟米饮下，不拘时。

◆**生津止渴益水饮**《傅青主女科》

【主治】产后口渴，小便不利。

【功效】滋阴益津。

【药物及用量】人参　麦门冬　当归　生地黄各三钱　黄芪一钱　葛根一钱　升麻　甘草（炙）各四分　茯苓八分　五味子十五粒

【用法】清水煎服，如汗多加麻黄根一钱，浮麦一大撮。大便燥加肉苁蓉一钱五分，温甚加生脉散，不可疑而不用。

◆**生津甘露饮子**《兰室秘藏》

【主治】消渴，齿麻，舌强肿痛，食不下，腹满痛，身黄肢痿，面尘胁痛，善嚏善怒，健忘足冷，腰背疼寒。

【功效】清热生津。

【药物及用量】石膏一钱二分（一作一两二钱）　桔梗三钱　人参　甘草（炙）　升麻各二钱　姜黄（一作一钱）　山栀仁（一作一钱）各一钱　知母（酒洗）二钱

白豆蔻　白芷　连翘　生甘草　荜澄茄各一钱　黄连　木香　柴胡各三分　藿香二分　白葵花　麦门冬　当归身　兰香各五分　黄柏（酒炒）　杏仁（去皮）各一钱五分　全蝎二个（去毒）

【用法】研为末，汤浸蒸饼，和匀成剂，捏成饼子，晒干杵碎如黄米大，每服二钱，摊在掌内，以舌舔之，随津咽下。或白汤少许下，亦得。

◆**生津益液汤**《傅青主女科》

【主治】产妇血少多汗，内烦，不生津液，虚弱，口渴气少。

【功效】养胃，止汗，益津。

【药物及用量】人参　麦门冬（去心）　茯苓各一两　甘草（炙）　竹叶　浮小麦　瓜蒌根　大枣。

【用法】清水煎服，大渴不止加芦根。

◆**生津葛根汤**《张氏医通》

【主治】痘疮发渴。

【功效】养血生津，止渴。

【药物及用量】葛根　瓜蒌根　麦门冬（去心）　生地黄各等量　升麻　生甘草各减半

【用法】糯米泔水煎，去滓，入茅根自然汁一合服之。

◆**生津养血汤**《古今医鉴》

【主治】上消，火盛制金，烦渴引饮。

【功效】清热生津。

【药物及用量】当归　白芍　生地　麦门冬各一钱　川芎　黄连各八分　花粉七分　知母（蜜炙）　黄柏（蜜炙）　莲肉　乌梅肉　薄荷　甘草各五分

【用法】清水煎服。

◆**生眉膏**《证治准绳》

【主治】眉毛脱落。

【功效】祛风养血。

【药物及用量】白花蛇　乌蛇　羊粪（炒黑）　土马鬃　半夏（炒黑）各等量

【用法】研为细末，生姜自然汁调匀擦在眉上，一日一次。

◆**生胃丹**《朱氏集验方》

【主治】反胃吐食，胃虚生风，手足搐搦，痰涎潮作声，久病全不纳食，胃气欲绝。

【功效】补虚和胃止呕。

【药物及用量】人参　神曲（炒）　麦蘖（炒）　谷蘖（炒）　半夏曲各一两　白术　白芍　川续断　川牛膝（酒浸，焙）　川厚朴（姜制）　丁香　防风各一两半　白豆蔻仁（炒）　山药　白茯苓　木香　沉香各二两　香附三两　缩砂仁（炒）二两　粟米七升（生姜五斤，取自然汁浸粟米蒸烂，焙）　天南星一斤（用生姜滓和做饼，真黄土成泥包裹，放慢火内，煨令香熟，去土焙为末。）

【用法】上二十一味为细末，法丸如绿豆大，每服一百丸，用白汤吞下。

◆**生胃丸**《瑞竹堂经验方》

【主治】脾胃不足，痰多呕逆，不思饮食。此药以南星、粟米、黄土为主，盖谓南星醒脾祛痰，粟养胃，黄土取其以土养土，性味温平，美进饮食，化痰之要剂，真良方也。

【功效】健脾和胃，燥湿化痰。

【药物及用量】大天南星四两（用真黄土半斤，将生姜滓和黄土成剂，包裹南星，慢火煨香透，去土不用，将南星切碎焙干）　丁香　木香　厚朴（去皮，姜制炒）　神曲（炒）　麦蘖（炒）　橘红　白豆蔻仁　缩砂仁　青皮（去白）各一两　半夏曲二两　人参半两　沉香（锉）半两　粟米一升（生姜二斤，和皮擂碎，取自然汁浸粟米，蒸焙）　甘草半两（炙）

【用法】上一十六味，为细末，法丸如绿豆大，每服七十丸，不拘时，姜汤送下。

◆**生胃丸**《朱氏集验方》

【主治】酒食所伤，胸膈不快，不思饮食。

【功效】启膈和胃。

【药物及用量】良姜　白姜各四两（并油炒）　丁香　胡椒

【用法】上四味为细末，面糊丸，如梧桐子大，每服百十丸，米饮、陈皮汤下。

◆**生军散**《肘后备急方》

【主治】一切未破大小火热疮疖，红肿

焮痛及闪跌腰痛。

【功效】泻热毒，消肿止痛。

【药物及用量】生大黄。

【用法】上为末。以苦酒和，贴肿上，易燥。不过三次即瘥，减。

◆**生香膏**《三因极一病证方论》

【主治】口气热臭。

【功效】清热涤秽。

【药物及用量】干甜瓜子（去壳）不拘多少

【用法】研为细末，和蜜少许，调成膏，食后含化。或敷齿上尤妙，一方，用香附子炒去毛为末，每早晚揩少许于牙上。

◆**生气散**《直指小儿方》

【主治】脾胃气虚，吐泻，肚腹膨胀，饮食不止，腹痛不止。

【功效】调气行滞。

【药物及用量】丁香三字　白术　青皮各二钱　甘草（炙）　木香　人参各一钱

【用法】研为末，每服五分，沸汤点服。

◆**生气汤**《太平惠民和剂局方》

【主治】男子、妇人，一切冷气攻心腹，胁肋胀满刺痛，噫醋吞酸，痰逆呕吐，胸膈痞闷，饮食不美。又治五膈五噎，一切气疾。常服除邪冷，生胃气。

【功效】温中调气行滞。

【药物及用量】丁香　檀香各一两半　舶上丁香皮一两　干姜（炮）　甘草（炙，锉）二两　胡椒二钱半　盐二两半（炒　撮一两，常令不合，盐点即旋入）

【用法】上七味，同捣碎，用慢火爁令香熟，乘热入瓷器内，盖覆，候冷，碾罗作细末，密盛贮，勿令泄气味，每服半钱至一钱，沸汤点服，不拘时。撮要每服半钱，沸汤点服，食前。

◆**生料四物汤**《医方大成》

【主治】小儿血热生疮，遍身肿痒及脾胃常弱，不耐大黄等冷药者。

【功效】清热凉血，解毒。

【药物及用量】生地黄　赤芍　川芎　当归　防风各等量　黄芩减半

【用法】㕮咀，清水煎服。忌酒、面、猪羊肉、豆腐。

◆**生料鸡苏散**《严氏济生方》

【主治】鼻衄。

【功效】泻热凉血，止血。

【药物及用量】鸡苏叶　生黄芪（去芦）　生地黄　阿胶　白茅根各一两　麦门冬（去心）　桔梗　蒲黄（炒）　贝母（去心）　甘草（炙）各五钱

【用法】每服四钱，加生姜五片，清水煎服。

◆**生料健脾丸**《澹寮方》

【主治】呕吐反胃，脾泄自利，肠滑冷痢，一切脾胃疾。

【功效】和胃止呕，健脾止泻。

【药物及用量】厚朴（去粗皮，生锉）二两半　半夏（生）　白豆蔻仁　草果仁　甘草　缩砂仁各二两

【用法】上六味，㕮咀，用生姜一片，四两，细切捣碎，滓汁并用，同药一处，搜和令均，丸成一鸡子黄大，日干，每服一丸，水一盏半，煎至七分，去滓，温服，食前。

◆**生料五苓散**《仁斋直指方》

【主治】利水退肿。

【功效】健脾利水消肿。

【药物及用量】泽泻（锉）二十五两　猪苓（去皮）　赤茯苓（去皮）　白术（去芦）各一十五两　肉桂（去粗皮）一十两

【用法】上五味，为细末，每服二钱，热汤调下，不拘时。又治瘀热在里，身发黄疸，浓煎茵陈蒿汤下，食前服。疸病发渴及中暑引饮，亦可用水调服。小儿加白术末少许，如发虚热，加绵黄芪、人参末少许。

◆**生脉饮**《医学启源》

【主治】热伤元气，肢体倦怠，气短懒言，口干作渴，汗出不止，脚欹眼黑，津枯液涸。

【功效】养胃生津。

【药物及用量】人参　麦门冬（去心）

五味子（碎）

【用法】长流水煎，不拘时温服（人参用井水煎，服之无效）。

◆**生脉保元汤**《中国医学大辞典》

【主治】阴液亏虚，气阴两伤。

【功效】补气生津。

【药物及用量】生脉散加黄芪　甘草各一钱

【用法】清水煎服。

◆**生干地黄丸**甲《太平圣惠方》

【主治】小儿十岁以来血脉不流，脉缓弱，脚膝无力，不能行步。

【功效】凉血，补肝，荣筋。

【药物及用量】生地黄　当归（焙）　防风　酸枣仁（微炒）　赤茯苓　黄芪　芎䓖　羚羊角　羌活　甘草（炙微赤）　桂心各等量

【炮制】捣烂和蜜为丸，如绿豆大。

【用法】每服五丸，食前温酒送下，量儿大小加减。

◆**生干地黄丸**乙《太平圣惠方》

【主治】小儿脚趾蜷缩。

【功效】养阴，除湿，舒筋。

【药物及用量】生干地黄半两　郁李仁半两（汤浸，去皮尖，微炒）　牛膝（去苗）　防风（去芦头）　桂心　海桐皮　羌活　白茯苓　薏苡仁各一分

【用法】上九味，捣罗为末，炼蜜和丸，如绿豆大，每于乳食前，以温酒下七丸，量儿大小，加减服之。

◆**生干地黄丸**丙《太平圣惠方》

【主治】妇人月水不调，或一月再来，或隔月不来，或多或少，脐下疠痛，面色萎黄，四体虚弱，羸瘦，不能饮食。

【功效】化瘀生新。

【药物及用量】生干地黄　桃仁（汤浸，去皮尖、双仁，麸炒微黄）　当归（锉，微炒）　牛膝（去苗）　川大黄（别捣为末）　芎䓖　土瓜根　赤芍　桂心　川芒硝各二两　虻虫一两（令微黄，去翅足）　水蛭半两（炒微黄）

【用法】上一十二味，捣罗为末，以头醋三升，熬大黄末成膏，和诸药末，捣二三百杵，丸如梧桐子大，每日空心及晚食前服，煎红蓝花汤下二十丸。

◆**生干地黄散**丁《太平圣惠方》

【主治】小儿脏腑壅热，气血不荣，致头囟陷不平。

【功效】补血坚骨。

【药物及用量】生干地黄二两　乌鸡骨一两（酥涂炙黄）

【用法】捣细罗为末，每服五分，不拘时粥饮调下。

◆**生干地黄散**戊《太平圣惠方》

【主治】妇人尿血不止。

【功效】凉血止血。

【药物及用量】生干地黄二两　柏叶　黄芩各五钱　阿胶一两（炒成珠）

【用法】研为粗末，每服三钱，清水一盏，加生姜三片，煎至七分，去滓温服。

◆**生干地黄散**己《太平圣惠方》

【主治】金疮烦闷。

【功效】凉血，消瘀，宣滞。

【药物及用量】生干地黄　白芷　当归（炒）　桃仁（去皮尖、双仁，麸炒）　续断　黄芩　赤芍　羚羊角屑　甘草（炙）各一两　芎䓖二分　桂心三分

【用法】研为细末，每服二钱，食前温酒调下，一日三四次。

◆**生干地黄散**庚《太平圣惠方》

【主治】猝吐血，皆因心肺暴热，热毒入胃，致吐不止。

【功效】清热养阴，镇惊止血。

【药物及用量】生干地黄二两　黄芩一两　阿胶二两（捣碎，炒令黄燥）　甘草二两（锉，生用）　柏叶一两　犀角屑一两　刺蓟一两

【用法】上七味，捣筛为散，每服三钱，以水一中盏，入青竹茹一鸡子大，煎至六分，去滓，温服，不拘时。

◆**生干地黄散**辛《太平圣惠方》

【主治】小便出血，皆因心脏积邪，毒流于小肠。

【功效】清热止血。

【药物及用量】生干地黄二两　芎䓖二两　黄芩二两　赤芍　茅根　车前　人参（去芦头）　甘草（生用）各一两

【用法】上八味，捣筛为散，每服五钱，以水一大盏，入青竹茹一鸡子大，煎至五分，去滓，温服，空腹服。

◆**生干地黄散**壬《太平圣惠方》

【主治】妇人心热壅闷，吐血。

【功效】清热止血。

【药物及用量】生干地黄一两半　麦门冬一两（去心）　甘草半两（炙微赤，锉）　荠苨三分　白茅根二两（锉）　蓝叶一两

【用法】上六味，捣筛为散，每服四钱，以水一中盏，入生姜半分，豆豉一百粒，煎至六分，去滓，温服，不拘时。

◆**生干地黄散**癸《太平圣惠方》

【主治】产后烦渴壮热，不思饮食。

【功效】清热凉血，益胃过津。

【药物及用量】生干地黄一两　赤茯苓一两　麦门冬三分（去心）　葛根半两（锉）　石膏一两（细研）　甘草一分（炙微赤，锉）

【用法】上六味，捣筛为散，每服三钱，以水一中盏，入生姜半分，枣三枚，煎至六分，去滓，温服，不拘时。

◆**生犀丸**《圣济总录》

【主治】耳中策策痛。

【功效】祛风化痰，活血止痛。

【药物及用量】犀角（锉）　牛黄　南星　白附子（炮）　干姜（炮）　丹砂　没药　半夏（汤洗）　龙脑　乳香　乌蛇（酒浸去皮骨炙）　官桂各二钱五分　防风　当归（焙）　麝香各五钱

【炮制】研为细末，炼蜜为丸，如梧桐子大。

【用法】每服二十丸，空腹时温酒送下。

◆**生犀丸**《传家秘宝》

【主治】心虚喜忘，烦悸，风涎不利。治诸风颤掉及治三十六种风，或多健忘，寝寐足惊，心常似忧，或忪或动，往往欲倒，状类暗风，四肢颤掉，多生怯惧，每起烦躁，悲涕愁煎。

【功效】祛风化痰，补心除烦。

【药物及用量】生犀一两　天麻（炙黄）半两　败龟（醋炙）半两　牛黄（研）一分　茯神（去皮）一分　远志（去心）一分　人参（去芦头）一分　肉桂（去粗皮）一分　龙齿（酥炙黄）一分　朱砂（别研）一分　麝香（别研）半两　龙脑（研）一分　石菖蒲（锉）半两　金箔五十片　银箔五十片　羚羊角屑半两

【用法】上一十六味，捣研极细，炼蜜为丸，如梧桐子大，食后临卧，温水化下二丸，或加四丸至七丸。

◆**生犀角散**《小儿药证直诀》

【主治】心经虚热。

【功效】凉心解热。

【药物及用量】生犀角（锉取末）二钱　地骨皮（自采佳）　赤芍　柴胡根　干葛（锉）各一两　甘草（炙）五钱

【用法】研为粗末，每服一二钱，清水一盏，煎至沸，食后温服。

◆**生犀角散**《袖珍小儿方》

【主治】咳嗽，痰逆喘满，心怯惊悸，除风热，解时气。

【功效】清心肺，祛痰热。

【药物及用量】杏仁（去皮尖炒）三钱　桔梗二钱　茯苓　甘草　人参　半夏各一钱　五味子　前胡各一钱五分

【用法】锉散，加生姜、薄荷，清水煎服。有热加羌活，或加麻黄、细辛。

◆**生犀角散**《太平圣惠方》

【主治】妊娠卒中风不语，四肢强直，心神昏昧。

【功效】息风止痉。

【药物及用量】生犀角屑一两　防风三分（去芦头）　赤箭三分　羌活三分　麻黄一两（去根节）　当归三分（锉，微炒）　人参三分（去芦头）　葛根三分　赤芍三分　秦艽半两（去苗）　甘草半两（炙微赤，锉）　石膏一两半

【用法】上一十二味，捣筛为散，每服四钱，水一中盏，煎至六分，去滓，入竹

沥半合，温服，不拘时。

◆**生犀饮**《温疫论》

【主治】瓜瓤瘟。胸胁高起，呕血如汁。

【功效】清湿滞，解热毒。

【药物及用量】犀角二钱　苍术（麻油炒）一钱　川连一钱　黄土五钱　界茶叶一大撮　金汁半盏

【用法】清水煎去滓，入金汁搅服，日三夜二次。大便结加大黄，渴加瓜蒌根，虚加人参（盐水炒），表热去苍术、黄土，加桂枝、黄芩，便脓血，去苍术，倍黄土，加黄柏，便滑以人中黄代金汁。

◆**生犀饮**《医宗金鉴》

【主治】伤寒后患目疾，因余热未清，过食辛热，两热合邪，以致瞳仁散大，时见黑花，隐涩泪多，红肿疼痛。

【功效】清热养肝。

【药物及用量】生犀角二钱　羚羊角一钱　防风一钱　黄芩一钱　桔梗一钱五分　知母一钱　茯苓一钱　人参一钱

【用法】研为粗末，清水二盏，煎至一盏，去滓，食后温服。

◆**生筋散**《幼幼新书》引《家宝方》

【主治】小儿痟疾后天柱骨倒。

【功效】宣壅疏络。

【药物及用量】木鳖子三个　蓖麻子三十个

【用法】各取肉同研，每用一钱许，津唾调，急揩项上令热贴之。

◆**生漆汤**《伤寒微旨论》

【主治】病人七八日后，两手脉沉细而数，或关前脉大，脐下满，或狂走，或喜妄，或谵语，不大便，小便自利，年少气实，血凝难下者。

【功效】破血消瘀。

【药物及用量】生地黄汁一升（如无，用生干地黄三两五钱代之）　犀角半两（锉）　大黄二两（锉碎如骰子大）　桃仁三十个（擂碎）

【用法】生作一钱，清水三升，好酒一升，慢熬火三升，滤去滓，再入锅投点生漆一两五钱，再熬至二升即住，净滤去滓，放冷作三服，每服候半日许，血未下再投一服，两投一服，候血下即止。如无生地黄汁，更添水一升同煮。

◆**生熟三黄汤**《医宗金鉴》

【主治】血箭痔。

【功效】清大肠，燥湿热。

【药物及用量】生地黄　熟地黄各一钱五分　川黄连　黄柏　黄芩　人参　苍术（米泔水浸炒）　白术（土炒）　厚朴（姜炙）　当归身　陈皮各一钱　地榆　防风　泽泻　生甘草各六分　乌梅二个

【用法】清水二盅，煎至八分，食前服。

◆**生熟地黄丸**《证治要诀类》引《太平惠民和剂局方》

【主治】肝虚目暗，膜入水轮，眼见黑花如豆，或如飞虫，或视物不明，混睛冷泪，内外翳障者。

【功效】和血养肝，明目。

【药物及用量】生地黄五两　熟地黄十五两　石斛一两半　牛膝（酒蒸）一两　菊花三两（去蒂，一作一斤）　羌活　防风各一两　杏仁（汤泡，去皮尖）二两　枳壳一两半

【炮制】研为细末，炼蜜和丸，如梧桐子大，每服三十丸，以黑豆三升，炒令烟尽，淬好酒六升。

【用法】每用半盏，食前蒺藜汤或盐汤送下，用生鸡肝捣烂为丸，尤佳。

◆**生熟地黄丸**《丹溪心法》

【主治】血虚，阴虚，眼目昏花。

【功效】凉血清热，补血。

【药物及用量】生地黄　熟地黄　玄参　石斛各一两

【炮制】共研细末，炼蜜为丸。

【用法】空腹时清茶调下。

◆**生熟地黄丸**《医学心悟》

【主治】悬痈。

【功效】和血解毒。

【药物及用量】熟地黄（九蒸九晒）

生地黄（酒洗）各三两　柏子仁（去壳隔纸炒）　丹参（酒蒸）　当归（酒蒸）　白芍（酒炒）各二两　牡丹皮（酒蒸）　干山药（乳蒸）　白茯苓（乳蒸）各一两半　败龟板（童便浸去襕，炙酥，研为极细末）　远志肉（甘草水泡透）各四两

【炮制】研为细末，用金钗石斛四两，金银花十二两，熬膏，和炼蜜捣丸。

【用法】每服四钱，早晨淡盐汤送下。

◆**生熟地黄散**《袖珍小儿方》

【主治】小儿疳蚀，闭合不并，羞明怕日，或生内障，朦胧失所。

【功效】祛风养肝。

【药物及用量】生地黄　熟地黄（洗）各一两　麦门冬（去心）五钱　当归三钱半　枳壳（米泔浸，去瓤麸炒）　甘草（炙）　防风　杏仁（汤泡去皮尖，麸炒赤）　赤芍各二钱五分

【用法】每服一钱，加黑豆七粒，清水煎服。

◆**生熟地黄汤**《直指小儿方》

【主治】疳，眼闭合不出，内有绀雾。

【功效】清热，养肝，化湿。

【药物及用量】生地黄　熟地黄各五钱　川芎　赤茯苓　枳壳（炒）　杏仁（水浸去皮尖）　川黄连　半夏曲　天麻　地骨皮　甘草（炙）　当归各二钱五分

【用法】锉散，每服二钱，加生姜三片，黑豆十五粒，清水煎温服。

◆**生熟饮子**《妇人大全良方》

【主治】产后疟疾，多寒者。

【功效】温中截疟。

【药物及用量】肉豆蔻　草果仁　厚朴（去粗皮）　半夏　陈皮　甘草　大枣（去核）　生姜各等量

【用法】研为细末，和匀，一半生，一半用湿棉纸裹，煨令香熟，去纸与生者和匀，服五钱，清水二盏，煎至七分，食前服，食后再服。

◆**生肤散**《辨证录》

【主治】背痈将愈，阴虚不能济阳，而疮口不收者。

【功效】凉血和脾。

【药物及用量】麦门冬　山茱萸　忍冬藤　当归各一两　熟地黄二两　人参　白术各五钱　肉桂一钱

【用法】清水煎服，二服，肉自内长，又二服外口自平，又二剂痊愈。

◆**生发神效黑豆膏**《太平圣惠方》

【主治】小儿脑疳，头发连根作穗子，脱落不出；及白秃发不生。

【功效】养血生发。

【药物及用量】黑豆　苣胜各三合　诃黎勒皮一两

【炮制】捣罗为末，清水拌令匀，纳竹筒中，以乱发塞口，用塘灰内煨取油，贮瓷器中。

【用法】先以米泔皂荚汤洗头，拭干涂之，一日二次，十日发生。

◆**生姜甘草汤**《千金方》

【主治】肺痿，咳唾涎沫，咽燥而渴。

【功效】补肺，化痰。

【药物及用量】生姜五两　甘草三两（炙）　人参三两　大枣十二枚（擘，一作五枚）

【用法】清水七升，煮三升，分温三服。

◆**生姜橘皮汤**《类证活人书》

【主治】痢后干痿，手足厥冷者。

【功效】和胃调气。

【药物及用量】生姜八两　橘皮四两

【用法】㕮咀，每服五钱，清水一盏，煎至七分，去滓温服。

◆**生姜泻心汤**《伤寒论》

【主治】伤寒解后，胃中不和，心下痞硬，干噫食臭，胁下有水气，腹中雷鸣下利。

【功效】和胃降逆，散水消痞。

【药物及用量】生姜四两（炒）　甘草三两（炙）　人参三两　干姜一两（炮）　黄芩三两　半夏五合（洗）　黄连一两　大枣十二枚（擘）

【用法】清水一斗，煮取六升，去滓再

煎，取三升，温服一升，一日三次。

◆**生姜散**《圣济总录》

【主治】胃反，吐逆不止，心膈不利，饮食减少。

【功效】和胃止呕。

【药物及用量】生姜（切，炒）三两　蓬莪术（锉，炒）一两　陈橘皮（汤浸，去白，炒）　甘草（锉，炒）各二两

【用法】上四味，捣罗为散，每服一钱匕，入盐少许，沸汤点服。

◆**生姜汤**《圣济总录》

【主治】干呕。

【功效】燥湿行气，温中止呕。

【药物及用量】生姜（细切丝）十二两　草豆蔻（去皮）四两　甘草（生锉）半斤

【用法】上三味，先捣草豆蔻、甘草为末，同姜丝烂研匀，捏做饼子，焙干，再捣罗为末，每服一大钱，盐汤点服，空心食前。

◆**生姜汤**甲《寿亲养老书》

【主治】老人膈滞，肺疾痰嗽。

【功效】理肺化痰止咳。

【药物及用量】杏仁四两（去皮尖）　生姜六两（去皮，细横切之）　甘草三分　桃仁半两（去皮尖）　盐花三两

【用法】上五味，以杏仁、桃仁、姜，湿纸同裹煨，砂盆内研极细，后入甘草、盐，再研，洁器贮之，汤点服。

◆**生姜汤**乙《寿亲养老书》

【主治】老人，饮食不下，或呕逆虚弱。

【功效】补虚和胃。

【药物及用量】生姜二两（去皮，细切）　浆水一升

【用法】上二味和少盐，煎取七合，空心，常作开胃进食。

◆**生姜半夏汤**《金匮要略》

【主治】胸中似喘不喘，似呕不呕，似哕不哕，彻胸中愦愦然无奈者。

【功效】降气消痰止呕。

【药物及用量】半夏半斤　生姜汁一升

【用法】上二味，以水三升，煮半夏取二升，纳生姜汁，煮取一升半，小冷分四服，日三夜一服，止，停后服。

◆**生姜甘桔汤**《仁斋直指方》

【主治】妇人痈疽诸发，毒气上冲咽喉，胸膈窒塞不利。

【功效】宣肺排脓。

【药物及用量】北梗（去芦头）一两　甘草　生姜各半两

【用法】上三味锉细，每服三钱，井水煎服。

◆**生姜生附汤**《三因极一病证方论》

【主治】卒中风，涎潮昏塞不知人，并主瘀冷痞气，胸满呕沫，头痛，饮食不消。

【功效】祛风化涎。

【药物及用量】大附子一枚（生，去皮、脐，切作八片）

【用法】上一味，以水二碗，生姜一两切，同煎至一大盏，去滓，温冷服。

◆**生姜和中汤**《脾胃论》

【主治】食不下，口干虚渴，四肢困倦。

【功效】补虚和胃，除烦止渴。

【药物及用量】生甘草　炙甘草以上各一分　酒黄芩　柴胡　橘皮以上各二分　升麻三分　人参　葛根　藁本　白术以上各五分　羌活七分　苍术一钱　生黄芩二钱

【用法】上一十三味，㕮咀，作一服，水二盏，生姜五片，枣三枚，擘开，同煎至一盏，去粗，稍热服之，食前。

◆**生姜粥**《太平圣惠方》

【主治】赤白痢及水痢。

【功效】散寒止泻。

【药物及用量】生姜半两（湿纸裹煨热，细切）　白面（可拌姜令足）

【用法】上二味，将姜于面中拌，如做婆罗门粥法，于沸汤中下，煮令熟，空腹愠愠吞之。

◆**生姜丸**《圣济总录》

【主治】干呕恶心。

【功效】和胃止呕。

【药物及用量】生姜二斤（和皮切作片

子，以盐三两　淹一宿，慢火焙干）　甘草（炙，锉）　陈橘皮（汤浸，去白焙）各四两　香白芷　缩砂（去皮）　胡椒各一两　蓬莪术（炮）二两

【用法】上七味，捣罗为末，以面糊和丸，如小弹子大，细研，丹砂为衣，每服细嚼一丸，温酒下，食前。

◆**生姜汁煎**《太平圣惠方》

【主治】噎，不能下食，咽喉壅塞，心胸烦闷。

【功效】和胃顺气除烦。

【药物及用量】生姜汁五合　白蜜五两　人参二两（去芦头，捣罗为末）　百合二两（捣罗为末）　牛酥五合

【用法】上五味，纳铜锅中，以慢火煎如膏，不拘时，含一丸如半枣大，咽津，或煎人参汤调下一茶匙亦得。

◆**生铁落饮**《证治准绳》

【主治】狂妄不避亲疏。

【功效】镇心安神。

【药物及用量】铁落一升（用水二斗，煮取一斗）　石膏二两（一作三两）　龙齿（醋煅飞）　白茯苓　防风各一两五钱　玄参　秦艽各一两

【用法】研为粗末，入铁落汁中煮取五升，去滓，入竹沥一升（一作半小杯）和匀，温服二合，一日三次。

◆**生脉散**《医学启源》

【主治】湿热、暑热、耗气伤阴证。兼久咳肺虚，气阴两虚证。

【功效】益气生津，敛阴止汗。

【药物及用量】人参三钱　麦门冬三钱　五味子二钱

【用法】水煎，不拘时服。

◆**生苎根散**《太平圣惠方》

【主治】妊娠胎动，腹内疼痛，心神烦热，饮食少。

【功效】养血固冲安胎。

【药物及用量】生苎根一两半（锉）　阿胶一两半（捣碎，炒令黄燥）　黄芩三分　赤芍三分　当归一两（锉，微炒）

【用法】上五味，捣筛为散，每服四钱，以水一中盏，入枣三枚，同煎至六分，去滓，稍热服，不拘时。

◆**生半夏丸**《澹寮方》

【主治】化痰利膈，尤治呕。

【功效】化痰利膈。

【药物及用量】半夏（汤泡七次）一两　槟榔一钱　丁香一钱

【用法】上三味，为细末，生姜自然汁煮薄糊为丸，每服三十丸，食后，姜汤吞下。一法：小铫内渫令熟，倾入盏内，小匙挑服，仍啜其汁咽之。

◆**生藕汁饮**《寿亲养老书》

【主治】产后恶血不利，壮热虚烦。

【功效】活血止血，凉血除烦。

【药物及用量】生藕汁　地黄汁各半盏　蜜一匙　淡竹叶一握（切，以水一盏半，煎取汁半盏）

【用法】上四味，同煎沸熟，温分三服，日二夜一。

◆**生朱丹**《御药院方》

【主治】诸风痰甚，头痛目眩，眩晕欲倒，肺气郁滞，胸膈不利，呕哕恶心，恍惚健忘，颈项强直，偏正头痛，面目浮肿，筋脉拘急，涕唾稠黏，咽喉不利。

【功效】祛风化痰。

【药物及用量】白附子（炮裂，去皮、脐）半斤　石膏（烧通红放冷）半斤　龙脑一字　朱砂一两二钱半（为衣）

【用法】上四味，为细末，烧粟米饭为丸，如小豆大，朱砂为衣，每服三十丸，食后茶酒任下。

◆**生麦门冬煎**《神巧万全方》

【主治】心嗽，胸膈不利，喘息短气。

【功效】止咳平喘，利膈下气。

【药物及用量】生麦门冬（去心，研汁半升）　杏仁三两（去皮，麸炒微黄）　生地黄汁半升　生姜汁一合　白蜜五合　紫苏子三两（研，滤取汁）　人参　白茯苓　五味子各二两（同杵为末）

【用法】上九味，先研杏仁如膏，与诸药合煎，令稠，不拘时，服一茶匙，含化津咽。

◆**田季散**《苏沈良方》

【主治】久患反胃，小儿惊吐。

【功效】祛胃中浊滞。

【药物及用量】硫黄五钱　水银一分

【用法】研如黑煤色，每服三钱，另用生姜四两（取汁），黄酒一盏，煎熟调药，空腹时服，衣被盖覆，当自足指间汗出，彻遍身即瘥。

◆**田单火牛汤**《痘疹仁端录》

【主治】痘发六七朝浆变白色，渐欲塌陷，大热不退，而有寒战之状者。

【功效】补气行滞。

【药物及用量】人参　黄芪各二钱　蓼子（细叶者，和穿山甲炒，甲气尽，去甲）五分　当归二钱　附子二钱　甘草三分　桂二分　橘红八分

【用法】清水煎服。

◆**田螺膏**《证治准绳》

【主治】眼睛肿胀突出及赤眼生翳膜。

【功效】消炎退赤。

【药物及用量】田螺七枚（去壳）　撮地金钱多枚　生地黄根　田茶　菊叶各等量

【用法】捣烂贴太阳穴及眼胞。

◆**甲乙饼**《三因极一病证方论》

【主治】咳出血片及痰内有血丝者。

【功效】化痰止血。

【药物及用量】青黛一两　牡蛎粉二钱匕　杏仁（去皮尖）七枚

【炮制】共研细末，黄蜡熔化为丸，压扁如饼。

【用法】以梨或软柿饼（去核）入药在内，湿纸裹煨，约药熔方取出，去火毒细嚼，糯米饮送下。

◆**申药**《咽喉秘集》

【主治】喉证。

【功效】祛痰消肿。

【药物及用量】玄明粉一两　雄精一钱

【用法】每用少许，吹于患处，孕妇及虚弱人病势沉重者忌之。

◆**白丁香散**《疠疡机要》

【主治】疠风，眼生胬肉。

【功效】清热，宣滞，杀虫。

【药物及用量】白丁香　贝母各等量

【用法】研为细末，人乳汁调，点眼内。

◆**白丸子**《正体类要》

【主治】风痰壅盛，手足顽麻，或牙关紧急，口眼㖞斜，半身不遂。

【功效】祛风痰，通关窍。

【药物及用量】生半夏七两　南星二两　川乌（去皮、脐）五钱

【炮制】研为末，生姜汁调米糊和丸，如梧桐子大。

【用法】每服一二十丸，姜汤送下。

◆**白丸子**《太平圣惠方》

【主治】一切风。

【功效】祛风化痰，活血通络。

【药物及用量】附子半两（半炮，去皮、脐）　白附子（半两，半炮）　半夏（汤洗七遍，半两，半煨）　天南星（熟水洗，半两，半炮）　天麻　干蝎（生用）　白花蛇肉（酥拌，炒令黄）　甘菊花　羌活　防风（去芦头）　芎䓖　桂心　白僵蚕（生用）　白鲜皮　木香各半两　巴豆半两（去皮心研，纸裹压去油，别研入）　朱砂一分（细研）　雄黄一分（细研）　麝香一分（细研）

【用法】上一十九味，捣罗为末，朱砂、雄黄、麝香等研令匀，以糯米饭，和捣一二千杵，丸如梧桐子大，用腻粉滚过，每服以暖酒下三丸。

◆**白牙散**《兰室秘藏》

【主治】一切牙痛。

【功效】坚骨，固齿，涤秽。

【药物及用量】升麻一钱　羊胫骨灰二钱　白芷七分　石膏一钱五分　麝香少许

【用法】研为细末，温水漱口擦之。

◆**白末子**《证治准绳》

【主治】打仆损伤，瘫痪顽痹，四肢酸疼，痛风等证。

【功效】疏风行滞，和络理血。

【药物及用量】白芷　天南星（制）　白术　何首乌　桔梗　羌活　独活　白芍

白杨皮　川芎　白茯苓　白蔹　当归　薏苡仁（炒）　骨碎补　牛膝　续断　川乌（炮）　细辛　肉桂　枫香　乳香　没药各一两

【用法】研为末，温酒调下，将愈之剂，加自然铜（制）一两，只折骨者，初服便可用之。

◆**白术散**《是斋百一选方》

【主治】脾肺气虚，吐血，咯血。

【功效】补肺脾。

【药物及用量】白术二两　人参　黄芪　茯苓各一两　山药　百合各三分　甘草五钱　前胡　柴胡各一分

【炮制】研为细末，滴水和丸，生姜三片，大枣二枚，煎汤泛丸。

【用法】熟汤送下。

◆**白术丸**《素问病机气宜保命集》

【主治】痰湿咳嗽，脉缓，面黄，肢体沉重，嗜卧不收，腹胀，食不消化

【功效】健脾燥湿，化痰。

【药物及用量】白术一两五钱　南星（汤洗）　半夏各一两（汤洗）

【炮制】研为细末，面糊丸，如梧桐子大。

【用法】每服五七十丸，食后生姜汤送下。

◆**白术丸**《圣济总录》

【主治】息积病，胁下满闷，喘息不便，呼吸引痛。

【功效】和脾行气。

【药物及用量】白术　枳实　官桂各一两五钱　人参二两　陈皮　桔梗（醋炒）　甘草（炙）各一两

【炮制】研为细末，炼蜜和丸，如梧桐子大。

【用法】每服五十丸，不拘时温酒送下，每日三次。

◆**白术丸**《内外伤辨》

【主治】伤豆粉、湿面、油腻之物者。

【功效】健脾消积，化滞。

【药物及用量】白术　半夏（制）　神曲各一两　枳实（皆炒）一两一钱　橘红七钱　黄芩五钱　枯白矾三钱

【用法】研为末，汤浸蒸饼和丸，量所伤多稍加减服，如素食多用干姜，故以黄芩泻之。

◆**白术丸**《杂病源流犀烛》

【主治】痔漏，脱肛，泻血，面色萎黄，积年不愈者。

【功效】和脾凉血。

【药物及用量】白术（土炒，研末）一斤　生地八两（饭上蒸熟）

【炮制】捣和，干则少入酒为丸。

【用法】每服十五丸，米饮送下，日三次。

◆**白术五味子汤**《幼幼新书》

【主治】咳逆气喘。

【功效】清肺和脾。

【药物及用量】白术　五味子　丁香　人参（去芦头）　款冬花各五钱　细辛（去土）一分

【用法】捣罗为细末，每服一钱，清水八分，加生姜二片，煎至四分，去滓温服。

◆**白术升麻汤**《证治准绳》

【主治】破伤风。

【药物及用量】白术二钱　升麻一钱　黄芪二钱　干葛五分　黄芩一钱　甘草五分

【用法】清水煎，食远服。

◆**白术木香散**《宣明论方》

【主治】喘嗽肿满，欲变成水病者，不得卧，小便闭。

【功效】和脾行湿。

【药物及用量】白术　猪苓（去皮）　甘草　赤茯苓　泽泻各半两　木香　槟榔各三钱　官桂二钱　滑石三两　陈皮二两

【用法】清水二盅，加生姜三片，煎至一盅，食前服。

◆**白术安胃散**《脾胃论》

【主治】泻痢无度，无问脓血相杂，里急后重；及男子小肠气痛，妇人脐下虚冷，产后儿枕痛，虚弱寒热。

【功效】理肠胃，涩肠止泻。

【药物及用量】白术　茯苓　车前子各二两　乌梅肉五钱　米壳三两（去顶膜带，

醋煮一宿）　五味子五钱

【用法】研为粗末，每服五钱，清水二盏，煎至一盏，空腹时温服。

◆**白术芍药汤**《素问病机气宜保命集》

【主治】太阴脾经受湿，水泄注下，体微重腹满，形体倦怠，不欲饮食，或暴泄无数，水谷不化。

【功效】和脾。

【药物及用量】白术　芍药（炒）各一两　甘草（炙）五钱

【用法】清水煎服。

◆**白术防风汤**《素问病机气宜保命集》

【主治】破伤风，服羌活防风汤后，脏腑和而有自汗者。

【功效】固卫止汗，补气。

【药物及用量】白术一两　防风二两　黄芪一两

【用法】㕮咀，每服五七钱，清水煎，去滓温服。

◆**白术附子汤**《金匮要略》

【主治】风虚，头重眩，食不知味。

【功效】和脾祛湿。

【药物及用量】白术四两（一作二两）　附子一两五钱（泡去皮，一作三枚）　甘草二两（炙，一作一两）　生姜三两（切）　大枣十二枚（擘）

【用法】清水六升，煮取二升去滓，分温三服。

◆**白术附子汤**《医学发明》

【主治】寒中，阴盛内生寒，厥气上逆，寒气积于胸中，腹胀满，流涎或清涕，或多溺，足痛不能履地，乏力喜睡，睾丸冷，时隐痛，腰背胛腰脊皆痛，而不漏不泻，脉盛大以涩。

【功效】健脾胃，行水湿。

【药物及用量】白术　附子（炮去皮、脐）　苍术　陈皮　厚朴（姜制）　半夏（汤洗）　茯苓　泽泻各一两　猪苓（去皮）五钱　肉桂四钱

【用法】锉如麻豆大，每服五钱，清水三杯，加生姜三片，煮至一杯去滓，食前温服，量虚实加减。

◆**白术苦参汤**《证治准绳》

【主治】小儿患疸，不进乳食。

【功效】和脾，消积，杀虫。

【药物及用量】白术一钱　苦参一钱二分　白芍　槟榔　诃子　柴胡　青皮　鼠粘子　厚朴　陈皮　砂仁　乌药　紫草各一钱

【用法】锉散，每服四五钱，清水煎，食远服。

◆**白术酒**《太平圣惠方》

【主治】妊娠中风，口噤，言语不得。

【功效】和中祛风。

【药物及用量】白术一两半　独活一两　黑豆一合（炒令熟）

【用法】上三味，细锉，以酒三升，煎取一升半，去滓，分温四服，拗口灌之，得汗即瘥。

◆**白术酒**甲《千金方》

【主治】中湿，骨节疼痛。

【功效】和脾燥湿。

【药物及用量】白术四两　酒三升

【用法】煎一盏，不拘时频服，不能饮酒，以水代之。

◆**白术酒**乙《千金方》

【主治】补心志定气，治心虚寒，气性反常，心手不遂，语声冒昧，其疾源疠风损心，具如前方，所说无穷。

【功效】补心定气，散寒。

【药物及用量】白术（切）　地骨皮　荆实各五斗　菊花三斗

【用法】上四味，以水三石，煮取一石五斗，去滓，澄清取汁，酿米二石，用曲如常法，酒熟，随能饮之，常取半醉，勿令至吐。

◆**白术散**《金匮要略》

【主治】妊娠胎寒带下。

【功效】祛寒，行滞安胎。

【药物及用量】白术　川芎　蜀椒（炒去汗）各二分　牡蛎（熬）各等量

【用法】杵为散，每服一钱匕，温酒调下，日三夜一次。但苦痛加白芍，心下毒痛，倍加芎䓖；心烦吐痛，不能饮食，加

细辛一两，大半夏二十枚（一作大枣十枚），后更服醋浆水。若呕以醋浆水服之，后不解者，饮小麦汁，以后温者，大麦粥服之，病难愈，服之勿置。

◆**白术散**《小儿药证直诀》

【**主治**】吐泻已久，虚热而渴。

【**功效**】和脾胃

【**药物及用量**】白术五钱　人参二钱五分　白茯苓五钱　藿香（去土）五钱　木香二钱　甘草（炙）一钱　干葛五钱（一方无藿香，有生姜）

【**用法**】研为末，每服三钱，清水煎，温服如饮水，多多与服之。

◆**白术散**《女科指掌》

【**主治**】妊娠，面目虚浮，如水肿状。

【**功效**】和脾，祛湿利水。

【**药物及用量**】白术一两（一作二钱五分）　生姜皮　大腹皮（去外垢内膜）　茯苓皮　陈皮各五钱

【**用法**】研为细末，每服二三钱，不拘时米饮调下，或清水煎，和滓服，每日三次。

◆**白术散**《本事方》

【**主治**】小儿吐呕，脉迟细。

【**功效**】温中健胃，消积。

【**药物及用量**】白术　人参　半夏曲各二钱　茯苓　干姜　甘草各一钱（一方无半夏曲，有木香、藿香）

【**用法**】研为末，每服二钱，清水一盏，加生姜三片，大枣一枚，煎至七分，去滓温服，日二三次。

◆**白术散**《宣明论方》

【**主治**】虚风多汗，食则汗出如洗，少气痿劣。

【**功效**】健胃，止汗。

【**药物及用量**】白术一两二钱五分　牡蛎（煅）三钱　防风二两五钱

【**用法**】研为末，每服一钱，不拘时温水调下。如恶风，倍防风、白术，多汗，面肿，倍牡蛎。

◆**白术散**《严氏济生方》

【**主治**】脾劳，呕吐不食，腹痛泄泻，胸满喜噫。

【**功效**】健脾胃。

【**药物及用量**】白术　人参　草果仁　厚朴（制）　干姜　肉豆蔻（面裹煨熟，取出去面）　广陈皮（净）　木香　麦蘖（炒）各一两　甘草（炙）五钱

【**用法**】㕮咀，每服四钱，清水一盏，加生姜五片，大枣一枚，同煎不拘时服。

◆**白术散**《苏沈良方》

【**主治**】妊娠伤寒，头痛发热。

【**功效**】安胎，益母。

【**药物及用量**】白术　黄芩（瓦上炙）各等量

【**用法**】研为粗末，每服三钱，加生姜大枣，清水煎服。但觉头痛发热，服二三剂即瘥。四肢厥，属阴证者忌之。

◆**白术散**《普济方》

【**主治**】妊娠恶阻，吐清水。

【**功效**】健脾胃，止呕。

【**药物及用量**】白术一两　人参五钱　丁香二钱五分　甘草一钱

【**用法**】研为细末，每服二钱，清水一盏，加生姜五片，煎至七分温服。

◆**白术散**甲《证治准绳》

【**主治**】妊娠气不调和，易伤饮食。

【**功效**】理气行滞，健胃和脾。

【**药物及用量**】白术（炒）　干紫苏各一两　人参　白芷（炒）各七钱五分　川芎　诃子皮　青皮各五钱　甘草二钱五分

【**用法**】研为末，每服二钱，清水一盏，加生姜三片，煎至七分温服。

◆**白术散**乙《证治准绳》

【**主治**】产后霍乱吐利，腹痛烦渴，手足逆冷。

【**功效**】温中健胃。

【**药物及用量**】白术　橘红　麦门冬（去心）　干姜　人参各一两　甘草五钱

【**用法**】研为粗末，每服四钱，清水一盏，加生姜五片，同煎去滓温服。

◆**白术散**丙《证治准绳》

【**主治**】小儿自汗，盗汗。

【**功效**】养心，健脾，固卫。

【药物及用量】白术三两　小麦一合（炒）

【用法】清水一盅半，煮干去麦，研为末，绵黄芪，煎汤调下，量儿大小服。忌食萝卜子炙爆之类，乳母尤忌。

◆**白术散**《朱氏集验方》

【主治】体虚汗多。

【功效】养心健脾，固卫。

【药物及用量】白术不拘多少（锉作小块）　浮麦一升

【用法】清水煮干，如术尚硬，更加水煮软取出，去麦不用，切作片焙干，研为细末，每服二三钱，不拘时另用浮麦煎汤调下。

◆**白术汤**《素问病机气宜保命集》

【主治】大肠经动，下痢为鹜溏。

【功效】温中，健胃，和脾。

【药物及用量】白术　芍药各三钱　干姜（炮）五钱　甘草（炙）二钱

【用法】研为粗末，清水煎服，甚则除去干姜，加附子三钱。

◆**白术散**《证治宝鉴》

【主治】酒疸变为黑疸，目青面黑，心中如啖蒜薤状，大便黑，皮肤不仁，脉微而数者。

【功效】燥湿健胃。

【药物及用量】白术　桂心　枳实（麸炒）　豆豉　干葛　杏仁　甘草（炙）

【用法】清水一盅，煎至一分，食前服。

◆**白术散**甲《太平圣惠方》

【主治】妇人脾胃气虚，心腹胀满，不欲饮食，四肢少力。

【功效】健脾益气，行气宽中。

【药物及用量】白术三分　桂心半两　草豆蔻三分（去皮）　槟榔半两　赤茯苓半两　诃黎勒三分（煨）　陈橘皮一两（汤浸，去白瓤，焙）　厚朴一两（去粗皮，涂生姜汁，炙令香）　熟人参一两（去芦头）　甘草一分（炙微赤，锉）

【用法】上一十味，捣筛为散，每服四钱，以水一中盏，入生姜半分，枣三枚，煎至六分，每于食前稍热服。

◆**白术散**乙《太平圣惠方》

【主治】小儿遗尿，足寒。

【功效】益气健脾，缩尿止遗。

【药物及用量】白术半两　土瓜根半两　牡蛎粉三分

【用法】上三味，捣粗罗为散，每服一钱，以水一小盏，入生姜少许，枣二枚，煎至六分，去滓，量儿大小，分减温服。

◆**白术散**丙《太平圣惠方》

【主治】久赤白痢不止，腹中疼痛。

【功效】温脾涩肠止痢。

【药物及用量】白术一两　附子一两（炮裂，去皮、脐）　龙骨二两　黄连一两（去须，微炒）　阿胶二两（捣碎，炒令黄燥）　干姜一两（炮裂，锉）　赤石脂三两　地榆一两（锉）　当归一两（锉，微炒）

【用法】上九味，捣细罗为散，每服不拘时，以粥饮调下二钱。

◆**白术散**丁《太平圣惠方》

【主治】久冷下痢后，脾胃尚虚，不能饮食，四肢少力。

【功效】温阳健脾止痢。

【药物及用量】白术一两（锉，微炒）　干姜一两（炮裂，锉）　木香半两　甘草半两（炙微赤，锉）　厚朴一两（去粗皮，涂生姜汁，炙令香熟）　阿胶一两（捣碎，炒令黄燥）　神曲一两（炒令微黄）　当归一两（锉，微炒）　诃黎勒一两（煨，用皮）

【用法】上九味，捣细罗为散，每服不拘时，煮枣粥饮调下二钱。

◆**白术散**戊《太平圣惠方》

【主治】霍乱胃气虚，干呕不止。

【功效】补虚和胃止呕。

【药物及用量】白术一两　藿香一两　人参一两（去芦头）　枇杷叶半两（拭去毛，炙微黄）　高良姜半两（锉）　草豆蔻半两（去皮）

【用法】上六味，捣筛为散，每服三钱，以水一中盏，入生姜半分，枣三枚，煎至六分，去滓，温服，不拘时。

◆**白术散**己《太平圣惠方》

【主治】咳嗽，痰壅呕吐，心胸不利，

气逆食少。

【功效】燥湿化痰，利气止咳。

【药物及用量】白术一两　诃黎勒皮一两　半夏半两（汤洗七遍，去滑）　甘草半两（炙微赤，锉）　桔梗三分（去芦头）　桂心半两　前胡一两（去芦头）　陈橘皮三分（去汤浸，去白瓤，焙）

【用法】上八味，捣筛为散，每服四钱，以水一中盏，入生姜半分，煎至六分，去滓，温服，不拘时。

◆**白术散**庚《太平圣惠方》

【主治】产后伤寒，四肢拘急，心腹满闷，头痛壮热。

【功效】健脾养血，温阳行气。

【药物及用量】白术三分　芎䓖三分　赤芍三分　附子三分（炮裂，去皮、脐）　桂心三分　青橘皮三分（汤浸，去白瓤，焙）　甘草一分（炙微赤，锉）　厚朴一两（去粗皮，涂生姜汁，炙令香熟）　石膏一两半

【用法】上九味，捣粗罗为散，每服四钱，以水一中盏，入生姜半分，煎至六分，去滓，稍热服，不拘时。

◆**白术散**辛《太平圣惠方》

【主治】产后体虚，劳动过多，致头痛烦热，汗出不止，四肢少力，不思饮食。

【功效】益气敛汗，清热除烦。

【药物及用量】白术三分　石膏一两半　白芍半两　白茯苓三分　麦门冬一两半（去心，焙）　牡蛎粉一两　生干地黄一两　人参三分（去芦头）　五味子半两　黄芪三分（锉）　甘草一分（炙微赤，锉）

【用法】上一十一味，捣粗罗为散，每服四钱，以水一中盏，入生姜半分，枣三枚，煎至六分，去滓，温服，不拘时。

◆**白术散**壬《太平圣惠方》

【主治】妊娠下痢赤白，腹痛日夜不止。

【功效】温胃益肾。

【药物及用量】白术一两　黄芩一两　赤石脂二两　干姜半两（炮裂，锉）　芎䓖三分　艾叶一两（炒令黄燥）　人参一两（去芦头）　阿胶一两（杵碎，炒令黄燥）　当归一两（锉，微炒）

【用法】上九味，捣细罗为散，每服不拘时，以粥饮调下二钱。

◆**白术散**癸《太平圣惠方》

【主治】妊娠阻病，心中愦愦，头闷目眩，四肢沉重，恶闻食气，好吃酸咸果实，多卧少起，三月四月皆多呕逆，百节酸疼，不得自举。

【功效】和中降逆。

【药物及用量】白术一两　厚朴一两（去粗皮，涂生姜汁，炙令香熟）　白茯苓一两半　葛根一两　麦门冬一两（去心）　人参一两（去芦头）　甘草半两（炙微赤，锉）　陈橘皮一两（汤浸，去白瓤，焙）

【用法】上八味，捣筛为散，每服四钱，以水一中盏，入生姜半分，煎至六分，去滓，温服，不拘时。

◆**白术散**甲子《太平圣惠方》

【主治】产后褥劳虚羸，发歇寒热，心腹疼痛，四肢无力，不思饮食。

【功效】益气健脾，和血止痛。

【药物及用量】白术一两　木香半两　熟干地黄一两　干姜半两（炮裂，锉）　芍药三分　芎䓖半两　桃仁半两（汤浸，去皮尖、双仁，麸炒微黄）　人参三分（去芦头）　桂心半两　黄芪三分（锉）　当归三分（锉，微炒）　白茯苓三分

【用法】上一十二味，捣粗罗为散，每服四钱，以水一中盏，入生姜半分，枣三枚，煎至六分，去滓，稍热服，日三四服。

◆**白术散**甲丑《太平圣惠方》

【主治】膈气，胃虚呕逆，从朝至夜，不能饮食，胸中痛，气渐羸困。

【功效】启肺补虚止呕。

【药物及用量】白术一两　人参一两（去芦头）　干姜半两（炮裂，锉）　甘草半两（炙微赤，锉）　吴茱萸半两（汤浸七遍，焙干，微炒）　五味子半两　曲末一合（炒微黄）　大麦糵一合（炒微黄）　桂心一两

【用法】上九味，捣粗罗为散，每服三

钱，以水一中盏，入生姜半分，煎至六分，去滓，不拘时，稍热服。

◆**白术散**甲寅《太平圣惠方》

【主治】食讫醋咽多噫，食饮不下，脾胃虚冷。

【功效】温中补虚和胃。

【药物及用量】白术二两　吴茱萸半两（汤浸七遍，焙干，微炒）　高良姜一两（锉）　桂心一两　人参一两（去芦头）

【用法】上五味，捣粗罗为散，每服三钱，以水一中盏，入生姜半分，煎至六分，去滓，不拘时，稍热服。

◆**白术散**甲卯《太平圣惠方》

【主治】气隔痰饮，两胁下痛，食不消化。

【功效】降气化痰，理气消食。

【药物及用量】白术一两　柴胡一两（去苗）　赤芍三分　陈橘皮三分　厚朴一两　赤茯苓三分　槟榔一两　桔梗一两（去芦头）　诃黎勒皮三分　桂心半两　甘草一分（炙微赤，锉）

【用法】上一十味，捣筛为散，每服五钱，以水一大盏，入生姜半分，枣三枚，煎至五分，去滓，温服，不拘时。

◆**白术散**甲辰《太平圣惠方》

【主治】溢饮，当发其汗。

【功效】宣降肺气，温化寒饮。

【药物及用量】白术三分　麻黄一两（去根节）　赤芍三分　旋覆花半两　桂心一两　前胡三分　甘草三分　五味子三分　半夏三分

【用法】上九味，捣筛为散，每服五钱，以水一大盏，入生姜半分，煎至五分，去滓，热服，不拘时，衣盖取汗。如人行十里未汗，即再服。

◆**白术散**甲巳《太平圣惠方》

【主治】痰冷痞饮，胸膈满闷，不能下食。

【功效】燥湿化痰，除满消食。

【药物及用量】白术一两　半夏三分　赤茯苓二两　人参三分　桂心三分　甘草一分　附子二两　前胡一两

【用法】上八味，捣筛为散，每服五钱，以水一大盏，入生姜半分，煎至五分，去滓，不拘时，稍热服。

◆**白术汤**《圣济总录》

【主治】风冷入中，飧泄不止，日夜数行，口干腹痛，脉虚而细。

【功效】健胃，调滞，和血。

【药物及用量】白术一两　厚朴（姜制）　川当归（去芦）　龙骨各一两　艾叶半两（熟炒）

【用法】研为末，每服三钱，再加水一盏，加生姜二片，煎至八分去滓，空腹时温服。

◆**白术汤**《验方新编》

【主治】内伤冷物，外感风寒有汗者。

【功效】和胃，止汗。

【药物及用量】白术三两　防风二两　甘草一两（炙）

【用法】㕮咀，每服三钱，清水一盏，加生姜三片，煎至七分温服。一日止一二服，待二三日渐渐汗少为解。

◆**白术汤**《证治准绳》

【主治】多汗，湿困脾胃。

【功效】健胃化湿。

【药物及用量】白术（如汗之改用苍术）　防风各一两

【用法】㕮咀，清水煎至七分渐服。若发热引饮者，加黄芩、甘草；头疼恶风者加羌活、川芎、细辛；身热目痛者加石膏、知母、白芷；腹中痛者加芍药，桂枝；往来寒热而呕者加柴胡、半夏；心下痞者加枳实一钱；有里证加大黄一钱，量虚实加减，邪去止服。

◆**白术汤**《苏沈良方》

【主治】脾经受病，多汗恶风，体倦肢怠，不能饮食。

【功效】温阳固卫，健脾止汗。

【药物及用量】白术（去芦）　厚朴（姜制）　防风各一两　附子（炮去皮、脐）　橘皮（去白）　白鲜皮　五加皮各五钱

【用法】㕮咀，每服五钱，清水二盏，加生姜五片，煎至一盏半去滓，不拘时温服。

◆**白术汤**《三因极一病证方论》

【主治】五脏受湿，咳嗽痰多，上气喘急，身体重痛，脉濡细。

【功效】健脾胃，化水湿。

【药物及用量】白术二两　白茯苓（去皮）一两　半夏（汤泡七次）四个　五味子一两　甘草（炙）一分

【用法】清水二盅，加生姜五片，煎至一盅，不拘时服。

◆**白术消肿散**《医略六书》

【主治】产后浮肿，脉弦滞涩者。

【功效】健胃消肿。

【药物及用量】白术三两　枳实一两五钱

【用法】㕮咀，每服四钱，清水一盏半，煎至七分，去滓温服，腹中软即散。

◆**白术汤**《万氏女科》

【主治】破伤风，汗不止，筋挛搐搦。

【功效】祛风，化湿，和络。

【药物及用量】白术　葛根　升麻　黄芩　芍药各二两　甘草二钱五分

【用法】每服一钱，清水煎，不拘时服。

◆**白术黄芩汤**《卫生宝鉴》

【主治】痢后调和肠部。

【功效】健胃清肠。

【药物及用量】白术一两　黄芩七钱　甘草三钱

【用法】㕮咀，分作三服，清水一盏半，煎至一盏温服。

◆**白术防风汤**《素问病机气宜保命集》

【主治】破伤风，服羌活防风汤后，脏腑和而有自汗者。

【功效】固卫止汗。

【药物及用量】白术一两　黄芪三两　防风二两

【用法】清水煎，食前服。

◆**白术当归煎丸**《证治准绳》

【主治】小儿胎寒腹痛，遇夜啼叫，身体反张如痫，吐哯不止，大便酸臭，乳食虽多，不生肌肉。

【功效】健胃消积。

【药物及用量】白术　当归　木香各等量

【炮制】研为细末，炼蜜和丸，如梧桐子大。

【用法】每服一丸，木香煎汤化下。

◆**白术当归汤**《圣济总录》

【主治】妊娠胎萎燥、胎漏，腹痛不可忍。

【功效】益气养血。

【药物及用量】白术　当归（切，焙）　芎䓖　人参　阿胶（炙燥）各二两　艾叶（焙干）一两

【用法】上六味，粗捣筛每用五钱匕，以水一盏，酒半盏，入枣三枚，拍碎，同煎至一盏，去滓，分温二服，空心一服，午食前一服。

◆**白术饮**《圣济总录》

【主治】风邪在胃，头旋呕逆。

【功效】祛风，和胃。

【药物及用量】白术　厚朴（去皮姜炙）　甘菊花各五钱　防风（去杈）　白芷　人参各一两

【用法】㕮咀，每服五钱，清水一盏半，加生姜五片，煎至一钱，食前温服。

◆**白术饮**《永类钤方》

【主治】脾劳虚寒，呕吐不食，腹痛，肠鸣体倦。

【功效】温补肝胃。

【药物及用量】白术　人参　草果仁　干姜（炮）　厚朴（制）　肉豆蔻（煨）　陈皮（净）　木香　麦蘖（炒）各一两　甘草（炙）半两

【用法】上一十味，㕮咀，每四钱，水一盏，姜五片，枣一个，煎，空心温服。

◆**白术和胃丸**《玉机微义》

【主治】病久不能食，而脏腑或结或溏。

【功效】健脾补虚和胃。

【药物及用量】厚朴（制）　半夏各一两　白术一两二钱　陈皮八钱　槟榔　枳实各二钱半　木香一钱　人参七钱　甘草（炙）三钱

【用法】上九味为细末，生姜汁浸蒸饼为丸，如梧桐子大，每三十丸，温水送下，食远服之。

◆**白术茯苓丸**《御药院方》

【主治】三焦气涩，停痰不消，胸膈痞闷，腹胁胀满，咳嗽涎甚，咽嗌干痛，心松悸动，头目眩晕，寒热时作，肢节疼痛，呕吐清水，神昏多倦，不欲饮食。

【功效】祛风化痰，健脾化痰。

【药物及用量】白茯苓　白术各半两（白者）　天南星　白附子各一两　白矾三分　半夏三两（并生用）

【用法】上六味，为细末，白面糊和丸，如梧桐子大，每服二三十丸，生姜汤下，不拘时。

◆**白术厚朴汤**《三法六门》

【主治】痰呕不散。

【功效】燥湿化痰，散结止呕。

【药物及用量】白术　甘草（炙）　葛根各一两　厚朴半两（制）

【用法】上四味为末，每服一二钱，水一大盏，生姜五片，煎至六分，去滓，食前服显仁丸、仙术芎散、大人参半夏丸。

◆**白术六一汤**《太平惠民和剂局方》

【主治】脾胃不和，心腹痞闷，胁肋憋胀，口苦无味，呕哕恶心，不思饮食，面色萎黄，肠虚自利，肌体瘦弱，膈气反胃。

【功效】健脾和胃，理气止呕。

【药物及用量】白术六两（去芦）　甘草一两（炙）

【用法】上二味为细末，每服二钱，水一盏，煎至八分，空心服，或沸汤点服亦得。常服育神温胃，逐湿消痰，不以四时，并宜服。

◆**白术茯苓汤**《兰室秘藏》

【主治】妇人胃气弱，身重有痰，恶心欲吐。

【功效】健脾益气，养血和中。

【药物及用量】白术　白茯苓　半夏各一两　炒曲二钱　麦蘖面五分（炒）

【用法】上五味㕮咀，每服五钱，水二大盏，入生姜五片，煎至一盏，去粗，不拘时。

◆**白术圣散子**《宣明论方》

【主治】一切泻痢，久不瘥，并妇人产后痢亦治。

【功效】健脾涩肠止泻。

【药物及用量】御米壳二两（蜜炒）　当归　肉豆蔻　缩砂仁　石榴皮　诃子　干姜（炮）　陈皮　去白　白术　甘草　芍药各等量

【用法】上一十二味，为细末，每服二钱，水一大盏，入乳香少许，同煎和滓服。

◆**白玉丹**《集成方》

【主治】瘰疬破烂，连及胸液，臭秽难闻，日久不愈者。

【功效】解湿毒。

【药物及用量】新出窨石灰一块

【用法】滴水化开成粉，生桐油调匀，干湿适中，先以花椒葱煎汤洗净，以此敷之。

◆**白玉膏**《奇方类编》

【主治】痔疮及一切疮。

【功效】祛湿化滞，杀虫。

【药物及用量】白芷　炉甘石（煅）　甘松　当归尾　乳香（去油）　五灵脂　山柰　北细辛　樟冰各五钱　没药（去油）　象皮　白蜡各三钱　松香　冰片　麝香各一钱　铅粉十三两

【炮制】先将麻油二斤，熬至烟起，离火入白蜡、松香，又熬，不住手搅。看有大泡，便将铅粉陆续下，但滚即取起，稍停又入火，如此数次，见有菊花纹小泡，便入前诸药末，仍取起，滴水不小，入冰麝搅匀，待凝定倾水二三盏，入罐收贮。

【用法】摊贴之。

◆**白玉膏**甲《疡医大全》

【主治】多年顽疾兼及毒疮久不收口。

【功效】祛湿，杀虫，敛肌。

【药物及用量】用白蜡二两，猪板油四两，熔化滤清入潮脑六钱，研匀冷定，加轻粉三钱，冰片二钱和匀

【用法】抿脚挑涂油纸盖上，贴于患处。

◆**白玉膏**乙《疡医大全》

【主治】痈疽。

【功效】敛肌。

【药物及用量】用雄猪油八两（入锅内熬去滓，后入锅内熬滚，投白蜡） 黄蜡各二钱，化尽再入铅粉三钱，轻粉 儿茶各一钱五分，乳香 没药（去油）各一钱

【用法】搅匀摊贴。

◆**白玉膏**《丸散膏丹集成》引《疡医大全》

【主治】一切疮疡，热疖。

【功效】拔毒，排脓，生肌，收口。

【药物及用量】活鲫鱼六两 白芷 穿山甲 山鳖子 象贝母 当归各一两五钱

【炮制】用麻油二斤四两，煎枯去滓，滤清后再熬，滴水成珠，候冷加铅粉十二两，收嫩膏后，入白占二两，扫盆三钱，乳香一两，没药一两，研细末，一同收入。

【用法】贴之，阴疽忌用。

◆**白芍汤**《杂病源流犀烛》

【主治】肝虚自汗。

【功效】止汗。

【药物及用量】白芍 枣仁 乌梅各等量

【用法】清水煎服。

◆**白芍丸**《鸡峰普济方》

【主治】劳淋，小腹疼痛，小便不利。

【功效】和血，补肾。

【药物及用量】白芍 熟地黄 当归 鹿茸各一两

【炮制】研为细末，炼蜜和丸，如梧桐子大。

【用法】每服三十丸，阿胶汤送下。

◆**白芍散**《太平圣惠方》

【主治】妇人漏下五色不止，沥沥连年，黄瘦萎悴。

【功效】温经收敛止血。

【药物及用量】白芍一两 牡蛎一两（烧为粉） 熟干地黄一两半 白芷三分 干姜三分（炮裂，锉） 桂心一两 乌贼鱼骨一两（炙黄） 黄芪三分（锉） 五色龙骨一两半

【用法】上九味，捣细罗为散，每于食前服，以温酒调下二钱。

◆**白芍汤**《活幼心书》

【主治】冷疝腹痛，坏证伤寒。

【功效】调气化滞，止痛。

【药物及用量】白芍一两半（酒炒） 泽泻七钱半 生甘草三钱（一作炙，一钱八分） 肉桂（拣薄者，刮去粗皮）一钱半

【用法】共研粗末，每服二钱，清水一杯，煎至四分，空腹时服，误汗误下加人参、南木香各二钱，脐下痛加生姜一片，食盐五厘，或加钩藤一钱。

◆**白豆蔻散**甲《太平圣惠方》

【主治】反胃胸膈不利，食即呕吐。

【功效】启膈理气和胃。

【药物及用量】白豆蔻半两（去皮） 枇杷叶一分（拭去毛，炙微黄） 诃黎勒皮三分 前胡一两（去芦头） 人参三分（去芦头） 槟榔一两 陈橘皮三分（汤浸，去白瓤，焙） 白术三分

【用法】上八味，捣筛为散，每服三钱，以水一中盏，入生姜半分，煎至六分，去滓，温服，不拘时。

◆**白豆蔻散**乙《太平圣惠方》

【主治】产后脾胃气寒，呕逆，不纳饮食，四肢乏力，不能运动。

【功效】温中健脾。

【药物及用量】白豆蔻（去皮） 人参（去芦头） 白术 黄芪（锉） 当归（锉，微炒） 附子（炮裂，去皮、脐） 白茯苓各三分 半夏半两（汤洗七遍，去滑） 陈橘皮一两（汤浸，去白瓤，焙） 甘草一分（炙微赤，锉） 干姜半两（炮裂，锉碎） 芎䓖半两

【用法】上一十二味，捣粗罗为散，每服三钱，以水一中盏，入生姜半分，枣三枚，煎至六分，去滓，温服，不拘时。

◆**白豆蔻散**丙《太平圣惠方》

【主治】妊娠胃气虚冷，呕逆不下食，腹胀胁满，四肢不和。

【功效】温胃化温，降逆止呕。

【药物及用量】白豆蔻一两（去皮）　陈橘皮三分（汤浸，去白瓤，焙）　人参三分（去芦头）　白术三分　厚朴三分（去粗皮，涂生姜汁，炙令香熟）　芎䓖三分　半夏一分（汤洗七遍，去滑）　甘草一分（炙微赤，锉）

【用法】上八味，捣筛为散，每服三钱，以水一中盏，入生姜半分，枣三枚，煎至六分，去滓，温服，不拘时。

◆**白豆蔻散**丁《太平圣惠方》

【主治】妊娠心腹胀满，气攻胸膈，咽喉不利，饮食减少。

【功效】行气化温，降逆和胃。

【药物及用量】白豆蔻半两（去皮）　人参三分（去芦头）　前胡一两（去芦头）　陈橘皮一两（汤浸，去白瓤，焙）　赤茯苓一两　诃黎勒一两（煨，用皮）　甘草半两（炙微赤，锉）　白术三分　枳壳半两（麸炒微黄，去瓤）　大腹皮三分（锉）

【用法】上一十味，捣筛为散，每服四钱，以水一中盏，入生姜半分，枣三枚，煎至六分，去滓，温服，不拘时。

◆**白豆蔻散**《直指小儿方》

【主治】盘肠气痛。

【功效】化湿，行气止痛。

【药物及用量】白豆蔻仁　缩砂仁　青皮　陈皮　甘草（炙）　香附子　蓬莪术各等量

【用法】上七味，为末，每服一钱，紫苏煎汤调下。

◆**白豆蔻散**《仁斋直指方》

【主治】七气所伤，滞于胸膈，窒于咽喉，胀痛于心下，噫气吞酸，不能饮食。

【功效】温中行气导滞。

【药物及用量】白豆蔻仁　缩砂　荜澄茄　丁香　木香　甘草（炒）各一分　青皮　陈皮　辣桂各二分　厚朴（制）　香附（炒）各三分

【用法】上一十一味为末，每三钱，水一盏，姜三片，盐一捻，煎七分，不拘时。

◆**白豆蔻丸**《太平圣惠方》

【主治】霍乱及脾胃气虚，腹胀满闷，不思饮食。

【功效】止霍乱，补脾胃。

【药物及用量】白豆蔻三分（去皮）　干姜半两（炮裂，锉）　白术一两　甘草半两（炙微赤，锉）　人参三分（去芦头）　桂心半两　厚朴一两（去粗皮，涂生姜汁，炙令香熟）　陈橘皮一两（汤浸，去白瓤，焙）　诃黎勒皮三分

【用法】上九味，捣罗为散，炼蜜和捣二三百杵，丸如梧桐子大，每服以生姜枣汤下二十丸，日四五服。

◆**白豆蔻丸**《圣济总录》

【主治】妊娠腹满，饮食迟化。

【功效】宽中行气，健脾和胃。

【药物及用量】白豆蔻（去皮）二两　枳壳（用浆水煮令软，去瓤，焙干）半斤　陈橘皮二两（醋浆水煮令软，去白，细锉，炒令黄色）　诃黎勒（去核，二两，一两煨，一两生用）　木香二两　当归（切，焙）二两

【用法】上六味，捣罗为末，将枣用浆水煮，去皮核，烂研和药，丸如梧桐子大，每服二十丸至三十丸，切生姜，入盐炒焦黑色，煎汤下，不拘时。

◆**白豆蔻汤**《杂病源流犀烛》

【主治】吐呕。

【功效】健胃止呕。

【药物及用量】白豆蔻　藿香　半夏　陈皮　生姜各等量

【用法】清水煎服。

◆**白果叶散**《疡医大全》引《吴氏家秘方》

【主治】瘰疬。

【功效】能捆诸疬，不使漫生，即能消散。

【药物及用量】鲜白果叶（去梗，瓦上微火焙干研末）三钱　真珠　银粉各二钱　雄黄一钱

【用法】先将真珠、雄黄研末，同蛤蟆心肝十副捣烂，围住疬疮四周，再将白果叶末、银粉、好醋调擦疬疮中心，不过二次即消，破烂者用醋浸白果叶，一昼夜贴

破疠上。

◆**白油膏**《寿世新编》

【主治】臁疮、秃疮、坐板疮及一切年久湿热诸疮，脓血不止，久不收口等证。

【功效】祛风杀虫。

【药物及用量】桐油三两　防风　白芷各一钱五分

【炮制】放油内泡一夜，入铁器内慢火熬枯，去药沥净渣，将油再熬，俟将开时，用鸡蛋一个（去壳）放油内，炸至深黄色，去蛋不用。再将油用火慢熬，俟油色极明，能照见人须眉，入白蜡六分，黄蜡四分，熔化，赶紧用竹纸十余张，乘热浸入油内，一张一放一起，冷透火气，须张张隔开，风前吹透（若放在一起，虽数日火气难退，贴上毒气内逼，难以收功）。

【用法】视疮大小，裁纸贴上，顷刻脓黏满纸，弃去再换。一日换十余次，数日脓尽肉满生肌（脓尽后不贴，亦可生肌）。脓多者黄蜡六分，白蜡五分，不生肌者用白蜡六分，黄蜡五分，不得稍有增减。

◆**白玉膏**《外科正宗》

【主治】臁疮。

【功效】杀虫收湿。

【药物及用量】铅粉二钱　密陀僧　黄蜡各二两　乳香（去油）　没药（去油）　象皮　白蜡各五钱　轻粉四钱

【炮制】除黄白蜡不研，余俱另研细末，先以桐油一斤，放锅内熬滚去沫，入密陀僧末搅匀。再离火入二蜡熔化搅匀，待油稍温，方入乳末、象皮末、轻末，搅三百余遍。

【用法】以大棉摊上，阴干，随疮大小圆长煎贴，初贴时疮中毒水流出，膏药变黑，再换新者贴之。

◆**白芥子散**《妇人大全良方》

【主治】荣卫循行失度，痰滞经络，臂痛，牵引背腹，或已瘫痪。

【功效】搜痰，通滞。

【药物及用量】白芥子　木鳖子（麸炒）各二两　没药（另研）　桂心　木香各五钱

【用法】研为末，每服一钱，温酒调下。脾气虚弱者佐以六君子汤；中气虚弱者佐以补中益气汤；脾气郁结滞者，佐以归脾汤；肝经怒气者，佐以逍遥散。若专用之，则胃气益虚，病气愈甚，不可不谨。

◆**白芥子散**《管见大全良方》

【主治】风毒留于经络，故臂痛外连于肌肉，牵引背胛，时发时止。

【功效】祛风解毒，活血通络。

【药物及用量】白芥子（炒，研）　木鳖子（去壳，炒，别研）各一两　没药（研）　桂心（为末）　木香（为末）各二钱半

【用法】上五味，研令匀，温酒调二钱匕，食后服。

◆**白及枇杷丸**《证治准绳》

【主治】咯吐血。

【功效】清肺热，补肺络。

【药物及用量】白及一两　枇杷叶（去毛蜜炙）　藕节各五钱

【炮制】研为细末，另以阿胶五钱（锉如豆大，蛤粉炒成珠），生地黄自然汁调，火上炖化，入药末和丸，如龙眼大。

【用法】每服一丸，口噙化下。

◆**白及蓬须散**《证治准绳》引（戴氏方）

【主治】咯吐血。

【功效】清肺，和络，止血。

【药物及用量】白及一两　莲花须（金色者佳）　侧柏叶　沙参各五钱

【用法】研为极细末，每服二钱，藕节汁、生地黄汁磨好墨，调如稀糊啜服。

◆**白花蛇丸**《证治准绳》

【主治】疠风。

【功效】祛风，通络，杀虫，养血。

【药物及用量】白花蛇一条（去头尾生用）　乌梢蛇一条（去头尾，不犯铁，石臼中捣）　防风（去苗）二两　荆芥穗（酒洗）一两五钱　金银花（去叶）二两　川芎一两　枸杞子（甘州者）二两　黄芩　黄连（酒炒）　山栀子　黄柏　全蝎（醋浸一日，去盐味）各一两　蝉蜕二两（草鞋踏去土）　漏芦八两（洗净土苗，取四两）　乌药　何

首乌（不犯铁） 牛膝（去芦） 牛蒡子 连翘 天花粉 白蒺藜 威灵仙 细辛 金毛狗脊 胡麻子（炒） 蔓荆子各一两 槐花 苦参 生地黄各二两（一方有风藤一两）

【炮制】除乌梢蛇外，余为粗末，同白花蛇捣和焙干，再为细末，米饮糊丸，如梧桐子大。

【用法】每服五六十丸，清茶送下，每日三次。如头面上肿，加白芷一两，肌肉溃烂加皂角刺一两。

◆**白花蛇丸**《太平圣惠方》

【主治】风癣疮，皮肤瘙痒，日久不瘥。

【功效】祛风杀虫。

【药物及用量】白花蛇三两（酒浸） 苦参（去芦）二两 麦门冬一两五钱（去心） 黄芩 防风（去芦） 白鲜皮 甘草（炙） 枳壳（麸炒去芦） 栀子仁 赤芍 川大黄 苍耳子 羌活（去芦） 黄芪（锉去芦） 白蒺藜一两 麦冬一两半

【炮制】研为细末，炼蜜和丸，如梧桐子大。

【用法】每服三十丸，食后薄荷酒送下。

◆**白花蛇丸**《本草纲目》

【主治】杨梅疮毒。

【功效】祛风杀虫。

【药物及用量】白花蛇肉（酒炙） 龟板（醋炙） 穿山甲（炙） 露蜂房（炙） 汞粉 朱砂各一钱

【炮制】研为末，红枣肉和丸，如梧桐子大。

【用法】每服七丸，冷茶送下，每日三次。忌食鱼肉，宜先服发散药，后服此方，再服土茯苓以调之。

◆**白花蛇丸**《疮疡经验全书方》

【主治】大麻风。

【功效】祛风，杀虫，调气，通络。

【药物及用量】白花蛇一条（去皮骨酒浸炒） 威灵仙 石菖蒲 何首乌各二两 苍耳草 白芍各四两 雷丸 枫子肉 皂角各三两 甘草七钱 雄黄五钱 川芎 天麻子 羌活 白附子（炒） 当归 蔓荆子 独活 赤芍 蝉蜕 赤芍 枳壳 川萆薢 防风 乌药 白僵蚕 牛膝 苦参 乌药各一两

【炮制】研为末，酒煮米糊和丸，如梧桐子大。

【用法】每服三十丸，温酒送下，乌药用量原缺。

◆**白花蛇丸**《太平圣惠方》

【主治】风湿痹，皮肤不仁，肢节疼痛。

【功效】祛风除湿，除痹止痛。

【药物及用量】白花蛇一两（酒浸，炙微黄，去皮骨） 干蝎一两（微炒） 仙灵脾一两 茵芋半两 川乌头半两（炮裂，去皮、脐） 天南星半两（炮裂） 天雄一两（炮裂，去皮、脐） 天麻一两 桂心一两 麻黄一两（去根节） 鹿角胶一两（捣碎，炒令黄燥） 萆薢一两（锉） 桑螵蛸半两（微炒） 雄黄一分（细研） 麝香一分（研入）

【用法】上一十五味，捣罗为散，都研令匀，用天麻三两，捣罗为末，以无灰酒一大碗，慢火熬成膏，用和药末，更捣五七百杵，丸如梧桐子大，不拘时，以薄荷酒下二十丸。

◆**白花蛇造酒方**《普济方》引《瑞竹堂经验方》

【主治】大风疾。

【功效】祛风毒。

【药物及用量】白花蛇一条

【炮制】酒浸去皮骨取肉，绢袋盛之，蒸糯米一斗，安曲于缸底，置蛇曲上，以饭安蛇上，用物密盖三七日，取酒，以蛇晒干为末。

【用法】每服三五分，温酒送下，仍以浊酒及糟做饼食。

◆**白花蛇酒**《本草纲目》引《濒湖集简》

【主治】诸风无新久，手足缓弱，口眼㖞斜，语言謇涩，或筋脉挛急，肌肉顽痹，皮肤燥痒，骨节疼痛，或生恶疮、疥、癞。

【功效】祛风，通滞。

【药物及用量】白花蛇肉一条（温水洗净，头尾各去三寸，酒浸去骨刺，取净肉）一两　全蝎　当归（炒）　防风　羌活各一钱　独活　白芷　天麻　赤芍　甘草　升麻各五钱

【炮制】锉碎，以绢袋盛贮，用糯米二斗，蒸熟，如常造酒，以袋置缸中，待成，取酒同袋密封，煮熟置阴地七日，出毒。

【用法】每温服数杯。

◆**白花蛇酒**《本草纲目》

【主治】中风伤酒，半身不遂，口目歪斜，肤肉㿏痹，骨节疼痛，风癞诸证。

【功效】祛风湿，养筋骨。

【药物及用量】白花蛇肉一条（酒洗浸透，去骨刺取肉）四两　羌活　当归身　天麻　秦艽　五加皮各二两　防风一两

【炮制】锉碎和匀，以生绢袋盛之，入金花酒坛内，悬起安置，入糯米生酒醅五壶，浸袋箬叶密封，安坛于大锅内，水煮一日取起，埋阴地七日取出。

【用法】每服一二杯，仍以渣晒干碾末，酒糊为丸，如梧桐子大。每服五十丸，酒送下，忌见风，犯欲及鱼、羊、鹅、面、发风之物。

◆**白花蛇散**《圣济总录》

【主治】脑风，头痛时作及偏头痛。

【功效】祛风化痰，止痛。

【药物及用量】白花蛇（酒浸去皮骨）天南星（浆水煮软切炒）各一两　石膏　荆芥各二两　地骨皮二钱五分

【用法】研为末，每服一钱，茶汤调下，每日三次。

◆**白花蛇散**《三因极一病证方论》

【主治】久漏瘰疬，发于项腋间，憎寒发热，或痛或不痛。

【功效】祛风邪，解热毒。

【药物及用量】白花蛇（酒浸软，去皮骨焙干）四两　青皮半两　犀角屑　黑牵牛（半生半炒）各一两半

【用法】研为末，每服二钱，加腻粉五分研匀，五更时糯米饮调下，巳时利下恶物，乃疮之根也。更候十余日，再进一服。忌食发风壅热物，如已成疮，一月可效。

◆**白花蛇散**《本草纲目》

【主治】大头病，瘰疬。

【功效】祛风杀虫。

【药物及用量】白花蛇（酒炙）　乌蛇肉（酒炙）　雄黄　大黄

【用法】研为末，每服二钱，熟汤调下，三日一次。

◆**白花蛇散**《奇效良方》

【主治】痘疹黑陷倒靥。

【功效】通滞，托邪。

【药物及用量】白花蛇一两（连骨火炙干勿焦）　丁香二十个

【用法】研为末，每服五分或二分，熟酒或清水和淡酒调下，移时身上发热，其痘顿转红活。

◆**白花蛇散**甲《太平圣惠方》

【主治】紫癜风。

【功效】祛风养血。

【药物及用量】白花蛇二两　晚蚕砂一分　白僵蚕（炒）　乌犀角屑　麻黄（去节）　何首乌　天南星（姜制）　天麻　白附子（炮）　桂心　萆薢（酒浸）　白鲜皮　羌活（去芦）　蔓荆子　防风（去芦）各五钱　磁石一两（醋淬研为末）

【用法】研为细末和匀，每服二钱，食前温酒调下。忌食热面、猪、鱼、蒜等物。

◆**白花蛇散**乙《太平圣惠方》

【主治】白癞，语声嘶嗄，目视不明，四肢㿏痹，关节热痛，身体隐疹，鼻生息肉。

【功效】祛风活血。

【药物及用量】白花蛇（酒浸炙）三两　槐子　天麻　枳壳（麸炒）　蔓荆子　防风　羌活　威灵仙　白鲜皮　晚蚕砂各一两　甘草五钱（炙）

【用法】研为细末，每服二钱，不拘时温酒调下，每日二次。

◆**白花蛇散**丙《太平圣惠方》

【主治】产后中风，四肢筋脉挛急，皮

肤麻痹。

【功效】祛风化痰通络。

【药物及用量】白花蛇肉一两（酒拌炒令黄）　天南星一两（炮裂）　土蜂儿（微炒）　干蝎（微炒）　桑螵蛸（微炒）　麻黄（去根节）　赤箭　薏苡仁（微炒）　酸枣仁（微炒）　柏子仁　当归（锉，微炒）　桂心　羚羊角屑　牛膝（去苗）各半两　麝香一分（研入）

【用法】上一十五味，捣细罗为散，入研，药令匀，每服不拘时，豆淋酒调下一钱。

◆**白花蛇散**丁《太平圣惠方》

【主治】大风疾，皮肉变改，眉髭欲落。

【功效】祛风通络，活血除湿。

【药物及用量】白花蛇五两（酒浸去皮骨，微炙）　露蜂房二两（炙黄）　苦参一两半（锉）　防风一两（去芦头）　丹参一两　栀子仁一两　薯蓣二两　秦艽一两（去苗）　玄参一两　白蒺藜一两（微炒，去刺）　独活一两

【用法】上一十一味，捣细罗为散，每日空心，用温酒调下二钱，晚食前再服。

◆**白花蛇膏**《本草纲目》引《三因极一病证方论》

【主治】癫疾。

【功效】祛风杀虫。

【药物及用量】白花蛇（酒浸，去皮骨炙干）五寸　雄黄（水飞研匀）一两　白沙蜜　杏仁（去皮尖研烂）各一斤

【炮制】同炼成膏。

【用法】每服一钱，温酒化下，每日二次。须先服通天再造散，下去虫物，乃服此除根。

◆**白花蛇膏**《本草纲目》引《鸡峰备急》

【主治】营卫不和，阳少阴多，手足举动不快。

【功效】祛风养血。

【药物及用量】白花蛇一两（酒煮，去皮骨瓦焙，取肉一两）　天麻　狗脊各二两

【炮制】除白花蛇外，余研为细末和匀，银盂盛无灰酒一升浸之，重汤煮稠如膏，银匙搅之，入生姜汁半杯同熬匀，瓷瓶收藏。

【用法】每服半匙，好酒或汤化下，每日二次。

◆**白花散**《卫生宝鉴》

【主治】膀胱有热，小便不通。

【功效】泻热。

【药物及用量】朴硝不拘多少

【用法】研为末，每服二钱，食前茴香汤调下。

◆**白花膏**《外科全生集》

【主治】恶疮痒极见骨者，臁疮孔内发痒者。

【功效】解毒杀虫。

【药物及用量】香油一斤，青槐枝一百枝，陆续入油，熬极枯黑，去槐枝涩尽渣，加黄蜡、铅粉各一两五钱　离火微温，再下制乳香、制没药、白花蛇（无则用乌茶蛇亦可）、儿茶各三钱，潮脑一两，麝香一钱（少用亦可）

【炮制】共研极细末，加入搅匀成膏，浸水中三日，拔去火气搽之。如一时制药不及，切忌手扯。

【用法】用盐连疮头薄薄敷之，已破者用盐敷于四围，或用皂角（整片者）火上烘热熨之即止，已破者艾叶煎浓汤洗之。

◆**白芷丸**《本草纲目》

【主治】小儿风寒流涕。

【功效】疏风祛寒。

【药物及用量】白芷不拘多少

【炮制】研为细末，葱白捣烂和丸，如小豆大。

【用法】每服二十丸，不拘时茶汤送下。

◆**白芷丸**《东医宝鉴》

【主治】头风眩痛，沐浴后眩晕头痛及暴寒乍暖，头目不清。

【功效】祛风行滞。

【药物及用量】白芷（新鲜者）

【炮制】萝卜汁浸，晒干研为末，炼蜜

和丸，如弹子大。

【用法】每服一丸，细嚼清茶或荆芥汤送下。

◆**白芷升麻汤**《兰室秘藏》

【主治】臂上手阳明大肠经分生痈。

【功效】活血，散湿，清化热毒。

【药物及用量】白芷七分　升麻　桔梗各五分　黄芪二钱　当归梢　生地黄各一钱　生黄芩一钱五分　酒黄芩二钱　连翘二钱（去心）　中桂　红花（酒洗）少许　甘草（炙）一分（一方无黄芪、茯苓、连翘，有生黄芩五分，酒黄芩二钱。一方无黄芪、茯苓，有生黄芩、当归梢、生地黄各一钱，肉桂一分五厘，酒黄芩二钱）

【用法】酒水各一杯，煎至八分，食远温服。

◆**白芷胃风汤**《外科枢要》

【主治】气虚风热，面目麻木，或牙关紧急，眼目瞤动，或生痄腮。

【功效】祛风热，和脉络。

【药物及用量】白芷　升麻各二钱五分　葛根八分　苍术八分　当归一钱五分　甘草（炙）一钱五分　柴胡　藁本　羌活各四分　蔓荆子　僵蚕（炒去丝）各三分　麻黄（去节）七分

【用法】清水煎服。

◆**白芷散**甲《妇人大全良方》

【主治】赤白带下。

【功效】祛湿止带。

【药物及用量】白芷二两　海螵蛸二个（煅）　胎发一个（煅）

【用法】研为细末，每服二钱，空腹时温酒调下。

◆**白芷散**乙《妇人大全良方》

【主治】妇人反胃吐食。

【功效】和胃散风。

【药物及用量】白芷一两（切作片，瓦上炒令黄）

【用法】研为细末，猪血二十文，切片，沸汤泡七次，将血蘸药吃七片，如梨药末，留后次用。

◆**白芷散**《兰室秘藏》

【主治】头痛。

【功效】疏风热。

【药物及用量】白芷二钱　郁金一钱　石膏二钱　芒硝三钱　薄荷三钱

【用法】研为细末，口含水搐鼻。若证在太阳，加羌活二钱，防风一钱，红豆二粒，为末搐之。

◆**白芷散**《东垣试效方》

【主治】大寒犯脑，齿痛。

【功效】疏风祛寒，止痛。

【药物及用量】白芷　吴茱萸各四分　麻黄（去节）　草豆蔻各一钱五分　黄芪一钱　桂枝二钱五分　藁本三分　羌活八分　当归身　熟地黄各五分　升麻一钱

【用法】研为细末，先用水漱洗，以药擦之。

◆**白芷散**《证治准绳》

【主治】下牙痛。

【功效】疏风热，解毒。

【药物及用量】白芷　防风　连翘　石膏（煅）　荆芥　赤芍　升麻（焙）　薄荷各等量

【用法】研为细末，薄荷汤调下及搽牙断，或清水煎服亦可。

◆**白芷散**《仁斋直指方》

【主治】中风口眼㖞斜。

【功效】疏风祛络。

【药物及用量】白芷　杏仁（汤泡去皮尖）　细辛各一钱　全蝎二个（焙）

【用法】研为细末，磨油调敷。

◆**白芷汤**《素问病机气宜保命集》

【主治】疟痛，身热目痛，热多寒少，睡卧不安，脉长。以大柴胡汤下之后，微邪未尽者。

【功效】疏风邪，清胃热。

【药物及用量】白芷一两　知母一两七钱　石膏四两

【用法】研为细末，清水煎服。

◆**白芷暖宫丸**《妇人大全良方》

【主治】子宫虚弱，风寒客滞，断经不

孕及数堕胎。或带下赤白，漏下五色，虚眩少气，胸腹满痛，心下烦悸，自汗，下血过多等证。

【功效】祛寒暖宫。

【药物及用量】白芷三分　禹余粮（制）一两　干姜（炮）　芍药　川椒（制）　阿胶（粉炒）　艾叶（制）　川芎各三分

【炮制】研为细末，炼蜜和丸，如梧桐子大。

【用法】每服四十丸，米饮或酒温，醋汤送下。

◆**白芷护心散**《医学心悟》

【主治】毒蛇蜈蚣咬伤。

【功效】祛风解毒。

【药物及用量】白芷一两　明雄黄　甘草（炙）各五钱　滴乳香（去油）三钱

【用法】共研细末，每服四钱，温酒调下。

◆**白芷膏**《太平圣惠方》

【主治】小儿囟门虚肿，鼻塞不通。

【功效】散寒，通鼻窍。

【药物及用量】白芷　细辛　木通　当归各半两

【用法】上四味，细锉，以羊髓四两，与药同入铫子内，慢火上熬，候白芷赤黄色，膏成，绞去滓，贮于瓷器内，日三四度，敷儿囟上及内鼻中。

◆**白虎化斑汤**《张氏医通》

【主治】痘为火闷，不得发出。

【功效】发表，清里，化热。

【药物及用量】生石膏　知母　生甘草　蝉蜕　麻黄　生大黄　黄芩　连翘　黑参　竹叶各等量

【用法】清水煎服。

◆**白虎加人参汤**《伤寒论》

【主治】太阳病发汗后热不退，烦渴饮水，或太阳中热，汗出恶寒，身热而渴及少阴疟、阳疟。

【功效】清胃热，生津。

【药物及用量】知母六两　石膏一斤（碎绵裹）　甘草二两（炙）　粳米六合　人参三两

【用法】清水一斗，煮米熟汤成去滓，温服一升，每日三次。少阴疟宜加桂枝，祛暑邪，后加鳖甲、牛膝（用桂枝、牛膝者，肝肾同一治也）；热甚倍知母，加麦门冬；寒甚加桂枝；热甚则呕，加竹沥、人参、陈皮。

◆**白虎加桂枝汤**《金匮要略》

【主治】温疟。

【功效】清胃热，和营卫。

【药物及用量】石膏一斤　知母六两　甘草二两（炙）　粳米六合　桂枝（去粗皮）三两

【用法】清水一斗，煮米熟汤成去滓，温服一升，得汗为知，不知再服，知后仍服一剂，中病即愈（一作锉散，每服五钱，清水一杯半，煎至八分，去滓温服）。

◆**白虎加苍术汤**《类证活人书》

【主治】温病湿重。

【功效】清热化湿。

【药物及用量】石膏一斤（碎）　知母六两　甘草二两（炙）　粳米三两　苍术三两

【用法】清水二斗，煮米熟汤成，去滓温分四服。

◆**白虎合黄连解毒汤**《证治准绳》

【主治】温热及痘疹后余热，欲成牙疳。

【功效】解毒清胃。

【药物及用量】石膏（研粗末）四钱　知母　天花粉　黄芩　黄连　山栀仁各一钱　生地黄　麦门冬各二钱

【用法】加淡竹叶十片，清水二盅，煎至一盅。更磨入犀角汁，索汤水则与之。觉胃热渴甚，宜多服之，胃清为止。

◆**白虎地黄汤**《增订医方易简》

【主治】小儿出痘，发热不退，口渴喜冷，痘疮黑陷，小便赤臊，大便闭结，口鼻气热。

【功效】祛实火，解邪热。

【药物及用量】石膏三钱　生地二钱　当归三钱　枳壳一钱　大黄一钱五分　木通

二钱　生甘草一钱　泽泻一钱

【用法】加灯心，清水煎服，以行为度。热退身凉，即宜用荆防地黄汤调理之。若二便清白，不喜饮冷，身虽大热，乃是虚火，仍宜温补。

◆**白虎汤**《伤寒论》

【主治】阳明证汗出，渴欲饮水，脉洪大浮滑，不恶寒，反恶热及中暍，烦热而渴。

【功效】理气分，清胃热。

【药物及用量】石膏一斤（碎绵裹）　知母六两　甘草二两（炙）　粳米六合（后人于此方中去甘草，以治衄血证）

【用法】清水一斗，煮米熟汤成，去滓温服一升，每日三次。

◆**白虎丸**《圣济总录》

【主治】小儿急惊及天钓客忤。

【功效】清肝泻火，镇惊。

【药物及用量】青黛　麝香　白牵牛末　甘遂末　寒食面　大黄末各三钱　腻粉　龙脑　粉霜各一钱

【用法】上九味，各研细和匀，滴水丸，如鸡头实大，每服半丸、一丸，磨刀水化下，量儿大小加减，微利为度。

◆**白金丸**《医方考》

【主治】忧郁气结，癫痫痰疾之实者。

【功效】祛顽痰。

【药物及用量】郁金七两　白矾三两

【炮制】共研细末，水泛为丸。

【用法】每服一二钱，熟汤或菖蒲汤送下。

◆**白金散**《小儿卫生总微论方》

【主治】诸痫潮发不醒。

【功效】通滞涤痰。

【药物及用量】白僵蚕五钱（汤洗，炒微黄，捣罗为细末）　天竺黄一分　牛黄一钱　麝香、龙脑各五分

【用法】研为细末拌匀，每服五分，姜汁调，放温灌之。

◆**白金散**《杨氏家藏方》

【主治】新久痔痈。

【功效】通血脉，杀虫滞。

【药物及用量】海螵蛸三钱

【用法】去粗皮，研为细末，每用二三钱，生麻油调成膏。以鸡翎指上，每日夜用之，日久自消。

◆**白金散**《外科精义》

【主治】风毒攻注，遍身热疮，痛出黄水。

【功效】消炎清热。

【药物及用量】桂府滑石（不拘多少）

【用法】研为细末，另用虎杖、甘草、豌豆各等量，清水二碗，煎至一碗去滓，微热淋洗患处，水冷拭干，将药末掺上便睡，至醒可愈。

◆**白附丸**《医学纲目》

【主治】小儿咳嗽有痰，发热感冒吐泻，心神不安。

【功效】祛顽痰。

【药物及用量】白附子　半夏（用冬藏雪水，于六月六日浸起，晒干又浸，凡九次方用）　白矾各一两　南星二两（制同半夏）

【炮制】研为细末，姜汁煮米糊和丸，如梧桐子大。

【用法】一岁儿每服七八丸，薄荷汤化下。

◆**白附丸**《新效方》

【主治】风痰。

【功效】祛风化痰。

【药物及用量】南星八两（切片）　白矾半两（末）　白附子二两（末）

【用法】上三味，以水浸南星、白矾过一指，晒干，研细，入白附子，和匀，飞罗面为丸，芡实大，每服一二丸，姜蜜薄荷汤浸化下。

◆**白附子丸**《太平圣惠方》

【主治】风痉口噤，身体强直，迷闷不识人。

【功效】祛风止痉，开窍。

【药物及用量】白附子一两（炮裂）　白僵蚕一两（微炒）　腻粉一分　天南星三分（炮裂）　白花蛇一两（酒浸，炙微黄，去皮骨）　防风一两（去芦头）　麻黄一两（去根节）　赤箭二两　麝香一两（细研）

白术半两　羚羊角屑三分

【用法】上一十一味，捣罗为末，入麝香、腻粉。研令匀，以糯米粥和捣二三百杵，丸如梧桐子大，不拘时，以温酒研下十丸。

◆**白附子香连丸**《小儿药证直诀》

【主治】肠胃气虚，暴伤乳哺，冷热相杂，泻痢赤白，里急后重，腹痛扭撮，昼夜频并，乳食减少。

【功效】调中止痢。

【药物及用量】黄连　木香各一分　白附子尖二个

【用法】上三味，为末，粟米饭丸，绿豆大，或黍米大，每服十丸至二三十丸，食前清米饮下，日夜各四五服。

◆**白附子散**《证治准绳》

【主治】面上热疮似癣，或生赤黑斑点。

【功效】杀虫行滞。

【药物及用量】白附子　密陀僧　茯苓　白芷　定粉各等量

【用法】研为末，先用萝卜煎汤洗面净，后用羊乳调，至夜敷患处，次早洗去。

◆**白附子散**《是斋百一选方》

【主治】大人小儿，虚风呵欠，止吐化涎。

【功效】祛风化痰。

【药物及用量】白附子半两（炮）　天南星半两（炮）　黑附子（炮，去皮、脐）一分

【用法】上三味，为细末，每服二钱，水一盏，姜五片，慢火煎六分，不拘时服。小儿一钱，水一盏，姜三片，慢火煎，不住手搅匀，至小半盏，分三服。

◆**白附子汤**《证治准绳》

【主治】目初黑花，昏绀内障。

【功效】祛风，疏肝，明目。

【药物及用量】白附子　荆芥　白菊花　防风　木贼　甘草　苍术　人参　羌活　蒺藜

【用法】清水煎服，食后服。

◆**白附丹**《医方类聚》引《瑞竹堂经验方》

【主治】面上黑斑点。

【功效】祛风，行滞，和血。

【药物及用量】白附子一两　白及　白蔹　白茯苓　密陀僧　白石脂　定粉各等量

【炮制】研为细末，人乳汁（如无，用牛乳或鸡子清）和丸，如龙眼大。

【用法】先以洗面药洗净，卧临时用温浆水磨开敷之。

◆**白附香连丸**《证治准绳》

【主治】小儿乳哺，冷热相杂，肠胃暴伤，泻痢赤白，里急后重，腹痛扭撮，乳食减少。

【功效】清湿热，调肠胃，止痢。

【药物及用量】白附尖二个　木香　黄连各一钱

【炮制】研为末，米饭和丸，如粟米大。

【用法】每服十丸至二三十丸，米饮送下，食前日夜各四五服。

◆**白附散**《类证普济本事方》

【主治】风寒客于头中，疼痛牵引两目，遂至失明。

【功效】祛风寒，通寒滞，止痛。

【药物及用量】白附子（炮）一两　麻黄（不去节）　川乌　天南星（炮）各五钱　全蝎（炒）五个　干姜　辰砂（另研，一作一字）　麝香各二钱五分

【用法】研为细末，每服一钱，不拘时温酒调下，略睡少时有效。

◆**白附饮**《活幼心书》

【主治】肝风克脾，痰涎壅盛，和食吐出。

【功效】祛痰行滞。

【药物及用量】白附子　生南星　生半夏　生川乌（去皮、脐）　天麻（明亮者）　陈皮（去白）　南木香　全蝎（去皮尖毒）　僵蚕（去丝）　丁香各二钱

【用法】锉散，每服二三钱，清水一盏半，加生姜三片，慢火煎至七分，分作五次，空腹温服。

◆**白前汤**《千金方》

【主治】咳逆上气，身体浮肿，短气胀满，旦夕倚壁不得卧，喉中水鸣声。

【功效】保肺，行水，逐痰。

【药物及用量】白前二两　紫菀　半夏　大戟七合

【用法】清水一斗浸一宿，明旦煮取三升，分三服。

◆**白前散**甲《太平圣惠方》

【主治】吐血日夜不止。

【功效】降气止血。

【药物及用量】白前二两半　桑根白皮二两（锉）　桔梗一两（去芦头）　甘草一两半（炙微赤，锉）

【用法】上四味，捣筛为散，每服三钱，以水一中盏，煎至六分，去滓，每于食后温服。

◆**白前散**乙《太平圣惠方》

【主治】暴热咳嗽，心肺气壅，胸膈烦疼，四肢无力。

【功效】清热止咳，理肺除烦。

【药物及用量】白前三分　杏仁半两（汤浸，去皮尖、双仁，麸炒微黄）　紫菀半两（去苗土）　桑根白皮三分（锉）　甘草半两（炙微赤，锉）　麦门冬一两（去心）　紫苏茎叶三分　陈橘皮三分（去汤浸，去白瓤，焙）

【用法】上八味，捣筛为散，每服三钱，以水一中盏，入生姜半分，煎至六分，去滓，温服，不拘时。

◆**白前散**丙《太平圣惠方》

【主治】暴热咳嗽，牵引腹胁及头痛。

【功效】清热止咳平喘。

【药物及用量】贝母一两（煨微黄）　石膏二两　紫菀一两（去苗土）　川升麻一两　杏仁一两（汤浸，去皮尖、双仁，麸炒微黄）　天门冬二两（去心）

【用法】上六味，捣筛为散，每服五钱，以水一大盏，入生姜半分，白饧半分，煎至五分，去滓，温服，不拘时。

◆**白前汤**《千金方》

【主治】水咳逆上气，身体浮肿，短气胀满，昼夜倚壁不得卧，咽中作水鸡鸣。

【功效】润肺下气，燥湿化痰。

【药物及用量】白前　紫菀（肘后方三两）　半夏（肘后方洗三两）　大戟各二两

【用法】上四味，㕮咀，以水一斗，浸一宿，明旦煮取三升，分三服。

◆**白扁豆散**《类证普济本事方》

【主治】久嗽咯血成肺痿，多吐白涎，胸膈满闷不食。

【功效】调气健脾。

【药物及用量】白扁豆　生姜各五钱　枇杷叶（去毛）　半夏　人参　白术各二钱五分　白茅根七钱五分

【用法】清水三升，煎至一升去滓，下槟榔末一钱和匀，分作四服，不拘时服。

◆**白扁豆散**《医学正传》

【主治】误服打胎毒药。

【功效】和脾，安胎，解毒。

【药物及用量】白扁豆（生，去皮）

【用法】研为末，每服三钱，新汲水调下即苏醒。口噤者抉口灌之。

◆**白扁豆饮**《世医得效方》

【主治】砒石中毒。

【功效】解毒，攻滞。

【药物及用量】白扁豆不拘多少（研为细末）　青黛等量（细研）　甘草末少许　巴豆一枚（去壳不去油，别研为细末）取一半入药内。

【用法】以砂糖一大块，清水化开，添成一大盏饮之，毒随利去，后服五苓散之类。

◆**白茅根汤**《胎产新书》

【主治】产后小便数淋。

【功效】利水解毒，通淋。

【药物及用量】白茅根　瞿麦　茯苓　人参　滑石　甘草　车前　通草　麦冬各等量

【用法】分作二服，加灯心二十茎，清水煎服，或为末，每服二钱，木通汤调下亦可。

◆**白茅根散**《太平圣惠方》

【主治】心肺脏热壅致唾血。

【功效】凉血止血。

【药物及用量】白茅根一两（锉）　犀角屑三分　刺蓟根一两半　黄芩一两　桑根白皮二两（锉）　紫菀一两（洗去土）

【用法】上六味，捣粗罗为散，每服四钱，以水一中盏，入竹茹一分，煎至五分，去滓，入生地黄汁一合，更煎三两沸，每于食后温服。

◆**白茅根饮子**《太平圣惠方》

【主治】渴利烦热，背生痈疽，赤掀疼痛，心烦不得眠卧。

【功效】清热生津止渴。

【药物及用量】水银一两（入黄丹，点少水，研令星尽）　瓜蒌根一两　苦参一两半（锉）　知母一两半　密陀僧一两（细研）　牡蛎一两（烧为粉）　黄丹半两　黄连一两（去须）

【用法】上八味，捣细罗为散，入研，药令匀，每服，温水调下一钱。

◆**白降丹**《医宗金鉴》

【主治】痈疽，发背，疔毒。

【功效】行滞，解毒，杀虫。

【药物及用量】朱砂　雄黄（水飞）各二钱（一作各三钱）　水银一两（一作二两五钱）　硼砂五钱（一方用硇砂）　火硝　食盐　白矾　皂矾各一两五钱（一作各二两五钱）

【炮制】先以朱砂、雄黄、硼砂研为细末，入盐、矾、硝、皂、水银共研匀，以水银不见星为度。用阳城罐一个，放微炭火上，徐徐起药，入罐化尽，微火逼令干取起（如火大太干则汞走，如不干则药倒下无用）。再用一阳城罐合上，用棉纸截半寸宽，将罐子泥草鞋灰光粉研细，以盐卤汁调极湿，一层泥，一层纸糊合口四五重及糊有药罐上二三重。地下挖一小坑，用饭碗盛水放坑底，将无药罐放碗内，以瓦挨坑口四边铺满，不令炭灰落碗内，有药罐上以生炭火盖之，不可有空处。炼时罐上如有绿烟起，急用笔蘸盐泥固之，约三炷香去火冷定，约有一两以外之药，刮下研细，瓷瓶收贮。

【用法】疮大者每用五六厘，小者一二厘，清水调涂疮头上。初起即起包消攻，成脓者即溃，腐烂者即脱。其妙在不假刀砭，一伏时便见功效。

◆**白降雪散**《医宗金鉴》

【主治】喉风肿痛。

【功效】解热毒，利咽喉。

【药物及用量】石膏一钱五分（煅）　硼砂一钱　焰硝　胆矾各五分　玄明粉三分　冰片二分

【用法】研为极细末，以笔管吹入喉内。

◆**白粉散**《小儿药证直诀》

【主治】诸疳疮。

【功效】利血脉，杀虫毒。

【药物及用量】乌贼骨三钱　白及二钱　轻粉一钱

【用法】为散，浆水洗，拭干敷之。

◆**白茯苓丸**甲《太平圣惠方》

【主治】消肾，两腿渐细，腰脚无力。

【功效】清热养肾，滋阴。

【药物及用量】白茯苓　覆盆子　黄连　瓜蒌根　萆薢　人参　熟地黄　玄参各一两　石斛（去根）　蛇床子各三两　鸡肶胵五十具（微炒）

【炮制】研为细末，炼蜜和丸，如梧桐子大。

【用法】每服三十丸，食前磁石汤送下。

◆**白茯苓丸**乙《太平圣惠方》

【主治】产后心虚惊悸，神志不安。

【功效】补心肺，安神志。

【药物及用量】白茯苓（去皮）　熟地黄各一两　人参（去芦）　桂心　远志（去心）　石菖蒲　柏子仁　琥珀各五钱（另研细）

【炮制】研为细末，炼蜜和丸，如梧桐子大。

【用法】每服三十丸，不拘时粥饮送下。

◆**白茯苓散**《普济方》

【主治】肾亏腰痛。

【功效】温阳健肾。

【药物及用量】白茯苓　龙骨　干姜（炮）　附子（炮去皮、脐）　续断　桂心　甘草（炙）各一两　熟地黄　桑螵蛸（微炒）各二两

【用法】锉散，每服四钱，清水一盏，煎至六分，食前温服。

◆**白茯苓散**甲《太平圣惠方》

【主治】产后褥劳。

【功效】补气血，调营卫。

【药物及用量】白茯苓一两　熟干地黄　当归　川芎　桂心　白芍（酒炒）　黄芪（炙）　人参各五钱（一方以人参易党参）

【用法】吹咀，每服五钱，先以清水二盏，入猪肾一双（去脂膜切），生姜三片，大枣三枚，煎至一盏，去三物入药，煎至七分去滓，食前分温三服。

◆**白茯苓散**乙《太平圣惠方》

【主治】产后心神惊悸，言语失时，心神昏愦。

【功效】补气血，养心肺。

【药物及用量】白茯苓（去皮）　熟地黄　人参（去芦）各一两五钱　远志（去心）　白芍　黄芪（去芦）　桂心　当归（炒去芦）　甘草（炙）　麦门冬（去心）各一两　石菖蒲　桑寄生各一分

【用法】吹咀，每服八钱，清水一大盏半，加生姜五片，大枣三枚，竹叶三七片，煎至一大盏去滓，不拘时温服。

◆**白茯苓散**丙《太平圣惠方》

【主治】产后霍乱吐泻，心神烦闷，腹内疞痛，四肢不和，或时燥渴。

【功效】健脾补气，养胃生津。

【药物及用量】白茯苓三分　麦门冬三分（去心，焙）　草豆蔻（去皮）　当归（锉，微炒）　藿香　人参（去芦头）　高良姜（锉）　芎䓖　甘草（炙微赤，锉）各半两

【用法】上九味，捣粗罗为散，每服三钱，以水一中盏，入生姜半分，枣三枚，煎至六分，去滓，温服，不拘时。

◆**白垩丸**《严氏济生方》

【主治】白带不止，腰膝冷痛，日渐羸困，或产后白带。

【功效】滋阴，补阳，益肾，利血，燥湿，止带。

【药物及用量】白垩（煅）　禹余粮　鳖甲　乌贼骨（醋淬炙）　当归（酒浸）　鹊巢灰　干姜　附子　金毛狗脊　川芎　鹿茸（醋炙）各一两　艾叶灰半两

【炮制】研为末，醋煮糯米糊和丸，如梧桐子大。

【用法】每服七十丸，温酒送下。

◆**白垩丸**《千金方》

【主治】妇人三十六病，崩中漏下，身瘦，手足热，恶风怯寒，咳逆烦满，仰息短气，心胁腰背肚腹与子脏相引痛，漏下五色，心常恐惧，遇恚怒夏劳即发。

【功效】补下焦，理血脉，清湿热。

【药物及用量】白垩　牡蛎　细辛　白蔹　禹余粮（火煅红醋淬）　龙骨（煅）　附子（炮去皮、脐）　石韦（去毛）　乌贼鱼骨（煅）　黄连（去毛）　茯苓（去皮）　肉桂（去粗皮）　瞿麦穗　芍药　白芷　白石脂（煅）　当归（去苗）　干姜（炮）　人参　甘草（炙）各一两　川椒（去目并合口者，炒出汗）五钱（一方无人参）

【炮制】研为细末，炼蜜和丸，如梧桐子大。

【用法】每服三十丸，空腹时温酒送下。

◆**白垩丸**《圣济总录》

【主治】产后冷滑，泄泻不止。

【功效】温中止泻。

【药物及用量】白垩（火烧）一两　赤茯苓（去黑皮）　生干地黄（焙）　干姜（炮）　陈橘皮（去白，炒）各半两

【用法】上五味，捣罗为末，以薄面糊和丸梧桐子大，每服三十丸，食前服，米饮下。

◆**白垩丹**《太平惠民和剂局方》

【主治】妇人三十六病，崩中漏下，身

瘦手足热，恶风怯寒，咳逆烦满，拘急短气，心胁、腰背、腹肚与子脏相引痛，漏下五色，心常恐惧，遇恚怒忧劳即发。

【功效】温经止血。

【药物及用量】白石脂（煅）　牡蛎（煅，研粉）　细辛（去苗）　龙骨（煅，研）　禹余粮（煅，醋淬九遍，研）　白垩各一两半（煅）　石韦（去毛）　瞿麦穗　黄连（去须）　白蔹　当归（去苗）　茯苓（去皮　三因方白茯苓）　干姜（炮）　白芷　人参（去芦）　肉桂（去粗皮）　甘草（炙）　附子（炮，去皮、脐）　乌贼鱼骨（烧灰）　芍药各一两　川椒（去目及闭口者，炒出汗）半两

【用法】上二十一味为细末，炼蜜丸如梧桐子大，每服三十丸至五十丸，空心温酒下。

◆白带丸《中国医学大辞典》

【主治】赤白带下，经水不调，或先或后，头晕眼花，四肢无力，腰酸胸闷，骨蒸内热，饮食减少等证。

【功效】燥湿。

【药物及用量】白芍（酒炒）　黄柏（盐水炒）　茅术（米泔浸）各四两　高良姜一两　豆腐锅巴八两

【炮制】共研细末，薏苡仁煎汤泛丸，如梧桐子大。

【用法】每服三四钱，盐汤送下。

◆白通加猪胆汁汤《伤寒论》

【主治】少阴病下利不止，厥逆无脉，干呕而烦。

【功效】通阳散寒。

【药物及用量】葱白四茎　干姜一两　附子一枚（生用，去皮破八片）

【用法】以上三味，清水三升，煮取一升去滓，纳猪胆汁、人尿和令相得，分温再服。若无胆汁亦可，服汤已，脉暴出者死，脉微续者生。

◆白通汤《伤寒论》

【主治】少阴病下利脉微。

【功效】温阳散寒。

【药物及用量】葱白四茎　干姜一两　附子一枚（生用，去皮破八片）

【用法】清水三升，煮取一升去滓，分温再服。

◆白鹿洞方《洞天奥旨》

【主治】大麻风，眉毛脱落，手足拳挛，皮骨溃烂，唇翻眼绽，口歪身麻，肉不痛痒，面生紫斑。

【功效】祛风杀虫，活血。

【药物及用量】蕲蛇八两（去皮骨，酒浸焙干）　独活　苏薄荷　全蝎（洗去盐）　蝉蜕（去足）　僵蚕（炙去足）　赤芍各六两　枫子肉（去净油）　天麻（酒浸）　防风　白芷（酒浸）　金毛狗脊（去毛酒浸）　白菊花　汉防已　何首乌（忌铁）　当归（酒浸）　苦参各四两　金头蜈蚣（炙去头足）　穿山甲（烧）　川芎　栀仁（炒）　连翘　白藓各二两

【炮制】共为末，酒糊为丸，如梧桐子大。

【用法】每服七八十寸，空腹好酒送下，临卧再一服。忌气怒、房事、油腻、煎炒、鸡鱼、虾蟹、芋头、山药、糟鱼、鹅肉、生冷酸食，冬月亦不可烘火，宜棉暖净室坐定，保守性命，节饮食，断妄想，服药时宜仰卧，令药力偏行有功。如不守禁忌，徒劳心力，亦无效也。服此药不宜食鸭、鲫鱼、牛肉，俱宜淡食。

◆白散《伤寒论》

【主治】太阳病寒实结胸及肺痈。

【功效】祛痰下积。

【药物及用量】桔梗二分（一作三分）　川贝母三分　巴豆一分（去皮心熬黑，研如脂一作一分）

【用法】二味为散，纳巴豆更于臼之中，以白饮和服，强人五分匕，羸者减之，病在膈上必吐，在膈下必利。不利进热粥一杯，利不止，进冷粥（一作冷水）一杯。

◆白散子《三因极一病证方论》

【主治】肝肾虚，为风所袭，卒中涎潮，昏塞不语，呕吐痰沫，头目眩晕，上实下虚，真阳耗竭，兼治阴证伤寒，六脉沉伏，昏不知人。又治霍乱吐泻，饮食不

进及小便淋沥不通，眼赤口疮，咽喉冷痛。

【功效】补肝肾，祛风痰。

【药物及用量】大附子（生，去皮、脐） 桂府滑石各半两 圆白半夏（汤洗二十一次。三分）

【用法】上三味，为末，每服二钱，水二盏，姜七片，蜜半匙，煎七分，空腹冷服。

◆**白膏**《太平圣惠方》

【主治】小儿汤火疮。

【功效】泻火解毒，收湿敛疮。

【药物及用量】白松脂 白蔹 白及 定粉各半两 乳香一分 清油二合 黄蜡一两

【用法】上七味，捣罗为末，先以油入瓷锅内，用慢火熬令香，下蜡令熔，次下诸药末，不住手搅熬成膏，以瓷盒盛，候冷，日三四度涂之。

◆**白膏药**《证治准绳》

【主治】杖疮，臁疮。

【功效】祛湿杀虫，解毒收功。

【药物及用量】光粉二两 甘石（煅水淬飞过） 白石脂（煅） 龙骨 乳香 没药 枫香 樟脑 水银 麝香 片脑各一分 黄蜡五钱 柏蜡 猪油一两五钱

【炮制】研为末，先熔蜡，次入油，和匀候冷，调匀未搅。

【用法】油纸摊贴，臁疮作隔纸膏贴之。

◆**白膏药**《医宗金鉴》

【主治】诸疮肿毒，溃破流脓。

【功效】祛积滞，解湿毒。

【药物及用量】巴豆肉十二两 蓖麻子十二两（去壳） 香油三斤 蛤蟆五个（各吃人发一团） 活鲫鱼十尾

【炮制】先将巴豆肉、蓖麻子入油内三日，再将蛤蟆浸一宿，临熬时入活鲫鱼共炸焦，去滓净，慢火熬油，滴水成珠，离火倾于净锅内，再加官粉二斤八两，乳香末五钱，不时搅之，重定为度。

【用法】重汤炖化，薄纸摊贴。

◆**白膏药**《易简方便医书》

【主治】一切无名肿毒及小儿胎毒，黄水湿疮。

【功效】收湿解毒。

【药物及用量】炉甘石（以轻能浮水者佳）不拘多少

【炮制】炭火内烧三五炷香久，研末摊地上一日，冷透火气，生猪板油和匀。

【用法】捣蓉摊贴。

◆**白蒺藜丸**《成方便读》

【主治】时行赤眼，流泪红肿，胬翳遮睛，畏光。

【功效】疏肝明目。

【药物及用量】白蒺藜一斤 鸡子清十枚

【炮制】将鸡子清拌透蒺藜，炒，研末，水泛丸。

【用法】每服三钱。临卧时熟汤送下。

◆**白蒺藜散**甲《太平圣惠方》

【主治】热毒疮，瘙痒烦躁。

【功效】祛风热，散毒滞。

【药物及用量】白蒺藜（炒） 白鲜皮 防风（去芦） 川大黄（锉，炒） 赤芍 栀子仁 黄芩 麦门冬（去心，焙） 玄参 桔梗（去芦） 甘草（炙赤锉） 前胡各等量

【用法】研为细末，每服二钱，食后薄荷汤调下。

◆**白蒺藜散**乙《太平圣惠方》

【主治】一切癣疥，风痒癞疮。

【功效】祛风杀虫，止痒。

【药物及用量】白蒺藜 秦艽（去芦） 独活 防风（去芦）各二两 人参 苦参 玄参 丹参 沙参（均去芦） 枳壳 甘菊花 栀子仁 黄芩 茯神（去木） 薯蓣 细辛（去苗） 麻黄（去节）各一两 乌蛇四两（酒浸取肉）

【用法】研为细末，每服二钱，食前温酒调下。

◆**白蒺藜散**《银海精微》

【主治】肝肾虚热生风，目赤多泪。

【功效】疏肝热，明眼目。

【药物及用量】白蒺藜（炒） 菊花

蔓荆子　草决明　甘草（炙）　连翘　青葙子各等量

【用法】为散，每服三四钱，清水煎，去滓热服。

◆**白蒺藜汤**《杂病源流犀烛》

【主治】时行火邪，两目肿痛。

【功效】疏肝清热。

【药物及用量】白蒺藜　青葙子　木贼草　白芍　草决明　山栀　当归各一钱　黄连　黄芩　川芎各五分　甘草三分

【用法】清水煎服，忌暴怒、酒色、辛辣。

◆**白蜜膏**《三因极一病证方论》

【主治】润肺止咳平喘。

【功效】久咳嗽上气，心胸烦热，唾脓血。

【药物及用量】紫苏子（微炒）三两，生姜汁一合，白蜜一中盏，鹿角胶（捣碎，炒令黄燥）三两，杏仁（汤浸，去皮尖、双仁，麸炒微黄）三两，生地黄汁一盏。

【用法】上三味，都捣令熟，入生姜、地黄、蜜相和，以慢火熬成膏，于不津器中密收之，每服以温粥饮调下半匙，日三四服。

◆**白蜜汤**《圣济总录》

【主治】堕胎后恶血不出。

【功效】和脾，行血。

【药物及用量】白蜜一两　生地黄汁一盏　酒半盏。

【用法】先以地黄汁与酒，共入铜器中，煎五七沸，入蜜搅匀，分两服，三剂后，百病可愈。

◆**白银丹**《普济方》

【主治】小儿天吊，多惊抽搦，眼忽戴上，吐逆，夜啼，遍身如火，面色青黄，不食乳哺，并无情绪。

【功效】疏风，祛痰，清热。

【药物及用量】天南星一两（一半炮一半生用）　白僵蚕五钱　全蝎　白附子各一分　牛黄（另研）　麝香（另研）　粉霜各五厘　水银五钱（煮青州枣肉二十个，同研匀，至星尽成膏）

【炮制】捣罗为细末和匀，石臼内捣一二百下为丸，如黍米大。

【用法】每服五丸至十丸，薄荷汤送下。

◆**白凤丸**《中国医学大辞典》

【主治】妇人羸瘦，血虚有热，经水不调，崩漏带下，不能成胎，骨蒸等证。

【功效】补虚扶羸，养血清热，健脾和胃。

【药物及用量】白毛乌骨雄鸡一只（须白丝毛、乌骨、高冠者，另养一处，以黄芪炒末饲之，不可近雌鸡，闭死，去毛肠净）白附（四制）一升　熟地黄四两　生地黄　当归　白芍　黄芪　牛膝　柴胡　牡丹皮　知母　川贝母（去心）各二两　黄连　地骨皮　干姜　延胡索各一两　茯苓二两五钱　秦艽一两五钱　艾叶　青蒿各四两

【炮制】先将艾蒿一半入鸡腹内，余置鸡外，同入罐内，以童便和水，浸过二寸许，煮烂取出，去骨焙干。再将各药及鸡共研为末，用鸡汁打糊为丸，如梧桐子大。

【用法】每服五六十丸至七八十丸，温酒或米饮送下，忌食煎炒苋菜。

◆**白凤饮**《中国医学大辞典》引《疫喉浅论》

【主治】疫喉白腐，会厌溃烂，口出臭气。

【功效】解毒收功。

【药物及用量】乌嘴白鸭一只（取头颈骨连喉管嗉嗉，不刺破，不落水）　玄参四钱　生地黄五钱　蜗牛二个　地龙二条　古文钱四枚　白盐梅三个　枇杷叶三钱（绢包）　春加蚕食过桑叶（孔多者）三钱　夏加荷花蒂（连须）七个　秋加荸荠苗梢（寸许长者）九枝　冬加青果汁一小酒杯（冲服，或用青果五枚，去两头煎，捣烂入煎亦可）

【用法】用新取急流河水三大碗，扬三百六十五遍，炊以芦薪，煎至八分去油，临卧时每一盅加柿霜一钱和匀，缓缓饮之。

◆**白凤膏**《修月鲁班经后录》

【主治】少年禀弱，因饥饱所伤，致成

虚损，形体羸弱，日晡潮热，腹胀气急，脉来弦数。

【功效】健脾胃。

【药物及用量】黑嘴白鸭一只　参茯平胃散一升　陈煮酒一大瓶　京枣二升（去核）

【炮制】将鸭晒干去毛，胁边开一孔，去肠及杂物，拭干，每枣纳参苓平胃散填入鸭腹中，麻线扎定。以大砂罐置鸭皮陈酒，四围用火慢煨，将酒作二次添入，煮干为度。

【用法】人参汤送下，或将枣研烂为丸服，随服补髓丹。

◆白垩散《妇人大全良方》

【主治】妇人反胃及吐食。

【功效】暖胃止呕。

【药物及用量】白垩土（米醋一升，煅土令赤，入醋内浸令冷，再煅再浸，以令干为度）一两　干姜（炒）一分

【用法】研为细末，每服一钱，甚者二钱，米饮调下。

◆白敷药《疡医大全》引（吴近宸方）

【主治】一切流痰，湿痰，寒痰，喉痰，腮痈，腋痈，妇人乳痈，乳吹，瘰疬。

【功效】解毒，行滞。

【药物及用量】陈小粉　白蔹　生半夏　白芷　生南星　白及　五倍子　山柰　人中白各三两

【用法】共为细末，瓷瓶密贮。火痰用黄蜜调，流痰湿痰用鸡蛋清调，瘰疬、腮痈、腋痈、喉痰用米醋调。唯乳证用活鲫鱼一尾，捣烂去骨，和药末捣敷。

◆白胶散《太平圣惠方》

【主治】妊娠二三月后，或时伤损，下血不止，绕脐疼痛，吐逆闷绝。

【功效】调气和血。

【药物及用量】白胶二两（捣碎，炒令黄燥）　人参（去芦头）　半夏（汤浸七遍，去滑）　秦艽（去苗）　紫薇　甘草（炙微赤，锉）各一两

【用法】上五味，捣粗罗为散，每服三钱，以水一中盏，入葱白二茎，煎至六分，去滓，温服，不拘时。

◆白胶香散《普济方》

【主治】皮破筋断。

【功效】续筋骨。

【药物及用量】白胶香末

【用法】研为细末，敷之。

◆白胶香散《医学入门》

【主治】诸疮侵蚀，日久不愈，下注臁疮疼痛，内外踝生疮。

【功效】杀虫，祛湿，生肌。

【药物及用量】白胶香　赤石脂　枯矾各五钱　黄丹（淘）　乳香　没药　轻粉各二钱

【用法】共研细末，湿疮干掺，干则香油调敷，如有脓水，再加轻粉一钱。

◆白莲散《普济方》

【主治】目疾。

【功效】理血脉，祛湿，解热。

【药物及用量】枯矾　乌贼骨　黄连（去须）　龙骨各一两

【用法】研为细末，每用如枣核大，绵裹塞目中，每日三换。

◆白灯散《千金方》

【主治】唇紧。

【功效】开风痰。

【药物及用量】白布不拘多少　斧刀一把

【用法】缠白布作大灯炷如指，置斧刃燃热，令刃汗出，拭取敷之，日二三次，并以青布烧灰冲酒服。

◆白糖饮《经验奇方》

【主治】跌打损伤。

【功效】镇心和血。

【药物及用量】白糖四五两

【用法】如已气绝，牙关紧闭，先用半夏在两腮边擦之，牙关自开，急用热酒中白糖二三两灌入，不饮酒者水服亦可。无论受伤轻重，服之可免瘀血攻心。

◆白锭子《医宗金鉴》

【主治】疔痈疽、疔肿、流注、痰包、

恶毒、耳痔、耳挺等之初起者。

【功效】解热毒，蚀恶肉。

【药物及用量】白降丹四钱　银黝　寒水石　人中白各二钱

【炮制】研为细末，白及面打糊为锭。

【用法】以陈醋研敷患处，如干再上，自能消毒。

◆**白头翁丸**《外台秘要》

【主治】气瘤。

【功效】消坚解毒，散结。

【药物及用量】白头翁五钱　昆布十分（洗）　通草　海藻（洗）各七分　连翘　玄参各八分　白蔹六分

【炮制】研为细末，炼蜜和丸，如梧桐子大。

【用法】每服五丸，温酒送下，忌食面、蒜、生葱、猪、鱼等物。

◆**白头翁丸**甲《太平圣惠方》

【主治】休息痢，日夜不止，腹内冷痛。

【功效】燥湿敛肠。

【药物及用量】黄连二两（去须，微炒）　当归一两（锉，微炒）　乌梅肉一两（微炒）

【用法】上三味，捣罗为末，炼蜜和丸，如梧桐子大，每于食前，以粥饮下三十丸。

◆**白头翁丸**乙《太平圣惠方》

【主治】顽麻风及腰脚疼痛。

【功效】祛风除湿，强腰止痛。

【药物及用量】白头翁半两（去芦头，蒸五遍，焙干）　当归半两　川大黄半两（锉碎，微炒）　羌活半两　苦参半两（锉）　独活半两　防风半两（去芦头）　牛膝半两（去苗）　仙灵脾半两　枳壳半两（麸炒微黄，去瓤）　桂心半两　晚蚕砂半两（微炒）　乌蛇肉二两（酒浸，炙微黄）

【用法】上一十三味，捣罗为末，炼蜜和捣三五百杵，丸如梧桐子大，每服食前，以温酒下十丸，渐加至二十丸。

◆**白头翁丸**丙《太平圣惠方》

【主治】产后下痢不止。

【功效】清热解毒，养血止痢。

【药物及用量】白头翁一两　干姜一两（炮裂，锉）　黄连一两（去须，微炒）　地榆一两　阿胶一两（捣碎，炒令黄燥）

【用法】上五味，捣罗为末，为黄蜡消成汁，和丸如梧桐子大，每服食前服，以粥饮下二十丸。

◆**白头翁加甘草阿胶汤**《金匮要略》

【主治】热痢下脓血，以及妇人产后下利虚极者。

【功效】养血，解毒，清热，理肠。

【药物及用量】白头翁　甘草（炙）各二两　黄连　黄柏（皆炒黑）　秦皮各三两　阿胶二两

【用法】除阿胶外，先以清水七升，煮五味取三升，去滓入阿胶，更上微火煎胶烊消，取二升，温服一升，不愈更服一升。

◆**白头翁散**《幼幼新书》引（张涣方）

【主治】虫毒痢，肛门脱出。

【功效】去毒止痢。

【药物及用量】白头翁　黄连（去须微炒）　茜根（锉焙干）　苏枋木　旧鼓皮（炙黄焦）各一两　犀角屑　地榆（炙，锉）各五钱　甘草一分（炙）

【用法】捣罗为细末，每服一钱，清水一盏，煎至六分去滓，乳食煎服，量大小加减。

◆**白头翁散**《太平圣惠方》

【主治】小儿热毒下痢如鱼脑。

【功效】清热解毒，止痢。

【药物及用量】白头翁半两　黄连一两半（去须，微炒）　醋石榴皮一两（微炙，锉）

【用法】上四味，捣粗罗为散，每服一钱，以水一小盏，煎至五分，去滓，不拘时，量儿大小，分减服之。

◆**白头翁汤**《伤寒论》《金匮要略》

【主治】厥阴热利下重及下利，脉沉弦，渴欲饮水者。

【功效】清肠滞，下积热，燥湿解毒。

【药物及用量】白头翁二两（一作三

两） 黄连 黄柏 秦皮各三两（一作各二两）

【用法】清水七升，煮取二升（一作三升），去滓分温服一升，不愈再服一升。

◆**白头翁汤**甲《千金方》

【主治】赤滞下血，连月不瘥。

【功效】温阳散寒，清热燥湿。

【药物及用量】白头翁 厚朴 阿胶 黄连 秦皮 附子 黄柏 茯苓 芍药各二两 干姜 当归 赤石脂 甘草 龙骨各三两 大枣三十枚 粳米一升

【用法】上一十六味，㕮咀，以水一斗二升，先煮米令熟，出米纳药，煮取三升，分四服。

◆**白头翁汤**乙《千金方》

【主治】赤痢，远年不瘥。

【功效】清热凉血止痢。

【药物及用量】秦皮（如无，用槲皮代之） 鼠尾草 蔷薇根

【用法】上三味，等量。㕮咀，以水淹煎，去滓，铜器重釜煎成丸，如梧桐子大，服五六丸，日三服，稍增瘥止，亦可浓汁服半升。

◆**白龙丸**《古今医鉴》

【主治】房劳。

【功效】固精，壮阳。

【药物及用量】鹿角霜 牡蛎各二两 生龙骨一两

【炮制】研为细末，酒煮米糊和丸。

【用法】每服三十丸，空腹时温酒或盐汤送下。

◆**白龙丸**《中国医学大辞典》

【主治】淋沥初起，小便涩痛，湿热下注。

【功效】泻热，通肠。

【药物及用量】川大黄 穿山甲 雄黄 姜虫各四两 乳香 没药各三两

【炮制】共研细末，酒泛为丸，滑石六两为衣。

【用法】每服二钱，熟汤送下，不宜多服。

◆**白龙丹**《证治准绳》

【主治】火热眼及翳膜胬肉。

【功效】清热消翳。

【药物及用量】炉甘石一钱 玄明粉五分 硼砂三分 片脑一分

【用法】研为细末，点眼上。

◆**白龙粉**《证治准绳》

【主治】肾虚肝热，视物不明，或生障翳，胬肉攀睛，或迎风泪出，眼见黑花。或如绳翅，或如油星，或痒涩肿痛。

【功效】消胬肉。

【药物及用量】硝三斗

【炮制】用硝三斗，于二九月造一大罐，热水化开，以棉滤过，入银器或石器内，煎至一半以上，就锅内放温，倾银盆内，于露地放一宿。次日结成块子，另用水洗净，再用小罐热水化开熬入，萝卜二个（切作片子）同煮，以萝卜熟为度。倾在盗器内，捞萝卜不用，放露地露一宿，次日结成块子去水，日中晒一日，去尽水，入好纸袋盛，放于透风日处，挂晒至风化开，逐渐于乳钵内，研细末。

【用法】研为极细末点之。

◆**白龙骨丸**《太平圣惠方》

【主治】小儿疳痢不止。

【功效】杀虫，和血，收敛，解毒。

【药物及用量】白龙骨 白石脂 鸡屎矾（烧令汁尽） 黄连（去须微炒） 胡粉（微炒） 白茯苓 阿胶（捣碎，炒令黄燥）各五钱

【炮制】捣罗为末，炼蜜和丸，如麻子大。

【用法】每服五丸，粥饮送下，每日三四次，量儿大小加减。

◆**白龙散**《幼幼新书》

【主治】痘疮溃烂。

【功效】解毒，收敛。

【药物及用量】乌牛粪（在风露中日久者，火煅成灰，取中心白）

【用法】研为末，薄绢囊裹，于疮上扑之。

◆**白僵蚕散**《世医得效方》

【主治】肝虚受风，迎风出泪。

【功效】疏肝明目。

【药物及用量】白僵蚕（炒）　细辛　甘草　旋覆花　木贼各五钱　荆芥一分　嫩桑叶一两

【用法】研为细末，每服七钱，清水煎，食后温服，或取末二钱，荆芥汤调下。

◆**白僵蚕散**甲《太平圣惠方》

【主治】妇人中风，角弓反张，口噤肤麻，筋脉抽掣。

【功效】祛风行滞，止痉。

【药物及用量】白僵蚕一两（炒）　麝香一分（另研）　乌蛇肉（炒令黄）　蝉壳　桑螵蛸（炒）　犀角屑　天麻　独活（去芦）　天南星（炮）　川乌头（炮，去皮、脐）　白附子（炮）　朱砂（另研水飞）　防风（去芦）各五钱

【用法】研为细末和匀，每服二钱，不拘时温酒调下，每日三次。

◆**白僵蚕散**乙《太平圣惠方》

【主治】妊娠中风口噤，痰涎壅滞，四肢强直。

【功效】祛风行滞。

【药物及用量】白僵蚕（炒）　天麻　独活（去芦）各一两　麻黄（去节）一两五钱　乌犀角屑二分　白附子（炮）　半夏（汤洗七次姜制）　天南星（炮）　藿香各五钱　龙脑一钱（另研）

【用法】研为细末和匀，每服一钱，不拘时生姜薄荷汤调下，每日三次。

◆**白僵蚕散**《杂病源流犀烛》

【主治】冷风丹毒。

【功效】祛风解毒。

【药物及用量】白僵蚕　蝉蜕　防风　甘草　苍耳子　白芷　川芎　茯苓　荆芥　厚朴　陈皮　人参各等量

【用法】研为细末，每服二钱，豆淋酒调下。

◆**白僵蚕丸**《太平圣惠方》

【主治】产后头痛。

【功效】祛风通络止痛。

【药物及用量】白僵蚕一两（微炒）　白附子一两（炮裂）　地龙一两（微炒）　黄丹一两（微炒）　人中白半两（炒灰）

【用法】上五味，捣罗为末，用葱津和丸，如梧桐子大，不拘时，荆芥汤下十丸。

◆**白僵蚕丸**《省翁活幼口议》

【主治】婴孩小儿，慢脾风候，痰涎潮盛不化。

【功效】化痰息风。

【药物及用量】制牛胆五味者一分　白僵蚕（去丝，炒）　钱子地龙　五灵脂（川者）　全蝎（炒）　半夏末各一钱（生姜汁浸）

【用法】上六味，为末，水煮半夏末糊丸，如麻子大，每服三十丸，煎金银薄荷汤下。

◆**白薇丸**《普济方》

【主治】妇人不孕及上热下寒诸病。

【功效】清血热，补下焦，祛风邪。

【药物及用量】白薇　熟干地黄　川椒（去目及闭口者，微炒出汗）　白龙骨各一两　麦门冬（去心，焙）一两五钱　藁本　卷柏　白芷　覆盆子　桃仁（汤浸去皮尖、双仁，麸炒微黄）　人参　桂心　菖蒲　白茯苓　远志（去心）各七钱五分　车前子　当归（锉细炒）　芎䓖　蛇床子　细辛　干姜（炮制）各五钱

【炮制】杵罗为末，炼蜜和丸，如梧桐子大。

【用法】每服三十丸，空腹日午温酒送下。

◆**白薇丸**《世医得效方》

【主治】漏睛脓出。

【功效】清风热。

【药物及用量】白薇五钱　防风　蒺藜（去削）　石榴皮　羌活各三钱

【炮制】研为末，米粉糊和丸，如梧桐子大。

【用法】每服二十丸，熟汤送下。

◆**白薇丸**甲《太平圣惠方》

【主治】妇人脏腑久冷，腰膝疼痛，背膊虚烦，月水不利，故令无子。

【功效】温中补虚。

【药物及用量】白薇一两　熟干地黄二两　白前半两　当归半两（锉，微炒）　附

子半两（炮裂，去皮、脐） 干漆半两（捣碎，炒令烟出） 山茱萸半两 牛膝半两（去苗） 防风半两（去芦头） 厚朴半两（去粗皮，涂生姜汁，炙令香熟） 桂心半两 白芷半两 赤石脂一两 吴茱萸半两（汤浸七遍，焙干微炒） 柏子仁一两 禹余粮一两（烧，醋淬七遍） 藁本半两 牡丹皮三分

【用法】上一十七味，捣罗为末，炼蜜和捣三五百杵，丸如梧桐子大，每于空心及晚食前服，以温酒下三十丸。

◆**白薇丸**乙《太平圣惠方》

【主治】产后风虚劳损，腹内冷气，脚膝无力，面色萎黄，饮食减少，日渐羸瘦。

【功效】清热凉血，温中行气。

【药物及用量】白薇一两 木香半两 当归半两（锉，微炒） 桂心半两 泽兰半两 牛膝半两（去苗） 熟干地黄一两 牡丹皮半两 人参半两（去芦头） 芎䓖半两 厚朴半两（去粗皮，涂生姜汁，炙令香） 熟白术半两 枳壳半两（麸炒微黄，去瓤） 白茯苓三分 细辛一分 吴茱萸一分（汤浸七遍，焙干微炒） 赤石脂一两 龙骨一两 禹余粮一两（烧醋淬三遍） 附子三分（炮裂，去皮、脐） 黄芪一两（锉） 续断半两

【用法】上二十二味，捣罗为末，炼蜜和捣五七百杵，丸如梧桐子大，每于空心及晚食前服，以温酒下三十丸。

◆**白薇散**《太平圣惠方》

【主治】小便不禁。

【功效】清内热。

【药物及用量】白薇 白芍 白蔹各一两

【用法】为散，每服方寸匕，温酒调下，日三夜二次。

◆**白薇散**《证治准绳》

【主治】金疮，烦闷疼痛，不眠。

【功效】理血清热。

【药物及用量】白薇 枳实（麸炒） 辛夷仁 瓜蒌根 赤芍 甘草（炙）各一两 酸枣仁（微炒）三两

【用法】研为细末，每服二钱，食前温酒调下，每日三四次。

◆**白薇汤**《普济方》

【主治】郁冒。

【功效】和血，安气。

【药物及用量】白薇三两 当归二两 紫苏三两

【用法】研为粗末，每服五钱，清水煎温服。

◆**白螺散**《本草纲目》

【主治】痘疮不收。

【功效】收敛祛湿。

【药物及用量】白螺壳（陈年土墙内者，不拘多少）

【炮制】去土洗净，火炼赤，取出存性。

【用法】研为末，于痘疮湿处，干掺之。

◆**白螺壳丸**《丹溪心法》

【主治】痰积，胃脘作痛。

【功效】消积，健胃，祛湿。

【药物及用量】白螺壳（火煅） 滑石（炒） 苍术 山栀子 香附（童便浸） 南星（煨制）各二两 枳壳（麸炒黄） 青皮 木香 半夏 砂仁各五钱

【炮制】研为末，生姜汁浸，蒸饼和丸，如绿豆大。

【用法】每服五十丸，熟汤送下，春加川芎，夏加黄连，秋冬加吴茱萸。

◆**白饼**《小儿药证直诀》

【主治】小儿腹有痞积，饮乳即痰嗽吐涎。

【功效】祛痰湿。

【药物及用量】滑石一钱 轻粉五分 半夏（汤洗，焙干） 南星各一钱 巴豆二十四粒（去皮膜，水一升，煮水尽为度，一作二十粒）

【炮制】研为末和匀，糯米饭为丸，如小绿豆大，捏做饼子。

【用法】小儿三岁以上每服三五饼，三岁以下一二饼，临卧时葱白汤送下。

◆**白饼子**《省翁活幼口议》

【主治】小儿秋痢，号曰毒痢，纯下白，

腹肚痛。

【功效】健脾涩肠。

【药物及用量】白矾（枯，白净）　腻粉一钱重　白面半两　胡粉（炒）各一分

【用法】上四味，和匀，水搜做饼，如钱大，每服半饼，大者一饼，饭饮磨化。

◆白鲜皮散《太平圣惠方》

【主治】风痱四肢缓弱，心神烦闷，不能言。

【功效】祛风安神，除烦。

【药物及用量】白鲜皮一两　附子一两（炮裂，去皮、脐）　麻黄一两（去根节）　白芷一两　白术一两　防风一两（去芦头）　葛根一两（锉）　独活一两　汉防己一两　人参一两（去芦头）　茯神一两　甘草一两（炙微赤，锉）　当归一两（锉，微炒）　石膏三两　桂心一两　杏仁一两（汤浸，去皮尖、双仁，麸炒微黄）

【用法】上一十六味，捣粗罗为散，每服四钱，以水一中盏，入生姜半分，煎至五分，去滓，温服，不拘时。

◆白鲜皮汤甲《圣济总录》

【主治】目肤翳睛，视物不明，或如蝇翅者。

【功效】疏肝，养肺，宣滞，明目。

【药物及用量】白鲜皮、款冬花、车前子、柴胡（去苗）　枳壳（去瓤麸炒）　黄芩（去黑心）各一两　百合二两　菊花　蔓荆子各一两五钱　甘草（炙）五钱

【用法】锉散，每服五钱，清水一盏半，煎至八分去滓，食后温服，临卧再服。

◆白鲜皮汤乙《圣济总录》

【主治】肺脏受风，面色枯白，颊赤皮燥，鼻塞干痛。

【功效】清肺，化湿。

【药物及用量】白鲜皮、麦门冬（去心）　白茯苓（去皮）　杏仁（去皮尖、双仁炒）　细辛（去苗）　白芷各一两五钱　桑白皮　石膏（研）各二两

【用法】每服三钱，清水三盏，先煮大豆三合，取汁一钱，去豆下药，煎至七分去滓，不拘时服。

◆白鲜皮汤《杂病源流犀烛》

【主治】痫黄如金，好眠吐涎。

【功效】清湿热。

【药物及用量】白鲜皮　茵陈蒿各等量

【用法】清水二盅，煎服，每日二次。

◆白鲜汤

【主治】产后中风，体虚者。

【功效】祛风化湿。

【药物及用量】白鲜皮。

【用法】清水三升，煮取一升分服，耐酒者亦可酒水煮，与独活合煮之亦可。

◆白药《奇效良方》

【主治】刀斧金刃所伤。

【功效】解毒，清热，生肌。

【药物及用量】黄柏　黄芩　当归　赤芍　黄芪　牡丹皮　生地黄　木鳖子（去壳）　黄连　地骨皮　桑白皮　甘草各一钱五分　白芷　马蓼硝叶各一钱（生者火煅过）

【炮制】用桐油三两，煎黄色，滤去滓，再煎油，稍热入细白板松香一片，慢火煎，频以柳枝搅匀，乃入乳香、没药、黄丹各七钱，煎数沸出火顷时，以小棉铺于前滤药渣布上，滤过。先用瓦钵满清水八分，再滤药于钵水中，将去清水中如绷面状，绷二三百度，愈糊愈白，常以清水浸倾于冷地上，用物遮盖。勿令尘入，五七日一换水。

【用法】量伤孔大小，取一块填于伤孔中，以白纸护之，随手不疼，一日一换，五日生肉。筋断者加杜仲、续断各二钱同煎，收疮口，加龙骨五分（碎）煎入药内。打损但敷于油纸上贴之即愈，不须入接筋、龙骨等剂。

◆白矾丸《太平圣惠方》

【主治】赤白带下，崩露不止。

【功效】化寒湿。

【药物及用量】白矾灰四两　附子二两　黄狗头骨四两（烧灰）

【炮制】研为末，米粥和丸，如梧桐子大。

【用法】每服三十丸，熟汤送下。

◆**白矾散**《奇效良方》

【主治】肺风，酒皶鼻。

【功效】祛湿杀虫。

【药物及用量】生白矾　生硫黄　乳香各等量

【用法】研为末，手微抓动患处，以药擦之。

◆**白矾散**《袖珍方》引《太平圣惠方》

【主治】遍身生癣，日久不愈，延至头面。

【功效】祛湿杀虫。

【药物及用量】白矾（研细）　独茎羊蹄根（捣细）各等量

【用法】以极酸米醋调匀，抓破搽癣，隔日再搽，不过两次即愈。

◆**白矾散**甲《太平圣惠方》

【主治】男子妇人风血毒气，攻手足指，生甲疽疮，久不愈者，胬肉裹指甲痛，出血不定。

【功效】缩肉干疮。

【药物及用量】白矾　石胆各五钱　麝香　麒麟竭　朱红各一分

【炮制】先以白矾于铁器内，以炭火煅过，入后三味同研令细。

【用法】每用少许，干掺疮上，以帛缠定，每日两三度换之。

◆**白矾散**乙《太平圣惠方》

【主治】甲疽、骨疽。

【功效】祛湿杀虫。

【药物及用量】白矾（烧灰）一两　麝香　芦荟　蚺蛇胆各五厘

【用法】研为细末，先以浆水洗疮，挹干敷之。每日二三次，以瘥为度。

◆**白矾散**丙《太平圣惠方》

【主治】一切疥疮。

【功效】祛湿杀虫。

【药物及用量】枯白矾　硫黄　雌黄　胡粉各一两　黄连一两半　蛇床子三分

【用法】研为细末令匀，猪膏和如稀面粉，敷患处。

◆**白矾散**丁《太平圣惠方》

【主治】妇人阴肿坚痛。

【功效】泻湿毒。

【药物及用量】白矾五钱　生甘草五钱　生大黄一分

【用法】研为细末，每用如大枣一块，绵裹纳阴中，每日二换。

◆**白矾散**戊《太平圣惠方》

【主治】下痢脓血，心腹疞痛不止。

【功效】涩肠止痢。

【药物及用量】白矾一两（烧灰）　黄丹一两半（微炒）　胡粉二两（炒令微黄）　龙骨一两半　当归一两（锉，微炒）　诃黎勒一两（煨，用皮）　黄连三分（去须，微炒）　甘草一分（炙微赤，锉）

【用法】上八味，捣细罗为散，每服不拘时，以粥饮调下二钱。

◆**白矾散**《经验良方》

【主治】疮生于两耳鼻口间，时瘥时发，乃是风湿搏于血气之所生也，世谓之月蚀疮，随月生死，因以为名。

【功效】解毒杀虫，燥湿消疮。

【药物及用量】白矾枯　蛇床子各一两　黄连半两

【用法】上三味，为细末，干掺疮上，水调涂亦得。

◆**白矾膏**《太平圣惠方》

【主治】小儿癣，痒痛不止。

【功效】燥湿止痒。

【药物及用量】白矾灰一钱　硫黄一钱　腻粉一钱　绿矾半钱　川大黄一分（末）

【用法】上五味，同研为末，以米醋一升，熬如黑饧，收于瓷器中，旋取涂之。

◆**白蔹丸**《太平圣惠方》

【主治】室女冲任虚寒，带下纯白。

【功效】温补冲任。

【药物及用量】白蔹三分　狗脊（燎去制）半两　鹿茸（酒蒸焙）一两

【炮制】研为细末，艾煎醋汁打糯米糊和丸，如梧桐子大。

【用法】每服五十丸，空腹温酒送下。

◆**白蔹丸**《严氏济生方》

【主治】室女冲任虚寒，带下纯白。

【功效】温肾固冲。

【药物及用量】鹿茸（醋蒸，焙）二两　白蔹　金毛狗脊（燎去毛）各一两

【用法】上三味，为细末，用艾煎醋汁，打糯米糊为丸，如梧桐子大，每服五十丸，空心温酒下。

◆**白蔹散**《世医得效方》

【主治】冻耳成疮，或痒或痛。

【功效】化湿滞。

【药物及用量】白蔹一两　黄柏（炒黑）五钱

【用法】研为末，以汤洗疮，后用生油调涂。

◆**白蔹散**《太平圣惠方》

【主治】白癜风，遍身斑点瘙痒。

【功效】祛风止痒。

【药物及用量】白蔹三两　天雄三两（炮裂，去皮、脐）　商陆一两　黄芩二两　干姜二两（炮裂，锉）　踯躅花一两（酒拌，炒令干）

【用法】上六味，捣罗为细散，每于食前，以温酒调下二钱。

◆**白蔹散**《千金方》

【主治】风痹肿，筋急展转易常。

【功效】祛风消肿。

【药物及用量】白蔹半两　附子六铢

【用法】上二味，治下筛酒服半刀圭，日三服，不知增至一刀圭，身中热行为候，十日便觉。

◆**白蔹薏苡汤**《千金方》

【主治】中风拘挛不可屈伸。

【功效】祛风化痰，滋补肝肾。

【药物及用量】白蔹　薏苡仁　芍药　桂心　酸枣仁　牛膝　干姜　甘草各一两　附子三枚

【用法】上九味，㕮咀，以醇酒二斗，渍一宿，微火煎三沸，每服一升，日三服，扶杖起行，不耐酒，服五合。

◆**白蜡膏**《医学入门》

【主治】一切痈疽、发背、汤火、断筋等证。

【功效】祛腐，生肌，止痛，补血。

【药物及用量】生地黄　当归各一两　麻油一两

【炮制】煎药枯黑去滓，入白蜡一两，熔化搅匀，冷即成膏。

【用法】每用少许，搽于患处。如于药内加乳香、没药、龙骨、血竭、儿茶、轻粉尤妙。

◆**白带丹**《证治准绳》

【主治】妊娠白带。

【功效】益肾补肝，清热化湿。

【药物及用量】苍术三钱　萸肉（去核）　白芍各二钱五分　黄芩（炒）　白芷各二钱　樗根皮（炒）　黄连（炒）　黄柏（炒）各一钱五分

【用法】上为末，面糊为丸，每次50丸，空心温酒送服。

◆**白雪丸**《御药院方》

【主治】痰实，胸膈嘈逆及头目昏眩倦，头目胀痛。

【功效】燥湿化痰，醒神止痛。

【药物及用量】天南星（炮）　白附子（生）　半夏（炒）各二两　滑石（研）　石膏（研）　龙脑　麝香各二钱半

【用法】上七味，稀面糊为丸，极稀为妙，如绿豆大，每服三十丸，姜腊茶或薄荷茶下，每遇头目昏困，精神懵冒，胸痰中逆，愦愦如中酒，则服此药，良久间如搴去重衮，豁然清爽，顿觉夷畅，食后服为佳。

◆**白羊心汤**《太平圣惠方》

【主治】产后内虚，心神惊悸，意志不定。

【功效】养心安神，祛风止汗。

【药物及用量】白羊心一枚（细切，以水六中盏，煎取三盏，去心）　熟干地黄三分　牡蛎（捣碎，炒令微黄）　防风（去芦头）　人参（去芦头）　远志（去心）　独活　白芍　黄芪（锉）　茯神　甘草（炙微赤，锉）各半两

【用法】上一十一味，捣筛为散，每服三钱，以羊心汁一中盏，煎至六分，去滓，温服，不拘时，日三服。

◆**白石脂丸**《千金方》

【主治】妇人三十六疾，胞中痛，漏下赤白。

【功效】补气养血，止血。

【药物及用量】白石脂　乌贼骨　禹余粮　牡蛎各十八铢　赤石脂　干地黄　干姜　龙骨　桂心　石韦　白蔹　细辛　赤芍　黄连　附子　当归　黄芩　蜀椒　钟乳石　白芷　芎䓖　甘草各半两

【用法】上二十二味，为末，蜜和丸如梧桐子大，每日空心，酒下十五丸，日再。一方有黄柏半两。

◆**白石英丸**《千金要方》

【主治】肺感寒邪，咳而鼻塞。

【功效】补养肺气。

【药物及用量】白石英（一作白石脂）　阳起石　磁石　菟丝子　肉苁蓉　干地黄各二两半　石斛　瓜蒌根　白术　五味子各二两　防风　巴戟天各五分　桂心　人参各一两　蛇床子半两

【用法】上一十五味，为末，蜜丸如梧桐子，酒下十五丸，加至三十丸，日二服。

◆**白马蹄散**《太平圣惠方》

【主治】妇人漏下白色不绝。

【功效】温经固冲，祛风收敛。

【药物及用量】白马蹄屑二两（炒黄）　禹余粮二两（烧醋淬七遍）　龙骨一两　乌贼鱼骨一两（烧灰）　白僵蚕半两（微炒）　赤石脂二两　附子一两（炮裂，去皮、脐）　甘草半两（炙微赤，锉）　熟干地黄二两　当归二两（锉，微炒）　牡蛎二两（烧为粉）

【用法】上一十一味，捣细罗为散，每于食前服，以温酒调下二钱。

◆**白菊花散**《卫生宝鉴》

【主治】诊痘疮后，眼内生翳膜者，病浅二十日见效，深者一月必效，一日吃三服。

【功效】疏风散热，明目退翳。

【药物及用量】白菊花　绿豆皮　谷精草（去根）各等量

【用法】上三味，为末，每服一大钱，干柿一个，生粟米泔一盏，熬米泔尽，将柿去蒂核，食之，不拘时。

◆**白沉香散**《太平惠民和剂局方》

【主治】一切冷气，攻冲心腹，胁肋胀满，嗳腐吞酸，胸膈噎塞，饮食减少。

【功效】温中散寒，行气除满。

【药物及用量】川白姜（炒）　半夏曲　白茯苓　附子（炮熬，去皮）　诃子肉　白术（煨）　沉香　人参（去芦）　干山药　木香各一半两　丁香半两　甘草（炙）六钱

【用法】上一十二味，为细末，每服二大钱，水一中盏，生姜三片，枣三枚，木瓜一片，煎至七分，食前服。

◆**白荆花丸**《太平圣惠方》

【主治】急风，腰背强硬，口眼牵急。

【功效】祛风化痰。

【药物及用量】白荆花半两（微炒）　乌头一分（炮裂，去皮、脐）　半夏一分（汤洗七遍，去滑）　腻粉半分　水银半分（以枣瓤研令星尽）　白花蛇二两（酒浸，去皮骨，炙令微黄）　天南星一分（炮裂）

【用法】上七味，捣罗为末，入水银，都研令匀，炼蜜和丸，如绿豆大，不拘时，以热酒下五丸。

◆**白米饮**《寿亲养老书》

【主治】老人咽食，入口即塞涩不下，气壅。

【功效】补脾气。

【药物及用量】白米四合（研）　舂头糠末一两

【用法】上二味煮饮熟，下糠米调之，空心服食尤益。

◆**白及散**《太平圣惠方》

【主治】小儿颅骨开。

【功效】生肌收颅。

【药物及用量】白及一分　细辛一分　防风一分（去芦头）　柏子仁一分

【用法】上四味，捣细罗为散，以乳汁调涂儿颅骨上，日二服。

◆**白树鸡粥**《食医心鉴》

【主治】肠滑赤白下痢。

【功效】健脾通阳。

【药物及用量】白树鸡三两（洗净细切，一名白木耳）　米二合　薤白五合切

【用法】上三味，相和于豉汁中，煮作粥，空心食之。

◆**皮金膏**《验方新编》

【主治】跌仆擦损，或鞋底垫伤脚板，或刀伤破烂红肿，光皮潮湿，或疮疖将愈，新肉易破，或疼疮肿烂。

【功效】消肿毒。

【药物及用量】广东羊皮金纸

【用法】以金面贴伤处，三日必愈，听其自落为妙。或用包银朱为金纸亦可，其功稍缓。

◆**皮脂散**《中国医学大辞典》引（马氏方）

【主治】浸淫疮，黄水湿毒，蔓延成片，久而不愈。

【功效】祛湿热，杀虫毒。

【药物及用量】青黛（飞）　黄柏各二钱　熟石膏二两　烟膏二两四钱

【用法】研为细末，麻油调敷。

◆**石子汤**《三因极一病证方论》

【主治】褥劳。

【功效】补肾养血。

【药物及用量】猪肾子一对（去脂膜四破）　香豉　葱白（切）　粳米　当归　芍药各二两（一方无芍药，有人参。一方无香豉，有知母）

【用法】㕮咀，分作二服，清水三升，煮取一小碗，去滓分三服。

◆**石子荠苨汤**《三因极一病证方论》

【主治】胃火，肾虚有热。

【功效】解毒，健肾。

【药物及用量】荠苨　石膏各一钱五分　人参　茯苓　花粉　磁石　知母　葛根　黄芩　甘草各一钱

【用法】先以清水三盏，煮猪腰一个，黑豆一合，至半去滓，入药再煎分，食后服，次服黄连猪肚丸。

◆**石灰散**《普济方》

【主治】肾漏，阴囊先肿，后穿破，出黄水，疮如鱼口，能致命。

【功效】收敛，解毒。

【药物及用量】五倍子五钱

【炮制】同石灰炒黄色，去灰，摊地出火毒，置砂盆内研为细末，勿犯铜铁。

【用法】干掺五七次可愈。

◆**石灰散**《妇人大全良方》

【主治】妇人血气痛不可忍者。

【功效】和血散滞。

【药物及用量】猪贴脊血半盏　石灰一钱

【用法】用杖子搅停，后用石灰于火上烧黄，为末罗过。每服灰一钱，同血搅停，放温服立愈。

◆**石灰散**《济阳纲目》

【主治】一切疮毒及跌仆损伤。

【功效】解毒收功。

【药物及用量】风化石灰（陈一年者，愈陈愈妙）　鲜韭菜叶各等量

【用法】于端午日午时，或六月六日，同捣极烂，为饼，阴干，凡遇疮毒，干敷、油调均可。

◆**石灰酒**《千金方》

【主治】恶疾大风。

【功效】祛风。

【药物及用量】石灰一石（拌水和湿，蒸令气足）　松脂成炼十斤（为末）　上曲一斗二升　黍米一石

【用法】上四味，先于大锅内炒石灰，以木札著灰中，火出为度，以枸杞根锉五斗，水一石五升，煮取九斗，去滓，以淋石炭三遍，澄清，以石灰汁和渍曲，用汁多少，一如酿酒法讫，封四七日开服，常令酒气相及为度，百无所忌，不得触风，其米泔及饭糟一事，不得使人畜犬鼠食之，皆令深埋却，此酒九月作，二月止，恐热，隔上热者，服后进三五口冷饭压之，妇人不能饮食，黄瘦积年及褥风，不过一石即瘥。其松脂末，初酘酿酒摊饭时，均散着饭上，待饭冷乃投之，此酒饭宜冷，不尔即醋，宜知之。

◆**石决明丸**《圣济总录》

【主治】肝虚血弱目昏。

【功效】疏肝，养血，明目。

【药物及用量】石决明一两 知母（焙） 山药 熟地黄（焙） 北细辛（去苗）各一两五钱 五味子 菟丝子（酒浸一宿，另捣为末）各一两

【炮制】研为细末，炼蜜和丸，如梧桐子大。

【用法】每服五十丸，空腹米饮送下。

◆**石决明丸**《太平圣惠方》

【主治】眼昏暗，渐成内障。

【功效】固肾气，壮阳道。

【药物及用量】石决明 槐子 肉苁蓉（酒浸一宿，去麟甲炙干） 桂心半两 菟丝子（酒浸三日，曝干，另研为末） 阳起石（酒煮七日，细研为末） 熟地黄各一两 桂心五钱 磁石一两五钱（火煅醋淬七次，细研水飞过）

【炮制】研为细末，炼蜜和丸，如梧桐子大。

【用法】每服二十丸，旋加至三十丸，食前盐汤送下。

◆**石决明散**《证治准绳》

【主治】目生障膜。

【功效】清热，养肝，明目。

【药物及用量】石决明（煅） 枸杞子 木贼 荆芥 晚桑叶 谷精草 粉草 金沸草 蛇蜕 苍术 白菊花各等量

【用法】研为末，每服二钱，食后茶清调下。

◆**石决明散**《眼科审视瑶函》

【主治】如银障。

【功效】疏肝理血，行滞，消障。

【药物及用量】石决明（醋煅） 防风 人参 茺蔚子 车前子 知母 白茯苓 辽五味 玄参 黄芩各等量 细辛减半

【用法】研为细末，每服二钱，食前茶清调下。

◆**石决明散**《医宗金鉴》

【主治】目生浮翳内障。

【功效】疏肝，清热，消翳。

【药物及用量】石决明 人参 茯苓 车前子 大黄各一钱 细辛五分 防风 茺蔚子各一钱 桔梗一钱五分

【用法】研为细末令匀，每服二钱，食后米饮调下。

◆**石决明散**《沈氏尊生书》

【主治】蚬目。

【功效】疏肝，清热，消翳。

【药物及用量】石决明 草决明各一两 青葙子 木贼 羌活 山栀 赤芍各五钱 大黄 荆芥各二钱五分

【用法】研为细末，每服二钱，麦冬汤调下。

◆**石决明散**甲《太平圣惠方》

【主治】膜入水轮及一切疔翳根脚极厚，久不瘥者。

【功效】消对化翳。

【药物及用量】石决明 真珠 琥珀各七钱五分 乌贼骨五钱 冰片一钱

【用法】研为末，每用如在豆许，以铜箸蘸点眼上，每日三次。

◆**石决明散**乙《太平圣惠方》

【主治】小儿眼生翳膜。

【功效】消膜退翳。

【药物及用量】石决明一分（捣研令细） 龙脑半钱 腻粉一钱 黄丹一钱 麝香半钱

【用法】上五味，同研令极细，每于夜卧时，取少许点之。

◆**石决明汤**《沈氏尊生书》

【主治】脑后肿，坚肿木硬，口燥舌干，恶心，烦渴及肿。

【功效】祛风，下积，行滞。

【药物及用量】生石决明 僵蚕 防风 穿山甲 连翘 羌活各一钱 乳香 甘草 忍冬藤 黄连 当归尾 大黄 天花粉各八分

【用法】酒水煎，空腹时服，行过三次，方进饮食。

◆**石刻安肾丸**《太平惠民和剂局方》

【主治】真气虚，脚膝软弱，夜梦遗精，小便数滑，久服多子。

【功效】健脾补肾，益髓生精。

【药物及用量】鹿茸（制）一两 淡苁

蓉（酒浸）　白茯苓　赤石脂（煨）　远志肉（制）　菟丝子（制）　小茴香（酒炒）　肉桂　川楝子（酒蒸）　川石斛　柏子仁　山茱萸　川附子（制）　茅术（制）　韭菜子（微炒）　川杜仲（制）　破故纸（酒炒）　川椒（去目微炒出汗）　胡芦巴（炒）　白茯神　川乌　巴戟天（制）各二两　青盐四钱　淮山药四两（一方无川椒，有金银花）

【炮制】共为细末，将淮药酒煮青盐化水和糊打丸（一作将石斛煎汤，代水为丸）。

【用法】每服三钱，空腹时淡盐汤送下。

◆**石南散**《删繁方》

【主治】内极热，或风痹，唇口坏。

【功效】散风，行滞，和络。

【药物及用量】石南叶（醋炙）　山萸肉　葳蕤（锉）　天雄（炮去皮、脐）　升麻各一两　黄芪（锉）　生桃仁　菊花（未开者，炒）　甘草（炙）各五钱　生石膏（另研）一两　真珠（另研）二钱五分　山茱萸（去核）一两五钱

【用法】研为细末，入另研药，更研令匀，每服一钱渐加至二钱，空腹时温酒调下。

◆**石南散**《本草纲目》

【主治】小儿通睛。

【功效】祛风豁痰。

【药物及用量】石南叶一两　藜芦三分　瓜蒂七枚

【用法】研为细末，每用少许，吹鼻中，一日三次。

◆**石南汤**《千金方》

【主治】诸风瘾疹，搔之成疮，或身痒，面肿。

【功效】祛风，理血。

【药物及用量】石南叶　干姜　黄芩　细辛（去油）　人参（去芦）各一两　桂心　麻黄（去节）　当归　芎䓖各一两五钱　甘草二两　干地黄七钱五分　山茱萸一两二钱五分

【用法】㕮咀，每服四钱，清水一大盏，好酒二合，同煎至八分去滓，不拘时热服，盖衣令出汗。

◆**石珍散**《外科正宗》

【主治】天疱瘼作烂疼痛，脓水淋沥。

【功效】敛疮，杀虫。

【药物及用量】石膏（煅）　轻粉各一两　青黛　黄柏各三钱

【用法】研细，甘草汤洗净，以此掺之，其痛即止。

◆**石韦散**《太平惠民和剂局方》

【主治】肾气不足，膀胱有热，小便淋沥，或如豆汁，或出砂石，劳倦即发。

【功效】通膀胱，利小便，清热。

【药物及用量】石韦（去毛）　芍药　白术　滑石　葵子　瞿麦　木通各二两　当归（去芦）　甘草（炙）　王不留行各一两

【用法】研为细末，每服二钱，空腹时小麦煎汤调下，一日二三次。

◆**石韦散**（张涣方）

【主治】小儿诸淋。

【功效】通膀胱，利小便，清热。

【药物及用量】石韦（去毛）一两　冬葵子　木通（锉）　赤茯苓各五钱　车前子　瞿麦　榆白皮　滑石　甘草各二钱五分

【用法】捣罗为末，每服一钱，清水一小盏，加葱白五寸，煎至六分，去滓温服。如人行十里再服，量儿大小加减。

◆**石韦散**甲《太平圣惠方》

【主治】妇人淋。

【功效】通膀胱，利小便，清热。

【药物及用量】石韦　黄芩　瞿麦穗　榆白皮　木通　葵子各一钱五分　甘草五分

【用法】清水二盅，煎至一盅，食前服。

◆**石韦散**乙《太平圣惠方》

【主治】气壅不通，小便沥结，脐下满闷疼痛。

【功效】通膀胱，利小便，清热。

【药物及用量】石韦（去毛）　赤芍各五钱　白茅根　木通　瞿麦　川芒硝　葵

子　木香各一两　滑石二两

【用法】㕮咀，每服四钱，清水一盏，煎至六分去滓，食前温服。

◆**石韦散**丙《太平圣惠方》

【主治】产后小便猝淋涩，溺血。

【功效】清热通淋。

【药物及用量】石韦一两（去毛）　榆白皮一两（锉）　赤芍半两　黄芩三分　木通一两（锉）　葵子半两

【用法】上六味，捣筛为散，每服三钱，以水一中盏，入生地黄一分，煎至六分，去滓，温服，日三四服。

◆**石韦汤**《全生指迷方》

【主治】心经蕴热，位于小肠，小肠热浮于脬中，小便赤通。

【功效】通滞利尿。

【药物及用量】石韦（去毛）　车前子各等量

【用法】研为粗末，每服五钱，清水二盏，煎至一盏，去滓服。

◆**石斛牛膝汤**《沈氏尊生书》

【主治】产后腿痛。

【功效】养血荣筋。

【药物及用量】石斛　牛膝　木瓜　白芍　酸枣仁　生地黄　枸杞子　茯苓　黄柏　甘草　车前子

【用法】清水煎服。

◆**石斛夜光丸**《苏沈良方》

【主治】目光不敛，神水渐散，色淡白或淡绿，昏如雾露，或见黑花，或视一为二及瞳仁内障诸证。

【功效】养胃清肝，滋阴益血。

【药物及用量】石斛五钱（一作七钱）　天门冬二两（焙）　菟丝子七钱五分（酒浸，一作七钱）　人参二两　茯苓二两　甘菊花七钱五分（一作七钱）　干山药七钱五分（一作七钱）　麦门冬一两　熟地黄一两　肉苁蓉五钱　青葙子五钱　生地一两　枸杞子七钱五分（一作七钱）　羚羊角五钱（锉）　草决明七钱五分（一作八钱）　杏仁七钱五分（去皮尖，一作七钱）　五味子　蒺藜　川芎　甘草（炙）　黄连　防风　枳壳（麸炒）　乌犀角（锉）各五钱　牛膝七钱五分（酒浸）

【炮制】研为细末，炼蜜和丸，如梧桐子大。

【用法】每服三五十丸，温酒或盐汤送下。

◆**石斛酒**《奇效良方》

【主治】心脏中风，下注腰脚及头面游风。

【功效】和血祛风。

【药物及用量】石斛四两　黄芪（去芦）　人参（去芦）　防风各一两五钱　丹砂（水飞）　杜仲（去粗皮锉）　牛膝（酒浸）　五味子　白茯苓（去皮）　山药　山茱萸　萆薢各二两　细辛（去苗）一两　天门冬（去心）　生姜各三两　薏苡仁　枸杞子各五合

【用法】㕮咀，黄酒五斗，同浸一宿，每服二三合，加至一升，酒力须要相继，不可断绝。

◆**石斛清胃散**《张氏医通》

【主治】疹后热壅，呕吐不食。

【功效】清胃除热。

【药物及用量】石斛　茯苓　橘皮　枳壳　扁豆　藿香　牡丹皮　赤芍各等量　甘草减半

【用法】为散，每服三四钱，加生姜一片，清水煎服。

◆**石斛散**甲《太平圣惠方》

【主治】风湿痹脚弱，拘挛疼痛，不能行，趺肿上膝，小腹坚，不能食。

【功效】祛风除湿，行痹止痛。

【药物及用量】石斛二两（去根，锉）　附子三分（炮裂，去皮、脐）　独活三分　天门冬一两半（去心，焙）　桂心半两　桔梗半两（去芦头）　川椒半两（去目及闭口者，微炒出汗）　细辛半两　麻黄三分（去根节）　山茱萸半两　五味子半两　前胡三分（去芦头）　白芷半两　秦艽三分（去苗）　川乌头半两（炮裂，去皮、脐）　人参半两（去芦头）　天雄半两（炮裂，去皮、脐）　当归三分（锉，微炒）　防风三

分（去芦头） 莽草三分（微炙） 白术半两 杜仲三分（去粗皮，炙令微黄，锉） 干姜半两（炮裂，锉）

【用法】上二十三味，捣细罗为散，不拘时，以温酒调下一钱，未效，稍稍加之。

◆**石斛散**乙《太平圣惠方》

【主治】大渴后，虚乏脚弱，小便数。

【功效】养阴止渴。

【药物及用量】石斛一两（根，锉） 肉苁蓉一两（酒浸一宿，刮去粗皮，炙干） 麦门冬二两（去心，焙） 白蒺藜半两（微炒，去刺） 甘草半两（炙微赤，锉） 干姜三分（炮裂，锉） 桂心半两 熟干地黄二两 续断一两 黄芪三分（锉）

【用法】上一十味，捣筛为散，每服四钱，以水一中盏，煎至六分，去滓，每于食前温服。

◆**石斛散**丙《太平圣惠方》

【主治】风虚汗出不止。

【功效】祛风，补虚，止汗。

【药物及用量】石斛三分（去根，锉） 附子三分（炮裂，去皮、脐） 白术三分 桂心三分 秦艽三分（去苗） 黄芪三分（锉）

【用法】上六味，捣细罗为散，不拘时，以温水调下二钱。

◆**石斛汤**《严氏济生方》

【主治】精实目昏，齿焦发落，虚热，烦闷梦遗。

【功效】清内热，调肺胃。

【药物及用量】石斛 小草 黄芪 麦门冬（去心） 生地黄（洗净） 白茯苓 玄参各一两 甘草（炙）五钱

【用法】㕮咀，每服四钱，清水一盏，加生姜五片，同煎不拘时服。

◆**石斛汤**《圣济总录》

【主治】产后虚热，汗出不止。

【功效】养阴，清热，止汗。

【药物及用量】石斛（去根） 附子（炮裂，去皮、脐，切） 白术（锉，炒） 秦艽（去苗土） 肉桂（去粗皮）各一两

【用法】上五味，锉如麻豆，每服三钱匕，水一盏，小麦五十粒，同煎至七分，去滓，温服，不拘时。

◆**石斛丸**《太平圣惠方》

【主治】产后虚损，气血不和，腰间疼痛，手足无力。

【功效】养阴清热，调和气血。

【药物及用量】石斛一两（去根，锉） 牛膝一两半（去苗） 丹参一两 续断三分 当归三分（锉，微炒） 附子一两（炮裂，去皮、脐） 桂心三分 延胡索一两 熟干地黄一两 枳壳一两（麸炒微黄，去瓤） 芎䓖一两 桑寄生一两

【用法】上一十二味，捣罗为末，炼蜜和捣五七百杵，丸如梧桐子大，每食前服，以温酒或生姜汤下三十丸。

◆**石斛浸酒**甲《太平圣惠方》

【主治】中风手足不遂，骨节疼痛，肌肉顽麻。

【功效】祛风活血，通络止痛。

【药物及用量】石斛一两（去根） 天麻一两 芎䓖一两 仙灵脾一两 五加皮一两 牛膝一两（去苗） 萆薢一两 桂心一两半 当归一两 鼠粘子一两 杜仲一两（去粗皮） 附子一两半（炮裂，去皮、脐） 虎胫骨二两（涂酥，炙令黄） 乌蛇肉一两（微炒） 茵芋一两 狗脊一两 丹参一两 川椒一两半（去目及闭口者，微炒去汗）

【用法】上一十八味，细锉，以生绢袋盛，用好酒二斗，于瓷瓮中浸，密封，经七日后，每日旋取一小盏，不拘时，温饮之。常令酒气相续，其酒取一盏，入一盏，以药味薄即止。

◆**石斛浸酒**乙《太平圣惠方》

【主治】风冷气攻，腰脚行立无力。

【功效】祛风散寒，强腰。

【药物及用量】石斛五两（去根） 牛膝五两（去苗） 五加皮二两 羌活二两 防风二两（去芦头） 附子三两（炮裂，去皮、脐） 天麻三两 海桐皮二两 木香二两 桂心二两 虎胫骨五两（涂酥，炙令微黄） 芎䓖二两 甘菊花二两 川椒二两（去目及闭口者）

【用法】上一十四味，细锉，用生绢袋盛，用好酒三斗，以瓷瓮子盛，密封头，浸经七日后开取，每日三度，温饮一小盏，每取却一盏，即添一盏，直候药味稍薄，即更换之。

◆**石斛地黄煎**《千金方》

【主治】妇人虚羸短气，胸逆满闷。

【功效】养阴生津，益气活血。

【药物及用量】石斛　甘草　紫菀各四两　桃仁半升　桂心二两　大黄八两　麦门冬二升　茯苓一斤　生地黄汁　醇酒各八升　一方用人参三两

【用法】上十味为末，于铜器中，炭火上熬，内鹿角胶一斤，耗得一斗，次纳饴三斤，白蜜三升和调，更于铜器中釜上煎微耗，以生竹搅，无令著，耗令相得，药成，先食酒，服如弹子一丸，日三服，不知，稍加至二丸。

◆**石干散**《寿世保元》

【主治】蛊胀。

【功效】下积逐水。

【药物及用量】石干　槟榔　黑丑（头末）　海金沙各一钱　葶苈八分　西琥珀　沉香　木香各五分

【用法】研为末，每服一钱，先服五皮散，二剂后，以葱白汤空腹送下，隔日再服本散，轻者二服，重亦不过三服。愈后服健脾药，忌食盐酱荤腥。

◆**石膏大青汤**《千金方》

【主治】妊娠伤寒，头疼壮热，肢节烦疼。

【功效】解风寒，清内热。

【药物及用量】石膏八钱　大青　黄芩各三钱　葱白四茎　前胡　知母　栀子仁各四钱

【用法】清水煎，去滓温服。

◆**石膏牡蛎汤**《沈氏尊生书》

【主治】衄血。

【功效】清热止血。

【药物及用量】石膏五钱　牡蛎一两

【用法】研为末，每服方寸匕，温酒调下，或炼蜜为丸亦可，一日三次。

◆**石膏散**《王氏博济方》

【主治】风热头痛。

【功效】发汗解热。

【药物及用量】生石膏（碎）　麻黄（去根节泡）各一两　何首乌（生晒干）　葛根各七钱五分

【用法】为散，每服三钱，加生姜三片，芽茶一撮，清水煎，顿热服。取微汗效，春夏麻黄量减，不可热。

◆**石膏散**《卫生宝鉴》

【主治】胃有湿热，头痛或晕。

【功效】清热化湿。

【药物及用量】石膏（乱纹好者）　川芎　白芷各等量

【用法】研为细末，每服四钱，热茶调下。

◆**石膏散**《灵苑方》

【主治】妇女骨蒸，外寒内热，四肢微瘦，足趾肿大。

【功效】清内热。

【药物及用量】石膏不拘多少

【用法】研为极细末，每服方寸匕，新汲水调下，取身无热为度。

◆**石膏散**甲《太平圣惠方》

【主治】心胸烦热，吐血不止。

【功效】清热，解毒，和胃。

【药物及用量】石膏　麦门冬各五钱　黄芩　生地黄　升麻　青竹茹　葛根　瓜蒌根各一两　甘草（炙）五钱

【用法】每服三钱，清水一中盏，煎至六分去滓，不拘时温服。

◆**石膏散**乙《太平圣惠方》

【主治】伤寒阳痉，通身壮热，目眩头痛。

【功效】祛风散热。

【药物及用量】石膏二两　秦艽（去土）　龙齿一两（另研）　犀角屑　前胡（去芦）各五钱

【用法】㕮咀，每服五钱，清水一大盏，加豆豉五十粒，葱白七茎，同煎至五分去滓，入牛黄末一字，搅令匀，不拘时温服。

◆**石膏散**丙《太平圣惠方》

【主治】霍乱烦渴头痛。

【功效】止霍乱，除烦渴。

【药物及用量】石膏二两　麦门冬一两（去心）　甘草三分（炙微赤，锉）　白茯苓一两

【用法】上四味，捣筛为散，每服二钱，以水一中盏，入生姜半分，豉一百粒，竹叶二七片，煎至六分，去滓，温服，不拘时。

◆**石膏散**丁《太平圣惠方》

【主治】唾血不止，胸膈气闷。

【功效】清热止血。

【药物及用量】石膏四两　麻黄二两（去根节）　五味子二两　杏仁二两（汤浸，去皮尖、双仁，麸炒微黄）　鸡苏茎叶二两　半夏二两（汤洗七遍，去滑）

【用法】上六味，捣粗罗为散，每服五钱，以水一大盏，入生姜半分，小麦五十粒，煎至五分，去滓，每于食后温服。

◆**石膏散**戊《太平圣惠方》

【主治】热伤肺脏，唾血不止。

【功效】清热养阴，补血活血。

【药物及用量】生干地黄四两　阿胶二两（捣碎，炒令黄燥）　蒲黄二两

【用法】上三味，捣筛为散，每服三钱，以水一中盏，入竹茹一鸡子大，煎至五分，去滓，每于食后温服。

◆**石膏散**己《太平圣惠方》

【主治】产后体虚，头痛烦热。

【功效】清热养阴，清泻肝火。

【药物及用量】石膏二两　当归（锉，微炒）　羚羊角屑　白芍　白术　黄芩　生干地黄　甘草（炙微赤，锉）各半两　茯神三两　前胡三分（去芦头）　麦门冬一两（去心，焙）

【用法】上一十一味，捣粗罗为散，每服四钱，以水一中盏，入生姜半分，枣三枚，煎至六分，去滓，温服，不拘时。

◆**石膏散**庚《太平圣惠方》

【主治】风热头痛，心烦体热。

【功效】清热祛风，除烦止痛。

【药物及用量】石膏二两　枳壳三分（麸炒微黄，去瓤）　荠苨半两　防风半两（去芦头）　甘菊花半两　独活半两　芎䓖半两　黄芩三分　甘草半两（炙微赤，锉）

【用法】上九味，捣粗罗为散，每服三钱，以水一中盏，入生姜半分，煎至六分，去滓，不拘时，温服。忌炙煿、热面。

◆**石膏散**壬《太平圣惠方》

【主治】妇人风眩头疼，心神闷乱，肩背四肢烦疼，不欲饮食。

【功效】平肝息风，清心安神。

【药物及用量】石膏二两　羌活半两　防风半两（去芦头）　桑根白皮三分（锉）　赤茯苓三分　枳壳三分（麸炒微黄，去瓤）　赤芍三分　芎䓖三分　黄芩三分　当归三分（锉，微炒）　甘草半两（炙微赤，炒）　柴胡一两（去苗）　羚羊角屑半两　酸枣仁半两（微炒）　甘菊花半两

【用法】上一十五味，捣粗罗为散，每服四钱，以水一中盏，入生姜半分，煎至六分，去滓，温服，不拘时。

◆**石膏散**《张氏医通》

【主治】头风患眼。

【功效】疏风，退热，止痛。

【药物及用量】生石膏二两　藁本　生白术　甘草（炙）各一两五钱　白蒺藜（炒去刺）一两

【用法】为散，每服四五钱，热茶清调下，空腹临卧各一服。

◆**石膏汤**《千金方》

【主治】胃热牙痛。

【功效】理三焦，清胃火。

【药物及用量】石膏一钱五分　升麻　知母各一钱　大黄（酒蒸）二钱　山栀　薄荷　赤茯苓　连翘各八分　朴硝六分　甘草五分

【用法】清水煎，食远频频口咽即愈。

◆**石膏粥**《食医心鉴》

【主治】小儿心下逆气，惊痫寒热，喘息咽痛。

【功效】清热泻火。

【药物及用量】石膏四两　细米一合

【用法】上二味，以水三升，煮石膏取汁一升，去滓，下米煮粥食之。

◆石莲散《妇人经验方》

【主治】产后咳逆呕吐，心怔目眩。

【功效】和脾胃。

【药物及用量】石莲子（去壳心）一两五钱　白茯苓一两　丁香五钱（一作五分）

【用法】研为细末，每服三钱，不拘时米饮调下。

◆石莲散《世医得效方》

【主治】小儿噤口痢。

【功效】养胃和脾。

【药物及用量】莲子肉（去心炒）

【用法】研为末，每服一钱，米饮调下，或用山药为末米饮调下。

◆石莲散《妇人大全良方》

【主治】产后胃寒咳逆，呕吐不食，或腹作胀。

【功效】健脾理气。

【药物及用量】石莲肉（炒）两半　白茯苓一两　丁香半两

【用法】上三味为细末，每服三钱，米饮调下，不拘时。

◆石燕丸《三因极一病证方论》

【主治】砂石淋。

【功效】通膀胱，利小便。

【药物及用量】石燕（火烧令通赤，水中淬三次，研极细，水飞焙干）　石韦（去毛）　瞿麦穗　滑石各一两

【炮制】研为细末，面糊和丸，如梧桐子大。

【用法】每服十丸，食前瞿麦心煎汤送下，一日二三次。

◆石燕丹（张涣方）

【主治】小儿小便淋涩痛闷。

【功效】通膀胱，利小便。

【药物及用量】石燕（烧赤醋淬，放冷研细）　瞿麦　滑石各一两　木通（锉）　海蛤（细研）各五钱

【炮制】捣罗为细末，炼蜜和丸，如黍米大。

【用法】每服一丸，食前葱白汤送下，量儿大小加减。

◆石燕丹《张氏医通》

【主治】水瑕翳及外障诸翳，风热暴痛。

【功效】消翳明目。

【药物及用量】石燕　硼砂（同水煮干）　琥珀　朱砂（水飞）各取净末一钱五分　冰片　麝香各一分五厘　炉甘四两（用黄连一两，当归身、木贼、羌活、麻黄各五钱，河水二升，童便一升，同煮去滓，制法如绛雪膏，取净一两，一作入大银罐内，盐泥封固，用八炭火煅一炷香，以罐通红为度，取为末，用黄连水飞过。再入黄芩、黄连、黄柏汤内，将汤煮干，以甘石如松花色）　鹰粪白一钱（如无，以白丁香代之）

【用法】研极细末，至无声为度，每用少许，水蘸点眼大眦，如枯涩无泪，加熊胆一分，白蜜少许；血翳，加阿魏；黄翳，加鸡内金；风热翳，加蕤仁；热翳，加真珠、牛黄；冷翳，加附子、尖雄黄；老翳，倍硼砂，加猪胰子。

◆石胆散（张涣方）

【主治】鼻疳。

【功效】杀虫。

【药物及用量】石胆一两　地龙一分（洗净）　须发（烧灰）　生姜　苔子各五钱

【用法】捣罗细末，入麝香一钱，同研匀，每用一字，贴于疮上。

◆石点膏《眼科龙木论》

【主治】一切翳膜。

【功效】消翳清热。

【药物及用量】黄连三钱（锉，清水一碗，煎至半碗）　入防风八分　当归身　甘草各六分　蕤仁泥三分

【炮制】同熬至滴水不散（绞去滓），入炼蜜少许，再熬片时。

【用法】须静心点之，日五七次，临卧点尤效。

◆石膏知母汤《症因脉治》

【主治】伤暑咳嗽，身热引饮，内热烦躁，或燥火身肿，有咳嗽者。

【功效】清肺止咳。

【药物及用量】石膏　知母　桔梗　桑白皮　地骨皮　甘草各等量

【用法】水煎，去滓，分二次温服。

◆**石榴丸**《圣济总录》

【主治】久痢成痞，便下白色，食不为肌肤。

【功效】温阳散寒，涩肠止痢。

【药物及用量】石榴皮（焙，锉）　橡实　附子（炮裂，去皮、脐）各二两　无食子四枚　厚朴（去粗皮，生姜汁炙，锉）　干姜（炮）各一两半

【用法】上六味，捣罗为末，米饮和丸，如梧桐子大，每服三十丸，食前生姜汤下，日再服。

◆**石榴皮散**甲《太平圣惠方》

【主治】赤白痢，日夜行数不减。

【功效】涩肠止痢。

【药物及用量】醋石榴皮一两　龙骨一两（烧过）　诃黎勒一两（煨，用皮）

【用法】上三味，捣细罗为散，每服不拘时，以粥饮调下二钱。

◆**石榴皮散**乙《太平圣惠方》

【主治】妊娠下痢赤白，疞刺腹痛不可忍。

【功效】养血涩肠止血。

【药物及用量】醋石榴皮三分（微炒）　阿胶一两（捣碎，炒令黄燥）　地榆根一两　黄柏一两（微炙，锉）　当归一两（锉，微炒）　芎䓖三分

【用法】上六味，捣细罗为散，每服不拘时，以薤白粥饮调下一钱。

◆**石榴皮散**《袖珍方》

【主治】暴泻不止及痢下赤白。

【功效】涩肠止泻。

【药物及用量】酸石榴

【用法】上一味，烧灰存性。不以多少，为末，空心，米饮调二钱。

◆**石榴皮煎**《太平圣惠方》

【主治】小儿冷热痢不止。

【功效】涩肠止痢。

【药物及用量】醋石榴皮三分（炙令焦，锉）　黄连三分（去须，锉，微炒）　赤石脂三分

【用法】上三味，捣粗罗为散，以水二升，煎至五合，去滓，纳蜡一两，更煎三五沸，不拘时，温服半合，量儿大小，以意加减。

◆**石榴皮汤**《御医撮要》

【主治】冷痢泄及白带下。

【功效】调中涩肠和血。

【药物及用量】石榴皮（炙黄）　黄连（去毛，炒黄）　阿胶（炙黄）各一两　干姜（炮裂）三分

【用法】上四味，罗为末，每服五钱匕，用水一升，煎至四合，去滓，空心温服，日午服。忌生冷、猪肉、油腻。

◆**石茎散**《三因极一病证方论》

【主治】妇人血结胞门，或为癥瘕在腹胁间，心腹胀满，肿急如石水状，俗谓之血虫。

【功效】补肾益精，化瘀通经。

【药物及用量】石茎一两　当归尾　马鞭草各半两　红花（炒）半两　乌梅肉各半两　蓬莪术（炮）　三棱（炮）　苏木节　没药·琥珀（别研）各一分　甘草各一钱

【用法】上一十一味为末，浓煎苏木酒，调下二钱。不饮酒，姜枣煎汤调下。

◆**石炭散**《太平圣惠方》

【主治】产后恶血攻刺，心腹疼痛。

【功效】祛瘀活血止痛。

【药物及用量】石炭二两（打碎）　赤鲤鱼鳞五两　干藕节四两　乱发三两　败蒲二两　棕榈皮二两　红蓝花一两　芫花一两

【用法】上八味，都入一瓷瓶子内，使盐泥固济，候干，以砖坯子盖头，用炭火半秤煅之，如人行一二里，其初青烟出，后至白烟出，渐去火，经一宿，冷取出，捣细罗为散，更入麝香一分，同研令细，每服以温酒调下一钱，如人行三五里再服，其恶血自下。

◆**石蟹散**《圣济总录》

【主治】妊娠子淋，日夜频数，涩痛。

【功效】清热化瘀通淋。

【药物及用量】石蟹（碎）一枚　乳香一分　滑石一两半

【用法】上三味，研细为散，每服一钱匕，煎灯心汤调下。

◆**石脂散**《朱氏集验方》

【主治】白冷精带下，阴挺脱出，或青黑黄白，弹下攻痛，腹闷，头旋眼晕，耳聋啾啾，痰上壅。

【功效】调和气血。

【药物及用量】赤芍四两（炒）　干姜　香附子各二两

【用法】上三味，为细末，每服三钱，空心酒下。如带赤冷，即用陈米饮下，煎阿胶艾汤尤妙。若要顺气加茴香。

◆**石菖蒲散**《太平圣惠方》

【主治】风冷，伤肺失声，喉咽不利。

【功效】祛风活血。

【药物及用量】石菖蒲半两　钟乳粉半两　五味子半两　桂心一两　细辛半两　诃黎勒皮一两　杏仁一两（汤浸，去皮尖、双仁，麸炒微黄）　陈橘皮半两（汤浸，去白瓤，焙）　干姜半两（炮裂，锉）

【用法】上九味，捣细罗为散，入钟乳粉，都研令匀，不拘时，以温酒调下一钱。

◆**石夏丸**《朱氏集验方》

【主治】痰嗽。

【功效】燥湿化痰，降逆止咳。

【药物及用量】半夏一两（炮）　滑石一两（火煅，去火毒）

【用法】上二味，生姜糊为丸，如梧桐子大，不拘多少，白汤调下。

◆**立安丸**《三因极一病证方论》

【主治】五种腰痛。

【功效】健腰肾，养筋骨。

【药物及用量】破故纸　干木瓜　杜仲（去皮，姜炒去丝）　牛膝（酒浸）　续断各一两　萆薢一两

【炮制】研为细末，炼蜜和丸，如梧桐子大。

【用法】每服五十丸，空腹时温酒或盐汤送下。

◆**立安散**《严氏济生方》

【主治】腰痛。

【功效】健腰痛，和气血。

【药物及用量】杜仲（炒）　橘核（炒取仁）各等量

【用法】研为细末，每服二钱，不拘时盐酒调下。

◆**立效方**《普济方》

【主治】痰嗽久不愈。

【功效】化痰止咳。

【药物及用量】五味子四钱　贝母　瓜蒌仁各五钱　桔仁　苏梗（一作桔梗）　天门冬各一两　款冬花八钱　葱白七根　川椒每岁一粒

【用法】研为末，入猪肺中，荷叶包蒸熟，五更时同淡酒食尽，否则留第二日五更服，食完另饮陈酒少许，安卧至晓。

◆**立效神散**《东垣试效方》

【主治】吐奶。

【功效】行滞，散毒。

【药物及用量】生姜（去皮）一两　大黄　甘草各五钱　瓜蒌一个

【用法】同捣一块，清水一碗，煎至七分去滓，入乳香、没药末各一钱，调和服。

◆**立效散**《三因极一病证方论》

【主治】齿牙剧痛。

【功效】祛风退热。

【药物及用量】防风一钱　升麻七分　甘草（炙）三分　细辛二分　龙胆草（酒洗）四分

【用法】清水一盏，煎至五分去滓，以匙抄在口中渫痛处，少时立止。如多恶热引饮，更加龙胆草一钱；如更恶风作痛，加草豆蔻、川黄连各五分，勿加龙胆草。此外则随寒热多少，临时加减。

◆**立效散**《保婴撮要》

【主治】发疮，耳疮，疮疥。

【功效】杀虫。

【药物及用量】定粉　松香　黄柏　黄连　枯矾各一两

【用法】研为末，用清油调搽。

◆**立效散**《严氏济生方》

【主治】聤耳，疮耳。

【功效】行滞，祛湿。

【药物及用量】陈橘皮（灯心烧黑）一钱 麝香少许

【用法】研为细末和匀，每用少许，先以绵拭耳内，脓净上药。

◆**立效散**甲《证治准绳》

【主治】马瘽。

【功效】杀虫。

【药物及用量】冰滚子（多） 淡茶栎根（中） 晚祥西根（少）

【用法】清水煎，入酒和服。

◆**立效散**乙《证治准绳》

【主治】疝因食积作痛。

【功效】祛寒调气，健胃消积。

【药物及用量】山楂肉一钱五分（醋浸炒） 黑青皮一钱二分（醋炒） 小茴香（盐水炒） 枳实（麸炒） 苍术（米泔浸一宿，去粗皮炒） 香附（醋炒） 吴茱萸 山栀（去闭口者，姜汁炒黑） 川楝肉（酒煨）各一钱

【用法】清水二盅，加生姜三片，煎至八分，食前服。

◆**立效散**《普济方》

【主治】乳悬。

【功效】和血行气，止痛安胎。

【药物及用量】川芎 当归各等量

【用法】研为粗末，每服三钱，清水煎，食前温服。

◆**立效散**《幼科类萃》

【主治】小儿喉痹。

【功效】消滞，解毒。

【药物及用量】硼砂 龙脑 雄黄 朴硝各五分

【用法】研为极细末，干掺。

◆**立效散**《婴童百问》

【主治】小儿诸淋，茎中作痛。

【功效】通膀胱，利小便。

【药物及用量】木通 甘草 王不留行 胡荽 滑石 海金沙 山栀子 槟榔各等量

【用法】每服一钱，用清水煎服。

◆**立效散**《医宗金鉴》

【主治】吸乳结核不散。

【功效】解毒消滞。

【药物及用量】皂角刺八两（炒赤） 粉草二两 黄瓜蒌五个（连皮三碎） 乳香（去油另研） 没药（去油另研）各一两

【用法】每服一两，黄酒煎服。

◆**立效散**《针灸资生经》

【主治】小肠气。

【功效】通滞和胃。

【药物及用量】全蝎七个 砂仁三枚 茴香一钱

【用法】研为末，分作三服，服时热酒调下。

◆**立效散**《济阴纲目》

【主治】血崩脐腹痛。

【功效】行血化滞，温中止痛。

【药物及用量】香附三两 当归一两 赤芍 高良姜 五灵脂各五钱

【用法】研为末，每服三钱，酒一盏，童便少许煎服。

◆**立效散**《沈氏尊生书》

【主治】乳汁不下，或阴乳作肿，伤损作痛。

【功效】通滞消肿。

【药物及用量】莴苣子 糯米各一合

【用法】研为细末，清水一碗，入甘草末二分，搅匀煎，频频细口服。

◆**立效散**《拔粹方》

【主治】妇人胎动不安，如重物所堕，冷如冰。

【功效】和血安胎。

【药物及用量】川芎 当归各等量

【用法】上二味，为粗末，称三钱水煎，食前温服。

◆**立效散**《经验良方》

【主治】血崩及赤白带下。

【功效】温中收敛止血。

【药物及用量】晚蚕砂（醋浸一宿，焙干称） 当归（酒浸，焙干） 女子头发（焙焦） 乌龙尾（生姜自然汁浸，炒干，

各一两，即久尘灰） 旧棕叶（烧存性）二两

【用法】上五味，为细末，每服二钱，热酒调下。

◆**立效汤**（张涣方）

【主治】小儿客忤，痰热如惊。

【功效】祛邪泻热。

【药物及用量】川大黄（炮锉） 干桃柳叶（洗，焙干）各一两 栀子仁 菊花各五钱 朱砂（细研水飞）一两 麝香（另研） 雄黄（另研）各一分

【用法】捣罗为细末拌匀，每服一钱，蜜汤调下，量儿大小加减。

◆**立效饮**《活幼心书》

【主治】咽痛。

【功效】消热毒。

【药物及用量】净黄连一两 北细辛（去叶）二钱五分 玄明粉二钱

【用法】细锉，或晒或焙，研为末，仍同玄明粉乳钵内杵匀，每用一字，干点患处。或以一钱新汲井水调涂疮上，儿小者畏苦不肯点咽，用蜜水调敷患处，令其自化，咽痛，清茶调下。

◆**立消散**《证治准绳》

【主治】膀胱热毒，阴囊赤肿胀痛。

【功效】利水湿，解热毒。

【药物及用量】赤小豆 赤芍 生枳壳 商陆 风化朴硝（另研后入）各五钱

【用法】不过火晒干，研为末，侧柏枝煎汤，候冷调二钱或三钱，涂肿处，仍服五苓散加车前子、薏苡仁，清水煎服。

◆**立消散**《赤水玄珠》

【主治】便毒，痈肿。

【功效】消痈，祛毒。

【药物及用量】全蝎（炒） 核桃（去壳肉，只用隔膜炒）各等量

【用法】研为末，每服三钱，空腹时温酒调下，下午再服，三日痊愈。

◆**立消散**《证治准绳》

【主治】便毒，痈肿。

【功效】清血，行滞。

【药物及用量】白僵蚕 槐花（一方加酒大黄）

【用法】研为末，温酒调下。

◆**立消散**甲《疡医大全》

【主治】痈疽，带状疱疹。

【功效】泻热，散毒。

【药物及用量】雄黄二钱二分 穿山甲三钱 生大黄（纹锦者） 芙蓉叶 五倍子（炒）各五钱

【用法】共研极细末，滴醋调敷，中留一孔透气，如干又搽，不过十次自消。

◆**立消散**乙《疡医大全》

【主治】百会疽。

【功效】解热毒。

【药物及用量】龙胆草 藁本 西牛黄 白芷 地骨皮 雄黄 金银花藤各等量

【用法】共研极细末，生酒调敷，中留一孔，透气自消。

◆**立消散**丙《疡医大全》

【主治】肿疡。

【功效】清血，行滞，散毒。

【药物及用量】生地黄 龙胆草 柴胡 防风 荆芥穗 槐花 青木香各等量

【用法】酒水同前，热服取汗，轻可立消，重者二剂。如已成将溃禁服，疮在上部加升麻，下部加牛膝。

◆**立退丸**《眼科龙木集》

【主治】目珠突出。

【功效】养心平肝。

【药物及用量】朱砂（另研为衣） 人参各二钱 天门冬（去心烘干） 石菖蒲（炒） 远志（去心） 麦门冬（去心） 预知子各一两 白茯苓二两

【炮制】研为细末，炼蜜和丸，如梧桐子大。

【用法】每服一钱五分，清茶或沸汤送下。

◆**立马回疔丹**《瑞竹堂经验方》

【主治】疔疮走黄。

【功效】祛邪，祛毒，杀虫。

【药物及用量】金脚信 蟾酥 血竭 朱砂 没药各五分 轻粉 龙脑 麝香各一字

【炮制】研为细末，生草乌头汁和作挺，如麦子大。

【用法】先将疮顶刺破，将药一挺放疮口内，第二日疮肿是效。

◆**立马回疔丹**《外科正宗》

【主治】疔疮。

【功效】祛毒杀虫。

【药物及用量】轻粉　蟾酥（酒化）　白丁香　硇砂各一钱　乳香（去油）六分　雄黄（一作二钱）　朱砂（一作二钱）　麝香（一作五分）各三分　蜈蚣一条（炙）　金顶砒五分

【炮制】研为细末，面糊搓如麦子大。

【用法】先以针挑破，用一粒插孔内，外以膏盖，追出脓血根为效。

◆**立马回疔夺命散**《普济方》

【主治】疔疮，喉痹，乳蛾，肿痛。

【功效】软坚，行滞，泻毒。

【药物及用量】牡蛎　当归　牛蒡子　白僵蚕各五钱　大黄一两

【用法】㕮咀，每服五钱，用青石磨刀水酒各一盏，煎去滓，连进二服。疔疮服后，出汗者生，无汗者死。

◆**立胜散**《三因极一病证方论》

【主治】风热攻眼，羞明肿痛。

【功效】疏风，清热。

【药物及用量】黄连　秦皮　甘草　黄柏各等量

【用法】㕮咀，清水煎热，用新羊毫笔蘸刷洗眼。

◆**立胜散**《活幼心书》

【主治】难产危急者。

【功效】散腹中热滞。

【药物及用量】寒水石四两（二两生用，五两煅赤）

【用法】研为细末，加朱砂同研，如深桃花色，每用三分，井花水调如薄糊，以纸花煎如杏叶大，摊上贴脐心，候干再易，不过三上便产。横热恶候死胎不下，并治神验。

◆**立圣散**《卫生宝鉴》

【主治】妊娠下血不止。

【功效】和血。

【药物及用量】鸡肝二个　黄酒一升

【用法】养熟共食之。

◆**立圣散**（张涣方）

【主治】婴儿初生口噤不乳，口舌生疮，吼齁多啼。

【功效】祛风，泻毒。

【药物及用量】干蜘蛛一个（去口足，以新竹火上炙取油一蚬壳许，浸一宿，令焦，取末）　干蝎梢七个　腻粉一钱

【用法】研为极细末，每服一字，人乳汁调，时时滴口中。

◆**立圣散**《烟霞圣效方》

【主治】中风牙关紧急，口不能开。

【功效】开窍。

【药物及用量】海带一两　白梅等量

【用法】上二味，为末揩牙，少顷便开。

◆**立圣鹤顶膏**《是斋百一选方》

【主治】产难。

【功效】行气催产。

【药物及用量】寒水石（不以多少，江南人谓之软石膏者，分作二处，一半生，一半炭火煅令通红。）

【用法】上相和，同研令极细腻，入朱砂再合研，色与桃花色相似即止，每用二大钱，以新汲水调下服。

◆**立圣膏**（张涣方）

【主治】急疳。

【功效】祛湿杀虫。

【药物及用量】人乳汁五勺　黄矾一栗大　白矾一枣大　石胆一豆大

【用法】研为细末，以绵裹纳乳汁中，浸经一宿，看汁有味，慢火熬成膏，每用少许，涂于口里，如鼻中疮，滴入少许。若有肿处，先以三棱针刺去血，然后急涂此药。

◆**立应四物汤**《沈氏尊生书》

【主治】产后血晕。

【功效】补血行血，止痛。

【药物及用量】四物汤加五灵脂不拘多少

【用法】半生半炒，研为细末，熟汤调下。

◆**立应散**《朱保义方》

【主治】瘰疬已破未破，皆效。

【功效】泻毒滞。

【药物及用量】连翘　赤芍　当归　甘草（炙）　滑石各五钱　黄芩三钱　川乌尖七个　生白牵牛末　土蜂房（蜜水洗，饭上蒸日干）各二钱五分　地胆（去头翅足，拌糯米炒，米黄为度，去米，一作斑蝥）三钱

【用法】研为细末，每服一钱匕。临卧时浓煎木通汤调下，毒根从小便中出，涩痛不满，毒根如粉片块血烂肉。如未效再服，继以薄荷丹解其风热。但地胆性毒，济以乌尖，或冲上麻闷，不可强制，可嚼葱白一寸，茶清送下以解之。如小便涩，灯心汤调服五苓散，疮处用好膏药贴。若痈疽用此宣通恶毒，去黄芩不用。

◆**立应散**（郭氏方）

【主治】金疮血出不止及诸疮久不生肌。

【功效】消炎，和血，敛肌。

【药物及用量】寒水石（煅）一两五钱　花蕊石　龙骨　黄丹　没药各五钱　黄药子七钱五分（一方加白及、乳香、轻粉）

【用法】研为细末，如一切金刃刀镰伤者，用药敷上，帛线扎之，不作脓血疮脓水，干贴生肌定疼。

◆**立应散**《卫生家宝方》

【主治】内外障翳，昏涩多泪，暴赤及一切目疾。

【功效】祛风湿，清热。

【药物及用量】白芷（洗）　当归（去芦洗）　明雄黄（另研后入）　鹅不食草（洗净晒干）　川附子（炮）各等量　踯躅花减半（一方无附子）

【用法】研为细末，加麝香少许和匀，含水嗃鼻内，去尽浊涕眼泪为度。

◆**立应散**《证治准绳》

【主治】冷泪。

【功效】收涩止冷。

【药物及用量】橡斗子一个　甘草三钱

【用法】研为细末，每服二钱，熟汤调下。

◆**立应丸**《神效名方》

【主治】脏腑泻痢，脓血不止，腹中疼痛。

【功效】温阳止血。

【药物及用量】干姜一两（炮，另末）　百草霜一两　连皮巴豆一两（炒）　杏仁一两（同巴豆和皮炒黑色，杵为泥，后入霜，研）

【用法】上四味，用黄蜡四两，熔开蜡，次入前四味，用铁器搅匀，旋丸梧桐子大，每服三五丸，甘草汤下。白痢，用干姜汤下，食前服。若水泻，温水下。

◆**立验散**《圣济总录》

【主治】蚰蜒入耳，蝎螫。

【功效】化毒杀虫。

【药物及用量】川芎　白芷　夜明砂（炒）　猪牙皂（炙）　南星（炮）各七钱五分　百部　白丁香　藜芦各四钱　草乌五钱　砒霜（另研）　荜茇各二钱　海金沙二钱五分

【用法】研为细末和匀，临时更用铅丹调色匀，瓷器收，如蚰蜒入耳，取少许以醋一滴调化，以细羽蘸药入耳窍，微吹令药气行立出。药不得多，多则蚰蜒成水不出。如蝎螫先点少醋在螫处，掺药半字许，擦令热即效。

◆**立苏散**《朱氏集验方》

【主治】小肠气。

【功效】通滞和胃。

【药物及用量】蜥蜴九个（去毒）　马兰花二钱（水浸一宿）　木香一钱　没药半钱　胡椒为末

【用法】上五味，麝香酒下。

◆**发阳通阴汤**《辨证录》

【主治】阴虚气闭，耳鸣。

【功效】解表和中，补气血。

【药物及用量】人参　白术　当归　白芥子各二钱　茯苓　黄芪　白芍各三钱　熟地黄五钱　柴胡　黑荆芥各一钱　肉桂　甘草各五分

【用法】清水煎服，一剂可轻，二剂即愈。

◆**发声散**《御药院方》

【主治】咽喉语声不出。

【功效】祛风清热。

【药物及用量】瓜蒌皮（锉）　白僵蚕（去头炒黄）　甘草（炒黄）各等量

【用法】研为细末，每服三钱，温酒或生姜自然汁调下，或用五分绵裹，噙化咽津亦可，一日二三次。

◆**发声散**《三因极一病证方论》

【主治】咽痛烦闷，咽物即痛。

【功效】清咽开膈。

【药物及用量】瓜蒌一个　白僵蚕五钱（炒）　桔梗七钱五分（新白者炒）　甘草二钱（炙）

【用法】研为末，每用少许，干掺咽喉中。若大肿痛，左右有红，或只一壁红紫长大，水米不下，用此药一钱，朴硝一钱匕和匀，干掺喉中咽津。如喉中生赤肿，或有小白头疮，用此药一钱匕，白矾五分，细研如粉，和匀干掺之。

◆**发郁汤**《沈氏尊生书》

【主治】火郁。

【功效】疏风解郁，兼清热。

【药物及用量】牡丹皮　柴胡　羌活　葛根　远志　菖蒲　葱白　细辛。

【用法】清水煎服。

◆**发汗豉粥**《太平圣惠方》

【主治】中风伤寒，壮热头痛，初得二三日。

【功效】解表祛风，清热。

【药物及用量】豉一合　荆芥一握　麻黄三分（去根节）　葛根一两（锉）　栀子仁三分　石膏三两（捣碎绵裹）　葱白七茎（切）　生姜半两（切）　粳米二合

【用法】上九味，以水三大盏，都煎至二盏，去滓，纳米煮作稀粥服之，汗出为效，如未有大汗，宜再合服之。

◆**丝一**《痧症全书》

【主治】食积成块，痛久不已，推上移下，筋脉抽掣。

【功效】消积滞，疏气血。

【药物及用量】神曲　山楂肉　五灵脂　萝卜子　枳实　青皮各一两　蓬莪术　厚朴各八钱　三棱　槟榔各七钱　姜黄　乌药　豆蔻仁各五钱　木香　沉香各三钱　阿魏二钱　丁香一钱

【炮制】共研细末，水泛丸如绿豆大。

【用法】每服十丸，紫荆皮煎汤送下。

◆**丝七**《痧症全书》

【主治】血痰。

【功效】利气清肺。

【药物及用量】青皮　红花　蒲黄各一钱五分　枳壳六分　香附四分　贝母二分

【用法】清水煎，温服。

◆**丝二**《痧症全书》

【主治】痧症过饮冷水，痧不愈者。

【功效】疏气宽胸。

【药物及用量】木香　沉香　檀香各等量

【用法】共研细末，每服五分，砂仁汤微冷下。

◆**丝八**《痧症全书》

【主治】痧因气阻，嗽痰无声。

【功效】理气消滞。

【药物及用量】乌药　青皮　陈皮　山楂　紫朴各等量

【用法】清水煎，稍冷服，血瘀加延胡索、香附、桃仁。痰多加贝母、白芥子；头汗加枳实、大黄；口渴加薄荷、天花粉；痧筋不见，加细辛、荆芥。

◆**丝三**《痧症全书》

【主治】食积，血瘀成块，日久不愈。

【功效】祛瘀消积，活血止痛。

【药物及用量】白蒺藜（去刺）二两　延胡索　五灵脂各一两五钱　桃仁（去皮尖）一两二钱　茜草　莱菔子　姜黄　泽兰　山楂肉　土贝母（净）各一两　银花八钱　槟榔七钱　乌药　陈皮各六钱

【用法】共研末，每服一钱，温酒调下。

◆**丝五**《痧症全书》

【主治】痧气郁闷。

【功效】解郁消食。

【药物及用量】枳实　萝卜子各一两　乌药　连翘各八钱　郁金二钱（一方加银花、丹参、山楂）

【用法】研为末，每服一钱，清茶稍冷下。

◆**丝六**《痧症全书》

【主治】痧因血郁。

【功效】活血疏气。

【药物及用量】桃仁　红花　独活　白蒺藜（炒末）　延胡索　蒲黄　乌药各一钱　枳壳七分　香附三分（一分加牛膝、贝母、童便。）

【用法】清水煎，微温服。

◆**丝四**《痧症全书》

【主治】暗痧血郁不散。

【功效】理气血，疏肝肺。

【药物及用量】延胡索　桃仁（去皮尖）　白蒺藜（捣去刺）各一两　细辛四钱　没药（去油为末）　降香各三钱

【用法】研为末，每服一钱，温酒调下。

◆**丝瓜散**《沈氏尊生书》

【主治】妇人血气不行。

【功效】通络行血。

【药物及用量】干丝瓜少许

【用法】烧存性，研末，温酒调下。

◆**丝瓜叶膏**《疡医大全》

【主治】脉骨疔。

【功效】清热解毒。

【药物及用量】丝瓜叶　韭菜叶　连须葱各等量

【用法】同入石臼内研如泥，以热酒冲和去滓服，并以渣敷。病在左手敷左腋，病在右手敷右腋，胁下亦敷，病在左足敷左胯，病在右足敷右胯，病在中敷心脐，并用布缚。候红丝皆白为安，如有潮热亦用此法，令人抱住，不可放手，恐毒重跌倒难救，病人发颤，跌倒亦难救。

◆**灭痕丹**《世医得效方》

【主治】腰间肉痕。

【功效】养血气，补腰肾。

【药物及用量】熟地黄　山茱萸肉　白术各一斤　杜仲　山药各八两　白芍六两　白果肉（炒）　破故纸　当归　车前子各三两

【炮制】共研末，炼白蜜为丸，如梧桐子大。

【用法】每服一两，早晚熟汤送下，十日后觉腰轻。再服十日，其肉浅淡，再服全消。

◆**灭瘢救苦散**《痘疹心法》

【主治】痘疮痒破者。

【功效】灭瘢痕。

【药物及用量】密陀僧　滑石各二两　白芷五钱

【用法】研为细末，湿则干掺之，干则用白蜜调敷。

◆**灭瘢散**《世医得效方》

【主治】痘疮愈后，疮痂虽落，其瘢尤黯，或凹或凸，用此。

【功效】灭瘢痕。

【药物及用量】韶粉（即水粉）一两　轻粉一两

【用法】上二味，同研匀，猪脂油调涂。

◆**圣功丹**《重楼玉钥》

【主治】一切牙疳。

【功效】消滞，解毒，杀虫。

【药物及用量】硼砂五分　蒲黄　马勃　儿茶各一分　人中白二分　甘草节八厘　僵蚕　冰片各五厘　麝香四厘

【用法】研为细末，密收。水漱口净，吹数次即愈，重者加青黛、黄柏各等量。

◆**圣功散**《传信适用方》

【主治】寸白虫。

【功效】杀虫消积。

【药物及用量】南木香　槟榔各等量

【用法】研为细末，每服三钱，浓米饮调下。黎明空腹时先细嚼炙猪肉之属，只咽汁，吐去滓，便服药，辰巳间虫下，其疾永除。

◆**圣星丹**（张涣方）

【主治】诸痫。

【功效】祛风痰，化积热。

【药物及用量】天南星四十九个（一般大者，端午日同活蝎四十九个，置瓦器中盐泥固济，悬于静室，腊日取出，拣南星上有蝎螫小窍者，酒浸一宿，焙研细末，其饮不用）　牛黄　麝香　龙脑（细研）各一钱　辰砂（细研水飞）二钱五分

【炮制】研匀，姜汁和丸，如梧桐子大。

【用法】每服一丸至二丸，人参、薄荷汤化下。

◆**圣效散**（张涣方）

【主治】血痢久不瘥。

【功效】清肠，理血。

【药物及用量】赤石脂（烧赤）　白龙骨　阿胶（炙）各一两　诃黎勒皮　木香　干姜（炮）　黄连　甘草（炙）各五钱

【用法】捣罗为细末，每服五分，食前粟米饮调下。

◆**圣效散**《外科精要》

【主治】溃疡毒已尽，收敛疮口。

【功效】收敛，化湿。

【药物及用量】黄柏（去粗皮，细切炒黑）　穿山甲（炒黄）各一两　槟榔　木香（炒黄）各五钱　生鸡肶胵七枚

【用法】研为细末，候大脓出尽，先以蛇床子煎汤洗净，每用少许，干掺疮上。

◆**圣粉散**《丹溪心法》

【主治】下蛀疳疮，蚀臭腐烂，痛不可忍，小儿疳疮。

【功效】杀虫。

【药物及用量】密陀僧　黄丹　黄柏　孩儿茶　乳香各三钱　轻粉一钱五分　麝香少许

【用法】研为极细末，葱汤洗疮。湿则干掺，干则香油调敷。

◆**圣草散**《沈氏尊生书》

【主治】眼中生虫。

【功效】取眼虫。

【药物及用量】覆盆叶。

【用法】捣汁，以皂纱蒙眼上，将笔蘸汁，画两眸子于纱上，然后以汁滴之，当有虫出。

◆**圣散子**《卫生宝鉴》

【主治】远年积块，妇人干血气。

【功效】行积滞，祛干血。

【药物及用量】硇砂　大黄各八钱　麦蘖六两（炒，取净面）　干漆（炒烟尽）三两　萹蓄　茴香（炒）　瞿麦　槟榔各一两（妇人干血气，加穿山甲二两，炮）

【用法】研为细末，每服五钱，小儿用一钱，十五岁以上者用三钱。临卧时温酒调下，仰卧至天明，大便如烂鱼肠，小便色赤为验。

◆**圣散子**《丁左藏方》

【主治】小儿走马疳。

【功效】杀虫清热。

【药物及用量】胆矾　龙胆草各一两

【用法】同于瓦瓶中煅烟尽，略存性，每用少许，贴于疮上。

◆**圣散子**《经效产宝》

【主治】产后诸疾。

【功效】清热活血，益气养血。

【药物及用量】泽兰九分　乌头（炮）　白薇二分　石膏八分　干姜　桂心五分　细辛　卷柏（去土）　柏子仁　茱萸　防风（去头）　南椒（出汗）　厚朴（姜汁炙）　茯苓各四分　白芷　白术　藁本　人参　五味子　黄芪　丹参各三分　芎䓖　当归　芜荑　芍药　甘草各七分

【用法】上二十六味为末，以新瓷器封，勿令失气，每服以热酒调两钱匕。

◆**圣涂散**《郑愈方》

【主治】大孕丹，诸毒。

【功效】泻热毒。

【药物及用量】凌霄花　万州黄各一分　苎根五钱（切焙）

【用法】杵烂，每服少许，酒和蜜调下。仍涂丹上，立效。

◆**圣愈汤**《兰室秘藏》

【主治】一切失血过多，或气血俱虚，烦渴燥热，睡卧不宁，或疮疡脓血太多，五心烦渴，体倦少食。

【功效】补血扶虚。

【药物及用量】熟地　生地（均酒拌炒）　黄芪（炒）　人参（炒）各二钱　当归　川芎各一钱（一方有芍药，无生地）

【用法】㕮咀，清水一盏半，煎至一盏去滓，不拘时稍热服。

◆圣饼子《脾胃论》

【主治】泻痢赤白，脐腹撮痛，久不愈者。

【功效】杀虫解毒。

【药物及用量】定粉　密陀僧　舶上硫黄各三钱　黄丹二钱　轻粉少许

【炮制】研为末，入白面四钱匕，滴水和丸。如指头大，捻成饼子，阴干。

【用法】每服一饼，食前温浆水磨下，大便黑色为效。

◆圣饼子《经验良方》

【主治】大人、小儿脾疾。

【功效】消积止痛。

【药物及用量】大黄四两　麦蘖二两　瞿麦　茴香　扁竹各二钱半　槟榔

【用法】上六味为细末，滴水和做饼子，如小钱大，每服七饼，临卧，温酒细嚼下，小儿米饮汤调服，约量如三岁服一饼，四五岁两饼，七八岁四饼，十一二岁五饼，十五以上服七饼。

◆圣灵丹《外科全生集》

【主治】杨梅结毒，腐烂臭秽，久而不愈。

【功效】化毒祛腐，生肌收口。

【药物及用量】真珠　牛黄　冰片各一钱　滴乳石二钱　琥珀四钱　劈砂三钱

【用法】研粉，入飞面四两，各研极细和匀。每服五分，土茯苓汤调下，外去飞面掺之。

◆圣灵丹《儒门事亲》

【主治】一切打仆损伤及伤折疼痛不可忍者。

【功效】和伤解毒。

【药物及用量】乳香五钱　乌梅肉一枚　莴苣子一大盏（炒取二两八钱）　白米一撮

【炮制】研为细末，炼蜜和丸，如弹子大。

【用法】每服一丸，食后一伏时细嚼，热酒送下，痛不止再服。

◆圣灵解毒丸《圣济总录》

【主治】杨梅结毒，横痃下疳，坑毒花柳毒，上攻五官，内陷五脏，遍身斑点，四肢结毒，或发于头面咽喉，或形如脓窠癞癣等证。

【功效】解毒，收湿，清热。

【药物及用量】川黄连　腰黄犀角各一两　小生地四两　川黄柏　全虫　黄芩　防风各二两　天花粉　大黄　赤芍各三两　滴乳石四钱　西牛黄一钱　真珠三钱

【炮制】各取净粉，鲜土茯苓五片，煎膏打丸，如梧桐子大。

【用法】每服二三钱，土茯苓露四两，炖酒送下。诸证初起，邪火方盛者宜之。若久病气血已虚者，宜五宝丹。

◆圣金散《圣济总录》

【主治】舌上忽然血出不止。

【功效】凉血止血。

【药物及用量】黄药子一两　青黛一分

【用法】上为细散，每次一钱，食后用新汲水调服，一日二次。

◆圣核子《拔粹方》

【主治】蛇咬。

【功效】清热解毒。

【药物及用量】雄黄三钱　信一钱　皂角子　巴豆各四十九个　麝香少许

【用法】上五味，五月五日，不闻鸡犬妇人处，不语，捣为细末，在杏子内封之，针挑出，止痛处为用，大有神效。

◆宁志丸《是斋百一选方》

【主治】心风，心气。

【功效】补心，凉血。

【药物及用量】人参　白茯苓　当归（洗去土及芦）　石菖蒲　乳香（另研）　酸枣仁（用五两许，汤浸去皮，取净仁五钱，炒令赤香熟为度）各五钱

【炮制】研为末，另用好朱砂一两，将熟绢一小片包裹，绵扎。豮猪心一枚，竹刀切开，不犯铁，用纸揩去血，入朱砂包于猪心内，再用丝缚合，又用甜竹壳重裹，

麻皮扎定，无灰酒二升，入银器或砂罐内煮，煮至酒尽，取出朱砂另研。将猪心竹刀细切，砂盆内研烂，却入前药末，并朱砂、枣肉为丸，少留朱砂为衣。药末须隔日碾下，枣肉于煮猪心日绝早煮熟，去皮核，取肉四两和丸，如梧桐子大。

【用法】每服五十丸，人参汤送下。

◆**宁志丸**《仁斋直指方》

【主治】心虚血少多惊。

【功效】补心，养血，安神。

【药物及用量】人参（去芦）　茯神（去木）　白茯苓（去皮）　柏子仁　远志（酒浸去心，焙）　酸枣仁（酒浸，去壳微炒）　当归　琥珀各五钱（一作各五分）　石菖蒲　朱砂（另研）　乳香各二钱五分（一作各三钱，一方有栀子，无柏子仁）

【炮制】共研细末，炼蜜为丸，如梧桐子大。

【用法】每服三十丸，食后枣汤送下。

◆**宁志化痰丸**《古今医鉴》

【主治】劳神。

【功效】祛湿化痰。

【药物及用量】胆星　半夏　陈皮　茯苓　黄连（姜制）　天麻　人参　枣仁　菖蒲各一钱

【用法】加生姜五片，清水煎服，再服养血清心汤。

◆**宁志膏**《类证普济本事方》

【主治】惊恐失志，心气虚耗，健忘，失眠，癫狂，赤白浊。

【功效】养心安神。

【药物及用量】人参　酸枣仁各一两　辰砂五钱　乳香二钱五分

【炮制】研为细末，炼蜜和丸，如弹子大。

【用法】每服一丸，薄荷汤送下。

◆**宁志膏**《是斋百一选方》

【主治】妇人因失血过多，心神不安，言语失常，不得睡卧。

【功效】养心安神。

【药物及用量】辰砂（另研）　酸枣仁（炒）　人参　白茯神（去木）　琥珀（另研）各一分　滴乳香（另研）一钱（一方无茯神、琥珀）

【用法】研为末，和匀，每服一钱。空腹时浓煎灯心枣汤调下（一方作蜜如丸弹子大，每服一丸，薄荷汤化下）。

◆**宁坤丸**《中药成方配本》

【主治】妇人经水不调，诸虚百损，胎前产后一切病。

【功效】补血气，调月经，理脾胃。

【药物及用量】人参　川牛膝各四钱　熟地黄　香附（制）　生地黄　全当归　橘红　白冬术　大川芎　台乌药　白茯苓　白芍各一两　紫苏叶　阿胶　砂仁　黄芩　琥珀　广木香各五钱　沉香一钱　甘草（炙）三钱　益母草六两

【炮制】共磨细末，炼白蜜为丸，每重三钱，蜡壳封固。

【用法】每服一丸，随证用引化下。

◆**宁肺汤**《杨氏家藏方》

【主治】肺气咳嗽，唾脓自汗，上气喘急，痰涎及荣卫俱虚，发热自汗。

【功效】补气，养肺，化痰。

【药物及用量】人参　当归（酒拌）　白术　熟地黄　川芎　白芍　甘草（炙）　五味子（捣）　麦门冬（去心）　桑白皮（炙）　白茯苓（去皮）各一钱　阿胶（蛤粉炒）一钱五分

【用法】清水二盅，加生姜三五片，煎至八分，食后服。

◆**宁肺汤**《沈氏尊生书》

【主治】毒归于肺，疹后嗽。

【功效】清肺化热。

【药物及用量】黄芩　桑白皮　贝母　天花粉　杏仁　知母　天门冬　沙参　枇杷叶各等量

【用法】清水煎服。

◆**宁肺散**《世医得效方》

【主治】大人小儿诸咳嗽。

【功效】宁肺止咳。

【药物及用量】延胡索一两　枯矾二钱半

【用法】上二味，为末，每服二钱，用

软饧糖一块，和药含化。小儿一钱，用蜜亦可。

◆宁神汤（张涣方）

【主治】急惊风。

【功效】清心肺，化热痰。

【药物及用量】干生地黄　川木通　防风　甘草　麦门冬（去心）　天竺黄　茯神　朱砂　麝香

【炮制】共研极细，炼蜜和捏作小饼子。

【用法】每服一饼，临卧时薄荷汤化下。

◆宁神散《宣明论方》

【主治】咳嗽多年不已，常自汗，服药不效者。

【功效】敛肺止咳，止汗。

【药物及用量】粟壳一两（醋炒）　乌梅半两

【用法】上二味，为末，每二三钱，沸汤调下。

◆宁神膏《幼科释谜》

【主治】肺胃有热，神魂不安。

【功效】益肺胃，安神志。

【药物及用量】人参五钱　茯神二两　葛根　甘草　五味子　知母　天花粉各三钱

【炮制】另用生地黄浸一夜，捣烂绞取汁一碗热膏，入药末为丸，如梧桐子大。

【用法】每服二三十丸，枣汤送下。

◆宁嗽丸《中药成方配本》

【主治】风热咳嗽。

【功效】宣滞化痰，止咳。

【药物及用量】桔梗　川石斛　半夏（制）　川贝母　苏子　茯苓各二两　薄荷　杏仁（一作天花粉）　桑白皮各一两五钱　橘红　谷芽（炒）各一两　炙甘草五钱

【炮制】共研细末，水泛丸，如梧桐子大。

【用法】每服三四钱，熟汤或淡姜汤送下。

◆宁嗽汤《仁斋直指方》

【主治】诸嗽通用。

【功效】宣肺止咳化痰。

【药物及用量】桑白皮（炒）　紫苏　细辛　北五味子　橘皮　半夏（制）　茯苓　杏仁（去皮）　缩砂仁　枳壳（制）　北梗　甘草（炒）等量

【用法】上一十二味，每三钱，姜四片，乌梅半个，食后，煎服。

◆宁嗽化痰汤《证治准绳》

【主治】感冒风寒，咳嗽鼻塞。

【功效】散风寒，化痰浊。

【药物及用量】桔梗　枳壳（麸炒）　半夏（姜汤泡七次）　陈皮　前胡　干葛　茯苓各一钱　紫苏一钱二分　麻黄（冬月加，夏月减）　杏仁（炒，去皮尖）　桑白皮各一钱　甘草四分

【用法】清水二盅，加生姜三片，葱白一茎，煎至八分，食远热服。再服加味二陈汤，一剂痊愈，不必多服。

◆宁心益志丸《丹溪心法》

【主治】心悸怔忡，神思恍惚，不寐。

【功效】宁心益智。

【药物及用量】人参　茯苓　茯神　牡蛎　酸枣仁　远志　益智子各五钱　辰砂二钱五分

【用法】上为末，枣肉为丸，如梧桐子大，每次二钱，温开水送服，一日二次。

◆宁眠散《御药院方》

【主治】搐搦不得安卧。

【功效】祛风化痰，安神定惊。

【药物及用量】天南星（炮裂）　人参（去芦头）　白附子（炮）各半　干蝎二十一个（生用）　干赤头蜈蚣一条（酒浸，酥炙微黄）　乳香　血竭各一分

【用法】上七味，同诸药拌匀，每服一字至半钱，用好酒少许，浸薄荷煎汤调下，每儿抽搐，服之得眠睡是验。

◆对金饮子《太平惠民和剂局方》

【主治】四时寒热，五劳七伤，耳鸣眼昏，盗汗，四肢沉重。

【功效】和脾胃，祛湿滞。

【药物及用量】橘红（炒赤黄色）八两　厚朴（姜制）　苍术（制）　甘草（炙）

各二两

【用法】㕮咀，每服四钱，清水一盏，加生姜三片，大枣一枚，煎服。

◆**对金饮**（张子和方）

【主治】反胃。

【功效】补气化湿健脾。

【药物及用量】净陈皮（焙制）八两　苍术（焙）　厚朴（姜炒）各四两　黄芪　人参各一两　甘草（炙）三两　黄芩（去皮心黑炒）二两五钱

【用法】㕮咀，每服五钱，清水一盏半，加生姜五片，大枣一枚，煎至七分，去滓热服。早服承气汤，夜服四生丸，如已效进食不格拒，方用对金饮。病初作时宜用清利之药，审其虚实重轻，方用前药更佳。

◆**对金饮**《卫生宝鉴》

【主治】濡泄。

【功效】健胃化湿。

【药物及用量】平胃散五钱　五苓散二钱五分　草豆蔻（面裹煨熟）五钱

【用法】和匀，分作四服，清水一盏半，加生姜三片，大枣二枚，煎至一盏去滓，食前温服。

◆**汉防己散**《褚澄方》

【主治】水肿上气。

【功效】利湿泻水。

【药物及用量】汉防己　泽漆叶　石韦（去毛）　桑白皮　泽泻　丹参　茯苓　橘皮　白术各三两　生姜（切）十两　郁李仁五合　通草一两

【用法】捣筛为散，每服四方寸匕。清水一升七合，煮取八合，炖服，一日二次，小便利为度。

◆**汉防己散**甲《太平圣惠方》

【主治】上焦风痰攻注，头目眩晕，心神烦乱。

【功效】祛风痰，行水湿。

【药物及用量】汉防己　麦门冬（去心，焙）　前胡各一两　半夏（汤泡）　旋覆花　防风　细辛　甘草（炙）各五钱　赤茯苓　人参　芎䓖　羚羊角屑　枳实（麸炒）　荆芥各七钱五分

【用法】㕮咀，每服三钱，清水一中盏，加生姜五厘，煎至六分，不拘时温服。忌食饴糖、羊肉。

◆**汉防己散**乙《太平圣惠方》

【主治】产后风虚，虚壅上攻，头面浮肿。

【功效】利水湿，消肿。

【药物及用量】汉防己　猪苓　枳壳　桑白皮各一两　商陆　甘草各七钱五分

【用法】研为粗末，每服四钱，清水一盏半，加生姜三片，煎至七分。去滓空腹时温服，虚者忌之。

◆**汉防己散**丙《太平圣惠方》

【主治】中风口噤不开，筋脉拘急，体热烦闷。

【功效】祛风开窍，清热。

【药物及用量】汉防己三两　葛根三两（锉）　桂心二两　麻黄二两（去根节）　甘草一两（炙微赤，锉）　防风一两（去芦头）　赤芍一两　独活一两　羚羊角屑一两

【用法】上九味，捣筛为散，每服四钱，以水一中盏，入生姜半分，煎至六分，去滓，放温，不拘时，拗开口灌之。

◆**汉防己散**丁《太平圣惠方》

【主治】肺脏气壅，闭隔不通，致面目浮肿，咳嗽喘急，坐卧不安。

【功效】理气宣肺，止咳平喘。

【药物及用量】汉防己三分　桑根白皮一两（锉）　木通一两（锉）　赤茯苓一两　泽漆半两　百合一两　甜葶苈三分（隔纸炒令紫色）　郁李仁三分（去汤浸，去皮，微炒）

【用法】上八味，捣粗罗为散，每服三钱，以水一中盏，入生姜半分，煎至六分，去滓，温服，不拘时。

◆**汉防己散**戊《太平圣惠方》

【主治】心膈间支饮，喘满，心下痞坚，面如黧黑色。

【功效】理气利膈，化饮平喘。

【药物及用量】枳实一两　前胡一两　赤茯苓一两半　汉防己一两半　石膏二两

桂心一两

【用法】上六味，捣粗罗为散，每月旺钱，以水一大盏，煎至五分，去滓，温服，日三四服。

◆**汉防己散**己《太平圣惠方》

【主治】贼风，身体拘急，舌强难言，手足不遂。

【功效】祛风通络。

【药物及用量】汉防己一两　麻黄一两半（去根节）　赤芍三分　芎䓖三分　黄芩一两　防风三分（去芦头）　羌活一分　附子三分（炮裂，去皮、脐）　当归三分（锉，微炒）　石膏一两半　杏仁半两（汤浸，去皮尖、双仁，麸炒微黄）　白术半两

【用法】上一十二味，捣粗罗为散，每服三钱，以水一中盏，入生姜半分，煎至六分，去滓，不拘时，温服。

◆**汉防己散**庚《太平圣惠方》

【主治】热毒风攻头面，壅闷，口鼻干，皮肤瘙痒。

【功效】清热解毒，祛风止痒。

【药物及用量】汉防己一两　茯神一两　白鲜皮一两　杏仁一两（汤浸，去皮尖、双仁，麸炒微黄）　白蒺藜一两（微炒去刺）　枳壳一两（麸炒微黄，去瓤）　黄芩一两　青羊角屑一两　羚羊角屑一两　沙参一两（去芦头）　秦艽一两（去苗）　麻黄一两（去根节）　甘草一两（炙微赤，锉）

【用法】上一十三味，捣粗罗为散，每服三钱，以水一中盏，煎至六分，去滓，温服，不拘时。

◆**汉防己丸**辛《太平圣惠方》

【主治】消渴后，成水病浮肿。

【功效】利水消肿止渴。

【药物及用量】甜葶苈一两（隔纸炒令紫色）　杏仁一两（汤浸，去皮尖、双仁，麸炒微黄）　瓜蒌一两　汉防己一两

【用法】上四味，捣罗为末，炼蜜和捣一二百杵，丸如梧桐子大，每服，煎赤茯苓汤下三十丸，日三四服。

◆**汉防己丸**壬《太平圣惠方》

【主治】消渴后，变成水气，小便少。

【功效】行气化痰止渴。

【药物及用量】萝卜子三两（炒令黄）　紫苏子二两（微炒）

【用法】上二味，捣细罗为散，每服，煎桑根白皮汤调下二钱，日三四服。

◆**汉椒散**《太平圣惠方》

【主治】风走疰疼痛及白虎历节风等。

【功效】发汗祛风，解表。

【药物及用量】汉椒一两（去目及闭口者，微炒出汗）　桂心三分　侧子一两（炮裂，去皮、脐）　麻黄三分（去根节）　当归三分　木香三分

【用法】上六味，捣细罗为散，不拘时，以温酒调下半钱。

◆**扑汗方**《婴童百问》

【主治】表虚自汗。

【功效】止汗，清热。

【药物及用量】黄连　牡蛎粉　贝母各五钱

【用法】研为末，和米粉一升敷之。

◆**发火散**《宣明论方》

【主治】中暑烦躁发渴，口苦舌干，头痛恶心，不思饮食，昏迷欲死及血痢。

【功效】清暑热。

【药物及用量】青皮（去白）　赤芍　黄连（去须）　地榆各等量

【用法】研为细末，每服一钱，冷水调下，如蓄热而气血妄行加甘草。

◆**发灰散**《太平圣惠方》

【主治】妇人小便下血，脐下急痛及肺疽心衄、内崩吐血、舌衄、鼻衄诸证。

【功效】止血。

【药物及用量】乱发（烧灰，或加麝香）

【用法】米醋二合，汤少许，调服一二钱，井花水调亦可。服药时，即炒黑豆叶敷脐上即通，鼻衄吹之立已。

◆**头风丸**《证治准绳》

【主治】头两边痛。

【功效】祛风，和血，化痰，清热。

【药物及用量】天麻（煨）　枳壳（麸炒）　白芍（酒制）　瓜蒌仁（炒黑）

白术（炒黑）各一两　半夏曲（姜汁炒）　蛤粉（煅）　酸枣仁（炒焦）各一两五钱　黄连（吴茱萸五钱同炒，去茱萸）　缩砂仁　甘菊　甘草（炙）各五钱　沉香屑四钱　当归身（酒制）四两　檀香屑三钱　金钗石斛三两

【炮制】共研细末，黑枣肉二十枚。煎汤泛丸，如梧桐子大。

【用法】每服二钱，空腹时大枣汤送下。

◆**头风膏**《证治准绳》

【主治】风热头痛及酒后吹风头痛。

【功效】散风热，止痛。

【药物及用量】北细辛　白芷　薄荷油各等量

【炮制】研为细末，调入膏药内，每药一分，用膏四分。

【用法】每用一个，贴于患处，两边痛俱贴之。

◆**头风摩散**《金匮要略》

【主治】大寒犯脑，头痛，中风，历节痛。

【功效】祛寒散壅。

【药物及用量】大附子一枚（炮）　食盐等量

【用法】研为末，每用方寸匕，摩于头上，令药力行。

◆**头风饼子**《赤水玄珠》

【主治】头风。

【功效】通气散结。

【药物及用量】五倍子　全蝎　土狗各七个

【炮制】研为末，醋糊做饼如钱大。

【用法】发时用醋润透，贴太阳穴上，热贴之，绢帕缚定，啜浓茶安睡片刻即愈。

◆**头瓶糁**《徐评外科正宗》

【主治】溃疡。

【功效】宣壅，和血，解毒。

【药物及用量】没药（去油）　丁香　乳香（去油）各一钱　血竭　白芷各三钱　儿茶　草乌　山柰　甘松各五钱　荜茇一两

【炮制】各研极细称准，共研极匀，瓷瓶收贮，勿令泄气。

【用法】肿疡初起掺膏上贴之，未成者消，已成者溃。

◆**头瘟汤**《类证治裁方》

【主治】大头瘟初起。

【功效】散风毒。

【药物及用量】川芎一钱　桔梗　防风　荆芥穗各一钱五分　柴胡七分　黄芩　当归尾各二钱

【用法】清水煎服，阳明邪盛者加葛根、厚朴各一钱五分。

◆**龙石散**《张氏家传方》

【主治】上膈蕴热，口舌生疮，咽喉肿痛。

【功效】消炎，清热，解毒。

【药物及用量】生脑子半字　寒水石（煅）三两　朱砂二钱五分（另研）

【用法】研为末，每用少许，掺于患处，小儿疹毒攻口，先用五福化毒丹，后用此方。

◆**龙虎丹**《丹溪心法》

【主治】走疰疼痛，或麻木不遂，或半身疼痛。

【功效】祛风，通络，和血。

【药物及用量】草乌　苍术　白芷（童便、姜汁葱汁拌蒸）各一两（一方有没药）

【炮制】研为末，水拌发热过，再入乳香二钱，当归、牛膝各五钱，酒糊为丸，如弹子大。

【用法】每服一丸，温酒化下。

◆**龙虎交加散**《证治准绳》

【主治】发背，痈疽，发脑，发鬓，发髭及脑虚头晕，风湿等证。

【功效】疏风热，散壅滞。

【药物及用量】南木香（锉碎，用纸垫锅焙干，研为细末）　罂粟壳（去顶瓤筋，锉焙干，为细末）　甘草（湿纸裹煨，焙干，为细末）　吴白芷（面裹煨，去面焙干，为细末）　川芎（湿纸裹煨，焙干，为细末）

【用法】另包，看疮加减用之。若疮势红肿热大，先服如神托里散一帖，卧盖被取微汗；如红晕肿高，疮头有如碎米大，

白脓点者，可进交加散一帖，用木香四分，罂粟壳二钱二分，甘草六分，白芷一钱四分，川芎一钱五分，共为一帖，清水七分，生白酒三分，于炭火边先沸五七次，用细绢水湿扭干，滤去滓，食后服，以干盐菜压之。渣敷疮，四围用绢帕包之；如恶心呕吐，即服护心散一帖，次服前药；若胸腹膨满，或大小便闭涩，可服当归连翘散一帖，行五七次，用温米粥汤补之；如疮已成溃脓，不寒不热，只是烂开疼痛，用木香三分，甘草六分，川芎一钱五分，白芷一钱四分，粟壳二钱，水五分，酒五分，合煎八分服，如红晕不退，每日于晚进药一帖，服交加散四五帖，当归连翘散一帖。若便闭者，加大黄，但热而腹不胀者，去大黄，疮将愈而腐肉不脱者，可用针刺破皮，令随脓出，将水红花根煎汤洗之，兼用生肌散掺上，每日洗一次自效。有蛆者难治，最忌酸、辣、酱、曲发气并生冷之物。

◆**龙虎膏**《疡医大全》

【主治】一切无名痈疽大毒。

【功效】宣壅拔毒。

【药物及用量】陈小粉一斤　土木鳖（连壳整炒）二两　川乌　草乌　干姜　白及　花椒各五钱

【用法】共研细末，凡疮未成者漫头敷，已成者中留一孔，已溃烂者敷于四围。俱以醋调炖温敷上，外贴绵纸，干则温醋鸡毛扫上。

◆**龙泉散**《兰室秘藏》

【主治】瘰疬，耳下或至缺盆，或肩上生疮，坚硬如石。

【功效】消坚散结。

【药物及用量】龙泉粉　瓦粉　蓬莪术（酒浸炒干）　京三棱（酒浸炒干）　昆布（去土酒洗）各五钱

【用法】研为极细末，滚水调涂患处，未成即消，已成即溃。

◆**龙星丹**《丹溪心法》

【主治】风热痰，中风。

【功效】祛风化痰，清热解毒。

【药物及用量】牛胆星　朱砂各三钱　黄连　黄芩各二钱　全蝎　防风　薄荷　青黛各一钱　冰片　牛黄　麝香各三分

【炮制】共研细末，炼蜜为丸，如樱桃大，朱砂为衣。

【用法】每服一丸，不拘时噙化。

◆**龙香散**《圣济总录》

【主治】偏头痛。

【功效】通筋络，止疼痛。

【药物及用量】地龙（去土焙）　乳香各等量

【用法】研为末，每用一字，作纸捻，灯上烧烟，以鼻嗅之。

◆**龙珠膏**《医学正传》

【主治】瘰疬毒疮，日久未溃。

【功效】消坚散结。

【药物及用量】龙牙草五两　棘枣根　苏木各五钱　海藻二钱五分。

【炮制】细切，水二十碗，煎至十二三碗去滓。又用桑柴灰、苍耳草灰、炒石灰各二碗半，草纸两层，先铺箩底，次置三种灰于箩内，用滚水热淋，取灰汁十碗澄清，同前汤入锅内熬成膏。用巴豆霜（一方无）、白丁香、石膏、轻粉各五钱，麝香二钱，研细入膏内搅匀，瓷罐收贮。

【用法】每用少许，敷于核上，一日一换。再敷时去旧药，其核即溃，根小者但涂于根上，其核自溃。

◆**龙粉丸**（钱乙方）

【主治】小儿疳渴。

【功效】清热，健肠，杀虫。

【药物及用量】龙胆草　定粉（微炒）　乌梅肉（焙炒）　黄连各二分

【炮制】共研细末，炼蜜为丸，如麻子大。

【用法】每服一二十丸，不拘时米饮送下。

◆**龙骨丸**《万全方》

【主治】小儿冷热不调，洞泄下利。

【功效】固肠止泻。

【药物及用量】龙骨　黄连　白石脂　白矾（烧令炙尽）　干姜（炮）　木香各五钱

【炮制】捣罗为末，醋煮面糊为丸，如麻子大。

【用法】每服五丸，粥饮送下，每日三四次，量儿大小加减。

◆**龙骨丸**《卫生家宝方》

【主治】肾虚白浊，赤浊。

【功效】收敛止浊。

【药物及用量】龙骨　牡蛎各五钱

【炮制】研为末，入鲫鱼腹内，湿纸裹，入火内炮熟取出，去纸将药同鱼肉搜和丸，如梧桐子大。鲫鱼不拘大小，以能尽纳上药为度。更加茯苓、远志各五钱尤佳。

【用法】每服三十丸，空腹时米饮送下。

◆**龙骨丸**甲《太平圣惠方》

【主治】小儿赤白痢不止，腹痛。

【功效】固肠止泻。

【药物及用量】白龙骨　黄连（去须，微炒）　黄柏（微炙，锉）　木香　诃黎勒（煨用皮）各一分　胡粉三钱（炒微黄）　白矾（烧令炙尽）　干姜（炮制锉）　当归（锉微炒）各五钱

【炮制】捣罗为末，炼蜜和丸，如绿豆大。

【用法】每服五丸，粥饮送下，每日三四次，量儿大小加减。

◆**龙骨丸**乙《太平圣惠方》

【主治】妇人小便滑数。

【功效】温肾缩尿。

【药物及用量】龙骨二两（烧过）　鹿茸一两（去毛，涂酥炙微黄）　椒目一两（微炒）　附子一两（炮裂，去皮、脐）

【用法】上四味，捣细罗为散，以酒煮面糊和丸，如梧桐子大，每服食前服，温酒下二十丸。

◆**龙骨丸**丙《太平圣惠方》

【主治】水谷痢，日夜数，腹内疼痛。

【功效】涩肠止痢。

【药物及用量】龙骨三分　艾叶一两（微炒）　赤石脂三分　白矾二两（烧令汁尽）　黄连三分（去须，微炒）　当归三分（锉碎，微炒）　附子一两（炮裂，去皮、脐）

【用法】上七味，捣罗为末，炼蜜和捣二三百杵，丸如梧桐子大，每于食前，以粥饮下三十丸。

◆**龙骨丸**丁《太平圣惠方》

【主治】久赤白痢不止，腹痛不食。

【功效】清热，涩肠，止痢。

【药物及用量】龙骨三分　地榆一两（锉）　赤石脂三分　没石子三分　艾叶三分（微炒）　黄柏三分（微（炙，锉）　橡实半两　当归三分（锉，微炒）　芎䓖半两

【用法】上九味，捣罗为末，炼蜜和捣二三百杵，丸如梧桐子，每服不拘时，以粥饮下二十丸。

◆**龙骨散**（钱乙方）

【主治】小儿口疮、走马疳。

【功效】解毒杀虫。

【药物及用量】龙骨一钱　砒霜　蟾酥各一字　粉霜五分　定粉一钱五分　龙脑半字

【用法】先研砒粉极细，次入龙骨再研，次入定粉等同研，每用少许敷之。

◆**龙骨散**《赤水玄珠》

【主治】脓耳。

【功效】收湿解毒。

【药物及用量】龙骨　枯矾　胭脂胚各一钱　麝香少许

【用法】研为细末，以绵裹杖子拭去耳中脓，再吹一字入耳中，一日二次，加海螵蛸一钱尤妙。

◆**龙骨散**《证治准绳》

【主治】肠虚脱肛。

【功效】固肠收脱。

【药物及用量】龙骨　诃子各二钱五分　没食子二枚　罂粟壳　赤石脂各二钱

【用法】研为末，每服一钱，米饮调下。

◆**龙骨散**《广济方》

【主治】半产下血不止。

【功效】收敛止血。

【药物及用量】龙骨　当归　地黄各二

两　艾叶一两（炒）　地榆　阿胶　芍药　干姜各一两五钱　蒲黄一两二钱五分　牛角䚡（炙焦）二两五钱

【用法】研为细末，每服二钱，食前米饮调下。

◆**龙骨散**甲《太平圣惠方》

【主治】水泻腹痛，不进饮食。

【功效】厚肠胃，止泄泻。

【药物及用量】龙骨　当归（炒）　肉豆蔻（面裹煨）　木香各一两　厚朴二两（去粗皮，姜汁炙）

【用法】研为细末，每服二钱，食前粥饮调下。

◆**龙骨散**乙《太平圣惠方》

【主治】小儿痢、渴，体热烦闷。

【功效】清肠胃，止泻利。

【药物及用量】白龙骨一两　胡黄连五钱　茯神　人参（去芦头）　茅根（锉）　麦门冬（去心，焙）各三分

【用法】捣粗罗为散，每服一钱，清水一小盏，煎至五分去滓，不拘时温服，量儿大小加减。

◆**龙骨散**丙《太平圣惠方》

【主治】小儿暴痢。

【功效】清热解毒，和肠止泻。

【药物及用量】龙骨　黄连（去须微炒）各一两　当归（锉微炒）　枳壳（麸炒微黄，去瓤）各七钱

【用法】捣粗罗为散，每服一钱，清水一小盏，煎至五分去滓，不拘时温服，量儿大小加减。

◆**龙骨散**丁《太平圣惠方》

【主治】小儿夜后常有盗汗，黄瘦。

【功效】滋阴清热，敛阴止汗。

【药物及用量】白龙骨　牡蛎粉　黄芪（锉）　人参（去芦头）　麻黄根　熟干地黄　甘草（炙微赤，锉）各半两　麦门冬一两（去心，焙）

【用法】上八味，捣粗罗为散，每服一钱，以水一小盏，煎至五分，去滓，温服，不拘时，量儿大小，以意加减。

◆**龙骨散**戊《太平圣惠方》

【主治】小儿霍乱，吐泻不止。

【功效】厚肠胃，止泄泻。

【药物及用量】龙骨末一分　草豆蔻末半两　烂蘧藤末半分

【用法】上三味，都研令匀，以奶汁三合，煎至二合，去滓，别入牛黄、麝香、兔毛灰各一字，生姜汁少许，调令匀，分为三服，如人行五里一服。

◆**龙骨散**己《太平圣惠方》

【主治】赤痢，远年不瘥。

【功效】清热，凉血止痢。

【药物及用量】鼠尾草一两　秦皮一两　蔷薇根一两（锉）　槲树皮一两（炙黄）

【用法】上四味，捣细罗为散，每于食前，以粥饮调下二钱。

◆**龙骨散**庚《太平圣惠方》

【主治】冷痢洞泄，腹中疞痛不可忍。

【功效】涩肠止泻。

【药物及用量】龙骨二两　赤石脂三两　当归一两（锉，微炒）　肉豆蔻一两（去壳）　牡蛎二两　干姜一两（炮裂，锉）

【用法】上六味，捣细罗为散，每服不拘时，以粥饮调下二钱。

◆**龙骨散**辛《太平圣惠方》

【主治】久冷痢，食不消化，日夜二三十行，渐加困笃。

【功效】温阳散寒，涩肠止痢。

【药物及用量】白龙骨一两　当归一两（锉，微炒）　白矾三两（烧令汁尽）　白石脂一两　附子一两（炮裂，去皮、脐）　干姜三分（炮裂，锉）

【用法】上六味，捣细罗为散，每服不拘时，以粥饮调下二钱。

◆**龙骨散**壬《太平圣惠方》

【主治】诸痢疾，脱肛久不止。

【功效】涩肠止泻。

【药物及用量】龙骨一两　艾叶一两（微炒）　鳖头骨三枚（涂酥，炙令焦黄）

【用法】上三味，捣细罗为散，每于食前，以粥饮调下二钱。

◆**龙骨散**癸《太平圣惠方》

【主治】妇人漏下作五色，连年不瘥。

【功效】收敛止血。

【药物及用量】五色龙骨一两（烧末）　乌贼鱼骨一两（炙黄）　白芍三分　干姜半两（炮裂，锉）

【用法】上四味，捣细罗为散，每于食前服，以赤糙粥饮，调下二钱。

◆**龙骨散**甲子《太平圣惠方》

【主治】妇人久冷白带下，脐腹痛。

【功效】温经收涩。

【药物及用量】白龙骨一两　乌贼鱼骨一两半（烧灰）　白芍三分　当归一两（锉，微炒）　禹余粮二两（烧醋淬七遍）　桂心一两　熟干地黄一两半　吴茱萸半两（汤浸七遍，焙干微炒）　干姜半两（炮裂，锉）

【用法】上九味，捣细罗为散，每于食前服，以热酒调下二钱。

◆**龙骨散**甲丑《太平圣惠方》

【主治】产后久痢，腹内疼痛，不欲饮食。

【功效】收涩止痢，健脾行气。

【药物及用量】龙骨一两　厚朴一两（去粗皮，涂生姜汁，炙令香熟）　肉豆蔻三分（去壳）　白术三分　艾叶三分（微炒）　干姜半两（炮裂，锉）　人参半两（去芦头）　诃子一两（煨，用皮）　当归一两（锉，微炒）　地榆半两　白头翁半两　木香半两

【用法】上一十二味，捣筛为散，每服三钱，以水一中盏，入生姜半分，煎至六分，去滓，温服，日三四服。

◆**龙骨散**甲寅《太平圣惠方》

【主治】产后小便频多。

【功效】收敛固涩津液。

【药物及用量】龙骨一两　牡蛎一两（烧为粉）　桂心半两　菝瓜一两（锉）　乌药一两　桑螵蛸半两（微炒）　熟干地黄一两半

【用法】上七味，捣筛为散，每服三钱，以水一中盏，入生姜半分，枣三枚，煎至六分，去滓，食前温服。

◆**龙骨散**《证治准绳》

【主治】久溃肌肉难长。

【功效】生肌长肉。

【药物及用量】生龙骨　诃子肉　细茶各等量

【用法】研为细末，干掺患处。

◆**龙骨散**《诚书方》

【主治】小儿脐疮。

【功效】收湿解毒。

【药物及用量】龙骨（煅）　轻粉各五分　黄连（去须）一钱五分　矾五分

【用法】研为极细末，每用少许，干掺脐上。

◆**龙骨散**《是斋百一选方》

【主治】脚疽及久远恶疮。

【功效】收湿解毒。

【药物及用量】白龙骨（研）　轻粉各二钱五分　槟榔一钱（研）　豮猪粪不拘多少（新瓦上再焙干，入火上烧令红，取出存性，研为细末）

【用法】共研令匀，先以口含齑水或温盐汤洗令疮净，见肉再以真麻油调药，随疮大小敷之，未愈再敷，三四月可效。

◆**龙骨散**《普济方》

【主治】金刀，箭镞伤及诸疮。

【功效】生肌，长肉，定痛，止血，敛口。

【药物及用量】龙骨　滑石　枯矾　寒水石　乳香　没药　黄丹（炒）各五厘　轻粉少许

【用法】研为细末，每用少许，干掺患处，外用膏药贴之。

◆**龙骨散**《证治准绳》

【主治】溺血。

【功效】收敛止血。

【药物及用量】龙骨（煅）不拘多少

【用法】研为末，每服方寸匕，熟汤调下，一日三次。

◆**龙骨散**《沈氏尊生书》

【主治】脐疮。

【功效】收湿解毒。

【药物及用量】龙骨（煅）　枯矾各等量

【用法】研为末，每用少许，掺于患处，油调敷亦可。

◆**龙骨汤**《千金方》

【主治】小儿壮热，渴欲引饮，下痢。

【功效】清湿热，和肠胃。

【药物及用量】龙骨　甘草　大黄　赤石脂　石膏　桂心　寒水石　瓜蒌根各二两

【用法】治下筛以酒水各五合，煮散合二沸去滓，量儿大小服之。

◆**龙骨汤**（张涣方）

【主治】小儿痢久成疳，渐渐黄瘦。

【功效】厚肠胃，解湿热，祛虫积，止泻利。

【药物及用量】龙骨　诃黎勒皮（炮）赤石脂各五钱　醋石榴皮（炒黄）　木香　使君子仁各一分

【用法】捣罗为细末，每服半字至一钱，点麝香汤调下。

◆**龙骨汤**《圣济总录》

【主治】小儿白淫及遗泄。

【功效】固肾止遗。

【药物及用量】龙骨五两（另研）　牡蛎（煅）　官桂（去粗皮）　熟地黄　白茯苓（去皮）　人参　甘草（炙）各二两

【用法】为散，每服五钱匕，清水一盏半，煎至八分去滓，空腹时服。

◆**龙骨汤**甲《婴孺方》

【主治】小儿下利不止。

【功效】温中固肠。

【药物及用量】龙骨　甘草（炙）　黄连各四分　当归　干姜各一分

【用法】清水四升，煮取一升二合，食前温分三服。

◆**龙骨汤**乙《婴孺方》

【主治】小儿痢，已服汤痢去实，实去后痢不止。

【功效】温中，固肠，止泻。

【药物及用量】龙骨五分　甘草（炙）前胡　干姜　当归　黄连　赤石脂　川附子（炮裂合分去皮、脐）各三分

【用法】清水四升，煮取一升二合，分为五服，旦服至午令尽。

◆**龙骨膏**《医学入门》

【主治】臁疮。

【功效】止血，生肌。

【药物及用量】龙骨　密陀僧　乳香　没药各二钱　海螵蛸一钱五分　肥皂子五个（烧存性）

【炮制】共研为末，香油调，用棉纸作夹膏。

【用法】以针刺眼，缚贴疮上，间日一翻，二面贴之。

◆**龙骨阿胶散**《圣济总录》

【主治】赤白痢，冷热相攻，腹中疞刺疼痛。

【功效】涩肠和血止痢。

【药物及用量】龙骨　赤石脂　厚朴（去粗皮，姜汁炙）　楮皮（炙，锉）　地榆（炙，锉）　阿胶（炙令燥）等量

【用法】上六味，捣罗为散，每服二钱匕，陈米饮调下，日三服。

◆**龙骨丹**《是斋百一选方》

【主治】二十年，左瘫右痪，口眼㖞斜，五种脚疼。

【功效】祛风通络，活血行气。

【药物及用量】地龙四两（去土）　延胡索四两（生）　松节二两　核桃肉十五个　乳香三钱　蝼蛄十四个　蜈蚣二条　没药三钱　草乌头四两（生，不去尖）　蝎十四个（蝼蛄、蝎、蜈蚣头三味用好酒一升，同煎，十数沸，取出，焙干）

【用法】上一十味，为细末，用煮肉药酒，打糊为丸，如梧桐子大，每服十丸，左瘫右痪，麝香酒下。

◆**龙旋散**《证治准绳》

【主治】小儿积滞。

【功效】调气行血，和胃消积。

【药物及用量】青皮　干姜　官桂　丁香　豆蔻　枳壳　槟榔　延胡索（醋炒）砂仁　厚朴　香附　山楂　艾叶

【用法】上药等量。清水煎服。

◆**龙眼汤**《沈氏尊生书》

【**主治**】上虚，下盛，健忘。

【**功效**】补心肺，培气血。

【**药物及用量**】龙眼　丹参　人参　远志　麦门冬　茯神　黄芪　甘草　升麻　柴胡

【**用法**】清水煎服。

◆**龙蛇散**《医垒元戎》

【**主治**】风虚顽麻，遍身紫白癜风瘾痒痛者。

【**功效**】祛风，补骨，和血，杀虫。

【**药物及用量**】白花蛇（去骨焙）　黑梢蛇（去骨焙）　萆薢　天麻　黄芪　金毛狗脊　自然铜　骨碎补　枫香（研）　草乌头（盐水浸锉）　地龙各一两　乳香　没药各三钱　麝香二钱

【**炮制**】研为细末，酒糊为丸，如梧桐子大。

【**用法**】每服十五丸，食后温酒送下，或为末，酒调服亦可。

◆**龙黄散**《医学纲目》

【**主治**】小儿聤耳。

【**功效**】收湿解毒。

【**药物及用量**】龙骨末　黄丹（炒）　枯白矾各五钱　麝香一钱

【**用法**】同研细，先以棉杖子拭净脓水，用黄一字半，分为二处，吹入耳内，一日二次。

◆**龙脑丸**甲《太平圣惠方》

【**主治**】小儿脑疳，羸瘦烦热。

【**功效**】宣壅，消积，清热，杀虫。

【**药物及用量**】龙脑　麝香　雄黄各一钱　胡黄连末　牛黄　朱砂　熊胆　芦荟　蛤蟆灰各一分

【**炮制**】共研如粉，以水化熊胆和丸，如麻子大，若硬更入糯米饮同丸。

【**用法**】每服三丸，薄荷温汤送下，一日三次，量儿大小，以意加减。

◆**龙脑丸**乙《太平圣惠方》

【**主治**】卒中风，心神烦闷，肢节拘急疼痛。

【**功效**】除烦安神，开窍通络。

【**药物及用量**】白龙脑一分（细研）　朱砂半两（细研）　琥珀半两（细研）　牛黄一分（细研）　雄黄半两（细研）　附子三分（炮裂，去皮、脐）　天麻一两　白僵蚕一两（微炒）　麝香一分（细研）　安息香一两（用酒半升，煎成膏）　玳瑁三分（细锉）

【**用法**】上一十一味，捣罗为末，入研了药，都研令匀，用安息香膏，和捣二三百杵，丸如梧桐子大，不拘时，以温酒下七丸。

◆**龙脑丸**丙《太平圣惠方》

【**主治**】中风身如角弓反张，不语昏闷。

【**功效**】祛风除湿，化痰息风。

【**药物及用量**】龙脑一钱（细研）　麝香一分（细研）　干蝎半两（微炒）　天南星半两（炮裂）　朱砂半两（细研）　阿胶半两（捣碎，炒令黄燥）　香墨半两　白附子半两（炮裂）　蝉壳一分　防风半两（去芦头）　羚羊角屑半两　肉桂半两（去粗皮）　羌活半两　乌蛇肉三分（酒浸，炙令微黄）　牛黄一分（研入）

【**用法**】上一十五味，捣罗为末，入研了药，令匀，炼蜜和捣三五百杵，丸如绿豆大，不拘时，以温酒下十丸。

◆**龙脑丸**丁《太平圣惠方》

【**主治**】中风偏枯不遂，肢节疼痛，行履艰难。

【**功效**】祛风化痰，活血通络。

【**药物及用量**】龙脑一分（细研）　雄黄一分（细研）　麝香一分（细研）　朱砂半两（细研，水飞过）　牛黄一分（细研）　乳香半两（细研）　川乌头一两（去皮、脐，生用）　干蝎半两（微炒）　白僵蚕半两（微炒）　天麻一两　天南星一分（炮裂）　羌活一两　踯躅花一分（酒拌，炒干）　白附子三分（炮裂）　附子一两（去皮、脐，生用）　白花蛇一两（酒浸去皮骨，炙令微黄）　麻黄五两（去根节，捣碎，以酒五升，煎取一升，去滓，熬成膏）　安息香半两

【用法】上一十八味，捣罗为末，研入前六味令匀，用麻黄膏和捣三五百杵，丸如梧桐子大，每服食前，以温酒下十丸。忌生冷、羊血、油腻、毒滑鱼肉。

◆**龙脑丸**戊《太平圣惠方》

【主治】一切风。

【功效】息风开窍，醒神。

【药物及用量】龙脑一分（细研）　雄黄半两（细研）　朱砂一分（细研）　麝香一分（细研）　阿胶一分（捣碎，炒令黄燥）　丁香一分　天南星一分（炮裂）　好墨半两　牛黄一分（细研）　天竺黄一分（细研）

【用法】上一十味，捣罗为末，都研令匀，取三月三日，以蜜和丸，如豇豆大，每服以热酒，研一丸服之。

◆**龙脑丸**《圣济总录》

【主治】小儿慢惊风，潮发，摩化。

【功效】清肝泻火，息风止惊。

【药物及用量】龙脑　麝香　芦荟　熊胆　腻粉各半钱（研）　胡黄连　使君子　青黛（研）各一钱　香墨半两（研）

【用法】上九味，捣罗胡黄连、使君子为末，余研极细，滴水和丸，如梧桐子大，每服二丸，煎金银薄荷汤送下，经宿取恶物便安。

◆**龙脑安神丸**《御药院方》

【主治】五积癫痫，虚劳语涩。

【功效】通窍，宣壅，开痰，消积。

【药物及用量】龙脑（研）　麝香（研）　牛黄（研，一作五分）各三钱　犀角屑（一作一两）　茯神（去木，一作三两）　麦门冬（去心）　人参（去芦）　朱砂（水飞，一作二钱）各二两　金箔三十五片　马牙硝二钱　甘草（炙）　地骨皮　桑白皮（炒）各一两

【炮制】共研细末，炼蜜为丸，如弹子大，金箔为衣。

【用法】（1）风痫岁久冬月用温水化下，夏月凉水化下，如病二三年一日三次，小儿一丸分作二服。（2）虚劳发热喘嗽，新汲水一盏化开服，其喘满痰嗽立止。（3）语涩舌强，食后温凉水化下，一日三次。

◆**龙脑散**《杨氏家藏方》

【主治】痔疮热痛。

【功效】清热毒，消肿止痛。

【药物及用量】鲫鱼一条（去肠肚，入谷精草填满，烧存性）

【用法】研为末，入龙脑少许，蜜调敷之。

◆**龙脑散**甲《太平圣惠方》

【主治】小儿鼻痈，不闻香臭。

【功效】利湿解毒，通鼻窍。

【药物及用量】龙脑半钱（细研）　瓜蒂十四枚　赤小豆三十粒　黄连三大茎（去须）

【用法】上四味，捣细罗为散，入龙脑，研令匀，每夜临卧时，以绿豆大，吹入鼻中，每用有少许清水出为效。

◆**龙脑散**乙《太平圣惠方》

【主治】妇人中风，身强口噤，四肢不利，言语謇涩，心神昏愦。

【功效】祛风除湿，醒脑开窍。

【药物及用量】龙脑三分　牛黄三分　雄黄三分　铅霜三分　铁粉一两　朱砂一两　麝香三分（以上并细研）　天南星半两（炮裂）　天麻一两　麻黄一两（去根节）　莽草三分　白僵蚕半两（微炒）　干蝎半两（微炒）　白附子半两（炮裂）　桂心半两　乌蛇肉一两（酒拌炒令黄）　防风半两（去芦头）　柏子仁半两　蝉壳半两（微炒）　独活半两　白胶香半两　仙灵脾半两　天雄半两（炮裂，去皮、脐）　桑螵蛸半两（微炒）　羚羊角屑半两　阿胶三分（捣碎，炒令黄燥）　甘草半两（炙微赤，锉）

【用法】上二十七味，捣细罗为散，入研，药令匀，每服不拘时，以薄荷酒调下一钱。

◆**龙脑散**丙《太平圣惠方》

【主治】产后中风口噤，身体角弓反张。

【功效】祛风化瘀通络。

【药物及用量】龙脑（细研）　腻粉　干蝎（微炒）　白矾灰各一分　天麻　天

雄（炮裂，去皮、脐） 天南星（用酒一升，微火煮酒尽，取出切，曝干） 天竺黄各一两

【用法】上件药，捣罗为末，都入乳钵中，再研令匀，不拘时，以暖酒调下一钱。

◆**龙脑黄连膏**

【主治】目中赤脉如火，溜热炙人，眵多眊燥，眼眶破烂，畏日羞明，一切目痛。

【功效】消炎退热。

【药物及用量】龙脑一钱 黄连八两

【炮制】先锉黄连令碎，以水三大碗贮瓷器内，入黄连于中，用文武火缓缓熬至大半碗滤去滓。入薄瓷碗内，重汤炖成膏半盏许。

【用法】临时旋入龙脑，每用少许，以箸头点入眼内。

◆**龙脑饮**《太平惠民和剂局方》

【主治】小儿蕴热，咽喉肿痛，赤眼口疮，心烦鼻衄，咽干多渴，睡卧不安及痰热咳嗽，中暑烦躁，一切风壅诸证。

【功效】理肠胃，清暑热。

【药物及用量】缩砂仁 瓜蒌根各三两 藿香叶二两四钱 石膏四两 甘草（蜜炙）六两 栀子（微炒）十二两

【用法】研为末，每服二钱至三钱，新汲水入蜜，不拘时调服。伤寒余毒，潮热虚汗者，加竹叶五六片，煎服。

◆**龙脑膏**

【主治】翳膜遮睛，攀睛瘀血，连眶赤烂，视物昏暗，隐涩多泪，迎风难开。

【功效】清热消翳。

【药物及用量】龙胆草（不拘多少，洗净日干，不见火研碎） 净末一钱 炉甘石（不拘多少，拣粉红梅花色者佳，用坩埚子盛煅七次，入黄连水淬七次。黄连不拘多少，捶碎水浸一宿去滓，将煅红炉甘石淬七次，同黄连水细研飞过，候澄下去上面水，曝干，再用乳钵研极细罗过用）净末三钱 桑柴皮（研末罗过）净末二钱 黄丹（罗过）五分

【炮制】白蜜四两，一处同入黑瓷器内，文武火慢熬，以竹篦子搅如漆色，不黏手为度（勿犯生水，仍不用铁器熬药），药成，依旧以瓷器盛贮。

【用法】每用如皂子大，冷水半盏化开，先三日不用，每日洗数次无满。药盏须用纸盖，不可犯尘灰，截赤眼极效。

◆**龙脑膏**《卫生宝鉴》

【主治】耳聋。

【功效】收湿解毒通窍。

【药物及用量】龙脑一钱二分（研） 椒目五钱（捣末） 杏仁二钱五分（去皮）

【用法】捣研合匀，每用如枣核，大绵裹塞耳中，一日二易。

◆**龙脑润肌散**《宣明论方》

【主治】杖疮，热毒疼痛。

【功效】宣壅，散结，解毒。

【药物及用量】龙脑一字 轻粉一钱五分 麝香五分 密陀僧二钱 黄丹一两

【用法】研为细末，每用少许，干掺疮口，以青帛贴之，内留一孔。

◆**龙脑鸡苏丸**《太平惠民和剂局方》

【主治】胸中郁热，肺热咳衄，血热惊悸，脾胃热，口干吐血，肝胆热，泪出口苦，肾热，神志不定，上而酒毒膈热消渴，下而血滞五淋、妇人血崩等证。

【功效】除烦解劳，清心明目。

【药物及用量】龙脑薄荷一斤 麦门冬（去心，一作四两） 黄芪（研末一作一两） 新蒲黄（炒为末） 阿胶（炒为末） 人参（为末） 木通（锉同柴胡浸） 银柴胡（锉同木香，以沸汤五合浸一二宿，绞取汁后入膏）各二两 甘草一两五钱 生地黄六两（另末） 黄连一两，（一方无黄连）

【炮制】研为细末，以好蜜二斤，先煮一二沸，然后下生地黄末，不住手搅，时时入绞银柴胡、木通汁。慢火熬膏，勿令火禁，膏成如前药末同和为丸，如豌豆大。

【用法】每服二十丸，熟汤送下。

◆**龙脑芎犀丸**《太平惠民和剂局方》

【主治】消风化痰，除心肺邪热，去头面诸风，治偏正头痛，心忪烦郁，面热目瞤，鼻塞脑昏，痰热咳嗽，咽膈不利。

【功效】消风化痰，除热安神。

【药物及用量】生龙脑（别研） 山栀

子（去皮） 生犀屑各一两 石膏（研） 川芎各四两 阿胶（碎，炒）一两半 朱砂四两（一两为衣） 麦门冬（去心）三两 白茯苓（去皮） 人参（去芦） 细辛（去苗） 甘草（炙）各二两

【用法】上一十二味，研后，并为细末，炼蜜为丸，每服一丸至二丸，细嚼，茶酒任下，食后服。

◆**龙脑川芎丸**《御药院方》

【主治】消风除热，化滞消痰，聪利七窍，爽气清神。

【功效】消风除热，化痰通滞。

【药物及用量】薄荷叶（去土）五两三钱 川芎一两 桔梗一两半 甘草（微炒）一两 防风（去芦头）一两 缩砂仁二钱 龙脑（研）六钱 白豆蔻仁半两

【用法】上八味，为细末，入研药匀，炼蜜为丸，每两作二十丸，每服二丸，细嚼，温茶送下，食后服。

◆**龙脑清膈汤**《御药院方》

【主治】风热，痰阻胸膈头目，疮疹。

【功效】祛风清热，化痰利膈。

【药物及用量】鼠粘子六两（拣净，炒秤） 荆芥穗四两 鸡苏叶一两半（去土） 甘草（锉，炒赤色） 瓜蒌根 桔梗（炒黄色） 紫苏子（炒）各二两 龙脑二钱

【用法】上八味，为细末，每服一二钱，食后或临睡白汤点服。

◆**龙葵散**《圣济总录》

【主治】恶疮出脓水。

【功效】解毒，收湿，生肌，杀虫。

【药物及用量】龙葵 景天 黄连（去芦） 天灵盖 龙骨 木鳖子 乳香 黄蜀葵花各五钱

【用法】研为细末，入腻粉少许，蜜调，随疮大小纸摊贴之。

◆**龙凤丸**《世医得效方》

【主治】消渴。

【功效】健脾益肾。

【药物及用量】鹿茸（酒炙）一两 菟丝子（酒浸） 山药各二两

【炮制】共研细末，炼蜜为丸，如梧桐子大。

【用法】每服三十丸，食前米饮送下，浓煎人参汤亦可（一方用面糊为丸，盐酒、盐汤任下）。

◆**龙齿丸**《太平圣惠方》

【主治】妇人血气上攻，心神恍惚，惊悸眠卧不安。

【功效】养心益血，祛风通滞。

【药物及用量】龙齿（另研） 茯神（去木）各一两 朱砂（研水飞） 人参（去芦） 当归（去芦） 天麻各七钱五分 槟榔 防风（去芦） 生干地黄 犀角屑各五钱 远志（去心） 赤箭各二钱五分 麝香（另研）一钱

【炮制】共研细末，炼蜜为丸，如梧桐子大。

【用法】每服三十丸，不拘时薄荷汤送下。

◆**龙齿丸**《沈氏尊生书》

【主治】精浊。

【功效】滋阴固精，止遗。

【药物及用量】龙齿 茯神 远志 人参 菖蒲 知母 黄柏各等量

【炮制】研为细末，水泛为丸，如梧桐子大。

【用法】每服三五十丸，熟汤送下。

◆**龙齿丹**《严氏济生方》

【主治】心血虚寒，怔忡不已，痰多恍惚。

【功效】养心安神，祛痰镇惊。

【药物及用量】龙齿 远志（去心甘草水煮） 当归（去芦酒浸） 琥珀 附子（炮去皮、脐，切作片，姜汁浸一宿） 天南星（锉碎，姜汁浸一宿）各一两 木香（不见火） 紫石英（煅醋淬） 沉香（另研不见火） 熟地黄（酒蒸焙）各五钱

【炮制】共研细末，熟蜜为丸，如梧桐子大，朱砂为衣。

【用法】每服五十丸，不拘时枣汤送下。

◆**龙齿丹**《杨氏家藏方》

【主治】因惊神志恍惚，久而成痫，时发时止。

【功效】祛风养血，通窍祛痰，安神镇惊。

【药物及用量】龙齿（研）　白僵蚕（炒）　白花蛇肉（酒浸）　朱砂（水飞）　铁粉（研）　石菖蒲　远志（去心）　木香　橘红（去白）　麻黄（去节）　天麻　天南星（姜制）　人参（去芦）各五钱　紫苏子一两　龙脑（研）五分　全蝎（炒）二钱五分　当门子一钱（另研）

【炮制】研为细末，次入研药和匀，炼蜜为丸，每一两作十五丸。

【用法】每服一丸，空腹时薄荷汤送下。

◆**龙齿清魂散**《女科万金方》

【主治】心虚挟血，惊悸不宁，产后败血冲心，笑哭如狂。

【功效】宣壅活血，补心安神。

【药物及用量】龙齿（醋煅）　远志（甘草汤泡去骨）　人参　当归身各五钱　茯苓　麦门冬（去心）　桂心　甘草（炙）各三钱　延胡索一两　细辛一钱五分

【用法】为散，每服四五钱，加生姜三片，红枣一枚，清水煎服，一日二次。

◆**龙齿散**《圣济总录》

【主治】肾虚耳鸣。

【功效】滋肾，清热，镇纳。

【药物及用量】龙齿　人参　白茯苓　麦门冬（去心）　远志（去心）各五钱　丹砂　铁粉　龙脑　牛黄　麝香各二钱五分（俱另研）

【用法】研为细末令匀，每服半钱匕，食后沸汤调下，一日三次。

◆**龙齿散**甲《太平圣惠方》

【主治】小儿惊啼烦热，眠卧不安。

【功效】宣壅消积。

【药物及用量】龙齿　麦门冬各五钱　白芍　川升麻　川大黄（炒）　甘草（炙）各一分

【用法】㕮咀，每服一钱，清水一中盏，煎至五分，去滓温服，量儿大小加减。

◆**龙齿散**乙《太平圣惠方》

【主治】产后脏气虚，心神惊悸，不自觉知，言语错误，意志不定。

【功效】镇静安神，益气养血。

【药物及用量】龙齿二两　远志（去心）　人参（去芦头）　茯神　熟干地黄　甘草（炙微赤，锉）　当归（锉，微炒）　白芍　麦门冬（去心，焙）　牡蛎（烧为粉）各一两

【用法】上一十味，捣粗罗为散，每服三钱，以水一中盏，入竹叶三七片，生姜半分，枣三枚，煎至六分，去滓，温服，不拘时。

◆**龙齿补心汤**《仁斋直指方》

【主治】诸虚潮热，心神惊惕，睡卧不宁，小便浑浊。

【功效】补心肺，益气血。

【药物及用量】龙齿（研煅）　人参（去芦）　熟地黄（洗，焙）　当归（酒浸焙干）　桔梗（去芦）　酸枣仁（炒）　白茯苓（去皮）　茯神（去皮木）　绵黄芪（蜜炙）　肉桂（去皮）　麦门冬（去心）　远志（水浸去心，姜制炒）　枳壳（麸炒）　半夏曲　白术各一钱　甘草（炙）五分

【用法】清水二盅，加生姜三片，粳米一撮，煎至一盅，不拘时服。

◆**龙胆丸**《太平惠民和剂局方》

【主治】疳病发热。

【功效】清疳热。

【药物及用量】龙胆草　黄连　使君子肉　青皮各等量

【炮制】研为末，猪胆汁和丸，如梧桐子大。

【用法】每服三十丸，临卧时熟汤送下，量儿大小加减。

◆**龙胆丸**《证治准绳》

【主治】眼胞黏睛，赤烂成疮。

【功效】清热杀虫。

【药物及用量】胆草　苦参　牛蒡子（炒）各等量

【炮制】共研末，炼蜜为丸，如梧桐子大。

【用法】每服二十丸，食后米泔送下。

◆**龙胆丸**《直指小儿方》

【主治】脑疳及脑热疮。

【功效】清热，化积，杀虫。

【药物及用量】龙胆草　升麻　苦楝根皮（焙）　赤茯苓　防风　芦荟　油发灰各二钱　干青黛　净黄连各三钱

【炮制】研为末，豮猪胆汁浸糕糊丸，如麻子大。

【用法】每服二十丸，薄荷汤送下，仍以芦荟末搐鼻。

◆**龙胆丸**《奇效良方》

【主治】小儿食后发热，至夜则凉，小儿疳热。

【功效】清热消积。

【药物及用量】龙胆草（去苗）　青皮（去瓤）各二钱五分　宣黄连（去毛）　赤芍各五钱　槟榔（大者）一个　麝香少许

【炮制】研为末，猪胆汁入面糊丸，如萝卜子大。

【用法】每服二三十丸，空腹时米饮送下。

◆**龙胆丸**《全婴方论》

【主治】小儿衄血不止。

【功效】清热止血。

【药物及用量】龙胆草　黄连各等量

【炮制】研为末，米糊和丸，如小豆大。

【用法】三岁儿每服三十丸，浓盐水送下，或作散服亦可。

◆**龙胆丸**甲《太平圣惠方》

【主治】小儿口疮，多睡吐乳。

【功效】清肝泻火，利湿通便。

【药物及用量】龙胆一分（去芦头）　川大黄一分（锉碎，微炒）　人参半两（去芦头）　栀子仁半两　川朴硝半两　茵陈一分　郁李仁半两（汤浸，去皮，微炒）

【用法】上七味，捣罗为末，炼蜜和丸，如绿豆大，一二岁儿，以温水研下三丸，看儿稍大，临时加之。

◆**龙胆丸**乙《太平圣惠方》

【主治】小儿心肺风热。

【功效】清心泻肺，祛风热。

【药物及用量】龙胆三钱（去芦头）　胡黄连二钱　牛黄一钱（细研）　川大黄二钱　犀角屑二钱

【用法】上五味，捣罗为末，入牛黄，都研令匀，炼蜜和丸，如绿豆大，每服以薄荷汤化，服五丸，量儿大小，以意加减。

◆**龙胆丸**《御药院方》

【主治】解暴热，化涎凉膈，清头目。

【功效】泻热，明目，凉膈化涎。

【药物及用量】草龙胆　白矾（烧沸定）各四两　天南星　半夏各二两半（水浸，切作片，用浆水，雪水中半，同煮三五沸，焙干，各秤二两）

【用法】上三味，为细末，面糊为丸，如梧桐子大，每服三十丸，蜡茶清下，食后临卧服。

◆**龙胆苦参丸**《沈氏尊生书》

【主治】谷疸、劳疸。

【功效】理肠胃，清湿热。

【药物及用量】龙胆草一两　苦参三两

【炮制】牛胆汁和丸，如梧桐子大。

【用法】每服五丸，食前以生大麦苗汁或麦饮送下，一日三次，不减即增。劳疸再加龙胆一两，栀子三七枚，猪胆汁和丸亦可。

◆**龙胆草散**《古今医统大全》

【主治】上焦风热，气毒攻冲，眼目暴赤，碜痛羞明，多眵有泪，翳膜攀睛。

【功效】清肝胆，明眼目。

【药物及用量】龙胆草（去芦）　木贼（去节）　菊花（去梗）　草决明（微炒）　甘草各二钱　香附子（炒去毛）　川芎（不见火）各四两

【用法】研为细末，每服二钱，麦门冬、薄荷汤入砂糖少许，同煎食后调服，或米泔调服亦可。

◆**龙胆草汤**《沈氏尊生书》

【主治】溺血。

【功效】清热止血。

【药物及用量】龙胆草一虎口

【用法】清水五升，煮取三升五合，分五服。

◆**龙胆散**甲《仁斋直指方》

【主治】盗汗有热。

【功效】清内热。

【药物及用量】龙胆草　防风各等量

【用法】研为末，每服一钱，临卧时米汤调下。

◆**龙胆散**乙《仁斋直指方》

【主治】肝热，乌睛浮肿，赤晕昏疼。

【功效】祛风清热。

【药物及用量】龙胆草　栀子各二钱　防风　荆芥穗　川芎　玄参　茵陈　甘菊　楮实　甘草各一钱

【用法】研为末，每服三钱，食后茶清调下。

◆**龙胆汤**《千金方》

【主治】小儿初生，血脉盛实，寒热温壮，四肢惊掣，发热吐䶵，脐风撮口及已能进哺，中实食不消，壮热变蒸，客忤鬼气，并诸惊痫。

【功效】清肝胆，泻实热。

【药物及用量】龙胆草　钩藤皮（一作钩藤钩）　柴胡（去芦）　黄芩（炒）　桔梗（去芦炒）　赤芍（炒）　茯苓（去皮）　甘草各五分　蜣螂二枚（去翅足，炙）　大黄一分（纸裹煨）

【用法】研为极细末，清水一升，加大枣（去核），煮取五合，温服。或加防风（去芦）、麦门冬（去心），以导心热食前调服。若儿生一日至七日，分一合分三服，八日至十五日分一合五勺为三服，十六日至二十日分二合为三服，二十一日至三十日分三合为三服，三十一日至四十日尽分五合为三服，皆以得下为止。日月长大者亦以此为例，如客忤及有魅气者可加人参、当归各二钱五分。儿生一百日加一钱一字，二百日加二钱五分，一岁加五钱，余药均仿此。

◆**龙胆饮**《张氏医通》

【主治】肝经湿热，目赤肿痛。

【功效】清湿热，消肿止痛。

【药物及用量】龙胆草　淡竹叶各八分　黄芩　犀角　木通　车前　黄连　黑参各一钱　栀子（炒黑）　大黄　芒硝各一钱五分　黄柏（酒炒黑）五分

【用法】清水煎，食后分两次热服。

◆**龙胆泻肝汤**《医学入门》

【主治】肝经湿热不利，胁痛口苦，耳聋耳肿，筋痿阴湿，热痒阴肿，白浊溲血，或腹中作痛，小便涩滞等证。

【功效】清湿热，调水道。

【药物及用量】龙胆草（酒拌炒）　柴胡　泽泻各一钱　车前子（炒）　木通　生地黄（酒拌炒）　当归尾（酒拌）　栀子（炒）　黄芩（酒炒）　甘草各五两（一方无柴胡、栀子。一方加赤茯苓或生姜）

【用法】㕮咀，清水三大杯，煮至一杯，食远热服，更以美膳压之。

◆**龙胆泻肝汤**《会约医镜》

【主治】肝经湿热阴挺。

【功效】泻肝火，滋阴血。

【药物及用量】龙胆草　生甘草　人参　天门冬（去心）　黄连　栀子　麦门冬　知母各五分　柴胡一钱　黄芩七分　五味子七粒

【用法】清水二盏，煎至一盏去滓，食远温服，忌食辛热之物。

◆**龙胆泻肝汤**《医钞类编》

【主治】缠腰火丹，色红赤者。

【功效】泻热毒。

【药物及用量】龙胆草　连翘（去心）　生地黄　泽泻各一钱　车前子　木通　黄芩　当归　栀子（生，研）　生甘草各五分　大黄二钱

【用法】清水二盅，煎至八分，食前服，便秘加生地黄二钱。

◆**龙胆泻肝汤**《疡科选粹》

【主治】肝经虚热。

【功效】清肝热。

【药物及用量】龙胆草　柴胡　青皮　栀子　大黄　白芍　木通　连翘　黄连　滑石各等量

【用法】清水煎服。

◆**龙荟丸**《沈氏尊生书》

【主治】肝火盛，目赤涩痛。

【功效】清热，明目，止痛。

【药物及用量】龙胆草　芦荟　当归　栀子（炒黄）　广木香　黄连　黄芩　麝香

【炮制】共研细末，炼蜜为丸，如梧桐子大。

【用法】每服二三十丸，熟汤送下。

◆**龙蟠饮**《证治准绳》

【主治】小儿心中刺痛未愈，而痘随出，多因气逆或寒积所致。

【功效】调气托毒。

【药物及用量】人参　当归　枳壳　白豆蔻　丁香　木香　官桂　青皮　半夏　山楂　三棱　蚕砂　厚朴

【用法】加生姜，酒煎服。

◆**龙麝聚圣丹**《御药院方》

【主治】心脾客热，毒气攻冲。因喉赤肿疼痛，或成喉痹，或结硬不消，愈而复发。或舌本肿胀，满口生疮，饮食难咽。

【功效】消肿散结，清热解毒。

【药物及用量】南硼砂（研）　川芎各一两　生地黄　犀角屑　羚羊角屑　琥珀（研）　桔梗　升麻　铅白霜（研）　连翘各五钱　赤茯苓　马牙硝　脑子（研）　人参　麝香各三钱　朱砂（飞）　牛黄（研）各二钱　玄参半两

【炮制】共研细末，炼蜜为丸，每两作十丸，金箔五十片为衣。

【用法】每服一丸，食后临卧时薄荷汤或新汲水化下，或细嚼或噙化，津液咽下皆可。

◆**龙麝紫芝煎**《御药院方》

【主治】一切诸风，半身不遂，口眼㖞斜，头眩耳鸣，鼻塞咽干，四肢麻木，疼痛，痰毒下注，腰膝沉重，筋挛骨冷，皮肤瘙痒，昏迷困倦，饮食进退，行步少力。

【功效】祛风化痰，通络止痛。

【药物及用量】何首乌　天麻（去苗）　吴白芷　防风（去苗）　羌活（去苗）　甘草（炙）　黑附子（炮）　甘松　胡椒　良姜　零陵香　藿香叶　肉桂　川姜（炮）　白檀半两　麻黄（去节）各一两　龙脑二钱半　麝香二钱半

【用法】上一十八味，为细末，炒米粉四两黄色，糯米粥汁入白蜜二两，和就作挺子，一寸半长，每服一挺，细嚼，茶酒下，如病重，每服三挺子，日三服。

◆**龙须汤**《普济方》

【主治】胎前产后风邪客于经络，与正气相搏。或因劳役过度，致百节疼痛，肢痿身热者。

【功效】调气活络。

【药物及用量】黄芪一两（蜜炙）　当归（去芦，酒浸）　牛膝（洗去苗，酒浸一宿。如急用，将酒蒸熟为度）　白术　防风（去芦）　独活（去芦）　甘草各二钱五分

【用法】㕮咀，每服五钱，清水五盏，加生姜十片，薤白一握，煎至三盏去滓，不拘时服。

◆**龙蜕散**《世医得效方》

【主治】催生。

【功效】下利催产。

【药物及用量】蝉蜕一两（烧存性）　大蛇蜕（火烧存性）一条　滑石半两　葵子一两（微炒）

【用法】上四味为末，每服一钱，顺流水微温，调下，不可以热汤服。

◆**奶豆膏**《茅先生方》

【主治】小儿咳嗽。

【功效】通肠消积。

【药物及用量】瓜蒌瓤　蜂蜜各半盏　人参　铅白霜各五钱　陈槐花一分　瓜蒌子一百二十枚

【炮制】将瓜蒌瓤及蜜炼成膏，入诸药末同为膏。

【用法】每服如一粒黄豆大，杏仁煎汤送下。

◆**归尾丸**《沈氏尊生书》

【主治】妇人月经下血块，内结经闭腹痛。

【功效】祛瘀止痛。

【药物及用量】当归尾　槟榔　秦艽　延胡索　姜炭　木香　桃仁　牡丹皮。

【炮制】共研细末，水泛为丸，如梧桐子大。

【用法】每服三钱，温酒送下。

◆归尾泽兰汤《沈氏尊生书》

【主治】产后恶露不下。

【功效】祛瘀活血止痛。

【药物及用量】当归尾　泽兰　牛膝　红花　延胡索　桃仁各一钱

【用法】清水煎服。

◆归芍六君丸《饲鹤亭集方》

【主治】气血不定，脾胃虚弱，饮食不思，脘胀腹痛，呕吐痰水，气郁神倦。

【功效】调补脾胃，化痰。

【药物及用量】全当归　白芍（炒）　人参　冬术（炒）　茯苓　半夏（制）各二两　甘草（炙）　陈皮各一两

【炮制】共研细末，生姜、大枣煎汤泛丸，如梧桐子大。

【用法】每服三钱，熟汤送下。

◆归芍地黄丸《饲鹤亭集方》

【主治】肝肾真阴不足，相火内动，头下鸣，午后潮热，或两胁攻痛，手足心热。

【功效】调补肝肾，清火。

【药物及用量】当归　白芍各二两　生地八两　山茱萸肉（酒润）　怀山药各四两　茯苓（乳拌）　牡丹皮　泽泻各三两

【炮制】共研细末，炼白蜜为丸，如梧桐子大。

【用法】每服三钱，熟汤送下。

◆归芍红花散《眼科审视瑶函》

【主治】眼胞肿破，内生疙瘩。

【功效】祛风清热。

【药物及用量】当归（酒洗微炒）　赤芍　红花（酒洗，微炒）　大黄（酒洗，微炒）　栀子仁（酒洗，微炒）　黄芩（酒洗，微炒）　甘草　白芷　防风　生地黄　连翘各等量

【用法】研为末，每服三钱，清水煎，食后服。

◆归芍异功汤《医宗金鉴》

【主治】脾胃虚弱，泻痢，舌疳，痈疡。

【功效】补脾胃，止泻痢。

【药物及用量】当归身　白芍（酒炒）　人参　白术（土炒）　广陈皮各一钱　白茯苓二钱　甘草五分（炙）

【用法】加灯心五十寸，清水煎，空腹时服。

◆归附丸《杏苑方》

【主治】妇人气乱，经期或前或后。

【功效】养血调经。

【药物及用量】当归四两　香附八两（童便浸透晒干，再加酒、醋、盐、姜四制）

【炮制】共研细末，醋糊为丸，如梧桐子大。

【用法】每服三钱，空腹时砂仁汤送下。血虚加熟地黄八两；虚寒加肉桂、附子各一两；带下气腥，加吴茱萸、蕲艾各一两；脐下冷痛加肉桂、附子、沉香各一两，丁香三钱；经行少腹先痛，或血色紫黑结块，加蓬莪术二两，沉香一两；经后少腹虚痛加人参、黄芪、阿胶各四两，蕲艾二两，经水色淡加生姜、肉桂各二两，人参四两。

◆归原散《云岐子保命集》

【主治】妊娠恶阻，全不进食，头痛。

【功效】和营，化痰，健胃。

【药物及用量】人参　甘草　川芎　当归　芍药　丁香各五钱　白茯苓　白术　陈皮各一两五钱　桔梗（炒）　枳壳（去瓤炒）各二钱五分　半夏（汤洗七次，切炒黄）一两

【用法】㕮咀，每服三钱，加生姜五片，大枣一枚，清水煎服。

◆归原散《拔粹方》

【主治】妊娠恶阻，呕吐不止，头痛，全不入食，服诸药无效者。

【功效】益气和中，降逆止呕。

【药物及用量】人参　甘草　川芎　当归　芍药　丁香各半两　白茯苓　白术　陈皮各一两半　桔梗（炒）　枳壳（炒）各

二钱半　半夏（洗七次，切，炒黄）一两

【用法】上一十二味，㕮咀，每服三钱，生姜五片，枣一枚，水同煎。

◆**归神丹**《世医得效方》

【主治】癫痫，一切忧思及大病后心虚，神不守舍。

【功效】宁神养心。

【药物及用量】朱砂二两（入猪心内灯心草扎酒蒸二炊久，取出另研）　酸枣仁　茯神　人参　当归各二两　西琥珀　远志（姜汁制）　龙齿各一两　金银箔各二十片

【炮制】共研细末，酒糊为丸，如梧桐子大，金银箔为衣。

【用法】初服九丸，渐至二九丸，麦门冬汤送下，甚者乳香、人参汤下，多梦不睡，炒枣仁汤下。

◆**归神丹**《经验良方》

【主治】一切惊、忧、思、虑，做事多忘，怔忡恐怖，以及一切心气不足。

【功效】养阴安神。

【药物及用量】丹参　人参（去芦）　石菖蒲各五钱　远志（去心，焙）　酸枣仁（炒）各六钱　柏子仁六钱半　天门冬（去心，焙）　麦门冬（去心，焙）各一两　熟地黄（焙）　干山药各三钱　生地黄三钱半　当归（酒洗，焙）四钱半　茯神粉草各七钱　辰砂　地骨皮　五味子（焙）各五钱　白茯苓七钱半

【用法】上一十七味，为细末，炼蜜丸，如龙眼大，每服一二丸，临卧噙化，计一十八味，加金箔五斤，尤佳。

◆**归芪汤**《修月鲁般经后录》

【主治】痈疽无头，但肿痛。

【功效】消肿解毒。

【药物及用量】当归　黄芪　瓜蒌　甘草　皂角刺各一钱

【用法】㕮咀，清水一盅半，煎至八分去滓，入乳香、黄酒再煎服，或加贝母、穿山甲、天花粉尤妙。

◆**归老汤**《沈氏尊生书》

【主治】痈疽肿痛。

【功效】托毒。

【药物及用量】当归一钱　黄芪五钱

【用法】清水煎服。

◆**归芪饮**《张氏医通》

【主治】痈疽背痈，毒盛焮肿及虚人肛门发毒。

【功效】托里消毒。

【药物及用量】当归（重八钱者）一只　绵黄芪　金银花（净）各五钱　生甘草三钱

【用法】酒水各一碗半，煎至二碗，分三次热服，一日令尽，在上者，加升麻三分，在下者，加牛膝三钱。

◆**归梢汤**《沈氏尊生书》

【主治】死血成瘘。

【功效】活血祛瘀。

【药物及用量】当归梢　赤芍　蓬莪术　桃仁　红花

【用法】清水煎服。

◆**归连丸**《普济方》

【主治】阴虚，下痢五色。

【功效】清热，养阴止痢。

【药物及用量】当归二两　黄连一两　黄柏（炒黑）　黄芩　阿胶　熟艾各二两

【炮制】研为细末，醋二升，煮艾至一升去滓，入胶烊下药，煮令可为丸，如绿豆大。

【用法】每服七八十丸，米汤送下，日二夜一次。若产妇痢加蒲黄一两，炼蜜和丸。

◆**归连汤**《验方新编》

【主治】痞蛊。

【功效】消痞。

【药物及用量】当归三钱　黄连　川芎　槐花　生甘草各二钱　生白芍三钱　生地黄　连翘　百合　紫苏　薄荷各五钱

【用法】清水煎服，肚胀除甘草，大便秘结加慈姑菜一两。

◆**归连散**《施圆端效方》

【主治】冷热不调，下痢脓血频并，后重，腹内疞痛，饮食不下，以至危困，三服立止。

【功效】调中止痢。

【药物及用量】黄连（拣净）　黄柏

当归　干姜（炮）等量

【用法】上四味，㕮咀，每服四钱，水二小盏，乌梅一个，切碎，同煎至一盏，去滓，温凉随意服，食前服。

◆**归脾汤**《严氏济生方》

【主治】忧思伤脾，血虚发热，食少体倦，或脾虚不能摄血，致妄行吐下，或健忘怔忡，惊悸少寐。或心脾作痛，自汗盗汗，或肢体肿痛，大便不调，或妇人经候不准，晡热内热，或妊娠郁结伤脾，或因乳母心脾二经有热，疮不结痂，或疮痕赤色，或唇疮流注，不能消散溃敛。

【功效】平补心脾。

【药物及用量】当归身（酒洗）一钱　人参　白茯苓（一作茯神）　黄芪（炒，一作一钱五分）　白术（土炒，一作蒸熟透）　龙眼肉（一作桂圆肉八枚）　酸枣仁（炒研）各二钱　青木香　甘草（炙）各五分　远志（去心）一钱（一方无人参、当归）

【用法】加生姜三五片，红枣一二枚（擘），清水煎，不拘时温服，小儿热疮，母子同服。

◆**归肾丸**《景岳全书》

【主治】肾阴不足，精血亏损，形体憔悴，腰酸脚软，梦遗滑精。

【功效】滋养肾阴，补益精血。

【药物及用量】熟地黄　白茯苓　山药　山茱萸肉　杜仲　全当归　枸杞子　菟丝子各四两

【炮制】共研细末，炼蜜为丸，如梧桐子大。

【用法】每服四钱，熟汤送下。

◆**归魂散**《王氏博济方》

【主治】蛊毒初中在膈上者。

【功效】涌吐蛊毒。

【药物及用量】白矾（半枯半生）　草茶各一两

【用法】为散，每服五钱，新汲水调下，服一时许，当吐出毒。

◆**归须汤**《沈氏尊生书》

【主治】腿骨麻疼，邪留于阴，痛在右腿，深入筋骨，肌肉不肿，夜分惊笃。

【功效】补肾，散寒，通络。

【药物及用量】当归须　穿山甲各二钱　生杜仲一两　干地龙　小茴香各一钱　北细辛三分

【用法】清水煎服。

◆**归灵内托散**《外科大成》

【主治】杨梅疮不论新久，但元气虚弱者。

【功效】补虚化毒。

【药物及用量】人参　木瓜　白术（土炒）　金银花　防己　天花粉　白鲜皮　薏苡仁　当归　熟地黄　白芍（酒炒）　川芎各一钱　土茯苓二两　威灵仙六分　甘草五分

【用法】清水三盅，煎至二盅，分作二次，随病上下服，渣再煎服。下部加牛膝五分，元气虚者倍加人参、当归；毒气盛者倍金银花，加蒲公英，外以麦门冬（去心）、薏苡仁各五钱，土茯苓一两，煎汤常服以代茶。

◆**归芍汤**《会约医镜》

【主治】妊娠腹痛下痢，里急后重，脉洪有力者。

【功效】和血行气，清热燥湿。

【药物及用量】当归二钱　白芍一钱五分　黄芩　黄连　陈皮各一钱　广香三分

【用法】水煎，去滓，空心服。

◆**归血散**《家藏方》

【主治】男子、妇人、老幼小便溺血。

【功效】收涩止血。

【药物及用量】荆芥（锉碎）一合　大麦一合（生）　黑豆一合（生）　甘草二钱

【用法】上四味，拌和，水盏半，煎一盏，去滓，食后临卧温服。又治血淋，用石膏、木通、桃胶，炒作末，各半两。为细末，每服二钱，水一盏，煎至七分，通口食后服，名桃胶散。

◆**归芎丸**《朱氏集验方》

【主治】妇人月候不通。

【功效】理气活血通经。

【药物及用量】陈皮　当归　川芎各三两　延胡索一两

【用法】上四味，为细末，糊为丸，每服五十丸，米饮下。

◆**兰香散**（钱乙方）

【主治】疠风及鼻疳赤烂。

【功效】搜毒。

【药物及用量】兰香叶（烧灰）二钱　铜青五分　轻粉二字（一作五分）

【用法】研为细末和匀，贴于患处，干者香油调敷。

◆**兰香散**《演山方》

【主治】小儿走马疳，牙齿溃烂，以至崩砂出血齿落者。

【功效】消疳，止血。

【药物及用量】兰香灰　轻粉各一钱　密陀僧（醋淬）五钱

【用法】共研如粉，敷齿及龈上。

◆**兰香饮子**《兰室秘藏》

【主治】渴，饮水极甚，善食而瘦，自汗，大便结燥，小便频数。

【功效】清热祛湿。

【药物及用量】石膏三钱　酒知母一钱半　生甘草一钱　炙甘草半钱　人参半钱　防风一钱　半夏二分（汤洗）　兰香半钱　白豆蔻仁　连翘　桔梗　升麻各半钱

【用法】上一十二味同为细末，去汤浸蒸饼和匀成剂，捻作薄片子，日中晒半干，碎如米，每服二钱，食后，淡生姜汤送下。

◆**艾附暖宫丸**《直指附遗方》

【主治】子宫虚寒带下白淫，面色萎黄，四肢酸痛，倦怠无力，饮食减少，经脉不调，血无颜色，肚腹时痛，久无子息。

【功效】补肝肾，和阴阳。

【药物及用量】艾叶三两　香附六两（醋五升，煮一日夜，打烂，慢火焙干）　续断一两五钱　吴茱萸　川芎　白芍　黄芪各二两　生地黄一两　官桂五钱（一方无续断、吴茱萸、黄芪、官桂）

【炮制】研为细末，醋煮米糊和丸，如梧桐子大。

【用法】每服五七十丸，食前淡醋汤送下。

◆**艾柏饮**《验方新编》

【主治】鼻血出不止。

【功效】清热，凉血，止血。

【药物及用量】艾叶　柏子仁（去净油）　山萸肉　丹皮各一钱五分　大生地三钱　白莲肉（去心）　山药各二钱　泽泻一钱　鲜荷叶一张（干者无效）

【用法】清水煎服。

◆**艾煎丸**《妇人大全良方》

【主治】妇人崩伤淋沥，带下赤白，小腹疠痛。

【功效】补血温中，止痛。

【药物及用量】当归　芍药　地黄各二两　川芎　人参　石菖蒲（炒）　吴茱萸（用开口者醋炒）各一两

【炮制】研为末，用蕲艾四两，酒煎浓汁，入糯米糊为丸，如梧桐子大。

【用法】每服一百丸，醇酒送下。

◆**艾煎丸**《是斋百一选方》

【主治】妇人一切虚寒，胎前产后赤白带下，或成血瘕，久服自化。

【功效】温肝，养血。

【药物及用量】伏道艾叶五两（揉去尘土，择净枝梗，取药，先用大肥淮枣十二两，砂瓶内煮烂，去核。同艾叶捶烂如泥，捻作薄饼子，猛火焙干，趁热急研为末）　大汉椒五两（去目，枝梗，并合口者净，以阿胶二两，米醋三升，同椒于砂瓶内煮极干，取出焙干燥，研为细末）　当归（去芦，酒浸，焙干）　白芍（焙干）　川芎（焙干）　白薇（焙干）　附子（大者，炮去皮、脐，焙干）　卷柏（取青叶，焙干）　泽兰（去枝梗，取叶，焙干）　熟地黄（如铺上买者，须洗净，漉去浮者，晒干，酒浸蒸晒。再入酒浸蒸五七次，如糖，煎香美方可用，焙干）各一两

【炮制】研为细末，与艾末、椒末拌匀，醋煮米糊和丸，如梧桐子大。

【用法】每服五七十丸，至一百丸二百丸，空腹时艾醋汤送下。

◆**艾煎丸**《兰室秘藏》

【主治】妇人血虚气滞，月经不调，经

闭、痛经。

【功效】调经，理气。

【药物及用量】北艾叶（一作四两）　大当归（一半酒炒，一半醋炒）各二两　香附子四两（一作一斤）醋蒸半日

【炮制】焙干研末，醋煮米糊和丸，如梧桐子大，晒干。

【用法】每服五十丸，艾醋汤送下。有气，加枳壳、陈皮各四钱；肌瘦，加人参二两，白术四两，茯苓三两；身热，加柴胡四两。

◆**艾煎丸**《太平惠民和剂局方》

【主治】崩伤淋沥，小腹满痛。

【功效】补营卫，固经脉。

【药物及用量】地黄（熟干者，洗，焙）　白芍各一两半　菖蒲节（密者，炒）　人参（去芦）　川芎各一两　吴茱萸（汤洗）　当归（去芦）各七钱半　熟艾四两（用糯米饮调做饼，焙干）

【用法】上八味，为末，煮酒糊为丸，如梧桐子大，每服五十丸，酒饮任下。常服补荣卫，固经脉。

◆**艾叶散**甲《太平圣惠方》

【主治】久血痢，小腹结痛不可忍。

【功效】凉血，和血，止血。

【药物及用量】艾叶一两（微炒）　黄芩一两　赤芍一两　地榆半两（锉）　当归一两半（锉，微炒）

【用法】上五味，捣筛为散，每服三钱，以水一中盏，煎至五分，去滓，温服，不拘时。

◆**艾叶散**乙《太平圣惠方》

【主治】久冷痢，食不消化，四肢不和，心腹多痛，不能饮食。

【功效】温阳散寒，和血止痢。

【药物及用量】艾叶一两（微炒）　白石脂一两　白术三分　龙骨一两　当归一两（锉，微炒）　干姜三分（炮裂，锉）　附子一两（炮裂，去皮、脐）　吴茱萸一两（汤浸七遍，焙干，微炒）　阿胶三分（捣碎，炒令黄燥）　厚朴一两半（去粗皮，涂生姜汁，炙令香熟）

【用法】上一十味，捣细罗为散，每服不拘时，以热粥饮调下二钱。

◆**艾叶散**丙《太平圣惠方》

【主治】妇人月水不断，吃食减少，四肢黄瘦。

【功效】温经养血。

【药物及用量】艾叶（微炒）　阿魏（捣碎，炒令黄燥）　干姜（炮裂，锉）　当归（锉，微炒）　龙骨　黄芪（锉）　芎䓖　熟干地黄各一两　甘草半两（炙，锉）

【用法】上九味，捣粗罗为散，每服三钱，以水一中盏，入枣三枚，煎至六分，去滓，每于食前温服。

◆**艾叶散**丁《太平圣惠方》

【主治】产后脓血痢，久不瘥，腹胃疼痛，不思饮食，渐加羸瘦。

【功效】温中止血，凉血止痢。

【药物及用量】艾叶一两（微炒）　黄柏三分（涂蜜微炙，锉）　赤芍二分　黄连三分（去须，微炒）　地榆三分（锉）　甘草半两（炙微赤，锉）　干姜半两（炮裂，锉）　阿胶三分（捣碎，炒令黄燥）

【用法】上八味，捣细罗为散，每服以粥饮调下二钱，日三四服。

◆**艾叶散**戊《太平圣惠方》

【主治】妊娠胎动下血，心烦闷乱。

【功效】温肾止血。

【药物及用量】艾叶一两（微炒）　赤石脂一两半　白茯苓一两

【用法】上三味，捣筛为散，每服三钱，以水一中盏，入生姜半分，枣三枚，煎至六分，去滓，温服，不拘时。

◆**艾叶散**己《太平圣惠方》

【主治】妊娠胎动不安，腹内疞痛。

【功效】温经养血，止痛安胎。

【药物及用量】艾叶三分（微炒）　阿胶一两（捣碎，炒令黄燥）　芎䓖三分　干姜三分（炮裂，锉）　当归一两（锉，微炒）　甘草半两（炙微赤，锉）　桑寄生三分

【用法】上七味，捣筛为散，每服三

钱，以水一中盏，入生姜半分，枣三枚，煎至六分，去滓，稍热服，不拘时。

◆**艾叶散**庚《太平圣惠方》

【主治】堕胎后，恶物下，四体虚，困闷不能自胜。

【功效】温经止血。

【药物及用量】艾叶三分（微炙）　地榆一两（锉）　干姜三分（炮裂，锉）　当归一两（微炒）　赤石脂三分

【用法】上五味，捣细罗为散，每于食前服，以淡竹沥调下二钱。

◆**艾叶散**辛《太平圣惠方》

【主治】妇人崩中下五色及产后余疾。

【功效】补气养血，温经止血。

【药物及用量】艾叶三分（微炒）　丹参三分　熟干地黄一两半　黄芪一两半（锉）　芎䓖一两　忍冬一两　地榆一两（锉）

【用法】上七味，捣粗罗为散，每服四钱，以水一中盏，入生姜半分，煎至六分，去滓，温服，不拘时。

◆**艾叶散**壬《太平圣惠方》

【主治】妇人赤白带下，日夜不止，身体黄瘦，不思饮食。

【功效】温经养血，健脾和中。

【药物及用量】艾叶一两（微炒）　阿胶一两（捣碎，炒令黄燥）　龙骨一两　附子三分（炮裂，去皮、脐）　芎䓖三分　当归三分（锉，微炒）　熟干地黄一两半　吴茱萸半两（汤浸七遍，焙干微炒）　赤石脂一两　硫黄三分（细研）　缩砂半两（去皮）

【用法】上一十一味，捣细罗为散，每于食前服，以粥饮调下二钱。

◆**艾叶汤**《千金方》

【主治】妊娠二月中风寒，有所动摇，心满，脐下悬急，腰背强痛，卒有所下，乍寒乍热。

【功效】安胎，养血。

【药物及用量】艾叶　丹参　当归　麻黄各二两　人参　阿胶各三两　甘草一两　生姜六两　大枣（擘）十二枚

【用法】㕮咀，以酒三升，水一斗，煮减半，去滓纳胶，煎取三升，分三服。一方用乌雌鸡一只，宿肥者治如食法，割头取血，纳三升酒中相和，次以水一斗二升，称煮取汁，去鸡纳药，煎取三升，纳血酒并胶，煎取三升，分温三服。

◆**艾叶汤**《疡医大全》

【主治】阴䘌。

【功效】杀虫，解毒。

【药物及用量】艾叶　苎麻叶　槐叶　柳叶　白及　防风　白芷　升麻各等量

【用法】晒燥，为粗末，入麝香少许，以器贮马桶内，点着，令患者坐马桶上，紧遮勿走烟，熏两个时辰。

◆**艾叶丸**《太平圣惠方》

【主治】赤痢，腹痛不可忍。

【功效】清热和血止痢。

【药物及用量】艾叶一两（微炒）　黄连一两（去须，微炒）　木香一两　地榆一两（锉）　伏龙肝一两　阿胶一两（捣碎炒令黄燥）　当归一两（锉，微炒）　赤芍一两　黄芩一两

【用法】上九味，捣罗为末，炼蜜和捣二三百杵，丸如梧桐子大，每服不拘时，以粥饮下三十丸。

◆**艾胶汤**《圣济总录》

【主治】胎动不安。

【功效】温经养血，安胎。

【药物及用量】熟艾（炒）　阿胶（炙燥）　葱各一两

【用法】上三味，㕮咀，分作三服，每服水三钱，煎至一盏，去滓，温服。

六　画

◆**交加地黄丸**《丹溪心法》

【主治】经水不调，血块气瘩，肚腹疼痛。

【功效】健胃调气，养血宣滞。

【药物及用量】生地黄（捣汁存滓）　老生姜（捣汁存滓）各一斤　延胡索　当归　川芎　白芍各二两　明没药　木香各一两　桃仁（去皮尖）　人参各五钱　香附八两

【炮制】研为末，先以生姜汁浸地黄滓，以地黄汁浸生姜渣，晒干皆以汁尽为度。同余药和匀晒干，研为末，醋煮米糊和丸。

【用法】空心时姜汤送下。

◆**交加散**甲《妇人大全良方》

【主治】荣卫不和，月经湛浊，脐腹撮痛，腰腿重坠，血经诸疾。

【功效】健胃调气，养血宣滞。

【药物及用量】生姜一斤（捣取汁存滓用）　生地黄二斤（取汁存滓）　白芍　当归　桂心各一两　红花（炒，无恶心不用）　没药（另研末）各五钱　延胡索（醋纸包煨热，用布擦去皮）　蒲黄（隔纸炒）各一两

【用法】先以地黄汁炒生姜滓，生姜汁炒地黄滓，各焙干，同诸药研为细末，每服三钱，温酒调下。经水不依常，苏木煎酒调下。腰痛，糖酒调下。

◆**交加散**乙《妇人大全良方》

【主治】产前后百病，妇人荣卫不通，经脉不调，腹中撮痛，气多血少，结聚为瘕，产后中风。

【功效】调和营卫。

【药物及用量】生地黄一斤（研取自然汁）　生姜十二两（研取自然汁）

【用法】将地黄汁炒生姜滓，姜汁炒地黄滓，各稍干，焙为细末，每服三钱，温酒调下，寻常服，痛亦宜服，产后尤不可缺。

◆**交加散**丙《妇人大全良方》

【主治】产后中风，不省人事，口吐涎，手足瘛疭。

【功效】养血祛风。

【药物及用量】当归　荆芥穗等量

【用法】上二味为细末，每服二钱，水一盏，酒少许，煎至七分，灌之。

◆**交加双解饮**《太平惠民和剂局方》

【主治】疟疾，瘴气。

【功效】健胃，辟秽。

【药物及用量】肉豆蔻　草豆蔻各二枚（均以一枚用水和面裹煨，一枚生用）　厚朴二寸（一半用姜汁浸炙，一半生用）　大甘草二两（一半炙用，一半生用）　生姜二块（如枣大，一块湿纸裹煨，一块生用）

【用法】分作二服，清水一碗，煎至一大盏去滓，空腹时服。

◆**交泰散**《直指小儿方》

【主治】霍乱吐泻。

【功效】化湿和胃，健脾止泻。

【药物及用量】藿香叶　陈皮　肉豆蔻（生）　半夏（制）　青皮　酸木瓜　甘草（微炙）各半两　石菖蒲二钱

【用法】上七味，细锉，每一钱，姜三片，紫苏三叶，水煎服，暑月加香薷。

◆**交泰丸**《御药院方》

【主治】腹冷呃逆，不思饮食。

【功效】温中降气，消食开胃。

【药物及用量】沉香半两　木香一两　青皮（去白）　陈皮（去瓤）　京三棱（煨）　蓬莪术（煨）　枳壳（麸炒去瓤）各二两　神曲（炒）　大麦糵（炒）　槟榔各一两　麝香二钱半　阿魏半两（细研，白面一钱，和做饼子，炙令香熟，用水和）

【用法】上一十二味，为细末，水煮面糊为丸，梧桐子大，每服四五十丸，食后，生姜汤送下。

◆**交泰丸**《韩氏医通方》

【主治】心肾不交，怔忡无寐。

【功效】交通心肾，养心安神。

【药物及用量】川连五钱　桂心五分

【炮制】研为细末，炼蜜和丸。

【用法】空腹时淡盐汤送下。

◆**交感丹**《赤水玄珠》

【主治】耳中痏臭，或怒气上逆，上下不得宣通，或聋聩。

【功效】降逆，清热，疏肝。

【药物及用量】香附（童便浸透炒）三钱　茯神　黄连各二钱　桂心　甘菊花各一钱

【用法】研为末，每服一钱五分，灯心汤调下。

◆**交感丹**《洪氏集验方》

【主治】中年精耗神衰，中焦隔绝，荣卫不和。上则心多惊悸，中则寒痞饮食减少，下则虚泛遗泄，甚至阳痿，脏气滑泄。

【功效】调气解郁。

【药物及用量】香附一斤（长流水浸三日，炒）　茯神四两

【炮制】研为细末，炼蜜和丸，如弹子大。

【用法】每服一丸，细嚼，降气汤（制香附、茯神、甘草各一钱）送下。

◆**交感地黄煎丸**《太平惠民和剂局方》

【主治】妇人产前产后，眼见黑花；或即发狂，如见鬼状；胞衣不下；失音不语，心腹胀满，水谷不化，口干烦渴，寒热往来，口内生疮，咽中肿痛，心虚忪悸，夜不得眠；产后中风，角弓反张，面赤，牙关紧急；崩中下血，如豚肝状，脐腹㽲痛，血多血少，结为癥瘕，恍惚昏迷，四肢肿满；产前胎不安；产后血刺痛。

【功效】健胃，调气。

【药物及用量】生地黄（洗净，以布绞汁，留渣以生姜汁炒地黄渣，以地黄汁炒生姜渣，至干为末）　生姜（洗净研烂，以布绞汁留渣）各二斤　当归（去芦）　延胡索（拌糯米炒赤，去米）　琥珀（别研）各一两　蒲黄（炒香）四两

【炮制】研为末，炼蜜和丸，如弹子大。

【用法】每服一丸，食前当归汤化下。

◆**交济散**《仁斋直指方》

【主治】妇人血结作痛。

【功效】养血散寒止痛。

【药物及用量】生地黄（生取半斤）　生姜四两（各洗净，同杵治，留一夕，焙干）

【用法】上二味，为末，每服二钱，温酒调下。或男女血热心烦，或产后伤风，则以荆芥煎汤调下。

◆**亥药**《咽喉秘集》

【主治】喉证。

【功效】祛痰通窍。

【药物及用量】巴豆二十一粒　生矾一两（入银罐内熔之，留矾枯，去巴豆）

【炮制】每矾一两，加小姜黄末一钱，面糊为丸，雄黄末二钱为衣，如梧桐子大。

【用法】每服七丸，姜汤送下，用辰药后可服此丸。重者用之，轻者不用。

◆**伏虎丹**《太平惠民和剂局方》

【主治】左右瘫痪。

【功效】通利经络。

【药物及用量】生干地黄　蔓荆子　白僵蚕（炒去丝）各二钱五分　五灵脂（去皮）五钱　踯躅花（炒）　天南星　白胶香　草乌头（炮）各一两

【炮制】研为末，酒煮半夏末为糊丸，如龙眼大。

【用法】每一丸分四服，温酒送下，每日二次。

◆**伏梁丸**《东垣试效方》

【主治】心之积，起脐上，大如臂，上至心下，久不愈，令之烦心。

【功效】和胃祛积。

【药物及用量】黄连（去须）一两五钱　人参（去芦）　厚朴（去粗皮，姜制）各五钱　黄芩三钱（一作一钱）　肉桂（一作桂枝）　茯神（去皮）　丹参（炒）各一钱　川乌（炮，去皮、脐）　干姜（炮）　红豆（一作三分，一作二分）　菖蒲半钱

【炮制】除巴豆霜外，为末另研。巴霜

旋入和匀，炼蜜为丸，如梧桐子大。

【用法】初服二丸，一日加一丸，二日加二丸，渐加至大便微溏，再从二丸加服，食远淡黄连汤送下。周而复始，积减大半，勿服。秋冬加厚朴五钱，通前共一两；减黄连五钱，只用一两；黄芩全不用。

◆**伏龙肝散**《千金方》

【主治】五脏结热，吐血、衄血。

【功效】清热，降火，止血。

【药物及用量】伏龙肝　生地黄各一斤　竹茹一升　芍药　黄芩　当归　川芎　甘草各二两（一方有桂心二两）

【用法】㕮咀，清水一斗三升，煮竹茹减三升，纳诸药煮取三升，分为三服。

◆**伏龙肝散**《普济方》

【主治】赤白带下，久患不愈，肌瘦黄瘁，多困乏力。

【功效】养肝，化湿，止带。

【药物及用量】伏龙肝（于灶直下，去取赤土，炒令烟尽）　屋梁上悬尘（炒令烟尽，出火毒）各等量　棕榈不拘多少（烧赤，急以盆盖，阴冷存性）

【用法】研为细末，和匀，加脑麝各少许，每服三钱，温酒或淡醋汤下。患十年者，半月可安。

◆**伏龙肝散**《太平圣惠方》

【主治】产后中风，口噤不语，腰背疼痛。

【功效】温中和胃。

【药物及用量】伏龙肝一两五钱　干姜五钱（炮）

【用法】研为细末，每服二钱，不拘时温酒调下，每日二次。

◆**伏龙肝散**《活幼心书》

【主治】阴证脱肛。

【功效】收敛化湿。

【药物及用量】伏龙肝一两　鳖头骨一具（一作五钱）　百药煎二钱五分

【用法】焙，研为末，每用一钱至三钱，紫苏浓煎汤，候温，和清油调涂患处，并如前法浴洗，拭干，方上药。

◆**伏龙肝散**甲《太平圣惠方》

【主治】吐血，心胸气逆，疼痛。

【功效】温中养阴止血。

【药物及用量】伏龙肝二两　生干地黄二两　芎䓖半两　当归半两　桂心半两　赤芍半两　白芷半两　细辛三分　甘草一两（炙微赤，锉）

【用法】上九味，捣粗罗为散，每服五钱，以水一大盏，入竹茹一鸡子大，煎至五分，去滓，放温频服。

◆**伏龙肝散**乙《太平圣惠方》

【主治】呕血不止，胸膈烦痛。

【功效】温中补血。

【药物及用量】伏龙肝二两　桂心一两　当归一两　赤芍一两　白芷一两　芎䓖一两　甘草一两（炙微赤，锉）　细辛半两　生干地黄四两　阿胶二两（捣碎，炒令黄燥，别杵为末）

【用法】上一十味，捣筛为散，每服五钱，以水一大盏，煎至五分，去滓，放温入阿胶末一钱，搅匀，每于食后服。

◆**伏龙肝散**丙《太平圣惠方》

【主治】妇人漏下，或瘥或剧，身体羸瘦，饮食减少，四肢无力。

【功效】温经收敛止血。

【药物及用量】伏龙肝一两　赤石脂一两　龙骨一两　牡蛎一两（烧为粉）　乌贼鱼骨一两　禹余粮一两（烧酥淬七遍）　桂心一两　白术一两　黄牛角䚡一两（烧灰）

【用法】上九味，捣细罗为散，每于食前服，以温酒调下二钱。

◆**伏龙肝汤**《千金方》

【主治】崩中，去赤白，或如豆汁。

【功效】调冲任，和脾胃。

【药物及用量】伏龙肝（如弹子大）七枚　生姜　生地黄各一两五钱　甘草　艾叶　赤石脂　桂心各六钱

【用法】㕮咀，清水一斗，煮取三分，分服，日三夜一次。

◆**伏龙肝汤**《竹林女科》

【主治】妊娠热病，防胎伤堕。

【功效】保胎。

【药物及用量】伏龙肝末。

【用法】和井泥调敷肚上。

◆**伏龙肝汤丸**《张氏医通》

【主治】胎前下痢，产后不止及元气大虚，瘀积小腹结痛。

【功效】化积消瘀。

【药物及用量】山楂肉一两（炮黑） 黑糖一两（熬枯）

【用法】一半为丸，一半为末，用伏龙肝二两，煎汤代水煎，末二钱，送前丸二钱，日三夜二次，一昼夜令尽。气虚，加人参二三钱，以驾驭之；虚热，加炮姜、肉桂、茯苓、甘草；兼感风寒，加葱白、香豉；膈气不疏，磨沉香汁数匙调服。

◆**伏暑汤**《古今医统大全》

【主治】心经伏暑，气阴已伤，小便赤浊。

【功效】祛暑利水，益气养阴。

【药物及用量】人参　白术　赤茯苓　香薷　泽泻　猪苓　莲肉（去心）　麦门冬（去心）各等量

【用法】上㕮咀，每次五钱，水煎，去滓，温服。

◆**伐木丸**《本草纲目》

【主治】脾土衰弱，肝木气盛，木强克土，病心腹中满，或黄肿如土色者。

【功效】化湿滞。

【药物及用量】苍术（炒）二斤　神曲（炒）四两　皂矾一斤（醋拌，晒干煅透）

【炮制】共研末，好醋泛丸，如梧桐子大。

【用法】每服三四十丸，陈酒或米汤送下，日服二三次。

◆**先天一气酒**《疡医大全》

【主治】杨梅疮，筋骨疼痛。

【功效】解毒。

【药物及用量】铅七斤

【用法】打成片剪碎，用上好堆花烧酒十五斤，将铅片浸酒内，泥封罐口，隔汤文武火煮一昼夜，埋土中七日，退火气。早晚任服一二杯，待筋骨不痛，然后服八宝丹收功。

◆**先天大造丸**《徐评外科正宗》

【主治】风寒湿毒袭于经络，初起皮色不变，漫肿无头；阴虚外寒侵入，初起筋骨疼痛，日久遂肿，溃后脓水清稀，久而不愈，渐成漏证；一切气血虚羸，劳伤内损及男妇久无嗣息。

【功效】补气血，温脾肾，托邪毒。

【药物及用量】人参　白术（土炒）　当归身　白茯苓　菟丝子　枸杞　黄精　牛膝各二两　补骨脂（炒）　骨碎补（去毛，微炒）　巴戟肉　远志（去心）各一两　广木香　青盐各五钱　丁香三钱　熟地四两（酒煮，捣膏）　仙茅（浸去赤汁，蒸热，去皮，捣膏）　何首乌（去皮，黑豆同煮，去豆，捣膏）　黑枣肉（捣膏）　肉苁蓉（去鳞并内膜，浸，捣膏）各二两　紫河车一具（白酒煮烂，捣膏）

【炮制】为细末捣膏，共合一处，再加炼过白蜂蜜为丸，如梧桐子大。

【用法】每服七十丸，空腹时温酒送下。

◆**先期汤**《证治准绳》

【主治】经水先期。

【功效】补血，凉血，调经。

【药物及用量】生地黄　川当归　白芍各二钱　黄柏　知母各一钱　条黄芩　黄连　川芎　阿胶（炒）各八分　艾叶　香附　甘草（炙）各七分

【用法】清水二盅，煎至一盅，食前温服。

◆**光明丹**《证治准绳》

【主治】一切眼目翳膜、胬肉、烂弦、赤眼、眊矂、紧涩，羞明恶目。

【功效】消翳膜，蚀胬肉，明眼目。

【药物及用量】炉甘石三钱（制）　朱砂　硇砂各一钱　麝香一分　片脑三分

【用法】各另制细末，称合和匀，碾令千万余下，罗过点眼。如翳膜，加石蟹、真珠各三分，硇砂、白丁香、熊胆、牛黄、琥珀、贝齿各一分，研细和匀点眼，若红加朱砂一钱。

◆**全生虎骨散**《袖珍方》

【主治】半身不遂，肌肉干瘦。

【功效】养血荣筋，祛风和肌。

【药物及用量】当归二两（一作一两五钱）　赤芍　续断（酒浸，炒）　白术　藁本　虎骨（炙）各五两（一作各一两）　乌蛇肉（炙）五钱

【用法】研为末，每服二钱，温酒调下。骨痛，加生地一两；自利，加天雄五钱。

◆全生求难汤《叶氏女科》

【主治】妊娠临月，感少阴风邪，恶寒蜷卧，手足厥冷。

【功效】温阳补气祛寒。

【药物及用量】人参　白术各一两　附子一钱　甘草五分

【用法】清水煎服。

◆全真一气汤《冯氏锦囊秘录》

【主治】阴虚大旺，上热下寒之斑疹、痘麻逆证，燥热吐血，喘泻昏沉及中风、虚劳。

【功效】补气血。

【药物及用量】熟地八两（如大便不实，焙干用；如阴虚甚者，加倍用）　麦门冬（制，去心，恐寒胃气，拌炒米炒黄色，去米用三钱，肺虚脾弱者少减之）　鸡腿白术（炒深黄色，置地上一宿，出火气，不用土炒。如阴虚而脾不甚虚者，人乳拌透，晒干，炒黄三钱，如脾虚甚者，可用至四五六钱）　牛膝（去芦，由二钱加至三钱）　五味子（由八分加至一钱五分）　附子（制，由一钱加至二钱余）

【用法】清水煎，冲人参（由二三钱至四五钱，虚极者一二两，随证任用，另煎冲入。如肺脉洪大，元气未虚者，仅用前药，不必冲参）汤服。

◆全鹿丸《古今医统大全》

【主治】五劳七伤，诸虚百损，精神衰惫，头眩耳聋，髓质虚弱。脊背酸软，腰膝无力，瘕疝腹痛，精寒阳痿，肌肤甲错，筋挛肉痿，步履艰难，妇女虚羸劳瘵，骨蒸发热，阴寒腹痛，崩漏经阻，赤白带下，太阳脱肛。

【功效】健肾，补阳，强筋，益髓，养血。

【药物及用量】活大鹿一头　熟地黄　黄芪（炙）　人参　当归　生地黄　牛膝　天门冬　芡实　枸杞子　麦门冬　肉苁蓉　补骨脂　巴戟肉　锁阳　杜仲　菟丝子　山药（炒）　五味子　秋石　茯苓　续断肉　胡芦巴　甘草（炙）　覆盆子　焦白术　川芎　陈皮　楮实各一斤　川椒　小茴香　沉香　青盐各八两（一方无川椒，有蒺藜、女贞子、莲肉、山茱萸肉各一斤，川黄连八两）

【炮制】共为末，将鹿缠死，去毛，破肚，洗净，将肚实亦洗净，同入鹿肉，加好陈酒煮烂取肉，切薄片焙干，磨细末。将肚实仍入原汤熬成胶，收入药末，再将其骨炙酥研末，共诸药末搅匀，和炼蜜打丸，如梧桐子大，焙干，用生绢作小袋五十只，每袋约盛一斤，悬透，风虚，阴湿时须用火烘一二次。

【用法】每服四钱，空腹临卧，姜汤或盐汤送下，冬月温酒下。

◆全蝎散《阎氏小儿方论》

【主治】小儿惊风，中风口眼㖞斜，言语不正，手足偏发不举。

【功效】祛风，通络，豁痰。

【药物及用量】全蝎（去毒，炒）　僵蚕（直者，炒）　川芎　黄芩（去心）　甘草　桂枝　赤芍　麻黄（去节）各一两　天麻六钱　天南星（汤泡七次，去皮、脐，切，焙干）五钱

【用法】研为粗末，每服三钱，清水一盅半，加生姜七片，煎至七分，不拘时温服。每日三四次，量儿大小加减，忌食羊肉。

◆全蝎散《永类钤方》

【主治】小儿急慢惊风，发搐。

【功效】祛风，通络，豁痰。

【药物及用量】全蝎二十四个（新薄荷叶包，以竹夹住，于慢火上炙数次。或干薄荷叶，酒浸，开包炙亦可）　僵蚕五钱（炒，去丝嘴，用薄荷依法炙）　南星一两（取末，以生姜一两，切片，新薄荷叶二两，同捣和，

捏做饼子，晒干，慢惊用之。如急惊，宜易煨大黄一两） 白附子（炮）三钱 防风（去芦） 天麻 甘草（炙） 朱砂（水飞） 川芎各五钱

【用法】研为末，一岁儿每服一字，二岁五分，薄荷汤调下，量儿大小加减。身热发搐，煎火府散调；慢惊吐泻后发搐，生姜汤调；急惊搐，煎火府散，加大黄调。

◆**全蝎散**《奇效良方》

【主治】小儿口眼㖞斜，语言不清。

【功效】祛风通窍。

【药物及用量】全蝎（炒） 川芎 黄芩 僵蚕（炒，去丝嘴） 赤芍 甘草 朱砂 南星（汤泡，去皮、脐，焙） 天麻各三钱

【用法】研为细末，每服一钱，不拘时生姜汤调下。

◆**全蝎散**《普济方》

【主治】疗肾脏风，发疮疥。

【功效】祛风杀虫。

【药物及用量】全蝎三枚（焙） 明硫黄二钱 生虢丹一钱 轻粉五分 鸡心槟榔一大个（破开，好黄华丹一钱合内，湿纸裹煨） 麝香少许

【用法】研为细末，瓷盒收存，每用少许。麻油调抹两掌，先以鼻嗅，男以两掌掩外肾，女以两掌掩两乳。各睡至醒，次日依前再用药，屡效。

◆**全蝎散**《医学入门》

【主治】破伤风。

【功效】祛风行滞。

【药物及用量】蝎梢七个

【用法】研为末，热酒调下，每日三次。

◆**全蝎散**《普济方》

【主治】偏正头风，气上攻不可忍。

【功效】祛风行滞。

【药物及用量】全蝎二十一个 地龙六条 土狗二个 五倍子五钱

【用法】研为末酒调，摊贴太阳穴上。

◆**全蝎观音散**演山省翁《活幼口议》

【主治】小儿慢脾风及吐泻后变成慢惊。

【功效】祛风，通络，调气。

【药物及用量】全蝎二钱 黄芪（炙） 人参各二钱五分 木香 甘草（炙） 莲肉 扁豆（炒） 茯苓 白芷 羌活 防风 天麻各二钱（一方无白芷，有白术、神曲）

【用法】每服三五钱，加生姜、大枣，清水煎服。

◆**全生白术散**《胎产秘书》

【主治】妊娠脾胃虚弱所致子肿，面目虚浮及四肢有水气。

【功效】健脾养胃，利水消肿。

【药物及用量】人参一钱 白术二钱 茯苓皮一钱 甘草三分 当归二钱 川芎半钱 紫苏 陈皮各半钱 生姜三片

【用法】水煎，去滓，温服。

◆**再生散**《圣济总录》

【主治】小儿天钓惊风，抽搐，项筋紧强，手足厥冷。

【功效】祛风，宣壅，涤痰。

【药物及用量】乌蛇（酒浸，取肉） 天麻 南星（炮，去皮） 全蝎（炒，去毒）各二钱五分 麝香 腻粉各五分 丹砂二钱（另研） 牛黄（另研） 白附子（炮）各一钱

【用法】研为细末和匀，每服五分，金银花、薄荷煎汤调下，量儿大小加减。

◆**再造至宝丹**《疡医大全》

【主治】大麻风。

【功效】祛风，活血，解毒，杀虫，除湿。

【药物及用量】大枫肉（去遍身风） 白蒺藜（去内肠风） 防风（去肌表风） 苦参（去足风）各二斤 荆芥（去皮毛风） 胡麻（去五脏风） 当归（活血）各一斤 天麻（去麻木）十两 黄连（退热，冷风不用） 乌药（去遍身风）各四两 棕灰（去恶血） 雄黄（去毒）各五钱 海风藤（去手足风） 人参（补气）各八两 官桂（去寒湿，热风不用） 甘草各七两 天竺黄 檀香根各二两 麝香（通诸窍）一两

【炮制】研为末，水煮米糊和丸。

【用法】温酒送下，凡疯证五脏各有所因，五死有可治之法。肺经毒盛，眉毛先落，加零陵香、皂角刺各三两。肝经毒盛，面起紫泡，加何首乌五两。肾经毒盛，脚底先穿，加血竭二两。心经毒盛，先损其目，加珠屑一两。脾经毒盛，遍身疮癣，加苍术八两。麻木不仁者，冷风也，加天麻蒂一两。肉死割切不痛，加霹雳子二两。血死则溃烂成脓，加当归尾八两。筋死则手足脱落，加白僵蚕三两。骨死则鼻梁崩塌，加骨碎补三两，不可治矣。

◆**再造饮**《伤寒六书》

【主治】无阳证。

【功效】温阳祛风。

【药物及用量】黄芪（酒洗）　人参　桂枝　甘草（炙）各一钱　熟附子　细辛各五分　羌活　防风　川芎各八分　煨姜五片（一作生姜三片，一方有大枣二枚）

【用法】清水煎，将成加芍药一撮（酒炒，一作一钱），更煮三沸，去滓温服。

◆**冰玉散**《尤氏喉科秘书》

【主治】口疳，小儿丹毒。

【功效】消炎，清热。

【药物及用量】冰片八分　人中白　黄柏　蒲黄各一钱　薄荷叶　黄连各一钱五分　甘草　青黛　硼砂　朴硝各五分　枯矾少许

【用法】研为末，内吹外敷俱妙。

◆**冰瓜雄朱散**《疫喉浅论》

【主治】白喉、疫喉。

【功效】消热毒。

【药物及用量】冰片一钱　西瓜霜（将皮硝灌入西瓜内，秋风吹透，瓜皮上起白霜刮下用）二两　雄精三分　朱砂二钱　犀牛黄三分　人中白（火煅）一钱

【用法】研为细末，频频吹之，如非白喉，减去雄精。

◆**冰白散**《疫喉浅论》

【主治】疫喉腐烂尤甚。

【功效】清火，解毒，生肌。

【药物及用量】冰片五分　人中白五钱　儿茶五钱　甘草一钱　玄明粉五分　鸡内金（不落水，瓦上焙干）五钱

【用法】研为细末，吹之。

◆**冰硫散**《外科正宗》

【主治】风湿凝聚而生钮扣风，久则瘙痒如癣。

【功效】收敛，解毒。

【药物及用量】硫黄一钱　樟冰　川椒　生白矾各二钱

【用法】研为细末，先用白萝卜一个，挖空将药填满，用萝卜皮盖之，纸包三四层。山灰火内煨半时许，待冷，将药取出，同熟猪脂油调稠，搽患上自愈。

◆**冰黄散**《小儿病源》

【主治】小儿赤流丹毒。

【功效】泻热毒。

【药物及用量】土硝五钱　大黄一钱

【用法】研为极细末，先用铍刀子疏去瘤头赤晕恶血毒汁，然后将药用新井水调匀涂之。

◆**冰硼散**《外科正宗》

【主治】咽喉口齿肿毒碎烂及痰火久嗽，音哑咽痛等证。

【功效】清火，解毒，利咽。

【药物及用量】冰片五分　硼砂　玄明粉各五钱　朱砂六分

【用法】研为极细末，每用少许，搽于疮处。如咽喉肿痛，以芦筒吹之，甚者日吹五六次，立效。

◆**冰蛳散**《外科正宗》

【主治】瘰疬，痰核，乳岩，日久坚核不消及瘿瘤。

【功效】清热拔毒，蚀疮消坚。

【药物及用量】冰片一分　大田螺肉五枚（去壳，日中，线穿晒干）　白砒一钱二分（面包裹煨热，去面不用）　番硇砂二分

【用法】先将螺肉切片，同白砒研细，再将硇砂、冰片研匀，小罐密收。先将艾炷灸核上七壮，次后灸疮起泡，以小针挑破将前药一二厘津唾调成饼，贴灸顶片，用棉纸以厚糊封贴核上，勿动泄气，七日后四边裂缝，再七日其核自落，换搽玉红膏，内服补药，培助完口。唯马刀根大而小及失荣等证忌用。

◆**冰翳还睛丸**《医宗金鉴》

【主治】肝热肺风合邪，上攻入目，而致冰翳内障，瞳色坚实，白亮如冰之状。无论阴处及目中视之，皆一般无二，其睛内有白色隐隐透出于外。

【功效】祛风散寒，退翳明目。

【药物及用量】人参一两　五味子五钱　防风二两　知母二两　细辛五钱　黄芩　桔梗各一两　车前子二两　黑参一两　生地黄二两　茺蔚子二两

【炮制】研为细末，炼蜜和丸，如梧桐子大。

【用法】每服五钱，空腹时清茶送下。

◆**冰蘗丸**《医方大成》

【主治】内热口舌生疮。

【功效】消炎清热。

【药物及用量】龙脑少许　黄柏（晒干）　硼砂　薄荷叶各等量

【用法】研为细末，生蜜和丸，如龙眼大，每服一丸，津液化下。疮甚者，加龙脑（研）。

◆**合掌散**《外科全生集》

【主治】满身癞疥及肾囊痒。

【功效】解湿毒。

【药物及用量】硫黄一两　铁锈一钱　红砒六分

【用法】共研极细（如灰面细），葱汁调敷大碗内（周围敷匀，勿厚勿薄），以碗覆瓦上。取艾放碗下烧熏，熏至药干，敲之如空碗声为度。取药再研细，每服药一钱可敷数次，以右手中指黏满，香油再黏，药搽入左手心，合掌摩擦，只有药气，不见药形。然后以两手擦疮，每日上晚二次，三日扫光，再擦三四日即不复发，屡试如神。

◆**吉州醒脾散**《省翁活幼口议》

【主治】婴孩小儿吐泻不止，痰作惊风，脾困昏沉，默默不食。

【功效】祛风，宣滞，和脾。

【药物及用量】人参　白术　木香　白茯苓　白附子　天麻　全蝎（炒）　僵蚕（去丝嘴，炒）各等量

【用法】锉碎，每服二钱，加生姜三片，大枣一枚，清水煎，不拘时服。

◆**吉祥丸**《千金方》

【主治】妇人子宫寒冷，瘀积胞门，任脉不荣，冲脉少藏，经事不调，积年不孕。

【功效】温子宫，养冲任。

【药物及用量】覆盆子一斗　天麻　柳絮　牡丹皮　干地黄　茯苓　桂心各一两　五味子　桃花　白术　川芎各二两　桃仁（去皮尖）一百枚　菟丝子　楮实子各一升

【炮制】研为末，炼蜜和丸，如豆大。

【用法】每服五丸，空腹时醋汤送下，日中一服，晚一服。

◆**吉祥丸**《中国医学大辞典》

【主治】妇人子宫寒冷，瘀积胞门，任脉不荣，冲脉少藏，经事不调，积年不孕。

【功效】温子宫，养冲任。

【药物及用量】大熟地八两　鹿角霜　白芍　党参　当归　杜仲　茯苓　菟丝子各四两　甘草（炙）　官桂　川芎　川椒各二两

【炮制】共研细末，炼蜜为丸，如梧桐子大。

【用法】每服五钱，淡盐汤送下。

◆**回生丹**甲《疡医大全》

【主治】跌仆损伤。

【功效】行血化滞。

【药物及用量】黑豆（炒，去皮）　蒲黄　当归　桂心　赤芍　干姜各八两　茄种（晒干）

【炮制】择天德月德日修合，忌生人鸡犬，碾细炼蜜为丸。

【用法】每服二钱，童便冲酒送下。

◆**回生丹**乙《疡医大全》

【主治】痈疽发背诸毒，一切恶疮。

【功效】解毒消疮。

【药物及用量】五倍子（整个大者）一枚

【炮制】去一角，入上好银朱，不拘多少。再用银箔糊住角口，放铜勺内，微火慢焙，烟绝为度。研细末，放地下出火毒。用雄鸡蛋清调末，务要匀浓。

【用法】其药稍干，即以鸡翎或硬笔蘸药敷疮，自肿处由外往里周围敷之，留疮口，一连三四次，疼痛消散如神，破后敷之亦妙。

◆回生丹《万病回春》

【主治】妊妇失宜，劳复胎动，或胎漏恶露时下；脏极寒，久不成胎，痿燥不长，过期不产，日月虽满，动作无力，或致损坠；产时未至，恶。

【功效】活血解毒。

【药物及用量】黑豆三升（煮熟，取汁三盅去豆）　红花三两（炒黄色，入醇酒一大壶，煮三五沸，去红花取汁）　苏木二两（锉碎，河水五盅，煎汁三盅，去滓）　大黄一斤（碎末，以好醋三四盅搅匀，文武火熬成膏，如此二遍，次下红花酒、苏木汤、黑豆汁，共熬成膏）　当归　熟地黄　川芎　白茯苓　延胡索　乌药　香附　蒲黄　牛膝　桃仁（另研）　苍术（米泔水浸，炒）各二两　白芍（酒炒）　甘草（炙）　羌活　山茱萸肉（酒浸）　三棱　陈皮　地榆　木香　五灵脂各五钱　人参　白术（土炒）　青皮　木瓜各三钱　高良姜四钱　乳香　没药各一钱

【炮制】研为细末，以大黄膏和丸，如弹子大。

【用法】每服一丸，黄酒炖化，口服。

◆回生丹《古今医鉴》

【主治】浮肿腹胀。

【功效】调积下水，消胀宽气。

【药物及用量】青皮　陈皮　三棱　蓬莪术　连翘（以巴豆一两五钱同炒，去巴豆）　木香　甘遂　商陆　木通　泽泻　干漆（炒至烟尽）　莱菔子各三钱　赤茯苓　桑皮　椒目各五钱　胡椒一钱　黑牵牛一两

【炮制】研为细末，醋煮米糊和丸。

【用法】初服十五丸，五更时葱酒煎汤送下。次服十八丸，桑皮、陈皮煎汤送下。三服二十丸，射干煎汤送下。患水肿者忌食盐、鱼肉、鸡肉、羊汤，并忌房事。

◆回生丹《重楼玉钥》

【主治】一切喉证。

【功效】清火解毒，消肿止痛。

【药物及用量】梅片六厘　麝香四厘　硼砂一钱　牙硝（用萝卜同煮透，再滤入清水内，露一夜，沉结成者）三分

【用法】研为极细，不见火，入瓷瓶封固。每挑少许，吹于患处，使用后次日并体虚头晕者，即宜去麝香。毒肿渐平，并用刀破后者，再去牙硝，加青黛。

◆回生丹《医宗金鉴》

【主治】妇人素体虚弱，经产诸疾，污秽未净及一切寒热疼痛，死胎不下，瘀血冲逆。

【功效】行瘀化积，破血通经。

【药物及用量】锦纹大黄（研末）一斤　苏木三两（打碎，用河水五盅，煎汁三盅）　大黑豆三升（水浸，取壳，用绢袋盛壳，同豆煮熟，去豆不用，将壳晒干，其汁留用）　红花三两（炒黄色，入好酒四盅，煎三五沸，去滓取汁）　米醋九斤（陈者佳）

【炮制】将大黄末一斤，入净锅，下米醋三斤，文火熬之，以长木箸不住手搅之成膏，再入醋三斤熬之，又加醋三斤，次第加毕，然后下黑豆汁三盅，再熬。次下苏木汁，次下红花汁，熬成大黄膏，瓦盆盛之，大黄锅巴亦铲下，后入人参（一作党参二两）、当归（酒洗）、川芎（酒洗）、香附（醋炒）、延胡索（酒洗一作醋炙）、苍术（米泔浸，炒）、蒲黄（隔纸炒）、茯苓、桃仁（去皮尖油）各一两，牛膝（酒洗）五钱，甘草（炙）、地榆（酒洗）、川羌活、广橘红、白芍（酒炒）各五钱，木瓜、青皮（去白炒）各三钱，乳香、没药各一钱（一作各二钱），益母草三两（一作二两），木香四钱，白术（米泔浸炒）三钱，乌药（去皮）二两五钱，高良姜四钱，马鞭草五钱，秋葵子三钱，熟地一两（酒浸九次，蒸晒，如法制就，一作二两），三棱五钱，五灵脂（醋煮化，焙干研细），山茱萸肉五钱（酒浸蒸捣），三十味并前黑豆壳，共晒为末，入石臼内，下大黄膏拌匀。再下炼熟蜜一斤，共捣千杵，取起为丸，每丸重二钱七八分，静室阴干，须二

十余日，不可日晒，不可火烘。干后只重一钱有零，金箔为衣，熔蜡护之。

【用法】产母病热，子死腹中，用车前子一钱，煎汤送下一丸或二丸，甚至三丸，无不下者。若下血太早以致子死，用党参或人参三钱，和车前子一钱煎汤服，或用陈酒和车前子服立下。

◆**回生再造丸**《内外科百病验方大全》

【主治】中痰中风，口眼㖞斜，手足拘挛，言语不清，左瘫右痪，筋骨疼痛，半身不遂，步履艰难，初起气绝者。

【功效】祛风化痰，调气行瘀。

【药物及用量】水安息四两　人参二两　蕲蛇（小者为佳，去骨并头尾三寸，酒浸炙，取净末）四两　当归　川芎　川连　羌活　防风　玄参（以上酒炒）　藿香　白芷　茯苓　麻黄　天麻　川萆薢　片子　姜黄（以上炒）　甘草（炙）　肉桂（研不见火）　白豆蔻（研不见火）　何首乌（料豆水拌蒸九次）　西琥珀（研）　黄芪（蜜炙）　大黄（酒蒸）　草豆蔻仁（研）　雄鼠粪　熟地各二两　穿山甲（前后四足各用五钱，麻油浸炙）二两　全蝎（去头尾足）　威灵仙（酒炒）　葛根（炒）　桑寄生（烘干）各二两五钱　细辛　赤芍（炒）　乌药（酒炒）　青皮（面炒）　白术（土炒）　僵蚕（洗炒）　乳香　没药　辰砂　骨碎补（酒炒）　香附（去皮毛酒炒）　天竺黄　制附片　生龟板（火炙熬过者不用）　沉香　母丁香　胆星各一两　红花（酒浸烘干）　犀角尖各八钱　厚朴　地龙（炙干）　松香（煮九次）各五钱　广木香四钱（不见火）　梅花　冰片　犀牛黄各二钱五分　血竭八分　虎胫骨一对（炙酥）

【炮制】共为末，炼蜜和匀，捣数千捶为丸，每丸重一钱，金箔为衣，蜡壳封固。

【用法】每服一丸，生姜汤送下，孕妇忌服。

◆**回生至圣丹**《辨证录》

【主治】无名肿毒。

【功效】消热毒，活血肿。

【药物及用量】金银花八两　玄参　蒲公英各三两　川芎一两　生甘草五钱　天花粉三钱

【用法】清水煎服，服一剂头轻，青紫色淡，又一剂痊愈。

◆**回生起死丹**《赤水玄珠》

【主治】小儿出痘灰白，寒气上逆，不食呕吐，腹胀痛，泄泻清水，手足俱冷。

【功效】温中，调气，托毒。

【药物及用量】丁香九枚　干姜一钱

【用法】清水煎，热服，被盖片时。令脾胃温暖，阴退阳回，痘自红活。

◆**回生救苦上清丹**《经验方》

【主治】咽喉十八种急证。

【功效】清风热利咽喉。

【药物及用量】白僵蚕（焙存性）一钱　生硝尖　煅硝尖　白硼砂各五分　明矾　熟矾各二分　海螵蛸三分　冰片一分

【用法】共研极细末，瓷瓶收贮，每用少许吹上，吐祛痰涎即愈。

◆**回生第一仙丹**《验方新编》

【主治】跌伤，压伤，打伤，刀伤，铳伤，割喉，吊死，惊死，溺死等证。

【功效】活血，化瘀，和伤。

【药物及用量】土鳖（用活，大如指头而雄者，去足，放瓦上，小火焙黄研细，用净末）五钱　自然铜（须自制放瓦上炭火内烧红，入好醋内淬半刻取去，再烧再淬，连制九次，用净末）三钱　乳香（每一两用灯心草二钱五分同炒枯，共三细，吹去灯心草，得净末）二钱　陈血竭（飞净）二钱　朱砂（飞净）二钱　巴豆（去壳研，用纸包压数次，去净油，用净末）二钱　麝香（须当门子者）三分

【炮制】同研极细末，收入小口瓷瓶（口大药易泄气）用蜡口，不可泄气。

【用法】大人每用一分五厘，小儿七厘，酒冲服，牙关不开者，打开一齿灌之必活，灌时多用水酒使药下喉为效，活后宜避风调养。若伤后受冻而死，须放暖室中，最忌见风，仍照冻死法参酌治之。如心腹疼痛，乃瘀血未净，服白糖饮自愈。

◆**回生散**《小儿药证直诀》

【主治】小儿吐泻，或误服冷药，脾虚生风，成慢惊者。

【功效】祛风痰，温脾胃。

【药物及用量】天南星一个（八九钱以上者）

【炮制】掘地坑一个，深三寸许，纳炭五片烧红，入好酒半钱，后入南星用炭火二三条，盖地坑上，候南星微裂取出，锉碎再炒令熟，不可稍生置冷。

【用法】研为末，每服五分，浓煎生姜、防风汤调下。

◆**回生散**《是斋百一选方》

【主治】(1)霍乱吐泻过多，但存一点胃气。(2)孕妇呕泻，脉虚者。

【功效】和胃。

【药物及用量】藿香　陈皮各五钱

【用法】研为末，熟水调下。

◆**回生夺命神丹**《疡医大全》

【主治】三十六疯，十四癞。

【功效】祛风活血，杀虫，行滞。

【药物及用量】羌活　白蒺藜　藁本　天南星　防风　川续断　苍术　五加皮　独活　海风藤　白芷　大腹皮　乌药　仙灵脾　防己　皂角刺　川乌　明天麻　桔梗　北细辛　柴胡　蔓荆子　黄芩　川萆薢　薄荷　甘松　白芍　大黄各三两　红花　玄参各七两　草乌四两　苦参三斤　用阴阳水各一大桶浸　春五夏三秋七冬九日，煎百沸去滓，加炼蜜一斤，煎成膏如漆，又用白术　胡麻　人参（酒浸，蒸熟晒干）　砂仁　礞石（硝煅）　蕤仁（去油）各二两　沉香　白茯苓　木香　檀香　降香　安息香　乳香（去油）　没药（去油）　川芎　牛膝　红花　香蛇（酒浸，焙干）　血竭　白僵蚕　松脂（煮去苦水）　灵母石　冰片　鹅管石　磁石　肉苁蓉　原蚕蛾　桑螵蛸各一两　蟾酥　麝香各五钱，人牙（炙黄色）五个，白花蛇一条（酒浸，去皮，晒干）

【炮制】共为末，同煎药膏共捣为丸，如弹子大，朱砂为衣，金箔包裹。

【用法】年深久远者，每服十丸，四五年者，服四五丸，一二年者，服一二丸，须麻姑酒磨下，出汗即愈。

◆**回毒金银花汤**《素问病机气宜保命集》

【主治】疮疡痛，色变紫黑者。

【功效】解毒。

【药物及用量】金银花（连梗）二两　黄芪四两　甘草（炙）一两

【用法】酒三盅，重汤煮三个时辰服。

◆**回春凉膈散**《杂病原流犀烛》

【主治】口糜。

【功效】清上焦，解热毒。

【药物及用量】连翘一钱二分　黄芩　黄连　山栀　桔梗　薄荷　当归　生地　枳壳　赤芍　甘草各七分

【用法】研为末，清水煎服。

◆**回春脱疳散**《医宗金鉴》

【主治】下疳蚀烂。

【功效】收湿杀虫。

【药物及用量】黑铅五钱（火化开）　水银二钱五分（研不见星为度）　寒水石三钱五分　轻粉二钱五分　硼砂一钱

【用法】共研细末，先以葱、艾、花椒煎汤洗患处，再撒此药。

◆**回春散**《古今医鉴》

【主治】阴冷。

【功效】温肾散寒，暖子宫。

【药物及用量】白矾一钱　黄丹八分　胡椒二分（细研）　焰硝一分

【用法】好醋调匀，掬于手中（男左女右），合阴处，浑身出汗，湿透衣衫神效。

◆**回春辟邪丹**《沈氏尊生书》

【主治】桃花疰，瘟疫，梦与鬼交。

【功效】壮神志，辟邪恶。

【药物及用量】虎头骨二两　朱砂　雄黄　鬼臼　芜荑　藜芦　鬼箭羽各一两

【炮制】研为细末，炼蜜和丸，如弹子大。

【用法】绢囊盛一丸，系壁上（男左女右）或于病者户内烧之，可辟一切鬼邪。

◆**回阳三建汤**《外科正宗》

【主治】阴疽发背，初起不痛不肿，不红不热，硬若牛皮，坚如顽石，十日外脉细身凉，肢体倦怠，皮如鳖甲，色如土珠，粟顶多生孔，孔中流血，根脚平散，软陷无脓，又皮不作腐，手足身凉者，可服之。

【功效】补气，活血，托毒。

【药物及用量】人参　熟附子　川芎　白茯苓　当归　枸杞子　陈皮　山茱萸肉　黄芪各一钱　广木香　紫草　苍术（炒）　独活　鲜红花　厚朴（炒）　甘草（炙）各五分

【用法】加煨姜三片，皂角树根白皮二钱，清水二盅，煎至八分，入酒一杯，随病上下，食前后服，用绵帛盖暖疮上，预先不得大开疮孔，走泄元气为要。

◆**回阳丹**《兰室秘藏》

【主治】带下。

【功效】祛湿化痰，暖宫回阳。

【药物及用量】全蝎　升麻　甘松各一分　草乌头　羌活各三分　大椒　山柰子　荜茇　枯矾各五分　川乌头　柴胡各七分　水蛭三条（炒焦）　虻虫三个（去翅足，炒）　大蒜　破故纸各二钱　黄盐（炒）一钱

【用法】研为极细末，炼蜜为丸，如弹子大，绵裹留系在外，入丸药阴户内，一日一换，脐下暖为效。

◆**回阳玉龙膏**《仙传外科集验方》

【主治】发背，流注，鼓椎风，久损痛，冷痹，血风，风脚痛，石痈，妇人乳痈，痈肿无脓，肚痈。

【功效】祛阴湿，祛邪毒。

【药物及用量】草乌头三两（炒）　南星一两（煨）　军姜二两（煨，一作三两炒）　白芷一两（不见火）　赤芍一两（炒，一作三两）　肉桂五钱（不见火）

【用法】研为细末，随证热酒调敷。发背发于阴，又为冷药所误，或发于阳而误于药冷，阳变为阴，满背黑烂者，先用洪宝丹敷四围好肉上，把住中间，以此药敷之，一夜顿时气回，黑者皆红，察其红活即住，再以冲和仙膏收功，如不效欲作脓者，以冲和膏加南星、草乌用之，阳已回，黑已红。唯中间一点黑烂不能红者，盖血已死，可以朴硝、明矾或白丁香、硇砂、乳没，用唾调匀，于黑红交处作一圈，上用冲和膏盖之。至明晨去药，黑肉自去，再以药洗之，加以生肌合口药收功。

◆**回阳返本汤**《伤寒六书》

【主治】阴盛格阳，阴极发燥，微渴面赤，欲坐卧于水井中，脉来无力或脉全无，欲绝者。

【功效】养肺，温中，回阳。

【药物及用量】干姜　附子　甘草　人参　麦门冬　五味子　腊茶　陈皮各等量

【用法】清水煎服，面赤者，下虚也，加葱七茎，黄连少许，以泥浆水澄清煎，入白蜜五匙，冷服取汗。

◆**回阳救急汤**《伤寒六书》

【主治】寒邪直中阴经真寒证。初病起无身热，无头疼，只恶寒，因肢冷厥，战栗腹疼，吐泻不渴，引衣自盖，蜷卧沉重；或手指甲唇青，或口吐涎沫；或至无脉；或脉来沉迟无力。

【功效】补气回阳。

【药物及用量】人参　白术　茯苓　半夏　陈皮　干姜　附子　肉桂　甘草（炙）　五味子各一钱

【用法】加生姜七片，清水煎服。

◆**回阳救产汤**《竹林女科》

【主治】妊娠中寒。

【功效】补气回阳。

【药物及用量】人参　当归各一两　肉桂　干姜　甘草各一钱　白术五钱

【用法】清水煎服。

◆**回阳汤**《外科枢要》

【主治】脾胃虚寒，疮属纯阴，或药损元气，不肿痛，不腐溃；或腹痛泄泻，呕吐厥逆，或阳脱陷。

【功效】温阳，托毒。

【药物及用量】干姜　附子（皆炮）各二钱　人参　白术　黄芪各三钱　当归　陈皮　甘草（炙）各二钱　柴胡　升麻各五分

【用法】酒水煮服，不应姜、附敷之，倍药用回阳玉龙膏。

◆**回阳汤**《是斋百一选方》

【主治】丈夫妇人无问老幼，猝暴风中气中，左瘫右痪，手足不遂，语言謇涩，口眼㖞斜，筋脉挛缩，半身不举，不省人事。

【功效】补火回阳。

【药物及用量】益智子　青皮各二钱　生附子　生川乌各一钱　炮姜五分

【用法】清水煎服，加生姜汁十片，大枣二枚。

◆**回浆散**《赤水玄珠》

【主治】小儿痘不收浆结痂。

【功效】敛痘疮，补气血。

【药物及用量】何首乌　白芍　黄芪　人参　甘草　白术　白茯苓各等量

【用法】为散，加生姜，清水煎服。

◆**回疮锭**《外科精义》

【主治】疔疮。

【功效】散滞，解毒，提脓。

【药物及用量】草乌头一两　蟾酥　巴豆各七枚（去皮）　麝香一字

【炮制】研为细末，面糊和捻作锭。

【用法】如恶疮透顶不痛无血者，先以针深刺至痛处有血出，以此锭纴之，上贴膏药，疔疮四畔纴之，其疔二三日自能拔出，此药宜紧用。

◆**回癫汤**《石室秘录》

【主治】羊癫证。

【功效】壮气，行滞，逐痰，止癫。

【药物及用量】人参三钱　白术一两　茯苓五钱　山药三钱　薏苡仁五钱　肉桂一钱　附子一钱　半夏三钱

【用法】清水煎服。

◆**回乳方**《临证医案医方》

【主治】产后因故不欲授乳或婴儿一岁后欲断乳者。

【功效】回乳理气，活血清热。

【药物及用量】麦芽一两　瓜蒌五钱　枳壳三钱　青皮二钱　苏梗二钱　桔梗二钱　当归三钱　益母草四钱　蒲公英五钱　金银花三钱　连翘三钱　丹皮二钱

【用法】水煎，去滓，温服。

◆**地丁饮**《验方新编》

【主治】疔疮。

【功效】解毒。

【药物及用量】紫花地丁一两　白矾　甘草各三钱　银花三两

【用法】清水煎服，有人红丝疔已走至乳旁，服之立愈，真神方也。

◆**地仙散**《类证普济本事方》

【主治】骨蒸肌热。

【功效】清内热。

【药物及用量】地骨皮（去木）二两　防风（去芦）一两　甘草（炙）五钱

【用法】锉散，加生姜三片，竹叶七片，清水煎服。

◆**地芝丸**《东垣试效方》

【主治】目不能远视，能近视，或亦满近视及大疠风成癞。

【功效】养血清热，明目。

【药物及用量】生地黄（焙干，一作熟地黄）　天门冬（去心）各四两　枳壳（炒去瓤，一作枳实）　甘菊花（去带）各二两（一作各三两）（一方无天门冬，有知母四两）

【炮制】研为细末，炼蜜和丸，如梧桐子大。

【用法】每服一百丸，食后茶清或温酒送下。

◆**地骨皮丸**《奇效良方》

【主治】肺热，口中如胶，舌干发渴，小便多。

【功效】清肺热。

【药物及用量】地骨皮　黄芪　桑白皮　山栀子　马兜铃各等量

【炮制】研为细末，甘草膏和丸，如芡实大。

【用法】每服一丸，食后口噙化下。

◆**地骨皮丸**《普济方》

【主治】小儿疳泻不定，黄瘦不思食。

【功效】杀虫，消积。

【药物及用量】地骨皮　紫参　大黄（锉碎微炒）　郁李仁（汤浸去皮尖微炒）

各五钱　龙胆（去芦头）　黄芩　枳壳（面炒微黄，去瓤）　木香　赤芍　猪苓（去黑皮）　海蛤（细研）各一分

【炮制】捣罗为末，丸如绿豆大。

【用法】每服五丸，温水研水，一日三次，量儿大小加减，常得微利为效。

◆**地骨皮散**《小儿药证直诀》

【主治】小儿虚热潮作，亦治伤寒壮热及余热。

【功效】清内热。

【药物及用量】地骨皮　知母　甘草（炙）　半夏（洗七次）　银柴胡（去芦）　人参　赤茯苓各等量

【用法】研为细末，每服二钱，加生姜三片，清水煎，食后渴服。量儿大小加减，有惊热加蝉蜕、天麻、黄芩。

◆**地骨皮散**《太平圣惠方》

【主治】妇人血风，机体虚弱，发歇寒热，或晡热内热。

【功效】养血，清热。

【药物及用量】地骨皮　柴胡各一两　桑白皮（炒）　枳壳（麸炒）　前胡　黄芪（炒）各七钱五分　白茯苓　五加皮　人参　甘草　桂心　白芍各五钱

【用法】㕮咀，每服三五钱，清水一盏半，加生姜三片，煎至七分温服。

◆**地骨皮散**演山省翁《活幼口议》

【主治】小儿肾疳，龈腭，牙齿肉烂腐臭，鲜血常出。

【功效】养血，清热。

【药物及用量】地骨皮　细辛各一分　五倍子（炒焦）二钱　生干地黄五钱

【用法】研为细末，每用少许敷之，频有功效，咽津不满。

◆**地骨皮散**《丹溪心法》

【主治】阳毒火炽发渴，浑身壮热，无汗，脉长而滑。

【功效】清里解热。

【药物及用量】地骨皮　赤茯苓各五分　石膏二钱　柴胡　黄芩　知母　生地各一钱　羌活　麻黄各七分五厘　生姜三片（一方无柴胡、麻黄、生姜）

【用法】清水煎服。

◆**地骨皮汤**《证治准绳》

【主治】风瘾疹。

【功效】清血解毒，透疹。

【药物及用量】地骨皮八两　当归四两　盐二两　白矾末一两

【用法】细锉，每用五两，清水九升，煎取二升去滓，再煎一升，收瓷器中，用棉蘸拭患处，五七度瘥。

◆**地骨皮汤**《杂病源流犀烛》

【主治】赤浊，因思虑过度，心虚有热者。

【功效】养肺清热。

【药物及用量】地骨皮　生地　麦门冬　黄芪　山药　五味子　淡竹叶

【用法】清水煎服。

◆**地骨皮汤**《圣济总录》

【主治】产后肺气寒壅，咳嗽。

【功效】温肺止咳。

【药物及用量】地骨皮（锉，焙）二两半　白术二两　石膏（碎）三分　桑根白皮（锉）二两　杏仁（去皮尖、双仁，炒）一两半

【用法】上五味，粗捣筛，每服三钱匕，水一盏，煎七分，去滓，温服，不拘时。

◆**地骨皮汤**《王岳产书》

【主治】产后血虚，齿断宣露，摇动疼痛。

【功效】清虚热，滋肾阴。

【药物及用量】地骨皮半两　柳枝半握　细辛半两　防风半两　杏仁半两（去皮尖）　生地黄一两　盐半两　蔓荆子半两

【用法】上八味，细锉，如煮散，每用一两，以水一大盏，酒一盏，同煎取一盏，滤过，热含，就疼处浸良久吐之，含一盏尽为度，日用二度。

◆**地骨皮饮**《医宗金鉴》

【主治】痈疽溃后，但热不寒。

【功效】补血清热。

【药物及用量】四物汤加地骨皮　牡丹皮各三钱

【用法】清水煎服。

◆**地骨皮饮**《圣济总录》

【主治】消渴，日夜饮水不止，小便利。

【功效】清热养阴止渴。

【药物及用量】地骨皮（锉）　土瓜根（锉）　瓜蒌根（锉）　芦根（锉）各一两半　麦门冬（去心，焙）二两　枣七枚（去核）

【用法】上六味，锉如麻豆，每服四钱匕，水一盏，煎取八分，去滓，温服，不拘时。

◆**地连散**《普济方》

【主治】阴茎生疮。

【功效】解毒。

【药物及用量】地骨皮　诃子各等量

【用法】用地骨皮煎汤洗，以诃子连核烧存性，为末干掺。

◆**地黄丸**《千金方》

【主治】胃气不调，不嗜食。

【功效】清血热。

【药物及用量】干地黄　大黄各一两六铢　茯苓十八铢　杏仁　柴胡　当归各五钱

【炮制】研为末，炼蜜和丸，如麻子大。

【用法】每服五丸，熟汤送下，一日三次。

◆**地黄丸**《类证普济本事方》

【主治】肝虚风热攻眼，赤肿羞明，渐生翳膜及肝肾风毒，热气上冲，眼目涩痛，不可服补药者。

【功效】补血，养肝，明目。

【药物及用量】熟地黄一两五钱　甘菊花　防风　光明朱砂　川羌活　桂心　没药各五钱　决明子　黄连各一两

【炮制】研为细末，炼蜜和丸，如梧桐子大。

【用法】每服三十丸，食后熟汤送下，一日三次。

◆**地黄丸**《直指小儿方》

【主治】劳损耳聋。

【功效】补血，疏肝，行滞。

【药物及用量】熟地黄（洗，焙）　当归　川芎　辣桂　菟丝子（酒浸三日，蒸干捣末）　大川椒（出汗）　故纸（炒）　白蒺藜（炒杵去刺）　胡芦巴（炒）　杜仲（姜制炒，去丝）　白芷　石菖蒲各二钱五分　磁石（火烧，醋淬七次，研细水飞）三钱七分五厘

【炮制】研为细末，炼蜜和丸，如梧桐子大。

【用法】每服五十丸，空腹是葱白温酒送下，晚饭前再一服。

◆**地黄丸**《朱氏集验方》

【主治】心肾不交。

【功效】补心，温阳，健肾。

【药物及用量】熟地黄十两（蒸九次，曝九次）　菟丝子（酒浸）　鹿角霜各五两　茯苓（去皮）　柏子仁各三两　附子（炮去皮、脐）一两

【炮制】研为细末，另用鹿角胶煮糊和丸，如梧桐子大。

【用法】每服一百丸，空腹时盐酒送下。

◆**地黄丸**《圣济总录》

【主治】肾虚，膀胱热结，淋沥。

【功效】补肾气，通膀胱。

【药物及用量】生地黄（切焙）　黄芪各一两五钱　防风（去杈）　远志（甘草水煮去心）　茯神（去水）　鹿茸（去毛酥炙）　黄芩（去黑心）　瓜蒌各一两　人参一两二钱五分　石韦（去毛）　当归（焙）各五钱　赤芍　戎盐蒲黄　甘草（炙）各七钱五分　车前子　滑石各二两

【炮制】研为细末，炼蜜和丸，如梧桐子大。

【用法】每服二十丸，温酒或盐汤送下。

◆**地黄丸**《类证普济本事方》

【主治】妇人月经不调，每月数日不止，兼有白带，渐渐瘦悴，饮食少缺，累年无子。

【功效】养血，温中。

【药物及用量】熟地黄（自制，一作二

两）　山茱萸肉　白芜荑仁　白芍（微炒）　代赭石（醋淬）各一两　干姜（炮，一作一两）　白僵蚕（炒）　厚朴（姜制）各三钱（一作各五钱）

【炮制】研为细末，炼蜜和丸，如梧桐子大。

【用法】每服四五十丸，空腹时温酒送下，一日三次。

◆**地黄丸**《医方类聚》

【主治】产后腹痛，眼见黑花，或若狂如见鬼状，或胎衣不下，失音不语，心胸胀满，水谷不化，口干烦渴，寒热往来，口内生疮，咽喉肿毒，心悸难眠，中风，角弓反张，面赤牙紧。或崩中如豚肝，脐腹疞痛，烦躁恍惚，四肢肿满及胎动不安，唇口指甲皆黑。

【功效】养血，行瘀，健胃。

【药物及用量】生地黄（研取汁，留滓）　生姜（研取汁，留滓）各二升　蒲黄　当归各四两

【炮制】于银石器内取生地黄汁炒生姜滓，以姜汁炒地黄滓，各令干，四味同焙，研为细末，醋煮面糊和丸，如弹子大。

【用法】每服一丸，食前当归酒化下，或单用地黄、生姜依交加法，制研为末，每服三钱，温酒调下。

◆**地黄丸**《医方大全》

【主治】小儿禀赋不足，肾虚不生骨髓，头囟不合，体瘦骨露，有如鹤膝者。

【功效】补阴阳，坚骨骼。

【药物及用量】熟地黄（洗，焙）八钱　泽泻（洗）二钱　牡丹皮（去心）　白茯苓各三钱　山茱萸肉　牛膝　鹿茸（醋炙）　山药各四钱

【炮制】研为末，炼蜜和丸，如梧桐子大。

【用法】三岁儿以下，每服二三丸，空腹时温水化下。

◆**地黄丸**《太平圣惠方》

【主治】血风痹，走无定处及诸风痹。

【功效】补血祛风，通痹。

【药物及用量】生干地黄一两　泽泻一两　山茱萸一两　萆薢一两（锉）　薯蓣一两　牛膝一两（去苗）　白术三分　天雄三分（炮裂，去皮、脐）　蛴螬三分（炙令微黄）　干漆三分（捣碎，炒令烟出）　狗脊三分（去毛）　车前子三分　茵芋三分

【用法】上一十三味，捣罗为末，炼蜜和捣三五百杵，丸如梧桐子大，不拘时，以温酒下二十丸。

◆**地黄丸庚**《田氏保婴集》

【主治】小儿痘疹后口疮喉痛，牙疳臭烂。

【功效】清肺胃。

【药物及用量】天门冬　麦门冬　玄参各三两　甘草　薄荷各一两

【炮制】研为细末，生熟地黄汁和丸，如樱桃大。

【用法】每服一丸，温蜜水化下。

◆**地黄酒**《千金方》

【主治】产后百病。

【功效】养血和胃。

【药物及用量】地黄汁　好曲　好净秫米（蒸）各二升

【用法】先以地黄汁清曲令发，准家法酿之至熟，封七日，取清者服，常服令酒气相接，勿令绝。忌蒜、生冷、酢、滑、鸡、猪肉一切毒物。凡妇人产讫皆可服，但夏三月不可酿，春秋始可酿之，以地黄汁并滓纳米中炊合用之。若作一石十石，准此二升为则，先服当归汤，后服此妙。

◆**地黄酒**《太平圣惠方》

【主治】虚损腹痛。

【功效】补血养胃。

【药物及用量】用生肥地黄绞汁，同曲米封密器中五七日。

【用法】期满启之，中有绿汁宜先饮之，如滤汁藏贮，加牛膝汁尤佳，亦有再加他药者。

◆**地黄清肺饮**《证治准绳》

【主治】小儿肺热疳䘌，咳嗽多痰，壮热恶寒。

【功效】养血清肺。

【药物及用量】生地黄　紫苏　北前胡

防风　赤茯苓　黄芩　当归　天门冬（去心）　连翘　桔梗　甘草（炙）各二钱五分　桑白皮（炒）五钱

【用法】锉服，每服二钱，井水煎，食后服，次用化䘌丸。

◆**地黄散**

【主治】金疮出血。

【功效】解毒和血。

【药物及用量】地黄苗　地菘　青蒿　苍耳苗　赤芍各五两　生艾汁三合

【用法】五月五日、七月七日午时修合，除艾汁外，余入水煎取汁，和匀拌石灰阴干，入黄丹三两，更杵为细末。凡有金疮伤折出血，用药包封，不可动，十日瘥，不肿不脓。

◆**地黄散**《阎氏小儿方论》

【主治】心肝壅热，目赤肿痛，或生赤脉，或白膜遮睛，甚则失明及痘疹入目。

【功效】养血分，清肝热。

【药物及用量】熟地黄（焙干）　当归身各一分　黄连（酒洗炒）　大黄（煨）　防风　川羌活　乌犀角屑　蝉蜕（去土）　木贼草　谷精草　白蒺藜（炒）　沙苑蒺藜（杵去刺）各一钱　生地黄　木通　甘草（炙）各一钱五分　玄参五分（一方无防风、蝉蜕、沙苑蒺藜）

【用法】研为细末，每服五分至二三钱，羊肝煎汁，食后调下，日三夜一次，忌口将息。

◆**地黄散**《卫生宝鉴》

【主治】衄血往来久不愈。

【功效】滋阴清热，凉血止血。

【药物及用量】生地黄　熟地黄　地骨皮　枸杞子各等量

【用法】焙干，研为细末，每服二钱，不拘时蜜汤调下。

◆**地黄散**

【主治】营中有热，肺壅鼻衄。

【功效】滋阴，凉血止血。

【药物及用量】生地黄　赤芍　当归身　川芎各等量

【用法】每服二三钱，清水煎热，入蒲黄少许服。春夏衄，入地黄汁蒲黄各少许；秋冬衄，用车前子汁少许。

◆**地黄散**《世医得效方》

【主治】浑睛外障，因毒风积热，或白睛先赤而后痒痛，迎风流泪，闭涩难开。或时无事，不久又发，未深则睛变成碧色，满目如凝脂，横赤如丝。

【功效】养血。

【药物及用量】生地黄一两　芍药　土当归（一作当归）　甘草各五钱

【用法】每服三五钱，清水一盏半，煎至七分，食后温服。

◆**地黄散**《云岐子保命集》

【主治】产后恶血不尽，腹内疞痛。

【功效】养血暖胃。

【药物及用量】生地黄（炒）　当归各二钱　生姜五钱（切如芡实大，新瓦上焙令焦黑）

【用法】研为细末，每服二钱，空腹时姜酒调下。

◆**地黄散**《重楼玉钥》

【主治】喉风。

【功效】宣肺，凉血解毒。

【药物及用量】小生地二钱　京赤芍　牡丹皮　牙桔梗各八分　苏薄荷　生甘草各六分　茜草一钱

【用法】加灯心二十节，红内硝一钱，开水泡药，蒸服，须与紫正散合用勿离。孕妇，去丹皮，加四物汤；热盛者，加连翘，犀角；头痛闭塞，加开关散；烦渴，加银锁匙；潮热者，加柴胡、黄芩；咳嗽，加麦门冬、知母；大便秘结，小便赤涩者，加木通；数日不大便者，加玄明粉；热壅肺闭致气喘促者，加麻黄五分（先滚去沫，再入药中同蒸）；痰稠，加贝母；阴虚者，合四物汤。

◆**地黄散**《太平圣惠方》

【主治】妇人血气攻心痛，腹胁满闷，不欲饮食。

【功效】养血行气祛瘀。

【药物及用量】熟干地黄三分　当归三

分（锉，微炒）　木香三分　干漆三分（捣碎，炒令烟出）　白术三分　桂心三分　枳壳三分（麸炒微黄，去瓤）　槟榔三分

【用法】上八味，捣细罗为散，每服食前服，以醋汤调下一钱。

◆**地黄散**甲《圣济总录》

【主治】产后败血不快，攻筑疼痛。

【功效】活血止痛。

【药物及用量】生地黄八两　生姜四两

【用法】上二味，细切，同入银石锅内，慢火炒令半干，取出同焙燥，捣罗为散，每服二钱匕，温酒调下，不拘时。

◆**地黄散**乙《圣济总录》

【主治】胞漏，妊娠下血不止。

【功效】温肾止血。

【药物及用量】熟干地黄（焙）　干姜（炮）　赤石脂各二两

【用法】上三味，捣罗为散，酒服方寸匕，日二三服。

◆**地黄汤**《类证普济本事方》

【主治】男子二十岁，因疮毒后肾经热，右耳听事不真，每心中不快则觉转重，虚鸣疼痛。

【功效】养血，滋肾。

【药物及用量】生地黄一两五钱（酒炒）　枳壳　羌活　桑白皮各一两　磁石（捣碎，水淘二三十次，去尽赤汁为度）二两　生甘草（一作五钱五分）　防风（一作一两）　黄芩（一作一两）　木通（一作一两）各五钱（一方无羌活）

【用法】研为粗末，每服四钱，清水煎，去滓服，一日二三次。

◆**地黄汤**《伤寒微旨论》

【主治】伤寒七八日后，两手脉沉迟细微，肤冷，脐下满，或喜或妄，或狂躁，大便实而色黑，小便自利，而气弱者。

【功效】凉血泻热。

【药物及用量】生地黄自然汁一升（如无生地黄，只用生干地黄末一两）　生藕自然汁五合（如无藕，以蓟刺汁五合，如无蓟刺汁，用蓟刺末一两）　蓝叶一握（切碎，干者末一两）　虻虫三十个（去翅足炒黄）　大黄一两（锉如骰子大）　桃仁五钱（麸炒）　水蛭十个　干漆半两（炒烟尽）

【用法】清水三升五合，同慢火熬及二升以来，放冷，分三服，投一服至半日许，血未下再投之。此地黄汤比抵当丸，其实其轻，如无地黄与藕汁，计升数添水同煎。

◆**地黄汤**《医学纲目》

【主治】小儿肺中壅热及肺痈，鼻血生疮及一切丹毒。

【功效】补血清热。

【药物及用量】生地黄　赤芍　当归　川芎各等量

【用法】㕮咀，清水煎，去滓服，量儿大小加减。如鼻衄，临熟入生蒲黄少许；生疮，加黄芪等量；丹毒，加防风等量，同煎累验。

◆**地黄汤**《证治准绳》

【主治】中风，四肢拘挛。

【功效】疏风活血。

【药物及用量】干地黄　甘草（炙）　麻黄各一两（去节）

【用法】㕮咀，酒三升，清水七升，煎至四升，去滓，分作八服，不拘时服，一日二次。

◆**地黄汤**《袖珍方》

【主治】肾劳实热，腹胀耳聋，常梦见大水。

【功效】补气虚，清血热。

【药物及用量】生地黄　赤茯苓　玄参　石菖蒲　人参　黄芪　远志肉（甘草煮）　甘草各一两

【用法】㕮咀，每服四钱，清水一盏，加生姜五片，同煎不拘时服。

◆**地黄汤**《千金方》

【主治】经血妄行，鼻衄不止。

【功效】和血行滞。

【药物及用量】生地黄（酒擂取汁）五钱　薄荷三钱　甘草一钱

【用法】研为末，食后新汲水合地黄汁调下。

◆**地黄汤**《朱氏集验方》

【**主治**】穿心脚气。

【**功效**】补血养筋。

【**药物及用量**】熟地黄四两　当归二两　芍药　川芎　牛膝（酒浸）　山柰子各一两　杜仲五钱（姜制）

【**用法**】㕮咀，或研末，每服五钱，清水一盏半，煎至一盏，去滓温服。

◆**地黄酒**《圣济总录》

【**主治**】妊娠堕胎，胞衣不出。

【**功效**】行血通滞。

【**药物及用量**】生地黄五钱（铜竹刀切炒）　蒲黄（炒）　生姜（切炒）各二钱五分

【**用法**】无灰酒三盏，于银器内同煎至二盏，去滓，分三服，未能下再作服。

◆**地黄酒**《太平圣惠方》

【**主治**】产后崩中，下血不止，心神烦乱。

【**功效**】活血止血，养阴清热。

【**药物及用量**】生地黄汁半小盏　益母草汁半小盏

【**用法**】上二味，入酒一小盏相和，煎三五沸，分为三服，频频服之效。

◆**地黄汤**《医宗金鉴》

【**主治**】胎黄轻证，乃孕日湿热太盛，小儿胎受母热毒，以致生则遍体面目皆黄，其色如金。

【**功效**】清血热，利水湿。

【**药物及用量**】生地黄　赤芍　天花粉　赤茯苓（去皮）　川芎　当归（去芦）　猪苓　泽泻　甘草　茵陈各等量

【**用法**】㕮咀，清水煎，食前服。

◆**地黄煎**《千金方》

【**主治**】风热心烦，咳喘便秘，或脾胃壅热，饮食不下。

【**功效**】养血，泻热，润肠。

【**药物及用量**】生地黄（酒捣取汁）　枸杞子（酒捣取汁）　荆沥　竹沥各八两　酥　生姜汁各一合　人参　天门冬（去心）各一两　白茯苓八钱　大黄（酒蒸）　栀子（姜汁炒黑）各五钱

【**用法**】以后五味为细末，入煎六汁内，每服调方寸匕，再服渐加，以利为度。

◆**地黄煎**甲《妇人大全良方》

【**主治**】妇人血风劳，心忪发热不退。

【**功效**】补血。

【**药物及用量**】生干地黄　熟地黄各等量

【**炮制**】研为细末，生姜自然汁和水，打糊为丸，如梧桐子大。

【**用法**】每服三十丸，食后地黄汤送下，或茶、酒、醋汤下亦可，一日三次，觉脏腑虚冷，早间先服八味丸一服。

◆**地黄煎**乙《妇人大全良方》

【**主治**】产后诸疾。

【**功效**】养血润肠。

【**药物及用量**】生地黄汁　生姜汁各一升　藕汁五合　大麻仁三两（去壳研）

【**用法**】和匀，银器内慢火熬成膏，每服半匙，温酒调，更以白术煎膏入半匙，尤佳，一方无麻仁，用白蜜，治产后虚惫盗汗呕吐。

◆**地黄煎**《太平圣惠方》

【**主治**】小儿壮热，心烦，卧不安。

【**功效**】补阴血，润心肺，除烦安神。

【**药物及用量**】生地黄汁一升　白沙蜜三合　酥三合　生门冬汁三合

【**用法**】重汤煮至成膏，每服数剂。

◆**地黄煎**《圣济总录》

【**主治**】鼻生疮，痒痛不止，诸风热疮。

【**功效**】养血，润燥，杀虫。

【**药物及用量**】生地黄汁　生姜汁各一合　苦参一两（锉）　酥三合　盐花二钱（后入）

【**炮制**】先以地黄汁、生姜汁浸苦参一宿，酥和于铜石器中，煎九上九下，至半欲入盐花，候汁入酥尽，去滓，倾入盒中。

【**用法**】每用少许，滴于疮上。

◆**地黄煎丸**《中藏经》

【**主治**】血虚，气怯劳热。

【**功效**】解劳，生肌，进食，活血，养心。

【药物及用量】用生地黄汁　杏仁汁　生姜汁　藕汁各五升　薄荷汁　鸭梨汁各一升　法酒二升　沙蜜四升

【炮制】慢火熬成膏，次用北柴胡三两，木香、人参、白茯苓、山药、柏子仁（去皮，炒）、远志肉、枳实（制炒）、白术各一两，秦艽、苦梗、麝香各五钱（另研），熟地黄（洗，焙酒蒸）四两，研为细末，以前膏子和丸，如梧桐子大。

【用法】每服二三十丸，食后甘草汤送下。

◆**地黄煎丸**《杨氏家藏方》

【主治】小儿风壅，上膈热烦，鼻衄口疮，咽喉肿痛，口舌生疮，或血热，五心常热，多渴饮水。

【功效】清上焦，凉血热。

【药物及用量】生地黄　熟地黄各一两　薄荷叶一两一钱　甘草（微炙）　山栀仁　玄参各七钱五分　片脑五分

【炮制】研为末，炼蜜和丸，如芡实大。

【用法】每服一丸，乳后白汤磨下。

◆**地黄当归汤**《胎产救急方》

【主治】妇人有孕胎痛。

【功效】养血和血，止痛安胎。

【药物及用量】当归一两　熟地黄二两

【用法】上二味为末，作一服，水三升，煎至一升半，去滓，顿服。

◆**地黄饮**《圣济总录》

【主治】瘖痱证，舌强不能言，足废不能用，产后麻瞀。

【功效】补心健肾，滋阴助阳，化痰开窍。

【药物及用量】熟地黄三两　巴戟（去心，酒浸）　山茱萸（去核）　肉苁蓉（酒浸，祛腐，切，焙）　金石斛　附子（炮）　白茯苓　石菖蒲　远志（甘草汤泡去心）　官桂（炮，一作甜肉桂）　麦门冬（去心）各一两　五味子五钱

【用法】研为粗末，每服三五钱，加生姜三五片，大枣一二枚，薄荷五七叶，清水一盏半，煎至八分，不拘时服，一日二次。

◆**地黄饮**《医宗金鉴》

【主治】血风疮，血燥，痒极不眠。

【功效】祛风，养血，化湿。

【药物及用量】生地　熟地　生何首乌各三钱　当归二钱　牡丹皮　黑参　白蒺藜（炒去刺）　僵蚕（炒）各一钱五分　红花　生甘草各五分

【用法】清水煎，早晚服。

◆**地黄饮**《简易方》

【主治】消渴咽干，面赤烦躁。

【功效】养阴益血。

【药物及用量】熟地　生地　天门冬　麦门冬　人参　枇杷叶　枳壳　石斛　泽泻　黄芪　甘草

【用法】清水煎服。

◆**地黄饮**《圣济总录》

【主治】产后血气不利，心胸烦闷，胁肋胀满。

【功效】养血益气，除满。

【药物及用量】生地黄汁二盏　当归（切，焙，捣末）二两　酒　生姜汁各半盏　童子小便一盏　人参（捣末）一两

【用法】上六味，将四汁相和，每服，用汁半盏，水半盏，入当归、人参末各半钱，同煎至七分，空腹、日午、临卧温服。

◆**地黄饮**《圣济总录》

【主治】产后短气，呼吸促迫。

【功效】益气养血，下气平喘。

【药物及用量】熟干地黄（焙）　当归（切，焙）　人参　白术　白茯苓（去黑皮）　乌药（锉）　沉香（锉）　青橘皮（汤浸，去白，焙）　甘草（炙，锉）　肉桂（去粗皮）各一两

【用法】上一十味，㕮咀如麻豆，每服五钱匕，水一盏半，生姜三片，枣二枚，擘破，同煎至八分，去滓，温服，不拘时。

◆**地黄膏**《庞氏方》

【主治】胃经有毒。

【功效】凉血解毒。

【药物及用量】生地黄四两　豆豉五合　雄黄一钱　麝香五分　猪膏一斤

【用法】和匀，露一宿，煎五六沸，令

三分去一，绞去，下雄黄、麝香搅匀，稍稍饮之，毒从皮肤中出，即愈。

◆**地黄膏**《证治准绳》

【主治】目外障或赤肿疼痛。

【功效】消炎，解毒，退赤。

【药物及用量】大黄　黄柏　黄连　黄芩　赤芍　当归　绿豆粉　芙蓉叶　薄荷各等量

【用法】研为末，生地黄汁、鸡子清、蜜同调匀，点太阳穴及眼胞上。

◆**地黄膏**《活幼心书》

【主治】小儿口内舌上，生疮作痛，饮食难进，昼夜烦啼。

【功效】解热毒。

【药物及用量】山栀仁　绿豆粉各一两五钱　甘草六钱（一方无甘草）

【炮制】或晒或焙，研为末，生地黄烂杵，取汁一两五钱，好蜜一两五钱，以薄瓦器盛，在铜铫中水煮成膏，稠糊相似，候冷，分入前药末，同在乳钵内再杵匀和匀，如芡实大。

【用法】每服一丸至二丸，麦门冬熟水不拘时化下，儿大者每用一丸，纳口内含化，或以新汲水调点舌上。

◆**地黄膏**《幼幼新书》

【主治】初生儿鹅口、重舌、重腭。

【功效】解毒。

【药物及用量】郁金（皂荚水煮干）　豆粉各五钱　甘草一分（炙）　马牙硝（研）一钱

【用法】每服两皂子大，熟水含化，或鹅羽扫口内。

◆**地黄膏**《世医得效方》

【主治】眼外障。目被撞打，疼痛无时，瞳仁被惊，昏暗蒙蒙，眼眶停留瘀血；或风热赤目，热泪出。

【功效】养血清热。

【药物及用量】生地一合（取汁）　黄连一两　黄柏　寒水石各五钱

【用法】研为末，和地黄汁做饼，以纸摊眼上。

◆**地黄膏**《类证普济本事方》

【主治】打仆损伤及一切肿痛未破者。

【功效】活血理伤。

【药物及用量】生地（捣膏）　木香（研末）

【用法】以膏随肿大小摊纸上，掺木香末一层，再加摊膏，贴患处，不过三五换即愈。

◆**地黄膏子**《御药院方》

【主治】妇人血气衰少，困倦无力，或发热，饮食减少。

【功效】滋阴养血。

【药物及用量】熟干地黄八两　净蜜一十八两

【用法】将熟干地黄为细末，同蜜熬成膏子，丸如梧桐子大，每服四五十九，温酒送下，米饮亦得，食前。或作膏子酒化服，或不饮酒者，白汤化服亦得。

◆**地黄膏子丸**《医垒元戎》

【主治】男子、妇人脐下奔豚气块，小腹疼痛，卵痛，即控睾相似，渐成肿，阴肿痛，上冲为腹不可忍者。

【功效】调气，逐寒，行滞。

【药物及用量】血竭　沉香　木香　蓬莪术（炮）　延胡索、人参　蛤蚧　当归　芍药　川芎　川楝子（麸炒）　续断　白术　全蝎　茴香（炒）　柴胡　没药（分两随证加减用）

【炮制】研为细末，地黄膏子和丸，如梧桐子大。

【用法】每服二十丸，日加一丸，至三十丸，空腹时温酒送下。气多，加青皮、陈皮；血多，加肉桂、吴茱萸。

◆**地黄芍药汤**《圣济总录》

【主治】产后血气虚冷，攻心腹痛。

【功效】补血温阳止痛。

【药物及用量】生干地黄（焙）　芍药　当归（锉，炒）　独活（去芦头）　细辛（去苗叶）各二两　肉桂（去粗皮）　吴茱萸（水浸经宿，炒令香）　干姜（炮裂）　甘草（炙）各一两

【用法】上九味，粗捣筛，每服三钱匕，

水一盏，煎七分，去滓，温服，不拘时。

◆**地黄艾叶汤**《圣济总录》

【主治】妊娠猝下血不止，腰腹疼痛。

【功效】养血和血止血。

【药物及用量】熟干地黄（焙） 艾叶（炒）各二两 人参 地榆 干姜（炮裂） 阿胶（炒燥） 当归（切焙）各一两

【用法】上七味，粗捣筛，每服五钱匕，水一盏半，煎至八分，去滓，温服，不拘时。

◆**地黄羊脂煎**《千金方》

【主治】妇人产后，欲令肥白。

【功效】滋阴养血。

【药物及用量】生地黄汁一斗（《妇人大全良方》一升） 生姜汁五升 白蜜各五升 羊脂二斤（《妇人大全良方》二升）

【用法】上四味，先煎地黄，令得五升，次内羊脂，令煎减半，内姜汁复煎令减，合蜜着铜器中，煎如饴，取鸡子大一枚，投热酒中服，日三服。

◆**地黄粥**《食医心鉴》

【主治】妊娠下血不止，名曰漏胞，胞干胎死。

【功效】养阴止血。

【药物及用量】地黄汁三合

【用法】上一味，先糯米作粥煮熟，投地黄汁搅令匀，空腹食之。地黄汁、暖酒和服亦佳。

◆**地黄粥**《寿亲养老书》

【主治】妇人血气不调。

【功效】调和气血。

【药物及用量】生地黄汁二合 粟米一合 粳米一合 诃黎勒（炮去核，为末）半两 盐花少许

【用法】上五味，以水三升，先煮二米，将熟，次入诃黎勒末、地黄汁、盐花，搅匀，煮令稀稠得所，分二服。

◆**地榆丸**《普济方》

【主治】泻痢或血痢。

【功效】和血，止血，解毒。

【药物及用量】地榆 当归（皆微炒） 阿胶（糯米炒） 黄连（去须） 诃子肉（炒） 木香（晒干） 乌梅（去核，取肉）各五钱

【炮制】研为细末，炼蜜和丸，如梧桐子大。

【用法】每服二三十丸，空腹时，陈米饮送下。

◆**地榆丹**《幼幼新书》

【主治】小儿蛊痢。

【功效】清热，止血，解毒。

【药物及用量】地榆（炙，锉） 黄连 干蓝叶 川升麻各一两 川楝子 苦楝子各五钱

【炮制】捣罗为细末，软饭和丸，如黍米大。

【用法】每服十丸，乳食前米饮送下，量儿大小加减。

◆**地榆甘草汤**《圣济总录》

【主治】结阴下血。

【功效】止血清热。

【药物及用量】地榆四两 甘草（炙）三两

【用法】研为末，每服五钱，清水二盏，加砂仁末一钱，煎至一盏半，分二次服。

◆**地榆芍药汤**《素问病机气宜保命集》

【主治】泻痢，脓血，脱肛。

【功效】祛湿，和血，解毒。

【药物及用量】地榆 芍药 卷柏各三两 苍术八两

【用法】㕮咀，每服二两，清水煎温服，病退勿服。

◆**地榆防风散**《素问病机气宜保命集》

【主治】破伤中风，半在表，半在里，头微汗，身无汗。

【功效】祛风，和血。

【药物及用量】地榆 防风 地丁香（一作地丁草） 马齿苋各一两

【用法】研为细末，每服三钱，温米饮调下。

◆**地榆散**

【主治】中暑昏迷，不省人事及血痢。

【功效】清血化热。

【药物及用量】地榆　赤芍　黄连（去须）　青皮（去白）各等量

【用法】研为末，每服三钱，浆水调下，如无浆水，只以新汲水亦得，若血痢清水煎服。

◆**地榆散**《圣济总录》

【主治】血痔。

【功效】止血。

【药物及用量】地榆。

【用法】研为细末，每服二钱匕，食前米饮调下，一日三次。

◆**地榆散**《吉氏家传方》

【主治】小儿血痢，日久不瘥。

【功效】清热，止血，解毒。

【药物及用量】地榆一分（炒）　诃子五个（炮，去皮）　陈槐花　黄连（炒）各一钱

【用法】研为细末，每服五分或一钱，陈米饮调下。

◆**地榆散**甲《普济方》

【主治】虫毒下血，或腹痛，或不痛，百治不效，烦渴，日夜不止。

【功效】清热，止血，解毒。

【药物及用量】地榆　臭榆根（东引根白皮，蜜炙，焙干）各五钱

【用法】研为细末，每服一钱，熟米饮调下。

◆**地榆散**乙《普济方》

【主治】妇人败血。

【功效】止血行瘀。

【药物及用量】地榆　何首乌　肉桂　白芷各等量

【用法】研为粗末，每服二钱，米泔一盏半，砂糖一小块，煎至八分，去滓，空心、食前温服。

◆**地榆散**《朱氏集验方》

【主治】诸般痢。

【功效】止血敛肠。

【药物及用量】地榆　诃子　甘草各等量

【用法】研为末，盐米汤调下，有热加黄芩。

◆**地榆散**《杨氏家藏方》

【主治】小儿下痢赤白，脐腹撮痛，日夜频并，羸困烦渴，全不入食。

【功效】止血，化湿。

【药物及用量】地榆　诃子　厚朴（姜制）各等量

【用法】锉散，每服二钱，加生姜、大枣，清水煎服。

◆**地榆散**《直指小儿方》

【主治】痔疮肿痛。

【功效】清血热，化湿邪。

【药物及用量】地榆　黄芪　枳壳　槟榔　川芎　黄芩　槐花　赤芍　羌活各一钱　白蔹　蜂房（炒焦）　甘草（炙）各五分

【用法】清水二盅，煎至一盅，食前服。

◆**地榆散**《是斋百一选方》

【主治】下血，远年不愈。

【功效】止血。

【药物及用量】地榆　卷柏各五钱

【用法】盛砂瓶中，清水煮十余沸，温服。

◆**地榆散**《圣济总录》

【主治】阴结下血。

【功效】止血，和胃。

【药物及用量】地榆四两　甘草（炙）一两五钱　缩砂仁四十七粒

【用法】每服三钱，清水煎服。

◆**地榆散**甲《太平圣惠方》

【主治】小儿水谷痢，日夜不止。

【功效】止血，健胃。

【药物及用量】地榆（炙微，锉）　厚朴（去粗皮，涂生姜汁炙令香熟）各三分　黄连一两（去须，微炒）　阿胶五钱（捣碎，炒令黄色）

【用法】捣细罗为散，每服五分，不拘时粥饮调下，量大小加减。

◆**地榆散**乙《太平圣惠方》

【主治】小儿痢渴，或下五色恶物，心神烦热不止。

【功效】清湿热。

【药物及用量】地榆　白茯苓　黄柏（微炙，锉）各一两

【用法】捣粗罗为散，每服一钱，清水一小盏，煎至五分，去滓，不拘时服，量儿大小加减。

◆**地榆散**丙《太平圣惠方》

【主治】妇人崩中，漏下不止。

【功效】益冲任，止崩漏。

【药物及用量】地榆（锉）　蒲黄　白芍　白茯苓　柏叶（微炒）　蟹爪（微炒）　熟地黄　鹿角胶（捣碎，炒令黄燥）　漏芦各一两　芎䓖　当归（锉，炒）各七钱五分　伏龙肝一两五钱　干姜（炮）　桂心　甘草（锉，炙赤）各五钱

【用法】锉碎，每服三钱，清水一中盏，加竹茹一分，煎至七分去滓，食前温服。

◆**地榆散**丁《太平圣惠方》

【主治】心肺热盛，吐血不止。

【功效】清热收敛止血。

【药物及用量】地榆半两（锉）　柏叶三分　甘草半两（锉，生用）　吴蓝三分　黄芩三分　刺蓟一两

【用法】上六味，捣粗罗为散，每服四钱，以水一中盏，入青竹茹一分，煎至六分，去滓，每于食后温服。

◆**地榆散**戊《太平圣惠方》

【主治】吐鲜血。

【功效】固涩收敛止血。

【药物及用量】红锦三寸

【用法】上一味，将锦烧灰，研为末，水调服之，瘥。

◆**地榆散**己《太平圣惠方》

【主治】吐血及鼻衄不止。

【功效】清热养阴，凉血止血。

【药物及用量】生刺蓟三两　生地黄五两

【用法】上二味，捣绞取汁，入白蜜一两，煎三五沸，温服，不拘时。

◆**地榆散**庚《太平圣惠方》

【主治】吐血不止。

【功效】清热凉血止血。

【药物及用量】地榆一两（洗净去泥土）　白芍一两　阿胶三分（捣碎，炒令黄燥）　甘草一分（生用）　艾叶一两　小蓟根一两

【用法】上六味，捣筛为散，每服三钱，以水一中盏，煎至六分，去滓，温服，不拘时。

◆**地榆散**辛《太平圣惠方》

【主治】大便下血，久不止。

【功效】清热止血。

【药物及用量】地榆（锉）　赤芍　生干地黄　茜根（锉）　龙骨　黄芩　鸡苏苗各一两

【用法】上七味，捣筛为散，每服三钱，以水一中盏，煎至六分，去滓，每于食前温服。

◆**地榆散**壬《太平圣惠方》

【主治】大便下血不止。

【功效】清热养阴，收敛止血。

【药物及用量】生干地黄二两　阿胶二两（捣碎，炒令黄燥）　白蔹五两

【用法】上三味，捣筛为散，每服三钱，以水一中盏，煎至六分，去滓，每于食前温服。

◆**地榆散**癸《太平圣惠方》

【主治】赤白痢。

【功效】凉血止痢。

【药物及用量】地榆一两半（锉）　樗树白皮一两（炙微黄，锉）　白术三分　当归三分（锉，微炒）

【用法】上四味，捣筛为散，每服三钱，以水一中盏，煎至五分，去滓，稍热服，不拘时。

◆**地榆散**甲子《太平圣惠方》

【主治】久血痢不瘥。

【功效】清热凉血止痢。

【药物及用量】地榆　臭椿树皮（炙）　狼牙　黄芩各半两

【用法】上四味，捣筛为散，每服半两，以水一大盏，煎至七分，去滓，不拘时，分温二服。

◆**地榆绢煎**《太平圣惠方》

【主治】刀刃所伤，内损大肠及两胁肋，并腹肚伤破，大便从疮口中出，并中大箭透射，伤损肠胃，及产后伤损，小肠并尿囊破，小便出无节止。

【功效】止血补伤。

【药物及用量】地榆八两（洗净，捣如细末）　绢一匹（小薄者）

【用法】清水洗净绢糊，以炭灰淋清汁二斗煮绢，至灰汁尽为度，绢已烂熟，擘成片段，或五寸或三寸，取出压尽灰汁，入于清水内，洗三五度，令去灰力净，重入锅内，以水二升，加地榆末，再浓煎至绢糜烂，不成片，取置砂盆内，捣之如面糊，分为二服。先以一服用白粳米粥饮，空腹时调下，仰卧服了，不得惊动转侧、言语，只食熟烂黄雌鸡及白米软饭，他物概不可食。至来日空腹时，再将所余一服，亦如前法调服，慎护将养，一月可收功。若系产后所伤者，须服绢一大匹，分为四服，每次以粥饮一中盏调服，一日一次，其药力能直至损处，补苴伤痕，隔日开疮口看之，见有宿旧物挤出，便为佳象。疮口内用长肉药，作烬子引药入内，候至长肉再取出，其伤痕即自合。

◆**地榆饮**《保婴撮要》

【主治】小儿冷热痢，腹痛，下痢赤白。

【功效】止血和肠。

【药物及用量】地榆　甘草　芍药　枳壳各二钱五分

【用法】锉散，每服二钱，清水煎服，加黄连尤妙。

◆**地榆饮子**《太平圣惠方》

【主治】产后赤白痢，腹痛不止。

【功效】凉血止痢。

【药物及用量】地榆一两　当归一两（锉，微炒）　醋石榴皮一两（锉，微炒）　杭米一合　薤白（切）二合

【用法】上五味，细锉和匀，分为六服，每服以水一大盏，煎至五分，去滓，温服，不拘时。

◆**地榆散**《普济方》

【主治】小儿冷热痢，腹痛，下痢赤白频并。

【功效】止血敛肠。

【药物及用量】地榆　乌梅　柏皮　甘草　当归各等量

【用法】锉散，每服二钱，清水煎服。

◆**地榆膏**《赤水玄珠》

【主治】赤白带下骨立者。

【功效】止血。

【药物及用量】地榆一斤　清水三升

【用法】煎至一半，去滓再煎如稠饧，绞净，每服三合，空腹时服，一日二次。

◆**地萹蓄散**《证治准绳》

【主治】手中指头结毒，焮赤肿痛。

【功效】解毒。

【药物及用量】地萹蓄适量

【用法】擂酒服，又以砍烂，酒炒，敷之立效。

◆**地肤大黄汤**《外台秘要》

【主治】子淋。

【功效】泻水通淋。

【药物及用量】地肤　川大黄（炒）各三两　知母　黄芩（炒）　猪苓　赤芍　通草　川升麻　枳实（炒）　甘草各二两

【用法】㕮咀，每服四钱，清水一盏，煎至七分，去滓温服。

◆**地肤子汤**《外台秘要》

【主治】诸淋，下焦诸结热，小便赤黄，数起出少，大痛或便血；温病后余热及霍乱后当风，取热过度，饮酒房节及步行冒热，冷饮逐热，热结下焦及乳石热动关格，少腹坚，腹胀如牛大。

【功效】通膀胱，利小肠。

【药物及用量】地肤子　猪苓各一钱五分　海藻（洗去碱）　甘草梢　瞿麦（去梗）　通草　黄芩　知母　枳实（麸炒）　升麻　葵子各一钱

【用法】清水二盅，加生姜二片，煎至一盅，不拘时服。

◆**地龙酒**《张氏医通》

【主治】痘疮，血热毒盛，黑陷不起。

【功效】宣壅，托毒。

【药物及用量】活地龙五七枚

【用法】同乌芋捣绞，入酒浆少许，顿热服之。

◆**地龙散**《兰室秘藏》

【主治】腰脊痛，或打仆损伤，从高坠下，恶血在大阳经中，令人腰脊痛，或胫腨臂股中痛不可忍，鼻塞不通。

【功效】疏滞，通络。

【药物及用量】地龙　官桂　苏木各九分　麻黄七分　独活　黄柏　羌活　当归梢　甘草各一钱五分　桃仁九个

【用法】清水二盅，煎至一盅，食前服。

◆**地龙散**甲《太平圣惠方》

【主治】鼻中息肉。

【功效】宣壅，消结。

【药物及用量】地龙（去土炒）二钱五分　猪牙皂角一挺

【用法】煅存性，研为细末，先洗鼻内令净，以蜜涂之，敷药少许在内，出清水尽，息肉自除。

◆**地龙散**乙《太平圣惠方》

【主治】小儿痫癫、瘛疭，发歇无时。

【功效】疏滞，通络，化痰。

【药物及用量】干地龙五钱（焙）　虎睛一对（炙）　人参二钱五分　金银箔三十片　天竺黄　朱砂　代赭石（煅醋淬）　铁粉各二钱五分　雄黄一钱五分　轻粉五分　铅霜一分

【用法】研为末，每服五分，不拘时紫苏汤调下。

◆**地龙散**丙《太平圣惠方》

【主治】白虎风，疼痛不可忍。

【功效】通络止痛，祛风。

【药物及用量】地龙一两（微炒）　好茶末一两　白僵蚕一两（微炒）

【用法】上三味，捣细罗为散，不拘时，以温酒调下二钱。

◆**地龙散**《奇效良方》

【主治】小儿风热瘾疹，状如伤寒，耳尖及手足冷。

【功效】疏滞，通络。

【药物及用量】地龙五钱（洗去土焙干）　穿山甲五钱（以皂角灰炒令黄）　朱砂二钱（研细）

【用法】研为细末，后入朱砂和匀再研，再服一钱，不拘时紫草煎汤调下，量儿大小加减。

◆**地龙汤**《奇效良方》

【主治】瘀血瘀积太阳经中，腰痛不可忍。

【功效】宣壅，通络，行瘀。

【药物及用量】地龙（焙干）　肉桂各四分（一作各五分）　桃仁六个（研一作十个）　羌活一钱　独活　甘草（炙）　黄柏（一作黄芪姜酒炒）各一钱　麻黄五分（一作六分）　苏木六分（一作八分）　当归梢一钱（一作一钱五分）

【用法】研为粗末，每服五钱，清水二盏，煎至一盏，食远热服。

◆**地龙膏**（李养荣方）

【主治】瘰疬未破。

【功效】祛毒散结。

【药物及用量】地龙粪　雄黄　小麦面各等量

【用法】研细醋调涂。

◆**地龙汤**

【主治】五淋，小便不利，茎中痛。

【功效】通膀胱。

【药物及用量】牛膝一合

【用法】洗净，清水五盏，煎耗其四，留其一，去滓加麝香少许（研），不拘时调下。

◆**地龙粪散**《太平圣惠方》

【主治】白虎风，痛走不定，无问老少。

【功效】祛风止痛。

【药物及用量】地龙粪一升　红蓝花三两　炭灰五升

【用法】上三味，搅和熬令极热，以酽醋拌之，令匀，以故帛三四重裹，分作三裹，更替熨痛处，以效为度。

◆**地血散**《卫生宝鉴》

【**主治**】一切吐血、咯血，能解一切毒及诸热烦躁。

【**功效**】清热凉血，化瘀止血。

【**药物及用量**】茜根四两　大豆二两　黄药子　甘草各二两

【**用法**】上四味为末，每服二钱，新汲水调下，加人参二两，治痰嗽有血。

◆**地髓汤**《圣济总录》

【**主治**】产后亡阴血虚，汗出不止。

【**功效**】滋阴养血。

【**药物及用量**】生干地黄（焙）　芍药　当归（切，焙）　芎䓖各一两

【**用法**】上四味，粗捣筛，每服三钱匕，水二盏，煎至一盏，去滓，温服，日三服。

◆**如冰散**《杨氏家藏方》

【**主治**】风邪热毒，壅滞肌肉，荣卫不宣，蕴积成痈肿，血涩肤腠，如丹之状，风随气行，游无定处，邪毒攻中，焮赤热痛。

【**功效**】消炎，退热。

【**药物及用量**】朴硝五两（另研）　寒水石　蛤粉各三两　白芷一两　片脑一钱（另研）

【**用法**】研为细末和匀，新汲水调，稀稠得中，以鸡翎涂扫，不令药干。

◆**如金丸**《证治准绳》

【**主治**】泄泻。

【**功效**】化湿热。

【**药物及用量**】川黄连一斤

【**炮制**】分上、中、下三等拣开，用生姜三片，先刮下皮，以皮存一处，将姜捣汁如前，分浸黄连一宿。先用干壁土研细，铺锅底，又铺厚绵纸一层，上放黄连，炒燥，再拌姜汁再炒。如此九次，方用姜皮同研为细末，滴水和丸。

【**用法**】熟汤送下。

◆**如金解散**

【**主治**】肺痈。

【**功效**】解热，化痰。

【**药物及用量**】桔梗一钱　甘草一钱五分　黄连（炒）　黄芩（炒）　黄柏（炒）　山栀（炒）各七分

【**用法**】清水二盅，煎至八分，作十余次呷之，勿急服。

◆**如神托里散**《证治准绳》

【**主治**】发背等疮初起，又治疔疮并一切肿毒及伤寒。

【**功效**】宣壅解毒。

【**药物及用量**】苍耳根　兔耳苍根　金银藤（用花亦可）　五味子各等量

【**用法**】㕮咀，每服五钱，生白酒二盏，煎至七分，滤渣服，盖卧取微汗，渣再煎服。

◆**如神散**《卫生宝鉴》

【**主治**】冻疮皮肤溃烂，痛不可忍。

【**功效**】祛瘀滞。

【**药物及用量**】川大黄不拘多少

【**用法**】研为细末，新汲水调，扫冻破疮上，痛止立效。

◆**如神散**《朱氏集验方》

【**主治**】难产。

【**功效**】催生。

【**药物及用量**】临产时令人路上寻破草鞋一只　取耳烧灰。

【**用法**】每服三钱匕，温酒调下。

◆**如神散**《医方类聚》

【**主治**】心脏有热，乘于血分，血渗小肠，尿血。

【**功效**】凉血，尿血。

【**药物及用量**】阿胶（蛤粉炒）一两　山栀仁　车前子　黄芩　甘草各二钱五分

【**用法**】研为细末，每服五分或一钱，井水调下，每日二次。

◆**如神散**《王氏博济方》

【**主治**】一切刀斧所伤及久患恶疮。

【**功效**】敛肌和血。

【**药物及用量**】虎骨（炙）　铅丹（火煅令赤）　龙骨各五钱　乳香一粒（如皂子大另研）　腻粉　丹砂各一钱　麝香少许（另研）

【**用法**】研为极细末和匀，一切疮无不

以黄连汤或盐汤洗拭，干掺药在疮上，不得衣黏着口。

◆**如神散**《外科发挥》

【主治】瘰疬已溃，腐肉不去，疮口不合者。

【功效】收敛生肌。

【药物及用量】白矾（煅）三钱　松香（熔化倾地上）一两

【用法】研为细末，少许于疮口上，外贴膏药。

◆**如神散**《必用全书》

【主治】小肠气。

【功效】清热利湿。

【药物及用量】木通二两　黄芩二两　甘草一两

【用法】上三味，㕮咀，每服五钱，水二大盏，煎至一盏，冷服不拘时。

◆**如神汤**《医学纲目》

【主治】腰痛。

【功效】活血行气。

【药物及用量】延胡索（微炒）　当归（去芦）　杜仲　桂心（一作桂皮）各等量

【用法】研为细末，每服二三钱，不拘时温酒调下。

◆**如神汤**《永类钤方》

【主治】妇人腰痛。

【功效】行气活血止痛。

【药物及用量】延胡索　当归　桂心各等量（一方无当归，有杜仲）

【用法】上三味细末，温酒调二钱，空心服。

◆**如神汤**《神巧万全方》

【主治】霍乱吐泻。

【功效】止泻，和胃止呕。

【药物及用量】厚朴二两（去粗皮，生姜汁，炙黄）　高良姜一两　甘草半两（炙）

【用法】上三味捣罗为散，以新汲水调下二钱，素有冷气者，用温酒下。

◆**如神汤**《朱氏集验方》

【主治】痰证呕吐，连日不效。

【功效】化痰，消食止呕。

【药物及用量】半夏子（炒）　神曲（不拘多少，炒黄色，去半夏留神曲）　丁香

【用法】上三味，水一盏半，煎八分，其药自然煎成浓汁，不满通口服，其疾即止。用此药下养正丹甚妙。

◆**如神救苦散**《瑞竹堂经验方》

【主治】左瘫右痪，风湿痹，走疰疼痛，无问男子妇人，远年日近。

【功效】祛风除湿，通络止痛。

【药物及用量】御米壳一两（去顶，蜜炒）　陈皮五钱（去白）　虎骨（醋炙）　乳香（研）　没药（研）　甘草各二钱半

【用法】上六味，为细末，除乳香、没药另研外，每服三钱，水一盏半，煎至八分，连滓热服，病在上食后，病在下食前，如煎药一顺桷之，修合精制，勿差分两，忌猪、马、驴、鱼、兔等肉。

◆**如神丹**《急救仙方》

【主治】头疼不可忍。

【功效】温阳止痛。

【药物及用量】硫黄　硝石各一两

【用法】上二味，同研细，水丸如指头大，空心茶嚼下。

◆**如神丸**《太平惠民和剂局方》

【主治】一切冷气热气。

【功效】补下元，和脾胃，消痞气。

【药物及用量】京三棱（醋浸，炮，捶）　附子（炮，去皮、脐）　甘草（炙）　羌活　天南星（炮）　半夏（汤洗七次，姜制）　干姜（炮）　白芷

【用法】上八味，等量为末，醋煮面糊丸，梧桐子大，每空心服，生姜盐汤下二十丸至三十丸。患泻泄宜汤下三十丸。小儿赤痢，甘草橘皮汤下三丸至五丸，量岁数加减服；白痢干姜汤。

◆**如意金黄散**《外科正宗》

【主治】痈疽发背，诸般疔肿，跌仆损伤，湿痰流毒，大头时肿，漆疮火丹，湿热天泡，肌肤赤肿，干湿脚气，妇女乳痈，小儿丹毒，外科一切顽恶肿毒。

【功效】清热解毒，消肿定痛。

【药物及用量】天南星　甘草　陈皮

厚朴　苍术各二斤　大黄　黄柏（一作五钱）　白芷　姜黄各五斤　天花粉十斤

【用法】咀片，晒干，磨三次，用细绢罗筛，贮瓷罐，勿泄气，引调法如下，红赤肿痛，发热未成脓者及夏月时，俱用茶汤同蜜调敷。

◆**如意酒**《疡医大全》

【主治】一切痈疽疮毒。

【功效】消炎退热。

【药物及用量】如意草（新鲜且大者）

【用法】每用一两，捣烂，滚酒冲入，少顷挤汁，温服，渣敷肿上，缚住，三服可愈。如无新鲜者，取叶阴干研末，为丸服亦可。

◆**如意通圣散**《集验方》

【主治】行痹，走疰疼痛。

【功效】活血，行气，疏风。

【药物及用量】当归（去芦）　陈皮（去白）　麻黄（去节）　甘草（炙）　川芎　御米壳（去顶膈）　丁香各等量

【用法】慢火炒令黄色，每服五钱，清水二盏，煎至一钱，去滓温服，腰脚走疰疼痛，加虎骨、没药、乳香；心痛，加乳香、高良姜；赤眼，加草龙胆、黄连，此药治诸痛之仙药，又可服一粒金丹。

◆**如意散**《妇人大全良方》

【主治】横生，倒生，产妇气虚血滞，胎虽弥月，临褥未能转正，以用力太猛，故致横生倒产，心烦不宁，脉软涩者。

【功效】行气，催生。

【药物及用量】人参　乳香各一钱　朱砂二钱

【用法】研为细末，鸡子清一个，调，再用生姜自然汁调开，临产时冷服。如横倒等即时端顺，子母无恙。

◆**如意膏**《活幼心书》

【主治】小儿痰喘气促，咳嗽连声不已，冷热二证皆可用。

【功效】化痰湿。

【药物及用量】半夏　天南星（皆炮裂）各一两五钱

【炮制】研为末，生姜汁和匀，捻作小饼如钱样，慢火炙干，再研为末，后取姜汁如前。经二次炙干，仍焙为末，炼蜜和丸，如芡实大。

【用法】每服一丸至二丸，不拘时姜蜜汤化下，有热，以薄荷汤下。

◆**如圣丸**《小儿药证直诀》

【主治】小儿冷热疳泻，热疳善食腹大。

【功效】清热杀虫，消疳化积。

【药物及用量】胡黄连　白芜荑（去扇，炒）　川黄连各二两（一作各一两）　使君子一两（去壳，一作二两）　麝香五分（别研）　干蛤蟆五枚（锉，酒熬膏，一作干蟾煅存性）

【炮制】研为细末，用膏和丸，如麻子大（一作炼蜜和丸，如弹子大）。

【用法】二三岁者每服五七丸，以上者十丸至十五丸（一作每服一丸），不拘时，人参汤送下。

◆**如圣丸**《梅师方》

【主治】风热毒气上攻咽喉，痛痹肿塞满闷及肺痈喘嗽唾脓血，胸满振寒，咽干不渴，时出浊沫，气臭腥秽，久久咯脓状如米粥。

【功效】宣壅，祛痰，解毒。

【药物及用量】樟脑　牛黄（皆另研）　桔梗　生甘草各一钱

【炮制】研为细末，炼蜜和丸。

【用法】每两作二十丸，每用一丸，口噙化下。

◆**如圣丸**《圣济总录》

【主治】水泻滑肠，气虚久冷。

【功效】温中止泻。

【药物及用量】干姜（炮）　高良姜　胡椒　蜀椒（去目并闭口，炒出汗）

【用法】上四味，等量，捣罗为末，醋煮面糊和丸，如梧桐子大，每服三十丸，早晨空心食前粥饮下。

◆**如圣丹**《小儿卫生总微论方》

【主治】小儿肾疳，肠虚，虫蚀下部肛肠等。

【功效】杀虫。

【药物及用量】干蟾七枚（烧存） 蝉壳五钱 蚺蛇胆 大枣（去核烧灰） 黄丹 定粉 麝香各一分

【炮制】研为细末拌匀，用好醋一大盏，捣为丸，如黍米大。

【用法】每服五丸至七丸，米饮送下，量儿大小加减，或化二三粒涂患处，若虫出乃愈。

◆如圣金刀散《外科正宗》

【主治】刀刃所伤，皮破筋断，飞血不止及痈疽、发背、诸般溃烂、棒毒金疮。

【功效】收敛止血，祛腐生新。

【药物及用量】松香七两 生白矾 枯白矾各一两五钱

【用法】研为极细末，瓷罐收贮，临用时撒于患处。

◆如圣散《妇人大全良方》

【主治】妇人所禀气血不足，不耐寒暑，易感疾伤，经水不调，久而心虚，状若心劳，四肢易倦，筋骨少力，盗汗易惊或时不宁，五心烦热，肌肤不长，间作头昏，饮食无味，胸膈不利及产前产后受病。

【功效】滋阴，养血，和胃，清热。

【药物及用量】北柴胡 白茯苓 甘草 熟地黄 人参 当归各一两 鳖甲 胡黄连 沉香 知母各五钱 桑寄生 干葛各七钱五分

【用法】研为细末，每服二钱，清水一盏，加乌梅一个，大枣二枚，麦门冬数粒，煎至八分，不拘时服。

◆如圣散《瑞竹堂经验方》

【主治】小儿口疮，不能吃乳者。

【功效】拔毒。

【药物及用量】江子一粒或二粒

【用法】研烂不去油，入朱砂或黄丹、赤土敷纸绢上少许，剃开小儿颅门发，贴在颅上，如四边走粟为泡，便用温水洗去，以免成疮，更用苍蒲水洗，其效如神。

◆如圣散《卫生宝鉴》

【主治】眼目偏痛及头痛。

【功效】疏风化热。

【药物及用量】麻黄（烧灰）五钱 盆硝二钱五分 麝香 片脑各少许

【用法】研为细末搐之，或用杨梅、青硝石、伏龙肝各等量，研为末，搐入鼻中。

◆如圣散《袖珍方》

【主治】破伤风。

【功效】止血，定痛。

【药物及用量】苍术六两 川乌（炮去皮） 两头尖（炮）各四两 草乌（炮去皮） 防风 细辛各二两五钱 白术 川芎 白芷各一两五钱 蝎梢（微炒） 雄黄各五钱

【用法】研为细末，每服一钱，不拘时温酒调下，如损伤折骨，加乳香五钱。

◆如圣散《普济方》

【主治】砂淋。

【功效】泻肺利水。

【药物及用量】马蔺花 麦门冬（去心） 白茅根 车前子 甜葶苈 苦葶苈（炒） 檀香 连翘各等量（一方无苦葶苈）

【用法】研为末，每服四钱，清水煎服，如渴加黄芩，入烧盐少许服。

◆如圣散《圣济总录》

【主治】经血不止。

【功效】收敛止血。

【药物及用量】棕榈 乌梅肉各一两 干姜一两五钱

【用法】烧存性，研为细末，每服二钱，空腹食前乌梅汤调下。久患不过三服可愈。

◆如圣散甲《证治准绳》

【主治】难产。

【功效】祛寒，行滞，和血。

【药物及用量】紫苏叶 当归各等量

【用法】㕮咀，每服三五钱，长流水煎服，如无流水，以水顺搅动煎服即下。或取其夫胯带五寸，烧存性，温酒调下，或取槐树东枝，令产妇把之易产，或用紫苏煎汤调益元散服之即产。

◆如圣散乙《证治准绳》

【主治】小儿口疮，口疳。

【功效】解热毒。

【药物及用量】铅霜 牛黄 太阴玄精

石　朱砂（水飞曝干）各二钱五分

【用法】研为极细末和匀，入白龙脑五分，再研匀。每抄一字至五分，时时掺儿口中。

◆**如圣散**《痧症全书》

【主治】当心痛，遍身骨节牵疼，或呕吐恶心，不时发作，兼治疝气，劳根及痧胀。

【功效】调气行滞。

【药物及用量】枳壳（麸炒）三两　小茴香（微炒）三钱　盐砖（铲上烧红）三分

【用法】研为细末，第服二钱，温酒调下，不愈再服一钱。

◆**如圣散**《张氏医通》

【主治】痘出不快，咽喉不利。

【功效】清肺解毒。

【药物及用量】鼠粘子一钱　甘草五分　荆芥七分　桔梗六分　防风五分　麦门冬一钱　竹叶十片（一方无竹叶，有黑参）

【用法】清水煎，不拘时温服。

◆**如圣散**甲《圣济总录》

【主治】妊娠数日不产。

【功效】催产。

【药物及用量】生过蚕纸（烧灰）

【用法】上一味，研为细散，每服二钱匕，温酒调下，不拘时。

◆**如圣散**乙《圣济总录》

【主治】妊娠心痛，胸膈不利，不思饮食。

【功效】温中行气。

【药物及用量】人参　白术各一两　干姜（炮）　丁香（炒）各半两　缩砂仁（炒）　檀香（锉）　桔梗（炒）各一两　胡椒（炒）一两　甘草（炙）一两

【用法】上九味，捣罗为散，每服二钱匕，盐汤点服。

◆**如圣散**《御药院方》

【主治】时气缠喉风，渐入咽塞，水谷不下，牙关紧急，不省人事。

【功效】开窍化痰。

【药物及用量】雄黄（细研）　白矾（飞过）　藜芦（厚去皮用心，并生用）　猪牙皂角（去皮炙黄）

【用法】上四味，各等量，捣罗细末，每用二豆大，各鼻内嗃。

◆**如圣汤**《严氏济生方》

【主治】妊娠饮食冷热，动风毒物，或因再交，摇动骨节，伤犯胞胎。服热药太过，血气相搏，致胎动腹痛，多呕，气不调和，或为漏胎。

【功效】养血安胎。

【药物及用量】鲤鱼皮　当归（酒浸）　熟地黄（酒蒸）　白芍　阿胶（蛤粉炒）　川芎　川续断（酒浸）　甘草（炙）各等量（一方有干姜、竹茹）

【用法】㕮咀，每服四钱，清水一盏，加苎根少许，生姜五片，同煎温服。

◆**如圣汤**《赤水玄珠》

【主治】痘已出，身热如火。

【功效】解毒散火。

【药物及用量】紫草　升麻　葛根　白芍　甘草　木通　猴梨各等量　加生姜一片　葱白三茎

【用法】清水煎热服。心烦，加麦门冬、赤茯苓；烦渴，加生脉散；七、八、九日身如火者，加黄芩（酒炒）、地骨皮。

◆**如圣汤**《三因极一病证方论》

【主治】咳而胸满，振寒，脉数滑，咽干不渴，时出浊唾腥臭，久久吐脓若粥者，为肺痈。

【功效】宣肺止咳平喘。

【药物及用量】桔梗一两　甘草（炙）二两

【用法】上二味，为锉散，每服四钱，水一盏，煎七分，去滓，不以时服。兼治喉痹咽痛。

◆**如圣饮**《赤水玄珠》

【主治】刚柔二痉，头摇口噤，身反张，手足挛搐，头面赤，项强急与瘛疭。

【功效】祛风和络。

【药物及用量】羌活　防风各一钱五分　川芎　白芷　柴胡　甘草（炙）　白芍　当归　乌药　半夏（姜汁炒）　黄芩各一钱　生姜三片

【用法】清水煎去滓，加姜汁、竹沥，不拘时服，有汗是柔痉，加白术、桂枝；无汗是刚痉，加麻黄、苍术；口噤咬牙者，如大便实者，加大黄。

◆如圣饮《是斋百一选方》

【主治】一切痢疾，无问久新，或赤或白，或赤白相杂，日夜无度。

【功效】温中，涩肠，止痢。

【药物及用量】当归　地榆　缩砂仁　赤石脂　陈皮　石榴皮　诃子肉　甘草　罂粟壳　干姜

【用法】上一十味，为粗末，每三钱重，作一服，水一盏半，入陈霜梅一个，煎至七分，去滓，赤痢冷服；白痢热服；赤白痢温服；年高、娠妇、小儿皆可服，忌生冷、肥腻物。

◆如圣膏《普济方》

【主治】难产，胞衣不下及无胎。

【功效】下胎。

【药物及用量】蓖麻子七粒（去壳）

【用法】细研成膏，涂脚心，胞即下，速洗去，不洗肠出，再用此膏涂顶上，肠自缩入。或用蓖麻子一百粒，雄黄一钱，研细末，用如上法。

◆如圣膏《医方类聚》

【主治】风疳，疥癣，或痒或痛，经年不效者及一切恶疮。

【功效】杀虫。

【药物及用量】当归五钱　巴豆三钱（去壳）　香油八两

【炮制】将药炸枯去滓，入黄蜡三两，化尽离火，绢滤将，净凝入轻粉二钱搅匀。

【用法】每用少许搽之。

◆如圣膏《医学入门》

【主治】胎死腹中，胞衣不下。

【功效】下胎。

【药物及用量】巴豆（去壳）十八粒　蓖麻子（去壳）四十粒　麝香二钱

【用法】同打如泥，摊绢帛，如胎死腹中，贴脐上一时，产下即时揭去；如胞衣不下，贴脚心，胞衣下即洗去。

◆如圣膏《疡医大全》

【主治】针入肉。

【功效】吸针外出。

【药物及用量】车脂輂油不拘多少

【用法】研如膏，调磁石细末，摊纸上如钱许，贴之，每日二换。

◆如圣饼甲《普济方》

【主治】气厥，偏正头痛。

【功效】祛风，化痰，行滞。

【药物及用量】防风　生半夏　天麻各五钱　天南星（洗）　川乌头（炮去皮尖）　干姜各一两　川芎　甘草（炙）各二两

【炮制】研为细末，汤浸蒸饼和丸，如芡实大，捻做饼子曝干。

【用法】每服五饼，同荆芥穗三五茎，细嚼，不拘时茶汤或温酒白汤送下。

◆如圣饼乙《普济方》

【主治】咽中有疮，咽物不下及咳嗽咯血，肺痿痰唾气促，并小儿疮疹，毒攻咽喉肿痛。

【功效】清肺热，利咽。

【药物及用量】牛蒡子（炒）　甘草各一两　麦门冬（去心）五钱　桔梗一两

【用法】研为末，加淡竹叶清水煎，细细服。

◆如圣饼《保婴撮要》

【主治】流注及一切疮疡，不能消散，或溃而不敛。

【功效】消散解毒，敛疮。

【药物及用量】乳香　没药　木香　血竭　当归各等量　麝香少许（一作减半）

【用法】研为末，酒煮米糊和饼，炙热频熨患处，毒疮，加蟾酥等量。

◆如圣饼子《太平惠民和剂局方》

【主治】男子妇人气厥，上盛下虚，痰饮风寒，伏留阳经，偏正头疼，痛连脑颠，吐逆恶心，目瞑耳聋。

【功效】温经止痛，降逆化痰。

【药物及用量】川乌头（炮，去皮尖）　天南星（洗炮）　干姜各一两　甘草（炙）　川芎各二两　天麻　防风（去芦杈杖）　半夏（生用）各半两

【用法】上八味，为细末，汤浸蒸饼和丸，如鸡头大，捻做饼子，曝干，每服五饼，同荆芥三五穗，细嚼，茶酒任下，熟水亦得，不拘时。常服清头目，消风化痰暖胃。

◆**如圣黑膏**《世医得效方》

【主治】头疮久不瘥及白秃。

【功效】消热消疮。

【药物及用量】豆豉半升　龙胆草　芜荑各一分

【用法】上三味，一处用湿纸裹，盐泥固济，火煅存性，碾为末，以生清油半斤，熬取四两，下药，急搅匀得所，瓷盒收，敷神效。

◆**如胜散**《仁斋直指方》

【主治】血崩。

【功效】温经收敛止血。

【药物及用量】棕榈（烧）　乌梅　干姜各一两

【用法】上三味为细末二钱，乌梅汤调下，空心服，久患三服愈。治冲任虚衰，为风冷客乘胞中，血山崩下。

◆**守中丸**《圣济总录》

【主治】风头眩，脑转目系急，忽然倒仆。

【功效】和气血。

【药物及用量】人参　白术　甘菊花　枸杞子　山药各二两　白茯苓（去皮）十两　麦门冬（去心）三两　生地黄十二斤（绞取汁）

【炮制】研为细末，先用生地黄汁于银器内，入酥三两、白蜜三两，同煎，逐渐掠取汁上金花令尽，得五升许。于银器内拌炒前七味药，渐渐令尽。候干入白蜜同捣数千杵和丸，如梧桐子大，须择四季旺相日，或甲子日修合。

【用法】每服五十丸，空腹时温酒送下，服百日后，五脏充满，肌肤滑润。

◆**守中丸**《解围元薮》

【主治】大麻风之雁来风、鼓槌风、核桃风、紫云风及水风。

【功效】祛风杀虫。

【药物及用量】防风　胡黄连　陈皮　黄芩　天麻　升麻　山栀　荆芥　苦参　连翘各一两　牛蒡子　当归　胡麻　皂角　白蒺藜　蔓荆子各三两　羌活　独活各一两五钱　甘草　朱砂　白芷各五钱　乳香　没药　麝香　冰片各二钱　牛黄一钱

【炮制】研为末，米糊和丸。

【用法】每服三钱，盐汤送下。

◆**守中汤**《太平惠民和剂局方》

【主治】中焦不和，脾胃积冷，心下虚痞，腹中疼痛，或饮酒过多，胸胁逆满，噎塞不通，咳嗽无时，呕吐冷痰，饮食不下，噫醋吞酸，口苦失味，怠惰嗜卧，不思饮食；及伤寒时气，里寒外热，霍乱吐利，心腹绞痛，手足不和，身热不渴及肠鸣自利，米谷不化；及脾胃留湿，体重节痛，面色萎黄，肌肉消瘦。

【功效】健脾胃，行水湿。

【药物及用量】桔梗（去芦，锉，炒）　苍术（米泔水浸一宿，去粗皮，滤干锉片，炒微黄色）各二两　干姜四钱（炮）　甘草六钱（炙）

【用法】锉焙为末，每服一钱，空腹时沸汤调下，㕮咀，水煎亦可，或用姜枣。

◆**守胃散**《是斋百一选方》

【主治】小儿阴阳不和，吐泻不止。

【功效】健脾，和胃，祛风，豁痰。

【药物及用量】人参（去芦）　白术　白茯苓（去皮）　山药（去黑皮）　干葛　扁豆（炒去壳）　南星（锉碎瓦器盛，东壁土同醋煮少许，滤干切片焙）　甘草　藿香（去梗）　防风（去芦）　天麻各五钱

【用法】研为末，每服二钱，清水一盅，加生姜二片，冬瓜子仁五十粒（捣碎）煎至七分，空腹时温服。如大泻不止危急，每服加沉香、白豆蔻各少许。

◆**守效散**《玉机微义》

【主治】疔疮恶肉。

【功效】祛风，解毒，蚀恶肉。

【药物及用量】生砒霜　白丁香　松香　轻粉　川乌　生矾各一钱　蜈蚣一条（焙）

【用法】研为极细末，铍针刺破疮口，

令血出，唾津调药，贴疮上，其根自消。

◆**守瘿丸**《宣明论方》

【主治】瘿瘤硬结。

【功效】化痰软坚，散结消瘿。

【药物及用量】通草二两　杏仁（去皮尖）　牛蒡子各一合　昆布（洗）　射干　诃黎勒　海藻（洗）各四两

【炮制】研为细末，炼蜜和丸，如弹子大。

【用法】每服一丸，食后口噙化下，一日三次。

◆**守灵散**《鸡峰普济方》

【主治】心劳。

【功效】补心脏劳极。

【药物及用量】白茯苓　丁香　诃子（去核）各一两　桔梗　芍药　羌活　甘草（炙）各二钱五分

【用法】研为细末，每服二钱，加银耳环一只，葱白一寸，同煎至八分，通口服。

◆**安中汤**《千金方》

【主治】预防小产，会堕五月胎者。

【功效】补气，养血，安胎。

【药物及用量】黄芩一两　当归　芎䓖　干地黄　人参各二两　甘草　芍药各三两　生姜六两　麦门冬一升　五味子　火麻仁各五合　大枣三十五枚

【用法】㕮咀，清水七升，清酒五升，煮取三升五合，分作四服。日三夜一次，七日后服一剂。

◆**安中散**《太平惠民和剂局方》

【主治】远年日近脾疼反胃，口吐醋水，寒邪之气留滞于内，停积不消，胸膈胀满，攻刺腹胁，恶心呕逆，面黄肌瘦，四肢倦怠。妇人血气刺痛，小腹连腰攻疰重痛。

【功效】温中补虚，和胃止呕。

【药物及用量】甘草一十两（炒）　延胡索（去皮）　良姜（炒）　干姜（炮）　茴香（炒）　肉桂各五两　牡蛎四两（煅）

【用法】上七味为细末，每服二钱，热酒调下，妇人淡醋汤调服，如不饮酒者，用盐汤点下，不拘时。

◆**安中散**《圣济总录》

【主治】干呕。

【功效】和胃止呕。

【药物及用量】小麦（炒黄）四两　干姜（锉，炒）一两　甘草（炙）　陈曲（炒）各半两

【用法】上四味，捣罗为散，每服二钱匕，枣汤调下。

◆**安心汤**《辨证录》

【主治】妇人血虚而心无以养，产后三日，发热恶露不行，败血攻心，狂言呼叫，甚欲奔走，拏捉不定。

【功效】补血行瘀。

【药物及用量】当归二两　川芎一两　生地黄五钱（炒）　牡丹皮五钱　生蒲黄二钱　干荷叶一片

【用法】清水煎服，一剂狂定，恶露即下。

◆**安心汤**《千金方》

【主治】产后心冲悸不定，恍恍惚惚，不自知觉，言语错误，虚烦短气，意志不定。

【功效】益气养血，安神定志。

【药物及用量】远志　甘草各二两　人参　茯神　当归　芍药各三两　麦门冬一升　大枣三十枚

【用法】上八味，㕮咀，以水一斗，煎取三升，去滓，分三服，日三服。若苦虚烦短气者，加淡竹叶二升，水一斗二升，煮竹叶取一斗，内药；若胸中少气者，益甘草为三两善。

◆**安老汤**《傅青主女科》

【主治】妇人肝不藏、脾不统而血崩，年五十外或六七十岁忽然行经，或下紫血块，或如红血淋。

【功效】补气血，止血，健脾胃。

【药物及用量】人参　生黄芪　熟地黄各一两　山茱萸肉（蒸）　当归（酒洗）　白术（土炒）各五钱　阿胶（蛤粉炒）　荆芥穗（炒黑）　甘草　木耳炭各一钱　香附五分（酒炒）

【用法】清水煎服，一二剂减，四剂全

减，十剂可愈。

◆**安卧如神汤**《杂病源流犀烛》

【主治】通宵不眠。

【功效】补心益肺，安神。

【药物及用量】茯苓　茯神　白术　山药　寒水石（煅）　枣仁各一钱　远志　甘草（炙）各七分　朱砂五分　人参四分

【用法】清水煎服。

◆**安胃汤**《脾胃论》

【主治】饮食汗出日久，心中虚风虚邪，令人半身不遂，致偏风痿痹之证。

【功效】养血，生津。

【药物及用量】黄连（去须）　五味子　乌梅肉　生甘草各五分　炙甘草三分　升麻梢二分

【用法】清水二盏，煎至一盏，食远温服。忌食湿面、酒、五辛、大料物之类。

◆**安胃散**《仁斋直指方》

【主治】呕吐，不思饮食。

【功效】补脾胃，理气化湿。

【药物及用量】人参　白术　木香　槟榔　丁香　半夏曲　肉豆蔻（湿纸煨）　橘红　藿香　白茯苓　青皮　甘草（炙）等量

【用法】上一十二味锉散，每三钱，姜四片，煎服。

◆**安胎丸**《丹溪心法》

【主治】妊娠四五月，内热甚而致胎堕不安。

【功效】清热，安胎。

【药物及用量】条芩　白术　炒曲

【用法】研为细末，水泛和丸。

◆**安胎丸**《杏苑方》

【主治】胎动不安，或疼，或见恶露，或不疼，或不见恶露。

【功效】调气，养胎。

【药物及用量】黄芩　白芍　白术　当归　川芎

【炮制】研为细末，水泛和丸。

【用法】温汤送下。

◆**安胎四物饮**《女科玉尺》

【主治】妊娠诸痛。

【功效】补血，行血，和胃。

【药物及用量】四物汤加肉桂　厚朴　枳壳　槟榔。

【用法】清水煎服。

◆**安胎白术散**《奇效良方》

【主治】妊娠宿有冷疾，胎萎不长，或失于将理堕胎。

【功效】祛寒，调气，安胎。

【药物及用量】白术　川芎各一两　吴茱萸（汤泡）五钱　甘草（炙）一两五钱

【用法】研为细末，每服二钱，食前温酒调下，忌食生冷果实。

◆**安胎和气散**《叶氏女科》

【主治】妊娠四月，倦卧不安，或口苦头痛，脚弱及肿急。

【功效】健胃，调气，产血，安胎。

【药物及用量】白术（土炒）一钱五分　香附（盐水炒研）二钱　茯苓八分　白芍（炒）　黄芩（酒制）　广皮（盐水炒）各一钱　川芎　甘草（炙）各五分　当归身（酒炒）一钱六分

【用法】清水煎，分二服，热多加黄山栀二钱。

◆**安胎和气散**《女科百问》

【主治】胎冷，腹胀虚痛，两胁虚鸣，脐下冷痛欲泄，小便频数，大便虚滑。

【功效】健胃暖肠。

【药物及用量】诃子（面裹煨，去核）　白术各二钱　陈皮（去白）　高良姜（炒）　木香（不见火）　白芍　陈米（炒）　甘草（炙）各一钱

【用法】清水二盅，加生姜五片，煎至一盅不拘时服，忌食生冷之物。

◆**安胎寄生汤**《小品方》

【主治】妊娠流下。

【功效】固腰肾，安胎气。

【药物及用量】桑寄生　白术各五分　茯苓四分　甘草十分

【用法】切碎，清水五升，煮取二升五合，分作三服。若人壮者，可加芍药八分，水二升。若胎不安，腹痛端然有所见，加干姜四分即安，忌食海藻、菘菜、酢物、

桃李、雀肉等。

◆**安胎当归汤**《小品方》

【主治】妊娠五月，举动惊愕，胎动不安，下在小腹，痛引腰络，小便疼，下血。

【功效】养血安胎。

【药物及用量】当归　阿胶（炒）　川芎　人参各一两　大枣十二枚　艾叶一把

【用法】酒水各三升，煮至三升，纳胶令烊，分作三服。一方有甘草，无人参、大枣。

◆**安胎饮**《太平惠民和剂局方》

【主治】妊娠三月、四月至九个月恶阻病者，心中愦闷，头重目眩，四肢沉重，懈怠不欲执作，恶闻食气，欲啖咸酸，多睡少起，呕逆不食。或胎动不安，非时转动，腰腹猝痛，下血不止及妊娠一切疾病。

【功效】养血，和胃，安胎。

【药物及用量】甘草　茯苓　当归　熟地黄　川芎各八分　白术　黄芪　白芍　半夏（汤泡七次，切炒）　阿胶（蛤粉炒）　地榆各等量（一方无半夏、地榆，有人参、桑寄生，一方无黄芪、白术、半夏、地榆、茯苓，有艾叶）

【用法】㕮咀，每日三四钱，加生姜四片，大枣二枚，清水煎，不拘时温服。

◆**安胎饮**《丹溪治法心要》

【主治】孕成之后，胎气不安，或腹微痛，或腰间作疼，或饮食不甘美。

【功效】疏气，调胃，安胎。

【药物及用量】人参（一作党参）　白术　甘草　陈皮　川芎　当归　白芍　苏梗（一作叶）　条芩　香附（一作熟地）　砂仁各三钱

【用法】加生姜三片，红枣三枚，清水煎服。

◆**安胎饮**《古方选注方》

【主治】妊娠房劳，伤损足三阴所致小产。

【功效】固带脉，安胎元。

【药物及用量】莲肉（去心，不去皮）　家用草苎麻（洗净胶）　糯米各三钱

【用法】清水煎，去麻，每早连汤服一次，或服汤不服糯米、莲肉亦可，平时无小产之患者，服之亦妙。

◆**安胎饮**甲《圣济总录》

【主治】妊娠胎动不安，腰腹疼痛。

【功效】养血止痛。

【药物及用量】当归半两（锉）　葱白一分（细切）

【用法】上二味，先以水三盏，煎至二盏，入好酒一盏，更煎数沸，去滓，分作三服。

◆**安胎饮**乙《圣济总录》

【主治】妊娠胎气不安，腹痛烦闷。

【功效】益气养血。

【药物及用量】芎䓖　阿胶　艾叶　当归（切，焙）　人参　甘草（炙，锉）　白茯苓（去黑皮）　黄芪（锉）　麦门冬（去心，焙）各一两

【用法】上九味，粗捣筛，每服五钱匕，水一盏半，煎至八分，去滓，空腹温服，不拘时。

◆**安胎织罩散**《妇人大全良方》

【主治】胎动不安。

【功效】和胃调气。

【药物及用量】白药子二两　白芷五钱

【用法】研为细末，每服二钱，紫苏煎汤调下，或胎热心烦闷者，加砂糖少许煎。

◆**安胎枳实散**《川玉集》

【主治】心腹上气，焦渴不止，食饮不下，腰疼体重。

【功效】调阴阳，和脾胃。

【药物及用量】枳实二分（炒）　艾叶　阿胶（炙）　前胡　芍药　石韦（去皮）各一分

【用法】上六味，捣罗为散，每服一钱，入糯米一撮，葱白两茎，拍破，水一盏半，煎至一盏，去滓，温服。

◆**安胎鲤鱼粥**《太平圣惠方》

【主治】妊娠因伤动，腹里㽲痛。

【功效】补肝益肾。

【药物及用量】鲤鱼一头（重一斤者，去鳞鬣肠胃，细切）　苎根二两（干者，洗净，锉）　糯米五合

【用法】上三味，以水三碗，先煎苎根，取汁二碗，去滓，下米并鱼煮粥，入五味，空腹食之。

◆**安胎方**《肘后方》

【主治】胎动不安。

【功效】清热安胎。

【药物及用量】豉一升　葱白一虎口　胶一两　水三升

【用法】上四味，煮取一升，服之，不二作。

◆**安宫散**《永类钤方》

【主治】妊娠血气虚弱，不能卫养，数月而堕。

【功效】补气养血。

【药物及用量】附子（炮）　阿胶（炒）　五味子　山药　黄芪（炙）　当归　熟地黄　赤芍　木香　甘草（炙）各二钱　生姜半两（炒黑）　糯米一勺（炒黑）

【用法】上一十二味，锉末，每半两，苎根三寸，水煎，通口服。

◆**安宫牛黄丸**《温病条辨》

【主治】太阴温病，发汗而汗出过多，神昏谵语，飞尸猝厥，五痫中恶，大人、小儿痉厥因于热者；手厥阴暑温，身热不恶寒，精神不了了，时时谵语；邪入心色，舌謇肢厥；阳明温病，斑疹、温痘、温疮、温毒，发黄，神昏谵语。

【功效】化秽，利窍，保肾，宁心。

【药物及用量】牛黄　郁金　犀角　黄芩　黄连　山栀子　雄黄　朱砂各一两　梅片　麝香各二钱五分　真珠五钱

【炮制】研为极细末，炼蜜和丸。

【用法】每丸一钱，金箔为衣，以蜡壳下。脉实者，银花、薄荷汤送下；大人病重体实者，日再服，甚至日三服，小儿服半丸，不效，再服半丸。

◆**安息丸**《幼幼新书》

【主治】脑疳。鼻下赤烂，身心烦躁，鼻内生疮，头发自落，日夜痛无休歇，状似鬼形。

【功效】宣壅解毒。

【药物及用量】安息香　丁香　胡黄连　麝香　雄黄各一钱　肉豆蔻　金银箔各五片

【炮制】研为末，炼蜜和丸，如麻子大。

【用法】每服三丸，米汤送下。

◆**安息香散**《太平圣惠方》

【主治】风腰脚疼痛冷痹及四肢无力。

【功效】强腰补肾，散寒除痹。

【药物及用量】安息香二两　附子二两（炮裂，去皮、脐）　虎胫骨二两（涂酥，炙令黄）

【用法】上三味，捣细罗为散，每服食前，以温酒调下一钱。

◆**安息香丸**《直指小儿方》

【主治】内钓、盘肠气钓、虫痛通用。

【功效】杀虫消积，行气止痛。

【药物及用量】安息香　桃仁（去皮尖，炒）　蓬莪术（炮）　使君子肉各半两　阿魏一钱　茴香（炒）　全蝎各一分

【用法】上七味，阿魏并安息香，以酒少许，就汤瓶口上，以盏盛，蒸溶去砂，旋入桃仁同研，次入诸药末，炼蜜丸梧桐子大，每一丸，生姜汤调下。

◆**安息香丸**《圣济总录》

【主治】阴气下坠，卵核肿大，坚硬如石，痛不可忍者。

【功效】调气，行滞，软坚，和血。

【药物及用量】延胡索（炒）　海藻（洗）　昆布（洗）　青皮（去白）　茴香（炒）　川楝子（去核）　马兰花各一两五钱　木香五钱（不见火）　大戟（酒浸三宿，切片焙干）三钱五分

【炮制】研为细末，另加砂、阿魏、安息香各二钱五分，用酒一盏，醋一盏，淘去砂土，再用酒醋合一盏，熬成膏。加麝香一钱，没药二钱五分，俱各另研细，入前药末一同和丸，如绿豆大。

【用法】每服十丸，至十五丸，空腹时绵子灰调酒下。

◆**安珠散**《眼科审视瑶函》

【主治】睛中灌血。

【功效】祛风，行血，疏肝。

【药物及用量】槐花　生地　黄白菊花

（炒） 栀子 荆芥 龙胆草 黄芩（酒炒） 赤芍 甘草 当归尾各等量

【用法】研为末，每服三钱，清水二杯，煎至八分，去滓热服。春加大黄（泻肝），夏加黄连（泻心），秋加桑白皮（泻肺）。

◆**安斑散**《幼幼新书》

【主治】疮疹。

【功效】祛风解毒。

【药物及用量】升麻 赤茯苓 羌活 黄芪 人参 桔梗 枳壳（麸炒） 甘草各等量

【用法】研为细末，每服一钱，清水七分盏，加紫草、薄荷各少许，同煎至四分盏，去滓温服，量儿大小加减。

◆**安斑散**《经验良方》

【主治】调理疮疹，已发未发，皆可服之。

【功效】益气透表。

【药物及用量】川升麻 白茯苓 黄芪 羌活各一两 人参 枳壳 桔梗 甘草各半两

【用法】上八味，㕮咀，每服三钱，水一小盏，加紫草少许，薄荷一叶，煎五分，温服。

◆**安神丸**《小儿药证直诀》

【主治】小儿面黄颊赤，身壮热；心虚肝热，神志恍惚。

【功效】镇惊，养心安神。

【药物及用量】麦门冬（去心，焙） 马牙硝 白茯苓 干山药 寒水石 甘草各五钱 朱砂一两（水飞另研） 龙脑一字（另研，一作二分，一作二分五厘）

【炮制】研为细末，炼蜜和丸，如鸡头子大。

【用法】每服半丸，不拘时砂糖水化下。

◆**安神丸**《保婴金镜》

【主治】心血虚而睡中惊悸，或受惊吓而作。

【功效】养血，安神。

【药物及用量】人参 酸枣仁（炒） 茯神 半夏（汤泡）各一钱 当归（酒洗） 橘红 赤芍（炒）各七分 五味子五粒（一作七粒） 甘草（炙）三分

【炮制】研为末，姜汁和丸，如芡实大。

【用法】每服一丸，生姜汤或薄荷汤化下。

◆**安神丸**《痘疹心法》

【主治】小儿痘疮初起，神昏谵语，心经蕴热，惊悸及麻疹发搐；妇女经后出痘，热入血室，神识不清，谵妄。

【功效】清心肺，安神志。

【药物及用量】黄连 当归身 麦门冬 白茯神 甘草各五钱 朱砂一两 龙脑二分五厘

【炮制】研为末，汤浸蒸饼，和猪心血捣匀为丸，如黍米大。

【用法】每服十丸，灯心汤送下。

◆**安神丸**《幼幼新书》

【主治】小儿客忤，忽而连连哭不休，浑身壮热，脉如钩，惊啼不得。

【功效】清心安神。

【药物及用量】生犀末五分 雄黄 人参 茯苓 车前子各一分

【炮制】研为末，另用桃白皮、桃符各一两。以清水三升，同煎至一升，去滓，更煎成膏，和药末为丸，如麻子大。

【用法】每服三丸，芍药汤送下。

◆**安神丸**《兰室秘藏》

【主治】心神烦乱，怔忡，兀兀欲吐，胸中气乱而有热，有似懊憹之状，皆膈止血中伏火，蒸蒸然不安。

【功效】清胃，凉血，安神。

【药物及用量】黄连六钱 朱砂五钱 生地二钱五分 甘草（炙） 当归各二钱

【炮制】研为细末，水泛和丸。

【用法】熟汤送下。

◆**安神丸**《圣济总录》

【主治】子烦。

【功效】镇心安神。

【药物及用量】朱砂一两 黄连一钱 生姜 当归 甘草各五分

【炮制】研为细末，水泛和丸。

【用法】熟汤送下。

◆**安神丸**《片玉痘疹》

【主治】痘收后邪热攻心，传入胞络，昏睡连日不醒，口中妄语。或有醒时亦似醉人，每多错言。

【功效】清心解毒。

【药物及用量】牛黄五分　黄连五钱　当归　山栀（炒黑）各一钱五分

【炮制】共为末，入猪心血和匀为丸。

【用法】朱砂为衣，灯心汤送下，无真牛黄则加川贝母、胆星、琥珀。

◆**安神生化汤**《傅青主女科》

【主治】产后块痛未止，妄言妄见。

【功效】行瘀，养血，安神。

【药物及用量】川芎一钱　柏子仁一钱　人参一二钱　当归二三钱　茯神二钱　桃仁十二粒　黑姜四分　甘草（炙）四分　益智子八分（炒）　陈皮三分

【用法】加大枣，清水煎服。

◆**安神定志丸**《医便方》

【主治】健忘。

【功效】养心肺。

【药物及用量】人参　白术　茯苓　茯神　菖蒲　远志　麦门冬　枣仁　牛黄　朱砂

【炮制】研为细末，龙眼熬膏，加炼蜜和丸。

【用法】熟汤送下，一日三次。

◆**安神汤**《兰室秘藏》

【主治】头痛，头旋眼黑。

【功效】祛风，养胃，安神。

【药物及用量】黄芪　羌活　酒黄柏各一两　防风二钱五分　酒知母　酒生地黄　柴胡　升麻五钱　炙甘草　生甘草各三钱

【用法】每服五钱，清水二盏，煎至一盏半，加蔓荆子一钱五分（一作五分），川芎三分，再煎至一盏去滓，临卧时热服。

◆**安神散**《活幼心书》

【主治】吐泻诸病后，心虚烦闷，触物易惊，气郁生涎，涎与气相搏，不能安睡。

【功效】调气和胃。

【药物及用量】人参　白茯苓　半夏（制）　甘草（炙）　陈皮（去白）　枳实（制）各五钱

【用法】研为末，每服二钱，清水一盏，加牛姜二片，大枣一枚，竹茹一小团，煎至七分，不拘时温服。有微热微渴，加麦门冬（去心）。

◆**安神散**《幼幼新书》

【主治】夜啼。

【功效】清热，安神。

【药物及用量】犀角　雄黄　人参　车前子各五钱　茯苓一两

【用法】研为末，每服一钱，桃仁汤送下。

◆**安神散**《三法六门》

【主治】远年近日，喘嗽不已。

【功效】理肺止咳平喘。

【药物及用量】御米壳（蜜炒）一两　人参　陈皮（去白）　甘草一两（炙）

【用法】上三味为末，每服一钱，煎乌梅汤调下，临卧。

◆**安神补心汤**《古今医鉴》

【主治】怔忡惊悸。

【功效】安神补心。

【药物及用量】当归　生地　茯神　黄芩各一钱三分　麦门冬二钱　白芍　白术各一钱　远志　枣仁各八分　川芎七分　玄参五分　甘草三分

【用法】清水煎服。

◆**安神镇惊丸**《保婴撮要》

【主治】小儿惊退后。

【功效】祛痰化热，镇惊安神。

【药物及用量】天竺黄（另研）　人参　茯神　天南星（姜制）各五钱　酸枣仁（炒）　麦门冬（去心）　当归（酒洗）　生地黄（酒洗）　赤芍（炒）各三钱　薄荷叶　木通　黄连（姜汁炒）　山栀（炒）　辰砂（另研）　牛黄（另研）　龙骨（煅）各二钱　青黛一钱（另研）（一方无人参、南星、生地，有胆星）

【炮制】研为末，炼蜜和丸，如绿豆大，赤金箔为衣。

【用法】每服三五丸，淡姜汤送下，量儿大小加减。

◆**安蛔散**《张氏医通》

【主治】吐蛔热证，色赤成团而活者。

【功效】清热安蛔。

【药物及用量】乌梅肉三钱　黄连　蜀椒　藿香　槟榔各一钱　胡粉　白矾各五分

【用法】为散，每服三四钱，清水煎如糊，空腹时服，瘥即止。

◆**安奠二天汤**《傅青主女科》

【主治】妊娠脾肾亏损，带脉无力，小腹作痛，胎动不安，如有下坠之状。

【功效】健脾，调气，和血。

【药物及用量】人参一两　白术一两（土炒）　扁豆五钱（炒，去皮）　甘草（炙）一钱　熟地黄一两　山药五钱（炒）　山茱萸肉五钱（蒸）　杜仲三钱（炒黑）　枸杞二钱

【用法】清水煎服，一剂疼止，二剂胎安。

◆**安肾丸**《太平惠民和剂局方》

【主治】肾经久积阴寒，膀胱虚冷，下元衰惫，耳重唇焦，腰腿肿疼，少腹脐痛，两胁刺胀，小腹坚疼，下部湿痒，夜梦遗精，恍惚多惊，皮肤干燥，面无光泽，口淡无味，不思饮食，大便涩泄，小便滑数，神困健忘。

【功效】补肾壮阳，健脾利湿。

【药物及用量】肉桂（去粗皮，不见火）　川乌头（炮，去皮、脐）各一斤　桃仁（麸炒）　白蒺藜（炒去刺）　巴戟天（去心）　干山药（姜汁炒）　茯苓（去皮）　肉苁蓉（酒浸，炙，祛腐）　石斛（去根，炙，一作酒炒）　川萆薢（炒）　白术　补骨脂（炒）各三斤（一方无肉桂、茯苓，一方无桃仁）

【炮制】研为末，炼蜜和丸，如梧桐子大。

【用法】每服三十丸至七十丸，空腹盐汤下，临卧温酒送下，小肠气，炒茴香，盐酒下。

◆**安肾丸**《三因极一病证方论》

【主治】肾虚牙痛，耳鸣口干，面色黧黑，耳轮焦枯，腰痛，膝骨痛，阴囊汗，阳事不举。

【功效】健肾，化湿。

【药物及用量】补骨脂（炒）　胡芦巴（炒）　小茴香（炒）　川楝子（炒）　续断（炒）各三两　山药　杏仁（炒）　白茯苓　桃仁（炒）各二两

【炮制】研为细末，炼蜜和丸，如梧桐子大。

【用法】每服二钱，空腹时淡盐汤送下。

◆**安肾丸**《丹溪心法》

【主治】久患气证，气不归元。

【功效】温阳健肾。

【药物及用量】补骨脂　茴香　乳香各等量

【炮制】研为细末，炼蜜和丸。

【用法】盐汤送下。

◆**安荣散**《医方类聚》

【主治】妊娠小便涩少成淋。

【功效】通阳，补肺，利水。

【药物及用量】麦门冬（去心）　木通　滑石各三钱　人参　细辛各二钱　当归（去芦酒浸）　灯心草　甘草各五分

【用法】研为细末，每服二钱，不拘时麦门冬煎汤调下，清水煎服亦可。

◆**安荣汤**《医学正传》

【主治】胎元不固，时常小产。

【功效】清热养血安胎。

【药物及用量】熟地　白芍　川芎　桑寄生　当归　阿胶　香附　白术　砂仁　黄芩各一钱　糯米一百粒

【用法】清水煎服。

◆**安虫丸**《小儿药证直诀》

【主治】上中二焦虚，或胃寒虫扰痛。

【功效】破血，杀虫。

【药物及用量】干漆（炒烟尽）二分　雄黄一分　巴豆霜一钱

【炮制】研为细末，水煎米糊和丸，如黍米大。

【用法】每服五七丸二三十丸，发时东行石榴根煎汤，痛者，苦楝根或芜荑汤送下，量儿大小加减。

◆**安虫散**《田氏保婴集》

【主治】小儿虫痛。

【功效】杀虫止痛。

【药物及用量】胡粉（炒黄）　鹤虱（炒黄）　川楝子（去皮核）　槟榔各二钱　枯白矾二钱五分

【用法】研为细末，每服一字，大者五分，痛时米饮调下。

◆**安露饮**《中医妇科治疗学》

【主治】产后阴虚血热，恶露不止，血量较多，色红且有腥臭，腹部偶尔做胀，口干心烦，舌淡红苔黄，脉数，属血热者。

【功效】养阴清热，化瘀止血。

【药物及用量】生地　丹参　益母草各三钱　乌贼骨六钱　茜草根（炒）一钱五分　旱莲草　炒蕲艾各三钱

【用法】水煎，去滓，温服。

◆**安脐散**《直指小儿方》

【主治】脐中汁出，或赤肿。

【功效】收湿，消肿。

【药物及用量】白石脂末（焙，出火气）

【用法】上一味，敷之，日三度，或油发灰敷，或当归末敷。

◆**安脾散**《袖珍方》

【主治】停饮伤胃，以致食咽酸，呕吐黄水不已。

【功效】消积止呕。

【药物及用量】高良姜一两（以百年尘壁土和水煮干，切片）　南木香　草果（面煨）　人参（去芦）　陈皮（去白）　白术　丁香　胡椒　白茯苓各半两　甘草（炙）一两半

【用法】上一十味为末，每服二大钱，空心，米饮入盐点服，盐酒亦可。

◆**安肺散**《卫生宝鉴》

【主治】咳嗽无问新久。

【功效】止咳平喘。

【药物及用量】麻黄（不去节）二两　甘草一两（炒）　米壳四两（顶，炒黄）

【用法】上三味为末，每服三钱，水一盏，乌梅一个，煎至七分，去梗，温服，临卧。

◆**安眠散**《御药院方》

【主治】上喘咳嗽，久而不愈。

【功效】润肺下气，止咳平喘。

【药物及用量】款冬花　乌梅肉　佛耳草　麦门冬（去心）各二钱半　陈皮（去白）半两　甘草（炙）三钱半　御米壳七钱半（酥炒）

【用法】上七味，为细末，每服三钱，水一盏，入黄蜡如枣核许，同煎至八分，去滓，大温，临卧服。

◆**安惊丸**《直指小儿方》

【主治】诸惊风痫，或犬声异物，惊忤打坠，不省人事。

【功效】镇惊定痫。

【药物及用量】远志肉（姜汁浸，焙）　净铁粉　朱砂　人参　茯神各半两　全蝎二十一个（焙）　南星（中者一个，姜汁浸一宿，切细，焙）　白附子（略炮）二钱半　花蛇头（酒浸肉，焙）　麝半钱

【用法】上九味，为末，炼蜜丸梧桐子大，每服一丸，菖蒲灯心煎汤调下。

◆**戌药**《咽喉秘集》

【主治】重舌，莲花舌。

【功效】清火消肿。

【药物及用量】硼砂三钱　玄明粉二钱　青盐一钱（用火煅红，放地上，或一日去火毒）

【用法】研末擦之。

◆**戎盐丸**《千金方》

【主治】舌上黑，有数孔，大如箸，出血如涌泉。

【功效】清血热。

【药物及用量】戎盐　黄芩（一作葵子）　黄柏　大黄各五两　人参　桂心　甘草各二两

【炮制】研为细末，炼蜜和丸，如梧桐子大。

【用法】每服十丸，米饮送下，一日三次，亦烧铁烙之。

◆**戎盐汤**《永乐大典》

【主治】小儿鬼火丹，两臂赤起如李子。

【功效】消肿散热。

【药物及用量】戎盐一两　附子一枚　雄黄五钱（水飞）

【用法】研为末，每用少许，雄鸡血调涂。

◆**戎盐散**《太平圣惠方》

【主治】妇人青瘕。

【功效】温经祛痰消癥。

【药物及用量】戎盐一分　皂荚半两（去皮、子，炙黄焦）　细辛一两半

【用法】上三味，捣罗为末，以三角囊，大如指，长三寸贮之，内阴中，但卧，瘕当下青如葵汁，将养如产法也。

◆**吐风散**《玉机微义》

【主治】小儿急中风，口噤不开，不省人事。

【功效】止涎，开窍。

【药物及用量】全蝎一个（炒）　瓜蒂十个（炒）　赤小豆三十粒

【用法】上三味，为末，一岁一字，温米饮调下，未吐再服。

◆**托毒散**《刘涓子鬼遗方》

【主治】痈疽不问气毒、风毒，一切毒气所结，初起高肿，发疼不定，喘息气粗。

【功效】温阳，散滞，托毒。

【药物及用量】附子一枚（泡去皮尖）　当归　麻黄　甘草　官桂　川芎　羌活　石韦　龙胆草各等量

【用法】研为末，每服二钱，清水一盏，加生姜三片，食盐少许，煎服。

◆**托里益青汤**《外科枢要》

【主治】疮疡，脾土虚弱，肝木所侮，以致饮食少思，或胸膈不利。

【功效】健脾化痰。

【药物及用量】人参　白术　茯苓　半夏各一钱　白芍　柴胡　甘草各五分　陈皮一钱（一作八分）

【用法】加生姜、大枣，清水煎服。

◆**托里定痛散**《外科正宗》

【主治】痈疽溃后，血虚疼痛不可忍者。

【功效】补气血，调荣卫，止痛。

【药物及用量】熟地　当归　白芍　乳香（去油）　没药（去油）　罂粟壳（蜜炙，去筋）　川芎　肉桂。

【用法】清水煎服。

◆**托里金银地丁散**《奇效良方》

【主治】诸恶疮，肿毒疼痛。

【功效】解热毒。

【药物及用量】金银花　紫花地丁　黄连　当归　赤芍　黄芪　人参　甘草节　桔梗　大黄各五钱　乳香　白檀香　没药　连翘各三钱　黄芩　栀子仁　玄参各二两　麦门冬（去心）　前胡　甘草（微炙）各一两

【用法】㕮咀，每服五钱，清水一盏，黄酒一盏，煎至八分，去滓，随病上下温服。

◆**托里消毒散**《陈氏小儿痘疹方论》

【主治】痘疹、痈疽、疮疡、时毒、大头瘟之气血虚弱者。

【功效】解热毒，托毒透脓敛疮。

【药物及用量】人参　生黄芪（一作盐水拌炒）　白术（炒）　茯苓　白芍　当归（酒拌）　川芎　金银花各一钱　白芷　甘草（炙）　连翘各五分　陈皮一钱（一方无川芎，一方有陈皮一钱，皂角刺、桔梗各五分）

【用法】研为散，每服四五分，清水煎，徐徐服。脓多带赤血虚也，去金银花、连翘、白芷三味，加当归、地黄、人参、白术，如不应暂用八珍汤加牡丹皮。

◆**托里消毒散**《古今医鉴》

【主治】一切痈疽，六七日未消者。

【功效】解毒行滞。

【药物及用量】金银花　陈皮各三钱　黄芪（盐制）　天花粉各二钱　防风　当归　川芎　白芷　桔梗　厚朴　皂角刺（炒）　穿山甲（炙）各一钱

【用法】锉散，清水煎服。

◆**托里益中汤**《外科枢要》

【主治】疮疡中气虚弱，饮食少思，呕吐泄泻，或疮不消散，或溃不能敛。

【功效】补气托毒。

【药物及用量】人参　白术　陈皮　半夏　白茯苓　炮姜各一钱　木香（一作丁香）　甘草（炙）各五分

【用法】加生姜、大枣，清水煎服。

◆托里健中汤《外科枢要》

【主治】疮疡元气素虚，或因凉药伤胃，饮食少思，或作呕泻。

【功效】健脾胃，托邪毒。

【药物及用量】人参　白术　茯苓各二钱　半夏　炮姜各一钱　甘草（炙）五分　黄芪一钱五分　肉桂三分

【用法】加生姜、大枣，清水煎服。

◆托里排脓生犀散《类证普济本事方》

【主治】托里排脓。

【功效】散结解毒。

【药物及用量】皂角刺（粗大黑紫者）不拘多少

【用法】皂角刺置瓶中，盐泥固济，炭火烧固存性，放冷取出，研为细末。每服一钱，薄酒微温调下，暑月陈米饮调下。

◆托里排脓汤《医宗金鉴》

【主治】鱼尾毒脓将成。

【功效】排脓止痛，解毒散瘀。

【药物及用量】当归　白芍（酒炒）　人参　白术（土炒）　茯苓　连翘（去心）　金银花　浙贝母（去心）各一钱　生黄芪二钱　陈皮八分　肉桂六分　甘草四分

【用法】加生姜一片，清水三盅，煎至一盅，食远温服。毒在胸上者，加桔梗一钱。在下部者，加牛膝八分。在顶上者，加白芷五分。

◆托里清中汤《外科枢要》

【主治】疮疡脾胃虚弱，痰气不清，饮食少思。

【功效】理气，清热。

【药物及用量】人参　白术　陈皮　白茯苓各一钱　半夏八分　桔梗七分　甘草五分（一方有五味子　麦门冬各五分）

【用法】加生姜、大枣，清水煎，食远服。

◆托里清肝汤《保婴撮要》

【主治】小儿囊痈，肿痛数日不止，欲作脓。

【功效】解毒，疏肝，排脓。

【药物及用量】人参　黄芪（炒）　川当归　川芎　芍药（炒）　白术　茯苓　金银花　白芷（炒）　甘草（炒）　连翘　柴胡各七分　山栀四分

【用法】每服二三钱，清水煎服。

◆托里透脓汤《医宗金鉴》

【主治】侵脑疽，红肿高起，焮热疼痛，脓色如苍蜡，而将溃时。

【功效】益气，解毒。

【药物及用量】人参　白术（土炒）　穿山甲（炒，研）　白芷各一钱　升麻　甘草节各五分　当归二钱　生黄芪三钱　皂角刺五分　青皮（炒）五分

【用法】清水三盅，煎至一盅，病在上部先饮煮酒一盅后热服，病在下部先服药后饮酒，病在中部药内兑酒半盅热服。

◆托里散《医宗金鉴》

【主治】一切疮肿，发背，疔疮。

【功效】活血止痛，解毒利气。

【药物及用量】黄芪一两五钱　厚朴　防风　桔梗各二两　连翘二两二钱　广木香　没药各三钱（一作各五钱）　乳香二钱（一作五钱）　当归五钱　川芎（一作二两）　白芷　芍药　官桂　人参　甘草节各一两

【用法】研为细末，每服三钱，黄酒一大盏，煎二三沸，和滓温服。

◆托里散《玉机微义》

【主治】一切恶疮，发背，疔疽，便毒始发，脉洪弦实数，肿甚欲作脓者。

【功效】疏肝血，解热毒。

【药物及用量】大黄　牡蛎（煅）　瓜蒌根　皂角刺　朴硝　连翘（去心）各三钱（一作各六分）　当归　金银花各一钱（一作各二钱）　赤芍　黄芩各二钱（一作各四钱）

【用法】研为粗末，每服五钱，水酒各半，煎至八分，去滓服，三服消尽。

◆托里散《景岳全书》

【主治】一切疮毒，始终常服，不致内陷。

【功效】益气养血，解毒消肿。

【药物及用量】大瓜蒌一枚（杵） 当归（酒拌） 黄芪（盐水拌炒） 甘草 白芍各一两五钱 皂角刺（炒） 金银花 天花粉 熟地黄（用生者酒拌，入瓷器蒸半日）各一两

【用法】研为粗末，无灰酒五茶盅，和药五两，入瓷器内，厚纸封口，再用油纸重封，置汤锅内煮，用盖覆之，煮至药香取出。分服，直至疮愈。

◆**托里散**《正体类要》

【主治】金疮，杖疮及一切疮毒，因气血虚不能成脓。或脓成不能溃敛，脓水清稀，久而不愈及疮疡恶寒发热者。

【功效】解毒，益气。

【药物及用量】人参（气虚者加倍用） 黄芪（炒）各二钱（一作各五分） 白术（炒，血虚倍用，一作五分） 陈皮 当归（酒洗，血虚者加倍用，一作五分） 熟地黄（生者自制，一作二钱） 白芍（酒炒，一作五分） 白茯苓（一作五分）各一钱五分 甘草一钱（一方无陈皮 甘草）

【用法】每服三五钱，清水煎服。

◆**托里散**《陈氏小儿痘疹方论》

【主治】痘毒，元气虚弱，或行克伐不能溃散。

【功效】益气，补中。

【药物及用量】补中益气汤去升麻，加熟地、茯苓、芍药。

【用法】与补中益气汤同。

◆**托里越鞠汤**《外科枢要》

【主治】痈疽六郁所伤，脾胃虚弱及木侮土，或呕或泄；小儿疮疡。

【功效】益气健脾，疏郁消肿。

【药物及用量】人参 白术各二钱 陈皮 半夏各一钱 山栀 川芎 香附米 苍术各七分 甘草（炙）五分

【用法】加生姜、大枣，清水煎服。

◆**托里黄芪汤**《证治准绳》

【主治】痈疽气虚，大渴发热，或大便泄泻，或小便如淋。

【功效】益气解毒。

【药物及用量】黄芪（炒，一作蜜炙）六钱 甘草（炙） 天花粉各一钱

【用法】清水二盅，煎至八分，频频服之，加人参一钱尤佳。

◆**托里温中汤**《卫生宝鉴》

【主治】疮为寒变而内陷者，脓出清稀，皮肤凉，心下痞满，肠鸣切痛，大便微溏，食则呕逆，气短促，呃逆不绝，不得安卧，时发昏愦。

【功效】温中散寒，行气除满。

【药物及用量】丁香 沉香 茴香 益智子 陈皮各一钱 木香一钱五分（一作一钱） 羌活（一作四钱） 干姜（炮，一作二钱）各三钱 甘草（炙）二钱 黑附子（炮去皮、脐）四钱

【用法】㕮咀，清水三盅，加生姜五片，煎至一盅，去滓，不拘温服，忌食一切冷物。

◆**托里温中汤**《外科正宗》

【主治】疮为寒变而内陷者，脓出清稀，皮肤凉，心下痞满，肠鸣切痛，大便微溏，食则呕逆，气短促，呃逆不绝，不得安卧，时发昏愦。

【功效】理气，和中。

【药物及用量】白术 广木香 丁香各五分 人参 益智子 干姜（炮） 半夏 陈皮 羌活 白豆蔻仁 甘草各一钱 熟附子二钱 白茯苓三钱

【用法】加生姜、大枣，清水煎服，不拘时服。

◆**托里温经汤**《卫生宝鉴》

【主治】寒伏皮毛，郁遏经络，不得伸越，热伏荣中，聚而为赤肿，痛不可忽，恶寒发热，或牵引肢体痛者。

【功效】温经散寒，托里和营。

【药物及用量】麻黄（去根节） 白芷 当归身各二钱 升麻四钱 甘草（炙） 白芍各一钱五分 人参（去芦） 苍术各一钱 防风（去芦） 葛根各三钱（一作各二钱）

【用法】锉如麻豆大，每服一两，清水二盏，先煮麻黄令沸，去沫。再下余药煎至一盏，去滓温服，服讫以薄衣覆首，厚

被覆身，卧于暖处，使经血温，腠理开，寒散阳升，汗出肿减。再去麻黄、防风，加连翘、牛蒡子，则腹中痛可以痊愈。

◆**托里当归汤**《外科精义》

【**主治**】溃疡气血俱虚，疮口不敛，或日晡内热，寒热往来。或妇人诸疮，经候不调，小便频数，大便不实。

【**功效**】疏肝，活血，益气补血，托里散邪。

【**药物及用量**】当归　黄芪　人参　熟地黄　川芎　白芍各一钱　柴胡　甘草各五分

【**用法**】清水煎服。

◆**托里解毒汤**《验方新编》

【**主治**】一切红肿痈毒，乳痈尤宜。

【**功效**】清热，解毒。

【**药物及用量**】金银花三钱　当归五钱　生黄芪二钱　天花粉　连翘　黄芩　赤芍各一钱五分　大黄　牡蛎　生甘草各一钱　枳壳八分　皂角刺五分（已破者不用）

【**用法**】清水煎服。

◆**托里荣卫汤**《证治准绳》

【**主治**】疮疡痈疽疔肿，无名肿毒，外无焮肿，内赤调和，但因邪客于经络者。

【**功效**】疏肝气，解热毒。

【**药物及用量**】黄芪（炒）　红花　苍术（米泔浸炒）　柴胡　连翘　羌活　防风　当归身（酒拌）　甘草（炙）　黄芩　人参各一钱　桂枝七分

【**用法**】清水一盅，黄酒半盅（一作一盅），煎至八分，食远服。

◆**托里养荣汤**《痈疽神验秘方》

【**主治**】痈疽气血俱虚，或脓血大泄，作渴，或兼发热者。

【**功效**】补中，和血。

【**药物及用量**】人参　黄芪（炙）　当归（酒拌）　白芍（炒）　熟地黄　麦门冬（去心）　川芎　白术各一钱　五味子（研）　甘草（炙）各五分

【**用法**】清水二盅　加生姜二片　大枣一枚　煎至八分　食远服。

◆**托珠丹**《仙传济阴方》

【**主治**】催生正产时，腰腹坠痛。

【**功效**】补肾止痛。

【**药物及用量**】车前子四两（淘洗，略炒，碾罗为末）　菟丝子（淘洗，酒蒸焙，碾为末）四两

【**用法**】上二味，择逐月上七日，晴明良吉，用鸦酸，俗名婆酸草，捣自然汁少许，添酸醋，抄少面糊为丸，鸡头子大，用辰砂为衣，阴干，每服半丸或一丸，用老鸦酸叶捣自然汁，磨化，添入百沸醋汤调服。

◆**收呆至神汤**《石室秘录》

【**主治**】抑郁不舒，愤怒而成呆病。

【**功效**】清心涤痰，消积和中。

【**药物及用量**】人参　柴胡　当归　菖蒲　生枣仁各一两　白芍四两　半夏二两　甘草　天南星　神曲　郁金各五钱　附子一钱　茯苓三两

【**用法**】清水十碗煎一碗灌之，如不肯饮，以两手执其头发，两人拿其左右手，以一人托住其下颏，一人将羊角（去尖）插入其口。一人以手拿住其头，一人倾药入羊角内，灌之，倘或吐出，不满陆续灌完。病人必詈骂，少顷困欲睡，听其自醒，切勿惊动，使自醒则痊愈，惊醒则半愈。

◆**收阳汤**《石室秘录》

【**主治**】产后感阳明之邪发狂。

【**功效**】清热，养阴。

【**药物及用量**】人参　桑叶　麦门冬　玄参　青蒿。

【**用法**】清水煎服。

◆**收肠养血和气丸**《活人心统》

【**主治**】肠虚，脱肛日久。

【**功效**】益气补血，健脾涩肠。

【**药物及用量**】白术　当归　白芍（炒）　川芎　槐角（炒）　山药　莲肉各一两　人参七钱　龙骨（煅）　五倍子（炒）　赤石脂五钱

【**炮制**】研为末，煮米糊和丸，如梧桐子大。

【用法】每服七十丸，米饮送下。

◆**收膜汤**《傅青主女科》

【主治】妇人产前劳役过伤，又触动恼怒，以致肝不藏血，血亡过多。产后阴户中垂下一物，其形如帕，或有角，或二歧，往往出产门外者，至六七寸许，且有粘席干落一片，如手掌大者。

【功效】补中，益气。

【药物及用量】生黄芪一两　人参　白术（土炒）　白芍（酒炒焦）各五钱　当归三钱（酒洗）　升麻一钱

【用法】清水煎服，一剂效。

◆**朱君散**《婴童百问》

【主治】小儿吐泻后，有惊证及粪清者。

【功效】镇惊安神，益气健脾。

【药物及用量】人参　白术　茯苓　甘草　辰砂　麝香　灯心　钩藤

【用法】研为末，每服一钱，白汤调下。

◆**朱沈丹**《保婴集》

【主治】小儿呕吐不止。

【功效】温脾胃，通气滞。

【药物及用量】朱砂二钱五分　沉香二钱　藿香三钱　滑石五钱　丁香十四粒

【用法】研为细末，每服五分，用新汲水一盏，芝麻油滴成花子，抄药在上，须臾坠下，滤去水，空腹时熟汤送下。

◆**朱犀散**《世医得效方》

【主治】中恶，中忤，鬼气，其证暮夜或登厕，或出郊野，或游空冷屋室，或人所不至之地，忽然眼见鬼物，鼻口吸着恶气，蓦倒地，四肢厥冷，两手握拳，鼻口出清血，须臾不救。

【功效】开窍醒神。

【药物及用量】朱砂二钱五分　犀角五钱　麝香二钱五分

【用法】研为细末，每服二钱，新汲水调灌之。

◆**朱雀丸**《是斋百一选方》

【主治】心肾不交，恍惚健忘，心悸怔忡。

【功效】安心神，疏气积。

【药物及用量】沉香五钱　茯神二两（一作白茯苓）

【炮制】研为细末，炼蜜和丸（一作蒸饼为丸），如小豆大，辰砂五钱为衣。

【用法】每服三五十丸，食后人参煎汤送下。

◆**朱砂散**《太平圣惠方》

【主治】妇人风虚，与鬼交通，悲笑无恒，言语错乱，心神恍惚，睡卧不安。

【功效】镇惊安神，养血清心。

【药物及用量】朱砂一两（细研，水飞过）　铁粉一两　牛黄一分　虎睛一对（炙微黄）　雄黄半两　龙角半两（为末）　蛇蜕皮一尺（烧灰）　麝香一分

【用法】上八味，同研令极细，每服不拘时，以桃符煎汤调下一钱。

◆**朱砂丸**《太平圣惠方》

【主治】久赤白痢不瘥，日夜度数无恒。

【功效】除冷积，止痢。

【药物及用量】朱砂一分　定粉一分　粉霜一分　巴豆一分

【用法】上四味，同研如面，用水浸蒸饼和丸，如绿豆大，空心，以冷宜汤下二丸，忌食热物。

◆**朱砂安神丸**《内外伤辨》

【主治】心火亢盛，阴血不足证，失眠多梦，惊悸怔忡，心烦神乱，舌红，脉细数。

【功效】重镇安神，清心泻火。

【药物及用量】朱砂五钱　黄连六钱　炙甘草六钱　生地二钱　当归二钱

【用法】上四味为细末，另研朱砂，水飞如尘，阴干，为衣，汤浸蒸饼为丸，如黍米大。每服十五丸（六分），津唾咽之，食后服。

◆**朴附丹**《普济方》

【主治】小儿无故疳痢，赤白相杂。

【功效】除热，涩肠。

【药物及用量】厚朴（涂生姜汁炙令香熟）一两　附子一两（炮，去皮、脐）　诃黎勒皮（面裹炮）一两　龙骨　乌梅肉　赤

石脂各五钱

【炮制】捣罗为细末，炼蜜和丸，如黍米大。

【用法】每服十丸，乳食前米饮送下。

◆**朴附丸**甲《世医得效方》

【主治】脾元虚弱，久患脾泄，冷泻不止及反胃恶心，脏腑滑泄。

【功效】温脾阳，止泻。

【药物及用量】厚朴（去粗皮，姜汁制）一两　绵附子（炮，去皮、脐，净）一两　神曲（炒）五钱　干姜（炮）三两

【用法】上四味，为末，酒煮面糊丸，如梧桐子大，每服三十丸，空心食前，米饮或盐汤下。

◆**朴附丸**乙《世医得效方》

【主治】滑冷下痢不禁。

【功效】温阳，健脾。

【药物及用量】厚朴　附子　干姜　陈皮各一两

【用法】上四味，为末，糊丸粟米大，每服三十丸，米饮下，日三服。

◆**朴附丸**《朱氏集验方》

【主治】脾肾气弱，手足浮肿。

【功效】温补脾胃。

【药物及用量】川椒（去目）　茴香各二两　青盐一两　附子四两（去皮生用，切作片子）　生厚朴　生姜各四两

【用法】上六味用水三升，于银器内慢火煮水尽为度，焙干为末，煮糊为丸。

◆**朴硝煎**《千金方》

【主治】服石药成消瘅大渴者。

【功效】消积，利便。

【药物及用量】朴硝一斤　芒硝八两　石膏二两　寒水石四两（一方加金二两）

【炮制】先纳二硝于八升汤中，搅令消，以纸密封，一宿取清，纳铜器中，另捣寒水石、石膏研如豆粒，以绢袋盛之，纳汁中，以微火煎，候其上有沫起，以箸投中。着箸如凌雪凝白，急下泻贮盆中，待凝取出，烈日曝干。

【用法】积热困闷不已者，每服方寸匕，白蜜一合，和冷水五合，搅和令消，顿服之。每日二次，热定即止。

◆**朴连汤**《袖珍方》

【主治】下痢久不瘥。

【功效】燥湿止痛。

【药物及用量】厚朴（制）　黄连等量

【用法】上二味，㕮咀，水二盏，煎至一盏，去滓，温服，食前服。

◆**江鳔丸**《素问病机气宜保命集》

【主治】破伤风，邪在里者，惊而发搐，脏腑秘涩。

【功效】祛风，透邪。

【药物及用量】江鳔（炒）　野鸽粪（炒）　白僵蚕（炒）各五钱（一作各五分）　雄黄一钱（水飞）　蜈蚣二条　天麻一两（一作一钱）

【炮制】研为细末，分作三分（一作分作二分），先用二分烧饭为丸，如梧桐子大，朱砂为衣。又用一分入巴豆霜一钱（一作二分五厘）同和烧饭为丸，如梧桐子大，不用朱砂为衣。

【用法】每服朱砂为衣丸药二十丸，入巴豆霜丸药一丸，次服二丸，白滚汤送下，渐加至利为度，再服朱砂为衣丸药病愈即止。

◆**灰弹散**《普济方》

【主治】金疮，血出不止及多年恶疮。

【功效】生肌，止痛。

【药物及用量】多年陈石灰。

【用法】研为细末，鸡子清调成团，煅过候冷，再研细。若刀斧伤掺之，若多年恶疮，以姜汁调敷，或单用石灰掺，裹定并搓。

◆**灰浆膏**《疡医大全》

【主治】瘤。

【功效】消积，解毒。

【药物及用量】天南星　半夏各一两　草乌（煅存性）五钱

【炮制】煎浓汁，去滓，入木莲蓬蒂上白浆一二两（采时以蛤蜊壳在蒂上刮取）搅匀。再用石灰（以竹片拨炒，俟行片焦黑成炭为度），徐徐投下，调成不稀不厚膏子，瓷瓶收贮，黄蜡封口。

【用法】如干以唾津润开敷瘤上，或木莲蓬浆润敷尤妙，二三日即愈。

◆**灰藋膏**《圣济总录》

【主治】紫癜风。

【功效】杀虫，解毒。

【药物及用量】灰藋不拘多少（烧作灰，用重纸衬，水淋取汁，熬膏） 蛤蟆灰 白矾灰 硫黄各五钱 雄黄二钱 朱砂七钱五分（水飞） 腻粉 麝香各一钱

【用法】研为细末令匀，用灰藋膏调涂患处，干即再涂之。

◆**百合地黄汤**《金匮要略》

【主治】百合病，不经吐下、发汗，病形如初者。

【功效】养阴润肺，养心安神。

【药物及用量】百合七枚 生地黄汁一升

【用法】先以水洗百合，渍一宿，当白沫出，去其水，更以泉水二升，煎取一升，去滓，纳地黄汁，取一升五合，分温再服，中病，勿更服，大便当如漆。

◆**百合固金丸**《慎斋遗书》

【主治】肺伤咽痛，喘嗽痰血。

【功效】定喘，益肺。

【药物及用量】百合 芍药（炒） 当归 贝母 生甘草各一钱 生地黄二钱 熟地黄三钱 麦门冬一钱五分 玄参 桔梗各八分

【炮制】研为末，炼蜜和丸，如梧桐子大。

【用法】每服三钱，空腹时送下。

◆**百合知母汤**《金匮要略》

【主治】百合病，发汗后者。

【功效】滋肺阴，清热。

【药物及用量】百合十枚（擘一作七枚） 知母三两（切）

【用法】先以水洗百合，渍一宿，当白沫出，去其水，更以泉水二升，煎取一升，去滓。别以泉水二升，煎知母取一升，去滓，合煎取一升五合，分温再服。

◆**百合洗方**《金匮要略》

【主治】百合病一月不解，变成渴者。

【功效】通皮毛，和中气。

【药物及用量】百合一升

【用法】清水一斗，渍之一宿，以洗身，洗已，食煮饼，勿以盐豉。

◆**百合散**《严氏济生方》

【主治】妊娠风热相交，咳嗽痰多，心胸满闷。

【功效】止喘咳，肃肺气。

【药物及用量】百合（蒸） 紫菀茸（洗） 赤茯苓（去皮） 白芍 桔梗（去芦炒） 前胡（去芦） 贝母（去心）各一钱五分（一作各一钱） 甘草五分（炙）

【用法】清水二盅，加生姜五片，煎至一盅，不拘时服。

◆**百合散**《圣济总录》

【主治】颐颏疮。

【功效】消内积，祛湿热。

【药物及用量】百合 黄柏各一钱 白及二钱五分 蓖麻子五十粒

【用法】研为细末，朴硝水做饼贴之，每日三四次。

◆**百合散**《证治准绳》

【主治】打仆伤损，败血流入胃脘，呕黑血汁。

【功效】通经活血，疏肝清热。

【药物及用量】百合 川芎 赤芍 当归 生地黄 侧柏叶（炒） 荆芥 犀角 牡丹皮 黄芩（炒） 黄连 栀子 郁金 大黄

【用法】清水煎，加童便和服，大便利者，去大黄。

◆**百合散**甲《太平圣惠方》

【主治】久咳嗽，胸中气不利。

【功效】理气宽胸，止咳化痰。

【药物及用量】百合一两 紫苏子三分（微炒） 桑根白皮一两（锉） 紫菀三分（去苗土） 甘草半两（炙微赤，锉） 款冬花三分 汉防己三分 贝母三分（煨微黄） 杏仁半两（汤浸，去皮尖、双仁，麸炒微黄） 人参三分（去芦头） 赤茯苓一两 麻黄一两（去根节） 桔梗半两（去芦头）

【用法】上一十三味，捣粗罗为散，每服五钱，以水一大盏，入生姜半分，枣三枚，煎至五分，去滓，温服，不拘时。

◆**百合散**乙《太平圣惠方》

【主治】妊娠心胸气壅，喘促咳嗽。

【功效】宣肺化痰，止咳平喘。

【药物及用量】百合半两　桑根白皮一两（锉）　瓜蒌根一两（锉）　甜葶苈半两（隔纸炒令紫色）　甘草半两（炙微赤，锉）

【用法】上五味，捣筛为散，每服三钱，以水一中盏，入葱白五寸，煎至六分，去滓，温服，不拘时。

◆**百合散**丙《太平圣惠方》

【主治】妊娠咳嗽，心胸不利，烦闷渴不欲饮食。

【功效】润肺止嗽。

【药物及用量】百合　紫菀（去苗土）　麦门冬（去心）　桔梗（去芦头）　桑根白皮（锉）各一两　甘草半两（炙微赤，锉）

【用法】上六味，捣筛为散，每服四钱，以水一中盏，入竹茹一分，煎至六分，去滓，入蜜半匙，更煎二三沸，温服，不拘时。

◆**百合汤**《圣济总录》

【主治】肺气壅滞，咳嗽喘闷，脘膈不利，气痞口渴，腰膝肿，小便淋沥。

【功效】解风寒，利脾肺。

【药物及用量】百合　赤茯苓　陈皮（汤浸，去白）　紫苏茎叶　人参　大腹皮　猪苓（去黑皮）　桑根白皮　枳壳（麸炒）

麦门冬（去心）　甘草（炙）各一两　马兜铃七枚（和皮）

【用法】粗捣筛，每服四钱，清水一盏半，加生姜（如大枣大）一块，煎至八分，去滓，不拘时服。

◆**百合汤**《杂病源流犀烛》

【主治】跌仆闪挫，呕吐。

【功效】疏邪，清肺。

【药物及用量】百合（水浸半日）　川芎　当归　白芍　荆芥各二钱

【用法】清水煎服。

◆**百合滑石代赭石汤**《金匮要略》

【主治】百合病下之后者。

【功效】补肺阴，导热气。

【药物及用量】百合七枚　滑石三两（碎，绵裹）　代赭石一枚（如弹子大，碎，绵裹）

【用法】先以水洗百合，渍一宿，当白沫出，去其水，更以泉水二升，煎滑石、代赭石取一升，去滓，后合和，重煎，取一升五合，温服五合。

◆**百合滑石散**《金匮要略》

【主治】百合病变发热者。

【功效】补肺清热。

【药物及用量】百合一两（炙）　滑石三两（一作二两）

【用法】研为末，每服方寸匕，米饮调下。每日三次，当微利者，止服，热自除。

◆**百合膏**《幼幼新书》

【主治】小儿龟胸。

【功效】清肺，祛积。

【药物及用量】百合一两　川朴硝　杏仁（汤浸，去皮尖）　桑白皮根　木通　川大黄　天门冬（去心）各五钱

【炮制】研为极细末，炼蜜和丸，如黍米大。

【用法】每服十丸，米饮送下，量儿大小加减。

◆**百合鸡子黄汤**《金匮要略》

【主治】百合病，吐之后者。

【功效】滋肺阴，养心。

【药物及用量】百合七枚（擘）　鸡子黄一枚

【用法】先以水洗百合，渍一宿，当白沫出，去其水。更以泉水二升，煎取一升，去滓，纳鸡子黄，搅匀，煎至五分，温服。

◆**百合丸**《太平圣惠方》

【主治】咳嗽上气，心膈烦闷，胸中不利。

【功效】清热除烦，化痰止咳。

【药物及用量】百合一两　紫菀一两（洗去苗土）　桂心半两　麦门冬二两（去

心，焙） 皂荚子仁半两（微炒） 贝母一两（煨微黄） 五味子一两 杏仁三两（汤浸，去皮尖、双仁，麸炒微黄，研） 干姜一分（炮裂，锉） 诃黎勒皮半两 甘草半两（炙微赤，锉）

【用法】上一十一味，捣罗为末，入杏仁同研令匀，以枣肉和丸，如半枣大，不拘时，以绵裹一丸，含咽津。

◆**百花煎**《圣济总录》

【主治】吐血不止，咳嗽。

【功效】凉血，和中。

【药物及用量】用生地黄汁 生藕汁各一升 黄牛乳一升五合 胡桃仁十枚（研如糊） 生姜汁五合 干柿五枚（细锉，研如糊） 大枣二十一枚（煮去皮核，研如糊）

【用法】清酒一升，入银锅煎沸，次下黄明胶（炙燥为末）、秦艽各五钱（为末），杏仁（汤浸，去皮尖、双仁，炒，研如糊）三两，同煎减一半，入好蜜四两，徐徐着火，养成煎后，瓷盒收盛。每服一匙，糯米饭或黄酒调下，每日三次。

◆**百花散**《吴氏集验方》

【主治】妇人产中咳嗽。

【功效】清肺止咳化痰。

【药物及用量】黄柏 桑白皮（用蜜涂，以慢火炙黄为度用之）二味各等量

【用法】上二味为细末，每服三钱，水一盏，入糯米二十粒，同煎至六分，以款冬花烧炙六钱，搅在药内，同调温服之。

◆**百花膏**《是斋百一选方》

【主治】妇人失血后气弱，或产后虚羸。

【功效】养血益气。

【药物及用量】熟干地黄 生干地黄 川当归 川芎 白芍 人参各一两

【用法】上六味为细末，入生藕自然汁、生姜自然汁、蜜各一盏，同煎数沸，令香熟，入药调成膏，用砂器盛贮，每服一匙，用灯心枣汤化下。

◆**百当膏**《御药院方》

【主治】一切积聚，心腹疼痛，年月深久者皆治之，百岁至一岁，皆可服之。

【功效】解毒散结，消积止痛。

【药物及用量】丹砂（研） 腻粉各半两 水银 铅各一分（结沙子） 牛黄 龙脑 铅霜（研）各二钱 粉霜（研） 阳起石（研）各一分 黄蜡半两 巴豆（肥者，一百二十粒，去皮心膜，研，出油取霜） 蝎梢（炒）一分 半夏一钱（汤洗七次，二味杵罗为末）

【用法】上一十三味，合研极匀，熔腊并熟蜜少许，同和成膏，旋丸如梧桐子大，小儿如黍米大，每服三丸至五丸，量大小虚实加减服。

◆**百花膏**《严氏济生方》

【主治】咳嗽不已，或痰中有血。

【功效】清肺化痰。

【药物及用量】百合（蒸焙） 款冬花各等量（一方加百部等量，乌梅减半）

【炮制】研为细末，炼蜜和丸，如梧桐子大。

【用法】每服一丸，食后细嚼，生姜汤或熟汤送下，切忌房事及助火之物。

◆**百花膏**《普济方》

【主治】痘疮痒甚，误搔成疮及疮痂欲落不落者。

【功效】润肤，生肌。

【药物及用量】白蜜不拘多少

【用法】略用汤和，时时以鹅羽刷之，则疮痂易落无痕。

◆**百倍丸**《杨氏家藏方》

【主治】妇人、男子腰膝疼痛，筋脉拘急，行步艰难。

【功效】祛风除寒，止痛活血。

【药物及用量】牛膝（酒浸一宿） 败龟板（制同虎骨） 虎骨（醋浸一宿，蘸醋炙令黄为度） 肉苁蓉（酒浸一宿） 乳香（去油另研） 没药（去油另研） 木鳖子（去壳） 骨碎补（去毛） 自然铜（醋淬七次） 破故纸（炒）各等量

【炮制】研为细末，以浸肉苁蓉、牛膝酒煮面糊和丸，如梧桐子大。

【用法】每服三十丸，食前温酒送下，每日二次。

◆**百效丸**《疡医大全》

【主治】不拘遍身上下手足脓窠，血风疥癣。

【功效】凉血，祛风，化湿。

【药物及用量】黄柏（为君）　苦参（为臣）　连翘　川牛膝　何首乌　当归尾　生地　牡丹皮（为佐）　防风（疮在上为使）　防己　荆芥　紫苏叶各等量（疮在下，此三味为使）

【炮制】研为末，神曲打糊为丸。

【用法】每服三钱，白汤送下，一斤服完，除根不发。加蛇蜕一两（炒研）更妙。

◆**百草散**《奇效良方》

【主治】疥疮（抓使破皮，干贴或醋调敷。若伤后数日始得药，须暖水洗，令血出然后敷之），金疮（干敷，取血止为度），汤火伤（冷水调开涂敷），蛇蝎犬鼠咬伤（先以温水洗，津液调敷）。

【功效】止痛，解毒。

【炮制】端午日平旦，使四人分四方出行，各于五里内，采取一方之草木茎叶，任意择取，不得回头。每种各取半把，勿令漏脱一件，归俟日正午时，细切，入杵臼内烂捣如泥。量药多少，酌入石灰和匀，先在实中大桑树干上凿一孔，纳药孔中，实筑令坚，有以桑树皮蔽其外，用麻油捣石灰极黏，密泥之，勿令泄气。再以桑皮缠，使坚牢，至重阳日午时，取出阴干，百日成药，捣之。再日晒，令干透，捣碎绢筛制，勿泄气。

◆**百草膏**《三因极一病证方论》

【主治】一切恶疮，不问干湿痛痒，日近年深者。

【功效】解毒，润肌。

【药物及用量】羊粪二三十粒

【炮制】留瓦上，四畔炭火烧烟，住火，箸钳于地上，盏覆存性，罗成白灰。

【用法】研为细末，纱片筛去砂土，先以椒汤洗净患处。后将药末用麻油调敷，痒，加轻粉；痛，加麝香少许；盖以茶叶，裹以绸绢，使不见风为妙。

◆**百草霜散**《重订严氏济生方》

【主治】舌忽硬肿。

【功效】祛瘀，清热。

【药物及用量】釜下墨。

【用法】研为末，醋调厚敷舌上下，脱去更敷，须臾即消。若先决去血汁，更敷之尤佳，或和盐等量，沥清水涂肿处，令偏表里，良久即愈，用醋调尤妙。或同盐用井花水调成膏，敷舌上立愈。

◆**百祥丸**《小儿药证直诀》

【主治】小儿疮疹黑陷，寒战，喘胀便秘，噤牙戛齿，身黄紫肿。

【功效】和中气，消肿毒。

【药物及用量】红芽大戟不拘多少（阴干，浆水煮软去骨，日中曝干，复纳汁煮汁尽焙干）

【炮制】研为细末，枣肉或滴水和丸，如黍米大。

【用法】每服一二十丸，不拘时赤脂麻（研）汤送下。

◆**百部丸**《小儿药证直诀》

【主治】小儿肺寒壅嗽，微喘有痰。

【功效】清肺和脾，止咳平喘。

【药物及用量】百部（炒）　麻黄（去节）各三两　杏仁四十枚（去皮尖，微炒，研入，一方有甘草二钱）

【炮制】研为末，炼蜜为丸，如皂角子大。

【用法】每服二三丸，不拘时温汤送下，每日三四次。或加松子仁五十个，炼蜜为丸，更加胡桃肉含化大妙。

◆**百部丸**甲《千金方》

【主治】诸嗽不得息，唾脓血。

【功效】补肺润肺，止咳化痰。

【药物及用量】百部根三两　升麻半两　桂心　五味子　甘草　紫菀　干姜各一两

【用法】上七味，为末，蜜和丸，如梧桐子大，每服三丸，日三，以知为度。

◆**百部丸**乙《千金方》

【主治】上气咳嗽喘息，喉中有物，唾血。

【功效】润肺下气，止咳平喘。

【药物及用量】生姜汁　杏仁各二升　糖　蜜各一升　猪膏二合

【用法】上五味，先以猪膏煎杏仁色黄出之，以纸拭令净，捣如膏，合姜汁、糖、蜜等，合煎令可丸，每服如杏核一枚，日夜六七服，渐渐增加。

◆**百部丸**甲《太平圣惠方》

【主治】咳嗽唾脓血。

【功效】润肺补肺，止咳化痰。

【药物及用量】百部二两　黄芩一两　桂心一两　五味子一两　甘草一两（炙微赤，锉）　紫菀一两（去苗土）　干姜一两（炮裂，锉）　生干地黄一两　茜草一两

【用法】上九味，捣罗为末，炼蜜和捣二三百杵，丸如梧桐子大，每服不拘时，以粥饮下三十丸。

◆**百部丸**乙《太平圣惠方》

【主治】肺脏虚热，咳嗽，咽干痛，时唾脓血。

【功效】滋肺阴，止咳化痰。

【药物及用量】生地黄（取自然汁）八合　黑饧三合　白蜜三合　白砂糖三合　生姜汁一合　川升麻三两（捣末）　鹿角胶三两（捣碎，炒令黄燥）　杏仁三两（汤浸，去皮尖、双仁，麸炒令黄，研如膏）　酥三两

【用法】上九味，都于锅中，以慢火煎，搅勿住手，候稀稠得所，以不金器盛之，不拘时，含一茶匙，咽津。

◆**百部丸**丙《太平圣惠方》

【主治】咳嗽喘急，喉中似有物，唾脓血不止。

【功效】润肺下气，止咳平喘。

【药物及用量】酥三两　杏仁二两（汤浸，去皮尖、双仁，麸炒微黄，研如膏）　阿胶二两（捣碎，炒令黄燥，为末）　生姜汁一合　白蜜五合　紫苏子二两（微炒，研如膏）

【用法】上六味，相和，于银锅内，以慢火熬成膏，每服，以温粥饮调下一匙，日四五服。

◆**百部丸**丁《太平圣惠方》

【主治】咳嗽伤肺，唾脓血。

【功效】清热润肺止咳。

【药物及用量】茅根二两　生地黄二两　生姜一分

【用法】上三味，细锉，和匀，每服半两，以水一中盏，煎至五分，去滓，温服，不拘时。

◆**百部散**甲《太平圣惠方》

【主治】小儿咳嗽头热。

【功效】清肺热，除痰嗽。

【药物及用量】百部　贝母（煨微黄）　紫菀（洗去苗土）　葛根（锉）各一两　石膏二两

【用法】捣罗为散，每服三钱，清水一小盅，加竹叶二七片，煎至六分，去滓，乳母食后服，儿饮乳甚佳。

◆**百部散**乙《太平圣惠方》

【主治】肺气暴热咳嗽，气满喘急。

【功效】理气止咳平喘。

【药物及用量】百部一两　赤茯苓二两　百合一两　桑根白皮一两（锉）　木通一两（锉）　甘草半两（炙微赤，锉）　柴胡一两（去苗）　枳壳一两（麸炒微黄，去瓤）　赤芍三分　郁李仁三分（汤浸，去皮，微炒）

【用法】上一十味，捣筛为散，每服五钱，以水一大盏，入生姜半分，煎至五分，去滓，温服，不拘时。

◆**百部散**丙《太平圣惠方》

【主治】咳嗽，喘气逆急，不得睡卧。

【功效】理肺止咳平喘。

【药物及用量】桑根白皮一两（锉）　木通一两（锉）　桔梗三分（去芦头）　紫苏苗三分　大腹皮一两（锉）　款冬花半两　郁李仁三分（汤浸，去皮，微炒）

【用法】上七味，捣粗罗为散，每服三钱，以水一中盏，入生姜半分，同煎至五分，去滓，温服，不拘时。

◆**百部散**丁《太平圣惠方》

【主治】咳嗽气喘，上焦烦壅，不得

睡卧。

【功效】理肺宽胸，止咳平喘。

【药物及用量】赤茯苓二两　桑根白皮一两（锉）　人参一两（去芦头）　麦门冬一两（去心）　杏仁三分（汤浸，去皮尖、双仁，麸炒微黄）　甘草半两（炙微赤，锉）　酸枣仁三分　麻黄一两（去根节）　大腹皮一两（锉）

【用法】上九味，捣筛为散，每服五钱，以水一大盏，入生姜半分，煎至五分，去滓，温服，不拘时。

◆**百部散**戊《太平圣惠方》

【主治】久咳嗽，肩胛渐高，唾出脓血，其味腥咸。

【功效】润肺下气，宽胸散结。

【药物及用量】百部一两　枳壳一两（麸炒微黄，去瓤）　麦门冬一两（去心）　木通一两（锉）　天门冬一两（去心）　紫菀一两（去苗土）　贝母一两（煨微黄）　赤茯苓一两　甘草三分（炙微赤，锉）

【用法】上九味，捣粗罗为散，每服四钱，以水一中盏，入生姜半分，竹叶二七片，煎至六分，去滓，温服，不拘时。

◆**百部散**《御药院方》

【主治】咳嗽，无问新久冷热。

【功效】润肺化痰止咳。

【药物及用量】款冬花　百部各一两　知母　贝母各半两（去心，炒）

【用法】上四味，为细末，每服三四钱，用暖韭汁调下，食后服。

◆**百部膏**《外科十法》

【主治】牛皮癣。

【功效】清热，杀虫。

【药物及用量】百部　白鲜皮　鹤虱　蓖麻子仁　生地黄　黄柏　全当归各一两

【用法】麻油八两，入药熬枯，去滓，复熬至滴水成珠，再下黄蜡二两，试水不散为度。起锅，入雄黄末和匀，稍冷倾入瓷钵中收贮，退尽火气，摊贴患处。

◆**百部膏**《医学六要》

【主治】咳血咯血，肺家有热，稍实者。

【功效】滋阴，润肺，止咳。

【药物及用量】百部不拘多少

【用法】水熬成膏，口含化下。

◆**百部汤**甲《圣济总录》

【主治】产后咳嗽，痰壅烦闷。

【功效】止咳化痰。

【药物及用量】百部　款冬花　紫菀（去苗土）　贝母（去心）　知母（焙）　白薇　杏仁（去皮尖、双仁，炒）

【用法】上七味等量，粗捣筛，每服三钱匕，水一盏，煎至七分，去滓，温服，不拘时。

◆**百部汤**乙《圣济总录》

【主治】热嗽气满。

【功效】清热，顺气止咳。

【药物及用量】百部　百合　桑根白皮（锉）　柴胡（去苗）　枳壳（去瓤，麸炒）　木通（锉）各一两　赤芍　郁李仁（去皮，炒）各三分　甘草（炙，锉）半两　赤茯苓（去黑皮）二两

【用法】上一十味，粗捣筛，每服五钱匕，水一盏半，生姜一枣大，拍碎，煎至七分，去滓，温服，不拘时。

◆**百部根汤**《千金方》

【主治】咳嗽不得卧，两眼突出。

【功效】止咳平喘。

【药物及用量】百部根　生姜各半斤　细辛　甘草各三两　贝母　五味子　白术各二两　桂心四两　麻黄六两

【用法】上九味，㕮咀，以水一斗二升，煮取三升，去滓，分三服。

◆**百部煎**《圣济总录》

【主治】咳嗽久不已。

【功效】润肺化痰止咳。

【药物及用量】生百部汁　生地黄汁　生姜汁　生百合汁（如无，以藕汁代）　蜜各一盏　枣四两（皮核）

【用法】上六味，同熬成煎，每服一匙，温麦门冬熟水半盏化开，空心，日午、临卧各一服。

◆**百部根酒**《圣济总录》

【主治】暴嗽。

【功效】润肺下气止咳。

【药物及用量】百部根四两

【用法】上一味，以酒一斗渍之，经宿，每服半盏，慢火温饮，日三服。

◆**百劳丸**（张仲景方）

【主治】一切劳瘵积滞疾，未经药坏者。

【功效】祛瘀活血，通经疏络。

【药物及用量】当归（炒） 乳香 没药各一钱 人参二钱 大黄四钱 虻虫十四枚（去翅足） 水蛭十四枚（熬黑）

【炮制】研为末，炼白蜜和丸，如梧桐子大。

【用法】每服一百丸，百劳水送下，取下恶物为度，服白粥十日。

◆**百补交精丸**《葛玄真人方》

【主治】梦泄，精滑不禁。

【功效】补肝肾，蓄精气。

【药物及用量】熟地黄（酒浸一宿，切，焙干）四两 五味子（去梗）六两 杜仲（去粗皮，锉碎，慢火炒断丝）三两 山药 牛膝（去苗锉碎，酒浸一宿焙干） 肉苁蓉（酒浸一宿，切碎，焙干）各二两 泽泻 山茱萸（去核） 茯神（去木） 远志（去心） 巴戟（去心） 石膏（火煅赤，去火毒） 柏子仁（微炒另研） 赤石脂各一两

【炮制】研为细末，炼蜜和丸，如梧桐子大。

【用法】每服二十丸，空腹时温酒送下，男女并宜服之。

◆**百补汤**《保婴撮要》

【主治】痘疮八九日，浆足之后，别无他证者。

【功效】补中益气。

【药物及用量】当归 芍药 地黄 白术 人参 茯苓 山药 甘草各等量

【用法】清水一盅，加大枣二枚，煎至六分，温服，气虚证，加黄芪二钱，官桂少许。

◆**百解散**《活幼心书》

【主治】感冒发热，伤寒潮热，脉虚浮数者。温毒发斑，小儿惊瘫，鹤膝风初起。

【功效】活血解毒，疏风清热。

【药物及用量】干葛二两五钱 升麻 赤芍各二两 生甘草一两五钱 黄芩一两 麻黄七钱五分（炙） 肉桂二钱五分（拣薄者，刮去粗皮）

【用法】研为粗末，每服二钱，清水一盅，加生姜二片，葱白一根，煎至七分。不拘时温服，如风热盛，加薄荷同煎。

◆**百灵丸**《普济方》

【主治】咽喉中结块核，不通水食，危困欲死。

【功效】消积，祛滞。

【药物及用量】百草霜。

【炮制】研细，炼蜜为丸，如芡实大。

【用法】每服一丸，新汲水化灌下，甚者不过二丸。

◆**百灵散**《朱氏集验方》

【主治】赤白痢。

【功效】健脾，渗湿，涩肠。

【药物及用量】罂粟壳（去瓤蒂，用好醋炒） 陈皮（去瓤） 木通 乌梅 车前子 甘草 黄连

【用法】上七味，等量，㕮咀，每服三大钱，水一盏八分，生姜三片，枣一枚，煎八分，不拘时候，如腹痛，加芍药。忌酒、面、鸡、鱼等一切毒物。

◆**百中散**《是斋百一选方》

【主治】一切痢，不问赤白，或一日之间一二百行，只一服便疏，再二三服即愈。

【功效】涩肠止痢。

【药物及用量】罂粟壳三斤（去土，下蒂顶膈，锉成片子，蜜炒令赤色，净秤） 厚朴三斤（去粗皮，净秤，用生姜汁淹一宿，炙令姜汁尽为度）

【用法】上二味，为细末，每服二三钱，米饮调下，忌生冷、油腻、鱼鲊毒物。三日，汤寿资通铿所传，与此同，云极有功效。

◆**竹一**《痧胀玉衡》

【主治】痧证，咽喉肿痛。

【功效】祛积，消痰。

【药物及用量】天竺黄　硼砂各二钱　朱砂一分　玄明粉八厘

【用法】共研细末吹之。

◆竹二《六十四方》

【主治】喉疼血滞。

【功效】疏血分，理气滞。

【药物及用量】刘寄奴　红花　赤芍　茜草　牡丹皮　荆芥各一钱　白蒺藜（捣刺）八分　乌药五分　香附三分

【用法】清水煎，微温，有流火流痰加贝母、牛膝。

◆竹三《痧胀玉衡》

【主治】痧证，咽喉肿痛。

【功效】解毒止痛，疏肝理气。

【药物及用量】甘菊花　牛蒡子　薄荷　老苏梗　川贝母　银花　连翘　枳壳各一钱　桔梗五分　乌药四分（一方无薄荷）

【用法】清水煎，微温中童便服。

◆竹四《六十四方》

【主治】痧证，所食结胸，中闷，腹绞痛。

【功效】消食，理气。

【药物及用量】细辛　麦芽　前胡　陈皮　萝卜子　大腹皮（黑豆汤泡洗）各一钱

【用法】先将山楂二两，浓煎汤，次入六味煎，稍冷饮。

◆竹五《痧胀玉衡》

【主治】痧毒血瘀成块，坚硬突起不移者。

【功效】理气，疏血。

【药物及用量】苏木二两　红花　桃仁（去皮尖）　延胡索　白蒺藜各一两　五灵脂七钱　姜黄　降香　赤芍各六钱　大黄五钱　乌药　香附（酒炒）　三棱　蓬莪术　青皮　陈皮　皂角刺各四钱　独活三钱

【用法】研为细末，每服二钱，温酒调下。

◆竹六《痧胀玉衡》

【主治】紫疮痧，痧毒之气存肌表。

【功效】消积化瘀。

【药物及用量】苏木　泽兰　红花　川芎　桔梗　桃仁　乌药　牛膝

【用法】清水煎服。

◆竹七《痧胀玉衡》

【主治】痧证，食积气阻。

【功效】理气，破滞，消积。

【药物及用量】槟榔　陈皮　山楂　萝卜子　苏薄荷　连翘　香附各等量（一方加熟大黄）

【用法】清水煎，加砂仁末五分，木香（磨冲）二分，搅匀稍冷服。

◆竹八《痧症全书》

【主治】痧毒结于大肠，遍身发黄。

【功效】消瘀积，解热毒。

【药物及用量】大黄三钱　茵陈　连翘　瓜蒌　枳实　桃仁　青皮　赤芍　银花　黄芩（酒制）　山栀各一钱（一方无银花）

【用法】清水煎，微温服。

◆竹皮汤《千金方》

【主治】咳逆，下血不息。

【功效】益气止血，止咳平喘。

【药物及用量】生竹皮三两　紫菀二两　饴糖一斤　生地黄（切）一升

【用法】上四味，㕮咀，以水六升，煮取三升，去滓，分三服。

◆竹皮大丸《金匮要略》

【主治】妇人乳中虚，烦乱呕逆。

【功效】益气安中，清热除烦。

【药物及用量】生竹茹　石膏各二分　桂枝　白薇各一分　甘草七分

【炮制】研为末，枣肉和丸，如弹子大。

【用法】每服一丸，米饮送下，日三次夜二次。有热，倍白薇；烦喘者，加枳实一分。

◆竹皮散《千金方》

【主治】噎，声不出。

【功效】和中，温气。

【药物及用量】竹皮（一方用竹叶）　细辛　通草　人参　五味子　茯苓　麻黄　桂心　生姜　甘草各一两

【用法】㕮咀，清水一斗，煮竹皮，下药煮取三升，分作三服。

◆**竹茹丸**《幼幼新书》

【主治】小儿泄泻，烦渴。

【功效】温肠，泻热。

【药物及用量】黄连一两（好者，锉作块子，一一相似，茱萸一两，三味相和，滴蜜炒，令黄赤色，去茱萸）

【炮制】研为末，薄荷和丸，如萝卜子大。

【用法】每服十丸，竹茹煎饭饮送下。

◆**竹茹石膏汤**《赤水玄珠》

【主治】麻痘呕吐。

【功效】清热利湿，和胃止呕。

【药物及用量】竹茹　石膏　陈皮　半夏　茯苓　甘草。

【用法】清水煎服。

◆**竹茹石膏汤**《疫喉浅论》

【主治】疫喉白腐，壮热如烙，烦渴引饮。

【功效】清热活血解毒。

【药物及用量】鲜竹茹三钱　软石膏五钱

【用法】井河水各半煎，温服。

◆**竹茹酒**《妇人大全良方》

【主治】妊娠误有失坠，损筑胎损疼痛。

【功效】清热，和血，安胎。

【药物及用量】青竹茹二合

【用法】好酒一升，煮三五沸，分作三服即安。

◆**竹茹散**《幼幼新书》

【主治】小儿疳后天柱倒。

【功效】清胃热，消疳积。

【药物及用量】菊花三钱　黄芩　人参各一钱　大黄五钱　甘草二钱

【用法】研为末，竹叶煎汤调下。

◆**竹茹散**甲《太平圣惠方》

【主治】呕血久不瘥，心神烦闷，脏腑劳伤。

【功效】凉血止血。

【药物及用量】竹茹一团（如鸡子大）白芍半两　当归半两　茜根二两　羚羊角屑一两半　甘草一两（炙微赤，锉）　生干地黄半两　麦门冬一两半（去心，焙）　鹿角胶一两半

【用法】上九味，捣粗罗为散，每服三钱，以水一中盏，入生姜半分，煎至六分，去滓，温服，不拘时。

◆**竹茹散**乙《太平圣惠方》

【主治】吐血衄血，此为内损，或劳伤所致。

【功效】清热养阴，活血止血。

【药物及用量】青竹茹一两　白芍一两　芎䓖一两　桂心一两　生干地黄三两　当归一两　甘草半两（炙微赤，锉）

【用法】上七味，捣筛为散，每服三钱，以水一中盏，煎至六分，去滓，温服，不拘时。

◆**竹茹散**丙《太平圣惠方》

【主治】妊娠胎动不安，手足烦疼。

【功效】调和气血。

【药物及用量】甜竹茹一两　当归一两（锉，微炒）　芎䓖一两　黄芩一两　甘草半两（炙微赤，锉）

【用法】上五味，细锉和匀，每服半两，以水一大盏，煎至七分，去滓，食前分温二服。

◆**竹茹散**丁《太平圣惠方》

【主治】妊娠三四月，胎动不安，手足烦热，面色萎黄。

【功效】养阴清热，除烦。

【药物及用量】竹茹一两　麦门冬一两（去心）　白茯苓一两　栀子仁一两　黄芩一两　甘草半两（炙微赤，锉）　石膏二两

【用法】上七味，捣筛为散，每服四钱，以水一中盏，煎至六分，去滓，食前温服。

◆**竹茹散**戊《圣济总录》

【主治】产后烦闷气短。

【功效】清热除烦，益气养阴。

【药物及用量】竹茹　人参　白茯苓（去黑皮）　黄芪（锉）　当归（切，焙）　生干地黄（焙）各半两

【用法】上六味，捣罗为散，每服二钱匕，温酒调下，不拘时。

◆竹茹汤《类证普济本事方》

【主治】胃热呕吐，饮酒过多而呕。

【功效】和胃止呕。

【药物及用量】干葛　半夏（汤洗七次，姜汁半盏，浆水一升，煮耗一半）各三钱　甘草（炙）二钱

【用法】研为末，每服二三钱至五钱，清水一盅，加生姜三片，竹茹一弹子大，大枣一枚，同煎至七分，去滓温服，加茯苓三钱尤妙。

◆竹茹汤《严氏济生方》

【主治】小儿热吐，口渴烦躁。

【功效】清内热，和胃气。

【药物及用量】竹茹　橘红　干葛　甘草　麦门冬　生姜

【用法】清水煎服，热甚者加黄连（姜制）。

◆竹茹汤《肘后备急方》

【主治】妊娠烦躁，或胎不安，或口干。

【功效】安胎，清热。

【药物及用量】淡竹茹一两

【用法】清水一升，取四合，徐徐服尽为度。

◆竹茹汤《圣济总录》

【主治】肺胃有热。

【功效】清气分，理胃热。

【药物及用量】竹茹一团　橘红　半夏　白茯苓　黄连（姜炒）各一钱　甘草五分　葛根一钱五分

【用法】清水一盅，加生姜二片，煎至五分，不拘时温服，分作二点。

◆竹茹汤《三因极一病证方论》

【主治】心虚烦闷，头疼短气，内热不解，心中闷乱及产后心虚惊悸，烦闷欲绝。

【功效】清热，理气。

【药物及用量】竹茹　麦门冬　小麦　甘草（炙）　人参　半夏（泡熟）　茯苓各等量

【用法】清水煎服。

◆竹茹汤《万氏女科》

【主治】孕妇心虚惊恐，脏躁悲泣。

【功效】润燥，养阴。

【药物及用量】淡竹茹（如鸡子大）一团　人参　麦门冬　茯苓　甘草（炙）各一钱　小麦一合

【用法】加生姜、大枣五枚，清水煎，食后服。

◆竹蛀散《朱氏集验方》

【主治】小儿聤耳出脓汁。

【功效】燥湿，生肌。

【药物及用量】苦竹蛀末　枯白矾各二钱　干胭脂五分　麝香一钱

【用法】研为极细末，每用一字，以棉杖子卷之，用鹅毛管轻吹入耳。

◆竹叶玉女煎《温病条辨》

【主治】妇女温病，经水适来，脉数耳聋，干呕烦渴，甚至十数日不解，邪陷发痉者。

【功效】生津，解热，表里两清。

【药物及用量】竹叶三钱　生石膏六钱　干地黄　麦门冬各四钱　知母　牛膝各二钱

【用法】清水八杯，先煮石膏、地黄得五杯，入余药煮取二杯，先服一杯，候六时覆之。病解后停服，不解再服。

◆竹叶石膏汤《伤寒论》

【主治】伤寒解后，虚羸少气，气逆欲吐。

【功效】解烦，除热，益气和胃。

【药物及用量】竹叶二把　石膏一斤　半夏各五合（汤洗）　人参三两　甘草二两（炙）　粳米五合　麦门冬（去心）一升（一方加生姜）

【用法】清水一斗，煮取六升，去滓，纳粳米煮，米熟，汤成，去米，温服一升。一日服三次，胃疟，去半夏；无汗或汗少，不呕吐，加葛根；虚而作劳，加人参；汗多，加白术；痰多，加橘皮、贝母；得汗即解，寒热俱甚，渴甚汗多，寒时指甲紫点者，加桂枝。

◆竹叶石膏汤《证治类要》

【主治】胃实火盛，口渴唇干，口舌生疮，小便赤。

【功效】疏风邪，清胃热。

【药物及用量】淡竹叶　石膏　桔梗　木通　薄荷　甘草（炙）各等量

【用法】加生姜，清水煎服。

◆竹叶石膏汤《幼幼新书》

【主治】小儿痘疹虚热，烦渴，小便赤。

【功效】清胃热，和肺气。

【药物及用量】石膏　知母各一两　麦门冬　甘草各一两

【用法】锉散，每服三钱，清水一盏，加淡竹叶一握，煎至半盏，不拘时温服，又宜服犀角散。

◆竹叶汤《金匮要略》

【主治】产后中风，发热面赤，喘而头痛者。

【功效】解表，清里。

【药物及用量】竹叶一把（一作五十叶）　葛根三两　防风　桔梗　桂枝　人参　甘草（炙）各一两　大枣十五枚（擘，一作四枚，一作五枚）

【用法】清水一斗，煮取二升五合，分温三服，温覆使汗出。头项强，用大附子一枚，破如豆大，前药汤去沫。呕者，加半夏五合（洗）。

◆竹叶汤甲《千金方》

【主治】五心热，手足烦疼，口干唇燥，胸中热闷。

【功效】清气分，除胃热，除烦。

【药物及用量】竹叶　小麦各三合　知母　石膏各一两　茯苓　黄芩　麦门冬各六钱　人参五钱　生姜一两　瓜蒌根　半夏　甘草各三钱

【用法】清水一斗二升，煮竹叶、小麦取八升，去滓，纳药，煮取三升，分三服，老幼分五服。

◆竹叶汤乙《千金方》

【主治】产后虚渴，少气力。

【功效】益气，温胃。

【药物及用量】竹叶二升　甘草　人参　茯苓各一两　小麦五合　生姜　半夏各三两　麦门冬五两　大枣五十枚

【用法】㕮咀，清水九升，先煮竹叶、小麦、姜枣取七升去滓，纳药再煎，取二升，去滓。每服五合，日三次夜一次。

◆竹叶汤丙《千金方》

【主治】产后心中烦闷不解。

【功效】调营卫，和肺气，除烦。

【药物及用量】竹叶（切细）　麦门冬　小麦各一升　甘草一两　生姜二两　大枣十二枚　茯苓三两

【用法】㕮咀，清水一斗，煮竹叶、小麦至八升，去滓，纳余药煮取三升，去滓，温服。心中虚悸，加人参二两，其人食少无谷气者，加糯米五合。

◆竹叶汤《圣济总录》

【主治】肝脏实热，眼赤疼痛。

【功效】清热，解毒，泻火。

【药物及用量】淡竹叶　黄芩（去黑心）　犀角屑　木通（炒）各一两　车前子　黄连（去须）　玄参各一两二钱五分　芒硝一两　栀子仁　大黄（微炒）各一两五分

【用法】㕮咀，每服五钱，清水一盏半，煎至八分，去滓，食后温服。

◆竹叶汤《三因极一病证方论》

【主治】子烦。妊娠心惊胆寒，多好烦闷。

【功效】清热，止烦。

【药物及用量】白茯苓二钱（一作四钱）　防风　麦门冬（去心）　黄芩各二钱

【用法】锉散，清水二盅，加竹叶五片，或十数片，煎至一盅，不拘时温服。

◆竹叶黄芪汤《圣济总录》

【主治】痈疽　发背兼渴。

【功效】除胃热，理气血。

【药物及用量】淡竹叶一钱（一作一把，一作十片）　生地黄　生黄芪　麦门冬（去心）各二钱　当归（酒拌）　川芎　甘草（炙）　黄芩（炒）　白芍（炒）　人参　半夏（制）　石膏（煅）各一钱（一方无半夏，有瓜蒌根一钱）

【用法】清水二盅，加生姜三片，灯心二十根，煎至八分，食后温热服。

◆**竹叶膏**《青囊秘传》

【主治】牙痛。

【功效】泻火，止痛。

【药物及用量】生竹叶一斤（去梗净）　生姜四两　白盐（净）六两

【用法】将竹叶熬出浓汁，又将姜捣汁，同熬沥净，将盐同熬干，擦于患处。

◆**竹叶归芪汤**《校注妇人良方》

【主治】产后胃气虚热，口干作渴，恶冷饮食。

【功效】清气分热，化湿滞，补气血。

【药物及用量】竹叶二钱五分　黄芪二钱　白术　人参　当归各一钱　麦门冬（去心）七分　甘草（炙）五分

【用法】清水煎服。

◆**竹叶泻经汤**《原机启微》

【主治】眼目隐涩，稍觉眊矂，视物微昏，内眦开窍如针，作痛，按之浸浸脓出。

【功效】祛风寒，燥湿气。

【药物及用量】青竹叶十片　柴胡　栀子仁（炒）　川羌活　升麻　甘草（炙）　黄连　大黄各五分　赤芍　草决明　白茯苓　车前子　泽泻各四分　黄芩六分

【用法】研为粗末，清水二盏，煎至一盏，食后稍热服。

◆**竹龙散**《圣济总录》

【主治】消渴。

【功效】止渴，解毒。

【药物及用量】五灵脂（另研）　生黑豆（去皮）各等量

【用法】研为末，每服二钱，不拘时冬瓜或冬瓜子煎汤调下。一日二次，少渴者只一服，渴止，后宜八味丸，仍以五味子代附子。

◆**竹龙散**《三因极一病证方论》

【主治】消渴。

【功效】化瘀利水止渴。

【药物及用量】五灵脂半两　黑豆半两（生，去皮）

【用法】上二味为末，煎冬瓜子汤调下二钱。无冬瓜，即用冬瓜苗叶子煎汤俱可，一日二服。小渴，只一服瘥。渴定后，不可服热药，唯宜服八味丸，仍更宜服五味子代附子。

◆**竹沥枳实丸**《万病回春》

【主治】中风。

【功效】祛积滞，清湿热。

【药物及用量】焦枳实　茯苓　白芥子　川黄连　法半夏　焦白术　黄芩　南星（制）　当归　白芍　广陈皮　焦山楂　苍术各二两　人参　广木香各五钱

【炮制】共为末，用竹沥一碗，神曲六两，生姜汁一瓶，共打糊和药末为丸，如梧桐子大。

【用法】每服一百丸，淡生姜汤送下。

◆**竹沥汤**甲《千金方》

【主治】风毒入内，短气心烦，手足痹痛，口噤不语。

【功效】逐风痰，利寒湿。

【药物及用量】竹沥一斗九升　防风　茯苓　秦艽各三两　当归　黄芩（一作芍药）　人参　芎䓖（一作防己）　细辛　桂心　甘草　升麻（一作通草）　麻黄　白术各二两　附子二枚　蜀椒一两　葛根五两　生姜八两

【用法】以竹沥煮取四升，分作五服，初得病时，即须磨膏日再服，痹定止（一方无麻黄、蜀椒、生姜）。

◆**竹沥汤**乙《千金方》

【主治】子烦，妊娠常苦烦闷。

【功效】清气分热，散痰结，除烦。

【药物及用量】竹沥一盏　麦门冬（去心）　青防风　黄芩各三钱　白茯苓四钱（一方有知母，无黄芩）

【用法】清水四升，合竹沥煮取二升，分作三服，不瘥更作。

◆**竹沥汤**《圣济总录》

【主治】风腰脚痹弱，或脚胫轻筋，或皮肉胀起如肿，而按之不陷，心中烦懊，不欲饮食，或夙患风气者。

【功效】通络，涤痰，祛风。

【药物及用量】竹沥五升　甘草　秦艽　葛根　黄芩　麻黄　防己　细辛　桂心

干姜各一两　防风　升麻各一两五钱　茯苓三两　附子二枚　杏仁五十枚（一方无茯苓、杏仁，有白术一两）

【用法】清水七升，令竹沥煮取三升，分作三服，取汗。

◆**竹沥汤**《类证普济本事方》

【主治】中风入肝脾，经年四肢不遂，舌强语謇。

【功效】疏风涤痰，通络。

【药物及用量】威灵仙　附子（炮）　桔梗　蔓荆子　防风　枳壳（去瓤，麸炒）　川芎　当归各等量

【用法】㕮咀，每服四钱，清水一升，加竹沥半盏，生姜三片，煎至八分，温服，一日四次，忌茶。

◆**竹沥汤**甲《妇人大全良方》

【主治】妇人热极生风。

【功效】解肌祛风。

【药物及用量】竹沥二升　生葛根汁一升　生姜汁三合

【用法】上三味相和，温暖，分三服，朝、晡、夜各一服。

◆**竹沥汤**乙《妇人大全良方》

【主治】妇人中风，四肢不遂，舌强语謇。

【功效】温阳祛湿，活血通络。

【药物及用量】威灵仙　附子（炮）　苦桔梗　蔓荆子　防风　枳壳（去瓤，麸炒）　川芎　当归各等量

【用法】上八味㕮咀，每服四钱，水一盏，竹沥半盏，姜三片，煎至八分，温服，日四服。忌茶。

◆**竹沥汤**《徐氏胎产方》

【主治】妊娠恒若烦闷，心胆怯，此名子烦。

【功效】疏肝化痰。

【药物及用量】茯苓三两　竹沥一升

【用法】上二味，以水四升，煎取二升，分三服，不瘥再服。

◆**竹沥达痰丸**《摄生众妙》

【主治】痰饮积聚，发为痰积，痰核，咳嗽，目眩，惊风痰多而体弱者。

【功效】逐痰湿，降逆气。

【药物及用量】半夏（姜制）　陈皮（去白）　白术（麸炒）　大黄（酒浸蒸）（晒干）　茯苓　黄芩（酒制）各二两　甘草（炙）　人参各一两五钱　青礞石（同焰硝一两火煅金色）一两　沉香五钱（一方无白术、茯苓、人参）

【炮制】以竹沥一大碗半，姜汁三匙拌匀，盛瓷器内，晒干，研细，如此五六次。再以竹沥、姜汁和丸，如小豆大。

【用法】每服一百丸，临卧时米饮或熟汤送下，能连痰从大便出，不损元气，孕妇忌服。

◆**竹沥饮**《千金方》

【主治】风痱。

【功效】疏肝热，祛痰滞。

【药物及用量】芎䓖　防己　附子　人参　芍药　黄芩　甘草　桂心各一分　羚羊角三分　石膏六分　杏仁十四粒　麻黄　防风各一分五厘

【用法】清水煮至半，纳竹沥一钱，生葛根汁五分，姜汁五厘，分作三服，取汗。间二三日更服一剂，三服后随病进退增减。

◆**竹沥饮子**甲《太平圣惠方》

【主治】小儿中风失音不语，昏沉不识人。

【功效】化痰息风，开窍。

【药物及用量】竹沥二合　荆沥二合　消梨汁二合　陈酱汁半合

【用法】上四味，相和微暖，细细灌口中即瘥。

◆**竹沥饮子**乙《太平圣惠方》

【主治】中风，偏枯不遂，言语謇涩，膈上热，心神恍惚，昏昏如醉。

【功效】祛风，安神。

【药物及用量】竹沥三合　羚羊角屑半两　石膏二两　茯神一两　麦门冬三分（去心）　独活三分

【用法】上六味，细锉，都以水三大盏，煎至一盏半，去滓，入竹沥，分为四服，温服，不拘时之。

◆**竹沥膏**（张涣方）

【主治】小儿中风，失音不语，牙关紧闭。

【功效】清心，涤痰。

【药物及用量】竹沥（依法旋取）　生地黄（取汁）　蜜各五勺　桂心　石菖蒲（一寸九节者）各一两

【炮制】先以桂肉、石菖蒲研为末，入竹沥、地黄汁蜜调匀，慢火熬成膏，硬软得所，如皂子大。

【用法】每服一粒，梨汁化下。

◆**竹叶芍药汤**《圣济总录》

【主治】吐血，衄血，大小便出血。

【功效】清热凉血，补血止血。

【药物及用量】竹叶五两三钱　赤芍　甘草（炙，锉）各一两　阿胶（炙燥）三两　当归（切，焙）一两五分

【用法】上为末，每次五钱，用水225毫升，煎至160毫升，去滓，食后温服，一日二次。

◆**竹屑散**《朱氏集验方》

【主治】小儿聤耳，出脓汁。

【功效】燥湿排脓。

【药物及用量】蛀竹屑　坯子　麝香　白矾（煅）一钱

【用法】上四味，为末，吹入耳内，未用药时，先将绵子擦了脓汁，方用。

◆**竹根汤**《千金方》

【主治】产后虚烦。

【功效】清热除烦。

【药物及用量】甘竹根（细切）一斗五升

【用法】以水二斗，煮取七升，去滓，纳小麦二升，大枣二十枚，复煮麦熟三四沸，纳甘草一两，麦门冬一升，汤成去滓，服五合，不瘥更服，取瘥。短气亦服之。

◆**米莲散**《杂病源流犀烛》

【主治】吐血。

【功效】和中气，交心肾。

【药物及用量】糯米三五钱　莲子心七枚

【用法】研为末，酒服多效，或以黑汁作丸服之。

◆**羊毛饼法**《证治准绳》

【主治】打仆伤损，跌磕刀斧等伤及虎伤、獐猪牛咬伤。

【功效】清热，润肌。

【药物及用量】鸡子清　桐油各半钱

【用法】打匀，以羊毛薄捻做饼如纸，贴患处，以散血膏或补肉膏敷贴。

◆**羊肉生地黄汤**《千金方》

【主治】产后三日腹痛。

【功效】润肤，解毒，补气养血。

【药物及用量】羊肉一斤　生地黄二两　人参　当归　芍药各一两　桂心　芎䓖　甘草各五钱

【用法】先煮羊肉去滓，煎药分四，日三夜一服。有风热，去人参、地黄、肉桂，加防风、黄芪、生姜；咳嗽，加紫菀、款冬、细辛、五味；腰痛，加杜仲、黄芪、白术、附子、萆薢。

◆**羊肉汤**《万氏女科》

【主治】虚羸腹痛，寒热少气，不能支持，头眩自汗，腹内拘急及儿枕痛。

【功效】益血，温肝，行气。

【药物及用量】佛手散，每服用精羊肉一两　生姜十片

【用法】清水二杯，煎至六分温服，或用羊肉炖老姜食，或炖制附子均妙。

◆**羊肉汤**《外台秘要》

【主治】产后虚弱，兼腹痛。

【功效】补血益气。

【药物及用量】即当归生姜羊肉汤加黄芪。

◆**羊肉发药**《医宗说约》

【主治】杨梅疮初起，皮肤燥痒，上部多者。

【功效】发疮疡。

【药物及用量】蝉蜕　川芎　当归各三钱　威灵仙一两　麻黄（春用七钱，夏用五钱，秋用九钱，冬用二两二钱）

【用法】先用羊肉一斤，清水十碗，煎七碗，去羊肉，入前药于汁内，煎至三碗，去滓，一日内早、午、晚分三次服完，用羊肉好酒过口，食尽被盖取汗，或吐或泻

三四次，以粥补住，内毒自解，外毒自发，忌牛、狗、鹅、鸡、火酒、茶、醋等物。每早食仙枣三枚；如病人不能饮酒，或虚极者，服胰子汤。

◆**羊肝丸**《类证普济本事方》

【主治】肝经蕴热，毒气上攻，眼目赤肿，多泪昏暗及年久失，明内障。

【功效】清肝，明目。

【药物及用量】白羯羊肝一片（薄切，新瓦上炒干） 菟丝子 车前子 麦门冬（去心） 决明子 白茯苓 五味子 枸杞子 茺蔚子 苦葶苈 蕤仁（去壳皮） 地肤子（去壳） 泽泻 防风 黄芩 杏仁（炒） 细辛 桂心 青葙子各一两 熟地黄一两五钱

【炮制】研为细末，炼蜜和丸，如梧桐子大。

【用法】每服三四十丸，温汤送下，一日三次。

◆**羊肝丸**《类证普济本事方》

【主治】眼目昏花。

【功效】清肝祛风，明目和血。

【药物及用量】羯羊肝一具（新瓦盆中焙干，更焙之，肝大止用一半） 甘菊花 羌活 柏子仁 细辛 官桂 白术 五味子各五钱 黄连七钱五分

【炮制】研为细末，炼蜜和丸，如梧桐子大。

【用法】每服三四十丸，食前、空腹时温汤送下。

◆**羊肝丸**《奇效良方》

【主治】休息痢，羸瘦。

【功效】温脾胃，宣气滞，止痢。

【药物及用量】缩砂仁一两（去皮） 肉豆蔻五钱（去壳）

【炮制】研为细末，用羊肝半具，细切拌药，以湿纸三五重裹上，更以面裹，用慢火烧令熟，去面并纸，入软饭捣和丸，如梧桐子大。

【用法】每服三十丸，食前粥饮送下。

◆**羊肝丸**《眼科审视瑶函》

【主治】肥人酒色太多，红筋留目，毒气伤肝，白膜伤睛。

【功效】疏肝，清热，明目。

【药物及用量】雄羊肝一具 白蒺藜（炒去刺） 菊花 石决明 生地黄各一两 川芎三钱 楮实子 当归尾 槐角（炒） 甘草 黄连 五味子各五钱 荆芥穗二钱五分 蕤仁七钱（去壳油） 防风三钱

【炮制】研为细末，雄羊肝一具，滚水沸过，和前药捣为丸，如梧桐子大。

【用法】每服五六十丸，空腹时薄荷汤送下。

◆**羊肝丸**《医说方》

【主治】内障赤膜，雀盲，眼目昏花，视物模糊。

【功效】养肝，除障。

【药物及用量】羊肝（煮或生用）四两 夜明砂（淘净） 蝉蜕 木贼（去节） 当归身（酒洗）各一两

【炮制】共为细末，将羊去筋膜，水煮捣烂为丸。

【用法】每服三钱，熟汤送下。

◆**羊肝丸**《本草图经》

【主治】目病。

【功效】除目翳，清热气。

【药物及用量】白羊子肝一具（去膜，青羊肝尤佳） 黄连一两

【炮制】先将黄连研末，肝同研，众手做丸。

【用法】每服三十丸，空腹时熟汤送下，连服五剂可愈。

◆**羊角散**《赤水玄珠》

【主治】耳内脓汁不干。

【功效】清热，解毒。

【药物及用量】山羊角（烧存性）

【用法】研为末，每且二三分，吹入耳内，一日二次，三日可愈。

◆**羊乳丸**《证治准绳》

【主治】虚劳羸瘦。

【功效】清肝热，和血气。

【药物及用量】地骨皮 秦艽 柴胡 山茱萸肉 黄芪（蜜炙） 地黄（酒浸蒸过）各等量

【炮制】研为末，炼蜜和丸，如梧桐子大。

【用法】每服五十丸，不拘时，人参煎汤送下，一日三次。

◆**羊肺散**《千金方》

【主治】鼻中息肉，鼻梁起。

【功效】健脾，燥湿。

【药物及用量】羊肺一具　白术四两　肉苁蓉　通草　干姜　川芎各一两

【用法】研为细末，清水量打稀稠得所，灌肺中煮熟，焙干，研为细末，每服二钱，食后米饮调下。

◆**羊脂煎**甲《千金方》

【主治】久痢不瘥。

【功效】涩肠，敛阴。

【药物及用量】羊脂一棋子大　白蜡二棋子大　黄连末一升　酢七合（煎取稠）　蜜七合（煎取五合）　乌梅肉二两　乱发（灰汁洗去垢腻，烧末）一升

【炮制】合纳铜器中，汤上煎之，为丸如梧桐子大。

【用法】每服二十丸，米饮送下，一日三次，棋子大小，如方寸匕。

◆**羊脂煎**乙《千金方》

【主治】诸久痢不瘥。

【功效】养血，和胃。

【药物及用量】羊脂　阿胶　蜡各二两　黍米二升

【用法】上四味，合煮作粥，一服令尽，即瘥。

◆**羊脂煎**丙《千金方》

【主治】大下后，腹中空竭，胸中虚满，不下食。

【功效】调气和胃。

【药物及用量】芍药　甘草　半夏各一两　厚朴　当归　桂心各三两　生姜五两

【用法】上七味，㕮咀，以水八升，煮取三升，分三服，服三剂最佳。

◆**羊脂煎**丁《千金方》

【主治】下痢，心胸满不快，腹中雷鸣，或呕吐。

【功效】健脾调中和胃。

【药物及用量】黄连五两　橘皮　甘草各二两　龙骨　生姜　半夏各三两　人参一两　大枣｜五枚

【用法】上八味，㕮咀，以水一斗，先煮一大沸，乃纳药，煮取三升，分四服，并妊娠良。

◆**羊脂涂方**《圣济总录》

【主治】小儿火丹从两胁下起，青黑色。

【功效】凉血解毒。

【药物及用量】锻铁下槽中铁屎（捣研为末）半两　羊脂二两　猪粪（烧灰）一两

【用法】上三味，研匀如糊涂之，以瘥为度。

◆**羊肾丸**《千金方》

【主治】劳聋、气聋、风聋、虚聋、毒聋、久聋、耳鸣属肾虚者。

【功效】补心肾，益气血。

【药物及用量】山茱萸　干姜　川巴戟　芍药　泽泻　北细辛　菟丝子（酒浸）　远志（去心）　桂心　黄芪　石斛　干地黄　附子　当归　牡丹皮　蛇床子　甘草　肉苁蓉（酒浸）　人参各二两　菖蒲一两　防风一两五钱　茯苓五钱

【炮制】研为末，以羊肾一只研细，酒煮面糊和丸，如梧桐子大。

【用法】每服三十丸至五十丸，食前盐汤或清酒送下。

◆**羊肾丸**《严氏济生方》

【主治】肾劳虚寒，面肿垢黑，腰脊痛，不能久立，屈伸不利，梦寐。

【功效】补肾坚骨。

【药物及用量】熟地黄（酒蒸，焙）　杜仲（炒）　菟丝子（酒蒸，另研）　石斛（去根）　黄芪　续断（酒浸）　肉桂　磁石（煅，醋淬）　牛膝（酒浸，去芦）　沉香（另研）　五加皮（洗）　山药（炒）各一两

【炮制】研为细末，用雄羊肾两对，以葱、椒、酒煮烂，少入酒，糊杵丸，如梧桐子大。

【用法】每服七十丸，空腹时盐汤送下。

◆**羊肾丸**《杂病源流犀烛》

【主治】肾虚腰痛，不能反侧。

【功效】补肾精，续筋络。

【药物及用量】鹿茸　菟丝子各一两　茴香五钱

【炮制】研为末，以羊肾二对，入酒煮烂，捣泥和丸，阴干。

【用法】每服三五十丸，温酒送下，每日三次。

◆**羊肾汤**《严氏济生方》

【主治】老人足痿。

【功效】补肾，益精，祛风湿。

【药物及用量】生羊腰一对　沙苑蒺藜四两（隔纸微炒）　桂圆肉四两　淫羊藿四两（用铜刀去边毛，羊油拌炒）　仙茅四两（用淘糯米汁泡去赤油）　薏苡仁四两

【用法】用滴花烧酒二十斤，浸七日，随量时时饮之。

◆**羊肾汤**甲《太平圣惠方》

【主治】产后谵语，如见鬼神。

【功效】温肾养血，益气安神。

【药物及用量】羊肾一对（切去脂膜）　远志三分（去心）　白芍三分　熟干地黄一两　黄芪（锉）　白茯苓　人参（去芦头）　防风（去芦头）　独活　甘草（炙微赤，锉）　羚羊角屑各半两

【用法】上一十一味，捣筛为散，每服用水一大盏，先煎羊肾至七分，去肾，入药五钱，煎至四分，去滓，温服，不拘时。

◆**羊肾汤**乙《太平圣惠方》

【主治】产后虚羸，乏力短气。

【功效】温肾益气。

【药物及用量】羊肾一对（切去脂膜）　羚羊角屑半两　熟干地黄一两　人参三分（去芦头）　麦门冬半两（去心）　茯神半两　五味子半两　桂心半两　附子三分（炮裂，去皮、脐）　续断半两　黄芪半两（锉）　当归半两（锉，微炒）　干姜三分（炮裂，锉）　芎䓖半两

【用法】上一十四味，捣筛为散，每服，先以水一大盏半，煮肾至一盏，去肾，入药五钱，椒二七粒，生姜半分，枣三枚，煎至五分，去滓，空腹温服。

◆**羊肾羹**《太平圣惠方》

【主治】风虚耳聋。

【功效】补气，益精。

【药物及用量】羊肾一只（去脂膜，切）　杜仲（去粗皮，炙黄）　黄芪各五钱　磁石五两（捣碎，水淘去赤汁，绵裹悬煎，不得到锅底）　肉苁蓉一两（酒浸一宿，去皮，炙干）

【用法】清水三大碗，先煮磁石，取汁二大碗，去磁石，下杜仲等。又煎取一盏半，去滓，入羊肾、粳米一合，葱白、姜、椒、盐、醋一如作羹法，空腹时服。

◆**羊蹄跟散**《医宗金鉴》

【主治】诸癣疮湿痒。

【功效】清热，杀虫。渗湿，消毒。

【药物及用量】羊蹄跟八钱　枯白矾二钱

【用法】共研为末，令匀，米醋调擦。

◆**羊须散**《疡科选粹》

【主治】羊须疮。

【功效】疏血，润肌。

【药物及用量】羚羊须　荆芥　干枣（去核）各二钱

【用法】烧炒存性，入腻粉五分，同研，先洗净，香油调涂。

◆**羊肉扶羸丸**《三因极一病证方论》

【主治】脾胃不和，不进饮食，脏腑虚滑，老人虚人，尤宜服之。

【功效】温中补虚，健脾涩肠。

【药物及用量】精羊肉一斤半（微断血脉，焙干，取末四两）　白姜（炮）一两　川椒（去目，炒出汗）　肉豆蔻（煨）各一两　木香一分　附子（炮，去皮、脐）　神曲（炒）半两

【用法】上七味，为末，煮粟米饮为丸，如梧桐子大，食前，米汤下五十丸。

◆**老龙丸**《普济方》

【主治】年高气衰虚耗，风湿腰脚疼痛。

【功效】祛风燥湿，通经活络。

【药物及用量】木香五钱　灯心二钱

大蜘蛛七个　荜澄茄　胡桃肉（另研）　车前子（炒）　马兰花（酒浸）　萆薢　牡蛎（火煅）　韭子　木通各一两　全蝎（去毒）　山茱萸（去核）　破故纸（酒浸）　桑螵蛸（酒浸）　龙骨各一两五钱　母丁香　紫霄花　蛇床子　肉苁蓉（去皮）　菟丝子（酒蒸）　白茯苓（去皮）　仙灵脾　八角茴香　巴戟（去心）　远志（去心）　当归各二两　沉香七钱　干漆（炒去烟）三两　熟地黄五两（一方无桑螵蛸、当归、沉香）

【炮制】研为细末，炼蜜和丸，如梧桐子大。

【用法】每服三十丸，空腹时温酒送下，七日见效。无妇人者勿服，此药易与阳事，欲解者饮凉水三口。

◆**老奴丸**《普济方》

【主治】五劳七伤，腰膝酸痛，小肠疝气及下元虚损，久无子嗣。

【功效】补精气，通经络。

【药物及用量】紫霄花　破故纸　泽泻　肉苁蓉　马兰花　松子仁　菟丝子　荜澄茄　川乌头（制）　韭菜子　淡干姜　巴戟肉　川楝子　枸杞子　大茴香　车前子　灯心草各二两　广木香　远志　母丁香　沉香各五钱　山茱萸肉　桃仁　桑螵蛸　蛇床子　木通　淫羊藿各一两　熟地黄四两　大蜘蛛七个

【炮制】共研细末，炼蜜为丸。

【用法】每服四钱，淡盐汤送下。

◆**耳聋左慈丸**《饲鹤亭集方》

【主治】肾水不足，虚火上升，头晕目眩，耳聋耳鸣。

【功效】疏肝清热，补肾益气。

【药物及用量】大熟地（砂仁酒拌，九蒸九晒）八两　粉丹皮　白茯苓（乳拌）　泽泻各三两　磁石（煅）　软柴胡各一两　山茱萸肉（酒润）　怀山药各四钱（一方去软柴胡，加五倍子一两）

【炮制】共研细末，炼白蜜和丸。

【用法】每服三钱，淡盐汤送下。

◆**肉豆蔻丸**甲《太平圣惠方》

【主治】小儿疳痢，不吃乳食，四肢瘦弱。

【功效】温脾胃，祛积热。

【药物及用量】肉豆蔻（去壳）一枚　木香五钱　人参（去芦头）　诃子肉（煨）　朱砂（细研）　麝香（细研）各二钱五分

【炮制】捣罗为末，令匀，软饭和丸，如麻子大。

【用法】每服三丸，米饮下，一日三四次，量儿大小加减。

◆**肉豆蔻丸**乙《太平圣惠方》

【主治】休息气痢，久不瘥，食即呕吐，腹内疼痛。

【功效】温中清肠，收敛止痢。

【药物及用量】肉豆蔻一两（去壳）　诃黎勒一两（煨，用皮）　白梅肉一两（微炒）　黄连一两（去须，微炒）　白矾二两（烧汁尽）

【用法】上五味，捣罗为末，炼蜜和丸，如梧桐子大，每于食前，以粥饮下二十丸。

◆**肉豆蔻丸**丙《太平圣惠方》

【主治】妇人白带下，腹内冷痛。

【功效】温中化湿。

【药物及用量】肉豆蔻一两（去壳）　附子二两（炮裂，去皮、脐）　白石脂二两

【用法】上三味，捣罗为末，炼蜜和丸，如梧桐子大，每于食前服，以热酒下三十丸。

◆**肉豆蔻丹**《普济方》

【主治】小儿肌瘦挟积。

【功效】杀虫毒，祛积滞。

【药物及用量】肉豆蔻（去壳）　使君子（去壳）　青橘皮（炒黄）各一两　牵牛子（炒黄）一分　芦荟一分（另研）　麝香一钱（另研）

【炮制】除芦荟、麝香另研外，余捣罗为细末拌匀，糯米饭和丸，如黍米大。

【用法】每服十丸，食后生姜汤送下，量儿大小加减，常服尤佳。

◆**肉豆蔻散**甲《太平圣惠方》

【**主治**】小儿霍乱，吐泻不止，腹痛。

【**功效**】温胃，健脾，止泻。

【**药物及用量**】肉豆蔻　桂心各一分　人参（去芦）　甘草（炙）各五钱

【**用法**】研为粗末，每服一钱，清水一小盏，加生姜少许，煎至五分，不拘时温服，量儿大小加减。

◆**肉豆蔻散**乙《太平圣惠方》

【**主治**】小儿赤白痢久，腹内疞痛，不食，羸困。

【**功效**】温中祛积，杀虫和血。

【**药物及用量**】肉豆蔻二枚（去壳）　青橘皮（汤浸，去白瓤，焙）　黄牛角鳃（炙冷微焦）　当归　地榆　厚朴（去粗皮，涂生姜汁，炙令香熟）　黄连（去须微炒）各五钱　干姜一分（炮裂，锉）

【**用法**】捣细罗为散，每服五分，粥饮调下，一日三四次，量儿大小，临时加减。

◆**肉豆蔻散**丙《太平圣惠方》

【**主治**】霍乱吐泻不止，冷气入脾胃，攻心腹切痛。

【**功效**】温中和胃止痛。

【**药物及用量**】肉豆蔻半两（去壳）　白术半两　高良姜三分（锉）　桂心半两　甘草一两（炙微赤，锉）　枇杷叶半两（拭去毛，炙微黄）　吴茱萸半两（汤浸七遍，焙干，微炒）　厚朴一两（去粗皮，涂生姜汁，炙令香熟）

【**用法**】上八味，捣筛为散，每服三钱，以水一中盏，煎至六分，去滓，热服，不拘时。

◆**肉豆蔻散**丁《太平圣惠方》

【**主治**】小儿胸中有寒，乳哺不消，腹中痞满，气逆不能乳食。

【**功效**】健脾消食，化湿和胃。

【**药物及用量**】肉豆蔻一分（去壳）　人参一分（去芦头）　藿香一分　白茯苓一分　厚朴半两（刮去粗皮，涂生姜汁，炙令香熟）　白术一分　干姜半两（炮裂，锉）　诃黎勒半两（煨，用皮）　木香一分　甘草一分（炙微赤，锉）

【**用法**】上一十味，捣粗罗为散，每服一钱，以水一小盏，煎至五分，去滓，温服，日三服，量儿大小，加减服之。

◆**肉豆蔻散**戊《太平圣惠方》

【**主治**】水谷痢，心腹胀满，不能饮食。

【**功效**】温中止痢。

【**药物及用量**】肉豆蔻一两（去壳）　木香一两　甘草半两（炙微赤，锉）　干姜一两（炮裂，锉）　厚朴二两（去粗皮，涂生姜汁炙令香熟）

【**用法**】上五味，捣筛为散，每服三钱，用水一中盏，入枣三枚，煎至六分（去滓，稍热服，不拘时。

◆**肉豆蔻散**己《太平圣惠方》

【**主治**】久赤白痢，累医不效。

【**功效**】温中止痢。

【**药物及用量**】肉豆蔻一两（去壳）　鹿角屑一两（用酥炒令焦）　定粉三分（炒令黄色）　密陀僧三分（烧黄，细研）

【**用法**】上四味，捣细罗为散，每服不拘时，以粥饮调下一钱。

◆**肉豆蔻散**庚《太平圣惠方》

【**主治**】产后心腹疼痛，呕吐清水，不下饮食。

【**功效**】健脾益气，温中行气。

【**药物及用量**】肉豆蔻（去壳）　槟榔　人参（去芦头）　桂心各半两

【**用法**】上四味，捣细罗为散，不拘时，以粥饮调下一钱。

◆**肉豆蔻散**甲《圣济总录》

【**主治**】产后冷泻不止。

【**功效**】温中止泻。

【**药物及用量**】肉豆蔻（去壳）一两　生姜（汁）二合　细面二两

【**用法**】上三味，捣罗二味，用姜汁调做饼子，慢火炙干，再焙，捣罗为散，每服二钱匕，米饮调下，空腹，日三服。

◆**肉豆蔻散**乙《圣济总录》

【**主治**】妊娠下痢，不可疗者及丈夫脾虚泄泻。

【**功效**】疏肝健脾，止泻。

【药物及用量】肉豆蔻十枚（大者，去壳，用白面作面饼子裹，文武火煨令黄色，去面）　草豆蔻十枚（去皮，白面裹，文武火煨令黄色，去面用）　木香一两　诃黎勒二十枚（十枚炮过，熟为度，十枚生，俱去核）　甘草一分（蜜炙）

【用法】上五味，捣罗为散，每服二钱匕，米饮调下，食前。

◆**肉豆蔻散**丙《圣济总录》

【主治】气痢，腹胀不下食。

【功效】温中调气止痢。

【药物及用量】肉豆蔻（一半生，一半炮）　诃黎勒皮（一半生，一半煨）　木香（一半生，一半炮）各一两　白术（锉，炒）三分　甘草（锉，一半生，一半炙）　荜茇　干姜（炮）各半两

【用法】上七味，捣罗为散，每服二钱匕，米饮调下。

◆**肉豆蔻散子**《太平圣惠方》

【主治】久冷痢，腹胁胀满，食不消化。

【功效】温中健脾。

【药物及用量】肉豆蔻一两（去壳）　诃黎勒一两（煨，用皮）　干姜半两（炮裂，锉）　白术三分　荜茇半两　木香半两　陈橘皮一两（汤浸，去白瓤，焙）

【用法】上七味，捣细罗为散，每于食前，以粥饮调下二钱。

◆**肉苁蓉丸**《太平圣惠方》

【主治】下元久冷，水脏伤惫，风虚劳损，不思饮食。

【功效】补五脏，润皮肤。

【药物及用量】肉苁蓉（酒浸一宿，刮去皱皮炙干）　菟丝子（酒浸三日，曝干别碾为末）各二两　熟地黄　乳粉　天雄（炮去皮、脐）　五味子　桂心　人参（去芦）　干姜（炮）　白术　远志（去心）　杜仲（去粗皮，炙黄）　巴戟（去心）　牛膝（去苗）　山茱萸（去核）　覆盆子　川椒（去目并合口者，炒出汗）各一两　甘草（炙）五钱　天门冬（去心，焙）一两五钱

【炮制】研为细末，炼蜜和丸，如梧桐子大。

【用法】每服三十丸，空腹时温酒送下。

◆**肉苁蓉丸**甲《圣济总录》

【主治】肾虚耳聋。

【功效】补肝肾，通血脉。

【药物及用量】肉苁蓉（酒浸，焙）　菟丝子（酒浸，另研）　山萸肉　白茯苓（去皮）　人参　官桂（去粗皮）　防风（去杈）　熟地黄　芍药　黄芪各五钱　附子（炮，去皮、脐）　羌活（去芦）　泽泻各二钱五分　羊肾一对（薄切，去筋膜，炙干）

【炮制】研为细末，炼蜜和丸，如梧桐子大。

【用法】每服三十丸，空腹时温酒送下。

◆**肉苁蓉丸**乙《圣济总录》

【主治】冷淋。

【功效】补精气，散结热。

【药物及用量】肉苁蓉（酒浸，切，焙）　熟地黄　山药　石斛（去根）　牛膝（酒浸，切，焙）　官桂（去鹿皮）　槟榔各五钱　附子（炮去皮、脐）　黄芪各一两
黄连（去须）七钱五分　细辛（去苗叶）　甘草（炙）各二钱五分

【炮制】研为末，炼蜜和丸，如梧桐子大。

【用法】每服二十丸，盐酒送下。

◆**肉苁蓉丸**丙《圣济总录》

【主治】蛊病，少腹冤热而痛，便溺出白。

【功效】益气潜阳。

【药物及用量】肉苁蓉　茯苓　黄芪　泽泻　牡蛎　龙骨　当归　五味子各等量

【炮制】研为细末，炼蜜和丸。

【用法】温酒送下。

◆**肉苁蓉丸**《奇效良方》

【主治】禀赋虚劳，小便频数，亦不禁。

【功效】补元，固本。

【药物及用量】肉苁蓉八两　熟地黄六两　五味子四两　菟丝子（捣研）二两

【炮制】研为细末，酒煮山药糊和丸，如梧桐子大。

【用法】每服七十丸，空腹时盐酒送下。

◆**肉苁蓉汤**《圣济总录》

【主治】咳嗽短气，肠中时痛，流饮厥逆，宿食不消化，寒热邪痞，五内不调。

【功效】理肺止咳，降气止痛。

【药物及用量】肉苁蓉（切，焙）五两　生干地黄各四两　乌头（炮裂，去皮、脐）一两　甘草（炙，锉）　肉桂（去粗皮）　紫菀（去苗土）　五味子（炒）各二两　石膏（碎）　麦门冬（去心，焙）各三两

【用法】上九味，粗捣筛，每服五钱匕，水一盏半，入大枣二枚，擘，生姜半分，切，煎至七分，去滓，温服，日三夜二。

◆**肉桂散**甲《太平圣惠方》

【主治】产后恶血不尽，结聚为血瘕，腹中坚满，不下饮食。

【功效】温阳活血，破瘀散结。

【药物及用量】肉桂一两（去粗皮）　当归半两（锉，微炒）　蒲黄半两　牛膝三分（去苗）　鬼箭羽三分　虻虫半两（去翅足，微炒）　琥珀三分　桃仁三分（汤浸，去皮尖、双仁，麸炒微黄）　赤芍三分　水蛭半两（炒令黄）　川大黄一两（锉，微炒）

【用法】上一十一味，捣细罗为散，食前服，以温酒调下一钱。

◆**肉桂散**乙《太平圣惠方》

【功效】祛风通络，止痛。

【主治】历节风，四肢疼痛，筋脉不利。

【药物及用量】肉桂二两（去粗皮）　麻黄一两（去根节）　海桐皮一两（锉）　川乌头一两（炮裂，去皮、脐）　黑豆二两（炒熟）　五加皮一两　防风一两（去芦头）　牛膝一两（去苗）　附子二两（炮裂，去皮、脐）　松节一两（锉）　苍耳一两

【用法】上一十一味，捣细罗为散，每服食前，以温酒调下二钱。

◆**肉消散**《太平圣惠方》

【主治】妇人乳痈毒，始生结核。

【功效】泻火解毒，止痛消痈。

【药物及用量】川大黄一两　黄芩一两　黄连一两（去须）　黄药一两　地龙一两（炒令黄）　乳香一两

【用法】上六味，捣细罗为散，用生地黄汁调匀，涂于肿毒上，干即易之，不过三五度瘥。

◆**自然铜散**《张氏医通》

【主治】跌仆骨断。

【功效】活血，止痛。

【药物及用量】自然铜（煅通红，醋淬七次，放湿土上月余用）　乳香　没药　当归身　羌活各等量

【用法】研为末，每服二钱，醇酒调下，一日二次，骨伤，用骨碎补五钱，酒浸，捣绞，取汁冲服。

◆**自然铜散**《普济方》

【主治】仆打，折骨损断。

【功效】祛瘀活血，止痛疏络。

【药物及用量】自然铜（煅醋七次）　乳香　没药　苏木　降香　川乌　松节各五钱　地龙（炒）　水蛭（炒焦）　生龙骨各二钱五分　血竭一钱五分　土狗五个（油浸焙）

【用法】研为末，每服五钱，温酒送下。自顶心寻病至下两手两足，周遍一身。病人自觉骨力习习往来，遇病处则飒飒有声。

◆**至圣丸**《幼幼新书》

【主治】小儿五色痢。

【功效】祛湿，清热，行气活血。

【药物及用量】厚朴（去皮，姜制）　黄柏（略去皮，鸡子白涂，炙黄熟，如干再上）　当归（酒浸）各等量

【炮制】研为细末，炼蜜和丸，如梧桐子大。

【用法】每服四十丸，厚朴汤送下，小儿服细丸，量岁加减。

◆**至圣丸**《直指小儿方》

【主治】小儿冷疳，不时泄泻。

【功效】温中散寒，杀虫止泻。

【药物及用量】丁香　青皮各一钱　木香　紫厚朴　制使君子肉（焙）　肉豆蔻（湿纸略煨）　橘红各二钱

【用法】上七味，为末，神曲糊丸，麻子大，每七丸，食前米饮下。

◆**至圣青金丹**《王氏博济方》

【主治】小儿十五种风疾，五般疳气，变蒸寒热，便痢枣花粪，脚细肚胀，肚上青筋，头发稀疏，多食泥土，捋眉毛，咬指甲，四肢羸瘦，疳蛔咬白，鸣痢频并，饶惊多嗽，疳蚀口鼻，赤白疮疳，眼雀目等。

【功效】除惊痫，消痰积。

【药物及用量】青黛二分（上细好者研，一作三分）　雄黄二分（研细，一作二两）　龙脑少许（研，一作一钱）　腻粉一分（一作一钱）　胡黄连二分（一作二两）　熊胆一分（用温水化入药，一作一钱）　白附子一枚（一作一钱，一作二钱）　芦荟一分（研，一作一钱）　麝香五厘（研）　蟾酥一皂子大（一作一字）　铅霜少许（一作一字）　水银一皂子大（同腻粉研不见星，一作一钱）

【炮制】先杵罗为末，再入乳钵内。研细和匀，用猪胆一枚，取汁煎过，浸蒸饼少许为丸，如黄米大、曝干，密贮于瓷器内。

【用法】小儿患惊风、天吊、眼睛上翻、手足搐搦状后多端。但取药一丸，温水化，破滴入鼻中，令嚏喷三五遍，眼睛自下，搐搦亦定，更用薄荷汤送下二丸。

◆**至圣保命丹**《小儿卫生总微论方》

【主治】一切惊痫，风痉、中风，并胎惊内吊，腹肚坚硬，夜啼发热，急慢惊风，恶候困重，上视搐掣，角弓反张，倒仆不醒，昏愦闷乱。

【功效】止搐搦，除痰积，搜风通络。

【药物及用量】全蝎十四个（去毒）　防风　僵蚕（炒去丝嘴）　南星（炮）　天麻　白附子　麝香各五分　金箔十片　蝉蜕（洗）　朱砂各一钱

【炮制】研为末，水煮粳米糊和丸，每两作四十丸。

【用法】熟汤送下。有热证，加牛黄、脑子、硼砂（一方加人参、白茯苓各一钱）。

◆**至圣保命丹**《直指小儿方》

【主治】惊风搐掣，胎惊夜啼。

【功效】止搐搦，除痰积。

【药物及用量】青色全蝎十四个　防风　天麻　白附子　蝉壳　直僵蚕（炒）各二钱　南星（炮）三钱　麝香半钱

【用法】上八味，为末，粳米饭丸梧桐子大，朱砂衣，每一丸，薄荷汤调下。

◆**至圣保命丹**《朱氏集验方》

【主治】赤白痢，昼夜无度。

【功效】除冷积，止痢。

【药物及用量】真麻油三两　巴豆四十个　黄丹二两　黄蜡四两

【用法】上四味，先将麻油同巴豆，用银锅慢火熬成，色如坪炭黑色，去巴豆不用，次黄丹，煎数沸，再入黄蜡，熬令色黑，滴入水中成膏为度。每服一挺，重半钱，旋丸如绿豆大，空心。赤痢甘草汤下；白痢干姜汤下；赤白痢干姜甘草煎汤下。

◆**至圣保命金丹**《卫生宝鉴》

【主治】中风口眼㖞斜，手足亸曳，语言謇涩，四肢不举，精神昏愦，痰涎并多。

【功效】疏风通络，化痰开窍。

【药物及用量】贯众一两　生地黄七钱　大黄半两　青黛　板蓝根各三钱　朱砂（研）　蒲黄　薄荷各二钱半　珠子（研）　龙脑（研）各一钱半　麝香一钱（研）　牛黄二钱半（研）

【用法】上一十二味，为末，入研药和匀，蜜丸鸡头大，每服一丸，细嚼，茶清送下，新汲水亦得，如病人嚼不得，用薄荷汤化下，无时，此药镇坠痰涎，大有神效，用金箔全衣。

◆**至圣散**《医林方》

【主治】休息痢久不瘥者。

【功效】温中涩肠止痢。

【药物及用量】诃子皮一两　丁香半两　椿根白皮半两

【用法】上三味，为细末，每服三钱，白汤调下。

◆至圣汤《妇人大全良方》

【主治】妇人血气，产前产后百疾。

【功效】养血行气，活血散结。

【药物及用量】当归　芍药　干姜　莪术　桂心　地黄　蒲黄（炒）各半两　黑豆（炒，去皮）一两

【用法】上八味为细末，空心，热酒调下二钱。

◆至宝丹《证治准绳》

【主治】痘疮脾胃虚寒，肢冷不食，伏陷不起。

【功效】解毒。

【药物及用量】戌腹粮（即将生糯米与黄毛雄狗饱食，取其粪中米，淘净炙干）

【用法】研为细末，每一两，入麝香三分。随证用温补脾胃药，或独参汤、保元汤调下。

◆至宝丹《严氏济生方》

【主治】痈疽，肿毒，发背，对口，乳痈，结毒，危险诸证。

【功效】解邪毒，祛恶风，通脏腑，宣窍络。

【药物及用量】白砒（用豆腐一块，厚二寸，中挖一孔，纳砒孔中，以豆腐盖砒，酒煮三个时辰）　猪牙皂（去皮酥炙）　乳香（去油）　熊胆　铜绿（水飞）　荆芥穗（去梗）　川乌　草乌（同川乌酒浸，剥去皮，面包煨熟，取净肉用）　没药（去油）　全蝎（石灰水洗，去头足尾，瓦上焙干）　蝉蜕（去头足）　雄黄各二钱　麝香七次　朱砂（水飞）三钱五分　蜈蚣五条（大者，酒蒸，去足瓦焙，小者加倍）

【炮制】研极细末，飞面打糊为丸，每丸重四分，再用朱砂三钱五分为衣，黄蜡作壳收藏。

【用法】用葱头三寸，生姜三片，黄酒煎一小盅，将药化开服。随量饮醉，被盖出汗，至重者二三服。

◆至宝丹《疡医大全》

【主治】牙齿松动。

【功效】固齿。

【药物及用量】雄鼠骨全副（其鼠愈大愈好，至少在八两以上，连毛，用草纸包七层，再用稻草包紧，黄泥封固，用稻糠火煨熟，去肉拣出全骨，酥油炙黄，研为细末，入下药）　北细辛（洗净土晒）　沉香各一钱五分　破故纸　青盐（水炒）　白石膏（水炒）　骨碎补（去净毛，蜜水炒）　全当归（酒炒）　旱莲草（酒炒）各五钱　白芷（青盐水炒）　怀生地（酒炒）各三钱　绿升麻（焙）二钱　没食子

【炮制】研为细末，同鼠骨末合在一起拌匀，用银盒或铅盒盛之。

【用法】每早擦牙漱咽，久而不断，牙齿动摇者仍可坚固，不动者永保不动。少年有去牙一二三年内竟可复生，颇小而白，久则如故者，故此方之灵效妙不可言。

◆至验金针散《外科启玄》

【主治】背痈疽疮肿已破未破。

【功效】解毒，祛风。

【药物及用量】皂角针（春月采用半青半黑者，如疮在头顶者取树梢上用，如背痈取树身上向阳虚用，如便毒悬痈取树丫内者用）不拘多少

【用法】灰火内炮干为末，看疮上下，分食前后服，每服二三钱，好酒调下，取汁为度。

◆至灵散《御药院方》

【主治】偏头疼。

【功效】燥湿祛痰。

【药物及用量】雄黄（研）　细辛（去苗叶为末）各等量

【用法】上二味，再同研，每服一字，左边头疼，搐入右鼻内，右边头疼，搐入左鼻内。

◆舌化丹《疡医大全》

【主治】疔疮，无名肿毒。

【功效】活血止痛，祛结解毒。

【药物及用量】辰砂　血竭　硼砂　乳

香（去油）　没药（去油）　雄黄　胆酥（人乳浸化）　轻粉　冰片　麝香各等量

【炮制】共研细末，于净至中至诚修合，勿令妇人鸡犬见。用头生儿乳捣和为丸，如小麦大。

【用法】每服三丸，含舌下噙化，咽下，出汗自消；如无汗，以热酒催之。

◆**舌本缩**《太平圣惠方》

【主治】妇人中风口噤。

【功效】行气除痰。

【药物及用量】芥子一升

【用法】上一味，细研，以醋三升，煎取一升，涂颔颊下，立效。

◆**舟车神佑丸**《袖珍方》

【主治】水湿痰饮热毒内郁，气血壅滞所致积聚肿胀，二便秘涩，潮热口渴，喘咳面赤，脉沉数有力。

【功效】消积气，通水道。

【药物及用量】黑牵牛四两（炒，一作四钱）　大黄二两（酒浸）　甘遂（面裹，煨）　大戟（面裹，煨）　芫花（醋炒）　青皮（炒，一作五钱）　橘皮（一作五钱）各一两　木香（煨）　槟榔各五钱　轻粉（另研）一钱（一方无槟榔）

【炮制】研为细末，水泛和丸，如梧桐子大。

【用法】每服五分，五更时熟水送下，大便利三次为度。若一二次不通利，次日仍服，或六分七分，渐加至一钱。若服后大便利四五次，或形气不支，则减其服，三分二分俱可。或隔一二三日服一次，以愈为度，甚者忌食盐酱百日。

◆**血风汤**《素问病机气宜保命集》

【主治】产后诸风，痿挛无力。

【功效】通经活血，疏肝益气。

【药物及用量】秦艽　羌活　白术　地黄　茯苓各一钱　白芍　黄芪各一钱五分　川芎一钱二分　当归　白芷　半夏各八分　防风。

【用法】清水煎服。

◆**血风汤**《玉机微义》

【主治】产后诸风痿挛无力。

【功效】祛风除湿，益气养血。

【药物及用量】秦艽　羌活　防风　白芷　川芎　芍药　白术　当归　地黄　茯苓　半夏　黄芪等量

【用法】上一十二味为末，一半为丸，炼蜜梧桐子大，一半为散，温酒送下五七十丸。

◆**血块丸**《疡医大全》

【主治】痞积。

【功效】破积滞，消瘀血。

【药物及用量】海粉（醋煮）　三棱　蓬莪术（醋煮）　红花　五灵脂　香附各等量　石碱减半

【炮制】共研为末，水泛丸。

【用法】每服三十丸，白术汤送下。

◆**血竭破棺丹**《袖珍方》

【主治】妇人产后，血闭血迷，血晕血劳，嗽血，男子伤力，劳嗽吐血。

【功效】活血祛瘀止血。

【药物及用量】乳香　血竭　箭头砂各一钱

【用法】上三味为末，巴豆仁研泥为膏，瓷器盛之，如用丸，如鸡头大，妇人狗胆冷酒下，男子冷酒下。

◆**血竭散**《卫生家宝产科备要》

【主治】产后败血上冲健忘，气喘及胎衣不下。

【功效】祛瘀血，生新血。

【药物及用量】血竭（如无，紫铆代之）　没药各等量

【用法】研细频筛，再研取尽为度，每服二钱，用童便兑好酒大半盏，煎一沸，温调下。方产下一服，上床良久再服，其恶血自循经下行，更不冲上，以免生百病。

◆**血竭散**《疡科选粹》

【主治】杖疮夹伤。

【功效】凉血，定痛，疗伤。

【药物及用量】血竭四两　大黄一两二钱　自然铜（醋煅七次）二钱

【用法】研为末，姜汁调涂。

◆**血竭散**《瑞竹堂经验方》

【主治】妇人脐下血积疼痛。

【功效】化瘀通经止痛。

【药物及用量】血竭　乳香　没药（并别研）　水蛭（盐炒烟尽）　白芍　当归　麝香各一两　虎骨（代）（火炙油尽，黄，一钱六分）

【用法】上八味为极细末，每服三钱，空心，温酒调服。

◆**血癥丸**《杂病源流犀烛》

【主治】血癥。

【功效】破血祛积，活血疏络。

【药物及用量】五灵脂　大黄　甘草梢　桃仁泥各五钱　生地黄七钱　牛膝四钱　官桂二钱　延胡索　当归身各六钱　三棱　蓬莪术　赤芍　川芎各三钱　琥珀　乳香　没药各一钱

【炮制】研为细末，酒煮米糊和丸。

【用法】每服一钱，壮盛者一钱五分，熟汤送下，消过半即止。再随病体，立方服药。

◆**血郁汤**《证治准绳》

【主治】七情郁结，盛怒叫呼，或起居失宜，或挫闷致瘀，一应饥饱劳役，皆能致血郁。其脉沉涩而芤，其体胸胁常有痛如针刺者。

【功效】疏积滞，清血分。

【药物及用量】香附（童便制）二钱　牡丹皮　红曲　川通草　穿山甲　降真香　苏木　山楂肉　大麦芽（炒研）各一钱　红花七分

【用法】水、酒各一半煎，去滓，入桃仁（去皮）泥七分，韭汁半盏和匀，通口服。

◆**血府逐瘀汤**《医林改错》

【主治】胸中血瘀证。

【功效】活血祛瘀，行气止痛。

【药物及用量】桃仁四钱　红花三钱　当归三钱　生地三钱　川芎二钱　赤芍二钱　牛膝三钱　桔梗二钱　柴胡一钱　枳壳二钱　甘草一钱

【用法】水煎服。

◆**血余散**甲《仁斋直指方》

【主治】吐血、衄血。

【功效】收敛止血。

【药物及用量】头发（烧存性）

【用法】上一味，研细，每服二钱，米汤调下；衄者，更以少许吹入鼻。

◆**血余散**乙《仁斋直指方》

【主治】血下带下。

【功效】温中行气止血。

【药物及用量】香附（杵，去皮，二分，童尿浸一日夜）　艾叶三分（米醋煮透，晒，焙）

【用法】上二味为末，秫米糊丸，梧桐子大，每五六十丸，艾醋汤或醋汤下。

◆**血极膏**《世医得效方》

【主治】妇人干血气。

【功效】活血通经

【药物及用量】大黄一两（为末）

【用法】上一味用酽醋一升熬成膏，丸如鸡头大，每服一丸，热酒化开，临卧温服，大便利一二行后，红脉自下。

◆**行血解毒汤**《杂病源流犀烛》

【主治】初次受杖。

【功效】止痛活血，通经和气。

【药物及用量】人参（炙）　白术　黄芪　当归尾　生地　熟地各一钱　羌活　独活　茯苓　川芎　陈皮　甘草各八分　苏木　红花各五分　金银花二钱　乳香　没药各一钱　杏仁泥　桃仁各六分

【用法】水煎，入童便、酒各一杯，以杏、桃泥、乳、没末用药调敷，以药送下，渣再煎，杏仁等四味或分二服，或另加一倍俱可。

◆**行湿流气散**《活人心统》

【主治】风寒湿气痹证，身如板夹，麻木不仁，手足烦软。

【功效】逐风祛寒，利湿。

【药物及用量】薏苡仁二两　茯苓两五钱　苍术　羌活　防风　川乌各一两

【用法】研为末，每服二钱，温酒或葱白调下。

◆**西瓜霜**《疡医大全》

【主治】咽喉、口齿、双蛾喉痹，命在须臾。

【功效】生津，解毒。

【药物及用量】用大黄泥钵一个，将西瓜一个，照钵大小，松松装入钵内，将瓜切盖，以皮硝装满瓜内，仍以瓜盖盖之，竹签扦定，再以一样大小之黄泥钵一个合上。外用皮纸条和泥浆缝封固，放阴处过数日，钵外即吐白霜，以鹅毛扫下。仍将钵存阴处，再吐再扫，以钵外无霜为度。

【用法】每用少许吹之。

◆**西州续命汤**《外台秘要》

【主治】中风痱。

【功效】祛风，化痰。

【药物及用量】麻黄（去节）六两　石膏四两（碎，绵裹）　桂心　当归　甘草（炙）各二两　芎䓖　干姜　黄芩各一两　杏仁四十枚（去皮尖、两仁）

【用法】清水煎服，与大续命汤同。

◆**西来甘露饮**《赤水玄珠》

【主治】天行时疫，小儿发热五日不退，痘色红紫，口渴，便结及麻疹烦热，口干，咳嗽，疹色枯燥，谵语喘急，睡卧不安。

【功效】通经络，解热毒。

【药物及用量】丝瓜藤（霜降后三日，近根二尺剪断）

【炮制】将根头一节，倒插入新瓦瓶上，以上物掩之，勿使灰尘飞入，次日以好新罐一只，将瓶中之汁，倾在罐内。仍将藤照前插入瓶内，三日后汁收尽，将罐封固收藏。

【用法】若发热，烦躁，口渴，未见红点，将茜根一两，清水煎浓汁二酒盅，掺丝瓜藤汁二酒盅，相和服之立安。痘出亦轻，若已见标，颜色红紫及稠密者，用紫草煎浓汤冲服，便见红润。若夹斑者，犀角、紫草、茜根煎汤冲服，寒月用酒煎冲服。天行时疫，每以生姜汁少许，加蜂蜜调匀服之。

◆**西黄醒消丸**《全生集方》

【主治】乳岩，瘰疬，痰核，横痃，流注，红痈，肺痈，小肠痈。

【功效】解毒，止痛，消痈。

【药物及用量】西黄三分　乳香（去油）　没药（去油）各一两　麝香一钱五分

【炮制】先将乳香末各研，再合黄香共研，用黄米饭一两，如法为丸，饭若干，酌加开水，晒干忌烘。

【用法】每服三钱，热陈酒送下。毒在上部者临卧时服，毒在下部者空腹时服。

◆**西圣复煎丸**《万病回春》

【主治】杨梅疮后肿块经年，破而难愈，以致垂危。

【功效】止痛活血，解毒杀虫。

【药物及用量】乳香（去油）　没药（去油）　孩儿茶　丁香（焙）各一两　血竭　阿魏　白花蛇各四钱（一作各四两）　飞罗面一斤（炒，焦黄色）

【炮制】研为细末，炼蜜六两，煎滚者油四两，大枣肉二十枚，捣膏，共和为丸，如弹子大。

【用法】每服一丸，土茯苓二两（一作四两），清水二盅，煎至一盅，将两药丸入内，再煎至半盅，澄去滓温服。

◆**亚圣膏**《医宗金鉴》

【主治】一切破烂诸疮及杨梅结毒。

【功效】润肌解毒。

【药物及用量】象皮一两　驴甲一块　鸡子清三个　木鳖子七个　蛇蜕二钱　蝉蜕四钱　血余三钱　穿山甲六钱　槐枝　榆枝　艾枝　柳枝　桑枝各二十一寸　麻油三斤

【炮制】将药浸七日，煎如常法，滤去滓，每净油一斤，入黄丹七两，煎成膏，入黄蜡五钱化匀。再加儿茶、乳香、没药各三钱，血竭（煅）、牡蛎、五灵脂各五钱，研极细末，入膏内成膏，出火气。

【用法】摊贴之。

◆**回疮金银花散**《素问病机气宜保命集》

【主治】疮疡痛甚，色变紫黑。

【功效】解热毒。

【药物及用量】金银花（连枝叶俱用锉研）二两　生甘草一两（一方有黄芪）

【用法】㕮咀，用酒一升，同入壶瓶内，闭口，重汤煮二三时辰，取出去滓顿服。

◆**回疮蟾酥锭**《外科精义》

【主治】疔疮毒气攻心欲死。

【功效】解毒，泻滞，杀虫。

【药物及用量】天南星　款冬花　巴豆仁　黄丹　白信各一钱　独活五分　斑蝥（去头足）十个

【炮制】研为极细末，用新蟾酥和药，如黍米大，撚作锭子。

【用法】先以针刺其疮，必不知痛，有血出者，下锭子，如觉痛不须再用，若更不知痛，再随疮所行处迎夺刺之，至有血知痛即止，其元疮亦觉疼痛，以膏药贴之，脓出自瘥。用锭子法度，以银作细筒子一个，约长三寸许，随针下至疮痛处，复以细银丝子纳药于筒内，推至痛处。

◆**动摇地黄丸**《圣济总录》

【主治】齿动摇。

【药物及用量】生地黄五斤（取汁）　白茯苓（去皮）　人参　山萸肉各四两　枸杞根三两　白蜜一斤　酥少许

【炮制】将茯苓、人参、山萸肉、枸杞研为末，以好酒一斗，煎至三升，去滓，入地黄汁、白蜜酥同煎至可丸即丸，如小豆大。

【用法】每服二十丸，温酒送下，一日三次，渐加至五次。

◆**妇女紫金丹**《中国医学大辞典》

【主治】妇女经水不通，或乱经、痛经，气血不能流通，郁结寒滞，不能受孕及肝血气块作痛。

【功效】疏肝化滞，行血消积。

【药物及用量】砂仁　枳壳（炒焦）　天台乌药各一两五钱　广木香　陈皮　延胡索　红豆蔻　蓬莪术　京三棱各一两　槟榔一两三钱

【炮制】共研细末，赤米汤泛丸，如梧桐子大。

【用法】每服三钱，熟汤送下。

◆**妇女养营丸**《中国医学大辞典》

【主治】妇女虚阳弱，经水不调，带下淋沥，经闭腹痛，饮食少思，面黄发脱，机体消瘦，久不受胎及经水不止，一切血证。

【功效】益气血，和阴阳。

【药物及用量】熟地黄　二泉胶　香附（制）各八两　全当归　黄芪　杜仲各四两　白术五两　茯苓　白芍各三两　砂仁　川芎　陈皮　益母膏　艾绒（炒）各二两　甘草（炙）一两

【炮制】共研细末，炼蜜为丸，如梧桐子大。

【用法】每服三四钱，熟汤送下。

◆**妇宝胜金丹**《验方新编》

【主治】胎前产后一切杂证。

【功效】补气血，培下元。

【药物及用量】人参　全当归　白芍　赤芍　川芎　白芷各三两　熟地黄九两　茯苓　桂心　牛膝　牡丹皮　藁本各五两　血珀　朱砂（飞）各一两　白薇八两　赤石脂　白石脂　乳香　没药各二两　粉草一两五钱　香附（制）二斤

【炮制】先将赤、白石脂醋浸三日，炭火上煅七次，再淬，醋干为度，研细。次将各药用好黄酒浸，春五、夏三、秋七、冬十二日，晒干为末，与石脂和匀，炼蜜为丸。每重三钱，辰砂、金箔为衣。

【用法】经水不调，或多或少，或先或后，或经前腹痛，或经后淋沥，一切赤白带下，血癥血瘕，每服一丸，砂仁壳汤化下。

◆**扫癞丹**《辨证录》

【主治】遍身发癞，皮厚而生疮，血出而如疥，或痛或痒，或干或湿，如虫非虫。

【功效】清血解毒，补气血。

【药物及用量】黄芪三两　当归、金银花各二两　白术　茯苓　麦门冬　白芍　熟地黄　玄参各一两　山茱萸　川芎各五钱　生甘草　荆芥　天花粉各三钱　防风二钱

【用法】清水煎服，皮色即润，二剂干燥解，十剂痊愈。

◆**杀疥药**《三因极一病证方论》

【主治】疥疮，疮疡。

【功效】杀虫。

【药物及用量】羊蹄根（切）一两　草乌头一个　硫黄一钱　白矾五分　生姜一分

【用法】米泔水淹一宿，研为极细末，

入酽醋和匀，浴时，抓破疮敷之；少顷，以温汤洗去。

◆**杀疳丸**甲《太平圣惠方》

【**主治**】小儿脊疳，日渐羸瘦，腹中有虫。

【**功效**】杀虫。

【**药物及用量**】没食子（细研）　瓜蒂（细研）　鹤虱（细研）　蟾头（炙令焦黄）　芦荟（细研）　青黛（细研）各五钱　麝香（细研）　腻粉（研入）各一分

【**炮制**】捣罗为末，糯米饭和丸，如黍米大。

【**用法**】每服五丸，粥饮送下，一日三次，量儿大小以意加减。

◆**杀疳丸**乙《太平圣惠方》

【**主治**】小儿疳痢不止。

【**功效**】杀虫化积。

【**药物及用量**】雄黄（细研）　麝香（细研）　牛黄（细研）　芦荟（细研）　朱砂（细研）　龙骨（烧令赤色）　密陀僧（烧红细研）　胡黄连各二钱五分　青黛五分（细研）　金箔十片（细研）　肉豆蔻二枚（去壳）　蟾酥一钱二分五厘（热水化如泥）

【**炮制**】捣罗为末，入研药及蟾酥，研令匀，汤浸蒸饼和丸，如黄米大。

【**用法**】每服三丸，熟汤送下，再煎黄连苦参汤洗，身上用青衣盖，出虫便瘥。

◆**杀疳散**《秘传眼科龙木论》

【**主治**】小儿疳眼外障。

【**功效**】消疳散积。

【**药物及用量**】防风　龙脑　牡蛎　白芷　细辛　五味子各一钱

【**用法**】研为末，每服一钱，食后粥饮调下。

◆**杀鬼方**《太平圣惠方》

【**主治**】妇人骨蒸，传尸劳疰，鬼气伏连。

【**功效**】健神辟恶，清心解毒。

【**药物及用量**】麝香七钱五分　犀角屑　木香　白术　鬼箭羽各一两　虎头骨（酥炙黄色）　桃仁（去皮尖、双仁，麸炒黄）　雄黄（另研）　朱砂（光明者，另研）各一两五钱　天灵盖一两（涂酥，炙令微黄）

【**炮制**】共研细末令匀，炼蜜为丸，如梧桐子大。

【**用法**】每服二十丸，熟汤送下，瘟疫亦可佩之。

◆**杀鬼雄黄散**《千金方》

【**主治**】妇人与鬼交通。

【**功效**】健神，辟恶，化湿。

【**药物及用量**】雄黄　丹砂　雌黄各一两　羚羊角屑　芜荑　虎头骨　石菖蒲　鬼臼　鬼箭　白头翁　石长生　白术　马悬蹄　猪粪各五分

【**炮制**】共研细末，羊脂、蜜蜡和捣为丸，如弹子大。

【**用法**】每用一丸，当病人前烧之。

◆**杀虫丸**《杂病源流犀烛》

【**主治**】虫痛。

【**功效**】杀虫下积。

【**药物及用量**】鹤虱　雷丸　芜荑　槟榔　乌梅　苦楝根　使君子肉

【**炮制**】共研细末，水泛丸，如梧桐子大。

【**用法**】每服三四十丸，熟汤送下。

◆**闭管丸**《疡医大全》

【**主治**】痔漏生骨及遍身诸漏。

【**功效**】宣壅，消坚，解毒。

【**药物及用量**】胡连一两　槐花（微炒）　穿山甲（麻油内煮黄色）　石决明（煅）各五钱

【**炮制**】共研细末，炼蜜为丸，如麻子大。

【**用法**】每服一钱　空腹时清米汤送下，早晚日进二服，至重四十日而愈。如漏四边有硬肉突起者，加蚕茧二十个，炒研，和入药中。

◆**寻痛丸**《世医得效方》

【**主治**】跌打诸伤。

【**功效**】止痛清心，行气活血。

【**药物及用量**】生草乌　乳香　没药　五灵脂各三钱　生麝香少许

【**炮制**】共研末，酒糊为丸，如指头大，朱砂为衣。

【用法】每服一丸，薄荷汤姜汁磨化下。

◆**异功散**《小儿药证直诀》

【主治】脾虚气滞。饮食减少，胸脘痞闷，食入作胀，大便溏薄，神疲气短，身体羸瘦，或面部浮肿者。

【功效】温中和气，健脾。

【药物及用量】人参　白茯苓　白术　甘草　陈皮各等量（一方加木香）

【用法】每服三四钱，加生姜、大枣，清水煎服。

◆**异功散**《种痘新书》

【主治】小儿脏寒，痘疹不能发毒而腹胀，痘淡白，脉微缓。

【功效】和中疏气，温中止泻。

【药物及用量】木香　当归各三钱　桂枝　白术　茯苓各二钱　陈皮　厚朴（姜制）　人参（去芦）　肉豆蔻各二钱五分　丁香　半夏（姜制）　附子（炮去皮）各一钱五分

【用法】㕮咀，每服二钱，清水一盏，加生姜五片，大枣三枚，煎服。

◆**异功散**《续本事方》

【主治】妇人血冷气虚，心胸烦闷，不思饮食，四肢无力，头目昏闷，寒热往来，状似劳倦。

【功效】理气温中，散寒止痛。

【药物及用量】乌药　川芎　苦梗　延胡索　当归　陈皮各一钱五分　官桂　牡丹皮　芍药　白芷　干姜各一钱

【用法】清水二盅，加三片生姜，煎至一盅，入酒半盏，再煎一二沸，不拘时服。

◆**异功散**《证治准绳》

【主治】脐中疮。

【功效】止痒润肌，敛疮。

【药物及用量】龙骨（煅）　薄荷叶　蛇床子各二钱　轻粉五分

【用法】研为极细末，每用少许，干掺之。

◆**异功散**《疫痧草方》

【主治】双、单喉蛾，烂喉风，喉闭。

【功效】止痛消肿，活血。

【药物及用量】斑蝥（去翅足，糯米炒黄，去米）四钱　血竭　没药　乳香　全蝎　玄参各六分　麝香三分

【用法】共为细末，瓷瓶收藏，封口，切勿走气。不论烂喉风、喉闭、双单喉蛾，用寻常膏药一张，取此散如黄豆大，贴项间，患左贴左，患右贴右，患中贴中，三四时即起泡。用银针挑破即愈，凡阴证起泡更速。

◆**异香四神散**《医方类聚》

【主治】妇人室女血气不调及胎前产后诸疾。

【功效】和中疏气。

【药物及用量】香附四钱　陈皮　乌药各二钱　甘草一钱

【用法】加生姜　大枣，清水煎服。

◆**异香四神散**《仙传济阴方》

【主治】妇人室女，血气不调，胎前产后诸疾。

【功效】散寒理气，调经止痛。

【药物及用量】香附子（去毛，炒）半斤　乌药（炒）四两　甘草（炙）一两

【用法】上三味㕮咀，每服五钱，水一盏，生姜三片，枣一个，煎至七分，去滓，空心温服，或用葱白三寸，同煎。

◆**异香散**《婴童百问》

【主治】小儿诸般钓症，角弓反张，胸高脐凸。

【功效】活血消肿。

【药物及用量】没药（取透明者）

【用法】研为末，姜汤调下。

◆**异香散**《太平惠民和剂局方》

【主治】肾气不和，腹胁膨胀，痞闷噎塞，喘满不快，饮食难化，噫气吞酸，一切气痞，腹中刺痛。此药能破癥瘕结聚，大消宿冷沉积，常服调五脏三焦，和胃进食。

【功效】软坚破癥，和胃进食。

【药物及用量】蓬莪术（煨）　益智子（炮）　京三棱（煨）　甘草（爁）各六两　石莲肉一两　青橘皮（去白）　陈橘红各三

两　厚朴二两（去皮姜制）

【用法】上八味，为细末，每服一钱，水一盏，生姜三片，枣一枚，盐一捻，煎至七分，通口服，不拘时，盐汤点或盐酒调皆可服。

◆**百背对口膏**《疡医大全》

【主治】发背对口。

【功效】解毒消肿。

【药物及用量】番木鳖（水浸刮去毛）　土木鳖（去壳）　蓖麻仁（去壳）各一两四钱

【炮制】用清油一斤浸，春三、夏五、秋七、冬十日，文武火熬焦色，滤清复入锅内熬至滴水成珠，用密陀僧（龙牙有金星起者，研细）六两收膏。再加金箔四十九张，剔入膏内，用柳枝搅匀稍待用。瓷器置水，将膏倾入水内，愈陈愈妙。

【用法】盛器内化开，摊贴患处，初起自消，已成即溃。

◆**华盖散**《王氏博济方》

【主治】肺感风寒，咳嗽上气，胸膈烦闷，项背拘急，鼻塞声重，头目昏眩，痰气不利，脉浮数者。

【功效】豁痰通塞，祛风散寒。

【药物及用量】麻黄（去根节）　桑白皮（蜜炙）　紫苏子（隔纸炒）　杏仁（去皮尖，炒）　赤茯苓（去皮）　陈橘皮（去白）各一钱　甘草五分（炙）

【用法】锉散，加生姜五片，红枣一枚，清水二盅，煎至一盅去滓，食后温服。

◆**华盖散**《三因极一病证方论》

【主治】肺虚，或感风寒暑湿及劳逸抑郁，忧思喜怒，饮食饥饱，致脏气不平，咳唾脓血，渐成肺痿，憎寒发热，羸瘦困顿，皮肤甲错，将成劳瘵。

【功效】理肺散寒，止咳化痰。

【药物及用量】甜葶苈半两　苦葶苈半两（并用纸隔炒）　茯苓　人参　细辛　干姜（炮）　桔梗（锉，炒）　杏仁（去皮尖，麸炒）　紫菀　款冬花　甘草（炙）　陈皮各一分

【用法】上一十二味，为细末，用羊肺一个，必血不透者，切细研烂，旋入药掺肺内，再研匀，药尽为度，泥土墙上，以湿纸七重盖覆，每日去纸一重，七日药就，候干刮下，再研，罗为细末，每服二钱，温酒汤调下，米饮亦得，空心，日二服。

◆**华盖散**《太平惠民和剂局方》

【主治】感寒而嗽，胸满声重。

【功效】宣肺散寒，下气平喘。

【药物及用量】苏子　陈皮　赤茯苓　桑白皮　麻黄各一两　甘草半两

【用法】上六味，㕮咀，入姜煎。

◆**华盖煮散**《圣济总录》

【主治】咳嗽上气。

【功效】润肺下气止咳。

【药物及用量】款冬花（去梗）　知母（焙）　贝母（去心，炒）各一两　紫菀（去苗土）　桔梗（炒）各三分　木香　甜葶苈（微炒）各半两　杏仁（去皮尖、双仁，炒）三分　防己半两　蝉壳一两

【用法】上一十味，捣罗为散，每服三钱匕，水一盏，入酥少许，煎至七分，食后温服。

◆**阳丹**《证治准绳》

【主治】诸般外障，赤脉贯睛，怕日羞明，沙涩难开，胞弦赤烂，星翳覆瞳。

【功效】清湿热，明眼目。

【药物及用量】黄连　黄柏各一两　大黄　黄芩　防风　龙胆草各五钱　当归　连翘　羌活　栀子　白菊花　生地黄　赤芍　苦参各三钱　苍术　麻黄　川芎　白芷　细辛　千里光　薄荷　荆芥　木贼各一钱五分（一方加鸡柏根）

【炮制】井水洗净，锉散，以井水浸于铜器内，春三、夏二、秋四、冬五日，晒于日中。常将手挪出药味，晒出药力，熟绢滤净，留清汁一碗，以飞药，留浊汁三碗以淬药，却用熔铜锅子一个，装打碎炉甘石一斤在内，新瓦盖上，松炭固济，烧令透极红色钳出。少时淬入药汁内煅淬三次，就将留下清汁飞细，碾令千万余下。澄清去浊，晒干。再碾令无声为度，细绢重罗过，瓷器收贮。或用炉甘石一钱，麝

香三厘，片脑一分，研为细末，次入片蜡碾细熟绢罗过，瓷器收贮。

【用法】每用少许，点于患处。

◆阳旦汤《妇人大全良方》

【主治】妇人产后伤风，十数日不解，头微痛，恶寒，时时有热，心下坚，干呕，汗出。

【功效】散寒祛风。

【药物及用量】桂枝　芍药各三两　甘草（炙）　黄芩各二两

【用法】上四味，㕮咀，每服三钱，水一盏，姜三片，枣一枚，煎至七分，去滓，温服，不拘时。自汗者去桂，加炮熟附子一枚；渴者去桂，加瓜蒌根三两；下痢者去芍药，加干姜三两；心下悸者去芍药，加茯苓四两。

◆阳和汤《全生集方》

【主治】鹤膝风，贴骨疽及一切阴疽。

【功效】通阳，化滞，和血。

【药物及用量】熟地黄一两　白芥子二钱（炒研）　鹿角胶三钱　姜炭　麻黄各五分　肉桂　生甘草各一钱

【用法】水酒各一杯煎服。乳岩，加土贝母五钱，谨戒房事，无论冬夏不可妄行增减。体虚极者，肉桂、姜炭可加一二倍用，或加附子更妙。

◆阳和解凝膏《全生集方》

【主治】冻疮及一切溃烂阴毒，兼治疟疾。

【功效】通阳，散结，祛风，宣壅。

【药物及用量】牛蒡（取新鲜根叶梗）三斤　川芎　白凤仙梗（新鲜者）各四两　川附子　桂枝　大黄　当归　肉桂　官桂　草乌　川乌　地龙　僵蚕　赤芍　白芷　白蔹　白及　乳香　没药（均研细末）各二两　续断　防风　荆芥　五灵脂　木香　香橼　陈皮各一两　苏合油四两　麝香一两

【炮制】菜油十斤，先将牛蒡、白凤仙熬枯去滓，次日除乳香、没药、麝香、苏合油外，余药俱坠续入锅煎枯去滓，滤净称准斤两，每油一斤加黄丹（炒透）七两，熬至滴水成珠，不黏指为度。掇下锅来，将乳、没、麝、苏合油入膏搅和，半月后可用。

【用法】摊贴患处，若治疟疾贴背脊第三节骨上。

◆阳毒内消散《鸡鸣录》

【主治】阳分痈疡及肿毒初起。

【功效】宣壅解毒，清热消肿。

【药物及用量】麝香　冰片　青黛（漂）各二钱　白及　穿山甲（切片）　南星　姜黄　樟脑　铜绿各四钱　轻粉　胆矾各三钱

【炮制】各研极细末，再称准共研极匀，瓷瓶收贮，勿令泄气。

【用法】初起掺膏上贴之，未成即消，已成即溃。已破者勿掺，阴疽忌用。

◆阳毒升麻汤《类证活人书》

【主治】伤寒一二日，或服药吐下之后变成阳毒，腰背痛，烦闷不安，面赤狂言，或走，或见鬼，或下利，脉浮大数，面赤斑斑如绵纹，喉咽痛，下脓血。

【功效】清血解毒。

【药物及用量】升麻五钱（一作三钱）犀角（一作三钱）　射干　黄芩　人参　甘草各二钱

【用法】清水煎，温服，温覆手足，汗出则解。

◆阳病开关散《永类钤方》

【主治】骨蒸劳瘵阳病，手足烦疼，口干舌疮，小便黄赤，大便难；及热多，咽喉痛，涎唾黄黏，或兼一二虚证。

【功效】理肺清热。

【药物及用量】北柴胡（去芦）　桔梗（炒）　秦艽　麦门冬（去心）各五钱　芍药　木香　泽泻各一两　木通五钱　甘草一钱（炙）　当归　桑白皮（蜜炙）　地骨皮各一两

【用法】㕮咀，每服三钱，清水一盏，加生姜三片，煎至六分，空腹时服，小便多，即病去也。

◆阳起石散《太平圣惠方》

【主治】妇人月水不断，胞内积有虚冷，或多或少，乍赤乍白。

【功效】温补冲化。

【药物及用量】阳起石二两（细研）　附子一两（炮裂，去皮、脐）　续断一两　赤石脂二两（细研）　人参一两（去芦头）　伏龙肝二两（细研）　生干地黄二两　甘草一两（炙微赤，锉）　干姜一两（炮裂，锉）　桂心一两

【用法】上一十味，捣筛为散，都研令匀，每服四钱，以水一中盏，煎至六分，去滓，每于食前温服。

◆**阳起石丸**《严氏济生续方》

【主治】冲任不交，虚寒之极，崩中不止，变生他证。

【功效】温补冲肾。

【药物及用量】阳起石（火煅红，别研令极细）二两　鹿茸（去毛，醋炙）一两

【用法】上二味，为细末，醋煎艾汁，打糯米糊为丸，如梧桐子大，每服百丸，空心食前，米饮送下。

◆**阳起石丸**《严氏济生方》

【主治】丈夫真精气不浓，不能施化而无子。

【功效】扶阳固精，补肾。

【药物及用量】阳起石（煅，另研）　菟丝子（酒制）　鹿茸（酒蒸，焙干另研）　天雄（炮）　韭子（炒）　肉苁蓉（酒制）各一两　覆盆子（酒浸）　桑寄生　石斛　沉香　原蚕蛾（酒炙）　五味子各五钱

【炮制】共研细末，酒煮，糯水糊为丸，如梧桐子大。

【用法】每服三四钱，空腹时盐汤送下。

◆**阳起石丸**《杂病源流犀烛》

【主治】元气虚寒，精滑不禁，大便溏泄，手足厥冷。

【功效】扶阳固精。

【药物及用量】阳起石（煅）　钟乳粉各等量　附子末减半（酒煮）

【炮制】共研细末，水煮面糊为丸，如梧桐子大。

【用法】每服五十丸，空腹时米饮送下，以愈为度。

◆**阳痫散**《直指小儿方》

【主治】惊风搐痰热。

【功效】清肝泻火，化痰定惊。

【药物及用量】朱砂　芦荟　白附子（生）各一钱　麝少许　轻粉一字　胡黄连二钱　蝎尾十四个　直僵蚕十个　金箔十片　赤蜈蚣一条（炙）

【用法】上一十味，为末，每服一字，薄荷荆芥泡汤调下。如口不开，先吹入鼻中。

◆**传尸丸**《张氏医通》

【主治】传尸劳瘵，初起元气未败者。

【功效】壮气杀虫。

【药物及用量】鳗鲡鱼（八两外者）七条

【炮制】甑中先铺薄荷叶四两，入鳗在内，掺干山药粗末一斤余，锅内入百部（去心）一斤，煮三炷香。候鳗烂极，去薄荷，取鳗与山药连骨捣烂，焙干研为末，炼白蜜和丸，如梧桐子大。

【用法】每服五钱，侵晨临卧沸汤送下。

◆**当归丸**《严氏济生方》

【主治】妇人血虚血风。

【功效】和血，祛风。

【药物及用量】四物汤　防风　独活　全蝎各五钱　茴香（炒）　续断各一两　苦楝　延胡索各七钱　木香　丁香各二钱五分

【炮制】共研细末，酒糊为丸，如梧桐子大。

【用法】每服三五十丸，空腹时温酒送下。

◆**当归丸**《太平圣惠方》

【主治】小儿冷热不调，大便青黄，心腹多痛，或腹中气满，或时呕逆，不欲饮食。

【功效】养血调气。

【药物及用量】当归　白芍　人参　川芎各三钱　甘草（炙）　白术各五钱

【炮制】共研细末，水煮曲糊为丸，如麻子大。

【用法】三岁儿每服十丸，粥饮送下，

每日三次，量儿大小加减，冷甚加陈皮、枳壳尤妙。

◆**当归丸**《痘疹心法》

【主治】小儿热入血分，大便秘结，三五日不通。

【功效】养血润肠，清热通便。

【药物及用量】当归五钱　黄连二钱　大黄（酒蒸）　紫草各二钱　甘草一钱

【炮制】先以当归、紫草熬成膏，后将余药研细末，膏和为丸，如弹子大。

【用法】每服一丸，清水煎三四沸，和滓服之。不下再服，以利为度。

◆**当归大黄汤**《直指小儿方》

【主治】小儿诸痫，壮热利下，心中恶血。

【功效】养血消瘀，止痫。

【药物及用量】当归　大黄（湿纸裹，微煨）　赤芍　甘草（炙）各三钱　半夏（制）　川芎各二钱

【用法】研为末，每服一二钱，清水八分，煎至四分，不拘时服。

◆**当归川芎汤**甲《校注妇人良方》

【主治】手足少阳经血虚疮证，或风热耳内痒痛，生疮出水，或头目不清，寒热少食，妇女经水不调，胸膈不利，腹胁痞痛，小便不调。

【功效】养血祛风。

【药物及用量】当归　川芎　柴胡　白术　芍药各一钱　栀子（炒）一钱二分　牡丹皮　茯苓各八分　蔓荆子　甘草各五分

【用法】清水煎服。

◆**当归川芎汤**乙《校注妇人良方》

【主治】小产后瘀血，心腹疼痛，或发热恶寒。

【功效】养血消瘀，活血止痛。

【药物及用量】当归　川芎　熟地黄（自制）　白芍（炒）　延胡索（炒）　红花　香附　青皮（炒）　泽兰　牡丹皮　桃仁各等量

【用法】清水煎，入童便、酒各小半盏服。若以手按腹俞痛，此瘀血为患，宜此药或失笑散消之；若按之不痛为血虚，宜四物人参、茯苓、白术；若痛而作呕为胃虚，宜六君子汤；若痛而作泻为脾虚，宜六君子汤送二神丸。

◆**当归六黄汤**《兰室秘藏》

【主治】阴虚有火，盗汗发热，面赤口干，唇燥心烦，大便干结，小便黄赤，舌红脉数。

【功效】补血，清热。

【药物及用量】当归　生地黄（炒）　熟地黄（自制）　黄柏　黄芩　黄连（三味均炒黑）各一钱　黄芪（炒）二钱（一方无黄柏，有蒲黄）

【用法】清水二杯，煎至一杯，临卧时服。不应，加人参、白术。如心血不足，加酸枣仁（炒）。

◆**当归木香汤**《宣明论方》

【主治】妇人血气虚劳，令人头目昏眩，谵语声沉重，舌根强硬，言语謇涩，口苦不思饮食，白日间睡，夜发虚汗，神思恍惚，梦寐狂言，面色萎黄，频发喘嗽，遍身疼痛，骨节气走疰，四肢困惫，背胛拘急，时发寒热，五心烦躁，唇干多渴，胸膈不利，咽喉噎塞，尪羸瘦弱。

【功效】补血气，清虚热。

【药物及用量】当归一两　木香五钱　青皮　五加皮　海桐皮　陈皮　丁香皮　桑白皮　地骨皮　牡丹皮　棕榈皮（焙存性）各一两　赤芍五钱

【用法】研为末，每服一钱，清水一盏，入香油一二滴，古钱一文（洗），煎至七分，不拘时温服。

◆**当归四逆加吴茱萸生姜汤**《伤寒论》

【主治】手足厥寒，脉细欲绝，内有久寒者。

【功效】和血气，散寒滞。

【药物及用量】即当归四逆汤加生姜八两，吴茱萸二升

【用法】清水六升，清酒六升，煮取五升，分温五服。

◆**当归四逆汤**《伤寒论》

【主治】伤寒传入厥阴，手足厥寒，脉细欲绝。

【功效】和血，宣滞，散寒通络。

【药物及用量】当归　桂枝　芍药　细辛各三两　甘草　通草各二两　大枣二十五枚

【用法】七味以水八升，煮取三升去滓，温服一升，日三服。

◆**当归四逆汤**《卫生宝鉴》

【主治】疝气，脐腹冷痛，相引腰胯而痛。

【功效】调气，养血，通滞，散寒。

【药物及用量】当归梢七分　附子（炮）　官桂　茴香（炒）　柴胡各五分　白芍四分　延胡索　川楝子　茯苓各三分　泽泻二分

【用法】研为粗末，清水煎，空腹时服。

◆**当归延胡索汤**《万氏女科》

【主治】产前聚血，产后气虚，恶露未尽，新血与故血相搏，腹中有块，上下时动，痛不可忍，俗谓之儿枕痛，亦血瘕之类。

【功效】活血消瘀，行气止痛。

【药物及用量】当归尾　延胡索各一钱五分　五灵脂　蒲黄各一钱　赤芍　肉桂　红花各五分

【用法】水酒各一盏，煎至一盏，入童便一盏同服。或用山楂肉一两，水煎一盅，加红砂糖五六钱，好酒一二小杯。空腹时热服，催下败血即安。

◆**当归生姜羊肉汤**《金匮要略》

【主治】腹中寒疝，虚劳不足，妇人产后腹中疞痛；寒疝腹中痛及胁痛里急者。

【功效】补虚，益气，养血，温中止痛。

【药物及用量】当归三两　生姜五两　生羊肉一斤

【用法】清水八升，先煮羊肉去滓及沫。取清者，煮上二味取三升，温服七合，一日三次。

◆**当归白术汤**《三因极一病证方论》

【主治】酒疸发黄，结饮癖在心胸间，心下纵横坚满，骨肉沉重，逆害饮食，小便赤黄，脉弦涩。此由本虚，饮食生冷，与脾胃痰结所致。

【功效】补血健胃，调气化湿。

【药物及用量】当归一钱　白术　茯苓各二两　黄芩　茵陈　甘草（炙）各一两　半夏（炮）　杏仁（去皮尖，麸炒）　枳实（麸炒）　前胡各一钱五分

【用法】清水二盅，加生姜三片，煎至一盅，食后服。

◆**当归地黄散**《万病回春》

【主治】盗汗，属气血两虚者。

【功效】滋阴退热，养血止汗。

【药物及用量】当归（蜜制）　熟地黄　生地黄　白芍（酒炒）　白术　茯苓　黄芪（蜜炙）各一钱　黄柏（蜜制）　知母　陈皮各八分　人参五分　甘草三分

【用法】加大枣一枚，浮小麦一撮，清水煎服。

◆**当归地黄汤**《证治准绳》

【主治】破伤风。

【功效】祛风和血，止痉，养血。

【药物及用量】当归　熟地黄　川芎　藁本　白芍（酒炒）　防风　白芷各一两　细辛五分

【用法】清水煎服。

◆**当归地黄汤**《万氏女科》

【主治】产后去血太多，肝虚胁痛，喜人按，其气闪动肋骨，状若奔豚。

【功效】补脾肾，调滞气，补气血。

【药物及用量】当归身　熟地黄　白芍（俱酒洗）　党参　甘草　陈皮　肉桂各一钱

【用法】加生姜、大枣，清水煎服。

◆**当归羊肉汤**《外台秘要》

【主治】产后虚弱，兼腹痛。

【功效】补虚弱，益形体。

【药物及用量】当归五两　羊肉一斤（去脂）　黄芪四两　生姜六两

【用法】先以清水一斗，单煮羊肉一味

煮至八升。去肉再以肉汁煮三味，取二升五合，分为四服。若恶露不尽，加桂三两；恶露下多，加川芎三两；有寒，加茱萸一两；有气，加细辛二两；有热，加生地黄汁二合。

◆**当归血竭丸**《产育宝庆》

【主治】妇人产后恶露不下，结聚成块，心胸痞闷，脐下坚痛。

【功效】养血破瘀，止痛。

【药物及用量】当归　血竭　芍药　蓬莪术（炮）各二两　五灵脂四两

【炮制】共研细末，醋糊为丸，如梧桐子大。

【用法】每服五十丸，食前温酒送下。

◆**当归血竭丸**《御药院方》

【主治】妇人产后，恶物不下，结聚成块，心胸痞闷及脐下坚痛。

【功效】活血祛瘀。

【药物及用量】当归二两（炒，锉）　血竭二两　蓬莪术二两（炮）　芍药二两　五灵脂四两

【用法】上五味为细末，醋面糊和丸，如梧桐子大，每服四十丸，温酒下，或温粥饮下，空腹食前。

◆**当归没药丸**《妇人大全良方》

【主治】妇人血风血气，腹胁刺痛，不思饮食，筋挛骨痹，手足麻木，皮肤瘙痒者。

【功效】和血行滞。

【药物及用量】当归（去芦）一两　没药（另研）五钱　五灵脂（炒）一两

【炮制】共研细末，醋糊为丸，如梧桐子大。

【用法】每服三十丸，空腹时温酒或生姜汤送下，一日二次。

◆**当归芍药散**《金匮要略》

【主治】妊娠腹中疞痛，心下急痛，产后血晕，目虚气乏，崩中久痢。

【功效】通畅血脉，消痰养肾，明目益津，祛风补劳。养真阳，退邪热，和神志，润泽肤色，散寒邪、湿瘴、时气。

【药物及用量】当归　川芎各三两　白芍一斤　茯苓　白术各四两　泽泻八两

【用法】杵为散，取方寸匕，酒和日三服。

◆**当归芍药汤**《千金方》

【主治】产后虚损，逆害饮食。

【功效】养血气，除烦。

【药物及用量】当归身三钱　芍药　人参　麦门冬（去心）　熟地黄各五钱　桂心二钱　生姜三片　大枣三枚（擘）　粳米一撮（一方有甘草，无麦门冬、粳米）

【用法】清水煎去滓，分温三服。

◆**当归芍药汤**《兰室秘藏》

【主治】妇人劳役过度，脾胃虚弱，气短自汗，身热闷乱，不思饮食，沉困懒倦，四肢无力，大便时泻，崩中漏下。

【功效】补血气，健脾胃。

【药物及用量】当归身　白芍　白术　苍术（米泔水浸，去皮）各五钱（一作各一钱）　黄芪一两五钱（一作一钱五分）　甘草（炙）　生地黄各三分　柴胡二分　熟地黄　陈皮（去白）各五分

【用法】研为粗末，分作二服，清水煎去滓，空腹时热服。一服后渐减，次日诸证悉除，顿喜饮食。

◆**当归芍药汤**《万氏女科》

【主治】虚痢，无新旧食积，下痢赤白，腹痛窘迫，脉沉数者。

【功效】和中，益气，养血，行滞。

【药物及用量】当归身　白芍（酒炒）　党参　陈皮　茯苓各一钱　甘草（炙）　炮姜　木香各五分　枳壳（炒）七分　乌梅一个

【用法】清水煎，食前服。

◆**当归贝母苦参丸**《金匮要略》

【主治】妊娠小便难，饮食如故。

【功效】和血，利湿。

【药物及用量】当归　贝母（去心）　苦参各四两

【炮制】共研末，炼蜜为丸，如小豆大。

【用法】每服三丸，加至十丸，米饮送下。

◆**当归和血散**《儒门事亲》

【主治】疮疡未发出，内痛不可忍及妇人产前产后腹痛。

【功效】和血调气，解毒。

【药物及用量】当归二两　乳香五分　没药一钱五分　白芍三钱

【用法】研为细末，每服一钱，清水一中盏，煎至七分，和滓温服。一日二次，妇人酒煎，疮既发，不用；疮痒者，加人参、木香；妇人服之，加赤芍。

◆**当归和血散**《脾胃论》

【主治】肠澼下血，湿毒下血。

【功效】和血，解毒。

【药物及用量】当归　升麻各一钱五分　槐花　青皮　荆芥　白术　熟地黄各七分　川芎五分

【用法】研为末，每服二钱，空腹时米饮调下。

◆**当归承气汤**《素问病机气宜保命集》

【主治】阳狂奔走，骂詈不避亲疏。

【功效】养血润肠，泻火通便。

【药物及用量】当归　大黄各一两　甘草五钱　芒硝七钱

【用法】锉如麻豆大，每服一二两，清水一大碗，加生姜五片，大枣十枚，煎至一半，去滓温热服（一作清水煎，临时入芒硝搅和服）。

◆**当归承气汤**《内经拾遗方论》

【主治】内有实热，致发阳厥，癫狂或溺血。

【功效】和血下积。

【药物及用量】当归二两　厚朴　枳实　大黄各八分　芒硝七分　甘草（蜜炙）三钱

【用法】清水煎服。

◆**当归拈痛汤**《医学启源》

【主治】脾厥湿热，走疰遍身，骨节烦痛，肩背沉重，胸膈不利，足胫赤肿重痛，腿游风肿痛及一切风湿热毒，浸淫疮疡，脓水不绝。或痒或痛，脉沉紧实数动滑者。

【功效】祛风，化湿，活络，解毒。

【药物及用量】当归身二钱（一作一钱）　羌活　甘草（炙，一作五分）　黄芩（酒炒，一作茯苓，一作五分）　茵陈蒿（酒炒）各五钱（一作各一钱）　人参（一作五分）　苦参（酒洗，一作七分）　升麻（一作七分，多汗易黄芪）　葛根（一作五分）　苍术（米泔水浸，炒，一作一钱，自汗易桂枝）各二钱（一作各六分）　白术（土炒，一作姜制，一钱五分，一作七分）　泽泻（一作五分）　猪苓（一作五分）　防风（一作一钱，下肿易防己）　知母（酒洗，一作五分，瘀热易黄柏）各三钱（一作各八分）

【用法】清水煎，不拘时（一作食前）热服（一作㕮咀，每服一两，清水煎，空腹时服，临卧再服）。

◆**当归附子汤**《兰室秘藏》

【主治】妇人脐下冷痛，赤白带下。

【功效】养血调气，祛寒温肾。

【药物及用量】当归二钱　附子　高良姜　干姜各一钱　柴胡（炒）七分　升麻　蝎梢各五分　甘草（炙）六分　黄盐（炒）三分　黄柏少许

【用法】研为粗末，每服五钱，清水二盏，煎至一盏，去滓，热服，为丸亦可。

◆**当归治血散**《万氏女科》

【主治】血脉不利，经水阻滞。

【功效】活血脉，调经行气止痛。

【药物及用量】当归须（酒洗）　赤芍　生地各一钱五分　桃仁（去皮尖炒）　红花（酒洗）　香附（童便浸）各一钱　川芎　牡丹皮　延胡索　蓬莪术　三棱（炮），青皮各七分

【用法】清水二盅，煎至七分，空腹时服。

◆**当归活血汤**《伤寒六书》

【主治】伤寒挟血，无头痛，无恶寒，止身热发渴，小便利，大便黑，语言无论，神志昏沉，如见鬼祟状。

【功效】活血化瘀。

【药物及用量】当归三钱　赤芍（酒洗）　生地黄（酒浸，另捣烂后入）　桂心各一钱五分　桃仁二十粒（同干漆灰拌炒，去漆灰研）　人参　枳壳　柴胡各八分　甘

草五分　干姜（炮）四分　红花二钱

【用法】清水煎去滓，入地黄煎数沸，临时加陈酒服。不应加穿山甲末五分，又不应加附子三分。有实热难用附子者，须与大黄（酒制）一钱许同用。

◆当归活血饮《眼科审视瑶函》

【主治】肝脾血虚而气不和顺，脾轮振跳，即目不待人之开合，而自率拽振跳。

【功效】宣壅，散风，活血，化热。

【药物及用量】当归身　苍术（制）　川芎　苏薄荷　黄芪　熟地黄　防风　川羌活　白芍各等量　甘草减半

【用法】清水二杯，煎至八分去滓，食后服。

◆当归郁李仁汤《兰室秘藏》

【主治】痔漏，大便硬，努出大肠头下血，苦痛不能忽。

【功效】活血润燥，清肠解热。

【药物及用量】当归尾五分　郁李仁　皂角仁（另研后入）各一钱　枳实七分　秦艽　麻仁各一钱五分（一作各五分）　生地黄　苍术各五分　大黄（燥）　泽泻各三分

【用法】清水三盏，煎至一盏，去滓，入皂角仁末，空腹食前服。

◆当归桂枝汤《片玉痘疹》

【主治】痘后，血少不能养筋，或感风寒水湿，手足忽然拘挛，不能伸屈转运者。

【功效】和血，调气，祛湿，活络。

【药物及用量】当归　薄桂　川芎　黄芪　甘草　黄柏　苍术（炒）各等量　白芍（酒洗）

【用法】清水煎服，如气虚少，加川乌以行经，加人参为主；如感风寒，以致骨节疼痛，加羌活、防风。

◆当归秦艽散《证治准绳》

【主治】五疸，口淡咽干，倦怠发热微寒。

【功效】和血，清热，化湿，健胃。

【药物及用量】当归　秦艽　白术　茯苓　川芎　白芍　熟地黄（酒蒸）　陈皮各一钱　半夏曲　甘草（炙）各五分

【用法】清水二盅，加生姜三片，煎至八分，食前服。

◆当归酒《圣济总录》

【主治】妊娠胎堕后，血不出。

【功效】活血消瘀，止血。

【药物及用量】当归（炙令香）　芍药（炒）各二两

【用法】㕮咀，每服三钱匕，无灰酒一盏，入生地黄汁一合，银器内，慢火熬至七分，去滓温服，以恶血下为度。

◆当归连翘散《证治准绳》

【主治】痈疽，发背，发脑，发鬓，发髭。脑虚头晕，风湿之证。

【功效】和血，解毒，清热。

【药物及用量】当归　连翘　栀子仁　芍药　金银藤各一两　黄芩五钱

【用法】㕮咀，每服五钱，清水二盏，煎至七分，空腹时温服，要行加大黄二钱，待药熟入大黄煎一二沸，去滓服。

◆当归连翘汤《幼科类萃》

【主治】小儿心脾有热，舌下有形如舌而小者，谓之重舌。

【功效】和心脾，解热毒。

【药物及用量】当归尾　连翘　川白芷各三钱　大黄（煨）　甘草各一钱

【用法】㕮咀，每服二钱，清水一盏煎，食前服。

◆当归连翘汤《普济方》

【主治】眼白睛红，隐涩难开。

【功效】清血热。

【药物及用量】当归三分　连翘四分　黄连　黄柏各五分　甘草三分

【用法】清水二杯，煎至一杯，时时热洗。

◆当归散《金匮要略》

【主治】产后百病。

【功效】养血，清热，安胎。

【药物及用量】当归　黄芩　芍药　川芎各一斤　白术八两

【用法】杵为散，酒服方寸匕，日再服，妊娠常服即易产，小儿且无疾。

◆当归散《幼幼新书》

【主治】小儿脏寒腹痛，以致夜啼，面

青手冷，不吮乳者。

【功效】养血，和胃，行气。

【药物及用量】当归（去芦头）　白芍　人参　桔梗　陈皮（不去白）各一钱　甘草（炙）五分

【用法】研为细末，每服五分，清水煎，时时少服。

◆**当归散**《类证普济本事方》

【主治】妇人天癸已过期，经水不匀，或三四月不行，或一月再至，腰腹疼痛。

【功效】养血健胃。

【药物及用量】当归　川芎　白芍（炒）　黄芩（炒）各一两　白术　山茱萸肉各一两五钱

【用法】研为细末，每服二钱，空腹时温酒调下，一日三次。如冷去黄芩，加肉桂一两。

◆**当归散**《活幼心书》

【主治】温热停积，白痢，烦躁不宁。

【功效】调气血，和表里，利胸腹，理百病。

【药物及用量】川当归（去芦，酒洗）　赤芍各二两　甘草一两（半生半炙）　大黄一两三钱（半生半泡）　川芎　麻黄（制）各五钱

【用法】锉散，每服二钱，清水一盏，加生姜二片，煎至七分，不拘时温服。

◆**当归散**《小儿药证直诀》

【主治】小儿变蒸，有寒无热。

【功效】养血调气。

【药物及用量】当归二钱　木香　官桂（辣者）　甘草（炙）　人参各一钱

【用法】每服一钱，加生姜、大枣，清水煎服。

◆**当归散**《圣济总录》

【主治】肠胃寒湿濡泻，腹内疠刺疼痛。

【功效】和血，散寒，温中，理肠。

【药物及用量】当归（切焙）　干姜（炮）　肉豆蔻（去，谷炮）　广木香各五钱　诃黎勒（炮，去核）　黄连（去须，炒）各七钱五分

【用法】研为细末，每服三钱，用甘草、生姜各一分，黑豆一合（均半生半炒），清水四盏，煎取二盏，分作二次，空腹日午调服。

◆**当归散**《普济方》

【主治】血分虚热，经脉不调。

【功效】抑阳助阴，调理经脉，补血清热。

【药物及用量】当归（微炒）　地黄（酒蒸焙）　川芎　白术　白芍　黄芩各等量

【用法】每服三钱，清水一盏半，煎至八分，空腹时温服。

◆**当归散**《济阴纲目》

【主治】妇人久积，血气疠刺，小便刺痛，四肢无力，不能饮食。

【功效】养血消瘀，活血止痛。

【药物及用量】当归　赤芍（酒洗）　刘寄奴　没药　枳壳　延胡索各等量

【用法】研为细末，每服一二钱，不拘时热酒调下。

◆**当归散**甲《太平圣惠方》

【主治】妇人痃痞，气攻心腹疼痛，不能饮食。

【功效】养血，消积，破气。

【药物及用量】当归（锉，微炒）　槟榔各七钱五分　木香　桂心　陈橘皮（去白各半）　京三棱　郁李仁（去皮，微炒）　桃仁（去皮，炒微黄）　吴茱萸（汤泡七次，焙干）各一两

【用法】粗捣筛，每服三钱，清水一中盏，煎至六分去滓，不拘时稍热服。

◆**当归散**乙《太平圣惠方》

【主治】小儿不展脚趾蜷缩。

【功效】活血，调气，宣壅，和络。

【药物及用量】当归（焙）　麻黄（去根节）各五钱　羌活　酸枣仁（微炒）　人参　杜仲（微炙）　桂心各二钱五分

【用法】研为细末，每服一钱，清水一小盏，加生姜少许，煎至五分，乳前服，量儿大小加减。

◆**当归散**丙《太平圣惠方》

【主治】妇人小便出血，或尿血。

【功效】凉血止血。

【药物及用量】当归　羚羊角屑　赤芍各五钱　生地黄一两　刺蓟叶七钱五分（一作三分）

【用法】研为粗末，每服三钱，清水煎去滓，食前服。

◆**当归散**丁《太平圣惠方》

【主治】妇人癥瘕及血气，攻刺心腹，疼痛不可忽。

【功效】养血消瘀，破坚化积。

【药物及用量】当归（锉，微炒）　桂心　槟榔　川大黄（锉，微炒）各一两　鳖甲（醋浸，炙黄）二两　川芎　吴茱萸（汤泡七次，焙干）　木香　青橘皮（去白）各五钱　蓬莪术　赤芍　桃仁（汤浸，去皮尖，麸炒微黄）各七钱五分

【用法】为散，每服三钱，清水一盏，加生姜一钱三分，煎至七分去滓，不拘时稍热服。

◆**当归散**戊《太平圣惠方》

【主治】妊娠中恶，心腹疞痛。

【功效】养血调气，散滞辟恶。

【药物及用量】当归　丁香　川芎各三两　青橘皮二两　吴茱萸五钱（去梗，汤泡三次，炒黑）

【用法】研为细末，每服一钱，不拘时温酒调下。

◆**当归散**己《太平圣惠方》

【主治】小儿痢渴，腹内疼痛不止者。

【功效】益气血，和肠胃，温中止痛。

【药物及用量】当归（锉，微炒）　黄连（微炒，去须）　黄芪（锉）各三分　干姜（炮制，锉）　甘草（炙微赤，锉）各五钱

【用法】捣粗罗为散，每服一钱，清水一小盏，煎至五分去滓，不拘时温服，量儿大小加减。

◆**当归散**庚《太平圣惠方》

【主治】金疮去血，过多力竭。

【功效】养血补气。

【药物及用量】当归（微炒）　川芎　干姜（炮）　川椒（去目闭口者，炒出汗）　桂心　黄芩　桑白皮　吴茱萸（汤浸，焙干）　白芍　甘草（炙）各五钱　人参　黄芪　川厚朴（去粗皮，姜汁炙令香熟）各一两　肉苁蓉（酒浸一宿，去皮，炒干）四两（一方有白及，无黄芩、桑白皮）

【用法】研为细末，每服二钱，食前温酒调下，一日三四次。

◆**当归散**《千金方》

【主治】妇人阴脱。

【功效】养阴收脱。

【药物及用量】当归　黄芩各二两　芍药一两一钱五分　猬皮（烧存性）五钱　牡蛎（煅）二两五钱

【用法】研为末，每服二钱，温酒或米汤调下，忌登高举重。

◆**当归散**甲《妇人大全良方》

【主治】妇人血脉不通。

【功效】活血通络。

【药物及用量】当归　穿山甲（灰炒）　蒲黄（炒）各五钱　辰砂（另研）一钱　麝香少许

【用法】研为细末，每服二钱，食前温酒调下。

◆**当归散**乙《妇人大全良方》

【主治】妇人血风潮热。

【功效】泄血热。

【药物及用量】当归（去芦）二两　芍药　延胡索　熟地黄各一两　大黄（蒸）七钱五分　桂心五钱　甘草（炙）二钱五分

【用法】研为细末，每服一钱清水一盏，加干胭脂一钱，煎至六分去滓，食后温服。

◆**当归散**丙《妇人大全良方》

【主治】胎前诸疾，或因怒，中气充子脏，或充脬脉，腹急肚胀，腰腹时疼，不思饮食，四肢浮肿，气急时喘，大便忽难，小便忽涩，产门忽肿。

【功效】养血调气。

【药物及用量】当归一两　赤茯苓　枳壳　白芍　川芎各二两　川白姜（炮）

木香（煨）　粉草各五钱

【用法】㕮咀，每服三钱，清水一盏半，加生姜三片，煎至八分去滓，不拘时温服。

◆**当归散**丁《妇人大全良方》

【主治】产后腹痛，腹胁胀满。

【功效】温中，散滞，养血，止痛。

【药物及用量】当归　干姜各等量

【用法】研为末，每服三钱，清水一盏八分，入盐醋各少许同煎，食前热服（一方用酒煎）。

◆**当归散**甲《普济方》

【主治】产后中风，不省人事，口吐涎沫，手足瘛疭。

【功效】祛风养血。

【药物及用量】当归（去芦）　荆芥穗各等量

【用法】研为细末，每服二钱，清水一盏，黄酒半盏，煎至一盏灌之。如牙关紧急，斡开微微灌之，如能下咽即生。

◆**当归散**乙《普济方》

【主治】疝气，大便秘，小腹阴囊牵引撮聚痛甚者。

【功效】和血，通气，化瘀。

【药物及用量】当归　大黄　桃仁（去皮尖，汤泡）各二钱五分　牵牛（微炒，取仁）　辣桂各五钱　全蝎一钱五分

【用法】锉碎，每服一钱，清水一盅，加白蜜半匙，煎至五分，食前服，以利为度。

◆**当归散**丙《普济方》

【主治】附骨痈及一切恶疮。

【功效】活血拔毒清热。

【药物及用量】当归五钱　甘草一两　栀子十二枚　木鳖子一枚（去壳）

【用法】研为细末，每服三钱，冷酒调下。

◆**当归散**甲《证治准绳》

【主治】土不制水，水气盈溢，气脉闭塞，渗透经络，发为浮肿之证，心腹坚胀，惴惴不安。

【功效】和血，化湿，消积，清热。

【药物及用量】当归　桂心　木香　赤茯苓　木通　槟榔　赤芍　牡丹皮　白术各一钱三分

【用法】清水二盅，加紫苏五叶，木瓜一片，煎至一盅，不拘时服。

◆**当归散**乙《证治准绳》

【主治】皮风，紫白癜风。

【功效】和血，祛风，杀虫。

【药物及用量】当归（去芦）　赤芍　苦参（去芦）各五钱　赤土一两

【用法】研为细末，生猪脂二两，熬油去滓，同蜜一两，作一处调药，隔一宿，每服一大匙，热酒调下，空腹食后各一服，忌鸡、鸭、无鳞鱼、豆腐等物。

◆**当归散**《张氏医通》

【主治】口舌生疮，牙根毒发，大便秘结。

【功效】和血气，泻热毒。

【药物及用量】当归　赤芍各一钱　川芎五分　大黄三钱　生甘草五分

【用法】为散，加生姜一片，清水煎服。

◆**当归汤**《千金方》

【主治】衄血，吐血。

【功效】和血，止血。

【药物及用量】当归一钱　干姜（炮）五分　芍药　阿胶　黄芩各一钱五分

【用法】清水煎服，一日二次。

◆**当归汤**《御院药方》

【主治】风邪所伤，目泪自出，肌瘦，汗不止。

【功效】祛风和血散寒。

【药物及用量】当归身（酒制）　人参各三两　官桂　陈皮各一两　干姜（炮）　白术（炒）　白茯苓　甘草（炙）　川芎　细辛　白芍各五钱

【用法】研为末，每服二钱，清水一盏，加生姜三片，大枣一枚，煎至八分去滓，不拘时热服，一日三次。

◆**当归汤**《洁古家珍》

【主治】肝肾阴虚，风热上攻，瞳子散大，眼黄，或生翳膜。

【功效】养血清热，明目消翳。

【药物及用量】当归身　黄芩　芍药各二钱　黄连　柴胡各一钱　生地黄　甘草（炙）各三钱

【用法】清水煎，临卧时服。

◆当归汤甲《圣济总录》

【主治】肺痹上气，闭塞胸中，胁下支满，乍作乍止，不得饮食，唇干口燥，手足冷痛。

【功效】宣肺祛风，养血和络。

【药物及用量】当归（切焙）　防风（去杈）　黄芪各二两　杏仁（去皮尖，炒）五十粒　黄芩（祛腐）　细辛（去苗）　麻黄（去根节，水煮二三沸，掠去沫，擦干）　人参各一两　桂心三两　柴胡（去苗）八两　半夏（汤泡，去滑）五两

【用法】㕮咀，每服四钱，清水一盏，加生姜七片，大枣一枚，煎至七分去滓。不拘时温服，日三次，夜二次。

◆当归汤乙《圣济总录》

【主治】妊娠堕胎，胞衣不出。

【功效】和血利水，下胞衣。

【药物及用量】当归（切炒）　牛膝（酒浸，切焙）各一两五钱　木通（锉）　滑石（研）各二两　冬葵子（炒）二合　瞿麦穗一两

【用法】㕮咀，每服二钱，清水一盏半，煎至七分，去滓温服，未下再服，以下为度。

◆当归汤丙《圣济总录》

【主治】贼风口噤，角弓反张成痉。

【功效】祛风散寒，活血宣壅。

【药物及用量】麻黄附子细辛汤加当归　防风　独活

【用法】水酒煎服，口不开者撬口灌之。一服当苏，二服小汗，三服大汗。

◆当归汤《普济方》

【主治】五淋及血淋等疾。

【功效】清血通淋。

【药物及用量】当归（去芦）　淡竹叶　灯心　竹园荽　红枣　麦门冬（去心）　乌梅　木龙　甘草各等量

【用法】锉碎，煎汤作熟水，随意饮之。

◆当归汤《鬼遗附录方》

【主治】妇人由心神烦郁，胃气虚弱，气血流滞，致生阴蚀疮，亦名䘌疮，或痛或痒，如虫行状，淋露脓汁，阴蚀几尽，少阴脉数而滑者。

【功效】和血解毒。

【药物及用量】当归　芍药　甘草　川芎各二两　地榆三两（一方无川芎，有蛇床子）

【用法】细切，清水五升，煮取三升，去滓熏洗，日三夜二次。

◆当归汤《妇人大全良方》

【主治】妊娠胎动，荡心闷绝，烦躁口干，横生倒产，上冲下筑，迷闷，唇口青黑，手足厥冷。

【功效】活血通滞，养血。

【药物及用量】当归　阿胶（炒）　甘草　人参各一两　葱白（取连根者）一握

【用法】先以当归、阿胶、甘草、人参、细锉，清水二升，煎至一升五合，去滓。下葱再煎减三合，温服，一剂分为二三服（一方无甘草，加川芎、厚朴）。

◆当归汤《证治准绳》

【主治】血痹、风痹等痹证。

【功效】和血通络。

【药物及用量】当归二钱（酒洗）　赤芍（煨）一钱五分　独活　防风　赤茯苓　黄芩　秦艽各一钱　杏仁八分（去皮尖）　甘草六分　桂心二分（一方无杏仁）

【用法】清水二盅，加生姜三片，煎至八分，不拘时温服。

◆当归汤《急救应验良方》

【主治】跌打损伤未破口者。

【功效】散瘀活血，止痛。

【药物及用量】当归　泽泻各五钱　川芎　红花　桃仁　牡丹皮各三钱　苏木二钱

【用法】酒水各一碗，煎至六分，去滓温服。虽已气绝，打去一牙，灌之亦活。

◆当归黄芩芍药汤《万氏女科》

【主治】妊娠痢疾，虚坐努力者。

【功效】调气血，理肠胃，止痢。

【药物及用量】当归　黄芩　白芍　黄连　白术（炒焦）　枳壳　茯苓　生地黄　陈皮　生甘草各一钱　木香五分　乌梅一个

【用法】清水煎，空腹时服。

◆当归黄芪汤《素问病机气宜保命集》

【主治】疮疡脏腑已行，而痛不可忍。

【功效】和血散热。

【药物及用量】当归　黄芪　地黄　川芎　地骨皮　芍药各五分

【用法】㕮咀，清水煎服。

◆当归黄芪汤《女科玉尺》

【主治】产后腰痛，不可转侧，自汗壮热，身体僵强，气短，并治产后失血。

【功效】补血，补气，活血。

【药物及用量】当归三两　黄芪　芍药各二两

【用法】锉散，每服四钱，加生姜四片，清水煎，温服。

◆当归黄芪汤《医学正传》

【主治】产后阴脱。

【功效】补血，扶阳，升提。

【药物及用量】当归二钱　黄芪（酒制）三钱　人参　升麻各二钱　甘草一钱

【用法】清水煎服，一日三次。

◆当归煎《普济方》

【主治】赤白带下，腹内疼痛，四肢烦疼，不欲饮食，日渐羸瘦者。

【功效】补血，健肾，收敛，化湿。

【药物及用量】当归（酒浸）　赤芍　牡蛎（火煅取粉）　熟地黄（酒蒸焙）　阿胶　白芍　续断（酒浸）各一两　地榆五钱

【炮制】共研末，醋糊为丸，如梧桐子大。

【用法】每服五十丸，空腹时米饮送下。

◆当归煎《严氏济生方》

【主治】妇人室女，赤带不止，腹内疼痛，四肢烦疼，不欲饮食，日渐羸瘦。

【功效】补冲任。

【药物及用量】当归（去芦，酒浸）　赤芍（炒）　牡蛎（火煅，取粉）　熟地黄（酒蒸，焙）　阿胶（锉，蛤粉炒成珠子）　白芍（炒）　续断（酒浸）各一两　地榆半两

【用法】上八味，为细末，醋糊为丸，如梧桐子大，每服五十丸，空心，用米饮送下。

◆当归补血汤《内外伤辩》

【主治】疮疡溃后，气血俱虚，面红目赤，肌肤燥热，烦渴引饮。脉洪大而虚，重按则微者。

【功效】补气血，除热。

【药物及用量】当归三钱（酒洗）　黄芪一两（去白，蜜酒炒）

【用法】清水煎，食前温服，如妇人经行，产后感冒，发热头痛者，加葱白、豆豉、生姜、大枣。

◆当归补血汤《原机启微》

【主治】男子衄血，便血，妇人产后崩漏，亡血过多，致睛珠疼痛，不能视物，羞明酸涩，眼睫无力，眉骨太阳酸痛。

【功效】补血养肝。

【药物及用量】当归　熟地黄各六分　川芎　牛膝　白芍　甘草（炙）　白术　防风各五分　生地黄　天门冬各四分

【用法】清水二盏，煎至二盏，去滓稍热服，恶心不进食者，加生姜煎。

◆当归补血汤《证治准绳》

【主治】金刃所伤及跌磕打仆，皮肉破损，亡血过多。

【功效】祛风养血，活血疗伤。

【药物及用量】当归　川芎　白芍　熟地黄　防风　连翘　羌活　独活　乳香　没药　白芷　续断　杜仲

【用法】加生地黄清水煎，入童便和服（不可用酒）。气虚加人参、白术、黄芪。

◆当归补血汤《杂病源流犀烛》

【主治】虚损劳瘵，吐血泻血，女人产后或崩漏，或诸血失道妄行，眼花头晕，渐至吐血不止，或干血痨。

【功效】补血息风。

【药物及用量】当归　荆芥穗　生地黄　熟地黄　川芎　赤芍　黄芪　陈皮各三钱

【用法】加大枣一枚，乌梅一个，清水煎服。

◆**当归饮**《眼科菁华录》

【主治】热泪为患。

【功效】补血，疏肝，泻热。

【药物及用量】当归身　大黄　柴胡　人参　黄芩　白芍各一两　滑石五钱

【用法】锉细，每服三钱至五钱，清水一盏，加生姜三片，煎至七分，去滓温服。

◆**当归饮**《校注妇人良方》

【主治】妇人血风疮，血热瘾疹痒痛，脓血淋沥，发热等症。

【功效】祛风热，补血气。

【药物及用量】当归（去芦）　白芍（酒炒，一作赤芍）　川芎　生地黄　白蒺藜（炒，去刺）　防风（去芦）　荆芥穗各一两　何首乌（去芦）　黄芪（去芦，炒）　甘草（炙）各五钱

【用法】㕮咀，每服四钱，清水一盏半，加生姜五片，煎至八分去滓，不拘时温服。

◆**当归饮**《世医得效方》

【主治】男子因打损负重，女子因劳苦用力而伤肺经，遇风寒则为咳嗽，或咳血，或至紫黑。

【功效】养血通瘀。

【药物及用量】当归　川大黄　苏木　生地黄　赤芍各等量

【用法】研为末，每服三钱，温酒调下。

◆**当归饮子**《太平圣惠方》

【主治】妊娠二三月，腰痛。

【功效】养血和血。

【药物及用量】当归一两（锉，微炒）　阿胶一两（捣碎，炒令黄燥）　甘草半两（炙微赤）

【用法】上三味，细锉和匀，每服半两，以水一大盏，入葱白二茎，煎至五分，去滓，食前温服。

◆**当归蒺藜煎**《景岳全书》

【主治】痈疽疮疹，血气不足，邪毒不化，内无实热而肿痛淋沥者。

【功效】和血宣壅托毒。

【药物及用量】当归二钱　白蒺藜（炒捣碎）五钱　熟地黄　芍药（酒炒）　何首乌各二钱　荆芥穗　甘草（炙）　防风　川芎　白芷各一钱

【用法】或酒或水煎服。

◆**当归润燥汤**《兰室秘藏》

【主治】阴虚血燥，大便不通。

【功效】补血，润燥，下积。

【药物及用量】当归　大黄　熟地黄　甘草　桃仁（后入）　麻仁各一钱　生地黄　升麻（后入）各七分　红花二分

【用法】清水二盅煎至半，入桃仁、麻仁再煎至半，空腹时服。

◆**当归养血丸**《太平惠民和剂局方》

【主治】产后恶露不散，发歇疼痛及恶露不快，脐腹坚胀，兼室女经候不快，赤白带下，心腹腰脚疼痛。

【功效】养血行滞。

【药物及用量】当归　赤芍　牡丹皮　延胡索各二两　桂心一两

【炮制】共研末，炼蜜为丸，如梧桐子大。

【用法】每服三四十丸，空腹时温酒送下。痛甚者，细嚼咽下。

◆**当归养血丸**《饲鹤亭集方》

【主治】妇人经水不调，赤白带下，子宫寒冷，不能受孕。

【功效】补血暖宫。

【药物及用量】全当归　黄芪（炙）　香附（制）　茯苓　白芍（炒）　阿胶各三两　白术（炒焦）　杜仲各四两　生地黄（一作生黄芪）八两　牡丹皮（一作艾绒）二两

【炮制】共研细末，炼蜜为丸，如梧桐子大。

【用法】每服三钱，熟汤送下。

◆**当归养血汤**《痘疹全书》

【主治】疹痨。

【功效】补血清热。

【药物及用量】当归　川芎　生地黄　麦门冬（去心）　木通　甘草　淡竹叶

栀子仁　灯心（一方无木通）

【用法】清水煎服，便秘，稍加大黄。

◆**当归养荣汤**《原机启微》

【主治】睛珠痛甚不可忍。

【功效】活血，疏肝，散结。

【药物及用量】当归　川芎　白芍　熟地黄各一钱　羌活　防风　白芷各七分五厘

【用法】清水煎服。

◆**当归导气汤**（李东垣方）

【主治】滞下。

【功效】导气，行血。

【药物及用量】当归　芍药各一钱　甘草一钱五分　木香　槟榔各三钱　青皮　槐花（炒）各七分　泽泻五分　生地黄一钱五分（一作二钱，酒浸阴干）

【用法】研为末，清水煎，食前温服，如小便利，去泽泻。

◆**当归导滞散**《医学发明》

【主治】跌打损伤，红肿青黯，疼痛昏闷，瘀血内壅，喘急腹痛，大便秘结。

【功效】和血消瘀，活血止痛。

【药物及用量】当归二钱（酒浸洗，焙干，看伤在何部，分须身尾用之，一作三钱）大黄（酒浸）一两　麝香三分（另研）（一方无麝香）

【用法】研为极细末，入麝香和匀，每服三钱，热酒一盏调下，日三夜一次。

◆**当归龙胆散**《兰室秘藏》

【主治】寒热牙痛。

【功效】和血解毒。

【药物及用量】当归梢五分　龙胆草　升麻　麻黄　黄连　草豆蔻各一钱　生地黄　白芷　羊胫骨灰各五分

【用法】为散，每用少许，擦齿痛处，良久有涎吐出。

◆**当归龙荟丸**《杂病源流犀烛》

【主治】耳病左聋。

【功效】理血，泻热。

【药物及用量】当归　龙胆草　芦荟　甘草　甘菊花　黄芩　荆芥　生地黄　赤芍各等量

【炮制】共研细末，水泛为丸，如梧桐子大。

【用法】每服三钱，熟汤送下，有痰，加半夏（姜制）。

◆**当归龙骨丸**《宣明论方》

【主治】妇人月事失常，经水过多及带下淋沥，产后恶物不止，或孕妇恶露，胎痛动不安。

【功效】调和阴血，收敛涩精。

【药物及用量】当归　芍药　黄连　染槐子　艾叶（炒）　茯苓各半两　龙骨　黄柏各一两　木香一分

【用法】上九味为末，滴水为丸，如小豆大，温米饮下三四十丸，食前服，日三四服。

◆**当归须散**《医学入门》

【主治】打仆杖疮，气凝血结，胸腹胁痛，或寒热。

【功效】和血消瘀。

【药物及用量】当归尾一钱五分　赤芍　乌药　香附　苏木各一钱　红花八分　桃仁泥七分　官桂六分　甘草五分（一方无官桂）

【用法】水酒煎服。

◆**当归建中汤**《太平惠民和剂局方》

【主治】妇人一切血气虚损及产后劳伤，虚羸不足，腹中疞痛，吸吸小气，少腹拘急，痛引腰背，时自汗出，不思饮食。

【功效】养血温中。

【药物及用量】白芍六两　肉桂（去粗皮）三两（医方大成二两）　当归（去苗，微炒）四两　甘草（炙）二两

【用法】上四味为粗散，每服三钱，水一盏半，入生姜五片，枣一枚，擘破，同煎至一盏，去滓，热服，空心食前。

◆**过期饮**《证治准绳》

【主治】血虚气滞之经水过期不行。

【功效】行瘀，调经，养血。

【药物及用量】熟地黄　白芍　当归　香附各二钱　川芎一钱　红花七分　桃仁泥六分　蓬莪术　木通各五分　甘草　肉桂各四分

【用法】清水二盅，煎至一盅，食前

温服。

◆**达原饮**《张氏医通》

【主治】时疫邪气，初犯募原及疫疟壮热，多汗而渴者。

【功效】宣壅化热，和胃清肠。

【药物及用量】黄芩（酒洗，一作一钱）一钱五分　甘草（炙，一作五分）　白芍（酒洗）　厚朴（姜汁炒）　草果（一作七分）各一钱　知母（酒洗，一作一钱）　槟榔各二钱

【用法】加大枣一枚（劈），生姜七片（一作一片），清水煎，发前热服，温覆取微汗，日三夜三次。

◆**达郁汤**《杂病源流犀烛》

【主治】木郁呕酸及阴痿不起者。

【功效】疏肝和肺，解郁。

【药物及用量】升麻　柴胡　川芎　香附　桑皮　白蒺藜

【用法】清水煎服。

◆**团参丸**《严氏济生方》

【主治】唾血咳嗽，服惊药不得者。

【功效】补气摄血。

【药物及用量】人参　黄芪　飞罗面各一两　百合五钱

【炮制】研为细末，水泛丸，如梧桐子大。

【用法】每服三五十丸，食远，茅根煎汤送下。

◆**团参丸**《永乐大典》

【主治】嗽血。

【功效】补气，养血，消滞，止血。

【药物及用量】人参　皂子黄各五钱

【炮制】共研细末，加阿胶五钱，汤少许烊胶为丸，如鸡头子大。

【用法】每服一丸，熟汤送下。

◆**团参散**《杨氏家藏方》

【主治】肺气不和，咳嗽上喘。

【功效】化痰顺气，止咳。

【药物及用量】紫团参　紫菀茸各三钱　款冬花二钱

【用法】清水二盅，加乌梅一枚，煎至一盅，食远服。

◆**团参散**《朱氏集验方》

【主治】产后恶血未尽，浑身憎寒发热，小腹划刺疼痛，心气膨胀，不纳饮食，面目虚肿，脚手浮肿，耳聋眼晕，腰痛。

【功效】散寒祛瘀，利水消肿。

【药物及用量】干姜七钱（炒）　苍术（炒）　大仙藤　甘草　川乌　北白芍　北细辛各一两　麻黄（去节）

【用法】上八味，㕮咀，每服三钱，姜五片，枣一枚，荆芥七穗，水煎七分，通口服。

◆**团参散**《严氏济生续方》

【主治】唾血咳嗽，服凉药不得者。

【功效】补气养阴润肺。

【药物及用量】人参一两　黄芪一两（蜜水炙）　百合（蒸）半两　飞罗面一两

【用法】上四味，为细末，每服二钱，食后，用白茅根煎汤调服，茅花煎汤亦可。

◆**团参汤**《直指小儿方》

【主治】小儿虚汗，或心血蒸发为汗。

【功效】补气养血。

【药物及用量】新罗人参　川当归各三钱

【用法】锉细，用雄猪心一个，均三片，每服二钱，猪心二片，井水一盏半，煎至一盏，食前分二次服。

◆**团参饮**《严氏济生方》

【主治】病因抑郁忧思喜怒、饥饱失宜，致脏气不平，咳嗽脓血，渐成肺痿，憎寒壮热，羸瘦困顿，将成劳瘵。

【功效】补肺化痰。

【药物及用量】人参　半夏　紫菀　阿胶　百合　天门冬　款冬花　杏仁　桑叶各一钱　细辛　甘草各五分　五味子十五枚

【用法】加生姜三片，清水煎服。

◆**团鱼丸**《普济方》

【主治】骨蒸潮热劳嗽。

【功效】清内热，化痰积，止咳。

【药物及用量】生团鱼二个　贝母　前胡　知母　杏仁　柴胡各等量

【炮制】与鱼同煮熟，取肉连汁食之，

将药焙干，研为末。用骨更煮汁一盏，和药为丸，如梧桐子大。

【用法】每服二十丸，空腹时煎黄芪六一汤送下。病既安，仍服黄芪六一汤调下。

◆夺天造化丸《饲鹤亭集方》

【主治】五劳七伤，九种心痛，诸般饱胀，胸膈肚痛，虚浮肿胀，内伤脱力，四肢倦怠，行步气喘，遍身疼痛，精滑阳痿，肠红痞塞，面黄腰痛，男妇沙淋，白浊淫带，经水不调，行经腹痛，产后劳伤，恶露未净，二便不利。

【功效】健胃和脾，养血利气，化积行滞。

【药物及用量】生地黄　广木香各二两　红花　麦门冬　橘红　牡丹皮　青皮　乌药　木通　川芎　紫苏子　地骨皮　香附（制）　陈皮　泽泻　山楂（炒焦）　枳壳（炒）各一两　川贝母四两　神曲（炒焦）　当归（酒制）　针砂　赤芍　五加皮　牛膝（酒炒）　秦艽各一两五钱

【炮制】共为细末，水泛为丸，如梧桐子大。

【用法】每服一钱，熟汤送下，或每服二三钱，淡盐汤送下。

◆夺命丸《妇人大全良方》

【主治】妇人小产，下血至多，子死腹中，其人憎寒，手指唇口爪甲青白，面色黄黑，或胎上抢心，则闷绝欲死，冷汗自出，喘满不食，或食毒物，或误服草药，伤动胎气，下血不止，胎尚未损，服之可安，已死，服之可下。

【功效】化瘀通经。

【药物及用量】牡丹皮　白茯苓　桂心　桃仁（制）　赤芍

【用法】上五味等量，为细末，以蜜丸如弹子大，每服一丸，细嚼，淡醋汤送下。速进二丸，至胎腐烂腹中，危甚者，立可取出。

◆夺命五毒丹《痘疹传心录》

【主治】痘黑陷倒靥，干枯不起。

【功效】劫毒泻热。

【药物及用量】蟾酥少许　牛黄　冰片各二分　朱砂一钱　雄黄三分

【炮制】研为细末，豮猪尾血和丸，如麻子大。

【用法】每服一丸，薄荷汤送下，即时活动。

◆夺命丹《医学正传》

【主治】小儿急惊，不省人事，眼定不动，牙关不开，唇白并黑者。

【功效】祛痰攻积，开窍。

【药物及用量】天南星　朱砂　半夏各四钱　珍珠（新白者）二钱　巴豆（去油净）一钱　金箔　银箔各十片　轻粉　麝香各五分

【炮制】先以天南星、半夏研末，用生姜汁和做饼子，晒干，余药各研为细末和匀，飞罗面打糊为丸，如黍米大。

【用法】每一岁儿服一丸，灯心汤下。

◆夺命丹《太平惠民和剂局方》

【主治】小肠疝气，偏坠搐痛，脐下胀痛，以致闷乱。或外肾肿硬，日渐滋长，阴间湿痒，抓之成疮及奔豚气上冲。

【功效】调气化湿，散寒止痛。

【药物及用量】吴茱萸一斤（去作梗净，四两酒浸，四两盐汤或白汤浸，四两醋浸，四两童便浸，各浸一宿焙干）　泽泻二两（去灰土，切作片，去粗皮，酒浸一夜）

【炮制】共研细末，酒糊为丸，如梧桐子大。

【用法】每服五十丸，食前盐酒或盐汤送下。

◆夺命丹《产育庆宝方》

【主治】产妇瘀血入胞，胀满难下。

【功效】散寒滞，消瘀血。

【药物及用量】附子（炮）五钱　牡丹皮　干漆（碎炒令烟尽，一作二钱五分）各一两

【炮制】研为细末，酽醋一升，加大黄末一两，熬成膏，和药为丸，如梧桐子大。

【用法】每服五十丸，不拘时温酒送下。

◆夺命丹《痘疹心法》

【主治】痘疮及发之时，但见干燥，其

痘焦黑者。

【功效】发表，清热，解毒。

【药物及用量】麻黄（去节，蜜酒拌炒） 升麻各五钱 山豆根 红花子 大力子 连翘各二钱五分 蝉蜕 紫草茸各一钱五分 人中黄三钱

【炮制】研为细末，酒蜜和丸，如梧桐子大，辰砂为衣。

【用法】儿大者每服二钱，中者一钱五分，小者一钱，薄荷叶煎汤化下。

◆夺命丹甲《证治准绳》

【主治】疔疮，大便秘实不通，或心腹痛。

【功效】劫毒攻积。

【药物及用量】巴豆（去壳） 大黄各一钱 郁金 雄黄 乳香各五分 朱砂 黄丹各三分 轻粉二分 麝香少许 蟾酥不拘多少

【炮制】共研细末，面糊为丸，如绿豆大。

【用法】每服五七丸至九丸，茶清送下。

◆夺命丹乙《证治准绳》

【主治】阴阳二气疽，寒热及疔毒恶疮肿痛，诸恶疮肿痛者。

【功效】解毒杀虫。

【药物及用量】蟾酥（干者，酒化，一作二钱） 轻粉各五分 辰砂三钱（水飞为衣，一作一钱） 白矾（煅枯） 寒水石（水飞，一作煅，一作二钱）各一钱 铜绿（一作二钱） 麝香（一作五分）各一字（一作各一钱） 蜗牛（连壳另研，一作三十一个，一作二十一个）二十个（一方多乳香、没药、血竭各一钱，雄黄二钱，白砒面裹火煨五分）

【用法】除蜗牛研烂如泥外，余研为细末，和匀为丸，如不能成，再加好黄酒少许打三五百下，作丸如绿豆大。

每服二三丸，先用葱白三五茎（一作一寸），令病者嚼烂，自吐于手心内，男用左手，女用右手。将药丸裹入葱泥内，用无灰酒一大盅，温热送下，如人行六七里，被盖汗出为度。重者不过三服，不可多用，忌冰水。

◆夺命返魂散《袖珍方》

【主治】一切疔疮，憎寒发热，昏闷不语，肿遍皮肤，不思饮食。

【功效】攻积泻热。

【药物及用量】大黄 连翘 栀子各二钱五分 巴豆 杏仁（麸皮同炒黑色）各二钱 人言五钱（用大蒜五个，去心填入人言，同烧存性） 牵牛子末 苦丁香各一钱

【用法】研为细末和匀，每服五分，重者一钱，新汲井水调下，一服见效。如病重无脉者，服后约一炊饭时，不吐即活，吐则不可治。

◆夺命红枣丹《拔萃良方》

【主治】喉风痹，双单乳蛾。

【功效】通气宣壅，攻毒利咽。

【药物及用量】当门麝 梅花 冰片 杜蟾酥（不见火，晒干净末） 巴豆霜（去油净）各一钱 山豆根五分（去净油） 月石（净末） 老姜粉（用汁澄粉，晒干取末）各三分

【炮制】研细合匀，瓷瓶收贮。

【用法】每用如黄豆大许，以小红枣一枚，切蒂去核，外皮勿损，入药于中，塞入鼻孔，左蛾塞左，右蛾塞右，双蛾更换塞之，即闭口目避风，少顷得嚏，喉渐通快。如出脓以银花、甘草煎汤漱之，病甚，再换一枣必效。但塞药必得一周时方效，否则误事。谨忌鱼、荤、青菜、辛辣等物，阴虚孕妇忌用。

◆夺命紫金丹《疡医大全》

【主治】杨梅漏疮及诸疮毒破烂见骨，经久不收口，或筋骨疼痛，或遍身出血，起皮一层，又起一层及鹅掌风，赤白癜风，诸般顽癣，或骨烂牙疳口臭、臁疮、恶毒等证。

【功效】解毒生肌，蚀疮。

【药物及用量】琥珀一钱（甘草水煮一炷香，以新青布裹之打碎，再用糯米泔水浸透，将瓷盘盛糯米，琥珀放米上，饭锅上蒸熟为度，即用利刀将琥珀切片如纸薄，研极细

末）　钟乳石二钱五分（甘草水洗，新瓦略焙，用老姜切片，铺银罐内，乳石放姜上，以铁盏盖之，铁丝扎紧，用文武火煅一炷香，冷定取出，另研极细）　珍珠（包豆腐内煮一炷香，火不可太大）　冰片　西牛黄（均另研）各一钱　朱砂（研细水飞）五钱

【用法】研极细末，每服五厘，加飞罗面（炒过）二分五厘，土茯苓汤调下，每一小料用丹药六分，炒面三钱，分作十二服，土茯苓十两，水煎分十二碗去滓。每早用汤一碗，入药一服，搅匀服之，不可饮茶汤，多煎土茯苓汤当茶常饮，十二服可尽愈，忌鹅、鸡、羊肉、房事。

◆**夺命散**《严氏济生方》

【主治】金疮打损及从高坠下，木石所压，内损瘀血，心腹疼痛，大小便不通，气绝欲死。

【功效】逐水湿，解瘀毒，攻积。

【药物及用量】水蛭（用石灰慢火烧令干黄色）五钱　黑牵牛二两（一方有大黄二两）

【用法】研为末，每服二钱，热酒调下，约行四五里，再用热酒调黑牵牛末二钱催之，须下恶血成块，以尽为度。

◆**夺命散**《素问病机气宜保命集》

【主治】疔疮。

【功效】劫毒，宣壅，杀虫。

【药物及用量】乌头尖　附子底　蝎梢　雌黄　雄黄各一钱　蜈蚣一两　硇砂　粉霜　轻粉各五分　砒二钱五分　脑子　麝香各少许

【用法】研为细末，先破疮，出恶血，以草枝头用纸带药末插入于内，以深为度。

◆**夺命散**《卫生家宝产科备要》

【主治】产后血晕入心经，语言颠倒，健忘失志及产后百病。

【功效】行血化滞。

【药物及用量】没药　血竭各等量

【用法】研为细末，每服二钱，才产下，便用童便、汾酒各半盏，煎一两沸调下，良久再服。其恶血自循脉下行，不复上冲，免生百疾。

◆**夺命散**《世医得效方》

【主治】小儿急、慢惊风。

【功效】祛风，涤痰，宣络，散寒。

【药物及用量】天南星（炮）一两　白附子　天麻各三钱　辰砂（另研）二钱五分　黑附子（炮，去皮、脐）　防风　半夏各五钱　全蝎（去毒）七枚　蜈蚣（炙）一条　麝香五分　僵蚕（炒）少许

【用法】研为末，三岁儿每服五分，薄荷、生姜自然汁加好酒沸汤各少许调下。急惊，去黑附子，加轻粉、脑子各少许；慢惊，去僵蚕。

◆**夺命散**《医方大成》

【主治】小儿急、慢惊风，痰涎壅盛塞于咽喉，其响如潮。

【功效】控风涎，涤痰。

【药物及用量】青礞石一两（入坩埚内同焰硝一两，炭火煅通红，须硝尽为度，候冷如金色取用）

【用法】研为细末，急惊风痰壅上，身热如火，用生薄荷自然汁入蜜调微温服之，良久其药自裹痰从大便出。如稠涕胶黏，次服退热祛风截惊等药，慢惊风证亦用此药，以青州白丸子同研为末，煎如稀糊，熟蜜调下，痰涎即坠入腹。次服花蛇、川乌、全蝎、蜈蚣等药。

◆**夺命散**《幼幼新书》

【主治】小儿疮麻已发、未发。

【功效】活血，宣壅。

【药物及用量】升麻　糯米　紫草　甘草各五钱　木通二钱五分

【用法】锉为散，每服一钱，清水七分，煎至四分，去滓温服。

◆**夺命散**《杂病源流犀烛》

【主治】血汗。汗出污衣，甚如苏木水湔染。

【功效】消炎，清热，通滞。

【药物及用量】朱砂　寒水石　麝香各等量

【用法】研为末，每服五分，新汲水调下。

◆**夺命散**《卫生宝鉴》

【主治】肺胀喘胸满高气急，两胁扇

动，陷下作坑，两鼻窍张，闷乱嗽渴，声嗄不鸣，痰涎潮塞。

【功效】攻积散结消痰。

【药物及用量】川大黄　白牵牛　黑牵牛一两（各半生半熟）　大槟榔一个

【用法】上四味为末，三岁儿服二钱，冷浆水调下。涎多加腻粉少许，利下涎为度。

◆夺命散《烟霞圣效方》

【主治】脓血泻痢，遍数频多，腹痛欲绝者，服药如神。

【功效】活血消肿生肌。

【药物及用量】精明乳香五钱　没药半两

【用法】上二味，为粗末，每服抄一钱半，水一盏，煎三四沸，和滓稍热服，不拘时，只一服取效。

◆夺命无忧散《太平惠民和剂局方》

【主治】缠喉风，咽喉疼痛，痰涎壅盛，口舌生疮，心腹胀满，脾积癥块，小儿奶痞，误吞骨屑，鲠塞不下及诸般药毒，热盛喉闭，涎满气急，闷乱不省人事。

【功效】消积清热，解毒化湿。

【药物及用量】寒水石（煅）三两　玄参　黄连　贯众　山豆根　荆芥　甘草　硼砂　滑石　砂仁　白茯苓各五钱

【用法】共为极细末，每用一钱，干掺舌上，后以新汲水咽下，不拘时服。

◆夺命饮《疫痧草方》

【主治】疫火极盛，津液干涸，舌绛口渴，神烦喉烂，脉象弦大，痧点密布者。

【功效】解疫毒，清邪火。

【药物及用量】川黄连　石膏　犀角尖　羚羊角　生地黄　牡丹皮　赤芍　鲜沙参　青黛　马勃　大贝母　人中黄　连翘　玄参　金汁

【用法】清水煎服。

◆夺命金丹《简易方》

【主治】急慢惊风，无药可理者，一服见效。

【功效】化痰，息风，镇惊。

【药物及用量】天南星（为末，用腊月黄牛胆汁拌和，入于胆内，挂当风处阴干，百日可用）　天竺黄　天麻　防风（去芦）　白附子（炮）　白僵蚕（炒，去丝嘴）　朱砂（别研）各一两　蝉蜕（去土）半两　麝香二钱（别研）　天浆子（炒）廿一个　赤足蜈蚣一条（脊上开路，入麝香末一钱于内，却用纸裹，焙干用）　牛黄半心　蝎梢四十九枚（炒）　干蟾一枚（炙黄，去足）

【用法】上十四味，同为细末，用东流水煮白面糊为丸，如鸡头子大，金箔为衣，每服先下白末子，即和剂方青州白丸子研为末。每服半钱，薄荷汤下，后用生姜自然汁磨化下一粒，立见功效，量儿大小增减，不拘时。

◆夺魂散《省翁活幼口议》

【主治】痫证。

【功效】祛风通络，涤痰化滞。

【药物及用量】白僵蚕五钱（去丝，炒令黄色）　蛇含石（烧红，米醋淬七八次，碾碎）　白附子（炮）各二分　生银　生金　牛黄（如无，以胆制，倍加用之）　乌梢蛇头七八寸许（酒炙）　白茯苓　天麻各二钱　天南星末一分（生姜汁浸一宿，焙）　半夏末二钱（生姜汁浸一宿，焙）　赤脚蜈蚣一条（酒浸，炙焦）　犀角（锉）二钱　脑子　麝香各少许

【炮制】共研细末，枣肉为丸，如麻子大，朱砂为衣。

【用法】每服十丸至十五丸、二十丸，金银薄荷煎汤送下。

◆夺魂散《产育宝庆方》

【主治】产后虚肿喘促。

【功效】化湿调气，消肿。

【药物及用量】生姜（取汁）　白面各三两　大半夏七枚

【用法】生姜汁搜面，裹半夏为七饼子，煨焦熟，研为末，清水一盏调下，小便利为效。

◆夺魂散《三因极一病证方论》

【主治】妇人产后，虚肿喘促。

【功效】温中补虚，消逆平喘。

【药物及用量】生姜三两（取汁）　白

面三两　半夏七个（汤洗去滑，破）

【用法】上以生姜汁搜面，裹半夏为小饼子，炙焦熟为末，熟水调一钱，小便利为效。

◆**夺郁汤**《杂病源流犀烛》

【主治】湿滞土郁。

【功效】健胃化湿，解郁散寒。

【药物及用量】苍术　藿香　香附　陈皮　砂仁　苏梗　生姜　草豆蔻仁　省头草各等量

【用法】清水煎服。

◆**夺真丹**《施圆端效方》

【主治】荣卫气虚，内受湿寒，传于胸膜，心腹痞闷，胁肋刺痛。

【功效】补中化湿，行气。

【药物及用量】半夏（姜制）一两　丁香一钱　槟榔　木香各二钱　藿香三钱　附子（炮，去皮）半两　缩砂仁　胡椒各二钱半　草豆蔻半两

【用法】上九味，为细末，姜汁糊为丸，如梧桐子大，生姜汤下二十丸，不拘时。

◆**刘寄奴散**《类证普济本事方》

【主治】金疮。

【功效】止痛，活血疗伤。

【药物及用量】刘寄奴不拘多少

【用法】研为末，掺入疮口内，或先以糯米浆，鸡翎蘸扫伤处，然后掺药在上，并不痛，亦无痕。大凡汤火伤，急用盐水洗之，护肉不坏。

◆**刘寄奴散**甲《太平圣惠方》

【主治】妇人血气，小腹疞痛。

【功效】活血行气，祛瘀止痛。

【药物及用量】刘寄奴一两　当归一两（锉）　桂心一两　芎䓖一两　牛膝一两　琥珀一两

【用法】上六味，捣细罗为散，每服不拘时，以温酒调下二钱。

◆**刘寄奴散**乙《太平圣惠方》

【主治】产后血晕，闷绝不识人，颊赤，手足烦疼，腹胀喘息。

【功效】祛瘀通经，止血止痛。

【药物及用量】刘寄奴二两　当归二两（锉，微炒）　赤芍一两　吴茱萸一分（汤浸七遍，焙干微炒）　姜黄半两

【用法】上五味，捣筛为散，每服三钱，以酒一中盏，煎至六分，去滓，温服，不拘时。

◆**刘寄奴散**丙《太平圣惠方》

【主治】产后血晕闷绝，欲狼狈者。

【功效】活血祛瘀止血。

【药物及用量】刘寄奴一两　红蓝花半两　益母草子半两

【用法】上三味，捣细罗为散，每服不拘时，以童子小便半盏，酒半盏相和，暖过，调下三钱。

◆**刘寄奴散**丁《太平圣惠方》

【主治】产后恶露不下，腹内刺疼痛，日夜不止。

【功效】活血祛瘀，通经止痛。

【药物及用量】刘寄奴三分　当归三分（锉，微炒）　延胡索半两　蒲黄半两　肉桂三分（去粗皮）　红蓝花半两　木香一两　生干地黄半两　桑寄生半两　赤芍半两　川大黄一两（锉，微炒）　苏枋木三分（锉）

【用法】上一十二味，捣粗罗为散，每服四钱，以水一中盏，入生姜半分，煎至六分，去滓，稍热服，不拘时。

◆**庆云散**《千金方》

【主治】丈夫阳气不足，施化无成。

【功效】扶阳健肾。

【药物及用量】覆盆子　五味子各一升　菟丝子二升　石斛　白术各三两　桑寄生四两　天门冬八两　天雄　紫石英各一两

【用法】捣筛为散，每服方寸匕，食前温酒调下，每日三次。素不耐冷者，去寄生，加细辛四两；阳气不少而无子者，去石斛，加槟榔十五枚。

◆**导水丸**《儒门事亲》

【主治】大便不通。

【功效】泻热通结。

【药物及用量】大黄　黄芩　滑石　牵牛子末各等量

【炮制】共研细末，水泛为丸，如梧桐

子大。

【用法】每服二三十丸，熟汤送下。

◆**导水茯苓汤**《普济方》

【主治】水肿，头面手足遍身肿，如烂瓜之状，按之塌陷，手起而随手高突，喘满倚息，不能转侧，不得着床而睡，饮食不下，小便秘涩，溺出如割，状如黑豆汁，服喘嗽气逆，诸药不效者。

【功效】泻肺和脾，导水利湿。

【药物及用量】赤茯苓　麦门冬（去心）　泽泻　白术各三两（一作各二两）　桑白皮　紫苏　槟榔　木瓜各一两　大腹皮　陈皮　砂仁　木香各七钱五分

【用法】㕮咀，每服五钱，清水二盏，加灯心草二十五根（一作七根），煎至八分去滓，空腹时服。如病重者，可用药五两，再加麦门冬（去心）二两，灯心草五钱，清水一斗，于砂锅内熬至一大碗，再下小铫内，煎至一大盏。五更空腹时服，渣再煎服，连进三服，小便自逐渐增多。

◆**导赤承气汤**《温病条辨》

【主治】阳明温病，下之不通，左尺牢坚，小便赤痛，时烦渴甚。

【功效】泻热利水。

【药物及用量】赤芍　生大黄各三钱　细生地五钱　黄连　黄柏各二钱　芒硝一钱

【用法】清水五杯，煮取二杯，先服一杯，不下再服。

◆**导赤散**《小儿药证直诀》

【主治】心热移于小肠，口糜舌疮，小便赤涩，茎中作痛，热淋不利。

【功效】清心火，利小便。

【药物及用量】生干地黄五钱　木通　生甘草梢各一钱（一方无甘草，有黄芩；一方多灯心草；一方多车前子）

【用法】研为末，每服三钱，清水一盅，加淡竹叶七片（一作一握，一作二十片），煎至五分。食后温热服，溺血加辰砂五分。

◆**导赤散**（汤氏方）

【主治】小儿心热，小便赤，眼目赤肿。

【功效】清心火，利小便。

【药物及用量】赤芍　羌活　防风各五钱　大黄　甘草各一钱

【用法】研为末，加灯心、黑豆，清水煎，食后服。

◆**导赤散**《世医得效方》

【主治】小儿血淋。

【功效】清心火，利小便。

【药物及用量】生地黄　木通各二钱　黄芩　生甘草各三钱

【用法】研为末，每服一钱，加灯心，并水煎服，仍以米饮调油发灰空腹时灌下。

◆**导赤解毒汤**《片玉痘疹》

【主治】痘后昏迷乱语。

【功效】利水解毒。

【药物及用量】木通　车前子　生地黄　门冬　甘草　茯神　石菖蒲　栀子　人参各等量

【用法】研为末，灯心煎汤调下。

◆**导赤泻心汤**《伤寒六书》

【主治】伤寒经证，心下不硬，腹中不满，大小便如常，身无寒热，热传手少阴心，心火上而逼肿，渐变神昏不语，或唾中独语一二句，目唇赤焦，舌干不饮水，稀粥与之则咽，不与则不思，形如醉人。

【功效】清心，退热，利水。

【药物及用量】黄连（酒洗）　黄芩（酒洗）　栀子（姜汁拌砂黑）　滑石（碎）　知母（盐酒拌）　犀角　生甘草　人参　麦门冬（去心）　茯神各一钱

【用法】加生姜二片，大枣（擘）三枚，灯心一握，清水煎，热服。

◆**导气丸**《医方大成》

【主治】诸痞气塞，关格不通，腹胀如鼓，大便秘结。又治小肠气、肾气等证。

【功效】破气消坚，逐瘀利水。

【药物及用量】青皮（用水蛭等量同炒赤，去水蛭）　蓬莪术（用虻虫等量同炒赤，去虻虫）　胡椒（茴香炒，去茴香）　三棱（干漆炒，去干漆）　槟榔（斑蝥炒，去斑蝥）　赤芍（川椒炒，去川椒）　干姜（硇砂炒，去硇砂）　附子（青盐炒，去青盐）　茱萸（牵牛炒，去牵牛）　石菖蒲（桃仁

炒，去桃仁）各等量

【炮制】锉碎，与所制药炒熟，去水蛭等不用，只以青皮等十味研细末，酒糊为丸，如梧桐子大。

【用法】每服五十丸加至七十丸，空腹时紫苏汤送下。

◆**导气丸**《医学纲目》

【主治】痢疾。

【功效】调气化积，除痞散结。

【药物及用量】青木香　萝卜子　茴香　槟榔　黑牵牛各四两

【炮制】共研细末，薄粥为丸，如梧桐子大。

【用法】每服三十丸，熟汤送下。

◆**导气除湿汤**（淋渫脚气除湿汤）《医学发明》

【主治】脚气，内受湿邪，不能外达。

【功效】导气，除湿。

【药物及用量】威灵仙　防风　荆芥穗　当归　地骨皮　升麻　白芍　蒴藋叶各等量

【用法】锉细，清水二斗，煮取一斗五升去滓，热淋洗之。

◆**导气除燥汤**《兰室秘藏》

【主治】血涩至气不通而致小便闭塞不通。

【功效】滋阴，清热，化燥。

【药物及用量】知母（酒制）　泽泻末各三钱　黄柏（酒制）四钱　滑石（炒黄）　茯苓（去皮）各二钱

【用法】和匀，每服五钱，清水煎，空腹时稍热服，如急闭小便，不拘时服。

◆**导气清利汤**《体仁汇编》

【主治】关格吐逆，二便不通。

【功效】导水消积。

【药物及用量】猪苓　泽泻　白术　人参　藿香　柏子仁　半夏（姜制）　陈皮　白茯苓　甘草　木通　栀子　黑牵牛　槟榔　枳壳　大黄　厚朴（姜制）　麝香

【用法】加生姜，清水煎服，兼服木香和中丸；吐不止，灸气海、天枢；如又不通，用蜜导法。

◆**导气通幽汤**《脾胃论》

【主治】幽门不通，噎塞气不得上下，大便难。

【功效】和血润肠通便。

【药物及用量】当归身　升麻梢（酒浸）　桃仁泥　甘草（炙）各一钱　红花少许　熟地黄五分　生地黄五分

【用法】清水二大盏，煎至一盏，调槟榔细末五分，稍热服。

◆**导气通瘀锭**《医宗金鉴》

【主治】耳聋。

【功效】通气消积。

【药物及用量】斑蝥三个　巴豆（不去油）一个　麝香不许

【炮制】葱涎蜂蜜和捻如麦粒形。

【用法】每用一粒，丝绵裹，置耳中，响声如雷，勿得惊惧，待二十一日，耳中有脓水流出，方可去锭，奇妙无比。

◆**导气汤**《素问病机气宜保命集》

【主治】下痢脓血，里急后重，日夜无度。

【功效】调气，益气，消积，行滞。

【药物及用量】木香　槟榔　黄连各六分　大黄　黄芩各一钱五分　枳壳一钱（麸炒）白芍六钱　当归三钱

【用法】㕮咀，分作二服，清水二盏，煎至一盏，去滓，食前温服。

◆**导气汤**《医方集解》

【主治】寒疝疼痛。

【功效】调气行滞，散寒止痛。

【药物及用量】川楝子四钱　木香三钱　茴香二钱　吴茱萸一钱

【用法】长流水煎服。

◆**导气汤**《吴氏集验方》

【主治】下痢脓血，里急后重，腹疼作渴，日夜无度。

【功效】清热燥湿，调气和血。

【药物及用量】黄连　黄芩　大黄　白芍　当归　木香　槟榔

【用法】上七味，㕮咀，水煎。

◆**导气散**《圣济总录》

【主治】膈气噎塞，不入饮食。

【功效】启膈理气清热。

【药物及用量】虎头王字骨（醋炙） 荜茇（微焙） 人参 厚朴（去粗皮，生姜汁炙，锉） 羚羊角屑

【用法】上五味等量，捣罗为散，每服二钱匕，温水调，临卧、食后服。

◆**导气枳实丸**《御药院方》

【主治】理顺三焦，和调脾胃，去胀满及痞噎不通。

【功效】调和脾胃，消胀除满。

【药物及用量】枳实四两（麸炒） 京三棱 蓬莪术（煨） 青皮（去白） 陈皮（去白） 神曲（炒） 麦蘖（炒）各一两 沉香 槟榔各半两

【用法】上九味，同为细末，水煮面糊为丸，如梧桐子大，每服五十丸至六十丸，食后，生姜汤下。

◆**导气枳壳丸**《世医得效方》

【主治】气结不散，心胸痞痛，逆气上攻，分气逐风，功不可述。

【功效】行气散结，导滞。

【药物及用量】枳壳（去瓤，麸炒） 木通（锉，炒） 青皮（去白） 陈皮（去白） 桑白皮（炒） 萝卜子（微炒） 白牵牛（炒） 莪术（煨） 茴香（炒） 京三棱（煨）各等量

【用法】上一十味为末，生姜汁打面糊为丸，如梧桐子大，每服二十丸，煎橘皮汤下，不拘时。

◆**导痰丸**《赤水玄珠》

【主治】痰饮。

【功效】消痰逐水。

【药物及用量】大半夏六两（分作三份：一份用白矾一两为末浸水，一份用肥皂角为末浸水，一份用巴豆肉一百粒为末浸水。余药在下，以半夏在上，浸至十日或半月，要常动水令二药相透，次相合处，拣去巴豆并皂角，将余水以慢火煮令水干，取半夏切捣碎，晒干或阴干） 甘遂（制） 百药煎各二两 全蝎 僵蚕各一两

【炮制】共研细末，薄糊为丸，如梧桐子大。

【用法】每服十丸或十五丸，熟汤送下，更量虚实加减。

◆**导痰汤**《传信适用方》

【主治】痰涎壅盛，胸膈留饮，咳嗽恶心，发热背寒，饮食少思，中风痰盛，语涩眩晕等证。

【功效】消痰积。

【药物及用量】半夏（酒洗七次）四两 天南星（炮去皮） 广橘红 枳实（去瓤，麸炒） 赤茯苓（去皮）各一两 甘草（炙）五钱

【用法】㕮咀，每服四钱，清水一大盏，加生姜十片（一作五片），煎至八分。食后温服，或生姜汤调下亦可。

◆**导经丸**《袖珍方》

【主治】妇人经病不通，脐腹连腰腿疼痛。

【功效】活血通瘀，止痛。

【药物及用量】大黄二两 川芎 当归 白芍 官桂 桃仁 甘草各一两 血竭二钱五分 红花一钱 斑蝥（糯米同炒）二十个

【炮制】共研细末，炼蜜为丸，如梧桐子大。

【用法】每服二三十丸，温酒送下。

◆**导饮丸**《济阳纲目》

【主治】水饮。

【功效】化湿，消饮。

【药物及用量】吴茱萸三钱 白茯苓 苍术各一两 黄连五钱 独活七钱

【炮制】共研细末，神曲煮糊为丸，如梧桐子大。

【用法】每服三四十丸，熟汤送下。

◆**导滞通经汤**《医学发明》

【主治】脾湿有余，气不宣通，面目手足浮肿。

【功效】和脾行水，消肿。

【药物及用量】木香 白术 桑白皮 陈皮各五钱 茯苓（去皮）一两

【用法】㕮咀，每服五钱，清水二盏，煎至一盏去滓，空腹食前温服。

◆**导滞通经汤**《卫生宝鉴》

【主治】脾湿有余及气不宣通，面目手

足浮肿。

【功效】健脾利湿，理气活络。

【药物及用量】木香　白术　桑白皮　陈皮各五钱　茯苓（去皮）一两

【用法】上五味，㕮咀，每服五钱，水二盏，煎至一盏，去滓温服，空心食前。

◆**导滞汤**《太平圣惠方》

【主治】跌打损伤，或吐血不止，或瘀血在内，胸腹胀满，壅闷欲死，喘促气短，大便不通。

【功效】活血行滞。

【药物及用量】当归二钱五分　大黄一两　麝香少许（一方无麝香）

【用法】研为细末，每服三钱，不拘时温酒调下。

◆**灯心竹叶汤**《证治准绳》

【主治】干呕。

【功效】清热止呕。

【药物及用量】灯心三十根　竹叶三十片

【用法】清水煎服。

◆**灯心汤**《普济方》

【主治】痘疮出后烦喘，小便不利。

【功效】解血热，清心火。

【药物及用量】灯心一把　鳖甲（醋煮黄）二两

【用法】锉为散，每服一两，清水八分，煎取四分，去滓温服，量大小加减。

◆**灯花散**《三因极一病证方论》

【主治】热证心烦夜啼。

【功效】清心火。

【药物及用量】灯花三四颗

【用法】研为细末，灯心煎汤，调涂口中，乳汁送下，一日三次。如无灯花，用灯心草烧灰亦妙（一方用灯花七枚，硼砂一字，辰砂少许，研细蜜调，抹唇上亦安）。

◆**压掌散**《摄生众妙》

【主治】哮喘痰嗽。

【功效】祛痰平喘。

【药物及用量】麻黄二钱五分（去节）　甘草（炙）二钱　白果五个（打碎）

【用法】清水煎，临卧时服。

◆**压惊丸**《直指小儿方》

【主治】诸惊虚惕，定心镇痰，所谓重可去怯之剂。

【功效】定心镇痰。

【药物及用量】紫石英　代赭石　蛇黄（各烧红，米醋淬）　铁粉（筛过净者）各二钱　朱砂　龙齿　白附（焙）　远志肉（姜汁浸，炒）各一钱

【用法】上八味，为末，研极细，稀面糊丸，梧桐子大，每服一丸，金银煎汤调下。

◆**虫积丸**《证治准绳》

【主治】虫积。

【功效】杀虫。

【药物及用量】槟榔　牵牛　皂角各八两　雷丸一两五钱　苦楝皮一两　大黄四两　三棱　蓬莪术（另锉同醋煮）各二两　木香随意加入

【炮制】研为细末，煎皂角膏子煮糊和丸，如黍米大。

【用法】每服二钱，小儿减半，四更时冷茶送下，下虫，以白粥补之。

◆**曲术丸**《太平惠民和剂局方》

【主治】时暑暴泻及饮食所伤，胸膈痞闷。

【功效】壮脾，温胃，消积。

【药物及用量】神曲（炒）　苍术（米泔浸一宿，炒）各等量

【炮制】共研细末，面糊为丸，如梧桐子大。

【用法】每服三十丸，不拘时，温米饮送下。

◆**曲术丸**《类证普济本事方》

【主治】脾胃停饮，腹胁胀满，不进饮食。

【功效】健脾化饮，理气除胀。

【药物及用量】神曲（炒）十两　白术五两　干姜　官桂各三两　吴茱萸　川椒各二两

【用法】上六味为末，薄糊丸如梧桐子，每服五十丸，生姜汤下，有饮加半夏曲二两，煎服。

◆**曲蘗丸**《严氏济生方》

【主治】酒积成痞，心腹胀满，噫酸吐逆，不下饮食，胁肋满痛，后便积沫。

【功效】消酒积。

【药物及用量】建神曲（炒）　麦蘗（炒去壳）各一两　黄连五钱（同巴豆七粒炒黄，去巴豆）

【炮制】研末，水泛为丸，如梧桐子大。

【用法】每服五十丸，食前姜汤送下。酒积下白沫，加炮姜二钱；下鲜血，倍黄连；下瘀血，加红曲一两。

◆**曲蘗枳术丸**《证治准绳》

【主治】泄泻。

【功效】健脾胃，消食滞。

【药物及用量】神曲（炒）　麦蘗（炒）各一两五钱　枳实（去瓤，麸炒）二两　白术（米泔浸一日）四两　陈皮（去白）　半夏（姜汤泡七次）　山楂肉各一两五钱（一方无陈皮、半夏、山楂）

【炮制】研为细末，用鲜荷叶数片，煮汤去叶，入老仓米，如寻常造饭法。甑内以荷叶铺盖，乘热捣烂，以细绢绞汁，揉拌为丸，如梧桐子大。

【用法】每日一百丸，食远熟汤送下。

◆**曲蘗枳术丸**《东垣试效方》

【主治】为人所勉劝强食之，致心腹满闷不快。

【功效】消食顺气健脾。

【药物及用量】神曲（炒）一两　麦蘗（炒）一两　枳实（麸炒，去瓤）一两　白术二两

【用法】上四味为细末，荷叶烧饭为丸，如梧桐子大，每服五十丸，温水送下，食远服。

◆**曲末粥**《必用全书》

【主治】老人脾虚气弱，食不消化，泻痢无定。

【功效】消积止痢。

【药物及用量】神曲二两（炙，捣罗为末）　青粱米四合（淘净）

【用法】上二味，相和，煮作粥，空心食之，常三五服，温中极愈。

◆**观音丸**《仁斋直指方》

【主治】暑毒，疗诸毒。

【功效】消肿。

【药物及用量】生半夏（圆白者）　乌梅肉　丁香　川巴豆（不去油）各十枚

【炮制】研为末，姜、面糊丸，如麻子大。以厚纸盖贴，如有油渗出，再易纸盖之。

【用法】每服五丸，临卧时冷水送下。

◆**观音丸**《直指小儿方》

【主治】内外障失明，或欲结青光内障，或赤脉疼痛。

【功效】祛障，明目。

【药物及用量】血竭　熊胆各二钱　人参　蛇蜕（皂角水洗，新瓦焙）各五钱　地骨皮（洗，晒）　木贼（去节，童便浸，焙）　苍术（童便浸二宿，晒）　鹰爪黄连（去须）　威灵仙　蔓荆子　茺蔚子　车前子　川芎　当归　羌活　石决明（一半煅，一半生）各一两　蚕蜕纸二十张（炒焦）

【炮制】研为细末，用羯羊肝一具（去筋膜），慢火煎半生半熟，带血性和药同捣。以粟米粉用肝汁煮，糊为丸，如梧桐子大。

【用法】每服七八十丸，食后温米泔或石菖蒲汤送下。

◆**观音全蝎散**《省翁活幼口议》

【主治】小儿吐后传为慢惊慢脾。

【功效】清神固气，补虚益脉，开胃止吐。

【药物及用量】全蝎　木香　甘草（炙）　莲肉（炒）　扁豆（炒）　白茯苓　白芷　防风　羌活各一钱　黄芪　人参各一分　天麻二分

【用法】研为末，每服一钱，加大枣半个，清水煎，不拘时服。

◆**观音全蝎散**《奇效良方》

【主治】小儿外感风寒，内伤脾胃，吐

泻不止，遂成慢惊等证。

【功效】祛风寒，和脾胃。

【药物及用量】全蝎二十一个　天麻（炮）　羌活　防风（去芦）各五分　川白芷　甘草（炙）各三钱　砂仁　赤茯苓各五钱

【用法】研为末，每服一钱，不拘时，冬瓜仁煎汤调下。

◆**观音救苦丹**《冯氏锦囊》

【主治】一切风寒湿气，流注作痛，手足蜷挛，小儿偏搐，口眼㖞斜，妇人心腹痞块攻痛，不问年深月久。

【功效】消肿解毒。

【药物及用量】硫黄三钱　麝香一钱　朱砂二钱

【炮制】先将硫黄、朱砂共研末，入铜器熔化，离火稍冷，投入麝香调和。以油纸铺地，将药置纸上，以纸烧过为度。丸如绿豆大，瓷瓶收贮。

【用法】每用一丸，置于患处，火点即燃，立刻烧过，再以膏药贴之，次日即愈。

◆**观音救生散**《琐碎录》

【主治】凡妇人生产不利，或横生倒生，至三四日不生。

【功效】催产。

【药物及用量】桂心（不拘多少，不见火）

【用法】上一味为细末，每服一大钱，痛阵密时，暖童子小便调下，神效。

◆**观音散**《太平惠民和剂局方》

【主治】小儿外感风冷，内伤脾胃，呕逆吐泻，不进乳食，渐至羸瘦。

【功效】补养脾胃，进美饮食。

【药物及用量】石莲肉（去心）　人参　神曲（炒）各三钱　茯苓二钱　甘草（炙）　木香　黄芪（炙）　白扁豆（炒，去皮）　白术各一钱

【用法】锉散，每服二钱，加大枣一枚，藿香三叶，清水一盏，煎温服。

◆**观音散**《世医得效方》

【主治】胃气不和，脾困，下泻过多，不思饮食，乳食不化，精神昏蒙，四肢困冷。

【功效】益气健脾，化湿和胃。

【药物及用量】人参　白术（纸裹煨）　扁豆（炒）各二钱半　白茯苓　冬瓜子仁　酸枣仁（去皮，蚌粉炒）　甘草（炙）各半两　藿香　枳壳（去瓤）各二钱半　紫苏叶少许　木香（不见火）　石莲肉（去心）　嫩黄芪各半两

【用法】上一十三味，为末，每服一钱，乌梅汤、冬瓜子仁、陈米汤调皆可。

◆**观音应梦散**《夷坚志》

【主治】喘。

【功效】定喘敛肺。

【药物及用量】人参一寸（用官拣者）　胡桃二枚（去壳不去皮）

【用法】加生姜五片，大枣二枚，清水二盏煎，临卧时服。

◆**观音应梦散**《经验良方》

【主治】翻吐不止，饮食减少。

【功效】调和脾胃。

【药物及用量】干饧糟头（榨者六分）　生姜四分（洗净，去皮）

【用法】上二味相拌捣烂，捏做饼子，或焙或晒，令干，每十两用甘草二两，炙，同碾罗为末，每服二钱，入少盐，沸汤调服，无时。

◆**吕雪**

【主治】喉痹，喉痈，喉蛾。

【功效】清热解毒。

【药物及用量】牙硝二钱　硼砂四钱

【用法】研极细末（不见火），每用一二分吹之。

◆**决明丸**《圣济总录》

【主治】肝肾风虚攻上，眼见黑花不散。

【功效】疏肝，养血，祛风，明目。

【药物及用量】决明子　甘菊花各一两　防风（去芦）　车前子　芎䓖　细辛　栀子仁　蔓荆子　玄参　白茯苓　薯蓣各五钱　生地黄七钱五分

【炮制】研为细末，炼蜜和丸，如梧桐子大。

【用法】每服二十丸，食后桑枝煎汤送

下，一日三次。

◆**决明丸**甲《世医得效方》

【主治】诸般眼患，因热病后毒气攻目，生翳膜遮障。

【功效】疏肝，清热，祛风，解毒。

【药物及用量】石决明　茺蔚子　细辛　枸杞子　泽泻　生地黄　黄连各五钱　麦门冬　当归　车前子各二两　防风　枳壳　青葙子各一两

【炮制】共研细末，炼蜜为丸，如梧桐子大。

【用法】每服五七十丸，空腹时麦门冬煎汤送下。

◆**决明丸**乙《世医得效方》

【主治】痘疮入眼，虽赤白障翳膜，遮漫黑睛，但得瞳子不陷者，可治之。

【功效】清热化湿，明目退翳。

【药物及用量】石决明（煅）　川芎　黄柏各一两　苍术半两（米泔浸）

【用法】上四味，为末，用兔肝，或无以白羯羊肝代之，研烂搜和，丸如绿豆大，每服二三十丸，食后临卧，米泔下。

◆**决明子丸**《圣济总录》

【主治】风热上冲眼目，或因外受风邪，疼痛视物不明。

【功效】疏肝，养血，祛风。

【药物及用量】决明子（炒）　细辛（去苗）　青葙子　蒺藜（炒，去角）　茺蔚子　芎䓖　独活　羚羊角（镑）　升麻　防风（去杈）各五钱　玄参　枸杞子　黄连（去须）各三两　菊花一两

【炮制】研为细末，炼蜜和丸，如梧桐子大。

【用法】每服二十丸，加至三十丸，淡竹叶煎汤送下。

◆**决明子丸**《普济方》

【主治】小儿冷热无辜疳，或时惊热，或时夜啼，便青黄白，自汗头痛，头发作穗，四肢黄瘦，少食。

【功效】杀虫清热。

【药物及用量】马蹄决明子二两（捣罗为末）

【炮制】炼蜜和丸，如麻子大。

【用法】每服三丸，食后熟米汤送下，更量儿大小加减。

◆**决明子散**《太平圣惠方》

【主治】眼中猝生翳膜，视物昏暗及翳覆裹瞳仁。

【功效】清热，化湿，消翳。

【药物及用量】决明子　黄连（去须）　川升麻　枳壳（去瓤，麸炒）　玄参各一两　黄芩七钱五分　车前子　栀子仁　地肤子　人参（去芦）各五钱

【用法】锉碎，每服三钱，清水一中盏，煎至六分去滓，食后温服。

◆**决明子散**《严氏济生方》

【主治】风热毒气上攻，眼目肿痛，或猝生翳膜，或眦出胬肉，或痒或涩，羞明多泪，或始则昏花。渐成内障及一切暴风客热。

【功效】养肝疏风，清热消翳。

【药物及用量】决明子　石决明　黄芩　甘菊花　甘草　赤芍　石膏　川芎　羌活　木贼草　蔓荆子

【用法】为散，清水煎服。

◆**决明子汤**《圣济总录》

【主治】肝脏实热，目眦生赤肉涩痛。

【功效】清肝热。

【药物及用量】决明子（炒）　柴胡（去苗）　黄连（去须）　苦竹叶　防风（去杈）　升麻各七钱五分　细辛（去苗）二钱五分　菊花　甘草（炙）各五钱

【用法】㕮咀，每服五钱，清水一盏半，煎至八分，去滓，食后温服。

◆**决明夜灵散**《原机启微》

【主治】高风内障，至夜则昏，虽有澄月，亦不能视。

【功效】补肝，明目。

【药物及用量】石决明（煎一伏时，另研）　夜明砂（淘净另研）各二钱　生猪肝一两（不食猪肝者以白羯羊肝代之）

【用法】先以二药和匀，后用竹刀切肝作二片，以药铺于一片肝上，以一片合之，麻皮缠定，勿令药泄出。淘米泔水一大碗，

贮砂罐内（忌铁器），入肝药于中，煮至小半碗为度。先以薰眼，候温临卧时连肝药汁服之。

◆**决明益阴丸**《原机启微》

【**主治**】两目畏日恶火，沙涩难开，眵泪俱多，久病不痊者。

【**功效**】清肝热。

【**药物及用量**】石决明（煅）三钱　草决明　黄芩　黄连（酒制）　黄柏　知母各一两　羌活　独活　当归尾（酒制）　五味子　甘草（炙）　防风各五钱

【**炮制**】研为末，炼蜜和丸，如梧桐子大。

【**用法**】每服五十丸，加至一百丸，茶汤送下。

◆**决明散**《类证活人书》

【**主治**】小儿痘疹疮入眼。

【**功效**】疏肝解毒。

【**药物及用量**】决明子（一作二钱五分）　全瓜蒌（一方用根）各五钱　赤芍　甘草（炙）各一分（一作各二钱五分）

【**用法**】研为细末，加麝香少许和匀，每服二钱，食后或临卧时生米泔水调下。

◆**决明散**《圣济总录》

【**主治**】目内眦红丝胬肉，色淡红，属于心经虚火者。

【**功效**】养肝明目。

【**药物及用量**】草决明　车前子　青葙子各五钱　玉竹　黄连　枳壳（麸炒）　川芎　生甘草　羚羊角（锉）各一两

【**用法**】研为细末，每服三钱，食后服，临卧时再服。

◆**决明鸡肝散**《张氏医通》

【**主治**】小儿疳积害眼及一切童稚翳障。

【**功效**】养肝明目。

【**药物及用量**】决明子（晒燥，研为细极末，勿见火）　雄鸡肝（生者不落水）

【**用法**】将鸡肝捣烂，和决明子末，小儿每服一钱，大者二钱，研匀，同酒酿一杯，饭上蒸服。如目昏无翳，腹胀如鼓者，用芜荑末一钱，同鸡肝酒酿顿服；翳障腹胀，用鸡内金、芜荑、决明子末同鸡肝酒酿顿服；若小便如泔者，用黄蜡同鸡肝酒酿顿服，风热翳障加白蒺藜一钱，轻者数服，重者三十服，剧者四五十服，无不痊愈，或用生鸡肝研糊为丸服亦可。

◆**决明鸡肝散**

【**主治**】目生翳膜。

【**功效**】清热明目。

【**药物及用量**】火硝一两　朱砂三钱

【**用法**】研为末，每服四分，用雄鸡肝不落水者一个，竹刀剖开入药扎好，同酒酿半盏，饭上蒸熟，空腹服之。轻者一料，重者不过二三料，则翳膜便可推去半边而退。

◆**决津煎**《景岳全书》

【**主治**】妇人血虚经滞，不能流畅而痛极。

【**功效**】养血顺气。

【**药物及用量**】当归三五钱或一两　泽兰一钱五分　牛膝二钱　肉桂一二钱　乌药一钱　熟地二三钱或五七钱

【**用法**】清水煎服，如气血虚弱去乌药。

【**编者按**】此方有牛膝、乌药，恐不能为固胎之用。

◆**芍药丸**《幼幼新书》

【**主治**】小儿百病，寒热，腹大，食不消化，不生肌肉瘘痹。

【**功效**】祛寒热积滞，和气血。

【**药物及用量**】芍药　茯苓　大黄各五分　柴胡四分　鳖甲（炙）三分　桂心二分　人参一分（一作二分，一作三分，一方有杏仁二两）

【**炮制**】研为末，炼蜜和丸，如小豆大。

【**用法**】三岁以下服三丸，不治再加。七八岁服梧桐子大三丸，不治再加。若腹坚大者，加鳖甲一分。渴者，加瓜蒌根二分。病甚者服二十日愈。

◆**芍药丸**《圣济总录》

【**主治**】产后血下不止。

【**功效**】养血敛阴，收涩止血。

【药物及用量】芍药　阿胶（炙令燥）各一两半　乌贼鱼骨（去皮甲）一两　当归（切，焙）三分

【用法】上四味，捣罗为末，炼蜜和丸，梧桐子大，空腹，以葱汤下三十丸，日三服。

◆**芍药甘草附子汤**《伤寒论》

【主治】伤寒发汗后阴阳俱虚，反恶寒及疮家发汗成痉。

【功效】通阳和阴。

【药物及用量】芍药　甘草（炙，一作二两）各三两　附子（炮去皮，破八片，一作七八钱）一枚

【用法】清水五升，煮取一升五合，去滓，分温三服。

◆**芍药甘草汤**《伤寒论》

【主治】阴血不足，血行不畅，腿脚挛急或腹中疼痛。

【功效】和阴清热，缓急止痛。

【药物及用量】白芍（酒洗）　甘草（炙）各四两

【用法】吹咀，清水三升，煮取一升五合，去滓，分温再服。

◆**芍药知母汤**《三因极一病证方论》

【主治】诸肢节疼痛，身体尫羸，脚肿如脱，头眩短气，愠愠欲吐。

【功效】祛风寒，和气血。

【药物及用量】芍药三两　知母　桂心　防风各四两　麻黄（去根节）　甘草各三分　附子（炮）二两（一方有白术、川芎、杏仁、半夏）

【用法】吹咀，每服四钱，清水一盏半。加生姜五片，煎至七分，去滓，空腹时服。

◆**芍药知母汤**《妇人大全良方》

【主治】妇人诸肢节疼痛，身体尪羸，脚肿如脱，头眩气短，愠愠欲吐。

【功效】散寒祛风。

【药物及用量】桂心　知母　防风各四两　芍药　甘草　麻黄（去根节，炮）各三两　附子（炮）三两

【用法】上七味吹咀，每服四钱，水一盏半，生姜五片，煎七分，去滓，空心服。一法有白术、川芎、杏仁、半夏。

◆**芍药栀豉汤**《云岐子保命集》

【主治】产后虚烦不眠。

【功效】理血，泻热。

【药物及用量】芍药　当归　栀子各五钱　香豉五两

【用法】清水煎服。

◆**芍药栀豉汤**《拔粹方》

【主治】产后虚烦不得眠。

【功效】清热凉血，养血除烦。

【药物及用量】芍药　当归　栀子各五钱　香豉半合

【用法】上四味为细末，温水调下三钱。

◆**芍药清肝散**《原机启微》

【主治】眵多眊燥，紧涩羞明，赤脉贯睛，脏腑秘结。

【功效】疏肝祛风，清热下积，泻火明目。

【药物及用量】芍药二分五厘　白术　川芎　防风　羌活　桔梗　滑石　石膏各三分　黄芩　薄荷　荆芥　前胡　甘草（炙）各二分五厘　柴胡　山栀　知母各二分　大黄四分　芒硝三分五厘

【用法】清水二盅，煎至一盅，食后热服。大便不通，减大黄、芒硝。

◆**芍药散**《幼幼新书》

【主治】小儿大小便下药不通者。

【功效】和血下积。

【药物及用量】芍药　大黄　甘草（炙）　当归　朴硝各一分

【用法】研为末，每服一钱，清水一盏，瓦器中煎至半盏，去滓，温服即通。

◆**芍药散**《普济方》

【主治】热壅生风，耳内痛与头相连，脓血流出。

【功效】理血清热。

【药物及用量】赤芍　白芍　川芎　木鳖子　当归　大黄　甘草各一钱五分

【用法】清水二盅，煎至一盅，食后服。

◆芍药散《朱氏集验方》

【主治】妇人胁痛，凡药不进。

【功效】和血行滞。

【药物及用量】白芍　延胡索（炒）　肉桂各一两　香附子（用醋一斤，盐五钱，同煮干）二两

【用法】研为细末，每服二钱，不拘时白汤调下。

◆芍药散《素问病机气宜保命集》

【主治】产后诸积，不可攻者。

【功效】和血清热。

【药物及用量】芍药一斤　黄芩　茯苓各六两

【用法】锉散，每服五钱，清水煎，温服，一日三次。

◆芍药散甲《太平圣惠方》

【主治】小儿心痛，但觉儿将手数数摩心腹即啼，是心痛不可忍。

【功效】益气和血，下积。

【药物及用量】赤芍　人参（去芦头）　白术　黄芩　川大黄（锉，微炒）　当归各一分

【用法】上六味，捣粗罗为散，每服一钱，以水一小盏，煎至五分，去滓，不拘时，量儿大小，加减温服。

◆芍药散乙《太平圣惠方》

【主治】产后体虚头痛。

【功效】养血益气。

【药物及用量】白芍一两　生干地黄一两　牡蛎粉一两　桂心半两　甘草（炙微赤，锉）一分　石膏二两

【用法】上六味，捣罗为散，每服四钱，以水一中盏，入生姜半分，枣三枚，煎至六分，去滓，温服，不拘时。

◆芍药散丙《太平圣惠方》

【主治】产后气血不和，心腹疞痛，痰逆，不思饮食。

【功效】温经养血，健脾化痰。

【药物及用量】赤芍一两　川椒（去目及闭口者，微炒去汗）一两　半夏（汤洗七遍，去滑）三分　当归（锉，微炒）一两　桂心一两　草豆蔻（去皮）三分　甘草（炙微赤，锉）半两

【用法】上七味，捣粗罗为散，每服三钱，以水一中盏，入生姜半分，枣二枚，煎至六分，去滓，稍热服，不拘时。

◆芍药散丁《太平圣惠方》

【主治】小儿心气不足，舌体无力，令儿语迟。

【功效】补气，和血，行滞。

【药物及用量】赤芍一两　黄芪（炙微赤）各五钱

【用法】研为末，每服一钱，清水一小盏，煎至五分，去滓，不拘时渐服，量儿大小加减。

◆芍药散《王岳产书》

【主治】妊娠五月或七八月内，急患时气，烦热口干，心躁头痛，四肢烦疼，不得安卧。

【功效】宣肺清热平喘。

【药物及用量】赤芍一分　麻黄二分　甘草（炮）三铢　葛根一分　麦门冬（去心，取一分）　石膏二分　黄芩一分　柴胡（去头，取一分）

【用法】上八味，锉熬，捣罗为散，每服四钱，以水一盏，入生姜二片，煎取六分，不拘时，去滓，温服，日五服。

◆芍药散《南北经验方》

【主治】妇人妊娠伤寒，自利腹中痛，食饮不下。

【功效】调和气血。

【药物及用量】芍药　白术各一两　甘草　茯苓各五钱　黄芪二两

【用法】上五味，锉细，每服一两，水煎。

◆芍药汤《素问病机气宜保命集》

【主治】痢下脓血及后重窘痛。

【功效】和血，行滞，消毒。

【药物及用量】白芍（炒）二两　当归尾　黄连（炒）　黄芩（炒）各五钱　槟榔　木香　甘草（炙）各三钱（一方有桂二钱五分，一方有桃仁五粒，去皮尖）

【用法】㕮咀，每服五钱，清水二杯，煎至一杯，去滓温服，如痢不减，加大黄

三钱（一作七分）；便后脏毒，加黄柏五钱。

◆**芍药汤**《幼幼新书》

【主治】小儿往来寒热。

【功效】和血，调气，清热。

【药物及用量】赤芍一两　黄芩　当归（锉，焙干）　柴胡各五钱　肉桂　甘草（炙）各一分

【用法】捣罗为细末，每服一钱，清水八分一盏，加生姜一片，大枣一枚。煎至五分，去滓温服，量儿加减。

◆**芍药汤**《张氏医通》

【主治】痘将靥时微痒者。

【功效】和血清热。

【药物及用量】白芍（酒炒）　甘草（炙）　忍冬　茯苓　黄芩各等量　薏苡仁倍用。

【用法】清水煎，温服。

◆**芍药汤**甲《千金方》

【主治】小儿咳。

【功效】和血祛痰。

【药物及用量】白芍　甘草各四钱

【用法】清水煎服。

◆**芍药汤**乙《千金方》

【主治】产后虚热头痛，亦治腹中拘急痛者。

【功效】和血，敛阴，清虚热。

【药物及用量】白芍　熟地黄　牡蛎各五钱　桂心三钱

【用法】清水煎服，每日三次。

◆**芍药汤**丙《千金方》

【主治】产后苦少腹痛。

【功效】温经养血，缓急止痛。

【药物及用量】芍药六两　桂心　生姜各三两　甘草二两　胶饴八两　大枣十二枚

【用法】上六味，㕮咀，以水七升，煎取四升，去滓，内胶饴令烊，分三服，日三服。

◆**芍药黄芩汤**（李东垣方）

【主治】泻痢腹痛，脓血稠黏，后重身热，日久不愈，脉洪疾者。

【功效】和血清热。

【药物及用量】芍药　黄芩各一两　甘草五钱

【用法】㕮咀，每服一两，清水一盏半，煎至一盏，不拘时温服；如痛，加桂少许。

◆**芍药黄芪汤**《千金方》

【主治】产后心腹痛。

【功效】益气补血。

【药物及用量】芍药四两　黄芪　白芷　桂心　生姜　人参　芎䓖　当归　干地黄　甘草各二两　茯苓三两　大枣十枚

【用法】上十二味，㕮咀，以酒、水各五升，合煮，取三升，去滓，先食服一升，日三服。

◆**芍药黄连汤**《素问病机气宜保命集》

【主治】热毒内蕴，大便后下血，腹中痛者。

【功效】和血，清热，通滞。

【药物及用量】芍药　黄连　当归各五钱　大黄一钱　肉桂五分　甘草（炙）二钱

【用法】每服五钱，清水煎。痛甚者，加木香、槟榔末各一钱调服。

◆**芍药补气汤**《东垣试效方》

【主治】肺气不足，阴血亏虚，痰湿壅滞，皮肤麻木。

【功效】行气活血。

【药物及用量】白芍一两五钱　黄芪　陈皮　甘草（炙）各一两　泽泻五钱（一方无泽泻）

【用法】每服一两，清水二大盏，煎至一盏，去滓温服。

◆**芍药蒺藜煎**《景岳全书》

【主治】通身湿热疮疹及下部红肿热痛诸热疮。

【功效】泻火凉血，散风利湿。

【药物及用量】芍药二钱　白蒺藜（连刺，捶碎）五钱（甚者一两）　黄芩　龙胆草　木通　山栀　泽泻各一钱五分　生地黄二钱

【用法】清水煎服，火不甚者，去龙胆草、山栀。

◆芍药蘗皮丸《宣明论方》

【主治】一切湿热恶痢，频作窘痛，无问脓血。

【功效】和血清热。

【药物及用量】芍药　黄柏各一两　当归　黄连各五钱

【炮制】研为末，滴水泛丸，如小豆大。

【用法】每服二三十丸，熟汤送下，加枳壳尤妙。

◆芍药蘗皮汤《素问病机气宜保命集》

【主治】溲而便脓血。

【功效】和血分，清下焦。

【药物及用量】芍药　黄柏各等量

【炮制】研为细末，醋煮米糊和丸，如梧桐子大。

【用法】每服五六十丸，食前温汤送下。

◆芍药四物解肌汤《千金方》

【主治】少小伤寒。

【功效】发表透疹，解肌退热。

【药物及用量】芍药　黄芩　升麻　葛根各半两

【用法】上四味，以水三升，煮取九合，去滓分服，期岁以上分三服。

◆芍药柏皮丸《医林方》

【主治】先血而后便，为之脏毒。

【功效】清热，和血，止痢。

【药物及用量】白芍　黄柏　当归各等量

【用法】上三味，为细末，滴水为丸，如梧桐子大，每服五七十丸，煎甘草汤送下。

◆芍药饮《圣济总录》

【主治】产后寒热疟，头疼体痛，烦渴。

【功效】清热除烦，祛瘀截疟。

【药物及用量】赤芍一两　当归（切，焙）二两　柴胡（去苗）一两　麦门冬（去心，焙）一两半　黄芩（去黑心）一两　白茯苓（去黑皮）一两半　白术（锉）三分　甘草（炙）半两　鳖甲（去裙襴，醋炙）二两　常山三分

【用法】上一十味，粗捣筛，每服五钱匕，水一盏半，生姜三片，枣二枚，擘，同煎八分，去滓，温服，当未发前，不拘时。

◆芎术丹《疡医大全》

【主治】痛风，半肢软瘫，泥壁风，遍身风气及冻风，起身不得。

【功效】祛风，宣滞，通络。

【药物及用量】川芎三钱五分　苍术　白术各五钱　枳壳　甘草　白茯苓　桔梗各三钱五分　乌药　威灵仙　陈皮　羌活　白芷　当归　黄芩　苍耳子　秦艽　杜仲　熟地黄　香附　海风藤　木瓜　防风　红花　薏苡仁　荆芥各五钱　川乌　草乌各一钱　白花蛇一寸

【用法】上药用麻袋盛，放酒罐内封固，隔汤煮半日许。候透埋土中一日夜出火毒，每日不拘时饮一茶杯，服尽即愈，不用加减。

◆芎术除眩汤《卫生易简方》

【主治】着湿头重眩晕。

【功效】化痰浊，祛寒湿。

【药物及用量】川芎　白术　生附子各五钱　官桂　甘草（炙）各二钱五分

【用法】锉散，每服三钱，加生姜七厚片，同煎食煎服。

◆芎术散《医学入门》

【主治】痰积作痛，小便不利，脉滑。

【功效】健胃化湿。

【药物及用量】川芎　苍术　香附　白芷各等量

【用法】研为细末，每服二钱，生姜汁、磨木香点热汤调下。

◆芎术汤《三因极一病证方论》

【主治】着湿，头重眩晕，苦极不知食味。

【功效】祛湿化痰。

【药物及用量】川芎　白术（一作三钱）　半夏（制）各一两　甘草（炙，一作一钱）五钱（一方有生附子去皮、脐三钱，桂心一钱，无半夏）

【用法】每服四钱，清水二盅，加生姜七片，大枣二枚，同煎至一盅，不拘时服。

◆芎术汤《御药院方》

【主治】头目昏痛，鼻塞声重。

【功效】清神爽志，祛风消蕴。

【药物及用量】川芎二两半　白术二两七钱半

【用法】上二味，为粗末，每服三钱，水一盏，入生姜五片，煎至七分，去滓，稍热服，或细末白汤点亦得。

◆芎皮散《外科大成》

【主治】针眼破后，邪风侵入疮口，头面浮肿，目赤涩痛者。

【功效】疏肝清热。

【药物及用量】川芎二两　青皮一两

【用法】研为末，每服二钱，菊花汤调下，外以枯矾末、鸡子清调敷肿处。或用南星末同生地黄捣膏，贴太阳穴自消。

◆芎朴丸《类证普济本事方》

【主治】小儿疳瘦，泻白水，腹膨胀。

【功效】健脾化湿，行气化湿。

【药物及用量】芎䓖　厚朴各一两　白术五钱

【炮制】研为细末，炼蜜和丸，如小弹子大。

【用法】每服一丸，米饮化下，三岁以下每服半丸。

◆芎辛汤《三因极一病证方论》

【主治】伤风寒生冷及气虚，痰厥，头痛如破，兼眩晕欲倒，呕吐不定。

【功效】助阳散寒。

【药物及用量】川芎　细辛（连叶）　生附子（去皮）　生乌头（去皮）　天南星（姜汤泡去涎水）　生干姜各一钱　甘草（炙）五分　生姜七片　茶芽一撮

【用法】清水煎，放凉卧时服，面赤戴阳，加葱白二茎，童便半杯。不应，更加黄连（酒炒）三分。

◆芎辛汤《张氏医通》

【主治】热厥头痛。

【功效】疏肝泻热。

【药物及用量】川芎一钱五分　细辛五分　甘草（炙）六分　生姜五片

【用法】清水煎，食后热服。有热，加酒黄芩一钱五分；不应，更加生石膏三钱，乌头二分；胃虚者，去白芷，易白术，使邪无内贼之患；兼犯客邪，加葱白、香豉；产妇用豆淋酒煎服之。

◆芎辛汤《仁斋直指方》

【主治】诸头疼及痰厥、饮厥、肾厥、气厥等证，但发热者，不可服。

【功效】温阳开窍。

【药物及用量】附子（生）　乌头（生）　南星　干姜　川芎　细辛各一两　甘草三分

【用法】上七味，锉散，每服三钱，姜五片，茶芽少许，熟煎空心服。

◆芎辛散《是斋百一选方》

【主治】壅塞痰盛，清头目。

【功效】清头目，散结化痰。

【药物及用量】川芎　细辛　防风　桔梗　白芷　甘草　羌活各一两　桑白皮半两

【用法】上八味，为细末，每服二钱，水一盏半，生姜二片，薄荷三叶，煎至七分，不饥不饱时温服。

◆芎辛散《朱氏集验方》

【主治】中风，不思饮食。

【功效】祛风化痰。

【药物及用量】北细辛一两　川芎一两　甘草二钱半

【用法】上三味，为末，每服二钱，水一盏，薄荷七片，煎至五分，去滓，不拘时，温服。

◆芎辛导痰汤《奇效良方》

【主治】痰厥头痛。

【功效】祛风化痰。

【药物及用量】川芎　细辛　南星　陈皮（去白）　赤茯苓各一钱五分　半夏二钱　枳实（麸炒，一方用壳）　甘草各一钱

【用法】清水二盅，加生姜七片，煎至一盅，食后服。

◆芎芷香苏散《增补内经拾遗方》

【主治】感冒风寒，发热恶寒，头疼身痛，瘴疟脚气。

【功效】发散，行滞，化痰。

【药物及用量】川芎七钱　甘草二钱　紫苏叶　干葛　白茯苓　柴胡各五钱　半夏六钱　枳壳（炒）三钱　生桔梗二钱五分　陈皮三钱五分

【用法】每服三钱，清水一盏，加生姜三片，大枣一枚，煎至八分，不拘时温服。

◆**芎芷香苏散**《世医得效方》

【主治】感冒发热。

【功效】发散，行滞，化痰。

【药物及用量】川芎　白芷　陈皮各一钱　香附　苏叶各二钱　苍术一钱五分　甘草五分

【用法】加生姜、大枣，清水煎服。

◆**芎芷香苏饮**《外科十法》

【主治】发背，毒多挟风寒而发者。

【功效】发散，祛风，健胃，行滞。

【药物及用量】川芎　白芷　香附　紫苏　赤芍　陈皮　荆芥　秦艽　甘草。

【用法】加葱头二寸，清水煎服。伤食，加山楂肉、萝卜子、麦芽。

◆**芎芷散**《直指小儿方》

【主治】风邪入耳，入脑所致的耳鸣、耳聋、头痛。

【功效】祛风，行滞，开窍，豁痰。

【药物及用量】川芎一钱五分　白芷　细辛　陈皮　苍术　菖蒲　厚朴　半夏　木通　肉桂　苏叶　甘草各七分

【用法】加生姜三片，葱白二茎，清水煎服。

◆**芎芷散**《仁斋直指方》

【主治】头风风壅。

【功效】祛风活血。

【药物及用量】川芎　白芷　荆芥穗　软石膏（煅）等量

【用法】上四味，为末，每服一钱，食后沸汤调下。

◆**芎附散**《妇人大全良方》

【主治】产后败血作梗，头痛，诸药不效者。

【功效】通阳散血。

【药物及用量】川芎一两　大附子一枚　酽醋一碗

【用法】先以附子用火炙透，蘸醋，令尽去皮、脐，加芎，并研末。每服一二钱，清茶汤调下。

◆**芎附散**《丹溪心法》

【主治】气血不和，衄血、吐血，气厥头痛及产后头痛。

【功效】健胃和血。

【药物及用量】川芎二两　香附四两

【用法】研为细末，每服二钱，不拘时茶汤调下。

◆**芎夏汤**《直指小儿方》

【主治】水饮证。

【功效】行气散血。

【药物及用量】川芎一钱　半夏一钱　赤茯苓一钱　陈皮　青皮　枳壳各五分　白术　甘草（炙）各二分　生姜五片

【用法】清水煎服。

◆**芎乌散**《妇人大全良方》

【主治】气厥，产后头痛。

【功效】疏气滞。

【药物及用量】川芎　乌药各等量

【用法】共研细末，每服二钱，以烧秤锤淬酒下。

◆**芎犀丸**《世医得效方》

【主治】偏头痛，一边鼻塞不闻香臭，常流清涕，或作臭气一阵。

【功效】祛风清热。

【药物及用量】川芎　石膏　龙脑各四两　人参　茯苓　甘草（炙）　细辛各二两　生犀角　栀子各一两　阿胶（炒）一两五钱　朱砂　麦门冬（去心）各三两

【炮制】研为细末，炼蜜和丸，如弹子大，朱砂一两为衣。

【用法】每服一丸或二丸，食后细嚼，茶、酒送下。

◆**芎黄散**《太平圣惠方》

【主治】脏腑有热，腹胁满闷，二便秘涩。

【功效】祛风润肠。

【药物及用量】芎䓖五钱　川大黄（锉，微炒）　郁李仁（汤浸，去皮，微炒）

各三分

【用法】捣细罗为散，每服一钱，温水半杯调下，量儿大小加减，以利为度。

◆芎黄散（汤氏方）

【主治】小儿齿不生。

【功效】祛风养血。

【药物及用量】川芎　生地黄各五钱　山药　当归　甘草（炙）各一分

【用法】焙为末，热汤调下，或时时药末擦齿龈。

◆芎黄散《世医得效方》

【主治】齿不生。齿者，由骨之所终，髓之所养，禀气不足，则髓不能育于骨，故齿久不生。

【功效】养血镇精，补肾生齿。

【药物及用量】川芎　干地黄　当归　山药　白芍各一两　沉香半两　粉草三钱

【用法】上七味，为末，温盐汤调服半钱，用少许揩齿脚亦佳。

◆芎黄汤《素问病机气宜保命集》

【主治】破伤风，脏腑秘，小便赤，自汗不止，因服热药，汗出不休者。

【功效】祛风泻热。

【药物及用量】川芎　黄芩各一钱五分　甘草（炙）一钱　葱白四茎　香豉一合（一方无葱白　香豉）

【用法】㕮咀，清水煎温服，覆取微汗。

◆芎黄汤《御药院方》

【主治】偏正头痛，外伤风鼻塞声重，清涕多嚏者。

【功效】解表祛风，利湿止痛。

【药物及用量】荆芥穗三钱　全蝎（炒）五个　大川乌头（炮，去皮、脐，切碎，炒黄色）两个　川芎半两　细辛（去苗叶）一钱半　雄黄（研，水飞）一钱

【用法】上六味，各研制毕，碾罗为细末，每服半钱，茶少许，白汤点服，不拘时。

◆芎葛汤《类证普济本事方》

【主治】胁下疼痛不可忍，兼治脚弱。

【功效】疏风寒。

【药物及用量】川芎　干葛　桂枝　枳壳（麸炒）　细辛　芍药　麻黄　人参（去芦）　防风各五钱　甘草（炙）二钱

【用法】研为粗末，每服五钱，清水二盅，加生姜三片，煎至七分，去滓温服。一日三次，有汗避风。

◆芎归丸《直指小儿方》

【主治】痔疮下血不止。

【功效】祛风和血。

【药物及用量】川芎　当归　神曲（炒）　槐花（微炒）　黄芪　地榆　荆芥穗　头发（烧存性）　木贼　阿胶（炒）各五钱

【炮制】研为细末，炼蜜和丸，如梧桐子大。

【用法】每服五十丸，食前米饮送下。

◆芎归加芍药汤《三因极一病证方论》

【主治】产后血崩眩晕。

【功效】和血。

【药物及用量】川芎　当归　芍药各等量

【用法】㕮咀，每服四钱，清水一盅半，煎至七分去滓，不拘时热服。

◆芎归芍药汤《奇效良方》

【主治】肝积，气滞左胁，发则手足头面昏痛。

【功效】祛风疏肝，活血行滞。

【药物及用量】川芎　当归　芍药　桂枝　防风　枳实　羌活　甘草各一钱六分　干葛四分　麻黄　侧子各二分

【用法】㕮咀，分作二服，清水二盅，加生姜五片，煎至七分。去滓，不拘时服，有汗避风。

◆芎归明目丸《杂病源流犀烛》

【主治】由亡血过多及久痛伤血，或年老血少，必羞明酸痛，不能视物，隐涩泪出。

【功效】散血清热。

【药物及用量】川芎　当归　白芍　生地黄　牛膝　甘草　枸杞子　天门冬　甘菊花

【炮制】研为细末，水泛丸，如梧桐子大。

【用法】每服三四钱，熟汤送下。外障，加木贼草；内障，加珍珠。

◆芎归汤《太平圣惠方》

【主治】妊娠先患冷气，忽冲心腹刺痛。

【功效】行气散血。

【药物及用量】川芎　当归（酒洗）　人参　茯苓　吴茱萸　苦桔梗各三两　厚朴（制）　芍药各二两

【用法】㕮咀，清水九升，煎取三升，分作三服，气下即安。

◆芎归汤《眼科审视瑶函》

【主治】目中热疮（实热目疡）。

【功效】疏风理血。

【药物及用量】川芎　当归　赤芍　防风　羌活各等量

【用法】清水二杯，煎至八分，去滓频洗。

◆芎归汤《外科正宗》

【主治】阴痒，妇人阴中突出如蛇，或似鸡冠、菌样。

【功效】清热凉血。

【药物及用量】川芎　当归　龙胆草　白芷　甘草各一钱

【用法】煎汤浴洗，随后搽药。

◆芎归汤《万氏女科》

【主治】产后失血过多，阴血已亏，阳气失守所致的头痛。

【功效】补血止痛。

【药物及用量】川芎　当归各五钱（俱不洗炒）　连须葱头五个　生姜（焙干）五片

【用法】清水煎，食后服。

◆芎归汤《妇人大全良方》

【主治】妊娠胎动，子死或不死。

【功效】养血和血。

【药物及用量】川芎　当归各等量

【用法】上二味，㕮咀，每服三五钱，加紫苏数叶，酒水合煎服。死者即下，未死者即安。

◆芎归饮《直指小儿方》

【主治】耳鸣。

【功效】疏风活血，散寒通窍。

【药物及用量】川芎　当归　细辛各五钱　石菖蒲　白芷各三钱

【用法】每服三五钱，清水二盏，加紫苏七叶，生姜三片，大枣二枚，煎至一盏去滓，不拘时服。如虚冷甚者，酌加生附子。

◆芎归胶艾汤《金匮要略》

【主治】妊娠腹痛，胞阻胎漏及妊娠下血，或半产后下血不绝。

【功效】安胎，止漏。

【药物及用量】川芎二两　当归三两　阿胶二两　艾叶（炒）三两　甘草（炙）二两　干地黄六两（一作五两）　白芍四两

【用法】清水五升，清酒三升，合煮取三升，去滓，纳胶令消尽，温服一升，日三服，不瘥更作。

◆芎归胶艾汤《胎产救急方》

【主治】胎动下血。

【功效】养血止血。

【药物及用量】川芎　川当归　阿胶各三两（炒）　粉草一两

【用法】上四味，锉，每五钱，陈艾十叶，水煎服。

◆芎归养荣汤《证治准绳》

【主治】血虚阴厥，脉虚细，四肢厥冷。

【功效】泻肾火，补肝血。

【药物及用量】川芎　当归（酒洗）　白芍（煨）各一钱五分　熟地黄　黄柏（酒炒）　知母（酒炒）各一钱　枸杞子　麦门冬（去心）各八分　甘草五分

【用法】清水二盅，煎至八分，加竹沥半盏，生姜汁二三匙，食前服。

◆芎归泻心汤《万氏女科》

【主治】产后败血停积，上干于心，心下胀闷，烦躁昏乱，狂言妄语，如见鬼神。

【功效】祛瘀血，清气分热。

【药物及用量】川芎　当归尾　延胡索　蒲黄　牡丹皮各一钱　肉桂七分

【用法】清水煎，调五灵脂末一钱，食后服。

◆芎归泻肝汤《万氏女科》

【主治】产后败血流入肝经，胁下胀痛，手不可按。

【功效】祛瘀生血。

【药物及用量】川芎　当归尾　青皮　枳壳　香附（童便浸）　红花　桃仁各二钱

【用法】清水煎，入童便一盅，酒一盅服。

◆芎归鳖甲饮《证治准绳》

【主治】劳疟寒热。

【功效】除寒热，和气血。

【药物及用量】川芎　当归　鳖甲（醋炙）　茯苓　青皮　陈皮　半夏　芍药（一方无青皮）

【用法】㕮咀，每贴二两，清水二盅，加生姜五片，大枣二枚，乌梅一枚，煎至一盅，食远服。热多，加柴胡；寒多，加草果；胃虚少食，加人参、白术；汗多，加黄芪、甘草。

◆芎归人参散《胎产救急方》

【主治】漏胎腹痛。

【功效】调和气血。

【药物及用量】川芎　川当归　人参　阿胶（炒）

【用法】上四味等量，每五钱，入枣二枚，水煎服。

◆芎归寄生散《胎产救急方》

【主治】漏胎腹痛。

【功效】养血固肾安胎。

【药物及用量】川芎　川当归各三两　桑寄生一两

【用法】上三味，锉，每五钱，水煎服。

◆芎归葱白汤《胎产救急方》

【主治】胎动冲心，烦躁闷绝，兼治横生倒产，上冲下筑，唇口青黑，手足厥冷，证候急者，皆治之。

【功效】调和气血。

【药物及用量】川芎　川当归　人参各两半　阿胶（炒）一两　甘草二两

【用法】上五味，锉，每五钱，水一升，葱白一握，煎服。

◆芎归阿胶汤《胎产救急方》

【主治】漏胎腰腹痛。

【功效】养血和血安胎。

【药物及用量】川芎　川当归　阿胶（炒）　青竹茹

【用法】上四味等量，每五钱，入好银一两，水煎服。

◆芎䓖加芍药汤《三因极一病证方论》

【主治】产后血崩，眩晕。

【功效】凉血补血。

【药物及用量】芎䓖　当归　芍药各等量

【用法】㕮咀，每服四钱，清水一盏半，煎至七分，去滓，不拘时热服。

◆芎䓖酒《医心方》

【主治】久崩中，昼夜不止

【功效】活血通经。

【药物及用量】芎䓖一两　生地黄汁一盏

【用法】用酒五盏，煮芎䓖一盏去滓，下地黄汁，再煎二三沸，分为三服。

◆芎䓖散《万全方》

【主治】小儿脑户伤于风冷，鼻内多涕，精神昏闷。

【功效】健脾祛风散寒。

【药物及用量】芎䓖五钱　甘菊花　白术　防风　人参　细辛　白茯苓　甘草（炙）各一分

【用法】摊罗为散，每服一钱。清水一盏，加生姜少许，煎至五分，去滓温服。

◆芎䓖散甲《圣济总录》

【主治】头风旋，眼目昏痛，眩晕倦怠。

【功效】疏肝理气。

【药物及用量】芎䓖　前胡　白僵蚕（炒）　人参各一两　蔓荆子　天麻（酒浸焙）　防风各五钱

【用法】研为细末，每服二钱，食后温酒调下。

◆芎䓖散乙《圣济总录》

【主治】目晕昏涩，视物不明。

【功效】搜风止眩，透邪滋阴。

【药物及用量】芎䓖　地骨皮　荆芥穗　何首乌（去黑皮）　菊花　旋覆花　草决明　石决明（刷净）　甘草（炙）各一两　青葙子　蝉蜕（去土）　木贼草各五钱　白芷二钱五分

【用法】研为细末，每服一钱匕，食后米泔水调下。

◆**芎䓖散**丙《圣济总录》

【主治】鼻塞不闻香臭。

【功效】除腥臭，祛浊涕。

【药物及用量】芎䓖　辛夷各一两　细辛（去苗）七钱五分　木通五钱

【用法】研为细末，每用少许绵裹塞鼻中，湿则易之，五七日瘥。

◆**芎䓖散**《直指小儿方》

【主治】鼻塞为齆。

【功效】祛风寒，和肝脑。

【药物及用量】芎䓖　槟榔　肉桂　麻黄（去节）　防己　木通　细辛　石菖蒲　白芷各一分　木香　川椒　甘草（炙）各五厘

【用法】㕮咀，清水二盏，加生姜三片，紫苏七叶，煎至八分去滓，食远温服。

◆**芎䓖散**《圣济总录》

【主治】胎衣不下。

【功效】养血脉，下滞物。

【药物及用量】芎䓖　当归（焙）各五钱　榆白皮一两（锉）

【用法】研为细末，每服二钱，食前用生地黄汁，同温酒调下。

◆**芎䓖散**甲《太平圣惠方》

【主治】妇人血风，身体骨节疼痛，心膈壅滞，少思饮食。

【功效】通经络，和气血。

【药物及用量】川药一两　赤茯苓（去皮）　赤芍　酸枣仁　桂心　当归（去芦）　木香　牛膝（酒浸）各七钱五分　羌活（去芦）　枳壳（去瓤麸炒）　甘草（炙）各五钱

【用法】㕮咀，每服三钱，清水一大盏半，加生姜五片，煎至一大盏，去滓，不拘时热服。

◆**芎䓖散**乙《太平圣惠方》

【主治】妇人卒中风，四肢不仁，善笑不息。

【功效】养血，祛风。

【药物及用量】芎䓖一两五钱　石膏二两五钱　当归（去芦，炒）　麻黄（去节）　秦艽（去芦）　干姜（炮）　桂心各一两　杏仁（麸炒）二十枚　黄芩一两

【用法】研为粗末，每服八钱，清水一中盏半，煎至一大盏去滓，不拘时温服，日二三次。

◆**芎䓖散**丙《太平圣惠方》

【主治】产后中风，四肢筋脉挛急疼痛，背项强直。

【功效】镇肝凉血。

【药物及用量】芎䓖　羌活　当归（去芦）　酸枣仁（炒）　羚羊角屑各七钱五分　防风（去芦）　牛蒡子（炒）各一两　桂心　赤芍各五钱

【用法】㕮咀，每服四钱，清水一大盏半，煎至一大盏。去滓，不拘时温服。

◆**芎䓖散**丁《太平圣惠方》

【主治】产后体虚中风，四肢烦疼，腹内疞痛。

【功效】活血行气，祛风止痛。

【药物及用量】芎䓖　附子（炮裂，去皮、脐）　琥珀　生干地黄　当归（锉，微炒）　羌活　桂心　赤芍各一两　枳壳半两（麸炒微黄，去瓤）

【用法】上九味，捣粗罗为散，用羊肉二片，川椒半分，葱白二七茎，生姜一两，以水五升，煮取汁三升，每服用肉汁一中盏，药末四钱，煎至六分，去滓，稍热服，不拘时。

◆**芎䓖散**戊《太平圣惠方》

【主治】产后血气不散，体虚，乍寒乍热，骨节疼痛，四肢少力。

【功效】活血行气，疏散退热。

【药物及用量】芎䓖　生干地黄　刘寄奴　鬼箭羽　羌活　当归（锉，微炒）各三分　柴胡（去苗）一两　龟甲（涂醋，炙微

黄，去裙襕）一两

【用法】上八味，捣粗罗为散，每服三钱，以水一中盏，入生姜半分，煎至六分，去滓，温服，不拘时。

◆芎䓖散己《太平圣惠方》

【主治】妇人月水每来，脐下刺痛，四肢烦疼。

【功效】散寒活血止痛。

【药物及用量】芎䓖　桂心　桃仁（汤浸，去皮尖、双仁，微炒）　吴茱萸（汤浸七遍，焙干，微炒）　当归（锉，微炒）各三分　厚朴一两（去粗皮，涂生姜汁，炙令香熟）

【用法】上六味，捣筛为散，每服三钱，以水一中盏，煎至六分，去滓，食前稍热服。

◆芎䓖散庚《太平圣惠方》

【主治】妊娠忽胎动，下恶血，腹痛不可忍，心神烦闷。

【功效】补益肝肾。

【药物及用量】芎䓖一两　当归（锉，微炒）一两半　鹿角胶（捣碎，炒令黄燥）一两半　桑寄生一两　熟干地黄一两

【用法】上五味，捣筛为散，每服四钱，以水一中盏，入生姜半分，枣三枚，煎至六分，去滓，稍热服，不拘时。

◆芎䓖散辛《太平圣惠方》

【主治】妊娠先患冷气，忽冲心腹刺痛。

【功效】理气和血，散寒止痛。

【药物及用量】芎䓖一两　人参（去芦头）一两　白茯苓一两　桔梗（去芦头）一两　厚朴一两（去粗皮，涂生姜汁，炙令香熟）　吴茱萸（汤浸七遍，焙干，微炒）半两

当归（锉，微炒）一两　白芍三分

【用法】上八味，捣筛为散，每服三钱，以水一中盏，煎至六分，去滓，稍热服，不拘时。

◆芎䓖散壬《太平圣惠方》

【主治】产后血气与冷气相搏，上攻心痛。

【功效】活血行气，温阳止痛。

【药物及用量】芎䓖一两　桂心一两　木香一两　当归（锉，微炒）一两　桃仁（汤浸，去皮尖、双仁，麸炒微黄）一两

【用法】上五味，捣细罗为散，不拘时，以热酒调下一钱。

◆芎䓖汤《千金方》

【主治】风虚冷热，劳损冲任，月水不调，崩中暴下，腰重里急，淋沥不断。或妊娠胎动不安，下血连日，小便频数，肢体烦倦，头晕目暗，不欲饮食。或产后失血过多，虚羸腹痛。

【功效】温经，理气。

【药物及用量】芎䓖　黄芪　白芍　干地黄　吴茱萸　甘草（炙）各二两　当归　干姜各一两

【用法】㕮咀，清水一斗，煮取三升，分三服。若经后有赤白不止者，去地黄、吴茱萸，加杜仲、人参各二两。

◆芎䓖汤《圣济总录》

【主治】妊娠数堕胎，心腹疼痛。

【功效】调冲任，和阴阳。

【药物及用量】芎䓖　芍药　白术　阿胶（炒令燥）　甘草（炙）各一两（一方无白术，有人参）

【用法】㕮咀，每服三钱匕，清水一盏，加艾叶、糯米、生姜，同煎至六分，食前服。

◆芎䓖补中汤《奇效良方》

【主治】半产。

【功效】安胎，清热。

【药物及用量】川芎　五味子　阿胶（蛤粉炒）　干姜（炮）各一钱　黄芪（去芦，蜜炙）　当归（酒浸）　赤芍　白术各一钱五分　杜仲（去粗皮，炒去丝）　人参　木香（不见火）　甘草（炙）各五分（一方无木香）

【用法】清水二盅，煎至一盅，不拘时服。

◆芎䓖补中汤《严氏济生方》

【主治】妇人半产，早产。

【功效】祛瘀养血。

【药物及用量】干姜（炮） 阿胶（锉，蛤粉炒） 芎䓖 五味子各一两 黄芪（去芦，蜜水炙） 当归（去芦，酒浸） 白术 赤芍各一两半 木香（不见火） 人参 杜仲（去皮，锉，炒） 甘草（炙）各半两

【用法】上一十二味，㕮咀，每眼四钱，水一盏半，煎至一盏，去滓，通口服，不拘时。

◆芎䓖饮《圣济总录》

【主治】妊娠漏胎，下血过多，腹中刺痛。

【功效】养血止血安胎。

【药物及用量】芎䓖 当归（切，焙） 竹茹各一两 阿胶（炙燥）三分

【用法】上四味，粗捣筛，每服三钱匕，水一盏，煎至七分，去滓，温服，早晨、午时、至晚各一服。

◆芎䓖饮子《太平圣惠方》

【主治】胎动不安，心神虚烦。

【功效】补虚安胎。

【药物及用量】芎䓖三分 艾叶（微炒）半两 阿胶（捣碎，炒令黄燥）三分 糯米半合 熟干地黄一两 枣五枚 青淡竹茹半两 生姜半两

【用法】上八味，细锉和匀，以水二大盏，煎至一盏三分，去滓，不拘时，分温三服。

◆芎䓖天麻丸《御药院方》

【主治】清利头目，消风化痰，宽胸利膈，心忪烦闷，眩晕欲倒，颈项紧急，肩背拘倦，神昏多睡，肢体烦痛，皮肤瘙痒，偏正头痛，鼻塞声重，面目浮肿。

【功效】清利头目，消风化痰。

【药物及用量】芎䓖二两 天麻半两

【用法】上二味，为细末，炼蜜为丸，每一两半，作二十丸，每服一丸，食后细嚼，茶酒任下。

◆芎蝎散《小儿病源方论》

【主治】小儿脑髓受风，囟颅开解，皮肉筋脉急胀，脑骨缝青筋起风搐，足胫冷者。或大人气上冲胸满，头面肿痒，面少血色。或腹中气响，时便青白色沫。或呕吐痰涎，欲成慢惊。

【功效】搜风蠲痰，定惊止搐。

【药物及用量】蝎梢（去毒）一钱 川芎 荜茇各一两 细辛 半夏（酒浸一宿，汤洗，焙）各二钱

【用法】研为细末，一周儿抄一铜钱，用数沸汤调，稍热饥服。如痰满胸喉中，眼珠斜视，速与服。或痰气壅塞，不能咽药，用一指于儿喉压腭中探入，就斡祛痰涎，气稍得通，以药灌之。次用补脾益真汤或油珠膏。目上视不转睛者，难救。

◆芎苏散《证治准绳》

【主治】感冒偏于血分及妊娠伤寒。

【功效】祛风散寒，宣肺化痰。

【药物及用量】川芎一钱 苏叶 柴胡各二钱 葛根 枳壳 桔梗 陈皮 半夏 茯苓各一钱 甘草（炙）七分 生姜三片 大枣一枚（擘）

【用法】研为末，每服五钱，清水煎，去滓热服，温覆取微汗。如喘嗽，加杏仁、桑皮。

◆芎苏散《眼科审视瑶函》

【主治】妊娠外感风寒，浑身壮热，眼晕头旋者。

【功效】散寒清血。

【药物及用量】川芎 紫苏 麦门冬（去心） 陈皮 干姜（炒黑） 白芍各一两 甘草五钱

【炮制】研为末，每服五钱，加生姜五片，葱白二寸。

【用法】清水煎，温服。

◆芎桂散《三因极一病证方论》

【主治】中风，四肢疼痛及两足俱软，行履不便。

【功效】活血，除湿。

【药物及用量】川乌头二两（切作片，水浸一宿，切作算子条，更以米泔浸一宿，不洗，日干，麸炒微赤为度，干了，称） 川芎两半 桂心一两 甘草（炙） 干姜（炮）各一分

【用法】上五味，为末，每服二钱，温

盐酒调下，日三服。

◆**芎羌散**《管见大全良方》

【主治】妇人患头风者，十居其半，每发必掉眩，如在车上，盖因血虚，肝有风邪袭之尔。

【功效】活血，祛瘀，防眩。

【药物及用量】川芎一两　当归三分　羌活　旋覆花　北细辛　石膏　藁本　蔓荆子　防风　荆芥穗　半夏曲　熟地黄（洗，焙）　甘草（炙）各半两

【用法】上一十三味，为粗末，每服三钱，水一大盏，生姜五片，煎至七分，去滓，温服，不拘时候。

◆**芎活汤**《世医得效方》

【主治】急惊风，角弓反张。

【功效】祛风通络，清热止痉。

【药物及用量】人参　黄芩　杏仁　石膏各一钱　麻黄　甘草　桂心　芎䓖　干葛　升麻　当归（去尾）　独活各三钱

【用法】上一十二味，锉散，每服二钱，水一盏，生姜二片煎，温服。

◆**芎枳丸**《御药院方》

【主治】心肺积热，去风郁痰实，清利头目，令气不止甚盛。

【功效】祛风化痰，清利头目。

【药物及用量】川芎（用淘米泔浸一宿，刷净沙土，焙干秤）　枳壳（用淘米泔浸兰日三夜，去瓤，再浸一宿，切作片子，麸炒微黄色）

【用法】上二味，各四两，并为细末，炼蜜放冷和丸，如梧桐子大，每服一百丸，食后临卧温水送下，日进二服。

◆**防己丸**《惠眼方》

【主治】痟嗽不止。

【功效】疏肺健脾。

【药物及用量】汉防己　牵牛子　马兜铃（炒）　甜葶苈（另研）各等量

【炮制】研为末，枣肉和丸，如绿豆大。

【用法】每服十丸，糯米饮送下，与温肺散相间服。

◆**防己丸**《三法六门》

【主治】肺不足，喘咳久不已者，调顺气血，消化痰涎。

【功效】理肺止咳，顺气平喘。

【药物及用量】防己二钱　杏仁三钱　木香二钱

【用法】上三味为末，炼蜜为丸，如小豆大，每服二十丸，《袖珍方》十丸。煎桑白皮汤下。如大便秘，加葶苈一两，食后服。

◆**防己丸**《圣济总录》

【主治】咳嗽，不计新久。

【功效】止咳化痰。

【药物及用量】防己　杏仁（汤浸，去皮尖、双仁，炒）　贝母（去心，焙）　甘草（炙，锉）各二两　甜葶苈（炒）四两

【用法】上五味，捣罗为细末，面糊丸绿豆大，每服二十丸，生姜汤下。

◆**防己地黄汤**《金匮要略》

【主治】病如狂状妄行，独语不休，无寒热，其脉浮。

【功效】散邪热，除癫痫。

【药物及用量】防己　甘草（一作二分）各一分　桂枝　防风各三分

【用法】生以酒一杯渍一宿，绞取汁，地黄二斤，㕮咀，蒸之如斗米饭久，以铜器盛汁，更绞地黄汁，和分再服。

◆**防己地黄汤**《张氏医通》

【主治】癫痫语言错乱，神气昏惑。

【功效】祛心邪，除血热。

【药物及用量】防己一钱　生地黄四钱　甘草　防风　桂心各三钱　生姜汁三匕

【用法】酒浸一宿，绞取汁，铜器盛之，地黄另咀。蒸之如斗米饭久，亦绞取汁，并入姜汁和分三服。

◆**防己茯苓汤**《金匮要略》

【主治】皮水为病，四肢肿，水气在皮肤中，四肢聂聂动者。

【功效】开腠理，下水气。

【药物及用量】防己　黄芪　桂枝各三两　茯苓六两　甘草二两（一作一两）

【用法】清水六升，煮取二升，分温三服。

◆**防己散**《太平圣惠方》

【主治】皮水，如水在皮肤中，四肢习

习然动。

【功效】逐水气。

【药物及用量】汉防己　桑白皮　黄芪　桂心各一两　赤茯苓　甘草（炙）各五钱

【用法】㕮咀，每服五钱，清水一大盏，煎至五分，去滓，不拘时温服。

◆**防己散**《证治准绳》

【主治】妊娠中风，口眼不正，手足顽痹。

【功效】疏风透邪。

【药物及用量】防己（去皮）　羌活（去芦）　防风（去芦）　麻黄（去节）　黄松木节　羚羊角屑各一两　桂心　荆芥穗　薏苡仁　甘草（炙）　桑寄生各五钱

【用法】㕮咀，每服五钱，清水一中盏半，加生姜五片。煎至一大盏，去滓，不拘时温服。

◆**防己散**《幼幼新书》

【主治】小儿丹毒。

【功效】渗湿解毒，活血消肿。

【药物及用量】汉防己（一作三两）五两　朴硝一钱（一作一两）　犀角（镑）　黄芩　黄芪　川升麻各一钱（一方有川芎一钱）

【用法】捣粗为末，每服五钱，加竹叶三十片，新泥水二盅，煎八分服。

◆**防己汤**《千金方》

【主治】风历节，四肢疼痛如锤锻，不可忍者。

【功效】通经络，和肺脾。

【药物及用量】防己黄芪汤去黄芪，大枣本方中防己、白术、生姜各四钱　甘草三钱　加桂心　茯苓各四钱　乌头一枚（去皮熬）　人参二钱

【用法】苦酒和水煮服，日三夜一次，当觉焦热，痹忽忽然，慎勿怪也。若不觉，复服，以觉乃止。

◆**防己汤**《活幼心书》

【主治】小儿感冒风湿之气，失于解表，流注两足疼痛，至两膝浮肿，不能屈伸，成瘫痪者。

【功效】化湿，泻热。

【药物及用量】防己（去黑皮）　麻黄（去节存根，锉碎，汤泡滤过，焙干用）　薄桂（去粗皮）各五钱　赤芍　茯苓　苍术（米泔水浸一宿，去粗皮，滤干，锉片，火炒至微黄）各一两　甘草（炙）七钱五分

【用法】㕮咀，每服二钱，清水一盏，加生姜二片，葱白一根，煎至七分，空腹时热服，或入薤白同煎。

◆**防己汤**《妇人大全良方》

【主治】妊娠脾虚，通身浮肿，心腹胀满，喘促，小便不利。

【功效】利中气，祛湿邪。

【药物及用量】防己一钱五分　桑白皮　赤茯苓　紫苏茎叶各二钱（一作各一钱）　木香五分

【用法】清水二盅，加生姜五片，煎至一盅，食前服。

◆**防己汤**甲《圣济总录》

【主治】痢后，四肢浮肿，喘息促急，坐卧不安，小便不利。

【功效】利湿消肿。

【药物及用量】防己　猪苓（去黑皮）　桑根白皮（锉）　赤茯苓（去黑皮）各三分　海蛤　陈橘皮（汤浸，去白，焙）　槟榔（煨，锉）　紫苏　木通（锉）各一两　木香　白术各半两

【用法】上一十一味，粗捣筛，每服三钱匕，以水一盏，入生姜三片，煎至七分，去滓，温服，不拘时。

◆**防己汤**乙《圣济总录》

【主治】妊娠咳嗽，喘满短气。

【功效】养气止嗽。

【药物及用量】防己　白药子各一两

【用法】上二味，粗捣筛，每服三钱匕，水一盏，煎七分，去滓，温服，未效再服。

◆**防己汤**《永类钤方》

【主治】妊娠中风，口噤，四肢强直，反张。

【功效】祛风止痉。

【药物及用量】防己五钱　羌活一钱半

【用法】上二味细末，以黑豆一合，炒焦大烟出，投无灰酒，候沸定，以酒调药灌下，稍苏醒再灌。

◆防己黄芪汤《金匮要略》

【主治】风湿或风水，脉浮身重，汗出恶风。

【功效】祛表风，除里湿。

【药物及用量】防己（酒洗，一作一两五钱）一两　黄芪（酒拌，一作一两，一作一两二钱五分，一作一两五钱）一两一钱　白术（姜汁拌，一作一两）七钱五分　甘草（炙，一作八钱）五钱

【用法】锉如麻豆大，每服五钱匕，加生姜四片（一作三片），大枣一枚（擘，一作二枚），清水一盏半，煎取八分，去滓温热服。良久再服，服后当如虫行皮中，从腰中下如冰，后坐被上，又以一被绕腰下，温令微汗，瘥。喘者，加麻黄五钱；胃中不和或腹痛者，加芍药三分；气上冲，加桂枝三分；下有陈寒者，加细辛三分；因湿为肿者，用此汤调五苓散。

◆防己膏《证治准绳》

【主治】产后中风，四肢挛急，身体麻痹。

【功效】疗痹痛，祛风湿。

【药物及用量】汉防己（去皮）八两　茵芋五两

【炮制】㕮咀，用酒五升，浸药一宿，取猪脂一斤，文武火熬三上三下成膏。

【用法】摊在纸花上贴之，以热手不住摩膏上。

◆防己桂枝汤《三因极一病证方论》

【主治】膈间支饮，其人喘满，心下痞坚，面色黧黑，其脉沉紧，得之数十日，医吐下之不愈。

【功效】温肺化饮，利水平喘。

【药物及用量】汉防己三两　桂心二两　人参四两　石膏六两

【用法】上四味，锉散，每服四大钱，水一盏半，煮七分，去滓，温服。虚者即愈；实者三日复发，再服不愈，宜去石膏，加茯苓四两，芒硝一两半，微利则愈。

◆防风丸《太平惠民和剂局方》

【主治】一切风及痰热上攻，头痛恶心，项背拘急，目眩眩晕，心忪烦闷，手足无力，骨节疼痛，言语謇涩，口眼瞤动，神思恍惚，痰涎壅塞，昏愦健忘，虚烦少睡。

【功效】祛风活络，镇心安神。

【药物及用量】防风（洗）　川芎　天麻（去油，酒浸一宿）　甘草（炙）各二两　朱砂（水飞）五钱

【炮制】研为末，炼蜜和丸，每两作十丸，朱砂为衣。

【用法】每服一丸，不拘时荆芥汤化下，茶酒嚼下亦得。

◆防风丸《圣济总录》

【主治】热痹。

【功效】祛邪风，清湿热。

【药物及用量】防风（去杈）　羌活（去芦）　茯神（去木）　五加皮　枳壳（麸炒）　牛膝（酒浸）　桂心（去粗皮）　麦门冬（去心）　人参　玄参　薏苡仁　生地（焙）　芍药　丹参各一两　槟榔二两　磁石（火煅，醋淬）四两　大黄（锉，炒）　松子仁　木香各五钱

【炮制】研为细末，炼蜜和丸，如梧桐子大。

【用法】每服三十丸，渐加至四十丸，空腹时温酒送下。

◆防风丸《永类钤方》引《全婴方》

【主治】小儿惊风痰热，神昏惊悸。

【功效】祛贼风，解热毒。

【药物及用量】防风　天麻　人参　川芎各一两　全蝎　甘草　僵蚕　朱砂　雄黄　牛胆　南星各二钱五分

【炮制】研为末，炼蜜和丸，如鸡头子大。

【用法】每服一丸，薄荷汤送下。

◆防风丸《张氏医通》

【主治】风入胞门，崩漏下血，色清淡者。

【功效】祛风和血。

【药物及用量】防风（勿见火）

【炮制】研为末，米醋和丸，如梧桐子大。

【用法】每服二钱五分，空腹时葱白汤送下。

◆**防风升麻汤**《幼科类萃》

【主治】小儿丹瘤赤肿。

【功效】解毒退热。

【药物及用量】防风　升麻　山栀（去壳）　麦门冬（去心）　木通　甘草节各一钱

【用法】㕮咀，用淡竹叶三片，清水煎，食远服。

◆**防风升麻汤**《片玉心书》

【主治】小儿游风丹毒。

【功效】祛恶风，退热毒。

【药物及用量】防风　升麻　山栀仁　麦门冬　荆芥穗　木通　干葛　薄荷　玄参　牛蒡子　甘草各一钱。

【用法】加灯心十茎，清水煎服。大便闭者，加大黄、枳壳各一钱。忌鱼腥、鸡、鹅动风暖血之物，犯则难治。丹毒重者，攻入心胃难求，先服此药以解内毒，次用磁针刺去恶血，则毒随血散。

◆**防风天麻丸**《证治准绳》

【主治】疠风癞病。

【功效】祛风，通络，益气活血。

【药物及用量】防风（去芦）　天麻　升麻　白附子（炮）　定风草　川芎　细辛（去苗）　人参（去芦）　丹参（去芦）　苦参（去芦）　玄参（去芦）　紫参（去芦）　蔓荆子　威灵仙　穿山甲（炒）　何首乌（另捣为末）各一两　蜈蚣一对

【炮制】研为细末，与何首乌末拌匀，每药末二两，胡麻一斤，淘净晒干，炒香熟，另研为极细末，与药末一处拌匀，炼蜜和丸，共作九十丸。

【用法】每服一丸，不拘时细嚼，温浆水送下，每日三次，宜食淡白粥一百二十日。大忌房劳，须将息慎口，初服药有呕吐者勿怪，服药得安如故，其效如神。

◆**防风天麻丸**《宣明论方》

【主治】风湿麻痹走疰，肢节疼痛，中风偏枯，或暴喑不语，内外风热壅滞昏眩。

【功效】散郁结，宣通气血，解昏眩。

【药物及用量】防风　天麻　川芎　羌活　白芷　草乌　白附子　荆芥穗　当归　甘草各五钱　滑石二两

【炮制】研为细末，炼蜜和丸，如弹子大。

【用法】每服半丸或一丸，热酒化下，觉药力运行微麻为度。

◆**防风天麻汤**

【主治】疠风。

【功效】平肝，疏经。

【药物及用量】防风天麻丸第一方之药品为末。

【用法】蜜酒调下一钱。

◆**防风天麻散**《三法六门》

【主治】风，麻痹走疰，肢节疼痛，中风偏枯，或暴喑不语，内外风热壅滞，解昏眩。

【功效】祛风除痹，化痰通络。

【药物及用量】防风　天麻　川芎　羌活　白芷　草乌头　白附子　荆芥　当归（焙）　甘草　滑石各半两

【用法】上一十一味，为末，热酒化蜜少许，调药半钱，加至一钱，少时觉药行，微麻为度。如作丸，炼蜜和丸，如弹子大，热酒化下一丸，或半丸。

◆**防风天麻散**《朱氏集验方》

【主治】惊风头疼。

【功效】平肝息风，活血止痛。

【药物及用量】防风　天麻　川芎　白芷　甘草　川乌（炮）一个　麻黄（去节）

【用法】上七味，等量细末，葱蜜汤下，薄荷汤亦可。如惊搐，加全蝎一个，乌蛇肉尾、白附子、麝香各少许，羌活煎汤下，无不效者；伤风，加零陵香、羌活。

◆**防风牛蒡汤**《杂病源流犀烛》

【主治】手足忽如火燃，起紫白黄泡，血热之极者。

【功效】祛风火，化湿热。

【药物及用量】防风　牛蒡子　山栀　石膏　黄芩　苍术　木通

【用法】清水煎服。

◆**防风四物汤**《医垒元戎》

【主治】妇女春季月水不调，脐腹疞痛，脉弦头痛。

【功效】和血祛风。

【药物及用量】即四物汤加防风，倍川芎。

【用法】详四物汤条。

◆**防风白术牡蛎散**《校注妇人良方》

【主治】中风自汗不止及动气误发汗，筋惕肉瞤者。

【功效】息风潜阳。

【药物及用量】防风　白术　牡蛎（煅）各等量

【用法】研为末，温酒或米饭汤调下，每日三次，汗即止。如不止，可服黄芪建中汤。

◆**防风白术牡蛎汤**《类证活人书》

【主治】中风自汗不止及动气误发汗，筋惕肉瞤者。

【功效】疏风，和阳。

【药物及用量】即防风　白术　牡蛎散之药品。

【用法】作汤服。

◆**防风如神散**《校注妇人良方》

【主治】风热气滞，粪后下血。

【功效】疏肝经，通腑气。

【药物及用量】防风　枳壳（麸炒）各等量

【用法】每服三钱，清水煎服。

◆**防风冲和汤**《东医宝鉴》

【主治】春、夏、秋感冒风寒，头痛身热，自汗恶寒，脉浮缓者。

【功效】祛寒，除热。

【药物及用量】防风　羌活各一钱五分　白术　川芎　白芷　生地　黄芩各一钱　细辛　甘草各五分

【用法】加生姜三片，葱白三茎，清水煎服。

◆**防风芍药汤**《素问病机气宜保命集》

【主治】泻痢、飧泄，身热脉弦，腹痛而渴及头痛微汗。

【功效】祛风解表，缓急止泻。

【药物及用量】防风　芍药（炒）　黄芩（炒）各二钱

【用法】研为粗末，清水煎，不拘时温服。

◆**防风芍药甘草汤**《疮疹方》

【主治】四肢风不快。

【功效】养血祛风。

【药物及用量】防风　芍药　甘草各等量

【用法】上三味，同为粗末，每服三钱，水一盏煎，温服。

◆**防风羌活汤**《证治准绳》

【主治】瘰疬发热者。

【功效】祛风邪，消痰结。

【药物及用量】防风　羌活各一钱　连翘（去心）二钱　升麻七分　夏枯草二钱　牛蒡子（炒研）　川芎　黄芩（酒浸）　昆布（酒洗）　海藻（酒洗）　薄荷各一钱　甘草五分　僵蚕（酒炒）二钱

【用法】清水煎服，虚者，加人参、当归。实者，加黄连、大黄。

◆**防风羌活汤**《太平圣惠方》

【主治】阳邪气。

【功效】散风寒，理脾胃。

【药物及用量】防风　川羌活　半夏（姜制）　黄芩（酒洗）　南星（姜制）　北细辛　白术（土炒）　甘草（炙）　川芎各等量

【用法】清水二杯，煎至八分，去滓热服。

◆**防风根汤**《杂病源流犀烛》

【主治】络虚而致之肩膊疼痛连臂，渐下入环跳，髀膝。

【功效】疏经络，和气血。

【药物及用量】防风根　白术　当归　姜黄　生黄芪　桑枝

【用法】清水煎服。

◆**防风秦艽汤**《医宗金鉴》

【主治】肠风下血，粪前点滴而出者。

【功效】祛风，和血，清热。

【药物及用量】防风　秦艽　当归　生

地　白芍（酒炒）　赤茯苓　连翘（去心）　川芎各一钱　生栀子（研）　苍术（米泔水浸炒）　槐角　白芷　地榆　枳壳（麸炒）　槟榔　甘草各六分

【用法】清水二盅，煎至八分，食前温服。便秘者，加大黄。

◆**防风通圣散**《宣明论方》

【主治】一切风湿暑湿，饥饱劳役，内外诸邪，气血怫郁，表里三焦俱实，憎寒壮热，头目昏眩，目赤睛痛，耳鸣鼻塞，口苦舌干，咽嗌不利，涕唾稠黏，咳嗽上气，大便秘结，小便赤涩，疮疡肿毒，折跌损伤，瘀血便血，肠风痔漏，手足瘛疭，惊狂谵妄，丹斑瘾疹等证。

【功效】疏风清热，泻火通便。

【药物及用量】防风　川芎　当归　芍药（焙一作酒炒）　大黄（煨）　苏薄荷叶　麻黄（去节）　连翘　芒硝各五钱（一作各一两）　石膏（煅）　黄芩（焙）　桔梗各一两　滑石（飞过，一作一两，一作煅）三两　生甘草二两（一作三两）　荆芥穗　白术（土炒）　栀子（炒）各二钱五分

【用法】研为细末，每服二三钱，清水一大盏，加生姜（一作五片）三片（一方有葱白），煎至六分，食前温汤或白汤调下亦可。解利四时伤寒及一切内外伤者，每一两加益元散一两，葱白十茎，盐豉一合，生姜五钱，清水一碗，煎至五七沸，或煎至一小碗，温冷服一半，以药投之即吐，吐后服一半，稍热服，汗出立解。

◆**防风散**《校注妇人良方》

【主治】肝经有风，致血得风而流散不归经，妊娠猝然下血者。

【功效】散风和血。

【药物及用量】防风不拘多少

【用法】研为末，每服一钱，白汤调下。

◆**防风散**《普济方》

【主治】肝风，筋脉拘挛，四肢疼痛，心膈痰壅，不欲饮食。

【功效】解表通里。

【药物及用量】防风（去芦）　麻黄（去节）　赤茯苓（去皮）　麦门冬（去心）　薏苡仁　牛膝（酒浸）　羚羊屑　犀角屑各一两　半夏（汤洗七次）　白术（去芦）　芎䓖　人参（去芦）　当归（去芦）　大黄　甘草（炙）各五钱　杏仁（麸炒，去皮尖）七钱五分

【用法】㕮咀，每服五钱，用清水一中盏，加生姜五片。煎至六分，去滓，不拘时温服。

◆**防风散**甲《太平圣惠方》

【主治】脾脏中风，手足缓弱，舌强语涩，胸膈烦闷，志意恍惚，身体沉重者。

【功效】解表，和里。

【药物及用量】防风（去芦）　麻黄（去节）　人参（去芦）　川芎　附子（炮，去皮、脐）　桂心　黄芪（去芦）　赤茯苓（去皮）　酸枣仁　白术　独活（去芦）　桑白皮（锉）　羚羊角屑各七钱五分　甘草（炙）五钱

【用法】㕮咀，每服四钱，清水一中盏，加生姜五片，煎至六分，去滓，不拘时温服。

◆**防风散**乙《太平圣惠方》

【主治】虚劳，筋脉拘挛，腰膝疼痛者。

【功效】通经活络。

【药物及用量】防风（去芦）　五加皮　萆薢（酒浸）　薏苡仁　海桐皮　枳壳（去瓤，麸炒）　赤芍　桂心　熟干地黄　黄芪（去芦）　杜仲（炒，去丝）　牛膝（酒浸）各一两　续断　鼠粘子　羚羊角屑各七钱五分

【用法】研为细末，每服二钱，温酒调下，每日三四次，忌食生冷、油腻、毒滑鱼肉。

◆**防风散**丙《太平圣惠方》

【主治】伤寒阳痓，壮热不解，筋脉拘急，牙关急痛。

【功效】疏表里，解热毒。

【药物及用量】防风（去芦）　木通　麦门冬（去心）　川升麻　虎杖　葛根各一两　甘草（炙）七钱五分　石膏二两

【用法】㕮咀，每服五钱，清水一大盏，煎至五分，去滓，不拘时温服。

◆**防风散**丁《太平圣惠方》

【主治】妇人风邪癫狂，或啼泣不止，或歌笑无度，或心神恐惧，或言语失常。

【功效】祛风解毒，育阴潜阳。

【药物及用量】防风　茯神（去木）　独活　人参　远志（去心）　龙齿　菖蒲（去毛）　石膏　牡蛎各一两　秦艽　禹余粮　桂心各五钱　甘草七钱五分　蛇蜕一尺（炙）

【用法】研为粗末，每服三钱，清水一盏半，煎至六分，去滓，温服。

◆**防风散**戊《太平圣惠方》

【主治】妇人中风，言语謇涩，四肢拘急，身体壮热，头疼目眩，心胸不利。

【功效】除风热，理气血。

【药物及用量】防风（去芦）一两　石膏二两五钱　麻黄（去节）　汉防己（去皮）各七钱五分　细辛（去苗）　黄芩　川升麻　当归（去芦）　桂心　芎䓖　赤茯苓（去皮）　甘草（炙）　羌活（去芦）各五钱

【用法】研为粗散，每服四钱，清水一中盏半，煎至一大盏，去滓，加竹沥一合，更煎二沸，不拘时温服。

◆**防风散**己《太平圣惠方》

【主治】妇人中风，言语謇涩，肢节疼痛，皮肤不仁，口面歪戾。

【功效】通经疏络，除风清热。

【药物及用量】防风（去芦）　羌活（去芦）　当归（去芦炒）　天南星　天麻　桂心　芎䓖　乌蛇肉（酒浸）　白僵蚕　桑螵蛸（炒）各五钱　麻黄（去根节）七钱五分　麝香　朱砂（细研水飞）各三钱五分

【用法】研为细末和匀，每服一钱，不拘时温酒调下。

◆**防风散**庚《太平圣惠方》

【主治】妊娠中风猝倒，心神闷乱，口噤不能言，四肢急强。

【功效】疏肝热，养心肾。

【药物及用量】防风（去芦）　葛根　桑寄生各一两　羚羊角屑　细辛（去苗）　当归（去芦）　甘菊花　汉防己（去皮）　秦艽（去芦）　桂心　茯神（去木）　甘草（炙）各五钱

【用法】㕮咀，每服八钱，清水一中盏半，加生姜五片，煎至一大盏，去滓，加竹沥五勺搅匀，不拘时温服。

◆**防风散**辛《太平圣惠方》

【主治】小儿脾肺风热，膈上多涎，心神昏闷，少欲乳食。

【功效】止咳化痰，清热除烦。

【药物及用量】防风（去芦头）　羚羊角屑　黄芩　人参（去芦头）　枳壳（麸炒微黄，去瓤）　甘草（炙微赤，锉）各一分　半夏（汤洗七遍，去滑）半分

【用法】上七味，捣粗罗为散，每服一钱，以水一小盏，入生姜少许，煎至五分，去滓，不拘时，量儿大小，分减温服。

◆**防风散**壬《太平圣惠方》

【主治】风癔，舌强不能言，四肢拘急，迷闷不识人。

【功效】祛风通络，温阳补气。

【药物及用量】防风（去芦）二两　麻黄（去根节）二两　白术一两　黄芩一两　赤芍一两　桂心一两　汉防己一两　芎䓖一两　人参（去芦头）一两　甘草（炙微赤，锉）一两　附子（炮裂，去皮、脐）一两　杏仁（汤浸，去皮尖、双仁，麸炒微黄）一两

【用法】上一十二味，捣筛为散，每服四钱，以水一中盏，入生姜半分，煎至六分，去滓，温服，不拘时，服后有汗，宜避风为妙。

◆**防风散**癸《太平圣惠方》

【主治】中风口面歪僻，手足不遂，风入于脏，则语不得转，心神昏闷。

【功效】祛风解表，通络。

【药物及用量】防风（去芦头）一两　羌活二两　川升麻一两　桂心一两　芎䓖二两　羚羊角屑二分　麻黄（去根节）一两　杏仁（汤浸，去皮尖、双仁，麸妙微黄）二两　薏苡仁一两

【用法】上九味，捣筛为散，每服四

钱，以水一中盏，煎至五分，去滓，入竹沥一合，重煎一两沸，不拘时，稍热服，如人行五七里，再服，以衣盖之，汗出为度。

◆**防风散**甲子《太平圣惠方》

【主治】风血痹，皮肤不仁。

【功效】祛风活血，通痹。

【药物及用量】防风（去芦头）二两　甘草（炙微赤，锉）半两　独活三分　当归一两　赤茯苓一两　秦艽（去苗）一两　茵芋半两　桂心三分　杏仁（汤浸，去皮尖、双仁，麸炒微黄）半两

【用法】上九味，捣筛为散，每服四钱，以酒一中盏，入生姜半分，煎至六分，去滓，温服，不拘时。

◆**防风散**甲丑《太平圣惠方》

【主治】卒中瘫痪风，手足不遂，身体拘急，神思昏沉。

【功效】祛风活血。

【药物及用量】防风（去芦头）三分　当归（锉，微炒）三分　麻黄（去根节）一两　泽泻一两　天门冬（去心）一两　附子（炮裂，去皮、脐）一两　生干地黄一两　白术一两　山茱萸一两　黄芩一两　甘草（炙微赤，锉）半两　桂心一两

【用法】上一十二味，捣筛为散，每服四钱，以水一中盏，煎至六分，去滓，不拘时，稍热服。忌生冷毒滑鱼肉。

◆**防风散**甲寅《太平圣惠方》

【主治】中风头痛掣动。

【功效】疏风止痛。

【药物及用量】防风（去芦头）一两　川升麻一两　黄芩一两　赤芍一两　蔓荆子一两　石膏二两　葛根（锉）一两　甘草（炙微赤，锉）半两

【用法】上八味，捣粗罗为散，每服四钱，以水一中盏，煎至六分，去滓，入淡竹沥半合，更煎一二沸，不拘时，温服。

◆**防风散**甲卯《太平圣惠方》

【主治】风痰头目昏闷，四肢烦疼。

【功效】祛风化痰，通络止痛。

【药物及用量】防风（去芦头）半两　枳壳（麸炒微黄，去瓤）半两　赤芍三分　半夏（汤洗七遍，去滑）半两　甘菊花半两　芎䓖半两　石膏二两　甘草（炙微赤，锉）半两　前胡（去芦头）一两

【用法】上九味，捣筛为散，每服三钱，以水一中盏，入生姜半分，煎至六分，去滓，不拘时，温服。

◆**防风散**甲辰《太平圣惠方》

【主治】破伤风，伤刀中箭，筋脉拘急疼痛。

【功效】疏风散寒，活血通络。

【药物及用量】防风（去芦头）一两　麻黄（去根节）一两　川乌头（炮裂，去皮、脐）一两　干姜（炮裂，锉）半两　肉桂（去粗皮）一两　羌活一两　细辛一两　当归一两　干蝎（微炒）半两

【用法】上九味，捣细罗为散，不拘时，以温酒调下一钱。

◆**防风散**甲巳《太平圣惠方》

【主治】痰厥头痛。

【功效】止咳补血，润肺平喘。

【药物及用量】防风（去芦头）一两　甘菊花一两　牛蒡子（微炒）一两　白附子（炮裂）一两　前胡一两　石膏（细研，水飞过）二两

【用法】上六味，捣细罗为散，每于食后，以生姜茶清调下二钱。

◆**防风散**甲午《太平圣惠方》

【主治】白虎风，走转疼痛，两膝热肿。

【功效】祛风清热，通络止痛。

【药物及用量】防风（去芦头）二两　地龙（微炒）二两　漏芦二两

【用法】上三味，捣细罗为散，不拘时，以温酒调下二钱。

◆**防风散**甲未《太平圣惠方》

【主治】头风目眩，眼旋欲倒，头痛。

【功效】祛风散寒。

【药物及用量】防风（去芦头）一两　枳壳（麸炒微黄，去瓤）三分　麻黄（去根节）三分　茯神一两　芎䓖半两　前胡（去芦头）半两　细辛半两　石膏二两　虎掌

（汤洗七遍，生姜汁拌，炒令黄）半两　黄芩半两　甘草（炙微赤，锉）半两

【用法】上一十一味，捣粗罗为散，每服三钱，以水一中盏，煎至六分，去滓，入淡竹沥、荆沥各半合，更煎二三沸，不拘时，温服。

◆**防风散**甲申《太平圣惠方》

【主治】风虚多汗，恶风寒颤。

【功效】补虚止汗。

【药物及用量】防风（去芦头）一两　泽泻一两　牡蛎（烧为粉）一两　苍术（锉，炒微黄）一两　桂心三分

【用法】上五味，捣细罗为散，不拘时，以温粥饮调下二钱。忌炙煿、热面。

◆**防风散**《证治准绳》

【主治】风毒，面生痞瘟，遍体瘙痒。

【功效】疏风润肺。

【药物及用量】防风（去芦）　杏仁（麸炒，另研为泥）　白僵蚕（炒）各二两　甘草（炙）一两

【用法】研为细末，每服三钱，空腹时蜜水或温酒调下，每日二次。

◆**防风散**《世医得效方》

【主治】咽喉疼痛。

【功效】破结除热。

【药物及用量】防风（去芦）一两　羌活　僵蚕（炒）　白药子（蜜炒）　硼砂　荆芥　黄药子　大黄（湿纸包，煨令香熟）　细辛　川芎　红内消　山豆根　郁金　甘草各五钱　牙硝三钱　薄荷八钱

【用法】研为细末，研薄荷汁同蜜少许调，每服一匙，不拘时服。虚者少用，实者多用。

◆**防风散**《直指小儿方》

【主治】盗汗。

【功效】疏肝补心。

【药物及用量】防风五钱　川芎二钱五分　人参一钱二分五厘

【用法】研为细末，每服二钱，临卧时米饮调下。

◆**防风散**《古今医统大全》

【主治】小儿脐风。

【功效】祛风热，除惊痫。

【药物及用量】防风（去芦）　羌活　黄芪　当归　川白芷　甘草各五分

【用法】研为极细末，每服少许，不拘时灯心、麦门冬（去心）煎汤调下。

◆**防风散**《证治准绳》

【主治】小儿痘疹后风热上攻，目赤肿流血及疳风疮。

【功效】除风活血，清热解毒。

【药物及用量】防风　荆芥穗　当归　川芎　赤芍　防己　栀子各等量

【用法】研为细末，每服二钱，茶清调下，清水煎服亦可。

◆**防风散**《千金方》

【主治】头面遍身风肿。

【功效】祛风解表。

【药物及用量】防风二两　白芷一两　白术三两

【用法】上三味，治下筛，酒服方寸匕，日三服。

◆**防风散**《神巧万全方》

【主治】痰实，胸中结聚不散。

【功效】疏风散热，清肺泻火。

【药物及用量】半夏五两　前胡二两

【用法】上二味，同于大鼎子内，用水煮半夏半日，洗去滑，同前胡焙干，捣罗为末，每服一钱，以水一中盏，入生姜半分，葱白七寸，同煎六分，去滓，温服。

◆**防风散**《外科精义》

【主治】破伤疮疡风邪，或身体疼痛，风邪攻注挛急及皮肤瘙痒，麻木不仁，头昏闷，牙关紧，欲成破伤风者。

【功效】发汗解表。

【药物及用量】防风一两　藁本　羌活　地骨皮　荆芥穗各半两

【用法】上五味，为细末，每服三钱，温酒调下。

◆**防风散结汤**《原机启微》

【主治】目上下睫隐起肉疣。

【功效】化湿清热，祛风活血。

【药物及用量】防风　羌活　白芍　当

归尾　茯苓　苍术　独活　前胡　黄芩各五分　甘草（炙）　防己各六分　红花　苏木各少许

【用法】先以手法除疣，后用清水二盏，煎至一盏，热服，滓再煎。

◆**防风散结汤**《医宗金鉴》

【主治】痰火结滞，睥生痰核，睥外皮内，生颗如豆，坚而不疼。

【功效】化痰散热。

【药物及用量】防风　白芷　黄芩　玄参　桔梗　前胡　陈皮　赤芍　土贝母　苍术　天花粉各八分

【用法】研为粗末，清水二盏，煎至一盏去滓，食后温服。

◆**防风汤**甲《圣济总录》

【主治】行痹，痛风，伤风寒热。

【功效】逐风寒，疏经络。

【药物及用量】防风（一作一钱五分）　当归（酒洗）　赤茯苓（去皮）　杏仁（去皮尖，炒）各一钱　黄芩　秦艽　葛根各二钱（一作各三分）　羌活八分　桂枝（一作桂心）　甘草各五分（一作各一钱）（一方无羌活，有独活一钱，麻黄五分）

【用法】清水二盅，加生姜三五片（一方有大枣二枚），煎至七分，入好酒半盏，食远服。

◆**防风汤**乙《圣济总录》

【主治】中风，寒热时作。

【功效】疏风祛寒，调和肺胃。

【药物及用量】防风　甘草　黄芩　桂枝　当归　白茯苓各一两　秦艽　干葛各一两五钱　杏仁五十枚

【用法】为散，加生姜、大枣，水酒各半盏煎服。

◆**防风汤**丙《圣济总录》

【主治】风热熏蒸，皮肤白癜。

【功效】疏风行血。

【药物及用量】防风（去芦）　地骨皮　山栀子　王不留行　荆芥穗　恶实　人参（去芦）　生干地黄各一两　甘草（炙）七钱五分

【用法】㕮咀，每服五钱，清水二盏，加恶实根少许，煎至一盏半，去滓，不拘时温服，每日二次。

◆**防风汤**丁《圣济总录》

【主治】风毒中人，留血脉不散，与荣卫相搏，结成风疽，身体烦热，昏冒肿痛。

【功效】解表，清里。

【药物及用量】防风（去杈）　柴胡（去苗）　白芷　木通（锉）　当归（切，焙）　羌活（去芦）　麻黄（去根节，煎，掠去沫，焙，一作蜜炙）　附子（炮，去皮、脐）　桔梗（炒）　甘草（炙）各一两

【用法】锉如麻豆大，每服五钱，清水一盏半，煎至八分，去滓。食后、临卧各一服，如欲出汗，空腹并两服，后食热姜稀粥。食毕盖覆卧取汗，慎外风。

◆**防风汤**《普济方》

【主治】猝然口歪斜，语言牵急，四肢如故，别无所苦。

【功效】祛风。

【药物及用量】防风（去芦）一两　羌活（去芦）五钱　甘草（炙）二钱五分

【用法】㕮咀，每服一钱，清水二盏，煎至一盏，去滓，加麝香（研）一字，温服。

◆**防风汤**《类证普济本事方》

【主治】中风内虚，脚弱，语謇。

【功效】补肝肾，通血脉。

【药物及用量】防风　川芎　麦门冬（去心）　桂心　川独活各一两　石斛一两五钱（酒炒）　干地黄　杜仲（去粗皮，切，姜汁炒）　丹参各一两二钱五分

【用法】㕮咀，每服五钱，清水一盏半，加大枣二枚，煎至八分，去滓温服。

◆**防风汤**

【主治】风虚发热，项背拘挛，关节不遂，恍惚狂言及脚痿弱。

【功效】散风热，和血气。

【药物及用量】防风（去芦）　秦艽（去苗土）　独活（去芦）　麻黄（去节）　半夏（汤洗七次，切片）各二两　升麻　防己　白术　石膏（煅）　白芍　黄芩　甘草　当归（去芦）　人参（去芦）各一两

【用法】研为粗末，入半夏片令匀，每

服四钱，清水二中盏。加生姜七八片，煎至一盏去滓，取清汁六分，加麝香末少许，食后临卧时带热服。

◆防风汤《素问病机气宜保命集》

【主治】破伤风，同伤寒表证，未传入里，宜急服此药。

【功效】散寒和血。

【药物及用量】防风　羌活　独活　川芎各等量

【用法】㕮咀，每服五钱，清水煎服，调小蜈蚣散服，大效。

◆防风汤《严氏济生方》

【主治】血痹，皮肤不仁。

【功效】行血活络。

【药物及用量】防风一钱　赤茯苓（去皮）　川独活　桂心　秦艽（去芦）　赤芍　杏仁（去皮尖）　黄芩　甘草（炙）各一钱　川当归（去芦洗）一钱五分（一方有葛根、麻黄，无独活、赤芍）

【用法】清水二盅，加生姜五片，煎至一盅，不拘时服。

◆防风汤《宣明论方》

【主治】鼻渊脑热，渗下浊涕不止，久而不已，必成衄血之疾。

【功效】疏肝，清热。

【药物及用量】防风（去芦）一两五钱　黄芩　人参　甘草（炙）　川芎　麦门冬（去心）各一两

【用法】研为细末，每服二钱，食后沸汤点下，每日三次。

◆防风汤《直指小儿方》

【主治】小儿惊风，风热痰壅，大便不通。

【功效】散外邪，去内热通便。

【药物及用量】防风　羌活　枳实各五钱　川芎　甘草（炙）　大黄（煨）各二钱五分

【用法】锉末，每服三字，加生姜、大枣，清水煎服。

◆防风汤《证治准绳》

【主治】产后中风，项背强急，胸满短气。

【功效】祛风，和血。

【药物及用量】防风（去芦）　独活（去芦）　葛根各五两　当归（去芦）　人参（去芦）　白芍　甘草（炙）各二两

【用法】㕮咀，每服八钱，清水一盏半，加枣子二枚（擘破）煎至一盏去滓，不拘时温服。

◆防风汤《活幼心书》

【主治】小儿急惊后，余热未退，时复手足搐掣，心悸不宁及风邪中入肺经，两目视人开闭不常。

【功效】涤邪清热。

【药物及用量】防风（去芦）　川芎　大黄　白芷　黄芩　甘草各五钱　细辛（去叶）二钱　薄荷叶二钱五分

【用法】锉焙为末，每服一钱，不拘时温汤调下。

◆防风黄芩丸《校注妇人良方》

【主治】妇人肝经有风热，所致的吐血，衄血，血崩，便血，尿血，漏胎。

【功效】清肝，凉血。

【药物及用量】防风　条芩（炒焦）各等量

【炮制】研为末，酒煮米糊和丸，如梧桐子大。

【用法】每服三五十丸，食远或食前米饮或温酒送下。

◆防风黄芪汤《古今名医方论》

【主治】中风不能言，脉沉而弱者。

【功效】除暴风，和肝气。

【药物及用量】防风　黄芪各等量

【用法】清水煎服。

◆防风温胆汤《直指小儿方》

【主治】小儿痉。

【功效】理气散寒。

【药物及用量】防风　陈皮各二分五厘　半夏　枳壳　赤茯苓各五分　人参二分　甘草一分五厘

【用法】加生姜一片，紫苏二叶，清水煎，送大惊丸、小惊丸。

◆防风温胆汤甲《经验良方》

【主治】消痰顺气疏风。

【功效】疏风顺气消痰。

【药物及用量】半夏（制）　枳壳（麸炒）　茯苓各半两　橘皮　防风各二钱半　甘草（炙）一钱半

【用法】上六味，锉散，每服一钱，入生姜、紫苏同煎服。

◆防风温胆汤乙《经验良方》

【主治】小儿咳嗽。

【功效】理肺止咳化痰。

【药物及用量】贝母　苦楝皮　甘草各等量

【用法】上三味，为细末，每服半钱，米饮下。儿小，只以一字许，放乳上饮。

◆防风当归汤《医学正传》

【主治】发汗过多，发热头面摇，猝口噤，背反张者及破伤风发表太过，自汗不止，妇人产后气血大虚及产后痉。

【功效】补血养肝。

【药物及用量】防风　当归　川芎　生地黄各一两

【用法】每服一两，清水三碗，煎至二碗温服。

◆防风当归汤《证治准绳》

【主治】疔疮发热，大便实者。

【功效】除邪热，凉肝血。

【药物及用量】防风　当归　金银花　山慈姑　青木香　赤芍　白芷　荆芥　连翘　升麻　羌活　独活　甘草　大黄。

【用法】加薄荷、生地黄，清水煎服。

◆防风当归饮《素问病机气宜保命集》

【主治】烦热风热，燥热湿热，皮肤欠泽者。

【功效】宣通气血，调顺饮食。

【药物及用量】防风（一作七分）　柴胡（一作一钱）　人参（一作一钱）　黄芩（一作赤茯苓一钱）　甘草（一作一钱）　大黄（一作七分）　赤芍（一作七分）各五钱　滑石二钱（一作三钱）　当归。

【用法】㕮咀，每服五钱，清水一盏半，加生姜三片，煎至七分，食后温服，以此下地黄丸尤妙。痰嗽，加半夏；大便黄，米谷完出，惊悸溺血，淋闭，咳血衄血，自汗头痛，积热肺痿者，后入大金花丸。

◆防风解毒汤《痘疹全书》

【主治】麻疹初起。

【功效】辛凉透发。

【药物及用量】防风　薄荷　荆芥　石膏　知母　桔梗　甘草　牛蒡子　连翘　木通　枳壳　淡竹叶（一方无木通、淡竹叶，有川芎、苍术、灯心）

【用法】清水煎，如温暖之时，以此辛凉之药发之。

◆防风饮《外台秘要》

【主治】风痰气，发即头旋，呕吐不食。

【功效】温脾胃，利滞气。

【药物及用量】防风　人参　橘皮各二两　白术　茯神各三两　生姜四两

【用法】锉碎，清水六升，煮取三升，去滓，分温四服，一日令尽。忌食醋、桃、李、蒜、面、雀肉。

◆防风饮《张氏医通》

【主治】倒睫卷毛，眦睑赤烂。

【功效】清肝热，泻心火。

【药物及用量】防风　甘草（炙）　葛根各一钱　蔓荆子　生黄芪　黄连各一钱五分　细辛三分

【用法】清水煎，食远热服。虚，加人参一钱，当归七分。

◆防风苍术汤《田氏保婴集》

【主治】小儿邪热在表，恶风恶寒，疮疹未出。

【功效】解风寒，清血分。

【药物及用量】防风五钱　苍术　石膏各一两　川芎　黄芩各二钱　甘草（炙）五钱

【用法】研为细末，每服二钱，加生姜三片，薄荷七叶，清水煎服，每日二次。

◆防风苍术汤《杂病源流犀烛》

【主治】因风腰痛，左右无定处，牵引两足，脉浮。

【功效】化湿清热，祛风活血。

【药物及用量】防风　苍术　桔梗　陈皮　桃仁　白芷　川芎　当归　枳壳　厚朴。

【用法】清水煎服。

◆**防风泻肝散**《证治准绳》

【主治】蟹眼睛疼。

【功效】清血退热，泻肝明目。

【药物及用量】防风　远志（一作羌活）　桔梗　羚羊角屑　赤芍　黄芩　人参（一作黑参）各一两　细辛　甘草各五钱

【用法】研为细末，每服二三钱，沸汤调下。先针去恶水，然后服药。

◆**防风酒**《千金方》

【主治】产后中风。

【功效】祛风通络。

【药物及用量】防风　独活各一斤　女萎　桂心各二两　茵芋一两　石斛五两

【用法】上六味，㕮咀，以酒二斗，渍三宿，初服一合，稍加至三四合，日三服。

◆**防葵散**《太平圣惠方》

【主治】妇人心腹积聚气，时有疼痛，经络不利，四肢渐瘦，食少腹胀。

【功效】理气行水，活血止痛。

【药物及用量】防葵一两　木香一两　川大黄（锉碎，微炒）二两　白术一两　当归（锉，微炒）一两　赤芍一两　牛膝一两（去苗）　桂心一两　桃仁（汤浸，去皮尖、双仁，麸炒微黄）二两

【用法】上九味，捣粗罗为散，每服三钱，水一中盏，入生姜半分，煎至六分，去滓，食前稍热服。

◆**防葵丸**《太平圣惠方》

【主治】妇人月水不通，结为癥块，时攻心腹疼痛。

【功效】通经散结。

【药物及用量】防葵一两　没药半两　干漆（捣碎，炒令烟出）半两　硇砂（细研）半两　水蛭（炒令微黄）一分　狗胆（干者）一枚　姜黄半两　芫花（醋拌炒令干）一分

【用法】上八味，捣罗为末，用糯米饭和丸，如绿豆大，每五更初，以热酒下七丸，良久当下恶物，如未，即次日再服。

◆**壮本丹**《赤水玄珠》

【主治】肾虚腰痛，久则寒冷。

【功效】壮筋骨，补元气，养丹田，利二便。

【药物及用量】肉苁蓉（酒洗，焙干）　杜仲（酒洗）　巴戟（酒浸，去皮）　青盐（煅）各五钱　破故纸（盐炒）　小茴香各一钱（一方有核桃）

【炮制】共为末，用猪腰子一对，剖开，去白膜，入药在内，扎住。再用面包紧，入火内烧热，去药与面。

【用法】每服一个，黄酒送下。

◆**壮原汤**《原机启微》

【主治】下焦虚寒，中满腹胀，小水不利，上气喘急，阴囊两腿皆肿，面有浮气。

【功效】健脾胃，温肾气。

【药物及用量】人参　白术　茯苓　肉桂　附子　干姜　砂仁　陈皮　破故纸各等量

【用法】清水煎服。

◆**壮气四物汤**《女科玉尺》

【主治】妊娠临期腹胁胀满，心胸刺痛。

【功效】补血调气止痛。

【药物及用量】四物汤加木香　陈皮　枳壳　甘草

【用法】清水煎服。

◆**壮元丸**《修月鲁般经后录》

【主治】膈气，酒膈酒积，涎嗽腹疼，吐逆痞满。

【功效】启膈，消积，止呕除满。

【药物及用量】巴豆（取霜）五十个　神曲（末）半斤　半夏（洗）一两　雄黄　白曲（炒）十钱

【用法】上五味研匀，水为丸，小豆大，细米糠炒变赤色，食后，温水下。童子二丸，三四岁一丸，岁半半丸。

◆**壮脾丸**《严氏济生方》

【主治】脾胃虚寒，饮食不进，心腹胀满，四肢无力，或手足浮肿，脏腑溏泄。

【功效】温补脾胃，理气除胀。

【药物及用量】獖猪肚（洗净，用造酒大曲四两，同锉厚朴二两，茴香一两，入在肚内，以线缝定，外用葱椒酒煮烂，取大曲、茴

香、厚朴焙干，和后药）一枚　肉豆蔻（面裹煨）　禹余粮（煅，研细）　缩砂仁　麦蘖（炒）　神曲（炒）　附子（炮，去皮尖）　白术各一两　木香（不见火）　丁香各半两　陈皮一两

【用法】上一十一味为末，用猪肚和杵千百下，丸如梧桐子，每服五十丸，用米饮送下，不拘时。

◆**夹纸膏**《医宗金鉴》

【主治】臁疮腐烂臭秽，痛痒不时。

【功效】收湿杀虫，解毒活血。

【药物及用量】黄丹（炒）　轻粉　儿茶　没药　雄黄　血竭　五倍子（炒）　银朱　枯矾石等量

【用法】研为末，纸周围用面糊黏住，纸上用针刺孔，先将疮口用葱、椒煎汤洗净拭干，然后贴上，以帛缚之，三日一洗，再换新药贴之。

◆**夹纸膏**《验方新编》

【主治】臁疮腐烂臭秽，痛痒不时。

【功效】收湿杀虫。

【药物及用量】樟脑三钱　铜绿一钱

【炮制】用猪板油和药捣烂。

【用法】以油纸夹之，贴患处，一二日翻转贴，三四日脓尽而愈，如四日后脓尚未尽，再换一纸，无不愈。

◆**夹纸膏**《中国医学大辞典》

【主治】臁疮腐烂臭秽，痛痒不时。

【功效】收湿杀虫。

【药物及用量】乳香　没药各六钱　洋樟四钱　炉甘石（制）二钱　当归一两　轻粉五钱　白占六两　黄占五两　猪油四斤

【用法】药共为细末，将猪油，二占同烊化后。和入前药末搅匀，用白皮纸拖之，阴干，将膏以针刺密孔扎之，一日一换。

◆**成炼钟乳散**《太平惠民和剂局方》

【主治】乳妇气少血衰，脉涩不行，乳汁绝少。

【功效】补肺益津。

【药物及用量】钟乳石粉。

【用法】研为细末，清水浓煎，每服二钱，漏芦汤调下。

◆**冲和汤**《是斋百一选方》

【主治】四时感冒风寒。

【功效】疏风化湿。

【药物及用量】苍术四钱　荆芥三钱　甘草一钱

【用法】清水煎服。

◆**冲和顺气汤**《卫生宝鉴》

【主治】内伤脾气，恶寒发热，食少便溏。

【功效】健胃，益气，化湿，升阳。

【药物及用量】升麻一钱　葛根一钱五分　甘草四分　白芍三分　白芷一钱　黄芪八分　防风一钱　人参七分　苍术三分（一方加羌活　白术，无黄芪、白芷）

【用法】㕮咀，清水二盏，加生姜三片，大枣一枚，煎至一盏，去滓，温服。

◆**冲和补气汤**《兰室秘藏》

【主治】四肢痿厥无力，沉重疼痛，合眼肢麻，头眩醋心，恶风寒者。

【功效】祛风行气，疏络化湿。

【药物及用量】黄芪二钱　苍术　陈皮各一钱五分　人参　白术　白芍　猪苓　泽泻各一钱　羌活七分　升麻　甘草各五分　当归　独活　黄柏各二分　柴胡　神曲　木香　麻黄　草豆蔻　黄连各二分

【用法】锉散，分作二贴，清水煎服。

◆**冲和饮**《证治准绳》

【主治】感冒风寒，头疼发热，肩背拘急，恶心呕吐，腹痛膨胀，兼寒湿相搏，四肢拘急，冷气侵袭，腰足疼痛。

【功效】发汗解表，祛湿和胃。

【药物及用量】苍术（米泔水浸一宿，去粗皮，锉片，炒微黄色）一两二钱　人参（去芦）　前胡（去芦）　桔梗（炒）各五钱　枳壳（去瓤，麸炒微黄色）　麻黄（去节）　陈皮（去白）各三钱　川芎　白芷　半夏（汤洗七次，生姜汁浸，晒干，炒）　当归（酒洗）　薄桂（去粗皮）　白芍　赤茯苓（去皮）各一钱五分　干姜　厚朴（去粗皮，姜汁浸一宿，慢火炒干）各二钱　甘草（炙）七钱五分

【用法】锉散，每服二钱，清水一盏，

加生姜二片，葱白一根，煎至七分，不拘时温服。如身冷恶心呕吐，加煨姜同煎服，开胃进食，加枣子煎，空腹时温服；寒疝痛，入盐（炒）吴茱萸、茴香同煎服。

◆**冲和饮子**《外科大成》

【主治】痘至七八日，而发瘿者。

【功效】补气，清肺，行滞，托毒。

【药物及用量】麦门冬（去心）　人参　桔梗　当归　黄芪　柴胡　白芍（酒炒）　白茯苓　天花粉　荆芥　防风　连翘（去心）　白术（土炒）各七分

【用法】清水煎服。

◆**冲和膏**《仙传外科集验方》

【主治】偏正头风，眼痛；痈疽、发背、疮疖、流注、发颐等，经络中阴阳不和，一切外症之凝滞皮肤间者。

【功效】行气，疏风，活血，定痛，散瘀，消肿，祛冷，软坚。

【药物及用量】紫荆皮（炒）五两　独活三两（去节，炒，一作一两五钱）　赤芍（炒）二两　白芷一两（晒干，切忌火炒，一作三两）　石菖蒲一两（晒干，切忌火炒，一作一两五钱）

【用法】研为细末，葱头煎浓汤或热酒调涂，不必留头，一日一换，以消肿不痛为度。如病势极盛者，可倍加紫荆皮、石菖蒲，稍用余药，亦能消散。如系寒证，则微加赤芍、独活亦能活血，虽消之功软迟，而不坏病。

◆**冲和养胃汤**《兰室秘藏》

【主治】脾胃之气衰弱，心火与三焦俱盛，饮食不节，形体劳役，心不得休息，而致内障。

【功效】疏肝和胃。

【药物及用量】柴胡七钱　人参　当归（酒浸）　甘草（炙）　白术　升麻　葛根各一两　黄芪　羌活（一作一两）各一两五钱　白芍六钱　防风五钱　白茯苓三钱　五味子二钱　干生姜一钱

【用法】㕮咀，每服六钱（一作二钱），清水三盏，煎至二钱，入黄芩黄连汤二钱，再煎至一盏，去滓，食后稍热服。

◆**冲和散**《圣济总录》

【主治】小儿斑痘疮。

【功效】清热解毒。

【药物及用量】白药子　甘草（炙）各一分　雄黄一钱（醋淬）

【用法】上三味，捣研为散，每服半钱匕，量儿大小加减，蜜汤调下。

◆**芋艿丸**《中医外科学讲义》

【主治】一切瘰疬，不论已溃未溃。

【功效】消痰，软坚，化毒，生肌。

【药物及用量】香梗芋艿（拣大者）不拘多少

【炮制】切片晒干，研细末，用陈海蜇漂淡，大荸荠煎汤泛丸，如梧桐子大。

【用法】每服三钱，陈海蜇皮、荸荠煎汤送下。

◆**约精丹**《仁斋指直方》

【主治】小便中泄精不止。

【功效】固精补肾。

【药物及用量】韭子二斤（霜后采者，酒浸一宿，焙）　龙骨二两

【炮制】共研细末，酒调糯米粉为丸，如梧桐子大。

【用法】每服三十丸，空腹时盐汤送下。

◆**红丸子**《太平惠民和剂局方》

【主治】脾胃寒凝气滞，胸闷腹胀，食欲不振，腹有痞块；妇女气滞血瘀，致成癥瘕；小儿食积，面黄体瘦，腹胀食少。

【功效】壮脾胃，消宿食，治冷疟，去膨胀。

【药物及用量】京三棱（浸软，切片，炒）　蓬莪术（煨）　青皮（去白炒）　陈广皮（去白炒）各五斤　干姜（炮）　胡椒各三斤（一方无胡椒，一方有阿魏）

【炮制】研为末，醋煮面糊或陈酒曲糊为丸，如梧桐子大，矾红为衣。

【用法】每服三十丸，或三十五丸，食后姜汤送下（一作食前沸汤送下）。大病后谷食难化及中脘停醋，并生姜汤送下。

◆**红丸子**《灵苑方》

【主治】小儿五疳。

【功效】清大肠，化疳热。

【药物及用量】郁李仁（渐水浸，去皮尖）一百粒　坯子胭脂一分，麝香五分（另研）

【炮制】先研郁李仁细烂，次入胭脂、麝香同研，用粳米饭为丸，如麻子大。

【用法】每服三丸五丸，薄荷煎汤送下，一日三次，量儿大小临时加减。

◆**红末子**《证治准绳》

【主治】打仆伤损，折骨碎筋，瘀血肿痛，瘫痪顽痹，四肢酸痛，一切痛风。

【功效】祛风，和络，活血，健筋。

【药物及用量】独活　何首乌　天南星（制）　白芷　羌活　当归　骨碎补　苏木　牛膝　赤芍　红花　川芎各二两（一作各三两）　细辛　川乌头（炮）　桔梗　降真香　枫香　血竭　乳香　没药各一两

【用法】共研细末，每服少许，温酒调下，将愈之际，加自然铜（制）一两，但折骨者亦可用之。

◆**红玉散**（田氏方）

【主治】小儿脓耳。

【功效】收敛祛脓。

【药物及用量】白矾（煅枯）　干胭脂　麝香各一钱

【用法】研为细末和匀，先以绵裹竹木签等沾净脓水，然后以药掺之。

◆**红玉散**《证治准绳》

【主治】诸疮。

【功效】消炎、解毒、蚀疮。

【药物及用量】软石膏（煅）五钱　黄丹（炒）一钱五分

【用法】研极细末贴之。

◆**红玉散**《古今医鉴》

【主治】酒刺，风刺，黑靥斑子。

【功效】宣滞，消风，清热，润肌。

【药物及用量】白芷　藿香叶　牙皂各二钱　甘松　山柰子　水泽　白丁香　细辛　密陀僧　杏仁各一钱　天花粉　白茯苓各一钱五分　樟脑五分　白及三分

【用法】共为细末，临卧时津唾或乳汁调敷，明早用温末洗去。

◆**红玉膏**《何氏济生论》

【主治】瘰疬，痈疽，乳痈。

【功效】宣壅祛毒，活血消痈。

【药物及用量】乳香　没药（另研）各二两　蓖麻子仁四百粒　木鳖子（去壳）二两四钱　当归四两　血余五钱　儿茶　血竭　白蜡　黄蜡各一钱　嫩柳枝（打碎）一两　黄丹（飞）四两　麻油八两　芸香（白嫩者）一斤四两

【炮制】先将麻油同柳枝、当归、血余熬数滚粉去滓，将油同芸绞香麻木鳖熬熟，绞去滓，入黄白蜡，成膏，入黄丹离火，下乳香、没药、儿茶、血竭末搅匀成膏。

【用法】每用少许，贴于患处。

◆**红玉膏**《疡医大全》

【主治】疮痈溃烂。

【功效】拔毒，祛脓。

【药物及用量】蛇蜕　蜈蚣各一条　头发（洗去油垢）　黄蜡各二两　香油四两

【炮制】同熬，滤清，用黄丹收膏，再下黄蜡熔化。

【用法】摊贴疮上。

◆**红玉锭**《玉机微义》

【主治】疮痈溃烂。

【功效】祛腐生肌。

【药物及用量】干胭脂　白矾（煅枯）各三钱　轻粉　砒霜　黄丹　脑子　麝香各少许

【炮制】研极细末，稠糊和锭。

【用法】清水磨浓，涂于患处。

◆**红豆丸**《医方类聚》

【主治】诸呕逆膈气反胃，吐食不止。

【功效】健胃，顺气，止呕。

【药物及用量】红豆　丁香　胡椒　缩砂仁各二十一粒

【炮制】研为细末，生姜汁煮米糊为丸，如皂角子大。

【用法】每服一丸，以大枣一枚，去核，填药，面裹，煨熟去面，空腹时细嚼，热汤送下，一日三次。

◆**红豆丸**《瑞竹堂经验方》

【主治】脏腑泄泻，名为飧泄。

【功效】理气健脾，消食止泻。

【药物及用量】麦蘖　半夏（汤泡七次）　砂仁　神曲（炒）各一两半　硇砂（醋化）　甘草　青皮（去瓤）　陈皮（去白）　郁金　红豆　藿香　棠株　蓬莪术（煨）各一两　良姜　荜茇各二两　丁香（不见火）半两

【用法】上一十六味，为细末，水煮面糊为丸，如梧桐子大，每服一百丸，米饮或随物空心送下，病甚者，日进三服。

◆**红豆散**《兰室秘藏》

【主治】湿气在头，头重如山。

【功效】祛湿行滞。

【药物及用量】红豆十粒　麻黄根（炒）　苦丁香各一钱五分　羌活（烧）　连翘各三钱

【用法】研为细末，搐入鼻中。

◆**红豆散**《圣济总录》

【主治】洞泄寒中，注下不禁，不思饮食。

【功效】温中散寒，止泻。

【药物及用量】红豆（拣）　附子（大者，炮裂，去皮、脐）　干姜（炮）　硫黄（细研）各一两

【用法】上四味，捣研为散，和匀，每服一钱匕，空心，温粥饮调下，再服当愈。

◆**红花桃仁汤**《兰室秘藏》

【主治】痔漏经年。因而饱食，筋脉横解，肠澼为痔。

【功效】活血润肠，祛风健胃利湿。

【药物及用量】红花　桃仁　麻黄各五分　黄柏　生地黄各一钱五分　猪苓　泽泻　苍术　当归梢　防己　防风各一钱

【用法】清水三盏，煎至一盏，食前温服。

◆**红花散**《素问病机气宜保命集》

【主治】妇人产后血晕，胞衣不下，血崩，月事不调及远年干血气。

【功效】活血行滞，补血调经。

【药物及用量】红花　干荷叶　牡丹皮　川当归　蒲黄（炒）各等量

【用法】研为细末，每服五钱，酒煎连渣温服。如胎衣不下，榆白皮煎汤调服。

◆**红花散**《银海精微》

【主治】小儿疹痘入眼，初觉眼中赤涩，疼痛泪出，怕日羞明难开，久发变为白膜。

【功效】活血解毒清热。

【药物及用量】红花　甘草　当归尾　生地黄　赤芍　大黄　连翘　紫草各五分

【用法】研为粗末，加灯心十茎，竹叶十丸，清水一盅半，煎至五分去滓，食远温服。

◆**红花散**《女科玉尺》

【主治】妇人血气。

【功效】活血，行瘀，调气，止痛。

【药物及用量】红花　没药　官桂　赤芍　苏木　青皮各二钱五分　当归一两

【用法】清水煎服。

◆**红花散**《胎产新书》

【主治】妇人月经以口鼻出，五心发热，咳嗽气急。

【功效】活血行瘀。

【药物及用量】红花　黄芩　苏木各八分　天花粉六分

【用法】清水煎，空腹时服。

◆**红花散瘀汤**《医宗金鉴》

【主治】便毒初起肿痛。

【功效】活血行瘀，泻热化毒。

【药物及用量】红花　当归尾　皂角刺各一钱　生大黄三钱　苏木　连翘（去心）　穿山甲（炙研）　石决明　僵蚕（炒）　乳香　贝母（去心研）各一钱　黑牵牛二钱

【用法】酒水各一盅，煎至八分，空腹时温服。行五六次，方食稀粥补之。

◆**红花汤**《证治准绳》

【主治】痘疮作渴。

【功效】通行血滞。

【药物及用量】红蓝花（或子）不拘多少

【用法】清水煎服，甚渴立止，加牛蒡子尤佳。

◆红花汤《女科玉尺》

【主治】经行过期或不月。

【功效】活血，行瘀，调气。

【药物及用量】红花　琥珀　白芍　麝香　没药　当归　桂枝　桃仁　苏木。

【用法】清水煎服。

◆红花当归散《太平惠民和剂局方》

【主治】妇人血脏虚竭，或积瘀血，经候不行，或断续不定，时作腹痛，腰胯疼重，攻刺小腹紧硬及室女经水不通。

【功效】活血，消痈，祛积，调经。

【药物及用量】红花　当归尾　紫薇　牛膝　甘草　苏木（细锉）各二两　赤芍九两　刘寄奴　桂心　白芷各一两五钱

【用法】研为细末，每服三钱，空腹时热酒调下，食前、临卧再服（一作酒水各一盅，同煎至一盅，空腹时温服）。若血久不行，浓煎红花酒送下，孕妇忌服。

◆红秫散《普济方》

【主治】小便不通，上喘。

【功效】利水通溲。

【药物及用量】秫根（红色者）二两　萹蓄一两五钱　灯心一百茎

【用法】㕮咀，每服五钱，河水二盏，煎至七分，去滓，空心、食前热服。

◆红散《证治准绳》

【主治】丹毒及土虺咬伤。

【功效】行血解毒。

【药物及用量】茜草根八两

【用法】研为末，每服二钱，温酒调下。

◆红枣丸《验方新编》

【主治】杨梅结毒，疮毒满身，或服过轻粉及一切丹石隐药，致成结毒，穿顶穿鼻，溃烂不已，多年不愈者。

【功效】杀虫解毒。

【药物及用量】红枣三斤

【炮制】以杉木作柴煮之，煮熟剥皮去核，多取烧过杉柴枯灰磨细末，和枣肉捣匀为丸，如弹子大。

【用法】每日任意食之，不可间断。虽疮毒满周身，或服过轻粉及一切丹石隐药，致成结毒，穿顶穿鼻，溃烂不已，多年不愈者，服之大有奇效，愈后再有一二月断根。忌醋与辣椒及一切发物半年，外用蛤蟆散。

◆红枣散《验方新编》

【主治】喉风，烂喉痧。

【功效】消热宣壅，解毒利咽。

【药物及用量】红枣（去核烧枯）四两　明雄黄（勿经火）七钱五分　枯矾　犀牛黄　梅花冰片　铜绿（煅）　麝香各一分

【炮制】共研细末，收入瓷瓶，勿令出气。

【用法】以红纸卷管，吹入喉中，仰卧吹入，过夜即安。

◆红铅再造丹《外科正宗》

【主治】痈疽元气不足，软陷不起，或已发被风寒所侵，以致疮毒下陷，变为阴塌不痛，急宜服此；亦可转阴为阳，返出毒气，复肿为吉，诸证呕吐、怔忡、泻痢，屡药不愈，异症并效。

【功效】补虚托里解毒。

【药物及用量】红铅二钱　人参　白茯苓　山药各二两　辰砂　寒食面各七钱五分　枯矾　甘草（炙）各五钱　冰片六分　麝香八分　乳粉（用头生男乳，每盘内用一小盅，晒干，刮取收之）二钱

【炮制】各研粗细，方为一处共研极细，用白蜜二两，再同头生男乳一大杯，慢火重汤内用瓷碗顿蜜，至滴水不散为度，候稍温和入前药，软硬得宜，丸如龙眼核大，金箔为衣，瓷罐收贮，或以蜡固。

【用法】每服一丸，好热酒一杯化药，食远服，用厚棉帛覆暖患处，其热如蒸，疮必复起作痛，是其效也。

◆红铅散《普济方》

【主治】走马牙疳。

【功效】杀虫解毒。

【药物及用量】绿矾不拘多少

【炮制】入坩埚中，用炭火烧至赤倾出，好酒拌匀，再入锅煅。如此数次，至色红为度，研极细末，入麝香少许。

【用法】先以温浆水洗漱，用指蘸药涂

于患处。

◆**红绵散**《奇效良方》

【**主治**】小儿四时感冒寒风，偏身发热，或变蒸诸惊，胎惊，丹毒等热及急、慢惊风。

【**功效**】祛风，宣滞，散热，安神。

【**药物及用量**】人参二钱五分　天麻（洗）　僵蚕（炒）　麻黄（去节）　全蝎（去毒）各二钱　甘草（炙）　辰砂（另研细）各一钱五分

【**用法**】共研细末，入辰砂和匀，每服五分，清水半盏，煎数沸，入干胭脂少许，再煎一沸，不拘时温服。

◆**红绵散**《小儿卫生总微论方》

【**主治**】小儿风湿体热，头目不清。

【**功效**】祛风豁痰，清利头目。

【**药物及用量**】白僵蚕（炒）二两　生天麻一两　天星南（切薄片，油浸黄）二两　苏木节（另研）二两五钱

【**用法**】研为细末，每服一钱，清水一盅，加红绵少许，煎至六分温服。伤寒有表证发热者，每服加麻黄（去节研末）五厘；有里热，心烦口渴者，加滑石末五分。

◆**红绵散**《类证普济本事方》

【**主治**】小儿耳聋，脓出久不愈者。

【**功效**】收敛解毒，清热泻火。

【**药物及用量**】胭脂（煅存性，干油胭脂更佳，一作一钱，一作三钱）二字　白矾（煅枯）二钱

【**用法**】研为细末，先用棉杖子搅去脓水，另以柳杖子蘸药，掺入耳底自干，聤耳加麝香五厘（一作一分五厘）。

◆**红膏药**《证治准绳》

【**主治**】杖疮，臁疮。

【**功效**】解毒，和血，杀虫，止痛疗伤。

【**药物及用量**】黄丹（飞炒）二两　乳香　没药　儿茶　血竭　朱砂　樟脑　水银各一钱　麝香　片脑各一分　黄蜡　水牛油　猪油各一两

【**炮制**】研为末，先以黄蜡熔化，次入油和匀，候冷再入药末搅匀。

【**用法**】油纸摊贴，臁疮作隔纸膏贴之。

◆**红膏药**《疡医大全》

【**主治**】左瘫右痪，筋骨疼痛，漏肩风，跌打损伤。

【**功效**】和伤解毒，化瘀止痛。

【**药物及用量**】松香五个

【**炮制**】童便内浸三个月取晒干，如不能三个月，可将松香熔化，倾入童便内，取出又熔化，倾童便内，如此九次，再换水煮过用之。第一次用葱十斤，取汁三碗，入锅内将松香化开，入麻油四两，搅匀，倾入水盆内，以手扯拔取起；第二次用生姜十斤，取汁三碗，入锅内将松香化开，入麻油二两搅匀，倾入水盆内，以手扯拔取起；第三次用绿豆一升，煮汁三碗，入锅内，将松香化开，入麻油二两搅匀，倾入水盆内，以手扯拔取起；第四次用火酒一斤，入锅内将松香化开，入麻油二两搅匀，倾入盆内，以手扯拔取起；第五次用好醋一斤，入锅内，将松香化开，入麻油三两搅匀，倾入水盆内，用手扯拔取起；第六次用苍术、闹羊花、川乌、草乌、光乌、天南星、半夏各二两，水二十碗，煎汁五六碗，入锅内将松香化开，入麻油四两搅匀，倾入水盆内，以手扯拔取起；第七次复将松香入净锅内熔化，候各汁取干为度，然后下自煅矾红细末四两，搅匀成膏，收入钵中。

【**用法**】摊贴患处。

◆**红蓝花酒**《金匮要略》

【**主治**】妇人六十二种风及腹中血气刺痛。

【**功效**】行血止痛。

【**药物及用量**】红蓝花一两

【**用法**】酒一大升，煎减半，顿服一半，未止再服。

◆**红蓝花散**《幼幼新书》

【**主治**】小儿聤耳久不瘥。

【**功效**】解毒，和血，收脓。

【**药物及用量**】红蓝花（洗，焙干）　黄柏（锉）各一两　乌贼鱼骨　黄芩各五钱

雄黄（水磨细研）四钱　麝香一分（细研，一作五分）

【用法】以前四味捣罗为细末，后入雄黄、麝香和匀，以绵缠揾药，塞耳中，日换二次。

◆红蓝花散《圣济总录》

【主治】妊娠堕胎后，血不出，奔心闷绝，不识人。

【功效】活血祛瘀。

【药物及用量】红蓝花（微熬）　男子发（烧存性）　京墨（烧红）　血竭　蒲黄（隔纸炒）各等量

【用法】共为细末，每服二钱，童便小半盏调下。

◆红蓝花散甲《太平圣惠方》

【主治】妇人热劳，羸瘦，四肢少力，经脉不通。

【功效】活血，行滞，祛风，清热。

【药物及用量】红蓝花、当归　生干地黄　赤芍　鬼箭羽　虎杖　大腹皮　麦门冬（去心）　土瓜根　地骨皮　枳壳　甘草（炙微赤）各五钱　柴胡（去苗）一两五钱

【用法】共为粗散，每服四两，清水一中盏，加生姜五厘，煎至六分去滓，不拘时温服。

◆红蓝花散乙《太平圣惠方》

【主治】产后血瘕，积结为块，腹中疼痛，虚胀。

【功效】活血祛瘀散结。

【药物及用量】红蓝花半两　硇砂（细研）一分　桂心半两　菴蕳子半两　生干地黄半两

【用法】上五味，捣细罗为散，每日空腹，以热酒调下二钱，相次服至三服，必下恶物。瘥后如产妇将息，勿令劳动。

◆红蓝花散丙《太平圣惠方》

【主治】产后烦渴不止。

【功效】活血滋阴除烦。

【药物及用量】红蓝花一两　蓖麻子一两　瓜蒌根一两　生干地黄一两　甘草（炙微赤，锉）半两　菰根一两

【用法】上六味，捣筛为散，每服三钱，以水一中盏，入生姜半分，枣三枚，煎至六分，去滓，温服，不拘时。

◆红蓝花散丁《太平圣惠方》

【主治】产后月水不通，腹胁刺痛，面色萎黄，时发烦热，不思饮食。

【功效】活血破瘀。

【药物及用量】红蓝花半两　琥珀一两　川大黄（锉碎，微炒）一两　瞿麦半两　当归（锉，微炒）一两　桂心一两　延胡索三分　赤芍半两　姜黄半两　牛膝（去苗）半两　桃仁（汤浸，去皮尖、双仁，麸炒微黄）三分　蓬莪术半两

【用法】上一十二味，捣细罗为散，每食前服，以温酒调下一钱。

◆红蓝花散戊《太平圣惠方》

【主治】产后血晕，心闷，恶血水下。

【功效】活血祛瘀。

【药物及用量】红蓝花一两　当归（锉，微炒）一两　蒲黄一两　赤鲤鱼鳞（烧灰）一两　桂心一两　没药一两

【用法】上六味，捣细罗为散，不拘时，以温酒调下一钱。

◆红蓝花煎《太平圣惠方》

【主治】产后腹脏有恶血结滞，刺痛。

【功效】活血祛瘀散结。

【药物及用量】红蓝花半两　麒麟竭半两　硇砂（细研）一两　当归（锉，微炒）一两　赤鲤鱼鳞（烧灰）一两　青蛙（去肠肚，炙令焦）一枚　桂心一两

【用法】上七味，捣罗为末，先以醋五升，于石锅内煎令沸，入诸药末同熬如膏，取出，于瓷盒内盛，不拘时，以温酒调下一茶匙。

◆红蓝花饮子《太平圣惠方》

【主治】产后血气攻心，烦闷气欲绝，不识人。

【功效】疏肝活血，祛瘀止血。

【药物及用量】红蓝花半两　紫葛（锉）半两　赤芍（锉）半两　生地黄汁（后下）三合　童子小便三合（后下）　蒲黄半两

【用法】上六味，都以水一大盏，酒半盏，煎至八分，去滓，下地黄汁并小便，更煎三两沸，不拘时，分温三服。

◆**红轮散**《永类钤方》

【主治】小儿惊热夜啼，涎壅心躁，并治中暑昏冒。

【功效】清热泻火，镇惊化痰。

【药物及用量】牙硝　寒水石（煅）各二两　麝香半钱　脑子半钱　朱砂二两　甘草（炙）一两

【用法】上六味，为末，周岁儿一字，薄荷汤调下。

◆**红粉散**《烟霞圣效方》

【主治】斑疹痟疮入眼，忽生翳膜。

【功效】攻毒，杀虫，退翳。

【药物及用量】轻粉　干胭脂等量

【用法】上二味，研细，无分两，以粉红为度，每用一二锃头，用儿孩乳汁同盛在小蛤晡内，调匀，灌在耳中，侧卧。药尽，二三日一遍，其翳即退。

◆**红椒丸**《世医得效方》

【主治】虚劳喘嗽，眩晕。

【功效】理肺止咳平喘。

【药物及用量】灵砂（细研）一两　人参　木香各二钱半　大香附子（杵，净）大红椒（去合口并子，焙出汗）各半两

【用法】上五味为末，糕糊丸，如麻子大，每服二十丸，空心，橘皮汤下。

◆**红蜡丸**《圣济总录》

【主治】诸积泻痢及暴气泻。

【功效】攻毒，杀虫，除积。

【药物及用量】丹砂（研令极细）　粉霜　硫黄各一分（上三味同研，巴豆去皮，取半两，不破者，微用油炒热，汤洗去油，拭干）

【用法】上四味，同研如膏，熔黄蜡一两半，剂匀旋丸黍米大，米饮下二三丸。暴泻、水下、赤痢，甘草汤下；白痢，干姜汤下；赤白，甘草干姜汤下；妇人血气，红花酒下。

◆**红雪**《太平圣惠方》

【主治】热毒风壅，心神烦躁，头疼目赤。

【功效】清热祛风，除烦安神。

【药物及用量】川朴硝（去滓）五斤　川升麻三两　桑根白皮二两（锉）　犀角屑二两　羚羊角屑二两　朱砂二两（细研）　诃黎勒三十颗　槟榔二十枚　栀子仁三十颗　苏枋木六两

【用法】上一十味，细锉，以水一斗半，浸三宿，煎取五升，去滓，下朴硝又煎，以柳木篦搅，勿住手，候稍稠即歇火，入朱砂，更搅令匀，入于新瓷盆内，候冷，即成红雪。每服含化一枣大，咽津；或为散，每服以温水调下一钱。

◆**贞元散**《证治准绳》

【主治】小儿遍身生疮，头颈脓窠旋绕，手足关节如蛇皮缠裹，寒热不时，喷嚏不止，未愈而痘随出。

【功效】益气健脾，养血祛瘀。

【药物及用量】甘草　桔梗　人参　白芍　黄芪　茯苓　木通　红花　白术　生地黄　白芷　升麻　陈皮　天花粉各等量

【用法】加灯心十茎，清水煎服。

◆**军中一捻金散**《永类钤方》

【主治】金疮出血。

【功效】收敛，和伤，止血。

【药物及用量】金樱叶　嫩苎叶各二两　桑叶一两

【用法】捣烂敷之，或阴干研末敷，用帛缚上，血止口合，以五月五日或闭口收药良。

◆**军门一笑膏**《邵秘方》

【主治】寒湿诸风疼痛，贴骨痈疽。

【功效】祛风湿，散邪毒，止痹痛。

【药物及用量】白芷　川萆薢　防风　罂粟壳　甘草　川羌活　山柰　独活　藁本　高良姜　官桂　大茴香　秦艽　小茴香　麻黄　威灵仙　川椒各二两　附子　草乌　天南星　干姜　穿山甲　大黄　闹羊花（火酒拌炒）　半夏各四两　老葱　老姜各二斤

【炮制】用麻油三斤，桐油八两，入药浸药熬枯，去滓，复入净锅内，熬至滴水成珠；入制松香四斤、土硫黄、密陀僧各

一斤（研细）收之。膏成冷定，再下广木香五钱、乳香（去油）、没药（去油）各三钱，研细搅匀，再下潮脑一两、麝香三钱，和匀收贮。

【用法】摊贴患处。

◆**军门立效散**《疡医大全》

【主治】乳痞。

【功效】温通，宣滞，解毒，消痞。

【药物及用量】甘草节（半寸长）九段　川椒三十粒　天花五钱　皂角刺三钱

【用法】酒水同煎，临卧服入乳香末（去油）一钱冲服。

◆**阴旦汤**《千金方》

【主治】肢节疼痛，内寒外热，冬温中挟寒食。

【功效】调荣卫，和脾胃。

【药物及用量】桂枝汤加黄芩一钱五分　干姜五分

【用法】与桂枝汤同。

◆**阴毒内消散**《鸡鸣录》

【主治】背疽，脑疽，乳疽，瘰疬，寒湿流注，鹤膝风等。不肿高，不焮痛，不发热，不作脓及一切皮色不变，漫肿无头诸阴毒。

【功效】宣壅，拔毒，杀虫。

【药物及用量】麝香　牙皂　高良姜　乳香（去油）　没药（去油）各二钱　轻粉　硫黄　川乌头　穿山甲（切片）　阿魏（瓦上炒去油）各三钱　丁香　肉桂　白胡椒各一钱　樟冰四钱

【炮制】研极细末和匀，瓷瓶收贮，勿令泄气。

【用法】每用少许，掺膏上贴之，初起即消，已成即溃，已破者勿掺，疔毒癣疮及孕妇忌用。

◆**阴疽无价活命仙丹**《外科正宗》

【主治】落头疽，耳后锐毒，痄腮，骨槽风，阴对口，阴发背，乳岩，恶核，石疽，失荣，鹤膝风，鱼口，便毒，瘰疬，流注，一切阴疽。

【功效】通滞，拔毒，杀虫。

【药物及用量】麝香一钱　火硝　白矾　黄丹各三钱　胡椒一两

【炮制】共研细末，熟蜜和为二丸。

【用法】每用一丸，病在左放左手心中，病在右放右手心中，病在中男左女右，病在腰以下放脚心中，仍分左右紧紧握住，用布带将手指捆拢，不紧不松，免使药丸移动。捆至六时久，将丸埋入土中（不可使鸡犬误食，食则必死），再换一丸，照前捆好，日夜不断。轻者一二丸，重者数丸，立效，忌食鸡、鹅、鱼、虾发物。已愈不忌，唯房事宜谨戒半年，孕妇忌用。

◆**阴病开关散**《永类钤方》

【主治】骨蒸劳热阴病，大便溏泄，小便白浊及多饮食不化，胃逆口恶，虽有热，痰唾白色。

【功效】和血行滞，壮气杀虫。

【药物及用量】当归　赤芍　肉桂　白芷　甘草（炙）各五钱　木香二钱　枳壳（制）三钱　天南星一钱（去皮，姜汁浸一宿，焙）

【用法】㕮咀，每服三钱，加生姜三片，煎至七分，入无灰酒、童便各三分盏，又煎至七分，温服，先服此方及起胃散，一二日后不问退否，兼服玉龙膏。

◆**阴阳丸**《永类钤方》

【主治】伏热吐泻，并诸般吐逆不定。

【功效】补火助阳，止泻止呕。

【药物及用量】硫黄半两　水银一钱

【用法】上二味，同研无星，如墨煤色，姜汁糊丸小豆大，三岁三丸，冷水下。

◆**阴阳二气丹**《外科正宗》

【主治】脱疽。

【功效】解毒清热。

【药物及用量】天门冬　麦门冬（均去心捣膏）　玄参（汤泡，去粗皮，捣膏）　五味子（炒）　人中白（小儿溺者，生用）　黄柏各一两　生甘草　泽泻　枯白矾　青黛各三钱　冰片一钱

【炮制】研为细末，同天门冬等膏加炼蜜少许，再捣千余下，转硬得中，丸如梧桐子大，朱砂（水飞）三钱为衣。

【用法】每服六十丸，空腹时童便、人

乳汁各一酒盅送下，安睡一时。

◆阴阳至圣丹《石室秘录》

【主治】膏粱之客，失志之人，心肾不变，阴阳俱耗，又加忧愁抑郁，拂思怒号，其气不散，结成阴证痈疽。

【功效】和血散滞，拔毒杀虫。

【药物及用量】人参　广三七　儿茶（水飞去砂）　川倍子各一两　血竭（透明者）五钱　藤黄　乳香（去油）各三钱　轻粉　冰片各一钱　川贝母（去心）二钱

【用法】共研至无声为度，阳疮每用二钱，阴疮每用五钱，掺于患处。其余疮毒不消二次，阴疽不消三次，痊愈。

◆阴阳至圣膏《石室秘录》

【主治】膏粱之客，失志之人，心肾不变，阴阳俱耗，又加忧愁抑郁，拂思呼号，其气不散，结成阴证痈疽。

【功效】活血清热，消滞解毒。

【药物及用量】金银花一斤　人参　茜草根各五钱　生地黄八两　牡丹皮　生膝　生甘草　荆芥各一两　玄参五两　当归　麦门冬　黄芪各三两　川芎二两

【炮制】用麻油五斤，煎数沸，将渣滤净，再熬至滴水成珠，入广木香、没药、乳香、血竭各一两，象皮五钱，麝香一钱，黄丹二斤（水飞去砂，炒）各研细，先下黄丹，再下细药，入油中少煎搅匀，瓷罐收贮。

【用法】发背每用膏一两，摊一张贴之，其余量疮大小用之。

◆阴阳攻积丸《乔三余方》

【主治】寒热诸积及膨胀。

【功效】祛寒热，消坚结。

【药物及用量】吴茱萸　干姜（炮）　官桂　川乌（炮）　黄连（姜汁拌炒）　半夏（姜制）　茯苓　延胡索　人参各一两　沉香（另研）　琥珀（另研）各五钱　巴豆霜（另研）一钱（一方有橘红、槟榔、厚朴、枳实、菖蒲、桔梗）

【炮制】研为末，皂角四两，煎汁糊丸，如绿豆大。

【用法】每服八分，加至一钱五分，姜汤送下，与脾胃药间服。

◆汤泡散《太平惠民和剂局方》

【主治】肝经不足，受客热风壅上攻，眼目赤涩，睛疼睑烂，怕日羞明，夜卧多泪，时行暴赤，两太阳穴疼，头旋昏眩，视物不明，渐生翳膜。

【功效】凉血疏风。

【药物及用量】赤芍　当归　黄连各等量（一方加荆芥）

【用法】研为末，每用二钱，汤炖调热洗，一日三五次。

◆汤泡散《世医得效方》

【主治】肝虚风热攻眼，赤肿羞明，渐生翳膜。

【功效】祛风，清热，凉血。

【药物及用量】杏仁　防风　黄连（去须）　赤芍　当归尾各五钱　铜青二钱　薄荷叶三钱

【用法】锉散每用二钱，极沸汤泡，乘热先熏后洗，冷则再暖用，一日二三次，或入白盐少许，闭目熏洗。

◆芒硝汤《千金方》

【主治】月经不通，心腹绞痛欲死。

【功效】化瘀活血通经。

【药物及用量】当归　大黄　芍药各三两　吴茱萸　干地黄　干姜　芎䓖　虻虫　水蛭各二两　细辛　甘草　桂心各一两　栀子十四枚　桃仁一升

【用法】上一十四味，㕮咀，以水一斗五升，煮取五升，分为五服。一本有牛膝、麻子仁各三两。

◆芒硝饮《圣济总录》

【主治】半产后，恶露不尽，气攻疼痛，血下成块，结筑脐腹。

【功效】养血活血。

【药物及用量】芒硝　蒲黄　芎䓖　肉桂（去粗皮）　鬼箭羽各半两　生干地黄（焙）一两　桃仁（去皮尖、双仁，炒）半两

【用法】上七味，粗捣筛，每服三钱匕，水一盏。煎至七分，去滓，温服，不拘时。

◆厌气散《御药院方》

【主治】气上及短气，少气，噎闷。

【功效】补中行气。

【药物及用量】人参（去芦头）　白茯苓（去皮）　藿香（去土）　陈皮（去白）　木香　甘草（炙）　附子（炮）　枳壳（麸炒）各等量

【用法】上八味，为细末，每服三钱，水一大盏，紫苏、木瓜各少许，入银石器内，煎至七分，再入重汤内煎五七沸，去滓，不拘时。

◆饧煎《寿亲养老书》

【主治】食治老人上气咳嗽烦热，干燥不能食。

【功效】清热止咳，降气平喘。

【药物及用量】寒食饧四两　干地黄（生者，汁一升）　白蜜二合

【用法】上三味，相和，微火煎之令稠，即空心，每日含半匙，细咽汁，食后亦服，除热最效。

七　画

◆住痛解毒丸《证治准绳》

【主治】目痛。

【功效】疏肝血，通经络，清热止痛。

【药物及用量】川芎　荆芥　朴硝　白芷　石膏　菊花各一两　硼砂五两　没药五钱　麝香少许

【炮制】共研细末，米糊为丸，如梧桐子大。

【用法】每服三五十丸，温汤送下。

◆佐脾丸《丹溪心法》

【主治】积聚。

【功效】燥湿下气。

【药物及用量】山楂肉三两　莱菔子　连翘　陈皮各五钱　赤茯苓　半夏各二钱

【炮制】共研细末，粥饮为丸，如梧桐子大。

【用法】每服三五十丸，熟汤送下。

◆何氏济生方

【主治】牙疳。

【功效】清积热，祛风毒。

【药物及用量】白硼砂五钱　蒲黄　青黛　黄柏　人中白（煅）　马屁勃　儿茶各一钱　白僵蚕五分　甘草节八分　麝香　冰片各少许

【用法】合研如尘，凡走马牙疳，齿落喉烂，臭不可近者，水漱净，吹数次即愈。

◆何首乌丸《世医得效方》

【主治】肺风，面赤，鼻赤。

【功效】清热，散风，补虚。

【药物及用量】何首乌一两五钱　防风　黑豆（去皮）　荆芥穗　地骨皮（洗）各一两　桑白皮　天仙藤　苦参　赤土各五钱（一方有藁本一两）

【炮制】研为细末，炼蜜和丸，如梧桐子大。

【用法】每服三四十丸，食后茶清送下。

【注】赤土即代赭石。

◆何首乌丸《疡医大全》

【主治】脓窠疮。

【功效】祛风通络，解毒。

【药物及用量】何首乌四两　荆芥　威灵仙　防风　蔓荆子（炒）　车前子（炒）　甘草（炙）各二两

【炮制】研细，水泛为丸，如梧桐子大。

【用法】每服一钱五分，早、晚淡酒送下。

◆何首乌酒《医宗金鉴》

【主治】大麻风，稍露虚象者。

【功效】祛邪毒，通经络，补虚。

【药物及用量】何首乌四两　当归身　当归尾　穿山甲（炙）　生地黄　熟地黄　蛤蟆各一两　侧柏叶　松针　五加皮　川乌（汤泡，去皮）　草乌（汤泡，去皮）各

四钱

【用法】将药入夏布袋内，扎口，用黄酒二十斤。同药袋入罐内封固，重汤煮三炷香，埋窨七日，开罐口取酒，时饮之，令醺醺然，作汗避风。

◆**何首乌散**《太平惠民和剂局方》

【主治】白癜风，疠风，疥癣，皮肤诸病。

【功效】祛风解毒。

【药物及用量】何首乌　荆芥子　石菖蒲　荆芥穗　甘菊花　枸杞子　苦参（去芦）　威灵仙各五钱

【用法】研为细末，每服三五钱，食后温酒或茶清蜜汤调下，每日二次。

◆**何首乌散**《卫生宝鉴》

【主治】脾肺风毒攻冲，延成癣疮，甚至肩背拘急，手足粗裂，肌肉顽痹及紫癜、顽麻等。

【功效】祛风解毒。

【药物及用量】何首乌　荆芥穗　蔓荆子　威灵仙　甘草（炙）　防风　蚵蚾草各等量

【用法】捣罗为末，每服一钱，食后温酒或沸汤调下。

◆**何首乌散**甲《太平圣惠方》

【主治】大风癞恶疾。

【功效】祛风活血。

【药物及用量】何首乌（白米泔浸七日，夏月逐日换水，用竹刀刮令碎，九蒸九晒）二斤　胡麻子（九蒸九晒）四两

【用法】研为细末，每服二钱，食前温酒或荆芥、薄荷汤或茶调下。

◆**何首乌散**乙《太平圣惠方》

【主治】妇人血风，身体骨节疼痛，或手足麻痹，腰胯沉重，牵拽不遂者。

【功效】祛风除湿，活血止痛。

【药物及用量】何首乌三分　羌活三分　威灵仙一两　当归（锉，微炒）三分　羚羊角屑三分　防风（去芦头）半两　赤箭三分　附子（炮裂，去皮、脐）三分　桂心三分　赤芍三分　芎䓖三分　牛膝（去苗）一两

【用法】上一十二味，捣细罗为散，每服不拘时，以豆淋酒调下二钱。

◆**何首乌散**丙《太平圣惠方》

【主治】妇人血风，皮肤瘙痒，心神烦闷及血风游走不定。

【功效】疏肝，理气，通络。

【药物及用量】何首乌　防风　白蒺藜　枳壳　天麻　僵蚕　胡麻　茺蔚子　蔓荆子各等量

【用法】研为细末，每服二钱，不拘时，茵陈煎汤调下。

◆**何首乌散**《世医得效方》

【主治】肌肉顽麻，紫癜，白癜风。

【功效】祛风活血通络。

【药物及用量】荆芥穗　蔓荆子（去皮）　蚵蚾草（去土）　威灵仙（洗）　何首乌　防风（去芦）　甘草（炙）各等量

【用法】上七味，为末，每服二钱，食后温酒调下。

◆**何首乌散**《证治准绳》

【主治】打折筋骨，初时便宜服此药。

【功效】顺气，疏风，活血，定痛。

【药物及用量】何首乌　当归　赤芍　白芷　乌药　枳壳　防风　甘草　川芎　陈皮　香附　紫苏　羌活　独活　肉桂

【用法】加薄荷、生地黄清水煎，入酒和服，疼痛甚者加乳香、没药。

◆**何首乌散**《张氏医通》

【主治】疟疾积滞去后，寒热不止，至夜尤甚。

【功效】行气，和中。

【药物及用量】生何首乌（碎）五钱　青皮　陈皮　甘草（炙）各一钱　生姜七片　大枣（劈）三枚

【用法】清水煎，露一宿，清晨热服，多汗而渴，加知母、乌梅。虚人腹痛，加人参、厚朴、木香。

◆**何首乌汤**《医宗大全》

【主治】湿热风毒，遍身脓窠，黄水淋沥，肌肉破烂。

【功效】清热解毒，燥湿杀虫。

【药物及用量】何首乌　防风　金银花　荆芥　苍术　白鲜皮　甘草　苦参　连翘

木通

【用法】加灯心，清水煎服，或为细末，水泛为丸，每服三钱，淡酒送下。溏泄，加泽泻；夏热，加栀子、黄芩；痒，加白蒺藜；脾胃弱，去苦参，加赤茯苓。

◆**何号周天散**《普济方》

【主治】小儿疮疹黑陷，项强目直视，腹胀喘急发搐及一切恶候。

【功效】祛风解毒。

【药物及用量】蝉蜕（净）五钱　地龙（去土）一两

【用法】研为末，量儿大小，煎乳香汤调下，三四服疮起乃效。

◆**佛手散**《太平圣惠方》

【主治】室女心腹满痛，经脉不调，妇人胎前产后诸疾，胎动下血，横生倒产，子死腹中，产后崩中血晕，金疮亡血昏冒。

【功效】疏肝，补血，活血行气。

【药物及用量】川芎二两　当归（去芦酒拌）三两

【用法】研为末，每服二钱，清水一杯，黄酒二分，煎至七分温服，口噤灌之，或炒研为末，红酒调下。未产前宜先安排此药，产后速服，借涤恶露，三日内每日二服，三日外一服。

◆**佛手散**甲《妇人大全良方》

【主治】产前产后腹痛体热，头疼及诸疾。

【功效】养血活血止痛。

【药物及用量】川芎二两　川当归三两

【用法】上二味为细末，每服二钱，水一盏，酒二分，煎七分，温服。一方为粗末，每服四钱，水七分，酒三分，同煎至七分，热服。

◆**佛手散**乙《妇人大全良方》

【主治】产后血虚劳倦，盗汗，多困少力，咳嗽有痰。

【功效】养血益气，清肺化痰止咳。

【药物及用量】当归　川芎　黄芪各一两　北柴胡　前胡各一分

【用法】上五味，㕮咀，每服三钱，水一大盏，桃柳枝各三寸，枣子、乌梅各一枚，姜三片，煎至六分，去滓，温服。如有痰，去乌梅。

◆**兑金丸**《直指小儿方》

【主治】小儿五疳。

【功效】祛积，杀虫。

【药物及用量】大黄（锦纹者）　胆星（陈久者）　胡黄连　川连　白牵牛　黑牵牛　石膏（煅）　雄黄　滑石（飞）

【炮制】共研细末，水泛丸，如萝卜子，五色为衣。

【用法】每岁一丸，按岁加增，熟汤送下，病愈即止，不可多服。忌食鱼腥、油腻、生冷面豆等物。

◆**冷水金丹**《疡医大全》

【主治】肿毒恶疮，痰痞老痰，反胃噎食及伤寒。

【功效】蠲痰活络。

【药物及用量】海浮石　飞罗面各三两　乳香（去油）　没药（去油）　牛蒡子各一两　冰片　麝香各一钱　用蟾酥三钱七分五厘

【炮制】酒浸化为丸，如绿豆大，辰砂（飞过）五钱为衣。

【用法】轻者，每服一丸，重者，三丸，牙痛，只用一丸，均冷水送下，忌食鸡、鱼、小米一日，戒怒郁忧闷，气恼，费心力。

◆**冷香饮子**《杨氏家藏方》

【主治】伏暑中暑，内伤夹暑，霍乱呕吐，腹痛泻痢，厥逆烦躁，引饮无度。

【功效】温中化湿，止泻。

【药物及用量】生附子　草果　橘红　甘草（炙）各一钱　生姜五片

【用法】清水煎冷服。

◆**冷哮丸**《全生集方》

【主治】痰饮经寒即发，哮喘气急，不能平卧。

【功效】祛寒豁痰。

【药物及用量】江西白豆豉一两　白砒一钱

【炮制】研为末，饭三钱研烂，入末为丸，如莱菔子。

【用法】每服三四丸或二三丸，冷茶送下，童子服可除根。

◆**冷哮丸**《证治宝鉴》

【主治】背受寒气，遇冷而发喘嗽，顽痰结聚，胸膈痞满，倚息不得卧。

【功效】发表，散寒，祛痰。

【药物及用量】麻黄（炮） 生川乌 细辛 蜀椒 生白矾 牙皂（去皮弦、子酥炙） 半夏曲 陈胆星 杏仁（去双仁者，连皮尖用） 生甘草各一两 紫菀茸 款冬花各二两

【炮制】研为细末，姜汁调神曲末打糊为丸，如梧桐子大。

【用法】每遇发时，临卧生姜汤服二钱，羸者一钱，更以三建膏贴肺俞穴中。服后时吐顽痰，胸膈自宽，服此数日后，以补脾肺药调之，俟复发再服。

◆**别离散**《医心方》

【主治】男女风邪，男梦见女，女梦见男，悲愁忧恚，怒喜无常，或半年或数月日复发者。

【功效】通阳化滞，健胃安神。

【药物及用量】杨上寄生 白术各一两 桂心 茵陈 天雄（炮，去皮、脐） 蓟根 菖蒲（九节者） 细辛 附子（炮，去皮、脐） 干姜（炮）各五钱

【用法】研为细末，每服一钱，食前温酒调下。

◆**别离散**《太平圣惠方》

【主治】妇人风虚，与鬼交通，悲思喜怒，心神不定。

【功效】散寒祛风，宁神定志。

【药物及用量】杨柳上寄生一两 白术一两 桂心半两 茵芋半两 天雄（炮裂，去皮、脐）半两 蓟根半两 菖蒲（九节者）半两 细辛半两 附子（炮裂，去皮、脐）半两 干姜（炮裂，锉）半两

【用法】上一十味，捣细罗为散，每服食前服，以温酒调下一钱。

◆**利火汤**《傅青主女科》

【主治】妇人胃火太旺，与命门、膀胱、三焦之火合而熬煎，带下色黑，甚则如黑豆汁，其气亦腥，腹中疼痛，小便时如刀刺，阴门发肿，面色发红，日久黄瘦，饮食兼人，口中热渴，饮以凉水，少觉宽快。

【功效】清湿热，理下焦。

【药物及用量】黄连 栀子（炒） 刘寄奴 大黄 王不留行 茯苓 车前子（酒炒）各三钱 石膏（煅） 白术（土炒）各五钱 知母二钱

【用法】清水煎服，一剂小便疼止而通利，二剂黑带变为白，三剂白亦少减，再三剂可痊愈。

◆**利金汤**《张氏医通》

【主治】肺燥涩不利而咳。

【功效】祛痰润燥。

【药物及用量】桔梗汤第一方加贝母、橘红、枳壳、茯苓、生姜、白蜜。

【用法】与桔梗汤同。

◆**利咽解毒汤**《痘疹传心录》

【主治】小儿痘疹，咽喉疼痛。

【功效】消热毒，利咽喉。

【药物及用量】山豆根 麦门冬各一钱 牛蒡子（炒） 玄参 桔梗各七分 甘草二分 防风五分 绿豆四十九粒

【用法】清水煎服。

◆**利气泄火汤**《傅青主女科》

【主治】妊娠多怒堕胎。

【功效】养血顺气，清热安胎。

【药物及用量】人参三钱 白术一两（土炒） 甘草一钱 熟地黄（九蒸）五钱 当归（酒洗）三钱 白芍（酒炒）五钱 芡实（炒）三钱 黄芩（酒炒）二钱

【用法】清水煎服，六七剂胎固。

◆**利气散**《朱氏集验方》

【主治】老人小便秘涩不通。

【功效】补肺气。

【药物及用量】绵黄芪（去芦） 陈皮（去白） 甘草各等量

【用法】锉散，每服三钱，清水一盏煎服，自然流通。

◆**利痰丸**《证治准绳》

【主治】痰饮及风痰壅塞。

【功效】逐水湿，祛风痰。

【药物及用量】天南星　皂角　石膏　牵牛子末　芫花各二两（一方加青盐五钱），巴豆少许　青礞石（煅如金色五钱）

【炮制】研为细末，生姜汁煮米糊和丸，如梧桐子大。

【用法】每服一二十丸，姜汤送下，量虚实加减，有寒者不宜用。

◆**利痰丸**《直指小儿方》

【主治】诸风、诸痫痰热。

【功效】祛风痰。

【药物及用量】圆白半夏（生）

【用法】上一味，为末，旋入姜汁，略拌松，次以香润五灵脂研细，全蝎焙，为末，各一钱，牛黄凉膈丸二钱，夹和，研揉得所，丸如麻子大，每服四五丸，薄荷生姜泡汤送下，随大小增减用。

◆**利疯丹**《疡医大全》

【主治】蛇皮疯，鳞癞疯，截毛疯。

【功效】发邪毒。

【药物及用量】番木鳖一味

【用法】刀刮去皮毛，入麻油内煎至焦黄色为度，取出为末。

◆**利膈丸**《普济方》

【主治】三焦不顺，胸膈壅塞，头眩目昏，涕唾痰涎，精神不爽。

【功效】下痰涎。

【药物及用量】牵牛（半生半熟）四两　皂角（不蛀者，涂酥炙）二两

【炮制】研为细末，生姜自然汁煮米糊和丸，如梧桐子大。

【用法】每服二十丸，临卧时荆芥汤送下。

◆**利膈丸**《医学发明》

【主治】胸中不利，痰嗽喘促，脾胃壅滞。

【功效】行气下积。

【药物及用量】木香　槟榔各七钱五分　大黄　厚朴各二两　人参　当归　藿香　甘草　枳实各一两

【炮制】研为细末，水泛丸，如梧桐子大。

【用法】每服二三钱，熟汤送下。

◆**利膈散**《太平圣惠方》

【主治】胸痹，喘急不通。

【功效】行气化痰，通痹止痛。

【药物及用量】人参（去芦）　赤茯苓　前胡各一两　干姜（炮）　桂心　甘草（炙）各五钱　陈皮（去白，焙）　诃黎勒（去核）　白术各七钱五分

【用法】㕮咀，每服五钱，清水一大盏，加生姜三片，煎至五分，去滓，不拘时频频温服。

◆**利膈汤**《类证普济本事方》

【主治】虚烦上盛，脾肺积热，咽喉生疮。

【功效】疏风清热。

【药物及用量】鸡苏叶　荆芥穗　防风　桔梗　人参　牛蒡子（隔纸炒）　甘草各一两

【用法】研为细末，每服一钱，沸汤点下，或清水煎，不拘时缓缓服。如咽痛口疮甚而多痰声者，加僵蚕一两；壮热脉实，去人参，加黑参、犀角、山豆根。

◆**利积丸**《赤水玄珠》

【主治】积滞内阻，下痢赤白，腹满胀痛里急，上渴引饮，小便赤涩。

【功效】清热消积。

【药物及用量】黄连四两　天水散八两　当归二两　萝卜子（炒）　巴豆（去油同黄连炒）　乳香各一两

【炮制】研为细末，醋煮米糊和丸，如梧桐子大。

【用法】弱者每服十五丸，实者二十五丸，熟汤送下。

◆**利惊丸**《小儿药证直诀》

【主治】小儿急惊风。

【功效】祛痰开壅，清热开窍。

【药物及用量】轻粉　青黛各一钱　黑牵牛子末（微炒，一作三钱）五钱　天竺黄二钱（一作一钱）

【炮制】研为细末，水煮米糊或炼蜜和丸，如小豆大。

【用法】一岁儿每服一丸，薄荷汤化下。

◆**利惊丸**《玉机微义》

【主治】小儿风热丹毒，急慢哑惊。

【功效】导痰，行滞。

【药物及用量】化金丸第一方去郁金，加脑子五分　白头蚯蚓（刀截断其首尾，两头齐跳者用之，去土，用二钱）一条

【用法】与比金丸同。

◆**利胆汤**《急腹症方药新解》

【主治】胆道蛔虫病恢复期。

【功效】疏肝利胆，清热解毒，排石止痛。

【药物及用量】柴胡五钱　茵陈五钱　郁金五钱　黄芩五钱　双花一两　大青叶一两　白芍五钱　木香四钱　金钱草一两　大黄（后下）五钱　芒硝（冲服）三钱

【用法】每日一剂，水煎，去滓，温服。

◆**助仙丹**《傅青主女科》

【主治】妇人气血不亏，经水数月一行。

【功效】健脾益肾，解郁清痰。

【药物及用量】白茯苓　陈皮各五钱　白术（土炒）　白芍（酒炒）　山药（炒）各三钱　菟丝子（酒炒）二钱　杜仲（炒黑）　甘草各一钱

【用法】河水煎服，四剂可愈。

◆**助胃膏**《奇效良方》

【主治】小儿胃寒吐泻，乳食不化，不思乳食，脾胃虚弱。

【功效】温中，健胃，扶脾，化湿。

【药物及用量】人参　白术　白茯苓　甘草（炙）　丁香各五钱　缩砂仁四十个　木香三钱　白豆蔻十四个　干山药一两　肉豆蔻四两（煨）

【炮制】研为末，炼蜜和丸，如芡实大。

【用法】每服十丸，米饮化下。

◆**助胃膏**《太平惠民和剂局方》

【主治】小儿胃气虚弱，乳食不进，腹胁胀满，肠鸣泄泻，哯乳便青，或时夜啼，胎寒腹痛。

【功效】健脾开胃，进食止泻。

【药物及用量】橘红（去白净）　山药各四两　甘草（炙）　缩砂仁　白茯苓（去心）　白术　藿香（用叶）　官桂（去粗皮）各二两　肉豆蔻（煨）　人参　木香　丁香　白豆蔻仁各一两

【用法】上一十二味，为细末，炼蜜和成膏，每服如鸡头实大一丸，量儿大小加减，米饮化下，不拘时。

◆**助气丸**《圣济总录》

【主治】动气痞结，久而不去，牵动腹胁，蕴蕴而痛，饮食多伤。

【功效】调中理气，消积行滞。

【药物及用量】三棱（湿纸包煨，切片）　蓬莪术（湿纸包煨，切片）各二斤　青皮（去白）　陈皮（去白）　白术各十五两　枳壳（去瓤麸炒）　槟榔　木香各十两

【炮制】共研细末，米糊为丸，如梧桐子大。

【用法】每服五十丸，熟汤送下。

◆**助气补漏汤**《傅青主女科》

【主治】气虚不能摄血，妊娠胎漏。

【功效】补气泻火。

【药物及用量】人参一两　白芍（酒炒）五钱　黄芩（酒炒）　生地（酒炒）各三钱　续断二钱　益母草各一钱

【用法】清水煎服，二剂愈。

◆**助阳丹**《赤水玄珠》

【主治】妇人痘疮痒塌不起，根窠不红。

【功效】补气血，托痘疮。

【药物及用量】黄芪（酒炒）　人参　白芍（酒炒）　川芎　当归各一钱　甘草三分　红花五分　陈皮八分　官桂二分

【用法】加生姜、大枣，清水煎服。

◆**助阳加血补气汤**《脾胃论》

【主治】眼发后上热壅，白睛红，多眵泪，无疼痛，而隐涩难开，此服苦寒药为过，而真气不能通九窍也，故眼昏花不明。

【功效】助阳补气和血。

【药物及用量】生黄芪一钱　蔓荆子　白芷各二钱　防风　升麻各七分　柴胡　甘

草（炙）　当归身（酒洗）各五分（一方加赤芍七分）

【用法】清水一盅，煎至五分，去滓，稍热服，有热者兼服黄连羊肝丸。

◆**助阳消毒汤**《辨证录》

【主治】元气大虚，夏月生背痈，疮口不起，脉大而无力，发热作渴，自汗盗汗，用参、芪大补之剂，益加手足逆冷，大便不实，喘促呕吐。

【功效】补气托毒。

【药物及用量】人参八两　黄芪一斤　当归　白术各四两　陈皮一两　附子五钱

【用法】清水煎膏，分二次服，诸证退，服数剂。疮起而溃，乃减半，又服数剂而愈。

◆**助阳散**《济阳纲目》

【主治】急阴冷。

【功效】壮阳道。

【药物及用量】干姜　牡蛎各一两

【用法】为末，火酒调稠，搽手上，用双手揉外肾，妇人揉两乳。

◆**助阳和血补气汤**《兰室秘藏》

【主治】眼发后，上热壅，白睛红，多眵泪，无疼痛而隐涩难开，此服苦寒药太过，而真气不能通九窍也。

【功效】补气和血。

【药物及用量】香白芷二分　蔓荆子三分　炙甘草　当归身（酒洗）　柴胡以上各五分　升麻　防风以上各七分　黄芪一钱

【用法】上八味，㕮咀，都作一服，水一盏半，煎至一盏，去粗，热服，临卧。避风处睡，忌风寒及食冷物。

◆**助浆丸**《证治准绳》

【主治】痘疮七八日，浆稀不来者。

【功效】补气，温阳。

【药物及用量】黄芪（蜜炙）三两　白芍（酒炒）　当归（酒洗）各一两五钱　鹿茸（鲜润色如琥珀，作鹿角胶香者，乳炙）　紫河车（酒洗，去红筋，炙干）　白术（煨）　人参各一两

【炮制】共研细末，炼蜜为丸，如芡实大。

【用法】每服一二丸，炒糯米煎汤化下。

◆**助孕汤**《临证医案》

【主治】妇人月经不调，久不怀孕者。

【功效】调经助孕。

【药物及用量】月季花二钱　玫瑰花二钱　丹参五钱　当归三钱　生地三钱　白芍三钱　柴胡二钱　香附三钱　苏梗二钱　桔梗二钱　仙灵脾三钱　鹿衔草三钱

【用法】水煎，去滓，温服。

◆**劫风膏**《证治准绳》

【主治】小儿急慢惊搐，脐风撮口，牙关紧闭，痰涎壅盛，咽喉肿痛。

【功效】祛痰通滞。

【药物及用量】威灵仙（去芦锉焙干）一两五钱

【炮制】研为细末，加皂荚三两（去皮弦），捶损，挪温水一盅绢滤过，入银器或瓦器内。慢火熬若稀糊，入醇醋五钱，再熬三五沸，去火候冷，入药末乳钵内杵匀为丸，如芡实大。

【用法】先用盐梅肉擦牙根，次以一丸或二丸，渐汤浓稠，抹入左右牙关即开，续服他药。风痰壅盛者，淡生姜汤调下，少与含咽，咽喉肿痛者，温茶清或薄荷调下。

◆**劫劳散**《太平惠民和剂局方》

【主治】痨病咳嗽，或无痰，或有痰，或痰带血丝，寒热，盗汗，羸倦，食少，心神不安及室女经闭。

【功效】补肺，养血，祛痰。

【药物及用量】白芍六两　人参（去芦）　甘草（炙）　绵黄芪（蜜炙，一作四两）　当归（去芦，酒洗）　熟地黄（洗净，焙干）　五味子　半夏　阿胶（炒）各二两（一方无五味子、半夏，有紫菀，一方加白茯苓二两，一方加麦门冬）

【用法】研为末，每服三四钱，清水二盏，加生姜三片（一作二片，一作七片，一作十二片），大枣二枚（一作三枚），煎至八分，食前空腹时温服，一日三次。

◆**劫劳汤**《沈氏尊生书》

【主治】负重成劳。

【功效】补气，益肺，养血。

【药物及用量】人参　黄芪　当归　白芍　熟地　甘草（炙）　阿胶　紫菀　姜黄

【用法】清水煎服。

◆**劫嗽丸**《沈氏尊生书》

【主治】久嗽失气。

【功效】敛大肠。

【药物及用量】诃子、百药煎荆芥。

【炮制】共研细末，炼蜜为丸，如梧桐子大。

【用法】每用数丸，口含化下。

◆**君朴丸**《证治准绳》

【主治】小儿诸疳，小便白浊，久则黄瘦，不长肌肉。

【功效】和胃气，清虫热。

【药物及用量】使君子（煨，去壳）　厚朴（制）　黄连各一两　木香二钱

【炮制】研为末，蒸饼糊丸，如梧桐子大。

【用法】每服一二十丸，米汤送下。

◆**君苓汤**《叶氏女科》

【主治】产后热泻，小便不利，肠垢，口渴，痛一阵下一阵者。

【功效】补气利湿，止泻。

【药物及用量】人参　白术　茯苓　甘草　泽泻　猪苓。

【用法】清水煎服。

◆**君子饼**《经验良方》

【主治】疳蛔。

【功效】杀虫。

【药物及用量】使君子　鸬鹚粪等量

【用法】上二味，为末，鸡子一个，打破，并药为饼，蒸熟，五更初食，其虫立可出。

◆**君臣散**《胎产救急方》

【主治】将产腹痛，胞浆先破时。

【功效】活血催产。

【药物及用量】川当归（去芦，取头一截）三钱重　川芎一钱重

【用法】上二味锉，分二服，水煎。

◆**含化丸**《太平圣惠方》

【主治】上焦烦热，口舌干燥，心神头目不利。

【功效】清热润燥。

【药物及用量】石膏（细研，水飞过）　寒水石（细研）　白蜜各八两

【炮制】清水四大盏，煎取一大盏半，棉滤过，入蜜同煎，令稠合丸，如鸡头实大。

【用法】每服一丸，口含咽津。

◆**含化丸**《证治准绳》

【主治】瘿气。

【功效】软坚散结。

【药物及用量】海藻　海蛤（煅）　海带　昆布　瓦楞子（煅）　文蛤　诃子（去核）　五灵脂各一两　猪靥（焙干，另研）十四个

【炮制】共研末，炼蜜为丸，如芡实大。

【用法】临卧时含化一丸，时时咽下，兼灸法，以助丸功。

◆**含化丸**《杂病源流犀烛》

【主治】喉中食噎，如有物者。

【功效】清润化壅。

【药物及用量】杏仁五钱　枇杷叶　官桂　人参各一两

【炮制】共研细末，炼蜜为丸，如樱桃大。

【用法】每服一丸。

◆**含化丸**《太平圣惠方》

【主治】久咳嗽上气。

【功效】降气止咳。

【药物及用量】杏仁（汤浸，去皮尖、双仁，麸炒微黄）一两　白前半两　五味子半两　桂心半两　贝母（微炮）半两　陈橘皮（汤浸，去白瓤，焙）半两　甘草（炙微赤，锉）一分　皂荚子仁（微炒）半两

【用法】上八味，捣细罗为末，以炼蜜及煮枣肉，和捣为丸，如弹子大，常含一丸咽津。

◆**含化丸**《妇人大全良方》

【主治】妇人肺间邪气，胸中积血为痛，失音。

【功效】补肾纳气，开音。

【药物及用量】蛤蚧（去口足，炙）一双　诃子（去核）　阿胶（粉炒）　麦门冬（去心）　北细辛　甘草　生干地黄各半两

【用法】上七味为细末，炼蜜为丸，如鸡头子大，食后含化一丸。

◆**含化丹**《本草衍义》

【主治】妇人肺热久嗽，身如炙，肌瘦，将成肺痨。

【功效】清热润肺，化痰。

【药物及用量】枇杷叶（去毛）　桑白皮　款冬花　木通　紫菀　杏仁各等量　大黄减半

【炮制】研为细末，炼蜜和丸，如樱桃大。

【用法】食后夜卧，含化一丸。

◆**含化丹**《医学入门》

【主治】脑项耳后结核。

【功效】下顽痰，清热。

【药物及用量】大黄（酒蒸）　僵蚕　青黛　胆星各等量

【炮制】共研细末，炼蜜为丸，如芡实大。

【用法】每用一丸，食后含化。

◆**含化龙脑丸**《太平圣惠方》

【主治】咽喉中有物如弹丸，日数深远，津液难咽，发渴疼痛。

【功效】消痈化积。

【药物及用量】龙脑（另研）　麝香（另研）各一钱五分　川升麻　马牙硝　钟乳粉　黄芪各一两　川大黄（微炒）　甘草（炙）各五钱　生地黄（取汁和药）五两

【炮制】研为细末，令匀以地黄汁，更入炼蜜和丸，如楝子大。

【用法】每用一丸，不拘时绵裹噙化咽津，以咽喉通利为度，并须深针肿处，以散毒气。

◆**吴茱萸丸**《兰室秘藏》

【主治】寒在膈上，噎塞咽膈不通。

【功效】温中调气。

【药物及用量】吴茱萸　草豆蔻仁各一钱二分　橘皮　益智子　人参　黄芪　升麻各八分　白僵蚕　泽泻　姜黄　柴胡各四分　当归身　甘草（炙）各六分　木香二分　青皮三分　半夏一钱　大麦曲一钱五分

【炮制】研为细末，汤浸蒸饼和丸，如绿豆大。

【用法】每服三十丸，不拘时细嚼白汤送下。

◆**吴茱萸散**《证治准绳》

【主治】肠痹，寒湿内搏，腹满气急，大便飧泄。

【功效】调中气，健肠胃，祛寒湿，止泻。

【药物及用量】吴茱萸（取开口者，汤炮七次，焙炒）　肉豆蔻（面裹煨）　干姜（炮姜）　甘草（炙）各五钱（一方作各一两）　缩砂仁（炒）　神曲（炒）　白术（炒一作二两）各一两　厚朴（去粗皮，姜汁制）　陈皮（去白，焙）　高良姜各二两（一方无良姜）

【用法】研为细末，每服一钱或二三钱，食前米饮调下，临卧时再一服。

◆**吴茱萸散**甲《太平圣惠方》

【主治】久冷痢不止，心腹疼痛，饮食不消，四肢乏力。

【功效】温中散寒，涩肠止痢。

【药物及用量】吴茱萸（汤浸七遍，焙干，微炒用）半两　白术三分　白石脂一两　木香半两　当归（锉，微炒）一两　黄连（去须，微炒）半两　干姜（炮裂，锉）三分　厚朴（去粗皮，涂生姜汁，炙令香熟）一两半

【用法】上八味，捣细罗为散，每服不拘时，以粥饮调下二钱。

◆**吴茱萸散**乙《太平圣惠方》

【主治】霍乱，吐逆下利，心腹胀满，脚转筋，手足冷。

【功效】温肝暖胃，止痢。

【药物及用量】吴茱萸（汤浸七遍，焙干微炒）半两　厚朴（去粗皮，涂生姜汁，炙令香熟）一两

【用法】上二味，捣粗罗为散，每服三钱，以水一中盏，入生姜半分，煎至六分，去滓，热服，不拘时。

◆**吴茱萸散**丙《太平圣惠方》

【主治】膈气，不能饮食，食即呕逆。

【功效】温中启膈理气。

【药物及用量】吴茱萸（汤浸七遍，焙干，微炒）半两　当归（锉，微炒）一两　人参（去芦头）一两　青橘皮（汤浸，去白瓤，焙）三分　荜茇三分　高良姜（锉）三分　槟榔三分　胡椒半两

【用法】上七味，捣细罗为散，每服不拘时，以热酒调下一钱。

◆**吴茱萸散**丁《太平圣惠方》

【主治】产后血气冲心，闷绝疼痛。

【功效】温中养血，行气止痛。

【药物及用量】吴茱萸（汤浸七遍，焙干，微炒）半两　丁香半两　熟干地黄一两　当归（锉，微炒）半两

【用法】上四味，捣细罗为散，不拘时，以热酒调下二钱。

◆**吴茱萸汤**《伤寒论》《金匮要略》

【主治】《伤寒论》："阳明病，食谷欲呕者；少阳病，吐利，手足逆冷，烦躁欲死者；厥阴病，干呕，吐涎沫，头痛者。"《金匮要略》："呕而胸满者。"

【功效】调胃顺气。

【药物及用量】吴茱萸（取开口者，汤泡七次，以去浊气）一升　人参三两　生姜（切）六两　大枣（擘）十二枚

【用法】清水七升，煮取二升去滓，温服七合，一日三次。

◆**吴茱萸汤**《苏沈良方》

【主治】冒暑伏热，饮水过度，腹痛吐泻，头眩眼晕，手脚转伤，四肢逆冷。

【功效】调气和筋。

【药物及用量】吴茱萸、木瓜、食盐各五钱

【用法】同炒令焦，先用瓷瓶盛水三升，煮令百沸，入药煎至二升以下，倾一盏，冷热随病人服之。若无前药，用枯白矾为末每服一二钱，沸汤调服。更无前药，用盐一撮，醋一盏，同煎至八分温服，或盐梅碱酸等物皆可服。

◆**吴茱萸汤**甲《证治准绳》

【主治】胸痹喉塞，不能下食。

【功效】调气，宽中，消食。

【药物及用量】吴茱萸（汤浸，焙炒）　半夏（汤泡）　赤茯苓（去皮）　鳖甲（去裙襴，酥炙黄）　京三棱　前胡（去芦）　青皮（去白，焙）　厚朴（去粗皮，姜汁炙）　槟榔　白术　桂心各一两　枳壳（麸炒）五钱

【用法】㕮咀，每服五钱，清水一大盏，加生姜三片，大枣三枚，煎至五分去滓，不拘时，稍热服。

◆**吴茱萸汤**乙《证治准绳》

【主治】妇人素虚，又为风冷所乘，腹胁刺痛。

【功效】祛风顺气，散寒止痛。

【药物及用量】吴茱萸（汤洗）　当归（去芦）各二钱　桔梗（去芦）　细辛（去苗）　防风（去芦）　干姜（炮）各一钱　地黄二钱五分　甘草（炙）五分

【用法】清水二盅，煎至一盅，空腹时服。

◆**吴茱萸汤**《眼科审视瑶函》

【主治】厥阴经头风头痛，四肢逆厥，呕吐痰沫。

【功效】行滞疏风。

【药物及用量】吴茱萸　半夏（姜制）　川芎　甘草（炙）　人参　白茯苓　白芷　广陈皮各等量

【用法】加生姜三片，清水二杯，煎至八分，食后服。

◆**吴茱萸汤**甲《沈氏尊生书》

【主治】呕酸。

【功效】顺气和胃，止呕。

【药物及用量】淡吴茱萸。

【用法】清水煎，顿服。

◆**吴茱萸汤**乙《沈氏尊生书》

【主治】胃寒，反胃。

【功效】温中，调气，健胃。

【药物及用量】吴茱萸五分　川乌　细辛各七分五厘　高良姜　当归　肉桂　干姜各二分五厘

【用法】清水煎服。

◆**吴茱萸汤**丙《沈氏尊生书》

【主治】痰湿阻滞。

【功效】健胃，调气，化痰。

【药物及用量】吴茱萸　陈皮　人参　草豆蔻　升麻　黄芪　姜黄　僵蚕　当归　泽泻　甘草　木香　青皮　半夏　麦芽

【用法】清水煎服。

◆**吴茱萸汤**《验方新编》

【主治】产后口渴痞闷。

【功效】健胃，调气，散寒，消痞。

【药物及用量】吴茱萸肉（炒）一钱五分　桔梗　干姜（炒）　甘草（炙）　半夏各一钱　细辛六分　当归　茯苓　肉桂　陈皮各八分

【用法】加生姜，清水煎热服。

◆**吴茱萸汤**甲《千金方》

【主治】冷热久痞实，不能饮食，心下虚满如水状。

【功效】降逆散结，和胃化食。

【药物及用量】前胡　生姜　茯苓　半夏各四两　甘草　枳实　白术各三两　桂心二两

【用法】上八味，㕮咀，以水八升，煮取三升，分三服。

◆**吴茱萸汤**乙《千金方》

【主治】妇人先有寒冷，胸满痛，或心腹刺痛，或呕吐食少，或肿或寒，或下痢，气息绵惙欲绝，产后益剧。

【功效】散寒祛风，温阳养血。

【药物及用量】吴茱萸二两　防风　桔梗　干姜　甘草　细辛　当归各十二铢　干地黄十八铢

【用法】上八味，㕮咀，以水四升，煮取一升半，去滓，分再服。

◆**吴婆散**《苏沈良方》

【主治】小儿疳泻不止，日夜遍数不记，渐渐羸瘦，众药不效者。

【功效】杀虫，化积。

【药物及用量】桃根白皮　黄柏（蜜炙）　芜荑（去皮）　黄连（微炒）各二钱五分　厚朴（姜汁炙）　木香　槟榔　丁香各一钱　没石子一钱五分　楝根白根一钱二分五厘

【用法】研为末，每服一字，三岁以上每服五分，五六岁一钱，乳食前紫苏、木瓜、米饭调下，一日三次。

◆**吴蓝散**《太平圣惠方》

【主治】小儿脓血痢，如鱼脑，腹痛。

【功效】理肠解毒，清热。

【药物及用量】吴蓝　川升麻　龙骨各一两　栀子仁五钱

【用法】捣粗罗为散，每服一钱，清水一小盏，加豆豉三七粒，煎至五分去滓，不拘时温服，量儿大小加减。

◆**吴仙丹**《是斋百一选方》

【主治】痰饮上气，不思饮食，小便不利，头重昏眩。

【功效】降气化痰，利水止眩。

【药物及用量】白茯苓（《卫生易简方》去皮）　吴茱萸（汤泡，去沫）

【用法】上二味等量，为末，炼蜜丸如梧桐子大，每服三十丸，不拘时，熟水吞下，酒饮亦可。

◆**吹口散**《赤水玄珠》

【主治】口疳。

【功效】清热收口。

【药物及用量】黄连　青黛　孩儿茶　冰片。

【用法】研末吹之。

◆**吹耳丹**《赤水玄珠》

【主治】眼生翳膜。

【功效】消滞化翳。

【药物及用量】轻粉　飞丹等量

【用法】研为细末，左眼翳吹右耳，右眼翳吹左耳，只吹一二吹。

◆**吹喉散**《杨氏家藏方》

【主治】小儿咽喉肿痛，气闭不通。

【功效】消热毒，利咽。

【药物及用量】生甘草二钱五分　朴硝一两

【用法】研为极细末，干掺喉中，如肿甚者，用小竹管吹之。

◆**吹耳麝陈散**《药奁启秘》

【主治】耳聋，流水不止，或耳中流脓。

【功效】收湿解毒。

【药物及用量】麝香四分　陈皮（新产妇用煅炭）二两　胭脂炭四钱

【用法】研极细末吹之。

◆**吹喉药**《兰室秘藏》

【主治】喉风。

【功效】清凉泻热。

【药物及用量】硼砂二钱五分　雄黄三钱　儿茶一钱　冰片三分　苏薄荷（另研）三两

【用法】和匀密贮，不可泄气，用芦管吹入少许，或用茶匙挑入舌上噙一刻咽下，日八九次。若锁喉风口内干枯者，以井水调灌，即能开关生津。若脾泄胃弱者，不宜多用，余无禁忌。

◆**吹云膏**《兰室秘藏》

【主治】目中泪下及迎风寒泫，羞明怕日，常欲闭目，喜在暗室，塞其户牖，翳膜岁久遮睛。

【功效】养血，祛风，消翳。

【药物及用量】黄连三钱　蕤仁　升麻各三分　青皮　连翘　防风各四分　生地黄一钱五分　细辛一分　柴胡五分　当归身　生甘草各六分　荆芥穗一钱（取浓汁）

【炮制】研为末，除连翘外，用净水二碗，称熬诸药去半碗，入连翘熬至一大盏去滓，入银盏内，文武火熬至滴水成珠。

【用法】加热蜜少许，熬匀点之。

◆**吹鼻散**甲《太平圣惠方》

【主治】鼻干无涕。

【功效】取嚏。

【药物及用量】龙脑五分　马牙硝一钱　瓜蒂十四枚

【用法】研为极细末，每用如豆大，吹之鼻中。

◆**吹鼻散**乙《太平圣惠方》

【主治】小儿眼、鼻痒，发干频揉。

【功效】宣肺通窍，止痒。

【药物及用量】蜗牛壳（炒黄为末）半分　蛤蟆灰半分　瓜蒂（末）少许　麝香（细研）半分

【用法】上四味，细研，每取少许，吹入鼻中。

◆**吹鼻散**丙《太平圣惠方》

【主治】风头痛及偏头疼。

【功效】祛风开窍，止痛。

【药物及用量】瓜蒂末一钱　地龙末一钱　苦瓠末一钱　硝石末一钱　麝香末半钱

【用法】上五味，为末，都研令匀，先含水满口，后搐药末半字，深入鼻中，当取下恶物神效。

◆**吹鼻散**《验方新编》

【主治】风火眼痛，目中星翳。

【功效】开窍取嚏，清热。

【药物及用量】鹅不食草（晒干）五钱　青黛　川芎各一钱

【用法】共研细末，每用少许，嗃入鼻中，或新白布泡水蘸药入鼻中亦可，口含温水，以泪出为度，数次必愈。

◆**吹鼻龙脑散**《太平圣惠方》

【主治】小儿脑疳，鼻塞头痛，眼目昏暗，羞明怕日。

【功效】开窍杀虫，清热。

【药物及用量】龙脑（细研）　麝香（细研）各少许　蜗牛壳（炒令黄）　蛤蟆（烧灰）　瓜蒂　黄连（去须）　细辛各一分

【用法】捣细罗为散，入瓷盒内贮之，每取少许，吹于鼻中，一日二次。

◆**均药**《古方选注》

【主治】咽喉诸证。

【功效】消炎，清热，解毒。

【药物及用量】黄柏　胡金　硼砂　山豆根　麝香　青黛（俱倍用）　儿茶　龙

骨　人指甲　象牙末　冰片　朱砂　青鱼胆　川乌各等量

【用法】共研极细末吹之，牙疳加万年干真珠、金银箔，喉疳加明矾、血竭、草乌。

◆均药《喉证全科紫珍集》

【主治】咽喉诸证，下针刀后，不消不溃而坚硬者。

【功效】清凉泻热。

【药物及用量】栀子七钱（炒）　薄荷叶　赤小豆　黄连各一两　川升麻三钱　鸡内金（炙黄）二钱（或加大黄、蒲黄、白矾、玄明粉、雄黄）

【用法】共为细末，吹患处。

◆坎炁丹《古方选注》

【主治】少阴男人，耳薄鼻尖，毛悴精寒，难以种子。

【功效】壮元阳，扶气血。

【药物及用量】坎炁（用男者）二十四条　人参二两　人乳粉二两　熟地八两　枸杞子四两

【炮制】共研细末，用酒酿白蜜各四两，同捣成丸。

【用法】每服五钱，米汤送下。

◆坎宫锭子《医宗金鉴》

【主治】热毒肿疮，焮赤诸疮，痔疮。

【功效】消炎杀虫，解毒消肿。

【药物及用量】京墨一两　胡黄连二钱　熊胆三钱　麝香五分　儿茶二钱　冰片七分　牛黄三分

【炮制】研为末，用猪胆汁为君，加生姜汁、大黄水（浸取汁）、酽醋各少许，和药杵成锭。

【用法】用凉水磨浓，以笔蘸涂之。

◆坎离丸《良朋汇集》

【主治】一切虚痨。

【功效】养脾胃。

【药物及用量】黑豆（炒熟，研末）　红枣（量用，煮熟去皮核）

【炮制】共捣为丸，如梧桐子大。

【用法】每服三四钱，盐汤或温酒送下。

◆坎离丸《摄生众妙》

【主治】阴虚咳嗽。

【功效】补血，养阴，清火。

【药物及用量】生地黄四两　白芍　当归各一两五钱　知母　黄柏　抚芎各一两

【炮制】共研细末，炼蜜为丸，如梧桐子大。

【用法】每服四钱，熟汤送下。

◆坎离既济丸《沈氏尊生书》

【主治】阴虚火动。

【功效】补血，养阴，清火。

【药物及用量】当归（酒制）二两　熟地　生地（酒制）　山茱萸　牛膝　白芍（酒制）　五味子　山药　龟板（醋炙）各三两　知母（酒制）　知母（盐制）各二两　川黄柏（酒制盐制）各三两　川芎一两

【炮制】共研细末，炼蜜为丸，如梧桐子大。

【用法】每服三五十丸，盐汤送下。

◆坎离既济丹《杂病源流犀烛》

【主治】热痨。

【功效】补气血，养肝肾。

【药物及用量】肉苁蓉　生地　麦门冬　山茱萸　枸杞子　五味子　黄柏　当归身　白芍　天门冬　熟地　远志　茯苓　茯神　牡丹皮　酸枣仁　人参　泽泻

【炮制】共研细末，炼蜜为丸，如梧桐子大。

【用法】每服三四钱，熟汤送下。

◆坎离汤《朱氏集验方》

【主治】虚喘昼轻夜重，食减神昏。

【功效】温中，健胃，降气。

【药物及用量】荜澄茄　石膏　菖蒲各一钱　白术　白茯苓（去皮）　南木香各二钱　甘草（炙）　半夏（汤煮透滤，锉焙干）　紫苏子（略炒杵碎）各四钱

【用法】研为粗末，每服二钱，清水一盏，煎至七分，不拘时温服。

◆坐导药《医学纲目》

【主治】全不产及断绪。

【功效】祛积，下滞，温暖子宫。

【药物及用量】皂角（去皮、子）　吴

茱萸　当归各二两　细辛（去苗）　五味子　干姜（炮）各一两　姜葵花　枯白矾　戎盐　蜀椒各五钱

【用法】研为细末，以绢袋（大如指，长三寸余）盛药，令满缚定，纳妇人阴中，坐卧任意，勿行走急，小便时去之，更安新者，一日一度，必下青黄冷汁，汁尽止。若未见病去，可十日安之，本为子宫有冷恶物，故令无子。值天阴冷则发疼痛，须候病出尽方已，不可中辍，每日早晚用苋菜煎汤薰之。

◆**坐药龙盐膏**《兰室秘藏》

【主治】半产误用寒凉，阴户中寒，脐下冷痛，白带下。

【功效】宣寒滞，燥湿邪，止带下。

【药物及用量】龙骨　炒盐　当归尾　茴香　酒防己　肉桂　红豆各二钱　丁香　川乌头（炮）各一钱五分　全蝎五枚　延胡索五钱　厚朴三钱　良姜　木通各一钱　枯矾五分

【炮制】研为末，炼蜜和丸，如弹子大。

【用法】绵裹留丝在外，纳丸药阴户内。

◆**妙功丸**《证治准绳》

【主治】虫积，多疑善惑，而成癫痫者。

【功效】杀虫，化积，和脾。

【药物及用量】丁香　沉香　木香各五钱　乳香（另研）　麝香（另研）　熊胆各二钱五分　白丁香三百粒　轻粉四钱五分　雄黄（另研）　青皮（去皮）　黄芩　胡黄连各五钱　黄连　黑牵牛（炒）　京三棱（煨）　甘草（炙）　蓬莪术　陈皮（去白）　白雷丸　鹤虱各一两　大黄（酒浸）一两五钱　赤小豆三百粒　巴豆（去皮心膜油）七粒（一方无雄黄、青皮、黄芩、胡黄连、黄连、黑牵牛、京三棱、甘草、蓬莪术）

【炮制】研为细末，荞麦面一两五钱，作糊和丸，每两作十丸，朱砂（水飞）一两为衣，阴干。

【用法】每服一丸，温汤浸一宿去汤，再用温汤化开，空腹时服，小儿量减，十年病一服即愈。若未愈，三五日再服，重者不过三服。

◆**妙功散**《圣济总录》

【主治】赤白痢，脐腹疼痛，肠滑后重。

【功效】祛湿热，止下利。

【药物及用量】大黄（湿纸裹煨）半两　莨菪子（炒令黑）一掬许

【用法】上二味，捣罗为散，每服一钱匕，米饮调下。

◆**妙夜丸**《圣济总录》

【主治】饥饿不能饮食。

【功效】健胃，疏气，行滞。

【药物及用量】紫厚朴　法半夏　广陈皮　焦枳实　广木香花　槟榔各一两　甘草（炙）　人参各五钱　焦白术二两

【炮制】共研细末，水泛丸，如梧桐子大。

【用法】每服二三钱，熟汤送下。

◆**妙香丸**《苏沈良方》

【主治】小儿虚中积，潮热寒热，心腹胀满疼痛，吐逆。

【功效】通窍，豁痰，荡涤肠胃。

【药物及用量】辰砂（飞）一两　牛黄　生龙脑　麝香各二钱五分　金箔十四片　粉霜　腻粉各一钱　黄脑二两　巴豆一百二十粒（肥者，去皮心膜炒热，研为面，一方无粉霜）　研为细末和匀，炼黄蜡入白蜜三分　同研令匀为丸，每两作三十丸

【用法】伤寒时疾，毒气结伏，脉息交乱者，每服一丸，或分作三丸，龙脑米饮调下。

◆**妙香丸**《拔萃方》

【主治】猝忤，中恶。

【功效】安神，辟秽，开窍。

【药物及用量】辰砂九两　龙脑　腻粉　麝香各七钱五分　牛黄五钱　金箔九十片

【炮制】研为细末和匀，炼蜜去蜡净，入白砂蜜七钱五分，同炼为丸，每两作三十丸，米饮化下。

【用法】每服三十丸。

◆**妙香丸**《验方新编》

【主治】伤寒积热惊狂，噎膈，风痰，毒痢及胸中郁热，语言恍惚，痰迷心窍，呕吐。

【功效】辟恶，解毒，行滞。

【药物及用量】巴豆三十粒　麝香　梅片各五分　黄丹六钱　犀牛黄　轻粉各一钱　朱砂　蜜糖各三钱　金箔四十张

【炮制】共研细末，即用黄丹蜜糖为丸，如梧桐子大。

【用法】每服六七丸，熟汤送下。

◆**妙香散**《太平惠民和剂局方》

【主治】心气不足之惊悸，失眠、盗汗、血汗、舌衄、黄疸、遗精、溺血，淋浊；妇女带下，产后谵狂，恶露不尽等。

【功效】固气涩精，疏肝和脾，通窍，解郁。

【药物及用量】山药（姜汁炙，一作二两）　茯苓（去皮）　茯神（去皮木）　远志（去心，炒）　黄芪（炒）各一两　人参（一作一两）　桔梗（去芦，一作三钱）　甘草（炙，一作一钱）各五钱　木香（煨）二钱五分　辰砂（另研，一作一钱，一作二钱）三钱　麝香（另研，一作二钱）一钱

【用法】研为细末，后入麝香和匀，每服二三钱，不拘时温酒，白汤或莲肉煎汤，或生地、当归煎汤调下（一作加黄蜡、茯苓各四两，作块同煎）。

◆**妙香散**《王荆公方》

【主治】心肾不足。

【功效】补肾，固精，安神。

【药物及用量】龙骨（五色者）　益智子　人参各一两　白茯苓（去皮）　远志（去心）　茯神（去木）各五钱　朱砂（研）甘草（炙）各二钱五分

【用法】研为细末，每服二钱，空腹时温酒调下。

◆**妙圣丹**《幼幼新书》

【主治】小儿食痫。

【功效】坠痰，化积，行滞。

【药物及用量】雄黄　蝎梢　朱砂　代赭石（煅，醋淬）　轻粉　麝香各二钱五分　巴豆（去皮，出油）三个　杏仁（去皮尖，微炒）二钱

【炮制】研为细末，枣肉和丸，如梧桐子大。

【用法】每服三五丸，不拘时木香煎汤磨化。

◆**妙圣丹**《直指小儿方》

【主治】小儿食痫。

【功效】坠痰，化积，行滞。

【药物及用量】代赭石（煨，醋淬）一分　雄黄　蝎梢　朱砂各一钱　轻粉　麝各一字　巴豆（去心膜，出油）三个　杏仁各一钱（去皮尖，微炒）二钱

【用法】上八味，为末，蒸枣肉丸梧桐子大，每服一丸，木香煎汤调下。

◆**妙应丸**《三因极一病证方论》

【主治】痞块。

【功效】温通，利气。

【药物及用量】附子（六七钱重者，去皮、脐，剜作瓮，入硇砂，共一两七钱，面裹，煨热，去面）四个　荜茇　破故纸　青皮各三两五钱

【炮制】共研末，米糊为丸，如梧桐子大。

【用法】每服三十丸，生姜，陈皮煎汤送下。

◆**妙应丸**《医学入门》

【主治】虫痛及饮食中虫毒，或食水陆果瓜，子卵入腹，而生虫蛇鱼鳖，或宿食留饮，结为癥瘕。

【功效】杀虫，攻积。

【药物及用量】槟榔一两二钱　黑牵牛子末三钱　大黄　雷丸　锡灰　芜荑　木香　使君子肉各一钱

【炮制】研为细末，葱白煎浓汤露一宿，和丸如粟米大。

【用法】每服四钱，五更时葱汤送下。如取寸白虫，用东方上石榴根皮煎汤送下，面东服之。小儿服一钱或五分，天明取下虫物。此丸不损真气，有虫则下虫，有积即下积，有气即消气，一服见效。

【编者按】此方猛峻，下虫极验，但用之须早，体弱者难任也。

◆**妙应丸**《宣明论方》

【主治】胃寒肠热，水谷不化，腹胀痞满，泄利不已。

【功效】寒热平调，消食止利。

【药物及用量】川乌头（去尖）半两　栀子仁　干姜（生）各一分

【用法】上三味为末，生姜汁面糊为丸，如梧桐子大，每服五丸，温酒下，食前，日进二服。

◆**妙应丸**《御药院方》

【主治】九种心痛，积年瘕聚，久癥痞块，或大或小，因伤寒疼痛，发无时，或心下坚结上冲，胸痞，或气攻两胁，呕逆苦水，或喉痒烦闷，吐出蚘虫。

【功效】行气破积，化瘀止痛。

【药物及用量】京三棱（炮，锉如豆）　青皮（去白，锉如豆）　石三棱（锉如豆）　鸡爪（锉如豆）三棱　厚朴（生姜制，锉如豆，前五味，同用好醋浸三日，取出焙干）各一两　槟榔　肉豆蔻　白豆蔻各一两　木香六钱　巴豆霜半两　硇砂（飞，别研）一两　干漆（出烟）六钱

【用法】上一十二味，除巴豆霜、硇砂外，同为细末，后入硇砂、巴豆霜同研极细，用原浸药醋，打糊为丸，如梧桐子大，每服二丸或三丸，食后，温醋汤下。

◆**妙应丹**《证治准绳》

【主治】妇人百病。

【功效】破气行积，祛风和血。

【药物及用量】晚蚕砂（炒）　鲤鱼鳞（烧为末）　当归（去芦）　石膏（煅）　泽兰（去梗）　附子（炮，去皮、脐）　木香（炮）各二两　熟地黄（酒洗，蒸，焙）　防风（去芦）　芜荑（炒）　马牙硝　柏子仁（微炒，另研）　川芎　人参　黄芪　蝉蜕（去足，洗，焙）　白薇　槟榔（不见火）　川椒（微炒）各一两　吴茱萸（汤泡七次）　红花（炒）各五钱　藁本（去苗）　白姜（炮）　厚朴（去粗皮，姜制）　甘草（炙）各三两

【炮制】研为细末，炼蜜和丸，如弹子大。

【用法】每服一丸，常服醋汤温酒化下。血瘕块病痛，炒白姜酒下；血崩，棕榈灰酒下；血劳血虚，桔梗酒下；催生细嚼，温酒下；血晕闷绝，胎死腹中，胞衣不下，并用生地黄汁，童便、清酒各一盏，煎二沸调下，并空腹食前服。

◆**妙应散**《医方类聚》引《经验良方》

【主治】气弱胃虚。

【功效】疏风，理气，固齿，乌髭发。

【药物及用量】人参　细辛（去苗）　白茯苓　香附子（炒，去毛）　川芎　白蒺藜（炒，去角）　砂仁各五钱　百药煎　白芷膏（煅）　龙骨（另研）各六钱　麝香（另研）少许

【用法】研为细末，早晨，临卧温汤刷漱之。

◆**妙应散**《幼幼新书》

【主治】小儿久痢脱肛。

【药物及用量】莨菪子（淘去浮者，炒令黄色）　天台乌药各五钱　白面一分　龙脑五分

【用法】除白面、龙脑外，余捣罗为细末，拌匀，每服一字，乳食前蜜汤调下。

◆**妙灵散**《玉机微义》

【主治】瘰疬马刀，腋下生者。

【功效】软坚，消滞，解毒。

【药物及用量】海藻（洗）五钱（一作二两）　川牛膝　生何首乌　当归（酒洗）　海螵蛸　桑寄生各一两　海带　青葙子（酒洗）　昆布（酒洗）　甘草节各五钱　木香三钱　沉香二钱

【用法】研为细末，每服二三钱，食后温酒调下。

◆**妙红散**《圣济总录》

【主治】膈气痰结，呕逆吐食。

【功效】启膈，祛痰散结止逆。

【药物及用量】红曲（炒）　丁香　藿香叶　人参　白茯苓（去黑皮）各半两

【用法】上五味，捣罗为散，每服二钱

匕，米饮调下，食前服。

◆**宋人十六味桔梗汤**《外科枢要》

【主治】肺壅实热，唾秽痰。

【功效】清肺热，祛痰浊。

【药物及用量】桔梗汤加薏苡 贝母 当归 桑白皮 瓜蒌仁 百合 枳壳 葶苈 五味子 地皮骨 知母 防己 黄芪 杏仁

【用法】与桔梗汤同。

◆**完胞饮**《傅青主女科》

【主治】妇人生产之时，稳婆手入产门，损伤胞胎，因而淋沥不止，欲少忍须臾而不能。

【功效】补气血，固胞中。

【药物及用量】人参一两 白术十两（土炒） 茯苓三钱 生黄芪五钱 当归（酒炒）一两 川芎五钱 桃仁（泡，炒，研）十粒 红花一钱 益母草三钱 白及末一钱

【用法】用猪、羊胞各一个，先煎汤，后煎药，俟饥服十剂愈。

◆**完带汤**《傅青主女科》

【主治】妇人湿盛火衰，肝郁气弱，脾土受伤，湿气下陷，致患白带终年累月下流白物，如涕如唾，不能禁止，甚则臭秽者。

【功效】健脾化湿，和胃散风。

【药物及用量】白术一两（土炒） 山药（炒）一两 人参二钱 白芍（酒炒）五钱 车前子（酒炒） 苍术（制）各三钱 甘草一钱 陈皮 荆芥穗（炒黑）各五分 柴胡六分

【用法】清水煎服，二剂轻，四剂止，六剂愈。

◆**完善丸**《验方新编》

【主治】痔漏。

【功效】清湿热，去管生肌。

【药物及用量】夏枯草八两 甘草节 连翘（去子）各四两 银花三两

【炮制】研细末，另以金银花一斤，煎浓汤为丸，如绿豆大。

【用法】每服三钱，空腹时淡盐汤送下，初起一料痊愈，久者两料除根。

◆**巫云散**《医方大成》

【主治】发鬓黄白不泽。

【功效】敛血，乌发。

【药物及用量】胆矾 五倍子 百药煎 青胡桃皮 醋石榴皮 诃子皮 木瓜皮 猪牙皂角 何首乌 细辛各等量

【用法】研为末，蜜和如钱大，常放木炭内焙养，勿令离炭，以热酒化开涂之。

◆**延年泽兰丸**《妇人大全良方》

【主治】产后风虚损瘦，不能食。

【功效】活血祛瘀，益气养血。

【药物及用量】泽兰叶（熬） 当归 甘草各七分 厚朴 藁本 吴茱萸 芜荑 白芷 干姜 芍药各三分 石膏八分 人参 柏子仁 桂心各四分 白术五分

【用法】上一十五味为细末，炼蜜丸如梧桐子大，酒服十五丸至二十五丸，日二服。忌生冷、酢滑、猪牛肉、面、生葱、桃李、雀肉、海藻、菘菜。

◆**延胡苦楝汤**《沈氏尊生书》

【主治】寒湿带下。

【功效】祛寒化湿。

【药物及用量】延胡索 苦楝子各二分 黄柏一分 附子 肉桂各三分 甘草（炙）五钱 熟地黄一钱

【用法】清水煎服。

◆**延胡索散**甲《太平圣惠方》

【主治】妇人血气攻心，腹痛。

【功效】行气血，止疼痛。

【药物及用量】延胡索 当归 川芎 桂心各七钱五分 木香 枳壳 赤芍 桃仁各五钱 熟地黄一两

【用法】㕮咀，每服三钱，清水一盏，加生姜三片，煎至七分，去滓热服。

◆**延胡索散**乙《太平圣惠方》

【主治】产后儿枕攻上下，心腹疼痛。

【功效】行血，温中止痛。

【药物及用量】延胡索 桂心各五钱 当归一两

【用法】研为细末，每服二钱，热酒调下。

◆**延胡索散**丙《太平圣惠方》

【主治】妇人血虚气弱，风冷搏于脏腑，致成劳损，体瘦无力，食饮减少，脐腹多疼，肢节拘急。

【功效】行气活血，温中止痛。

【药物及用量】延胡索一两　白术一两　当归（锉碎，微炒）一两　桂心一两　赤芍一两　芎䓖一两　附子（炮裂，去皮、脐）一两　木香一两　琥珀一两　桃仁（汤浸，去皮尖、双仁，麸炒微黄）一两

【用法】上一十味，捣筛为散，每服三钱，水一中盏，入生姜半分，煎至六分，去滓，食前温服。

◆**延胡索散**丁《太平圣惠方》

【主治】产后血晕，闷绝不识人。

【功效】行气活血，祛瘀止血。

【药物及用量】延胡索一两　刘寄奴一两　当归（锉，微炒）一两　红蓝花子三分

【用法】上四味，捣细罗为散，每服不拘时，以童子小便半盏，酒半盏相和，暖过，调下二钱。

◆**延胡索散**《妇人大全良方》

【主治】产后儿枕腹痛。

【功效】行血止痛。

【药物及用量】延胡索　当归各一两　琥珀　蒲黄（炒）各二钱五分　赤芍五钱　桂心三钱　红蓝花二钱

【用法】研为细末，每服二三钱，食前童便合温酒调下。

◆**延胡索散**《严氏济生方》

【主治】妇女七情六郁，遂使血与气并心腹作痛，或连腰胁，或引背膂，上下攻刺，甚作搐搦，经候不调及一切血气疼痛。

【功效】疏滞，行血，和肠胃。

【药物及用量】延胡索　当归（酒制）　赤芍　蒲黄（炒）　官桂（忌火）各五钱　黄连（姜汁炒，一作姜黄）　木香（忌火）　乳香　没药各三钱（一作各三钱五分）　甘草（炙）二钱五分

【用法】㕮咀，每服四钱，加生姜五片，清水煎，食前服，吐逆加半夏、橘红各五钱。

◆**延胡索汤**《医学启蒙》

【主治】产后瘀血心痛。

【功效】疏气，攻积，行血。

【药物及用量】延胡索　当归　白芍　厚朴　川楝子　蓬莪术　京三棱　木香　槟榔各一钱　桔梗一钱二分　黄芩八分　甘草七分

【用法】清水煎服。

◆**延胡索汤**甲《圣济总录》

【主治】半产后，气血不快，恶露断续。

【功效】活血行滞。

【药物及用量】延胡索　当归（切，炒）　芍药　芎䓖　肉桂（去粗皮）　甘草（炙）各一两

【用法】上六味，粗捣筛，每服二钱匕，水一盏，煎至七分，去滓，温服，不拘时。

◆**延胡索汤**乙《圣济总录》

【主治】妇人风虚劳冷，日渐羸瘦，血气攻刺，经脉不匀。

【功效】益气温阳，化瘀止痛。

【药物及用量】延胡索　肉桂（去粗皮）　芍药　白茯苓（去黑皮）　熟干地黄（焙）　鳖甲（去裙襕，醋炙）　续断　芎䓖　羌活（去芦头）　附子（炮裂，去皮、脐）各一两　人参　木香各半两

【用法】上一十二味，锉如麻豆，每服三钱匕，水一盏，煎至七分，去滓，空心，日午、临卧温服。

◆**延寿丹**《验方新编》

【主治】经水不调，赤白带下，痔漏，疮毒。

【功效】温中，健胃，益肾，固胞。

【药物及用量】白术（土炒）　青皮　生地　厚朴（姜汁炒）　杜仲（姜汁炒）　破故纸（微炒）　广皮（去净白）　川椒　青盐　黑豆（一作二升）　巴戟肉（去心）　白茯苓　小茴香　肉苁蓉（竹刀刮去鳞，黄酒洗，晒干）各一两

【炮制】制好，入铜锅或砂锅内，用水二十小碗，桑柴文武火，煎至十小碗，将

水盛出，复煎药渣，用水十小碗，煎至五小碗，去滓不用。唯用两次药水十五碗，将黑豆放锅内，用火缓缓煎至水干，盛起候冷，入瓷罐装贮，修合时忌妇女僧道鸡犬见之。

【用法】每服三钱，早晨空腹时开水送下，不可间断，忌食牛、马肉。妇人受胎之后，不可再服，恐受双胎。

◆**延龄固本丹**《万病回春》

【主治】诸虚百损，中年阳痿，须发白。

【功效】壮气血，益肝肾，补肺脾。

【药物及用量】菟丝子（酒制）　肉苁蓉（酒洗）各四两　天门冬　麦门冬　生地黄　熟地黄（并用酒制）　山药　牛膝（酒洗）　杜仲（姜汁炒）　巴戟（酒浸，去心）　枸杞子　山茱萸肉（酒蒸）　人参　白茯苓　五味子　木香　柏子仁各二两　覆盆子　车前子　地骨皮各一两五钱　石菖蒲　川椒　远志肉（甘草水浸，姜汁炒）　泽泻各一两

【炮制】研为细末，酒煮稀面糊和丸，如梧桐子大。

【用法】每服八十丸，空腹时温酒送下。忌食萝卜、蒜、葱、牛肉、醋酸物、饴糖、羊肉。服至半月，阳事雄壮，至一月颜如童子，目视十里，至三月白发还黑。久服神气不衰，身体轻健，可升仙位。

◆**延龄广嗣丸**《全国中药成药处方集》

【主治】男子下元虚损，阳痿精冷，久无子嗣，腰膝酸痛，一切先天禀受不足，少年斫伤过度之证。

【功效】补血，固精，益肝肾。

【药物及用量】何首乌（制）　大生地　鹿衔　旱莲草各三两　杜仲（炒）　覆盆子　槐角　茅姜　菟丝饼　菊花　枸杞子　补骨脂　五加皮　怀牛膝　川黄柏　泽泻　肉苁蓉　蛇床子　金樱子　石菖蒲各五钱　茯苓（人乳拌）　当归身　青盐　山药（人乳拌）各一两

【炮制】水煎浓汁，入野料豆三升七合，女贞子一升八合五勺，将前药汁拌入晒干，再拌再晒，汁尽为度。研细末，水泛为丸，如梧桐子大。

【用法】每服三四钱，淡盐汤或热汤送下。

◆**忍冬丸**《三因极一病证方论》

【主治】痈疽，五痔诸漏。

【功效】预防消渴病愈后发痈疽，止渴。

【药物及用量】忍冬（根、茎、花、叶俱可，水洗净）不拘多少

【炮制】放于瓶中，倾入无灰酒浸之，糠火煨一宿，取出晒干，加甘草少许。共研细末，即以所浸酒煮米糊为丸，如梧桐子大。

【用法】每服五六十丸至一百丸，温酒或米汤送下。

◆**忍冬酒**《外科精要》

【主治】一切痈疽。

【功效】解毒清热。

【药物及用量】忍冬藤（用木槌捣碎，不犯铁器）五两　生甘草（锉）一两

【用法】先生取一把，以叶入砂盆研烂，入酒少许，调涂患处，四围留头，再将前药入砂瓶内，清水二碗，文武火煎至一碗，入好酒一大碗，煎十数沸去滓，分为三服，一日连夜服尽，病势重一日夜可二剂。

◆**忍冬汤**《医学心悟》

【主治】杨梅结毒。

【功效】解疮毒。

【药物及用量】金银花一两　黑料豆二两　土茯苓四两　甘草二钱

【用法】清水煎服，每日一剂，饮酒以助药力。

◆**快活丸**《活幼心书》

【主治】丁奚疳证，皮肤瘦削，骨露如柴，肚大青筋，小便白浊，睡卧烦躁，神气昏沉。

【功效】杀虫化积，健脾。

【药物及用量】蒸饼（形如南馒头，去顶，剜空，入青矾，五分重，仍以碎饼屑紧塞上，用水纸封定，灰火中炮透，取出候冷用）

一两

【炮制】锉焙为末，另以肥枣（用米泔水浸，经一宿），饭上蒸少时，去皮核，用乳钵烂杵如糊，同前饼末等量，再杵匀为丸，如麻仁大。

【用法】每服三十至五十丸，不拘时温米清汤送下。

◆**快活丸**《御药院方》

【主治】上膈停痰，中脘气痞不下，饮食不入，或时呕吐，食不消化，心腹胀满，大便不通。

【功效】温中行气，化痰。

【药物及用量】良姜　干姜（炮）各四两　吴茱萸（炒）　木香各一两　枳实（不去白）　陈皮（不去白）各二两

【用法】上六味，为细末，酒煮神曲面糊为丸，如梧桐子大，每服十丸至二十丸，生姜陈皮汤下，不拘时。

◆**快气汤**《太平惠民和剂局方》

【主治】一切气疾，心腹胀满，胸膈噎塞，噫气吞酸，胃中痰逆呕吐及宿酒不解，不思饮食。

【功效】快气美食，温养脾胃。

【药物及用量】香附三两五钱　砂仁八钱　甘草（炙）四钱

【用法】研为细末，每服二钱，盐汤调下。

◆**快气汤**《胎产救急方》

【主治】妊娠恶阻，滑胎易产。

【功效】行气安胎。

【药物及用量】枳壳（炒）五两　缩砂　香附　甘草

【用法】上四味，各净秤，同炒为末，汤调服。

◆**快气丸**《吴氏集验方》

【主治】心腹膨胀，面色萎黄，或发虚肿，大便闭涩，咽酸不食。

【功效】顺气健脾通便。

【药物及用量】糯米一升　干姜二两　陈皮二两　青皮二两　巴豆（打开碎，同炒，慢火候色赤）四十九个

【用法】上五味为末，薄醋糊为丸，大麻子大，每服七丸，食后生姜紫苏汤下，脏腑实加不满。

◆**快斑汤**《张氏医通》

【主治】痘毒盛，起发迟而作痒。

【功效】泻热解毒。

【药物及用量】紫草二分（一作一钱）　甘草三分（一作五分）　木通一钱（一作六分）　人参五分（一作一钱）　芍药一钱　蝉蜕二分（一作七枚）（一方无芍药，多当归、防风各一钱，木香二分）

【用法】锉细，清水煎去滓，不拘时温热服。

◆**快脾丸**《魏氏家藏方》

【主治】胃弱，饮食无味。

【功效】和中，利气，健脾，消食。

【药物及用量】生姜（洗净，切片，以飞面四两和匀，就日中晒干）六两　橘皮一两　甘草（炙）　丁香（不见火）各二两　缩砂仁三两

【用法】每服二丸，食前姜汤送下。

◆**快脾汤**《直指小儿方》

【主治】慢惊，脾困不食。

【功效】和胃祛风。

【药物及用量】大南星（锉如棋子块，用生姜一两，切，川厚朴一两，锉碎，水三升，同煮，令南星透，去姜朴，只用南星，切，焙）一两　白茯苓半两　木香　人参　天麻各二钱半　全蝎（焙）七个

【用法】上七味，为末，每服半钱，甘草生姜煎汤调下。

◆**快膈消食丸**《诚书方》

【主治】宿食停滞，肚胀腹痛。

【功效】健胃消积。

【药物及用量】砂仁　陈皮　三棱　蓬莪术　神曲　麦蘖各五钱　香附子（炒）一两（一方有制枳壳）

【炮制】研为末，米糊和丸，如麻子大。

【用法】食后白汤送下，看轻重欲用下积药。

◆**快膈汤**《活幼心书》

【主治】胸膈不快，饮食少进。

【功效】顺气和中，消导宿滞。

【药物及用量】人参（去芦）　青皮（去白）　缩砂仁　乌药　高良姜（制）　香附子　甘草（炙）各一两

【用法】研为细末，每服一钱，空腹时盐汤调下。

◆**快斑越婢汤**《痘疹心法》

【主治】痘疮手足不起发。

【功效】补气，行滞，和肌。

【药物及用量】黄芪（炙）　白芍　桂枝　防风　甘草（炙）

【用法】锉细，加生姜一片，大枣一枚，清水煎，不拘时温服。

◆**快斑散**《直指小儿方》

【主治】疮痘出不快。

【功效】益气，泻热解毒。

【药物及用量】紫草　蝉壳　人参　白芍各一分　木通一钱　甘草（炙）半钱

【用法】上六味，锉散，煎二钱，温服。

◆**戒烟膏**《林文忠公方》

【主治】鸦片、烟成瘾。

【功效】补气血，化痰浊，益脾胃。

【药物及用量】明党参　云茯苓　黄芪（炙）　潞党参　玉竹（炙）　炮姜炭　罂粟壳　杜仲（炒）　橘红　枸杞各四钱　旋覆花（绢包）　甘草（炙）　法半夏　益智子各二钱四分　枣仁二钱

【炮制】加红枣四钱，赤砂糖二两，清水煎取浓汁，去滓收成膏。见秤若干，加清烟膏一成，搅入和匀。

【用法】烟瘾一钱，膏赤一钱，每日吸烟几次，服膏亦几次，瘾前服，服七日，减去一成，逐次减去，以减尽为度。肚腹下坠者，加沉香二钱。体丰阳虚者，服此方极佳，形瘦阴虚者。

◆**扶危散**《古今医鉴》

【主治】疯犬咬伤。

【功效】祛毒。

【药物及用量】斑蝥按日数用之（如犬龄已经七日用七个，十日用十个，去翅足，加糯米同炒，去米）　滑石（水飞）一两　雄黄一钱　麝香一分

【用法】研为细末，每服一钱，温酒调下，不饮酒者，米汤下。

◆**扶气止啼汤**《傅青主女科》

【主治】妊娠气虚子鸣，怀胎至七八个月，忽然儿啼腹中，腰间隐隐作痛。

【功效】补气安胎。

【药物及用量】人参　生黄芪　麦门冬（去心）各一两　当归五钱（酒洗）　橘红五分　甘草　天花粉各一钱

【用法】清水煎服，二剂愈。

◆**扶脾丸**《兰室秘藏》

【主治】脾胃虚寒，腹中痛，溏泄无度，饮食不化。

【功效】健脾胃，消积滞。

【药物及用量】白术　茯苓　橘皮　半夏　甘草（炙）　诃黎勒皮　乌梅肉各二钱　红豆　干姜　藿香各一两　肉桂五分　麦蘖　神曲（炒）各四钱

【炮制】研为末，荷叶裹，烧饭和丸，如梧桐子大。

【用法】每服五十丸，食前温汤送下。

◆**扶脾丸**《兰室秘藏》

【主治】脾胃虚寒，腹中痛，溏泄无度，饮食不化。

【功效】温补脾胃，涩肠止泻。

【药物及用量】干生姜　肉桂各五分　干姜　藿香　红豆以上各一钱　白术　茯苓　橘皮　半夏　诃子皮　炙甘草　乌梅肉以上各二钱　大麦蘖（炒）　神曲（炒）以上各四钱

【用法】上一十四味为细末，荷叶烧饭为丸，如梧桐子大，每服五十丸，白汤送下，食前。

◆**抑肝消毒散**《杂病源流犀烛》

【主治】肝风郁滞，耳内生疮有脓者。

【功效】解热毒。

【药物及用量】山栀　柴胡　黄芩　连翘　防风　荆芥　甘草　赤芍　当归尾　灯心　金银花

【用法】为散，清水煎服，渴加天花粉。

◆**抑肝散**《保婴撮要》

【主治】小儿肝经虚热发搐，或发热咬牙，或惊悸寒热，或木乘土而呕吐痰涎，腹胀少食，睡卧不安。

【功效】疏肝，和血，清热。

【药物及用量】软柴胡　甘草各五分　川芎八分　当归　白术（炒）　茯苓　钩藤各一钱

【用法】清水煎，子母同服。

◆**抑肝导赤汤**《嵩崖尊生》

【主治】一切手搐病，素弱者。

【功效】疏肝，清热，利溲。

【药物及用量】钩藤　当归　白术　茯苓　木通　柴胡　川芎　羌活　防风　山栀　生地黄　生甘草　炙甘草。

【用法】清水煎服。

◆**抑金散**《医方类聚》

【主治】肺热，鼻塞，涕浊。

【功效】疏风化滞，通窍祛痰。

【药物及用量】细辛　白芷　防风　羌活　半夏　川芎各八分　桔梗　陈皮　茯苓各七分　当归身一钱（一方无半夏）

【用法】锉散，每服三钱，加薄荷、生姜，清水煎服。

◆**抑青丸**《张氏医通》

【主治】肝火胁痛，肝厥头痛。

【功效】疏肝，调气，和胃，清热。

【药物及用量】川黄连六两　吴茱萸（拣取闭者，取净）一两

【炮制】二味煎干，拣去吴茱萸，取黄连焙燥，研为末，水泛和丸，如梧桐子大。

【用法】每服四五十丸，空腹时、临卧时沸汤陈酒送下。

◆**抑青明目汤**《古今医鉴》

【主治】妇人因怒气伤肝，眼目昏暗如云雾中。

【功效】疏肝胆，理气血。

【药物及用量】当归　白芍　生地黄　白术　茯苓　半夏　陈皮　柴胡　黄连　山栀　牡丹皮　豆蔻仁　甘草　龙胆草各七分

【用法】加生姜三片，大枣二枚，清水煎服。

◆**抑气丸**《丹溪心法》

【主治】临经来时腹痛者。

【功效】补血行血，利气止痛。

【药物及用量】四物汤加延胡索　陈皮　牡丹皮　甘草。

【炮制】共研细末，水泛丸，如梧桐子大。

【用法】每服三四钱，痛甚者，豆淋酒送下；痛缓者，以童便煮香附，入条芩为丸，熟汤送下，经水将来而痛者，四物汤加桃仁、香附、黄连。

◆**抑气散**《严氏济生方》

【主治】妇人气盛于血，无子，寻常头晕，膈满，体疼怔忡。

【功效】疏气健胃。

【药物及用量】香附子（制炒净，一作二两）四两　茯神（一作茯苓）　甘草（炙）各一两

【用法】研为细末，服二三钱，食前沸汤调下。

◆**抑阴地黄丸**《严氏济生方》

【主治】寡妇痨瘵。

【功效】养血清热。

【药物及用量】生地黄三两（一作二两）　柴胡　秦艽　黄芩各五钱　赤芍一两

【炮制】研为细末，炼蜜和丸，如梧桐子大。

【用法】每服三十丸，不拘时乌梅汤送下，一日三次。

◆**抑阳酒连散**《原机启微》

【主治】神水紧小，渐如菜子汁及神水外围相类虫蚀者，然皆能睹物不昏，微有眊矂羞涩之证。

【功效】祛风，养血，清热。

【药物及用量】生地黄　独活　黄柏　防风　知母　防己各三分　蔓荆子　前胡　羌活　白芷　生甘草各四分　黄芩（酒制）　栀子　寒水石　黄连（酒制）各五分

【用法】清水二盏，煎至一盏，去滓热服。

◆**抑心气汤**《御药院方》

【主治】心气实热，火气炎胜，销烁金精，肺受心邪，因而生疾。若人患肺，先审心虚实，若心气胜实，其脉洪大，或肺脉微，得心脉。

【功效】凉血清热，健脾理气。

【药物及用量】黄芩（去黑心）　赤茯苓（去黑皮）　黑参　麦门冬（去心，焙）　甘草（炙，锉）　牡丹皮　升麻　桔梗（去芦头）　犀角屑　贝母（去心）各一分　沉香　木香各一钱

【用法】上一十二味，粗捣筛，每服三钱匕，用水一盏，煎至七分，去滓，食后温服。

◆**抓痞膏**《李沧溪方》

【主治】小儿痞疾。

【功效】行瘀消积。

【药物及用量】桃仁　水红花子各四两　生猪脑　血余　香油　桐油　砂仁　鳖甲（醋炙）　朴硝各三钱　阿魏五钱　小茴香　赤芍　使君子　肉桂皮　铁花粉　白蜡各四钱

【炮制】研为末，皂荚煎汤泛丸，如梧桐子大。

【用法】每服三十丸，壮实者可加至四五十丸，温酒送下，每日三次，一料可治二人。

◆**改容丸**《医学心悟》

【主治】风热上攻，致生粉刺、雀斑。

【功效】祛风解热，美容。

【药物及用量】大贝母（去心）　白附子　菊叶　防风　白芷　滑石各五钱

【炮制】共为细末，用大肥皂十荚，蒸熟去筋膜，同药捣丸。

【用法】早晚擦面。

◆**攻毒散**《杨氏家藏方》

【主治】风毒上攻，两眼暴赤肿痛，隐涩难开。

【功效】祛寒散风。

【药物及用量】干姜（洗净）不拘多少

【用法】㕮咀，每用二钱，薄绵紧裹，沸汤泡，乘热洗，如冷再温洗。

◆**攻毒汤**《痘疹传心录》

【主治】痘出不快，伏陷倒压，大便实者。

【功效】透发宣滞。

【药物及用量】大鳝鱼头　丹雄鸡头　鲜笋尖各三五枚　穿山甲三钱

【用法】加生姜三五片，淡水煮熟，加酒酿少许，令儿先饮汁，次食鸡冠、笋尖，余俱不用。

◆**攻里消毒饮**《证治准绳》

【主治】小儿疮疡，肿硬痛深，大便秘涩，脉沉而实，有里证者。

【功效】解热毒，下积滞。

【药物及用量】瓜蒌（连皮细切）三钱　连翘　牛蒡子（炒研）　当归　白芍各一钱　川大黄　芒硝各五分　甘草七分

【用法】清水一盅，煎至七分温服，未利再服。

◆**攻积丸**《杂病源流犀烛》

【主治】五积六聚，七癥八瘕，痃痞虫积，痰食。

【功效】温通攻积。

【药物及用量】吴茱萸　干姜　官桂　川乌各一两　黄连　橘红　槟榔　茯苓　厚朴　枳实　菖蒲　人参　沉香　桔梗　琥珀（另研）　延胡索　半夏曲各八钱　巴豆霜（另研）五钱

【炮制】研为细末，用皂角六两，煎汁泛丸，如梧桐子大。

【用法】每服八分，加至一钱，姜汤送下。

◆**旱莲草散**《杂病源流犀烛》

【主治】肠风脏毒，下血不止。

【功效】养阴止血。

【药物及用量】旱莲草（瓦上焙）

【用法】研为末，每服二钱，米汤调下。

◆**旱螺散**《医学入门》

【主治】下疳疮。

【功效】祛湿，杀虫，收功。

【药物及用量】白田螺壳（煅）三钱　轻粉一钱　脑子　麝香各三分

【用法】研为细末，香油调敷。

◆**更衣丸**《广笔记方》

【主治】津液不足，肠胃干燥，大便不通。

【功效】消积润肠。

【药物及用量】朱砂五钱（研如飞面） 芦荟七钱（研细生用）

【炮制】滴好酒少许和丸，如梧桐子大。

【用法】每服一钱二分，好酒或米汤送下。

◆**杉木节汤**《证类本草》

【主治】干脚气，霍乱，喘闷欲绝。

【功效】温通宣壅。

【药物及用量】杉木节　橘叶（切，无叶，则以皮代之）各一升　槟榔七枚　童便三升

【用法】煮一升五合，分二服。若一服得中，即停服。

◆**杏子散**《全生指迷方》

【主治】咳嗽气逆，倚息喘急，鼻张，其人不得仰，咽中作水鸡声，时发时止。

【功效】宣肺清热。

【药物及用量】杏仁　麻黄各等量

◆**杏子散**《妇人大全良方》

【主治】妇人诸脏相乘喘急。

【功效】祛痰平喘。

【药物及用量】杏仁（去皮尖、双仁，麸炒黄，细研如膏）　麻黄根（为细末）等量

【用法】上二味相和，煎橘皮汤调下二钱，不拘时。

◆**杏子汤**《卫生易简方》

【主治】咳嗽，不问外感风寒，内伤生冷及虚劳咯血，痰饮停积。

【功效】化湿，祛寒，豁痰止咳。

【药物及用量】人参　半夏　茯苓　甘草　五味子　芍药各等量　细辛　干姜　桂枝各减半

【用法】㕮咀，每服四钱，清水一盏半，加杏仁（去皮尖锉）五枚，生姜三片，煎至六分，去滓温服。感冒，加麻黄等量；脾胃素实者，加粟御米壳（去节膜，锉碎，醋淹炒）等量，每帖加乌梅一枚；呕逆恶心者，不可用此。久年咳嗽气虚喘急去杏仁、人参，倍加麻黄、芍药、干姜、五味子各增一半。

◆**杏仁方**《卫生易简方》

【主治】肝肾风虚，瞳仁带青，眼多黑暗。

【功效】祛风明目，生津化痰。

【药物及用量】杏仁（去皮尖）五枚

【用法】五更初就床端坐，勿言勿呼吸思虑，须澄心神，嚼杏仁一粒，勿咽，逐一细嚼五粒，候津液满口，分为三咽，直入肝肾，久久可效。

◆**杏仁桑皮汤**《杂病源流犀烛》

【主治】忽暴嗽咳，失声语不出。

【功效】清肺化痰止咳。

【药物及用量】杏仁一两　桑皮五钱　生姜汁　白蜜　砂糖各一两　五味子　紫菀各二钱　通草　贝母各四钱

【用法】清水煎服。

◆**杏仁散**《幼幼新书》

【主治】小儿肺疳。

【功效】化痰杀虫。

【药物及用量】杏仁十四粒　甘草　款冬花各二钱　麝香　胡黄连各一钱　半夏（汤泡九次）五钱

【用法】研为末，每服一字，枣汤调下，每日二次。

◆**杏仁散**甲《太平圣惠方》

【主治】心肺客热吐血，唇口干燥。

【功效】清热养阴止血。

【药物及用量】杏仁（汤浸，去皮尖、双仁，麸炒微黄）　赤茯苓　黄连（去须）　栀子仁　黄芩　川大黄（锉碎，微炒）各一两　桂心半两　瓜蒌根三分

【用法】上八味，捣筛为散，每服三钱，以水一中盏，煎至六分，去滓，温服，不拘时。

◆**杏仁散**乙《太平圣惠方》

【主治】上气喘急，不得睡卧。

【功效】宣降肺气，滋阴化痰。

【药物及用量】杏仁（汤浸，去皮尖、

双仁，麸炒微黄）一两　甘草（炙微赤，锉）半两　紫苏子（微炒）一两　麻黄（去根节）一两　天门冬（去心）一两　陈橘皮（汤浸，去白瓤，焙）三分　五味子三分

【用法】上七味，捣筛为散，每服三钱，以水一大盏，入生姜半分，枣三枚，煎至五分，去滓，温服，不拘时。

◆**杏仁散**丙《太平圣惠方》

【主治】上气喘急，胸中满闷，咽喉不利。

【功效】宣降肺气，益气化痰。

【药物及用量】杏仁（汤浸，去皮尖、双仁，麸炒微黄）三分　桂心三分　厚朴（去粗皮，涂生姜汁，炙令香熟）三分　人参（去芦头）半两　陈橘皮（汤浸，去白瓤，焙）半两　甘草（炙微赤，锉）半两　麻黄（去根节）三分　赤茯苓半两　胡麻半两　白前二分　半夏（汤洗七遍，去滑）半两

【用法】上一十一味，捣筛为散，每服，用鲤鱼肉五两，生姜半两，切碎，先以水二大盏，煮至一盏，去滓，下散五钱，煎至五分，去滓，温服，不拘时。

◆**杏仁散**丁《太平圣惠方》

【主治】妊娠六月伤寒，头痛壮热，咳嗽气急。

【功效】理气止咳化痰。

【药物及用量】杏仁（汤浸，去皮尖、双仁，麸炒微黄）三分　甘草（炙微赤，锉）半两　半两（炮裂，锉）干姜　麦门冬（去心，焙）一两　五味子三分　紫菀（洗去苗土）半两　钟乳粉半分

【用法】上七味，捣粗罗为散，每服三钱，以水一中盏，入枣三枚，煎至六分，去滓，温服，不拘时。

◆**杏仁散**《圣济总录》

【主治】热嗽。

【功效】清热润肺止咳。

【药物及用量】杏仁（用桑根白皮二两，细切，河水一碗，同煮一复时，只用杏仁）一两　款冬花（去梗）　马兜铃各一两　甘草（炙，锉）　阿胶（炙令燥）　防风（去杈）各半两

【用法】上六味，除杏仁、阿胶别研外，捣罗为散，拌匀，重研极细，每服二钱匕，糯米饮调下，食后服。

◆**杏仁汤**甲《千金方》

【主治】䘌。

【功效】杀虫。

【药物及用量】杏仁五十枚　苦酒二升　盐一合

【用法】和煮，取五合，顿服之，小儿以意量服。

◆**杏仁汤**乙《千金方》

【主治】曾伤七月胎者，当预服此。

【功效】补肺化痰。

【药物及用量】杏仁　甘草各二两　紫菀一两　钟乳石　干姜各三两　麦门冬　吴茱萸各一升　粳米五合　五味子三合

【用法】㕮咀，清水八升，煮取三升五合，分四服，日夜一次，中间进食，七日服一剂（一方用白鸡一只，煮汁煎药）。

◆**杏仁汤**《温病条辨》

【主治】肺疟，舌白渴饮，咳嗽频作，寒从背起，伏暑所致。

【功效】化痰，清热，解毒。

【药物及用量】杏仁　滑石　茯苓块各三钱　黄芩　连翘　桑叶各一钱五分　豆蔻皮八分　梨皮二钱

【用法】清水三杯，煮取二杯，日再服。

◆**杏仁煎**甲《太平圣惠方》

【主治】小儿咳嗽，心烦喘粗。

【功效】润肺化痰止咳。

【药物及用量】杏仁（汤浸，去皮尖、双仁，麸炒微黄捣膏）　天门冬（去心）　寒食面各一两　蜜　酥各一合　生地黄汁一大盏　贝母五钱（微炒）

【用法】先以清水煎贝母及天门冬至五分，便研绞取汁，入杏仁膏等同熬如稀饧。每服五分，温水调下，量儿大小，以意加减。

◆**杏仁煎**乙《太平圣惠方》

【主治】小儿咳嗽，声不出。

【功效】润肺化痰止咳。

【药物及用量】杏仁（汤浸，去皮尖，入水一大盏，研滤取汁）二两　酥蜜各一合

【炮制】先以杏仁汁于铜铛中，以重汤煮减去半，入酥蜜，又汤煮二十沸，再入贝母、紫菀末各一分，甘草末五厘，更煎搅和稀糖，收瓷器中。

【用法】每服五分，清粥调下，日三夜一次，嗽止为度，量儿大小加减。

◆**杏仁煎**丙《太平圣惠方》

【主治】气嗽，心胸不利，喘息短气。

【功效】润肺止咳，宽胸平喘。

【药物及用量】杏仁（汤浸，去皮尖、双仁，麸炒微黄）五两　五味子（捣罗为末）二两　白蜜五合　酥一合　生姜汁一合　贝母（煨微黄，为末）二两　紫苏子（以水五合，研，滤取汁）二两

【用法】上七味，先研杏仁如膏，都与诸药合煎令稠，不拘时，服一茶匙，含化咽之。

◆**杏仁煎**丁《太平圣惠方》

【主治】咳嗽，失声语不出。

【功效】下气止咳。

【药物及用量】杏仁（汤浸，去皮尖、双仁，麸炒微黄，研如膏）二两　紫菀（去苗土）一两　五味子一两　贝母（煨微黄）一两　生姜汁二合　砂糖三两　木通（锉）四两　桑根白皮（锉）一两　白蜜三合

【用法】上九味，捣罗为末，用牛乳一大盏，入生姜汁、砂糖同煎令得所，次入蜜，以慢火熬成膏，不拘时，服一茶匙，含咽之。

◆**杏仁煎**甲《圣济总录》

【主治】咳嗽，失音不出。

【功效】润肺化痰止咳。

【药物及用量】杏仁（去皮尖、双仁，研）三两　生姜汁　白蜜　饴糖各一两五钱　桑白皮　贝母（去心）木通各一两二钱五分　紫菀（去土）　五味子各一两（一方无桑皮、贝母，一方加款冬花、知母各一两）

【用法】锉碎，清水三升，熬至五合去滓，入前杏仁等四味再熬成膏，每服一匙，口含化下。

◆**杏仁煎**乙《圣济总录》

【主治】咳嗽，不拘日月远近。

【功效】宣肺止咳。

【药物及用量】杏仁（汤浸，去皮尖、双仁，炒）　麻黄（不去根节）　大黄（锉，炒）　柴胡（去苗）　甘草（炙，锉）　肉桂（去粗皮）各二两

【用法】上六味，捣研为细末，先用水一斗，煎药末水尽后，旋再添五升，煎令得所，以生绢滤，去滓，再熬成煎，瓷器中盛，每服一皂子大，临卧含化咽津。

◆**杏仁煎丸**《证治准绳》

【主治】咽喉食即噎塞，如有物不下。

【功效】化滞利咽。

【药物及用量】杏仁（汤浸，去皮尖及双仁，炒）五钱　官桂（去粗皮）　枇杷叶（拭去毛，炙）　人参各一两

【炮制】研为细末，炼蜜和丸，如樱桃大。

【用法】每服一丸，含化咽津，以瘥为度。

◆**杏仁膏**《太平圣惠方》

【主治】聤耳疼痛，兼有水出。

【功效】收湿解毒。

【药物及用量】杏仁（炒令赤黑）

【用法】研成膏，薄绵裹纳耳中，日三四度易之，或乱发裹塞之。耳猝痛或水出及耳肿兼有脓，可用杏仁炒焦，研为末，葱涎和丸，绵裹塞耳亦可。

◆**杏仁龙胆草泡散**《原机启微》

【主治】风上攻，眊矂赤痒。

【功效】清热，收湿，解毒。

【药物及用量】杏仁（去皮尖）　龙胆草　当归尾　黄连　滑石（另研取末）　赤芍各一钱

【用法】白沸汤泡炖，不拘时蘸洗，冷热任意。

◆**杏仁丸**《太平圣惠方》

【主治】咳嗽喘急，腹胁坚胀，小便不利。

【功效】止咳平喘，利水散结。

【药物及用量】杏仁（汤浸，去皮尖、双仁，麸炒微黄，别研如膏）三两　桂心一两　马兜铃一两　枳壳（麸炒微黄）一两　甜葶苈（隔纸炒令紫色）一两　瞿麦穗一两　木通（锉）一两　大腹皮（锉）一两

【用法】上八味，捣罗为末，以杏仁膏入少炼蜜同和丸，如梧桐子大，每服，不拘时，煎枣汤下三十丸。

◆**杏仁丸**《圣济总录》

【主治】冷嗽，呼吸气寒，呕吐冷沫，胸中急痛。

【功效】理肺散寒，化痰止呕。

【药物及用量】杏仁（去皮尖、双仁，炒黄）一升　生姜（去皮，片切，曝干）一斤　陈橘皮（汤浸，去白，焙）五两

【用法】上三味，捣罗为末，炼蜜为丸，如梧桐子大，每服二十丸至三十丸，温酒下，不拘时。

◆**杏仁粥**《备预百要方》

【主治】肺气虚羸，喘息促急，咳嗽等。

【功效】益肺止咳平喘。

【药物及用量】杏仁（汤浸，去皮尖、双仁，研，以三合黄牛乳投，绞取汁）二十一枚　枣（去核）七枚　粳米二合　桑根白皮（锉）二两　生姜（切）一分

【用法】上五味，以水三大盏，先煎桑根白皮、枣、姜等，取汁二盏，将米煮粥，候临熟，入杏仁汁，更煮五七沸，粥成，不拘时，食之。

◆**杏仁饮**《圣济总录》

【主治】产后上气喘急。

【功效】止咳平喘化痰。

【药物及用量】杏仁（去皮尖、双仁，炒）　紫苏茎叶（锉）　麻黄（去根节）　麦门冬（去心，焙）　五味子（炒）　桑白皮（锉，炒）　甘草（炙，锉）　陈橘皮（汤去白，焙）各一两

【用法】上八味，粗捣筛，每服三钱匕，水一盏，煎至七分，去滓，温服，不拘时。

◆**杏仁饮子**《千金方》

【主治】暴热嗽。

【功效】理气化痰，清热止咳。

【药物及用量】杏仁四十枚　紫苏子一升　橘皮一两　柴胡四两

【用法】上四味，㕮咀，以水一斗，煮取三升，分三服，常作饮服。

◆**杏酪粥**《太平圣惠方》

【主治】三消，心热气逆，不下食。

【功效】补虚清虚热。

【药物及用量】煎成浓杏酪一升　黄牛乳一升　大麦仁（折令细滑）三合

【用法】上三味，依常法煮粥食之，入砂糖和之，更大美也。

◆**杏甘汤**《幼幼新书》

【主治】痘疮烦喘渴躁。

【功效】宣肺清热。

【药物及用量】杏仁　甘草　麻黄　桑白皮各等量

【用法】研为粗末，每服三钱，清水一盏煎，食后服。

◆**杏参散**《严氏济生方》

【主治】坠堕惊恐，渡水跌仆，疲极筋力，喘急不安。

【功效】调气镇惊。

【药物及用量】杏仁（炒，去皮尖）　人参（去芦）　橘红　大腹皮　槟榔　白术　诃子（面裹煨，去核）　半夏（汤洗）　桂心（不见火）　紫菀（洗）　桑白皮　甘草（炙）各一钱

【用法】清水二盅，加生姜三片，紫苏叶七叶，煎至一盅去滓，不拘时服。

◆**杏参散**《太平惠民和剂局方》

【功效】降气平喘，散结。

【主治】胸胁胀满，上气喘急，倚息不得睡卧，神思昏愦。

【药物及用量】桃仁（去皮尖，麸炒）　人参　桑白皮（蜜炒微赤，米泔浸一宿，焙干）　杏仁（去皮尖，麸炒）

【用法】上四味等量，为细末，每服二钱，水一盏半，姜三片，枣一个，煎至七分，温服，不拘时。

◆**杏霜丸**《婴童百问》

【主治】小儿食积作泻并痢证。

【功效】消积。

【药物及用量】杏仁（去皮尖，麸炒）三两　百草霜（炒研为末，用油六钱炒匀）二两　巴豆（去壳、油，炒焦，欲入杏仁同炒）一两　黄蜡（酒煮棉滤）二两

【炮制】将杏仁、巴豆研为极细末，再入草霜令匀，熔蜡和丸，如绿豆大。

【用法】赤痢，甘草汤送下；白痢，生姜汤送下。先进三四服，腹胀者十余服，效验如神。

◆**杏苏散**《温病条辨》

【主治】外感凉燥证。

【功效】轻宣凉燥，理肺化痰。

【药物及用量】苏叶二钱　杏仁三钱　半夏三钱　茯苓三钱　橘皮二钱　前胡三钱　苦桔梗二钱　枳壳二钱　甘草一钱　生姜三片　大枣三枚

【用法】水煎，温服。

◆**杏苏汤**《世医得效方》

【主治】伤风，身热，有汗恶风，病证挟热，服杏子汤不得者，此药稳当也。

【功效】温肺下气，止咳清热。

【药物及用量】橘红　紫苏叶　杏仁（去皮尖）　五味子　半夏（汤泡七次）　桑白皮（蜜略炙）　贝母（去皮）　白术（炒）各一两　甘草（炙）半两

【用法】上九味，锉散，每服四钱，水一盏半，生姜五片，煎至八分，去滓，温服，不拘时。

◆**杖疮丹**《医学纲目》

【主治】杖疮。

【功效】和血解毒。

【药物及用量】刘寄奴六钱　马鞭草四钱

【用法】研为细末，蜜调敷，如湿者干掺。

◆**杖疮真珠散**《疡医大全》

【主治】杖疮，兼治一切刀伤斧砍，肿毒久不收口。

【功效】止血，生肌，收口。

【药物及用量】真珠（入豆腐内煮，候至豆腐起蜂窝时取出研）　乳香（去油）　海螵蛸（水飞）　琥珀　象皮（炒黄）　没药（去油）　龙骨（火煅红）　儿茶　轻粉各一钱　瓜儿血竭二钱

【炮制】研为细末，瓷瓶密贮，毋泄其味。

【用法】凡杖后以刷杆挑敷于杖处，将油纸（制法另详）贴上，再以寻常油纸盖之，外以新布裹定，一日一换药纸，每次只用药五六分，不过数日。设若杖疮已经见水，须倍费时日。

◆**杖疮膏**《外科正宗》

【主治】杖伤，跌打损伤，金疮，臁疮，无名肿毒。

【功效】和血，解毒，生肌，收口。

【药物及用量】香油四两（冬月五两）　穿山甲一斤　柏枝　槐枝各一茎（须用撒开小条，不用大树上者）　府丹（净水飞，去螵脚）一两　水花珠（净水飞，去漂脚晒干）二钱　血竭　没药　乳香　孩儿茶各三钱（俱捶碎和匀，共入铜锅，炭火上炒沸过）　新真珠　新红象牙（俱用面包烧存性，油旧者不用）　面粉（炭火上烧黄）各一钱　人指甲（炒黄）　三七（晒干）　石乳（铜锅内炒过）　黄连　黄芩各三分　海螵蛸五分　半夏十枚（大者）　樟冰四钱　黄蜡二钱　冰片三分　麝香三分　阿魏（成块者）五分

【炮制】（1）以上除穿山甲、柏枝、槐枝、阿魏外，各研细末，校准分量，分作五份。其四份以次下锅，一份留看药厚薄，以为增减（如四份已尽，药尚薄，将此份渐下，如药厚此份留在贴膏时掺在患处尤妙），用上好香油入铜锅中，炭火煮沸药渣，将薄绵纸乘热滤净油，揩净锅后，入油于锅中煎沸，下府丹五钱，用槐条急搅不住手，至成膏方止。候六七煎后，用清水漱净口，喷清水少许，于锅中即取起锅。起锅时，于前四份中细末药，将一份渐渐逐一挑下，急搅如前，此份药尽约均和，将槐条蘸药滴水，且未要成珠，复置

锅炭火上急搅，候沸起锅。（2）起锅时复将前末药一份渐下锅中，急搅如前，约匀和，滴水要成珠，复置锅炭火上急搅，候沸起锅。（3）起锅时渐下药搅如前，约匀和将药滴水，虽成珠尚须黏手，复置锅炭火上如前。（4）起锅时渐下药如前，急搅约均和，将药滴水成珠，其珠不黏手指，复置锅炭火上，候沸起锅。（5）起锅时即下黄蜡、府丹，急搅如前，将药滴水成珠，须不黏手，又不可太老，如尚黏手，将前留下一份末药渐下，以不黏手为度，即下水花珠，次下樟冰末，急搅再下麝香、阿魏、冰片急搅不住手，量药均和，去阿魏滓，以药入瓷器内，浸冷水中片时。候凝将药寻露天，向阳净地掘坎，将瓷器倒覆于坎中，仍以土覆盖，候七日后方起。藏法以油纸及箬包瓶口，以防泄气。

【用法】以此膏隔汤炖融化，摊于油纸上，以透明为妙。如用绢摊亦可，贴时先将莱菔汁、桑叶煎汤，露中露过一宿，先洗患处乃贴之。贴后每日洗一遍，不须换膏药，至二三日后，血散风去，方换万应膏收口，唯跌伤及其他诸疮忌贴。

◆杜牛膝散

【主治】经闭不通，五心烦热。

【功效】活血行滞。

【药物及用量】杜牛膝　当归尾各一两　桃仁（去皮，麸炒，另研）　红花各五钱

【用法】研为细末，每服二钱，空腹时温酒调下。

◆杜仲丸《严氏济生方》

【主治】妊娠二三月，胎动不安者。

【功效】补腰肾，固胞胎。

【药物及用量】杜仲（姜制炒，去丝）　川续断（酒浸）各二两

【炮制】研为细末，水煮枣肉和丸，如梧桐子大。

【用法】每服七十丸，米饮送下。

◆杜仲丸《圣济总录》

【主治】子宫久冷，妊娠数堕胎。

【功效】温肾固冲。

【药物及用量】杜仲（去粗皮，炙，锉）　防风（去杈）　附子（炮裂，去皮、脐）　石菖蒲　桔梗（炒）　秦艽（去苗土）　细辛（去苗叶）　厚朴（去粗皮，生姜汁炙）　肉桂（去粗皮）　半夏（汤洗七遍，焙）各三分　熟干地黄（焙）　沙参　蜀椒（去目并闭口者，炒出汗）　干姜（炮）各半两

【用法】上一十四味，捣罗为末，炼蜜和丸，如梧桐子大，空腹温酒下十五丸，渐加至二十丸，一月效。

◆杜仲散《太平圣惠方》

【主治】产后伤虚，腰间疼痛，四肢少力，不能饮食。

【功效】补肾养血活血。

【药物及用量】杜仲（去粗皮，炙微黄，锉）一两　熟干地黄一两　桂心半两　附子（炮裂，去皮、脐）一两　五味子三分　续断半两　石斛（去根，锉）一两　当归（锉，微炒）三分　芎䓖三分　萆薢（锉）一两　牛膝（去苗）半两　木香一两

【用法】上一十二味，捣筛为散，每服四钱，以水一中盏，入生姜半分，枣三枚，煎至六分，去滓，每于食前温服。

◆杜仲汤《圣济总录》

【主治】妊娠猝然下血不定，令胎不安，小腹疼痛。

【功效】补益气血止痛安胎。

【药物及用量】杜仲（去粗皮，锉，炒）二两　人参一两　阿胶（炙令燥）一两　芎䓖一两　当归（微炙）二两　艾叶（焙）一把

【用法】上六味，粗捣筛，每服三钱匕，酒一盏，入枣三枚，擘，同煎至七分，去滓，温服，相次三服，腹中当暖，即血止。

◆杜若散《太平圣惠方》

【主治】头风目眩，心胸痰壅，不下饮食及四肢不利。

【功效】祛风化痰，通络。

【药物及用量】杜若一两　防风（去芦头）一两　赤茯苓一两　山茱萸一两　蔓荆子三分　茵芋三分　天雄（炮裂，去皮、脐）三分　飞廉三分　石膏一两　藁本半两

甘草（炙微赤，锉）半两　芎䓖半两

【用法】上一十二味，捣粗罗为散，每服三钱，以水一中盏，入生姜半分，煎至六分，去滓，不拘时，温服。

◆**杜蘅汤**《千金方》

【主治】胸中多痰，头痛不欲食，及饮酒则瘀阻痰。

【功效】吐食痰。

【药物及用量】杜蘅　松萝各三两　瓜蒂三七枚

【用法】上三味，㕮咀，以酒一升二合渍二宿，去滓，分二服。若一服即吐者止，未吐者更服，相去如行十里久，令药力尽，服一升稀糜即定。老小用之亦佳。

◆**杞苓丸**《医方大成》

【主治】男子肾脏虚耗，水不上升，眼目昏暗，远视不明，渐成内障。

【功效】补血益肾，明目。

【药物及用量】枸杞子（酒蒸）四两　白茯苓（去皮）八两　当归二两　青盐一两（另研）　菟丝子（酒浸，蒸）四两

【炮制】研为细末，炼蜜和丸，如梧桐子大。

【用法】每服七十丸，食前熟汤送下。

◆**杞菊地黄丸**《麻疹全书》

【主治】肝肾不足，虚火上炎，目赤肿痛，久视昏暗，迎风流泪，怕日羞明，头晕，盗汗，潮热，足软等证。

【功效】滋阴，补血，益肝肾。

【药物及用量】枸杞子（一作一两五钱）　甘菊花各一两　熟地黄四两　山茱萸　淮山药各二两　白茯苓　牡丹皮　泽泻各一两五钱

【炮制】共研细末，水泛或炼蜜为丸，如梧桐子大。

【用法】每服三四钱，淡盐汤或熟汤送下。

◆**束毒金箍散**《外科正宗》

【主治】疔疮针刺之后，余毒走散作肿。

【功效】泻热毒。

【药物及用量】生大黄　郁金（蝉肚者）　白及　白蔹　白芷各四两　黄柏二两　绿豆粉一两　轻粉五钱

【用法】共为细末，酸米浆调箍四周，夏热甚，用蜜水调。

◆**束胎丸**《素问病机气宜保命集》

【主治】胎肥。

【功效】缩胎，易产。

【药物及用量】白术　枳壳各等量

【炮制】水浸烧蒸丸，如梧桐子大。

【用法】每服三四钱，熟汤送下。

◆**沃雪汤**《是斋百一选方》

【主治】四时伤寒，时行瘟疫，风湿，阴阳两感，表证未解，身体壮热，疼痛恶风，声重鼻塞，头痛，四肢项颈烦倦及雾湿瘴气，触冒寒邪。

【功效】健胃行气，温和表里。

【药物及用量】苍术三钱　厚朴一钱五分　川芎　当归　防风　白芍　陈皮　葛根　甘草各七分

【用法】清水煎服。

◆**沉附汤**《仁斋直指方》

【主治】肾虚无阳，小肠气痛，头额、小腹，外肾时冷及湿症。

【功效】调气，行滞，温中。

【药物及用量】沉香五分　生附子一钱　辣桂　荜澄茄　甘草（炙）各五分　香附一钱

【用法】清水二盏，加生姜七片，煎至八分，空腹时温服。

◆**沉附汤**《直指小儿方》

【主治】慢脾风，厥冷吐泻。

【功效】调气，行滞，温中。

【药物及用量】沉香　丁香　木香　黑附子（炮）　白附子（焙）　全蝎（焙）　藿香　天麻各等量

【用法】上八味，为末，每半钱，炙甘草、生姜煎汤调下。

◆**沉香丸**《幼幼新书》

【主治】小儿急疳，疳痢下赤色脓血，下部脱肛，虽有精神，命在须臾。

【功效】清疳热，理大肠。

【药物及用量】沉香　人参　蝎尾　胡

黄连　乳香各一分　龙骨　甘草各五厘

【炮制】研为细末，枣肉和丸，如麻子大。

【用法】每服三丸，米饭送下，一日二次，久患七服效。

◆**沉香丸**《圣济总录》

【主治】膏淋。

【功效】降气补肾。

【药物及用量】沉香　肉苁蓉（酒浸，切，焙）　荆芥穗　磁石（火煅醋淬七次）　黄芪　荆芥穗　滑石各一两

【炮制】研为细末，炼蜜和丸，如梧桐子大。

【用法】每服三十丸，温酒送下。

◆**沉香化气丸**《证治准绳》

【主治】赤白青黄等色痢，诸般腹痛，饮食伤积，酒积、痰积、血积，跌仆损伤，五积六聚，胸膈气逆痞塞，胃中积热，中满腹胀，疟痞茶痞及中诸毒，恶气伤寒，大便不利，下后遗积未尽，感时疫气、瘴气，并诸恶肿疮疡肿毒及食诸般牛畜等物中毒。

【功效】降气化滞。

【药物及用量】沉香（上好料，沉水者，另研为末，一作五钱）四钱　大黄（锦纹者，酒蒸）　黄芩（条实者）各一两（一作各二两）　人参（官拣者，去芦）　白术（肥者，去芦）各三钱（一作各三两）

【炮制】除沉香另研为末外，余均锉碎，用姜汁、竹沥七浸七曝，候干，研为细末，和沉香末再研匀。用竹沥加姜汁少许，神曲煮糊为丸如绿豆大，朱砂（水飞）为衣，晒干勿见火。

【用法】每服二钱，小儿六分，淡姜汤送下。

◆**沉香化气丸**《全国中药成药处方集》

【主治】积滞阻郁，肠胃不畅。

【功效】健脾化积和胃。

【药物及用量】沉香五钱　甘草　香附（制）　广木香　陈皮　缩砂仁各一两　蓬莪术　焦麦芽　广藿香　神曲各二两

【炮制】共为末，水泛丸，如梧桐子大。

【用法】每服三钱，熟汤送下。

◆**沉香化痰丸**《张氏医通》

【主治】胸中积年痰火，无血者。

【功效】调和气化，除湿热。

【药物及用量】沉香　木香各一两　半夏曲（用姜汁一小杯，竹沥一大盏制）八两　黄连（姜汁炒）二两

【炮制】研为细末，甘草汤泛为丸，如梧桐子大。

【用法】每服二钱，空腹淡姜汤送下。

◆**沉香化滞丸**《重订伤寒论方》

【主治】脾胃不和，过食生冷油腻，停滞不化，胸膈饱闷，胁腹疼痛，一切气痰痞积。

【功效】降气化积。

【药物及用量】沉香六钱　厚朴　白术（制）　法半夏　广陈皮　广木香　缩砂仁　尖槟榔　广藿香各一两二钱　大黄（锦纹者）　黄芩　焦山楂肉各一两五钱　焦枳实三两

【炮制】共为细末，竹沥、姜汁调糊为丸，如梧桐子大。

【用法】每服三钱，熟汤送下。

◆**沉香升降丹**《医学发明》

【主治】一切气不升降，胁肋刺痛，胸膈痞塞。

【功效】降气，化积，疏滞。

【药物及用量】沉香　槟榔各二钱五分　人参　大腹皮（炒，一作一两）　诃子（煨去核，一作诃子皮炮）各五钱　白术　乌药　香附子（炒，一作炮，一两五钱）　紫苏叶　厚朴（去粗皮，姜制）　神曲（炒）　麦蘖（炒）各一两　京三棱（煨）　蓬莪术（煨，一作炮，四两）　益智子各二两　陈皮（去白）　姜黄　甘草（炙）　红花各四两

【用法】研为细末，每服二钱，食前沸汤调下。

◆**沉香天麻汤**《卫生宝鉴》

【主治】小儿恐惧发搐，痰涎有声，目

多白睛，项背强急，行步动作，神思如痴，脉沉弦而急。

【功效】降气化痰，温中宣壅。

【药物及用量】沉香二钱　天麻三钱　益智子　川乌（炮，去皮、脐）各二钱　防风　半夏（汤泡）　附子（炮，去皮、脐）各三钱　羌活五钱　甘草（炙）　当归　姜屑（一作僵蚕）各一钱五分　独活四钱

【用法】㕮咀，每服五钱，加生姜三片，清水煎温服。

◆**沉香石斛汤**《圣济总录》

【主治】肾脏积冷，奔豚气攻少腹疼痛，上冲胸胁。

【功效】健脾补肾，温中降气。

【药物及用量】沉香　石斛　陈曲（炒）各一两　赤茯苓（去皮）　人参　巴戟（去心）　桂心（去粗皮）　五味子（微炒）　白术　芎䓖各七钱五分　木香　肉豆蔻各五钱

【用法】㕮咀，每服三钱，清水一盏，加生姜三片，大枣三枚（擘破），煎至六分去滓，食前热服。

◆**沉香交泰丸**《医学发明》

【主治】气机郁滞，食积内停，腹中胀满，膈下痞闷，大便燥结。

【功效】调气，疏滞，和胃，开郁。

【药物及用量】沉香　橘红　白术各三钱　厚朴（姜制）五钱　吴茱萸（汤泡）　枳实（麸炒）　青皮（去白）　木香　白茯苓　泽泻　当归各二钱　大黄（酒浸）一两

【炮制】研为细末，汤浸蒸饼和丸，如梧桐子大。

【用法】每服五十丸至七八十丸，温汤送下，微利为度。

◆**沉香交泰丸**《拔粹方》

【主治】浊气在上，扰清阳之气，郁而不伸，以为䐜胀。

【功效】补中理气，降逆除胀。

【药物及用量】沉香　白术　陈皮（去白）各三钱　枳实（麸炒，去瓤）　吴茱萸（汤洗）　白茯苓（去皮）　泽泻　当归（洗）　木香　青皮（去白）各二钱　大黄（酒浸）二两　厚朴（姜制）五钱

【用法】上一十二味，各拣净，同为细末，汤浸蒸饼为丸，如梧桐子大，每服五十丸，至七八十丸，温白汤下，食前服，微利即止。

◆**沉香牡丹皮丸**《圣济总录》

【主治】妇人血海久虚，经候不利，赤白带下，血气冲心，多发刺痛，四肢困烦。

【功效】温中，降气，健胃，化湿。

【药物及用量】沉香七钱五分　牡丹皮（去心）　赤芍　吴茱萸（汤泡去苦，炒）　当归　桂心　川芎　黄芪（去芦蜜炙）　人参　茯苓　山药　川巴戟（去心）　白术　橘红　木香　干生姜　白龙骨　牛膝（去苗，酒洗）　枳壳（去瓤麸炒）　肉豆蔻　厚朴（制）各五钱

【炮制】研为细末，炼蜜和丸，如梧桐子大。

【用法】每服二十丸，空腹时温酒送下。若心腹痛，白芷煎酒下。

◆**沉香和中丸**《袖珍方》

【主治】痰气壅盛，中脘气滞，胸膈烦满，头目不清，痰涎不利，大便秘结，小便赤涩。

【功效】温中，降气，消积。

【药物及用量】沉香二钱　黑牵牛子末二两三钱　滑石二两　大黄一两二钱　木香　黄芩　槟榔　枳壳　青礞石　青皮　陈皮各五钱

【炮制】研为细末，水泛丸，如梧桐子大。

【用法】每服三四钱，茶清送下。

◆**沉香降气丸**《太平惠民和剂局方》

【主治】与散同。

【功效】与散同。

【药物及用量】即沉香降气散第一方之药品。

【炮制】为末，水泛丸，如梧桐子大。

【用法】每服二钱，熟汤送下。

◆**沉香降气散**《太平惠民和剂局方》

【主治】肝气郁结，脾失健运，胸脘痞

闷，心腹胀满，恶心呕吐，食气不振；妇女月经不调，少腹胀痛。

【功效】健胃行滞，通顺气血。

【药物及用量】沉香（另研，一作四钱）二钱八分　甘草（炙，一作八钱，同砂仁拌湿炒，一作一两二钱）五钱五分　缩砂仁（捶炒，一作四钱，一作五钱）七钱五分　香附子（盐水炒去毛，一作姜汁拌，一作童便浸，去外皮微炒，二两，一作四两）六两二钱五分（一方有乌药）

【用法】研为极细末，每服二钱，空腹时沸汤或淡姜汤盐汤调下，虚者人参汤下。

◆**沉香降气散**《杂病源流犀烛》

【主治】怒气伤肝头痛。

【功效】降气，行滞，化痰。

【药物及用量】沉香　木香　柴胡　白芍　细辛　青皮　陈皮　紫苏子

【用法】为末，清水煎服。

◆**沉香降气汤**《太平惠民和剂局方》

【主治】阴阳壅滞，气不升降，胸膈痞塞，心腹胀满，喘促短气，干哕烦满，咳嗽痰涎，口中无味，嗜卧减食。胃痹留饮，噎胁下支结，常觉满闷及中寒咳逆，脾湿洞泄，两胁虚鸣，脐下撮痛。患脚气人，毒气上冲，心肠坚满，肢体浮肿。

【功效】开胃消痰，降气散壅。

【药物及用量】香附子二十五斤（炒，去须）　沉香一斤二两半　缩砂仁三斤　甘草七斤半

【用法】上四味，为细末，每服一钱，入盐少许，沸汤点服，凌旦雾露，空心服之，祛邪恶气，使无瘴疾。

◆**沉香桂附丸**《医学发明》

【主治】中气虚弱，脾胃虚寒，饮食不美，气不调和，脏腑积冷，心腹疼痛，胁肋膨胀，腹中雷鸣，面色不泽，手足厥冷，便利无度，及下焦阳虚，脐疝痛引小腹不可忍，腰屈不能伸，喜热熨稍缓。

【功效】回阳逐寒。

【药物及用量】沉香　官桂　附子（炮去皮、脐）　川乌（炮，去皮、脐）　干姜（炮）　高良姜（炒）　吴茱萸（汤浸去苦）　茴香（炒）各一两

【炮制】研为细末，醋煮曲糊和丸，如梧桐子大。

【用法】每服五十丸至七八十丸，食前米饮送下，每日二次，忌食生冷。

◆**沉香散**《御药院方》

【主治】齿发脱落。

【功效】益气，败血，固齿发。

【药物及用量】沉香　诃子皮　青盐　青黛各二钱　檀香　丁香各一钱五分　当归　香附子（炒去毛）　细辛（去苗）　苦楝子（破四片炒）各五钱　荷叶灰　乳香各一钱　龙胆（另研）　麝香（另研）各五分　醋石榴皮二两五钱

【用法】研为细末，每用五分，如常刷牙，温水刷漱吐出，每日早晚二次。

◆**沉香散**《魏氏家藏方》

【主治】腹满喘急，眠睡不得。

【功效】降气消积。

【药物及用量】沉香　木香各二钱五分　枳壳（麸炒）　萝卜子（炒）各三钱

【用法】清水二盅，加生姜三片，煎至一盅，不拘时服。

◆**沉香散**《直指小儿方》

【主治】小儿慢惊。

【药物及用量】沉香　丁香　木香　藿香　厚朴（制）　甘草（炙）各一钱　茯苓二钱

【用法】研为末，每服一字，米饭汤调下。

◆**沉香散**《三因极一病证方论》

【主治】五内郁结，气不得舒，阴滞于阳，而致气淋壅闭，小腹胀满，使溺不通，大便分泄，小便方利。

【功效】温中，降气，利溲。

【药物及用量】沉香　石韦（去毛）　滑石　王不留行　当归各五钱（一作各一两）　冬葵子　芍药各七钱五分　甘草（炙）　橘皮各二钱五分（一方有瞿麦一两，白芍七钱五分，无橘皮）

【用法】研为细末，每服二钱，空腹时

大麦煎汤调下，以利为度。

◆**沉香散**甲《太平圣惠方》

【主治】膏淋，脐下烦闷，不得快利。

【功效】调气分，利小便。

【药物及用量】沉香　陈皮（汤浸，去白焙）　黄芪各七钱五分　瞿麦三两　榆白皮　韭子（炒）　滑石各一两　黄芩　甘草（炙）各五钱

【用法】研为细末，每服二钱，食前清粥调下。

◆**沉香散**乙《太平圣惠方》

【主治】脚气冲心，烦闷喘促，脚膝酸疼，神思昏愦。

【功效】祛寒散滞，温中化积。

【药物及用量】沉香　赤芍　木通　紫苏茎叶　诃黎勒皮　槟榔各一两　吴茱萸五钱

【用法】㕮咀，每服八钱，清水一中盏半，加生姜五片，煎至一大盏去滓，不拘时温服。

◆**沉香散**丙《太平圣惠方》

【主治】脚气，心腹胀满，四肢壅闷，不思饮食。

【功效】降气，散滞，和中，下积。

【药物及用量】沉香　枳壳（去瓤麸炒）　桂心各七钱五分　大腹皮（锉）　赤茯苓（去皮）　槟榔　赤芍　川大黄（煨）　诃黎勒皮　桑白皮各一两　吴茱萸（汤洗）　木香各五钱

【用法】㕮咀，每服八钱，清水一中盏煎，加生姜五片，煎至一盏去滓，不拘时温服。

◆**沉香散**丁《太平圣惠方》

【主治】痈脓溃已绝，肌肉内虚，尚有余热。

【功效】降气，和中，清热。

【药物及用量】沉香（锉）　柴胡（去苗）　黄芪　麦门冬（去心）各一两　白术七钱五分　熟地黄二两　黄芩　瓜蒌根　生甘草各五钱

【用法】锉散，每服四钱，清水一中盏，加竹叶二七片，小麦五十粒，煎至六分去滓，不拘时温服。

◆**沉香散**戊《太平圣惠方》

【主治】石痈，肿毒结硬疼痛，口干烦热，四肢拘急，不得卧者。

【功效】调气，托毒，清热。

【药物及用量】沉香　防风（去杈）　木香各七钱五分　麦门冬（去心）　当归（切，焙）　枳壳（麸炒）　独活（去芦）　羚羊角屑　升麻　玄参　地骨皮　赤芍　生甘草（锉）各一两　大黄（锉，炒）二两（一方无独活）

【用法】锉碎，每服四钱，清水一盏半，煎至七分去滓，不拘时温服。

◆**沉香散**《活人心统》

【主治】胃冷久呃。

【功效】散寒结。

【药物及用量】沉香　紫苏　白豆蔻仁各一钱

【用法】研为末，每服五七分，柿蒂汤调下。

◆**沉香琥珀丸**《普济方》

【主治】水肿，一切急难证，小便不通及血结小腹，青紫筋绊，喘急胀痛。

【功效】调气，健脾，化湿，利水消肿。

【药物及用量】沉香（另研，一作五钱）一两五钱　琥珀（另研）　杏仁（去皮尖炒，一作桃仁）　紫苏子（一作苏木）　赤茯苓　泽泻各五钱　苦葶苈（炒，一作隔纸焙）　郁李仁（去皮）各一两五钱（一作各一两）　陈皮（去白）　防已（酒洗）各七钱五分（一作各五钱）

【炮制】研为细末，炼蜜和丸，如梧桐子大，麝香一钱为衣。

【用法】每服二十五丸，加至五十丸或一百丸，空腹时熟汤送下。虚者，人参煎汤下，量虚实加减。

◆**沉香琥珀散**《证治准绳》

【主治】诸淋涩不通。

【功效】调气行水。

【药物及用量】沉香　琥珀各三钱　通草　忘忧根　萹蓄　小茴香（炒）　木通

麒麟竭　滑石　海金沙　木香各五钱

【用法】锉散，每服一两，清水二盏半，加灯心一把，竹叶十片，连根葱白三茎，同煎至七分去滓，空腹食前温服。便硬，加大黄五钱；水道涩痛，加山栀五钱；淋血，加生地黄一两。瀑流水煎极验。

◆**沉香煎**《奇效良方》

【主治】冷积，癥积，痞积，食积，乳积，中脘不和，痞气郁结，或泻利呕哕，肚腹疼痛，伤食泄泻。

【功效】温中，调气，下积。

【药物及用量】沉香　丁香　乳香　杏仁（炒）　百草霜　木香各一钱　肉豆蔻一个（煨）　巴豆（出油如霜）十四粒

【炮制】研为末，酒煮蜡和丸，如绿豆大。

【用法】每服三五丸，生姜汤送下，以通为度。

◆**沉香煎丸**

【主治】脾胃不足，心腹胀闷气滞。

【功效】温经理气。

【药物及用量】沉香二钱五分　丁香一两　麝香二两　白术七钱　官桂　干姜　缩砂仁　白豆蔻　胡椒　人参　生姜屑　诃子肉　陈皮　甘草各五钱

【炮制】研为细末，炼蜜和丸，如枣子大。

【用法】每服一丸，食前空腹细嚼，生姜汤或温红酒送下，一日三次。

◆**沉香饮**《活幼心书》

【主治】小儿吐痢后，神昏倦怠，饮食减少，脾胃气虚，水谷不化，或随时直下，五心烦热，盗汗常出，或闻食心恶。

【功效】健脾胃，疏气滞。

【药物及用量】沉香　丁香　南木香　藿香叶各二钱五分　陈皮（去白）　白术　半夏（汤洗七遍，姜汁制）　白茯苓（去皮）　肉豆蔻各五钱　甘草（炙）三钱

【用法】除沉香　丁香　木香不过火，余七味或晒或焙，仍同三味研为细末，每服五分至一钱。空腹时紫苏、木瓜或大枣煎汤调下。

◆**沉香饮**《中藏经》

【主治】痞气。

【功效】升降阴阳。

【药物及用量】沉香　木香　羌活　桑白皮（麸炒）　人参　独活　白茯苓　紫苏叶各等量

【用法】㕮咀，每服三钱，清水一盏半，加生姜五片，大枣二枚，煎至七分去滓，食前温服，二滓又作一服。

◆**沉香堕痰丸**《圣济总录》

【主治】宿饮不消，咽膈不利，咳嗽痰涎，头目昏晕，呕逆恶心，胸膈不快。

【功效】调气降痰。

【药物及用量】沉香　木香各二钱　青皮（去白）二钱五分　半夏曲二两　槟榔（大者面裹煨熟）二枚

【炮制】研为细末，生姜汁浸蒸饼和丸，如小豆大。

【用法】每服二十丸，不拘时生姜汤送下。

◆**沉香磁石丸**《证治准绳》

【主治】上盛下虚，头晕目眩，耳鸣耳聋。及阳虚肾弱，精冷囊湿，阳痿滑泄。

【功效】温肾壮阳，平肝息风。

【药物及用量】沉香（另研）　蔓荆子　青盐（另研）　甘菊花各五钱　巴戟（去心）　胡芦巴　山药（炒）　川椒（去目炒）　磁石（火煅，醋淬，细研，水飞）　山茱萸（去核）　阳起石（火煅）　附子（炮，去皮、脐）各一两

【炮制】研为细末，酒煮米糊和丸，如梧桐子大。

【用法】每服五十丸，加至七十丸，空腹时盐汤送下。

◆**沉香槟榔丸**《活幼心书》

【主治】面带萎黄，肌肤瘦弱，过食生果，停寒在里，乳痞腹胀作痛及吐利疟肿，愈后诸癖虫积。

【功效】和脾助胃，调气消滞。

【药物及用量】沉香　槟榔　檀香　南木香　丁香皮　三棱（炮，锉）　神曲（炒）　蓬莪术（炮）　谷芽（洗，炒）

厚朴　苍术（米泔浸锉，炒黄）　使君子肉（锉瓦上焙干）　青皮（去白）　陈皮（去白）　缩砂仁　益智子（刮去粗皮，姜汁炙）　香附　枳壳（去瓤麸炒燥）　高良姜（制）各五钱　甘草（炙）一两五钱（一方无陈皮）

【炮制】除前五味不见火，余十五味锉焙，仍同沉香等为末，水煮面糊和丸，如麻仁大。

【用法】每服三十丸至五十丸，不拘时温米汤送下。如儿小不能吞咽，则炼蜜和丸如芡实大，每服一丸至二丸，温汤化下。

◆沉香鳖甲丹《幼幼新书》

【主治】潮热盗汗。

【功效】调气，泻热。

【药物及用量】沉香　鳖甲（童便浸一宿，去裙襕，酥炙黄）　龙胆草　当归（洗，焙干）　绵黄芪（锉）各一两　川黄连　川大黄（微炮）各五钱

【炮制】捣罗为细末，炼蜜和丸，如黍米大。

【用法】每服十丸，麦门冬（去心）煎汤送下，量儿大小加减。

◆沉香鳖甲散《王氏博济方》

【主治】室女荣卫不调，经候凝滞，或时头目昏闷，上膈积涎，肢体不利，五心虚烦，饮食进退，多困少力。

【功效】调气血，通经脉。

【药物及用量】沉香三分　鳖甲一两五钱　甘草（炙）　槟榔各三分　木香　常山　当归　柴胡　人参　半夏　桂心　生地黄　白茯苓　青皮　陈皮各一两

【用法】研为细末，每服三钱，加生姜二片，清水煎，空腹时温服。

◆沉香鳖甲散《妇人大全良方》

【主治】室女荣卫不调，经候凝滞，或时头目昏闷，上膈积涎，肢体不利，五心虚烦，饮食进退，多困少力。

【功效】行气温经，养血止痛。

【药物及用量】沉香　甘草（炙）　槟榔各三分　木香一两　鳖甲一两半　常山　当归　柴胡　人参　半夏　桂心　生地黄　白茯苓　青皮　陈皮各一两

【用法】上一十五味，为细末，每服二钱，水一盏，生姜三片煎至七分，温服空心，日三服。

◆沉翳羚羊饮《圣济总录》

【主治】沉翳。

【功效】清肝热，明眼目。

【药物及用量】羚羊角　防风　茺蔚子各二钱　车前子　大黄　黄芩　黑参各一钱

【用法】研为粗末，清水二盏，煎至一盏，去滓，食后温服。

◆沉香乌药丸《圣济总录》

【主治】哕逆不止，不思饮食。

【功效】益气健脾，温中降逆。

【药物及用量】沉香　乌药（锉）　青橘皮（去白，焙）　白术（锉，炒）　白芷　白茯苓　五味子　甘草（炙，锉）　人参各等量

【用法】上为末，炼蜜为丸，如芡实大，每次一二丸。食前以生姜、紫苏汤嚼下。

◆沉香大腹皮散《御药院方》

【主治】脚气肿满，沉重疼痛，筋脉不利。

【功效】舒筋活络，行气化湿。

【药物及用量】连皮大腹子三两　沉香（锉）　槟榔（锉）　桑白皮（锉，微炒）　乌药（锉）　荆芥穗　陈皮（洗去瓤，焙干，称）　茴香（炒）　白茯苓（去皮）　木通（锉）　紫苏子（微炒）　紫苏叶　甘草（炒）各一两　干木瓜二两半（去瓤）　枳壳（麸炒去瓤，称一两半）

【用法】上一十五味，为粗末，每服五钱，水一盏，生姜五片，萝卜五大片，同煎至七分，去滓，温服，食前服，日进二服。十日之后，一日进一服，病愈即止。如无萝卜，用萝卜子一钱，微炒捣碎，同煎代之。如觉大便干燥，即服加减神功丸。

◆沉香温胃丸《玉机微义》

【主治】中焦气弱，脾胃受寒，饮食不美，气不调和，脏腑积冷，心腹疼痛，大便滑泄，腹中雷鸣，霍乱吐泻，手足厥逆，

大便利无度，下焦阳虚，脐腹冷痛及伤寒阴湿，形气沉困自汗。

【功效】理气，止痛，止寒。

【药物及用量】沉香　甘草（炙）　当归　良姜　吴茱萸　人参　木香　茯苓　白术　白芍各半两　附子（炮）　巴戟（酒浸）　干姜（炮）　茴香各一两　官桂七钱　丁香三钱

【用法】上一十六味为细末，用好醋打面糊为丸，如梧桐子大，每五、七十丸，热米饮空心下，日二服，忌一切生冷物。

◆**沉香导气丸**《御药院方》

【主治】食积。

【功效】消食，顺气，止逆。

【药物及用量】沉香　木香　丁香　白豆蔻仁　白檀　缩砂仁各一两　藿香叶（去土）　香附子（去毛）各一两　麝香一钱（别研）

【用法】上九味，为细末，甘草膏子和丸，如鸡头大，每服三五丸，细嚼，白汤下，加至十丸更妙，每日不拘时，每两作四十丸。

◆**沉香降气丸**《御药院方》

【主治】胸膈痞闷，气不升降，饮食减少，肢体怠堕，呕哕恶心，脐腹疼痛。

【功效】和脾胃，进饮食，利胸膈。

【药物及用量】沉香一两半　香附子（去毛）五两　蓬莪术（炒，锉）　木香各二两　甘草（轻炒）七两　豆粉（轻炒）九两　姜黄（洗净，焙）八两半

【用法】上七味，为细末，水浸蒸饼为丸，如樱桃大，却以本末为衣，每服二三丸至五丸，细嚼，生姜汤下，温水亦可，不拘时。

◆**沉香和血丸**《袖珍方》

【主治】妇人月水不调，气不升降，饮食不消，聚为痰饮，头目昏眩，四肢倦怠，百节酸疼，子宫久冷。

【功效】理气温经，活血止痛。

【药物及用量】当归（酒浸）　乌药（酒炒）　沉香（不见火）　延胡索（炒）各一两　白芷（酒炒）　苍术（炒）　枳实（炒）　干姜（炮）　小茴香（炒）　川椒（炒，去目）　乳香（研）　没药（研）　牡丹皮各二钱　澄茄一钱　白芍二两　艾叶四两（醋煮浸一宿，煮干为末，入前竹药，钱者皆两数）

【用法】上一十六味为末，好米醋糊丸，如梧桐子大，每服五十丸，空心醋汤下，米饮亦可。

◆**沉香和中丸**《御药院方》

【主治】痰饮气痞，呕吐涎沫，粥药难停。

【功效】补中理气，化痰。

【药物及用量】沉香　丁香　木香　肉豆蔻（麸包煨熟）　半夏（汤洗七次，生姜制）　人参　吴茱萸（汤洗，焙干）　白茯苓（去皮）各半两　水银　硫黄各半两（二味研细末）

【用法】上一十味，为细末，生姜汁煮面糊为丸，如小豆大，每服三四十丸，生姜汤下，食空时服。

◆**沉香透膈丸**《修月鲁般经后录》

【主治】反胃吐食，一切膈气，噎食。

【功效】止呕，止噎。

【药物及用量】丁香　沉香　木香各一两　粉霜半两　硇砂三钱　巴豆（去油，用霜）大者四十丸　麝香一钱　朱砂五钱　人信（用锡炒，去锡不用）五钱

【用法】上九味为末，酒糊丸粟米大，每服一十丸，冷姜汤送下，三五服不效，则难治矣。

◆**沉香茯苓丸**《圣济总录》

【主治】留饮。

【功效】温脾顺气，利膈化痰。

【药物及用量】沉香一两　半夏（汤洗七遍，去滑）二两　槟榔（锉）　陈橘皮（汤浸，去白，焙）　白茯苓（去黑皮）　肉豆蔻（去壳）　甘草（生用）各半两　丁香　人参各三分

【用法】上九味为末，炼蜜和丸，如梧桐子大，每服十五丸，食前生姜汤下。

◆**沉香汤**《太平圣惠方》

【主治】难产。

【功效】行气助产。

【药物及用量】沉香一两　水马一两　飞生鸟毛一分　零陵香一分　詹唐香一分　苏合香一分　苜蓿香一分　龙脑一分　瞿麦二两

【用法】上九味，以水一斗五升，煎取一斗，去滓，待至临欲平安时，用汤如人体，即从心上洗三五遍，其汤冷，即平安，亦无有痛苦处，无忌。

◆**沉香汤**《圣济总录》

【主治】妊娠心痛，痰逆不思饮食。

【功效】降气止呕。

【药物及用量】沉香（锉）一两　白豆蔻（去皮）　草豆蔻（去皮）各半两　白术（锉，炒）二两　人参　白茯苓（去黑皮）各半两　厚朴（去粗皮，生姜汁炙）一两　半夏半两（薄切，生姜汁拌炒熟）　陈橘皮（汤浸，去白，焙）三分　木香半两　干姜（炮）一分　甘草（炙）半两

【用法】上一十二味，粗捣筛，每服三钱匕，水一盏，生姜三片，枣一枚，擘，同煎至七分，去滓，稍热食前服。

◆**沉香汤**《御药院方》

【主治】肺气虚弱，咳嗽痰涎不已。

【功效】益肺止咳化痰。

【药物及用量】阿胶（炙燥）　沉香各半两　人参（去芦头）　桑白皮（焙）各二两（《圣济总录》《医林方》二味各一两）

【用法】上四味，同为粗末，每服三钱，水一盏，同煎至七分，去滓，温服，食后，日进三服。

◆**沉香汤**《御医撮要》

【主治】脾虚酒食不化。

【功效】健脾消食。

【药物及用量】沉香四两　乌药　麦蘖各二两　甘草三两

【用法】上四味为细散，每以半钱，如茶点进。

◆**沉香饼子**《御药院方》

【主治】食饮停积，胸膈痞满，腹胁疼痛，呕吐不止。

【功效】消食化积，行气导滞。

【药物及用量】京三棱　蓬莪术　青皮　陈皮　红豆　诃子　缩砂仁　半夏　芫花（醋炒）　干漆（炒令烟尽）　槟榔　姜黄　巴豆（和皮）　益智子（粗末，慢火炒令褐紫色）　桂（去皮）　木香　藿香叶　沉香　硇砂（别研细）各等量

【用法】上一十九味，同为细末，打白面糊和丸，如小豆大，捏做饼子，每服七饼子至十饼子，更量虚实加减，温生姜汤下，食后服。

◆**沉香圣饼子**《御药院方》

【主治】一切冷气上攻心腹，胁肋胀满刺痛，胸膈噎闷，痰逆恶心，噫气吞酸，不思饮食，胃中虚冷，呕吐不止及治五膈、五噎，宿食、宿饮不散。

【功效】温中散寒，降气除满。

【药物及用量】沉香　檀香各一钱　丁香二钱　木香三钱　桂花　缩砂仁　槟榔各半两　吴白芷二两半　甘松（水洗净）七钱半　京三棱（炮）　蓬莪术（炮）各二两　拣甘草（用糖缠，焙干）四两

【用法】上一十二味，为细末，用酥油饼和丸，如梧桐子大，捻做饼子，每服五七饼至十饼，细嚼，白汤送下，不拘时。

◆**沉苏饮子**《御药院方》

【主治】胸膈塞滞，气不宣通，津液缺少。

【功效】通畅气机，宽膈开壅。

【药物及用量】沉香二钱半　紫苏叶半两　干木瓜二两　人参半两　赤茯苓一两　生粟黄二两　甘草（炒黄色）二钱半　白檀香二钱半　肉桂（去粗皮）一两

【用法】上九味，为细末，每服一钱，水一大盏，煎至三沸，和滓凉服。

◆**沐浴长春散**《奇效良方》

【主治】（1）男子下元阴湿久冷，阴囊左右夜痒，抓之则喜，住之则痛，成疮流水，为害甚苦。（2）妇人下部阴湿，胎元久冷。

【功效】祛风，化湿，杀虫。

【药物及用量】牡蛎　蛇床子　破故纸　紫梢花　官桂　干荷叶各等量

【用法】㕮咀，每用一两五钱，清水一小锅，加葱白数茎，煎至八分，去滓，先熏后洗。再用枯矾一两，黄丹、蛤粉各五钱，研为细末。熏洗过后，以手捏药末，搽湿痒处。

◆**没食子丸**《小儿药证直诀》

【主治】小儿泄泻久痢，滑肠腹痛。

【功效】杀虫，健肠，和胃。

【药物及用量】没食子一枚（一作二枚）　南木香（湿纸包略煨）　黄连（锉碎，姜汁炒）各二钱五分　肉豆蔻（炮）二枚

诃子（炮，去核，一作三枚）四枚

【炮制】研为细末，加乌犀丸内，米饭糊丸，如粟米大。

【用法】每服十丸至三十丸，或五十丸，空腹时米饮或温白汤送下，量儿大小加减。

◆**没食子丸**《证治准绳》

【主治】小儿婴孩，先因冷泻，或作赤白痢候，久而变作诸般异色，不止一端。外症面或青或白，唇舌干焦，手微冷，浑身温壮，腹内刺痛啼叫，睡卧不安。

【功效】行血调气，清肠止痢。

【药物及用量】没食子　木香　黄连　当归　青皮各二钱五分

【炮制】研为细末，加阿魏一分，酒半盏浸化，入面少许令匀，煮糊为丸，或粟米大，或椒目大。

【用法】一二岁儿服如粟米大，四五六岁儿服如椒目大，每服五十丸。赤痢，甘草汤送下；白痢，干姜汤，或五倍子汤送下。

◆**没药丸**《普济方》

【主治】产后心胸烦躁，恶血不快。

【功效】温通祛瘀，活血行滞。

【药物及用量】没药（另研）　蛮姜　延胡索　干漆（炒）　当归　桂心　牛膝　牡丹皮　干姜各等量

【炮制】研为细末，醋煮面糊和丸，如梧桐子大。

【用法】每服十丸至十五丸，神曲煎汤送下。

◆**没药丸**《全生指迷方》

【主治】产后恶露方行忽然断绝，骤作寒热，脐腹大痛，胸中如以针刺，此大有蓄血留于经络。

【功效】化瘀行血。

【药物及用量】没药（另研）　桃仁（去皮尖，炒另研）各二钱五分　当归一两　桂心　白芍各五钱　虻虫（去足翅炒）　水蛭（炒焦）各三十枚

【炮制】研为细末，醋煮米糊和丸，如豌豆大。

【用法】每服三丸，淡醋汤送下。

◆**没药丸**《医宗金鉴》

【主治】疽初起，寒气瘀血凝结，生于腰胯之间，其疽时觉木痛，难消难溃，坚硬如石，皮色不变。

【功效】和伤解毒。

【药物及用量】没药　乳香　川芎　川椒（去目及合口者）　赤芍　当归各五钱　自然铜（火烧，醋淬七次）二钱五分（一方有桃仁一两炒）

【炮制】研为细末，黄蜡二两，熔开入药末，不住手搅匀，丸如弹子大。

【用法】每服一丸，好酒一盅，将药化开，煎至五分，乘热服下，随痛处卧，连服三丸立效。

◆**没药丸**甲《太平圣惠方》

【主治】产后血瘕结聚，攻刺腹胁，痛不可忍。

【功效】活血散结止痛。

【药物及用量】没药半两　砒霜半两　硫黄（细研）半两　麒麟竭半两　朱砂半两（细研）　硇砂半两

【用法】上六味，都细研为末，以糯米饭和捣二三百杵，丸如绿豆大，空心服，以生姜汤下三丸。

◆**没药丸**乙《太平圣惠方》

【主治】产后恶血冲心，闷绝及血气疼痛不可忍。

【功效】活血散结，行水止痛。

【药物及用量】没药　麒麟竭　当归

（锉，微炒）　芫花（烧灰姜黄）　金罗藤　凌霄花各半两　麝香（细研）一钱　狗胆（干者）二枚

【用法】上八味，捣细罗为散，入研，药令匀，以醋煮面糊和丸，如梧桐子大，不拘时，以温酒下十丸。

◆**没药丸**丙《太平圣惠方》

【主治】产后恶血攻刺腹内，撮撮疼痛。

【功效】活血祛瘀止痛。

【药物及用量】没药一两　肉桂三分（去粗皮）　当归（锉，微炒）　芫花（醋拌，炒令干）　地黄（炒令黄）　五灵脂　干漆（捣碎，炒令烟出）　蒲黄各半两

【用法】上八味，捣罗为末，以醋煮面糊和丸，如梧桐子大，不拘时，以温酒下十丸。

◆**没药丸**丁《圣济总录》

【主治】妇人血风下注，脚生疮。

【功效】活血化瘀。

【药物及用量】没药（研）　地龙（去土，炒）　乳香（研）　牛膝（酒浸，切，焙）　胡桃仁（研）各三分

【用法】上五味，捣研为末，酒煮面糊丸，如绿豆大，每服二十丸，食前温酒下，日三服。

◆**没药丸**甲《妇人大全良方》

【主治】产后恶露方行，而忽然断绝，骤作寒热，脐腹百脉皆痛，如以锥刺非常。

【功效】活血祛瘀通经。

【药物及用量】当归一两　桂心　芍药各半两　桃仁（去皮尖，炒，碎研）　没药（研）各一分　虻虫（去足翅，炒）　水蛭（炒）各二十个

【用法】上七味为末，醋糊丸，如豌豆大，醋汤下三丸。

◆**没药丸**乙《妇人大全良方》

【主治】产后心胸烦躁，恶血不快。

【功效】活血祛瘀行气。

【药物及用量】没药（研）　蛮姜　延胡索　干漆（炒）　当归　桂心　牛膝　牡丹皮　干姜等量

【用法】上九味为细末，醋煮面糊丸，如梧桐子大，煎曲汤下十丸至十五丸。

◆**没药降圣丹**《太平惠民和剂局方》

【主治】荣卫虚弱，外受游风，风伤经络，筋骨缓纵，皮肉刺痛，肩背拘急，身体倦怠，四肢少力及打仆内挫，筋断骨折，挛急疼痛，不能屈伸者。

【功效】活血止痛，接续筋骨。

【药物及用量】没药（另研）　当归（酒洗，焙）　白芍　骨碎补（煅去毛）　生川乌（去皮、脐）　自然铜（火煅，醋淬十二次，研为末，水飞过，焙）各一两　生地黄　川芎各一两五钱　乳香（另研）一两

【炮制】研为细末，生姜自然汁与炼蜜和丸，每一两作四丸。

【用法】每服一丸，捶碎，水、酒各半盅，加苏木少许，煎至八分，去苏木，空腹时服。

◆**没药除痛散**《妇科百问方》

【主治】寒邪，腹痛。

【功效】温中，破瘀，理气。

【药物及用量】没药　当归（焙）　延胡索　五灵脂　肉桂（去粗皮）　高良姜（炒）　蒲黄（炒）　甘草（炙）各五钱　蓬莪术（炮）一两

【用法】研为末，每服五钱，温酒调下。

◆**没药散**《王氏博济方》

【主治】妇人急血气，疼痛不可忍者。

【功效】和血行血。

【药物及用量】没药（另研）　红花　延胡索（炒）　当归各等量

【用法】研为细末，每服二钱，童便、黄酒各半盏，同煎至六分，热服，或用烧赤秤锤，淬过调服亦可，常服只用温酒。

◆**没药散**《张洁古方》

【主治】杖疮。

【功效】活血止痛，祛腐生肌。

【药物及用量】没药　密陀僧　乳香各一两　干胭脂一两五钱　腻粉五钱

【用法】研为细末，次入龙脑少许（若多更妙），烧葱与生羊髓，同研如泥，

摊在绯帛上贴之。

◆**没药散**《太平圣惠方》

【主治】风冷搏于肺脏，上攻于鼻，则令鼻痛。

【功效】祛风，活血。

【药物及用量】没药　干蝎（去土炒）　天南星（炮）　白附子（炮）　雄黄（另研）　当归（焙）　丹砂（另研）　胡黄连　牛黄（另研）　麝香（另研）　白芷　官桂（去皮）　丁香　甘草（炙）各二钱五分　乌蛇（酒浸，去皮骨炙）五钱

【用法】研为细末和匀，每服五分，温酒调下，早晚二次。

◆**没药散**《证治准绳》

【主治】风毒走疰疼痛，四肢麻痹。

【功效】祛风，活血，养筋，坚骨。

【药物及用量】没药（另研）　五加皮　干山药　桂心　防风（去芦）　羌活（去芦）　白附子（炮）　骨碎补（去毛）　香白芷　苍耳（炒）　自然铜（醋炙）各五钱　血竭（另研）二钱五分　虎胫骨（醋炙）　败龟（醋炙）各一两

【炮制】研为细末，令匀，酒煮面糊为丸，如梧桐子大。

【用法】每服二十丸，空腹时温酒送下，一日二次。

◆**没药散**《圣济总录》

【主治】历节风，或风邪走疰，百节疼痛，昼夜不可忍。

【功效】祛风湿，壮筋骨。

【药物及用量】没药（另研）二两　虎骨（醋炙）四钱

【用法】研为细末，每服三五钱，不拘时酒调下，一日二次。

◆**没药散**《杨氏家藏方》

【主治】妇人一切血气，脐腹撮痛及产后恶露不快，儿枕块痛。

【功效】活血，破瘀，疏气。

【药物及用量】没药　血竭　桂心　延胡索　当归　蒲黄　红花　干漆（炒烟尽）　木香　芍药各等量

【用法】研为细末，每服二钱，食前温酒调下。

◆**没药散**《素问病机气宜保命集》

【主治】白口疮。

【功效】行滞解毒。

【药物及用量】没药　乳香　雄黄各一钱　轻粉五分　巴豆霜少许

【用法】为末掺之。

◆**没药散**甲《太平圣惠方》

【主治】妇人血风走疰，肢节疼痛，发歇往来不定。

【功效】祛风，行滞，和血。

【药物及用量】没药（另研）　乳香（另研）　芎䓖　当归（炒去芦）　桂心　漏芦（去芦）　木香各五钱　白芷　琥珀（另研）　地龙（去土微炒）各七钱五分　安息香（另研）　麝香（另细研）各二钱一分

【用法】研为细末，入研药拌匀，每服一钱，不拘时温酒调下。

◆**没药散**乙《太平圣惠方》

【主治】妇人血气壅滞，攻心疼痛。

【功效】活血行气，祛瘀止痛。

【药物及用量】没药半两　当归（锉，微炒）一两　赤芍一两　牡丹皮一两　桂心一两　槟榔一两　川大黄（锉碎，微炒）一两　牛膝（去苗）一两

【用法】上八味，捣细罗为散，每服食前服，以热酒调下一钱。

◆**没药散**丙《太平圣惠方》

【主治】妇人血气，小腹满闷，疼痛不止。

【功效】活血行气止痛。

【药物及用量】没药一两　赤芍半两　当归半两（锉，微炒）　红蓝花半两　芫花半两（醋拌炒令干）　槟榔半两　干漆半两（捣碎，炒令烟出）

【用法】上七味，捣细罗为散，每服不拘时，以热酒调下一钱。

◆**没药散**丁《太平圣惠方》

【主治】产后余血未尽，攻腰间疼痛。

【功效】活血祛瘀止痛。

【药物及用量】没药一两　牛膝（去

苗）一两　桂心一两　琥珀一两　赤芍一两　菴蔄子一两　当归（锉，微炒）半两　桃仁（汤浸，去皮尖、双仁，麸炒微黄）一两　狗脊（去毛）二两

【用法】上九味，捣细罗为散，每服食前服，以温酒调下二钱。

◆**没药散**戊《太平圣惠方》

【主治】产后恶露不尽，脐腹疼痛。

【功效】活血祛瘀止痛。

【药物及用量】没药　木香　琥珀　桂心各半两　当归（锉，微炒）　赤芍　芎䓖　麒麟竭　牛膝（去苗）各一两

【用法】上九味，捣细罗为散，每服不拘时，以热酒调下二钱。

◆**没药散**己《太平圣惠方》

【主治】白虎风，流注筋骨疼痛。

【功效】祛风活血。

【药物及用量】没药一两　独活一两半　虎胫骨（涂酥，炙令黄）二两　晚蚕砂（微炒）一两半　芎䓖一两半　防风（去芦头）一两　蔓荆子一两　当归一两　赤芍一两　桂心一两

【用法】上一十味，捣细罗为散，不拘时，以热酒调下二钱。

◆**没药散**《施圆端效方》

【主治】妇人血气不调，赤白带下，腰腹疼冷。

【功效】行气化瘀，温经止痛。

【药物及用量】香附子（炒）四两　干姜（炮）一两半　白芍　五灵脂（炒）各二两

【用法】上四味，为细末，每服二钱，热酒调下。心疼，醋调下，食前，日进二服。

◆**没药散**甲《妇人大全良方》

【主治】妇人一切血气，脐腹撮痛及产后恶露不行，儿枕痛。

【功效】活血行气，祛瘀止痛。

【药物及用量】血竭　没药（并细研，《得效方》火煅，细研）　桂心　当归（《得效方》去尾）　蒲黄　红花　木香　延胡索　干漆（炒）　赤芍等量

【用法】上一十味为细末，每服二钱，热酒调下，食前服。

◆**没药散**乙《妇人大全良方》

【主治】妇人血气疼痛不可忍。

【功效】活血行气止痛。

【药物及用量】红花　没药　当归　延胡索（炒）各等量

【用法】上四味等量为末，每服二钱，童子小便、酒各半盏，同煎至六分，热服。只用秤锤淬过调亦可。常服只用温酒。

◆**没药羌活散**《圣济总录》

【主治】妇人血风，四肢疼痛，不思饮食。

【功效】祛风活血，化瘀止痛。

【药物及用量】没药（研）　羌活（去芦头）　肉桂（去粗皮）　山茱萸　赤芍　牡丹皮　附子（炮裂，去皮、脐）各半两

【用法】上七味，捣研为散，每服二钱匕，温酒调下。若病甚日久者，用童子小便半盏，生地黄自然汁半盏，同煎至七分，温服。

◆**没药丹**《宣明论方》

【主治】产后恶不下，月候不行，血刺腰腹急痛，或一切肠垢沉积，坚满痞痛，作发往来，或燥热烦渴，喘急闷乱，肢体疼倦，大小人心腹暴痛。

【功效】祛瘀下血止痛。

【药物及用量】没药一钱　当归　大黄一两　牵牛二两　官桂一分（以上同为末）　轻粉　硇砂各一钱（同研）

【用法】上七味，研匀，醋面糊为丸，如小豆大，每服五丸至十丸，温水下，以快利及积病下为度。

◆**没石膏**《永类钤方》

【主治】痢泻，白浊醒臭肥腻，骨热多渴。

【功效】清热生津，退热除蒸。

【药物及用量】没石子二个　香附子四钱　人参　诃子（炮，肉）　丁香各一钱　白术（炒）二钱　巴豆（针穿，烧存性）十粒

【用法】上七味，为末，蜜丸鸡头大，

三岁一丸，米汤化下。

◆**没石子散**《太平圣惠方》

【主治】休息痢，脾胃气虚冷，大肠转泄，或发或止，饮食全少，四肢无力。

【功效】温中涩肠。

【药物及用量】没石子半两　肉豆蔻半两（去壳）　桂心半两　诃黎勒（煨，用皮）一两　厚朴（去粗皮，涂生姜汁，炙令香熟）一两半　龙骨一两　麝香（细研）一分

【用法】上七味，捣细罗为散，每于食前，以粥饮调下一钱。

◆**没石子丸**《经验良方》

【主治】疳痢及治瀼泻血痢。

【功效】调中涩肠。

【药物及用量】木香　黄连各二钱半　没石子一个　肉豆蔻（煨）一个　诃子（煨）三个　蜡茶半两

【用法】上六味，为细末，烂饭丸如黍米大，白汤下，量儿大小服。

◆**沙参麦冬汤**《温病条辨》

【主治】燥伤肺胃或肺胃阴津不足，咽干口渴，或热，或干咳少痰。

【功效】润肺清燥。

【药物及用量】沙参　麦门冬各三钱　玉竹二钱　生甘草一钱　冬桑叶　生扁豆　天花粉各一钱五分

【用法】清水五杯，煮取二杯，日再服，久热久咳者，加地骨皮三钱。

◆**沙参散**《太平圣惠方》

【主治】风热，皮肤生瘖瘰，搔之痒痛。

【功效】清热凉血，祛风止痒。

【药物及用量】沙参（去芦头）三分　白蒺藜（微炒，去刺）三分　枳壳（麸炒微黄，去瓤）三分　白附子（炮裂）半两　白鲜皮半两　天麻半两　犀角屑半两　丹参三分　川大黄（锉碎，微炒）半两

【用法】上九味，捣细罗为散，不拘时，以温酒调下一钱。

◆**牡丹皮丸**《圣济总录》

【主治】妇人血风劳气，气块攻心，日渐黄瘦，经脉不行。

【功效】活血行滞，杀虫下积。

【药物及用量】牡丹皮　郁李仁（汤浸，去皮）各二两　芍药　当归　芎䓖　桂心　苦参　大黄（醋炒）各一两　贝母五钱

【炮制】研为细末，炼蜜和丸，如梧桐子大。

【用法】每服二十丸，食前温酒送下，一日二次。

◆**牡丹皮丸**甲《太平圣惠方》

【主治】小儿腹痛夜啼。

【功效】泻肝，止痛。

【药物及用量】牡丹皮一分　代赭半两　赤芍半两　麝香（细研）一分

【用法】上四味，捣罗为末，都研令匀，炼蜜和丸，如麻子大，每服以蜜汤研下三丸，连夜四五服。

◆**牡丹皮丸**乙《太平圣惠方》

【主治】妇人血气攻心，疼痛不止。

【功效】活血通经，温阳止痛。

【药物及用量】牡丹皮一两　桂心一两　川乌头一两（炮裂，去皮、脐）

【用法】上三味，捣罗为末，炼蜜和丸，如梧桐子大，不拘时，以热酒下十丸。

◆**牡丹皮散**《证治准绳》

【主治】跌仆闪挫损伤，滞血疼痛。

【功效】活血行瘀，理伤。

【药物及用量】牡丹皮　当归　骨碎补　红花（酒浸）　续断　乳香　没药　桃仁　川芎　赤芍　生地黄

【用法】水酒煎服，欲用秫米饭热罨缚，冷又蒸热换缚。

◆**牡丹皮散**《疮疡经验全书方》

【主治】肺痈。

【功效】清肺解毒。

【药物及用量】牡丹皮　赤芍（一作一钱）　地榆　苦桔梗（一作一钱）　薏苡仁　川升麻（一作一钱）　黄芩　生甘草（一作一钱）各一钱五分（一方有败酱一钱）

【用法】清水二盅，煎至一盅，食远服。

◆**牡丹皮散**《太平惠民和剂局方》

【主治】室女血弱阴虚，荣卫不和，痰

嗽潮热，肌体羸瘦，渐成骨蒸。

【功效】清瘀热，化积滞。

【药物及用量】牡丹皮一两　干漆（炒）二两　苏木　蓬莪术　鬼箭各一分　甘草　当归　桂心　芍药　延胡索（炒）　净陈皮　红花　乌药　没药（另研）各一两

【用法】㕮咀，每服三钱，清水一盏，煎至七分，不拘时温服。

◆**牡丹皮散**《妇人大全良方》

【主治】妇人久虚羸瘦，血块走疰，心腹疼痛，不思饮食。

【功效】活血破瘀。

【药物及用量】牡丹皮　桂心　当归　延胡索各一两　蓬莪术　牛膝　赤芍各三两　京三棱一两五钱

【用法】研为粗末，每服二钱，水酒各半盏煎，食前服。

◆**牡丹皮散**《普济方》

【主治】产后虚羸，发热自汗，欲褥劳，或血气所搏及经候不调，或寒热自汗羸瘦。

【功效】清血热。

【药物及用量】牡丹皮三钱　白芍　当归　五加皮　地骨皮　人参各五钱　没药　桂心各二钱

【用法】研为细末，每服二钱，水酒各半盏。如不饮酒者，只用清水一盏，开元钱一枚，麻油蘸之，同煎七分，去滓，口服，煎不得搅，吃不得吹。

◆**牡丹皮散**《仁斋直指方》

【主治】肠痈冷证，腹濡而痛，时时利脓。

【功效】和气血，解肠毒。

【药物及用量】牡丹皮　人参　天麻　白茯苓　黄芪（炒）　木香　当归　川芎　官桂　桃仁（去皮，炒）各七钱五分　白芷（炒）　薏苡仁　甘草（炙）各五钱（一方无官桂、木香）

【用法】研为细末，每服三五钱，清水一盅，煎至七分，食前温服。

◆**牡丹皮散**甲《圣济总录》

【主治】金疮箭头在骨，远年不出。

【功效】行气拔毒。

【药物及用量】牡丹皮（去心）　白蔹各一两　桑白皮二两　藿香叶　丁香　麝香各一分

【用法】研为细末，每服二钱，温酒调下，一日三次。浅者十日，深者二十日，箭头自出。

◆**牡丹皮散**乙《圣济总录》

【主治】中水毒、溪毒及下部虫蚀生疮。

【功效】解毒。

【药物及用量】牡丹皮。

【用法】研为细末，每服二钱，黄酒一盏调下，一日三次。

◆**牡丹皮散**甲《太平圣惠方》

【主治】妇人月水不利，脐腹疼痛，不欲饮食。

【功效】清血逐瘀。

【药物及用量】牡丹皮　大黄（炒）各一两　赤茯苓　桃仁　生地黄　当归　桂心　赤芍　白术各七钱五分　石韦（去毛）　木香各五钱

【用法】㕮咀，每服三钱，清水一盏，加生姜三片，煎至七分，空腹时温服。

◆**牡丹皮散**乙《太平圣惠方》

【主治】妇人血气攻膀胱，连小腹疼痛。

【功效】活血行气，祛瘀止痛。

【药物及用量】牡丹皮二两　赤芍一两　当归一两（锉，微炒）　桂心一两　延胡索一两　没药半两　麒麟竭半两　芎䓖半两

【用法】上八味，捣细罗为散，每服不拘时，以热酒调下一钱。

◆**牡丹皮散**丙《太平圣惠方》

【主治】死胎下后，有败血冲心闷绝，上气不停。

【功效】活血祛瘀。

【药物及用量】牡丹皮　赤芍　青橘皮（汤浸，去白瓤，焙）　荷叶　当归（锉，微炒）　蒲黄　姜黄　川大黄（锉碎，微炒）各一两

【用法】上件药，捣细罗为散，不拘

时，以温调下二钱。

◆**牡丹皮散**丁《太平圣惠方》

【主治】产后经络不调，脐腹疼痛。

【功效】行气活血，祛瘀止痛。

【药物及用量】牡丹皮三分　木香半两　肉桂（去粗皮）半两　当归（锉，微炒）三分　赤芍三分　延胡索三分　蓬莪术半两　虎杖三分　甘草（炙微赤，锉）半两　生干地黄一两　鳖甲（涂醋，炙微黄，去裙襕）一两　芎䓖半两　琥珀三分

【用法】上一十三味，捣筛为散，每服三钱，以水一中盏，入生姜半分，煎至五分，去滓，每于食前稍热服。

◆**牡丹皮散**戊《太平圣惠方》

【主治】产后血晕，腹满欲狼狈。

【功效】活血破瘀。

【药物及用量】牡丹皮一两　川大黄（锉碎，微炒）一两　川芒硝一两　冬瓜子一合　桃仁（汤浸，去皮尖、双仁，麸炒微黄）半两

【用法】上五味，捣粗罗为散，每服五钱，以水一中盏，入生姜半分，煎至五分，去滓，温服，不拘时。

◆**牡丹皮汤**《圣济总录》

【主治】妇人骨蒸，经脉不通，渐至瘦弱。

【功效】通经，破血。

【药物及用量】牡丹皮一两五钱　桂（去粗皮）　木通（锉，炒）各一两　芍药　土瓜根各一两五钱　鳖甲（醋炙，去裙襕）二两　桃仁（去皮尖研）

【用法】粗捣筛，每服五钱，清水一盏半，煎至一盏，去滓，空腹、食后温服，一日二次。

◆**牡丹皮汤**《普济方》

【主治】肠痈，小腹肿痞，按之即痛如淋，小便自调，时时发热，自汗出，恶寒，其脉迟紧者，脓未成，可下之，当有血；洪数，脓已成，不可下。

【功效】清肠，下瘀，解毒。

【药物及用量】牡丹皮　瓜蒌仁各一钱　桃仁（去皮尖）　芒硝各二钱　大黄五钱

【用法】清水二盅，煎至一盅去滓，入硝再煎数沸，不拘时服。

◆**牡丹皮煎**《证治准绳》

【主治】妇人血膈。

【功效】行血滞。

【药物及用量】牡丹皮　苦参　贝母（去心）　延胡索　白芍各等量

【炮制】研为细末，炼蜜和丸，如梧桐子大。

【用法】每服十五丸，或二十丸，不拘时米饮吞下。

◆**牡蛎丸**《圣济总录》

【主治】小便失禁。

【功效】固涩，缩尿。

【药物及用量】牡蛎（白者，盛瓷器内，更用盐泥四两，盖头铺底，以炭火约五斤烧半日，取出，研）三两　赤石脂（捣碎，醋拌匀湿，于生铁铫子内，慢火炒令干）三两

【炮制】研为细末和匀，酒煮米糊和丸，如梧桐子大。

【用法】每服五十丸，空腹时盐汤送下。

◆**牡蛎丸**甲《太平圣惠方》

【主治】妇人血海虚损，月水不断。

【功效】补肾固冲，温经止血。

【药物及用量】牡蛎粉　赤石脂　代赭石各一两　阿胶　川芎　当归　鹿茸　续断　干姜各三两　甘草二钱五分

【炮制】研为末，炼蜜和丸，如梧桐子大。

【用法】每服三十丸，空腹时温酒送下。

◆**牡蛎丸**乙《太平圣惠方》

【主治】消肾，小便滑数，虚极羸瘦。

【功效】补肾止渴。

【药物及用量】牡蛎（烧为粉）一两　鹿茸（去毛，涂酥炙令微黄）二两　黄芪（锉）一两半　土瓜根一两　人参（去芦头）一两　桂心半两　白茯苓一两半　熟干地黄二两　龙骨一两　甘草（炙微赤，锉）半两

【用法】上一十味，捣罗为末，炼蜜和捣二三百杵，丸如梧桐子大，每日空心及晚食前服，以清粥下三十丸。

◆**牡蛎大黄汤**《活幼心书》

【主治】三五岁小儿，感受温湿之气，侵袭膀胱，致阴茎肤囊浮肿作痛者。

【功效】化湿邪。

【药物及用量】牡蛎（用熟黄泥包裹夹火煅透，出地上候冷用）　大黄（纸裹，水浸透，煨过候冷用）各一两

【用法】研为末，每服一钱，空腹时无灰温酒调下，不能饮者，温汤调，少入酒同服。

◆**牡蛎大黄丸**《外科精义》

【主治】疮疽，大小便秘。

【功效】化湿，解毒。

【药物及用量】牡蛎　大黄（煨）　木香各一钱五分

【用法】清水煎，春、夏露溻一宿，冬月于暖处置一宿，于鸡鸣时温服，得利后即勿服。

◆**牡蛎散**《太平惠民和剂局方》

【主治】诸虚不足，或新病暴虚，津液不固，体常自汗，夜卧即甚，久而不止，羸日瘠枯瘦，心忪惊惕，短气烦倦。

【功效】收敛止汗。

【药物及用量】牡蛎（煅研）　黄芪　麻黄根各等量（一方麻黄根易生地，一方有知母，一方作牡蛎、麻黄根各一两，白术五钱，甘草二钱五分，一方作牡蛎粉、白术、防风各等量）

【炮制】研为末，每服三钱，酒服，止盗汗极效。

【用法】锉散，每服三五钱，清水一盏半，加小麦一百粒，煎八分，不拘时服。

◆**牡蛎散**《幼幼新书》

【主治】盗汗。

【功效】止汗。

【药物及用量】牡蛎粉二两　麻黄根　赤石脂（细研）　糯米粉各一两　龙脑一钱

【用法】研为末和匀，每用一匙头，新棉包，每日及夜，常常扑身体头面有汗处。

◆**牡蛎散**甲《太平圣惠方》

【主治】劳损伤中尿血。

【功效】化湿，行水，固肾，止血。

【药物及用量】牡蛎（煅为粉）　车前子　白龙骨（煅令赤）　熟地黄　黄芩　桂心各一两

【用法】研为细末，每服二钱，食前米饮调下。

◆**牡蛎散**乙《太平圣惠方》

【主治】产后恶露不绝，心闷短气，四肢乏力，不能饮食，头目昏重。

【功效】和血止血。

【药物及用量】牡蛎（煅）　川芎　熟地黄（一作生地黄）　白茯苓　龙骨各一两　续断　当归　艾叶（酒炒）　人参　五味子　地榆各五钱　甘草（炙）二钱五分（一方无续断、五味子）

【用法】研为末，每服二钱，清水一中盏，加生姜三片，大枣一枚，煎至六分，去滓，食前服。

◆**牡蛎散**《痈疽验方》

【主治】血疝。

【功效】软坚，下积，通滞。

【药物及用量】牡蛎（煅）　当归（酒拌）　甘草节　滑石（煅）各一钱五分　大黄三钱　木鳖子（杵）五枚

【用法】清水二盅，煎至一盅，露一宿，五更顿服。冬月火温服，无论已未溃，脓血俱从大便出。

◆**牡蛎散**《世医得效方》

【主治】外肾肿大，茎物通明。

【功效】消水湿。

【药物及用量】牡蛎（煅）

【用法】研为细末，先以唾津涂肿处，次以药掺之。

◆**牡蛎散**《证治准绳》

【主治】带下及经水过多，或暴下片血。

【功效】收敛，固本，止带。

【药物及用量】牡蛎　龙骨　赤石脂　肉苁蓉（酒浸，切焙）　石斛（去根）　乌贼骨（去甲）　黄芪（锉）各一两五钱　牛角鰓灰　阿胶（炒，烊）　熟地黄（焙）　芍药（炒）各二两　干姜（炮）　当归（切焙）　人参　白术　桑耳各一两二钱五分

桂（去粗皮）　芎䓖　附子（炮，去皮、脐）　艾叶（炒）各一两

【用法】研为细末，每服三钱，平旦米饮调服，一日二次。

◆**牡蛎散**甲《太平圣惠方》

【主治】小儿遗尿，体瘦心烦，不欲食。

【功效】固肾止遗。

【药物及用量】牡蛎粉三分　龙骨三分　麦门冬（去心，焙）半两　鸡肠草半两　黄芪（锉）半两　白茯苓半两　桑螵蛸（微炒）三分　甘草（炙微赤，锉）一分

【用法】上八味，捣粗罗为散，每服一钱，以水一小盏，入生姜少许，枣二枚，煎至六分，去滓，量儿大小，分减温服。

◆**牡蛎散**乙《太平圣惠方》

【主治】小儿盗汗不止。

【功效】收敛止汗。

【药物及用量】牡蛎粉一两　麻黄根一两　赤石脂一两

【用法】上三味，捣细罗为散，入米粉二合，拌令匀，每日及夜间常扑之。

◆**牡蛎散**丙《太平圣惠方》

【主治】妇人伤中尿血。

【功效】清热养阴止血。

【药物及用量】牡蛎粉　车前子　桂心　黄芩各半两

【用法】上四味，捣细罗为散，每服以粥饮调下二钱，日三四服。

◆**牡蛎散**丁《太平圣惠方》

【主治】妇人脏腑久冷，小便滑数。

【功效】温肾助阳，缩尿止遗。

【药物及用量】牡蛎（烧为粉）二两　龙骨一两　鸡肶胵（微炙）十枚　附子（炮裂，去皮、脐）一两　吴茱萸（汤浸七遍，焙干，微炒）一分　鹿角屑（炒黄）一两

【用法】上六味，捣细罗为散，每服食前服，以温酒调下一钱。

◆**牡蛎散**戊《太平圣惠方》

【主治】产后恶露不绝。

【功效】收涩止血。

【药物及用量】牡蛎（烧）一两　龟甲（涂醋，炙令黄）一两

【用法】上二味，捣细罗，研为散，每服食前服，以温酒调下二钱。

◆**牡蛎散**己《太平圣惠方》

【主治】妇人白崩不止，面色黄瘦，脐下冷疼。

【功效】温中补虚。

【药物及用量】牡蛎（烧为粉）一两　熟干地黄一两　龙骨一两　蒲黄一两　阿胶（捣碎，炒令黄燥）一两　干姜一两（炮裂，锉）

【用法】上六味，捣细罗为散，每于食前服，煎艾叶汤调下二钱。

◆**牡蛎散**庚《太平圣惠方》

【主治】风虚汗出，少气。

【功效】补虚止汗，祛风。

【药物及用量】牡蛎（烧为粉）一两　白术一两　防风（去芦头）一两

【用法】上三味，捣细罗为散，不拘时，以温水调下二钱。恶风，倍防风；少气倍术；汗多出，面肿，倍牡蛎。

◆**牡蛎汤**《证治准绳》

【主治】阴囊两旁生疮，或阴湿水出，甚痒甚苦，夜则抓之无足，后必自痛，或两腋及脚心常汗湿者。

【功效】收敛止汗。

【药物及用量】牡蛎　黄丹（炒）各二两　枯白矾四两

【用法】研为细末，遇夜睡时，用手捏药于阴痒处痛擦之，不一时又搽之，三四次后顿减，次夜再搽。虽大减又搽，后自然平复，如脚汗先搽，后装药靴内或鞋底上，脚板上涂药，缠脚裹之亦可。

◆**牡蛎汤**《外台秘要》

【主治】牝疟多寒者。

【功效】散热化湿。

【药物及用量】牡蛎（熬）　麻黄（去节，一作三两）各四两　甘草一两　蜀漆三两

【用法】清水八升，先煮蜀漆麻黄去上沫，得六升，纳诸药，煮取二升，温服一升，若吐则勿更服。

◆**牡蛎丸泽散**《伤寒论》

【主治】大病瘥后，从腰以下有水气者。

【功效】泻水湿。

【药物及用量】牡蛎　泽泻　蜀漆（洗去腥）　海藻（洗去盐）　瓜蒌根　商陆根（熬）　葶苈子各等量

【用法】捣下筛为散，更入臼中治之，每服方寸匕，白饮调下。每日三次，小便利，止后服。

◆**牡蛎黄芪桂枝汤**《医学启蒙》

【主治】气虚发热，腠理不密，自汗不止。

【功效】固表止汗。

【药物及用量】牡蛎一钱　黄芪二钱　桂枝半钱　麻黄根一钱　白术　甘草各半钱　浮小麦一钱

【用法】水煎，去滓，温服，一日二次。

◆**牢牙地黄散**《兰室秘藏》

【主治】脑寒痛及牙疼。

【功效】祛风，养血，固齿，散寒止痛。

【药物及用量】生地黄　熟地黄　防己　人参　羌活各三分　麻黄　黄连　羊胫骨灰各一钱　升麻一钱五分　草豆蔻一钱二分　吴茱萸八分　益智子　当归身各四分　藁本二分　黄芪　白芷各五分

【用法】研为末，先漱口净，以药擦患处。

◆**牢牙散**《兰室秘藏》

【主治】牙龈肉绽有根，牙疳肿痛，牙动摇欲落，牙齿不长，牙黄口臭。

【功效】清火固齿。

【药物及用量】升麻（一作四分）　羌活（一作一钱）　羊胫骨灰（一作地骨皮一钱）各一两　龙胆草（酒洗）一两五钱

【用法】研为细末，以纱罗子、罗骨灰作微尘末，和匀，卧时贴在牙龈上，或先以温水漱口，用少许搽之。

◆**牢牙散**《卫生宝鉴》

【主治】牙齿无力，不能嚼物。

【功效】清火固齿。

【药物及用量】升麻三钱（一作二钱）　生地黄　石膏各一钱　白茯苓　玄参（一作人参）各五分　羊胫骨灰（一作二钱）　梧桐泪各三分　黄连一钱三分（一作一钱）　麝香少许（另研）

【用法】研为细末和匀，每用少许，临卧擦牙，复以温水漱去。

◆**疔毒复生汤**《外科正宗》

【主治】疔毒走黄，头面发浮，毒气内伤，烦闷欲死。

【功效】清热解毒，活血消痈。

【药物及用量】金银花　生栀子（研）　地骨皮　牛蒡子（炒研）　连翘（去心）　木通　牡蛎（炒）　生大黄　皂角刺　天花粉　没药　乳香各八分

【用法】酒水各一盅，煎至一盅。食远服，不能饮者只用水煎，临服入酒一盅和服亦效。如脉实者，便秘者，加朴硝。

◆**疔疮丸**《疡医大全》

【主治】一切疔疮，湿痰流注，梅疮初起。

【功效】祛毒化滞。

【药物及用量】巴豆仁（去皮膜）　明雄黄　生大黄各三钱

【炮制】共研细末，加飞面醋打糊为丸，如金凤花子大。

【用法】每服二三十丸，热汤送下，泻三四次无满。弱人只服十九丸自消，得嚏即愈。

◆**疔疮立效膏**《中国医学大辞典》

【主治】疔疮初起，顶如粟，四围肿硬，或麻痒疼痛。

【功效】消肿，软坚，化滞，解毒。

【药物及用量】松香（制）四两　黄蜡二两　没药（去油）　乳香（去油）各六钱　百草霜　铜绿各一两　白蜡四钱　蟾酥（隔水炖研和入）　麻油各三两　麝香（研细后入）三钱

【炮制】研为细末，用桑柴火先将麻油入锅煎滚。次下松香，候稍滚；三下白蜡，候滚；再下黄蜡，候滚；再下乳香，稍滚；下没药，滚；即下铜绿，再滚；将百草霜下于锅内，滚数次；再后搅下蟾酥、麝香，即熄火，冷透搓成条子，作丸如桂圆核大，藏净瓷器内，勿令泄气。

【用法】每用一丸，呵软捻扁贴之，外盖膏药，痛即止。次日肿消而愈，已走黄者用之亦效。

◆**皂子散**《圣济总录》

【主治】水毒入疮肿痛，或刺入骨者。

【功效】祛湿，解毒。

【药物及用量】皂荚子七粒　大干蛤蟆一枚　胡椒十五粒

【炮制】入坩埚内，瓦盖锅口，慢火烧烟尽，取出研为细末。

【用法】先以温浆水洗疮，拭干掺药，次以别膏药贴之，良久水尽出，有刺者即自见。

◆**皂角丸**《世医得效方》

【主治】有风人，脏腑秘涩。

【功效】祛风，润肠，解毒。

【药物及用量】猪牙皂角　枳壳（去瓤）　羌活　桑白皮　槟榔　杏仁（制另研）　麻仁（另研）　防风　川白芷　陈皮（去白）各等量

【炮制】研为细末，炼蜜和丸，如梧桐子大。

【用法】每服三五十丸，温白汤或蜜汤送下，有热加大黄。

◆**皂角丸**《医方类聚》

【主治】大肠有风，大便秘结。

【功效】解毒行滞，润肠。

【药物及用量】皂角（炙去子）　枳壳（去瓤麸炒）各等量

【炮制】研为末，炼蜜和丸，如梧桐子大。

【用法】每服七十丸，空腹、食前米饮送下，老人尤宜。

◆**皂角子丸**《保婴撮要》

【主治】肝胆经风热，项胁两侧结核。

【功效】清风热，消结滞。

【药物及用量】皂角子仁（炒）二两　连翘八钱　当归　柴胡　芍药（炒）　山栀（炒）　川芎各一两　桔梗（炒）　龙胆草（酒拌炒黑）　甘草（炙）各四钱

【炮制】研为末，水煮米糊和丸，如绿豆大。

【用法】量儿大小加减，滚汤送下。

◆**皂角化痰丸**《内外伤辨》

【主治】劳风，心脾壅滞，痰涎盛多，喉中不利，涕唾稠黏，嗌塞吐逆，不思饮食，时或昏愦者。

【功效】祛风痰，消积滞。

【药物及用量】皂荚根白皮（醋炙）　白附子（炮）　半夏（汤洗七次）　天南星（炮）　枯白矾　赤茯苓（去皮）　人参各一两　枳壳（炒）二两

【炮制】研为细末，生姜汁煮面糊和丸，如梧桐子大。

【用法】每服三十丸，食后温汤送下。

◆**皂角刺丸**《古今医统大全》

【主治】痔痛而复痒。

【功效】祛风杀虫止痒。

【药物及用量】皂角刺二两（烧烟尽存性）　防风　槐花各七钱五分　蛇床子　白矾（煅）　枳壳　白蒺藜（炒，去刺）　羌活各五钱　蜂房（炒焦）　五倍子各二钱五分（一方有槐角三钱）

【炮制】研为细末，醋调绿豆粉煮糊和丸，如梧桐子大。

【用法】每服五十丸，食前苦楝根煎汤送下，外用热童便入白矾末，淋洗肛门。

◆**皂角苦参丸**《医宗金鉴》

【主治】粟疮作痒，年久肤如蛇皮者。

【功效】祛风，理血，杀虫，和肌止痒。

【药物及用量】大皂角五两　苦参一斤　荆芥十二两　白芷　大风子肉　防风各六两　川芎　当归　生何首乌　大胡麻　枸杞子　牛蒡子（炒）　威灵仙　全蝎　白附子　蒺藜（炒去刺）　独活　川牛膝各五两　草乌（汤泡，去皮）　苍术（米泔水浸，炒）　连翘（去心）　天麻　蔓荆子　羌活　青风藤　甘草　杜仲（醋炙）各三两　白花蛇（切片，酥油炙黄）　缩砂仁（炒）各二两

【炮制】研为细末，醋打老米糊和丸，如梧桐子大。

【用法】每服三四十丸，食前后温酒送下，避风忌口。

◆**皂角散**

【主治】大小便不通。

【功效】消积行滞。

【药物及用量】大皂角（烧存性）

【用法】研为末，米汤送下。又以猪脂一两，煮熟以汁及脂俱食之，又服八正散加槟榔、枳壳、朴硝、桃仁、灯心草、茶根。

◆**皂角散**《全生指迷方》

【主治】乳母吹奶，由哺儿时鼻气冲乳中，忽然肿硬痛急，不即治之，结痈肿。

【功效】化痰散结，消肿软坚。

【药物及用量】皂角（烧灰）　蛤粉（研细）

【用法】和匀，每服八字，热酒一杯调下。

◆**皂角散**《古今医统大全》

【主治】中风涎潮隔塞，气闭不通。

【功效】吐痰浊。

【药物及用量】皂角　莱菔子各等量

【用法】研为末，每服二钱，清水煎服，皆吐。

◆**皂角煎丸**《仁斋直指方》

【主治】内痔，肠头里面生核，寒热往来。

【功效】散风活血，消肿散结。

【药物及用量】皂角三锭（满一尺者，去弦核，醋炙）　白矾（煅）　刺猬皮（炙黄）　薏苡仁　白芷（一作一钱）各一两　桃仁（去皮，炒）　甜葶苈（炒）　川芎　桔梗各五钱　雄猪后蹄垂甲十枚（烧存性）

【炮制】研为细末，炼蜜和丸，如梧桐子大。

【用法】每有五十丸，空腹时桑白皮煎汤送下。

◆**皂角煎丸**《赤水玄珠》

【主治】风毒瘰疬。

【功效】消热毒。

【药物及用量】皂角三十挺（十挺炮黑，十挺酥炙，十挺用水一盅，煮软，揉取汁用）何首乌　玄参　薄荷叶各四两

【炮制】研为细末，皂角汁熬膏，炼蜜和丸，如豌豆大。

【用法】每服三四十丸，食后温汤送下。

◆**皂角膏**《太平圣惠方》

【主治】皮肤风热生疥，干痒。

【功效】解毒杀虫。

【药物及用量】猪牙皂角　巴豆（去皮）　生乌头　吴茱萸　硫黄　腻粉　枯白矾　黄蜡各二钱五分

【炮制】研为细末，令匀，先入麻油二三合，慢火消蜡，搅和令匀。

【用法】每日二三次涂之。

◆**皂荚丸**《金匮要略》

【主治】咳逆上气，时时吐浊，但坐不得眠。

【功效】涤痰化浊。

【药物及用量】皂荚（刮去皮，酥炙）八两

【炮制】研为末，炼蜜和丸，如梧桐子大（一作枣肉和丸，如绿豆大）。

【用法】每服三丸，枣膏和汤送下（一作每服四五丸，桔梗汤送下），日三夜一次。

◆**皂荚丸**《张氏医通》

【主治】目内外一切障膜，翳嫩不宜针拨者。

【功效】消翳明目，清肝祛翳。

【药物及用量】蛇蜕七条　蝉蜕　白术　龙胆草　玄精石　生当归　菊花　茯苓　木贼　连翘　赤芍　刺猬皮　穿山甲　谷精草各一两五钱　猪爪二十枚　川芎五钱　人参一两

【炮制】研为细末。

【用法】一半入牙皂十二挺（烧存性）和匀，炼白蜜为丸，如梧桐子大。每服一钱五分，空腹时杏仁汤送下，一半入仙灵脾一两，每服三钱，用猪肝三片，劈开，夹药煮熟，临卧时细嚼，用原汁送下。如十六般内障，同生熟地黄丸用。

◆**皂荚丸**《杂病源流犀烛》

【主治】久哮。

【功效】宣肺化痰，下气平喘。

【药物及用量】皂荚（去皮、子弦，蜜丸）　紫菀　甘草（炙）　桑白皮　石菖蒲　半夏各二钱　明矾　杏仁　白丑头末各一钱　胆星一钱五分　百部一两二钱

【炮制】煎膏为丸，如梧桐子大。

【用法】每服三四钱，熟汤送下。

◆**皂荚丸**甲《太平圣惠方》

【主治】妇人咳嗽久不止。

【功效】化痰宣肺止咳。

【药物及用量】皂荚（去皮、子，涂酥，炙令焦色）一两　五灵脂一两　蜀桑根（以上并捣细罗为末）一两　甜葶苈（隔纸炒令紫色，别捣如膏）一两半　杏仁（汤浸，去皮尖、双仁，麸炒微黄，别研如膏）一两半

【用法】上五味相和，以枣肉及炼蜜和丸，如梧桐子大，每服食后，以紫苏子汤下十丸。

◆**皂荚丸**乙《太平圣惠方》

【主治】咳嗽上气，痰唾稠黏，坐卧不得。

【功效】降气止咳，化痰平喘。

【药物及用量】皂荚（长大者，去黑皮，涂酥，炙令焦黄，去子）三挺　旋覆花一两　杏仁（汤浸，去皮尖、双仁，麸炒微黄，研如膏）一两

【用法】上三味，捣罗为末，炼蜜和丸，如梧桐子大，每于食后，煮枣粥饮下十丸。

◆**皂荚丸**丙《太平圣惠方》

【主治】风痰心胸壅闷，头目不利。

【功效】祛风化痰，宽胸利气。

【药物及用量】皂荚（以热汤二升，浸候软，挪滤取汁，熬成膏）五挺　旋覆花一两　枳壳（麸炒微黄，去瓤）一两　防风一两（去芦头）　半夏（汤洗七遍，去滑）一两

【用法】上五味，捣罗为末，入膏中，和捣百余杵，丸如梧桐子大，不拘时，以荆芥薄荷汤下十丸。

◆**皂荚丸**丁《太平圣惠方》

【主治】中风偏枯不遂，行履艰难。

【功效】祛风通络。

【药物及用量】肥皂荚（去黑皮，涂酥，炙令黄，去子）　羌活二两　防风三两（去芦头）十挺　干薄荷四两　附子（炮裂，去皮、脐）二两　桂心三两

【用法】上六味，捣罗为末，炼蜜和捣二三百杵，丸如梧桐子大，每服以温酒或薄荷汤下二十丸，日三服，常于患处有汗为效。

◆**皂荚散**《外台秘要》

【主治】妇人黄瘕。

【功效】清湿化浊。

【药物及用量】大皂荚（炙，去皮、子）　蜀椒（去汁）各一两　细辛一两五钱

【用法】捣散，三角囊（大如指，长二寸）贮之，纳阴户中，欲便闷则出之，已则复纳之，恶血毕，取出，乃洗以温汤，三日勿近男子，忌食生菜等物。

◆**皂荚散**甲《太平圣惠方》

【主治】妇人黄瘕。

【功效】温经化痰水积。

【药物及用量】皂荚（去皮、子，炙黄焦）二两　川椒（去目）一两　细辛一两半

【用法】上三味，捣罗为末，作三角囊，大如指，长三寸贮之，以内阴中，欲便则出之，已则复内之，候恶血出毕，乃以温汤洗之。

◆**皂荚散**乙《太平圣惠方》

【主治】白虎风疼痛。

【功效】祛风活血。

【药物及用量】皂荚　旅生荞麦　白蒺藜　谷精草　五灵脂　芸薹子各半两

【用法】上六味，捣细罗为散，用酽醋调涂之效。

◆**皂荚煎丸**《神巧万全方》

【主治】积年肺藏风毒，遍身生疮，大肠壅滞，心神烦躁。

【功效】祛风通滞，托青排脓。

【药物及用量】皂角（不蛀者，用一斤槌碎，以水一斗，浸一宿，绞取汁）二斤

梨十枚　生薄荷一斤　生荆芥（三味入在皂角水内，同浸揉洗，令极烂，以生绢绞取汁）一斤　前皂荚（刮去黑皮，以酥二两涂之，慢火炙令黄焦，待酥尽为度）一斤　防风　威灵仙　独活　羌活　甘菊花各二两

【用法】上八味，捣罗为末，以一半入在前药汁内，于银锅中慢火熬，看稀稠得所，入后一半药同为丸，如梧桐子大，一服二十丸，以温浆水下，不拘时。

◆**究原五物汤**《究原方》

【主治】痈疽，发背，乳痈。

【功效】疏滞解毒。

【药物及用量】瓜蒌（研）一枚　皂角刺（半烧带生）　没药各五钱　乳香　甘草各二钱五分

【用法】研为粗末，以醇酒三升，煎取二升，时时饮之，痛不可忍，立止。

◆**究原双补丸**《究原方》

【主治】虚损劳伤，面黑，肤干口燥，目暗耳鸣，夜梦惊恐，四肢酸痛。

【功效】补冲任，养气血。

【药物及用量】鹿角霜三两　黄芪（炙）　沉香　熟地黄（洗再蒸）　菟丝子（酒浸，蒸，焙）　覆盆子（去枝蒂）　人参（去芦）　宣木瓜　白茯苓（去皮）　五味子（炒）　薏苡仁（炒）　肉苁蓉（酒浸洗）　石斛（去根炒）　当归（去芦，酒浸）　泽泻（去土蒸）各一两　麝香（另研）一钱　朱砂（为衣另研）五钱

【炮制】研为末，炼蜜和丸，如梧桐子大。

【用法】每服七十丸，空腹时盐汤送下。

◆**肝肾兼补丸**《临证指南医案》

【主治】瞳神散大，左偏头痛先损左目，是焦烦郁勃，阳升化风，却伤血液使然。

【功效】补肝肾，和脾胃。

【药物及用量】熟地黄　枸杞子　山萸　茯神　甘菊　生神曲　五味子　山药　谷精草各等量

【炮制】研为末，水泛丸。

【用法】熟汤送下。

◆**良附丸**《实用方剂学》

【主治】胸脘气滞，胸膈软处一点疼痛，或经年不愈，或母子相传者。

【功效】温通调气。

【药物及用量】高良姜四钱　香附（制）四两　干姜二两　沉香一两　青皮　当归　木香各三两

【炮制】共研细末，水泛丸，如梧桐子大。

【用法】每服三钱，米汤送下。

◆**良附丸**《良方集腋》

【主治】肝郁气滞，胃寒脘痛，胸闷不舒，喜温喜按者。

【功效】温中理气止痛。

【药物及用量】高良姜（酒炒）　香附（醋炒）

【炮制】共研细末，米汤为丸，如梧桐子大。

【用法】每服三四钱，食远熟汤送下，因寒而痛者，良姜加倍用。因气而痛者，香附加倍用。

◆**良姜散**《朱氏集验方》

【主治】宽中顺气，理伤滞中脘不快。

【功效】宽中顺气。

【药物及用量】高良姜　草果　缩砂仁　厚朴　陈皮各半两　半夏（汤浸）　枳壳　木香　甘草各三钱

【用法】上九味，㕮咀，每服三大钱，水一盏半，生姜三片，煎至七分，去滓，空心热服，日中再服。

◆**良姜饮**《仁斋直指方》

【主治】霍乱。

【功效】祛湿，辟秽化浊。

【药物及用量】良姜　藿香　陈皮各一两　甘草（炙）三分

【用法】上四味锉细，每三钱，水煎服。

◆**谷灵丸**《医方类聚》

【主治】妇人气弱血虚，血海虚竭，肌肉不长，形容瘦瘁。

【功效】健脾益气。

【药物及用量】黄芪　人参　牛膝　当归各一两　附子（炮）一个熟地　茯苓各五钱　杜仲　苍术　白术　肉桂　枸杞子各三钱

【炮制】共研细末，酒煮米糊为丸，如梧桐子大。

【用法】每服一百丸，人参汤送下。

◆**谷神汤**《澹寮方》

【主治】脾虚不思饮食。

【功效】健脾消食。

【药物及用量】谷芽四两（择减谷约取三两，净却为末，入姜汁盐少许，做饼子焙干）　粉草（略炙）　缩砂仁　白术（去芦，麸炒）各一两

【用法】上四味共为细末，入盐点服。

◆**谷精草散**《太平圣惠方》

【主治】小儿眼疳赤痒。

【功效】燥湿祛风止痒。

【药物及用量】谷精草一两　苍术一分（去皮，锉，微炒）　蛇蜕皮灰一分　定粉一钱

【用法】上四味，捣细罗为散，每服一钱，用羊子肝一具，以竹刀子批开，掺药在内，用线缠定，米泔煮熟，承热先熏过眼，次服其汁，后食其肝，儿小即分减服之。

◆**豆二散**《医宗金鉴》

【主治】小儿脐突肿。

【功效】祛风祛毒。

【药物及用量】赤小豆（不去皮）　豆豉　天南星（去皮、脐）　白蔹各一钱

【用法】研为极细末，每用五分，芭蕉自然汁调敷脐四旁，一日一次，二日二次，若得小腹下白即安。

◆**豆卷散**《小儿药证直诀》

【主治】小儿慢惊，用性太温及热药治之，惊未退而生别热证者；或病愈而致热证者；或反为急惊者；又治吐虫。

【功效】除热解毒。

【药物及用量】豆卷（晒干）　贯众　板蓝根　甘草（炙）各一两

【用法】研为末，每服五分，甚者三钱，清水煎服，药水内入油敷点煎，可治吐虫，不拘时服。

◆**豆花散**《世医得效方》

【主治】妇人白崩不止。

【功效】行气化湿。

【药物及用量】白扁豆花不拘多少（紫花勿用）

【用法】焙干研为末，炒米煮饮，入烧盐，空腹时服，数次即效。

◆**豆淋酒**《产书方》

【主治】中风口㖞，阴毒腹痛，小便尿血，妇人产后一切中风诸病及金疮中风，角弓反张口噤不开。

【功效】破血，祛风。

【药物及用量】黑豆五升

【炮制】熬令烟尽，于瓷器内以酒一斗淬之，浸一昼夜，去豆。

【用法】任量饮之。

◆**豆淋酒**《证治准绳》

【主治】因金疮中风反强者。

【功效】止痛解毒。

【药物及用量】大豆六合　鸡矢白同炒，乘热倾于三升酒中，密盖良久，滤去滓。

【用法】每服五合，如人行五里，更一服，汗出佳。未瘥即更作服之，汗出为度，服后宜食热生姜粥。

◆**豆豉膏**《幼幼新书》

【主治】初生儿不小便，中脐风，撮口，肚膨胀，脐肾肿。

【功效】散积下瘀。

【药物及用量】黑豆一勺　田螺十九个　葱一大把

【用法】捣烂，芭蕉汁调，贴脐下。

◆**豆豉饼**《外科发挥》

【主治】疮肿痛，硬而不溃，溃而不敛，并一切顽疮，恶疮，毒疖。

【功效】清火解毒。

【药物及用量】江西淡豆豉。

【用法】研为末，唾和成饼，如疮大覆患处，以艾铺上灸之，未成者即消，已成者祛逐毒邪则愈，如郁证败痰失道，漫肿

不赤不溃者，以香附研为细末，唾调做饼。如上法灸之，先用葱一握，切碎焙热熨之，冷则更迭而熨，使气血调和，毒邪焮发，然后灸之尤妙。

◆**豆蔻丸**《活幼心书》

【主治】患痘疮，脾虚作泻。

【功效】行气涩肠。

【药物及用量】肉豆蔻（面裹煨）　木香　砂仁　白龙骨（煅过水飞）　诃子肉（煨）各五钱　赤石脂　枯石矾各七钱五分

【炮制】研为细末，神曲煮糊和丸，如黍米大。

【用法】一岁儿每服二三十丸，三岁儿服一百丸，温米饮送下，泻止勿服。

◆**豆蔻丸**《圣济总录》

【主治】白滞痢腹内撮痛。

【功效】温胃利肠。

【药物及用量】肉豆蔻（面裹煨热）　草豆蔻（面裹煨热）　枇杷叶（去毛炙）　缩砂仁　母丁香各一两　木香　沉香各五钱　地榆二两　墨（烧红为末）五钱

【炮制】研为细末，烧粟米饭为丸，如樱桃大。

【用法】每服二丸，食前米饮化下。

◆**豆蔻丸**《妇人大全良方》

【主治】脏寒，泄泻不止，腹诸药无效。

【功效】温脾胃。

【药物及用量】肉豆蔻（面裹煨香）不拘多少

【炮制】研为细末，陈米白饭和捣为丸，如绿豆大。

【用法】每服一百丸，空腹时粟米饭送下。

◆**豆蔻丸**《圣济总录》

【主治】妊娠呕逆不下食。

【功效】调胃和中。

【药物及用量】草豆蔻（去皮）　白术各一两　人参一两半　陈橘皮（去白，焙）一两　半夏（入生姜半两，捣烂，焙）半两

【用法】上五味，捣罗为末，用枣肉为丸，梧桐子大，每服二十丸，生姜汤下，不拘时。

◆**豆蔻分气饮**《三因极一病证方论》

【主治】脏腑虚寒，泄泻瘦极及妇人产后洞泄危笃者。

【功效】温中止泻。

【药物及用量】肉豆蔻（炮）十个　草豆蔻仁（炮）　藿香叶　青橘皮各四两　甘草　丁香各五钱　乌梅五十个

【用法】㕮咀，每服四钱，清水二盏，加糯米一撮，煎至七分，去滓温服。

◆**豆蔻香连丸**《小儿药证直诀》

【主治】泄泻，不拘寒热赤白，阴阳不调，腹痛肠鸣切痛。

【功效】暖胃，利气，止泻。

【药物及用量】肉豆蔻　木香各一钱　黄连（炒）三分。

【炮制】研为细末，粟米饭和丸，如米粒大。

【用法】每服十丸至二三十丸，食前米饮送下，日夜各四五服。

◆**豆蔻香连丸**《太平惠民和剂局方》

【主治】小儿乳食不节，肠胃虚弱，冷热之气客于肠间，下赤白痢，肠内疞痛，日夜频并，不欲饮食，量大小，加减服之。

【功效】温中消食，止痢。

【药物及用量】黄连三分　丁香一分　肉豆蔻仁二枚　木香　诃黎勒（炮，去核）各半两

【用法】上五味，为末，以粟米粥和丸，黍米大，三岁儿服十丸，粥饮下。

◆**豆蔻散**《小儿药证直诀》

【主治】小儿吐泻烦渴，腹胀小便少。

【功效】和阳益阴，温胃顺气。

【药物及用量】豆蔻　丁香各五厘　舶上硫黄一钱　滑石五分

【用法】研为细末，每服一字至五分，不拘时米饮调下。

◆**豆蔻散**《幼幼新书》

【主治】疳积冷痢，腹大脚小，面黄或惊积。

【功效】杀虫毒，祛邪火。

【药物及用量】肉豆蔻二个　胡黄连一钱　使君子四枚　青黛　楝根　芜荑　厚朴（姜汁炙）　甘草（炙）各五钱　麝香少许　夜明砂（另研）一钱五分

【用法】研为末，每服一钱或五分，蜜水或粥饮调下。

◆**豆蔻散**《世医得效方》

【主治】脾虚肠鸣，久痢不止。

【功效】温中止泻。

【药物及用量】大肉豆蔻（剜小孔子，入乳香三小块在内，以面裹，煨面熟为度，去面）一枚

【用法】上一味，为末，每服一钱，米饮调下。

◆**豆蔻散**甲《圣济总录》

【主治】五种膈气。

【功效】利气启膈。

【药物及用量】肉豆蔻（去皮）三个　木香　厚朴（去粗皮，姜汁炙）　人参　赤茯苓（去黑皮）　肉桂（去粗皮）各半两　甘草（炙，锉）　青橘皮（汤浸，去白，焙）各一两　诃黎勒（炮，去核）三枚　槟榔（锉）二枚

【用法】上一十味，捣罗为散，每服二钱匕，如茶点服。若入姜枣同煎亦佳。能治气补劳，通血脉，益脾胃。

◆**豆蔻散**乙《圣济总录》

【主治】脾胃伤湿，濡泻不止。

【功效】温中止泻。

【药物及用量】肉豆蔻（去壳，炮）五枚　甘草（炙，锉）一两　厚朴（去粗皮，生姜汁炙）一两半

【用法】上三味，捣罗为散，每服二钱匕，米饮或汤调下，食前温服。

◆**豆蔻汤**《圣济总录》

【主治】胸痹，心下坚痞。

【功效】消积满，和气分。

【药物及用量】白豆蔻（去皮）　官桂（去粗皮）　木香　人参各五钱　京三棱（煨）　神曲（炒）各一两　陈皮（去白）　麦蘖（炒）各七钱五分　干姜（炮）　甘草（炙）各二钱五分

【用法】㕮咀，每服三钱，清水二盏，加生姜二片，盐少许，煎至七分去滓，食前温服。

◆**豆蔻饮**《世医得效方》

【主治】滑泄。

【功效】和阳敛阴，止泻。

【药物及用量】肉豆蔻（面裹煨）　五味子　赤石脂各五钱　陈米一两

【用法】研为末，每服二钱，粟米汤调下，一日三次。

◆**豆蔻附子散**《圣济总录》

【主治】脾胃久寒，大肠虚滑洞泄。

【药物及用量】肉豆蔻（仁面裹炮熟）　附子（去皮、脐，锉，盐炒）　缩砂（去皮）各半两　木香半分

【用法】上四味，捣罗为细散，每服一钱匕，食前，米饮调下。

◆**豆蔻橘红散**《杨氏家藏方》

【主治】脾胃虚寒，升降升司，三焦不化，宿食不消。

【功效】温补脾胃，健脾消食。

【药物及用量】丁香　木香各二两　白豆蔻仁　人参（去芦）　厚朴（姜制）　神曲（炒）　干姜（炮）　半夏（曲炒）　橘红（去白）　甘草（炙）　藿香叶（去土）　白术各半两

【用法】上一十二味，㕮咀，每服三钱，水一盏，姜三片，枣一枚，煎七分，温服。

◆**豆蔻藿香汤**《施圆端效方》

【主治】脾胃诸虚百损，气血荣伤，阳气久衰，下寒阴汗，中脘停痰，心腹痞闷，疼痛呕秽，减食困倦，泄泻肠滑，因病虚损，正气不复，妇人月信不匀，产后产前诸病，一切阴盛阳虚之证。

【功效】温阳化阴，健脾和胃。

【药物及用量】藿香叶　桂花　甘松各一分　陈皮（去白）　干姜（炮）各五两　川芎　白芷　白术各二两　益智子　肉豆蔻　缩砂仁　人参各一两　红豆茯苓（去皮）　官桂　五灵脂　枇杷叶　芍药各一两半　苍术（净炒）半斤　甘草（炒）五两

半　桔梗二两半　当归三两（焙）　木香半两　厚朴（姜制）四两半

【用法】上二十三味，为细末，每服二钱，浓煎生姜枣汤调下，食前服，日进二服。或姜枣同煎，和滓服亦妙。

◆**豆蔻固肠丸**《永类钤方》

【主治】脾胃虚弱，脏腑频滑，可思饮食，肠鸣腹痛。

【功效】温中涩肠止泻。

【药物及用量】木香　赤石脂　干姜　缩砂　厚朴　生姜（制）　肉豆蔻（面裹煨，去面）各一两

【用法】上七味，为细末，面糊，和丸，如梧桐子大，每服六十丸，食前，米饮下。

◆**豆蔻饼**《妇人大全良方》

【主治】赤白痢，脐腹刺痛，久而不愈及冷痢。

【功效】益气健脾，涩肠止泻。

【药物及用量】罂粟壳（制）一两　白芍　黄芪三钱　陈皮　青皮　木香　诃子　肉豆蔻　人参各钱半　羌活　当归各一钱

【用法】上一十一味，为末，炼蜜丸如弹子大，每服二丸，水一小盏，煎至七分，温服。

◆**豆附丸**《太平惠民和剂局方》

【主治】丈夫妇人，肠胃虚弱，内受风冷，水谷不化，泄泻注下，腹痛肠鸣，手足厥冷，服诸药不效者。

【功效】温中散寒止泻。

【药物及用量】肉豆蔻（炮）　附子（炮，去皮、脐）　茯苓（白者，焙）各四两　木香（不见火）　肉桂（去粗皮）　干姜（炮）各二两　丁香（不见火）一两

【用法】上七味，为细末，姜汁面糊为丸，如梧桐子大，每服五十丸至一百丸，生姜汤下，粥食亦得，空心食前进。

◆**豆附散**《朱氏集验方》

【主治】脾弱，泄泻不止。

【功效】温中止泻。

【药物及用量】大肉豆蔻（面裹煨）三个　附子（重者三个，炮，去皮）八钱

【用法】上二味，㕮咀，分作三服，水一盏半，姜五片，煎八分，去滓，空心温服。

◆**豆皮饮**《直指小儿方》

【主治】斑疮入眼，生翳。

【功效】清热明目，退翳。

【药物及用量】白菊花　新绿豆皮　真谷精草各一分

【用法】上三味，为末，每服一钱，干柿一枚，粟米泔一盏，同煎，候米泔尽，只吃柿干，日两枚。

◆**豆苏汤**《仁斋直指方》

【主治】上焦有热，咯血、瘀血，烦闷燥渴。

【功效】清热收敛。

【药物及用量】黑豆三合　紫苏茎叶二条　乌梅两个

【用法】上三味，水大碗同煎，临熟，入姜汁三大匙，食后旋服。

◆**赤丸**《金匮要略》

【主治】寒气厥逆。

【功效】攻内寒，下逆痰。

【药物及用量】乌头（泡，一作二枚）二两　茯苓　半夏各四两（一方用桂）　细辛一两（一方用人参，一方无半夏，有附子、桂心）

【炮制】研为末，纳真朱砂为色，炼蜜和丸，如麻子大。

【用法】每服三丸，食后温酒送下，一日二次，一服不知，稍增，以知为度。

◆**赤小豆散**《圣济总录》

【主治】干湿疥疮。

【功效】行气托毒，清热利湿。

【药物及用量】赤小豆（炒干，纳醋中，如此七次）三合　川升麻　薏苡仁　黄芪（锉）各七钱五分　人参　白蔹　瞿麦穗　当归（切，锉）　黄芩（去黑心）　猪苓（去黑皮）　青防风（去杈）　甘草（炙）各五钱

【用法】研为细末，每服三钱匕，空腹时粥饮调下，日二次夜一次。

◆**赤小豆散**《太平圣惠方》

【主治】酒痔，大肠中久积热毒，下血

疼痛。

【功效】血结气滞，清热解毒。

【药物及用量】赤小豆（炒熟）　生地黄　黄芪各一两　赤芍　白蔹　桂心各五钱　当归（微炒）　黄芩各七钱五分

【用法】研为细末，每服二钱，食前槐子煎汤调下。

◆**赤小豆散**《疡医大全》

【主治】一切无名大毒。

【功效】清湿热，除肿疡。

【药物及用量】赤小豆一斗

【用法】略石磨细，黄蜜调敷，或葱汁、好醋酒、菊根叶、捣汁、靛汁俱可调敷，中留一孔透气，初起则消，已成立溃。

◆**赤小豆当归散**《金匮要略》

【主治】狐惑及便血。

【功效】解血毒。

【药物及用量】赤小豆（浸令芽出，曝干，一作二升，一作五两）三升　当归（一作三两，一作十两，一作一两）一钱

【用法】杵为散，每服方寸匕（一作二钱），浆水（如无，以醋和沸汤代之）调下，一日三次。

◆**赤石脂丸**《肘后备急方》

【主治】阴毒伤，鼻口冷。

【功效】祛寒除热。

【药物及用量】赤石脂　干姜各一两　黄连　当归各二两

【炮制】研为细末，炼蜜和丸，如梧桐子大。

【用法】每服三十丸，米饮送下。

◆**赤石脂丸**《太平圣惠方》

【主治】水谷痢，积久不瘥，下肠垢。

【功效】温中散寒，涩肠止痢。

【药物及用量】赤石脂一两　桂心一两　白矾（烧令汁尽）二两　干姜（锉，炮裂）一两　附子（炮裂，去皮、脐）一两

【用法】上五味，捣罗为末，炼蜜和捣百余杵，丸如梧桐子大，每服不拘时，以粥饮下三十丸。

◆**赤石脂丸**甲《圣济总录》

【主治】气虚冷热不调，脐腹疼痛，下痢脓血，日夜频数，四肢少力，里急后重，不进饮食。

【功效】涩肠止痢。

【药物及用量】赤石脂　龙骨　白矾灰各二两　胡粉（研）一两　密陀僧（研）半两　阿胶（炙令燥）　乌贼鱼骨各一两

【用法】上七味，捣研为末，再同研匀，以粟米饭和丸，如梧桐子大，每服二十丸至三十丸，温米饮下，食前服。

◆**赤石脂丸**乙《圣济总录》

【主治】产后久泻不止。

【功效】益气温中，涩肠止痢。

【药物及用量】赤石脂　人参各一两　干姜（炮）半两　龙骨三分

【用法】上四味，捣罗为末，面糊和丸梧桐子大，每服三十丸，食前服，米饮下。

◆**赤石脂禹余粮汤**《伤寒论》

【主治】伤寒下利不止及大腹咳而遗尿，服理中汤无效者。

【功效】实胃涩肠，固下焦，培中宫。

【药物及用量】赤石脂一斤（捣碎，一作八两）　禹余粮（捣碎）一斤

【用法】清水六升，煮取二升，去滓，分温三服。

◆**赤石脂散**甲《太平圣惠方》

【主治】小儿因痢后脱肛，推出肛门不入。

【功效】止血实肠。

【药物及用量】赤石脂　伏龙肝各等量

【用法】上为细散，每以半钱敷肠头，一日三次。

◆**赤石脂散**乙《太平圣惠方》

【主治】痱子磨破成疮。

【功效】止痛，生肌。

【药物及用量】赤石脂（细研）　黄柏（去粗皮，锉）　蜡茶末各五钱　白面二两　龙脑五分（另研）

【用法】研为细末和匀，用棉揾扑之。

◆**赤石脂散**《千金翼方》

【主治】胃气羸，不能消于食饮，食饮入胃，皆变成冷水，反吐不停者。

【功效】补五脏，令人肥健。

【药物及用量】赤石脂一斤

【用法】捣筛，每服方寸匕，温酒或米饮调下，稍加至三匕，服尽一斤，终身不吐痰水，又不下痢。

◆**赤石脂散**《千金方》

【主治】霍乱，下焦热结，或利下脓血烦痛。

【功效】除邪热，和中气。

【药物及用量】赤石脂四两　升麻　白术各一两五钱　乌梅（去核，炒干）　干姜（炮制）各一两　陈仓米（微炒）　栀子仁各五钱

【用法】捣筛，每服五钱，清水一盏半，煎至八分去滓，空腹时温服。

◆**赤石脂散**甲《太平圣惠方》

【主治】小儿痱子，磨破成疮，疼痛。

【功效】止痛生肌。

【药物及用量】赤石脂半两　黄柏半两（末）　白面二两　蜡面茶（末）半两　龙脑一分

【用法】上五味，同研令匀，每用绵扑于疮上，以瘥为度。

◆**赤石脂散**乙《太平圣惠方》

【主治】大肠风冷，久痢不瘥，脱肛。

【功效】调中涩肠，固脱。

【药物及用量】赤石脂一两　当归（锉，微炒）半两　蓬莪茂半两　龙骨一两　肉豆蔻（去壳）半两　白石脂一两　黄连（去须，微炒）半两　白芍半两　厚朴（去粗皮，涂生姜汁，炙令香熟）半两

【用法】上九味，捣细罗为散，每于食前，以粥饮调下二钱。

◆**赤石脂散**丙《太平圣惠方》

【主治】妇人漏下不止，腹内冷痰。

【功效】温经化痰，收敛固涩。

【药物及用量】赤石脂一两　艾叶（微炒）三分　干姜（炮裂，锉）三分　景天一两　当归（锉，微炒）一两　鹿茸（去毛，涂酥炙令微黄）一两　龙骨一两　阿胶（捣碎，炒令黄燥）二两

【用法】上八味，捣细罗为散，每于食前服，以温酒调下二钱。

◆**赤石脂汤**《圣济总录》

【主治】脓血痢，后重里急，日夜频并。

【功效】温中散寒，涩肠止痢。

【药物及用量】赤石脂　白芷　天雄（炮裂，去皮、脐）　龙骨　当归（切，焙）各一两半　肉豆蔻（去壳）　黄连（去须）　厚朴（去粗皮，生姜汁炙，锉）　地榆　白术　肉桂（去粗皮）　诃黎勒（煨，取皮）　木香各一两　吴茱萸（汤洗，焙干，炒）　黄芩（去黑心）各半两

【用法】上一十五味，锉如麻豆，每服五钱匕，水一盏半，入生姜五片，煎至八分，去滓，温服，空心食前服。

◆**赤芍丸**《太平圣惠方》

【主治】小儿冷热不调，可思饮食，食即不消。

【功效】除痞结，消肿胀。

【药物及用量】赤芍　川大黄（微炒）　鳖甲（醋涂，炙令黄，去裙襕）各三分　桂心　赤茯苓　柴胡（去苗）各五分

【炮制】捣罗为末，炼蜜和丸，如麻子大。

【用法】每服五丸，煎蜜汤送下，一日三次。

◆**赤芍散**《王氏博济方》

【主治】妇人气血不和，心胸烦闷，食少肢倦，头昏体痛。

【功效】疏肝理气。

【药物及用量】赤芍　牡丹皮　白茯苓　白芷　甘草各二两　柴胡一两五钱

【用法】研为细末，每服二钱，清水一盏，加生姜一片，大枣一枚，煎至七分，食后临卧温服。

◆**赤芍散**甲《太平圣惠方》

【主治】赤痢多，腹痛不可忍。

【功效】清热凉血止痢。

【药物及用量】赤芍二两　黄柏（以蜜半合涂，炙令尽，锉）二两

【用法】上二味，捣筛为散，每服三钱，以淡浆水一中盏，煎至五分，去滓，稍热服，不拘时。

◆**赤芍散**乙《太平圣惠方》

【主治】妇人血分、经络不通，头面浮肿，腹胁满闷，四肢烦疼。

【功效】活血利水通经。

【药物及用量】赤芍一两　桃仁（汤浸，去皮尖、双仁，麸炒微黄）一两　枳壳（麸炒微黄，去瓤）一两　百合一两　当归（锉，微炒）一两　赤茯苓一两　牵牛子（微炒）一两　槟榔一两

【用法】上八味，捣筛为散，每服四钱，以水一中盏，入生姜半分，同煎至六分，去滓，空心温服，逐日以利为效，未利再服。

◆**赤芍散**丙《太平圣惠方》

【主治】产后血气壅滞，攻刺，腰间疼痛。

【功效】行气活血，祛瘀止痛。

【药物及用量】赤芍三分　延胡索半两　桂心半两　芎䓖半两　当归（锉，微炒）半两　牡丹皮半两　枳壳（麸炒微黄，去瓤）半两　牛膝二两（去苗）　川大黄（锉，微炒）二两　桃仁（汤浸，去皮尖、双仁，麸炒微黄）半两

【用法】上一十味，捣筛为散，每服四钱，以水一中盏，入生姜半分，煎至五分，次入酒二合，更煎二三沸，去滓，每于食前温服。

◆**赤芍散**丁《太平圣惠方》

【主治】风入腹，攻五脏，拘急不得转侧，阴缩，手足厥冷，腹中疞痛。

【功效】柔肝止痛，祛风。

【药物及用量】赤芍一两　川乌头（炮裂，去皮、脐）二两　桂心一两　甘草（炙微赤，锉）一两　防风（去芦头）一两　芎䓖一两

【用法】上六味，捣粗罗为散，每服三钱，以水一中盏，入生姜半分，枣二枚，煎至六分，去滓，不拘时，稍热服。

◆**赤芍散**戊《太平圣惠方》

【主治】白虎风，筋骨疼痛，至夜加甚，四肢懈惰。

【功效】祛风柔筋，活血止痛。

【药物及用量】赤芍一两　羌活一两　仙灵脾一两半　虎头骨（涂酥，炙令黄）二两　天雄（炮裂，去皮、脐）一两　芎䓖一两　桂心一两

【用法】上七味，捣细罗为散，不拘时，以薤白汤调下二钱。

◆**赤芍散**己《太平圣惠方》

【主治】历节风，骨节疼痛，四肢微肿，行立无力。

【功效】祛风止痛，消肿。

【药物及用量】赤芍二两　附子（炮裂，去皮、脐）一两　桂心二两　芎䓖一两　当归二两　汉防己一两　萆薢（锉）一两　桃仁（汤浸，去皮尖、双仁，麸炒微黄）半两　海桐皮一两

【用法】上九味，捣筛为散，每服五钱，以水一大盏，入生姜半分，煎至五分，去滓，于食前温服。

◆**赤芍汤**《严氏济生方》

【主治】瘀血蓄胃，心下满，食入即呕血。

【功效】活血除满。

【药物及用量】赤芍二两　半夏（汤泡七次）一两半　橘红一两

【用法】上三味，㕮咀，每服四钱，水一盏半，姜七片，煎至七分，去滓，温服，不拘时。

◆**赤芍汤**《圣济总录》

【主治】妊娠子淋，小便涩少，疼痛烦闷。

【功效】行气活血利水。

【药物及用量】赤芍一两　槟榔（面裹煨熟，去面）一枚

【用法】上二味，粗捣筛，每服三钱匕，水一盏，煎至七分，去滓，空腹温服。

◆**赤豆散**《内外科百病验方大全》

【主治】一切疮毒。

【功效】清热解毒。

【药物及用量】赤小豆四十九粒

【用法】为末，加野苎麻根末和鸡蛋白调敷，一日一换。

◆**赤豆薏苡仁汤**《外科大成》

【主治】胃痈脓成，大小肠痈，湿热气滞瘀凝所致者。

【功效】除热解毒。

【药物及用量】赤小豆　薏苡仁　防己　甘草各等量

【用法】清水二盅，煎至八分，食远服。

◆**赤金豆**《景岳全书》

【主治】鬼胎，诸积不行，凡血凝气滞疼痈肿胀虫积，结聚癥坚。

【功效】除阴邪，攻痰郁。

【药物及用量】巴豆霜一钱五分　皂角（炒微焦）二钱　附子（略炒燥）　朱砂各二钱　轻粉一钱　丁香　木香　天竺黄各三钱

【炮制】研为细末，醋浸蒸饼和丸，如莱菔子大，朱砂为衣。

【用法】欲渐去者每服五七丸，欲骤行者每服一二十丸，俱开水送下。若下多不止，可饮冷水一二口即止。盖此药得热则行，得冷即止。

◆**赤金散**《张氏医通》

【主治】染须黑润不燥，久不伤须。

【功效】益气血，悦颜色。

【药物及用量】红铜落（滚水淘净，铜杓中炒赤，米醋煅七次）三钱　川五倍子（如菱角者佳，碎如豆炷，去末，无油锅内炒，先赤烟起，次黑烟起，即软如泥。若不透则不黑，又不可太过，则须色绿。第一要火候得宜，将湿青布一方，包压地下成块）一两　何首乌（干者，碎为粗末，炒黑存性，忌犯铁器）五钱　枯矾三钱　没食子（碎如米粒，醋拌，炒黑存性）三钱（一方无没食子、何首乌，有青盐三钱，细辛一钱）

【用法】各研极细末，入飞面三钱和匀，每用二三钱，量须多少，盐用每钱入食盐一厘，浓煎茶浆，调如稀糊，隔水炖发，候气如枣，光如漆再调匀。先将肥皂洗净须上油腻，拭干，乘热将刷子脚搽上，稍冷则不黑，以指捏须细细碾匀，搽完以纸掩之，晨起以温水洗净。须连用二三夜，即黑亮如漆，过半月后须根渐白，只用少许，如法调搽白根上，黑处不必再染。

◆**赤苓散**《外台秘要》

【主治】黑疸，身体及大便正黑，久黄疸。

【功效】清湿解毒。

【药物及用量】赤小豆三十枚　茯苓　女葳各六铢　雄黄一铢　瓜带四铢　甘草二铢　清水三升

【用法】煮小豆、茯苓取八分，捣四味为散，和五分匕服之，须臾当吐，吐则愈。亦主一切黄病，小儿服半字匕。

◆**赤茯苓汤**《证治准绳》

【主治】小儿疹痘后，咳逆胁痛，不下食。

【功效】退热燥湿。

【药物及用量】赤茯苓　甘草（炙）　大青　升麻　枳壳（麸炒）各五钱　栀子一分

【用法】研为粗末，每服一钱，清水一小盏，加苦竹叶七片，豆豉三十粒，煎至五分盏，去滓，分为三服。一日三四次，量儿大小加减。

◆**赤茯苓汤**《圣济总录》

【主治】喘嗽，消肿满，进饮食。

【功效】行气止咳平喘消肿。

【药物及用量】赤茯苓（去黑皮）　大腹子（锉）　五味子　桑根白皮（锉）　紫苏茎叶（锉）　人参　陈橘皮（汤浸，去白焙）各一两　甘草（炙，锉）半两

【用法】上八味，粗捣筛，每服四钱匕，水一盏半，入生姜三片，枣二枚，同煎至八分，去滓，不拘时温服。

◆**赤茯苓汤**《朱氏集验方》

【主治】停饮于胃，怔忡不已。

【功效】燥湿化饮，行气和胃。

【药物及用量】赤茯苓（去皮）　半夏（炮）　茯神（去木）　陈皮　麦子各一两　沉香　甘草　槟榔各半两

【用法】上八味，㕮咀，每服三钱，水一盏，姜五片，煎七分，空心服，取效。

◆**赤茯苓散**《张氏医通》

【主治】伤寒停水呕哕。

【功效】益脾气，除痰涎。

【药物及用量】赤茯苓　人参　陈皮（去白）各一钱　白术（姜汁拌）　半夏（姜汁炒）　川芎各五分　生姜三片

【用法】清水煎，不拘时服。

◆**赤茯苓散**甲《太平圣惠方》

【主治】妇人骨蒸或血劳，面色黄瘦，四肢无力，烦疼痰壅涕唾，稠黏，不思饮食。

【功效】祛寒积，解血热。

【药物及用量】赤茯苓　柴胡（去苗）　麦门冬（去心）　川大黄（锉碎，微炒）各一两　鳖甲（制）二两　人参（去芦）　木香　桃仁　瞿麦　赤芍　当归　半夏（汤洗七遍，去滑）各七钱五分

【用法】研为粗散，每服四钱。清水一中盏，加生姜五厘，煎至六分去滓，不拘时温服。

◆**赤茯苓散**乙《太平圣惠方》

【主治】小肠实热，头面赤，汗多出，小便不利。

【功效】利湿清热。

【药物及用量】赤茯苓　木通　生地　槟榔　黄芩　赤芍　麦门冬　甘草各一钱　生姜五片

【用法】上为散，每服四钱，以水一中盏，煎至六分，去滓，温服，不拘于时。

◆**赤茯苓散**丙《太平圣惠方》

【主治】妇人中风，身如角弓反张，心胸壅闷，言语謇涩。

【功效】祛风除湿。

【药物及用量】赤茯苓一两　芎䓖一两　当归（锉，微炒）一两　桂心二两　细辛一两　栀子仁一两　独活一两　干姜（炮裂，锉）三分　甘草（炙微赤，锉）一两　石膏二两　羚羊角屑一两　麻黄（去根节）一两

【用法】上一十二味，捣粗罗为散，每服四钱，以水一中盏，煎至六分，去滓，温服，不拘时。

◆**赤茯苓散**丁《太平圣惠方》

【主治】咳嗽呼气不顺，呕吐不下食。

【功效】顺气化痰止呕。

【药物及用量】赤茯苓一两　贝母（煨微黄）一两　陈橘皮（汤浸，去白瓤，焙）一两　紫苏茎叶一两　杏仁（汤浸，去皮尖、双仁，麸炒微黄）二两　人参（去芦头）一两

【用法】上六味，捣筛为散，每服三钱，以水一中盏，入生姜半分，枣三枚，煎至六分，去滓，温服，不拘时。

◆**赤茯苓散**戊《太平圣惠方》

【主治】膈气，咽喉噎塞，心胸满闷，不下饮食。

【功效】理气启膈除满。

【药物及用量】赤茯苓一两半　桑根白皮（锉）一两半　枳实（麸炒微黄）一两　陈橘皮（汤浸，去白瓤，焙）一两　人参（去芦头）一两　木香三分　甘草（炙微赤，锉）三分　射干三分　大腹皮（锉）一两

【用法】上九味，捣筛为散，每服三钱，以水一中盏，入生姜半分，煎至六分，去滓，不拘时，稍热服。

◆**赤茯苓散**己《太平圣惠方》

【主治】妊娠十月伤寒，烦热吐逆，不欲饮食。

【功效】调中和胃。

【药物及用量】赤茯苓　白术　麦门冬（去心）　人参（去芦头）　黄芪（锉）各一两　半夏（汤洗七遍，去滑）半两

【用法】上六味，捣筛为散，每服三钱，以水一中盏，入生姜半分，枣三枚，去滓，温服，不拘时。

◆**赤茯苓散**庚《太平圣惠方》

【主治】妊娠心胸支满，痰逆，不思饮食。

【功效】宽中理气，和胃。

【药物及用量】赤茯苓（《总录》去黑皮）一两　前胡（去芦头）一两　半夏（汤洗七遍，去滑）半两　白术一两　麦门冬（去心）半两　紫苏叶一两　大腹皮（锉）半两　人参（去芦头）半两

【用法】上八味，捣筛为散，每服四钱，以水一中盏，入生姜半分，煎至六分，去滓，温服，不拘时。

◆**赤茯苓散**辛《太平圣惠方》

【主治】妊娠腹胁胀满，心胸痰逆，见食即吐，渐加羸瘦。

【功效】行气利水。

【药物及用量】赤茯苓一两半　前胡（去芦头）一两　半夏（汤洗七遍，去滑）一两　白术一两　麦门冬（去心）一两半　大腹皮（锉）一两　槟榔一两　紫苏茎叶一两

【用法】上八味，捣筛为散，每服三钱，以水一中盏，入生姜半分，煎取六分，去滓，温服，不拘时。

◆**赤茯苓散**壬《太平圣惠方》

【主治】膈气，痰结气滞，不思食饮，肩背壅闷，四肢烦疼。

【功效】启膈化痰散结。

【药物及用量】赤茯苓一两　半夏（汤洗七遍，去滑）半两　桂心三分　大腹皮（锉）一两　枳壳（麸炒微黄，去瓤）一两　陈橘皮（汤浸，去白瓤，焙）一两　白术半两　木通（锉）三分　旋覆花半两　前胡（去芦头）一两　槟榔一两　诃黎勒皮二两

【用法】上一十二味，捣筛为散，每服三钱，以水一中盏，入生姜半分，煎至六分，去滓，不拘时，稍热服。

◆**赤茯苓散**癸《太平圣惠方》

【主治】脾胃中热，引饮水浆，渴即不止。

【功效】清热养阴，生津止渴。

【药物及用量】赤茯苓一两　瓜蒌根一两　黄芩一两　麦门冬（去心）一两　生干地黄一两　知母一两

【用法】上六味，捣筛为散，每服五钱，以水一大盏，入生姜半分，小麦半合，淡竹叶二七片，煎至五分，去滓，温服，不拘时。

◆**赤茯苓散**甲子《太平圣惠方》

【主治】消渴后，头面脚膝浮肿，胃虚不能下食，心胸不利，或时吐逆。

【功效】理气祛湿止渴。

【药物及用量】赤茯苓一两　紫苏子一两　白术一两　前胡（去芦头）一两　人参（去芦头）一两　陈橘皮（去汤浸，去白瓤，焙）三分　桂心三分　木香三分　槟榔三分　甘草（炙微赤，锉）半两

【用法】上一十味，捣筛为散，每服三钱，以水一中盏，入生姜半分，枣三枚，煎至六分，去滓，温服，不拘时。

◆**赤茯苓散**甲丑《太平圣惠方》

【主治】痰饮干呕，食不消化及脾胃气逆。

【功效】化痰止呕，理气行滞。

【药物及用量】赤茯苓一两　杏仁（汤浸，去皮尖、双仁，麸炒微黄）三分　枳壳（麸炒微黄，去瓤）一两　柴胡（去苗）一两　白术一两　人参半两　旋覆花半两　半夏三分　槟榔一两

【用法】上九味，捣粗罗为散，每服五钱，以水一大盏，入生姜半分，煎至五分，去滓，温服，不拘时。

◆**赤茯苓散**甲寅《太平圣惠方》

【主治】痰痞，胸中脐下满，呕逆不思饮食。

【功效】化痰散结，和胃止呕。

【药物及用量】赤茯苓一两　白术一两　陈橘皮一两　当归（锉，微炒）一两　半夏一两　桂心一两　附子一两

【用法】上七味，捣粗罗为散，每服五钱，以水一大盏，入生姜半分，煎至五分，去滓，温服，不拘时。

◆**赤茯苓散**《卫生宝鉴》

【主治】妊娠小便不利及水肿，洒洒恶寒，动转筋痛。

【功效】利水除湿。

【药物及用量】赤茯苓（去皮）　葵子各等量

【用法】上二味为末，每服二钱，新汲水调下，不拘时。

◆**赤茯苓煎**甲《太平圣惠方》

【主治】消渴，心神烦乱，唇口焦干，咽喉不利。

【功效】清热，生津止渴。

【药物及用量】赤茯苓（捣末）五两

白蜜半斤　淡竹沥一小盏　生地黄汁一中盏

【用法】上四味，调搅令匀，以慢火煎成膏，每服不拘时，以清粥调下一茶匙。

◆**赤茯苓煎**乙《太平圣惠方》

【主治】消渴，饮水渐多，小便涩少，皮肤干燥，心神烦热。

【功效】清热，生津止渴。

【药物及用量】密陀僧（细研）半两　黄连（去须）半两　滑石（细研）半两　瓜蒌根半两

【用法】上四味，捣细罗为散，入研，药令匀，不拘时，用清粥调下一钱。

◆**赤茯苓饮**《圣济总录》

【主治】产后上气喘急。

【功效】降气平喘。

【药物及用量】赤茯苓（去黑皮）　甜葶苈（纸上炒）　桑根白皮（锉）　当归（切，焙）　枳壳（去瓤，麸炒）　细辛（去苗叶）　郁李仁（去皮尖，研如膏）　肉桂（去粗皮）各一两

【用法】上八味，粗捣筛，每服二钱匕，水一盏，煎至七分，去滓，温服，不拘时。

◆**赤散**甲《千金方》

【主治】伤寒头痛，项强身热，腰脊痛，寒热往来有时。

【功效】祛风散寒。

【药物及用量】干姜　防风　沙参　细辛　白术　人参　蜀椒　茯苓　赭石　桔梗　吴茱萸各一两　附子二两

【用法】制为散，食前酒服一钱匕，日三次。

◆**赤散**乙《千金方》

【主治】产后阳虚下痢，滑脱不禁。

【功效】温阳止痢。

【药物及用量】赤石脂　代赭石各三两　桂心一两

【用法】制为末，酒服方寸匕，日三次，十日愈。

◆**赤葛散**《幼幼新书》

【主治】血热与风热相搏，遍身丹毒，燥痒不已。

【功效】清热毒，消痈肿。

【药物及用量】赤葛一两　甘草三钱

【用法】研碎，每服二钱，无灰酒一盏，煎至七分，不拘时温服。不饮酒者，止用清水一盏，入酒一大匙，同煎服。

◆**赤葛膏**《证治准绳》

【主治】病藕节及臂臑腕掌等处结毒。

【功效】解毒除痈。

【药物及用量】赤葛根皮　山布瓜根皮　山苏木皮　山樟根皮　紫荆皮　赤牛膝皮　赤芎根皮　赤毛根皮

【用法】上用皮，砍烂糟炒，敷涂患处。

◆**赤苍散**《证治准绳》

【主治】脾胃因虚受湿，面貌浮黄，或遍身作肿，食少气阻，溺赤腹胀痰嗽。

【功效】化湿清热。

【药物及用量】赤茯苓（去皮）　苍术（去粗皮，米泔水浸一宿，滤干锉片，炒微黄）各一两五钱　枳壳（制）一两　藿香（和根）　半夏（汤煮透，锉细焙干）　净香附　紫苏（和梗）　厚朴（去粗皮，姜汁炙香熟）　陈皮（去白）各七钱五分　甘草（炙）一两二钱

【用法】研为粗末，每服二钱，清水一盏，加草果仁（泡过）大枣、生姜，煎至七分，不拘时温服。

◆**赤箭散**甲《太平圣惠方》

【主治】产后中风，四肢筋脉挛急，腰背强直。

【功效】息风止痉，清热平肝。

【药物及用量】赤箭一两　防风（去芦头）一两　羌活一两　酸枣仁（微炒）一两　桂心半两　赤芍三分　附子（炮裂，去皮、脐）一两　海桐皮（锉）三分　秦艽（去苗）半两　萆薢（锉）三分　牛膝（去苗）一两　薏苡仁一两

【用法】上一十二味，捣粗罗为散，每服四钱，以水一中盏，煎至六分，去滓，温服，不拘时。

◆**赤箭散**乙《太平圣惠方》

【主治】头面风，皮肤瘙痒，头目昏

疼，上焦烦壅。

【功效】祛风止痒，凉血。

【药物及用量】赤箭三分　前胡（去芦头）一两　白蒺藜（微炒，去刺）半两　黄芪（锉）半两　枳壳（麸炒微黄，去瓤）三分　防风（去芦头）一两　羚羊角屑半两　甘菊花半两　甘草（炙微赤，锉）一分

【用法】上九味，捣粗罗为散，每服四钱，以水一中盏，煎至六分，去滓，不拘时，温服。

◆**赤箭丸**甲《太平圣惠方》

【主治】妊娠中风，手足不遂，筋脉缓急，言语謇涩，皮肤不仁。

【功效】养血祛风。

【药物及用量】赤箭一两　萆薢一两　防风（去芦头）三分　芎䓖三分　麻黄（去根节）一两　独活一两　当归（锉，微炒）三分　薏苡仁三分　阿胶（捣碎，炒令黄燥）三分　五加皮三分　羚羊角屑一两　鼠粘子一两　秦艽（去苗）三分　汉防己三分　柏子仁三分　酸枣仁三分（微炒）　丹参三分　熟干地黄一两

【用法】上一十八味，捣细罗为散，炼蜜和捣二三杵，丸如梧桐子大，每服食前服，以豆淋酒下二十丸。

◆**赤箭丸**乙《太平圣惠方》

【主治】妇人血风走疰，疼痛不定。

【功效】祛风除湿，化瘀止痛。

【药物及用量】赤箭半两　天南星（炮裂）半两　白附子（炮裂）半两　干蝎（微炒）半两　白僵蚕（微炒）半两　芎䓖半两　腻粉一钱　没药半两　地龙（微炒）半两

【用法】上九味，捣罗为末，以糯米饭和丸，如绿豆大，每服不拘时，以温酒下五丸。

◆**赤箭丸**丙《太平圣惠方》

【主治】急风，涎在胸膈，闷乱不已。

【功效】祛风化痰。

【药物及用量】赤箭三分　雄雀粪半两　天南星（炮裂）三分　阿胶（捣碎，炒令黄燥）三分　干蝎（微炒）二分　腻粉半分　麝香（细研）二钱　半夏（汤洗七遍，去滑）三分

【用法】上八味，捣罗为末，炼蜜和丸，如绿豆大，不拘时，以温生姜酒研下七丸。

◆**赤箭丸**丁《太平圣惠方》

【主治】肝肾久虚，外中风毒，半身不遂，肢节挛急，腰间酸疼，渐觉羸瘦。

【功效】祛风解毒，滋补肝肾。

【药物及用量】赤箭一两　茯神一两　五加皮一两　鹿茸（去毛，涂酥，炙令黄）二两　防风（去芦头）一两　牛膝（去苗）一两半　桂心一两　独活一两　蛇床子一两　菟丝子（酒浸三日，曝干，别捣为末）三两　酸枣仁（微炒）一两　山茱萸一两　巴戟一两　附子（炮裂，去皮、脐）二两　仙灵脾一两　萆薢（锉）一两　石斛（去根）二两　熟干地黄一两

【用法】上一十八味，捣罗为末，炼蜜和捣二三百杵，丸如梧桐子大，每于食前，以温酒下三十丸。

◆**赤箭丸**戊《太平圣惠方》

【主治】手足不遂，筋脉缓急，言语謇涩，皮肤不仁。

【功效】祛风，活血，行滞。

【药物及用量】赤箭　萆薢（酒浸）　麻黄（去节）　川独活（去芦）　鼠粘子　熟干地黄　羚羊角屑各一两　阿胶（炒）　防风（去芦）　芎䓖　当归（炒去芦）　薏苡仁　五加皮　秦艽（去芦）　汉防已（去皮）　柏子仁　酸枣仁（炒）　丹参（去芦）各七钱五分

【炮制】研为细末，炼蜜和丸，如梧桐子大。

【用法】每服三十丸，食前豆淋酒送下。

◆**赤龙散**《医方类聚》

【主治】鼻齆。

【功效】清凉解毒。

【药物及用量】赤小豆三十粒　龙脑五分（另研）　瓜蒂十四枚　黄连三大茎

【用法】研为细末和匀，每用如绿豆许，临卧时吹入鼻中，水出即愈。

◆**赤霜散**《外科全生集》

【主治】走马疳，牙疳，溃烂穿腮。

【功效】祛腐生新，杀虫解毒。

【药物及用量】红枣一枚（去核）　红砒豆大一粒

【炮制】以红砒入红枣内，丝线扎好，放瓦上，炭火炙至枣枯烟尽为度，取出用碗盖住。候冷加梅花、冰片一分。

【用法】研为细末，洗净吹入，效速如神。

◆**赤鹿散**《严氏济生方》

【主治】喉痹，缠喉乳蛾叉喉等证。

【功效】涌痰，开肺，除痹。

【药物及用量】血竭五钱　巴豆（去壳）七钱　明矾一两

【炮制】打碎，同入新砂锅炼至矾枯为度，每两加大梅片三分，硼砂二钱，研为极细末，收固。

【用法】冷茶漱口，吹于患处，立吐痰涎，即效。可代针刀，真神丹也。唯喉癣咽疮虚证勿用。

◆**赤麟丹**《经验方》

【主治】喉痹，喉风，喉蛾，喉痈等证。

【功效】涌痰，条结。

【药物及用量】用倾元宝罐一个　入明矾二两　血竭二钱　于罐内放巴豆仁十一粒于矾内放炭火上，煅令烟尽，冷定加白硼砂二钱　冰片一钱　共研极细，瓷瓶密贮。

【用法】每用少许吹之。

◆**赤龙鳞散**甲《太平圣惠方》

【主治】妇人月水不利，攻脐腹疼痛，头目昏闷。

【功效】通经止痛。

【药物及用量】赤鲤鱼鳞（烧灰）二两　黑豆（醋拌，炒令焦）二合　羚羊角（炒令焦）三两　乱发灰一两　藕节一两　水蛭（炒微黄）二分　桂心一两　木香一两　虻虫一分（炒微黄，去翅足）　当归（锉，微炒）一两　白僵蚕（微炒）三分　赤芍一两　麝香（细研）一分

【用法】上一十三味，捣细罗为散，入麝香研令匀，每于食前服，以热酒调下一钱。

◆**赤龙鳞散**乙《太平圣惠方》

【主治】产后恶血冲心。

【功效】活血化瘀止血。

【药物及用量】赤鲤鱼鳞（烧灰）二两　虻虫（炒微黄，去翅足）半两　狗胆（干者）半两　蒲黄半两　乱发（烧灰）二两　麝香（细研）二钱

【用法】上六味，同研令细，不拘时，煎生姜、童子小便调下一钱。

◆**赤龙鳞散**丙《太平圣惠方》

【主治】产后恶露不下，腹内坚痛不可忍。

【功效】逐瘀下血，活血止血。

【药物及用量】赤鲤鱼鳞三两（烧为灰）　乱发（烧灰）三两　水蛭（微炒）半两　虻虫（微炒，去翅足）半两　桂心三分　川大黄（锉，微炒）一两

【用法】上六味，捣细罗为散，每服不拘时，以温酒调下一钱。

◆**赤马蹄散**《太平圣惠方》

【主治】妇人血风，心神烦闷。

【功效】清热祛湿。

【药物及用量】赤马蹄屑（炒令黄焦）三分　白僵蚕（微炒）三分　羚羊角屑三分　麝香（细研）一钱

【用法】上四味，捣细罗为散，入麝香同研令匀，每服不拘时，以温酒调下一钱。

◆**赤马通饮子**《太平圣惠方》

【主治】产后血晕上攻，心腹胀满。

【功效】行血祛瘀。

【药物及用量】赤马通三枚　酒一小盏　童子小便一中盏

【用法】上三味，都和，绞取汁，煎一二沸，分温为三服。

◆**赤地利丸**《圣济总录》

【主治】一切赤白冷热下痢，腹内疼痛。

【功效】调中清肠，收涩止痛。

【药物及用量】赤地利　阿胶（炙令燥）　赤石脂各二两　当归（切，焙）　干

姜（炮）各一两半　地榆（炙，锉）　茜根各一两　木香半两　黄连（去须，炒）三两

【用法】上九味，捣罗为末，以米醋二升，入药末一两，同熬成膏和丸，如梧桐子大，每服二十丸，食前，温米饮下。

◆**走马赴筵丹**《普济方》

【主治】疔疮。

【功效】祛积滞，解热毒。

【药物及用量】没药　乳香　硼砂　硇砂　雄黄　轻粉各三钱　片脑一分　麝香少许

【炮制】研为细末，蟾酥汁和丸，如黄米大。

【用法】每服一丸，温酒送下。

◆**走马散**《医方大成》

【主治】骨折。

【功效】续筋骨，活血络。

【药物及用量】生柏叶　生荷叶　生皂角　骨碎补（去毛）各等量

【用法】研为末，先将折伤处揣定，令入原位，以生姜汁调药如糊摊纸上，贴骨断处，用杉木片夹定，以绳缚之。勿令转动，三五日后开看，以温葱汤洗，后再贴药。复夹七日，如痛再加没药。

◆**走马散**《太平圣惠方》

【主治】妇人中风口噤，四肢强直。

【功效】祛风除湿。

【药物及用量】天麻半两　附子（炮裂，去皮、脐）半两　桂心一分　石膏（细研如面）一分　麻黄（去根节）一分　干蝎梢（《妇人大全良方》炒）一分　川乌头（炮裂，去皮、脐）一分　天南星（炮裂）一分　麝香（研入）半分

【用法】上九味，捣细罗为散，入研了药令匀，每服一字，以豆淋酒调下，不拘时，拗开口灌之。

◆**走马散**《医林方》

【主治】妇人血气，发来似刀绞，肠胃刺痛及血气冲心痛死。

【功效】活血行气止痛。

【药物及用量】当归一两　没药　红花　官桂　芍药　苏木　青皮（汤浸，去皮）各二钱半

【用法】上七味为细末，每服三钱，酒一中盏同煎，和滓温服，来日再服，未止再服。

◆**走马汤**《千金方》

【主治】飞尸鬼击，中恶心痛腹胀，大便不通。

【功效】除邪热。

【药物及用量】巴豆（去心、皮，熬）　杏仁（去皮尖）各二枚

【用法】取棉缠捶令极碎，投热汤二合，捻取白汁服之，当下。未下更进一服。老小量之，忌食野猪肉、芦笋。

◆**辛夷丸**《证治准绳》

【主治】头风，鼻涕白色稠黏。

【功效】清脑，燥湿。

【药物及用量】辛夷　南星（姜制）　半夏（姜制）　苍术（米泔浸）　黄芩（酒炒）　川芎　黄柏（炒焦）　滑石　牡蛎（煅）各等量

【炮制】研为末，水煮米糊和丸，如梧桐子大。

【用法】每服三钱，薄荷汤送下。

◆**辛夷消风散**《杂病源流犀烛》

【主治】肺经感受风寒，久而凝入脑户，太阳湿热，又为蒸郁，涕泪涎唾下不止，肺气不清，风热郁滞，息肉结如瘤子，渐至下垂，孔窍闭塞，气不得通。

【功效】疏肝除热，清火凉血。

【药物及用量】辛夷　黄芩　薄荷　甘菊花　川芎　荆芥　桔梗　防风　甘草　生地　赤芍

【用法】研为散，清水煎服。

◆**辛夷荆芥散**《明医指掌》

【主治】鼻渊不止。

【功效】清肝胆，理脾胃。

【药物及用量】辛夷一钱　荆芥　黄芩　神曲　南星　半夏　白芷　苍术各八分

【用法】研为散，清水煎服。

◆**辛夷清肺饮**《外科正宗》

【主治】肺热鼻内息肉，初如瘤子，日后渐上，闭塞孔窍，气不宣通。

【功效】清肺通窍。

【药物及用量】辛夷六分　生甘草五分　石膏（煅）　知母　生栀子（研）　黄芩各一钱　枇杷叶（去毛，蜜炙）三片　升麻三分　百合　麦门冬（去心）各一钱

【用法】清水二盅，煎至八分，食远服。一方加羌活、防风、连翘、薄荷。

◆**辛夷散**

【主治】鼻塞脑冷，清涕不已。

【功效】祛风寒，温肺肝。

【药物及用量】辛夷　川椒　细辛　干姜　川芎　吴茱萸　附子各七钱五分　皂角屑一钱　桂心一两　猪油六两

【用法】煎猪脂成膏，苦酒浸诸药，取入油煎附子黄色为止，以绵裹塞鼻中。

◆**辛夷散**《严氏济生方》

【主治】肺虚，风寒湿热之气加之。鼻塞，涕出不已，或气息不通，不闻香臭。

【功效】疏风祛寒。

【药物及用量】辛夷　川芎　木通（去节）　细辛（洗去土）　防风（去芦）　羌活　藁本（去芦）　升麻　白芷　甘草（炙）各等量　苍耳子减半（一方无羌活、苍耳子）

【用法】研为细末，每服二钱，食后茶清调下。

◆**辛夷汤**《御药院方》

【主治】肺气不利，头目昏眩，鼻塞声重，咯吐稠黏。

【功效】疏风消热，宣肺通窍。

【药物及用量】辛夷（去毛）　川芎　白芷　甘菊花　前胡　石膏　白术　生地黄　薄荷　赤茯苓（去皮）　陈皮（去白）各一两　甘草（炙）二两

【用法】㕮咀，每服五钱，清水一盏半，煎至一盏去滓，食远温服。

◆**辛夷膏**《幼幼新书》

【主治】鼻生息肉，窒塞不通，有时疼痛。

【功效】疏肝，清肺。

【药物及用量】辛夷叶一两（洗，焙干，一作三两）　细辛　木通　白芷　木香各五钱　杏仁一钱（汤浸，去皮尖，一作五钱）

【炮制】研为细末，用羊髓、猪脂各二两，同诸药相和于石器中，慢火熬成膏，至赤黄色，放冷，入龙脑、麝香各一钱拌匀。

【用法】每用少许，绵裹塞鼻中，数日内脱落即愈，若乳下婴儿，奶母吹著儿囟鼻塞者，只涂囟上。

◆**辛乌散**《重楼玉钥》

【主治】喉风。

【功效】散热解结。

【药物及用量】细辛五钱　草乌　赤芍梢　紫荆皮各一两　桔梗　荆芥穗　甘草　连翘　皂角　小生地各五钱　柴胡三钱　赤小豆六钱

【炮制】诸药不宜见火，置日中晒燥，研为细末，收入瓷瓶，勿令走气。

【用法】临用以冷水调，噙口内；取风痰如神，若痰涎极盛，加摩风膏浓汁四五匙；其力愈速。凡颈项及口外红肿，即以此散敷之，可作洗药，以荆芥同煎水，频频洗之，洗后仍敷上。若悬瘨风，加南星末少许。

◆**辛润汤**《杂病源流犀烛》

【主治】大肠风秘燥结。

【功效】养血祛风，润肠通便。

【药物及用量】熟地黄　生地　升麻　红花　甘草（炙）　槟榔　当归身　桃仁各等量

【用法】清水煎服。

◆**辰砂七珍散**《张氏医通》

【主治】产后血虚不语。

【功效】安心宁神，益气和血。

【药物及用量】辰砂（水飞）三钱　人参　菖蒲各一两　川芎七钱五分　细辛二钱五分　防风四钱　甘草（炙）三钱五分（一作生地）

【用法】为散，每服三钱，薄荷汤调下。肥人，加半夏、茯神、僵蚕；瘦人，加当归、蝎尾、钩藤。

◆**辰砂六一散**《证治准绳》

【主治】伏暑吐泻，狂言发搐，惊闷多

汗，小便涩痛。

【功效】祛暑邪，清三焦。

【药物及用量】六一散加辰砂（制）三钱

【用法】研为细末，每服二钱，小儿减半，防风、荆芥、薄荷、天麻煎汤，候冷调下，灯心汤亦可。

◆**辰砂化痰散**《济博方》

【主治】上膈风壅有痰，结实如梅核及稠浊者。

【功效】涤痰，安神。

【药物及用量】辰砂（飞研为衣）　白矾（枯研）各五钱　天南星（炮）一两　半夏曲三两

【炮制】研为细末，姜汁煮面糊和丸，如梧桐子大，辰砂为衣。

【用法】每服三十丸，食后生姜汤送下。

◆**辰砂半夏丸**《太平圣惠方》

【主治】小儿心胸痰壅，咳嗽，咽喉不利，作呀呷声。

【功效】泻肺，和胃。

【药物及用量】朱砂（细研，水飞）五厘　半夏（汤洗七遍，去滑）　甜葶苈（隔纸炒令紫色）　杏仁（汤浸，去皮尖、双仁，麸炒微黄）各一分　五灵脂五厘

【炮制】捣罗为末，生姜自然汁煮米糊和丸，如绿豆大。

【用法】每服三丸，麻黄煎汤送下，一日三次，量儿大小加减。

◆**辰砂全蝎散**《古今医统大全》

【主治】初生儿口噤。

【功效】安神，定惊。

【药物及用量】辰砂（水飞）五分　全蝎（去毒，炙）二十枚　硼砂　龙脑　麝香各一字

【用法】研为极细末，乳母唾调，涂口唇里及牙齿上，或用猪乳少许调入口内。

◆**辰砂妙香散**《太平惠民和剂局方》

【主治】心气不足之惊悸，失眠，盗汗血汗，舌衄，黄疸，遗精，溺血，淋浊；妇女带下，产后谵狂，恶露不尽等。

【功效】补心益肾，定惊解郁。

【药物及用量】辰砂（另研水飞）三钱　黄芪（蜜炙，一作一两）　人参（一作五钱）各二两　甘草（炙，一作五钱）　桔梗（一作五钱）　山药　远志（甘草汤泡去骨，一作姜制）　茯神　茯苓各一两　木香（煨）二钱五分　麝香（另研）一钱（一方无木香，有缩砂三钱）

【用法】为散，每服二钱，不拘时温酒或莲肉汤调下。

◆**辰砂定痛散**《外科大成》

【主治】口舌生疮，咽喉肿痛。

【功效】清热解毒，消肿止痛。

【药物及用量】辰砂五分　冰片二分　胡黄连二两　石膏（煅）一两

【用法】研为细末掺之。

◆**辰砂金箔散**《太平惠民和剂局方》

【主治】小儿心膈邪热，神志不宁，惊惕烦渴，恍惚怔悸，睡卧不安，谵语狂忘，齿龈生疮，咽喉肿痛，口舌生疮及痰实咳嗽，咽膈不利。

【功效】清心宣肺，镇咳安神。

【药物及用量】辰砂（另研）　桔梗各二钱五分　人参　白茯苓各一钱五分　蛤粉（飞研）四钱　牙硝（煅枯）一钱五分　甘草（炙）一钱二分五厘　片脑　金箔一片

【用法】研为末，一岁儿每服五分，不拘时薄荷汤调下。未岁小儿及腑多热，睡卧不稳，大便不利者，每服一字，蜜汤调下。

◆**辰砂散**《苏沈良方》

【主治】风邪诸痫，狂言妄走，精神恍惚，思虑迷乱，乍歌乍哭，饮食失常，疾发仆地，吐沫戴目，魂魄不宁，医禁无验。

【功效】安神除热。

【药物及用量】辰砂一两（须光明有墙壁者）　酸枣仁（微炒）　乳香（光莹者）各五钱

【用法】研为细末，先量所患人饮酒几何，令恣饮沉醉，但勿令吐。至静室中，服药讫，便安置床枕令卧，以前药多作一服，温酒调作一盏，令顿饮。如饮酒素少

人，但以随量取醉。病浅者半日至一日，病深者二三日，令家人潜伺之，鼻息匀调。但勿唤觉，亦不可惊触使觉，待其自醒，神魂定矣，万一惊寐，不可复治。

◆**辰砂散**《痘疹世医心法》

【主治】小儿痘疹初发热二三日，间有惊搐者。

【功效】凉血，解毒。

【药物及用量】辰砂一钱　丝瓜（近蒂莲子烧灰存性）三寸

【用法】研为末，蜜水调下，多者可少，少者可无。或以紫草、甘草汤调服尤佳。

◆**辰砂宁志丸**《万病回春》

【主治】劳神过度，致伤心血，惊悸怔忡，梦寐不宁，若有人来捕捉，渐成心疾，甚至癫狂者。

【功效】补心益志。

【药物及用量】辰砂一两　远志（姜制）　菖蒲　枣仁　乳香　当归　茯苓　茯神各七钱　人参五钱

【炮制】称将辰砂用酒二升，煮酒存二盏，另以猪心一个，研为泥，并酒和丸，如梧桐子大。

【用法】每服三钱，临卧时枣汤送下。

◆**辰砂膏**甲《直指小儿方》

【主治】慢脾风，冷痰壅滞，手足冷而微搐者。

【功效】祛寒，镇惊。

【药物及用量】黑附子（重一两以上者，去皮、脐，顶上剜一孔，入辰砂末一钱，仍用附子塞之，炭火烧存性）一枚　牛胆南星五钱　白附子（炮）　五灵脂　蝎蛸各二钱五分

【炮制】共研为末，炼蜜和丸，如梧桐子大。

【用法】每服二三钱，生姜汁泡汤送下。

◆**辰砂膏**乙《直指小儿方》

【主治】噤风，撮口，脐风，服控痰散，益脾散之后。

【功效】破坚积，止搐搦。

【药物及用量】辰砂三钱（一作一钱）　硼砂（一作五分）　马牙硝（一作一钱）各一钱五分　玄明粉二钱（一方无玄明粉）　全蝎（一作五分）　真珠末（一作三分）各一钱　麝香（一作三分）一字

【炮制】研为细末，和枣肉，好绢包起，自然成膏。

【用法】每服一字，或一豆许，诸惊，金银薄荷汤送下；潮热，甘草汤下；月内婴儿，用乳汁调敷孔头，令儿吮之。

◆**辰砂膏**《袖珍方》

【主治】痔漏等疮。

【功效】燥湿，杀虫。

【药物及用量】辰砂　密陀僧各五钱　白矾二钱　人言（制）一钱

【炮制】先将人言铺锅底，次用矾末铺上，火煅烟尽为度。次将僧、砂二末，白糕和作挺子，如小麦大。

【用法】每用一粒，塞漏孔内，去败肉尽，贴生肌散。

◆**辰砂膏**《世医得效方》

【主治】眼闭口噤，啼声渐小，舌上聚肉如粟米状，吮乳不得，口吐白沫，大小便皆通。

【功效】开窍醒神，镇惊。

【药物及用量】辰砂三钱　硼砂　马牙硝各一钱半　玄明粉二钱　全蝎　真珠末各一钱　生麝一字

【用法】上七味，为末，好油纸封裹，自然成膏，每服一豆粒许，用乳汁调敷乳头上吮下，金银薄荷汤下亦可。有潮，甘草汤服。

◆**辰砂远志丸**《类证普济本事方》

【主治】妇人产后中风惊狂，起卧不安，或痰涎上涌。

【功效】息风化痰，镇心安神。

【药物及用量】辰砂五钱　远志肉　甘草（炙）　人参　石菖蒲（去毛）　茯神（去木）各一两（一作各五钱）　川芎　山药　白附子　麦门冬（去心）　细辛　铁粉各五钱（一作各一两，一方有天麻、半夏曲、南星各一两）

【炮制】研为末，用生姜五两取汁，入水糊为丸，如绿豆大，另以朱砂为衣。

【用法】每服二三十丸，临卧时生姜汤送下。

◆**辰砂僵蚕散**《丹溪心法》

【主治】初生小儿脐风撮口，不能吮乳。

【功效】息风开窍。

【药物及用量】辰砂（水飞）五分　僵蚕（去丝嘴炒）　蛇蜕皮（炒）各一钱　麝香（另研）五分

【用法】研为极细末，每用少许，蜜调敷唇口。

◆**辰砂胆星膏**《奇效良方》

【主治】小儿痰热气热，气急喘嗽，惊悸不安。

【功效】镇惊涤痰。

【药物及用量】辰砂一钱　牛胆南星一两　琥珀　青礞石末各一钱　天竺黄二钱　甘草五分　麝香少许

【炮制】研为细末，炼蜜和丸，如芡实大。

【用法】每服半丸，不拘时，生姜汤化下。

◆**辰砂丸**《太平惠民和剂局方》

【主治】诸风痰盛，头痛恶心，精神昏愦，目眩心忪，呕吐痰涎，胸膈烦闷。

【功效】疏风化痰，开窍止痉。

【药物及用量】天南星（炮裂）　白僵蚕（爁去丝）　白附子（炮）　蝎梢（爁）各一分　辰砂（细研）半两　硼砂（细研）　牛黄（研）各一钱　半夏（汤洗七次）一两

【用法】上八味，为细末，同研令匀，水煮面糊丸，如梧桐子大，每服二十丸，用生姜荆芥汤下，不拘时。

◆**辰砂丸**《小儿药证直诀》

【主治】惊风涎盛潮作及胃热，吐逆不止。

【功效】清热化痰，降逆止惊。

【药物及用量】辰砂（别研）　水银砂子各一分　牛黄　龙脑　麝香各半钱（别研）　生犀末　天麻　白僵蚕（酒炒）　蝉壳（去土头足）　干蝎（去毒，炒）　麻黄（去节）　天南星（汤洗七次，切，焙干）各一分

【用法】上一十二味，同为末，再研匀，熟蜜丸绿豆大，朱砂为衣，每服一二丸或五七丸，食后服之，煎薄荷汤送下。

◆**辰砂天麻丸**《太平惠民和剂局方》

【主治】诸风痰盛，头痛目眩，眩晕欲倒，呕哕恶心，恍惚健忘，神思昏愦，肢体疼倦，颈项拘急，头面肿痒，手足麻痹，常服除风化痰，清神思，利头目。

【功效】祛风化痰，活血开窍。

【药物及用量】白附子（炮）五两　天麻（去苗）十两　天南星（齑汁浸，切片子，焙干）二十两　麝香（细研）　白芷各一两一分　辰砂（细研，水飞，五两，一半入药，一半为衣）　川芎二两半

【用法】上七味，为细末，面糊丸，如梧桐子大，每服二十丸，温荆芥汤下，不拘时。

◆**辰胶散**《幼幼新书》

【主治】小儿吐血。

【功效】益阴，安神，消瘀止血。

【药物及用量】辰砂少许　阿胶（炒）　蛤粉各等量

【用法】研为末，和作粉红色，三岁儿每服一钱，藕汁和蜜调下。

◆**辰药**《验方新编》

【主治】牙关紧闭，不能进，口不能开。

【功效】祛风痰，除积热。

【药物及用量】胆矾（冬月取青鱼胆汁，和匀成块，阴干刮下，用瓷瓶收贮，其药过一二年可用）

【用法】研末，出鸡毛蘸抹两牙底，令其流出痰涎，少顷自开。

◆**酉药**《验方新编》

【主治】喉证。

【功效】止烦除热。

【药物及用量】鸡内金（不落水者，瓦上焙干为末）一钱　梅冰片一分

【用法】研末，吹患处，可止痛。如腐烂疼痛加子药，若要收口加儿茶二钱。

◆**来复丹**《验方新编》

【主治】上盛下虚，里寒外热及痰饮，伏暑，霍乱，泄泻如水，妇人产后败血冲胃。

【功效】消痰结，和中气。

【药物及用量】硝石（一作焰硝）　硫黄（同硝为末，银口瓷器内慢火炒，柳木槌搅之，不可猛火以伤药性，研极细）各一两　太阴玄精石（研，水飞，如无真者，以青盐代之）一两　五灵脂（酒飞，去砂石澄定，晒干用）　表皮（去瓤）　陈皮（去膜）各二两（一作各二钱）

【炮制】研为末，醋煮米糊和丸，如梧桐子大。

【用法】每服三十丸，空腹时米汤送下。

◆**来复丹**《御药院方》

【主治】中满不受攻击，下虚不任峻补。

【功效】破痞开结，分正阴阳。

【药物及用量】硫黄（细研，甘草水洒令润）　硝石（细研，用厚朴水洒令润）

【用法】上二味，相和拌令匀，同淹少时，于文武火上炒，令二味氤氲相结，取出。

◆**来苏散**《医方类聚》

【主治】妇人欲产忽然，气血晕闷，不省人事者，因用力太过，脉理衰微，精神困倦，心胸痞闷，眼晕口噤，面青发直。

【功效】补阴血，和阳气。

【药物及用量】木香（不见火）　神曲（炒）　陈皮（去白）　白芍　阿胶（蛤粉炒）　麦蘖（炒）　黄芪（去芦）　生姜（炒黑）各一钱　糯米一撮　苎根（洗净）一钱五分　甘草（炙）五分

【用法】清水二盅，煎至一盅，斡开口灌下，连进为妙。

◆**来苏膏**《瑞竹堂经验方》

【主治】远年日近风痫心恙，风狂中风，痰涎潮闭，牙关不开及破伤风。

【功效】搜风痰，祛积气。

【药物及用量】皂角（肥大不蛀者，去皮弦）一两

【炮制】切碎，酸浆水一大碗，春秋浸三四日，冬七日，夏一二日。揉开取净，浸透，皂角汁入银器内或砂锅内，以文武火熬，用新柳条、槐枝搅熬似膏，取出摊于夹纸上，阴干收。

【用法】取手掌大一片，用温浆化在盏内，将小竹管盛药，扶病人坐定，头微抬起，以药吹入左右鼻孔内。良久扶起，涎出为验，啜温盐汤一二口，其涎即止。忌食鸡、鱼、生硬、湿面等物。

◆**两地汤**《傅青主女科》

【主治】经来先期只一二点，由于肾中火旺水亏者。

【功效】补阴养血。

【药物及用量】生地黄一两（酒炒）　地骨皮　阿胶各三钱　白芍五钱（酒炒）　玄参一两　麦门冬五钱（去心）

【用法】清水煎，四剂可效。

◆**两收汤**《傅青主女科》

【主治】妇人产后亡血过多，无血以养任督，而带脉崩坠，力难升举，水道中出肉线一条，长二三尺，动之则疼痛欲绝。

【功效】补肝肾，益气血。

【药物及用量】人参　山药（炒，一作二两）各一两　白术（土炒）　熟地黄（九蒸）各二两　巴戟（盐水浸）　川芎（酒洗）各三钱　芡实（炒）　扁豆（炒）　杜仲（炒黑）各五钱　山茱萸肉（蒸）四钱　白果（捣碎）十枚

【用法】清水煎服，二剂效。

◆**两仪膏**《景岳全书》

【主治】精气大虚，诸药不应者，或克伐太过，耗损真气，虚在阴分而精不化气者，或未至大病而表觉阴虚者。

【功效】养阴生精。

【药物及用量】人参八两　大熟地一斤

【炮制】河水熬膏，加冰糖或白蜜收老为度。

【用法】不拘时服。

◆**两归汤**《辨证录》

【主治】耳鸣，人有平居无事，忽然耳

闻风雨之声，或如鼓角之响。

【功效】益心滋肾。

【药物及用量】麦门冬　熟地黄各一两　丹参　茯神各三钱　生枣仁五钱　黄连二钱

【用法】清水煎服，二剂鸣止，四剂不发。

◆**两解汤**《医学入门》

【主治】便毒。内蕴热气，外挟寒邪，精血交错，肿结疼痛。

【功效】泻火散寒，活血解毒。

【药物及用量】辣桂　大黄　白芍　泽泻　牵牛　桃仁各一钱　干姜半钱　甘草二钱五分

【用法】水煎，去滓，温服。

◆**启宫丸**《医方集解》

【主治】妇人肥盛，多由痰盛，子宫脂满壅塞，不能受孕。

【功效】健胃祛湿，去脂启宫。

【药物及用量】半夏（制）　苍术（一作白术）　香附（童便浸炒）各四两　六神曲（炒）　茯苓（生，研）　陈皮（盐水炒）各二两　川芎（酒炒）三两（一方有生甘草）

【炮制】共研细末，蒸饼为丸，如梧桐子大。

【用法】每服三钱，温酒送下。

◆**启峻汤**《张氏医通》

【主治】脾肾俱虚，腹胀少食。

【功效】温中补气。

【药物及用量】人参　黄芪　当归　茯苓　白术（炒枯）　附子（炮）各一钱五分　甘草（炙）　肉桂各五分　干姜（炮）四分　陈皮　肉果　沉香各八分

【用法】清水煎，温服，气滞硬满者，去黄芪，加厚朴。

◆**启迷丹**《串雅编方》

【主治】发厥口不能言，眼闭手撒，喉有痰声甚盛。

【功效】涤痰行滞。

【药物及用量】生半夏　人参各五钱　菖蒲二钱　菟丝子一两　甘草　茯神各三分　皂荚　生姜各一钱

【用法】清水煎服。

◆**启脾丸**《是斋百一选方》

【主治】脾胃不和，气不升降，中满痞塞，心腹膨胀，肠鸣泄泻，不思饮食。

【功效】健脾，和胃，理气消积。

【药物及用量】人参　白术　青皮（汤洗去瓤）　陈皮（汤洗去白）　神曲（炒）　麦蘖（炒）　缩砂仁　干姜（炮）　厚朴（去粗皮锉，生姜汁制）各一两　甘草（炙）一两五钱

【炮制】共研细末，炼蜜为丸，如弹子大。

【用法】每服一丸，食前细嚼，米饮送下。

◆**启脾丸**《医学入门》

【主治】脾积，五更泻，面黄肌瘦，身热神倦。

【功效】生肌，健脾，益肾。

【药物及用量】人参　白术　茯苓　山药　莲肉各一两　陈皮　泽泻　山楂　甘草（炙）各五钱

【炮制】共研细末，炼蜜为丸，如弹子大。

【用法】每服一丸，空腹时米饮化下，或为散服亦可。

◆**启窍丹**《疡医大全》

【主治】大病之后或老年人，肾水内闭而气塞，双耳聋闭，雷霆喧呼之声，终不相闻，而耳内不痛。

【功效】滋阴，养心，益肾。

【药物及用量】熟地黄二两　山茱萸肉　麦门冬各一两　远志　茯苓　柏子仁　熟枣仁各三钱　北五味子二钱　石菖蒲一钱

【用法】清水煎服，四剂耳中必作响，此为开聋之兆。又服十剂，外用龙骨一分，雄鼠胆汁一枚，麝香一厘，冰片三厘，研末为三丸，绵裹塞耳中勿取出，一夜即通。再服前方一月后，用六味丸以善其后，否则恐不能久也。

◆**启关散**《圣济总录》

【主治】风热客搏上焦，悬痈肿痛。

【功效】破气消积，化痰散痞。

【药物及用量】枳实（炒）　生甘草各一两

【用法】研为细末，每服二钱匕，清水一盏，煎至六分，旋含之，良久咽下。

◆**启膈散**《医学心悟》

【主治】气郁津枯，咽下梗塞，甚则疼痛呕吐。

【功效】养阴解郁，通噎开膈。

【药物及用量】沙参三钱　丹参三钱　茯苓一钱　川贝母（去心）一钱五分　郁金半钱　砂仁壳半钱　荷叶蒂二个　杵头糠半钱

【用法】水煎，去滓，温服。

◆**启中丸**《袖珍方》

【主治】三焦气逆，胸膈膨胀痞满，消宿饮进食。

【功效】化痰理气，降逆消积。

【药物及用量】南青皮　黑牵牛（半生半熟）　广蒾（煨）　半夏（生）各一两

【用法】上四味，为细末，醋糊为丸，如梧桐子大，每服二十丸，温酒下，食后日进三服。

◆**坚中丸**《卫生宝鉴》

【主治】脾胃受湿，滑泄注下。

【功效】清湿热，和脾胃。

【药物及用量】黄连（去须）　黄柏　赤茯苓　泽泻　白术各一两　陈皮　肉豆蔻　人参　白芍　官桂　半夏曲各五钱

【炮制】共研末，汤浸蒸饼为丸，如梧桐子大。

【用法】每服五七十丸，食前温水饮送下。

◆**坚中汤**甲《千金要方》

【主治】吐血胸中塞痛。

【功效】活血导滞。

【药物及用量】芍药　干姜　茯苓　桂心　当归　大黄　芒硝各三两　阿胶　甘草　人参各二两　麻黄一两　干地黄四两　虻虫　水蛭各八十枚　大枣二十枚　桃仁百枚

【用法】上一十六味，㕮咀，以水一斗七升，煮取四升，分五服，日三夜二。

◆**坚中汤**乙《千金要方》

【主治】吐血内崩上气，面色如土。

【功效】温中止血。

【药物及用量】干姜（炮裂，锉）　阿胶（炒令黄燥）　柏叶各二两　艾一把

【用法】上四味，㕮咀，以水五升，煮取一升，内马通汁一升，煮取一升，顿服。

◆**张天师草还丹**《医垒元戎》

【主治】心肺不足。

【功效】养心，益肺，健肾。

【药物及用量】地骨皮　生地黄　菟丝子（酒浸三宿，炒黄）　牛膝　远志（去心）　石菖蒲各等量

【炮制】研为细末，炼蜜和丸，如梧桐子大。

【用法】每服三五十丸，空腹时温酒或盐汤送下。

◆**连朴饮**《霍乱论》

【主治】湿热内伏霍乱。

【功效】消宿食，涤痰涎。

【药物及用量】川黄连一钱　厚朴二钱　半夏（醋炒）　石菖蒲各一钱　淡豆豉　栀子（炒）各三钱

【用法】清水煎服。

◆**连梅汤**《温病条辨》

【主治】暑邪深入少阴消渴者，入厥阴麻痹者及心热烦躁神迷甚者。

【功效】生津解暑。

【药物及用量】云连二钱　乌梅（去核）三钱　阿胶　麦门冬（连心）各二钱　生地黄三钱

【用法】清水五杯，煮取二杯，分二次服，脉虚大而芤者加人参。

◆**连理汤**《证治要诀类方》

【主治】脾胃虚寒，内蕴湿热，泻痢烦渴，吞酸腹胀，小便赤涩者。

【功效】理中逐寒，和胃清湿。

【药物及用量】理中汤加黄连、茯苓。

【用法】清水煎服。

◆**连壳丸**《医学入门》

【主治】内伤经络便血。

【功效】和血清热。

【药物及用量】黄连 枳壳各二钱

【炮制】锉散，以槐花四两同炒，去槐花，蒸饼为丸，如梧桐子大。

【用法】每服五七十丸，熟汤送下。

◆**连槐丸**《疡科选粹》

【主治】食积痔。

【功效】和血，清热，消积。

【药物及用量】连翘 槐角 黄连 阿胶 山楂 神曲 桃仁 犀角各等量

【用法】研为末，每用少许，放掌中时时舐之，津液咽下。如三分消二，即止不服。

◆**连蒲散**《赤水玄珠》

【主治】便血属血热者。

【功效】和血清热。

【药物及用量】黄连 蒲黄（炒）各一钱二分 黄芩 当归 生地黄 枳壳（麸炒） 槐角 芍药 川芎各一钱 甘草五分

【用法】清水二盅，煎至八分，食前服。酒毒，加青皮、干葛，去枳壳；湿毒，加苍术、白术。

◆**连翘丸**《千金方》

【主治】小儿无故寒热，强健如故，而身体颈项结核瘰疬及心腹胁背里有坚核不痛，名为结风气肿。

【功效】疏风散滞，清热解毒。

【药物及用量】连翘 桑白皮 白头翁（一方无白头翁） 牡丹皮 防风 黄柏 桂心 香豉 独活 秦艽各一两 海藻五钱

【炮制】共研细末，炼蜜为丸，如小豆大。

【用法】三岁儿每服五丸，加至十丸，五岁以上者，以意加之，均灯心汤送下。

◆**连翘升麻汤**《痘疹心要》

【主治】痘疹身热如火，疮势稠密，其毒盛者。

【功效】清内解毒。

【药物及用量】连翘一钱 升麻 葛根 桔梗 甘草各七分 牛蒡子一钱 木通八分 白芍 薄荷叶各少许

【用法】锉细，加淡竹叶、灯心，清水一盏半，煎至一盏去滓，不拘时温服。

◆**连翘升麻汤**《疮疹方》

【主治】一发便密如针头，形势重者。

【功效】清内解毒。

【药物及用量】升麻 葛根 芍药 连翘 甘草各等量

【用法】上五味，同为粗末，每服四钱，水一盏，煎至一盏，温服。

◆**连翘赤小豆汤**《伤寒论》

【主治】小儿伤寒，发黄身热，伤寒辨热在里，身必黄。

【功效】清热解毒，化湿利溲。

【药物及用量】连翘 赤小豆 麻黄（去节） 甘草 生姜 生梓白皮各二两 杏仁四十一粒 大枣十二枚

【用法】锉散，清水煎服，或加生小麦苗捣汁冲服。

◆**连翘防风汤**《保婴撮要》

【主治】小儿肝脾风热，时毒头面生疮。

【功效】清肝火，解热毒。

【药物及用量】连翘（研碎） 防风 黄连 陈皮 芍药 当归 独活 白蒺藜（炒，去刺） 荆芥 茯苓 甘草 黄芩 牛蒡子（炒研）各等量

【用法】每服二钱，清水煎服。

◆**连翘防风汤**《医学正传》

【主治】小儿痘疹，少阳病，乍寒乍热，出不快。

【功效】活血解毒。

【药物及用量】大连翘汤去山栀，加紫草。

【用法】清水煎服。

◆**连翘防风汤**《疮疹方》

【主治】少阳出不快，脉弦者。

【功效】清肝脾，解热毒。

【药物及用量】连翘 防风 柴胡 甘草各等量

【用法】上四味，同为粗末，每服三钱，水一盏煎，温服。

◆**连翘消毒饮**《外科正宗》

【主治】热毒瘰疬，过食炙煿，醇酒膏粱，以致蕴热腮项成核，或天行亢热，湿

痰作肿，不能转侧者。

【功效】清热解毒，凉血消肿。

【药物及用量】连翘（去心）　栀子　桔梗　赤芍　当归　玄参　射干　黄芩　红花　天花粉　葛根　陈皮各一钱　生甘草五分

【用法】清水二盅，煎至八分，食远服。有痰者，加竹茹一钱；初起便燥者，加大黄一钱。

◆**连翘败毒散**《证治准绳》

【主治】发颐初起。

【功效】祛风活血，清热解毒。

【药物及用量】连翘　羌活　独活　荆芥　防风　柴胡　升麻　桔梗　甘草　川芎　牛蒡子（新瓦上炒，研碎）　当归尾（酒洗）　藏红花（酒洗）　苏木　天花粉。

【用法】清水好酒各一杯，同煎至一杯去滓，徐徐温服。如未消，加穿山甲（蛤粉炒）一钱；肿至面者，加香白芷一钱，漏芦五分；大便燥实者，加大黄（酒浸）一钱五分，壮者，倍之；内热或寒热交作者，倍用柴胡，加黄芩（酒洗）、黄连（酒炒）各一钱。

◆**连翘散**《类证活人书》

【主治】疮疹及伤寒热在外而不厥。

【功效】解热毒。

【药物及用量】连翘　防风　栀子　甘草各等量

【用法】研为末，清水煎服。

◆**连翘散**《幼幼新书》

【主治】小儿痈疖。

【功效】泻热毒。

【药物及用量】连翘一两　沉香　黄芪各五钱　白蔹　川朴硝　大黄（炮）　甘草各一分

【用法】捣为粗散，每服一钱，清水一盏，入麝香一厘，煎至五分去滓，食后温服。

◆**连翘散**《太平圣惠方》

【主治】项上恶核焮肿。

【功效】宣壅解毒。

【药物及用量】连翘　射干　独活　升麻　木香　沉香　木通（锉）各一两　桑寄生　丁香各五钱　川大黄（锉碎，微炒）二两

【用法】研为细末，每服二钱，清粥调下，一日三次。

◆**连翘散**《医学纲目》

【主治】小儿疮疹、疮、痘疹余毒作楚。或生于头面，耳疼颊赤，生疮。

【功效】祛风清热，利湿解毒。

【药物及用量】连翘　黄芩　瞿麦　木通　滑石　柴胡　荆芥　牛蒡子　防风　羌活　赤芍　甘草各等量

【用法】每服三钱，清水一盏，煎至半盏温服，加生薄荷尤佳。

◆**连翘散**《外科正宗》

【主治】积饮停痰，蕴热膈上，以致咽喉肿痛，胸膈不利，咳吐痰涎，舌干口燥，无表里症相兼者。

【功效】清热豁痰。

【药物及用量】连翘　葛根　赤芍　黄芩　栀子　桔梗　升麻　麦门冬　甘草　木通　牛蒡子各等量

【用法】清水煎服。

◆**连翘散**《杂病源流犀烛》

【主治】粉刺及面上肺火肺风疮。

【功效】清热，凉肺，豁痰，解毒。

【药物及用量】连翘　川芎　白芷　黄芩　桑白皮　黄连　沙参　荆芥　栀子　贝母　甘草各七分

【用法】清水煎，食后服。

◆**连翘散**《验方新编》

【主治】产后癥疽突出。

【功效】托毒，化热，散结。

【药物及用量】连翘　黄芪（炙）　天花粉　防风　栀子各一钱　甘草三分

【用法】清水煎服。

◆**连翘散**《太平圣惠方》

【主治】产后妒乳，肿痛壮热，欲结成痈。

【功效】清热活血，散结消肿。

【药物及用量】连翘一两　杏仁一两

（汤浸，去皮尖、双仁，麸炒微黄） 川升麻一两 汉防己一两 黄芩一两 川大黄一两（锉碎，微炒） 川芒硝一两 柴胡一两（去苗） 赤芍一两 甘草一两（炙微赤，锉） 犀角屑一两

【用法】上一十一味，捣粗罗为散，每服三钱，以水一中盏，煎至六分，去滓，每于食后温服。

◆**连翘散坚汤**《兰室秘藏》

【主治】马刀。从手足少阳经中来，耳下或至缺盆，或肩上生疮，坚硬如石，动之无根，或生两胁，或已流脓，作疮未破。

【功效】软坚消结，清热解毒。

【药物及用量】连翘（去心） 蓬莪术（酒炒） 京三棱（细锉，同蓬莪术酒洗一次，微炒干） 当归尾（酒洗）各五钱 土瓜根（酒炒） 龙胆草（酒洗）各一两 柴胡 黄芩（一半生用，一半酒炒，一作五钱）各一两二钱 甘草（炙）六钱 黄连（酒炒） 苍术（炙）各三钱 赤芍一钱

【用法】以一半研细末，炼蜜为丸，如梧桐子大。每服一百丸，或一百五十丸，一半研粗末，每服五钱，清水一盅八分，先浸多半日，煎至一盅，去滓，临卧热服。头去枕而卧，每口作十次咽之，留一口吞丸，服毕如常安卧。

◆**连翘汤**《经效产宝》

【主治】产后妒乳，或生痈。

【功效】清热解毒，散结化痰。

【药物及用量】连翘 升麻 芒硝各一两 防己（一作防风） 玄参 芍药 白蔹 射干各八钱 大黄二钱 生甘草六钱 杏仁（去皮尖）四十枚

【用法】㕮咀，清水六升，煎至二升下大黄，次下芒硝。分三服。

◆**连翘汤**《婴童百问》

【主治】疱疹发热，焮痛作痒，丹毒脐风，小便不通。

【功效】调气行血，清热消结。

【药物及用量】连翘 防风 瞿麦 荆芥穗 木通 车前子 当归 柴胡 赤芍 白滑石 蝉蜕 黄芩 栀子 甘草各五分

【用法】锉细，加紫草五分，清水一盏半，煎至一盏去滓，食前温服。

◆**连翘汤**《杂病源流犀烛》

【主治】妒乳，引热坚结肿痛，手不可近，大渴引饮者。

【功效】调气，通络，泻热。

【药物及用量】连翘 射干 升麻 独活 桑寄生 沉香 木香 藿香 丁香 甘草各七分 大黄一钱 麝香三分

【用法】清水煎服，以利为度。

◆**连翘黄芪汤**《证治准绳》

【主治】疔疮因食瘴死牛羊，足生大疔，如钉入肉，痛不可忍者。

【功效】散滞止痛，清热托毒。

【药物及用量】连翘 黄芪 金银花 当归 甘草各一钱 蜈蚣（去头、足，酒炙）一条

【用法】加生姜，清水煎服。

◆**连翘解毒汤**《冯氏锦囊》

【主治】四肢肿湿诸疮。

【功效】清热毒，化湿邪。

【药物及用量】连翘 牡丹皮 牛膝 天花粉 木瓜 桃仁（去皮尖） 金银花 薏苡仁 甘草 白僵蚕

【用法】清水煎服。

◆**连翘饮**《兰室秘藏》

【主治】目中流火，恶日与火，隐涩难开，小角紧，视物昏花，迎风有泪。

【功效】疏肝散热。

【药物及用量】连翘 当归 紫葵花 蔓荆子 人参 生甘草 生地黄各三分 黄芩（酒制） 黄芪 防风 羌活各五分 柴胡二分 升麻一钱

【用法】锉散，每服五钱，清水二盏，煎至一盏，去滓，食后稍热服。

◆**连翘饮**《圣济总录》

【主治】痈肿疮疖。

【功效】排脓。

【药物及用量】连翘 防风（去杈）各三两 荠苨 白芍 黄芩（去黑心） 玄

参各二钱　人参　白茯苓（去黑皮）　桔梗（锉，沙炒）　前胡（去芦）　甘草（炙）各一两　生黄芪四两　桑根白皮（锉，炒）一两五钱

【用法】捣筛，每服五钱，清水一盏半，煎至八分，去滓温服，一日二次。

◆**连翘饮**《世医得效方》

【主治】诸恶疮红赤，痛痒不定，心烦口干及妇人血风，红斑圆点，开烂成疮，痒痛溃烂，破流黄水。

【功效】解热毒。

【药物及用量】连翘　当归　瓜蒌根　生干地黄　荆芥　黄芩　赤芍　麦门冬　瞿麦　木通　牛蒡子（炒）　山栀子　防风　川芎　甘草各等量

【用法】㕮咀，每服四钱，清水一盏半，加灯心二十茎，煎至八分去滓，不拘时服。

◆**连翘饮**《玉机微义》

【主治】妇人乳痈，乳内结核及瘰疬。

【功效】通滞，散结，解热。

【药物及用量】连翘　川芎　瓜蒌（一作金银花）　皂角　橘叶　青皮　甘草节　桃仁各二钱

【用法】清水二盅，煎至一盅，食远服。已破者，加人参、黄芪、当归；未破者，加柴胡、升麻。

◆**连翘饮**《无求子活人书》

【主治】小儿一切热。

【功效】祛风清热。

【药物及用量】连翘　防风　甘草（炙）　山栀子各等量

【用法】上四味，捣罗为末，每服二钱，水二盏，煎七分，温服。

◆**连蘖益阴丸**《证治准绳》

【主治】目外障及视正反斜，阳胜阴者。

【功效】祛风，清热，祛翳明目。

【药物及用量】黄连（酒洗，或拌锉，炒）　黄柏（盐酒制）　草决明　黄芩　知母（盐酒制）各一两　羌活　独活　甘草根（炒）　当归身（酒制）　防风　五味子　石决明（烧存性，一作六钱一作二钱）各五钱

【炮制】共研细末，炼蜜为丸，如绿豆大。

【用法】每服五十丸，渐加百丸止。临卧时茶清送下，常多服助阳汤药，少服此丸。因满食而力峻也，唯生阳汤不可多服。

◆**连须葱白香豉汤**《伤寒绪论》

【主治】感冒，头痛如破。

【功效】发汗解表。

【药物及用量】连须葱白七茎　香豉一合（勿炒）　生姜（切）一两

【用法】清水煎，温服，日三次，覆取微汗，不汗加苏叶。

◆**连梅安蛔汤**《重订通俗伤寒论》

【主治】蛔厥，肝火入胃，胃热如沸，饥不欲食，食则吐蛔。甚则蛔动不安，脘痛烦躁，昏乱欲死者。

【功效】清热安蛔。

【药物及用量】胡黄连一钱　川椒六分　白雷丸三钱　乌梅肉二钱　生川柏六分　尖槟榔（磨汁，冲）三钱

【用法】水煎，一剂煎三次，早晨空腹服两次，下午空腹服一次。

◆**陈皮半夏汤**《济阴纲目》

【主治】妊娠二月，气血不足，胎气始盛，逆动胃气，恶阻呕吐，饮食少进。

【功效】化湿和胃，调气止呕。

【药物及用量】陈皮（去白，盐水炒）　半夏　茯苓各一钱　黄芩（酒制）　枳壳（麸炒）　紫苏各八分　甘草（炙）五分

【用法】加生姜一片，清水煎服，肥人用此，须将半夏炒黄。

◆**陈皮枳实汤**《证治准绳》

【主治】小儿痘疹，宿食不消。

【功效】散滞消积，活血托痘。

【药物及用量】陈皮一钱二分　枳实一钱　鼠粘子　厚朴各一钱一分　青皮　乌药　紫草茸　砂仁　神曲　槟榔　草果　桔梗各一钱　升麻八分

【用法】锉散，每服四五钱，清水煎，

食远服。

◆**陈皮汤**《普济方》

【主治】冷气呃噫，胃寒呕吐。

【功效】调气止呕。

【药物及用量】陈皮四两　生姜八两

【用法】清水七升，煮取三升，温服一升，下咽即愈。

◆**陈皮汤**《嵩崖尊生》

【主治】寒束热痰，喉哮而喘。

【功效】调气，散滞，化痰。

【药物及用量】陈皮　半夏　茯苓　甘草　枳壳　紫苏　桔梗　苍术　黄芩

【用法】清水煎服，冬加桂枝。

◆**陈米汤**《圣济总录》

【主治】吐痢后，大渴饮水不止。

【功效】和胃气。

【药物及用量】陈仓米二合（水淘净）

【用法】清水二盏，煎至一盏，去滓，空腹时温服，晚食前再煎服。

◆**陈橘皮散**甲《太平圣惠方》

【主治】小儿咳嗽，胸中满闷，不欲乳食。

【功效】散风寒，化痰滞。

【药物及用量】陈橘皮（汤浸，去白，焙）　桔梗（去芦）　人参（去芦）　杏仁（汤浸，去皮尖，麸炒微黄）　鸡苏各一分　贝母（煨微黄）五钱

【用法】捣罗为粗散，每服一钱，清水一小盏，加灯心十茎，煎至五分，去滓温服，每日三四次，量儿大小，以意加减。

◆**陈橘皮散**乙《太平圣惠方》

【主治】小儿咳嗽，咽中作呀呷声。

【功效】清热泻肺，化痰止咳。

【药物及用量】陈橘皮（汤浸，去白，焙）　桑根白皮（锉）　杏仁（汤浸，去皮尖，麸炒黄）　甘草（炙微赤，锉）　甜葶苈（隔纸炒令紫色）各一分

【用法】捣粗罗为散，每服一钱，清水一小盏，煎至五分，去滓温服，量儿大小加减。

◆**陈橘皮散**丙《太平圣惠方》

【主治】因食热及饮冷水，上气胸满，不下食。

【功效】降逆化痰，除满。

【药物及用量】陈橘皮（汤浸，去白瓤，焙）三分　泽泻半两　赤茯苓半两　人参（去芦头）三分　白术三分　半夏（汤洗七遍，去滑）半两　桂心三分　杏仁（汤浸，去皮尖、双仁，麸炒微黄）三分　细辛三分　干姜（炮裂，锉）半两

【用法】上一十味，捣筛为散，每服五钱，以水一大盏，入枣三枚，生姜半分，煎至五分，去滓，稍热频服。

◆**陈橘皮散**丁《太平圣惠方》

【主治】咳嗽上气，胸膈不利。

【功效】降气止咳，利膈下气。

【药物及用量】陈橘皮（汤浸，去白瓤，焙）半两　杏仁（去汤浸，去皮尖、双仁，麸炒微黄）三分　甘草（炙微赤，锉）一分　紫苏茎叶一两

【用法】上四味，捣筛为散，每服三钱，以水一中盏，入生姜半分，煎至六分，去滓，温服，不拘时。

◆**陈橘皮散**戊《太平圣惠方》

【主治】膈气，因食即噎塞，如有肉脔在咽中不下。

【功效】利气启膈。

【药物及用量】陈橘皮（汤浸，去白瓤，焙）一两　槟榔一两　桔梗（去芦头）一两　木通（锉）三分　赤茯苓一两　百合三分　羚羊角屑一两半　马蔺子（微炒）一两　紫菀（去苗土）一两　射干三分　枳壳（麸炒微黄，去瓤）三分　甘草（炙微赤，锉）半两

【用法】上一十二味，捣粗罗为散，每服三钱，以水一中盏，入生姜半分，煎至六分，去滓，不拘时，稍热服。

◆**陈橘皮散**己《太平圣惠方》

【主治】消渴，饮水过多，心腹胀满，或胁肋间痛，腰腿沉重。

【功效】理气消胀除满。

【药物及用量】陈橘皮（汤浸，去白瓤，焙）一两　诃黎勒皮半两　赤茯苓半两　桂心半两　大腹皮（锉）半两　芎䓖半两

枳壳（麸炒微黄，去瓤）半两　赤芍半两　甘草（炙微赤，锉）一分

【用法】上九味，捣筛为散，每服四钱，以水一中盏，入生姜半分，煎至六分，去滓，每于食前温服。

◆**陈橘皮散**庚《太平圣惠方》

【主治】膈气，呕逆不能下食，脾气弱。

【功效】顺气利膈，补脾和胃。

【药物及用量】陈橘皮（汤浸，去白瓤，焙）一两　粟米半合（炒微黄）　甘草（炙微赤，锉）半两　诃黎勒皮二两　丁香一两

【用法】上五味，捣细罗为散，每服不拘时，以生姜汤调下一钱。

◆**陈橘皮散**辛《太平圣惠方》

【主治】妊娠二三月，恶阻病，吐呕不能食。

【功效】理气和胃。

【药物及用量】陈橘皮（汤浸，去白瓤，焙）一两　白茯苓一两　半夏（汤洗七遍，去滑）一两　麦门冬（去心）一两　甘草（炙微赤，锉）半两　人参（去芦头）三分

【用法】上六味，捣筛为散，每服三钱，以水一中盏，入生姜半分，淡竹茹一分，煎至六分，去滓，温服，不拘时。

◆**陈橘皮丸**《圣济总录》

【主治】妊娠阻病，心中烦闷，头眩，恶闻食气，闻便呕吐，闷乱颠倒，四肢怠惰，不自胜举，先服半夏汤两剂后。

【功效】理气和胃，降逆止呕。

【药物及用量】陈橘皮（汤浸，去白，炒干）　白茯苓（去黑皮）各一两　白术　甘草（炙）　干姜（炮）　半夏（温水洗去滑七遍）　枳实（去瓤，麸炒）各二两

【用法】上七味，捣罗为末，炼蜜和涂酥为剂，捣令匀熟，丸如梧桐子大，每服二十丸，生姜汤下，食前服。

◆**陈橘皮饮**《圣济总录》

【主治】干呕不止。

【功效】顺气止逆。

【药物及用量】陈橘皮（汤浸，去白，焙）　甘草（炙）各二两　草豆蔻（去皮）五枚

【用法】上三味，粗捣筛，每服四钱匕，水一大盏，入生姜半分，切，同煎至七分，去滓，温服，不拘时。

◆**陈橘皮汤**《御药院方》

【主治】胸痹连心，气闭，喉中塞不通。

【功效】行气化痰，除痹。

【药物及用量】陈橘皮（去白）　肉桂（去粗皮）各二钱半　赤茯苓（去黑皮）　枳壳（麸炒，去瓤）　瓜蒌实（去皮）各半两　甘草（炙）一分

【用法】上六味，为粗末，每服五钱匕，水二盏，煎取一盏，去滓，空心温热服，日午、临卧各一服。

◆**陈曲丸**《类证普济本事方》

【主治】泻痢，心腹泛痛。

【功效】温中补虚，化湿消滞。

【药物及用量】陈曲一两五钱　官桂　人参　干姜　白术　当归　甘草（炙）　厚朴各五钱

【炮制】研为末，炼蜜和丸，如梧桐子大。

【用法】每服三五十丸，食前温酒或淡醋汤送下，每日二次。

◆**陈曲汤**《圣济总录》

【主治】白滞痢及腹痛不止。

【功效】温中清肠止痢。

【药物及用量】陈曲（炒黄）半两　黄连（去须，炒）　厚朴（去粗皮，涂姜汁，炙紫色）各一两　附子（炮裂，去皮、脐）　干姜（炮）各半两

【用法】上五味，锉如麻豆，每服五钱匕，水一盏半，煎至八分，去滓，空心服，日晚再服。

◆**麦天汤**《医学入门》

【主治】风邪羁绊脾胃，身重有痰，恶心欲吐。

【功效】健胃消食。

【药物及用量】麦门冬　天麻　茯苓

白术　半夏　神曲　陈皮　生姜

【用法】清水煎服。

◆**麦冬参术散**《证治准绳》

【主治】疸家胃虚弱不调而不能食者。

【功效】调胃进食。

【药物及用量】麦门冬二钱　人参一钱　白术二钱　陈皮一钱五分　甘草一钱　厚朴七分

【用法】锉散，分为二服，清水煎，不拘时服。

◆**麦冬汤**《千金方》

【主治】劳复之气欲绝者。

【功效】生津复元。

【药物及用量】麦门冬一两　甘草（炙）二两　竹叶（鲜者）十五片　北枣肉二枚

【用法】共为细末，每服五钱，秫米汤一盏半，煎至一盏温服，不能服者绵渍点口中，如加人参更佳。

◆**麦冬汤**《杂病源流犀烛》

【主治】暑天身热，头痛，燥渴。

【功效】益肺脾，清燥热。

【药物及用量】麦门冬　石膏　知母各三钱　白芍　茯苓　栀子　竹茹　白术　扁豆　人参　陈皮　乌梅　莲肉　甘草各一钱

【用法】清水煎服。

◆**麦门冬丸**《幼幼新书》

【主治】小儿心肺壅热，脑干无涕，时烦躁。

【功效】宣心肺，清积热。

【药物及用量】麦门冬（去心，焙）一两　龙脑（细研）五厘　甘草（炙）　牛黄（研入）各一分　赤茯苓　犀角屑　粉霜　朱砂　马牙硝（各研）　生干地黄　黄芩各五钱

【用法】捣罗为末，入研药令匀，每服五分，温蜜汤调下。

◆**麦门冬丸**《普济方》

【主治】虚热上攻，脾肺有热，咽喉生疮。

【功效】清实热。

【药物及用量】麦门冬一两　黄连五钱

【炮制】共研细末，炼蜜为丸，如梧桐子大。

【用法】每服二十丸，麦门冬煎汤送下。

◆**麦门冬丸**甲《太平圣惠方》

【主治】小儿虽食，不着肌肤，羸瘦骨热，小便赤黄。

【功效】养肺胃，清内热。

【药物及用量】麦门冬（去心，焙）一两　人参（去芦头）　黄芪（锉）　青蒿子　黄连（去须）　桑根白皮（锉）　枳壳（麸炒微黄，去瓤）　地骨皮各五钱　柴胡（去节）三分

【炮制】捣罗为末，炼蜜和丸，如绿豆大。

【用法】每服五丸，不拘时熟汤化下，更量儿大小，以意加减。

◆**麦门冬丸**乙《太平圣惠方》

【主治】上气咳逆，心胸烦闷，小便不利。

【功效】温中化痰，降逆。

【药物及用量】麦门冬（去心，焙）一两半　昆布（洗去咸味）三分　干姜（炮裂，锉）半两　细辛半两　川椒（去目及闭口者，微炒去汗）半两　海蛤（细研）一两　桂心半两

【用法】上七味，捣罗为末，炼蜜和捣三五百杵，丸如梧桐子大，每于食前服，以温生姜汤下三十丸。

◆**麦门冬丸**丙《太平圣惠方》

【主治】妊娠阻病，头重，不思饮食，四肢萎弱，多卧少起。

【功效】理气和胃。

【药物及用量】麦门冬（去心，焙）一两半　柴胡（去苗）一两　枳壳（麸炒微黄，去瓤）一两　桑寄生一两　刺蓟一两　甘草（炙微赤，锉）半两

【用法】上六味，捣罗为末，炼蜜和捣二三百杵，丸如梧桐子大，每服不拘时，煎淡竹茹汤下二十丸。

◆**麦门冬丸**丁《太平圣惠方》

【主治】消渴，口舌干燥，烦热狂乱。

【功效】清热生津止渴。

【药物及用量】麦门冬（去心，焙）三两　瓜蒌根三分　知母二分　黄芩三分　甘草（炙微赤，锉）半两　黄连（去须）一两　铁粉（细研）一两半

【用法】上七味，捣罗为末，入铁粉研令匀，炼蜜和捣二三百杵，丸如梧桐子大，每于食后服，以清粥下二十丸。

◆**麦门冬散**《千金方》

【主治】妇人寒热不均，气道阻逆，乳汁不通。

【功效】通乳，解表。

【药物及用量】麦门冬　通草　大理石（如无以石膏代之）　钟乳石各等量

【用法】为散，先食酒服方寸匕，一日三次，有热，去钟乳石，加漏芦。

◆**麦门冬散**《类证普济本事方》

【主治】小儿呕吐，脉数有热。

【功效】和胃清热。

【药物及用量】麦门冬　半夏　人参　茯苓各二钱　甘草一钱

【用法】研为末，每服二钱，清水一盏，加生姜三片，煎至五分，去滓温服，每日二三次。

◆**麦门冬散**甲《太平圣惠方》

【主治】小儿呕吐不止，心神烦热。

【功效】和肺胃，止呕吐。

【药物及用量】麦门冬（焙）　淡竹茹各五钱　人参　茅根　陈皮（去白，焙）　甘草（炙）各一分

【用法】研为粗末，每服一钱，清水一小盏，加生姜少许，煎至五分，稍热频服，量儿大小加减。

◆**麦门冬散**乙《太平圣惠方》

【主治】妇人客热，四肢烦闷疼痛，不下饮食。

【功效】清内热。

【药物及用量】麦门冬　赤茯苓　赤芍　柴胡各一钱五　桑白皮　生地黄　黄芪　羚羊角屑各一钱　甘草五分

【用法】清水二盅，加生姜三片，煎至一盅，不拘时服。

◆**麦门冬散**丙《太平圣惠方》

【主治】伤寒阳痉，身体壮热，项背强直，心膈烦躁，发热恶寒，头面赤色，四肢疼痛。

【功效】清热宣壅。

【药物及用量】麦门冬（去心）　地骨皮　麻黄（去节）　赤茯苓（去皮）　知母　黄芩　赤芍　白苏皮　杏仁（麸炒，去皮尖）　甘草（炙）　犀角屑各七钱五分

【用法】㕮咀，每服五钱，清水一大盏，煎至五分，去滓，不拘时温服。

◆**麦门冬散**丁《太平圣惠方》

【主治】虚劳，筋脉拘挛，四肢疼痛，心神烦热，不得睡卧。

【功效】清虚热，凉肝肺。

【药物及用量】麦门冬（去心）　茯神（去木）　柴胡　绵黄芪　白术（均去芦）各一两　防风（去芦）　赤芍　枳壳（去瓤，麸炒）　芎䓖　酸枣仁　羚羊角屑各七钱五分　甘草（炙）五钱

【用法】每服五钱，清水一中盏，加生姜五片，煎至七分，去滓温服。

◆**麦门冬散**戊《太平圣惠方》

【主治】心热气壅，涩滞成淋，脐下满胀。

【功效】清热通淋。

【药物及用量】麦门冬（去心）　木通　赤芍　葵子各一两　滑石二两　川芒硝一两五钱

【用法】为散，每服四钱，清水一盏，加生姜五厘，葱白二茎，煎至六分，去滓，食前温服。

◆**麦门冬散**己《太平圣惠方》

【主治】小儿心肺热壅，闷烦，渴不止。

【功效】清热止渴。

【药物及用量】麦门冬（去心）　栀子仁　犀角屑　知母　甘草（炙）　黄芩各五钱

【用法】为散，每服一钱，清水一盏，

加竹叶七片，煎至五分，不拘时服，量儿大小加减。

◆**麦门冬散**庚《太平圣惠方》

【主治】小儿身上有赤斑，烦热。

【功效】清上焦，凉肺胃。

【药物及用量】麦门冬（去心） 芦根（锉） 葛根（锉） 犀角屑（锉）各一分 漏芦 甘草（炙微赤）各五钱

【用法】研为末，每服一钱，清水一盏，加竹叶十片。同煎，去滓，不拘时温服。

◆**麦门冬散**辛《太平圣惠方》

【主治】反胃呕哕吐食，烦热。

【功效】和胃止呕，除烦清热。

【药物及用量】麦门冬（去心）半两 半夏（汤洗七遍，去滑）半两 陈橘皮三分（汤浸，去白瓤，焙） 白茯苓三分 甘草（炙微赤，锉）一分 枇杷叶（拭去毛，炙微黄）一分 人参（去芦头）三分

【用法】上七味，捣筛为散，每服三钱，以水一中盏，入生姜半分，枣三枚，煎至六分，去滓，温服，不拘时。

◆**麦门冬散**壬《太平圣惠方》

【主治】肺热短气，呼吸不利。

【功效】清肺热，降逆气。

【药物及用量】麦门冬（去心）一两半 半夏（汤洗七遍，去滑）三分 人参半（去芦头）一两 甘草（炙微赤，锉）三分 前胡（去芦头）一两 五味子一两

【用法】上六味，捣筛为散，每服三钱，以水一中盏，入生姜半分，枣三枚，煎至六分，去滓，温服，不拘时。

◆**麦门冬散**癸《太平圣惠方》

【主治】妇人心中壅毒，吐血烦闷。

【功效】清热止血。

【药物及用量】麦门冬（去心）二两 生干地黄二两 荠苨一两半 犀角屑一两 黄芩一两 川升麻一两 白茅根（锉）二两半 蓝叶二两 甘草（炙微赤，锉）一两

【用法】上九味，捣粗罗为散，每服四钱，以水一中盏，入香豉一百粒，淡竹茹一分，生姜半分，煎至六分，去滓，温服，不拘时。

◆**麦门冬散**甲子《太平圣惠方》

【主治】消渴，体热烦闷，头痛不能食。

【功效】清热止渴。

【药物及用量】麦门冬（去心）二两 茅根（锉）一两 瓜蒌根二两 芦根二两（锉） 石膏二两 甘草（炙微赤，锉）一两

【用法】上六味，捣粗罗为散，每服四钱，以水一中盏，入小麦一百粒，煎至六分，去滓，温服，不拘时。

◆**麦门冬散**甲丑《太平圣惠方》

【主治】消渴不止，心神烦乱。

【功效】清热生津，重镇止渴。

【药物及用量】铁粉（细研）一两 麦门冬（去心，焙）二两 牡蛎（烧为粉）一两 知母一两 黄连（去须）二两 苦参（锉）二两 瓜蒌根二两 金箔（细研）百片 银箔（细研）二百片

【用法】上九味，捣细罗为散，入铁粉等，同研令匀，每服不拘时，以清粥调下一钱。

◆**麦门冬散**甲寅《太平圣惠方》

【主治】消渴，烦躁不得眠卧。

【功效】清热养阴止渴。

【药物及用量】麦门冬（去心）半两 土瓜根一两 小麦一合 黄芩半两

【用法】上四味，都细锉和匀，每服半两，以水一大盏，入竹叶二七片，生姜半分，煎至五分，去滓，温服，不拘时。

◆**麦门冬散**甲卯《太平圣惠方》

【主治】产后因虚生热，心神烦闷。

【功效】养阴清热，益气化瘀。

【药物及用量】麦门冬（去心）一两 羚羊角屑半两 人参（去芦头）一两半 甘草（炙微赤，锉）半两 蒲黄一两

【用法】上件药，捣筛为散，每服三钱，以水一中盏，入竹叶二七片，小麦半合，煎至六分，去滓，温服，不拘时。

◆**麦门冬散**甲辰《太平圣惠方》

【主治】妊娠阻病，胎不安，寒热呕

逆，气满不思饮食。

【功效】益气养阴，降逆止呕。

【药物及用量】麦门冬（去心）一两　人参（去芦头）三分　陈橘皮（汤浸，去白瓤，焙）一两　赤茯苓三分　阿胶（捣碎，炒令黄燥）三分　甘草（炙微赤，锉）半两

【用法】上六味，捣筛为散，每服四钱，以水一中盏，入生姜半分，枣三枚，煎至六分，去滓，温服，不拘时。

◆**麦门冬散**甲巳《太平圣惠方》

【主治】产后小便数，兼烦渴。

【功效】养阴生津，益气除烦。

【药物及用量】麦门冬（去心）三分　龙骨三分　当归（锉，微炒）三分　黄芪（锉）三分　甘草（炙微赤，锉）一分

【用法】上五味，捣筛为散，每服三钱，以水一中盏，入生姜半分，枣三枚，煎至五分，去滓，食前温服。

◆**麦门冬散**甲午《太平圣惠方》

【主治】消渴，日夜饮水，口干燥，小便数。

【功效】清热生津，收敛止渴。

【药物及用量】麦门冬（去心）一两　瓜蒌根一两　知母一两　黄芪（锉）一两　甘草（炙微赤，锉）半两　牡蛎（烧为粉）一两半

【用法】上六味，捣筛为散，每服四钱，以水一中盏，入生姜半分，煎至六分，去滓，温服，不拘时。

◆**麦门冬散**甲未《太平圣惠方》

【主治】暴渴，烦热不退，少得睡卧。

【功效】清热止渴。

【药物及用量】麦门冬（去心）一两　白茅根（锉）二两　瓜蒌根一两　黄芩三分　甘草（炙微赤，锉）半两　芦根（锉）一两半　人参（去芦头）三分　地骨皮一两　石膏二两

【用法】上九味，捣筛为散，每服五钱，以水一大盏，入生姜半分，小麦半合，淡竹叶二七片，煎至五分，去滓，每于食后温服。

◆**麦门冬散**甲申《太平圣惠方》

【主治】痰热，胸膈壅滞，口干烦渴，不思饮食。

【功效】清热化痰，理气润肺。

【药物及用量】麦门冬（去心）一两　石膏一两　枇杷叶（拭去毛，炙微黄）三分　川升麻三分　黄芩三分　甘草（炙微赤，锉）一分　枳壳（麸炒微黄，去瓤）三分　赤茯苓三分

【用法】上八味，捣筛为散，每服五钱，以水一大盏，入竹叶二七片，生姜半分，煎至五分，去滓，食后良久温服。

◆**麦门冬散**《证治准绳》

【主治】妊娠心烦，愦闷虚躁，吐逆，恶闻食气，头眩，四肢沉重，百节疼痛，多卧少起。

【功效】清肺胃，调滞气。

【药物及用量】麦门冬（去心）　黄芩　赤茯苓各一两　茯神　赤芍　陈皮　人参　苦梗　桑寄生　甘草　旋覆花各五钱　生地黄七钱五分

【用法】研为粗末，每服四钱，清水一盏，加生姜一钱，煎至七分，不拘时温服。

◆**麦门冬理中汤**《外台秘要》

【主治】漏气上焦热，腹满不欲饮食，或食先呕后下，胸胁挛痛。

【功效】清胃化热，和脾止呕。

【药物及用量】麦门冬（去心）　白术各五钱　甘草（炙）　茯苓各二钱　人参　橘皮　葳蕤各三钱　生芦根一握　竹茹（如鸡子大）一团　生姜四钱　陈米一合

【用法】清水煎，分温三服。

◆**麦门冬汤**《金匮要略》

【主治】火逆上气，咽喉不利。

【功效】滋养肺胃，降逆和中。

【药物及用量】麦门冬（去心）七升　半夏（洗）一升　人参　甘草（炙）各二两　粳米三合　大枣（擘）十二枚

【用法】清水一斗二升，煮取六升，温服一升，日三夜一次。

◆**麦门冬汤**《外台秘要》

【主治】小儿夏月药不下后，胃中虚热

渴。

【功效】和胃清热。

【药物及用量】麦门冬（去心） 甘草（炙）各四分 枳实（炙） 黄芩 人参各三分 龙骨六分

【用法】切，以水二升，煮取九合，去滓分温服。

◆**麦门冬汤**《严氏济生方》

【主治】霍乱已愈，烦热不解，多渴，小便不利。

【功效】和胃化湿。

【药物及用量】麦门冬（去心）二钱 白茯苓（去皮） 半夏（汤泡七次） 橘皮 白术各一钱 人参 小麦 甘草（炙）各五分

【用法】清水二盅，加生姜五片，乌梅一枚，煎至一盅，不拘时服。

◆**麦门冬汤**甲《圣济总录》

【主治】血灌瞳仁，昏涩疼痛及辘轳转关外障。

【功效】清肺胃，泻积热。

【药物及用量】麦门冬（去心，焙） 大黄（炒） 淡黄芩（去黑心） 桔梗（锉，炒） 玄参各一两 细辛（去苗） 芒硝（研）各五钱

【用法】锉碎，每服五钱，清水一盏半，煎至七分，去滓，下芒硝少许，食后温服。

◆**麦门冬汤**乙《圣济总录》

【主治】肝实热，毒气上熏，目赤痛痒。

【功效】泻热明目。

【药物及用量】麦门冬（去心） 秦皮（去粗皮） 赤茯苓（去黑皮） 葳蕤各一两五钱 生大黄 升麻各一两

【用法】研为末，每服五钱，清水一盏半，加竹叶十片，煎至八分去滓，入朴硝末一钱，更煎令沸，空腹时温服。

◆**麦门冬汤**丙《圣济总录》

【主治】诸病后，火热乘肺，咳唾有血，胸膈胀满，上气羸瘦，五心烦热，渴而便秘。

【功效】清肺胃，散热邪。

【药物及用量】麦门冬去（心）二钱 桔梗（炒） 桑根白皮（蜜炙） 半夏（汤洗七次） 生地黄 紫菀茸 淡竹茹各一钱 麻黄（去根节）七分 甘草（炙）五分 五味子十粒（碎） 生姜一片（一方有大枣三枚）

【用法】清水煎，空腹时温服。

◆**麦门冬汤**《医方类聚》

【主治】脉实极，气衰血焦，发落，好怒，唇口赤甚，言语不快，色不泽，饮食不为肌肤。

【功效】养肺清热。

【药物及用量】麦门冬（去心） 人参 远志（甘草煮，去心） 黄芩 生地黄（洗）
茯神 石膏（煅）各一两 甘草（炙）五钱

【用法】共研末，清水煎服。

◆**麦门冬汤**《千金方》

【主治】妊娠六月，猝有所动不安，寒热往来，腹内胀满，身体肿，惊怖，忽有所下，腹痛如欲产，手足烦疼。

【功效】清热固胎。

【药物及用量】麦门冬一升 人参 黄芩各二两 干地黄三两 阿胶、生姜各六两 甘草五钱 大枣十五枚

【用法】清水七升，煮减半，纳清酒二升，并胶煎，取三升，分三服，中间进糜粥，或用乌雌鸡一只煎汁煮药尤佳。

◆**麦门冬汤**《证治准绳》

【主治】小儿斑疹，烦渴吐泻及痂后余热。

【功效】清热，和胃，解毒。

【药物及用量】麦门冬 人参 甘菊花 赤芍 赤茯苓 升麻各一钱 甘草五分 石膏三钱

【用法】清水煎服。

◆**麦门冬汤**《妇人大全良方》

【主治】妊娠伤寒，壮热呕逆，头痛，不思饮食，胎气不安。

【功效】表里双解。

【药物及用量】人参 石膏各一两 前

胡　黄芩各三分　葛根　麦门冬各半两

【用法】上六味，㕮咀，每服五钱，水一盏半，生姜四片，枣二枚，淡竹茹一分，煎至八分，去滓，温服。

◆**麦门冬煎**《太平圣惠方》

【主治】小儿咳嗽壮热，胸膈壅滞。

【功效】化痰清热。

【药物及用量】麦门冬（去心）一两　生姜五钱（去汁）　酥　蜜各二两　杏仁（汤浸去皮尖、双仁）二两

【炮制】先以水一大盏，煎麦门冬及杏仁至四分，入砂盆内，绞取汁。再入银器内，次纳生姜汁，以慢火熬成膏，收于瓷器中。

【用法】每服半茶匙，清粥调下，日二夜一次。量儿大小，以意加减。

◆**麦门冬煎**《三因极一病证方论》

【主治】诸渴。

【功效】补肺肾，利水止渴。

【药物及用量】麦门冬（去心）　人参　黄芪各二两　白茯苓　山茱萸　山药　桂心各一两半　黑豆（煮，去皮，别研）三合

【用法】上八味为末，地黄自然汁二碗，牛乳二盏，熬为膏，丸如梧桐子，大麦煮饮下五十丸。

◆**麦门冬饮**《宣明论方》

【主治】心移热于肺，传为膈消，胸满心烦，精神短少。

【功效】清热生津，除烦消满。

【药物及用量】麦门冬　人参　茯苓　五味子　生地黄　甘草（炙）　知母　葛根　瓜蒌根各等量

【用法】㕮咀，每服五钱，加竹叶十四片，煎至七分，不拘时温服。

◆**麦门冬饮**《证治准绳》

【主治】吐血久不愈，或肺气虚，短气不足以息，或肾虚发热唾痰，皮毛枯燥。

【功效】清肺养血。

【药物及用量】麦门冬（去心）　当归身　人参各五分　五味子（杵）十粒　黄芪　生地黄各五钱

【用法】研为粗末，清水二盏，煎至一盏去滓，不拘时稍热服，并以三棱针刺气冲出血，立愈。

◆**麦门冬饮**甲《圣济总录》

【主治】妊娠五六月，胎动不安，寒热往来，身体惊战，猝有所下，腹痛如欲产。

【功效】补虚止痛安胎。

【药物及用量】麦门冬（去心，焙）　人参　甘草（炙，锉）　阿胶（炙燥）　黄芩（去黑心）　熟地黄（焙）　乌梅（去核，炒）各一两

【用法】上七味，粗捣筛，每服五钱匕，水一盏半，生姜三片，枣二枚，擘，煎至八分，去滓，不拘时温服。

◆**麦门冬饮**乙《圣济总录》

【主治】妊娠咳嗽不止。

【功效】养阴清肺止咳。

【药物及用量】麦门冬（去心，焙）一两　紫菀（去土）　杏仁（去皮尖、双仁，炒）　桑根白皮（锉）各半两　桔梗（炒）三分　甘草（炙）一分

【用法】上六味，粗捣筛，每服三钱匕，竹茹如鸡子大，水一盏半，煎减半，入蜜少许打转，去滓，温服，日三服。

◆**麦门冬饮子**《拔粹方》

【主治】衄血不止。

【功效】养阴清热止血。

【药物及用量】麦门冬　生地黄各等量

【用法】上二味，锉，每服一两，水煎。又衄血，先朱砂、蛤粉，次木香、黄连，大便结下之，大黄、芒硝、甘草、生地黄；大便溏软，栀子、黄芩、黄连，可选而用之。

◆**麦门冬饮子**《太平圣惠方》

【主治】吐血衄血，至一斗不止。

【功效】养阴清热，凉血止血。

【药物及用量】生麦门冬汁五合　生刺蓟汁五合　生地黄汁五合

【用法】上三味相和，于银锅中略暖过，每服一小盏，调伏龙肝末一钱服。

◆**麦门冬饮子**《卫生宝鉴》

【主治】膈消，胸满烦心，津液燥少，

短气，多为消渴。

【功效】养阴生津止渴。

【药物及用量】人参　茯神　麦门冬　知母　五味子　生地黄　甘草（炒）　瓜蒌根　葛根各等量

【用法】上九味，㕮咀，每服五钱，水二盏，竹叶十四片，煎至七分，去滓，温服，不拘时。

◆**麦门冬人参汤**《圣济总录》

【主治】产后虚渴引饮。

【功效】养阴生津除烦。

【药物及用量】麦门冬（去心，焙）　人参　甘草（炙）　瓜蒌根　生干地黄（焙）　王瓜根各一两

【用法】上六味，粗捣筛，每服三钱匕，水一盏半，煎至一盏，去滓，食后温服。

◆**麦兜散**《证治准绳》

【主治】跌打骨伤。

【功效】和伤化瘀。

【药物及用量】半两钱（煨，醋淬七次）　自然铜（煨，醋淬七次）　地鳖虫（焙干）各等量

【用法】每服一分，汤酒调下，不可多，多则骨高起矣。或用五铢钱煅淬研细，每服一麦壳许，虫浆调下，亦效。

◆**麦汤散**《幼幼新书》

【主治】水痘。

【功效】泻水湿，清肺胃。

【药物及用量】地骨皮　滑石　甘草各五分　甜葶苈　麻黄　大黄　知母　羌活　人参各一钱

【用法】锉散，每服二三钱，清水一盏，加小麦七粒，煎至六分，不拘时分温二服。

◆**麦汤散**《世医得效方》

【主治】夹惊夹食伤寒，气急嗽声。

【功效】发汗解表，宣肺止咳。

【药物及用量】滑石　石膏　知母　贝母　麻黄　杏仁（炒，别研）　甘草　甜葶苈（薄纸盛，炒）　人参　北地骨皮（去骨）各等量

【用法】上一十味，为末，每服一钱，小麦二十粒，煎汤下，涎盛气促，桑白皮汤下。

◆**麦煎散**《普济方》

【主治】男女骨蒸，妇人血风攻疰四肢，心胸烦壅，口臭，肌热盗汗。

【功效】清内热，泻瘀积。

【药物及用量】赤茯苓　当归　生干漆　鳖甲（醋炙）　常山　大黄（煨）　北柴胡　白术　石膏　生干地黄各一两　甘草五钱

【用法】研为细末，每服二钱，清水一盏，加小麦五十粒，同煎食后临卧温服。有虚汗，加麻黄根一两。

◆**麦煎散**《太平惠民和剂局方》

【主治】小儿夹惊伤寒，吐逆壮热，表里不解，气粗喘急，面赤自汗，或狂语惊叫，或不语无汗及瘾疹遍身赤痒，往来潮热，时行麻疹，解毒身肿，痰嗽，或变急慢惊风，手足搐，眼目上视及伤风头疼。

【功效】泻肺，凉胃，清热，利水。

【药物及用量】滑石　地骨皮　赤芍　石膏　白茯苓　杏仁　知母　甘草　葶苈子（炒）　人参各五钱　麻黄（去节）一两五钱

【用法】研为末，每服一钱，麦子煎汤调下，如初生牙儿感冒风冷，鼻塞身热，喷嚏多啼，每服一字，麦子煎汤调下（一方去地骨皮、滑石，加羌活、川芎、薄荷煎汤调下）。

◆**麦煎散**《证治准绳》

【主治】荣卫不调，夜多盗汗，四肢烦疼，面黄肌瘦。

【功效】清瘀热，调荣卫。

【药物及用量】柴胡（去苗）　秦艽　鳖甲（醋煮三五十沸，去裙襕，再用醋炙黄）各二两　干漆（炒烟尽）　人参　茯苓　干葛　川乌（炮去皮尖）　玄参各一两

【用法】研为细末，每服二钱，先用小麦三七粒，煎汤一盏，去麦，入药再煎三五沸，食后服。

◆**麦煎散**《妇人大全良方》

【主治】室女骨蒸，妇人血风攻疰，四肢心胸烦壅。

【功效】降骨蒸，除烦。

【药物及用量】赤茯苓　当归　干漆（生）　鳖甲（醋炙）　常山　大黄（煨）　北柴胡　生白术　干地黄　石膏各一两　甘草半两

【用法】上一十一味为细末，每服二钱，水一盏，小麦五十粒，煎至六分，食后临卧时温服。

◆**麦饭石膏**《疡医大全》

【主治】溃脓后疮口不收。

【功效】止痛排脓。

【药物及用量】麦饭石（炭火煅赤，米醋淬十数次，研为末，重罗去粗者，取细末，入乳钵，数人更递研五六日，极细为佳）不拘多少　白蔹末　鹿角四两（用带脑顶骨全者，取生角截作二三寸长，炭火烧令烟尽，研细为末，入乳钵，更递研令极细）二两

【炮制】共研极细和合，量药末多寡，用陈米醋入银石器内，熬令鱼眼沸，旋旋入药末，以竹篦不住手搅熬一二时久。令稀稠得宜，提出盛瓷器中，候冷以纸盖覆，勿令着尘，忌腋气之人及行经有孕妇人见之。

【用法】先以猪蹄汤洗去脓血，故帛挹干，鹅羽蘸药涂敷四围。凡有赤处尽涂之，但留中心一口如钱大，疮久肌肉腐烂，筋骨出露，用旧布片涂药敷之，内膜不穿亦可贴。洗疮时宜勿手触嫩肉，亦忌吹口气，另取米醋一大碗，用鹅羽蘸拭患上，以免绷紧。初则一日一洗一换药，十日后二日一换。

◆**麦面散**《太平圣惠方》

【主治】中蛊毒吐血。

【功效】解毒和中止血。

【药物及用量】小麦面二合

【用法】分为三服，冷水调下，半日服尽，当下蛊即瘥。

◆**麦饯散**《外科正宗》

【主治】秃疮，头毛脱落，白斑如癣，疮痂垒垒叠起，痒甚犹若虫行。小儿痘风作痒，叠叠成片，甚则顽麻不知痛。

【功效】解毒杀虫。

【药物及用量】小麦（炒焦存性）一合　硫黄四钱　白砒一钱

【用法】研为细末，加烟胶末八钱，枯矾末、川椒末各三钱，共和匀。先以葱汤洗净患处，香油调涂，油纸盖扎，三日一换。

◆**麦蘖丸**《太平圣惠方》

【主治】休息痢，不能饮食及羸瘦。

【功效】温中补气，消食健脾。

【药物及用量】大麦蘖（炒）　附子（炮裂，去皮、脐）　陈曲（炒）　官桂（去皮）　乌梅肉（炒）　白茯苓（去皮）　人参各一两

【炮制】研为细末，炼蜜和丸，如梧桐子大。

【用法】每服三十丸，不拘时，枣肉煎汤送下。

◆**麦蘖散**《圣济总录》

【主治】膈气宿食不消。

【功效】启膈健脾消食。

【药物及用量】麦蘖四两（炒）　芎䓖　白芷　茴香子（炒）　乌药各一两半　莎草根（炒，去毛）　桔梗（炒）　缩砂（去皮）　陈橘皮（汤浸，去白，焙）　红豆　蓬莪术（炮）　肉桂（去粗皮）　厚朴（去粗皮，生姜汁炙熟）　人参各一两　白术三两　木香二钱　诃黎勒皮半两　苍术（米泔浸一宿，麸炒）三两

【用法】上一十八味，捣罗为散，每服二钱匕，陈米饮或盐汤调下，不拘时。

◆**麦灵丹**《医宗金鉴》

【主治】痈疽恶毒，无名诸疡及疔疮回里，令人烦闷神昏，妇人初发乳证；小儿痘疹余毒，或腰腿暴痛等证。

【功效】解毒杀虫。

【药物及用量】鲜蟾酥二钱　活蜘蛛二十一个（黑色大者佳）　定心草一钱　飞罗面六两

【炮制】共研一处，用菊花熬成稀膏，

和好捻为麦子形，如麦子大。

【用法】每服七丸，重、大者九丸；小儿轻证五丸。病在上，俱用滚白水送下；在下，用淡黄酒送下。每一料加麦子一合，收瓷罐内。

◆**麦味地黄丸**

【主治】肺肾阴虚，或喘或咳者。

【功效】滋补肺肾。

【药物及用量】六味地黄丸加麦冬三钱　五味子二钱

【用法】上为细末，炼蜜为丸，如梧桐子大，每次三钱，空腹姜汤送下。

◆**麦花散**《朱氏集验方》

【主治】肺气胀实，喘急胸满。

【功效】泻下散结降气。

【药物及用量】大麦面　芫花（醋浸一宿，煮干，炒）各等量

【用法】上二味，等量为末，每服一钱，柳枝煎汤调服，食后服。

◆**苏气汤**《辨证录》

【主治】人从高而下坠于平地，气为血壅，昏死不苏。

【功效】活血止痛。

【药物及用量】乳香末　没药末　大黄末各一钱　山羊血末五分　紫苏叶　荆芥　牡丹皮各三钱　当归　白芍　羊踯躅各五钱　桃仁十四粒

【用法】清水煎服，一剂气苏，三剂血活痊愈。

◆**诃子人参汤**《证治准绳》

【主治】泻痢，产育气虚脱肛，脉濡而弦。

【功效】补中益气，健脾止泻。

【药物及用量】诃子（煨，去核）　人参　白茯苓　白术　甘草（炙）　莲肉　升麻　柴胡各等量

【用法】加生姜，清水煎服。

◆**诃子丸**《类证普济本事方》

【主治】脾胃不和，泄泻不止。

【功效】温中止涩。

【药物及用量】诃子皮　川姜　肉豆蔻　龙骨　木香　赤石脂　附子各等量

【炮制】研为细末，米糊和丸，如梧桐子大。

【用法】每服四十丸，米饮送下。

◆**诃子皮散**《兰室秘藏》

【主治】久痢。

【功效】温中散寒，涩肠止泻。

【药物及用量】诃子皮（煨，去核）七分　御米壳（去花萼，蜜炒）　陈皮各五分　干姜（炮）六分

【用法】清水煎服，或研为末，熟汤调下。

◆**诃子灰散**《疡医大全》

【主治】妒精疮，玉茎烂一二寸者。

【功效】解毒涩肠。

【药物及用量】诃子灰　黄柏（炒存性）各二钱（一方无黄柏）　麝香少许

【用法】共研极细末，掺于患处，令睡。睡醒服冷水两三口，勿令阳道兴起，以致胀断疮靥，二七日即愈。

◆**诃子青黛丸**《沈氏尊生书》

【主治】痰热泻痢。

【功效】和中理肠。

【药物及用量】诃子青黛　杏仁　海粉　香附（童便制）　瓜蒌仁　半夏曲

【炮制】共研细末，姜汁和蜜为丸，如芡实大。

【用法】每服一丸，口含化下。

◆**诃子散**《三因极一病证方论》

【主治】老年霍乱吐利及心脾冷痛不可忍。

【功效】温中止痛。

【药物及用量】诃子（炮，去核，一方用皮）　甘草（炙）　厚朴（姜制）　干姜（炮）　神曲（炒）　草果（去壳）　高良姜（炒）　麦芽（炒，一作麦门冬）　白茯苓　陈皮各等量

【用法】研为细末，每服二三钱，候发刺不可忍时，用清水一盅，煎至七分。入盐少许服，急则盐点。

◆**诃子散**《素问病机气宜保命集》

【主治】太阴脾经受湿，水泄注下，经治后腹痛渐已，泄下渐少。

【功效】理气止泻。

【药物及用量】诃子一两（半生半熟）　木香五钱　甘草二钱　黄连三钱

【用法】研为细末，每服二钱，白术、芍药汤调下，如止之不已，宜因其归而送之，于本方内加厚朴一两，可竭其邪气。

◆**诃子散**《瑞竹堂经验方》

【主治】白头发。

【功效】收敛，养血，乌发。

【药物及用量】诃子二个（去核）　没食子　百药煎各三两　金丝矾一两五钱（研）　针砂三两（好醋一碗，瓷器浸三日，炒七次）

【用法】将荞面入针砂打糊，先一夜将针砂糊抹在头上，用荷叶包住，晨起时以温浆水洗净。次夜却将前四味药末调入针砂糊内，用生姜一块捶碎，再加轻粉少许，调匀，抹在头上。仍用荷叶包住，至次晨再用温浆水加清油数点在内洗净，其发黑且光。

◆**诃子散**《杨氏家藏方》

【主治】嵌甲流脓，经久不愈。

【功效】解毒杀虫。

【药物及用量】诃子二枚　降真香　青黛（另研）各一钱　五倍子五钱

【用法】研为末，次入青黛研匀。先用葱盐汤洗净，剪去指甲，用药干贴缝内，或用麻油调敷。

◆**诃子散**《兰室秘藏》

【主治】肠胃虚寒，泄泻，米谷不化，肠鸣腹痛，脱肛及作脓血，日夜无度。

【功效】温脾，涩肠，止泻。

【药物及用量】御米壳（去蒂盖，蜜炒）半两　诃子（煨，去皮）七分　干姜（炮）六分　橘皮半钱

【用法】上四味，为细末，分作二服，水煎，和滓热服，空心下。

◆**诃子汤**《宣明论方》

【主治】失音不能言语。

【功效】益气利肺。

【药物及用量】诃子（半生半炮）四个　桔梗（半生半炙）一两　甘草（半生半炙）二寸

【用法】研为细末，每服二钱，童便一盏，清水一盏，煎五七沸，温服，甚者不三服愈。

◆**诃子汤**（汤氏方）

【主治】脏寒泄泻。

【功效】温中健脾，涩肠止痢。

【药物及用量】诃子（炮，取肉）　人参（去芦）　白茯苓　白术各一两　木香（炮）　陈皮（去白）　甘草（炙）　豆蔻（炮）各半两

【用法】上八味，为末，水半盏，姜二片，煎服。寒甚者，加附子。

◆**诃子汤**《卫生宝鉴》

【主治】失音不语。

【功效】开音化痰。

【药物及用量】诃子（半生半炮）四个　桔梗（半生半炒）一两　甘草（半生半炒）二寸

【用法】上三味，为末，每服五钱，用童子小便一盏，煎五七沸，温服，甚者不过三服。

◆**诃子饮**《严氏济生续方》

【主治】久嗽语声不出。

【功效】敛肺止咳，利咽开音。

【药物及用量】诃子（去核）一两，杏仁（泡，去皮尖）一两，通草二钱半。

【用法】上三味，㕮咀，每服四钱，水一盏半，煨生姜切五片，煎至八分，去滓，温服，食后服。

◆**诃灰散**《普济方》

【主治】小儿因疳，大便中有血。

【功效】杀虫止血。

【药物及用量】诃子不拘多少（烧灰存性）

【用法】研为末，三岁儿每服一钱，食前米汤调下。

◆**诃黎勒丸**《严氏济生方》

【主治】大肠虚冷，肠鸣泄泻，腹胁引痛，饮食不化。

【功效】温中止泻。

【药物及用量】诃黎勒（面裹煨）　附

子（炮） 肉豆蔻（面裹煨） 广木香 吴茱萸（炒） 生龙骨 白茯苓（去皮） 荜茇各等量

【炮制】共研细末，生姜汁煮面糊为丸（一作醋糊为丸），如梧桐子大。

【用法】每服七十丸，空腹时米饮送下。

◆**诃黎勒丸**《脾胃论》

【主治】休息痢，昼夜无度，腥臭不可近，脐腹撮痛，诸药不效者。

【功效】涩肠止痛。

【药物及用量】诃子五钱（去核） 椿根白皮二两 母丁香三十粒

【炮制】共研细末，醋煮米糊为丸，如梧桐子大。

【用法】每服五十丸，五更以陈米饮汤入醋少许送下，一日三次。

◆**诃黎勒丸**《医学入门》

【主治】劳嗽，干咳无痰及肺胀喘满，气急身重。

【功效】止嗽润肺。

【药物及用量】诃子皮五钱 海粉 青黛 香附（童便制） 杏仁 贝母 瓜蒌仁各二钱五分

【炮制】共研细末，姜汁和蜜为丸，如樱桃大。

【用法】每服一丸，口含化下。

◆**诃黎勒丸**甲《太平圣惠方》

【主治】小儿食疳，水谷不消，心腹胀满，好吃泥土，肌体瘦弱。

【功效】消积温中。

【药物及用量】诃黎勒皮三分 肉豆蔻一枚（去壳） 青黛（细研） 麝香（细研） 芦荟（细研） 朱砂（细研） 熊胆（研入）各一分

【炮制】捣罗为末，都研令匀，酒煮粳米饭和丸，如黍粒大。

【用法】每服三丸，粥饮送下，一日二次，量儿大小加减。

◆**诃黎勒丸**乙《太平圣惠方》

【主治】五膈气，久不下食，心胸满闷，多吐酸水。

【功效】利气启膈。

【药物及用量】诃黎勒皮二两 干姜一两（炮裂，锉） 甘草半两（炙微赤，锉） 枳壳一两（麸炒微黄，去瓤） 桂心一两 陈橘皮二两（汤浸，去白瓤，焙） 槟榔一两

【用法】上七味，捣罗为末，炼蜜和捣二三百杵，丸如弹子大，每日不问早晚，常含一丸，咽津。

◆**诃黎勒丸**丙《太平圣惠方》

【主治】膈气，心腹满闷，不能下食。

【功效】顺气利膈。

【药物及用量】诃黎勒皮二两 槟榔一两 木香一两 陈橘皮一两（汤浸，去白瓤，焙） 五味子一两 川芒硝一两

【用法】上六味，捣罗为末，以酒煮面糊和丸，如梧桐子大，不拘时，煎生姜枣汤下二十丸。

◆**诃黎勒丸**丁《太平圣惠方》

【主治】妊娠心烦，头目眩闷，闻食气即呕逆。

【功效】下气和胃止逆。

【药物及用量】诃黎勒皮一两 人参半两（去芦头） 赤茯苓半两 半夏半两（汤洗七遍，去滑） 白术一两葛根半两（锉） 甘草半两（炙微赤，锉） 壳三分（麸炒微黄，去瓤）

【用法】上七味，捣罗为末，炼蜜和捣二三百杵，丸如梧桐子大，每服不拘时，以生姜粥饮下二十丸。

◆**诃黎勒丸**戊《太平圣惠方》

【主治】逆气，胸中痞塞，呼吸短气，腹内虚寒，食即呕逆，羸瘦不足。

【功效】温脾胃，降逆气。

【药物及用量】诃黎勒皮一两 沉香一两 附子一两（炮裂，去皮、脐） 桂心一两 五味子一两 白术一两 草豆蔻一两（去皮） 人参一两（去芦头） 当归一两 枳壳半两（麸炒微黄，去瓤） 干姜半两（炮裂，锉） 厚朴一两半（去粗皮，涂生姜汁，炙令香熟）

【用法】上一十二味，捣罗为末，炼蜜

和丸，如梧桐子大，不拘时，以温酒下三十丸。

◆**诃黎勒丸**己《太平圣惠方》

【主治】妇人咳嗽不止，痰毒壅滞，心胸不利，咽喉噎塞。

【功效】下气化痰，宽胸止咳。

【药物及用量】诃黎勒皮一两　贝母三分　射干三分　紫菀（洗去苗土）三分　桂心三分　紫苏子（微炒）三分　前胡（去芦头）三分　桔梗（去芦头）三分　木通（锉）三分　皂荚子仁（微炒）一两　郁李仁（汤浸去皮，微炒，别研入）一两半

【用法】上一十一味，捣细罗为末，研入郁李仁令匀，炼蜜和捣三百五杵，丸如梧桐子大，每服不拘时，以生姜汤下二十丸。

◆**诃黎勒丸**庚《太平圣惠方》

【主治】水谷痢，腹胁虚胀，时复疼痛，不欲饮食。

【功效】温中健脾涩肠。

【药物及用量】诃黎勒（煨，用皮）一两　干姜（炮裂，锉）三分　当归（锉，微炒）一两　黄连（去须，微炒）一两　白术一两　木香三分　厚朴（去粗皮，涂生姜汁，炙令香熟）一两

【用法】上七味，捣罗为末，炼蜜和捣二三百杵，丸如梧桐子大，每服不拘时，以粥饮下三十丸。

◆**诃黎勒丸**辛《太平圣惠方》

【主治】痢后虚羸，不欲饮食。

【功效】温中，健脾，涩肠。

【药物及用量】诃黎勒（煨，用皮）一两　木香半两　肉豆蔻（去壳）一两　当归（锉，微炒）一两　干姜（炮裂，锉）一两　白芍一两　桂心半两　缩砂（去皮）一两　陈橘皮（汤浸，去白瓤，焙）三分　白术一两　厚朴（去粗皮，涂生姜汁，炙令香熟）一两

【用法】上一十一味，捣罗为末，煮枣瓤和捣二三百杵，丸如梧桐子大，每服不拘时，以姜枣汤下三十丸。

◆**诃黎勒丸**甲《圣济总录》

【主治】腹痛虚滑，里急后重，心胸痞闷逆满，或伤冷暴泻，手足厥冷，脉息沉伏。

【功效】温中，涩肠，止泻。

【药物及用量】诃黎勒（炮、去核）一两　肉豆蔻（去壳）半两　白矾（熬令汁枯）一两　木香半两　龙骨二两　乌头（炮裂，去皮、脐）　缩砂仁各一两

【用法】上七味，捣罗为末，粟米粥和为丸，如梧桐子大，每服二十丸，食前，粟米饮下。

◆**诃黎勒丸**乙《圣济总录》

【主治】五泻痢。

【功效】温中，涩肠，止泻。

【药物及用量】诃黎勒（半生半煨，并去核）　肉豆蔻（去壳）　木香各三分　干姜（炮）　甘草（炙，锉）各半两

【用法】上五味，捣罗为末，煮醋糊和丸，如梧桐子大，每服二十丸至三十丸，米饮下。

◆**诃黎勒散**《金匮要略》

【主治】气痢。

【功效】调中下气，涩肠止痢。

【药物及用量】诃黎勒十枚（煨）

【用法】为散，粥饮和顿服。

◆**诃黎勒散**甲《太平圣惠方》

【主治】小儿宿食不化，少欲饮食，四肢消瘦，腹胁多胀者。

【功效】温中消积，健脾行气。

【药物及用量】诃黎勒皮三分　人参　白术　麦蘖（炒令微黄）　陈橘皮（去白）　槟榔各五钱　甘草一分（炙微赤）

【用法】捣粗罗为散，每服一钱，清水一小盏，煎至五分，去滓温服，一日四五次，量儿大小加减。

◆**诃黎勒散**乙《太平圣惠方》

【主治】妇人血风气攻。脾胃腹胁满闷，四肢烦疼，或时痰逆，不下饮食。

【功效】温中利气，通经祛湿。

【药物及用量】诃黎勒皮、陈橘皮（去白）各一两　半夏（汤洗七次，切片）　人

参（去芦） 桂心 白术（去芦） 细辛（去苗土） 当归（炒，去芦） 甘草（炙）各五钱 藿香 赤茯苓（去皮） 芎䓖各七钱五分

【用法】㕮咀，每服五钱，清水一中盏半，加生姜七片，煎至一大盏，去滓，不拘时温服。

◆**诃黎勒散**丙《太平圣惠方》

【主治】妊娠心腹胀满，气冲胸膈，烦闷，四肢少力，不思饮食。

【功效】健脾消滞，除胀除烦。

【药物及用量】诃黎勒 赤茯苓 前胡各一两 陈皮 大腹皮 桑白皮各七钱五分 枳壳 川芎 白术各五钱

【用法】研为粗末，每服四钱，清水一盏半，加生姜三片，大枣一个，煎至七分，去滓，不拘时温服。

◆**诃黎勒散**丁《太平圣惠方》

【主治】霍乱吐泻，心腹胀满，脾胃虚弱，四肢逆冷。

【功效】顺气利膈，温补脾胃。

【药物及用量】诃黎勒皮一两（微煨） 白茯苓一两 桂心一两 厚朴（去粗皮，涂生姜汁，炙令香熟）二两 陈橘皮（汤浸，去白瓤，焙）一两 甘草（炙微赤，锉）一分

【用法】上六味，捣筛为散，每服四钱，以水一中盏，入枣三枚，生姜半分，煎至六分，去滓，热服，不拘时。

◆**诃黎勒散**戊《太平圣惠方》

【主治】产后脾胃伤冷，呕逆，不下饮食，四肢微冷，腹胁痞满。

【功效】温中健脾，理气止呕。

【药物及用量】诃黎勒皮三分 陈橘皮（汤浸，去白瓤，焙）一两 甘草（炙微赤，锉）一分 桂心 当归（锉，微炒） 丁香 藿香 木香 白术 附子（炮裂，去皮、脐） 干姜（炮裂，锉）各半两

【用法】上一十味，捣粗罗为散，每服三钱，以水一中盏，入枣二枚，煎至六分，去滓，稍热服，不拘时。

◆**诃黎勒散**己《太平圣惠方》

【主治】咳嗽短气，腹胁痛。

【功效】补肺止咳，理气止痛。

【药物及用量】诃黎勒皮三分 陈橘皮（汤浸，去白瓤，焙）三分 人参（去芦头）一两 桔梗（去芦头）三分 吴茱萸（汤浸七遍，焙干，微炒）半两 甘草半两（炙微赤，锉） 杏仁（汤浸，去皮尖、双仁，麸炒微黄）三分

【用法】上七味，捣筛为散，每服三钱，以水一中盏，入生姜半分，煎至六分，去滓，温服，不拘时。

◆**诃黎勒散**庚《太平圣惠方》

【主治】心膈冷滞，痰饮呕逆，不下饮食，四肢不和。

【功效】理气化痰，和胃消食。

【药物及用量】诃黎勒皮三分 厚朴一两 人参三分 白术三分 半夏一两 桂心一两 陈橘皮三分 甘草半两 干姜半两

【用法】上九味，捣筛为散，每服五钱，以水一大盏，入生姜半分，枣三枚，煎至五分，去滓，温服，不拘时。

◆**诃黎散**《普济方》

【主治】劳嗽上气。

【功效】消积祛寒。

【药物及用量】诃黎勒皮 赤茯苓各二两 槟榔 当归（炒） 大黄（炒）各一两 吴茱萸（汤泡七次） 木香各五钱

【用法】㕮咀，每服三钱，加生姜三片，清水一盏，煎至六分，温服。

◆**诃黎勒粥**《太平圣惠方》

【主治】脾胃气不和，宿食不化。

【功效】利气补虚和胃。

【药物及用量】诃黎勒（煨，用皮，捣罗为末）二枚 粟米二合

【用法】上二味以水二大盏，煎取一大盏，下米煮粥，入少盐，空心食之。

◆**进食丸**《太平圣惠方》

【主治】小儿乳食不消，心腹胀满，烦热喘急，呕吐痰热，肠鸣泄泻，下痢赤白，腹痛后重，食癥乳痞，痃气痞结。

【功效】消积止泻。

【药物及用量】巴豆霜一钱二分（一作一钱） 当归（米汁浸一宿，炒） 朱砂

（另研，一作三钱）　代赭石（煅，醋淬七次）　枳壳（炒去白）　木香各五钱　麝香（另研）五分

【炮制】共研末，面糊为丸，如麻子大。

【用法】一岁儿一丸，食后温米饮送下，更量虚实加减。

◆**进食散**《苏沈良方》

【主治】脾胃虚寒，不思饮食及久病脾虚不能食。

【功效】温中理气。

【药物及用量】青皮　陈皮粉　草桂心　高良姜各二钱五分　川乌头（炮，去皮尖）　草豆蔻仁各三枚　诃子（去核）五枚

【用法】研为细末，每服一钱，清水一盏，加生姜三片，煎至七分，温服。

◆**进食散**《严氏济生方》

【主治】脾胃虚寒，或为生冷所伤，或为七情所扰，胸膈痞塞，不思饮食，痰逆恶心，大便溏泄。

【功效】温补脾胃。

【药物及用量】半夏曲　肉豆蔻（面煨）　草果仁　高良姜（炒）　麦蘖（炒）　附子（炮，去皮尖）　丁香　厚朴（去皮，姜炒）　陈皮（去白）各二两（《医方集成》《南北经验方》《永类钤方》各一两）　人参（去芦）　青皮（去白）　甘草（炙）各半两

【用法】上一十二味，㕮咀，每服四钱，水一盏，姜五片，枣一枚，煎，温服，不拘时。

◆**进食散**《太平惠民和剂局方》

【主治】脾胃虚冷，不思饮食及久病人脾虚全不食者。

【功效】温补脾胃，消食。

【药物及用量】草果肉（得效方去草果肉，用草豆蔻三个，去皮）　川乌（炮）各三个　青皮（去瓤）　陈皮（去白）　高良姜（薄切炒）　肉桂（去外皮）　甘草（炙）各一分　诃子（煨，去核）五个

【用法】上八味为末，每服二钱，水一大盏，生姜五片，煎七分，食前服。

◆**进食散**《朱氏集验方》

【主治】腹胀吐逆。

【功效】和胃运脾。

【药物及用量】青皮　陈皮　甘草　肉桂　附子（炮）　草果子　诃子　良姜　白姜

【用法】上九味等量，㕮咀，生姜三片，枣子一枚，水一盏半，煎至一盏，空心，一日三服。

◆**进灵丹**《证治准绳》

【主治】目内外障。

【功效】除障明目。

【药物及用量】防风　石决明　威灵仙　蕤仁　蛤粉　谷精草　枸杞子　苍术　甘草　菊花各一两

【炮制】研为末，用雄猪肝一具，竹刀劈开去膜，擂极烂，和药为丸，如绿豆大。

【用法】每服三十丸，盐汤送下。

◆**杨枝汤**《杂病源流犀烛》

【主治】腹满痞坚如石，积年不损。

【功效】行滞，消痞。

【药物及用量】白杨木枝（东行者）

【用法】去粗皮，避风锉细，五升炒黄，以酒五升淋旋，用绢袋盛渣，还酒中，密封。再一宿，每服一合，一日二次。

◆**杨梅一剂散**《外科大成》

【主治】杨梅疮，元气充实者。

【功效】宣壅，解毒，泻热。

【药物及用量】麻黄一两（蜜炙）　威灵仙八钱　大黄七钱　羌活　白芷　皂角刺　金银花　穿山甲（炙研）　蝉蜕各五钱　防风三钱

【用法】山羊肉一斤，河水煮熟，取清汤二碗，用黄酒一碗，将药煎至一碗。空腹时将羊肉淡食令饮，随后服药，盖被出汗避风。

◆**杨上寄生散**《太平圣惠方》

【主治】风邪所攻，志意不乐，身体拘急。

【功效】祛风化痰。

【药物及用量】杨上寄生一两　白术一两　桂心半两　茵芋半两　防风半两（去芦

头）　柏子仁半两　石菖蒲半两　细辛半两　附子半两（炮裂，去皮、脐）　干姜半两　羌活半两　甘草半两（炙微赤，锉）

【用法】上一十二味，捣粗罗为散，每服三钱，以水一中盏，煎至六分，去滓，不拘时，稍热服。

◆**极效膏**《疡医大全》

【主治】一切疮毒，痈疽。

【功效】消肿散滞，和血解毒。

【药物及用量】川乌　草乌　玄参　大黄　生地黄　杏仁　当归　赤芍　金银花　白芷各一两二钱

【炮制】用麻油一斤四两浸药，慢火熬，加桃枝、柳枝、槐枝、桑枝、榆皮各十寸，熬枯去滓，复熬至滴水成珠为度。再加银朱一两，铜绿八钱，水粉四两，入油搅匀熬黑，再加黄蜡、白蜡各一两化匀，再加松香收之，老嫩得宜。入水看，拔出火毒。

【用法】每用少许，摊贴患处。

◆**肠风黑神散**《太平惠民和剂局方》

【主治】肠风下血，腹疼后重，或肛门脱出。

【功效】收敛，清肠，止血。

【药物及用量】败棕（烧）　木馒头（烧）　乌梅（去核）　粉草（炙）各一钱

【用法】清水煎服，若病久中气虚弱者，必用培补脾胃为主。

◆**肠风黑散**《太平惠民和剂局方》

【主治】脏毒下血。

【功效】祛风，和血，解毒。

【药物及用量】荆芥（烧）　枳壳（炒）各二两　乱发　槐花　槐角　猬皮（炙）　甘草（炙）各一两五钱

【用法】同入瓷瓶内，黄泥固济，烧存三分性，出火气，同枳壳炙研为末，每服二钱，食前温酒调下，水煎亦可。

◆**肠风黑散**《太平惠民和剂局方》

【主治】荣卫气虚，风邪冷气，进袭脏腑之内，或食生冷，或啖炙煿，或饮酒过度，积热肠间，致使肠胃虚弱，糟粕不聚，大便鲜血，脐腹疼痛，里急后重，或肛门脱出，或久患酒痢，大便频并。

【功效】涩肠，止痢。

【药物及用量】木馒头（烧）　败棕（烧）　乌梅（去核）　甘草（炙）各二两

【用法】上四味，为细末，每服二钱，水一盏，煎至七分，空心温服。

◆**肠宁汤**《傅青主女科》

【主治】妇人产后亡血过多，血虚少腹疼痛，按之即止。

【功效】养血安肠。

【药物及用量】当归（酒洗）　熟地黄（九蒸）各一两　人参　麦门冬（去心）　阿胶（蛤粉炒）　山药（炒）各三钱　续断二钱　甘草一钱　肉桂二分（去粗皮，研）

【用法】清水煎服，一剂疼轻，二剂痛止，多服更宜。

◆**苇茎汤**《外台秘要》

【主治】肺痈。

【功效】清肺，化湿，消瘀，解毒。

【药物及用量】苇茎二升（一作三升）　薏苡仁（炒）　丝瓜瓣各五合　桃仁（去皮尖炒研）五十粒

【用法】清水一斗，先煮苇茎得五升，去滓，纳诸药，煮取二升。服一升，再服当吐如脓。

◆**补中丸**《袖珍方》

【主治】妇人虚损诸疾。

【功效】温中补气。

【药物及用量】白术　地黄各一两　川芎　白芍　当归　黄芪　人参　陈皮各五钱

【炮制】共研细末，炼蜜为丸，如梧桐子大。

【用法】每服五七十丸，熟汤送下。

◆**补中地黄汤**《嵩崖尊生》

【主治】积劳，肾虚精浊，胫酸，腰背拘痛。

【功效】补中养血，化湿健身。

【药物及用量】人参　黄芪　当归　白术　茯苓　地黄　山茱萸　山药　泽泻　牡丹皮　升麻

【用法】加生姜、大枣，清水煎服。

◆**补中芎䓖汤**《杨氏家藏方》

【主治】风虚冷热，劳伤冲任，经水不调，崩中暴下，腰重里急，淋沥不断，妊娠胎动下血，小便频数，肢体烦倦，头晕目眩，不欲饮食及产后失血过多，虚羸腹痛。

【功效】补血，和中。

【药物及用量】川芎（蜜炙）　黄芪　甘草（炙）　吴茱萸（炮黄）　杜仲（炒）　熟地黄　人参各一两　当归　干姜（炮）各三两

【用法】每服三钱，清水一盅半，煎至一盅，空腹时服。

◆**补中益气汤**《内外伤辨》

【主治】脾胃气虚，发热，自汗出，渴喜温饮，少气懒言，体倦肢软，面色㿠白，大便稀溏，脉洪而虚，舌质淡，苔薄白。或气虚下陷，脱肛，子宫脱垂，久泻，久痢，久疟等，以及清阳下陷诸证。

【功效】补中益气，升阳举陷。

【药物及用量】黄芪一钱（蜜炙，一作一钱五分，一作八分，一作酒炒一钱，热甚者倍用）　人参三分（有嗽去之，气虚者可加至一钱）　甘草五分（炙，可加至一钱）　当归身（酒制，一作土炒，一作酒拌一钱，一作五分）　橘皮（一作五分，一作七分）　升麻　柴胡各二分（可加至三分）　白术三分（土炒，可加至五分，若胁下痛者有瘀血，可生用）

【用法】加生姜三片，大枣二枚，清水煎，去滓，空腹食远稍热服。

◆**补中益气汤**《傅青主女科》

【主治】产后中风，气不足，微满，误服耗气药成胀者。

【功效】补中消滞，养血宽中。

【药物及用量】人参　当归　白术各五分　川芎　白芍　莱菔子各四分　木香三分　白茯苓一钱

【用法】清水煎服。

◆**补中胜毒饼**《医学入门》

【主治】瘰疬马刀挟瘿，在足少阳、阳明部分，受心脾之邪而作。

【功效】补中解毒。

【药物及用量】黄芪　连翘各一钱　人参　陈皮　生地黄　熟地黄　白芍　当归各三分　甘草　升麻　柴胡　防风各五分

【炮制】共研细末，汤浸蒸饼调，捏做饼子，晒干，研如米粟大。

【用法】每服三钱，熟汤送下。

◆**补中汤**《兰室秘藏》

【主治】面黄多汗，目眦赤，咳嗽食少，腹痛，四肢沉重，两手脉短，右脉弦细兼涩，关脉虚。

【功效】补中化湿，升阳，消滞。

【药物及用量】升麻　柴胡各二钱　当归身二分　苍术　大麦蘖各五分　泽泻四分　五味子二十一粒　甘草八分（炙）　黄芪二钱五分　神曲三分　红花少许

【用法】分作二服，清水煎，食前服。

◆**补中汤**《卫生易简方》

【主治】霍乱，泄泻。

【功效】温中，化湿，涩肠。

【药物及用量】理中汤加橘红、茯苓各一两

【用法】与理中汤同，溏泄不已，加附子一两；不喜饮食，水谷不化者，再加缩砂仁一两。

◆**补中汤**《世医得效方》

【主治】月未满半产。

【功效】益气温中，行气活血。

【药物及用量】干姜（炮）　阿胶（锉，蛤粉炒）　芎䓖　五味子各一两　白术　黄芪（去芦，蜜水炙）　当归（去芦，酒浸）　赤芍各一两半　人参　木香（不见火）　杜仲（去皮，锉，炒）　甘草（炙）各半两

【用法】上一十二味锉散，每服四钱，水一盏半煎，通口服，不拘时。

◆**补元丸**《摄生众妙》

【主治】虚劳。六脉虚微，气血衰弱。

【功效】补虚乏，滋阴血。

【药物及用量】紫河车一具　牛膝（酒炒）　杜仲各二两　黄柏（酒制）　龟板（炙）各三两　陈皮一两

【炮制】共研细末，炼蜜为丸，如梧桐子大。

【用法】每服三钱，盐汤送下。冬，加干姜五钱；夏，加五味子（炒）一两。

◆**补元汤**《证治准绳》

【主治】小儿气有余，血不足，痘顶充满而根盘不聚，色不红活。

【功效】补气托毒，活血行滞。

【药物及用量】川芎　当归　白芍（酒炒）　熟地黄各一钱　紫草（酒洗）　红花（酒洗）各七分　陈皮　甘草各三分　白术（土炒）一钱五分

【用法】酒、水各半盏，加糯米五十粒，大枣二枚，煎服。

◆**补天大造丸**《万病回春》

【主治】虚烦之人房室过度，五心烦热。

【功效】壮元阳，滋肾水。

【药物及用量】紫河车一具（制）　熟地黄　当归（酒制）　茴香（酒制）　黄柏（酒制）　白术各二两　生地黄（酒炒）　牛膝（酒制）　天门冬　麦门冬　杜仲各一两五钱　五味子　枸杞子各七钱　陈皮　干姜各二钱　侧柏叶（向东枝者焙）二两

【炮制】共研细末，紫河车捣泥为丸，如梧桐子大。

【用法】每服一百丸，米饮或温酒送下，一日二次。

◆**补天大造丸**《奇方类编》

【主治】诸虚百损，五劳七伤，阴精干涸，阳事萎弱。

【功效】生精养血，益气安神，顺畅三焦，培填五脏，聪耳明目，益智子宁神，乌须黑发，固齿牢牙，润肌肤，壮筋骨，除腰痛，健步履，除诸疾。

【药物及用量】紫河车一具（长流水洗净，用乌铅匣拌蜂蜜八两，藏入匣中，仍将匣口烙没，隔水煮一炷香，候冷开出，石臼中捣烂，拌入诸药末中捶千下，烘脆重磨）　嫩鹿茸（醋炙）　虎胫骨（醋炙）　大龟板（醋炙）　补骨脂（盐酒拌炒）各二两　怀生地（九蒸九晒）八两　怀山药　山茱萸（酒洗，去核）　枸杞子　当归身（酒洗）各四两　白茯苓（乳拌三次，晒干）　泽泻（去毛）　牡丹皮（去骨，陈酒洗）　天门冬（去心）　麦门冬（去心）　辽五味　菟丝子（酒煮）　怀牛膝（去芦，酒洗）　川杜仲（去皮，酒炒）　淡苁蓉（酒浸）各三两（加人参尤妙）

【炮制】共磨细末，炼蜜为丸，如梧桐子大。

【用法】每服一百丸，空腹时温酒或盐汤送下。

◆**补心丸**《医学正传》（祖传方）

【主治】心虚手振。

【功效】补气血，镇心神。

【药物及用量】川芎䓖　全当归（酒洗）　生地黄各一两五钱　人参　甘草各一两　远志（去心）二两五钱　酸枣仁（炒）　柏子仁（去油）各三两　金箔二十片　麝香一钱　琥珀三钱　茯神（去皮木）七钱　朱砂（另研）　胆南星　半夏各五钱　石菖蒲六钱

【炮制】共研细末，蒸饼糊为丸，如绿豆大，朱砂为衣。

【用法】每服七八十丸，津唾咽下，或姜汤送下。

◆**补心丹**《赤水玄珠》

【主治】心气不足，惊悸健忘。

【功效】补心肺，清虚热，养气血。

【药物及用量】麦门冬二两五钱　远志（甘草汤煮）　石菖蒲　香附（童便浸）各二两　天门冬　瓜蒌根　白术　贝母　熟地黄　茯神　地骨皮各一两五钱　人参　川当归　牛膝　黄芪各一两　木通八钱

【炮制】共研细末，大枣肉为丸，如梧桐子大。

【用法】每服五十丸，温酒或龙眼汤送下。

◆**补心丹**《杂病源流犀烛》

【主治】心血亏虚，心悸怔忡，失眠梦遗。

【功效】滋阴养心。

【药物及用量】人参　丹参　玄参　天

门冬　麦门冬　生地黄　茯神　远志　酸枣仁　当归　朱砂　菖蒲　桔梗　柏子仁　五味子

【炮制】研为细末，水泛为丸，如梧桐子大。

【用法】每服三钱，熟汤送下。

◆**补心神效丸**《是斋百一选方》

【主治】中风不语，风痫涎潮，盗汗不止，猝暴心痛，虚烦发热吐血，乱梦失精，二便下血。

【功效】补心肺，养气血。

【药物及用量】黄芪（蜜炙，焙）　茯神（去木）　人参（去芦）　远志（去心）各四两　熟干地黄三两　柏子仁（另研）　酸枣仁（去壳）　五味子各二两　朱砂一两（另研）

【炮制】研为末，炼蜜和丸，如梧桐子大。

【用法】每服五十丸，米饮或温酒送下。

◆**补心汤**《世医得效方》

【主治】妇人阴中生疮，或痛或痒，如虫形状，淋沥脓水，阴蚀几尽。

【功效】养心，调气，理血，解毒。

【药物及用量】白茯苓　半夏（汤洗七次，去滑）　人参　前胡　川芎各三分　枳壳（去瓤，麸炒）　紫苏　桔梗　甘草（炙）　橘皮　干姜各五钱　当归一两三分　白芍二两　熟地黄一两五钱

【用法】锉散，每服四钱，清水一盏半，加生姜五片，大枣一枚，同煎食前服。

◆**补心汤**《杂病源流犀烛》

【主治】怵惕思虑，伤神涸血，心包络痛。

【功效】调气血，和经脉。

【药物及用量】人参　当归　茯苓　远志　地黄　甘草　柏子仁

【用法】清水煎服。

◆**补心汤**《圣济总录》

【主治】妇人心气不足，汗出烦闷，惊悸不宁。

【功效】益气养阴。

【药物及用量】麦门冬（去心，焙）三两　紫石英（研）一两一分　紫菀（去苗土）　肉桂（去粗皮）各二两　赤茯苓（去黑皮）　甘草（炙）各一两　人参　赤小豆三分

【用法】上八味，粗捣筛，每服三钱匕，以水一盏，入大枣二枚，擘，煎取七分，去滓，温服，日二服。

◆**补水宁神汤**《眼科审视瑶函》

【主治】神光自现证。

【功效】补心安神。

【药物及用量】熟地黄　生地黄各二钱　白芍　当归　麦冬（去心）　茯神各一钱五分　五味子三十粒　生甘草六分

【用法】清水二杯，煎至八分去滓，空腹时温服。

◆**补火丸**《医方考》

【主治】冷劳肉瘠，气血枯竭，齿落不已，四肢倦怠，语言不足者。

【功效】补命门火。

【药物及用量】石硫黄一斤　猪大肠二三尺

【炮制】将硫黄为末，实肠中，烂煮三时，取出去皮，蒸饼为丸，如梧桐子大。

【用法】每服十丸，熟汤送下，日渐加之。

◆**补火引水汤**《竹林女科》

【主治】产后肾水上泛，呕吐不利，真阳飞越。

【功效】补火利水。

【药物及用量】人参　白术　熟地黄　山茱萸　茯苓　附子　肉桂　车前

【用法】清水煎服。

◆**补本丸**《证治准绳类方》

【主治】恶痢久不效。

【功效】解湿毒，止痢。

【药物及用量】苍术　川椒（去目炒）各一两

【炮制】共研末，醋糊为丸，如梧桐子大，小儿丸如米粒大。

【用法】每服五十丸，食前熟汤送下。

◆**补肉膏**《杂病源流犀烛》

【主治】 跌仆闪挫，面伤青黑，伤重者。

【功效】 生肌长肉。

【药物及用量】 香油一两　黄蜡八钱　密陀僧五分　乳香　没药各一钱

【炮制】 研细熬膏，薄摊纸上。

【用法】 每用一个，贴于患处。

◆**补肌散**《医宗金鉴》

【主治】 因跌打砍磕而落去牙齿者。

【功效】 止血，除痛，辟风，续筋骨，生肌肉。

【药物及用量】 地黄苗　地菘　青蒿　苍耳苗　赤芍各五两（俱水煎取汁）　生艾汁三合

【炮制】 以前药汁拌石灰阴干，入黄丹三两，更杵为细末，须五月五日、七月七日午时修合。

【用法】 用药包封不可动，约十日可瘥，不肿不脓。

◆**补肌散**《杂病源流犀烛》

【主治】 跌仆闪挫伤齿。

【功效】 生肌，坚齿。

【药物及用量】 川椒五钱　天灵盖　红内硝　白芷各二钱

【用法】 为末，每用少许，掺于患处即安，或已落有血丝未断，掺齿龈间，亦可复牢。

◆**补血汤**《验方新编》

【主治】 七窍出血。

【功效】 补血和卫。

【药物及用量】 黄芪（炙）一两　当归五钱

【用法】 清水煎浓汁，加沉香五分（磨汁），童便一盏，冲服。

◆**补血荣筋丸**《张氏医通》

【主治】 肝衰筋缓，不得自收持。

【功效】 补血壮筋。

【药物及用量】 肉苁蓉（酒制）　菟丝子（酒煮，捣，焙）　天麻（煨）各二两　牛膝（酒煮）四两　鹿茸（酒炙）一对　熟地黄六两　木瓜（姜汁炒）　五味子各一两

【炮制】 共研末，炼蜜为丸，如梧桐子大。

【用法】 每服七十丸，空腹时人参汤、米汤临卧时温酒送下。

◆**补血养阴丸**《杂病源流犀烛》

【主治】 女痨。

【功效】 滋阴益血。

【药物及用量】 生地黄　牡丹皮　麦门冬　白芍　当归　牛膝　枸杞子　青蒿　茯苓　鳖甲　川续断　五味子

【炮制】 共研细末，益母膏为丸，如梧桐子大。

【用法】 每服五七十丸，熟汤送下。

◆**补肝丸**《圣济总录》

【主治】 目光昏暗，将成内障。

【功效】 疏肝泻热，祛风明目。

【药物及用量】 茺蔚子　青葙子　枸杞子　五味子　决明子　杏仁　茯苓（去皮）各一两　干地黄三两　菟丝子二两　淮山药　地骨皮（焙）　车前子　柏子仁　大黄　黄芩（去黑心）　黄连（去须）　人参　细辛　防风（去杈）　甘草（炙）各一两五钱

【炮制】 共研细末，炼蜜为丸，如梧桐子大。

【用法】 每服二十丸，加至三十丸，食后米饮送下。

◆**补肝丸**《眼科审视瑶函》

【主治】 玛瑙内障。

【功效】 清肝热，明眼目。

【药物及用量】 苍术（米泔水制）　熟地黄（焙干）　蝉蜕　车前子　川芎　当归身　连翘　夜明砂　羌活　龙胆草（酒洗）　菊花各等量

【炮制】 共研细末，米泔水煮猪肝，捣烂，入末为丸，如梧桐子大。

【用法】 每服五十丸，薄荷汤送下。

◆**补肝丸**《杂病源流犀烛》

【主治】 酒色过度，当胁一点痛不止，名干胁痛。

【功效】 祛风养肝。

【药物及用量】 川芎　当归　白芍　生

地黄　防风　羌活

【炮制】共研细末，炼蜜为丸，如梧桐子大。

【用法】每服三钱，熟汤送下。

◆**补肝散**《证类本草》

【主治】肝虚目疼，冷泪不止，筋脉痛及眼羞明怕日。

【功效】补肝明目。

【药物及用量】夏枯草五钱　香附子一两

【用法】研为末，每服一钱，不拘时腊茶调下。

◆**补肝散**《证治准绳》

【主治】肝肾二经气血亏损，胁胀作痛，或胁胀头眩，寒热发热，或身痛经不调。

【功效】补肝，益血，养筋。

【药物及用量】山茱萸肉　当归　五味子（炒，杵）　山药　黄芪（炒）　川芎　木瓜各五钱　熟地黄（炒）　白术各一钱　独活　酸枣仁（炒）各四钱（一作各四两）

【用法】研为末，每服五钱，加大枣，清水煎服。

◆**补肝散**甲《千金方》

【主治】目失明。

【功效】补肝明目。

【药物及用量】青羊肝（去膜，薄切，以火烧新瓦上炙干）一具　决明子一钱五分（一作五合）　蓼香（熬令香）一合

【用法】研为末，每服方寸匕，食后粥饮调下，一日二次，稍加至三匕，不过一二剂即愈，能久服一岁，可夜读细书。

◆**补肝散**乙《千金方》

【主治】左胁偏痛，宿食不消，并目昏䀮䀮风泪出，见物不审，遇风寒偏甚。

【功效】养肝明目，和血消积。

【药物及用量】山茱萸　桂心　薯蓣　天雄　茯苓　人参各五分　川芎　白术　独活　五加皮　大黄各七分　橘皮三分　防风　干姜　丹参　厚朴　细辛　桔梗各一两五钱　甘草　菊花各一两　贯众五钱　陈麦曲　大麦蘖各一升

【用法】研为末，每服方寸匕，温酒调下，一日二次，若食不消，食后服；若止痛，食前服。

◆**补肝散**《外台秘要》

【主治】积年失明，不识人。

【功效】养肝明目。

【药物及用量】蒺藜子（七月七日收，阴干）

【用法】捣为末，每服方寸匕，食后清水调下。

◆**补肝散**甲《秘传眼科龙木论》

【主治】心脏伏毒，热气壅在膈中。初患之时，微有头痛目眩，眼系常急，夜卧涩痛，泪出难开，时时如针刺，外障相似。

【功效】宣壅散寒。

【药物及用量】人参　茯苓　芎䓖、五味子　藁本各一两　细辛　茺蔚子各一两五钱

【用法】研为细末，每服一钱，空腹时米饮调下。

◆**补肝散**乙《秘传眼科龙木论》

【主治】肝风目暗内障，初患之时，眼朦昏暗，并无赤痛，内无翳膜。此是肾脏虚劳，肝气不足，眼前多生翳，数般形状，或黑或白，或黄或青，见物面形难辨。

【功效】疏肝祛风。

【药物及用量】羚羊角　防风各三两　人参　茯苓各二两　细辛　玄参　车前子　黄芩（炒）　羌活各一两

【用法】研为细末，每服一钱或一钱五分，食后米饮调下，筋脉枯涩加夏枯草。

◆**补肝散**《世医得效方》

【主治】肝肾俱虚，圆翳内障，黑珠上一点圆翳，日中见之差小，阴处见之则大白，或明或暗，视物不明，以泛药治之，转见黑花。

【功效】养肝明目。

【药物及用量】熟地黄　白茯苓　白菊花　细辛　甘草各七分　白芍一钱　柏子仁、防风各五分　北柴胡一钱五分

【用法】清水煎，食后服。

◆**补肝散**《证治准绳类方》

【主治】产后肝经血虚，气滞胁痛。

【功效】养血和肝。

【药物及用量】山茱萸　当归各二钱　五味子十粒　黄芪　独活各八分　川芎六分　熟地黄一钱五分　木瓜　白术　酸枣仁各一钱

【用法】加生姜一片，清水煎服。

◆**补肝汤**《兰室秘藏》

【主治】前阴冰冷并阴汗，两脚痿弱无力。

【功效】疏风祛湿，健脾消食。

【药物及用量】黄芪七分　人参　白茯苓　葛根各三分　甘草（炙）　苍术各五分　猪苓　升麻各四分　知母　柴胡　羌活　陈皮　当归身　防风　黄柏（炒）　泽泻　曲末　连翘各二分

【用法】清水二大盏，煎至一盏，空腹食前稍热服，忌酒\湿面。

◆**补肝汤**《千金方》

【主治】肝气不足，两胁下满，筋急不得太息，四肢厥冷，抢心腹痛，目不明了；及妇人心痛，乳痈，膝热消渴，爪甲枯，口面青者。

【功效】祛风散寒。

【药物及用量】山茱萸　甘草　桂心各一两　桃仁　细辛　柏子仁　茯苓　防风各三两　大枣二十四枚

【用法】㕮咀，清水九升，煮至五升去滓，分三服。

◆**补肝汤**甲《圣济总录》

【主治】肝虚，两胁满痛，筋脉拘急，不得喘息，眼目昏暗，面多青色。

【功效】宣壅，疏肝，明目。

【药物及用量】防风（去杈）　细辛（去苗）　柏子仁　白茯苓（去皮）　官桂（去粗皮）　蔓荆子（去浮皮）　山茱萸　净桃仁（汤浸，去皮尖、双仁，炒）　甘草（微炒）各等量

【用法】㕮咀，每服五钱，清水一盏半，加大枣二枚（擘破），煎至八分。不拘时温服，一日二次。

◆**补肝汤**乙《圣济总录》

【主治】肝痹，两胁下满，筋急不得太息，疝瘕四逆，抢心腹痛，目视不明者。

【功效】祛风湿，宣壅滞。

【药物及用量】乌头四枚（炮，去皮、脐）　附子二枚（炮，去皮、脐）　山茱萸（去核）　官桂（去粗皮）各七钱五分　薏苡仁　甘草（炙）　独活各五钱　白茯苓（去皮）一两二钱　柏子仁（另研）　防风（去杈）　细辛各二两

【用法】锉如麻豆大，入研药拌匀，每服五钱，清水一盏半，加大枣二枚（去核），煎至八分去滓，不拘时温服。

◆**补肝养荣汤**《赤水玄珠》

【主治】吐衄崩漏，肝家不能收摄荣气，使诸血失道妄行，致生血虚眩晕。

【功效】清肝养血。

【药物及用量】当归　川芎各二钱　芍药　熟地黄　陈皮各一钱五分　甘菊花一钱　甘草五分

【用法】清水二盅，煎至八分，食前服。若肾虚气不降者，去菊花，入补肾汤。

◆**补肺散**《世医得效方》

【主治】肺痈已吐出脓血。

【功效】补肺理伤。

【药物及用量】钟乳粉一两　白滑石二两

【用法】研为细末，每服三钱，米饮调下。

◆**补肺汤**《妇人大全良方》

【主治】妇人劳嗽。

【功效】补肺止咳。

【药物及用量】桑白皮　熟地黄各二两（《永类钤方》各三两）　人参（去芦）　紫菀　黄芪　川五味子各一两

【用法】上六味为细末，每服二钱，水一盏，煎至七分，入蜜少许，食后温服。

◆**补肺汤**《外台秘要》

【主治】肺胃虚寒咳嗽。

【功效】补肺化痰。

【药物及用量】五味子一钱　干姜　桂心　款冬花　麦门冬（去心）各三钱　桑白

皮（姜汁和蜜炙黄）二钱　大枣二枚（擘）　粳米二合

【用法】清水煮，分温三服。

◆补肺汤《三因极一病证方论》

【主治】肺气不足，咳嗽上气，胸满上迫，喉咽闭塞，短气喘喘，连唾不已，寒从背起，口中如含霜雪，语无音声。甚者唾血腥臭，干呕心烦，耳闻风雨声，皮毛瘁，面色白。

【功效】补肺气，清痰浊。

【药物及用量】钟乳石（碎如米粒）　桑白皮　麦门冬（去心）各三两　白石英（碎如米粒）　人参（去芦）　五味子（拣净）　肉桂（去粗皮）　款冬花（去梗）　紫菀（洗去土）各二两

【用法】研为粗末，每服四钱，清水二盏，加生姜五片，大枣一枚，粳米三十余粒，煎至一盏，食后温服。

◆补肺汤《普济方》

【主治】劳嗽，五脏亏损，晡热发热，自汗盗汗，唾痰喘逆。

【功效】补肺养血。

【药物及用量】桑白皮　熟地黄各二两　人参　紫菀　黄芪　五味子各一两

【用法】研为细末，每服二钱，清水一盏，加白蜜少许，食后温服。

◆补肺汤《妇人大全良方》

【主治】男子、妇人远年近日肺气咳嗽，上气喘急，喉中涎声，胸满气逆，坐卧不安，饮食不下及肺感寒邪，咳嗽声重，语音不出，鼻塞头昏。

【功效】益气养阴，敛肺止咳。

【药物及用量】罂粟壳（蜜炒）二两　人参　粉草（炙）各五钱　白术（一方无白术）　陈皮（去白）　茯苓（去皮）　杏仁（炒，去皮尖）　明阿胶（炒）　北五味子　桑白皮　薏苡仁　紫苏茎　百合　贝母（去心）　半夏曲　款冬花各一两

【用法】㕮咀，每服三钱，清水一盏半，加生姜三片，大枣二枚，乌梅半个（一作一个）。煎至一盏，临卧时温服。

◆补肺膏《续本事方》

【主治】喘嗽。

【功效】润肺祛痰。

【药物及用量】生地黄二斤　杏仁二两　生姜　白蜜各四两

【用法】共捣如泥，饭上蒸五七度，每服三匙，五更时咽下。

◆补胎汤《千金方》

【主治】妇人曾伤一月胎者，当预服此。

【功效】健脾胃，顺胎气。

【药物及用量】细辛一两　防风二两　干地黄　白术各三两　生姜四两　吴茱萸　大麦各五两　乌梅一升，（一方有人参一两）

【用法】㕮咀，清水七升，煮取二升五合，分作三服，食前服。寒多，倍细辛、茱萸；热多渴者，去细辛、茱萸，加瓜蒌根二两；若有所思，去大麦，加柏子仁三合。

◆补宫丸《杨氏家藏方》

【主治】妇人诸虚不足，久不妊娠，骨热形羸，腹痛下利，崩中带下。

【功效】补肾暖宫，益气养血，固崩止带。

【药物及用量】白薇　牡蛎　白芍　鹿角霜　山药　白术　白茯苓　乌贼鱼骨　白芷各等量

【炮制】共研细末，面糊为丸，如梧桐子大。

【用法】每服五十丸，空腹时米饮送下。

◆补宫丸《万氏女科》

【主治】赤白带下，妇人子宫虚寒，带下不止。

【功效】补下焦，暖子宫，止带。

【药物及用量】鹿角霜　茯苓　白术　白芍　白芷　牡蛎（煅，童便炒）　山药　龙骨（煅）　赤石脂各五钱　干姜（炒）二钱五分

【炮制】共研细末，醋煮为丸，如梧桐子大。

【用法】每服五十丸，空腹时米汤送下。

◆**补宫丸**《医方集成》

【主治】妇人诸虚不足，久不妊娠，骨热形瘦，崩中带下。

【功效】滋阴益气，调补冲任。

【药物及用量】鹿角霜　白术　白茯苓　香白芷　白薇　牡蛎（煅）　山药　白芍　乌贼鱼骨各等量

【用法】上九味为末，面糊丸，如梧桐子，每服五十丸，米饮空心送下。

◆**补气丸**《证治准绳》

【主治】气虚。

【功效】补肺，益胃。

【药物及用量】麦门冬　人参各三钱　橘红　桔梗　甘草（炙）各五钱　五味子二十一粒

【炮制】共研极细末，水浸油饼为丸，如鸡头子大。

【用法】每服一丸，细嚼，津唾咽下。

◆**补气升阳和中汤**《兰室秘藏》

【主治】风热下陷，阳气不行，闭目则浑身麻木，昼减而夜甚，觉而开目，则麻木渐退，久则绝止，常开其目，此证不作。惧其麻木不敢合眼，致不得眠，身不昏重，时有痰嗽，觉胸中常似有痰而不利时，烦躁，气短促而喘，诊得六脉俱中得弦洪缓相合，按之无力。

【功效】升阳补气。

【药物及用量】黄芪五钱　人参　白芍各三钱　甘草（炙）　佛耳草各四钱　陈皮　当归身　白术各二钱　草豆蔻　苍术各一钱五分　生甘草根　黄柏（酒洗）　白茯苓　泽泻　升麻　柴胡各一钱

【用法】每服三钱，清水二大盏，煎至一盏去滓，早饭后午饭前稍热服。

◆**补气升肠饮**《傅青主女科》

【主治】产妇气虚，肠下不收。

【功效】补气收脱。

【药物及用量】人参（去芦）　生黄芪　当归（酒洗）各一两　白术五钱（土炒）　川芎三钱（酒洗）　升麻一分

【用法】清水煎，服一剂肠升。

◆**补气生血汤**《古今医鉴》

【主治】疮疡溃烂，气血虚弱，不能收敛。

【功效】补气，和血，解毒。

【药物及用量】人参　白术　茯苓　白芍　当归　陈皮　香附　贝母　熟地黄　桔梗　甘草各一钱

【用法】水酒煎服。

◆**补气固经丸**《女科玉尺》

【主治】妇人气虚不能摄血，经水来而不止者。

【功效】补气摄血。

【药物及用量】人参　甘草（炙）　茯苓　白术　黄芪　砂仁

【炮制】研为细末，水泛为丸，如梧桐子大。

【用法】每服五十丸，熟汤送下。

◆**补气汤**《兰室秘藏》

【主治】年少时气弱，常于气海、三里灸之，节次灸五七十壮，至年老添热厥头痛，虽冬天大寒，犹喜寒风，其头痛则愈。微来暖处，或见烟火，其痛复作，五七年不愈者，服清上泻火汤后用此方。

【功效】补气。

【药物及用量】黄芪八分　当归身　甘草（炙）各二钱　柴胡　升麻各二分　细辛少许　麻黄（炒）　苦丁香各一钱五分（一方无柴胡、苦丁香，有木香）

【用法】清水煎服。

◆**补气解晕汤**《傅青主女科》

【主治】产妇气血气虚血晕。

【功效】补气养血祛风。

【药物及用量】人参　生黄芪　当归（酒洗）各一两　荆芥穗三钱（炒黑）　姜炭一钱

【用法】清水煎，服一剂晕止，二剂心定，三剂血生，四剂血旺，不复再晕。

◆**补气运脾汤**《证治准绳》

【主治】中气不运，噎塞。

【功效】补气，健脾，行气助运。

【药物及用量】人参二钱　白术三钱　橘红　茯苓各一钱五分　黄芪一钱（蜜炙）

砂仁八分　甘草四分（炙）　半夏曲一钱

【用法】清水二盅，加生姜一片，大枣一枚，煎至八分，食远服，无疾去半夏曲。

◆补气养荣汤《傅青主女科》

【主治】产后气短促，血块不痛。

【功效】补气，养血。

【药物及用量】黄芪　白术各一钱　当归四钱　人参三钱　陈皮　甘草（炙）黑姜各四分　熟地黄　川芎各二钱

【用法】清水煎服。

◆补气泻荣汤《东垣试效方》

【主治】疠风，满面连须极痒，眉毛脱落。

【功效】祛风，泻热，消瘀，解毒。

【药物及用量】升麻　连翘（去心）各六分　苏木　当归　全蝎　地龙（酒炒，去土）　黄连　黄芪各五分（一作各三分）生甘草一分五厘（一作一分）　白豆蔻　人参各二分　生黄芩　生黄各四分　桃仁（研泥）三粒　桔梗五分　麝香（炒）五厘　梧桐泪一分　水蛭（炒令烟尽）三条　虻虫（去翅足，微炒）三个

【用法】锉如麻豆大，除连翘另锉，梧桐泪研，白豆蔻、麝香、虻虫、水蛭均为细末，皆另放。余作一服，清水二大盏，酒一匙，入连翘煎至一盏六分，再入梧桐泪、白豆蔻、麝香三味，上火煎一二沸去滓，早饭后午饭前稍热服，忌食酒湿面生冷硬物。

◆补益丸《医学纲目》

【主治】痿证。

【功效】健胃，益脾，养血，荣筋。

【药物及用量】白术二两　生地黄（酒浸）一两五钱　龟板（酒浸炙）　锁阳（酒浸）　当归身（酒浸）　陈皮　杜牛膝（酒浸）　白芍（酒浸）　菟丝子（酒蒸熟，研如糊，入余药末晒干）各一两　干姜七钱五分　黄柏（炒）　虎胫骨（酒炙）　茯苓各五钱　五味子二钱　甘草（炙）一钱

【炮制】共研末，紫河车为丸，如梧桐子大。

【用法】每服五十丸，熟汤送下，如无紫河车，则以猪脑骨髓代之。

◆补益杞圆酒《中国医学大辞典》

【主治】五脏邪气，七情劳伤，致心痛烦渴，神志不宁者。

【功效】开胃益脾，滋肾润肺。

【药物及用量】枸杞子　龙眼肉各等量

【用法】制酒服之。

◆补益肾肝丸《兰室秘藏》

【主治】目中流火，视物昏花，耳聋耳鸣，困倦乏力，寝汗恶风，行步不正，两足欹侧，卧而多惊，脚膝无力，腰以下消瘦。

【功效】祛风，利湿。

【药物及用量】柴胡　羌活　生地黄　苦参（炒）　防己（炒）各五分　附子（炮）　肉桂各一钱　当归二钱

【炮制】研为细末，熟水和丸，如鸡头子大。

【用法】每服五十丸，熟汤送下。

◆补益膏《杂病源流犀烛》

【主治】跌打损伤一月之后。

【功效】补气血，退虚热。

【药物及用量】人参　茯苓　山药　熟地黄　当归　地骨皮

【炮制】熬膏密收。

【用法】每服一匙，熟汤点下。

◆补益阿胶丸《太平圣惠方》

【主治】产后恶露不下，四肢虚羸乏力，不能饮食。

【功效】养血益气活血。

【药物及用量】阿胶（捣碎，炒令黄燥）一两　熟干地黄二两　牛膝（烧灰）一两半　黄芪一两　人参（去芦头）半两　白术半两　柏子仁一两　芎䓖三分　赤石脂一两　艾叶（微炒）三分　当归（锉，微炒）三分　续断三分

【用法】上一十二味，捣罗为末，炼蜜和捣二三百杵，丸如梧桐子大，每服食前服，以粥饮下三十丸。

◆补益调中饮《圣济总录》

【主治】妇人曾伤三月四月胎。

【功效】调和气血。

【药物及用量】芍药（锉，炒） 当归（切，焙） 厚朴（去粗皮，生姜汁炙） 续断 芎䓖（锉） 白术（微炒） 柴胡（去苗） 李根白皮（生，锉，焙干） 乌梅（去核） 枳壳（去瓤，麸炒）各一两

【用法】上一十味，粗捣筛，每服五钱匕，以水一盏半，煎至八分，去滓，温服。

◆**补真丸**《严氏济生方》

【主治】房劳过度，真阳衰微，坎火不温，不能上蒸脾土，冲和失布，中州不运，以致饮食不进，胸膈痞满，或不食而胀满，或已食而不消，大腑疟泄。

【功效】扶真火，健脾胃。

【药物及用量】肉苁蓉（酒浸，焙） 胡芦巴（炒） 附子（炮，去皮） 阳起石（煅） 肉豆蔻（面裹，煨） 菟丝子（洗净，汤浸蒸） 川乌（炮，去皮） 沉香 五味子各五钱 鹿茸（酒浸，炒） 巴戟（去心） 钟乳粉各一两

【炮制】研为细末，羊腰子二对（治如食法），葱、椒、酒煮捣烂，入酒糊丸，如梧桐子大。

【用法】每服七十丸，空腹时米饮或盐汤送下。

◆**补真玉露丸**《卫生宝鉴》

【主治】阳虚阴盛，精脱淫泺胫酸。

【功效】固精止脱。

【药物及用量】白茯苓（去皮） 白龙骨（水飞） 菟丝子（酒浸） 韭子（酒浸炒）各等量

【炮制】共研末，醋糊或炼蜜为丸，如梧桐子大，须火日修合。

【用法】每服五十丸，空腹食前温酒或盐汤送下，待少时以美膳压之。

◆**补真润肠汤**《兰室秘藏》

【主治】白带下，阴户中痛，控心而急痛，身黄皮缓，身重如山，阴中如冰。

【功效】祛寒湿。

【药物及用量】柴胡一钱二分 高良姜二钱 白葵花七朵 防风 郁李仁 干姜 甘草各一钱 陈皮 生黄芩各五分

【用法】研为细末，清水二盏，煎至一盏，去滓，食前热服。

◆**补骨四物汤**《女科玉尺》

【主治】产后腿痛。

【功效】补血养络。

【药物及用量】四物汤第一方加川乌、茜草、菖蒲。

【用法】清水煎服。

◆**补骨脂丸**甲《奇效良方》

【主治】腰痛不可忍。

【功效】健肾，补腰。

【药物及用量】补骨脂二两（酒浸一宿，麸炒） 杏仁（汤泡，去皮尖） 桃仁（泡，去皮尖）各一两

【炮制】研为末和匀，以浸药酒，煮面糊和丸，如梧桐子大。

【用法】每服五十丸，空腹时盐汤或盐酒送下。

◆**补骨脂丸**乙《奇效良方》

【主治】腰脚疼痛不止。

【功效】健肾，补腰。

【药物及用量】补骨脂（微炒） 牛膝（去苗）各三两 骨碎补一两 桂心一两五钱 槟榔 安息香（入胡桃仁，捣熟）各二两

【炮制】研为细末，炼蜜入安息香和捣丸，如梧桐子大。

【用法】每服十丸至二十丸，空腹时温酒送下。

◆**补骨散**《疡科选粹》

【主治】跌仆，骨筋损伤。

【功效】补骨续筋。

【药物及用量】古钱二百文

【炮制】铜丝穿桑柴烧红，米醋淬七八十次，取碗底沉下铜锈屑，就以醋洗净，炭灰瓷瓶收贮。

【用法】以黑雄鸡一只，清水煮熟，去肉用骨，醋炙为末，加乳香、没药各一两（研），铜屑亦研细和匀，取患人顶心发一缕，烧灰和药末二分五厘，温酒调下，止一服，如吐再一服，痛止不可再用。但终身忌食荸荠。一法各末各自收贮，临时配

合，每用鸡骨一分，乳香、没药各六厘，铜末三厘为妙，或作丸临时酒化服亦可。

◆**补脬丸**（陈梦琴方）

【主治】与补脬饮同。

【功效】理损补脬。

【药物及用量】生黄丝绢　白及　黄蜡　明矾　琥珀

【炮制】共研细末，水捶为丸，如梧桐子大。

【用法】猪脬一个，煎汤送下。

◆**补脬饮**《校注妇人良方》

【主治】产妇胎破，小便淋沥。

【功效】理损补脬。

【药物及用量】生黄丝绢（剪碎）一尺　白牡丹根皮（用十叶者，研为末）　白及（研为末）各一钱

【用法】清水一碗，煮至绢烂如饧，木棰研匀，空腹时炖服。服时不得作声，作声则不效。

◆**补阴八珍汤**《外科枢要》

【主治】瘰疬等疮，属足三阴虚，不能溃敛，或内热晡热，肌体消瘦。

【功效】补阴，养血。

【药物及用量】当归　川芎　熟地黄　芍药　人参　白术　茯苓　甘草　黄柏（酒炒黑）　知母（酒炒）各七分

【用法】清水煎服。

◆**补阴丸**《杂病源流犀烛》

【主治】咳血，阴虚，火动，痰不下降，先见红而后痰嗽者。

【功效】补阴，益肺，滋阴，凉血。

【药物及用量】败龟板（酒炙）　黄柏（酒炒）　知母　侧柏叶　枸杞子　五味子　杜仲（姜汁炒去丝）　砂仁各等量　甘草减半

【炮制】共研末，猪脊髓加地黄膏为丸，如梧桐子大。

【用法】每服三四钱，熟汤送下。

◆**补阴丸**《丹溪心法》

【主治】咳血，阴虚，火动，痰不下降，先见红而后痰嗽者。

【功效】滋阴降火，强壮筋骨。

【药物及用量】黄柏（盐酒拌，炒）　知母（盐酒拌，炒）　熟地黄　龟板（醋炙）各四两　白芍（煨）　陈皮　牛膝（酒浸）各二两　虎胫骨（醋炙）　锁阳（酒浸，酥炙）　当归（酒洗）各一两五钱　干姜（冬月加之）五钱五分

【炮制】共研末，酒煮羯羊肉为丸，如梧桐子大。

【用法】每服三四钱，盐汤送下。

◆**补阴泻火汤**《医便方》

【主治】阳强。

【功效】滋阴降火。

【药物及用量】白芍　白术　当归各一钱三分　熟地黄　川芎　知母（蜜炙）　天门冬各一钱　黄柏（蜜炒）　陈皮各七分　甘草（炙）　生地黄（酒炒）各五分　干姜（炒）三分　生姜三片

【用法】清水煎服。

◆**补阴丹**《施圆端效方》

【主治】妇人血气俱虚，四肢困热，骨节烦疼。

【功效】养血生津。

【药物及用量】熟地黄（焙）　生地黄（焙）　乌梅肉（焙）各二两　川芎三钱

【用法】上四味为细末，炼蜜为丸，如弹子大，每服一丸，麦蘖汤化下，不拘时，日进三服。

◆**补劳人参丸**《银海精微》

【主治】小儿赤脉传睛，心虚，心神恍惚。

【功效】补肝肾。

【药物及用量】人参　茯苓　附子（制）　甘菊花　续断　远志肉　甘草（炙）各一两

【炮制】共研细末，炼蜜为丸，如弹子大。

【用法】每服一丸，食后细嚼，桔梗汤送下。

◆**补筋丸**《医宗金鉴》

【主治】跌仆踒闪，筋翻筋挛，筋胀筋粗，筋聚骨错，血脉壅滞，宣肿青紫疼痛。

【功效】通血脉，宣壅滞，养筋骨，益气血。

【药物及用量】五加皮　蛇床子　沉香　丁香　川牛膝　白云苓　白莲蕊　肉苁蓉　菟丝子　当归（酒洗）　熟地黄　牡丹皮　宣木瓜各一两　怀山药八钱　人参　广木香各三钱

【炮制】共研细末，炼蜜为丸，如弹子大，每重三钱。

【用法】每服一丸，无灰酒送下。

◆**补脾胃泻阴火升阳汤**《脾胃论》

【主治】饮食伤胃，劳倦伤脾，火邪乘之而生大热。

【功效】健胃祛湿，升阳泻火。

【药物及用量】黄芪　苍术（米泔水浸，炒）　甘草（炙）　羌活各一两　升麻八钱　柴胡一两五钱　黄连（酒炒）五钱　黄芩（炒）　人参各七钱　石膏（长夏微用，过时去之）少许

【用法】每服五钱，加生姜大枣，清水煎服。

◆**补脾益真汤**《小儿病源方论》

【主治】小儿胎禀怯弱，外实里虚，因呕吐乳奶，粪便青色而成慢惊风。气逆涎潮，眼珠直视，四肢抽搐，或因变蒸客忤而作，或因持拘惊吓而作，或因误服镇心寒凉药而作。

【功效】健脾胃，通经络。

【药物及用量】木香　当归　人参　黄芪　丁香　诃子皮　陈皮　厚朴　甘草（炙）　肉豆蔻（面裹，煨）　草果　茯苓　白术　桂枝　半夏（汤泡）　附子（炮）各五钱（一方无当归、黄芪）

【用法】㕮咀，每服三钱，清水一盏半，加全蝎（炒）一枚，生姜一二片，大枣一枚，煎至六分。空腹时稍热服，服讫，揉其心腹，以助药力，候一时，方与乳食。

◆**补脾丸**《是斋百一选方》

【主治】滑泄。

【功效】温中健脾消食。

【药物及用量】白术　赤石脂　肉豆蔻（面包，煨）　川厚朴（去粗皮，姜汁涂炙）　川白姜（炮）各一两　荜茇（炒）　神曲（炒）　麦糵（炒）　附子（炮，去皮、脐）各半两

【用法】上为细末，醋糊为丸，如梧桐子大，早晚食前，各五十丸，陈米饮下。

◆**补脾散**《三因极一病证方论》

【主治】脾泻不止，食积不消，癥瘕块结，大肠滑泄，脏毒下利，腹痛肠鸣。

【功效】温中健脾消食。

【药物及用量】麦糵（炒）三两　神曲（炒）二两　茴香（炒）　草果（逐介用熟面裹煨）　厚朴制　干姜（炮）　陈皮各一两　木香（生）半两　甘草（炙）半两

【用法】上九味，为末，脾泄泻，诃子汤入盐调下二钱。脾虚肠鸣，气不和，泻不止，炒姜酒调下。常服，盐汤点，空心食前服。

◆**补脾汤**《三因极一病证方论》

【主治】脾胃虚寒，泄泻腹满，气逆呕吐，饮食不消。

【功效】温补脾胃，除胀。

【药物及用量】人参　茯苓　草果（去皮）　干姜（炮）各一两　麦糵（炒）　甘草（炙）各两半　厚朴（去皮，姜制）　陈皮　白术各七钱半

【用法】上九味，㕮咀，每服四钱，水一盏，煎七分，空心服。

◆**补肾丸**《严氏济生方》

【主治】肾气不足，眼目花暗，瞳仁不分明，渐成内障。

【功效】补肾水，明眼目。

【药物及用量】磁石（煅，醋淬七次，水飞过）　菟丝子（酒蒸二次）各二两　五味子　枸杞子　川石斛（去根）　熟地黄（酒蒸，焙）　覆盆子（酒浸）　楮实子　肉苁蓉（酒浸，焙）　车前（酒蒸）各一两　沉香（另研）　青盐（另研）各二两

【炮制】共研细末，炼蜜为丸，如梧桐子大。

【用法】每服七十丸，空腹时盐汤送下。

◆**补肾丸**《世医得效方》

【主治】圆翳内障，眩晕目糊，或齿痛

脓耳。

【功效】补肾明目。

【药物及用量】巴戟肉　山药　破故纸（盐酒炒）　牡丹皮　小茴香（盐水炒）各五钱　肉苁蓉（酒浸，祛腐切焙）　枸杞子各一两　青盐二钱五分

【炮制】共研细末，炼蜜为丸，如梧桐子大。

【用法】每服三十丸至五七十丸，空腹时盐汤或温酒送下。

◆**补肾丸**《秘传眼科龙木论》

【主治】黑风为障。

【功效】补肾，养血，明目，去翳。

【药物及用量】人参　茯苓　细辛　五味子　肉桂　桔梗各一两　干山药　柏子仁各二两五钱　干地黄一两五钱

【炮制】共研细末，炼蜜为丸，如梧桐子大。

【用法】每服十丸，空腹时茶清送下。

◆**补肾丸**《三因极一病证方论》

【主治】肾虚耳聋，或劳顿伤气，中风虚损，肾气升而不降，致耳内虚鸣。

【功效】补肾益血，通气聪耳。

【药物及用量】巴戟（去心）　干姜（炮）　芍药　山茱萸　桂心　远志（去心）　细辛　菟丝子（酒制）　泽泻　石斛　黄芪　干地黄　当归　蛇床子　牡丹皮　肉苁蓉（酒浸）　人参　附子（炮）　甘草各二两　石菖蒲一两　茯苓五钱　防风一两五钱　羊肾二枚

【炮制】共研细末，以羊肾研烂细，酒煮面糊为丸，如梧桐子大。

【用法】每服五十丸，空腹时盐酒送下。

◆**补肾丸**《古今医统大全》

【主治】虚损。

【功效】滋阴养血。

【药物及用量】厚杜仲（姜汁炒）　牛膝（酒洗）　陈皮各二两　黄柏（盐水炒）　龟板（酥制）各四两　五味子（焙干，夏月加之）一两　干姜（炒，冬月加之）五钱

【炮制】共研细末，炼蜜为丸，如梧桐子大。

【用法】每服三十丸，空腹时盐汤送下。

◆**补肾丸**《圣济总录》

【主治】目暗浮花，恐变成黑风内障。

【功效】补肾水，养血气。

【药物及用量】熟地黄　泽泻　茺蔚子　山药　菟丝子各一两　五味子　细辛各三钱

【炮制】共研细末，炼蜜为丸，如梧桐子大。

【用法】每服二钱，空腹时盐汤送下。

◆**补肾丸**《杂病源流犀烛》

【主治】圆翳。黑珠上一点圆，日中见之小，阴处见之即大，视物不明，转见黑花，由肝肾两虚而得。

【功效】滋肾补血。

【药物及用量】熟地黄　枸杞子　山茱萸　山药　牡丹皮　补骨脂　核桃肉

【炮制】共研细末，炼蜜为丸，如梧桐子大。

【用法】每服五十丸，空腹时茶清送下。

◆**补肾丸**《医学纲目》

【主治】肾水不足之阴虚。

【功效】清热养阴。

【药物及用量】龟板（酒制）四两　黄柏（酒制）　知母（酒制）各三两　干姜一钱

【炮制】共研细末，米糊为丸，如梧桐子大。

【用法】每服三四钱，空腹时盐汤送下。

◆**补肾丸**《丹溪心法》

【主治】虚劳。

【功效】滋阴，益肾，降火。

【药物及用量】熟地黄　菟丝子各八两　当归身三两五钱　肉苁蓉五两　山茱萸二两五钱　知母（酒制）　黄柏（均酒制）各一两　补骨脂五钱

【炮制】共研细末，酒糊为丸，如梧桐子大。

【用法】每服三四钱，空腹时盐汤送下。

◆**补肾地黄丸**《丹溪心法》

【主治】下消。

【功效】补肾清热。

【药物及用量】生地黄（酒浸二日，蒸烂研膏，与黄柏拌晒干）八两　黄柏（切）一斤　茯苓四两　天门冬　熟地黄　人参　甘菊花各二两　条芩（酒炒）　生黄芩　当归　枳壳　麦门冬各一两

【炮制】研为细末，水泛为丸，如梧桐子大。

【用法】每服七八十丸，空腹时盐酒送下。

◆**补肾地黄丸**《袖珍方》

【主治】消渴，骨蒸。

【功效】清热滋阴止渴。

【药物及用量】生地黄（酒浸二日，蒸烂研膏，与柏拌，晒干）半斤　黄柏（锉，同地黄拌，晒干）一斤　麦门冬（去心）一两　枳壳二两　人参二两　鼠芩三两　当归（酒洗）二两　熟地黄（酒浸）二两　天门冬二两　甘菊二两　生芪一两　白茯苓四两

【用法】上一十二味为末，滴水丸，如梧桐子大，每服七十丸，空心，盐酒下。和剂石臼杵千下。

◆**补肾地黄汤**《万氏女科》

【主治】产后失血过多，则胞脉虚，脉虚则肾气虚。故令腰痛，隐隐作痛。

【功效】补肾健腰。

【药物及用量】熟地黄　当归身　杜仲（青盐水炒，去丝）　独活　肉桂　续断各一钱

【用法】加生姜三片，大枣二枚，清水煎，空腹时服。

◆**补肾地黄酒**《必用全书》

【主治】老人风湿痹，筋挛骨痛，润皮毛，益气力，补虚乏，止毒，除面皯宜服。

【功效】祛风除湿，益气活血。

【药物及用量】大豆二升（熬之）　生地黄一升（切）　生牛蒡根一升（切）

【用法】上三味，以绢袋盛之，以酒一斗，浸之五六日，任性空心温服，常服一二盏佳。

◆**补肾明目丸**《银海精微》

【主治】肝肾血虚，视物不明及诸眼疾服凉药后神光虚少者。

【功效】补肝肾，清虚热。

【药物及用量】羚羊角　生地黄　肉苁蓉　枸杞子　防风　草决明各一两　甘菊花　全当归　川羌活各二两　楮实子五钱　羊腰子四两

【炮制】共研末，将羊腰子炖烂，量加白蜜为丸，如梧桐子大。

【用法】每服三钱，空腹时盐汤送下，午时清茶送下，临卧时温酒送下。如不饮酒，人参汤送下。

◆**补肾汤**《三因极一病证方论》

【主治】寒疝入腹，上实下虚，小肠疠痛，时复泄泻，胸膈痞塞，不进饮食。

【功效】补肾，调气，祛风。

【药物及用量】沉香五分　人参　茯苓　附子（炮去皮、脐）　黄芪　白术　木瓜各一钱五分　羌活、芎䓖　紫苏　甘草（炙）各一钱

【用法】清水二盅，加生姜二片，红枣二枚，煎至一盅，食前服。呕吐者，加半夏一钱，生姜七片。

◆**补肾汤**《古今医鉴》

【主治】腰痛。

【功效】补肾，通气，清热，健腰。

【药物及用量】破故纸（盐酒炒）　茴香（酒洗）　延胡索（酒炒）　牛膝（酒炒）　当归（酒炒）　杜仲（盐酒炒）　知母（盐酒炒）　黄柏各一钱

【用法】加生姜三片，清水煎，空腹时服。

◆**补肾磁石丸**《圣济总录》

【主治】肝肾气虚上攻，眼目昏暗，远视不明，时见黑花，渐成内障。

【功效】滋肝肾，清虚热。

【药物及用量】磁石（火煅红，醋淬七次，水飞）　甘菊花　石决明（煅）各一两　菟丝子（酒浸一宿，慢火焙干，一作酒煮，捣丝，焙）　肉苁蓉（酒浸，祛腐，切，焙）各二两

【炮制】研为细末，雄雀十五只，去皮、嘴，留肠，以青盐二两，水三升，煮雀至烂，汁尽为度。捣如膏，和药为丸，如梧桐子大。

【用法】每服二三十丸，空腹时温酒送下。

◆补虚降火汤《沈氏尊生书》

【主治】产后阳明中风。

【功效】清胃热。

【药物及用量】麦门冬　人参　玄参　桑叶　紫苏子

【用法】清水煎服。

◆补虚散《川玉集》

【主治】病人至七八九十日，未损，渐加上气喘粗，身体大热，心胸闷绝，睡卧不安，恐是胎气不安，服安胎汤，其脉顺，阴阳紧小数者生，绝者死。其病人又加腰重，如水淋，上气促，坐卧不安，脐下闭痛闷乱，小腹内恶露下来，此是胎损也，见此状疾及诊脉两手三部指下并冷，脉各三部齐足微有些许，是损胎脉也。便说患人骨肉，请唤老娘候生，下死胎后，败血冲心闷绝，上气不停。

【功效】理气行滞。

【药物及用量】牡丹皮　蒲黄　川大黄（醋炒）　赤芍　当归　姜黄　青橘各一两　荷叶二个（炙）

【用法】上八味，捣罗为散，每服一钱，温酒调下二三服瘥。

◆补虚汤《圣济总录》

【主治】产后虚羸，寒热往来。

【功效】温阳散寒，益气养血。

【药物及用量】附子（炮裂，去皮、脐）　熟干地黄（焙）　当归（切，焙）　肉苁蓉（酒浸，切，焙）　柴胡（去苗）　黄芪各一两　芍药（炒）　人参　白茯苓（去黑皮）　芎䓖各三分

【用法】上一十味，锉如麻豆，每服五钱匕，水一盏半，入生姜五片，枣三枚，擘，同煎至八分，去滓，温服，不拘时。

◆补虚汤《杂病源流犀烛》

【主治】舌强，喉音如故，但舌本不能转运言语，由于体虚有痰者。

【功效】补虚调气。

【药物及用量】黄芪　白术　当归　陈皮各一钱

【用法】清水煎，加竹沥、姜汁各半盏冲服。

◆补虚汤《叶氏女科》

【主治】虚劳发热。

【功效】补气血，清虚热。

【药物及用量】人参一钱半　黄芪一钱半　肉桂五分　川芎一钱　甘草（炙）五分　当归一钱　白芍一钱　白术一钱

【用法】加生姜、大枣，清水煎服。

◆补阳固带长生延寿丹《彭祖方脉》

【主治】劳嗽、久嗽、久喘、吐血、寒劳，遗精白浊，阳事不举，下元极弱，精神失常，痰隔等疾，妇人赤白带下，久无生育，子宫极冷。

【功效】补虚健阳。

【药物及用量】人参　附子　胡椒各七钱　夜明砂　五灵脂　没药　虎骨　蛇骨　龙骨　白附子　朱砂　麝香各五钱　青盐　茴香各四钱　丁香　雄黄　乳香　木香各三钱

【用法】共为末，另用白面作条，围于脐上，将前药分为三分，内取一分，先填麝香末五分，入脐孔内，乃将一分药入面圈内，按药令紧，中插数孔，外用槐皮一片盖于药上，以艾火炙之，时时增减，壮其热气，或自上而下、自下而上，一身热透，患者必倦沉如醉，炙至五六十壮，遍身大汗，上至泥丸，下至涌泉穴。如此则骨髓风寒暑湿，五劳七伤，尽皆拔除，苟不汗，则病未除，再于三五日后又炙，至汗出为度。炙至百二十壮则疾必痊，炙时须慎风寒，戒生冷、油腻，保养一月，以后精神愈益健旺，妇人炙脐去麝香，加龙脑一钱。凡一年四季于室内各薰一次，则元气坚固，百病不生。

◆补阳汤《兰室秘藏》

【主治】视正反斜，阴胜阳者。

【功效】补气血，祛风热。

【药物及用量】柴胡（去苗）二两　独活　甘草梢　熟地黄　人参（去芦）　黄芪（制）　羌活　白术（土炒）各一两　白芍（一作五两）　泽泻　防风（一作五两）　陈皮（去白）各五钱　当归身（去芦，酒洗，焙干，一作五钱，一作五两）　生地黄（炒）　白茯苓（去皮）　知母（炒黄色）各三钱，肉桂一钱（一方有黄芩，无黄芪）

【用法】研为粗末，每服五钱，清水二盏，煎至一盏去滓。空腹时温服，候药力行尽方可饮食。

◆**补损当归散**《太平惠民和剂局方》

【主治】落马坠车，诸伤腕折臂，脚痛不止。

【功效】和血理伤。

【药物及用量】川芎一两五钱　桂心　川椒　当归　甘草各七钱五分　附子（炮）　泽兰各一钱五分（一作各二钱五分）

【用法】研为末，每服二钱，温酒调下。不复大痛，三日筋骨相连，其效如神。

◆**补经固真汤**《兰室秘藏》

【主治】妇人白带常漏，下流不止，诸药不效，心包尺脉微，其病在带脉。

【功效】补气，化湿，止带。

【药物及用量】人参二钱　橘皮（不去白）五分　干姜末二钱　白葵花十六朵（去萼，碎）　郁李仁（去皮尖，研）　柴胡　甘草（炙）　生黄芩（另锉）各一钱

【用法】除黄芩外，清水三大盏，煎至一盏七分，再入黄芩煎至一盏，去滓。空腹时带热服，候少时以早膳压之。

◆**补荣汤**《万病回春》

【主治】吐血，衄血，咯血，咳血，唾血。

【功效】补血，养肺。

【药物及用量】当归　白芍　生地黄　熟地黄　赤茯苓　栀子　麦门冬　陈皮各一钱　人参　甘草各五分

【用法】加大枣二枚，乌梅一个，清水煎服。

◆**补漏生肌散**《眼科审视瑶函》

【主治】目疾，阳漏。日间流水，色黄赤。

【功效】解表燥湿，祛腐生新。

【药物及用量】枯矾、轻粉、血竭、乳香各等量

【用法】共研细末中，每用少许，对漏处吹点。外用盐花、明矾，放入清水煎汤洗之。

◆**补浆汤**《赤水玄珠》

【主治】痘灰白不起壮，或浆清。

【功效】补气提浆。

【药物及用量】人参　当归　山楂各八分　淫羊藿　穿山甲（土炒）各三分　黄芪一钱五分　枸杞子一钱　川芎　甘草　陈皮各五分　木香二分　白术（土炒）六分　官桂三厘　黄豆三十粒　笋尖三个（一方有白芷、防风）

【用法】加生姜、大枣、糯米，清水煎服。

◆**补遗汤**《经验方》

【主治】小儿在腹中哭。

【功效】和胃清热。

【药物及用量】黄连。

【用法】浓煎汁，母常呷之，即止。

◆**补胆防风汤**《类证普济本事方》

【主治】胆虚目暗，喉痛唾数，眼目眩冒，五色所障，梦见被人讼，恐惧，面色变青。

【功效】祛风，和胃，温胆，安神。

【药物及用量】防风一钱　人参七分（一作一钱五分）　细辛（一作五分）　甘草（炙）　茯苓（一作茯神）　独活　前胡　川芎各八分

【用法】研为粗末，每服四钱，清水一盅半，加生姜三片，红枣二枚（擘），煎至八分，去滓，食前热服。

◆**补泻丸**《疡科选粹》

【主治】肾脏风，指缝白者。

【功效】补气泻热。

【药物及用量】黄芪一两　木通　甘草　黑丑各五钱

【炮制】斑蝥七个（去翅），同炒焦黑，去斑蝥，共研细末。蒸饼糊为丸，如

梧桐子大。

【用法】每服二三十丸，熟汤送下。

◆**补髓丹**《医方类聚》

【主治】虚劳羸瘦。

【功效】补髓生精，和血顺气。

【药物及用量】用雄猪脊髓、羊脊髓各一条，鳖鱼一个，乌鸡一只（四味制净，去骨取肉，以酒一大碗，砂锅内煮熟打烂），再用大山药五条，建莲肉八两，大枣百个，柿饼十个（修净四味）用井花水一大碗，于砂锅内煮烂。与前肉，合一处，慢水熬之，再用明胶四两，黄蜡五两，逐渐添下，与前八味和打成膏，和平胃散末，四君子汤末、知母、黄柏末各一两。如干入蜜同熬取起，于青石上，以木榧打如泥为丸，如梧桐子大。

【用法】每服一百丸，不拘时枣汤送下。

◆**补阳还五汤**《医林改错》

【主治】中风。半身不遂，口眼㖞斜，语言謇涩，口角流涎，大便干燥，小便频数或遗尿不禁，舌黯淡，苔白，脉缓。

【功效】补气活血通络。

【药物及用量】黄芪（生）四两　当归尾一钱　赤芍二钱　地龙一钱　川芎一钱　红花一钱　桃仁一钱

【用法】水煎服。

◆**补下丸**《圣济总录》

【主治】妊娠小便利。

【功效】祛寒益肾。

【药物及用量】胡芦巴（酒浸，焙）龙骨（研）　菖蒲各半两　远志（去心）一两半　补骨脂（炒）　益智子（去皮）肉苁蓉（酒浸一宿，切，焙）各一两

【用法】上七味，捣罗为细末，炼蜜和丸，如梧桐子大，每服三十丸，空心温酒下。

◆**补胞饮**《世医得效方》

【主治】妇人产后伤动胞破，终日不能小便，漏湿不干。

【功效】生肌补胞。

【药物及用量】黄丝绢（生者，一尺，剪碎）　白牡丹根皮（末千叶者，他无效）白及末一钱

【用法】上三味，用水一碗，煎至绢烂如饧，空腹顿服。服时不得作声，作声不效。

◆**运痰丸**《张氏医通》

【主治】脾虚，热痰堵塞，膈气不疏。

【功效】运痰化滞。

【药物及用量】沉香化痰丸半料，加人参　白术　茯苓各三两　甘草一两

【用法】俱与沉香化痰丸同。

◆**寿星丸**《太平惠民和剂局方》

【主治】心腹因惊，神不守舍，风涎潮作，手足抽搐，事多健忘，举止失常，神情昏塞。

【功效】化痰镇惊。

【药物及用量】天南星一斤（先掘土坑一尺，以炭火三十斤烧赤，入酒五升渗干，乃安南星在内，盆覆定，以灰塞之，勿令走气，次日取出，研为末）　朱砂二两　琥珀一两

【炮制】共研末，姜汁糊为丸，如梧桐子大。

【用法】每服三十丸至五十丸，人参、菖蒲煎汤送下，一日三次。

◆**寿星丸**《杂病源流犀烛》

【主治】痰迷心窍，言语如痴而多忘。

【功效】祛痰，行滞，定神。

【药物及用量】远志（姜制）　人参　黄芪　白术　甘草　当归　生地黄　白芍　茯苓　陈皮　肉桂　胆星　琥珀　朱砂　五味子

【炮制】共研细末，猪心血姜汁糊为丸，如梧桐子大。

【用法】每服三五十丸，熟汤送下。

◆**寿星丸**《太平惠民和剂局方》

【主治】心腹因惊，神不守舍，风涎潮作，手足抽掣，事多健忘，举止失常，神情昏塞。

【功效】祛风化痰，安神定志。

【药物及用量】天南星（先用炭火三十斤，烧一地坑通红，去炭，以酒五升，倾坑内，候渗酒尽，下南星在坑内，以盆覆坑，周

围用灰拥定，勿令走气，次日取出，为细末）一斤　朱砂（另研）二两　琥珀（另研）一两

【用法】上三味，研末，生姜汁煮面糊丸，如梧桐子大，每服三十丸加至五十丸，煎石菖蒲人参汤送下，食后临卧服。

◆**寿脾煎**《景岳全书》

【主治】脾虚不能摄血，致中气亏陷，神魂不宁，大便脱血不止，妇人无火，崩漏带下，妊娠心脾气虚，胎动不安。

【功效】健脾养心，补气摄血。

【药物及用量】白术二三钱　当归　山药各二钱　酸枣仁一钱五分　甘草（炙）一钱　远志三、五、七分　炮姜一二钱　莲肉（去心，炒）二十粒　人参一二钱（急者随证多加）（一方无枣仁、远志）

【用法】清水煎服。

◆**苍半苓陈汤**《杂病源流犀烛》

【主治】停饮，时吐酸水，非关食滞者。

【功效】祛湿，化酸，和胃。

【药物及用量】苍术　半夏　茯苓　陈皮

【用法】清水煎服。

◆**苍术丸**《妇人大全良方》

【主治】干湿脚气，筋脉拘痛，疼痛不能行履，兼补下部。

【功效】祛湿养筋。

【药物及用量】生苍术（另研）不拘多少　乳香（另研）　没药（另研）各二钱　川牛膝（酒浸）　青盐（研）各五钱　熟艾四钱（米糊过研）　全蝎一钱（炒研）　川乌头三钱（炮，去皮、脐）

【炮制】研为细末，入研药令匀，以木瓜（大者）一枚，切头作盖，去瓤，纳诸药末于瓜内，将盖签定，置黑豆中，蒸令极烂，取出去皮，同药研成膏。再入苍术末拌令得所，丸如梧桐子大。

【用法】每服五十丸，空腹时木瓜汤或盐酒送下，一日三次，忌食血与蒜。

◆**苍术丸**《杂病源流犀烛》

【主治】腹中虚冷不能食，食辄不消，羸弱生病者。

【功效】健胃化湿消食。

【药物及用量】苍术（制）二斤　神曲一斤

【炮制】共研细末，炼蜜为丸，如梧桐子大。

【用法】每服三十丸，米汤送下，一日三次。大冷，加干姜三两；腹痛，加当归三两；羸弱，加甘草（炙）二两。

◆**苍术丸**《类证普济本事方》

【主治】膈中停饮。

【功效】祛湿消饮。

【药物及用量】苍术一斤（去皮，切片）

【炮制】研为细末，加麻油五钱，清水二盅，滤研汁，入大枣五十枚（去皮核），捣糊为丸，如梧桐子大。

【用法】每服五十丸，渐加至一二百丸，空腹时熟汤送下，忌食桃李雀肉，服三月愈。常服不呕不吐，胸膈宽利，初服时必觉微燥，以山楂末煎汤解之，久则自不觉燥。

◆**苍术丸**《圣济总录》

【主治】气痢，瘦弱，诸药不效者。

【功效】温阳健脾，涩肠止痢。

【药物及用量】苍术　厚朴（去粗皮，生姜汁炙）　黄连（去须）　当归（焙）　诃黎勒皮（炒）　干姜（炮）各一两半　吴茱萸（汤洗，炒干，称一两）　艾叶（炒）三分　龙骨　附子（炮裂，去皮、脐）各二两

【用法】上一十味，捣罗为末，米饮和丸，丸如梧桐子大，每服三十丸，食前，生姜汤下，日再服。

◆**苍术升麻汤**《杂病源流犀烛》

【主治】瘴疫。

【功效】祛湿清热。

【药物及用量】苍术一钱五分　升麻　厚朴　陈皮　枳实　桔梗　川芎　柴胡　木通各七分　半夏一钱　黄芩　黄连　木香　甘草各五分

【用法】加生姜三片，清水煎服。

◆**苍术白虎汤**《类证活人书》

【主治】湿温，身热足冷。

【功效】益气清热，健脾燥湿。

【药物及用量】苍术三两　石膏一斤　知母六两　甘草　粳米三两

【用法】清水煎服。

◆**苍术地榆汤**《素问病机气宜保命集》

【主治】脾经受湿，下血痢。

【功效】清湿和肠止血。

【药物及用量】苍术三两（一作二两）　地榆一两

【用法】每服一两，清水二盏，煎至一盏，食前温服。

◆**苍术防风汤**《素问病机气宜保命集》

【主治】飧泄，水谷不化，不饮水，谷完出。

【功效】清湿热。

【药物及用量】苍术（去皮）四两　防风五钱　麻黄一两

【用法】研为粗末，每服一两，加生姜七片，清水二盏，煎至一盏，去滓温服。如痢止后服补本丸。

◆**苍术羌活汤**《张氏医通》

【主治】瘴疠，腹满寒热。

【功效】祛湿清热。

【药物及用量】苍术（制）　羌活　黄芩　枳实　半夏　柴胡　川芎　陈皮各等量　甘草减半

【用法】加生姜三片，清水煎，温服。

◆**苍术芩连汤**《张氏医通》

【主治】瘴疠湿热。

【功效】化湿热。

【药物及用量】苍术（泔制，炒黄）一钱五分　木香　枳实　黄芩（酒炒）　黄连（姜汁炒）　半夏（姜制）　柴胡　升麻　厚朴（姜制）　川芎　桔梗　木通各一钱　甘草（炙）七分

【用法】加生姜三片，清水煎，温服。

◆**苍术柴胡汤**《张氏医通》

【主治】山岚瘴疟。

【功效】清湿热。

【药物及用量】苍术（泔制，炒黄一钱）　柴胡一钱五分　肥知母　淡黄芩（酒炒）　葛根　陈皮　半夏　川芎各一钱　甘草（炙）七分

【用法】加生姜三片，乌梅肉一个，清水煎，清晨服。

◆**苍术香附丸**《女科玉尺》

【主治】经壅，身体发虚，四肢无力，潮热骨痛，内有气块。

【功效】健胃化湿，调气消积。

【药物及用量】苍术　香附　三棱　神曲　厚朴（姜制）　生地黄　蓬莪术　当归各二两　明矾（麸炒黑色）八两

【炮制】研为细末，水泛丸，如梧桐子大。

【用法】每服二三十丸，熟汤送下。

◆**苍术复煎散**《兰室秘藏》

【主治】寒湿相合，脑右痛，恶寒。项筋脊骨强，肩背胛眼痛，膝膑痛，无力，行步沉重。

【功效】疏风化湿。

【药物及用量】苍术（清水二碗，煎至二大盏，去滓）四两　羌活一钱　升麻　柴胡　藁本　泽泻　白术各五钱　黄柏三分　红花少许

【用法】研为粗末，入苍术汤二盏，煎至一盏去滓，空腹时温服。微汗为效，忌食酒面。

◆**苍术散**《世医得效方》

【主治】脚气。

【功效】燥湿清热。

【药物及用量】茅山苍术（淘米水浸一日夜，晒干，盐水炒）　黄柏（去粗皮，酒浸一日夜，炙焦）各五钱

【用法】清水煎，空腹时服，日二三次。

◆**苍术散**《圣济总录》

【主治】小儿伤寒，胃气不和，解肌。

【功效】燥湿温中和胃。

【药物及用量】苍术　厚朴（去粗皮，生姜汁炙，锉）　陈橘皮（汤浸，去白炒）各一两　干姜（炮）三分　甘草（炙）半两

【用法】上五味，捣罗为散，每服一钱

匕，水一小盏，入生姜大枣各少许，同煎至六分，热服。

◆**苍术汤**《兰室秘藏》

【主治】湿热腰腿疼痛。

【功效】化湿热。

【药物及用量】苍术五钱　柴胡三钱　防风　黄柏各一钱五分

【用法】清水二盅，煎至一盅，空腹时服。

◆**苍术汤**《眼科审视瑶函》

【主治】太阴经头风头痛，腹满不食，并腹痛。

【功效】化湿热，止头痛。

【药物及用量】苍术（制）　白芍　枳壳　白茯苓　白芷　广陈皮　川芎（炙）　半夏　升麻　甘草（炙）各等量

【用法】加生姜三片，清水二杯，煎取八分，食后服。

◆**苍术膏**《医学入门》

【主治】湿疥。

【功效】解湿毒。

【药物及用量】南苍术（切片）十斤

【炮制】入砂锅内，清水煮减半，取汁再加水煮，以术无味为度。并汁一处，用小砂锅煎成膏，加蜂蜜四两和匀。

【用法】每服二羹匙，空腹时熟水调服。

◆**苍术导痰丸**《一盘珠方》

【主治】肥盛妇人，禀赋厚，瓷子酒食，躯脂溢满，闭塞子宫，经水不调，不能成胎。

【功效】燥湿，散滞。

【药物及用量】苍术（制）　香附（童便制）各二两　天南星　半夏　枳壳　陈皮　茯苓各一两五钱

【炮制】共研细末，生姜汁浸蒸饼为丸，如梧桐子大。

【用法】每服三四钱，熟汤送下。

◆**苍术难名丹**《仁斋直指方》

【主治】元阳气衰，脾精不禁，漏浊淋沥，腰疼力疲。

【功效】温肾助阳，补脾固精。

【药物及用量】苍术（制）四两　金铃子　茴香各七钱五分　破故纸　川乌　茯苓　龙骨各一两

【炮制】共研细末，酒糊为丸，如梧桐子大，朱砂为衣。

【用法】每服二三十丸，熟汤送下。

◆**苍术芍药汤**《拔粹方》

【主治】痢疾痛甚者。

【功效】燥湿清肠止痢。

【药物及用量】苍术二两　芍药一两　黄芩　桂各五钱

【用法】上四味，锉，每服一两，水煎。

◆**苍白二陈汤**《杂病源流犀烛》

【主治】湿痰，流注，尿浊。

【功效】化湿祛痰。

【药物及用量】苍术　白术　茯苓　陈皮　甘草　半夏各一钱

【用法】清水煎服。

◆**苍耳丸**《太平圣惠方》

【主治】疠疡风。

【功效】祛风杀虫。

【药物及用量】苍耳叶（阴干）不拘多少

【炮制】研为细末，每用五两，取粟米二合，煮作粥，即研如膏。后以莨菪子（淘出浮者，炒令黄黑色），捣为末，用一两令匀和丸，如豆绿大。

【用法】每服二十丸，空腹时温酒送下，晚食前再服。

◆**苍耳散**《严氏济生方》

【主治】鼻渊，鼻流浊涕不止。

【功效】疏风祛热。

【药物及用量】苍耳子（炒）二钱五分　辛夷仁五钱　白芷一两　薄荷叶五分

【用法】研为细末，每服二钱，食后葱、茶汤调下。

◆**苍耳膏**《医宗金鉴》

【主治】白驳风。

【功效】祛风杀虫。

【药物及用量】苍耳（新鲜者，连根带叶洗净）五七十斤

【炮制】切碎，入大锅内，煮烂，取汁，绢滤过。再熬成膏，瓷罐盛之。

【用法】桑木匙挑一匙，噙口内，黄酒送下，服后有风处，必出小疮如豆粒大，此风毒也。刺破出汁尽即愈，忌食猪肉。

◆**苍莎丸**《丹溪心法》

【主治】妇人性躁多怒，而过期经行者。

【功效】和中开郁。

【药物及用量】苍术（米泔水浸）　香附（童便浸一日夜）各三两　条芩（酒炒）一两

【炮制】共研细末，汤浸蒸饼为丸，如梧桐子大。

【用法】每服三四钱，生姜汤或熟汤送下。

◆**苍莎导痰丸**《万氏女科》

【主治】多痰兼气血虚弱，经水数月一行。

【功效】调气，行滞，燥湿，通经。

【药物及用量】苍术　香附（童便炒）各二两　陈皮　云苓各一两五钱　枳壳　半夏（制）　天南星　甘草（炙）各一两

【炮制】生姜自然汁浸，共研细末，面饼为丸，如梧桐子大。

【用法】每服三四钱，淡姜汤送下。

◆**苍龟丸**《医学入门》

【主治】痢后脚弱渐小。

【功效】祛湿热，养阴分。

【药物及用量】苍术　龟板　白芍各二两五钱　黄柏五钱

【炮制】共研细末，米粥为丸，如梧桐子大。

【用法】每服五十丸，四物汤加陈皮、甘草煎汤送下。

◆**苍耳子丸**《太平圣惠方》

【主治】妇人风瘙，皮肤生瘾疹，痒痛，或有细疮。

【功效】祛风止痒。

【药物及用量】苍耳子三两　苦参二两　白蒺藜（微炒，去刺）二两　蝉壳（微炒）一两

【用法】上四味，捣细罗为末，炼蜜和丸，如梧桐子大，每服不拘时，以温酒下二十丸。

◆**远志丸**《严氏济生方》

【主治】因事有所大惊，梦寐不宁，登高涉险，神不守舍，心志恐怯及心肾不足，梦遗滑精。

【功效】补心益肾。

【药物及用量】远志（甘草汤泡，去骨）　石菖蒲各五钱　茯神（去皮木）　白茯苓（一作枣仁）　人参　龙齿（醋煅飞）各一两　朱砂（水飞，一半为衣）五钱

【炮制】共研细末，炼白蜜为丸，如梧桐子大，朱砂为衣。

【用法】每服五十丸至七十丸，空腹时沸汤，临卧温酒送下。精髓不守者，加五味子五钱；阳事不举者，加山药、山茱萸肉各一两，肉桂五钱；自汗不时者，倍枣仁，加黄芪一两。

◆**远志丸**《直指小儿方》

【主治】内外障。

【功效】清心明目，益肝退翳。

【药物及用量】远志（水浸，去心，晒干，姜汁蘸，焙）　车前子　白蒺藜（炒，去刺）　细辛各七钱五分　全蝎五枚　蝉壳（洗，焙）一两　熟地黄（洗，焙）　茯神（去木）　川芎　人参　茺蔚子　芦荟（研）　琥珀　生地黄　蔓荆子各五钱

【炮制】共研细末，炼蜜为丸，如梧桐子大。

【用法】每服五十丸，空腹时米饮送下，临卧时菖蒲汤送下。

◆**远志丸**《朱氏集验方》

【主治】小便赤浊。

【功效】益肾。

【药物及用量】远志（甘草水煮，去心）八两，茯神（去木）　益智子各二两

【炮制】共研细末，酒煮面糊为丸，如梧桐子大。

【用法】每服五十丸，临卧时枣汤送下。

◆**远志丸**《太平圣惠方》

【主治】产后脏虚，心神惊悸，意志不

安，腹中急痛，或时恐怖，夜卧不安。

【功效】祛风邪，益心肺，安神。

【药物及用量】远志（去心） 麦门冬（去心） 黄芪 当归（炒） 人参（去芦） 白术（去芦） 独活（去芦） 白茯苓（去皮） 桂心 柏子仁 石菖蒲 熟干地黄 薯蓣 钟乳粉 阿胶（碎，炒）各一两

【炮制】共研细末，炼蜜为丸，如梧桐子大。

【用法】每服三十丸，不拘时温酒送下，一日二次。

◆**远志丸**《杂病源流犀烛》

【主治】心肾两虚，近视，不能视远者。

【功效】滋阴益血明目。

【药物及用量】远志 麦门冬 石菖蒲 甘菊花各五钱 枸杞子 熟地黄各四钱

【炮制】共研细末，炼蜜为丸，如梧桐子大。

【用法】每服三四钱，熟汤送下。

◆**远志丸**《三因极一病证方论》

【主治】心肾虚，烦渴引饮，胸间短气，小便自利，白浊泄遗。

【功效】补心益肾。

【药物及用量】人参 白茯苓 川姜（炮）各半两 牡蛎（煅，取粉） 远志（去心，姜汁制炒）各一两

【用法】上五味为末，用肉苁蓉一两，酒熬成膏，丸如梧桐子大，每服五十丸，糯米汤下。

◆**远志酒**《三因极一病证方论》

【主治】痈疽发背，疖毒恶候，或阴毒在中，摸之不痛，或蕴热在内，热逼人手，或气虚血冷，溃而不敛。

【功效】化瘀行气，散热敛疮。

【药物及用量】远志（泔浸，去心，干为末）不拘多少

【用法】黄酒一盏，调末三钱，澄清饮之，滓敷患处。

◆**远志散**甲《太平圣惠方》

【主治】产后中风，心神恍惚，妄语烦闷，睡卧不安。

【功效】祛风，养血，安神。

【药物及用量】远志（去心） 防风（去芦）各一两 麦冬（去心） 酸枣仁（炒） 桑寄生 独活（去芦） 桂心 当归（去芦炒） 茯神（去木） 羚羊角屑各七钱五分 甘草（炙）五钱

【用法】㕮咀，每服五钱，清水一中盏半，煎至一大盏去滓，不拘时温服。

◆**远志散**乙《太平圣惠方》

【主治】妇人血风，心气不足，惊悸，言语谬误，恍恍惚惚，心中烦闷。

【功效】温阳祛湿，养心安神。

【药物及用量】远志（去心）半两 茯神一两 独活一两 甘草（炙微赤，锉）半两 白芍半两 当归半两（锉，微炒） 桂心半两 麦门冬（去心）三分 人参（去芦头）一两 附子（炮裂，去皮、脐）半两 黄芪（锉）一两 羚羊角屑一两

【用法】上一十二味，捣筛为散，每服四钱，以水一中盏，入生姜半分，煎至六分，去滓，温服，不拘时。

◆**远志汤**《千金方》

【主治】产后忽苦，心中惊悸不定，意志不安，言语错误，惚惚愦愦，情不自觉。

【功效】养血，安神。

【药物及用量】远志肉 麦门冬 人参 甘草（炙） 当归 桂心 芍药各一钱 茯苓一钱五分

【用法】加生姜三片，大枣四枚，清水煎，去滓温服，心胸逆气，加半夏七枚。

◆**远志汤**《赤水玄珠》

【主治】心虚烦热，夜卧不眠及病后虚烦。

【功效】补心养血，除烦安神。

【药物及用量】远志（黑豆、甘草同煮去骨） 黄芪 当归（酒洗） 麦门冬（去心） 酸枣仁（炒，研） 石斛各一钱五分 人参（去芦） 茯神（去皮木）各七分 甘草五分

【用法】清水二盅，煎至七分，食远服。烦甚者，加竹叶、知母。

◆**远志汤**《证治准绳》

【主治】心经受病，多汗恶风，善怒，口不能言，但得偃卧，不可转侧，闷乱冒绝，汗出。

【功效】开心气。

【药物及用量】远志（去心）二钱五分　人参（去芦）　羌活（去芦）　石菖蒲　细辛（洗，去苗）　麻黄根各五钱　赤芍　白术各一两

【用法】研为细末，每服二钱，不拘时小麦煎汤调下，一日二次。

◆**远志汤**《千金方》

【主治】产后忽苦心中忡悸不定，志意不安，言语错误，惚惚愦愦，情不自觉。

【功效】养心安神定志。

【药物及用量】远志　麦门冬　人参　甘草　当归　桂心各二两　芍药一两　茯苓五两　生姜六两　大枣二十枚

【用法】上十味，㕮咀，以水一斗，煮取三升，去滓，分三服，日三服，羸者分四服。产后得此，正是心虚所致，无当归用芎䓖。若其人心胸逆气，加半夏三两。

◆**远志汤**《圣济总录》

【主治】产后心虚惊悸，梦寐不安。

【功效】益气养心安神。

【药物及用量】远志（去心）　龙齿　人参　茯神（去木）　肉桂（去粗皮）　芍药（锉）　黄芪（锉）　麦门冬（去心，焙）各半两

【用法】上八味，粗捣筛，每服二钱匕，水一盏，煎七分，去滓，温服，不拘时。

◆**远志饮**

【主治】心劳虚寒，梦寐惊悸。

【功效】补心益气。

【药物及用量】远志（去心）　茯神（去木）　肉桂　人参　酸枣仁（炒）　黄芪　当归（酒浸）各一两　甘草（炙）五钱

【用法】清水煎服。

◆**远志膏**《医学心悟》

【主治】痈毒初起。

【功效】解毒。

【药物及用量】远志肉二两（去心）

【用法】清油或酒煮捣烂如泥，敷于患处，用油纸隔布扎定，过夜即消。

◆**抚芎汤**《严氏济生方》

【主治】湿流关节，臂疼身重，不可俯仰；自汗，头眩，痰逆恶心。

【功效】健胃化痰。

【药物及用量】抚芎　白术（略炒去油）　橘红各一两　甘草（炙）五钱

【用法】锉散，每服四钱，加生姜七片，清水煎，温服。

◆**谷疸丸**《严氏济生方》

【主治】谷疸。

【功效】清胃泻热，化湿退黄。

【药物及用量】苦参三两　龙胆草一两　牛胆一枚（取汁）

【炮制】研为细末，用牛胆汁入少许炼蜜和丸，如梧桐子大。

【用法】每服五十丸，空腹时熟汤或生姜、甘草煎汤送下，兼服红丸。

◆**谷精丹**《证治准绳》

【主治】诸病下虫。

【功效】杀虫下积。

【药物及用量】谷精草（入瓶内盐泥固脐，用慢火煨通赤为度取出）三两　蟾（五月五日取者，用酥炙令黄）五枚　皂荚（烧灰）三寸　胡黄连　瓜蒂　母丁香各五钱　粉霜　芦荟　麝香各一分

【炮制】研为细末，拌匀，用猪胆汁和丸，如黍米大。

【用法】每服十丸，温米泔送下，量儿大小加减。

◆**谷精散**《证治准绳》

【主治】斑疮入目生翳膜者。

【功效】明目消翳。

【药物及用量】谷精草　猪蹄退（酥炙另研）　绿豆皮　蝉蜕各等量（一方无绿豆皮，有白菊花）

【用法】研为末，每服二三钱，食后米泔调下。

◆**谷精龙胆散**《证治准绳》

【主治】小儿风热，两眼红肿，羞明刺

痛难忍，而痘随出者。

【功效】疏肝明目。

【药物及用量】谷精草　龙胆草　生地黄　红花　荆芥　木通　甘草　赤芍　白茯苓　鼠粘子

【用法】加灯心，清水煎服。

◆**肉苁蓉丸**《严氏济生方》

【主治】肾虚耳聋，或风邪入于经络，耳内虚鸣。

【功效】滋肾通窍。

【药物及用量】肉苁蓉（酒浸，焙）　山茱萸肉　石龙芮　石菖蒲　菟丝子（酒浸，蒸，焙）　羌活　鹿茸（去毛，酒蒸，焙）　石斛（去根）　磁石（火煅，醋淬，水飞）　附子（炮）各一两　全蝎（去毒）七个　麝香（旋入）半字

【炮制】共研细末，炼蜜为丸，如梧桐子大。

【用法】每服一百丸，空腹时盐酒或盐汤送下。

◆**肉苁蓉丸**《三因极一病证方论》

【主治】消渴，心虚烦闷，或外伤暑热，内积愁烦，酣饮过多，口干舌燥，引饮无度，小便或利或不利。

【功效】益精固阳。

【药物及用量】肉苁蓉（酒浸）　磁石（煅碎）　熟地黄　山茱萸　桂心　山药（炒）　牛膝（酒浸）　茯苓　泽泻　黄芪（盐汤浸）　鹿茸（去毛，切，醋炙）　远志（去心，炒）　石斛　覆盆子　五味子　萆薢　破故纸（炒）　巴戟（酒浸）　龙骨　菟丝子（酒浸）　杜仲（去皮，锉，姜汁制，炒丝断）各五钱　附子（重六钱者，炮，去皮、脐）一个

【炮制】共研细末，炼蜜为丸，如梧桐子大。

【用法】每服五十丸，空腹时米饮送下。

◆**肉苁蓉丸**《世医得效方》

【主治】禀受血气不足，不能荣于发。

【功效】补肾益精，生发。

【药物及用量】当归（去尾）　生干地黄　肉苁蓉（酒洗，炙）　杨芍药各一两　胡粉五钱

【用法】上五味，为末，炼蜜丸如黍米大，每服十粒，煎黑豆汤下，兼磨化涂抹头上。

◆**肉苁蓉丸**《圣济总录》

【主治】消渴，气乏体羸，腿胫细瘦。

【功效】益精固阻。

【药物及用量】肉苁蓉（酒浸，切，焙）　黄芪（锉）　牛膝（去苗，去酒浸，切，焙）　车前子　萆薢　白茯苓（去黑皮）　地骨皮　黄连（去须）　槟榔（煨）各一两半　山萸肉　菟丝子（酒浸，别捣）　蒺藜子（炒，去角）　人参　白芍各一两一分　泽泻　桑螵蛸（炒）各一两　枳壳（去瓤麸炒）三分　生干地黄（焙）二两

【用法】上一十八味，捣罗为末，炼蜜丸，如梧桐子大，每服空心，粟米饮下三十丸。

◆**肉苁蓉丹**《幼幼新书》

【主治】血少肌瘦，盗汗。

【功效】补肾养血。

【药物及用量】肉苁蓉（酒浸一宿，刮去皱皮，火炙令干）　鳖甲（涂酥炙，去裙襕）各一两　当归　绵黄芪　何首乌各五钱

【炮制】捣罗为细末，炼蜜和丸，如黍米大，每服十丸。食前温米饮送下，量儿大小加减。

◆**肉苁蓉散**《证治准绳》

【主治】老年健忘。

【功效】补心肾。

【药物及用量】肉苁蓉（酒浸）　续断各二钱五分　远志（去心）　石菖蒲　白茯苓（去皮）各七钱五分

【用法】研为细末，每服二钱，食后温酒调下。

◆**肉苁蓉菟丝子丸**《济阴纲目》

【主治】赤白带下。

【功效】补肾益精。

【药物及用量】肉苁蓉一两三钱　菟丝子　覆盆子　蛇床子　川芎　当归各一两

二钱　白芍一两　牡蛎（盐泥固济，煅）　乌贼鱼骨各八钱　五味子　防风各六钱　条芩五钱　艾叶三钱

【炮制】烘干研末，炼蜜为丸，如梧桐子大。

【用法】每服三四十丸，清盐汤送下，早晚皆可服。

◆**肉苁蓉润肠丸**《严氏济生方》

【主治】津亡，大便秘。

【功效】滋阴润肠。

【药物及用量】肉苁蓉（酒浸，焙）二两　沉香（另研）一两

【炮制】共研细末，麻子仁汁打糊为丸，如梧桐子大。

【用法】每服七十丸，空腹时米饮送下，虚人老人皆可服。

◆**芸薹散**《妇人大全良方》

【主治】产后恶露不尽，血结不散，冲心刺痛及产后心腹诸疾。

【功效】和血行瘀。

【药物及用量】芸薹子（隔纸炒）　当归　桂心　赤芍各等量

【用法】研为细末，每服二钱，温酒调下，产后可常服。

◆**芸薹散**《类证普济本事方》

【主治】从高坠下坠损，恶血在骨节间疼痛。

【功效】产后恶露不尽，血结不散，冲心刺痛及产后心腹诸疾。

【药物及用量】芸薹子　芒硝　马齿苋（阴干）各一两　藕节（阴干）　荆芥各二两

【用法】研为末，每用二钱，加苏木五钱，酒煎服。

◆**芸薹散**《世医得效方》

【主治】产后血气冲心，不记人事。

【功效】活血祛瘀。

【药物及用量】芸薹子　生地黄各等量

【用法】上二味同研，入生姜七片，酒水各半盏，童便少许，煎五分服。

◆**芸薹散**《妇人大全良方》

【主治】产后恶露不下，血结不散，冲心刺痛，将来才冒寒踏冷，其血必往来心腹间刺痛，有不可忍，产后心腹诸疾。

【功效】活血祛瘀。

【药物及用量】芸薹子（纸炒）　当归　桂心　赤芍各等量

【用法】上四味为细末，温酒调服二平钱，赶下恶物，产后三日不可无此。

◆**芜荑丸**甲《太平圣惠方》

【主治】久痢不瘥，有虫，兼下部脱肛。

【功效】清热杀虫，固脱。

【药物及用量】芜荑（炒）　黄连（去须）各二两　蚺蛇胆五钱

【炮制】共研细末，炼蜜为丸，如梧桐子大。

【用法】每服三十丸，食前杏仁汤送下，一日二次。

◆**芜荑丸**乙《太平圣惠方》

【主治】小儿疳痢久不瘥。

【功效】养肝，健肠，杀虫。

【药物及用量】芜荑（研末）五钱　羊子肝一具

【炮制】先以羊肝切片，以芜荑末掺在肝内，绵缠，合米泔中，煮令熟捣烂，糯米饭和丸，如麻子大。

【用法】每服五丸，粥饮送下，早晨晚饭后各一服，量儿大小加减。

◆**芜荑丸**《圣济总录》

【主治】水泻。

【功效】调中止泻。

【药物及用量】芜荑（炒）　黄连（去须，炒）　吴茱萸（汤洗，焙干，炒）各三两　干姜（炮）一两　枳壳（去瓤，麸炒）半两　缩砂蜜二两

【用法】上六味，捣罗为末，煮浆水饭和丸，如梧桐子大，每服二十丸，温米饮下。

◆**芜荑黄连丸**《圣济总录》

【主治】湿𧏾痢。

【功效】清热，除积。

【药物及用量】芜荑仁（微炒）半两　黄连（去须，炒）一两

【用法】上二味，捣罗为末，炼蜜和丸，如梧桐子大，每服五丸，空心食前，暖米饮下，加至七丸。

◆芜荑丹（张涣方）

【主治】小儿久痢频并，大肠虚冷，肛门脱出。

【功效】解热毒，杀虫积，温中固脱。

【药物及用量】白芜荑（微炒）　鳖甲（涂令焦黄）　磁石（烧醋蘸七遍，细研水飞）各一两　蚺蛇胆　黄连（去须，微炒）各五钱　蜗牛皮（炙令焦黄）一两

【炮制】捣罗为末，用软饭和丸，如黍米大。

【用法】每服十丸，食前粥饮送下，量儿大小加减。

◆芜荑散《医方类聚》

【主治】大人、小儿蛔咬心痛，大痛不可忽，或吐青黄绿水涎沫，或吐虫出，发有休止。

【功效】杀虫，破积。

【药物及用量】芜荑　雷丸各五钱（一方无雷丸）　干漆（捣碎，炒令烟尽）（一作一钱）一两

【用法】研为细末，每服二三钱，温水七分盏，不拘时调和服。甚者不过三服，小儿每服一字或五分。

◆芜荑汤《类证治裁》

【主治】鳖瘕。

【功效】和胃杀虫。

【药物及用量】芜荑（炒）不拘多少

【用法】清水煎，代茶饮之，兼用暖胃益血理中之药，乃可杀之。若徒事雷丸锡灰之类，甚无益也。

◆龟板丸《女科玉尺》

【主治】妇人经水来而过多不止。

【功效】滋阴凉血，调经。

【药物及用量】龟板（醋炙）　条芩　白芍　椿根皮各一两　黄柏（蜜炙）三钱

【炮制】共研细末，炼蜜为丸，如梧桐子大。

【用法】每服二三十丸，淡醋汤送下。

◆龟胸丸《张氏医通》

【主治】龟胸高起。

【功效】凉膈泻热。

【药物及用量】川大黄（酒煨）　麻黄（去节）　百合　桑皮（姜汁炒）　木通　枳壳　甜葶苈（微炒）杏仁（炒黑）　芒硝各等量

【炮制】研为细末，以杏仁、芒硝同研如脂，炼蜜和丸，如芡实大。

【用法】每服一丸，葱白汤化下。

◆龟鹿二仙膏《张氏医通》

【主治】督任俱虚，精血不足。

【功效】大补精髓，益气养神。

【药物及用量】龟板（自败者）五斤　麝角（血者）十斤　枸杞子一斤十四两　人参（另末）十五两（一方有桂圆肉）

【炮制】龟板击碎，麝角截碎，浸长流水中三月，刮去垢，入砂锅，以河水慢火桑柴煮三昼夜，不可断火，常添滚水，至三日取出晒干，碾为末。另用河水将末并枸杞、人参复煮一昼夜，滤去滓。再慢火熬成膏，瓷罐收贮。

【用法】初服一钱五分，渐加至三钱，空腹时无灰酒化下。

◆龟甲散《太平圣惠方》

【主治】产后恶露不绝，腹内疞刺疼痛，背膊烦闷，不欲饮食。

【功效】滋阴养血，活血止血。

【药物及用量】龟甲（涂醋，炙令黄）一两　当归（锉，微炒）三分　干姜（炮裂，锉）一分　阿胶半两（捣碎，炒令黄燥）诃子（煨，用皮）一两　龙骨一分　赤石脂半两　艾叶（微炒）半两　甘草（炙微赤，锉）一分

【用法】上九味，捣细罗为散，不拘时，以热酒调下二钱。

◆龟甲汤《圣济总录》

【主治】妇人血风，身体骨节疼痛，胸胁胀满，心烦热躁，筋脉拘急，经水不利，虚劳等疾。

【功效】活血化瘀，胜湿止痛。

【药物及用量】龟甲（去裙襕，醋浸

炙）　大黄（锉，炒）　羌活（去芦头）　枳壳（去瓤，麸炒）　硝石（研）　当归（切，焙）　芎䓖　吴茱萸（夹黑豆炒，去豆）　槟榔（煨，锉）　牛膝（酒浸，切，焙）各半两

【用法】上一十味，粗捣筛，每服三钱匕，水一盏，生姜五片，煎至七分，去滓，温服，不拘时。

◆**应效散**《普济方》

【主治】气瘘疳疮多年不效者。

【功效】清热解毒。

【药物及用量】地骨皮（冬月取阴干）不拘多少

【用法】研为细末，每用少许，纸拈蘸纴疮口内，频用自然生肉，再内服二钱，不拘时米饮调下，每日三次。

◆**应痛丸**《医方大成》

【主治】折伤后为四气所侵，手足疼痛者。

【功效】通气散滞，和伤止痛。

【药物及用量】破故纸　骨碎补（去毛）　生苍术　草乌头（用生姜一斤，擂烂同淹两宿，焙干）各八两　穿山甲（去膜，桑柴灰炒，泡起为度，柴灰亦可）　舶上茴香（炒）各六两

【炮制】共研末，酒煮面糊为丸，如梧桐子大。

【用法】每服五十丸，温酒或米汤送下，忌热物。

◆**应痛丸**《外科精义》

【主治】走疰疼痛，似附骨疽者。

【功效】祛湿通滞。

【药物及用量】苍术（去皮）　当归　黑牵牛　黄乌头（炮）各一两

【炮制】共研细末，醋糊为丸，如小豆大。

【用法】每服三十丸，空腹时醋汤送下。

◆**应痛丸**《经验良方》

【主治】心气痛不可忍者。

【功效】益心气，止痛。

【药物及用量】好末香四钱（《简奇方》好茶末四两）　拣乳香二两

【用法】上二味，为细末，腊月兔和丸，如鸡头子大，每服一丸，温醋送下。不拘时。

◆**应痛散**《妇人大全良方》

【主治】心脾痛不可忍及妇女血气作心脾痛。

【功效】同应痛丸。

【药物及用量】良姜（锉细，麻油炒）　赤芍各等量

【用法】醋服，或醋汤点亦可。

◆**疗儿散**《傅青主女科》

【主治】妇人生产六七日，胞衣已破，而子不见下，此乃子死腹中。

【功效】固正气，下死胎。

【药物及用量】人参一两　当归（酒洗）二两　川牛膝五钱　鬼臼（研，水飞）三钱　乳香（去油）二钱

【用法】清水煎服，一剂死胎下而母生。

◆**疗毒汤**《诚书方》

【主治】一切久远痛痒诸疮。

【功效】祛风，清热，解毒。

【药物及用量】何首乌　荆芥　独活　防风　威灵仙　胡麻　石菖蒲　苦参

【用法】清水煎服。

◆**还少丹**《外科大成》

【主治】鹤膝风。

【功效】大补心、肾、脾、胃四经虚损。

【药物及用量】干山药　牛膝（酒浸，焙）各一两五钱　白茯苓（去皮，人乳汁制）　山茱萸（去核）　楮实子（酒蒸）　杜仲（去粗皮，姜汁酒拌同炒断丝）　五味子（炒）　巴戟（酒浸，去心）　肉苁蓉（酒浸一宿，祛腐）　远志（去心，甘草制）　小茴香（盐水炒）各一两　石菖蒲　熟地黄　枸杞子（酒浸）各五钱　菟丝子（酒蒸）一两

【炮制】共研细末，炼白蜜同红枣肉为丸，如梧桐子大。

【用法】每服三十丸至五七十丸，清晨

盐汤卧时温酒送下，一日三次，五日觉有力，十日精神爽，半月气壮，二十日目明，一月夜思饮食，冬月手足常暖。如热，加栀子一两；心气不宁，加麦门冬一两；精神短少，加五味子一两；阳弱，加续断一两；精滑，去牛膝，加续断二两。

◆**还真散**《史载之方》

【主治】初患毒痢，先发寒热，服万全护命方后寒热已退，赤痢稍减者。

【功效】清热，和肠，止泻。

【药物及用量】诃子（面裹煨熟不可焦，去面，就热咬破去核，用皮焙干）五枚

【用法】捣罗为细末，每服二钱匕，米汤一盏半，同药末煎取一盏，空腹时和滓服，吐出一二口涎为佳。若服万全护命方壮热未退，痢未减者不可服。

◆**还阴解毒汤**《眼科审视瑶函》

【主治】梅疮余毒未清，移害于肝肾，以致蒸灼，神水窄小，兼赤丝，黑白混浊不清，看物昏眊不明。

【功效】养阴，清热，解毒。

【药物及用量】川芎　当归（酒洗）　生地黄　金银花　连翘　土茯苓　黄芩（酒炒）　黄连（酒炒）　苦参　麦门冬（去心）　白芍（酒洗）　玄参各等量　甘草减半

【用法】清水二杯，煎至八分，去滓温服。

◆**还阳散**《类证普济本事方》

【主治】伤寒阴毒，面青，肢冷，脉沉，心躁腹痛。

【功效】还阳。

【药物及用量】硫黄。

【用法】为末，每服二钱，新汲水调下，良久，或寒一起，或热一起，再服汗出而瘥。

◆**还睛丸**《太平惠民和剂局方》

【主治】风热上攻，眼目赤肿，怕日羞明，多饶眵泪，隐涩难开，虐痒赤痛，睑眦赤烂，瘀肉侵睛，或暴赤眼睛痛难忍及偏正头痛，一切头风，头目眩晕。

【功效】祛风明目，健脾补肾。

【药物及用量】生白术　菟丝子（酒浸，另研）　青葙子（去土）　防风（去芦）　甘草（炙）　密蒙花　羌活（去苗）　白蒺藜（炒，去尖）　木贼（去节）各等量

【炮制】共研细末，炼蜜为丸，如弹子大。

【用法】每服一丸，细嚼，空腹食前熟汤送下，一日三次。

◆**还睛丸**《仁斋直指方》

【主治】眼目昏翳。

【功效】养血，清肝，祛翳。

【药物及用量】蝉蜕　苍术　熟地黄　川芎　蒺藜（炒）各一两　羌活　防风　茺蔚子　木贼　白菊花　荆芥　蔓荆子　杏仁　菟丝子（酒煮，焙）　蛇皮（酒浸，洗净，焙）　石决明（煅）各五钱

【炮制】共研末，炼蜜为丸，如弹子大。

【用法】每服一丸，细嚼，薄荷送下。

◆**还睛丸**甲《证治准绳》

【主治】旋螺尖起。

【功效】清肝滋肾。

【药物及用量】川芎　白蒺藜　木贼　白术　羌活　菟丝子　熟地黄　甘草各等量

【炮制】共研细末，炼蜜为丸，如弹子大。

【用法】每服一丸，空腹时熟汤嚼下。

◆**还睛丸**乙《证治准绳》

【主治】眼状青色，大小眦头涩痛，频频下泪，口苦少饮食；兼治黑花翳。

【功效】清上实下。

【药物及用量】川乌　地黄　白术　茯苓　石决明　杏仁　川芎　菟丝子各三两　当归　防风　荆芥　蔓荆子各五钱

【炮制】研为末，猪胆汁和丸，如梧桐子大。

【用法】每服三十丸，麦门冬汤送下。

◆**还睛丸**《秘传眼科龙木论》

【主治】突起眼高外障，初患之时，皆因疼痛发歇作时，盖是五脏毒风所致，令

眼突出。

【功效】敛瞳。

【药物及用量】五味子　细辛各五钱　茯苓　山药各一两　人参　车前子　防风　还志　茺蔚子各二两

【炮制】共研细末，炼蜜为丸，如梧桐子大。

【用法】每服三钱，空腹时茶清送下。

◆**还睛丸**《太平圣惠方》

【主治】高风雀目，渐成内障。

【功效】养目祛风。

【药物及用量】石决明（水飞）　覆盆子　茺蔚子各二两　槐实　人参　细辛　防风　柏子仁　茯苓　甘菊　川芎各一两

【炮制】共研细末，炼蜜为丸，如弹子大。

【用法】每服一丸，熟汤送下。

◆**还睛散**《杂病源流犀烛》

【主治】肝肺风热，眼生偃月翳，枣花翳，黄心翳。

【功效】填精明目。

【药物及用量】人参　茺蔚子　知母　桔梗　熟地黄　车前子　黄芩　细辛　玄参　五味子

【用法】每服一丸，熟汤送下。

◆**还睛紫金丹**《兰室秘藏》

【主治】烂弦风，湿热上侵，目眶赤烂，延久不愈。

【功效】化毒。

【药物及用量】白蜜二两　炉甘石一两（煅淬水中十次，水浸半日）　黄丹（水飞）六钱　乌贼骨（去壳）一钱　麝香　硼砂（研，水飞，入瓷器中重汤煮令自干）各五分　白丁香二分五厘　轻粉一分

【炮制】先于砂石器内慢火熬蜜去沫，下甘石末。次下黄丹，柳枝搅。再下余药，不黏手为度，为丸如芡实大。

【用法】每用一丸，温水化开，时时点之。

◆**还睛散**《卫生宝鉴》

【主治】眼生翳膜，昏涩泪出，瘀血胬肉攀睛。

【功效】祛翳清热。

【药物及用量】川芎　龙胆草　草决明　石决明　荆芥　枳实　野菊花　野麻子　白茯苓（去皮）　甘草（炙）　木贼　白蒺藜　川椒（炒去子）　仙灵脾　茵陈各五钱（一方有楮实子，无仙灵脾、茵陈、枳实）

【用法】研为细末，每服二钱，食后茶清调下，一日三次，忌食鸡鱼肉及热面荞麦等物。

◆**还精补肝丸**《圣济总录》

【主治】肝虚，两目昏暗，冲风泪下。

【功效】补肝明目。

【药物及用量】白术（炒焦）　北细辛（去苗）　川芎䓖　决明子（微炒）　人参　羌活（去芦）　当归（切焙）　白茯苓（去皮）　苦参　防风（去杈）　官桂（去粗皮）　地骨皮　玄参　黄芩（去黑心）　五味子　车前子（微炒）　菊花　青葙子　甘草（炙）各等量

【炮制】共研细末，炼蜜为丸，如梧桐子大。

【用法】每服三十丸加至四十丸，不拘时米饮送下。

◆**还精补肾丸**《银海精微》

【主治】肾虚目暗生花，不能久视，肾虚内障，两目黄昏不见。

【功效】补肾明目。

【药物及用量】人参　白术（炒焦）　白茯苓　沙苑蒺藜　羌活　活木贼　肉苁蓉　牛膝　甘菊花　防风　青葙子　菟丝子　山药　川芎　密蒙花各一两　甘草四钱

【炮制】共研细末，炼蜜为丸，如梧桐子大。

【用法】每服四钱，盐汤送下。

◆**还魂汤**《千金方》

【主治】心猝感忤，鬼击飞尺，诸奄忽气绝，无复觉，或已死咬口，口噤不开。

【功效】能起死回生。

【药物及用量】麻黄汤去桂枝，易桂心。

【用法】清水煎服，下咽即活，口噤不

开去齿下汤。汤入口不下者，分病人发左右捉踏肩引之，药下即苏，不必温覆取汗。

◆**针砂丸**《证治汇补》

【主治】黄疸积块，久而不愈。

【功效】消胀利水。

【药物及用量】针砂（煅） 木香 三棱 莪术 草果 茵陈 乌药各一两 猪苓 泽泻 白术（炒焦） 赤茯苓各五钱 苍术 厚朴 砂仁 香附各二两 陈皮 青皮各七钱

【炮制】共研细末，陈酒泛丸，如梧桐子大。

【用法】每服二钱，熟汤送下，忌食鱼类生冷之物。

◆**针砂酒**《杂病源流犀烛》

【主治】肾虚耳聋。

【功效】补肾聪耳。

【药物及用量】针砂三钱

【用法】铜铫内炒红，以陈酒一杯，将砂淬入，待温，砂亦澄下，取酒饮之。

◆**针头丸**《普济方》

【主治】诸般赤眼，疼痛不可忍者。

【功效】祛风明目。

【药物及用量】川乌尖（怀干） 白僵蚕（去嘴怀干）各七枚 硼砂十文

【炮制】研为末，猪胆汁调药，成软块，摊碗内，用荆芥、艾叶各一两，皂角（小者）一茎，烧，将药碗覆熏之，常将药膏搅匀转，又摊又熏，以皂角、荆芥、艾叶尽为度，再搜成块，用油纸裹，入地中出火毒。冬天两日夜，夏天一夜，春秋一日夜，取出为丸，如针头大。

【用法】每用一丸，点入眼中。

◆**针头丸**《吴氏集验方》

【主治】泻痢。

【功效】清肠，下积，止痢。

【药物及用量】黄蜡一块（如指大） 巴豆七粒（灯上烧出油） 杏仁七个（去皮尖） 百草霜一钱 黄连少许

【用法】上五味，为末，研令和丸，如小绿豆大。赤痢，甘草汤；白痢，干姜汤；吐泻，新汲井水；各下三丸。

◆**针头丸**《圣济总录》

【主治】水泻肠鸣。

【功效】祛积，止泻。

【药物及用量】巴豆一枚（去皮膜） 杏仁一枚（去皮尖，二味皆针劄火上燎，令存性）

【用法】上二味，同细研，约三百转，入大豆末一字，再研一百转，面糊和丸，如针头大，每服一丸，新汲水下。

◆**针头散**《普济方》

【主治】疮疡焮痛木硬。

【功效】止痛消肿。

【药物及用量】麝香 蟾酥各一钱

【炮制】研为细末令匀，以儿乳汁和如泥，入瓷石盒收之，干亦不满。

【用法】每以唾调，拨少许点于肿上。膏药贴之，毒气自消。

◆**鸡子壳散**《太平圣惠方》

【主治】眼猝生翳膜。

【功效】退翳。

【药物及用量】凤凰衣（去膜研）二钱五分 贝齿（煅灰）三枚

【用法】共研极细，盛瓷盒中，每用少许，点于患处，每日三五次。

◆**鸡子粥**《医方类聚》

【主治】小儿下痢不止，身体瘦弱。

【功效】和胃补虚。

【药物及用量】鸡子一枚 糯米一合

【用法】煮粥临熟，破鸡子相和，搅匀，空腹时入醋少许食之。

◆**鸡子饼**《葛氏肘后方》

【主治】小儿秋、夏暴冷痢，腹胀，乍寒乍热，并治妇人白带。

【功效】补虚，杀虫。

【药物及用量】鸡子一枚 胡粉一丸

【炮制】绢筛，合鸡子黄白共捣研调熬令熟，如鸡子饼状。

【用法】儿年一岁食半饼，每日二次，二饼即瘥，儿大倍之。凡羸弱不堪与药者，宜与此饼。

◆**鸡子白丸**《太平圣惠方》

【主治】吐血衄血。

【功效】养阴清热止血。

【药物及用量】鸡子白三个　好香墨二两

【用法】上二味，捣墨细罗为末，以鸡子白和丸，如梧桐子大，不拘时，以生地黄汁下十丸。

◆**鸡子馎饦**《必用之书》

【主治】老人脾胃气弱，不多进食，行步无力，黄瘦气微，见食即欲吐。

【功效】健脾和胃消食。

【药物及用量】鸡子三枚　白面五两　白羊肉（作臛头）五两

【用法】上三味，以鸡子白搜面，如常法作之，以五味煮熟，空心食之；日一服，常作极补虚。

◆**鸡内金散**《证治准绳》

【主治】产后遗溺。

【功效】止遗溺。

【药物及用量】鸡肶胵一具（并肠洗烧）

【用法】研为末，每服方寸匕，温酒调下。

◆**鸡内金散**《普济方》

【主治】谷道生疮，日久不愈。

【功效】消肿，敛疮。

【药物及用量】鸡肶胵不拘多少

【用法】烧灰存性，研为极细末，每用少许，干贴患处。

◆**鸡爪三棱丸**《圣济总录》

【主治】痃痞气块。

【功效】消积软坚。

【药物及用量】鸡爪三棱　石三棱　京三棱　木香　青皮（去白）　陈皮（去白）各五钱　硇砂三钱　槟榔　肉豆蔻各一两

【炮制】共研细末，生姜汁打面糊为丸，如梧桐子大。

【用法】每服二十丸，生姜汤送下，空腹临卧各一服。忌食一切生冷、硬、黏之物。

◆**鸡矢醴**《千金方》

【主治】产后中风，口噤拘急，腰背强直，并治男子诸风。

【功效】搜风。

【药物及用量】鸡屎三升　乌豆二升

【炮制】先炒豆令声绝，次炒鸡屎令黄，以酒一升，先淋鸡屎取汁，淋大豆。

【用法】每服一升，重者凡四五服极妙。

◆**鸡肉煎丸**《幼幼新书》

【主治】小儿十岁以上疳劳，壮热骨蒸，形瘦。

【功效】清虚热，杀虫。

【药物及用量】宣连（去须）二两　银柴胡　知母（去芦洗净）　秦艽（去土，净）　使君子肉　黄芩各一两　芜荑（去衣）　川鹤虱各五钱

【炮制】研为末，以黄雌鸡一只（重一斤许），笼之，专饲以大麻子，至五日后去毛令净，于臀后开孔，去肠肚，洗净，拭干入前药末于鸡腹内，以丝缝之，取小甑先以黑豆铺甑底，厚三寸，置鸡甑内，四旁以黑豆围裹，上亦以黑豆盖之。自日出蒸至晚，候温冷，取鸡去腹中药及筋骨头翅，以净肉研匀和得所，如干加酒，面糊为丸，如大麻子及小绿豆大。

【用法】每服十丸或十五丸、二十丸，空腹临卧时，麦门冬煎汤或熟水送下。十五岁以上温酒下。忌食猪肉。

◆**鸡舌香散**《妇人大全良方》

【主治】九种心痛，一切冷气。

【功效】祛寒止痛。

【药物及用量】高良姜（锉细，麻油炒）　桂心　赤芍各等量

【用法】研为细末，每服二钱，清水一盏，加盐木瓜三片，煎至七分，温服，盐汤调亦可。血气、疝瘕痛熟醋汤调下。忌食生冷。

◆**鸡舌香散**《太平圣惠方》

【主治】霍乱吐泻，多从心神烦躁及转筋不止。

【功效】祛湿辟浊，除烦舒筋。

【药物及用量】鸡舌香三分　木瓜（干者）一两　人参（去芦头）一两　陈橘皮（汤浸，去白瓤，焙）一两　香薷三分　桂心半两　厚朴（去粗皮，涂生姜汁，炙令香

熟）一两

【用法】上七味，捣筛为散，每服三钱，以水一中盏，入生姜半分，煎至六分，去滓，热服，不拘时。

◆**鸡舌香散**《仁斋直指方》

【主治】飧食生冷，久为冷积。

【功效】温中，止泻。

【药物及用量】良姜　辣桂　香附（净，炒）　益智子　天台乌药各一两　甘草（炙）半两

【用法】上六味，为末，每二钱，入少盐沸汤，点吞感应丸。

◆**鸡舌香散**《妇人大全良方》

【主治】妇人九种心痛，一切冷气。

【功效】温中活血止痛。

【药物及用量】良姜（锉细，麻油炒）　桂心　赤芍等量

【用法】上三味为细末，每服二钱，水一盏，入盐木瓜三片，同煎七分，温服，盐汤点亦可。血气疝瘕痛，用熟醋汤调下，忌生冷。

◆**鸡舌香丸**《御药院方》

【主治】伤冷腹胀，痞闷疼痛，呕逆痰水。

【功效】行气化痰，消积。

【药物及用量】黑牵牛（炒，取头末）四两　京三棱（炮）一两半　丁皮　槟榔　木香各一两　青皮二两　胡椒半两

【用法】上七味，为细末，水煮面糊为丸，如梧桐子大，每服三十丸，食后，生姜汤下。

◆**鸡肝散**《疡医大全》

【主治】产门内生虫。

【功效】杀虫，止痒。

【药物及用量】芜荑　蛇床子　硫黄　川椒　潮脑　枯矾　雄黄　海螵蛸　黄连各等量　麝香少许

【用法】共研细末，取旋补鸡肝一具，将药末涂肝上，乘痒时插入阴户内。

◆**鸡肝散**《验方新编》

【主治】小儿疳积，腹大泄泻，面黄肌瘦，肝火上攻，目珠生翳。

【功效】平肝，健脾，明目，去障，止泻，进食。

【药物及用量】炉甘石（制）六钱　赤石脂　滑石（飞）　胡黄连各五钱　辰砂四钱　青黛三钱　石决明（煅）一两

【用法】共研极细末，每服五分，用雄鸡肝（不落水者）一具，竹刀破开，将药末放入，煮熟食之。轻者一二服，重者三四钱可愈。

◆**鸡屎白散**《金匮要略》

【主治】转筋，臂脚直，脉上下行，微弦，转筋入腹者。

【功效】下气破积，通利二便。

【药物及用量】鸡屎白。

【用法】为散，取方寸匕，清水六合，和温服。

◆**鸡屎米煎**《杂病源流犀烛》

【主治】米瘕。

【功效】和胃涌吐。

【药物及用量】鸡屎一升　白米五合

【用法】同炒焦为末，清水一升煎，炖服，少顷吐出瘕。如研米汁，或白沫淡水，乃愈。

◆**鸡屎矾丸**《太平圣惠方》

【主治】小儿脓血痢不瘥，渐至瘦弱。

【功效】固涩，杀虫。

【药物及用量】鸡屎矾（烧灰）　龙骨　阿胶（捣碎，炒令黄燥）　川黄连（去须，微炒）各一两　胡粉（炒微黄）一分

【炮制】捣罗为末，煎酽醋为膏和丸，如绿豆大。

【用法】每服七丸，暖浆水送下，日三四次，量儿大小加减。

◆**鸡骨丸**《幼幼新书》

【主治】小儿下利，经久不断，羸瘦，脾胃冷弱，食不消化。

【功效】和脾胃，消积滞。

【药物及用量】鸡骨（宿雌鸡胸前及肋骨）一具　黄连六分　厚朴三分　神曲（炒）　甘草（炙）　白术各四分　麦蘖（炒）　乌梅肉　桔梗各二分　人参　赤石

脂　黄芩　白龙骨各五分

【炮制】共研末，炼蜜为丸，如小豆大。

【用法】每服二十五丸，熟汤送下，一日二次，量儿大小加减。

◆**鸡清散**《幼幼新书》

【主治】咳嗽出血下涎。

【功效】清血热，化痰涎。

【药物及用量】川郁金（用皂荚浆水一盏，或酸菜汁，煮干为度）　生滑石　雄黄（醋煮，半干用）各五钱

【用法】研为细末，每服一字，常服，薄荷汤调下；咳嗽，螺粉水下；嗽血，鸡子清调下。

◆**鸡眼膏**甲《疡医大全》

【主治】鸡眼。

【功效】消散。

【药物及用量】荸荠　蟾酥（丝穿阴干）　火丹草（阴干）　蓖麻子　桃仁　穿山甲　三棱　红花　莪术　天南星各二钱　鳝鱼血半杯（阴干为末）　鸡肫皮（不见火）十个　河豚眼（阴干）十枚　虎耳草（阴干）　阿魏各一钱五分　麝香三分　麻油六两　黄丹（飞）三两

【用法】熬膏，将鸡眼修净摊贴。

◆**鸡眼膏**乙《疡医大全》

【主治】鸡眼。

【功效】消散。

【药物及用量】鲜白果（用外面绿皮）不拘多少

【炮制】捶碎，桐油熬枯去滓，滴水成珠，不散为度，加雄黄少许，搅匀，收贮。

【用法】先将鸡眼热水泡软贴上，一伏时揭下，内有红丝拔出。

◆**鸡肶胵丸**《太平圣惠方》

【主治】小便数而多。

【功效】清热养肾。

【药物及用量】鸡肶胵（微炙）二两　麦门冬（去心，焙）　龙骨　熟地黄　黄连（去须）各一两　土瓜根五钱　黄芪二两

【炮制】共研细末，炼蜜为丸，如梧桐子大。

【用法】每服三十丸，食前米饮送下。

◆**鸡肶胵散**甲《太平圣惠方》

【主治】妇人小便数。

【功效】温肾养血，固精缩尿。

【药物及用量】鸡肶胵十具（微炙）　桑螵蛸半两（微炙）　厚朴一两（去粗皮，涂生姜汁，炙令香熟）　菝瓜一两（锉）　当归一两（锉，微炒）　熟干地黄一两　甘草一两（炙微赤，锉）

【用法】上七味，捣粗罗为散，每服三钱，以水一中盏，入生姜半分，煎至六分，去滓，食前温服。

◆**鸡肶胵散**乙《太平圣惠方》

【主治】小儿遗尿，不可禁止。

【功效】固脬止遗。

【药物及用量】鸡肶胵（炙令黄）一具　黄芪（锉）半两　桑螵蛸（微炒）三分　牡蛎（烧为粉）半两　甘草（炙微赤，锉）一分

【用法】上五味，捣粗罗为散，每服一钱，以水一小盏，煎至六分，去滓，量儿大小，分减温服。

◆**鸡肶胵散**《圣济总录》

【主治】妊娠遗尿。

【功效】补虚止遗。

【药物及用量】鸡肶胵（炙干）十具　熟干地黄（焙）　当归（焙）各半两　牡蛎粉　黄芪（锉）各一两　厚朴（去粗皮，生姜汁炙）三分

【用法】上六味，捣罗为散，每服二钱匕，食前温酒调下。

◆**鸡蛋油**《寿世良方》

【主治】诸疮破烂，痒不可忍，或不收口者；及癣疥诸疮。

【功效】杀虫，敛疮生肌。

【药物及用量】鸡蛋数个

【炮制】整个煮熟，去白用黄干煎枯焦，以滚开水半茶盅冲入，油浮水面，取出冷透火气。

【用法】每用少许，涂于患处。

◆**鸡蛋饮**《验方新编》

【主治】肠痈，发背，脏毒，鱼口初起。

【功效】泻毒。

【药物及用量】鸡蛋一个

【用法】倾入碗内搅匀，入芒硝二钱蒸服，好酒送下。诸证初起三日内一服，即行消散；如毒盛者，接连三服，无不尽消，但皮色不变者勿服。

◆**鸡距丸**《外台秘要》

【主治】眼白翳，泪出。

【功效】退翳，止泪。

【药物及用量】干姜（炮）七钱五分　蕤仁　鸡舌香　胡粉各五钱　黄连一两　矾石（熬，研）一钱五分五厘

【炮制】共研细末，枣肉为丸，如鸡距。

【用法】每用一丸，注眼大眦，一日二次。

◆**鸡黄油**《奇效良方》

【主治】汤火伤。

【功效】祛火毒。

【药物及用量】鸡卵数个

【用法】煮熟去白，将黄于银石锅内炒干，待化作油，毛翎扫下，入韶粉、夜明砂为末，香油调敷，湿则干掺。

◆**鸡黄散**《三因极一病证方论》

【主治】怀身下痢赤白，绞刺疼痛。

【功效】养阴止痢。

【药物及用量】鸡子（乌者尤妙，就头作窍，倾出青者，留黄）一个　黄丹（入前鸡子壳内，打令黄匀，以厚纸裹，黄泥固济，火上煨，取焙干）一钱

【用法】上一味为末，每服二钱，米饮调下，一服愈者是男，两服愈者是女。

◆**鸡腰膏**《验方新编》

【主治】小儿胎毒及头、目、耳前、耳后一切湿疮，并治羊须疮。

【功效】解毒，杀虫。

【药物及用量】鸡腰（大者，蒸熟去皮）一对　枯矾三分

【用法】共捣融，加冰片一二分敷之。

◆**鸡肠散**《幼幼新书》

【主治】膀胱有热，服冷药过多，小便不禁，或遗尿。

【功效】固肾止遗。

【药物及用量】鸡肠草　龙骨　麦门冬（去心，焙）　白茯苓　桑螵蛸各五钱　牡蛎粉七钱五分

【用法】捣为粗散，每服一钱，清水一小盏，加生姜少许，大枣二枚，煎至六分，去滓温服，量儿大小加减。

◆**鸡肠散**《直指小儿方》

【主治】小儿遗尿，肾与膀胱俱虚而挟冷所致者。

【功效】固肾止遗。

【药物及用量】鸡肠（男用雌鸡，女用雄鸡，烧存性）一具　牡蛎　茯苓　桑螵蛸（炒）各五钱　桂（去粗皮）　龙骨各二钱五分

【用法】研为极细末，仍以鸡肶胵一具。同鸡肠烧存性，研极细末，同前药末一钱，食前温酒调化服。

◆**鸡鸣散**《三因极一病证方论》

【主治】跌打损伤，血瘀凝积，气绝欲死，烦躁头痛。

【功效】祛瘀血，活血止痛。

【药物及用量】大黄（酒蒸）一两　桃仁（去皮尖）二七枚（一方有当归尾三钱，一方无桃仁，有杏仁）

【用法】研细，清酒一碗，煎至六分去滓，鸡鸣时服，次日取下瘀血即愈。若便觉气绝，不能言语，取药不及，急擘口开，用热童便灌之即愈。

◆**鸡鸣散**《证治准绳》

【主治】男女发热三、四、五日，或痘未形，或痘形隐隐，或才形于外而不能快利，或烦躁谵语，或腹疼呕吐，或痰喘恶渴。

【功效】透痘，利气，化痰。

【药物及用量】白术（炒）　当归　川芎　甘草　大力子　茯苓　木通　桔梗　蝉蜕　升麻　橘红　山楂　红花

【用法】加灯心草、生姜，清水冲雄鸡血并酒服。

◆**鸡鸣散**《朱氏集验方》

【主治】脚气疼痛及风湿流注，足痛，筋脉浮肿者。

【功效】祛风湿，利筋骨。

【药物及用量】槟榔七枚　陈皮（去白）　木瓜各一两　吴茱萸　紫苏叶各三钱　桔梗（去芦）　生姜（和皮）各五钱（一方无陈皮）

【用法】㕮咀，清水三大碗，慢火煎至一碗半去滓，再入清水二碗，煎滓取一小碗，两次药汁相和，置床头，次日五更分作三五服，皆冷服之，冬月略温服，服后用干物压下。如服不尽，留次日渐渐服之，至天明大便当下黑粪水。早饭时痛住肿消，食饭宜少迟。

◆**鸡肠散**甲《圣济总录》

【主治】小便不禁，日夜无数。

【功效】调大便。

【药物及用量】黄鸡肠（雄者切破，洗净炙令黄）四具　黄连（去须）　肉苁蓉（酒浸，切，焙）　赤石脂（另研）　白石脂（另研）　苦参各五两

【用法】研为细末，更研匀，每服二钱，食前温酒调下，日二夜一次。

◆**鸡鸣散**乙《圣济总录》

【主治】气疬疼痛及热毒结核，或多烦闷，热而不寒者。

【功效】泻热毒。

【药物及用量】黑牵牛一两　胡粉一钱　大黄（蒸）二钱　朴硝（炼成粉者）三钱

【用法】研为细末，每服三钱，鸡鸣时，井花水调服，以便利为度，未利再服。

◆**鸡鸣紫丸**《千金方》

【主治】妇人癥瘕积聚。

【功效】化痰散结，祛寒消癥。

【药物及用量】皂荚一分　藜芦　甘草　矾石　乌喙　杏仁　干姜　桂心　巴豆各二分　前胡　人参各四分　代赭石五分　阿胶六分　大黄八分

【用法】上一十四味为末，蜜丸如梧桐子，鸡鸣时服一丸，日益一丸，至五丸止，仍从一起。下白者，风也；赤者，癥瘕也；青微黄者，心腹病。

◆**鸡头丸**《太平圣惠方》

【主治】小儿诸病后，六七岁不能语。

【功效】补虚，开语，清热。

【药物及用量】雄鸡头（炙）一个　鸣蝉（炙）三个　大黄（纸裹煨熟）　黄芪（切，焙）　川芎　远志（去心）　麦门冬（去心）　当归（去芦，焙）各七钱五分　人参（去芦）　木通各五钱

【炮制】共研细末，炼蜜为丸，如小豆大。

【用法】平旦米饭送下五丸，空腹时送下三四丸。儿大者加之，久服取效。

◆**鸡苏丸**《杨氏家藏方》

【主治】虚热昏倦，下虚上壅，嗽血衄血，日渐乏力，喘嗽痰饮，饮食不美。

【功效】清上实下，止血平嗽。

【药物及用量】鸡苏叶八两　黄芪　防风（去芦）　荆芥穗各一两　甘菊花三钱　片脑五分　川芎　生干地黄　甘草　苦桔梗各五钱

【炮制】共研细末，炼蜜为丸，如弹子大。

【用法】每服一丸，不拘时细嚼麦门冬（去心），煎汤送下。如发寒热，小便赤涩者，加车前子三钱，用桑枝（锉，炒香），清水三杯，煎至一杯，去滓送下，日可六七次。

◆**鸡苏丸**《妇人大全良方》

【主治】妇人虚热昏冒倦怠，下虚上壅，嗽血衄血。

【功效】清退虚热，止咳活血。

【药物及用量】鸡苏叶半斤　黄芪半两（《拔粹方》一两）　甘草　川芎各一分（《拔粹方》各半两）　防风一两　苦桔梗半两　荆芥穗一两　甘菊花一分（《拔粹方》三钱）　真脑子半钱重　生干地黄半两

【用法】上一十味为细末，炼蜜丸，如弹子大，每服一丸，用麦门冬去心，煎汤嚼下。

◆**鸡苏吹喉散**《疫喉浅论》

【主治】疫喉初起，肿痛腐烂，或白或黄。

【功效】止痛，祛腐，生肌。

【药物及用量】鸡苏薄荷　白僵蚕各五

分　硼砂　马牙硝各一钱　马勃二分　冰片一分

【用法】共为细末，吹于患处，如烂甚者，合冰白散用；痛甚者，合碧云散用。

◆**鸡苏散**《严氏济生方》

【主治】伤肺唾血，咽喉不利。

【功效】补肺，凉血，利咽喉。

【药物及用量】鸡苏叶　黄芪（炒）　生地黄　阿胶（炒）　贝母　白茅根各一钱　桔梗（炒）　麦门冬（去心）　蒲黄（炒）　甘草（炙）各五分

【用法】加生姜，清水煎服。

◆**鸡苏散**甲《太平圣惠方》

【主治】妇人吐血，心烦昏闷。

【功效】养血清热止血。

【药物及用量】鸡苏叶　阿胶　刺蓟　生地黄各一两　黄芪　羚羊角屑　葛根　甘草各五钱　麦门冬　黄芩　当归　伏龙肝各七钱五分

【用法】研为粗末，每服四钱，清水一盏，加生姜三片，竹茹半鸡子大。煎至六分，去滓温服。

◆**鸡苏散**乙《太平圣惠方》

【主治】妇人血淋。

【功效】凉血通淋。

【药物及用量】鸡苏叶　木通各二两　生干地黄　滑石各三两　刺蓟根一两

【用法】研为粗末，每服五钱，清水一盏半，加淡竹叶三七片，煎至七分，去滓，食前温服。

◆**鸡苏散**丙《太平圣惠方》

【主治】劳伤，或饱食气逆，致猝吐血不止。

【功效】温中行气止血。

【药物及用量】鸡苏茎叶一两　黄芪（锉）一两　甘草（生用）一两　干姜（炮裂，锉）半两　艾叶半两　阿胶（捣碎，炒令黄燥）一两

【用法】上六味，捣筛为散，每服三钱，以水一中盏，煎至五分，去滓，入赤马通汁一合，搅令匀，温服，不拘时。

◆**鸡苏散**丁《太平圣惠方》

【主治】肺脏壅热，痰唾内有血，咽喉不利。

【功效】补肺虚止血。

【药物及用量】鸡苏茎叶一两　赤茯苓一两　甘草（炙微赤，锉）半两　半夏（汤洗七遍，去滑）一两　桔梗（去芦头）一两　生干地黄二两　黄芪（锉）一两　麦门冬（去心，焙）一两半

【用法】上八味，捣粗罗为散，每服五钱，以水一大盏，入生姜半分，煎至五分，去滓，每于食后温服。

◆**鸡苏散**戊《太平圣惠方》

【主治】妇人虚损气逆，吐血不止。

【功效】温中养阴止血。

【药物及用量】鸡苏叶一两　当归半两　赤芍半两　黄芩一两　阿胶（捣碎，炒令黄燥）二两　伏龙肝二两

【用法】上六味，捣筛为散，每服四钱，以水一中盏，煎至六分，去滓，温服，不拘时。

◆**鸡苏饮**甲《太平圣惠方》

【主治】血淋。

【功效】凉血通淋。

【药物及用量】鸡苏（切）一握　石膏（碎）八分　竹叶（切）一握　生地黄（切）一升　蜀葵子（为末）四分

【用法】先将前四味清水五升，煮取二升去滓，下葵子末分温二服，如人行五里久，再进一服。忌食芜荑、蒜、面、炙肉等物。

◆**鸡苏饮**乙《圣济总录》

【主治】妊娠心腹气胀，疗刺疼痛，胎不安。

【功效】和气安胎。

【药物及用量】鸡苏　人参　赤茯苓（去黑皮）　大腹皮　芎䓖各半两　苎麻根一两

【用法】上六味（锉如麻豆大），每服三钱匕，水一盏，生姜三片，煎至七分，去滓，温服。

◆**鸡粪酒**《千金方》

【主治】产后中风及百病，并治男子中一切风。

【功效】散寒活血祛风。

【药物及用量】鸡粪（熬令黄）一升　乌头（熬令声绝，勿焦）一升

【用法】上二味，以清酒三升半，先淋鸡粪，次淋豆取汁，一服一升，温服取汗。病重者，凡四五日服之无不愈。

◆**鸡粪白散**《太平圣惠方》

【主治】小儿五七岁石淋，茎中有砂石，不可出者。

【功效】化浊通淋排石。

【药物及用量】鸡粪白一两（炒令黄）

【用法】上一味，捣细罗为散，以水一大盏，露一宿，每服用此水一合，调散半钱服之，日三四服，当下砂石，量儿大小，以意加减。

◆**鸡肶胵汤**《千金方》

【主治】产后小便数。

【功效】养血益气，散寒止淋。

【药物及用量】鸡肶胵二三具　鸡肠（洗）三具　干地黄　当归　甘草各二两　麻黄四两　厚朴　人参各三两　生姜五两　大枣二十枚

【用法】上十味，㕮咀，以水一斗，煮肶胵及肠、大枣，取七升，去滓，内诸药，煎取三升半，分三服。

◆**怀忠丹**《本草纲目》

【主治】内痈有败脓血，腥秽殊甚，脐腹冷痛。

【功效】下脓血。

【药物及用量】白芷　单叶红蜀葵花根各一两　白枯矾　白芍各五钱

【炮制】研为细末，熔黄蜡和丸，如梧桐子大。

【用法】每服三十丸，空腹时米汤送下，待脓血下尽，服十宣散补之。忌食发物，用猪膏煎鲫鱼食，或以鳖甲烧存性，研末服。

◆**丽泽通气汤**《兰室秘藏》

【主治】鼻不闻香臭。

【功效】祛风通窍解表。

【药物及用量】川羌活　独活　苍术（去皮，切，麻油拌炒，一作一钱二钱）　防风　升麻　葛根各八分　麻黄（连节）四分　川椒五分（一作四分）　白芷一钱（一作一钱六分）　黄芪一钱五分（一作一钱六分）　甘草七分（炙，一作八分）　生姜三片大枣（擘）二枚　葱白三寸

【用法】清水二杯，煎至一杯去滓，食远稍热服。冬月倍麻黄，加细辛三分。夏月去独活，加石膏三钱。忌一切冷物及坐卧于风凉处。

◆**芦吸散**《张氏医通》

【主治】冷哮寒嗽，喘促痰清。

【功效】祛寒痰，纳肾气，止喘嗽。

【药物及用量】款冬花　川贝母（去心）　肉桂　甘草（炙）各三钱　鹅管石（煅）五钱

【用法】研极细末，以芦管吸少许，噙化咽之，日五七次。

◆**芦柏地黄丸**《疡医大全》

【主治】八角虱，又名阴虱疮，瘙痒难忍，抓破色红，中含紫点。

【功效】养阴杀虫。

【药物及用量】芦荟五钱　黄柏一两　熟地黄八两　牡丹皮　白茯苓　泽泻各三两　山茱萸肉　怀山药各四两

【炮制】共研细末，炼蜜为丸，如梧桐子大。

【用法】每服三钱，熟汤送下。

◆**芦根汤**《幼幼新书》

【主治】黄病，伤寒时气，热入于胃，与谷气相搏，蒸发肌肉，使面目皮肤悉黄。

【功效】清湿热，退黄。

【药物及用量】芦根（锉）一两　茵陈蒿　栀子　黄芩　甘草各五钱

【用法】捣罗为细末，每服一钱，清水八分，加薄荷三叶，煎至五分，去滓温服。

◆**芦根汤**甲《本草纲目》

【主治】霍乱烦闷。

【功效】清热除烦，养阴。

【药物及用量】芦根　麦门冬

【用法】清水煎服。

◆**芦根汤**乙《本草纲目》

【主治】妊娠呕吐不食，兼吐痰水。

【功效】降逆气，化痰浊。

【药物及用量】生芦根七分　橘红四分　生姜六分　槟榔二分　枇杷叶三分

【用法】清水煎，空腹时热服。

◆**芦根汤**《女科玉尺》

【主治】妊娠恶食，心中烦愦，热闷呕吐。

【功效】化痰降逆，除烦清热。

【药物及用量】芦根　橘红（去白）各一两　前胡二两　竹茹　麦门冬各三两

【用法】清水煎，分二次服，如身热，四肢烦热，加地骨皮一两。

◆**芦根饮**《圣济总录》

【主治】目暴赤生翳。

【功效】退热祛翳。

【药物及用量】芦根　黄芪　芒硝　大黄　防风各一钱　黑参　黄芩各一钱五分

【用法】研为粗末，清水二盏，煎至一盏去滓，食后温服。

◆**芦根散**甲《太平圣惠方》

【主治】消渴烦躁，体热不能食。

【功效】清热止渴。

【药物及用量】芦根（锉）一两　赤茯苓一两　麦门冬（去心）一两　人参（去芦头）半两　黄芩三分　桑根白皮（锉）三分　甘草（炙微赤，锉）半两

【用法】上七味，捣筛为散，每服四钱，以水一中盏，入生姜半分，淡竹叶二七片，煎至六分，去滓，温服，不拘时。

◆**芦根散**乙《太平圣惠方》

【主治】妊娠七八月伤寒，烦热，心胸满闷，咳嗽呕逆，不下饮食。

【功效】养阴清热，化痰止咳。

【药物及用量】芦根（锉）一两　前胡（去芦头）一两　陈橘皮（汤浸，去白瓤，焙）一两　甘草（炙微赤，锉）半两　赤茯苓一两　半夏（汤洗七遍，去滑）三分

【用法】上六味，捣筛为散，每服三钱，以水一中盏，入生姜半分，枣三枚，煎至六分，去滓，温服，不拘时。

◆**芦根散**丙《太平圣惠方》

【主治】妊娠呕逆，烦闷不下食。

【功效】降逆除烦。

【药物及用量】芦根（锉）一两半　甘草（炙微赤，锉）半两　人参（去芦头）一两　麦门冬（去心）一两半　陈橘皮（汤浸，去白瓤，焙）一两

【用法】上五味，捣筛为散，每服三钱，以水一中盏，入生姜半分，淡竹叶二七片，小麦一百粒，煎至六分，去滓，温服，不拘时。

◆**芦根饮子**《太平圣惠方》

【主治】霍乱吐泻，心烦。

【功效】清热除烦。

【药物及用量】芦根二两　人参（去芦头）一两　藿香三分　枇杷叶（拭去毛，炙微黄）十片　甘草（炙微赤，锉）半两

【用法】上五味，细锉和匀，每服一分，以水一中盏，入薤白七寸，生姜半分，煎至六分，去滓，稍热服，不拘时。

◆**芦根饮子**《寿亲养老书》

【主治】老人消渴，消中，饮水不足，五脏干枯。

【功效】清热止渴。

【药物及用量】芦根（切，水一斗，煎取七升半）一升　青粱米五合

【用法】上二味以煎煮饮，空心食之，渐进为度，益效，忌咸食、炙肉、熟面等。

◆**芦荟丸**《太医局方》

【主治】小儿疳气羸瘦，面色萎黄，腹胁胀满，头发作穗，揉鼻咬甲，好食泥土，痢色无定，寒热往来。目涩口臭，齿龈烂黑，肝疮，口舌生疮，牙龈腐烂，遍体生疮及妇人热结经闭，作块上冲梗痛。

【功效】长肌退黄，杀疳虫，进乳食。

【药物及用量】芦荟　麝香　朱砂（另研细，水飞）各一钱　干蛤蟆（同皂荚烧存性，一作干蟾）　青黛二钱五分　大皂角（去皮弦、子）一两

【炮制】共研末令匀，汤浸蒸饼为丸，如麻子大。

【用法】三岁儿，每服二十丸，不拘时温米饮送下，量儿大小加减。

◆**芦荟丸**《庄氏家传方》

【主治】小儿风疳。

【功效】顺肝气，进饮食。

【药物及用量】龙胆草（洗净，锉，焙）一两　芦荟（另研，或以皂角水磨）一钱

【炮制】捣罗为末，用皂角（不蛀者）三挺，清水二升，馂汁生绢滤去滓，入银器内慢火熬成膏，入药末调和为丸，如绿豆大。

【用法】每服三丸至五丸，薄荷汤送下。

◆**芦荟丸**《妇人校注良方》

【主治】疳痞，肌肉消瘦，发热潮热，不思饮食，口干作渴。或肝疳食积，口鼻生疮，牙龈蚀烂。

【功效】消疳，退热，和中。

【药物及用量】芦荟　胡黄连　黄连（炒焦）　木香　白芜荑（炒）　青皮各五钱　当归　茯苓　陈皮各一两五钱　甘草（炙）七钱

【炮制】共研细末，米糊为丸，如梧桐子大。

【用法】每服七八十丸，米饮汤送下。

◆**芦荟丸**甲《证治准绳》

【主治】小儿诸疳，羸瘦不生肌肉。

【功效】补虚，消疳，退热。

【药物及用量】芦荟　木香　赤芍　没食子各五钱　使君子（去壳）　胡黄连各二钱五分　肉豆蔻二钱　人参一钱

【炮制】共研细末，麝香（另研细）五分，与药末拌匀，蜜水打面糊为丸，如梧桐子大。

【用法】每服十五丸，空腹食前米饮送下。

◆**芦荟丸**乙《证治准绳》

【主治】小儿惊热疳及不思食。

【功效】退热，镇惊，消疳。

【药物及用量】芦荟　熊胆　朱砂各二钱五分　青黛七钱五分　诃黎勒（煨，取肉）三钱　麝香一钱

【炮制】共研细末，糯米饭为丸，如麻子大。

【用法】每服五七丸，空腹时砂糖水送下。

◆**芦荟丸**甲《太平圣惠方》

【主治】小儿脊疳，腹内有虫，上攻背膂，脊骨渐高，肌体羸瘦。

【功效】消疳，杀虫，清热解毒。

【药物及用量】芦荟　青黛　朱砂　麝香　熊胆　胡黄连　贯众　地龙（微炒）　黄连（去须）　童宙（微炒，去足）　雷丸各五钱　蛤蟆（涂酥，炙令焦黄）一枚

【炮制】捣罗为末，蜗牛肉研丸如麻子大。

【用法】每服五丸，粥饮送下，一日三次，量儿大小加减。

◆**芦荟丸**乙《太平圣惠方》

【主治】小儿内疳，四肢羸瘦，腹胀鼻痒，皮肤干燥，下痢。

【功效】消疳。

【药物及用量】芦荟（细研）　雄黄（细研）　没食子　蝉壳（微炒，去足）　丁香　熊胆（研）　蛇蜕皮（烧灰）各一分　麝香（细研）　蟾酥（研）各一钱　黄连（去须）五钱

【炮制】捣罗为细末，炼蜜和丸，如米粒大。

【用法】每服三丸，粥饮送下，一日三次，又另研一丸，吹入鼻中。

◆**芦荟丸**甲《幼幼新书》

【主治】小儿惊风，五疳。

【功效】镇惊，消疳，清热。

【药物及用量】芦荟　胡黄连　牛黄　天竺黄　龙胆草　茯苓各五钱　龙脑　麝香　人参　川大黄　雄黄各一分　生犀角屑二分

【炮制】共研细末，炼蜜为丸，如绿豆大。

【用法】每服三钱，薄荷汤或温酒送下。

◆**芦荟丸**乙《幼幼新书》

【主治】小儿蛔疳及霍乱后干哕。

【功效】杀疳虫。

【药物及用量】芦荟　安息香　胡黄连　枳壳（麸炒）各一钱　使君子（炒）三七枚　芜荑一分　定粉一钱五分　麝香少许

【炮制】共研细末，豮猪胆汁和米糊为丸，如绿豆大。

【用法】每服五七丸，米饭汤送下。

◆**芦荟丸**丙《幼幼新书》

【主治】疳泻不止，不食腹胀。

【功效】消疳止泻，温中。

【药物及用量】丁香　肉豆蔻（去皮）　木香（锉）各五钱

【炮制】用面裹，慢火中煨熟为度。取出去面，加芦荟一两，使君子肉五钱，同研细末，米稀糊为丸，如黍米大。

【用法】每服十丸至二十丸，米饮送下。

◆**芦荟丸**《圣济总录》

【主治】黑水凝翳内障，不痛不痒，头眩脉涩。

【功效】退障清热。

【药物及用量】芦荟　甘草各二钱五分　人参　牛胆各五钱　柏子仁　细辛各一两　羚羊角二两（蜜炙）

【炮制】共研细末，炼蜜为丸，如梧桐子大。

【用法】每服十丸，空腹时茶清送下。

◆**芦荟丸**《沈氏尊生书》

【主治】小儿五疳，四肢干瘦，腹胀气粗，频揉鼻眼。

【功效】消疳清热。

【药物及用量】芦荟　牛黄　蝉壳各一分　腻粉　粉霜　硫黄　麝香各一钱　田父（烧烟似绝）一枚　青黛五钱　巴豆（去皮心，膜油）十粒　蛇蜕（烧灰）一条

【炮制】共研细末令匀，粳米饭为丸，如绿豆大。

【用法】每服二丸，熟汤送下。良久，以桃柳煎水洗儿，后用青衣盖遍身，当有虫出，白黄色者可治，青黑色者难治。

◆**芦荟丸**《外科真诠》

【主治】小儿疳积，虫积，肚腹胀满发热，口鼻生疮，牙龈蚀烂。

【功效】消疳理气。

【药物及用量】芦荟　白青皮　白雷丸　白芜荑　川黄连　胡黄连　鹤虱　麝香各一钱　木香三钱

【炮制】研为末，蒸饼糊丸，如麻子大。

【用法】每服一丸，空腹水清米汤送下。

◆**芦荟消疳饮**《外科大成》

【主治】走马牙疳，牙根作烂，随变黑腐，臭秽难闻。

【功效】清热消疳。

【药物及用量】生芦荟　胡黄连　石膏（煅）　羚羊角（锉）　生栀子（研）　牛蒡子（炒研）　银柴胡　桔梗　生大黄　玄参各五分　薄荷叶四分　甘草三分

【用法】清水二盅，加淡竹叶一钱，煎至六分，食远服。

◆**芦荟散**《圣济总录》

【主治】口舌生疮。

【功效】解毒消热。

【药物及用量】芦荟　青蒿　蟾酥　羊蹄花各五钱　白矾（煅）　麝香　牛黄各一钱二分　干蜗牛三枚　瓜蒂二十枚　丁香　细辛（去苗）　丹砂各二钱五分　马牙硝七钱五分　熊胆一钱

【用法】研为细末令匀，先以头发裹指，于温水内蘸揩之，软帛挹去脓水，取药末少许，掺于疮上。如轻者可去蟾酥、芦荟。

◆**芦荟散**《万病回春》

【主治】走马牙疳。

【功效】祛腐，消疳。

【药物及用量】芦荟一钱　黄柏五钱　人言（用红枣五枚去核，每枣内人言一分，火烧存性）五分

【用法】研为细末，先用米泔水漱净疳毒，后敷药末于坚硬及腐处。

◆**芦荟散**《太平圣惠方》

【主治】湿癣，搔之有黄汁者。

【功效】化毒。

【药物及用量】芦荟一两　甘草五钱

【用法】共研细末，先用豆腐水洗净，将药敷上，敷日即愈。

◆**芦荟散**《直指小儿方》

【主治】惊风痰盛发搐。

【功效】息风，祛痰，止痉。

【药物及用量】全蝎（焙）五个　巴豆霜一字　轻粉半钱　芦荟　南星（炮）　朱砂各一钱　川郁金（皂角水煮，焙干）一分　脑麝各一字

【用法】上九味，为末，每服一字，煎金银薄荷汤调下。

◆**芦筒散**《御药院方》

【主治】年深日近咳嗽。

【功效】理肺止咳。

【药物及用量】钟乳石半钱　白矾（枯）二钱　人参（去芦头）　佛耳草各三钱　甘草（炙）　官桂（去粗皮）各一钱

【用法】上六味，为细末，每服半钱，夜卧抄在手内，竹筒子吸咽后，用茶清送下，频用。

◆**苏子竹茹汤**《杂病源流犀烛》

【主治】喘气不寐。

【功效】降气化痰。

【药物及用量】紫苏子　竹茹　橘皮　桔梗　甘草

【用法】清水煎服。

◆**苏子降气汤**《证治准绳》

【主治】虚阳上攻，气不升降，上盛下虚，痰涎壅盛，肺逆喘嗽，胸膈噎塞者。

【功效】降气化痰。

【药物及用量】紫苏子（炒）　半夏（汤泡，一作半夏曲）　前胡（去芦）　厚朴（去皮，姜制炒）　陈皮（去白）　甘草（炙）各一钱　当归（去芦）　沉香各七分（一方加苏叶，一方无沉香，有肉桂，一方无陈皮、当归、沉香，有肉桂）

【用法】清水二盅，加生姜三片，大枣一枚，煎至一盅。不拘时服，虚冷加黄芪一钱，肉桂五分。

◆**苏子汤**《验方新编》

【主治】锁喉，缠喉，乳蛾，风火闭住。

【功效】利咽喉，化痰清火。

【药物及用量】紫苏子　前胡　赤芍各二钱　桔梗　甘草各一钱　玄参　连翘　浙贝母各一钱五分

【用法】清水煎服。

◆**苏子煎**《外台秘要》

【主治】上气咳嗽。

【功效】润肺下气止咳。

【药物及用量】紫苏子　生姜汁　生地黄汁（一方无生地黄汁）　白蜜　杏仁各一升

【炮制】捣苏子，以地黄汁、姜汁浇之，绢绞取汁，更捣，以汁浇之，绞令味尽，去滓，熬令杏仁微黄黑，捣令如脂。又以汁浇之，绢绞取汁，往来六七度，令味尽，去滓，纳葱、蜜，合和。置铜器中，于汤上煎之令如饴。

【用法】每服方寸匕，日三夜一次。

◆**苏木汤**《女科玉尺》

【主治】产后气喘。

【功效】补虚上喘。

【药物及用量】苏子　人参　麦门冬

【用法】清水煎服。

◆**苏方散**《医学正传》

【主治】便毒。

【功效】祛瘀消解。

【药物及用量】苏木　木鳖肉　当归尾　白芷　芍药　甘草　川芎　射干　忍冬藤　大黄　没药　穿山甲（糖火煨）各六分

【用法】细切，水酒各一盏，煎至一盏，食前服。

◆**苏合香丸**《张氏医通》

【主治】传尸，骨蒸，殗殜，肺痿疰忤，狐鬼邪，祟惊痫中，风痰厥，心腹昏痛，昏迷僵仆，寒证气闭，寒霍乱吐利，时气瘴疟，赤白暴痢，妇人瘀血经闭，小

儿惊搐吐乳，眩痞疔肿。

【功效】芳香开窍。

【药物及用量】苏合香（白色者佳，入安息膏内）五钱　丁香　安息香（另为末，用无灰酒五合熬膏，飞去砂土）　青木香　白檀香　沉香（另研极细）　荜茇　香附子（炒，去毛）　诃黎勒（煨，取肉）　乌犀角屑（另研极细）　朱砂（另研，水飞，以一半为衣）各一两　熏陆香（另研）　龙脑（另研）各五钱　麝香（另研，勿经火）七钱五分（一方加白术，去白檀香、荜茇、诃黎勒，一方无诃黎勒，有白术，一方无荜茇，有白术）

【炮制】研为细末，入另药和匀，用安息香膏并炼白蜜和丸，如芡实大（约重八分），朱砂为衣，蜡壳封护。

【用法】每服一丸，中风昏迷，惊痫鬼忤，不省人事，薄荷汤送下，猝暴心痛，霍乱吐泻，淡姜汤下。时气瘴疟，赤白暴利，藿香汤下。瘀血眩痞温酒下，惊风吐乳，灯心汤下。若用蜡纸裹一丸，盛绯绢袋当心佩之，能辟一切邪物。

◆**苏青丸**《世医得效方》

【主治】风痰壅盛，痰厥瘫痪。

【功效】涤痰开窍。

【药物及用量】苏合香丸一分　青州白丸子二分

【用法】研细和匀，每服五分，生姜汤调下。

◆**苏荷生地黄汤**《验方新编》

【主治】中蛇蛊，中疳蛊，中肿蛊，中癫蛊。

【功效】培正杀虫。

【药物及用量】紫苏　南薄荷　青蒿各一两　生地黄　条参　连翘各八钱　槐花七钱　柴胡六钱　川芎二钱　生黄芪五钱

【用法】清水煎服。

◆**苏荷汤**《验方新编》

【主治】中疳蛊，中蛇蛊，中肿蛊，中癫蛊。

【功效】培正杀虫。

【药物及用量】紫苏　南薄荷　青蒿各一两　条参　连翘各八钱　槐花　玄参各七钱　柴胡六钱　川芎二钱　生黄芪五钱

【用法】清水煎服，服后，病渐减者，即是对证。久服自愈，蛇蛊加白芷一两，三七二钱；大便秘结，加慈姑一两。

◆**苏麻丸**《类证普济本事方》

【主治】妇人产后郁冒多汗，大便秘及老人、诸虚人风秘。

【功效】顺气，滑大便。

【药物及用量】苏子　麻仁各等量

【炮制】清水浸研，滤取汁，粳米糊为丸，如梧桐子大。

【用法】每服三五十丸，熟汤送下。

◆**苏麻粥**《类证普济本事方》

【主治】妇人产后郁冒多汗，大便秘及老人、诸虚人风秘。

【功效】顺气，滑大便。

【药物及用量】紫苏子　麻子仁各等量

【用法】研烂，清水滤取汁，煮粥食。

◆**苏葛汤**《杂病源流犀烛》

【主治】麻疹初起，未出两三日前，即憎寒壮热，鼻流清涕，身体疼痛，呕吐泄泻，咳嗽气息，腮红眼赤，干呕恶心，目泪嚏喷。

【功效】清热透疹。

【药物及用量】紫苏　葛根　甘草　赤芍　陈皮　缩砂仁　前胡　枳壳

【用法】加生姜、葱白，清水煎服。

◆**苏葶定喘丸**《医宗金鉴》

【主治】水饮停上焦攻肺，喘满不得卧，面身浮肿，小便不利。

【功效】泻肺和脾，利水消肿。

【药物及用量】南苏子　苦葶苈子各等量

【炮制】合研如泥，枣肉捣糊为小丸，阴干，瓷罐盛之。

【用法】每服三钱，三更时熟汤送下，以利四五次为度。利多减服，利稍加服，次日身软，则隔一日或二日服。形气弱者，先减半服，俟可渐加。戎盐酱送服，即奏奇功。忌食一切卤物。

◆**苏解散**《赤水玄珠》

【主治】痘初壮热，头疼，腰疼，腹疼

作胀，一切热毒甚者。

【功效】清热，疏风，通便。

【药物及用量】紫苏　葛根　防风　荆芥　白芷　蝉蜕　紫草　升麻　牛蒡子　木通　甘草各等量

【用法】加灯心、葱白各七根，清水煎热服。

◆**苏槟散**《外科正宗》

【主治】风湿流注，脚胫酸痛，或麻痹不仁，呕吐不食。

【功效】祛风化湿，理气消肿。

【药物及用量】紫苏　槟榔　香附　木瓜　陈皮　大腹皮各一钱　羌活五分　木香三分

【用法】加生姜三片，葱白三寸，清水二盅，煎至一盅，空腹时服。

◆**苏煎**《寿亲养老书》

【主治】老人上喘，咳嗽气急，面目浮肿，坐卧不得。

【功效】润肺下气，平喘止咳。

【药物及用量】土苏四两　鹿髓三合　生地黄汁一升

【用法】上三味，相和，微火煎之，如饧即止，空心及食后，常含半匙，细咽汁，三两日即瘥。

◆**苏蜜煎**《寿亲养老书》

【主治】老人噎病，气塞食不通，吐逆。

【功效】顺气止噎。

【药物及用量】土苏二两　白蜜五合　生姜汁五合

【用法】上三味相和，微火煎之令沸，空心服半匙，细细下汁，尤效。

◆**苏枋木散**《太平圣惠方》

【主治】产后恶露不尽，腹内疠痛，心神烦闷，不思饮食。

【功效】活血祛瘀止血。

【药物及用量】苏枋木一两　当归（锉，微炒）三分　桂心三分　赤芍半两　鬼箭羽半两　羚羊角屑一两　蒲黄三分　牛膝（去苗）一两　刘寄奴三分

【用法】上九味，捣粗罗为散，每服三钱，以水一中盏，入生姜半分，煎至六分，去滓，温服，不拘时。

◆**苏枋木煎**《太平圣惠方》

【主治】妇人月水不通，烦热疼痛。

【功效】破瘀通经。

【药物及用量】苏枋木（锉）二两　硇砂（研）半两　川大黄（末）一两

【用法】上三味，先以水三大盏，煎苏木至一盏半，去滓，入硇砂、大黄末，同熬成膏，每日空心，以温酒调下半大匙。

◆**苏膏方**《王岳产书》

【主治】难产经三五日，不得平安及不顺生，百方千计，不得分娩。

【功效】助产。

【药物及用量】好苏四两　好蜜二两　秋葵子二两　滑石十铢　瞿麦十铢　大豆黄卷（急则以大豆黄代之）半两

【用法】上先取醇酒半升，细研葵子，内苏蜜中，微火煎令苏消，即诸药慢火煎，常令如鱼眼沸，约余强半即成膏，以绵滤过，瓷器内收。

◆**苏煎饼子**《寿亲养老书》

【主治】老人噎，冷气拥塞，虚弱，食不下。

【功效】温补脾胃。

【药物及用量】土苏二两　白面六两（以生姜汁五合调之）

【用法】上二味如常法作之，空心常食，润脏腑和中。

◆**护元丹**《疡医大全》

【主治】疠风，白癜风。

【功效】清血祛风。

【药物及用量】防风　白鲜皮　麻黄　大枫肉（去油）　当归　牡丹皮　山药　菟丝子　牛膝　川续断　黄柏　黄芪各二两　泽泻　白茯苓　黄芩　广桂枝　乳香　紫荆皮　没药　知母　白芷　荆芥各一两　熟地黄四两　胡麻四合

【炮制】共研末，炼蜜为丸，如梧桐子大。

【用法】先用愈风汤洗浴，避风。食后暖酒送下一百丸，即睡取汗，隔五日取汗

一次，三次即愈。

◆**护心仙丹**《洞天奥旨》

【主治】杖疮。

【功效】行瘀，止痛，疗伤。

【药物及用量】大黄　白蜡　败龟板　当归各一两　三七根　乳香　没药各三钱　骨碎补　松香各五钱　麝香五分

【用法】研为末，先以猪油一两，同白蜡、松香入铜锅化开，再下各药拌为膏，贴伤处。外用油纸包裹，以布扎住，轻者一张，重者二张足矣。如夹棍重伤，不须四张即可行步。

◆**护心散**《外科正宗》

【主治】发背，痈疽，发脑，发髭，疔疮，烦躁发狂及脑虚头晕风湿之证。

【功效】解毒护心。

【药物及用量】绿豆粉（炒）二两　甘草（炙）　朱砂（研水飞过）各一钱　乳香三钱

【用法】研为细末，熟汤调下。

◆**护命方**《杨氏护命方》

【主治】妇人劳热，脏腑不调，传尸劳气，邪气干心，惊恐战栗。

【功效】清虚热，调脏腑。

【药物及用量】桑寄生五钱　人参　茯苓　鳖甲（醋炙）　柴胡（去苗）　独活　川芎各二钱五分　沉香九分　木香一钱二分五厘

【用法】细杵罗为末，每服三钱，清水一盏，煎二三沸，急泻出。空腹时服，非时和滓食。

◆**护胃承气汤**《温病条辨》

【主治】阳明温病下后数日，热不退，或退不尽，口燥咽干，舌苦干黑，或金黄色，脉沉而有力者。

【功效】滋液生津，清热养阴。

【药物及用量】生大黄　玄参　麦门冬（连心）　细生地各三钱　牡丹皮　知母各二钱

【用法】清水五杯，煮取二杯，先服一杯，得结粪止后服，不便再服。

◆**护胎方**

【主治】妊娠热病，防胎伤堕。

【功效】安胎。

【药物及用量】白药子不拘多少

【用法】鸡子白调涂脐下胎处如碗大，上盖棉纸，干则以凉润之。

◆**护胎法**《朱氏集验方》

【主治】妊娠时气热病。

【功效】清热除烦。

【药物及用量】干浮萍　朴硝（《得效方》别研）　大黄（炒）　蛤粉（炒）　蓝根（《妇人大全良方》等量）

【用法】上五味等量为末，水调三钱，贴脐上。

◆**护胎救生散**《太平圣惠方》

【主治】妊娠伤寒热病。

【功效】清热除烦。

【药物及用量】浮萍草一两　川朴硝一两　蛤粉一两　川大黄一两（锉碎，微炒）　蓝根一两（锉）

【用法】上五味，捣细罗为散，水调封脐上。

◆**护胎白散子**《圣济总录》

【主治】妊娠伤寒。

【功效】凉血止血。

【药物及用量】白药子

【用法】上一味，不拘多少，为末，用鸡子清调涂在纸花上，纸可碗口大，贴在脐下胎存处，干即以温水润之。

◆**护面散**《外科大成》

【主治】杨梅疮。

【功效】可保杨梅疮不上攻头面。

【药物及用量】女头发（煅存性）　明雄黄各三分

【用法】共研细末和匀，香油半酒盅调匀，滚酒冲服，一日三次。

◆**护从丸**《外科大成》

【主治】患梅毒者，恐传染他人，服此可以避患。

【功效】解毒。

【药物及用量】明雄黄　川椒各五钱　杏仁一百粒（炒，去皮尖）

【炮制】共研末，烧酒打飞罗面糊为丸，如梧桐子大。

【用法】每服十五丸，白滚水送下。

◆**护产汤**《叶氏女科》

【主治】产后半月后将至满月，少阴感寒邪，而在内之真阳逼越于上焦，上假热而下真寒。少阴证三四日至六七日，忽然手足蜷卧，息高气喘，恶心腹痛者。

【功效】补肾，散寒。

【药物及用量】人参 茯苓 附子 白术 当归 熟地黄 山茱萸 麦门冬 牛膝

【用法】清水煎服。

◆**护痔散**《外科启玄》

【主治】痔疮。

【功效】清热，消肿。

【药物及用量】白及 大黄 苦参 寒水石 绿豆粉 黄柏各等量

【用法】共研细末，熟水调涂四边好肉上，方用枯痔药。

◆**护痔膏**《张氏医通》

【主治】痔疮。

【功效】清热，消肿。

【药物及用量】白及 石膏 黄连各三钱 冰片 麝香各二分

【用法】研为细末，鸡子清入白蜜少许，调成膏，护四边好肉，方上枯痔散，如痔旁肌肉坚者不必用此。

◆**护阳和阴汤**《温病条辨》

【主治】温病热入血室，医与两清气血，邪去其中，脉数，余邪不解。

【功效】养阴，清热。

【药物及用量】白芍五钱 甘草（炙） 人参 麦门冬（连心炒）各二钱 干地黄（炒）三钱

【用法】清水五杯，煮取二杯，分温二服。

◆**护睛丸**《秘传眼科龙木论》

【主治】小儿胎中受热，目患翳障。

【功效】祛障明目。

【药物及用量】木香 黄芩 射干 大黄各五钱 细辛三钱 黑参一两

【炮制】共研细末，炼蜜为丸，如梧桐子大。

【用法】每服十丸，空腹时茶清送下。

◆**护膜散**《医宗金鉴》

【主治】渊疽及凡肋、胸、胁、腰、腹空软之处发痈疽者，在将溃未溃时宜多服此散，可免透膜之患。

【功效】护膜。

【药物及用量】白蜡 白及各等量

【用法】研为细末，轻剂一钱，中剂二钱，大剂三钱，黄酒或米汤调下。

◆**护壁都尉**《世医得效方》

【主治】诸发已溃，老人气血虚弱者。

【功效】祛腐生新。

【药物及用量】防风（去芦） 厚朴（去粗皮，姜汁炒） 苦梗 白芷 黄芪（炙）各五钱 川芎 甘草 柳桂 当归各三钱 人参二钱

【用法】研为末，每服二钱，空腹时温盐酒调下，至疮口合后，更服为佳。不饮酒者木香汤下，兼服降气汤尤妙。

◆**灵砂丹**《保生回车论》

【主治】伤寒后发痓，上盛下虚，痰涎壅盛。

【功效】镇坠虚火，升降阴阳，和五脏，助真元。

【药物及用量】水银四两 硫黄一两

【炮制】用新铫内炒成砂子，入水火鼎，煅炼为末，糯米糊丸，如麻子大。一法入阳城罐内，赤石脂封口，盐泥固济三足，铁钉放火盏内，置水勿令干，候三炷香足为度。

【用法】每服三丸，空腹时枣汤或米汤井花水，人参汤送下，量病轻重，可增至五七丸，忌猪羊血绿豆粉冷滑之物。

◆**灵砂丹**《宣明论方》

【主治】破伤风，一切诸风等。

【功效】祛风通络，活血除湿。

【药物及用量】威灵仙 黑牵牛 何首乌 苍术半两 香附子六两 川乌头（去尖） 朱砂（衣）二钱 没药 乳香各三钱 陈皂角（炙黄，去皮）四钱

【用法】上一十味，为末，把皂角打

破，用酒二升半，春夏三日，秋冬七日，取汁，打面糊为丸，如梧桐子大，每服五丸。如破伤风，煎鳔酒下；如牙疼赤眼，捶碎，研三五丸，鼻嗃之。

◆**灵砂丹**《太平惠民和剂局方》

【主治】脏腑怯弱，内有积滞，脐腹撮痛，下痢脓血，日夜无度，里急后重，肠鸣腹胀，米壳不化，少气困倦，不思饮食，或发寒热，渐至羸瘦。

【功效】祛积，杀虫。

【药物及用量】桂府滑石　乳香（研）各一分　黄丹（研）　枯矾（研）各一两半　信州砒霜　硝石（与砒霜一处细研，入瓷罐子内，用石灰盖口，炭火烧半日，取出，去火毒）　腻粉（研）　粉霜（研）各半两　朱砂（研，飞）一两

【用法】上九味，为末，用蒸饼二两四钱，和为丸，如梧桐子大，每服五丸，温粟米饮下，未愈，加丸数再服，小儿可服一丸至二丸，随大小，临时加减服之。

◆**灵砂白丸子**《朱氏集验方》

【主治】元气虚弱，痰气上攻，风痰潮塞，呕吐不止。

【功效】益气化痰，祛风止咳。

【药物及用量】灵砂（研细）　青州白丸子各一两（为末，二味和匀，以生姜汁煮秫米糊丸，如梧桐子大）

【用法】上二味，每服二十丸，空心，用人参汤或枣汤下。

◆**灵砂丸**《幼幼新书》

【主治】因嗽成痞，气痞。

【功效】化痰消痞。

【药物及用量】人参五钱（去芦）　甜葶苈（研）　五灵脂　胡黄连　麝香（细研）　芦荟（细研）　杏仁（麸炒，去皮尖）各一分

【炮制】先以前四味捣罗为细末，入后三味一处拌匀，粳米饭和丸，如黍米大。

【用法】每服十丸，人参汤送下，量儿大小加减。

◆**灵砂黑虎丸**《疡医大全》

【主治】杨梅疮后，头痛如破，筋骨挛痛，痛不可忍，或起冷痰包，脓水淋沥，兼治阴结毒，一切湿痰阴寒，久不收口之疮。

【功效】搜毒，祛腐，生肌。

【药物及用量】白砒三钱（用绿水煮过，入罐内升五炷香取出，以白萝卜同煮过，入药）　寒水石（煅）　百草霜各三钱　金头蜈蚣二条（焙）　大黑豆（冷水泡软，去皮捣碎，同红枣肉为丸）一百二十粒　冰片　麝香各一分（或加西黄三分）

【炮制】研极细末和匀，小红枣四两，煮熟去皮核同捣为丸，如豌豆大。

【用法】每服二丸，冷水或清茶送下，每日三次，服后口眼胞发肿，则药力已到，缓一日再服。忌饮热汤，宜食大荤，以免嘈杂。

◆**灵砂宁志丸**《杨氏家藏方》

【主治】男子、妇人大病后，损伤荣卫，或发汗、吐，下太过，失血过多，精气虚损，不能复常，心神恍惚，不得安睡，饮食全减，机体瘦弱，怠堕倦乏，嗜卧无力，四肢酸痛。

【功效】和营卫，安心神。

【药物及用量】辰砂二两（不夹石者，夹绢袋盛，悬于银石器内，用椒红三两，取井花水调椒入于器内，可八分，另用锅子，注水置辰砂器内，重汤煮令鱼眼沸，三昼夜为度，取出辰砂细研，水飞）　白术　鹿茸（燎去毛，酥炙黄）　黄芪（蜜炙）　茯神（去木）　人参各三两　石菖蒲一两

【炮制】研为末，入辰砂研匀，枣肉和杵丸，如梧桐子大。

【用法】每服三十丸，空腹时温酒或米饮送下。

◆**灵飞散**《千金方》

【主治】调养性灵，崇修德业者服之。

【功效】补正，祛百疾。

【药物及用量】云母（炙露渍煮七昼夜，磨极细，撚指无光为度，取净）一斤　茯苓八两　钟乳（同甘草煮一伏时，杵粉水飞七次，取净）　柏子仁　人参（一作白术）四两　续断　桂心各六两　菊花（去心蒂）十

五两　干地黄十二两

【炮制】研为末，加天门冬（干者）五斤，去心熬膏。和药纳铜器中蒸之，一斛黍米下，米熟出药，曝干为末。

【用法】先食饮服方寸匕，至七十日炼，白蜜丸服之。服此者即有他疾勿服他药，专心服此，他疾目除，忌食胡蒜、羊血。

◆**灵脂丸**甲《直指小儿方》

【主治】小儿脾疳，食疳。

【功效】消疳。

【药物及用量】五灵脂　白豆蔻仁　麦蘖（炒）　缩砂仁　蓬莪术（煨）　青皮（去瓤）　橘红　使君子　蛤蟆（炙焦）各二钱

【炮制】研为末，米糊丸，如麻子大。

【用法】每服十丸，米汤送下。

◆**灵脂丸**乙《直指小儿方》

【主治】慢惊痰盛搐搦。

【功效】祛风痰，止搐搦。

【药物及用量】五灵脂（香润者）　白附子（略炮）　木香　直僵蚕（炒）各一分　全蝎（焙）半分　朱砂一钱　大南星（湿纸炮）半两

【用法】上七味，为末，米醋煮生半夏糊为丸，麻子大，每服三丸，姜汤送下。

◆**灵脂丹**《直指小儿方》

【主治】热气乘心作痛。

【功效】通瘀，止痛。

【药物及用量】五灵脂（去砂石炒）　延胡索　没药（炒）各等量

【用法】研为细末，每服二钱，温酒调下。

◆**灵犀饮**《婴童百问》

【主治】小儿骨蒸潮热，盗汗，咳嗽，不食多渴，面黄肌瘦，肚腹气粗，余热虚热。

【功效】补虚，退虚热。

【药物及用量】犀角屑　胡黄连各五钱　白茯苓　人参　川芎　秦艽　甘草　羌活　柴胡　桔梗　地骨皮各一两

【用法】㕮咀，三岁儿每服一钱，加乌梅、竹叶各少许，清水半盏煎服。

◆**灵异膏**《普济方》

【主治】杖疮，金疮，跌仆皮破，汤火伤，冻疮，久年恶疮。

【功效】止血，定疼，生肌。

【药物及用量】川郁金三两　生地黄二两　粉草一两　腊猪板脂一斤

【炮制】锉细，入脂内煎焦黑色，滤去滓，入明净黄蜡四两，熬化，搅匀。以瓷器贮之，水浸久，去水收。

【用法】先以冷水洗疮，拭干，乃敷药于上，外以白纸贴之，汤烫火烧，不须水洗。

◆**灵圆丹**《普济方》

【主治】男子、妇人攀睛翳膜，痒涩羞明，赤筋碧晕，内外障胬肉、风热赤眼。

【功效】祛风，退障。

【药物及用量】苍术（米泔浸）四两　川芎　柴胡　白附子　远志（去心）　羌活　独活　甘菊花　石膏　防风　全蝎　青葙子　青皮　陈皮　荆芥　黄芩　仙灵脾（醋炙）　木贼（去节）　楮实　甘草各一两

【炮制】共研细末，水浸蒸饼为丸，如弹子大。

【用法】每服一丸，食后细嚼，荆芥汤或清茶送下。一日二次，忌食酒面。

◆**灵药方**《疡医大全》

【主治】杨梅疮。

【功效】搜毒，祛腐。

【药物及用量】水银一两　劈朱砂　明雄黄各五钱　硫黄三钱　白矾一钱

【炮制】研为细末，入阳城罐内，用铁盏合好，盐卤和泥封固，铁丝扎紧，用银炭十斤，燃火先文后武火，升三炷香为度。取起，冷定，开看，取铁盏上药约重二两七钱。如杨梅毒烂喉者，用灵药五分，加人中白、青黛各八分，乳香、没药各五分，冰片二分，麝香一分，共研细末。

【用法】吹入喉内，日五六次，三日痊愈。如烂嘴鼻再加龙骨、象皮、血竭、儿茶各五分，琥珀二分，研细，掺之，外贴清凉拔毒膏。

◆**灵宝如意丹**《疡医大全》

【主治】发背，疔疽，大毒。

【功效】排脓，拔毒，祛腐。

【药物及用量】人参　乳香（去油）　没药（去油）　辰砂　甘草　儿茶各一钱　琥珀　真珠各二分　阿胶　白芷　冰片各一分　西牛黄　麝香各五分

【炮制】共研细末，瓷瓶密贮，勿泄药味。

【用法】先将疮用金银花、甘草煎汤洗净，每日掺药四五次，用膏盖之，脓水自然拔尽。忌口味，戒烦恼，慎劳碌。

◆**灵宝散**《御药院方》

【主治】妇人血气攻刺痛，引两胁疼痛及痃癖冷气。

【功效】和营，调气，止疼。

【药物及用量】丁香　木香　乳香　延胡索　当归　白芍各半两

【用法】研为细末，每服二钱，食前温酒调下。

◆**灵矾散**（钱乙方）

【主治】小儿虫咬，心痛欲绝。

【功效】杀虫。

【药物及用量】五灵脂二钱　白矾（火飞）五分

【用法】同研为末，每服一二钱，清水一盅，煎至五分。不拘时温服，当吐出虫。

◆**灵液丹**《三因极一病证方论》

【主治】胃中虚寒，聚积痰饮，食饮不化，噫醋停酸，大便反坚，心胸胀满，恶闻食气，妇人妊娠恶阻，呕吐不纳食者。

【功效】温脾祛痰，消食除满。

【药物及用量】硫黄（打碎）　附子（去皮、脐，切如绿豆大）各一两　绿豆四两（用水一碗煮干，焙）

【用法】上三味为末，生姜自然汁煮面糊为丸，如梧桐子大，每服五十丸，米汤下，食前服。

◆**驴蹄散**《圣济总录》

【主治】肾脏风毒，下注生疮。

【功效】拔毒，生肌。

【药物及用量】驴蹄二十斤（烧灰）　密陀僧二钱五分（研）　轻粉一钱匕　麝香半钱匕

【用法】研为细末，以帛拭去脓，每用少许干掺，日三四次即瘥。

◆**驴头酒**《食医心鉴》

【主治】大风，手足瘫缓，一身动摇。

【功效】祛风活血。

【药物及用量】乌驴头一枚

【用法】上一味，焊爓洗，如法煮熟，和汁浸曲，如家常酝酒法，候熟，任性饮之。

◆**芙蓉散**《普济良方》

【主治】一切痈疮，疔疖，热毒。

【功效】解毒消肿。

【药物及用量】芙蓉叶（或生，研，或干研）

【用法】加蜂蜜调敷周围，留疮头不敷，干则随换，或取汁和酒饮之更妙，初起者即消，已成者易穿，已穿者易敛。或用花根皮俱有奇效，再加赤小豆末一钱，其效更速，但无蜜同黏紧难揭。

◆**芙蓉菊花膏**《医学心悟》

【主治】发背，肿势蔓延。

【功效】解毒理气。

【药物及用量】芙蓉叶　菊叶　赤小豆　香附　白及各四两

【用法】研细，每末一两，加麝香一分，米醋调涂，围住脚根，或鸡子清调亦可。

◆**芙蓉膏**《证治准绳》

【主治】扑打伤损，肿痛紫黑，色久不退者。

【功效】消毒，止痛。

【药物及用量】芙蓉叶二两　紫荆皮　南星各一两　独活　白芷　赤芍各五钱

【用法】研为末，生姜汁、茶清调，温贴缚。如伤损紫黑色久不退者，加肉桂五钱。

◆**芙蓉膏**《万病回春》

【主治】发背，痈疽，痛如锥挖，不可忍者。

【功效】解热毒，活血气。

【药物及用量】芙蓉叶　蔓荆子各等量

【用法】研细末，鸡子清调搽四围，留顶，中间如烟雾起立效，用于未溃之先，将溃之际并效。

◆芙蓉膏《疡医大全》

【主治】阳疮红焮。

【功效】收根，束毒。

【药物及用量】芙蓉叶（秋采）六钱　榆面二两　生大黄五钱　皮硝一两

【用法】研细，葱汁、童便调，敷留顶。初起敷之可消，不待收束脚根。

◆芡实丸《活人心统》

【主治】梦泄及阳痿未交先泄者。

【功效】补肝，益肾。

【药物及用量】芡实五百个　莲花须（七夕采）　茱萸肉各一两　沙蒺藜五两　覆盆子二两　龙骨五钱

【炮制】研为细末，炼蜜和丸。

【用法】每服六七十丸，空腹时莲肉汤送下。

◆芩心丸《瑞竹堂经验方》

【主治】妇人四十九岁以后，天癸当住，每月却行或过多不止。

【功效】清胃泻热，调经。

【药物及用量】黄芩二两（用心枝条者，米泔或醋浸七日，炙干，又浸又炙，如此七次）

【炮制】研为末，醋煮米糊和丸，如梧桐子大。

【用法】每服七十丸，空腹时温酒送下，一日二次。

◆芩半丸《医学入门》

【主治】热嗽生痰。

【功效】清热化痰。

【药物及用量】黄芩　半夏各一两

【炮制】研为细末，生姜汁和丸。

【用法】每服五七十丸，生姜汤送下。

◆芩术芍药汤《千金方》

【主治】妊娠，腹中满痛，叉手冒心不得饮食。

【功效】除血瘀，燥湿热。

【药物及用量】黄芩二钱　白术六钱　白芍四钱

【用法】清水煎，分三服，半日令尽，微下水则易产，日饮一剂为善。

◆芩术散《丹溪心法》

【主治】胎热不安。

【功效】清热安胎。

【药物及用量】条芩　白术

【用法】清水煎服。

◆芩术樗皮丸《医学入门》

【主治】妊娠白带虚亏，胎动不安。

【功效】清热安胎，养肝燥湿。

【药物及用量】黄芩　白术各三钱　樗白皮　白芍　山茱萸各二钱五分　白芷　川连各二钱　黄柏一钱五分

【炮制】共研细末，酒煮米糊为丸。

【用法】温酒送下。

◆芩芍汤《叶氏女科》

【主治】妊娠腹痛，热痛脉数。

【功效】清热安胎。

【药物及用量】黄芩　白芍　白术　肉桂

【用法】清水煎服。

◆芩连二母丸《外科正宗》

【主治】心火妄动，逼血沸腾，外受寒凉，结为血瘤，其患微紫微红，软硬间杂，皮肤隐隐缠如红丝，皮肤血流禁之不住者。

【功效】化瘀止血，清心降火。

【药物及用量】黄芩　黄连　知母　贝母（去心）　当归　白芍（酒炒）　羚羊角（锉）　生地黄　熟地黄　蒲黄　地骨皮　川芎各一两　生甘草五钱

【炮制】研为末，侧柏叶煎汤，打面糊为丸，如梧桐子大。

【用法】每服七十丸，灯心汤送下。

◆芩连四物汤《嵩崖尊生》

【主治】血虚火多，咳嗽声嘶。

【功效】泻火凉血。

【药物及用量】黄芩　黄连　麦门冬　川芎　当归　白芍　地黄（一方无麦门冬）

【用法】清水煎服。

◆芩连平胃汤《医宗金鉴》

【主治】燕窝疮。

【功效】除湿，清热。

【药物及用量】黄芩一钱五分　黄连一钱　厚朴（姜炒）　陈皮各一钱　苍术二钱（炒）　生甘草五分

【用法】清水二盅，加生姜一片，煎至八分，食后服。

◆**芩连芍药汤**《东医宝鉴》

【主治】赤白热痢。

【功效】止泻，理气。

【药物及用量】黄芩　黄连　广木香　枳壳各一钱五分　白芍二钱　陈皮一钱　甘草（炙）三分

【用法】清水煎服。

◆**芩连消毒汤**《伤寒六书》

【主治】喉热，喉痛，头肿。

【功效】解热毒，祛风邪。

【药物及用量】黄芩　黄连　桔梗　柴胡　连翘　加白芷　荆芥　防风　羌活　枳壳　川芎　射干

【用法】清水煎服。

◆**芩连消毒饮**《古今医统大全》

【主治】天行时疫，大头病，发热恶寒，颈项肿，脉洪，痰痹。

【功效】清热解毒。

【药物及用量】黄芩　黄连　柴胡　羌活　防风　荆芥　白芷　川芎　连翘　枳壳　射干　甘草　大黄各等量　桔梗加倍

【用法】清水煎服。

◆**芩连败毒散**《证治准绳》

【主治】时毒头项肿痛，发热恶寒，左脉浮数者。

【功效】疏风散热，解表消肿。

【药物及用量】黄芩　黄连　防风　荆芥　连翘　羌活　独活　柴胡　前胡　川芎　桔梗　蓝叶　玄参　牛蒡子　升麻　赤芍　金银花　白芷　甘草　干葛　青木香（一方有射干，无独活、前胡、玄参、赤芍、干葛、升麻）

【用法】加生姜、薄荷，清水煎服，如发热无汗，加麻黄。

◆**芩连清心丸**《杂病源流犀烛》

【主治】心热癫狂。

【功效】清心肺，解热气。

【药物及用量】黄芩　黄连　天花粉　茯神　麦门冬　丹参　牛黄　菖蒲　远志

【炮制】研为细末，水泛丸。

【用法】熟汤送下。

◆**芩蘖樗皮丸**《医学入门》

【主治】瘦妇多热，致成带下。

【功效】和血清热，燥湿清肠。

【药物及用量】黄芩　黄柏　樗白皮　川芎　滑石　海浮石　青黛　当归　白芍

【用法】熟汤送下。

◆**芫花丸**《类证普济本事方》

【主治】积聚停饮，痰水生虫，久则成反胃及变为胃痈。

【功效】除痰结，下水气。

【药物及用量】芫花（醋炒）一两　干漆　狼牙根　桔梗（炒黄）　藜芦（炒）　槟榔各一两五钱　巴豆（炒黑）十粒

【炮制】研为细末，醋煮米糊为丸，如赤豆大。

【用法】每服二三丸，加至五七丸，食前生姜汤送下。

◆**芫花散**《女科玉尺》

【主治】妇人鬼胎，形如抱瓮者。

【功效】除寒结，祛邪风。

【药物及用量】芫花（醋炒）　吴茱萸　秦艽　白僵蚕　柴胡　川乌　巴戟

【用法】研为末，温酒调下。

◆**芫花散**甲《太平圣惠方》

【主治】上气咳逆，支满喘嗽，气结胸中，心烦不利。

【功效】降逆化饮。

【药物及用量】芫花（醋拌，炒令干）半两　桂心三分　干姜（炮裂，锉）半两　陈橘皮（汤浸，去白瓤，焙）三分　细辛半两　前胡（去芦头）三分　赤茯苓一两　诃黎勒皮三分

【用法】上八味，捣筛为散，每服三钱，以水一中盏，入生姜半分，煎至六分，去滓，温服，日三四服。

◆**芫花散**乙《太平圣惠方》

【主治】妇人腹中宿有瘀血，结聚不

散，疼痛。

【功效】化瘀散寒，消癥止痛。

【药物及用量】芫花（醋拌，炒令干）一两　川乌头（炮裂，去皮、脐）一分　鬼箭羽一分　虻虫（炒令微黄，去翅足）一分　水蛭（炒令微黄）一分　桃仁（汤浸，去皮尖、双仁，麸炒微黄）一分

【用法】上六味，捣细罗为散，每于食前服，用热酒调下半钱。

◆**芫花散**甲《太平圣惠方》

【主治】妇人月水不通，血气积聚，脐腹满痛，不能饮食。

【功效】调和气血。

【药物及用量】芫花（醋拌，炒令黄）一两　牡丹皮一两半　鳖甲（醋涂炙令黄，去裙襕）一两　没药三分　干漆（捣碎，炒令烟出）三分　当归（锉，微炒）半两　木香半两　川大黄（锉碎，微炒）一两　芎䓖半两　青橘皮（汤浸，去白瓤，焙）半两

干姜（炮裂，锉）半两　赤芍半两　桂心半两

【用法】上一十味，捣细罗为散，每于食前服，以热酒调下一钱。

◆**芫花散**乙《太平圣惠方》

【主治】妇人血瘀气滞，致经脉不通，渐渐羸瘦，日久成痨。

【功效】活血行气。

【药物及用量】芫花三分（醋拌，炒令干）　硇砂一分　没药一分　当归一分（锉，微炒）　延胡索一分　红花子一分　水蛭二十一枚（微炒）

【用法】上七味，捣细罗为散，每服空心，以豆淋薄荷酒调下一钱，夜深心腹空时，再一服。

◆**芫花散**丙《太平圣惠方》

【主治】产后恶血冲心，眼前黑暗，或生寒热，或时狂语，或腹内疼痛不可忍。

【功效】泻下逐瘀止痛。

【药物及用量】芫花　香墨　釜下墨　当归（锉，微炒姜黄）　威灵仙各一两　砒黄半两

【用法】上六味，捣罗为末，生姜汁一盏，醋一盏，同熬药末为膏，入神曲末半两，和丸如绿豆大，不拘时，煎当归酒下七丸。

◆**芫花散**丁《太平圣惠方》

【主治】产后心腹疞痛不可忍。

【功效】活血止痛。

【药物及用量】芫花（醋拌炒令干）一两　硇砂（细研）半两　当归（锉，微炒）半两　硫黄（细研）一分　没药一两

【用法】上五味，捣细罗为散，不拘时，以热酒调下一钱。

◆**芫花根散**《太平圣惠方》

【主治】妇人月水不通，渐为癥块。

【功效】化瘀消癥。

【药物及用量】芫花根（黄泥裹，烧令赤，将出盆令少时，去泥）一两　桂心半两　黄柏（锉）半两　干漆（捣碎，炒令烟出）一两　桃仁（汤浸，去皮尖、双仁，麸炒微黄）一两

【用法】上五味，捣细罗为散，每于食前服，以生姜汤调下二钱。

◆**芫花散熨方**《太平圣惠方》

【主治】妇人血风走疰疼痛。

【功效】祛风除湿。

【药物及用量】芫花三两　独活二两　蔓荆子三两　防风（去芦头）二两　吴茱萸一两半　蛇床子二两　柳蚛屑一升　荆芥三两　鬼箭羽三两

【用法】上九味，捣筛为散，以醋拌炒令热，分为两虚，布裹再炒熨之。

◆**芫花丸**甲《太平圣惠方》

【主治】妇人大便秘涩。

【功效】泻下逐水，行气通便。

【药物及用量】芫花（醋拌，炒令干）半两　青橘皮（汤浸，去白瓤，焙）半两　川大黄（锉，微炒）三分

【用法】上三味，捣罗为末，炼蜜和丸，如梧桐子大，食前服，以生姜汤下十丸。

◆**芫花丸**乙《太平圣惠方》

【主治】妇人血气攻小腹疼痛及恶血积聚不散。

【功效】行气活血，散结。

【药物及用量】芫花（醋拌，炒令干）一两　硇砂一分　香墨一分　釜底墨一分　当归（锉，微炒）三分　桂心一两

【用法】上六味，捣罗为末，煎醋浸蒸饼和丸，如梧桐子大，每于食前服，以热酒下十丸。

◆**芫花丸**丙《太平圣惠方》

【主治】妇人积年血癥块不消，时有疼痛。

【功效】化瘀消癥止痛。

【药物及用量】芫花（醋拌，炒令干）半两　朱砂（细研）三分　硇砂（不夹石者，细研）一两　川大黄（锉碎，微炒，捣作末）半两　麝香一钱　桃仁（汤浸，去皮尖、双仁，麸炒微黄）半两

【用法】上六味，都研为末，用醋煮面糊和丸，如小豆大，每日空心服，以温酒下十丸。

◆**芫花丸**丁《太平圣惠方》

【主治】妇人血分，四肢浮肿，心腹气滞，不思饮食。

【功效】泻水散结。

【药物及用量】芫花一两　大戟一两　甘遂一两　川大黄一两　青橘皮（汤浸，去白瓤）一两半

【用法】上五味，细锉，以米醋一中盏，旋洒药于铫子内，慢火炒令醋尽，捣细罗为末，以面糊和丸，如梧桐子大，每于食前服，以温酒下七丸。

◆**芫花丸**戊《太平圣惠方》

【主治】产后积聚瘕块，腹胁疼痛。

【功效】泻下散结。

【药物及用量】芫花（醋拌，炒令干，捣罗为末）一两半　巴豆（去皮心，研，纸裹压去油）一分　硇砂（细研）三分

【用法】上三味，都研令匀，以醋煮面糊和丸，如绿豆大，每服以醋汤下二丸。兼治败血冲心，煎童子小便下五丸。

◆**芫花丸**己《太平圣惠方》

【主治】产后大便秘涩，坐卧不安。

【功效】泻水通便。

【药物及用量】芫花（醋拌，炒令干）半两　滑石一两　川大黄（锉，微炒）一两

【用法】上三味，捣罗为末，炼蜜和丸，如梧桐子大，每服，以葱汤下二十丸，如人行五七里再服。

◆**芫花丸**庚《太平圣惠方》

【主治】产后心腹有积冷，恶血凝滞，致攻心腹，疞痛不可忍。

【功效】泻下逐瘀，散结止痛。

【药物及用量】芫花（别捣末）二两　当归（锉，微炒）一两　硇砂（细研）一两　蓬莪术三分　桂心半两　川大黄（锉，微炒）一两

【用法】上六味，捣罗为末，以醋一升，熬芫花成膏，入诸药末和丸，如梧桐子大，不拘时，以醋汤下七丸。

◆**芫花丸**辛《太平圣惠方》

【主治】膈气，痰结痞塞，心胸壅闷。

【功效】化痰散结启膈。

【药物及用量】芫花（醋拌，炒令干）一两　巴豆（去皮心，研，纸裹压去油）半两　桂心一两　杏仁（汤浸，去皮尖、双仁，麸炒微黄）一两　桔梗（去芦头）一两

【用法】上五味，捣罗为末，炼蜜和捣二三百杵，丸如小豆大，食前以温酒下二丸。

◆**芫花根丸**《太平圣惠方》

【主治】积年咳嗽，喉中哑声。

【功效】止咳利咽，理肺化痰。

【药物及用量】芫花根皮（去土）三分　贝母（煨微黄）一两　款冬花三分　百部根一两　杏仁（汤浸，去皮尖、双仁，麸炒）三分　五味子三分　蜈蚣（微炙）半枚　桑根白皮（锉）一两　麻黄（去根节）一两　皂荚（黑皮，涂酥炙微黄焦，去子）半两　紫菀（去苗土）一两

【用法】上一十一味，捣罗为末，炼蜜和捣五七百杵，丸如梧桐子大，每服，煎枣汤下十丸，日三四服。

◆**芫花煎**甲《千金方》

【主治】新久嗽。

【功效】利水化痰止咳。

【药物及用量】芫花　干姜各二两　白蜜二升

【用法】上三味，为末，纳蜜中，令相和，微火煎令如糜，每服如枣核大一枚，日三夜一，以知为度。欲利者多服。

◆**芫花煎**乙《太平圣惠方》

【主治】积年冷嗽。

【功效】散寒化饮止咳。

【药物及用量】芫花（醋拌，炒令干）二两　干姜（炮裂，锉，捣罗为末）三两

【用法】上二味，先以水五升，煮芫花，取汁一升，去滓，内干姜末，入蜜一升，合煎之如膏，每于食后，以温粥饮调半茶匙服。

◆**芫花煎丸**《太平圣惠方》

【主治】产后虚冷，余血不尽，结成血瘕，腹胁疼痛。

【功效】泻下祛瘀，散结止痛。

【药物及用量】芫花（末，以好醋三升，熬如膏）一两　木香半两　附子（炮裂，去皮、脐）半两　琥珀半两　桃仁（汤浸，去皮尖、双仁，麸炒微黄）一两　当归（锉，微炒）一两　硇砂（细研）一两　干漆（捣碎，炒令烟出）一两　京三棱（微煨，锉）一两

【用法】上九味，捣罗为末，入前芫花煎内相和，更入蜜少许，熬令稠，候可丸如梧桐子大，空心，以醋汤下五丸，兼治恶血冲心，神效。

◆**芫青丸**

【主治】恶痢频并窘痛，久延不愈，诸药不效及积热，酒食积，黄瘦中满，水气肿胀，小儿惊疳积热，乳癖等证。

【功效】祛痰水，清积热。

【药物及用量】芫花（醋拌炒）五钱　青黛一两　黄连　黄柏　大黄　甘遂　大戟各五钱　轻粉二钱　牵牛（取头末二两）四两

【炮制】研为末令匀，水泛为丸，如小豆大，小儿服丸如黍米大。

【用法】每服十丸，熟汤送下。空腹日午时临卧各一服，以快利为度，常服十五丸，如利倘未痊，再加取利，利后常服，以意消息，病去为止。退惊疳积热不须下者，常服十丸。

◆**芫青丸**《太平圣惠方》

【主治】妇人月水不通，小腹宿血积滞。

【功效】和血行滞。

【药物及用量】芫青（微炒）一分　牛膝（去苗）半两　硇砂一分　藕节半两　桂心半两　水银（以少枣肉碎令星尽）一分

【用法】上六味，捣罗为末，研入水银令匀，用醋煮面糊和丸，如绿豆大，每日空心，以温酒下五丸。如小腹涩痛，即用滑石、栀子等量，煎汤投之。

◆**芫根膏**《太平圣惠方》

【主治】鱼脐疔疮，久疗不愈。

【功效】消肿解毒。

【药物及用量】芫根一两　黑豆三合　猪牙皂五挺

【炮制】用醋一斗，先浸釜中三日，以火煎二升去滓。再入铛中，煎至一升，加白矾三两（煅研细）搅令匀，去火成膏。

【用法】摊帛贴之，一日三易。

◆**芫根白皮丸**《圣济总录》

【主治】久患咳嗽，喉中作声。

【功效】止咳化痰。

【药物及用量】芫花根白皮（锉碎，炒干）　半夏（汤洗五遍，炒干）　射干　百部　五味子（拣净）各一两一分　干姜（炮裂）　紫菀（去苗土）　款冬花（去萼）　白茯苓（去黑皮）　皂荚（酥炙，去皮、子）　细辛（去苗叶）　贝母（去心，微炒）各一两

【用法】上一十二味，捣罗为末，炼蜜为丸，如梧桐子大，空腹粥饮下三丸，渐加至五丸，以知为度。如泻多，用防风甘草汤解之。

◆**芭蕉散**《孙钦武方》

【主治】肠痈。

【功效】清胃火，解热毒。

【药物及用量】芭蕉根不拘多少

【用法】切片，焙干为末，将猪胰子煮烂，蘸药末食之，二三次即愈。

◆**花蕊石散**《普济方》

【主治】虚劳吐血，五内崩损，或气虚

血凝积聚，胸膈作痛，产后败血攻心，血迷血晕，或子死腹中，胎衣不下，疗一切金疮，打仆损伤，诸刺入肉。日久血瘀肿胀，牛马猫狗咬踢诸伤。

【功效】化瘀，止血。

【药物及用量】花蕊石四两　硫黄一两（一作二两）

【炮制】共研细末，入瓦罐内，盐泥固口，晒干安四方砖上，以炭火从巳、午时煅至经宿，候冷取出研细。

【用法】每服二钱（一作一匙），童便入酒煎热调下，乃以独参汤调理，脏腑有瘀血，内损烦闷欲死者，服此则化为黄水，或吐出或小便 出甚效。

◆**花蕊石散**《外科正宗》

【主治】跌仆伤损及金疮、刀、箭、兵刃所伤，断筋损骨，疼痛不止，新肉不生者。

【功效】祛瘀热，活经络。

【药物及用量】花蕊石五钱（火煅，童便淬七次）　草乌头　天南星　白芷　厚朴　紫苏　羌活　没药　轻粉　龙骨（煅）　细辛　檀香　苏木　乳香　蛇含石（火煅，童便淬三次）　当归　降真香各二钱　麝香三分

【用法】共研细末，先用葱汤洗净患处，将药掺上。软棉纸盖扎，一日一换。

◆**花蕊石散**《玉机微义》

【主治】胎死腹中及胎衣不下。

【功效】祛瘀下胎。

【药物及用量】花蕊石一斤　上色硫黄四两

【用法】上二味，相拌匀，炼制见《妇人大全良方》。

◆**芷芎散**《证治准绳》

【主治】风入耳虚鸣。

【功效】活血络，散风湿。

【药物及用量】白芷一分　川芎二分　石菖蒲（炒）　苍术　广陈皮　细辛　厚朴（制）　半夏（制）　辣桂　木通　紫苏茎叶　甘草（炙）各一分

【用法】锉散，每服三钱，加生姜五片，葱白二根，清水煎，食后临卧时服。

◆**芷贝母**《医学入门》

【主治】一切乳证。

【功效】活血，消积。

【药物及用量】白芷　贝母各等量

【用法】共研细末，每服芷一钱，温酒调下，频服不致溃脓。若无乳者，加漏芦酒调下；结核，加川芎、当归、柴胡、升麻。

◆**芷芩散**《杂病源流犀烛》

【主治】风热夹痰而致眉棱骨痛。

【功效】散血，清热。

【药物及用量】白芷　黄芩（酒制）各等量

【用法】共研细末，每服二钱，茶清送下。

◆**羌活白芷散**《疠疡机要方》

【主治】风热血燥，手掌皲裂，或头面生疮，或遍身肿块，或脓血淋沥。

【功效】疏风，和血。

【药物及用量】羌活　白芷　软柴胡　荆芥穗　蔓荆子　防风　猪牙皂　甘草　黄芩　黄连（酒炒）各一钱

【用法】清水煎服。

◆**羌活冲和汤**《伤寒全生集》

【主治】春夏秋感冒诸证。

【功效】散风寒，除湿热。

【药物及用量】羌活一钱五分　防风　白芷　生地黄　苍术　黄芩各一钱　细辛　生甘草各五分　川芎二钱

【用法】加葱头三根，生姜一片，红枣肉二枚，清水煎，食远服。

◆**羌活芎藁汤**《眼科审视瑶函》

【主治】太阳经头风头痛，夜热恶寒。

【功效】疏风，燥湿，止痛。

【药物及用量】川羌活　川芎　藁本　半夏（姜汁炒）　杏仁（去皮尖）　防风　白茯苓　甘草　白芷　麻黄　广陈皮　桂枝各等量

【用法】清水煎服，如内热，加黄芩（酒制）、薄荷叶、生姜三片。

◆**羌活防风散**《证治准绳》

【主治】一切翳障。

【功效】疏风，清热。

【药物及用量】羌活　防风　川芎　甘草　木贼　绿豆皮　荆芥各三钱　蝉蜕　谷精草　蛇蜕　鸡子壳（用内薄皮）各二钱

【用法】研为极细末，每服一钱，食后茶清调下。

◆羌活防风汤《素问病机气宜保命集》

【主治】破伤风，脉浮弦在表者。

【功效】祛风解表，凉血止痉。

【药物及用量】羌活　防风　川芎　藁本　当归　芍药　甘草各四两　地榆　细辛各二两

【用法】㕮咀，每服五钱，清水二盏，煎至八分热服，量紧慢加减用之。热盛，加黄芩、黄连各二两；大便秘，加大黄一两；自汗，加防风、白术各五钱。

◆羌活乳香汤《证治准绳》

【主治】跌仆损伤挟外邪，动筋折骨，发热体痛者。

【功效】通经络，清血热。

【药物及用量】羌活　独活　川芎　当归身　赤芍　防风　荆芥　牡丹皮　续断　红花　桃仁　陈皮

【用法】加生地黄，清水煎服。有热，加柴胡、黄芩。

◆羌活附子汤《东垣试效方》

【主治】冬月大寒犯脑所致脑风，令人脑痛齿亦痛。

【功效】温经助阳，散寒止痛。

【药物及用量】羌活　苍术（制）各五分　黑附子（炮）　麻黄（去节）各三分　黄芪（一作黄芩）一分　防风　甘草（炙）　升麻　白僵蚕（炒去丝）　黄柏（酒炒）　白芷各二分

【用法】清水煎去滓，食后温服，若有寒嗽加佛耳草三分。

◆羌活附子汤《苏沈良方》

【主治】咳嗽气逆，寒证呕逆，寒厥疝痛。

【功效】祛寒，理气。

【药物及用量】羌活　附子（炮）　木香（一作丁香，一作一钱，一作二钱五分）　茴香（微炒）各五钱　干姜一两（炮，一作二钱，一作一钱，一作二钱五分）

【用法】研为细末，每服二钱，清水一盏半，入盐一撮，煎二十沸，和滓热服。

◆羌活退翳丸《兰室秘藏》

【主治】内障，右眼小眦青白翳，大眦微显白翳，脑痛，瞳子散大。上热恶热，大便涩，或时难，小便如常，遇天热则头痛睛胀，能食，日没后或天阴则昏暗。

【功效】祛风和血，泻火清热。

【药物及用量】羌活三钱　熟地黄（焙）八钱　生地黄（酒制）　黄柏（酒制）　当归身（酒制）　茺蔚子　丹参各五钱　黑附子（炮）　生寒水石各一钱　白芍一两三钱　防己（酒制）二钱　知母（酒制，一作盐水）　牡丹皮（酒洗）　川芎（酒炒）各三钱　柴胡五钱或三钱（一方无黑附子、羌活，有五味子、独活）

【炮制】研为细末，炼蜜和丸，如小豆大。

【用法】每服五七十丸，空腹时熟汤送下，如消食未尽，候饥时有之，忌语言，随后以食压之。翳在大眦，加葛根、升麻；翳在小眦，加柴胡、羌活。

◆羌活退翳汤甲《兰室秘藏》

【主治】眼中百翳。

【功效】疏肝胆，理气血。

【药物及用量】羌活二钱　柴胡　甘草（炙，一作五分）　黄芪各三钱　黄连　五味子　升麻　当归身（酒洗）各二钱　防风一钱五分　黄芩（炒）　黄柏（酒浸，一作酒炒）　赤芍草　龙胆（酒洗）各五钱（一作各三钱）　石膏二钱五分（一作三钱五分）

【用法】研为细末，分作二服，清水三杯，煎至一半，入酒少许，微煎去滓。临卧时热服，忌言语。

◆羌活退翳汤乙《兰室秘藏》

【主治】太阳寒水，翳膜遮睛，不能视物。

【功效】除风活血，清热养阴。

【药物及用量】羌活一钱五分　防风一

钱　薄荷　荆芥　藁本各七分　知母（酒制）五分　黄柏（酒制）四分　川芎　当归各三分　麻黄　生地黄（酒制）各三分　川椒　细辛各一分

【用法】清水煎服。

◆**羌活退翳膏**《兰室秘藏》

【主治】足太阳寒水，膜子遮睛，白翳在上，视物不明。

【功效】祛风寒，除目翳。

【药物及用量】羌活根七分　椒根西北根二分　南东根二分　当归梢六分　黄连二钱　防风根　柴胡根　麻黄（去节格）升麻根　生地黄各三分　甘草梢四分　蕤仁六个　汉防己　藁本各二分

【炮制】用净新汲水一大碗，先将汉防己、黄连、甘草、生地黄，煎至一半，下余药。外药再煎至一盏，去滓，入银石器中，再煎如膏。

【用法】点之有效为度。

◆**羌活酒**《太平圣惠方》

【主治】妊娠中风痉，口噤，四肢强直，角弓反张。

【功效】祛风活血，清热养阴。

【药物及用量】羌活（去芦）一两五钱　防风（去芦）一两

【用法】㕮咀，好酒五升，浸一宿，用黑豆一合，炒令热去皮，投入药酒一大盏，候沸即住，去滓，分两服灌之。

◆**羌活救苦汤**《痘疹心法》

【主治】恶毒之气上侵清虚之府，痘未起发，头面先肿，皮光色艳如瓠瓜之状，初肿之时。

【功效】除风，清热。

【药物及用量】羌活　白芷　川芎　蔓荆子　防风　桔梗　黄芩　大力子　连翘　升麻　人中黄各等量

【用法】锉碎，加薄荷叶七片，清水一盏，煎至七分，去滓，食后温服。

◆**羌活连翘汤**《证治准绳》

【主治】瘰疬初发，寒热肿痛。

【功效】解热毒，除风邪。

【药物及用量】羌活　连翘　防风　夏枯草　柴胡　昆布（洗）　枳壳　黄芩（酒炒）　川芎　牛蒡子　甘草　金银花

【用法】加薄荷，清水煎服，次以追毒散行之，以坚化汤消之大效。

◆**羌活胜风汤**《原机合微》

【主治】风热不制而风胜，眵毛眊瞧，紧涩羞明，赤脉贯睛，头痛鼻塞，肿胀涕泪，脑巅沉重，眉骨酸疼，外翳如云雾，丝缕，称星，螺盖。

【功效】健脾和胃，疏风清热。

【药物及用量】羌活　枳壳　川芎　白芷　独活　防风　前胡　桔梗　薄荷各四分　白术五分　荆芥　甘草各三分　柴胡七分　黄芩五分

【用法】清水二盏，煎至一盏，去滓热服。生翳者，随翳所见经络加药；翳凡自内而出者，加蔓荆子治太阳经，加苍术，去小肠、膀胱之湿。内眦者，手太阳、足太阳之属也。目锐眦而入客主人斜下者，加龙胆草，为胆草味苦与胆味合，稍加人参、益三焦之气，加藁本乃太阳、手少阳之属也。凡自目系两下者，倍加柴胡行肝气，加黄连泻心火。目系者，足厥阴、手少阴之属也。自抵过而上者，加木通，去小肠中热，五味子酸以收敛，抵过者手太阳之属也。

◆**羌活胜湿汤**《内伤伤辨》

【主治】外伤于湿，郁于太阳，肩背痛脊痛项强，或一身尽痛，或身重不能转侧，脉浮，邪在少阳，厥阴，卧而多惊。

【功效】祛风胜湿。

【药物及用量】羌活　独活（酒洗）　藁本（酒洗，一作五分）　防风（一作五分）各一钱　蔓荆子三分（碎，一作二分，一作一钱）　川芎二分（酒洗，一作一钱）　甘草（炙，一作一钱）五分（一方有生姜三片）

【用法】㕮咀，清水二杯，煎至一杯，去滓，食后温服，缓取微似汗，过汗则风去湿不去。如不头前去蔓荆子，换苍术。寒湿腰以下重，加附子、防风。湿热身重，腰沉沉然，加黄柏一钱，附子五分（一方不用），苍术二钱。

◆羌活胜湿汤《普济方》

【主治】真气已亏，胃中火盛，汗出不休；或阴中之阳，阳中之阴俱衰，胃中真气已竭，阴火亦衰，无汗皮燥。甚者湿衰燥旺，因时无汗。

【功效】除湿热，通经络。

【药物及用量】甘草（炙）三钱　黄芪七分　生甘草五分　生、酒黄芩各三分　人参三钱　川芎　藁本　防风各三分　独活二分　升麻　柴胡各五分　细辛　蔓荆子各三分　薄荷一分　羌活二分

【用法】清水二盏，煎至一盏半，后入细辛等四味，再煎至一盏热服。

◆羌活胜湿汤《杂病源流犀烛》

【主治】湿热腰痛。

【功效】祛湿清热。

【药物及用量】羌活　防风　苍术　甘草　黄连　黄柏　泽泻　猪苓

【用法】清水煎服。

◆羌活散《三因极一病证方论》

【主治】风毒上攻，眼目昏涩，翳膜，生疮及偏正头痛，目小黑花累累者。

【功效】清头目，除风热。

【药物及用量】羌活　川芎　天麻　旋覆花　青皮　南星（炮）　藁本各一两

【用法】研为细末，每服二钱，加生姜三片，薄荷七叶，清水煎服。

◆羌活散《兰室秘藏》

【主治】客寒犯脑，风寒湿脑痛，项筋急，牙齿动摇，肉龈袒脱疼痛。

【功效】除湿祛风。

【药物及用量】羌活根一钱五分　麻黄（去根节）　白芷　防风根各三钱　藁本　当归身各三分　细辛根　柴胡根　升麻　苍术各五分　羊胫骨灰二钱五分　草豆蔻　桂枝各一钱

【用法】研为细末，先用温水漱口，后搽之，其痛立止。

◆羌活散《圣济总录》

【主治】目风冷泪，久不瘥者。

【功效】祛风冷，和脾胃。

【药物及用量】羌活（去芦）二两　木香　官桂（去粗皮）　胡黄连　山药　升麻　艾叶（焙）各一两　牛膝（酒浸，切，焙）　山茱萸（去核）　白附子（炮）各七钱五分

【用法】锉散，每服三钱，清水一盏，煎至八分，去滓。食后温服，一日三次。

◆羌活散《直指小儿方》

【主治】风气攻眼，昏涩多泪。

【功效】祛风明目。

【药物及用量】羌活　川芎　天麻　旋覆花　藁本　防风　蝉蜕（洗）　甘菊花　细辛　杏仁（去皮）各一两　甘草（炙）五钱

【用法】研为细末，每服二钱，清水一盏半，煎食后服。

◆羌活散《幼幼新书》

【主治】小儿风瘷作疮。

【功效】解热，散毒。

【药物及用量】羌活　独活　川芎　桔梗　蝉蜕　前胡　柴胡　地骨皮　甘草（炙）　瓜蒌　天麻（炙）　荆芥　防风各等量

【用法】研为细末，每服二钱，清水三分盏，加薄荷三叶，煎至二分盏，通口服，量儿大小加减。

◆羌活散《玉机微义》

【主治】顽癣疥癞，风疮成片，流黄水。

【功效】杀虫，去痒。

【药物及用量】羌活　独活　明矾　白鲜皮　硫黄　狼毒各一两　轻粉二钱五分　白附子　黄丹　蛇床子各五钱

【用法】研为细末，油调成膏敷之。

◆羌活散甲《太平圣惠方》

【主治】风痹，手足不仁。

【功效】祛风通络。

【药物及用量】羌活　汉防己　防风　酸枣仁　道人头①　川芎各一两　附子（去皮、脐，炮）　麻黄（去皮根节）　天麻各

---

①　道人头即苍耳。

一两五钱　黄松节　薏苡仁各二两　荆芥一握

【用法】研为细末，每服二钱，不拘时温酒调下。

◆**羌活散**乙《太平圣惠方》

【主治】妇人中风，筋脉拘急，肢节酸疼，言语謇涩，头目不利。

【功效】清肝安神，祛风和血。

【药物及用量】羌活（去芦）　天麻各一两　芎藭　酸枣仁（微炒）各七钱五分　蔓荆子　白附子（炮）　柏子仁　桂心　牛膝　薏苡仁　当归（去芦，炒）　羚羊角屑　乌蛇肉（酒拌，炒令黄）　蝉壳（炒）各五钱　麝香（另研）一钱五分

【用法】研为细末，入麝香和匀，每服一钱，豆淋酒不拘时调下。

◆**羌活散**《活幼心书》

【主治】小儿伤风时气，头痛发热，身体烦疼，痰嗽失音，鼻塞声重；及时行下痢赤白。

【功效】除寒热，散风湿。

【药物及用量】羌活　人参（去芦）　赤茯苓（去皮）　柴胡（去芦）　前胡（去芦）　川芎　独活　桔梗（锉，炒）　枳壳（去瓤，麸炒微黄色）　苍术（米泔水浸一宿，去粗皮，滤干，锉片，炒至微黄色）　甘草各一两

【用法】锉散，每服二钱，清水一盏，加生姜二片，薄荷三叶，煎至七分，不拘时温服。发散风邪，入葱白同煎；痢证，加生姜、仓米煎。

◆**羌活散**《证治准绳》

【主治】小儿痘疮初热及惊搐。

【功效】除风痰，止惊痫。

【药物及用量】羌活一钱二分　独活　荆芥各一分　前胡　防风各一钱　柴胡　白芷　蝉蜕　甘草各四分　细辛一分

【用法】加薄荷三叶，清水一盅，煎至五分，不拘时服。发搐及热盛不退者，暂有煎熟，用制砂调下。

◆**羌活散**《元和纪用经》

【主治】筋急拘挛，不可屈伸，风湿痹痹，头眩目昏，骨节酸疼，无问新久及风水浮肿。

【功效】除风寒，燥湿热。

【药物及用量】羌活　茯苓　薏苡仁各等量

【用法】每服三五钱，清水煎，竹沥一匙冲服。

◆**羌活散**《疮疡经验全书》

【主治】手发背。

【功效】祛风，除湿，发汗。

【药物及用量】羌活　当归各二钱　独活　乌药　威灵仙各一钱五分　升麻　前胡　荆芥　桔梗各一钱　生甘草五分　肉桂三分

【用法】酒水各一盅，煎至一盅，食远服。

◆**羌活散**

【主治】主时气痘疹，惊风痰气。

【功效】散寒理气。

【药物及用量】人参　羌活散去枳壳　地骨皮　加枳实　广皮

【用法】见人参羌活散方。

◆**羌活散**甲《太平圣惠方》

【主治】中风口面不正，四肢拘急，语涩。

【功效】祛风，活血。

【药物及用量】羌活一两　枳壳三分（麸炒微黄，去瓤）　蔓荆子一两　细辛三分　桂心三分　当归三分（微炒）　芎藭三分　羚羊角屑三分　白鲜皮三分

【用法】上九味，捣筛为散，每服四钱，以水一中盏，煎至五分，去滓，入竹沥一合，更煎一两沸，不拘时，温服。

◆**羌活散**乙《太平圣惠方》

【主治】产后中风，身体麻痹疼痛。

【功效】散寒祛风止痛。

【药物及用量】羌活二两　莽草（微炙）　防风（去芦头）　川乌头（炮裂，去皮、脐）　桂心　赤芍　生干地黄　麻黄（去根节，锉）　萆薢（锉）　牛膝（去苗）　枳壳（麸炒微黄，去瓤）　当归（锉，微炒）各一两

【用法】上一十二味，捣粗罗为散，每

服四钱，以水酒各半中盏，入生姜半分，煎至六分，去滓，温服，不拘时。

◆**羌活散**丙《太平圣惠方》

【主治】产后中风，口噤，昏闷不语，身体痉直。

【功效】散寒祛风，活血止疼。

【药物及用量】羌活二两 麻黄二两（去根节） 防风（去芦头） 秦艽（去苗） 桂心 甘草（炙微赤，锉） 葛根（锉） 附子（炮裂，皮脐） 当归（锉，微炒） 杏仁（去皮尖、双仁，麸炒微黄） 芎劳各一两

【用法】上一十一味，捣筛为散，每服四钱，以水一中盏，入生姜半分，煎至五分，去滓，入竹沥半合，搅匀，不拘时，拗开口灌之。

◆**羌活散**丁《太平圣惠方》

【主治】妇人血风，身体骨节发歇疼痛。

【功效】祛风，活血，止痛。

【药物及用量】羌活三分 桂心三分 龟板二两（涂酥，炙令黄） 没药三分 道人头三分 虎胫骨二两（涂酥，炙令黄） 地龙三分（微炒） 骨碎补三分 红花子三分（微炒）

【用法】上九味，捣细罗为散，每服不拘时，以温酒调下二钱。

◆**羌活散**丁《太平圣惠方》

【主治】白虎风，风毒攻注，骨髓疼痛，发作不定。

【功效】祛风通络，解毒止痛。

【药物及用量】羌活一两 侧子一两（炮裂，去皮、脐） 秦艽一两（去苗） 桂心一两 木香一两 芎劳一两 当归一两 牛膝一两（去苗） 附子一两（炮裂，去皮、脐） 骨碎补一两 桃仁三十枚（汤浸，去皮尖、双仁，麸炒微黄）

【用法】上一十一味，捣粗罗为散，每服三钱，以水一中盏，入生姜半分，煎至五分，去滓，不拘时，稍热服。

◆**羌活散郁汤**《痘疹全镜录》

【主治】痘疮实热壅遏，郁遏不得达表，气粗喘满，腹胀烦躁，狂言谵语，睡卧不宁，二便秘结，毛坚面浮，眼张若怒及痘为风寒所搏，出不快者。

【功效】祛风热，清气分。

【药物及用量】羌活 防风 白芷 荆芥 桔梗 地骨皮 川芎 连翘 甘草 紫草 大腹皮 鼠粘子 升麻

【用法】研为粗散，清水一盅，加灯心十四根，煎至六分温服。

◆**羌活汤**甲《兰室秘藏》

【主治】风热壅盛上攻，头目昏眩。

【功效】祛风除热，疏肝理脾。

【药物及用量】羌活 防风 黄芩（酒洗）各一两 柴胡七钱 黄连（酒煮）一两 黄柏（酒炒） 瓜蒌（酒洗）各五钱 甘草（炙）七钱

【用法】研为粗末，每服五钱，清水煎去滓，食后或先卧，通口热服，一日二次。

◆**羌活汤**乙《兰室秘藏》

【主治】腰膝无力沉重。

【功效】益气活血。

【药物及用量】羌活三钱 防风一钱五分 甘草（生炙）各五分 草豆蔻 黄柏 葛根各五分 缩砂仁一钱 陈皮六分 知母二钱五分 黄芪二钱 苍术 升麻 独活 柴胡各一钱

【用法】研为粗末，作二服，清水二盏，煎至一盏去滓，空腹时服。

◆**羌活汤**《脾胃论》

【主治】痿，湿气胜，风邪不退，眩晕麻木不已者。

【功效】清湿热，除风毒。

【药物及用量】羌活 防风 柴胡各一钱 藁本 独活 茯苓 泽泻 猪苓 黄芪（炒） 甘草（炙） 陈皮 黄柏（酒炒黑） 黄连（炒） 苍术 升麻 川芎各五分

【用法】清水煎服。

◆**羌活汤**《圣济总录》

【主治】头风头眩，筋脉拘急，偏正头痛，痰涎壅滞，肢节烦疼。

【功效】除风消痰，疏肝理气。

【药物及用量】羌活 前胡（去苗） 石膏（研碎） 白茯苓（去皮） 芎䓖 枳壳（麸炒） 黄芩（去黑心） 甘菊花 防风 细辛（去叶） 甘草（炙，锉） 蔓荆子 麻黄（去根节，煮，掠去沫，焙）各一两

【用法】㕮咀，每服三钱，清水一盏，加生姜三片，鸡苏三叶，煎至七分去滓，不拘时温服。

◆**羌活汤**甲《素问病机气宜保命集》

【主治】破伤风，服左龙丸利后及搐痉不已。

【功效】祛风活血，活络止痉。

【药物及用量】羌活（去芦） 独活（去芦） 防风（去芦） 地榆各一两

【用法】㕮咀，每服一两，清水二盏半，煎至一盏，去滓温服。如有热，加黄芩；有涎，加半夏；若病日久，气血渐虚，邪气入胃，宜养血为度。

◆**羌活汤**乙《素问病机气宜保命集》

【主治】破伤风之邪，在半表半里无汗者。

【功效】祛风，清热。

【药物及用量】羌活 麻黄 甘菊花 川芎 石膏（煅） 防风 前胡 黄芩 细辛 生甘草 枳壳（麸炒） 白茯苓 蔓荆子各一两（一作各一钱） 薄荷 白芷各五钱

【用法】每服五钱，加生姜三片，清水二盅，煎至八分热服。

◆**羌活汤**《痘疹心法》

【主治】痘疮及肝热。

【功效】除风活血，清热解毒。

【药物及用量】羌活 川芎 防风 山栀子 龙胆草 当归各等量 甘草减半

【用法】锉细，加薄荷叶、淡竹叶，清水一盏，煎至七分去滓，不拘时温服。

◆**羌活汤**《张氏医通》

【主治】痘疹未报点时，热甚不发，头痛腹胀。

【功效】祛气热，疏风寒。

【药物及用量】羌活 防风各八分 荆芥 紫苏各七分 川芎四分 赤芍六分 枳壳八分 山楂一钱 木通五分 生甘草三分 葱白一茎 生姜一片

【用法】清水煎，热服。

◆**羌活黄芩汤**《杂病源流犀烛》

【主治】太阳疟。

【功效】除湿祛痰。

【药物及用量】羌活 黄芩 陈皮 前胡 猪苓 甘草 知母

【用法】清水煎服。如口渴即兼阳明，倍知母，加麦冬、石膏；渴而汗少，或无汗，加葛根；如深秋或冬无汗，加姜皮。因虚汗少或无汗，加人参、麦冬、姜皮；因虚汗多，加黄芪、桂枝，汗止即去桂枝。若素有热，勿入桂枝，代以白芍、五味子。若发于阴，加当归；小便短赤或涩，加六一散，春温以茯苓、猪苓代之。

◆**羌活愈风汤**《素问病机气宜保命集》

【主治】中风症内邪已除，外邪已尽者；及小儿惊痫搐急，慢惊风；脾肾虚，筋弱语言难，精神昏愦，内弱风湿，一臂肢体偏枯，或肥而半身不遂，或恐而健忘者。

【功效】除风湿，理寒热。

【药物及用量】羌活 甘草（炙） 防风 防已 黄芪 蔓荆子 川芎 独活 细辛 枳壳 麻黄（去根） 地骨皮 人参 知母 甘菊花 薄荷叶 白芷 枸杞子 当归 杜仲（炒） 秦艽 柴胡 半夏（制） 厚朴（姜制） 前胡 熟地黄各二两 白茯苓 黄芩各三两 生地黄 苍术 石膏 芍药（一作三两）各四两 官桂一两（一方无防已）

【用法】㕮咀，每服一两，清水二盅，煎至一盅，清晨空腹时服，下二丹丸。晚再以原渣煎一盅，临卧时服，下四白丸，如欲得一名之微利，用此方三两，加大黄一两，匀四有，每服加生姜五七片，临卧时煎服，解散四时伤寒，亦随时令加减。

◆**羌活当归散**《疠疡机要》

【主治】风毒血热，头面生疮，或赤肿，或成块，或瘾疹瘙痒，脓水淋沥。

【功效】祛风除热。

【药物及用量】羌活　当归　川芎　黄连（酒浸，炒）　鼠粘子（蒸）　防风　荆芥　甘草　黄芩（酒浸，炒）　连翘　白芷　升麻各一钱

【用法】清酒拌，晒干，清水煎服。

◆羌活当归汤《赤水玄珠》

【主治】妇女痘，腰背痛，初发热时。

【功效】活血气，祛风寒。

【药物及用量】羌活　当归　独活　防风　川芎　黄柏各一钱　柴胡一钱五分　桂枝七分　桃仁　红花各八分

【用法】初发热时，酒水各半煎服；腰痛加苍术、汉防己。

◆羌活当归汤《医学纲目》

【主治】脑疽。

【功效】清肝解毒，祛风利血。

【药物及用量】羌活五钱　当归身（酒浸）　黄芩（酒炒）　黄连（酒炒）　甘草（炙）各一两　黄柏（酒浸）　连翘各五钱　泽泻　独活　藁本各三钱　防风　栀子仁各五分

【用法】㕮咀，分作四服，清水一小碗，先煎一时许，入酒一匙，煎至八分，去滓，食后温服，一日二次。和渣计六服，三日服尽，去滓，清药调下，后服槟榔散。

◆羌活膏《幼幼新书》

【主治】妇人胎痫，昏困不醒。

【功效】除风寒，解热毒。

【药物及用量】羌活　独活各一两　天麻　全蝎　人参（去芦）　白僵蚕（微炒）各五钱　乌蛇肉一两（酒浸一宿，焙）

【炮制】捣罗为细末，炼蜜和膏，如皂角子大。

【用法】麝香、荆芥汤化下。

◆羌活膏《小儿药证直诀》

【主治】小儿脾胃虚，肝气热盛生风，或取转过，或吐泻后为慢惊，亦治伤寒。

【功效】祛风，健胃，消积。

【药物及用量】羌活五钱　防风（去芦）　川芎　人参（去芦）　白附子（炮）　赤茯苓（去皮）各五钱　天麻一两　白僵蚕（汤浸，炒黄）　干蝎（炒，去毒）　白花蛇（酒浸，焙）各一分　川附子（炮，去皮、脐）　麻黄（去节）各三钱　沉香　母丁香　肉豆蔻　藿香叶　木香各二钱　轻粉　真珠末　牛黄各一钱五分　龙脑半字　麝香　辰砂　雄黄各一钱（七味另研）

【炮制】研为细末，炼蜜和丸，如豆大。

【用法】每服一二丸，食前薄荷汤或麦门冬汤化下，实热急惊勿服，性温故也。

◆羌活丸《寿亲养老书》

【主治】风走疰疼痛，并风气上攻下疰。

【功效】壮筋骨，祛风止痛。

【药物及用量】羌活　牛膝（酒浴过，焙干）　川楝子　白附子　舶上茴香　黄芪（去皮，锉）　青盐　巴戟（去心）　黑附子（炮裂，去皮、脐）　沙苑　白蒺藜

【用法】上一十一味，等量，一处捣罗为末，酒煮面糊为丸，如梧桐子大，每服十丸，空心临卧盐汤下，看老稍加减服。

◆羌活丸《朱氏集验方》

【主治】风热。

【功效】化痰安惊。

【药物及用量】羌活　荆芥穗　甘草　桔梗各半两　白术　白附子（炮）　川芎　防风　茯苓各二钱　朱砂二钱（一半入药，一半为衣）

【用法】上一十味，为细末，炼蜜为丸，如皂子大，每服一丸至二丸，薄荷汤化。如涎盛，加腊茶汤下。此方最稳。

◆羌活导滞汤《医学发明》

【主治】脚气初发，一身尽痛，或肢节肿痛，二便阻隔。

【功效】除风和血。

【药物及用量】羌活　独活各五钱　防己（酒洗）　当归尾各三钱　大黄（酒煨）一两　枳实（面炒）二钱

【用法】每服五钱或七钱，清水二盏，煎至七分，温服，微利即止。量虚实加减，后用当归拈痛汤除之。

◆**羌活续断汤**《活人心统》

【主治】风湿证，腰膝不利。

【功效】补血养气，除风散寒。

【药物及用量】羌活　川续断　防风　细辛　白芷　杜仲　牛膝（酒制）　秦艽　熟地黄　人参　白芍　当归　赤茯苓　肉桂　川芎各五分

【用法】加生姜三片，清水煎服。

◆**羌活饮子**《太平圣惠方》

【主治】中风失音不语。

【功效】祛风化痰，补气通络。

【药物及用量】羌活一两　人参半两（去芦头）　附子半两（炮裂，去皮、脐）　甘草一分（炙微赤，锉）　荆沥一大盏　竹沥一大盏　生地黄汁一大盏

【用法】上七味，细锉，以三味汁煎诸药，至一大盏半，去滓，不拘时，分温四服。

◆**羌乌散**《丹溪心法》

【主治】风热与痰致眉棱骨痛。

【功效】疏风化滞。

【药物及用量】羌活一钱五分（一作五分）　川乌　草乌各一钱（俱用童便浸二宿，炒）　细辛黄芩（酒拌炒）　甘草（炙）各一钱五分（一作各五分，一方无草乌）

【用法】研为细末，分二服，茶清调下。

◆**羌菊散**《小儿痘疹方论》

【主治】痘疹后，毒气不散，目生翳障及暴赤。

【功效】清热，祛风。

【药物及用量】羌活　蝉蜕（去土）　防风　蛇蜕　菊花　谷精草　木贼　甘草　栀子　白蒺藜　大黄　黄连各少许

【用法】研为末，每服一钱，温米汤泔水调下。

◆**近效尤附汤**《麻科活人方》

【主治】麻疹多服凉剂，变症百出，或神目昏暗，或手足瘛疭，或寒热乍发，或吐泻交作，舌虽黑而有液，唇虽焦而带凉，实热化为虚寒者。

【功效】暖肌补中，益精气。

【药物及用量】白术二两（一作四两，一作一两，一作三两）　附子一枚半（炮，去皮、脐，一作一两，一作五钱）　甘草三两（炙，一作一两，一作二两，一作一两五钱一方无甘草）

【用法】锉为粗末，每服五钱匕，加生姜五片，大枣一枚，清水一盏半，煎至七分去滓。食前温服，或调苏合丸服亦可。

◆**返魂丹**《医垒元戎》

【主治】小儿癫痫，潮发瘛疭，口眼相引，项背强直，牙关紧急，目睹上视；及诸病久虚，变生虚风多睡者。

【功效】除惊止搐，开窍利气，除痰安神。

【药物及用量】乌犀（锉，屑）二两　水银　天麻（酒洗，焙，干）　槟榔　僵蚕（去丝嘴，微炒）　硫黄（研末，入水银，置瓷石盏内，慢炒成砂）各五钱　白附子（炮）　川乌（炒之，留烟少许，入碗内以一盏子盖上，合旧绢围之，待冷取出）　独活（去芦）　干蝎（炙）　荜茇（炒）　肉桂（去粗皮）　当归（酒浸，焙，干炒）　细辛根　防风（去芦）　天南星（姜汁煮软，炒黄）　阿胶（杵碎，炒）　藿香（洗去土）　乌蛇（酒浸一宿，炙熟，去皮骨）　沉香　槐胶　羌活　白花蛇（酒浸一宿，炙热，去皮骨）　麻黄（去根节）　半夏（姜汁浸三宿，炒）　羚羊角（锉）　陈皮（去白，炒）各一两　天竺黄（研）　木香　人参（去芦）　干姜（炮）　茯苓（去皮）　蔓荆子（去白皮）　蚕砂（微炒）　败龟板（醋酒炙黄）　藁本（去土）　桑螵蛸（炒）　白芷　何首乌（米泔浸一宿，煮，焙）　虎骨（酒醋涂，炙黄）　缩砂仁　白术（米泔浸一宿，切，焙）　枳壳（炒，去白）　丁香　厚朴（去皮，姜汁涂，炙）各三分　蝉壳（炒）　川芎　附子（水浸，泡，去皮尖）　石斛（去根）　肉豆蔻（去壳，微炒）　龙脑（另研）　雄黄（研，水飞）　朱砂（研水飞）各一两　腻粉（另研）　麝香（另研）各一钱　乌鸡（去嘴翅足）一只　狐肝（二

味腊月内，入瓦瓶固济，火煅赤，骤出研用）三具　金箔（为衣）三十片

【炮制】炮制如法，炼蜜和丸，如梧桐子大，金箔为衣。

【用法】每一岁儿服一丸，不拘时温薄荷自然汁化下。

◆**返魂丹**《瑞竹堂经验方》

【主治】十三种疔。

【功效】解热毒，消肿痛。

【药物及用量】朱砂　胆矾各一两五钱　血竭　铜绿　蜗牛　雄黄　枯白矾各一两　轻粉　没药　蟾酥各五钱　麝香少许

【炮制】将蜗牛、蟾酥研烂，余药研为细末，同研和丸，如鸡头大。

【用法】每服一丸，先嚼葱白三寸，吐在手心，将药丸裹在葱白内，热酒一盏吞下。如重车行五里许，有汗出即瘥。如不能嚼葱，研烂裹下极效。

◆**返魂丹**《太平圣惠方》

【主治】尸厥及中风不语。

【功效】祛风化痰，镇惊安神。

【药物及用量】朱砂（水飞）　雄黄（另研）　白芥子各二钱五分　生玳瑁半两

【炮制】同研如粉，于瓷器中，熔安息香和丸，如绿豆大。

【用法】每服五丸，童便化下，小儿热风，只服一丸。

◆**返魂丹**《医学正传》

【主治】疔痈肿，疔肿，毒气入膈者。

【功效】活血止痛，祛积解毒。

【药物及用量】乳香　没药　辰砂　雄黄各一钱五分　轻粉　片脑　麝香各五分　海羊不拘多少　蟾酥　青黛　粉草　硼砂各一钱（一方加铜绿、寒水石、轻粉、枯矾各一钱）

【炮制】研为细末，用海羊捣膏为丸（如难丸加酒、面糊些少），如弹子大。

【用法】每服一丸，兼生葱头二三个，细嚼咽下，得微汗即解。

◆**返魂丹**《证治准绳》

【主治】时毒瘴气，疔疮恶疮。

【功效】安神，解毒，燥湿，杀虫。

【药物及用量】朱砂　雄黄　血竭　黄丹　穿山甲（炮）　枯白矾　铜青　乳香　没药　轻粉　蟾酥各一钱　麝香二分五厘

【炮制】研为末，酒煮面糊和丸，如胡椒大。

【用法】每服二丸，葱白一根，嚼烂裹丸，温酒吞下。

◆**返魂丹**《本草纲目》

【主治】妇人胎前产后诸疾危证。

【功效】安魂魄，养血气，调经络。

【药物及用量】茺蔚（端午日采叶及花子，阴干用）

【炮制】研为细末，炼蜜或米糊和丸，如弹子大。

【用法】妇人月经不调及血崩漏下者，温酒送下。妇人久不孕者，每服十丸至二十丸，温酒送下。

◆**返魂散**《太平圣惠方》

【主治】产后血晕，才觉恶心，头旋多涕唾，身如在船车上。

【功效】行气祛瘀。

【药物及用量】赤马通（五月三日收瓷瓶中，烧令通赤）四两　麒麟竭一两　没药一两　延胡索二两　当归（锉，微炒）二两

【用法】上五味，捣细罗为散，每服，以童子小便半中盏，水酒各半中盏，入散三钱，煎；五沸，不拘时，和滓分温二服。

◆**返魂追命再造散**《仁斋直指方》

【主治】大风厉风。

【功效】祛风化痰，活血通络。

【药物及用量】川大黄（锦文皱者）一两　独生皂角刺一两半

【用法】上二味，为末，每服二钱，临夜冷酒调下，以净桶伺候泄虫，如虫口黑色，乃是多年，虫口赤色，是为方近。

◆**阿胶散**

【主治】咳嗽肺虚，气促有痰，恶心。

【功效】补肺化痰。

【药物及用量】阿胶（锉，炒）一两五钱　白茯苓　马兜铃（去老梗）　糯米各五钱　甘草（炙）四钱　杏仁（汤泡，去皮尖）二十一粒

【用法】研为末，每服二钱，清水一盏，煎至七分，不拘时温服。

◆**阿胶丸**甲《太平圣惠方》

【主治】冷热不调，痢下脓血不止，腹痛不已。

【功效】养阴退热，涩肠理气。

【药物及用量】阿胶（锉碎，炒令燥） 干姜（炮） 木香 黄连（炒，一作二两） 当归（炒） 黄芩各一两 赤石脂（醋煅，水飞） 龙骨（醋煅，水飞）各二两（一作各一两） 厚朴一两五钱（去粗皮，生姜汁涂炙，一作五钱）

【炮制】研为细末，炼蜜或米糊和丸，如梧桐子大。

【用法】每服三十丸，不拘时粥饮送下，日二夜一次。

◆**阿胶丸**乙《太平圣惠方》

【主治】产后崩中，下血不止，虚羸无力。

【功效】补冲任，养血气。

【药物及用量】阿胶 赤石脂各一两五钱 续断 川芎 当归 甘草 丹参各一两 龙骨 鹿茸（醋炙） 乌贼鱼骨 鳖甲（炙）各二两 龟甲二两

【炮制】研为细末，炼蜜和丸，如梧桐子大。

【用法】每服二三十丸，空腹时温酒送下。

◆**阿胶丸**丙《太平圣惠方》

【主治】休息气痢。

【功效】燥湿利肠，收敛止痢。

【药物及用量】阿胶（捣碎，炒令黄燥）二两 乌梅肉（微炒）二两 黄连（去须，微炒）二两

【用法】上三味，捣罗为末，煨蒜研和丸，如梧桐子大，每于食前，以粥饮下三十丸。

◆**阿胶丸**丁《太平圣惠方》

【主治】妇人久赤白带下。

【功效】养血固冲，收敛固涩。

【药物及用量】阿胶（捣碎，炒令黄燥）二两 绿矾（烧赤）一两 白石脂二两 釜底墨二两 乌贼鱼骨（烧灰）一两

【用法】上五味，捣罗为末，用软饭和丸，如梧桐子大，每于食前服，以热酒下三十丸。

◆**阿胶丸**戊《太平圣惠方》

【主治】产后痢下脓血，腹痛。

【功效】养血清热，行气止痛。

【药物及用量】阿胶（捣碎，炒令黄燥）一两 黄连（去须，微炒）一两 干姜（炮裂，锉）半两 木香三分 厚朴（去粗皮，涂生姜汁，炙令香熟）二两

【用法】上五味，捣罗为末，炼蜜和捣二三百杵，丸如梧桐子大，每服食前服，以粥饮下三十丸。

◆**阿胶丸**己《太平圣惠方》

【主治】产后恶露不绝，腹中疞痛，气急及产褥三十六疾。

【功效】补血止血。

【药物及用量】阿胶（炙令燥） 乱发灰（别研）各半两 代赭（别研） 干姜（炮）各一两 马蹄半个（烧令烟尽） 生干地黄（焙）一两一分 牛角䚡（炙焦）二两

【用法】上七味，捣罗为末，炼蜜和丸，如梧桐子大，空心粥饮下二十丸，日午夜卧再服，加至四十丸。

◆**阿胶丹**（张涣方）

【主治】小儿泄利身热及暴泻注下。

【功效】清热，止泻。

【药物及用量】阿胶（炙熟） 干姜各一两 芍药 当归（洗，焙干） 川黄连 肉豆蔻各五钱

【炮制】捣罗为细末，炼蜜和丸，如黍米大。

【用法】每服十丸，粟米饮送下，量儿大小加减。

◆**阿胶四物汤**《杂病源流犀烛》

【主治】血虚咳嗽。

【功效】养阴，补血。

【药物及用量】阿胶 川芎 当归 白芍 地黄

【用法】清水煎服。

◆**阿胶梅连丸**《宣明论方》

【主治】下痢无问久新，赤白青黑，疼痛诸证。

【功效】补阴，止泻。

【药物及用量】阿胶（净炒灰炒，透明白研，不细者再炒研细尽）三两　乌梅肉（炒枯）一两五钱　黄连三两　黄柏（炒黑）赤芍　当归（炒）　赤茯苓（去皮）各一两五钱　干姜（洗）一两

【炮制】研为末，入阿胶末和匀，滴水和丸，或醋煮阿胶为丸，如梧桐子大。

【用法】每服十丸，至三五十丸，食前温米饮送下。

◆**阿胶汤**甲《圣济总录》

【主治】妊娠数堕胎，小腹疼痛不可忍。

【功效】温中补血，安胎止痛。

【药物及用量】阿胶（炙燥）　熟干地黄（焙）　艾叶（微炒）　芎䓖、当归（切，焙）　杜仲（去粗皮，炙，锉）　白术各一两

【用法】㕮咀，每服四钱，清水一盏半，加大枣三枚，擘破，煎至八分，去滓，食前温服。

◆**阿胶汤**乙《圣济总录》

【主治】舌上出血不止及鼻久衄不止。

【功效】养阴，止血。

【药物及用量】阿胶一两　蒲黄六合　生地三升

【用法】清水五升，煮三升分服。

◆**阿胶饮**《证治准绳》

【主治】遗尿。

【功效】补血益阴，固涩止遗。

【药物及用量】阿胶（炒）三两　牡蛎（烧粉）　鹿茸（醋炙）　桑螵蛸（酒炙，无则缺乏，或以桑代）各等量

【用法】锉散，每服四钱，清水一盏，煎至七分，空腹时服。

◆**阿胶饮子**《太平圣惠方》

【主治】妊娠中风，语涩心烦，项强，背拘急，眼涩头疼，昏昏多睡。

【功效】养血清热化痰。

【药物及用量】阿胶半两（捣碎，炒令黄燥）　竹沥五合　荆沥三合

【用法】上三味，相和令匀，每服温饮一小盏。

◆**阿胶蕲艾丸**《明医指掌》

【主治】妊娠跌仆闪挫，胎动不安。

【功效】安胎，补血。

【药物及用量】阿胶　蕲艾　川芎　当归　白芍　熟地　甘草

【炮制】研为细末，滴水和丸。

【用法】熟汤送下。

◆**阿魏丸**甲《丹溪心法》

【主治】癥瘕，积聚，痞块。

【功效】消积，除块。

【药物及用量】阿魏（醋浸）五钱　山楂肉　南星（皂角水浸）　半夏（同南星浸）　麦芽　神曲（炒）　黄连　萝卜子（蒸）各一两　连翘　贝母　瓜蒌各五钱　风化硝石　胡黄连　白芥子（一作食盐）各二钱五分

【炮制】研为末，姜汁浸炊饼和丸。

【用法】每服二钱，熟汤送下，服后频食胡桃肉，虚者忌服。咳嗽，加香附、蛤粉。

◆**阿魏丸**乙《丹溪心法》

【主治】肉积。

【功效】养血，消积。

【药物及用量】阿魏　山楂肉各一两　连翘五钱　黄连六钱五分

【炮制】研为末，阿魏醋煮糊和丸，如梧桐子大。

【用法】每服五六十丸，食前熟汤送下。脾胃虚者，用白术三钱，陈皮、茯苓各一钱，煎汤送下。

◆**阿魏丸**甲《医学纲目》

【主治】小儿食积，腹如蜘蛛，肚痛，小便白浊。

【功效】破坚积，除湿热。

【药物及用量】阿魏（醋浸一宿，研如泥）　黄连（炒）　连翘各五钱　花碱（研如粉）三钱　山楂肉一两　半夏（皂角水浸一宿）一两

【炮制】研为末，神曲炒糊和丸，如卜子大。

【用法】每服二十丸，空腹时米饮送下，吃果子多者，加胡黄连；米食多者，加神曲、山楂肉；肉食多者，加阿魏。

◆**阿魏丸**乙《医学纲目》

【主治】腹胀。

【功效】清热，消积。

【药物及用量】阿魏一两　黄连（酒煮）六两

【炮制】研为末，浸阿魏一宿，研如泥，汤浸，蒸饼和丸。

【用法】熟汤送下，如元气不足，加人参。

◆**阿魏丸**《严氏济生方》

【主治】脾胃怯弱，食肉食面，或食生果，停滞中焦，不能克化，致腹胀疼痛，呕恶不食，或痢或秘。

【功效】消痞积，温脾胃。

【药物及用量】阿魏（酒浸化）　肉桂　蓬莪术　麦芽　神曲　莱菔子　青皮　白术　干姜各五钱　百草霜三钱　巴豆霜三粒

【炮制】研为细末，水煮米糊和丸。

【用法】每服二三十丸，姜汤送下，面汤送下亦可。

◆**阿魏丸**甲《太平圣惠方》

【主治】妇人血气攻心疼痛及一切积冷气痛。

【功效】除寒湿，益气血。

【药物及用量】阿魏（面裹煨，以面熟为度）　当归　桂心　青皮　附子（炮）　白术　川芎各一两　吴茱萸（炮）　木香　干姜各三分　槟榔　肉豆蔻（煨）　延胡索　蓬莪术各一两　朱砂（细研）五钱

【炮制】研为细末，先以醋一升，煎阿魏成膏，和药末为丸，如梧桐子大。

【用法】每服二十丸，食前热酒送下。

◆**阿魏丸**乙《太平圣惠方》

【主治】妇人脏气久虚，腹胀不能食。

【功效】温中行气，健脾消积。

【药物及用量】阿魏三分　木香一两　槟榔一两　肉豆蔻（去壳）半两　青橘皮（汤浸，去白瓤，焙）三分　当归（锉，微炒）一两　诃黎勒（煨，用皮）一两　桃仁（汤浸，去皮尖、双仁，研如膏）三两　丁香半两　附子（炮裂，去皮、脐）半两　桂心半两　白术三分

【用法】上一十二味，捣罗为末，用童子小便煎阿魏，桃仁成膏，入前药末，和捣三五百杵，丸如梧桐子大，不拘时，以温生姜酒下二十丸。

◆**阿魏丸**《圣济总录》

【主治】妊娠腹满，喘逆胀闷。

【功效】理气行滞，止痛安胎。

【药物及用量】阿魏（面裹煨熟，细研）　丁香　木香　标香子（微炒）　白芷　陈橘皮（汤洗，去白，焙）　槟榔（锉）　香附子（炒）各一分　甘草（炙，锉）　生姜（去皮，薄切，曝干）各半两

【用法】上一十味，捣罗为末，炼蜜和纳三五百杵，丸如樱桃大，每服一丸，烂嚼，煎萝卜汤下，温酒或盐汤生姜汤下亦得。

◆**阿魏丸**《御药院方》

【主治】男子妇人一切气，攻刺疼痛，呼吸不得，滑泄。

【功效】温中行气，化瘀止痛。

【药物及用量】阿魏一两半　当归（细切，醋炒）　肉桂（去粗皮）　陈皮（汤浸，去白，醋炒）　吴白芷　附子（炮，去皮、脐）　吴茱萸（醋炒）　川芎（锉，醋炒）
肉豆蔻　朱砂（别研细末）各半两　白及　木香　延胡索（锉碎，醋炒）各七钱半　干姜（炮）　蓬莪术各一两

【用法】上一十五味，除阿魏、朱砂外，同杵为细末，以头醋半升，浸阿魏经宿，用生绢袋取汁，煮糊为丸，如梧桐子大，以朱砂为衣，每服五丸，温酒下，橘皮汤亦得，妇人醋汤下，不拘时。

◆**阿魏化痞散**《外科正宗》

【主治】痞积皆缘内伤过度，气血横逆，结聚而生。初起腹中觉有小块，举动牵引作疼，久则渐大成形，甚则翕翕内动。斯时必气血衰弱，饮食减少。

【功效】除寒热，消痞积。

【药物及用量】阿魏　川芎　当归　白术　赤茯苓　红花各一钱　鳖甲尖（酥炙脆）三钱　大黄（酒炒）八钱　荞麦面一两

【用法】为散，每服四钱，好酒一盏，调稀糊服，服后三日，腹痛见脓血为验。忌食生冷、油腻、大荤、湿面等物，虚人禁用。

◆**阿魏保生膏**

【主治】痞块积聚。

【功效】消痞，除积。

【药物及用量】先用麻油二十两　浸榆、桑、桃、柳、槐枝各二十一段　熬枯，再下蓖麻仁　巴豆各一百二十粒　大风子（净肉）　土木鳖　番木鳖各五十个　穿山甲（炙）二十片　白附子　当归　白芷各五钱　大黄二两　甘草三钱　核桃肉一斤　熬枯滤去滓，复入净锅内熬至滴水成珠，下飞净血丹八两成膏　再下乳香（去油）　没药（去油）　儿茶　血竭　阿魏各五钱　冰片一钱　麝香三钱　水红花（熬膏）四两。

【用法】搅匀，老嫩得宜，收贮勿泄气，每用狗皮摊贴诸证，如神。凡年高之人，诸病不能服药者，但将此膏贴心口上，即开胃进食，功难尽述。

◆**阿魏搐鼻散**《一盘珠方》

【主治】目中星翳。

【功效】清热，祛翳。

【药物及用量】阿魏三钱　鸡内金一钱　冰片三分

【用法】蜜和箸头上，令中空通气，外裹乌金纸，去箸。每夜塞鼻中，星翳自退。

◆**阿魏雷丸散**《千金翼方》

【主治】肠虫。

【功效】消积，杀虫。

【药物及用量】阿魏　紫雷丸　雄黄　紫石英各三分　朱砂　滑石　石胆　丹砂　雚芦　白蔹　犀角各五钱　斑蝥（去足翅）　芫青（去足翅）各四十枚　牛黄五分　紫矿一两

【用法】捣筛为散，每服一钱七分，空腹时清酒二合下，饥用小豆作羹食，只食半饱，多食虫即出迟。傍晚再下一服，分量如前，觉小便似淋时，即更服药，溺时器盛之，视其二三日出，或四日五日出，至迟者七日出。

◆**阿魏膏**《内科摘要》

【主治】一切痞块。

【功效】除痞积，祛风寒，活气血。

【药物及用量】羌活　独活　玄参　官桂　赤芍　穿山甲（炮）　生地黄　两头尖　大黄　白芷　天麻各五钱　槐　桃枝各三钱　红花四钱（一作三钱）　土木鳖子二十枚（去壳，一作十枚）　乱发（如鸡子大）一团（一方无羌活、玄参、白芷、天麻、生地、赤芍，有川乌、南星、半夏、甘遂、甘草、人参、五灵脂各五钱）

【炮制】用真麻油二斤四两（一作二斤）浸，春五、夏三、秋七、冬十日，煎黑去滓，入乱发，再熬滤清。徐下黄丹煎，软硬得中，入芒硝、阿魏、乳香、没药各五钱。取地离火，再入苏合香油五钱，麝香三钱，调匀成膏，瓷器收藏。

【用法】每用两许，摊大红纻上贴患处，内服健脾消积开郁药。凡贴膏须正对痞块，不可偏，偏则随药少处遁去，即不得方，贴后以棉纸掩，用芒硝随患处铺半指厚，用热熨斗熨一时许，日熨三次，如耗再加月余药力尽，其膏自脱便愈。年久者连用二膏，无不消尽。若是肝积见于左胁，加芦荟末和硝熨之。倘积去，于所遁处其贴一膏，必仍归旧窠，宜更服胡连丸。

◆**阿魏麝香散**《张氏医通》

【主治】肠覃，诸积，痞块。

【功效】温中健脾，消痞散结。

【药物及用量】阿魏五钱（酒煮）　麝香一钱　雄黄三钱　野水红花子四两　神曲（炒）　人参　生白术各一两　肉桂五钱

【用法】为散，每服三钱。用荸荠三个，去皮捣烂和药，早晚各一服，砂仁汤过口。

◆**阿胶鸡子黄汤**《重订通俗伤寒论方》

【主治】血虚生风，筋脉拘挛，伸筋不能自如，手足瘈疭。

【功效】滋阴养血，柔肝息风。

【药物及用量】陈阿胶二钱　生白芍　络石藤各三钱　石决明五钱　双钩藤二钱　大生地　生牡蛎　茯神木各四钱　清炙草六分　鸡子黄二个

【用法】水煎服。

◆**陀僧散**《是斋百一选方》

【主治】嵌甲，脚汗臭。

【功效】杀虫，燥湿。

【药物及用量】密陀僧　白矾（飞过）各等量

【用法】为末干搽，用帛裹之，或用硇砂同白矾裹搽之。

◆**陀僧膏**《医宗金鉴》

【主治】诸般恶疮，流注，瘰疬，跌仆损破，金刃误伤等证。

【功效】活血止痛，解毒杀虫。

【药物及用量】密陀僧一斤四两（研末）　赤芍　全当归　赤石脂（研）　百草霜（筛研）各二两　乳香（去油研）　没药（去油研）　血竭（研）　孩儿茶（研）各五钱　苦参四两　银黝一两　桐油二斤　香油一斤　川大黄八两

【炮制】先将赤芍、当归、苦参、大黄，入油内炸枯，熬至滴水不散。再下陀僧末，用槐、柳枝搅，至滴水将欲成珠，将百草霜细细筛入，搅极匀，倾水盆内。众手扯千余，再入瓷盆内，常以水浸之。

【用法】贴于患处。

◆**附子七味丸**《经验广集》

【主治】阳亏畏冷，气虚火衰，自汗盗汗，腹痛便溏。

【功效】补肝肾，理气滞。

【药物及用量】附子（制）一两　熟地（砂仁酒拌，九蒸九晒）八两　山茱萸肉（酒润）　山药各四两　牡丹皮　泽泻　茯苓（乳拌）各三两　共为细末，炼白蜜和丸。

【用法】每服三钱，淡盐汤或开水送下。

◆**附子八味汤**《千金方》

【主治】风寒湿痹，四肢关节痛不可忍；疮疡阳气脱陷，畏寒吐泻，四肢厥逆。

【功效】通经，活血。

【药物及用量】附子（炮，去皮、脐）　干姜（炮）　芍药　茯苓　人参　甘草（炙）　桂心各三两　白术四两（一方去桂心，加干地黄二三两）

【用法】㕮咀，每服四钱，清水二盏，煎至七分，去滓，食前温服。

◆**附子八物汤**《外科正宗》

【主治】流注，房欲后阴虚受寒，致生肿块，又成遍身腿脚疼痛，不能步履。

【功效】补气，益血。

【药物及用量】附子（制）　人参　白术（土炒）　当归　白茯苓　熟地黄　川芎　白芍（酒炒）各一钱　木香　肉桂　甘草（炙）各五分

【用法】清水二盅，加生姜三片，红枣肉一枚，煎至八分，食远服。

◆**附子八物汤**《妇人大全良方》

【主治】妇人风历节，四肢疼痛如锤锻不可忍。

【功效】益气温阳，化瘀止痛。

【药物及用量】附子　干姜　芍药　茯苓　人参　甘草　桂心各三两　白术四两

【用法】上八味㕮咀，每服四大钱，水二盏，煎七分，去滓，食前服。一方去桂，用干地黄二两。

◆**附子丸**《圣济总录》

【主治】耳聋，或出脓，疼痛，或耵聍塞耳。

【功效】燥湿，解毒，排脓，止痛。

【药物及用量】附子（炮，去皮、脐）　菖蒲（米泔浸，焙）　枯白矾　蓖麻子仁（另研）　松胭（另研）各一两　干胭脂五钱　杏仁二两（去皮尖、双仁，炒，另研）

【炮制】研为细末，令匀黄蜡和紘，如枣核大。

【用法】针穿一孔令透，塞耳中，每日一换。耵聍不用黄蜡，只捣成膏，每用如枣核大，绵裹塞耳。

◆**附子丸**《宣明论方》

【主治】痹气中寒，阳虚阴盛，身寒如

水中出。

【功效】祛寒，除湿，行气活血。

【药物及用量】附子（炮）　川乌头（炮）　官桂　川椒　菖蒲　甘草（炙）各四两　骨碎补（切姜汁拌炒）　天麻（煨）生白术各二两

【炮制】共研细末，炼白蜜和丸，如梧桐子大。

【用法】每服三五十丸，温酒送下，清晨食前临卧各一服。

◆**附子丸**甲《太平圣惠方》

【主治】妇人风痹，手足不遂。

【功效】祛风活血，温阳止痛。

【药物及用量】附子（炮裂，去皮、脐）一两　天麻一两　牛膝（去苗）一两　仙灵脾一两　川乌头（炮裂，去皮、脐）一两　防风（去芦头）一两　虎胫骨（涂酥，炙令黄）二两

【用法】上七味，捣细罗为末，以酒煮面糊和丸，如梧桐子大，食前服，以温酒下十丸。

◆**附子丸**乙《太平圣惠方》

【主治】冷痢不瘥，四肢不和，腹痛不欲饮食。

【功效】温中，健脾，止痢。

【药物及用量】附子（炮裂，去皮、脐）一两　莨菪子（水淘去浮者，水煮令芽出，候干，即炒令黄黑色）一两　干姜（炮裂，锉）三分　吴茱萸（汤浸七遍，焙干，微炒）半两　青橘皮二分（汤浸，去瓤，焙干）　厚朴（去粗皮，涂生姜汁，炙令香熟）二两　当归（锉，微炒）三分　艾叶（微炒）三分　白术三分

【用法】上九味，捣罗为末，炼蜜和捣二三百杵，丸如梧桐子大，每服不拘时，以粥饮下三十丸。

◆**附子丸**丙《太平圣惠方》

【主治】久冷痢，大肠滑泄，吃食不消，腹胁疼痛。

【功效】温阳，健脾，涩肠，止痢。

【药物及用量】附子（炮裂，去皮、脐）一两　龙骨三分　当归（锉，微炒）一两　白术一两　干姜（炮裂，锉）三分　桂心半两　白矾（烧灰）二两　厚朴（去粗皮，涂生姜汁，炙令香熟）一两

【用法】上八味，捣罗为末，炼蜜和捣二三百杵，丸如梧桐子大，不拘时，以粥饮下三十丸。

◆**附子六物汤**《医宗金鉴》

【主治】附骨疽、咬骨疽发于腿里侧，属足太阳脾经者。

【功效】祛寒，燥湿。

【药物及用量】附子　甘草各一钱　防己　白术（土炒）　白茯苓各八分　桂枝五分

【用法】加生姜三片，清水二盅，煎至八分，食远服。

◆**附子防风散**《类证活人书》

【主治】伤寒阴痉，闭目合面，手足厥逆，筋脉拘急，汗出不止。

【功效】温阳散寒，祛风止痉。

【药物及用量】附子　防风　甘草　茯苓　干姜各七钱五分　柴胡一两五钱　五味子　白术各一两　桂心五钱

【用法】每服三钱，清水二盏，加生姜四片，同煎去滓，温服。

◆**附子振阳汤**（袁氏方）

【主治】虚寒痘证。

【功效】补气，益血。

【药物及用量】大附子五钱（面裹煨）人参　黄芪各二钱　肉桂　甘草各五分　橘红　当归各一钱

【用法】清水煎服，但紫焦伏黑者不用。

◆**附子乌鸡丸**《验方新编》

【主治】大虚大寒，经如绿水，全无血色；及气血亏虚，经来全白色，五心烦热，小便作痛。

【功效】补肾，益精。

【药物及用量】附子三钱　乌鸡肉（去皮油酒蒸）三两　鹿茸（无则用鹿胶）一两　山药　肉苁蓉　桂　蒲黄（炒黑）　当归　茱萸肉各五钱　白芍一两　熟地黄一两五钱

【炮制】共研细末，米糊为丸，如梧桐

子大。

【用法】每服一百丸，空腹时温酒送下。

◆**附子败毒汤**《医宗宝鉴》

【主治】湿毒瘰疬。

【功效】疏风，解毒。

【药物及用量】附子（制）　羌活　前胡　广陈皮　防风各一钱　白僵蚕（炒）三钱　连翘（去心）　生黄芪　蔓荆子　白茯苓各一钱五分　金银花二钱　甘草节五分

【用法】加生姜一片，清水三盅，煎至一盅，食远温服。

◆**附子理中丸**《太平惠民和剂局方》

【主治】脾胃虚寒，饮食不化，四肢厥冷，肠鸣腹痛，霍乱转筋，体冷微汗，呕吐泄泻，一切沉寒痼冷等证。

【功效】除寒，益气。

【药物及用量】附子（炮，去皮、脐）一两　人参（去芦）　干姜（炮）　甘草（炙）　白术各三两

【炮制】共研细末，炼蜜或水泛丸，每重一钱。

【用法】每服一丸，清水一盏化破，煎至七分，食前稍热服，一作每服三钱，熟汤送下。

◆**附子理中汤**《证治准绳》

【主治】与附子理中丸同。

【功效】理中，健脾。

【药物及用量】附子（炮熟）二钱　干姜（炮黑）　白术（炒焦）　人参　甘草（炙）各二钱五分（一方吴茱萸、肉桂、当归、陈皮、厚朴）

【用法】清水二盅，煎至八分，食前温服。入肝，加木瓜；入脾，多加白术；入肺，加桑白皮；入心，加茯苓；腹痛甚，加木香；下利及渴者，多加白术；倦卧沉重，多加附子；腹满，去甘草；呕吐，去白术，加半夏、姜汁；脐下动气，去白术，加桂；心悸，加茯苓；寒积胸，加枳实。

◆**附子理中汤**《妇人大全良方》

【主治】妇人五脏中寒，口噤，四肢强直，失音不语。

【功效】益气温阳。

【药物及用量】大附子（炮）　人参（去芦）　干姜（炮）　甘草　白术等量

【用法】上五味细锉，每服四钱重，水一盏半，煎七分，去滓，不拘时。

◆**附子理阴煎**《寒温杂辨》

【主治】命门火衰，阴中无阳。

【功效】补阳，益阴。

【药物及用量】即理阴煎加附子。

【用法】同理阴煎。

◆**附子麻黄汤**《三因极一病证方论》

【主治】卒中寒湿，口眼㖞斜，语声浑浊，胸腹䐜胀，上喘急，昏晕缓弱，腰脊强急，不能转动。

【功效】祛寒，除湿。

【药物及用量】附子　麻黄　干姜　白术　人参　甘草各等量

【用法】清水煎服。

◆**附子散**《张氏医通》

【主治】中风手臂不仁，口面歪僻。

【功效】通经络，除风湿。

【药物及用量】麻黄附子细辛汤加干姜　桂心　人参　防风　芎䓖　羚羊角

【用法】为散，清水煎，加竹沥，服一剂可效。

◆**附子散**

【主治】伤寒阴痉。

【功效】除寒，通血，滋阴，止痉。

【药物及用量】附子（炮）一两　白术一两　桂心　川芎各三钱（一作各五钱）　独活五钱

【用法】每服三四钱，清水一盏，加生姜二片，大枣一枚，煎至五分，去滓温服。

◆**附子散**《类证活人书》

【主治】阴毒伤寒，唇青面黑，身背强，四肢冷。

【功效】回阳，退阴，活血，行滞。

【药物及用量】附子（炮，去皮）七钱五分　桂心（一作肉桂）　当归　白术各五钱　干姜（炮）　半夏（姜制）各二钱五分

【用法】为散，每服三钱，加生姜三

片，清水煎，去滓，不拘时温服。暖覆取汗；如人行十里许，未汗再服。

◆**附子散**甲《太平圣惠方》

【主治】小儿疳痢，多有白脓，腹内疼痛。

【功效】杀虫涩肠，祛寒温中。

【药物及用量】附子（炮，去皮、脐）一枚　龙骨　赤石脂各五钱　密陀僧　黄丹　胡粉（炒）　乌贼鱼骨（烧灰）　赤芍一分　枣五枚（烧灰）　诃黎勒一分（煨，用皮）　炭皮一分

【用法】研为末，每服五分，米饮调下，每日三次。

◆**附子散**乙《太平圣惠方》

【主治】妇人中风，筋脉拘急，四肢疼痛，言语謇涩，心胸不利。

【功效】祛风，除湿。

【药物及用量】附子（炮，去皮、脐）　细辛各七钱五分　当归（去芦，炒）　芎䓖　前胡（去芦）　枳壳（麸炒，去瓤）　黄芩　白鲜皮　茯神（去木）　羌活（去芦）　杏仁（麸炒）　汉防己（去皮）　甘草（炙）　麻黄（去节）　桂心各一两

【用法】研为粗末，每服五钱，清水一盏半，加生姜五片，煎至一大盏去滓，不拘时温服。

◆**附子散**丙《太平圣惠方》

【主治】妇人腰疼痛，积年不瘥。

【功效】散寒，通络。

【药物及用量】附子（炮，去皮、脐）　桂心　没药（另研）　威灵仙　干漆（炒，去烟）　牛膝（酒浸）各一两

【用法】研为细末，每服二钱，食前温酒调下，每日二次。

◆**附子散**丁《太平圣惠方》

【主治】产后霍乱，吐利不止，手足逆冷。

【功效】温脾胃，除寒湿。

【药物及用量】附子（炮）　白术　当归　吴茱萸（洗）　桂心　人参　丁香　橘红　甘草各一两五钱

【用法】研为粗末，每服二钱，不拘时，粥饮调下。

◆**附子散**戊《太平圣惠方》

【主治】冷疮，日夜发歇疼痛。

【功效】除寒，止痛。

【药物及用量】附子五钱（炮，去皮、脐）　川椒（去目）　雄黄（细研）各二钱五分　白矾（火煅，另研）七钱五分　腻粉（另研）二钱

【用法】研为粗末和匀，清麻油调敷。

◆**附子散**己《太平圣惠方》

【主治】妇人乳疽及垢乳，作寒热疼痛。

【功效】消痈止痛。

【药物及用量】附子（去皮、脐）一两　藜芦（去芦头）半两

【用法】上二味，捣罗为末，用醋调敷，干即再敷之。

◆**附子散**庚《太平圣惠方》

【主治】久赤白痢，腹痛不止。

【功效】温中清肠，涩肠止痢。

【药物及用量】附子（炮裂，去皮、脐）一两　黄连（去须，微炒）一两　诃黎勒（煨，用皮）一两　干姜（炮裂，锉）一两　甘草（炙微赤，锉）一两　密陀僧（烧，细研）一两

【用法】上六味，捣细罗为散，每服以粥饮调下二钱，日三四服。

◆**附子散**辛《太平圣惠方》

【主治】冷热气不和，腹痛下痢脓血。

【功效】温中止血。

【药物及用量】附子（炮裂，去皮、脐）一两　神曲（炒微黄）三分　干姜（炮裂，锉）三分　甘草（炙微赤，锉）一分　当归（锉，微炒）半两

【用法】上五味，捣细罗为散，每服不拘时，以粥饮调下二钱。

◆**附子散**壬《太平圣惠方》

【主治】冷痢，四肢不和，心腹疼痛，少欲饮食，渐加羸瘦。

【功效】温中健脾止痢。

【药物及用量】附子（炮裂，去皮、脐）一两　陈橘皮（汤浸，去白瓤，焙）一两　干姜（炮裂，锉）半两　白术三分　桂心半两　当归（锉，微炒）半两　龙骨三分　厚朴（去粗皮，涂生姜汁，炙令香熟）一两

【用法】上八味，捣细罗为散，每服不拘时，以粥饮调下二钱。

◆**附子散**癸《太平圣惠方》

【主治】霍乱吐泻，欲垂命者。

【功效】回阳温中止呕。

【药物及用量】附子（炮裂，去皮、脐）一两　干姜（炮裂，锉）半两　甘草（炙微赤，锉）三分　桂心三分

【用法】上四味，捣筛为散，每服三钱，以水一中盏，煎至六分，去滓，温服，不拘时。

◆**附子散**甲子《太平圣惠方》

【主治】霍乱腹满，虚鸣气逆，手足俱冷。

【功效】温中补虚，祛湿辟浊。

【药物及用量】附子（炮裂，去皮、脐）半两　草豆蔻（去皮）半两　桂心半两　陈橘皮（汤浸，去白瓤，焙）半两　高良姜（锉）半两　甘草（炙微赤，锉）一分

【用法】上六味，捣筛为散，每服三钱，以水一中盏，入生姜半分，煎至六分，去滓，热服，不拘时。

◆**附子散**甲丑《太平圣惠方》

【主治】中风失音不语，气厥无脉，手足拘急。

【功效】祛风通络，活血。

【药物及用量】附子（炮裂，去皮、脐）一两　细辛一两　干姜（炮裂，锉）一两　甘草（炙微赤，锉）一两　麦门冬（去心）　桂心一两　独活一两　当归一两　白术一两

【用法】上九味，捣筛为散，每服四钱，以水一中盏，煎至六分，去滓，不拘时，温服。

◆**附子散**甲寅《太平圣惠方》

【主治】风入腹，疞痛无时，发则抢心，胀满拘急。

【功效】祛风，活血，行气止痛。

【药物及用量】附子（炮裂，去皮、脐）一两　细辛一两　甘草（炙微赤，锉）一两　当归（锉，微炒）一两　桂心一两　赤芍一两　生干地黄一两　青橘皮（汤浸，去白瓤，微炒）一两　吴茱萸（汤浸，七遍，焙干，微炒）半两

【用法】上九味，捣粗罗为散，每服三钱，以水一中盏，入生姜半分，煎至六分，去滓，不拘时，稍热服。

◆**附子散**甲卯《太平圣惠方》

【主治】妇人久赤白带下，脐腹冷痛，腰膝酸软。

【功效】温补冲任，固涩止带。

【药物及用量】附子（炮裂，去皮、脐）一两　当归（锉，微炒）一两　桂心一两　硫黄（细研）一两　硇砂（细研）一两　白矾灰一两　鹿角尖屑（炒黄）一两　禹余粮（烧醋淬七遍）一两

【用法】上八味，捣细罗为散，每于食前服，以温酒调下一钱。

◆**附子散**甲辰《太平圣惠方》

【主治】痰厥头痛，胸满短气，呕吐白沫，饮食不消。

【功效】温中化痰，行气散寒。

【药物及用量】附子半两　前胡半两　半夏半两　人参半两　枳壳半两　槟榔半两　石膏（捣碎）二两　芎䓖半两

【用法】上八味，细锉和匀，每服四钱，以水一大盏，入生姜半分，煎至五分，去滓，温服，不拘时。

◆**附子散**甲巳《太平圣惠方》

【主治】急风，面青口噤，心膈有涎，不可出者。

【功效】祛风，化痰，通窍。

【药物及用量】附子（以酒浸过，炮裂，去皮、脐）一两　白附子（生用）一两　白僵蚕（生用）一两　天南星（生用）一两　海桐皮一两　狼毒（以醋煮半日，细切，曝干）半两　麝香（细研）一分　半夏（汤洗

七遍，去滑）一两　干姜（炮裂）半两

【用法】上九味，捣细罗为散，入麝香，都研令匀，每服以热豆淋酒调下二钱，良久再服，必吐涎出，再以热葱酒一盏投之，盖覆，令有汗为效。

◆**附子汤**《伤寒论》《金匮要略》

【主治】少阴病，得之一二日，口中和，其背恶寒者；少阴病，身体痛，手足寒，骨节痛，脉沉者，妇人怀妊六七月，脉弦发热，其胎愈胀，腹痛恶寒，少腹如扇，所以然者，子脏开故也。

【功效】补气温阳。

【药物及用量】附子（生用，去皮破八片）三枚　茯苓三两　人参二两　白术四两　白芍（酒洗）三两

【用法】清水八升，煮取三升，滓，温服一升，每日三次。

◆**附子汤**《千金方》

【主治】湿痹缓风，体痛如折，肉如锥刺。

【功效】祛寒湿，和气血。

【药物及用量】附子一枚　芍药　桂心　甘草　茯苓　人参各一两　白术一两二钱（一作一两五钱，一方有生姜七片）

【用法】㕮咀，清水八升，煮取三升，分二服。

◆**附子都气丸**《饲鹤亭集方》

【主治】阳虚恶寒，小便频数，下焦不约，咳嗽痰喘。

【功效】扶火温肠，补益气血。

【药物及用量】附子（制）一两　熟地（砂仁酒拌，九蒸九晒）八两　山茱萸肉（酒润）　怀山药各四两　茯苓（乳拌）　牡丹皮　泽泻　五味子各三两

【炮制】共研细末，炼白蜜为衣。

【用法】每服三钱，空腹时淡盐汤送下。

◆**附子温中汤**《卫生宝鉴》

【主治】中寒腹痛自利，米谷不化及脾胃虚弱，不喜饮食，懒言语，困倦嗜卧。

【功效】温中健胃。

【药物及用量】附子（炮，去皮、脐）干姜（炮）各七钱　人参　甘草（炙）　白芍　白茯苓（去皮）　白术各五钱　厚朴（姜制）　草豆蔻（面裹煨，去皮）　陈皮各三钱

【用法】每服五钱一两，清水二盏半，加生姜五片，煎至一盏，食前温服。

◆**附子粳米汤**《金匮要略》

【主治】腹中寒气，雷鸣切痛，胸胁逆满呕吐。

【功效】暖中州，和脾胃。

【药物及用量】附子（姜汁泡切，一作三钱，一作一钱）一枚　粳米（一作五勺）半夏（姜汁炒，一作三钱，一作二钱）各五合　甘草（炙，一作三钱，一作一钱）一两　大枣（擘，一作三枚）十枚

【用法】清水八升（一作五升），每日三次，一方单用附子（姜汁制）煮粥食亦佳。

◆**附子泻心汤**《伤寒论》

【主治】伤寒表解，心下痞，恶寒汗出及寒热不和，胁下痞结。

【功效】泻热消痞，扶阳表。

【药物及用量】附子（炮，去皮，另煮汁）一枚　大黄二两（一作一两）　黄连　黄芩各一两

【用法】切碎，以麻沸汤二升渍三黄，须臾，绞去滓，内附子汁，分温再服。

◆**附子煎**《朱氏集验方》

【主治】手臂无力，麻痹不仁，手足不遂，风湿相搏筋骨诸疾，痛不能举。

【功效】祛风化湿，活血通络。

【药物及用量】大附子（重八钱，慢火炮裂，去皮，切作十片，同生姜米泔淹一宿，去姜，薄片切，焙干）一枚　防风一两　骨碎补（去毛，炒）半两　汉防己　白术各半两　乳香（别研）二钱

【用法】上六味，为细末，入乳香匀拌，好酒煮糊丸，每服二三十丸，空心温酒下。

◆**附子酒**《妇人大全良方》

【主治】妇人血风，身上瘙痒。

【功效】温阳活血。

【药物及用量】生附子（不去皮，重一两一只）　皂角刺二十一个　黑豆一合

【用法】上三味，细锉，分为二处，用好酒二瓶，入上件药，慢火炖候干至半瓶，却合作一处，密缚泥头，经二宿，每服一盏，温服，不拘时，未效又服。

◆**附香饮**《杨氏家藏方》

【主治】中风偏痹，经络不通，手足缓弱，臂膝酸疼，风证始作，脉息不洪数者。

【功效】温阳行气。

【药物及用量】生附子五钱（或天雄代）　木香二钱五分

【用法】捣罗为散，清水煎服。

◆**附桂膏**《验方新编》

【主治】感受风湿，手足麻木，筋骨疼痛及肚腹畏寒者。

【功效】温中行滞。

【药物及用量】生大附子（切片）　肉桂（研极细末）各八两　麻油三斤　柏枝尖　松毛心各十两

【炮制】先将麻油入锅烧滚，下柏枝、松毛、附子。次第入油熬枯，去滓，下肉桂末再熬，下黄丹、铅粉不住手搅动，至滴水成珠，入瓦器内，浸水中，拔去火毒。

【用法】用布摊贴，肚腹畏寒者，贴肚脐，用大张连脐眼贴，并贴背后肾俞穴，其余筋骨麻木酸痛，俱贴患处。

◆**附龙丸**《澹寮方》

【主治】男子妇人脏寒滑泄，云小儿吐泻亦效。

【功效】温阳，涩肠，止泻。

【药物及用量】附子（炮，去皮、脐）　伏龙肝（少用）　肉豆蔻（生用）

【用法】上三味，为细末，研饭为丸，空心饭饮吞下，每服三五十粒。

◆**附苓丸**《永类钤方》

【主治】溏泄，小便不利，即如五苓散加附子。

【功效】温阳利水。

【药物及用量】附子（炮）半两　白茯苓　泽泻　滑石各三钱

【用法】上四味，为末，糊丸小豆大，三岁二十丸，灯心汤下。

◆**附硫丸**《省翁活幼口议》

【主治】婴孩小儿，慢脾风候，附硫丸散方，四肢冷厥。

【功效】回阳救逆。

【药物及用量】黑附子（尖二个，去皮，生用）　蝎梢七个　熟硫黄末一钱匕

【用法】上三味，为细末，生姜自然汁和丸，如绿豆大，每一岁二十丸，米饮下。

◆**附术散**《妇人大全良方》

【主治】妇人伤寒手足逆冷，筋脉拘急，汗出不止，项强直，摇头口噤。

【功效】温阳散寒。

【药物及用量】附子　白术各一两　川芎三钱　肉桂二钱　独活半两

【用法】上五味为细末，每服三钱，枣二枚，水一中盏，煎至一半，温服。

◆**身痛逐瘀汤**《医林改错》

【主治】气血闭阻经络所致的肩、臂、腰、腿疼痛或周身疼痛，经久不愈，痹证有瘀血者。

【功效】活血行气，祛瘀通络，通痹止痛。

【药物及用量】秦艽一钱　川芎二钱　桃仁三钱　红花三钱　甘草二钱　羌活一钱　没药二钱　当归三钱　五灵脂二钱　香附一钱　牛膝三钱　地龙二钱

【用法】水煎服。

◆**克坚膏**《万病回春》

【主治】小儿痞块，发热羸瘦。

【功效】消坚化滞。

【药物及用量】木鳖子　川乌　穿山甲　甘遂　当归　甘草各八钱　香油一斤

【炮制】入药熬成黑色，滤去滓，再慢火熬，次下黄丹八两，熬至滴水成球，离火加硇砂三钱，麝香一钱，水红花子、皮硝、硼砂、阿魏、芦荟各五钱。研为末入内，搅匀摊贴。

【用法】先用皮硝水洗净皮肤再贴，二三日后，觉腹内作痛。四五日发痒，粪后有脓血之物便验。

◆克效圣饼子《御药院方》

【主治】积痰停饮，留滞不散，胸中噎闷，胁肋刺痛，噫醋吞酸，可嗜饮食及宿有沉积攻冲，膈脘痞闷。

【功效】化痰，消瘀，止痛。

【药物及用量】安息香（研）　南乳香（研）　丁香　木香　川姜（炮，制）　石三棱（锉）各半两　高良姜　京三棱（炮，锉）　蓬莪术（炮，锉）　粉霜（研）各一两　干漆（杵碎，炒令烟尽）一两　硇砂（水飞）半两

【用法】上一十二味，除研药外，捣罗为细末，和匀，用石脑油，温就和丸如绿豆大，捻做饼子，每服五饼至七饼，食后温熟水送下。

◆苣胜丹（张涣方）

【主治】小儿禀受气血不足，不能荣于发，故头发不生。

【功效】养血长发。

【药物及用量】苣胜一合　当归（洗，焙干）　生干地黄　芍药各一两　胡粉五钱

【炮制】先以苣胜、胡粉细研，次入诸药捣罗为细末令匀，炼蜜和丸，如药米大。

【用法】每服十丸，煎黑豆汤送下，并化开搽头上。

◆苎根汤《小品方》

【主治】劳损动胎，腹痛去血，胎动向下。

【功效】养血，固胞，安胎。

【药物及用量】苎根　生干地黄各二两　当归　芍药　阿胶　甘草各一两

【用法】细切，清水六升，煮取二升，去滓，纳胶煎烊。分温三服，忌海藻、芜荑。

◆苎根汤

【主治】腿痛。

【功效】健脾胃，和筋络，补肾止痛。

【药物及用量】白苎根　枸杞子（酒制）　当归（炒）　川续断（酒制）　核桃肉各二钱　杜仲（炒）三钱　桑枝（炒）四钱

【用法】清水煎服，将药渣用绢袋乘热包好，在不舒展处运之，四五服愈。

◆苎根汤《妇人大全良方》

【主治】损动胎，腰腹痛，去血，胎动向下。

【功效】补益气血安胎。

【药物及用量】生干地黄　苎根各二两　当归　芍药　阿胶　甘草各一两

【用法】上六味，细切，以水六升，煮取二升，去滓，纳胶煎烊，分温三服。忌海藻、芜荑。

◆苎根饮子《太平圣惠方》

【主治】妊娠二三月，胎动。

【功效】养阴清热安胎。

【药物及用量】生苎根二两　甘草（炙微赤，锉）一两　黄芩一两　白芍一两　阿胶（捣碎，炒令黄燥）二两　当归（刿，微炒）一两

【用法】上六味，细锉和匀，每服半两，以水一大盏，入枣三枚，煎至五分，去滓，食前温服。

◆苎麻酒《疫喉浅论》

【主治】疫痧初见。

【功效】疏透解毒。

【药物及用量】苎麻不拘多少

【用法】木瓜酒兑水煎熟，头面遍身频频扑之，以痧出为度。

◆苎麻散《圣济总录》

【主治】妊娠惊胎。

【功效】宁心安胎。

【药物及用量】苎麻根（锉）一握　诃黎勒（煨，去核）　山萸肉　茯神（去木）各一两　人参二两

【用法】上五味，捣罗为散，每服二钱匕，以米饮调下，不拘时。

◆时效针头散《外科发挥》

【主治】一切顽疮瘀肉不尽及疬核不化，疮口不合。

【功效】追蚀恶疮、死疮、歹肉。

【药物及用量】赤石脂五钱　乳香　丁香各二钱　砒霜（生）　黄丹各一钱　轻粉　麝香各五分　蜈蚣一条

【用法】研为极细末，掺于疮口，歹肉自去。若动刀针，其疮虽愈，后必有瘢。

◆**纳气丸**《张氏医通》

【主治】脾肾皆虚，蒸热咳嗽，倦怠少食。

【功效】健胃和脾，养血益肾。

【药物及用量】八味丸去肉桂　附子加沉香一两　砂仁二两

【用法】俱与八味丸同，如泄泻少食者，用干山药末调糊代蜜为丸。

◆**纯阳正气丸**《中药成方配本》

【主治】天行时疫，感瘴触秽，中满神昏，腹痛吐泻，霍乱转筋，绞肠痧证，小儿鬼忤，急惊泻痢，痰迷心窍，四肢厥冷。

【功效】健胃化滞，行气辟恶。

【药物及用量】土藿香　广陈皮　生茅术　半夏（姜制）　公丁香　官桂　生冬术　青木香　白茯苓各一两

【炮制】共为极细末，花椒五钱，煎汤泛丸，红灵丹四钱为衣。

【用法】每服五分，阴阳水送下，小儿减半，孕妇忌服。

◆**纯阳真人养脏汤**《太平惠民和剂局方》

【主治】大人、小儿肠胃虚弱，冷热不调，下痢赤白。或便脓血，或如鱼脑，里急后重，脐腹疼痛及脱肛坠下，酒毒便血。

【功效】调脾胃，敛大肠，止泻痢。

【药物及用量】人参　白术　当归各六两　白芍　木香各一两六钱　甘草（炙）　肉桂各八钱　肉豆蔻（面裹煨）五钱　御米壳（蜜炙）三两六钱　诃子肉一两二钱

【用法】㕮咀，每服四钱，清水一盅半，煎至八分去滓，食前温服。忌食酒面、生冷、鱼腥、油腻之物，脏腑滑泄，夜起久不瘥者，可加附子四片。

◆**纯阳救苦汤**《集验良方》

【主治】阴毒伤寒。

【功效】解寒化毒。

【药物及用量】生姜（约二三两者切片）一块　大黑豆（炒熟）三合

【用法】清水三碗，同黑豆煮数滚，沥去滓服，汗出即愈。

◆**余粮丸**《沈氏尊生书》

【主治】脱力劳伤黄病及一切黄胖病。

【功效】调气祛湿，养血化瘀，固肾扶脾。

【药物及用量】余粮石（醋煅）一斤　皂矾　浮麦（醋）　香附（童便浸，盐酒）各四两　海金沙（醋）　豨莶草（酒炒）　益母草（蜜酒炒）　百草霜（醋）　茵陈（酒炒）　乌龙尾（醋酒炒）　广皮（焙）　砂仁（姜汁炒）　白豆蔻仁（烘）　松萝茶（焙脆）　木香（晒）　生地（酒煮，晒）　当归身（炒）　白芷（晒）　陈香橼（切片晒）　川贝母（去心，晒）　川椒（晒）　漆渣（炒烟尽）　延胡索（酒炒）各二两

【炮制】用大枣六斤，煮取肉作丸，如豌豆大。

【用法】朝七暮八，熟汤送下，以病愈为度。

◆**余粮汤**《沈氏尊生书》

【主治】大肠咳，咳则遗尿。

【功效】收敛大肠，止咳。

【药物及用量】禹余粮　赤石脂

【用法】清水煎服。

◆**却毒汤**《万病回春》

【主治】痔漏。

【功效】祛风，杀虫，解毒。

【药物及用量】瓦松　马齿苋　生甘草各五钱　川文蛤　川椒　苍术　防风　葱白　枳壳　侧柏叶各三钱　焰硝一两

【用法】清水五碗，煎至三碗，先薰后洗，一日三次。

◆**却暑散**《三因极一病证方论》

【主治】暑月身弱，易为热乘。

【功效】清凉化湿，解暑。

【药物及用量】赤茯苓（去皮）　生甘草各四两　寒食面　生姜各一斤

【用法】研为细末，每服二钱，不拘时新汲水或熟汤调下。

◆**角子汤**《吴氏集验方》

【主治】肠风下血。

【功效】凉血止血。

【药物及用量】黄牛角心一两（火煅存性）　槟榔一分

【用法】上二味，为末，每服三钱，食后，陈米饮下。

◆**坏涎丸**《神巧万全方》

【主治】脾藏风，咽喉内涎唾如胶，心胸满闷，语声不利。

【功效】祛风化痰，开窍。

【药物及用量】白矾（火煅）　天竺黄各半两　半夏（汤浸七遍，洗，去滑，麸炒）　朱砂（研，水飞过）　天南星（炮）各一两　金箔五十片　皂荚子仁半两（炒）

【用法】上七味，先以半夏、天南星、皂荚子仁，捣罗为末，与诸药同研令匀，用烂粟米饭，和为丸，如绿豆大，每服七丸，生姜汤咽下。

◆**坏痰丸**《御药院方》

【主治】风痰，利咽膈，破积滞，散疼痛，止咳嗽。

【功效】祛风痰，利咽化滞，止咳止痛。

【药物及用量】皂角（刮去黑皮，酥炙黄色，去子）　枯白矾各半斤

【用法】上二味，为细末，水浸蒸饼为丸，如梧桐子大，每服三四十丸，食后，生姜汤下，或温水送下亦得。

◆**驱痫散**《直指小儿方》

【主治】诸痫，口眼相引，上视涎流，手足抽掣，头项反张，腰背强直。

【功效】泻热攻毒，息风止痉。

【药物及用量】朱砂（研）　雄黄（研）　蛇皮（炙黄）　石膏（煅通红，出火毒一宿）各一分　蜂房（炒）　远志（取肉，姜制，焙）　细辛（华阴者，去苗土）　麻黄（去节）　直僵蚕（炒）　川大黄（生）　川芎　独活各一分半

【用法】上一十二味，为末，每一钱，钩藤入少蜜煎汤，温和调灌，大儿增用。

◆**拒风丹**《太平惠民和剂局方》

【主治】一切风，寻常些小伤风，头痛鼻塞，项强筋急。

【功效】祛风通络，止痛开窍。

【药物及用量】天麻（去芦）　甘草各一两　防风（去芦杈）一两半　川芎四两　荜茇半两　细辛（洗去土）三钱半

【用法】上六味，为细末，炼蜜丸，如龙眼大，每服一粒，细嚼，荆芥汤或温酒送下亦得，食后服之立效。

八　画

◆**兔粪散**《摄生众妙》

【主治】小儿痘疹，眼中生翳。

【功效】祛目翳，清热毒。

【药物及用量】兔粪（炒黄）

【用法】研为末，蝉蜕、木通、甘草煎汤调下，亦可炼蜜为丸，每服三五十丸，温酒送下。

◆**兔头饮**《必用全书》

【主治】老人烦渴，饮水不足，日渐羸瘦困弱。

【功效】清热除烦止渴。

【药物及用量】兔头（洗净）一枚

【用法】上一味以加豉心五合，水七升，煮取五升汁，渴即渐饮。

◆**京三棱散**甲《太平圣惠方》

【主治】小儿乳痞食滞，久停不化，身瘦面黄，春夏多发者。

【功效】消积祛滞。

【药物及用量】京三棱　川大黄（微炒）　槟榔　鳖甲　赤茯苓各五钱　枳壳（麸炒微黄）二钱五分

【用法】捣罗为散，每服一钱，清水一小盏，煎至五分去滓，分为二服，每日三四次，逐下恶物为度。

◆**京三棱散**乙《太平圣惠方》

【主治】产后积血不散，结聚为块，或时寒热，不思饮食。

【功效】活血祛瘀，散结消癥。

【药物及用量】京三棱（煨，锉）一两　当归（锉，微炒）半两　桂心半两　芎䓖半两　牡丹皮半两　牛膝（去苗）三分　赤芍半两　桃仁（汤浸，去皮尖、双仁，麸炒微黄）三分　生干地黄一两　刘寄奴半两　鳖甲（涂醋炙令黄，去裙襕）一两　川大黄（锉碎，微炒）三分

【用法】上一十二味，捣筛为散，每服三钱，以水一中盏，入生姜半分，煎至六分，去滓，温服，日三四服。

◆**京三棱丸**甲《圣济总录》

【主治】五种膈气。

【功效】利气启膈。

【药物及用量】京三棱（湿纸裹煨，碎锉）　沉香各半两　青橘皮（汤浸，去白，焙）　鳖甲（去裙襕，醋炙）　槟榔（锉）各一分　巴豆（去油为霜）五枚

【用法】上六味，捣罗为末，水煮白面糊和丸，如绿豆大，每服五丸，食后温熟水下。

◆**京三棱丸**乙《圣济总录》

【主治】膈气噎塞，脾胃虚冷，瘦劣不下食。

【功效】启膈利噎，温补脾胃。

【药物及用量】京三棱（炮，锉）　诃黎勒（煨，去核）　木瓜（焙）　鳖甲（醋炙，去裙襕）　玳瑁（锉）各三分　桃仁（汤浸，去皮尖、双仁，炒）　枳实（去瓤，麸炒）　干姜（炮）　白术　昆布（汤洗去咸，焙）　赤茯苓（去黑皮）　木香各半两

【用法】上一十二味，捣罗为末，陈曲糊和丸，如梧桐子大，每服二十丸，煨生姜木瓜盐汤下。

◆**使君子丸**《活幼心书》

【主治】腹内诸虫作痛，口吐清水。

【功效】祛积滞，杀虫毒。

【药物及用量】使君子（去壳薄切，屋瓦焙干）　槟榔　醋石榴皮（东向者佳，洗净，锉，焙）　大黄（半生半炮）各七钱五分

【炮制】除槟榔锉晒不过火，余三味再焙，同槟榔为末。砂糖水煮，面糊和丸，如麻仁大。

【用法】每服三十丸至五十丸，空腹时淡猪肉汁或鸡肉汁送下。

◆**使君子丸**《王氏博济方》

【主治】小儿脏腑虚滑，疳瘦下痢，腹胀，不思乳食。

【功效】化湿杀虫，涩肠和中。

【药物及用量】使君子（去壳面裹煨）一两　陈皮（去白）一分　厚朴（去粗皮，姜汁涂炙）五钱　甘草（炙，锉）　诃子（半生半煨去核）　青黛（如是兼惊及带热泻者宜此，如只是脏腑不调去之）各五钱（一方无青黛）

【炮制】研为细末，炼蜜和丸，如小鸡头大。

【用法】每服一丸，米饮化下；儿生百日以上，三岁以下，每服半丸，乳汁化下。

◆**使君子丸**《医方集解》

【主治】小儿蛔虫腹痛，食劳发黄，疳胀食积，腹见青筋，呕吐。

【功效】祛积杀虫。

【药物及用量】使君子（去壳）二两　南星（姜制）　槟榔各一两

【炮制】如喜食生米，用麦芽一斤拌炒至药黄色；如喜食茶叶，用茶叶炒之；如喜食炭土，用炭土炒之；拣去炒药，取研为末，炼蜜和丸。

【用法】每服三钱，早晨砂糖水送下。

◆**使君子散**甲《证治准绳》

【主治】疳热。

【功效】杀虫。

【药物及用量】使君子不拘多少（晒干）

【用法】研为末，大者每服一钱，小者五分，空腹时米饮调下，取虫出为度。

◆**使君子散**乙《证治准绳》

【主治】小儿蛔疳。

【功效】和中气，杀虫毒。

【药物及用量】使君子（瓦上炒）十个　甘草（胆汁浸一宿）　白芜荑各一分　苦楝子（炮，去核）五个

【用法】研为末，每服一钱，清水煎服。

◆**使君饼**《世医得效方》

【主治】因吃食粗，肥甘生热，肌瘦体虚，口吐清涎，唇间紫色，腹中绞痛，口鼻中出黑色虫，不治。

【功效】杀虫消疳。

【药物及用量】使君子（去壳）四十个　雷丸半两　定粉二分　轻粉半钱　青葙子　鹤虱一分

【用法】上六味，为末，用鸡鸭卵和蒸为饼，先将此药隔日夜五更服，将葱汤丸取下。

◆**兔粪丸**《摄生众妙》

【主治】小儿痘疹，眼中生翳。

【功效】祛翳明目，舒肝和血。

【药物及用量】兔粪（炒）四两　石决明（煅）　草决明　木贼（去节）　白芍　防风各一两　当归五钱　谷精草三钱

【用法】每服数十丸，食后荆芥汤送下。

◆**刷牙药**《证治准绳》

【主治】牙痛。

【功效】清热解毒，固齿。

【药物及用量】羊胫骨灰一两　升麻　黄连各一钱

【用法】研为末擦之。

◆**刷瘴散**《证治准绳》

【主治】疔疮瘴毒。

【功效】消风热，解虫毒。

【药物及用量】生蓝叶　地薄荷　紫荆藤

【用法】擂碎，米泔水暖，刷患处。次加蚕砂、凌霄花、鸡脏花（二花如无，以叶代之）。

◆**刺蓟散**甲《太平圣惠方》

【主治】妇人鼻衄不止。

【功效】消瘀止血。

【药物及用量】刺蓟二两　苍耳　乱发灰　艾叶（炒）各一两　生地黄二两　蒲黄一两五钱

【用法】研为细末，每服二钱，不拘时粥饮调下。

◆**刺蓟散**乙《太平圣惠方》

【主治】呕血，头疼壮热，遍身疼痛，四肢烦闷。

【功效】清热养阴止血。

【药物及用量】刺蓟一两　鸡苏叶半两　青竹茹一两　麦门冬（去心，焙）一两半　白茯苓半两

【用法】上五味，捣粗罗为散，每服三钱，以水一中盏，入生姜半分，煎至六分，去滓，入生地黄汁一合，搅匀，温服，不拘时。

◆**刺蓟散**丙《太平圣惠方》

【主治】妇人头疼壮热，心中烦闷，吐血。

【功效】清热止血。

【药物及用量】刺蓟二两　鸡苏叶二两　赤芍一两　麦门冬（去心）二两　赤茯苓一两　石膏三两　黄芩一两　茜根（锉）一两　甘草（炙微赤，锉）一两　生干地黄二两

【用法】上一十味，捣粗罗为散，每服四钱，以水一中盏，入生姜半分，青竹茹一分，煎至六分，去滓，温服，不拘时。

◆**刺蓟饮子**《太平圣惠方》

【主治】吐血不止。

【功效】养阴清热。

【药物及用量】刺蓟汁　生地黄汁　生藕汁　童子小便各二合　赤马通汁一合

【用法】上五味，都和令匀，每服一小盏，频频温服之。

◆**卷柏丸**《世医得效方》

【主治】脏毒下血。

【功效】益气凉血。

【药物及用量】卷柏（取枝焙干）　黄芪各等量

【用法】研为细末，每服二钱，空腹时米饮送下。

◆**卷柏丸**《严氏济生方》

【主治】妇女冷热粗攻，心腹绞痛，腰腿疼痛，赤白带下，面黄，肢倦，体羸。

【功效】养血理气，止痛。

【药物及用量】卷柏（醋炙） 鹿茸（醋炙） 白石脂（火煅，醋淬七次） 赤石脂（火煅，醋淬七次） 芎藭 艾叶（醋炒） 桑寄生 代赭石（火煅，醋淬七次） 鳖甲（醋炙） 当归（去芦，酒浸炒） 地榆各一两 木香（不见火） 龙骨 干姜（炮）各七钱三分 黄芪（去芦蜜炙） 熟地黄（洗）各一两

【炮制】研为细末，醋煮糯米糊和丸，如梧桐子大。

【用法】每服七十丸，空腹时米饮送下。

◆**卷柏丸**《杨氏家藏方》

【主治】妇人冲任素虚，月水不调，赤白带下，三十六疾。

【功效】补肝凉血。

【药物及用量】卷柏（去根） 当归（洗，焙）各二两 艾叶（炒）三钱 熟地黄（洗，焙） 川芎 柏子仁（微炒）各一两半 白芷 肉苁蓉 牡丹皮各一两

【炮制】研为细末，炼蜜和丸，如梧桐子大。

【用法】每服五十丸，空腹食前温酒或米饮送下。

◆**卷柏丸**《简易方》

【主治】妇人冲任本虚，血海不足，不能流通经络，致月水不调，妇人带下三十六疾。

【功效】调补冲任，调经止痛。

【药物及用量】卷柏（去根） 当归（洗，焙）各二两 熟干地黄（洗，焙） 川芎各一两半 香白芷 肉苁蓉（酒浸一宿，焙干） 牡丹皮各一两 艾叶（炒）三钱 川椒（去目合口者，微炒出汗）三分 柏子仁（微炒，别研）一两半

【用法】上一十味，为末，炼蜜丸如梧桐子大，每服五十丸，温酒、米饮空心下。

◆**卷柏散**《太平圣惠方》

【主治】皮肤瘾疹及风热生毒疮。

【功效】祛风，化热，和血。

【药物及用量】卷柏 枳壳（麸炒去瓤） 羌活（去芦） 麻黄（去节） 五加皮各一两 赤箭 天竺黄 藁本（去芦） 防风（去芦） 芎藭 黄芪 桑耳 犀角屑各五钱 乌蛇（酒浸）二两

【用法】研为细末，每服二钱，食前薄荷汤调下，食热面、鸡、猪、鱼、蒜等物。

◆**卷柏散**《杨氏家藏方》

【主治】远年脚气。

【功效】止血利湿逐水。

【药物及用量】卷柏（东向者，先用盐水煮半日，再用淡水煮半日，焙干）一分 黑牵牛子 甘遂 槟榔各二分

【用法】各为末，不得相杂，每服各秤一钱（唯槟榔二钱）五更初浓煎葱白汤调下，至辰巳时取下恶物如鱼冻，虚人减半。随吃淡物，更服汤药，如清热除湿汤调理之。

◆**卷柏散**《太平圣惠方》

【主治】妊娠伤动，腹痛下血，心烦。

【功效】养血固冲止血安胎。

【药物及用量】卷柏半两 阿胶（捣碎，炒令黄燥）半两 龙骨半两 当归（锉，微炒）半两 熟艾（微炒）半两 熟干地黄半两

【用法】上六味，捣细罗为散，每服不拘时，煎黑豆汤调下二钱。

◆**卷荷散**《证治准绳》

【主治】产后血上冲心，乍寒乍热及血刺血晕，血气腹痛，恶露不快者。

【功效】祛瘀血，生新血。

【药物及用量】卷荷叶（初出水者，焙干） 红花 当归各一两 蒲黄（隔纸炒） 牡丹皮各五钱

【用法】研为细末，每服三钱，空腹时温酒调下，腊月用童便调（一作加生姜三片，童便一碗，清水煎热服）。

◆**卷荷散**《妇人大全良方》

【主治】产后血上冲心，血刺血晕，血气腹痛，恶露不快。

【功效】活血祛瘀。

【药物及用量】初出卷荷　红花　当归各一两　蒲黄（纸炒）　牡丹皮各半两（《南北经验方》《袖珍方》各一两）

【用法】上五味，为细末，每服二平钱，空腹，温酒调下。

◆**取渊汤**《辨证录》

【主治】鼻渊。

【功效】疏肝，泻热。

【药物及用量】辛夷二钱　当归一两　黑山栀三钱　柴胡　贝母各一钱　玄参一两

【用法】清水煎服，二剂涕减，三剂痊愈。

◆**取痞丸**《直指小儿方》

【主治】痞积。

【功效】利水气，消积滞。

【药物及用量】甘遂（微炒）　芫花（炒）　牵牛（半炒半生，研细末）　辣桂　蓬莪术　青皮（去瓤）　木香　桃仁（浸，去皮，炒）　五灵脂各二钱

【炮制】研为细末，去油巴豆一钱，研和细飞面糊为丸，如麻子大。

【用法】每服一二丸，姜蜜煎汤灌下，泄后冷粥补仍和胃。

◆**受娠和中汤**《女科玉尺》

【主治】初受娠。

【功效】理气，和血，健脾。

【药物及用量】砂仁　香附　白芍　茯苓　人参　当归身　藿香　陈皮

【用法】清水煎服。

◆**受子导散**《太平圣惠方》

【主治】妇人绝产不复生及未曾生。

【功效】温中化痰，荡泽胞宝。

【药物及用量】皂荚一两（去皮、子，炙黄焦）　吴茱萸一两　当归一两　干姜半两　川椒半两（去目）　白矾三分（烧灰）　细辛三分　五味子三分　川大黄二两　戎盐二两

【用法】上一十味，捣罗为末，以轻绢缝作袋，如指大，长三寸，盛药内阴中，坐卧随意，勿行，小便时去之，勿换。

◆**周公百岁酒**《饲鹤亭集方》

【主治】气弱阳衰，亡血失精，诸风瘫痪，劳伤虚损。

【功效】通经活络，疏风益气养血。

【药物及用量】黄芪　白茯神各二两　肉桂六钱　全当归　生地黄　熟地黄各一两二钱　西党参　白术　麦门冬　茯苓　陈皮　茱萸肉　枸杞子　川芎　防风　龟板胶各一两　五味子　羌活各八钱

【用法】共为粗末，装入夏布袋，浸高粱酒二十斤饮之。

◆**周天散**《普济方》

【主治】小儿疮疹黑陷，项强目直视，腹胀喘急发搐及一切恶候。

【功效】解热毒，止惊痫。

【药物及用量】地龙（去土焙干）二两　蝉蜕（去翅足）五钱

【用法】研为散，每服五分一钱，乳香汤调下，日三夜一次，痘起为效。

◆**周卫汤**《脾胃论》

【主治】湿胜自汗，卫气虚弱，表虚不任外寒。

【功效】疏风，燥湿。

【药物及用量】黄芪　麻黄根各一钱　生甘草　当归草　生黄芩　半夏（汤洗七次）各五分　猪苓　羌活各七分　麦门冬（去心）　生地黄各三分　五味子七粒　苏木　红花各一分

【用法】㕮咀，如麻豆大，清水二盏，煎至一盏，去滓稍热服。

◆**和中丸**《脾胃论》

【主治】胃弱痞积，干呕吞酸。

【功效】理气分，消痰积。

【药物及用量】干姜　甘草（炙）　陈皮各一钱　木瓜一枚　人参　白术各三钱

【炮制】研为末，蒸饼或水泛丸。

【用法】每服三钱，食前白汤送下。

◆**和中丸**《兰室秘藏》

【主治】胃虚不纳食。

【功效】补虚和胃消食。

【药物及用量】人参　干生姜　陈皮以上各一钱　干木瓜（炙）二钱　甘草三钱

【用法】上五味为细末，汤浸，饪饼为丸，如梧桐子大，每服五十丸，白汤送下，食前。

◆**和中丸**《御药院方》

【主治】脾胃怯弱，阴阳不和，三焦气涩，心腹痞闷，呕逆痰甚，头目不清，困倦少力，饮食减少，肌体瘦悴，肢节烦疼。

【功效】理气和胃，消痰止呕。

【药物及用量】藿香叶　人参　陈皮各一两　丁香半两　木香半两　白术二两　白茯苓（去皮）二两　半夏二两（汤洗，生姜汁浸）　巴豆二钱半（与陈皮同炒焦，不用巴豆）

【用法】上九味，为细末，水煮面糊和丸，如梧桐子大，每服五十丸，煎生姜汤下，食前。

◆**和中丸**《东垣试效方》

【主治】胃虚不纳食。

【功效】温补脾胃，健脾助食。

【药物及用量】干姜二钱　干生木瓜三钱　炙甘草二钱　陈皮四钱　人参二钱　白术三钱　益智子二钱

【用法】上七味为末，用汤浸炊饼，丸如梧桐子大，每服三五十丸，温水食前下。

◆**和中桔梗汤**

【主治】反胃。

【功效】除湿痰，和中气。

【药物及用量】桔梗　白术各一钱五分　半夏曲二钱　陈皮　厚朴　枳壳　赤茯苓各一钱

【用法】加生姜三片，清水煎取清，调木香、槟榔末各一钱，空腹时服。三服后吐渐止，又除木香、槟榔末，再加白芍二钱，黄芪二钱五分煎服。

◆**和中益胃汤**《兰室秘藏》

【主治】脾胃不和。

【功效】和血益胃。

【药物及用量】熟地　炙甘草各三分　藁本　益智子各二分　当归身四分　苏木一分　柴胡　升麻各五分

【用法】清水二大盏，煎至一盏去滓，午饭前服。

◆**和中清热汤**《杂病源流犀烛》

【主治】唇疮，兼大渴引饮，热极者。

【功效】清热，凉血。

【药物及用量】知母　黄柏　青黛　桔梗　甘草　生地黄　赤芍　天花粉　牡丹皮。

【用法】清水煎服，上唇肿生疮。气实者加酒大黄；气虚者加酒川连；下唇肿生疮亦加川连。

◆**和中散**《阎氏小儿方论》

【主治】小儿腹痛吐泻，烦渴饮食。

【功效】和胃气，止吐泻，定烦渴。

【药物及用量】人参（去芦）　白茯苓　白术　甘草（炙）　干葛　黄芪（炙）　白扁豆（炒）　藿香叶各等量

【用法】研为细末，每服三钱，清水一盏半，加大枣二枚（去核），生姜五片，煎至八分，食前温服。

◆**和中散**《活幼心书》

【主治】小儿久病脾虚，食物过伤，停饮生痰，留滞中脘，耗虚真气，或成吐泻者。

【功效】和胃气，进饮食，悦颜色，理风痰。

【药物及用量】人参（去芦）　扁豆（炒，去壳）　白茯苓（去皮）　川芎　缩砂仁　半夏（制）　香附子　甘草（炙）各一两　肉豆蔻　诃子（去核）各七钱五分

【用法】研为末，每服二钱，清水一盏，加生姜三片，大枣一枚，煎至七分，空腹或不拘时温服。

◆**和中散**《证治准绳》

【主治】脾胃不和。

【功效】补气，暖胃，和中。

【药物及用量】厚朴（姜汁制炒）一钱五分　人参　白术　茯苓各一钱　干姜（炮）　甘草（炙）各六分

【用法】加生姜、大枣，清水煎服。

◆**和中散**《圣济总录》

【主治】冷热痢，腹痛里急。

【功效】调中止痢。

【药物及用量】附子（炮七度，水淬，去皮、脐，为末）　黄连（去须，各一两，为末）　乳香（研）一分

【用法】上三味，如患冷热痢，取黄连、附子各半钱，乳香一字，以陈米饮调下，未止再服，以青橘皮汤调下。如患赤痢，附子末半钱，黄连末一钱，乳香一字；如患白痢，黄连末半钱，附子末一钱，乳香一字，米饮调下，未止，以黑豆七粒，煎汤止之。

◆**和中汤**《证治准绳》

【主治】小儿痘疹，虚吐不止。

【功效】除痰，理气，止呕。

【药物及用量】人参　茯苓　甘草各五分　白术　半夏各八分　陈皮　藿香　砂仁各一钱

【用法】加生姜，清水煎服。

◆**和中益气丸**《御药院方》

【主治】脾胃不和，气不升降，呕吐减食，口苦吞酸，胸满短气，肢体怠堕，面色萎黄，中焦虚痞，不任攻击，脏气久寒，不受峻补。又疗心胸愊愊如满，五饮停滞不散。

【功效】健脾利胃，调畅气机。

【药物及用量】木香　丁香各半两　肉豆蔻　茴香（微炒香）　京三棱（炮，锉）　肉桂（去粗皮）　白豆蔻仁　人参（去芦头）各一两　缩砂仁二两　青皮（去白）　陈皮（去白）各四两

【用法】上一十一味，为细末，白面糊和丸，如梧桐子大，每六十丸至七十丸，食后，温生姜汤送下。

◆**和血定痛丸**《理伤续断方》

【主治】流注膝风，或闪跌瘀血，肢节肿痛。

【功效】和血解毒，舒经定痛。

【药物及用量】百草霜　当归　牛膝　白芍各五两　川乌（炮）一两五钱　赤小豆　白蔹各八两　白及　天南星（炮）各二两　骨碎补（焙）四两

【炮制】研为末，酒煮米糊和丸，如梧桐子大。

【用法】每服二三十丸，盐汤温酒或白汤送下，肿痛自消。若溃而发热，则与补药兼服自效。

◆**和血益气汤**《兰室秘藏》

【主治】口干舌干，小便数，舌上赤脉。

【功效】清热养阴止渴。

【药物及用量】柴胡　炙甘草　生甘草（此治口干、舌干也）　麻黄根各三分　酒当归梢四分　酒知母　酒汉防己　羌活各五分　石膏六分（治小便赤也）　酒生地黄七分　酒黄连八分（治舌上赤脉也）　酒黄柏　升麻各一钱　杏仁　桃仁各六个　红花少许

【用法】上一十六味，㕮咀，都作一服，水二大盏，煎至一盏，去滓，温服。忌热湿面酒醋等物。

◆**和血逐邪汤**《沈月光方》

【主治】伤寒热入血室，气滞血瘀，胸闷腹胀痛。

【功效】疏肝，理气，清热止痛。

【药物及用量】柴胡　荆芥　秦艽　香附　苏梗　厚朴　枳壳　当归　芎䓖　益母草　木通　黄芩。

【用法】加姜衣少许，清水煎。

◆**和血通经汤**《卫生宝鉴》

【主治】妇女寒客胞门，经闭血结，坚硬如石，结为石瘕。

【功效】疏肝理气，消积祛瘀。

【药物及用量】当归　京三棱（炮）各五钱　蓬莪术（炮）　木香　熟地黄　肉桂各三钱　红花　贯众　苏木各二钱　血竭（另研）一钱（一方无贯众）

【用法】研为细末和匀，每服三钱，食前热酒一盏调下（一作红酒煎服），忌食酸醋生冷之物及当风大便。

◆**和血通经汤**《世医得效方》

【主治】妇人室女受寒，月事不来，恶血积结，坚硬如石。

【功效】散寒活血，化瘀通经。

【药物及用量】当归　京三棱（炮）各

五钱　广莪术（炮）四钱　木香　熟地黄　肉桂各三钱　红花　贯众　苏木各二钱　血竭（另研）一钱

【用法】上一十味，除血竭外，同为细末，和匀，每服三钱，热酒一盏调下，食前服。忌生冷及当风大小便。

◆**和血散痛汤**《医学纲目》

【主治】瘀血疼痛。

【功效】通经活血，祛风清热。

【药物及用量】羌活身　升麻　麻黄（去节）各一钱五分　桃仁十个　柴胡二钱　红花　当归身各一分　知母（酒炒）　防风　黄柏各一钱　甘草（炙）　黄连（酒炒）各二分　独活　猪苓各五分　防己六分

【用法】分作四服，清水一大盏，煎至一半去滓，空腹时热服。

◆**和血汤**《嵩崖尊生》

【主治】死血所致小腹胀急痛，小便反利。

【功效】祛瘀，疏肝，行气止痛。

【药物及用量】桃仁　红花　当归尾　赤芍　生地黄　青皮　香附

【用法】清水煎服。

◆**和血膏**《医林方》

【主治】妇人干血气痨。

【功效】活血。

【药物及用量】轻粉半钱　硇砂二钱　白马鬃（大麦蘖）半两　节芭草半两　白面半两　神曲半两　惜苓脂半两　巴豆（去皮，面裹烧十个，醋煮十个，油炒十个，浆水煮十个）四十个

【用法】上八味为细末，小油调，盒子内盛之，每服一钱，红花酒调下，服取下黑水为效，后服滋血汤。

◆**和肝补脾汤**《保婴撮要》

【主治】小儿风热疮疹，土衰木旺。

【功效】清热利气，疏肝健脾。

【药物及用量】人参　陈皮　川芎各五分　山栀（炒）四分　白术　茯苓　芍药各七分　柴胡　甘草（炙）各三分

【用法】分作二剂，清水煎服。

◆**和乳汤**《辨证录》

【主治】乳痈。

【功效】消积滞，通经络。

【药物及用量】贝母　天花粉各三钱　当归　蒲公英各一两　生甘草二钱　穿山甲一片（土炒）

【用法】研为末，清水煎服。

◆**和胃丸**《圣济总录》

【主治】脾胃虚冷，食即呕逆，水谷不化，或时泄利。

【功效】除寒湿，理痰积，温中健脾。

【药物及用量】厚朴（去粗皮，生姜汁炙透）四两　干姜（炮）　当归（切，焙）各一两五钱　槟榔（锉）　桔梗（焙）　人参各一两半　半夏（汤洗七次，去滑）　陈皮（汤浸，去白瓤）　白术各二两　甘草（炙）五钱　诃黎勒皮七钱五分

【炮制】研为细末，酒煮米糊和丸，如梧桐子大。

【用法】每服十五丸，渐加至二十丸，不拘时米饮或温生姜枣汤送下。

◆**和胃丸**《永类钤方》

【主治】吐泻有痰，不思饮食，困顿欲生风。

【功效】化痰息风。

【药物及用量】丁香　藿香叶　蝎尾各一钱　白术（切，焙）　半夏（锉）各一两

【用法】上五味，为末，姜汁糊丸，小豆大，三岁三十丸，姜汤空心下。

◆**和胃汤**《女科玉尺》

【主治】产后干呕。

【功效】降气活血，和胃止呕。

【药物及用量】丁香　半夏　枳实　白蔻仁　麦芽　川芎　当归　白芍　地黄

【用法】加生姜、大枣，清水煎服。

◆**和胃汤**《圣济总录》

【主治】食饮不下，呕逆清水，面目虚肿。

【功效】温化水饮，利湿止呕。

【药物及用量】人参二两　赤茯苓（去黑皮）一两半　茅根一两　甘草（炙）半两　竹茹三分　半夏（汤洗七遍，焙）一两　木

通（锉）三分

【用法】上七味，粗捣筛，每服三钱匕，水一盏，生姜三片，枣二枚，擘破，煎至七分，去滓，温服。

◆**和胃饮**《女科玉尺》

【主治】妊娠胃寒气实，胎气上逼者。

【功效】散风寒，理中气。

【药物及用量】厚朴　陈皮各一钱五分　炮姜一二钱　甘草（炙）一钱

【用法】清水煎服。

◆**和胃散**《施圆端效方》

【主治】冷热不调，泻痢脓血，腹痛后重，米谷不化。

【功效】利水涩肠，止痢。

【药物及用量】御米壳（去蒂、蜜浴炒）三两　南青皮（去白）　车前子（炒）甘草（生）各一两

【用法】上四味，为细末，每月服二，煎橘皮蜜汤调下。

◆**和胎调气饮**《叶氏女科》

【主治】妊娠八月，胎气喘肿。

【功效】利气分，和中宫。

【药物及用量】陈皮（炒）二钱　黄芩（酒制）一钱五分　茯苓（土炒）　白术（炒焦）各一钱　枳壳（麸炒）八分　甘草（炙）三分

【用法】分作二服，清水煎，七日进一服。

◆**和气散**《证治准绳》

【主治】发背痈疽脓溃后气虚，脾脏滑泄，四肢逆冷。

【功效】祛寒化湿，疏肝理气。

【药物及用量】苍术四两（米泔浸三日洗净，晒干，再以米醋炒令香黄色）　甘草（炙）　青皮（去瓤）各一两　高良姜（炒）肉桂　干姜（炮）各五钱　陈粟五合

【用法】研为末，每服一钱，用炒茴香末五分相和，不拘时温酒调下。

◆**和气汤**《杂病源流犀烛》

【主治】气上逆，先脊痛，继及背与肩。

【功效】散寒除湿，行气止痛。

【药物及用量】干姜一分　葛根　升麻各二钱　熟大黄　枳壳各一钱五分　桔梗　苍术各一钱　白芍七分　甘草八分　当归　半夏　白芷　茯苓各四分　小茴香五分　川椒十五粒

【用法】清水煎服。

◆**和气汤**《嵩崖尊生》

【主治】虚痞刺痛。

【功效】祛积利气，活血止痛。

【药物及用量】木香　紫苏　槟榔　陈皮　半夏　香附　青皮　甘草　乳香　没药

【用法】清水煎服。

◆**和气饮**《杂病源流犀烛》

【主治】经前腹痛。

【功效】理肝脾，和气血，止腹痛。

【药物及用量】苍术　葛根　桔梗　当归　茯苓　白芷　枳壳　甘草　陈皮　白芍

【用法】清水煎服。

◆**和气养荣汤**《医宗金鉴》

【主治】鹳口疽已成未溃，不得内消者。

【功效】补气托脓。

【药物及用量】人参　白术（土炒）　白茯苓　牡丹皮　陈皮　熟地黄　当归　黄芪各一钱　沉香　甘草（炙）各五分

【用法】清水二盅，煎至八分，食前服。

◆**和胁饮**《杂病源流犀烛》

【主治】胁肋气痛。

【功效】理气，止痛。

【药物及用量】枳壳　青皮　姜黄　香附　甘草

【用法】清水煎服。

◆**和痛汤**《古今医鉴》

【主治】小产心腹痛。

【功效】消瘀，补血，行气止痛。

【药物及用量】熟地黄　当归身　白芍　川芎各一钱　延胡索七分　泽泻　香附　青皮各五分　桃仁　红花各三分

【用法】加黄酒、童便，清水煎服。

◆**和伤活血汤**《疡医大全》

【主治】跌仆损伤，瘀血腹胀，红肿暗

青瘀痛，昏闷欲死。

【功效】消瘀止痛，疏风活血。

【药物及用量】川大黄五钱　桃仁（打碎）四十九粒　穿山甲（炒，碾）　当归尾　威灵仙　红花　苏木　生地黄　五加皮各二钱　乳香（去油）　天花粉　没药（去油）　川芎各五分　血竭二分　甘草三分

【用法】水酒各一碗煎，临服入童便一杯和服，以泻出瘀血为效。

◆**和解丸**《中国医学大辞典》

【主治】风寒发热，四时瘟疫，头痛无汗，百节酸痛，口干舌苦，鼻流清水，咳逆。

【功效】散风寒，清邪热。

【药物及用量】荆芥穗　羌活　白芷　葛根各四两　川芎　天花粉　玄参　赤芍　柴胡各三两　黄芩　连翘壳　薄荷　甘草各二两

【炮制】共研细末，水泛为丸，熟汤送下。

【用法】熟汤送下。

◆**和解四物汤**《女科玉尺》

【主治】产后发寒热。

【功效】解表，和里。

【药物及用量】四物汤加柴胡　黄芩　人参　半夏　甘草

【用法】加生姜、大枣，清水煎服。

◆**和解散**《太平惠民和剂局方》

【主治】伤寒头痛，烦躁自汗，咳嗽吐利。

【功效】祛风，散寒。

【药物及用量】厚朴（去粗皮，姜汁制）　陈皮（洗）各四两　藁本　桔梗　甘草各八两　苍术（去皮）一斤

【用法】研为粗末，每服三钱，清水一盏半，加生姜三片，大枣二枚，煎至七分，不拘热服。

◆**和解汤**《杂病源流犀烛》

【主治】疹已出，遍身形如蚕种，色黑黯，皮肉僵硬，十死一生者。

【功效】清热，解毒。

【药物及用量】麻黄（去节取头末）　绿豆（取生粉，隔纸焙热）各七分

【用法】研为细末，用鲜蒲公英二两，干者七分，条芩、生地各一钱，清水煎，调前药末。春冬温服，夏秋凉服。

◆**和解汤**《诚书方》

【主治】感冒寒邪，壮热烦躁，鼻塞多涕，惊悸。

【功效】解表，和中。

【药物及用量】羌活　防风　人参各一钱　川芎　干葛　升麻　甘草各五分（一方无羌活）　芍药　荆芥各三分

【用法】锉散，每服三钱，加生姜、大枣，清水煎服。无汗加麻黄；咳嗽加杏仁、桔梗。

◆**和荣散坚丸**《医宗金鉴》

【主治】失荣症。

【功效】舒肺肝，散坚开郁，消痰核。

【药物及用量】川芎　白芍（酒炒）　当归　茯苓　熟地　陈皮　桔梗　香附　白术（土炒）各一钱　人参　甘草（炙）　海粉　昆布　贝母（去心）各五钱　升麻　红花各三钱　夏枯草（熬汤，再加红蜜四两，再熬成膏）一斤

【炮制】研为细末，夏枯草膏合丸，如梧桐子大。

【用法】每服三钱，食远，白滚水送下。身热加黄芩、柴胡；自汗盗汗，去升麻，倍人参，加黄芪；饮食无味，加藿香、砂仁；饮食不化加山楂、麦芽；胸膈痞闷，加泽泻、木香；咳嗽，痰气不清，加杏仁、麦门冬；口干作渴，加知母、五味子；睡眠不宁，加黄柏、远志、枣仁；惊悸健忘，加茯神、石菖蒲；有汗恶寒，加薄荷、半夏；无汗恶寒，加苍术、藿香；妇人经事不调，加延胡索、牡丹皮；腹胀不宽，加厚朴、大腹皮。

◆**和安汤**《圣济总录》

【主治】胃气逆，干呕不止。

【功效】降逆止呕。

【药物及用量】陈橘皮（汤浸，去白，焙）一斤　甘草（炙，锉）二两　干姜（炮）半两

【用法】上三味，粗捣筛，每服三钱匕，水一盏，煎至六分，去滓，温服。

◆和剂芎归汤《仁斋直指方》

【主治】妇人诸血作痛，血晕昏迷，血涩难产，一切出血过多。

【功效】活血行气止痛。

【药物及用量】川芎　当归等量

【用法】上二味，为粗散，每服三钱，水盏半，取一盏，稍热服，不拘时。加缩砂，治胎动腹痛漏血。又名芎劳汤。

◆固下丸《医略六书》

【主治】孕妇溺血，久不能止，脉虚涩者。

【功效】补气止血。

【药物及用量】龙骨（煅）八两　蒲黄（炒黑）八两

【用法】上为末，炼蜜为丸。每服三钱，生地汁送下。

◆固下丸《赤水玄珠》

【主治】肾虚久泄。

【功效】补肾益精。

【药物及用量】苍术　肉果（煨）　破故纸各三两

【用法】上药研末，粥为丸，如梧桐子大。用法用量每服五十丸，米饮下。

◆固本丸《丹溪治法心要》

【主治】上消，下消，老人津血俱亏，咳逆便秘。

【功效】补气，活血。

【药物及用量】生地黄　熟地黄（俱用竹刀切）　麦门冬（去心，淡酒浸一日，盐汤浸二日）　天门冬（去心，醇酒浸三日）各八两　人参（刮去皮，饭锅上蒸极熟，一作西洋参）四两

【炮制】甘泉水于砂锅煎至味尽去滓，慢火熬成膏，和入薯蓣粉捣丸，如梧桐子大。或晒干研末，炼蜜为丸亦可。

【用法】每服五七十丸，每晨淡盐汤，或清酒送下。

◆固本止崩汤《傅青主女科》

【主治】妇人血崩血晕，属于虚火者。

【功效】益气，补血，止血。

【药物及用量】熟地黄　白术（土炒）各一两　生黄芪　人参各三钱　当归五钱（酒炒）　黑姜二钱

【用法】清水煎服，一剂崩止，十剂可不再发。

◆固本养荣汤《外科正宗》

【主治】骨疽已成，气血虚，脾胃弱，骨不吐出，或既出不能收敛。

【功效】疏肝利脾，益气和血。

【药物及用量】熟地黄　当归　白芍　川芎　牡丹皮　人参　山茱萸肉　白术　怀山药　黄芪（蜜炙）各一钱　北五味　甘草（炙）　肉桂各五分

【用法】清水二盅，加生姜三片，大枣二枚，煎至八分，食前服。有骨不出者自出，口不敛者自敛。

◆固本还睛丸《医学正传》

【主治】内外翳膜遮睛，风弦烂眼及老弱人目眵冷泪，视物昏花。

【功效】祛风清热，明目退翳。

【药物及用量】天门冬　麦门冬　生地黄　熟地黄各三两　白茯苓　枸杞子　人参　山药各一两五钱　川牛膝　金石斛　草决明　杏仁　菟丝子（酒煮焙）　白菊花　枳壳（炒）各一两　羚羊角屑　乌犀角屑　青葙子　防风各八钱　五味子　甘草（炙）　白蒺藜　川芎　黄连各七钱

【炮制】研为末，炼蜜和丸，如梧桐子大。

【用法】每服五十丸，盐汤送下。

◆固本锁精丸《证治准绳》

【主治】遗精，盗汗。

【功效】大补元气，涩精固阳。

【药物及用量】山药　枸杞子　北五味子　山茱萸肉　锁阳　黄柏（酒拌晒干，炒赤）　知母（酒拌晒干炒）各二两　人参　黄芪　石莲肉　海蛤粉各二两五钱

【炮制】研为粗末，用白术六两（碎切），清水五碗，煎至二碗。将术捣烂，再用清水五碗，煎至二碗去滓，与煎汁同煎至一碗如膏，搜和药末为丸，如梧桐子大。

【用法】每服六七十丸，空腹时盐汤或

温酒送下。

◆**固血汤**《女科玉尺》

【主治】产后喘急。

【功效】泻火，和血。

【药物及用量】四物汤加黄柏、桑白皮、楮白皮。

【用法】清水煎服。

◆**固胎丸**《叶氏女科》

【主治】气血不充之滑胎。

【功效】补肝肾，益气血，安胎。

【药物及用量】人参　黄芪　茯苓　白术　杜仲　川续断　山茱萸肉　白芍　丹参　川芎　山药　当归　生地黄　香附　缩砂仁　薄荷

【炮制】研为细末，水泛丸。

【用法】热汤送下。

◆**固胎煎**《景岳全书》

【主治】妇人肝脾多火多滞，屡堕胎者。

【功效】养阴，益气，养血固胎。

【药物及用量】黄芪二钱　白术一二钱　陈皮一钱　当归　白芍　阿胶各一钱五分　缩砂仁五分

【用法】清水煎服。

◆**固胞散**《证治准绳》

【主治】妇人临产胞破，小便不禁。

【功效】益气，清热。

【药物及用量】黄丝绢三尺（用自然黄者，以炭灰汁煮极烂，清水洗去灰令净）　黄蜡五钱　白蜜一两　白茅根　马勃末各二钱

【用法】清水二升，煎至一升，空腹时顿服，服时饮气服之，不得作声，作声无效。

◆**固胞汤**《沈氏尊生书》

【主治】妇人临产脬损。

【功效】养肝血，益精气。

【药物及用量】桑螵蛸（酒炒）　升麻　全当归（酒炒）　茯神　茺蔚子各二钱　黄芪（酒制）五钱　沙苑子　茱萸肉各三钱　生白芍一钱五分

【用法】用小羊肚一个（洗净）煎汤代水煎服。

◆**固气丸**《九籥卫生方》

【主治】小儿脾胃虚怯，泄泻腹痛。

【功效】温中活血止泻。

【药物及用量】肉豆蔻（极大者）一枚　滴孔香一块

【炮制】将豆蔻劈破，填入乳香，用酵面裹，慢火煨熟去面，研为细末，面糊和丸，如绿豆大。

【用法】每服二十丸，乳食前米饮送下。

◆**固气汤**《傅青主女科》

【主治】少妇血崩，属于房帏不慎者。

【功效】补心，益气血。

【药物及用量】人参一两　白术（土炒）　熟地黄各五钱　当归（酒洗）　杜仲（炒黑）各三钱　茯苓　山茱萸肉（蒸）各二钱　甘草　远志（去心）各一钱　五味子十粒（炒）

【用法】清水煎服，一剂血止，十剂可愈。

◆**固气填精汤**《傅青主女科》

【主治】妊娠行房小产。

【功效】补血益气。

【药物及用量】人参　生黄芪　熟地黄各一两　白术（土炒）　当归（酒洗）各五钱　三七三钱（研冲）　荆芥穗（炒黑）二钱

【用法】清水煎服，一剂血止，二剂身安，四剂痊愈。

◆**固真丸**《兰室秘藏》

【主治】妇人白带久下，下腹冷痛，扪之如冰，阴中亦然，目中溜火，视物䀮䀮，齿痛恶热。

【功效】温中益血，补阴潜阳。

【药物及用量】白石脂（烧赤，酒制水飞，研细晒干）　柴胡各一钱　白龙骨二钱（酒煮水飞）　当归身　黄柏（酒洗）　白芍各五分

【炮制】研为细末，水煮稀米糊丸，如鸡头大。

【用法】每服三十丸，空腹食消尽时沸汤放温送下，毋使胃中停滞。少时以早膳

压之，不令热药犯胃。忌食生冷硬物、酒、湿面。

◆**固真丹**《医学纲目》

【主治】梦遗。

【功效】固精和阳。

【药物及用量】晚蚕砂二两　肉苁蓉　白茯苓　益智子各一两　龙骨五钱（另研）

【炮制】研为细末，鹿角酒浸化开和丸，如梧桐子大。

【用法】每服三丸，空腹时温酒送下，食干物压之。

◆**固真散**《普济方》

【主治】卧即泄精。

【功效】潜阳，涩精，补肾。

【药物及用量】白龙骨一两　韭子一合

【用法】研为细末，每服二钱匕，空腹时温酒调下。

◆**固真汤**《兰室秘藏》

【主治】两丸冷，前阴痿弱，阴汗如水，小便后有余滴，尻臀并前阴冷，恶寒而喜热，膝下亦冷。

【功效】疏肝胆，清湿热。

【药物及用量】升麻　柴胡　羌活各一钱　甘草（炙）　泽泻各一钱五分　草龙胆一钱五分　知母（炒）　广柏各二钱

【用法】锉如麻豆大，清水三盏，煎至一盏。空腹时温服，以美膳压之。

◆**固真汤**《活幼心书》

【主治】小儿吐泻痢后，胃虚脾慢，四肢口鼻气冷，沉困不省人事。

【功效】安心神，益气血。

【药物及用量】人参（去芦）　附子（汤浸，炮去皮、脐）　白茯苓（去皮）　白术各二钱五分　黄枣（蜜炙）　山药（去黑皮）　肉桂（去粗皮）　甘草（湿纸裹煨透）各二钱（一方有酸枣仁、白芍、当归、生地黄、陈皮，无附子、肉桂、白术、山药）

【用法】㕮咀，每服二三钱，清水一盏，加生姜三片，大枣一枚，煎至七分，不拘时或空腹时温服。

◆**固脂鸭**《验方新编》

【主治】肾虚吐血，咳嗽气喘，一切虚不受补者。

【功效】补虚，理气。

【药物及用量】固脂（先用黄脂六分，煎水泡固脂一夜，晒干烘干，亦可再用盐水炒）三钱　老鸭（去毛与肠杂，洗净用）一只　核桃肉三钱　陈甜酒（陈绍酒亦可）一茶碗　好酱油三酒杯

【用法】共入鸭肚内，线缝好，放瓦钵内，不用放水，盖好，加纸封口，放锅内蒸极融烂，去药滓，连汤食。如不见效，即用七制固脂丸蒸鸭食，必有奇验。

◆**固脬丸**《众生指迷方》

【主治】膀胱虚寒，小便不禁。

【功效】固下元，摄精气。

【药物及用量】菟丝子（酒浸一宿，煮烂，捣丝做饼，焙干）二两　茴香（去子）一两　附子（炮，去皮、脐）　桑螵蛸（破开酥炙）各五钱　戎盐一分（一作五钱）

【炮制】研为细末，酒煮面糊和丸（一作干山药末糊丸）如梧桐子大。

【用法】每服三五十丸，空腹时米水或清酒送下。

◆**固脬散**《妇人大全良方》

【主治】妇人临产时，伤手胞破，小便不禁。

【功效】养血补胞。

【药物及用量】黄丝绢（自然黄者，不用染成者，以炭灰汁煮极化烂，用清水洗去灰令尽，入黄蜡半两，蜜一两，白茅根二钱，马屁勃末二钱）三尺

【用法】上一味，用水一升，再煎至一盏，空腹顿服。服时饮气，服之不得作声，如作声无效。

◆**固脾和中散**《幼科释谜》

【主治】小儿脾胃素弱，复伤生冷，致伤食泻。

【功效】和胃，止吐泻，定烦渴，止腹痛。

【药物及用量】人参　茯苓　白术　葛根　甘草（炙）　扁豆　藿香各等量

【用法】研为末，每服三钱，加生姜、大枣，清水煎服。

◆**固阳丸**《太平惠民和剂局方》

【主治】色欲过度，下元虚惫，滑泄无禁。

【功效】养气守神，固精壮阳，大补真气。

【药物及用量】黑附子（炮）一两　川乌头（炮）七钱　白龙骨　补骨脂　茴香　川楝子各六钱

【炮制】研为末，酒煮米糊和丸，如梧桐子大。

【用法】每服五十丸，空腹时温酒送下。

◆**固经丸**《丹溪心法》

【主治】阴虚血热，月经先期，量多，色紫黑，赤白带下。

【功效】滋阴清热，固经止带。

【药物及用量】黄柏　白芍各三两　龟板（炙）四两　黄芩（一作茯苓）二两　椿根白皮　香附子（童便浸，焙）各一两五钱（一方无黄柏，一方有白术，无芍药）

【炮制】研为细末，酒煮米糊和丸，如梧桐子大。

【用法】每服五十丸，食前空腹时熟汤送下。

◆**固经丸**《杨氏家藏方》

【主治】妇人冲任虚弱，月候不调，来多不断，淋沥不止。

【功效】温胞宫，补精髓。

【药物及用量】艾叶（醋炒）　鹿角霜　伏龙肝　干姜各等量

【炮制】研为末，鹿角胶熔和药末为丸。

【用法】每服五十丸，食前淡醋汤送下。

◆**固经丸**《产育宝庆集方》

【主治】产后血崩。

【功效】温涩固脱，以暖下元。

【药物及用量】艾叶　赤石脂（煅）　补骨脂（炒）　木贼各五钱　附子（炮）一枚

【炮制】研为末，陈米饭糊丸，如梧桐子大。

【用法】每服二十丸，食前温酒或米饮送下。

◆**固经丸**《新效方》

【主治】妇人经过多不止。

【功效】固经止血。

【药物及用量】白芍（炒）　黄芩（炒）　龟板（炙）各一两　香附二钱半　黄柏（炒）三钱　椿根白皮七钱半

【用法】上六味，末之，酒糊丸，梧桐子大，每服五七十丸，温水下。

◆**固肠丸**《丹溪心法》

【主治】湿气下痢，大便下血，妇人白带。

【功效】燥湿，去脾胃陈积。

【药物及用量】椿根皮（炒）四两　滑石二两（一方无滑石）

【用法】熟汤送下。

◆**固肠丸**《世医得效方》

【主治】脏腑滑泄，昼夜无度。

【功效】温下焦，涩肠胃。

【药物及用量】吴茱萸（拣净）　黄连（去须）　罂粟壳（去梗蒂）各等量

【炮制】研为末，醋煮米糊和丸，如梧桐子大。

【用法】每服三十丸，空腹时米饮送下。

◆**固肠丸**《证治准绳》

【主治】久泄不止。

【功效】温中，化湿，涩肠止泻。

【药物及用量】人参（去芦）　苍术（米泔浸一宿）　茯苓　木香（不见火）　诃子肉（煨）　乌梅肉　肉豆蔻（面裹煨）　罂粟壳（去蒂瓤）各等量

【炮制】研为末，水煮面糊和丸，如梧桐子大。

【用法】每服四十丸，米饮送下。

◆**固肠丸**《医学入门》

【主治】滑泄。

【功效】温肠胃，燥湿气，止泻。

【药物及用量】龙骨　附子　诃子　枯矾　丁香　石脂　高良姜　豆蔻仁　缩砂仁　木香

【炮制】研为末，醋糊和丸。

【用法】熟汤送下。

◆**固肠丸**《观聚方要补方》

【主治】脾胃虚弱，感寒泄泻，或冷热不调，下痢脓血，赤少白多，或如鱼蜡，肠滑腹痛，心腹胀满，食减乏力。

【功效】和中，理气，散寒。

【药物及用量】陈米（炒）一撮　木香（不见火）一钱半　罂粟壳（去蒂盖蜜炙）各二两　干姜（炮）　甘草（炙）　诃子肉各三钱　陈皮四钱

【用法】研为细末，每服二钱，黄酒一盏，加生姜二片，大枣一枚，煎至七分，不拘时温服。如不饮酒，清水煎亦可，忌饮酒面鱼腥等物。

◆**固肠丸**《严氏济生续方》

【主治】大肠久冷，滑泄不禁。

【功效】温肾固肠。

【药物及用量】附子（炮，去皮、脐）一枚　肉豆蔻（面裹煨香，去面不用）一两

【用法】上二味，为细末，醋糊为丸，如梧桐子大，每服七十丸，食前，用陈米饮送下。

◆**固肠散**《太平惠民和剂局方》

【主治】脾胃虚弱，内受寒气，泄泻注下，水谷不分，冷热不调，下痢脓血，赤少白多，或如鱼脑，肠滑腹痛，遍数频并，心腹胀满，食减少力。

【功效】温中散寒止泻。

【药物及用量】陈米（炒）二十两　肉豆蔻（生用）　罂粟壳（去蒂盖膜，蜜炙）各二两　干姜（炮）　甘草（炙）各二两半　木香（不见火）一两

【用法】上六味，为末，每服二钱，酒一盏，生姜二片，枣一枚，同煎至七分，温服，不拘时，如不饮酒，水煎亦得，忌酒、面、鱼腥等物。

◆**固肠汤**《三因极一病证方论》

【主治】肠虚下痢，赤白频并，日久无度，老幼产妇。

【功效】温中健脾，调气和血。

【药物及用量】罂粟壳三两（醋浸，炙稍黄）　枳壳（麸炒，去瓤）　白芍各二两　橘红　当归　甘草（炙）各一两　诃子（煨，去核）　木香（煨）　人参　白姜（炮）各半两

【用法】上一十味，为锉散，每服四钱，水一盏半，煎七分，去滓，食前服。

◆**固精丸**《会约医镜》

【主治】下元虚损，滑精将脱者。

【功效】温肾，涩精。

【药物及用量】牡蛎（煅）　白茯苓（去皮）　桑螵蛸（酒浸炙）　白石脂　韭子（炒）　五味子　菟丝子（酒浸，焙干）　龙骨

【炮制】研为细末，山药糊和丸，如梧桐子大。

【用法】每服七十丸，空腹时淡盐汤送下。

◆**固精丸**《严氏济生方》

【主治】嗜欲过度，劳伤肾经，精元不固，梦遗白浊。

【功效】大补肾精，壮阳。

【药物及用量】肉苁蓉（酒浸，焙干）　阳起石（火煅，细研）　鹿茸（去毛酥炙）　川巴戟（去心酒浸）　赤石脂（火煅七次）　白茯苓（去皮）　附子（炮，去皮、脐）　鹿角霜　龙骨（生用，一作煅）　韭子（炒）各等量（一方有五味子）

【炮制】研为细末，酒煮米糊和丸，如梧桐子大。

【用法】每服七十丸，空腹时盐汤送下。

◆**固精丸**《仁斋直指方》

【主治】色欲劳。

【功效】益肾，清火。

【药物及用量】黄柏　知母各一两　牡蛎　芡实　莲须　茯苓　远志　龙骨　山茱萸各三钱

【炮制】研为末，山药糊丸，朱砂为衣。

【用法】每服五十丸，空腹时淡盐汤送下。

◆**固齿白玉膏**《外科大成》

【主治】一切牙疼及齿动摇而不坚固者。

【功效】祛风火，消虫毒，止痛固齿。

【药物及用量】官粉一两（研） 真珠三钱 麝香末二钱 象牙末五钱 用僵蚕四十条 防风 当归 川芎 牙皂 青盐 升麻 白芷 地骨皮各五钱 细辛 藁本各三钱

【炮制】共研粗末，长流水五碗，同入砂锅内，以桑柴火熬至三碗，去滓再入砂锅内，煎至一碗。将龙骨二两，阳起石一两，火煅通红，入药汁内淬之，如此七次，去药汁。将龙骨溶化滤净，再化，离火候温，入前药末和匀，乘热摊纸上。如膏冷，将熨斗烧热仰置，纸铺熨斗底上摊之。

【用法】先以温水漱口，将膏剪一小条，贴于患处闭口勿语。

◆**固齿散**《医宗金鉴》

【主治】齿动。

【功效】散结，坚骨。

【药物及用量】骨碎补 牡鼠骨（煅灰）

【炮制】研为细末，瓷罐收贮。

【用法】每日擦牙。

◆**固齿擦牙散**《疡医大全》

【主治】齿衄。

【功效】清火，杀虫，固齿。

【药物及用量】食盐（成块者煅） 骨碎补 生软石膏各四两 新鲜槐花二两（一方多寒水石、没食子酒煮火烘）

【用法】捣烂为团，晒干，再磨末，擦牙甚妙。

◆**固冲汤**《医学衷中参西录》

【主治】妇女血崩。

【功效】益气健脾，固冲摄血。

【药物及用量】白术（炒）一两 生黄芪六钱 龙骨八钱 牡蛎八钱 萸肉八钱 生杭芍四钱 海螵蛸四钱 茜草三钱 棕边炭二钱 五倍子半钱

【用法】水煎服。

◆**固劳散**甲《袖珍方》

【主治】吐血便血。

【功效】收敛止血。

【药物及用量】白芷五钱 蒲黄 地榆各一两 甘草三钱

【用法】上四味为末，温水调下二钱，气急加石膏。

◆**固劳散**乙《袖珍方》

【主治】男子妇人，九窍出血，大效。

【功效】凉血收敛止血。

【药物及用量】侧柏叶一两半 荆芥 人参各一两

【用法】上三味为末，每服三钱，井花水调，入飞罗面少许。

◆**固荣散**《朱氏集验方》

【主治】吐血。

【功效】收敛活血止血。

【药物及用量】蒲黄 地榆各二两 滑石四两

【用法】上三味，为细末，每服五大钱，温水调下。

◆**垂柳枝煎**《太平圣惠方》

【主治】风赤眼。

【功效】祛风火，明眼目。

【药物及用量】垂柳枝 桃枝 枸杞枝 桑枝（俱长二寸）各七茎 马牙硝（细研）二钱五分 竹叶四十九片 黄连（去须） 决明子各五钱 龙脑（细研）五分

【炮制】除牙硝、龙脑外，以浆水二大盏，于铜器中煎至一半，去滓，以棉滤净，入牙硝、龙脑搅匀，更煎令稠。

【用法】每用如小豆许，铜筋头点服，一日三五次。

◆**垂柳汤**《太平圣惠方》

【主治】皮肤风热，生疮瘖瘟，或痒痛。

【功效】燥湿，清热，止痒。

【药物及用量】垂杨柳一斤 杏仁三两 生白矾二两

【用法】清水一斗五升，煎至七升去滓，于无风处洗浴。

◆**夜光育神丸**《寿亲养老》

【主治】目昏，健忘。

【功效】补肝肾，明眼目。

【药物及用量】熟地黄 远志 牛膝 枸杞子 枳壳 当归 菟丝子 地骨皮各

等量

【炮制】共研细末，炼蜜为丸。

【用法】每服五七十丸，空腹时温酒送下。

◆**夜光柳红丸**《银海精微》

【主治】风邪伤胞睑，致风牵出睑不收。

【功效】祛风火，解热毒。

【药物及用量】人参　草乌（煨）　防风　川芎　藁本　薄荷　荆芥穗　明雄黄　藿香　白芷　北细辛末　全蝎　川乌（煨）　全当归　何首乌（制）　天南星（制）　蒲黄　羌活　生石膏　苍术（炒焦）　甘松　石决明各一两

【炮制】共研细末，炼蜜为丸，如梧桐子大。

【用法】每服三钱，茶清送下。

◆**夜光椒红丸**甲《张氏医通》

【主治】阴血亏虚，真火离散，目无精光，至夜昏甚。

【功效】凉血，补肝，明目。

【药物及用量】川椒（去目）二两　生地黄　熟地黄　枸杞子　麦门冬各四两　牡丹皮三两

【炮制】炼蜜和丸，如梧桐子大。

【用法】每服五七十丸，温酒或盐汤送下。

◆**夜光椒红丸**乙《张氏医通》

【主治】阳精耗伤，真火无光，目昏，至夜益甚。

【功效】补肾，明目。

【药物及用量】椒红四两　巴戟肉二两　金铃子肉　熟附子　茴香各一两

【炮制】另研干山药末二两，酒煮米糊和丸，如梧桐子大。

【用法】每服三十丸，空腹时盐酒送下。

◆**夜光膏**《医方类聚》引《经验良方》

【主治】青濛遮暗，内外障，不见分明。

【功效】泻火，除热，明目。

【药物及用量】用黄丹四两　炉甘石二两　茶盐六钱　鹅梨（取汁）十枚　冬蜜（炼一沸）一斤

【炮制】将丹石碾为细末，以青盐另碾末，欲将鹅梨汁和蜜，熬稀糊，入甘石、黄丹炼紫色。次入青盐熬匀，槐柳枝不住手搅。次用黄连八两，当归二两，诃子四枚（去核研末），猪胰子二个（搓洗）各洗净锉碎，清水浸三五宿，滤去滓，以滓复煎，取尽药力，以熟绢棉纸滤净澄去砂土，慢火煎熬，以槐柳枝各四十九条，一顺搅不住手，待如饴糖相类滤净，入前蜜药瓷器盛，放汤瓶口上，重汤炖成膏。

【用法】候出火毒，每用少许，点眼大眦，以热汤泡化洗服。

◆**夜明丸**《证治准绳》

【主治】雀目，青盲。

【功效】祛风明目。

【药物及用量】夜明砂　木贼　防风　田螺壳　青木香　细辛各等量

【炮制】研为末，烂煮猪肝，用末药于净砂盆内，研令极匀和丸，如梧桐子大。

【用法】每服三十丸，米饮或温酒送下。

◆**夜明丹**《幼幼新书》引（张涣方）

【主治】五疳腹胀，目涩多睡。

【功效】祛热积，杀虫毒。

【药物及用量】夜明砂（微炒）一两　胡黄连　草龙胆　苦楝根各五钱　干蛤蟆（烧存性）五个　芦荟（另研）　青黛（另研）　麝香（另研）各一分

【炮制】研为细末拌匀，粳米饭和丸，如黍米大。

【用法】每服十丸，不拘时米饮送下，量儿大小加减。

◆**奇功散**《玉机微义》

【主治】瘰疬，马刀，顽恶诸疮。

【功效】解毒止痛。

【药物及用量】干野粪尖一两　密陀僧　无名异各五钱　皂角　乳香　没药各三钱

将粪共用盐泥封固，炭火煅去泥，取出同药研为末，加麝香少许

【用法】清油调匀，慢慢敷上，湿即干渗。

◆**奇授藿香丸**《医宗金鉴》

【主治】鼻渊，浊涕淋沥。

【功效】清脑宣邪，宣通鼻窍。

【药物及用量】藿香（连枝叶）八两

【炮制】研为细末，雄猪胆汁和丸，如梧桐子大。

【用法】每服五钱，食后苍耳子汤，或黄酒汤送下。

◆**奇授藿香汤**《外科大成》

【主治】鼻渊致虚，眩晕不已。

【功效】清肝胆，疏风热。

【药物及用量】藿香（连梗叶者）五钱

【用法】清水一碗，煎至七分，加公猪胆汁一枚和匀，食后口服，至重者不过三服。

◆**奇验金箍散**《冯氏锦囊方》

【主治】痈疽肿毒。

【功效】止痛，解毒清热。

【药物及用量】五倍子　白及　白蔹各四钱　生大黄六钱　芙蓉叶（白花者良，阴干不经霜者佳）二两

【用法】研细，用蛋清少许，同醋调敷；如干以葱头酒润之，已有头者，露出头，敷四围为妙。

◆**奇灵膏**

【主治】一切痈疽，肿毒，诸般疼痛，臁疮，顽癣，血风，诸瘤。

【功效】清肿止痛，解毒杀虫。

【药物及用量】巴豆肉　血余　蓖麻仁　葱白　苍耳子　穿山甲（炒）各四两　天南星　半夏　川乌　当归　草乌　生地　番木鳖　金银花各二两　老生姜十六片　蜈蚣二十条　全蝎四十九个　干蟾一个　大鲫鱼一斤（去肠切碎）　肉桂一两

【炮制】用真麻油五斤，浸七日，熬至滴水成珠，去滓入炒铅粉收成膏。

【用法】摊贴患处。

◆**季芝鲫鱼膏**《医宗金鉴》

【主治】乳岩，肿如复碗坚硬，形如堆粟。

【功效】清热，消肿。

【药物及用量】活鲫鱼肉　鲜山药（去皮）各等量

【用法】共捣如泥，加麝香少许涂核上，觉痒极勿搔动，隔衣轻轻揉之。七日一换，旋涂即消。

◆**孤凤散**（胡氏方）

【主治】产后闭目不语。

【功效】止血，解毒。

【药物及用量】生白矾末。

【用法】每服一钱，热水调下。

◆**官桂丸**《女科玉尺》

【主治】胎死不下，指甲青，舌青，胀闷，口中作屎臭。

【功效】解热毒，和气血。

【药物及用量】官桂　当归　甘草　白芍　炮姜　生地黄各一两　黑豆三两

【用法】共为末，温酒调下。

◆**官方七香丸**《仁斋直指方》

【主治】胃痛。

【功效】理气和胃止痛。

【药物及用量】木香　丁香　檀香　甘松（净）　丁皮　橘红　缩砂仁　白豆蔻仁　三棱（醋煮）　蓬莪术（醋煮，焙干）各半两　大香附（炒，去毛）二两半

【用法】上一十一味为末，研米糊丸，绿豆大，每三四十丸，姜汤下。

◆**定心丸**《证治准绳》

【主治】胬肉攀睛。

【功效】疏肝，化腐。

【药物及用量】石菖蒲　枸杞子　白菊花各五钱　辰砂二钱　远志一分　麦门冬（去心）一两（一方无辰砂）

【炮制】研为末，炼蜜和丸，如梧桐子大。

【用法】每服三十丸，食后熟汤送下。

◆**定心丸**《直指小儿方》

【主治】惊悸烦躁。

【功效】清心定惊。

【药物及用量】北参　远志（姜制，焙）　茯神　天麻　犀角各一分　防风　朱砂一钱　麝香一字

【用法】上八味，为末，炼蜜丸皂子大，金箔衣，每服一丸，薄荷汤调下。

◆**定吐丸**《谭氏殊圣》

【主治】吐逆乳食，或心脑发热。

【功效】温胃，和中。

【药物及用量】丁香（为末）三七个　蝎梢四十九条　半夏（洗，焙干，为末）三个

【炮制】和匀，煮枣肉和丸，如黍米大。

【用法】每服七丸至十丸，金银花煎汤送下。如伤暑霍乱吐泻，煎香薷散送下。

◆**定吐紫金核**《保婴集》

【主治】小儿一切呕吐不止。

【功效】温脾胃，止呕吐。

【药物及用量】半夏（汤洗七次，姜制）　人参　白术　木香　丁香　藿香各二钱五分

【炮制】共研细末，稀面糊为丸，如李核大，用沉香一钱（研为末），朱砂一钱（水飞），同研匀为衣，阴干。

【用法】每服一丸，用小枣一枚（去核），纳药在内，湿纸裹，烧熟，嚼与小儿服，后以米饮压之。

◆**定吐饮**《证治准绳》

【主治】吐逆诸药不止者。

【功效】降冲逆，温胃气。

【药物及用量】半夏（汤洗七遍，焙干，锉如绿豆大，筛去细末）二两　生姜（洗净，拭干，和皮）二两　薄桂（去粗皮，锉）三钱

【炮制】生姜切片小方块，如绿豆大，同半夏和匀，入小铛内，慢火顺手炒令香熟带干，方下桂，再炒匀。微有香气，以皮纸摊盛置地上出火毒，候冷略簸去黑焦末。

【用法】每服二钱，清水一盏，加生姜二片，煎至七分，空腹时缓缓服。

◆**定血散**《外科精义》

【主治】刀镰斧伤。

【功效】僻风，定痛，生肌。

【药物及用量】密陀僧八两　乌贼鱼骨　龙骨　枯白矾各二两　桑白皮一斤　黄丹一两

【用法】研为细末，每用少许，干掺患处，定血如神。

◆**定血散**《杨氏家藏方》

【主治】一切伤口出血不止。

【功效】收敛疮口。

【药物及用量】生南星　槐花（炒）　郁金各四两　生半夏二两　乳香（另研）　没药（另研）各二钱五分

【用法】研为细末次入乳香、没药。和匀，每用少许，干掺患处。忌用水洗。

◆**定志丸**《证治准绳》

【主治】一切神志不足，惊悸健忘，言语失伦，喜笑发狂，色伤泄精及能近视，不能远视。

【功效】益心强志，令人不忘。

【药物及用量】石菖蒲（炒）　远志（甘草汤泡荡）各三两　白茯神（一作茯苓）　人参各三两（一作各一两，一方有茯苓、白术、麦门冬）

【炮制】研为细末，炼蜜和丸，如梧桐子大，朱砂一两五钱（研细，一作三钱）为衣。

【用法】每服十丸至七八十丸，食后米饮或滚汤送下，亦可作汤服。目能近视者，每服三钱，龙眼汤送下；血虚加当归；有痰加橘红、半夏、甘草、生姜。

◆**定志丸**《儒门事亲》

【主治】落马堕井，或因打仆，便生心恙者。

【功效】安魂定魄。

【药物及用量】人参　茯神　远志（去心）　茯苓　柏子仁　酸枣仁

【炮制】共研细末，酒调米糊为丸。

【用法】生姜汤送下。

◆**定志丸**《直指小儿方》

【主治】小儿惊风已退，神志未定者。

【功效】镇心，和血，养心安神。

【药物及用量】琥珀　茯神　远志肉（姜制，焙）　人参　白附子（炮）　天麻　天门冬（去心）　甘草（炙）　酸枣仁（炒）（一方有乳香）

【炮制】研为末炼蜜和丸，如皂角子大，朱砂为衣。

【用法】每服一丸，灯心、薄荷煎汤送下。

◆**定志丸**《叶氏女科》

【主治】妊娠怔忡，心虚而神不安者。

【功效】补心养血。

【药物及用量】人参　远志各一两　蒲黄二两　茯苓三两

【用法】清水煎服。

◆**定命丹**《直指小儿方》

【主治】小儿急惊，天钓，撮口。

【功效】通利痰热。

【药物及用量】全蝎七个　天麻　南星（炮）　白附子各二钱五分　朱砂　青黛各一钱五分　轻粉　麝香各五分　龙脑一字

【炮制】研为末，粟米煮糊和丸，如绿豆大。

【用法】每服一丸，荆芥、薄荷汤调下。可先研半丸，吹入鼻中。

◆**定命散**《太平圣惠方》

【主治】小儿五疳。

【功效】杀虫祛风消疳。

【药物及用量】干蛤蟆（烧灰）一枚　蛇蜕皮（炒）　蝉壳各一分

【用法】研为极细末，加麝香末五分，研匀。每服半钱，午时以暖水调下。一二岁即服一字，后煎桃柳汤，放温浴儿，便用青衣盖之，当有虫出即效。

◆**定命散**《婴童百问》

【主治】初生小儿口噤不开。

【功效】疏风化滞。

【药物及用量】蝉蜕（去嘴脚）二七枚　全蝎（去毒）二七个

【用法】研为极细末，加轻粉少许和研，乳前用乳汁调化服。

◆**定命散**《幼幼新书》

【主治】小儿疳。

【功效】杀虫解毒。

【药物及用量】白矾　绿矾各等量

【炮制】抄一大钱研匀，用大麦面五钱，生姜、葱一寸研烂，将面同捣和为饼，将研匀者药裹在中心，用文武火烧存性，置地坑内出火毒一宿。又研为粉，入铅霜二钱同研细。

【用法】每用一挖耳许，揩牙上一二遍。

◆**定命散**《妇人大全良方》

【主治】妇人急血气。

【功效】温中活血。

【药物及用量】大生乌头（去皮尖）　牡丹皮　桂心各一两

【用法】上三味为细末，每服一钱，酒半盏，童子小便半盏，煎至七分，温服。如妇人血瘕、血气、胎血积聚，上冲心膈，须臾欲绝者，用酒一盏，生姜一片，煎至七分，去滓，通口服。

◆**定命饮**《直指小儿方》

【主治】小儿慢惊，吐泻困重，欲传慢脾者。

【功效】温中和脾。

【药物及用量】生半夏（拣圆白者）　茯苓　木香　老生姜（切片干）各一分　白术　甘草（炙）各半分

【用法】锉散，每服半钱，生姜、大枣煎汤调下。

◆**定金汤**《证治准绳》

【主治】臭痘黑烂成窝，元气亏损者。

【功效】补肺胃，疏风邪。

【药物及用量】绵黄芪　人参　白术（炒）　当归　白芍　生地黄　白茯苓　甘草　白芷　防风　荆芥　升麻

【用法】加芫荽一握，白银一块，灯心二十茎，清水煎服。

◆**定风散**《拔粹方》

【主治】疯狗咬破，先口噙浆水洗净，用绵揾干贴药，更不再发，大有神效。

【功效】解毒息风。

【药物及用量】天南星（生）　防风各等量

【用法】上二味，为细末，干上药，更不再发，无脓，不可具述。

◆**定风饼**《类证普济本事方》

【主治】中风，并预防风疾再发。

【功效】祛风，化痰，行滞。

【药物及用量】天麻　川乌　南星　半夏　僵蚕　川芎　茯苓　生甘草各等量

【炮制】研为细末，姜汁和丸如芡实大，捏做饼子，朱砂为衣。

【用法】每服一饼，细嚼生姜汤送下。

◆**定疼散**《疡医大全》

【主治】搭手，发背。

【功效】解毒散瘀。

【药物及用量】山药一两　白糖霜　大黄各四钱

【用法】捣烂敷上，即止疼，或已破烂者，只用糖霜、山药捣烂塞入毒内，不臭，烂肉自去，新肉自生。初时日换三次，三日后一日换一次。换时以甘草煎汤，或猪蹄汤洗，用软鹅毛数根扎之，洗去再敷，待肉长满方止。

◆**定粉散**《幼幼新书》

【主治】小儿疳痢，五色痢。

【功效】杀虫，涩肠。

【药物及用量】定粉　龙骨　黄丹（煅过）各二钱　诃子三个（煨熟取肉）

【用法】研为末，儿三岁以上，每服五分，粥饮调下。

◆**定粉膏**《圣济总录》

【主治】干湿癣，风癣。

【功效】祛风湿，杀虫毒。

【药物及用量】定粉　水银　芜荑　胭脂各一分

【炮制】研匀，用猪脂一两（须用十年以上者，若无，但陈者亦可）同研成膏，先用汤洗，后以膏子临卧涂之，再用楝实五合（如无以根皮代之），楝叶及嫩叶（细锉），凌霄花及藤（细锉）各一升，枳壳（去瓤）、蛇床子、地榆、丹参、皂荚、苦参（并细锉）各三两。

【用法】同煎浓汁，热洗患处。

◆**定喘汤**《妇人大全良方》

【主治】丈夫、妇女远年咳嗽，上气喘急，喉中涎声，胸满气逆，坐卧不安，饮食不下及肺感寒邪，咳嗽声重，语音不出，鼻塞头昏。

【功效】除痰结，和中气。

【药物及用量】半夏曲（炒）　阿胶（炒）　甘草各一钱五分　罂粟壳（制）五钱　北五味子　桑白皮　麻黄（去节）　人参各一分

【用法】㕮咀，每服三钱，加生姜三片，乌梅半个，清水一盏半，煎至七分去滓。食后临卧渐渐温服，一日二次。

◆**定喘汤**《摄生众妙》

【主治】哮喘。

【功效】润肺气，除喘咳。

【药物及用量】白果（去壳，切碎，炒黄色）二十一枚　麻黄（一作八分）　款冬花（一作一钱）　桑白皮（蜜炙，一作一钱）　制半夏（如无，以甘草汤泡七次，去皮用，一作一钱）各三钱　苏子一钱（一作一钱）　杏仁　黄芩（炒，一作一钱）各一钱五分　甘草一钱

【用法】清水三盅，煎至二盅，分二次服，不拘时徐徐服。

◆**定喘汤**《妇人大全良方》

【主治】妇人，远年近日，肺气咳嗽，上气喘急，喉中涎声，胸满气逆，坐卧不安，饮食不下及肺感寒邪，咳嗽声重，语音不出，鼻塞头昏。

【功效】养调润肺，敛肺止咳。

【药物及用量】半夏曲（炒）　明阿胶（炒）　甘草各钱半　罂粟壳半两（制）　北五味子　桑白皮　麻黄（去节）　人参各一分

【用法】上八味㕮咀，每服三大钱，姜三片，乌梅半个，煎至七分，去滓，渐渐温服，食后临卧服。

◆**定喘饮**《活幼心书》

【主治】小儿风痰喘促，冷热皆宜。

【功效】开肺气，祛痰水，止喘嗽。

【药物及用量】人参（去芦头）　麻黄（不去根节）　防己（去黑皮）　诃子（去核）　半夏（汤洗去滑）　甘草各五钱

【用法】研为末，每服二钱，清水一盏，加生姜二片，煎至五分，不拘时温服。

◆**定喘饼子**《卫生宝鉴》

【**主治**】哮喘。

【**功效**】除痰喘，利脾肺。

【**药物及用量**】芫花（醋浸一宿，炒） 桑白皮（炒） 吴茱萸（炒） 马兜铃 陈皮（去白）各一两 寒食面 白牵牛（半生半炒，取头末二两）各三两

【**用法**】为末和匀，滴水为丸，如樱桃大，捏做饼子，取热灰半碗，在锅内同炒饼子热。每夜服一饼，嚼烂，马兜铃煎汤送下。如患心头不快，加一饼或两饼，至微明利下神效。孕妇忌服。

◆**定喘丹**《严氏济生续方》

【**主治**】男子妇人久患咳嗽，肺气喘促，倚息不得睡卧，齁船嗽。

【**功效**】理肺止咳平喘。

【**药物及用量**】杏仁（去皮尖，炒，别研） 马兜铃 蝉蜕（去土并足翅，炒）各一两 煅砒（别研）二钱

【**用法**】上四味为末，蒸枣肉为丸，如葵子大，每服六七丸，临睡，用葱茶清放冷送下，忌热物。

◆**定痛丸**《证治准绳》

【**主治**】风虚走疰疼痛。

【**功效**】祛痛风，除积血。

【**药物及用量**】威灵仙 木鳖子（去壳） 川乌（炮，去皮、脐） 防风（去芦） 白芷 五灵脂 地龙（去土炒）各五钱 水蛭（糯米炒熟） 朱砂（水飞）各三钱

【**炮制**】研为细末，酒煮面糊和丸，如梧桐子大，朱砂为衣。

【**用法**】每服十丸，空腹时温酒送下，妇人红花酒送下。

◆**定痛托里散**《简明医彀》

【**主治**】诸肿毒疮痛。

【**功效**】疏血，解毒，活血止痛。

【**药物及用量**】粟壳（去蒂炒）二钱 当归 白芍各五钱 乳香 没药 肉桂各一钱

【**用法**】㕮咀，每服五钱，清水煎服。

◆**定痛乳香神应散**《医学纲目》

【**主治**】从高处坠下，疼痛不可忍，腹中疼痛。

【**功效**】活血定痛。

【**药物及用量**】乳香 没药 雄黑豆 桑白皮 独科粟子 当归各一两 破故纸（炒）二两 水蛭五钱

【**用法**】研为末，每服五钱，米醋一盏，砂石器内煎至六分，入麝香少许温服。

◆**定痛乳香散**《普济方》

【**主治**】金疮，折骨，打仆伤损。

【**功效**】通经络，利气血。

【**药物及用量**】乳香 没药各二钱（一作各二两） 败龟板一两 紫荆皮二两 当归须 骨碎补 虎骨（醋炙）各五钱 穿山甲（火炮）二钱半 乌梅五个（如无，以自然铜火煅醋淬代之）

【**用法**】研为细末，每服二钱，甚者二钱，好酒调下，损上者食后服，损下者食前服。

◆**定痛羌活汤**《赤水玄珠》

【**主治**】风热攻注，牙根肿痛。

【**功效**】清热，祛风，止痛。

【**药物及用量**】羌活 防风 川芎 生地各一钱 升麻一钱二分 细辛四分 荆芥 独活 薄荷各六分 石膏二钱 甘草五钱

【**用法**】清水煎，食后服，如湿热甚者加黄连、山栀；恶热饮者加龙胆草。

◆**定痛接骨紫金丹**《医学纲目》

【**主治**】跌仆损伤。

【**功效**】续筋骨，通血络。

【**药物及用量**】麝香 没药 红娘子各一钱五分 乌药 地龙（去土） 茴香 陈皮 青皮各二钱五分 川乌 草乌（炮）各一两 五灵脂（去皮） 木鳖子（去壳）各五钱 黑牵牛五分 骨碎补 威灵仙 金毛狗脊 防风（去芦） 自然铜（醋淬七次）各五钱 禹余粮四钱

【**炮制**】研为细末，醋煮米糊和丸，如梧桐子大。

【**用法**】每服十丸，温酒送下，病在上，食后服，在下食前服。

◆**定痛散**《丹溪心法》

【**主治**】诸疝。

【功效】祛寒，消积，止痛。

【药物及用量】枳实十五片　山栀子（炒）　山楂　吴茱萸（炒过）各等量

【用法】研为末，每服一二钱，空腹时长流水调下。

◆**定痛散**《赤水玄珠》

【主治】痘疹伤寒，腹痛及冷气痛。

【功效】除寒积，利气滞。

【药物及用量】神曲　香附子各一钱　山楂二钱　高良姜　当归　甘草各五分

【用法】加生姜三片，大枣二枚，清水煎服，手足逆冷，加大附子二分。

◆**定痛散**《医宗金鉴》

【主治】一切打仆损伤。

【功效】通筋络，消肿痛。

【药物及用量】当归　川芎　白芍　官桂　升麻　防风各一钱　山柰三钱　麝香三分　红花　紫丁香根各五钱

【用法】研为细末，老葱捣汁，合敷患处，再用熨法。

◆**定痛散**《医学入门》

【主治】筋骨损伤之痛。

【功效】通筋续骨。

【药物及用量】苍耳子　骨碎补　自然铜　血竭　白附子　赤芍　当归　白芷　肉桂　没药　防风　牛膝各三两　虎胫骨　龟板各二两　天麻　五加皮　羌活　槟榔各一两

【用法】研为细末，每服一钱，温酒调下。

◆**定痛散**《万病回春》

【主治】虫牙痛甚。

【功效】温中，散热。

【药物及用量】当归　生地　细辛　干姜　白芷　连翘　苦参　川椒　黄连　桔梗　乌梅　甘草各等量

【用法】清水煎，噙漱后咽下。

◆**定痛散**《太平圣惠方》

【主治】产后心腹刺痛不可忍。

【功效】行气活血止痛。

【药物及用量】当归一两（锉，微炒）　赤芍一两　芎䓖一两

【用法】上三味，捣细罗为散，不拘时，以热生姜酒调下一钱。

◆**定痛当归散**《证治准绳》

【主治】诸损肿痛。

【功效】补血，通经。

【药物及用量】当归　川芎　赤芍　白芍　熟地黄　羌活　独活　牛膝　川续断　白芷　杜仲各二两　川乌（炮）　乳香　没药　肉桂各一两　南木香　角茴　丁香皮各五钱

【用法】研为末，温酒调下。

◆**定痛饮**《证治准绳》

【主治】目痛。

【功效】祛风，清热。

【药物及用量】防己一两　当归　黄芩各五钱

【用法】㕮咀，清水一盏半，煎至一盏，入红酒半盏温服。

◆**定痛膏**《证治准绳》

【主治】打仆损伤，赤肿疼痛。

【功效】泻经活络，止痛消肿。

【药物及用量】芙蓉叶二两　紫荆皮　独活　生南星　白芷各五钱

【用法】研为末，加生菜、马蓝菜、墨斗菜各一两，杵捣极烂，和末一处，用生葱汁老酒和炒暖敷。若打仆跌磕压伤，骨肉酸疼有紫黑色，未破皮肉者，加草乌、肉桂、高良姜各三钱研末，姜汁调温贴；若紫黑色已退，除良姜、肉桂、草乌、姜汁，欲以姜汁茶清调温贴之；若折骨出臼者，加赤葛根皮、宝塔草各二两捣烂，和前药一处，又用皂角十枚，童便汁少许，生白面一两，砍烂和匀，入前药同杵捣匀，用芭蕉叶托，用前后正副夹须仔细，整顿其骨紧敷，看后上下肿痛消，方可换药，肿痛未退，不可换药。

◆**定搐散**《永类钤方》

【主治】小儿急惊，四证八候并作。

【功效】除惊痫，祛痰积。

【药物及用量】天麻　白附子（炮）　南星（炮）各五钱　蝎梢（炒）　白花蛇

头（酒炙）各二钱五分　朱砂　雄黄　乳香各一钱　代赭石一两（米泔淬，煅七次）　赤条蜈蚣一条（酒炙）　龙脑　麝香各一字

【用法】研为细末每服五分，金银花、薄荷煎汤化下，炼蜜丸调亦佳。

◆**定搐散**《直指小儿方》

【主治】小儿急惊风。

【功效】祛痰定搐。

【药物及用量】赤脚蜈蚣一条（大者酒浸，炙）　麻黄（去节）　南星（炮）　白附子　直僵蚕（炒）　羌活　代赭石（醋煅淬七次）　蝎梢　川姜黄各二钱　朱砂一钱

【用法】研为末，每服一字，荆芥、紫苏煎汤调下，如搐不止，加乌蛇肉。

◆**定经汤**《傅青主女科》

【主治】经水先后无定期。

【功效】调经，和血。

【药物及用量】当归（酒洗）　白芍（酒炒）　菟丝子（酒炒）各一两　熟地黄　山药（炒）各五钱　茯苓三钱　荆芥穗（炒黑）二钱　柴胡五分

【用法】清水煎服。

◆**定魄丸**《医学入门》

【主治】小儿惊风已退，神魂胆志未定者。

【功效】疏风安神，定痫。

【药物及用量】人参　琥珀　茯神　远志　朱砂　天麻　石菖蒲　天门冬　枣仁　甘草各等量

【炮制】共研细末，水泛丸，朱砂为衣。

【用法】熟汤送下。

◆**定痫丸**《证治准绳》

【主治】小儿诸痫。

【功效】定惊，除痰。

【药物及用量】赤脚蜈蚣一条（酒浸炙，去头足）　蝎梢（去毒）　乌蛇肉（酒炙）　生白附子　天南星末　圆白半夏末（用姜汁和一宿）各二钱五分　熊胆　白矾（新瓦上煨枯）各一钱二分五厘

【炮制】研末，稀面糊为丸，如梧桐子大，朱砂为衣。

【用法】每服二三丸，不拘时薄荷煎汤磨化下。

◆**定变回生汤**《洞天奥旨》

【主治】背疽长肉，疮口已平，偶犯色欲恼怒，开裂流水，色变紫黑，肉变败坏。

【功效】益气和血。

【药物及用量】人参四两　黄芪三两　当归　麦门冬　白术　银花各二两　茯苓一两　山茱萸五钱　肉桂三钱　北五味子二钱

【用法】清水煎服，四剂平复。平复后，故再犯禁忌不治，此方难救。

◆**定肺汤**《仁斋直指方》

【主治】上气喘嗽。

【功效】下气止咳平喘。

【药物及用量】紫菀茸　北五味子　橘红　杏仁（去皮尖，略炒）　甘草（炙）　真苏子（炒）　桑白皮（炒）　半夏（制）　枳壳（制）等量

【用法】上九味，细锉，每三钱，姜五片，紫苏五叶，食后，煎服。

◆**念珠丸**《类证普济本事方》

【主治】膀胱疝气，阴卵肿痛难忍。

【功效】化气滞，消热积。

【药物及用量】乳香　硇砂（飞）各三钱　黄蜡一两

【炮制】研为细末和匀，熔蜡为丸。分作一百八十丸，以线穿之，露一宿，次日用蛤粉为衣。

【用法】乳香汤送下。

◆**承气合小陷胸汤**《温病条辨》

【主治】温病三焦俱急，大热大渴，舌燥，脉不浮而躁甚，舌色金黄，痰涎壅甚，不可单行承气者。

【功效】泻热气，开心胸。

【药物及用量】生大黄五钱　厚朴　枳壳　黄连各二钱　半夏　瓜蒌各三钱

【用法】清水八杯，煮取三杯，先服一杯，不下再服一杯，得快利止后服，不便再服。

◆**抱龙丸**《小儿药证直诀》

【主治】伤风瘟疫，身热昏睡，风热痰

实壅嗽，中暑烦躁壮热蛊毒，室女白带，小儿四时感冒，痘疹欲出发搐。

【功效】定惊止搐，除痰利气。

【药物及用量】天南星（如无只以生者锉，炒熟用）四两　天竺黄一两　雄黄（水飞）一钱　辰砂（另研飞净，一半为衣）各五钱　麝香（另研）一钱（一方有全蝎二十个）

【炮制】研为细末，煮甘草水和丸（腊月雪水煮甘草和药尤佳），如皂角子大（一法用浆水或新水浸南星三日候透，煮软三五沸，取出乘软切去皮，只取白软者薄切焙干，炒黄色。取净末八两，以甘草二两五钱拍破，清水二碗浸一宿，慢火煮至半碗去滓，渐渐倾入南星末中慢研，令甘草水尽，方入余药）。

【用法】每服三五丸，五岁儿一二丸，百日小儿每丸分作三四服，温水化下，潮热灯心汤下；急惊每服一丸，薄荷汤化下；服后呕吐稠痰即愈。如痘疹发惊，去辰砂，易琥珀三钱，伏暑每服一二丸，用盐少许细嚼，新汲水送下。

◆抱龙丸《三因极一病证方论》

【主治】肝肾脏虚，风湿寒邪，流注腿膝，行步艰难，渐成脚气，足心如火，上气喘急，小腹不仁，全不进食。

【功效】祛风湿，解热毒。

【药物及用量】赤小豆四两　白胶香（另研）　破故纸（炒）　狗脊　木鳖子（去壳，另研）　海桐皮　威灵仙　草乌（去芦锉，以盐炒熟，去盐不用）　五灵脂（炒）　地龙（去土炒）各一两

【炮制】研为细末，酒煮米糊和丸，如梧桐子大，辰砂为衣。

【用法】每服五十丸，空腹时盐汤或温酒送下。

◆抱龙丸《御药院方》

【主治】壅嗽痰实，欲生惊风，时作潮热宜服。

【功效】祛风化痰止咳。

【药物及用量】天南星（牛胆制）二两　天竺黄半两　雄黄（另研）钱半　辰砂（另研）二钱半　麝香（另研）钱半

【用法】上五味为末，将研药一处拌和匀，炼蜜和丸，如芡实大，每两作五十丸，煎薄荷甘草汤化下一丸，食后服。

◆抱胆丸《是斋百一选方》

【主治】一切癫痫风狂，室女月脉通行，惊邪蕴结，妇人产后血虚，惊气入心。

【功效】安神，杀虫。

【药物及用量】水银二两　黑铅一两五钱（一作二两）　朱砂（细研）　乳香（细研）各一两

【炮制】将黑铅入铫子内，下水银结成砂子。次下朱砂、乳香，乘热用柳木槌，研匀为丸，如鸡头子大。

【用法】每服一丸，空腹时井花水或金银花、薄荷煎汤送下。病者得睡，切莫惊动，觉来即安，再一丸可除根。

◆抵金散《外科启玄》

【主治】痈疽发背，溃烂作痛。

【功效】散热毒。

【药物及用量】蜣螂（五月五日收采，装入竹筒内，阴干）不拘多少

【用法】研细，瓷瓶收贮，用末掺上。

◆抵当丸《伤寒论》

【主治】与抵当汤同。

【功效】下蓄血。

【药物及用量】与抵当汤同。

【炮制】捣细如蜜，分为四丸，或以面糊为丸。

【用法】清水一升，煮一丸，取七合服尽，晬时当下血，不下更服。

◆抵当汤《伤寒论》

【主治】伤寒蓄血，发狂善忘，少腹硬满，小便自利，大便色黑，身体发黄，脉沉而结及妇人经水不利，脉证俱实。

【功效】下蓄血，除腹满。

【药物及用量】虻虫（去足翅熬，一作二十个）　水蛭（猪脂熬黑，如无，以陵鲤甲米漆涂炙代之，一作五分）各三十个　大黄（酒浸，一作一两，一作五钱）三两　桃仁（去皮尖，一作二十个，一作五钱）三十个

【用法】锉如麻豆，清水五升，煮取三升去滓。温服一升，不下再服。

◆**抵当汤**《千金方》

【主治】月经不利，腹中满时自减。

【功效】化瘀定痛。

【药物及用量】虎掌　大黄各二两　桃仁三十枚　水蛭一十枚

【用法】上四味，以水三升，煮取一升，尽服之，当下恶血为度。

◆**抵圣丹**《普济方》

【主治】天钓，胸膈不利，乳食不下，急惊风。

【功效】祛惊风，除痰结。

【药物及用量】锡悋脂一两（细研水飞，淘去黑水令尽）　牛黄（另研）　铅霜（细研）　熊胆（另研）各一分　麝香一钱（另研）　蟾酥（另研）一钱

【炮制】研为细末令匀，粳米饭和丸，如黍米大。

【用法】每服五丸至七丸，新汲水送下。

◆**抵圣散**《圣济总录》

【主治】目偏，风牵疼痛。

【功效】疏血气，除风热。

【药物及用量】荆芥穗二两　芎䓖　羌活（去芦）　楮实（麸炒）　木贼各一两　甘草（炙）五钱

【用法】研为细末，每服二钱，食后茶清调下。

◆**抵圣散**《太平圣惠方》

【主治】难产。

【功效】活血催产。

【药物及用量】红蓝花（六月六日取）　蜀葵花（五月五日采）　桃花（三月三日采）　凌霄花（七月七日采）　大麦（七月十五日采）各一分

【用法】上五味，捣细罗为散，以热酒调下一钱，便生。

◆**抵圣丸**甲《太平圣惠方》

【主治】妇人癥瘕，恶血积聚，并月候不通。

【功效】化瘀通经止痛。

【药物及用量】硇砂（细研）半两　麒麟竭半两　没药半两　桂心半两　斑蝥（糯米拌炒令黄，去翅足）半两　莽草（微炙）半两　狼毒半两　鬼箭羽半两　灯心草半两

【用法】上九味，捣罗为末，以醋煮面糊和丸，如梧桐子大，每日空心服，煎红蓝花酒，放温下五丸。

◆**抵圣丸**乙《太平圣惠方》

【主治】妇人血癥，积久不散，值天阴即疼痛。

【功效】散寒下气消癥。

【药物及用量】硇砂一分　砒霜一分　硝石一分（以上三分同研如粉）　当归（锉，捣罗为末）一两　桂心　干姜（炮裂，锉）　牛李子（酒拌炒干，各半两，一处捣罗为末）　巴豆（去皮心，细研，纸裹压去油）半两

【用法】上八味，用无灰酒一升，入当归末及巴豆于瓷器中，慢火熬成膏，下硇砂三味，搅令匀，次下诸药末，拌和为丸，如绿豆大，每日空心服，温酒下三丸，晚食前再服，以利下恶物为度。

◆**抵圣丸**丙《太平圣惠方》

【主治】久患赤白痢。

【功效】温中涩肠止痢。

【药物及用量】硫黄半两　密陀僧一分（烧通赤）　白矾灰半两　寒水石二两（烧通赤）

【用法】上四味，都研为末，以面糊和丸，如绿豆大，每服以冷水下五丸。

◆**抵圣丸**《圣济总录》

【主治】诸般痢，多年不瘥，日夜百十行不止。

【功效】除积止痢。

【药物及用量】丹砂一两　硇砂半钱

【用法】上二味，以巴豆二七粒，和壳用黄蜡半两煎，后黑烟起，良久取出巴豆，就内拣取一七粒，好者去壳，先将丹砂，硇砂于乳钵内，同研令细后，方入剥了巴豆，共研令匀，用煎者蜡一小块，更同熬令匀，作一剂，如有患者，旋丸如黍米大，

先用艾汤下三丸，取出积聚，溏转一两行，并不搜搅疼痛，后以冷水空心下三丸，即瘥。

◆**抵圣丸**《圣济总录》

【主治】泻痢久不止。

【功效】温中止泻。

【药物及用量】生姜切　砂糖各一分

【用法】上二味，以三重湿纸裹煨，五更初都作一服，以腊茶嚼下。

◆**抵圣备急丸**《千金月令》

【主治】霍乱，心腹百病，疰痛等。

【功效】温中通便，止痛。

【药物及用量】干姜　大黄　巴豆（熬，去皮心，别研如泥）各一两

【用法】上三味各一两，捣筛为散，蜜和为丸，入巴豆更捣三五百杵，丸如绿豆大，每服，空心服三丸，快痢为度，忌生冷硬物等。

◆**抹唇膏**《幼幼新书》引《茅先生方》

【主治】小儿夜啼。

【功效】祛寒热，除惊痫。

【药物及用量】蝉壳一个（去足）　灯花二朵　朱砂少许

【用法】研为末，夜用鸡冠血调，抹上下两唇即止，并夹朱砂膏与服。

◆**抽刀散**《妇人大全良方》引（陈日华方）

【主治】妇人血风血气。

【功效】祛瘀血，泻热毒。

【药物及用量】五灵脂（炒）一两　蓬莪术　桂心　芸薹子（炒）各五钱

【用法】研为细末，每服二钱，酒水各半盏，煎至八分，不拘时热服。

◆**抽刀散**《证治准绳》

【主治】产后心腹、胁肋、脚痛不可忍者。

【功效】除血闭，祛冷气。

【药物及用量】五灵脂（炒令烟尽存性）不拘多少

【用法】研为末，每服三钱，水酒童便各半盏，煎至八分，通口服。

◆**抽刀散**《御药院方》

【主治】妇人心腹胁肋疼痛不可忍者。

【功效】温中活血止痛。

【药物及用量】川乌头（炮，去皮、脐）　牡丹皮　芍药　干姜（炮）　桂心　没药　当归（此方无分两）

【用法】上七味为细末，每服二钱，热酒调下，下过三服，轻可一服效。产后加红花。

◆**抽刀散**《妇人大全良方》

【主治】妇人血风、血气等疾。

【功效】温经活血，祛瘀散结。

【药物及用量】五灵脂（炒）一两　莪术　桂心　芸薹子（炒）各半两

【用法】上四味为末，每服二大钱，酒半盏，水半盏，煎至八分，作热服。

◆**抽风汤**《秘传眼科龙木论》

【主治】鸡冠蚬肉外障。

【功效】清热，祛风。

【药物及用量】桔梗　大黄　细辛各一两　黄芩　车前子　芒硝　黑参各一两半　防风二两

【用法】研为粗末，清水二盏，煎至一盏去滓，食后温服。

◆**抽脓散**《杂病源流犀烛》

【主治】痔痛。

【功效】除风热，利血气。

【药物及用量】黄芪　金银花　当归　白芷　连翘　防风　甘草

【用法】为散，清水煎服。

◆**拈痛丸**《仁斋直指方》

【主治】九种心痛。

【功效】疏血，理气。

【药物及用量】五灵脂　蓬莪术（煨）　木香　当归各半两　生干姜三分

【炮制】研为细末，炼蜜和丸，如梧桐子大。

【用法】每服二十丸，食前橘皮煎汤送下。

◆**拈痛散**《卫生宝鉴》

【主治】肢节疼痛。

【功效】祛风止痛，通络活血。

【药物及用量】羌活　独活　防风（去芦、杈）　细辛　肉桂　白术　良姜　麻黄（不去节）　天麻（去苗）　川乌（生用去皮）　葛根　吴茱萸　乳香（研）　小椒（去目全蝎生用）　当归（去苗）各一两　川姜（生）半两

【用法】上一十七味，为粗末，入乳香研匀，每抄药十钱，痛甚者十五钱，同细盐一升炒令极热，熟绢袋盛，熨烙痛处，不拘时，早晚频用，药冷再炒一次，用毕甚妙，药不用。

◆**拔疔散**《医宗金鉴》

【主治】牙疔。

【功效】祛腐拔毒。

【药物及用量】硇砂　白矾　朱砂　食盐（用铁锈刀烧红浆白矾、食盐放以刀上煅之）各等量

【炮制】择丁日午时，研为细末收之。

【用法】每用少许，掺于患处。

◆**拔毒散**《痈疽神秘验方》

【主治】一切痈疽肿毒。

【功效】活血止痛，清热解毒。

【药物及用量】乳香　没药　穿山甲（炮）　当归　木鳖子各一钱　瓜蒌实八钱　甘草（炙）五分　忍冬藤二钱　牙皂角（炒）七分　大黄生熟各一钱五分　连翘一钱　贝母十分

【用法】酒水各一盅，煎至一盅，食前服。

◆**拔毒散**《幼幼新书》引（张涣方）

【主治】殃火丹，发于两胁及腋下。

【功效】祛积解毒。

【药物及用量】川朴硝一两　栀子仁五钱

【用法】研为末，醋调涂患处。

◆**拔毒散**《保婴撮要》

【主治】疥癞疮癣。

【功效】清热，杀虫。

【药物及用量】生黄芩　生黄连　生白矾　雄黄各五钱　铜绿二钱（痒甚加之）　松香一两

【用法】研为末，干掺患处，或用油调搽，疥疮加枯矾三钱。

◆**拔毒散**《仁斋直指方》

【主治】痈疽肿结。

【功效】解毒，消肿。

【药物及用量】天南星（上等大白者）一两　草乌头　白芷各五钱　木鳖子仁一个

【用法】研为细末，分两次用，将醋入蜜调敷，纱贴之。

◆**拔毒散**《杨氏家藏方》

【主治】疔疮。

【功效】杀虫，祛瘢结。

【药物及用量】蜈蚣一条（炙）　铅白霜　粉霜　胆矾　硇砂（另研）各一钱

【用法】研为末和匀，先用针挑破头，入药一字在内，醋糊纸贴上，其根一时自出。

◆**拔毒散**《太平惠民和剂局方》

【主治】热毒丹肿，游走不定。

【功效】清凉，退热。

【药物及用量】生石膏三两　寒水石七两　黄柏　甘草各一两

【用法】研为细末，新汲水调扫之，芭蕉汁尤佳，或纸花子小贴，凉水润之。

◆**拔毒散**甲《普济方》

【主治】诸恶疮。

【功效】清湿热，解虫毒。

【药物及用量】天花粉　无名异　黄柏　黄芩　木鳖子　大黄　牡蛎各等量

【用法】研为细末，好醋调敷。

◆**拔毒散**乙《普济方》

【主治】痈溃疼痛发指，彻骨痛不可忍者。

【功效】止痛，活血。

【药物及用量】乳香少许　泥蜂窠（壁间采）

【用法】研为末，酽醋调涂，干则以醋润之，痛立止。

◆**拔毒饮**《活动心书》

【主治】风热毒气上攻，头项浮肿作痛，发惊，发斑。

【功效】解毒，和血。

【药物及用量】无花粉（去粗皮）一两

生干地黄（洗净）　白芷　当归尾（酒洗）　桔梗（锉片，蜜水炒过）　甘草各五钱

【用法】锉服，每服二钱，清水一盏，煎至七分，不拘时温服。

◆**拔毒膏**《痘疹心法》

【主治】痘疮。

【功效】清热，解毒。

【药物及用量】马齿苋（杵汁）　猪膏脂　石蜜　赤小豆　绿豆

【用法】共熬为膏，涂之。

◆**拔毒膏**《赤水玄珠》

【主治】痘疔。

【功效】杀虫毒，活血络。

【药物及用量】雄黄　胭脂

【用法】重浸水令浓，调雄黄点上，立时红活，著雄黄能拔毒，胭脂能活血也。

◆**拔毒膏**《杂病源流犀烛》

【主治】肩臑，肘臂，腕手疡。

【功效】拔脓长肉，消肉结，润肌肤。

【药物及用量】蓖麻子肉　铜青各一两（同研）　大蓟汁一碗　豆油春夏三两　秋冬四两　松香（水煮滤净）一斤

【炮制】先将油煎滚，入松香熔化，下大蓟汁，沸水尽下水缸内，如绞糖法，入蓖麻铜青搅匀，以器盛之。

【用法】重汤煮化摊贴。

◆**拔萃丹**《疡医大全》

【主治】疮痒癣疥。

【功效】拔毒，杀虫，收敛。

【药物及用量】生铅　水银　火硝　白矾　青盐各一两

【炮制】同研至水银星不见为度，入阳城罐内，铁盏盖定，以铁梁铁线扎紧，盐泥固济，先文后武火升三炷香，冷定。开看盏内升药，刮下研细，加冰片研匀收贮（火候俱同红升丹）。

【用法】每用少许掺于患处，凡升药罐底药渣，铲下研细，搽癣疥颇神。

◆**拔黄药**《仙传外科集验方》

【主治】疔疮。

【功效】解毒，消肿。

【药物及用量】蟾酥。

【炮制】研为末，飞罗面和丸，如梧桐大。

【用法】每用一丸，放在面前舌下，即时黄出。

◆**斧槌丸**《幼幼新书》引《赵氏家传方》

【主治】疳证。

【功效】燥湿杀虫。

【药物及用量】干蛤蟆一枚　白矾　胆矾　绿胆各五钱（四味同入罐内，炭火烧，矾枯为度）　京三棱　石三棱　鸡爪　三棱　萆薢　鹤虱　雷丸　淡芜荑　黑狗脊　木香各五钱　没石子三枚　使君子十枚　芦荟　熊胆各一钱

【炮制】研为末，醋煮干枣取肉烂研，入少面糊和药极熟为丸，如绿豆大。

【用法】每服七丸，米饮送下。

◆**昆布丸**《太平圣惠方》

【主治】五噎，咽喉满塞，食饮不下。

【功效】消食积，清肝肺。

【药物及用量】昆布（洗去咸水）　麦门冬（去心，焙）　天门冬（去心，焙）　诃黎勒（去核）各一两半　木通三分　川大黄（微炒）　川朴硝　郁李仁（汤浸，去皮，微炒）　桂心　百合各一两　羚羊角屑　杏仁（汤浸，去皮尖，麸炒黄）　紫苏子（微炒）　射干各半两　柴胡（去苗）　陈皮（汤浸，去白）　槟榔各三分

【炮制】研为细末，炼蜜和丸，如梧桐子大。

【用法】每服三十丸，不拘时热酒送下。夜饭后用绵裹弹子大一丸噙化。

◆**昆布丸**《圣济总录》

【主治】阴疝肿大偏坠。

【功效】疏肝气，杀虫毒。

【药物及用量】昆布（洗去咸炙）　海藻（洗去咸炙）　芜荑仁（炒）　蒺藜子（炒去角）　槟榔（锉）各一两五钱　枳壳（去瓤麸炒）　大麻仁各二两　诃黎勒（炒去核）　黄芪　木香各七钱五分　陈皮（去白炒）　桃仁（去皮尖，炒，研）　菟丝子（酒浸一宿另研）各一两

【炮制】研为细末令匀，炼蜜和丸，如梧桐子大。

【用法】每服三十丸，空腹时温酒或盐汤送下。

◆**昆布散**《太平圣惠方》

【主治】瘿气结肿，胸膈不利。

【功效】祛结核，消热毒。

【药物及用量】昆布（洗） 海藻（洗） 松萝 半夏（汤泡） 细辛 海蛤（细研） 白蔹 甘草（炙）各一两 龙胆草二两 土瓜根 槟榔各一两

【用法】研为细末，每服二钱，食后温酒调下。

◆**昆布散**《证治准绳》

【主治】瘿气。

【功效】破积滞，理气血。

【药物及用量】昆布 防风 荆芥 黄连（酒炒） 海藻 海粉 羌活 升麻 连翘 青皮 胆星 贝母 牛蒡子（炒） 夏枯草 沉香 香附子 抚芎 黄芩（酒炒）

【用法】加薄荷，清水煎服，或末或丸俱可。痰多加南星、半夏，又宜灸天突穴为妙。

◆**明目四神丸**《杂病源流犀烛》

【主治】目病已久，而成虚候者。

【功效】壮水滋阴。

【药物及用量】枸杞子八两（酒水拌分四股：一用小茴三钱炒，去茴；一用川椒三钱炒出汗，去椒；一用青盐三钱炒；一用黑芝麻三钱炒） 白蒺藜四两 当归头（酒炒） 熟地黄各三两 石决明 菊花 桑叶 谷精草各二两

【炮制】共研细末，炼蜜为丸。

【用法】每服三钱，熟汤送下。

◆**明目地黄丸**《北京市中药成方选集》

【主治】肝肾俱虚，风邪所乘，热气上攻，目翳遮睛，目涩多泪，瞳仁散大，视物不清。

【功效】养阴，和血。

【药物及用量】生熟地黄各二百八十八两 牛膝（酒浸）五十四两 金石斛二十四两 枳壳（炒）七十二两 杏仁（去皮）三十六两 防风七十二两 黄柏四十八两 知母四十八两 菊花七十二两 丹皮三十六两

【炮制】研为末，炼蜜和丸，重三钱。

【用法】每服一丸，食前温开水送下。

◆**明目地黄丸**《饲鹤亭集方》

【主治】肝肾俱虚，风邪所乘，热气上攻，目翳遮睛，目涩多泪，瞳仁散大，视物不清。

【功效】补肝肾，明眼目。

【药物及用量】大熟地八两 白茯苓 牡丹皮 泽泻 甘菊花 枸杞子 白蒺藜各三两 山药 石决明 山茱萸肉各四两

【炮制】共研细末，炼蜜为丸。

【用法】每服四钱，熟汤送下。

◆**明目固本丸**《银海精微》

【主治】心热，肾水不足，少睛光。

【功效】生精清心。

【药物及用量】大生地 大熟地 天门冬 麦门冬 枸杞子 甘菊花各等量

【炮制】共研为末，炼蜜和丸，如梧桐子大。

【用法】每服三十丸，盐汤送下。

◆**明目流气饮**《袖珍方》

【主治】目不明。

【功效】祛风湿，疏肝脾。

【药物及用量】苍术一两 草决明七钱五分 大黄 川芎 细辛 恶实 甘菊花 防风 白蒺藜 荆芥穗 玄参 蔓荆子 木贼草 山栀 黄芩 甘草各五钱

【用法】共为末，清水煎服。

◆**明目细辛汤**《兰室秘藏》

【主治】两目发赤微痛，羞明畏日，怯风寒，怕火，眼睫成纽，眵糊多，隐涩难开，眉攒肿闷，鼻塞涕唾稠黏，大便微硬。

【功效】祛风清热。

【药物及用量】细辛 红花各少许 川芎五分 藁本 当归身 白茯苓各一钱 生地黄（酒制） 蔓荆子各六分 防风二钱 羌活三钱 荆芥穗一钱二分 川花椒八粒 麻黄根三钱 桃仁（炮，去皮尖）二十个

【用法】清水二杯，煎至八分去滓，临

睡时温服。

◆**明目饮**《活幼心书》

【主治】小儿心脾蕴热，肝受风邪，致两目羞明，经久不愈。

【功效】养肝，理气。

【药物及用量】山栀仁　净香附各一两　夏枯草（去梗）五钱

【用法】研为末，每服二钱，清水一盏，加白蜜一匙，煎至七分，不拘时温服。

◆**明目蒺藜丸**《饲鹤亭集方》

【主治】目生障翳，视物昏花，迎风流泪，羞明怕日，眼边赤烂，不时举发，天行时眼，久患风疾，或痒或痛。

【功效】疏肝气，祛风热。

【药物及用量】白蒺藜一斤　鸡子清十个

【炮制】谷精草煎汤泛丸。

【用法】每服三钱，滚水送下。

◆**易产滑胎方**《妇人大全良方》

【主治】难产。

【功效】滑胎，利小便。

【药物及用量】车前子。

【用法】研为末，每服方寸匕，温酒调下，不能饮者，清水调下。

◆**易黄汤**《傅青主女科》

【主治】黄带。

【功效】补肾清热，祛湿止带。

【药物及用量】山药（炒）一两　芡实（炒）一两　黄柏（盐水炒）二钱　车前子（酒炒）一钱　白果十枚

【用法】水煎，连服四剂。

◆**松皮散**《世医得效方》

【主治】金疮。

【功效】生肌，止痛。

【药物及用量】老龙皮一两　生石灰（盛瓦上，用瓦盖灰火，四畔上下炼一夜，至晓取出）二两

【用法】研为细末，和匀敷之，止血，收口，生肌，立效。

◆**松豆酒**《验方新编》

【主治】风气骨节疼痛，半身不遂。

【功效】祛风，通络。

【药物及用量】油松节（锉碎）四两　黑料豆（小扁如腰子样者佳）一升　白蜂蜜一斤

【用法】用好烧酒十五斤，蒸一炷香久，取出浸水中，过十四日，早晚随量饮。有人瘫痪不能行动，饮此半月，行走如常，其效无比。

◆**松花浸酒**《元和纪用经》

【主治】诸风头旋，脑皮肿痹。

【功效】除风和血。

【药物及用量】以松花并台，春三月取五六寸如鼠尾者，不拘多少，蒸细切一升，生绢囊盛之，以酒三升浸五日。

【用法】每服五合，空腹时温服，晚食前再服。

◆**松花散**甲《太平圣惠方》

【主治】吐血久不止。

【功效】补中和血。

【药物及用量】松花一两五钱　生地黄　鹿角胶（炒黄）　薯蓣各一两　艾叶二钱五分　茜草根　白茯苓　紫菀（去苗）　人参　百合　刺蓟　甘草（炙赤）各五钱

【用法】研为细末，每服二钱，不拘时米饮调下。

◆**松花散**乙《太平圣惠方》

【主治】聤耳脓水不绝。

【功效】燥湿，清热。

【药物及用量】白矾五钱　麻勃　木香　松脂花　胭脂各一分

【用法】捣罗为末，先以绵杖子净拭后，用药吹耳中。

◆**松花膏**《三法六门》

【主治】二三十年劳嗽，预九月间，宣利一切痰涎肺积，喘嗽不利。

【功效】宣肺理气，止咳平喘。

【药物及用量】防风　干生姜　野菊花　芫花　枸杞子　甘草　苍术　黄精各等量

【用法】上八味为末，取黄精根，熬成膏子，和药末，如弹子大，每服细嚼一丸，冷水化下，临卧，不吃夜饭，服药一粒。

◆**松香散**《易简方便医书》

【主治】一切湿疮，小儿胎毒，鬎鬁头疮。

【功效】杀虫，解毒。

【药物及用量】松香（炒）　白矾（人头发，少许同烧，以枯为度）各二两　黄丹（微炒）　青黛各一两　铅粉（炒净，勿留铅气）五钱

【用法】共研细末，湿则干敷，干则用麻油调敷。

◆**松脂膏**《太平圣惠方》

【主治】头疮久不瘥。

【功效】清热生肌。

【药物及用量】松脂　黄连（去须）各三分　黄芩　苦参各一两　蛇床子一分　大黄　白矾　胡粉（合水银，入水少许同研，令无星为度）各五钱　水银一两五钱

【用法】研为细末和匀，腊猪脂调涂。

◆**松脂散**《太平圣惠方》

【主治】历节风，筋骨肢节疼痛，久不瘥。

【功效】舒筋通络，祛风活血。

【药物及用量】松脂（用桑灰汁一半，煮至三升，倾入冷水内放凝，别用浆水一斗，再煮至三升，又倾入冷水内放凝，又用清水一半，煮至五升，又倾入冷水内放凝，取出同干，即同入药用）五两　虎胫骨（涂酥，炙令黄）三两　天雄（炮裂，去皮、脐）三两　牛膝（去苗）三两　酸枣仁（微炒）二两　薏苡仁三两　羌活二两　白附子（炮裂）二两　桂心一两　当归（锉，微炒）一两　没药二两　麝香（细研）一分

【用法】上一十二味，捣细罗为散，入研了药，令匀，每服食前，以温酒调下二钱。

◆**松葱膏**《证治准绳》

【主治】伤损。

【功效】消肿通筋。

【药物及用量】松香　葱连根叶（炒热）

【用法】杵捣成膏，炙热敷伤处。先以葱姜捣烂，炒热罨少时。次以此膏贴之，退肿除痛。

◆**松蕊丹**《幼幼新书》引（张涣方）

【主治】小儿龟背。

【功效】活血气，通经筋。

【药物及用量】松花（洗，焙干）　枳壳（去瓤麸炒）　独活　防风（去芦）各一两　川大黄（炮）　前胡　麻黄（去根节）　桂心各五钱（一方多槟榔　诃皮）

【炮制】研为细末，炼蜜和丸，如黍米大。

【用法】每服十丸，粥饮送下，量儿大小加减。

◆**松萝散**《太平圣惠方》

【主治】妊娠患疟，发时憎寒壮热，口干多吃冷水，腹内疞刺疼痛不止。

【功效】调和气血。

【药物及用量】松萝半两　鳖甲半两（涂醋炙令黄，去裙襕）　恒山半两　乌梅肉七枚（微炒）　朱砂一分（细研）　汉防己一分　泽泻半两　麦门冬一两（去心，焙）　知母半两　连翘半两　黄丹一分　石韦一分（去毛）　虎杖一分　生干地黄一两

【用法】上一十四味，捣细罗为散，每服不拘时，以温酒调下二钱。

◆**松萝汤**《千金方》

【主治】胸中痰积热皆除。

【功效】清热化痰除积。

【药物及用量】松萝二两　乌梅　栀子各十四枚　甘草一两　恒山三两

【用法】上五味，㕮咀，以酒三升浸一宿，平旦，以水三升，煮取一升半，去滓，顿服。亦可分二服，一服得快吐即止。

◆**松节散**《三因极一病证方论》

【主治】风寒冷湿，搏于筋骨，使筋挛制痛，行步艰难，但是诸筋挛缩疼痛。

【功效】祛风除湿，活血通络。

【药物及用量】茯神中心木（锉如米）一两　乳香一钱（研）

【用法】上二味，入银石器内炒，留两分性，为末，每服二钱，木瓜酒下。

◆**松节酒**《千金方》

【主治】历节风，四肢疼痛，由如解落。

【功效】祛风活血，通利关节。

【药物及用量】松节　猪椒叶各三十斤（细锉，各用水四石，煎取一石）

【用法】上二味，澄清合渍，干曲五斤，候发，以糯米四石五斗酿之，依家酝法，四酘勿令伤冷热，第一酘时下后诸药。

◆**枇杷清肺饮**《外科大成》

【主治】肺风酒刺。

【功效】清湿热，理肺脾。

【药物及用量】枇杷叶（刷去毛，密炙）二钱　黄连　黄柏各一钱　人参　生甘草各三分　桑白皮（鲜者佳）二钱

【用法】清水一盅半，煎至七分，食远服。

◆**枇杷叶丸**《外科正宗》

【主治】粉刺。

【功效】养肺阴，除胃热，清肺降火。

【药物及用量】枇杷叶八两　黄芩四两　天花粉四两　甘草一两

【炮制】共研细末，酒糊丸。

【用法】每服一钱五分，熟汤送下，忌食火酒煎炒辛热之物。

◆**枇杷叶散**《太平惠民和剂局方》

【主治】冒暑伏热，烦渴引饮，呕哕恶心，头目昏眩。

【功效】化湿润肺。

【药物及用量】枇杷叶（去毛炙）　陈皮（汤浸，去瓤，焙）　丁香各半两　厚朴（去皮，涂姜汁炙）四两　白茅根　麦门冬（去心）　干木瓜　甘草（炙）各一两　香薷三分

【用法】捣罗为末，每服二钱，清水一盏，加生姜三片，煎至七分温服，或温汤调下亦可。如烦躁，井花水调下，小儿三岁以下，可服五分，量儿大小加减。

◆**枇杷叶散**《证治准绳》

【主治】小儿鼻疳赤烂。

【功效】清肺热，祛积滞。

【药物及用量】枇杷叶（去毛阴干）一两　山栀子五钱　百部　槟榔各二钱五分

【用法】研为细末，每服三钱，儿小者二钱，更小一钱，熟汤调下。

◆**枇杷叶散**甲《太平圣惠方》

【主治】痰逆，不思饮食。

【功效】温胃。

【药物及用量】枇杷叶（拭去毛，炙黄）　半夏（汤泡）　白茯苓（去皮）　前胡　人参　白术　厚朴（去粗皮，姜汁炙）各一两　青皮（去白，焙）　草豆蔻　大腹皮各五钱

【用法】㕮咀，每服四钱，清水一中盏，加老生姜五厘，煎至六分去滓，不拘时温服。

◆**枇杷叶散**乙《太平圣惠方》

【主治】小儿伤寒壮热，咳嗽呕吐。

【功效】益气化痰止呕。

【药物及用量】枇杷叶一分（拭去毛，炙微黄）　川升麻半两　人参半两（去芦头）　茅根（锉）一两　竹茹三分　贝母（煨，微黄）半两

【用法】上六味，捣粗罗为散，每服一钱，以水一小盏，入枣一枚，擘，生姜少许，煎至五分，去滓，不拘时，看儿大小，以意加减温服。

◆**枇杷叶散**丙《太平圣惠方》

【主治】小儿气壅烦热，渴不止，少欲乳食。

【功效】泻热滋阴生津。

【药物及用量】枇杷叶（拭去毛，炙令黄）　葛根（锉）　胡黄连　甘草（炙微赤，锉）　玄参各一分　麦门冬（去心，焙）半两

【用法】上六味，捣粗罗为散，每服一钱，以水一小盏，入生姜少许，煎至五分，去滓，入蜜半两，更煎一两沸，放温，时时与儿呷之。

◆**枇杷叶散**丁《太平圣惠方》

【主治】小儿吐乳不定。

【功效】温中进食，降逆止呕。

【药物及用量】枇杷叶一分（拭去毛，微炙黄）　母丁香一分

【用法】上二味，捣细罗为散，如吐者，乳头上涂二字，令儿咂便止。

◆**枇杷叶散**戊《太平圣惠方》

【主治】产后伤寒，呕哕不止，虚烦渴燥。

【功效】益胃生津，除烦止呕。

【药物及用量】枇杷叶（去毛，微炙）半两　麦门冬（去心）三分　厚朴（去粗皮，涂生姜汁，炙令香熟）半两　陈橘皮（汤浸，去白瓤）半两　葛根（锉）三分　人参（去芦头）三分　甘草（炙微赤，锉）半两

【用法】上七味，捣粗罗为散，每服四钱，以水一中盏，入生姜半分，煎至六分，去滓，温服，不拘时。

◆**枇杷叶散**己《太平圣惠方》

【主治】产后血气壅滞，心烦呕逆，不下饮食。

【功效】行气活血，益胃止呕。

【药物及用量】枇杷叶半两（拭去毛，炙微黄）　红蓝花一两　桂心半两　当归（锉，微炒）三分　赤芍三分　人参（去芦头）三分　白术一两　芦根（锉）三分　枳壳（麸炒微黄，去瓤）半两

【用法】上九味，捣粗罗为散，每服四钱，以水一中盏，入生姜半分，煎至六分，去滓，温服，不拘时。

◆**枇杷叶散**庚《太平圣惠方》

【主治】妊娠心膈气滞，呕逆，不下饮食，心神虚烦，四肢少力。

【功效】降气止呕。

【药物及用量】枇杷叶（拭去毛，炙微黄）半两　藿香一两　陈橘皮（汤浸，去白瓤，焙）三分　半夏（汤洗七遍，去滑）半两　麦门冬（去心）半两　诃黎勒（煨，用皮）一两　枳实（麸炒微黄）三分　赤茯苓三分　甘草（炙微赤，锉）半两　人参（去芦头）半两

【用法】上一十味，捣筛为散，每服三钱，以水一中盏，入生姜半分，枣三枚，煎至六分，去滓，温服，不拘时。

◆**枇杷叶散**辛《太平圣惠方》

【主治】气膈吐涎痰，食不消化，心腹痞满雷鸣。

【功效】启膈，健脾利湿。

【药物及用量】枇杷叶一两（拭去毛，炙微黄）　人参一两（去芦头）　槟榔一两　半夏一两（汤洗七遍，去滑）　桔梗一两（去芦头）　陈橘皮二两（汤浸，去白瓤，焙）

【用法】上六味，捣筛为散，每服三钱，以水一中盏，入生姜半分，煎至六分，去滓，温服，不拘时。

◆**枇杷叶散**壬《太平圣惠方》

【主治】痰逆，不能下食。

【功效】降逆化痰，利膈调气。

【药物及用量】前胡一两　半夏半两　木香二分　赤茯苓三分　白术一两　陈橘皮半两　厚朴（去粗皮，涂生姜汁，炙令香熟）三分

【用法】上七味，捣粗罗为散，每服四钱，以水一中盏，入生姜半分，煎至六分，去滓，热服，不拘时。

◆**枇杷叶散**癸《太平圣惠方》

【主治】痰饮，发即烦闷不安，兼吐痰水。

【功效】清热化痰。

【药物及用量】枇杷叶（拭去毛，炙微黄）一两　人参（去微头）一两　半夏一两　陈橘皮一两　白术一两

【用法】上五味，捣筛为散，每服三钱，以水一中盏，入生姜半分，煎至六分，去滓，温服，不拘时。

◆**枇杷叶汤**《圣济总录》

【主治】妊娠呕逆不下食，心腹满闷，胁肋疼痛。

【功效】降气宽中止呕。

【药物及用量】枇杷叶（拭去毛，炙黄）　半夏（汤洗十遍，姜汁炒）　陈橘皮（汤浸，去白，焙）　高良姜　丁香　甘草（炙）　槟榔（锉）各一两

【用法】上七味，粗捣筛，每服三钱匕，水一盏，入生姜五片，煎至六分，去滓，稍热服。

◆**枇杷叶汤**《杂病源流犀烛》

【主治】小儿龟胸肺实，胀满有痰。

【功效】降气消痰。

【药物及用量】枇杷叶　苏子　贝母　桑叶　天花粉　沙参　百合　薄荷　射干　前胡

【用法】清水煎服。

◆**枇杷叶饮**《类证普济本事方》

【主治】呕吐。

【功效】和中，利膈。

【药物及用量】枇杷叶（去毛）一钱　人参一钱　半夏三分　茯苓五钱　茅根二分　生姜七片

【用法】清水煎去滓，加槟榔末五分和匀。

◆**枇杷叶膏**《中国医学大辞典》

【主治】肺热久嗽，顿嗽。

【功效】润肺清热，止咳。

【药物及用量】鲜枇杷叶不拘多少（刷去毛）

【炮制】清水煎浓汁，去滓滤清，加冰糖收成膏。

◆**枇杷膏**《验方新编》

【主治】劳伤虚损，吐血咳嗽，体瘦发烧，四肢酸软，精神疲倦，腰背疼痛，饮食不进，以及一切弱证。

【功效】润肺，理脾。

【药物及用量】枇杷叶（新鲜者更佳，洗净毛）五十六片　大梨（深脐者佳，去皮心，切小片用）二个　白蜜（先熬滴水成珠，大便干燥者多加，大便溏泻者不用，以白糖代之）半盅　大枣（或黑枣、徽枣皆可）八两　建莲肉（不去皮）四两

【炮制】先将枇杷叶放铜锅或砂锅内，以河水煎出浓汤，用细沥清汁去叶与渣不用，后将梨、枣、莲、蜜和入煎熬，以莲肉融烂为止，用瓷瓶收贮。

【用法】随意温热食之。凡虚病服药，多则脾胃受伤，饮食减少，病更加重，虚弱咳嗽者，若久，早治，肺损难治，唯此方最益肺脏。治咳嗽应效如神，轻者二三料，重者四五料除根。如虚弱并不咳嗽者，枇杷叶不用，只用河水同煮；咳嗽多痰者，加川贝母一两，研极细末，俟煮熟时，入内煮一二滚取起；若吐血，用藕节二十一个捣汁同煮，冬月多制，久收不坏；夏月随食制，贫富可用，不必另服他药，免致误用害事，即无病常服，可保身强神。

◆**果皮丸**《朱氏集验方》

【主治】久患风疾，手足不随。

【功效】祛风活血。

【药物及用量】果州陈皮　川当归

【用法】上二味，为末，酒煮糊为丸，汤酒任服，不拘多少，亲见人用之，取效神妙。

◆**武侯行军散**《霍乱论》

【主治】口疮喉痛，霍乱痧胀，山岚瘴疠及暑热秽恶，诸邪干包络，头目昏晕，不省人事，危急等证。

【功效】解诸毒，通开窍。

【药物及用量】牛黄　麝香　真珠　梅花冰片　硼砂各一钱　明雄黄（飞净）八钱　火硝三分　飞金二十张

【用法】各研极细末，再合研匀，瓷瓶蜜收，以蜡封固。每服三五分，凉开水调下。

◆**河车丸**《妇人大全良方》

【主治】劳嗽，一切痨瘵，虚损，骨蒸等疾。

【功效】补虚，理气。

【药物及用量】河车（初生男子者尤良，于长流水中荡洗血净，入瓷器内，重汤煮烂入药）一枚　雪白茯苓五钱　拣参一两　干山药二两

【炮制】研为细末，入河车汁，加面糊为丸，如梧桐子大，麝香末少许为衣。

【用法】每服三五十丸，空腹时米饮温酒或盐汤送下，嗽甚者，五味子汤下。

◆**河车丸**《杂病源流犀烛》

【主治】虚损劳瘵，骨蒸劳热，必兼肌瘦，舌红颊赤。

【功效】养阴，补虚。

【药物及用量】河车　秋石　五味子　人参　乳粉　阿胶　鳖甲　地骨皮　人中白　银柴胡

【炮制】研为细末，用百部、青蒿、童便、陈酒熬膏为丸。

【用法】熟汤送下。

◆**油珠膏**《小儿病源方》

【主治】气逆呕吐，风痰作搐者。

【功效】祛风痰。

【药物及用量】石亭脂　滑石各五钱　黑附子（炮，去皮、脐）　半夏（酒浸一宿，汤洗七次，焙干）　天南星（醋浸一宿，汤洗七次，焙干）各一钱

【用法】研为细末，每服一钱，用冷清韭汁半盏，滴麻油一点如线，抄药在油珠上，须臾坠下。欲去韭汁，空腹时与儿服之，更用清韭汁三五口咽下，有讫后一时，方与乳食。

◆**油珠膏**《经验良方》

【主治】气逆呕吐，风痰作搐。

【功效】补脾肾，润心肺。

【药物及用量】石亭脂（即生硫黄，选如蜡色者）　滑石各半两　附子（炮，去皮、脐）　半夏（汤泡，去皮、脐）　南星（汤泡，去皮、脐）各一钱半

【用法】上五味，为末，每服一钱，以清薤水半盏，滴清油一点，如钱大，抄药在油珠上，须臾坠下，却去其薤水，止服油珠药，再服清薤水三五口，并空心下，候一时方与乳。

◆**油滚丸**《小儿卫生总微论方》

【主治】小儿齁鮯及虫积。

【功效】杀虫祛积。

【药物及用量】雷丸、五灵脂各一分　巴豆（取霜）三十粒

【炮制】研为末，水泛丸。

【用法】每服三五丸，麻油滚过，井水送下。

◆**油蜜煎**《济阴纲目方》

【主治】难产。

【功效】祛瘀和血。

【药物及用量】香油　白蜜　童便各一碗

【用法】和匀，慢火煎一二沸，掠去沫，入滑石末一两，或益母草末，搅匀顿有，或只用香油、白蜜、童便能下难产，外以蜜油于母腹脐上摩之。

◆**油煎散**《圣济总录》

【主治】妇人血风攻疰，四肢腰背疼痛，呕逆醋心，不思饮食，日渐羸瘦，面色萎黄，手脚麻痹，血海冷败。

【功效】祛风除湿，温阳止痛。

【药物及用量】五加皮　乌头（炮裂，去皮、脐）　芍药　牡丹皮　海桐皮各一两　肉桂（去粗皮）　干姜（炮）　芎䓖各三分

【用法】上八味，捣罗为散，每服二钱匕，水一盏，入油浸钱一文，同煎至七分，去滓，温服。

◆**治中散**《赤水玄珠》

【主治】痘疹，虚寒泻泄，不进饮食。

【功效】温中，补气，托毒。

【药物及用量】黄芪　人参　茯苓　白术　川芎　当归　肉桂各五钱　肉果（面包煨熟去油）　丁香各一钱五分　木香三钱

【用法】研为末，五岁儿每服五分，好热酒调下，衣被盖暖，少顷痘变红活而起。

◆**治中汤**《证治准绳》

【主治】霍乱吐泻，食滞泄泻。

【功效】温脾胃，理滞气。

【药物及用量】理中汤加橘红　青皮各一两五钱

【用法】与理中汤同，若呕吐者加丁香皮、半夏各一两，生姜十片。

◆**治中汤**《太平惠民和剂局方》

【主治】脾胃不和，饮食不下，短气虚羸而复呕逆，霍乱吐泻，胸痹心痛，逆气短气，中满虚痞，膈塞不通，或大病瘥后，胸中有寒，时加咳唾。

【功效】健脾和胃，理气止痛。

【药物及用量】人参（去芦）　甘草（炒）　干姜（炮）　白术（锉）　青皮（炒）　陈皮（洗，去皮）各一两

【用法】上六味为粗末，每服三钱，水一盏半，煎至一中盏，去滓，稍热服，空心食前，或霍乱后气虚者，尤宜服。

◆**治中汤**《千金方》

【主治】霍乱吐下胀满，食不消化，心

腹痛。

【功效】健脾助运化。

【药物及用量】人参　干姜　白术　甘草各三两

【用法】上四味，㕮咀，以水八升，煮取三升，分三服，不瘥，频服三剂。

◆**治虎汤**《辨证录》

【主治】人为虎牙爪所伤。

【功效】消瘀积，益气血。

【药物及用量】三七根末　地榆各一两　黄芪　当归　麦门冬　地黄各三两

【用法】清水十碗煎，恣其饮完，必安然而卧。明日伤处大痒，又一服又临，如是五日，疮口生合而愈。

◆**治风豁痰汤**《杂病源流犀烛》

【主治】痰盛项痛。

【功效】祛风豁痰。

【药物及用量】黄芩　红花　茯苓　独活　葛根　半夏　羌活　陈皮　甘草　防风　白芷　升麻　生姜

【用法】清水煎服。

◆**治浊固本丸**《医学正传》引《东垣方》

【主治】便浊遗精。

【功效】益精气，清湿热。

【药物及用量】甘草（炙）三两　猪苓二两五钱　白茯苓　缩砂仁　益智子　半夏（姜制）　黄柏（炒）各一两　黄连　莲花须各二两

【炮制】研为末，汤浸蒸饼和丸，如梧桐子大。

【用法】每服五七十丸，空腹时温酒送下。

◆**治瘴木香丸**

【主治】瘴毒川。

【功效】通经活络，理气和血。

【药物及用量】青木香　人参　熟附子　厚朴（制）　官桂（去粗皮）　京三棱　羌活　独活　干姜（炮）　甘草（炙）　川芎　川大黄（锉，焙）　芍药各五钱　肉豆蔻六枚　牵牛一斤（淘去浮者，焙，捣取末四两另炖）　鸡心　槟榔　陈橘红各二两

【炮制】研为末，瓷器密收，临用称牵牛末一两，诸药末共一两和匀，炼蜜为丸，如梧桐子大。

【用法】每服二十丸，橘皮煎汤送下，以通利为度。

◆**泻水丸**《儒门事亲》

【主治】下疳疮，水湿下注，阴囊肿痛。

【功效】逐水消肿。

【药物及用量】大戟　芫花　甘遂　海带（洗）　海藻（洗）　郁李仁　续随子各五钱　樟柳根一两

【炮制】研为细末，水煮枣肉和丸，如小豆大。

【用法】每服五七十丸，熟汤送下，去根后再用黄连、滑石各五钱，定粉三钱，轻粉少许，乳香一钱，密陀僧二钱，研为细末，干上或加木香、槟榔。

◆**泄郁汤**《杂病源流犀烛》

【主治】肺郁，伤在气分。

【功效】清肺，疏郁。

【药物及用量】紫菀　贝母　桔梗　沙参　香附　砂仁　白蒺藜

【用法】清水煎服。

◆**法煮蓖麻子**《杨氏家藏方》

【主治】诸痫。

【功效】润肺泻热。

【药物及用量】蓖麻子仁二两　黄连一两（锉如豆大）

【炮制】用银石器纳清水一大碗，慢火熬水尽，即添水熬三日夜为度。去黄连，只用蓖麻子仁风干，不得见日，用竹刀切，每个作四段。

【用法】每服二十段，食后荆芥汤送下，一日二次。凡服蓖麻子者终身忌食豆，若犯之则腹胀而死。

◆**法制半夏**甲《御药院方》

【主治】痰饮。

【功效】消痰饮，理肺气。

【药物及用量】半夏（汤洗泡七次，以浓米泔浸一日夜）

【用法】每半夏一两，用白矾一两五钱

研细，温水化浸半夏上。留水两指许，频搅，冬月于暖处顿放，浸五日夜，取出焙干，用铅白霜一钱温水化，又浸一日夜，通七日尽取出。再用浆水慢火煮勿令滚，候浆水极热，取出焙干，以瓷器收贮。每服一二粒，食后细嚼，温姜汤送下。

◆**法制半夏**乙《御药院方》

【主治】咳嗽。

【功效】温胃，化痰。

【药物及用量】半夏一两（汤洗七次，去其涎水）

【用法】以生姜自然汁，银石器内用文武火同熬，汁尽为度。服法同前。

◆**法制清气化痰丸**《校注妇人良方》

【主治】膏粱厚味之人，胸满痰盛，内多积热郁结者。

【功效】顺气，健脾，化痰，消食。

【药物及用量】半夏　天南星（去皮、脐）　白矾　皂角（切）　干姜各四两　陈皮　青皮（去瓤）　紫苏子（炒）　萝卜子（炒另研）　杏仁（去皮尖炒）　葛根　神曲（炒）　麦蘖（炒）　山楂　香附各二两

【炮制】先以白矾、皂角、干姜用清水五钱，煎取水三碗。次入半夏、南星浸两日，再煮至半星无白点为度。晒干与余药共研为末，蒸饼和丸，如梧桐子大。

【用法】每服五、七十丸，临卧食后茶汤送下，脾胃虚弱者忌之。

◆**法制陈皮**《御药院方》

【主治】胸膈漏闷，脾运不佳。

【功效】消食化气，宽胸利膈。

【药物及用量】陈皮八两（汤浸，去白，净四两）　茴香（炒）　甘草（炙）各二两　青盐（炒）四两　干生姜　乌梅肉各半两　白檀香二钱五分

【炮制】将陈皮切成细条，余均研为末，每用药末三两，清水一碗，同陈皮慢火煮。候陈皮极软，控干少许，用干药末拌匀焙干。

【用法】每服不拘多少，随时细嚼，温姜汤送下。

◆**法制陈皮**《验方新编》

【主治】脾虚生痰。

【功效】消痰，化气，止渴，生津。

【药物及用量】陈皮一斤（清水泡七日，去净白）　白党参　甘草各六两

【炮制】同煮一日，去参、草，留陈皮，加川贝母一两五钱（研细），青盐三两拌匀，再用慢火，煮一日夜，以干为度。

◆**法制黑豆**《证治准绳》

【主治】旋螺尖外障。

【功效】消热毒，明眼目。

【药物及用量】黑豆一升　大黄　黄连　黄芩各五钱　甘草　密蒙花　朴硝各一两

【炮制】除黑豆外，余研为末，清水三碗，入豆及药煮干生药。

【用法】每服二十粒，细嚼，清米泔送下。

◆**法制槟榔**《奇效良方》

【主治】酒食过度，胸膈膨满，口吐清水，一切积聚。

【功效】除痰利气。

【药物及用量】鸡心槟榔一两（切作小块）　缩砂仁　白豆蔻仁　丁香（切作细条）　甘草（切作细块）各一两　橘皮（去白，切作细条）　生姜（切作细条）各八两　青盐二两

【炮制】河水两碗，浸一宿，次日用慢火砂锅内煮干，焙干，新瓶收贮。

【用法】每服一撮细嚼，温酒送下，或研为细末，熟汤调下。

◆**法制灵鸡蛋**《玉机微义》

【主治】瘰疬马刀，腋下生者。

【功效】祛血积，解虫毒。

【药物及用量】鸡子一枚　斑蝥（去头足翅）七个

【炮制】将鸡子顶上敲开小孔，入斑蝥在内，纸封固济。于饭上蒸熟，取出去壳，切开去斑蝥。

【用法】五更空腹时和米饭嚼下，候小便通，如米泔水，或如脂，即其验也。

◆**泥油膏**《证治准绳》

【主治】臑痈。

【功效】润肤杀虫。

【药物及用量】塘泥一分　桐油三分

【用法】和匀，鸭毛时时扫涂，勿令干。

◆**注唇膏**《证治准绳》

【主治】小儿诸般咳嗽。

【功效】祛积热，除风寒。

【药物及用量】郁金（大者锉细，用生姜汁浸一宿）三枚　白僵蚕（直者）七条　铅白霜（另研）五分　脑子一字

【炮制】研为细末，炼蜜和膏。

【用法】每用如绿豆大，注儿唇上，二三岁儿如梧桐子大，十岁以上如皂角子大，薄荷、生姜煎汤化下。

◆**炊帚散**《太平圣惠方》

【主治】疬疡风，面及颈忽生白驳，状如白癣。

【功效】生肌，消毒。

【药物及用量】故炊帚　甑带　鞋底　蛇蜕皮各五钱

【炮制】以月蚀夜伺候月正蚀时，都烧之成灰，研为细末。

【用法】每服二钱，不拘时温酒调下。

【用法】仍用醋调药如膏，涂之即消。

◆**炙甘草汤**《伤寒论》

【主治】伤寒脉结代，心动悸，肺痿涎唾多，心中憺憺大动，虚劳不足，汗去而闷。

【功效】益气滋阴，通阳复脉。

【药物及用量】甘草四两（炙，一作一两二钱一字）　桂枝（一作一钱）　生姜（切，一作一两）各三两　人参（一作一两，一作六钱二字）　阿胶（如无真者，以龟板胶代之，一作六钱二字）各二两　大枣三十枚（擘，一作十二枚，一作十三枚）　麻仁（研，一作一钱）　麦门冬（去心，一作一钱）各五合　生地黄一斤（一作一两五钱）

【用法】净酒七升，清水八升，先煮八味，取三味去滓，细胶烊消尽，温服一升，每日三次。

◆**炙肝散**《圣济总录》

【主治】外障赤肉，翳膜遮睛不明。

【功效】除障祛翳。

【药物及用量】石决明（洗）　谷精草各四两　皂角（炙去皮、子）一分　黄芩（去黑心）　木贼各五两　甘草（炙）二两　苍术（米泔浸七日，切片，焙）八两

【用法】研为细末，猪肝一叶，去筋膜，劈数缝，掺叶末五钱于缝内，仍掺盐一钱合定，旋用着湿柳枝三四条阁起，慢火炙香熟。早晨空腹时冷吃尽，吃冷饭一盏压之。再灸三里穴二三七壮，三日后有泪下为验。七日翳膜必退，每旦用新水漱口。

◆**狐仙封脏丸**《疡医大全》

【主治】痔。

【功效】延年益寿。

【药物及用量】枸杞子（去蒂酒拌蒸）　菟丝子　白茯苓（乳拌蒸晒五次）　赤茯苓　大生地（竹刀切片）　大熟地　甘菊花　女贞子　何首乌（同女贞子蒸晒五次）　山茱萸肉　远志肉（甘草水浸二日）　当归身　人参　莲须　柏子仁　天门冬　圆眼肉　麦门冬（去心）　酸枣仁各四两　北五味子　川牛膝　牡丹皮　石菖蒲　泽泻各二两

【炮制】共研细末，炼蜜为丸。

【用法】每服二钱，熟汤送下。

◆**狐肝丸**《太平圣惠方》

【主治】妇人中风猝倒，眼黑头疼，胸膈多痰，言语謇涩，心神恍惚，皮肤顽麻。

【功效】祛风化痰。

【药物及用量】狐肝（腊月者）一具　老鸦（去嘴爪翅尾，与狐肝同于瓷瓶内，烧令烟欲尽，候冷，细研）一只　天南星（炮裂）一两半　天麻一两　白附子（炮裂）一两　乌蛇肉（酒拌炒令黄）二两　干蝎（微炒）一两　桑螵蛸（微炒）一两　蝉壳（微炒）一两　晚蚕砂（微炒）一两　白僵蚕（微炒）一两　朱砂（细研）半两　牛黄（细研）一分　麝香（细研）一分

【用法】上一十四味，捣细罗为末，入研了药令匀，炼蜜和捣三五百杵，丸如梧桐子大，每服不拘时，以豆淋酒下七丸至

十丸。

◆**狐灰散**《圣济总录》

【主治】妊娠下痢极甚。

【功效】止痢。

【药物及用量】野狐肠连心肺（须腊月收于罐子内，以文武火烧取黑灰，不得令过火，候有青烟出，便塞却窍子，勿冷透气，候令取）

【用法】上一味，研为细散，每服二钱匕，米饮调下。极甚者，一日三服，大效，三日内顿安。如是寻常痢，或疼痛，立愈。

◆**狗脊饮**《易简方便医书》

【主治】气血俱亏，兼感风湿，手足麻木，不能行动。

【功效】祛风湿，通经络。

【药物及用量】金毛狗脊　川牛膝　海风藤　宣木瓜　桑枝　松节　续断　杜仲　秦艽　桂枝（上身不要，用下身）　熟地各一钱　当归身二两　虎骨胶二两（不用亦可）

【用法】分作五服，河水二碗，煎至二分，绍酒一小盅同饮。每日一服，六日痊愈。如未愈，用酒十斤，将药泡服。

◆**狗脊散**《太平圣惠方》

【主治】风湿痹，四肢不仁，肌肉瞤动，举体无力。

【功效】祛风除湿，补肾强身。

【药物及用量】狗脊（去毛）半两　附子（炮裂，去皮、脐）三分　薯蓣三分　熟干地黄三分　天雄（炮裂，去皮、脐）三分　王孙三分　桂心三分　山茱萸三分　秦艽（去苗）三分　白蔹三分

【用法】上一十味，捣粗罗为散，每服四钱，以水酒各一中盏，煎至一盏，去滓，不拘时，分温二服。

◆**狗脊浸酒**《太平圣惠方》

【主治】妇人风痹，手足不随，肢节急强。

【功效】祛风活血。

【药物及用量】狗脊（去毛）二两　牛膝（去苗）五两　丹参三两　当归（锉，微炒）二两　芎䓖二两　桂心二两　防风二两（去芦头）　萆薢二两　仙灵脾二两　天蓼木半斤　川椒（去目及闭口者，微炒去汗）一两

【用法】上一十一味，细锉，以生绢袋盛，用好酒二斗五升，浸经七日，每服温饮一小盏，常令有酒气，每取一升，即添酒一升，至五斗即住。

◆**狗脑丸**《幼幼新书》引《婴孺方》

【主治】小儿脑长，喜摇头，解颅。

【功效】除痫热，祛风湿。

【药物及用量】狗脑一个　五加皮　甘草（炙）　白术　防风　钟乳石　干地黄各一分　牛黄二分

【炮制】以狗脑为丸，如小豆大。

【用法】一岁儿每服二丸，米饮送下，一日二次，未知，加之。

◆**狗肠丸**《疡医大全》

【主治】痔漏。

【功效】祛腐，润肠。

【药物及用量】象牙　青黛　松萝茶　女贞子各等量

【炮制】研细，用黄狗肠一具洗净，蒸烂为丸。

【用法】每服三钱，早晨熟汤送下。

◆**狗宝丸**《严氏济生方》

【主治】痈疽发背诸毒，初起壮热烦渴者。

【功效】攻毒散结，消肿止痛，化痰开窍。

【药物及用量】狗宝一两　黑狗胆（腊月者）一枚　鲤鱼胆（腊月者）七枚　蟾酥二钱　蜈蚣（炙）七条　硇砂　乳香　没药　轻粉　雄黄　乌金石各一钱　粉霜三钱　麝香一分

【炮制】为末，用首生男儿乳一合，黄蜡三枚，熬膏和丸，如绿豆大。

【用法】每服一丸，或三丸，以白丁香七枚研，调新汲水送下，暖卧取汗，食后白粥补之。

◆**狗宝丸**《杨氏颐真堂方》

【主治】反胃，膈气。

【功效】杀虫，解毒。

【药物及用量】狗宝三钱　硫黄　水银各一钱

【炮制】先以硫黄、水银同炒成金色，入狗宝为末，以鸡卵一枚去白留黄，和药搅匀，纸封泥固，煻火煨半日，取出细研。

【用法】每服五分，烧酒调下。

◆**狗宝丸**《本草纲目》引《疮科通玄论》

【主治】赤疔疮。

【功效】解热毒，除积滞。

【药物及用量】狗宝八分　蟾酥　龙脑各二钱　麝香一钱

【炮制】为末，好酒和丸，如麻子大。

【用法】每服三丸，生葱三寸同嚼细，用热葱酒送下，暖卧取汗后，服流气追毒药，贴拔膏取愈。

◆**狗头骨丸**《太平惠民和剂局方》

【主治】久患下痢，脐腹疞痛，所下杂色，昼夜不止，或其人久虚，频下肠垢，谓之恶痢，并能治之。

【功效】温中涩肠止痢。

【药物及用量】肉豆蔻（面裹煨）　附子（炮，去脐皮）　狗头骨一具（火烧，存性，取末）各一两　赤石脂　败龟（烧存性）　干姜各半两

【用法】上六味，为末，醋糊丸，如梧桐子大，每服五、七十丸，米饮空心下。

◆**的奇散**《妇人大全良方》引（张氏方）

【主治】产后恶露不行，余血渗入大腹，洞泄不禁及下青白黑色者。

【功效】疏血，解热。

【药物及用量】荆芥（大者）四五穗

【用法】灯盏上烧灰，不犯油火，麝香研汤，三呷调下。

◆**知母丸**《太平圣惠方》

【主治】妊娠月未足，痛如欲产及产难子烦。

【功效】滋肾，清肠。

【药物及用量】知母二两

【炮制】共研细末，炼蜜和枣肉和丸，如梧桐子大。

【用法】每服二十丸，温酒或粥饮送下，虚甚者人参煎汤化下，每日三次。

◆**知母丸**《幼幼新书》引《朱氏家传方》

【主治】小儿腹痛不调及痞气。

【功效】祛积，泻火。

【药物及用量】知母六分　鳖甲（炙）四分　牡蛎　枳壳（麸炒）各三分　大黄（纸裹煨熟）十二分

【炮制】研为末，炼蜜和丸，如绿豆大。

【用法】每服五丸，米饭送下，大人以意加减。

◆**知母丹**《幼幼新书》引（张涣方）

【主治】小儿发热疟甚者。

【功效】除寒热，祛风湿。

【药物及用量】知母（微，炒）　鳖甲（酥炙，去裙襕）　川大黄（细锉，微炒）　赤茯苓　朱砂（细研，水飞）各一两　川芒硝　川升麻各五钱　龙脑（研）一钱

【炮制】同拌匀，炼蜜和丸，如黍米大。

【用法】每服五丸至七丸，生姜汤送下，大便利下即愈，量儿大小加减。

◆**知母茯苓汤**《宣明论方》

【主治】肺痿，喘嗽自汗，往来寒热。

【功效】养阴，润肺。

【药物及用量】知母　白术各半两　茯苓（去皮）一两　五味子　人参　半夏（汤泡七次）　柴胡　甘草（炙）各半两　薄荷半两　川芎　阿胶各三钱　款冬花　桔梗　麦门冬　黄芩各半两

【用法】清水二杯，加生姜五片，煎至一杯，食后服。

◆**知母麻黄汤**《伤寒总病论》

【主治】伤寒愈后，由于发汗不尽，余毒气在心胞络间，致神志昏沉，言语昏谬，或潮热颊赤，或寒热似疟。

【功效】止咳，清肺。

【药物及用量】知母一两半　麻黄（去节）一两　甘草（炒）　芍药　黄芩　桂

枝（去粗皮，盛暑可减半）各五钱

【用法】锉散，每服三钱，清水一盏，煎至七分，去滓温服，令微汗，若心烦至七分，去滓温服，令微汗。若心烦不眠欲饮水，当稍稍与之，令胃气和即愈，未汗再服。

◆**知母散**《太平圣惠方》

【主治】妇人热劳，体瘦壮热，四肢头痛，咽喉不利，少思饮食。

【功效】清肺热，疏肝血。

【药物及用量】知母　黄芩各三分　柴胡（去苗）　生干地黄各一两　赤芍　麦门冬（去心）　射干　川升麻各三分　甘草（炙微赤锉）五钱

【用法】研为粗末，每服四钱，清水一中盏，加生姜五厘，淡竹叶二十七片，煎至六分去滓，不拘时温服。

◆**知母散**《幼幼新书》

【主治】久嗽不止，痰喘气噎。

【功效】润肺，止咳。

【药物及用量】知母　贝母　柴胡　黄芪（炙）　紫菀（洗）　马兜铃　杏仁（去皮尖）　半夏（白矾水煮干为度）　桑白皮（炙）　白矾　款冬花各等量

【炮制】研为细末，每服一钱，清水七分盏，煎至三分去滓，不拘时服，或生姜、自然汁煮糊为丸。

【用法】每服五七丸，生姜汤送下。

◆**知母散**《证治准绳》

【主治】小儿诸般疳积肚胀，时或泻痢，时或壮热，状如疟疾。

【功效】疏肝气，滋肺热。

【药物及用量】知母　青皮（去白，焙干称）　柴胡各二钱　甘草（炙）　紫参各三钱　诃子（煨熟用肉）三枚

【用法】研为细末，每服一钱，清水五分，煎至三分温服，有热则退，有痢则除，有结则通。

◆**知母散**甲《太平圣惠方》

【主治】妊娠烦躁闷乱，口干及胎脏热。

【功效】润肺，燥湿，除热。

【药物及用量】知母　麦门冬　甘草各五钱　黄芪　黄芩　赤茯苓各二分

【用法】㕮咀，每服四钱，清水一盏，煎至七分去滓，加竹沥一合，更煎二三沸温服。

◆**知母散**乙《太平圣惠方》

【主治】消渴，烦躁，羸瘦乏力，不思饮食。

【功效】清热止渴。

【药物及用量】麦门冬（去心，焙）一两半　瓜蒌根一两　黄芩三分　牡蛎（烧为粉）一两　黄连（去须）一两　金箔（细研）五十片　银箔（细研）五十片

【用法】上七味，捣细罗为散，入研，药令匀，每服不拘时，煎淡竹叶汤调下一钱。

◆**知母散**丙《太平圣惠方》

【主治】产后壮热憎寒，四肢少力，不思饮食。

【功效】清热滋阴，活血。

【药物及用量】知母　当归（锉，微炒）　鬼箭羽　刘寄奴　白术各一两　桃仁（汤浸，去皮尖、双仁，麸炒微黄）一两半

【用法】上六味，捣粗罗为散，每服三钱，以水酒各半中盏，煎至六分，去滓，温服，不拘时。

◆**知母散**丁《太平圣惠方》

【主治】妇人热劳，体瘦，壮热，四肢烦疼，咽喉不利，少思饮食。

【功效】清热养阴，除烦利咽。

【药物及用量】知母三分　黄芩三分　柴胡（去醋）一两　生干地黄一两　赤芍三分　麦门冬（去心）三分　射干三分　川升麻三分　甘草（炙微赤，锉）半两

【用法】上九味，捣粗罗为散，每服四钱，以水一中盏，入生姜半分，淡竹叶二七片，同煎至六分，去滓，温服，不拘时。

◆**知母汤**《千金方》

【主治】产后乍寒乍热，心胸烦闷。

【功效】养阴，清热。

【药物及用量】知母（酒制）三两　芍药　黄芩（酒制）各二两　桂心（一方用生

地）　甘草各一两（一方无甘草）

【用法】㕮咀，清水五升，煮取二升半，分作三服。

◆**知母汤**《活幼心书》

【主治】齁鮯气喘，咳嗽发热，痰鸣恶风。

【功效】疏风，和肺，化痰。

【药物及用量】知母　甘草各五钱　贝母　羌活　滑石（另研）　大黄　小麦各三钱　麻黄（去根节，汤泡去沫，焙）　苦葶苈　诃子肉各一钱五分　薄荷（去梗）二钱

【用法】㕮咀，每服二钱，清水一盏，加生姜二片，煎至七分，不拘时温服。

◆**知母饮**《医方大成》引《简易方》

【主治】妊娠心脾壅热，目赤口渴，烦闷多惊。

【功效】益气，润肺，定惊。

【药物及用量】知母　麦门冬（去心）各二两　赤茯苓　黄芩　黄芪各三两　甘草二两

【用法】清水二杯，加桑白皮五分，煎至一杯，再入竹沥少许，煎二三沸，不拘时服。

◆**知母饮**《眼科全书》

【主治】目生花翳白陷。

【功效】消积滞，明眼目。

【药物及用量】知母　茺蔚子　防风　细辛　桔梗　大黄　芒硝　赤芍　青葙子　黄芩　桑白皮　蒺藜

【用法】每服五钱，清水一盏，煎至五分去滓，食后温服。

◆**知母饮**《证治准绳》

【主治】产后恶露上攻，流入肺经，致咳嗽者。

【功效】润肺，消瘀。

【药物及用量】知母　贝母　白茯苓　人参各二钱　生桃仁（去皮尖）　生杏仁（去皮尖）各一钱

【用法】清水二杯，煎至一杯，食后服。

◆**知母饮子**《秘传眼科龙木论》

【主治】五脏虚劳，风热冲入肝膈之间，致气逆生翳外障。

【功效】明目，泻热。

【药物及用量】知母（炒）　车前子　茺蔚子各二两　五味子　大黄　黄芩　桔梗各一两

【用法】研为粗末，清水二盏，煎至一盏去滓，食后温服。

◆**空青丸**甲《圣济总录》

【主治】肝肾久虚，目暗渐生翳膜。

【功效】疏肝肺，明眼目。

【药物及用量】空青（研细水飞）　真珠（另研）各一分　犀角屑　羚羊角屑　防风（去杈）　防己　升麻（锉）各五钱　麦门冬（去心，焙）　人参、茺蔚子　阳起石（细研）　前胡（去芦）各一两　虎睛一对

【炮制】研为细末，炼蜜和丸，如梧桐子大。

【用法】每服五丸，加至十丸，麦门冬煎汤送下，温椒汤亦可。

◆**空青丸**乙《圣济总录》

【主治】沉翳，圆翳，遮睛障。

【功效】祛目翳，散风热。

【药物及用量】空青一钱（一作一钱，一作二钱）　细辛　五味子　石决明（另研）　车前子各一两　知母　生地黄　防风各二两

【炮制】研为细末，炼蜜和丸，如梧桐子大。

【用法】每服十丸，空腹时茶汤送下。

◆**肥肌丸**《省翁活幼口议》

【主治】小儿一切疳气，肌瘦体弱，神困力乏者。

【功效】解热，杀虫。

【药物及用量】黄连（去须）　川楝肉（炒）　川芎各五钱　陈皮　香附子（酒煮，炒干）各一分　木香二钱

【炮制】研为末，水煮细面糊和丸，如麻子大。

【用法】每服三五十丸，温饭饮送下。

◆**肥皂膏**《验方新编》

【主治】一切无名恶毒。

【功效】除疥癣，泻热毒。

【药物及用量】生肥皂（去子弦与筋）

【用法】捣烂，好醋调敷立愈。不愈再敷，奇验无比。

◆**肥儿八珍糕**《中国医学大辞典》

【主治】小儿脾胃薄弱，饮食不化，形瘦色萎，腹膨便溏。

【功效】健脾燥湿。

【药物及用量】潞党参三两　白术二两　陈皮一两五钱　茯苓　淮山药　建莲肉　薏苡仁　扁豆　芡实各六两　糯米　粳米各五升

【用法】共磨细末，用白糖十两，和匀印糕，常服之。大人脾胃虚弱者亦可服之。

◆**肥儿丸**《小儿卫生总微论方》

【主治】小儿食积，五疳。

【功效】消积杀虫。

【药物及用量】肉豆蔻（面裹煨去油，一作二钱五分）　使君子肉（焙，一作二钱五分）　麦芽（炒）各半两　黄连（姜汁炒黑色，一作一两，一作胡黄连）　神曲（炒，一作一两）各五钱　槟榔（去脐，勿见火，一作三枚，一作三钱，一作一枚）二枚　木香（勿见火，一作一钱）二钱（一方加白术五钱，山楂肉、枳实各二钱）

【炮制】研为细末，蒸饼调和，稍加白蜜为丸，如弹子大。

【用法】每服一丸，空腹时米饮或熟汤送下。

◆**肥儿丸**《魏氏家藏方》

【主治】疳积。

【功效】消热积，杀虫毒。

【药物及用量】黄连一两　木香二钱　神曲（炒）一两　麦蘖（炒）　使君子肉（煨）　肉豆蔻（面裹煨）各二钱　槟榔半两　干蚵蚾一个（酥炒黄色）

【炮制】研为末，水煮面糊和丸，如粟米大。

【用法】空腹时米饮送下，量儿大小加减。

◆**肥儿丸**《幼幼新书》引《朱氏家传方》

【主治】疳积，疳瘦。

【功效】杀虫，消积。

【药物及用量】白芜荑（去壳）　黄连（去须）　神曲　麦蘖各等量

【炮制】研为末，猪胆煮米糊和丸，如大麻子大。

【用法】每服三十丸，食前米饮送下。

◆**肥儿丸**《医宗金鉴》

【主治】小儿脾疳。

【功效】健脾胃，消虫积。

【药物及用量】人参三钱五分　白术（土炒）三钱　胡黄连五钱　茯苓三钱　黄连三钱半　使君子肉四钱半　神曲（炒）　麦芽（炒）　山楂肉各三钱五分　甘草（炙）三钱　芦荟二钱五分

【炮制】共研末，黄米糊为丸，如黍米大。

【用法】每服二三十丸，米汤送下。

◆**肥儿丸**《丸散膏丹集成》引《验方新编》

【主治】小儿脾虚疳积，面黄体瘦，肚胀腹大，一切积滞。

【功效】杀虫，退热。

【药物及用量】厚朴　鸡内金　茯苓各四两　新会皮　青皮各二两　五壳虫　缩砂仁　胡黄连各三两　白术（炒焦）六两　麦门冬（炒）　白扁豆　山楂肉（炒焦）各八两　尖槟榔一两五钱　干蟾（炙）十一具　六神曲十二两

【炮制】共研末，炼蜜为丸，每丸重二钱五分。

【用法】每服一丸，米汤化下，忌食油腻湿面生冷。

◆**肥儿丸**《直指小儿方》

【主治】风后喑不能言。

【功效】消积驱虫。

【药物及用量】芜荑（炒）　神（炒）曲　麦蘖（炒）　黄连等量

【用法】上四味，为末，猪胆汁丸麻子大，每服五丸，用陈皮、木香、使君子、炙甘草煎汤送下。盖黄连能祛心窍恶血，故尔。

◆**肥油膏**《医宗金鉴》

【主治】秃疮、肥疮。

【功效】杀虫毒，除湿热。

【药物及用量】番木鳖六钱　当归　藜芦各五钱　黄柏　苦参　杏仁　狼毒　白附子各三钱　鲤鱼胆二个

【炮制】用香油十两，将前药入油内，熬至黑黄色去滓，加黄蜡一两二钱，熔化尽，用布滤过，罐收。

【用法】每用少许，用蓝布裹于手指，蘸油擦疮。

◆**肥气丸**《三因极一病证方论》

【主治】肥气，痞积。

【功效】理气血，消积滞。

【药物及用量】当归头　苍术各一两五钱　青皮二两（炒）　蛇含石（火煅醋淬）三分　三棱　蓬莪术　铁孕粉（与三棱、蓬莪术同入醋，煮一伏时）各三两

【炮制】研为末，醋煮米糊和丸，如绿豆大。

【用法】每服四十丸，当归浸酒送下。

◆**肥气丸**《东垣试效方》

【主治】肥气，痞积。

【功效】清热化湿，祛痰消瘀，行气攻积。

【药物及用量】柴胡二两（一作一两）　黄连七钱　厚朴五钱　川椒（炒去汗，去目及闭口者，一作一两）四钱　甘草（炙，一作二钱）三钱　蓬莪术（炮）　昆布　人参各二钱五分（一作各一钱五分）　皂角（去皮弦、子煨）　白茯苓（去皮）各一钱五分（一作各一钱六分）　川乌一钱二分（炮，去皮、脐，一作二分）　干姜　巴豆霜各五分

【炮制】除茯苓、皂角、巴豆外，研为极细末，再另研茯苓、皂角为细末和匀。方渐渐入巴豆霜和匀，炼蜜为丸，如梧桐子大。

【用法】初服二丸，空腹时淡醋汤送下，一日加一丸，二日加二丸，渐加至大便微溏，再从两丸加服，周而复始，积减大半勿服。秋冬加厚朴一半（通前重一两），减黄连一钱五分。若治风痫加人参、茯苓、菖蒲各三钱，黄连只依春夏用七钱，虽秋冬不减。

◆**育红膏**《疡医大全》

【主治】肿毒，疮疖。

【功效】润肌，杀虫。

【药物及用量】老松香四钱　潮脑一钱　轻粉八分　银朱七分　铜绿　冰片各一分五厘　麝香一分　蓖麻子仁二钱（夏月只用一钱六分）

【炮制】研细，重汤炖化，忌见火。

【用法】任摊贴。

◆**育气汤**《御药院方》

【主治】脏虚疼痛。

【功效】理气，和中。

【药物及用量】木香　丁香　藿香　人参　白术　白茯苓　缩砂仁　白豆蔻　荜澄茄　甘草（炙）各五钱　干山药一两　陈橘皮（去白）　青皮（去白）

【用法】研为末，每服一钱至三钱，食前空腹时木瓜汤或盐汤调下。

◆**育阴煎**《疫痧草方》

【主治】痧透肌燥，舌绛液干，喉烂便秘，脉弦无神。

【功效】养阴，退热。

【药物及用量】龟板　鳖甲　原生地　牡丹皮　鲜沙参　麦门冬　知母　天花粉　大贝母　玄参　犀角　金汁

【用法】清水煎服。

◆**育婴化痰丸**《中国医学大辞典》

【主治】小儿咳嗽，外感风寒，痰涎壅塞，鼻涕头痛。

【功效】疏风，消积。

【药物及用量】桑叶　白僵蚕各五两　紫苏叶　莱菔子　杜橘白各十两　干蟾五只　牡丹皮二两五钱

【炮制】共为细末，白蜜和丸，每重一钱。

【用法】每服一丸，熟汤送下。

◆**育婴散**《鸡峰普济方》

【主治】肾脏虚劳。

【功效】补肝肾，理肺脾。

【药物及用量】香附子（炒）一分　黑

附子（炮）一枚　白蒺藜（去角）一分　木香一分　白茯苓五钱　甘草（炙）一分

【用法】研为细末，每服二钱，清水一盏，加生姜七片，葱白二茎。煎至七分，空腹时服。

◆**育肠丸**《太平惠民和剂局方》

【主治】肠胃虚弱，内挟生冷，腹胀泄泻，时时刺痛，里急后重，下痢赤白，或便脓血，昼夜频并，经久不瘥。

【功效】厚肠胃，止下痢。

【药物及用量】乌梅肉　黄连（去须梗）各一分　当归（去芦，酒浸透一宿，焙）一两　肉豆蔻（湿纸裹，煨）　诃子皮　罂粟壳（去盖、筋，蜜炙）各半两

【用法】上六味，为细末，炼蜜丸，如梧桐子大，每服二十丸至五十丸，空心食前，饭饮下。如小儿作小丸，煎甘草干姜汤下。

◆**育真丹**《简易方》

【主治】妇人三十六种疾，下脏久虚，沉寒痼冷，带下五色，变易不定，渐见瘦弱。

【功效】温冲止血。

【药物及用量】代赭石　紫石英　赤石脂　左顾牡蛎（去二头，取中用）

【用法】上四味，为末，米醋和成剂，分为六锭，入坩锅内烧通红半时辰，倾出放冷，捣为末，次入。

◆**育胎饮子**《朱氏集验方》

【主治】妊娠胎动不安，或腰腹疼痛。

【功效】益气养血安胎。

【药物及用量】覆盆子　阿胶（蛤粉炒）各三钱　桑寄生　艾叶（炒）　白芍　当归　人参各二钱

【用法】上七味，㕮咀，每服四钱，水一盏半，糯米百粒，煎至八分，去滓，食前服。

◆**肺露**《全国中成药处方集》

【主治】吐血衄血，干咳无痰，久咳成肺痿等证。

【功效】补肺阴，止咳痰。

【药物及用量】孩儿参　天门冬　麦门冬　百合　川母　丝瓜络　阿胶珠各二钱　玉竹　白茯苓　北沙参　黛蛤散　冬瓜子各三钱　桑白皮（炙）　知母　款冬花　牡丹皮　地骨皮各一钱五分　葶苈子　马兜铃（炙）各一钱

【炮制】共为末，用雄猪肺一具，去心血灌白洁净，一半灌入肺中，一半撒在肺上，蒸露。再将枇杷叶（蜜炙）十二两，嫩芦根十两，另蒸露和入。

【用法】每服一二两，隔水炖温，逐日服一二次。

◆**肺风散**《经验良方》

【主治】肺风及面上红紫癜风。

【功效】祛风活血，通络。

【药物及用量】人参一两八钱　甘菊花一两半钱　何首乌二两一钱　大黄一两半钱　当归五钱半　香附子二两一钱　枸杞子三两五钱　朱砂二钱半　加通圣散一料。

【用法】上九味，为细末，炼蜜为丸，弹子大，以朱砂为衣，每服一丸，食后临卧细嚼，茶清下，大忌酒。

◆**肺寒汤**《圣济总录》

【主治】肺胃虚寒，咳嗽痰盛，呀呷有声，呕吐停饮，咽喉干痛，上气喘满，面目虚浮，自汗恶风，语声嘶破，背寒中冷，心下悸动，哕逆恶心，全不入食。

【功效】温肺散寒，降逆止咳。

【药物及用量】款冬花　紫菀（去土）　甘草（炙）　肉桂（去粗皮）　麻黄（去节）　干姜（炮）　五味子　杏仁（汤浸，去皮尖，炒）　半夏（汤煮软，焙干）各二两　细辛（去苗叶）一两

【用法】上一十味，粗捣筛，每服三钱匕，水一盏，生姜五片，大枣三枚，擘破，同煎至七分，去滓，温服，不拘时。

◆**卧龙丹**《霍乱论》

【主治】诸痧中恶，霍乱五绝，诸般猝倒，不省人事。疔痈疽发背，蛇、蝎、蜈蚣咬伤。

【功效】除热开窍，解毒理气。

【药物及用量】西牛黄（一作五分）　金箔（飞，一作十五张）各四分　冰片（一

作八分）　荆芥　羊踯躅各二钱　朱砂（水飞，一作四分）六分　猪牙皂角一钱五分（一作六分）　灯心炭二钱五分（一作四钱，一方无荆芥，有北细辛五分，白火硝、明月石各一钱，蟾酥一钱五分）　麝香五分

【用法】共研细末，瓷瓶密收，勿使泄气，每用少许吹入鼻中，得嚏立愈，垂危重证亦可以凉水调灌少许。疮疡虫咬用酒调涂。凡暑月抹少许于鼻孔，可辟秽恶诸气，孕妇忌服。

◆**虎杖散**《小儿药证直诀》

【主治】小儿实热盗汗。

【功效】清热，敛阴止汗。

【药物及用量】虎杖。

【用法】清水煎，不拘时服，量多少与之。

◆**虎骨丸**《证治准绳》

【主治】男子、妇人走疰疼痛，麻木困弱。

【功效】祛风湿，通经络。

【药物及用量】虎骨（醋炙）四两　五灵脂（炒）　白僵蚕（炒）　地龙（去土炒）　白胶香（另研）　威灵仙各一两　川乌头（炮，去皮、脐，一作一两五钱）二两　胡桃肉（去内皮，捣研如泥）（一方无地龙、胡桃肉）二两五钱

【炮制】研为细末令匀，酒煮面糊和丸，如梧桐子大。

【用法】每服十丸至十五丸，空腹时温酒送下，一日二次。妇人当归酒送下；打仆损伤，豆淋酒送下。老幼加减服之。

◆**虎骨丸**《太平圣惠方》

【主治】妇人血风流注腰脚骨节，疼痛不可忍。

【功效】祛风活血，泻热止痛。

【药物及用量】虎胫骨（醋炙）　败龟板（醋炙）　槟榔　牛膝（酒浸）各一两　当归（去芦，炒）　川大黄（炒）　木香　桃仁（浸炒）各三分　海桐皮二分　防风（去芦杈）　附子（炮，去皮、脐）　赤芍　桂心　血竭　没药（另研）　地龙（去土炒）各五钱

【炮制】研为细末，炼蜜和丸，如梧桐子大。

【用法】每服三十丸，空腹食前温酒送下，一日二次。

◆**虎骨木瓜丸**《丸散膏丹集成》

【主治】湿伤经络，或房事饮酒无度，以致肝肾虚亏，腰腿疼痛，脚膝拘挛，筋骨无力，步履艰难。或热痛如火，或冷痛如水。

【功效】续骨祛风，活血止痛。

【药物及用量】虎骨（炙）　木瓜　枫树叶　龟板（炙）　当归　自然铜　血竭　桂心　乳香　没药　毛姜　安息香　广木香　甜瓜子　地龙（去土）各一两

【炮制】共为末，酒糊和丸。

【用法】每服二三钱，空腹时熟汤或温酒送下，忌火酒房事。

◆**虎骨木瓜丸**《御药院方》

【主治】饮酒过度，寒湿停驻，经络不和，伤败气血，走疰筋骨疼痛，昼静夜甚，或冒雾所伤，亦致筋骨走疰，并妇人血风疼痛。

【功效】除湿散寒，活血通络。

【药物及用量】虎骨（醋炙）　南乳香（研）　没药各一两　木瓜　天麻　肉苁蓉　牛膝（上四味各二两，用好酒浸十日，取出焙干为用）

【用法】上六味，为细末，将原浸酒作糊和丸，如梧桐子大，每服三十丸至五十丸，温酒送下，空心食前，日进二三服。

◆**虎骨木瓜酒**《丸散膏丹集成》

【主治】风寒湿气，流入经络，筋脉拘挛，骨筋酸痛，四肢麻木，口眼㖞斜，山岚瘴气，历节魃痛。

【功效】追风，定痛，除湿，祛寒，壮筋，强骨调和气血。

【药物及用量】虎骨（炙酥）一两　木瓜三两　川芎　川牛膝　当归　天麻　五加皮　红花　川续断　白茄根各一两　玉竹二两　秦艽　防风各五钱　桑枝四两

【用法】研为粗末，绢袋盛，高粱酒二十斤，浸七日滤清，加冰糖二斤，任量饮之。

◆**虎骨酒**《类证济本事方》

【主治】脚气。

【功效】补气血，强骨脊。

【药物及用量】虎胫骨 萆薢 仙灵脾 薏苡仁 牛膝 熟地黄各二两

【用法】细锉，绢袋盛，浸酒二斗，饮取一盏，复入一盏，可得百日，妇人去牛膝。

◆**虎骨酒**《千金方》

【主治】骨虚，酸疼不安，好倦，主膀胱寒。

【功效】壮筋骨，逐风湿。

【药物及用量】虎胫骨一具

【炮制】炙黄捶碎，糯米三升，用曲作酒，封五十日。

【用法】每服数杯。

◆**虎骨散**《简易方》

【主治】半身不遂，肌肉干瘦。

【功效】润筋祛风。

【药物及用量】虎骨 赤芍 续断 白术 藁本各一两 当归二两 乌蛇肉五钱

【用法】研为细末，每服二钱，食后温酒调下，骨中烦疼加生地黄一两，脏寒自利加天雄五钱。

◆**虎骨散**甲《太平圣惠方》

【主治】风毒走疰疼痛。

【功效】壮筋续骨，追风活血。

【药物及用量】虎胫骨（醋炙） 败龟板（醋炙）各二两 麒麟竭（另研） 没药（另研） 自然铜（醋炙） 赤芍（去芦） 当归（去芦） 苍耳子（炒） 骨碎补（去毛） 防风（去芦）各三分 牛膝（酒浸） 天麻 槟榔 五加皮 羌活（去芦）各一两 白附子（炮） 桂心 白芷各三分

【用法】研为细末，每服二钱，不拘时温酒调下。

◆**虎骨散**乙《太平圣惠方》

【主治】妇人血风，身体骨节疼痛。

【功效】祛风湿，壮筋骨，除寒气，益气血。

【药物及用量】虎胫骨（醋炙）半两 麝香（另研）一两 桂心 川芎 海桐皮 当归（去芦） 牛膝（酒浸） 天麻 附子（炮，去皮、脐） 骨碎补 没药（另研） 琥珀（另研）各一两 羌活（去芦）三两 木香五钱

【用法】研为细末和匀，每服二钱，不拘时温酒调下，一日二次。

◆**虎骨散**丙《太平圣惠方》

【主治】妇人血风走疰，痛无常处。

【功效】祛风活血。

【药物及用量】虎胫骨（醋炙）二两 干蝎（炒） 琥珀（另研）各五钱 当归（炒） 威灵仙 牛膝（酒浸） 羌活（去芦） 桂心各一两 漏芦（去芦） 芎䓖 没药（另研）各三分

【用法】研为细末，每服二钱，不拘时温酒调下，一日二次。

◆**虎骨散**丁《太平圣惠方》

【主治】金疮中风痉，肢节筋脉拘急。

【功效】祛风破瘀，活血止痛。

【药物及用量】虎胫骨（醋炙） 败龟板（醋炙） 当归（微炒） 干蝎 桃仁（去皮尖、双仁，麸炒） 芎䓖各一两 黑豆五合 松脂一两 桂心三分

【用法】先将脂黑豆炒令熟，后和诸药捣为末，每服二钱，不拘时温酒调下。

◆**虎骨散**戊《太平圣惠方》

【主治】腰胯连脚膝疼痛不可忍。

【功效】壮筋骨，逐风湿。

【药物及用量】虎胫骨（醋炙） 败龟板（醋炙） 当归 牛膝 川芎 桂心 羌活各一两 萆薢二两

【用法】研为细末，每服二钱，或四钱，空腹时温酒调下，亦可炼蜜为丸，温酒送下。

◆**虎骨散**己《太平圣惠方》

【主治】风走疰疼痛不可忍。

【功效】祛风活血通络。

【药物及用量】虎胫骨一两 硇砂（醋化，涂虎骨上，慢火炙令黄）半两 白芷一两 芫花（醋拌，炒令黑色）一分 当归一两 漏芦一两 赤芍三分 地龙（微炒）一分 紫笋茶一两 桂心半两

【用法】上一十味，捣细罗为散，不拘时，以温酒调下一钱。

◆**虎骨散**庚《太平圣惠方》

【主治】历节风，手足抬举不起，顽痹不仁。

【功效】祛风活血，通利关节。

【药物及用量】虎胫骨（涂酥，炙令黄）二两　海桐皮（锉）一两　麻黄一两（去根节）　羌活一两　天麻一两　白蒺藜（微炒，去刺）一两　桂心一两　天雄（炮裂，去皮、脐）一两　苍耳一两　牛蒡子（微炒）一两　仙灵脾二两　牛膝（去苗）一两

【用法】上一十二味，捣细罗为散，每于食前，以豆淋酒调下二钱。

◆**虎骨散**《直指小儿方》

【主治】小儿行迟。

【功效】益肝肾。

【药物及用量】虎胫骨（酒炙）　生干地黄　酸枣仁（酒浸，去皮，炒香）　辣桂（去皮）　白茯苓（去皮）　防风（去芦杈）　当归（去芦）　川芎　牛膝（酒浸，去芦）各等量

【用法】研为极细末，每服一钱五分，以粥饮调。次入好酒二滴，再调食前服，一日二次。或炼蜜为丸，如黍子大，木瓜汤送下。

◆**虎骨散**《严氏济生方》

【主治】白虎历节走痛。

【功效】追风活血，解毒止痛。

【药物及用量】虎骨二两　白花蛇　天麻　防风　牛膝　白僵蚕　当归（酒制）　乳香　肉桂各一两　甘草（炙）　全蝎各五钱　麝香一钱（一方加自然铜、白附子、羌活、槟榔、川芎、白芷各一两，地龙、没药、雄黄各五钱）

【用法】研为细末，每服二钱，温酒调下，豆淋酒尤妙。

◆**虎骨散**《医林方》

【主治】白虎风，昼静而夜痛，是风寒湿三气不调，妇人多有此疾。

【功效】祛风除湿，活血通络。

【药物及用量】虎骨酥炙　没药等量

【用法】上二味，为细末，每服五钱，酒煎，和滓热服，食前。

◆**虎胫骨酒**《严氏济生方》

【主治】中风，偏枯，四肢不遂，诸风，筋脉，筋挛。

【功效】补肝益肾，祛风活血。

【药物及用量】虎胫骨（醋炙）　石斛（去根）　石楠叶　防风　当归　茵芋叶　杜仲（酒炒）　川牛膝（酒浸，炒）　芎䓖　狗脊（燎去毛）　川续断（酒浸，炒）　巴戟（去心）各一两

【炮制】锉如豆大，绢囊盛药，以酒一斗，渍十日。

【用法】每服一盏，不拘时热服。

◆**虎胫骨酒**《养老奉亲方》

【主治】手臂疼痛，冷重无力。

【功效】除风壮骨。

【药物及用量】虎胫骨（捣碎炙黄）一钱　芍药二两　羚羊角屑二两

【用法】酒浸七日，秋冬倍之，每日空腹饮一杯。

◆**虎胫骨浸酒**《食医心鉴》

【主治】风毒在骨节，疼痛不可忍。

【功效】祛风解毒，通络止痛。

【药物及用量】虎胫骨（炙令黄，锉）二斤　牛膝二两　芍药三两　防风四两　桂心一两

【用法】上五味，并锉，以生绢袋盛，浸酒二斗，经三两宿，随性饮之。忌牛肉、生葱。

◆**虎睛丸**《杨氏家藏方》

【主治】痫疾抽搐，恍惚烦乱，口干谵语。

【功效】解毒除热，止惊退痫。

【药物及用量】虎睛一对　犀角屑　远志（去心）　栀子仁（一作五钱）　川大黄各一两

【炮制】研为细末，炼蜜和丸，如绿豆大。

【用法】每服二十丸，食后温酒送下。

◆**虎睛丸**《直指小儿方》

【主治】小儿惊痫，邪气入心。

【功效】解毒除热，止惊退痫。

【药物及用量】虎睛（细研） 远志（姜制，焙，去心） 犀角（镑） 大黄（湿纸裹煨） 石菖蒲 麦门冬（去心）各二钱五分 蜣螂三枚（去足翅炒）

【炮制】研为细末，粟米粉打糊为丸，如梧桐子大。

【用法】每服五七丸，不拘时竹叶煎汤或金银煎汤磨化下。

◆**虎睛丸**《幼幼新书》

【主治】小儿脾疳。

【功效】止惊除热，杀虫消积。

【药物及用量】虎睛一个 牛黄二钱 桔梗 麝香 胡黄连各一钱

【炮制】研为末，炼蜜和丸，如麻子大。

【用法】每服三丸，食前米饮送下，一日二次。

◆**虎潜丸**《丹溪心法》

【主治】肾阴不足，筋骨萎软，不能步履，臁疮筋骨痿弱，下元虚冷，精血亏损及骨蒸劳热等证。

【功效】壮筋骨，和气血。

【药物及用量】败龟板（醋炙）四两 黄柏（盐酒炒，一作三两）半斤 知母（盐酒炒） 熟地黄各二两（一作各三两） 白芍一两半 虎胫骨（醋炙） 陈皮（盐水润，一作七钱，一作一两，一作二两）各二两 干姜（冬月用之，一作一两）五钱

【炮制】共研细末，羯羊肉二斤，酒煮捣膏为丸，如梧桐子大，酒煮米糊为丸亦可。

【用法】每服三钱，空腹时淡盐汤送下，痿而厥冷，加附子半枚。

◆**虎蝎丸**《直指小儿方》

【主治】急惊，上视搐搦，胎风涎潮。

【功效】化痰息风定惊。

【药物及用量】虎睛（酒炙）一对 全蝎（炒） 天麻 防风 南星（煨） 直僵蚕（炒） 乌蛇肉（酒浸，焙）各一分 麝香一钱

【用法】上八味，为末，面糊丸梧桐子大，每服一丸，薄荷汤调下。

◆**金不换正气散**《外科理例》

【主治】四时伤寒，瘟疫，时气，头痛壮热，山岚瘴气及出远方，不服水土，吐泻下利者。

【功效】清暑热，利寒湿。

【药物及用量】平胃散加半夏 藿香

【用法】清水煎服。

◆**金不换散**《妇人大全良方》

【主治】男子、妇人肺胃虚寒，久嗽不已，喘满痰盛，腹胁胀满，腰背倦痛，或虚劳冷嗽，唾红痰。

【功效】除痰，止咳。

【药物及用量】罂粟壳（制）五钱 杏仁（制） 甘草各三钱 枳壳四钱

【用法】㕮咀，每服三钱，清水一盏半，加生姜三片，乌梅半个，煎至八分，食后临卧，渐渐热服。

◆**金丹**《医碥方》

【主治】一切喉证。

【功效】消肿，祛痰。

【药物及用量】枪硝（提过者）一钱八分 生蒲黄四分 僵蚕末一钱（一作一钱） 猪牙皂角末一分半（一作一分五厘） 冰片一分（临时加入）

【用法】研细吹之。证重者加牛黄。喉肿及喉风加僵蚕、牙皂。

◆**金水六君煎**《景岳全书》

【主治】肺肾虚寒，水泛为痰，或年迈阴虚，血气不足，外受风寒，咳嗽呕恶，多痰喘急。

【功效】益阴化痰。

【药物及用量】大熟地三钱（一作四两） 茯苓 半夏（制，一作五钱）各二钱 甘草（炙，一作五钱）一钱 陈皮一钱半（一作一两）（一方加潞党参三两，炒白术二两）

【炮制】共研细末，姜枣汤泛丸。

【用法】每服三钱，熟汤送下。

◆**金牙酒**《千金方》

【主治】八风五疰，身曳步跛，不能收持。

【功效】杀虫解毒，除风润肤。

【药物及用量】金牙（碎如米粒，用小绢袋盛）　地肤子（无子用茎叶，一作蚊床子）　熟地黄　蒴根　附子　防风　细辛　莽草各四两　川椒四合　羌活一斤（一作独活）

【用法】㕮咀，盛于绢袋，用酒四斗，于瓷器中渍封固，勿令泄气。春夏三四宿，秋冬六七宿。酒成去滓，日服一合，常令酒气相接，不尽一剂，病无不愈。

◆**金主绿云油**《医方类聚》

【主治】脱发。

【功效】生发。

【药物及用量】蔓荆子　没食子　踯躅花　诃子肉　覆盆子　白芷　沉香　防风　附子　广陵香　生地　芒硝　公丁香　旱莲草各等量

【用法】锉碎，绢袋盛，将清香油八两浸入，封过七日，取擦头上。

◆**金瓜丸**《王氏博济方》

【主治】小儿疳热，黄瘦，久服令肥。

【功效】解肌。

【药物及用量】黄连　黄柏　甘草（微泡）　青皮各等量（一方加胡黄连）

【炮制】研为末，入麝香少许，用豮猪胆一枚，入药在内，以线扎定，置石器中，浆水煮五七沸，取出挂风处一宿，为丸如绿豆大（一作朱砂为衣）。

【用法】每服五七丸，米饮送下，量儿加减，若早服使君子丸，晚服此丸，则消食长肌肉，永无疾病。

◆**金朱丹**《是斋百一选方》

【主治】小儿多涎，乳食不下。

【功效】除痰，清热。

【药物及用量】金箔（研）二十片　朱砂（细研水飞）　半夏（汤浸七遍取末）　天南星（牛胆制取末）各一两　茯苓　石膏（细研水飞，一作六钱）各五钱

【炮制】研为细末，拌匀再细研，用生姜、自然汁和丸，如黍米大。

【用法】每服十丸，乳食后煎人参汤送下。

◆**金杏丸**《幼幼新书》引《茅先生方》

【主治】小儿咳嗽。

【功效】泻肺气，止咳嗽。

【药物及用量】苦杏仁（去皮尖）　甜葶苈　汉防己　马兜铃（去皮）各等量

【炮制】研为末，炼蜜和丸，如小豆大。

【用法】每服十丸，麦门冬熟水吞下。

◆**金沙散**《妇人大全良方》

【主治】妇人诸淋。

【功效】止淋，解毒。

【药物及用量】海金沙草（阴干）

【用法】研为末，每服二钱，生甘草煎汤调下。

◆**金沙散**《普济方》

【主治】小儿小便淋沥不通。

【功效】利小便，止淋浊。

【药物及用量】海金沙　郁金　滑石　甘草各等量

【用法】研为末，每服一钱，地肤子煎汤调下，灯心、木通亦可。

◆**金明散**《古今医统大全》引《青囊方》

【主治】补肝脏劳极。

【功效】清胃，理肺。

【药物及用量】人参　知母　茯苓　秦艽（去芦）　丁香　甘草（炙）　石膏（煅）各等量

【用法】研为细末，每服二钱，清水一盏，加葱白三寸，煎至八分，通口服。

◆**金沸草散**《王氏博济方》

【主治】肺感风寒，头目昏痛，鼻塞声重，咳嗽喘满，痰涎不利，涕唾稠黏，舌肿牙疼，颈项强急，往来寒热，肢体烦疼，胸膈胀满及时行寒疫，壮热恶风无汗。

【功效】疏风，除痰。

【药物及用量】金沸草（去梗叶）　麻黄（去节，炮）　前胡（去芦）各三两　荆芥穗四两　甘草（炙）　半夏（汤洗七次，姜汁浸，一作蜜汁浸）　赤芍各一两

【用法】研为末，每服二钱，清水一杯

半，加生姜三片，大枣一枚，擘，煎至八分去滓，不拘时温服。有寒邪则汗出，嗽甚加杏仁、五味子，舌肿清水煎，乘热以纸笼熏之。

◆**金沸草散**《妇人大全良方》

【主治】妇人伤寒中脘有痰，壮热头痛筋紧发寒热。

【功效】解表祛风，温肺化痰。

【药物及用量】荆芥穗四两　半夏　甘草　北细辛各一两　赤茯苓二两　前胡　旋覆花各三两

【用法】上七味为细末，每服二钱，水一盏，生姜五片，枣一枚，煎至六分，热服，未知再服。

◆**金波散**《活幼心书》

【主治】时行赤眼，肿痛成翳，多泪有热。

【功效】祛目翳，除风热。

【药物及用量】净黄连一两　硼砂　寒水石　大黄各二钱　海螵蛸　铜青各一钱　玄明粉二钱五分　全蝎（去尖毒）七枚　麝香一字

【用法】除玄明粉、麝香，余七味锉晒为末，入玄明粉、麝香乳钵内，同前药末杵匀。每服一字至五分，温净汤或凉水调化，澄清去滓，不拘时频洗。有风夹虫作痒加轻粉，忌酒晕三五日。

◆**金花丸**《素问病机气宜保命集》

【主治】肝盛于脾，脾胃虚弱，呕吐不下食，脉弦者。

【功效】治风安脾。

【药物及用量】半夏（汤洗）一两　槟榔二钱　雄黄一钱五分

【炮制】研为细末，姜汁浸蒸饼为丸，如梧桐子大，小儿另丸。

【用法】姜汤送下，从少至多，渐次服之，以吐止为度。

◆**金花丸**《证治准绳》

【主治】口疮。

【功效】润肠泻热。

【药物及用量】黄连　黄柏　黄芩　栀子　大黄各等量

【炮制】研为细末，水泛或炼蜜和丸。

【用法】每服三十丸，白汤送下。

◆**金花散**《鬼遗方》

【主治】一切丹毒，热痛焮赤。

【功效】清热解毒。

【药物及用量】郁金　黄芩　甘草　山栀子　大黄　黄连　糯米（一作三合）各一两（一方无山栀子、大黄、甘草）

【用法】研为末，冷水和，稍加生蜜调药，鹅毛扫上，干即易之。

◆**金花散**《疡科遗编》

【主治】一切痈疽，疮毒，烂腿，臁疮连年不愈，臭烂不堪。

【功效】祛腐，生肌。

【药物及用量】熟石膏四两（研极细）漂冬丹（飞净）一两

【用法】和匀，再筛再研，用香油调搽，上盖油纸，一日一换，不可用茶水洗。如有脓水流卅，随有药敷水流之处，以免烂开。若妇女一见月信，虽愈复发，发后再搽，自有功效。

◆**金花散**甲《太平圣惠方》

【主治】妇人月水久不通，心腹烦闷，四肢痛弱。

【功效】破血逐瘀。

【药物及用量】桂心半两（末）　斑蝥一两（去翅足）　麝香一钱（细研）

【用法】上三味，先用水和白面，裹斑蝥，以慢火翻覆，烧令烟尽，放冷，净去却焦面，取斑蝥灰，与桂心末及麝香同研令细，每五更初，用暖酒调下一钱。

◆**金花散**乙《太平圣惠方》

【主治】妊娠伤寒，加腹胀，大便不通，喘急。

【功效】降气利水平喘。

【药物及用量】川大黄（锉碎，微炒）一两　郁金一两　青橘皮（汤浸，去白瓤，焙）一两　牵牛子（微炒）二两　甘草（炙微赤，锉）三分

【用法】上五味，捣细罗为散，每服不拘时，以生姜汤调下二钱，以利便瘥。

◆**金花散**《朱氏集验方》

【主治】口疮，潮热呷疾。

【功效】收敛止痛。

【药物及用量】雄黄　牙硝　郁金　甘草　瓜蒌　干葛

【用法】上六味，为末，一字，新汲水、薄荷水调下。

◆**金花散**《妇人大全良方》

【主治】室女骨蒸劳热。

【功效】化湿行气，活血通经。

【药物及用量】藿香　零陵香　延胡索　芍药　白芷　川芎　当归　桂心各一分　莲子心　晚蚕砂各二分

【用法】上一十味，为细末，温酒调下一钱，日二服。

◆**金花散**《女科百问》

【主治】妇人经血后热，崩漏不止，服温药不效者。

【功效】止血，除漏。

【药物及用量】延胡索　瞿麦穗　当归　干姜　牡丹皮各一两　石膏二两　桂心（另研）　威灵仙各七钱五分（一作各七钱）　蒲黄五钱

【用法】研为细末，每服三钱，清水一盏半煎，空腹时温服，一日二次。

◆**金花散**《疮疡经验全书》

【主治】痘后肌疮，疥癣。

【功效】收湿，凉肌，解毒。

【药物及用量】黄丹（水飞，过火煅红）　黄柏　黄连　黄芪　大黄　轻粉　麝香

【用法】研为细末，疮湿干掺，燥用腊猪油熬化调搽。

◆**金花一字散**《烟霞圣效方》

【主治】破伤风。

【功效】祛风止痛。

【药物及用量】草乌头　防风　雄黄各半两　香白芷二钱

【用法】上四味，为细末，每服一字，温酒调下。

◆**金星丸**《医方大成》引（汤氏方）

【主治】风热结聚喉内，痰鸣喘粗，咳嗽面红，腮肿，咽膈壅塞，发热狂躁，多渴，大便不通。

【功效】祛郁积，泻热气。

【药物及用量】郁金末　雄黄（另研）各二钱五分　腻粉五钱　巴豆七枚（去油）

【炮制】研为末，米醋糊丸，如麻子大。

【用法】薄荷或腊茶送下。

◆**金砂散**《医学纲目》

【主治】疔疮。

【功效】祛积，解毒。

【药物及用量】道人头（微炒存性）一两　硇砂三钱五分　雄黄三钱　蟾酥以多为妙

【用法】将疮四围刺破，以少油调药末，置于疮内，绯帛封之，数日疔自出。或但用硇砂、雄黄等量研细，用蜜调，称破疮头去血，入药豆大，在疮口内纸花贴之亦效。加疮入腹呕逆者，将道人头捣汁饮之。

◆**金倍散**《医宗金鉴》

【主治】瘰疬坚硬，难于消溃。

【功效】解毒，破积。

【药物及用量】金头蜈蚣（研粗末）一条　整文蛤（攒扎将蜈蚣末装入文蛤内，纸糊封口。外再用西纸糊七层晒干，面麸拌炒，以纸黑焦为度，去纸，研极细末，加麝香一分再研匀。）一枚

【用法】陈醋调稠，温敷坚硬核处，外用薄纸盖之，每日一换。

◆**金刚丸**《素问病机气宜保命集》

【主治】肾虚骨痿，不能起动。

【功效】补肾，益精。

【药物及用量】萆薢　杜仲（炒去丝）　肉苁蓉（酒浸去麟甲，焙干）　菟丝子（酒浸）各等量

【炮制】研为细末，酒煮猪腰子捣和丸，如梧桐子大。

【用法】每服五七十丸，空腹时温酒送下。

◆**金刚丸**《医略六书》

【主治】肾虚骨痿，脉缓涩者。

【功效】益精气，补肝肾。

【药物及用量】川萆薢（盐水炒） 杜仲（盐水炒） 肉苁蓉（酒浸祛腐切焙） 菟丝子（酒煮捣做饼焙） 巴戟肉（酒煮）各四两 鹿胎一具（醋炙）

【炮制】研为细末，鲜紫河车隔水熬膏，捣和为丸，如梧桐子大。

【用法】每服七十丸，空腹时米汤临卧时温酒送下。脾虚少食大便不固者，加人参二两，干山药三两，精气不固者。更加山茱萸肉二两。

◆**金珠丸**《幼幼新书》引《谭氏殊圣》

【主治】小儿惊悸心怔，咳嗽痰多，胸膈烦热。

【功效】化涎痰，利胸膈，烦热且咳嗽。

【药物及用量】天南星（炮） 白矾（焙） 半夏（汤浸七次） 朱砂（研细）各五钱 人参 干山药各一钱 腻粉二钱 金箔十片

【炮制】研为细末，薄荷汁同水打糊为丸，如绿豆大，金箔为衣。

【用法】每服一丸，食后生姜汤送下。

◆**金珠化痰丸**《太平惠民和剂局方》

【主治】痰热内壅，神志不清，头痛眩晕，心怔恍惚，胸膈烦闷，涕唾稠黏，咳嗽，咽喉不利。

【功效】除痰，燥湿。

【药物及用量】皂角子仁（炒） 铅白霜 天竺黄（另研）各一两 半夏四两（汤浸洗七次，生姜二两去皮，同捣做饼，炙微黄） 龙脑（另研）五钱 辰砂（水飞，研）二两

【炮制】将皂角仁、半夏研为末，与诸药令匀，生姜汁煮面糊和丸，如梧桐子大，金箔二十片为衣。

【用法】每服十五丸加至二十五丸，食后姜汤送下。

◆**金珠化痰丸**《御药院方》

【主治】痰热，安神志，除头痛眩晕，心忪恍惚，胸膈烦闷，涕唾稠黏，痰实咳嗽，咽喉不利。

【功效】清热化痰，安神除烦。

【药物及用量】金箔（为衣）二十片 辰砂（飞研）三两 皂角子仁（炒微黄色）一两 白矾（光明者，于铁器内熬令汁尽，放冷，研）一两 铅白霜（细研）一两 天竺黄一两（研） 生白龙脑（细研）半两 姜制半夏四两

【用法】上八味，为细末，入研药匀，生姜汁面糊和丸，如梧桐子大，小儿如黍米大，每服十丸至十五丸，食后临卧，生姜汤下。

◆**金珠化痰丸**《太平惠民和剂局方》

【主治】痰热，安神志，除头痛眩晕，心忪恍惚，胸膈烦闷，涕唾稠黏，痰实咳嗽，咽嗌不利。

【功效】清热化痰，安神除烦。

【药物及用量】生白龙脑（细研）半两 皂荚仁（炒黄）一两 天竺黄一两 金箔（为衣）二十片 半夏（汤洗七次，用生姜二两洗，刮去皮，同捣细，做饼子，炙微黄）四两 白矾（光明者，于石铁器内，熬令汁尽，放冷，研）一两 辰砂（研飞）二两

【用法】上七味，以半夏、皂荚子仁为末，与诸药同拌研令匀，生姜汁煮白面糊为丸，如梧桐子大，每服十丸至十五丸，生姜汤下，食后临卧服。

◆**金素丹**《疡科遗编》

【主治】一切痈疽，大毒，发背，对口，牙痈溃烂，齿欲脱落。

【功效】解毒，杀虫。

【药物及用量】生白矾六钱 枯白矾三钱 明雄黄一钱

【炮制】共研极细，筛过再碾千余下，愈碾其色愈美，装入瓷瓶内取出，勿使染尘。

【用法】每用少许，掺于患处，再用膏药盖上，过宿之周围裂缝与好肉分界，脓流肌活，黑色转红，疼痛稍缓，其腐自化自脱，祛腐尽可用之。若新长肉上掺之，要痛片刻，一见脓水湿气即不痛矣。如良腐间混，须先将金花散掺好肉面上，再用此丹掺腐上，自能不痛，否则其痛难受。

◆**金液丹**《太平惠民和剂局方》

【主治】阴极发躁，厥冷脉伏，爪甲肤青，自汗吐利，小便不禁，或阴结畏寒，二便不通及小儿脾胃虚寒，吐利，肢厥，神昏，多脐，露睛，口鼻气冷，成慢惊。

【功效】补命门真火，消沉疴痼冷。

【药物及用量】舶上硫黄五两

【炮制】研细水飞，入砂罐内，铁盏盖定，铁线缠口，铁钉旋紧，水调赤石脂封口，盐泥固济，候干埋地坑，以三足钉钉于地，将罐置钉上，另用一盏盛水置罐上，再用盐泥固济，慢水烧养七日夜（一作三日夜）再加顶火，用炭十斤为度，候冷取出，用柳木槌于乳钵中研细。每末一两，用蒸饼一两打糊为丸，如梧桐子大。

【用法】每服二三十丸，空腹时熟汤姜汤米饮送下，阴极冷甚者每服一百丸。

◆**金液五精丸**《不居集》

【主治】虚劳烦热，气短积块，淋沥精浊。

【功效】壮神，助阳，和五脏，润六腑，增颜色，暖丹田、子宫。

【药物及用量】秋石十两　茯苓二两　建莲肉八两　花椒　小茴香各二两

【炮制】共为细末，陈酒泛丸，如梧桐子大。

【用法】每服十丸，空腹时温酒送下。

◆**金液戊土丹**《外科正宗》

【主治】痨热，烦癫，谵言神昏，失心丧志，疗脱疽、疔疮、发背。

【功效】安神志，杀三尸，辟瘴瘟及诸魅邪。

【药物及用量】茯神　胡黄连　乌梅肉　人中黄　五味子各一两　辰砂　雄黄　硝石　远志（去心）　石菖蒲各三钱　牛黄　冰片各一钱

【炮制】各研细末，共和一处，再研千转，于端午七夕或春秋二分冬夏二至吉辰，在净室中，先将乌梅肉捣膏，和入药末内，加炼蜜少许，捣千余下。软硬得中为丸，每丸重一钱，金箔二十张为衣。

【用法】每服一丸，人乳、童便各一酒盅，随病上下化服，修合及服药之际，忌污秽不洁之事，此药用蜡封固，收藏不泄，愈久愈效。

◆**金粟丸**《活幼心书》

【主治】下痢赤白，水谷不化。

【功效】清热气，止泻痢。

【药物及用量】黄连一两　川芎　枳壳（制）　谷芽（洗净焙干）　赤茯苓（去皮）　白芷　南木香各五钱　神曲一两（另研为末，作糊）

【炮制】除木香另锉，不过火，余六味焙。入木香同研为末，用神曲末煮糊和丸，如粟壳大。

【用法】每服七十丸至一百丸，空腹时温米汤送下。

◆**金粟丹**《幼幼新书》引（张涣方）

【主治】腹大疳瘦，好食泥土，泄利不调。

【功效】杀虫除疳，利气和中。

【药物及用量】干蟾（酥炙焦黄）五枚　川黄连夏用二两　冬用一两　母丁香　厚朴（姜汁煨）　龙胆草各一两　夜明砂（微炒）　蝉壳　诃子皮（微炮）各五钱　朱砂（细研，水飞）　青黛（研）各一分　麝香五钱

【炮制】除朱砂、青黛、麝香外，余捣罗为细末，再共作一处拌匀。用炼蜜一半，白面糊一半，和丸如黍米大。

【用法】每服十丸，不拘时米饮送下，量儿大小加减。

◆**金粟汤**《太平惠民和剂局方》

【主治】丈夫、妇人、小儿，一切下痢，无问新久，冷热不调，日夜无度，脐腹绞痛即痢，肢体困倦，小便闭涩，不思饮食，渐加羸瘦。又治伤生冷，脾胃怯弱，饮食不消，腹胀雷鸣，泄泻不止，连月不瘥。

【功效】温中，涩肠，止痢。

【药物及用量】罂粟壳（去瓤、蒂，蜜炒）　甘草（炒）各半斤　陈皮（去白）一两一分（一作半斤）　车前子（炒）四两　干姜（炮）二两

【用法】上五味，为细末，每服二大

钱，水一盏，枣一枚，生姜二片，煎至七分，空心食前，稍热服，如或用饭饮调下亦得。忌生冷、油腻，鱼腥、酢酱等物。

◆**金粟汤**《圣济总录》

【主治】妊娠心痛。

【功效】温中调气。

【药物及用量】粟米　半夏（生姜汁浸五宿，切，焙）各二两　甘草（炙）一两　人参半两　白术　肉桂（去粗皮）各一两　槟榔（锉）四枚

【用法】上七味，粗捣筛，每服二钱匕，水一盏，生姜三片，煎六分，去滓，温服。

◆**金丝万应膏**《普济方》

【主治】跌仆损伤，手足肩背及寒湿脚气疼痛，小儿脾疳，泻痢，咳嗽，不肯服药者。

【功效】除寒祛积，止痛和血。

【药物及用量】沥青二斤半　威灵仙　黄蜡各二两　木鳖子（去壳切片子研）二十八个　蓖麻子（去皮壳研，一作二百个）一百个　没药（另研）　乳香（另研）各一两　小油夏二两　秋春三两　冬四两

【炮制】先将沥青同威灵仙下锅熬化，以柳槐枝搅，候焦黑色，重棉滤过，以沥青入水盆，候冷成块取出，称二斤净，再下锅熔开，下麻油、黄蜡、蓖麻、木篦子泥，以槐柳枝不黏手，扯拔如金丝状方可。如硬再加油少许，如软加沥青，试得如法乃下乳，没末起锅，于炭火上再用柳槐条搅数百次，以粗布滤膏，在水盆内扯如金丝，频换水浸一日，后用小铫盛顿。

【用法】如落马坠车于被伤疼痛处火上炙热贴，透骨肉为验，连换热水数次浴之，则热血聚处自消。小儿脾疳贴患处，泻痢贴肚上，咳嗽贴背心上。

◆**金丝万应膏**《摄生众妙》

【主治】一切风寒湿热，手足拘挛，骨节疼痛，男子痞积，女人血瘕及诸般疼痛，结核，转筋，泻痢疟疾（俱贴脐上，痢白而寒者尤效）。咳嗽哮喘，受寒恶心，胸膈胀闷，男妇面色萎黄，脾胃虚寒，心疼（俱贴前心），伤力身痛（贴后心），诸疝，小肠气（贴脐下），痧癖顽疮，积年不愈，肿毒初发，杨梅肿块未破者。

【功效】除风湿，通筋骨。

【药物及用量】木香　川芎　牛膝　生地黄　细辛　白芷　枳壳　秦艽　独活　防风　当归尾　大枫子　黄芩　南星　羌活　半夏　赤芍　贝母　杏仁　蓖麻子　白蔹　苍术　艾叶　川乌　肉桂　高良姜　续断　两头尖　连翘　甘草节　藁本　丁香　青皮　藿香　乌药　荆芥　苏木　玄参　僵蚕　桃仁　山栀　红花　牙皂　威灵仙　苦参　文蛤　蝉蜕　草乌　蜂房　鳖甲　全蝎　金银花　麻黄　白及　大黄　青风藤各二两　蜈蚣二条　白鲜皮　五加皮　穿山甲　降真香　骨碎补　苍耳头各一两　蛇蜕三两　桃　柳　榆　槐　桑　楝　楮树枝各三寸

【炮制】各切为粗片，用麻油十二斤，浸药在内，夏三宿，春五宿，秋七宿，冬十宿，方用火熬，以药枯油黑为度，去药沥净，去滓贮瓷器内。另以片子松香不拘多少，先下净锅熔化后，方加药油，量香二斤，用油四两，试水软硬，仍滤入水缸中，令人抽扯，色如黄金即成。

【用法】贴患处，或照主治条贴之。

◆**金丝膏**《普济方》

【主治】目昏如纱罗所遮，或疼痛。

【功效】泻火，清热。

【药物及用量】宣黄连（锉碎，清水一盏，浸一宿取汁，再添清水半盏，浸滓经半日，绞取汁，与前汁放一处，滓另用水半盏浸）五钱　蜜一两　白矾一这　井盐一分（如无以青盐代）　山栀子（捶碎与黄连滓同煮五七十沸，滤去滓，与前黄连汁一处入余药）二钱

【炮制】置银瓷器内，熬十余沸，用生绢上细纸敷重，再滤过。

【用法】常点目中。

◆**金丝膏**《世医得效方》

【主治】伤筋动骨，损伤闪挫，风毒恶疮，风湿筋寒诸病。

【功效】除寒，通络。

【药物及用量】当归尾 川白芷 杏仁（去皮尖） 玄参 猪牙皂角（去皮弦） 草乌（生，锉）各三钱 白胶香（明者）八两 连须叶葱（肥者）十根 滴青（明者）八两 乳香 没药（另研为末）各五钱 黄蜡（明者）一两 男子乱发（洗净捼如鸡子大）一团

【炮制】用清油八两，将八味依前法熬滤，入胶香滴青搅匀，下黄蜡又搅无烟，方下乳香没药。

【用法】摊贴患处。

◆**金华散**《小儿药证直诀》

【主治】干湿疮癣。

【功效】杀虫，除热。

【药物及用量】黄柏 黄连各五钱 黄丹（水飞）一两 轻粉一钱 麝香（另研）一字

【用法】同研细末令匀，先以温水洗，后贴之。

◆**金华散**《简易方》

【主治】妇人经血得热，崩漏不止，口苦咽，经络不通。

【功效】行气利水，清热活血。

【药物及用量】延胡索 瞿麦穗 川当归 牡丹皮 干葛各一两 石膏二两 蒲黄半两 桂心（别为末） 威灵仙各三分

【用法】上九味，为细末，每二钱，水一盏，姜三片，煎六分，食前温酒，日二三服。

◆**金华丸**《圣济总录》

【主治】一切喘嗽，痰涎吐逆。

【功效】降逆化痰，止咳平喘。

【药物及用量】滑石（为末）一两 款冬花四两

【用法】上二味，以款冬花捣为粗末，入沙盒内，铺底盖头，置滑石于中，固济盒子令密，用炭火五斤，煅之通赤，候冷取出，不用款冬花灰，只取滑石末，研极细，别以款冬花细末二两，白面三钱匕，水一碗，化开，慢火熬成稀膏，入前滑石末和匀，丸如梧桐子大，临卧以一丸于生油内滚过，干咽。

◆**金黄散**《幼幼新书》引（张涣方）

【主治】婴儿脐疮日久及风气传于经络，变为痫疾。

【功效】解热，安神。

【药物及用量】川黄连二钱五分 胡粉 龙骨（烧灰）各一钱

【用法】各另研，复后研为细末，每用少许，敷脐中，时时用之。

◆**金黄散**《玉机微义》

【主治】丹毒游走不定，疼痛不止。

【功效】清热，止痛。

【药物及用量】寒水石二两 蔚金一对 蓝实大黄 黄柏 黄连 景天各一两

【用法】研为细末，鸡子清或水调敷。

◆**金黄散**《圣济总录》

【主治】血淋。

【功效】利气，清血。

【药物及用量】大黄（煨） 人参 蛤粉 黄蜀葵花（焙）各等量

【用法】研为细末，每服一钱，灯心煎汤调下，一日三次。

◆**金黄散**《保婴撮要》

【主治】天疱疮。

【功效】消毒，止痛。

【药物及用量】滑石 甘草

【用法】各另为末和匀，敷患处，如泡挑去水敷之，加黄柏尤佳。

◆**金黄散**《医学纲目》

【主治】痈疽。

【功效】除热，解毒。

【药物及用量】白芷 白及 白蔹各等量

【用法】研为细末，新汲水调敷。

◆**金黄散**《证治准绳》

【主治】产后恶血冲心，时发烦躁。

【功效】和血，理气。

【药物及用量】延胡索一两 蒲黄五钱 桂心一分

【用法】研为细末，每服二钱，乌梅煎汤，候冷调下。

◆**金黄散**《杂病源流犀烛》

【主治】小儿疹后，重舌，并两颊骨疙

瘖。

【功效】祛积滞，解热毒。

【药物及用量】硼砂三钱　雄黄一钱五分　朱砂七分

【用法】研为末，鲜薄荷打汁调敷，数次可愈。

◆**金黄散**甲《妇人大全良方》

【主治】妇人乳痈。

【功效】消痈散结。

【药物及用量】川大黄　粉草各一两

【用法】上二味为细末，以好酒熬成膏，倾在盏中，放冷摊纸上，贴痛处，仰面卧至五更，未贴时，先用温酒调一大匙，就患处卧，明日取下恶物，相度强弱用药，羸弱不宜。

◆**金黄散**乙《妇人大全良方》

【主治】产后恶血冲心，时发躁。

【功效】行气活血祛瘀。

【药物及用量】延胡索一两　蒲黄半两　桂心一分

【用法】上三味为细末，乌梅煎汤，冷调下一钱。

◆**金伤散**《御药院方》

【主治】金疮血出不止及落马打伤，肉绽血出。

【功效】活血，止痛。

【药物及用量】白及　白蔹　乳香各一两　石灰（远年者佳）八两　龙骨五钱　黄丹少许

【用法】研为细末，入黄丹研如淡红色，干掺患处。上用软纸并绢吊裹护，忌风水，干痂为妙。

◆**金伤散**《外科精义》

【主治】金疮。

【功效】辟风，生肌，止痛。

【药物及用量】白及三两　黄丹　陈石灰（风化）　桑白皮各二两　龙骨　南星　白附子各一两

【用法】研为细末，干贴之。

◆**金铃子散**《袖珍方》

【主治】热厥心痛，或作或止。

【功效】活血行滞。

【药物及用量】金铃子（酒煮，去皮核）　延胡索（醋炒）各一两

【用法】研为末，每服三钱，温酒调下，痛止与枳实丸。

◆**金铃子散**《万氏女科》

【主治】产时寒气入于小腹，遂成寒证。

【功效】理气，祛寒。

【药物及用量】川楝子（去核）　小茴香　补骨脂　肉桂各一钱　木香一钱

【用法】磨兑，加生姜，清水煎，食前热服，或羊肉汤佳妙。

◆**金铃散**《幼幼新书》引《茅先生方》

【主治】小儿心痛。

【功效】祛积，利气。

【药物及用量】金铃子（炮，去皮核）　蓬莪术（炮）各一两　茴香　木香（炮）　京三棱（炮）各五钱

【用法】研为末，每服一钱五分，热酒调下。

◆**金铃散**《活幼心书》

【主治】疝气腹痛，投诸药后，愈而复发者。

【功效】利气，消积。

【药物及用量】金铃子肉六钱　京三棱（炮，锉）　蓬莪术（醋煮，锉）　青皮（去白）　陈皮（去白）各二钱五分　赤茯苓（去皮）　茴香各五钱　南木香二钱　甘草（炙）四钱　槟榔　枳壳（去瓤，麸炒黄）　钩藤（和钩）各三钱

【用法】除槟榔、木香不过火，余锉焙，同槟香为末，每服五分至一钱，炒茴香煎无灰酒空腹时调服，不饮酒者，煎炒茴香汤调下。

◆**金铃散**《杨氏家藏方》

【主治】膀胱疝气，闭塞下元，大小便不通，疼痛不可忍者。

【功效】止疝气，祛寒积。

【药物及用量】金铃子　巴豆肉各三十枚（各切片，同炒焦色，去巴豆，以茴香砂

与金铃肉等量，并入木香一钱五分）

【用法】研为末，每服二钱，水酒各半，煎葱白汤调下。

◆**金铃散**《世医得效方》

【主治】疝气作痛时，先腰曲腹痛啼哭，眼中无泪，脚冷唇干，额上多汗，或外肾钓上，阴囊偏大。

【功效】散寒止痛。

【药物及用量】金铃子（煨，去核）一两　缩砂（去壳）七钱半　荜澄茄　木香各五钱

【用法】上四味，为末，每服一钱，大者二钱，盐汤或好酒调服。

◆**金箍散**甲《疡医大全》引《吴近宸方》

【主治】一切痈疽火毒，无名肿毒。

【功效】解毒，清热。

【药物及用量】生大黄　山柰　生南星　姜黄　生半夏各四两　白及　人中白　白芷　天花粉各三两　紫河车一两

【用法】共为细末，黄蜜调敷，如红白色者米醋调敷。

◆**金箍散**乙《疡医大全》引（丁振方）

【主治】一切大毒。

【功效】消毒杀虫。

【药物及用量】胆矾　硼砂　水银　明雄黄　黑铅各二钱

【炮制】端午日修合，研为细末，如不黏加飞面六钱。

【用法】火酒调敷。

◆**金箍散**《药奁启秘》

【主治】一切痈疽，根脚散漫不收束者。

【功效】祛积热，解毒气。

【药物及用量】五倍子（炒黄）　白芷各四两　川乌头　草乌头　天南星　黄柏　半夏　甘草　狼毒各二两　陈小粉（炒黄）一斤

【用法】各研细末和匀，细绢罗筛，瓷罐收贮，勿令泄气。未溃用葱汁、蜜糖调敷，针溃及已溃用陈醋蜜糖调敷，如皮破碎者用红茶、蜜糖调敷，未成即消，已成即溃。已溃敷于膏药四围，能束任疮根，不致散漫。

◆**金箍膏**《疡科选粹》

【主治】肿毒。

【功效】清热，除毒。

【药物及用量】凤仙子　大黄　五倍子各十两（俱为细末）　人中白一两五钱（如无，以皮硝代之）　小粉（三年陈者）十三两

【炮制】共入铁锅内，炒至黄焦色。

【用法】米醋调敷，肿毒补起围之。

◆**金箔丸**《证治准绳》

【主治】心脏邪，惚恍狂言，意志不定。

【功效】镇心，安神。

【药物及用量】金箔二百片　腻粉五钱

【炮制】用新小铛子中先布金箔，逐重用腻粉隔之，后下牛乳一小盏，文火煎至乳尽，金箔如泥，即于火上焙干，研为末，蒸饼和丸，如小豆大。

【用法】每服五丸，食后新汲水送下。

◆**金箔丸**《卫生宝鉴》

【主治】下焦虚损，白淫，梦遗。

【功效】补肾，益精。

【药物及用量】晚僵蚕（炒）　破故纸（炒）　韭子（炒）　牛膝（酒浸）　肉苁蓉（酒浸）　龙骨　山茱萸　桑螵蛸（酒炙）　菟丝子（酒萸浸）各一两

【炮制】研为细末，炼蜜和丸，如梧桐子大。

【用法】每服三十丸，空腹时温酒送下。

◆**金箔茯苓散**《幼幼新书》

【主治】小儿风痟。

【功效】杀虫利气，开窍安神。

【药物及用量】金箔五片　茯苓　牛膝　胡黄连各一两　龙骨一分　木香　麝香各一钱

【用法】研为末，每服一字，米饮调下，一日二次，忌油腻。

◆**金箔散**《太平圣惠方》

【主治】风惊，手足颤掉，神昏错乱。

【功效】定惊安神，滋阴泻火。

【药物及用量】金箔　银箔各五十片　铁粉（另研）二两　人参（去芦）　琥珀（另研）　酸枣仁　犀角屑各一两　龙齿（另研）　茯神（去木）　麦门冬（去心）各一两五钱　防风（去芦）　葳蕤　玄参（去芦）　露蜂房各七钱五分　牛黄（另研）五钱

【用法】研为细末，入牛黄、金银箔更研令匀，每有一钱，不拘时薄荷酒制下。

◆**金箔镇心丸**《景岳全书》

【主治】风壅痰热，惊悸烦渴，唇焦颊赤，谵言狂妄，夜卧不安。

【功效】除痰热，安心气。

【药物及用量】金箔十二贴　朱砂一两　白茯苓　人参　甘草各五钱　山药一两五钱　片脑一分　牙硝各一钱五分　麝香五分

【炮制】研为末，炼蜜和丸，每五钱作五十丸，金箔为衣。

【用法】每服一丸，薄荷汤化下，含化亦可。

◆**金箔镇心丸**《万病回春》

【主治】癫痫惊悸，怔忡气郁，一切痰火之证。

【功效】除痰热，安心神。

【药物及用量】胆星一两　朱砂　西琥珀　天竺黄各五钱　牛黄　雄黄　真珠各二钱　麝香五分

【炮制】研为细末，炼蜜和丸，每两作三十丸，金箔为衣。

【用法】每服一丸，薄荷汤送下。

◆**金银花散**《普济方》

【主治】下疳疮。

【功效】清热，祛风。

【药物及用量】金银花　荆芥　朴硝　蛇床子　甘松　白芷　槟榔各一两

【用法】㕮咀，每用五钱，清水五碗，加葱白三根，同煎数沸，盆盛水，先熏后洗。

◆**金银花汤**《古方汇精》

【主治】一切痈疽，发背，疔疮，喉闭，乳蛾等。

【功效】除热，解毒，消疮。

【药物及用量】金银花叶。

【用法】捣烂取汁半杯，和热酒半杯，温服，甚者三五服，可保无虞。

◆**金银散**《外科全生集》

【主治】恶疮极痒。

【功效】生肌，除热，止痒。

【药物及用量】硫黄二两

【炮制】入铜器内，在灯火上熔化（切忌放灶火及火炉上），加顶上银朱五钱搅匀，离火倒油纸上，候冷研极细（如香灰细，不细敷之作痛）。

【用法】好醋调敷，其痒立止，如破烂孔内痒极者，用白蜜调敷。

◆**金银散**《朱氏集验方》

【主治】心腹气痛，胀急上筑，不可屈伸。

【功效】辛散，行气，止痛。

【药物及用量】蚌粉（炒）一两　入姜黄末半钱（水调拌蚌粉令湿，铫内再炒令干）

【用法】上二味，每服二钱，盐少许，姜汁少许，热汤服。

◆**金银箔丸**《圣济总录》

【主治】肾消，口干，眼涩阳痿，手足烦疼，小便多。

【功效】补肾镇心，清热理气。

【药物及用量】金箔（细研）　银箔（细研）各一百片　丹砂（细研）　瓜蒌根各二两　巴戟（去心）　山药　五味子　泽泻　干姜各一两五钱　天门冬（去心）　肉苁蓉（酒浸一宿，切，焙干）各二两五钱　黄连四两　白茯苓（去皮）　生地黄（焙）　葛根各三两　麦门冬（去心，焙）二两五钱

【炮制】除另研药外，研为细末，再另研药，研令匀，炼蜜和丸，如梧桐子大。

【用法】每服二十丸，加至三十丸，不拘时粟米饮送下。

◆**金凤化痰膏**《医宗金鉴》

【主治】痰注发。

【功效】除痰结，清热毒。

【药物及用量】凤仙花（去青蒂，研末）一捧　大葱自然汁一茶盅　米醋一茶盅　广胶（切米粒大，入葱汁泡之）三钱　人中

白（火微煅存性，研末）八钱

【炮制】先将葱汁、米醋、广胶投入锅内熬化，次下凤仙花末熬成膏，再入人中白末将锅离火，不时搅匀，重汤炖化。

【用法】量患处之大小，薄纸摊贴，候膏自落，再换新膏。

◆**金凤衔珠丸**《沈氏尊生书》

【主治】阳事不举，小便白浊，遗精，精冷，妇人月经不调，赤白带下，行经腹痛，经迟色淡，阴户宽湿。

【功效】补肾理气，燥湿除寒。

【药物及用量】蛇床子四钱　母丁香　肉桂　杏仁　白及　茱萸　菟丝子　北细辛　薏苡仁　缩砂仁　牡蛎　川椒各三钱　麝香少许

【炮制】研为细末，生蜜和丸，如樱桃大。

【用法】每用一丸，纳阴户中，先动其情，待药性行方交，一月后即孕。

◆**金莲丸**《杂病源流犀烛》

【主治】思虑过度。

【功效】补心，益肾。

【药物及用量】石莲肉　茯苓　龙骨　天门冬　柏子仁　麦门冬　当归　酸枣仁　远志　紫石英　乳香　龙齿各等量

【炮制】研为细末，炼蜜和丸，朱砂为衣。

【用法】熟汤送下。

◆**金莲饮**《奇效良方》

【主治】小儿蕴积壮热，赤眼口疮，心烦躁闷，咽干多渴，潮热不止者。

【功效】清气分热，除风寒。

【药物及用量】防风　甘草（炙）　连翘　柴胡（去芦）　山栀子各五钱

【用法】研为末，每服二钱，清水六分，煎至三分，食后服。

◆**金莲稳步膏**《补遗雷公炮制便览》

【主治】鸡眼。

【功效】清热，祛瘀。

【药物及用量】地骨皮　鲜红花各等量

【炮制】杵成膏。

【用法】敷疼处即消，若已害者，敷之次日即落痂。

◆**金螺散**《疡医大全》

【主治】下疳。

【功效】清热，生肌。

【药物及用量】大田螺数枚。

【炮制】水养吐尽泥沙，俟压开入研细冰片末，伺螺化水，以铅粉填满，仍用压合上，放新瓦上煅令红赤，去壳细研密贮。

【用法】每用少许，掺于患处。

◆**金针散**《圣济总录》

【主治】久痔及肠风下血疼痛，诸药不愈者，或发背，诸疮肿。

【功效】除肿，解毒。

【药物及用量】皂角针（春取一半新采，一半黑者）不拘多少

【用法】晒干研为末，每服二三钱，食后温酒调下。

◆**金蝉脱壳酒**《医宗金鉴》

【主治】杨梅结毒，筋骨疼痛，诸药不效者。

【功效】解热毒，通经络。

【药物及用量】醇酒五斤　大蛤蟆一个　土茯苓五两（一方无土茯苓）

【用法】浸酒内，瓶口封严，重汤煮二炷香时取出，待次日饮之，以醉为度，无论冬夏盖暖出汗为效。余存之酒，次日随量饮之，酒尽疮愈，服酒七日服，禁见风为效，忌荤腥房事，百日可除根。

◆**金蝉散**《医宗金鉴》

【主治】毒水入疮。

【功效】祛寒，消毒。

【药物及用量】大干蛤蟆一个　胡椒十五粒　皂角子七粒

【炮制】入干锅内，瓦盖锅口，慢火煅至烟尽，取出存性，研为细末。

【用法】每用少许，掺于患处。

◆**金锁丹**《类证普济本事方》

【主治】梦泄遗精。

【功效】补精神，利肝气。

【药物及用量】舶上茴香　胡芦巴　破故纸（炒）　白龙骨各一两　木香一两五钱　胡桃三十个（去壳研膏）　羊石子三对（取

开，用盐五钱擦炙熟，捣如膏）

【炮制】研为末，和二膏研匀，酒浸蒸饼杵熟和丸，如梧桐子大。

【用法】每服三五十丸，空腹时盐汤送下。

◆**金锁正元丹**《太平惠民和剂局方》

【主治】肾气不足，气短，肢怠，目暗耳鸣，脚膝萎软，遗精盗汗，泄泻便数，一切元脏虚冷之证。

【功效】补肾壮阳。

【药物及用量】五倍子八两　补骨脂（酒浸，炒）十两　肉苁蓉（洗，焙）　紫巴戟（去心）　胡芦巴（炒）各一斤　茯苓（去皮）六两（一作八两）　龙骨（煅，另研，一作三两）二两　朱砂三两（另研）

【炮制】研为末，入研药令匀，酒煮米糊和丸，如梧桐子大。

【用法】每服二十丸，空腹时温酒或盐汤送下。

◆**金锁玉关丸**《奇效良方》

【主治】脾阳不足，心肾不交，遗精白浊，心虚不宁。

【功效】健脾涩精，交通心肾。

【药物及用量】鸡头实　莲子肉　莲花蕊　藕节粉　白茯苓　白茯神　干山药各二两（一方无莲花蕊、白茯神，有石菖蒲、五味子）

【炮制】研为细末，用金樱子二升，去毛刺捶碎，清水一斗，熬至八分，去滓再熬成膏，面糊少许和丸，如梧桐子大。

【用法】每服五七十丸，不拘时温米饮送下。

◆**金锁固精丸**《医方集解》

【主治】真元亏损，心肾不交，梦遗滑精，盗汗虚烦，腰痛耳鸣，四肢无力。

【功效】补肾固精，益阴补气。

【药物及用量】沙苑蒺藜（炙）　芡实（蒸）　莲须各二两　龙骨（酥炙，一作煅）　牡蛎（盐渍一日一夜，煅粉）各一两，（一方无莲须）

【炮制】共为细末，湘莲肉煮糊和丸。

【用法】每服三钱，空腹时淡盐汤送下。

◆**金锁思仙丹**《女科切要》

【主治】男子欲劳过度，精神不佳。

【功效】固精，清火。

【药物及用量】莲须　莲子　芡实各等量　茯神三两

【炮制】研为细末，金樱子膏糊和丸。

【用法】每服三十丸，空腹时盐汤送下，月后见效，即不走泄。

◆**金锁匙**《北京市中药成方选集》

【主治】咽喉红肿，单双乳蛾，风热喉痹。

【功效】消炎，化痰，清热。

【药物及用量】焰硝一两五钱（一作一钱五分）　硇砂二钱　硼砂五钱　白僵蚕二钱　明雄黄五钱　冰片五分（一作一分）

【用法】共研细末，以竹管吹之。

◆**金鞭散**《验方新编》

【主治】走马牙疳。

【功效】解毒，杀虫。

【药物及用量】绿矾（煅赤透）五两　人中白（煅）三两　明雄黄二两　麝香　梅花冰片各一钱

【用法】先将银针挑刮祛腐肉紫血，后将药研末敷之，吐出毒血恶涎即愈。

◆**金鲤汤**《外科正宗》

【主治】肺痈，咳吐脓血，身热烦躁。

【功效】清肺，排脓，解热。

【药物及用量】金色活鲤鱼一尾（约四两重）　贝母一钱

【炮制】先将鲤鱼连鳞剖去肚肠，勿经水气，用贝母细末掺在鱼肚内线扎之，用上白童便半大盅，将鱼浸童便内，重汤炖煮，鱼眼突出为度。少顷取出，去鳞骨，取净肉，浸入童便内炖热。

【用法】肉与童便作二三次，一日食尽一枚，其功甚捷。

◆**金蟾丸**《幼幼新书》引（刘氏方）

【主治】五疳。

【功效】消疳杀虫。

【药物及用量】干蛤蟆（煨）五个　胡黄连　鹤虱　肉豆蔻（煨）　苦楝根白皮　雷丸　生芦荟　芜荑各五钱　雄黄一分

【炮制】共研细为末，水煮面糊和丸，如绿豆大，雄黄为衣。

【用法】每服十五丸，米饮送下。

◆**金蟾化管丸**《疡医大全》

【主治】一切诸漏有管者。

【功效】解毒化管。

【药物及用量】大蟾一只　水银三钱　雄黄　银硝　明矾各一两

【用法】先以水银、雄黄用火酒二斤渐煮渐添，酒尽为度，共研细末，用纸包发，取大蟾去肠，留肝肺，以药纳入缝好。另将银硝、明矾研匀，入阳城罐内，加水半茶盅，放火上熬令枯于罐底，取放地上，再纳蟾于内，铁盏盖好，盐泥固济，升文火二炷香，中火一炷香，武火一炷香，冷定开着。将盏上灵药刮下研细，用蟾酥（乳化）为丸，如芥子大，阴干。每用一丸，放膏药上，对管口自入，到底方回。虽弯曲之处，皆能行到，嫩管自化，老管自退。七日见效，如未全退，再用一丸，无不除根。

◆**金蟾散**《太平惠民和剂局方》

【主治】脊疳，积疳。

【功效】燥湿，祛积。

【药物及用量】干蟾（大者，涂酥炙令焦黄）一枚　夜明砂（微炒）三枚　桃白皮（锉）樗根白皮（锉）　地榆（锉）　曲蘖（锉）　诃黎勒（煨用明，一方用肉）　百合　白芜荑（微炒）　人参（去芦头）　黄连（去须）　川大黄（锉碎，微炒）各三分　胡粉三钱　丁香三七粒　槟榔一分

【用法】捣细罗为散，每服五分，粥饮调下，日三次。

◆**金蟾膏**《外科启玄》

【主治】发背，疔毒。

【功效】解毒，活血。

【药物及用量】活蛤蟆一个

【炮制】祛骨，捣如膏。

【用法】敷上留头，如无头都敷上，一二日揭去。不过换敷二个即愈。

◆**金宝膏**《医学正传》

【主治】疮疡腐肉朽肉。

【功效】祛腐，生肌。

【药物及用量】桑柴灰五碗（先以草纸一昼，皮纸二昼，放箩底，次置灰于上，用滚汤十盅淋汁）　穿山甲二两（煨拌）　信砒二钱（另研，一作一钱）　杏仁七粒（去皮，同信砒穿山甲研细）　生地黄二两　辰砂一钱（一作一字）　粉霜（另研，一作一钱五分）　麝香各五分

【炮制】将灰汁滤清，下锅煎浓，下穿山甲末，候焦干一半，下麝香。次下粉霜，干及九分，下辰砂，候成膏，下砂石灰末一两，以成块为度，即收入小罐内，勿见风。

【用法】每用少许，敷贴患处。

◆**金露膏**《卫生宝鉴》

【主治】翳障，目赤头痛。

【功效】明目退翳，截赤定痛。

【药物及用量】蕤仁（捶碎）　黄丹各一两　黄连五钱　蜜六两

【炮制】先将黄丹炒令紫色，入黄搅匀，下长流水五升，以嫩柳枝五七茎，一把握定搅之，次下蕤仁。候滚十数沸，又下黄连，用柳枝不住手搅，熬至一升七八合，爪篱内倾药于纸上，慢慢滴之，勿令尘污。

【用法】取点之，如有瘀肉加硇砂末一钱，在火上慢开，入前膏内用。

◆**金露饮**《朱氏集验方》

【主治】肺气不顺。

【功效】顺气理肺。

【药物及用量】人参　白术　五味子各三钱　甘草一钱

【用法】上四味，为细末，每服二钱，白汤调下。出鸡蜂。

◆**金灵散**《小儿卫生总微论方》

【主治】肾疳时久，骨沉力弱，项细头重，致天柱骨倒，不能擎举抬头。

【功效】疏风，散毒。

【药物及用量】白僵蚕（直者炒去丝）不拘多少

【用法】研为末，每服五分或一钱，薄荷酒调下。一日三次，更须用生筋散贴之。

◆**金石散**《圣济总录》

【主治】休息痢。

【功效】攻毒止痢。

【药物及用量】石灰　铅丹各一分　糯米一合（炒黑）

【用法】上三味，将前二味，慢火炒一炊久，入糯米同研令细，每服二钱匕，空心陈米饮调下。

◆**金乌散**《太平圣惠方》

【主治】产后血邪冲心，言语不得，心神迷闷。

【功效】活血祛瘀。

【药物及用量】乌鸦（烧灰）一两　麝香半两　虎粪一两（烧灰）

【用法】上三味，同研令细，不拘时，以童子小便调下一钱。

◆**金漆丸**《太平圣惠方》

【主治】妇人风血积滞，每至月水来时，脐下疞痛。

【功效】温阳通经，化瘀止痛。

【药物及用量】金漆一两　硫黄一两　水银半两（与硫黄结为砂子，细研）　硇砂半两（细研）　没药一两（细研）　鬼箭羽一两　当归一两（锉，微炒，捣末）　巴豆一分（去皮心，研，纸裹压去油）　狗胆四枚（干者，捣末）

【用法】上九味，先将水银砂子及巴豆同研令匀，以酽醋一升半，熬金漆令稠，下诸药末和丸，如绿豆大，每于食前服，以温酒下五丸。

◆**金牙石汤**《圣济总录》

【主治】消渴，小便浓浊如面汁，此为肾冷。

【功效】祛痰利水。

【药物及用量】金牙石（捣碎研）　厚朴（去粗皮，涂生姜汁，炙熟）　石菖蒲各一两半　贝母（煨，去心）一两　乌梅（去核，麸炒）　葶苈子（炒，别捣如膏）各三分　肉桂（去粗皮）　高良姜　菟丝子（酒浸，两宿，曝干，微炒，别捣）各半两

【用法】上九味，先捣八味，为粗末，次入金牙石，再研匀，每服三钱匕，水一盏，入枣二枚，去核煎七分，去滓早晚食前服，温服。

◆**青六丸**《丹溪心法》

【主治】泄泻，血痢妇人产后腹痛或自利。

【功效】利水健脾。

【药物及用量】六一散三两　红面（炒）五钱

【炮制】共研细末，饭或酒糊为丸。

【用法】熟汤送下，泄泻宜与清化丸同服，不可单用。

◆**青木香丸**《太平惠民和剂局方》

【主治】胸膈食积，气滞，呕哕痰逆，不思饮食及肠中水声，寒疝膀胱气。

【功效】健脾胃，消积滞，行气逐湿。

【药物及用量】青木香二十两　黑牵牛（炒香取末）一百二十两　补骨脂（炒香）　荜澄茄　槟榔（用酸粟米饭，裹湿纸包，火中煨令纸焦去饭）各四十两（一方加丁香十粒，神曲二钱，巴霜三粒）

【用法】每服三十丸，茶清或陈皮汤送下。

◆**青木香汤**《活幼心书》

【主治】小儿阴茎无故而肿，或痛缩及咳嗽痰喘。

【功效】调气行滞，化痰止咳。

【药物及用量】青木香（去芦）　枳壳（浸去瓤麸炒）各五钱　甘草二钱五分

【用法】每服二钱，清水一盏，煎至七分，不拘时温服。

◆**青皮丸**《杂病源流犀烛》

【主治】由食生冷，或食物过多而致食必饱闷，噫败卵气之食痛。

【功效】温中消食。

【药物及用量】青皮　山楂　神曲　麦芽　草果

【炮制】研为细末，水泛丸。

【用法】熟汤送下。

◆**青皮白芍汤**《沈氏尊生书》

【主治】善饥。

【功效】和胃清热。

【药物及用量】青皮　白芍　柴胡　山

栀　人参　白术　茯苓　甘草

【用法】清水煎服。

◆**青皮汤**（李东垣方）

【主治】便毒。

【功效】流气，活血。

【药物及用量】青皮　防风　当归身　生甘草梢各等量

【用法】㕮咀，分作四服，清水一小碗，煎至八分去滓，空腹时温服，一日三次。

◆**青皮汤**《证治准绳》

【主治】眼白睛肿起，形如鱼胞，赤肿痛痒。

【功效】清肺，散滞，泻热。

【药物及用量】青皮（去鹿皮）　桑根白皮　葳蕤各一两　川大黄　玄参　栀子仁　青盐（汤澄下）各五钱　竹叶一握

【用法】青水二大盏，煎至一盏半，入盐滤去滓，微热淋洗，冷即再暖。

◆**青皮汤**《医学纲目》

【主治】小儿疟后浮肿，寒热不退，饮食不进。

【功效】破气，行水，消积。

【药物及用量】青皮　白术　茯苓　厚朴　陈皮　半夏　大腹皮　槟榔　三棱　蓬莪术　木通　甘草各等量

【用法】㕮咀，每服三钱，加生姜，清水煎服。

◆**青州白丸子**《太平惠民和剂局方》

【主治】风痰壅盛，呕吐涎沫，口眼㖞斜，手足瘫痪，妇人血风，小儿惊风，痰盛泄泻。

【功效】祛风热，宣壅滞。

【药物及用量】半夏七两（生用，好者水浸洗过）　天南星（生）三两　白附子（生）二两（一方三两）　川乌头半两（生用，去皮、脐）

【炮制】生，研为细末，生绢袋盛之，于井水内摆出粉，以尽为度。置瓷盆中，日晒夜露，至晓撇去旧水，另用井水搅之，再晒再换，如是春五日、夏三日、秋七日、冬十日，去水晒干研细，糯米粉煎粥清为丸，如绿豆大。

【用法】每服二十丸，姜汤送下，瘫痪温酒送下。小儿惊风每服二三丸，薄荷汤送下。

◆**青竹大豆油**《医宗金鉴》

【主治】风疽，瘙痒。

【功效】杀虫解毒。

【药物用量及炮制】　青竹筒截三尺长径一寸半　筒内装黑豆一升

【用法】以谷糠、马粪二物烧火，当行筒中炙之，以瓷盅两头接取油汁。先以清米泔水和盐热洗患处，拭干，即涂豆油，不过三度，极效。

◆**青竹茹汤**《无求子活人书》

【主治】妇人病未平复，因有所动，致热气上冲胸，手足拘急搐搦，如中风状。

【功效】清热化痰。

【药物及用量】瓜蒌根（无黄根者）二两　青竹茹（刮半片）

【用法】上三味以水二升半，煎取一升一合，去滓，分作二三服。

◆**青羊脂膏**《千金方》

【主治】风热赤疹，搔之逐手成疮。

【功效】清风热，化湿邪。

【药物及用量】青羊脂四两　甘草　芍药各三两　白芷　白及　黄芩　防风　黄芪　升麻　寒水石各四分　石膏　竹叶（切）各一升

【炮制】㕮咀，先用清水八升煮石膏、竹叶取四升去滓，浸诸药，猪脂二斤，合煎膏成。

【用法】敷于患处。

◆**青羊角散**《太平圣惠方》

【主治】热毒风攻头面，烦热口干。

【功效】清热祛风。

【药物及用量】青羊角屑半两　黄芩半两　川升麻半两　瓜蒌根半两　石膏一两　川大黄（锉碎，微炒）一两　玄参半两　甘草（炙微赤，锉）半两

【用法】上八味，捣粗罗为散，每服三钱，以水一中盏，煎至六分，去滓，温服，不拘时。忌炙爝物。

◆**青芝散**《集验良方续补》

【主治】咽喉风火，时邪急症，双单乳蛾。

【功效】清热化痰，消肿利咽。

【药物及用量】川连五分　广青黛（每用二两，滚水冲之，炖饭锅上，用绢筛去粗滓，水飞四五次，提取净漂澄清，晒干去脚）一钱二分　梅花　冰片各二分　白硼砂一钱二分　橄榄核三钱（好橄榄去肉取生核，捣研细末，熟核无用）　西瓜霜（须头藤最好老结西瓜一个，藏发，俟九十月西风起时，将瓜切下小盖，挖去瓤子，以马牙硝四两，撒于瓜内，仍交小盖合上，以绳络之，悬于有风无雨处。俟硝从皮流出，以鸡翎拂下，收贮备用）二钱丝瓜叶二钱

【用法】各研净末，和匀研极细，瓷瓶收贮，每用半匙许吹之，提出痰涎立愈，不可过多。

◆**青芝散**《御药院方》

【主治】乳母服之。小儿诸痢。

【功效】凉肝止痢。

【药物及用量】青黛（另研）三钱　蓝实三两　白芝麻（生用）九两

【用法】上二味，同为末，入青黛令匀，每服三钱，沸汤点服，食后，日进二服，常服甚效。

◆**青花龙骨汤**《杂病源流犀烛》

【主治】阴精走泄，阳不内依，欲寐即醒，心动震悸，气因精夺。

【功效】补肾益气，固精止遗。

【药物及用量】青花龙骨（飞）　桑螵蛸壳各三钱　龟板（去墙削光）一两　茯神三钱二分　人参　当归各一钱

【用法】清水煎服。

◆**青金丹**《三因极一病证方论》

【主治】肺虚壅，咳嗽喘满，咯吐痰血。

【功效】化痰湿。

【药物及用量】杏仁二两（去皮尖，用牡蛎煅成粉，与杏仁同炒黄色，去牡蛎粉）青黛一两

【炮制】研为末令匀，用黄蜡一两熔化，搜和为丸，如弹子大，压扁如饼。

【用法】每用梨三个，或软柿饼一个（去核）入药在内，湿纸裹煨，约药熔，方取出去火毒，细嚼，糯米饭送下。

◆**青金丸**《直指小儿方》

【主治】风痰壅盛，惊重。

【功效】坠痰，泻积，镇惊。

【药物及用量】巴豆霜一字　青黛一钱　南星（炮）一钱　轻粉半钱　滑石二钱　全蝎（去毒炒）一钱（一方加附子）

【用法】一岁每服五丸，二岁七丸，大小加减，薄荷茶清送下，以通为度。

◆**青金丸**《王氏博济方》

【主治】风毒攻眼，成外障翳膜。

【功效】解毒，消翳。

【药物及用量】铜青（真者）　蕤仁（去皮尖，与铜青同浸二宿，去水研）　石决明（净水磨湿干）　真珠母　生犀角（净水磨纸上飞过）各一两　龙脑（研）　白丁香（水研飞，去滓）　海螵蛸（水飞过）各五分

【炮制】将铜青与蕤仁先研如糊，次入白丁香，后入四味研极细，用好墨研浓汁，于净器中和熟为丸，如绿豆大。

【用法】每用入乳汁化开点眼，未用者常以龙脑养于瓷器中。

◆**青金丸**《证治准绳》

【主治】小儿胎热。

【功效】化痰涎，镇惊邪，解热毒。

【药物及用量】人参（去芦）　天麻（煅）　茯神（去皮木）　白附子（炮）　牛胆南星（炒）各二钱　甘草（炙）一钱五分　青黛一钱　朱砂（水飞）半钱　麝香一字

【炮制】研为极细末，炼白蜜和丸，如梧桐子大。

【用法】钩藤、皂荚子煎汤，不拘时研化服。

◆**青金丹**《幼幼新书》引《茅先生方》

【主治】小儿诸积病。

【功效】化积杀虫。

【药物及用量】滑石　白丁香（罗过）　天南星各二钱匕　青黛（罗过）二钱　轻粉　水银（先以锡二钱，于铜罐内熔化，便下水银拌和匀，倾于地冷用）各二钱　川巴豆（去皮心膜，无缺损者，不出油，井花水浸一宿，悬当风处吹干烂研）七十二个

【炮制】同拌合用，软饭为丸，如绿豆大。

【用法】依形证用汤使下。

◆青金丹《类证普济本事方》

【主治】一切吐逆。

【功效】通阳暖胃止呕。

【药物及用量】硫黄一两　水银八钱

【炮制】入铫内慢火熬化，以木篦子拨炒成砂，再入乳钵研黑，不见星。以姜汁糊和丸，如绿豆大。

【用法】每服三十丸，米饭送下。

◆青金丹《御药院方》

【主治】中风不醒，痰涎郁滞，在咽嗌间如拽锯声，连服三两丸，或吐或利后，精神出立省。

【功效】祛风化痰。

【药物及用量】腻粉　粉霜　水银（锡结沙子）各一分　半夏（汤洗过，生姜汁浸，为末三钱）　续随子（去皮，研）一百二十个　滑石为末三钱　青黛三钱　脑子麝香各一钱

【用法】上八味，各为末，同研令匀，水丸如榛子大，每服三两丸，煎葱白汤下，或薄荷汤化下。

◆青金散《保婴撮要》

【主治】小儿疥癣眉炼，遍身瘙痒，脓水淋沥，经年不愈。

【功效】清湿杀虫。

【药物及用量】松香二两　蛤粉五钱　青黛二钱五分

【用法】研为末，烛油调搽，或干掺之，或加轻粉、枯矾各三钱尤效。

◆青金散《保婴集》

【主治】小儿湿癣，浸淫疮。

【功效】清湿杀虫。

【药物及用量】白胶香一两　蛤粉五钱　青黛二钱五分

【用法】研为细末，干掺患处。

◆青金散《圣济总录》

【主治】疳虫蚀鼻生疮及鼻涕淹渍。

【功效】收敛，杀虫。

【药物及用量】铜青　生白矾各等量

【用法】研为末，每用少许，敷于鼻下。

◆青金散《太平圣惠方》

【主治】小儿一切痢，久不瘥。

【功效】健脾止痢。

【药物及用量】定粉二两　黄丹半两　白术一分　白矾灰半两　白龙骨半两　诃黎勒一分

【用法】上六味，捣罗为末，用枣一升，去核，共药都溶作团，入瓷罐内盛，烧令通赤，取出细研为散，每服以粥饮调下半钱，日三四服，量儿大小，加减服之。

◆青金膏《证治准绳》

【主治】疳积。

【功效】杀虫，解毒。

【药物及用量】青黛　朱砂　芦荟　蟾酥各一钱　麝香五分　蜣螂一枚　蛇皮（顶后者）四寸

【炮制】研为末，水化酥和丸，如粟米大。

【用法】每服二丸，倒流水送下，或水化一丸，注于鼻中，须臾眉上白虫出便安，若出青虫难治。

◆青金锭《丸散膏丹集成》引（郭氏方）

【主治】痈疽疮疡。

【功效】杀虫祛毒，化湿敛疮。

【药物及用量】铜绿三钱　青矾　胆矾　轻粉　砒霜　白丁香　苦葶苈各一钱　脑子　麝香各少许

【炮制】将葶苈研细，次下各药同研极细，打稠糊为锭，或炼蜜加白及末一钱为锭，如麻黄粗细，约二三寸长。

【用法】视疮口深浅纳入，疼者可治，不疼难治。

◆青金锭《遵生八笺》

【主治】中风痰厥，牙关紧闭，乳蛾不

能言及小儿惊风痰迷。

【功效】涤痰行滞。

【药物及用量】延胡索三钱　牙皂十四条（去皮弦火煅）

【炮制】共为细末，加青黛六分，麝香一分（一作五厘）再研，清水调成锭子，每重五分，阴干。

【用法】每用一锭，新汲井水磨化，以棉纸蘸药入鼻内，或但将药滴入鼻孔，流进喉内，痰即吐出，立刻得生。如病沉重者，研末吹之。

◆**青风羚羊汤**《医宗金鉴》

【主治】目内障久，变青风有余。

【功效】祛风解毒。

【药物及用量】羚羊角　玄参　地骨皮　川芎　羌活各一钱　车前子一钱五分　细辛五分

【用法】研为粗末，清水二盏，煎至一盏，食远温服。

◆**青风还睛散**《医宗金鉴》

【主治】青风不足证。

【功效】祛风养肝。

【药物及用量】茯苓　人参　防风　地骨皮　车前子　羌活　川芎　细辛各等量

【用法】研为粗末，清水二盏，煎至一盏去滓，食后温服。

◆**青香丸**《幼幼新书》引（张涣方）

【主治】小儿疳渴引饮，肌肤羸弱。

【功效】杀虫，清热，消积。

【药物及用量】胡黄连　青黛　朱砂　鹤虱各等量

【炮制】研为末，豮猪胆汁和丸，如绿豆大。

【用法】每服三丸，米饮送下。

◆**青蛾丸**《太平惠民和剂局方》

【主治】肾虚腰痛，妊娠腰腹背痛。

【功效】补肾，益气，固精。

【药物及用量】补骨脂（酒炒）八两　杜仲（去粗皮，盐酒炒断丝，或用生姜二两五钱，擦淹炒干）十六两　大蒜四两　姜炒熬膏。

【炮制】研为末，用胡桃肉（连皮）二十枚，青盐（去砂土净）一两，同捣成膏，少入炼白蜜和丸，如弹子大。

【用法】每服一丸，空腹时温酒化下，或食前调气散煎汤送下。

◆**青桃丸**《疡医大全》

【主治】疥疮。

【功效】祛风杀虫。

【药物及用量】油核桃　猪板油各三钱　白薇二钱　轻粉　防风　苏叶各一钱

【炮制】捣丸，如弹子大。

【用法】每用一丸擦之。

◆**青草苍柏汤**《医学入门》

【主治】附骨疽及环跳穴痛。

【功效】清湿热。

【药物及用量】青皮一钱五分　甘草五分　苍术　黄柏各三钱

【用法】清水煎，加姜汁少许调服。虚人加牛膝一钱，夏加黄芩八分，冬加桂枝五分，痛甚无汗加麻黄二分。

◆**青液散**《婴童百问》

【主治】小儿重舌，舌菌，舌疮，鹅口疮。

【功效】消炎退热。

【药物及用量】青黛　朴硝各一钱　冰片少许

【用法】研为细末，用蜜调，鹅羽蘸少许敷之。

◆**青散子**《证治准绳》

【主治】发背痈疽，脓尽肉不平满。

【功效】敛口，生肌。

【药物及用量】槿花叶四两（盛时收，阴干为末）　青赤小豆　白及各二两

【用法】研为末，卧时用槿花末三钱匕，白及小豆末各一钱匕相和，新汲水调摊纸上，贴四畔，留口。

◆**青丝散**《医学纲目》引（李东垣方）

【主治】肾虚，气血不足。

【功效】补虚，固齿，黑髭发。

【药物及用量】白芷　白茯苓各五钱　母丁香　细辛　当归　川芎　甘草　甘松

各三钱　升麻　旱莲草　地骨皮　生地黄　熟地黄　青盐　破故纸各二钱　寒水石七钱（煅）　香附米一两（生姜汁浸一宿）　何首乌一两　麝香五分　高茶末。

【用法】研为末，庚日为始，背东面西擦牙，早不见日，夜不见灯，刷毕余津润髭，一月顿黑，忌食萝卜。

◆**青蛤散**《外科大成》

【主治】鼻生粟米疮，小儿鼻䘌疮。

【功效】收湿，杀虫，解热。

【药物及用量】青黛三钱　蛤粉　石膏各一两（煅）　轻粉　黄柏各五分

【用法】研为细末，先用香油调成块，次加凉水或香油调稀，薄涂疮处。

◆**青云散**《幼幼新书》

【主治】中风，口面㖞斜，小儿惊啼。

【功效】宣壅通络。

【药物及用量】石莲心一分　天南星（炮）　僵蚕（取直者）　全蝎　郁金（皂角煮）各一钱五分　雄黄一钱　粉霜五分

【用法】研为末，每服一字或五分，蜜汤调下。

◆**青黄消毒散**《证治准绳》

【主治】疔疮瘴气，过服凉药，不发不退者。

【功效】托毒，散寒。

【药物及用量】大青　小青　雄黄（研）各一两　八角茴香五钱

【用法】研为末，陈酒调下。又以醋和米泔涂于患处，一日三次。

◆**青黄散**《杂病源流犀烛》

【主治】衄血。

【功效】清热止血。

【药物及用量】青黛　蒲黄各一钱

【用法】研为末，新汲水调下，或青黛、发灰等量，生地汁调下亦可。

◆**青葙子丸**甲《圣济总录》

【主治】肝心毒热，翳入黑睛及一切眼病。

【功效】疏肝胆，化血滞，清邪热。

【药物及用量】青葙子　蓝实　枳壳（去瓤麸炒）　大黄（锉，炒）　菊花　甘草（炙）各二两　草决明　黄连（去须）　茺蔚子　细辛（去苗）　麻黄（去根节）　车前子各一两五钱　鲤鱼胆　鸡胆（阴干）各一枚　羚羊角（锉）三两

【炮制】研为细末，炼蜜和丸，如梧桐子大。

【用法】每服二十丸，食后茶清送下。

◆**青葙子丸**乙《圣济总录》

【主治】肝虚眼昏涩，泪出翳生，或散或聚，初时即轻。

【功效】祛风，养肝，泻火。

【药物及用量】青葙子二两　生地黄　菟丝子各一两半　茺蔚子一两　防风　人参各一两　泽泻　车前子各一两半　赤茯苓一两　五味子一两　细辛一两半

【炮制】研为细末，炼蜜和丸，如梧桐子大。

【用法】每服三钱，空腹时茶清送下。

◆**青葙子散**《圣济总录》

【主治】疳湿䘌，蚀口齿及下部。

【功效】燥湿止痒。

【药物及用量】青葙子　苦参　甘草（生，锉）各一两

【用法】上三味，捣罗为散，每服一钱匕，食前，暖生地黄汁调下。

◆**青绿丸**《串雅内编》

【主治】顽痰不化。

【功效】坠痰行积。

【药物及用量】石青一两　石绿五钱

【炮制】水飞为末，曲糊为丸，如绿豆大。

【用法】每服十丸，熟汤送下，吐祛痰一二碗，能不损人。

◆**青蒿丸**《太平圣惠方》

【主治】妇人热劳咳嗽，肌体消瘦，心膈烦热，夜多盗汗，四肢酸痛，食少无力。

【功效】清虚热，理肺胃。

【药物及用量】青蒿　杏仁（汤浸，去皮尖、双仁，麸炒黄）　鳖甲（醋炙黄，去裙襕）各一两五钱　天门冬（去心，焙）　柴胡（去苗）　地骨皮　旋覆花　紫菀（洗去苗土）

贝母　人参（去芦）　秦艽（去头）　葳蕤　黄芪　川大黄（锉，微炒）　枳壳（麸炒微黄，去瓤）各一两　甘草（炙微赤，锉）七钱五分　龙胆草五钱　朱砂（细研，水飞过）一两　麝香五钱（细研）

【炮制】共为末，入研药和匀，炼蜜和捣三五日，杵为丸，如梧桐子大。

【用法】每服二十丸，不拘时麦门冬汤送下。

◆**青蒿丸**《幼幼新书》引《赵氏家传方》

【主治】骨蒸劳热，小儿疳积。

【功效】杀虫，消积，退虚热。

【药物及用量】白槟榔一枚　白芜荑四十九个　黄连（去须）十四茎　夜明砂（淘净）二钱五分　太阴玄精石　麝香　小葱子（炒）　朱砂各五分　芦荟　天竺黄　青黛各一钱

【炮制】将后七味同研细末，与前四味合一处再研匀，令极细。取青蒿自然汁慢火熬浓，用豮猪肾一枚，取汁同捻丸，如粟米大。

【用法】每服五丸至七丸，米饮送下，酽醋汤亦可。取疳虫，煎醋石榴汤送下，二十服虫尽，小儿常服遍身香为效。

◆**青蒿散**《杨氏家藏方》

【主治】虚劳盗汗，骨蒸潮热，咳嗽胸闷，皮毛干枯，肢惰食少，骨节疼痛，咽燥肤焦，颊赤烦躁，涕唾腥臭，惊悸羸弱。

【功效】疏气，和络，养血，清热。

【药物及用量】青蒿　天仙藤　鳖甲（醋炙）　香附子（炒，去毛）　桔梗（去芦）　柴胡（去苗）　秦艽各一两　乌药五钱　甘草（炙）一两半　川芎二钱半

【用法】每服三钱，加生姜三片，清水煎，不拘时温服。小儿骨蒸劳热肌瘦减食者，每服一钱，清水一盏半，加小麦三十粒，煎服。

◆**青蒿散**《妇人大全良方》

【主治】肢体倦疼，虚劳寒热。

【功效】清虚热。

【药物及用量】青蒿（八九月间将成实时采，去枝梗，童便浸，三日晒干）

【用法】研为末，每服二钱，加乌梅一个，煎至七分温服。

◆**青蒿散**《太平圣惠方》

【主治】妇人骨蒸劳热，四肢烦疼，日渐羸瘦。

【功效】降骨蒸，清退热。

【药物及用量】青蒿二两　龙胆（去芦头）三分　栀子仁三分　知母三分　黄连（去须）一两　鳖甲（涂醋炙，令黄，去裙襕）二两　黄芪一两（锉）　桑根白皮（锉）一两　地骨皮半两　白术一两　甘草（炙微赤，锉）半两　柴胡一两半（去苗）

【用法】上一十二味，捣罗为散，每服四钱，以水一中盏，入生姜半分，煎至六分，去滓，温服，不拘时。

◆**青蒿鳖甲汤**《温病条辨》

【主治】温病，夜热早凉，热退无汗，热烁阴伤。

【功效】养阴透热。

【药物及用量】青蒿二钱　鳖甲五钱　细生地四钱　知母二钱　牡丹皮三钱

【用法】清水五杯，煮取二杯，日再服。

◆**青蒿鳖甲煎丸**《普济方》

【主治】妇人骨蒸劳。

【功效】清虚热，和气血。

【药物及用量】九肋鳖甲一个　北柴胡二两　甘草　杏仁　桔梗　当归　人参　地骨皮　赤芍各一两　胡黄连　宣连各二钱五分　官桂　木香各五钱　麝香一字　酥蜜各三两

【炮制】研为细末，青蒿二斤，童便五升，好酒一升，熬蒿汁约二升以来，捞去青蒿不用，入酥蜜再熬成膏。冷后入药末，搜和为丸，如梧桐子大。如秋后修合，再入桃枝、柳枝各七茎。

【用法】每服十五丸，温酒送下，米饮亦可，一日三次。

◆**青蒿鳖甲煎丸**《妇人大全良方》

【主治】妇人骨蒸劳。

【功效】退骨蒸。

【药物及用量】九肋鳖甲一个　北柴胡二两　甘草　杏仁　桔梗　当归　人参　地骨皮　赤芍各一两　胡黄连　宣黄连各一分　肉桂　木香各半两　麝香一字　酥蜜各三两

【用法】上十四味，同为细末，用青蒿一斤，童子小便五升，好酒一升，熬青蒿汁约二升，去青蒿不用，入酥蜜再熬成膏，冷后入药末，搜和为丸，如梧桐子大，每服十五丸，温酒下，米饮亦得，日进三服，如秋后合时，更入桃柳枝七茎，此药甚妙。

◆**青莲膏**《外科大成》

【主治】走马牙疳。

【功效】杀虫清热。

【药物及用量】青黛二钱　乳香　轻粉各一钱　麝香五分　白砒一分

【炮制】研为细末，用香油调稠，薄摊纸上，用锤捶实，阴干收之。

【用法】每于卧时，漱净口，拭干，随疳证大小，剪膏药贴之。至晓揭去，再以泔水将口漱净吐之，至晚再贴。

◆**青橘丹**《普济方》

【主治】婴孩赤白痢疾，脓血相杂。

【功效】和胃健肠，止痢。

【药物及用量】青橘皮（汤浸，去白，焙）　当归（汤，洗，焙）　黄连　干姜各一两　厚朴（姜制）　肉豆蔻各五钱

【炮制】捣罗为细末，白面和丸，如黍米大。

【用法】每服十丸，食前饮送下。

◆**青橘散**《圣济总录》

【主治】干呕。

【功效】理气消积化滞。

【药物及用量】青橘皮（汤浸，去白）　甘草（锉）各一两　木香半两　白芷一分　肉桂（去粗皮）　枳壳（去瓤，麸炒）各半两

【用法】上六味，先将甘草炒微黄色，后入药同炒褐色，捣罗为末，每服二钱匕，入盐沸汤点。

◆**青橘皮散**甲《太平圣惠方》

【主治】上气，肺壅胸满，喘息不利。

【功效】行气化痰，降逆开壅。

【药物及用量】青橘皮一两（汤浸，去白瓤，焙）　半夏一两（汤洗七遍，去滑）　紫苏子一两（微炒）　五味子一两　杏仁一分（汤浸，去皮尖、双仁，麸炒微黄）　槟榔半两　枳壳半两（麸炒微黄，去瓤）　甘草半两（炙微赤，锉）

【用法】上八味，捣筛为散，每服三钱，以水一中盏，入生姜半分，煎至六分，去滓，温服，不拘时。

◆**青橘皮散**乙《太平圣惠方》

【主治】产后血气攻心痛。

【功效】理气活血，祛瘀止痛。

【药物及用量】青橘皮三分（汤浸，去白瓤，焙）　木香三分　蓬莪术一分　干姜半两（炮裂，锉）　桃仁一两（汤浸，去皮尖、双仁，麸炒微黄）　当归一两（锉，微炒）　桂心一两　乌药三分　紫苏子三分（微炒）

【用法】上九味，捣细罗为散，以热酒调下二钱。

◆**青橘皮丸**《宣明论方》

【主治】胃热肠寒，善食而饥，便溺小腹而胀痛，大便或涩。

【功效】寒热平调，理气消积。

【药物及用量】青皮　京三棱　黄连　蓬莪术（炮）各一两　巴豆霜一分

【用法】上五味为末，面糊为丸，如绿豆大小，每服三丸至五丸，茶酒下，食后。

◆**青龙白虎汤**《王氏医案》

【主治】预防喉证。

【功效】消热毒。

【药物及用量】橄榄　生芦菔

【用法】清水煎服。

◆**青龙散**《圣济总录》

【主治】热中烦渴引饮。

【功效】养血清热。

【药物及用量】地黄　仙灵脾　防风　何首乌（去黑皮，米泔浸一宿，竹刀切）各一分　荆芥穗一两

【用法】研为末，每服一钱，食后沸汤调下，一日三次。

◆**青龙散**《御药院方》

【主治】咳嗽上气，不得卧。

【功效】降气止咳，下气平喘。

【药物及用量】人参（去芦头）　陈皮（去白）　五味子　紫苏叶各一两

【用法】上四味，为粗末，每服三钱，水一盏，生姜三片，煎至七分，去滓，温服，不拘时。

◆**青龙丸**《直指小儿方》

【主治】惊积有热。

【功效】杀虫消积。

【药物及用量】青黛　茯神　芦荟　南星（炮）各一钱　麝香少许　轻粉　巴豆霜一字　全蝎三个（焙）

【用法】上八味，先将巴豆研如泥，次入诸药，研令极细，丸如粟米大，朱砂衣，每服一丸，薄荷汤送下。

◆**青龙妙应丸**《严氏济生方》

【主治】诸风挛急，遍休疼痛，游走无定，百药之所不效者。

【功效】祛风止痛，活血通络。

【药物及用量】穿山甲十五片（石灰炒）　全蝎（去毒）三七个　地龙（去土）一两　蜈蚣七条（生用）　麝香一字（别研）　草乌（生去皮）一两　没药三钱（别研）　乳香三钱（别研）　松香半两　斑蝥七个（糯米炒，去头足）　白僵蚕（姜汁炒）半两　五灵脂三钱（去砂石）

【用法】上一十二味，为细末，酒糊为丸，如绿豆大，以青黛为衣，每服二十丸，不拘时，温酒送下。忌食热物。

◆**青龙膏**《朱氏集验方》

【主治】荣卫不和，阳少阴多，手脚举动不快。

【功效】调和营卫，祛风通络。

【药物及用量】白花蛇（不蛀者六两，好酒煮，去皮骨，新瓦上焙干，取肉一两）　狗脊　天麻各二两

【用法】上三味，为细末，银盂盛，无灰酒一升，入此三药，重汤煮稠如膏，银匙搅，细磨生姜半两，取汁同熬匀，珀罐内收，每服半匙头，好酒半盏，搅匀服，或汤亦可，食前饮之极佳，日二服，神效。

◆**青霞散**《幼幼新书》引《吴氏家传方》

【主治】小儿口齿疳。

【功效】杀虫。

【药物及用量】蛤蟆一两（烧灰）　甘草（炙）　青黛各一分

【用法】研为细末，加麝香少许，先用盐汤漱口，拭干，以鸡翎蘸药敷之。

◆**青黛丸**《幼幼新书》引《方氏家传方》

【主治】小儿疳热。

【功效】清热杀虫，消疳。

【药物及用量】青黛（研）一两　胡黄连　宣连　天竺黄（研）各五钱　朱砂（水飞）二钱五分　麝香（研）一钱　肉豆蔻二个　牛黄五分（研）　干蟾一枚（端午日取者，酒浸洗先肠肝，涂酥炙黄）

【炮制】除研药外为末，再同研匀，绿豆粉煮糊和丸，如芥子大。

【用法】每服三丸，空腹夜后热汤送下。

◆**青黛丸**甲《太平圣惠方》

【主治】小儿脊疳。

【功效】清热杀虫。

【药物及用量】青黛　朱砂（各细研）　夜明砂（微炒）　定粉各一分　蟾酥（研入）　熊胆（细研）　羚羊角　犀角屑各半分　黄连五钱（去须）　麝香一分（细研）

【炮制】捣罗为末，软饭和丸，如绿豆大。

【用法】每一岁服二丸，粥饮送下。

◆**青黛丸**乙《太平圣惠方》

【主治】小儿干疳。

【功效】祛风，行滞，清疳热。

【药物及用量】青黛三分（细研）　牛黄　芦荟　朱砂　麝香　雄黄（各细研）　胡黄连　蛇蜕皮（烧灰）　龙胆（去芦头）　蝉壳（微炒）各一分　蟾一枚（涂酥炙焦黄）

【炮制】捣罗为末令匀，水煮面糊和

丸，如黍米大。

【用法】每服三丸，粥饮送下，一日三次，量儿大小，临卧时增减。

◆**青黛丸**丙《太平圣惠方》

【主治】小儿急惊风。

【功效】化痰息风。

【药物及用量】青黛一分（细研）　蛇头一枚（涂酥，炙令黄）　半夏半两（汤洗七遍，去滑）　白僵蚕一两（微炒）　蟾酥三片（如柳叶大，铁器上焙）

【用法】上五味，捣罗为末，以酒煮面糊和丸，如绿豆大，不拘时，以薄荷汤化下三丸，量儿大小，临时加减。

◆**青黛丸**丁《太平圣惠方》

【主治】小儿脑疳，是胎热所为，其疾但头皮光急，头发作穗，或有疮痍，或时腮肿，若患此疾，多损眼目。

【功效】清热消疳。

【药物及用量】青黛半两（细研）　龙胆半两（去芦头）　川升麻半两　赤茯神半两　黄连半两（去须）　蓝子一分　蜀漆一分　川大黄半两（锉碎，微炒）　甘草一分（炙微赤，锉）

【用法】上九味，捣罗为末，炼蜜和丸，如绿豆大，每服以温水下五丸，日三服，量儿大小，加减服之。

◆**青黛丸**戊《太平圣惠方》

【主治】小儿口齿疳，生疮臭烂。

【功效】消疳敛疮。

【药物及用量】青黛一分（细研）　朱砂一分（细研）　牛黄半分（细研）　麝香半分（细研）　龙脑半分（细研）　熊胆一分（细研）　胡黄连一分　人中白半分　鸡舌香半分　蝉壳半分（微炒，去足）　芦荟一分（细研）　夜明砂半分（微炒）　瓜蒂一分　蜣螂灰半分　蟾酥半分（研入）

【用法】上一十五味，捣罗为末，都研令匀，用口脂和丸，如绿豆大，以乳汁研成一丸，涂于口内及滴在鼻中，以桃柳汤洗儿，其疳虫自出。

◆**青黛丸**己《太平圣惠方》

【主治】小儿蛔疳，兼治一切诸疾。

【功效】消疳杀虫。

【药物及用量】青黛（细研）一分　胡黄连一分　鹤虱一分　芦荟（细研）一分　朱砂一分（细研）

【用法】上五味，捣罗为末，都研令匀，以猪胆汁和丸，如绿豆大，空心以热水下三丸，当有虫出。

◆**青黛丸**《圣济总录》

【主治】小儿天钓客忤，五疳八痢，十二惊痫。

【功效】清热杀虫。

【药物及用量】青黛　天竺黄　干蛤蟆一个（黄泥包裹烧赤去泥）　干蜗牛壳　黄连　人参　龙骨（去土）　钩藤（炒）　龙胆各一分　芦荟　熊胆各五钱　牛黄　麝香　雄黄　丹砂各一钱　夜明砂（去土净）　胡黄连各三钱

【炮制】研为细末，蒸饼糊丸，如麻子大。

【用法】一岁每服三丸，空腹时米饮送下。

◆**青黛丸**《杂病源流犀烛》

【主治】涎积。

【功效】杀虫下积。

【药物及用量】青黛（炒）一钱　千金子三十枚　腻粉二钱

【炮制】研为细末，糯米饭和丸，如芡子大。

【用法】每服一丸，打破，以大枣一枚蒸熟，去皮核同嚼，冷茶送下，半夜后取下积聚恶物为效。

◆**青黛散**《太平圣惠方》

【主治】小儿疳痢不止，下部发痒。

【功效】清热杀虫，止痢止痒。

【药物及用量】青黛　蟾灰　胡粉（微炒）　黄连（去须微炒）　麝香（细研）各一分　赤石脂五钱　诃黎勒皮一两（微煨）

【用法】捣罗为散，每服五分，乳汁调下，日三四次，量儿大小加减。

◆**青黛散**《儒门事亲》

【主治】风痰壅塞。

【功效】涌吐痰涎。

【药物及用量】青黛少许　猪牙皂角二个　延胡索一个

【用法】研为末，水调豆许，鼻内灌之，其涎自出。先仰卧灌鼻，俟喉中酸味即起身，涎出口，咬铜钱一文，任流下。

◆**青黛散**《瑞竹堂经验方》

【主治】眼倒睫。

【功效】祛风宣滞。

【药物及用量】青黛　枣枝上黄直棘针刺猬皮（炒焦）　白芷各等量

【用法】研为细末，口噙水，左眼倒睫，左鼻内嗃之。

◆**青黛散**《本草纲目》

【主治】内热吐血。

【功效】解热毒。

【药物及用量】青黛（如枣核大）二钱

【用法】清水调服即安。

◆**青黛散**《类证治裁》

【主治】重舌，咽疮。

【功效】清凉解毒，消疮。

【药物及用量】青黛　牙硝　朱砂　黄连　黄柏各三钱　雄黄　牛黄　硼砂　冰片

【用法】共研细末，先以薄荷抹口中，再以药掺。

◆**青黛散**《疡医大全》

【主治】奶癣。

【功效】收敛，杀虫。

【药物及用量】青黛　黄柏　枯矾　雄黄　百药煎　硫黄各等量

【用法】共研细末，湿则干掺，干同香油调搽，以愈为度。

◆**青黛雄黄散**《三因极一病证方论》

【主治】痈疽初起，蛇虫咬伤。

【功效】清热解毒，杀虫疗疮。

【药物及用量】青黛　雄黄各等量

【用法】研为细末，每服二钱，新汲水调下，令毒气不聚。

◆**青镇丸**《素问病机气宜保命集》

【主治】呕吐，头痛有汗，而脉弦者。

【功效】清少阳，和肝胃。

【药物及用量】柴胡一两　黄芩七钱五分　甘草　人参各五钱　半夏三钱　青黛二钱五分

【炮制】研为细末，姜汁浸蒸饼和丸，如梧桐子大。

【用法】每服五十丸，姜汤送下。

◆**青礞石丸**《医学纲目》

【主治】经络有痰，胸膈痞痛，四肢不遂。

【功效】坠痰，清热，和络。

【药物及用量】青礞石（烧煅）　黄芩（一作四钱）各五钱　半夏二两（一作一两）　风化硝二钱（一作五钱）　茯苓七钱五分（一作八钱）

【炮制】共研细末，炒神曲、姜汁为丸。

【用法】每服二钱，空腹时淡姜汤送下。

◆**青礞石丸**《卫生宝鉴》

【主治】小儿奶痞。

【功效】消积。

【药物及用量】硫黄三钱　青礞石　五灵脂　锅底墨各一钱半　白丁香一钱（去土）

【用法】上五味，为末，米饭为丸，如绿豆大，捻做饼子，每服三十饼子，温水送下，食前。

◆**青露散**《瑞竹堂经验方》

【主治】背疽，一切恶疮，围药不开者。

【功效】解热毒壅滞。

【药物及用量】青露叶　白及　白蔹　白薇　白芷　白鲜皮　朴硝　青黛　黄柏　大黄　天花粉　老龙皮各等量

【用法】研为细末，生姜　自然汁调涂，留小孔，干用生姜汁润之。

◆**青囊丸**《韩氏医通》

【主治】胃脘痛及气郁诸病。

【功效】行气健胃。

【药物及用量】香附子（各炒）不拘多少　乌药（略炮）

【炮制】共研细末，水煮蒸饼和丸，如

梧桐子大。

【用法】每服二三钱，熟汤送下。

◆**青囊取虫药**《青囊秘诀》

【主治】一切痨虫。

【功效】杀痨虫。

【药物及用量】啄木鸟一只　朱砂四两　精猪肉四两

【炮制】猪肉切细，拌和朱砂，俟鸟饥时与食，旋系死，入瓷罐盐泥固济，火煅埋地一昼夜取出，银器内研末。

【用法】空腹时无灰酒入麝香少许调服，置病人于帐内，四下紧闭，用铁钳候于口边，虫出钳入沸油煎之，随进稀粥，服嘉禾散。

◆**青麟丸**《中医内科学》引《邵氏经验良方》

【主治】五脏湿热秽毒，治百病。

【功效】清湿热，利小便。

【药物及用量】锦纹大黄二十斤

【炮制】用米泔水浸一周时，竹刀利开晒干，无灰酒浸一宿，先将鲜侧柏叶铺笼底蒸三炷香，取出晒干。后用绿豆、黄豆发芽各三升，槐枝、桑叶、桃叶、柳叶、车前、鲜茴香各一斤，陈皮、荷叶、银花、苏叶、冬术、蕲艾、半夏、厚朴、黄芩、香附、缩砂仁、甘草、泽泻、猪苓各八两。逐味照前法煎汤制，候蒸透晒干磨粉，每斤加牛乳、苏叶、梨汁、姜汁、童便各二两，加陈酒泛丸。

【用法】每服二三钱，熟汤送下，如火毒甚者俱从小便出，或色深黄不必疑忌。舌麻（一作糜），口碎，目赤，鼻疮，唇肿喉闭，齿痛耳聋，头痛，时疫暑热，火郁呛咳，甘橘汤送下，灯心汤亦可。

◆**青灵膏**《杂病源流犀烛》

【主治】喉癣。

【功效】宣化清热。

【药物及用量】薄荷三钱　贝母一钱　百草霜　甘草各六分　冰片三分　玉丹二钱　元丹八分

【炮制】共研细末，炼蜜和丸。

【用法】口噙化下。

◆**青盐丸**《类证普济本事方》

【主治】肝肾虚损，腰膝无力，颤振亸曳。

【功效】养肝肾，健筋骨。

【药物及用量】青盐末一两　茴香末三两　菟丝子四两（洗净无灰酒浸晒七日，冬天近火煨，炙干，另为细末）　干山药二两

【炮制】和匀，酒煮米糊为丸，如梧桐子大。

【用法】每服五七十丸，熟汤或盐汤送下。

◆**青枣散**《朱氏集验方》

【主治】脾胃泄泻，心腹膨胀疼痛，不纳饮食，或作吐逆反胃，脾痛，气不升降，兼脾胃积冷。

【功效】温补脾胃，顺气止痛。

【药物及用量】陈皮　甘草　干姜　良姜（各炒）

【用法】上四味等量，细末，每服一钱，盐汤空心点服，姜枣煎亦得，忌生冷、鱼腥、酒、猪肉、动气物，只可吃鸠子、雀儿、猪肝、肺等物。

◆**青麦汁**《圣济总录》

【主治】小儿黄病。

【功效】利胆退黄。

【药物及用量】青麦自然汁

【用法】上一味，一二岁儿取半鸡子壳，分二服，三四岁儿取一鸡子壳，分二服。早晨、午后各一服。

◆**青蓝汁**《圣济总录》

【主治】小儿丹毒。

【功效】清热凉血。

【药物及用量】青蓝汁一合　竹沥二合

【用法】上二味，和匀，空心温服一合，日晚再服，以瘥为度。

◆**青饼子**《妇人大全良方》

【主治】咯血。

【功效】清热凉血止血。

【药物及用量】青黛　杏仁各一两（《华佗方》以牡蛎粉炒杏仁，去皮尖，牡蛎不用）

【用法】上二味，同研成膏，熔黄蜡，

和作三十饼子，每服一饼子，用干柿半个夹定，以湿纸裹煨令香，同嚼，粥饮下，不拘时。

◆**青豆方**《必用全书》

【主治】老人消渴热中，饮水无度，常若不足。

【功效】清热解毒，利水止渴。

【药物及用量】青豆二斤

【用法】上一味煮令烂熟，空心食之，渴即饮汁，或作粥食益佳。

◆**非疳散**《医宗金鉴》

【主治】葡萄疫，攻牙腐烂及一切诸疳。

【功效】解毒，清火，通滞。

【药物及用量】冰片四分　人中白（煅去臭气存性）　五倍子（炒茶褐色存性）各一两

【用法】共研细末，先用米泔水漱口，吹之。

◆**侧柏散**《救急选方》引《卫生家宝方》

【主治】吐血下血。

【功效】止血。

【药物及用量】侧柏叶（蒸干）二两五钱　荆芥穗炭　人参各一两

【用法】为散，每服三钱，加白面二钱，新汲水调如稀糊服。

◆**侧柏叶丸**《太平圣惠方》

【主治】疠风癞疾，须眉脱落。

【功效】和血杀虫，固须。

【药物及用量】侧柏叶不拘多少（九蒸九晒）

【炮制】研为细末，炼蜜和丸，如梧桐子大。

【用法】每服五十丸，熟汤送下，日三夜一次。

◆**侧柏樗皮丸**《医学入门》

【主治】七情所伤，而致白带。

【功效】调气血，清湿热。

【药物及用量】侧柏叶五钱　樗皮二两　香附（醋制）　白芍　白术各一两　川连　黄柏（炒）各五钱　白芷（烧存性）三钱

【炮制】共研细末，米粥为丸，如梧桐子大。

【用法】每服三四十丸，熟汤送下。

◆**侧子散**甲《太平圣惠方》

【主治】气血虚，风邪湿痹，皮肤不仁。

【功效】补气活血，祛风除湿。

【药物及用量】侧子一两（以酒浸过，炮裂，去皮、脐）　牛膝一两（去苗）　白僵蚕一两（生用）　天南星一两（生用）　海桐皮一两（锉）　狼毒半两（以醋煮半日，细切，曝干）　麝香一分（细研）

【用法】上七味，捣细罗为散，入麝香都研令匀，不拘时，以热豆淋酒调下二钱。

◆**侧子散**乙《太平圣惠方》

【主治】风血痹，身体不仁。

【功效】祛风活血，除痹。

【药物及用量】侧子一两（炮裂，去皮、脐）　赤芍一两　桂心一两　麻黄一两（去根节）　萆薢一两　当归一两　丹参一两　细辛半两　甘草半两（炙微赤，锉）

【用法】上九味，捣筛为散，每服四钱，以水一中盏，入生姜半分，煎至六分，去滓，温服，不拘时。

◆**侧子散**丙《太平圣惠方》

【主治】产后中风，四肢筋脉拘急疼痛，心中闷乱，言语謇涩。

【功效】活血养血祛风。

【药物及用量】侧子一两半（炮裂，去皮、脐）　赤芍半两　当归（锉，微炒）　芎䓖　桂心　生干地黄　薏苡仁各三分　酸枣仁（微炒）　羚羊角屑　防风（去芦头）　牛膝（去苗）　海桐皮（锉）各一两

【用法】上一十二味，捣粗罗为散，每服四钱，以水一中盏，入生姜半分，煎至六分，去滓，入竹沥半合，相和令匀，温服，不拘时。

◆**侧子散**丁《太平圣惠方》

【主治】贼风，毒气攻注，四肢疼痛，发动不可忍。

【功效】祛风解毒。

【药物及用量】侧子一两（炮裂，去皮、脐）　当归一两（锉，微炒）　桂心一两　赤芍一两　附子一两（炮裂，去皮、脐）　防风一两（去芦头）　槟榔一两　甘草一两（炙微赤，锉）　麻黄二两（去根节）

【用法】上九味，捣粗罗为散，每服四钱，以水一中盏，入生姜半分，煎至六分，去滓，不拘时，温服。

◆**参术丸**《奇效良方》

【主治】小儿脾胃伤冷，外热里寒，不思饮食，身常壮热，大便溏白，或泻，或腹胀，或出疮疹，斑白无血色。

【功效】补气健脾。

【药物及用量】人参　白术　干姜（炮）　甘草（炙）各一分

【炮制】共研细末，米糕泡糊为丸，如麻子大。

【用法】每服一百余丸，乳食前熟汤或米饮送下。其疮斑白无红色者，皆从斑白四围红晕，再起作脓结痂而愈。

◆**参术大补丸**《万氏女科》

【主治】妇人平素多痰，脾胃虚损，气血失养，经水过期后行。

【功效】补气血，调月经。

【药物及用量】人参五钱　白术五分　川芎　砂仁　石菖蒲各五钱　茯苓　陈皮　莲肉　当归身各五分　甘草（炙）三钱　山药一两

【炮制】共研细末，薄荷包米煮饭为丸，如梧桐子大。

【用法】每服三钱，米汤送下。

◆**参术地黄膏**《外科正宗》

【主治】痈疽发背等证，溃后气血大虚。

【功效】补气，补脾，补血。

【药物及用量】人参八两（切片，用水五大碗，砂锅内慢火熬至三碗，将渣再煎汁一碗。共用密绢滤清，复熬稠，厚瓷罐收贮）　白术　地黄各六两（均熬同上法）

【炮制】诸药熬完毕，各用瓷盖碗盛之，置冷水中。待冷取起，盖勿泄气。

【用法】每用二三钱，开水冲服。

◆**参术芎归汤**《医学六要》

【主治】泻痢，产后气虚脱肛，脉濡弦者。

【功效】补气行血，止痢固脱。

【药物及用量】人参　白术　川芎　当归　升麻　白茯苓　陈皮　黄芪（酒炒）　白芍（炒）各一钱　甘草（炙）五分

【用法】加生姜，清水煎服。

◆**参术柴苓汤**《保婴撮要》

【主治】肝经风热，脾土受克，善怒抽搐，偏身作痒，饮食少思。

【功效】健脾疏肝。

【药物及用量】人参　白术　茯苓　陈皮各一钱　柴胡　升麻各七分　山栀（炒）八分　钩藤钩一钱　甘草（炙）五分

【用法】每服一二钱，加生姜、大枣，清水煎服。

◆**参术健脾汤**甲《证治准绳》

【主治】发黄日久，脾虚食少。

【功效】补气健脾。

【药物及用量】人参　白术各一钱五分　白茯苓　陈皮　白芍（煨）　当归（酒洗）各一钱　甘草（炙）七分

【用法】清水二盅，加大枣二枚，煎至八分，食前服，或加生姜，色疸加黄芪、白扁豆（炒）各一钱。

◆**参术健脾汤**乙《证治准绳》

【主治】胀满。

【功效】健胃和脾。

【药物及用量】人参一钱　白术二钱　白茯苓　陈皮　半夏　缩砂仁　厚朴（姜制）各一钱　甘草（炙）三分

【用法】清水二盅，加生姜三片，煎至八分，去滓服，消胀加曲糵、山楂肉。

◆**参术健脾汤**《杂病源流犀烛》

【主治】疟疾。

【功效】健脾胃，扶正气。

【药物及用量】人参　白术　橘红　茯苓　白豆蔻仁　山楂　麦芽　藿香　白芍　山药各等量

【用法】清水煎服。肺火去人参、白术，加麦门冬、石斛、乌梅；停食必恶食，倍山楂，加神曲；伤肉食加黄连、红曲；伤谷食加枳实、草果；伤面食加莱菔子，食消即已。单用本方，胃家素有湿痰，其证不渴寒多，方可用半夏、橘红、苍术、白术大剂与之，呕甚加姜皮。

◆**参术陷胸汤**《证治准绳》

【主治】小儿青筋痞积，肚疼哺露。

【功效】补气，祛痰。

【药物及用量】人参　白术　茯苓　半夏　橘红各一钱　全瓜蒌（细切带湿）三钱　黄连　甘草各五分

【用法】清水一盅半，加生姜三片，大枣一个，煎至七分温服。

◆**参术散**《世医得效方》

【主治】心脾虚痛，虚寒泄泻。

【功效】温脾和胃，止泻。

【药物及用量】人参　白术　炮姜　白豆蔻　缩砂仁　丁香　陈皮　甘草各一钱　生姜三片

【用法】清水煎服，加炒蛤粉二钱尤妙。

◆**参术散**《活幼心书》

【主治】脾虚泄泻及痘证虚泄。

【功效】健脾胃，扶正气，止泻。

【药物及用量】党参（高丽参更佳）五钱　白术（土炒）一两　白茯苓　砂仁　甘草（炙）　薏苡仁（炒）　白莲子（去心炒）　神曲　山楂肉各五钱　肉豆蔻（面裹煨熟，去面切细，纸包打去油）诃子（火内煨去核）　广陈皮（去筋）各四钱　南木香三钱

【用法】共为细末，每服二钱，空腹时米汤调下，小儿如不肯服，或调稀粥服亦可。

◆**参术汤**《兰室秘藏》

【主治】脾胃虚弱，元气不足，四肢沉重，食后昏闷。

【功效】补气，化湿，消积，祛寒。

【药物及用量】人参五分　苍术一钱　黄芪二钱　陈皮　青皮各五分　升麻　柴胡　黄柏（酒制）各三分　神曲七分　当归二分　甘草（炙）一钱

【用法】清水二盏，煎至一盏，食前带热服。

◆**参术汤**《赤水玄珠》

【主治】气虚颤掉。

【功效】补气。

【药物及用量】人参　白术　黄芪各二钱　白茯苓　甘草（炙）　陈皮各一钱

【用法】清水二盅，煎至八分，食前服。甚者加附子（童便制）一钱。

◆**参术饮**《丹溪心法》

【主治】妊娠转胞。

【功效】补气升提。

【药物及用量】人参　白术　川芎　当归　白芍　地黄　半夏　陈皮　甘草各等量

【用法】加生姜三片，大枣二枚，清水煎服，服后探吐。

◆**参术实脾汤**《医学六要》

【主治】久泻滑肛。

【功效】补气实脾，止泻。

【药物及用量】人参　白术（黄土炒）各二钱　肉果（面裹煨）一钱五分　白芍（炒）　白茯苓　陈皮各一钱　附子（炮）八分　甘草（炙）七分

【用法】清水二盅，加生姜三片，大枣二枚，煎至一盅，去滓服，下陷加升麻。

◆**参术膏**《外科枢要》

【主治】中气虚弱，诸药不应，或因用药失宜，耗伤元气，虚证蜂起。

【功效】补中气。

【药物及用量】人参　白术各等量（米泔浸一宿，锉，焙）

【炮制】清水六碗，煎至二碗，再煎二次，共汁六碗，合在一处，将药汁熬成一碗。

【用法】每服半酒盏，空腹时米汤化下，产后久疟不愈，宜与加减养胃汤相兼服之。

◆**参术膏**《玉机微义》

【主治】产后胞损淋沥。

【功效】益气止淋。

【药物及用量】人参一钱半　白术二钱

桃仁　陈皮各一钱　黄芪一钱半　茯苓一钱　甘草（炙）半钱

【用法】上七味，㕮咀，水煎猪羊胞，后入药作一服。

◆**参术调中汤**《内外伤辨》

【主治】暑伤胃气。

【功效】泻热，补气，止嗽，定喘。

【药物及用量】人参　白术　甘草（炙）　青皮　白茯苓　黄芪　五味子（杵）　桑白皮　地骨皮　麦门冬　陈皮

【用法】清水煎服。

◆**参术调中汤**《卫生宝鉴》

【主治】内伤自利，脐腹痛，肢体倦，不喜食，食即呕，嗜卧懒言，足冷，头目昏。

【功效】温脾胃，化积滞。

【药物及用量】人参五钱　白术三钱　黄芪五钱　当归身　厚朴（姜制）　益智子　草豆蔻　木香　甘草（炙）　神曲（炒）　麦蘖面　橘皮各三钱

【用法】锉如麻豆大，每服一两，清水二盏，加生姜三片，煎至一盏，去滓，食前温服。

◆**参术调中汤**《玉机微义》

【主治】脾胃不和，不纳饮食，喘嗽。

【功效】调和脾胃，清热止咳平喘。

【药物及用量】黄芪四分　桑白皮五分　人参　甘草（炙）　白茯苓各三分　五味子二十个　白术三分　地黄　麦门冬　陈皮各二分　青皮一分

【用法】上一十一味，㕮咀，作一服，水煎，大温服，早饭后。忌多言语，劳疫。

◆**参杏膏**《幼科类萃》

【主治】小儿变蒸潮热。

【功效】调气分热。

【药物及用量】人参（去芦）　杏仁（去皮尖）　川升麻（煨）各半钱　甘草（炙）二钱

【用法】研为极细末，一百日以前小儿每服一字，麦门冬（去心）煎汤调下，食远服。

◆**参杏膏**《玉机微义》

【主治】小儿久新咳嗽，气急恶心，有痰咯血。

【功效】降气化痰，止咳。

【药物及用量】人参　阿胶（烊）　杏仁（炒）　款冬花　五味子　甘草　诃子　贝母

【用法】上八味，等量为末，炼蜜丸鸡头大，三岁儿一丸，白汤下。

◆**参乳丸**《仁斋直指方》

【主治】心气不足，怔忪自汗。

【功效】补气益心。

【药物及用量】人参（去芦）半两　乳香一钱半（另研）　当归一两

【炮制】共研细末令匀，山药煮糊为丸，如梧桐子大。

【用法】每服三十丸，食后枣汤送下。

◆**参乳丸**《医方集解》

【主治】一切虚怯。

【功效】大补元气。

【药物及用量】人参　人乳粉各等量

【炮制】共研细末，炼蜜为丸，如梧桐子大。

【用法】每服三钱，熟汤送下。

◆**参附汤**《医方类聚》

【主治】元气大亏，阳气暴脱，汗出厥逆，喘促脉微。

【功效】补气虚，和阴阳，回阳救逆。

【药物及用量】人参半两　附子（炮去皮、脐）一两

【用法】每服五钱（或作一服），加生姜大枣，清水煎，徐徐温服。

◆**参砂和胃散**《验方新编》

【主治】虚寒呕吐不止。

【功效】补气虚，和脾胃，止呕吐。

【药物及用量】党参　砂仁（研细）　半夏（制）各四分　白术（土炒）　茯苓各五分　藿香　陈皮各三分　甘草（炙）二分　煨姜（去皮）三片

【用法】清水煎，热服。

◆**参胡三白汤**《伤寒全生集》

【主治】伤寒过经不解，人弱脉虚，不可下者。

【功效】益气和血。

【药物及用量】人参　柴胡　云白术（蒸）　白芍（酒洗）　白茯苓。

【用法】加生姜三片，大枣三枚，擘，清水煎，温服。营卫不和，去柴胡，加桂枝；口干心烦，加麦门冬、五味子；心下痞，加黄连、枳实；不得眠者，加竹茹。

◆**参胡三白汤**《万病回春》

【主治】霍乱虚烦。

【功效】和脾胃，养津液。

【药物及用量】人参五分　柴胡　白术　白茯苓　白芍　当归　陈皮　麦门冬　山栀　甘草各五分　五味子十粒

【用法】加生姜二片，乌梅一个，灯心一握，清水煎服。

◆**参胡芍药汤**《医学入门》

【主治】余热未除。

【功效】补虚清热。

【药物及用量】人参　柴胡　芍药（酒洗）　黄芩（酒洗）　知母（酒炒）各一钱　麦门冬（去心）一钱　生地黄一钱五分　甘草三分（炙）　枳壳八分

【用法】加生姜三片，清水煎，温服。

◆**参胡温胆汤**《伤寒全生集》

【主治】伤寒过经不解，往来寒热，呕恶痞闷。

【功效】清热，化滞，和中消痞。

【药物及用量】人参　柴胡　茯苓　橘皮　甘草各六分（炙）　半夏（姜制）　枳实（炒）

【用法】加生姜三片，清水煎温服。

◆**参苓丸**甲《圣济总录》

【主治】食亦。胃中热结，消谷善食，不生肌肉。

【功效】补虚，退蒸。

【药物及用量】人参　赤茯苓　远志　菖蒲　牛膝（酒浸）　地骨皮各一两

【炮制】共研细末，炼蜜为丸，如梧桐子大。

【用法】每服三五十丸，不拘时米饮送下。

◆**参苓丸**乙《圣济总录》

【主治】膈气，呕逆不下饮食，或忧恚气结，不得宣通。

【功效】健脾理气，利湿启膈。

【药物及用量】人参　赤茯苓（去黑皮）　干姜（炮）　肉桂（去粗皮）　甘草（炙）　细辛（去苗叶）　芍药　枳壳（去瓤，麸炒）各一两　诃黎勒皮（炒）　槟榔（锉）各一两半

【用法】上一十味，捣罗为末，炼蜜和丸，如梧桐子大，空心，温酒下二十丸。

◆**参苓丸**丙《圣济总录》

【主治】支饮不消，胸膈满闷。

【功效】宽胸散结，化痰消饮。

【药物及用量】人参　天南星（炮）　赤茯苓（去黑皮）各三分　半夏　生姜　晋矾各一两

【用法】上六味，先取天南星、半夏于砂盆内，擦洗令净，用生姜同捣烂，拍做饼子，慢火炙令丸，同余三味捣罗为末，薄荷汁煮面糊为丸，如梧桐子大，食后，生姜蜜汤下二十丸。

◆**参苓内托散**《外科正宗》

【主治】疽已成，坚而不溃，溃而不敛，气血俱虚，身凉脉细，饮食少思，口淡无味，形体消瘦。

【功效】补气血，托邪毒。

【药物及用量】人参　白茯苓　川芎　当归身　熟地黄　黄芪（炙）　山药　白芍　白术　陈皮各一钱　牡丹皮　肉桂　地骨皮　甘草　熟附子各五分

【用法】加生姜三片，大枣二枚，清水煎，食远服。

◆**参苓生化汤**《傅青主女科》

【主治】产后三日内块已消，泄泻，谷不化者。

【功效】补气，和血，健胃。

【药物及用量】人参二钱　茯苓　白芍（炒）　益智子（炒）　川芎各一钱　黑姜四分　甘草（炙）五分　当归　白术（土炒）各二钱　肉果一个

【用法】清水煎服。泻水多加泽泻、木通各八分；腹痛加砂仁八分；渴加麦门冬、五味子；寒泻加黑姜一钱，木香四分；饭

面积加神曲、麦芽；肉食积加砂仁、山楂。

◆**参苓白术散**《太平惠民和剂局方》

【主治】脾胃虚弱，饮食不进。多困少气，胸中痞满，噫呕腹逆，喘嗽消渴，大便不实及久泻，痈疽溃后，不思食者。

【功效】开胃健脾，调气化滞。

【药物及用量】人参（去芦）一斤八两　白茯苓（蒸去皮）一斤　白术二斤（土炒）　干山药（炒去黑皮）　石莲肉（炒去心）　白扁豆（去皮，姜汁浸炒）各一斤八两　桔梗（炒黄）　砂仁　薏苡仁（炒）　甘草（炙）各一斤（一方有陈皮、神曲，无桔梗，一方多陈皮）

【用法】研为细末，每服二三钱，米汤或枣汤、熟汤、石菖蒲汤调下，或加生姜、大枣，清水煎服，或枣肉和药末为丸（姜枣煎汤泛丸亦可），如梧桐子大，每服七十丸，空腹时米汤或枣汤送下，或炼蜜为丸，如弹子大，熟汤化下。

◆**参苓建中汤**《杂病源流犀烛》

【主治】潮热。

【功效】和中，健脾，清湿，化热。

【药物及用量】人参　茯苓　当归　白芍　肉桂　甘草　前胡　细辛　麦门冬　陈皮　半夏

【用法】清水煎服。

◆**参苓散**《幼幼新书》引《庄氏家传方》

【主治】小儿因积成疳，脾胃虚弱，不思饮食。

【功效】健脾胃，行滞气。

【药物及用量】人参　茯苓　川芎各一两　甘草　芍药　黄芪各五钱　青皮（去白）二钱五分

【用法】研为细末，每服一钱，清水一小盏，煎至五分，去滓温服。

◆**参苓散**《幼幼新书》引《丁时发传方》

【主治】小儿解颅及惊风。

【功效】祛风，补虚，清热。

【药物及用量】人参　茯苓　白附子（炮）　羌活　甘草（炙）　芍药　白术（水煮）各一分　犀角屑　京芎　藿香各五厘

【用法】研为末，每服五分，清水一盏，加金银花少许，薄荷三叶，煎至三分，温服。

◆**参苓散**《圣济总录》

【主治】胃气逆，干呕恶心。

【功效】补虚理气和胃。

【药物及用量】人参　白茯苓（去黑皮）　藿香叶各一两　丁香枝　甘草（炙，锉）各半两　葛根（锉）一两

【用法】上六味，捣罗为散，每服二钱匕，沸汤点服，不拘时。

◆**参苓琥珀汤**《卫生宝鉴》

【主治】小便淋沥，阴茎中痛，引胁下痛。

【功效】利小溲，清血滞，通淋浊。

【药物及用量】人参五分　茯苓四分　琥珀（一作二分）　泽泻　柴胡（一作牡丹皮四分）　当归梢各三分　延胡索七分（一作五分）　川楝子（去核炒，一作煨去皮核二分）　生甘草梢（一作三分）各一钱

【用法】长流水三盏，煎至一盏去滓，食前热服，一日二次。

◆**参苓壮脾丸**《太平惠民和剂局方》

【主治】脾胃虚弱，胸膈痞闷，胁肋胀满，心腹刺痛，反胃吐食，口苦吞酸，胸满短气，肢体怠惰，面色萎黄及中焦痞，不任攻击，脏腑虚寒，不受峻补，或因病气衰，食不复常，禀受怯弱，不能饮食及久病泻痢，肠胃虚滑。

【功效】温补脾胃，消积除满。

【药物及用量】茯苓（去皮）　人参　干姜　肉桂（去粗皮，不见火）　缩砂（去皮）　白术　胡椒　麦蘖（微炒）　白扁豆（炒）　山药　神曲

【用法】上一十一味各等量，为末，炼蜜丸，如弹子大，每服一丸，细嚼，白汤下，或温酒空心食前。常服育神养气，和脾胃，进美饮食。

◆**参香散**《三因极一病证方论》

【主治】诸虚百损，心气不宁，肢体沉

重，情思不乐，夜多异梦，盗汗失精，恐怖烦悸，喜怒无时，口干咽燥，渴欲饮水，饮食减少，肌肉瘦瘁，渐成劳瘵。

【功效】补气，健脾，益虚，壮身。

【药物及用量】人参　山药　黄芪（制）　白茯苓（去皮）　石莲肉（去心）　白术（煨）各一两　乌药　缩砂仁　橘红　干姜（炮）各五钱　丁香　南木香　檀香各一分　沉香二钱　甘草（炙）三分（一方有熟附子五钱）

【用法】锉散，每服四钱，清水一大盏，加生姜三片，大枣一枚，煎至七分去滓，空腹时服。

◆**参香散**《袖珍方》

【主治】脾虚作胀，痞气不除。

【功效】健脾，清肺，化滞，行气。

【药物及用量】人参　官桂　甘草（炙）各三钱　桑白皮　桔梗　陈皮　枳实（麸炒）　麦门冬（去心）　青皮　大腹皮　半夏各五钱　紫苏子　茯苓　香附子各六钱　木香四钱

【用法】清水二盅，加生姜三片，红枣二枚，煎至一盅，食前服。

◆**参香散**《妇人大全良方》

【主治】男子、妇人、小儿，阴阳不和，冷热相搏积而成痢，或赤或白，或赤白相杂，日夜无度，里急后重，脐腹疞痛，甚不可忍。又治水泻不止，肠鸣腹痛，或热毒中伤，或寒气久积。

【功效】温中涩肠。

【药物及用量】罂粟壳（制）　陈皮（去白）　粉草各一两　厚朴半两　青皮　白姜各一分

【用法】上六味，为末，每服二钱，赤痢甘草汤调；白痢陈米饮调；赤白相杂紫苏汤调。如冷泻陈米饮调；热泻新井水调，空心服。此药正脾去积，和气理中。忌生冷肥腻、油面醃藏。

◆**参香饮**《活幼心书》

【主治】小儿胃虚作吐，投诸药不止者。

【功效】温脾养胃，行气止呕。

【药物及用量】人参（去芦）一两　沉香　丁香　藿香（和梗）　南木香各二钱五分

【用法】研为末，每服二钱，清水一盏，煎至七分去滓，临服入姜汁少许，空腹时分温三服。

◆**参香汤**《御医撮要》

【主治】胃中痰饮内停。

【功效】健脾胃，助运化。

【药物及用量】人参一两　甘草（锉）半两　黄芪（锉）半两　吴白术　茯苓　橘皮各一两　檀香半两　干葛半两

【用法】上八味，为末，每服半钱，如茶点进。

◆**参桂百补丸**《饲鹤亭集方》

【主治】诸虚百损，五劳七伤，脾胃虚弱，神困体倦，腰膝酸软，筋骨不舒。

【功效】补气虚，益精血。

【药物及用量】党参　黄芪　菟丝子　川断　杜仲各四两　生地　熟地各六两　枸杞　双仁五味子　茯苓　怀膝　山药　金毛狗脊　楮实　当归各三两　白芍　冬术　木瓜各二两　桂圆肉八两

【炮制】共研细末，桂圆肉和炼蜜为丸，如梧桐子大。

【用法】每服三钱，淡盐汤送下。

◆**参桂养营丸**《中国医学大辞典》

【主治】气血虚弱，惊悸健忘，寤汗发热，发脱气短，身倦肌瘦，小便赤涩及发汗过多，肉瞤身颤者。

【功效】补气养血，养心安神。

【药物及用量】人参二两　安南桂　全当归　白茯苓　白芍　陈皮各一两　白术（炒焦）　黄芪各二两　熟地黄四两　五味子七钱　远志肉　甘草（炙）各五钱

【炮制】共研末，生姜、大枣打烂为丸，如梧桐子大。

【用法】每服四钱，熟汤送下。

◆**参桂汤**《三因极一病证方论》

【主治】半身不遂，手足拘急，不得屈伸，身体冷，或智，或痴，或身强直不语，或生，或死，狂言不可名状，角弓反张，或欲得食，或不用食，或大小便不利。

【功效】补气活血，通络散寒。

【药物及用量】人参　桂心　当归　独活　黄芩　干姜（炮）　甘草（炙）各一分　石膏一两半　杏仁（麸炒，去皮尖）一百六十个

【用法】上九味，锉散，每服四大钱，水一盏半，煎七分，去滓服。无汗加麻黄三分。

◆**参桂汤**《圣济总录》

【主治】胃反呕吐不止，满碍饮食。

【功效】健脾和胃。

【药物及用量】人参　肉桂（去粗皮）　泽泻　甘草（炙，锉）各三分　陈橘皮（汤去白，炒）　麦门冬（去心，锉）　半夏（汤洗，去滑，生姜汁制，炒）一两

【用法】上七味，粗捣筛，每服五钱匕，生姜一枣大，拍破，水一盏半，煎至八分，去滓，温服，不拘时，日三五服。

◆**参芪丸**《疡医大全》

【主治】疥疮脓窠。

【功效】祛湿解毒。

【药物及用量】生黄芪　茅苍术（米泔炒）　苦参（酒炒）各一斤

【炮制】共磨细末，水法叠丸，如绿豆大。

【用法】每服三钱，熟汤送下。

◆**参芪内托散**《医学心悟》

【主治】痈疽溃疡。

【功效】托毒清热。

【药物及用量】人参（随用）一钱　黄芪（酒炒）三钱　金银花五钱　甘草（炙）　远志肉（甘草汤泡，焙）各一钱五分　牡丹皮一钱　川芎　陈皮各五分　当归二钱

【用法】加大枣五枚，清水煎服。

◆**参芪内托散**《小儿痘疹方》

【主治】痈疽不溃，或溃后感冒风邪及痘疹触秽伏陷，寒战咬牙，饮水泻渴者。

【功效】托毒化滞。

【药物及用量】人参　黄芪（炒）　当归　川芎　紫草　厚朴（姜制）　防风　桔梗　白芷　肉桂　木香　甘草（一方无紫草）

【用法】加糯米一撮，清水煎，量服之。

◆**参芪四圣散**《小儿痘疹方》

【主治】痘疮有热，出至六七日，不能长，不生脓，或作痒。

【功效】健脾胃，托邪毒。

【药物及用量】人参一钱　黄芪　当归　芍药（炒）　川芎各五分　白术　茯苓　紫草茸（如无，以红花代之）　木通　防风各三分　糯米二百粒（一作粳米一撮）（一方有甘草五分）

【用法】清水煎，母子同服。

◆**参芪地黄汤**《证治宝鉴》

【主治】气血衰少。

【功效】补气，益血。

【药物及用量】人参　黄芪　熟地黄　茯苓　山药　牡丹皮　山茱萸

【用法】加生姜、大枣，清水煎服。

◆**参芪托里散**《杂病源流犀烛》

【主治】腋肱胁肋疮疡，热毒壅滞，气血虚弱。

【功效】托里，解毒，清热。

【药物及用量】人参　黄芪　当归　川芎　麦门冬　芍药　黄柏　知母　柴胡　甘草　金银花

【用法】为散，清水煎服。

◆**参芪益气汤**《证治准绳》

【主治】气虚阳厥，脉伏，手足厥冷。

【功效】补气，益肺，止咳。

【药物及用量】人参　黄芪　白术各一钱五分　五味子二十粒（捶碎）　麦门冬（去心）　陈皮　甘草（炙）各一钱

【用法】清水二盅，加生姜三片，大枣二枚，煎至八分，食前服。阳虚加附子（童便煮，一作炮）一钱。

◆**参芪羚角汤**《证治准绳》

【主治】风牵眼偏斜，外障。

【功效】补气，疏肝，祛风。

【药物及用量】人参一两　黄芪一两五钱　羚羊角（锉）　防风　五味子　赤茯苓各一两　茺蔚子　知母各一两五钱

【用法】清水煎，食后服。

◆**参芪汤**《仁斋直指方》

【主治】心虚客热，小便涩数淋沥。

【功效】补气，益肾，滋阴，固脬。

【药物及用量】人参（去芦）二钱五分　绵黄芪（去芦）五钱　赤茯苓七钱五分　生干地黄　桑螵蛸（微炙）　地骨皮（去节）各五钱　北五味子（去硬）　甘草（炙）　菟丝子（酒浸，研碎）各二钱五分

【用法】新汲水一盏，煎临熟时加灯心二十一茎，温服。

◆**参芪汤**《朱氏集验方》

【主治】消渴。

【功效】补虚，清热。

【药物及用量】人参一两　绵黄芪（盐汤浸，炙）　白芍各一两　桔梗　天花粉　甘草各一两　白茯苓　北五味子各一两五钱（一方有干葛、木瓜、乌梅）

【用法】每服四钱，清水一盏半，煎至八分，去滓服，留清合煎，再如前法服。

◆**参芪汤**《袖珍方》

【主治】气虚汗出。

【功效】健脾，固卫。

【药物及用量】人参　黄芪　白术　茯苓　白扁豆　山药　陈皮　葛根　半夏曲　甘草各一钱

【用法】清水煎服。

◆**参芪汤**《验方新编》

【主治】疳蛊。

【功效】宣滞，杀虫。

【药物及用量】条参七钱　生黄芪　紫苏　南薄荷　麦门冬（去心）　青蒿各五钱　川芎四钱　茯苓三钱　百合　生地黄各二钱　连翘一钱

【用法】清水煎服，受毒者随时加减，戒盐、女色，服数月后开荤近色无满，仍照方服一年或二三年。俟至大便食物全不变，则毒已尽。

◆**参芪补脾汤**《外科枢要》

【主治】肺痈肺疽，脾气亏损，咳吐脓涎，或中满不食。

【功效】补脾土，生肺金。

【药物及用量】人参二钱　黄芪（炒）二钱五分　白术二钱　茯苓　陈皮　当归各一钱　升麻三分　麦门冬七分　桔梗（炒）六分　甘草（炙）五分　五味子（杵）四分（一方无麦门冬、桔梗）

【用法】分作三服，加生姜、大枣，清水煎服。

◆**参芪萝卜散**《杂病源流犀烛》

【主治】阴虚溺血。

【功效】补气，益肾，利水，止血。

【药物及用量】人参　黄芪（盐水炙）各等量

【炮制】共研为末，用红皮大萝卜二枚，切作四片，用蜜二两，将萝卜逐片蘸炙令干。再炙勿令焦，蜜尽为度。

【用法】每用一片，蘸药食之，仍以盐汤送下，以瘥为度。

◆**参茸固本丸**《万病回春》

【主治】诸虚百损，五劳七伤之气不足，腰痛耳鸣，四肢酸软，形体瘦弱。

【功效】补气，益血，健肾，壮身。

【药物及用量】人参三两　鹿茸片　白芍　小茴香　陈皮　白术各一两五钱　黄芪（炙）　牛膝　桂心　枸杞子各二两　巴戟　菟丝子　山药　茯神　肉苁蓉　当归身各三两　熟地黄六两　甘草（炙）一两

【炮制】共研细末，将熟地捣烂，加炼蜜为丸，如梧桐子大。

【用法】每服三钱，淡盐汤送下。

◆**参茸养元膏**《中国医学大辞典》

【主治】男女忧思抑郁，劳倦色欲，诸虚百损，阳痿阴弱。

【功效】助阳补髓，养气育神，调营和卫，固本保元。

【药物及用量】天门冬　紫霄花　甘草　川续断　熟地黄　牛膝　菟丝子　远志　虎骨　淡苁蓉　杏仁　番木鳖　谷精草　麦门冬　蛇床子　大附子　生地黄　官桂各三钱

【炮制】用花油二斤四两，熬枯去滓，次入人参、鹿茸、麝香，再入母丁香、雌黄、雄黄、阳起石、没药、乳香、鸦片灰、

木香、蟾酥、沉香、赤石脂、花龙骨各三钱，松香（制）四两，蛤蚧一对，黄丹八两，共研细末，收入成膏，每张摊三钱重。

【用法】每用一张，贴脐上或腰际，一月再换，常常贴之。不仅却病，且能延年。

◆**参麦六味丸**《验方新编》

【主治】肺肾并亏，咳嗽气喘，内热口燥，一切阴虚劳热等证。

【功效】滋阴清热，补益肺肾。

【药物及用量】人参四两　麦门冬三两　熟地黄（砂仁酒拌，九蒸九晒）八两　泽泻　山茱萸肉（酒润）　怀山药各四两　茯苓（乳拌）　牡丹皮各三两

【炮制】共研细末，炼白蜜为丸，如梧桐子大。

【用法】每服三钱，熟汤送下。

◆**参粟汤**《证治要诀类方》

【主治】痢疾气虚。

【功效】补气，止痢。

【药物及用量】人参　罂粟壳（醋炙）　款冬花各二钱

【用法】每服四钱，清水一盅，加阿胶一钱，乌梅一个，煎至七分，临时温服。

◆**参黄丹**《幼幼新书》

【主治】惊痞挟热，夜卧惊悸。

【功效】祛风，化痰，杀虫。

【药物及用量】人参　胡黄连各一两　干蝎（微炒）二十一个　天浆子（干者微炒）十四个　天竺黄五钱　青黛　朱砂各一分　龙脑一钱

【炮制】研为细末拌匀，炼蜜和丸，如黍米大。

【用法】每服十丸，人参汤送下，量儿大小加减。

◆**参萸丸**《丹溪心法》

【主治】湿热气滞，吞酸自利。

【功效】清湿热，和胃气止呕。

【药物及用量】六一散七两　吴茱萸二两（煮过）

【炮制】共研细末，米糊为丸，如梧桐子大。

【用法】每服三钱，熟汤送下。

◆**参苓丸**《圣济总录》

【主治】食积胃中结热，消谷善食，不生肌肉。

【功效】和胃，清热，调滞。

【药物及用量】人参　菖蒲　赤茯苓　远志　地骨皮　牛膝（酒浸）各一两

【炮制】共研细末，炼蜜为丸，如梧桐子大。

【用法】每服二十丸，米饮送下。

◆**参燕百补丸**《中国医学大辞典》

【主治】病后或戒烟后身体羸弱，诸虚百损，劳伤咳嗽，腰膝酸软，心悸不寐，头晕耳鸣，阳痿带下等证。

【功效】益髓添精，壮水制火，补气养血，育心滋肾。

【药物及用量】人参须一钱（膏另煎丸，另研）　燕窝（膏另煎丸另研）　明党参　潞党参　麦门冬　玉竹　茯苓　女贞子　杜仲　象贝母　使君子各二钱　桑葚　牡蛎（煅）各三钱　罂粟壳　甘草（炙）各四钱　广皮　鹤虱各一钱五分　沉香（后入）五分　红枣一两　冰糖二两（丸化水膏收入）

【炮制】共研细末，红枣煎汤，冰糖化水泛丸，如绿豆大。

【用法】每服三四钱，熟汤化下，春夏宜丸服，秋冬宜膏服。

◆**参燕百补戒烟丸**《中国医学大辞典》

【主治】戒鸦片烟。

【功效】益精血，补正气，祛烟毒。

【药物及用量】参燕百补丸。

【炮制】共研细末，称取若干，用清烟膏一成，枣糖汤内化开泛丸，如梧桐子大。

【用法】如烟瘾一钱，服丸亦一钱，一日吸烟数次，服丸亦数次，瘾前服，每七日减去一成，逐次减除，以戒尽为度，再常服参燕百补丸以善其后。

◆**参归三圣散**《张氏医通》

【主治】风中血脉，左半肢废，口目左歪。

【功效】同舒筋三圣散。

【药物及用量】舒筋三圣散，去延胡

索，加人参。

【用法】与舒筋三圣散同。

◆**参归生化汤**《傅青主女科》

【主治】产后恶露流于腰臂关节三处，或漫肿，或结块，久而作痛，肢体倦怠者。

【功效】行血散结，补气止痛。

【药物及用量】人参　当归　马蹄香各二钱　甘草（炙）　肉桂各五分　川芎　黄芪各一钱五分

【用法】清水煎服，外用葱熨法治肿，未成者消，已成者溃。

◆**参归益元汤**《万病回春》

【主治】疰夏。

【功效】补气，清热，化湿。

【药物及用量】人参五分　当归　白芍　熟地　黄茯苓　麦门冬各一钱　陈皮　黄柏（酒制）　知母（酒制）各七分　甘草三分　五味子十粒

【用法】加粳米一撮，清水煎服。

◆**参归汤**《石室秘录》

【主治】产后厥阴证，下利厥逆，躁不得卧，或厥不止。

【功效】益气血，祛血风。

【药物及用量】人参　当归　荆芥

【用法】清水煎服。

◆**参归腰子**《寿亲养老方》

【主治】心气虚损，怔忡而自汗。

【功效】补气血，益肺肾。

【药物及用量】人参　当归身各五钱　猪肾（去筋膜，细切）一只

【用法】清水同煎，并腰子药汁食之。

◆**参归养营汤**《万病回春》

【主治】风痰及溃疮失护，风邪侵入，荣卫虚弱者。

【功效】补气益血，养营化滞。

【药物及用量】人参　当归　川芎　白芍（酒炒）　熟地黄　白术（土炒）　白茯苓　陈皮各一钱　甘草（炙）五分

【用法】加生姜三片，红枣肉二枚，清水煎服。

◆**参蝎膏**《直指小儿方》

【主治】小儿胎惊。

【功效】定心神，祛风。

【药物及用量】人参　全蝎　天浆子　天竺黄　朱砂　天麻　蝉蜕各等量　麝香少许

【炮制】研为末，炼蜜为丸，如梧桐子大。

【用法】每服一丸，金银煎汤送下。

◆**参蝎散**《直指小儿方》

【主治】胎惊，定心神。

【功效】镇心安神。

【药物及用量】天浆子　天竺黄　人参　朱砂　全蝎　天麻　蝉壳等量　麝少许

【用法】上八味，为末，炼蜜丸梧桐子大，每服一丸，金银汤下。

◆**参苏饮**《三因极一病证方论》

【主治】虚人外感风寒。

【功效】补气，宣滞，化痰，清热。

【药物及用量】人参　苏叶　葛根　半夏　前胡　桔梗　枳壳　陈皮　茯苓　甘草　木香

【用法】加生姜大枣，清水煎服。

◆**参苏温肺汤**《医学发明》

【主治】肺受寒而喘嗽。

【功效】宣肺祛寒，利气化痰。

【药物及用量】人参　紫苏茎叶　肉桂　甘草（一作一钱）　木香　五味子　陈皮　半夏（制）　桑根白皮　白术各二钱　白茯苓一两（一作二钱）

【用法】㕮咀，每服五钱，清水一盏半，加生姜三片，煎至七分去滓，食后温服。如冬寒，每服加麻黄五厘（不去节，一作三分），先煎去沫，后下诸药。

◆**参苏饮**《医方考》

【主治】感冒风寒，头痛，发热憎寒，惊风烦闷，脘闷呕恶，痰热作搐，咳嗽气逆，涕唾稠黏，脉弱无汗，产后感冒咳嗽。

【功效】祛风寒，宣肺胃，解表。

【药物及用量】人参（去芦）　紫苏梗叶　干葛（洗）　前胡（去芦）　半夏（汤洗七次，姜汁制炒）　赤茯苓（去皮）各七钱五分　枳壳（去瓤麸炒）　陈皮（去白）　苦桔梗（去芦，锉，炒）　甘草

（炙）各五钱（一方有木香五钱，一方去人参，加川芎）

【用法】锉散，每服二钱，清水一杯，加生姜二片（一作五片），大枣一枚（一方无），煎至七分去滓，不拘时热服取汗。

◆参苏饮甲《妇人大全良方》

【主治】恶露入胞，胀大不出，产后瘀血冲肺，面黑发喘，鼻衄欲死者。

【功效】扶正，下瘀。

【药物及用量】人参（为末）一两　苏木二两

【用法】清水二碗，先煮苏木至一碗，去滓调参末，随时加减服，或加童便服，大便溏泄者禁用。口鼻黑气起加附子五钱，愈后宜六君子汤补脾胃。

◆参苏饮乙《妇人大全良方》

【主治】妇人痰饮停积胸中，中脘闭塞，呕吐痰涎，眩晕嘈烦，惊悸哕逆及痰气中人，停留关节，手足弹曳，口眼㖞斜，半身不遂，食已即呕，头疼发热，状如伤寒。

【功效】益气健脾，化痰。

【药物及用量】人参　紫苏叶　半夏　茯苓　干葛　前胡各三分　甘草　木香　陈皮　枳壳（制）　苦桔梗各半两

【用法】上一十一味㕮咀，每服四钱，水一盏半，姜七片，枣一枚，煎七分，去滓，空心温服。腹痛加芍药。

◆参苏饮《三因极一病证方论》

【主治】痰饮停积胸中，中脘闭，呕吐痰涎，眩晕，嘈烦忪悸，哕逆及痰气中人，停留关节，手脚弹曳，口眼㖞斜，半身不遂，食已即呕，头疼发热，状如伤寒。

【功效】理气化痰，降逆止眩。

【药物及用量】前胡　人参　紫苏叶　茯苓各三分　桔梗　木香各半两　半夏（荡）　陈皮　枳壳（炒）　甘草（炙）各半两

【用法】上一十味，为锉散，每服四钱，水一盏半，姜七片，枣一枚，煎至七分，去滓，空腹服。呕者，加干葛；腹痛，加芍药。

◆参苏散《永类钤方》

【主治】产后血入于肺，面黑发喘欲死。

【功效】益气祛瘀。

【药物及用量】人参（别为末）一两　苏木（捣碎）二两

【用法】上二味，浓煎调参末灌，神效不可言。

◆参苏半夏汤《御药院方》

【主治】咳涎痰涎，咽膈不利，喘满，气不宣通。

【功效】理气止咳，化痰利膈。

【药物及用量】人参　肉桂（去粗皮）　甘草（炙）　木香各一两　五味子　桑白皮（炒）　陈皮（去白）　白术　紫苏叶　半夏（生姜制）各二两

【用法】上一十味，为粗末，每服五钱，水一大盏半，入生姜一十片，同煎至八分，去滓，温服，食后服。

◆参橘汤《仁斋直指方》

【主治】反胃。

【功效】运脾和胃。

【药物及用量】人参　真橘红　石莲肉各半两　透明乳香一钱半

【用法】上四味为末，每一钱，姜汤点服。

◆参橘丸《朱氏集验方》

【主治】脾虚不进食，痰饮中生。

【功效】健脾利湿，化痰消食。

【药物及用量】人参　神曲　半夏（泡七次）　缩砂仁　麦糵（炒）各二两　白茯苓（去皮）四两　橘红（去白，用生姜一斤，同捣晒干）一斤

【用法】上七味为细末，姜汁打糊为丸，每服五十丸，姜汤下，熟水亦得。

◆参藿散《朱氏集验方》

【主治】脾胃积冷，吐逆，不纳饮食，宿食不消，气不升降，呕吐酸水，心腹膨胀，脚手虚浮。

【功效】温补，脾胃，顺气消食。

【药物及用量】甘草　白芷各一两　丁

皮半两　厚朴（制）三两

【用法】上四味，㕮咀，每服三钱，姜三片，紫苏五叶，水一盏，煎至七分，服之不拘时。如虚浮，入黑豆五十粒浓煎，忌生冷、鱼腥、动气等物。

◆**参曲散**《圣济总录》

【主治】膈气宿食不消，气攻两胁痛，口内唾痰，心胸不快。

【功效】健脾消食，利气启膈。

【药物及用量】人参　白茯苓（去黑皮）　厚朴（去粗皮，涂生姜汁炙熟）　枳壳（去瓤，麸炒）　肉桂（去粗皮）　甘草（炙）　陈曲（炒黄）　诃黎勒皮　白术　干姜（炮）　京三棱（煨熟）　白槟榔（锉）　木香各三分

【用法】上一十三味，捣罗为散，每服二钱匕，入盐点服，空心食前。

◆**参连汤**《圣济总录》

【主治】湿䘌痢，虫蚀下部。

【功效】燥湿解毒，杀虫。

【药物及用量】苦参一两半　黄连（去须，炒）二两　阿胶（炙令燥）一两

【用法】上三味，粗捣筛，每服五钱匕，水一盏半，煎至八分，去滓，空心温服，日晚再服。

◆**国老膏**《类证普济本事方》

【主治】痈疽，丹石毒，将发毒气内攻。

【功效】消肿，逐毒。

【药物及用量】甘草（有粉者）二斤

【炮制】捶碎，河水浸一宿，揉令浆汁浓，去滓，慢火熬成膏。

【用法】每服一二匙，不拘时无灰酒或熟汤化下。

◆**卷帘散**《太平惠民和剂局方》

【主治】垂帘障及眼错涩难开，翳膜遮睛，或成胬肉，眼睑赤烂，常多冷泪，或暴发赤眼肿痛。

【功效】消热，磨翳，明目。

【药物及用量】炉甘石（捶碎）四两　朴硝（研细，一作玄明粉）五钱　川黄连（捶碎，以水一碗煮数沸，去滓滤净）七钱　腻粉（另研）　硇砂（另研）　白矾（一半生用，一半飞过）　川黄连各五钱　铜青一两五钱　白丁香（另研）　乳香（另研）　铅白霜（另研）　青盐（另研）　胆矾（另研）各一字（一作一钱）

【炮制】先以炉甘石末入坩埚或锡铜罐内，开口煅红，令外有霞色为度。次将黄连（七钱者）、朴硝浸水中，飞过候干。又入黄连（五钱者）水飞过，候干，同余药研为细末和匀。

【用法】每用少许，点眼翳上，一日二三次，宜久闭为妙。

◆**败弩筋汤**《圣济总录》

【主治】金刃箭弩所伤，筋急不得伸屈。

【功效】活络舒筋。

【药物及用量】败弩筋（烧作灰）　秦艽（去苗）　杜仲（去皮，炙）　熟地黄（焙）各五钱　附子（炮，去皮、脐）　当归（切，焙）各一两　大枣肉（焙，干）三枚（一方有续断，无大枣）

【用法】研为细末，每服二钱匕，温酒调下，空腹日、午、夜卧各一服。

◆**败毒流气饮**《证治准绳》

【主治】流注初发，堆核硬痛。

【功效】疏邪流气，行气散结消肿。

【药物及用量】羌活　独活　青木香　赤芍　当归　紫苏　陈皮　香附　白芷　三棱　蓬莪术　枳壳　川芎　桔梗　柴胡　半夏（姜制）　赤茯苓　甘草

【用法】加生姜、生地黄，清水煎服。热加大黄、黄芩；虚加人参、黄芪。

◆**败毒散**《明医指掌》

【主治】伤寒，瘟疫，风湿，风眩，拘蜷，风痰，头痛，目眩，四肢作痛，憎寒壮热，项强，睛痛，或恶寒，咳嗽，鼻塞声重。

【功效】祛风化热，扶正解表。

【药物及用量】羌活　独活（制）　前胡　柴胡　川芎　枳壳（炒）　白茯苓　桔梗　人参各一两　甘草（炙）五钱

【用法】研为细末，每服二三钱，清水

一盏，加生姜三片，煎至七分，温服。或沸汤点服，日二三次，以知为度，烦热口干者加黄芩。

◆**败毒散**《证治准绳》

【主治】暑疡及一切痈疽初发，憎寒壮热，甚者头痛拘急，状似伤寒。

【功效】解热毒。

【药物及用量】茯苓　甘草　枳壳　桔梗　柴胡　前胡　薄荷　羌活　独活　川芎　连翘　防风　荆芥　金银花

【用法】加生姜三片，清水煎服。

◆**败毒散**《痘疹宝论》

【主治】疹后口臭，口疮，唇烂，咽喉疼痛。

【功效】凉肺胃，清热邪。

【药物及用量】生地黄一钱五分　桔梗　连翘　牛蒡子　天花粉　玄参　金银花各八分　牡丹皮　柴胡各七分　生甘草三分　黄柏（蜜水炒）　薄荷　赤芍各五分　熟石膏一钱

【用法】加淡竹叶一钱，灯心五十茎，清水煎，再加生犀角磨汁冲服，每日用米泔水洗十余次。若不频洗，又不服药，内热炽甚则变为走马牙疳。

◆**败草散**《世医得效方》

【主治】痘疮过搔成疮，脓血淋沥。

【功效】解痘疮毒。

【药物及用量】多年屋上烂茅草（墙上烂草亦佳）不拘多少

【用法】择净者，研为末掺之。

◆**败铜散**《外科正宗》

【主治】疮溃后伤风，瘙痒流水。

【功效】杀虫。

【药物及用量】化铜旧罐一个

【用法】研为细末，香油调敷，且能渗湿祛痒，疮口易敛。

◆**败龟散**《太平圣惠方》

【主治】妇人风毒流注，腰脚疼痛，行步艰难。

【功效】和血，祛风，燥湿，解毒。

【药物及用量】败龟板（醋炙）　虎胫骨（醋炙）各二两　白僵蚕（炒）　当归（去芦）　杜仲（锉，炒，去丝）　薏苡仁各一两　地龙（炒去土）　桂心　乳香（另研）各二钱五分　没药（另研）五钱

【用法】研为细末，每服二钱，食前温薄荷酒调下。

◆**败酱散**甲《太平圣惠方》

【主治】产后血气攻注，腰痛，痛引腹中，如锥刀所刺。

【功效】清热活血，行气止痛。

【药物及用量】败酱一两　桂心一两　芎䓖一两　当归（锉，微炒）一两　延胡索一两

【用法】上五味，捣筛为散，每服四钱，以水一中盏，煎至五分，次入酒二合，更煎二三沸，去滓，每于食前温服。

◆**败酱散**乙《太平圣惠方》

【主治】产后恶血，攻心腹疠痛。

【功效】清热祛瘀止痛。

【药物及用量】败酱三分　牡丹皮半两　桂心（《总录》桂去粗皮）三分　刘寄奴三分　木香半两　芎䓖半两

【用法】上六味，捣粗罗为散，每服四钱，以水一中盏，煎至六分，次入酒一小盏，更煎二五沸，去滓，不拘时，稍热，分为二服。

◆**败酱散**丙《太平圣惠方》

【主治】产后恶露下不尽，血气冲心，闷绝。

【功效】祛瘀行血。

【药物及用量】败酱三分　琥珀三分　枳壳（麸炒微黄，去瓤）三分　当归（锉，微炒）三分　桂心三分　赤芍三分　赤鲤鱼鳞（烧灰）二两　乱发二两（烧灰）　釜底墨二两　麝香（细研）二两

【用法】上一十味，捣细罗为散，入后四味，更研令匀，不拘时，炒生姜酒调下一钱。

◆**败酱汤**《千金方》

【主治】产后疼痛引腰，腹中如锥刀所刺。

【功效】清热活血止痛。

【药物及用量】败酱三两　桂心　芎䓖

各一两半　当归一两

【用法】上四味，㕮咀，以清酒二升，水四升，微火煮取二升，去滓，适寒温，服七合，日三服，食前服之。

◆败酱饮《圣济总录》

【主治】产后恶露下不绝。

【功效】祛瘀活血止血。

【药物及用量】败酱　当归（切，焙）　芍药　芎䓖各半两　竹茹一两　生干地黄（焙干）二两

【用法】上六味，粗捣筛，每服三钱匕，水一盏，煎至七分，去滓，温服，日三服。

◆败蒲散《太平圣惠方》

【主治】妊娠五六月，忽患腹内疞刺痛，兼有恶血下，日夜不止。

【功效】养血和血止痛。

【药物及用量】败蒲一两　白术一两　诃黎勒（煨，用皮）一两　阿胶（捣碎，炒令黄燥）二两　白芷半两　赤芍半两　枳壳（麸炒微黄，去瓤）一两　当归（锉，微炒）一两　艾叶（微炒）半两　厚朴（去粗皮，涂生姜汁，炙令香熟）一两

【用法】上一十味，捣筛为散，每服四钱，以水一大盏，入生姜半分，煎至五分，去滓，温服，不拘时。

◆斩邪饮《活幼心书》

【主治】诸疟暑疟。

【功效】解肌祛暑，清凉化毒。

【药物及用量】二仙饮加香薷叶二两　茶芽五钱

【用法】与二仙饮同。

◆斩关散《赤水玄珠》

【主治】痘紫发热，鼻红不止。

【功效】清血热，止血。

【药物及用量】生地黄　牡丹皮　黄芩各五分　升麻三分　藕节　茅根各一钱　绿豆四十九粒

【用法】清水煎服。

◆净府汤《古今医鉴》

【主治】小儿一切痞块，发热口干。

【功效】泻脏攻积。

【药物及用量】柴胡　山楂肉　蓬莪术（醋炒）　三棱（醋炒）　猪苓　白茯苓　泽泻各一钱　人参　黄芩　白术（去芦）　半夏（姜汁炒）各八分　胡黄连　甘草各三分

【用法】加生姜大枣，清水煎服。

◆净液汤《兰室秘藏》

【主治】皮肤痒，腋下疮，背上疮，耳聋耳鸣。

【功效】宣肌肤，解风毒。

【药物及用量】麻黄　草豆蔻　防风　柴胡　黄芩（酒炒）　苍术各一钱　桂枝　羌活各二钱　桔梗　甘草　生地黄各五分　当归梢七分　红花少许　升麻五钱　连翘一钱五分

【用法】锉如麻豆大，清水二大盏，煎至一盏去滓，稍热服。

◆细辛大黄汤《直指小儿方》

【主治】小儿风痫内热。

【功效】祛风散热。

【药物及用量】细辛　大黄（焙）　川芎各二钱五分　天麻　防风各五钱　甘草（炙）一钱五分

【用法】研为末，每服二钱，加犀角少许，清水一盅，煎至四分，不拘时服。

◆细辛五味子汤《太平惠民和剂局方》

【主治】肺胃怯弱，或冒风邪，或停寒，有饮咳嗽，倚息不得卧，胸满气短，干呕作热，嗽唾结痰，或吐涎沫，头目昏眩，身体疼重，语声不出，痛引胸胁。

【功效】健肺气，清痰浊。

【药物及用量】细辛（去苗土）　半夏（汤泡）各一两　罂粟壳（去蒂盖炒）　五味子各三两　乌梅肉　甘草（炙）各一两五钱　桑白皮（炒）六钱

【用法】锉散，每服二钱，清水一盅，加生姜五片，煎至六分，去滓温服。

◆细辛散《外台秘要》

【主治】胸痹连背痛，短气。

【功效】利气，和血，通痹止痛。

【药物及用量】细辛　甘草各六钱　枳实　生姜　瓜蒌实　干地黄　白术各一两

桂心　茯苓各一两五钱

【用法】为散，每服方寸匕，温酒调下。

【用法】研为细末，以水先漱口，然后擦之。

◆**细辛散**《兰室秘藏》

【主治】偏正头痛。

【功效】和血散寒止痛。

【药物及用量】细辛　瓦粉各三分　柴胡二钱　黄芩（酒炒）一钱　生黄芩　芍药各五分　甘草一钱五分　川芎　黄连（酒炒）各七分

【用法】每服三钱，清水煎，食后温服。

◆**细辛散**《千金方》

【主治】鼻齆的息肉，不闻香臭。

【功效】散寒，通滞，通窍。

【药物及用量】北细辛　瓜丁各等量

【用法】研为末，绵裹如豆大，塞入鼻中。

◆**细辛散**《太平惠民和剂局方》

【主治】风蛀齿痛。

【功效】散风寒，止疼痛。

【药物及用量】细辛　荆芥穗各一钱　砂仁　鹤虱各五分　白芷　川椒　草乌各二分　皂角五钱　荜茇一钱五分

【用法】为末揩之。

◆**细辛散**甲《太平圣惠方》

【主治】肺伤风冷，鼻流清涕，头目疼痛，胸膈不和。

【功效】散风寒，行滞气，通窍止痛。

【药物及用量】细辛一两　附子（炮去皮、脐）　白术　诃黎勒（煨去核）　蔓荆子　芎䓖　桂心各七钱五分　枳壳（麸炒）　甘草（炙）各五钱

【用法】㕮咀，每服三钱，清水一盏，加生姜五厘，煎至六分去滓，食后温服。

◆**细辛散**乙《太平圣惠方》

【主治】猝上气，心胸壅闷，头痛。

【功效】祛风散寒，化饮止痛。

【药物及用量】细辛半两　甘草半两（炙微赤，锉）　五味子一两　人参一两（去芦头）　桂心三分　半夏一两（汤洗七遍，去滑）　麻黄二两（去根节）　杏仁一两（汤浸，去皮尖、双仁，麸炒微黄）　前胡三分（去芦头）

【用法】上九味，捣筛为散，每服五钱，以水一大盏，入生姜半分，枣三枚，煎至五分，去滓，温服，不拘时。

◆**细辛散**丙《太平圣惠方》

【主治】产后伤寒，虚烦体热，头痛，四肢骨节俱疼。

【功效】散寒止痛，清热除烦。

【药物及用量】细辛半两　桂心一两　赤芍二分　前胡一两（去芦头）　石膏二两半　葛根三分（锉）　黄芩半两　甘草半两（炙微赤，锉）

【用法】上八味，捣粗罗为散，每服四钱，以水一中盏，入生姜半分，葱白五寸，豉五十粒，煎至六分，去滓，温服，不拘时，以微汗为效。

◆**细辛散**丁《太平圣惠方》

【主治】咳嗽，痰唾稠黏，心胸壅滞，饮食减少。

【功效】止咳化痰，理气化滞。

【药物及用量】细辛一两　紫菀一两半（去苗土）　五味子三分　贝母一两（煨微黄）　杏仁三分（汤浸，去皮尖、双仁，麸炒微黄）　赤茯苓一两　人参三分（去芦头）　甘草一分（炙微赤，锉）　青橘皮三分（汤浸，去白瓤，焙）

【用法】上九味，捣筛为散，每服三钱，以水一中盏，入生姜半分，煎至六分，去滓，温服，不拘时。

◆**细辛散**戊《太平圣惠方》

【主治】饮痞，胸中结滞，脐下满急，呕逆不能食。

【功效】宣饮散结，降逆止呕。

【药物及用量】细辛一两　半夏一两　桂心一两　赤茯苓一分　白术一两　当归三分（锉，微炒）　附子一两　陈橘皮一两

【用法】上八味，捣筛为散，每服三钱，以水一中盏，入生姜半分，煎至六分，去滓，温服，不拘时。

◆**细辛散**己《太平圣惠方》

【主治】风痰气逆，发即呕吐，欠呿昏闷，神思不爽。

【功效】祛风化痰，降气止呕。

【药物及用量】细辛三分　枇杷叶一两（拭去毛，炙微黄）　人参一两（去芦头）　半夏半两（汤洗七遍，去滑）　赤茯苓三分　前胡一两（去芦头）　陈橘皮半两（汤浸，去白瓤，焙）　白术半两　芎䓖三分　甘草半两（炙微赤，锉）　桂心半两

【用法】上一十一味，捣筛为散，每服三钱，以水一中盏，入生姜半分，煎至六分，去滓，不拘时，温服。

◆**细辛散**庚《太平圣惠方》

【主治】妇人风眩头疼，目被风牵引，偏视不明。

【功效】祛风除湿。

【药物及用量】细辛三分　秦艽一两（去苗）　独活一两　桂心一两　山茱萸一两　天雄一两（炮裂，去皮、脐）　薯蓣一两

【用法】上七味，捣细罗为散，每服不拘时，以温酒调下一钱。

◆**细辛汤**《眼科审视瑶函》

【主治】少阴经偏头痛。

【功效】散风寒，行滞气，止痛。

【药物及用量】细辛　广陈皮　川芎　半夏　独活　白茯苓　白芷　甘草（炙）各等量

【用法】清水二杯，加生姜三片，煎至八分，食后服。

◆**细辛膏**《三因极一病证方论》

【主治】脑冷鼻塞，常流清涕。

【功效】散风寒，行滞气，止痛。

【药物及用量】细辛　川椒　川芎　黑附子（炮去皮、脐）　干姜　吴茱萸各二钱五分　桂心三钱三分　皂角屑一钱六分五厘

【炮制】以猪脂二两，煎油先一宿，以米醋浸药纳入猪油内，同煮至附子色黄为度。

【用法】以棉蘸药塞入鼻中。

◆**细辛膏**《太平圣惠方》

【主治】小儿耳聋。

【功效】散风寒，行滞气。

【药物及用量】细辛　黄芩　防风（去芦头）　川大黄（锉微炒）各一分　川椒（去目）十粒　蜡五钱

【炮制】研为细末，用清麻油三合，煎药至紫色，滤过下蜡融尽为膏。

【用法】每用如大豆大点于耳中，一日三次。

◆**绀珠正气天香汤**《医学纲目》

【主治】妇人上气攻筑心胸，胁肋刺痛，经水不调。

【功效】调气行滞，散寒止痛。

【药物及用量】台乌药二钱　香附子　人参　陈皮　苏叶各一钱　干姜五分

【用法】㕮咀，每服七八钱，清水煎服。

◆**绀珠膏**《医宗金鉴》

【主治】一切痈疽，肿毒，流注，顽臁，风寒湿痹，瘰疬，痰核癣毒，血风疮，鳝拱头及头痛牙疼，腰腿痛等证。

【功效】祛湿，解毒，和血，杀虫。

【药物用量及炮制】用制麻油四两（制法详麻油条），煎滚入制松香一斤（制法详松香条），文火熔化，柳枝搅候化尽，离火下细蘗末二两三钱搅匀，即倾于水中。拔看数十次，易水浸之。再入乳香、没药各五分，明雄黄四钱，血竭五钱，麝香一钱，轻粉二钱。研为细末，加入膏中。瘀血肿毒瘰疬等证未破者，再加魏香散（乳香、没药、血竭各等量，阿魏、麝香各减半，研为末，罐收听用），随膏之大小，患之轻重，每加五厘至二三分

【用法】摊贴患处。

◆**钓肠丸**《太平惠民和剂局方》

【主治】痔漏，肠风。

【功效】收敛，杀虫，解毒祛痰。

【药物及用量】生附子（去皮、脐）　枯绿矾各二两　诃子（煨）　枳壳（去瓤麸炒）　生天南星　白附子　半夏　枯白矾各二两　鸡冠花（微炒）五两　瓜蒌（烧存

性）　猬皮（烧存性）各二个　胡桃仁十五两（不去油，罐内煅存性）

【炮制】共研末，醋糊为丸，如梧桐子大。

【用法】每服二十丸，空腹临卧时温酒送下。

◆**鱼牙散**《杂病源流犀烛》

【主治】小儿胎风。

【功效】祛风消积。

【药物及用量】江鱼牙。

【用法】煅研，加冰片、麝香少许，吹入。

◆**鱼脑膏**《外台秘要》

【主治】风聋年久及耳鸣。

【功效】宣壅通滞化浊。

【药物及用量】生鲤鱼脑二两　当归（切焙）　北细辛（去苗缨）　附子（炮去皮、脐）　白芷　菖蒲各五钱（一方无菖蒲）

【炮制】除鱼脑外，研为细末，以鱼脑置银器中，入药在内，微火煎候香，滤去滓，倾入瓷器中。候凝为丸，如枣核大（一方有羊肾脂同鱼脑先熬，次下诸药）。

【用法】每用一丸，绵裹塞耳中。

◆**鱼鲊汤**《世医得效方》

【主治】小儿久积，痢下五色脓血，或如烂鱼肠。

【功效】解毒，消积，杀虫，止痢。

【药物及用量】粉霜（另研）　轻粉　朱砂（另研）　硇砂（去砂石研）　白丁香各一钱　乳香五分　巴豆七粒（去壳不去油）

【炮制】研为末，蒸枣肉为丸，小儿三岁如粟米大，二三岁如麻粒大。

【用法】小儿四五岁每服三四丸，鱼鲊汤送下，间服调胃药。

◆**鱼胆饮**《中国医学大辞典》

【主治】诸骨竹木哽喉。

【功效】消坚去哽。

【药物及用量】鳜鱼胆不拘多少（取冬天者，悬挂阴干）

【用法】每用一个（大者半个亦可），清水煎，温服下。少时呕吐，骨即随出，如尚未吐，再服温酒，以吐为度。

◆**鱼胆敷眼膏**《圣济总录》

【主治】飞血赤脉作痛及眼暴赤涩。

【功效】消炎杀虫。

【药物及用量】鲤鱼胆五枚　黄连（去须研末）五钱

【炮制】以胆汁调黄连末，纳瓷盒盛，饭上蒸一次，取出如干，入蜜少许，调似膏。

【用法】每用少许，涂于目眦，日五七度。

◆**鱼鳔丸**《中国医学大辞典》

【主治】腰肾亏虚，阳痿梦遗。

【功效】强筋壮骨，健脚力，益精髓。

【药物及用量】鱼鳔胶　花龙骨各四两　枸杞子　杜仲各三两　牛膝　全当归　破故纸　茯苓各二两

【炮制】共研细末，炼蜜为丸，如梧桐子大。

【用法】每服三钱，空腹时淡盐汤送下。

◆**鱼鳔种子丸**《中国医学大辞典》

【主治】身体虚弱，酒色二度，头眩耳鸣，目花，腰膝酸疼，四肢无力，自汗盗汗，下元虚损，梦遗精滑，阳痿或男子精寒肾虚，阳物不举，不能久坚，元阳衰败。或女人血寒气弱，子宫久冷，赤白崩带，经水不调，久不受孕，有子者服之，亦可却病保元。

【功效】补肾益精。

【药物及用量】上白鱼鳔一斤（牡蛎粉炒成珠，磨细）　当归（酒洗晒干）　淫羊藿（去枝梗荆刺，羊油酥炙炒）　白莲蕊（拣净去灰）　肉苁蓉（酒洗晒干）　川杜仲（去皮，青盐水炒断丝）　菟丝子（淘净灰土，用甜酒浸一宿，又以水煮，再合酒煮成饼，晒干）　沙苑蒺藜（皮货店带者为真，碧绿猪腰形者佳，去灰土，分四股，青盐、人乳、老酒、童便各拌二两，微炒）各八两　云苓（去皮切片，人乳拌蒸晒干）　枸杞（红色肉厚者，拣净去蒂）各四两　牛膝（肥长者佳，去芦切片，酒洗晒干）　破故纸（拣净，青盐水炒）各六两　上肉桂二两（去粗皮，切片，不可见火）　大附子二个（每个重一两四钱，去脐切四块，以甘草水浸七日，每日一换，至期用面八两裹好，放炭火中煨熟，切片焙干）

【炮制】共研细末，炼蜜为丸，如梧桐子大。

【用法】每早服一百丸，盐汤送下，晚服一百丸，陈黄酒或甜酒送下。

◆**备金散**《卫生宝鉴》

【主治】血崩不止。

【功效】和血止崩，行气止痛。

【药物及用量】香附四两　当归尾一两二钱　五灵脂（炒）一两

【用法】为末，每服三、四、五钱，空腹时醋汤调下。

◆**备急丸**《金匮要略》

【主治】中恶客忤，鬼击鬼打，面青口噤，胸腹刺痛，胀满气急，猝死暴厥，以及寒气冷食，稽留胃中，胸腹满痛，便秘。

【功效】祛浊滞，破坚结。

【药物及用量】巴豆（去皮心膜油，研如脂）一钱　干姜（生泡去皮）二钱　川大黄三钱（湿纸裹煨，一作二钱）

【炮制】先以大黄、干姜捣为细末，入巴豆霜合捣千杵，和蜜为丸，如小豆大。密器收藏，勿泄气。

【用法】每服三四丸，温酒或熟汤、米饮、苦酒送下，未醒更服三丸，腹中鸣转得利即活。若中恶重澄如猝死者，捧头起灌令下咽，须臾当瘥，不瘥更与三丸。当腹中鸣即吐利便瘥。若口噤者须化开，用苇管从鼻孔吹入，自下咽。

◆**备急丸**《痘疹心法》

【主治】痘后呕吐腹痛，伤食之热者。

【功效】消滞，下积。

【药物及用量】木香二钱五分　大黄　牵牛末各五钱

【炮制】研为细末，神曲糊丸，如绿豆大。

【用法】每服五七丸，食前山楂煎汤送下。

◆**备急如圣散**《太平圣惠方》

【主治】时气缠喉风，渐至咽喉闭塞，水谷不下，牙关紧急，不省人事。

【功效】消滞，散结，解毒。

【药物及用量】雄黄（细研）　藜芦　猪牙皂角（去皮弦）各等量

【用法】研为细末，每用一豆大，嗅入鼻内，立效。

◆**备急散**《活幼心书》

【主治】小儿诸般骨鲠，咽喉肿痛。

【功效】消坚软结利咽。

【药物及用量】五倍子一两（研）　先春茶末五钱

【用法】和匀，每服一钱，温汤半盏，不拘时少与咽下，依法服饵，不过三五次即效。如骨出或刺破处血出者，用硼砂末六钱，水煎消毒散调服。

◆**备急沉香散**《圣济总录》

【主治】霍乱吐泻，气逆结胸，膈气刺痛，不思饮食。

【功效】顺气散结，辟秽止泻。

【药物及用量】沉香（锉）　丁香（半生半炒）　干姜（炮）　京三棱（煨，锉）　蓬莪术（煨，锉）各半两　藿香（用叶）　木香　肉豆蔻（去皮）　肉桂（去粗皮）　人参　赤茯苓（去黑皮）各一两　高良姜　胡椒　甘草（炮）各一分

【用法】上一十四味，捣罗为散，瓷盒盛，每服二钱匕，入盐少许，如茶点服，不拘时。

◆**备急五嗽丸**《太平惠民和剂局方》

【主治】五种咳嗽。一曰上气嗽，二曰饮嗽，三曰鳔嗽，四曰冷嗽，五曰邪嗽，皆由肺受风寒，气不宣通所致。无问久新轻重，以至食饮不下，语声不出，坐卧不安，昼夜不止，面目浮肿，胸胁引痛。

【功效】温肺止咳。

【药物及用量】肉桂（去粗皮）　干姜（炮）　皂荚（去皮、子，炙黄）各等量

【用法】上三味，为细末，炼蜜为丸，如梧桐子大，每服十五丸，温酒下，米饮

亦得，食后服。

◆**备急大黄丸**《东垣试效方》

【主治】心腹诸猝暴百病。

【功效】通便止痛。

【药物及用量】大黄（《脾胃论》为末）　干姜（《脾胃论》炮为末）　巴豆各一两（去皮）（《脾胃论》研如泥霜，出油，用霜）

【用法】上三味须精新好药，捣罗蜜和，吏捣一千杵，丸如小豆大，服三丸，老少量之。

◆**备急丹**《妇人大全良方》

【主治】产后恶血冲心，胎衣不下，腹中血块等。

【功效】祛瘀下血。

【药物及用量】锦纹大黄一两（杵为细末，用酽醋半升，《卫生易简方》三升）

【用法】上二味，同熬成膏，丸如梧桐子大，患者用醋七分盏，化五丸至七丸服之，须臾血下即愈。

◆**单油膏**《外科正宗》

【主治】杨梅结毒。

【功效】解毒。

【药物及用量】麻油二斤

【炮制】熬至滴水成珠，续下杭粉十三两，搅匀成膏，倾入水内，片时取起。

【用法】每用少许，贴于患处。

◆**单桃方**《朱氏集验方》

【主治】胁痛。

【功效】补虚止痛。

【药物及用量】胡桃一味（不去皮，不拘多少）

【用法】上一味，少用水酒各半钱煎服。

◆**单桂饮**《简易方》

【主治】下毙胎。

【功效】行滞下胎。

【药物及用量】肉桂

【用法】上一味为末，每一钱，用麝香当门子一个，同研，温酒调下，须臾，如手推下，胜于水银，损气血也。

◆**枣仁汤**《嵩崖尊生》

【主治】虚弱，失眠惊悸。

【功效】补中益气，安神宁心。

【药物及用量】酸枣仁　黄芪　茯苓　远志　莲子各一钱二分　人参　当归　茯神各一钱　甘草（炙）　陈皮各五分

【用法】清水煎服。

◆**枣半汤**《杂病源流犀烛》

【主治】虚烦。

【功效】理气和中，养心除烦。

【药物及用量】酸枣仁二两（研极细，入水二杯取汁）　半夏二合

【用法】煮烂，入地黄汁一合，更煮，时时呷之。

◆**枣肉灵砂丸**《普济方》

【主治】虚人失眠，梦中惊魇，自汗忪悸。

【功效】安神益气，养心。

【药物及用量】酸枣仁肉一钱　灵砂二钱　人参五分

【炮制】研为末，枣肉和丸，如绿豆大。

【用法】每服五七丸，临卧时枣汤送下。

◆**枣肉丸**《严氏济生续方》

【主治】脾肾虚寒，或肠鸣泄泻，腹胁虚胀，或胸膈不快，饮食不化。

【功效】温脾固肾止泻。

【药物及用量】破故纸四两（炒）　木香（不见火，称一两）　肉豆蔻二两（面裹煨香，去面不用）

【用法】上三味，为细末，灯心煮枣肉为丸，如梧桐子，每服七十丸，用姜盐汤送下，空心食前服。

◆**枣花翳还睛散**《医宗金鉴》

【主治】枣花翳。

【功效】和血，清热，明目。

【药物及用量】车前子　知母　茺蔚子　人参　防风　黑参　茯苓各二钱　黄芩一钱五分

【用法】研为粗末，清水二盏，煎至一盏，去滓温服。

◆**枣膏丸**《类证普济本事方》

【主治】息贲。

【功效】利气和中。

【药物及用量】陈皮　桔梗　甜葶苈（炒研）各等量

【炮制】共研细末，枣肉为丸，如梧桐子大。

【用法】每服二三十丸，熟汤送下。

◆**枣膏丸**《妇人大全良方》

【主治】妇人息贲。

【功效】下气行水。

【药物及用量】葶苈（研细）　陈皮　苦梗各等量

【用法】上后二味为末，入葶苈，令煮肥枣肉研为膏，和丸如梧桐子大，每服五七丸，饮下。

◆**枣矾丸**《卫生宝鉴》

【主治】食劳黄，目黄，身黄者。

【功效】祛湿和中。

【药物及用量】皂矾不拘多少（置砂锅中，木炭烧炒通赤，米醋点之，一作白矾）

【炮制】研末，枣肉为丸，如梧桐子大。

【用法】每服二三十丸，食后姜汤送下。

◆**枣矾丸**《古今医统大全》

【主治】黄胖。

【功效】祛湿和中，通便。

【药物及用量】枣肉二两　皂矾五两（煅）　蒸粉三两

【炮制】研末，生姜汁为丸，如梧桐子大。

【用法】每服二三十丸，食前米饮送下，一日二次。

◆**枣矾丸**《摄生秘剖》

【主治】谷疸身目俱黄，乃黄胖。

【功效】祛湿和中。

【药物及用量】平胃散加皂矾（面裹烧红）

【炮制】研末，红枣肉为丸，如梧桐子大。

【用法】每服二三十丸，熟汤送下。

◆**枣变百祥丸**《素问病机气宜保命集》

【主治】斑疹痘疮黑陷，大便秘结者。

【功效】行水和中。

【药物及用量】青州枣（去核）十枚　红大戟一两（去骨，一作二两）

【炮制】清水二盏，同煎至水尽为度，去大戟，将枣焙干，捣丸如绿豆大。

【用法】周岁儿每服十丸，紫草汤或木香汤送下，从少至多，以利为度。

◆**枣灵丹**《疡医大全》

【主治】鼓槌风，白癜风。

【功效】逐风湿，理气滞，活血解毒。

【药物及用量】大枫肉　胡麻仁各四两　苦参　荆芥　防风　海风藤　何首乌　牛蒡子各二两　桔梗　槟榔　两头尖　乌药　白蒺藜　石膏　白僵蚕　滑石　石菖蒲　甘草　明天麻　木通　甘枸杞　栀子　甘菊花　薄荷　天花粉　芒硝　威灵仙　葶苈　广木香　黄柏　车前子　羌活　陈皮　白术　厚朴　柴胡　藁本　远志　麻黄　蝉蜕　血竭　乳香　没药　青皮　胡黄连各一两　川黄连　辛夷　花蕊石　麝香　梧桐泪　冰片各五钱　牛黄一钱

【炮制】共研末，枣肉为丸，如绿豆大。

【用法】每服六七十丸，春用滚汤，夏用茶，秋用盐汤，冬用酒送下。

◆**枣煎**《寿亲养老书》

【主治】食治老人气急，胸胁逆满，食饮不下。

【功效】降逆散结，缓急止痛。

【药物及用量】青州枣三十枚（大者，去核）　土苏三两　饧二合

【用法】上三味，相和，微火温令消，即下枣，搅之相和，以微火煎令苏饧泣尽即止，每食上即啖一二枚，渐渐咽汁为佳，忌咸热炙肉。

◆**枣合丸**《澹寮方》

【主治】脾胃虚冷，干呕恶心，呕吐痰沫，全不思食，十膈五噎。

【功效】温补脾胃，祛湿除逆。

【药物及用量】丁香半两（不火）　半夏曲一两（《永类钤方》无曲字）　胡椒二钱　干姜二钱（炮）　木香二钱（不火）

【用法】上五味为细末，生姜汁浸，蒸饼为丸，每两做十五丸，每服一丸，用大枣一枚，去核，入药在内，湿纸裹，煨令香熟，去纸细嚼，温生姜汤送下。

◆**枣杏丸**《朱氏集验方》

【主治】喘。

【功效】泻肺下气平喘。

【药物及用量】大枣五十个（去按）　葶苈（黄者，二两，微炒）　杏仁二两（去皮尖）

【用法】上三味，捣细，取枣肉，研成膏为丸，如梧桐子大，每服三十丸，桑肉皮汤下，当令人大便溏，不满。

◆**枣根汤**《太平圣惠方》

【主治】小儿五色丹遍身，宜用洗浴。

【功效】凉血除丹。

【药物及用量】枣树根四两　丹参二两　菊花一两半

【用法】上三味，细锉和匀，每用二两，以水五升，煎至三升，去滓，看冷热，避风洗浴，极效。

◆**枣子酒**《朱氏集验方》

【主治】奔豚气。

【功效】逐瘀散结。

【药物及用量】斑蝥一个（去头足翅）

【用法】上一味，用好肥枣一个，擘开，去核，安斑蝥在内，用湿纸包，文武灰中煨熟，去斑蝥不用，将枣子细嚼，热酒送下，空心。

◆**枣叶饮子**《太平圣惠方》

【主治】小儿时气，五日以后，热气不歇。

【功效】解表退热。

【药物及用量】枣叶一握（切　《类证活人书》半握）　麻黄一两（去根节　《类证活人书》半两）　葱白一握（切　《类证活人书》一合）　香豉一分

【用法】上四味，都以童子小便一大盏，煎至五分，去滓，三四岁儿，温服二合，日三四服，更量儿大小，以意加减。《类证活人书》上件，共童子小便二盏，煎至一盏，去滓，分两服。

◆**画眉膏**《袖珍小儿方》

【主治】断小儿乳。

【功效】安神泻热。

【药物及用量】山栀三个（烧存性）　雄黄　朱砂各少许

【用法】研为极细末，入生麻、轻油各少许调匀，候儿睡熟，浓抹于两眉上，醒来便不食乳，未效再加黄丹一钱。

◆**肾气丸**《金匮要略》

【主治】虚劳腰痛及男子消渴，小便多，妇人转胞不得溺。

【功效】化腑气，益精血，补肾阳。

【药物及用量】熟干地黄八两　山药　山茱萸各四两　茯苓　丹皮　泽泻各三两　附子一枚（炮）　桂枝一两

【炮制】共研细末，炼蜜为丸，如梧桐子大。

【用法】每服十五丸，加至二十丸，温酒送下，日再服。

◆**肾气丸**《千金方》

【主治】虚劳不足诸证。

【功效】益精气，理脏腑，补肾阳。

【药物及用量】干地黄八两　山茱萸　山药各四两　泽泻　丹皮　茯苓各三两　桂心　附子各二两

【用法】每服十五丸，加至二十丸，温酒送下，日再服。

◆**肾疸汤**《兰室秘藏》

【主治】肾疸。

【功效】健脾渗湿。

【药物及用量】升麻根五钱　苍术一钱　防风根　独活　白术　柴胡根　羌活根　葛根各五分　白茯苓　猪苓　泽泻　甘草根各三分　黄柏二分　人参　神曲各六分

【用法】分作二帖，清水煎，食前稍热服。

◆**肾著汤**《三因极一病证方论》

【主治】妊娠腰脚肿。

【功效】渗湿温中。

【药物及用量】茯苓　白术各四两　干姜　甘草各二两　杏仁三两

【用法】㕮咀，每服四钱，清水一盏半，煎至七分，食前服。

◆**肾著汤**《杂病源流犀烛》

【主治】女痨疸，薄暮高热恶寒，额黑微汗，手足热，腹胀如水，小腹急满，大便时溏，身目黄赤，小便不利。

【功效】祛风利湿。

【药物及用量】升麻　防风　苍术　白术　羌活　独活　茯苓　猪苓　柴胡　葛根　甘草　泽泻　人参　神曲　黄柏

【用法】清水煮服。

◆**肾沥汤**《圣济总录》

【主治】胞痹，小腹急痛，小便赤涩。

【功效】清心肺，益肝肾。

【药物及用量】麦门冬（去心）　五加皮（一方川桑白皮蜜酒炙）　犀角（镑）各一钱五分（一作各一钱）　杜仲（生姜汁炒去丝，一作盐酒炒）　桔梗　赤芍（煨）　木通各一钱（一作各一钱五分）　桑螵蛸一个（炙，一作二个）（一方无赤芍，有赤茯苓）

【用法】清水二杯，加羊肾二枚（去脂膜，竹刀切片，入竹沥少许），煎至一杯，食后空腹时炖服，留渣临卧时煎服。

◆**肾沥汤**《千金方》

【主治】肾脏风，语言謇涩。

【功效】益气祛风，补肾养心。

【药物及用量】羊肾一具　生姜二两（切）　磁石一两七钱　玄参　白芍　茯苓各一两二钱五分　黄芪　川芎　五味子　肉桂　当归　人参　甘草各一两

【用法】先将上三味清水一斗，煮取五升，入余药再煮取一升，分温二服。

◆**肾沥汤**甲《太平圣惠方》

【主治】消肾，肾气虚损，发渴，小便数，腰膝痛。

【功效】补肾养阴止渴。

【药物及用量】鸡肶胵一两（微炙）　远志一两（去心）　人参一两（去芦头）　黄芪一两（锉）　桑螵蛸一两（微炒）　泽泻一两　熟干地黄一两　桂心一两　当归一两　龙骨一两　甘草半两（炙微赤，锉）　麦门冬二两（去心）　五味子半两　磁石三两（捣碎，水淘去赤汁）　白茯苓一两　芎䓖二两　玄参半两

【用法】上一十七味，捣筛为散，每服，用羊肾一对，切去脂膜，先以水一大盏半，煮肾至一盏，去水上浮脂及肾，次入药五钱，生姜半分，煎至五分，去滓，空心温服，晚食前再服。

◆**肾沥汤**乙《太平圣惠方》

【主治】产后褥劳，心神烦热，头痛口干，身体或寒或热。

【功效】补肾养血益气。

【药物及用量】豮猪肾一对（切去脂膜）　豉半两　大枣四枚（擘破）　生姜一两（切　葱白三茎（切）（上五味，以水一盏半，煎至一盏，去滓，用煎后药）　熟干地黄一两　桂心半两　白术半两　麦门冬一两半（去心，焙）　当归半两（锉，微炒）　黄芪半两

【用法】上六味，捣粗罗为散，每服半两，入前药汁中，煎至七分，去滓，食前分温二服。

◆**枫子膏**《内外科百病验方大全》

【主治】疠风。

【功效】杀虫。

【药物及用量】大枫子（去壳取仁）

【炮制】铜锅内炒至三分红色，七分黑色为度，太过无力，不及伤眼，炒后研成细膏，加红砂糖，用铜器盛之，向火上熬四五滚，倾在纸上沥干，置地面使冷，以物盖之，如上有霉变，拭去之。

【用法】细茶送服，一年内忌房事食盐，犯之不愈，并忌酱、醋、酒及一切鸡鱼发气动风等物。

◆**枫香丸**《太平圣惠方》

【主治】风瘾疹，痒不可忍。

【功效】祛风，杀虫，通络，止痒。

【药物及用量】枫香　白鲜皮　白蒺藜　蛇床子　羚羊角屑各一两　川乌头（炮去皮、脐）　藁本（去芦）　仙灵脾　蔓荆子　莽草　赤箭各五钱

【炮制】共研细末，炼蜜为丸，如梧桐

子大。

【用法】每服三十丸，食后温浆水送下。

◆**枫香汤**《千金方》

【主治】风瘾疹。

【功效】祛风，清热，杀虫。

【药物及用量】枫香八两　芎䓖　川大黄　黄芩　当归　川升麻　甘草　射干各二两　苦参三两　蛇床子一两

【用法】㕮咀，每用五两，清水一斗，煮取五升，去滓洗患处，日三五度。

◆**枫实膏**《玉机微义》

【主治】风疮燥痒，疥癣。

【功效】祛风杀虫。

【药物及用量】大枫子肉五钱　轻粉　枯矾各少许

【用法】捣为膏，擦疮上。

◆**经效茯苓汤**《证治准绳》

【主治】产后风虚头痛，语言謇涩。

【功效】祛风，散滞，清热。

【药物及用量】茯苓（去皮）　防风（去芦）　干姜各八钱　芍药　黄芩各六钱　犀角屑四钱　麦门冬（去心）一两　甘草（炙）二两

【用法】㕮咀，每服一两，清水一大盏半，煎至一盏去滓，不拘时温服。

◆**经效散**《世医得效方》

【主治】目被撞刺生翳。

【功效】行血，通滞，清热明目。

【药物及用量】大黄　当归尾　赤芍各五钱　粉草　连翘各二钱五分　柴胡一两　犀角一钱（一作五钱）（一方无连翘）

【用法】清水二盅，煎至一盅，去滓，食后温服。

◆**经效阿胶丸**《袖珍方》

【主治】劳嗽，并嗽血唾血。

【功效】补肺虚劳。

【药物及用量】阿胶（蛤粉炒）　生地黄　卷柏　山药　大蓟根　五味子　鸡苏各一两　柏子仁（炒）　人参　茯苓　百部（去心）　远志（去心，甘草煮）　防风　麦门冬（去心）各五钱

【用法】上一十四味，为末，蜜丸，弹子大，每服一丸，细煎嚼，小麦汤咽下。

◆**经进地仙丹**《卫生易简方》

【主治】肾气虚惫，风湿流注，脚膝酸疼，行步无方。

【功效】祛风湿，和脾肾。

【药物及用量】川椒（去目及闭口，炒出汗）　附子（炮）　肉苁蓉（酒浸焙）各四两　菟丝子（制）　覆盆子　羌活　白附子　防风　牛膝（酒浸）　何首乌　南星（姜制）　萆薢　赤小豆　狗脊（去毛）　乌药　骨碎补（去毛）各三两　人参　黄芪各一两五钱　茯苓　白术　甘草各一两　地龙（去土）　木鳖（去壳）各三两　川乌头（炮）一两

【炮制】共研细末，酒糊为丸，如梧桐子大。

【用法】每服四十丸，空腹时温酒送下。

◆**经进萃仙丸**《张氏医通》

【主治】遗精。

【功效】益精，种子。

【药物及用量】沙苑蒺藜八两（淘净，隔纸微焙，取细末四两入药，留粗末四两同金樱子熬膏）　山茱萸（酒蒸，去核取净）　白莲蕊（酒洗，曝干，如无莲须代之）　芡实（同枸杞捣）　枸杞子各四两　菟丝子（酒浸蒸烂，捣焙）　川续断（去芦，酒浸）　覆盆子（去蒂，酒浸，九蒸九晒，取净）　金樱子（去净毛子）各二两

【炮制】研为细末，以所留蒺藜粗末同金樱子熬膏，入前细末拌匀，再加炼白蜜为丸，如梧桐子大。

【用法】每服八十丸，渐加至一百丸，空腹时淡盐汤送下。

◆**诛毒丹**《外科集腋》

【主治】腹中生虫。

【功效】解毒杀虫。

【药物及用量】雄黄一两　生甘草二两　白芷五钱

【炮制】在端午日合为末，粽子米和丸，如梧桐子大。

【用法】饭前食之，食后必作痛及须忍之，切勿饮水，一饮水则不效。

◆**实表散**《是斋百一选方》

【主治】感冒腠理不密，自汗。

【功效】通阳固卫。

【药物及用量】附子（炮）　肉苁蓉（酒炙）　细辛　五味子各一两

【用法】㕮咀，以黄芪建中汤相和，合匀，依本方姜枣加炒浮小麦，清水煎服，不三四服即安。

◆**实表解毒汤**《痘疹心法》

【主治】疮痈多汗。

【功效】实表，解毒清热，止汗。

【药物及用量】黄芪　人参　当归梢　生地　白芍　地骨皮　甘草　黄芩　柴胡　玄参　升麻

【用法】锉细，加薄荷叶少许，淡竹叶十片，清水煎，不拘时温服。

◆**实脾散**《普济方》

【主治】小儿脾胃虚冷，吐泻不止，乳食不进，慢脾等证。

【功效】健脾胃，消积滞。

【药物及用量】人参　白茯苓　白术　砂仁　麦芽　神曲　陈皮　石莲　干山药　高良姜（炮）　青皮　冬瓜仁各五钱　丁香　木香　薏苡仁（炒）　扁豆（姜炒）　香附子（炒）　甘草（炙）　陈米（炒）各二钱　肉豆蔻（煨）二枚

【用法】研为细末，每服五分或一钱，不拘时米汤调下。

◆**实脾饮**《医方类聚》

【主治】身重懒食，肢体浮肿，口中不渴，二便不实者。

【功效】健脾，化湿，利水消肿。

【药物及用量】白术（土炒）　白茯苓（去皮）　厚朴（去皮姜炒）　大腹子　草仁　木香（不见火）　木瓜（去瓤）　附子（炮）　干姜（炮）各一两　甘草（炙）五分

【用法】㕮咀，每服四钱，加生姜五片，大枣一枚，清水煎，不拘时温服，气虚者加人参。

◆**实肠散**《仁斋直指方》

【主治】脾虚肠滑，泄泻不止。

【功效】厚肠胃，清湿热。

【药物及用量】厚朴　肉豆蔻　诃子皮　砂仁　陈皮　苍术　赤茯苓各一钱　木香　甘草（炙）各五分

【用法】加生姜三片，大枣三枚，清水煎服。

◆**实浆散**《种痘新书》

【主治】琉璃痘。

【功效】补气提浆。

【药物及用量】黄芪　当归　鹿茸　白术　淮山药　山楂　扁豆　白芷　甘草（炙）

【用法】加黄豆四十九粒，清水煎服，或用大补元煎更妙。

◆**饴糖饮**《经验方》

【主治】五劳七伤，身体烧热，精神困倦，不思饮食。

【功效】温中，扶胃。

【药物及用量】白糯米糖四两　烧酒二斤　核桃肉七个

【炮制】和匀，装入瓷瓶内，不可太满，熟汤煮一炷香久，埋土内七日，去火毒。

【用法】每日饮一二杯，不可过多，咳嗽吐血者忌之。

◆**饴糖煎**《圣济总录》

【主治】暴嗽。

【功效】补肺化痰止咳。

【药物及用量】饴糖　干姜（炮为末）各一两半　豉二两

【用法】上三味，分作两剂，每剂先以水二盏，煮豉取沸，去滓，次入饴糖，待消后，入干姜末搅匀，以瓷器盛，分为五七服，沸汤化下。

◆**坠翳丸**《眼科心法要诀》

【主治】偃月内障及微有头眩额痛。

【功效】清热杀虫。

【药物及用量】青羊胆　青鱼胆　鲤鱼胆各七个　熊胆一钱五分　牛胆五钱　石决明（水飞）一两　麝香三分

【炮制】共研细末，面糊为丸，如梧桐子大。

【用法】每服十丸，空腹时茶清送下。

◆拨云丹《杂病源流犀烛》

【主治】目生胬肉。

【功效】养肝，清热，明目，祛风。

【药物及用量】蔓荆子　木贼草　密蒙花　甘菊花　川芎各二钱　白蒺藜　当归各二钱五分　薄荷五分　黄连　蝉蜕　楮实　天花粉各六分　地骨皮八分　川椒七分　甘草四分

【用法】研为末，清水煎服。

◆拨云退翳丸

【主治】攀睛。

【功效】疏风散热，疏肝活血，消滞退翳。

【药物及用量】蔓荆子　木贼（去节密蒙花）各二两　川芎　白蒺藜（炒去刺）　当归各一两五钱　菊花五钱　荆芥穗　地骨皮各一两　川椒皮七钱（一作五钱）　天花粉六钱　薄荷叶　核桃仁　黄连（酒洗）　蝉蜕各五钱　蛇蜕（醋炙）　甘草（炙）各三钱（一方无地骨皮、天花粉，一方有羌活一两）

【炮制】研为细末，炼蜜成剂，每两作八丸。

【用法】每服一丸，食后临卧细嚼，茶清送下。

◆拨云散《卫生宝鉴》

【主治】眼发湿热不退，翳膜遮睛，投暗羞明，隐涩难开。

【功效】疏肝胆，清湿热。

【药物及用量】川芎　龙胆草　楮实　薄荷　羌活　荆芥穗　石决明　草决明　苍术　大黄　甘草　木贼　密蒙花　连翘　川椒　甘菊花　桔梗　石膏　地骨皮　白芷　白蒺藜　槟榔各一两　石燕一对

【用法】捣罗为细末，每服三钱，食后温茶清一盏调下。一日三次，忌食鱼乌诸肉。

◆拨云散《普济方》

【主治】风毒翳障，目赤烂弦。

【功效】散风毒，退翳障。

【药物及用量】羌活　防风　川芎　白蒺藜　荆芥　蝉蜕　甘菊花各二两

【用法】研为细末，每服二钱，食后桑白皮煎汤调下。

◆拨云散《太平惠民和剂局方》

【主治】风毒上攻，眼目昏暗，翳目遮障，羞明热泪，隐涩难开，眶痒赤痛，睑眦红烂，瘀肉侵睛。

【功效】解风毒，明眼目。

【药物及用量】羌活　防风　柴胡　甘草（炙）各一两

【用法】研为细末，每服二钱。清水一盏半，煎至七分，食后茶清或薄荷汤、菊花汤调下。忌食发物。

◆拨云散《类证活人书》

【主治】痘疮入目及生翳膜。

【功效】解毒消翳。

【药物及用量】桑螵蛸一两（炙焦）

【用法】研为细末，入麝香少许，每服二钱，米泔调下。

◆拨云散《证治准绳》

【主治】小儿疮疹后目中生翳膜。

【功效】疏风解毒。

【药物及用量】兔粪一斤（如芦花色者佳）　蝉蜕　木通　白蒺藜各二两　甘草一两

【用法】研为散，清水煎服，或研为细末，炼蜜为丸，如梧桐子大。每服八十丸，食后熟汤送下，一日三次，以翳退尽为度。

◆拨云汤《兰室秘藏》

【主治】上眼皮下生黑白翳，隐涩难开，两目紧缩，而无疼痛，水翳及寒目遮睛，两手寸脉细紧，按之洪大无力。呵欠善悲，健忘喷嚏，时自泪下，面赤而白，能食不大便，小便数而欠，气上而喘。

【功效】通阳益气，祛风散滞，明目。

【药物及用量】黄芪（蜜炙）　柴胡各七分　细辛叶　干葛根　川芎各五分　生姜（一作三片）　甘草梢（一作三分）　川升麻　藁本　知母　当归身　荆芥穗各一钱　防风　川羌活　黄柏（盐水炒）各一钱五分

【用法】清水二大盏，煎至一盏，食后稍热服。

◆拨云散《验方新编》

【主治】眼目痧。

【功效】疏肝清热，祛风散滞。

【药物及用量】谷精草　黄连　木通　甘菊花　木贼　赤芍　羌活　荆芥　羚羊角　生地黄　生甘草　大黄　望月砂

【用法】清水煎服。

◆疟母丸《丹溪心法》

【主治】疟痞结于左胁，硬痛者。

【功效】消积破坚，养血调气。

【药物及用量】鳖甲三两（醋炙）　青皮（炒）　桃仁（炒）　神曲（炒）　麦芽（炒）各一两　三棱（醋煮）　蓬莪术（醋煮）　海粉（醋煮）各五钱　香附二两（醋煮）　红花三钱

【炮制】共研末，神曲糊为丸，如梧桐子大。

【用法】每服七八十丸，空腹时熟汤或淡姜汤送下。

◆疟母丸《证治准绳》

【主治】小儿疟母，食疟。

【功效】清血热，消坚结。

【药物及用量】鳖甲（醋炙）二两　三棱（醋浸透煨）　蓬莪术（醋浸透煨）各一两

【炮制】共研细末，神曲糊为丸，如绿豆大。

【用法】每服二十丸，熟汤送下，量儿大小加减。

◆疟疾第一方

【主治】疟疾。

【功效】祛湿清热，和胃调气。

【药物及用量】陈皮　陈半夏（姜汁煮透）　白茯苓　威灵仙各一钱　柴胡　黄芩　苍术（米泔水浸一日，切炒）　厚朴（姜汁拌炒）各八分　青皮　槟榔各六分　甘草（炙）三分

【用法】加生姜三片，井水、河水各一盅，煎至九分，饥时服。渣再煎服，头痛加白芷一钱。

◆疟疾第二方

【主治】疟疾。

【功效】清血化滞，和胃解热。

【药物及用量】生首乌三钱　陈皮　柴胡　白茯苓　黄芩各八分　白术（炒）　当归　威灵仙各一钱　知母　鳖甲（醋炙酥，研为粉）各二钱　甘草（炙）三分

【用法】加生姜三片，井水、河水各一盅，煎至八分，加无灰酒五分，再煎一滚。空腹时腹，渣再煎服。

◆疟疾第三方

【主治】疟疾。

【功效】益气血，和胃气，清虚热。

【药物及用量】人参　白术（炒）各一钱　黄芪（炙）　当归各一钱二分　陈皮　柴胡各八分　甘草（炙）三分　升麻四分（或加首乌二钱，炒知母一钱，或加青蒿子八分，麦芽一钱）

【用法】加生姜一片，大枣一枚，清水二盅，煎至八分，半饥时服，三五服后元气充实，永不再发。

◆驻车丸《外台秘要》

【主治】阴虚发热，下痢脓血及休息痢。

【功效】养血健肠，清热解毒。

【药物及用量】阿胶十五两（捣碎，蛤粉炒成珠为末，以醋四升熬成膏，一作三两）　黄连一斤十四两（去须，砂黑，一作六两）　当归十五两（去芦，一作三两）　干姜九两（炮，一作二两）

【炮制】研为末，捣筛，醋煮阿胶膏为丸，如梧桐子大。

【用法】每服三四十丸，食前米饮送下，一日三次。小儿服丸如麻子大，更量岁数加减之。

◆驻景丸《太平圣惠方》

【主治】肝肾亏虚，眼昏生翳。

【功效】滋肾养血，补肝明目。

【药物及用量】熟地黄　车前子各三两　菟丝子（酒煮）五两（一方加枸杞子一两六钱）

【炮制】共研末，炼蜜为丸，如梧桐子大。

【用法】每服五十丸，食前白茯苓汤或石菖蒲汤送下。

◆驻景补肾明目丸《银海精微》

【主治】肝肾俱虚，瞳仁内有淡白色，昏暗渐成内障。

【功效】安魂定魄，补气血，明目。

【药物及用量】大熟地　淡苁蓉　磁石（醋煅水飞）　枸杞子　车前子　菟丝子　五味子　川石斛　楮实子　青盐各一两　沉香五钱

【炮制】共研细末，炼蜜为丸如梧桐子大。

【用法】每服五钱，空腹时淡盐汤送下。

◆驾轻汤《霍乱论》

【主治】霍乱后余邪不清，身热口渴及热邪内伏，身冷脉沉，汤药不下而发呃者。

【功效】芳香和胃，清热醒脾。

【药物及用量】鲜竹叶　生扁豆各四钱　淡豆豉（炒）　石斛各三钱　栀子（炒）　省头草各一钱五分　冬桑叶二钱　陈木瓜一钱

【用法】清水煎服。

◆泽漆汤《金匮要略》

【主治】咳而脉沉及上气咽喉不利。

【功效】宣肺，涤痰。

【药物及用量】泽漆三升（以东流水五斗，煮取一斗五升）　半夏五合（洗）　紫参（如无，以紫菀代之）　生姜　白前各五两　甘草　黄芩　人参　桂枝（一作桂心）各三两

【用法】㕮咀，先煮泽漆去滓，纳诸药，汤成去滓，取五升，温服五合，至夜尽。

◆泽漆汤甲《圣济总录》

【主治】水肿盛满，痢后肿满，气急喘嗽，小便如血。

【功效】消痰利水，逐瘀化湿。

【药物及用量】泽漆叶（微炒）五两　桑根白皮（炙黄）　郁李仁（汤浸去皮尖，炒熟）各三两　陈皮（去白）　白术（炒）　杏仁（汤浸去皮尖，双仁，炒）各一两　人参一两五钱

【用法】㕮咀，每服五钱，清水二盏，加生姜三片，煎取八分，去滓温服。候半时辰再服，取下黄水数升，或小便利为度。

◆泽漆汤乙《圣济总录》

【主治】夏月暴冷，忽壮热泻痢，引饮，变通身浮肿，脉沉细小数。

【功效】健脾调中，和血，止泻。

【药物及用量】泽漆（炒）一两半　吴茱萸（汤洗，焙干，炒）　赤茯苓（去黑心）　白术　桔梗（锉，炒）　当归（切，焙）　犀角（锉）　青木香　海藻（洗去咸，焙）　芍药　大黄（炒）各二两

【用法】上一十一味，锉如麻豆，每服以水二盏，煎药五钱匕，取八分，去滓，温服，下后消息五六日，可与女曲散。

◆泽漆散《太平圣惠方》

【主治】咳嗽喘急，坐卧不得，面目浮肿。

【功效】止咳平喘，利水消肿。

【药物及用量】泽漆半两　桑根白皮一两半（锉）　赤茯苓一两半　木通一两（锉）　陈橘皮三分（汤浸，去白瓤，焙）　紫苏茎叶一两　甘草半两（炙微赤，锉）　大腹皮三分（锉）

【用法】上八味，捣筛为散，每服三钱，以水一中盏，入生姜半分，煎至六分，去滓，温服，不拘时。

◆泽肤膏《古今医统大全》

【主治】皮肤枯燥如鱼鳞。

【功效】滋阴养血，止嗽荣筋。

【药物及用量】牛骨髓、酥油各等量

【用法】合炼一处，净瓷器贮之，每服三匙，空腹时热酒或蜜汤调下。

◆泽泻散甲《太平圣惠方》

【主治】脚气，二便秘涩，膀胱气壅，心腹痞闷。

【功效】利水湿，通膀胱。

【药物及用量】泽泻　赤茯苓（去皮）　枳壳（去瓤，麸炒）各七钱五分　木通（去

皮锉） 猪苓（去芦） 槟榔各一两 牵牛二两五钱

【用法】研为细末，每服二钱，生姜、葱白煎汤调下。一日二三次，以利为度。

◆**泽泻散**乙《太平圣惠方》

【主治】冷淋。

【功效】调气，健肾，通淋。

【药物及用量】泽泻 紫苏 石韦（去毛炙） 蒲黄 赤茯苓（去皮） 当归 琥珀（另研） 槟榔各一两 枳壳（麸炒） 桑螵蛸（炒）各五钱 官桂七钱五分

【用法】研为细末，每服二钱匕，冬葵子或木通煎汤调下。

◆**泽泻散**丙《太平圣惠方》

【主治】遗尿，小便涩。

【功效】健肾利水。

【药物及用量】泽泻 牡丹皮 牡蛎（煅为粉） 鹿茸（去毛，酥炙） 赤茯苓 桑螵蛸（微炒） 阿胶（捣碎炒黄）各一两

【用法】研为细末，每服二钱，食前温酒调下。

◆**泽泻散**丁《太平圣惠方》

【主治】妊娠气壅，身体腹胁浮肿喘急，大便不通，小便赤涩。

【功效】宣肺气，行水湿。

【药物及用量】泽泻 木通 桑白皮 赤茯苓 枳壳 槟榔各一钱五分

【用法】清水二盅，加生姜五片，煎至一盅，食前服。

◆**泽泻散**《太平圣惠方》

【主治】妊娠气壅，身体腹胁浮肿，喘息促，大便难，小便涩。

【功效】理气行水。

【药物及用量】泽泻一两 桑根白皮一两（锉） 木通一两（锉） 枳壳一两（麸炒微黄，去瓤） 赤茯苓一两 槟榔一两

【用法】上六味，捣粗罗为散，每服四钱，以水一中盏，入生姜半分，煎至六分，去滓，每于食前温服，以稍利为效。

◆**泽泻散**《幼幼新书》

【主治】小儿肺积，鼻生䘌疮及鼻下赤烂。

【功效】清肺化热，利湿。

【药物及用量】川泽泻 生川郁金 甘草（炙） 栀子仁（炒）各一分

【用法】研为末，每服婴孩一字，二三岁五分，五七岁一钱，甘草汤调下。一日二次，外用青金散敷之。

◆**泽泻丸**《太平圣惠方》

【主治】消中，渴不止，小便数，烦热，四肢无力。

【功效】清热止渴。

【药物及用量】泽泻一两 麦门冬二两（去心，焙） 车前子半两 黄连三分（去须） 牡蛎一两（烧为粉） 桑螵蛸半两（微炒） 鸡肶胵一两（微炙） 金箔五十片（研入）

【用法】上八味，捣罗为末，入研，药令匀，炼蜜和捣二三百杵，丸如梧桐子大，不拘时，以蚕蛹汤下三十丸。

◆**泽泻汤**《金匮要略》

【主治】心下有支饮，其人苦冒眩者。

【功效】消饮，利湿，下水。

【药物及用量】泽泻五两 白术二两

【用法】清水二升，煮取一升，分温再服。

◆**泽泻汤**《外台秘要》

【主治】漏气。

【功效】和肺胃，行水气。

【药物及用量】泽泻 半夏 柴胡 生姜各三钱 桂心 甘草（炙）各一钱 茯苓 人参各二钱 地骨皮 莼心各五钱 石膏八钱 竹叶一把

【用法】清水煎，温服，一日三次。

◆**泽兰散**《证治准绳》

【主治】跌仆咬伤，金刀伤。

【功效】和伤止痛。

【药物及用量】泽兰叶 白佛 桑叶 地薄荷 芙蓉叶 耳草叶

【用法】捣烂，冷敷伤处，留口通气，以七叶、杨香叶或地黄叶、热茶烫软贴住。

◆**泽兰散**《太平圣惠方》

【主治】产后恶露不尽，腹内疼痛，虚烦不食。

【功效】活血祛瘀止痛。

【药物及用量】泽兰二两　当归二两（锉，微炒）　刘寄奴一两　赤芍一两　红蓝花一两　干荷叶半两

【用法】上六味，捣粗罗为散，每服四钱，以水一中盏，入生姜半分，煎至六分，去滓，温服，不拘时。

◆泽兰汤《外台秘要》

【主治】产后恶露不尽，腹痛往来，胸满少气。

【功效】和血行滞，止痛。

【药物及用量】泽兰（熬）　生干地黄　当归各七钱五分　芍药　生姜（细切如蝇头大，新瓦上炒焦）各二两五钱　甘草一两五钱　大枣十四枚

【用法】细切，清水九升，煮取三升，分三服，病欲死者涂身得瘥。

◆泽兰汤《圣济总录》

【主治】妊娠堕胎，胞衣不出。

【功效】和血，滑胎。

【药物及用量】泽兰叶（切研）　滑石末各五钱　生麻油少许

【用法】清水三盏，先煎泽兰叶至一盏半去滓，入滑石末并油煎三沸，顿服，未下更服。

◆泽兰汤《鸡峰普济方》

【主治】妇人血虚有火，月经耗损，渐至不通，肌肤羸瘦，渐生潮热，或脏坚痞不止，中有干血，下白物及室女经闭成劳者。

【功效】和血清热。

【药物及用量】泽兰叶三两（一作二两）　当归（酒制）　芍药各一两　甘草五钱

【用法】研为粗末，每服五钱，清水二盏，煎至一盏，去滓温服。

◆泽兰汤《叶氏女科》

【主治】产后出血太多，肝虚火炎。

【功效】和血，敛肝，安神。

【药物及用量】泽兰　龙齿　茯神　生地黄　当归　牛膝　远志　酸枣仁

【用法】清水煎服。

◆泽兰汤《外科十法》

【主治】跌打损伤，腹有瘀血，二便不通。

【功效】和血消瘀。

【药物及用量】泽兰叶　当归各五钱　牡丹皮三钱　赤芍　青木香各一钱五分　红花一钱　桃仁十粒（去皮尖碾）

【用法】清水煎，热酒冲服，大便不通加大黄（炒）二三钱。

◆泽兰汤甲《千金方》

【主治】丹及瘾疹，入腹杀人。

【功效】温阳利水。

【药物及用量】泽兰　芎䓖　附子（炮，去皮）　茵芋　藁本　莽草　细辛各十二铢

【用法】上七味，㕮咀，以水三升，煮取一升半，分四服，先与此汤，然后作余治。

◆泽兰汤乙《千金方》

【主治】产后恶露不尽，腹痛不除，小腹急痛，痛引腰背，少气力。

【功效】活血祛瘀止痛。

【药物及用量】泽兰（熬）　当归　生地黄各二两　甘草一两半　生姜三两　芍药一两　大枣十枚

【用法】上七味，㕮咀，以水九升，煮取三升，去滓，分三服，日三服。随身欲死服，亦瘥。

◆泽兰汤丙《千金要方》

【主治】伤中里急，胸胁挛痛，欲呕血，时寒时热，小便赤黄。

【功效】补虚止血。

【药物及用量】泽兰　饴糖各一斤　桂心　桑根白皮　人参各三两　远志二两　生姜五两　麻仁一升

【用法】上八味，㕮咀，以淳酒一斗五升，煮取七升，去滓，内糖，食前服一升，日三夜一，勿劳动。

◆泽兰汤《肘后方》

【主治】产后恶露不尽，腹痛往来，兼腹少气。

【功效】活血祛瘀。

【药物及用量】泽兰八分　当归　生地黄各三两　芍药　生姜各十分　甘草六分　枣二七枚

【用法】上七味，以水九升，煮取三升，分温三服，堕身欲死者，得瘥。

◆泽兰补虚丸《妇人大全良方》

【主治】妇人虚劳，或本来虚寒，或产后血脉虚竭，四肢羸弱，饮食减少。

【功效】温中散寒，养血。

【药物及用量】泽兰叶九分　石膏八分　川芎　甘草　当归各七分　白芷　防风　白术　藁本　川椒　厚朴　干姜　桂心　细辛各五分

【用法】上一十四味为细末，炼蜜丸如梧桐子大，酒下二三十丸，日再服。忌海藻、菘菜、桃李、生葱、雀肉。

◆泻心汤《金匮要略》

【主治】（1）治心气不足，吐血衄血及心受积热，谵言发狂，逾墙上屋。（2）治妇人吐涎沫，医反下之，心下即痞，当先治其吐涎沫，小青龙汤主之，涎沫止乃治痞，此汤主之。

【功效】清营消痞，凉血止血。

【药物及用量】大黄二两　黄连　黄芩各一两

【用法】清水三升，煮取一升，炖服。

◆泻心汤《小儿药证直诀》

【主治】小儿心气实，则气上下行涩，合卧则气不得通，故喜仰卧，则气上下通。

【功效】泻心火。

【药物及用量】黄连一两（去须）

【用法】研为极细末，每服一字至五分或一钱，临卧时温水调下。

◆泻心汤《玉机微义》

【主治】疮毒痈肿，发躁烦渴，脉实洪数者。

【功效】泻热消毒。

【药物及用量】大黄四两　黄连　栀子　漏芦　泽兰　连翘　黄芩　苏木各二两　犀角一两（一方无犀角）

【用法】㕮咀，每服三五钱，清水煎服。

◆泻心汤甲《千金方》

【主治】大下痢热，唇干口燥，呕逆引饮。

【功效】调中，健脾，止渴。

【药物及用量】人参　甘草　黄芩　瓜蒌根　橘皮各一两　黄连二两　半夏三两　干姜一两半

【用法】上八味，㕮咀，以水六升，煮取二升，分三服。

◆泻心汤乙《千金方》

【主治】夏月暴冷，忽壮热泻痢，引饮热汤，下断，变通身浮肿，成冷下结，脉沉细小数。

【功效】温阳，下冷积。

【药物及用量】泽泻一两半　吴茱萸　茯苓　白术　当归　桔梗　犀角　青木香　海藻　芍药　大黄各二两

【用法】上一十一味，㕮咀，以水九升，煮取三升，分三服，下后消息，五六日许，可与女曲散。

◆泻心三黄汤《无求子活人书》

【主治】妇人伤寒六七日，胃中有燥屎，大便难，烦躁谵语，目赤，毒气闭塞不得通。

【功效】泻热通腑。

【药物及用量】蜀大黄　鼠尾黄芩　鸡爪黄连各等量

【用法】上三味捣为粗末，每服四钱，水一盏，煎八分，去滓服，取微利，如目赤睛疼，宜加白茯苓、嫩竹叶，泻肝余之气。

◆泻白消毒散《证治准绳》

【主治】麻疹初起，咳嗽喷嚏，鼻流清涕，眼肥肿，其泪汪汪，面浮腮赤。

【功效】疏肺发汗止咳。

【药物及用量】桑白皮　地骨皮（均自采鲜者）各三钱　牛蒡子（炉）　荆芥穗各一钱五分　桔梗　甘草各一钱　浮萍（晒干）二钱

【用法】研为粗末，每服三五钱，清水一盏，煎至六分，滤清服。

◆泻白散《张氏医通》

【主治】肺气郁热，五心烦热，咳嗽喘

促，发渴引饮，骨蒸自汗，唇红颊赤，面肿身热，手足心热。

【功效】泻肺热，止咳平喘。

【药物及用量】桑皮（细锉，姜汁和蜜炙黄）　地骨皮（洗去土焙）各一两　生甘草（一作炙）五钱（或加知母、贝母、桔梗、栀子、生地黄、麦门冬）

【用法】研为细末，每服一二钱至四五钱，加粳米一百粒，竹叶一把（一方无竹叶，一方去竹叶，加黄连），清水一盏，煎至六分去滓，食后温服。有热更加知母、黄芩，如有客邪禁用。

◆泻白散《痈疽验方》

【主治】肺痈。

【功效】清热化毒，消痈排脓。

【药物及用量】桑白皮（炒）二钱　地骨皮　甘草（炙）　贝母（去心）　紫菀　桔梗（炒）　当归（酒拌）各一钱　瓜蒌仁一钱五分

【用法】清水一盅，加生姜三片，煎至八分，食远服。

◆泻白散甲《杂病源流犀烛》

【主治】晨嗽。

【功效】泻虚热，止咳平喘。

【药物及用量】桑白皮　地骨皮　甘草　粳米　人参　白茯苓　知母　黄芩

【用法】清水煎服。

◆泻白散乙《杂病源流犀烛》

【主治】肺盛不寐。

【功效】泻实热。

【药物及用量】桑白皮（蜜制）　地骨皮　黄芩（炒）　灯心　马兜铃　栀子　川黄连　桔梗　淡竹叶　大青　玄参　连翘

【用法】清水煎服。

◆泻白散《严氏济生方》

【主治】肺脏气实，心胸壅闷，咳嗽烦喘，大便不利。

【功效】理气散结，止咳平喘。

【药物及用量】桑白皮（炙）　桔梗（去芦）　瓜蒌子　升麻　半夏（汤洗七次）　地骨皮（去木）　杏仁（去皮尖）　甘草（炙）各等量

【用法】上八味，㕮咀，每服四钱，水盏半，姜五片，煎八分，食后温服。

◆泻白散《杨氏家藏方》

【主治】肺气上奔，胸胁喘满，咳嗽甚者，头面浮肿，小便不利。

【功效】清肺止咳平喘，消肿。

【药物及用量】桑白皮（炙）　紫苏叶　人参　防己　甜葶苈（炒）　半夏（制）　麻黄（去根节）各一两　甘草（炙）半两　陈皮（净）　吴茱萸（泡，焙）各七钱半

【用法】上一十味，㕮咀，四钱服，水一盏，姜三片煎，食后温服。

◆泻血汤《兰室秘藏》

【主治】热入血室。

【功效】育阴清泄。

【药物及用量】生地黄（酒洗炒）　熟地黄　蒲黄　丹参　当归（酒洗）　汉防己（酒洗炒）　柴胡（去芦）　甘草梢（炙）　羌活各一两　桃仁（汤浸去皮，捣泥）三钱

【用法】研为粗末，每服五钱，清水一盏半，煎至一盏去滓，空腹时温服。

◆泻肝四物汤《女科玉尺》

【主治】产后风热壅盛。

【功效】泻肝热，养血。

【药物及用量】四物汤第一方加秦艽　连翘　防己　龙胆草

【用法】清水煎服。

◆泻肝散《幼幼新书》

【主治】小儿眼疳。

【功效】泻肝通络，祛风明目。

【药物及用量】木贼　威灵仙　家菊花　羌活　蝉蜕（去足）　生大黄　甘草（炙）　石决明各等量　脑子少许

【用法】研为末，每服二钱。豮猪肝一两，批开去膜，掺药在内，线缠，米泔煮熟嚼下。

◆泻肝散《秘传眼科龙木论》

【主治】天行后赤眼外障。

【功效】清热，祛障，明目。

【药物及用量】知母　黄芩　桔梗各一两五钱　茺蔚子　大黄　玄参　羌活　细

辛各一两

【用法】锉散，每服五钱，清水一盏半，煎至五分去滓，食后温服。

◆**泻肝散**《证治准绳》

【主治】旋胪泛起。

【功效】祛风清热，明目。

【药物及用量】升麻　大黄　赤芍　黄芩　薄荷　栀子　木贼　陈皮　黄连　朴硝　菊花　甘草　防风　五灵脂　葶苈　细辛各等量

【用法】研为细末，每服二钱，清水煎，食后服。老人加枳壳、厚朴。

◆**泻肝散**《仁斋直指方》

【主治】肝热目赤肿痛，一切里证。

【功效】泄肝明目。

【药物及用量】栀子仁　荆芥　大黄　甘草各等量

【用法】为散，每服二钱至四五钱，清水煎，食后热服。

◆**泻肝散**《银海精微》

【主治】雷头风，实证。

【功效】泻肝经实热。

【药物及用量】黄芩　桔梗　芒硝　大黄　黑参　羌活　车前子　当归　知母各一钱　龙胆草五分

【用法】研为粗末，清水二盏，煎至一盏去滓，食后温服。

◆**泻肝散**《世医得效方》

【主治】乌风瘴。

【功效】祛风泻热。

【药物及用量】大黄　甘草各五钱　郁李仁　荆芥穗各二钱五分

【用法】分作二帖，清水煎，空腹时服。

◆**泻肝汤**《证治准绳》

【主治】脾肝受热，目出热泪。

【功效】泻肝脾热。

【药物及用量】桑白皮一两　地骨皮二两　甘草五钱（炙）

【用法】㕮咀，每服三钱，清水煎，食后服。

◆**泻肝汤**甲《医宗金鉴》

【主治】鹘眼凝睛外障。

【功效】泻肝经实热。

【药物及用量】桔梗　茺蔚子　柴胡　防风　黄芩　黑参　芒硝　大黄各等量

【用法】研为粗末，清水二盏，煎至一盏去滓，食后温服。

◆**泻肝汤**乙《医宗金鉴》

【主治】睛突胀痛外障。

【功效】泻肝经实热。

【药物及用量】车前子　黑参　地骨皮　芒硝各一钱　大黄　知母各一钱五分　柴胡　茺蔚子各二钱

【用法】研为粗末，清水二盏，煎至八分去滓，空腹时温服。

◆**泻肝饮**《眼科心法要诀》

【主治】旋螺障。

【功效】泻肝经实热。

【药物及用量】芒硝　大黄　桔梗　柴胡　黄芩　知母（炒）　细辛　车前子各一钱

【用法】研为粗末，清水二盏，煎至一盏去滓，食后温服。

◆**泻毒神丹**《洞天奥旨》

【主治】砒霜毒。

【功效】解毒。

【药物及用量】当归三两　大黄　白矾各一两　生甘草五钱

【用法】清水煎汤数碗饮之，立时大泻则生，否则死矣。

◆**泻肺汤**《秘传眼科龙木论》

【主治】暴风客热外障，白睛肿胀及目病之常发于秋者。

【功效】泻肺经实热。

【药物及用量】川羌活　玄参　黄芩各一两五钱　地骨皮　桔梗　大黄（酒蒸）　芒硝各一两（一方无桔梗，有桑白皮、生甘草）

【用法】锉碎，每服五钱，清水一盏，煎至五分去滓，食后温服。

◆**泻肺汤**《眼科审视瑶函》

【主治】金疳。

【功效】泻肺热。

【药物及用量】桑白皮　黄芩　地骨皮

知母 麦门冬（去心） 桔梗各等量

【用法】清水二盅，煎至八分，去滓食后服。

◆泻肺汤《济阳纲目》

【主治】肺热。

【功效】泻肺解毒。

【药物及用量】栀子 黄芩 薄荷 枳壳 杏仁 连翘 桑白皮 桔梗 甘草 大黄（酒制）各七分

【用法】清水煎服。

◆泻肺汤《御药院方》

【主治】肺气有余，气逆上甚。

【功效】下气降逆。

【药物及用量】防己 陈皮（汤浸，去瓤） 桔梗（去芦头） 赤茯苓各一两 杏仁（汤浸，去皮尖，生用）半两 苦葶苈二钱半

【用法】上六味，㕮咀，每服十钱匕，水一盏半，同煎至六分，去滓，温服，食后，日进二服或三服。

◆泻肺饮《圣济总录》

【主治】肝虚雀目，恐变成内障。

【功效】泻肺热。

【药物及用量】防风（去杈） 黄芩（去黑心） 桔梗（炒） 芍药 大黄（炒）各一两

【用法】锉碎，每服三钱匕，清水一盏半，煎至一盏，加芒硝半字去滓，食后临卧温服。

◆泻金汤《医宗金鉴》

【主治】火珠疔。

【功效】清热解毒。

【药物及用量】犀角（锉） 桔梗 牛蒡子（炒） 赤芍 甘草梢 生地黄 红花 紫草（一作紫苏）各一钱

【用法】清水煎服。

◆泻青丸《小儿药证直诀》

【主治】肝胆实热，多惊多怒，不能安卧，目斜视上，黑睛紧小，白睛青赤肿痛，大便不通，肠风便血，阴汗臊臭，小儿急惊抽搐，痰热，目直窜视。

【功效】泻肝胆实热。

【药物及用量】当归（去芦焙） 龙胆草（焙，一作酒拌炒） 川芎 栀子仁（炒） 川大黄（湿纸裹煨，一作酒拌炒，一作酒蒸） 羌活 防风（去芦）各等量（一方无当归，一方有柴胡，无防风）

【炮制】共研细末，炼蜜为丸，如芡实大，水泛亦可。

【用法】每服半丸至一丸，竹叶煎汤同炒，糖温水化下，或煎竹叶泡薄荷汤调下，一日二三次。成人每服可加至二三钱，如泻去大黄，加荆芥，或服黄连泻心汤一二剂亦可。

◆泻青赤汤《嵩崖尊生》

【主治】心肝火。

【功效】泻心肝火。

【药物及用量】龙胆草 青黛 羌活 防风 栀子 生地黄 黄芩 黄连 木通 甘草

【用法】清水煎服，加大黄亦可。

◆泻胃汤《万病回春》

【主治】胃火牙痛。

【功效】泻胃火，养血。

【药物及用量】当归 川芎 赤芍 生地黄 黄连 牡丹皮 栀子 防风 薄荷 荆芥 甘草各一钱

【用法】清水煎服，或加石膏亦可。

◆泻肾汤《千金方》

【主治】肾实热，小腹胀满，四肢正黑，耳聋，梦腰脊离解及伏水气急。

【功效】泻肾。

【药物及用量】大黄二钱（切片，水浸一宿） 磁石一钱六分 石菖蒲 生地黄各一钱 玄参 细辛各八分 芒硝 赤茯苓 黄芩各六分 甘草四分

【用法】清水煎至半，次入大黄煎去滓，入硝搅匀，空腹时温服。

◆泻黄散《小儿药证直诀》

【主治】脾胃实热，口臭口甘口疮，烦渴引饮，身黄肢热者。

【功效】泻脾胃实热。

【药物及用量】藿香叶七钱 栀子仁（姜汁炒黑）一两 甘草二两（生炙各半，一

作三两）　石膏（煨）五钱　防风（去芦切焙）四两

【用法】锉散，蜜酒拌，微炒香，研为细末，每服一钱至二钱。清水一盏，煎至五分去滓，澄清汁，不拘时温服（一作清水煎去滓，加生白蜜少许调服）。

◆**泻黄散**《医宗金鉴》

【主治】皮翻证。

【功效】清脾胃积热。

【药物及用量】石膏五钱（煅）　生栀子仁一两　生甘草三两　防风二两（酒拌，微炒香）　豨莶草四两（酒蒸晒干）

【用法】研为细末，壮者每服二钱，弱者一钱，小儿六七分，白滚水调下。

◆**泻黄饮**《医方集解》

【主治】风热在于脾经，口唇燥裂无色。

【功效】泻脾热。

【药物及用量】白芷　升麻　枳壳（麸炒）　黄芩　防风各一钱五分　半夏（姜汤泡七次）一钱　金钗石斛一钱二分　甘草七分

【用法】清水二盅，加生姜三片，煎至八分，食后服。

◆**泻湿汤**《眼科审视瑶函》

【主治】目小眦漏。

【功效】渗湿清热。

【药物及用量】车前子　黄芩　木通　陈皮各一钱　淡竹叶二十片　茯苓　枳壳　栀子仁　炒黑荆芥穗　苍术各八分　甘草三分

【用法】清水二盅，煎至八分，去滓热服。

◆**泻脑汤**《医宗金鉴》

【主治】旋螺障。

【功效】祛风明目。

【药物及用量】防风　茺蔚子各二钱　桔梗　赤芍　天门冬（去心）各一钱　五味子　细辛各五分

【用法】研为粗末，清水二盏，煎至一盏去滓，食后温服。

◆**泻热黄连汤**《李垣试效方》

【主治】眼暴发赤肿疼痛，或内障初起，视觉微昏，空中有黑花，神水变淡绿色。次则视物成二，神水变淡白色，久则不者，神水变纯白色，并有眵泪眊矂。

【功效】疏肝清热。

【药物及用量】黄连（酒洗炒）　黄芩（酒洗炒）　柴胡（酒炒）　生地黄（酒洗，一作大黄）各一两　龙胆草三钱　升麻五钱

【用法】每服三钱，清水二盏，煎至一盏去滓，午前或饭后热服。若午后服则阳逆不行，临睡时服反能助阴。

◆**转天汤**《傅青主女科》

【主治】倒产。

【功效】顺生。

【药物及用量】人参　当归（酒洗）各二两　川芎一两　川牛膝三钱　升麻四分　附子一分（制）

【用法】清水煎服，一剂儿转身，再二剂即顺生。

◆**转光丸**《证治准绳》

【主治】肝虚目雀青盲。

【功效】补肝明目。

【药物及用量】生地黄　白茯苓　川芎　蔓荆子　熟地黄　防风　山药　白菊花　细辛各等量

【炮制】共研末，炼蜜为丸，如梧桐子大。

【用法】每服二十丸，空腹时桑白皮汤送下。

◆**转舌丸**《奇效良方》

【主治】类中风心经蕴热，舌强不语，神识不清。

【功效】泻心热。

【药物及用量】凉膈散第一方加石菖蒲、远志肉各一两

【炮制】共研细末，炼蜜为丸，如梧桐子大，朱砂为衣。

【用法】每服三四十丸，薄荷汤化下。

◆**转气救产汤**《石室秘录》

【主治】产后太阳中风，大喘大吐大呕。

【功效】补虚祛邪。

【药物及用量】人参　白术　当归　川

芎　荆芥　桂枝

【用法】清水煎服。

◆转气汤《傅青主女科》

【主治】产后喘嗽，四肢浮肿。

【功效】止喘消肿。

【药物及用量】人参　茯苓（去皮）　白术（土炒）　芡实（炒）　山茱萸肉（蒸）各三钱　当归（酒洗）　白芍（酒炒）　山药（炒）各五钱　熟地黄一两（九蒸）　柴胡五分　破故纸一钱（盐水炒，一作二钱）

【用法】清水煎服三剂效，十剂痊。

◆转败汤《辨证录》

【主治】发背。

【功效】补虚托毒。

【药物及用量】人参　熟地黄　麦门冬各二两　生黄芪　当归　山茱萸各一两　白术　金银花各四两　远志三钱　肉桂　茯苓各二钱　北五味一钱

【用法】清水煎服，一剂胃气大开者，即可转败为吉。倘服后少能健饮，亦可救。若杳无应验，是胃气将绝，无可救矣。

◆转环丹《证治准绳》

【主治】疸中板黄。

【功效】补虚。

【药物及用量】鸡一只　人参　黄芪　当归　红花　肉桂不拘多少

【用法】和蜜酒煮熟食之。

◆罗备金散《证治准绳》

【主治】气郁血崩。

【功效】理气和营，止痛。

【药物及用量】香附子四两（炒）　当归尾一两二两　五灵脂一两（炒）

【用法】研为细末，每服五钱，空腹时醋汤调下。

◆宝命丹《幼幼新书》

【主治】小儿内痞证。

【功效】泻痞积。

【药物及用量】皂角（炙令焦黑色，去皮为末）一两三分　巴豆二十七个（去心膜，细研，新瓦上出油用）　雄雀粪二钱

【炮制】共研末，粟米为丸，如绿豆大。

【用法】每服三丸，空腹时熟汤送下。

◆宝灵丹

【主治】梅疮结毒，下疳，蛊毒，恶毒等证。

【功效】搜毒利水。

【药物及用量】真珠（豆腐包煮透研）　滴乳香（去油）　广木香　血珀（另研）　没药（去油）　沉香　冰片各一钱　西牛黄五分　辰砂（水飞）五钱　胎骨不拘多少（沉香煎水制过）　滴乳石三钱（用零陵香、紫背天葵、甘草、茅香各三钱，水煎一伏时，收取研用）

【炮制】另研配合再研，瓷瓶收贮。

【用法】每用三分，加飞白面二分，和研极匀，分作三服。每服用新鲜土茯苓一斤，刮去粗皮，以木槌打碎，入砂铫内加河水十碗，煎至六碗，每用二碗，调服丹一分七厘；如患者中气不足，土茯苓只用十两；大便不通加百草霜五分调服；脓水多加当归、白芷各一钱五分；毒在上部加川芎、桔梗各三钱；在咽喉加玄参三钱；在腰加杜仲三钱；在胁加柴胡、防风各三钱；在下部加牛膝、薏苡仁、防已各三钱，俱加入土茯苓汤中煎服。服过如毒气不行，小便不利，可于土茯苓汤中加利水等味服之自利，一料除根。

◆炉甘石散《医学纲目》

【主治】烂弦风眼。

【功效】退热，止痛，明目。

【药物及用量】炉甘石三两

【炮制】银罐煅飞丸如弹子，多刺以孔先以童便一盏煅淬七次，次以黄连三钱，煎浓汁煅淬七次。后以芽茶一两，浓煎煅淬七次，又并余汁合一处再煅淬三次，安放地上一宿，去火气，细研，煅时选大炭凿一孔，以安炉甘石。或不用童便、黄连、芽茶，用车前草一斤捣取自然汁淬数十次，汁尽为度。细研，瓷罐收贮，临用加冰片少许。

【用法】加入冰片、麝香各少许，点于患处。

◆**炉甘石散**《疡科选粹》

【**主治**】下疳。

【**功效**】清热，拔毒，生肌。

【**药物及用量**】炉甘石（煅黄连汤淬五次）　黄连　韶粉各二钱　轻粉　黄柏各一钱　冰片三分（一方加龙骨、人中白、血竭、儿茶）

【**用法**】研为细末，先以苦茶洗患处，后将药干掺。

◆**炉甘石膏**《证治准绳》

【**主治**】眼目昏花，视物不明。

【**功效**】明目。

【**药物及用量**】炉甘石　代赭石　黄丹各一两　冬蜜八两　诃子二枚（取末）　槐枝　柳枝各四十九条

【**炮制**】研为细末，入黄连水再碾至千万余下，乃以炼蜜去白沫，入末同熬成膏，柳条不住手搅，滤净，另以黄连研末一两，入水于铜锅煎熬成膏，滤去滓取净。入前蜜药瓷碗盛，放汤瓶口上，蒸炖成膏，槐柳枝一顺不住手搅，互换枝条搅尽，滤净出火毒。

【**用法**】每用少许，点于患处，再以热汤泡化洗眼。

◆**炉灰膏**《医学入门》

【**主治**】一切无名肿毒，恶疮及瘰疬外痔。

【**功效**】除瘤，点痣，清热解毒。

【**药物及用量**】响糖炉内灰一升五合　风化石灰一升（炒红）　巴豆二钱　蟾酥二钱　白丁香末五分　炉石灰一钱

【**炮制**】盛于箕内，用滚汤三碗，徐徐淋汁，慢火熬如稀糊，乃下巴豆霜二钱，次下蟾一钱，白丁香（研末）五分，炒石灰一钱搅匀，再熬如面糊，瓷器盛，勿泄气。

【**用法**】每用少许，簪头挑取，口呵气令化，以针拨开患处贴之。

◆**矾丹**《三因极一病证方论》

【**主治**】五癫百痫，无问阴阳冷热。

【**功效**】镇心豁痰。

【**药物及用量**】留矾　虢丹各一两

【**炮制**】用转凿一窠，可容二两许，先置丹在下，次置矾在上，以灰五斤煨令炭尽，取出细研，以不经水猪心血为丸，如绿豆大。

【**用法**】每服十丸至二十丸，橘皮汤送下。

◆**矾石丸**《金匮要略》

【**主治**】经水不利，脏坚癖不止，中有干血，下血物。

【**功效**】祛湿逐痰。

【**药物及用量**】矾石三分（烧）　杏仁一分

【**炮制**】研为末，炼蜜和丸，如枣核大。

【**用法**】每服四丸，剧者再服之（一作纳阴中）。

◆**矾石丸**《圣济总录》

【**主治**】赤白痢。

【**功效**】涩肠利湿止痢。

【**药物及用量**】白矾四两　硝石一两半

【**用法**】上二味，捣为末，米醋拌和，入罐子内，砖头搁起罐底，将瓦片盖口，慢火烧熟，置冷地上出火毒一夜，研细，用米醋浸炊饼心丸，如梧桐子大，每三十丸，空心米饮下，夜起频盐酒下。

◆**矾石散**《普济方》

【**主治**】耳猝肿出脓及耳聋有虫。

【**功效**】收湿杀虫。

【**药物及用量**】枯矾（研细）不拘多少

【**用法**】以苇筒吹少许入耳中，一日三四度，或以绵裹枣核大塞耳中，或先以干盐掺之。次入矾末，或先以纸围绞去耳中汁。次以矾末掺耳中，再以食盐末掺其上，食久乃起，不过再度水瘥。

◆**矾石散**

【**主治**】感风寒湿，舌强不能语。

【**功效**】散风，祛寒，渗湿。

【**药物及用量**】枯矾　桂心各等量

【**用法**】研为细末，每服一钱，置舌下。

◆**矾石藜芦散**《千金方》

【**主治**】鼻齆，鼻中息肉不得息。

【功效】止衄，去瘜。

【药物及用量】矾石　藜芦各六铢　瓜蒂二十七枚　附子十二铢

【用法】研为末和匀，以小竹管吹药如小豆许于鼻孔中，以棉絮塞之，一日二次，以愈为度。

◆**变阳汤**《辨证录》

【主治】背痈。

【功效】补虚托毒。

【药物及用量】人参　黄芪各二两　金银花八两　白芍一两　天花粉　生甘草各五钱　荆芥（炒黑）三钱　柴胡二钱　附子一钱

【用法】清水十余碗，煎汁二碗，先服一碗。后又服一碗，阴必变阳而作痛，又一剂痛消，再一剂痊愈。

◆**郁金丸**《杂病源流犀烛》

【主治】因惊扰得之，痰涎久留心窍，或因喜乐无常而伤魄所致的癫狂。

【功效】补魄。

【药物及用量】郁金　朱砂　白矾

【炮制】研为细末，水泛丸，如梧桐子大。

【用法】每服三四十丸，熟汤送下。

◆**郁金丸**《痧症全书》

【主治】痧证腹痛，并治九种心痛。

【功效】理气，止痛。

【药物及用量】郁金　木香（勿见火）　明雄黄（为衣）各三钱　五灵脂（醋炒）一两　延胡索八钱　砂仁（炒）　生明矾各五钱

【炮制】共研细末，神曲糊丸，如萝卜子大。

【用法】每服三四十丸，唾津咽下，须少用熟汤。

◆**郁金丸**《经验良方》

【主治】斑痘疮入眼，疼痛难开。

【功效】清肝通腑泻热。

【药物及用量】郁金　栀子仁　黄连（去须）　川大黄（锉碎，微炒）各一两　石决明一两（捣碎细研，水飞过）　蛇蜕皮灰三钱

【用法】上六味，捣罗为末，炼蜜和丸，如绿豆大，每服不拘时，以温水下十丸。

◆**郁金散**《圣济总录》

【主治】呕血。

【功效】止血。

【药物及用量】郁金一枚　甘草一分

【用法】上为散，每服二钱匕，井花水调下，不拘时候。

◆**郁金散**《幼幼新书》

【主治】小儿惊热至甚。

【功效】镇心，压涎，清热。

【药物及用量】郁金一两（用皂角二枚，锓水一碗，慢煮郁金令干，用水洗净锉）　天竺黄　马牙硝　甘草（炙）各五钱　朱砂一两（研）　龙脑一钱（研）

【用法】捣罗为末，研令匀，每服五分，用麦门冬汤调下，量儿大小以意加减。

◆**郁金散**甲《太平圣惠方》

【主治】小儿游风攻头面，焮肿赤热疼痛。

【功效】解毒，消肿。

【药物及用量】郁金　甜葶苈　川芒硝　生川大黄各五钱　赤小豆一合　伏龙肝二两

【用法】研为末，生鸡子白并蜜少许，调令稀稠得所，涂于患处，干再涂之。

◆**郁金散**乙《太平圣惠方》

【主治】吐血衄血不止。

【功效】清热滋阴，理气止血。

【药物及用量】郁金　木香　飞罗面　黄柏（锉）各一两　甘草一两半（炙微赤，锉）

【用法】上五味，捣罗为散，以生地黄汁一大盏，旋旋拌药后，焙令干，又拌之，令地黄汁尽为度，再捣细罗为散，不拘时，煎青竹茹汤，调下二钱。

◆**郁金散**《圣济总录》

【主治】头痛眩晕。

【功效】止头痛，化湿行气。

【药物及用量】郁金　滑石　川芎各等量

【用法】研为细末，每服一二钱，空腹时齑汁调下。若胸中有宿痰者，瓜蒂散吐之。

◆**郁金散**《仁斋直指方》

【主治】齿出血。

【功效】止血。

【药物及用量】郁金　白芷　细辛各等量

【用法】分研为细末擦牙，仍以竹叶、竹皮浓煎入盐少许，含口中盐敷亦可。

◆**郁金散**《普济方》

【主治】一切热毒痢，下血不止。

【功效】清下焦热，解毒。

【药物及用量】川郁金　槐花（炒）各五钱　甘草（炙）二钱五分

【用法】研为细末，每服一二钱，食前用豆豉汤调下。

◆**郁金散**《杂病源流犀烛》

【主治】溺血。

【功效】清下焦热，解毒。

【药物及用量】郁金　槐花各一两

【用法】研为末，每服二钱，淡豆豉汤调下。

◆**郁金汤**《杂病源流犀烛》

【主治】寒包热而声哑者。

【功效】清内热，解外寒。

【药物及用量】郁金　生地黄　知母　阿胶　牛蒡子　杏仁　童便　桔梗　沙参　蝉蜕

【用法】清水煎服。

◆**郁金黄连丸**《袖珍方》

【主治】水火不济，脬囊积热癃闭，遗精，五淋，白浊。

【功效】清热利水。

【药物及用量】郁金　黄连各一两　琥珀（研）　大黄（酒浸）　黄芩各二两　白苓　滑石各四两　黑牵牛（炒取头末）三两

【炮制】共研细末，滴水为丸，如梧桐子大。

【用法】每服五十丸，空腹时熟汤送下。

◆**郁李丸**《世医得效方》

【主治】痢后风，手足不能屈伸，或麻豆证传变，手足筋脉急。

【功效】理气，祛风。

【药物及用量】郁李仁　枳壳　川独活　鳖甲（醋炙黄）

【用法】上四味，等量，为末，木瓜汤调下，酒亦可。

◆**郁李丸**《世医得效方》

【主治】脚手皆肿，不能行步。

【功效】祛水消肿。

【药物及用量】川乌　赤芍　苍术（酒浸）各等量

【用法】上四味，为末，糊丸，如梧桐子大。

◆**郁李仁散**甲《太平圣惠方》

【主治】妇人大便不通，搜风转气。

【功效】润肠通便，行气去积。

【药物及用量】郁李仁二两（汤浸去皮，微炒）　牵牛子一两（微炒）　神曲（微炒）　桂心　木香　青橘皮（汤浸，去白瓤，焙）　槟榔各半两

【用法】上七味，捣细罗为散，空心服，以生姜茶调下二钱。

◆**郁李仁散**乙《太平圣惠方》

【主治】妇人血分，壅涩，腹胁胀闷，四肢浮肿，坐卧气促。

【功效】下气利水。

【药物及用量】郁李仁一两（汤浸，去皮，炒令微黄）　桂心半两　槟榔三分　牵牛子一两（微炒）　木香半两　青橘皮半两（汤浸，去白瓤，焙）

【用法】上六味，捣细罗为散，每食前服，以温酒调下一钱。

◆**郁李仁散**丙《太平圣惠方》

【主治】产后风虚，头面四肢浮肿，坐卧不稳。

【功效】散寒祛风，利水消肿。

【药物及用量】郁李仁一两（汤浸，去皮）　防风三分（去芦头）　羌活三分　赤茯苓一两　商陆一两　泽泻三分　汉防己半两　木香半两　槟榔半两

【用法】上九味，捣筛为散，先用赤小豆一升，以水五升，煮小豆烂，取汁二升，每服用药三钱，小豆汁一中盏，煎至六分，去滓，温服，日三服。

◆**郁李仁丸**《太平圣惠方》

【主治】饮瘖，腹胁胀满，心胸不利，少思饮食。

【功效】理肺化饮，开胸散结。

【药物及用量】郁李仁三两（汤浸，去皮，微炒）　旋覆花一两　川乌头一两（炮裂，去皮、脐）　半夏一两　桔梗三分　槟榔三分　桃仁一两（汤浸，去皮尖、双仁，麸炒微黄）　枳壳三分

【用法】上八味，捣罗为末，炼蜜和丸，如梧桐子大，每于食前，以生姜汤下十五丸。

◆**郁李仁丸**《圣济总录》

【主治】喘嗽痰实，身与头面微肿，小便不利。

【功效】止咳化痰，利水消肿。

【药物及用量】郁李仁（去皮尖，研）一两一分　葶苈子（隔纸炒）三分　杏仁（汤浸，去皮尖、双仁，炒，研）三分　防己二两　紫苏叶一两一分　陈橘皮（汤浸，去白，焙）　赤茯苓（去黑皮）各一两

【用法】上七味，捣研为末，炼蜜和丸，如梧桐子大，每服二十丸至三十丸，食后生姜紫苏汤下。

◆**乳汁煎**《外台秘要》

【主治】风泪涩痒。

【功效】泻火补中。

【药物及用量】人乳汁一升　蕤仁（研烂）一两　干姜（泡为沫）二钱五分　黄连（去须研取末）七钱五分

【用法】除乳汁外，再同研极细，以乳浸一宿，明旦纳铜器中，微火煎取三合，棉滤去滓，每以黍米大，点眦中，避风。

◆**乳没散**《普济方》

【主治】嵌甲。

【功效】清血解毒。

【药物及用量】用紫马粪（三块，真青布一片包）

【炮制】包好，于新瓦上炭火煅存性，研为细末。

【用法】每服五钱，入没药十文，轻粉十文，麝香少许，先以葱椒汤洗拭干，口含甘草浆水，吐在疮上，再洗拭净敷药，湿者干搽，干者生油调涂。初贴一夜极痛，不过三次，即其根本。

◆**乳豆丸**《瑞竹堂经验方》

【主治】脏腑泄泻不调。

【功效】调气涩肠。

【药物及用量】乳香（通明者）　生肉豆蔻（研末）

【炮制】先以乳香酒浸研成膏，和豆蔻细末为丸，如梧桐子大。

【用法】每服五十丸，空腹时米饮送下。

◆**乳豆丸**《世医得效方》

【主治】滑泄不止，诸药无效。

【功效】温中止泻。

【药物及用量】肉豆蔻（生为末）

【用法】上一味，以通明乳香，用酒浸透，研成膏，和前药末为丸，如梧桐子大，每服五十丸，空腹饮下。

◆**乳豆丸**《严氏济生续方》

【主治】大肠虚寒，滑泄不止。

【功效】温中涩肠止泻。

【药物及用量】钟乳粉一两　肉豆蔻半两（面裹煨香，去面不用）

【用法】上二味，为细末，煮枣肉，杵和为丸，如梧桐子大，每服七十丸，空心食前，用米饮送下。

◆**乳香丸**甲《证治准绳》

【主治】疠风。

【功效】杀虫解毒，定痛活血。

【药物及用量】乳香二十两　苦参（肥好者去芦锉）四两　天麻四两（末）　大麻仁二两（令研如膏）

【炮制】先以发酒五升，浸苦参于瓶内，以重汤煮一伏时，常用文武火慢熬，令小沸为候。一伏时取出，滤去滓，将酒浸乳香于银砂石器内，煎如饧，入天麻末四两，大麻仁（另研如膏）二两，于乳香膏内搅匀，慢火熬之，丸如梧桐子大。

【用法】每服二十丸，空腹及晚食前大麻仁酒送下。

◆**乳香丸**乙《证治准绳》

【主治】头目痛，血攻筋急，身疼。

【功效】定痛活血。

【药物及用量】乳香　没药　夏蚕砂　草乌各五钱　五灵脂二钱　木鳖子五枚

【炮制】研为末，酒煮面糊和丸，如梧桐子大。

【用法】每服七丸，薄荷茶汤送下，如头痛连进三服即止。

◆**乳香丸**《卫生宝鉴》

【主治】走马牙疳。

【功效】止痛杀虫。

【药物及用量】乳香　轻粉　砒霜各五分　麝香少许

【炮制】先以乳香研细，入轻粉、麝砒共再研匀，用薄纸一韭叶阔，去药内按过，揉纸少许，丸如黄米大。

【用法】临卧时将药填在患处，至明则愈，忌食酱醋盐等物。

◆**乳香丸**《幼幼新书》

【主治】小儿惊风内钓，腹痛惊啼。

【功效】活血除痛，定惊止搐。

【药物及用量】乳香五分　没药　沉香各一钱　蝎梢十四枚　鸡心槟榔一钱五分

【炮制】研为末，炼蜜和丸，如梧桐子大。

【用法】每服二丸（一作二三钱），菖蒲、钩藤汤调下。

◆**乳香丸**《太平圣惠方》

【主治】大风疾，猝无眉鬓者。

【功效】祛风活血，清热。

【药物及用量】乳香半两　人参半两（去芦头）　紫参半两　沙参半两（去芦头）　玄参半两　苦参半两（锉）　天麻半两　甘菊花半两　枳壳半两（去瓤）

【用法】上九味，并生用，捣罗为末，炼蜜和丸，如梧桐子大，每食后，以温酒下二十丸，百日内好较，六十日内两鼻内出血不怪，是瘥候也。

◆**乳香止痛散**《玉机微义》

【主治】疮肿疼痛。

【功效】行滞止痛。

【药物及用量】乳香　没药各五两　粟壳六两（制）　白芷三两　陈皮　甘草（炙）各一两五钱　丁香五钱

【用法】㕮咀，每服三钱，清水一盏半煎服。

◆**乳香定痛丸**《万病回春》

【主治】诸风，遍身骨节疼痛，腿膝痛。

【功效】伸筋活血。

【药物及用量】乳香　没药各三钱　苍术二两　川乌　当归　川芎各一两　丁香五钱

【炮制】研为细末，枣肉和丸，如梧桐子大。

【用法】每服五六十丸，温酒送下。

◆**乳香定痛散**《外科发挥》

【主治】一切痈疽伤损，溃烂疼痛。

【功效】清热止痛，收湿敛疮。

【药物及用量】乳香（去油）　没药（去油）各五钱　滑石一两　冰片一钱（一方多寒水石一两，一方有寒水石，无滑石）

【用法】研为细末，葱汁调搽，其痛即止。若加南星、半夏能止痛，更加蓖麻仁则尤佳。

◆**乳香定痛散**《医方大成》

【主治】跌仆伤筋疼痛。

【功效】凉血定痛，益气活血。

【药物及用量】乳香　没药各五钱　川芎　白芷　赤芍　牡丹皮　生地黄各七钱五分　甘草（炙）二钱（一方有当归、白术）

【用法】为散，每服四钱，醇酒和童便调下，每日二次。大便秘加大黄（酒制），筋伤用生牛膝五钱，酒浸捣绞，取汁冲服。

◆**乳香消毒散**《卫生宝鉴》

【主治】恶疮。

【功效】泻火止痛，解毒祛风。

【药物及用量】乳香　没药　悬蒌各五钱　大黄（煨）　黄芪　牛蒡子（炒）　金银花　牡蛎（盐泥煨烧）各五两　甘草三两

【用法】研为粗末，每服五钱，清水煎。疮在上者食后服，在下者食前服。

◆**乳香神应散**《医学发明》

【主治】跌仆剧痛。

【功效】消瘀止痛。

【药物及用量】乳香　没药　雄黑豆　桑白皮　独科栗子各一两　破故纸二两（炒香）

【用法】研为细末，每服五钱，醋一盏，于砂石器内，煎至六分，入麝香少许，去滓温服。跌仆胁痛加当归一两，水蛭五钱（炒烟尽）。

◆**乳香散**《妇人大全良方》

【主治】赤白带下。

【功效】燥湿祛寒。

【药物及用量】草果一枚（去皮，入麝香一小块，用面饼裹，火炮焦黄，留性取出，和面用）　乳香一小块

【用法】研为细末，每服二钱，重者二钱，陈皮饮调下。

◆**乳香散**《素问病机气宜保命集》

【主治】疮口大而痛者。

【功效】收口生肌。

【药物及用量】乳香　没药各五钱　寒水石（煨）　滑石各一两　脑子少许

【用法】研细和匀，每用少许，掺疮口上。

◆**乳香散**《活法机要》

【主治】打仆损伤，痛不可忍。

【功效】止痛活血。

【药物及用量】乳香（去油）　没药（去油）各三钱　自然铜（醋淬七次，一作二钱）　当归各五钱　茴香四钱

【用法】研为细末，每服五钱，温酒调下。

◆**乳香散**《玉机微义》

【主治】疳疮臁疮，踝疮，顽疮。

【功效】解毒杀虫。

【药物及用量】乳香　没药　黄丹各三钱　枯矾　白胶香　赤石脂各五钱　轻粉二钱

【用法】研为细末，加麝香少许，如疮湿干上，干则香油调敷。

◆**乳香散**《证治准绳》

【主治】内外障眼，挛睛胬肉，倒睫拳毛，翳膜遮睛，一切目疾。

【功效】清火退热，止痛和血。

【药物及用量】乳香　防风　荆芥　川芎　白芷　细辛　藁本　羌活　白菊花　石菖蒲　天麻　蔓荆子　瓜蒂　赤小豆　汉防己　菟丝子　谷精草　自然铜（制）　郁金　当归　石膏（煅）　没药　雄黄　蛇蜕（炒焦）　蝉蜕（炒焦）　穿山甲（烧）　鸡子蜕（烧）　龙脑　薄荷各五分　麝香　片脑各五厘

【用法】研为细末，每用少许，吹入鼻中。

◆**乳香散**《素问病机气宜保命集》

【主治】赤口疮。

【功效】祛腐敛疮。

【药物及用量】乳香　没药各一钱　白矾五分　铜绿少许

【用法】研为细末，掺之。

◆**乳香散**《圣济总录》

【主治】远年恶疮。

【功效】润肤活血，清热止痛。

【药物及用量】乳香　腻粉各五分　黄柏（去粗皮）　龙骨　大黄（锉）各三钱　麝香一字

【用法】研为细末，先以苦竹沥洗疮，拭干掺药。

◆**乳香散**《普济方》

【主治】嵌甲疼不可忍。

【功效】解毒止痛。

【药物及用量】乳香　五分　紫藤香五钱　轻粉　麝香　当门子各少许

【用法】研为末，细绢罗过，每用少许，先以甘草汤洗患处，用旧绢揾干，然后敷药，即以灯心草塞之。

◆**乳香散**《幼幼新书》

【主治】一切泻痢。

【功效】和中活血。

【药物及用量】乳香一钱（用荷叶于炭火上，炙令半熔，放地上用碗盖另研）　肉豆蔻　白姜　甘草（炙）　草果子各一两

【炮制】细锉，用醋面裹，于热灰内煨令赤色，取出去面，研为末，入乳香末拌匀。

【用法】每服五分或一钱，陈米饮调下。

◆**乳香散**《王氏博济方》

【主治】牡痔。

【功效】和血解毒。

【药物及用量】乳香　猪牙皂角　穿山甲各二两　箬叶（去两头粗硬锉）四两　蛇蜕一条（头尾俱全者）　黄牛角尖一对（长二寸者锉）

【炮制】入砂罐内盖口，盐泥固济晒干，用炭十斤煅，候碧焰出，去火放冷，取出研为细末。

【用法】每服二钱匕，胡桃肉一枚，细研拌药，空腹时温酒调下。

◆**乳香散**《儒门事亲》

【主治】杖疮肿痛。

【功效】退热止痛。

【药物及用量】乳香（另研）　没药（另研）各一钱　大黄　黄连　黄柏　黄芩各三钱　片脑少许

【用法】研为细末，和匀水调，摊绯绢上贴杖疮上。

◆**乳香散**《证治准绳》

【主治】赤流丹疼痛。

【功效】舒络止痛。

【药物及用量】乳香一钱（研）　天仙藤一两（焙干为末）

【用法】每服一钱，温酒送下。

◆**乳香散**甲《太平圣惠方》

【主治】妇人久冷血气，心腹疼痛。

【功效】温中行气，活血止痛。

【药物及用量】乳香一分　木香一分　当归三分（锉，微炒）　芎䓖三分　吴茱萸一分（汤浸七遍，焙干，微炒）　桂心半两　没药一分　硇砂一分（细研）

【用法】上八味，捣细罗为散，每服食前服，热酒调下一钱。

◆**乳香散**乙《太平圣惠方》

【主治】大风疾，肌肉欲坏，眼色变改，眉发落，语声散。

【功效】活血祛风，开窍。

【药物及用量】乳香三两　天麻末三两　牛黄一两　麝香一两（细研）　雄黄一两（细研）　胡麻二斤（净水淘四十九遍，去浮者，取沉者用，蒸从卯时至酉时止，用黑豆压之，次又用一重湿土盖之，恐釜内汤少，仍须时添热汤，至酉时后取出，炒令香燥即住，候冷，捣罗为细散，与诸药末同拌，令匀。）

【用法】上六味，捣，都研令匀细，每日空心及晚食前，用蜡面茶清调下二钱，初服，三日心逆，四日多睡，五日腰脚痛，可如醉人，是其候也。

◆**乳香散**《寿亲养老书》

【主治】泻痢。和气，止脏毒泻血，腹内疞痛等。

【功效】调气和血止痢。

【药物及用量】乳香少许　诃子皮一两　当归半两　木香半分

【用法】上四味，细锉，与乳香微炒，候当归干为度，杵为末，每服二钱，用陈米第三度泔六分一盏，煎至五分，空心，午前服，此方最妙，患及百余日者，服之皆愈。

◆**乳香黄芪散**《外科正宗》

【主治】一切恶疮，痈疽，发背，疔疮，打仆损伤，筋骨疼痛。

【功效】止痛活血，解毒杀虫。

【药物及用量】乳香（去油）　没药（去油）各五钱　黄芪（去芦）　当归（酒洗）　川芎　麻黄（去根节，一作熟地）　生甘草节　白芍　人参　陈皮各一两

【用法】研为细末，每服三钱，清水一盏，煎至七分，去滓温服。如疮在上者食后服，在下者食前服，未成者即消，已成者即溃，不用刀砭，恶肉自脱。

◆**乳香搜风丸**《疡医大全》

【主治】血痹，痛风及诸风。

【功效】祛风活血，通经和络。

【药物及用量】乳香三斤（用河水添换，煮四五次为度，又用川乌十两，捣碎煎汁一钵，入乳香煮至汁干为度，再用防风、石菖蒲、荆芥、苍术各四两，煎汁一钵，入乳香煮至汁尽为度，又用石菖蒲四斤，捣汁一钵，入乳香煮干为末，每制乳香一斤，配药一斗）

升麻　牛蒡子　胡麻　白鲜皮　连翘　豨莶草　苦参　桑寄生　当归　怀生地　秦艽　枸杞子　槟榔　何首乌各四两　鳖甲一个（重一两佳）　凌霄花　川芎　大风肉（去油，同川乌煮）　防己各一两　虎胫骨（醋炙）　陈皮　牛膝　甘菊花　紫草　海风藤　木瓜各二两　杜仲　白芷各一两二钱　甘草一两五钱　薏苡仁六两　芝麻二合

【炮制】用鲜皂角刺三斤捣碎，清煎去滓，熬成膏，入前药为丸，如梧桐子大。

【用法】初服一钱五分，三日后服二钱，又三日服二钱五分，再三日服三钱为止，服二十日，伸指酸麻。一月后容颜光洁，服至百日而愈。

◆**乳香盏落散**《卫生宝鉴》

【主治】偏正头痛，不可忍者。

【功效】理气活血。

【药物及用量】乳香三钱　御米壳（去蒂）四两　广陈皮　甘草（炙）　桔梗（去芦）　柴胡（去苗）各一两

【用法】研为细末，每服三钱，清水一盅，加灯心十茎（长四指），煎至七分去滓，食后温服。

◆**乳香膏**甲《证治准绳》

【主治】发背，初发时小，后五七日赤肿高痛。

【功效】消肿止痛。

【药物及用量】乳香一两　青薄荷叶四两（洗干）

【用法】研为末和匀，厚罨患处，以表绢盖之。如干以新汲水润湿，三五度其热毒自然消散，但热毒攻结可用，气毒攻结不可用。

◆**乳香膏**乙《证治准绳》

【主治】打仆损伤。

【功效】续骨定痛。

【药物及用量】乳香　松香　枫香　五倍子　狗骨（煅）各一两　锅底墨　小麦面各五两

【用法】研为末，好酒调为糊样，热敷痛处，不可敷破处。若破烂者，只用凤尾草为末掺之。

◆**乳香膏**《世医得效方》

【主治】金疮，杖疮。

【功效】活血止痛，通络舒经。

【药物及用量】乳香　没药　川芎　自然铜各七钱　当归　羌活　独活　川牛膝　石膏　刘寄奴　黑牵牛　黄柏皮　破故纸　白胶香　生地黄　熟地黄　赤芍　白芍　紫荆皮　黄丹　白芷各五钱　黄蜡一两　清油四两

【炮制】除胶香、丹蜡外，余研为末，入油内煎，以柳枝不住手搅，试将成膏。以生布滤净，瓦器盛水，倾在水中，用篦摊开，贴于疮孔。深者紘成膏条，穿入孔中。如作热者，加轻粉、片脑、朴硝入膏内贴之。

◆**乳香膏**《圣济总录》

【主治】诸冷疮久不愈。

【功效】活血，润肌，止痛。

【药物及用量】乳香一两（研）　食盐　松脂　杏仁（去皮尖研）各一两五钱　生地黄十三合　白羊肾脏脂八两　黄蜡三两

【炮制】先熬羊脂令沸，下杏仁地黄汁蜡煎。候蜡熔尽，入香盐松脂煎，以柳枝搅匀，稀稠得所，瓷盒盛之。

【用法】取涂疮上，每日二至三次。

◆**乳香膏**《医方类聚》

【主治】痈疽。

【功效】解毒止痛。

【药物及用量】乳香　没药各五钱　木鳖子（去壳细锉）　当归各一两　柳枝二尺八寸（锉）　白胶香（明净者）四两

【炮制】先以木鳖、当归、柳枝同以清油四两煎令黑色。后将乳香、没药、白胶同研细，入油煎化，用棉纸滤之，以炼药铁铫令极净。再倾前药，油蜡在内，候温入黄丹一两五钱，以两柳枝搅极得所，再上火煎，不住手搅，候油沸起。再搅注在水中，成珠不散为度，秋冬欲软，春夏欲坚，倾在水中出火毒，搜成剂收之。

【用法】贴于患处。

◆**乳香韶粉散**《赤水玄珠》

【主治】落痂。

【功效】润肤止痛。

【药物及用量】韶粉散加乳香末三钱

【用法】与韶粉散同。

◆**乳香应痛丸**《证治准绳》

【主治】风走疰痛。

【功效】祛风热，活血定诸痛。

【药物及用量】乳香（另研）　没药（另研）各五钱　五灵脂　赤石脂各一两　草乌头一两五钱（炒）

【炮制】研为细末，醋煮米糊和丸，如小豆大。

【用法】每服十五丸，空腹时温酒送下，每日二次。

◆**乳香应痛丸**《瑞竹堂经验方》

【主治】手足麻痹，筋骨疼痛，补虚驻颜。

【功效】活血通络，祛风止痛。

【药物及用量】苍术（半斤，或四两，制）　川乌（炮）　草乌各一两半（炮）　地龙（去土）半两　五灵脂一两半（砂石，研）　芍药　胡芦巴　破故纸（炒）　自然铜（火煅淬，川椒炒出汗）　茴香（炒）　两头尖　甜瓜子（炒）　白僵蚕（炒）　白附子　当归　牛膝各半两（酒浸）　乳香　没药　细辛各三钱（去叶）　血竭二钱半（研）

【用法】上二十味，为细末，醋糊为丸，如梧桐子大，每服五七至十丸，空心温酒送下，干物压之，盐汤亦可。

◆**乳香护心散**《丹溪心法》

【主治】预防痈疽，疔疮，恶疮，喉舌生疮。

【功效】活血解毒。

【药物及用量】乳香一两　绿豆粉四两　朱砂二钱

【用法】研为细末，每服二钱，甘草汤送下，预服防毒攻心，迷闷呕吐。

◆**乳香趁痛丸**《经验良方》

【主治】浑身麻痹，拘急疼痛，活血舒筋。

【功效】活血化瘀，舒筋通络。

【药物及用量】木瓜　乳香（另研）各一两　官桂半两（不见火）　五灵脂一两半（炒）　当归一两半（去芦，酒浸）　木香一两（不见火）　川牛膝（去芦，酒浸，焙干）一两　没药半两（另研）　虎骨一两（醋炙）　川乌（去皮、脐）半两

【用法】上一十味，为细末，酒糊为丸，如梧桐子大，每服五十丸，空心食前，温酒、姜汤任下。

◆**乳香趁痛丸**《医林方》

【主治】中风肢体疼痛。

【功效】活血化瘀，通络止痛。

【药物及用量】乳香　自然铜　骨碎补　甜瓜子　地龙　五灵脂　没药各一两　干蝎一两（另为末）

【用法】上八味，为细末，干蝎打面糊为丸，每服三四十丸，葱白汤送下，不拘时。

◆**乳香宣经丸**《太平惠民和剂局方》

【主治】体虚，为风湿寒暑进袭，四气相搏，半身不遂，手足顽麻，骨节烦疼，足胫浮肿，恶寒发热，渐成脚气，肝肾不足，四肢挛急，遍身攻疰，或闪肭打仆，内伤筋骨，男子疝气，妇人经脉不调，常服活血止痛，补虚壮筋骨。

【功效】祛风除湿，活血通络。

【药物及用量】威灵仙（洗，去芦）　乌药（去木）　茴香（淘去砂土，炒）　川楝子（锉，炒）　牵牛子（炒）　橘皮（去白）　萆薢（微炙）　防风各二两　五灵脂（一本酒浸淘去砂石，晒干，研）　草乌（乌豆一合同煮，竹刀切，透黑为度，去皮，焙）　乳香各半两（一本研）

【用法】上一十一味，为细末，酒糊为丸，如梧桐子大，每服五十丸，盐汤、盐酒任下，妇人醋汤下。

◆**乳香寻痛丸**《世医得效方》

【主治】中风瘫痪不遂，手足亸曳，口眼㖞斜，或眩晕僵仆，涎潮搐搦，卒中急风，不省人事。

【功效】活血通络，祛风化痰。

【药物及用量】乳香　川乌　没药　五灵脂　白胶香　地龙　白姜　半夏　五加

皮　赤小豆各等量

【用法】上一十味，为末，糊丸，随证汤引如前，并空心服。

◆**乳香半夏丸**《御药院方》

【主治】风痰。

【功效】祛风豁痰，止咳利咽，清头目。

【药物及用量】半夏（汤洗七次，焙干）三两　天南星（用齑汁煮熟）一两　白矾（枯）一两

【用法】上三味，同为细末，水浸蒸饼和丸，如梧桐子大，每服五十丸，生姜汤下，不拘时。

◆**乳石散**《圣济总录》

【主治】久咳嗽。

【功效】止咳化痰。

【药物及用量】钟乳粉　款冬花（去梗）　甘草（炙，锉）各半两　杏仁（汤浸，去皮尖、双仁，麸炒，研）　肉桂（去粗皮）各一两　瓜蒌一枚（去皮、子，用肉）白矾（枯）半两　皂荚一挺（炙，去皮、子。）

【用法】上八味，先捣前五味，次捣研三味，同为细散，每服二钱匕，热汤调，温服。

◆**乳附丸**《永类钤方》

【主治】脏寒胃冷，泄泻气虚，便青白脓，心腹疼痛，叫啼有汗。

【功效】温阳排脓，止痢。

【药物及用量】附子（炮，去皮）　乳香　当归　诃子（炮，肉）　桂心　干姜（炮）　吴茱萸各等量

【用法】上七味，为末，酒糊丸，小豆大，月内儿一丸，钩藤汤或米饮下，空心，大小加减服。

◆**乳蜜汤**《千金方》

【主治】产后七伤虚损，少气不足，并肾劳寒冷。

【功效】益气养血，补肾散寒。

【药物及用量】牛乳七升（恶则用羊乳）　白蜜一升半　当归　人参　独活各三两　大枣二十枚　甘草　桂心各二两

【用法】上八味，㕮咀，诸药以乳蜜中煮取三升，去滓，分四服。

◆**乳沉膏**《永类钤方》

【主治】盘肠气吊，躬身啼叫，面红青黑不定，大便青白，奶片不化。

【功效】温阳活血。

【药物及用量】附子（炮）二钱　乳香　当归各一钱　麝香　沉香各一字

【用法】上五味，丸制汤使同上。

◆**宗肌散**《普济方》

【主治】金疮疮疡，久溃不收。

【功效】生肌，长肉。

【药物及用量】定粉　枯矾　黄连　乳香　龙骨各二钱　黄丹　轻粉各一钱

【用法】研为极细末，贴疮上。

◆**奔豚丸**《东垣试效方》

【主治】奔豚，七疝，女子瘕聚，带下，脉沉滑。

【功效】宣壅，消积，破气，和阳。

【药物及用量】厚朴（姜制）七钱　黄连（炒）五钱　苦楝子（酒煮）三钱　白茯苓（另研）　泽泻　菖蒲各二钱　延胡索一钱五分　附子（去皮）　全蝎　独活各一钱　川乌头（炮）　丁香各五分（一作各五钱）　巴豆霜四分（一作五分，一作一钱）　肉桂二分

【炮制】除巴豆霜、茯苓另为末后下外，余研为细末，炼蜜和丸，如梧桐子大。

【用法】每服二丸，食远淡盐汤送下，一日加一丸，二日加二丸，渐加至大便微溏。再从二丸加服，周而复始，积减大半勿服。秋冬加厚朴五钱，通前一两二钱，如积势坚大，先服前药不减，于一料中加牡蛎（煅存性）三钱，疝带下勿加，如积满腹或半腹，先治其所起是何积，当先服本藏积药。诸疾自愈，如服药人觉热加黄连，气短加厚朴，闷乱减桂。

◆**奔豚丸**《证治准绳》

【主治】奔豚气。

【功效】消坚，破气。

【药物及用量】穿山甲（麸炒）　破故

纸（麸炒） 香附（去毛）各五钱 土狗十枚（去头尾，瓦上焙干） 海藻（焙） 茴香 木香各一两 黑牵牛子末四两 全蝎十五枚（去毒） 吴茱萸一两五钱

【炮制】研为末，大萝卜一枚，剜去心肉，装入茱萸，以糯米一碗，同萝卜煮饭，烂为度。出茱萸晒干，同诸药为末，次将萝卜细切，入米饭捣丸，如梧桐子大。

【用法】每服二十丸，加至三十丸，食前盐酒送下。

◆**奔豚汤**《金匮要略》

【主治】奔豚冲胸，寒热腹痛。

【功效】行气血，宣壅滞。

【药物及用量】甘草（炙，一作一两四钱） 当归 川芎 黄芩（一作一两四钱） 白芍（一作一两四钱）各二两（一作各三两） 半夏（汤泡七次） 生姜各四两 生葛五两（一作四两，一作三两，一作二两） 甘李根白皮（一作四两，一作三两，一作二两）一升（一方无甘草、黄芩，有吴茱萸、石膏、人参、茯苓、桂心，一方有大枣）

【用法】清水二斗，煮取五升，温服一升，日三夜一次，以积下小腹减为度，不应加戎盐。

◆**苓术菟丝丸**《景岳全书》

【主治】脾肾虚损，精神困倦，梦遗滑精，妇人带下。

【功效】健脾胃，固精液。

【药物及用量】茯苓 白术（米泔洗炒）各四两 菟丝子（淘净，酒浸一日，煮极烂，捣为饼焙干）十两 莲肉（去心）四两 五味子（酒蒸） 山药（炒）各二两 杜仲（酒炒）三两 甘草（炙）五钱

【炮制】共研细末，山药末陈酒煮糊为丸，如梧桐子大。

【用法】每服一百丸，空腹时熟汤或温酒送下。

◆**苓术汤**《三因极一病证方论》

【主治】湿温类。

【功效】温中化湿。

【药物及用量】附子 赤茯苓 白术 干姜 泽泻 肉桂各一钱

【用法】清水煎服。

◆**苓甘五味姜辛汤**《金匮要略》

【主治】服桂苓五味甘草汤后，冲气低，而咳嗽胸满者。

【功效】祛寒，止咳。

【药物及用量】茯苓四两 五味子半升 甘草 干姜 细辛各三两

【用法】清水八升，煮取三升，去滓，温服五升，一日三次。

◆**苦酒汤**《伤寒论》

【主治】少阴咽中生疮，不能言语，声不出者。

【功效】养阴祛痰，利咽开音。

【药物及用量】半夏（洗破）十四枚 鸡子一枚（去黄）（一鸡子壳之小，安能纳半夏十四枚之多。盖半夏乃一枚而洗破十四枚者也，古本破字模糊，翻刻落此一字，令补正之）

【用法】纳半夏着苦酒中，以鸡子壳置刀环中，安火上，令三沸去滓，少少含咽之，不瘥更作三剂。

◆**苦参丸**《御药院方》

【主治】肺毒邪热，疔疮疥癣。

【功效】泻肺杀虫。

【药物及用量】苦参不拘多少

【炮制】研为细末，粟米饭或炼蜜和丸，如梧桐子大。

【用法】每服五十丸，空腹时熟汤或米饮薄荷汤送下。

◆**苦参丸**甲《太平圣惠方》

【主治】一切癣，皮肤瘙痒。

【功效】祛风，杀虫止痒。

【药物及用量】苦参（去芦）一斤八两 菖蒲四两 乌蛇八两（酒浸取肉）

【炮制】研为细末，炼蜜和丸，如梧桐子大。

【用法】每服三十丸，不拘时，熟汤送下。

◆**苦参丸**乙《太平圣惠方》

【主治】癣疥疮疡，遍身瘙痒。

【功效】杀虫，泻热止痒。

【药物及用量】苦参四两 玄参 黄连

（去须）　大黄（锉碎炒香）　独活（去芦）　枳壳（去瓤炒）　防风（去杈）各二两　黄芩（去黑心）　栀子　菊花各一两

【炮制】研为细末，炼蜜和丸，如梧桐子大。

【用法】每服三十丸，食后浆水或茶汤温酒送下，一日三次。

◆**苦参丸**丙《太平圣惠方》

【主治】大风癞，遍身瘾疹，烂桃杏大作疮，连年转甚者。

【功效】祛风凉血，化痰。

【药物及用量】苦参半斤（细锉，捣罗为末）　生干地黄五两　朱砂二两（细研，水飞过）　熏陆香二两

【用法】上三味，捣罗为末，炼蜜和丸，如梧桐子大，每日空心及晚食前，以温水下三十丸。

◆**苦参丸**《证治准绳》

【主治】痘癞。

【功效】清肺，杀虫。

【药物及用量】苦参一两　白蒺藜　胡麻　牛蒡子各五钱　甘草二钱五分

【炮制】研为末，酒调面糊为丸。

【用法】竹叶汤送下。

◆**苦参丸**《圣济总录》

【主治】肉苛，荣虚卫实，肌肉不仁。

【功效】祛风杀虫，养血荣筋。

【药物及用量】苦参二两（取粉）　丹参（去土炙）　沙参（去土）　人参　防风（去杈）　五加皮　蒺藜（炒去刺）　乌蛇（酒浸用肉）　蔓荆子　败龟板（酥炙黄）　虎骨（酥炙黄）　玄参（坚者）各一两

【炮制】研为细末，用不蛀皂角一斤，锉碎，清水三升，馕取汁去滓，于无油铁器内熬成膏，用炼蜜四两和丸，如梧桐子大。

【用法】每服十五丸至二十丸，荆芥、薄荷酒送下，食后良久夜卧共三服。

◆**苦参丸**《急救仙方》

【主治】人面疮久不愈者。

【功效】祛风杀虫，养血清热。

【药物及用量】苦参二两　防风　荆芥　川乌　白芷　赤芍　何首乌　川芎　独活　山栀　赤茯苓　皂角　山药　蔓荆子　蒺藜　黄芪　羌活　白附子各五钱　草乌一钱五分

【炮制】共研细末，水泛丸。

【用法】熟汤送下。

◆**苦参丸**《太平惠民和剂局方》

【主治】心肺积热，肾脏风毒，攻于皮肤，时生疥癞，瘙痒难忍，时出黄水及大风手足烂坏，眉毛脱落。

【功效】祛风解毒，清热止痒。

【药物及用量】苦参三十二两　荆芥（去梗）十六两

【用法】上二味，为细末，水糊为丸，如梧桐子大，每服三十丸，好茶吞下，或荆芥汤下，食后服。

◆**苦参地黄丸**《外科大成》

【主治】肠风粪后多血。

【功效】清肠杀虫，凉血止血。

【药物及用量】苦参（切片，酒浸湿蒸晒九次为度，炒黄为末净）一斤　生地黄四两（酒浸一宿，蒸热捣烂，和入苦参末内）

【炮制】炼蜜和丸，如梧桐子大。

【用法】每服三钱，白滚水或温酒送下，一日二次。

◆**苦参硝石酒**《千金翼方》

【主治】赤白癞风。

【功效】祛风杀虫。

【药物及用量】苦参　硝石　清酒

【炮制】先以硝石浸酒中，二七日或三七日，再与苦参同入酒瓮中浸七日。

【用法】每日空腹饮之，日三次，初服每次约半鸡子许，七日后可加饮至一升，然勿使醉。若患至五年以外者，可将药剂加重，每味用至一斤八两，无有不瘥，即患至三十年，鼻陷肢堕者，但非黑虫皆得痊愈。如患虎顽痹者，当用大白膏药摩之，一日三四度，一大彻（如四十九日）可愈，至重者二彻三彻，无有不瘥。唯须切忌房事恼怒，禁食五辛、黏腻、生冷、醋酪、白酒、猪、鱼、鸡、犬、驴、马、牛、羊

等肉。

◆**苦参酒**《肘后备急方》

【主治】白癞，鼠瘘恶疮。

【功效】祛风杀虫。

【药物及用量】苦参二斤　露蜂房二两　曲二斤

【炮制】锉碎，清水三斗，煮取一斗去滓，浸细面五斤，炊黍米三斗，拌如常酿法，酒熟压去糟。

【用法】每于食前渴饮一小盏。

◆**苦参散**甲《太平圣惠方》

【主治】白癜风。

【功效】祛风杀虫。

【药物及用量】苦参（去芦）三两　松脂　附子（去皮、脐）　栀子仁　木兰皮　露蜂房各一两　乌蛇二两（酒浸）

【用法】研为细末，每服二钱，不拘时温酒调下。

◆**苦参散**乙《太平圣惠方》

【主治】遍身风瘙疮不可止。

【功效】祛风止痒。

【药物及用量】苦参一两（锉）　苍耳苗一两　蔓荆子一两　牡荆子一两　晚蚕砂一两　白蒺藜一两（微炒，去刺）　玄参一两　胡麻子一两　蛇床子一两　天麻一两　乳香半两

【用法】上一十二味，捣细罗为散，不拘时，以紫笋茶调下二钱。

◆**苦参散**《儒门事亲》

【主治】一切疥，或风瘙痒，搔之成疮。

【功效】祛风杀虫，解毒，止痒。

【药物及用量】苦参　丹参各四两　蛇床子八两

【用法】研为细末，先以温水洗疮，拭干后敷之。

◆**苦参散**《证治准绳》

【主治】疠风恶疮。

【功效】祛风、杀虫、养血。

【药物及用量】苦参（取头末）二两　猪肚一具（去脂）

【炮制】以苦参末掺猪肚内，用线缝合，隔宿煮软取出，洗去原药。

【用法】先不吃饭一日，至第二日先饮新水一盏，后将猪肚食之，如吐再食，食后一二时，用无忧散五七钱，肉汤调服，取出小虫为效。后用不蛀皂角一斤，去皮弦及子捶碎，清水四碗，煮至一碗，用生绢滤去滓，再入苦参末，搅熟稀面糊膏子相似，取出放冷，再入何首乌（去皮）二两，防风（去芦）一两五钱，当归（去芦）一两，芍药五钱，人参（去芦）三钱，共研细末，入皂角膏为丸，如梧桐子大，每服三五十丸。不拘时温酒或茶清送下，一日三次，后用苦参、荆芥、麻黄煎汤洗浴。

◆**苦参汤**《金匮要略》

【主治】狐惑病。

【功效】杀虫祛积。

【药物及用量】苦参一升

【用法】清水一斗，煎取七升，去滓熏洗，一日三次。

◆**苦参汤**《婴童百问》

【主治】脱肛并痔。

【功效】杀虫清热祛风。

【药物及用量】苦参　枳壳　黄连　大黄　甘草　荆芥　赤芍　黄芩各等量

【用法】锉散，每用五钱，加车前子、茅草，清水煎，熏洗。

◆**苦参汤**《证治准绳》

【主治】肠风便血，瘑疮。

【功效】杀虫、理肠、止血。

【药物及用量】苦参　地榆　桃皮各五两

【用法】细锉，清水二斗煮，滤去滓，稍温洗之，一日一次。

◆**苦参汤**《外科正宗》

【主治】痱疹，坐板疮。

【功效】杀虫祛浊。

【药物及用量】苦参四两　菖蒲二两

【用法】清水五碗，煮数沸，添水二瓢，盖片时，临洗入雄猪胆汁四五个，洗三五次，无不愈。愈后避风，忌发物。

◆**苦参橘皮丸**甲《千金方》

【主治】热毒痢。

【功效】清热解毒，止痢。

【药物及用量】苦参　橘皮　独活　阿胶　蓝青　黄连　鬼臼（一作鬼箭羽）　黄柏　甘草

【用法】上九味，等量为末，以蜜烊胶，和并手丸之，如梧桐子大，候干，饮服十丸，日三服，后稍加，猝下注痢者，大良。

◆**苦参橘皮丸**乙《千金方》

【主治】诸热毒，下黄汁，赤如烂血，滞如鱼脑，腹痛壮热。

【功效】清热解毒，止痢。

【药物及用量】黄柏　黄芩　升麻　石榴皮各六分　艾叶二分　白头翁　寄生　当归　牡蛎　犀角　甘草各一两　黄连二两

【用法】上十二味，㕮咀，以水六升，煮取三升，分三服。

◆**苦梗散**《证治准绳》

【主治】妊娠肺壅，咳嗽喘急。

【功效】宣肺祛痰止咳。

【药物及用量】桔梗　紫苏　人参　桑白皮　贝母　甘草各五钱　天门冬（去心）　赤茯苓各一两　麻黄七钱五分

【用法】每服四钱，清水二盅，加生姜三片，煎至一盅，不拘时服。

◆**苦瓠汤**《肘后备急方》

【主治】虫毒吐血，下血如烂肝。

【功效】杀虫。

【药物及用量】苦瓠一枚（切）

【用法】清水二大盏，煎至一盏去滓，空腹时分温二服，吐下虫即愈，或用苦酒一升。煮令消，饮之。

◆**苦楝丸**《普济方》

【主治】奔豚，少腹痛。

【功效】调气，行滞，止痛。

【药物及用量】川苦楝子　茴香各二两　附子一两（炮去皮、脐）　黄酒二升

【炮制】煮尽为度，焙干研为细末，每药末一两，入延胡索五钱，全蝎十八个（炒），丁香十八粒，另研为末，和匀，酒煮米糊为丸，如梧桐子大。

【用法】每服五十丸，空腹时温酒送下，痛甚当归煎酒送下。

◆**苦楝丸**《素问病机气宜保命集》

【主治】赤白带下。

【功效】温下焦，去血滞。

【药物及用量】苦楝（碎酒浸）　茴香（炒）　当归各等量

【炮制】研为末，酒煮米糊和丸。

【用法】每服三五十丸，空腹时温酒送下。如腰腿疼痛，用四物汤四两，羌活、防风各一两，煎汤送下。

◆**苦楝丸**《是斋百一选方》

【主治】痔。

【功效】杀痔虫。

【药物及用量】芜荑三两　川黄连一两半　苦楝子三两（去尖皮并核）

【用法】上三味，为细末，箬叶裹，粟米煨成饭，丸如黄米大，每服十五至二十丸，米饮下，空心食前，日进三服。

◆**苦楝汤**《医部全录》

【主治】消渴有虫。

【功效】杀虫，祛热。

【药物及用量】苦楝根皮一握（切焙）　麝香少许

【用法】清水煎，空腹时温服。

◆**苦丁香散**《世医得效方》

【主治】风涎暴作，气塞倒卧，或有稠涎，诸药化不下者。

【功效】祛风化痰，开窍通气。

【药物及用量】甜瓜蒂（亦名苦丁香，日干为末）

【用法】上一味，每用一二钱，加轻粉一字，以水半合，同调匀灌之，良久涎自出。如涎不出，噙砂糖一块下药，涎即出，不损人。

◆**茄子散**《沈氏尊生书》

【主治】妇女血黄。

【功效】清湿热。

【药物及用量】黄茄子（阴干）

【用法】研为末，温酒调下。

◆**茄柯汤**《沈氏尊生书》

【主治】外痔。

【功效】清血解毒。

【药物及用量】陈茄根　陈槐花　冬瓜皮　枳壳各等量

【用法】清水煎汤先薰后洗，洗后以清水调熊胆抹之。

◆**茄子根浸酒**甲《太平圣惠方》

【主治】骨节风，利关节，治顽麻，除疼痛，去挛缩，强腰膝。

【功效】祛风湿，利关节，强腰膝。

【药物及用量】干茄子根二斤（未着霜者，细锉，饭上蒸一炊时）　苍耳子一升（微炒，捣碎）　牛膝一斤（去苗）　鼠粘子一升（微炒，捣碎）　大麻子一升（微炒，捣碎）　牛蒡根一斤（切，酥炒黄）　防风三两（去芦头）　萆薢二两　晚蚕砂半升（微炒）　枸杞子半升（一半微炒，一半生用）　败龟二两（涂酥炙微黄，捣为末）　虎胫骨二两（涂酥炙微黄，捣为末）　桔梗二两（去芦头）　羌活二两　秦艽二两（去苗）　附子二两（炮裂，去皮、脐）

【用法】上一十六味，都细锉，以生绢袋盛，用好酒三斗浸，以瓷瓶盛，密封，经二七日开之，开时不得面对瓶口，每日空腹、日午、初夜、量力温服一盏，疾重者，不过一剂瘥。忌毒滑、鱼肉等。

◆**茄子根浸酒**乙《太平圣惠方》

【主治】风毒攻注，腰脚骨髓疼痛，皮肤冷痹，筋脉拘挛，屈伸不得。

【功效】祛风解毒，强腰止痛。

【药物及用量】茄子根二斤（洗令净，晒干）　苍耳子一升（微炒，捣碎）　鼠粘子一升（微炒，捣碎）　牛膝一斤（去苗）　牛蒡根一斤　防风三两（去芦头）　萆薢二两　桂心二两　羌活二两　秦艽二两（去苗）　附子一两（炮裂，去皮、脐）　晚蚕砂半升　败龟二两　大麻子一升　虎胫骨（涂酥，炙微黄）　枸杞子一升半（蒸半升，微炒）

【用法】上一十五味，细锉，以生绢袋盛，以无灰酒五斗浸之，封闭勿令透气，经十日后开取，开时不得面向瓶口，每日空腹、午时、近夜各温饮一盏，常令醺醺为妙。忌毒滑鱼肉、动风物。

◆**茅花散**《普济方》

【主治】血崩及赤白带。

【功效】凉血，止崩。

【药物及用量】茅花一握　棕树皮三寸　嫩荷叶三张　甘草节二两

【用法】研为细末，各服半匙，空腹时酒调下。

◆**茅花汤**《外台秘要》

【主治】鼻衄，吐血，下血，血痢。

【功效】凉血止血。

【药物及用量】茅花一大把（如无，以根茎代之）

【用法】每服三钱，清水一盏半，煎至七分，不拘时温服。

◆**茅花汤**《证治准绳》

【主治】小儿麻疹失血。

【功效】凉血热，清三焦。

【药物及用量】茅花　郁金　生地黄　栀子仁　黄芩

【用法】清水煎，调百草霜服。

◆**茅花汤**《中国医学大辞典》

【主治】衄血。

【功效】祛风、凉血、止血。

【药物及用量】茅花　防风　荆芥　甘草　牛蒡子（炒）　生姜

【用法】清水煎服。

◆**茅根汤**《明医指掌》

【主治】产后诸淋。

【功效】凉血，通淋利水。

【药物及用量】白茅根八两　瞿麦穗　白茯苓各四两　葵子　人参各二两　蒲黄　桃胶　滑石　半夏三分　石膏一钱（煅）　紫贝十枚（煅）

【用法】锉散，每服四钱，清水一杯半，加生姜三片，灯心二十茎，煎至七分，去滓温服。或为末，木通煎汤调下二钱，如气壅闭，木通橘皮煎汤调下。

◆**茅根汤**《杂病源流犀烛》

【主治】溺血。

【功效】祛风，凉血止血。

【药物及用量】茅根　姜炭各等量

【用法】清水二杯，加白蜜一匙，煎至一杯服。

◆**茅根汤**《三因极一病证方论》

【主治】产后诸淋。

【功效】清热利湿，活血通淋。

【药物及用量】白茅根八两　瞿麦穗　白茯苓各四两　蒲黄　桃胶　滑石　甘草（炙）各一两　子贝十分（烧）　葵子　人参各二两　石首鱼脑骨二十个（烧）

【用法】上一十一味，为锉散，每服四大钱，水一盏半，姜三片，灯心二十茎，煎七分，去滓，温服。亦可为末，煎木通汤调下二钱。如气壅闭，木通橘皮煎汤调下。

◆**茅根汤**《圣济总录》

【主治】消渴，口干小便数。

【功效】凉血养阴止渴。

【药物及用量】茅根（锉）　芦根（锉）　菝葜（细锉）各二两　石膏（碎）一两半　乌梅（去核，炒）半两　淡竹叶（锉）一两

【用法】上六味，粗捣筛，每服四钱匕，水一盏半，煎取一盏，去滓，温服，不拘时。

◆**茅根汤**《圣济总录》

【主治】妊娠大小便不通，结闷气急，胀满欲死。

【功效】清热通利。

【药物及用量】茅根（碎，锉）　滑石　车前子（微炒）　大黄（锉碎，微炒）各一两半

【用法】上四味，粗捣筛，每服四钱匕，水一盏半，煎至八分，去滓，食前温服。

◆**茅根散**甲《太平圣惠方》

【主治】妊娠呕逆不食，心烦微渴。

【功效】降逆除烦止呕。

【药物及用量】茅根三分（锉）　人参一两（去芦头）　半夏半两（汤洗七遍，去滑）　陈橘皮三分（汤浸，去白瓤，焙）　葛根　赤茯苓一两　藿香一两　甘草半两（炙微赤，锉）

【用法】上八味，捣筛为散，每服三钱，以水一中盏，入生姜半分，枣三枚，煎至六分，去滓，不拘时。

◆**茅根散**乙《太平圣惠方》

【主治】心肺壅热，胸膈烦闷，痰逆，不能下食。

【功效】清热除烦，降逆化痰。

【药物及用量】茅根二两（锉）　黄芩一两　枇杷叶三分　赤茯苓一两　陈橘皮半两　甘草半两　麦门冬一两　鸡苏一两　人参半两（去芦头）　半夏半两（汤洗七遍，去滑）

【用法】上一十味，捣筛为散，每服五钱，以水一大盏，入生姜半分，竹叶二七片，煎至五分，去滓，食后良久温服。

◆**茅根饮**《圣济总录》

【主治】丹石发，关节毒气不宣，心肺燥热，渴不止，饮水旋作小便，久即为痈疽发背。

【功效】清热养阴，止渴消痈。

【药物及用量】白茅根（锉）一两半　桑根白皮（锉）二两　麦门冬（去心，焙）一两半　白茯苓（去黑皮）三两　露蜂房（炙黑色）一两

【用法】上五味，捣筛如黍米粒大，每服四钱匕，水一盏半，入竹叶十余片，细锉，枣二枚，擘，同煎至八分，去滓，食后服。

◆**茅葛汤**《嵩崖尊生》

【主治】鼻血，饮酒多者。

【功效】清热凉血和胃止呃。

【药物及用量】茅根　葛根各八两

【用法】清水三升，煎取一升五合，温饮一盏，呖止即停。

◆**茅苏汤**《仁斋直指方》

【主治】吐血、衄血。

【功效】清热止血。

【药物及用量】茅花三钱　紫苏茎叶二钱

【用法】上二味，新汲水一碗，煎七

分，乘热调生蒲黄二钱，旋服。仍以大蒜两颗，煨熟捶扁，贴敷两脚心，少顷，自觉胸中有蒜气，其血立止。若下部出血，可以煨蒜敷两掌心。

◆**郁李仁丸**《小儿药证直诀》

【主治】小儿初生二便不通及惊热痰实，欲得溏动青。

【功效】泻痰积，通大便。

【药物及用量】郁李仁（去皮） 川大黄（去粗皮，取实者，锉，酒浸半日，控干，炒为细末）各一两 滑石五钱（研细）

【炮制】先将郁李仁研成膏，和大黄、滑石为丸，如黍米大。

【用法】量大小与之，食前以乳汁或薄荷汤送下。

◆**降子汤**《傅青主女科》

【主治】临产交骨不开。

【功效】行血滑胎。

【药物及用量】当归 柞木枝各一两 人参 川芎各五钱 红花一钱 川牛膝三钱

【用法】清水煎，服一剂效。

◆**降气汤**《洪氏集验方》

【主治】气郁不伸。

【功效】健胃，开郁行气。

【药物及用量】香附（制） 茯神 甘草各一钱

【用法】清水煎服。

◆**降气汤**《沈氏尊生书》

【主治】血虚失眠。

【功效】补血，养心安神。

【药物及用量】天花粉二钱 人参 远志 当归 熟地黄 茯苓 黄芪（蜜制） 五味子 甘草各一钱

【用法】加大枣二枚，清水煎服。

◆**降气汤**《御药院方》

【主治】气不宣畅，心胸痞闷，腹胁胀满，胸痹，心腹痛不可坐卧，喘粗闷乱，不思饮食。

【功效】健脾和胃，宽中畅气。

【药物及用量】石菖蒲 青皮（去白） 陈皮（去白） 大黄 木通（锉） 赤茯苓（去皮） 川芎 人参各一两 川姜（炮） 甘草（炙）各半两

【用法】上一十味，为粗末，每服五钱，水二盏，入生姜五片，同煎至七分，去滓，温服，不拘时。

◆**降气槟榔丸**《御药院方》

【主治】水肿，脚气，肠燥秘。

【功效】调顺三焦，升降阴阳，美进饮食，润肠去燥。

【药物及用量】槟榔二两 杏仁一两（汤浸去皮尖，麸炒）

【用法】上二味，为细末，炼蜜丸如梧桐子大，每服五十丸，食后，温生姜汤送下。

◆**降补丹**《傅青主女科》

【主治】痿证。

【功效】养阴补血，清热补气。

【药物及用量】熟地黄 玄参 麦门冬各一两 甘菊花 生地黄 沙参 地骨皮各五钱 车前子二钱 党参一钱

【用法】清水煎服。

◆**降痈活命饮**《经验奇方》

【主治】一切无名肿毒（无论阴证阳证）及产后痈毒。

【功效】益气，和血，解毒，托里，排脓，祛腐，生肌，长肉。

【药物及用量】大当归八钱 生黄芪 金银花各五钱 甘草三钱

【用法】酒煎浓汁服，服后睡卧，出汗即愈。毒在上加川芎二钱；在中加桔梗二钱；在下加牛膝二钱；泄泻加苍术、白术各二钱；呕吐恶心加陈皮、半夏各一钱；不思饮食加白术三钱，陈皮一钱；气虚加党参五钱；阴疽肉白色淡，无论冬夏加陈皮、麻黄各六分，肉桂、炮姜各一钱五分，断不可妄行加减；排脓加白芷二钱；欲破加皂刺一钱五分。

◆**降心汤**《仁斋直指方》

【主治】心火上炎，肾水不济，烦渴引饮，气血日消。

【功效】补心肾，养气血止渴。

【药物及用量】人参 远志（姜腌，取肉，焙） 当归 川芎 熟地黄 白茯苓

黄芪（蜜炙）　北五味子　甘草（微炙）各半两　天花粉一两

【用法】上一十味锉细，每三钱，煎，食前服。

◆瓯权防风汤《千金方》

【主治】偏风。

【功效】祛风，和络，清热。

【药物及用量】防风　芎䓖　白芷　牛膝　狗脊　萆薢　白术各三钱　羌活　葛根　附子（一作人参）　杏仁各六钱　薏苡仁　石膏　桂心各九钱　麻黄一两二钱　生姜一两五钱

【用法】清水煎，分三服，并针风池、肩髃、曲池、支沟、五度枢、阳陵泉、巨虚、下廉各一度。一剂觉好，更进一剂，即针一度，九剂九针即瘥，灸亦得。

◆建中丹《证治准绳》

【主治】泄注不止，腹痛多啼。

【功效】温中化滞止泻。

【药物及用量】胡椒　蓬莪术　肉豆蔻各五钱　全蝎一分

【炮制】研为细末，水煮白面糊和丸，如黍米大。

【用法】每服十丸，米饮送下。

◆建中加木瓜柴胡汤《证治准绳》

【主治】中虚。

【功效】健脾胃，利筋络，缓急止痛。

【药物及用量】桂枝二两五钱　芍药二两　甘草一两　胶饴五合　生姜一两五钱　大枣六枚　木瓜　柴胡各五钱

【用法】每服一两，清水三盏，煎至一盏半去滓，下胶饴两匙服。

◆建中加附子当归汤《证治准绳》

【主治】中州虚寒，多呕。

【功效】温脾胃，养血气。

【药物及用量】桂枝一两　芍药二两　甘草五钱　胶饴五合　附子（炮）　当归各三钱　生姜一两五钱　大枣六枚

【用法】每服一两，清水三盏，煎至一盏半去滓，下胶饴两匙服。

◆建中散《太平惠民和剂局方》

【主治】脾胃不和，中脘气滞，宿寒留饮，停积不消，心腹刺痛，胁肋膨胀，呕吐痰逆，噫气吞酸，肠鸣泄利，水谷不化，肢体倦怠，不思饮食。

【功效】温补脾胃，消食停积。

【药物及用量】陈皮（去白）半斤　厚朴（去粗皮，姜汁制）　青州枣各一斤　半夏（汤洗，去滑）　干姜（炮）　甘草各五两（以上六味用水三斗，煮令水尽，焙干）　白茯苓（去皮）　人参（去芦头）　白术　诃子（去核）　草豆蔻（去皮）　藿香叶各一两

【用法】上一十二味为末，每服二钱，水一盏，生姜三片，煎至六分，去滓，空心温服。

◆建中丸《圣济总录》

【主治】男子妇人，五种膈气及一切气，不思饮食。

【功效】理气温中启膈。

【药物及用量】白豆蔻（去皮）一两　胡椒一分　茴香子（炒）　高良姜各三分　甘草（炙，锉）　陈橘皮（汤浸，去白，焙）各一两　蒟酱　人参　红豆蔻（去皮）　干姜（炮）　芎䓖　藿香叶各半两

【用法】上一十二味，捣罗为末，炼蜜和丸，如鸡头大，每服二丸，温酒或生姜汤嚼下，不拘时。

◆建中汤《圣济总录》

【主治】膈气宿食不消，胸膈痞满，心腹胀痛。

【功效】启膈消积除胀。

【药物及用量】草豆蔻（去皮）　陈曲（炒）　麦蘖（炒）　厚朴（去粗皮，生姜汁炙熟）　陈橘皮（汤浸，去白，焙）　白术

干姜（炮）各一两　茴香子（炒）　木香各半两

【用法】上九味，粗捣筛，每服三钱匕，入生姜三片，枣二枚，擘破，水一盏，同煎至七分，去滓，温服，不拘时。

◆建胃丹（张涣方）

【主治】泄利脓血，日渐羸瘦。

【功效】收敛，止泻，健肠，杀虫。

【药物及用量】黄连一两（去须微炒） 白矾一分（枯令汁尽） 乌梅肉（炒） 龙骨 白石脂 神曲（炒） 干姜各五钱

【炮制】捣罗为细末，醋煮面糊和丸，如黍米大。

【用法】每服十丸，米饮送下，量儿大小加减。

◆**建胃散**（张涣方）

【主治】泄泻身热烦渴。

【功效】理肠胃，行积滞。

【药物及用量】川厚朴（去粗皮，生姜汁制，炙香熟） 川黄连、肉豆蔻各一两 缩砂仁 干姜（炮） 白术（炮） 木香各五钱

【用法】捣罗为细末，每服一钱，清水一小盏，加生姜、粟米各少许，煎至五分，去滓温服。

◆**建瓴汤**《医学衷中参西录》

【主治】肝阳上亢。

【功效】镇肝息风，滋阴安神。

【药物及用量】生怀山药一两 怀牛膝一两 生赭石五钱 生龙骨六钱 生牡蛎六钱 生地黄六钱 生杭芍四钱 柏子仁四钱

【用法】磨取铁锈浓水，以上煎药。

◆**贯众散**《卫生宝鉴》

【主治】热毒及食毒，酒毒，药毒。

【功效】清热解毒。

【药物及用量】贯众 黄连 甘草 骆驼蓬各三钱

【用法】研为末，每服三钱，冷水调下。

◆**贯众散**《证治准绳》

【主治】肾劳热四肢肿急，肾中生有蛲虫。

【功效】行瘀杀虫。

【药物及用量】贯众（大者去须）三枚 干漆（炒令烟绝）二两 吴茱萸（水洗七偏，焙干炒）一两五钱 槐白皮（干者锉） 胡粉（炒令黄色，研） 白芜荑（炒）各一两 杏仁（去皮尖、双仁，炒）五钱

【用法】研为细末和匀，每服二钱，空腹时井花水调下，晚再服。

◆**贯众汤**甲《证治准绳》

【主治】齿松动。

【功效】坚齿。

【药物及用量】贯众四两（一方加黄连）

【用法】㕮咀，用净黑豆五合，清水三碗煮软。若用前药毕，将此药急漱其口，以去其毒，免伤牙齿。

◆**贯众汤**乙《证治准绳》

【主治】附骨痈之生股上，伏肉间者。

【功效】解毒行滞。

【药物及用量】贯众 地骨皮 谷精草 枇杷叶（拭去毛炙） 荆芥（去梗） 蜀椒（去目并合口者）各一两

【用法】捣筛，清水三升，煮取三升，和渣淋渫，蘸布帛拓之。

◆**贯众汤**《圣济总录》

【主治】年深咳嗽出脓血。

【功效】化痰止咳止血。

【药物及用量】贯众（锉） 苏枋木（锉）各一两

【用法】上二味，粗捣筛，每服三钱匕，水一盏，入生姜二片，同煎至七分，去滓，温服，日三次。

◆**贯众丸**《圣济总录》

【主治】伏热，下痢脓血。

【功效】清热解毒，涩肠止痢。

【药物及用量】贯众（锉）一两 黄连（去须） 板蓝根 木香各半两 胡黄连一分 诃黎勒皮 肉豆蔻（去壳）各三分

【用法】上七味，捣罗为末，煮面糊丸，如梧桐子大，每服十五丸，煎甘草汤下，不拘时。

◆**制柏散**《疡医大全》

【主治】湿毒流注。

【功效】祛湿毒。

【药物及用量】厚黄柏数斤。

【炮制】入粪坑内浸一百日取出，入黄土内埋三日取出，晒干，研细末。

【用法】如疮有水则干掺，干疮则以蜜调搽。

◆**软金丹**《小儿药证直诀》

【主治】惊热痰盛，壅嗽膈实。

【功效】通腑泻热，化痰定惊。

【药物及用量】天竺黄　轻粉各半两　青黛一分　半夏三分（用生姜三分半捣曲，同焙干，再为细末）　黑牵牛三分（取末）

【用法】上五味，同研匀，熟蜜剂为膏，薄荷水化下半皂子大至一皂子大，量度多少用之，食后服。

◆**软金花丸**《宣明论方》

【主治】产前后经病刺痛，干血气劳，往来寒热，四肢困倦，夜多盗汗者，兼血积食积。

【功效】养血破瘀，消积。

【药物及用量】当归半两（焙）　干漆二钱（生）　斑蝥一钱（生，全用，为末）　轻粉　硇砂　粉霜各一钱　巴豆二钱（去油）

【用法】上七味为末，同研细，枣肉为膏，旋丸如绿豆大，每服一丸，新水下，病甚者加服，看虚实。

◆**软黄丸**《王氏集验方》

【主治】一切虚中积滞，两胁有块，寒热往来不定。

【功效】行气破积。

【药物及用量】粉霜　轻粉　硇砂　密陀僧　砒霜各一钱　雄黄　乌鱼骨　白丁香　黄鹰条（鹰粪也）各二钱　巴豆一两（去膜，细研）

【用法】上一十味，一处研为细末，黄蜡一两，溶和为膏，旋丸如小豆大，每服二丸至五丸，食后睡时，冷水浸一时辰久，却用冷水送下。

◆**软青膏**《卫生宝鉴》

【主治】一切风热疮，又治小儿头疮。

【功效】清热敛疮。

【药物及用量】沥青　黄蜡　脂麻油各十两　巴豆十四个

【用法】上四味，先将沥青、麻油、黄蜡熬成汁，次入巴豆，不住手搅，候巴豆焦黑，去巴豆不用，次入腻粉二钱，再搅极匀，放冷，敷疮上神良。

◆**忽麻散**甲《太平圣惠方》

【主治】产后血晕。

【功效】活血祛瘀止血。

【药物及用量】忽麻子　芸薹子　诃子皮　木香各半两　益母草一两

【用法】上五味，捣细罗为散，每服二钱，以童子小便一中盏，煎至五分，和滓，温服，不拘时。

◆**忽麻散**乙《太平圣惠方》

【主治】产后燥热，心神烦闷。

【功效】行气活血祛瘀。

【药物及用量】忽麻一两　红蓝花半两　当归半两（锉，微炒）　赤芍半两　琥珀半两　嫩荷叶半两

【用法】上六味，捣细罗为散，每服不拘时，以生地黄汁调下二钱。

◆**顶珠丸**《仁斋直指方》

【主治】积气块痛久年，脾积痞瘕之疾。

【功效】行气滞，化癥瘕。

【药物及用量】木香　丁香　淡豉　硇砂（醋浸半日，并日干）　朱砂（研细）各一分　巴豆（去油）一钱半

【用法】上六味为末，陈米饭为丸，如梧桐子大，轻者一丸，重者二丸，临睡，先嚼煨姜如指许咽下，次以冷熟水吞药，不得嚼破。

◆**苯莒散**《胎产救急方》

【主治】滑胎易产。

【功效】利湿通淋。

【药物及用量】车前子

【用法】上为末，酒调方寸匕，不能饮者，汤调。

◆**诜诜丸**《御药院方》

【主治】妇人冲任不和，子脏怯弱，或经堕胎后，气不复常。

【功效】调理冲任。

【药物及用量】熟地黄　当归各二两　延胡索　泽兰叶各一两半　川芎　赤芍　白薇　人参　金钗石斛　牡丹皮各一两

【用法】上一十味为细末，醋煮面糊和丸，如梧桐子大，每服五十丸，空心温酒送下，或温粥饮亦得。

九　画

◆**侯氏黑散**《金匮要略》

【主治】大风四肢烦重，心中恶寒不足。

【功效】养肝，和气，祛风。

【药物及用量】菊花四十分（一作三钱）　白术　青防风（一作八分）各十分　桔梗八分（一作六分）　黄芩五分（一作四分）　细辛　干姜　人参　茯苓　当归　川芎　牡蛎（熬）　矾石　桂枝各三分（一作各二分二厘）

【用法】杵为散，酒服方寸匕，每日一次（一作三次）。初服二十日，温酒调下，禁一切鱼肉大蒜等，常宜冷食，六十日止服。为积在腹中不下也，熟食即下矣，冷食自能助药力。

◆**便产方**《沈氏尊生书》

【主治】妊娠不拘月数，偶伤胎气，腰酸腹痛，甚至见红，势欲小产，或临产交骨不开，儿死腹中，横生逆产，至六七日不下，命在须臾者。

【功效】补气，养血，固胎。

【药物及用量】蕲艾（醋炒）　厚朴（姜汁炒）各七分　当归（酒洗）　川芎各一钱五分　白芍一钱二分（酒炒，冬月一钱）　川贝母　菟丝子（酒泡）各一钱　荆芥穗　生黄芪各八分　羌活　甘草各五分　枳壳（麸炒）六分

【用法】加生姜三片，清水煎服，预服者宜清晨，如临产及胎动，则随时服之。

◆**保元丸**《中国医学大辞典》

【主治】阴虚遗精，白浊阳痿，面黄耳鸣。

【功效】固肾益精，涩肠止遗。

【药物及用量】龙骨　牡蛎（煅）各二两　沙苑蒺藜　酸枣仁　菟丝子　芡实　白茯苓　山药各三两　莲须八两　覆盆子　山茱萸肉各四两

【炮制】共研细末，炼蜜为丸。

【用法】每服三钱，盐汤送下。

◆**保元大成汤**《疡医大全》

【主治】溃疡元气素虚，精神怯弱，或脓水出多，神无所主，以致睡卧昏倦，六脉虚细，手冷身凉，便溏或秘。胸膈或宽或否，舌虽润而少津，口虽食而无味，脉弦不紧，肉色微红者。

【功效】补气血，托邪毒。

【药物及用量】人参　白术　白茯苓　当归　白芍　黄芪　熟附子　山茱萸肉　缩砂仁　北五味子　陈皮　广木香　甘草（炙）

【用法】加生姜、大枣，清水煎，食远服。服至精神回，手足暖，脾胃醒，肉色红为度。凡见此等证候，乃真气虚脱将变坏证之象，非此不能挽回也。

◆**保元汤**（李东垣方）

【主治】营卫气血不足，婴儿惊怯及痘家虚者。

【功效】壮气补虚。

【药物及用量】黄芪（蜜酒炙）三钱至六钱　人参二三钱至一两　甘草（炙）一钱　肉桂春夏二三分　秋冬六七分（一方无肉桂，一方无人参）

【用法】清水煎，空腹时服。

◆**保生丸**《太平惠民和剂局方》

【主治】子脏挟疾不孕，妊娠胎动不安，子死腹中，难产逆生，恶露时下，往来寒热，脐腹疠痛。

【功效】调肺胃，益胞胎。

【药物及用量】大麻仁（去壳）一两五钱　贝母　黄芩　大豆黄卷　粳米　甘草（炙微赤）　干姜（炮）　肉桂（去粗皮）　石斛（去根）　石膏（细研）　秦艽（微炒出汗）各一两　当归（去芦炒）五钱

【炮制】研为细末，炼蜜和丸，如梧桐子大。

【用法】每服一丸，空腹食前温酒或枣

汤化下，嚼咽亦可，恶阻宜细嚼，苎根或秦艽同糯米煎汤送下。

◆**保生丸**《太平圣惠方》

【主治】妇人胎气不安，不进饮食，腰腹痛重。

【功效】益气养胎。

【药物及用量】石斛三分（去根，锉）　贝母三分（煨微黄）　石膏三分（细研）　黄芩三分　肉桂三分（去粗皮）　甘草三分（炙黴赤，锉）　大麻仁一两　川椒一两（去目及闭口者，微炒去汗）　干姜一两（炮裂锉）　蒲黄一两　大豆黄卷三分（炒熟）　当归一两（锉，微炒）　糯米半两

【用法】上一十三味，捣罗为末，炼蜜和捣五七百杵，丸如梧桐子大，食前服，煎枣汤下二十丸，研破服之亦得。

◆**保生丸**《御医撮要》

【主治】产前产后，血气风冷及妇人所患一切疾病。

【功效】调补气血。

【药物及用量】金钗石斛（别杵）　官桂（去皮）　干地黄　贝母　防风　糯米　甘草（炮）　干姜（炮）　细辛　秦艽各一分　当归　蜀椒（去黑子，只取皮）　大麻仁　大豆卷（黑豆皮是）　黄芩各二分　石膏（明净者）　没药　血竭　龙脑各一钱半

【用法】上一十九味罗末，炼蜜六两熟，须入水一分，同炼令水尽，和药为丸，先杵五百下，丸如弹子大，可成七十二丸。

◆**保生丸**《施圆端效方》

【主治】妇人虚，带下赤白，绝孕。滏阳张政之方。

【功效】温补收涩。

【药物及用量】川乌（炮，去皮、脐）　白矾（枯）各一两

【用法】上二味，为细末，炼蜜为丸，如弹子大，绵裹，坐温下部。

◆**保生救苦散**《证治准绳》

【主治】汤火金刃狗咬诸伤。

【功效】消炎退肿，清热。

【药物及用量】生寒水石不拘多少

【用法】研极细末，香油调涂，或干上，其痛立止，并不作脓，且无破伤风之患。

◆**保生散**《赤水玄珠》

【主治】痘疮气血俱虚，色作灰白，不灌脓回浆者。

【功效】保元气，托邪毒。

【药物及用量】紫河车一具（焙）　龟板（酥炙，一作一分）　鹿茸（醋炙）各五钱（一作各一两）

【用法】研为末，每服五七分或一钱。气虚者人参、黄芪、甘草，煎汤调下；血虚者加川芎、当归、紫草，煎汤调下。

◆**保生无忧散**《沈氏尊生书》

【主治】胎肥气逆，临褥难产。

【功效】通行气血。

【药物及用量】当归（酒）　枳壳（盐水制）　川芎　木香　白芍　甘草（炙）各一钱五分　血余炭（另研）　乳香（另研）各五分

【用法】清水煎，入血、乳二味，不拘时服。

◆**保生锭子**《卫生宝鉴方》

【主治】疔疮，背疽，瘰疬，一切恶疮。

【功效】宣壅，杀虫，解毒。

【药物及用量】金脚信　轻粉（一作一钱，一作半大匣）各二钱　雄黄　硇砂各三钱（一作各二钱）　麝香一钱五分（一作一钱）　蟾酥一钱　巴豆四十九粒（另研，文武火炮，生用，一作熟，去壳研，一方无蟾酥）

【炮制】研为细末和匀，黄蜡五钱（一作一两），熔毕，和成锭子，冷水浸少时取出，捏做饼子，如钱眼大。

【用法】每用一饼，先以羊角骨针挑疮头，按药在上，醋糊纸或膏药贴之，黄水出为效。次用神圣膏后用托里散，若疮气入腹危者，服破棺丹（疔疮必有一条红线，可针红线所至之处出毒血，然后敷药）。

◆**保生汤**《妇人大全良方》

【主治】妇人经候不行，身无病而似

病，脉滑大而六部俱匀。

【功效】益气调中。

【药物及用量】人参一分　甘草一分（袖珍方各一钱）　白术　香附子　乌药　橘红各半两

【用法】上六味，㕮咀，每服三大钱，水一盏半，姜五片，煎至七分，去滓，温服，不拘时，或作末子调。

◆保光散《眼科审视瑶函》

【主治】阳漏。

【功效】清肝胆之热。

【药物及用量】龙胆草（酒炒）　白芷　白芍　防风　牛蒡子（炒研）　黄芩　山栀仁（炒）　川芎　生地黄　当归身　羌活　荆芥穗各等量　甘草　大黄（炒）各减半

【用法】研为细末，每服四钱，清水煎服，食后服。

◆保孕丸《千金方》

【主治】妊娠腰背酸痛，惯于小产。

【功效】固腰肾，安胎。

【药物及用量】杜仲八两（捣去丝，用糯米一升煮粥，拌晒干，再拌再晒，粥尽为度，炒研，一作四两切片，用糯米炒断丝）　川续断六两（酒拌炒，一作二两，一作四两）

【炮制】共为末，山药四两（一作六两）煮糊和丸，如梧桐子大。

【用法】每服八九十丸，空腹时米汤送下，戒恼怒，忌食酒醋猪肝发火等物。

◆保安丸《直指小儿方》

【主治】小儿诸风痫。

【功效】通阳行血。

【药物及用量】五灵脂五钱　生川乌（去皮尖）二钱五分

【炮制】研为末，猪心血和丸，如梧桐子大。

【用法】每服一丸，不拘时生姜汤化下。

◆保安丸

【主治】小儿酿泻，伤食泻。

【功效】健胃消滞。

【药物及用量】香附子（净）　缩砂仁各一两　白姜（炮）　青皮（去瓤）　陈皮（去白）　三棱（炮）　蓬莪术（炮）　甘草（炙）各五钱

【炮制】研为末，蘖面糊和丸，如绿豆大。

【用法】每服三丸，食前温汤送下。

◆保安汤《洁古家珍》

【主治】疮疡服托里药不能发散而复作者。

【功效】解热毒。

【药物及用量】瓜蒌一枚（新者，去皮，焙）　没药一钱　金银花　甘草　生姜各五钱

【用法】共为细末，无灰酒三升，于银石器内煎至一升，分作三盏，三次饮尽。已成者即溃，病轻者一服可愈。

◆保安万灵丹《外科正宗》

【主治】痈疽，疔毒，对口，发颐，风寒湿痹，湿痰流注，附骨阴疽，鹤膝风及左瘫右痪，口眼㖞斜，半身不遂，血气凝滞，偏身走痛，步履艰辛，偏坠疝气，偏正头痛，破伤风，牙关闭，截解风寒。

【功效】祛风燥湿，宣经通络。

【药物及用量】茅山苍术八两　麻黄　羌活　荆芥穗　防风　细辛　川乌（汤泡去皮）　草乌（汤泡去皮）　川芎　金钗石斛　全蝎　当归　甘草（炙）　天麻　何首乌各一两　雄黄六钱

【炮制】研为细末，炼蜜和丸，每重三钱，朱砂六钱，研细为衣，瓷罐收贮。

【用法】视年岁老壮，病势缓急，斟酌用之，如恶疮初起二三日间，或痈疽已成，至十日前后未出脓者，状若伤寒，头痛烦渴，拘急恶寒，肢体疼痛，恶心呕吐，四肢沉重，恍惚闷乱，皮肤壮热及伤寒四时感冒，传变疫证，恶寒身热者，俱用莲须葱白九枚，煎汤调服一丸，盖被出汗为效，如汗迟以葱汤催之，其汗必出。如淋如洗，令其自收，不可露风，患者自快。疮未成者即消，已成者即高肿溃脓。如病无表里相兼，不必发散，只用热酒化服，后当避风，忌冷物，戒房事。

◆**保安散**《拔粹方》

【主治】妊娠因有所伤，胎动，疼不可忍及血崩不止。

【功效】理气化湿安胎。

【药物及用量】连皮缩砂（不以多少，炒黑，去皮）

【用法】上一味为细末，温酒调下，觉腹中热，则胎已安也。

◆**保安半夏丸**《三法六门》

【主治】久新诸嗽，或上逆涎喘，短气息鸣，咽干烦渴，大小便涩滞，肺痿劳劣，心腹痞满急痛，中满膈气，上实下虚，酒食积聚不消，补养气血，宣行荣卫。

【功效】降逆止咳，化痰平喘。

【药物及用量】半夏　天南星各半两　白矾一两　牵牛二两　大黄半两　黄柏一两半　蛤粉二两　巴豆四枚

【用法】上八味为末，水为丸，如小豆大，每服十丸十五丸，温水下，食后，日三服。孕妇不可服。一方无巴豆，有干姜二钱半。

◆**保命丸**《证治准绳》

【主治】一切惊风发热。

【功效】祛风通络，散热定惊。

【药物及用量】天麻　郁金　全蝎（去尾）　白附子（炒）　僵蚕（姜汁炒）　薄荷　蝉蜕　茯神　桔梗各五钱　防风　甘草　青黛各三钱　大半夏（炒，滚汤浸，晒干，又用姜汁，晒干又炒）　南星（制同上）各一两　钩藤　牛黄各二钱　麝香五分

【炮制】共研细末，炼蜜为丸，如芡实大，辰砂五钱（飞）为衣。

【用法】每服一丸，灯心汤送下。

◆**保命丸**《疡医大全》

【主治】大麻风。

【功效】祛风杀虫。

【药物及用量】苦参十斤　草胡麻　当归　防风　芜荑　白蒺藜各五斤　大风子　薄荷叶　土木鳖　荆芥各二斤　胡黄连　银柴胡各十二两

【炮制】研为末，水泛丸。

【用法】细茶送下，一日四次，约二合。轻者不过七八升，重者一斗五升，再重者二三斗可愈。

◆**保命丸**《经效产宝》

【主治】妊娠十个月内不安，至临分解。

【功效】清热养阴，活血润下。

【药物及用量】石斛　贝母（煨，去心）　石膏（研如粉）　黄芩　桂心　秦艽（去目，熬用）　蜀椒（准前法用）　甘草（炙）　糯米（熬）　乌豆卷（上九味二两）　大麻仁　干姜（炮）　蒲黄　当归各四两

【用法】上一十四味，并须州土，如法修合，捣筛为末，炼蜜为丸，如弹子大，如有妊娠诸疾，吃食减少及气喘气痛，面目萎黄，身体羸瘦，四肢无力，手脚浮肿，胎脏不安，并以枣汤研一丸服。气痛，酒研一丸，空肚服。忌腥腻、果子、黏食、杂肉等。

◆**保命丹**《袖珍方》

【主治】破伤风。

【功效】祛风化痰。

【药物及用量】辰砂　麝香（另研）　川乌头（去皮尖）　大半夏（生）各一钱　藜芦（去土）三钱　雄黄半钱

【用法】上六味，为末，和匀，熟枣肉丸如梧桐子大，每服一丸，细嚼，温酒下。若病人牙关急，斡开灌药，病人吐涎为效。如吐，葱汤止之，不吐更用半丸，大有神效。

◆**保命丹**《续本事方》

【主治】小儿急惊风，肢冷眼直，口噤流涎。

【功效】祛风通络，散热定惊。

【药物及用量】虎睛一对（安瓦上，以瓦盖之，慢火逼干）　朱砂五钱　全蝎　麝香各五分　天麻一分　蜈蚣二条（去头尾赤脚）

【炮制】研为细末，炼蜜和丸，如鸡头子大，瓦罐密贮，又入脑、麝香。

【用法】每服三丸，急惊薄荷蜜汤化下，慢惊薄荷汤化下。

◆**保命散**《幼幼新书》引《医方妙选》

【主治】鹅口疮。

【功效】收敛，解毒。

【药物及用量】白矾（烧灰）　朱砂（水飞）各一分　马牙硝五钱

【用法】研为极细末和匀，每用一字，取白鹅粪，以水搅取汁，调涂舌上，颔颊内。未用药时，先以手指缠乱发，揩拭舌上垢，然后用药敷之。

◆**保和丸**《朱丹溪方》

【主治】食酒积痰饮，胸膈痞满，嗳气吞酸，泄泻腹痛及疟痢。

【功效】健胃，消积，行滞，和血。

【药物及用量】山楂肉二两（姜汁泡，一作二两五钱，一作三两，一作一两）　半夏（姜制，一作一两五钱）　橘红（炒，一作五钱）　神曲（炒，便血用红曲，一作一两五钱）　麦芽（炒去壳，一作五钱）　白茯苓（一作五钱）各一两　连翘壳　萝卜子（炒，一作一两）　黄连（姜汁炒）各五钱（一方无黄连，一方无黄连、麦芽，一方无茯苓、连翘壳、萝卜子）

【炮制】共研细末，水泛丸（一作神曲糊丸，一作米糊为丸），如梧桐子大。

【用法】每服二三服，茶清或熟汤送下。

◆**保和汤**《修月鲁般经后录》引《劳证十药神书》

【主治】虚痨咳嗽，肺燥成痿，呕吐脓血。

【功效】清肺，化痰，泻热。

【药物及用量】知母　贝母　天门冬（去心）　麦门冬（去心）　款冬花各一钱　天花粉　薏苡仁（炒）　杏仁（去皮尖炒）各五分（一作各七分）　五味子十二粒（一作七分）　马兜铃　紫菀　桔梗　百合　阿胶（蛤粉炒）　当归　百部（一作生地酒制）各六分（一作各三分五厘）　甘草（炙，一作三分五厘）　紫苏（一作二分）　苏薄荷（一作二分）各四分

【用法】清水二盅，加生姜三片，煎至七分，入饴糖一匙，食后服，吐血或痰带血加蒲黄（炒）、生地黄、小蓟、茜根、藕节。痰多加南星、半夏、橘红、茯苓、枳壳、瓜蒌仁；喘急去紫苏、薄荷，加苏子、桑白皮、陈皮、葶苈；热盛加栀子、黄芩、连翘；风盛加防风、荆芥、金沸草；寒盛加人参、桂枝。

◆**保肺汤**《保婴撮要》

【主治】肺胃风热，痰盛，咳嗽喘吐不止。

【功效】宣肺胃，化痰热。

【药物及用量】山药　白茯苓　紫苏叶　黄芩　防风　苦杏仁（去皮尖麸炒）　五味子　桔梗各一钱　百部六分　藿香　百合各五分　白僵蚕二钱（去丝嘴炒）

【用法】清水煎，食后服。

◆**保胎丸**《中国医学大辞典》

【主治】小产。

【功效】固腰肾，安胎。

【药物及用量】杜仲一斤

【炮制】切片，盐水浸七日，其水每日一换，铜锅缓火炒断丝，研细末。另用黑枣一斤，以陈黄酒二斤（甜酒亦可）煮极化，去皮核，和杜仲末杵为丸，如梧桐子大。

【用法】每服三钱，清晨淡盐汤送下。如身在三月内小产者，服至六七月可止。如在五七月小产者，服至八九月可止。

◆**保胎清火散**《眼科审视瑶函》

【主治】妊娠目病。

【功效】宣肺胃，散热滞。

【药物及用量】黄芩一钱一分　连翘　荆芥穗　当归身　白芍　生地黄　缩砂仁　陈皮各一钱　甘草三分（炙）　川芎八分

【用法】研为粗末，清水二盏，煎至一盏去滓，食后温服。

◆**保胎散**《验方新编》

【主治】胎热，胎动不安。

【功效】固腰肾，清胎热。

【药物及用量】玉竹四钱（酒蒸）　当归身三钱（酒洗）　续断（酒炒）　杜仲（水炒）各一钱五分　茯苓　黄芩（酒炒）

白术（土炒）各一钱　川芎　甘草各八分

【用法】清水煎服。

◆**保气散**《证治准绳》

【主治】漏胎下血。

【功效】安胎，宽气，消食，瘦胎，易产。

【药物及用量】香附子四两　山药二两　缩砂仁一两　粉草一两二钱五分　益智子　紫苏梗各五钱　木香四钱

【用法】研为细末，每服二钱，熟汤点下，兼服佛手散、神寝丸、枳壳散。

◆**保气散**《管见大全良方》

【主治】安胎宽气进食，瘦胎易产。

【功效】调和气血。

【药物及用量】香附子（炒去毛）四两　山药二两　缩砂仁（炒）一两　木香四两　益智子　紫苏叶各半两　粉草（炙）一两一分

【用法】上七味为细末，每服二钱，白汤点服。

◆**保真汤**《证治准绳》

【主治】劳证体虚，骨蒸，潮热盗汗。

【功效】补气血，益肺胃。

【药物及用量】当归（一作一钱）　生地黄（一作一钱）　熟地黄（一作二分五厘）　黄芪（蜜水炙，一作一钱）　人参（一作一钱）　白术（一作一钱）　甘草（炙，一作八分五厘）　白茯苓（一作六分）各五分　天门冬（去心）　麦门冬（去心）　白芍　黄柏（盐水炒）　知母　五味子　软柴胡　地骨皮　陈皮各一钱（一作各三分五厘）　莲心（一作六分）五分（一方多赤芍八分五厘，赤茯苓六分）

【用法】清水二盅，加生姜三片，大枣一二枚，煎至八分，食远服。惊悸加茯神、酸枣仁、远志；尿浊加猪苓、泽泻、萆薢；尿涩加木通、石韦、萹蓄；遗精加牡蛎、莲须；燥热加石膏、滑石、萹蓄、鳖甲；盗汗加浮麦、牡蛎、麻黄根。

◆**保产无忧方**《验方新编》

【主治】一切产证。

【功效】行气调滞。

【药物及用量】厚朴（姜汁炒）　蕲艾（醋炒）各七分　当归（酒洗炒）　川芎（一作一钱三分）各一钱五分　生黄芪　荆芥穗各八分　川贝母（去心净为末，不入煎，以药冲服）　菟丝子（拣净酒泡，一作一钱四分）各一钱　川羌活　生甘草（一作炙甘草六分）各五分　枳壳（麸炒）六分　白芍二钱（酒洗炒，冬月只用一钱）

【用法】加老生姜三片，清水二盅，煎至八分服。如虚极者再加人参三五分，怀孕七个月即宜预服，七个月服一剂，八个月服二剂，九月服三剂，十个月亦服三剂，均空腹时服。

◆**保阴煎**《景岳全书》

【主治】妊娠胎热不安，产妇淋沥不止。

【功效】滋肾益血，清热安胎。

【药物及用量】生地　熟地　白芍各二钱　山药　川续断　黄芩　黄柏各一钱半　生甘草一钱

【用法】清水煎，食远温服。

◆**保阴煎**《顾松园医镜》

【主治】禀赋虚弱，真阴不足者。

【功效】滋阴养津，补肺益肾。

【药物及用量】生地　熟地　天冬　麦冬　葳蕤　牛膝　薯蓣　茯苓　龙眼肉　龟板（分两量体斟酌）

【用法】甘泉煎服，或石斛煎汤化水，临服时和入现挤浓白人乳一小杯，亦可熬膏服。若内热有汗加地骨皮；内热无汗加牡丹皮；腰痛加枸杞、杜仲；盗汗加枣仁、五味子；怔忡不寐加枣仁；咳嗽加桑白皮、枇杷叶、百合；有痰加竹茹、贝母；有血加藕汁、童便；食稍加薏苡仁；泄泻去生地、天冬，加扁豆、莲子、芡实、菟丝子；肺脉按之无力者量加人参（党参、洋参酌宜而代）、黄芪（炙）各二两，白术六两，熟地八两，当归身、白芍、川芎各二两，甘草（炙）一两。按法熬膏，将成鹿角胶四两，龟板胶三两收之，瓷器盛之，窨去火气，每服三钱，熟汤点下。

◆**保童丸**《幼幼新书》

【主治】五疳腹胀。

【功效】杀虫消积。

【药物及用量】胡黄连　龙胆草（炒紫色）各五钱　使君子　木香　芦荟（细研）各一钱　大麦蘖（巴豆三七个，去皮心，同麦蘖炒紫色，去巴豆不用，以蘖为末）五钱　川苦楝一分（炒紫色）

【炮制】研为细末，醋煮米糊和丸，如绿豆大。

【用法】每服十丸至十五丸，不拘时米饮送下。

◆保精汤《古今医鉴》

【主治】阴虚。

【功效】养血和胃。

【药物及用量】川芎　当归　白芍　地黄（姜汁炒）　麦门冬　黄柏（酒制）　知母（蜜制）　黄连（姜制）　山栀子（童便炒）　姜炭　牡蛎（煅）　茱萸肉各五分

【用法】清水煎服。

◆保精汤《不居集》

【主治】梦遗。

【功效】养心肾，止遗。

【药物及用量】芡实　山药各一两　莲肉三钱　茯神三钱（炒）　酸枣仁三钱　人参一钱

【用法】清水煎服，先将药汤饮之，后加白糖五钱拌匀，连渣同服。每日如此，不过十日，即止梦不遗矣。

◆保婴丹《秘传方》

【主治】痘疮。

【功效】解痘毒。

【药物及用量】紫草（去芦酒洗，勿犯铁器）　缠豆膝（烧灰存性）各四两（二味为君）　升麻（取新者盐水炒，引下不使侵肺气）　川防风（去芦杈）　荆芥穗　牛蒡子（炒）各二两（四味为臣）　天竺黄　蟾酥（自取，勿用赤眼者）　牛黄各一钱二分　大朱砂（麻黄、紫草、荔枝壳煮过，就将其汤飞研，取净末）三钱（四味为佐）　甘草梢（去皮）二两　（和）赤小豆　黑小豆　绿豆各四十九粒（俱炒勿令焦）

【炮制】研为细末和匀，另用紫草三两，清水三碗煎去滓，熬成膏半碗，入生砂糖半碗，和剂为丸，如芡实大，另用朱砂（飞过）为衣。

【用法】未出痘之先，浓煎汁甘草汤，每服小儿磨一丸，大人二丸。如已发热之时，生姜汤磨服，厚盖取汗，多者可少，少者可无，大有神效。

◆保灵丹《刘涓子治痈疽神仙遗论》

【主治】虫毒诸毒，一切药毒。

【功效】杀虫去毒。

【药物及用量】朱砂（净细研）一两　大山豆根五钱　雄黄　黄丹　麝香　黄柏子　生续随子（杵末）　川巴豆（肥者，取肉不去油）　斑蝥（去头足）各二钱五分，糯米（半生半炒）　大赤蜈蚣二条（一生一炙）

【炮制】各修治，治乳钵研和，于端午重阳腊日修合，不令鸡犬妇人见。糯米稀糊为丸，如龙眼核大，阴干，瓷盒收。

【用法】每服一丸，茶清送下，不得嚼破，须臾病人自觉心头如拽断皮条声，将次毒物下，或自口出，或大便出，嫩则是血，老则成鳖，或蜣螂诸杂带命之物，药丸漱血并下，以水洗净收，可救三人。如中毒口噤，即挑开下药，或蛇蝎两汗诸毒，以好醋磨敷患处立解，服药已效。若知毒害之家，不必研究。若诉之，其毒再发不救，瘥后更忌酒肉毒食一月，唯吃软饭则可，或急用，但择急日清洁修合。

◆信效锭《玉机微义》

【主治】疗一切恶疮。

【功效】杀虫去毒。

【药物及用量】红娘子　黄丹　砒霜　鹰屎　土硝　白及各一钱半　铜绿二钱五分　脑子　麝香各少许

【炮制】研为细末，人乳汁和为锭子。

【用法】磨涂患处，中病即止。

◆保救丹《寿亲养老书》

【主治】老人秋后多发嗽，远年一切嗽疾，并劳嗽痰壅。

【功效】补肺纳肾，止咳平喘。

【药物及用量】蛤蚧一个（如是丈夫患，

取腰前一截，雄者用之，女人患，取雌者，腰后一截用之） 不蛀皂角二挺（涂酥炙，去黑皮并子） 干地黄一分（熟蒸如饧） 五味子一分 杏仁一分（去皮尖，用童子小便浸一伏时，入蜜炒黄色） 半夏一分（浆水煮三七遍） 丁香少许

【用法】上七味为末，炼蜜为丸，如梧桐子大，每日食前，一服五丸，姜汤下。

◆削坚丸《杨氏家藏方》

【主治】积聚瘕痞，气结成块，心腹胀满，瘦悴少食。

【功效】消坚化滞。

【药物及用量】鳖甲（醋浸两宿，去裙襕，再蘸醋炙黄，取末） 干漆（捣碎，炒令烟出，取末） 京三棱（锉如半枣大，好醋浸两宿，焙取末） 乳香（别研） 粉霜（别研） 轻粉各二两五钱 细松烟墨（烧去胶） 沉香 肉桂（去粗皮） 干姜（炮） 没药（别研） 萝卜子 干蝎（去毒炒） 胡椒 槟榔 木香 硇砂（通明者，为末，用汤内飞别研）各五钱

【炮制】研为细末令匀，醋煮薄面糊和丸，如小绿豆大。

【用法】每服二十丸，淡醋煎生姜汤送下，日二次夜一次，如未利渐加，微利即减。

◆前朴散《证治准绳》

【主治】心腹结气，或呕哕吐泻，腹胀痛，惊悸。

【功效】健胃，宣肺，行痰。

【药物及用量】前胡 厚朴 白术 人参 陈皮 高良姜 藿香 甘草各等量

【用法】锉散，每服三钱，清水一盏，煎至七分，空腹时稍热服。

◆前胡丸《太平圣惠方》

【主治】小儿痞气腹痛。

【功效】消滞，化瘀，行气。

【药物及用量】前胡（去芦） 桔梗（去芦） 赤芍 赤茯苓 枳壳 川大黄 当归 郁李仁（去皮微炒）各五钱 鳖甲一两（炙令黄）

【炮制】捣罗为末，炼蜜和丸，如绿豆大。

【用法】三岁儿每服五丸，空腹时粥饮化下，量儿大小加减。

◆前胡半夏汤《鸡峰普济方》

【主治】痰盛。

【功效】调肺胃，化痰气。

【药物及用量】前胡 人参各三分 半夏曲（姜制） 茯苓 陈皮 木香 紫苏 茯苓各三分 枳壳 甘草各半两

【用法】清水二盅，加生姜三片，乌梅一个，煎至一盅，食远服。

◆前胡枳壳汤《小儿痘疹方论》

【主治】痰实壮热，胸中壅闷，喘嗽上气，烦渴引饮，便实溺赤。

【功效】清痰热，止喘嗽。

【药物及用量】前胡 枳壳 赤茯苓 甘草（炙）各五钱 大黄（酒蒸）量儿加减

【用法】㕮咀，每服三钱，清水一盏，煎至六分温服，身温脉微者忌之。

◆前胡犀角汤《圣济总录》

【主治】伤寒两目昏暗或生浮翳。

【功效】祛风，化痰，清肝热，明目。

【药物及用量】前胡（去芦） 犀角屑 蔓荆子 青葙子 防风（去杈） 栀子仁 麦门冬（去心） 生地黄（焙） 菊花 羌活（去芦） 决明子（微炒） 车前子（微炒） 细辛 甘草（炙）各一两 黄芪一两五钱

【用法】锉散，每服五钱，清水一盏半，煎至八分去滓，食后温服。

◆前胡散甲《太平圣惠方》

【主治】小儿脾胃不和，见食欲呕，心胸壅闷。

【功效】清肺胃之热。

【药物及用量】前胡 芦根各三分 桂心一分 人参 白术 赤茯苓 枇杷叶（去毛炙） 甘草（炙） 厚朴（姜炙）各五钱

【用法】捣粗罗为散，每服一钱，清水一盏，加生姜少许，煎至五分，不拘时温服。

◆**前胡散**乙《太平圣惠方》

【主治】小儿腹内痞结，壮热羸瘦，多啼。

【功效】化痰泻热，通便消积。

【药物及用量】前胡　川大黄（微炒）各三分　枳壳（炒微黄）　赤茯苓　犀角屑　郁李仁（汤浸去皮微炒）　鳖甲（涂醋炙令黄去裙襕）各五钱

【用法】捣粗罗为散，每服一钱，清水一小盏，煎至五分，去滓温服。量儿大小加减，微利为度。

◆**前胡散**丙《太平圣惠方》

【主治】咳嗽，涕唾稠黏，心胸不利，有时烦热。

【功效】清肺热，降气化痰。

【药物及用量】前胡　桑白皮　贝母（煨）各一两　麦门冬（去心）一两五钱　甘草（炙）二钱五分　杏仁五钱（汤浸，去皮尖、双仁，炒）

【用法】为散，每服四钱，清水一中盏，加生姜五厘，煎至六分去滓，不拘时温服。

◆**前胡散**丁《太平圣惠方》

【主治】上气腹胀满，坐卧不得，少思饮食。

【功效】降气化痰，除满。

【药物及用量】前胡一两（去芦头）　枳壳一两（麸炒微黄，去瓤）　人参一两（去芦头）　陈橘皮一两（汤浸，去白瓤，焙）　槟榔一两　紫苏茎叶一两　甜葶苈半两（隔纸炒令紫色）　甘草半两（炙微赤，锉）

【用法】上八味，捣筛为散，每服五钱，以水一大盏，入生姜半分，枣三枚，煎至五分，去滓，温服，日三四服。

◆**前胡散**戊《太平圣惠方》

【主治】咳嗽，心胸痰滞，喉中作呀呷声。

【功效】理气宽胸，清肺止咳。

【药物及用量】前胡三分（去芦头）　木通三分（锉）　半夏半两（汤洗七遍，去滑）　旋覆花半两　紫菀半两（去苗土）　款冬花半两　枳壳三分（麸炒微黄，去瓤）　杏仁三分（汤浸，去皮尖、双仁，麸炒微黄）　甘草半两（炙微赤，锉）　桑根白皮半两（锉）

【用法】上一十味，捣筛为散，每服三钱，以水一中盏，入生姜半分，煎至六分，去滓，温服，不拘时。

◆**前胡散**己《太平圣惠方》

【主治】产后伤寒咳嗽，心胸不利，背膊烦疼。

【功效】降气化痰，散寒止咳。

【药物及用量】前胡三分（去芦头）　杏仁半两（汤浸，去皮尖、双仁，麸炒微黄）　桂心半两　人参三分（去芦头）　麻黄三分（去根节）　赤茯苓三分　白术三分　细辛半两　甘草一分（炙微赤，锉）　赤芍半两

【用法】上一十味，捣粗罗为散，每服四钱，以水一中盏，入生姜半分，枣三枚，煎至六分，去滓，温服，不拘时。

◆**前胡散**庚《太平圣惠方》

【主治】产后痰壅头痛，心胸不利，少思饮食。

【功效】降气化痰。

【药物及用量】前胡（去芦头）　半夏（汤洗七遍，去滑）　旋覆花　当归（锉，微炒）　甘菊花　甘草（炙微赤，锉）　赤茯苓各半两　石膏二两　枳壳一两（炒微黄，去瓤）

【用法】上九味，捣粗罗为散，每服四钱，以水一中盏，入生姜半分，煎至六分，去滓，温服，不拘时。

◆**前胡散**辛《太平圣惠方》

【主治】妊娠三两月，伤寒头痛，烦热呕哕，胎气不安。

【功效】表里双解。

【药物及用量】前胡一两（去芦头）　赤茯苓一两半　阿胶一两（捣碎，炒令黄燥）　当归三分（锉，微炒）　芎䓖三分　白术一两半　麦门冬一两（去心）　甘草半两（炙微赤，锉）　人参一两（去芦头）

【用法】上九味，捣筛为散，每服三钱，以水一中盏，入生姜半分，枣三枚，煎至六分，去滓，温服，不拘时。

◆**前胡散**壬《太平圣惠方》

【主治】五膈气噎，胸胁逆满，每食即气塞不通。

【功效】利气启膈，降逆除满。

【药物及用量】前胡一两（去芦头）　半夏一两（汤洗七遍，去滑）　陈橘皮二两（汤浸，去白瓤，焙）　桂心一两　诃黎勒皮一两

【用法】上五味，捣粗罗为散，每服三钱，以水一中盏，入生姜半分，煎至六分，去滓，不拘时，稍热服。

◆**前胡散**癸《太平圣惠方》

【主治】脾胃虚冷，痰饮结聚，饮食不消。

【功效】温胃化饮，健脾消食。

【药物及用量】前胡一两（去芦头）　丁香三分　陈橘皮一两（汤浸，去白瓤，焙）　大腹皮一两（锉）　枇杷叶三分　草豆蔻一两（煨，去皮）　半夏三分　甘草半两（炙微赤，锉）　干姜半两（炮裂，锉）

【用法】上九味，捣粗罗为散，每服五钱，以水一大盏，入生姜半分，煎至五分，去滓，温服，不拘时。

◆**前胡散**甲子《太平圣惠方》

【主治】悬饮，腹胁痞急，宿食不化，心胸满闷。

【功效】理气化饮，散结消痞。

【药物及用量】前胡一两　半夏一两　桂心一两　人参一两　诃黎勒皮一两　白术一两　槟榔一两　枳壳一两　甘草半两

【用法】上九味，捣粗罗为散，每服五钱，以水一大盏，入生姜半分，煎至五分，去滓，稍热服，日三四服。

◆**前胡散**甲丑《太平圣惠方》

【主治】胸中宿痰结实，食饮减少，或发寒热，卧不欲起。

【功效】行气攻结。

【药物及用量】前胡一两　旋覆花半两　桂心半两　人参一两　川大黄一两　甘草半两　半夏一两（汤洗七遍，去滑）　槟榔一两　杏仁半两（汤浸，去皮尖、双仁，麸炒微黄）

【用法】上九味，捣筛为散，每服五钱，以水一大盏，入生姜半分，煎至五分，去滓，温服，不拘时。

◆**前胡散**甲寅《太平圣惠方》

【主治】痰结实，寒热发歇，心胸满闷。

【功效】宽胸散结，理气化痰。

【药物及用量】瓜蒂三十枚　赤小豆二十枚（炒熟）　人参芦头一分　甘草一分

【用法】上四味，捣细罗为散，每服不拘时，以温酒调下一钱，日三服，以吐为度。

◆**前胡散**甲卯《太平圣惠方》

【主治】上焦风痰，头晕目眩，不欲饮食。

【功效】祛风化痰。

【药物及用量】前胡一两（去芦头）　白术一两　防风一两（去芦头）　枳壳一两（麸炒微黄，去瓤）　茯神一两　细辛半两　蔓荆子三分　半夏三分（汤洗七遍，去滑）　甘草半两（炙微赤，锉）

【用法】上九味，捣粗罗为散，每服三钱，以水一中盏，入生姜半分，薄荷三七叶，煎至六分，去滓，不拘时，温服。

◆**前胡汤**《妇人大全良方》

【主治】妊妇伤寒，头痛壮热，肢节烦疼。

【功效】清热除烦。

【药物及用量】石膏十二分　前胡六分　甜竹茹三分（《外台》无）　黄芩　大青五分（《南阳活人书》四分）　知母　栀子仁各四分

【用法】上七味，㕮咀，每服五钱，水一盏半，葱白三寸，煎至八分，去滓，温服。

◆**前胡汤**《千金方》

【主治】胸中逆气，心痛彻背，少气不食。

【功效】散气清热。

【药物及用量】前胡　桂心　半夏　芍药各二钱　黄芩　当归　人参　甘草各一钱　生姜三片　大枣三枚　竹叶一握（一方无竹叶，多茯苓　麦门冬胶饴）

【用法】清水煎，去滓温服，每日三次。

◆**前胡汤**《医方类聚》引《严氏济生方》

【主治】气实，胸膈不利，咳逆短气，呕吐不食。

【功效】理肺胃，祛痰浊。

【药物及用量】前胡　半夏（制）　杏仁（制炒）　紫苏子（炒）　枳实（麸炒）　净陈皮　桑白皮（炙）　甘草（炙）各等量

【用法】㕮咀，每服四钱，清水一盏，加生姜五片，同煎不拘时服。

◆**前胡牡丹皮汤**《千金方》

【主治】妇人盛实，有热在腹，月经瘀闭不通及劳热、热病后，或因月经来时得热不通。

【功效】养阴清热，活血通经。

【药物及用量】前胡　牡丹皮　玄参　桃仁　黄芩　射干　旋覆花　瓜蒌根　甘草各二两　芍药　茯苓　大黄　枳实各三两

【用法】上一十三味，㕮咀，以水一斗，煮取三升，分为三服。

◆**前胡七物汤**《无求子活人书》

【主治】妊娠伤寒头痛，肢节痛，壮热。

【功效】清泄里热除烦。

【药物及用量】前胡　知母　栀子仁各二两　石膏四两　大青　黄芩各一两半

【用法】上六味，锉如麻豆大，每服五钱，水一盏半，入葱白三茎，煎至一盏，去滓，温服。

◆**前胡饮**《圣济总录》

【主治】初妊娠恶阻，食即吐逆，头痛颠倒，寒热。

【功效】降气止呕。

【药物及用量】前胡（去芦头）　细辛（去苗叶）　白茯苓（去黑皮）　甘草（炙）　厚朴（去粗皮，涂生姜汁，炙烟出七遍）各半两

【用法】上五味，捣罗为粗末，每服二钱匕，水一盏，生姜一分，切，同煎至六分，去滓，温服，不拘时，日二服。

◆**前锋正将**《世医得效方》

【主治】一切痈疽，作臂疼痛，不问发肩发背。

【功效】宣壅解毒。

【药物及用量】荆芥　薄荷　山蜈蚣　老公须　天花粉　菇荑　菇片　败荷心　川白芷　猪牙皂角（切炒）　赤芍各等量　淮乌一个（煨）　红内硝倍其数，甘草每十五文入一文，喜甜加用。

【用法】上为细末，每服二钱，薄荷茶清调下，兼用敷用洗贴，欲快利，温酒调下。若服经日未见效，恐是凉药涩血，可加当归、羌活；如热重雄黄酒调下；乳痈加萱草根，研汁调下，其余候，只用温酒调下，不饮酒者麦门冬（去心）煎汤亦可，但较缓耳，已溃者多服加味十奇散。

◆**南天竺饮**《圣济总录》

【主治】九窍出血，服药不效。

【功效】活血行滞，止血清热。

【药物及用量】瞿麦一把（如拇指大锉碎）　生姜一块（如拇指大）　山栀子三十枚（去皮）　灯心（如小拇指大）一把　大枣（去核）五枚　甘草（炙）五钱

【用法】清水一大盅，煎至半盅，去滓，不拘时温服。

◆**南白胶香散**《普济方》

【主治】脾胃虚寒，滑肠久泻，脐腹疼痛者。

【功效】温中，敛肠，止泻。

【药物及用量】南白胶香　龙骨各三两　御米壳（醋炒）四两　甘草七钱（炙）　干姜五钱（炮）

【用法】研为粗末，每服五钱，清水一盅半，煎至一盅去滓，食前温服，忌食冷物。

◆**南白胶香散**《卫生宝鉴》

【主治】脾胃虚寒，滑肠久泻。脐腹疼痛，无休止。

【功效】温中涩肠。

【药物及用量】米壳四两（醋炒）　龙骨　南白胶各三钱　香甘草七钱（炙）　干姜半两（炮）

【用法】上五味，为粗末，每服五钱，水一盏半，煎至一盏，去滓，温服，食前，忌冷物伤胃。

◆**南星五生丸**《幼科类萃》

【主治】痰气壅塞，小儿风痫。

【功效】祛风痰，燥湿痰。

【药物及用量】天南星　半夏　川乌　白附子　大豆（去皮）各一两

【炮制】研为细末，滴水和丸。

【用法】每服二丸至五丸，不过七丸，姜汤送下。

◆**南星散**《普济方》

【主治】头面诸瘤，如拳如粟，或软或硬，不痒不痛。

【功效】散积滞，祛痰通络。

【药物及用量】生南星（大者）一枚

【用法】细研烂，入好醋五七点，杵如膏，先以细针刺患处，令气透。再以膏药摊贴，觉痒则频频换贴取效，切不可用铁炙。

◆**南星散**《仁斋直指方》

【主治】风气动痰发嗽。

【功效】祛风化痰止咳。

【药物及用量】生南星一两　枳壳（制）　细辛各半两　木香　甘草（炙）各一分

【用法】上五味，㕮咀，每服三钱，姜七厚片，慢火熟煎服。

◆**南星腹皮散**《活幼心书》

【主治】肿疾欲愈未愈之间，脾胃虚慢，气喘痰喘，腹胀胸满，饮食减少，精神困怠，面色萎黄，小便不利。

【功效】温阳化湿，行水宣肺。

【药物及用量】天南星（制）一两　大腹皮（洗净焙干）　生姜皮　陈皮（去白）　青皮（去白）　桑白皮（锉，炒）　甘草（炙）　扁豆（炒去壳）各五钱

【用法】研为末，每服二钱，清水一盅，加生姜二片，煎至七分，不拘时温服。

◆**南星饮**《仁斋直指方》

【主治】风冷入脑，鼻内结硬物，窒塞，脑气不宣，遂流随涕。

【功效】温阳，宣滞，化痰。

【药物及用量】天南星（上等大且白者，切成片，用沸汤荡两次焙干）

【用法】每服二钱，加大枣七枚，甘草少许，清水煎，食后服。三四服后，其硬物自出，脑所流转，髓涕自收，仍以大蒜、荜茇末杵做饼，用纱视炙热，贴颅前，熨斗火熨透，或以香附末及荜茇末入鼻中。

◆**南星饮**《世医得效方》

【主治】宣利过多，脾困，眼慢涎盛，四肢不举，不思饮食。

【功效】化痰息风。

【药物及用量】大南星三个（炒炙令熟）　冬瓜子仁　白扁豆各一两

【用法】上三味，为末，每服一钱，生姜二片，防风少许，煎汤调服。

◆**南硼砂散**《仁斋直指方》

【主治】目中胬肉突出及痘疮入眼生翳膜。

【功效】化热消翳。

【药物及用量】南硼砂一钱　片脑一分

【用法】研为细末，点眼，用玄参、麦门冬、生地黄煎汤调洗心散末服。

◆**南星醒神散**《直指小儿方》

【主治】惊风痰热。

【功效】祛痰定惊。

【药物及用量】天南星（不去皮，切片）　生姜（切片）

【用法】上二味，用竹箄一条，以南星并姜相间插定，次用轻粉些子，掺入南星、生姜片间，风干为末，每服一字，薄荷紫苏泡汤调下，大人服半钱，或吐、或汗、或下，即病气出也。

◆**南附汤**《续易简》

【主治】泄泻，虚脱生风，名慢惊风及因服冷药多者。

【功效】息风止痉。

【药物及用量】南星　生附子二钱　全蝎五个（去毒）

【用法】上三味锉散，每服二钱，水一盏，姜三片，煎五分，量大小旋服。

◆**南烛煎**《太平圣惠方》

【主治】一切风疾，若能久服，轻健，明目黑髭，驻颜。

【功效】祛风明目。

【药物及用量】南烛树（春夏取枝叶，秋冬取根及皮，拣择，细锉）五斤

【用法】上一味，以水五斗，慢火煎取二斗，去滓，别于净锅中，慢火煎如稀汤，即以瓷瓶盛，每服以温酒调下一茶匙，日三服。

◆**厚朴七物汤**《金匮要略》

【主治】腹满，发热十日，脉浮而数，饮食如故。

【功效】清理肠中湿热。

【药物及用量】厚朴八两（姜汁炒，一作一两二钱） 甘草（炙） 大黄（姜制）各三两（一作各五钱） 大枣十枚（擘，一作六枚） 枳实五枚（锉，一作炒三钱） 桂枝二两（一作三两，一作三钱） 生姜五两（切，一作一两）

【用法】清水一斗，煮取四升，温服八合，一日三次。呕者，加半夏五合；下利，去大黄。寒多者，加生姜至八两（一作加倍）。

◆**厚朴三物汤**《金匮要略》

【主治】腹满痛而便闭者。

【功效】清热泻肠，通便。

【药物及用量】厚朴八两（一作一两） 大黄四两 枳实五枚

【用法】清水一斗二升，先煮朴枳二味至五升，下大黄，煮取三升。温服一升，以利为度。

◆**厚朴丸**《圣济总录》

【主治】反胃吐逆，饮食噎塞，气上冲心，并腹中诸疾。

【功效】理肠胃，化壅滞调气。

【药物及用量】厚朴 蜀椒（去目微炒） 川乌头（炮去皮）各一两五钱 紫菀（去土苗） 菖蒲 吴茱萸（汤洗） 柴胡（去苗） 桔梗 茯苓 官桂 皂角（去皮弦炙） 干姜（炮） 人参各二两（一作各一两） 黄连二两五钱 巴豆霜五钱

【炮制】研为细末，入巴豆霜和匀，炼蜜为丸，如梧桐子大。

【用法】每服三丸，渐次加至五大丸，以利为度，食后生姜汤送下而卧。此药治效与局方温白丸同及治处暑以后秋冬间下痢大效。春夏加黄连二两，秋冬再加厚朴二两。治风于春秋所加黄连、厚朴外，更加菖蒲、茯苓各一两五钱。

◆**厚朴大黄汤**《金匮要略》

【主治】支饮胸满。

【功效】清热，泻积，行水。

【药物及用量】厚朴一尺（一作一两） 大黄六两 枳实四枚（锉）

【用法】清水五升，煮取二升，分温二服。

◆**厚朴生姜甘草半夏人参汤**《伤寒论》

【主治】太阳病发汗后腹胀满及胃虚呕逆，痞满不食。

【功效】和胃，镇逆，止呕。

【药物及用量】厚朴（去皮，炙） 生姜（切）各八两 甘草二两（炙） 半夏半升（洗） 人参一两

【用法】清水一斗，煮取三升去滓，温服一升，一日三次。

◆**厚朴枳实汤**《素问病机气宜保命集》

【主治】腹中痛泻。

【功效】和肠胃，止泻。

【药物及用量】厚朴 枳实 诃子（半生半熟）各一两 木香五钱 黄连 甘草（炙）各二钱 大黄二钱

【用法】研为细末，每服三钱或五钱，清水一盏半，煎至一盏，去滓温服。

◆**厚朴麻黄汤**《金匮要略》

【主治】咳而脉浮，上气胸满，喉中不利，如水鸣声。

【功效】宣肺，化滞，清热。

【药物及用量】厚朴五两 麻黄（去节）四两 石膏（如鸡子大，碎） 杏仁（去皮尖） 半夏（洗） 五味子（捶碎）各五合 干姜 细辛（一作一两）各二两 小麦一升

【用法】清水一斗二升，先煮小麦熟，

去滓纳诸药，煮取三升，温服一升，一日三次。

◆**厚朴散**（张涣方）

【主治】洞泄注下。

【功效】和胃暖肠，止泻。

【药物及用量】厚朴（生姜汁制）　诃黎勒（炮取皮）　肉豆蔻各一两　白术　干姜（炮）各五钱

【用法】捣罗为细末，每服一钱，清水八分盏，加生姜、粟米各少许，煎至五分，去滓温服。

◆**厚朴散**《经效产宝》

【主治】妊娠下痢，黄水不绝。

【功效】调肠胃，止痢。

【药物及用量】厚朴（姜汁制）　黄连各三两　肉豆蔻一枚（连皮用）

【用法】研为粗末，清水煎，顿服。

◆**厚朴散**甲《太平圣惠方》

【主治】小儿水谷利，羸瘦面黄，不欲饮食。

【功效】和肠胃，止泄泻。

【药物及用量】厚朴（去粗皮，生姜汁涂炙令香熟）　龙骨　黄连（去须微炒）各五钱　丁香　当归（锉微炒）　木香　白术　肉豆蔻各一分

【用法】捣细罗为散，每服五分，粥饮调下，一日三四次，量儿大小加减。

◆**厚朴散**乙《太平圣惠方》

【主治】小儿脾胃不和，洞泄下利，羸瘦少食。

【功效】和肠胃，止泄泻。

【药物及用量】厚朴（去粗皮，涂生姜汁炙令香熟）　人参（去芦头）　诃黎勒（煨用皮）　白术　黄连（去须微炒）　地榆（微炙，锉）各一分　甘草（炙微赤锉）　干姜（炮裂锉）各五厘　肉豆蔻一枚（去壳）

【用法】捣细罗为散，每服五分，粥饮调下，一日三四次，量儿大小加减。

◆**厚朴散**丙《太平圣惠方》

【主治】霍乱，吐泻不止。

【功效】利气和中止呕。

【药物及用量】厚朴一两半（去粗皮，涂生姜汁，炙令香熟）　甘草半两（炙微赤，锉）　肉豆蔻三分（去壳）　黄连三分（去须）

【用法】上四味，捣筛为散，每服三钱，以水一中盏，煎至五分，去滓，愠愠频服。

◆**厚朴散**丁《太平圣惠方》

【主治】妇人体虚，感于寒气，时有咳嗽。

【功效】补虚祛寒，理气止咳。

【药物及用量】厚朴一两（去粗皮，涂生姜汁，炙令香熟）　白茯苓一两　桂心三分　白术一两　诃黎勒皮三分　陈橘皮三分（汤浸，去白瓤，焙）　人参一两（去芦头）　细辛半两　甘草一分（炙微赤，锉）

【用法】上九味，捣粗罗为散，每服四钱，以水一中盏，入生姜半分，枣三枚，煎至六分，去滓，温服，不拘时。

◆**厚朴散**戊《太平圣惠方》

【主治】久赤白痢，腹内冷痛，白多赤少。

【功效】温中清肠。

【药物及用量】厚朴二两（去粗皮，涂生姜汁，炙令香熟）　木香三分　黄连一两（去须，微炒）　吴茱萸半两（汤浸七遍，焙干微炒）　干姜半两（炮裂，锉）　当归三分（锉，微炒）

【用法】上六味，捣细罗为散，每服不拘时，以粥饮调下二钱。

◆**厚朴散**己《太平圣惠方》

【主治】久冷痢，食不消化，心腹疞痛，四肢少力。

【功效】温中和血。

【药物及用量】厚朴一两半（去粗皮，涂生姜汁，炙令香熟）　肉豆蔻一两（去壳）　当归三分（锉，微炒）　龙骨一两　木香半两　阿胶三分（捣碎，炒令黄燥）

【用法】上六味，捣筛为散，每服三钱，以水一中盏，入生姜半分，枣三枚，煎至五分，去滓，稍热服，不拘时。

◆**厚朴散**庚《太平圣惠方》

【主治】咳嗽，呕吐寒热，不下饮食。

【功效】化痰止咳，降逆止呕。

【药物及用量】厚朴二两（粗皮，涂生姜汁炙令香熟） 白术三分 贝母三分（煨微黄） 紫菀一两（去苗土） 陈橘皮一两（汤浸，去白瓤，焙） 人参一两（去芦头） 杏仁一两（汤浸，去皮尖、双仁，麸炒微黄） 甘草半两（炙微赤，锉） 半夏一两（汤洗七遍，去滑 神巧万全方加诃黎勒皮一两）

【用法】上九味，捣筛为散，每服四钱，以水一中盏，入生姜半分，煎至六分，去滓，温服，不拘时。

◆**厚朴散**辛《太平圣惠方》

【主治】咳嗽呕吐，不下饮食，心膈气滞，四肢不和。

【功效】化痰止咳，理气止呕。

【药物及用量】诃黎勒皮三分 甘草三分（炙微赤，锉） 干姜半两（炮裂，锉） 陈橘皮三分（汤浸，去白瓤，焙） 杏仁三分（去汤浸，去皮尖、双仁，麸炒微黄） 白术一两

【用法】上六味，捣筛为散，每服四钱，以水一中盏，入枣二枚，煎至六分，去滓，温服，不拘时。

◆**厚朴散**壬《太平圣惠方》

【主治】产后霍乱，吐泻不止。

【功效】行气健脾，温中止呕。

【药物及用量】厚朴（去粗皮，涂生姜汁，炙令香熟） 陈橘皮（汤浸，去白瓤，焙） 人参（去芦头）各一两 肉豆蔻（去壳） 红豆蔻 桂心 白术 干姜（炮裂，锉） 甘草（炙微赤，锉）各半两

【用法】上九味，捣粗罗为散，每服三钱，水一中盏，入生姜半分，煎至六分，去滓，温服，不拘时。

◆**厚朴散**癸《太平圣惠方》

【主治】妊娠伤寒，头痛，身体烦热。

【功效】调气和胃。

【药物及用量】厚朴半两（去粗皮，涂生姜汁，炙令香熟） 皂荚一分（去皮，涂酥，炙令焦黄，去子） 甘草半两（炙微赤，锉）

【用法】上三味，捣细罗为散，每服不拘时，点好茶调下一钱。

◆**厚朴散**甲子《太平圣惠方》

【主治】妊娠水谷痢。

【功效】涩肠止痢。

【药物及用量】厚朴一两（去粗皮，涂生姜汁，炙令香熟） 白茯苓一两 黄连半两（去须） 干姜半两（炮裂，锉） 木香半两 诃黎勒一两（煨，用皮）

【用法】上六味，捣筛为散，每服四钱，以水一中盏，入枣三枚，煎至六分，去滓，温服，不拘时。

◆**厚朴散**甲丑《太平圣惠方》

【主治】产后痢，下部冷疼。

【功效】温中行气，清热止痢。

【药物及用量】厚朴一两半（去粗皮，涂生姜汁，炙令香熟） 干姜三分（炮裂锉） 黄连一两半（去须，微炒） 当归一两（锉，微炒）

【用法】上四味，捣筛为散，每服三钱，以水一中盏，煎至六分，去滓，温服，日三四服。

◆**厚朴散**甲寅《太平圣惠方》

【主治】心腹胀满，痰饮不下食。

【功效】理气除胀，化痰和胃。

【药物及用量】厚朴一两（粗皮，涂生姜汁，炙令香熟） 紫苏茎叶三分 陈橘皮三分 赤茯苓三分 前胡三分（去芦头） 半夏三分 槟榔三分

【用法】上七味，捣筛为散，每服五钱，以水一大盏，入生姜半分，煎至五分，去滓，温服，不拘时。

◆**厚朴散**甲卯《太平圣惠方》

【主治】五膈气，心胸久冷结滞，时多呕吐酸水，不思饮食。

【功效】利气启膈，和胃散结。

【药物及用量】厚朴一两半（去粗皮，涂生姜汁，炙令香熟） 吴茱萸半两（汤浸七遍，焙干，微炒） 人参一两（去芦头） 陈橘皮一两（汤浸，去白瓤，焙） 白术一两 甘草半两（炙微赤，锉） 高良姜半两（锉） 桂心半两

【用法】上八味，捣粗罗为散，每服三钱，以水一中盏，入生姜半分，煎至六分，去滓，不拘时，稍热服。

◆**厚朴散**甲辰《太平圣惠方》

【主治】膈气，心胸虚寒疼痛。

【功效】利气温中止痛。

【药物及用量】厚朴二两（去粗皮，涂生姜汁，炙令香熟）　吴茱萸半两（汤浸七遍，焙干，微炒）　桂心一两　白术一两　陈橘皮一两半（汤浸，去白瓤，焙）

【用法】上五味，捣细罗为散，每服不拘时，以热酒调下一钱。

◆**厚朴散**甲巳《太平圣惠方》

【主治】悬饮，心腹气滞，两胁多疼。

【功效】理气止痛。

【药物及用量】厚朴一两　枳壳三分　川大黄一两　木香半两　桂心半两　槟榔三分

【用法】上六味，捣筛为散，每服四钱，以水一中盏，煎至六分，去滓，温服，日三四服。

◆**厚朴散**甲午《太平圣惠方》

【主治】产后两胁胀满，胸腹满闷，不下饮食。

【功效】行气消积，益气健脾。

【药物及用量】厚朴一两（去粗皮，涂生姜汁，炙令香熟）　赤茯苓三分　人参三分（去芦头）　当归三分（锉，微炒）　甘草一分（炙微赤，锉）　诃黎勒皮三分　陈橘皮三分（汤浸，去白瓤，焙）

【用法】上七味，捣粗罗为散，每服四钱，以水一中盏，入生姜半分，枣二枚，煎至六分，去滓，温服，不拘时。

◆**厚朴汤**《千金方》

【主治】热痢二三年不止。

【功效】清肠胃，止痢。

【药物及用量】厚朴　干姜　阿胶各四钱　黄连六钱　石榴皮　艾叶各五钱

【用法】清水煎服，一日二次。

◆**厚朴汤**《圣济总录》

【主治】干霍乱。

【功效】和肠胃，宣积滞。

【药物及用量】厚朴（去皮，生姜汁涂炙令香）　枳壳（去瓤麸炒）　高良姜　槟榔　朴硝各七钱五分　大黄（炒）二两

【用法】捣筛，每服三钱，清水一盏半，煎至一盏温服。

◆**厚朴汤**《痘疹全书》

【主治】痘后浮肿。

【功效】健胃，利湿，行水。

【药物及用量】厚朴　苍术　陈皮　大腹皮　茯苓皮　猪苓　木香

【用法】清水煎服，水肿者其阴囊赤肿，加泽泻、滑石、车前、木通、葶苈、积滞肿者，加山楂、神曲、三棱、莪术。

◆**厚朴汤**甲《圣济总录》

【主治】脾胃气虚，滑泄下痢白脓。

【功效】温中止泻。

【药物及用量】厚朴四两（去皮，涂姜汁，炙令紫）　干姜（炮）二两

【用法】上二味，粗捣筛，每服三钱匕，浆水一盏，煎至六分，去滓，温服，食前服。

◆**厚朴汤**乙《圣济总录》

【主治】伤湿濡泻不定。

【功效】调中除湿止泻。

【药物及用量】厚朴（去粗皮，生姜汁炙）一两半　黄连（去须，炒）一两

【用法】上二味，粗捣筛，每服五钱匕，水一盏半，大枣二枚，擘破，煎至一盏，去滓，空心温服，日再服。如腹痛加当归三分。

◆**厚朴汤**丙《圣济总录》

【主治】痢积年不瘥。

【功效】调中涩肠。

【药物及用量】厚朴（去粗皮，生姜汁炙）　干姜（炮）　醋石榴皮（炒）　阿胶（炒燥）　黄连（去须）　艾叶（炒）各一两

【用法】上六味，粗捣筛，每服三钱匕，水一盏，煎至七分，去滓，温服，不拘时。

◆**厚朴汤**丁《圣济总录》

【主治】妊娠心脾痛，呕逆不下食。

【功效】补益心肝，降气止呕。

【药物及用量】厚朴（去粗皮，锉，生姜汁浸一宿，炒熟）　白术各四两　白芷二两　干姜（炮）一两　甘草（炙）　益智子（炒，去皮）　陈橘皮（去白，切，炒）　缩砂（炒，去皮）各二两

【用法】上八味，粗捣筛，每服二钱匕，水一盏，煎七分，去滓，温服，不拘时。

◆**厚朴汤**戊《圣济总录》

【主治】妊娠呕逆不下食。

【功效】降气和胃，除烦止呕。

【药物及用量】厚朴（去粗皮，生姜汁炙）　人参　白茯苓（去黑皮）　陈橘皮（汤浸，去白，焙）　白术（炒）　竹茹　半夏（为末，生姜汁制做饼，曝干）各一两

【用法】上七味，粗捣筛，每服三钱匕，水一盏，生姜三片，煎至七分，去滓，食前温服。

◆**厚朴汤**庚《圣济总录》

【主治】咳嗽呕吐，寒热，不下饮食。

【功效】止咳化痰，宣肺止呕。

【药物及用量】厚朴（去粗皮，生姜汁炙）　半夏（汤洗七遍，生姜制）各二两　白术三分　紫菀（去苗土）　陈橘皮（汤浸，去白，焙）　人参　杏仁（去皮尖、双仁，炒）各一两　甘草（炙，锉）　贝母（去心）各半两

【用法】上九味，粗捣筛，每服四钱匕，水一盏半，生姜一枣大，拍碎，煎至八分，去滓，温服，不拘时。

◆**厚朴汤**辛《圣济总录》

【主治】产后霍乱吐利。

【功效】健脾温中，除湿行气。

【药物及用量】厚朴（去粗皮，生姜汁炙）一两　陈橘皮（去白，焙）半两　藿香（去枝梗）　高良姜（锉，炒）　当归（切，焙）各三分

【用法】上五味，粗捣筛，每服三钱匕，水一盏，煎七分，去滓，温服，不拘时。

◆**厚朴汤**壬《圣济总录》

【主治】产后呕逆，不进饮食。

【功效】行气消积，温中健脾。

【药物及用量】厚朴（去粗皮，生姜汁炙）　人参　白术　白茯苓（去黑皮）　沉香（锉）　乌药（锉）　甘草（炙，锉）　藿香叶各一两

【用法】上八味，粗捣筛，每服三钱匕，水一盏，煎至七分，去滓，温服，不拘时。

◆**厚朴汤**癸《圣济总录》

【主治】产后泄泻久不止，不思饮食。

【功效】行气除湿，涩肠止泻。

【药物及用量】厚朴（去粗皮，生姜汁炙）二两　生干地黄（焙）　苍术（切，焙）各一两　当归（切，炒）三分　醋石榴皮半两

【用法】上五味，粗捣筛，每服三钱匕，水一盏，煎至七分，去滓，温服，食前服。

◆**厚朴汤**甲子《圣济总录》

【主治】产后泄泻不止。

【功效】健脾除湿，温中止泻。

【药物及用量】厚朴（去粗皮，生姜汁炙，锉）　干姜（炮）　白术（锉，炒）各一两　甘草（炙）半两　陈橘皮（去白，炒）三分

【用法】上五味，粗捣筛，每服三钱匕，水一盏，煎七分，去滓，温服，食前服。

◆**厚朴温中汤**《明医指掌》

【主治】寒痛。

【功效】温中，和胃，散寒，止痛。

【药物及用量】厚朴　陈皮各一钱五分　干姜（炮）二钱　赤茯苓各七分　木香　甘草（炙）各五分

【用法】加生姜三片，大枣三枚，清水煎服。

◆**厚朴温中汤**《玉机微义》

【主治】脾胃虚寒，心腹胀满及秋冬客

寒犯胃，时作疼痛。

【功效】温中健脾，利气止痛。

【药物及用量】厚朴（制）　陈皮各一两　茯苓　草豆蔻　甘草（炙）　木香各半两　干姜二钱

【用法】上七味为粗末，每五钱，入姜煎，食前服。

◆**厚朴煮散**《圣济总录》

【主治】妊娠腹胀，不欲饮食。

【功效】补气养血，调中开胃。

【药物及用量】厚朴（去粗皮，生姜汁炙）一两半　白术　芎䓖　干姜（炮）　当归（切，焙）　诃黎勒（煨，去核）　陈橘皮（汤浸，去白，焙）各一两　人参　芍药各半两　甘草（炙）一分

【用法】上一十味，粗捣筛，每服三钱匕，以水一盏，入大枣二枚，擘，煎取七分，去滓，不拘时，稍热服。

◆**厚朴橘皮丸**《圣济总录》

【主治】胎动不安，心腹痛。

【功效】调和气血。

【药物及用量】厚朴（去粗皮，生姜汁炙）一两　陈橘皮（汤去白，焙）一两　木香一两　白术一两半　阿胶（炙燥）半两　当归（锉，焙）半两　干姜（炮）半两　诃黎勒皮半两　吴茱萸（洗，焙干，炒）一分

【用法】上九味，捣罗为末，炼蜜丸，如梧桐子大，每服二十丸，食前米饮下。

◆**厚朴干姜丸**《圣济总录》

【主治】脾胃虚冷，洞泄不止。

【功效】温中，健脾止泻。

【药物及用量】厚朴（去粗皮，生姜汁炙）三两　干姜（炮）二两　附子（炮裂，去皮、脐）　白术各一两　诃黎勒皮三分

【用法】上五味，为细末，醋煮面糊丸，如梧桐子大，每服二十丸至三十丸，空心食前服，热米饮下，日三服。

◆**厚朴饮**甲《圣济总录》

【主治】冷痢。

【功效】温中涩肠。

【药物及用量】厚朴（去粗皮，姜汁炙）一两　肉豆蔻（去壳）半两　龙骨　白术各三分

【用法】上四味，锉如麻豆，每服四钱匕，水一大盏，入生姜三片，同煎至七分，去滓，空心、食前温服，日三服。

◆**厚朴饮**乙《圣济总录》

【主治】反胃，两胁胀，食不消化。

【功效】顺气除胀，健脾和胃。

【药物及用量】厚朴（去粗皮，生姜汁炙）　生姜（切，焙）各一两半　槟榔（锉）三枚　肉豆蔻（去壳，炮）一两　吴茱萸（洗，焙，微炒）三分　陈橘皮（汤去白，焙）一两

【用法】上六味，粗捣筛，每服三钱匕，水一盏半，煎至一盏，去滓，空腹温服，如人行五里再服。

◆**厚肠丸**《兰室秘藏》

【主治】小儿哺食，不能克化，腹胀体瘦，便色无常。

【功效】健胃消积。

【药物及用量】陈皮　半夏　苍术　人参各三分　麦蘖　枳壳　神曲末各五分　青皮　厚朴各二分

【炮制】研为细末，水煮面糊和丸，如麻子大。

【用法】每服二十丸，温汤送下，忌饱食。

◆**厚肠丹**（张涣方）

【主治】血痢肠虚。

【功效】燥湿热，祛寒滞，和肠胃。

【药物及用量】黄连（去须）　川楝子各一两　木香　阿胶（炙）　吴茱萸（微炒）　当归（洗，焙干）各五钱

【炮制】捣罗为细末，粟米饭和丸，如黍米大。

【用法】每服十丸，乳食前米饮送下，量儿大小加减。

◆**厚肠汤**《三因极一病证方论》

【主治】下痢赤白。

【功效】健脾，和胃，涩肠，止痢。

【药物及用量】罂粟壳八两（锉，炒）　地榆六两　白术　紫苏叶　木瓜干各二两

【用法】上五味，为锉散，每服四钱，水盏半，姜七片，枣二个，煎七分，去滓，空腹服。

◆**厚朴温中汤**《内外伤辨惑论》

【主治】寒湿气滞证，脘腹胀满或疼痛，不思饮食，苔白腻，脉沉弦。

【功效】行气温中，燥湿除满。

【药物及用量】厚朴（姜制） 陈皮（去白）各三钱 甘草（炙） 茯苓（去皮） 草豆蔻仁 木香各二钱 干姜二片

【用法】合为粗散，每服三钱，水二盏，生姜三片，煮至一盏，去滓温服，食前服，忌一切冷物。

◆**咬头膏**《外科全生集》

【主治】疮毒肿胀不破。

【功效】消坚，祛毒，宣壅。

【药物及用量】铜绿 松香 乳香（制） 没药 生木鳖（研末） 蓖麻子（去壳） 杏仁各一钱 巴豆二钱（不去油） 白砒一分

【炮制】共捣成膏为丸，如绿豆大。

【用法】每用一粒，放疮头上，另用不拘何项膏药盖上，破即用茶洗净，分别证候，另用药治。孕妇胎前产后忌用。

◆**咽喉备急丹**《卫生宝鉴》

【主治】喉证。

【功效】宣壅，化热，利咽。

【药物及用量】青黛 芒硝 白僵蚕各一两 甘草四两

【炮制】研为细末，用腊月内牛胆（有黄者）盛药其中，阴四十九日。

【用法】每用少许，吹于患处。

◆**咽醋丸**《医学纲目》

【主治】呕吐多酸。

【功效】和胃燥湿，止呕。

【药物及用量】吴茱萸（去枝梗煮，晒干） 陈皮（去白） 黄芩（炒）各五钱 苍术七钱五分 黄连一两（细切用陈壁泥同炒）

【炮制】研为细末，曲糊和丸，如梧桐子大。

【用法】熟汤送下。

◆**品雪丹**《重楼玉钥》

【主治】喉痹，喉痈，喉蛾等证。

【功效】同回生丹。

【药物及用量】即回生丹第四方去麝香。

【用法】见回生丹。

◆**威喜丸**《圣济总录》

【主治】元阳虚惫，精气不固，余沥常流，小便白浊，梦寐频泄，妇人血海久冷，白带，白漏，白淫，下部常湿，小便如米泔，或无子息。

【功效】燥湿固精。

【药物及用量】黄蜡 白茯苓各四两（去皮切块，用猪苓二钱分，同于瓷器内煮二十余沸日干，不用猪苓）

【炮制】茯苓，研为末，熔黄蜡和丸，如弹子大。

【用法】每服一丸，空腹时细嚼，满口生津，徐徐咽下，以小便清利为度。忌米醋气怒劳力。

◆**威灵仙丸**《鸡峰普济方》

【主治】年高气衰，津液枯燥，大便秘结。

【功效】补气通肠。

【药物及用量】威灵仙 黄芪（蜜炙） 枳实各等量（一方有防风，无黄芪）

【炮制】研为末，炼蜜和丸，如梧桐子大。

【用法】每服五七十丸，不拘时姜汤或白汤送下，忌茶。

◆**威灵仙丸**《圣济总录》

【主治】气痔，大便涩。

【功效】消滞行积。

【药物及用量】威灵仙（去土） 乳香（另研） 枳壳（麸炒）各一两

【炮制】研为细末，粟米饭和丸，如梧桐子大。

【用法】每服十五丸，食前米饮送下。

◆**威灵仙散**《痈疽验方》

【主治】肿毒，恶疮，便毒。

【功效】和血解毒清热。

【药物及用量】威灵仙 贝母 知母（炒）各一两

【用法】共研细末，每服三钱，空腹时温酒调下，一日二次，以消为度，肿毒恶疮加蟾酥五厘。

◆**威灵仙散**甲《太平圣惠方》

【主治】妇人久冷气滞，血刺小腹疼痛。

【功效】温经行气，活血止痛。

【药物及用量】威灵仙一两　当归半两（锉，微炒）　没药半两　木香半两　桂心半两

【用法】上五味，捣细罗为散，每服不拘时，以热酒调下一钱。

◆**威灵仙散**乙《太平圣惠方》

【主治】中风，身如角弓反张，言语謇涩，心神烦乱。

【功效】祛风解表，化痰通络。

【药物及用量】威灵仙二两　独活一两　羚羊角屑一两　麦门冬一两（去心，焙）　桂心一两　赤茯苓一两　防风一两（去芦头）　细辛一两　麻黄一两（去根节）　五加皮一两　薏苡仁一两

【用法】上一十一味，捣粗罗为散，每服四钱，以水一中盏，入生姜半分，煎至五分，去滓，入淡竹沥一合，更煎一两沸，不拘时，温服。

◆**威灵仙饮**《太平圣惠方》

【主治】痈疽，疖毒。

【功效】和血解毒。

【药物及用量】威灵仙不拘多少

【用法】研为末，每服一钱，空腹时温酒调下，逐日微利为度。

◆**宣牙膏**《鸡峰普济方》

【主治】牙齿动摇疼痛。

【功效】收敛，生肌，杀虫。

【药物及用量】定粉　龙骨各二钱五分　麝香一字　黄蜡一两

【炮制】研为细末令匀，将黄蜡熔化，和药放冷取出，熨斗烧热，铺纸用药摊之匀薄。

【用法】每用剪作纸条，临卧于齿患处、齿龈间封贴一宿，至次日早晨，取出药，每夜用之，如此半月，消牙齿肿闷，生腐肉。

◆**宣白承气汤**《温病条辨》

【主治】阳明温病，气喘痰壅，右寸实大，肺气不降。

【功效】降痰热，泻肺胃。

【药物及用量】生石膏五钱　生大黄三钱　杏仁粉二钱　瓜蒌皮一钱五分

【用法】清水五杯，煮取二杯，先服一杯，不知再服。

◆**宣明丸**《证治准绳》

【主治】瘀血灌睛，赤肿涩痛。

【功效】泻热逐瘀。

【药物及用量】赤芍　当归　尾大黄（酒蒸）　黄芩各二两　生地黄三两　黄连　川芎　薄荷叶各一两

【炮制】研为末，炼蜜和丸，如梧桐子大。

【用法】每服三十丸至五十丸，食后米饮送下。

◆**宣毒散**《疮疽神秘验方》

【主治】一切毒疮。

【功效】泻热毒。

【药物及用量】大黄（煨）　白芷各五钱

【用法】清水二盅，煎至一盅，食前服。

◆**宣毒散**《外科精要》

【主治】诸疮初起及炙后肿赤。

【功效】祛风，宣壅，散毒。

【药物及用量】露蜂房（炒焦）三两　南星　赤小豆各一两　小米一合　生草乌二钱五分（一作一钱）　生白矾五分

【用法】共研细末，淡醋调敷四围，干即再上。

◆**宣胞丸**《鸡峰普济方》

【主治】外肾肿痛。

【功效】泻膀胱，解热毒。

【药物及用量】黑牵牛（半生半熟，取头末）　川木通（炒）　青木香（斑蝥七枚同炒，用斑蝥五枚）各一两

【炮制】研为细末，酒煮糊和丸，如梧

桐子大。

【用法】每服三十丸，温酒或盐汤送下。

◆**疏风换肌散**《玉机微义》

【主治】一切风癣，疥疮，疙瘩，风疮。

【功效】祛风，杀虫，通络，解毒。

【药物及用量】甘草（炙） 黄芪 当归各一两 黄连（酒浸炒） 黄芩（酒浸炒） 大力子（炒） 防风 荆芥穗 川芎 乌蛇肉（炒）各五钱 羌活 苍术 何首乌各三钱 全蝎十枚（炒）

【用法】研为细末，每服二钱，温酒或茶清调下。

◆**疏风散**《小儿药证直诀》

【主治】急惊痰热，痘毒乘肾，腹胀黑陷。

【功效】疏散风热。

【药物及用量】鸡心槟榔二个（一作五钱） 甘草（一作二钱五分） 橘红各五钱（一作各二钱） 黑牵牛（四两半生半炒，取头末）一两二钱五分（一方有防风，一方有青皮二钱）

【用法】共研细末，一岁以下服三分，二岁以上服五分，五岁以上服七分。食前蜜水调下，微泄一二次为妙，已泄则不必服。

◆**疏风散**《本草纲目》引《全幼心鉴》

【主治】初生小儿，因断脐后外伤风湿，肤青口撮，多啼不乳，口出白沫者。

【功效】宣壅通络，祛风止惊。

【药物及用量】全蝎二十一个（头尾全，去毒，用无灰酒少许涂炙） 麝香（另研）一小字

【用法】研为极细末，每服半字，食远金银煎汤或麦门冬（去心）煎汤调下。

◆**宣气汤**《女科玉尺》

【主治】产后浮肿，由于水气者。

【功效】和脾行水消肿。

【药物及用量】白术 郁李仁 葶苈 桑白皮 甘草（炙） 赤茯苓 陈皮 川芎 当归 白芍 生地黄

【用法】清水煎服。

◆**宣气散**《永类钤方》

【主治】腹急气粗，并风肿、气肿、通身肿及疮痘盛出，身热烦渴，腹胀喘促，大小便涩，面青闷乱，又治久泻不退，脾虚生风，止与一服，后补之。

【功效】通腑，利小便。

【药物及用量】木香一分 槟榔 陈皮（净） 甘草各半两 黑牵牛四两（半生半炒）

【用法】上五味，㕮咀，水煎，三岁一钱，空心服。

◆**宣连丸**《幼幼新书》引《四十八候方》

【主治】毒痢。

【功效】和肠胃，化毒滞。

【药物及用量】宣连（作散，用鸡子清和做饼，于瓦上烧干）一钱 肉豆蔻一个（去心，脐内入乳香不拘多少，纸裹火煨黄色） 朱砂 木香各五分 杏仁七粒（和皮烧） 巴豆四粒（烧七粒亦可）

【炮制】研为末，醋煮米糊和丸，如萝卜子大。

【用法】每服七丸，陈米饮送下，赤痢，槐花汤下。

◆**宣痹汤**《温病条辨》

【主治】湿温，气分痹郁而哕。

【功效】宣肺化热。

【药物及用量】枇杷叶二钱 郁金 香豆豉各一钱五分 射干 白通草各一钱

【用法】清水五杯，煮取二杯，分二次服。

◆**泻热丹**《医学入门》

【主治】瘰疬。

【功效】泻热行滞。

【药物及用量】何首乌 薄荷 皂角 连翘 三棱 蔓荆子各一两

【炮制】共为末，热醋浸淡豆豉二两五钱，捣膏和丸。

【用法】每服三十丸，热水送下，日一服，风热之毒自小便出。宣毒之后，病虽

愈，常宜服之。

◆**宣积丸**《续本事方》

【主治】大便不通。

【功效】攻积，通便，散寒。

【药物及用量】巴豆（去壳）　干姜　韭子　高良姜　硫黄　甘遂　槟榔各等量

【炮制】研为细末，米饭和丸，如鸡子黄大。

【用法】早朝先以椒汤洗手，麻油涂手掌（男左女右）握一丸，移时便通欲止，则握开药，以冷水洗手。

◆**宣郁通经汤**《傅青主女科》

【主治】经前腹痛由于热极不化者。

【功效】疏肝，开郁，清热。

【药物及用量】当归（酒洗）　白芍（酒炒）　牡丹皮各五钱　黑山栀三钱　白芥子二钱（炒研）　柴胡　香附（酒洗）　郁金（醋炒）　黄芩（酒炒）　生甘草各一钱

【用法】清水煎服，四剂可愈。

◆**封口药**《证治准绳》

【主治】跌打损伤，金刃伤。

【功效】和伤，止血，定痛。

【药物及用量】乳香（净者）　没药　儿茶　当归　杉皮炭各一钱　麝香五厘　片脑一分　猪母聍叶一钱（如无，用葛叶亦可）

【炮制】研为细末和匀，入麝香碾细，次入片脑研匀，瓷器收贮。

【用法】掺之，如缺肤先以小气针作三截铁之，用绢线一条，两头搓猪毛，以唾蘸湿，抹药于线上，将药线三节穿定，以麻药抹缺处，剪刀口抹药，薄剪去些皮，线即缝合，就以鸡子黄油搽患处，取金毛狗脊毛薄铺于上，欲以药末撒上。每日用药水轻洗去搽油，换药每日只换一次，待八日，剪去线搽药。

◆**封囟散**（张涣方）

【主治】解颅。

【功效】祛风解热。

【药物及用量】蛇蜕皮一两（烧灰细研）　防风　川大黄（湿纸裹煨存性）　白及各五钱

【用法】碾为细末，加青黛五钱同研匀，每月五分，豮猪胆汁调匀，用一纸颅子摊之，四边回合，各留少白纸，用淡生面醋糊贴颅上，不住以温水润动，一伏时换。

◆**封脐散**（张涣方）

【主治】脐风。

【功效】和血解毒。

【药物及用量】当归五钱（洗，焙）　天浆子三个（微炒）　乱发一钱（烧灰存性）

【用法】捣罗为细末，加麝香一字拌匀，每用一字至五分，敷脐中，时时用之。

◆**封脐散**《鸡峰普济方》

【主治】脐湿及脐中出血。

【功效】收敛，祛湿，止血。

【药物及用量】甑带灰　乱发灰　白姜灰　红绵灰　南星　白蔹　当归头　赤小豆　五倍子　血竭　龙骨　赤石脂（煅）　海螵蛸　百草霜　胭脂各五分

【用法】研为极细末，湿则干敷，干用清油涂，忌生水浴脐。

◆**封脐散**甲《证治准绳》

【主治】脐湿。

【功效】收敛祛湿。

【药物及用量】红绵灰　黄牛粪灰　龙骨　乱发灰　干胭脂各五分

【用法】研为极细末，湿则干掺，干则清油涂。

◆**封脐散**乙《证治准绳》

【主治】脐内出水不干。

【功效】收敛祛湿。

【药物及用量】当归头（去芦）一钱　棉（缚脐带烧灰，或旧锦）一钱

【用法】研为极细末，加麝香一小字同研，每用少许，干掺脐上。

◆**封髓丹**《御药院方》

【主治】梦遗失精及与鬼交。

【功效】坚肾，清火。

【药物及用量】黄柏三两　砂仁一两　甘草（炙）一钱

【炮制】研为细末，炼蜜和丸。

【用法】空腹时每服三钱，淡盐汤送下。

◆**急风散**甲《太平惠民和剂局方》

【主治】偏正头风，夹脑风，太阳穴痛，坐卧不安。

【功效】祛风宣壅，化痰。

【药物及用量】生川乌头（去皮、脐）辰砂各一钱　生天南星二两

【用法】研为细末，酒调涂痛处，小儿贴颅门。

◆**急风散**乙《太平惠民和剂局方》

【主治】诸疮，破伤风。

【功效】解毒行滞祛风。

【药物及用量】麝香（另研）五分　朱砂一两　生黑豆二钱五分　草乌头三两五钱（烧存性）

【用法】研为细末和匀，破伤风每服一钱。不拘时温酒调下，如出箭头，先用酒调一钱，就将此药贴上。

◆**急风散**（张涣方）

【主治】风病。

【功效】祛风化热。

【药物及用量】蛇蜕皮（微炒）　钩藤　干蝎梢各一分　朱砂一分（细研水飞）　麝香　牛黄各五分

【用法】研为细末，每服一字，取竹沥一两，同乳汁调下。

◆**急风散**《世医得效方》

【主治】久新诸疮，破伤中风，项强背直，腰反折，噤不语，手足抽掣，眼目上视，喉中锯声。

【功效】祛风开窍。

【药物及用量】麝香研一字　丹砂一两　生黑豆一分（同草乌为末）　草乌三两（半生用，半焙存性，米醋同淬）

【用法】上四味，为末，和匀，破伤风以酒一盏，调半钱服，神效。如出箭头，先用酒一盏，调服半钱，却以药贴箭疮上。

◆**急风散**《太平惠民和剂局方》

【主治】男子妇人偏正头疼，夹脑风，太阳穴痛，坐卧不安。

【功效】祛风化痰，通络。

【药物及用量】生川乌（炮，去皮、脐）辰砂（研，飞）各二两　生南星四两（洗，去皮）

【用法】上三味，为细末，每用酒调涂痛处，兼治小儿伤风，鼻塞清涕，酒调涂囟门上，不可服之。

◆**急消汤**《辨证录》

【主治】发背。

【功效】消热毒。

【药物及用量】金银花藤二两　紫花地丁一两　茜草　甘菊花　桔梗　天花粉　生甘草各三钱　贝母二钱　黄柏一钱

【用法】清水煎服，服三剂全消。

◆**急救散**《周仙鹤方》

【主治】跌仆损伤。

【功效】活血，和伤，补骨，化瘀。

【药物及用量】当归尾（酒洗）　自然铜（醋煅七次）　桃仁（去皮尖）　红花各七钱　陈麻皮三钱　土鳖虫（烧酒浸焙）五钱　骨碎补（酒洗蒸）　大黄（酒洗）各二钱　血竭　乳香（去油）　没药（去油）　老鹰骨　朱砂　雄黄　麝香各五分

【用法】共研极细末，收贮勿泄气。如遇跌死打死尚有微气者，用酒浆调二厘，入口即活。如骨折瘀血攻心，用药八厘，酒调灌之，其伤骨自上而愈。

◆**急救丸**《烟霞圣效方》

【主治】破伤风。

【功效】祛风化痰。

【药物及用量】半夏　草乌头　枣（去核）各一枚

【用法】上三味，同捣成剂，如昏时，温酒化开灌之。如人行五里，吐为效，若醒时，自嚼一半，温酒送下。未全愈者，再服一半，此药，欲死者可救。

◆**扁鹊玉壶丸**《古方选注》

【主治】命门火衰，阴寒恶疾，阳气暴绝，寒水臌胀。

【功效】温阳，逐寒，破积。

【药物及用量】硫黄八两（外洋者佳，

土硫黄断不可用）　麻油八两

【炮制】硫黄打碎，入冷油内，放炭火炉上熬热，微以桑枝缓缓搅动，候硫融尽，即倾入水缸内，急撇去面上浮油，取缸底净硫，稍过若干两，再配麻油若干两，照前火候再融再倾，入水缸内急撇去面上浮油。第五次用肥皂四两，水中同煮六时。第六次用皂荚四两，放水中同煮六时，拔净油气。第七次用炉中炭火淋碱水制六时。第八次用水豆腐同煮六时，拔净皂碱之性。第九次用田字草捣汁，和水煮六时，晒干细研如香灰。凡净硫一两，配炒糯米粉二两，捣汁为丸。

【用法】每服八分，渐加至三钱，开水送下。

◆**扁豆散**《简易方》

【主治】久嗽咯血成肺痿，吐白涎，膈满不食。

【功效】健脾祛湿止血。

【药物及用量】白术　半夏（汤洗七次）　枇杷叶（去毛，炙）　人参各一两　白扁豆（炒）　生姜各半两　白茅根三分

【用法】上七味，细锉，水三升，煎取一升，去滓，下槟榔末一钱，拌和，分四服，不拘时。

◆**拜堂散**《医方类聚》引《烟霞圣效》

【主治】风赤眼。

【功效】收敛解毒。

【药物及用量】五倍子。

【用法】研为细末，贴破赤处。

◆**拯阴理痨汤**《沈氏尊生书》

【主治】阴虚火动。

【功效】养气血，益肺脾。

【药物及用量】生地黄（酒姜汁炒）　当归身　麦门冬　五味子　人参　白芍　甘草（炙）　莲子　薏苡仁　牡丹皮　橘红

【用法】清水煎服。

◆**拯伤接命丹**《杂病源流犀烛》

【主治】跌打损伤，命在危急者。

【功效】温通活血，行滞和伤。

【药物及用量】紫荆皮　官桂　大茴香　甘草节　川乌　草乌（姜汁炒透）各等量

【用法】研为末，砂糖调酒下，年壮而又伤重者，每服三钱，老弱而又伤轻者，每服一钱五分，妇人临时酌减，一服如神，多亦不过二服。服后身上应少发麻，不得疑畏，须避风出汗。

◆**拯损膏**《证治准绳》

【主治】诸般伤损。

【功效】祛风，解热，活血。

【药物及用量】天花粉　芙蓉叶　紫荆皮　赤芍　天南星　独活　当归　白芷各一两　牡丹皮三钱

【用法】研为末，姜汁调热敷贴，疼痛甚者加乳香、没药各少许。

◆**拯济换骨丹**《医垒元戎》

【主治】半身不遂，口眼㖞斜，手足不仁，语言謇涩，或骨痛连髓，或痹袭皮肤，或中急风，涎潮不言，精神昏涩，行步艰难，筋脉拘急，左瘫右痪，一切风疾。

【功效】祛风，通络，宣壅，杀虫。

【药物及用量】生槐荚子　人参　桑白皮　苍术　白芷　何首乌　蔓荆子　威灵仙　防风各二两　五味子　苦参　香附　川芎各一两　麝香　龙脑（另研，一方无）各二钱

【炮制】研为细末，入麝香令匀，又用麻黄十斤（去根节），天河水三石三斗，熬至六斗，滤去滓。再煎至二升半，入银石器内熬成膏，入前药和匀，杵三五千下。每一两作十丸，朱砂为衣。

【用法】每服一丸，先捶碎，酒一盏，自晨浸至晚，临卧搅匀服之，神清无睡，是药之验，再服须隔五日服之，如中风无汗宜服。若风盛之人，当于密室温卧取汗，体虚自汗者忌服。

◆**指甲散**《鸡峰普济方》

【主治】眼翳及诸物入眼。

【功效】消翳，明目。

【药物及用量】指甲（用左手中指者）。

【用法】洗净候干，以刀利其屑，用灯心草蘸点，一二次即去，或用怀孕妇人爪

甲屑，置目中去翳。

◆**星半安中汤**《医学统旨》

【主治】痰积作痛。

【功效】祛痰湿，行积滞。

【药物及用量】天南星（姜汤泡，一作牛胆制）　半夏（姜汤泡）各一钱五分　滑石　香附　枳壳（麸炒）　青皮（醋炒）　木香　苍术（米泔水浸一宿，炒）　砂仁　山栀（炒黑）　茯苓　橘红各一钱　甘草（炙）五分

【用法】清水二盅，加生姜三片，煎至八分，食前服。气攻痛者去南星、滑石，加厚朴、延胡索各一钱；痰甚加白螺蛳壳一钱（烧灰，临服时搅入）。

◆**星半丸**甲《袖珍方》

【主治】诸般咳嗽。

【功效】燥湿化痰止咳。

【药物及用量】南星（姜制）　半夏曲　凝水石　枯矾　僵蚕（炒）　干生姜各一两

【用法】上五味为末，生姜汁糊丸，如梧桐子大，每服五十丸，姜汤下，食后服。

◆**星半丸**乙《袖珍方》

【主治】远年近日一切咳嗽。

【功效】润肺止咳。

【药物及用量】人参　五倍子　杏仁（去皮尖）各五钱　半夏七钱

【用法】上四味，用萝卜去顶取空，以蓖麻子去壳四十九粒，明矾五钱为末，二味入萝卜内，以顶盖纸裹煨，研丸，每服十丸，乌梅汤下，临卧。

◆**星术丸**《杂病源流犀烛》

【主治】茶积。

【功效】健脾化湿，调气行积。

【药物及用量】南星三钱　白术一两　青皮　陈皮各三钱

【炮制】研为细末，水煮米糊和丸。

【用法】熟汤送下。

◆**星芎丸**《明医指掌》

【主治】痰滞经病。

【功效】化痰湿，理血气。

【药物及用量】南星四两　川芎　苍术各三两　香附（童便制）四两

【炮制】研为细末，水泛丸。

【用法】熟汤送下。

◆**星附丸**《杂病源流犀烛》

【主治】痃痞，老人小儿痃痞，往来疼痛。

【功效】调气行滞。

【药物及用量】南星　香附各等量

【炮制】研为末，姜汁煮米糊和丸。

【用法】每服二三十丸，姜汤送下。

◆**星附散**《类证普济本事方》

【主治】中风能言，手足亸曳，脉虚浮而数。

【功效】祛风豁痰，通络行滞。

【药物及用量】天南星（大者）　黑附子（炮去皮、脐）　白附子（炮）　半夏（薄切片，姜汁浸）　川乌头（炮去皮、脐）　白僵蚕（去丝嘴炒）　没药（别研入药）　人参（去芦）　白茯苓（去皮）各等发

【用法】研为粗末，每服二钱或五钱，酒水各一钱，煎至八分，去滓热服，二三服汗出即瘥。

◆**星香丸**《袖珍方》

【主治】诸气嗽生痰。

【功效】健胃祛痰。

【药物及用量】南星　半夏各三两（用白矾一两，入水同二味浸一宿）　陈皮五两（米泔浸一周时，去白取净三两）　香附子三两（皂角水浸一周时晒干，一作二两）

【炮制】俱不见火，碾为细末，姜汁煮面糊和丸，如梧桐子大。

【用法】每服五十丸，临卧淡生姜汤送下。

◆**星香全蝎散**《直指小儿方》

【主治】小儿慢惊风，昏迷痰搐。

【功效】祛痰行滞通络。

【药物及用量】南星（湿纸煨）二钱　木香一钱　全蝎（炙）三个　人参　陈皮各一钱　甘草（炙）五分

【用法】研为细末，每服一钱，用紫苏、生姜、大枣浓煎，以匙送下，有热加防风。

◆**星香汤**《卫生易简方》

【主治】治中风痰涎潮湿，不省人事，六脉沉伏，口眼㖞斜，半身不遂，不可服热药者。

【功效】调气祛痰。

【药物及用量】南星八钱　木香一钱

【用法】加生姜十四片，清水煎，分两次服。

◆**星香饮**《澹寮方》

【主治】中风有热，气实者。

【功效】祛风清热化痰。

【药物及用量】天南星（汤炮七次）八钱　木香一钱

【用法】上二味，㕮咀，分二服，每服用生姜七片，水一盏半，煎至一盏，温服。

◆**星香饮**《直指小儿方》

【主治】中风。

【功效】息风定痉。

【药物及用量】南星（略炮）二钱　木香　橘皮各一钱　全蝎二个（焙）　甘草（炒）半钱

【用法】上五味锉细，每服一钱，姜三片，慢火煎熟与之。虚冷者，加熟附子、川乌少许，添姜一钱。

◆**星夏散**《杂病源流犀烛》

【主治】鼻渊，鼻痈久不愈，结成息肉，如枣核塞于鼻中，气塞不通。

【功效】祛风，行滞，清热，通经祛痰。

【药物及用量】南星　半夏　苍术　神曲　细辛　白芷　甘草　黄芩（酒炒）　黄连（酒炒）

【用法】为散，清水煎服。

◆**星苏汤**《直指小儿方》

【主治】小儿诸风，口噤不语。

【功效】祛风化痰。

【药物及用量】天南星（略炮锉）

【用法】每服用七分，加紫苏五叶，生姜四片，清水煎。煎取其半，入猪雄胆少许，温服。

◆**星砂丸**《是斋百一选方》

【主治】消痰积，温中顺气及一切风痰，利胸膈，壮脾胃及内伤生冷，腹胁胀痛，酒后痰实呕吐。

【功效】祛风痰，顺气散结，益脾胃。

【药物及用量】南星四两（汤洗七次）　良姜一两　缩砂仁一两

【用法】上三味，为细末，以生姜自然汁煮，面糊为丸，如梧桐子大，每服十五二十丸，生姜汤下，不拘时。夏月吃生冷，尤宜服，虽多至七八十丸，无害，加香附子二两，尤妙。

◆**星姜汤**《仁斋直指方》

【主治】风痰。

【功效】祛风化痰。

【药物及用量】圆白南星（半两者，一个）　老生姜三钱半

【用法】上二味，各切片，以水三盏，瓷器内煎取其半，逐旋温服。

◆**春雪膏**《太平惠民和剂局方》

【主治】风热生翳，睑硬眶烂及一切目赤肿痛，泪出眦烂。

【功效】消坚退翳，明目。

【药物及用量】蕤仁（去壳皮研细，纸包压去油，再研再压数十次，取净）五钱

【炮制】加龙脑五分，炼白蜜（一作生蜜）一钱五分，再研匀，瓷罐收贮。

【用法】每用少入汤，铜箸蘸点。

◆**春雪膏**《卫生宝鉴》

【主治】风热上攻，眼昏痒痛，隐涩难开，眵泪生翳，羞明疼痛。

【功效】消炎，退热，软坚，化翳。

【药物及用量】炉甘石十二两（煅，用黄连汁淬，一作四两，银罐内固济，煅过水飞，预将黄连一两，当归五钱，河水煎汁去滓，入童便半盏，将炉甘石丸如弹子大，多刺以孔，煅赤淬药汁内，以汁尽为度，置地上一宿，出火气，收贮待用）　黄连四两（锉，用童便二升浸一宿，去黄连，以汁淬炉甘石）　硇砂一钱（细研水调，在盏内炖干为度，一作硼砂研细水调，盛盏内用炭火缓缓炖干，取净一钱五分）　黄丹六两（水飞，一作一钱五分）　乳香（煅存性研细，一作一钱五分）　乌贼骨（烧存性研细，一作一钱五分）　当

归各三钱　白丁香五分（一作一钱五分）　麝香　轻粉各少许（一作各五分）

【炮制】先用白蜜一斤四两，炼去蜡，乃下炉甘石末，不住手搅。次下黄丹，次下诸药，搅至紫金色不黏手为度，捻作锭子。

【用法】每用一粒，新汲水磨化，时时点之。忌食酒、醋、湿面、荞麦。

◆**春雪膏**《世医得效方》

【主治】妇人烦闷，热极壅盛。

【功效】清热泻火。

【药物及用量】寒水石　石膏　滑石　赭石　朴硝各五钱　甘草三钱

【用法】上六味为末，每服二钱，井水调下。

◆**春泽汤**《医钞类编》

【主治】肠虚泄泻，小便不利。

【功效】壮气利水。

【药物及用量】五苓散加人参

【用法】加生姜、大枣，清水煎服。

◆**昨叶何草散**《三因极一病证方论》

【主治】诸癣。

【功效】杀虫解毒。

【药物及用量】昨叶何草（晒干）一两　枯白矾一钱　雄黄五分

【用法】研为细末，先用羊蹄采根，蘸醋擦癣上令癣破，即用药末湿涂上，不过二三次即愈。

◆**枯痔散**《张氏医通》

【主治】痔疮突出。

【功效】消坚枯痔。

【药物及用量】天灵盖（童子者佳，用青盐水浸片时捞出，火煅红，再入青盐内淬之，如此七次，净用）四钱　砒霜一两　生白矾二两　轻粉四钱　蟾酥二钱

【炮制】研为极细末，入小新铁锅内，用精瓷碗密盖，盐泥封固，炭火煅至二炷香。待冷揭开碗，将药研极细末，铅罐收贮。

【用法】每日辰、午、申三时先以温汤或葱汤洗净患处，用津唾调捻如钱厚，贴痔上令着，以薄绵纸篯软掩上，趣束其药，不使侵好肉上。至六七日，其痔枯黑坚硬，住药裂缝，待其自落，换落痔汤洗之。

◆**枯痔散**《疡医大全》

【主治】痔疮突出。

【功效】蚀恶，杀虫。

【药物及用量】明矾　白砒各四钱　轻粉　朱砂各三钱

【炮制】先将矾入铜杓内煅滚，次入砒末搅匀，以矾枯为度，去火毒片时。次入轻粉、朱砂再研极细，瓷罐收贮。

【用法】每日辰、午、申三时，以温汤洗净痔上，唾津调涂，四边好肉须先用护痔散护住。七八日其痔自然干黑枯尽，方上生肌药。

◆**枯痔散**《验方新编》

【主治】诸痔。

【功效】收敛，化瘀，杀虫。

【药物及用量】红砒（放旧瓦上火煅，白烟将尽，取起净末）一钱　枯矾　乌梅肉（烧存性）各二钱　朱砂（飞净）三分

【用法】共研极细末，以口浸湿手指，蘸药于痔头痔身上搓紘，一日三次，初敷不肿，五六日出臭水，出尽，其痔干枯。轻者七八日痊愈，重者半月收功。

◆**枯瘤膏**《卫生宝鉴》

【主治】六瘤，瘰疬，痔漏。

【功效】祛湿，杀虫，蚀恶，消积。

【药物及用量】草乌头四两　川乌头二两　干桑耳　桑朽木各一两五钱　矿石灰　桑柴灰　荞麦秕灰各一碗

【炮制】将草乌、川乌、桑耳朽木共烧成灰，和矿石灰、桑柴灰、荞麦秕灰装入酒漏内，以棕塞其漏窍，清水一斗，煎滚淋汁，慢火熬浓，以十碗取一碗为度，以厚实瓷器收贮，密封固。

【用法】入矿石灰调匀为糊，点于瘤顶，上以淡纸数重贴之。若未干不须贴，干则以唾调涂，再待十分黑腐，以刀剪刮取腐肉。未尽又点又刮，如畏刮者，即用井金散点之，使药贴之，去尽腐肉为度。如无此膏，以铁罐膏代之更捷。

◆**枯瘤方**《外科正宗》

【主治】瘤初起成形未崩及根蒂小而不

散者。

【功效】蚀恶消积。

【药物及用量】白砒　硇砂　黄丹　雄黄　轻粉各一钱　朱砂（一作硼砂）　乳香（去油）　没药（去油）各一钱（一作各八分）　斑蝥（一作二十个）三十个（一方有大田螺肉三个，切晒）

【炮制】共研极细末，糯米粥和丸，捏作棋子样爆干。

【用法】先灸破瘤顶三炷，以药饼盖上，用黄柏末以水调贴之，数日自然枯干落下，用敛口药敛之。

◆**枯矾散**《外科正宗》

【主治】脚丫痒烂。妇人三阳风湿下流，凝结不散，脚丫作痒，湿烂或足底弯曲三处痒湿。

【功效】收敛，祛湿，止痒。

【药物及用量】枯白矾五钱　石膏（煅）　轻粉　黄丹各三钱

【用法】研匀，温汤洗净搽药，其痒即止。

◆**枳术丸**（张洁古方）

【主治】胃虚湿热，脾不健运，饮食不化，气滞痰聚，心下痞闷，或脏腑软弱而便血。

【功效】消食，强胃。

【药物及用量】枳实（去瓤麸炒）一两　白术（土炒）二两

【炮制】研为细末，荷叶裹陈米饭和丸，如梧桐子大。

【用法】每有四五十丸，不拘时候米饮白滚汤送下。

◆**枳术汤**《金匮要略》

【主治】心下坚大如盘，边如旋盘，水饮所作及产后浮肿。

【功效】健胃，消积，行水。

【药物及用量】枳实七枚（一作十枚）　白术二两

【用法】清水五升，煮取三升，分温三服，腹中软即散。

◆**枳术导痰丸**《内外伤辨》

【主治】伤湿热之物，不得施化，而作痞满，闷乱不安。

【功效】化湿，消积，行水，泻热。

【药物及用量】枳实五钱（麸炒去瓤，一作三钱，一作一两）　白术（土炒，一作五钱，一作四钱）　黄芩　茯苓（一作四钱）　黄连（姜汁炒，一作酒炒五钱，一作一两）各三钱　泽泻二钱（炒，一作四钱）　神曲五钱（炒，一作四钱，一作一两）　大黄一两（煨，一作酒蒸，一作生用，一作二两）

【炮制】共研细末，汤浸蒸饼或神曲煮糊为丸，如梧桐子大。

【用法】每服五十至七十丸，食远温开水送下。

◆**枳芎散**《严氏济生方》

【主治】左胁刺痛难忍。

【功效】疏肝行滞。

【药物及用量】枳实　川芎各五钱　粉甘草（炙）二钱半

【用法】研为细末，每服二钱，食远姜枣汤或温酒调下。

◆**枳连导滞汤**《活幼心法》

【主治】热痛。

【功效】消积泻热，行气止痛。

【药物及用量】陈枳壳（去瓤炒）　黄连　山栀（炒黑色）各六分　赤芍　前胡　连翘（去心蒂）各四分　三棱　莪术（俱醋炒）　槟榔　甘草各三分

【用法】清水煎，饥服，觉热盛大便秘者，加大黄（酒炒）一钱二分微利之，三棱、莪术不用亦可。

◆**枳椇子丸**《世医得效方》

【主治】消渴。

【功效】行滞，利湿，解毒。

【药物及用量】枳椇子二两　麝香一钱

【炮制】研为末，水煮面糊和丸，如梧桐子大。

【用法】每服三十丸，空腹时盐汤送下。

◆**枳壳丸**《严氏济生方》

【主治】肠胃气壅风盛，大便秘结。

【功效】泻积热。

【药物及用量】枳壳（炒） 皂角（去皮弦、子炙） 大黄 羌活 木香 橘红 桑白皮 白芷各等量

【炮制】研为末，炼蜜和丸，如梧桐子大。

【用法】每服七十丸，空腹时米饮送下（一方只用枳实、皂角各等量，以饭饮为丸）。

◆**枳壳丸**《圣济总录》

【主治】三焦约，二便不通。

【功效】消积导滞。

【药物及用量】枳壳二两 陈皮一两 槟榔五钱 木香二钱五分 黑牵牛子四两（一半生用，一半炒熟，捣取头末，一两五钱，余不用）

【炮制】研为细末，炼蜜和丸。

【用法】熟汤送下。

◆**枳壳丸**甲《太平圣惠方》

【主治】一切风热疮疥。

【功效】清热杀虫解毒。

【药物及用量】枳壳四两（麸炒去瓤） 苦参（去芦）八两

【炮制】研为细末，炼蜜和丸，如梧桐子大。

【用法】每服三十丸，食后温酒送下。

◆**枳壳丸**乙《太平圣惠方》

【主治】妇人心腹气滞，两胁胀痛，不能饮食。

【功效】行气宽中，健脾温中。

【药物及用量】枳壳三分（麸炒微黄，去瓤） 槟榔一两 桂心三分 鳖甲一两（涂醋炙令黄，去裙襕） 吴茱萸半两（汤浸七遍，焙干，微炒） 当归半两（锉，微炒） 诃黎勒皮三分 川大黄一两（锉碎，微炒） 陈橘皮三分（汤浸，去白瓤） 芎䓖半两 木香半两

【用法】上一十一味，捣罗为末，炼蜜和捣二三百杵，丸如梧桐子大，每服以暖酒下三十丸。

◆**枳壳丸**丙《太平圣惠方》

【主治】气痢久不止。

【功效】理气调中。

【药物及用量】枳壳一两（麸炒微黄，去瓤） 黄连一两（去须，微炒） 芜荑仁一两（微炒）

【用法】上三味，捣罗为末，以软饭和丸，如梧桐子大，每服食前，以粥饮下三十丸。

◆**枳壳丸**丁《太平圣惠方》

【主治】膈气胀满，吃食满闷，脚手烦疼，渐加羸瘦，四肢无力。

【功效】利气启膈，和胃除胀。

【药物及用量】枳壳一两（麸炒微黄，去瓤） 木香一两 槟榔一两 麦门冬一两半（去心，焙） 羚羊角屑一两 赤芍一两 赤茯苓二两 前胡二两（去芦头）

【用法】上八味，捣罗为末，炼蜜和捣二三百杵，丸如梧桐子大，每服不拘时，以粥饮下三十丸。

◆**枳壳丸**戊《太平圣惠方》

【主治】偏风不遂，心神烦闷，言语謇涩。

【功效】祛风利湿，除烦安神。

【药物及用量】枳壳一两（麸炒微黄，去瓤） 丹参半两 赤茯苓一两 川升麻一两 黄芪一两（锉） 防风三分（去芦头） 羌活一两 人参一两（去芦头） 羚羊角屑三分 薏苡仁二两 桂心一两 生干地黄二两

【用法】上一十二味，捣罗为末，炼蜜和捣二三百杵，丸如梧桐子大，不拘时，薄荷汤下一十丸。忌生冷、油腻。

◆**枳壳丸**己《太平圣惠方》

【主治】痰热，心膈烦满，头痛眩晕，不纳饮食。

【功效】清热化痰，宽胸消食。

【药物及用量】枳壳三分 石膏二两 牛蒡子半两（微炒） 前胡一两 防风半两 赤茯苓三分 羚羊角屑三分 半夏一两 川大黄二分 甘草半两 杏仁一两（汤浸，去皮尖、双仁，麸炒微黄）

【用法】上一十一味，捣罗为末，炼蜜

和捣二三百杵，丸如梧桐子大，每于食后良久，煎竹叶汤下三十丸。

◆**枳壳丸**庚《太平圣惠方》

【主治】妊娠阻病，心中烦闷，头眩，闻食气即呕逆，四肢无力，不自胜举。

【功效】降逆温中止呕。

【药物及用量】枳壳一两（麸炒微黄，去瓤）　人参一两（去芦头）　肉桂一两（去粗皮）　干姜半两（炮裂，锉）　麦门冬一两半（去心，焙）　半夏一两（汤洗七遍，去滑）　陈橘皮一两（汤浸，去白瓤，焙）　白术一两　葛根一两（锉）　白茯苓一两　甘草半两（炙微赤，锉）

【用法】上一十一味，捣罗为末，炼蜜和捣二三百杵，丸如梧桐子大，每服不拘时，以生姜粥饮下三十丸。

◆**枳壳散**甲《类证普济本事方》

【主治】心下蓄积，痞闷作痛，噫败卵气。

【功效】健胃消积。

【药物及用量】枳壳（去瓤，炒）　白术各五钱　香附一两（炒）　槟榔三钱

【用法】研为细末，每服一二钱，空腹时米饮调下，一日三次。

◆**枳壳散**乙《类证普济本事方》

【主治】五种积气，三焦痞塞，胸膈满闷，呕吐痰逆，口苦舌酸。

【功效】健胃消积，宽中调气。

【药物及用量】枳壳　三棱　陈皮　益智子　蓬莪术　槟榔　肉桂各一两　干姜　厚朴　甘草　青皮　肉豆蔻　木香各五钱

【用法】㕮咀，每服三钱，清水一盅，加生姜、大枣，煎至七分，不拘时热服。

◆**枳壳散**《世医得效方》

【主治】气郁气实，胁中刺痛。

【功效】行气宣滞。

【药物及用量】枳壳（去瓤炒）一两二钱五分　甘草（炙）三钱七分五厘

【用法】研为末，每服一二钱，空腹时沸汤或浓煎葱白汤调下。

◆**枳壳散**甲《圣济总录》

【主治】痂疥瘙痒，麻痹。

【功效】疏肝，行气，祛风，杀虫。

【药物及用量】枳壳（麸炒去瓤）四两　白蒺藜五合　苦参（去芦）　蔓荆子各一两

【用法】研为细末，每服三钱，不拘时温酒调下，一日三次。

◆**枳壳散**乙《圣济总录》

【主治】赤痢不止。

【功效】理气，涩肠。

【药物及用量】枳壳　胡桃各七枚　皂荚（不蛀者）一挺

【用法】上三味，就新瓦上，以草火烧令烟尽，取研极细，分为八服，每临卧及二更、五更时各一服，荆芥茶调下。

◆**枳壳散**《证治要诀类方》

【主治】孕妇脚肿。

【功效】消滞，和胃，化热。

【药物及用量】枳壳　桔梗　细辛　川芎　防风　葛根　甘草

【用法】清水煎服。

◆**枳壳散**甲《太平圣惠方》

【主治】赤白痢，冷热未调，下痢不止。

【功效】理气，凉血，涩肠。

【药物及用量】枳壳三分（麸炒去瓤）　厚朴三分（去粗皮，涂生姜汁，炙令香熟）　甘草三分（炙微赤，锉）　臭椿根三分（炙黄，锉）　地榆二分（锉）　紫草三分

【用法】上六味，捣细罗为散，每服不拘时，以粥饮调下二钱。

◆**枳壳散**乙《太平圣惠方》

【主治】中风口噤不开，心胸满闷。

【功效】祛风化痰，补气开窍。

【药物及用量】枳实一两（麸炒微黄）　防风二两（去芦头）　甘草二两（炙微赤，锉）　汉防己一两　麻黄一两（去根节）　人参一两（去芦头）　羚羊角屑一两　细辛一两　茵芋一两　秦艽一两（去苗）　桂心一两　附子一两（炮裂，去皮、脐）

【用法】上一十二味，捣筛为散，每服四钱，以水一中盏，煎至五分，去滓，入竹沥一合，更煎一两沸，放温，不拘时，拗开口灌之。

◆**枳壳散**丙《太平圣惠方》

【主治】支饮，头痛目眩，心下痞满。

【功效】利水消饮，理气散结。

【药物及用量】枳壳一两　泽泻一两　旋覆花一两　汉防己一两　白术一两　前胡一两

【用法】上六味，捣筛为散，每服四钱，以水一中盏，煎至六分，去滓，温服，不拘时。

◆**枳壳散**丁《太平圣惠方》

【主治】脾肺风热，攻皮肤，生瘖瘰，瘙痒不止，瘥而复发。

【功效】疏散风热，祛风止痒。

【药物及用量】枳壳三分（麸炒微黄，去瓤）　防风半两（去芦头）　川升麻半两　白鲜皮半两　麦门冬一两（去心，焙）　白蒺藜三分（微炒，去刺）　羚羊角屑三分　羌活三分　桑根白皮三分（锉）　麻黄一两（去根节）　甘草半两（炙微赤，锉）

【用法】上一十一味，捣粗罗为散，每服四钱，以水一中盏，煎至六分，去滓，不拘时，温服。

◆**枳壳散**《袖珍方》

【主治】妇人手足烦热，夜多盗汗，肌肉黄瘁，经候不调，四肢烦倦，胸满闷，状如劳气。

【功效】行气宽中，和解退热。

【药物及用量】枳壳二两（麸炒）　神曲　赤芍各一两　柴胡　黄芩各一两半

【用法】上五味㕮咀，每服一两，水二盏，生姜三片，枣子一枚，煎至一盏，去滓，通口服，食前服。

◆**枳壳汤**甲《素问病机气宜保命集》

【主治】胎漏，下血及妊娠体肥，腹滞身重，胎气不运。

【功效】健脾，清热，安胎。

【药物及用量】枳壳（炒，一作三两，一作七钱五分）　黄芩（酒炒，一作一两）各五钱　白术一两

【用法】研为粗末，每服五钱或七钱，清水一盏，煎至七分，食前服。妊娠体肥，胎气不运，每服二钱；饥时砂仁汤送下。妊娠腹胀去白术。

◆**枳壳汤**乙《素问病机气宜保命集》

【主治】久嗽，胸膈不利，上焦发热。

【功效】消滞清热。

【药物及用量】枳壳　桔梗各二两　黄芩一两五钱

【用法】研为细末，每早取二两五钱，清水三盅，煎至一盅，分作三服。午时、申时卧时各一服，三日内服尽七两五钱，再服半夏汤（半夏姜制切片），每服三钱五分，清水一盅半，加生姜五片，煎至一盅，食后一服，一日二三次，服二三日后，现服枳术丸，尽其痰为度。

◆**枳壳汤**《拔粹方》

【主治】妇人胎漏下血及因事下血。

【功效】理气养阴安胎。

【药物及用量】枳壳（麸炒，去瓤）　黄芩各半两　白术一两

【用法】上三味为末，水煎，食前温服。

◆**枳壳疏肝散**《沈氏尊生书》

【主治】肝实。

【功效】消滞疏肝，散热。

【药物及用量】枳壳　枳实　川芎　柴胡　陈皮　香附　白芍　甘草（炙）

【用法】研为末，清水煎服。

◆**枳壳煮散**《类证普济本事方》

【主治】七情伤肝，气郁胁痛，筋脉紧急，腰脚重滞，四肢不举，渐至脊膂挛急。

【功效】宣滞疏肝，祛风和胃。

【药物及用量】枳壳四两（麸炒先煎）　细辛　川芎　桔梗　防风各二两　葛根一两五钱　甘草一两

【用法】研为粗末，每服四钱，清水一盅半，加生姜三片，大枣二枚，煎至七分去滓，空腹食前温服。

◆**枳壳瘦胎散**《沈氏尊生书》

【主治】孕妇八九月，胎气壅满。

【功效】消滞，调气，宽中。

【药物及用量】枳壳五两　甘草一两　香附一两五钱

【用法】研为末，每服二钱，熟汤调下。

◆**枳壳桔梗汤**《世医得效方》

【主治】邪正交争，冷热不调，作为腹痛呕吐。

【功效】宣降，止呕。

【药物及用量】枳壳（去瓤，麸炒）　桔梗（去芦）　青皮（去瓤）　陈皮（去白）各五钱　木香三钱　当归　粉草各五钱

【用法】上七味锉散，每服二钱，水一盏，生姜二片煎，温服。

◆**枳壳半夏汤**《世医得效方》

【主治】除热痰，下气宽中，利膈清上及痞满。

【功效】清热化痰，降气宽中。

【药物及用量】枳壳　半夏　黄芩　桔梗各一两　甘草五钱

【用法】上五味，锉散，每服四钱，生姜三片，桑白皮七寸，乌梅一个，煎。未效，加甜葶苈、马兜铃、防己、薄荷立效。热痰黄色是也。

◆**枳壳浸酒**《太平圣惠方》

【主治】风瘙痒，皮中如虫行之状。

【功效】祛风通络，活血止痒。

【药物及用量】枳壳五两（麸炒微黄，去瓤）　秦艽四两（去苗）　独活四两　肉苁蓉四两　丹参五两　蒴藋五两　松叶（切）二升

【用法】上六味，细锉，用生绢袋贮，以清酒二斗五升，浸五七宿后，不拘时，暖一小盏服。

◆**枳实大黄汤**《医学发明》

【主治】通大便。

【功效】导滞泻积。

【药物及用量】枳实五分　大黄（酒煨）三钱　羌活一钱五分　当归一钱

【用法】清水一盅半，煎至一盅去滓，空腹食前温服，以利为度。

◆**枳实半夏汤**《太平惠民和剂局方》

【主治】和胃。

【功效】利气祛痰。

【药物及用量】枳实　半夏各等量

【用法】每服七钱，清水二盅，加麦芽少许，生姜五片，煎至八分，不拘时温服。

◆**枳实半夏汤**《澹寮方》

【主治】痰饮停留，胸膈痞闷，或咳嗽气塞，头目昏重，呕哕恶心，项背拘急。

【功效】燥湿化痰，理气止咳。

【药物及用量】半夏一两　橘红一两　枳实半两

【用法】上三味，㕮咀，每服四钱，生姜十片，水一盏，煎至七分，去滓服。

◆**枳实半夏汤**《圣济总录》

【主治】产后短气不足。

【功效】行气化痰，温中益气。

【药物及用量】枳实（去瓤，麸炒）　半夏（为末，生姜汁制做饼，焙）　木香　干姜（炮）各半两　五味子三分　人参　青橘皮（汤浸，去白，焙）　甘草（炙，锉）一两

【用法】上八味，粗捣筛，每服三钱匕，水一盏，生姜三片，枣一枚，擘破，同煎至七分，去滓，温服，不拘时。

◆**枳实半夏丸**《御药院方》

【主治】咳嗽痰多，胸膈痞闷，食欲不振。

【功效】顺气消痰，利膈消食。

【药物及用量】枳实一两（麸炒黄色，去瓤）　半夏一两半（汤浸，洗七次，切作片子，焙干）　白术三分　蓬莪术半两　白茯苓一分（去皮）

【用法】上五味，为细末，用生姜汁煮面糊和丸，如梧桐子大，每服六七十丸，陈橘皮汤下，不拘时。

◆**枳实芍药散**《金匮要略》

【主治】产后腹痛烦满，不得卧。

【功效】止痛和血。

【药物及用量】枳实（烧令黑，勿太过）　芍药各等量

【用法】杵为散，服方寸匕，日三服，并主痈脓，大麦粥下之。

◆**枳实芍药散**《金匮要略》

【主治】产后腹痛，烦满不得卧。

【功效】行气活血止痛。

【药物及用量】枳实（烧令黑，勿太过）　芍药等量

【用法】上二味，杵为散，服方寸匕，日三服。并主痈脓，以麦粥下之。

◆**枳实栀子豉汤**《伤寒论》

【主治】大病瘥后，劳复食后。

【功效】生津液，复气血。

【药物及用量】枳实三枚（炙） 栀子十四枚（熬黑） 香豉一升（绵裹）

【用法】清浆水七升，空煮取四升，纳枳实、栀子煮取二升（一作三升）。下豉更煎五六沸，去滓，分温再服，覆令微汗。若有宿食，加大黄（如博棋大）五六枚。

◆**枳实理中丸**《类证活人书》

【主治】胃虚夹食及伤寒结胸，本虚不能受攻，诸吐利后胸痞欲绝，心胸高起急痛，手不可近。

【功效】和中消结，温中散寒。

【药物及用量】枳实四枚（麸炒） 茯苓 人参 白术 干姜（炮） 甘草（炙）各二两

【炮制】共研细末，炼蜜或蒸饼，陈米饮为丸，如圆眼大。

【用法】每服一丸，熟汤化下，连进二三服，胸中豁然。口渴加瓜蒌根一两；自汗及下利加牡蛎二两（煅）；胸中闷加半夏、厚朴、附子。

◆**枳实理中丸**《御药院方》

【主治】胸痹，心下痞，留气结胸，胸满，胁下逆气抢心。

【功效】补气温中。

【药物及用量】人参（去芦头） 干姜（炮） 甘草（炙） 白术 枳实（麸炒） 茯苓（去皮）各一两 附子（炮，去皮、脐）半两

【用法】上七味，为细末，炼蜜为丸，每两作四丸，每服一丸，水一大盏，煎至六分，去滓，温服，不拘时。

◆**枳实理中丸**《卫生宝鉴》

【主治】中脘痞滞，气不宣通，积寒停饮，食入不化。

【功效】行气温中。

【药物及用量】人参（去芦） 干姜（炮） 枳实（麸炒） 甘草（炙） 白术各等量

【用法】上五味，为细末，炼蜜丸，如弹子大，每服一丸，细嚼，白汤送下，汤化亦得，不拘时。

◆**枳实散**《类证普济本事方》

【主治】胁痛。

【功效】活血止痛。

【药物及用量】枳实一两 白芍（炒） 雀脑芎 人参各五钱

【用法】研为细末，每服分钱，食前生姜、大枣，煎汤或温酒调下，一日三次。

◆**枳实散**《外台秘要》

【主治】腹背痛。

【功效】温中利气。

【药物及用量】枳实（麸炒）二两 官桂（去麄皮）一两二钱五分

【用法】研为细末，每服二钱，温酒或橘皮汤调下，日午、临卧空腹时各一服。

◆**枳实散**甲《太平圣惠方》

【主治】心痹。

【功效】祛寒理气止痛。

【药物及用量】枳实（麸炒） 桂心 细辛 桔梗各七钱五分 青皮（去白）一两

【用法】㕮咀，每服三钱，清水一中盅，加生姜一钱五分，煎至六分，不拘时，去滓温服。

◆**枳实散**乙《太平圣惠方》

【主治】胸痹。

【功效】除寒利气，通痹止痛。

【药物及用量】枳实（麸炒） 赤茯苓（去皮） 前胡（去芦） 陈皮（去白）各一两 木香五钱

【用法】㕮咀，每服五钱，清水一大盅，加生姜三片，煎至五分去滓，食前温服。

◆**枳实散**丙《太平圣惠方》

【主治】息贲，腹胁胀硬，咳嗽见血，痰黏不利。

【功效】消坚积，止咳嗽泻肺。

【药物及用量】枳实（麸炒） 木香 槟榔 赤茯苓（去皮） 五味子 甜葶苈（隔纸炒令紫色） 诃黎勒（去核） 甘草

（微炙）各五钱　杏仁一两（汤洗去皮尖、双仁，麸炒黄色）

【用法】㕮咀，每服三钱，清水一中盅，加生姜五厘，煎至六分去滓，不拘时温服。

◆**枳实散**丁《太平圣惠方》

【主治】妊娠气壅，心胸不利，痰逆，不思饮食。

【功效】降气化痰。

【药物及用量】枳实二分（麸炒微黄）　人参三分（去芦头）　陈橘皮三分（汤浸，去白瓤，焙）　麦门冬三分（去心）　赤茯苓三分　半夏半两（汤洗七遍，去滑）　甘草半两（炙微赤）　藿香半两　枇杷叶半两（拭去毛，炙微黄）

【用法】上九味，捣筛为散，每服三钱，以水一中盏，入生姜半分，煎至六分，去滓，温服，不拘时。

◆**枳实散**戊《太平圣惠方》

【主治】胸中痰饮，冷热不调，食不消化，体重多卧。

【功效】消痰化饮。

【药物及用量】枳实三分（麸炒微黄）　附子一两（炮裂，去皮、脐）　紫苏茎叶三分　白术一两　人参三分　川大黄三分（锉碎，微炒）　大腹皮三分（锉）　麦门冬三分（去心）　半夏三分　甘草一分　吴茱萸一分

【用法】上一十二味，捣粗罗为散，每服五钱，以水一大盏，入生姜半分，枣三枚，煎至五分，去滓，温服，不拘时。

◆**枳实散**己《太平圣惠方》

【主治】产后两胁胀满，气壅烦闷。

【功效】行气活血除满。

【药物及用量】枳实三分（麸炒微黄）　木香三分　桂心半两　当归三分（锉，微炒）　槟榔一两　白术半两　牡丹皮三分　益母草半两

【用法】上八味，捣粗罗为散，每服四钱，以水一中盏，入生姜半分，煎至六分，去滓，每于食前温服。

◆**枳实汤**《活幼心书》

【主治】伤风伤寒，胸满气促，咳嗽不爽，食多夹痰吐出。

【功效】祛湿宽胸。

【药物及用量】枳实（去瓤锉片，麸炒微黄）　赤茯苓（去皮）各五钱　甘草六钱　桔梗七钱五分（锉，炒）　半夏七钱（汤煮滤，锉焙干）

【用法】㕮咀，每服二钱，清水一盅，加生姜三片，煎至七分，不拘时服。

◆**枳实汤**《产育宝庆集》

【主治】水饮。

【功效】健脾和中。

【药物及用量】枳实七枚　白术三两

【用法】清水一斗，煎至三升，分作三次服，腹中软即消。

◆**枳实汤**《万氏女科》

【主治】产后痢。

【功效】祛积止泻。

【药物及用量】枳实（麦面炒）　木香　甘草（炙）各一钱　厚朴（姜炒）二钱　槟榔一钱五分

【用法】加生姜三片，清水煎服，快利为度，后以四君子汤加冬瓜仁服之。

◆**枳实薤白桂枝汤**《金匮要略》

【主治】胸痹，心中痞气，留结在胸，胸满胁下逆抢心。

【功效】除寒结，祛湿滞。

【药物及用量】枳实四两（锉，一作四枚）　薤白五合（一作八两，一作三两）　桂枝一两（一作三钱）　厚朴四两（一作一两二钱）　瓜蒌实一枚（捣）

【用法】清水五升，先煮枳实取二升去滓，纳诸药再煮数沸，分温二三服。

◆**枳实槟榔丸**《宣明论方》

【主治】癥瘕痞块似孕。

【功效】安胎调经，通和血气。

【药物及用量】生枳实　槟榔　黄连　黄柏　黄芩　当归　木香　阿胶（灰炒）各五钱

【炮制】研为细末，水泛丸，如小豆大。

【用法】每服三十丸，不拘时温米饮送下。

◆**枳实槟榔丸**《袖珍方》

【主治】癥瘕痞块，有似妊孕。

【功效】调气养血。

【药物及用量】枳实（生）　槟榔　黄连　黄柏　黄芩　当归　阿胶（灰炒，研）木香各半两

【用法】上八味为末，水和丸，如小豆大，温米饮下三十丸，不拘时。

◆**枳实导滞丸**《东垣试效方》

【主治】伤湿热之物，不得施化而作痞满，闷乱不安。

【功效】利气除满，导滞。

【药物及用量】枳实（炒，去瓤）五钱　黄芩　黄连（去须）各五钱　茯苓（去皮）泽泻各二钱　白术　炒曲各五钱　大黄一两

【用法】上八味为末，汤浸炊饼为丸，如梧桐子大，每服五十丸至七八十丸，食远，温水送下，量虚实加减，更衣止后服。

◆**枳橘汤**《医学入门》

【主治】上焦痞痛。

【功效】祛滞积，通腑气。

【药物及用量】枳壳一钱五分　陈皮八分

【用法】加生姜四片，清水煎服，郁甚加姜黄少许。

◆**枳实消痞丸**《兰室秘藏》

【主治】脾虚气滞，寒热互结。

【功效】行气消痞，健脾和胃。

【药物及用量】干生姜一钱　炙甘草　麦芽曲　白茯苓　白术各二钱　半夏曲　人参各三钱　厚朴（炙）四钱　枳实五钱　黄连二钱

【用法】为细末，汤浸蒸饼为丸，如梧桐子大，每服二至三钱，白汤下，食远服。

◆**枸杞丸**《鸡峰普济方》

【主治】精气不足。

【功效】补肾益精。

【药物及用量】枸杞子（冬采者佳）　黄精各等量

【炮制】研为细末，和捣成块，捏做饼子，待干复研为末，炼蜜和丸，如梧桐子大。

【用法】每服五十丸，空腹时熟汤送下。

◆**枸杞酒**《医方考方》

【主治】肝虚当风流泪。

【功效】补肝益精，明目。

【药物及用量】枸杞子最肥者二斤

【炮制】捣破，纳绢袋，置罐中，无灰酒一斗浸之，密封勿泄气，候三七日。

【用法】每日取饮之勿醉。

◆**枸杞酒**《外台秘要》

【主治】虚弱，目泪。

【功效】益精气，除冷风，壮阳道，健腰脚。

【药物及用量】枸杞子。

【炮制】煮烂捣汁，和曲米酿酒，或以子同生地黄袋盛浸酒中。

【用法】饮之勿醉，煮饮亦可。

◆**枸杞煎**《奇效良方》

【主治】眼翳及眼涩痛。

【功效】补精所，明眼目。

【药物及用量】枸杞叶　车前子叶各等量

【用法】手中熟挼，使汁欲出。另取桑叶两三重裹之，悬于阴地经宿，乃摘破桑叶，取汁点目中，不过三五度即瘥。

◆**枸杞汤**甲《千金方》

【主治】渴而利者。

【功效】清热止渴。

【药物及用量】枸杞枝叶一斤　黄连　瓜蒌根　甘草　石膏各三两

【用法】上五味，㕮咀，以水一斗，煮取三升，分五服，日三夜二。

◆**枸杞汤**乙《千金方》

【主治】虚劳，口中苦渴，骨节烦热，或寒者。

【功效】养阴生津。

【药物及用量】枸杞根白皮（切）五升　麦门冬三升　小麦二升

【用法】上三味，以水二斗，煮麦熟，药成去滓，每服一升，日再。

◆**枸杞汤**甲《圣济总录》

【主治】消渴，唇干舌燥。

【功效】清热，生津止渴。

【药物及用量】枸杞根（锉）二两　石膏（碎）一两　小麦一两半

【用法】上三味，粗捣筛，每服三钱匕，水一盏，煎至七分，去滓，温服，不拘时。

◆**枸杞汤**乙《圣济总录》

【主治】猝短气。

【功效】润肺补肺。

【药物及用量】枸杞叶（焙干，不以多少）

【用法】上一味，切碎，每服三钱匕，水一盏，生姜三片，枣一枚，擘，煎至七分，去滓，温服，日三次。

◆**枸杞子丸**《太平圣惠方》

【主治】消肾，久渴不瘥，困乏，小便滑数，心神虚烦。

【功效】滋肾阴止渴。

【药物及用量】枸杞子一两　白茯苓一两　黄芪一两（锉）　鸡肶胵一两半（微炙）　瓜蒌根三分　泽泻半两　牡丹皮半两　山茱萸半两　麦门冬一两半（去心，焙）　牡蛎一两（烧为粉）　桑螵蛸三分（微炒）　车前子一分

【用法】上一十二味，捣罗为末，炼蜜和捣二三百杵，丸如梧桐子大，每于食前服，以粥饮下三十丸。

◆**枸杞子丸**《仁斋直指方》

【主治】消肾，久渴困乏，小便滑数。

【功效】滋阴补肾。

【药物及用量】枸杞　菟丝子（酒浸，研）　白茯苓　黄芪（炙）　牡蛎粉　牛膝　熟地黄（洗）　麦门冬（去心）各一两　鸡内金（微炙）一两半　桑螵蛸　瓜蒌根各三分　山茱萸　牡丹皮各半两

【用法】上一十三味为末，炼蜜和捣三百杵，丸如梧桐子大，每五十丸，食前服，粥饮下。

◆**枸杞饮**《必用全书》

【主治】老人烦渴，口干，骨节烦热。

【功效】养胃止渴。

【药物及用量】枸杞根白皮一升　小麦一升（净淘）　粳米三合（研）

【用法】上三味以水一斗，煮二味，取七升汁，下米作饮，渴即渐服之，极愈。

◆**柿蒂汤**《沈氏尊生书》

【主治】血分湿热。

【功效】清热燥湿。

【药物及用量】柿蒂　黄柏　黄连　生地黄　侧柏叶　牡丹皮　白芍　木通　茯苓　泽泻

【用法】清水煎服。

◆**柿蒂饮**《奇效良方》

【主治】血淋。

【功效】止血涩中，通淋。

【药物及用量】干柿蒂（烧灰存性）

【用法】研为末，每服二钱，空腹时米饮调下。

◆**柿钱散**（张洁古方）

【主治】气虚寒呃。

【功效】温胃和中止呃。

【药物及用量】柿钱　丁香　人参各等量

【用法】研为细末，清水煎，食后服。

◆**柿霜丸**《沈氏尊生书》

【主治】喉痛。

【功效】润肺清热，生津利咽。

【药物及用量】柿霜　硼砂　天门冬　麦门冬各二钱　玄参一钱　乌梅肉五分

【炮制】共研细末，炼蜜为丸。

【用法】频频含化。

◆**柏子仁丸**《全生指迷方》

【主治】妇人臂痛，筋脉拘挛急，遇寒则剧。

【功效】补精益气，养阴。

【药物及用量】柏子仁　干地黄（自制）各二两　茯苓　枳壳（去瓤麸炒）　覆盆子（炒）　北五味子（杵炒）　附子（炮）　石斛（去根切，酒蒸炒）　鹿茸（醋炙）　酸枣仁（炒）　桂心　沉香　黄芪（蜜水炙）各一两

【炮制】研为细末，炼蜜和丸，如梧桐

子大。

【用法】每服三十丸，空腹时温酒送下。

◆**柏子仁丸**《类证普济本事方》

【主治】阴虚火旺，寐则盗汗。

【功效】养心，安神，和胃，固卫，戢阳气，进饮食，退经络热。

【药物及用量】柏子仁（一作三两） 半夏曲（一作一两）各二两 牡蛎（坩锅子内火煅醋淬七次，焙干） 人参 麻黄根（慢火炙拭去汗） 白术 五味子各一两 (净麸，炒五钱)

【炮制】研为细末，枣肉和丸，如梧桐子大。

【用法】每服三五十丸，空腹时米饮送下，日二次。得效减一服，得愈即住，作散亦可。

◆**柏子仁丸**《普济方》引《指南方》

【主治】血虚有火，月经耗损，渐至不通，羸瘦而生潮热及室女思虑过度，经闭成痨。

【功效】养心，通络，凉血。

【药物及用量】柏子仁（炒，另研） 牛膝 卷柏各五钱（一作各二两） 泽兰叶 川续断各二两 熟地黄三两

【炮制】研为细末，炼蜜和丸，如梧桐子大。

【用法】每服三丸，空腹时米饮送下，兼服泽兰汤。

◆**柏子仁丸**《奇效良方》

【主治】虚劳梦泄。

【功效】养心，补肝，固精。

【药物及用量】柏子仁 枸杞子（炒）各一两 地肤子一两五钱 韭子三两（须十月霜后采者，酒浸曝干炒）

【炮制】研为细末，枣肉和丸，如梧桐子大。

【用法】每服三十丸，空腹时及晚食前粥饮送下。

◆**柏子仁散**甲《太平圣惠方》

【主治】产后败血挟邪攻心，乱言狂语，乍见鬼神。

【功效】补心神，益血气。

【药物及用量】柏子仁 远志（去心） 人参 桑寄生 防风 琥珀（另研） 当归（炒） 熟干地黄（焙） 甘草各等量

【用法】研为粗末，每服五钱，先用白羊心一个切片，清水一大盏半，煮至九分。去羊心入药，煎至六分去滓，不拘时温服。

◆**柏子仁散**乙《太平圣惠方》

【主治】妇人风虚劳冷，气血不调，手脚挛急，头目旋眩，肢节烦疼。

【功效】养血祛风，散寒除湿。

【药物及用量】柏子仁三分 羌活半两 当归三分（锉碎，微炒） 防风半两（去芦头） 赤箭三分 桂心半两 芎䓖三分 白附子半两（炮裂） 牛膝三分（去苗） 桑寄生三分 藿香三分 仙灵脾三分 麝香一分（研入）

【用法】上一十三味，捣细罗为散，研入麝香令匀，食前服，以温酒调下二钱。

◆**柏子仁散**丙《太平圣惠方》

【主治】产后胡言乱语。

【功效】益气养心，安神定志。

【药物及用量】柏子仁 远志（去心） 人参（去芦头） 桑寄生 防风（去芦头） 琥珀（细研） 当归（锉，微炒） 熟干地黄 甘草（炙微赤，锉）各半两

【用法】上九味，捣筛为散，每服，以水一大盏，入白羊心一枚，切，先煎至七分，去羊心，下药五钱，更煎至四分，去滓，温服，不拘时。

◆**柏子仁汤**《严氏济生方》

【主治】妇女忧思过度，劳伤心经，心主于血，心虚不能维持诸经之血，亦能致崩中下血之患。

【功效】补益心血。

【药物及用量】当归（去芦，酒浸） 芎䓖 茯苓（去木） 远志 阿胶（锉，蛤粉炒成珠子） 鹿茸（燎去毛，酒蒸，焙） 柏子仁（炒）各一两 香附子（炒去毛）二两 川续断（酒浸）一两半 甘草（炙）半两

【用法】上一十味，㕮咀，每服四钱，

水一盏半，姜五片，煎至七分，去滓，空心食前温服。

◆**柏子仁汤**《太平圣惠方》

【主治】小儿躯啼，惊啼，状如物刺。

【功效】养心安神。

【药物及用量】柏子仁一两

【用法】捣细罗为散，一二岁儿每服一字，三四岁儿每服五分。粥饮调下，一日三四次，量儿大小加减。

◆**柏子仁汤**《证治准绳》

【主治】胃中津枯，脉虚微无力，大便艰涩者。

【功效】养心脾，燥湿气。

【药物及用量】柏子仁三钱（研）　人参一钱五分　白茯苓　陈皮（略去白）各一钱　甘草（炙）三分　麝香（另研）一字　半夏（一方无半夏，有白术）

【用法】加生姜五片，清水煎去滓，入麝香调匀和服，加郁李仁或芦根汁、竹茹、竹沥俱妙。

◆**柏子仁汤**《严氏济生方》

【主治】妇人忧思过度，劳伤心经，不能藏血，遂致崩中，下血不止。

【功效】补冲任，益气血。

【药物及用量】柏子仁（炒）　香附子（炒去毛）　川芎　鹿茸（火燎去毛，酒蒸焙）　茯神（去皮木）　当归各一钱五分　阿胶　小草各一钱　川续断二钱　甘草（炙）五分（一方无川续断）

【用法】清水二盅，加生姜三片，煎至一盅，空腹时服。

◆**柏子养心丸**《体仁汇编》

【主治】劳欲过度，心血亏损，精神恍惚，夜多怪梦，怔忡惊悸，健忘遗泄。

【功效】宁心定志，补肾滋阴。

【药物及用量】柏子仁（蒸晒去壳）四两　枸杞子（酒洗晒）三两　麦门冬（去心）　当归（酒浸）　石菖蒲（去毛洗净）　茯神（去皮心）各一两　玄参　熟地（酒蒸）各二两　甘草（去粗皮）五钱

【炮制】先将柏子仁、熟地黄蒸过，石器内捣如泥，余药研末和匀，炼蜜为丸，如梧桐子大。

【用法】每服四五十丸，早晚灯心汤，或圆眼汤送下。

◆**柏子养心丸**《验方新编》

【主治】血虚有火，月经耗损，渐至不通，日渐羸瘦，而生潮热。

【功效】补心益气。

【药物及用量】柏子仁　白茯神　酸枣仁　生地　当归身各二两　五味子　朱砂（飞）　犀角尖各五钱　甘草四钱

【炮制】共研细末，炼蜜和丸，如梧桐子大，金箔为衣。

【用法】每服三钱，米饮送下。

◆**柏皮汤**

【主治】小儿衄血。

【功效】清热凉血，止血。

【药物及用量】侧柏皮　山栀子各一两　甘草（炙）五钱

【用法】㕮咀，三岁儿每服一钱，清水一盏，煎至三分，去滓服。

◆**柏皮膏**《太平圣惠方》

【主治】火炙伤久不瘥。

【功效】清热润肌。

【药物及用量】侧柏树白皮　伏龙肝各四两　猪脂八两（炼为油）

【炮制】同熬成膏，滤去滓，入瓷器中。

【用法】每用少许，薄薄涂之，上以油纸隔软帛裹。

◆**柏皮丸**《施圆端效方》

【主治】脏毒便血，疼痛呕哕。

【功效】清热解毒，止血。

【药物及用量】黄连　黄柏　芍药　槐花（炒）各二两

【用法】上四味，为细末，滴水为丸，如梧桐子大，每服三十丸，米饮下，食前，日进二服。

◆**柏皮汤**《仁斋直指方》

【主治】热泄泻，亦治血痢。

【功效】清热解毒，燥湿止泻。

【药物及用量】柏皮三两　黄芩二两

黄连一两

【用法】上三味，锉，每服四钱，水一大盏，煎七分，入阿胶末半钱，再煎少顷，温服。

◆柏枝饮《幼科折衷》

【主治】小儿衄血，吐血。

【功效】止血和中。

【药物及用量】侧柏枝（干者）　藕节（干者）各等量

【用法】研为末，三岁儿每服五分，藕汁入蜜，沸汤调下。咯血、衄血，单用芍药研为末，磨犀角汁饮之。

◆柏脂膏《卫生宝鉴》

【主治】干癣。

【功效】润肌止痒。

【药物及用量】柏油一斤　黄蜡八两　杏仁四十五粒（锉碎）　朴硝一抄

【炮制】和合于铁器内，用老生姜、葱白三根。一顺搅五七次，煎沸滤过成膏。

【用法】每用少许，于疮上搽之。

◆柏连散《世医得效方》

【主治】面上热毒恶疮。

【功效】清热润肤。

【药物及用量】黄柏（炙）　黄连　胡粉（炒）各等量

【用法】研为末，面脂或猪脂调敷。

◆柏黄散《医学纲目》

【主治】经水不止。

【功效】清热止血涩中。

【药物及用量】侧柏叶　蒲黄各一两　黄芩一两二钱五分　伏龙肝二两

【用法】㕮咀，清水二升，煎取八合，分为二服。

◆柏叶散《太平圣惠方》

【主治】崩中漏下，黄瘦无力，腹内疼痛，不思饮食。

【功效】补阳益血，固崩止血。

【药物及用量】柏叶　续断　川芎　熟干地黄　当归　鳖甲　阿胶　牡蛎　地榆　赤石脂　艾叶　鹿茸各一两　禹余粮二两五钱

【用法】研为细末，每服二钱，食前粥饮调下，或丹参、鹿茸炼蜜和丸，如梧桐子大。每服三四十丸，空腹时温酒或醋汤送下。

◆柏叶膏《圣济总录》

【主治】烫伤。

【功效】清热润燥。

【药物及用量】柏叶　栀子仁各一两　胡粉五钱

【用法】研为细末，羊髓五六合，熔化和药，以木椎研三五百遍，涂之，一日三次。

◆柏叶散《医宗金鉴》

【主治】火丹疮。

【功效】解毒清热。

【药物及用量】侧柏叶（炒黄）　蚯蚓粪（韭菜地内者佳）　黄柏　大黄各五钱　雄黄　赤小豆　轻粉各三钱

【用法】研为细末，新汲水调搽，香油更效。

◆柏叶散《鸡峰普济方》

【主治】吐血。

【功效】凉血止血。

【药物及用量】柏叶

【用法】研为末，每服二方寸匕，米饮调下。

◆柏叶散甲《太平圣惠方》

【主治】因虚损，小便出血。

【功效】养阴补血止血。

【药物及用量】柏叶　黄芩　桂心　阿胶（捣碎，炒令黄燥）　熟干地黄各一两　甘草半两（锉，生用）

【用法】上六味，捣筛为散，每服五钱，以水一大盏，煎至五分，去滓，温频服。

◆柏叶散乙《太平圣惠方》

【主治】妇人带下五色，四肢黄瘦，心烦食少。

【功效】益气养阴，凉血止血。

【药物及用量】柏叶一两（微炙）　牛角䚡二两（烧灰）　芎䓖三分　禹余粮二两（烧醋淬七遍）　黄芪一两（锉）　白芍三

分　龙骨一两　白术三分　丹参三两　枳壳一两（麸炒微黄，去瓤）

【用法】上一十味，捣细罗为散，每于食前服，以温酒调下二钱。

◆**柏叶汤**《圣济总录》

【主治】产后血不止，兼漏下。

【功效】凉血活血止血。

【药物及用量】柏叶（炙干）二两　当归（切，焙）　禹余粮（烧，醋淬七遍）各一两半

【用法】上三味，粗捣筛，每服三钱匕，水一盏，入薤白二寸，细切，同煎至七分，去滓，食前温服，日三服。

◆**柏叶汤**《金匮要略》

【主治】吐血不止。

【功效】止血和中。

【药物及用量】柏叶（炒）　干姜（炮，一作一两）各三两　艾三把（一作一撮）

【用法】清水五升，取马通汁一升合煮，取一升，分温二服。《千金》加阿胶三两亦佳，如无马通汁，以童便代之。

◆**柏叶汤**《万病回春》

【主治】肠风下血。

【功效】凉血止血。

【药物及用量】侧柏叶　当归　生地　黄连　槐花　枳壳　荆芥穗　地榆各一钱　甘草（炙）五分

【用法】加生姜三片，乌梅一个，清水煎服。

◆**柏叶饮**《验方新编》

【主治】中风不省人事。

【功效】发表和里，通阳活血。

【药物及用量】侧柏叶　葱白（连须）各一把

【用法】共捣如泥，无灰酒一大碗，煎一二十沸去滓，候温灌服，不善饮者分数次服，中风脱证忌服。

◆**柏墨散**《太平圣惠方》

【主治】脐肿。

【功效】清热，消肿。

【药物及用量】黄柏　釜下墨　乱发灰各等量

【用法】研为细末，每用少许，干掺患上，或用油煅敷。

◆**柏胶丸**《疡医大全》

【主治】内消痔漏。

【功效】止漏，养阴，清热。

【药物及用量】侧柏叶一两　广胶八两（切断，以牡蛎粉八两炒成珠，去牡蛎）　雄黄（同蜜煎老去蜜）　小茴香各三钱　川黄连一两　熊胆一钱　槐角子（一荚四五粒者佳）四两

【炮制】共研细末，炼蜜为丸。

【用法】每服三钱，早、晚熟汤送下，荤用鸡蛋，素用豆腐过口。如痔痛极者加乳香、没药（皆去油）各二钱，蟾酥一钱五分。

◆**柔脾汤**《妇人大全良方》

【主治】虚劳吐血、衄血、下白、汗出。

【功效】补肺肾止血。

【药物及用量】甘草　白芍　黄芪各一两　熟地黄三两

【用法】上四味为末，每服四钱，水酒各一盏，煎至七分，去滓，取六分，清汁温服，食前服。

◆**柞木饮**《普济方》

【主治】痈疡等证。

【功效】解毒，消肿。

【药物及用量】干柞叶四两五钱　干荷叶中心蒂　干萱草根　甘草节　地榆根各一两

【用法】细锉，每服五钱，清水二碗，煎至一碗，分作一服，早晚各一次，未成者自消，溃者自干。

◆**柞木叶汤**《妇人大全良方》

【主治】产难。

【功效】助产。

【药物及用量】木叶连（茎梗）　甘草各一握

【用法】上二味加水三升，煮一半，坐草时，就房内暖温，通口服一二盏。

◆**查苏汤**《女科玉尺》

【主治】产后儿枕腹痛。

【功效】消积，止血。

【药物及用量】山楂一两　苏木三钱

【用法】清水煎服。

◆**柳枝汤**《太平圣惠方》

【主治】风瘙，皮肤生瘖瘰，搔之肿痒。

【功效】祛风止痒。

【药物及用量】嫩柳枝五两　茵陈三两　苦参五两　狼牙草三两　青葙叶三两　桃枝五两　槐白皮四两　蒴藋五两　麻黄三两（去根节）

【用法】上九味，细锉和匀，每取一斤，以水五斗，煮取四斗，去滓，更入盐及朴硝各二两，搅匀，看冷热，于温室中洗浴，洗罢，衣覆汗出瘥，切慎外风。

◆**柳花散**《外科正宗》

【主治】口碎之，属于虚火者。

【功效】清火，润燥。

【药物及用量】黄柏一两　青黛三钱（一作二钱）　肉桂一钱　龙脑香二分（一作无肉桂）

【用法】研为细末和匀，每用少许搽之，肤外肿痛，用麻油调敷。

◆**柳花散**甲《经验良方》

【主治】吐血。

【功效】清热止血。

【药物及用量】柳絮不拘多少

【用法】上一味，焙干，碾为细末，温米饮下。

◆**柳花散**乙《经验良方》

【主治】嗽唾中有血牵胸胁痛。

【功效】清热养阴利水。

【药物及用量】地黄　桑白皮各五钱　桔梗　紫菀　甘草　五味子　续断各二钱　竹茹三钱　赤小豆二两

【用法】上九味为末，每服五钱，水二盏，煎至七分，日进三服。

◆**柳青丸**《沈氏尊生书》

【主治】妊娠三月堕胎，由于心经火盛者。

【功效】清热，安胎。

【药物及用量】川黄连（姜汁炒三次）三两

【炮制】研为细末，水煮米糊和丸，如绿豆大。

【用法】每服三四五分至七八分，陈皮、半夏汤煮汁送下，此须未交三月前十日服起。

◆**柳花散**《幼科指掌方》

【主治】喉疮，口舌生疮，走马牙疳，咽喉肿痛。

【功效】清火，解毒。

【药物及用量】蒲黄　黄柏（皆炒）　人中白（煅）　青黛各一两　冰片五分

【用法】共为细末，吹喉极效。

◆**柳叶散**《保婴撮要》

【主治】热毒口疮，赤烂。

【功效】清火，退热。

【药物及用量】黄柏（炒）　蒲黄　青黛　人中白（煅）各等量

【用法】研为末，临用时加冰片少许（研细）敷之。

◆**洗刀散**《证治准绳》

【主治】风热上攻，火眼赤痛，骤生云翳，外障遮睛，羞明怕日，倒睫出泪，两睑赤烂，红筋瘀血。

【功效】疏风清热，明目消翳。

【药物及用量】防风（一作一两，一作五分）　石膏（一作四钱）　滑石（一作五钱，一作二钱）　当归（一作一钱，一作五分）各一钱　赤芍（一作五钱，一作白芍五分炒）　羌活（一作一两，一作一钱）各八分　荆芥（一作五钱）　黄芩（一作四钱，一作一钱）　连翘（一作一两）　川芎（一作四钱）　桔梗（一作四钱，一作一钱）　麻黄（一作五钱）　白术（炒，一作五钱）　大黄（酒蒸，一作五钱）　芒硝（一作四钱）　独活（一作一两，一作一钱）　玄参（一作一两，一作一钱）　木贼（一作一两，一作一钱）　白菊花（一作四钱）　白蒺藜（一作四钱，一作一钱）　蝉蜕（一作四钱，一作一钱）　草决明（一作一两，一作一钱）各五分　薄荷（一作五钱，一作五分）　栀子（炒黑，一作四钱，一作一钱）　蔓荆子（一作一两，一作一钱）各四分　细辛（一作三钱，一作一钱）　甘草（一作三钱，一作一钱五分）各三分（一方无白菊花，有青葙子一钱）

【用法】研为粗末，加清茶叶五分，清水煎去滓。食后温服，再用清凉洗眼之药。

◆**洗心散**《太平惠民和剂局方》

【主治】心肺积热，风壅痰盛，头目昏痛，眼涩多泪，口苦肤焦，咽喉肿痛，口舌生疮，涕唾稠黏，心神烦躁，五心烦热，肩背拘急，肢节疼痛，小便赤涩，大便秘滞。并治痘疮壮热，狂言多渴，二便不利者。

【功效】祛风除热，散寒止痛。

【药物及用量】当归（去苗洗）二两　大黄（酒拌，面裹煨，去面切焙）三两　生麻黄（连节，一作去节）　赤芍　荆芥穗各一两　甘草（炙）二两　生白术一两（一方无白术、芍药、荆芥、甘草，有生地黄二两，黄连、木香各五钱）

【用法】研为细末，每服三四钱，加生姜三片，薄荷七叶，清水煎，去滓温服，或茶清调下，一日二次。

◆**洗心散**《普济方》

【主治】小儿乳食伤心，壮热气喘，咳嗽多唾。

【功效】止咳嗽，消热结。

【药物及用量】生甘草一钱　麦门冬一钱五分　皂角五钱（入砂糖涂酥炙，后于盆下盖良久，出火毒用）

【用法】杵烂不罗，每服二钱，清水一盏，煎至八分，分作五次，不拘时服。

◆**洗心散**《痘疹心法》

【主治】口舌生疮。

【功效】清热凉血。

【药物及用量】当归　生地黄　木通　黄连　麻黄　大黄（酒洗）　薄荷叶各等量

【用法】研为细末，清水一盏，加灯心，煎至七分，去滓温服。

◆**洗心散**甲《眼科审视瑶函》

【主治】火疳。

【功效】祛热散血。

【药物及用量】大黄　赤芍　桔梗　玄参　黄连　荆芥穗　知母　防风　黄芩　当归尾各等量

【用法】研为细末，每服三钱，食后茶清调下。

◆**洗心汤**乙《眼科审视瑶函》

【主治】目病之常发于夏者。

【功效】泄火，清血。

【药物及用量】黄连一钱　生地黄三钱　木通　栀子仁（炒）各一钱　甘草三分　当归尾　菊花各一钱二分

【用法】清水二杯，煎至八分，去滓温服。

◆**洗杖药**《医宗金鉴》

【主治】夹伤肿痛。

【功效】止痛，理伤。

【药物及用量】陈皮　透骨草　天南星　天门冬　地骨皮　天灵盖各五钱　象皮一两（切碎）

【用法】清水煎，浸洗，一日二三次。

◆**洗肝明目散**《痘疹心法》

【主治】痘后目疾。

【功效】祛风，明目。

【药物及用量】当归　川芎　防风　山栀仁　龙胆草　柴胡　木贼　羌活　密蒙花各等量

【用法】研为末，每服一钱，淡砂糖水调下。

◆**洗肝散**《太平惠民和剂局方》

【主治】肝实风毒上攻，暴作赤目，肿痛难开，隐涩眵泪。

【功效】祛风寒，泄火气。

【药物及用量】薄荷叶　当归　羌活　防风　山栀仁（酒炒黑）　甘草（炙）各一两　大黄（酒蒸）　川芎各二两（一方无甘草）

【用法】研为细末，每服二三钱，食后熟汤调下，一日二三次，清水煎服亦可，加龙胆草（炒）尤佳。

◆**洗肝散**《证治准绳》

【主治】目生花翳。

【功效】祛翳膜，除风热。

【药物及用量】川芎　当归尾　赤芍　防风　生地黄　白蒺藜　木贼　蝉蜕　羌活　薄荷　苏木　菊花　红花各五钱　甘草三钱

【用法】㕮咀，每服三钱，加松丝十余根，清水一盏半，煎服。外用通明散、七宝膏、炉甘散点眼。

◆**洗肝散**《古今医统大全》

【主治】目病之常发于春者。

【功效】活血疏风。

【药物及用量】当归尾（酒洗）　川芎　薄荷　生地黄　羌活　栀子仁（炒）　防风　大黄（制）　龙胆草各等量　甘草减半

【用法】研为细末，每服三钱，熟汤调下。

◆**洗肝散**《医宗金鉴》

【主治】雀目内障。

【功效】疏风，清热，除障。

【药物及用量】车前子　黄芩　玄参各一钱　柴胡一钱五分　细辛五分　茺蔚子二钱

【用法】研为粗末，清水二盏，加黑豆三七粒，煎至一盏，去黑豆，空腹时温服。

◆**洗肝汤**《圣济总录》

【主治】肝实目疾。

【功效】疏风，明目。

【药物及用量】人参　黄芩（去黑心）　赤茯苓（去黑皮）　山栀子仁　芎䓖　柴胡（去苗）　地骨皮　甘菊花　桔梗（炒）各一两　黄连（去须）　甘草（炙）各五钱

【用法】㕮咀，每服三钱，清水一盏，加苦竹叶七片。煎至七分，去滓食后服。

◆**洗肺散**《袖珍方》

【主治】咳嗽痰盛，肺气不利。

【功效】清肺化痰止咳。

【药物及用量】黄芩三钱　半夏三钱　天门冬（去心）　麦门冬（去心）　五味子各一钱半　甘草半钱　杏仁（去皮尖）一钱

【用法】上七味，㕮咀，作一服，水二盅，生姜五片，煎至一盅，去粗，食后，通口服，柤再煎服。

◆**洗面药**《兰室秘藏》

【主治】面生皯䵟粉刺及皮肤瘙痒垢腻生疮。

【功效】润泽肌肤，解毒祛垢。

【药物及用量】皂角三斤（去皮弦、子另捣）　糯米一斤二合　绿豆八合（拣净另捣）　楮实子五两　山柰子　缩砂（连皮）各五钱　白及二两（肥者锉）　甘松七钱　升麻　白丁香（腊月收拣净）各五钱

【用法】研为细末，和绿豆糯米粉及皂角末一处搅匀，每于洗面时擦之。

◆**洗痔黄消汤**《疡医大全》

【主治】痔疮肿痛。

【功效】消积祛热。

【药物及用量】大黄二两　朴硝一两

【用法】清水十二碗，煎至八碗，再入朴硝，略滚，倾桶内，先熏后洗。

◆**洗痔膏**《疡医大全》

【主治】痔疮肿痛。

【功效】止血，杀虫。

【药物及用量】槐花　明矾（或用胆矾）各一斤

【炮制】先将槐花用河水熬以浓汁，滤清，复入净锅内，投矾于内，熬至极稠，瓷罐收贮。

【用法】每用少许，入开水内化开洗之，其痛立止，用刀剪亦不痛。

◆**洗眼紫金膏**《太平惠民和剂局方》

【主治】翳膜遮障，攀睛胬肉，昏暗泪多，瞻视不明，或风气攻注，睑生风粟，或连眶赤烂，怕日羞明，隐涩难开。

【功效】祛积，解毒。

【药物及用量】黄连（去须）五钱　赤芍　当归　朱砂（另研）　乳香（另研）　硼砂（另研）各二钱五分　雄黄（研飞）二钱　麝香（另研）五分

【炮制】研为细末，入研药拌匀再研，炼蜜为丸，如皂角子大。

【用法】每用一丸，安净盏内，沸汤泡开，于无风处洗，药冷闭目少时。候三两时再煨热，依前洗，一帖可洗三五次，不

得犯铜铁器洗。如暴赤眼痛者不可洗。

◆**洗眼汤**《沈氏尊生书》

【主治】眼风热。

【功效】祛风，清热。

【药物及用量】甘菊花　玉竹各一钱　大黄　山栀　细辛　竹叶　苏叶各五分　甘草　青盐各三分

【用法】清水煎，乘热洗之，有障加蝉蜕。

◆**洗搨散**《证治准绳》

【主治】妇人阴蚀疮。

【功效】和血解毒。

【药物及用量】甘草（炙）　干漆各一两　黄芩　当归　生干地黄　白芍各二两　鳖甲五两

【用法】细切，清水七升，煮取一半去滓，以棉帛纳汤中，用搨汤可人行十里许，即挹干。捻取疳湿散薄敷疮上。

◆**洗轮散**

【主治】目病。

【功效】疗风热，理血气。

【药物及用量】当归　白术　羌活　山栀　牛蒡　甘草各等量

【用法】研为末，清水煎汤淋洗。

◆**洗药荆叶散**《奇效良方》

【主治】跌打损伤，瘀血结痛。

【功效】活血，祛风，止痛。

【药物及用量】荆叶一两　白芷　细辛（去苗）　蔓荆子　桂心　川芎　丁香皮　防风（去芦）　羌活各五钱

【用法】入盐半匙，连根葱五茎，将水五升，煎取三升去滓，于无风处通手淋洗，冷即再易。

◆**洞天救苦丹**《外科全生集》

【主治】乳痈，乳岩，瘰疬破烂。

【功效】消积热，通经络。

【药物及用量】露蜂房（中有子者，无子不效）　雄鼠粪　青皮　苦楝子（立冬后者佳）各等量

【炮制】放新瓦上，焙存性，研末和匀。

【用法】每服三钱，陈酒调下，隔两日再服，不可日日连服。

◆**洞天酥香膏**《千金珍秘方选》

【主治】五劳七伤，元虚气喘，瘫痪，痞结，淋浊等证。

【功效】坚筋骨，益精血，补元气。

【药物及用量】鹿茸　别直参　远志　虎骨　黄芪（炙）　甜杏仁　酒当归　黑头发　香附（制）　天门冬　熟地黄　生地黄　蛇床子　杜仲　紫霄花　穿山甲　五味子　土木鳖　川续断　菟丝子　怀牛膝　谷精草各五钱　蛤蚧二只

【炮制】用麻油二斤四两，入铜锅用柴火熬，泛渣再熬，滴水成珠，候热炼烟，净后入蟾酥、阳起石、广木香、大土烟（共研细末）各一钱，用桑梗柳条搅匀，盛瓷罐内。置井中二天，在水罐中七日七夜，出净火气。

【用法】再用红缎摊膏，计重四钱，烘热贴于脐上或命门，能通十二经血脉，则固本益阳，黑发乌发，返老还童。贴七十天一换，则身健体轻，益寿延年。

◆**洞天嫩膏**《内外科百病验方大全》

【主治】痈疽初起，尚未作脓，并治痄腮及小儿游风丹毒。

【功效】消毒止痛。

【药物及用量】与洞天膏同。

【炮制】照洞天膏煮法，每斤油内入黄丹（炒透）四两，熬黑收起。不必熬至滴水成珠，以嫩为度，太稠则不嫩。

【用法】贴于患处。

◆**洞天膏**《内外科百病验方大全》

【主治】一切红肿，热毒，痈疖。

【功效】疗肿毒，除风热。

【药物及用量】先用壮年头发一斤　菜子油三斤　入锅熬至发枯，去滓听用，再用活牛蒡草、生菊花（连根）、活苍耳草（连根）、生金银藤、生马鞭草、生仙人对坐草各一斤（各草如难见，少一二样亦可）入菜子油十两。熬至草枯，沥尽渣，再加白芷、甘草、五灵脂、当归各八两，入锅

熬至药枯，沥尽渣。候油冷，将前熬头发之油，合共称过斤两，每油一斤，用黄丹（炒透七两，入油内搅匀再熬，熬至滴水成珠，以不黏指为度，离火冷透收贮）

【用法】贴于患处。

◆**津调散**《三因极一病证方论》

【主治】妒精疮，妇人阴蚀疮。

【功效】清湿，解热。

【药物及用量】黄连　款冬花各等量　麝香少许（一方无麝香）

【用法】研为细末，先以地骨皮、蛇床子或沐浴长春散，煎汤洗，软帛拭干，口津调敷，忌生汤洗。

◆**洪宝丹**《外科集验方》

【主治】诸般热证，痈肿，金疮。

【功效】除肿，解毒。

【药物及用量】天花粉三两　姜黄　白芷　赤芍各一两（俱研末）

【用法】无论血盛血衰，如有溅血，无药可止者，若在手足，可用茶调敷手足上下尺余远，在脑背腰腹，则全体敷之，再用断血药（如五倍子末是）即愈。

◆**活水止虱丹**《串雅内编》

【主治】脊缝出虫。

【功效】利湿，益血。

【药物及用量】熟地黄　山茱萸肉各三两　杜仲一两　白术五钱　防己一钱　豨莶草三钱

【用法】清水煎服。

◆**活血丹**《医垒元戎》

【主治】痹痛。

【功效】活血，益气。

【药物及用量】熟地黄三两　当归　白术　白芍　续断　人参各一两

【炮制】共研末，酒煮米糊为丸，如梧桐子大。

【用法】每服一百丸，熟汤送下。

◆**活血丹**《证治准绳》

【主治】打仆损伤金疮及诸般风疾，左瘫右痪，手足顽麻，妇人血风，浑身疼痛，冷痹，一切损伤。

【功效】活血止痛，通经和络。

【药物及用量】青桑炭一斤　当归　牛膝　川芎　赤芍　熟节黑豆（酒煮）　何首乌　天南星（制）　白芷　老松节（烧）　杜仲　破故纸　羌活　独活　苍术（制）　防风　荆芥　骨碎补　桔梗　栗间　续断各四两　草乌（醋煮炒）　川乌（炒，一作炒）　肉桂　木鳖子（炒）　角茴香　地龙（去土）　白蔹　白及（煨）　细辛　降香　松香　枫香　五灵脂　京墨（煅）　血竭　乳香　没药各二两

【炮制】共研末，酒煮秫术粉糊为丸，如弹子大，晒干，以生漆抹手上，挪漆为衣，阴干，欲以布袋盛挂于风口，经久不坏，亦不失药味。

【用法】每服用当归酒磨下，如伤筋折骨加自然铜二两（煅，醋淬，金刃出血忌用）。

◆**活血丹**《疡医大全》

【主治】跌打损伤。

【功效】活血行瘀。

【药物及用量】土鳖（酒浸死晒干）　五加皮　刘寄奴花头　桃仁（去皮尖）　山楂各四两　大黄（陈酒煮干）八两　延胡索（醋煮）　蓬莪术（醋炒）　牡丹皮　当归（酒洗）　牛膝（酒洗）　红花各三两　香附（童便浸炒）三两　京三棱（醋炒）　降香节　凌霄花　苏木　青皮　枳实　赤芍　威灵仙　槟榔　川芎各二两　乳香（去油）　没药（去油）各一两

【用法】共研细末，每服二钱，壮者三钱，陈酒调下，核桃肉四五枚。

◆**活血和气饮**《沈氏尊生书》

【主治】跌仆，瘀血入内。

【功效】通气行瘀。

【药物及用量】川芎三钱　青皮二钱　甘草（炙）　白芍　滑石各一钱　牡丹皮五分　桃仁七粒（去皮尖研）

【用法】清水煎服。

◆**活血通经汤**《兰室秘藏》

【主治】月事不调。

【功效】通经活血。

【药物及用量】桂枝　黄柏（酒制）各二钱　葛根　升麻　甘草（炙）　当归　人参各一钱　芍药五分

【用法】清水二盏，煎至一盏，去滓热服。

◆活血散《证治准绳》

【主治】痘色淡白，或热极血焦不红活。

【功效】活血解毒。

【药物及用量】当归尾　赤芍（酒炒）　紫草　红花各五钱　血竭一钱　木香二钱

【用法】研为末，五岁儿每服一钱；十岁以上者每服二钱，好酒调下；热极血焦不红活者，酒煮紫草汤调下。

◆活血散《世医得效方》

【主治】跌仆伤手足。

【功效】消炎，退热，和伤。

【药物及用量】绿豆粉不拘多少

【炮制】新铁铫内炒令紫色，热酒同热醋或新汲水调令成膏。

【用法】敷贴损处，用纸花盖贴，将杉木一二片，或桑皮敷定，其效如神。

◆活血散《医学入门》

【主治】金疮，腹裂肠出。

【功效】补血，养气，理伤。

【药物及用量】当归　川芎　黄芪　白芷　川续断　赤芍　鹿茸　细辛　黄芩　附子（炮）各等量（一方有干姜）

【用法】共研细末，每服三钱，温酒调下，一日三次，立验。

◆活血散瘀汤《外科正宗》

【主治】痈毒初起及中毒。

【功效】活血，行瘀，泻热。

【药物及用量】当归尾（一作一钱）　赤芍（一作一钱）　桃仁（去皮尖，一作一钱）　大黄（酒炒）各二钱　川芎　苏木各一钱五分（一作各一钱）　牡丹皮　枳壳（麸炒）　瓜蒌仁各一钱　槟榔六分（一方无瓜蒌仁，有木瓜一钱）

【用法】清水二盅，煎至八分，空腹时服，渣再煎服。

◆活血汤《全生指迷方》

【主治】发热，自汗，盗汗，目睆睆，头晕，口干，四肢无力，妇女崩漏太多，昏冒不醒。

【功效】祛风，养血。

【药物及用量】红花三分（一作二分）　蔓荆子　细辛各五分（一作各三分）　生地黄（夏月加之）　熟地黄各一钱（一作各四分）　藁本　川芎各一五分（一作各五分）　防风　羌活　独活　甘草（炙）　柴胡（去苗）　当归身（酒洗）　葛根各二钱（一作各七分）　白芍（炒）　升麻各三药（一作各一药）

【用法】㕮咀，每服五钱，清水二盏，煎至一盏去滓，食前稍热服。

◆活血解毒汤《赤水玄珠》

【主治】痘后余毒。

【功效】祛风，和血，清热，解毒。

【药物及用量】防风　荆芥　生地黄　赤芍　当归　连翘　牛蒡子　黄连　紫草　甘草　苍术　薄荷　川芎　木通各等量

【用法】清水煎服。

◆活血润肠丸《丹溪心法》

【主治】大便风秘血秘，时常结燥。

【功效】活血，润肠，祛积，通便。

【药物及用量】当归梢一钱　防风二钱　羌活　大黄（煨）各一两　麻子仁二两五钱　桃仁三两（研如泥）　皂角仁（炮存性去皮）一两

【炮制】除桃仁、麻仁另研如泥外，研为极细末，炼蜜为丸，如梧桐子大。

【用法】每服五十丸，熟汤送下，二三服后，须以苏子、麻子粥每日早晚食之，大便日久再不结燥。余药以瓷器盛之，纸密封，勿使见风。

◆活血润燥生津饮《医学入门》

【主治】燥渴。

【功效】养阴润肺，清热化痰。

【药物及用量】天门冬　麦门冬　五味子　瓜蒌仁　火麻仁　生地黄　熟地黄　天花粉　当归　甘草各一钱

【用法】清水煎服。

◆活血调气汤《疡医大全》

【主治】疮痈身热。

【功效】消毒，散瘀，清热。

【药物及用量】荆芥　天花粉　防风　赤芍　陈皮各一钱二分　甘草节八分　川贝母（去心）　金银花　白芷　当归尾各二钱

【用法】清水煎服。疮在背上及冬月，加羌活；内热及夏月，加连翘、山栀；消肿，加牛蒡子、穿山甲；痛甚，加乳香、没药；小便涩，加木通；泄泻，加苍术。

◆**活血应痛丸**《太平惠民和剂局方》

【主治】风湿痹痛。

【功效】燥湿健胃，和血行滞。

【药物及用量】狗脊（去毛）六两　苍术（米泔浸一宿）十两　香附（炒）十二两　陈皮九两　没药一两二钱　草乌头（炮）二两五钱　威灵仙三两

【炮制】研为细末，酒煮面糊和丸，如梧桐子大。

【用法】每服十五丸，不拘时温酒或熟汤送下。忌食桃李雀鸽诸物。

◆**活血祛风散**《沈氏尊生书》

【主治】阴疮。

【功效】祛风，理血，解湿毒。

【药物及用量】白蒺藜　当归　川芎　白芷　细辛　桃仁　半夏　白芍　五灵脂　生甘草各六分　苍术　杜仲　桂枝　薏苡仁　天麻　橘红　槟榔　厚朴　枳壳各二分

【用法】加生姜五片，大枣二枚，清水煎好，入乳香末一分，空腹时服。

◆**活血饮子**《朱氏集验方》

【主治】妇人血气冲心。

【功效】活血行气。

【药物及用量】当归　石菖蒲各等量

【用法】上二味等量，为细末，酒调下一钱。

◆**活命仙丹**《辨证录》

【主治】狗咬伤。

【功效】活血，化瘀，解毒。

【药物及用量】木鳖子三个（切片）　斑蝥七个（陈土炒去头足）　米（炒）一撮　刘寄奴　大黄　茯苓各五钱　麝香一分

【用法】各研细末和匀，每服三钱，黄酒调下，毒气全解，不必二服，七日内者奏功，七日外者多有数次，戒色欲二月，并忌发物。

◆**活命金丹**《医学启源》

【主治】中风不语，半身不遂，肢节顽麻，痰涎上潮，咽嗌不利，饮食不下，牙关紧急，口噤及一切酒毒，药毒，发热腹胀，二便不利，胸膈痞满，上实下虚，气闭面赤，汗后余热不退，劳病诸药不治者。

【功效】疏风，涤痰，泻热，开窍。

【药物及用量】甘草　板蓝根　干葛　甜硝各一两　川大黄一两五钱　牛黄（另研）　珍珠粉　生犀角　薄荷各五钱　辰砂四钱（另研，一半为衣）　麝香（另研）　桂　青黛各三钱　龙脑（另研）二钱

【炮制】研为末，与另研药和匀，蜜水蒸饼为剂，每两作十丸，朱砂为衣，就湿用真金箔四十片为衣，腊月修合，瓷器收贮，多年不坏。

【用法】风毒茶清化下，解药毒新汲水化下，汗后余热劳病及小儿惊热，并用薄荷汤化下，量儿大小加减。

◆**活命散**《奇效良方》

【主治】脾元虚损，霍乱不吐泻，腹胀如鼓，心胸痰壅。

【功效】和脾宣壅，行气化痰。

【药物及用量】丁香七粒　葛根　生姜各五钱　甘草（炙）一两　盐一合

【用法】锉碎，童便一盏半，煎至一盏，分温二服。

◆**活虎丹**《医学入门》

【主治】久癫。

【功效】消滞涤痰，止痫。

【药物及用量】活蝎虎一个

【炮制】剪取四足爪，细研，入朱砂、冰片、麝香各少许研匀。

【用法】先用礞石散控下痰涎，次用薄荷汤调此药作一服化下，勿令病人知之，恐不肯服也。

◆**活络丹**《太平惠民和剂局方》

【主治】寒湿袭经络作痛，肢体不能屈

仲及跌打损伤，瘀血停滞。

【功效】宣通经络，运行气血，逐寒化痰。

【药物及用量】川乌头（泡，去皮、脐）、草乌头（泡，去皮、脐）　地龙（去土泡，另研，一作三两二钱）　天南星（泡，一作半胆制）各六两　乳香（另研）　没药（酒研飞，澄定晒干）各二两二钱（一作各三两三钱）

【炮制】研为末，酒煮面糊为丸，如梧桐子大，干透蜡护。

【用法】每服二三十丸，剖开，空腹日午冷酒或荆芥汤或四物汤化下，痛处色红肿者勿用。

◆**活络丹**《瑞竹堂经验方》

【主治】男子妇人瘫痪，筋挛，骨痛，腰膝疼痛，口眼㖞斜，语言謇涩，目晦，耳聋，头风等证，近用治心气痛病证尤验。

【功效】祛风活血，止痛。

【药物及用量】萆薢四两　金毛狗脊四两（切作片，去毛）　川乌五钱（去皮、脐，切四块）　苍术五钱（去皮，切作片，炒）　杜仲五钱（细切，姜汁浸炒，去丝）　破故纸（拣炒）　仙灵脾（切）　吴茱萸（炒）　续断各五钱（切）　小茴香（炒）　独活各一两（切）　猪牙皂角（去皮弦，三两，切作一寸）　薏苡仁三两

【用法】上一十三味，通作一处，用好酒三升，于瓷瓶内浸一宿，次日以文武火煮至约酒汁一升，控出，焙干为细末，用煮药酒将面糊为丸，如梧桐子大，每服五七十丸，空心温酒或盐汤送下，与七乌丸相间服。孕妇不可服此二药。

◆**活络流气饮**《医宗金鉴》

【主治】青腿牙疳。

【功效】祛风湿，活气血。

【药物及用量】苍术　木瓜　羌活　生附子　山楂肉　独活　怀牛膝　麻黄各二钱　黄柏　乌药　干姜　槟榔　枳壳（麸炒）各一钱五分　甘草八分

【用法】加黑豆四十九粒，生姜三片，清水四盅，煎一盅服，滓再煎，清水三盅，煎八分服，如牙疳盛，减去干姜、附子、胡黄连、龙胆草各二钱。如牙疳轻而腿疼重，加肉桂二钱，如寒热已退，减去羌活、麻黄，加威灵仙、五加皮各二钱。

◆**活肠散毒丹**《疡医大全》

【主治】肠痈已成。

【功效】凉血解毒消痈。

【药物及用量】当归　金银花各二两　生甘草三钱　地榆　牛膝各一两

【用法】清水煎，取汁一碗，调乳香、没药末各一钱五分饮之，渣水再煎一碗。又调乳香、没药末各一钱五分饮之，大约早服头煎，晚服二煎，二剂可愈。

◆**活龙散**《医学入门》

【主治】阳毒、累经药下不通，结胸硬痛，或稍通而复再结，喘促热燥狂乱。

【功效】祛毒涤痰通络。

【药物及用量】活地龙四条（大者）

【用法】研烂，入蜜姜汁、薄荷汁各一匙，新汲水调，徐徐灌尽，热甚加冰片少许，服后稳睡一觉，即揉心下片时。再令睡，有汗即愈。

◆**活络效灵丹**《医学衷中参西录》

【主治】气血郁滞。

【功效】活血祛瘀，通络止痛。

【药物及用量】当归五钱　丹参五钱　生明乳香五钱　生明没药五钱

【用法】上药四味煎服，若为散，一剂分作四次服，温酒送下。

◆**珊瑚紫金膏**《中国医学大辞典》

【主治】各种目疾。

【功效】宣壅，退翳，明目。

【药物及用量】白炉甘石一两（以能浮水者为佳，用童便浸七日，晒干研细末）　黄丹一两（滚水飞过三次，晒干研细末）　乳香　没药各二钱（俱入砂锅内，加灯心四茎，微火炒出烟，去心，细末）　海螵蛸二钱（刮去皮甲，微火炙过，研细末）　白硼砂二钱　青盐　麝香各五分　梅花　冰片各三分

【炮制】共研细末，合一处，乳钵研极细，入麝香、冰片拌匀，再研极细（放舌

上无渣方合用)，用蜂蜜熬成珠，先用绢袋沥净蜜渣。夏老冬嫩，春秋酌看老嫩之间，将药末调入蜜内，用瓷罐封固，以蜡封口，不可油泄。

【用法】搽于患处。

◆**珊瑚散**《太平圣惠方》

【主治】眼赤涩痒痛，远视不明，渐生翳障。

【功效】消障明目。

【药物及用量】珊瑚七钱五分　朱砂五钱　龙脑五分

【用法】研为细末令匀，每用一米粒许，铜箸取点，一日三四次。

◆**珍宝三生丹**《扶寿精方》

【主治】左右瘫痪。

【功效】祛风活络，养血荣筋。

【药物及用量】火麻仁　大黄　山茱萸肉　山药　菟丝子　枳壳（炒）　槟榔　牛膝各三两　郁李仁　车前子　独活各三两五钱

【炮制】共研细末，炼蜜为丸，如梧桐子大。

【用法】每服一百丸，茶清或温酒送下。

◆**珍珠人牙散**《张氏医通》

【主治】痘疮毒伏心肾，黑陷神昏。

【功效】托里祛邪。

【药物及用量】真珠一钱　人牙（煅）五钱　血竭五分

【用法】为散，每服四五分，酒浆调下。

◆**珍珠十宝膏**《疡医大全》

【主治】痈疽，大毒，金疮，杖疮，咬伤。

【功效】生肌，定痛，活血消痈。

【药物及用量】真珠一钱（豆腐包煮）轻粉　杭粉各一钱　潮脑四钱　乳香　没药（皆去油）各二钱　白蜡八钱　琥珀八分　冰片三分

【炮制】先将猪板油四两，入锅熬化，去滓，再入白蜡化尽，离火入研细珠、轻、杭、乳、没五末，将凝始下琥珀、冰片、潮脑和匀，冷定收贮。

【用法】以净手心抿脚放掌心，溶化涂之，再贴膏药。

◆**珍珠丸**《沈氏尊生书》

【主治】肝虚不寐。

【功效】镇心养肝，安神。

【药物及用量】真珠　麝香各三钱　熟地黄　当归各一两五钱　酸枣仁　人参　柏子仁各一两　犀角　茯神　沉香各五钱　冰片一钱　虎睛一对

【炮制】共研细末，炼蜜和丸，朱砂金箔为衣。

【用法】每服五十丸，薄荷汤送下，早午夜各一服。

◆**珍珠子丸**《中国医学大辞典》

【主治】小儿急慢惊风，痰迷心窍，夜卧惊悸，烦躁不宁。

【功效】镇心，清热，涤痰，醒神。

【药物及用量】真珠一钱　胡黄连二钱　槟榔　牛黄　天竺黄　天南星（制）各五钱　银柴胡　白雷丸　西琥珀　广木香各三钱　鸡内金十具　赤金箔二十银

【炮制】共研细末，陈米煎汤泛丸，如芥子大。

【用法】七岁以下每服一丸，熟汤送下，惊风加倍。男女大小量病轻重加减，以三十丸为则，每日三次，忌食生冷腥气油腻面蛋等物。

◆**珍珠生肌散**《药奁启秘》

【主治】外症脓毒已尽。

【功效】生肌，结皮，平口。

【药物及用量】真珠一钱（人乳浸三日，夏天须每日换乳，珠宝质最坚，尤宜研极细如飞面）　血竭　儿茶各五分　石膏（煨）一钱　炉甘石一钱（以黄连五分，煎汁煅淬，研极细水飞净）　赤石脂（煨）一钱　蚕丝吐头（陈者煅存性）五分　冰片一分二厘

【炮制】各研极细末，和匀再研，瓷瓶收贮，勿令泄气。

【用法】每用少许，掺于患处。

◆**珍珠散**《张氏医通》

【主治】外症溃烂不长肉。

【功效】生肌，解毒，蚀疮收口。

【药物及用量】真珠（煅净）一钱　炉甘石（制如绛雪膏，洗净）八两　琥珀（净末）七分　龙骨（煅水飞净）四分　赤石脂（煅，水飞净）四分　钟乳石（甘草汤煮一净）五分　麒麟竭二分　象皮（焙干为末）五分

【用法】研令极细，每一钱入冰片二分和匀，敷上立长。

◆**珍珠散**《必用全书》

【主治】偏正头疼，眼疼，牙疼。

【功效】活血止痛。

【药物及用量】米珠一字　桂府滑石二两　没药半两　乳香半两　马牙盆硝一两　麝香　脑子各少许

【用法】上七味，为极细末，每用一字，噙水，鼻中吹之，妇人童子吹，男子女儿吹。

◆**珍珠散**《瑞竹堂经验方》

【主治】头风及偏正头疼。

【功效】舒风止痛活血。

【药物及用量】盆硝七钱半（研）　白滑石一两研　乳香一钱半（研）　片脑少许（研）

【用法】上四味，另研为细末，再同研极细，每用一字，口噙水，鼻内搐之。

◆**疥灵丹**《扶寿精方》

【主治】疥疮。

【功效】消热杀虫，解毒祛风。

【药物及用量】枳壳（麸炒）　山栀　连翘　当归　羌活各七钱　白鲜皮（炒）　白芷　苦参（糯米泔浸一日）各一两

【炮制】共研细末，炼蜜为丸，如梧桐子大。

【用法】每服五十丸，熟汤下，立可除根。

◆**省风散**《朱氏集验方》

【主治】气不和，为风寒邪湿之气着于手足，麻痹，头重偏疼，起居眩晕，四肢倦怠，足胫缓弱，掣痛无时，每遇阴晦风寒，神思不清，痰气相逆，并宜预服。

【功效】祛风化湿，除痹通络。

【药物及用量】羌活　防风　甘草　白茯苓各半钱　木香一分　人参　陈皮各三钱　天台乌药三钱　白术一两（面炒）　南星半两（重者一只，炮，去皮，切如豆大）　附子九钱（炮，去皮、脐，切）

【用法】上一十一味，㕮咀，每服四钱，大姜十片，枣二个，煎，不拘时服。

◆**省风汤**《太平惠民和剂局方》

【主治】猝急中风，噤口全不能言，口眼㖞斜，筋脉挛急，抽掣疼痛，风盛痰实，眩晕僵仆，头目眩重，胸膈烦满，左瘫右痪，手足麻痹，骨节烦疼，步履艰辛，恍惚不定，神志昏愦，应一切风证。

【功效】祛风化痰，舒筋通脉。

【药物及用量】天南星（生用）　防风（去芦）各四两　甘草（生用）　半夏（米泔浸一宿）　黄芩（去粗皮）各二两

【用法】上五味，㕮咀，每服四大钱，用水二大盏，生姜十片，煎至一中盏，去滓，温服，不拘时。

◆**砒霜散**《太平圣惠方》

【主治】干湿诸癣，积年不瘥者。

【功效】杀虫解毒。

【药物及用量】砒霜二钱五分　硫黄　密陀僧　腻粉各七钱一分

【用法】研为末，令匀，干癣用生油调涂，湿癣用药掺之。

◆**砒霜丸**《太平圣惠方》

【主治】妇人月水不通，结为癥块，腹内疞痛，面色萎黄。

【功效】破瘀通经。

【药物及用量】砒霜半两　硇砂一分　腻粉半两　巴豆二七枚（去皮心，麸炒出油）　斑蝥二七枚（糯米拌炒令黄，去翅足）　芫花一分（醋拌炒令干，别杵为末）　狗胆一枚汁

【用法】上七味，都研为末，以醋一大盏，熬芫花、狗胆为膏，和丸如黄米大，每日空心服，以温当归酒下五丸。

◆**砒黄丸**《太平圣惠方》

【主治】产后血瘕，结块攻刺，心腹疼痛。

【功效】活血散结止痛。

【药物及用量】砒黄半两　芫花一两（醋拌炒令干）　硇砂半两（细研）　香墨一两　釜煤半两　当归半两（锉，微炒）　干漆半两（捣碎，炒令烟出）

【用法】上七味，捣罗为末，以醋煮黑豆一两，取汁煮面糊和丸，如梧桐子大，每日空腹，以醋汤下七丸，有恶血下，瘥即住服。

◆**禹功散**《儒门事亲》

【主治】产后瘀血不行，脐腹疼痛，阳虚水肿，寒湿水疝，癞疝。

【功效】调气利水。

【药物及用量】黑牵牛子末四两　茴香（炒）一两（一方加木香一两）

【用法】为散，每服二钱，生姜自然汁调如稀饮服。

◆**禹余粮散**甲《太平圣惠方》一

【主治】妇人漏下久不止，使人无子。

【功效】温肠收涩。

【药物及用量】禹余粮（烧醋碎七遍）　赤石脂　牡蛎（烧为粉）　桂心　乌贼鱼骨（烧灰）　伏龙肝各一两

【用法】上六味，捣细罗为散，每于食前服，以温酒调下二钱。

◆**禹余粮散**乙《太平圣惠方》

【主治】妇人白崩久不止。

【功效】温肠止崩。

【药物及用量】禹余粮二两（烧醋淬七遍）　桂心三两　芎䓖一两　当归一两（锉，微炒）　乌贼鱼骨一两（烧灰）　附子半两（炮裂，去皮、脐）　白矾二两（烧令汁尽）

【用法】上七味，捣细罗为散，每于食前服，以热酒调下二钱。

◆**禹余粮散**丙《太平圣惠方》

【主治】妇人崩中漏下不止，渐加羸瘦，四肢烦痛。

【功效】温经养血止血。

【药物及用量】禹余粮一两（烧醋淬七遍）　甘草三分（炙微赤，锉）　赤石脂二两　龙骨二两　附子一两（炮裂，去皮、脐）　芎䓖三分　熟干地黄一两　白芍三分　干姜半两（炮裂，锉）　当归一两（锉，微炒）　桂心半两

【用法】上一十一味，捣细罗为散，每于食前服，以粥饮调下二钱。

◆**禹余粮散**《经验良方》

【主治】痫疾。

【功效】祛风通络，化痰。

【药物及用量】禹余粮（生用）　防风（去芦）　官桂（去粗皮）　白芍　远志　独活　人参　石膏（生用）　牡蛎（生用）　秦艽各一两　防己　石菖蒲　雄黄　茯神　蛇蜕　白术各五钱

【用法】上一十六味，㕮咀，每服四钱，水一盅，煎至半盅，温服无时。忌猪、羊、虾、蟹海味等物。

◆**禹余粮丸**《千金方》

【主治】崩中赤白不绝，困笃。

【功效】温补冲任，收敛固涩。

【药物及用量】禹余粮五两　白马蹄十两（《千金翼方》炙令黄）　龙骨三两　鹿茸二两（《千金翼方》炙）　乌贼鱼骨一两（《千金翼方》三两）

【用法】上五味，为末，炼蜜和丸如梧桐子大，以酒服二十丸，日再服，以知为度。

◆**禹余粮丸**甲《太平圣惠方》

【主治】妇人带下五色，脐腹疠痛，渐加黄瘦，不能饮食，四肢少力。

【功效】调补冲化。

【药物及用量】禹余粮二两（烧醋淬七遍）　白芍一两　桑鹅一两半（微炙）　黄连一两（去须）　艾叶一两（微炒）　芎䓖三分　当归二两（锉，微炒）　川大黄二两（锉碎，微炒）　生干地黄二两　白龙骨二两　阿胶一两（捣碎，炒令黄燥）

【用法】上一十一味，捣罗为末，炼蜜和捣三五百杵，丸如梧桐子大，不拘时，以温酒下三十丸。

◆**禹余粮丸**乙《太平圣惠方》

【主治】妇人崩中下五色不止，令人黄瘦，心烦不食。

【功效】温中收敛止血。

【药物及用量】禹余粮一两（烧醋淬七遍）　白石脂一两　龙骨一两　当归三分（锉，微炒）　芎䓖三分　桂心半两　附子三分（炮裂，去皮、脐）　黄芪一两（锉）　白芷半两　熟干地黄一两

【用法】上一十味，捣罗为末，炼蜜和捣二三百杵，丸如梧桐子大，每于食前服，以粥饮下三十丸。

◆**禹余粮丸**丙《太平圣惠方》

【主治】聤耳出脓水。

【功效】收湿解毒。

【药物及用量】禹余粮（煅醋七次）　海螵蛸（去背上硬骨）　伏龙肝各二钱一分　大附子（去皮、脐生用）一枚　龙骨一分　釜底墨一分

【炮制】研为末，以绵裹如圆眼核大。

【用法】塞于耳内，日再易之。

◆**禹余粮丸**丁《太平圣惠方》

【主治】血虚烦热，经水不调，赤白带下，渐成崩漏。

【功效】养血气，固下焦，清热止崩。

【药物及用量】禹余粮（火煅醋淬）　白石脂各一两　附子（炮去皮、脐）　鳖甲（去裙醋炙）　桑寄生　白术　厚朴（去鹿皮制）　当归（去芦）　侧柏叶（炒）　干姜（炮）各一两　白芍　狗脊（去毛）各七钱五分　吴茱萸（汤泡焙）五钱

【炮制】研为细末，炼蜜和丸，如梧桐子大。

【用法】每服五十丸，空腹时温酒或米饮送下。

◆**禹余粮丸**戊《太平圣惠方》

【主治】妇人久冷，经水不止，面黄肌瘦，虚烦减食。

【功效】补血虚，固下焦，止崩。

【药物及用量】禹余粮一两　鹿角胶七钱五分（粉炒）　紫石英　续断　赤石脂　熟地黄　川芎各一两　干姜　黄芪　艾叶　柏叶（炒）　当归（炒）　人参　白茯苓各五钱

【炮制】研为末，炼蜜和丸，如梧桐子大。

【用法】每三十丸，空腹时米饮送下。

◆**禹余粮丸**《严氏济生方》

【主治】肠胃虚寒，滑泄不禁。

【功效】温中涩肠止泻。

【药物及用量】禹余粮石（煅）　赤石脂（煅）　龙骨　荜茇　干姜（炮）　诃子（面裹煨）　肉豆蔻（面煨）　附子（炮，去皮、脐）各等量

【用法】上八味，为末，醋糊丸，如梧桐子大，每服七十丸，空心，米饮下。

◆**禹余粮丸**《三因极一病证方论》

【主治】水气膨胀，脚膝重，上气喘满，小便不利。

【功效】攻积利水，健胃固肾。

【药物及用量】禹余粮三两　蛇含石三两（大者，以新铁铫盛入炭火中，烧石与铫子一般红，用钳取石，倾入醋中，候冷取出，研极细）　针砂五两（先以水淘净炒干，入余粮，一处用米醋二升，就铫内煮干为度，后用铫并药入炭中烧红钳出，倾药净砖地上，候冷研细）　羌活　木香　茯苓　川芎　牛膝（酒浸）　桂心　白豆蔻（炮）　大茴香（炒）　蓬莪术（炮）　附子（炮）　干姜（炮）　青皮　京三棱（炮）　白蒺藜　当归（酒浸一宿）各五钱

【炮制】研为末，入前三药拌匀，以汤浸蒸饼捩去水，和药再杵极匀，丸如梧桐子大。

【用法】每服三十丸至五十丸，食前温服或熟汤送下，最忌盐，一毫不可入口，否则发疾愈甚，但试服药，即于小便内旋去，不动脏腑，病去，日三服，兼以温和调补气血药助之，热胀忌服。

◆**秋霜散**《惠眼方》

【主治】小儿崩沙，齿龈欲落。

【功效】收敛杀虫。

【药物及用量】粉霜　砒霜　白矾各一钱

【用法】研为末，用北艾一大团，裹定药末，以石灰渗艾上，后用碗盛发火烧尽细研，以手捻少许，揩齿上，盐汤漱口。

烧时以盏盖定，恐走药气，便不能验。

◆**秋霜散**《证治准绳》

【主治】小儿崩沙，齿龈欲落。

【功效】收敛杀虫。

【药物及用量】好砒五钱　白矾四分

【炮制】清水一盏，先煎水令蟹眼沸，便下砒煅水干为度，即下白矾末同煅为末，取出入麝香坯子各少许，同拌匀，研为末。

【用法】每用一字，鹅毛点沸牙上，一日三四次即愈。

◆**秋连散**《施圆端效方》

【主治】吐衄，咯血，呕血。

【功效】化瘀止血。

【药物及用量】蒲黄　败荷叶（晒干）各一两

【用法】上二味，为细末，每服二三钱，桑白皮汤调下。

◆**穿山甲散**甲《太平圣惠方》

【主治】妇人癥瘕及恶血气攻，心腹疼痛，面无颜色，四肢瘦弱者。

【功效】通利血滞，行气止痛。

【药物及用量】穿山甲（灰炒燥）　鳖甲（醋炙）　赤芍　大黄（炒）　干漆（炒令烟尽）　桂心各一两　川芎　芫花（醋炒）　当归各五钱　麝香二钱五分（另研）

【用法】研为细末，入麝香和匀，每服一钱，不拘时热酒调下。

◆**穿山甲散**乙《太平圣惠方》

【主治】产后恶血在腹中，疞痛不可忍。

【功效】破血祛瘀止痛。

【药物及用量】穿山甲一两　孩子头发一两（十岁以下者佳）　干漆一两　红蓝花子一两　赤鲤鱼鳞二两　灶突墨二两

【用法】上六味，都入于瓷瓶子内，以瓦子盖瓶口，用盐泥固济，于盖上开一窍，以大火烧令烟白色，住火，候冷取出，细研为散，不拘时，以热酒调下一钱。

◆**穿山甲散**《澹寮方》

【主治】妇人血积血块，往来刺痛，或经脉欲行之时，腹胁疞痛，或作寒热，肌肉消瘦。

【功效】温经养血，破瘀通经。

【药物及用量】当归（洗，焙）　干漆（米醋炒令出）　穿山甲（石灰炒如田螺）　干姜（炮）各等量

【用法】上四味等量，为细末，每服二钱，温酒调下，食前服。

◆**穿山甲丸**甲《太平圣惠方》

【主治】妇人月水不通，腹胁疼痛。

【功效】活血通经止痛。

【药物及用量】穿山甲　没药　延胡索　当归（锉，微炒）　硇砂各半两　狗胆二枚（干者）

【用法】上六味，捣罗为末，以竹筒内盛，饭甑中蒸三溜，入炼蜜和丸，如绿豆大，每于食前服，以温酒下十丸。

◆**穿山甲丸**乙《太平圣惠方》

【主治】产后吹乳，肿硬疼痛，日夜不歇。

【功效】散结消肿，通络止痛。

【药物及用量】穿山甲（烧灰）　猪牙皂荚（烧灰）　王不留行（皂荚汁炙微黄）　自然铜（细研）　蝉壳　蛤粉　胡桃瓤（烧灰）各半两

【用法】上七味，捣罗为末，以车脂和丸，如梧桐子大，不拘时，以热酒下二十丸。

◆**穿粉散**《医宗金鉴》

【主治】旋耳疮。

【功效】杀虫蚀疮。

【药物及用量】穿山甲（炙）　轻粉（研，隔纸微炒）　铅粉　黄丹（水飞过）各三钱

【用法】研为极细末，香油调敷。

◆**胃苓汤**《保婴撮要》

【主治】脾胃受湿，饮食停积，霍乱呕吐，浮肿泄泻，四肢酸痛，小便短少，湿疟水虫及妊娠伤风，产后泄泻。

【功效】健胃，调气，化湿，和血，补血。

【药物及用量】厚朴（紫油姜者汁炒）　陈皮　白术　茯苓各一钱五分　泽泻　猪苓

各一钱　甘草八分　肉桂五分（一方无猪苓，有白芍、木香、竹药）

【用法】锉细，清水一盏，加生姜三片，大枣三枚，煎至七分去滓，空腹时温服，或研为末，每服二钱，姜水灯心、陈皮煎汤调下，更用六君子汤调补脾胃。

◆**胃苓散**《经验良方》

【主治】一切泻。

【功效】祛湿止泻。

【药物及用量】平胃散　五苓散各二钱

【用法】上二味，水一盏，枣二枚，姜三片，煎七分，嚼姜枣和滓咽服，少刻又服。

◆**胃风汤**《太平惠民和剂局方》

【主治】风冷乘虚，入客肠胃，水谷不化，泄泻如注，腹胁虚满，肠鸣疼痛及肠胃湿毒，下如豆汗，或下瘀血，日夜无度，妇人妊娠久痢，胎漏黄汁。

【功效】健胃祛风，补气血。

【药物及用量】人参（去芦头）　白茯苓（去皮）　川芎　肉桂　当归（去苗）　白芍（炒）　白术（炒）各等量（一方无川芎）

【用法】研为粗散，每服二三钱，清水一盏，加粟米一百粒，煎至七分去滓，空腹食前稍热服，小儿量减。若虚劳嗽加五味子，若有痰加半夏，若发热加柴胡，若有汗加牡蛎，若虚寒加附子，若寒甚加干姜（皆依本方等量），若骨蒸发热饮食自若者用十补汤加柴胡一两，若气弱加人参，若小便不利加茯苓，若脉弦涩加川芎，若恶风加官桂，若脉涩加当归，若腹痛加白芍，若胃热湿盛加白术。

◆**胃风汤**《证治准绳》

【主治】胃风。

【功效】健胃祛风。

【药物及用量】白芷一钱二分　升麻二钱　葛根　苍术　蔓荆子　当归身各一钱　甘草（炙）　柴胡　藁本　羌活　黄柏　草豆蔻　麻黄（不去节）各五分

【用法】清水二盅，加生姜三片，大枣二枚，煎至八分温服。

◆**胃脾汤**《外科正宗》

【主治】葡萄疫日久虚惫羸弱者。

【功效】和胃养肺，养阴安神。

【药物及用量】白术（土炒）　远志（去心）　麦门冬（去心）　沙参　茯神　陈皮各六分　五味子　甘草（炙）各五分

【用法】清水二盅，煎至六分，食远服，虚弱自汗者去砂参，加人参、黄芪。

◆**胃爱丸**《证治准绳》

【主治】溃疡脾胃虚弱，饮食不进。

【功效】助脾气，开胃口，进饮食。

【药物及用量】人参一两　山药一两（肥大上白者切片，男乳拌令透，晒干微焙）　建莲肉五钱（去皮心切片）　白豆蔻仁三钱　小紫苏五钱（蜜拌晒干，微蒸片时，连梗切片）　陈皮六钱（用老陈米先炒黄色，方入同炒，微燥勿焦）　云片白术一两（鲜白者，米泔浸去涩水，切片晒干，同麦芽拌炒）　甘草三钱（炙）　上白茯苓一两（切一分厚，咀片，用砂仁二钱同合碗内，饭上蒸熟，去砂仁不用）

【炮制】研为细末，老米二合，微焙研粉，泡荷叶熬汤，打糊为丸，如梧桐子大。

【用法】每服八十丸，不拘时清米汤送下。

◆**胃关煎**《沈氏尊生书》

【主治】产后胃气虚寒，泻利腹痛。

【功效】健胃，和脾，散寒止泻。

【药物及用量】熟地黄三五钱（或一两）　甘草（炙）一二钱　山药　白扁豆（炒）各二钱　干姜（炒焦）一一三钱　吴茱萸（炮）五七分　白术一二三钱

【用法】清水煎，食远温服。

◆**胎元七味丸**《验方新编》

【主治】痔漏脓血通肠者。

【功效】清热，养血，解毒，杀虫。

【药物及用量】男孩脐带三个（瓦上焙干存性）　陈棕七钱（数十年者佳，烧灰存性）　犀牛黄三分　槐角子五钱（肥大者，瓦上焙干存性）　刺猬皮三钱（醋炙）　象皮四钱（醋炙）　地榆三钱（晒干）

【炮制】共研细末，酥油为丸，如梧桐

子大。若不成丸，加糯米粥少许即成。

【用法】每服七分，空腹时熟汤送下，三日化管止痛，七日平满，血清脓止，十日除根。

◆胎元散《证治准绳》

【主治】痘疮血气俱虚，不起发，不红润。

【功效】扶元气。

【药物及用量】胎元一具

【炮制】焙干为末，加麝香少许。

【用法】每服三五分，温酒调下。

◆胎元饮《沈氏尊生书》

【主治】冲任失守，胎元不安不固者。

【功效】补气血，固冲任。

【药物及用量】人参　当归　杜仲　白芍各二钱　熟地黄二三钱　白术一钱五分　甘草（炙）一钱　陈皮七分（无滞者不用）

【用法】清水煎服，随证加减用之，或间日有，或二三日服。

◆胎产金丹

【主治】红白淋带，经事不调，脐腹作痛，腰酸无力，子宫寒冷，难于受孕及胎前产后百病。

【功效】祛风，和血，温养下血。

【药物及用量】乳香（去油）　延胡索各三两　牡丹皮　白薇　甘草（炙）　白术（土炒焦）　藁本　白芷各二两　香附（制）十两　没药（去油）　肉桂各一两　赤石脂　白芍各四两　当归八两（一方无没药，有人参、熟地黄、沉香、茯苓、紫河车、川芎）

【炮制】共研细末，炼蜜和丸，每重二钱（一作一钱五分）朱砂为衣。

【用法】每服一丸，去壳细嚼，熟汤咽下。

◆胡桃散《疡医大全》

【主治】鱼口。

【功效】祛毒，通滞。

【药物及用量】大胡桃一个

【炮制】剖开去肉，将全蝎二枚装入，烧存性研末。

【用法】热酒调下。

◆胡桃散《朱氏集验方》

【主治】嗽。

【功效】理肺止咳。

【药物及用量】生姜二钱　人参三寸（作四段）　胡桃二个（去壳）

【用法】上三味，以夜则含在口中，立效。

◆胡桐泪散《医宗金鉴》

【主治】牙龈腐臭，时流白脓。

【功效】祛湿杀虫。

【药物及用量】胡桐泪　细辛　川芎　白芷各一钱五分　寒水石二钱（煅）　生地黄一钱　青盐二分

【用法】研为细末，干搽患处，待顿饭时，以温水漱去，少时再上。

◆胡粉丸《证治准绳》

【主治】内疳下痢，昏沉多睡。

【功效】杀虫清肠，清热止痢。

【药物及用量】胡粉（微炒）　青黛（细研）各五钱　黄连末一两（微炒）　麝香一钱

【炮制】研为细末，猪胆汁一枚和丸，如黄米粒大。

【用法】每服五丸，不拘时粥饮送下，量儿大小加减。

◆胡粉丸《圣济总录》

【主治】脓血痢，腹痛滑泄。

【功效】涩肠止血。

【药物及用量】胡粉　阿胶（炙令燥）　乌贼鱼骨（去甲）各半两　龙骨　白矾（熬令汁枯）各一两　密陀僧一分

【用法】上六味，捣研为细末，粟米粥丸，如梧桐子大，每服二十丸，空心食前，粟米饮下。

◆胡粉散（张涣方）

【主治】脐中出水。

【功效】收湿，杀虫，解毒。

【药物及用量】胡粉　干姜（烧灰）　白石脂（烧存性）各等量

【用法】研为极细末，每用一字至五分，敷脐中。

◆胡粉散《沈氏尊生书》

【主治】月蚀疮。

【功效】收敛，祛湿，解毒，杀虫。

【药物及用量】胡粉（炒微黄）　白矾（煅）　虢丹（煅）　黄连（净）　轻粉各二钱　麝香少许

【用法】研为末，先以温浆水入盐洗拭，后掺药，如疮干，麻油调敷。

◆**胡粉散**《证治准绳》

【主治】一切癣疮，瘙痒甚者。

【功效】杀虫祛毒。

【药物及用量】胡粉（另研）　雄黄（另研）　硫黄（另研）各一钱五分　生草乌二钱　斑蝥一钱　砒五分　蝎梢三钱　麝香三分

【用法】研为细末，先用羊蹄根蘸醋擦动，次用药少许，擦于患处。

◆**胡粉散**《十形三疗》

【主治】大渴，百方疗不瘥者，消肾。

【功效】补肾祛浊。

【药物及用量】铅丹　胡粉各半两　瓜蒌二两半　甘草三两半（炙秤）　泽泻　石膏　赤石脂　白石脂各半两

【用法】上八味为细末，水服方寸匕，日二服，壮者一匕半。一年病，一日愈，二年病，二日愈，渴甚者二服，腹痛者减之。如丸服亦妙，每服十丸，多则腹痛也。

◆**胡荽酒**《证治准绳》

【主治】痘疹倒压出不快。

【功效】温通透肌。

【药物及用量】胡荽（细切）四两

【炮制】好酒二盏，煎一二沸，入胡荽再煎少时，用物合定。

【用法】候温，每吸一大口，微喷从项至足匀遍，勿喷头面，病人左右，常令有胡荽气，即能辟去污气。

◆**胡连丸**《沈氏尊生书》

【主治】妊娠胎漏及盘肠生。

【功效】养胃安胎。

【药物及用量】条芩四两（沈水者佳）　白术（无油者，一作四两）　莲肉（去心）各二两　砂仁（微炒）　甘草（炙）各一两

【炮制】共为末，用山药四两，煮糊为丸。

【用法】米汤送下。

◆**胡连追毒丸**《张氏医通》

【主治】痔漏。

【功效】清热解毒。

【药物及用量】胡黄连（切片，姜汁炒）　刺猬皮（炙，切片再炒脆）各一两　麝香三分（研细，一作二分）

【炮制】研为末，陈米烂饭和丸，如麻子大。

【用法】每服一钱，食前温酒送下，服后脓水反多，是药力到也。勿惧之，候脓水将尽，服黄连闭管丸。

◆**胡黄散**《证治准绳》

【主治】阴生肿疮。

【功效】收敛，解毒，杀虫。

【药物及用量】胡黄连（去须）　胡粉各五钱　白矾二钱五分

【用法】捣罗为细末，每用少许，生油调涂。

◆**胡麻丸**《医宗金鉴》

【主治】紫白癜风。

【功效】活血调气，祛风杀虫。

【药物及用量】大胡麻四两　苦参　防风　石菖蒲　威灵仙各二两　白附子　独活各一两　生甘草五钱

【炮制】研为细末，白酒浆和丸，如绿豆大。

【用法】每服二钱，形瘦者一钱五分，食后临卧白滚水送下。

◆**胡麻丸**《疡医大全》

【主治】小儿风癣，疥疮。

【功效】祛风，杀虫，清热。

【药物及用量】胡麻子　何首乌　威灵仙　白蒺藜　荆芥穗　牛蒡子　蔓荆子各三钱　苦参五钱　石菖蒲　甘菊花各一两

【炮制】共研细末，酒糊和丸，如绿豆大。

【用法】每服一钱，竹叶、灯心煎汤送下。

◆**胡麻散**《证治准绳》

【主治】风热瘾疹瘙痒，或兼赤晕寒热，形病俱实者。

【功效】祛风，杀虫，清热。

【药物及用量】胡麻一两二钱　苦参　何首乌（不见铁器）　荆芥穗各八钱　威灵仙　防风　石菖蒲　牛蒡子（炒）　甘菊花　蔓荆子　白蒺藜（炒去刺）　甘草（炙）各六钱

【用法】研为末，每服三钱，温酒调下。

◆**胡麻散**《太平惠民和剂局方》

【主治】脾肺风毒攻冲，遍身皮肤瘙痒，或生疮疥，或生瘾疹，用手搔时，浸淫成疮，久而不瘥，愈而复作，面上游风，或如虫行，紫癜白癜，顽麻等风，或肾脏风攻注，脚膝生疮。

【功效】疏风解毒，活血止痒。

【药物及用量】胡麻十二两　苦参　荆芥各八两　甘草（炙）　威灵仙各六两　何首乌（洗，焙）十两

【用法】上六味，为细末，每服二钱，薄荷茶点，食后服，或酒调，或蜜汤点亦得。

◆**胡椒理中丸**《太平惠民和剂局方》

【主治】肺胃虚寒，咳嗽喘急，逆气虚痞，胸膈噎闷，胁腹满痛，迫塞短气，吐呕痰水，不能饮食。

【功效】温中，逐寒，健胃，止咳。

【药物及用量】胡椒　款冬花　甘草（炙）　荜茇　高良姜　细辛（去苗）　陈皮（去白）　干姜各四两　白术五两

【炮制】研为细末，炼蜜和丸，如梧桐子大。

【用法】每服三十丸，加至五十丸，不拘时温酒或温汤米饮送下，一日二次。

◆**胡椒汤**《三因极一病证方论》

【主治】霍乱吐泻。

【功效】温中，解毒。

【药物及用量】胡椒四十九粒　绿豆一百四十九粒

【用法】研为细末，每服二钱，木瓜煎汤调下。

◆**胡椒汤**《圣济总录》

【主治】产后霍乱，吐利不止，腹痛。

【功效】温中止泻。

【药物及用量】胡椒一分　干姜半两（炮）　诃黎勒皮一两（炒）　甘草三分（炙）

【用法】上四味，粗捣筛，每服三钱匕，水一盏，煎七分，去滓，温服，空腹食前服。

◆**胡椒饼**《证治准绳》

【主治】箭头及竹木刺入肉，不得出者。

【功效】拔毒。

【药物及用量】胡椒不拘多少（研末）

【炮制】米饭捣烂，入胡椒末和匀。

【用法】贴之，不过一二饼即出，或捣蜣螂敷即出，或以赌钱牛虫捣敷亦妙。

◆**胡椒丸**甲《太平圣惠方》

【主治】久上气，心腹虚冷，胸满不食，时复呕沫。

【功效】温中行气，除满。

【药物及用量】胡椒一两　荜茇一两　干姜三分（炮裂，锉）　白术一两　桂心三分　诃黎勒皮三分　人参三分（去芦头）　款冬花半两　紫菀一两（洗去苗土）　甘草一两（炙微赤，锉）　赤茯苓一两　橘陈皮一两（汤浸，去白瓤，焙）

【用法】上一十二味，捣罗为末，炼蜜和捣二三百杵，丸如梧桐子大，每服以姜橘汤下三十丸，日三四服。

◆**胡椒丸**乙《太平圣惠方》

【主治】妇人脾胃久冷，心腹虚胀，面无颜色，四肢羸瘦，不思饮食。

【功效】温中健脾，行气活血。

【药物及用量】胡椒一两　桂心三分　芎䓖三分　当归三分（锉，微炒）　高良姜一两（锉）　附子一两（炮裂，去皮、脐）　木香半两　草豆蔻一两（去皮）　白术三分

【用法】上九味，捣罗为末，炼蜜和捣三五百杵，丸如梧桐子大，不拘时，以热酒下三十丸。

◆**胡椒丸**《圣济总录》

【主治】咳嗽上气，胸满，呕吐涎沫。

【功效】下气止咳，理气温中。

【药物及用量】胡椒 荜茇各三分 白术 肉桂（去粗皮） 高良姜 款冬花 紫菀（去苗土） 甘草（炙，锉）各二两 人参一两

【用法】上九味，捣罗为细末，炼蜜和丸如梧桐子大，每服十五丸，米饮下，不拘时。

◆**胡黄连丸**《王氏博济方》

【主治】小儿疳疾泻痢。

【功效】健肠胃，祛虫积，止泻痢。

【药物及用量】胡黄连 丁香 密陀僧各五钱 肉豆蔻一个 槟榔一枚 红雪一两 诃子二枚（一枚煨，一枚生用）

【炮制】研为细末，入麝香二钱五分和匀，次入绿豆末少许，水和为丸，如麻子大。

【用法】小儿三岁以下每服一丸，三岁以上五丸，米汤下，脑疳鼻痒及赤烂者黄连汤下。

◆**胡黄连丸**《万全方》

【主治】小儿肺疳，不欲乳食，时腹痛。

【功效】化痰杀虫，消疳。

【药物及用量】胡黄连 当归（焙微炒） 诃黎勒皮 木香各五钱 青橘皮（汤浸，去白焙） 紫苏子 杏仁（汤浸去皮尖，麸炒微黄）各一分 麝香一钱（研入）

【炮制】捣罗为末，粟米饭和丸，如绿豆大。

【用法】每服三丸，饮粥送下，量儿大小加减。

◆**胡黄连丸**甲《太平圣惠方》

【主治】妇人热劳烦闷，肢黄羸痛，时有咳嗽，不欲饮食。

【功效】养血分，清痨热。

【药物及用量】胡黄连 知母 川升麻 玄参 人参（去芦） 当归 甘草（煮微赤） 槟榔 桔梗（去芦）各五钱 赤芍 犀角屑 地骨皮 茯神 杏仁（汤浸去皮尖、双仁，麸炒微黄） 紫菀（洗去苗土） 川大黄（锉碎微炒） 秦艽（去苗） 枳壳（麸炒微黄去瓤）各七钱五分 柴胡（去苗）一两 麦门冬（去心，焙）一两五钱 鳖甲一两（醋炙黄，去裙烂）

【炮制】研为末，炼蜜和丸，如梧桐子大。

【用法】每服三十丸，不拘时，汤饮送下。

◆**胡黄连丸**乙《太平圣惠方》

【主治】小儿干疳。瘦弱不能乳食，发竖脑干，肢体柴瘦。

【功效】杀虫清热，消疳。

【药物及用量】胡黄连末五钱 朱砂 波斯青黛 芦荟各三分 麝香一分 蛇蜕皮一条（烧灰） 蟾酥一如杏仁大

【炮制】研为末，用猪胆一枚，取法酒一盏，和药末于铫子内熬膏为丸，如绿豆大。

【用法】儿三岁以下每服三丸，五岁至七岁每服五丸，粥饮送下，一日三次。

◆**胡黄连丸**《省翁活幼口议》

【主治】小儿一切疳，一切虚痢。

【功效】杀虫清热。

【药物及用量】胡黄连 芦荟 草黄连 肉豆蔻（炮） 桂心 人参 朱砂 使君子（去壳） 木香 钩藤 龙齿 白茯苓各一钱 麝香一字（研入）各生用

【炮制】研为细末，取豮猪胆二枚，裂汁和末令匀，却入袋内盛之，用线扎定，汤煮半日，取出切破袋子，加莨菪子二钱，黄丹一钱，另研如粉，入前药和匀，捣五百杵为丸，如绿豆大。

【用法】每服五七丸，粥饮送下，幼者三丸，不吃粥饮，涂乳头令吮。

◆**胡黄连丸**《幼幼新书》

【主治】疳痢腹痛。

【功效】清热理肠。

【药物及用量】胡黄连五钱 没药 木香各二钱五分

【炮制】捣罗为末，糯米饭和丸，如绿豆大。

【用法】每服五丸，粥饮送下，一日三四次，量儿大小加减。

◆**胡黄连丸**《小儿药证直诀》

【主治】小儿热疳。

【功效】杀虫清热，消疳。

【药物及用量】胡黄连　川黄连各五钱　朱砂一分（另研，一作二钱，一方加蛤蟆五钱不烧）

【炮制】研为细末，和匀填入猪胆中，以棉扎悬挂沙铫子内，淡浆水煮一饭时久取出，研入芦荟、麝香各一分（一作各二钱），米饭和丸，如麻子大。

【用法】每服一二十丸至五十丸，食后米饮送下。若热疳生虫去朱砂，加芜荑仁、鹤虱、青皮、雷丸。

◆**胡黄连丸**《新效方》

【主治】疳积肚大。

【功效】消积化疳。

【药物及用量】胡黄连半钱　神曲　黄连（炒）各二钱半　阿魏一钱半（醋浸）　麝香四粒

【用法】上五味末之，猪胆汁丸粟米大，每服二三十丸，白术汤下。

◆**胡黄连散**甲《太平圣惠方》

【主治】小儿冷热不和，下利腹痛。

【功效】健肠胃，杀虫积，行气止痛。

【药物及用量】胡黄连　母丁香　桂心　木香　肉豆蔻（去壳）　当归（锉微炒）　麝香（细研）各一分　犀角五厘

【用法】捣细罗为散，每服五分，粥饮调下，一日三四次，量儿大小加减。

◆**胡黄连散**乙《太平圣惠方》

【主治】妇人热劳体瘦，经脉不通，四肢疼痛，口干烦渴不得眠卧，饮食全少。

【功效】凉血清热，活血通经。

【药物及用量】胡黄连三分　天灵盖一两（涂酥，炙令黄）　鳖甲一两半（涂醋炙令黄，去裙襕）　柴胡一两（去苗）　赤芍三分　生干地黄一两　当归三分　地骨皮一两　黄芪一两（锉）　麝香一分（细研入）　川大黄一两（锉碎，微炒）　木香半两　青蒿三分　黄芩三分　犀角屑一两

【用法】上一十五味，捣粗罗为散，每服四钱，以水一中盏，入生姜半分，桃柳心各七茎，煎至六分，去滓，温服，不拘时。

◆**胡黄连散**《婴童百问》

【主治】小儿疟。

【功效】消痰，消热，杀虫。

【药物及用量】胡黄连　人参　草果　槟榔　甘草　柴胡各等量

【用法】锉散，清水一盏，煎至三分服。

◆**胡黄连散**《圣济总录》

【主治】干疳干瘦。

【功效】杀虫清热。

【药物及用量】胡黄连　犀角屑各二钱五分　生地黄汁一合　羊肝一具（研取汁）　麝香五分（细研）

【炮制】捣胡黄连、犀角细罗为散，入麝香研匀，以羊肝汁蜜调匀。

【用法】每服一茶匙，竹叶煎汤调下，量儿大小加减。

◆**胡黄连散**《卫生宝鉴》

【主治】口糜。

【功效】和胃泻热。

【药物及用量】胡黄连五分　藿香一钱　细辛　黄连各三钱

【用法】研为末，每用五分，干掺口内，漱吐之。

◆**胡黄连麝香丸**（钱乙方）

【主治】小儿五疳羸瘦，内生白虫。

【功效】清胃杀虫。

【药物及用量】胡黄连　白芜荑各一两五钱　麝香一钱　木香　黄连各五钱　辰砂一分

【炮制】研为末，水煮面糊和丸，如绿豆大。

【用法】每服五七丸，三五岁十五丸，不拘时米饮送下。

◆**胡黄连麝香丸**《小儿药证直诀》

【主治】疳气羸瘦，白虫作。

【功效】消积杀虫。

【药物及用量】胡黄连　白芜荑（去扇）各一两半　黄连　木香各半两　辰砂一分（别研）　麝香一钱（别研）

【用法】上六味，为细末，面糊丸，如绿豆大，米饮下五七丸至十丸，三五岁以

上者，可十五丸二十丸，不拘时服。

◆赴筵散《赤水玄珠》

【主治】口疮。

【功效】消炎退热。

【药物及用量】薄荷　黄柏各等量

【用法】研为末，加青黛少许，搽之。

◆赴筵散《外科正宗》

【主治】口糜多脓，三焦实热。

【功效】清热，和血，解毒。

【药物及用量】黄连　黄柏　黄芩　北细辛　山栀子　干姜各等量

【用法】共研细末，每用少许吹之。

◆赴筵散《沈氏尊生书》

【主治】舌上臭烂。

【功效】收敛解毒。

【药物及用量】铜绿　白矾各一钱

【用法】研末掺之。

◆革一《痧症玉衡》

【主治】痧证气血阻塞。

【功效】疏肝宣滞。

【药物及用量】白蒺藜（末）　荆芥（炒黑）　薄荷　赤芍　青皮　陈皮各等量

【用法】清水煎，微冷服，溺血加银花、连翘、牛膝、益母。

◆革二《痧胀玉衡》

【主治】眼目奇痧。

【功效】清热毒，降血气。

【药物及用量】黑栀　连翘　牡丹皮　草决明　石斛　银花　枳壳　牛膝　赤芍　茜草（一方加当归）

【用法】清水煎，加童便冲服。

◆革三《痧症玉衡》

【主治】痘后牙疳。

【功效】解热毒，祛腐肉，生肌。

【药物及用量】人中白三钱　硼砂　天花粉　青黛各一钱　儿茶　雨前茶　薄荷　甘草　黄连各五分　冰片一分　真珠　牛黄各五厘

【用法】研无声，浓茶拭净，祛腐吹之。

◆革四《痧胀玉衡》

【主治】痧攻腹胀，经水逆行。

【功效】行经，散痧。

【药物及用量】桃仁　香附　青皮　红花　山楂　独活　细辛

【用法】清水煎，童便服。

◆革五《痧胀玉衡》

【主治】妊娠痧。

【功效】活血，消积，散痧。

【药物及用量】益母草　香附　红花　荆芥　萝卜子　神曲　桑寄生　细辛

【用法】清水煎，砂仁末冲服。

◆革六《痧胀玉衡》

【主治】产后散痧绞痛。

【功效】消积，行气，散血，祛瘀，止痛。

【药物及用量】山楂　银花　丹参　益母草　柴胡　牛膝　独活　乌药　石斛　陈皮　细辛

【用法】清水煎服。

◆革七《痧症玉衡》

【主治】产后散痧。

【功效】消积行气，祛瘀理血。

【药物及用量】山楂　银花　丹参　益母　独活　柴胡　牛膝　桃仁　艾叶　苏木　姜黄　香附

【用法】清水煎服。

◆韭子煎《沈氏尊生书》

【主治】阴茎强起。

【功效】健肾固精。

【药物及用量】韭子　破故纸各一两

【用法】研为末，每服三钱，清水煎服，一日三次。

◆韭叶散《外科十法》

【主治】跌打损伤。

【功效】和伤止血。

【药物及用量】石炭　韭叶

【炮制】同捣成饼，贴墙上，候干细研。

【用法】每用少许，敷于患处，止血如神。

◆韭根汁《圣济总录》

【主治】小儿黄病。

【功效】利湿退黄。

【药物及用量】韭根汁

【用法】上一味，滴少许入鼻中，出黄水即瘥。

◆**食郁汤**《沈氏尊生书》

【主治】食郁。

【功效】祛湿，消积，解郁。

【药物及用量】苍术　厚朴　川芎　陈皮　神曲　山栀　枳壳　甘草（炙）　香附　缩砂仁

【用法】清水煎服。

◆**香瓜丸**《小儿药证直诀》

【主治】小儿遍身出汗。

【功效】清内热，止汗。

【药物及用量】大黄瓜一枚　胡黄连　大黄（湿纸裹煨）　柴胡（去芦）　黄柏　鳖甲（醋炙黄）　黄连　芦荟　青皮各等量

【炮制】除黄瓜外，同研为细末，将黄瓜割开顶，填入诸药，至满盖口，用杖子插定，火内煨熟，以黄瓜及药同用面糊丸，如绿豆大。

【用法】每服二三丸，食后冷药或新水送下，大者五七丸，不及十丸。

◆**香甘散**《沈氏尊生书》

【主治】因怒所致诸痛。

【功效】通气分。

【药物及用量】香附　甘草各一两

【用法】共研为末，每服三钱，熟汤调下。

◆**香甲丸**甲《张氏家传方》

【主治】气血虚弱，肌肤消瘦，百节疼痛，潮热烦热，四肢逆冷，不思饮食，中满气滞及妇人经血凝涩。

【功效】健脾胃，畅神气，充肌肤，泽颜色。

【药物及用量】柴胡　生干地黄　京三棱各三分　鳖甲（醋炙黄）　神曲　杏仁　熟干地黄　麦蘖（炒）各一两　牛膝　木香　姜黄　当归各五钱　白术　川芎各一分

【炮制】研为细末，白面糊丸，如梧桐子大。

【用法】每服十丸空腹时，茶清或米饮送下。

◆**香甲丸**乙《张氏家传方》

【主治】疳积及老人黄瘦不食，多汗喜哭。

【功效】杀虫消积。

【药物及用量】木香二钱五分　鳖甲（去裙襕醋炙）　槟榔　使君子肉　柴胡（去芦）　黄连（去须）各五钱

【炮制】研为末，豮猪胆汁和丸，如绿豆大。

【用法】每服二十丸，日中临卧米饮送下，久发潮热多汗无力者，服之即效。

◆**香甲散**（张涣方）

【主治】寒热往来，肌瘦。

【功效】疏血气，清内热。

【药物及用量】木香　鳖甲（酥炙黄，去裙襕）各一两　川大黄（微炒）　陈橘皮（去白焙干）　当归（洗，焙干）　柴胡（去苗）　知母　甘草（炙）各五分　槟榔三枚

【用法】捣罗为粗散，每服一钱，清水一小盏，加生姜二片，煎至六分，去滓温服，量儿大小加减。

◆**香甲散**《妇人大全良方》

【主治】妇人血气虚劳，四肢少力，肌肉黄瘁，多困减食，遍身酸疼，真邪相击，心腹撮疼。

【功效】温中行气，养血滋阴。

【药物及用量】木香　干姜各三分　鳖甲（醋炙）二两　牡丹皮　赤芍　橘红（钤方净）　桂心　人参　茯苓　熟地黄　秦艽　柴胡　白术（炒）　当归（炒）　附子（炮去皮）各一两　甘草半两

【用法】上一十六味为粗末，每服二钱，水一盏，生姜三片，枣二枚，煎至七分，去滓，稍热服。如烦渴心躁，入乌梅一两，同杵为末。

◆**香甲汤**《圣济总录》

【主治】妇人血风，身体百节疼痛，四肢少力，肌肉黄瘁多困，遍身酸疼，心腹撮痛。

【功效】行气活血，祛瘀止痛。

【药物及用量】木香三分　鳖甲（去裙

襕，醋浸炙）二两 牡丹皮 赤芍 陈橘皮（汤浸，去白，焙） 肉桂（去粗皮） 人参 白茯苓（去黑皮） 熟干地黄（焙） 秦艽（去苗土） 柴胡（去苗） 白术（炒） 甘草（炙，锉） 当归（切，焙） 附子（炮制，去皮、脐）各一两 干姜（炮）三分

【用法】上一十六味，锉如麻豆，每服三钱匕，水一盏，生姜三片，枣二枚，擘破，同煎至七分，去滓，热服。如心烦躁，更入乌梅一两，去核。

◆香甲汤《医方妙选》

【主治】小儿痞气。

【功效】截痞，辟邪。

【药物及用量】沉香（锉） 鳖甲（涂酥炙黄，去裙襕） 牛蒡子（微炒） 诃黎勒皮（微泡） 安息香 乳香（研）各五钱 漏芦一两

【用法】捣罗为细末，同乳香拌匀，每服一钱，煎水八分，加人参少许，煎至四分去滓，温热服，量儿大小加减。

◆香朴丸《三因极一病证方论》

【主治】肠胃虚冷，泄泻注下无度，脾虚气闭，不进饮食。

【功效】暖脾胃，行气止泻。

【药物及用量】北茴香三两 大厚朴五两 白术 陈皮各三两 诃子 赤石脂各一两五钱

【炮制】研为细末，面糊和丸，如梧桐子大。

【用法】每服五十丸，空腹时米饮送下。

◆香朴丸《万病回春》

【主治】老人中寒下虚，心腹膨胀。

【功效】调气和胃。

【药物及用量】木香三分 厚朴二钱 附子七分

【炮制】研为细末，水泛和丸。

【用法】熟汤送下。

◆香朴丸《三因极一病证方论》

【主治】肠胃虚冷，泄泻注下无度，脾虚气闭，不进饮食。

【功效】温脾行气，涩肠止泻。

【药物及用量】厚朴五两（姜汁制炒） 白术三两 茴香（炒） 陈皮各三两 诃子（炮，去核） 赤石脂（煅）各一两半

【用法】上六味，为末，面糊丸如梧桐子大，空腹，米汤下五十丸，常服暖肠胃。

◆香朴散《神巧万全方》

【主治】霍乱吐逆及利，并脚转筋。

【功效】止霍乱，舒筋络。

【药物及用量】厚朴（姜汁炙） 陈橘皮 人参 白术 干木瓜各一两 干姜（炮） 甘草（炙）各半两

【用法】上七味捣罗为末，每服三钱，以水一中盏，以生姜半分煎，去滓服。

◆香朴饮子《幼幼新书》

【功效】理气，健脾，止泻。

【主治】伏暑吐泻，虚烦闷乱，如发惊状。

【药物及用量】人参 茯苓 甘草 紫苏叶 木瓜 泽泻 香薷 半夏曲 陈皮（净） 扁豆（炒） 乌梅肉 厚朴（锉）各一钱

【用法】上一十二味，为末，每服一钱，姜枣煎服。

◆香芎丸《活幼心书》

【主治】小儿诸淋。

【功效】祛湿利水，通淋。

【药物及用量】香附（盐水炒） 川芎 赤茯苓（去皮）各五分 海金砂 滑石各一两 枳壳（泡去瓤，麸炒黄） 泽泻 石韦（去老梗取叶） 槟榔（不过火）各二钱五分

【炮制】锉晒为末，糯米粉煮为清糊丸，如麻仁大。

【用法】每服三十三丸，至五十五丸，或七十七丸，空腹时麦门冬煮水送下。若小便涩痛，滴三五点者，取流木以火微温，入盐少许调匀，空腹咽下。

◆香豆散（张涣方）

【主治】小儿霍乱烦渴。

【功效】健胃和脾，除湿。

【药物及用量】藿香 肉豆蔻各一两

白扁豆　人参各五钱　甘草（炙）一分

【用法】研为末，每一钱清水八分，加生姜二片，煎至四分温服。

◆**香贝养荣汤**《医宗金鉴》

【主治】筋瘰，石疽。

【功效】补气血，托邪毒。

【药物及用量】香附（酒炒）　贝母（去心）各一钱　白术二钱（土炒）　人参　茯苓　陈皮　熟地黄　川芎　当归　白芍（酒炒）各一钱　桔梗　甘草各五分

【用法】加生姜三片，大枣二枚，清水二盅，煎至八分，食远服。如胸膈痞闷加枳壳、木香；饮食不甘加厚朴、苍术；寒热往来加柴胡、地骨皮；脓溃作渴倍人参、当归、白术，加黄芪；脓多或清倍当归、川芎；胁下痛或痞加青皮、木香；肌肉生迟加白蔹、肉桂；痰多加半夏、橘红；口干加麦门冬、五味子；发热加柴胡、黄芩；渴不止加知母、赤小豆；溃后反痛加热附子、沉香；脓不止倍人参、当归，加黄芪；虚烦不眠倍人参、熟地，加远志、枣仁。

◆**香附丸**《朱氏集验方》

【主治】膀胱疝气，外肾肿痛。

【功效】消肿止痛。

【药物及用量】牵牛（炒）　香附子（炒）　石燕（煅红，酒浸，研巴豆七粒，同牵牛炒，去巴豆）

【用法】上三味，末为丸，用蓖麻汤下。

◆**香附子散**《是斋百一选方》

【主治】崩下五色。

【功效】调气止崩。

【药物及用量】香附子不拘多少

【用法】研为末，每服二钱，米饮调下。

◆**香附子饮**《朱氏集验方》

【主治】妇人真心痛。

【功效】疏肝理气，温中止痛。

【药物及用量】高良姜（麻油炒）　苍术（盐炒）　香附子（石灰炒）各等量

【用法】上三味为末，用灯心煎汤，空心调下。

◆**香附丹**（张涣方）

【主治】小儿齿不生。

【功效】健胃，调气，益髓。

【药物及用量】大香附子（拣净刮去皮）　沉香各一两　雄鼠粪（烧灰）　干蟾（烧灰）　槟榔各五钱

【炮制】捣罗为细末，用羊髓四两，煮烂和成丸，如黍米大。

【用法】每服十丸，麝香汤送下，量儿大小加减。

◆**香附芎归汤**《沈氏尊生书》

【主治】经水后期。

【功效】和气血，调月经。

【药物及用量】香附　川芎　当归　白芍　蕲艾　熟地黄　麦门冬　杜仲　橘红　甘草　青蒿

【用法】清水煎服，若病甚并半边头痛，加甘菊、藁本、荆芥、童便，去蕲艾、杜仲、香附、橘红。

◆**香附旋覆花汤**《温病条辨》

【主治】伏暑、湿温胁痛，或咳或不咳，无寒，但潮热，或竟寒热如疟状。

【功效】调气化湿，祛痰行滞。

【药物及用量】生香附　旋覆花（绢包）　苏子霜　茯苓块各三钱　广橘皮二钱　半夏　薏苡仁各五钱

【用法】清水八杯，煮取三杯，分温三服。腹满者，加厚朴；痛甚者，加降香末。

◆**香附散**《三因极一病证方论》

【主治】癞疝。

【功效】调气化湿。

【药物及用量】香附不拘多少

【用法】研为末，每服二钱，先用酒一盏，入海藻一钱，煎至半盏。先细嚼海藻，用煎酒调香附末服。

◆**香附散**《沈氏尊生书》

【主治】嗳气。

【功效】健胃调气，清热止呃。

【药物及用量】香附　山栀　黄连　橘红　半夏

【用法】为散，清水煎服。

◆**香附散**《王氏集验方》

【主治】心脾痛不可忍者。

【功效】温中行气，止痛。

【药物及用量】高良姜（炒）　香附子（去皮，炒）

【用法】上二味，等量，为细末，每服二钱，入盐少许，米饮调下。

◆香附汤《嵩崖尊生》

【主治】怒气胁痛。

【功效】顺气养血，疏肝理气。

【药物及用量】香附　川芎　当归　柴胡　青皮

【用法】清水煎服。

◆香附饼《外科发挥》

【主治】瘰疬肿核及风寒流注，袭于经络，结成肿痛。

【功效】宣壅散毒。

【药物及用量】香附子不拘多少

【炮制】研为末，酒和为饼。

【用法】覆于患处，以热熨斗其上。未成者内消，已成者自溃。若风寒湿毒，直用姜汁做饼熨之。

◆香附饼《医学心悟》

【主治】乳痈及一切痈疽。

【功效】调气散滞，解毒。

【药物及用量】香附一两　麝香二分

【用法】研末，以蒲公英二两，酒煎，浓汁调敷。

◆香附六一汤《澹寮方》

【主治】胸烦痞满。

【功效】利气降烦，散结除渴。

【药物及用量】香附子六两　甘草一两

【用法】上二味为细末，任意点服。

◆香疥药《赤水玄珠》

【主治】风癣疥，黄水疮，疥疮，牛皮癣疮。

【功效】化湿宣滞，杀虫解毒。

【药物及用量】轻粉　水银　樟脑各四十钱　大枫子（去壳）　川椒各四十九粒　柏油烛一对　杏仁少许

【用法】研为细末，疥，用绢包裹疮上熨；黄水疮，掺上，功效如神。

◆香砂六君子丸《太平惠民和剂局方》

【主治】中虚气滞，痰湿内阻，胸中满闷，食难运化，呕吐，腹疼，肠鸣泄泻等证。

【功效】健脾胃，化痰湿。

【药物及用量】人参　茯苓　半夏　白术（炒焦）各二两　甘草（炙）　陈皮各一两　木香　砂仁各八钱

【炮制】共为细末，姜枣煎汤泛丸。

【用法】每服三钱。空腹时熟汤送下，参看香砂六君子汤条。

◆香砂六君子汤《太平惠民和剂局方》

【主治】气虚痰饮，呕吐痞闷，脾胃不和，变生诸证者。

【功效】健脾胃，化痰湿。

【药物及用量】木香七分　砂仁八分　人参　半夏各一钱　白术　茯苓各二钱　甘草七分　陈皮八分

【用法】加生姜二钱，清水煎服。气虚多热痰，加生姜（制）、川黄连；多寒痰加炮姜；血不调加当归；妇人以香附易木香。

◆香砂枳术丸《景岳全书》

【主治】膈胸胀满，气滞食滞，痰滞停留，呕恶便泄，饮食少进，霍乱肾泄。

【功效】破滞气，消宿食，开胃进食。

【药物及用量】木香　砂仁　枳实（麸炒，一作枳壳）各一两　白术（土蒸）三两

【炮制】共研为末，荷叶包、陈米煎汤泛丸，如梧桐子大。

【用法】每服三钱，熟汤送下。

◆香砂宽中汤《医学统旨》

【主治】气滞胸痞噎塞，或胃寒作痛。

【功效】健胃，调气，消积，散寒止痛。

【药物及用量】木香（隔时服，磨水入药）三四匙　白术　陈皮　香附各一钱五分　白豆蔻（去壳）　缩砂仁　青皮　槟榔　半夏曲　茯苓各一钱　厚朴（姜制）一钱二分　甘草三分

【用法】清水二盅，加生姜三片，煎至八分，入蜜一匙，食前服。

◆香砂调中汤《证治准绳》

【主治】饮食所伤，脾胃呕吐，胸满气嗳，或胸腹胀痛。

【功效】健胃，和脾，化痰，止呃。

【药物及用量】藿香　缩砂仁各一钱二分　苍术二钱（米泔浸一宿，炒）　厚朴（姜制）　陈皮　半夏　茯苓　青皮　枳实（麸炒）各一钱　甘草三分

【用法】清水二盅，加生姜三片，煎至八分，食前服，便泻去枳实、青皮，加麦芽、山楂。

◆**香砂养胃汤**《沈氏尊生书》

【主治】痰湿交滞，脾胃失运。

【功效】通气，和胃，除湿。

【药物及用量】香附　砂仁　木香　枳实　肉豆蔻仁　厚朴　藿香各七分　白术　陈皮　茯苓　半夏各一钱　甘草三分

【用法】加生姜三片，大枣二枚，清水煎服。

◆**香红饮**《医学心法》

【主治】阴疟。

【功效】行气血。

【药物及用量】香附　红花　益母草　当归　人参　炙甘草　生姜

【用法】清水煎服。

◆**香苓散**《世医得效方》

【主治】小便赤浊。

【功效】调气，化湿。

【药物及用量】木香　茯苓　茯神　远志　山药　人参　黄芪　桔梗　甘草　白术　朱砂　麝香　猪苓　泽泻　肉桂

【用法】共研为细末，用天门冬、麦门冬（去心）煎汤，调一大杯，空腹服，一日三次。

◆**香桂散**《王氏博济方》

【主治】产后脐下痛。

【功效】温中和血。

【药物及用量】桂心五分　川芎　当归各二钱五分

【用法】研为细末，分为三服，酒一盏，煎三五沸，更入童便少许，煎至七钱温服，甚者不过现服即瘥。

◆**香桂散**《严氏济生方》

【主治】子死腹中，胞衣不下。

【功效】通气血，下胞胎。

【药物及用量】麝香三分　肉桂三钱

【用法】为散，酒煎和滓服，片时如手推出，加生川乌三钱为下死胎之猛剂。

◆**香桂散**《朱氏集验方》

【主治】妇人血刺心腹疼痛。

【功效】温经活血止痛。

【药物及用量】当归　肉桂各等量

【用法】上二味为末，每服二钱，水一盏，入醋少许，煎七分，空心热服。

◆**香桂散**《妇人大全良方》

【主治】产后脐下疼痛不止。

【功效】温中活血止痛。

【药物及用量】川芎　当归各一分　桂心半两

【用法】上三味为细末，分为三服，每服酒一盏，煎三五沸，更入小便少许，煎至七分，温服。甚者不过再服即瘥。

◆**香珠散**《疡科选粹方》

【主治】下疳及臁疮。

【功效】散肿毒，化热邪。

【药物及用量】麝香　真珠　冰片各一分　血竭　轻粉各五分

【用法】共研细末，先将患处洗净拭干，用麻油调敷，或加黄丹少许。

◆**香胭脂散**《肘后一百方》

【主治】嵌甲侵肉不瘥。

【功效】收湿解毒。

【药物及用量】麝香少许　染胭脂　五倍子（烧黑存性）各等量

【用法】研细搽之。

◆**香茸丸**《杨氏家藏方》

【主治】下焦阳竭，脐腹疼痛，饮食减少，目视䀮䀮，夜梦鬼交，遗泄失精，肌肉消瘦者。

【功效】补精血，益真元。

【药物及用量】麝香（另研）五钱　鹿茸　麋茸（俱用火燎去毛酥炙）各二两　沉香　五味子　白茯苓（去皮）　白龙骨（火煅）　肉苁蓉（酒浸一宿切焙干）各一两

【炮制】研为细末和匀，用熟地黄三两，焙干为细末，以酒二升熬成膏，搜药入臼内捣千杵，如硬更入酒少许，丸如梧桐子大。

【用法】每服五十丸，空腹时温酒或盐汤送下。

◆**香茸丸**《是斋百一选方》

【主治】下痢危困。

【功效】扶正祛邪。

【药物及用量】麝香五分（另研，盐时入）　鹿茸一两（火燎去毛，酥炙黄为末，入麝香令匀）

【炮制】灯心煮枣肉为丸，如梧桐子大。

【用法】每服五十丸，空腹时熟汤送下。

◆**香茸丸**《世医得效方》

【主治】酒泄，骨立不能直。

【功效】健脾胃，止泻。

【药物及用量】生麝香（另研）一钱　嫩鹿茸（火燎去毛，酥炙黄）　肉豆蔻（火煨）各一两

【炮制】共研末，白陈米饭为丸，如梧桐子大。

【用法】每服五十丸，空腹时米饮送下，热者服酒煮黄连丸。

◆**香茸丸**《朱氏集验方》

【主治】日久冷泻。

【功效】温中除冷。

【药物及用量】乳香三钱　鹿茸半两（酒浸，炙）　肉豆蔻一两（每个作两片，安乳香在内，面煨）

【用法】上三味，为细末，陈米饭为丸，每服五十丸，空心，米饮下。

◆**香荆散**《仁斋直指方》

【主治】脱肛。

【功效】和肠通气，化湿。

【药物及用量】香附　荆芥穗各五钱　缩砂仁二钱五分

【用法】研为细末，每服三钱，食前熟汤送下。

◆**香术散**《妇人大全良方》

【主治】妊娠五月胸腹刺痛，或肠鸣，呕逆减食。

【功效】健胃消积，行气止痛。

【药物及用量】丁香五钱　蓬莪术一两（炒）　粉草二钱五分

【用法】研为细末，每服一钱，空腹时盐汤点下，觉胸中如物按下之状即愈。

◆**香术散**《管见大全良方》

【主治】妊娠五个月以后，常胸腹间气刺满痛，或肠鸣，以至呕逆减食，此由喜怒忧虑过度，饮食失节之所致。

【功效】调气和中。

【药物及用量】广中莪术（煨）一两　丁香半两　粉草（炙）一分

【用法】上三味为细末，空心，盐汤点服一大钱，觉胸中如物按下之状。

◆**香参丸**《圣济总录》

【主治】心脏热盛，舌上出血。

【功效】清热理血，养阴。

【药物及用量】人参　生蒲黄　麦门冬（去心）　当归（切焙）各五钱　生地黄一两（焙）　甘草三钱五分（炙）

【炮制】研为细末，炼蜜和丸，如小弹大。

【用法】每服一丸，温水化下，一日三四次。

◆**香参丸**《奇方类编》

【主治】久痢。

【功效】健肠杀虫。

【药物及用量】木香四两　苦参（酒炒）六两　甘草一斤

【炮制】共研细末，熬膏。

【用法】每服三钱，白痢姜汤送下；赤痢甘草汤送下；噤口痢，砂仁、莲肉煎汤送下；水泻，猪苓、泽泻煎汤送下。

◆**香砂丸**

【主治】婴儿小便白浊。

【功效】健胃，化痰，消积。

【药物及用量】香附子（炒）一两　缩砂仁（去壳）五钱　三棱（煨）　蓬莪术　陈皮　麦蘖（炒）　芦荟各二钱五分

【炮制】研为极细末，水煮面糊和丸，如黍子大。

【用法】食前米饭盐汤送下。

◆**香脯散**《证治准绳》

【主治】小儿刮肠下痢，噤口不食。

【功效】诱杀疳虫。

【药物及用量】精猪肉一两（薄批一片） 腻粉少许

【炮制】将肉于炭火上慢炙，旋铺腻粉炙令成脯。

【用法】每以少许与食，且放鼻间。

◆香豉散（张涣方）

【主治】白丹疰痛，虚肿如吹。

【功效】行气散滞。

【药物及用量】香豆二两（炒焦） 伏龙肝一两

【用法】研为末，生油调涂。

◆香豉散《疫痧草方》

【主治】痧隐脉郁喉腐舌干，邪火内伏等证。

【功效】散热结，疏风解毒。

【药物及用量】香豉 牛蒡 荆芥 桔梗 甘中黄 连翘 焦栀 马勃 贝母各等量

【用法】清水煎服。

◆香豉丸《圣济总录》

【主治】三十年咳嗽上气。

【功效】润肺下气止咳。

【药物及用量】豉（炒令香）半两 细辛（去苗叶）一两 紫菀（去苗）二两 吴茱萸（汤洗，焙干，炒） 甘草（炙，锉） 杏仁（去皮尖、双仁，炒，研如脂）各一两

【用法】上六味，除杏仁外，捣罗为末，与杏仁同研令匀，炼蜜为丸，如梧桐子大，每服三丸，含化，日四五服。

◆香豉汤《圣济总录》

【主治】产后虚羸，肌肉枯瘁，肢体虚热。

【功效】补肾养血，益气除烦。

【药物及用量】豉半合 猪肾一双（去脂膜，作四片） 当归（切，焙）半两 葱白三茎（切） 人参 肉桂（去粗皮）各半两 白粳米（淘）一合

【用法】上七味，将当归、人参、桂，粗捣筛，每服三钱匕，水三盏，入猪肾、葱白、豉、米，煎取一盏半，去滓，空腹、日午、临卧温服。

◆香连丸《慈幼心书》

【主治】下痢赤白，白多于赤者。

【功效】和脾胃，调气滞，止痢。

【药物及用量】木香五钱（煨，一作不见火） 川黄连二两（去芦姜汁拌炒，一作用吴茱萸同炒，去吴茱萸，一方加石莲肉、陈皮）

【炮制】共研细末，陈米饭或炼蜜或醋煮米糊为丸，如绿豆大。

【用法】每服一二十丸至五十丸，米饮或砂仁汤送下，调六一散亦可。

◆香连丸《吉氏家传方》

【主治】小儿赤白痢。

【功效】调肠胃，化湿热，养血。

【药物及用量】木香 黄连 诃子皮各一两 肉豆蔻一个 黄芩五钱

【炮制】研为末，炼蜜和丸，如绿豆大。

【用法】大人每服十丸，小儿五丸，煎醋浆汤送下，空腹日午再服，煎姜蜜汤送下。

◆香连丸《茅先生方》

【主治】小儿泻痢。

【功效】调肠胃，化湿热，行气止痢。

【药物及用量】木香 黄连（茱萸五钱，同于铫内炒令烟起，取出去茱萸） 肉豆蔻 诃子（炮去核）各五钱 阿胶（面炒） 朱砂各一钱

【炮制】研为细末，软饭为丸，如梧桐子大。

【用法】每服十丸至十四丸，米饮送下，小儿碎之。

◆香连丸《活幼心书》

【主治】赤白下痢，烦渴作痛。

【功效】调肠胃，清湿热。

【药物及用量】南木香五钱（不过火） 净黄连一两（锉用茱萸炒，去茱萸） 乌梅肉二钱五分（薄切用屋瓦慢火焙干）

【炮制】研为末，阿胶五钱锉碎，炒胀，水化为糊，候冷入乳焙内，同前药末为丸，如麻仁大。

【用法】每服三十三丸至五十五丸，或

七十七丸，赤痢空腹时甘草汤送下，白痢空腹时白姜汤送下，赤白交作温米清汤咽服。

◆**香连丸**《袖珍方》

【主治】白痢。

【功效】温中，涩肠，止痢。

【药物及用量】酸榴皮半个　草果一个　陈皮三片　乌梅一个　甘草一寸　干姜一块

【用法】上六味，㕮咀，每服一两，水二盏，煎至一盏，去滓，温服，食前服。

◆**香连丸**《圣济总录》

【主治】下痢脓血，脐腹疠痛，虚气痞满，肠鸣里急。

【功效】调中，涩肠，止血。

【药物及用量】黄连（去须）三两　地榆（锉）　赤石脂各二两　龙骨　阿胶（炙令燥）　木香　赤芍　艾叶（炒）　黄芩（去黑心）各一两　肉豆蔻（去壳）一两半　无食子三分

【用法】上一十一味，捣罗为末，煮面糊丸，如梧桐子大，每服三十丸，米饮下，不拘时。

◆**香连化滞丸**《明医指掌》

【主治】妊娠下痢赤白。

【功效】利湿，除热，行气止痢。

【药物及用量】木香　黄连　青皮　陈皮　厚朴　枳实　黄芩　当归　白芍　滑石　甘草　槟榔

【炮制】研为细末，水泛丸。

【用法】熟汤送下。

◆**香连平胃散**《脉因脉治》

【主治】食积发热，腹痛作泻。

【功效】化湿，利气。

【药物及用量】平胃散加川黄连二两（姜汁炒）　木香一两

【用法】与平胃散同。

◆**香连散**《圣济总录》

【主治】赤白痢。

【功效】温中，清肠。

【药物及用量】黄连（去须，炒）一两　木香一两　丁香　干姜（炮）　诃黎勒皮（炒）各半两

【用法】上五味，捣罗为散，每服三钱匕，陈米饮调下，日再服。

◆**香陆胃苓丸**《活幼心书》

【主治】肿疾日久不愈。

【功效】实脾，行气利水。

【药物及用量】丁香（去梗）　商陆　赤小豆　陈皮（去白）　甘草（炙）各二两　苍术（米泔水浸一宿去粗皮，滤干锉片，炒微黄色）　泽泻（去粗皮）各二两五钱　赤茯苓（去皮）　猪苓（去皮）　白术各一两五钱　肉桂（去粗皮）一两　厚朴（去粗皮，用生姜汁炙令香熟）二两

【炮制】除丁香、肉桂不过火，余药锉焙，同二味为末，用面微炒，水浸透煮糊为丸，如绿豆大。

【用法】每服三十丸至五十丸，或七十七丸，空腹时温汤送下，儿小者，丸作粟壳大，吞服之。

◆**香散**

【主治】乳痈。

【功效】利气，消毒。

【药物及用量】陈皮（去白净）五钱　麝香一分

【用法】共研细末，每服二钱，温酒调下，被盖出汗。

◆**香壳丸**《宣明论方》

【主治】湿热内甚，因而饱食，肠痞成痔，久而成瘘。

【功效】疏气化湿，止痛和中。

【药物及用量】黄连一两　枳壳　厚朴各五钱　当归四钱　荆芥穗　木香　黄柏各三钱　刺猬皮一个（烧灰）

【炮制】研为细末，水煮面糊和丸。

【用法】每服五六十丸，熟汤送下，一日二次。

◆**香壳散**《张氏医通》

【主治】虚人蓄血，胸胁或少腹作痛及妊娠跌仆伤胎。

【功效】破气，活血，化瘀止痛。

【药物及用量】香附三两（姜汁拌）　枳壳二钱（炒）　青皮（炒）　陈皮　乌

药　赤芍　蓬莪术（醋炒）各一钱　当归尾二钱　红花五分　甘草生三分　炙二分

【用法】每服四钱，水酒各一杯，煎成去滓，加童便半杯，空腹时温服。更以桃核黑糖酒助之，如不应加延胡索、穿山甲；有外感表邪去青皮，加桂枝、羌活、防风。

◆**香壳汤**《明医指掌》

【主治】因实胎动。

【功效】清热，安胎。

【药物及用量】香附　枳壳

【用法】清水煎服。

◆**香云散**

【主治】秃头疮及头面黄水疮。

【功效】生肌，止血，清热蚀疮。

【药物及用量】松香二两（为末，入葱管内用棉扎实，水煮去葱研末）　黄丹一两（水飞）　无名异（炒）　官粉（炒）各一钱　轻粉三分（炒）

【用法】共研细末，香油调搽。

◆**香棱丸**《严氏济生方》

【主治】一切积聚，肠覃。

【功效】破痃癖，消癥块。

【药物及用量】木香　丁香各五钱　三棱（酒浸一夕）　枳壳（麸炒）　蓬莪术（细锉，每一两用巴豆三十粒，去壳同炒，待巴豆黄色，去巴豆不用）　青皮（制）　川楝子（炒）　茴香（炒）各等量

【炮制】研为末，醋煮面糊和丸，如梧桐子大，朱砂为衣。

【用法】每服三十丸，姜盐汤或温酒送下。

◆**香棱丸**《丹溪心法》

【主治】五积六聚气块。

【功效】祛积滞，利血气。

【药物及用量】三棱　槟榔各三两　山楂肉二两　香附　萝卜子　枳实　枳壳　陈皮　青皮　蓬莪术各一两　黄连　神曲　麦芽　鳖甲干漆　桃仁　硇砂　缩砂仁　当归梢　木香　甘草（炙）各一钱

【炮制】共研细末，醋煮米糊为丸。

【用法】每服四五十丸，熟汤送下。

◆**香银丸**《小儿药证直诀》

【主治】小儿呕吐。

【功效】温胃，止吐。

【药物及用量】丁香　葛根各一钱　半夏（汤浸切焙）　水银各五分

【炮制】以前三味同为细末，将水银与药研匀，生姜汁糊丸，如麻子大。

【用法】每服一二丸至五七丸，煎金银汤不拘时送下。

◆**香莲散**

【主治】妇人脚臭。

【功效】燥湿，祛秽。

【药物及用量】白芷　黄柏　防风　细辛　乌药　甘松各等量

【用法】共研细末，衬于中鞋屉中，数日一洗足。然后换药，莲瓣生香。

◆**香蔻丸**《普济方》

【主治】疳泻。

【功效】温脾胃，燥湿热。

【药物及用量】木香　肉豆蔻　诃子肉（煨）　缩砂仁　茯苓各一钱　黄连（炒）三钱

【炮制】研为末，米饭和丸，如麻子大。

【用法】米饮送下。

◆**香蔻丸**《直指小儿方》

【主治】疳泻。

【功效】杀疳止泻。

【药物及用量】黄连三钱（炒）　肉豆蔻（生）　木香　诃子（煨）　缩砂仁　茯苓各一钱

【用法】上五味末，粳饭和丸，如麻子大，每十五丸，食前米饮下。

◆**香橘汤**《仁斋直指方》

【主治】七情所伤，中脘不快，腹胁胀满。

【功效】宽中，利气。

【药物及用量】香附子（炒）　橘红　半夏（姜制）各三钱　甘草（炙）一钱

【用法】清水二盅，加生姜五片，红枣二枚，煎至一盅，食远服。

◆香橘汤《御药院方》

【主治】一切气不快，久病服药不下者。

【功效】宣畅气机。

【药物及用量】白术　枳实（生用）　香附子（大者，去须）　陈皮（去白）各四两　甘草（炙）三两

【用法】上五味，为细末，每服二钱，入盐少许，沸汤点，或用生姜、枣煎尤妙。如伤风，用葱白二寸，生姜五片，枣二枚，水一盏，煎至七分，温服，不拘时。

◆香橘饼《医学入门》

【主治】伤冷积泻。

【功效】宽中，利气，消积。

【药物及用量】木香　青皮各一钱　陈皮二钱五分　厚朴（姜汁制）　神曲　麦蘖各五钱　砂仁

【炮制】研为末，蜜丸如饼。

【用法】紫苏米饮调下。

◆香橘饼《活幼心书》

【主治】小儿过伤乳食，或吐或泻及病后虚中，感积成痢，气弱神昏，面黄目慢。

【功效】理气，和中，消积。

【药物及用量】南木香　陈橘皮（去白）　青皮（去白）各二钱五分　厚朴（去粗皮，姜汁制）七钱　缩砂仁　神曲（湿纸裹炮）　麦芽（洗净焙干）各五钱　三棱（炮锉）三钱

【炮制】木香不过火，余七味锉焙，同木香研为细末，炼蜜做饼，如芡实大。

【用法】每服一饼至三饼，枣汤化开，空腹温服，米清汤亦可。

◆香泽油《杂病源流犀烛》

【主治】发瘕。

【功效】引虫外出。

【药物及用量】香油一升（入香泽煎之）

【用法】盛置病人头边，令气入口鼻，勿与饮之，疲极眠睡，虫当从口出，急以石灰粉手捉取，抽尽即是发也，初出，如不流水中浓菜形。

◆香姜散《三因极一病证方论》

【主治】晨泄，白痢。

【功效】清热，止泻。

【药物及用量】生姜四两（切如豆大）　黄连一个（锉）

【用法】水淹一宿，慢火炒姜紫色，去姜不用，将黄连末每服二钱，用蜡茶清调一剂，又用米饮酒调，治白痢尤妙。若欲速效，一料只作二服。

◆香薷丸《太平惠民和剂局方》

【主治】小儿伤暑伏热，燥渴瞀闷，头目昏眩，胸膈烦满，呕哕恶心，口苦舌干，肢体困倦，不思饮食，或发霍乱，吐利转筋。

【功效】解暑气，祛寒湿。

【药物及用量】香薷（去根）一两　紫苏（去粗梗）　干木瓜　藿香（洗去砂土）　茯神（去木）各五钱　甘草（炙）　檀香（锉）　丁香各二钱五分

【炮制】研为细末，炼蜜和丸，每两作三十丸。

【用法】每服一丸至二丸，细嚼，温汤送下。

◆香薷散《类证活人书》

【主治】霍乱转筋。

【功效】清暑热，理寒湿。

【药物及用量】香薷四两　厚朴（去皮，姜汁炒）　黄连（姜汁炒）各二两

【用法】研为末，每服四钱，清水煎服，不犯铁器慢火燃之。治吐利霍乱，须井中沉令极冷，顿服之乃效。

◆香薷散《校注妇人良方》

【主治】伏暑吐泻，霍乱转筋。

【功效】解暑，祛湿。

【药物及用量】香薷叶二钱　白扁豆（炒去壳打碎）　厚朴（姜汁制）各一钱，（一方有茯苓）

【用法】㕮咀，清水一大盏，井中浸令冰冷，不拘时顿服，或清水煎候温，调益元散二匙服。

◆香薷散《太平圣惠方》

【主治】产后霍乱，吐利烦渴，心胸满闷。

【功效】化湿和中，降气止呕。

【药物及用量】香薷　前胡（去芦头）　麦门冬（去心）各三分　人参（去芦头）　白术　甘草（炙微赤，锉）　半夏（汤洗七遍，去滑）　陈橘皮（汤浸，去白瓤，焙）　诃黎勒皮各半两

【用法】上九味，捣粗罗为散，每服四钱，以水一中盏，入生姜半分，煎至六分，去滓，温服，不拘时。

◆**香薷汤**《圣济总录》

【主治】产后呕逆不止。

【功效】化湿和中，健脾止呕。

【药物及用量】香薷　藿香叶　白豆蔻（去皮）　甘草（炙，锉）　白术　麦门冬（去心，炒）　陈橘皮（去白，焙）各一两

【用法】上七味，粗捣筛，每服三钱匕，水一盏，煎至七分，去滓，温服，不拘时。

◆**香薷汤**《太平惠民和剂局方》

【主治】脾泄，暑泄。

【功效】解暑热，和脾胃。

【药物及用量】香薷二两　白扁豆　茯神（一作赤茯苓）　厚朴（去粗皮锉，姜汁炒）各一两　甘草（炙）五钱（一方无茯神，有黄连）

【用法】研为细末，每服二钱，不拘时沸汤点服，盐汤点亦可。

◆**香薷煎**《太平圣惠方》

【主治】小儿白秃，不生发，燥痛。

【功效】润肤，清热。

【药物及用量】陈香薷二两　胡粉一两　猪脂五钱

【用法】清水一大盏，煎香薷取汁二分去滓，入胡粉、猪脂。相和，涂于头上，一日二次。

◆**香薷饮**《医方集成》

【主治】夏秋脏腑冷热不调，饮食不节，暑热乘之，阳气为阴邪所遏，致头痛所热，恶寒烦躁，口渴引饮，腹中不和，心腹疼痛，吐泻者。

【功效】清暑，燥湿。

【药物及用量】香薷二钱　厚朴（姜汁炒）一钱　白扁豆（炒研）一钱五分　甘草（炙）一钱

【用法】锉散，清水煎，井中沉冷服之，身热欲得汗者热服。

◆**香蟾丸**（张氏方）

【主治】五疳，泻痢。

【功效】解毒，杀虫，清热消疳。

【药物及用量】干蛤蟆（酥炙黄色）　大黄连（洗去须）　芜荑仁　芦荟各等量

【炮制】研为末，猪胆面糊为丸，如梧桐子大。

【用法】每服四十丸，不拘时米饮吞下。一日二次至三次，忌食生冷宿食毒物。

◆**香蟾丹**《医方妙选》

【主治】面黄肌瘦，胸高脚细。

【功效】杀虫，解毒。

【药物及用量】干蟾五枚（水浸去骨，用瓦藏瓶一枚，顶头上取肉，入蟾瓶内，盐泥固济，木炭火烧，留一宿，出火毒）　胡黄连二两　蛇蜕皮一两（烧灰）　地龙五钱（微炒）　天竺黄　蝉壳各一分　朱砂五钱（细研）　麝香一分（细研）

【炮制】研为细末，入朱砂、麝香，共作一处令匀，糯米饭和丸，如黍米大。

【用法】每服十丸，不拘时米饮送下，量儿大小加减。

◆**香矾丹**（张涣方）

【主治】泻痢久不瘥。

【功效】燥湿，理气，涩肠。

【药物及用量】木香　枯白矾各一两　诃黎勒皮（微泡）　醋石榴皮（炒黑）各五钱

【炮制】捣罗为细末，炼蜜和丸，如黍米大。

【用法】每服十丸，粥饮送下，量儿大小加减。

◆**香矾散**《医学六要》

【主治】妇人血崩，带下。

【功效】理气，和血，止崩。

【药物及用量】香附子不拘多少

【用法】浸极醋酸中一宿，炒焦为灰存性，每一两入白矾末二钱，空腹米饮调服，一方用荷叶汤尤炒。

◆**香苏散**《太平惠民和剂局方》

【主治】四时感冒及妇人妊娠伤寒，恶寒头痛。

【功效】理气，祛寒，止痛。

【药物及用量】香附（姜汁浸匆炒，一作三钱）　紫苏叶各二两（一作二钱五分，一作一钱）　陈橘皮一两（去白，一作一钱五分，一作一钱）　甘草五钱（炙，一作一钱，一作五分）（一方有苍术）

【用法】研为末，每服五钱，加生姜三片，大枣一枚（一作葱白五茎），清水煎，去滓热服，暖覆取微汗，日三夜一次，以得汗身凉为度。如得是胆经受病善洁，面青善怒，肝脉其三部脉浮而弦，恶寒裹和清便自调者，加羌活、防风各一钱。

◆**香苏散**《卫生宝鉴》

【主治】水气虚肿，小便赤涩。

【功效】祛风湿，和中气，利水湿。

【药物及用量】陈皮（去白）一两　防己　木通　紫苏叶各五钱

【用法】研为末，每服二钱，清水二盏，加生姜三片，煎至一盏，去滓食前温服。

◆**香苏散**《婴童百问》

【主治】小儿痘疹作泻。

【功效】散寒，理气。

【药物及用量】香附子　紫苏　陈皮　川芎　甘草　白芷各等量

【用法】锉散，每服三钱，加生姜、葱白煎，或白水煎，泻加白术、茯苓，呕加茯苓、白芍。

◆**香苏散**《直指小儿方》

【主治】四时瘟疫伤寒。

【功效】发汗理气。

【药物及用量】香附子（炒，去毛）紫苏叶各四两　青橘皮二两（不去白）　甘草一两（炙）

【用法】上四味，为粗末，每服三钱，水一盏，煎七分，去滓热服，不拘时，日三服。解肌，加干葛煎，若作细末，只服二钱，入盐点服。

◆**香苏汤**《千金方》

【主治】下后烦气暴上。

【功效】理气，除烦。

【药物及用量】生苏一把（冬用苏子三两）　香豉五两

【用法】上二味，以水五升，煮取二升，顿服之。

◆**香盐散**《严氏济生方》

【主治】齿落松动。

【功效】理气，清火。

【药物及用量】香附（炒黑）四两　青盐一两

【用法】为末，每日擦牙。

◆**香郁散**《验方新编》

【主治】心胃气痛。

【功效】舒郁，理气。

【药物及用量】青皮橘子一百个　香附一斤　郁金四两

【炮制】先将橘子铺大蒸笼内，蒂眼朝上，用新布垫底，再将香、郁二味研末掺入，于傍时盖好，蒸极透熟，每橘蒂眼上放生姜一薄片，姜上加艾绒一小团。将艾燃烧，烧过另换姜艾、连烧三次，晒过一天，次晚再蒸，接连蒸晒九次。每蒸一次，照前法连烧三次，无日晒，即风吹亦可，制好用瓷器收贮。

【用法】每服连橘带药共一钱，用水煎，一服可煎两三次，宜于冬天配制，以免霉坏。

◆**香砂养胃丸**《集验良方》

【主治】胃气虚寒，胸膈饱闷，寒痛。

【功效】温胃散寒，健脾理气。

【药物及用量】人参一两　木香一两　砂仁一两六钱　香附（醋制，炒）一两六钱　白术（土炒）二两　甘草（炙）一两六钱　白茯苓一两六钱　白蔻仁一两四钱　陈皮一两六钱　干姜一两　官桂一两　厚朴一两六钱　苍术一两

【用法】上为末，为丸如梧桐子大，每次五十～六十丸，开水送服。

◆**香墨散**《太平圣惠方》

【主治】产后崩中，下血不止。

【功效】祛瘀止血。

【药物及用量】香墨半两　露蜂房半两

（微炒）　龙骨半两

【用法】上三味，捣细罗为散，每服食前服，用水煎干地黄汤调下二钱。

◆**香墨散**《圣济总录》

【主治】消渴。

【功效】清热止渴。

【药物及用量】墨一两　瓜蒌根三两　铅丹半两

【用法】上三味，捣罗为散，拌匀，第一服药末二钱匕，新水一盏调下，次日一服，水调药末一钱匕，不拘时，服药时不得忌水，任意饮三两盏，后自然怕水，服三五日见效。

◆**香墨丸**甲《太平圣惠方》

【主治】咳嗽上气，喉中呀呷及大小肠不利。

【功效】降气止咳。

【药物及用量】天门冬一两半（去心，焙）　木通一两（锉）　桑根白皮一两（锉）　川大黄二两（锉碎，微炒）　杏仁三分（汤浸，去皮尖、双仁，麸炒微黄）　大麻仁一两（别研如膏）　郁李仁三分（汤浸，去皮，微炒）　紫菀三分（去苗土）

【用法】上八味，捣罗为末，炼蜜和捣二三百杵，丸如梧桐子大，煎桑枝汤下二十丸，日三服。

◆**香墨丸**乙《太平圣惠方》

【主治】咳嗽，喉中呀呷作声，积年不瘥者。

【功效】润肺止咳平喘。

【药物及用量】鲎鱼壳半两　猪牙皂荚一分（去黑皮，涂酥炙焦黄，去子）　贝母一分（煨微黄）　桔梗一分（去芦头）

【用法】上四味，捣罗为末，炼蜜和丸，如小弹子大，每含一丸，旋咽其汁。服三丸即吐出恶涎，便瘥。

◆**香墨丸**丙《太平圣惠方》

【主治】产后血瘕，腹胁疼痛，经脉不利。

【功效】活血散结，消癥止痛。

【药物及用量】香墨半两　芫花半两（醋拌炒令干）　京三棱一两（微煨，锉）　巴豆一分（去皮心，研，纸裹压去油）　桃仁半两（汤浸，去皮尖、双仁，麸炒微黄）　硇砂半两（细研）　狗胆二枚（干者）

【用法】上七味，捣罗为末，以醋一大碗，熬上件药末，候可丸，即丸如绿豆大，每服食前服，温酒下三丸。

◆**香墨汁**《严氏济生方》

【主治】鼻衄不止。

【功效】收敛止血。

【药物及用量】香墨　葱汁

【用法】上二味，以葱汁磨墨滴少许于鼻中即止。

◆**香艾丸**《圣济总录》

【主治】气痢腹痛，睡卧不安。

【功效】温中健脾。

【药物及用量】艾叶（炒）　陈橘皮（汤浸，去白，焙）等量

【用法】上二味，捣罗为末，酒煮烂饭和丸，如梧桐子大，每服二十丸，空心，盐汤下。

◆**香灵丸**《烟霞圣效方》

【主治】呕吐不止。

【功效】和胃降逆止呕。

【药物及用量】丁香六钱　五灵脂四钱　朱砂六钱

【用法】上三味同研匀，以狗胆汁和丸，如鸡头大，每服一丸，生姜陈皮汤下。

◆**香饼子**《直指小儿方》

【主治】慢惊初传，涎潮昏搐。

【功效】化痰息风定惊。

【药物及用量】全蝎十四个（姜汁浸）　麻黄（缠匝慢火炙干，又蘸姜汁，又炙，凡三次）　花蛇肉　乌蛇肉（并酒浸，焙）　直僵蚕（炒）各一分　白附子（焙）　人参　天麻　防风各一钱　乳香半钱　麝一字

【用法】上一十一味，为末，用南星末煮糊丸，如梧桐子大，捏做饼，日干，每一饼，薄姜汤调下。

◆**香莪粥**《太平圣惠方》

【主治】妊娠霍乱吐泻，心烦多渴。

【功效】调气和胃。

【药物及用量】香莪叶一握（切）　生

姜半两（切）　人参半两（去芦头，锉）

【用法】上三味，以水二大盏，煎取一盏三分，去滓，入白米一合，煮稀粥食之。

◆祐元汤《沈氏尊生书》

【主治】血淋。

【功效】利小便，通淋。

【药物及用量】甘草　滑石　瞿麦　车前子　木通　川芎　当归　白芍　生地黄

【用法】清水煎服。

◆神化丹《疡医大全》

【主治】痈疽，疔毒，一切无名肿毒初起。

【功效】劫毒，行滞，活血消肿，表里双解。

【药物及用量】黑丑（头末）　母丁香　槟榔　何首乌　荆芥　京三棱（醋炒）　熟地黄　蓬莪术（醋炒）　巴豆　五灵脂　大黄　白豆蔻（去壳）　桂枝　穿山甲　当归　赤芍　川乌　小茴　草乌　杏仁（炒）　全蝎（去足）　连翘　麻黄　甘草　桔梗　斑蝥　雄黄　朱砂各三钱　乳香（去油）　没药（去油）各二钱　麝香五分　大蜈蚣一条

【炮制】各研细末，称准和匀，水叠为丸，如萝卜子大，朱砂为衣。

【用法】每服三分，热酒送下，尽醉为度，被盖出汗。孕妇忌服，体虚禁用。

◆神仙一把抓《疡医大全》

【主治】汤火烧，杖疮。

【功效】解毒，生肌。

【药物及用量】黄丹一两　潮脑五钱

【用法】为末，蜜调匀涂之，立刻止疼，愈后无痕。

◆神仙一醉忍冬汤《疡医大全》

【主治】肿疡。

【功效】消热毒。

【药物及用量】金银花藤　蒲公英各一两　没药（去油）　乳香（去油）　雄黄各二钱

【用法】用酒一瓶封固，煮千余沸，再加白蜜四两，生葱七根，再煮数沸，去葱。尽量饮醉，以大蒜压之，取汗即愈。

◆神仙刀箭药《奇效良方》

【主治】刀箭伤，金疮。

【功效】消炎，和伤。

【药物及用量】桑叶（阴干）不拘多少

【用法】研为末，干贴，如无旋熨干为末敷之，或用新桑叶研取汁涂之，能合金疮。

◆神仙不醉丹《万病回春》

【主治】酒食诸伤，胸膈不利，呕恶痰逆。

【功效】调中，消渴，滋肾，降火。

【药物及用量】人参四两　泽泻　枸杞子　葛花　白茯苓　食盐　小豆花　天门冬　甘草　牡丹皮　葛根　陈皮各二两　砂仁一两五钱　官桂一两二钱　木香。

【炮制】共研细末，炼蜜为丸，每重二钱。

【用法】随身备带，遇饮即嚼一丸，随饮随解，能令终日不醉。

◆神仙太乙膏

【主治】痈疽，恶疮，转疖，瘰疬，疥癞，蛇虎伤，蜈蚣螫，犬咬伤，汤火刀斧伤，打仆损伤，血气不通，咳嗽，喉闭，缠喉风，风赤眼，唾血，诸漏，腰膝肿痛，妇人赤白带下，血脉不通。

【功效】解热毒，泻壅滞。

【药物及用量】玄参　白芷　当归　赤芍　肉桂（去粗皮）　大黄　生地黄各一两

【炮制】锉碎用麻油二斤浸，春五夏三秋七冬十日，火熬黑色，滤去滓，入黄丹一斤，青柳枝不住手搅，候滴水中成珠，不黏手为度，倾入瓷器中，以砖盖口。掘窖埋树荫下，以土覆三日，出火毒，服丸如鸡子大，蛤粉为衣，愈久愈烈。

【用法】（1）发背，先以温水洗疮净，转帛拭干，再以绯帛摊膏药贴疮，即用冷水送下一丸。（2）瘘疮，盐汤洗贴，清酒送下。（3）疮疖，肿痛疮，疥癞，另以炼油少许，和膏涂之。（4）打仆损伤，外贴，内服橘皮汤送下。（5）血气不通，温酒送下。（6）咳嗽及喉闭缠喉风，并用新绵裹膏药，置口中含化。（7）风赤眼，用膏捏作小饼，贴太阳穴，后服山栀汤送下。(8) 唾血，桑白皮汤送下。(9) 诸漏及瘰疬，先以盐汤洗净，看疮大小，并量以纸摊贴，内服一丸。(10) 腰膝痛者，外贴患处，内服盐汤送下。(11) 赤白带下，当归酒送下。(12) 血脉不通，甘草汤送下。

◆**神仙止血散**《鸡峰普济方》

【主治】金疮血不止。

【功效】收敛，止血。

【药物及用量】龙骨（五色紧者）　诃子（去核）各一两　白石脂　苎麻叶（五月五日午时采，阴干）各五钱

【用法】研为细末，每服一钱五分，食远水调下，修合时忌妇人与鸡犬见之。

◆**神仙外应膏**《万病回春》

【主治】流注，左瘫右痪，筋骨疼痛，手足拘挛。

【功效】散毒消滞。

【药物及用量】川乌一斤

【炮制】为末，用陈醋入砂锅内，慢火熬如酱色。

【用法】每用少许，敷于患处，如病一年敷后一日发痒，二年二日发痒，痒时令人手拍痒处，拍至不痒为度。先用升麻、皮硝、生姜煎水洗，然后敷药，不可见风。

◆**神仙玉粉丹**《张氏家传方》

【主治】冷积暴泻。

【功效】暖阳气，消阴寒。

【药物及用量】舶上硫黄一斤（去砂石，尽打碎）

【炮制】用豮猪肚七个，旋采桑根白皮三斤，寸锉，将猪肚一个洗净，以硫黄实之，麻线缝合，清水二斗，先将桑根白皮一斤同煮一伏时，其余诸肚亦用慢火养之，不得令冷，候煮满一伏时，另以猪肚换之。又用桑白皮一斤，再同煮一伏时，又换猪肚并桑白皮过三伏时，不换白皮，只换猪肚，共煮七伏时。渐渐以热汤添之，不得用冷水，候满七伏时取出，温水淘净，研至细，候烈日中晒极热，再研，水煮糯米粉糊和丸，如梧桐子大。

【用法】每服十丸至十五丸，空腹时米饮送下。

◆**神仙住喘汤**《嵩崖尊生》

【主治】痰喘不休。

【功效】下痰滞，平喘。

【药物及用量】黑丑（头末）一钱　明矾　木香各三分　皂角四分　人参一分

【用法】研为末，莱菔汁调下，十服可愈。

◆**神仙延寿酒**《沈氏尊生书》

【主治】老人虚弱者。

【功效】健脾肾，益气血。

【药物及用量】补骨脂　熟地黄　生地黄　天门冬　人参　川芎　当归　白芍　茯苓　木香　缩砂仁　菖蒲　远志　柏子仁各等量

【用法】煮酒三十斤，徐徐饮之。

◆**神仙活命汤**《喉科心法方》

【主治】白喉初起，白点疼痛，饮水即呛，眼红声哑。

【功效】清咽喉，解邪火。

【药物及用量】龙胆草二钱　玄参八钱　川黄柏一钱五分　板蓝根　瓜蒌　马兜铃　生石膏（一作五钱）　杭白菊（一作白芍）各三钱　生栀子二钱　生甘草　大生地各一钱

【用法】凡白喉初起，疼痛且闭，饮水即呛，眼红声哑，白点立见，口出臭气者，方可照此煎服，或已延误二三日，证已危急或误服表药，现出败象，非轻剂所能挽回者，均服此方，以泄其毒。重者日二三剂，至证象见轻，仍服养阴清肺汤，慎勿改服表散。如舌有芒刺，谵语神昏者，加犀角（锉）、连翘各二钱；大便秘塞，胸下满闷者，加厚朴、枳实各二钱；便秘甚者，再加莱菔子、生大黄各二钱；小便短赤者，加知母、车前子（布包）各三钱，泽泻二钱。

◆**神仙退风丹**《是斋百一选方》

【主治】大风疾。

【功效】祛风，清热，杀虫。

【药物及用量】知母　贝母　乌梅肉

海桐皮　金毛狗脊各等量

【炮制】研为细末，炼蜜和丸，如梧桐子大。

【用法】每服三十丸，空腹日中临睡各一服，每夜第一次睡觉时，急由侍疾者扶起服三十丸，并用羊蹄根自然汁下。大忌饮酒行房及一切发风之物，并须食淡粥一百日，皮肉自渐复旧。

◆**神仙退云丸**（李东垣方）

【主治】两目一切翳障及内外昏障。

【功效】祛风，疏肝，养血，清热，退翳，明目。

【药物及用量】川芎　当归（酒制）各一两五钱　乌犀角（酒洗）　枳实　川楝子　蝉蜕（洗）　薄荷叶（不见火）　甘菊花各五钱　生瓜蒌仁六钱　蛇蜕　密蒙花　荆芥穗各二钱（以上三味同甘草焙干，去甘草不用）　地骨皮（洗）　白蒺藜（微炒去刺）　生地黄（酒洗倍干）　羌活各一钱　川木贼一两五钱（去节，童便浸一宿，焙干）（一方无犀角、川楝子、生地黄，有川椒、蔓荆子、草决明、黄连）

【炮制】研为细末，炼蜜和丸，每一两作十丸。

【用法】每服二三丸，食后米汤调下，妇人，当归汤下。有气者，木香汤下。

◆**神仙既济丹**《古今医鉴》

【主治】五劳七伤。

【功效】补血健肾，强阴益精。

【药物及用量】黄柏（酒炒）四两　山药（酒蒸）　牛膝（酒洗）各三两　人参　杜仲（姜制）　巴戟　五味子　枸杞子（酒洗）　茯苓　茴香（盐炒）　肉苁蓉（酒制）　山茱萸（酒制）　甘草　远志（水浸）　菖蒲　熟地　知母（酒制）　生地（酒制）　菟丝子（酒制）　麦门冬　黑山栀　甘菊花（酒洗）　陈皮（去白）各一两（一方有天门冬、酒当归各二两，无甘菊花、山栀、陈皮）

【炮制】研为细末，炼蜜同蒸大枣肉和丸。

【用法】空腹时温酒或盐汤送下。

◆**神仙紫菀丸**《医学正传》

【主治】疠风。

【功效】祛风化湿，解毒杀虫。

【药物及用量】白花蛇（用酒一碗浸一宿，去皮骨晒干，再入酒内浸，再晒，以酒尽为度）　甘草　草决明各一两　防风　羌活　细辛　川芎　白芍　独活　白蒺藜　苍术　枇杷叶　白芷　苦参　五加皮　金银花　天麻　牙皂各五钱　人参　当归各七钱五分　何首乌　荆芥　威灵仙各四钱　白附子　牛蒡子　草乌　石菖蒲　川乌各二钱二分　蛇床子　麻黄各二钱　木香　沉香各二钱五分　乳香　没药　胡麻各一钱　雄黄　辰砂各五分　肉果一枚　麝香　定风草各一钱五分

【炮制】为末，用大枫子二斤，去壳捣碎，酒拌入罐内，箬纸包口，锅内重汤煮一夜，成膏，入前药末，炼蜜为丸，如梧桐子大。

【用法】每服一百丸，温酒送下。

◆**神仙换骨丹**《解围元薮》

【主治】妇人产后，血晕血虚。

【功效】祛风，解毒，杀虫。

【药物及用量】大黄　白芷　槐花　川芎　防已各一两　乳香　没药　木香　沉香各三钱　苍术二两　草乌（半生半煨）　北细辛　苦参各一两五钱　麝香五分　紫背浮萍三两

【炮制】为末，麻黄煎膏，加炼蜜为丸，每重二钱，朱砂为衣。

【用法】每服一丸，温酒或葱汤磨下。

◆**神仙枣**《外科全生集》

【主治】疮毒甚剧，日久体虚。

【功效】祛风养血。

【药物及用量】红枣二斤　银花　当归身各一两　甘草三钱　白僵蚕　白芷　乳香末　五倍子　黄芪各五钱

【用法】清水六碗，煎半倒出，再如前煎半，共煎汤六碗，去药留枣再煎，分作四五日，连枣与汤食完，痊愈。

◆**神仙减水法**《鸡峰普济方》

【主治】三消。

【功效】清热邪，和脾胃，补气养阴。

【药物及用量】人参　天花粉　知母　宣黄连　苦参　麦门冬　浮萍　白扁豆　黄芪各一两　黄丹少许

【用法】研为细末，每服一钱，新汲水调下。

◆**神仙粥**《惠直堂方》

【主治】感冒时疫，头痛骨疼。

【功效】祛寒，和胃。

【药物及用量】糯米三合　生姜五大片

【用法】河水二碗，于砂锅内煮一滚，次入带须葱白五七根，或煮至米熟，再加米醋小半盏，入内和匀，乘热吃粥，或只吃粥汤。盖被睡卧，谨避风寒，以出汗为度。

◆**神仙解语丹**《妇人大全良方》

【主治】心脾受风，言语謇涩，舌强不转，涎唾溢盛及淫邪搏阴，精神郁塞，心脉闭滞，猝不能言。

【功效】宣窍，通络，祛风，涤痰。

【药物及用量】白附子（炮）　石菖蒲（去毛）　远志（去心，甘草水煮十沸）　天麻　全蝎（酒炒）　羌活　白僵蚕（炒）　南星（牛胆酿之，如无煨亦可）各一两　木香五钱

【炮制】研为细末，水煮面糊和丸，如梧桐子大，辰砂为衣。

【用法】每服二十丸至三十丸，不拘时薄荷汤送下。

◆**神仙解语丹**《管见大全良方》

【主治】风入心脾，言语謇涩，舌强不转，涎唾溢盛及疔淫邪搏阴，神内郁塞，心脉闭滞，暴不能言。

【功效】化痰开窍，利音通络。

【药物及用量】石菖蒲（去毛）　远志（去心，甘草水煮）　天麻　白附子（炮）　全蝎（酒炒）　羌活　牛胆酿南星（如无，只炮南星用）　白僵蚕（炒）各一两　南木香半两　辰砂（研细，量用为衣）

【用法】上一十味，为细末，面打糊丸，如梧桐子大，每服二十丸至三十丸，无时，生姜薄荷汤吞下。

◆**神仙碧玉膏**《外科正宗》

【主治】杨梅结毒，溃烂疼痛不敛及血风臁疮。

【功效】杀虫，祛毒，清热。

【药物及用量】轻粉　杭粉各一两　白占五钱　乳香　没药各三钱　樟冰二钱

【炮制】用熟公猪油五两，同白占熬化，倾入碗内，将药和匀，水内炖一时取起。

【用法】抿脚挑膏手心中，捺化摊油纸上，用葱汤洗净疮，贴之。

◆**神仙碧霞丹**《御药院方》

【主治】目内障。

【功效】消坚，清热，退障。

【药物及用量】当归　没药各二钱　血竭　白丁香　硼砂　片脑　麝香各一钱　马牙硝　乳香各五分　黄连三钱　铜绿一两五钱（为衣）

【炮制】研为细末，熬黄连膏和丸，如鸡头实大。

【用法】每用一丸，新汲水半盏，于瓷盒内浸汁洗之，每一丸可洗四五日。大病一月，小病半月，冷泪三日见效。

◆**神仙聚宝丹**《女科百问》

【主治】妇人血海虚寒，风冷搏结，积聚成块，或成坚瘕及血气攻注，腹胁疼痛，惊怖健忘，小便急胀，腹内虚鸣，呕吐涎沫，头眩眼花，膝腿重痛，面色萎黄，肢体浮肿，月经不调，带下崩漏，小便频数或白，时见虚热，盗汗羸瘦。

【功效】和血气。

【药物及用量】木香（一作一钱）　琥珀　当归（焙）　没药（一作二钱五分）各一两　滴乳香二钱五分　麝香　辰砂各一钱

【炮制】各研为末和匀，杵为丸，每一两作十五丸。

【用法】每服一丸，温酒磨下，室女月候不调，温酒磨下半丸。

◆**神仙坠痰丸**《瑞竹堂经验方》

【主治】痰饮胸膈痞塞。

【功效】下积滞，祛顽痰。

【药物及用量】皂角（无蛀虫者，刮去

皮弦，酥炙黄色，去子净）一两六钱　生白矾一两二钱　黑牵牛一斤（取头末四两）

【炮制】研为细末，滴水和丸，如梧桐子大。

【用法】每服二十丸，渐加至一百丸，空腹时温酒送下，轻者五日、十日可愈。重者半月、一月可愈，久服永无瘫痪之疾。

◆**神仙敷毒失笑饼**《疡医大全》

【主治】痈疽大毒初起。

【功效】发散，解毒。

【药物及用量】黄泥一大块（煨熟）　连须葱一大把　蜂蜜一盅　雄黄三分

【用法】共杵烂，作一饼，乘热敷上，如干再敷，一二次自愈。

◆**神仙鸭**《验方新编》

【主治】劳伤虚弱。

【功效】健脾，益精。

【药物及用量】乌嘴白鸭一只（去净毛破开，去肠杂，不可用水，或用白毛老鸭亦可）　白枣四十九枚（去核）　白果四十九个（去壳）　建莲四十九粒（去心）　人参一钱　陈甜酒三大酒杯　酱油二酒杯

【炮制】各置鸭肚内，不用水，瓦钵装好，封紧蒸烂。

【用法】陈酒送服，无参用玉竹四钱九分，加姜汁少许亦可。

◆**神仙驱毒一扫丹**《疡医大全》

【主治】痈疽，发背，无名肿毒，丹瘤，缠喉风。

【功效】消坚解毒。

【药物及用量】雄黄　朱砂各二钱　牛黄　麝香各二分

【用法】共研极细末，猪肚汁调敷，其毒自散，疼痛即止。外用桐油纸撚点着，近毒处照之，须令毒气透出自愈。

◆**神仙珍珠散**《经验良方》

【主治】心脾气疼。

【功效】行气止痛。

【药物及用量】生朱砂一钱　真麝香半钱　白矾半两　真珠七粒（未穿者，尤佳）

【用法】上四味，为细末，每服一钱，百沸白汤一口许，调匀服之，大有神效，不可乱传。

◆**神仙索金散**《南北经验方》

【主治】妇人产后，血晕血虚，积血不散，寒热往来，膈闷不快，气喘不进饮食，骨节疼痛，生血肌疮。

【功效】活血行气，养血止痛。

【药物及用量】川牛膝　当归　川芎　麻黄　延胡索（炒）　官桂　神曲　荆芥　粉草　赤芍　熟地黄　雄墨豆各二两

【用法】上一十三味为末，温酒调，或当归童子小便任下。

◆**神仙飞步丹**《袖珍方》

【主治】男子诸风湿瘫等证。

【功效】祛风除湿。

【药物及用量】苍术八两　草乌四两（不去皮尖）　杜仲　香白芷各二两

【用法】上四味，㕮咀，用生姜四两，连须葱四两，捣细和前药，拌匀，以瓷器筑药于内，令实，纸封瓶口，勿令出气，春三、夏二、秋七、冬九日，以天气凉暖为候，取出晒干，或焙干，与姜葱一同为细末，醋糊丸，如梧桐子大，每服十五丸，空心茶酒任下，忌热物，加至二十丸，孕妇勿服。妇加木香，酒茶下。

◆**神仙活血丹**《施圆端效方》

【主治】妇人血气凝滞，月信不来，日渐羸瘦。

【功效】活血行气，破瘀通经。

【药物及用量】当归（焙）　肉桂　荆三棱　木香　穿山甲（炮焦）　鲤鱼鳞　蒲黄　芍药各一两　水蛭（锉，石灰炒）　虻虫（去头翅足，炒）各半钱

【用法】上一十味，为细末，糯米粥为丸，如梧桐子大，朱砂为衣，每服十丸，温酒送下，食前。

◆**神仙沉麝丸**《太平惠民和剂局方》

【主治】一切气痛不可忍者。

【功效】行气活瘀，止痛。

【药物及用量】木香半两　沉香（锉）　麝香（研）　血竭（研）　辰砂（研）　没药（研）各一两　甘草二两

【用法】上七味为末，熬甘草为膏搜

和，每服一丸，用姜盐汤嚼下。血气，醋汤下。

◆神仙九气汤《世医得效方》

【主治】九气，膈气、风气、寒气、热气、忧气、喜气、惊气、怒气、山岚瘴气，积聚坚牢如杯，心腹刺痛，不能饮食，时去时来，发则欲死。

【功效】行气滞，止疼痛。

【药物及用量】川姜黄　甘草　香附子各等量

【用法】上三味为末，每服一大钱，入盐少许，百沸汤点，空心服立效。

◆神功丸（李东垣方）

【主治】（1）治嗜啖膏粱，口臭齿蚀，龈脱牙落，血出不止。（2）治血痢下血褐色，或紫黑色，脉洪大而缓。（3）治妇人血崩。（4）治厥气上冲，妄闻妄见。

【功效】和脾胃，清热毒，止血止痢。

【药物及用量】黄连一两（去须净酒洗，一作五钱）　缩砂仁五钱　生地黄（酒浸）生甘草各三钱　木香　当归身一钱　升麻　兰香叶（如无，用藿香叶代之）各二钱

【炮制】研为细末，水浸蒸饼和丸，如绿豆大。

【用法】每服一百丸，加至二百丸，熟汤送下，血痢空腹时米饮下。

◆神功内托散《外科正宗》

【主治】痈疽日久，不肿不高，不能腐溃，脉细身凉者。

【功效】补气，行滞，托毒。

【药物及用量】人参　白术（土炒）各一钱五分　当归身二钱　附子（制）　川芎　黄芪　白芍（炒）　陈皮　白茯苓各一钱　木香（研）　甘草（炙）各五分　穿山甲（炒）八分

【用法】加煨姜三片，大枣二枚，清水二盅，煎至八分，食远服。

◆神功至宝丹《王秋泉家传秘方》

【主治】诸风手足酸痛，皮肤破烂，阴囊痒极，妇人阴湿，阴痒，疔溜脓肥疮，脓窠疮，癞痢疮，风癞，瘾疹，疥癣，麻木不仁。

【功效】杀虫，解毒，燥湿止痒。

【药物及用量】苦参一斤（为末）　鹅毛（香油炒存性）六两

【炮制】黄米煮糊和丸，朱砂为衣酒丸。

【用法】内服，或为散、外擦、洗、贴，随证施治，内服者茶汤送下，病在上身食后服，在下身食前服，一日二次。戒暴怒房劳，忌食炙煿发毒之物。

◆神功助化散《罗知悌方》

【主治】腹中痞块。

【功效】消积行水。

【药物及用量】地萹蓄　瞿麦穗　大麦蘖各五钱　神曲二钱五分　沉香　木香各一钱五分　甘草五钱　大黄二两

【用法】研为细末，依净分两和匀。男用甘草、淡竹叶各等量煎汤，同无灰酒调服，须汤多于酒；妇人用红花、灯心、当归各等量煎汤，同无灰酒调服，须酒多于汤，均在黄昏时服，以大小便见恶物为度。忌食油腻动气之物，戒房事一月。

◆神功妙贴散《仁斋直指方》

【主治】痈疽，化脓血为水。

【功效】消痈，排脓，解毒。

【药物及用量】天南星（圆白者）　蓖麻子仁各四钱　白及　五倍子（淡红者）生半夏　白芷（梢片）　姜黄　贝母各三钱　没药　乳香各二钱　花蕊石散二贴

【用法】研为极细末，夹和井水，入蜜调敷，疮色黯晦，姜汁调敷，从晕边抹收入里，留中间如钱大，上贴膏药，若疮开大，用纱摊药，以茁茶笼内白竹叶尾剪两片如疮大小，先贴药上，后贴疮，年久蓬上竹叶亦可。

◆神功紫霞丹《太医院方》

【主治】痈疽。

【功效】拔毒。

【药物及用量】大蜈蚣一条（去头足，放瓦上焙脆）　麝香二分

【用法】研细，瓷瓶收贮，每用少许，掺疮顶上，以膏盖之，其头即溃，并不疼痛。

◆**神功散**《外科经验方》

【主治】发背，痈疽，疔毒，湿毒，瘰疬。

【功效】消滞，解毒。

【药物及用量】草乌（泡去皮尖）　川黄柏（炙去粗皮）各等量

【用法】研为细末，唾津或米醋调稠成膏，如唾少漱口亦可用之，如发背痈疽等疮初起，敷宜留头，干则淘米水常常润湿，每日换药一次。如已成将溃烂者，先以槐枝、艾叶煎汤炖温洗疮净，用绢帛拭去脓血，香油润之，棉纸照患处剪成圆钱，留头贴上，后以药涂纸。如干用淘米水润，日换一次，任其自然流脓，不可手挤。如敷药后，病人觉疮疼止热减即愈，如肌生而腐肉不落者，剪割亦可，不宜用针，戒气怒房事劳役，忌酒及羊鸡鱼肉瓜茄姜辣诸物。若因气怒反复发肿者，依前法治之，对口及脑疽则不必洗去旧药，因逐次添药，恐动疮口，易惹风邪。

◆**神功散**《证治准绳》

【主治】痘疮口渴。

【功效】托毒祛邪。

【药物及用量】人参　黄芪　甘草　牛蒡子　红花　生地黄　前胡　紫草　白芍

【用法】清水煎服。

◆**神功散**《证治准绳》

【主治】痘入目生翳。

【功效】消翳解毒，明目祛风。

【药物及用量】蛤粉　谷精草各一两　羌活　蝉蜕各五钱　绿豆皮四钱（一作五钱）

【用法】为散，每服二三钱至四钱，以猪肝一具，批开入药末，线扎煮熟，不拘时与汁同服。

◆**神功散**《御药院方》

【主治】久咳嗽。

【功效】理肺止咳。

【药物及用量】雄黄（飞）半两　款冬花　甘草（炙）　肉桂（去粗皮）各一两

【用法】上九味，为细末，入雄黄匀，每用半钱，吸入咽喉中，不拘时。

◆**神功散**《朱氏集验方》

【主治】消渴。

【功效】养阴消渴。

【药物及用量】北白芍一两半　甘草一两

【用法】上二味，㕮咀，每服三钱，水盏半，煎六七分，不拘时服。

◆**神术丸**《类证普济本事方》

【主治】停饮成痞，久则呕吐酸水，吐已停饮复作。

【功效】和脾化湿。

【药物及用量】苍术一斤（米泔浸）　生芝麻五钱（用清水二杯，研细取将水）　大枣十五枚（煮熟，去皮核研细）

【炮制】以苍术焙干为末，后以芝麻浆及枣肉和匀杵丸，如梧桐子大。

【用法】每服五十丸，温汤送下，忌食桃李雀鸽。初服觉燥，以山栀末一钱服。

◆**神术丸**《仁斋直指方》

【主治】痰饮。

【功效】燥湿化痰。

【药物及用量】茅山苍术一斤（米泔浸一宿，去皮，切片，焙干为末）　生油麻半两（水二盏，研细，取浆）　大枣十五个（煮取肉，研，旋入麻浆拌和药）

【用法】上三味，为末为丸，如梧桐子大，日干，每五七十丸，空心，温汤下。

◆**神术散**《妇人大全良方》

【主治】伤风头痛，项背拘急，鼻流清涕。

【功效】祛风，除湿。

【药物及用量】苍术一斤　藁本　川芎各六两　羌活四两　粉草二两六钱　细辛一两六钱

【用法】上六味，为粗末，每服三钱，水一盏，姜三片，煎七分，要出汗加葱，去滓，稍热服，不拘时。

◆**神术散**（罗太无方）

【主治】山岚瘴气，四时瘟疫，头痛项强，身痛。

【功效】健胃化湿，宣通气分。

【药物及用量】苍术三钱　陈皮　厚朴

各二钱　石菖蒲　藿香　甘草各一钱

【用法】加生姜三片，大枣二枚，清水煎服。

◆**神术汤**《张氏医通》

【主治】伤风头痛，无汗，项背拘急，鼻流清涕及风寒咳嗽，时行泄、下血。

【功效】祛风，化湿，健胃，散滞，止痛。

【药物及用量】苍术（泔浸麻油拌炒）　藁本　川芎　羌活各一钱　白芷　甘草（炙）　细辛各五分（一方无白芷）

【用法】研为粗末，加生姜三片，葱白二茎（连须），清水一杯，煎至七分去滓，不拘时热服。

◆**神术汤**《阴证略例》

【主治】内伤冷饮，外感寒邪，而无汗者。

【功效】祛风，化湿。

【药物及用量】苍术（制）　防风各二两　甘草一两（炙）

【用法】㕮咀，加葱白、生姜，清水煎服。(1) 太阳证，发热恶寒，脉浮而紧者，加羌活二钱。(2) 太阳证，脉浮紧中带弦数者，是兼少阳也，加柴胡二钱。(3) 太阳证，脉浮紧带洪者，是兼阳明也，加黄芩二钱。(4) 妇人服者加当归，或加木香汤或加藁本汤各二钱。(5) 吹乳，用六一散三五钱调服。

◆**神白膏**《世医得效方》

【主治】痈疽未破。

【功效】消痈解毒。

【药物及用量】南星　大黄　草乌　白蔹各五钱　蚌粉　大柏皮　赤小豆各一两

【用法】研为末，取芭蕉头研取油，调敷患，中留一孔，或加乳香、没药尤妙。

◆**神白散**《十形三疗》

【主治】真阴素被损虚，多服金石热药，或嗜炙煿咸物，遂成消渴。

【功效】清热收湿止渴。

【药物及用量】桂府滑石六两　甘草一两（生用）

【用法】上二味为细末，每服三钱，温水调下。

◆**神白散**《寿亲养老书》

【主治】风气。

【功效】祛风燥湿。

【药物及用量】白芷二两　甘草一两

【用法】上二味，锉成骰子大，慢火一处炒令深紫色，勿令焦黑，放地上出火毒，杵为末，每服一钱半，水一盏，姜二片，枣二个，同煎至六分，通口服，如患伤寒时疾，去枣姜，却入葱白三寸，豉五十粒，依前服，如人行五七里，更服汗出为妙。

◆**神白丹**《宣明论方》

【主治】伤寒积热及风生惊搐，或如狂病。

【功效】清热祛风，止惊。

【药物及用量】粉霜一两（用白面六钱和做饼子，炙热同研）　铅白霜一分　轻粉半两

【用法】上三味，为末，滴水为丸，如梧桐子大，每服十丸至十五丸，米饮下，量虚实加减。

◆**神祐丸**《刘河间方》

【主治】湿病，中满腹胀，喘嗽淋闭，水气蛊肿，留饮痞积，气血壅滞，风热燥郁，肢体麻痹，走疰疼痛，新久疟痢，大小便秘，妇人经病带下。

【功效】宣行气血，消积逐水。

【药物及用量】甘遂　芫花　大戟各一两（俱醋炒）　大黄二两　黑牵牛子末四两　轻粉一钱

【炮制】研为细末，水煮红枣肉和丸。

【用法】初服五六丸，空腹时熟汤送下，一日三次，渐加至快利为度。取蛊加芜荑五钱，小儿服丸如麻子大，随强弱增损，三四岁者三五丸。

◆**神妙生肌散**《古今医鉴》

【主治】疮毒，溃烂。

【功效】解毒，生肌。

【药物及用量】乳香（去油）　赤石脂　儿茶　海螵蛸　血竭　鳖甲　黑铅各一钱　硼砂　没药各二钱　轻粉三分　龟板一钱

【用法】先将黑铅加水银一钱同煎化，再将前药研细入铅汞内，研极细掺之。初起加黄柏一钱，作痒加白芷一钱。

◆**神妙观音散**《家宝方》

【主治】诸虚。

【功效】健脾和胃。

【药物及用量】白扁豆（微炒）　石莲肉（炒去心）　人参（焙）各一分　茯苓一钱五分（焙）　甘草（炙）　香白芷　绵黄芪（捶碎用蜜水拌炙）　木香（炒）各一钱　神曲二钱

【用法】研为末，小儿每服一字，二三岁五分，四五岁一钱，清水一盏或半盏，枣子八两，煎十数沸服。

◆**神妙散**甲《经验良方》

【主治】赤白痢疾。

【功效】理气，健脾，祛积，止痢。

【药物及用量】大黄　人参　枳壳　火麻子各等量

【用法】上四味，为末，面糊为丸，如梧桐子大，每服三十丸，白汤下。

◆**神妙散**乙《经验良方》

【主治】不问赤白。

【功效】调中止痢。

【药物及用量】大艾　黄连　甘草节各等量

【用法】上三味，煎令有味，温冷任下，数服即愈。

◆**神芎丸**《宣明论方》

【主治】心经积热，风痰壅滞，头目昏眩，赤肿，口舌生疮，牙齿疳蚀，或遍身疮疥，咽膈不利，惊惕怔忡，烦躁多渴。或二便闭涩，或积热腹满，惊风抽搐，或水肿外内俱实及热证久病热郁。

【功效】理肠胃，消积滞，清热。

【药物及用量】生大黄　黄芩（一作一两）各二两　生牵牛末（一作一两）　滑石各四两　黄连　薄荷叶　川芎各五钱

【炮制】研为细末，滴水和丸，如梧桐子大。

【用法】每服五六丸至十五二十丸，临卧时熟汤送下，止血加蒲黄。

◆**神芎散**《宣明论方》

【主治】风热上攻，头目眩痛，鼻塞牙疼。

【功效】祛风泻热。

【药物及用量】川芎　郁金　荆芥穗　薄荷　红豆各等量

【用法】研为细末，入盆硝二钱，研匀，搐于鼻内，力慢加药。

◆**神芎散**《医宗必读》

【主治】风热上攻，头痛鼻塞。

【功效】祛风泻热。

【药物及用量】川芎　蔓荆子　青黛各一钱二分　郁金　芒硝　细辛各一钱　石膏一钱五分　薄荷二钱　红豆十粒

【用法】为末搐鼻。

◆**神奇散**《圣济总录》

【主治】金疮血出不止。

【功效】和伤止血。

【药物及用量】麒麟竭　没药　自然铜（煅）　南星（炮）　干姜（烧灰）　铅丹（炒黑）　腻粉　瓦藓各一分　麝香少许

【用法】研为细末和匀，先以盐汤洗疮，烧葱捣汁涂，后干掺疮上，日二三次。

◆**神金散**《病机沙篆方》

【主治】脑风。

【功效】发表散风。

【药物及用量】麻黄　细辛　干蝎（半生半炒）　藿香叶各等量

【用法】为末，每服二钱，薄荷酒或荆芥汤调下。

◆**神保丸**《灵苑方》

【主治】心膈痛，腹痛，肾气胁下痛，大便不通，气噎，宿食不消。

【功效】消寒积，止痛。

【药物及用量】木香　胡椒各二钱五分　巴豆十粒（去皮心膜研）　干蝎七枚

【炮制】研为末，汤浸蒸饼为丸，如麻子大，朱砂三钱为衣。

【用法】每服五丸。心膈痛，柿蒂煨姜煎汤送下；血痛，炒姜醋汤送下；紧气胁下痛，茴香酒送下；大便不通，蜜汤调槟榔末一钱送下；气噎，木香汤送下；宿食不消，茶、酒或浆饮送下。

◆**神保丸**《兰室秘藏》

【主治】心膈痛、腹痛、血痛、肾气痛、胁下痛，大便不通，气噎，宿食不消。

【功效】顺气攻下止痛。

【药物及用量】木香　胡椒以上各二钱五分　巴豆十枚（去皮油心膜，研）　干蝎七枚

【用法】上四味为末，汤浸蒸饼为丸，如麻子大，朱砂三钱为衣，每服五丸。

◆**神效千槌膏**《医宗金鉴》

【主治】疮疡，疔毒，瘰疬，臁疮，鳝拱头等证。

【功效】散壅，拔毒。

【药物及用量】土木鳖五个（去壳）　白嫩松香四两（拣净）　铜绿（研细）　杏仁（去皮）各一钱　乳香　没药各二钱　蓖麻子七钱（去壳）　巴豆肉五粒

【炮制】合一处，石臼内捣三千余下，即成膏，取起浸凉水中。

【用法】随疮大小，用手揿成薄片，贴疮上，以绢盖之。

◆**神效方**甲《奇效良方》

【主治】痔疾下血，日夜不止。

【功效】收敛，止血，杀虫。

【药物及用量】白矾五两　绿矾三两　黄丹　猬皮　伏龙肝各二两

【炮制】捣碎，入瓷罐内，用炭火五七斤，烧至炭尽为度，候冷取出，研如粉，以面糊为丸，如梧桐子大。

【用法】每服十丸，空腹时米饮送下。

◆**神效方**乙《奇效良方》

【主治】血淋。

【功效】利水，和血。

【药物及用量】海螵蛸　生干地黄　赤茯苓各等量

【用法】研为细末，每服一钱，柏叶、车前子煎汤送下。

◆**神效方**《是斋百一选方》

【主治】一切恶疮，疥疮。

【功效】拔毒杀虫。

【药物及用量】水银　黄柏　黄连　松脂（黄明者）　腻粉　土蜂窝　甘草各等量

【用法】将水银置手掌中，以唾津和为泥，入瓷器中，以生麻油和研，生绢滤如稀饧，和药末再研如稠饧，先用温水洗疮，拭干涂之，一次即瘥。有黄水者涂之随手便干，痛痒不堪忍者涂之立止，疥则抓破敷药。

◆**神效瓜蒌散**《集验背疽方》

【主治】痈疽，瘰疬，乳痈乳疽，乳岩，奶劳。

【功效】宣壅解毒，活血消痈。

【药物及用量】黄瓜蒌一个（子多者，去皮焙为末，如急用只须研烂）　当归（酒洗去芦焙切）　生甘草各五钱　乳香（去油另研）一钱　没药（去油另研）二钱五分（一方无乳香，一方有穿山甲、贝母）

【用法】无灰酒三升，入银石器内，慢火熬取清水一升，分为三服，食后服之（一方各作末，入瓜蒌中，重棉纸封之，微火煅存性为末，每服二钱，温酒调下），如毒气已成，能化脓为黄水，如毒未成，即内消。甚者再服，以退为度，与立效散相间服甚妙。

◆**神效托里散**《太平惠民和剂局方》

【主治】痈疽，发背，肠痈，乳痈，无名肿毒，焮赤疼痛，憎寒发热。

【功效】托里排脓。

【药物及用量】黄芪（去芦）　忍冬藤叶各五两　当归一两八钱　甘草（炙）八钱

【用法】研为细末，每服五钱，酒一盏半，煎至一盏，病在上食后服，在下食前服，少顷再进，留滓外敷。如已成而气血素亏不能穿溃者，加白芷、皂针、穿山甲各二钱，一伏时自溃；如已溃后即宜删去皂针、穿山甲；如初起焮痛口渴，加天花粉；疮色不起脓水清稀，即加肉桂，转阴为阳，化毒为脓；如乳痈、乳吹，加蒲公英一两立消。

◆**神效吹喉散**《外科正宗》

【主治】缠喉风，乳蛾，喉痹，重舌，木舌。

【功效】疏风，散热，解毒。

【药物及用量】苏薄荷叶　朴硝　枯白矾　青黛　白僵蚕　火硝　白硼砂　黄连各等量

【炮制】共研细末，腊月初一日取雄猪胆七八个，倒出胆汁，以猪胆一个，拌上药五钱为率，复灌胆壳内，以线扎好，胆外用青缸纸包裹，将地掘一坑，阔深一尺，上用竹竿悬空横吊，再用板铺以泥，密盖，候至立春取出。挂风处阴干，去青纸胆皮，瓷罐密收，每药一两加冰片三分，同研极细。

【用法】吹于患处。

◆**神效明目汤**《兰室秘藏》

【主治】眼棱紧急，倒睫拳毛，损睛生翳及睑眦赤烂，眵泪稠黏，目涩难开。

【功效】祛风明目。

【药物及用量】葛根一钱五分　甘草二钱　防风一钱　蔓荆子五分　细辛二分

【用法】清水二盏，煎至一盏，去滓热服。

◆**神效虎肚丸**《重订通俗伤寒论》

【主治】反胃，噎膈，呕吐，吞酸，饮食少进，不服水土等证。

【功效】扶正气，和脾胃。

【药物及用量】虎肚　川厚朴　甘草（炙）　广陈皮各一两　茅术（米泔水浸）二两

【炮制】共研细末，水泛丸，如梧桐子大。

【用法】每服五分，幼者三分，姜汤送下。

◆**神效附子丸**《校注妇人良方》

【主治】脾肾虚寒，呕吐，或反胃噎膈。

【功效】温脾肾，退阴寒。

【药物及用量】黑附子（重一两四五钱，端正底平尖圆）一枚

【炮制】灰火炮皮裂，入生姜自然汁内浸润，晒干仍炮，再入斗浸润，仍晒仍炮，用尽姜汁半碗为度，去皮、脐研末，人参膏和丸，如黍米大。

【用法】每服数丸，津唾咽下，胃气稍复，饮食稍进，投以温补之剂。

◆**神效保命丸**《小儿卫生总微论方》

【主治】小儿胎惊内钓，肚腹紧硬，睡眠不安，夜多啼哭及急慢惊风，眼目上视，手起抽掣，不省人事。

【功效】祛风通络，安神化痰除惊。

【药物及用量】全蝎（去毒）十四个　防风　僵蚕（炒去丝嘴）　天麻各二钱　白附子一钱五分　麝香五分　金箔十片　蝉蜕　朱砂各一钱（一方加人参、白茯苓各二钱，一方加琥珀二钱）

【炮制】共研为末，粳米糊和丸，每两作四十丸。

【用法】各证用汤送下，有热证加牛黄、片脑、硼砂。

◆**神效宣脑散**《鸡峰普济方》

【主治】鼻流黄水。

【功效】疏风热。

【药物及用量】川郁金　川芎　青黛　薄荷　小黄米各二分

【用法】研为细末，每服少许，口噙冷水，搐入鼻中。

◆**神效消疬丸**《疡医大全》

【主治】瘰疬。

【功效】和血消坚。

【药物及用量】熟地黄三两　泽泻　白茯苓　淮山药　山茱萸肉各一两　延胡索（一作玄参）　牡丹皮　牡蛎各一两二钱

【炮制】磨细，炼蜜为丸，如梧桐子大。

【用法】每服三钱，熟汤送下。

◆**神效乌金散**（郭氏方）

【主治】痈疽，疔肿，时毒，附骨疽，恶疮等证，黑坚如石，肢冷脉细，或时昏昧，谵语循衣，烦渴危笃者。

【功效】行滞，发汗，劫毒。

【药物及用量】苍耳（端午日午时收）　小草　乌头　火麻头（火日收）　木贼（去节）　桦皮节（醋炙）　蛤蟆头　麻黄（去根节）各等量

【炮制】晒干，同入瓷器内，盐泥固济，炭火从早煅至申分，如黑煤色为度，

碾为末。

【用法】每服二钱，病重者三钱，热酒调下，未汗再一服，如汗干服解毒疏利之药。

◆**神效追风丸**《解围元薮》

【主治】蛤蟆风，疙瘩风。

【功效】祛风，杀虫，发表，通络。

【药物及用量】苦参皮六两　大枫肉四两　荆芥二两五钱　麻黄　当归　羌活　白术各五钱　黄芩　白芍　川芎　白僵蚕　人参　白蒺藜　胡麻　防风各一两　乳香　没药各二钱二分　麝香四分

【炮制】共研细末，酒煮黄米糊为丸，如梧桐子大。

【用法】每服五十丸，温酒送下。

◆**神效参香散**《太平惠民和剂局方》

【主治】脏气虚怯，冷热不调，积而成痢，或鲜血，或如豆汁，或如鱼脑，或下瘀血，或下紫黑血，或赤白相杂，里急后重，日夜频数。

【功效】和脾，健肠，止泻，止痢。

【药物及用量】人参（去芦）　木香　白扁豆（炒）各二两　茯苓（去皮）　肉豆蔻（煨）各四两　罂粟壳（去蒂）　陈皮（去白）各十两

【用法】研为细末，每服三钱，不拘时温米饮调下。

◆**神效换肌丸**《婴童百问》

【主治】潮热盗汗，小儿脾疳。

【功效】和脾消积，健胃杀虫。

【药物及用量】川黄连（炒）　鳖甲（酒炙）　肉豆蔻（煨）　使君子（面裹煨）　神曲（炒）　麦芽各五钱　诃子肉二钱五分　麝香五分

【炮制】研为末，水煮米糊和丸，如芥子大。

【用法】每服二三钱，米汤送下。

◆**神效散**《圣济总录》

【主治】牙缝出血。

【功效】祛风，养血。

【药物及用量】草乌　青盐　皂荚各等量

【用法】入瓦器内烧灰存性，每用一字，揩齿立效。

◆**神效散**《活幼心书》

【主治】赤白痢，昼夜频数，食减腹痛，小便不利。

【功效】收敛，止泻。

【药物及用量】罂粟壳（去蒂梗锉碎，蜜炙炒）　白芷　乌梅（和核）各一两　乳香　抚芎各五钱

【用法】研碎，每服二钱，清水一盏，煎至七分，空腹时温服。

◆**神效散**《鸡峰普济方》

【主治】痏泻，便血，毒痢，痔漏。

【功效】祛风杀虫，和胃理肠。

【药物及用量】苦参　川椒　槐花　枳壳　苦葫芦　荆芥　白芷　连翘　独活　金银花　小茴香　麻黄　椿树皮　牡蛎（煅）　芫荽子　威灵仙各一钱（一方加大黄茄打碎二个）

【用法】加葱白三茎，清水五碗，煎五七沸去滓，以盆盛之，坐上熏洗。

◆**神效散**《疡医大全》

【主治】跌打损伤。

【功效】活血和伤。

【药物及用量】肉桂（去皮）　红花各一钱七分　川乌　草乌各二钱

【用法】共碾细末，每服二分，温酒调下，伤重者不过三分即愈。

◆**神效散**《三因极一病证方论》

【主治】老少喘嗽。

【功效】补气降气平喘。

【药物及用量】杏仁（去皮尖，炒）一两半　甘草（炙）　旋覆花各二两　白术　莲肉（去心皮）　射干（米泔浸）　前胡　御米（略炒）　百合（水浸，去沫）　白扁豆（略炒）　川芎各三两　人参　白茯苓各四两　神曲（炒）五两　桑白皮（炙）　干葛各六两　桔梗七两

【用法】上一十七味，为细末，每服二钱，水一盏，姜三片，枣一个，煎七分，食前温服。

◆**神效散**甲《世医得效方》

【主治】痞积。

【功效】消积。

【药物及用量】木香　青皮　陈皮　麦芽　枳壳　肉桂　三棱　蓬莪术　神曲肉　白芷　白芍　甘草（炙）　延胡索　补骨脂各七分　荜澄茄　丁香各三分

【用法】加生姜三片，大枣二枚，清水煎服。

◆**神效散**乙《世医得效方》

【主治】渴疾，饮水不止。

【功效】清热养阴止渴。

【药物及用量】白浮石　蛤粉　蝉壳各一两

【用法】上三味为末，用鲫鱼胆七个，调七钱服，不拘时。

◆**神效琥珀散**《太平圣惠方》

【主治】石淋。

【功效】利水通淋。

【药物及用量】琥珀　桂心　滑石　大黄（微炒）　冬葵子　腻粉　木通　木香　磁石（火煅酒淬七次，细研水飞）各五钱

【用法】研为细末，每服二钱，灯心、葱白煎汤调下。

◆**神效越桃散**《素问病机气宜保命集》

【主治】诸下痢后，阴阳交错，不和之甚，小便利而腹中虚痛不可忍者。

【功效】行气清热。

【药物及用量】大栀子　高良姜各三钱

【用法】研为末，每服三钱，米饮或温酒调下。

◆**神效开结散**《校注妇人良方》

【主治】瘿疾。

【功效】化滞，消结。

【药物及用量】沉香二两　木香三两　橘红四两　猪靥四十九个（瓦上焙干）　真珠四十九粒（砂锅内泥封口煅过）

【用法】研为末，每服一二钱，临卧冷酒调，徐徐咽下。轻者三五服，重者一痊愈，修合用除日效。忌食咸酸油腻涩气等物。

◆**神效黄芪汤**（李东垣方）

【主治】气虚两目紧缩，羞明畏日，或隐涩难开，或视物无力，睛痛昏花，手不得近。或目睛少光，或目热如火。

【功效】养气血，疏肝风。

【药物及用量】黄芪一两　甘草（炙）　人参（去芦）　白芍各一两　陈皮（去白）五钱　蔓荆子二钱（锉）

【用法】每服四五钱，清水一盏八分，煎至一盏去滓，临卧时稍热服。如小便淋涩，加泽泻五分，有大热证，加黄柏三钱（酒炒四次）。麻木不仁，虽有热不用黄柏，再加黄芪一两。重者，则加芍药、木通各一钱。眼紧小，去芍药。忌食酒、醋、湿面、大料、葱、韭、蒜及淡渗生冷硬物。

◆**神效搐鼻散**

【主治】番痧臭毒，腹痛如绞，气闭神昏。

【功效】开关通窍。

【药物及用量】灯心灰一两　羊踯躅三钱　北细辛　蟾酥　牙皂各二钱　牛黄　梅片　麝香各一钱

【用法】共研极细，瓷瓶紧装，毋令泄气，每用少许，吹入鼻中，得嚏则生。

◆**神效当归膏**《太平惠民和剂局方》

【主治】痈疽，痘疮，汤火诸伤。

【功效】敛口，生肌，拔毒，止痛。

【药物及用量】当归（一作二两）　黄蜡（白者，只用五钱，一方用黄蜡七钱，白蜡五钱）各一两　麻油四两（一作六两）

【炮制】先以归入油内煎枯去滓，入蜡熔化，不住手搅，候冷瓷罐收贮。

【用法】每用少许，涂于患处，上以细纸盖之，避风。

◆**神效解毒散**《保婴撮要》

【主治】一切疮毒初起，已溃未溃。

【功效】清热解毒，活血消痈。

【药物及用量】金银花一两　甘草节五钱　黄芪　皂角刺（炒）　当归各三钱　乳香　没药各二钱

【用法】为散，每服二钱，酒煎服，温酒调下亦可。婴儿病，乳母亦服。如疮已溃肿痛已止者，去乳香、没药、金银花，倍加黄芪、甘草。

◆**神效膏**《太平圣惠方》

【主治】风毒走疰疼痛，上下不定。

【功效】和血行滞。

【药物及用量】牛皮胶一两（水溶成膏，一作牛膝二两，酒煮研为膏） 芸薹子 安息香（酒煮为膏） 生川椒 生附子各五钱

【用法】研为细末，入胶中和成膏，调匀纸摊，随痛处贴之。

◆**神效膏**《文堂集验方》

【主治】久惯小产。

【功效】养血气，补脾肾，安胎。

【药物及用量】当归 条芩（酒炒） 益母草各一两 生地黄八两 白术 续断各六两 甘草三钱 白芍（酒炒） 黄芪 党参各五钱

【炮制】用麻油二斤，浸七日，熬成膏，加白蜡一两，再熬三四滚，加黄丹（净）四两五钱，再熬，再加龙骨（飞过）一两搅匀。

【用法】以缎摊如碗口大，贴丹田上，十四日一换，贴过八个月为妙，保胎万全。

◆**神效济生散**《验方新编》

【主治】脾胃受湿，发为急痧，或霍乱吐泻，形寒发热，胸痞腹痛。

【功效】理气，辟秽，调和阴阳。

【药物及用量】北细辛 广木香各二斤 香薷三斤 广郁金 降香各八两

【用法】共研极细粉，每服五分，老幼及虚人减半，茶清调下，重则加倍。

◆**神效鸡清丸**《瑞竹堂经验方》

【主治】一切泻痢。

【功效】健脾，和胃，止痢止泻。

【药物及用量】木香二两 黄连二两五钱 肉豆蔻七个

【炮制】共研细末，鸡子清和做饼，慢火炙令黄色变红稍干，再研为末，水煮面糊和丸，如梧桐子大。

【用法】每服五十丸，空腹时米饮送下。

◆**神效煮兔方**《太平圣惠方》

【主治】消渴。

【功效】清热利水。

【药物及用量】兔一具 新桑根白皮半斤（细锉）

【用法】上二味剥兔去皮及肠胃，与桑根白皮同煮，烂熟为度，尽力食肉，并饮其汁，即效。

◆**神效胡粉丸**《太平惠民和剂局方》

【主治】肠胃虚滑，下痢无度，赤白相杂，脐腹疞痛，里急后重，减食羸瘦，或经久未瘥。

【功效】涩肠，止痢。

【药物及用量】乌贼鱼骨（洗） 阿胶（炒焦如珠子） 胡粉各四十两 密陀僧二十两 白矾（枯） 龙骨（洗）各八十两

【用法】上六味，为末，以粟米饭为丸，如梧桐子大，每服二十丸至三十丸，温粟米饮空心下。

◆**神效凌霄花丸**《太平圣惠方》

【主治】妇人积年血块，兼月水不通。

【功效】凉血化瘀，消癥通经。

【药物及用量】凌霄花半两 芫花一分（醋拌炒令干） 京三棱半两（微） 木香半两 姜黄半两 水蛭一分（炒令微黄） 硇砂半两 斑蝥十枚（糯米拌炒令黄，去翅足） 雄雀粪一分（微炒）

【用法】上九味，捣罗为末，用糯米饭和丸，如梧桐子大，空心服，以温酒下七丸。服药后觉寒热，小腹内及连腰疼痛，当下恶物即瘥。如未应，即次日再服。

◆**神效白散子**《世医得效方》

【主治】产后痰血结滞；发为潮热，心胸如火，烦躁口干。

【功效】化痰散结，兼有清热。

【药物及用量】大川乌（去皮、脐） 南星 半夏 白附子各一两 羌活（去芦） 黄芩各五钱

【用法】上生用，锉散，每服三钱，生姜五片，水一盏半，煎服效。

◆**神效万金丹**《瑞竹堂经验方》

【主治】小儿慢惊风、急惊风，十无一失。

【功效】解毒息风。

【药物及用量】朱砂 真轻粉（修月鲁般经并研）

【用法】上二味，不以多少，用青蒿内虫儿，取出，于净磁盏内，将朱砂、轻粉，以虫汁就成丸，如黄米大，量儿大小加减服之，半岁、一岁小儿服一丸，二岁服二丸，三岁服三丸，乳汁送下。取虫时法，止于七月初五日，取蒿虫则灵验。

◆**神消散**《证治准绳》

【主治】眼内黄膜上冲，赤膜下垂。

【功效】疏风热，消翳膜。

【药物及用量】黄芩　蝉蜕　甘草　木贼各一两　谷精草　苍术（童便浸，麻油炒）各二两　蛇蜕（酥炙四条，一作六条）

【用法】研为散，每服二钱，临卧时新汲水调下。

◆**神珠丹**又名离珠丹《医学发明》

【主治】下焦元气虚弱，小腹疼痛，皮肤燥涩，小便自利，足胻寒热。

【功效】燥湿健肾，止痛。

【药物及用量】杜仲（炒去丝）　萆薢　巴戟各二两　龙骨一两　破故纸三两　诃子五个　胡桃仁一百二十个　缩砂仁五钱　朱砂（另研）一钱

【炮制】共研细末，酒煮米糊和丸，如梧桐子大，朱砂为衣。

【用法】每服三十丸，温酒或盐汤送下。

◆**神秘左经汤**《世医得效方》

【主治】风寒暑湿流注足三阳经，手足拘挛疼痛，行步艰难，憎寒发热，自汗恶风，或无汗恶寒，头眩腰重，关节掣痛，或卒中昏塞，二便秘涩，或腹痛呕吐下利，恶闻食臭，缓纵不随，热闷惊悸，心烦气上，脐下冷痹，喘满气粗。

【功效】祛风寒，行气血。

【药物及用量】干葛　麻黄（去节）　细辛（去苗）　厚朴（姜制）　白茯苓（去皮）　防己（去皮）　枳壳（去瓤麸炒）　桂心　羌活（去芦）　防风（去芦）　柴胡（去芦）　黄芩　半夏（汤洗七次）　麦门冬（去心）　干姜（炮）　甘草各等量

【用法】㕮咀，每服五钱，清水一盏半，加生姜五片，大枣一枚，煎至一盏去滓，空腹服。

◆**神秘陷脉散**《外科精要》

【主治】疮疡初起。

【功效】托里，消毒，行气，破血。

【药物及用量】黄芪　人参　赤芍　当归（酒洗）　川芎　乳香（冲服）　没药（冲服）各五分　粉草　橘红　地骨皮　五加皮　忍冬叶各七分

【用法】水酒煎，调乳、没二末服，五七服可愈。

◆**神秘散**《三因极一病证方论》

【主治】心肾不足之喘证。

【功效】补心肾，下气定喘。

【药物及用量】阿胶一两三分（炒）　鸡肶胵半两　白仙茅半两（米泔浸三宿，晒干，炒）　团参一分

【用法】上四味为末，每服二钱，糯米饮调，空腹服。

◆**神秘汤**《三因极一病证方论》

【主治】上气不得卧。

【功效】降气平喘。

【药物及用量】橘皮　桔梗　紫苏　人参　五味子各等量

【用法】上五味，为锉散，每服四钱，水一盏，煎六分，去滓，食后服。

◆**神秘汤**《仁斋直指方》

【主治】水气作喘。

【功效】降气平喘利水。

【药物及用量】陈皮　北梗　紫苏　人参　五味子　槟榔　桑白皮（炒）　半夏（制）　甘草（炙）等量

【用法】上九味，锉散，每服三钱，姜五片，煎服。

◆**神秘汤**《袖珍方》

【主治】妇人水气乘肺而喘，兼支饮而喘。

【功效】降气利水，平喘。

【药物及用量】橘皮　紫苏　人参　桑白皮　生姜各等量

【用法】上五味㕮咀，每服一两，水二

盏，煎至一盏，去滓，温服食前。

◆**神秘汤**《拔粹方》

【主治】病人不得卧，卧则喘者，水气逆上，乘于肺，肺得水而浮，而使气不通，其脉沉大。

【功效】降气平喘。

【药物及用量】橘皮（洗） 生姜 紫苏叶 人参 桑白皮（锉，炒）各半两 木香 白茯苓（去皮）各三钱

【用法】上七味，㕮咀，以水三升，煎至一升，去滓，大温，分三服。

◆**神草膏**《疡医大全》

【主治】发背，对口，一切无名肿毒。

【功效】消散肿毒。

【药物及用量】蜈蚣节草一大把

【用法】入盐少许，捣烂如膏，敷于患处，立时消散。

◆**神捷散**甲《圣济总录》

【主治】疥疮。

【功效】杀虫，解毒。

【药物及用量】吴茱萸 白蒺藜各一两 白芜荑仁 轻粉各五钱 赤小豆四十九粒 石硫黄少许

【用法】研为细末令匀，每用半钱匕，生油调，于手心内摩热后，遍揩周身有疥处，便睡，其疥自愈。

◆**神捷散**乙《圣济总录》

【主治】妊娠下痢及水泻不止，米谷不消化者。

【功效】调中止泻。

【药物及用量】菖蒲（切作片子，于面内炒） 赤石脂各一两（大火内煅通赤） 干生姜半两

【用法】上三味，捣罗为散，空心，米饮调下二钱匕，日三服。

◆**神授丹**《疡医大全》

【主治】牙疳。

【功效】收敛杀虫，消疳。

【药物及用量】枯矾七分 冰片 麝香各一分 白毯灰三分

【用法】研细吹之。

◆**神授散**《张氏医通》

【主治】痘黑陷咬牙，昏热闷乱，烦躁不宁。

【功效】宣壅，托毒，发痘，清心。

【药物及用量】人牙（醋炙） 苦参各五钱 紫草 生地黄 犀角（锉） 麦门冬（去心）各六钱 黄芩（酒炒） 童男粪（烧）各二钱

【用法】研为散，每服一钱五分，醇酒调下，日二夜一次。良久，痘起光润而恶候除，不能饮酒者糯米饮调。

◆**神授散**《太平惠民和剂局方》

【主治】产后一切疾病，不问大小，以至危笃者。

【功效】行气活血。

【药物及用量】青皮（去白） 牡丹皮 白芍 陈皮（去白） 桂心各五两（《三因极一病证方论》各半两） 神曲（炒） 人参（去芦） 麦蘖（炒）各三两（《三因极一病证方论》各三钱） 百合水（浸洗） 干姜（炮） 甘草（炙） 当归 川芎各二两半（《三因极一病证方论》各一两） 红花一两半（《三因极一病证方论》一钱半）

【用法】上一十四味为末，每服二钱，水一盏，姜三片，枣一个，煎至七分，空腹服。孕妇不可服。

◆**神授汤**《妇人大全良方》

【主治】妇人上气喘急，不得卧。

【功效】降气平喘。

【药物及用量】橘红 苦桔梗 紫苏 人参 北五味子等量

【用法】上五味㕮咀，每服四钱，水一盏，煎至六分，去滓，食后服。

◆**神授卫生汤**《疡科心得集》

【主治】痈疽肿毒初起。

【功效】解毒，消肿，清热，活血，止痛。

【药物及用量】白芷 花粉 连翘各八分 牛蒡子 荆芥 甘草节各一钱 乳香（去油） 没药（去油） 防风各五分 金银花三钱 当归尾 川贝母各一钱五分

【用法】清水煎服，若大便秘结热甚

者，加大黄（酒炒）一二钱。

◆**神授卫生汤**《外科正宗》

【主治】痈疽发背，疔疮对口，一切丹瘤，恶毒。

【功效】泻热，散风，行瘀，活血，消肿，解毒，疏通脏腑。

【药物及用量】皂角刺　当归尾　金银花　天花粉　甘草节各一钱　防风　白芷　穿山甲（炒）　连翘　沉香　石决明　红花各六分　羌活八分　乳香五分　大黄（酒拌炒）二钱

【用法】清水二碗，煎至八分，病在上部，先服药，后饮酒一杯。病在下部，先饮酒一杯，后服药，以行药力，如气虚便利者去大黄。

◆**神授乌金散**《王岳产书》

【主治】产后一切诸疾。

【功效】祛瘀止血，祛风止痉。

【药物及用量】远取仙人骑（鲤鱼皮也）　志搜公子魂（猪肝衣）　陶家亲客至（头发三件煅过）　元乔茧中存（白僵蚕）　附桂心虽切（桂、白附子）　当香墨自论（当归、香墨）　突然烟尽出（灶突土膜）　樵父屋无门（灶门膜）

【用法】上八味各等量，三件煅过，出火毒了，细研，七味锉，熬，捣筛成散，却同三味滚合，每服二钱目，有药使。难产，榆皮汤下；儿枕，小便下；恶露不下，酒下；血晕，小便下；血风抽掣，人参汤下；伤寒，热水下；产后乍见鬼神，桃仁汤下；血风不识人，米囊花煎汤下；产后四肢浮肿，马粪汁下；一切疾并用酒下。

◆**神授丸**《世医得效方》

【主治】白虎历节痛甚，肉理枯虚生虫，游走痒痛，兼治痹疾，半身麻木，杀传尸瘵虫效。

【功效】祛风杀虫。

【药物及用量】正川椒（色红大者，去子，并合口，以黄秆纸二重，托于垆上，炒出汗，取顿地上，用砂盆盖以灰，围盆弦约时许）

【用法】上一味，为末，老酒浸白糕为糊丸，如梧桐子大，每服三四十丸，食前盐汤下，治痹辣桂煎汤下，腰痛茴香酒下，盐汤下。

◆**神授丸**《是斋百一选方》

【主治】脏腑。

【功效】温中止泻。

【药物及用量】南木香二钱半　肉豆蔻一两（面裹煨）

【用法】上二味，为细末，煮枣为丸，如梧桐子大，每服三五十丸，米饮下，不拘时。

◆**神犀丹**《医效秘传》

【主治】温热暑疫初起，神情昏躁，舌赤口干，或邪不即解，耗液伤营，逆传内陷，痉厥错狂，谵语发斑等证，兼治痘毒重，夹带紫斑危证及痘疹后余毒内炽，口糜咽腐，目赤神烦。

【功效】凉血，解毒，清心。

【药物及用量】犀角尖（磨汁）　石菖蒲　黄芩各六两　直怀生地（冷水洗净浸透，捣绞汁）　银花（如有鲜者，绞汁用尤良）各一斤　粪清（如无，可加人中黄四两研入）　连翘各十两　板蓝根九两（如无，以飞净青黛代之）　香豉八两　玄参七两　花粉　紫草各四两

【炮制】各生晒研细，忌用火炒，以犀角、地黄汁、粪清捣为丸（切勿加蜜，如难丸，可将豆豉煮捣和烂），每重三钱。

【用法】每服一丸，小儿减半，凉开水送下，每日二次。

◆**神异膏**《严氏济生方》

【主治】一切疮疥。

【功效】杀虫解毒。

【药物及用量】雄黄（细研）　蛇床子各三钱　巴豆七粒　皂角一枚　轻粉半字　全蝎七枚　黄蜡五钱　清油一两

【炮制】先将皂角、全蝎、巴豆煎油变色，去三味，入黄蜡化开。取出待冷，入雄黄、蛇床子末、轻粉和匀成膏。

【用法】先用苦参汤温洗，后以此药擦疥上。

◆**神异膏**《证治准绳》

【主治】痈疽坏烂及诸疮发毒。

【功效】祛湿解毒。

【药物及用量】雄黄五钱　滑石一两

【用法】研为末，洗后掺之，外用绵纸盖覆。

◆**神传膏**《医学纲目》

【主治】吐血。

【功效】凉血止血。

【药物及用量】剪草一斤（洗净晒干）

【炮制】研为末，入生蜜一斤和为膏，忌铁器。盛瓷瓶内，一日一蒸，九蒸九晒乃止。

【用法】病人五更面东坐，勿言语，挑两四匙食之，良久，以粥汤压之，药只可冷服，米汤亦勿太热。或吐或否总不満。如久病肺损咯血，只一服愈；寻常嗽血妄行，每服一匙。

◆**神塞丸**《外科大成》

【主治】耳衄，鼻衄。

【功效】和血，导滞，止血。

【药物及用量】麝香一分　生白矾一钱　沉香三分　糯米五十粒

【炮制】共研细末，水煮面糊为丸，如梧桐子大。

【用法】每丸薄绵裹之，如左耳出血塞右鼻，右耳出血塞左鼻，左鼻出血塞右耳，右鼻出血塞左耳，两鼻俱出血塞两耳，两耳俱出血塞两鼻。

◆**神圣丸**（孔氏方）

【主治】小儿疳。

【功效】清热，理肠，杀虫，消疳。

【药物及用量】胡黄连（去皮）　宣连（去皮）　白芜荑（去皮）　木香　芦荟各一钱　使君子二十枚

【炮制】除芦荟外，余入银器内，用猪胆汁熬成膏，后入芦荟同丸，如绿豆大。

【用法】每服五七丸，米汤送下，空腹日午、临卧各一服。

◆**神圣丸**《施圆端效方》

【主治】泻痢脓血，腹痛后重。

【功效】温中，补虚，止泻。

【药物及用量】川当归（焙）　枳壳（麸炒，去瓤）　黄芪　陈皮各四钱　甘草（炒）三钱　干姜（炮）一钱半　御米壳（去蒂，蜜炒）二两半

【用法】上七味，为细末，炼蜜丸，如弹子大，每服一丸，细嚼，米饮食前下，日进二服。

◆**神圣丸**《直指小儿方》

【主治】惊风，痰盛搐搦，口眼牵引。

【功效】化痰息风，定惊。

【药物及用量】乌蛇肉（米醋浸，炙）　直僵蚕（炒）　防风　天麻　南星（牛胆制）各半两　五灵脂　代赭石（煅，醋淬）各二钱半　全蝎（焙）　朱砂各一钱

【用法】上九味，为末，粟米糊丸，如梧桐子大，每服一丸，急惊，荆芥汤调下；慢惊，用生姜汤。

◆**神圣代针散**《宣明论方》

【主治】血疝及诸疝刺痛。

【功效】活血止痛。

【药物及用量】乳香　没药　当归　白芷　川芎　元青（制）各一钱

【用法】研为末，每服一字，甚者五分，先点好茶一盏，次掺药于茶上，不得吹搅，立地细细呷之。

◆**神圣复气汤**（李东垣方）

【主治】肾心痛，咬颊啮唇，舌根强硬。

【功效】疏风行血，温阳化滞。

【药物及用量】柴胡　羌活各一钱　藁本　甘草各一分　半夏（炮）　升麻各七分　白葵花五朵（去心碎，一作三朵）　当归身（酒洗浸）六分　人参　防风　桃仁（汤浸去皮，研）　郁李仁（汤浸去皮）各五分　干姜（炮）　黑附子（炮去皮、脐）各三分（以上各味作一份）　黄芪　草豆蔻（裹面煨去皮）各一钱　陈皮五分（以上各味作一份）　黄柏五分（酒浸）　黄连（酒浸）　枳壳各三分　生地黄二分（酒浸）（以上各味作一份）　细辛三分　川芎　蔓荆子（打碎）各三分（以上各味作一份）

【用法】前一份作一服，清水五杯，煎

至二杯，入第二份药，再煎至一杯，再入第三份药，第三分药四味，先一日另以新水浸，次入第四份药，第四份药三味，先一日以水半大杯，分二处浸，并前份药作一大杯，留渣入此浸药，再煎至一大杯去滓，空腹时温服，忌饮肉汤及食肉。

◆**神圣换肌散**（郭氏方）

【主治】瘰疬，顽疮。

【功效】宣壅，解毒，杀虫。

【药物及用量】白僵蚕二钱　川贝母　真香（烧存性）　白及　海螵蛸　五倍子（炒黑）　芸香各五钱　轻粉五分

【用法】研为末，以药水洗，次掞此末，外贴膏药。

◆**神圣散**（刘河间方）

【主治】胸风邪气，留饮不散，项背怯寒，头痛难忍及患血风证者。

【功效】祛风，和胃，润肠。

【药物及用量】麻油（去节）　细辛（去苗）　干葛（半生半炒）　藿香叶各等量

【用法】研为末，每服二钱，荆芥、薄荷煎酒调下，茶调亦可。

◆**神圣散**《御药院方》

【主治】偏头疼不可忍。

【功效】祛风止痛。

【药物及用量】干蝎（去土炒）　藿香叶　麻黄（去根节）　细辛（去苗叶）各等量

【用法】上四味，捣罗为细散，每服一钱匕，用薄荷叶酒调下。

◆**神圣膏**甲《卫生宝鉴》

【主治】铁针入肉。

【功效】润肌肉，拔铁针。

【药物及用量】车脂辇油不拘多少

【用法】研如膏，调磁石末摊纸上如钱大贴之，每日二换，或用乌鸦羽三四枚，火炙焦黄色，为细末，好醋调成膏，涂于疮上。纸盖一二时，针即出。

◆**神圣膏**乙《卫生宝鉴》

【主治】一切恶疮。

【功效】劫毒，祛湿，杀虫，活血消肿。

【药物及用量】当归　藁本各五钱　没药　乳香各二钱　白及　琥珀各二钱五分　黄丹　黄蜡各二两　白脐香三两　粉霜　胆矾各一钱　巴豆十五粒（去油）　木鳖子五十个（去皮）　槐枝　柳枝各一百二十枝

【炮制】共作一处，先将槐柳枝下清油内，熬焦取出，复下余药熬，勿至焦，滤出，乃将油澄清，下黄丹再熬成膏。

【用法】每用少许，绯帛摊贴。

◆**神圣饼子**《瑞竹堂经验方》

【主治】痰及一切头风。

【功效】祛风化痰。

【药物及用量】猪牙皂角（炮存性，净末）一钱　延胡索一钱（净末）　青黛（研）半钱

【用法】上三味，为细末，滴水为丸，如梧桐子大，捏做饼子，晒干，每用一饼，新水化开，男左女右，仰面用芦筒鼻内灌之，口咬铜钱一十五文，其涎便出，头风更不再发。

◆**神寝丸**（施少卿方）

【主治】瘦胎，滑利易产。

【功效】敛束胎气。

【药物及用量】明乳香（另研）五钱　枳壳一两

【炮制】研为细末，炼蜜和丸，如梧桐子大。

【用法】每服三十丸，空腹时温酒送下，怀孕九月以后方可服。

◆**神寝丸**《胎产救急方》

【主治】瘦胎滑利易产。

【功效】行气活血。

【药物及用量】枳壳（炒）一两　乳香半两（《陆氏寤生丸》只用二钱半　《妇人大全良方》别研）

【用法】上二味为末，炼蜜和丸如梧桐子大，空心，日一服，入月服之，神妙。

◆**神灯照法**《验方新编》

【主治】肿毒、发背、乳痈、乳岩。

【功效】解毒活血。

【药物及用量】儿茶　血竭　乳香（去油）　没药（去油）各一钱

【用法】以火燃着，令患者坐无风处，将药条离疮半寸，自外至内，周围徐徐照入（须火头向上，药气乃入）。令疮口微微觉热，心神渐爽，毒即随火解散，自不内侵脏腑，每日熏一次，初用三条，每日加一条，加至四五条后，其热渐减，即每日减少一条。直熏至红肿消尽为度，但熏时不可太过，恐伤及好肉。熏后用新鲜豨莶草捣烂（如无，则以如意金黄散代之），入陈小粉等量（如初起者再加白盐少许），打成稠糊，敷半寸，原留头（必须敷过疮晕三分，方能箍定毒根）。疮口之上，用大葱叶滚水泡热，扯开贴之，或盖膏药，避风，内服托里之剂，忌食发物。

◆**神龟滋阴丸**《医学纲目》

【主治】足痿。

【功效】滋阴，益肾，壮筋骨。

【药物及用量】龟板四两（酒炙，一作酥炙）　黄柏（炒）　知母（炒）各二两　枸杞子　五味子　锁阳（酒洗）各一两　干姜五钱

【炮制】共研末，猪脊髓或酒糊为丸，如梧桐子大。

【用法】每服七十丸，盐汤送下。

◆**神应丸**《医垒元戎》

【主治】伤一切冷物、冷水及潼奶水所伤，腹痛，肠鸣飧泄。

【功效】调气，散寒，下积。

【药物及用量】木香一钱　丁香（另研）　干姜（炮）　百草霜（研细）　杏仁　巴豆（炒去油尽，微存性）各五钱　蜡二两（醋煮去垢）

【炮制】共研如泥，将上四味和匀重罗，入杏仁泥中熔化蜡，入小油五钱，研数百遍，至凝搓丸，每重一钱，蜡纸封裹。

【用法】每服一丸，米饮送下。

◆**神应丸**《证治准绳》

【主治】肾精不足，或因劳役，或寝湿地，或坠堕损伤，风寒风乘，致腰痛如折，牵引背膂，俯仰艰难。

【功效】活血散滞，通络止痛。

【药物及用量】威灵仙　桂心　当归各二两

【炮制】共研细末，酒煮面糊为丸，如梧桐子大。

【用法】每服二三十丸，食前温酒或茴香汤送下，妇人桂心汤下。

◆**神应丸**《是斋百一选方》

【主治】紧急破伤风。

【功效】祛风化痰。

【药物及用量】半夏一两半　草乌头三两　巴戟一两（去壳）

【用法】上三味，生用，同为细末，好枣四两，换水煮烂，剥去皮；同药捣成剂，丸如莲子大。紧者，无灰酒磨一丸；慢者，半丸。

◆**神应丸**《瑞竹堂经验方》

【主治】水泻、食泻、积泻、赤白痢、休息痢，无问远年日近。

【功效】调中，涩肠。

【药物及用量】黄连二两（一半生用，一半熟用，炒）　吴茱萸（净）二两　罂粟壳二两（去觔末十分，净炒黑黄色）　木香二两（俱要用心秤足）

【用法】上四味，为细末，用陈仓米粉，同好米醋打糊为丸，如梧桐子大，每服五七十丸，空心，米饮汤送下。

◆**神应丸**《圣济总录》

【主治】支饮，胸膈痞闷，饮食迟化。

【功效】宽胸散结。

【药物及用量】槐花半升　巴豆五十粒（和皮捶碎）

【用法】上二味，同炒存一分性，捣罗为末，面糊和丸，如绿豆大，每服二丸，食后温水下。

◆**神应丹**《三法六门》

【主治】涎嗽喘满上攻，心腹猝痛及利下血，兼妇人带下病，一切胸胁满痛。

【功效】理气止痛，止咳降气。

【药物及用量】薄荷叶　甘草四钱　巴豆灯（烧存性）　五灵脂　盆硝各二钱　轻粉一钱　豆豉一两（慢火炒）

【用法】上七味，为末，炼蜜为丸，如梧桐子大，每服一丸，温齑汁下，续后空

咽津三五次，禁饮食少时，觉咽喉微暖效。心腹急痛，温酒下二丸，未效再服，得利尤良；带下，以温酒下二丸，或大便流利再服。

◆**神应丹**《证治准绳》

【主治】诸痫。

【功效】坠痰镇神。

【药物及用量】辰砂不拘多少

【炮制】研细，猪心血和匀，蒸饼裹蒸熟，乘热取出，丸如梧桐子大。

【用法】每服一丸，食后临卧人参汤送下。

◆**神应散**《妇人大全良方》

【主治】血崩不止。

【功效】化寒滞，止血崩。

【药物及用量】桂心不拘多少（炒极焦存性）

【用法】研为末，每服一二钱，米饮调下。

【编者按】因热血崩者不宜用。

◆**神应散**《证治准绳》

【主治】甲疽。

【功效】解毒，蚀恶，生新。

【药物及用量】白矾不拘多少

【用法】烧汁尽取末，细细割去甲角，掺于疮中，能食恶肉生好肉。旬日即瘥，加雄黄少许尤佳。

◆**神应散**甲《沈氏尊生书》

【主治】沥胞生。

【功效】润肠易产。

【药物及用量】生蜜　酒酿　菜油各半杯

【用法】煎数沸，入童便服。

◆**神应散**乙《沈氏尊生书》

【主治】痈疽。

【功效】祛风解毒，消痈。

【药物及用量】黄牛角鰓一枚（捶碎）全蛇壳一条　牙皂七分　穿山甲七片　猬皮一两

【用法】各锉，入缸内黄泥固济，火煅通红，候冷研细，临卧细嚼胡桃一个，同酒一盏咽下，便卧。五更以酒调下药末三钱，辰时更进一服，虽久病，不过三服立效。

◆**神应散**《世医得效方》

【主治】痢紧严。

【功效】健脾，涩肠。

【药物及用量】金樱草（梗）　肉豆蔻　诃子　罂粟壳（去蒂萼）　地榆　甘草　当归（去尾）　茯苓　白术　枳壳（去瓤）　乌梅各一两　丁皮　木香（住痛）各五钱　陈皮一两（取红生血，若红痢勿用）

【用法】上四味，为丸，或末，五花痢用春茶陈皮煎汤下，如是末，用蜜一匙，春茶乌梅煎汤调服。

◆**神应散**《圣济总录》

【主治】消渴，饮水不休。

【功效】清热止渴。

【药物及用量】滑石（研）　寒水石（研）各半两

【用法】上二味，碎研为散，用生鸡子一枚，凿破，去黄留清，调和药末，令如稠膏，却纳在鸡壳内，以纸封口，用盐泥固济，曝干，炭火内烧令通赤，放冷，去土并壳，取药研令绝细为度，每服大人二钱匕，小儿半钱匕，米饮调下。

◆**神应散**《朱氏集验方》

【主治】妊娠临产，腹痛成阵，眼中见火。

【功效】理气活血。

【药物及用量】香白芷　百草霜等量

【用法】上二味为细末，研匀，每服三大钱，以童子小便、米醋各少许，指研成膏，热汤调服，连进二服即下。

◆**神庆散**《疡医大全》

【主治】杨梅疮。

【功效】清血浊，解梅毒。

【药物及用量】何首乌　天花粉　荆芥穗　苦参　防风各一两　肥皂核（烧存性）薄荷叶各五钱

【用法】共为末，分十服，每日用新鲜白土茯苓八两，雄猪肉四两，入前药一服，用水七碗，煮烂去滓，其肉听食，其汤代茶饮之，不过十日疮愈，再无余毒。如善啖肉者，可作大剂与之。

◆**神应万验膏**《疡医大全》

【主治】一切无名肿毒，大疮恶疽，无论已破未破，俱有神效。

【功效】宣壅滞，解血毒，活血消痈。

【药物用量及炮制】用麻油二十四两，先以小炭火熬滚，将桃枝、柳枝、杏枝、桑枝、槐枝（截作寸许长）各二两，次第入油熬枯成炭，滤去滓，再入人头发（男女各半，洗净油腻）一两五钱，入油炸化。再入穿山甲（剪碎）一两五钱，入油炸枯。再入象皮（剪碎）五钱，入油炸。再入大山栀子一百个逐个捻破，入油内，离火浸一炷香，再用微火炖一炷香，再用大火炸成炭，取起冷定，用夏布滤去滓。再入净锅内称准，每油二两入黄丹（炒过）一两，熬至滴水成珠，离火一刻，再入硇砂（透明亮白者）、血竭、儿茶各二钱，研细拌入膏内，坐冷水中，稍凉取起，用水湿手扯捻百下，使各药各匀，埋土内五日，去火毒，以并华凉水浸半日捻成片。

【用法】放布上热汤熨化贴之。

◆**神应夺命丹**《张氏医通》

【主治】痘触寒邪，肌表固闭，黑陷不起。

【功效】发表行滞，解毒透邪。

【药物及用量】辰砂（以绢囊线，盛悬箸上，同升麻、麻黄、紫草、连翘四味，用新汲水入砂锅内，桑柴火煮一昼夜，取出辰砂研细，将药汁滤净飞砂，取净）二钱　麻黄（连根节，蜜酒炙）八分　蝉蜕（去翅足）　蟾酥各二分　紫草（酒洗）　红花　穿山甲（酒炙）各五分

【炮制】研为末，用醇酒杵和，分作十丸。

【用法】周岁儿每服半丸，二岁者一丸，大者不过三丸，热酒送下，暖覆取汁，汗出痘亦随发。

◆**神应膏**《医学纲目》

【主治】漏疮，肠毒，胃毒。

【功效】燥湿热，泻毒滞。

【药物及用量】当归一两一钱　赤芍　大黄各一两五钱　香白芷　官桂各一两　玄参一两三钱　川续断　生地黄各一两二钱　蓬莪术一两（一作九钱）

【炮制】细锉，用香油二斤浸，春五日，夏三日，秋七日，冬十日，入锅内以文武火煎令黑色，滤去滓。热天用黄丹二十两，冷月用十五两，旋旋下丹，不住手搅，试水中沉为度。

【用法】如漏有孔者，以膏送入孔内，外以膏摊贴之，肠毒胃毒宜为丸服。

◆**神应膏**甲《世医得效方》

【主治】痘疮入目。

【功效】消炎解毒。

【药物及用量】黄柏　红花各一两　绿豆粉一两五钱　甘草四两

【用法】研为细末，胭脂水和蜜水调涂。

◆**神应膏**乙《世医得效方》

【主治】疹疮正发时，可用以防豆花入眼生翳。

【功效】清热燥湿，收疮。

【药物及用量】黄柏一两　真绿豆粉两半　甘草四两　红花二两

【用法】上四味，为末，生清油调涂两眼四畔，用之疮豆面上亦少，或但用干胭脂涂抹亦可。

◆**神应养真丹**《三因极一病证方论》

【主治】气伤肝经，左瘫右痪，延潮昏塞，半身不遂，手足顽痹，脚膝无力，语言謇涩，头旋目眩，牙关紧急，气喘自汗，心神恍惚，气血凝滞，遍身疼痛，妇人产后中风，角弓反张，跌打损伤等证。

【功效】宣壅通络，和肝养血。

【药物及用量】当归（酒浸去芦）　熟地黄　天麻　川芎　羌活　白芍各等量（一方无羌活，加木瓜、阿胶）

【炮制】共研细末，炼蜜为丸（一作当归、地黄酒蒸捣膏，和蜜为丸），如弹子大。

【用法】每服一丸，空腹时木瓜、菟丝子煎酒送下（一方以木瓜、菟丝子加入药品中，丸用温酒或盐汤送下）；中风温酒或米饮送下；脚痹，薏苡仁煎酒送下。

◆**神应黑散**《三因极一病证方论》

【主治】横生、逆生、难产。

【功效】助产。

【药物及用量】百草霜（《堂方》《卫生易简方》一两）　香白芷各等量（《堂方》《卫生易简方》半两）

【用法】上二味为细末，每服二钱，童子小便、好醋各一茶脚许，调匀，更以沸，汤浸四五分服。

◆**神茧散**《摄生众妙》

【主治】痔疮。

【功效】脱疮根。

【药物及用量】蚕茧一个

【炮制】纳男子指甲于茧中，以满为度，外用童发缠裹，烧灰存性。

【用法】研为细末，用蜜调搽。

◆**神曲丸**甲《太平圣惠方》

【主治】妇人血风，气攻脾胃，腹胁胀满，不思饮食。

【功效】温脾胃，消食积，行气滞。

【药物及用量】神曲　白术　附子（炮，去皮、脐）　枳实（麸炒去瓤）　诃黎勒皮　桂心　山茱萸　木香　陈橘皮（去白）　人参（去芦）各一两　桔梗　干姜（炮）各五钱

【炮制】研为细末，酒煮面糊和丸，如梧桐子大。

【用法】每服三十丸，食前空腹时生姜汤送下，一日二次。

◆**神曲丸**乙《太平圣惠方》

【主治】膈气不下食，饮食不能消化。

【功效】健脾启膈消食。

【药物及用量】神曲四两（炒微黄）　麦蘖四两（炒微黄）　厚朴二两（去粗皮，涂生姜汁，炙令香熟）　陈橘皮一两半（汤浸，去白瓤，焙）　桂心一两　诃黎勒皮一两半　干姜一两（炮裂，锉）　槟榔一两

【用法】上八味，捣罗为末，炼蜜和捣二三百杵，丸如梧桐子大，每服不拘时，以生姜汤下二十丸。

◆**神曲丸**《世医得效方》

【主治】暴泻不止。

【功效】温中，消食。

【药物及用量】神曲二两（炒）　茱萸半两（汤泡七次）

【用法】上二味，为末，用醋糊丸，如梧桐子大，每服四十丸，食前米饮下。

◆**神曲散**（张氏方）

【主治】小儿诸疳。

【功效】消积杀虫。

【药物及用量】神曲　陈广皮　大黄（纸裹炮熟）　芍药各一钱二分五厘　桔梗　川芎　厚朴（姜汁制）　枳壳（去瓤麸炒）　白茯苓各二钱五分　人参一钱五分　甘草五钱（炙）

【用法】研为细末，每服一钱，加生姜一片，如茶法煎，不拘时服。

◆**神曲散**《太平圣惠方》

【主治】产后冷痢，脐下疞痛。

【功效】健脾养血，和中止泻。

【药物及用量】神曲三两（微炒令黄）　熟干地黄二两　白术一两半

【用法】上三味，捣细罗为散，每服以粥饮调下二钱，日三四服。

◆**神护膏**《修月鲁般经后录》

【主治】一切肿毒。

【功效】清热解毒消滞。

【药物及用量】赤小豆　黄皮　白蔹　白芷　天花粉　南星各等量

【用法】研为末，阴证用米醋，微红用蜜水，肿用商陆根，阳证用巴豆焦油。

◆**神验锦鸠丸**《原机启微》

【主治】抱轮红。

【功效】补肾益气，清肝明目。

【药物及用量】甘菊花　牡蛎（洗煅粉）各五钱　肉桂二两　草决明　羌活　瞿麦　蕤仁（去皮）各三两　白茯苓四两　蒺藜（炒去尖）　细辛　防风　黄连各五两　斑鸠一只（跌死，去皮毛肠嘴爪，文武火连骨炙干）　羯羊肝一具（竹刀薄批，炙令焦，忌用铁刀）　蔓荆子二升（淘净绢袋盛，甑蒸一伏时晒干）

【炮制】共研细末，炼蜜为丸，如梧桐子大。

【用法】每服二十丸，加至三五十丸，空腹时温汤送下。

◆**神验丸**《圣济总录》

【主治】冷劳气痢，腹胁疼痛，水谷不消。

【功效】调中，消食。

【药物及用量】陈曲（炒）　吴茱萸（汤浸，焙干炒）各一两　黄连（去须，炒）　芜荑（炒）各三分

【用法】上四味，捣罗为末，姜汁和丸，如梧桐子大，每服十五丸，温米饮下，食前服。

◆**神御散**《是斋百一选方》

【主治】痰盛喘乏，咳嗽不已。

【功效】理气化痰，润肺止咳。

【药物及用量】御米壳（去顶蒂，隔蜜炙，细锉）四两　款冬花（去枝）　佛耳草　甘草（炙）　人参　陈皮（去白）　阿胶（蛤粉炒）　杏仁（去皮尖、双仁，麸炒）各一两

【用法】上八味，为末，每服五钱，水一盏半，生姜三片，肥乌梅一个，拍碎，同煎至七分，去滓，温服，不拘时。临卧服，尤妙。

◆**神宝丹**《永类钤方》

【主治】先吐后泻，或先泻后吐，或只吐不泻，或吐泻俱作，变成慢惊。

【功效】温中止泻。

【药物及用量】附子（用米泔及姜汁和浸三日，用蛤粉炒，去皮、脐）半两　羌活　朱砂　蝎尾各半两　麝香　乳香各一分　南星二个（各半两，去皮、脐，锉片，酸浆水姜汁同煮软，去姜，焙干，半两，若牛胆制者尤佳）

【用法】上七味，为末，炼蜜为丸如鸡头大，三岁半丸，薄荷汤化下。小可惊泻，便青腹疼，与少许立效。如小儿只吐不泻，发惊，以紫丸重泻五七行，后与此药，并食前，或以真珠丸下之亦得。

◆**神异温风丹**《三因极一病证方论》

【主治】中风一切诸疾。

【功效】祛风除湿，活血通络。

【药物及用量】麻黄五两（不去节，择净，生用）　人参　白术　干姜（炮）各二两　茯神　附子（炮，去皮、脐）　白胶香（别研）　甘草（炙）各两半　乳香（别研）　全蝎（炒）各一两

【用法】上一十味，将麻黄细锉，用水五升，熬去半，入蜜六两，又熬成膏，入前件药末，和丸如弹子大，每服一丸，温酒下，日三服。

◆**神传剪草膏**《永类钤方》

【主治】劳瘵吐血损肺及血妄行。

【功效】补虚止血。

【药物及用量】剪草一斤（洗净为末）　入生蜜一斤

【用法】上二味，和为膏，九蒸九晒，不犯铁器，以瓦罐盛；五更起东面坐，不得语，抄服四匙，良久，用冷粟饮压之。咳血妄行，只一匙，效。

◆**荔核散**《德生堂方》

【主治】疝气，阴核肿大，痛不可忍。

【功效】通阳化滞，散寒消结，行气止痛。

【药物及用量】荔枝核十四枚（用新者，烧灰存性）　八角茴香（炒）　沉香　木香　青盐　食盐各一钱　川楝子肉　小茴香各二钱

【用法】研为细末，每服三钱，空腹时热酒调下。

◆**荔枝膏**《鸡峰普济方》

【主治】瘰疬。

【功效】劫毒杀虫。

【药物及用量】荔枝肉一两　轻粉　麝香　白豆蔻　川芎　砂仁各五钱　朱砂　龙骨　血竭　乳香各一钱　全蝎五枚

【炮制】将荔枝肉擂烂转，米饭和为膏。

【用法】看疮大小摊贴，如有三五个者，止去贴为头者，妙。

◆**荔枝橘核汤**《沈氏尊生书》

【主治】㿉疝。

【功效】行滞散结，散寒止痛。

【药物及用量】荔枝　橘核　桃仁　甘草　茯苓　白术　枳壳　山楂　延胡索

【用法】清水煎服。

◆**茜根丸**《严氏济生方》

【主治】毒痢及蛊疰，下血如鸡肝，心烦腹痛。

【功效】解热毒，祛血瘀。

【药物及用量】茜根（洗）　川升麻（一作牡丹皮）　犀角（镑）　地榆（洗）　当归（去芦酒洗）　黄连（去须）　枳壳（去瓤麸炒）　白芍各等量

【炮制】共研细末，醋煮面糊为丸，如梧桐子大。

【用法】每服七十丸，空腹时米饮送下。

◆**茜根散**甲《太平圣惠方》

【主治】血痢，烦热腹痛，不思饮食。

【功效】清热，和血，解毒。

【药物及用量】茜根　地榆　生干地黄　当归（微炒）　犀角屑　黄芩各一两　栀子仁五钱　黄连二两（去须微炒）

【用法】㕮咀，每服四钱，清水一中盏，加豆豉五十粒，薤白七寸，煎至六分，去滓，不拘时温服。

◆**茜根散**乙《太平圣惠方》

【主治】蛊疰下血如鸡肝色，体热，心腹烦闷。

【功效】理血热，清肠毒。

【药物及用量】茜根　川升麻　犀角屑　地榆（镑）　黄芩　黄连（炒）各一两

【用法】研为末，每服四钱，清水一中盏，煎至六分去滓，不拘时温服。

◆**茜根散**丙《太平圣惠方》

【主治】小儿血痢不止，肌体黄瘦，腹痛，不能饮食。

【功效】消积凉血止痢。

【药物及用量】茜根一两（镑）　地榆三分（微炙，镑）　马蔺子三分（微炒）　黄连三分（去须，微炒）　黄柏三分（微炙，镑）　黄芩三分　当归三分（镑，微炒）

【用法】上七味，捣粗罗为散，每服一钱，以水一小盏，煎至五分，去滓，不拘时，量儿大小，分减温服。

◆**茜根散**丁《太平圣惠方》

【主治】妇人小便出血，心神烦闷。

【功效】凉血止血，清热除烦。

【药物及用量】茜根　当归（镑，微妙）　甘草（炙微赤，镑）　贝母（煨，微黄）　牡丹皮　瓜蒂　羚羊角屑　柏叶（微炙）各一两　红蓝花二两　生干地黄三两

【用法】上一十味，捣粗罗为散，每服三钱，以水一中盏，煎至五分，去滓，食前温服。

◆**茜根散**戊《太平圣惠方》

【主治】吐血不止，心胸烦热。

【功效】清热凉血止血。

【药物及用量】茜根二两（镑）　白芍三两　麦门冬三两（去心）　鸡苏叶四两　小蓟根二两　青竹茹四两

【用法】上六味，捣筛为散，每服三钱，以水一中盏，煎至五分，去滓，入生地黄汁一合，搅令匀，温服，不拘时。

◆**茜根散**己《太平圣惠方》

【主治】久咳不瘥，气喘欲绝，肺伤唾脓血。

【功效】降气补肺止咳，止血。

【药物及用量】茜根三分　百合一两　桑根白皮一两（镑）　款冬花三分　贝母半两（煨微黄）　鸡苏茎叶一两　阿胶一两（捣碎，炒令黄燥）　麦门冬一两（去心）　川升麻半两　熟干地黄二两　黄芩一两　甘草半两（炙微赤，镑）　杏仁三分（去汤浸，去皮尖、双仁，麸炒微黄）

【用法】上一十三味，捣粗罗为散，每服四钱，以水一中盏，入竹茹一分，煎至六分，去滓，温服，不拘时。

◆**茜根散**庚《太平圣惠方》

【主治】产后小便出血。

【功效】清热凉血止淋。

【药物及用量】茜根一两　石韦二两（去毛）　木通二两（镑）　黄芩一两　滑石二两　生干地黄一两

【用法】上六味，捣筛为散，每服三钱，以水一中盏，煎至六分，去滓，每于食前温服。

◆**茜根散**《严氏济生方》

【主治】鼻衄，终日不止，心神烦闷。

【功效】滋阴清热，凉血止血。

【药物及用量】茜根　黄芩　阿胶（蛤粉炒）　侧柏叶　生地黄各一两　甘草（炙）半两

【用法】上六味，㕮咀，每服四钱，水一盏半，姜三片，煎至八分，去滓，温服，不拘时。

◆**茜根汤**《医林方》

【主治】便血不止，诸药无效者。

【功效】清解热毒，凉血止痢。

【药物及用量】茜根　黄柏　阿胶　黄连　赤石脂　甘草　地榆各等量

【用法】上七味，为细末，每服五钱，水一盏，同煎，和滓服，食前服。

◆**茜根散**甲《圣济总录》

【主治】血痢。

【功效】凉血，解毒，止血。

【药物及用量】茜根　贯众　槐花（陈者）　椿根（锉）　甘草（炙，锉）

【用法】上五味，等量，捣罗为散，每服一钱匕，米饮调下，食前服，日再服。

◆**茜根汤**乙《圣济总录》

【主治】痢下鲜血。

【功效】清血热，涩大肠。

【药物及用量】茜根　黄连（去须）　地榆各一两　山栀子仁十四枚　犀角屑一分

【用法】上五味，粗捣筛，每服五钱匕，入薤白、香豉各少许，以水一盏半，煎至六分，去滓，不拘时，温服，日再服。

◆**茜根汤**（张涣方）

【主治】血痢不瘥。

【功效】清血热，涩大肠。

【药物及用量】茜根（锉）　地榆（锉）　黄连（去须）　赤石脂　阿胶（炙熟）各一两　甘草（炙）　黄柏各五钱

【用法】捣罗为细末，每服一钱，清水八分，煎至五分，去滓温服。

◆**茜根煎**《沈氏尊生书》

【主治】吐血不止。

【功效】凉血止血。

【药物及用量】茜根一两

【用法】研末，每服二钱，清水煎，冷服，或水调亦可。

◆**茜根饮**《圣济总录》

【主治】蛊痢，下血如鸡肝，腹中疞痛难忍。

【功效】清热解毒，凉血止痢。

【药物及用量】茜根　升麻　犀角（锉）　桔梗（去芦头，锉，炒）　黄芩（去黑心）　黄柏（去粗皮）各三分　地榆　白蘘荷各一两

【用法】上八味，捣为粗散，每服五钱匕，水一盏半，煎至七分，去滓，空心，日午服。

◆**茯苓丸**《小品方》

【主治】妊娠恶阻，心中烦闷，吐痰眩晕。

【功效】调气和中。

【药物及用量】茯苓　人参　桂心（熬）　干姜　半夏（汤泡七次，炒黄）　橘皮各一两　白术　葛根（煨）　甘草　枳实各二两（一方加麦门冬，一方加五味子）

【炮制】研为细末，炼蜜和丸，如梧桐子大。

【用法】每服二十丸，渐加至三十丸，米饮送下，一日三次。

◆**茯苓丸**《全生指迷方》

【主治】中脘留伏痰饮，脾气虚弱，痰邪相搏，以致手臂牵掣，或战掉不能举物，筋脉挛急而痛，或四肢不能移转，背上凛凛恶寒，脉沉细及妇人产后发喘，四肢浮肿。

【功效】祛饮逐水。

【药物及用量】茯苓一两（一作二两）　半夏二两（姜裂，一作半夏面）　枳壳（去瓤麸炒）五钱　风化朴硝二钱五分（如一时未易成，但以朴硝撒在竹盘中，少时盛水置当风处，即干如芒硝，刮取用）

【炮制】共研细末，生姜汁煮面糊为丸

（一作生姜汁调神曲糊丸），如梧桐子大。

【用法】每服三五十丸，空腹时淡姜汤送下。

◆茯苓丸《直指小儿方》

【主治】小儿初出，胞胎，不吮乳。

【功效】解热毒。

【药物及用量】赤茯苓　川黄连（去须）　枳壳（炒）各等量

【用法】研为细末，炼蜜和丸，如梧桐子大。每服一丸，乳汁调下。

◆茯苓丸《鸡峰普济方》

【主治】小儿惊疳心疳。

【功效】利湿，养心，杀虫。

【药物及用量】青黛　赤茯苓　茯苓　芦荟　琥珀　川大黄各三钱　钩藤皮　远志肉（姜制焙干）　蛤蟆灰各二钱　九节菖蒲一钱　麝香少许

【炮制】研为末，粟米糊丸，如麻子大。

【用法】每服十丸，薄荷汤送下。

◆茯苓丸《沈氏尊生书》

【主治】消中后，腿渐细，将成肾消者。

【功效】补养心肾，清虚热。

【药物及用量】茯苓　黄连　花粉　熟地黄　覆盆子　萆薢　人参　玄参　石斛　蛇床子　鸡肫皮

【炮制】研为细末，水泛丸。

【用法】磁石汤送下。

◆茯苓丸《宁坤秘籍》

【主治】经来狂言，逆血攻心。

【功效】宁心定志，不知人事。

【药物及用量】茯苓　茯神各八钱　远志（去骨）八钱　朱砂三钱　猪心一个

【炮制】稀粥为丸，如梧桐子大。

【用法】每服五十丸，金银花汤送下。

◆茯苓丸甲《圣济总录》

【主治】赤痢及赤白等痢。

【功效】燥湿，凉血止痢。

【药物及用量】赤茯苓（去粗皮）　当归　黄连（去须，炒）　黄柏（去粗皮）各一两

【用法】上四味，捣罗为末，炼蜜和丸，如梧桐子大，每服二十丸，空心米饮下。赤白痢加阿胶末一两。

◆茯苓丸乙《圣济总录》

【主治】胞痹，少腹内痛，臂痛。

【功效】祛风化湿，行滞通痹。

【药物及用量】赤茯苓（一作一两）　防风　细辛　白术　泽泻　官桂各五钱　瓜蒌根　紫菀茸（一作一两）　附子（炮，一作三钱）　黄芪　芍药　甘草（炙）各七钱五分　生地黄（一作一两）　牛膝（酒浸，一作一两）　山萸肉（一作一两）　独活　半夏（汤泡）　山茱萸肉（一作五钱）各二钱五分（一方无防风、白术、瓜蒌根、黄芪、芍药、甘草、独活、半夏）

【炮制】研为细末，炼蜜和丸，如梧桐子大。

【用法】每服十丸（一作五七十丸），食前米饮送下，临卧时温酒送下。

◆茯苓丸丙《圣济总录》

【主治】久痢不止，脾胃虚弱，食饮不消化，腹鸣疞痛。

【功效】燥湿，温中，涩肠。

【药物及用量】白茯苓（去黑皮）三分　陈曲（炒）一两　赤石脂三分　黄连（去须）一两　附子（炮裂，去皮、脐）半两　人参半两　黄柏（去粗皮）　干姜（炮）　当归（切，焙）　龙骨各三分　甘草（炙）半两

【用法】上一十一味，捣罗为末，炼蜜和丸，如梧桐子大，每服二十丸，米饮下，不拘时。

◆茯苓丸丁《圣济总录》

【主治】妊娠恶阻，愦闷头旋，闻食气便呕逆，四肢多热。

【功效】益气健肝，降逆止呕。

【药物及用量】白茯苓（去黑皮）　人参　陈橘皮（去白，皮）　干姜（炮裂）　白术　半夏（汤洗去滑，生姜汁制过）　葛根（锉）　麦门冬（去心，焙）一两　甘草（炙，锉）各一两　枳实（去瓤，麸炒）三分

【用法】上一十味，捣罗为末，炼蜜和

丸，如梧桐子大，每服三十丸，空腹米饮下。

◆**茯苓丸**《御药院方》

【**主治**】中焦气涩，胸膈痞闷，饮食迟化，四肢困倦，呕逆恶心。

【**功效**】行气化滞。

【**药物及用量**】京三棱六两半　蓬莪术六两半　青皮（去白）　陈皮（去白）　白术各三两　槟榔二两半　木香一两半　枳壳（麸炒，去瓤）二两　白茯苓（去皮）一两　半夏（汤洗七次，去滑）一两半　牵牛子（末）四两

【**用法**】上一十一味，为细末，生姜汁面糊为丸，不以多少，食后，生姜汤下。

◆**茯苓川芎汤**《证治准绳》

【**主治**】着痹麻木不仁及中湿。

【**功效**】祛湿邪，和血通痹。

【**药物及用量**】赤茯苓一钱五分　川芎一钱五分（一作一钱）　桑白皮（一作一钱五分）　防风　苍术（米泔浸一宿，炒）　麻黄　赤芍（煨）　当归（酒洗）各一钱　官桂五分　甘草（一作五分）四分（一方加陈皮，易官桂，无苍术）

【**用法**】清水二杯，加大枣二枚，煎至八分，食前温服。

◆**茯苓五味子汤**《三因极一病证方论》

【**主治**】气逆。

【**功效**】行气，利肺。

【**药物及用量**】茯苓　五味子各二钱　桂枝　甘草（炙）各一钱

【**用法**】清水煎服。

◆**茯苓半夏汤**《东垣试效方》

【**主治**】胃气虚弱，身重有痰，恶心欲吐。

【**功效**】利水，行湿，健胃，祛积。

【**药物及用量**】白茯苓　白术　半夏各一两（一作各一钱）　神曲三钱（炒一作一钱）　大麦芽五钱（炒黄，一作一钱五分）　陈皮　天麻各二钱（一作各三钱）

【**用法**】研为粗末，每服五钱，清水二盏，加生姜五片，煎至一盏去滓，食前热服。

◆**茯苓半夏汤**《沈氏尊生书》

【**主治**】痰饮，呕吐。

【**功效**】利湿，和胃，止呕。

【**药物及用量**】赤茯苓　半夏　陈皮　苍术　厚朴

【**用法**】清水煎服。

◆**茯苓半夏汤**甲《宣明论方》

【**主治**】呕秽，心下坚痞。

【**功效**】利湿，和胃，止呕，化痰。

【**药物及用量**】白茯苓（去皮）二两　半夏（汤泡）五钱

【**用法**】锉散，每服三钱，加生姜三片，清水煎去滓，不拘时热服。

◆**茯苓半夏汤**乙《宣明论方》

【**主治**】风热，痰涎吐溢，或眩晕头疼，喘嗽痞闷。

【**功效**】祛风清热，化痰止痛。

【**药物及用量**】赤茯苓一分　半夏三枚（水煮，切作片子）　黄芩一分　甘草　红皮一分

【**用法**】上五味，为末，每服三钱，水二盏，生姜六片，煎至一盏，滤汁，分三次温服，此时以效为度。

◆**茯苓四逆汤**《伤寒论》

【**主治**】伤寒太阳证厥而心下悸，汗下后烦躁者。

【**功效**】和胃，行湿，温阳。

【**药物及用量**】茯苓四两　人参一两　甘草（炙）二两　干姜一两五钱　生附子一枚（去皮破八片）

【**用法**】清水五升，煮取三升，去滓，温服七合，日三服。

◆**茯苓甘草汤**《伤寒论》

【**主治**】伤寒太阳证汗出不渴，或厥而心下悸，或咳而遗溺，或小便不利。

【**功效**】通阳利水。

【**药物及用量**】茯苓　桂枝（去皮）各二两　甘草一两（炙）　生姜三两（炒）

【**用法**】清水四升，煮取二升，分温三服。

◆**茯苓白术散**《沈氏尊生书》

【**主治**】中暑，霍乱烦渴。

【功效】和胃，利湿，导热。

【药物及用量】白茯苓　白术　人参　桂枝各二钱五分　滑石一两　寒水石　石膏　泽泻　甘草各五钱

【用法】研为末，每服三钱，开水或生姜汤调下。

◆**茯苓白术汤**《仁斋直指方》

【主治】中湿，身体痛重。

【功效】健胃利湿。

【药物及用量】赤茯苓　白术　苍术　干姜　肉桂　甘草（炙）各一钱

【用法】清水煎服。

◆**茯苓戎盐汤**《金匮要略》

【主治】胞中精枯血滞，小便不利。

【功效】坚肾，利溲。

【药物及用量】茯苓八两　戎盐（如弹丸大）一枚　白术二两

【用法】先将茯苓、白术煎成，入戎盐再煎，分温服三服。

◆**茯苓佐经汤**《外科正宗》

【主治】足少阳经为四气所乘，以至入腰腿发热疼痛，头目昏眩，呕吐不食。

【功效】健胃化湿，解毒。

【药物及用量】白茯苓　苍术（米泔水炒）　陈皮　白术（土炒）　半夏（制）各一钱　厚朴（姜炒）　木瓜　柴胡　藿香　泽泻　葛根　甘草各五分

【用法】加生姜二片，清水二盅，煎至八分，食前服。

◆**茯苓杏仁甘草汤**《金匮要略》

【主治】胸痹。

【功效】开胸逐饮。

【药物及用量】茯苓三两　杏仁（研）五十枚　甘草一两

【用法】清水一斗，煮取五升，温服一升，二三服，不瘥更服。

◆**茯苓厚朴汤**《活幼心书》

【主治】伤寒伤风，夹痰呕逆及吐泻后喉涎牵响，脾胃气虚，饮食减少。

【功效】和脾胃，降痰浊。

【药物及用量】白茯苓（去皮）七钱五分　厚朴五钱（去粗皮锉碎，每一钱用生姜一片，切薄片杵烂拌匀，浸一宿，慢火炒干）　半夏（汤煮透滤锉焙干）七钱五分　甘草（炙）三钱

【用法】㕮咀，每服二钱，清水一盏半，加生姜三片，煎至七分，不拘时服，或加大枣一枚同煎。

◆**茯苓桂枝甘草大枣汤**《伤寒论》《金匮要略》

【主治】太阳证发汗后，脐下悸，欲作奔豚者。

【功效】通阳利水。

【药物及用量】茯苓八两　桂枝四两　甘草（炙）二两　大枣十五枚

【用法】甘澜水一斗，先煮茯苓，减二升，纳诸药，煮取三升，去滓，温服，日三服。

◆**茯苓桂枝白术甘草汤**《伤寒论》《金匮要略》

【主治】伤寒若吐若下后，心下逆满，气上冲胸，起则头眩，脉沉紧，发汗则动经，身为振振摇及心下有痰饮，胸胁支满目眩。

【功效】通阳利水。

【药物及用量】茯苓四两　桂枝三两（去皮）　白术　甘草（炙）各二两

【用法】清水六升，煮取三升去滓，分温三服。

◆**茯苓茵陈栀子汤**《证治准绳》

【主治】湿热内淫，心下痞满，四肢困倦，身体麻木，面目俱黄，微见青黑，心神烦乱，兀兀欲吐，口出恶沫，饮食不化，时下完谷，小便癃闭。

【功效】清湿，利水，化热。

【药物及用量】茯苓（去皮）五分　茵陈叶一钱　栀子仁　苍术（去皮，炒）　白术各三钱　生黄芩六分　黄连（去须）　枳实（麸炒）　猪苓（去皮）　泽泻　陈皮　汉防己各二分　青皮（去白）一分

【用法】长流水三盏，煎取一盏去滓，食前温服。一服减半，二服良。

◆**茯苓散**《古今医统大全》

【主治】心经实热，口干烦渴，心神恍

惚，眠卧不安。

【功效】凉心肺，降痰气。

【药物及用量】茯神　麦门冬（去心）各一两五钱（一作各二两五钱）　通草　升麻各一两二钱五分　紫菀　桂心各七钱五分　知母一两　大枣十二枚　淡竹叶五钱　赤石脂一两七钱五分

【用法】研为末，每服一两，清水煎服。

◆**茯苓散**《直指小儿方》

【主治】乳食伤脾，或心经伏热，小便白浊。

【功效】健胃行滞，清热利湿。

【药物及用量】赤茯苓　三棱（煨）　蓬莪术（煨）　缩砂仁各五钱　青皮　陈皮　滑石　甘草各二钱五分

【用法】研为末，每服一钱，灯心汤调下。

◆**茯苓散**《圣济总录》

【主治】血淋带下，积久不止，面黄体瘦，渐成虚劳，腰脚沉重及妊娠胎气多损。

【功效】养血行瘀，固补下焦。

【药物及用量】白茯苓（去黑皮）　木香　熟地黄（焙）　诃黎勒皮　柏子仁（焙）　杜仲（去粗皮炙）　青橘皮（去白焙）　石菖蒲　乌贼鱼骨（去甲）　五加皮（锉）　艾叶（烧灰）　牛角鳃（烧灰）　秦艽（去苗土）　赤石脂　菟丝子（酒浸另捣）　当归（切焙）各一两

【用法】研为细末，每服二钱，温酒或糯米饮调下，有胎息者以鲤鱼煮糯米粥调下。

◆**茯苓散**《妇人大全良方》

【主治】产后气虚，昏乱狂语，精神昏乱。

【功效】祛风，安神。

【药物及用量】茯苓（一作茯神）　生地黄各三两　远志　白薇　龙齿各二两五钱　防风　人参　独活各二两（一方加荆芥二两，甘草一两二钱五分）

【用法】研为末，先以银箔一大片，精水一斗五升，煮取七升，纳药再煮取三升，分温三服。忌食菘菜猪肉生冷等物。

◆**茯苓汤**《严氏济生方》

【主治】支饮，手足麻痹，多睡眩冒。

【功效】化水湿痰饮。

【药物及用量】赤茯苓（去皮）　半夏（汤泡七次）　陈皮（一作橘红）各一两　枳实（去瓤麸炒，一作枳壳）　桔梗（去芦）　甘草（炙）各五钱

【用法】每服四钱，加生姜七片（一作五片），清水煎，不拘时服。

◆**茯苓汤**《兰室秘藏》

【主治】因伤冷饭水泄，腹中疼痛，四肢无力。

【功效】化水湿，散热滞。

【药物及用量】茯苓六分　泽泻一钱　当归身四分　芍药一钱五分　苍术二分　生姜二钱　肉桂五分　生黄芩三分　猪苓六分　甘草（炙）五分　升麻　柴胡各一钱

【用法】分作二服，清水煎，稍热服。

◆**茯苓汤**《朱氏集验方》

【主治】虚汗，盗汗。

【功效】利水，止汗。

【药物及用量】白茯苓。

【用法】研为末，每服二钱，乌梅、陈艾煎汤调下。

◆**茯苓汤**《素问病机气宜保命集》

【主治】湿热泄泻，或伤饮食而泻。

【功效】和脾化湿。

【药物及用量】茯苓　白术（炒）各七钱半

【用法】清水煎，食前服。

◆**茯苓汤**《圣济总录》

【主治】痢后遍身浮肿。

【功效】泻肺行水，消肿。

【药物及用量】赤茯苓（去黑皮）　泽漆叶（微炒）　白术（微炒）各一两　桑根白皮（炙黄）　黄芩　射干　防己　泽泻各三两

【用法】㕮咀，每服五钱匙，先以清水三大盏，煮大豆一合，取二盏，去滓，纳药，煎取一盏，分二次服，未瘥，频服二料。

◆**茯苓汤**《沈氏尊生书》

【主治】痰饮，心肾不交，健忘。

【功效】化水湿痰饮。

【药物及用量】茯苓　半夏　陈皮　甘草　香附　益智子　人参各一钱　乌梅一个　竹沥二匙　生姜汁二匙

【用法】清水煎服。

◆**茯苓汤**《女科玉尺》

【主治】产后心虚。

【功效】养心肺，安神。

【药物及用量】茯苓　人参　甘草　山药　当归　桂心　麦门冬　远志

【用法】加生姜、大枣，清水煎服。

◆**茯苓汤**《易简方便医书》

【主治】经来咳嗽，喉中出血，肺经枯燥。

【功效】祛寒，化痰，和血。

【药物及用量】茯苓　川芎　苏叶　前胡　半夏（制）　桔梗　枳壳　干姜　陈皮各八分　当归　生地黄　白芍各一钱　党参五分　桑白皮六分　甘草二分

【用法】加生姜三片，清水煎，空腹时服。

◆**茯苓汤**《万氏女科》

【主治】子气。

【功效】行气利水。

【药物及用量】茯苓　白术　陈皮　香附　乌药各一钱　甘草（炙）　紫苏各五分　木瓜三分

【用法】加生姜，清水煎，空腹服。

◆**茯苓琥珀汤**《卫生宝鉴》

【主治】湿热内蓄，不得旋化，膀胱窍涩，小便数少，脐腹胀满，腰脚沉重，脉沉缓带数。

【功效】行水利溲。

【药物及用量】茯苓（去皮）　琥珀　白术各五钱　甘草（炙）　桂心各三钱　泽泻一两　滑石七钱　木猪苓五钱

【用法】研为细末，每服五钱，煎长流甘澜水一盏，食前空腹时调下，待少时。以美膳压之。

◆**茯苓开胃散**《外科精要》

【主治】胃气郁滞，饮食不进。

【功效】消积滞，和胃。

【药物及用量】茯苓一两　粉草（炙）五钱　枳壳（麸炒）三钱

【用法】共研为末，每服一钱，盐汤调下。

◆**茯苓补心汤**《千金方》

【主治】心气不足，悲愁恚怒，烦热，面黄，衄血，喉痛舌强，妇人气血两虚，崩中血赤，产后虚损吐血，或感冒伤风咳嗽。

【功效】通阳，行滞，养心，祛水。

【药物及用量】茯苓六钱　桂心三钱　甘草（炙）二钱　紫石英（碎如米粒）一两　人参　麦门冬（去心）各五钱　大枣四枚　赤小豆一合

【用法】清水四升，煎至二升五合，分三服。

◆**茯苓补心汤**《三因极一病证方论》

【主治】妇人面色黄悴，五心烦热，咳嗽吐血，妊娠恶阻。

【功效】养心肺，化水湿，和血气。

【药物及用量】茯苓（去皮）　人参　前胡（去苗）　半夏　紫苏叶　枳壳（去瓤麸炒）　桔梗（去芦炒）　甘草（炙）　干葛各五分　当归　川芎　陈皮（去白）　白芍各一钱　熟地黄一钱五分（一作生地黄一钱）（一方有木香五分）

【用法】清水二盅，加生姜五片，大枣一枚，煎至一盅，食远温服。

◆**茯苓饮**《外台秘要》

【主治】胸有停痰宿水，吐出后心虚气满不能食。

【功效】祛痰，涤饮，健胃。

【药物及用量】茯苓　人参各二两　白术三两　枳实（炙）二两　橘皮一两五钱（一作五钱）　生姜四两

【用法】清水六升，煮取一升八合，分温三服，如人行八九里时再进一服。

◆**茯苓饮**甲《圣济总录》

【主治】妊娠阻病，心中烦闷，头眩重，憎闻食气，闻便呕逆，四肢重不自持。

【功效】行气养心，行滞消胀。

【药物及用量】白茯苓（去黑皮）半两

防风（去杈）半两　人参半两　白术半两　枳壳（去瓤，麸炒）半两　生姜半两　甘草一分（炙）

【用法】上锉，如麻豆大。分为二剂。每剂以水四盏，煎取一盏半，去滓，分二次食前温服，如人行三五里再服。

◆**茯苓饮**乙《圣济总录》

【主治】风痫，因虚羸气弱，惊悸多梦，心神不安。

【功效】祛风安神。

【药物及用量】白茯苓（去黑皮）二两半　远志（去心）二两半　芍药一两半　防风（去杈）一两半　桂（去粗皮）二两　甘草（炙）一两

【用法】上为粗末，每服六钱匕，水二盏，加大枣一个，生姜一枣大，拍碎，煎至一盏，去滓，入铁粉一字，搅匀，食后服，日二夜一。

◆**茯苓饮**丙《圣济总录》

【主治】伤寒后，寒热不退，成疟时作。

【功效】退热除疟。

【药物及用量】赤茯苓（去黑皮）二两　鳖甲（去裙襕，醋炙）二两　地骨皮二两　柴胡（去苗）一两半　知母（焙）一两半　枳壳（去瓤，麸料）一两

【用法】上欠佳，如麻豆大。每服五钱匕，以水一盏半，煎取七分，去滓，入生地黄汁一合，食后良久温服，如人行六里再服。

◆**茯苓饮**丁《圣济总录》

【主治】胃反吐逆，发渴饮水。

【功效】和胃消渴。

【药物及用量】赤茯苓（去黑皮）二两　泽泻一两　干姜（炮）一两　白术半两　桂（去粗皮）半两　甘草（炙）半两

【用法】上为粗末。每服五钱匕，水一盏半，煎至一盏，去滓空服频呷，日三服。

◆**茯苓饮**戊《圣济总录》

【主治】小儿冷痢白脓。

【功效】温中止泻。

【药物及用量】白茯苓（去黑皮）一两一分　人参一两半　厚朴（去粗皮，生姜汁炙，锉）一两半　桔梗（炒）一两　榉皮（炙）一两

【用法】上为粗末，每服一钱匕，水半盏，煎至三分，分二服，去滓，食前温服，日二次。

◆**茯苓饮**己《圣济总录》

【主治】妊娠胎间水气，子满体肿。

【功效】利水。

【药物及用量】赤茯苓（去黑皮）二两　白术二两　杏仁（去皮尖、双仁，炒黄）一两　旋覆花一两　黄芩（去黑心）一两半

【用法】上为粗末。每服五钱，水一盏半，煎七分，去滓，空心、食前温服，日二次。

◆**茯苓饮**庚《圣济总录》

【主治】妇人月水不调，腰腹疼痛。

【功效】益气养血。

【药物及用量】白茯苓（去黑皮）一两　当归（醋炙）一两　芍药一两　甘草（炙）一两　桂（去粗皮）一两半

【用法】上为粗末。每服三钱，水一盏，煎七分，去滓，空心温服。

◆**茯苓渗湿汤**《证治宝鉴》

【主治】黄疸，寒热，呕吐，渴欲饮水，身体面目俱黄，小便不利者。

【功效】清热，利湿，退黄。

【药物及用量】白茯苓六分（一作五分）　茵陈蒿七分（一作六分）　泽泻（一作三分）　猪苓　白术　陈皮　黄连　苍术（米泔浸一宿，炒）各五分（一作各二分）　山栀（一作二钱）　防己（一作二钱）　秦艽　葛根各四分（一方无秦艽、葛根，有黄芩、青皮、枳壳各二钱）

【用法】㕮咀，清水二盅，煎至七分，食前徐徐温服。

◆**茯苓泽泻汤**《金匮要略》

【主治】胃反吐，而欲饮水。

【功效】通阳，行水，和胃。

【药物及用量】茯苓八钱　泽泻四两　甘草　桂枝各二两　白术三两　生姜四两（一方加芦根）

【用法】清水一斗，煮取三升，纳泽泻再煮，取二升五合，温服八合，日三服。如消渴脉绝胃反者，加小麦一升（一作五两）。

◆**茯苓糕**《万病回春》

【主治】杨梅疮毒。

【功效】解毒杀虫。

【药物及用量】土茯苓（去粗皮为末）　白矾　糯米粉各一斤

【用法】和匀，蒸糕食之，常以土茯苓煎汤止渴，忌饮茶叶水。

◆**茯苓前胡汤**《圣济总录》

【主治】产后风，头痛，眩闷倒旋。

【功效】散寒除湿，降气化痰。

【药物及用量】白茯苓（去黑皮）　前胡（去芦头）　菊花　白术　附子（炮裂，去皮、脐）　细辛（去苗叶）　芎䓖　麻黄（去根节）各一两

【用法】上八味，锉如麻豆，每服二钱匕，水一盏，煎至七分，去滓，温服，不拘时。

◆**茯苓黄芪汤**《圣济总录》

【主治】产后风，头痛，目昏眩。

【功效】补气健脾，散寒祛风。

【药物及用量】白茯苓（去黑皮）　黄芪（锉）　菊花　独活（去芦头）　枳壳（去瓤，麸炒）　当归（切，焙）　生干地黄（焙）　人参　乌头（炮裂，去皮、脐）各一两

【用法】上九味，水一盏，煎至七分，去滓，温服，不拘时。

◆**茯苓猪肾汤**《太平圣惠方》

【主治】曾伤九月胎。

【功效】调和气血，益肾安胎。

【药物及用量】白茯苓一两　桑寄生一两　干姜半两（炮裂）　熟干地黄一两　白术一两　芎䓖一两　人参一两（去芦头）　麦门冬一两（去心）

【用法】上八味，细锉和匀，每服用豮猪肾一对，切去脂膜，先以水一大盏半，入黑豆半合，煎至一盏，去肾及豆，入药一两，煎至七分，去滓，食前分温二服。

◆**茯苓泽泻汤**《三因极一病证方论》

【主治】霍乱吐利后，烦渴欲饮水。

【功效】利湿祛浊健脾。

【药物及用量】茯苓八两　泽泻四两　甘草（炙）二两　桂心二两　白术三两

【用法】上五味为锉散，每服四大钱，水一盏，姜三片，煎七分，去滓，食前服。

◆**茯苓分气饮**《三因极一病证方论》

【主治】脾胃不和，胸膈噎塞，气促喘急，心下胀满。

【功效】调和脾胃，顺气启膈。

【药物及用量】五味子　桔梗　白茯苓　桑白皮　大腹皮　甘草　草果仁　紫苏叶　陈皮各二钱半

【用法】上九味，㕮咀，每服四钱，水一盏，姜三片，盐少许，煎七分，空心服。

◆**茯苓粥**《太平圣惠方》

【主治】心胸结气，烦闷恐悸，风热惊邪，口干。

【功效】宽胸理气，祛风清热。

【药物及用量】赤茯苓一两　麦门冬一两（去心）　粟米一合

【用法】上三味，细锉，先以水二大盏半，煎至一盏半，去滓，下米煮作粥，愠愠食之。

◆**茯苓粥**《寿亲养老书》

【主治】产后无所苦，欲睡而不得睡。

【功效】健脾宁心安神。

【药物及用量】白茯苓（去黑皮，取末半两）　粳米三合

【用法】上二味，以米淘净，煮粥半熟，即下茯苓末，粥熟任意食之。

◆**茯神丸**甲《太平圣惠方》

【主治】心脏风虚，惊悸心忪，健忘。

【功效】凉血，养心，益肺，安神。

【药物及用量】茯神（去木）　人参（去芦）　麦门冬（去心）　熟干地黄　黄芩　薏苡仁　柏子仁　犀角屑各一两　龙齿　云母粉各一两五钱　防风（去芦）　黄芪各七分五钱

【炮制】研为细末令匀，炼蜜和丸，如梧桐子大。

【用法】每服二十丸，不拘时温粥饮送下。

◆**茯神丸**乙《太平圣惠方》

【主治】消中烦热，小便数。

【功效】滋阴补肾止渴。

【药物及用量】茯神一两　地骨皮半两　黄芪半两（锉）　知母半两　牡蛎一两（烧为粉）　瓜蒌根三分　黄连三分（去须）　麦门冬二两（去心，焙）　熟干地黄一两

【用法】上九味，捣罗为末，炼蜜和捣二三百杵，丸如梧桐子大，不拘时，以清粥下三十丸。

◆**茯神丸**《直指小儿方》

【主治】壮热发惊，痰壅直视。

【功效】化痰，泻热，定惊。

【药物及用量】南星　胡黄连　天麻　茯神各三钱　青黛　牙硝　朱砂各二钱　麝一字

【用法】上八味，为末，粟米糊丸，如梧桐子大，每服一丸，石菖蒲荆芥煎汤调下。

◆**茯神散**《卫生宝鉴》

【主治】中风，舌强语涩。

【功效】疏风利络。

【药物及用量】茯神木（炒）一两　薄荷（焙）二两　蝎梢（去毒）五钱

【用法】研为末每服一二钱，温酒调下。

◆**茯神散**甲《太平圣惠方》

【主治】妇人血风，五脏虚弱，惊悸怔忡。

【功效】安神，定志，养心。

【药物及用量】茯神（去木）　人参　龙骨（另研）　独活（去芦）　酸枣仁（微炒）各一两　防风（去芦）　远志（去心）　桂心　细辛（去苗）　白术（去芦）各七钱五分　甘草（炙）　干姜（炮）各五钱（一方无甘草）

【用法】㕮咀，每服五钱，清水一中盏半，煎至一盏去滓，不拘时温服，或蜜丸亦可。

◆**茯神散**乙《太平圣惠方》

【主治】妇人风虚，与鬼交通，妄见乱言。

【功效】养心，利水，安神。

【药物及用量】茯神一两五钱　人参　石菖蒲各一两　赤小豆五钱（一方加茯苓一两）

【用法】㕮咀，每服三钱，清水一盏，煎至六分去滓，食前温服。

◆**茯神散**丙《太平圣惠方》

【主治】心脏风邪，妄语妄见。

【功效】补心安神。

【药物及用量】茯神（去木）一两　远志（去心）　黄连　沙参（去芦）各五钱　人参（去芦）　石菖蒲　羚羊角屑各七钱五分　赤小豆四十九粒　甘草（炙）二钱五分

【用法】㕮咀，每服五钱，清水一中盏，煎至七分去滓，不拘时温服。

◆**茯神散**丁《太平圣惠方》

【主治】心脏中风，精神不安，语涩昏闷，四肢沉重。

【功效】疏风祛热，清肺宁心。

【药物及用量】茯神（去木）　羌活（去芦）　麻黄（去根节）　龙齿（另研）各一两　赤芍　甘草各五钱　蔓荆子　薏苡仁　麦门冬（焙去心，一作一两）　人参（去芦）　防风　远志（去心）　犀角屑各七钱五分

【用法】㕮咀，每服三钱，清水一盏半，加生姜四五片，煎至一盏，去滓，不拘时温服。

◆**茯神散**戊《太平圣惠方》

【主治】胆气虚冷，目眩头疼，心神畏恐，不能独处，胸中满闷。

【功效】镇心，益血，安神。

【药物及用量】茯神一两　远志　防风　细辛　白术　前胡　人参　桂心　熟地黄　甘菊各七钱五分　枳壳五钱

【用法】研为末，每服三钱，清水一盏，加生姜三片，煎至六分，温服。

◆**茯神散**己《太平圣惠方》

【主治】风惊，心神不定，常多恐怖。

【功效】补肺，养心，退热，安神。

【药物及用量】茯神（去木）　生干地

黄　人参（去芦）　石菖蒲　沙参（去心）各一两　天门冬（去心）一两五钱　甘草（炙）　远志（去心）　犀角屑各五钱

【用法】吹咀，每服五钱，清水一中盏，加赤小豆二十粒，煎至七分去滓，不拘时温服。

◆**茯神散**庚《太平圣惠方》

【主治】上焦风热，耳忽聋鸣，四肢满急，胸膈痞闷。

【功效】疏风热，清利头目。

【药物及用量】茯神（去木）　麦门冬（去心）各一两　羌活　防风（去杈）　蔓荆子　薏苡仁　石菖蒲　五味子　黄芪各五钱　甘草各二钱五分

【用法】研为末，每服二钱，加生姜三片，清水煎去滓，食后温服。

◆**茯神散**辛《太平圣惠方》

【主治】产后脏虚，心中惊悸，志意不安，言语错乱，不自觉知。

【功效】益气养血，安神定志。

【药物及用量】茯神　远志　人参（去芦头）　麦门冬（去心，焙）　甘草（炙微赤，锉）　当归（锉，微炒）　桂心　羚羊角屑　龙齿　熟干地黄　白芍各一两

【用法】上一十一味，捣粗罗为散，每服三钱，以水一中盏，入生姜半分，枣三枚，煎至六分，去滓，温服，不拘时。

◆**茯神散**壬《太平圣惠方》

【主治】妇人风虚，与鬼交通，妄有所见闻，言语杂乱。

【功效】益气健脾安神。

【药物及用量】茯神一两半　茯苓一两　人参一两（去芦头）　石菖蒲一两　赤小豆半两

【用法】上五味，捣筛为散，每服三钱，水一中盏，煎至六分，去滓，食前温服。

◆**茯神散**癸《太平圣惠方》

【主治】产后血邪，心神恍惚，言语失度，睡卧不安。

【功效】益气活血，宁心安神。

【药物及用量】茯神一两　人参（去芦头）　龙齿　琥珀　赤芍　黄芪（锉）　牛膝（去苗）各三分　生干地黄一两半　桂心半两

【用法】上九味，捣筛为散，每服三钱，以水一中盏，煎至六分，去滓，温服，不拘时。

◆**茯神散**甲子《太平圣惠方》三

【主治】历节风，手脚曲戾疼痛，心神闷乱。

【功效】祛风清热，安神除烦。

【药物及用量】茯神一两　防风一两（去芦头）　当归一两　天雄一两（炮裂，去皮、脐）　麻黄一两（去根节）　甘草一两（炙微赤，锉）　芎䓖一两　独活一两　远志一两（去心）　丹参一两　桂心一两　酸枣仁一两（微炒）

【用法】上一十二味，捣筛为散，每服三钱，以水一中盏，入生姜半分，煎至六分，去滓，每于食前温服。

◆**茯神散**甲丑《太平圣惠方》

【主治】风热恍惚烦躁及筋脉拘急。

【功效】祛风清热，凉血开窍。

【药物及用量】茯神一两　防风一两（去芦头）　黄芩一两　葳蕤一两　人参一两（去芦头）　羚羊角屑一两　酸枣仁一两（微炒）　白鲜皮一两　甘草半两（炙微赤，锉）

【用法】上九味，捣粗罗为散，每服五钱，以水一大盏，入葱白二茎，豉五十粒，煎至五分，去滓，不拘时，温服。

◆**茯神散**《经效产宝》

【主治】产后血邪，心神恍惚，言语失度，睡卧不安。

【功效】安神定志，清心益血。

【药物及用量】茯神（去皮木）一两　人参　龙齿　琥珀　赤芍　黄芪　牛膝各七钱五分　生地黄一两五钱　桂心五钱

【用法】研为末，每服三钱，清水一盏，煎至七分去滓，不拘时温服。

◆**茯神散**《青囊方》

【主治】脾胃不足，腹中虫患。

【功效】健胃，化热，下虫，安神。

【药物及用量】茯神　白茯苓　人参　远志（去心）　龙骨　肉桂　甘草　陈皮各一两　当归　五味子各一两五钱　黄芪二两

【用法】研为末，分作八服，每服加大枣五十二个，生姜二钱，清水一升五合，煎至一升，空腹时服。

◆茯神散《万氏女科》

【主治】产后失血过多，心神恍惚，言语错乱。

【功效】镇心，益血，安神。

【药物及用量】茯神　柏子仁　远志　人参　当归　生地黄　甘草（炙）各一钱　肉桂五分　猪猪心一个

【用法】水酒各一盏，煎至一半，入童便一盅，调辰砂一钱，食后服。

◆茯神汤《古今录验方》

【主治】心虚，神气不宁，烦热惊悸。

【功效】补心安神。

【药物及用量】茯神　茯苓　人参各一两　菖蒲五钱　赤小豆四十粒

【用法】清水一斗，煮取二升五合，分三服。

◆茯神汤《圣济总录》

【主治】产后惊悸，恍惚乱语。

【功效】补心安神。

【药物及用量】茯神　人参　芍药　当归各六钱　桂心　甘草（炙）各三钱

【用法】加生姜三片，大枣三枚，清水煎，分三服。

◆茯神汤《千金方》

【主治】孕妇曾伤三月胎者。

【功效】补气养血，安胎。

【药物及用量】茯神　丹参　龙骨各一两　阿胶　当归　人参　甘草各二两　赤小豆二百粒（一方有薤白二两，麻子一升）

【用法】㕮咀，加大枣二十一枚（擘），以酢浆一斗，煮取三升，分四服，食前服，腰痛，加桑寄生二两。

◆茯神汤《活幼心书》

【主治】心气不足，惊悸频哭，小儿生下，羸瘦多惊。

【功效】补心安神。

【药物及用量】茯神（去皮木根）一两　人参（去芦）　当归（去芦尾，酒洗）各五钱　甘草（炙）二钱

【用法】㕮咀，每服二钱，清水一盏，煎至七分，不拘时温服，微热烦躁，加麦门冬（去心），小儿宜母子同服。

◆茯神汤甲《严氏济生方》

【主治】胆气虚冷，头痛目眩，心神畏恐，不能独处，胸中烦闷。

【功效】补心，益肺，养血。

【药物及用量】茯神（去木）　酸枣仁（炒）　黄芪（炒）　柏子仁（炒）　白芍（炒）　五味子（杵炒）各一两　桂心　熟地黄（制）　人参　甘草（炙）各五钱

【用法】每服五钱，加生姜五片，清水煎服。

◆茯神汤乙《严氏济生方》

【主治】思欲太炽，梦泄心悸，夜卧不安。

【功效】补心，清火，养心安神。

【药物及用量】茯神（去皮）一钱五分　远志（去心）　石菖蒲　人参　酸枣仁（炒）各一钱二分　白茯苓一钱　黄连　生地黄各八分　当归（酒洗）一钱　甘草四分

【用法】清水二盅，加莲子七枚（捶碎），煎至八分，食前服。

◆茯神汤甲《证治准绳》

【主治】脉虚热，咳则心痛，喉中如鲠，甚则咽肿。

【功效】养心肺，祛痰湿。

【药物及用量】茯神（去木）　人参　远志（甘草煮去心）　通草　麦门冬（去心）　黄芪　桔梗（炒）　甘草（炙）各等量

【用法】㕮咀，每服四钱，加生姜一片，清水煎，不拘时服。

◆茯神汤乙《证治准绳》

【主治】霜桥印迹。小儿未痘之前，火烙脸赤，眼睛直竖。

【功效】安神养血，除烦。

【药物及用量】茯神　生地　当归　甘

草　白芍　远志　桔梗

【用法】加灯心草、生姜，清水煎服。

◆**茯神远志丸**《沈氏尊生书》

【主治】阴阳两虚之遗泄。

【功效】补心肺，清虚热。

【药物及用量】茯神　远志　人参　龙齿　菖蒲　知母　黄柏

【炮制】共研细末，水泛丸。

【用法】熟汤送下。

◆**茯菟丸**《太平惠民和剂局方》

【主治】思虑太过，心肾虚损，真阳不固，溺有余沥，小便白浊，梦寐频泄，妇人带下。

【功效】和脾健肾。

【药物及用量】白茯苓（去皮）三两　菟丝子（酒浸）五两　石莲子（去壳）二两

【炮制】研为细末，酒煮米糊和丸，如梧桐子大。

【用法】每服三五十丸，空腹时盐汤送下。

◆**茯菟丹**《仁斋直指方》

【主治】心肾不交，遗精，白浊，强中，消渴等证。

【功效】健脾，固精。

【药物及用量】白茯苓三两　菟丝子十两　五味子八两　石莲肉三两　山药六两

【炮制】将菟丝子用酒浸，以浸过余酒煮山药糊为丸。

【用法】每服三钱，漏精盐汤下，赤浊灯心汤下，白浊茯苓汤下，消渴米饮下。

◆**茱连散**《痘疹世医心法》

【主治】肝胃不和，痘疹吐者。

【功效】和胃止呕。

【药物及用量】吴茱萸（炒）二钱　川黄连（炒）五钱

【用法】研为细末，每服五分，生姜汤调下。

◆**茱萸内消丸**《太平惠民和剂局方》

【主治】肾虚邪袭，奔豚痃痞，寒疝阴溃，偏大引痛，或生疮疡，出黄水。

【功效】通阳化滞，消积利气。

【药物及用量】吴茱萸（半酒半醋浸一宿，焙干）　山茱萸（蒸去核）　马蔺花（醋浸焙）　黑牵牛（炒取头末）　延胡索（微炒）　川楝子（蒸去皮核）　舶上茴香（盐炒）　海藻（洗去咸焙）　橘皮青皮（去白）　官桂各一两（一作各五钱）　桃仁（去皮）　白蒺藜（炒杵去刺）　木香各五钱（一方有山药二两，无黑牵牛、延胡索、海藻、桃仁、白蒺藜）

【炮制】研为细末，酒煮米糊和丸，如梧桐子大。

【用法】每服四五十丸，食前温酒或盐汤送下。

◆**茱萸内消丸**《世医得效方》

【主治】小儿阴囊偏大，上攻脐腹疼痛，肤囊肿胀，或生疮疡，时出黄水。

【功效】消坚软结，温通行滞。

【药物及用量】吴茱萸　食茱萸各五钱　山茱萸（去核）　桔梗　青皮各一两　川楝子（炒）一两五钱　大腹皮　五味子　海藻（洗）　延胡索各一两二钱五分　木香七钱五分　茴香（炒）　桂心　川乌头（炮去皮、脐）　桃仁（麸炒另研）各五钱

【炮制】共研细末，晒糊为丸，如麻子大。

【用法】每服三十丸，空腹时温酒送下。

◆**茱萸木瓜汤**《证治准绳》

【主治】脚气冲心，闷乱不识人，手足脉欲绝。

【功效】调气，利筋，和络。

【药物及用量】吴茱萸五钱　干木瓜一两　槟榔二两

【用法】㕮咀，每服八钱，清水一中盏半，加生姜五片，煎至一盏，去滓，不拘时温服。

◆**茱萸浴汤**《杨氏家藏方》

【主治】下焦虚冷，脐腹疼痛，带下五色，崩漏淋沥。

【功效】温阳健肾，行气散寒止痛。

【药物及用量】吴茱萸（汤泡）　杜仲（炒去丝）　蛇床子　五味子　丁香皮各一两　木香　丁香各五钱

【用法】锉如麻豆大，每用五钱，生绢

袋盛，清水三大碗，煎数沸，乘热薰下部，通身淋浴，早晚二次。

◆**茱萸汤**《金匮要略》

【主治】呕而胸满者。

【功效】散寒和胃止呕。

【药物及用量】吴茱萸一升　人参三两（卫生易简方一两）　生姜六两（易简方一两）　大枣十二枚（易简方二十枚）

【用法】上四味，以水五升，煮取三升，温服七合，日三服。干呕，吐涎沫，头痛者，茱萸汤主之。

◆**茱萸汤**《圣济总录》

【主治】脓血痢。

【功效】温中散寒，涩肠止痢。

【药物及用量】吴茱萸（汤浸，焙炒）一两　诃黎勒皮　当归（切，炒）　黄连（去须）各二两　干姜（炮）半两

【用法】上五味，粗捣筛，每服五钱匕，水一盏半，煎至八分，去滓，食前温服。

◆**茱萸人参汤**《三因极一病证方论》

【主治】气呕胸满，不纳食，呕吐涎沫，头疼。

【功效】调和肝脾，理气止呕。

【药物及用量】吴茱萸（汤洗数次）五两　人参三两

【用法】上二味锉散，每服四大钱，水一盏半，姜五片，枣三枚，煎七分，去滓，不拘时服。

◆**茱萸虻虫汤**《千金方》

【主治】妇人久寒，月经不利，或多或少。

【功效】温中散寒，化瘀通经。

【药物及用量】吴茱萸三升　虻虫（《千金翼方》去翅足，熬）　水蛭（《千金翼方》熬）　䗪虫（《千金翼方》熬）　牡丹皮各一两（《千金翼方》四两）　生姜一斤　小麦　半夏各一升（《千金翼方》洗）　大枣二十枚（《千金翼方》擘）　桃仁五十枚（《千金翼方》，去皮尖）　人参牛膝各三两（《千金翼方》二两）　桂心六两（《千金翼方》一尺）　甘草一两半（《千金翼方》炙，一两）　芍药二两（《千金翼方》三两）

【用法】上一十五味，㕮咀，以酒一斗，水二斗，煮取一斗，去滓，适寒温，一服一升，日三次。不能饮酒人，以水代之。汤欲成，乃内诸虫。不耐药者，饮七合。

◆**茱萸丸**甲《圣济总录》

【主治】下痢脓血不止。

【功效】温中散寒，涩肠止泻。

【药物及用量】吴茱萸（汤浸，焙干，炒）　干姜（炮）　诃黎勒皮各半两　胡粉　白矾灰各一分

【用法】上五味，捣研为末，醋煮面糊丸，如梧桐子大，每服十丸，食前米饮下。

◆**茱萸丸**乙《圣济总录》

【主治】脾气不足，鹜溏青黑。

【功效】温中散寒，涩肠止泻。

【药物及用量】吴茱萸（汤浸，焙，炒）　干姜（炮）　赤石脂　陈曲（炒）　当归（锉，焙）各三分　厚朴（去粗皮，生姜汁炙，锉）一两

【用法】上六味，捣罗为末，炼蜜和丸，如梧桐子大，每服三十丸，空心食前，米饮下，日三服。

◆**茱萸丸**《世医得效方》

【主治】头疼背寒，呕吐酸汁，不思饮食，小便不利，气壅昏眩。

【功效】温中止呕，行气散寒。

【药物及用量】白茯苓　吴茱萸各二两（汤洗去末）

【用法】上二味为末，炼蜜和丸，如梧桐子大，每服三十丸，不拘时，熟水吞下，服后便旋中作气是验，他痰药不能及此。一方只将茱萸，酒浸三宿，以茯苓末拌之，候干，或汤或酒下百余粒，亦效。

◆**茱萸煎丸**《太平圣惠方》

【主治】休息痢，肌羸无力，腰膝冷，脐下痛。

【功效】温中止痢。

【药物及用量】吴茱萸一两（汤浸七遍，焙干，微炒）　陈橘皮二两（汤浸，去白瓤，焙）　生姜一斤（绞取汁）　无灰酒

一升　附子二两（炮裂，去皮、脐）　当归一两（锉，微炒）

【用法】上六味，捣为末，先将姜汁并酒，入铛子内，慢火煎，不住手搅，次入药末，煎成膏，候可丸即丸，如梧桐子大，每于食前，以粥饮下三十丸。

◆茱萸人参丸《圣济总录》

【主治】冷痢久不瘥，脐腹疞痛，时下白脓，食物不消。

【功效】温中散寒止痢。

【药物及用量】山茱萸（炒）　人参　芎䓖　桔梗（炒）　枳实（炒）　甘草（炙，锉）各一两　干姜（炮）　陈曲（炒）各四两　附子（炮裂，去皮、脐）二两

【用法】上九味，捣罗为末，炼蜜和丸，如梧桐子大，每服三十丸，米饮下，空心食前服。

◆茱萸断下丸《是斋百一选方》

【主治】脏寒腹痛，泄泻不止。

【功效】温中涩肠。

【药物及用量】艾叶半两（炒）　缩砂仁一分　附子（炮，去皮、脐）一分　赤石脂半两　肉豆蔻一分　吴茱萸二两半（炒）　川姜半两

【用法】上七味，为细末，面糊为丸，如梧桐子大，每服五七十丸，米饮下，食前服。

◆茱萸鹿茸丸《是斋百一选方》

【主治】妇人因虚生寒，月经行多，或来不及期，腹痛怯风，脏腑不和。

【功效】补肾温阳，收敛止血。

【药物及用量】吴茱萸半两（汤洗三次）　鹿茸一两（削去皮毛，劈开，涂酥炙）熟干地黄一两半　五味子一两　肉苁蓉一两（酒浸一宿）　杜仲一两（锉碎，洒酒，炒丝断）　附子半两（炮裂，去皮、脐）　干姜半两（炮）　肉豆蔻半两（面裹炮）　白茯苓半两　赤石脂一两（州土粘舌者）　黑龙骨半两　炭火三斤（烧通赤，经宿，研，水飞过）

【用法】上一十三味为细末，酒煮面糊丸，如梧桐子大，空心食前服，热米饮服五十丸至七十丸，一两月后，血气已安，去龙骨，加沉香半两，可以常服。

◆茴香丸《沈氏尊生书》

【主治】小腹有瘩，有形如卵，上下走痛不定。

【功效】温阳，散滞，化瘩。

【药物及用量】茴香六钱　胡芦巴八钱　巴戟　川乌各二钱　川楝肉四钱　吴茱萸五钱

【炮制】研为细末，酒煮米糊和丸。

【用法】每服十五丸，小儿五丸，盐酒汤送下。

◆茴香散《类证普济本事方》

【主治】膀胱气痛。

【功效】调气散滞，行气止痛。

【药物及用量】茴香　蓬莪术　京三棱　金铃子肉各一两　甘草（炙）五钱

【用法】研为细末，每服二钱，热酒调下，如发痛甚，连日服二三服，立止。

◆茴香汤《活幼心书》

【主治】脾胃湿滞气弱。

【功效】和脾胃，进饮食，理腹痛，散邪气。

【药物及用量】茴香（炒）　高良姜（锉碎，东壁土炒）各一两五钱　苍术（米泔水浸一宿去粗皮，滤干锉片，炒至微黄色）二两　甘草（炙）一两

【用法】锉焙为末，每服一钱，空腹时烧盐汤调下。

◆茴香汤《拔粹方》

【主治】肾消，病在下焦，初证小便如膏油之状。

【功效】理气止痛止淋。

【药物及用量】茴香（炒）　苦楝（炒）各等量

【用法】上二味为细末，每服三钱，温酒一盏调服，食前服。

◆茴香枳壳丸《御药院方》

【主治】中满下虚，腹胁胀满，气不宣通。

【功效】温下行气，除满。

【药物及用量】枳壳（麸炒，去白）

茴香（微炒香）各等量

【用法】上二味，为细末，酒面糊为丸，如梧桐子大，每服七八十丸，空心食前服，温酒送下，或米饮汤送下亦得。

◆**茴香金铃丸**《是斋百一选方》

【主治】奔豚气。

【功效】温下疏肝理气。

【药物及用量】金铃子一两（每个锉作四片，用僵蚕半两，去丝嘴，同炒令香熟，去僵蚕不用）　茴香一两（微炒）　马蔺花一两　吴茱萸（汤洗七次，炒令香熟）　石茱萸（酒浸，炒令香熟）　山茱萸　青皮　陈皮各一两

【用法】上八味，为细末，酒糊丸，如梧桐子大，每服三五十丸，温酒盐汤食前服。

◆**茵芋散**《太平圣惠方》

【主治】偏风口眼不正，言语謇涩，四肢拘急。

【功效】祛风活血，通络开窍。

【药物及用量】茵芋一两半　枳壳一两（麸炒微黄，去瓤）　当归一两（锉，微炒）　荆芥一两　细辛三分　桂心三分　独活一两半　天麻一两　羚羊角屑一两

【用法】上九味，捣筛为散，每服四钱，以水一中盏，入生姜半分，煎至六分，去滓，不拘时，温服。

◆**茵芋丸**《千金方》

【主治】少小有风痫疾，至长不除，或遇天阴节变，便发动，食饮坚强亦发，百脉挛缩，行步不正，言语不便者，服之永不发。

【功效】祛痰息风定痫。

【药物及用量】茵芋叶　铅丹　秦艽　钩藤皮　石膏　杜蘅　防葵各一两　菖蒲　黄芩各一两半　松萝半两　蜣螂十枚　甘草三两

【用法】上一十二味，为末，炼蜜和丸如小豆大，三岁以下服五丸，三岁以上服七丸，五岁以上服十丸，十岁以上可至十五丸。

◆**茵芋丸**《类证普济本事方》

【主治】历节肿满疼痛。

【功效】行滞和络，利湿。

【药物及用量】茵芋　朱砂　薏苡仁各一分　牵牛一两五钱　郁李仁五钱

【炮制】研为细末，炼蜜和丸，如梧桐子大，轻粉为衣。

【用法】每服十丸至十五丸，五更时温汤送下，如到晚未利，可进一二服，以快利为度，白粥将息。

◆**茵芋汤**《千金方》

【主治】风虚眩，眼暗。

【功效】祛风除湿化痰。

【药物及用量】茵芋一分　人参　甘草　肉苁蓉　黄芪　茯苓　秦艽　厚朴　乌喙各二两　防风六两　山茱萸　松实各三两

【用法】上一十二味，㕮咀，以水一斗，煮取二升半，分五服，强者一日夜尽，羸劣分五服，二日尽。

◆**茵芋酒**《太平圣惠方》

【主治】大风疾。

【功效】祛风除湿。

【药物及用量】茵芋一两　乌头一两（炮裂，去皮、脐）　天雄一两（炮裂，去皮、脐）　附子一两（炮裂，去皮、脐）　川椒一两（去目及闭口者，微炒出汗）　踯躅花一两（醋拌，炒令干）　干姜一两（炮裂）　桂心一两　防风一两（去芦头）　石楠叶一两　甘草一两（炙微赤，锉）　莽草一两（炙微黄）

【用法】上一十二味，细锉，以生绢袋盛，以清酒一斗五升，浸之七日，满后，每日空心及夜临卧时，暖一小盏服之。

◆**茵陈丸**《延年秘录》

【主治】时气，瘴气，黄病，疟疾，赤白痢。

【功效】泻积，化湿，清热。

【药物及用量】茵陈　山栀（炒黑）　鳖甲（炙）　玄明粉各二两　常山　杏仁（去皮尖，捣如泥）各三两　锦纹大黄五钱　巴豆（去皮心）一钱　豆豉五合

【炮制】共研细末，炼蜜为丸。

【用法】每服一钱，开水送下。

◆茵陈五苓散《金匮要略》

【主治】黄疸。

【功效】清湿热，利水道。

【药物及用量】茵陈一钱　五苓散五分

【用法】和匀，先食饮服方寸匕，日三服。

◆茵陈五苓散《鸡峰普济方》

【主治】伤寒、湿热，发为黄疸，小便黑赤，烦渴发热。

【功效】清湿热，通小便。

【药物及用量】茵陈五钱　五苓散一两　车前子一钱　木通一钱　柴胡一钱五分

【用法】分为三服，清水一碗，加灯心草五十茎，煎甚八分，去滓，食前服，渣再煎服，至小便清利为度，伤酒成疸加干葛二钱。

◆茵陈附子干姜汤《卫生宝鉴》

【主治】阴黄，脉沉细。

【功效】温脾肾，化寒湿。

【药物及用量】茵陈一钱二分（一作一钱）　附子（泡去皮）三钱　干姜（炮）二钱　草豆蔻一钱（煨，一作八分）　白术四分（一作二钱）　枳实（麸炒）　半夏（制）　泽泻各五钱（一作各八分）　白茯苓　橘红各三分（一作各八分）

【用法】加生姜五片，清水煎，去滓凉服。

◆茵陈酒《本草纲目》

【主治】风疾，筋骨挛急。

【功效】化湿滞。

【药物及用量】茵陈（炙黄）一升　秫米一石　曲三升

【用法】如常法酿酒饮之。

◆茵陈栀子黄连三物汤《伤寒图歌活人指掌》

【主治】大便自利而黄。

【功效】清热湿。

【药物及用量】茵陈蒿三钱　栀子　黄连各二钱

【用法】清水二盏，煎至八分，去滓服。

◆茵陈散《鸡峰普济方》

【主治】齿痛龈肿及骨槽风热。

【功效】祛风，燥湿，清导肠胃。

【药物及用量】茵陈　连翘　半夏　荆芥穗　麻黄　升麻　黄芩　牡丹皮　射干　羌活　独活　薄荷　僵蚕各二钱五分（一作各五钱）　大黄二钱五分（炮，一作一两）　细辛五钱（一作二钱五分）　牵牛子末一两（一方无半夏、黄芩、射干、独活、牡丹皮）

【用法】研为细末，每服三钱，清水一盏，先煎汤熟，次下叶末略搅，急倾出，食后连滓热服。

◆茵陈散《圣济总录》

【主治】妇人血风劳，四肢疼痛，心腹胀满，吐逆，面无颜色，经脉不调。

【功效】清热祛湿。

【药物及用量】茵陈蒿　犀角屑　石斛（去根）　人参　芍药　桔梗（炒）　防风（去杈）　柴胡（去苗）　细辛（去苗叶）　白术　肉桂（去粗皮）　吴茱萸（汤洗，焙干炒）　当归（切，焙）各一两

【用法】上一十三味，捣罗为散，每服五钱匕，用猪肝一具，切作五段，每服用一段，薄切作小片子，入药末拌令匀，以湿纸裹，慢火煨熟，取出细嚼，以米饮下。

◆茵陈蒿酒《沈氏尊生书》

【主治】酒疸。

【功效】利水湿，清热。

【药物及用量】茵陈蒿四根　山栀子七枚　大田螺一个（连壳打烂）

【用法】百沸白酒一大盏，冲汁饮之。

◆茵陈蒿汤《金匮要略》

【主治】阳明病发热，但头出汗，身无汗，小便不利，渴饮水浆，瘀热在里，身将发黄，或伤寒七八日，身黄如橘色，小便不利，腹微满者。

【功效】泄湿热，退黄。

【药物及用量】茵陈蒿六两　栀子十四枚（擘）　大黄二两

【用法】清水二斗，先煮茵陈减六升，次下余药，煮取三升去滓，分温三服，小便当利，如皂角汁然，色正赤，一宿腹减，

黄从小便而去。

◆**茵陈泻黄汤**《东医宝鉴》

【主治】黄病，瘟黄。

【功效】和胃化湿，健脾行水。

【药物及用量】茵陈蒿　葛根　黄连（姜制）　山栀子　白术　赤茯苓　白芍　人参　木通　木香　川朴

【用法】加生姜三片，清水煎服。

◆**茵陈四逆汤**《伤寒微旨论》

【主治】阴黄。

【功效】温里助阳，利湿退黄。

【药物及用量】干姜二钱　甘草二钱　附子（炮）三钱　茵陈六钱

【用法】水煎凉服。

◆**茶梅丸**《证治准绳》

【主治】痢疾，泄泻。

【功效】解毒敛肠。

【药物及用量】腊茶（团茶尤佳）不拘多少

【炮制】共研细末，白梅肉为丸。

【用法】每服二十丸，赤痢，甘草汤送下；白痢，乌梅汤送下；泄泻不止，陈米饮送下。

◆**茶调散**《医学集成》

【主治】风热上攻，头目昏痛及头风热痛不可忍。

【功效】疏风热，清头目。

【药物及用量】黄芩二两（酒拌炒三次，不可令焦）　小川芎一两　细芽茶三钱　白芷五钱　薄荷二钱　荆芥穗四钱

【用法】研为细末，每服二三钱，茶清调下。如头颠胸痛加细辛、藁本、蔓荆子各三钱。

◆**茸附汤**《证治准绳》

【主治】下焦火衰，经带淋沥。

【功效】补冲任，调气血。

【药物及用量】鹿茸三两（酒炙）　附子　肉桂（去粗皮）　生龙骨　防风各一两　牡蛎（煅）　当归各二两　干姜四两

【用法】每服五钱，清水二盅，煎至八分，去滓温服。

◆**茸桂百补丸**《中国医学大辞典》

【主治】气血不足，诸虚百损，五劳七伤，脾胃虚劳，神困体倦，腰膝酸软，筋骨不舒，元阳衰败。

【功效】壮水，培元，填精，补髓。

【药物及用量】鹿茸二两　肉桂三两　菟丝子　枸杞子　杜仲　当归　巴戟天　白芍　肉苁蓉各二两　熟地黄五两　山茱萸肉　冬术（炒焦）　茯神　牛膝各三两　人参四两　甘草（炙）一两

【炮制】酒拌晒干，共研细末，炼蜜为丸，如梧桐子大。

【用法】每服三钱，盐汤送下。

◆**茸砞丸**《鸡峰普济方》

【主治】肾损骨极，命门阳衰。

【功效】补冲任，健脾肾，益气血。

【药物及用量】鹿茸一两五钱　朱砂　附子　阳起石各三钱　鹿角霜　鹿角胶　熟地黄　当归各一两五钱　肉苁蓉　酸枣仁　柏子仁　黄芪各七钱

【炮制】共研细末，酒煮米糊为丸，如梧桐子大。

【用法】每服三钱，盐汤送下。

◆**茸砂丹**《魏氏方》

【主治】肾虚头痛，眼黑头旋。

【功效】健肾，祛湿，止痛。

【药物及用量】辰砂（另研）　草乌头（一作川乌头）　瞿麦穗　黄药子各一两

【炮制】除辰砂外，研为粗末，以瓷碗一个，生姜汁涂烘数次，入辰砂碗内，补诸药末于上，以盏盖之。掘地一窟，置碗在内，用熟炭五斤，煅令火尽，吹去药灰，取辰砂研细，加鹿茸一对（一作三两），燎去毛，酒浸切片，焙干研末，枣肉为丸，如梧桐子大。

【用法】每服三四十丸，空腹时人参汤或豆淋酒送下，强者倍加，羸者量减用之。

◆**茺蔚丸**《秘传眼科龙木论》

【主治】鸡冠蚬内外障。

【功效】消滞祛热。

【药物及用量】茺蔚子二两　黄芩　石决明（煅）　黑参　大黄　茯苓各一两

山药二两（炒）　生地黄一两五钱

【炮制】研为细末，炼蜜和丸，如梧桐子大。

【用法】每服三钱，空腹时茶清送下。

◆**茺蔚子丸**《圣济总录》

【主治】时气后，目昏暗及有翳膜者。

【功效】疏肝，行血，化滞，消翳。

【药物及用量】茺蔚子　泽泻各五钱　枸杞子　青葙子　枳壳（去瓤麸炒）　生地黄（焙）各一两　麦门冬（去心，焙）　细辛（去苗叶）　石决明　车前子各二两　黄连（去须）三两

【炮制】研为细末，炼蜜和丸，如梧桐子大。

【用法】每服三十丸，食后浆水送下。

◆**茺蔚散**《秘传眼科龙木论》

【主治】冰瑕翳，深外障。

【功效】疏肝，清热，凉血。

【药物及用量】茺蔚子　防风各二钱　芒硝　大黄　黑参　知母　枳壳各一钱　赤芍一钱五分　细辛五分

【用法】研为粗末，清水二盏，煎至一盏，食远温服。

◆**茺蔚汤**《卫生鸿宝》

【主治】干霍乱，腹痛骤发，现深赤斑。

【功效】活血，疏络，祛瘀。

【药物及用量】益母草不拘多少

【用法】清水浓煎，加生白蜜少许，放温恣服，或加生芦菔汁半杯。

◆**荆术散**《集验方》

【主治】小儿伤风，伤寒，或生疮疹及一切诸热证。

【功效】疏风，顺气。

【药物及用量】荆芥穗一两　苍术（制）二两　赤芍一两　甘草（炙）五钱

【用法】研为细末，每服一二钱，伤风，伤寒，壮热，咳嗽，鼻塞声重，生姜、葱白煎汤调下。

◆**荆防牛蒡汤**《医宗金鉴》

【主治】外吹乳初作，时有寒热者。

【功效】疏风散滞，通利化热。

【药物及用量】荆芥　防风　牛蒡子（炒，研）　金银花　陈皮　天花粉　黄芩　蒲公英　连翘（去心）　皂角刺各一钱　柴胡　香附子　生甘草各五分

【用法】清水二盅，煎至八分，食远服。

◆**荆防地黄汤**《验方新编》

【主治】血虚出痘。

【功效】补血，散毒。

【药物及用量】荆芥　防风各一钱　熟地黄四钱　山药二钱　牡丹皮　茯苓　山茱萸肉　生甘草各一钱

【用法】加生姜二大片，清水煎，黄酒冲服二三四剂，则痘浆易脓。

◆**荆防败毒散**《医学正传》

【主治】风热相搏，邪气在表，发生疮疡，寒热作痛及捻颈大头蛤蟆瘟，咽喉肿痛，便痈腹胀，余毒，痈肿，肿腮，漏腮等证。

【功效】疏风，疏络，行滞，散毒。

【药物及用量】荆芥穗一钱　防风一钱五分　羌活　独活　前胡　柴胡　枳壳（麸炒）　桔梗　赤茯苓　川芎各一钱　人参　甘草（人中黄更佳）各五分

【用法】锉细，加薄荷（一作一钱）五叶（一方无薄荷，有生姜三片），清水煎去滓，食远缓缓温服。临服时加真金汁一杯，或鲜花叶捣汁尤效。寒甚，加葱三枚；痛在头上，加白芷、升麻；在上身，倍加桔梗；在手，加薄荷、桂；在腰，加杜仲；在腿，加牛膝、木瓜。

◆**荆防菊花散**《证治准绳》

【主治】眼中肤翳侵及瞳仁，如蝇翅状。

【功效】疏风清肝，明目。

【药物及用量】荆芥（去梗）　防风（去杈）　白菊花　木通　仙灵脾　木贼草　甘草（炙）各等量

【用法】研为末，每服一钱，食后茶清调下。

◆**荆防泻白散**《沈氏尊生书》

【主治】风热流涕。

【功效】疏风，清热，泻肺。

【药物及用量】荆芥　防风　连翘　桔梗　金银花　玄参　赤芍　生地黄　甘草　黄芩　桑白皮　青黛　葛花

【用法】清水煎服。

◆**荆芥连翘汤**《万病回春》

【主治】肾经风热，两耳肿痛者。

【功效】疏风热，散毒滞。

【药物及用量】荆芥　连翘　防风　当归　川芎　白芍　柴胡　黄芩　枳壳　山栀　白芷　桔梗各七分　甘草五分

【用法】清水煎，食后温服。

◆**荆芥散**《全生指迷方》

【主治】风肝表虚。

【功效】疏风和卫。

【药物及用量】荆芥穗　人参　白术　全当归（切洗，焙）　黄芪　白芍　桂（去粗皮）各一两　柴胡（去苗）二两　甘草（炙）五钱

【用法】研为粗末，每服五钱，清水二盏，煎至一盏，去滓温服。

◆**荆芥散**《类证普济本事方》

【主治】头风。

【功效】疏风邪，清胃热。

【药物及用量】荆芥　石膏（煅存性）各等量

【用法】研为细末，每服二钱，加生姜三片，葱白（和须）三寸，清水一盏，煎至七分，食后热服。

◆**荆芥散**《病机气宜保命集方》

【主治】产后风虚血晕，精神昏昧。

【功效】疏风邪，祛瘀滞。

【药物及用量】荆芥一两三钱　桃仁（炒）五钱

【用法】研为细末，每服三钱，熟汤调下，微喘加杏仁（炒）、甘草（炒）各三钱。

◆**荆芥散**《太平圣惠方》

【主治】风热，皮肤瘙痒，生瘖瘟。

【功效】祛风，活血，通络，解毒。

【药物及用量】荆芥　赤茯苓（去皮）　苦参（去芦）各一两　蔓荆子　天麻　人参（去芦）　防风（去芦）　独活（去芦）　枳壳（麸炒）各五钱　牛蒡子（炒）　黄芩各七钱五分　乌蛇肉（酒浸）二两

【用法】研为细末，每服二钱，不拘时温酒调下。

◆**荆芥散**《杨氏家藏方》

【主治】肺风皻疱。

【功效】疏风热，利肺气。

【药物及用量】荆芥穗四两　杏仁（去皮尖）　防风　蒺藜（炒去刺）　白僵蚕（炒）　甘草（炙）各一两

【用法】研为细末，每服二钱，食后茶清调下。

◆**荆芥散**《医学纲目》

【主治】小儿赤丹。

【功效】疏风，散热，解毒。

【药物及用量】防风　天花粉　羌活　生地黄　当归　蝉蜕各等量

【用法】清水煎服。

◆**荆芥散**《圣济总录》

【主治】多年湿癣。

【功效】祛风，收湿，杀虫。

【药物及用量】荆芥穗不拘多少（以瓦罐盛，盐泥固济，只留一窍，用炭火烧，候出青烟，便去火，用湿纸塞窍，放冷取出，研为细末，每用五钱）　麝香一钱　腻粉五钱

【用法】研为末和匀，先以口含盐浆水，洗疮抓令破，帛子擦干，生油调药敷之。

◆**荆芥散**《奇效良方》

【主治】痘疹瘙痒，或瘾疹，大便自通。

【功效】散风透表。

【药物及用量】荆芥少许

【用法】研烂，新汲井水调之，将布帛滤过，入麻油一滴许，打匀饮之，便不乱闷，痘疹已出，用黄蜡煎青胶水饮即安。

◆**荆芥散**《济阳纲目》

【主治】衄血。

【功效】祛风止血。

【药物及用量】荆芥不拘多少（烧炭）

【用法】研为末，每服三钱，陈米汤调下，不过二服即效。

◆**荆芥散**《太平圣惠方》

【主治】妇人风虚，大便后，时时下血。

【功效】祛风止血，益气养血。

【药物及用量】荆芥　黄芪（锉）　熟干地黄　当归（锉，微炒）　桑耳　地榆（锉）　樗白皮（微炙，锉）　皂荚刺（微炒）　干姜（炮裂，锉）　槐豆（微炒）　牛蒡子（微炒）　甘草（炙微赤，锉）各半两

【用法】上一十二味，捣细罗为散，食前服，以粥饮调下二钱。

◆**荆芥散**甲《拔粹方》

【主治】产后血风眩瞀，精神昏昧。

【功效】活血祛风。

【药物及用量】荆芥穗一两三钱　桃仁五钱（炒，去皮尖）

【用法】上二味为细末，温水调下三钱。

◆**荆芥散**乙《拔粹方》

【主治】妇人时气风温，寒热瘴疟，往来潮热。

【功效】活血化瘀，退热。

【药物及用量】陈皮（去白）　麻黄（去节）　香附子　甘草各一两　荆芥穗　厚朴各二两　草果仁三枚　白芷　桂心各半两

【用法】上九味为粗末，每服四钱，姜三片，枣二枚，水煎。

◆**荆芥散**《朱氏集验方》

【主治】妇人血崩年深，只一服即效。

【功效】调和阴阳，调经止崩。

【药物及用量】荆芥根（瓦上焙干焦，存性）　茴香各等量

【用法】上二味，为末，每服三钱，温酒调下。

◆**荆芥散**《妇人大全良方》

【主治】妇人寒热瘴疟，往来潮热。

【功效】散寒祛风行气。

【药物及用量】陈皮　麻黄　香附子　甘草各一两　荆芥穗　厚朴各二两　草果仁三个　川白芷　桂心各半两

【用法】上九味㕮咀，每服二钱，水一大盏，姜三片，枣二枚，煎至七分，去滓，温服，不拘时。

◆**荆芥汤**《圣济总录》

【主治】产后伤寒，头目昏痛，咳嗽痰壅，肢节疼痛。

【功效】散寒解表，益气止咳。

【药物及用量】荆芥穗　麻黄（去根节，煎，掠去沫，焙）　干姜（炮）　五味子　石膏　甘草（炙）　人参　芍药各一两

【用法】上八味，粗捣筛，每服三钱匕，水一盏，煎至七分，去滓，温服，不拘时。

◆**荆芥汤**《世医得效方》

【主治】白痢血痢，或妇人血崩。

【功效】凉血止血。

【药物及用量】荆芥　楮树皮各等量

【用法】上二味，等量，锉散，治血崩，每服二钱，水一盏，煎至七分，去滓，放温服；如血痢则为末，冷醋调，徐徐呷服；白痢，热醋调下。

◆**荆芥汤**《三因极一病证方论》

【主治】咽喉肿痛，语声不出，咽之痛甚。

【功效】疏风散热，利咽。

【药物及用量】荆芥穗五钱　桔梗二两　甘草一两

【用法】锉散，每服四钱，清水一盏，加生姜三片，煎至六分，去滓温服。

◆**荆芥汤**《沈氏尊生书》

【主治】翻花痔。

【功效】疏风化热。

【药物及用量】荆芥　防风　朴硝各等量

【用法】清水煎汤洗，次用木鳖子散调敷。

◆**荆芥解毒汤**《沈氏尊生书》

【主治】疹夹痘。

【功效】疏风通络，活血解毒。

【药物及用量】荆芥　赤芍　牛蒡子　连翘　玄参　桔梗　防风　前胡　木通　当归尾　甘草梢　天花粉

【用法】清水煎服。

◆**荆芥甘草防风汤**《疮疹方》

【主治】太阳中风，汗出不快。

【功效】解表发汗。

【药物及用量】荆芥半两　防风半两　甘草三钱

【用法】上三味，同为粗末，每服三钱，水一盏煎，温服。

◆**荆芥丸**《保童秘要》

【主治】急慢惊风出汗。

【功效】祛风清热。

【药物及用量】浮萍　荆芥子（净）各等量

【用法】上二味，为末，用水为丸，如芥子大，每服一丸，出汗亦得。

◆**荆芥饮**《圣济总录》

【主治】妊娠感风冷，咳嗽痰壅，头目昏痛。

【功效】解表散寒，止咳平喘。

【药物及用量】荆芥穗　旋覆花　前胡（去苗）各三两　芍药　半夏（生姜汁制去毒）　甘草各一两（炙）　麻黄（去节，煎，掠去沫，焙）一两半

【用法】上七味，粗捣筛，每服三钱匕，水一盏，生姜三片，煎至六分，去滓，不拘时温服。

◆**荆芥粥**《寿亲养老书》

【主治】老人中风，口面歪偏，大小便秘涩，烦热。

【功效】清热祛风。

【药物及用量】荆芥一把（切）　青粱米四合（淘）　薄荷叶半握（切）　豉五合（绵裹）

【用法】上四味，以水煮，取荆芥汁，下米及诸味，煮作粥，入少盐醋，空心食之，常服佳。

◆**荆枳汤**《仁斋直指方》

【主治】气滞，发痔。

【功效】祛风，散寒，调气。

【药物及用量】荆芥穗　枳壳（炒）　槐花　紫苏茎叶　香附　甘草（炙）各等量

【用法】研为细末，每服二钱，空腹时米饮调下。

◆**荆黄汤**《素问病机气宜保命集》

【主治】上焦气热所冲，暴吐。

【功效】疏风，泻热。

【药物及用量】荆芥穗一两　大黄二钱　人参五钱　甘草二钱五分

【用法】研为粗末，清水二盏，煎至一盏去滓，调槟榔散二钱，空腹时服。

◆**荆黄汤**《玉机微义》

【主治】暴吐者，上焦热气所冲也，脉浮而洪。

【功效】清热通便，和中止呕。

【药物及用量】荆芥穗一两　人参五钱　甘草二钱半　大黄三钱

【用法】上四味为粗末都作一服，水煎去滓，调槟榔散二钱，空心服。

◆**荆蓬煎丸**《御药院方》

【主治】冷热积聚，胃膈痞闷。

【功效】破痰消癥，消谷顺气。

【药物及用量】京三棱二两（锉，酒浸，冬三日，夏一日）　蓬莪术二两（锉，醋浸，冬三日，夏一日。上二味，用去皮巴豆二十个，同于银石器内，文武火炒令干，黄色为度，拣去巴豆不用）　木香　枳壳（麸炒，去瓤）　青皮（汤浸，去白）　川茴香（微炒）　槟榔（锉）各一两

【用法】上七味，修制毕，捣罗为细末，水煮面糊和丸，如豌豆大，每服三十丸，温生姜汤下，食后服。

◆**荆沥饮子**《太平圣惠方》

【主治】中风失音不语，手脚转动不得。

【功效】化痰开音。

【药物及用量】荆沥三合　生葛根汁二合　蜜一匙　竹沥三合

【用法】上四味，相和令匀，不拘时，温服二合。

◆**草豆蔻丸**（李东垣方）

【主治】脾胃虚而心火乘之。

【功效】健胃消积，祛寒化热。

【药物及用量】草豆蔻一钱四分（面裹煨熟，去皮）　吴茱萸（汤炮去苦）　益智子　僵蚕（炒）　人参　黄芪　陈皮各八分　当归身　炙甘草　青皮各六分　神曲　柴胡　姜黄各四分　生甘草三分　桃仁（去皮）七个　半夏（汤炮七次）　泽泻（小便利减半）各一钱　麦蘖（炒黄）一钱五分

【炮制】除桃仁另研如泥外，余研为极细末和匀，汤浸炊饼为丸，如梧桐子大。

【用法】每服三十丸，食远，熟汤送下，只可一二服，不可多用。

◆**草豆蔻丸**《内外伤辨》

【主治】胃心痛。

【功效】温中，健胃，消积，顺气。

【药物及用量】草豆蔻（煨）　白术各一两　枳实二两　麦芽　神曲　半夏各五钱　干姜　青皮　陈皮各二钱　炒盐五分

【炮制】共研细末，蒸饼为丸，如梧桐子大。

【用法】每服三五十丸，熟汤送下。

◆**草豆蔻丸**《太平圣惠方》

【主治】五膈气，饮食难下，胸膈噎闷，四肢不利。

【功效】温运利气启膈。

【药物及用量】草豆蔻（去皮）　附子（炮裂，去皮、脐）　远志（去心）　桂心　细辛　干姜（炮裂，锉）　川椒（去目及闭口者，微炒去汗）以上各一两

【用法】上七味，捣罗为末，炼蜜和捣二三百杵，丸如弹子大，不拘时，含一丸咽津。

◆**草豆蔻散**甲《太平圣惠方》

【主治】肠痹风寒湿内攻，腹疼飧泄。

【功效】健肠胃，温中气，散寒止痛。

【药物及用量】草豆蔻　陈橘皮（去白焙）各一两　官桂（去粗皮）　白豆蔻仁　肉豆蔻　当归（切焙）　木香　白术　丁香　高良姜各五钱　甘草一分

【用法】研为细末，每服一钱，食前生姜、大枣煎汤调下。

◆**草豆蔻散**乙《太平圣惠方》

【主治】脚气，呕逆，胸中满闷，不下饮食。

【功效】祛寒，消积，顺气。

【药物及用量】草豆蔻仁　紫苏茎叶　赤茯苓（去皮）　前胡（去芦）　木通（去皮锉）　槟榔各一两　吴茱萸二钱五分　半夏（汤泡七次切片）　枳实（去瓤麸炒）各七钱五分

【用法】㕮咀，每服八钱，清水一中盏半，加生姜七片，煎至一盏去滓，不拘时温服。

◆**草豆蔻散**丙《太平圣惠方》

【主治】妇人血风，冷气攻脾胃，呕逆，不纳饮食。

【功效】温中健胃，顺气和血。

【药物及用量】草豆蔻　白茯苓（去皮）　枇杷叶（炙）　半夏（汤洗七次）各七钱五分　高良姜　白术（去芦）　缩砂仁　桂心　木香　青橘皮（去白）　甘草（炙）各五钱　人参（去芦）一两

【用法】㕮咀，每服五钱，清水一中盏半，加生姜七片，煎至一大盏去滓，不拘时温服。

◆**草豆蔻散**丁《太平圣惠方》

【主治】妇人脾胃虚，气攻两胁胀痛。

【功效】温中健胃，顺气和血。

【药物及用量】草豆蔻　诃黎勒皮各一两　桂心　苦梗　厚朴各二分　甘草一分　川芎　当归　干姜　槟榔各五钱

【用法】研为粗末，每服四钱，清水一盏，煎至七分去滓，食前热服。

◆**草豆蔻散**戊《太平圣惠方》

【主治】小儿哕，不纳乳食。

【功效】消食止呕。

【药物及用量】草豆蔻三枚（去皮）　甘草一分（炙微赤，锉）　人参半两（去芦头）

【用法】上三味，捣粗罗为散，每服一钱，以水一小盏，煎至五分，去滓，温服，不拘时，量儿大小，以意增减。

◆**草豆蔻散**己《太平圣惠方》

【主治】水谷痢不止，腹内疼痛。

【功效】温中健脾，收涩和血。

【药物及用量】草豆蔻一两（去皮）　白石脂一两　当归一两（锉，微炒）　干姜一两（炮裂，锉）

【用法】上四味，捣细罗为散，每服不拘时，以粥饮调下二钱。

◆**草豆蔻散**庚《太平圣惠方》

【主治】霍乱，水利不止，吐不下食，

兼烦渴。

【功效】健脾利水，辟秽降逆。

【药物及用量】草豆蔻半两（去皮） 黄连一两（去须） 丁香半两

【用法】上三味，捣筛为散，每服三钱，以水一中盏，入黑豆五十粒，生姜半分，煎至六分，去滓，温服，不拘时。

◆**草豆蔻散**辛《太平圣惠方》

【主治】霍乱吐泻，脐下气筑悸，满闷。

【功效】温中化湿，利气辟浊。

【药物及用量】草豆蔻一两（去皮） 木香半两 桂心半两 人参一两（去芦头） 甘草半两（炙微赤，锉） 白术半两 干姜半两（炮裂，锉） 陈橘皮一两（汤浸，去白瓤，焙）

【用法】上八味，捣筛为散，每服三钱，以水一中盏，煎至六分，去滓，热服，不拘时。

◆**草豆蔻散**壬《太平圣惠方》

【主治】产后脾胃虚寒，或时呕逆，不下饮食。

【功效】温中健脾止呕。

【药物及用量】草豆蔻（去壳） 陈橘皮（汤浸，去白瓤，焙） 当归（锉，微炒） 白术 前胡（去芦头）各三分 附子（炮裂，去皮、脐） 人参（去芦头） 木香 桂心 半夏（汤洗七遍，去滑） 甘草（炙微赤，锉）各半两

【用法】上一十一味，捣粗罗为散，每服四钱，以水一中盏，入生姜半分，煎至六分，去滓，温服，不拘时。

◆**草豆蔻散**癸《太平圣惠方》

【主治】产后气虚，心烦咳瘧。

【功效】健脾益气，除烦。

【药物及用量】草豆蔻三分（去皮） 桃仁二分（汤浸，去皮尖、双仁） 桂心半两 甘草一分（炙微赤，锉）

【用法】上四味，捣粗罗为散，每服三钱，以水一中盏，入生姜半分，煎至五分，去滓，稍热频服。

◆**草豆蔻散**甲子《太平圣惠方》

【主治】妊娠心腹胀满，脾胃气虚，不下食饮。

【功效】健脾和胃。

【药物及用量】草豆蔻一两（去皮） 人参一两（去芦头） 柴胡一两半（去苗） 陈橘皮一两半（汤浸去瓤，焙） 白术一两 甘草半两（炙微赤，锉）

【用法】上六味，捣筛为散，每服四钱，以水一中盏，入生姜半分，枣三枚，煎至六分，去滓，稍热服，不拘时。

◆**草豆蔻散**甲丑《太平圣惠方》

【主治】膈气，心胸不利，食即呕逆。

【功效】利气启膈。

【药物及用量】草豆蔻一两（去皮） 人参三分（去芦头） 陈橘皮一两（汤浸，去白瓤，焙） 白术半两 桂心半两 木通半两（锉） 槟榔半两 鸡舌香半两 赤茯苓半两 半夏半两（汤洗七遍，去滑）

【用法】上一十味，捣筛为散，每服三钱，以水一中盏，入生姜半分，煎至六分，去滓，不拘时，稍热服。

◆**草豆蔻散**甲寅《太平圣惠方》

【主治】冷痰饮，胸膈气满，吐逆，不思饮食。

【功效】温中化痰，降气除满。

【药物及用量】半夏二两 干姜一两 丁香一两

【用法】上三味，捣细罗为散，不拘时，以生姜粥饮调下一钱。

◆**草豆蔻汤**《圣济总录》

【主治】干呕，和胃下气。

【功效】利气启膈。

【药物及用量】草豆蔻（去皮） 藿香（用叶）各半两 丁香一分 白术半两 肉桂（去粗皮）一分 枳壳（去瓤，麸炒） 陈橘皮（汤浸，去白，焙） 山萸肉各半两

【用法】上八味，粗捣筛，每服三钱匕，水一盏，枣二枚，擘，粟米少许，同煎至六分，去滓，食前温服。

◆**草果饮**《太平惠民和剂局方》

【主治】疟疾。

【功效】暖肠胃，助消化。

【药物及用量】草果仁 白芷 紫苏 高良姜（川芎） 青橘皮（去白炒） 甘草（炙）各等量

【用法】㕮咀，每服四钱，加生姜三片，清水煎，热服。

◆**草果饮**（汤氏方）

【主治】疟疾。寒多热少，手足厥冷，遍身浮肿，肚腹疼痛。

【功效】温中，健胃，利湿。

【药物及用量】草果 厚朴（姜制） 青皮 藿香 甘草（炙） 丁香皮 神曲 高良姜 半夏曲各等量

【用法】㕮咀，加生姜、大枣，清水煎，空腹时服。

◆**草果饮**《医学纲目》

【主治】妊娠脏气本虚，肝胃少弱，脏腑虚滑，腹脐疼痛。

【功效】健胃化积。

【药物及用量】肉豆蔻一个（面裹煨） 川厚朴二两（姜制）

【用法】㕮咀，每服三钱，加生姜三片，清水煎服。

◆**草果饮**《永类钤方》

【主治】寒热盗汗，不思饮食，面黄腹急。

【功效】消食定惊。

【药物及用量】草果一两 厚朴三两 甘草半两 枣子半两 生姜四两（不去皮，同杵，淹一宿）

【用法】上五味，㕮咀，三岁一钱，水半盏煎。一方治五疟，夜明砂为末，冷水调下半钱效。

◆**草果散**《妇人大全良方》

【主治】妊娠脏气本虚，宿夹风冷，脾胃久弱，脏腑虚滑，脐腹疠痛，日夜无度。

【功效】温胃降气。

【药物及用量】厚朴（去粗皮，姜汁浸炒黄）二两 肉豆蔻一个（面煨） 草豆蔻一个（煨）

【用法】上三味，㕮咀，每服三钱，水一盏，姜三片，煎至七分，去滓，热服。

◆**草果饮子**《妇人大全良方》

【主治】妇人产后疟疾，寒热相半者，或多热者。

【功效】除湿散寒截疟。

【药物及用量】半夏（炮） 赤茯苓 甘草（炙） 草果（炮，去皮） 川芎 陈皮 白芷各二钱 青皮（去白） 良姜 紫苏各一钱 干葛四钱

【用法】上一十一味，㕮咀，每服三钱重，水一大盏，姜三片，枣二个，同煎至七分，去滓，当日发清早连进三服，无有不安。

◆**草果饮子**《经效方》

【主治】产后疟疾，寒热相半，或热多者。

【功效】健胃消痰，和脾顺气。

【药物及用量】草果（炮去皮） 半夏（汤泡） 赤茯苓 甘草（炙） 川芎 陈皮 白芷各二钱 青皮（去白） 高良姜 紫苏各二钱五分 干葛四钱

【用法】㕮咀，每服三钱，清水一大盏，加生姜三片，大枣二枚，煎至七分去滓。当发日侵晨服，连进三服，无有不效。

◆**草乌散**《世医得效方》

【主治】跌打损伤，骨节出臼。

【功效】祛风行滞，和血理伤，散寒止痛。

【药物及用量】草乌 舶上茴香 坐拿草各二钱五分 猪牙皂角 木鳖子 紫荆皮 白芷 半夏 乌药 当归 川芎 川乌各一两二钱五分 木香一钱（一方无坐拿草）

【用法】共研细末，每服一二钱，好红酒调下，然后用刀割开，或剪去骨峰，以手整顿骨节归原，用夹夹定，然后医治，如箭镞入骨不出，亦用此药。麻后钳出，或凿开取出，然后取盐汤，或盐水服之立醒。

◆**草龙胆散**《活幼心书》

【主治】暴赤火眼，肿痛多泪。

【功效】疏肝胆，化风热，祛风明目。

【药物及用量】草龙胆 木贼（去节） 荆芥 菊花 防风（去芦） 草决明（半生半炒） 甘草各五钱

【用法】锉散，每服二钱，清水一盏，煎至七分。不拘时温服，痛甚加羌活、乳香。

◆**草灵丹**《遵生八笺》

【主治】老人阳气偏虚，便溺不禁。

【功效】益寿，延年，添精，补髓，乌须发，固齿牙，强筋骨，壮气血。

【药物及用量】川椒（去子炒出汗）　茅山苍术（酒浸焙干，一作米泔浸刮去皮，饭锅上酒蒸透）各四两　茴香（脏水炒）　白茯苓（去皮，炒）各二两　川乌（去皮、脐）　甘草（炙）各一两　熟地黄（酒浸）　山药各三两

【炮制】共研细末，炼蜜为丸，如梧桐子大。

【用法】每服三十丸至四十七丸，空腹时温酒送下，服后以干食物压之。忌食黑羊肉鹁鸽桃李。

◆**草灵丹**《集验良方》

【主治】鼻中时流黄色浊涕。

【功效】通窍散肿，化涎解毒。

【药物及用量】鲜鹅不食草不拘多少

【用法】塞于患处。

◆**草还丹**甲《神巧万全方》

【主治】泄泻无度，渐成休息痢，脏腑久冷。

【功效】温中止泻。

【药物及用量】干姜一斤　甘草四两　草豆蔻　连皮大腹各五个

【用法】上四味，用水，于铛内慢火煮一伏时，水尽添水，煮切开，看姜内无白，即住，候煮干，白姜薄切，焙干，次入大附子二两（炮）白槟榔二两，次用酒酵子一升，焙干为末，和匀，以稠粟米粥为丸，如梧桐子大，每服二十丸，米饮下，一日三服。

◆**草还丹**乙《神巧万全方》

【主治】诸痢脱肛。

【功效】涩肠固脱。

【药物及用量】龙骨　艾叶（微炒）　黄连各二两　鳖头骨二个（醋炙）　阿胶三分（麸炒，焦）

【用法】上五味，杵为末，食前，以粥饮调下二钱。

◆**草粉散**《太平圣惠方》

【主治】妇人久积食癥，腹中结块，面身浮肿。

【功效】消食散结。

【药物及用量】雄雀粪半两（微炒，细研）　腻粉半两

【用法】上二味，以溲面一鸡子大相和，擀做饼子，煿熟候干，捣细罗为散，每服一钱，五更初以温酒调服，以利下恶物为效。

◆**草粉丸子**《太平圣惠方》

【主治】妇人积聚气久不散，心腹疼痛。

【功效】活血散结止痛。

【药物及用量】飞天白六两（雄雀粪是，冬月者佳，炒令极热，为末）　麝香半分（细研）　巴豆五分（去皮心，纸裹压去油）

【用法】上三味，都研令匀，以糯米饭和丸，如梧桐子大，每服空心，以生姜汤下二丸。

◆**追疔夺命丹**《赤水玄珠》

【主治】疔疮。

【功效】祛风，行滞，解毒。

【药物及用量】羌活　甘草节　蝉蜕　川黄连　独活　北细辛　青皮　金银花　防风　泽兰叶　白僵蚕　金线重楼　赤芍各等量（一方无金线重楼，有鸡脚、黄连、河车，一方无甘草节、独活、金银花、赤芍，有藕节）

【用法】㕮咀，每服五钱，加金银花一两，生姜十片，同药擂烂，酒煎热服，不饮酒者水煎服亦可，汗出为度，病退减之，后再加大黄二钱，煎热服，取利一二次，以去余毒。如有脓，加何首乌、白芷；要通利，加青木香、大黄、牵牛、栀子；肿在脚者，加木瓜；若心烦呕吐，用甘草节、绿豆粉各等量，酸浆水调下二钱；如呕逆恶心，用乳香、绿豆粉各等量，甘草汤调下二钱。

◆**追命散**《续本事方》

【主治】大风。

【功效】泻滞，取虫。

【药物及用量】锦纹大黄六两　皂角刺一两五钱　川郁金一两八钱（炒）

【用法】研为细末，每服三钱，用好真小油入无灰酒调药末，量虚实加减服之，取下虫，多年者色黑，日近者色赤，隔二三日再服，直候无虫方瘥，即止其药。后只服平常风药及诸补药，下药切不可许病人知，恐虫藏匿，则病难愈。六十日内戒绝荤腥房事，屏除瞋忿杂念，心意空虚，外邪不犯，自可有效（一方共研细末，每服五六钱，加大风子油一钱五分，朴硝一钱五分，空腹时温酒调下，直待长时，又如前调药，加熟蜜少许服之，以蜜解口，切不可卧，良久痛泻数次不满，以稀粥补之。如第一日服消风散，第二日即服此药，第三日服磨风丸，周而复始，又如此服之。瘦弱者十日内只用一服，老弱者勿服）。

◆**追毒丸**《证治准绳》

【主治】疔疮，发背。

【功效】杀虫解毒。

【药物及用量】蛤蟆粪二分　麻虫　雄黄　黄丹各一分

【炮制】研为末，滴水和丸，如米大。

【用法】每用一丸，将疮拨开头，入药在内，外贴膏药。

◆**追毒丸**《丹溪心法》

【主治】疔疮。

【功效】祛毒，泻积。

【药物及用量】海浮石（烧赤醋淬七次）五分　乳香　没药各一钱　巴豆四十九粒　川乌一两

【炮制】研为末，醋糊和丸，如梧桐子大。

【用法】若患二三日服十丸，五六日服十四丸，随病上下服，先饮冷酒半盏或一盏，又用冷酒送下，大便不动再用三丸，如疔头抓破，用头垢敷之，后服此药。

◆**追毒丸**《疡医大全》

【主治】一切痈疽。

【功效】劫毒，行滞，祛积，活血消肿。

【药物及用量】青竹蛇　防风　穿山甲（炮）　羌活　猪牙皂荚各三钱　全蝎二对　当门子　蟾酥各三分　瓜儿血竭　乳香（去油）　孩儿茶　没药（去油）　明雄黄　白砒（肉制）　大朱砂　茜草　雷公藤各五分　甘草　当归尾各八分　蜈蚣三条　金银花五钱

【用法】共研极细末，凡一切痈疽大毒，大人每服三分至五分，小儿一分至二三分，无灰酒调下，令醉自消。

◆**追毒丸**《疡医大全》

【主治】痔漏通肠，粪从孔出。

【功效】解热毒，杀虫滞。

【药物及用量】胡黄连（切片姜汁拌炒）　猬皮（炙切片，再炒黄色）各一两　麝香三分

【用法】共研细末，软饭为丸，如麻子大。每服一钱，食前温酒送下，服后脓水反多，此药力到也，莫惧，后服闭管丸。

◆**追毒丹**《外科集验方》

【主治】痈疽，疔疮，附骨疽，漏疮。

【功效】追毒，排脓，去死肌，生新肉。

【药物及用量】蟾酥（干者酒化）　硇砂　白丁香（如无以巴豆代之）　轻粉各一钱　雄黄二钱　蜈蚣（酒浸炙干）一条　巴豆（去壳皮心，不去油，研如粉）七粒（一方有黄丹二钱，无蟾酥、硇砂）

【炮制】研为细末和匀，白面三钱，滴水和丸，如丸不成，用酒打面糊为丸，如麦粒大，两头尖，朱砂为衣。

【用法】每用一丸，以针刺破疮口，纳药其中，覆以乳香膏及生肌药，迸出脓血毒物。小者用一粒，大者加之，病轻者以手指甲爬动于疮顶上，后敷此药，外贴水沉膏，其疮即时红肿。如黑陷者用针刀开疮，乃纳此丹使溃。

◆**追毒乌金散**《普济方》

【主治】疮口恶肉，溃流脓血。

【功效】消恶肉。

【药物及用量】巴豆五钱　寒食面一两

【炮制】研为细末，水和面做饼，将巴豆包定，勿令透气，文武火烧成深黑色，研为细末。

【用法】量疮贴之，或用胆汁和成锭，新水磨扫五七次尤妙。

◆**追毒神异汤**《古今医统大全》

【主治】瘰疬热盛，脉有力者。

【功效】和血泻毒。

【药物及用量】辰砂　血竭各一钱　麝香一字　大黄　甘草节各五钱

【用法】除大黄、甘草㕮咀外，余研为细末和匀，河水一盅，煎至二盅，临卧时以化气调经汤调下。

◆**追毒散**《戍子玉方》

【主治】恶疮脓水不快。

【功效】祛风劫毒。

【药物及用量】全蝎五钱　五灵脂　川乌头（炮）　炮姜各一两

【用法】共研细末，每用少许，掺疮口，深者纸撚蘸药纴之，外贴膏药。恶证重证以蒸饼浸透，和作长细条子，纳入疮口，名追毒锭。

◆**追毒饼**《世医得效方》

【主治】诸般恶疮，针口闭合生脓，胀痛难忍。

【功效】蚀恶肉，杀虫毒。

【药物及用量】信石五分　雄黄　雌黄　大朱砂各一钱　轻粉少许

【炮制】研为细末，糯米糊丸，如麦粒大。

【用法】每用一丸，放入疮中，外以膏药贴之。

◆**追风丸**《瑞竹堂经验方》

【主治】白癜风。

【功效】祛风杀虫。

【药物及用量】何首乌　苦参　苍术　荆芥穗各四两

【炮制】共为末，用皂角二斤（去皮弦、子），水煎膏，和药末为丸，如梧桐子大。

【用法】每服三五十片，空腹时温酒或茶汤送下。

◆**追风丸**《太平圣惠方》

【主治】破伤风，筋脉拘急，腰背强直，牙关急硬。

【功效】祛风化痰，通络。

【药物及用量】雀瓮内虫七枚　桑螵蛸七枚　干蝎尾一分　半夏一分　芦荟一分　天南星一分　川乌头一分（去皮、脐）　大蜘蛛二枚（干者）　乌蛇肉一分

【用法】上九味，并生用，捣罗为末，以熟枣瓤和，丸如大豆大，每服以豆淋酒下五丸，更内一丸于疮口中，上用薄纸盖之，当追风出，如吹动纸为验也。

◆**追风如圣散**《医学统旨》

【主治】诸般风证，左瘫右痪，半身不遂，口眼㖞斜，腰腿疼痛，手足顽麻，语言謇涩，行步艰难，遍身疮癣，上攻头目，耳内蝉鸣，痰涎不利，皮肤瘙痒，偏正头痛，破伤风，蛇犬金刃所伤，血出不止。

【功效】祛风活络，散寒。

【药物及用量】川乌　草乌　苍术各四两　金钗石斛一两　川芎　白芷　细辛　当归　防风　麻黄　荆芥　何首乌　全蝎　天麻　藁本各五钱　甘草三两　人参三钱　两头尖二钱

【用法】研为细末，每服半钱匕，临卧时茶清或温酒调下（不许多饮酒），服后忌一切热物。

【用法】破伤风及蛇犬金刃伤用末敷之。

◆**追风祛痰丸**《摄生众妙》

【主治】风痰，潮涌喘急，暗风。

【功效】祛风痰，利络道。

【药物及用量】半夏末二两（一半用皂角汁浸作曲，一半用生姜汁浸作曲）　天南星三两（一半用白矾水浸一日夜，一半用皂角水浸一日夜）　防风　天麻　僵蚕　白附子（煨，皂角同炒）各一两　全蝎　木香　枯白矾各五钱

【炮制】共研细末姜汁糊为丸，如梧桐子大，朱砂为衣。

【用法】每服七八十丸，姜汤送下。

◆**追风散**《太平惠民和剂局方》

【主治】偏正头疼，肝脏久虚，血气衰弱，或风毒上攻，头痛，头晕目眩，心怯烦热，百节酸疼，脑昏目痛，鼻塞声重，项背拘急，皮肤瘙痒，面上游风，状若虫行及一切头风，妇人血风攻注，头目昏痛等证。

【功效】消风，化痰，清头目，利咽膈，散寒通络。

【药物及用量】川乌头（炮去皮尖脐）　防风（去芦）　石膏（煅）　川芎　甘草（炙）　荆芥穗　白僵蚕（炒去丝）各一两　天南星（炮）　羌活　天麻　地龙　白附子（炮）　全蝎（去尾针）　白芷各五钱　草乌头（炮去皮类脐）　没药（另研）　乳香（另研）　雄黄（另研）各二钱五分

【用法】研为细末，每服五分，入好茶少许同调，食后及临卧时服。

◆**追风散**《世医得效方》

【主治】咽喉肿痛。

【功效】消风热，消肿止痛。

【药物及用量】黄丹　朴硝　猪牙皂角（煅）　砂仁壳（煅灰）各五钱

【用法】研为细末，每用少许，以鹅毛蘸敷舌上下及肿处，后以温水灌漱，如咽喉间毒已破，疮口痛者，用猪脑髓蒸熟，淡姜醋蘸食下。

◆**追风散**《奇效良方》

【主治】小儿感冒发热，手足拘挛。

【功效】祛风泻热，扶正祛邪。

【药物及用量】人参　茯苓　防风　川芎　柴胡　羌活　枳壳　桔梗　甘草各等量

【用法】研为末，每服二钱，清水一盅，加生姜三片，煎至五分，不拘时服。

◆**追风散**《普济方》

【主治】耳聋闭塞不通。

【功效】祛风，散肿，化痰。

【药物及用量】藜芦　雄黄　川芎　石菖蒲　全蝎　白芷　藿香　鹅不食草（如无，用片脑少许）　薄荷　苦丁香各等量　麝香少许

【用法】研为细末，每用少许，吹入鼻中。

◆**追风散**《喉证全科紫珍集》

【主治】喉风紧急，牙关不开，舌硬难转者。

【功效】温通，行滞，祛风。

【药物及用量】淮乌　川乌　牛膝　麝香　草乌　良姜　细辛

【用法】共为细末，吹患处。

◆**追风散**《太平圣惠方》

【主治】破伤风。

【功效】祛风化痰，通络封疮。

【药物及用量】天雄半两（去皮、脐）　桂心半两　半夏半两　川乌头半两（去皮、脐）　天南星半两　密陀僧半两

【用法】上六味，生用，捣细罗为散，每取三钱，封疮口，其中如风雨声便瘥。

◆**追风独活散**《世医得效方》

【主治】气虚感风，或惊恐相乘，肝胆受邪，使上气不守正位，致头招摇，手足颤掉，渐成目昏。

【功效】祛风活血，清热。

【药物及用量】独活　正地骨皮　北细辛　大川芎　菊花　防风（去义）　甘草各等量

【用法】上七味，锉散，每服三钱，水一盏半，煎取六分清汁，入少竹沥再煎，食后服。

◆**追风毒锉散**《直指小儿方》

【主治】中风内外皆热。

【功效】祛风通腑泻热。

【药物及用量】大黄一分　槟榔　桑白皮各半两（炒）　羌活一两　防风半两　郁李仁一分（炒）

【用法】上六味锉散，每服一钱，黑豆三十粒，同煎，乳食后服。

◆**追风应痛丸**《太平惠民和剂局方》

【主治】一切风疾，左瘫右痪，半身不遂，口眼㖞斜，牙关紧急，语言謇涩，筋脉挛急，百骨节痛，上攻下疰，游走不定，腰腿沉重，耳鸣重听，脚膝缓弱，不得屈伸，步履艰难，遍身麻痹，皮肤顽厚。又

治妇人血风攻疰，身体疼痛，面浮肌瘦，口苦舌干，头旋目眩，昏困多睡，或皮肤瘙痒，瘾疹生疮，暗风夹脑，偏正头疼。

【功效】祛风化痰，活血通络。

【药物及用量】五灵脂（酒浸，淘去砂石，晒干）五两半　川乌（炮，去皮、脐）　何首乌各六两　威灵仙　狗脊（去皮）各四两　乳香（研）一两

【用法】上六味，为细末，酒糊为丸，每服十五丸加至二十丸，麝香温酒吞下，只温酒亦得，食稍空服。常服轻身体，壮筋骨，通经活络，除湿去风，孕妇不可服。

◆**追气丸**《灵苑方》

【主治】妇人血刺，小腹疼痛。

【功效】散滞风。

【药物及用量】芸薹子（微炒）　桂心各一两　高良姜五钱

【炮制】研为细末，醋煮米糊和丸，如梧桐子大。

【用法】每服五丸，不拘时淡醋汤送下。

◆**追气丸**《妇人大全良方》

【主治】妇人血刺小腹，疼痛不可忍。

【功效】温中活血止痛。

【药物及用量】芸薹子（微炒）　桂心各一两　良姜半两

【用法】上三味为细末，醋糊丸如梧桐子大，每服五丸，不拘时，淡醋汤下。常服补血虚，破气块，甚有效。

◆**追魂散**《吉氏家传方》

【主治】瓜果积。

【功效】消积滞。

【药物及用量】白丁香　轻粉　官桂（去粗皮）各三钱

【用法】研为末，每服五分，临睡时冷水调下，来日取下所伤物，用异功散煎紫苏、冬瓜汤调三服，以和其气。

◆**追脓锭子**《医垒元戎》

【主治】阴头疮，脓内溃不出。

【功效】追脓。

【药物及用量】雄黄二钱　巴豆一钱五分　轻粉一字

【用法】共研细末，每用少许，敷于患处。

◆**追虫丸**《证治准绳》

【主治】一切虫积。

【功效】杀虫下积。

【药物及用量】黑牵牛子末　槟榔各八两　雷丸（醋炙）　南木香各二两

【炮制】研为末，用茵陈二两，大皂角、苦楝皮各一两，煎浓汁，法水为丸，如绿豆大。

【用法】大人每服四钱，小儿三钱，或二钱，或一钱五分，五更时砂糖汤送下，待追去恶毒虫积二三次，方可以粥补之。

◆**追虫丸**《竹林女科》

【主治】妇人经来下白虫，形似鸡肠，满腹疼痛。

【功效】杀虫下积。

【药物及用量】续随子　槟榔　牵牛　大戟各五分　麝香三分　大黄　芫花各一钱

【炮制】共研细末，米糊为丸，如梧桐子大。

【用法】每服十丸，温酒送下。

◆**追虫取积丸**《周佐溪方》

【主治】一切虫积。

【功效】杀虫攻积。

【药物及用量】芜荑　雷丸　锡灰　使君子肉　槟榔　牵牛子头末　大黄　鹤虱　木香各等量

【炮制】共研细末，炼蜜为丸，如麻子大。

【用法】每服二三十丸，茶清送下。

◆**退火丹**《赤水玄珠》

【主治】痘初出时，大热不退及稠密成片者。

【功效】解热毒。

【药物及用量】六一散加雄黄　缠豆藤各三钱（研为细末）　紫草　木通　蝉蜕　地骨皮　红花　牛蒡子片　羌活　黄芩　灯心草各等量

【用法】煎汤候冷调下，能减标稀痘，极良。

◆**退火回生散**《痘疹心法》

【主治】痘因血热，枯涩发渴，痘中狂妄。

【功效】散热行滞。

【药物及用量】滑石 辰砂各一钱 冰片三厘

【用法】研为细末，每服一分，冷水调下，睡少时必转红活。

◆**退血散**《证治准绳》

【主治】眼赤如胭脂。

【功效】清肝胆，解血热。

【药物及用量】当归 赤芍 木贼 细辛 龙胆草各等量

【用法】㕮咀，清水煎，先乘热薰眼，后温服之。

◆**退赤丸**《证治准绳》

【主治】目赤。

【功效】疏肝清热，明目。

【药物及用量】生地黄 草决明 黄芩 当归 白术 木通 连翘 甘草各等量

【炮制】研为细末，炼蜜和丸，如梧桐子大。

【用法】每服四十丸，淡竹叶煎汤送下。

◆**退赤散**《银海精微》

【主治】眼睑停瘀血者。

【功效】泻火，凉血，解毒。

【药物及用量】大黄 黄芩 黄连 白芷 赤芍 当归 山栀子各等量

【用法】锉为散，加桑白皮，清水煎，食后服。

◆**退赤散**《证治准绳》

【主治】目赤。

【功效】凉血解毒。

【药物及用量】山栀子一两 当归（酒浸）五钱 大黄（煨） 甘草（炙）各二钱

【用法】㕮咀，每服三钱，清水一盏半，煎至七分，去滓温服。

◆**退赤散**《审视瑶函》

【主治】白睛微红。

【功效】清肺胃，化热邪，活血解毒。

【药物及用量】桑白皮（蜜制） 甘草 牡丹皮（酒洗） 黄芩（酒炒） 天花粉 桔梗 赤芍 当归尾 瓜蒌仁（去壳油为霜）各等量

【用法】研为细末，每服二钱，麦门冬（去心）煎汤调下。

◆**退毒散**甲《仁斋直指方》

【主治】便毒肿结。

【功效】消肿宣壅。

【药物及用量】穿山甲（蘸醋炙焦）五钱 木猪苓（醋微炙）三钱

【用法】研为末，每服二钱，食前老酒调下，外用醋煮肥皂研膏敷之。

◆**退毒散**乙《仁斋直指方》

【主治】痈肿。

【功效】消痈劫毒，化痰消痈。

【药物及用量】木鳖子（去油） 天南星 生半夏 赤小豆 白芷 草乌（连皮尖）各等量

【用法】研为细末，硬则法醋调敷，热焮则蜜水调敷。

◆**退阴散**《王氏博济方》

【主治】阴毒伤寒，手足逆冷，头痛腰重，脉象沉细。

【功效】通阳祛寒。

【药物及用量】干姜 川乌头各等量

【用法】研为粗末，炒令黄色，候冷捣为末，每服一钱，清水一盏，加盐一捻，煎至半盏，去滓温服，连进三剂可愈。若小伤冷，每服一字，入正元散内同煎，加盐少许服之。

◆**退肿膏**《证治准绳》

【主治】头脑刮伤及一切破伤肿痛。

【功效】解毒止痛。

【药物及用量】白芙蓉叶 地薄荷 耳草叶 泽兰叶 金桐叶 赤牛膝 大黄（另研末）各等量

【用法】捣烂，敷贴伤处，中间留孔出气，用泽兰叶荡转贴住。冬月用芭蕉叶，一日一换，用茶洗伤处。若伤处浮肿，用小青叶捣敷，后用尻池叶、地薄荷捣敷。若痛不住，用葛叶、毛藤叶、枫叶尾捣敷。

◆**退管丸**《仙拈集》

【主治】痔漏。

【功效】劫毒，化湿，杀虫。

【药物及用量】当归（酒洗） 露蜂房

(用槐树上者微炒)　川黄连(酒炒)　象牙各五钱　槐花(微炒)　川芎(炒)　乳香(包在新鲜箬叶内，去油净)各三钱

【炮制】共研细末，黄蜡二两，熔化为丸，如梧桐子大。

【用法】每服三十丸，空腹时漏芦、炉甘石煎汤送下，其管退出，用剪剪去，亦有化为脓血出者。忌房事豆腐火酒，虽愈仍忌四十九日。

◆**退管丸**《疡科遗编方》

【主治】疮中生管，一切痈疽。

【功效】收敛，解毒，退管。

【药物及用量】油角灯三钱　辰砂(水飞另研)　人指甲(麸皮拌炒)　象牙末各一钱　蝉蜕(炒)一钱五分　乳香(制)　没药(制)　枯矾各八分

【炮制】各研细末和匀，用黄蜡三钱，熔化入药搅匀，乘热作丸，如绿豆大。

【用法】每服十丸，逐日渐加一丸，加至十六丸以后，不必再加，温酒送下。患上身者加川芎六分，患下身者加牛膝六分，远年服一料痊愈，近年半料收功，虽患至二十年者亦效，忌食葱与有管之物百日，并戒房事。

◆**退热清气汤**《医学入门》

【主治】气逆，身热，中脘痞满。

【功效】顺气行滞，止痛。

【药物及用量】柴胡　陈皮　赤茯苓各一钱　半夏　枳壳各八分　川芎　缩砂仁各五分　香附(童便制)七分　木香　甘草(炙)各三分

【用法】加生姜三片，清水煎服。

◆**退热散**《审视瑶函》

【主治】赤丝虬脉。

【功效】疏肝，凉血，散热。

【药物及用量】赤芍　川黄连(炒)　木通　生地黄　栀子仁(炒)　当归尾　牡丹皮　黄柏(盐水炒)　黄芩(酒炒)　甘草梢各等量

【用法】研为末，每服五钱，清水二杯，煎至八分，去滓热服。

◆**退热汤**(李东垣方)

【主治】表中虚热，或遇夜则甚。

【功效】清虚热，理肺胃。

【药物及用量】黄芪一钱　柴胡七分　生甘草　黄连(酒制)　黄芩　赤芍　地骨皮　生地黄　苍术各五分　当归身　升麻各三分

【用法】㕮咀，清水二盏，煎至一盏去滓，食远温服。

◆**退热汤**《圣济总录》

【主治】妊娠虚烦懊侬。

【功效】养阴除烦。

【药物及用量】人参　甘草(炙)　黄芩(去黑心)各二两　当归(切，焙)　芍药　栀子仁　防风(去杈)　柴胡(去苗)各一两

【用法】上八味，粗捣筛，每服五钱匕，水一盏，煎取七分，去滓，温服，食后服。

◆**退翳丸**《证治准绳》

【主治】一切目生翳膜。

【功效】泻热消翳，明目。

【药物及用量】蝉蜕　白菊花　夜明砂　车前子　连翘各五钱　黄连一两　蛇蜕一条(炒)

【炮制】研为末，米泔煮猪肝和丸，如梧桐子大。

【用法】每服三十丸，薄荷汤送下。

◆**退翳丸**《秘传眼科龙木论》

【主治】小儿眼疳外障。

【功效】疏肝解热，明目。

【药物及用量】黑参　防风各一两　细辛　石决明　车前子各五钱　桔梗　黄芩各一两五钱

【炮制】共研细末，炼蜜为丸，如梧桐子大。

【用法】每服十丸，空腹时茶清送下。

◆**退翳散**《是斋百一选方》

【主治】目生翳障，或疮疹后余毒不散。

【功效】软坚消翳，清热。

【药物及用量】蛤粉（另研） 谷精草（生，研为末）各一两

【用法】研匀，每服二钱，用猪肝（如三指大）一片，批开，掺药在上，卷定再用麻线扎之，浓米泔一碗，煮肝熟为度，取出放冷，食后临睡细嚼，后用原煮米焙送下，忌一切毒物。

◆**退阴如圣散**《医林方》

【主治】水痢，脉微而迟。

【功效】温中止泻。

【药物及用量】白芍二两 陈皮一钱 干姜半钱 良姜半钱

【用法】上四味，为细末，每服三钱，白汤调下，食前服。

◆**送子丹**《傅青主女科》

【主治】血虚难产。

【功效】补气血，易产。

【药物及用量】生黄芪 当归（酒洗） 麦门冬（去心）各一两 熟地黄五钱 川芎三钱

【用法】清水煎，服二剂即生，且无横生倒产之患。

◆**送胞汤**《傅青主女科》

【主治】产妇血少干枯，胞衣不下，心烦意躁，时欲昏晕。

【功效】活血行滞，下胎。

【药物及用量】当归二两（酒洗） 川芎五钱 益母草 乳香（不去油） 没药（不去油）各一两 荆芥穗（炒黑）三钱 麝香五厘（研另冲）

【用法】清水煎服，立下。

◆**骨碎补丸**《太平惠民和剂局方》

【主治】肝肾风虚，上攻下注，筋脉拘挛，骨节疼痛，头面浮肿，手臂少力，腰背强痛，脚膝缓弱，屈伸不利，行履艰难。

【功效】祛风坚骨，活血荣筋。

【药物及用量】骨碎补（去毛炒） 荆芥穗 白附子（炮） 牛膝（酒浸焙干） 肉苁蓉（酒浸一宿，切片焙） 威灵仙（去苗） 缩砂仁各五钱 地龙（水土微炒） 没药各二钱五分 自然铜（醋淬九次） 草乌头（炮去皮、脐） 半夏（汤洗七次）各五钱

【炮制】共研细末，酒煮面糊为丸，如梧桐子大。

【用法】每服五丸至七丸，温酒送下，妇人醋汤或当归酒下，妊娠忌服。

◆**骨碎补丸**《圣济总录》

【主治】风毒走疰疼痛。

【功效】通利气血，和伤止痛。

【药物及用量】骨碎补一两五钱 威灵仙草，乌头（炒）各一两 天南星（姜制） 木鳖子（去壳） 枫香脂（另研） 自然铜（醋淬） 地龙（去土炒）各一两 没药 乳香（俱另研）各五钱

【炮制】共研为细末，和令匀，醋煮面糊为丸，如梧桐子大。

【用法】每服五丸，加至十丸，不拘时温酒送下，每日二次。

◆**骨碎补丸**《证治准绳》

【主治】痔漏。

【功效】祛风化湿，养血清热，收敛杀虫，补肾。

【药物及用量】骨碎补 补骨脂 熟地黄 当归 菟丝子 川续断 石楠叶 金石斛 牛膝 杜仲 萆薢 附子 白芍 沙参 羌活 防风 独活 黄芪 天麻各等量

【炮制】共研细末，炼蜜为丸，如梧桐子大。

【用法】每服三钱，空腹时盐汤送下，与大偻方间服。

◆**骨碎补丸**《太平惠民和剂局方》

【主治】肝肾风虚，上攻下疰，筋脉拘挛，骨节疼痛，头面浮肿，手臂少力，腰背强痛，脚膝缓弱，屈伸不利，行履艰难。

【功效】强腰健骨，祛风止痛。

【药物及用量】骨碎补（刮去毛，炒） 自然铜（醋淬九次） 草乌头（炮，去皮、脐） 威灵仙（去苗） 缩砂仁 半夏（洗七次）各半两 牛膝（酒浸一宿，焙干） 肉苁蓉（酒浸一宿，切，焙） 白附子（炮） 荆芥穗各一两（一本各半两地龙去土，微炒） 没药各二钱半

【用法】上一十一味，为细末，酒煮面糊丸，如梧桐子大，每服五七丸，温酒下，妇人醋汤或当归酒下，不拘时，孕妇不宜服。

◆**骨碎补散**《太平圣惠方》

【主治】妇人血风气攻，脚腰疼痛，腹胁拘急。

【功效】祛风化湿，活血通滞。

【药物及用量】骨碎补（炒） 萆薢（酒浸） 桃仁（麸炒） 海桐皮 当归（去芦） 桂心 槟榔各四两 枳实五钱（去瓤麸炒） 赤芍 附子（炮去皮、脐） 川芎各七钱五分

【用法】㕮咀，每服五钱，清水一大盏半，加生姜半分，煎至一大盏，去滓温服。

◆**骨碎补散**《拔粹方》

【主治】妇人血风，气攻腰脚疼痛，腹胁拘急，肢节不持。

【功效】补肾温经，祛湿止痛。

【药物及用量】骨碎补（炒） 萆薢 牛膝 桃仁 海桐皮 当归 桂心 槟榔各一两 赤芍 附子 川芎各七钱半 枳壳半两

【用法】上一十二味为粗末，每服三钱，水一大盏，姜三片，枣一个，煎去滓，食前热服。

◆**骨填煎**《千金方》

【主治】虚劳渴。

【功效】补肾养阴止渴。

【药物及用量】茯苓 菟丝子 当归 山茱萸 牛膝 五味子 附子 巴戟天 石膏 麦门冬三两 石韦 人参 肉苁蓉（外台作远志） 桂心各四两 大豆卷一升 天门冬五两

【用法】上一十六味为末，次取生地黄、瓜蒌根各十斤，捣绞取汁，于微火上煎减半，便作数分内药，并下白蜜二斤，牛髓一斤，微火煎令如糜，食如鸡子黄大，日三服，亦可饮服之。

◆**鬼哭散**《茅先生方》

【主治】小儿脾寒疟疾。

【功效】涤痰清热。

【药物及用量】常山 大腹皮 白茯苓 鳖甲（醋炙） 甘草（炙）各等量

【用法】除甘草、鳖甲外，余均不得见火，加桃枝、柳枝各七寸，清水煎，临发时服，略吐涎不满，或只用常山、白茯苓、甘草亦效。

◆**鬼箭散**甲《太平圣惠方》

【主治】妇人积聚气，心腹胀痛，经络滞涩，四肢疼闷，坐卧不安。

【功效】破血通经。

【药物及用量】鬼箭羽一两 琥珀一两 牛李子一两 穿山甲一两（涂醋炙令黄） 当归一两（锉碎，微炒） 桂心一两 川大黄一两（锉碎，微炒） 桃仁一两（汤浸，去皮尖、双仁，麸炒微黄）

【用法】上八味，捣细罗为散，每服二钱，以温酒调下，食前服。

◆**鬼箭散**乙《太平圣惠方》

【主治】妇人月水久不通，经数年，羸瘦食少，诸方不效。

【功效】破血通经。

【药物及用量】鬼箭羽半两 赤芍半两 川大黄半两（微炒） 桂心半两 鳖甲半两（涂醋炙令黄，去裙襕） 当归半两（锉，微炒） 牛膝半两（去苗） 土瓜根半两 水蛭一分（炒微黄） 琥珀一两（细研） 川朴硝一两 虎杖三分 桃仁三分（汤浸，去皮尖、双仁，麸炒微黄） 虻虫一分（炒微黄）

【用法】上一十四味，捣粗罗为散，每服三钱，以水一中盏，入生姜半分，煎至五分，去滓，每于食前温服。

◆**鬼箭散**丙《太平圣惠方》

【主治】妇人血游风，遍身瘙痒不止。

【功效】祛风止痒。

【药物及用量】鬼箭羽一两 白蒺藜一两（微炒，去刺） 桂心半两 麻黄一两（去根节） 赤箭三分 独活三分 芎䓖三分 薏苡仁三分 蛇床子半两 枳壳三分（麸炒微黄，去瓤） 甘草半两（炙微赤，锉）

【用法】上一十一味，捣筛为散，每服

三钱，以水一中盏，煎至六分，去滓，温服，不拘时。

◆**鬼箭羽散**甲《太平圣惠方》

【主治】产后血晕，闷绝欲死。

【功效】活血祛瘀。

【药物及用量】鬼箭羽一两半　当归一两（锉，微炒）　益母草一两

【用法】上三味，捣细罗为散，每服不拘时，以童子小便半盏，酒半盏相和，暖过，调下二钱。

◆**鬼箭羽散**乙《太平圣惠方》

【主治】小儿中恶，心坚强，猝痛欲困。

【功效】解毒，消积，辟毒。

【药物及用量】鬼箭羽三分　真珠末一分　羚羊角屑　桔梗（去芦头）　川朴硝各五厘　川升麻　赤芍　柴胡（去苗）各五分　黄芩六分　桃仁（二十枚，汤浸去皮尖、双仁，麸炒微黄，一作四十九枚）　川大黄（锉微炒）八分（一方有朱砂一分，鬼臼五厘，无真珠）

【用法】清水四升，煮一升二合，二岁儿分为四服，更量大小加减。

◆**鬼箭汤**《千金方》

【主治】妇人乳无汁。

【功效】通络下乳。

【药物及用量】鬼箭五两

【用法】上一味，以水六升，煮取四升，每服八合，日三服。亦可烧作灰，水服方寸匕，日三服。

◆**鬼箭丸**《太平圣惠方》

【主治】妇人月水不通，手足心热，腹满喘急，不欲睡卧，心神烦闷。

【功效】破血通经。

【药物及用量】鬼箭羽一两　川芒硝一两　柴胡一两（去苗）　水蛭一分（炒微黄）　虻虫一分（炒令微黄，去翅足）　川大黄三分（锉，微炒）　赤茯苓三分　干漆半两（捣碎，炒令烟出）　川椒一分（去目及闭口者，微炒去汗）　杏仁三分（汤浸，去皮尖、双仁，麸炒微黄）　桃仁三分（汤浸，去皮尖、双仁，麸炒微黄）　牡丹皮三分　甜葶苈一两（隔纸炒令紫色）

【用法】上一十三味，捣罗为末，炼蜜和捣二三百杵，丸如梧桐子大，每于食前服，以温酒下二十丸。

◆**将军铁箍膏**《德生堂方》

【主治】诸恶毒疮，红肿突起。

【功效】围毒，蚀疮。

【药物及用量】盐霜白梅　南星　大黄　苍耳根各一两　白及　白蔹　防风　川乌头各五钱　草乌头　雄黄各三钱

【用法】研为细末，先以苍耳根、霜梅捣烂，和余药调为膏，如干入醋调于疮四围，用药作铁箍涂上，止留疮高突处。如药干以鸡翎蘸水扫之，日换二三次。

◆**既济丸**《活人心统》

【主治】关格，脉沉细，手足厥冷。

【功效】通阳行滞，回阳救逆。

【药物及用量】附子一两（炮熟，童便浸）　人参三两　麝香少许

【炮制】共研细末，陈米饮糊为丸，如梧桐子大，麝香为衣。

【用法】每服七丸或十丸，加至三十丸，米饮或灯心汤送下。

◆**既济丸**《古今医鉴》

【主治】膀胱虚，小便不禁。

【功效】健肾固脬。

【药物及用量】菟丝子　益智子　肉苁蓉　茯苓　韭子（炒）　当归　熟地黄各五钱　牡蛎　黄柏（盐水炒）　知母（盐水炒）　山茱萸（酒制去核）各三钱　五味子一钱

【炮制】共研细末，神曲煮糊为丸，如梧桐子大。

【用法】每服一百丸，空腹时盐汤送下。

◆**既济丹**《卫生家宝方》

【主治】水火不济，白浊遗精，腰脚无力，日渐羸弱。

【功效】益肺肾，补阴阳。

【药物及用量】天门冬（去心，焙干）　桑螵蛸（蜜炙）　黄连（去须）　鸡肚胵（炒）　麦门冬（去心，焙）　海螵蛸

（蜜炙）　远志（去心）　牡蛎（煅）　龙骨（五色者）　泽泻各一两

【炮制】研为细末，炼蜜和丸，如梧桐子大，朱砂为衣。

【用法】每服三十丸，空腹时灯心或大枣煎汤送下，一日二三次。

◆**既济固真丹**《朱氏集验方》

【主治】水火不济，精神恍惚，头目错眩，阳痿阴湿，遗沥失精，脾胃虚怯，心肾不宁。

【功效】济水火，固精气。

【药物及用量】白茯苓　沉香　肉苁蓉（酒浸一宿，如无，以酥炙鹿茸代之）　北五味子　附子　龙骨各一两　川巴戟（去心）全当归（酒浸）　川椒（去目）各五钱　柏子仁（去壳炒）　酸枣仁（去壳炒）　金铃子（去核炒）　菟丝子（酒浸另研）　益智子　补骨脂（炒）各二两

【炮制】共研细末，酒煮米糊为丸，如梧桐子大，辰砂末三钱为衣。

【用法】每服五七十丸，空腹时盐酒送下。

◆**既济汤**《张氏医通》

【主治】上热下寒。

【功效】清上焦肺胃，温下焦元阳。

【药物及用量】竹叶石膏汤加熟附子三五分

【用法】与竹叶石膏汤同。

◆**既济汤**《沈氏尊生书》

【主治】霍乱虚烦不得眠。

【功效】滋阴液，温脾肾，清心除烦。

【药物及用量】麦门冬二钱　人参　竹叶　甘草　半夏　附子各一钱　生姜五片　粳米一百粒

【用法】清水煎服。

◆**既济解毒汤**《卫生宝鉴》

【主治】上热头目赤肿而痛，胸膈烦闷，不得安眠，半身以下皆寒，足膝尤甚，大便微闭。

【功效】解热毒。

【药物及用量】大黄（酒煨，大便利勿用）　黄连（酒炒）　黄芩（酒炒）　甘草（炙）　桔梗各二钱　柴胡　升麻　连翘　当归身各一钱

【用法】㕮咀，清水二盅，煎至一盅去滓，食后温服，忌酒湿面及生冷硬物。

◆**栀子丸**《小品方》

【主治】小儿热痢不止。

【功效】解热毒。

【药物及用量】栀子七枚　黄柏三分　黄连五分　矾石四分　大枣（炙黑）四枚

【炮制】研为细末，炼蜜和丸，如小豆大。

【用法】每服五丸，熟汤送下，日三夜二次，不知稍加至十丸。

◆**栀子大青汤**《类证活人书》

【主治】妊娠热病，发斑变黑。

【功效】清血热。

【药物及用量】栀子一钱　大青　杏仁各五分　黄芩　升麻各一钱

【用法】加葱白三茎，清水煎服。

◆**栀子大青汤**《无求子活人书》

【主治】妊妇发斑，变为黑色。

【功效】清热安胎。

【药物及用量】大青　杏仁（去皮尖）黄芩各一两半（《南阳活人书》各半两）升麻　栀子仁各二两

【用法】上五味，锉如麻豆大，每服抄五钱匕，以水一盏半，细切，葱白三寸，煎至一盏，去滓，温服。

◆**栀子大黄汤**《金匮要略》

【主治】酒瘅，心中懊侬，或热痛。

【功效】清湿热，除烦。

【药物及用量】栀子十四枚　大黄二两（一作一两）　枳实五枚　豉一升（一方有葛根）

【用法】清水六升，煮取二升，分温三服。

◆**栀子仁丸**《严氏济生方》

【主治】肺热鼻发赤瘰，酒渣鼻。

【功效】清火。

【药物及用量】栀子仁不拘多少

【炮制】研细末，黄蜡熔化为丸，如梧桐子大。

【用法】每服二十丸，食后茶清或温酒送下，忌食辛辣之物。

◆**栀子仁散**甲《太平圣惠方》

【主治】小儿热痢，腹痛，心烦口干，溺赤，不欲饮食。

【功效】解热毒，除烦。

【药物及用量】栀子仁　当归（锉微炒）各五钱　黄柏　地榆（微炙，锉）各三分

黄连一两（去须微炒）

【用法】捣细罗为散，每服五分，粥饮调下，每日三四次，量儿大小加减。

◆**栀子仁散**乙《太平圣惠方》

【主治】小儿小便不通，脐腹胀闷，心胸烦热。

【功效】清热邪，利小便。

【药物及用量】栀子仁五枚　茅根　冬葵根各五钱　甘草（炙）二钱

【用法】研为末，每服一钱，清水煎，空腹时服。

◆**栀子仁散**丙《太平圣惠方》

【主治】产后伤寒，烦热不解，大小便涩。

【功效】凉血除烦，利尿通便。

【药物及用量】栀子仁两半　犀角屑三分　赤芍三分　黄芩半两　柴胡一两（去苗）　川大黄一两半（锉碎，微炒）　甘草半两（炙微赤，锉）　木通一两（锉）

【用法】上八味，捣粗罗为散，每服四钱，以水一中盏，入生姜半分，煎至六分，去滓，温服，不拘时。

◆**栀子仁散**《张氏医通》

【主治】痘疹毒盛，色黑便秘。

【功效】解热毒。

【药物及用量】栀子仁（熬黑）一两　白鲜皮　赤芍　升麻各五钱　寒水石（如无，即以石盐代之）　甘草（炙）各三钱

【用法】为散，每服一二钱，清水煎，调紫草茸末半钱匕服，量儿大小加减。

◆**栀子仁汤**《类证活人书》

【主治】阳毒，壮热，百节疼痛。

【功效】解热毒，清心。

【药物及用量】栀子仁（酒炒，一作二两）　赤芍　大青　知母（一作一两五钱）各一两　升麻（一作八钱）　黄芩（酒炒）石膏各二两　柴胡一两五钱（一作一两）甘草五钱　杏仁（浸去皮，麸炒微黄，一作一两五钱）二两（一方有豆豉一两）

【用法】每服三钱，加生姜三片，清水煎服。

◆**栀子仁汤**《普济方》

【主治】时气头面赤肿。

【功效】解热毒，通便。

【药物及用量】栀子仁（炒）　郁金　枳壳（麸炒）　升麻　牛蒡子（研碎炒）大黄（炒）各等量（一方无牛蒡子、大黄）

【用法】研为细末，每服二三钱或五钱，蜜汤调下。

◆**栀子甘草豉汤**《伤寒论》

【主治】栀豉证之若少气者。

【功效】开膈清热。

【药物及用量】栀子十四枚（擘）　甘草（炙）二两　香豉四合（绵裹）

【用法】清水四升，先煮栀子、甘草，取二升五合，纳豉，煮取一升五合，去滓，分温二服，得吐者止后服。

◆**栀子生姜豉汤**《伤寒论》

【主治】栀豉证之若加呕者。

【功效】清膈热，和胃气。

【药物及用量】栀子十四枚（擘）　生姜五两　香豉四合（绵裹）

【用法】清水四升，先煮栀子、生姜，取二升五合（一作二升），纳豉，煮取一升五合，去滓，分温二服，即吐愈。

◆**栀子竹茹汤**《沈氏尊生书》

【主治】胃热干呕。

【功效】清热止呕。

【药物及用量】栀子三钱　竹茹一钱五分　陈皮二钱

【用法】清水煎，加姜汁冲服。

◆**栀子金花丸**（刘河间方）

【主治】上焦肺胃有热，烦躁作泻。

【功效】理肺胃，降火热。

【药物及用量】栀子（炒）　黄连

（煨）　黄柏各一两　黄芩五钱

【炮制】共研细末，水泛丸，如豆子大。

【用法】每服五丸，熟汤送下，日二三次，大便实，加锦纹大黄一两。

◆**栀子厚朴汤**《伤寒论》

【主治】伤寒下后，心烦腹满，卧起不安。

【功效】调肠胃，清邪热。

【药物及用量】栀子十四丸（擘）　厚朴四两（姜炙）　枳实四枚（炒黄，水浸去瓤，一作炙）

【用法】清水三升（一作三升五合），煮取一升五合，去滓分二服，温进一服，得吐者止后服。

◆**栀子干姜汤**《伤寒论》

【主治】伤寒，医以丸药大下之后，身热不去，微烦者。

【功效】清热，暖胃。

【药物及用量】栀子十四枚（擘）　干姜二两

【用法】清水三升五合，煮取一升五合，去滓分二服，温进一服，得吐者止后服。

◆**栀子清肝散**《保婴撮要》

【主治】小儿三焦及足少阳经虚，肝火风热上攻生疮，或发热，耳内作痒生疮，或出水疼痛，或脓水淋沥，或颈项胸乳胁间痛，或寒热往来，潮热不止，或自汗口苦，目唇搐动。

【功效】疏肝解肌，凉血清热。

【药物及用量】黑栀子　软柴胡　牡丹皮各一钱　白茯苓　川芎　白芍　全当归　牛蒡子（炒）各七分（一作各五分）　粉甘草（炙）五分（一方有炒白术五分）

【用法】为散，清水煎去滓，半饥时热服。若太阳头痛加羌活，小儿病母子同服。

◆**栀子清肝汤**《外科正宗》

【主治】少阳经热，肝火风热上攻，遂成发疽，痛连颈项。

【功效】疏肝解肌，凉血清热。

【药物及用量】生栀子（研）　川芎　当归　柴胡　白芍（酒炒）　牡丹皮　石膏（煅）　牛蒡子（炒研）各一钱　黄芩　黄连　生甘草各五分

【用法】清水二盅，煎至八分，食后服。

◆**栀子清肝汤**《沈氏尊生书》

【主治】聤耳。

【功效】清肝，退热，解毒。

【药物及用量】栀子　菖蒲　柴胡　当归　黄芩　黄连　牡丹皮　甘草　牛蒡子

【用法】先以生猪脂、地龙、百草霜（为末），和葱汁，捏如枣核大，绵包塞耳，数日，待转挑出后，将此药清水煎服。

◆**栀子豉汤**《伤寒论》《金匮要略》

【主治】虚烦懊侬。

【功效】开畅胸膈。

【药物及用量】栀子十四枚（擘）　香豉四合（绵裹）

【用法】清水四升，先煮栀子得二升五合，纳豉煮取一升五合，去滓，分为二服，温进一服，得吐者止后服。若少气者，加甘草二两；若呕者，加生姜三两；若下后，心烦腹痛，起卧不安者，去香豉，加厚朴四两，枳实四枚；若医以丸药下之，身热不去，心中结痛，去香豉，加干姜二两。

◆**栀子胜奇散**《原机启微》

【主治】攀睛并有眵泪，羞涩难开。

【功效】散风热，明眼目。

【药物及用量】栀子　蛇蜕　草决明　川芎　荆芥穗　白蒺藜（炒）　谷精草　菊花　防风　羌活　密蒙花　甘草（炙）　蔓荆子　木贼草　黄芩各等量

【用法】研为细末，每服二钱，食后、临睡热茶清调下。

◆**栀子散**《鸡峰普济方》

【主治】下疳疮。

【功效】清湿解毒。

【药物及用量】栀子一枚（去瓤，入明矾末，面糊封合口，火烧存性）

【用法】为末，干掺之。

◆**栀子散**《太平圣惠方》

【主治】霍乱，吐下后烦渴。

【功效】除烦理气止渴。

【药物及用量】栀子仁半两　豉一合（不捣）　陈橘皮三分（汤浸，去白瓤，焙）　甘草一分（炙微赤，锉）

【用法】上四味，捣筛为散，分为三服，每服以水一中盏，入生姜半分，煎至六分，去滓，温服之。

◆**栀子汤**《幼科类萃》

【主治】小儿心脏积热，小便赤肿，口内生疮。

【功效】清心热，导小肠。

【药物及用量】栀子仁　木通　当归尾　白芷各二钱　防风　甘草各一钱

【用法】研为细末，麦门冬煎汤调下。

◆**栀子汤**《千金方》

【主治】产后流血不尽，小腹绞痛。

【功效】凉血止痛。

【药物及用量】栀子三十枚

【用法】以水一斗，煮取六升，内当归、芍药各二两，蜜五合，生姜五两，羊脂一两，于栀子汁中煎取二升，分三服，日三服。

◆**栀子汤**《圣济总录》

【主治】妊娠大小便不通，脐腹胀痛。

【功效】养阴清热。

【药物及用量】栀子仁一两半　石膏四两　黄芩（去黑心）一两半　泽泻二两　柴胡（去苗）一两半　赤芍二两　葳蕤一两半　车前草（切）半两

【用法】上八味，粗捣筛，每服四钱匕，水一盏半，淡竹叶十片，同煎至八分，去滓，食前服。

◆**栀子菖蒲汤**《证治准绳》

【主治】痘证热毒生风，咽哑不语。

【功效】疏风热，解痘毒。

【药物及用量】栀子一钱三分　石菖蒲　紫草茸各一钱二分　山豆根　生犀角　黄连各一钱一分　羌活　木通　白僵蚕　杏仁　韭子　鼠粘子各一钱　升麻　蝉蜕　薄荷各七分

【用法】锉散，每服五钱，清水煎，食远服。

◆**栀子黄芩汤**《集验背疽方》

【主治】痈疽溃后，伤食发热。

【功效】清热毒，行积滞。

【药物及用量】栀子仁　淡黄芩（去心）　漏芦　连翘　防风　石韦（如无以桑白皮代之）　甘草　生犀角屑　人参（去芦）　苦参（去芦）　茯苓（去皮）各二钱五分　生黄芪一两（去杈芦）

【用法】研为粗末，每服四钱，清水一盅，煎至六分，去滓温服。

◆**栀子柏皮汤**《伤寒论》

【主治】伤寒，身黄发热。

【功效】清湿热。

【药物及用量】栀子十五枚（擘）　黄柏二两　甘草一两（炙）

【用法】清水四升，煮取一升五合去滓，分温再服。

◆**栀子五物散**《无求子活人书》

【主治】妊娠伤寒，头痛壮热。

【功效】表里双解。

【药物及用量】栀子　前胡　知母各二两　黄芩一两　白石膏四两

【用法】上五味，锉如麻豆大，每服五钱，水一小盏半，煎至一盏，去滓服。

◆**栀子仁饮子**《袖珍方》

【主治】妊娠热病，斑出黑色，小便如血，气欲绝，胎欲落。

【功效】清热安胎。

【药物及用量】栀子仁　升麻　石膏　地黄各二两　黄芩　大青各一两　豆豉四十九粒　葱白七寸

【用法】上八味，㕮咀，每服半两，水一盏，煎至五分，去滓，温服，不拘时。一方加青黛，无大青。又方以陈艾如鸡子大，酒煮服，救妊妇危困。

◆**栀仁解毒汤**《种痘新书》

【主治】麻疹。

【功效】清凉透托，宣解热毒。

【药物及用量】栀子　黄芩　黄连　石膏　知母　牛蒡子　连翘　升麻　柴胡　防风　赤芍　甘草

【用法】清水煎服。大便秘，加大黄

（酒制）；烦躁，加麦门冬；嗽甚者，加杏仁、桔梗、天花粉；无汗，腠理密，加大黄，再用紫苏煎汤，令热气薰之，或用酒遍身擦之，然后以被盖片时，其疹即出。若有秽气所触而出不快，则用沉香、檀香、荆芥烧烟薰之。

◆**栀芩汤**《女科玉尺》

【主治】痛胎。

【功效】清热安胎。

【药物及用量】栀子　黄芩　当归　玄参　枳壳　苏梗　广皮　白芍　杜仲

【用法】清水煎服。

◆**栀萸丸**《医学入门》

【主治】气实心痛。

【功效】调气，清热。

【药物及用量】栀子一两五钱　吴茱萸　香附各二钱五分

【炮制】共研细末，蒸饼为丸，如梧桐子大。

【用法】每服二三十丸，生姜、生地黄煎汤送下。

◆**牵牛丸**《杨氏家藏方》

【主治】冷气流注，腰痛不可以俯仰。

【功效】补肾泻毒，行气止痛。

【药物及用量】黑牵牛　延胡索（微炒）　补骨脂各二两（一方无延胡索）

【炮制】另炒另研取末，煨蒜研膏为丸，如梧桐子大（一作麸炒为末，酒糊丸）。

【用法】每服五十丸，食前葱酒或盐汤送下。

◆**牵牛丸**《沈氏尊生书》

【主治】虫聚，噎塞，反胃。

【功效】祛虫积。

【药物及用量】牵牛　大黄　槟榔　雄黄各等量

【炮制】研为细末，水泛为末，如梧桐子大。

【用法】每服三钱，熟汤送下。

◆**牵牛丸**《永类钤方》

【主治】疳气，头面浮，四肢肿，水肿，常服自消。

【功效】通利二便，消肿。

【药物及用量】黑牵牛　白牵牛（各半生半炒，取末）　青皮　陈皮等量

【用法】上四味，为末，糊丸，三岁三十丸，米汤下。

◆**牵牛子丸**《太平圣惠方》

【主治】产后大小便秘涩，腹胀疼痛。

【功效】行气润肠通便。

【药物及用量】牵牛子一两　大麻仁一两　当归一两（锉，微炒）　川大黄一两（锉碎，微炒）　木通一两（锉）　桃仁一两（汤浸，去皮尖、双仁，麸炒微黄）

【用法】上六味，捣罗为末，炼蜜和捣二三百杵，丸如梧桐子大，不拘时，以粥饮下三十丸，以利为度。

◆**牵牛子散**《太平圣惠方》

【主治】喘嗽，肺气不顺，面目浮肿。

【功效】顺肺止咳，利水平喘。

【药物及用量】牵牛子半两（微炒）　甜葶苈半两（隔纸炒令紫色）　陈橘皮半两（汤浸，去白瓤，焙）　甘草半两（炙微赤，锉）　杏仁半两（汤浸，去皮尖、双仁，麸炒微黄）

【用法】上五味，捣筛为散，每服三钱，以水一中盏，入生姜半分，枣二枚，煎至六分，去滓，温服，不拘时。

◆**牵正散**《杨氏家藏方》

【主治】风中经络，口眼㖞斜，半身不遂。

【功效】祛风，化痰，止痉。

【药物及用量】白附子　白僵蚕各二钱　全蝎一钱

【用法】上为细末，每服一钱，热酒调下，不拘时候。

◆**胜金丸**《类证普济本事方》

【主治】中风猝倒昏闷，四肢不收，痰涎上壅，气闭不通。

【功效】宣壅散结，催吐祛积。

【药物及用量】生薄荷五钱　猪牙皂角二两（捶碎，清水一升，同薄荷浸去汁，研为膏）　瓜蒂末一两　藜芦二两　朱砂五钱，（一方有粉霜、粉铅，无藜芦）

【炮制】共研细末，皂角膏为丸，如龙眼大，朱砂为衣。

【用法】每服一丸，甚者二丸，温酒化下，以吐为度，得吐即醒，不醒者不可治。

◆**胜金丸**《是斋百一选方》

【主治】男子下虚无力，妇人久虚不孕，血风麻痹，半身不遂，赤白带下，血崩疝痛，子死腹中，绕脐痛，产后伤寒，虚劳烦闷，血劳血痞，羸瘦失气，汗不出，中风噤口，消渴吐逆，心痛，目中见鬼，败血上冲，寒热头痛，面色萎黄，肢肿无力，腹中结痛，月经不通，小便不禁，淋沥，痢疾下血，血痢，饮食无味等证。

【功效】和血温经，安胎催生。

【药物及用量】藁本　当归（酒洗）　石脂（赤白皆可）　白芍　人参　白薇（酒洗）　川芎（勿见火）　牡丹皮　桂心　白芷　白茯苓　白术（米泔浸，土炒）　延胡索　甘草（炙）　没药各一两（一方有沉香，无没药，一方有附子，一方有香附子，酒浸三日，炒晒干为末，十五两）

【炮制】共研细末，炼蜜为丸，如弹子大。

【用法】每服一丸，温酒化下，初产毕食前热醋汤化下，妊娠临月服五七丸，产时减痛，子宫冷者服二十丸，妊妇常服更佳。

◆**胜金丸**《宣明论方》

【主治】痫病。

【功效】祛风痰，宣壅，通经络。

【药物及用量】天南星（生姜制）　生川乌头　细辛（去苗）　皂角（去皮弦、子）
桔梗（去芦）　威灵仙　何首乌　白矾（煅枯）　白僵蚕（炒）　乌蛇（酒浸）各一两　荆芥穗　川芎各二两

【炮制】共研细末，酒煮米糊为丸，如梧桐子大。

【用法】每服二十丸，食后温酒送下，一日二次。

◆**胜金丹**《卫生宝鉴》

【主治】妇人吹乳。

【功效】宣壅散结。

【药物及用量】百齿霜不拘多少

【炮制】无根水为丸，如梧桐子大，黄丹为衣。

【用法】每服三丸，倒流水送下，服后左乳患者左卧，右乳患者右卧，温暖汗出即愈。

◆**胜金丹**甲《证治准绳》

【主治】难产。

【功效】催生。

【药物及用量】败兔毫笔头一枚（烧灰）

【用法】研为细末，生藕捣汁一盏送下。若产母虚弱及毒有冷疾者，恐藕节动气，即于重汤内暖过服，立产。

◆**胜金丹**乙《证治准绳》

【主治】一切痈疽疔毒肿痛。

【功效】劫毒宣壅，活血消肿化痛。

【药物及用量】麝香　白砒（制）各五分　蟾酥一钱　雄黄　辰砂　乳香　没药　血竭各一钱五分　全蝎（炮）　天龙（去头足炙）　穿山甲（炙）各三钱　白僵蚕（炙去丝）五钱

【用法】研为细末，每服三钱，砂糖调葱头酒下取汗。

◆**胜金丹**《张氏医通》

【主治】痴病狂怒叫号。

【功效】化痰积，解毒滞。

【药物及用量】白砒一钱　绿豆三百六十粒（清水浸去壳，同白砒研如泥，阴干）　肥栀子四十粒（去壳晒干，勿见火）　雄黄　雌黄（均水飞）各一钱　急性子（去皮研）二钱

【用法】研为极细末，每服七八分，强人至一钱，临服时加西牛黄五六厘，冰片三五厘，细研匀，同和入糕饼内食之。但失心风癫，悲愁不语，元气虚者禁用。

◆**胜金丸**《太平惠民和剂局方》

【主治】子疟。

【功效】涤痰浊，截疟。

【药物及用量】常山（酒炒）四钱　槟榔一钱

【炮制】共研细末，醋煮米糊为丸，如绿豆大。

【用法】每服三丸，发前三更时清酒送下。

◆**胜金丹**《女科玉尺》

【主治】男子五劳七伤，积年手足麻痹，半身不遂，妇人崩中带下，子宫虚冷不育，死胎不下，产后诸疾。

【功效】益气血，消滞结，清内热，下死胎。

【药物及用量】人参　白芍　赤芍　川芎　牡丹皮各一两五钱　肉桂　茯苓　牛膝各二两五钱　当归　白薇各四两　藁本三两

【炮制】共合一处，酒浸一日，井水淘出焙末，加香附末一斤，熟地黄四两，打和一处。再入赤石脂，白石脂各二两，乳香、没药各一两，琥珀、朱砂各五钱，炼蜜为丸，如梧桐子大，金箔为衣。

【用法】每服二十丸，温酒送下，虚劳妇人临产服之尤宜。

◆**胜金透关散**《卫生家宝方》

【主治】久聋。

【功效】宣壅通窍。

【药物及用量】川乌头一个（泡去皮）　细辛二钱　胆矾五分　活鼠胆一具

【炮制】研为细末，以鼠胆调匀，焙令干，研细，再加麝香半字。

【用法】每用少许，鹅毛管吹入，吹时口含茶清，待少时吐去。每日二次，十日有效，永除根本。

◆**胜金散**《全婴方》

【主治】妊娠因食伤胎，气虚冷逼，小腹胀痛，腰重便秘。

【功效】祛寒行滞，和胃散结。

【药物及用量】吴茱萸（酒浸）　陈皮（净）　川芎　干姜（炮）　生姜（切焙）各一钱五分　甘草（炙）　厚朴（姜制）各三钱（一方加缩砂仁）

【用法】研为细末，每服三钱，陈米饮调下，入盐煎服尤妙。

◆**胜金散**《产育宝庆集》

【主治】难产、横生，逆生。

【功效】通利下胎。

【药物及用量】麝香一钱　盐豉一两（青布裹烧红）

【用法】研为细末，每服一钱，锤烧赤淬酒中，取酒调下。

◆**胜金散**《世医得效方》

【主治】难产，横逆，子死腹中。

【功效】利气血，下胞胎。

【药物及用量】王不留行　酸浆草（死胎倍用）　茺蔚子（去刺）　五灵脂（行血宜生用）各等量

【用法】研为末，每服三钱，清水一盏半，加白花、刘寄奴子一撮，同煎，温服。

◆**胜金散**《外科经验方》

【主治】下疳溃烂，或疼痛。

【功效】清热，解毒，收湿，杀虫。

【药物及用量】黄连　黄柏　轻粉　银朱　孩儿茶各五分　冰片一分

【用法】研为细末，香油调涂，内服加味泻肝汤。

◆**胜金散**《疡科选粹》

【主治】甲疽。

【功效】消坚散结。

【药物及用量】牡蛎（取厚头）不拘多少

【用法】生，研为末，每服二钱，酒研靛花调下，每日三次，已溃者以绿矾散敷之。

◆**胜金散**《世医得效方》

【主治】难产。

【功效】行气活血助产。

【药物及用量】王不留行　酸浆（死胎倍用）　茺蔚子　白蒺藜（去刺）　五灵脂（行血，宜生用）

【用法】上五味各等量为散，每服三钱，取利方水一盏半，入白花刘寄奴子一撮，同煎温服，大效。

◆**胜金散**《烟霞圣效方》

【主治】一切破伤风。

【功效】活血祛风。

【药物及用量】斑蝥头　蝎梢尾　草乌头　尖黑附子（底）各等量

【用法】上四味，为细末，每服一字，新水调服，汗出为效。

◆胜金方《肘后方》

【主治】小儿咳嗽。

【功效】化痰止嗽。

【药物及用量】露蜂房二两（洗净，去蜂粪及泥土）

【用法】上一味，以快火烧为灰，每服一字，饭饮下。

◆胜金膏《宣明论方》

【主治】一切泄泻痢不已，谓脉浮洪者，反多日不已，微小者立止。

【功效】祛冷积，涩肠止泻。

【药物及用量】巴豆皮　楮实叶（同烧存性）

【用法】上二味，为末，熔蜡丸，如绿豆大，每服五丸，煎甘草汤下。

◆胜红丸《简易方》

【主治】脾积气滞，胸膈满闷，气促不安，呕吐清水，痞块酒积，妇人脾血积气，小儿食积。

【功效】消坚，消积。

【药物及用量】陈皮　青皮　京三棱（醋制）　蓬莪术（醋制）　高良姜（炒）　干姜（炮）各一两　香附子（净炒）二两（一方加神曲、麦芽）

【炮制】共研末，醋煮米糊为丸，如梧桐子大。

【用法】每服三十丸，生姜汤送下，虚者宜以补药送下。

◆胜阴丹《兰室秘藏》

【主治】带下。

【功效】祛风化湿，温肾散寒。

【药物及用量】山柰子　川乌头　大椒各五分　柴胡　羌活各二钱　全蝎三个　大蒜　破故纸（与大蒜同焙）各一钱　甘松三分　升麻　枯白矾各二分　麝香少许

【炮制】共研细末，炼蜜为丸，如弹子大。

【用法】每用一丸，绵裹入阴户中，留线在外，溺时去之。

◆胜雪膏《证治准绳》

【主治】诸痔热痛不可忍，或已成疮者。

【功效】清热消毒。

【药物及用量】片脑　风化硝各半字

【用法】好酒少许，研成膏涂之，随手辄愈。

◆胜湿汤《嵩崖尊生》

【主治】湿滞及风湿。

【功效】祛湿邪，清热毒。

【药物及用量】苍术　羌活　防风　甘草　黄柏　黄连　猪苓　泽泻

【用法】清水煎服。

◆复元丹《三因极一病证方论》

【主治】脾胃俱虚，发为水肿，四肢虚浮，心腹坚胀，小便不通，两目下肿。

【功效】祛风化湿，健脾温肾，利水消肿。

【药物及用量】附子（炮）二两　南木香（煨）　茴香（炒）　川椒（炒出汗）　厚朴（去粗皮，姜制）　独活　白术（炒焦）　陈皮（去白）　吴茱萸（拣去闭口者，炒）　桂心各一两　泽泻一两五钱（炒，一作二两，一作五钱）　肉豆蔻（煨）　槟榔各五钱（一方无独活、陈皮、槟榔，有茯苓一两五钱）

【炮制】研为细末，陈米饮糊丸，如梧桐子大。

【用法】每服五七十丸，不拘时紫苏汤送下。

◆复元活血汤《医学发明》

【主治】跌仆损伤，瘀血内停胁下，疼痛不可忍，或伴发热便秘，并治虚劳积瘀，咳嗽痰多者。

【功效】补虚，活血，行滞，止痛。

【药物及用量】柴胡五钱（一作一钱五分）　天花粉（一作五分，一作一钱）　当归尾（一作一钱七分，一作二钱）各三钱　红花（一作七分，一作五分，一作三分）　甘草（炙，一作五分，一作六分，一作一钱）　穿山甲（炮，一作炙研，一作七分，一作一钱，一作三钱）各二钱　大黄一两（酒浸，

一作三钱，一作二钱五分）　桃仁五十枚（酒浸去皮尖，捣烂如泥，一作十七枚）

【用法】除桃仁外，余锉如麻豆大，每服一两，清水二盅，黄酒一盅，煎至七分去滓。食前温热服，以利为度，得利痛或不尽，宜服乳香神应散。

◆**复元通气散**《简易方》

【主治】疮疖痈疽方作，焮赤，初发疼痛及脓已溃未溃；小肠气、肾痈、便毒、腰疼气刺，腿膝生疮，妇人吹奶。

【功效】温中通络，活血止痛。

【药物及用量】舶上茴香（炒）　穿山甲（锉，蛤粉炒，去粉）各二两　陈皮（去白）　白牵牛末（炒）　延胡索（擦去皮）　甘草（炒）各一两　南木香（不火）两半

【用法】上七味，为细末，每服一大钱，热酒调，看病上下，食前或食后服，不饮酒，煎南木香汤调下。

◆**复元通气散**《袖珍方》

【主治】诸气涩闭，耳聋，耳疼，腹痈，便痈，疮疽无头，一切气刺。

【功效】活血行气，消疮止痛。

【药物及用量】甘草三两半（炒一半，生一半）　穿山甲（炮熟）　瓜蒌根各二两　青皮　陈皮各四两

【用法】上四味，为细末，每服二钱，热酒调下，疮无头者，津液调涂。

◆**复元通气散**《秘传外科方》

【主治】妇人发乳痈疽及一切肿毒。

【功效】消痈透脓。

【药物及用量】木香　茴香　青皮　穿山甲（炙酥）　陈皮　白芷　甘草各等量　加漏芦　贝母（去心姜制）各适量

【用法】上九味为末，南酒调服。㕮咀，水煎，入酒服亦可。

◆**复元通气散**《管见大全良方》

【主治】男子妇人痈疖、发背、恶疮，遍身生疮，气不顺，胸膈刺痛，锉气腰疼，肾气发动。

【功效】理气通络，止痛。

【药物及用量】木香　大黄（煨）　粉草（炙）　皂角刺（锉，炒）各三钱重　瓜蒌子（炒）　青木香　天花粉　蔓荆子　穿山甲（地灰炒焦）　白芷各半两

【用法】上一十味，为细末，温酒调二钱服。一方无青木香，有青皮、当归、黑牵牛，只二钱重，粉草三钱重，余药各半两。

◆**复明丸**《审视瑶函》

【主治】青盲。

【功效】解毒，清热，明目。

【药物及用量】生冬青子一斤（陈酒共蜜拌蒸七次，晒露七日夜，焙干）　活蝙蝠一个　夜明砂（酒洗煮炒）　枸杞子（捣焙）　熟地黄（酒浸焙）　绿豆壳（炒）各一两　川黄连（微炒）　白术（制）各三钱　辰砂一两五钱（以　半共蝙蝠捣烂，余为衣）

【炮制】研为细末，炼蜜和丸，如梧桐子大，辰砂为衣。

【用法】每服五十丸，食后热酒送下。

◆**复明散**《证治准绳》

【主治】内障视物易色。

【功效】清热，祛湿，明目。

【药物及用量】绵黄芪（蜜制）一钱五分　生地黄　柴胡　连翘　甘草（炙）各一钱（一作各一残五分）　当归身二钱　苍术（米泔洗炒）　川芎　广陈皮各五分　黄柏三分（一作三分五厘）

【用法】清水二大盏，煎至一盏去滓，食后稍热服，忌酒湿面辛热大料之物。

◆**复明散**《小儿卫生总微论方》

【主治】小儿雀盲，至瞑不见物。

【功效】清热祛湿，明目。

【药物及用量】苍术（米泔浸，刮去皮，锉片，焙干）　谷精草各一两　地肤子　决明子　黄芩各五钱

【用法】捣罗为细末，每服一钱，清水八分，加荆芥少许，煎至五分去滓，食后温服。

◆**复明散**《陈嘉木眼科要览》

【主治】翳膜遮睛，瞽者亦可复明。

【功效】消翳。

【药物及用量】蛔虫　乌金纸　硼砂

【炮制】用七八岁童子口中吐出蛔虫一条，竹刀剖开，清水洗净。将新瓦以炭火焙干，勿焦，研极细末，乌金纸包好，再用硼砂四两，将蛔虫包藏其中，七日取出。

【用法】以骨簪蘸药点眼，一日三次，后将骨簪脚拨去眼中翳膜，热水洗之，少顷又点。点完此药，无不重明。

◆**复原通气散**《太平惠民和剂局方》

【主治】气不宣通，而成疮疖，并治闪挫气血凝滞，腰胁疼痛，血疝及心脾痛。

【功效】通气散结，行气止痛。

【药物及用量】舶上茴香（炒）　穿山甲（蛤粉炒，去粉，一作炮，一作炙）各二两　延胡索（去皮）　白牵牛子（炒）　陈皮（去白）　甘草（炙）各一两　南木香（勿见火）一两五钱

【用法】研为细末，每服二钱，砂糖调热酒送下。病在上食后服，病在下食前服，不饮酒者南木香煎汤或生姜汤调下，一日二次。

◆**复原通气散**《赤水玄珠》

【主治】毒气滞塞不通，耳痛耳聋，乳痈，腹痈，便痈，一切疮疽无头。

【功效】止痛，消肿，清热解毒。

【药物及用量】青皮　陈皮（去白）各四两　甘草三两（生熟各半，一作二两，一作三寸半炙）　穿山甲（炮）　瓜蒌根（一作瓜蒌仁）各二两　金银花　连翘各一两（一方无穿山甲、瓜蒌根、金银花）

【用法】研为细末，每服二钱，热酒调下。

◆**复原通气散**《秘传外科》

【主治】打仆损伤作痛及乳痈，便毒，一切肿毒初起，或气滞作痛。

【功效】行滞散毒，清热止痛。

【药物及用量】木香　茴香（炒）　青皮（去白）　穿山甲（醋炙）　陈皮　白芷　甘草　漏芦　贝母（去心，姜制）各等量

【用法】研为细末，每服一二钱，温酒调下。

◆**复原通气散**《仁斋直指方》

【主治】便毒初发。

【功效】行滞散毒。

【药物及用量】南木香　延胡索　天花粉（酒浸）　舶上茴香（炒）　白牵牛（炒）　白芷　当归　甘草各一两　木香五钱　穿山甲（酒浸，炙焦）二两

【用法】研为细末，每服二钱，食前温酒或木香汤调下。

◆**复阳丹**《医学入门》

【主治】面青，肢冷，脉沉，伤寒。

【功效】通阳祛寒，解毒止痛。

【药物及用量】荜澄茄　木香　吴茱萸　全蝎　附子　硫黄各五钱　干姜一钱

【炮制】共研细末，酒糊为丸，如梧桐子大。

【用法】每服二三十丸，姜汤送下，复以热酒催之取汗。

◆**复煎散**《仙传外科集验方》

【主治】痈疽发背。

【功效】祛风解毒，活血散湿。

【药物及用量】黄柏　黄芩　黄连　知母　生地黄（酒洗）各一钱　防己　栀子　羌活　黄芪　麦门冬　甘草（炙）　独活　人参各五分　当归尾二钱　陈橘皮　防风　甘草梢　苏木　当归身　五味子　猪苓　藁本　连翘　桔梗各一钱五分（一方加乳香、没药各一钱）

【用法】㕮咀，每服四钱，清水一盏，煎至七分去滓。随证上下，食前后服。

◆**复方大柴胡汤**《医学资料选编》

【主治】溃疡性急性穿孔缓解后，腹腔感染，腹部压痛，肠鸣，便燥身热，脉数，舌苔黄。

【功效】和解少阳，理气泻热。

【药物及用量】柴胡三钱　黄芩三钱　枳壳二钱　川楝子三钱　延胡索三钱　白芍三钱　生大黄三钱后下　木香二钱　蒲公英五钱　生甘草二钱　丹参

【用法】水煎服。

◆**复春丸**《瑞竹堂经验方》

【**主治**】腰脚风湿，劳损，手足麻痹，筋骨疼痛，不能屈伸。

【**功效**】祛风除湿，活血除痹。

【**药物及用量**】萆薢四两　破故纸（炒）　杜仲（炒，去丝）　胡芦巴（炒）　木通各二两　骨碎补（去尾）　虎骨（醋炙）　乳香（研）　槟榔　没药　木香各一两半　甜瓜子三两（炒）　牛膝（去芦，酒浸，焙干）　巴戟各二两（去心）　胡桃仁一百个（去皮，另研极细）　黑附子一两（炮）

【**用法**】上一十五味，为细末，与胡桃一处，再研极细，酒糊为丸，如梧桐子大，每服四五十丸，食前温酒送下。

◆**浑元汁**《赤水玄珠》

【**主治**】气虚血热。痘色红紫，干枯黑陷。

【**功效**】补气血，疗疮疖。

【**药物及用量**】紫河车一具（不拘男女，初胎者尤妙）

【**用法**】入新瓦罐内，封固其口，上以碗覆埋入土中，久则化而为水。气虚甚者加人参、紫草，煎浓汤冲服。

◆**浑身碎痛饮子**《奇效良方》

【**主治**】妇人劳倦。

【**功效**】祛风活血。

【**药物及用量**】虎骨五钱　防风　藁本　甘草　白芷　茯苓　当归　芍药　续断　白术　附子各二钱

【**用法**】研为粗末，加生姜大枣，清水煎，不拘时温服。

◆**结毒牛黄丸**《胡鸣岐方》

【**主治**】杨梅结毒，小儿胎毒，下疳。

【**功效**】解毒杀虫。

【**药物及用量**】透明雄黄四两

【**炮制**】研为细末，取芦柴截筒，将雄黄末装入，面塞筒口，将锅内放水上，用芦柴作架，取雄黄筒横放架上，约离水二寸许，蒸四炷香足，火候方到。次早取出雄黄，每雄黄一两，入好牛黄四分（不可少），麝香五厘，配定研匀，老面糊为丸，如黍米大。

【**用法**】每服四分，早晨空腹时猪胰子煎汤送下。服至四两痊愈，唯忌虾、蛋。

◆**结毒紫金丹**《外科正宗》

【**主治**】杨梅结毒，年久腐烂。

【**功效**】解毒和中。

【**药物及用量**】龟板（放炭火上炙焦，用白酒浆涂之，再炙以焦黄为度，研末）二两　朱砂（飞）　石决明（用九孔大者，煅红，童便淬一次）各六钱

【**炮制**】研为极细末和匀，烂米饭为丸，如麻子大。

【**用法**】每服一钱，量病上下，食前后服之。筋骨疼痛者温酒下，腐烂者土茯苓煎汤下。

◆**结毒膏药**《疡医大全》

【**主治**】杨梅结毒腐烂。

【**功效**】清热解毒，润肌杀虫。

【**药物及用量及炮制**】葱头七个，麻油四两，熬去葱渣，入黄丹一两搅匀，又入黄蜡、白蜡各五钱，熔化再加乳香（去油）、没药（去油）各二钱，轻粉三钱，犀牛黄一分，真珠二分，搅和成膏。

【**用法**】每用少许，摊贴患处。

◆**结毒灵药**《外科正宗》

【**主治**】杨梅结毒，臭烂不敛，或咽喉、唇鼻腐坏日甚者并效。

【**功效**】解毒杀虫。

【**药物及用量**】水银一两　朱砂　硫磺　雄黄各三钱

【**炮制**】研为细末，入阳城罐内，泥固，铁盏梁兜固紧封口，其火候俱按红升丹之炼法，炼毕次日取出，盏底灵药约有一两五六钱。

【**用法**】治寻常腐烂之证每用五钱，加轻粉五钱，同研细，盛小罐内，以纱封之，临用时先以甘草汤洗净患处，再将药罐倒悬，由纱眼内筛于患部，覆以油纸，咽喉烂者每用一钱，加人中白二分，研细吹之，一日三次。

◆**结阴丹**《御药院方》

【**主治**】肠风脏毒，便血诸疾。

【功效】理气活血，解毒止血。

【药物及用量】枳壳（麸炒）　威灵仙　黄芪　陈皮（去白）　椿根白皮　何首乌　荆芥穗各五钱

【炮制】共研末，酒糊为丸，如梧桐子大。

【用法】每服五七十丸，用陈米饮入醋少许，煎放温送下。

◆**络石汤**《圣济总录》

【主治】咽喉中如有物噎塞。

【功效】清肺解热。

【药物及用量】络石藤　紫菀（去苗土）各五钱　升麻　射干各七钱五分　木通　赤茯苓（去黑皮）　桔梗（炒）各一两

【用法】锉散，各服五钱，清水一盅半，煎至八分去滓，食后温服，如需通利，汤成加芒硝末一钱，搅匀服之。

◆**绛红膏**《外科大成》

【主治】一切肿毒已成，疼痛不消者。

【功效】解毒止痛。

【药物及用量】银朱五钱

【炮制】研为细末，以生桐油调摊如膏。

【用法】先用神灯照法，再贴此膏。

◆**绛珠膏**《外科大成》

【主治】溃疡。

【功效】祛腐，定痛，生肌。

【药物及用量】天麻子肉八十一粒　鸡子黄十个　麻油十两　血余五钱　黄丹二两（水飞）　白蜡三两　血竭　轻粉　乳香　没药　儿茶　真珠各三钱　朱砂二钱　冰片一钱　麝香五分

【炮制】以麻油炸血余至焦枯，加麻子肉，鸡子黄再炸枯去滓，入蜡候化，离火少时，入黄丹搅匀，再加细药，和匀成膏。

【用法】每服少许，摊贴患处。

◆**绛雪散**《宣明论方》

【主治】消渴，饮水无度，小便数者。

【功效】清热利水止渴。

【药物及用量】黄芩　黄丹　汉防己　瓜蒌实各等量

【用法】上四味为细末，每服二钱，汤浆水调下，临卧并二三服，止少。

◆**绛雪丹**《玉机微义》

【主治】小儿诸热阳盛，发狂躁不安，目赤烦渴。

【功效】泻热除烦。

【药物及用量】芒硝一两　朱砂一两

【用法】上二味，为末，浸蒸饼为丸，如鸡头大，三岁儿一丸，砂糖水化下，不拘时。

◆**绛雪丹**《全婴方》

【主治】小儿烦热。

【功效】消积食，安心神。

【药物及用量】芒硝　朱砂各一两

【炮制】研为末，米饭和丸，如芡实大。

【用法】三岁小儿每服一丸，砂糖水化下。

◆**绛矾丸**《中国医学大辞典》

【主治】湿热肠红，脱力劳伤，黄病腹胀，腿足浮肿，食积痞块，疟痢。

【功效】祛湿，消积，和肠。

【药物及用量】绛矾六两　厚朴　白术（炒焦）　茯苓各三两　枳壳（炒焦）　茅术（炒焦）　广皮各二两（一方无白术、茯苓、枳壳、茅术，有甘草）

【炮制】共研细末，水汤泛丸，如梧桐子大。

【用法】每服二三十丸，熟汤送下。

◆**绛玉散**《卫生宝鉴》

【主治】小儿头上并身上湿疳，时复痒痛，皮肤湿烂，久不愈。

【功效】燥湿止痒。

【药物及用量】黄丹（炒红）二两重　绿豆粉（炒黄）三两重

【用法】上二味，为末，清油调，鸡翎扫于疮上，后掺胜金散覆之，大有神效。

◆**贴顶升肠散**《外科启玄》

【主治】痔疮，脱肛。

【功效】通经脉，解热毒。

【药物及用量】蓖麻子三四粒（去壳）麝香三分

【用法】共捣膏，将头顶心发去一钱大块，贴此药少顷，其肛即收入，如缓再用醋一口喷患人面上，立收。

◆贴痞膏《医学入门》

【主治】诸积。

【功效】消积除块，清热。

【药物及用量】水红花子二钱　大黄　朴硝　栀子　石灰各一钱　酒酵鸡子大一块

【用法】宜捣成膏，用布摊贴块上，再用汤瓶熨，手帕勒之，三日后揭起，肉黑如墨，是其效也。

◆顺元汤《卫生易简方》

【主治】崩中漏下，失血过多，服芎归汤无效者。

【功效】和血止崩。

【药物及用量】香附子（炒，去皮毛）

【用法】研为细末，每一两，加甘草末一分，清米饮点下。有白带者加芍药五钱，男女血衄便利及诸证失血，用此药佐以米饮丸、百草霜末，每服百余丸，或以其他烧灰药皆能取效，不可遽以燥涩之剂止之，必致壅遏腐败，变生他证。

◆顺元散《澹寮方》

【主治】顺一切气及风湿手足缓弱，又治脾冷，停痰作痛。

【功效】温阳行气，祛风除湿。

【药物及用量】南星一两（炮）　川乌（炮）半两　附子（炮，去皮）半两　木香一分

【用法】上四味，㕮咀，每服三钱，水一盏半，生姜十片，煎稍热服，气中脉弱，痰厥尤宜。

◆顺利散《证治准绳》

【主治】热聚胃中，能食，小便黄赤，消渴。

【功效】清肠胃，泻积热。

【药物及用量】厚朴　枳实各一两　大黄（煨）四两

【用法】每服五钱，清水煎，食远服。服后大便微利，至不多食为度，不可多服。

◆顺肝益气汤《傅青主女科》

【主治】妊娠恶阻。

【功效】养血调气。

【药物及用量】人参　当归（酒洗）各一两　白术（土炒）　白芍（茴炒）　麦门冬（去心）各三钱　茯苓二钱　熟地黄五钱　陈皮三分　砂仁一粒（炒研）　苏子（炒研）　神曲（炒）各一钱

【用法】清水煎服，一剂轻，二剂平，三剂痊愈。

◆顺肺汤《医方妙选》

【主治】小儿心肺不利，咳嗽。

【功效】祛风寒，化痰滞，止咳。

【药物及用量】紫苏叶　半夏（汤洗七遍，焙）各一两　五味子　款冬花　陈橘皮（汤浸，去白）　桂心　木香各五钱

【用法】捣罗为细末，每服一钱，清水八分，加生姜、人参各少许，煎至四分，去滓温服。

◆顺流丹《重庆堂随笔》

【主治】痘疹。

【功效】活血解毒，透疹。

【药物及用量】当归　川芎　升麻　甘草各六两

【炮制】锉粗末，于腊月初八取东流水（井水天泉皆不用）七大碗，煎至三大碗去滓，再选辰砂（明净定体者）四两，盛细绢袋内，以丝扎口，悬系新砂锅内，约离锅底一指，得药汁入锅用桑柴慢火煮至汁尽，取出研细末，瓷瓶收藏。

【用法】凡小儿一岁足者，用辰砂末、米末各一分（分数依岁迟加），白蜜一茶匙，米汤半杯，醇酒三匙，合二末调匀，以茶匙徐徐喂服。未出者免出，已见点者出亦稀少，陷没者片时即起，神效。

◆顺胃丹（张涣方）

【主治】小儿泻痢，虫积腹痛。

【功效】破积消瘀。

【药物及用量】高良姜　干漆　肉桂各一两　白术（炮）　肉豆蔻仁各五钱

【炮制】捣罗为细末，白面糊和丸，如黍米大。

【用法】每服十丸，粟米饮送下，量儿大小加减。

◆**顺胎散**《易简方便医书》

【主治】胎气不顺，心痛不可忍。

【功效】调气安胎。

【药物及用量】草果一个　延胡索　滑石各八分　五灵脂一钱

【用法】酒煎，半饥时服。

◆**顺胎饮**《女科玉尺》

【主治】妊娠九月服之，能免难产之患。

【功效】顺气，和中，安胎。

【药物及用量】当归二钱　白术（炒焦）一钱五分　黄芩（酒制）　滑石末　苏梗（酒制）　白芍（酒制）　大腹皮（酒洗）各八分

【用法】分作二帖，清水煎，八日进一服。

◆**顺风匀气散**《瑞竹堂经验方》

【主治】中风中气，半身不遂，口眼㖞斜及风气腰痛。

【功效】调气行滞。

【药物及用量】白术四钱（一作二钱）　人参一钱　沉香　白芷　紫苏叶　木瓜　青皮　甘草（炙）各五分　乌药（一作一钱五分）三钱（一方有枳壳一钱）

【用法】分作三帖，每帖清水二盏，加生姜三片，煎至八分，温服，滓再煎服。

◆**顺气丸**《易简方便医书》

【主治】上热下冷，腰脚疼痛，四肢困倦，减食羸瘦，颜色赤黄，恶疮下疰，口苦无味，憎寒毛耸，癥瘕气块，男子人道断绝，女子久无子息，久患疟痢成劳，百节酸痛。

【功效】祛风调气，补精驻颜。

【药物及用量】锦纹大黄五两（一半生用，一半湿纸裹煨）　车前子二两五钱　白槟榔　火麻子仁（微炒赤，退壳取净，另研入）　川牛膝（酒浸三夜）　郁李仁（泡去皮另研）　山药　菟丝子（酒浸研焙）　山茱萸肉　防风　枳壳（麸炒）　独活各一两

【炮制】研为细末，炼蜜和丸，如梧桐子大。

【用法】每服二十丸，茶清或粥饮送下，空腹临卧时服。

◆**顺气丸**《御药院方》

【主治】风湿毒气攻疰，腿膝或肿或疼，降气消食。

【功效】降气消食。

【药物及用量】木香　青皮（去白）　槟榔各一两　黑牵牛（炒，取头末）三两半　郁李仁（汤浸去皮，别研）半两　麻子仁一两半（去皮，别研）

【用法】上六味，除麻子仁、郁李仁外，为细末，入麻子仁、郁李仁末，同研匀细，炼蜜和丸，如梧桐子大，每服三十丸，加至五十丸，温麻仁汤下，或用生姜汤下亦得。

◆**顺气和中汤**《卫生宝鉴》

【主治】气虚头痛。

【功效】补气和中，祛风止痛。

【药物及用量】黄芪一钱五分　人参一钱　白术　陈皮　当归　芍药各五分　甘草（炙）　升麻　柴胡各三分　蔓荆子　川芎　细辛各二分

【用法】清水二盏，煎至一盏去滓，食后温服，减半再服而愈。

◆**顺气消食化痰丸**《医方集解》

【主治】酒食生痰，胸膈膨闷，五更咳嗽。

【功效】化积消痰。

【药物及用量】半夏（姜制）　胆星各一斤　青皮　陈皮（去白）　生莱菔子　苏子（沉水者炒）　山楂（炒）　麦芽（炒）　神曲（炒）　葛根　杏仁（去皮尖炒）　香附（制）各一两

【炮制】研为细末，姜汁和蒸饼糊丸，如梧桐子大。

【用法】每服三钱，姜汤送下。

◆**顺气散**《嵩崖尊生》

【主治】痰塞。

【功效】调气化痰。

【药物及用量】人参　茯苓　白术　白芷　青皮　陈皮　乌药各一钱　香附二钱　甘草（炙）五分

【用法】研为末，清水煎服。

◆**顺气散**《沈氏尊生书》

【主治】便秘。

【功效】通大便。

【药物及用量】大黄　芒硝各二钱　甘草（炙）一钱

【用法】研为末，清水煎服。

◆**顺气散**《拔粹方》

【主治】消中者热在胃，而能饮食，小便黄赤，以此下之，不可多利，微微利至不欲食而愈。

【功效】清胃热。

【药物及用量】厚朴（制）一两（《袖珍方》朴硝）　大黄四钱（《袖珍方》四两，切）　枳实二钱

【用法】上三味锉，水煎，食远服。

◆**顺气散**《施圆端效方》

【主治】心腹痛。

【功效】补中顺气，止嗽。

【药物及用量】白芍（炒）　甘草（炒）　厚朴　干姜（二味同捣炒焦）各二两　桔梗四两

【用法】上五味，为细末，每服二钱，浓煎生姜汤调下，食前服。

◆**顺气搜风接命丹**《疡医大全》

【主治】大麻风。

【功效】顺气，搜风，杀虫。

【药物及用量】滑石　牛膝各一两五钱　大枫肉八两　荆芥一两　防风　川芎　当归　赤芍　麻黄各五钱　黑山栀　黄芩　连翘　白术　甘草　薄荷　桔梗　全蝎　蝉蜕　羌活　独活　胡麻　葛根各六钱　石膏八钱　人参二钱五分　雄黄一钱五分　木香七分五厘　麝香五分

【炮制】共研末，酒煮黄米糊为丸，如梧桐子大。

【用法】每服五十丸，温酒送下。

◆**顺气饮**

【主治】胎前诸病。

【功效】调气安胎。

【药物及用量】紫苏叶一两　木香（炮）一两　人参一两　草豆蔻一两　大腹子（气弱者不用）一两　茯苓一两　甘草五钱

【用法】㕮咀，每服三钱，清水一盏，加苎根三寸，糯米少许，煎至七分，去滓温服。

◆**顺气术香散**《太平惠民和剂局方》

【主治】气不升降，呕逆恶心，胸膈痞闷，胁肋胀满及酒食所伤，噫气吞酸，心脾刺痛，大便不调，面黄肌瘦，不思饮食，兼疗妇人血气刺痛及一切冷气。

【功效】温中止痛，顺气降逆。

【药物及用量】高良姜（去芦，炒）　丁姜（炮）　茴香（炒）　陈皮（去白）　缩砂仁　肉桂（去粗皮，不见火　《直指方》辣桂）　桔梗（去芦，炒）　厚朴（去粗皮，姜汁炙）　丁香皮（不见火）　苍术（米泔浸）　甘草（爁）

【用法】上一十一味，等量，为细末，每服二钱，水一盏，生姜三片，枣二枚，同煎八分，稍热服，不拘时，入盐少许，沸汤点服。

◆**顺气枳壳丸**《御药院方》

【主治】痃痞，形身瘦弱，腿脚沉重，不任攻击者。

【功效】和胃顺气，消化宿食。

【药物及用量】枳壳（麸炒，去白）三两　益智子　玄胡　雷丸　白豆蔻仁　木香　当归（去芦头，锉，炒白术）　半夏（汤洗七次，切焙干）各二两　缩砂仁四两　青皮（用汤浸，去白）一两　牵牛二十两（微炒，取头末，十两）　京三棱四两（煨熟，锉碎）　蓬莪术四两（煨熟，锉碎）

【用法】上一十三味，为细末，用生姜半斤，自然汁同水打面糊为丸，如梧桐子大，每服三十丸至四十丸，诸饮皆下，不拘时。

◆**顺气宽中丸**《御药院方》

【主治】阴阳不和，三焦痞膈，气行涩

滞，中满不快，咽嗌噎闷，恚气奔急，肢体烦倦，不欲饮食。

【功效】调畅三焦，宽中顺气。

【药物及用量】枳实（面炒）　槟榔　京三棱（煨）　蓬莪术（煨）　大麦蘖（炒）　人参（去芦头）　桑白皮（去粗皮，锉，炒）各一两　甘草（炙）七钱

【用法】上八味，同为细末，每服二钱，入盐末少许，生姜二片，沸汤点服，不拘时。

◆**顺气汤**《圣济总录》

【主治】胃中不和，气逆干呕，饮食不下。

【功效】利气调和脾胃。

【药物及用量】白术二两　白茯苓（去黑皮）一两半　人参一两　甘草（微炙）三分

【用法】上四味，㕮咀如麻豆大，每服三钱匕，水一盏，入姜枣同煎至七分，去滓，温服，不拘时。

◆**顺气沉附汤**《医方大成》

【主治】气滞。

【功效】温中焦，畅气机。

【药物及用量】大附子一枚（炮，作二服）

【用法】上一味，水一盏煎，别用水磨沉香，临热时入药内，热服。

◆**顺气饮子**《妇人大全良方》

【主治】胎动不安。

【功效】安胎。

【药物及用量】紫苏叶　木香（炮）　人参　草豆蔻　茯苓各一两　甘草半两　大腹子一两（如气弱者不用）

【用法】上七味，㕮咀，每服三钱，水一盏，苎根三寸，糯米少许，煎至七分，去滓，温服。

◆**顺经汤**《傅青主女科》

【主治】经前吐血，肝气逆者。

【功效】和血养肝。

【药物及用量】当归（酒洗）　熟地黄　牡丹皮各五钱　白芍二钱（酒炒）　白茯苓　沙参　荆芥穗（炒黑）各三钱

【用法】清水煎服，一剂吐血止，二剂经顺，十剂可不再发。

◆**顺搐散**《活幼心书》

【主治】小儿惊风。

【功效】祛风热。

【药物及用量】枳壳（制）　钩藤（去钩）　荆芥　羌活　防风（去芦）甘草各五钱

【用法】研为末，每服二钱，清水一盏，加生姜三片，煎至七分，不拘时温服，或入薄荷同煎。

◆**顺经两安汤**《傅青主女科》

【主治】经前大便下血。

【功效】和血调经。

【药物及用量】人参三钱　麦门冬（去心）　熟地黄　当归（酒洗）　白芍（酒炒）　白术（土炒）各五钱　山茱萸肉（蒸）　荆芥穗（炒黑）各二钱　巴戟肉（盐水浸）一钱　升麻四分

【用法】清水煎服，二剂大肠血止而经从前行，三剂经止而兼可受孕。

◆**顺经散**《世医得效方》

【主治】十余岁因惊之候，心气下行，小便淋沥，日夕三四十次，渐觉黄瘦，宜服。

【功效】益肾活血利水。

【药物及用量】韭子（炒）　琥珀（别研）　益智子（去壳，炒）　金毛狗脊（去毛）　白茯苓（去皮）　石燕子（火煅醋淬，研细）各半两　石韦（去毛）一钱

【用法】上七味，为末，每服一钱，韭汤调，日二服。

◆**顺流紫丸**甲《千金方》

【主治】心腹积聚，两胁胀满，留饮痰澼，大小便不利，小腹切痛，膈上塞。

【功效】坠痰化饮，泻水散结。

【药物及用量】石膏五分　代赭　乌贼骨　半夏各三分　桂心四分　巴豆七枚

【用法】上六味，为末，炼蜜和丸如胡豆大，平旦服一丸，加至二丸。

◆**顺流紫丸**乙《千金方》

【主治】停痰澼饮结在两胁，腹满羸

瘦，不能饮食，食不消，喜唾干呕，大小便或涩或利。

【功效】逐饮散结，化痰消积。

【药物及用量】旋覆花　大黄　附子　茯苓　椒目　桂心　芫花　狼毒　干姜　芍药　枳实　细辛各八分

【用法】上一十二味，为末，炼蜜和丸如梧桐子大，饮下三丸，日三服，后渐增。

◆**炼石丹**《痧症全书》

【主治】痧胀。

【功效】泻热清痧。

【药物及用量】千年石（水飞）一两　松根石三钱　白滑石（水飞）二钱

【炮制】研为末，水滴和丸，或神曲糊丸，如梧桐子大，表热烦躁者，青黛为衣，眩晕心闷者，朱砂为衣。

【用法】每服二钱，垂头芦粟汤送下。

◆**炼毒丹**《刘氏方》

【主治】走马牙疳。

【功效】解热杀虫，消疳。

【药物及用量】熟石膏一两　白砒二钱

【炮制】共研末和匀，面包火煅烟尽为度，又研极细。

【用法】每用一钱，以滚水冲，筷子急搅澄清，候温去上面清水，漱之，先微痛，再换第二次漱之即生皮痊愈。

◆**炼真丸**《张氏医通》

【主治】年高体丰痰盛，饱食肥甘，恣情房室，上盛下虚及髓脏中多着酒湿，精气不纯，不能生子者。

【功效】健胃化湿，养真益气。

【药物及用量】大腹子七两（童便浸，切）　茅山苍术（去皮，泔浸，麻油炒）　人参　茯苓各三两　厚黄柏三两（童便、乳汁、盐水各制一两）　大鹿茸一对（醋炙）　大茴香（去子）一两　淫羊藿（去刺，羊脂拌，炒）　泽泻　蛇床子（酒炒）　白莲须（酒洗）　沉香（另末，勿见火）　五味子各一两　金铃子（酒煮，去皮核）三两　风眼草一两（如无，樗根皮代之）

【炮制】研为末，用干山药末调糊为丸，如梧桐子大。

【用法】每服三四丸，空腹时盐汤送下，临卧温酒再服二钱。

◆**钩藤散**《类证普济本事方》

【主治】肝厥头晕。

【功效】疏肝散热，清利头目。

【药物及用量】钩藤　陈皮（去白）　半夏（汤洗七次，切片）　麦门冬（去心）　茯苓（去皮）　茯神（去木）　人参（去芦，一作一两）　甘菊花（一作一两）　防风（去芦，一作一两）各五钱　甘草二钱五分（炙）　石膏一两（一方无茯神）

【用法】㕮咀，每服四钱，清水一盏半，加生姜七片，煎至一盏，去滓热服，一日二次。

◆**钩藤散**《审视瑶函》

【主治】视定反动，恣酒嗜燥，头风痰火之人阴虚血少，虚火上旋。

【功效】健肾，疏肝，清胃，化痰。

【药物及用量】钩藤　陈皮　麦门冬　石膏　家菊花　人参　明天麻　防风　白茯苓　鹿茸　半夏（制）　甘草各等量

【用法】研为粗末，每服四钱，加生姜三片，清水煎服。

◆**钩藤汤**《何氏济生论》

【主治】妊娠八九月，胎动不安，心腹疞痛，面目青冷，汗出气欲绝，产后发痉，口噤背强。

【功效】清热安胎。

【药物及用量】钩藤钩　当归　茯神　人参各一两　苦梗一两五钱　桑寄生五钱

【用法】研为粗末，每服五钱，清水二盏，煎至一盏去滓，不拘时温服，忌食猪肉菘菜。若烦热加石膏二两五钱，临产月加桂心一两。

◆**钩藤汤**《赤水玄珠》

【主治】痘后口噤僵直，绕脐腹痛。

【功效】疏肝散滞，清热止痛。

【药物及用量】钩藤　红花　木香　川芎　当归　白芍　甘草　白术　青皮　黄连　官桂　生姜各等量

【用法】清水煎，不拘时服。

◆**钩藤汤**《圣济总录》

【主治】妊娠八九个月，或胎动不安，因用力劳乏，心腹痛，猝然下血，面目青冷汗出，气息欲绝。

【功效】益气养血，祛风安胎。

【药物及用量】钩藤　茯神（去木）　人参　当归（微炙）各一两　桔梗二两（炒）　桑寄生一两

【用法】上六味，粗捣筛，每服三钱匕，水一盏，煎至七分，去滓，温服。

◆**钩藤饮**《鸡峰普济方》

【主治】小儿脾胃气虚，吐利虚风，慢惊天钓，猝然惊悸，眼目翻腾，身热足冷。

【功效】疏肝，祛风，散热，通滞。

【药物及用量】钩藤钩（炒）七钱五分　防风（去芦）　人参（去芦）　蝉蜕　麻黄（去节）　白僵蚕（炒黄，一作七个）　天麻　蝎尾（炒去毒，一作五个）各五钱　甘草（炙）　川芎各二钱五分　麝香（另研）一钱（一方无蝉壳、麝香，有蜣螂三个，去头足炙黄）

【用法】研为末，每服二钱，清水一杯，加生姜三片，煎至六分，不拘时温服，寒多者加附子五分。

◆**钩藤饮子**《小儿药证直诀》

【主治】吐痢，脾胃气弱，虚风慢惊。

【功效】泻肝息风。

【药物及用量】钩藤三分　蝉壳　防风（去芦头，切，焙）　人参（切，去须焙）　麻黄（去节）　白僵蚕（炒黄色）　天麻　蝎尾各半两（去毒，炒）　甘草（炙）　川芎各一分　麝香一钱（别研）

【用法】上一十味，同为细末，每服二钱，水一盏，煎至六分，温服，量多少与之。寒多者，加附子末半钱，不拘时服。

◆**钩藤钩散**《证治准绳》

【主治】马痹肿疡，病后筋脉拘急。

【功效】解毒利筋。

【药物及用量】钩藤钩　伸筋藤　石楠藤羊带　归根　天灯心　狗骨子根　真珠帘根　豨莶草根

【用法】清水煎，入酒和服。

◆**钩藤膏**《闫氏小儿方论》

【主治】婴儿盘肠内钓，腹中极痛。

【功效】和脾胃，散结滞。

【药物及用量】乳香（研）　没药（研）　木香　姜黄各四钱　木鳖子仁二十一个

【炮制】先将后三味同为细末，次研入上二味，炼蜜和成剂，收贮。

【用法】一岁儿每服半皂子大，不拘时钩藤煎汤化下，次用魏香散。

◆**钩藤膏**《活幼心书》

【主治】百日内婴孩唇面青冷，腹痛夜啼及周岁以上者盘肠内钓，诸疝气。

【功效】通气，行血，消结。

【药物及用量】钩藤　延胡索　当归（酒洗）　粉草（炙）　乳香各五钱　肉桂（去粗皮）二钱　麝香一字

【炮制】将前四味焙干，桂不过火，同研为末，以乳香用箬叶裹，熨斗盛火熨透，候冷，入乳钵同麝香研细。后入前药末再杵匀，炼蜜和丸，如芡实大。

【用法】每服一丸至二丸，空腹时熟汤化下。

◆**荣卫返魂汤**《仙传外科集验方》

【主治】流注，痈疽，发背，伤折疝气。

【功效】顺气，活血，消痈。

【药物及用量】何首乌（不犯铁）　当归　木通（去皮尖）　赤芍（炒）　白芷（不见火）　茴香（炒）　土乌药（炒）　陈枳壳（面炒，恶心姜汁炒）　甘草各等量

【用法】水酒汤使随证用之，水酒相半亦可。

◆**荣卫饮子**《省翁活幼口议》

【主治】婴孩气血俱虚，荣卫不顺，四肢、头面、手足俱浮肿，以至喘急者。

【功效】健脾和血。

【药物及用量】川当归　干地黄（洗净）　人参　白茯苓　川芎　白术　甘草（炙）　白芍　枳壳（炒）　黄芪（蜜炙）　陈皮各等量

【用法】上一十味，等量㕮咀，铃方细

末。每服二钱匕，水小盏，煎至半，去滓，通口，不拘时。

◆**种玉酒**《叶氏女科》

【主治】经水不调，血气不和，不能受孕，或气血不足，经滞痰凝。

【功效】补血气，养心肾。

【药物及用量】全当归（切片）　远志肉（用甘草汤洗一次）各五两

【炮制】用稀夏布袋盛之，以好甜酒十斤入药浸之，盖好浸过七日。

【用法】每晚温服，随量饮之，慎勿间断，服完照方再制，再月经来时于经净之后，每日用青壳鸭蛋一个，以针刺孔七个，用蕲艾五分，水一碗，将蛋置于艾水碗内，饭锅上蒸熟食之。每月多则五六个，少则二三个亦可。

◆**轻乳生肌散**《医宗金鉴》

【主治】疮疡溃烂肿痛。

【功效】解毒生肌，活血止痛。

【药物及用量】轻粉　乳香　血竭各五钱　石膏一两（煅）　冰片一钱

【用法】研为末，撒之，有水加龙骨、白芷各一钱，不收口，加鸡内金一钱（炙）。

◆**轻粉散**（郭氏方）

【主治】湿毒流注，疳臁疮蚀臭腐烂，疼痛难忍，疳疮。

【功效】收湿杀虫，解毒。

【药物及用量】轻粉一钱五分　黄丹　黄柏（蜜炙）　密陀僧　高茶末　乳香各三钱　麝香五分

【用法】研为末，先用葱熬汤洗患处，再涂此药。

◆**轻黄散**《卫生宝鉴》

【主治】鼻中息肉。

【功效】通气蚀恶。

【药物及用量】轻粉一钱　雄黄五钱　杏仁（汤浸，去皮尖及双仁）一钱　麝香少许

【用法】乳置钵内，先研杏仁如泥，后入雄黄、麝香同研极细匀。瓷盒盖定，每用如粳米大，夜卧时竹点息肉上，每日卧时点一次，半月见效。

◆**轻脚丸**《太平惠民和剂局方》

【主治】左瘫右痪，脚弱不能行履。

【功效】活血祛湿。

【药物及用量】木鳖子（另研）　白胶香（另研）　白芍各二两　草乌（去皮尖）四两　赤小豆一两（另研末，打糊）

【炮制】共研末，赤豆糊为丸，如梧桐子大。

【用法】每服七丸加至十丸，温酒或木瓜汤送下。病在上食后、临卧服，病在下空腹时服，忌热物。

◆**轻脚散**《证治准绳》

【主治】锁脚马癀。

【功效】劫毒杀虫。

【药物及用量】大灯心　紫背草　赤牛膝　钩藤根　山苏木　酒坛根　白马骨　马蹄金　铁马鞭　穿山蜈蚣

【用法】酒水各半，煎服。

◆**轻雷丸**《石室秘录》

【主治】人面疮。

【功效】杀虫。

【药物及用量】轻粉一钱　雷丸三钱　白茯苓一钱

【用法】研为细末，敷患处。

◆**轻骨丹**《卫生宝鉴》

【主治】中风瘫痪，四肢不遂，风痹等疾。

【功效】祛风活血，通络除痹。

【药物及用量】苦参三两半　桑白皮（土下者）　白芷　苍术　甘松（另用栀子挺者）　川芎各四两　麻黄（锉去节，五两，用河水三升，煮至一升，去柤，熬成膏）

【用法】上七味，为末，入前麻黄膏，和丸弹子大，每服一丸，温酒一盏，研化温服之，卧取汗，五七日间再服，手足当即轻快，卒中涎潮，分利涎后用之。

◆**轻骨丹**《御药院方》

【主治】中风手足缓弱，肢节不伸，筋脉挛急，瘫痪偏风，半身不遂，口眼㖞斜，语言謇涩，肌肉不生，一切诸风。

【功效】祛风通络，活血行气。

【药物及用量】独活（去土）　牛膝（酒浸）　菟丝子（酒浸）　肉苁蓉（酒浸）　萆薢（蜜炒）　金毛狗脊（去毛）　川心巴戟（盐炒）　骨碎补（去毛）　破故纸（炒）　胡芦巴（炒）　大附子（炮，去皮、脐）　熟地黄　当归（去土）　天麻　防风（去芦头）　羌活（去土）　白芥子（炒）　川芎　五味子（炒）　川乌头（炮，去皮、脐）　木香各一两　木鳖子半两　甜瓜子半两（炒）　地龙半两（去土）　全蝎一两（炮）　乳香半两（另研）　没药半两（另研）　续断一两

【用法】上二十八味，研为细末，酒煮面糊为丸，如梧桐子大，每服三十丸至四十丸，食前温酒下。

◆**药叶散**《妇人大全良方》

【主治】妇人脬转，小便不通。

【功效】利尿通淋。

【药物及用量】裹茶翡叶（烧灰）一两　滑石（研细）半两

【用法】上二味研停，沸汤调二钱服。

◆**疮科流气饮**《外科发挥》

【主治】恚怒气结，成核肿硬及风寒湿热，搏结经络。或血气不和，结成肿块，漫肿木闷者。

【功效】调气散结，和血化滞。

【药物及用量】人参　厚朴（姜制）　桔梗　防风　紫苏　黄芪（盐水炒）　枳壳（麸，炒）　当归　白芍（酒炒）　肉桂　乌药　甘草各七分　川芎　南木香　白芷　槟榔各五分

【用法】加生姜一片，清水二盅，煎至八分，去滓温服。流注加羌活、独活；痛加乳香、没药；气滞加香附；胃虚加陈皮。

◆**荜茇散**《医宗金鉴》

【主治】两颧骨打仆损伤，青肿坚硬疼痛，牙关紧急，鼻孔出血。

【功效】温中散寒，止痛。

【药物及用量】荜茇　高良姜　细辛各一钱

【用法】清水三盅，煎至一盅，漱口。

◆**荜茇散**《太平圣惠方》

【主治】冷痢，腹痛不食，四肢羸弱。

【功效】温中散寒，涩肠止泻。

【药物及用量】荜茇三分　干姜二分（炮裂，锉）　甘草半两（炙微赤，锉）　陈橘皮一两（汤浸，去白瓤，焙）　厚朴一两（去粗皮，涂生姜汁，炙香熟）　附子一两（炮裂，去皮、脐）　当归半两（锉，微炒）　赤石脂半两　诃黎勒三分（煨，用皮）　吴茱萸半两（陨七遍，焙干微炒）　肉豆蔻一两（去壳）

【用法】上一十一味，捣细罗为散，每服不拘时，以粥饮调下二钱。

◆**荜茇丸**《是斋百一选方》

【主治】滑泄之属于寒者。

【功效】温中，散寒，止泻。

【药物及用量】荜茇　川姜（炮）　丁香（不见火）　附子（炮去皮、脐）　吴茱萸（炒）　高良姜　胡椒各一两　山茱萸（去核）　草豆蔻（去皮）各五钱

【炮制】共研细末，枣肉为丸，如梧桐子大。

【用法】每服五十丸，食前陈米饮送下，每日三次。

◆**荜茇丸**甲《圣济总录》

【主治】脾胃虚冷，兼肠间泄泻，变成气痢。

【功效】温中健脾，止泻。

【药物及用量】荜茇　槟榔（锉）一两一钱　干姜（炮）　附子（炮裂，去皮、脐）各一两半　诃黎勒皮　芜荑仁各二两　白术　黄连（去须）各三两　阿魏三两（以水四合，煎五六沸，同蜜和药）　枳壳（去瓤，麸炒）一两三分

【用法】上一十味，捣罗为末，炼蜜和丸，如梧桐子大，每服三十丸，空腹，生姜汤下，日再服，渐加至四十丸。

◆**荜茇丸**乙《圣济总录》

【主治】肠胃久寒，大便骛溏。

【功效】温中涩肠，止泻。

【药物及用量】荜茇　附子（炮裂，去皮、脐）　干姜（炮）　厚朴（去粗皮，生

姜汁炙）　肉豆蔻仁各一两　龙骨　诃黎勒皮　缩砂仁各半两

【用法】上八味，捣罗为末，面糊和丸，如梧桐子大，每服二十丸，食前米饮下，日再服。

◆荜茇饮《圣济总录》

【主治】膈气，心腹痞满，全不思食。

【功效】利气启膈。

【药物及用量】荜茇　沉香（锉）　草豆蔻（去皮）　青橘皮（去白，焙）　丁香　桃仁（炒，去皮尖）　大腹（锉）　生姜（切，炒）各一两　诃黎勒皮二两　甘草（炙，锉）　枳壳（去瓤，麸炒）各半两

【用法】上一十一味，粗捣筛，每服三钱匕，水一盏，煎至七分，去滓，温服，不拘时。

◆荜澄茄散《朱氏集验方》

【主治】噫气咳逆。

【功效】温中降逆。

【药物及用量】荜澄茄　高良姜各二两

【用法】上二味为末，每服二钱，水一盏，煎六七分，沸投醋半盏，取出，时时呷之，甚妙。

◆荜茇煮散《圣济总录》

【主治】留饮食痞。

【功效】温中化饮，理气消食。

【药物及用量】荜茇　丁香　诃黎勒皮　干姜（炮）　甘草（炙）　大腹皮各半两　草豆蔻（去皮）　陈橘皮（汤浸，去白，焙）　白术各一两　肉桂（去粗皮）三分

【用法】上一十一味，捣为粗散，每服五钱匕，以水一盏半，入生姜五片，煎取八分，去滓，温服。

◆荜澄茄丸甲《御药院方》

【主治】水谷不化及心腹满闷，大便闭涩。

【功效】宽中顺气，消积化饮。

【药物及用量】京三棱（锉碎）二两　陈皮（去白）一两半　蓬莪术（锉碎）三两　枳实（生）一两　槟榔一两　黑牵牛（微炒）五两

【用法】上六味，为细末，水面糊和丸，如梧桐子大，每服五六十丸，煎淡生姜汤送下，食后服，虚实加减。

◆荜澄茄丸《御药院方》

【主治】鼻塞不通。

【功效】温中祛寒。

【药物及用量】荜澄茄五钱　薄荷叶三钱　荆芥穗二钱五分

【炮制】研为细末，炼蜜和丸，如樱桃大。

【用法】每服一二丸，不拘时口噙化下。

◆蛤蟆丸《谭氏方》

【主治】小儿五疳。

【功效】消疳，杀虫。

【药物及用量】绿矾（为末）八两　大枣一升五合（去核）

【炮制】先用醋五升，并矾煮枣熟，后入黄连四两，诃子（去核）、使君子、夜明砂各二两，干蛤蟆四个（烧灰存性），同捣碎入前药内搅匀，直至干焦为度。再杵罗为末，枣肉和丸，如黍米大。

【用法】三四岁小儿，每服三十丸，乳食前米饮送下。

◆蛤蟆丸（丁左藏方）

【主治】小儿疳积。

【功效】健脾，消积，杀虫。

【药物及用量】大干蛤蟆一枚（泔浸三宿，去肠肚头爪洗净，酥炙令黄香）　陈橘皮（去白）二钱五分　胡黄连一两　郁金　芜荑仁各五钱

【炮制】研为末，于陶器内用豮猪胆汁和，令稀稠得所，于饭上蒸熟为度，取出半日，丸如绿豆大。

【用法】每服五七丸，陈米饮送下。

◆蛤蟆丸《仁斋直指方》

【主治】大风，杀五虫。

【功效】祛风杀虫。

【药物及用量】干蛤蟆一两（炙黄）　肥长皂角一条（先炙透，后去皮弦核，蘸酒再炙）

【用法】上二味，为末，以竹管引入羊

肠内，系两头，用麸二升，铺甑内，置麸上蒸熟，去麸入麝半钱同捣，丸如梧桐子，每二十一粒，空心温酒下。

◆**蛤蟆散**甲《太平圣惠方》

【主治】甲疽，皮厚肿痛。

【功效】清热解毒，收湿杀虫。

【药物及用量】蛤蟆灰五钱　黄连（研末）　腻粉各五厘　麝香　雄黄　枯白矾（三味均各另研）　蚺蛇胆各五分　杏仁七粒（熬黑研如泥）　鹿角七寸（烧各研细末）

【用法】研为细末和匀，腊猪脂调如膏，先以甘草、蛇床子、槐白皮煎汤洗疮，拭干，敷药，以油单纸裹，外更着绵帛裹之，三日其乘肉剩甲皆当自落，三日一换。

◆**蛤蟆散**乙《太平圣惠方》

【主治】牙齿肿痛有虫。

【功效】宣壅定痛。

【药物及用量】干蛤蟆一枚　青黛（细研）　柑子皮　细辛　熏黄各一分　麝香　干姜（炮制，锉）各五厘

【用法】捣细罗为散令匀，每用少许，薄绵裹纳龋齿孔中，一日一换。

◆**蛤蟆散**丙《太平圣惠方》

【主治】阴蚀欲尽，疮痛甚者。

【功效】收敛解毒。

【药物及用量】蛤蟆一枚（烧灰）　兔粪一两

【用法】研为细末，每用少许，敷于疮上，一日三四次。

◆**蛤蟆散**《验方新编》

【主治】一切无名肿毒，恶疮阴疽，鼠疬、杨梅结毒等证，久不收口。

【功效】劫毒杀虫，蚀疮。

【药物及用量】硫黄三钱　胡椒二钱

【炮制】共研为细末调匀，取大癞蛤蟆一个（眼红腹无八字纹者勿用），将药纳入口内，用线将口捆紧，外用黄泥包裹，入炭火中烧之。俟泥团红透，取出用碗盖住，候冷去泥取蛤蟆，磨为细末（忌铁器）。

【用法】调小磨麻油，用净鸭翎（旧笔亦可），蘸敷患处，候出毒水，数日毒尽而愈，永戒食蛤蟆。

◆**蛤蟆膏**《验方新编》

【主治】一切无名肿毒，大小疮疖，或腿肿湿气疮毒（俱贴患处），并治小儿食积痞块疳疾（俱贴脐上，痞块贴患处）。

【功效】宣壅，散滞，拔毒。

【药物及用量】大癞蛤蟆一个（癞多者佳，小者二个，须于数月前预取阴干，眼红腹无八字，纹者勿用）　小磨麻油十两　槐树枝（青面肥嫩者）三尺三寸　铅粉四两（临用须晒极干，过筛）

【炮制】端午日午时配合（平时亦可），先将麻油熬滚，即下蛤蟆熬枯，将渣捞起（必要捞净，不然则贴之作痛）。次下槐枝煎枯，亦须捞净，然后下铅粉，用大槐枝二根顺搅，微火熬至滴水成珠为度，取起瓷器收贮。

【用法】摊贴患处，若疮毒痛甚不及熬膏，即剥取癞蛤蟆皮（不用足皮），贴之，皮自黏紧，即能拔脓生肌止痛，听其自落，不必揭动，永戒食蛤蟆。

◆**虾米酒**《仙拈集》

【主治】妇人乳脉不通及一切乳病。

【功效】通乳。

【药物及用量】鲜虾米一斤

【用法】取净肉捣烂，陈酒热服，再饮猪蹄汤，其乳自通。

◆**鸦啖散**《疮疡经验全书》

【主治】鸦啖疮。

【功效】收敛解毒。

【药物及用量】老鸦毛（烧灰）　大红绒（烧灰）　黄丹各一钱　真珠　枯矾各五分　冰片一分　麝香少许　轻粉三分

【用法】研为细末，先用苦茶洗净，干掺患处。

◆**挝脾汤**《太平惠民和剂局方》

【主治】脾胃不快，宿醒留滞，呕吐酸水，心腹胀满，伤冷泄泻。

【功效】温脾滑肠。

【药物及用量】麻油四两　高良姜十五两　茴香（炒）七两五钱　甘草十一两七钱半

【用法】炒盐一斤，同药炒研为细末，每服一钱，不拘时熟汤点下。

◆**独行散**《云岐子保命集》

【主治】产后血晕，冲心闷绝。

【功效】和血行血。

【药物及用量】五灵脂二两（半生半炒）

【用法】研为细末，每服二钱，温酒调下，口噤者撬开口灌之，入喉即愈，或加荆芥为末，童便调服。如血崩不止，加当归酒，童便煎，不拘时服。

◆**独虎散**《仁斋直指方》

【主治】脱肛不收。

【功效】清热解毒。

【药物及用量】五倍子五钱

【用法】研为末，清水三碗，煎至一半，入朴硝、荆芥穗各一钱，乘热熏洗，另以五倍子末掺之。

◆**独附汤**《痘疹仁端录》

【主治】痘疮寒战。

【功效】扶阳退阴。

【药物及用量】大附子五钱（面裹煨）

【用法】清水一盅，加灯心草七根，煎服。

◆**独活寄生汤**《千金方》

【主治】肝肾虚弱，或冷卧湿地，或洗足当风，湿毒内攻，腰腿拘急，筋骨挛痛。或当风取凉，风邪流入脚膝，为偏枯冷痹，缓弱疼痛，或皮肉紫破，或腰痛牵引，脚重，行步艰难，妇人妊娠腰腹背寒，产后腹痛不可转动，腰脚挛痛，不得屈伸，痹弱脚风。

【功效】祛风湿，利筋络，补肝肾。

【药物及用量】川独活　桑寄生（如无真者，以川续断代之）　杜仲（去皮切，姜汁炒去丝）　川牛膝（去芦，酒浸）　北细辛　秦艽　白茯苓　桂心（不见火，一作官桂）　防风　川芎（酒洗）　人参各一钱五分　甘草（炙）　当归（酒洗）　白芍（酒炒）　熟地黄（酒洗，一作干地黄）各一钱（一方无甘草，有续断，一方有附子，无寄生、人参、甘草、当归）

【用法】清水二大盏，加生姜三五片，煎至七分去滓，食前温服，气虚下利去地黄。

◆**独活散**《杨氏家藏方》

【主治】风痰。

【功效】消风，化痰。

【药物及用量】独活　防风　藁本　旋覆花　川芎　蔓荆子各一两　细辛　石膏　甘草（炙）各五钱

【用法】研为末，每服三钱，加生姜三片，清水一大盏，煎至七分，食后服。

◆**独活散**《御药院方》

【主治】风毒牙痛，或牙龈肿痛。

【功效】疏风热，消肿止痛。

【药物及用量】独活　羌活　川芎　防风各五分（一作各一钱六分）　细辛　荆芥　薄荷　生地黄各二钱（一作各七分）

【用法】为散，每服三五钱，清水煎，食后漱咽，一日三次。

◆**独活散**《类证活人书》

【主治】瘟疫瘴气，脚膝疼软，发热，头疼，体痛。

【功效】祛风，通络，清热。

【药物及用量】独活　羌活　细辛　防风　麻黄（去节泡）　生枳壳　蔓荆子　甘菊花　黄芩（酒洗）　人参　茯苓　甘草（炙）各一两　石膏二两

【用法】为散，每服五钱，加薄荷五叶，生姜三片，清水煎去滓，不拘时热服。

◆**独活散**《沈氏尊生书》

【主治】忽吐衄下血，甚而九窍皆血。

【功效】祛风养筋。

【药物及用量】独活　升麻　川续断　地黄各五钱　桂皮一钱

【用法】研为末，为服二钱，熟汤调下，一日二次。

◆**独活散**甲《证治准绳》

【主治】风毒攻注，齿断肿痛。

【功效】祛风毒，清胃火。

【药物及用量】独活　羌活　川芎　防风　石膏　荆芥　升麻　干葛　生地黄

细辛　白芷　赤芍　黄芩　甘草

【用法】加薄荷，清水煎服。

◆**独活散**乙《证治准绳》

【主治】脾胃热壅，唇生恶核。

【功效】清脾胃，祛风热。

【药物及用量】独活　升麻　桑寄生　犀角屑　沉香　连翘　汉防已　大黄（炒）各七钱五分　甘草（炙）五钱

【用法】每服三钱，清水一盅，煎至六分去滓，不拘时温服。

◆**独活散**甲《太平圣惠方》

【主治】恶核风结肿毒，四肢烦热拘急。

【功效】祛风，清热，宣壅，解毒。

【药物及用量】独活　木香　射干　桑寄生　连翘　升麻　沉香　生川大黄　生甘草各一两

【用法】锉碎，每服四钱，清水一中盏，煎至六钱去滓，加竹沥五勺，更煎一二沸，温服，一日三次，得快利为度。

◆**独活散**乙《太平圣惠方》

【主治】妇人风眩，头疼呕逆，身体时痛，情思昏闷者。

【功效】祛风通络，和胃。

【药物及用量】独活一两　白术（去芦）　防风（去芦）　细辛（去苗）　人参（去芦）　芎䓖　荆芥各七钱五分　半夏（汤洗七次，切片子）　赤芍　甘草（炙）各五钱　石膏二两

【用法】㕮咀，每服八钱，清水一中盏半，加生姜七片，薄荷七叶，煎至一大盏去滓，不拘时温服。

◆**独活散**丙《太平圣惠方》

【主治】妊娠因洗头中风，身体强硬，牙关紧急，失音不语。

【功效】祛风，通络，开窍。

【药物及用量】独活（去芦）　赤箭　麻黄（去节）　阿胶（炒）各一两　乌犀角屑　羌活（去芦）　防风（去芦）　禾蓼木　白附子（炮）各七钱五分　汉防已（去皮）　桂心　芎䓖　白僵蚕（微炒）各五钱　龙脑二钱五分（细研）

【用法】研为细末令匀，每服二钱，不拘时薄荷汤调下。

◆**独活散**丁《太平圣惠方》

【主治】妇人中风偏枯，言语謇涩，肢节无力。

【功效】祛风除湿，活血通络。

【药物及用量】独活一两　桂心一两　防风一两（去芦头）　当归一两（锉，微炒）　赤芍半两　附子半两（炮裂，去皮、脐）　麻黄一两（去根节）　羚角屑半两　甘草半两（炙，微赤，锉）

【用法】上一十味，捣筛为散，每服四钱，入生姜半分，煎至六分，去滓，温服，不拘时。

◆**独活散**戊《太平圣惠方》

【主治】妇人中风，筋脉拘急，腰背反张，状如角弓，言语謇涩。

【功效】祛风除湿，温经通络。

【药物及用量】独活一两　羚羊角屑三分　桂心三分　当归三分（锉，微炒）　黄芩三分　附子一两（炮制，去皮、脐）　麻黄一两（去根节）　防风三分（去芦头）　细辛三分

【用法】上九味，捣粗罗为散，每服四钱，以水一半盏，煎至六分，去滓，温服，不拘时。

◆**独活散**己《太平圣惠方》

【主治】妇人中风，口噤不识人。

【功效】祛风，活血。

【药物及用量】独活半两　防风半两（去芦头）　干姜一分（炮裂，锉）　桂心半两　当归半两（锉，微炒）　甘草半两（炙微赤，锉）

【用法】上六味，捣筛为散，每服四钱，用酒一中盏，煎至六分，去滓，不拘时，拗开口灌之。

◆**独活散**庚《太平圣惠方》

【主治】中风失音不语，四肢强直。

【功效】祛风活血，开音。

【药物及用量】独活一两　防风一两（去芦头）　桂心半两　秦艽一两（去苗）

荆芥穗一两　白术一两　甘草半两（炙微赤，锉）　葛根一两（锉）　附子一两（炮裂，去皮、脐）

【用法】上九味，捣粗罗为散，每服四钱，以水一中盏，入生姜半分，煎至六分，去滓，不拘时，温服。

◆**独活散**辛《太平圣惠方》

【主治】中风不得语，身体拘急疼痛。

【功效】祛风活血，通络。

【药物及用量】独活二两　桂心二两　防风一两（去芦头）　当归一两（锉，微炒）　赤芍一两半　附子一两（炮裂，去皮、脐）　甘草半两（炙微赤，锉）

【用法】上七味，捣筛为散，每服四钱，以水一中盏，入生姜半分，煎至六分，去滓，不拘时，温服。

◆**独活散**壬《太平圣惠方》

【主治】风痹身体不举，常多无力。

【功效】祛风除痹，活血通络。

【药物及用量】独活三分　萆薢一两　防风一两（去芦头）　细辛一两　人参一两（去芦头）　干姜一两（炮裂，锉）　天雄一两（炮裂，去皮、脐）　丹参三分　牛膝一两（去苗）

【用法】上九味，捣细罗为散，不拘时，以温酒调下二钱。

◆**独活散**癸《太平圣惠方》

【主治】中风身体疼痛，腰背拘急。

【功效】祛风活血，除湿通络。

【药物及用量】独活半两　附子三分（炮裂，去皮、脐）　防风半两（去芦头）　麻黄三分（去根节）　桂心半两　芎䓖半两　薏苡仁一两　赤茯苓三分　牛膝三分（去苗）　人参半两（去芦头）　白术半两　茵芋半两　海桐皮半两（锉）　枳壳半两（麸炒微黄，去瓤）　甘草半两（炙微赤，锉）

【用法】上一十五味，捣粗罗为散，每服三钱，以水一中盏，入生姜半分，煎至六分，去滓，温服，不拘时。忌生冷、油腻、毒鱼、滑物。

◆**独活散**甲子《太平圣惠方》

【主治】中风半身不遂，身体筋脉挛急，肝心壅滞。

【功效】祛风通络，补气安神。

【药物及用量】独活二两　黄芪二两（锉）　防风一两半（去芦头）　白鲜皮一两半　茯神二两　羚羊角屑一两半　桂心一两　酸枣仁二两（微炒）　五加皮一两

【用法】上九味，捣粗罗为散，每服四钱，以水一中盏，煎至六分，去滓，不拘时，温服。

◆**独活散**甲丑《太平圣惠方》

【主治】中风，口眼不正，语涩，四肢拘挛。

【功效】祛风活血，利湿凉血。

【药物及用量】独活一两半　枳壳一两（麸炒微黄，去瓤）　芎䓖一两　防风一两半（去芦头）　当归一两（锉，微炒）　细辛三分　桂心三分　羚羊角屑三分　桑根白皮三分（锉）　薏苡仁一两　酸枣仁一两（微炒）

【用法】上一十一味，捣粗罗为散，每服五钱，以水一大盏，煎至五分，去滓，入竹沥半合，相和，不拘时，温服。

◆**独活散**甲寅《太平圣惠方》

【主治】肾脏中风，腰脊疼痛，不得俯仰，两脚冷痹，缓弱不遂，头昏耳聋，语音浑浊，四肢沉重。

【功效】祛风，养血，温肾，补气。

【药物及用量】独活（去芦）　附子（炮去皮、脐）　当归（去芦）　防风　天麻　桂心（一作肉桂）各一两　川芎　甘菊花　枳壳（去瓤，麸炒）　山茱萸（去核）　黄芪　丹参（去芦）　牛膝（酒浸）　甘草（炙）　萆薢（酒浸）　细辛（去苗）　石菖蒲　白术各五钱（一方有附子、牛蒡子，无黄芪）

【用法】㕮咀，每服四钱，清水一盏半，加生姜五片，煎至一盏去滓，不拘时温服。

◆**独活散**《三因极一病证方论》

【主治】男子妇人气虚感风，或惊恐

相乘，肝胆受邪，使上气不守正位，致头招摇，手足颤掉，渐成目昏。

【功效】补气祛风，化痰。

【药物及用量】独活　地骨皮　细辛　芎䓖　菊花　防风（去杈）　甘草（炙）各等量

【用法】上七味，等量为末，每服三钱，水觥半，煎一盏，去滓，取六分清汁，入少竹沥，再煎，食后温服，日两服。又法不用独活，有旋覆花。

◆**独活汤**《古今录验方》

【主治】风懿。

【功效】祛风，活络，清热。

【药物及用量】桂枝汤方，桂枝易桂心，去大枣，加独活、瓜蒌、生葛各三钱

【用法】清水煎服，以发其汗，不得汗去独活、瓜蒌根、生姜，加防己、防风、麻黄。

◆**独活汤**（李东垣方）

【主治】因劳役或闪挫，腰痛如折，沉重如山。

【功效】祛风，活血，化瘀，止痛。

【药物及用量】独活　防风　泽泻　大黄（煨）　肉桂各三钱　羌活　甘草（炙）各二钱　当归尾　连翘各五钱　黄柏（酒浸）　汉防己各一两　桃仁五个

【用法】㕮咀，如麻豆大，每服五钱，黄酒半盏，清水一盏，煎去滓，热服。

◆**独活汤**《三因极一病证方论》

【主治】气虚感风，或惊恐相乘，肝胆受邪，上气不守，头摇手颤，渐成目昏。

【功效】祛风，疏肝，清热。

【药物及用量】独活　地骨皮　细辛　芎䓖　甘菊花　防风（去杈）　甘草各等量

【用法】研为粗末，每服三钱，清水一盏半，煎至一盏去滓，煎取清汁六分，加竹沥少许，再煎一二沸，食后温服，一日二次。

◆**独活汤**《活幼心书》

【主治】惊瘫，鹤膝及中风湿，日久致腰背手足疼痛，昼轻夜重及四肢痿痹不仁。

【功效】祛风湿，利经络。

【药物及用量】川独活五钱　当归（酒洗）　白术　黄芪（蜜水涂炙）　薄桂（去粗皮）　川牛膝（酒洗）各二钱五分　甘草（炙）三钱

【用法】㕮咀，每服二钱，清水一盏，加生姜二片，葱白一根，煎至七分，空腹或不拘时温服。

◆**独活汤**《妇人大全良方》

【主治】风虚昏愦，手足瘛疭，不能坐卧，或发寒热，血虚不能服发汗药及中风自汗，妇人产后中风。

【功效】祛风养血。

【药物及用量】川独活（去芦）　羌活（去芦）　人参（去芦）　防风（去芦）　当归（去芦）　细辛（去苗）　茯神（去木）　半夏（汤洗七次，切片子）　桂心　白薇　远志（去心）　菖蒲　川芎各五钱　甘草七钱五分

【用法】㕮咀，每服八钱，清水一盏半，加生姜五片（一作三片）（一方加大枣三枚），煎至七分去滓，食后或不拘时温服。

◆**独活汤**《类证普济本事方》

【主治】肝虚内风，卧则魂散不收，若惊悸状。

【功效】祛风，养肝。

【药物及用量】独活　羌活　前胡（一作柴胡）各一钱　细辛五分　茯苓　人参　五味子　半夏　沙参各一钱五分　甘草（炙）一钱二分　酸枣仁（炒研）三钱　防风

【用法】研为粗末，清水一盏半，加生姜三片，乌梅肉半个（一作一个），煎至七分去滓，不拘时或食前热服。

◆**独活汤**《证治准绳》

【主治】妇人风痹，手足不遂，身体疼痛，言语謇涩，筋脉拘急。

【功效】祛风，养血，调气，荣筋。

【药物及用量】独活（去芦）　桑寄

生　牛膝（酒浸）　秦艽（去芦）　赤茯苓（去皮）　桂心　防风（去芦）　附子（炮去皮、脐）　当归（炒去芦）　生干地黄各一两　杜仲（锉，炒去丝）　细辛（去苗）　芎䓖　赤芍各七钱五分　甘草（炙）五钱

【用法】㕮咀，每服八钱，清水一中盏半，煎至一大盏去滓，不拘时温服。

◆**独活汤**甲《直指小儿方》

【主治】胎惊。

【功效】发散风邪，祛风湿。

【药物及用量】独活　羌活各二钱　槟榔　天麻　麻黄（去节）　甘草（炙）各一钱

【用法】锉散，每服五分，清水煎，加南星末，蜜调，可贴囟门。

◆**独活汤**乙《直指小儿方》

【主治】小儿风痫。

【功效】解表通里。

【药物及用量】独活　麻黄（去节）　川芎各一钱　大黄　甘草（炙）各五分

【用法】锉碎，每服二钱，清水一盅，加生姜二片，煎至四分，不拘时温服。

◆**独活汤**甲《千金方》

【主治】恶风毒气，脚弱无力，四肢顽痹，失音不能言。

【功效】祛风气，健腰脚。

【药物及用量】独活四两　熟地黄三两　生姜五两　葛根　甘草　芍药　麻黄各二两

【用法】㕮咀，清水八升，清酒二升，合煎取二升五合，分四服，日三夜一服，脚弱忌食瓠子紫菜，犯之不愈。

◆**独活汤**乙《千金方》

【主治】脚痹冷痛，不可屈伸。

【功效】祛风活血，通痹止痛。

【药物及用量】独活三钱　当归　防风　茯苓　芍药　黄芪　葛根　人参　甘草各一钱五分　干姜（炮）　附子（炮）各一钱　黑豆一合

【用法】清水五升，清酒一升，煮取三升，分温三服。

◆**独活汤**丙《千金方》

【主治】产后中风，口噤不能言。

【功效】散寒祛风止疼。

【药物及用量】独活　生姜各五两　防风　秦艽　桂心　白术　甘草　当归　附子各二两　葛根三两　防己一两

【用法】上一十一味，㕮咀，以水一斗二升，煮取三升，去滓，分三服。

◆**独活汤**丁《千金方》

【主治】产后腹痛引腰，背拘急痛。

【功效】温阳散寒，养血止痛。

【药物及用量】独活　当归　桂心　芍药　生姜各三两　甘草二两　大枣二十枚

【用法】上七味，㕮咀，以水八升，煮取三升，去滓，分三服，服后相去如人行十里久，再进。

◆**独活汤**甲《圣济总录》

【主治】产后中风或虚汗，多困乏，体热头痛。

【功效】祛风除湿，益气固表。

【药物及用量】独活（去芦头）一两半　白鲜皮半两　羌活（去芦头）　人参各一两

【用法】上四味，粗捣筛，每服三钱匕，水七分，酒三分，同煎七分，去滓，温服，不拘时。

◆**独活汤**乙《圣济总录》

【主治】产后中风，口面歪斜，语涩，筋脉拘急。

【功效】祛风散寒，养血止疼。

【药物及用量】独活（去芦头）一两　枳壳（去瓤，麸炒）　芎䓖　当归（切，焙）各一两　竹沥半碗　细辛（去苗叶）　肉桂（去粗皮）半两　防风（去杈）　蔓荆实各一两半

【用法】上九味，将八味粗捣筛，每服三钱匕，水一盏半，煎至一盏，入竹沥一合，再煎至七分，去滓，温服，不拘时。

◆**独活汤**丙《圣济总录》

【主治】产后中风，角弓反张，口噤发痉。

【功效】散寒祛风止疼。

【药物及用量】独活（去芦头）一两半　当归（锉，炒）　防风（去杈）各三分　麻黄（去根节，煎，去沫，焙）一两　附子（炮裂，去皮、脐）一枚　细辛（去苗叶）半两

【用法】上六味，锉如麻豆，每服五钱匕，水酒共一盏半，同煎一盏，去滓，温服，不拘时。

◆**独活煮散**《圣济总录》

【主治】产后中风。

【功效】散寒祛风，养血温经。

【药物及用量】独活（去芦头）一两　当归（切，焙）三分　赤芍（炒）半两　芎䓖　秦艽（去苗土）　肉桂（去粗皮）　生干地黄（焙）各三分　黑豆二合

【用法】上八味，㕮咀如麻豆，每服五钱匕，水一盏半，入生姜三片，同煎至八分，去滓，温服，日二服。

◆**独活紫汤**《千金方》

【主治】产后百日，中风痉，口噤不开。

【功效】祛风止疼。

【药物及用量】独活一斤　大豆五升　旧酒一斗三升

【用法】上三味，先以酒渍独活再宿，若急用，微火煮之，令减三升，去滓，别熬大豆极焦，使烟出，以独活酒沃之，去豆服一升，日三夜二。

◆**独活酒**《千金方》

【主治】产后中风。

【功效】祛风湿，舒筋络。

【药物及用量】独活一斤　桂心三两　秦艽五两

【用法】上三味，㕮咀，以酒一斗半，渍三日，饮五合，稍加至一升，不能多饮，随性服。

◆**独活饮**《圣济总录》

【主治】产后中风偏枯，半身不遂，麻痹不仁。

【功效】散寒祛风，补肾养血。

【药物及用量】独活（去芦头）　杜仲（去粗皮，切，炒）　牛膝（去苗，酒浸，焙）　肉桂（去粗皮）　细辛（去苗叶）　芎䓖　附子（炮裂，去皮、脐）　芍药　当归（切，焙）　秦艽（去苗土）　麻黄（去根节）各一两

【用法】上一十一味，锉如麻豆，每服三钱匕，水一盏，煎至七分，去滓，温服，不拘时。

◆**独活饮子**《太平圣惠方》

【主治】妊娠中风，口面歪斜，语涩舌不转。

【功效】养阴清热，祛风止痉。

【药物及用量】独活一两（锉）　竹沥二合　生地黄汁二合

【用法】上三味，先以水一大盏，煎独活至六分，去滓，下竹沥、地黄汁，搅匀，更煎一沸，分温二服。

◆**独活饮子**《省翁活幼口议》

【主治】肾疳，臭息。

【功效】杀虫息风。

【药物及用量】天麻　木香　独活　防风　麝香少许（细为末，研和入）

【用法】上五味，各一钱重，为末，每服一钱匕，小者半钱，麦门冬熟水调下。

◆**独活丸**《御药院方》

【主治】风气上攻，头目疼痛，昏眩不快，利膈化痰。

【功效】祛风化痰，通络。

【药物及用量】独活　川芎　甘菊花各一两　干蝎一分（炒）　防风一两　半夏（汤浸去滑，做饼子，炙）二两

【用法】上五味，同为末，以半夏末，用生姜自然汁二大盏，煮如膏，和为丸，如豌豆大，每服七丸至十丸，荆芥薄荷汤下。

◆**独活丹**《三因极一病证方论》

【主治】风懿不能言，四肢不收，手足亸曳。

【功效】祛风通络。

【药物及用量】白芍　瓜蒌根　独活　桂心各二两　甘草三两

【用法】上五味，为锉散，每服四钱

匕，姜五片，水二盏，煎六分，去滓，入生葛根汁一合，和匀服。

◆**独效苦丁香散**《永类钤方》

【主治】惊扰之极，痰气上犯心包，忽患癫狂。

【功效】调气，疏滞。

【药物及用量】苦丁香五钱

【用法】研为末，每服一钱，井花水调满一盏投之，得大吐之后，熟睡勿令人惊起，凡吐能令人目翻，吐时令闭双目，或不省人事，则令人以手密掩之，吐不止以生麝香少许，温汤调下即解。

◆**独参汤**《校注妇人良方》

【主治】元气虚弱，恶寒发热，或作烦渴躁，痰喘气促，或气虚卒中，口噤昏厥，脉微欲绝，或痰涎上涌，手足逆冷及虚劳吐血后，羸弱气微，阳气虚弱，痘疮不起发，不红活，或脓清不满，或结痂迟缓，或痘痕色白，或嫩软不固，或脓水不干，或时作癢，或畏风寒，溃疡脓水出多，元气虚馁，外无邪气，自汗脉虚及妇人崩产脱血，血晕难产，产后昏迷喘急。

【功效】培元气，救虚脱。

【药物及用量】人参分量随人随证定之

【用法】须拣选上等者，清水浓煎顿服，待元气渐回，随证加减，或加炮姜同煎（因人参性寒，故以姜佐之）。若治痘疮，宜加生姜、大枣同煎；治溃疡脓水出多，宜加大枣或莲肉、龙眼肉同煎（或煎至稠厚成膏，用醇酒热化服之亦可）；如胃虚少食者，加橘皮；肺虚喘嗽者，加橘红；血脱者加童便半杯，姜汁三匕。

◆**独胜散**《外科理例》

【主治】疮初作，气滞血凝。

【功效】调气宣壅。

【药物及用量】香附子（去毛令净，以生姜汁淹一宿，焙干研极细）

【用法】每服二钱，不拘时熟汤调下。

◆**独胜散**《茅先生方》

【主治】小儿发痘疮，早微热，晚大热，目黄胁动，身热足冷，其状如惊者。

【功效】疏风热，发痘疹。

【药物及用量】牛蒡子五钱　白僵蚕一分

【用法】研为粗末，每服一钱，清水六分盏，加紫草二七寸，煎至四分盏，连进三服，其痘便出，或为末酒调服。

◆**独圣散**甲《医宗金鉴》

【主治】纽扣风。

【功效】解毒祛风。

【药物及用量】芥菜花

【用法】研为细末，醋调涂之。

◆**独圣散**乙《医宗金鉴》

【主治】产后心腹绞痛，或血迷心窍，不省人事。

【功效】和血，消积止痛。

【药物及用量】南山楂肉一两（炒）

【用法】清水煎，童便、砂糖和服。

◆**独圣散**《简易方》

【主治】吹奶。

【功效】调气消滞。

【药物及用量】白丁香五钱

【用法】捣罗为末，生服一钱匕，不拘时温酒调下。

◆**独圣散**《妇人大全良方》

【主治】妇人血崩不止。

【功效】祛风止血。

【药物及用量】防风（去芦），不拘多少

【用法】研为细末，每服二钱，酒煮白面清调下，空腹食前一日二次，更以面作糊，酒涂之，极验。

◆**独圣散**《证治准绳》

【主治】眩晕。

【功效】吐风痰。

【药物及用量】瓜蒂　郁金各等量

【用法】研为细末，每服一钱或二钱，薤汁调下，用鸡翎探吐，后服愈风饼子。

◆**独圣散**甲《圣济总录》

【主治】破伤风。

【功效】行血消瘀。

【药物及用量】苏木三钱

【用法】研为末，温酒调下。

◆**独圣散**乙《圣济总录》

【主治】砂石淋。

【功效】利溲通淋。

【药物及用量】黄蜀葵花一两

【用法】研为细末，每服一钱匕，食前米饮调下。

◆**独圣散**《卫生宝鉴》

【主治】妊娠小便不通。

【功效】清风热，通气滞。

【药物及用量】蔓荆子。

【用法】研为末，服二钱，食前浓煎葱白汤调下。

◆**独圣散**《丹溪心法》

【主治】小儿痘疮毒盛伏陷。

【功效】疏风热，发痘疮。

【药物及用量】鼠粘子　僵蚕（炒研）紫草各等量

【用法】清水煎服，一日二三次。

◆**独圣散**甲《疡医大全》

【主治】大麻风。

【功效】祛风毒利湿。

【药物及用量】净嫩片香十斤

【炮制】将桑柴灰滤汁一缸，用汁煮片香一百沸，倾入清水缸内，拔去苦水，俟坚硬方止，复用灰汁约煮十余次，以苦涩之味尽为度，阴干，研成极细末。

【用法】不拘茶水粥，俱可加服，一日可服七八钱，一料即愈。忌动气、房劳及一切生湿有毒之物。

◆**独圣散**乙《疡医大全》

【主治】鼓槌风。

【功效】祛风。

【药物及用量】川乌一枚（重九钱者）

【用法】研为末，每服二钱，用葱头七个，酒一碗，煎浓服。

◆**独圣散**《医方集解》

【主治】多年咳嗽，肺痿，咯血。

【功效】补肺，止血。

【药物及用量】白及三两

【用法】研为末，每服二钱，临卧时糯米汤调下。

◆**独胜膏**《医宗金鉴》

【主治】冻疮经年不愈。

【功效】祛风寒，扶阳气。

【药物及用量】于六月初六、十六、二十六日用独头蒜杵烂，日中晒干，涂于冻发之处，即于日中晒干，忌疮处着水。

◆**独圣汤**《妇人大全良方》

【主治】产后亡血过多，心腹彻痛，然后血下，久而不止及赤白带下，日久不愈者。

【功效】和血，止带。

【药物及用量】贯众一个（状如刺猬者，全用，只揉去毛花蔓用之，不挫断）

【炮制】用好醋蘸湿，慢火炙令香熟，候冷研为细末。

【用法】每服二钱，空腹食前，米饮调下。

◆**独叶丹**《沈氏尊生书》

【主治】虫蚀肛门。

【功效】解毒杀虫。

【药物及用量】桃叶二十片

【用法】杵烂，塞入即愈。

◆**独神丸**《是斋百一选方》

【主治】赤白痢，并脏腑等疾。

【功效】涩肠止痢。

【药物及用量】罂粟壳（去瓤蒂，令净，炙黄）　罂粟子（炒令微黑）

【用法】上二味，同为细末，炼蜜为丸，如小鸡头大，每服十丸、十五丸，赤痢甘草汤下；白痢干姜汤下，泻米饮下。小儿丸如粟米大，量大小加减服之。

◆**荡寒汤**《石室秘录》

【主治】阴毒伤寒。

【功效】温中祛寒。

【药物及用量】白术三两　肉桂三钱　丁香　吴茱萸各一钱

【用法】清水煎服，一剂即阴消阳回，不必再剂。

◆**荡胞丸**《重庆堂随笔》

【主治】堕胎。

【功效】清瘀热。

【药物及用量】桂枝　牡丹皮　赤芍

桃仁　茯苓各等量

【炮制】生，研细末，醋曲糊丸，如梧桐子大。

【用法】每服二十丸，紫花益母草三钱煎汤送下，服至七日，改用玉环丸。

◆**荡胞汤**《千金方》

【主治】妇人不孕。

【功效】祛风化瘀，荡涤胞宫。

【药物及用量】朴硝　牡丹皮　当归　大黄（蒸一饭火）　桃仁（去皮尖）各三两　细辛　厚朴（姜汁炙）　桔梗　赤芍　人参　茯苓　桂心　甘草　牛膝（去苗）　陈橘皮各二两　附子（炮）一两五钱　虻虫（去翅足，炒焦）　水蛭（炒枯，如无水蛭，用穿山甲生漆涂炙脆代之）各十枚

【用法】㕮咀，清酒五升，清水五合，煮取三升，分作四服，日三夜一次。每相去三时辰，更服如常，覆被少时，取汗。汗不出，冬月着火笼必下积血及冷赤脓，如赤小豆汁。本为妇人子宫内有此恶物使然；或天阴脐下痛，或经水不调，为有冷血不受胎，宜斟酌下尽气，久弱大困不堪更服，亦可二三服即止。如大闷，不堪可食酢饮冷浆一口即止。然恐去恶物不尽，不大得药力，若能忍服尽尤佳，一日仍著坐导药。

◆**荡脾丸**《世医得效方》

【主治】气喘痞积。

【功效】化痰消积，进食驻颜。

【药物及用量】杏仁一两（去皮尖，用蚌粉炒令黄色）　半夏一两（生姜自然汁浸一宿，改日焙）　巴豆五粒（去壳并心膜，以皮纸出油）

【用法】上三味，为末，用大好北枣七枚，入灯心，水蒸去皮核，取肉为丸，每服五丸。

◆**选奇汤**（李东垣方）

【主治】风火相煽，眉棱骨痛。

【功效】祛风散火。

【药物及用量】羌活　黄芩（酒炒，热甚加之）各一钱五分　防风　甘草（炙，夏日生用）各一钱　生姜一片（一方有半夏二钱）

【用法】清水煎，去滓，食后稍热，缓缓服之。冬月去黄芩，加香豉三钱，葱白二茎。

◆**柽叶散**《证治准绳》

【主治】发热六七日以后，明是疹子却不见出者。

【功效】祛邪行滞。

【药物及用量】柽柳叶不拘多少

【用法】晒干为末，每服二钱，茅根煎汤调下清。

◆**柽花散**《烟霞圣效方》

【主治】遍身风瘙痒，重则昏迷不醒。

【功效】祛风止痒。

【药物及用量】柽柳花（无花用叶，无叶用枝，然不及用花）　蛤粉　当归　甘草各等量

【用法】上四味，为末，研匀，每服四钱，温水调下，略睡，良久再服。

◆**毡矾散**《鸡峰普济方》

【主治】脚烂疮。

【功效】收气杀虫。

【药物及用量】毡（烧灰）　枯白矾　竹蛀屑　红枣（烧存性）　黄丹　韶粉各等量

【用法】研为细末，每用少许，掺于患处。

◆**济危上丹**《产育宝庆集方》

【主治】产后虚极生风。

【功效】和血，行血，补肾，调气。

【药物及用量】乳香　五灵脂　硫黄　玄精石　阿胶（蛤粉炒胀）　生卷柏　桑寄生　陈皮（去白）各等量

【炮制】先以上四味同研，停于银石器内，微火炒勿令焦，再研极细，后入余药为末拌匀，生地黄汁和丸，如梧桐子大。

【用法】每服二十丸，食前温酒或当归酒送下。

◆**济阴丸**《古今医统大全》

【主治】妇人血气挟火，阴道干涩，

不能摄精，久不受孕。

【功效】养血气，健脾胃。

【药物及用量】当归　熟地黄　生地黄　川芎　芍药各二两　香附米八两　人参八钱　肉桂七钱　黄芩一两

【炮制】共研细末，炼蜜为丸，如梧桐子大。

【用法】每服五十丸，食前米汤或温酒送下。

◆济阴丹《三因极一病证方论》

【主治】(1) 治男子亡血诸疾，妇人血气久冷无子及漏经堕胎，胞内宿挟疾病，经水不时暴下。或一月再行，或前或后，或崩中漏下，三十六疾，积聚癥瘕，脐下冷痛，小便白浊。(2) 治产后百病。

【功效】健胃，和脾，祛瘀生新。

【药物及用量】木香（炮）　京墨（煨，一作煅）　茯苓　桃仁（去皮尖，麸炒）各一两　蚕布（烧）　藁本　秦艽　石斛（酒浸炒）　桔梗（炒）　人参　甘草（炙）各二两　牡丹皮（去心）　干姜（炮）　细辛　桂心　当归　川芎各五钱（一方各一两五钱）　苍术（米泔浸）八两　大豆黄卷（炒）五合　川椒（去目并合口，炒出汗）　山药各三两（一作各七钱五分）　泽兰叶　熟地黄（酒浸，蒸焙）　香附子（炒）各四两　糯米（炒）一升

【炮制】共研细末，炼蜜为丸，每两作六丸，如弹子大。

【用法】每服一丸，空腹食前细嚼温酒送下，或淡醋汤化下亦可，或以醋糊为丸，如梧桐子大，每服五十丸，依前法服。

◆济阴丹《鸡峰普济方》

【主治】室女经水不通，妇人血海虚冷，久无子嗣，产后败血冲心，中风口噤，子死腹中。堕胎腹中疼痛，横生逆产，胎衣不下，血晕血痞，血崩血滞，血入四肢。诸种风气，或伤风吐逆咳嗽，寒热往来，遍身生疮，头痛恶心。经脉不调，赤白带下，乳生恶气，胎脏虚冷，数曾堕胎，崩中不定，因此成疾。

【功效】暖子宫，和血气，悦颜色，退风冷消积滞。

【药物及用量】三棱二两　蓬莪术一两（切片煨）　苍术（泔浸去皮）　枳壳（去瓤）　大艾（去梗）　刘寄奴　香附子（净）　败姜各一两五钱　乌头三合（以上九味以壳醋三升煮干，取出焙干）当归身（酒蒸）　橘皮（去白以细红者佳）白芍各一两五钱　蒲黄（隔纸炒）　牡丹皮（去骨）　官桂（去粗皮）　赤芍　片姜黄　青皮（去白）各一两　生地黄　熟地黄（均酒浸）　川芎各七钱五分　延胡索（炒）　五灵脂（酒煮）　白术（煨）各五钱

【炮制】共研细末，糯米粉米醋打糊为丸，如梧桐子大。

【用法】每服五十丸，空腹时沉香汤或苏木汤盐汤送下，中风口噤者撬开口灌之。

◆济阴丹《急救仙方》

【主治】妇人万病。

【功效】补脾解郁，调经止痛。

【药物及用量】香附子　乌豆　干姜　苍术各四两重

【用法】上四味各四两重，用黄子醋浸二七，苍术止浸一七，后切作片子，再浸一七，取出乌豆，再炒过，香附子捣碎，加当归一两，茱萸半两重，醋煮过，同焙干为末，糯米糊为丸，如梧桐子大，空心温酒或醋汤吞下，每服二三十丸。

◆济阴地黄丸《证治准绳》

【主治】足三阴亏损，虚火上炎，致目睛散大，视物不清，或昏花涩紧，作痛畏明，或猝见非常之物及阴虚火燥，唇裂如茧等证。

【功效】滋阴养血，补肝肾。

【药物及用量】五味子　麦门冬　当归　熟地黄（自制杵膏）　肉苁蓉　山茱萸（去核）　干山药　枸杞子　甘菊花　巴戟肉各等量（一方无山茱萸）

【炮制】研为末，炼蜜和丸，如梧桐子大。

【用法】每服七八十丸，空腹食前熟汤送下。

◆**济阴汤**《外科枢要》

【主治】疮属纯阳，肿痛发热。

【功效】解热毒，消肿止痛。

【药物及用量】连翘　栀子（炒）　黄芩（炒）　黄连（炒）　甘草各一钱　芍药一钱五分　金银花三钱　牡丹皮一钱二分

【用法】清水煎服，大便秘结加大黄，敷药用洪宝丹。

◆**济川煎**《景岳全书》

【主治】肾虚便秘。

【功效】温肾益精，润肠通便。

【药物及用量】当归三至五钱　牛膝二钱　肉苁蓉二至三钱　泽泻二钱　升麻一钱　枳壳一钱

【用法】水煎服，食前服。

◆**济急散**《圣济总录》

【主治】脾胃虚寒，痰饮留滞，呕吐不止。

【功效】温补脾胃，祛痰化饮。

【药物及用量】附子一枚（切下盖，取出肉，内丁香在内）　丁香四十九枚

【用法】上二味，用生姜自然汁略浸附子，同瓷瓶中，重汤煮之令干，捣罗为细散，每服一钱匕，含化咽津。

◆**济泄丹**《经验良方》

【主治】脾虚积冷，胃脘停寒，食物多伤，不能克化，心下坚满，两胁胀痛，霍乱吐泻，中酒痰逆。小儿五疳八痢，乳食失节，蛔虫上攻，时发潮热，食痞奶痞，胎疟食疟及妇人胎前产后血块。

【功效】温补脾胃，理气止痛。

【药物及用量】木香　丁香　信（另研）各一两　粉霜（另研）一钱　五灵脂一两半　肉豆蔻半两　江子（去油，春四钱半，夏三钱半以上，秋三钱半以下，冬四钱半以上）　硇砂（春三钱半，夏三钱，秋三钱，冬三钱半）

【用法】上八味为末，好糯米粉煮饼为丸，生朱砂、麝香为衣，大人丸如荠菜子大，小儿丸如菜子大；小儿一岁每服三丸，三岁每服五丸，大小加减服；大人服每一两末，加江子末半钱，每服十五丸至二十丸，随汤物送下。

◆**胆星天竺丸**《痘疹传心录》

【主治】小儿痰涎上壅，喘嗽不休。

【功效】祛风邪，化痰热。

【药物及用量】胆星一个　天竺黄三钱　半夏（汤泡去皮、脐，姜汁制）　白附子（汤泡去皮、脐）各五钱　天麻　防风各二钱　辰砂一钱（另研水飞）

【炮制】共研末，甘草膏为丸，如芡实大。

【用法】每服一丸，空腹时薄荷淡姜汤化下。

◆**胆星丸**《直指小儿方》

【主治】惊风。

【功效】镇心压惊，利痰解热。

【药物及用量】牛胆南星半两　朱砂　防风各二钱　麝香一字

【用法】上四味，用腊月黄牛胆汁和南星末做饼子，挂当风处四十九日，和下项药末研细，浸牛胆皮汤为丸，如梧桐子大，每服一丸，井花水调下。

◆**胆归糖煎散**《证治准绳》

【主治】血灌瞳神及目暴赤疼痛，或生翳膜。

【功效】行血清热。

【药物及用量】龙胆草　当归　细辛　防风各二两

【用法】加砂糖一小块，清水煎服。

◆**胆矾丸**

【主治】食劳食气，面黄虚肿，痃痞气块。

【功效】和脾化湿。

【药物及用量】胆矾（无石者）三钱　黄蜡二两　青州大枣五十枚

【炮制】以砂锅或石器内，用头醋三升，先下胆矾、枣子慢火熬半日，取出枣子去核，次下蜡再慢火熬一二时辰如膏，入好蜡茶二两同和为丸，如梧桐子大。

【用法】每服二十丸，食后茶清送下，一日三次。如肠风痔疾久年，陈米饮送下，一月见效。

◆**胆矾丸**（钱乙方）

【主治】小儿疳病。

【功效】进食止泻，和胃杀虫。

【药物及用量】胆矾一钱（为粗末）　绿矾二两　大枣十四个（去核）

【炮制】好醋一升，同熬令枣烂，次用使君子二两（去壳），枳实（去瓤炒）三两，川黄连、诃黎勒（去核）各一两（并为粗末），巴豆二七枚（去皮破之），同炒令黑，约三分干，再用夜明砂、蛤蟆灰（存五分性）各一两，苦楝根皮末五钱，同炒候干，同前四物杵罗为末，却同膏和入臼中杵千下。如未成更入熟枣肉，亦不可多（恐服之难化），太稠即入温水可丸即丸，如绿豆大。

【用法】二三十丸，不拘时米饮或熟汤送下。

◆**胆矾散**《杨氏家藏方》

【主治】嵌甲。

【功效】解毒化湿。

【药物及用量】胆矾一两　麝香一字

【用法】研为细末，先以葱盐汤洗净患处，挹干，敷药少许。

◆**胆矾散**《沈氏尊生书》

【主治】牙疳。

【功效】化湿杀虫。

【药物及用量】胆矾　儿茶各五厘　胡黄连五钱

【用法】研末敷之。

◆**举肺汤**《嵩崖尊生》

【主治】肺痿。

【功效】养肺化痰清热。

【药物及用量】桔梗　甘草　二冬　竹茹　阿胶　沙参　贝母　百合各等量

【用法】清水煎服。

◆**举斑汤**《温热暑疫全书》

【主治】斑疹。

【功效】行滞，活血，解毒，透疹。

【药物及用量】当归　赤芍各一钱　穿山甲二钱　柴胡　白芷各七分　升麻五分　水姜一片

【用法】清水煎服。

◆**举卿举败散**《玉机微义》

【主治】新产血虚痉者，汗后中风发搐。

【功效】散寒祛风，养血。

【药物及用量】荆芥穗（不以多少，微炒为末）　大豆黄卷（熟以酒沃之，去黄卷，取汁调细末三五钱）

【用法】上二味，滓饮之，其效如神。一方只以好酒调服。

◆**姜米散**《圣济总录》

【主治】脾胃气虚，腹胀飧泄，困劣，服暖药即呕逆，食饮不下。

【功效】温中健脾止呕。

【药物及用量】陈米一升（用生姜二斤，取汁，浸米，焙，捣筛为末，炒令黄）　肉豆蔻三枚（去壳）　草豆蔻十枚（煨，去皮）　陈橘皮（去白，炒）　甘草（炙，锉）　烧盐各一两（研）

【用法】上六味，捣研为散，每服二钱匕，沸汤点服，不拘时。

◆**姜米汤**《圣济总录》

【主治】产后虚乏，津液衰耗，烦渴不止。

【功效】温中益胃生津。

【药物及用量】干姜（炮）一两　陈粟米（炒）二两　甘草（炙）一两

【用法】上三味，粗捣筛，每服三钱匕，水一盏，煎至六分，滤去滓，食前稍热服，日三服。

◆**姜术汤**《仁斋直指方》

【主治】虚人停饮怔忡。

【功效】健脾胃，行水湿。

【药物及用量】生白姜　生白术　赤茯苓　半夏曲各一钱　辣桂（一作桂皮）　甘草各五分

【用法】锉散，清水一盅，加生姜三片，红枣二枚，煎至六分，不拘时服。

◆**姜米汤**《痘疹活幼至宝》

【主治】吐多而胃气欲绝者。

【功效】温中和胃。

【药物及用量】老生姜一块（重一两多）

【用法】煨熟，去皮，清水一碗，陈米二撮，同入瓦罐煎好，候温缓缓服之，其呕即止。

◆姜附赤石脂朱砂丹《此事难知方》

【主治】小便数而不禁，怔忡多忘，魇梦不已，下元虚冷，遗尿精滑。或肠虚精漏不止，或肾气虚寒，脾泄肾泄等证。

【功效】温下焦，固精气。

【药物及用量】干姜　生附子各五钱　赤石脂（水飞）一两五钱　朱砂一两

【炮制】共研细末，酒糊为丸，如绿豆大。

【用法】每服十五丸至二三十丸，大便不利，米饮送下，小便不禁，茯苓汤送下。

◆姜附散《圣济总录》

【主治】脏寒，下痢白脓，心腹疞痛。

【功效】温中涩肠。

【药物及用量】干姜（炮）　附子（炮裂，去皮、脐）　诃黎勒（煨，取皮）　龙骨各一两

【用法】上四味，捣罗为散，每服三钱匕，煎乌梅汤，空心调下。

◆姜附丸《朱氏集验方》

【主治】脾胃气弱，饮食少，或心腹疼痛，或饮食难于克化。常服进美饮食，脾胃壮实，自然无疾。

【功效】温中焦，行气滞。

【药物及用量】香附子一斤（大者，去毛皮，泔浸三宿，春夏一宿，漉出，水洗净，入银石器内，用井水煮，上有二寸分水方可，入大蒜二十枚，去皮，铺在上，慢火煮候蒜烂，以竹箸搅以蒜汁干为度，漉出，焙干用）　神曲（炒黄）四两　干姜（生）四两　荜茇　丁皮　胡椒　缩砂仁各二两

【用法】上七味为末，泡蒸饼为丸，如梧桐子大，每服五十丸，任意汤使下，不拘时。

◆姜附汤《千金方》

【主治】痰冷澼气，胸满短气，呕沫头痛，饮食不消化。

【功效】散寒止呕，理气消食。

【药物及用量】生姜八两　附子四两（生用，四破）

【用法】上二味，㕮咀，以水八升，煮取二升，分四服。

◆姜附汤《外科枢要》

【主治】疮疡，真阳亏损，或误行汗下，或脓血出多，失于补托，致上气喘急，自汗盗汗，气短头晕等证。

【功效】温补托毒。

【药物及用量】干姜（炮）五钱　附子（炮去皮、脐）　人参各一两　白术五钱

【用法】分作二剂，清水煎服。

◆姜附汤《沈氏尊生书》

【主治】寒痛。

【功效】温阳，祛寒止痛。

【药物及用量】干姜（炮）　附子（炮）　杜仲

【用法】清水煎服。

◆姜桂丸（张洁古方）

【主治】寒痰咳嗽。

【功效】祛寒痰止咳。

【药物及用量】制半夏（洗）　官桂（去粗皮）　南星（洗）各一两

【炮制】共研细末，蒸饼为丸，如梧桐子大。

【用法】清水三五十丸，食后生姜汤送下。如痰而能食，以大承气汤微下之；痰而不能食，以厚朴汤主之。

◆姜桂丸《沈氏尊生书》

【主治】五饮，酒癖。

【功效】祛寒行水。

【药物及用量】干姜（炮）　肉桂各八两　白术一斤

【炮制】共研细末，炼蜜为丸，如梧桐子大。

【用法】每服二三十丸，熟汤送下。

◆姜桂汤《全生指迷方》

【主治】肠胃痰浊寒湿停留，留食不旺。

【功效】健肠胃，消浊滞。

【药物及用量】干姜　桂枝　牡蛎（熬）　甘草（炙）各三两　柴胡八两　瓜蒌根四两　黄芩二两

【用法】研为粗末，每服五钱，清水二盏，煎至一盏去滓，不拘时温服。

◆**姜桂汤**《万病回春》

【主治】寒腹痛。

【功效】温中，健胃，消积。

【药物及用量】干姜　肉桂　良姜　枳壳　陈皮　砂仁　吴茱萸　厚朴　香附　木香　延胡索　小茴香　甘草　乳香

【用法】清水煎服。

◆**姜黄丸**《太平圣惠方》

【主治】产后虚乏不足，心胸短气，腹内紧急，腰背疼痛，月经不调，食少烦渴，四肢无力。

【功效】健脾胃，消瘀滞。

【药物及用量】姜黄　当归　熟地黄　牡丹皮　厚朴（制）　桂心　川芎　续断　桃仁　白术各一两　赤芍　木香各七钱五分　羚羊角屑二钱五分

【炮制】共研细末，炼蜜为丸，如梧桐子大。

【用法】每服三十丸，食前温酒送下。

◆**姜黄散**《专治妇人方》

【主治】妇人血脏久冷，月经不调，脐腹刺痛。

【功效】温中，健胃，消瘀，化积。

【药物及用量】姜黄（片子者）　白芍各二钱　延胡索　牡丹皮　当归各一钱五分　蓬莪术　红花　桂心　川芎各一钱

【用法】清水二盅，酒半盅，煎至一盅，不拘时服。

◆**姜黄散**《王氏博济方》

【主治】妇人血脏久冷，腹胀疼痛，小便浓白如泔。

【功效】温子宫，化血滞。

【药物及用量】姜黄（片子者）二两　大附子（炮）一两　柳桂　赤芍　红蓝子　三棱各五钱　木香　牡丹皮　芫花（醋浸炒）　郁李仁（去皮）　没药各二钱五分

【用法】研为细末，每服一钱，酒煎服。如腹痛，加当归、没药为末，清水七分，酒三分，同煎热服。

◆**姜黄散**《崔元亮海上方》

【主治】诸般牙痛。

【功效】宣壅止痛。

【药物及用量】姜黄　细辛　白芷

【用法】研为末，擦牙，须臾吐涎，盐汤漱口。

◆**姜黄散**甲《太平圣惠方》

【主治】产后恶血不尽，攻心腹疼痛。

【功效】活血祛瘀止痛。

【药物及用量】姜黄三分　牡丹皮三分　当归三分（锉，微炒）　虻虫一分（炒微黄，去翅足）　没药一分　水蛭一两（炒令微黄）　刘寄奴三分　桂心三分　牛膝一两（去苗）

【用法】上九味，捣细罗为散，食前服，以温酒调下一钱。

◆**姜黄散**乙《太平圣惠方》

【主治】妊娠胎漏，下血不止，腹痛。

【功效】养阴止血止痛。

【药物及用量】姜黄一两　当归一两（锉，微炒）　熟干地黄一两　艾叶一两（微炒）　鹿角胶一两（捣碎，炒令黄燥）

【用法】上五味，捣筛为散，每服四钱，以水一中盏，入生姜半分，枣三枚，煎至六分，去滓，每于食前温服。

◆**姜棕散**《沈氏尊生书》

【主治】妇人虚寒经病。

【功效】温中调经，止痛。

【药物及用量】炮姜五钱　棕炭一两

【用法】研为末，酒煎乌梅汤调下，若初血崩尚有火者，宜槐子灰用醋汤下。

◆**姜蜜汤**《千金方》

【主治】湿䘌。

【功效】化湿热。

【药物及用量】生姜汁五合　白蜜三合　黄连三两

【用法】清水二升，另煮黄连取一升去滓，纳姜蜜再煎取一升二合，五岁儿平旦空腹时服四合，一日二次。

◆**姜蜜汤**《世医得效方》

【主治】妊娠尿血。

【功效】通气，清热，止血。

【药物及用量】生姜七片　白蜜半盏　白茅根一握

【用法】清水浓煎服。

◆**姜蜜汤**《世医得效方》

【主治】小便出血不止。

【功效】清热止血。

【药物及用量】生姜七片　蜜半杯　白茅根一握

【用法】上三味，用水同煎服，神效。

◆**姜橘汤**《圣济总录》

【主治】脾慢胃冷，吐不止，手足逆冷及病后呃逆。

【功效】和胃，散寒，止呕。

【药物及用量】生姜（切片，一作炮）　陈橘皮（去白）各三钱

【用法】清水一盅，煎至七分服，或锉焙为末，每服一钱或五分，大枣汤调化，空腹时徐徐呷之。

◆**姜橘汤**《寿亲养老书》

【主治】老人噎病，胸满塞闷，饮食不下。

【功效】顺气止噎。

【药物及用量】生姜二两（切）　陈橘皮一两

【用法】上二味以水二升，煎取一升，去滓，空心，渐服之，常益。

◆**姜糖饮**《儿科证治简要》

【主治】四时瘟疫。

【功效】散寒邪，祛浊滞。

【药物及用量】生姜自然汁　黄砂糖各一杯

【用法】用白滚水一大杯调匀，乘热急服，盖被，出汗即效。

◆**姜蝎散**《瑞竹堂经验方》

【主治】肾虚耳聋。

【功效】宣壅通气。

【药物及用量】生姜（如蝎大）四十九片　全蝎四十九个（去蜇）

【炮制】先以滚水泡去全蝎之腥味，再以洁白糯米三五合，铺置大瓦上，而以蝎铺于米上，焙令米黄为度，去米（一作全蝎酒洗，焙），再以生姜垫，每片置蝎一个，再焙至姜焦为度，去姜。

【用法】研为细末，先于三五日前每日服黑锡丹三五服，然后于晚餐半饱后，酒调蝎末作一次服下，酒则随量而饮，勿令大醉，服已令熟睡，不可惊醒。后再令人轻轻唤之，如不应，以葱白煎浓汤一碗与服，至五更时耳中闻百十攒笙响，两耳自此聪矣。

◆**姜矾散**《医宗金鉴》

【主治】一切诸疮发痒。

【功效】收湿解毒。

【药物及用量】干姜　枯矾各等量

【用法】研为末，先用细茶、食盐煎汤洗之，后用此散撒之。如冷疮不收口者，用干姜一味为末，撒患处，觉热如烘，生肌甚效。

◆**姜柏散**《医宗金鉴》

【主治】口糜。

【功效】消热毒。

【药物及用量】干姜　黄柏各等量

【用法】研为末令匀，干搽口内，温水漱口。

◆**姜合丸**《是斋百一选方》

【主治】中脘停寒，胸膈结痞，呕吐恶心，不思饮食。

【功效】温中散寒，散结除痞。

【药物及用量】木香　肉桂（去粗皮）　附子（炮，去皮、脐）　硇砂（纸上飞过）四味各一两　陈皮（去白）　丁香　沉香　荜澄茄　青皮（去白）　五味各半两　茴香一分（炒）

【用法】上一十一味为细末，次入硇砂研匀，酒煮面糊为丸，每一两作二十丸，每服一丸，以生姜一块，剜如盒子，安药在内，湿纸裹煨令香，去纸放温，细嚼，盐汤送下。大成不拘时。

◆**姜粉散**《三因极一病证方论》

【主治】消中。多因外伤瘅热，内积忧思，喜啖碱食及面，致脾胃干燥，饮食倍

常，不为肌肤，大便反坚，小便无度。

【功效】温中止渴。

【药物及用量】生姜（研汁，控粉） 轻粉

【用法】上二味搜匀，每服二钱匕，长流水调下，齿浮是效，次投猪肚丸补。

◆**姜粉散**《妇人大全良方》

【主治】产后儿枕痛。

【功效】益气活血，祛瘀止血。

【药物及用量】当归 人参 木香 黄芪 川芎 甘草 茯苓 芍药 桂心 知母 大黄（炒） 草豆蔻 白术 诃子 良姜 青皮 熟地黄各五钱 附子半两

【用法】上方除地黄、附子外，焙干，生姜一斤，研取自然汁，于碗中停留食久，倾去清汁，取下面粉脚，摊在韭叶上，入焙笼焙干，捣罗为末，才产后用药三钱，水一盏，姜三片，枣一个，煎至七分，热服。服后，产母自然睡着，半日以来，睡觉再服，全除腹痛。每日只三服，至九日不可服，肚中冷也。

◆**姜椒汤**《千金方》

【主治】胸中积聚痰饮，饮食减少，胃气不足，咳逆呕吐。

【功效】攻积化痰，和胃止呕。

【药物及用量】姜汁七合 蜀椒三合 桂心 附子 甘草各一两 橘皮 桔梗 茯苓各二两 半夏三两

【用法】上九味，㕮咀，以水九升，煮取二升半，去滓，内姜汁，煮取二升，分三服，服三剂佳。若欲服大散诸五石丸，必先服此汤及进黄芪丸佳。一方不用甘草。

◆**姜茂汤**《圣济总录》

【主治】妊娠腹痛，和气思食，治中满。

【功效】调和气血。

【药物及用量】姜黄 蓬莪术（煨） 藿香叶各一两 甘草（炙）半两

【用法】上四味，粗捣筛，每服二钱匕，水一盏，煎至六分，去滓，温服，不拘时。

◆**姜麦汤**《圣济总录》

【主治】短气。

【功效】理气温中。

【药物及用量】生姜半两（薄切片） 小麦二合（净淘）

【用法】上二味，水三盏，煎至一盏半，去滓，温分三服，一日令尽。

◆**姜枣胃苓汤**《经验良方》

【主治】痢疾。

【功效】清热，涩肠。

【药物及用量】干椿树根皮半两 乳香一钱 丁香一钱 诃子二个（纸裹水湿，慢火煨熟去核用肉）

【用法】上四味，为末，粟米饮汤调下，分作二服，空心。

◆**姜饴煎**《圣济总录》

【主治】冷嗽。

【功效】散寒止咳。

【药物及用量】干姜（炮裂，三两，为细末） 胶饴一斤

【用法】上二味，拌匀，以瓷器盛，置饭上蒸令极熟，每服一枣大，含化咽津，日三夜二。

◆**点眼金丝膏**《奇效良方》

【主治】翳膜遮睛，拳毛倒睫，黑花烂弦，迎风冷泪及赤眼肿痛，胬肉攀睛。

【功效】祛翳清热。

【药物及用量】硇砂 晋矾 青盐（均另研）各一钱 乳香 片脑（均另研）各二钱 当归（锉洗净） 黄丹（研）各五钱 黄连一两

【炮制】用好蜜四两，除片脑外，和七味纳入青笙竹筒内，油单纸裹筒口，五七重，紧系定，入汤瓶中，文武火煮一周时，取出劈破。新棉滤去药滓，下片脑匀和，瓷瓶收贮，再用油单纸五七重封瓷瓶口，埋露地内去火毒，待半月取出。

【用法】每用如粟米大，点于眼中。

◆**点眼金华水**《圣济总录》

【主治】肝脏有热，血脉壅滞，津液不荣，目中涩痛。

【功效】清热止痛。

【药物及用量】黄连末一分 𫐐砂（豌豆大，研） 乳香（黑豆大，研） 铜绿一

字（煅过）　腻粉一钱七分（研）　杏仁七枚（去皮尖、双仁、研）　龙脑（研）　滑石（研）　艾灰（研）各五分七厘　青古老钱三文

【用法】研细令匀，与古老钱置棉子内，以井花水浸三七日后，点目眦头。

◆**点眼砂**《张氏医通》

【主治】时疫毒气臭毒，痧胀腹痛，并治六畜瘟。

【功效】解毒明目。

【药物及用量】雄黄（水飞）　朱砂（水飞）　冰片　麝香各五分　焰硝一钱

【炮制】共为极细末，瓷瓶收贮。

【用法】每用少许，点目大眦中，男左女右，用此入时疫病家则不沾染，六畜瘟亦点眼大眦。

◆**点眼药**《洁古家珍》

【主治】目疾。

【功效】除昏退翳，截赤定痛。

【药物及用量】当归　黄连　防风各二钱五分　细辛五分　甘草一钱

【用法】清水一大碗，文武火熬，滴水中不散为度，入熟蜜少许点之。

◆**点头散**《是斋百一选方》

【主治】偏正头疼。

【功效】祛风止疼。

【药物及用量】川芎二钱　香附子四两（炒去毛）

【用法】研为细末，每服二钱，食后茶清调下。

◆**荠苨丸**《严氏济生方》

【主治】强中及消渴后欲作痈疽。

【功效】补肾，养阴清热。

【药物及用量】荠苨　大豆（去皮）　茯神（去木）　磁石（煅研极细）　玄参　石斛（去根）　瓜蒌根　地骨皮（去木）　熟地黄（酒蒸）　鹿茸各一两　沉香（不见火）　人参各五钱

【炮制】研为细末，和猪肾一具，如食法煮烂，杵和为丸，如梧桐子大，如难丸，入酒少许糊丸，或炼蜜为丸亦可。

【用法】每服七十丸，空腹时盐汤送下。

◆**荠苨汤**《华佗方》

【主治】石毒猝发，慄慄如寒，或能饮食，或不饮食，热闷惛惛，起止无力。

【功效】解石毒。

【药物及用量】荠苨四两　茯苓　黄芩　芍药各二两　蔓荆子一升　蓝子　人参　甘草（炙）各一两

【用法】清水一斗，先煮蔓荆子，取八升，去滓，纳余药煎取三升，去滓分三服，一日三次。若虚弱，再加人参一两。若气上，再加茯苓、荠苨各一两。

◆**荠苨汤**《圣济总录》

【主治】胃脘积热，结聚为痈。

【功效】和血，清热，解毒。

【药物及用量】赤芍　石膏　犀角（锉）　麦门冬　木通各二两　朴硝　升麻　玄参　生甘草各一两

【用法】锉咀，每服五钱，清水一盏半，煎至八分去滓，不拘时温服。

◆**荠叶涂方**《圣济总录》

【主治】小儿野灶丹从膝起。

【功效】化湿解毒。

【药物及用量】干荠叶（末）　香薷（末）　赤小豆（末）各半两　生蒴藋叶茎一握（细锉）

【用法】上四味，细研，蒴藋入诸药末和，调如糊涂丹，干即易之，以瘥为度。

◆**药油**《沈氏尊生书》

【主治】黄水疮。

【功效】杀虫止痒，收湿。

【药物及用量】松香　枯矾　槐树皮

【用法】共研为末，纸捲为筒，藏药在内，蘸油燃火，有油滴下收之，入轻粉少许和涂。

◆**药棋子**《类证普济本事方》

【主治】腰痛，气滞。

【功效】行气止痛。

【药物用量及炮制】黑牵牛不拘多少，以新瓦火烧赤，牵牛便倒在瓦上，自然一半生，一半熟，不得搅动，取头末一两，加硫黄一分，同研令匀。分作三服，每用白面一匙，清水和捏如棋子式。

【用法】五更初熟汤送下，痛住即止，不应明日五更再服。

◆药线《医宗金鉴》

【主治】痔疮瘿瘤，头大蒂小者。

【功效】祛痔胜于刀割。

【药物及用量】芫花五钱（勿铁犯）　壁钱二钱

【炮制】以白色细衣线三钱，同芫花壁钱清水一碗，贮小瓷罐内，慢火煮至汤干为度，取丝阴干（一方以芫花根洗净捣汁，入壁钱浸丝用之）。

【用法】每用丝一根，患大者二根，双扣系扎患处，两头留丝，日渐紧之，其患自然紫黑，冰冷不热为度。轻者七日，重者十五日，后必枯落，以月白真珠散收口甚效。

◆钟乳丸《张氏医通》

【主治】冷哮痰喘。

【功效】化寒痰，平哮喘。

【药物及用量】钟乳石（酒湿研七日，水飞七次，甘草汤煮三伏时，蘸少许撚开，光亮如蠹鱼为度）　麻黄（醋汤泡焙干）　杏仁（拣去双仁，泡去皮尖）　甘草（炙）各等量

【炮制】共研细末，炼白蜜为丸，如弹子大。

【用法】五更临卧各噙化一丸，去枕仰卧，勿开言，数日可效。

◆钟乳丸《太平圣惠方》

【主治】上气胸满，昼夜不得眠卧，困笃。

【功效】温中化痰，降气除满。

【药物及用量】钟乳粉二两　干姜一两（炮裂，锉）　款冬花半两　细辛半两　桑根白皮一两（锉）　半夏半两（汤洗七遍，去滑）　贝母三分（煨微黄）　附子三分（炮裂，去皮、脐）　芎䓖半两　紫菀一两（洗去苗土）　川椒三分（去目及闭口者，微炒去汗）　杏仁一两（汤浸，去皮尖、双仁，麸炒微黄）

【用法】上一十二味，捣罗为末，炼蜜和捣二三百杵，丸如梧桐子大，不拘时，以粥饮下三十丸。

◆钟乳丸《世医得效方》

【主治】远年近日，喘嗽痰涎稠黏，昼夜不止，不能坐卧

【功效】降痰止咳平喘。

【药物及用量】滑石半两　钟乳粉（见成者）一两　南星（炮，切片，生姜制）

【用法】上三味，为末，煮干柿去蒂核，捣细，搜药为丸，如梧桐子大，每服四十丸，姜枣煎汤下。气弱人，更服养正丹。

◆钟乳丸《圣济总录》

【主治】消渴后虚乏。

【功效】补肾止渴。

【药物及用量】炼成炼乳粉　续断　熟干地黄（焙）　石韦（去毛）各一两　杜仲（去粗皮，锉，炒）三两三分　天雄（炮裂，去皮、脐）半两　山茱萸　蛇床子各一两　远志（去心）　肉苁蓉（酒浸，切，焙）各一两三分　防风（去杈）　山萸肉　石斛（去根）　赤石脂各一两三分　甘草（炙，锉）　牛膝（酒浸，切，焙）各一两

【用法】上一十六味，捣罗为末，炼蜜丸，如梧桐子大，每服三十丸，温酒下。

◆钟乳汤甲《千金方》

【主治】妇人乳无汁。

【功效】通络下乳。

【药物及用量】钟乳石　硝石（一方用滑石）　白石脂各六铢　通草十二铢　桔梗半两（切）

【用法】上五味，吹咀，以水五升，煮三沸，三上三下，去滓，内硝石令烊，分服。

◆钟乳汤乙《千金方》

【主治】妇人肺胃虚寒，乳汁不通。

【功效】通乳汁。

【药物及用量】钟乳石四钱　甘草　漏芦各二钱　通草　瓜蒌根各五钱（一方有桂心）

【用法】清水煎，温服。

◆钟乳散《太平圣惠方》

【主治】久咳嗽，上气胸满，唾脓血。

【功效】降气止咳，止血。

【药物及用量】钟乳粉一分　白矾一分（烧令汁尽）　桂心一分　款冬花一分

【用法】上四味，捣细罗为散，作七星聚，每聚如大豆许，以小竹筒子吸之，日三用之。如未效，稍增之。

◆**钟乳散**《朱氏集验方》

【主治】寒嗽不止。

【功效】温肺下气止咳。

【药物及用量】钟乳粉　人参　阿胶（炒）各等量

【用法】上三味，等量为末，糯米饮下。

◆**钟乳七星散**《千金方》

【主治】寒冷咳嗽上气，胸满唾脓血。

【功效】温肺降气，止咳止血。

【药物及用量】钟乳　矾石　款冬花　桂心各等量

【用法】上四味，治下筛，作如大豆七，聚七星形，以小筒吸取酒送下，先食服，日三次。

◆**钟乳石汤**《圣济总录》

【主治】大病后重，下赤白痢，腹中疠痛。

【功效】温阳，燥湿。

【药物及用量】钟乳石（别研）半两　黄连（去须，炒）一两　防风（去杈）　附子（炮裂，去皮、脐）　黄柏（去粗皮，蜜炙）　当归（切，焙）　干姜（炮）各一两　蜀椒（去目并闭口者，炒出汗）半两

【用法】上八味，除钟乳外，锉如麻豆，再同和匀，每服四钱匕，水一盏半，煎至八分，去滓，温服，空心食前，日二服。

◆**钟乳补肺汤**《太平惠民和剂局方》

【主治】肺气不足，咳嗽上气，胸满上迫，喉咽闭塞，短气喘乏，连唾不已，寒从背起，口中如含霜雪，语无音声，甚者唾血腥臭，干呕心烦，耳闻风雨声，皮毛瘁，面色白。

【功效】理肺止咳，温肺下气。

【药物及用量】钟乳石（碎如米粒）三两　桑白皮三两　白石英（碎如米粒）二两　麦门冬（去心）三两　五味子二两　肉桂（去粗皮）二两　款冬花（去梗）二两　人参（去芦）二两　紫菀（洗去土）二两

【用法】上九味，除白石英、钟乳外，同为粗末，与白石英等同拌令匀，每服四钱，水二盏，入生姜五片，大枣一枚，擘破，粳米三十余粒，同煎至一盏，用绵滤去滓，温服，食后服。

◆**烂金丸**《三因极一病证方论》

【主治】脏腑虚弱，四肢倦怠，骨蒸、劳热、消渴等症。

【功效】宁心强志，安神定魄，固脏腑，进饮食，补精心，益诸虚，解劳倦，去骨节间热，免生疮疡，热中消渴。

【药物用量及炮制】用大猪肚一具，黄连三两，生姜（研），白蜜各二两，先将猪肚洗净烘干，复以葱、椒、醋、面等同药以水酒入银石器内煮半日，漉出黄连，洗去蜜酒令尽，锉研为细末，再用水调为膏，入猪肚内以线缝定，仍入银石器内水煮烂，研如泥。次用人参、五味子、杜仲（去皮，切，姜汁炒去丝）、山药、石斛、山茱萸（去核）、车前子、鳖甲（醋炙）、熟地、当归、新莲肉（去皮心）各二两，磁石（研）、白茯苓、槐角子（炒）、川芎各一两，黄芪四两，菟丝子（酒浸蒸研）五两，陈皮五钱，麝香一钱（另研），研为细末，用猪肚膏搜和，添熟蜜少许捣数千杵为丸，如梧桐子大（一方有白术二两，阳起石一两）。

【用法】每服五十丸，食前温酒或糯米饮送下。

◆**除毒丹**《小儿卫生总微论方》

【主治】蛔痟之传染者。

【功效】杀虫。

【药物及用量】鬼臼一两（去毛）　苦参（锉）　青葙子　草龙胆各五钱　硫黄　绯绢　干蟾　白矾各一分

【炮制】烧灰存性，捣罗为细末，炼蜜和丸，如麻子大。

【用法】每服十丸，磨沉香汤送下，量

儿大小加减。

◆**除瘟救苦丹**《仙拈集》

【**主治**】瘟疫时证，伤寒感冒。

【**功效**】发表，解毒清热。

【**药物及用量**】麻黄　天麻　绿豆（研成粉）　松萝茶各一两二钱　生甘草　朱砂　雄黄各八钱　生大黄二两

【**炮制**】共研细末，炼蜜为丸，如弹子大。

【**用法**】每服一丸，小儿减半，凉水调下，出汗即愈，重者连进二服，切忌热汤热物，汗后不忌。

◆**除风益损汤**《原机启微》

【**主治**】目为物伤及产后目痛。

【**功效**】祛风和血。

【**药物及用量**】熟地黄　当归　白芍　川芎各一钱　藁本　前胡　防风各七分

【**用法**】清水二盏，煎至一盏，去滓热服。

◆**除风清脾饮**《审视瑶函》

【**主治**】睑生椒疮及粟疮。

【**功效**】清风热，解毒，蚀疮。

【**药物及用量**】知母　连翘　大黄　生地黄　防风　黄芩　玄明粉　黄连　桔梗　陈皮　荆芥穗　黑参各等量

【**用法**】研为粗末，清水二盏，煎至一盏去滓，食远温服。

◆**除风汤**《秘传眼科龙木论》

【**主治**】五风变内障，头眩偏痛，瞳入结白。

【**功效**】疏肝泻积。

【**药物及用量**】羚羊角　车前子　白茯苓　人参（一作黑参）各二两　大黄（酒蒸）　黄芩　白芍　芒硝各一两（一方有蝎尾，醋泡三钱）

【**用法**】研为粗末，每服一钱，清水一盏，煎至五分去滓，食后温服。

◆**除风汤**《医宗金鉴》

【**主治**】胬肉攀睛。

【**功效**】疏风，活血。

【**药物及用量**】茺蔚子　桔梗　黄连　大黄　防风各一钱　细辛　五味子各五分

【**用法**】研为末，清水二盏，煎至一盏去滓，食后温服。

◆**除风湿羌活汤**（李东垣方）

【**主治**】风湿热痹，痿证，眩晕麻木。

【**功效**】除风，祛湿。

【**药物及用量**】羌活　防风各一两　独活　甘草（炙）　柴胡各五分　黄芪　苍术（米泔制）各一钱　茯苓二钱　泽泻　猪苓（去皮）各二分　藁本　陈皮　黄柏　黄连（去须）　川芎各三分　升麻七分

【**用法**】每服三钱或五钱，清水二盏，煎至一盏去滓，稍热服，量虚实施用，如不尽令候，依法加减。

◆**除风湿羌活汤**《内外伤辨》

【**主治**】风湿相搏，一身尽痛，日晡发热及湿霍乱。

【**功效**】祛风湿，活筋络。

【**药物及用量**】羌活　防风　柴胡　藁本　苍术（泔制）各一钱　升麻八分

【**用法**】清水煎，空腹时热服，覆暖取微汗。

◆**除湿丹**《宣明论方》

【**主治**】肾著。

【**功效**】泻湿热，和经络。

【**药物及用量**】槟榔　甘遂　赤芍（煨）　威灵仙　泽泻　葶苈各二两　乳香　没药各一两　大戟（炒）三两　陈皮四两　黑牵牛子末一两

【**炮制**】研末，面糊为丸，如梧桐子大。

【**用法**】每服三十丸，空腹时灯心草汤送下。

◆**除湿胃苓汤**《外科正宗》

【**主治**】火丹疮。

【**功效**】健胃，祛湿。

【**药物及用量**】苍术（炒）　厚朴（姜炒）　陈皮　猪苓　泽泻　赤茯苓　白术（土炒）　滑石　防风　山栀子（生，研）　木通各一钱　肉桂　生甘草各三分

【**用法**】清水三盅，加灯心二十根，煎至八分，食前服。

◆**除湿益气丸**《内外伤辨》

【**主治**】伤湿面，心腹满闷，肢体沉重。

【功效】消积化湿。

【药物及用量】枳实（炒） 白术 生黄芩 神曲（炒）各一两 红花三钱 萝卜子（炒）五钱

【炮制】研为末，荷叶烧饭和丸，如梧桐子大。

【用法】每服五十丸，熟汤送下。

◆**除湿益气丸**《东垣试效方》

【主治】伤湿面，心腹满闷，肢体沉重。

【功效】祛湿，理气，除胀。

【药物及用量】枳实（麸炒黄色）一两 白术一两 萝卜子（炒熟）半两 黄芩（生用）一两 神曲（炒黄色）一两 红花一钱

【用法】上六味同为极细末，荷叶裹，烧饭为丸，如绿豆大，每服五十丸，白汤送下，量所伤多少服之。

◆**除湿散**《东垣试效方》

【主治】伤马乳，并牛羊酪水，一切冷物。

【功效】祛湿利水健脾。

【药物及用量】半夏（汤洗七次）三钱 车前子（炒香）半两 泽泻半两 甘草（炙）二钱 神曲（炒黄色）一钱 干生姜三钱 红花二钱 茯苓七钱

【用法】上八味同为极细末，每服三钱匕，白汤调下，食前服。

◆**除湿补气汤**《兰室秘藏》

【主治】两腿麻木沉重。

【功效】和血利湿。

【药物及用量】绵黄芪八钱 升麻 甘草各六钱 五味子一百二十粒（一作一百四十粒） 当归梢 柴胡 泽泻各二钱 红花二钱五分 陈皮一钱 青皮四钱

【用法】分作四服，清水三大盏，煎至一盏去滓，食前稍热服。

◆**除湿蠲痛汤**《证治准绳》

【主治】感受湿邪，身重酸疼，天阴即发或加重。

【功效】健胃祛湿，胜湿止痛。

【药物及用量】苍术（米泔浸，去皮切炒）二钱 羌活 茯苓 泽泻 白术（同苍术炒，一作二钱）各一钱五分 陈皮一钱 甘草四分（炙，一作五分）

【用法】清水二盅，煎至八分，加姜汁、竹沥各二三匙，热服，取微汗效。在上痛者加桂枝、威灵仙、桔梗，在下痛者加防己、木通、黄柏、牛膝。

◆**除湿汤**《是斋百一选方》

【主治】一切中湿自汗渐渐恶风，翕翕发热，阳虚自汗，呼吸少气，风湿风温，表实里虚，表虚里实，腠理开疏，气道壅塞，虚汗盗汗，目黄身肿，小便不利，胸膈溢满，腰疼体痛，呕吐涎沫。

【功效】祛风除湿，清热。

【药物及用量】白术 白茯苓 苍术（米泔浸） 藿香叶（去土） 甘草 橘红 厚朴 半夏各一两 附子六钱（炮） 生姜二两

【用法】上一十味，厚朴、半夏、生姜一处捣做饼子，焙干，同众药为粗末，每服三钱，水二盏，生姜十片，煎至一盏，不拘时。

◆**除湿和血汤**《兰室秘藏》

【主治】阴明经湿热，便血，腹痛。

【功效】清热除湿，益气养血。

【药物及用量】生地黄半钱 牡丹皮半钱 白芍一钱半生 甘草半钱 熟甘草一钱 黄芪一钱 升麻七分 当归身三分 苍术 秦艽 橘皮（秘藏二分） 肉桂 熟地黄各三分

【用法】上一十一味，㕮咀，都作一服，水四盏，煎至一盏，去滓，空心，宿食消尽服之，稍热立效。

◆**除热清肺汤**《张氏医通》

【主治】麻疹尽透，壮热咳嗽，大便秘结。

【功效】清肺胃之热。

【药物及用量】石膏三钱 黑参 生地黄 赤芍 贝母 瓜蒌根各一钱 麦门冬（去心）一钱五分 甘草五分

【用法】清水煎，温服。

◆**除热结肠丸**《千金方》

【主治】小儿热下黄赤汁沫，或如鱼

脑，肛烂生虫。

【功效】杀虫，清热，养血。

【药物及用量】黄连　蘖皮　苦参　鬼臼　独活　橘皮　芍药　阿胶各五钱

【炮制】研为末，蓝汁及蜜和丸，如小豆大（冬无蓝汁，可用蓝子一合，春蜜和丸）。

【用法】每服五丸至十丸，熟汤送下。

◆**除热饮**《圣济总录》

【主治】丁翳毒热。

【功效】活血，祛风，泻热。

【药物及用量】知母　桔梗　黑参　黄芩各二钱　芒硝　大黄　茺蔚子　防风各一钱

【用法】研为粗末，清水二盏，煎至一盏去滓，食后温服。

◆**除瘟化毒散**《时疫白喉捷要》

【主治】白喉初起，单蛾双蛾。

【功效】清肺胃，泻热邪。

【药物及用量】葛根　生地黄　黄芩　白僵蚕　山豆根各二钱　浙贝母三钱　蝉蜕一钱　甘草五分　木通二钱

【用法】清水煎服，单双乳蛾加冬桑叶三钱。

◆**除瘟化毒汤**《喉科家训》

【主治】风温及白喉初起，证象轻而白未见者。

【功效】清肺胃，降火邪。

【药物及用量】葛根　金银花　生地黄　冬桑叶　贝母（去心）各二钱　枇杷叶一钱五分（去毛蜜炙）　薄荷五分（一作一钱）　木通　生甘草各八分　竹叶一钱

【用法】清水煎服，每日一二次，俟一见白象，即改服养阴清肺汤。如系风邪之证，则始终服此，自然痊愈，万不可表散。如胸下胀闷者加枳壳（炒）一钱五分，麦芽（炒）二钱；大便秘者加瓜蒌、郁李仁各二钱；小便短赤者加车前子三钱（布包），灯心一札（一作一钱）。

◆**除痰丸**《御药院方》

【主治】疗宿饮不消，咽膈不利，咳嗽痰涎，头目昏晕。

【功效】祛痰化饮，利膈止咳。

【药物及用量】天南星（炮）　半夏（汤洗七次）各二两　蛤粉（微炒）一两　皂角大一挺（去皮弦、子，用水一大盏，揉汁）

【用法】上四味，除皂角汁，三味共为细末，以皂角汁调面糊和丸，如梧桐子大，每服三十丸，食后以生姜汤下，渐加至五十丸，临卧，更进一服。忌甜物。

◆**养心丹**《沈氏尊生书》

【主治】上盛下虚，健忘。

【功效】养心，清热，安神。

【药物及用量】天门冬　麦门冬　菖蒲　远志　白术　熟地黄　人参　茯神　牛膝　当归　黄芪　木通

【炮制】共研细末，水泛为丸，如梧桐子大。

【用法】每服三钱，熟汤送下。

◆**养心汤**《仁斋直指方》

【主治】心虚血少，惊悸怔忡，或盗汗不寐，发热烦躁，或虚热上攻，致患疮疡者，劳淋，气淋。

【功效】化痰和血，养心清热，安神益智。

【药物及用量】黄芪（炒）　茯神（去木）　白茯苓（去皮）　半夏曲　当归（酒拌）　川芎各一钱五分　远志（去心姜汁浸焙）　酸枣仁（去皮，隔纸炒香）　辣桂（去皮）　柏子仁　五味子（杵炒）　人参各一钱　甘草（炙）五分

【用法】清水二杯，加生姜五片，红枣二枚，煎至一杯，食前服，如停水怔悸，加槟榔、赤茯苓。

◆**养心汤**《傅青主女科》

【主治】产后心血不定，心神不安。

【功效】补血养心。

【药物及用量】黄芪（炙）　柏子仁各一钱　茯神　川芎　远志各八分　当归二钱　麦门冬一钱八分　人参一钱五分　甘草（炙）四分　五味子十粒

【用法】加生姜，清水煎服。

◆**养正丹**《太平惠民和剂局方》

【主治】上盛下虚，气不升降，元阳亏损，气短身羸，心肾不交，惊惕不眠及中风涎潮，不省人事，伤寒阴盛，自汗唇青，妇人血海久冷。

【功效】镇阳，定喘，固肾，化涎。

【药物及用量】水银　黑锡（去滓，与水银结成砂子）　硫黄（研，一作雄黄）　朱砂（水飞细）各一两

【炮制】先将黑锡入铁铫内化，下水银以柳木槌搅，次下朱砂搅令，不见星子，放下少时，方入硫黄末急搅成汁和匀。如有焰起以醋洒之，候冷取出研细，糯米糊丸，如绿豆大。

【用法】每服三十丸，盐汤或枣汤参汤送下，或丸如芡实大，每服一丸，服后得睡勿惊觉。

◆**养正丹**《妇人大全良方》

【主治】妇人虚风头旋，吐涎不已。

【功效】化痰安神。

【药物及用量】黑铅　水银　硫黄（研）　朱砂各一两（研）

【用法】用建盏一只，火上熔铅成汁，次下水银，用柳杖子打停取下，歇少时人二味，打停，候冷取下，研为粉，以糯米软饭和丸如绿豆大，每服三十丸，枣汤吞下，空心食前服，日二服。

◆**养正通幽汤**《傅青主女科》

【主治】产后类伤寒，大便秘结。

【功效】润大肠，养血。

【药物及用量】川芎　麻仁（炒）各二钱　当归六钱　甘草（炙）五分　桃仁十五粒　肉苁蓉（酒洗去甲）一钱

【用法】清水煎服。

◆**养血化斑汤**《证治准绳》

【主治】麻疹已出，疹色淡白者。

【功效】化斑。

【药物及用量】当归身　生地黄　红花　蝉蜕　人参各五分

【用法】锉细，清水一盏，加生姜一片，煎至六分去滓，不拘时温服。

◆**养血平肝散**《济阴纲目》

【主治】怒伤血崩。

【功效】养血清热，疏肝。

【药物及用量】当归　白芍　香附各二钱　青皮（醋炒）　柴胡　川芎　生地黄各八分　甘草五分

【用法】为散，清水煎服。

◆**养血地黄丸**《类证普济本事方》

【主治】筋极，颤振。

【功效】养血，化瘀，清湿。

【药物及用量】熟地黄　顽荆各二钱五分　山茱萸五钱　黑狗脊（炙）　地肤子　白术　干漆（炒）　蛴螬（炒）　天雄　车前子各七钱五分　萆薢　山药　泽泻　牛膝各一两

【炮制】共研细末，炼蜜为丸，如梧桐子大。

【用法】每服五十丸，温酒送下，空腹临卧各一服。

◆**养血地黄汤**《沈氏尊生书》

【主治】筋急。

【功效】养血和络。

【药物及用量】熟地黄　生地黄　白芍　当归　阿胶　麦门冬　白术各等量

【用法】清水煎服。

◆**养血当归地黄散**《素问病机气宜保命集》

【主治】破伤风，日久渐虚，邪气入胃。

【功效】养血，祛风，散寒。

【药物及用量】地黄　当归（去芦）　芍药　川芎　藁本（去芦）　防风（去芦）　白芷各一两　细辛（去苗）五钱

【用法】㕮咀，每服五钱，清水一盏半，煎至一盏，温服。

◆**养血壮筋健步丸**《古今医鉴》

【主治】痿证，气血两虚。

【功效】补血，养筋，健肾，化湿，益髓。

【药物及用量】熟地黄四两　牛膝（酒制）　杜仲（姜制）　当归（酒制）　黄柏（盐制）　苍术各二两　白芍（酒制）一两五钱　黄芪（盐制）　补骨脂（盐制）

山药　五味子　枸杞子　人参　菟丝子　白术　虎胫骨　龟板各一两　防己（酒制）五钱　防风六钱　羌活（酒制）三钱　猪脊髓七条

【炮制】共研细末，炼蜜为丸，如梧桐子大。

【用法】每服三钱，盐汤送下。

◆**养血益荣汤**《沈氏尊生书》

【主治】疹子色白。

【功效】活血行滞。

【药物及用量】赤芍　人参　当归（酒制）　红花（酒炒）　甘草

【用法】清水煎服。

◆**养血祛风汤**

【主治】血虚，风热。

【功效】养血，祛风，利头目。

【药物及用量】当归　川芎　防风　生地黄　荆芥　羌活　细辛　藁本　石膏　半夏　甘草　旋覆花　蔓荆子各五分

【用法】加生姜三片，大枣二枚，清水煎服。

◆**养血清心汤**

【主治】劳神。

【功效】养血，和胃，清心，安神。

【药物及用量】当归　生地黄各一钱五分　人参　白术　远志（姜制）　茯神　酸枣仁　川芎各一钱　甘草五分

【用法】清水煎服。

◆**养肝丸**《严氏济生方》

【主治】肝血不足，眼目昏花，或生眵泪，久视无力。

【功效】补血养肝，明目。

【药物及用量】当归（酒洗）　车前子（酒蒸焙）　白芍　防风（去芦）　蕤仁（另研）　熟地黄（酒蒸焙）　川芎　楮实子等量

【炮制】共研细末，炼蜜为丸，如梧桐子大。

【用法】每服七十丸，不拘时熟汤送下。

◆**养肝丸**《沈氏尊生书》

【主治】筋伤。

【功效】养肝和筋。

【药物及用量】川芎　当归　白芍　熟地黄　防风　羌活各等量

【炮制】共研细末，炼蜜为丸，如梧桐子大。

【用法】每服二三十丸，熟汤送下。

◆**养肺汤**（张涣方）

【主治】小儿嗽。

【功效】温养肺胃，祛痰。

【药物及用量】紫菀（洗，焙干）　半夏（汤洗七遍制）　款冬花　阿胶（炙）各一两　人参（去芦）　桂心各五钱

【用法】捣罗为细末，每服一钱，清水一小盏，加生姜二片，糯米五粒，煎至五分，去滓温服。

◆**养金汤**《沈氏尊生书》

【主治】喉燥痛，水涸火炎，肺金受克。

【功效】凉血润燥，补血。

【药物及用量】生地黄　阿胶　杏仁　知母　海参　麦门冬　桑皮　白蜜各等量

【用法】清水煎服。

◆**养胃健脾丸**《中国医学大辞典》

【主治】脾胃虚弱，饮食恶心，胸膈饮闷，食不消化，大便泄泻，四肢无力，饮食不甘及多酒伤脾，或作呕吐吞酸，口舌苦干，一切脾胃等证。

【功效】健脾胃，消积滞。

【药物及用量】人参　神曲（炒焦）　白术（炒焦）　山楂肉（炒焦）　莲肉　茯苓各二两　陈皮　甘草（炙）　法半夏　麦芽（炒焦）　枳实（炒焦）　广木香　泽泻各一两　白豆蔻五钱

【炮制】共研细末，水泛为丸，如梧桐子大。

【用法】每服三钱，熟汤送下。

◆**养胃汤**《卫生易简方》

【主治】山岚瘴气，外感风寒，内伤生冷，脾胃虚寒，发为疟疾，或中脘虚寒，呕逆恶心。

【功效】温中快膈，和胃化湿。

【药物及用量】厚朴（姜汁炙）　苍术（米泔浸，去皮，锉，炒）　半夏（汤泡）

各一两　藿香　草果仁　茯苓　人参各五钱　甘草（炙）　橘红各二钱五分

【用法】锉散，每服三钱，清水一杯，加生姜七片，乌梅一个，煎至六分，去滓热服，寒疟加桂。

◆**养胃汤**《婴童百问》

【主治】小儿外感风寒，内伤生冷，寒疟。

【功效】和胃，化湿，消积。

【药物及用量】陈皮（去白汤浸）三钱五分　甘草（炙）　半夏（炮）各三钱　人参　草果各二钱　白茯苓四钱　藿香（洗）七钱　大腹皮　青皮（去白）　三棱（煨）　蓬莪术（煨）各一钱五分　乌梅　苍术各五钱

【用法】锉散，每服三钱，加生姜、大枣，清水煎服。

◆**养胃汤**《南北经验方》

【主治】脾胃虚冷，不思饮食，反胃呕吐。

【功效】补虚和胃，降逆止呕。

【药物及用量】白豆蔻仁　人参　丁香　缩砂仁　白豆蔻　炮附子　粉草（炙）　沉香　橘红　麦芽　麦曲各二钱半

【用法】上一十味为细末，姜盐汤调下。

◆**养胃进食丸**《御药院方》

【主治】脾胃虚弱，心腹胀满，面色萎黄，肌肉消瘦，怠惰嗜卧，全不思食。

【功效】滋养脾胃，养健饮食，消痰逐饮，辟风寒湿冷邪气。

【药物及用量】苍术五两（泔浸去皮）　神曲二两五钱（炒）　白术　白茯苓（去皮）　厚朴（姜制）各二两　大麦糵（炒）　陈皮（去白）各一两五钱　人参　甘草（炙）各一两

【炮制】研为末，水面糊丸，如梧桐子大。

【用法】每服三十丸至五十丸，食前温姜汤或粥饮送下。

◆**养胃丸**《圣济总录》

【主治】膈气宿食不消。

【功效】降气，健脾，助消化。

【药物及用量】厚朴（去粗皮，锉作小块）一斤　丁香半斤　生姜五斤（取自然汁于银石器内，同厚朴，文火煮尽姜汁，炒令干）　白术一十两　人参一十两

【用法】上五味，捣罗为末，以煮枣肉和丸，如梧桐子大，每服三十丸，米饮下，空心或食前服。

◆**养胃沉香丸**《经验良方》

【主治】胃气虚，脐腹冷痛，大便滑泄，咽膈塞闷，口苦无味，四肢无力，不思饮食，中满痰逆，噫气吐酸，困倦。

【功效】温补脾胃，降逆止呕。

【药物及用量】沉香　当归　广木香　白茯苓　陈皮（去白）　补骨脂　肉豆蔻（面裹）　白豆蔻　荜澄茄　青皮各半两　丁香四钱　白术七钱　桂花三钱　大故脂一两（面炒，去瓤）　人参　萝卜　藿香叶各三钱

【用法】上一十七味为细末，生姜自然汁熟枣肉为丸，如梧桐子大，每服三、四十丸，米饮汤送下。

◆**养胎饮**《宋氏女科秘书》

【主治】妊娠胎长腹重，睡卧不安。

【功效】调气安胎。

【药物及用量】归身（酒洗）　白芍（酒制）　泽泻（盐水制）各一钱　土白术二钱　黄芩（酒制）　枳壳（麸炒）　川芎各八分　甘草（炙）四分

【用法】清水煎，分温二服。

◆**养气丹**《太平惠民和剂局方》

【主治】诸虚百损，真阳不固，上实下虚，气不升降，或喘或促，久冷泄泻，休息痢疾及体弱气虚，妇人血海冷惫诸证。

【功效】助养真气，健脾胃，补下焦。

【药物用量用炮制】用禹余粮八两（火煅、醋淬七次），代赭石（火煅、醋淬七次）、紫石英（火煅一次）、赤石脂（火煅一次）、磁石（火煅、醋淬十次）各八两，各以水再研，将其清者置之纸上，以竹筛盛，滴尽水候干，各用瓦瓶盛贮，以盐水纸筋和泥固济，阴干。以硬炭五十斤，分作五处，煅此五石末，纸灰盖之，火尽

再煅，如此三次，埋地坑内二日出火毒，再研细。用附子（炮）二两，肉苁蓉（酒浸一宿焙）一两五钱，茴香（炒）、破故纸（酒炒）、木香（不见火）、丁香、肉桂、肉豆蔻（面裹煨）、巴戟肉（盐汤浸）、沉香、当归（酒浸一宿，焙干）、白茯苓、鹿茸（醋炙）、远志（去心）、阳起石（煅另研）、钟乳粉、乳香、没药（并另研）、朱砂（煅，或蒸，或黄芪、当归煮熟）、山药、五灵脂（净去砂土）各一两，同研极匀，糯米糊丸，每一两作五十丸，阴干，入布袋内擦光。

【用法】每服二十丸，空腹时温酒或姜汤盐汤送下，妇人艾醋汤下。

◆**养气活血丹**《女科百问》

【主治】劳伤冲任，赤白带下，产后诸虚。

【功效】补冲任，暖子宫。

【药物用量及炮制】大艾叶（炒焦取末）五两，干姜（炒末）二两五钱，用醋、无灰酒、生姜、自然汁各二升，将姜、艾末调于银器，慢火熬成膏。次用附子、白芍、白术、椒红、川芎、当归、巴戟（去心糯米炒）、人参、五味子各二两，研为细末，入前膏内，并炒热和熟、白面二两五钱为剂，杵千下为丸，如梧桐子大。

【用法】每服五十丸，温酒或米饮送下。

◆**养气汤**《是斋百一选方》

【主治】奔豚气。

【功效】温中散寒，行气。

【药物及用量】茴香（炒）半两　丁香半两　良姜三两（麻油炒）　甘草三钱（炙）　白豆蔻四钱

【用法】上五味，为细末，每服二钱，入盐少许，沸汤调下，食前服。

◆**养神汤**（李东垣方）

【主治】肺胃不足，心神怯弱。

【功效】安养心神。

【药物及用量】黄芪　橘皮各一钱　人参　白术　川芎各三分　甘草　半夏各七分　苍术　当归身　麦芽　黄连各五分　柴胡　升麻各四钱　木香　黄柏各一分　黄芩（酒浸）二钱

【用法】㕮咀，煎服五钱，清水二盏，煎至八分去滓，不拘时稍热服。

◆**养阴清肺汤**《重楼玉钥》

【主治】阴虚白喉。

【功效】养阴清肺。

【药物及用量】大生地一两　麦门冬（去心）六钱　杭白芍（炒，一作杭白菊）　贝母（去心）　牡丹皮各四钱　薄荷二钱五分　玄参八钱　生甘草二钱

【用法】清水煎服（小儿药量减半）。

◆**养脾丸**《痘疹心法》

【主治】痘疹伤食，脾中满或痛，脾胃虚弱者。

【功效】健脾消积。

【药物及用量】人参　白术　当归　川芎各一钱五分　木香　青皮　黄连　陈皮各一钱　砂仁　山楂肉　神曲（砂）　麦芽（炒）各五分

【炮制】研为细末，水调神曲糊丸，如麻子大。

【用法】每服三四十丸，陈仓米饮送下。

◆**养脾丸**《太平惠民和剂局方》

【主治】脾胃虚冷，心腹绞痛，胸膈满闷，胁肋虚胀，呕逆恶心，噫气吞酸，泄泻肠鸣，米谷不化，肢体倦怠，不思饮食。

【功效】温补脾胃，降逆止呕。

【药物及用量】白茯苓（去皮）　人参（去芦头）　大麦蘖（炒）各一两　缩砂（去皮）　干姜（炮）各二两　白术半两　甘草（爁）一两半

【用法】上七味为细末，炼蜜和丸，每两分作八丸，每服一丸，细嚼，生姜汤送下，食前服，此药养胃进食。

◆**养肾散**《荆芩方》

【主治】妇人肾经虚弱，风寒内侵，致腰脚筋骨疼痛，不能步履。

【功效】祛湿，健肾，散寒。

【药物及用量】苍术（去皮）一两　干蝎三钱（一作五钱）　天麻（一作三钱）　草乌头（炮去皮尖）　黑附子（炮去皮、

脐）各二钱

【用法】研为细末，每服一钱，淋黑豆酒调下，药气所至，麻痹少时随愈，孕妇忌之。

◆**养荣生化汤**《傅青主女科》

【主治】产后腹痛，大便不通，误服下药成胀者。

【功效】养血，生新，化滞。

【药物及用量】当归四钱　白芍　白茯苓　人参　肉苁蓉各一钱　白术二钱　陈皮　大腹皮　香附各五分　桃仁十粒（制）

【用法】清水煎服。

◆**养荣壮肾汤**《嵩崖尊生》

【主治】产后腰痛。

【功效】养荣血，健腰肾。

【药物及用量】当归二钱　川芎　独活　桂心　杜仲　续断　寄生各八钱　防风四分

【用法】加生姜三片，清水煎服，二剂后痛仍未止，此属肾虚，加熟地黄三钱。

◆**养荣汤**《女科百问方》

【主治】妇人血海虚弱，恍惚惊悸，或发虚热，经候不调。

【功效】养血行滞。

【药物及用量】白芍　川芎　熟地黄　姜黄　当归　川姜　青橘皮　五加皮　牡丹皮　海桐皮　白芷各等量

【用法】每服五钱，清水一盏半，加生姜五片，乌梅一个，煎至一盏，不拘时温服，送紫桂丸七十粒。

◆**养荣汤**《沈氏尊生书》

【主治】荣伤血崩。

【功效】调气养荣，补心养血安神。

【药物及用量】当归　小草　黄芪　酸枣仁　茯神　木香　人参　白芍　麦门冬　甘草（炙）　柏子仁各一钱

【用法】清水煎服。

◆**养精种玉汤**《傅青主女科》

【主治】身瘦血虚不孕。

【功效】补血生精。

【药物及用量】熟地黄一两　山茱萸肉（蒸熟）　当归（酒洗）　白芍（酒炒）各五钱

【用法】清水煎服，三月便可身健受孕。

◆**养卫化毒汤**《片玉痘疹》

【主治】痘疮已成浆，或寒战，或咬牙。

【功效】养卫托毒。

【药物及用量】人参　黄芪（炙）　甘草　当归

【用法】清水煎服。

◆**养脏汤**《太平惠民和剂局方》

【主治】泻痢，脓血有如鱼脑，后重脱肛，脐腹疞痛。

【功效】和胃健肠，温中养脏，涩肠止泻。

【药物及用量】人参　白术（炒焦）各一钱五分　肉桂　诃子肉　木香　肉豆蔻　罂粟壳（蜜炙）各五分

【用法】清水煎，分二次服，忌食生冷鱼腥湿面油腻等物，夜起不瘥者加附子五分，不应加一钱。

◆**养脏汤**（张涣方）

【主治】白痢频并。

【功效】养血健肠。

【药物及用量】当归（洗，焙干）　乌梅肉（炒干）　干姜　黄芪　白术（炮）　龙骨各一两

【用法】捣罗为细末，每服一钱，清水一小盏，加生姜、粟米各少许，煎至五分，去滓，乳食前温服，量儿大小加减。

◆**养脏汤**《直指小儿方》

【主治】内钓躯啼，挟冷作痛。内钓一名钓肠。

【功效】温中活血止痛。

【药物及用量】当归　沉香　木香　桂　川芎各半两　丁香二钱

【用法】上六味，为末，每一钱，用姜煎，食前服。

◆**祛邪汤**《痘疹仁端录》

【主治】痘触秽气腥臭，倏变陷塌。

【功效】解痘秽气。

【药物及用量】乌毛（拔细转者）　升麻　荆芥　木通　防风　紫苏　荔枝壳

水杨条各二钱

【用法】清水煎浓，去滓洗浴，内服玉枢玉气丹。

◆**祛毒丹**《证治准绳》

【主治】丹毒黑色，痒痛肿起。

【功效】解毒，化热。

【药物及用量】川升麻　漏芦　芒硝各二两　黄芩　栀子仁各一两

【用法】研为粗末，每用两匙，清水三盏，煎微热，以帛拓上，以消为度。

◆**祛毒牛黄丸**《御药院方》

【主治】咽喉肿痛，舌本强硬，满口生疮，涎潮喘急，饮食难进，胸膈不利。

【功效】解热毒，化痰结。

【药物及用量】牛黄（研）三钱五分　人参　琥珀（研）　犀角（取细末）　桔梗　生地黄（沉水者佳）　硼砂各五钱　雄黄一两（飞）　玄参　升麻各三钱　蛤粉（水飞）四两　寒水石（煅）二两　朱砂（飞研）七钱　铅白霜　脑子各一钱

【炮制】研为细末，炼蜜和丸，如小弹子大，金箔为衣，瓷器收贮。

【用法】每服一丸，食后浓煎薄荷汤或新汲水化下，日二三次，噙化亦可。

◆**祛毒散**《洞天奥旨》

【主治】蛇咬伤。

【功效】解毒清热。

【药物及用量】白芷　紫花地丁　蒲公英各一两　夏枯草二两　生甘草五钱　白矾三钱

【用法】清水煎服，一剂肿渐消，二剂毒从大小便而出，三剂痊愈。

◆**祛风一醉散**《证治准绳》

【主治】阳厥气逆，多怒而狂。

【功效】安神。

【药物及用量】朱砂（水飞）五钱　曼陀罗花二钱五分（一方有乳香二钱）

【用法】研为细末，每服二钱，温酒调下。若醉便卧，勿令惊觉，有痰者先服胜金丸。

◆**祛风丸**《易老方》

【主治】疥癞风疮。

【功效】祛风热，养血分。

【药物及用量】黄芪　枳壳（炒）　防风　芍药　甘草　地骨皮　枸杞子　熟地黄　生地黄（二地均酒拌，杵膏）

【炮制】各另研为末，入二黄膏，加炼蜜和丸，如梧桐子大。

【用法】每服七八十丸，熟汤送下。

◆**祛风丸**《卫生家宝方》

【主治】膈之痰饮聚于胸，或呕逆涎流，或一臂麻木，或头目昏眩，或腰脚疼痛，或左瘫右痪，或厥然仆地者。

【功效】宽中，祛痰，搜风，理气，和血。

【药物及用量】半夏曲　荆芥各四两　槐角子（炒）　白矾　橘红　朱砂各一两

【炮制】研为末，生姜汁煮米糊和丸。

【用法】每服五六十丸，生姜或皂角子仁煎汤送下，一日三次。

◆**祛风丸**《普济方》

【主治】风毒瘰疬。

【功效】消滞，和血，解毒。

【药物及用量】何首乌（蒸）　干薄荷叶　玄参（另末）各四两　精羊肉八两　皂角三十挺（十挺火烧，十挺酥炙去皮，十水按取汁去滓）

【炮制】以皂角水煮肉，使烂细研，和药为丸，如梧桐子大。

【用法】每服二十丸，空腹时温酒或薄荷汤送下。

◆**祛风丸**《三法六门》

【主治】中风偏枯，手足战掉，语言謇涩，筋骨痛。

【功效】祛风通络，化痰活血。

【药物及用量】川乌（炮，去皮、脐）　草乌（炮）　天南星　半夏（姜制）　绿豆粉（宣明论）各一两　甘草　川芎　僵蚕　藿香　零陵香　地龙（去土）　蝎稍（炒）各一两（《宣明论》各三钱　川姜半两　《宣明论》炮）

【用法】上一十二味，为细末，药末一两，用绿豆粉一两，以白面二两，滴水和丸，如梧桐子，阴干细嚼，茶清下三五丸至五七丸，食后初服三丸，渐加之。

◆**祛风丸**《经验良方》

【**主治**】风痰，酒饮过多。

【**功效**】祛风活血，化痰通络。

【**药物及用量**】木香 槟榔 青皮（去瓤） 陈皮（去白） 枳壳（麸炒）各一两 车前子（炒） 防风（去芦头及叉） 天麻（去苗）各半两 半夏一两半（洗七次） 川大黄二两半（去皮，生熟各半） 黑牵牛子末四两 干生姜一两 猪牙皂角（烧灰存性）一两

【**用法**】上一十三味，为细末，生姜汁稀面糊为丸，如梧桐子大，每服五十丸，生姜汤下。

◆**祛风白芷散**《证治准绳》

【**主治**】面上风癣疮。

【**功效**】祛风，化湿，杀虫。

【**药物及用量**】白芷三钱 黄连 黄柏 黄丹各二钱 茯苓一钱五分 轻粉一钱（一方加孩儿茶二钱，香二分）

【**用法**】研为细末，香油调搽。

◆**祛风地黄丸**《医宗金鉴》

【**主治**】风热烁血，手掌燥痒，或枯裂作痛，鹅掌风。

【**功效**】清血热，养阴。

【**药物及用量**】生地黄 熟地黄各四两 白蒺藜 川牛膝（酒洗）各三两 知母 黄柏 枸杞子各二两 菟丝子（酒制） 独活各一两

【**炮制**】研为细末，炼蜜和丸，如梧桐子大。

【**用法**】每服三钱，黄酒送下，夏月淡盐汤下。

◆**祛风至宝丹**《杂类名方》

【**主治**】风中脏昏冒及风热。

【**功效**】祛风清热，和络清热。

【**药物及用量**】滑石一两五钱 川芎 当归各一两二钱五分 甘草一两 白芍 防风各七钱五分 白术六钱五分 石膏 黄芩 桔梗 熟地黄 天麻 人参 羌活 独活各五钱 栀子三钱 连翘 荆芥 薄荷 麻黄 大黄 芒硝 川连 黄柏 细辛 全蝎各二钱五分

【**炮制**】研为细末，炼蜜和丸，如弹子大。

【**用法**】每服一丸，细嚼，茶汤或温酒送下。

◆**祛风定志汤**《杏苑方》

【**主治**】心虚惊悸，不能言。

【**功效**】祛风，养心，化痰安神。

【**药物及用量**】防风 酸枣仁（炒研） 人参 当归各一两 远志肉一钱二分 橘红 菖蒲 南星（炮） 茯苓各八分 羌活 甘草各五分

【**用法**】加生姜五片，清水煎，不拘时服。

◆**祛风除湿汤**《古今医鉴》

【**主治**】半身不遂。

【**功效**】祛风，和血，化湿。

【**药物及用量**】白术一钱二分 当归（酒制） 茯苓 黄连（酒制） 黄芩（酒制） 广陈皮 赤芍 半夏 苍术 枳壳 乌药 羌活各一钱 防风 川芎 桔梗各八分 白芷七分 甘草（炙）五分

【**用法**】加生姜五片，清水煎服。

◆**祛风清上散**《医学统旨》

【**主治**】风热上攻，眉棱骨痛。

【**功效**】祛风泻热。

【**药物及用量**】黄芩二钱（酒炒，一作一钱五分） 羌活 防风 柴胡梢 白芷（一作一钱五分）各一钱 川芎一钱二分 荆芥八分 甘草五分

【**用法**】清水二盅，煎至八分，食后服。

◆**祛风换肌丸**《外科正宗》

【**主治**】白屑风及紫白癜风，顽风，顽癣，湿热疮疥，一切诸疮，瘙痒无度，日久不绝，或愈后又发者。

【**功效**】祛风，通络，杀虫，解毒活血。

【**药物及用量**】大胡麻 苍术（炒） 石菖蒲 苦参 牛膝（酒洗） 何首乌 花粉 威灵仙各二两 当归身 川芎 生

甘草各一两

【炮制】为末，新安酒泛丸，如绿豆大。

【用法】每服二钱，熟汤送下。忌食牛肉、火酒、鸡、鹅、羊、鱼腥等发物。

◆**祛风散**《活幼心书》

【主治】中风不语，口眼㖞斜，惊瘫搐制，痰实烦躁，神昏有热，睡卧不安。

【功效】祛风，化痰。

【药物及用量】防风（去芦）　生南星　生甘草　半夏（制）　黄芩各一两

【用法】锉碎，每服二钱，清水一盏半，加生姜三片，慢火煎至七分，不拘时温服。

◆**祛风散**《医方妙选》

【主治】胎痫，多啼叫。

【功效】发表，清热，通滞，化痰。

【药物及用量】胡黄连五钱　全蝎　犀角　天竺黄　麻黄（去节）各二钱五分

【用法】各研细末，和匀，每服五分，加麝香一字，乳汁调下。

◆**祛风散**《烟霞圣效方》

【主治】偏正头疼痛，鼻塞不通。

【功效】祛风通窍。

【药物及用量】细辛　苍耳　川芎　白芷　石膏　当归

【用法】上六味，等量为末，口噙水，鼻内嗃之半字，服茶调半钱。

◆**祛风涤热汤**《沈氏尊生书》

【主治】筋瘛。

【功效】疏风热。

【药物及用量】薄荷　甘菊花　牛蒡子　防风　荆芥穗　连翘　竹叶各等量

【用法】清水煎服。

◆**祛风导痰汤**《杏苑方》

【主治】类中风，筋脉颤掉。

【功效】涤痰行滞，通经络。

【药物及用量】导痰汤加羌活　防风　白术　姜汁　竹沥（一方无防风）　羌活一钱

【用法】与导痰汤同。

◆**祛湿消邪汤**《沈氏尊生书》

【主治】内踝疽。

【功效】行血，化滞，解毒。

【药物及用量】薏苡仁二两　生甘草三钱　金银花　蒲公英　当归各一钱

【用法】清水煎服。

◆**祛湿散**《卫生宝鉴》

【主治】干湿癣。

【功效】散湿解毒。

【药物及用量】蚕砂四两　薄荷五钱

【用法】研为细末，每用少许，干掺疮上，或用生油调搽。

◆**祛湿痰汤**《沈氏尊生书》

【主治】痰涎流注肌肉间，时作酸痛。

【功效】祛湿化痰。

【药物及用量】茯苓　胆南星　半夏　羌活　独活　当归　黄芩　白术　苍术　陈皮　薄荷　甘草　香附　防己　威灵仙各等量

【用法】清水煎服。

◆**祛痰丸**《圣济总录》

【主治】肝风头眩，痰逆恶心，胸膈不利。

【功效】祛风豁痰，宽胸快膈。

【药物及用量】生南星　生半夏　赤茯苓（去皮）　陈皮（去白）　干姜（炮）各等量

【炮制】研为细末，水煮面糊和丸，如梧桐子大。

【用法】每服五十丸，不拘时温米饮送下。

◆**祛痰丸**《瑞竹堂经验方》

【主治】风痰喘嗽。

【功效】祛风，涤痰，调气。

【药物及用量】人参（去芦）　陈皮（去白）　青皮（去白）　茯苓（去皮）　白术（煨）　木香　天麻各一两　槐角子　半夏（汤泡七次）各七钱五分　猪牙皂角（去皮弦、子酥炙）五钱

【炮制】研为细末，生姜汁煮面糊和丸，如梧桐子大。

【用法】每服五七十丸，食后温酒或生姜汤送下。

◆**祛痰丸**《沈氏尊生书》

【主治】老痰顽痰，头风。

【功效】祛痰泻积。

【药物及用量】皂角（姜制） 半夏各一两 橘红 桔梗 天麻各五钱 大黄（酒浸纸包煨，再浸煨三次）二两 黄芩七钱 薄荷三钱 青礞石 白芷 甘草各一钱

【炮制】共研细末，蒸饼为丸。

【用法】临卧时茶汤送下。

◆**祛痰丸**《医林方》

【主治】有人味喜咸酸，饮酒过多，色欲无戒，作成痰饮，聚于胸膈，满则呕逆恶心，流则一臂大痛，升则头面昏眩，降则腰脚疼痛，深则左瘫右痪，浅则蹶然倒地。

【功效】祛风化痰，开窍。

【药物及用量】半夏四两（生姜四两，一处和匀，捏做饼，阴干白矾一两，生） 荆芥穗（去土）称四两 槐角子一两（面炒黄） 陈皮一两（温水浸一宿，去白） 朱砂一两（水飞，一半入药，一半为衣）

【用法】上五味，为细末，生姜汁面糊和丸，如梧桐子大，每服三十丸，生姜皂子仁汤送下，早晨临卧一服。中风三年，服月余可痊；五年以里，百日可痊，大忌驴、马、猪、狗肉、湿面、蘑菇、桑蛾、芋头、黄头、黄瓜、茄子发病之物。

◆**祛疟丹**《活幼心书》

【主治】疟疾，久不瘥。

【功效】健肠，化痰，截疟。

【药物及用量】常山（细锉）二两 乌梅（和核薄锉） 红丹五钱

【炮制】乌梅屋瓦另焙，常山或晒或焙，同乌梅、红丹研为细末，糯米粉煮糊和丸，如麻仁大。

【用法】每服三十丸至五十丸，未发前空腹时凉酒送下，或隔晚酒下，重者二服，轻者一服，忌食鸡面羊生冷饮食毒物。

◆**祛疟饮**《证治准绳》

【主治】疟疾。

【功效】清热，消积。

【药物及用量】知母（去毛净，盐酒炒过）五钱 贝母（去心）九分 陈皮（去白） 山楂肉 枳实（去瓤）各一钱五分 槟榔八分 柴胡（去苗净）七分 紫苏一钱 甘草（去皮炙）二分

【用法】清水二盅，煎至一盅，滓亦用水二盅，煎至八分，俱露一宿，临发日天明服头煎，未发前一时服二煎。

◆**祛疟散**《医门法律》

【主治】疟疾表里之邪已透，中气虚弱者。

【功效】健肠胃，化痰湿。

【药物及用量】黄芪（蜜炙）一钱六分 人参 白术 白茯苓 缩砂仁 草果 陈皮（去白） 五味子各一钱 甘草七分 乌梅三枚（去核）

【用法】清水二盅，加生姜三片，大枣二枚，煎至一盅，温服。

◆**祛瘴散**《证治准绳》

【主治】疔疮，瘴毒，蛇伤，热腹痛，热喉风。

【功效】解毒清热。

【药物及用量】苦花子不拘多少

【用法】擂水，夏月冷服，冬月温服。

◆**祛瘴辟瘟丹**《痧书方》

【主治】时疫痧瘴。

【功效】健胃，醒脾，疏气，行滞。

【药物及用量】厚朴 苍术 羌活 防风 陈皮 枳实 香附 牛蒡子各一钱 槟榔 白芷各八分 藿香 川芎各五分 细辛四分 甘草三分

【用法】加生姜葱白，清水煎服，无汗加苏叶、薄荷。

◆**祛痛丸**《必用全书》

【主治】小肠气，膀胱气痛不忍者，脚气。

【功效】补肾行气，通带止痛。

【药物及用量】破故纸（碾细，炒）

黑牵牛（头末）各等量

【用法】上二味，先用酽米醋煮蒜瓣熟，研烂入前药三味，搜成剂，丸如梧桐子大，每服二三十丸，空心淡醋送下。

◆玳瑁丸《证治准绳》

【主治】赤白带下。

【功效】和血，解毒，化湿，止带。

【药物及用量】玳瑁　续断各一两　安息香　麒麟竭　乳香　没药各五钱　故锦灰七钱五分

【炮制】研为细末，以蜜及安息香熬和药末为丸，如绿豆大。

【用法】每服二十丸，食前温酒送下。

◆玳瑁丸甲《太平圣惠方》

【主治】妇人血风，心神烦热，恍惚多惊，不得睡卧。

【功效】清心安神。

【药物及用量】生玳瑁屑一两　生金屑半两（细研）　自然铜半两（细研）　不灰木一两（用牛粪火烧通赤）　珍珠末一两　琥珀一两（细研）　犀角屑一两　铁粉三分（细研）　牛黄一两（细研）　朱研三分（细研，水飞过）　龙脑一分（细研）　麝香一分（细研）

【用法】上一十二味，捣罗为末，入研，重研令匀，以炼蜜和丸，捣五七百杵，丸如鸡头实大，每服不拘时，煎麦门冬汤嚼下五丸。

◆玳瑁丸乙《太平圣惠方》

【主治】妇人赤带不止。

【功效】清热化瘀止血。

【药物及用量】玳瑁一两　麒麟竭半两　乳香半两　没药半两　故锦灰三分　续断一两　安息香半两

【用法】上七味，捣罗为末，以蜜及安息香熬炼，和诸药末，丸如绿豆大，每于食前服，以温酒下二十丸。

◆玳瑁汤《证治准绳》

【主治】瘟疫，蛊瘴，痈肿，疹子，赤疮，豌痘疮及痘疮出不快。

【功效】通血脉，解百毒。

【药物及用量】生玳瑁　生犀角

【用法】各以冰水磨浓汁二合，同搅匀，每服五勺，微温服，一日四五次。

◆玳瑁散《太平圣惠方》

【主治】产后败血冲心，晕厥。

【功效】行气祛血。

【药物及用量】玳瑁屑　延胡索　当归（锉，微炒）　赤鲤鱼鳞（烧灰）　麝香（细研）各三分　琥珀　水蛭（炒令黄）　牡丹皮　蒲黄　益母草子　香墨各半两

【用法】上一十一味，捣细罗为散，入研，药令匀，每服不拘时，以温酒调下一钱。

◆虻虫散《太平圣惠方》

【主治】产后恶露不下，腹中疼痛不止。

【功效】活血祛瘀，行气止痛。

【药物及用量】虻虫一百枚　水蛭一百枚　延胡索一两　赤鲤鱼鳞二两　棕榈皮一两　干荷叶五片　干藕节一两

【用法】上七味，捣碎，一时入瓷瓶子内，固济了，候干，烧令通赤，冷了，细研为散，每服不拘时，温酒调下一钱。

◆虻虫丸《太平圣惠方》

【主治】妇人月水久不通，洒洒往来寒热。

【功效】化瘀通经。

【药物及用量】虻虫半两（炒微黄，去翅足）　桃仁二两（汤浸，去皮尖、双仁，麸炒微黄）　桑螵蛸半两（微炒）　蛴螬一两（微炒）　代赭石一两　水蛭半两（炒令微黄）　川大黄一两（锉，微黄）

【用法】上七味，捣罗为末，炼蜜和丸，如梧桐子，每于食前服，以温酒下十丸。

◆防匣丸《千金方》

【主治】下痢热诸治不瘥。

【功效】清热解毒，止痢。

【药物及用量】乌梅一升　黄连一斤（金色者）

【用法】上二味，为末，炼蜜和丸，如梧桐子，每服二十丸，日三夜二，神妙。

◆**陟厘丸**甲《太平圣惠方》

【主治】肠滑，下肠垢。

【功效】涩肠止痢。

【药物及用量】陟厘三两　吴矾三两　绿矾一两　白矾一两半　黄丹一两半　石灰三两　赤石脂一两半　白石脂一两半　定粉一两半

【用法】上九味，捣罗为末，入瓶子内烧，一复时取出，研令细，以面糊和丸，如梧桐子大，每服空心，以粥饮下一十丸，晚食前再服之。

◆**陟厘丸**乙《太平圣惠方》

【主治】妊娠胎动，腹痛下血。

【功效】益胃止痛。

【药物及用量】陟厘三分　熟干地黄一两　人参三分（去芦头）　当归三分（锉，微炒）　白龙骨三分　赤石脂三分　禹余粮三分（烧醋淬三遍）　厚朴一两（去粗皮，涂生姜汁，炙令香熟）　赤芍半两　吴茱萸半两（汤浸七遍，微炒）

【用法】上一十味，捣罗为末，炼蜜和捣二三百杵，丸如梧桐子大，每服不拘时，以粥饮下三十丸。

◆**思袍散**《卫生宝鉴》

【主治】咯血、吐血、唾血及烦躁。

【功效】活血止血。

【药物及用量】生蒲黄　干荷叶等量

【用法】上二味为末，每服三钱，浓煎桑白皮汤，放温调下，食后服。

◆**思食丸**《御药院方》

【主治】不思饮食。

【功效】补中生津开胃。

【药物及用量】乌梅肉　大麦蘖　神曲（碎，炒）各一两　干木瓜　肉桂（去粗皮）　茯苓（去皮）　人参（去芦头）各半两　干生姜二钱　甘草（炙）三钱

【用法】上九味，为细末，炼蜜和丸，每两作一十丸，每服一丸，细嚼，白汤下，不拘时候，日进三服，或作小丸，如梧桐子大，每服三十丸亦可。

◆**思食调中丸**《御药院方》

【主治】脾胃久弱，三焦不调，气滞胸膈，痞闷不食，呕逆恶心，或吐痰水。

【功效】补脾和胃，调理三焦。

【药物及用量】陈曲（炒）　麦蘖（炒）　陈皮（去白）　半夏曲各半两　乌药各一两　槟榔　人参各七钱半　白术一两半　木香　沉香各半两

【用法】上一十味为末，蜜调白面打糊为丸，如梧桐子大，每服三十丸，米饮吞下。

◆**炮猪肝**《食医心鉴》

【主治】产后赤白痢，腰脐肚绞痛不下食。

【功效】补肾养血，止痢。

【药物及用量】猪肝四两（《太平圣惠方》去筋膜）　芜荑一两末（《寿亲养老书》一钱）

【用法】薄起猪肝，掺芜荑末于肝叶中，溲面裹，更以湿纸重裹，于塘灰中炮令熟，去纸及面，空心食之。

◆**柱灵散**《袖珍方》

【主治】心腹大痛，甚危急者。

【功效】温中行气，活血止痛。

【药物及用量】良姜（细切，麸炒）　厚朴　五灵脂（明净者）各等量

【用法】上三味，为细末，热醋调一钱，立止，世不可缺此。

◆**室女万瘕丸**《大全本草》

【主治】女人经血不行，诸癥瘕等病。

【功效】破瘀养血通经。

【药物及用量】干漆一两（为粗末，炒令烟尽）　牛膝（末）一两　生地黄汁一升

【用法】上三味入银器中熬，候可丸，丸如梧桐子大，每服一丸，加至三五丸，酒饮下，以通利为度。

◆**奔豚汤**《千金方》

【主治】气奔急欲绝者。

【功效】补气活血，温阳。

【药物及用量】吴茱萸一升　石膏　人参　半夏　芎䓖各三分　桂心　芍药　生

姜各四分　生葛根　茯苓各十分　当归四两　李根皮一斤

【用法】上一十二味，㕮咀，以水七升，清酒八升，煮取三升，分三服。

◆**柑皮汤**《朱氏集验方》

【主治】产后发渴，及经血过多，发渴者。

【功效】养阴生津止渴。

【药物及用量】柑子皮（焙干）

【用法】上一味为末，白汤调三钱许服。

◆**俞山人降气汤**《太平惠民和剂局方》

【主治】上盛下虚，痰气壅盛，或喘或满，咽干不利，并治脚气上攻，烦渴引饮。

【功效】降气化痰平喘。

【药物及用量】前胡　五加皮（姜炙）　黄芪　厚朴（去皮，姜浸一宿，炒）　当归（去芦）　半夏曲　紫苏子　甘草　陈皮（去白）　肉桂各一两　干姜（炮）　人参（去芦）　羌活　附子（炮去皮）　桔梗各半两

【用法】上一十五味，㕮咀，每服三钱，水盏半，紫苏三叶，姜三片，枣一枚，煎服。

十　画

◆**致和丸**《青囊秘传》

【主治】脱力劳伤，脾胃虚弱作肿及气肿者。

【功效】健肠胃，祛湿滞，益气血。

【药物及用量】熟地黄五两　白胡椒一两　全当归　茅术（制）　厚朴　生甘草　新会皮　缩砂仁各二两　香附（制）四两　胡桃肉十二两

【炮制】共研细末，黑枣打烂为丸。

【用法】每服四五钱，熟汤送下。

◆**致和汤**《霍乱论》

【主治】霍乱后津液不复，咽干舌燥，小便短赤。

【功效】养肺胃，复津液。

【药物及用量】北沙参　生扁豆　金石斛　陈仓米各四钱　枇杷叶（去毛）　鲜竹叶　麦门冬各三钱　生甘草六分　陈木瓜一钱

【用法】清水煎服。

◆**倍子散**《疡医大全》

【主治】一切肿毒及乳痈初起。

【功效】解毒，除肿。

【药物及用量】五倍子不拘多少

【用法】打碎，炒黑为末，醋或井水调敷。

◆**倍术丸**《深师方》

【主治】五饮留伏，腹鸣辘辘有声。

【功效】祛寒，除湿。

【药物及用量】白术（姜汁拌晒）二两　干姜（炮）　肉桂（勿见火）各一两

【炮制】研为末，炼蜜或神曲糊和丸。

【用法】每服二三十丸，至五七十丸，食前温米饮或淡姜汤送下。

◆**倍术散**《是斋百一选方》

【主治】酒痞痰饮。

【功效】温中消痰化饮。

【药物及用量】白术二两　附子（炮，去皮、脐）一两

【用法】上二味，㕮咀，分作三服，水一大盏，姜十片，煎七分，去滓，空心服。脏腑微动即安。

◆**倍姜丸**《居家必用》

【主治】远年近日咳嗽，声声不绝者，痰嗽尤为得当。

【功效】祛痰止咳。

【药物及用量】生明矾　生半夏（去脐）　生南星（去脐）　白茯苓各一两　干姜二钱

【用法】上五味，为细末，姜汁打面糊为丸，如梧桐子大，每服四五十丸，食后临卧，生姜汤下。

◆**兼补厚朴汤**《千金方》

【主治】恶风毒风，脚弱肢痹，失音不语，毒气卫心及咳嗽呕吐。

【功效】理气，除湿，补气血。

【药物及用量】厚朴　芎䓖　桂心　熟地黄　芍药　当归　人参各二两　黄芪　甘草各三两　吴茱萸二升　半夏七两　生姜一斤

【用法】㕮咀，先以清水二斗，煮猪蹄一具，取汁一斗二升，去上肥，纳入清酒三升，合煮取三升，分四服，相去如人行二十里时，更进一服。

◆**凌霄散**《卫生宝鉴》

【主治】疠风。

【功效】祛风通络。

【药物及用量】蝉壳　地龙（炒）　僵蚕　全蝎各七个　凌霄花半两

【用法】上五味，为末，每服二钱，热酒调下，无时，于浴室中常存汤中一时许，服药神效。

◆**凌霄花散**《太平圣惠方》

【主治】妇人久积风冷，气血不调，小腹刺痛。

【功效】活血行气，温经止痛。

【药物及用量】凌霄花半两　当归一两（锉，微炒）　木香一两　没药一两　桂心半两　赤芍半两

【用法】上六味，捣细罗为散，每服不拘时，以热酒调下一钱。

◆**凌霄花散**《妇人大全良方》

【主治】产后血瘕血块及产后秽漏不尽，儿枕急痛，积聚疼痛，渐成劳瘦。

【功效】活血祛瘀，行气止痛。

【药物及用量】凌霄花一分　牡丹皮　山栀子仁　赤芍　紫河车　血竭　没药　硇砂　地骨皮　五加皮　甘草各二两　红娘子十个　桃仁　红花　桂心　延胡索　当归各一两

【用法】上一十七味为细末，温酒调一钱服。

◆**凌霄花散**《是斋百一选方》

【主治】酒皶鼻。

【功效】清热，疏肝。

【药物及用量】凌霄花　山栀子各等量

【用法】研为细末，每服二钱，食后茶汤调下。

◆**凌霄花散**《杨氏家藏方》

【主治】风痰热，诸癣久不愈。

【功效】祛风湿，解热毒。

【药物及用量】凌霄花　黄连　白矾各二钱　雄黄五分　天南星　羊蹄根各五钱

【用法】研为细末，抓破，用生姜汁调药擦之，如癣不痒，只用清油调药立效。

◆**凌霄花丸**《太平圣惠方》

【主治】室女月事过期不通，诸药无效。

【功效】化瘀散结通经。

【药物及用量】凌霄花三分　没药二分　水蛭三分（微炒）　桃仁半两（汤浸，去皮尖、双仁，麸炒微黄）　滑石半两　硇砂半两　斑蝥一分（糯米拌炒令黄，去翅足）　狗胆半两（干者）

【用法】上八味，捣罗为末，用软饭和丸，如梧桐子大，每于食前服，以温酒下五丸。

◆**夏枯草散**《简要济众》

【主治】目珠疼痛，至夜尤剧，厥阴郁火。

【功效】养阴，理气，清肝。

【药物及用量】夏枯草一两　香附（童便浸）二两　甘草三钱

【用法】研为散，每服四钱，茶清调下，一日三次，或加芽麦茶煎服，痛久血伤加当归六钱，白芍四钱，生地黄一两，黄芪二两，每服五钱，入芽茶一撮，清水煎，去滓服。

◆**夏枯草汤**《经验良方》

【主治】瘰疬马刀，已溃未溃，或日久成漏。

【功效】解疮毒，散郁结。

【药物及用量】夏枯草六两

【用法】清水二盅，煎至七分去滓，食远服，虚甚当煎浓膏服，并涂患处，多服益善，兼十全大补汤加香附子、贝母、远

志尤佳。

◆**家韭子丸**《三因极一病证方论》

【主治】遗溺，白浊，梦泄。

【功效】养元气，进饮食。

【药物及用量】家韭子（炒）六两　鹿茸（醋炙）四两　肉苁蓉（酒浸）　牛膝（酒浸）　熟地黄　当归身各二两　菟丝子（酒浸）　巴戟（去心）各一两五钱　杜仲（炒）　金石斛（去溜）　桂心　干姜各一两

【炮制】研为末，酒煮米糊和丸，如梧桐子大。

【用法】每服五十丸，加至一百丸，空腹时盐汤或温酒送下。小儿遗尿者，多因胞寒，亦禀受阳气不足，另作小丸服。

◆**射干丸**《奇效良方》

【主治】悬痈肿痛，咽喉不利。

【功效】清咽，解热。

【药物及用量】射干　甘草（炙）　杏仁（汤洗，去皮尖、双仁，麸炒微黄）各五钱　川升麻（一作五钱）　川大黄（微炒，一作二钱）　木鳖子（一作二钱）各一分

【炮制】研为细末，炼蜜和丸，如小弹子大。

【用法】每服一丸，口中含化咽津。

◆**射干消毒饮**《张氏医通》

【主治】麻疹咳声，咽喉肿。

【功效】清咽，祛热。

【药物及用量】射干　黑参　连翘　荆芥　鼠粘子各等量　甘草减半

【用法】清水煎，温服。

◆**射干连翘汤**《证治准绳》

【主治】瘰疬寒热。

【功效】利咽喉，解热气。

【药物及用量】射干　连翘　玄参　赤芍　木香　升麻　前胡　山栀子　当归　甘草（炙）各一两　大黄（炒）二两

【用法】㕮咀，每服三钱，清水一盏，煎至七分去滓，加芒硝少许，食后温服，一日二次。

◆**射干麻黄汤**《金匮要略》

【主治】水饮伤肺，咳而上气，喉中水鸣声。

【功效】宣痰，止咳。

【药物及用量】射干　细辛（一作一两，一作一两五钱）　紫菀　款冬花各三两　麻黄（去节）　生姜各四两　五味子（捶，一作一两）　半夏（洗）各五合（一作各二两）　大枣七枚（擘）

【用法】清水一斗二升，先煮麻黄两沸，去上沫，纳诸药，煮取三升，分温三服。

◆**射干散**《奇效良方》

【主治】悬痈肿痛，咽喉不利，胸中烦热。

【功效】清肺热，解毒气，利咽除烦。

【药物及用量】射干　天竺黄　牙硝各一两　犀角屑　玄参　川升麻　白矾　白药　黄药　甘草（炙）各五钱

【炮制】研为细末，炼蜜和捣二三百杵为丸，如小弹子大。

【用法】每服一丸，不拘时绵裹含津咽下。

◆**射干散**《证治准绳》

【主治】喉中如有物梗，噎塞疼痛，咽物不下。

【功效】利咽，通气。

【药物及用量】射干　桔梗　川升麻　犀角屑各三钱　木香　木通各五钱　紫苏子（炒）　诃黎勒（去核）　槟榔　枳壳（去瓤麸炒）　赤茯苓　甘草（炙）各一两

【用法】锉细，每服三钱，清水一盏，煎至八分去滓，不拘时温服。

◆**射干散**《太平圣惠方》

【主治】瘭疽。

【功效】解毒，疏风。

【药物及用量】射干　川升麻　枳实（麸炒）　川大黄（锉微炒）各一两　甘草一两半　麝香（细研）一分　前胡（去芦）一两半　羚羊角屑三分

【用法】锉碎，加麝香令匀，每服四钱，清水一中盏，煎至二分去滓，不拘时温服。

◆**射干汤**《千金方》

【主治】小儿发热咳喘，咽喉如水鸣声。

【功效】止咳，祛痰，散寒。

【药物及用量】射干　麻黄（去根节）　紫菀（洗去苗土）　甘草（炙微赤，一作一分）　生姜（一作一片）各一两　半夏三钱（汤洗七次，去滑，一作一钱，一作五厘）　桂心五寸　大枣（一作三枚）二十枚

【用法】上㕮咀，以水七升，煮取一升五合，去滓，纳蜜五合，煎一沸，分温服二合，每日三次。

◆**射干汤**《圣济总录》

【主治】痈疽发背，诸疮肿痛，脉洪实数者。

【功效】清热，解毒，消肿止痛。

【药物及用量】射干　犀角　升麻　玄参　黄芩　麦门冬　大黄各一两　山栀子五钱

【用法】㕮咀，每服五钱，加淡竹叶、芒硝各一钱，清水煎服，以利为度。

◆**射干汤**《奇效良方》

【主治】肝经受病，多汗恶风，善悲，嗌干，善怒，时憎。

【功效】敛肝，和肺，清胃。

【药物及用量】射干　芍药各三钱半　薏苡仁三钱　桂心半钱　牡蛎二钱　石膏二钱

【用法】每服五钱，清水二盅，煎至一盅，去滓，不拘时温服。

◆**射干汤**《世医得效方》

【主治】风热肿痛。

【功效】清热解毒。

【药物及用量】射干　川升麻各一两　马牙硝　马勃各半两

【用法】上四味，为末，每服一钱，水一盏煎，食后温服。

◆**射干鼠粘子汤**《小儿痘疹方论》

【主治】小儿痘疹余者所致壮热，大便坚实，或口舌生疮，咽喉肿痛。

【功效】理肺，清热，解毒利咽。

【药物及用量】射干一两　鼠粘子四两　升麻一两　甘草一两

【用法】锉散，清水一大盏，煎至六分，空腹时服，忌食鱼腥蒜葱等物。

◆**射干煎**《千金方》

【主治】咳嗽上气。

【功效】降气止咳。

【药物及用量】生射干　款冬花各二两　紫菀　细辛　桑白皮　附子　甘草各二两　白蜜　竹沥　生姜汁各一升　饴糖五两

【用法】上一十一味，以射干先内白蜜并竹沥中，煎五六沸，去之，㕮咀六物，以水一升，合浸一宿，煎七上七下，去滓，乃合饴、姜汁煎如脯，服如酸枣一丸，日三次。剧者，夜二次，不知加之，以知为度。

◆**麝香散**《追痨方》

【主治】妇人室女，一切蓄热，腹内闷著，骨蒸，室女经脉不行，瘦劳肌热。

【功效】清热散寒，除蒸，调经。

【药物及用量】威灵仙四两（细末）　干漆一两（碎，炒令烟尽）　雄黄一分　麝香一分（二末另研）

【用法】上四味为末，再研，每服一大钱，水八分盏，煎至六分，空心和滓温服，当有恶秽毒物下，并是病根，此药颇难服，可以蒸饼糊为丸，如梧桐子大，每服十五丸至二十丸，茶汤任下，次服桃仁散。

◆**麝沉膏**《永类钤方》

【主治】痢泻，白浊腥臭，肥腻，骨热多渴，腹痛不食，羸乏无力，颈骨垂倒。

【功效】杀虫止痢。

【药物及用量】乳香一钱　木香（炮）二钱　诃子（炮，肉）四钱　麝香半钱　沉香半钱　蚵蚾（酒浸，取肉，炙黄）六钱　肉豆蔻半两（取孔子，入乳香在内，姜汁面裹，炮焦，去面）

【用法】上七味，为末，炼蜜和丸如鸡头大，三岁一丸，米汤送下。

◆**息焚安息汤**《傅青主女科》

【主治】妊娠腰腹疼，渴汗躁狂。

【功效】清热，和血，补气。

【药物及用量】生地黄一两（酒炒）　青蒿　白术（土炒）各五钱　茯苓　人参各三钱　知母　天花粉各二钱

【用法】清水煎服，一剂狂减，二剂狂

定，三剂火尽胎安。

◆**息贲丸**《东垣试效方》

【主治】息贲。

【功效】利湿，散寒。

【药物及用量】厚朴（姜制）八钱　黄连（炒）一两三钱　人参（去芦）二钱　干姜（炮）　白茯苓（去皮另末）　川椒（炒去汗）　紫菀（去苗）各一钱五分　桂枝（去皮）　桔梗　京三棱（炮）　天门冬　陈皮　川乌（炮去皮）　白豆蔻各一钱　青皮五分　巴豆霜四分

【炮制】除茯苓、巴豆霜后入外，余研为细末，炼蜜和丸，如梧桐子大。

【用法】初服二丸，一日加一丸，二日加二丸，加至大便微溏，再从二丸加服。食远，淡生姜煎汤送下，周而复始，积减大半，勿服。

◆**息贲汤**《三因极一病证方论》

【主治】息贲。

【功效】祛寒，温中。

【药物及用量】半夏二两半　桂心　人参（去芦）　吴茱萸（汤泡）　桑根白皮（炙）　葶苈　甘草（炙）各二两半

【用法】清水二盅，加生姜五片，红枣二枚，煎至一盅，食前服。

◆**挨痞丸**《直指小儿方》

【主治】乳痞，谷癥，腹中块病。

【功效】利气，消积，止痛。

【药物及用量】木香　青皮（去瓤）　蓬莪术　代赭石（火煅醋淬细研）各三钱　巴豆（压去油）一钱　北大黄三钱　五灵脂三钱

【炮制】研为细末，醋煮面糊和丸，如麻子大。

【用法】每服二丸，食后擦姜，泡汤送下。

◆**瓜蒌子散**甲《太平圣惠方》

【主治】瘰疬初肿，疼痛寒热，四肢不宁。

【功效】清热，祛毒。

【药物及用量】瓜蒌子　连翘　何首乌　皂角子仁　牛蒡子（微炒）　大黄（微炒）各三分　白螺壳　栀子仁　漏芦　生甘草　牵牛（微炒）各一两

【用法】研为细末，每服二钱匕，食前温酒调下。

◆**瓜蒌子散**乙《太平圣惠方》

【主治】妊娠心烦燥热，口干，头目不利。

【功效】宽胸润燥，补气调中。

【药物及用量】瓜蒌子一枚（干者）　黄芪一两（锉）　枳壳一两（麸炒微黄，去瓤）　人参半两（去芦头）　甘草半两（炙微赤，锉）　石膏二两

【用法】上六味，捣筛为散，每服三钱，以水一中盏，入竹叶二七片，同煎至六分，去滓，温服，不拘时。

◆**瓜蒌牛蒡汤**《医宗金鉴》

【主治】乳痈，乳疽，寒热往来。

【功效】解毒，消滞，清热。

【药物及用量】瓜蒌仁　牛蒡子（炒研）　花粉　黄芩　栀子仁（生，研）　连翘（去心）　皂角刺　金银花　甘草（生）　陈皮各一钱　青皮　柴胡各五分

【用法】清水二盅，煎至八分，入煮酒一杯和匀，食远服。

◆**瓜蒌牡蛎散**《金匮要略》

【主治】百合病，渴不瘥者。

【功效】养阴，清热。

【药物及用量】瓜蒌根　牡蛎（熬）各等量

【用法】研为细末，每服方寸匕，米饮调下，一日三次。

◆**瓜蒌根散**甲《太平圣惠方》

【主治】风热口干，舌裂生疮等证。

【功效】祛风热，解虫毒。

【药物及用量】瓜蒌根　胡黄连　黄芩各三分　白僵蚕（炒）　白鲜皮　大黄（锉，炒）各五钱　牛黄（另研）　滑石（另研）各一分

【用法】研为细末和匀，每服二钱，不拘时竹叶汤调下。

◆**瓜蒌根散**乙《太平圣惠方》

【主治】小儿热渴不止，烦闷。

【功效】清热，止渴。

【药物及用量】瓜蒌根三分　黄芩　知母各五分

【用法】捣罗为散，每服一钱，清水一小盏，加小麦粟米一百粒，煎至五分，去滓，不拘时温服，量儿大小加减。

◆**瓜蒌根散**丙《太平圣惠方》

【主治】产后烦渴，体热食少。

【功效】清热养阴，益气除烦。

【药物及用量】瓜蒌根一两　甘草一分（炙微赤，锉）　人参一两（去芦头）　麦门冬一两（去心）　生干地黄一两　芦根二两（锉）　赤茯苓一两　益母草一两

【用法】上八味，捣筛为散，每服三钱，以水一中盏，入生姜半分，枣三枚，煎至六分，去滓，温服，不拘时。

◆**瓜蒌根汤**《圣济总录》

【主治】下痢，口干咽燥，常思饮水。

【功效】止渴，清肺。

【药物及用量】瓜蒌根　白茯苓　甘草（炙）各五钱　麦门冬（去心）二钱五分

【用法】㕮咀，每服五钱，清水一盏半，加大枣二枚（擘破）煎至七分去滓，不拘时服。

◆**瓜蒌根汤**《类证活人书》

【主治】风温无大热而渴。

【功效】清肺胃，解风热。

【药物及用量】瓜蒌根三分　石膏二两（碎）　葛根一两　人参　甘草（炙）　防风各五分

【用法】清水煎，不拘时热服。

◆**瓜蒌根汤**《圣济总录》

【主治】消渴，口舌焦干，精神恍惚。

【功效】清热生津止渴。

【药物及用量】瓜蒌根（切）　黄连（去须）　石膏（碎）各三两　枸杞叶（切）半斤　甘草（炙）二两

【用法】上五味，粗捣筛，每服四钱匕，水一盏，煎至七分，去滓，不拘时温服。

◆**瓜蒌根丸**甲《太平圣惠方》

【主治】消渴，心神虚烦躁闷。

【功效】清胃热，除躁烦。

【药物及用量】瓜蒌根一两　麦门冬二两（去心，焙）　甘草三分（炙微赤，锉）　黄连二分（去须）　赤石脂半两　泽泻半两　石膏一两

【用法】上七味，捣罗为末，炼蜜和捣二三百杵，丸如梧桐子大，不拘时，以清粥下三十丸。

◆**瓜蒌根丸**乙《太平圣惠方》

【主治】消渴久不止，心神烦壅，眠卧不安。

【功效】清热止渴。

【药物及用量】黄连一两（去须）　皂荚树鹅一两（微炙）　苦参二两（锉）　瓜蒌根二两　赤茯苓二两　知母二两　白石英一两（细研）　金箔五十片（细研）　银箔五十片（细研）

【用法】上九味，捣罗为末，入石英、金银箔相和，研令匀，以炼蜜和捣三五百杵，丸如梧桐子大，每服不拘时，煎小麦汤下三十丸，竹叶汤下亦得。

◆**瓜蒌根丸**丙《太平圣惠方》

【主治】消渴，四肢烦热，口干心躁。

【功效】清热养阴止渴。

【药物及用量】瓜蒌根二两　麦门冬二两（去心，焙）　苦参三分（锉）　人参三分（去芦头）　知母三分

【用法】上五味，捣罗为末，用牛胆汁和丸，如小豆大，不拘时，以清粥下二十丸。

◆**瓜蒌根丸**丁《太平圣惠方》

【主治】消渴，饮水绝多，身体黄瘦。

【功效】清热止渴。

【药物及用量】瓜蒌根　黄连（去须）　铁粉（细研）各等量

【用法】上三味，捣罗为末，入铁粉研令匀，炼蜜和丸，如梧桐子大，不拘时，煎茅根汤下二十丸。

◆**瓜蒌根丸**戊《太平圣惠方》

【主治】消渴，饮水过多，不知足限。

【功效】清热止渴。

【药物及用量】黄连半两（去须）　瓜

蒌根半两　密陀僧半两（细研）　人参半两（去芦头）

【用法】上四味，捣细罗为散，入密陀僧研令匀，每于食后，以温浆水调下一钱。

◆**瓜蒌根丸**《圣济总录》

【主治】消渴，饮水不止。

【功效】清热生津止渴。

【药物及用量】瓜蒌根（锉）　黄连（去须）　知母（焙）　麦门冬（去心）各五两

【用法】上四味，捣罗为末，炼蜜为丸，如梧桐子大，每服三十丸，米饮下。

◆**瓜蒌桂枝汤**《金匮要略》

【主治】太阳经痉病。

【功效】清热，解寒。

【药物及用量】瓜蒌根（一作二两）　桂枝　生姜（切）　芍药各三两　甘草二两　生姜三两　大枣十二枚

【用法】㕮咀，清水九升，微火煮取三升，温分三服，取微汗，汗不出，食顷，啜热粥发之。

◆**瓜蒌桂枝汤**《三因极一病证方论》

【主治】柔痉，身体强，脉反沉迟，自汗。

【功效】化痰清热。

【药物及用量】瓜蒌根二两　桂心　白芍各三两　甘草（炙）二两

【用法】上四味，为锉散，每服四大钱，水盏半，姜五片，枣二枚，煎七分，去滓，温服，汗不透，食顷，啜热粥发之。

◆**瓜蒌汤**《集验方》

【主治】产后溺数口渴。

【功效】泻热，止渴。

【药物及用量】瓜蒌根三两　桑螵蛸（炙）　甘草（炙）　黄连　生姜各二两　人参三两　大枣五十枚

【用法】细切，清水七升，煮取二升五合，分三服，忌猪肉、冷水。

◆**瓜蒌汤**《全生指迷方》

【主治】暑疟。

【功效】解暑，清热，截疟。

【药物及用量】瓜蒌根四两　柴胡（去苗）八两　人参　黄芩　甘草（炙）各三两

【用法】研为粗末，每服五钱，清水二盏，加生姜三片，大枣一枚（擘破）煎至一盏，去滓温服。

◆**瓜蒌汤**《幼幼新书》引《婴孺方》

【主治】小儿有热，口渴下痢。

【功效】止渴，退热。

【药物及用量】瓜蒌根　知母　茯苓各八分　甘草　黄柏各四分　人参六分　黄芩　榉皮各一钱

【用法】清水五升，煮取一升五合，五六岁儿分为三服。

◆**瓜蒌汤**《千金方》

【主治】产后小便数兼渴。

【功效】消热生津，益气缩尿。

【药物及用量】瓜蒌根　麦门冬　甘草　黄连各二两　人参　生姜各三两　大枣十五枚　桑螵蛸二十枚

【用法】上八味，㕮咀，以水七升，煮取二升半，分三服。

◆**瓜蒌汤**《小儿药证直诀》

【主治】脾胃虚冷。

【功效】利水除痰。

【药物及用量】瓜蒌根末二钱　白甘遂末一钱

【用法】上二味，同于慢火上炒焦黄，研匀，每服一字，煎麝香薄荷汤调下，不拘时。

◆**瓜蒌煎**《太平圣惠方》

【主治】小儿久嗽不止，心神烦闷。

【功效】祛痰，通肠。

【药物及用量】瓜蒌一颗（熟者去仁，以童便一升相和，研绞取汁）　酥一两　生甘草一分（为末）　蜜三两

【用法】以银锅子中慢火煎如稀汤，每服五分，清粥调下，一日四五次，量儿大小加减。

◆**瓜蒌散**《太平圣惠方》

【主治】产后乳无汁。

【功效】清热生津，通络下乳。

【药物及用量】瓜蒌根一两　漏芦一两　枳壳三分（麸炒微黄，去瓤）　赤芍三分

甘草二分（炙微赤，锉　《神巧万全方》三分）　桑根白皮三分（锉）　黄芩三分　木通一两（锉）

【用法】上八味，捣粗罗为散，每服四钱，以水一中盏，煎至六分，去滓，温服，不拘时。

◆**瓜蒌丸**《太平圣惠方》

【主治】消渴烦躁，小便不利。

【功效】清热养阴，利水止渴。

【药物及用量】瓜蒌根二两　麦门冬二两（去心，焙）　知母一两　人参三分（去芦头）　黄芩半两　苦参半两（锉）　土瓜根半两　赤茯苓一两

【用法】上八味，捣罗为末，炼蜜和捣二三百杵，丸如梧桐子大，每服不拘时，以温粥饮下二十丸。

◆**瓜蒌丸**《圣济总录》

【主治】消渴，饮水不止，小便中如脂，舌干，燥渴，喜饮。

【功效】清热止渴。

【药物及用量】瓜蒌根五两　黄连（去须）一两　浮萍草二两

【用法】上三味，捣罗为末，用生地黄汁半盏，于石臼内，木杵捣令匀，再入面糊为丸，如梧桐子大，每服三十丸，食后临卧，牛乳汤下，日三服，煎菖蒲汤下亦得。

◆**瓜蒌薤白半夏汤**《金匮要略》

【主治】胸痹不得卧，心痛彻背者。

【功效】宽胸，利气。

【药物及用量】瓜蒌实一枚（捣）　薤白三两　半夏半升　白酒一斗

【用法】煮取四升，温服一升，一日三次。

◆**瓜蒌薤白白酒汤**《金匮要略》

【主治】胸痹病，喘息咳嗽，胸背痛，短气，寸口脉沉而迟，关上小紧数者。

【功效】宽胸，止痛，散寒。

【药物及用量】瓜蒌实一枚（捣）　薤白半斤

【用法】白酒七升，煮取二升，分温再服。

◆**瓜蒌瞿麦丸**《金匮要略》

【主治】小便不利，有水气，口渴，腹中冷。

【功效】通窍，解热，利小便。

【药物及用量】瓜蒌根二两　瞿麦一两　薯蓣　茯苓各三两　附子一枚（炮）

【炮制】研为末，炼蜜和丸，如梧桐子大。

【用法】每服二三丸，米饮送下，一日三次，不知增至七八丸，以小便利，腹中温为度。

◆**瓜蒌根羹**《太平圣惠方》

【主治】消渴口干，心神烦躁。

【功效】清热涤痰。

【药物及用量】瓜蒌根半斤　冬瓜半斤

【用法】上二味切作小片子，以豉汁中，煮作羹食之。

◆**桂心丸**甲《太平圣惠方》

【主治】产后血气不散，积聚成块，上攻心腹，或成寒热，四肢羸瘦，烦疼等证。

【功效】止痛，祛积。

【药物及用量】桂心　当归　赤芍　牡丹皮　没药　槟榔各五钱　青皮　干漆（炒至烟尽）各三分　大黄　桃仁（去皮尖）　三棱（煨）　延胡索　鳖甲（醋炙）　厚朴（制）各一两

【炮制】研为细末，炼蜜和丸，如梧桐子大。

【用法】每服三十丸，食前温酒送下。

◆**桂心丸**乙《太平圣惠方》

【主治】咳嗽，咽喉干燥，语无声音。

【功效】润燥利咽止咳。

【药物及用量】桂心一两　杏仁一两（汤浸，去皮尖、双仁，麸炒微黄，研如膏）　甘草一分（炙微赤，锉）　干姜一分（炮裂，锉）　百合一分　麦门冬半两（去心，焙）

【用法】上六味，捣罗为末，炼蜜和丸，如半枣大，不拘时，以绵裹一丸，含咽津。

◆**桂心丸**丙《太平圣惠方》

【主治】妇人月水久不通，四肢状如枯

木，上气咳嗽，背膊烦闷，涕唾稠黏，少食多睡。

【功效】通阳破瘀。

【药物及用量】桂心三分　夜明砂三分（微炒）　砒霜一分　斑蝥一分（糯米拌炒令黄，去翅足）　硇砂三分（细研）　甘草三分（炙微赤，锉）　皂荚一分（去黑皮，涂酥，炙令黄，去子）

【用法】上七味，捣罗为末，用软饭和丸，如梧桐子大，每于食前服，以温酒下三丸。

◆**桂心丸**丁《太平圣惠方》

【主治】妇人月水不利，忧郁，心下支满，血气上攻，心腹疼痛，不得睡卧。

【功效】通阳活血，降气化瘀。

【药物及用量】桂心半两　赤芍半两　土瓜根半两　花椒一分（去目及闭口者，微炒去汗）　黄芩半两　干漆半两（捣碎，炒令烟出）　当归半两（锉，微炒）　川大黄一两（锉碎，微炒）

【用法】上八味，捣罗为末，炼蜜和丸，如梧桐子大，每于食前服，以温酒下二十丸。

◆**桂心丸**戊《太平圣惠方》

【主治】五膈气，咽喉不利，难下饮食，胸背俱闷，或时呕哕。

【功效】理气逐瘀，消食止呕。

【药物及用量】桂心　桃仁（汤浸，去皮尖、双仁，麸炒微黄）　诃黎勒皮　木香　昆布（洗去咸味）　琥珀（细研）　陈橘皮（汤浸，去白瓤，焙）　白术　干木瓜（去瓤）　沉香　鸡舌香以上各一两

【用法】上一十一味，捣罗为末，炼蜜和捣二三百杵，丸如梧桐子大，每服以生姜汤下二十丸，或丸如弹子大，绵裹一丸，不问早晚，含化咽津亦得。

◆**桂心丸**己《太平圣惠方》

【主治】心腹留饮，宿食不化，腹胀气闷，痰逆头痛。

【功效】消饮化食，降逆止痛。

【药物及用量】桂心半两　石膏一两（细研，水飞过）　人参半两　川大黄半两　半夏一两　干姜一两　巴豆二十枚（水煮一日，去皮心，炒令黄）　附子一两

【用法】上八味，捣罗为末，研巴豆令匀，炼蜜和捣二三百杵，丸如小豆大，每服食前，以温水下五丸。

◆**桂心丸**庚《太平圣惠方》

【主治】产后血气冲心疼痛。

【功效】温阳行气，活血止痛。

【药物及用量】桂心一两（为末）　芫花一两（为末）　香墨二挺（为末）　木香一两（为末）

【用法】上四味，以酽醋二升，先煎芫花为膏，次入木香并墨、桂和丸，如梧桐子大，每服以热酒下十丸。

◆**桂心散**《医部全录》引《集验方》

【主治】风走疰疼痛。

【功效】止痛，活络。

【药物及用量】桂心　漏芦　威灵仙　芎䓖　白芷　当归（去芦）　白僵蚕（炒）　木香　地龙（炒去土）各五钱

【用法】研为细末，每服二钱，不拘时温酒调下。

◆**桂心散**甲《太平圣惠方》

【主治】大便下血，此皆因脏气虚伤，腹中疼痛。

【功效】活血止血。

【药物及用量】桂心　赤芍　芎䓖　当归　黄芩各一两　甘草半两（炙微赤，锉）

【用法】上六味，捣筛为散，每服三钱，以水一中盏，入青竹茹半鸡子大，煎至六分，去滓，空腹及晚食前温服。

◆**桂心散**乙《太平圣惠方》

【主治】霍乱吐利，心烦转筋，腹胁胀满。

【功效】化浊辟秽，除烦舒筋。

【药物及用量】桂心半两　人参三分（去芦头）　香薷一两　木瓜二两（干者）　陈橘皮一两（汤浸，去白瓤，焙）　甘草半两（炙微赤，锉）　干姜半两（炮裂，锉）　槟榔一两

【用法】上八味，捣筛为散，每服四钱，以水一中盏，入生姜半分，煎至六分，

去滓，温服，不拘时。

◆**桂心散**丙《太平圣惠方》

【主治】妇人中风，咽中气塞壅闷，口噤不语，肝厥不识人。

【功效】散寒祛风。

【药物及用量】桂心二两　防风一两（去芦头）　汉防己一两　麻黄一两（去根节）　白术一两　人参一两（去芦头）　黄芩一两　细辛一两　茵芋一两　秦艽一两（去苗）　附子一两（炮裂，去皮、脐）　甘草一两（炙微赤，锉）

【用法】上一十二味，捣粗罗为散，每服四钱，以水一中盏，入生姜半分，煎至五分，去滓，入淡竹沥一合，更煎一两沸，不拘时，拗开口，温灌之。

◆**桂心散**丁《太平圣惠方》

【主治】小儿心痛不止。

【功效】清心活血止痛。

【药物及用量】桂心半两　当归半分（锉，微炒）　栀子仁半分

【用法】上三味，捣细罗为散，每服不拘时，以橘皮汤调下半钱，量儿大小，以意加减。

◆**桂心散**戊《太平圣惠方》

【主治】小儿鼻衄，心闷。

【功效】温阳止衄。

【药物及用量】桂心一分　乱发灰一分　干姜半分（炮裂，锉）

【用法】上三味，捣罗为散，不拘时，以冷水调下半钱，更随儿大小，以意加减。

◆**桂心散**己《太平圣惠方》

【主治】中风失音不语。

【功效】祛风凉血，开音。

【药物及用量】桂心一两　羌活二两　防风二两（去芦头）　附子一两（炮裂，去皮、脐）　赤箭一两　羚羊角屑一两　酸枣仁一两　甘草半两（炙微赤，锉）

【用法】上八味，捣筛为散，每服四钱，以水一中盏，煎至五分，去滓，入竹沥一合，更煎一两沸，不拘时，温服。

◆**桂心散**庚《太平圣惠方》

【主治】风癔，咽喉作声，言语謇涩，心胸不利。

【功效】祛风通络，凉血。

【药物及用量】桂心三分　防风三分（去芦头）　前胡一两（去芦头）　枳壳一两（麸炒微黄，去瓤）　羚羊角屑三分　射干一两　甘草半两（炙微赤，锉）　独活三分　细辛半两

【用法】上九味，捣粗罗为散，每服半两，以水一大盏，煎至七分，去滓，不拘时，温服。

◆**桂心散**辛《太平圣惠方》

【主治】产后伤寒，头目四肢俱疼，心胸烦热。

【功效】散寒祛风，清热除烦。

【药物及用量】桂心一两　麻黄三分（去根节）　荆芥三分　石膏二两　赤芍二分　柴胡一分（去苗）　葛根三分（锉）　芎䓖半两　人参半两（去芦头）　细辛半两（去苗土）　甘草一分（炙微赤，锉）

【用法】上一十一味，捣粗罗为散，每服四钱，以水一中盏，入生姜半分，枣三枚，煎至六分，去滓，温服，如人行五七里再服，以得汗出为效。

◆**桂心散**壬《太平圣惠方》

【主治】产后血气上攻于肺，虚喘。

【功效】益气平喘。

【药物及用量】桂心　陈橘皮（汤浸，去白瓤，焙）　人参（去芦头）　当归（锉，微炒）各一两　紫苏子半两（微炒）　五味子半两

【用法】上六味，捣细罗为散，不拘时，以粥饮调下一钱。

◆**桂心散**癸《太平圣惠方》

【主治】咳嗽声不出。

【功效】止咳利咽理肺。

【药物及用量】桂心三分　诃黎勒皮三分　干姜三分（炮裂，锉）　人参半两（去芦头）　赤茯苓半两　甘草一分（炙微赤，锉）　杏仁三分（汤浸，去皮尖、双仁，麸炒微黄）

【用法】上七味，捣筛为散，每服三钱，以水一中盏，入枣二枚，煎至六分，

去滓，温服，日三服。

◆**桂心散**甲子《太平圣惠方》

【**主治**】消渴，饮水伤冷太过，致脾气虚，腹胁胀满，不思饮食。

【**功效**】理气健脾。

【**药物及用量**】桂心半两　人参半两（去芦头）　白茯苓半两　诃黎勒皮半两　大腹皮半两（锉）　甘草半两（炙微赤，锉）　枳壳半两（麸炒微黄，去瓤）　厚朴一两（粗皮，涂生姜汁，炙令香熟）　白术半两　前胡半两（去芦头）

【**用法**】上一十味，捣筛为散，每服四钱，以水一中盏，入生姜半分，枣二枚，煎至六分，去滓，每于食前温服。

◆**桂心散**甲丑《太平圣惠方》

【**主治**】饮痞气分，心下坚硬如杯，水饮所作。

【**功效**】攻逐水饮，理气散结。

【**药物及用量**】桂心三分　白术一两　细辛一两　附子一两　枳壳三分　槟榔三分

【**用法**】上六味，捣粗罗为散，每服五钱，以水一大盏，入生姜半分，枣三枚，煎至五分，去滓，温服，日三四服。

◆**桂心散**甲寅《太平圣惠方》

【**主治**】贼风，心腹拘急，四肢疼痛，腹满欲死。

【**功效**】祛风通络行气。

【**药物及用量**】桂心三分　防风三分（去芦头）　芎䓖三分　干姜半两（炮裂，锉）　吴茱萸半两（汤浸七遍，焙干，微炒）　秦艽一两（去苗）　甘草三分（炙微赤，锉）　槟榔三分　枳壳半两（麸炒微黄，去瓤）

【**用法**】上九味，捣粗罗为散，每服四钱，以水一中盏，煎至六分，去滓，不拘时，温服。

◆**桂心散**甲卯《太平圣惠方》

【**主治**】内风走疰疼痛。

【**功效**】祛风止痛。

【**药物及用量**】桂心　地龙（微炒）　白僵蚕（微炒）　漏芦　威灵仙　芎䓖　白芷　当归　木香各半两

【**用法**】上九味，捣细罗为散，不拘时，以热酒调下一钱。

◆**桂心散**甲辰《太平圣惠方》

【**主治**】膈气，心胸中伏滞冷气，疼痛，饮食不下。

【**功效**】温中启膈，消食止痛。

【**药物及用量**】桂心一两　前胡一两（去芦头）　人参一两（去芦头）　牛李根一两（锉）　诃黎勒皮二两　青橘皮一两（汤浸，去白瓤，焙）

【**用法**】上六味，捣罗为散，每服四钱，以水一中盏，煎至六分，去滓，不拘时，稍热服。

◆**桂心散**甲巳《太平圣惠方》

【**主治**】历节风，疼痛不可忍，肢节无力。

【**功效**】祛风止痛。

【**药物及用量**】桂心一两　丹参一两　牛膝一两（去苗）　附子一两（炮裂，去皮、脐）　当归一两　赤芍一两　木香一两　萆薢一两（锉）　麻黄一两（去根节）

【**用法**】上九味，捣筛为散，每服三钱，以水一中盏，入生姜半分，煎至五分，去滓，每于食前温服。忌猪鸡犬肉、生冷、油腻。

◆**桂心散**甲午《太平圣惠方》

【**主治**】产后儿枕攻刺，腹肚疼痛不止。

【**功效**】活血祛瘀止痛。

【**药物及用量**】桂心三分　赤芍一两　琥珀半两（细研）　白芷半两　当归三分（锉，微炒）

【**用法**】上五味，捣筛为散，每服三钱，以水一中盏，入生姜半分，枣二枚，煎至六分，去滓，温服，不拘时。

◆**桂心散**《神巧万全方》

【**主治**】咳嗽，喉中呀呷声。

【**功效**】润肺止咳。

【**药物及用量**】瓜蒌一枚（全者，炙令干）　桂心　甜葶苈（隔纸炒）各一两　皂

荚（去皮，酥炙黄焦，去子，用一两）

【用法】上四味，捣罗为散，炼蜜和丸，如梧桐子大，以粥饮下十五丸。

◆**桂心白术汤**《妇人大全良方》

【主治】妇人伤寒阴痉，手足厥冷，筋脉拘急，汗出不止。

【功效】温阳祛风。

【药物及用量】白术　桂心　附子（炮）　防风　川芎　甘草各半两

【用法】上六味㕮咀，每服五钱，水二盏，姜四片，枣三枚，煎八分，去滓，温服。

◆**桂心牡蛎汤**《无求子活人书》

【主治】妇人产后头疼，身体发热，兼治腹内拘急疼痛。

【功效】温中散寒，养血止痛。

【药物及用量】桂心三两　黄芩二两　白芍　干地黄　牡蛎（煅）各五两

【用法】上五味，锉如麻豆大，每服抄五钱匕，以水一盏半，煎至一盏，去滓，温服。

◆**桂心加葛根汤**《妇人大全良方》

【主治】妇人柔痉有汗，不恶寒。

【功效】解肌发表，调和营卫。

【药物及用量】桂枝　芍药　甘草各六钱三字　干葛一两三钱　生姜一两　枣四枚

【用法】上六味㕮咀，每服三钱，水一盏，煎七分，去滓，温服，取汗为度。

◆**桂心粥**《食医心鉴》

【主治】胸膈气壅结，饮食不下。

【功效】温中利湿，开气散结。

【药物及用量】桂心四分　茯苓六分　桑白皮十二分

【用法】上三味细锉，以水二升，煎取一升半，去滓，量事著米煮粥食之。

◆**桂心粥**《寿亲养老书》

【主治】老人噎病，心痛闷，膈气结，饮食不下。

【功效】温运理气，益胃。

【药物及用量】桂心末一两　粳米四合（淘研）

【用法】上二味以煮作粥半熟，次下桂末调和，空心，日一服。

◆**桂枝二麻黄一汤**《伤寒论》

【主治】太阳病，形如疟，日再发，汗出必解者。

【功效】除寒热，宣气血。

【药物及用量】桂枝一两十七铢（去皮）　芍药一两六铢（酒洗）　甘草一两二铢（炙）　杏仁十六枚（去皮尖）　麻黄十六铢（去节）　生姜一两六钱（切）　大枣五枚（擘）

【用法】清水五升，先煮麻黄一二沸，去上沫，纳诸药，煮取二升去滓，温服一升，一日二次（一说桂枝汤二升，麻黄汤一升，合为三升，分再服）。

◆**桂枝二越婢一汤**《伤寒论》

【主治】太阳病发热恶寒，热多寒少，脉微弱者。

【功效】解湿热，祛风寒。

【药物及用量】桂枝　芍药（酒洗）　甘草（炙）　麻黄（去节）各十八铢　大枣四枚（擘）　生姜一两二铢（切）　石膏二十四铢（碎，绵裹）

【用法】清水五升，煮麻黄一二沸，去上沫，纳诸药，煮取二升去滓，温服一升，一日二次。本方当为越婢汤桂枝汤各饮一升，今合为一方，故称桂枝二越婢一汤。

◆**桂枝人参汤**《伤寒论》

【主治】太阳病外症未除，而数下之，遂协热而利，心下痞硬，表里不解及胸痹之虚者。

【功效】温中散寒，止痛。

【药物及用量】桂枝　甘草（炙）各四两　人参　白术　干姜各三两

【用法】清水九升，先煮四味，取五升，纳桂枝更煎取三升去滓，温服一升，日再夜一服。

◆**桂枝大黄汤**《证治准绳》

【主治】腹痛便闭。

【功效】止痛，泻热，通便。

【药物及用量】桂枝　白芍各二钱五分　甘草五分　大黄一钱五分

【用法】锉碎，加生姜一片，清水一杯

半，煎至一杯去滓，食前温服。

◆**桂枝加大黄汤**《伤寒论》

【主治】本太阳病，医反下之，因而大实痛者。

【功效】祛积滞，散寒邪。

【药物及用量】桂枝三两　芍药六两（酒洗，一作三两）　甘草二两（炙）　生姜三两（切）　大枣十二枚（擘）　大黄一两（一作二两）

【用法】清水七升，煮取三升去滓，温服一升，一日三次。

◆**桂枝加川芎防风汤**《此事难知方》

【主治】柔痉。

【功效】祛风，解营，止痉。

【药物及用量】桂枝　芍药　生姜各一两五钱　甘草　川芎　防风各一两

【用法】每服一两，加大枣六枚，清水三盏，煎至一盏半，去滓温服。

◆**桂枝加芍药生姜人参新加汤**《伤寒论》

【主治】太阳病发汗后，身疼痛，脉沉迟者。

【功效】祛风，定痛，补气。

【药物及用量】桂枝三两　芍药（酒洗）　生姜（切）各四两　甘草二两（炙）　大枣十二枚（擘）　人参三两

【用法】清水一斗二升，微火煮取三升去滓，分温服一升，余如桂枝汤法（一说清水煎，通日服，不必取汗；一说以多煎为妙，取其微厚入阴也）。

◆**桂枝加芍药防风防己汤**《此事难知方》

【主治】发热腹痛，脉沉细。

【功效】除热，止痛。

【药物及用量】桂枝一两五钱　芍药二两　防风　防己各一两　生姜一两五钱　大枣六枚

【用法】每服一两，清水三盅，煎至一盅半，去滓温服，亦宜小续命汤。

◆**桂枝加芍药汤**《伤寒论》

【主治】本太阳病，医反下之，因而腹满痛，属太阴者。

【功效】和阳，益阴。

【药物及用量】桂枝三两　芍药六两（酒洗）　甘草二两（炙）　生姜三两（切）　大枣十枚（擘）

【用法】清水七升微火煮取三升去滓，适寒温服一升，

◆**桂枝加芍药汤**《病机气宜保命集方》

【主治】二阳疟。

【功效】除寒，祛热。

【药物及用量】桂枝三钱　黄芪（一作黄芩）　知母　石膏　芍药各五钱

【用法】研为粗末，每服五七钱，清水煎服。

◆**桂枝加芍药汤**《拔粹方》

【主治】妇人伤寒中风，自汗头痛，项背强，发热恶寒，脉浮而缓。

【功效】解肌祛风。

【药物及用量】桂枝一两半　赤芍三两半　生姜一两半　大枣六枚

【用法】上四味锉细，每服五钱，水煎。

◆**桂枝加芍药当归汤**《拔粹方》

【主治】妇人伤寒，脉浮，头肿，自利，腹中切痛。

【功效】解肌祛风。

【药物及用量】桂枝　芍药　当归各一两

【用法】上三味，锉细，每服一两，水煎。

◆**桂枝加附子汤**《伤寒论》

【主治】太阳病发汗，遂漏不止，其人恶风，小便难，四肢微急，难以屈伸者。

【功效】舒络，祛风，散寒。

【药物及用量】桂枝（去皮）　芍药（酒洗）　生姜（切）各三两　甘草二两（炙）　大枣十二枚（擘）　附子一枚（泡去皮，破八片）

【用法】清水七升，微火煮取三升，去滓，适寒温服一升，若一服汗止，停后服。

◆**桂枝加附子红花汤**《拔粹方》

【主治】妇人伤寒，表虚自汗，身凉，四肢拘急，脉沉而迟，太阳标与少阴本病，

经水适断。

【功效】解肌祛风，温经活血。

【药物及用量】桂枝二两半　芍药　生姜各一两半　甘草一两（炙）　附子（炮）红花各五钱

【用法】上六味锉细，每服一两，水三盏，煎服。

◆桂枝加厚朴杏子汤《伤寒论》

【主治】太阳病，下之微喘者。

【功效】祛风邪，和肺胃，平喘。

【药物及用量】桂枝（去皮）　芍药（酒洗）　生姜（切）各三两　甘草二两（炙）　大枣十二枚（擘）　厚朴二两（炙去皮）　杏仁五十枚（去皮尖）

【用法】清水七升，微火煮取三升，去滓，温服一升，覆取似汗，若一有汗出，病瘥，停后服。

◆桂枝加桂汤《伤寒论》《金匮要略》

【主治】太阳证发汗后，烧针致奔豚者。

【功效】养阴，祛寒。

【药物及用量】桂枝五两　芍药（酒洗）　生姜（切）各三两　甘草二两（炙）大枣十二枚（擘）

【用法】清水七升，微火煮取三升，适寒温服一升，若一服汗出瘥，停后服。

◆桂枝加黄芪汤《金匮要略》

【主治】黄汗，黄疸之脉浮者。

【功效】和营，益卫。

【药物及用量】桂枝　白芍　生姜各三两　甘草　黄芪各二两　大枣十二枚

【用法】清水八升，煮取三升，温服一升，须臾啜热稀粥一升余，以助药力，温覆取微汗，不汗更服。

◆桂枝加归芍汤《沈氏尊生书》

【主治】肾疟。

【功效】和营卫，调中气。

【药物及用量】桂枝　芍药（倍用）甘草　当归　生姜　大枣各等量

【用法】清水煎服。

◆桂枝加葛根汤《伤寒论》

【主治】太阳病，项背强几几，反汗出恶风者。

【功效】祛风，除热，解表散寒。

【药物及用量】桂枝（去皮，一作三两）　芍药（酒洗，一作三两）　甘草（炙）各二两　生姜三两（切）　大枣十二枚（擘）　葛根四两

【用法】清水一斗，先煮葛根减二升，去上沫，纳诸药，煮取三升，去滓，温服一升，覆取微似汗，不须啜粥。

◆桂枝去芍加麻辛附子汤《金匮要略》

【主治】气分，心下坚大如盘，边如旋杯。

【功效】除寒，搜风，温中。

【药物及用量】桂枝　生姜各三两　大枣十二枚　甘草（一作一两）　麻黄　细辛各二两　附子一枚（炮）

【用法】清水七升，先煮麻黄，去上沫，纳诸药煮取二升，分温三服当汗出，如虫行皮中即愈。

◆桂枝去芍药加皂荚汤《千金方》

【主治】肺痈吐涎沫，初起有表邪者。

【功效】除表邪，清里热。

【药物及用量】桂枝　生姜各三两　甘草二两　大枣十二枚　皂荚一枚（去皮核酥炙焦）

【用法】清水七升，微火煮取三升，分温三服。

◆桂枝去芍药加附子汤《伤寒论》

【主治】太阳病下后，脉促胸满，微恶寒者。

【功效】和中，温阳，散寒。

【药物及用量】桂枝（去皮）　生姜（切）各三两　甘草二两（炙）　大枣十二枚（擘）　附子一枚（炮去皮，破八片）

【用法】清水七升，微火煮取三升，去滓，适寒温服一升，若一服恶寒止，停后服。

◆桂枝去芍药汤《伤寒论》

【主治】太阳下后，脉促胸满者。

【功效】解肌祛风，祛阴通阳。

【药物及用量】桂枝三两　甘草二两（炙）　生姜三两　大枣十二枚（擘）

【用法】清水七升，微火煮取三升去滓，适寒温服一升。

◆**桂枝去桂加茯苓白术汤**《伤寒论》

【主治】服桂枝汤，或下之，仍头项强痛，发热无汗，心下满微痛，小便不利者。

【功效】和营，燥湿。

【药物及用量】芍药三两（酒洗）　甘草二两（炙）　生姜（切）　茯苓　白术各三两　大枣十枚（擘）

【用法】清水八升，微火煮取三升去滓，适寒温服一升，小便利则愈。

◆**桂枝四七汤**《仁斋直指方》

【主治】痰湿。

【功效】和营，利气，燥湿。

【药物及用量】桂枝　半夏各二钱　白芍（酒炒）一钱五分　茯苓　厚朴　枳壳各七分　人参　紫苏叶　甘草（炙）各五分

【用法】加生姜三片，大枣二枚，清水煎服。

◆**桂枝甘草汤**《伤寒论》

【主治】太阳病发汗过多，叉手自冒心，心下悸，欲得按者。

【功效】保心气，助中宫。

【药物及用量】桂枝四两（去皮）　甘草二两（炙）

【用法】清水三升，煮取一升，去滓顿服。

◆**桂枝甘草龙骨牡蛎汤**《伤寒论》

【主治】太阳病，火逆下之，因烧针烦躁者。

【功效】除火逆，通心肾。

【药物及用量】桂枝一两（去皮）　甘草（炙）　龙骨（熬水飞）　牡蛎（熬）各二两

【用法】清水五升，煮取二升五合，去滓，温服一合，一日三次。

◆**桂枝生姜枳实汤**《金匮要略》

【主治】中痞，诸逆心悬痛。

【功效】下气，散结，止痛。

【药物及用量】桂枝　生姜各三两　枳实五两（切）

【用法】清水六升，煮取三升，分温三服。

◆**桂枝石膏汤**《素问病机气宜保命集》

【主治】疟无他证，隔日发，先寒后热，寒少热多者。

【功效】祛寒，除热。

【药物及用量】桂枝五钱　石膏　知母各一两五钱　黄芩一两

【用法】研为粗末，分作三两，清水一盅煎服。

◆**桂枝芍药知母汤**《金匮要略》

【主治】肢节疼痛，身体瘦羸，脚肿如脱，头眩短气，温温欲吐。

【功效】祛风，止痛。

【药物及用量】桂枝　白术　知母　防风各四两　芍药三两　甘草　麻黄　附子（炮）各二两　生姜五两

【用法】清水七升，先煮麻黄减二升，去上沫，纳诸药，同煎取二升，温服七合，一日三次。

◆**桂枝芍药汤**《痘疹心法》

【主治】脾胃虚弱，痘子初出，他处俱起而手足起尺，他处俱收而手足不收。

【功效】祛风健脾，理气固表。

【药物及用量】桂枝　白芍　防风　黄芪（炙）　甘草各等量

【用法】锉细，加大枣二枚，清水一盅，煎至七分，去滓温服。

◆**桂枝羌活汤**《素问病机气宜保命集》

【主治】太阳疟，自汗头痛，项腰脊强。

【功效】除风寒，舒经络。

【药物及用量】桂枝　羌活　防风　甘草（炙）各五钱

【用法】研为粗末，每服五钱，清水一盏半，煎至一盏，发时服，吐者，加半夏曲等量。

◆**桂枝附子去桂加白术汤**《伤寒论》

【主治】伤寒八九日，风湿相搏，大便硬，小便自利者。

【功效】利湿，和中。

【药物及用量】白术四两　甘草（炙）二两　附子三枚（炮）　生姜三两　大枣十二枚

【用法】清水六升，煮取三升，去滓，分温三服，初服其人身如痹，半日许复服之，三服尽，其人如冒状，勿怪。此以附术并走皮内，逐水气，未得除，故使之尔，法当加桂四两，此本一方二法，以大便硬，小便自利，去桂也。以大便不硬，小便不利，当加桂附子三枚，恐多也，虚弱家及产妇宜减服之。

◆**桂枝附子汤**《伤寒论》

【主治】伤寒八九日，风湿相搏，身体烦疼，不能转侧，不呕不渴，脉虚浮而涩。

【功效】祛风寒，调营卫。

【药物及用量】桂枝四两　附子三枚（泡去皮，切八片）　甘草（炙）三两　生姜三两（切）　大枣十二枚（擘）

【用法】清水六升，煮取二升去滓，分温三服。

◆**桂枝附子汤**《证治准绳》

【主治】妇人血虚自汗，漏不止者。

【功效】和血，建中，散寒。

【药物及用量】当归建中汤加桂枝一钱　附子（炮去皮、脐）半枚

【用法】清水煎，空腹时服。

◆**桂枝附子汤**《千金方》

【主治】产后风虚，汗出不止，小便难，四肢微急，难以屈伸者。

【功效】温阳和营，养阴舒筋。

【药物及用量】桂心　芍药　生姜各三两　甘草一两半　附子一枚　大枣二十枚

【用法】上六味，㕮咀，以水七升，煎取三升，分为三服。

◆**桂枝桃仁汤**《鸡峰普济方》

【主治】妇人月经不行，腹痛较甚，或脐下有积块。

【功效】补血，通经止痛。

【药物及用量】桂枝三两　桃仁一两　赤芍三两　熟地黄一两　甘草一两

【用法】研为粗末，每服五钱，清水二盏，加生姜三片，大枣一枚，同煎去滓温服。

◆**桂枝桃仁汤**《万氏女科》

【主治】肠覃。

【功效】消坚积，和血气。

【药物及用量】桂枝　槟榔各一钱五分　桃仁二十五粒　白芍　生地黄　枳壳各一钱　甘草（炙）五分

【用法】加生姜、大枣，清水煎服。

◆**桂枝茯苓丸**《金匮要略》

【主治】妇人宿有癥病。

【功效】祛血块，活血消癥。

【药物及用量】桂枝（一作桂心）　茯苓　牡丹皮　桃仁（去皮尖熬）　赤芍各等量

【炮制】研为细末，炼蜜和丸，如兔粪大。

【用法】每日食前服一丸，不知加至三丸。

◆**桂枝麻黄各半汤**《伤寒论》

【主治】太阳病得之八九日，如疟状，发热恶寒，热多寒少。

【功效】祛风除寒，润肺理脾。

【药物及用量】桂枝一两十六铢（去粗皮，一作一两六钱六分）　芍药　生姜（切）　甘草（炙）　麻黄（去节）各一两（一作各一钱）　大枣四枚（擘，一作二枚）　杏仁二十四枚（汤浸去皮尖及双仁者，一作十枚）

【用法】清水五升，先煮麻黄一二沸，去上沫，纳诸药，煮取一升八合，去滓，温服六合，（一法桂枝汤三合，麻黄汤三合，顿服）。

◆**桂枝散**《类证普济本事方》

【主治】因惊伤肝，胁痛不已。

【功效】和中，利气。

【药物及用量】桂枝五钱　枳壳一两（小者）

【用法】研为细末，每服二钱，姜、枣汤调下。

◆**桂枝汤**《伤寒论》《金匮要略》

【主治】太阳病头痛发热，有汗恶风，或微恶寒，鼻鸣干呕，脉浮弱浮数，卫气不和，宜发汗者。

【功效】祛寒发汗，调和营卫。

【药物及用量】桂枝（去皮）　芍药

(酒洗)　生姜(切)各三两　甘草二两(炙)　大枣十二枚(擘)

【用法】㕮咀，清水七升，微火煮取三升去滓，适寒温服一升，须臾饮热稀粥一升余，以助药力，温覆令一时许，遍身漐漐微似有汗者益佳，不可令如水流漓，病必不除。若一服汗出病瘥，停后服，不必尽剂。若不汗更服，依前法；又不汗，后服小促其间，半日许，令三服尽。若病重者一日一夜服，周时观之，服一剂尽，病证犹在者更作服。若汗不出乃服至二三剂，禁生冷、黏滑、肉面、五辛、酒酪及臭恶等物。

◆**桂枝黄芩汤**《素问病机气宜保命集》

【主治】三阳疟。

【功效】除寒热，清气分。

【药物及用量】桂枝二钱　黄芩　人参　甘草各四钱五分　柴胡一两二钱　半夏四钱　石膏　知母各五钱

【用法】研为粗末，每服五钱，清水煎服。

◆**桂枝黄芩汤**《三因极一病证方论》

【主治】风疫。

【功效】清热，和中。

【药物及用量】桂枝　黄芩　芍药各半两　甘草(炙)一两

【用法】加生姜三片、大枣一枚，清水煎服。

◆**桂枝葛根汤**《证治准绳》

【主治】疹子。

【功效】通络，解毒，透疹。

【药物及用量】桂枝　葛根　赤芍　升麻　防风　甘草各一钱

【用法】锉细，加生姜三片，淡豆豉一钱，清水一盏，煎至七分，去滓，不拘时温服。

◆**桂枝葛根汤**《仁斋直指方》

【主治】太阳病，颈项强，汗出恶风，为表虚。

【功效】疏风解痉。

【药物及用量】桂枝　芍药　甘草各七钱　葛根一两三钱

【用法】上四味，锉散，每服四钱，姜五片，大枣一枚，煎服。

◆**桂枝解毒汤**《痘疹全书》

【主治】疹子。

【功效】祛风，解毒，透疹。

【药物及用量】桂枝　麻黄(酒炒)　赤芍　防风　荆芥　羌活　甘草　桔梗　人参　川芎　牛蒡子各三钱

【用法】加生姜，清水煎服。

◆**桂枝龙骨牡蛎汤**《金匮要略》

【主治】男子失精，少腹弦急，阴头寒，目眩发落，脉虚芤迟及女子梦交。

【功效】行血痹，固精气。

【药物及用量】桂枝　芍药　生姜　龙骨　牡蛎各三两　甘草二两　大枣十二枚

【用法】清水七升，煮取三升，分温三服。

◆**桂枝姜附汤**《温病条辨》

【主治】寒湿伤阳，形寒脉缓，舌淡，或白滑不渴，经络拘束。

【功效】祛寒通络，止痛。

【药物及用量】桂枝六钱　干姜　熟附子　生白术各三钱

【用法】清水五杯，煮取二杯，滓再煮一杯服。

◆**桂枝红花汤**《无求子活人书》

【主治】妇人伤寒，发热恶寒，四肢拘急，口燥舌干，经脉凝滞，不时往来。

【功效】解毒和营，养阴活血。

【药物及用量】桂心(《妇人大全良方》《世医得效方》桂枝)　芍药(得效方赤芍)　甘草(炙)各三两(南阳活人书各一两)　红花二两

【用法】上四味锉如麻豆大，每服五钱匕，水一盏半，生姜四片，枣子二个，煎至七分，去滓，良久再服，汗出而解。

◆**桂枝酒**《千金方》

【主治】肝虚寒，猝然喑哑不声，踞坐不得，面目青黑，四肢缓弱，遗失便利疠风所损。

【功效】活血开音。

【药物及用量】桂枝　芎䓖　独活　牛膝　薯蓣　甘草各三两　附子二两　防风　茯苓　天雄　茵芋　杜仲　蒴藋根　白术各四两　干姜五两　大枣四十枚　踯躅　猪椒叶根皮各一升

【用法】上一十八味，㕮咀，以酒四斗，渍七日，每服四合，日二服，加至五六合。

◆**桂附丸**《医学启源》

【主治】唠冷入乘心络，或脏腑暴感风寒，上乘于心，令人猝然心痛，或引背膂，乍缓乍甚，经久不瘥者。

【功效】通阳气，散风寒。

【药物及用量】桂枝（去粗皮）二两　川乌头　附子（炮，去皮、脐）各三两　干姜（炮）　赤石脂　川椒（去目微炒）各二两

【炮制】共研细末，炼蜜为丸，如梧桐子大。

【用法】每服三十丸，熟汤送下，觉至痛处即止。若不止加至五十丸，以知为度。若早服无所觉，至午时再服二十丸，久心痛有服一料，终身不发。

◆**桂附丸**《三因极一病证方论》

【主治】气漏诸疮。

【功效】理气止痛。

【药物及用量】桂心　附子（炮制，米醋中浸，再炮三五次，去皮、脐）　厚朴（姜制）　甘草（炙）　白术各一两　木香一分　乳香二钱

【炮制】共研细末，炼蜜为丸，如梧桐子大。

【用法】每服二三十丸，空腹时米饮送下。

◆**桂附汤**《兰室秘藏》

【主治】白带腥臭，多悲不药。

【功效】滋阴，泻火。

【药物及用量】肉桂一钱　附子三钱　黄柏　知母各五分

【用法】研为粗末，清水二盏，煎至一盏，食远热服。少食常饱，有时似腹胀者，加白芍五分。

◆**桂星散**《仁斋直指方》

【主治】风虚耳聋。

【功效】除风，和血，祛痰化浊。

【药物及用量】辣桂　天南星（煨制）　川芎　当归　石菖蒲　细辛（一作五分）　木通　木香（一作五分）　白蒺藜（炒去刺，一作一钱五分）　麻黄（去节）　甘草（一作五分）　白芷梢（一方加全蝎去毒一钱）各四钱

【用法】为散，加葱白二根，紫苏五叶，生姜五片，清水二盅，煎至一盅去滓，食前热服。

◆**桂苓丸**《太平惠民和剂局方》

【主治】肾气上逆，水泛为痰，逆冲膈上及冒暑烦渴，饮水过多作泻。

【功效】温阳利水，祛痰。

【药物及用量】肉桂　茯苓各等量

【炮制】共研细末，炼蜜为丸，每丸重二钱。

【用法】每服一丸，沸汤嚼下。

◆**桂苓散**《世医得效方》

【主治】反胃发渴。

【功效】温中和胃祛湿。

【药物及用量】半夏四钱　桂心　甘草各三钱　赤茯苓四钱　泽泻四两

【用法】上五味锉散，每服四钱，生姜煎服。

◆**桂苓五味甘草汤**《金匮要略》

【主治】青龙汤下已多唾口燥，寸脉沉，尺脉微，手足厥逆，气从小腹上冲胸咽，手足痹，其面翕热如醉状，因复下流阴股，小便难，时复冒者。

【功效】通阳，和肺，利水。

【药物及用量】桂枝（去皮）　茯苓各四两　五味子半升　甘草三两（炙）

【用法】清水八升，煮取三升去滓，分温三服。

◆**桂苓甘术汤**《医方集解》

【主治】水气。

【功效】散寒，利湿，消肿。

【药物及用量】桂枝三两　茯苓四两　甘草（炙）二两　白术二钱

【用法】清水煎服。

◆**桂苓甘露汤**《杂病源流犀烛》

【主治】湿温。

【功效】养阴，理肺，润肺止咳。

【药物及用量】肉桂　茯苓　生地黄　熟地黄　天门冬　麦门冬　石斛　茵陈　黄芩　枳壳　甘草　枇杷叶

【用法】清水煎服。

◆**桂苓甘露饮**甲《医学启源》

【主治】霍乱，温热病，烦渴引饮，小便不通，大便泄泻者。

【功效】利湿，清热。

【药物及用量】滑石二两　白茯苓（一作二两）　泽泻　寒水石　石膏　甘草（炙）各一两　白术（一作二两）　猪苓（一作二两）各一两　肉桂（一作三钱）五钱（一方无石膏，一方有人参、香薷）

【用法】为末，每服一二钱，温汤蜜汤调下。

◆**桂苓甘露饮**乙《医学启源》

【主治】脏腑寒热呕吐，痰涎咳嗽及水肿泻痢。

【功效】利湿，润燥，利水。

【药物及用量】桂枝五钱　茯苓（去皮）　白术　甘草（炙）　泽泻　葛根　石膏　寒水石各一两　滑石二两　藿香　人参各五钱　木香五钱

【用法】为末，每服三钱，熟汤或冷水调下。

◆**桂苓白术丸**《三法六门》

【主治】寒湿，温热呕吐泻利，肺痿劳嗽，水肿腹满。

【功效】降逆止咳，散痞消结。

【药物及用量】桂枝　干生姜各一分　茯苓（去皮）　半夏一两　白术　红皮（去白）　泽泻各半两

【用法】上七味为末，面糊丸，如小豆大，生姜汤下二三十丸，日三服，病在膈上食后，在下食前，在中不拘时，或一法更加黄连半两，黄柏二两，水丸，取效愈妙。

◆**桂香散**《苏沈良方》

【主治】脾脏久冷，空心腹痛。

【功效】祛寒，止痛，温中。

【药物及用量】肉桂一分　草豆蔻（煨）　高良姜（炒）　白术　缩砂仁　甘草　煨姜　厚朴　枣肉各一两　青皮　诃子肉各五钱　生姜一两

【炮制】清水一碗，同煮令干，杵作团，晒研粗末。

【用法】每服三钱，入盐少许，沸汤点服。

◆**桂香散**《世医得效方》

【主治】妇人脾胃虚弱，并脾血久冷。

【功效】温中健脾。

【药物及用量】草豆蔻（去壳，炒用）　甘草　高良姜（锉，炒香熟）　白术　缩砂仁各一两　青皮（去瓤，炒黄）　诃子肉各半两　肉桂一分　生姜（切，炒干）　厚朴（去粗皮，姜汁炒）　枣肉三味各一两（切，水一碗，煮令干，同杵为团，焙干）

【用法】上一十一味为末，每服二钱，入盐少许，沸汤点，空心服及疗腹痛，又治冷泻尤妙，腹痛最难得药，此方只是温补药耳。

◆**桂香丸**《三因极一病证方论》

【主治】脏腑虚，为风湿寒所搏，冷滑注下不禁，老人虚人危笃累效。

【功效】温中健脾，止泻。

【药物及用量】附子（炮，去皮、脐）　肉豆蔻（炮）　白茯苓各一两　桂心　白姜（炮）　木香（炮）各半两　丁香一分

【用法】上七味，为末，糊丸如梧桐子大，米汤下五十丸，空腹服。

◆**桂香丸**《仁斋直指方》

【主治】月事不调，心腹刺痛，寒热间作。

【功效】养血活血，理气止痛。

【药物及用量】当归须　川芎　赤芍　牡丹皮　南木香　细辛　辣桂（并日干）　延胡索（略炒）　乳香　没药等量

【用法】上一十味，煮米醋，将乳香、

没药为膏，余药末之，揉和为丸，如梧桐子大，每服七十丸，续断煎汤送下。有热多加生槐花煎汤。

◆**桂蜡丸**《圣济总录》

【主治】恶刺入肉。

【功效】润肌，和血。

【药物及炮制】用桂去粗皮，捣为末，熔黄蜡和丸。

【用法】随疮口大小，置入疮内，盖湿纸三五重，以火协之，候丸入肉，其刺自出。

◆**桂花散**《仁斋直指方》

【主治】脾积气痛。

【功效】消积止痛。

【药物及用量】香附五两（炒赤，去毛）　蓬莪术（醋煮，焙干）　良姜　甘草（炙）各二两　桂花一两

【用法】上五味为末，每二钱，盐一点，沸汤热调，食前服。

◆**桂蜜汤**《千金方》

【主治】产后余寒，下痢便脓血赤白，日数十行，腹痛时时下血。

【功效】温中健脾，收涩止痢。

【药物及用量】桂心　甘草各二两　干姜二两　附子一两（《妇人大全良方》炮）　蜜一升　当归三两　赤石脂十两

【用法】上七味，㕮咀，以水六升，煮取三升，去滓，内蜜，煎一二沸，分三服，日三服。

◆**桂参汤**《圣济总录》

【主治】干呕烦闷，不入饮食。

【功效】理气降逆，除烦止呕。

【药物及用量】肉桂（去粗皮）　人参各半两　厚朴（去粗皮，姜汁炙）　缩砂仁各一两　白术半两　陈橘皮（汤浸，去白，焙）三分　干姜（炮）半两　甘草（炙，锉）三分

【用法】上八味，粗捣筛，每服三钱匕，水一盏，入粟米并枣，同煎至七分，去滓，温服。

◆**桂曲丸**《是斋百一选方》

【主治】食少易伤，胸满恶心，或心腹疼痛，病后衰弱，气不复常。

【功效】健脾和胃，止痛。

【药物及用量】人参一两　荜茇一两　神曲三两块（锉，炒熟）　白术一两　干姜一两（炮）　高良姜一两（微炒）　缩砂仁一两　甘草半两（锉，炒）　肉豆蔻一两（面裹，炮）　丁香半两　桂枝一两（去粗皮）　陈皮一两（汤洗，去白）

【用法】上一十二味罗为细末，熟汤泡，蒸饼和丸，如梧桐子大，食前一时，米饮下五十丸至七十丸。

◆**桂杏丸**《圣济总录》

【主治】咳嗽上气，语声不出，心中烦闷。

【功效】降气止咳，利咽除烦。

【药物及用量】桂（去粗皮，为末）三两　杏仁（去皮尖、双仁，炒黄，研膏）三两

【用法】上二味，同杵匀，每用新绵裹如枣大，含化，不拘时。

◆**桃仁丸**《太平圣惠方》

【主治】妇人与鬼魅交通。

【功效】除鬼交，安心神。

【药物及用量】桃仁三分　辰砂一分　槟榔　当归各三分　水银一分（枣肉研令星尽）　麝香　阿魏（面裹煨）　沉香各五钱

【炮制】研为细末，炼蜜和丸，如梧桐子大。

【用法】每服十丸，空腹时桃仁汤送下。

◆**桃仁丸**《鸡峰普济方》

【主治】妇人头目昏重，心神烦乱，或时寒热，肢节疼痛，不欲饮食。

【功效】消瘀，益血，除烦。

【药物及用量】桃仁（汤浸去皮尖、双仁，麸炒微黄）一两　芎䓖　白术各半两　柴胡（去苗）　人参（去芦）　生地黄　酸枣仁（微炒）各一两　赤茯苓　诃黎勒皮各三分　枳壳（麸炒微黄，去瓤）　赤芍各五钱

【炮制】研为细末，炼蜜和丸，如梧桐子大。

【用法】每服三十丸，生姜、荆芥、薄荷煎汤送下。

◆**桃仁丸**《直指小儿方》

【主治】小儿阴肿。

【功效】凉血消瘀，消积疏风。

【药物及用量】桃仁（去皮尖，麸炒）三钱　桂枝（去皮）　黑牵牛子末（炒）　白蒺藜（微炒去刺）　牡丹皮　北大黄各二钱

【炮制】研为细末，炼蜜和丸。

【用法】如黍米大，每服十丸，青皮、木通、葱白入盐少许煎汤送下。

◆**桃仁丸**甲《太平圣惠方》

【主治】妇人腹内有瘀血，月水不利，或断或来，心腹满急。

【功效】活血化瘀，通经止痛。

【药物及用量】桃仁三两（汤浸，去皮尖、双仁，麸炒微黄）　虻虫四十枚（炒微黄，去翅足）　川大黄三两（锉碎，微炒）　水蛭四十枚（炒微黄）

【用法】上四味，捣罗为末，炼蜜和捣百余杵，丸如梧桐子大，每服空心，以热酒下十五丸。

◆**桃仁丸**乙《太平圣惠方》

【主治】妇人月水不利，脐下结痛。

【功效】活血补水，通经止痛。

【药物及用量】桃仁三分（汤浸，去皮尖、双仁，麸炒微黄）　牛膝一两（去苗）　当归一两（锉，微炒）　桂心半两　瞿麦半两　川大黄一两（锉，微炒）

【用法】上六味，捣罗为末，炼蜜和丸，如梧桐子大，每于食前服，以温酒下二十丸。

◆**桃仁丸**丙《太平圣惠方》

【主治】室女月水不通。

【功效】破瘀通经。

【药物及用量】桃仁二两（汤浸，去皮尖、双仁，麸炒微黄）　川大黄半两（锉，微炒）　虻虫半两（炒微黄）　朴硝半两

【用法】上四味，捣罗为末，铜器内先煎米醋一升如膏，后相以下药末，以慢火熬，候可丸即丸，如梧桐子大，五更初，以当归末一钱，酒一小盏，煎三两，放温，下五丸，却卧良久，泻下恶物，如赤小豆汁，经脉立通。

◆**桃仁丸**丁《太平圣惠方》

【主治】妇人与鬼气交通。

【功效】活血祛瘀，镇静安神。

【药物及用量】桃仁二分（汤浸，去皮尖、双仁，麸炒微黄）　麝香半两（细研）　朱砂三分（细研）　水银一分（用枣肉研令星尽）　槟榔三分　阿魏半两（面裹煨，以面熟为度）　沉香半两　当归三分

【用法】上七味，捣罗为末，入研，药令匀，炼蜜和丸，如梧桐子大，每日空心服，桃仁汤送下十丸。

◆**桃仁丸**《圣济总录》

【主治】气痢久不瘥。

【功效】理气，涩肠。

【药物及用量】桃仁（去皮尖、双仁，炒令香，一分，别研入）　安息香半两（别研入）　木香半两　诃黎勒（炮，去核）一两

【用法】上四味，将木香、诃黎勒捣罗为末，与二味研了药相和，重细研，入少许米饮为丸，如梧桐子大，每服三十丸，空心用暖浆水下，日晚再服。

◆**桃仁丸**《宣明论方》

【主治】一切风毒，遍身疼痛，四肢拘急。

【功效】祛风解毒，活血止痛。

【药物及用量】草乌头（肉白）　桃仁（取霜）各一两　五苓脂三两

【用法】上三味，为末，酒煮面糊丸，如梧桐子大，以青黛为衣，嚼桃仁，以温酒下五丸，食后加减。

◆**桃仁丹**《太平圣惠方》

【主治】小儿阴肿。

【功效】下水，消瘀。

【药物及用量】桃仁七钱五分（汤浸去皮尖、双仁，麸炒微黄）　牡丹皮　白蒺藜（微炒去刺）　桂心各五钱　郁李仁二钱五分（汤浸去皮，微炒）　黄柏一分

【炮制】捣罗为细末，炼蜜和丸，如黍

米大。

【用法】每服十丸，乳食前温酒送下，或清水煎服，量儿大小加减。

◆**桃仁四物汤**《万氏女科》

【主治】经来腹痛。

【功效】清热，利气，活血化瘀止痛。

【药物及用量】桃仁二十五粒　当归尾　川芎　赤芍　牡丹皮　香附（制）　延胡索各一钱　生地黄　红花各五分

【用法】清水煎服，如瘦人则有火，加黄连、黄芩（皆炒）各一钱。肥人则有痰，加枳壳、苍术各一钱。

◆**桃仁芍药汤**《千金方》

【主治】产后腹中疾痛。

【功效】活血祛瘀，止痛。

【药物及用量】桃仁半两　芍药　芎䓖　当归　干漆（《妇人大全良方》碎，熬）　桂心　甘草各二两

【用法】上七味，㕮咀，以水八升，煮取三升，分三服。

◆**桃仁承气汤**《伤寒论》

【主治】太阳病不解，热结膀胱，其人如狂，小腹急痛及妇人败血留经，或经闭。

【功效】破血祛瘀，止痛。

【药物及用量】桃仁五十个（去皮尖）　大黄四两（酒浸）　炙甘草　桂枝（一作三两）　芒硝各二两

【用法】清水七片，煮取二升五合，去滓，纳芒硝，更上火，微沸，下火，先食温服五合，日三服，当微利。月事沉滞或去大黄，加鳖甲、青皮、柴胡、当归、川芎。

◆**桃仁承气汤**《证治准绳》

【主治】产后谵语。

【功效】清血热，和中气。

【药物及用量】桃仁二十一个（去皮尖研泥，勿煎）　大黄二钱　官桂　红花各一钱　甘草五分

【用法】锉细，清水一盏，煎至七分，去滓，入桃仁泥化开，食前服。

◆**桃仁承气汤**《温疫论》

【主治】温病少腹坚满，小便自利，夜热尽凉，大便开，脉沉实者。

【功效】消瘀，和血。

【药物及用量】桃仁十八粒　当归　芍药　牡丹皮各二钱　大黄四钱　芒硝二钱

【用法】清水八杯，煮取三杯，先服一杯，得下止后服，不知再服。

◆**桃仁散**《千金方》

【主治】经水不调，或淋沥不断，断后复来，状如泻水，四体虚倦，不能饮食，腹中坚痛，不可行动，经水或前或后，或经月不来，多思酸物。

【功效】祛癥除瘕，和中益血。

【药物及用量】桃仁　半夏　当归　川牛膝　桂心　人参　蒲黄　牡丹皮　川芎　泽兰叶各一钱　芍药　地黄各一钱五分　甘草五分

【用法】清水二盅，加生姜三片，煎至一盅，食前服。

◆**桃仁散**《杨氏家藏方》

【主治】妇人血闭不通，五心烦热。

【功效】祛瘀生血，通经活络。

【药物及用量】桃仁（焙）　红花　当归（洗，焙）　牛膝各等量

【用法】研为末，每服三钱，空腹时温酒调下。

◆**桃仁散**甲《太平圣惠方》

【主治】妇人疝瘕，腹中拘急，心胁胀满。

【功效】理气化瘀，化癥止痛。

【药物及用量】桃仁一两（汤浸，去皮尖、双仁，麸炒微黄）　鳖甲一两（涂醋炙令黄，去裙襕）　枳壳一两（麸炒微黄，去瓤）
桂心一两　桑寄生一两　芎䓖一两　槟榔一两　郁李仁一两（汤浸，去皮，微炒）

【用法】上八味，捣筛为散，每服四钱，以水一中盏，入生姜半分，煎至六分，去滓，食前温服之。

◆**桃仁散**乙《太平圣惠方》

【主治】妇人癥痞，心腹胀满，不能饮食，体瘦无力。

【功效】健脾行气，化癥止痛。

【药物及用量】桃仁一两（汤浸，去皮尖、双仁，麸炒微黄） 诃黎勒皮三分 白术三分 当归三分 京三棱一两（微炮，锉） 赤芍三分 鳖甲一两半（涂醋炙令黄，去裙襕） 陈橘皮三分（汤浸，去白瓤，焙）

【用法】上八味，捣筛为散，每服三钱，水一中盏，入生姜半分，煎至六分，去滓，食前稍热服之。

◆**桃仁散**丙《太平圣惠方》

【主治】妇人痃痞气，羸瘦，寒热食少。

【功效】调和气血。

【药物及用量】桃仁半两（汤浸，去皮尖、双仁，麸炒微黄） 柴胡一两（去苗） 厚朴三分（去粗皮，涂生姜汁，炙令香熟） 槟榔三分 鳖甲一两（涂醋炙令黄，去裙襕） 枳壳三分（麸炒微黄，去瓤） 乌梅肉三分（微炒） 赤芍三分 白术三分 甘草半两（炙微赤，锉） 川大黄一两（锉碎，微炒）

【用法】上一十一味，捣粗罗为散，每服四钱，以水一中盏，入生姜半分，煎至六分，去滓，每于食前服，稍热服。

◆**桃仁散**丁《太平圣惠方》

【主治】妇人月水不调，或淋沥不断，断后复来，状如泻水，四体虚弱，不能饮食，腹中坚痛，举体沉重，唯欲眠。

【功效】活血养血通经。

【药物及用量】桃仁一两（汤浸，去皮尖、双仁，麸炒微黄） 泽兰二两 牛膝二两（去苗） 当归二两（锉，微炒） 桂心二两 牡丹皮二两 赤芍二两 生干地黄三两 甘草一两（炙微赤，锉） 半夏一两（汤洗七遍，去滑） 人参二两（去芦头） 蒲黄二两 芎劳二两

【用法】上一十三味，捣筛为散，每服五钱，以水一大盏，入生姜半分，煎至五分，去滓，温服，日三服。

◆**桃仁散**戊《太平圣惠方》

【主治】妇人月水不通，年月深远，面上皯䵟，黑如噀墨，每思咸酸之物，食之不已，意无足时，此由凝血在脏，热入血室，即歌咏言笑，悲泣不止，便将是鬼魅魍魉。

【功效】化瘀通经。

【药物及用量】桃仁一两（汤浸，去皮尖、双仁，麸炒微黄） 茜根一两半 虻虫二七枚（微炒，去翅足） 水蛭二七枚（炒令微黄） 赤芍一两 琥珀一两（细研） 木通一两（锉） 川大黄一两半（锉碎，微炒） 川芒硝一两

【用法】上九味，捣筛为散，每服三钱，以水一中盏，煎至六分，去滓，空腹温服，如人行十里再服。

◆**桃仁散**己《太平圣惠方》

【主治】妇人月水每来，绕脐疼痛，上抢心胸，往来寒热。

【功效】化瘀利湿止痛。

【药物及用量】桃仁（汤浸，去皮尖、双仁，麸炒微黄） 薏苡仁 代赭石 赤茯苓 牛膝（去苗） 川大黄（锉，微炒）各一两 桂心一两 䗪虫一两（微炒）

【用法】上八味，捣细罗为散，每于食前服，以温酒调下一钱。

◆**桃仁散**庚《太平圣惠方》

【主治】产后余血不散，结成瘕块，疼痛。

【功效】活血祛瘀散结。

【药物及用量】桃仁一两（汤浸，去皮尖、双仁，麸炒微黄） 当归一两（锉，微炒） 赤芍三分 鳖甲一两（涂醋炙令黄，去裙襕） 琥珀三分 延胡索三分 芎劳半两 鬼箭羽一两 川大黄一两（锉碎，微炒） 桂心半两

【用法】上一十味，捣筛为散，每服三钱，以水一中盏，入生姜半分，煎至六分，去滓，温服，不拘时。

◆**桃仁散**辛《太平圣惠方》

【主治】产后大小便秘涩，心腹胀满，时时抽撮疼痛。

【功效】行气祛瘀通便。

【药物及用量】桃仁一两（汤浸，去皮尖、双仁，麸炒微黄） 葵子一两 川大黄一两（锉碎，微炒） 甜瓜子一两 青橘皮

一两（汤浸，去白瓤，焙） 槟榔一两 当归一两（锉，微炒） 甘草半两（炙微赤，锉）

【用法】上八味，捣筛为散，每服三钱，以水一中盏，煎至六分，去滓，温服，不拘时。

◆**桃仁散**壬《太平圣惠方》

【主治】产后恶露不下，脐腹气滞，时攻胁肋疼痛。

【功效】行气活血，祛瘀止痛。

【药物及用量】桃仁一两（汤浸，去皮尖、双仁，麸炒微黄） 生干地黄一两 蓬莪术一两 槟榔一两 牛膝三分（去苗） 桂心三分 牡丹皮三分 当归一两（锉，微炒）

【用法】上八味，捣粗罗为散，每服三钱，以水一中盏，入生姜半分，煎至六分，去滓，稍热服，不拘时。

◆**桃仁散**癸《太平圣惠方》

【主治】产后恶露不尽，腹胁疼痛。

【功效】活血祛瘀止痛。

【药物及用量】桃仁一两（汤浸，去皮尖、双仁，麸炒微黄） 赤芍 芎䓖 当归（锉，微炒） 庵蕳子 桂心 琥珀 鬼箭羽各三分 甘草半两（炙微赤，锉）

【用法】上九味，捣粗罗为散，每服三钱，以水一中盏，入生姜半分，煎至六分，去滓，稍热服，不拘时。

◆**桃仁散**甲子《太平圣惠方》

【主治】产后败血不散，上冲心腹，痛不可忍。

【功效】活血破瘀止痛。

【药物及用量】桃仁半两（汤浸，去皮尖、双仁，麸炒微黄） 蓬莪术三分 桂心半两 当归一两（锉，微炒）

【用法】上四味，捣细罗为散，不拘时，以热酒调下一钱。

◆**桃仁散**《朱氏集验方》

【主治】男子脾疼不可忍。

【功效】柔肝止痛。

【药物及用量】桃仁（不问多少，螺粉炒，却不用粉）

【用法】上一味为细末，空心酒调服。

◆**桃仁汤**《幼幼新书》

【主治】小儿疟疾。

【功效】除寒热，解邪毒。

【药物及用量】桃仁（汤浸，去皮尖、双仁，麸炒微黄） 鳖甲（酥炙微黄，去裙襕）各一两 桂心 黄芩 赤茯苓 川升麻各五钱

【用法】研为粗散，每服一钱，清水一小盏，煎至五分，去滓温服，量儿大小加减。

◆**桃仁汤**《保婴撮要》

【主治】肠痈，腹中㽲痛，烦躁不安，大便闭涩，或绕脐生疮。

【功效】解毒，凉血，消痈。

【药物及用量】桃仁 大黄（炒） 牡丹皮 芒硝 犀角（锉） 冬瓜仁（研）各二钱

【用法】清水煎，入犀角末服。

◆**桃仁汤**《全生指迷方》

【主治】产后恶露方行，忽然渐少，断绝不来，腰中重痛，下注两股，痛如锥刺（此由血滞于经络，不即通之，必作痈疽）。

【功效】祛血结，利经络，破血逐瘀。

【药物及用量】桃仁（去皮尖） 苏木 地黄各五钱 虻虫（去足翅炒） 水蛭（炒）各三十枚

【用法】研为粗末，每服五钱，清水二盏，煎至一盏，去滓，不拘时温服，恶露下即住。

◆**桃仁汤**《圣济总录》

【主治】狐惑。

【功效】养心，行血。

【药物及用量】桃仁 艾叶 生槐子（碎）各一两

【用法】加大枣三枚，清水煎服。

◆**桃仁汤**甲《千金方》

【主治】产后往来寒热，恶露不尽。

【功效】益气活血。

【药物及用量】桃仁五两 吴茱萸二升 黄芪 当归 芍药各三两 生姜 醍醐（百炼酥） 柴胡各八两

【用法】上八味，㕮咀，以酒一斗，水二升，合煮取三升，去滓，适寒温，先食

服一升，日三服。

◆**桃仁汤**乙《千金方》

【主治】妇人月水不通。

【功效】化瘀通经。

【药物及用量】桃仁　朴硝　牡丹皮　射干　土瓜根　黄芩各二两　芍药　大黄　柴胡各四两　牛膝　桂心各二两　水蛭　虻虫各七十枚

【用法】上一十三味，㕮咀，以水九升，煮取二升半，去滓，分二服。

◆**桃仁汤**丙《千金方》

【主治】妇人月经不通。

【功效】活血祛瘀，通经。

【药物及用量】桃仁一升　当归　土瓜根　大黄　水蛭　虻虫　芒硝各二两　牛膝　麻子仁　桂心各三两

【用法】上一十味，㕮咀，以水九升，煎取三升半，去滓，内硝令烊，分为三服。

◆**桃仁汤**丁《千金方》

【主治】妇人产后及堕身，月水不调，或淋沥不断，断后复来，状如泻水，四体嘘吸不能食，腹中坚痛，不可行动，月水或前或后，或经月不来，举体沉重，唯欲眠卧，多思酸物。

【功效】活血养血通经。

【药物及用量】桃仁五十枚　泽兰　甘草　芎䓖　人参各二两　牛膝　桂心　牡丹皮　当归各三两　芍药　生姜　半夏各四两　地黄八两　蒲黄七合

【用法】上一十四味，㕮咀，以水二斗，煮取六升半，分六服。

◆**桃仁汤**《朱氏集验方》

【主治】吊疝，幼雏服之取效。

【功效】活血止痛。

【药物及用量】木馒头（切碎，用葱炒）　桃仁（盐炒）

【用法】上二味，等量研细末，每服二钱，温酒调下。

◆**桃仁煎**甲《千金方》

【主治】妇人血积，癥瘕，经水不行。

【功效】破癥瘕，除血结。

【药物及用量】桃仁（去皮尖炒）一升　大黄（湿纸裹蒸）六两　朴硝（另研，一作二钱）五两　虻虫一升（去足翅炒黑）

【炮制】研为细末，用醋四升，银石器中慢火熬膏，欲入大黄、桃仁、虻虫，不住手搅之，度可丸，乃入朴硝再搅出之，丸如梧桐子大。

【用法】每服五丸，前一日不食晚饭，五更初温酒送下，至日午取下，如赤豆汁蛤蟆衣鸡肝状，未下再服，如鲜血来即止，随以调补血气药补之，气血虚弱者忌用。

◆**桃仁煎**乙《千金方》

【主治】产后百病诸气。

【功效】祛瘀，生血。

【药物及用量】桃仁一千二百枚（去皮尖及双仁，熬令黄色）

【炮制】捣令极细，以上等酒一斗五升，同研三四遍，如作麦粥法，以极细为佳，入小长颈瓷瓶中，密塞，以面封之，纳汤中煮一伏时。不停火，勿令火猛，使瓶口常出在汤上，勿令没之，候熟取出。

【用法】每服一合，温酒调下，每日二次。

◆**桃仁煎**丙《千金方》

【主治】带下经闭不通。

【功效】破瘀通经。

【药物及用量】桃仁（《千金翼方》去皮尖及双仁。《王氏集验方》一两）　虻虫各一升（《千金翼方》去翅足，熬集验方半两）朴硝五两（集验方一两）　大黄六两（集验方一两）

【用法】上四味，为末，别治桃仁，以醇苦酒四升，内铜铛中，炭火煎取二升，下大黄、桃仁、虻虫等，搅勿住手，当欲可丸，下朴硝，更搅勿住手，良久出之，可丸乃止。取一丸如鸡子黄大，投酒中预一宿，勿食服之，至晡时，下如大豆汁，或如鸡肝凝血蛤蟆子，或如膏，此是病下也。

◆**桃仁煎**《寿亲养老书》

【主治】食治老人上气，热咳嗽引心腹痛，满闷。

【功效】清热止咳，消食。

【药物及用量】桃仁二两（去皮尖，熬） 赤饧四合

【用法】上二味，相和，微煎三五沸即止，空心，每度含少许，渐渐咽汁尤益。

◆**桃仁煎丸**《太平圣惠方》

【主治】妇人气滞，月水久不通。

【功效】破瘀通经。

【药物及用量】桃仁二两（汤浸，去皮尖、双仁，麸炒微黄） 川大黄二两（微炒） 川朴硝二两 虻虫一两（炒微黄，去翅足）

【用法】上四味，捣罗为末，用酽醋五升，于铜铛中，以慢火熬，候可丸，丸如鸡头实大，当晚不食，五更初，以温酒下一丸，至明朝午际，下如豆汁，或如鸡肝，虾血蛤蟆衣，其病下即瘥。

◆**桃仁当归汤**《证治准绳》

【主治】疝因瘀血作痛。

【功效】祛血滞，理气痛。

【药物及用量】桃仁（去皮尖）二钱 当归尾（酒洗） 延胡索各一钱五分 川芎 生地黄 赤芍（炒） 吴茱萸 青皮（醋炒）各一钱 牡丹皮八分

【用法】清水二盅，加生姜三片，煎至八分，食前服。

◆**桃仁膏**《三因极一病证方论》

【主治】产后阴肿烦闷。

【功效】燥湿，杀虫。

【药物及用量】桃仁（去皮尖，另研为膏） 枯矾 五倍子等量

【用法】研为末，桃仁膏拌匀敷之。

◆**桃仁粥**《寿亲养老书》

【主治】食治老人上气咳嗽，胸中满满急喘。

【功效】降气止咳平喘。

【药物及用量】桃仁三两（去皮尖，研） 青粱米二合（净淘）

【用法】上二味，调桃仁和米煮作粥，空心食之，日一服，尤益。

◆**桃奴散**《太平圣惠方》

【主治】小儿中恶，心腹坚胀，疼痛，颜色青黑，大便不通者。

【功效】疏气，止痛。

【药物及用量】桃奴五枚 甘草一分（炙微赤，锉） 麝香（细研）一钱 杏仁二十枚（汤浸，去皮尖、双仁，麸炒微黄） 桔梗（去芦头） 赤芍 黄芩 柴胡（去苗） 川升麻 川大黄（锉微炒） 鬼臼（去毛）各五钱

【用法】捣粗罗为散，每服一钱，清水一小盏，煎至五分去滓，不拘时温服，以利为度，量儿大小以意加减。

◆**桃奴汤**《千金方》

【主治】五尸及心腹暴痛。

【功效】杀邪鬼，和血气。

【药物及用量】桃奴 当归（去芦） 人参（去芦） 干姜（炮） 芎䓖 甘草各三两 桂心一两 丹砂一两 鬼箭羽 犀角屑各一两 麝香（研）五分

【用法】㕮咀，每服四钱，清水二盏，煎至一盏半去滓，不拘时温服，每日二次，腹胀加大黄一两。

◆**桃白散**《证治准绳》引（张涣方）

【主治】肠胃俱虚，腹内虫动，侵蚀下部，疳痢湿䘌。

【功效】燥湿热，杀虫毒。

【药物及用量】桃木白皮 黄柏（蜜炙，锉） 黄连（去须，炒）各一两 蛇蜕皮五钱（烧灰） 干蜗牛一分（烧灰） 青州枣五十枚（去核，烧灰）

【用法】捣罗为细末，入定粉、麝香各一分，同研匀，每服一字，乳食前粥饮调下。

◆**桃枝丸**甲《小儿药证直诀》

【主治】积热及结胸。

【功效】解热，祛积。

【药物及用量】巴豆霜 大黄 黄柏各一钱一字 轻粉 硇砂各五分

【炮制】研为细末，水煮面糊和丸，如粟米大。

【用法】一岁儿每服五七丸，五岁二三十丸，未晬儿二三丸，临卧时桃枝煎汤送下。

◆**桃枝丸**乙《小儿药证直诀》

【主治】疏取积热及结胸。又名桃符丸。

【功效】泻腑清热。

【药物及用量】巴豆霜　川大黄（去）　黄柏（末）各钱一字　轻粉　硇砂各半钱

【用法】上五味，为细末，面糊丸，粟米大，煎桃枝汤，一岁儿五七丸，五七岁二三十丸，桃符汤亦得，未晬二三丸，临卧服。

◆**桃枝浸浴方**《太平圣惠方》

【主治】五脏大风癞，并赤白诸癞，毒疮，遍身痛。

【功效】祛风活血解毒。

【药物及用量】桃枝一斤　枫枝一斤　槐枝一斤　柳枝一斤　杉枝一斤　松枝一斤　桑枝一斤　苦参半斤　萹蓄半斤　牛蒡根半斤　枸杞根半斤　秦艽半斤　丹参半斤　莽草半斤

【用法】上一十四味，细锉和匀，分为四度，每度以东流水一石煎取七斗，去滓，看冷热，于暖室内浸洗后，盖衣卧避风。

◆**桃花丸**《千金方》

【主治】肠胃虚弱，冷气乘之，脐腹搅痛，下痢纯白，或冷热相搏，赤白相杂，肠滑不禁，日夜无度。

【功效】和中，涩肠。

【药物及用量】赤石脂（煅）　干姜（炮）各十两

【炮制】共研细末，炼蜜或面糊为丸，如豌豆大。

【用法】每服十丸，空腹或食前米饭送下，每日三次。若痢久虚滑，祛积不已，用苍术二两，防风一两锉碎，清水一碗，煎至半碗，送下此丸或赤石脂丸，小便利则安。

◆**桃花丸**《幼幼新书》引《庄氏家传方》

【主治】小儿脏腑积热生疳。

【功效】安神，镇心，清热。

【药物及用量】寒水石一两（炭火烧熟，研如面细）　朱砂五分（细研）

【炮制】和匀，水浸蒸饼为丸，如粟米大。

【用法】每服三五丸，冷水送下，旬日自安。

◆**桃花散**《本草纲目》引《集验方》

【主治】膀胱气滞血涩，大便秘及产后二便不通。

【功效】祛积，清热通便。

【药物及用量】桃仁　葵子　滑石　槟榔各等量

【用法】研为细末，每服二钱，空腹时葱白汤调下。

◆**桃花散**《素问病机气宜保命集》

【主治】产后不烦而渴。

【功效】镇心，清热。

【药物及用量】新石灰一两　黄丹半钱

【用法】研为细末，每服一钱，渴时冷浆水调下。

◆**桃花散**《太平圣惠方》

【主治】小儿食疳，腹胀。

【功效】消积，温中。

【药物及用量】桃花一分　干蟾（涂酥，炙令黄）　肉豆蔻（去壳）　青黛（细研）　赤芍　紫笋茶各五钱

【用法】捣细罗为散，每服五分，温粥饮调下，量儿大小临时加减。

◆**桃花散**《鸡峰普济方》

【主治】一切恶疮，金疮。

【功效】祛风，生肌，活血。

【药物及用量】乌鱼骨　虎骨　龙骨各一两　寒水石八两（煅）　白石脂　赤石脂　白蔹各五钱　黄丹少许

【用法】加白及五钱同研为细末，量疮大小敷贴。

◆**桃花散**《宣明论方》

【主治】一切疮。

【功效】解毒，生肌。

【药物及用量】白及　白蔹　黄柏　黄连　乳香（另研）　麝香　黄丹（洗净炒）

各等量

【用法】研末，掺疮口上，二三日即生肌平满。

◆**桃花散**《明医指掌》

【主治】口舌生疮。

【功效】清热，润肌，解毒。

【药物及用量】延胡索一钱　黄连　黄柏各五钱　青黛　密陀僧各二钱

【用法】研细吹之。

◆**桃花散**《中国医学大辞典》

【主治】痈疽，疮痒，溃后脓水淋沥，口不收敛。

【功效】提脓，拔毒，生肌，收口。

【药物及用量】石膏（煨）二两　轻粉一两　桃丹五钱　冰片五分

【用法】研极细末，掺于疮口，外用膏贴，外皮碎破者，以此敷之立结皮。

◆**桃花散**甲《太平圣惠方》

【主治】五膈气，食饮不下，渐将羸瘦。

【功效】活血理气启膈。

【药物及用量】桃花二两（当年者）　槟榔三两　缩砂二两（去皮）　马牙硝二两　吴茱萸一两（汤浸七遍，焙干微炒）

【用法】上五味，捣细罗为散，每日不拘时，以热酒调下一钱。

◆**桃花散**乙《太平圣惠方》

【主治】产后大小便秘涩。

【功效】活血通淋，行气通便。

【药物及用量】桃花一两　葵子一两　滑石一两　槟榔一两

【用法】上四味，捣细罗为散，食前服，以葱白汤调下二钱。

◆**桃花散**《朱氏集验方》

【主治】惊风潮烦闷。

【功效】息风定惊。

【药物及用量】天竺黄　白茯苓　朱砂　脑　麝

【用法】上五味，为末，每一字，薄荷汤调下，一日二服。

◆**桃花汤**《伤寒论》《金匮要略》

【主治】少阴病下利，便脓血及温病脉濡小，热撤里虚，下利稀水，或便脓血。

【功效】温中，涩肠，止泻。

【药物及用量】赤石脂一斤（一半全用煎，一半筛末调，一作一升）　干姜一两　粳米一升

【用法】煮米令熟去滓，纳石脂末方寸匕，温服七合，日三服，若一服愈，余勿服。

◆**桃花粥**《温病条辨》

【主治】温病七八日后，脉虚数，舌绛苔少，下利日数十行，完谷不化，身热。

【功效】清热，补中，止泻。

【药物及用量】人参　甘草（炙）各三钱　赤石脂六钱（研细末）　白粳米二合

【用法】清水十杯，先煮参、草，得六杯，去滓，再入粳米，煮得三杯，纳石脂末三钱，顿服之，利不止，再服第二杯，利止后服。或先因过用寒凉，脉不数，身不热者，加干姜三钱。

◆**桃柳汤**《太平圣惠方》

【主治】痱恙。

【功效】祛风癣，解热毒。

【药物及用量】桃枝　柳枝各五斤

【用法】锉碎，清水两大碗，煎数沸，通手浴儿，然后用青衣盖之，痱虫自出。

◆**桃红散**《幼幼新书》引《刘氏方》

【主治】小儿惊积。

【功效】安神祛邪，消积清热。

【药物及用量】马牙硝　朱砂　茯苓　人参各等量

【用法】研为细末，一岁儿每服一字，二三岁二字，四五岁三字，新汲水入蜜（约盏内三分许）调下。

◆**桃红散**《鸡峰普济方》引《王氏博济方》

【主治】喉中生疮，肿赤紫色，咽痛粥食。

【功效】清热，解毒。

【药物及用量】金箔十片　银箔十片　铅白霜少许　寒水石四两（太阴玄精石二两，同寒水石捣碎，入一盒子内，火煅令赤，取出埋土中，去火毒）　马牙硝　丹砂　甘

草（炙）各一两

【用法】研为细末，和匀，每服一字，甘草煎汤调下，或稀糯米粥和丸，如豌豆大，含化咽津。

◆**桃红散**《活法机要》

【主治】诸疮疡。

【功效】止痛，生肌。

【药物及用量】滑石四两　乳香　轻粉各二钱　小豆粉（一作定粉）一钱　寒水石三两（煅）

【用法】研为细末，干掺口上，若血出不止，和灯心草贴，上封膏药，疮口久不收，用小椒（去目炒黑）一两，定粉、风化朴硝各二钱，白矾二钱五分，乳香、没药各一钱，研为细末掺之。

◆**桃红散**《证治准绳》

【主治】一切破损，刀伤。

【功效】止血清热。

【药物及用量】好石灰十两　清油小半灯盏　大黄五钱（水浸透，取汁半盏）

【炮制】将石灰炒红，入麻油、大黄和匀，慢火炒如桃花色。

【用法】掺入。

◆**桃红饮**《类证治裁》

【主治】痹证兼瘀血。

【功效】祛瘀，生血。

【药物及用量】桃仁　红花　川芎　当归　威灵仙

【用法】加麝香少许，清水煎服。

◆**桃胶汤**《千金方》

【主治】小儿小便出血，阴茎中痛。

【功效】利水，消滞，化积。

【药物及用量】桃胶（如枣大）一块

【用法】清水一盏半，煎至三分，温服，每日三次，下石子如豆，石尽即止。

◆**桃胶散**《太平圣惠方》

【主治】妇人气淋，劳淋。

【功效】通淋，清热利水。

【药物及用量】桃胶　榆白皮各二两　车前子　冬瓜子　鲤鱼齿　葵子　瞿麦　木通各一两　枳壳五钱

【用法】㕮咀，每服五钱，清水一盏，煎至七分，去滓温服。

◆**桃蝎散**《疡医大全》

【主治】忧思郁结，痰留气滞，乃生瘰疬。

【功效】祛积，散滞，解郁。

【药物及用量】核桃二十一个　大全蝎二十一个

【炮制】将核桃劈开，去肉将蝎装入，扎紧，火炼存性。

【用法】每用一枚研末，临卧时陈酒调下。

◆**桃红四物汤**《医宗金鉴》

【主治】妇女经期超前，血多有块，色紫稠黏，腹痛等。

【功效】养血活血。

【药物及用量】四物汤加桃仁三钱　红花二钱

【用法】水煎服。

◆**桃根煎**《太平圣惠方》

【主治】妇人数年月水不通，面色萎黄，唇口青白，腹内成块，肚上筋脉腿胫或肿。

【功效】通经。

【药物及用量】桃树根一斤　牛蒡子根一斤　马鞭草根一斤　牛膝一斤（去苗）　蓬蘽根一斤

【用法】上五味，都锉，以水三斗，煎取一斗，去滓，更于净锅中，以慢火煎如饧，盛于瓷器中，每于食前服，以热酒调下半大匙。

◆**桐油膏**《医学入门》

【主治】疮疡肿痛。

【功效】生肌，止痛。

【药物及用量】桐油二两　百草霜　发灰　黄丹　乳香　鹿角灰（冷者加）各三钱

【炮制】共为细末，熬膏。

【用法】涂油纸上贴之，血虚痛甚者尤宜。如年久紫黑者，先用炉灰膏去瘀肉。

◆**桐油饯**《外科正宗》

【主治】喉下积痰壅塞及一切喉风。

【功效】探吐顽痰。

【药物及用量】桐油三四匙

【用法】温汤半碗，同桐油搅匀，用硬鸡翎蘸油探入喉内撚之，连探四五次，其痰壅出，再探再吐，以人醒声高为度。

◆**桑木耳散**《太平圣惠方》

【主治】痔疾，肛边痒痛。

【功效】活气血，和阴阳。

【药物及用量】桑木耳（炙）　猬皮（炙黄）　羌活　当归（炒）各一两　枳壳（炒）三两

【用法】研为细末，每服二钱，食前粥饮调下。

◆**桑白皮散**甲《太平圣惠方》

【主治】脚气盛发，两脚浮肿，小便赤涩，腹胁胀满，上气喘急，坐卧不得。

【功效】行水泻肺，祛积理气。

【药物及用量】桑白皮　郁李仁各一两　赤茯苓二两　木香　防己　大腹皮各五钱　紫苏子（一方用叶）　木通　槟榔　青皮各三分

【用法】每服三钱，加生姜半分，清水煎服。

◆**桑白皮散**乙《太平圣惠方》

【主治】妊娠四肢肿满，小便不利，时时喘促。

【功效】清热养阴，理气利水。

【药物及用量】桑根白皮一两（锉）　枳壳半两（麸炒微黄，去瓤）　商陆半两　泽泻三分　冬葵根一两　赤茯苓一两　木通一两（锉）

【用法】上七味，捣粗罗为散，每服四钱，以水一中盏，入生姜半分，煎至六分，去滓，每于食前温服，以利为效。

◆**桑白皮散**《鸡峰普济方》引《太平圣惠方》

【主治】肺气壅塞，毒热上攻，白睛肿胀，日夜疼痛，心胸烦闷。

【功效】泻肺气，散热毒。

【药物及用量】桑白皮　玄参　川升麻　旋覆花（去枝梗）　赤芍　杏仁　甘菊花（去枝梗）　甜葶苈（炒）　防风（去芦）　黄芩　枳壳（去瓤麸炒）　甘草（炙）各一两

【用法】㕮咀，每服四钱，清水一盏半，加生姜三片，煎至八分去滓，食后温服。

◆**桑白皮散**《证类本草》

【主治】咳血。

【功效】和血止咳。

【药物及用量】鲜桑根白皮一斤（米泔浸三宿，刮去黄皮锉碎，入糯米四两焙干）

【用法】研为末，每服一钱，米饮送下。

◆**桑白皮散**《杂病源流犀烛》

【主治】金疮出血。

【功效】止血润肌。

【药物及用量】桑白皮四两　密陀僧二两　乌贼骨　龙骨（煅）　枯矾各五钱　黄丹（炒）二钱五分

【用法】共研细末敷之，定血如神。

◆**桑白皮汤**《千金翼方》

【主治】妇人伤丈夫，头痛呕闷。

【功效】行水，祛痰。

【药物及用量】桑白皮半斤　干姜一两　桂心一两　大枣二十枚（切）

【用法】黄酒一斗，煮三沸，去滓，分温服，衣适厚薄，毋令汗出。

◆**桑白皮汤**《圣济总录》

【主治】目生翳白点，状如枣花。

【功效】清热明目。

【药物及用量】桑白皮　木通各一两五钱　泽泻　犀角屑　黄芩　茯神　玄参　旋覆花　川大黄（炒）各一两　甘菊花五钱　甘草（炙）一分

【用法】研为细末，每服二钱匕，清水一盏，煎至六分，连滓温服。

◆**桑白皮汤**《医宗金鉴》

【主治】白眼痛。

【功效】行水气，明眼目。

【药物及用量】桑白皮一钱半　茯苓　桔梗各七分　泽泻　玄参各八分　菊花五分　甘草二分五厘　黄芩　旋覆花　麦门冬（去心）各一钱

【用法】研为粗末，清水二盏，煎至一盏，去滓温服。

◆**桑白皮煎**《幼幼新书》

【主治】小儿嗽，经时不瘥及伤肺见血。

【功效】泻肺气，蠲痰饮。

【药物及用量】桑根白皮（东引者，切）五合　白狗肺一具（切）　甘草　茯苓　升麻　贝母　芍药各十二分　杏仁（炒）十分　李根白皮（切）四分　款冬花　麦门冬（去心）各六分　黄芩十一分　淡竹青皮八分　蜜　地黄汁各一升

【炮制】清水一斗，煮及三升，去滓，下杏膏、地黄汁、蜜，微火上煎，不住手搅，至二升三合，棉滤绞汁。

【用法】二三岁儿温服一合，一日三次，夜服三合。

◆**桑白皮丸**《圣济总录》

【主治】妊娠咳嗽，痰盛喘逆。

【功效】泻肺平喘。

【药物及用量】桑根白皮二两（锉）　半夏（生姜汁浸一宿，焙）　阿胶（炒令燥）　人参各一两　丹砂（研）一分　甘草（炙）半两

【用法】上六味，捣罗为末，糯米粥为丸，如鸡头实大，每服一丸，食后临卧，含化咽津。

◆**桑白皮饮**《圣济总录》

【主治】妊娠四肢肿，皮肉拘急。

【功效】宣肺利水。

【药物及用量】桑根白皮（锉，炒）一两　商陆根一两半　赤小豆三合　羌活（去芦头）半两

【用法】上四味，㕮咀如小豆大，拌匀，用水五盏，入生姜七片同煮，候豆熟，滤去滓，渴即饮汁并食豆，小便利瘥。

◆**桑皮散**甲《仁斋直指方》

【主治】血嗽。

【功效】清咽理痰，泻热润肺。

【药物及用量】桑皮八分　甘草一钱五分　薄荷　桔梗　川芎　防风　黄芩　前胡　柴胡　苏叶　赤茯苓　枳壳各一分

【用法】加生姜三斤，大枣二枚，清水煎服。

◆**桑皮散**乙《仁斋直指方》

【主治】上焦有热，壅血腥闷，嗽声连并，气不得透。

【功效】理气清热止咳。

【药物及用量】脑荷　北梗　川芎　防风　桑白皮（炒）　黄芩（《永类钤方》无）　北前胡　柴胡　紫苏　赤茯苓　枳壳（制）各一分　甘草（炙）一分半

【用法】上一十二味，锉细，每三钱，姜枣煎服，或吃梨亦可。

◆**桑皮汤**《杂病源流犀烛》

【主治】肺热。

【功效】清肺润燥，止咳平喘。

【药物及用量】桑皮　玄参　枳壳　杏仁　升麻　防风　赤芍　甘菊花　甘草（炙）　黄芩　旋覆花　甜葶苈各一两　生姜三片

【用法】清水煎服。

◆**桑皮汤**《女科玉尺》

【主治】妊娠心腹胀痛。

【功效】理气，化痰，止痛。

【药物及用量】桑皮　茯苓　橘红　白术　木瓜　秦艽

【用法】清水煎服。

◆**桑皮饮**《证治准绳》

【主治】皮肤痛，不可按。

【功效】润肺泻热。

【药物及用量】桑白皮二钱　干葛　柴胡　枯黄芩　玄参各一钱　地骨皮　天门冬　麦门冬各一钱五分　甘草　木通各四分

【用法】清水二盏，加生姜三片，葱白一寸，煎至八分，食远服，取微汗。

◆**桑尖汤**《沈氏尊生书》

【主治】指尖作麻。

【功效】宣络，通经，祛风湿。

【药物及用量】嫩桑枝尖五钱　汉防己三钱　当归身（酒炒）二钱　黄芪　茯苓各一钱五分　威灵仙　秦艽各一钱　川芎　升麻各五分

【用法】清水煎服，加人参亦可。

◆**桑杏汤**《温病条辨》

【主治】感燥气，右脉数大。

【功效】润燥，清肺。

【药物及用量】杏仁一钱五分　桑叶　象贝母　香豉　栀皮　梨皮各一钱　沙参二钱

【用法】清水二枚，煮取一杯，顿服，重者再作服。

◆**桑枝煎**《太平圣惠方》

【主治】紫癜风。

【功效】通络活血。

【药物及用量】桑枝十斤　益母草三斤

【用法】清水五斗，慢火煮至五升，滤去滓，入小铛内，熬为膏。每服半合，临卧时温酒调下。

◆**桑枝膏丸**《杂病源流犀烛》

【主治】肝血不足，虚风内动，左指胀痛引肩。

【功效】祛风，和血，养血。

【药物及用量】何首乌（制）　枸杞子　当归身　三角胡麻　菊花炭　柏子仁　刺蒺藜

【炮制】共研细末，桑枝膏为丸。

【用法】熟汤送下。

◆**桑枝汤**《太平圣惠方》

【主治】风毒攻手足疼痛，或有赤肿，皮肤不仁。

【功效】祛风解毒。

【药物及用量】桑枝　柳枝　椒枝　杉枝　槐枝各一斤（细锉）　白矾三两　盐三两

【用法】上七味，以水三斗煎取一斗五升，滤去滓，入白矾及盐，搅令冷热得所，淋洗痛处，汤冷更暖过用之。

◆**桑枝饮子**《太平圣惠方》

【主治】中风不语。

【功效】祛风通络。

【药物及用量】桑枝一握（東引者）　黑豆一合（布袋盛，于药中略煮三两沸）　独活一两　生姜一分　羌活一两

【用法】上五味，细锉，以水两大盏，煎至一盏三分，去滓，入竹沥一合，又煎一两沸，不拘时，分温三服。

◆**桑根白皮散**甲《太平圣惠方》

【主治】肺脏积热，皮肤干燥，鼻痛无涕，头疼心闷等证。

【功效】清肺热，解热毒。

【药物及用量】桑根白皮　木通　大黄（锉，炒）各一两　升麻一两五钱　石膏　葛根各三两　甘草（炙赤）一两

【用法】每服三钱，清水一盏，煎至六分，食后温服。

◆**桑根白皮散**乙《太平圣惠方》

【主治】咳嗽，面目浮肿，或四肢肿，气促不得眠卧。

【功效】降气止咳，利水消肿。

【药物及用量】桑根白皮一两（锉）　柴胡一两（去苗）　大腹皮三分（锉）　枳壳三分（麸炒微黄，去瓤）　杏仁一两（汤浸，去皮尖、双仁，麸炒微黄）　赤芍一两　赤茯苓一两　黄芪一两（锉）　陈橘皮三分（汤浸，去白瓤，焙）　麦门冬三分（去心）　牛蒡子一两（微炒）　甘草三分（炙微赤，锉）

【用法】上一十二味，捣筛为散，每服四钱，以水一中盏，入生姜半分，煎至六分，去滓，温服，不拘时。

◆**桑寄生散**《医方类聚》

【主治】胎漏，经血妄行，淋沥不已。

【功效】补血，理气。

【药物及用量】桑寄生　当归（去芦，酒浸）　川芎　川续断（酒浸）　阿胶（蛤粉，炒）　香附子（炒，去毛）　茯神（去木）　白术各一两　人参　甘草（炙）各五分

【用法】清水二盅，加生姜五片，煎至一盅，不拘时服。

◆**桑寄生散**《杂病源流犀烛》

【主治】便血止后，腰膝沉重少力者。

【功效】养血，清热。

【药物及用量】桑寄生适量

【用法】研末，每服一钱，不拘时熟汤点下。

◆**桑寄生散**甲《太平圣惠方》

【主治】妊娠阻病，气攻肩背，两胁肋

腰脐下痛，胎动不安。

【功效】养阴清热，固冲安胎。

【药物及用量】桑寄生一两　阿胶一两（捣碎，炒令黄燥）　麦门冬一两（去心）　人参一两（去芦头）　刺蓟一两　郁李仁半两（汤浸，去皮尖，微炒）

【用法】上六味，捣筛为散，每服四钱，以水一中盏，入生姜半分，煎至六分，去滓，温服，不拘时。

◆**桑寄生散**乙《太平圣惠方》

【主治】妊娠损动，腹内结痛，血下晕闷。

【功效】温经养血，固冲安胎。

【药物及用量】桑寄生一两　当归一两（锉，微炒）　阿胶一两（捣碎，炒令黄燥）　续断一两　艾叶半两（微炒）　芎䓖一两

【用法】上六味，捣筛为散，每服用药五钱，先以水一大盏半，入银三两，煎至一盏，次入药，并竹茹一分，糯米一百粒，煎至六分，去滓，食前分温二服。

◆**桑寄生散**丙《太平圣惠方》

【主治】妊娠漏胎，心腹疞痛。

【功效】益气养血安胎。

【药物及用量】桑寄生一两　阿胶一两（捣碎，炒令黄燥）　艾叶一两（微炒）　白芍一两　白术一两

【用法】上五味，捣筛为散，每服四钱，以水一中盏，入淡竹茹一分，煎至六分，去滓，每于食前温服。

◆**桑寄生散**丁《太平圣惠方》

【主治】妊娠胎动，腹痛闷乱。

【功效】养血固冲。

【药物及用量】桑寄生一两　当归一两（锉，微炒）　芎䓖三分　阿胶三分（捣碎，炒令黄燥）

【用法】上四味，捣筛为散，每服四钱，以水一中盏，入豉五十粒，葱白七寸，煎至六分，去滓，稍热服，不拘时。

◆**桑寄生散**戊《太平圣惠方》

【主治】妊娠五个月，胎不安，腹内疞刺痛，日夜不止，不欲言语，四肢昏沉。

【功效】养阴清热，宁心安胎。

【药物及用量】桑寄生一两　熟干地黄二两　木通一两（锉）　赤茯苓一两　甘草半两（炙微赤）　当归一两（锉，微炒）　陈橘皮半两（汤浸，去白瓤，焙）　白芷半两　知母一两　远志半两（去心）

【用法】上一十味，捣筛为散，每服四钱，以水一大盏，煎至六分，去滓，温服，不拘时。

◆**桑寄生散**己《太平圣惠方》

【主治】妊娠端然有所见，惊胎，流下不安，若跳动，心中痛。

【功效】调理气血。

【药物及用量】桑寄生　芎䓖　白术　当归（锉，微炒）各一两　白茯苓三分　甘草半两（炙微赤，锉）

【用法】上六味，捣粗罗为散，每服三钱，以水一中盏，入生姜半分，枣三枚，煎至六分，去滓，温服，不拘时。

◆**桑寄生散**庚《太平圣惠方》

【主治】胎动逼心，烦闷欲绝，安胎止痛。

【功效】补气养阴，固冲安胎。

【药物及用量】桑寄生　当归（锉，微炒）　芎䓖　人参（去芦头）　甘草（炙微赤，锉）各一两

【用法】上五味，捣筛为散，每服四钱，以水一中盏，入葱白七寸，煎至六分，去滓，温服，不拘时。

◆**桑麻丸**《胡僧方》

【主治】肝阴不足，眼目昏花，咳久不愈，肌肤甲错，麻痹不仁。

【功效】祛风湿，明眼目，补肝肾。

【药物及用量】嫩桑叶（须五月五日六月六日立冬日采者佳，去蒂洗净，晒干为末）一斤　黑胡麻子（淘净）四两

【炮制】将胡麻擂碎，熬浓汁，和白蜜一斤，炼至滴水成珠，入桑叶末为丸，如梧桐子大（一方桑叶为末，胡麻蒸捣等量蜜丸）。

【用法】每服三钱，空腹时盐汤临卧时温酒送下。

◆**桑菊饮**《温病条辨》

【主治】风温在肺，发热咳嗽。

【功效】清气分热，润肺燥，疏风止咳。

【药物及用量】桑叶二钱五分　菊花一钱　连翘一钱五分　薄荷　甘草各八分　杏仁　苦桔梗　苇根各二钱

【用法】清水二杯，日服二次，二三日不解，气粗似喘，燥在气分者，加石膏、知母；舌绛，暮热邪初入营，加玄参二钱，犀角一钱；在血分者，去薄荷、苇根，加麦冬、细生地、玉竹、丹皮各二钱；肺热甚，加黄芩；渴者，加天花粉。

◆**桑螵蛸散**《千金方》

【主治】产后阳气虚弱，小便频数，或为遗尿。

【功效】固肾，益精。

【药物及用量】桑螵蛸三十个（煨，一作炒）　鹿茸（酥炙，一作酥炒）　黄芪各三两　牡蛎（煨）　人参　赤石脂　厚朴各二两（一方无厚朴、石脂，有甘草、生姜）

【用法】研为末，每服二钱，空腹时粥饮调下。

◆**桑螵蛸散**《本草衍义》

【主治】阳痿梦遗，小便频数，如稠米泔色。

【功效】安神魂，定心志。

【药物及用量】桑螵蛸（盐炙）　远志（去心）　龙骨　石菖蒲（盐炙）　人参　茯苓（一作茯神去木）　龟板（醋炙，一作龟甲）　当归各一两

【用法】研为细末，每服二钱，临卧时人参汤调下。

◆**桑螵蛸散**《仁斋直指方》

【主治】诸恶疮。

【功效】止痛活血，解毒杀虫。

【药物及用量】桑螵蛸　地龙　贝母　黄柏各五钱　虢丹（煅）　乳香各一分　粳米粉二钱　麝香五分　雄黄　轻粉各一钱

【用法】研为细末，新汲水和砂糖调敷。

◆**桑螵蛸散**《太平圣惠方》

【主治】妇人虚冷，小便数。

【功效】益精气，止遗溺。

【药物及用量】桑螵蛸三十枚（炒）　鹿茸　甘草各二两　牡蛎粉一两　黄芪五钱

【用法】研为细末，每服一钱，食前姜汤调下。

◆**桑螵蛸散**《严氏济生方》

【主治】妊娠小便不禁。

【功效】止遗溺，固精气。

【药物及用量】桑螵蛸十二个（炙黄）

【用法】研为细末，每服二钱，空腹时米饮调下，或用益智子研为末，米饮调下亦效。

◆**桑螵蛸散**《胎产心法》

【主治】产后小便多及夜睡遗溺。

【功效】益精气，和阴阳，涩肠止遗。

【药物及用量】桑螵蛸（炒）　白龙骨（煨）　牡蛎（煅）各等量

【用法】共研细末，每服三钱，熟汤调下。

◆**桑螵蛸汤**《圣济总录》

【主治】虚损耳聋。

【功效】补精，益肾。

【药物及用量】桑螵蛸十枚（炙）　当归　白术（米泔浸炒）　白茯苓（去皮）　官桂（去粗皮）　附子（炮）　牡荆子　磁石（火煅醋淬）　菖蒲（米泔浸焙）　熟干地黄（焙）各一两　大黄（锉，炒）　细辛（去苗）　川芎　牡丹皮各五钱

【用法】㕮咀，每服三钱匕，先以清水三盏，煮猪肾一只，取汁一盏，去肾入药，煎至七分去滓，食前温服。

◆**桑螵蛸丸**《太平圣惠方》

【主治】消肾，小便白浊，久不瘥。

【功效】清热养阴，补肾止渴。

【药物及用量】桑螵蛸三分（微炒）　菟丝子一两（酒浸三日，曝干，别捣为末）　熟干地黄二两　山茱萸三分　黄连一两（去须）

【用法】上五味，捣罗为末，炼蜜和捣二三百杵，丸如梧桐子大，每于食前服，煎大麦饮下三十丸。

◆**桑虫浆**《张氏医通》

【主治】痘，气虚毒盛，白陷不起。

【功效】祛瘀消毒。

【药物及用量】生桑树内虫一二枚

【用法】蒸熟，酒酿，捣绞，顿服。

◆**桑耳散**甲《太平圣惠方》

【主治】产后经络不调，脐下疼痛。

【功效】行气活血，通经止痛。

【药物及用量】桑耳三分　庵蔄子一两　牛膝一两（去苗，赤）　芍药三分　赤茯苓一两　延胡索一两　桂心三分　芎䓖一两　泽兰二分　生干地黄一两

【用法】上一十味，捣细罗为散，食前服，以温酒调下二钱。

◆**桑耳散**乙《太平圣惠方》

【主治】妇人大便下血，小腹切痛不止。

【功效】收涩止血，清热和血。

【药物及用量】桑耳（微炒）　牡蛎粉　龙骨　当归（锉，微炒）　白芍各一两　黄芩半两　甘草半两（炙微赤，锉）

【用法】上七味，捣细罗为散，食前服，以粥饮调下二钱。

◆**桑耳散**丙《太平圣惠方》

【主治】妇人月水不调，脐下疞痛，不多嗜食。

【功效】化瘀止痛。

【药物及用量】桑耳一两　庵蔄一两　牛膝一两半（去苗）　赤芍一两　土瓜根一两　赤茯苓一两　牡丹皮一两半　桂心一两半　芎䓖一两　川大黄一两半（锉，微炒）　生干地黄一两　甘草半两（炙微赤，锉）

【用法】上一十二味，捣细罗为散，每日空腹及晚食前服，以温酒调下二钱。

◆**桑耳散**丁《太平圣惠方》

【主治】妇人带下赤白，无问远近。

【功效】清热活血。

【药物及用量】桑耳一两（微炒）　丹参一两　续断三分　芎䓖三分　柏叶三分（炙微黄）　熟艾三分（炒微黄）　鹿茸一两（去毛，涂酥炙微黄）　牡蛎一两（烧为粉）　地榆三分（锉）　阿胶一两（炙令黄燥）　小蓟根三分　龟甲一两（涂醋炙令黄）　赤石脂一两　当归三分（锉，微炒）　熟干地黄一两　槲叶一两　牛角鳃一两（炙令微黄）

【用法】上一十七味，捣细罗为散，每于食前服，以温酒调下二钱。

◆**桑耳散**戊《太平圣惠方》

【主治】妇人赤白带下。

【功效】行气活血。

【药物及用量】桑耳一两（微炒）　白芍三分　黄芪三分（锉）　肉豆蔻一两（去壳）　阿胶一两（捣碎，炒令黄燥）　熟干地黄　当归一两（锉，微炒）　蒲黄半两　桔梗一两（去芦头）

【用法】上九味，捣细罗为散，每服食前服，以粥饮调下二钱。

◆**桑耳散**己《太平圣惠方》

【主治】妇人崩中下血不止，渐加虚困黄瘦。

【功效】养血活血止血。

【药物及用量】桑耳二两（微炙）　茜根一两（锉）　阿胶一两（捣碎，炒令黄燥）　熟干地黄二两

【用法】上四味，捣细罗为散，不拘时，以粥饮调下二钱。

◆**桑耳丸**《太平圣惠方》

【主治】留饮宿食不化。

【功效】化饮消食。

【药物及用量】桑耳一两　巴豆半两

【用法】上二味，捣罗为末，用枣肉和丸，如麻子大，食前服，以温水下二丸。如人行十里，其病当下，如未下，服三丸，病下即止。

◆**桑耳饮**《圣济总录》

【主治】产后下血不止。

【功效】凉血止血。

【药物及用量】桑耳（微炙）　芍药　地榆　茜根　牛角鳃（烧灰）　阿胶（炙令燥）各一两　艾叶　鸡苏各三分　白龙骨二两

【用法】上九味，粗捣筛，每服二钱匕，水一盏，煎至七分，去滓，温服，早晨、日午、夜卧各一。

◆**桑黄散**甲《太平圣惠方》

【主治】久血痢不止，腹痛心烦。

【功效】清热燥湿，凉血止痢。

【药物及用量】桑黄一两（微炙）　地榆三分（锉）　黄连三分（去须，微炒）　当归一两（锉，微炒）　黄芩半两　甘草半两（炙微赤，锉）

【用法】上六味，捣筛为散，每服三钱。以水一中盏，煎至六分，去滓，温服，不拘时。

◆**桑黄散**乙《太平圣惠方》

【主治】妇人风冷伤于冲任之脉，经络虚损，致成白带下。

【功效】温经补血，收敛固涩。

【药物及用量】桑黄一两（微炙）　蛇甲一两（炙微焦黄）　当归三分（锉，微炒）　乌贼鱼骨一两（烧灰）　白芍一两　禹余粮二两（烧醋淬七遍）　干姜三分（炮裂，锉）　吴茱萸三分（汤浸七遍，焙干微炒）　白石脂一两

【用法】上九味，捣细罗为散，每于食前服，以粥饮调下二钱。

◆**桔枳汤**《杂病源流犀烛》

【主治】暴吐。

【功效】利气温中。

【药物及用量】桔梗　枳壳　陈皮　厚朴　木香

【用法】清水煎服，或加大黄利之。

◆**桔梗丸**《太平圣惠方》

【主治】小儿久痢不断，肌体羸瘦，饮食不消。

【功效】祛积热，健脾胃，止泻痢。

【药物及用量】桔梗（去芦头）一两　神曲（微炒）一分　麦蘖　乌梅肉（微炒）　厚朴（去粗皮，涂生姜汁，炙令香熟）　白术　人参（去芦头）　赤石脂　黄芩　龙骨　桂心　甘草（炙微赤锉）各五钱　黄连一两（去须微炒）　黄雌鸡骨一具（洗净去肉，酒浸一宿，炙令黄）

【炮制】捣罗为末，炼蜜和丸，如绿豆大。

【用法】每服十五丸，粥饮送下，一日三次，量儿大小加减。

◆**桔梗丸**《素问病机气宜保命集》

【主治】太阳经卫虚，血实，目肿赤睑肿，头中湿淫肤脉，睛痛，肝风盛，肾虚眼黑。

【功效】理气祛风。

【药物及用量】桔梗一斤　牵牛（头末）三两

【炮制】研为细末，炼蜜和丸，如梧桐子大。

【用法】每服四五十丸至百丸，食前熟汤送下。

◆**桔梗丸**《太平圣惠方》

【主治】痰冷结聚成痞，两胁胀痛。

【功效】化冷痰，散结，理气止痛。

【药物及用量】桔梗三分　京三棱一两（微煨，锉）　紫菀三分（去苗土）　干姜半两　芫花三分　桂心半两　川大黄半两（锉碎，微炒）　当归半两　巴豆二十枚（去皮心，研，纸裹压去油）　桃仁半两

【用法】上一十味，捣罗为末，研入巴豆令匀，以酒煮面糊和丸，如绿豆大，每服空心，以生姜汤下三丸。

◆**桔梗丸**《圣济总录》

【主治】妊娠心腹疼痛，不思饮食。

【功效】降气温中止痛。

【药物及用量】桔梗一两　诃黎勒（煨，去核）　木香各半两　白术　厚朴（去粗皮，生姜汁炙）各二两　细辛（去苗叶）半两

【用法】上六味，捣罗为末，炼蜜和丸，如梧桐子大，每服三十丸，温米饮下，食前服。

◆**桔梗半夏汤**《仁斋直指方》

【主治】产后卫气不和。

【功效】和中气，清肺胃。

【药物及用量】桔梗　陈皮各二钱　半夏八分

【用法】加生姜三片，清水煎服。

◆**桔梗枳壳汤**《类证活人书》

【主治】伤寒，痞气胸满。

【功效】祛积利气。

【药物及用量】桔梗　枳壳（去瓤炒）各三两

【用法】锉碎，清水煎，分作二服。

◆**桔梗枳壳汤**《仁斋直指方》

【主治】烦躁作渴，腹胀便秘，或谵妄不安。

【功效】理胸膺，祛积滞。

【药物及用量】桔梗　枳壳各二两　甘草五钱

【用法】锉碎，每服四钱，加生姜五片，清水煎服。

◆**桔梗枳壳汤**《世医得效方》

【主治】热气痞满，胸膈两胁按之则痛。

【功效】消痞散结，止痛。

【药物及用量】枳壳（去瓤）　桔梗（去芦）各五钱　半夏（汤洗）　黄芩　瓜蒌仁　黄连（去须）各三钱

【用法】上六味锉散，生姜麦门冬去心煎服，利黄涎沫即安。

◆**桔梗散**《岭南卫生方》

【主治】中蛊服药吐利之后，犹觉前后心刺痛。

【功效】清肺祛热，宣肺排脓。

【药物及用量】桔梗（去芦，择味苦者，锉碎微炒）

【用法】研为细末，每服三钱，不拘时米饮调下，不吐不利加之，多服有益，如服吐利药后，日进二三服，使毒气日渐消散，不致再发。

◆**桔梗散**甲《太平圣惠方》

【主治】妊娠肺壅，咳嗽，喘急不食。

【功效】润肺止咳。

【药物及用量】桔梗五分　天门冬　赤茯苓各一钱　桑白皮　紫苏茎叶各五分　麻黄二分　贝母　人参　甘草（炙）各半两（一方有杏仁，无贝母）

【用法】加生姜半分，清水煎服。

◆**桔梗散**乙《太平圣惠方》

【主治】霍乱，食不消化，呕吐不止。

【功效】健脾理气，消积除呕。

【药物及用量】桔梗一两（去芦头）　白术一两　陈橘皮一两（汤浸，去白瓤，焙）　干姜半两（炮裂，锉）　白茯苓三分　枇杷叶半两（拭去毛，炙微黄）　高良姜半两（锉）　甘草一分（炙微赤，锉）

【用法】上八味，捣粗罗为散，每服三钱，以水一中盏，入仓粳米五十粒，枣三枚，煎至六分，去滓，温服，不拘时。

◆**桔梗散**丙《太平圣惠方》

【主治】上气，肺实热，胸满烦闷，呼吸气促，喉咽不利。

【功效】宣降肺气，化痰除满。

【药物及用量】桔梗半两（去芦头）　射干一两　麦门冬一两（去心）　青橘皮三分（汤浸，去白瓤，焙）　杏仁一两（汤浸，去皮尖、双仁，麸炒微黄）　麻黄一两（去根节）　赤茯苓三分　前胡二分（去芦头）　木通三分（锉）　大腹皮三分（锉）　甘草半两（炙微赤，锉）

【用法】上一十一味，捣筛为散，每服三钱，以水一中盏，入生姜半分，煎至六分，去滓，温服，不拘时。

◆**桔梗散**丁《太平圣惠方》

【主治】肺气喘急咳嗽，痰唾稠黏。

【功效】理肺化痰止咳。

【药物及用量】桔梗一两（去芦头）　紫菀一两（去苗土）　桑根白皮一两（锉）　木通一两（锉）　旋覆花半两　槟榔一两　款冬花三分

【用法】上七味，捣粗罗为散，每服四钱，以水一中盏，入生姜半分，煎至六分，去滓，温服，不拘时。

◆**桔梗散**戊《太平圣惠方》

【主治】产后两胁胀满，小腹疼痛，不思饮食。

【功效】行气活血止痛。

【药物及用量】桔梗半两（去芦头）　当归半两（锉，微炒）　芎䓖半两　大腹皮三分（锉）　桂心半两　陈橘皮半两（汤浸，去白瓤，焙）　赤芍半两　赤茯苓半两　延胡索半两

【用法】上九味，捣粗罗为散，每服四钱，以水一中盏，入生姜半分，煎至六分，

去滓，稍热服，不拘时。

◆**桔梗汤**《伤寒论》《金匮要略》

【主治】少阴咽痛，肺痈咳满吐脓，心脏风热发咳，喉中如梗，甚则咽肿喉痹。

【功效】清热理气，宣肺排脓。

【药物及用量】苦桔梗一两　生甘草二两（一作炙）

【用法】清水三升，煮取一升去滓，分温再服。

◆**桔梗汤**《太平惠民和剂局方》

【主治】胸胁胀满，寒热呕哕，心下坚痞，短气烦闷，痰逆恶心，饮食不下。

【功效】除痰下气。

【药物及用量】桔梗（细锉，微炒）　半夏（汤洗七次，姜汁制，一作八两）　陈皮（去白）各十两　枳实五两（麸炒赤黄色，一作二两）

【用法】研为粗末，每服二钱，清水一盏，加生姜五片，煎至七分，去滓，不拘时温服。

◆**桔梗汤**《医学正传》引《录验方》

【主治】肺痈，心胸气塞，隐隐作痛，咳嗽痰血，或吐脓血，心神烦闷，自汗盗汗，咽干多渴，两足肿痛，小便赤黄，大便多涩。

【功效】清肺热，蠲痰饮，解毒排脓。

【药物及用量】苦桔梗一钱（炒）　贝母一钱（去心）　当归八分（酒浸）　瓜蒌仁八分（压去油）　枳壳五分（麸炒）　薏苡仁八分（微炒，一作姜汤泡去油气）　桑白皮五分（炒，一作蜜酒拌蒸）　防风五分（一作汉防己，去粗皮，酒洗）　黄芪五分（微炒，一作酒拌生用）一两五钱　生甘草节三分　百合三分（去心蒸。一作炒）　杏仁三分（去皮尖炒研）（一方无甘草，一方多北五味子杵炒，甜葶苈酒炒，地骨皮酒洗，知母炒各五钱）

【用法】㕮咀，每服四钱，清水一盏半，加生姜五片，煎至八分去滓，不拘时温服。咳者加百药煎（一作百合），身热加黄芩、柴胡，大便不利加大黄（煨，一作蜜炙）少许，小便涩甚加木通、车前子（一作灯心），烦躁痰血加白茅根，咳而胸痛加人参、白芷。

◆**桔梗汤**《兰室秘藏》

【主治】咽肿微觉痛，声破。

【功效】宣肺清咽。

【药物及用量】桔梗一钱　麻黄（存节）五分　黄芩三分　甘草一钱　白僵蚕三分　马勃一分　桂枝少许　当归身一分

【用法】清水二盏，煎去滓，稍热服，食后徐徐呷下，以季冬时合之。

◆**桔梗汤**《幼幼新书》引（张涣方）

【主治】小儿咳嗽呀呷，咽膈不利。

【功效】润肺，清热，化痰。

【药物及用量】桔梗　半夏（泡七次）　紫苏叶（炒）　石膏　甘草（炙）各五钱　皂荚（烧灰存性）一分

【用法】捣罗为细末，每服一钱，清水一盏，加生姜三片，煎至五分，温服。

◆**桔梗汤**《杂病源流犀烛》

【主治】火郁肺部。

【功效】清肺，化痰，散火。

【药物及用量】桔梗　香附　栀子　黄芩　川贝母　知母　前胡

【用法】清水煎服。

◆**桔梗汤**《拔粹方》

【主治】上焦气热上冲，食已暴吐，脉浮而洪。

【功效】清上焦，和中焦。

【药物及用量】桔梗　白术各一两半　半夏曲二两　陈皮（去白）　白茯苓　枳实（麸炒）　厚朴（姜制炒香）各一两

【用法】上七味，㕮咀，水煎取清，调木香散二钱，隔夜，空腹服之。

◆**桔梗饮**《妇人大全良方》

【主治】心气不足，劳倦。

【功效】益肺气。

【药物及用量】苦桔梗　黄芪　人参　麦门冬　甘草各一两　青皮五钱

【用法】研为末，每服三钱，清水一盏，煎至七分，温服。

◆**桔梗饮子**《妇人大全良方》

【主治】妇人心气不足。

【功效】活血化瘀。

【药物及用量】苦梗　甘草　黄芪　人参（去芦）　麦门冬各一两　青皮半两

【用法】上六味为末，每服二钱，水一盏，煎至七分，温服。

◆桔梗防风汤《经验良方》

【主治】风热咳嗽，咽膈不利。

【功效】清热止咳，利咽疏风。

【药物及用量】桔梗　甘草　防风各二两

【用法】上三味，㕮咀，每服三钱，水一盏，煎六分，温服。

◆桔梗甘草栀子汤《疮疹方》

【主治】疮疹心烦者。

【功效】清心除烦。

【药物及用量】桔梗半两　甘草半两　栀子仁二钱半

【用法】上三味，同为粗末，每服三钱，水一盏，煎服。

◆桔梗甘草鼠粘子汤《疮疹方》

【主治】疮疹，咽膈不利。

【功效】解毒利咽。

【药物及用量】桔梗　甘草　鼠粘子（微炒）各等量

【用法】上三味，同为粗末，水一盏煎，食后温服。

◆桔梗破气丸《千金要方》

【主治】气上下痞塞，不能息。

【功效】升降气机，化痰除寒。

【药物及用量】桔梗　橘皮　干姜　厚朴　枳实　细辛　葶苈各三分　吴茱萸　白术各六分　胡椒　蜀椒　乌头各七分　荜茇十分　人参　桂心　附子　茯苓　前胡　防葵　芎䓖各五分　甘草　大黄　槟榔　当归各八分

【用法】上二十四味，为末，炼蜜和丸如梧桐子大，每服酒下十丸，日三服。有热者，空腹服。

◆殊圣退云散《谭氏方》

【主治】小儿疳眼，饶啼不住。

【功效】杀虫，泻热。

【药物及用量】草决明　土瓜根　大黄（炮）　玄参各五钱　甘草（炙）　宣连石（另研）各一分

【用法】研为细末，每服一钱，清水一盏，煎至七分，五度与服。

◆殊效汤《圣济总录》

【主治】咳逆。

【功效】降逆平喘。

【药物及用量】干柿（细切，炒令焦黑）　干薄荷叶　陈橘皮（去白，焙）各一两

【用法】上三味，粗捣筛，每服三钱匕，水一盏，煎至七分，去滓，温服，日三次。

◆殊胜散《圣济总录》

【主治】消渴。

【功效】收敛止渴。

【药物及用量】乌贼鱼骨（去甲）　海浮石　桔梗（锉，炒）　葛根（锉）　丹砂（研水飞）　虎杖（烧过）各一分

【用法】上六味，捣罗为散，渴时煎麦门冬汤调下二钱匕，空心，日午、夜卧各一服。

◆泰山磐石散《景岳全书》

【主治】妇人气血两虚，或肥而不实，或瘦而血热，或肝脾素亏，倦怠少食，屡致堕胎。

【功效】养血，补气，安胎。

【药物及用量】人参　黄芪（炙）　当归　川续断　黄芩各一钱　熟地黄　川芎（一作一钱）　白芍（酒炒）各八分　白术（土炒）二钱　甘草（炙）　砂仁各五分　糯米一撮（一方无当归）

【用法】泉水煎，但觉有孕，每隔三五日进一服，至四月后方保无虑。觉有热者倍黄芩，减砂仁。觉胃弱者多用砂仁，稍加黄芩，更宜戒恼怒房欲，屏酒醋辛热之物。

◆浮麦散《保婴撮要》

【主治】胃虚自汗。

【功效】养心，止汗。

【药物及用量】浮麦（炒香）不拘多少

【用法】每服三五钱，清水煎服。

◆**浮萍散**《儒门事亲》

【主治】风癣疥癞。

【功效】除风湿，解热毒。

【药物及用量】浮萍（七月十五日采，阴干） 当归 川芎 荆芥 赤芍 甘草各一钱五分 麻黄七分五厘（夏月只用三分）

【用法】加葱白二根，豆豉五六十枚，清水煎，热服取汗。患在手臂者加桂枝，在背者加羌活，在膝者加牛膝。

◆**浮翳坠翳丸**《医宗金鉴》

【主治】浮翳。

【功效】疏肝明目。

【药物及用量】石决明 知母 防风各一两 细辛 五味子各五钱 生地黄二两 人参二两五钱 兔肝一具

【炮制】研为细末，炼蜜和丸，如梧桐子大。

【用法】每服三钱，空腹时茶清送下。

◆**浮萍丸**《千金方》

【主治】消渴。

【功效】清热生津止渴。

【药物及用量】干浮萍 瓜蒌根各等量

【用法】上二味为末，以人乳汁和丸如梧桐子，空腹服二十丸，日三服。

◆**浮萍散**《朱氏集验方》

【主治】斑疮入眼。

【功效】祛风止痒。

【药物及用量】浮萍（阴干为末）

【用法】上一味，每服二钱，以生羊子肝半个，入盏子内，以杖子刺碎，没水半合，绞取肝汁，调下，食后，不甚者，一服瘥，已伤目者，十服瘥，已见效。

◆**浴毒汤**《外科精义》引《拾遗卫生方》

【主治】小肠风，阴疮痒痛。

【功效】疏风利气，清热解毒。

【药物及用量】木通 藁本 贯众 荆芥 甘松 薄荷 白芷各等量

【用法】锉碎，每用二两，清水五升，加芒硝五钱，煎至三升去滓，热洗浴疮。

◆**浴汤**《千金方》

【主治】产后中风流肿。

【功效】祛风消肿。

【药物及用量】盐五升（熬令赤） 鸡毛一把（烧作灰）

【用法】上二味，以水一石，煮盐作汤，内鸡毛灰著汤中，适冷暖以浴，大良，又浴妇人阴冷肿痛。凡风肿面欲裂破者，以紫汤一服瘥，神效。紫汤是炒黑豆作。

◆**浴体法**《施圆端效方》

【主治】妇人下元虚冷，腰腹冷痛，崩漏带下一切冷病。

【功效】温经散寒止痛。

【药物及用量】椒目 肉桂 川乌 细辛 干姜各等量

【用法】上五味，为粗末，水煮，沐浴下部，妙。

◆**海艾汤**《外科正宗》

【主治】油风。

【功效】逐风，利血。

【药物及用量】海艾 菊花 藁本 蔓荆子 防风 薄荷 荆芥穗 藿香 甘松各二钱

【用法】清水五六碗，煎数滚，连汤同入大口钵内，先熏后洗，一日二三次，洗后避风，忌食鱼腥发物。

◆**海金沙散**《鸡峰普济方》

【主治】诸淋涩痛。

【功效】利湿止痛，通淋。

【药物及用量】海金沙五钱 肉桂一钱 甘草三钱 赤茯苓三钱 猪苓五钱 白术三钱 芍药三钱 泽泻五钱 滑石五钱 石韦一钱（去毛）

【用法】研为细末，每服三钱，清水一盏，加灯心三十茎，煎至七分，去滓，空腹时温服。

◆**海金沙散**《证治准绳》

【主治】小便淋沥。

【功效】止淋清热。

【药物及用量】海金沙 滑石各一两 甘草末一分

【用法】研为末和匀，每服二钱，食前麦门冬煎汤或灯心汤调下。

◆**海青丸**《杂病源流犀烛》

【主治】火郁肺胀，气急息重者。

【功效】清肺止嗽。

【药物及用量】海蛤粉 青黛 瓜蒌仁 诃子皮 香附（童便制） 半夏各一两

【炮制】共研细末，姜汁煮米糊为丸。

【用法】每服三十丸，姜汤送下。

◆**海桐皮散**《小儿卫生总微论方》

【主治】小儿手足拘挛。

【功效】活血去气，补精通络。

【药物及用量】海桐皮 当归（汤洗，焙干） 牡丹皮 熟地黄 牛膝（酒浸焙）各一两 山茱萸 补骨脂各五钱

【用法】研为细末，每服一钱，清水八分，加葱白二寸，煎至五分，去滓，食前温服。

◆**海桐皮散**甲《太平圣惠方》

【主治】妇人血风，身体骨节发歇疼痛不止。

【功效】祛风通络，行气止痛。

【药物及用量】海桐皮一两（锉） 桂心一两 白芷一两 当归一两（锉，微炒） 漏芦一两 芎䓖一两 羚羊角屑一两 赤芍半两 没药半两 川大黄半两（锉碎，微炒） 木香半两 槟榔半两

【用法】上一十二味，捣细罗为散，每服不拘时，以温酒调下二钱。

◆**海桐皮散**乙《太平圣惠方》

【主治】历节风，身体四肢无力，骨节疼痛。

【功效】祛风解表，活血通络。

【药物及用量】海桐皮一两 附子二两（炮裂，去皮、脐） 麻黄二两半（去根节） 天麻二两 牛膝二两（去苗） 桂心一两 防风一两半（去芦头） 当归一两 酸枣仁一两（微炒）

【用法】上九味，捣罗为末，每服三钱，以水一中盏，入生姜半分，煎至六分，去滓，于食前温服。

◆**海桐皮散**《仁斋直指方》

【主治】历节走疰，骨节疼痛。

【功效】祛风活血，通络止痛。

【药物及用量】独活 萆薢（盐水浸，焙） 川芎 当归各三分 桃仁（去皮，焙） 天麻 辣桂 牛膝 麻黄（去节） 枳壳（制） 海桐皮 白芍 川乌（炮，去皮、脐） 松节 防风 杜仲（姜制） 甘草（炙）各半两 麝香一分 虎胫骨（酒炙黄）一两

【用法】上一十九味，为粗末，每服二钱，姜五片，枣二枚，食前煎服。

◆**海桐皮散**《世医得效方》

【主治】禀受肾气不足，血气未荣，脚趾拳缩无力，不能伸展。

【功效】补肾通络舒筋。

【药物及用量】海桐皮 牡丹皮 当归 熟地黄 牛膝各一两 山茱萸 补骨脂各半两

【用法】上七味，为末，每服一钱，葱白二寸煎，食前服。

◆**海桐皮汤**《医宗金鉴》

【主治】跌打损伤。

【功效】壮筋，强骨，活血化瘀止痛。

【药物及用量】海桐皮 铁线透骨草 明净乳香 没药各二钱 当归一钱五分（酒洗） 川椒三钱 川芎 红花各一钱 威灵仙 白芷 甘草 防风各八分

【用法】研为粗末，装白布袋内，扎口，煎汤，熏洗患处。

◆**海桐皮浸酒**甲《太平圣惠方》

【主治】风毒，脚膝软弱，行立不得。

【功效】祛风活血，利湿通络。

【药物及用量】海桐皮 五加皮 独活 天雄（炮裂，去皮、脐） 石斛（去根） 桂心 防风（去芦头） 当归 杜仲（去粗皮，炙微黄） 仙灵脾 萆薢 牛膝（去苗） 薏苡仁各二两 虎胫骨三两（涂酥，炙令黄） 生干地黄三两

【用法】上一十五味，细锉，以生绢袋盛，用清酒二斗，春夏浸七日，秋冬浸二七日，每日时时暖饮一小盏，常令醺醺，不得大醉，重者不过两剂。若酒尽，旋旋添之，以药味尽即止。

◆**海桐皮浸酒**乙《太平圣惠方》

【主治】风。

【功效】祛风除湿通络。

【药物及用量】海桐皮　五加皮　独活　侧子（炮裂，去皮、脐）　天麻　桂心　防风（去芦头）　枳壳（麸炒微黄，去瓤）　杜仲（去粗皮，炙微黄）各三两　牛膝五两（去苗）　薏苡仁六两　生地黄半斤

【用法】上一十二味，细锉和匀，以生绢袋盛，用清酒三斗浸之，春夏七日，秋冬二七日，每日随性饮一盏，常令有酒气，不得大醉。

◆**海桐皮浸酒**丙《太平圣惠方》

【主治】风毒流入脚膝疼痛，行走不得。

【功效】祛风解毒。

【药物及用量】海桐皮　五加皮　独活　防风（去芦头）　干蝎（生用）　杜仲（去粗皮，炙微黄）　酸枣仁（微炒）　桂心　侧子（炮裂，去皮、脐）　薏苡仁各一两　生干地黄二两

【用法】上一十一味，锉如豆大，用生绢袋盛，以好酒二斗于瓷瓶中浸，密封，秋夏七日，春冬二七日开取，每日不拘时，温饮一小盏。

◆**海桐皮煎**《圣济总录》

【主治】妇人血风走疰，皮肤瘙痒，或瘾疹丹起，筋脉肌肉疼痛。

【功效】祛风止痒，温经除湿。

【药物及用量】海桐皮（酒浸半日，炙）一两　肉桂（去粗皮）半两　附子（炮裂，去皮、脐）一两　牛膝（酒浸，切，焙）二两　甘草（炙）一两　大黄（锉，炒）　羌活（去芦头）　独活（去芦头）各半两

【用法】上八味，捣罗为末，每次称三两，先用黑豆一盏，生姜半两，切碎，水五升，同煎至三升，绞去滓，入前竹药末，煎如稀饧，以瓷盒盛，每服一匙头，煎当归酒调下。

◆**海浮散**《疮疡经验全书》

【主治】痈疽，疮毒，溃后，腐肉已化，新肉渐生，或溃久不敛气血凝滞者。

【功效】调气，活血，祛腐，定痛，生肌，收口。

【药物及用量】乳香　没药各等量

【用法】置箬叶上，火炙去油，研细搽上，以膏贴之，未尽则提脓外出，如毒已尽，则收口如神。

◆**海马拔毒散**《急救仙方》

【主治】疔疮及恶疮，发背。

【功效】解毒，疗疮。

【药物及用量】海马二个（炙）　穿山甲（黄土炒去土）　朱砂　水银各二钱　麝香　片脑各少许　雄黄三钱

【用法】研为末，针破疮口，点药入内，一日一次。

◆**海参丸**《中国医学大辞典》

【主治】腰痛，梦遗，泄精。

【功效】补气，壮阳，益肾，强筋骨，健步。

【药物及用量】海参一斤　全当归（酒炒）　巴戟肉　牛膝（盐水炒）　破故纸　龟板　鹿角胶（烊化）　枸杞子各四两　羊肾（去筋，生打）十对　杜仲（盐水炒）　菟丝子各八两　胡桃肉一百个　猪脊髓十条（去筋）

【炮制】共研细末，鹿角胶和丸。

【用法】每服四钱，温酒送下。

◆**海带丸**《卫生宝鉴》

【主治】瘿气久不消。

【功效】除疬，消结。

【药物及用量】海藻（洗）　贝母　青皮　陈皮各等量

【炮制】研为细末，炼蜜和丸，如弹子大。

【用法】每服一丸，食后噙化，甚者加昆布。

◆**海犀膏散**《证类本草》

【主治】咳血。

【功效】止咳清血。

【药物及用量】海犀膏（加水胶一大片，炙黄涂酥再炙）

【用法】研为末，每服三钱，熟汤化下。

◆**海菜丸**《世医得效方》

【主治】风痰瘰疬，绕项而生，无寒热者。

【功效】消坚化滞。

【药物及用量】海菜（荞麦炒，去麦）　白僵蚕（微炒去丝嘴）各等量

【炮制】研为细末，汤泡白梅取肉减半，用所泡汤为丸，如梧桐子大。

【用法】每服六七十丸，食后临卧米饮送下，一日五六次，其毒自大便泄出。若与淡菜连服更佳（盖淡菜生于海藻上，亦治此病），忌豆腐鸡羊鱼腥酒面厚味。

◆**海蛤丸**《洁古家珍》

【主治】癞疝。

【功效】敛阴止疝。

【药物及用量】海蛤（烧，醋淬七次）　当归　海金沙　腻粉　硇砂各一钱　海藻粉霜各五分　水蛭二十一条（炒）　青黛　滑石　乳香各一钱　朱砂二钱（另研）　地胆二十一条（去头足）

【炮制】研为细末，盐煮面糊和丸，如小豆大，朱砂为衣。

【用法】每服十丸，空腹时灯心汤送下，小便下冷脓恶物为效，再以黄连、紫河车、板蓝根各二钱，煎汤漱口，以固牙齿或去板蓝根，加贯众。

◆**海蛤丸**《丹溪心法》

【主治】痰饮，心痛。

【功效】宽胸除痛。

【药物及用量】海蛤（烧灰，研极细，过数日俟火毒散用之）　瓜蒌仁（蒂瓤同研）

【炮制】以海蛤入瓜蒌内，干湿得中，和为丸。

【用法】每服五十丸，熟汤送下。

◆**海蛤丸**《圣济总录》

【主治】石水。

【功效】泻肺行水。

【药物及用量】海蛤粉　防己各三分　陈皮（炒去白）　郁李仁（去皮，炒）各五钱　赤茯苓（去皮）　桑白皮　葶苈（隔纸炒）各一两

【炮制】研为细末，炼蜜和丸，如梧桐子大。

【用法】每服二十丸，加至三十丸，米饮送下，早晚各一服。

◆**海蛤丸**《宣明论方》

【主治】妇人小便浊败，赤白带下，五淋，脐腹疼痛，寒热，口干舌涩，不思饮食。

【功效】清热活血，行气利水。

【药物及用量】海蛤　半夏　芫花（醋炒）　红娘子（去翅足）　诃子（炒）　延胡索　川楝子（面裹煨，去皮）　茴香（炒）各一两　乳香三钱　硇砂半两　朱砂（半入药，半为衣）　没药各一两（研）　当归一两半

【用法】上一十三味，为末，醋煮面糊为丸，如小豆大，每服五至十丸，醋汤送下，量人病虚实加减。

◆**海蛤散**《汤氏方》

【主治】小儿阴肿，由啼叫怒气闭纵于下而成者。

【功效】祛积燥湿。

【药物及用量】海蛤三钱　茴香（炒）七钱五分　薏苡仁　白术　槟榔各五分

【用法】研为末，食前湿酒调下，量儿大小加减。

◆**海蛤散**《太平圣惠方》

【主治】肺气咳嗽，面目浮肿，小便不通，喘息促急，欲成水病。

【功效】理肺止咳，利水消肿。

【药物及用量】海蛤一两（细研）　泽漆叶一两　汉防己一两　桑根白皮一两（锉）　百合一两　赤茯苓一两半　槟榔一两　木通一两（锉）　牵牛子一两（微炒）　甜葶苈一两（隔纸炒令紫色）　郁李仁一两（汤浸，去皮，微炒）

【用法】上一十一味，捣粗罗为散，每服三钱，以水一中盏，煎至六分，去滓，温服，不拘时，以利为效。

◆**海蛤散**《南阳活人书》

【主治】妇人伤寒，血结胸膈，揉而痛，不可抚近。

【功效】清热利水。

【药物及用量】海蛤　滑石　甘草各一两　芒硝半两

【用法】上四味捣罗为末，每服二钱，鸡子清调下。小肠通利，则胸膈血散，膻中血聚，则小腹壅，小肠既壅，膻中血不流行，宜此方。小便利，血数行，更宜桂枝红花汤，发其汗则愈。

◆**海蛤汤**《圣济总录》

【主治】妊娠子淋。

【功效】清热利湿，通淋。

【药物及用量】海蛤　木通（锉）　猪苓（去黑皮）各半两　滑石（碎）　冬葵子（微炒）各一分

【用法】上五味，粗捣筛，每服三钱匕，水一盏，入灯心十茎，同煎至六分，去滓，食前温服。

◆**海龙丸**《疡医大全》

【主治】瘰疬。

【功效】消瘰疬，祛血热。

【药物及用量】海藻（酒洗炒）　昆布（酒洗炒）　白茯苓（炒）　穿山甲（炒）各二两　全蝎一百个　龙胆草（酒洗炒）一两五钱　当归身（炒）一两　核桃五十个（劈开去肉，将蝎全嵌在核内，合紧煅存性）

【炮制】研细，荞麦面打糊为丸，如梧桐子大。

【用法】每服三钱，熟汤或温酒送下，早晚各一服。

◆**海螵蛸散**《古今医统大全》

【主治】妇人小户嫁痛。

【功效】通血脉，除寒湿。

【药物及用量】乌贼鱼骨二枚

【用法】烧研细末，每服方寸匕，温酒调下，一日三次。

◆**海藻丸**《世医得效方》

【主治】偏坠小肠气。

【功效】消热散结。

【药物及用量】海藻　海带各一两　斑蝥二十八枚（去足翘）　巴豆二十八个（去壳完全者）

【炮制】先以斑蝥、巴豆同装生绢袋中，用好醋一碗，以瓦铫盛四味同煮，将干，去斑蝥、巴豆不用，只将海带二味研细为末，以淡豆豉一百粒，以煮药余醋略浸，蒸饼为膏，和药末和丸，如梧桐子大。

【用法】每用麝香少许，朱砂三钱，乳钵细研至无声，却入麝香，再研匀为衣，令干，以新瓦瓶收之，初服七丸，再服十丸，三服十五丸。若未愈，再进三服，皆用十五粒，仍以盐炒茴香细嚼，空腹时温酒送下，忌鸭子鲊酱动气等物，久病三五服效，此药贵在新合效速。若合下稍久，多服为佳。

◆**海藻丸**甲《太平圣惠方》

【主治】积年咳嗽气奔。

【功效】降气止咳散结。

【药物及用量】海藻三分（汤洗去咸味）　麦门冬一两半（去心，焙）　昆布三分（汤洗去咸味）　干姜半两（炮裂，锉）　细辛半两　文蛤半两　桂心半两　川椒半两（目及闭口者，微炒去汗）

【用法】上八味，捣罗为末，炼蜜和捣二五百杵，丸如半枣大，不拘时，以绵裹一丸，含咽津。

◆**海藻丸**乙《太平圣惠方》

【主治】腹中留饮，宿食不消。

【功效】化饮消食，攻积逐水。

【药物及用量】海藻半两（洗去咸味）　汉防己半两　甘遂半两　枳壳一两　川椒半两（目及闭口者，微炒去汗）

【用法】上五味，捣罗为末，炼蜜和丸，如梧桐子大，每服食前，以粥饮下五丸，以利为度。

◆**海藻汤**《千金方》

【主治】咳而下利，胸中痞而短气，心中时悸，四肢不欲动，手足烦，不欲食，肩背痛，时恶寒。

【功效】下气止咳，散结消痞。

【药物及用量】海藻四两　五味子　半夏各半升　生姜一两　细辛二两　茯苓六两　杏仁五十枚

【用法】上七味，㕮咀，以水一斗，煮取三升，去滓，分三服，日三次。一方无五味子、生姜。

◆**海藻玉壶汤**《外科正宗》

【主治】石瘿。

【功效】消坚，散结。

【药物及用量】海藻（洗）　陈皮　贝母（去心）　连翘（去心）　昆布　半夏　青皮　独活　川芎　当归　甘草节各一钱　海带五分（洗）

【用法】清水二盅，煎至八分，量病上下，食前后服。

◆**海藻酒**《外台秘要》引《肘后备急方》

【主治】颈下猝生结核，渐大欲成瘿瘤。

【功效】消热气，化坚结。

【药物及用量】海藻（洗去咸）一斤

【用法】清酒二升，渍一宿，取一二合饮之，酒尽将海藻曝干捣末，酒调一钱，七日服三次，即瘥浸用绢袋盛，春夏二日，秋冬三日。

◆**海藻连翘汤**《证治准绳》

【主治】结核，瘰疬，马刀，瘿瘤痰核。

【功效】散结核，消瘿疬。

【药物及用量】海藻　连翘　陈皮（去白）　半夏（姜制）　白茯苓　黄芩（酒拌炒）　黄连（酒炒）　天南星（姜制）　牛蒡子（炒）　柴胡　三棱（酒炒）　蓬莪术（酒炒）　昆布　僵蚕（炒去丝）　羌活　防风　桔梗　夏枯草　川芎　升麻各等量

【用法】加生姜、薄荷，清水煎，食后服。

◆**海藻散坚丸**《校注妇人良方》

【主治】肝经瘿瘤。

【功效】疏肝，消结清热。

【药物及用量】海藻　昆布各二两　小麦四两（醋煮炒干）　龙胆草二两　柴胡二两

【炮制】研为末，炼蜜和丸，如梧桐子大。

【用法】每服二三十丸，临卧时熟汤送下，并噙化咽之。

◆**海藻溃坚丸**《医学入门》

【主治】瘰疬马刀，坚硬形瘦，潮热不食及一切瘿气。

【功效】化痰涎，散结核。

【药物及用量】海藻　昆布　龙胆草　蛤粉　通草　贝母　松萝茶　枯矾各三两　半夏二钱　神曲四钱

【炮制】共研细末，炼蜜为丸。

【用法】每服三十丸，临卧时熟汤送下，或含化或酒调末二钱服俱可。忌甘草鱼猪肉鸡五辛生冷。

◆**海藻橘皮丸**《千金要方》

【主治】下气及风虚支满，膀胱虚冷，气上冲肺息奔，令咽喉气闷往来。

【功效】温补下元，化痰降气。

【药物及用量】海藻　橘皮　白前各三分　杏仁　茯苓　芍药　桂心各五分　苏子五合　枣肉　桑根　白皮　昆布各二两　吴茱萸　人参　白术　葶苈各一两

【用法】上一十五味，为末，炼蜜和丸如梧桐子大，饮服十丸，日二服，加至十五丸，以利小便为度。

◆**消上瘀血汤**《杂病源流犀烛》

【主治】上膈被伤，瘀血攻心。

【功效】活血解毒，通经和络，化瘀止痛。

【药物及用量】羌活　独活　连翘　桔梗　枳壳　赤芍　山栀　当归　黄芩　甘草　川芎　桃仁　红花　苏木　生地黄　大黄

【用法】清水煎，老酒、童便和服。

◆**消下破血汤**《证治准绳》

【主治】下膈被伤。

【功效】消瘀和血，行气止痛。

【药物及用量】柴胡　川芎　川大黄　赤芍　当归　栀子　五灵脂　木通　枳实（炒）　红花　川牛膝　泽兰叶　苏木　生地黄　黄芩　桃仁

【用法】清水煎，老酒、童便和服。

◆**消化丸**《劳证十药神书》

【主治】虚痨肺痿咳嗽，热痰壅盛。

【功效】化痰结，和肺气。

【药物及用量】青礞石二两（煅如金色）　明矾三两　天南星二两（炮）　皂角　半夏（制）各二两　茯苓一两半　陈皮三两

枳实　枳壳各一两五钱　薄荷一两　沉香五钱

【炮制】研为末，姜汁浸神曲末，为糊和丸。

【用法】熟汤送下。

◆**消肉化毒丹**《辨证录》

【主治】食牛、犬之肉，一时心痛，欲吐不能，欲泻不可。

【功效】消积滞，理气热。

【药物及用量】山楂　神曲　雷丸各三钱　大黄二钱　枳壳　厚朴各一钱

【用法】清水煎服。

◆**消血饮**《杂病源流犀烛》

【主治】死血。

【功效】祛瘀活血。

【药物及用量】延胡索　当归尾　苏木　桃仁　红花　赤芍　五灵脂　没药

【用法】清水煎服。

◆**消乳丸**《婴童百问》

【主治】乳食积滞。

【功效】健脾暖胃，消积。

【药物及用量】香附子（炒）一两　甘草（炙）　陈皮（去白）各五钱　缩砂仁　神曲（炒）　麦蘖（炒）各一两

【炮制】研为末，以山药汤和丸，如黍米大，七岁以上如绿豆大。

【用法】每服三十丸，食后生姜汤送下。

◆**消乳痰丸**《幼幼新书》引《刘氏家传方》

【主治】小儿乳痰。

【功效】下气化痰。

【药物及用量】半夏五钱（切作骰子大，萝卜一个，亦切作骰子大，用水一碗，煮至水尽为度，不用萝卜）　人参二钱（取末二钱）

【炮制】焙干，研为细末，生姜自然汁煮米糊为丸，如绿豆大。

【用法】每服二十丸或三十丸，食后生姜汤送下，量儿大小加减，小儿无疾亦宜常服。

◆**消乳丹**《直指小儿方》

【主治】乳哺不化，停滞中脘，或作呕恶。

【功效】消食。

【药物及用量】丁香　木香　青皮　生肉蔻　三棱　蓬莪术等量

【用法】上六味，为细末，稀面糊丸，麻子大，每服五丸，米饮下，日二服。

◆**消毒丸**《卫生宝鉴》

【主治】时疫，疙瘩恶证。

【功效】祛风解毒。

【药物及用量】大黄　牡蛎（烧）　白僵蚕（炒）各一两

【炮制】研为细末，炼蜜和丸，如弹子大。

【用法】每服一丸，不拘时新汲水化下，内加桔梗鼠粘子汤尤妙。

◆**消毒五圣汤**《赤水玄珠》

【主治】便毒肿疼。

【功效】散结行瘀。

【药物及用量】五灵脂　白僵蚕　郁金　贝母　大黄各三钱

【用法】酒、水各半，煎服，连服三贴，立愈。

◆**消毒化坚汤**《寿世保元》

【主治】瘰疬马刀，生耳前后，或项下胸腋间，累累如串珠者，未破已破皆活。

【功效】活血解毒。

【药物及用量】甘草　龙胆草　薄荷各四分　黄芩五分　天花粉　玄参各六分　白芍一钱　牛蒡子　昆布　羌活　升麻各七分　黄芪　当归　柴胡　桔梗各一钱　连翘一钱五分　陈皮八分

【用法】加生姜二片，清水煎服，或加甘草节、知母、贝母、海藻更佳。

◆**消毒化斑汤**《原机启微》

【主治】小儿斑后病目。

【功效】祛风，和肝，化湿，散热。

【药物及用量】羌活　升麻　防风　麻黄根各五分　黄连　当归　酒黄柏　连翘各三分　藁本　酒黄芩　生地黄　苍术（泔浸炒）　川芎　柴胡各二分　细辛　白术　黄芩　陈皮　生甘草　苏木　葛根各一分　吴茱萸　红花各五厘

【用法】清水二盏，煎至一盏去滓，稍热服。

◆**消毒化斑汤**《证治准绳》

【主治】痘疹。

【功效】祛风明目，解毒透疹。

【药物及用量】升麻　柴胡　桔梗　甘草　龙胆草　牛蒡子　连翘　防风　蝉蜕　密蒙花各等量

【用法】锉细，加淡竹叶十片，清水一盏半，煎至一盏去滓，食后服。

◆**消毒快斑汤**《片玉痘疹》

【主治】斑疹。

【功效】祛风凉血，清热解毒，透疹。

【药物及用量】桔梗　甘草节　荆芥穗　牛蒡子　防风　当归尾　赤芍　天花粉　黄芪　玄参　连翘　前胡　木通各等量

【用法】清水煎服。

◆**消毒定痛散**《正体类要》

【主治】跌仆损伤，肿硬疼痛。

【功效】清热止痛，活血消肿。

【药物及用量】无名异（炒）　木耳（炒）　川大黄（炒）各五分

【用法】研为末，蜜水调涂，如内有瘀血砭去敷之，若腐处更用当归膏敷之。

◆**消毒神圣丹**《洞天奥旨》

【主治】背痈。

【功效】解毒消肿。

【药物及用量】金银花四两　天花粉五钱　蒲公英　当归　生甘草各二两

【用法】清水煎服，一剂可消，二剂痊愈。

◆**消毒救苦散**《伤寒全生集》

【主治】肿疡。

【功效】散热毒，通血毒。

【药物及用量】大黄三钱　黄芩　黄柏　黄连　芙蓉叶　大蓟根　白及　白蔹　天南星　半夏　红花　檀花　当归尾　赤小豆　白芷各一钱五分　朴硝　雄黄（另研末）各一钱

【用法】研为末，米醋调，敷四围，留头，干则再敷，或用见肿消草、生白及、白蔹、土大黄、生大蓟根、野苎麻根共捣成饼，入朴硝一钱和匀，贴肿上留头，如干即换，若更加山慈姑、金线重楼根尤妙。

◆**消毒救苦汤**《兰室秘藏》

【主治】斑证悉具，消化便令不出。

【功效】解毒化湿，清热利气。

【药物及用量】麻黄根　羌活　防风　升麻　黄柏（酒炒）各五分　柴胡　川芎　细辛　藁本　葛根　黄芩（酒炒）　苍术各二分　黄连　当归身各三分　苏木　白术　生甘草　橘皮各一分　吴茱萸五厘　红花（少许）　连翘五分（初出者减，出大者加）　生地黄五分

【用法】㕮咀，每服五钱，清水二大盏，煎至一盏去滓，稍热服。

◆**消毒犀角饮**《外科正宗》

【主治】赤游丹毒。

【功效】清热解毒。

【药物及用量】犀角（锉）　防风各一钱　生甘草五分　生黄连三分

【用法】清水二盅，加灯心二十根，煎至四分，徐徐服。

◆**消毒犀角饮**《疡医大全》

【主治】内蕴邪热，咽膈不利，重舌，木舌，一切热毒。

【功效】凉血清热，祛风和中。

【药物及用量】犀角　防风各五钱　鼠粘子（微炒）四钱　荆芥　黄芩　甘草各一钱

【用法】清水煎服。

◆**消毒散**《石室秘录》

【主治】多骨疽及一切痈疽疖毒，无论有骨无骨。

【功效】消肿解毒。

【药物及用量】芙蓉叶（晒干）　大黄　五倍子各一两　藤黄（生）　明矾各三钱　冰片　麝香各三分

【用法】各为末，米醋调成如厚糊，涂于多骨疽之左右，四边以药围其皮肉，中留一顶如豆大，外以醋用鹅羽不时扫之。若不扫任药干，围则无益，一日夜即内消。

◆**消毒散**《太平惠民和剂局方》

【主治】急惊风毒，赤紫丹瘤，壮热狂躁，睡卧不安，胸膈满闷，咽喉肿痛，九道有血妄行，痘疹咽痛而起发迟及一切疮，遍身疥疮。

【功效】祛风解毒，凉膈祛痰。

【药物及用量】防风（去芦）一两　甘草半两（炙，一作一两，一作五钱）　荆芥穗一两（一作二两）　鼠粘子二两（炒，一作六两，一作三两）（一方无防风，有薄荷）

【用法】研为粗末，每服二三钱，清水一盏，煎至七分去滓，食后温服，一日二次，加生犀角尤妙。

◆**消毒散**《世医得效方》

【主治】脸生风粒。

【功效】清热解毒，疏散风热。

【药物及用量】大黄（煨）　荆芥各半钱　牛蒡子　甘草各一分

【用法】清水煎，食后温服。

◆**消毒散**《外科经验方》

【主治】吹乳，乳痈，便毒。

【功效】解毒除热。

【药物及用量】青皮（去白）　金银花　天花粉　柴胡　僵蚕（炒）　贝母　当归（酒拌）　白芷各二钱

【用法】清水二盅，煎至一盅，食远服。如便毒加大黄（煨）一钱，空腹时服。如憎寒壮热或头痛者，宜先服人参败毒散一二服，方可服此。如无前证，即服此药二三剂，或肿不消，宜服托里药。

◆**消毒散**《疡科选粹》

【主治】痈疮赤肿。

【功效】清热杀虫。

【药物及用量】绿豆　五倍子

【用法】共研细末，米醋调搽。

◆**消毒散**《疡医大全》

【主治】遍身痒疥。

【功效】解毒祛风。

【药物及用量】金银花　连翘　白蒺藜　荆芥　白芷　牛蒡子　防风　白鲜皮　赤芍　甘草各等量

【用法】清水煎服，日久不愈加何首乌，干燥加当归；有热，加黄芩；下部多，加黄柏；小便涩，加木通。

◆**消毒散**《万氏家抄方》

【主治】便毒初发三四日。

【功效】清热解毒。

【药物及用量】皂角刺　金银花　防风　当归　大黄　甘草节　瓜蒌实各等量

【用法】㕮咀，水酒各半煎，食前温服，仍频提掣顶中发，立效，或用木鳖子、大黄、瓜蒌、桃仁、龙胆草，㕮咀浓煎，一露宿，清晨温服立愈。

◆**消毒饮**《痘疹心法》

【主治】麻疹发斑。

【功效】祛风解毒。

【药物及用量】牛蒡子　连翘　甘草　绿升麻　山豆根　紫草各等量

【用法】研为细末，清水一盏，煎至七分，去滓，不拘时温服。

◆**消毒饮**《证治准绳》

【主治】痘疔。

【功效】凉血解毒。

【药物及用量】白茯苓　生地黄　连翘（去心）　牛蒡子（炒研）　红花　生甘草　犀角（锉）　木通　芍药各一钱

【用法】加灯心二十根，清水煎服。

◆**消风化毒汤**《景岳全书》

【主治】风毒不化。

【功效】疏风解毒。

【药物及用量】防风　黄芪　白芍　荆芥穗　桂枝　牛蒡子　升麻各等量　甘草减半

【用法】锉碎，加薄荷叶七片，清水一盏，煎至七分去滓，不拘时温服。

◆**消风化痰汤**《万病回春》

【主治】风痰郁结。

【功效】解毒消热，利气凉血。

【药物及用量】白附子　木通各一钱　天南星　半夏　赤芍　连翘　天麻　僵蚕　天门冬　桔梗　金银花　苍耳子各七分　白芷　防风　羌活　皂角各五分　全蝎　陈皮各四分　甘草二分

【用法】加生姜五片，清水煎服。

◆**消风玉容散**《医宗金鉴》

【主治】吹花癣。

【功效】解毒祛风，美容。

【药物及用量】绿豆面三两　白菊花　白附子　白芷各一两　食盐（熬白）五钱

【用法】研为细末，加冰片五分，再研匀收贮，每日洗面，以代肥皂。

◆**消风败毒散**《医学正传》

【主治】气虚伤风。

【功效】清热祛风。

【药物及用量】人参　独活　柴胡　桔梗　枳壳（麸炒）　羌活　茯苓　川芎　前胡　甘草　荆芥　防风各一钱

【用法】清水二盅，加生姜三片，煎至八分，食远服。

◆**消风败毒散**《万病回春》

【主治】杨梅疮。

【功效】祛风解毒。

【药物及用量】当归尾　川芎　生地黄　赤芍　黄芩　干葛　升麻各一钱　川黄连　防风　黄柏　连翘各八分　羌活　金银花　甘草各五分　蝉蜕两个

【用法】清水煎，热服，二三剂可愈，初起必加大黄二钱，芒硝一钱五分，通利恶物，去净后即勿用。

◆**消风散**《太平惠民和剂局方》

【主治】诸风上攻，头目昏痛，项背拘急，目眩肢痛，鼻塞多嚏，咳嗽，遍身疥瘰，皮肤顽麻，痒疮隐疹及妊娠眼昏眩晕，小儿虚风，胎热胎寒，疮疹余热。

【功效】祛风解毒，清热理气。

【药物及用量】荆芥穗　甘草（炙）各一钱　人参　白茯苓　白僵蚕（炒）　川芎　防风（去芦）　藿香叶　羌活　蝉蜕（去毒）各五分　陈皮（去白）　厚朴（姜制）各三分（一方无人参，一方无川芎）

【用法】研末，每服二钱，茶清或薄荷汤调下，或加细茶叶二分，清水煎服。小儿惊风，乳香荆芥汤下，久病头风目翳者每日三服。

◆**消风散**《严氏济生方》

【主治】妊娠肝热上攻，胸膈涎壅，头晕目眩，或腮项肿核。

【功效】清肝安胎，疏风和血。

【药物及用量】石膏（煅）　防风（去芦）　川羌活（去芦）　甘菊花（去枝梗）　川芎　羚羊角（镑）　当归（酒浸去芦）　大豆黄卷（炒）　荆芥穗　白芷各一钱　甘草（炙）五分

【用法】清水二盅，加芽茶五分，煎至一盅，食远服，或研为细末，每服三钱，食后细茶汤调下。

◆**消风散**《外科正宗》

【主治】纽扣风及身痒。

【功效】逐风，清热，止痒。

【药物及用量】荆芥　防风　当归　生地黄　苦参　苍术（炒）　蝉蜕　胡麻仁　牛蒡子（炒研）　生知母　石膏（煅）各一钱　生甘草　木通各五分

【用法】清水二盅，煎至八分，食远服。

◆**消风散**《医方类聚》引《急救仙方》

【主治】疠风。

【功效】除邪风，益中气。

【药物及用量】白芷　全蝎　人参各一两

【用法】研为细末，每服二钱，先一日勿食晚饭，次日空腹时温酒调下，身上微燥为效。

◆**消风宁嗽汤**《嵩崖尊生》

【主治】新风嗽。

【功效】利气化痰，止咳。

【药物及用量】桔梗　枳壳　半夏　陈皮　前胡　葛根　茯苓　紫苏　杏仁　桑白皮　甘草

【用法】清水煎服。

◆**消风导赤汤**《中医皮肤病学简编》

【主治】胎痉疮。

【功效】疏风，清热，解毒。

【药物及用量】生地黄　赤茯苓各一钱　牛蒡子（炒）　白鲜皮　金银花　南薄荷叶　木通各八分　黄连（酒炒）　生甘草各三分

【用法】加灯心五十寸，清水煎，徐徐服。

◆消风豁痰汤《证治准绳》

【主治】发热、风痰壅盛。

【功效】消风，豁痰。

【药物及用量】黄芩（酒炒） 羌活 红花 半夏（姜制） 陈皮 白茯苓 甘草 独活 防风 白芷 家葛 柴胡 升麻（一方加紫荆藤）

【用法】加生姜，清水煎服。

◆消食丸《婴童百问》

【主治】小儿乳哺饮食取冷过度，脾胃不和，宿食不消。

【功效】健脾胃，祛积滞。

【药物及用量】缩砂仁（炒） 陈皮（炒） 三棱（煨，一作炒） 神曲（炒） 麦芽（炒）各五钱 香附子一两（米泔浸一宿炒）（一方加蓬莪术、煨枳壳、槟榔、乌梅各五钱，丁香二钱五分）

【炮制】共研细末，水煮曲糊为丸，如绿豆大。

【用法】每服二三十丸，食后紫苏汤或熟汤送下，量儿大小加减。

◆消食丸《郑氏方》

【主治】吐泻伤食，腹急，不食。亦治泻痢。

【功效】健脾胃，祛积滞。

【药物及用量】丁香 砂仁 甘草 甘松 莪术 益智子各一两 香附子（净）二两

【用法】上七味，为末，糊丸如小豆大，量儿大小加减，米汤下。一方加神曲、麦蘖。

◆消食丸《太平惠民和剂局方》

【主治】脾胃俱虚，不能消化水谷，胸膈痞闷，腹胁时胀，连年累月，食减嗜卧，口苦无味，虚羸少气，胸中有寒，饮食不下，反胃翻心，霍乱呕吐及病后新虚，不胜谷气，或因病气衰，食不复常。

【功效】补虚和胃消食。

【药物及用量】小麦蘖（炒黄）三两 神曲（末，炒）六两二钱 乌梅（去核，焙）四两 干姜（炮）四两

【用法】上四味为细末，炼蜜和丸，如梧桐子大，每服十五丸，加至二十丸，米饮下，日二服，不拘时。

◆消核丸《万病回春》

【主治】痰核。

【功效】清热理痰，宽胸润肺。

【药物及用量】橘红（盐水炒） 赤茯苓 大黄（酒煨） 连翘各一两 黄芩（酒制） 山栀各八钱 半夏曲 玄参（酒制） 牡蛎（煅，童便淬另研） 天花粉 桔梗 瓜蒌仁各七钱 白僵蚕六钱 甘草节四钱

【炮制】共研细末，汤浸蒸饼为丸。

【用法】每服八九十丸，熟汤送下。

◆消核散《医宗金鉴》

【主治】颈项痰凝瘰疬。

【功效】清热消结。

【药物及用量】海藻三两 牡蛎 玄参各四两 糯米八两 生甘草一两 红娘子二十八个（同糯米炒焦黄色，去红娘子用米）

【用法】研为细末，每服一钱或一钱五分，温酒调下，量人壮弱加减。

◆消核膏《徐评外科正宗》

【主治】瘰疬。

【功效】消痰结，散风寒。

【药物及用量】甘遂（制）二两 红芽大戟三两 白芥子八钱 麻黄四钱 生南星 直僵蚕 朴硝 藤黄 半夏（姜制）各一两六钱

【用法】熬膏贴之，膏上掺九一丹少许，未溃贴此甚效，已溃宜阳和解凝膏。

◆消疳无价散《种福堂方》

【主治】小儿疳眼，疳积。

【功效】清热，润肌，消疳。

【药物及用量】石决明一两五钱（煅） 炉甘石（童便泡一日夜，烧透，以能浮水者为佳） 滑石 海螵蛸（煅去壳）各五钱 雄黄二钱 朱砂五钱 冰片五分

【用法】共为细末，量儿大小，或三四分，或五六分，用不落水鸡肝一副，竹刀切破，上开下连，掺药在内，用线扎好，加淘米水，入砂罐煮熟，连汤食尽，虽疳积眼瞎，可以复明，神效之至。

◆**消疳麝香丸**《简易方》

【主治】理疳劳，肌热面黄，发穗骨立羸弱，减食嗜卧，虫积惊痫。

【功效】杀虫消积。

【药物及用量】麝香（研）　芦荟（研）　胡黄连（为末）各等量

【用法】上三味，同研细，滴水丸，如黄米大，一岁儿三丸，三岁儿五丸至七丸，人参汤下，日进三服，奇效无比。

◆**消疸散**《辨证录》

【主治】恶疸及无名肿毒。

【功效】凉血，清热，解毒。

【药物及用量】生地黄　地榆　连翘　天花粉各三钱　忍冬藤　夏枯草　当归各一两　白芷　生甘草各二钱

【用法】清水煎服，未溃者二剂即消，已溃者四剂痊愈，通治恶疸，无不神效。

◆**消坚丸**《小儿药证直诀》

【主治】乳痞，痰热膈实。

【功效】祛积，化痰消痞。

【药物及用量】硇砂密（净末）　巴豆霜　轻粉各一钱　黄明胶（净末）五钱　细墨少许　水银砂子（两皂子大）

【炮制】研为细末，少入面糊和丸，如麻子大。

【用法】一岁儿每服一丸，食后倒流水送下。

◆**消痔丸**《疡医大全》

【主治】痔疮、痔漏初起，人壮便秘，血分壅热者。

【功效】清湿热，通经络，活血消肿。

【药物及用量】生地黄四两（水洗）　黄芩一两五钱　金银花　枳壳（麸炒）　秦艽各一两　防风　大黄（九制）　当归　苍术（米泔浸炒）　地龙　槐豆（炒）　赤芍各二两

【炮制】共研细末，炼蜜为丸。

【用法】每服三钱，空腹时熟汤送下。

◆**消恶安胎汤**《傅青主女科》

【主治】妊娠中恶。

【功效】解毒安胎。

【药物及用量】当归（酒洗）　白芍（酒炒）各一两　白术（土炒）　茯苓各五钱　人参　天花粉各三钱　甘草　苏叶　沉香各一钱　陈皮五分

【用法】清水煎服。

◆**消斑青黛饮**《万病回春》

【主治】邪热传里，里实表虚，血热不散，热气乘于皮肤而为斑。

【功效】清热解毒，凉血消斑。

【药物及用量】青黛　黄连　甘草　石膏　知母　柴胡　玄参　生地黄　山栀　犀角　人参

【用法】加生姜一片，大枣一个，清水煎，入苦酒一匙服，大便实者去人参，加大黄。

◆**消痞丸**《兰室秘藏》

【主治】痞积。

【功效】利气清热，消痞。

【药物及用量】黄连五钱　枳实二分　黄芩二钱　甘草三分　人参四分　厚朴七分　干姜四分　橘皮一分　姜黄五分

【炮制】研为细末，蒸饼和丸，如黍米大。

【用法】每服三十丸，随乳送下。

◆**消暑十全散**《张氏医通》

【主治】伤暑，感冒风邪，发热头痛吐泻。

【功效】清暑热，利寒湿。

【药物及用量】香薷二钱（一作一钱五分）　扁豆（炒槌）　厚朴（姜汁炒）　木瓜　陈皮（一作半夏，一作白檀香）　甘草（炙，一作五分）　白术（姜汁拌）　赤茯苓　广藿香　苏叶各一钱

【用法】清水煎，不拘时热服，微汗出为效。

◆**消暑丸**《太平惠民和剂局方》

【主治】伤暑发热，头痛眩晕，呕逆泻痢，烦渴引饮，脾胃不利。

【功效】燥湿和中，解暑止呕。

【药物及用量】半夏一斤（用醋五升煮干）　生甘草　茯苓（去皮）各八两

【炮制】研为细末，姜汁煮米糊和丸（勿见生水），如梧桐子大。

【用法】每服五十丸至七八十丸，不拘时热汤或酸浆水、乌梅汤、淡醋汤送下，痰饮停积者生姜汤送下。

◆**消暑清心饮**《活幼心书》

【主治】暑风。

【功效】清暑燥湿。

【药物及用量】陈香薷（去老梗） 泽泻（去粗皮）各一两 净黄连 羌活 猪苓（去皮） 厚朴（去粗皮，姜汁浸透炒） 白术 干葛 赤茯苓（去皮） 升麻 川芎各五钱 甘草三钱

【用法】锉散，每服二钱，清水一盏，煎至七分，不拘时带凉服，次服却暑丹，其搐立止。

◆**消痰汤**《疡医大全》

【主治】瘿瘤。

【功效】除痰结，利肺气。

【药物及用量】白茯苓五钱 海藻 半夏 贝母 白芥子 天南星 人参 桔梗各三钱 昆布 生甘草各一钱 附子一分

【用法】清水煎服。

◆**消痰丸**《御药院方》

【主治】风胜痰实，喘满咳嗽，风气上攻。

【功效】祛风化痰，降气止咳。

【药物及用量】黑牵牛（四两，半生，半炒） 槐角子 青皮（去白）各半两 半夏（汤洗七次，焙干）一两 皂角（不蛀肥者，去皮、子，涂酥炙黄）二两

【用法】上五味，为细末，生姜面糊和丸，如小豆大，每服十五丸至二十丸，食后，服生姜汤下。

◆**消痰丸**《圣济总录》

【主治】头目不利，痰逆恶心。

【功效】清利头目，理气宽胸。

【药物及用量】木香 草豆蔻（去皮） 槟榔（锉） 青橘皮（去白） 半夏（汤煮至软，切，焙干） 干姜（炮）各一两

【用法】上六味，同捣罗为末，浸炊饼为丸，如梧桐子大，每服五十丸，食后温熟水下。

◆**消痰咳嗽丸**《御药院方》

【主治】包咳，痰促，胸闷。

【功效】消痰，行气，利膈，止咳。

【药物及用量】白术 牵牛（炒） 槟榔 白芷 厚朴（制）各二两 半夏五两（洗） 陈皮四两（去白） 干生姜一两半 人参 木香 青皮各一两 赤茯苓 枳壳（麸炒，去瓤）各三两

【用法】上一十三味，为细末，面糊为丸，如梧桐子大，每服五七十丸，食后，生姜汤送下。

◆**消肿止痛散**《疡医大全》

【主治】痈疽。

【功效】止痛生肌。

【药物及用量】芙蓉叶一两 陈小粉一两五钱 五倍子 生南星 生半夏 生草乌各三钱

【用法】共研末，醋调敷。

◆**消肿散**《证治准绳》

【主治】一切肿毒，疮疖。

【功效】消肿止痛。

【药物及用量】大黄 水仙子 山药 苎根 青露 赤小豆 寒水石 水姜香 蛤粉 花蕊石

【用法】研为末，醋蜜调匀，如疽毒未成则当头罨退，若已成四面围之，留一头，贴替针膏。

◆**消肿散**《幼幼新书》

【主治】骨节疼痛，皮肤周身发肿。

【功效】消炎，退肿，止痛。

【药物及用量】清泉硝石 白龙骨各一两

【用法】研为末，每用一钱，铁槽水调涂。

◆**消肿汤**《兰室秘藏》

【主治】马刀疮。

【功效】消肿止痛，清热。

【药物及用量】柴胡 生黄芩各二钱 黄连 牛蒡子（炒）各五分 黄芪 瓜蒌根各一钱五分 连翘三钱 当归尾 甘草各一钱 红花少许

【用法】㕮咀，每服五钱，清水二大

盏，煎至一盏去滓，食后稍热服。忌酒湿面等物。

◆**消肿膏**《证治准绳》

【主治】胸胁跌坠，打仆损伤肿痛，或筋动折骨。

【功效】消肿止痛，解毒活血。

【药物及用量】芙蓉叶　紫荆皮各五两　白芷　当归　骨碎补　独活　何首乌　天南星各三两　橙橘叶　赤芍各二两　石菖蒲　肉桂各五钱

【用法】研为末，热酒姜汁调涂，乘热缚定，肿用葱汁茶流调和温缚。

◆**消饮丸**《深师方》

【主治】饮停胸呕逆，腹中水声，不思饮食。

【功效】利气消食。

【药物及用量】枳术丸加茯苓三两　干姜三两

【炮制】研为细末，姜汁调匀，神曲煮糊和丸，如梧桐子大。

【用法】每服三四十丸，淡姜汤或沸汤米汤送下。

◆**消饮丸**《太平惠民和剂局方》

【主治】久痞停饮，痰水不消，满逆呕吐，目暗耳聋，胁下急痛，腹中水声。

【功效】降逆消痰止呕。

【药物及用量】枳实（麸炒）半两　茯苓（去皮）三两　干姜（炮）三两　白术八两

【用法】上四味，同为细末，炼蜜和丸，如梧桐子大，每服五十丸，温米饮下，不拘时。

◆**消管丸**《医方易简》

【主治】痔漏脏毒成管。

【功效】凉血杀虫，清热散结。

【药物及用量】胡黄连（炒，取净米）一两　穿山甲（麻油炒黄，取净末）　石决明（煅，取净末）　槐米（微炒，取净末）各一两

【炮制】共研匀，炼蜜为丸，如麻子大。

【用法】每服一钱，清米汤送下，早晚各一服，至重者四十日可愈。如疮口四边有硬肉突出者，加蚕茧二十枚（炒研和入）

◆**消管丸**《外科全生集》

【主治】痔漏脏毒成管。

【功效】杀虫，除热。

【药物及用量】苦参四两　川连二两（酒炒）　当归　槐花　荜澄茄各一两　五倍子五钱

【炮制】各为细末，用小鳖二个（约重八九两），柿饼四钱，共煮溶，去鳖骨捣烂，入前药末捣为丸。

【用法】每服四钱，空腹时滚水送下，其管自出。

◆**消障救睛散**《古方选注》

【主治】目中胬肉，红筋白膜，云翳及厥阴，风火上冲头痛。

【功效】疏风，清热明目。

【药物及用量】生石蟹（研细）　连翘各一钱五分　羚羊角　草决明　防己　茺蔚子　白蒺藜各一钱　龙胆草（酒炒）　木贼草各五分　甘菊花八分

【用法】清水二盅，煎至八分，食远服。

◆**消瘟丹**《证治准绳》

【主治】痘疮及初出者。

【功效】安神，解毒。

【药物及用量】辰砂（研为极细末，水飞过，周岁以下者五六分，一岁以上者服一钱）　丝瓜（近蒂者三寸，烧存性为末，亦如前数）

【用法】和匀，熟蜜调下，或将鸽子及鸠煮熟，以辰砂搽上，令儿服之亦可，屡试有验。

◆**消蚀散**《仁斋直指方》

【主治】恶肉，淫虫，朽骨，痈疽。

【功效】消蚀恶肉、朽骨。

【药物及用量】枯白矾一两　枯绿矾　雄黄　乳香　远志肉　胭脂各一钱

【用法】蜜水研膏，敷恶肉上，麻油调药。

◆**消凝大丸子**《原机启微》

【主治】目中青奄如物伤状，或白睛如

血贯，或眵泪沙涩。

【功效】清热祛风解毒。

【药物及用量】川芎　当归　桔梗　甘草（炙）　连翘　菊花各七钱　防风　荆芥　羌活　藁本　薄荷各五钱　滑石　石膏　白术　黄芩　山栀各一两

【炮制】先将滑石、石膏另研，余作细末和匀，炼蜜为丸，每一两分八丸。

【用法】每服一丸或二丸，茶汤嚼下。

◆**消导饮**《证治准绳》

【主治】肠胃积滞。

【功效】利气，破积，消食。

【药物及用量】厚朴　枳实　砂仁　山楂肉　半夏　神曲　槟榔　三棱　蓬莪术　丁香

【用法】加干姜，清水煎服。

◆**消导宽中汤**《医学六要》

【主治】肠胃积滞。

【功效】健脾，燥湿消积。

【药物及用量】白术一钱五分　枳实（麸炒）　厚朴（姜制）　陈皮　半夏　茯苓　山楂肉　神曲（炒）　麦芽（炒）　萝卜子（炒）各一钱

【用法】清水二盅，加生姜三片，煎至八分服。小便不利，加泽泻、猪苓。

◆**消积丸**《小儿药证直诀》

【主治】小儿食积，发热吐泻，大便酸臭。

【功效】温胃，消积。

【药物及用量】丁香九枚　缩砂仁十二枚（一作二十枚）　乌梅肉三枚（焙，一作二枚）　巴豆二枚（去油心膜，一作二十枚，一作二钱）

【炮制】研为细末，水煮面糊和丸，如黍米大。

【用法】三岁以上每服三五丸，以下每服二三丸，不拘时熟汤送下。

◆**消积丸**《冯氏锦囊》

【主治】痞积。

【功效】消痞气，除积滞。

【药物及用量】广皮　三棱　蓬莪术　槟榔　青皮　枳实　萝卜子　麦芽　草豆蔻各一两　厚朴　山楂肉各一两五钱　神曲二两　广木香七钱

【炮制】为末，黑砂糖和丸，每丸重一钱。

【用法】每服一丸，空腹时熟汤调下。

◆**消积保中丸**《万病回春》

【主治】痞块。

【功效】消痞结，和中气。

【药物及用量】白术三两　陈皮（去白）二两　半夏　莱菔子　白芥子　黄连（姜制）　栀子（姜制）　神曲各一两　茯苓二两半　香附二两（醋制）　槟榔七钱　三棱（醋制）　蓬莪术（醋制）各八钱　麦芽六钱　干漆三钱　青皮（香油炒）　砂仁各四钱　木香　阿魏各三钱

【炮制】研为细末，生姜汁酒煮米糊和丸。

【用法】每服四五十丸，熟汤送下。

◆**消积集香丸**《卫生宝鉴》

【主治】寒饮食所伤，心腹满闷疼痛及积聚痃痞气块，久不愈者。

【功效】破坚积，利湿热。

【药物及用量】木香　陈皮　青皮　京三棱（炮）　蓬莪术（炮）　黑牵牛　白牵牛　茴香（炒）　巴豆（不去皮，用白米一勺，同炒至米黑，去米）各五钱

【炮制】研为末，醋煮米糊和丸，如梧桐子大。

【用法】每服七丸至十丸，不拘时温生姜汤送下，以利为度，忌食生冷硬物。

◆**消瘤碧玉散**《医宗金鉴》

【主治】喉瘤。

【功效】开结，通热，利咽。

【药物及用量】硼砂三钱　冰片　胆矾各三分

【用法】研为细末，箸头蘸点。

◆**消翳复明膏**《原机启微》

【主治】阳跻受邪，内眦即生赤脉缕缕，根生瘀肉，瘀肉生黄赤脂，脂横侵黑睛，渐蚀神水，锐眦亦然，俗名攀睛，并有眵泪，羞涩难开。

【功效】祛翳，明目。

【药物及用量】黄丹（水飞）四两　诃子八枚（去核取末）　海螵蛸（取末）三钱　青盐（另研）一两　白蜜一斤

【炮制】先将蜜熬数沸，净纸搭去蜡面，再下黄丹，用棍搅匀，旋下余药，将至紫色取出，次用黄连十两，龙胆草二两，木贼一两，杏仁七十五粒（去皮尖），蕤仁五钱，通入瓷器内，清水一斗浸之，春秋五日，夏三日，冬十日，入锅内文武火熬至小半升，滤去滓，重汤炖成膏子，再入前药熬之，搅成紫色，入龙脑一钱。

【用法】每用少许，点上，药干净化开用。

◆**消翳复明膏**《证治准绳》

【主治】眼目昏花，翳膜遮睛，内外障眼，一切目疾。

【功效】退翳膜，明眼目。

【药物及用量】黄丹一两　青盐二钱五分　海螵蛸　真珠各七分五厘　熊胆　麝香各二分　片脑五分（临时加入）　槐枝　柳枝各四十九条　诃子二枚（去核研末）　冬蜜（熬一沸，去白沫滤净）四两

【炮制】先将蜜和黄丹炼至紫色，旋下余药熬至滴水，成珠为度，除脑麝成膏，次用黄连二两五钱，防风、当归、龙胆草、生地黄各五钱，木贼、白菊花各二钱五分，蕤仁一钱，杏仁如前煎熬成膏，入蜜和匀，瓷碗盛放汤瓶口上，蒸炖成膏，滤净，入脑麝和匀。

【用法】每用少许点眼，又以热汤泡化洗之。

◆**消翳散**《医学纲目》

【主治】暴赤眼。

【功效】祛风湿，退翳障。

【药物及用量】川芎　羌活　旋覆花　防风各二两　甘草　苍术（米泔浸一宿，去皮晒干，不见火）　楮实　楮叶（上二味均八月采，阴干）各一两　甘菊花　枳实　蝉蜕　木贼各一两

【用法】木臼中杵为末，每服二钱，茶清调下，早食后、临卧各一服，忌酒湿面，合时不得焙，犯铁器。

◆**消痞丸**《仁斋直指方》

【主治】疟母，停水结痞，腹胁坚痛。

【功效】除寒结，行水气。

【药物及用量】芫花（陈久者良，好醋煮十数沸，去醋札浸一宿，晒干）　辰砂（研细水飞）各等量

【炮制】研为细末，炼蜜和丸，如小豆大，二百日内之小儿丸如黍米大。

【用法】每服十丸，浓枣汤送下，即服养胃汤，小儿每服二丸，一日二次，不效稍加丸数。

◆**消痞丸**《施圆端效方》

【主治】一切痞气，心腹胀满，痞气聚滞不快。

【功效】除气除胀，化痰消痞。

【药物及用量】青皮（去白）　陈皮（去白）　京三棱（炮切）　广莪（煨切）　益智子（炒）　缩砂仁　当归（切焙）　半夏（姜制）　牵牛（炒）　丁皮各一两　硇砂（明者，一分，别研）

【用法】上一十一味，为细末，酒糊为丸，如小豆大，每服二十丸，生姜汤送下，不拘时。

◆**消疬丸**《疡医大全》

【主治】瘰疬。

【功效】清气分热，消疬结。

【药物及用量】夏枯草　连翘　蓖麻仁各四两

【炮制】磨细，装入猪大肠一段内，两头扎紧，酒浸蒸烂，捣丸，如梧桐子大。

【用法】每服五十丸，温酒送下。

◆**消瘿五海饮**《易简方便医书》

【主治】瘿瘤。

【功效】消瘿结，除瘰疬。

【药物及用量】海带　海藻　昆布　海蛤　海螵蛸各五钱

【用法】煎汤，当茶饮。

◆**消瘿散**《证治准绳》

【主治】瘿气。

【功效】消瘿，除疬，软坚散结。

【药物及用量】海藻（酒洗）　海带（酒洗）　昆布（酒洗）　海马（酒炙）

海红蛤（煅）　石燕（煅）　海螵蛸各一两

【用法】研为末，清茶调下，兼服含化丸，并用灸法，以收全功。

◆**消痈万全汤**《石室秘录》

【主治】疮疽。

【功效】解毒清热。

【药物及用量】金银花七钱　当归五钱　牛蒡子二钱　蒲公英　生甘草各三钱　天花粉五钱　芙蓉叶七片（无叶则用梗三钱）

【用法】清水煎服，一剂即消，二剂痊愈。

◆**消滞丸**《卫生宝鉴》

【主治】一切所伤，心腹痞满刺痛，积滞不消。

【功效】理气消积止痛。

【药物及用量】黑牵牛二两（炒末）　五灵脂（炒）　香附（炒）各一两

【用法】上三味为末，醋糊丸，如小豆大，每服三十丸，食后，生姜汤下。

◆**消惊丸**《直指小儿方》

【主治】诸惊。

【功效】息风定惊。

【药物及用量】人参　天麻　茯苓　朱砂　全蝎（焙）　直僵蚕（炒）　羚羊角　犀角各一钱　牛胆酿南星四钱　麝少许

【用法】上一十味，为末，炼蜜和丸如梧桐子大，每服一丸，菖蒲煎汤调下。

◆**消脓饮**《仁斋直指方》

【主治】肺有痈，脓腥气上冲，呕而咳嗽。

【功效】清肺消痈，降气止咳。

【药物及用量】生南星一两　知母　贝母（去心，炒）　生地黄　阿胶（炒）　川芎　桑白皮（炒）　甘草（炙）各三分　防风　射干　北梗　天门冬（去心）　脑荷　杏仁（不去皮）　半夏（制）　紫苏叶　白芷　白及各半两

【用法】上一十八味，锉散，每四钱，姜七片，乌梅一个，食后煎服。

◆**消热饮子**《袖珍方》

【主治】妊妇六七月热甚，大小便不利，最宜服。

【功效】通利二便。

【药物及用量】芒硝一两半　葵子三两

【用法】上二味为末，每服五钱，温水调下，不拘时。

◆**消梨饮子**《太平圣惠方》

【主治】中风口噤不开，心膈壅闷。

【功效】化痰开音。

【药物及用量】消梨三颗（绞取汁）　酒一合　薄荷汁一合　生姜汁一合　竹沥一合

【用法】上五味，相和煎三两沸，分温三服，不拘时，拗开口灌之，服尽立效。

◆**特异万灵散**《仁斋直指方》

【主治】痈疽，发背，肿毒。

【功效】敛毒排脓。

【药物及用量】软石膏（烧通红，碗覆在汲地上一宿）　大白南星　赤小豆　草乌（连皮尖）各五钱　乳香二钱（另研）

【用法】研为细末，蜜水调成膏，从外抹收入，留最高处如钱勿敷，敛毒败脓，不致溃烂，屡效，如疮已破，切忌药入疮口。

◆**狼牙汤**《金匮要略》

【主治】妇人阴蚀，其中烂伤，脓水淋沥臭秽。

【功效】杀虫，解毒。

【药物及用量】狼牙三两

【用法】㕮咀，清水四升，煮取五合去滓，纳苦酒如鸡子黄大，沸汤一杯消尽，夜适寒温，以棉缠筋头，大如茧，濡汤以沥疮中，每日四五次即瘥。

◆**狼牙散**《太平圣惠方》

【主治】妇人崩中下血不止，心胸虚闷。

【功效】益气养阴，清热止血。

【药物及用量】狼牙草二两　诃黎勒皮三分　白芍三分　白术三分　黄芪三分（锉）

【用法】上五味，捣粗罗为散，每服三钱，以水一中盏，煎至六分，去滓，温服，不拘时。

◆**狼毒丸**《幼幼新书》引《吉氏家传方》

【主治】小儿胆热肝风，天柱倒折。

【功效】逐风热。

【药物及用量】狼毒（酒浸焙）　白附子　大附子（炙）　天麻　防风　羌活各一分　朱砂　地龙（去土）各一钱　麝香一分

【炮制】共研细末，法酒煮糊为丸，如梧桐子大。

【用法】每服七丸至十五丸，用黑豆薄荷汤，入酒一滴吞下，更用起头贴项药。

◆**狼毒膏**《医宗金鉴》

【主治】肾囊风。

【功效】杀虫止痛散寒。

【药物及用量】狼毒　川椒　硫黄　槟榔　文蛤　蛇床子　大风子　枯白矾各三钱

【用法】研为细末，用香油，一大杯煎滚，下公猪胆汁一枚和匀，调前药擦患处。

◆**狼毒散**《太平圣惠方》

【主治】大风疾。

【功效】祛风化痰。

【药物及用量】狼毒三分（与油麻同炒令黄色，即去油麻）　秦艽三分（去苗）

【用法】上二味，捣细罗为散，每服空心及晚食前，用温酒调服一钱。

◆**珠子辰砂丹**《卫生宝鉴》

【主治】风痫久不愈。

【功效】安神补中，除风止痫。

【药物及用量】真珠末四分　辰砂二钱（研细为衣）　山药　人参　远志　防风　紫石英　茯神　虎骨　虎睛　龙齿　五味子　石菖蒲　丹参　细辛各二钱五分

【炮制】共研细末，水煮面糊为丸，如梧桐子大，朱砂为衣。

【用法】每服三五十丸，金银煎汤送下，一日三次。忌鱼、肉、湿面、动风之物。

◆**珠黄散**《太平惠民和剂局方》

【主治】咽喉肿痛腐烂，牙疳口疳，梅毒上攻，蒂丁腐去，小儿痘疹后余毒未消，口舌破碎。

【功效】除热毒，止咽痛。

【药物及用量】真珠（豆腐制）三钱　西黄一钱

【用法】研为极细末，无声为度，密贮勿泄气，每用少许，吹入患处，立能化毒祛腐，清热生肌，神效异常。

◆**珠黄琥珀丸**《中国医学大辞典》

【主治】风疾癫痫，小儿牙关紧闭，痰嗽上壅，气喘甚急及急惊，胎痫，脐风等证。

【功效】除热消结，定惊豁痰。

【药物及用量】真珠粉一钱五分　天竺黄五钱　腰黄三钱　犀黄八分　西琥珀七钱　生甘草　枳壳　朱砂（飞）　胆星　硼砂　白茯苓各一两　山药二两　全虫六钱　麝香五分　沉香五钱

【炮制】生晒，研末，炼蜜为丸，每重五分，朱砂、金箔为衣，蜡壳封固。

【用法】每服一丸，薄荷汤化下，小儿金银花汤下。

◆**疳湿散**《东医宝鉴》引《世医得效方》

【主治】阴蚀等疮。

【功效】解毒，杀虫。

【药物及用量】蛤蟆（五月五日者炙）一个　木香　硫黄　铁精　麝香各等量（与蛤蟆分量相等）

【用法】共研细末，干掺患处。

◆**疳积散**《证治准绳》

【主治】小儿魃乳，病乳，夹乳，夹食，或病后饮食失调，或平居饮食过饱，致成疳积，面黄腹大，小便如疳，大便泻黄酸臭，头皮干枯，毛发焦穗。甚至目涩羞明，睛生云翳，形体骨立，夜热昼凉及丁奚哺露等证。

【功效】健脾消积，杀虫利气。

【药物及用量】厚朴（厚而紫色有油者佳，去粗皮切片，生姜自然汁炒熟，为末，净）一两　广陈皮（去白，为末）八钱　粉甘草（去皮，净为末）　芦荟（净末）各七钱　芜荑（真孔林大而多白衣者佳，去白衣

壳，净末）五钱　青黛（取颜料铺中，浮碎如佛头青色者，研净末）三钱　百草霜（净末）二钱　旋覆花（净末）一钱五分

【用法】和匀，每一岁用药一分，空腹灯心汤调下，服后病即愈。当再用肥儿丸调理。如脾气未实，用启脾丸或大健脾丸，疳气未尽，用陈皮一两，白术、木香三钱，白茯苓五钱，加平胃散三钱，陈米粥汤调服。

◆**益中汤**《杂病源流犀烛》

【主治】寒热互结成痞。

【功效】温脾清热。

【药物及用量】人参　白术　黄连　黄芩　枳壳　干姜　甘草各等量

【用法】清水煎服。

◆**益元汤**《伤寒六书》

【主治】戴阳，躁渴闷乱，不能作汗。

【功效】温中，益气。

【药物及用量】熟附子　干姜　甘草（炙）　人参　麦门冬（去心）各一钱　五味子十五粒（捶）　黄连　知母各五分　葱白四茎　生姜五片　大枣四枚（劈）

【用法】清水煎，入童便半杯，放冷顿服，一日三次。

◆**益本滋肾丸**《证治准绳》

【主治】睛散。

【功效】清火，滋阴。

【药物及用量】黄柏（去粗皮锉碎，酒洗炒）　知母各等量

【炮制】研为极细末，滴水和丸，如梧桐子大。

【用法】每服五七十丸至一百五十丸，空腹时熟汤或盐汤送下，后以干物压之。

◆**益母草煎丸**《太平圣惠方》

【主治】妇人热劳，烦闷肢痛，经脉滞涩，腹胁烦闷，不欲饮食。

【功效】清营分，祛瘀热。

【药物及用量】益母草汁　青蒿　无灰酒　童便各一升　生姜汁三合（于银器中，慢火熬成膏，次用）　柴胡（去苗）　麦门冬（去心）　赤芍　桃仁（汤浸去皮尖、双仁，麸炒微黄）　生干地黄　鬼箭羽各一两　鳖甲二两（醋炙去裙襕）　人参（去芦）　琥珀（研细）　地骨皮　白术　枳壳（麸炒微黄去瓤）　当归　桔梗（去芦）各七钱五分　麝香二钱五分（细研）

【炮制】研为末，同前膏捣丸，如梧桐子大。

【用法】每服三十丸，食前熟汤送下。

◆**益母散**《证治准绳》

【主治】赤白带下，恶露不止。

【功效】清热化湿。

【药物及用量】益母草（开花时采）

【用法】捣为细末，每服二钱，空腹温酒调下，一日三次。

◆**益母散**《胎产救急方》

【主治】坠堕伤胎下血，腹痛烦闷。

【功效】行气活血。

【药物及用量】益母草　生地黄各一两　川当归　黄芪各半两

【用法】上四味，锉，每四钱，水一大盏，姜四片，煎服。

◆**益母膏**《古方医统》

【主治】妇人经脉不调，一切胎产气血诸病，并治折伤内损，瘀血积滞，天阴则痛。

【功效】通瘀生新。

【药物及用量】益母草（端午日采紫花方茎者，连根洗净）

【炮制】于石臼内捣烂，以布滤取浓汁，入砂锅内文武火熬成膏，如砂糖色为度。

【用法】每服一匙，枣汤调下，如有瘀者黄酒下。

◆**益母草散**甲《太平圣惠方》

【主治】产后血虚，烦渴口干，心躁。

【功效】益气养血，活血调经。

【药物及用量】益母草一两　人参半两（去芦头）　黄芪半两（锉）　葛根半两（锉）　生干地黄半两　甘草一分（炙微赤，锉）

【用法】上六味，捣筛为散，每服三钱，以水一中盏，入生姜半分，煎至六分，去滓，温服，不拘时。

◆**益母草散**乙《太平圣惠方》

【主治】产后恶血冲心，烦闷多渴。

【功效】活血通络，凉血止血。

【药物及用量】益母草　干藕节　红花子各一两

【用法】上三味，捣细罗为散，每服三钱，以水一中盏，入生姜半分，煎至六分，去滓，温服，不拘时。

◆**益母草散**丙《太平圣惠方》

【主治】产后恶露不下，在于腹中不散，身体烦闷及腹内疞刺，疼痛不可忍。

【功效】活血祛瘀止痛。

【药物及用量】益母草一两　赤芍　桂心　当归（锉，微炒）　川大黄（锉碎，微炒）　桃仁（汤浸，去皮尖、双仁，麸炒微黄）各三分　牛膝（去苗）　蒲黄　苏枋木（锉）各半两

【用法】上九味，捣筛为散，每服三钱，以水一中盏，入生姜半分，煎至六分，去滓，稍热服，不拘时。

◆**益母草子散**《太平圣惠方》

【主治】产后恶血，腹内疞痛，口干心烦。

【功效】活血祛瘀，温中止痛。

【药物及用量】益母草子半两　刘寄奴半两　芸薹子三分（微炒）　肉桂三分（去粗皮）　没药半两　当归半两（锉，微炒）

【用法】上六味，捣细罗为散，每服二钱，以水酒各半中盏，煎至五分，不拘时，和滓热服。

◆**益母草饮子**《太平圣惠方》

【主治】产后血晕，烦闷气欲绝。

【功效】活血祛瘀养阴。

【药物及用量】益母草汁二合　地黄汁二合　淡竹沥一合　童子小便一合　红蓝花半两　紫葛半两（锉）

【用法】上六味，先以水一大盏，煎后二味至五分，去滓，入诸药汁，更煎三两沸，不拘时，分温四服。

◆**益母草汁粥**《太平圣惠方》

【主治】产后虚劳，血气不调，腹肚结痛，血晕昏愦，心热烦躁，不多食。

【功效】活血调经，凉血除烦。

【药物及用量】益母草汁二合　生地黄汁二合　藕汁二合　生姜汁半合　蜜二合　白粱米一合（水淘，研令细）

【用法】先以水一大盏，煮米作粥，次入诸药汁，更煎三两沸，每服吃二合，日三服。

◆**益血润肠丸**《证治准绳》

【主治】血虚。

【功效】补血润肠。

【药物及用量】熟地黄六两（杵膏杏仁炒，去皮尖，杵膏）　麻仁（杵膏）各三两　枳壳（麸炒）　橘红各二两五钱　阿胶（炒）　肉苁蓉各一两五钱　苏子　荆芥各一两　当归三两（一方无橘红、阿胶）

【炮制】研为末，和前三味膏同杵千余下，仍炼蜜和丸，如梧桐子大。

【用法】每服五六十丸，空腹时熟汤送下。

◆**益儿丸**《吉氏家传方》

【主治】疳瘦盗汗，肌肉发热。

【功效】补气分，理血分，清虚热。

【药物及用量】人参　白术　茯苓　柴胡（去苗）　甘草（炙）　陈皮（去白）　鳖甲（醋炙去裙襕）　京三棱（湿纸裹煨香熟）各等量

【炮制】研为细末，炼蜜和丸，如芡实大。

【用法】每服一丸，食前米饮化下，一日三次。

◆**益胃丹**《幼幼新书》

【主治】胃弱饮食不化。

【功效】调冷热，和脾胃。

【药物及用量】当归（洗，焙干）　木香　白术　沉香各一两　白芍　人参（去芦头）　蓬莪术　缩砂仁各五钱

【炮制】捣罗为细末，水煮白面糊和丸，如黍米大。

【用法】每服十丸至十五丸，麝香汤点下，量儿大小加减。

◆**益胃升阳汤**（李东垣方）

【主治】经水不调，或血脱后脉弱食

少，水泄，日二三行。

【功效】补气升阳，和胃益血。

【药物及用量】黄芪二钱　白术三钱　神曲（炒）一钱五分　当归身（酒浸）　陈皮　甘草（炙）　人参（嗽者去之，一作一钱五分）各一钱　升麻　柴胡　生黄芩（泻盛暑之伏金肺逆，秋凉去之，一作二钱）各五分（一方有生地黄）

【用法】研为粗末，每服三钱或五钱，清水煎，去滓热服，如食添则加之，食减则减之。腹痛，每服加白芍三分，肉桂少许，渴，加干葛二分，水泄不止宜服柴胡调经汤，点下，量儿大小加减。

◆**益胃汤**《温病条辨》

【主治】阳明温病，下后汗出。

【功效】养阴，润肺。

【药物及用量】沙参三钱　冰糖一钱　麦门冬　细生地各五钱　玉竹一钱五分（炒香）

【用法】清水五杯，煮取二杯，分温二次服，滓再煮一杯服。

◆**益胃汤**《兰室秘藏》

【主治】头闷，劳动则微痛，不喜饮食，四肢怠惰，燥热短气，口不知味，肠鸣，大便微溏黄色，身体昏闷，口干不喜食冷。

【功效】补中益气，除烦止渴。

【药物及用量】黄芪（《玉机微义》半钱）　甘草　半夏以上各二分　黄芩　柴胡　人参　益智子　白术以上各三分　当归梢　陈皮　升麻以上各五分　苍术一钱五分

【用法】上一十二味，㕮咀，作一服，水二大盏，煎至一盏，去粗，稍热服，食前服。忌饮食失节，生冷、硬物、酒湿面。

◆**益胃散**《东垣试效方》

【主治】服寒药过多，或脾胃虚弱，胃脘痛。

【功效】温补脾胃，理气止痛。

【药物及用量】白豆蔻仁三钱　益智子六钱　缩砂仁　甘草各二钱　姜黄三钱　陈皮七钱　泽泻三钱　黄芪七钱　干生姜三钱　厚朴二钱　人参二钱

【用法】上一十一味为细末，每服三钱，水一盏，煎至七分，食前温服。

◆**益气丸**《洁古家珍》

【主治】少气，气极。

【功效】补肺，益气。

【药物及用量】人参　麦冬各七钱　陈皮　甘草（炙）各五钱　五味子二十一粒　桔梗三钱

【炮制】研为细末，水浸和油烧饼为丸，如芡实大。

【用法】每服一丸，细嚼，口津咽气，下极加桔梗五钱。

◆**益气安神汤**《万病回春》

【主治】心虚、多梦、失眠。

【功效】养心脾，益气血。

【药物及用量】当归　茯神（一作茯苓）各一钱　生地黄　麦门冬　酸枣仁　远志　人参　黄芪（蜜制）　胆星　淡竹叶各八分　甘草　黄连各四分

【用法】加生姜三片，大枣二枚，清水煎服。

◆**益气清金汤**《医宗金鉴》

【主治】喉瘤。

【功效】清解肺热，益气利咽。

【药物及用量】苦桔梗三钱　黄芩二钱　浙贝母（去心研）　麦门冬（去心）　牛蒡子（炒研）各一钱五分　人参　白茯苓　陈皮　生栀子（研）　薄荷　生甘草各一钱　紫苏五分

【用法】加竹叶三十片，清水三盅，煎至一盅，食远服，滓再煎服。

◆**益气疏风汤**《疮疡经验全书》

【主治】喉中生瘤。

【功效】祛风，清热，解毒。

【药物及用量】甘草　桔梗　川芎　当归　生地黄　升麻　白芍　天花粉　黄芩　麦门冬　前胡　青皮　干葛　连翘　防风　紫苏

【用法】清水煎服，外用麝香冰片各三分，川连二分研末，时时吹入，或刺手腕中紫经，或刺少商穴亦可。

◆**益气补肾汤**《赤水玄珠》

【主治】气虚。

【功效】益气，补肾。

【药物及用量】人参　黄芪各一钱二分　白术二钱　白茯苓一钱　甘草（炙）五分　山药　山茱萸肉各一钱五分

【用法】清水二盅，加大枣二枚，煎至八分，食前服。

◆**益气调荣汤**《卫生宝鉴》

【主治】中风、肩膊久痛。

【功效】益胃气，实皮毛。

【药物及用量】人参　白术　半夏　麦门冬（秋分节不用）各三分　陈皮　熟地黄　升麻　当归　甘草（炙）　柴胡各二分　白芍四分　黄芪五分

【用法】㕮咀，清水二杯，煎至一杯，去滓温服，忌食辛热之物及助暑邪，秋气不能收，正气得复而安矣。

◆**益气养荣汤**《内经拾遗方论》

【主治】怀抱抑郁，或气血损伤，四肢颈项各处发肿及瘰疬结核，流注，一切郁热毒气，不论转硬赤白肿痛，或烂溃不敛。

【功效】益气，补血，解郁，化毒。

【药物及用量】人参　茯苓　陈皮　贝母　香附子（炒）　当归（酒拌，一作酒洗）　川芎　黄芪（盐水拌炒）　熟地黄（酒拌）　白芍（炒）各一钱　甘草　桔梗各五分　白术（炒）二钱　柴胡六分（一方无柴胡）

【用法】每服二三钱，加生姜，清水煎，热服。

◆**益气聪明汤**《东垣试效方》

【主治】内障初起，视微昏，空中有黑花，神水变淡绿色，次则视物成二，神水变淡白色，久则不睹，神水变纯白色，兼治耳聋耳鸣。

【功效】益气，养肝，明目。

【药物及用量】黄芪　人参各一钱二分五厘　升麻七钱五分　葛根三钱　蔓荆子一钱五分　白芍　黄柏（酒炒）各一钱　甘草（炙）五分

【用法】每服四钱，清水二杯，煎至一杯去滓，临睡五更时再煎服。

◆**益气滑胎丸**《太平圣惠方》

【主治】妊娠令易产。

【功效】行气助产。

【药物及用量】赤茯苓一两　赤芍一两　枳壳半两（麸炒微黄，去瓤）　诃黎勒皮三分　厚朴一两（去粗皮，涂生姜汁，炙令香熟）　川大黄一两（锉，微炒）　槟榔二两　芎䓖半两　麦门冬一两半（去心，焙）

【用法】上九味，捣罗为末，炼蜜和捣三五百杵，丸如梧桐子大，每于食前服，以温酒下二十丸。

◆**益阴肾气丸**《兰室秘藏》

【主治】肾脏虚亏，神水宽大，初觉昏暗，渐睹空中有黑花，物成三体，久则光不收及内障神水淡绿淡白色者。

【功效】益肝肾，养气血。

【药物及用量】熟地黄（焙）三两（一作二两）　生地黄四两（酒洗炒，一作一两）　当归尾（酒洗，一作当归身）　牡丹皮（酒洗）　五味子（焙干）　干山药　山茱萸肉（去核酒洗，一作一两）　柴胡各五钱　茯苓（一作一两）　泽泻各二钱五分

【炮制】研为末，炼蜜和丸，如梧桐子大，辰砂（水飞）为衣。

【用法】每服二三十丸至五七十丸，空腹时淡盐汤送下，忌食萝卜。

◆**益智子丸**《保婴撮要》

【主治】脾肾虚热，心气不足，遗溺白浊。

【功效】益脾肾，固精液。

【药物及用量】益智子　茯苓　茯神各等量

【炮制】研为末，炼蜜和丸，如梧桐子大。

【用法】每服五六十丸，空腹时白滚汤送下。

◆**益智子散**《太平惠民和剂局方》

【主治】伤寒阴盛，心腹痞满，呕吐泄利，手足厥冷及一切冷气奔冲心胁，脐腹胀满绞痛。

【功效】温阳散寒，行气止痛。

【药物及用量】益智子二两（去皮） 干姜（炮）半两 青皮（去白）一两 乌头（炮，去皮、脐）四两

【用法】上四味，为散，每服三钱，水二盏，入盐一捻，生姜五片，枣二个，擘破，同煎八分，去滓，温服，食前服。

◆**益智子木律散**《兰室秘藏》

【主治】寒热牙疼。

【功效】调气血，清胃火。

【药物及用量】益智子皮五分 木律二分 草豆蔻二钱二分 当归身 熟地黄 羊胫骨灰各五分 升麻一钱五分 黄连四分

【用法】研为细末，擦之，如寒牙疼，去木律。

◆**益智子和中丸**《兰室秘藏》

【主治】中气亏弱，记忆力减。

【功效】清热，消积，益智，和中。

【药物及用量】益智子一钱三分 草豆蔻仁四钱 缩砂仁七分 甘草（炙）二钱五分 黄芪 当归身 人参 干姜 麦门冬 神曲末 陈皮各五分 桂枝 桂花各一钱五分 大麦芽（炒）三钱五分 黄连 生地黄各一钱 姜黄三分 木香二分

【炮制】研为细末，汤浸蒸饼和丸，如梧桐子大。

【用法】每服二三十丸，熟汤送下，细嚼亦可。

◆**益智子和中汤**《兰室秘藏》

【主治】中气不足，寒热不调。

【功效】益智，和中，清热，疏肝。

【药物及用量】益智子五分 白芍一钱五分 当归身 黄芪 升麻 甘草（炙）各一钱 牡丹皮 柴胡 葛根 半夏各五分 桂枝四分 肉桂一分（一作二分） 干姜（炮）少许

【用法】研为粗末，清水三盏，煎至一盏去滓，食后温服。

◆**益脾清肝汤**《证治准绳》

【主治】肝脾风热生疮，寒热体痛及脾胃虚弱，饮食少思，疮不消散。

【功效】益脾阳，疏肝热。

【药物及用量】人参 白术 茯苓 炙甘草 川芎 当归 黄芪各三分 柴胡 牡丹皮各二分

【用法】清水煎服。

◆**益脾散**《世医得效方》

【主治】脾虚少运。

【功效】健脾胃，助消化。

【药物及用量】白茯苓 人参 草果（煨） 木香（湿纸裹煨） 甘草 陈皮 厚朴（姜制） 紫苏子（炒）各等量

【用法】研为末，每服一钱，加生姜、大枣，清水煎服。

◆**益肾散**《仁斋直指方》

【主治】肾虚耳聋。

【功效】益肾，开窍。

【药物及用量】灵磁石（制） 巴戟 川椒（开口者）各一两 石菖蒲 沉香各五钱

【用法】研为细末，每服二钱，用猪肾一只（细切），加葱白，食盐并药，湿纸十重裹之，煨令香熟，空腹细嚼，温酒送下。

◆**益黄散**《小儿药证直诀》

【主治】小儿脾胃虚寒，乳食不化，腹痛泄利，妇人妊娠呕吐泄泻，产后泄泻。

【功效】行气，消积，止泻。

【药物及用量】陈橘皮一两 青橘皮 诃子肉（煨） 甘草（炙）各五钱 丁香二钱

【用法】研为细末，每服二三钱，清水煎服，或黑糖调服一钱。

◆**益经汤**《傅青主女科》

【主治】妇人年未老而经水断。

【功效】益脾肾，养血分。

【药物及用量】人参 牡丹皮各二钱 当归（酒洗） 山药（炒）各五钱 酸枣仁（生捣碎） 沙参 白芍（酒炒）各三钱 白术（土炒） 熟地黄各一两 杜仲（炒黑） 柴胡各一钱

【用法】清水煎服，八剂而经通，服至经不再闭，兼可受孕。

◆**益荣汤**《医方类聚》引《严氏济生方》

【主治】怔忡恍惚，善悲不寐，小便或

浊，妊娠惊悸。

【功效】养血，补心，安神。

【药物及用量】当归（去芦，酒浸）　黄芪（去芦）　小草　酸枣仁（炒去壳）　柏子仁（炒）　茯神（去木）　白芍　麦门冬（去心）　紫石英（煅研）各一两　木香（不见火）　人参（去芦）　甘草（炙）各五钱

【用法】每服四钱，加生姜五片，红枣一枚，清水二盅，煎至一盅，不拘时服，妊娠产后怔忡去小草、麦门冬。

◆**真人萃仙丸**《中国医学大辞典》

【主治】肾水亏损，元气不足，神思恍惚，夜梦遗泄，腰腿酸软。

【功效】补肾，固精，止遗。

【药物及用量】蒺藜（炒）八两　茯苓　牡蛎　莲须　枣仁　芡实　菟丝子　山药（人乳汁制）各二两　龙骨一两　山茱萸肉四两

【炮制】共为细末，金樱膏四两和炼蜜为丸。

【用法】每服三钱，淡盐汤送下。

◆**真方五色丸**《鸡峰普济方》引《保婴方》

【主治】小儿痰涎壅塞，胸膈不利，乳食不消，变生痞积，胁肋片硬，按之疼痛及一切急慢惊风发搐。

【功效】祛风，涤淡，下积。

【药物及用量】（1）青丸子　青黛（研）　南星（姜制）各五钱　巴豆霜五分　（2）红丸子　朱砂（水飞）　半夏（姜制）各五钱　巴豆霜五分　（3）黄丸子　大黄（煨）　郁金各五钱　巴豆霜五分　（4）白丸子　生白附子　寒水石（煅）各五钱　巴豆霜五分（5）黑丸子　五灵脂（炒）　全蝎（炒）各五钱　巴豆霜五分

【炮制】前五色药，各另研为细末，入巴豆霜五分，和匀，水煮面糊为丸，如粟米大。

【用法】一岁儿每服五分，乳汁或姜汤送下，急惊金银薄荷汤，慢惊生姜全蝎汤送下。

◆**真方圣散子**《御药院方》

【主治】男子妇人脾胃受湿，中脘停寒，吃物频伤，心胸满闷，胁肋膨胀，肠鸣虚痞，小腹竖痛，脐下强急，或大便不调，米谷迟化，里急后重，下痢脓血，或下五色，或便如鱼脑，或如豆汁，或有鲜血，或如烂肉相似，日夜无度，久而不愈，嗜卧怠惰虚羸，肢体沉困，寒热作时，此药能固养脾胃，温中止腹痛，服之甚有所益。

【功效】温中涩肠止痢。

【药物及用量】御米壳五两（捣碎，醋炒黄色）　肉豆蔻（面裹煨，去面）　赤石脂　乌鱼骨（去皮）　甘草（炙黄）　拣丁香　诃子皮　干姜（炮制）各一两

【用法】上八味，为细末，每服，先用水一盏，入乳香少许，煎五七沸，调药末二钱，和滓，食前热服。

◆**真功丹**《重楼玉钥》

【主治】孕妇喉证。

【功效】消坚，软积。

【药物及用量】大冰片一分　熊胆（阴干，临用研细末）　炉甘石（用羌活煎汤煅七次，飞去脚，晒干用）　硼砂各一钱　牙硝二分

【用法】研为极细末，吹于患处，毒肿渐平，去硝，刀破后须用吕雪丹。

◆**真君妙贴散**《外科正宗》

【主治】痈疽诸毒，顽硬恶疮，散漫不作脓，或皮破血流，湿烂疼苦及天疱，火丹，肺风，酒刺等。

【功效】拔毒，止血。

【药物及用量】荞麦面　白面各五斤　明净硫黄十斤（为末）

【炮制】清水微拌，干湿得宜，擀成薄片，微晒单纸包裹，风中阴干，研为细末。

【用法】新汲水调敷，如皮破血流烂者麻油调敷，天泡火丹酒刺靛汁调敷。

◆**真武汤**《伤寒论》

【主治】少阴经虚寒证及太阳证因发汗而引动少阴之气者。

【功效】温阳，和里。

【药物及用量】茯苓　芍药（酒洗）　生姜（切）各三两　白术二两　附子一枚（炮去皮，破八片）

【用法】清水八升，煮取三升，去滓，温服七合，一日三次。若咳者加五味子五合，细辛、干姜各一两；小便利者，去茯苓；下利去芍药，加干姜二两；呕，去附子，加生姜加重为八两。

◆**真金散**《袖珍小儿方》

【主治】小儿胎赤眼。

【功效】解血热。

【药物及用量】黄连（去须）　黄柏　当归　赤芍各一钱　杏仁（去皮尖）五分

【炮制】锉散，乳汁浸一宿，晒干，研为极细末。

【用法】每用一字，以生地黄汁调，频频点眼，新绵裹荆芥汤浸温，时时洗浴。

◆**真珠丸**《小儿药证直诀》

【主治】小儿积聚惊涎及二便涩滞，腹胀滞气。

【功效】温中下积。

【药物及用量】木香　白丁香　丁香末　轻粉（留少许为衣）各五分　白滑石二钱　巴豆十四粒（水浸一宿，研极腻）

【炮制】研为末和匀，湿纸裹烧，粟米饭和丸，如麻子大。

【用法】一岁儿每服一丸，八九岁以上至十五岁每服八丸，泡皂子煎汤，放冷送下。如挟风热难动者，先服凉药一服；乳瘖者，减丸数，隔日临卧一服。

◆**真珠丸**《幼幼新书》引《王氏博济方》

【主治】小儿寒热虚积，五脏烦满，风涎积滞，惊食疳积。

【功效】祛痰滞，下虫积。

【药物及用量】南星末　半夏末　滑石末各二钱　轻粉四钱匕　巴豆二七粒（去心油）

【炮制】研为末，水煮面糊和丸，如芥子大。

【用法】每服十五丸或二十丸，葱汤送下。◆**真珠丸**《太平圣惠方》

【主治】风热心神壅闷，头目不利，口舌干燥，皮肤枯槁。

【功效】祛风清热，清利头目。

【药物及用量】珍珠半两（细研）　牛黄一分　朱砂半两（细研）　金箔三十片　铁粉半两　天竺黄半两　玳瑁半两　胡黄连半两　犀角屑半两　沙参半两（去芦头）　苦参一两（锉）　玄参半两　石膏一两（细研，水飞过）　龙齿半两（细研）　甘草半两（炙微赤，锉）

【用法】上一十五味，捣细罗为末，研匀，炼蜜和捣二三百杵，丸如梧桐子大，不拘时，以麦门冬汤下十五丸。

◆**真珠天麻丸**《省翁活幼口议》

【主治】小儿急惊，痰热壅盛及吊肠锁肚撮口等证。

【功效】祛痰积，宣壅滞。

【药物及用量】天麻　天南星（炮）　白附子（炮）各二钱五分（一作各一钱）　腻粉五分　巴豆霜字芫荑（炒）　全蝎（面炒）　滑石各一钱五分

【炮制】共研末，水煮细面糊为丸，如麻子大。

【用法】小儿初生患者三日三丸，五日五丸，七日七丸，一岁儿每服五丸，二岁十丸，薄荷汤点茶清送下。

◆**真珠母丸**《类证普济本事方》

【主治】肝胆虚风，神魂不安，状若惊悸。

【功效】养肝，益心，安神。

【药物及用量】真珠母（煅赤醋淬，另研细）七钱五分　当归身　熟地黄各一两五钱（一作各二两）　人参　酸枣仁（炒）　柏子仁各一两　犀角屑（一作一两）　茯神（一作茯苓，一作一两）　沉香（另研，勿见火）　龙齿（煅赤醋淬，水飞另研）各五钱

【炮制】研为细末，炼蜜和丸，如梧桐子大，辰砂五钱（另研水飞）为衣。

【用法】每服四十丸至五七十丸，熟汤

或金银花薄荷汤送下，午后、临卧各一服。

◆**真珠散**《万全方》

【主治】心疳。

【功效】凉心安神，解毒杀虫。

【药物及用量】真珠末（一作三钱）　麦门冬（去心）　茯神各五钱　天竹　胡黄连　羚羊角屑　川大黄（炒）　当归（微炒）　犀角屑各三钱　金箔（研，临时和入，一作二十五片）　银箔（研，临时和入）各五十片　牛黄（细研）　雄黄各一钱　朱砂　甘草（炙）各二钱　麝香（细研）少许（一方无银箔、麝香）

【用法】捣罗为散，每服五分，茵陈煎汤调下，量儿大小加减。

◆**真珠散**《圣济总录》

【主治】肝虚，迎风热泪。

【功效】养肝明目。

【药物及用量】真珠　丹砂各三分　干姜二分　贝齿五枚（炭火煅水淬，一作一两）

【用法】各研极细末，以熟织帛罗三遍，每用少许，仰卧点之，闭目少时。

◆**真珠散**《太平圣惠方》

【主治】血灌瞳仁生障膜。

【功效】泻肝，明目。

【药物及用量】真珠　水晶　琥珀　马牙硝各五钱　朱砂一两　龙脑少许

【用法】研细如粉，每用如半小豆大，铜筋取点。

◆**真珠散**《证治准绳》

【主治】眼生翳膜，赤涩疼痛。

【功效】清热，疏肝，祛风，明目。

【药物及用量】真珠五钱　青葙子　黄芩各二两　人参（去芦）　甘菊花　石决明（捣碎细研，水飞）　芎䓖　甘草（炙）各一两

【用法】研为细末，每服一钱，食后温浆水调下。

◆**真珠散**《医方大成》

【主治】客忤惊风，鬼疰惊邪。

【功效】疏肝，通络，安神。

【药物及用量】真珠　海螵蛸　滑石各一钱　白茯苓　人参　白附子　甘草　全蝎　麝香　脑子（另研）各五钱　生珠（另研）一钱　金箔三十片　银箔二十片

【用法】研为末和匀，每服五分，灯心麦门冬煎汤，入蜜少许调下，日午、临卧各一服。

◆**真珠散**《幼幼新书》引《朱氏家传方》

【主治】小儿气喘多涎。

【功效】坠痰行滞，止涎。

【药物及用量】真珠末（一作四钱）　生犀角屑（一作二钱）各五分　香附末四钱（一作一钱）　龙脑少许

【用法】共研细末，每服一字，一岁以下服五分，桃仁煎汤调下，乳母忌食生冷油腻一切毒物半月。

◆**真珠膏**《幼幼新书》

【主治】眼病久不瘥，䀮䀮不见物。

【功效】养肝明目。

【药物及用量】真珠（细研）　甘菊花（为末）　香豉（炒黄为末）　井泉石（细研）各二钱五分

【炮制】拌匀，用白蜜一合，鲤鱼胆一枚，同药慢火熬成膏，入好龙胆二钱同拌匀。

【用法】每用少许，时点眼中。

◆**真珠膏**《太平圣惠方》

【主治】眼热赤痛，生翳昏暗。

【功效】清热养肝，明目退翳。

【药物及用量】真珠一两　麝香　朱砂　胡粉各二钱五分　贝齿五枚（烧灰）　鲤鱼胆二枚　白蜜四两（煎滤过）

【炮制】除鱼胆蜜外，余研细如粉，以鱼胆汁蜜于铜器中充匀，慢火煎成膏。

【用法】每用少许，铜箸点之，一日三四次。

◆**真珠粉丸**《医学入门》

【主治】白浊，梦遗，泄精。

【功效】降火，滋阴。

【药物及用量】黄柏皮（新瓦上炒赤）　蛤粉各一斤

【炮制】研为细末，滴水和丸，如梧桐子大。

【用法】每服一百丸，空腹时温酒送下。

◆**真珠退翳散**《仁斋直指方》

【主治】蟹眼。

【功效】清凉消翳。

【药物及用量】真珠少许　白泽石膏　乌贼骨　蚌壳粉各等量

【用法】研为细末，每用一钱，用第二次米泔调，食后临卧常服。

◆**真珠散**《张氏医通》

【主治】痘疔。

【功效】解毒清热。

【药物及用量】真珠（生，研）　绿豆（生，研）　豌豆（烧存性）　发灰各等量（一方无绿豆，加冰片少许）

【用法】为散，胭脂调银针挑破，口含清水，吮去毒血涂之。

◆**真珠散**《医宗金鉴》

【主治】疳疮。

【功效】清热，除瘀，祛腐。

【药物及用量】真珠　黄连　黄柏　定粉　轻粉　象牙　五倍子（炒）　儿茶　没药各等量

【用法】研极细末，先以米泔水洗患处，再撒此药。

◆**真珠散**《奎光方》

【主治】牙宣。

【功效】收敛止血。

【药物及用量】真珠　乌贼骨（去壳）　象皮（炙脆）　降香节（忌铁器）　龙骨（煅）各一钱　儿茶　没药　乳香　朱砂各五分　广三七二钱　冰片一分五厘

【用法】共研细末，取棉花如指大，捻成团，蘸水再捺成扁色，方蘸药塞患处，以指按之，勿动，二三次即愈。

◆**真珠散**《验方新编》

【主治】口疮，牙根红肿，实火喉痛。

【功效】解热毒，消痈肿。

【药物及用量】大真珠（破）五分　雄精　硼砂　川连　儿茶　人中白　梅花冰片（顶上牙色有）　薄荷　黄柏各一钱

【炮制】各研极细末（如香灰细，不细搽之作痛），和匀，收入瓷瓶，不可泄气。

【用法】每用一二分，吹入患处。

◆**真珠散**甲《太平圣惠方》

【主治】小儿肝脏风热，上攻于眼目，赤痛。

【功效】清肝疏风明目。

【药物及用量】真珠末一分（研入）　青葙子一分　牛黄（细研）　黄连（去须）　甘草（炙微赤，锉）各半两　蔓荆子半两

【用法】上六味，捣细罗为散，入研药，都研令匀，每服以熟水调下半钱，量儿大小，加服之。

◆**真珠散**乙《太平圣惠方》

【主治】斑痘疮入眼，赤涩肿痛，或生翳渐长。

【功效】清肝退翳。

【药物及用量】真珠末一分　琥珀一分（细研）　牛黄一分（细研）　龙脑二钱（细研）　天竺黄半两（细研）　羚羊角屑一分　犀角屑一两　人参半两（去芦头）　川升麻三分　赤茯苓半两　车前子半两　赤芍三分　决明子半两　甘草三分（炙微赤，锉）

【用法】上一十四味，捣细罗为散，入研药，拌令匀，每于食后，煎竹叶汤调下一钱，忌炙爆热面。

◆**真珠散**丙《太平圣惠方》

【主治】妇人风邪，神识不安，癫狂，言语失次，如见鬼神。

【功效】安神定惊，益气养心。

【药物及用量】珍珠三分（细研，水飞过）　水精三分（细研，水飞过）　铅霜三分（细研）　人参一两（去芦头）　茯神一两　朱砂一两（细研，水飞过）　雄黄半两（细研）　金箔五十片（细研）　银箔五十片（细研）　琥珀三分（细研）

【用法】上一十味，捣细罗为散，入研，药令匀，每服不拘时，用薄荷汁调下半钱。

◆**真珠散**《三因极一病证方论》

【主治】喜怒无常，忧思兼并，致脏气郁结，留积涎饮，胸腹满闷，或复草痛，憎寒，发热，吐利交作。

【功效】理气化痰降逆。

【药物及用量】附子二个（一生一炮，各去皮、脐）　半夏二钱　滑石　成炼钟乳各半两　辰砂三钱（别研）

【用法】上五味为末，每服二钱，水二盏，姜七片，藿香二三叶，蜜半匙，煎七分，食前冷服。小便不利，加木通、茅根煎。

◆**真珠汤**《千金方》

【主治】胎死腹中。

【功效】祛瘀下胎。

【药物及用量】熟真珠一两　榆白皮（切）一升

【用法】上二味，以苦酒三升，煮取一升，顿服之，死胎立出。

◆**真珠涂方**《圣济总录》

【主治】小儿烟火丹从背上起，或走两臂足，赤如火。

【功效】凉血消斑。

【药物及用量】真珠（细研如粉）一两　慎火草（研绞汁，景天是也）

【用法】上二味，和调如糊涂之，以瘥为度。

◆**真应散**《三因极一病证方论》

【主治】喘急不能眠，百药不效者。

【功效】益肺金，降逆气。

【药物及用量】白石英四两（通明者，生织袋盛，用雄猪肚一具，以药入内缝定，煮熟取药出，再换猪肚一具，如前法煮三次，煮过取药出晒干）

【用法】研为末，每服二钱，以款冬花散二钱（《太平惠民和剂局方》），再加桑白皮二寸，生姜三片，枣子一枚，清水一盏半，煎至七分，通口服，猪肚亦可食，但不得用酱、醋、盐、椒、姜等调和。

◆**真气汤**《圣济总录》

【主治】初产后，血气烦闷。

【功效】滋阴养血。

【药物及用量】童子小便三合　生地黄汁一合

【用法】上二味相和，微煎三四沸，分温二服。

◆**真白汤**《圣济总录》

【主治】妊娠腹痛，不思饮食。

【功效】降气止呕。

【药物及用量】木香　沉香　丁香各一分　芎䓖　蓬莪术（煨）　当归（切，焙）　芍药（锉）　楝实（炒，去核）　荐香子（炒）各半两　甘草（炙）一两　益智子（去皮）　陈橘皮（汤浸，去白，焙）各半两

【用法】上一十二味，粗捣筛，每服二钱匕，水一盏，枣一枚，擘破，煎至六分，去滓，食前温服。

◆**真料济阴丹**《仙传济阴方》

【主治】胎前产后百疾。

【功效】理气活血。

【药物及用量】净香附子八两（二两㕮咀，好醋浸，二两无灰酒浸，二两盐汤浸，二两用二三岁童便浸一日夕，长流水洗，如无童便，用姜汁、艾煎汁浸亦可，以上共炒干）　乌药　当归　泽兰　赤芍　百草霜　五灵脂　陈皮　熟苍术　川芎半两

【用法】上一十一味为末，醋煮面糊为丸，每服三十丸。无孕加三棱、莪术、白芷各一两，桂半两，四味为末，醋糊丸服；产后加百草霜或添益母草，蜜浸炒干为末，入前药内用。

◆**破血散疼汤**《兰室秘藏》

【主治】跌伤，瘀血胁痛，不能饮食。

【功效】疏风，活血，破瘀。

【药物及用量】羌活　防风　官桂各一钱　苏木一钱五分　连翘　当归尾　柴胡各二钱　水蛭三钱（炒烟尽另研）　麝香少许（另研）

【用法】分作二服，清水一大盏，酒二大盏，除去蛭，麝香另研如泥，煎余药作一大盏去滓，上火令稍热，二味调入，空腹时服。

◆**破毒无比散**《证治准绳》

【主治】肿毒。

【功效】消肿解毒。

【药物及用量】猪牙皂角（去皮酥炙焦黄）

【用法】研为末，每服五分，加全体穿山甲，视所患之证在何处，就取此处甲用，以蛤粉炒为末一钱，与皂角末相和，温酒调下，病在上食后服，病在下食前服。

◆**破故纸散**《袖珍小儿方》

【主治】膀胱虚冷，夜间遗尿，或小便不禁。

【功效】固肾固脬。

【药物及用量】破故纸不拘多少

【用法】研为末，每用一钱，热汤调下，或破故纸炒为末，黄柏汤调下。

◆**破阴丹**《沈氏尊生书》

【主治】阴毒脉伏及阳脱无脉，厥冷不醒。

【功效】扶阳退阴。

【药物及用量】硫黄（为末）五两　硝石　玄精石各二两　干姜　附子　肉桂各五钱

【炮制】共为末，用铁铫先铺玄精石，次铺硝石各一半，中铺硫黄末，又铺硝石末，再铺玄精末，以小盏盖住，用炭三斤，烧令得所，勿令烟出，急取瓦盆合著地上。候冷取出，入余药同为末，米糊和丸。

【用法】每用二十丸，艾汤送下，取汗。

◆**破棺丹**《卫生宝鉴》

【主治】诸热肿风热，发热多汗，大渴便秘，谵语结阳及疮气入腹危急者。

【功效】泻热毒。

【药物及用量】大黄二两（半生半热）　芒硝　甘草各二两（一作各一两）

【炮制】研为末，炼蜜和丸，如弹子大。

【用法】每服半丸，疾重一丸至二丸，食后童便入酒半盏化服，或白汤合酒化服，忌冷水。

◆**破结丸**《女科玉尺》

【主治】妇人过食生冷酸涩等物，致月经不通。

【功效】温通气血，活血通经。

【药物及用量】琥珀　延胡索　降香　五灵脂　蓬莪术　牛膝各五钱　桃仁　当归尾各一两　桂心　血竭各三钱

【炮制】研为细末，滴水和丸。

【用法】熟汤送下。

◆**破结丹**《医学入门》

【主治】痰浊结滞。

【功效】化痰破结。

【药物及用量】辰砂　青礞石　荜茇　肉豆蔻　黑丑头末　木香　肉桂　附子　巴豆各五钱　轻粉五厘　麝香五分　金箔五片

【炮制】醋半盏，先研辰砂黑丑附子熬成膏，次入诸药末和丸。

【用法】皂荚煎汤送下。

◆**破结散**《千金方》

【主治】五瘿、马刀、瘰疬等。

【功效】消坚，破结，解毒。

【药物及用量】海藻（酒洗净）　龙胆草（酒洗）　海蛤粉　通草　矾石（煅枯）　昆布（酒洗净）　松萝茶（或以桑寄生一倍代之）各三钱　麦曲（炒）四钱　半夏曲二钱（一方加青皮）

【用法】研为细末，每服一二钱，食后热酒调下，每日三次。忌食甘草、生果、生菜、五辛、鲫鱼、鸡肉、猪肉毒物，二十日可愈。

◆**破痰消饮丸**《是斋百一选方》

【主治】一切停痰留饮。

【功效】祛寒湿，破痰结。

【药物及用量】广陈皮（去白）　川姜（炮）　京三棱（炮捶碎）　草果（面裹煨）　高良姜（湿纸裹煨）　蓬莪术（炮）　青皮各一两　半夏（汤洗七次）三两

【炮制】研为细末，水煮面糊和丸，如梧桐子大，阴干。

【用法】每服五十丸，食远姜汤送下。

◆**破饮丸**《三因极一病证方论》

【主治】五饮停蓄胸膈，痛引两胁，胀满气促，厥晕癥痞，饮食不消，久疟久痢，尸疰癫痫，心气不足，夏愁思虑，妇人腹中诸病。

【功效】坠痰行滞。

【药物及用量】荜茇　丁香（不见火）

砂仁 蝎梢 胡椒 木香（不见火） 乌梅肉 青皮 巴豆（去皮膜）各等量

【炮制】将青皮、巴豆，以浆水同浸一宿，次日滤出，同炒青皮焦，去巴豆，水淹乌梅肉蒸一炊久，细研为膏，入药末和匀为丸，如绿豆大。

【用法】每服五七丸，临睡时生姜汤送下。

◆**破饮丸**《三因极一病证方论》

【主治】五饮停蓄，结为癥痞，支满胸胁，抢心疼痛。

【功效】消癥散结，理气止痛。

【药物及用量】荜茇 丁香 胡椒 砂仁 青皮 乌梅肉 巴豆（去皮） 木香 蝎梢各等量

【用法】上九味，以青皮同巴豆，浆水浸一宿，次日漉出，同炒橘皮焦，去巴豆，将所浸水淹乌梅肉，炊一熟饭，细研为膏，丸如绿豆大，每服五七丸，临卧，姜汤下，津咽亦得。

◆**破饮丸**《太平惠民和剂局方》

【主治】一切停饮不散，时呕痰沫，头眩欲倒，膈脘不快。

【功效】利膈化痰，理气止呕。

【药物及用量】旋覆花八两 白术一斤一两 肉桂（去粗皮）六两 干姜（炮）六两 赤茯苓（去粗皮）七两 枳实（麸炒）二两

【用法】上六味为末，面糊丸，如梧桐子大，每服五十丸，熟水下。

◆**破积导饮丸**《沈氏尊生书》

【主治】水积及痰饮。

【功效】破积，消食，行水。

【药物及用量】木香 槟榔 青皮 陈皮 枳壳 枳实 三棱 蓬莪术 半夏 神曲 麦芽 茯苓 干姜 泽泻 甘草各五钱 白丑头末六钱 巴豆二十粒

【炮制】研为末，姜汁煮米糊和丸。

【用法】每服三五十丸，生姜汤送下。

◆**破癥丸**《太平圣惠方》

【主治】妇人食癥块，攻心腹疼痛。

【功效】破积化瘀止痛。

【药物及用量】巴豆十枚（去心皮，研，纸裹压去油） 川乌头一分（炮裂，去皮、脐） 胆子矾一分 五灵脂一分 芫花一分（醋拌炒令干） 百草霜一分

【用法】上六味，捣罗为末，煮枣肉和丸，如绿豆大，每服以生姜醋汤下五丸。

◆**破块丸**《世医得效方》

【主治】受瘴结成气块留于腹中，不能消散。

【功效】行气导滞破结。

【药物及用量】荜茇一两 大黄一两（各生用）

【用法】上二味为末，入生麝香少许，炼蜜为丸，如梧桐子大，每服三十丸，空心冷酒下，或温冷汤下，日三服。

◆**破气汤**《居家必用》

【主治】妇人气上逆作痛，胸膈满闷。

【功效】温中降气，行气止痛。

【药物及用量】乌药 香附子各一两 紫苏叶 橘红 檀香 片子姜黄 缩砂仁 甘草各半两

【用法】上八味为粗末，每服半两，生姜三片，葱白二枚，水二盏，煎至一大盏，滤去滓，入磨化沉香汁、木香汁各一呷服之。

◆**破血下癥方**《千金方》

【主治】月经不通，结成癥瘕如石，腹大骨立。

【功效】破血消癥。

【药物及用量】大黄 硝石各六两 巴豆 蜀椒各一两 代赭石 柴胡（熬变色） 水蛭 丹参（熬令紫色） 土瓜根各三两 干漆（熬） 芎䓖 干姜 虻虫（去翅足，熬） 茯苓各二两

【用法】上一十四味，为末，巴豆别研，炼蜜和丸如梧桐子大，空心酒服二丸，未知加至五丸，日再服。

◆**破血下瘕方**《千金翼方》

【主治】月水不通，结成癥坚如石，腹大骨立。

【功效】破血化瘀，温通经脉。

【药物及用量】大黄　硝石（熬令沸定）各六两　蜀椒（去目闭口，汗）一两　代赭石　干漆（熬）　芎䓖　茯苓　干姜　虻虫（去翅足，熬）各二两　巴豆二十枚（去皮心，熬）

【用法】上一十味，捣筛为末，别治巴豆令如脂，炼蜜丸如梧桐子大，酒服三丸，渐加至五丸，空腹为始，日二服。

◆**秘元丸**《世医得效方》

【主治】色欲内虚，自汗流精，小便不禁。

【功效】涩精，止遗。

【药物及用量】白龙骨三两（酒煮焙，一作二两）　诃子十枚（去核煨取肉，一作五分）　缩砂仁一两（一作五分）（一方有灵砂水飞一两）

【炮制】研为细末，水煮糯米糊和丸，如梧桐子大。

【用法】每服五十丸，空腹时盐汤或温酒送下。

◆**秘真丸**《圣济总录》

【主治】白浊梦遗，精气不固，溺有余沥及频数。

【功效】涩精，止遗。

【药物及用量】龙骨一两　大诃子五枚　缩砂仁五钱　朱砂一两（研细，留一分为衣）

【炮制】研为末，水煮面糊和丸，如绿豆大。

【用法】每服一二十丸，空腹时温酒或熟汤送下，不可多服。

◆**秘真丹**《鸡峰普济方》

【主治】思想无穷，所愿不协，意淫于外，作劳筋绝，发为筋痿及白浊遗溲而下者。

【功效】健脾肾。

【药物及用量】羊胫骨（烧红窨杀）　厚朴（姜制）各三两　朱砂一两

【炮制】研为细末，酒煮米糊和丸，如梧桐子大。

【用法】每服五十丸，空腹时温酒送下。

◆**秘精丸**《洪氏集验方》

【主治】元气不固，遗精梦泄。

【功效】温阳固精。

【药物及用量】大附子（炮去皮、脐）　菟丝子　龙骨（煅通赤）　巴戟（去心）　肉苁蓉（酒浸一宿）　牛膝（酒浸焙干）各一两

【炮制】研为细末，炼蜜和丸，如梧桐子大。

【用法】每服三十丸，空腹时盐酒或盐汤送下。

◆**秘传斗门散**《太平惠民和剂局方》

【主治】八种毒痢，脏腑撮痛，脓血赤白，或下瘀血，或成片子，或有五色相杂，日夜频并。

【功效】温中，涩肠，止血。

【药物及用量】罂粟壳（蜜炒）半斤　地榆（炒）　甘草（炙）各六两　白芍三两　干姜（炮）四两　黑豆（炒，去皮）一十二两

【用法】上六味，为细末，每服二钱，水一盏，同煎至七分，温服。

◆**秘传香连丸**《严氏济生续方》

【主治】赤痢。

【功效】调中，止痢。

【药物及用量】木香（切片）二两　黄连（去须）四两　生姜（切片）四两（《永类钤方》连皮）

【用法】上三味，先铺生姜在锅底，次铺黄连于姜上，次又铺木香于黄连上，用新汲井水三碗，煎干，不要搅动，候煎干，取出三味，焙干，碾为细末，以醋调陈仓米粉，打糊为丸，如梧桐子大，每服七十丸，空心食前，米饮汤送下。

◆**秘传枳壳丸**《朱氏集验方》

【主治】男子女人积气痛不可忍者。

【功效】行气化积，止痛。

【药物及用量】枳实十八片（去瓤）　巴豆　丁香各用二十七粒

【用法】上三味，枳实两片合作一个，入巴豆、丁香各三粒，线缚定，用黄子醋一碗煮令干，去巴豆，留小盏醋煮面糊为

丸，如绿豆大，姜盐汤下三四十丸。

◆**秘藏丸**《吴氏集验方》

【主治】泻痢。

【功效】除冷积，止泻痢。

【药物及用量】巴豆十四粒（灯上烧存性）　肉豆蔻一个（半炮半生）　黄丹少许

【用法】上三味，同捣为末，用蒸饼为丸，如绿豆大。如水泻，冷水下两丸；赤痢，甘草汤；白痢，干姜汤，各二丸。

◆**秘金丹**《吴氏集验方》

【主治】妇人带下，宫寒。

【功效】温补冲任，调经止带。

【药物及用量】生地黄半斤（洗净，薄切，日晒干，入新砂盆内，慢火炒黄黑色）　官桂半两（去皮）　蒲黄三钱（以纸衬砂盆内，炒赤黄色）　白芍半两　川芎三钱（炒）　芡实粉半两　莲花蕊二钱（焙）　白龙骨三钱　熟地黄一两　肉苁蓉三钱（酒浸一宿，焙干）　北五味三钱　菟丝子三钱　远志三钱（去心）　鹿茸半两（醋炙）　川当归半两（去芦）　木香三钱　丁香三钱　附子一对（去皮，炮，切）

【用法】上一十八味，为极细末，炼蜜为丸，如梧桐子大，空心酒醋汤下六十丸。

◆**秦川剪红丸**《永类钤方》

【主治】膈气反胃。

【功效】消积清胃。

【药物及用量】雄黄（另研）　木香各五钱　槟榔　三棱（煨）　蓬莪术（煨）　贯众（去毛）　干漆（炒烟尽）　陈皮各一两　大黄一两五钱

【炮制】研为细末，水煮面糊和丸，如梧桐子大。

【用法】每服五十丸，食前米饮送下，吐出瘀血及下虫而愈。

◆**秦皮散**《太平惠民和剂局方》

【主治】风毒赤眼，痛痒涩泪，昏暗羞明。

【功效】消炎清热利湿。

【药物及用量】秦皮　滑石　黄连各等量

【用法】每用五分，汤泡乘热洗。

◆**秦艽丸**甲《太平圣惠方》

【主治】遍身疥痒，搔之皮起。

【功效】杀虫解毒，祛风止痒。

【药物及用量】秦艽（去芦）　黄芪　苦参（皆去芦）　川大黄（酒蒸）各二两　漏芦　防风（皆去芦）　黄连各一两五钱　乌蛇一钱（酒浸焙干）

【炮制】研为细末，炼蜜和丸，如梧桐子大。

【用法】每服三十丸，食后温酒送下。

◆**秦艽丸**乙《太平圣惠方》

【主治】小儿羸瘦体热，心神烦闷，小便黄赤。

【功效】清肺，散热，杀虫，清热。

【药物及用量】秦艽（去苗）　桑根白皮　枳壳（麸炒微黄，去瓤）　地骨皮　黄芪（锉）　人参（去芦头）　赤茯苓　甘草（微炙）　犀角　龙胆（去芦头）各一分　柴胡三分（去苗）

【炮制】捣罗为末，炼蜜和丸，如绿豆大。

【用法】每服五丸，不拘时粥饮送下，更量儿大小加减。

◆**秦艽丸**丙《太平圣惠方》

【主治】渴利后，肺脏风毒，外攻皮肤，生疮瘙痒，心烦。

【功效】清热祛风止痒。

【药物及用量】秦艽（去苗）一两　乌蛇（酒浸，去皮骨，炙微黄）三两　牛蒡子（微炒）三分　防风（去芦头）半两　枳壳（麸炒微黄，去瓤）一两　栀子仁三分　犀角屑二分　赤茯苓一两　苦参（锉）一两

【用法】上九味，捣罗为末，炼蜜和捣二三百杵，丸如梧桐子大，每于食后服，煎竹叶汤下三十丸。

◆**秦艽升麻汤**《卫生宝鉴》

【主治】风中手足阳明经，口眼㖞斜，四肢拘急，恶见风寒，脉浮而紧。

【功效】祛风和胃。

【药物及用量】秦艽三钱　升麻　葛根　甘草（炙）　芍药　人参各五钱　香白芷　防风　桂枝各三钱

【用法】每服一两，清水二杯，加葱白（连须）三茎，煎至一杯，食后稍热服，避风寒卧，得微汗出则止。

◆**秦艽牛蒡汤**《医宗金鉴》

【主治】痦瘟痒甚。

【功效】发表，化湿，杀虫。

【药物及用量】秦艽一钱五分　犀角（锉）　牛蒡子（炒研）　枳壳（麸炒）　麻黄（蜜炙）　黄芩　防风　炙甘草　黑参　升麻各一钱

【用法】清水一盅，煎至七分，温服。

◆**秦艽白术丸**《兰室秘藏》

【主治】痔疮痔漏有脓血，大便燥硬作痛。

【功效】消滞，杀虫，理肠胃，化湿热。

【药物及用量】秦艽一两　白术五钱（一作四两）　桃仁（去皮尖，另研）　皂角仁（去皮烧存性，一作五钱）各一两　当归梢（酒洗，一作一两）　泽泻　枳实（麸炒黄）各五钱　地榆三钱

【炮制】研为细末，和桃仁泥研匀，煎熟汤打面糊为丸，如芡实大，令药光滑，焙干。

【用法】每用五七十丸，空腹时汤送下，少时以美膳压之。忌食生冷硬物、冷水、菜湿面及五辛辣热大料等物，犯之则药无验。

◆**秦艽地黄汤**《校注妇人良方》

【主治】肝胆经风热血燥，肩臂疼痛，或筋脉引急，或时牵痛，其内症发热，或寒热晡热，妇人月经不调或肢体酸痛。

【功效】疏肝胆，理血热，补气血。

【药物及用量】秦艽　熟地黄（自制）　当归各一钱　川芎　芍药　牡丹皮　白术　茯苓各一钱五分　钩藤一钱　柴胡　甘草（炙）各三分（一方无熟地黄、当归、川芎、芍药，有生地黄）

【用法】清水煎服。

◆**秦艽地黄汤**《疠疡机要》

【主治】风热血燥，筋骨作痛。

【功效】祛风和血。

【药物及用量】秦艽　生地黄　当归　川芎　羌活　防风　升麻　甘草　白芷　蔓荆子　白芍　大力子（蒸）　荆芥各一钱

【用法】清水煎服。

◆**秦艽扶羸汤**《杨氏家藏方》

【主治】肺痿，骨蒸，已成劳嗽，或寒或热，声嗄不出，体虚自汗，四肢怠惰。

【功效】清虚热，化痰浊。

【药物及用量】秦艽一钱　软柴胡二钱　人参　鳖甲（醋炙）　当归（酒洗）　紫菀茸　半夏各一钱　地骨皮一钱五分　甘草一两五分

【用法】清水二盅，加生姜三片，乌梅、大枣各一枚，煎至八分，食后服，热甚加青蒿，汗多加黄芪，去半夏、生姜。

◆**秦艽防风汤**《兰室秘藏》

【主治】痔漏，大便时痛。

【功效】化大肠湿热。

【药物及用量】秦艽　防风　当归身　白术各一钱五分　甘草（炙）　泽泻各六分　黄柏五分　大黄（煨）　橘皮各三分　柴胡　升麻各二分　桃仁三十个　红花少许

【用法】清水三盏，煎至一盏，空腹时稍热服。

◆**秦艽羌活汤**《兰室秘藏》

【主治】痔漏成块下坠，瘙痒不已。

【功效】祛风解毒。

【药物及用量】秦艽一钱　羌活一钱二分　黄芪一钱　防风七分　升麻　甘草（炙）　麻黄　柴胡各五分　藁本三分　细辛　红花各少许

【用法】清水二盏，煎至一盏，空腹时服。

◆**秦艽散**《小儿药证直诀》

【主治】潮热，减食羸瘦。

【功效】退热。

【药物及用量】秦艽（去头，切，焙）　甘草（炙）各一两　薄荷叶（切，焙）半两

【用法】研为粗末，每服二钱，清水一盅，煎至八分，食后温服。

◆**秦艽散**《妇人大全良方》

【主治】经脉有热，月水凝滞，五心烦倦。

【功效】理血热，清虚热。

【药物及用量】秦艽　麦门冬各一两　生地黄　当归各五钱　地骨皮　郁金　苏木各一分

【用法】研为细末，每服一钱五分，清水一盏，加红花少许，煎至七分，温服。若经脉调，去红花。忌酒与热物，可服一年。

◆**秦艽散**《全生指迷方》

【主治】妊娠胎动不安。

【功效】和血气，安胎。

【药物及用量】秦艽　阿胶（炒）　艾叶各等量

【用法】研为粗末，每服五钱，清水二盏，加糯米五十粒，煎至一盏，去滓温服。

◆**秦艽散**甲《太平圣惠方》

【主治】产后中风，口噤不开，神志昏迷，肩背急强。

【功效】散寒祛风。

【药物及用量】秦艽（去苗）　防风（去芦头）　葛根（锉）各三分　独活一两半　附子（炮裂，去皮、脐）　当归（锉，微炒）　桂心各半两

【用法】上七味，捣粗罗为散，每服四钱，以水一中盏，入生姜半分，煎至六分，去滓，温服，不拘时。

◆**秦艽散**乙《太平圣惠方》

【主治】妊娠胎动，烦热不安。

【功效】固冲止痛。

【药物及用量】秦艽半两（去苗）　甘草半两（炙微赤，锉）　鹿角胶半两（捣碎，炒令黄燥）

【用法】上三味，捣筛为散，每服三钱，以水一大盏，入糯米五十粒，煮米熟为度，去滓，温服，不拘时。

◆**秦艽散**丙《太平圣惠方》

【主治】风痰，心昏恍惚，不能言语，痰涎流溢。

【功效】祛风化痰，开窍利音。

【药物及用量】秦艽（去苗）一两　恒山一两半　人参（不去芦头）一两　羚羊角屑一两　甘草（生）一两

【用法】上五味，捣筛为散，每服三钱，以水一中盏，入大麻子五十粒，煎至七分，去滓，空心温服，良久当吐，未吐再服。

◆**秦艽散**丁《太平圣惠方》

【主治】风虚汗出不止，恶风头痛。

【功效】祛风补虚，止汗。

【药物及用量】秦艽（去苗）三分　附子（炮裂，去皮、脐）一两　石膏一两　菖蒲一两　麻黄根二两　苍术（锉碎，炒微黄）二两　桂心一两　防风（去芦头）二两

【用法】上八味，捣细罗为散，不拘时，以温水调下二钱。

◆**秦艽汤**《幼幼新书》

【主治】小儿寒热往来。

【功效】清血热，散外邪。

【药物及用量】秦艽（去苗）　鳖甲（醋炙微黄，去裙襕）各一两　川大黄（锉碎，微炒）　麻黄（去根节）各五钱　竹茹　甘草（炙）各一分

【用法】捣罗为粗散，每服一钱，清水一盏，加葱白二寸，煎至五分，去滓温服，量儿大小加减。

◆**秦艽散**《太平圣惠方》

【主治】阴黄不欲闻人言，小便不利。

【功效】利湿。

【药物及用量】秦艽（去苗土）一两　旋覆花　赤茯苓（去皮）　甘草（炙，锉）各五钱

【用法】㕮咀，每服四钱，牛乳汁一盏，煎至六分，去滓，不拘时温服。

◆**秦艽汤**《证治准绳》

【主治】风热毒气，客于皮肤，遍身生瘖瘟如麻豆。

【功效】散风热，解毒滞。

【药物及用量】秦艽（去芦）一两　防风（去芦）　黄芩　麻黄（去节）　甘草（炙）　玄参（去芦）　犀角屑　牛蒡子（炒）　枳壳（去瓤麸炒）　川升麻各七钱

五分

【用法】吹咀，每服五钱，清水一中盏，煎至七分去滓，不拘时温服。

◆**秦艽汤**《素问病机气宜保命集》

【主治】增损柴胡汤证已去，邪仍在者。

【功效】祛风邪，和肝胃。

【药物及用量】秦艽　白芍　柴胡各一钱七分　甘草（炙）一钱三分　黄芩　防风各一钱二分　人参　半夏各一钱

【用法】吹咀，分作二帖，清水二盏，加生姜三片，煎至八分，食远服。

◆**秦艽汤**甲《圣济总录》

【主治】产后恶露不断。

【功效】温中活血。

【药物及用量】秦艽（去苗土）　玄参　芍药各一两　艾叶（炙）　白芷　续断　当归（切，焙）各一两半

【用法】上七味，粗捣筛，每服二钱匕，水一盏，生姜三片，煎七分，去滓，温服，不拘时。

◆**秦艽汤**乙《圣济总录》

【主治】产后疟，先寒后热，头疼发渴，骨节痛。

【功效】散寒祛风，清热活血。

【药物及用量】秦艽（去苗土）　麻黄（去根节，煎，掠去沫，焙）　乌梅（去核，炒）　甘草（炙）　麦门冬（去心，炒）　青蒿子　常山　柴胡（去苗）　鳖甲（醋炙，去裙襕）　大黄（炮，锉）　当归（切，焙）　赤茯苓（去黑皮）各一两

【用法】上一十二味，粗捣筛，每服五钱匕，水一盏半，生姜三片，煎至八分，去滓，当未发前服，欲发时再服。

◆**秦艽散**《医宗金鉴》

【主治】妇人阴中肿痛。

【功效】通滞，清热，活血止痛。

【药物及用量】秦艽六钱　石菖蒲　当归各三钱

【用法】加葱白五个，清水二盅，煎至一盅，食前服。

◆**秦艽当归汤**《兰室秘藏》

【主治】与秦艽白术丸同。

【功效】祛风，和脾，泻积。

【药物及用量】秦艽一钱　当归梢五分　大黄（煨）四钱　枳实一钱　泽泻　皂角仁　白术各五分　桃仁二十枚　红花少许

【用法】清水三盏，煎至一盏，食前稍热服。

◆**秦艽苍术汤**《兰室秘藏》

【主治】与秦艽当归汤同。

【功效】祛风和血，燥湿泻热。

【药物及用量】秦艽（去苗）　苍术（制）　桃仁（去皮尖，另研）　皂角仁（烧末存性）各一钱五分　防风　槟榔（另研）各五分　黄柏（酒洗，若大肠头沉重者湿胜也，更加之，如天气热或病人燥热喜冷，以意加之）　当归梢（酒洗）　泽泻各一钱　大黄少许（虽大便过涩，亦不宜用）

【用法】除槟榔、桃仁、皂角仁三味外，余药吹咀，如麻豆大，清水三盏，煎至一盏二分，去滓，入槟榔等三味。再上火煎至一盏，空腹宵食消尽热服，少时以美膳压之，则不犯胃，忌食生冷硬物冷菜酒湿面大料等物，干姜之类犯之，其药无效。如有白脓，加白葵花五朵（去萼），青皮五分（不去白）。又用木香三分，研为细末，同槟榔等三味，再上火同煎，依上法服。

◆**秦艽鳖甲散**《卫生宝鉴》

【主治】骨蒸壮热，肌肉消瘦，舌红颊赤，气粗盗汗者。

【功效】理肺胃，清虚热，退骨蒸。

【药物及用量】秦艽五钱　鳖甲一两（去裙，醋炙）　柴胡　地骨皮各一两　知母

当归各五钱

【用法】研为粗末，每服五钱，清水一盏，加乌梅一枚，青蒿五叶，煎至七分，去滓温服，临卧空腹各一服。

◆**粉金散**《医学纲目》

【主治】瘰疬。

【功效】宣壅滞，解湿毒。

【药物及用量】黄柏　草乌各等量

【用法】研为末，蜜调敷之。

◆**粉香散**《瑞竹堂经验方》

【主治】乳蛾。

【功效】宣壅，消结，解毒。

【药物及用量】白矾三钱　巴豆（去皮油）二粒　轻粉　麝香各少许

【炮制】于铁器上熬矾，令沸，入巴豆于矾内，候枯去巴豆，将矾研末，入粉麝。

【用法】吹喉中。

◆**粉草饮**《奇效良方》

【主治】中药毒，吐逆烦躁。

【功效】收敛，催吐，解毒。

【药物及用量】生甘草　延胡索各一两　生白矾五钱

【用法】锉细，每服五分，清水一盏，煎至六分去滓，放冷细细呷之。

◆**粉霜丸**《仙人水鉴》

【主治】小儿疳泻。

【功效】和脾，消积，杀虫。

【药物及用量】粉霜　白丁香各一钱　巴豆一枚（不去油）

【炮制】研为末，烂饭和丸，如小绿豆大。

【用法】每服二丸，井花水送下。

◆**粉麝散**《世医得效方》

【主治】疮毒。

【功效】杀虫解毒。

【药物及用量】轻粉　麝香各一钱　生龟壳一个

【炮制】先以龟壳用醋一碗涂炙，醋尽为度，火煅放冷，再入轻粉、麝香和匀。

【用法】先用葱汤洗疮，然后涂上。

◆**粉红丸**《疮疹方》

【主治】斑疹病后发痫，此温惊之剂。

【功效】凉血透斑。

【药物及用量】天南星（为末，入腊月牛胆中酿百日，阴干，取末四两，别研，无酿者，只取生者，锉，炒熟用）　朱砂一钱半（研）　天竺黄一两（研）　坯子胭脂一钱（研）　龙脑半钱（别研）

【用法】上五味，用牛胆汁和丸，鸡头大，每服一丸，小者半丸，砂糖温水化下。

◆**粉灵砂**《世医得效方》

【主治】脾疼反胃。

【功效】和胃柔脾止痛。

【药物及用量】灵砂一两　蚌粉（同炒略变色）二两　丁香　胡椒各四十九粒

【用法】上四味为末，生姜自然汁煮半夏糊丸，如梧桐子大，每服三十丸。反胃，煨生姜汤吞下；虚人脾痛，炒盐汤下。

◆**芪味丸**《兰室秘藏》

【主治】肺气虚。

【功效】补虚败。

【药物及用量】黄芪四两（盐水浸火炙）　北五味子二两

【炮制】共研细末，水煮秫米糊为丸，如梧桐子大。

【用法】每服三钱，空腹时盐酒送下。

◆**芪附汤**《魏氏家藏方》

【主治】阳气虚脱，恶寒自汗，或口噤痰涌，四肢逆冷，或吐泻腹痛，饮食不入及一切虚寒等证。

【功效】温阳，补气。

【药物及用量】黄芪（去芦蜜炙）一两　附子（炮，去皮、脐）二钱

【用法】㕮咀，每服三钱，加生姜、大枣，清水煎至七分。食前温服，如不应倍加附子。

◆**芪陈汤**《医学入门》

【主治】黄汗。

【功效】清湿热，养阴止汗。

【药物及用量】黄芪　茵陈　麦门冬　豆豉　赤芍各一钱　石膏二钱　甘草五分　加生姜五片

【用法】清水煎服。

◆**芪归汤**《活幼新书》

【主治】小儿禀赋素弱，痘疮出不快及肝虚目视不明。

【功效】补血，补气。

【药物及用量】黄芪（蜜水涂炙）一两　全当归（酒洗，焙干）　白芍　川芎各五钱　甘草三钱（炙）

【用法】㕮咀，每服二钱，清水一盏，煎至七分，不拘时温服。

◆**胭脂散**《鸡峰普济方》

【主治】阴疮。

【功效】解毒。

【药物及用量】坯子胭脂　绿豆粉各等量

【用法】研为细末，和匀敷之。

◆**胭脂散**《仁斋直指方》

【主治】反花疮。

【功效】解毒清热。

【药物及用量】胭脂　贝母　胡粉各一分　硼砂　没药各五厘

【用法】研为细末，先以温浆水洗拭，然后敷药。

◆**胰子汤**《医宗说约》

【主治】杨梅疮，体虚气弱，不能汗下者。

【功效】解毒托散。

【药物及用量】薏苡仁　川芎　金银花　牛膝　木通　胡黄连　当归　川黄连　防风各一钱　甘草六分　白僵蚕（炒研）七条　土茯苓（米泔浸一二时打豆大，勿犯铁器，井花水洗净）二斤　肥皂子（打去黑去）七粒

【用法】陈酒、河水各二碗，煎至一半，入前药并猪胰子一副，去油净，同煎一碗，空腹时服，取汗，忌口，虚弱甚者加人参。

◆**脂附丸**《王氏手集》

【主治】纯脓白痢。

【功效】祛寒滞。

【药物及用量】大附子一枚

【用法】先用猪膏熬成油半盏许，蘸附子令裂，捞出放冷，削去皮、脐，碾为细末，枣肉和丸，大人如梧桐子大，小儿如绿豆大。每服五七丸至十五二十丸，食前空腹时米饮送下。

◆**脂连丸**《直指小儿方》

【主治】五疳潮热，腹胀发焦。

【功效】杀虫消疳。

【药物及用量】胡黄连半两　香润五灵脂一两

【用法】上二味，为末，豮猪胆汁丸，麻子大，每服十五丸，米饮下。五疳潮热，谨勿用大黄、黄芩。

◆**脂调散**《玉机微义》

【主治】疥疮，脓窠疮。

【功效】劫毒杀虫。

【药物及用量】蛇床子二两　蔄茹　草乌头　荆芥　花椒　苦参各一两　雄黄　硫黄　明矾各五钱

【用法】研为细末，猪脂调涂。

◆**臭樗皮散**《太平圣惠方》

【主治】痔漏下血，或脓出不止。

【功效】收敛，解毒，和血。

【药物及用量】臭樗根皮（微炒）　醋石榴皮　黄连（去须）　地榆　阿胶（炒令黄）各一两　艾叶（微炒）三分

【用法】研为细末，每服二钱，食前粥饮调下。

◆**臭灵丹**《外科大成》

【主治】脓湿二疥。

【功效】收湿杀虫。

【药物及用量】硫黄末　油核桃　生猪脂油各一两　水银一钱

【用法】捣膏，擦于患处。

◆**蚌霜散**《医学入门》

【主治】跌打损伤。

【功效】和伤，止血。

【药物及用量】蚌壳粉　百草霜各等量

【用法】为末，每服二钱，糯米饮调下。

◆**起痿至神汤**《傅青主女科》

【主治】痿证，腿足不能起立而健饭，少饥则头面皆热，咳嗽不已。

【功效】清上热，补下虚。

【药物及用量】甘菊花　熟地黄　山药　玄参各一两　白芥子三钱　当归　白芍　人参各五钱　神曲二钱

【用法】清水煎服，一剂火减，二剂火退，十剂而痿有起色，三十剂痊愈。

◆**起死神应丹**《儒门事亲》

【主治】风瘫痪，四肢不举，手足麻痹等证，汗也。

【功效】祛风通络，除痹。

【药物及用量】麻黄（去根节，河水三斗，砂锅内熬数十沸，去滓，再熬成膏，至半碗）五斤　甘松　苍术　桑白皮　吴白芷　浮萍草　川芎　苦参各三两

【用法】上八味，同为细末，用麻黄膏子为剂，丸如弹子大，每服二丸，温酒一大盏研化，临卧服，于不透风处睡，汗出为度，隔五七日再服一丸，大有神效，不可具述。

◆**酒浸牛膝丸**《本事备录》

【主治】腰脚枯瘦冷痛，筋酸无力。

【功效】健腰肾，益筋骨。

【药物及用量】川牛膝三两（切炙黄）　附子一枚（炮，去皮、脐切，同牛膝、酒拌一宿焙）　川椒（去目及闭口者，微炒去汗）五钱　虎胫骨五钱（醋炙黄，一作一具酥炙）

【炮制】㕮咀，盛生绢囊内，浸陈酒一斗，紧扎坛口，春十、夏七、秋十、冬十四日，出药晒干，共研细末。醋煮米糊为丸，如梧桐子大。

【用法】每服二三十丸，空腹卧时，即用浸药酒或盐汤送下，忌食动风物。

◆**酒煎木瓜粥**《本草纲目》

【主治】转筋及脚膝急痛。

【功效】舒筋活络。

【药物及用量】木瓜一个

【用法】酒水煮烂，研作膏，热裹患处，冷即易，一宿三五度即瘥。

◆**酒煎散**《张氏医通》

【主治】暴露赤眼生翳。

【功效】疏肝肺，清热血，祛风明目。

【药物及用量】汉防己（酒洗）　防风　甘草（炙）　荆芥穗　当归　赤芍　牛蒡子　甘菊花（去蒂）各等量

【用法】为散，每服五六钱，酒煎，食后温服。

◆**酒煮黄连丸**《鸡峰普济方》

【主治】伏暑发热，呕吐恶心，并治膈热及心火亢盛，外内俱热。

【功效】解酒毒，厚肠胃。

【药物及用量】黄连（去须）十二两　好酒五斤

【炮制】将黄连酒煮焙干，研为末，滴水和丸，如梧桐子大。

【用法】每服三五十丸，空腹时沸汤送下。

◆**酒煮当归丸**（李东垣方）

【主治】寒束热邪，疝瘕诸痛，妇人瘕聚带下。

【功效】散寒行滞止痛。

【药物及用量】当归（去芦）　附子（炮，去皮、脐）　茴香（炒）　川楝子（酒捣去皮核，一作五钱）各一两

【炮制】以好酒三升，煮至酒尽焙干，次入丁香、木香各五分（一作各二钱一作各三钱），延胡索五钱（醋炒一作一两），全蝎十三枚（滚醋泡去咸，一作十四枚）（一方有肉桂五钱），共研细末，酒糊为丸，如梧桐子大。

【用法】每服三五十丸至一百丸，空腹食前温酒送下。

◆**酒煮当归丸**《兰室秘藏》

【主治】妇人癫痫，面垢背寒，目䀮口瘖，食不下，呕哕不止，心痞懊憹，身重，行步欹侧，腿膝枯细，大便秘结，小便频数，或遗，脉厥紧涩，按之空虚。

【功效】通阳散结。

【药物及用量】当归一两　茴香五钱　黑附子（炮，去皮、脐）　高良姜各七钱

【炮制】均锉如麻豆大，以好黄酒一升五合，同煮至酒尽为度，炭火焙干，共研极细末，入炒黄盐丁香各五钱，全蝎三钱，柴胡二钱，升麻根、木香各一钱，苦楝子、甘草（炙）各五分，延胡索四钱，共研细末，酒煮面糊为丸，如梧桐子大。

【用法】每服二十丸，空腹宿食消尽时，淡醋汤送下，忌食油腻冷物湿面。

◆**酒蒸黄连丸**《南阳活人书》

【主治】伏暑，便血，妊娠尿血。

【功效】清伏热。

【药物及用量】黄连四两

【炮制】用酒七合，浸一宿，蒸干研末，面糊为丸，如梧桐子大。

【用法】每服三五十丸，熟汤送下，以

胸膈凉口不渴为效。

◆**酒蒸黄连丸**《卫生宝鉴》

【主治】口干燥，不思饮食。

【功效】补气养阴止渴。

【药物及用量】麦门冬（去心）　五味子　白芍　熟地黄　黄芪各三两　白茯苓二钱半　天门冬　人参　甘草各五钱

【用法】上九味为粗末，每服三钱，水一盏半，生姜三片，枣子二个，乌梅一个，煎至一盏，去滓，温服，食后。

◆**酒制通圣散**《杂病源流犀烛》

【主治】左右耳聋。

【功效】祛风，泻热，泻滞。

【药物及用量】防风通圣散（诸药俱用酒炒，倍入酒煨大黄，再用酒炒三次）

【用法】清水煎，食后服。

◆**酒调洗肝散**《银海精微》

【主治】目感风热暴痛。

【功效】泻热。

【药物及用量】朴硝　大黄　桔梗　栀子　黄芩　知母（炒）　黑参各等量

【用法】研为末，每服二三钱，温酒调下，一日二次。热甚者，加生地黄、当归尾。

◆**酒调散**《银海精微》

【主治】飞尘眯目及飞丝入目。

【功效】活血，祛湿，清热，宣壅。

【药物及用量】甘草　当归　茺蔚子　桑螵蛸　赤芍　苍术　菊花　桔梗　连翘　麻黄　羌活　大黄各一两

【用法】研为细末，每服三钱，不拘时温酒调下。

◆**酒积丸**《医学纲目》

【主治】酒积。

【功效】健胃，化湿，消积。

【药物及用量】黄连（酒浸一宿）　乌梅肉各一两　半夏曲七钱　枳实　砂仁各五钱　杏仁三钱　巴豆霜一钱

【炮制】共研细末，蒸饼为丸，如绿豆大。

【用法】每服八丸或十丸，熟汤送下。

◆**酒癥丸**《太平惠民和剂局方》

【主治】饮酒过度，头旋恶心，呕吐酒停，遇酒即吐，久而成痞。

【功效】攻积消痞。

【药物及用量】雄黄（如皂角子大，油煎）六个　巴豆（不去油皮）　蝎梢（不去毒）各十五枚

【炮制】研为细末，入白面五两五钱，冷水和丸，如豌豆大，候稍干，入麸炒香，将一丸放水中浮，即去麸。

【用法】每服二三丸，温酒或茶清送下。

◆**酒癥丸**《御药院方》

【主治】男子妇人一切酒食所伤，日久成积，心腹胀满，不思饮食，四肢无力，时发寒热，涎痰咳嗽，两胁刺痛。

【功效】消积化癥。

【药物及用量】寒食面半斤　神曲三两　雄黄三钱　巴豆（去皮心膜，不去油）五十个

【用法】上四味，同为细末，滴水为丸，如梧桐子大，阴干，用谷糠同药丸一处炒，令糠焦为度，每服二三丸，茶酒任下，不拘时。

◆**高良姜丸**《太平圣惠方》

【主治】脚气，心腹胀满，两膝疼痛。

【功效】健胃行气，消积疏滞。

【药物及用量】高良姜　当归（去芦）　槟榔　羌活（去芦）　威灵仙各三分　牵牛（炒）　萝卜子（炒）各二两　桂心　陈皮（去白）各五钱

【炮制】共研细末，炼蜜和丸，如梧桐子大。

【用法】每服三四十丸，不拘时温酒送下，以利为度。

◆**高良姜散**甲《太平圣惠方》

【主治】产后霍乱，腹中疞痛。

【功效】温中气，和脾胃。

【药物及用量】高良姜　当归　草豆蔻仁各一两

【用法】研为细末，每服二钱，粥饮调下。

◆**高良姜散**乙《太平圣惠方》

【主治】霍乱，吐利转筋，疼痛欲入腹者。

【功效】温中除湿，舒筋活络。

【药物及用量】高良姜（锉）三分　桂心三分　木瓜（干者）二两　肉豆蔻一两（去壳）　陈橘皮（汤浸，去白瓤，焙）一两

【用法】上五味，捣筛为散，每服三钱，以水一中盏，煎至六分，去滓，热服，不拘时。

◆**高良姜散**丙《太平圣惠方》

【主治】霍乱，冷热不调，吐利不止。

【功效】寒热平调，除霍止痢。

【药物及用量】高良姜（锉）一两　木瓜（干者）一两　香薷一两　梨枝叶一两半　人参（去芦头）三分

【用法】上五味，捣粗罗为散，每服三钱，以水一中盏，煎至五分，去滓，愠愠频服。

◆**高良姜汤**《千金方》

【主治】心腹绞痛如刺，两胁胀满。

【功效】温中，调气，活血，止痛。

【药物及用量】高良姜五两　厚朴（姜制）二两　当归　桂心各三钱

【用法】生姜三片，清水煎，温服，若一服痛止，不须更作，虚人加芍药、半夏、甘草、人参、干姜、蜀椒、黄芪。

◆**高良姜汤**《圣济总录》

【主治】肠胃受风，久为飧泄，下痢呕逆，腹内疠痛。

【功效】温中健脾，止呕。

【药物及用量】高良姜　木香　赤茯苓（去黑皮）　槟榔（锉）　人参各三分　肉豆蔻（去壳）　吴茱萸（汤浸，焙，炒）　陈橘皮（汤浸，去白，炒）　缩砂蜜（去皮）各半两　干姜（炮）一分

【用法】上一十味，粗捣筛，每服四钱匕，水一盏半，煎至八分，去滓，不拘时，日三服。

◆**高良姜粥**《太平圣惠方》

【主治】脾胃冷气，虚劳羸瘦，不能下食。

【功效】温补脾胃，健脾消食。

【药物及用量】高良姜（锉）三两　羊脊骨（捶碎）一具

【用法】上二味以水一斗，煮二味，取五升，去骨等，每取汁二大盏半，用米二合，入葱、椒、盐，作粥食之，或以面煮馎饦，作羹并得。

◆**凉心清肝汤**《疡医大全》

【主治】目衄。

【功效】凉血，清肝。

【药物及用量】生地黄　当归　白芍　栀子（炒）　牡丹皮　丹参　扁柏叶　川黄连　生甘草

【用法】加灯心十寸，清水煎服。

◆**凉血丸**《妇人玉尺》

【主治】经水先期。

【功效】凉血补肾。

【药物及用量】枇杷叶　白芍　五味子　生地黄　青蒿　甘草　山茱萸　黄柏　川续断　杜仲　阿胶

【炮制】共研细末，山药打糊为丸，如梧桐子大。

【用法】每服三钱，熟汤送下。

◆**凉血四物汤**《医宗金鉴》

【主治】酒齄鼻。

【功效】散瘀，化滞。

【药物及用量】当归　生地黄　川芎　赤芍　黄芩（酒炒）　赤茯苓　陈皮　红花（酒洗）　生甘草各一钱

【用法】清水二盅，加生姜三片，煎至八分，加酒一杯调，五灵脂末二钱，热服，气弱者加黄芪（酒炒）二钱。

◆**凉血地黄汤**《兰室秘藏》

【主治】妇人肾阴虚，不能镇守相火而血崩。

【功效】凉血热，祛风邪，清虚火。

【药物及用量】生地黄　当归尾各五分　黄连　黄柏　知母　藁本　川芎　升麻各二分　红花少许　柴胡　防风　川羌活　黄芩　细辛　荆芥穗　蔓荆子　甘草各一分

【用法】㕮咀，清水三盏，煎至一盏去滓，空腹时稍热服。

◆**凉血地黄汤**《脾胃论》

【主治】肠风，血痔。

【功效】凉血热，清大肠。

【药物及用量】知母　黄柏各一钱五分　熟地黄　当归　槐子　青皮各五分

【用法】清水煎服。

◆**凉血地黄汤**《内外科百病验方大全》

【主治】胃火盛，吐血，衄血，嗽血，便血，蓄血，如狂，嗽水不欲咽，阳毒发斑等证。

【功效】凉肺胃，解热毒，凉血止血。

【药物及用量】生地黄四钱　白芍　黄芩　栀子（炒）　川黄柏各二钱　牡丹皮　犀角尖　黄连各一钱　甘草五分

【用法】清水煎服。

◆**凉血清脾饮**《杂病源流犀烛》

【主治】唇口肿痛。

【功效】泻热，凉血，清脾。

【药物及用量】生地黄　当归　黄芩　白芍　连翘　防风　薄荷　石菖蒲　甘草

【用法】清水煎服。脾火加黄连（姜制），伤酒加青黛，伤厚味加大黄、枳壳、山楂。

◆**凉血清肠散**《证治准绳》

【主治】脱肛。

【功效】祛风，凉血，清肠，养血。

【药物及用量】生地黄　当归　芍药各一钱五分　防风　升麻　荆芥各一钱　黄芩（炒）　黄连　香附（炒）　川芎各八分　甘草五分

【用法】清水煎服。

◆**凉血解毒丸**《万病回春》

【主治】风毒疮伤。

【功效】凉血解毒。

【药物及用量】苦参四两　黄连二钱　连翘一两五钱　地黄一两二钱五分　恶实　白芷各一两　防风　石膏各五钱

【炮制】共研细末，荆芥汤打糊为丸，如梧桐子大。

【用法】每服三钱，熟汤送下。

◆**凉血饮**《疡医大全》

【主治】心痈，寒热，口渴，面赤，身痛，腹热。

【功效】凉血，利水，泻热。

【药物及用量】木通　瞿麦　荆芥　薄荷　白芷　天花粉　甘草　赤芍　麦门冬（去心）　生地黄　栀子　车前子　连翘（去心）各等量

【用法】加灯心，清水煎服，若潮热加淡竹叶。

◆**凉血饮**《麻症集成》

【主治】麻疹，火毒炽盛，紫赤而黯。

【功效】活血，清热，解毒，凉血。

【药物及用量】生地黄一钱五分　黄连五分　黄芩　荆芥　黑参各一钱　红花三分　大力子　连翘　赤芍　牡丹皮各八分　木通七分

【用法】清水煎，温服。

◆**凉血饮**《沈氏尊生书》

【主治】痔漏。

【功效】凉血解毒，祛风。

【药物及用量】人参　黄芪　黄连　生地黄　川芎　当归　槐角　黄芩　升麻　枳壳各一钱

【用法】清水煎服。

◆**凉血调经丸**《沈氏尊生书》

【主治】妇人血热，经水先期及经闭。

【功效】凉血分清伏热。

【药物及用量】黄芩　黄柏　白芍　鳖甲　枸杞子　当归身　樗皮各等量

【炮制】共研细末，水泛丸，如梧桐子大。

【用法】每服三钱，熟汤送下。

◆**凉血地黄汤**《袖珍方》

【主治】荣中有热及肺壅鼻衄生疮，一切丹毒。

【功效】养阴清热，补血活血。

【药物及用量】生地黄　赤芍　当归　川芎各等量

【用法】上四味，㕮咀，水二盏，煎至一盏，去滓，温服，食后。鼻血加蒲黄，生疮加茯苓防风。

◆**凉肝丸**《世医得效方》

【主治】理治缘肝主风，宜先凉肝，而

风自退，面色青，乃肝风作，宜用。凡是肝疾者使用。眼疾属肝，亦宜用。又可加减用，如眼疾，加山栀子、龙胆无满。

【功效】清泻肝胆，湿热。

【药物及用量】龙胆草三钱　大黄　当归（去芦）　川芎　山栀子仁　羌活　防风（去杈）各五钱

【用法】上七味，为细末，蜜丸，砂糖竹叶汤下。

◆**凉肝明目散**《万氏家抄方》

【主治】痘后羞明。

【功效】凉血和肝明目。

【药物及用量】当归　龙胆草　密蒙花　川芎　柴胡　防风　黄连（酒制）各等量

【用法】雄猪肝煮汤煎服。

◆**凉肝导赤汤**《疡医大全》

【主治】目衄。

【功效】清热，凉肝，行水。

【药物及用量】生地黄　牡丹皮　泽泻　赤茯苓　栀子（炒）　人中黄　赤芍　木通

【用法】加灯心七茎，清水煎服。

◆**凉胃汤**《医宗必读》

【主治】胃热。

【功效】清湿热，调胃气。

【药物及用量】黄连一钱二分　甘草四钱　陈皮二钱　茯苓四钱

【用法】清水煎，食远服。

◆**凉胎饮**《景岳全书》

【主治】胎热不安。

【功效】清热养胎。

【药物及用量】生地黄　白芍各二钱　当归　黄芩各一二钱　甘草七分　枳壳　石斛各一钱　茯苓一钱五分

【用法】清水煎服，热甚加黄柏一二钱。

◆**凉膈清脾饮**《外科正宗》

【主治】眼胞菌毒，生起红肉，状如鸡冠蚬肉。

【功效】疏风热，疏肝胃。

【药物及用量】生地黄　连翘（去心）　栀子仁（生，研）　苏薄荷　荆芥　防风　石膏（煅）　黄芩　赤芍各一钱　生甘草五分

【用法】清水二盅，加灯心二十根，煎至八分去滓，食远热服，忌服海腥煎炒。

◆**凉膈散**《太平惠民和剂局方》

【主治】温病表里实热及心火上盛，心痛膈热，中焦燥实，烦躁多渴，头昏目赤，凹发毒热，唇焦咽燥，舌肿喉闭，吐血衄血，颔颊结硬，口舌生疮，痰实不利，涕唾稠黏，大小便秘，诸风瘛疭，胃热发斑，谵语狂妄，小儿急惊，痘疮黑陷，一切脏腑积热等证。

【功效】凉膈，泻热，解毒。

【药物及用量】川大黄二两（酒浸）　芒硝（一作朴硝）　连翘（去心）　淡黄芩（酒炒）各一两　甘草（炙）六钱　栀子仁（炒）八钱　薄荷叶七钱（一方加生石膏）

【用法】研为末，每服四五钱至一两，加竹叶十五片（一作七片，一作十片，一作二十片）（一方带竹叶，有生姜一片，大枣一枚，葱白一茎），清水煎，去滓温服（一方加蜂蜜少许和服），日三夜二次，得下热退为度，亦去经热，减大黄、芒硝，加桔梗、甘草、人参、防风。

◆**凉膈散**《医宗金鉴》

【主治】睑硬睛肿。

【功效】凉膈，清血，泻热。

【药物及用量】芒硝　大黄　车前子　黄芩　知母　栀子（炒）　茺蔚子各一钱　黑参一钱五分

【用法】研为粗末，清水二盏，煎至一盏，食后温服。

◆**凉膈散**《沈氏尊生书》

【主治】实火热痛。

【功效】祛风热，凉上膈。

【药物及用量】防风　荆芥　桔梗　黄芩　山楂　天花粉　枳壳　赤芍　甘草

【用法】为散，清水煎服。

◆**凉胆丸**《世医得效方》

【主治】眼状青色，两眦涩痛，昏花生翳，泪下口苦，不思饮食。

【功效】凉肝胆，清实火。

【药物及用量】黄连（炒勿见火）　黄

芩　荆芥穗　龙胆草各五钱　芦荟　防风各一两　黄柏（去粗皮）　地肤子各二钱五分

【炮制】共研细末，炼蜜为丸，如梧桐子大。

【用法】每服二三十丸，食后薄荷汤送下。

◆**凉惊丸**《小儿药证直诀》

【主治】小儿惊风。

【功效】凉肝胆，化热滞，息风开窍。

【药物及用量】龙胆草　防风　青黛各三钱匕　钩藤钩二钱匕　黄连五钱匕　牛黄　龙脑　麝香各一钱匕（一作各一字）

【炮制】共研细末，面糊为丸，如粟米大。

【用法】每服三五丸至一二十丸，金银煎汤，放温送下。

◆**荷叶散**甲《太平圣惠方》

【主治】产后恶露不下，腹痛烦闷。

【功效】破血散滞。

【药物及用量】干荷叶二两　鬼箭羽　桃仁　刘寄奴　蒲黄各一两

【用法】研为细末，每服三钱，童便一中盏，加生姜二片，生地黄一分，捶碎，煎至六分去滓，不拘时热服。

◆**荷叶散**乙《太平圣惠方》

【主治】产后血晕，烦闷不识人，或狂言乱语，气欲绝。

【功效】活血祛瘀止血。

【药物及用量】荷叶三片　蒲黄二两　甘草二两（炙微赤，锉，《神巧万全方》一两，又有当归一两半）

【用法】上三味，捣筛为散，每服三钱，以水一中盏，煎至五分，入生地黄汁一合，蜜半匙，更煎三五沸，去滓，温服，不拘时。

◆**荷叶散**丙《太平圣惠方》

【主治】产后七日内，恶血不散，时时冲心，闷绝不识人。

【功效】行气活血止血。

【药物及用量】荷叶二分　延胡索三分

【用法】上二味，捣筛为散，水一大盏，煎至六分，去滓，入地黄汁二合，更煎三两沸，不拘时，分温二服。

◆**逍遥散**《太平惠民和剂局方》

【主治】肝气抑郁，血虚火旺，头痛目眩，颊赤口苦，倦怠烦渴，寒热咳嗽，两胁作痛，脐部胀痛，小腹重坠，妇人经水不调，脉弦大而虚。

【功效】调气，养血，和肝。

【药物及用量】柴胡七分（炒）　白术（蜜水拌蒸）　茯苓　当归各一钱　白芍一钱五分（酒炒）　甘草（炙）　陈皮（略去白、干咳用蜜制，一作六分）各八分　薄荷叶五分（一作七叶）　煨姜（干咳用蜜制）三片（一方无陈皮）

【用法】㕮咀，清水煎，临卧或半饥时热服。

◆**逍遥散**《神巧万全方》

【主治】血风劳，五心烦躁，心中怔忪，恍惚忧惧，头目昏重，夜多盗汗。

【功效】疏风，清热，补气。

【药物及用量】人参　白茯苓（去皮）　柴胡（去苗）　白术（炒）　黄芪各等量

【用法】为散，每服三钱，甘草一寸，煎至六分，温服。

◆**逍遥散**《集成方》

【主治】妇人血虚劳倦，五心烦热，肢体疼痛，头目昏重，心忪颊赤，口燥咽干，发热盗汗，减食嗜卧及血热相搏，月水不调，脐腹胀痛，寒热如疟，大便秘涩，室女血弱阴虚，荣卫不和，痰嗽潮热，肢体羸瘦，渐成骨蒸。

【功效】养血，清热，疏肝。

【药物及用量】白茯苓（一作茯神）　白术（去芦土，炒）　白芍（酒炒）　当归（去芦，酒浸半日，微炒）　北柴胡（去苗）各一两　甘草一两五钱（炙，一作五钱）

【用法】锉散，每服三四钱，清水一盏，加煨姜三片，麦门冬二十粒（去心，一作薄荷三分），煎至六分去滓，不拘时热服。

◆**逍遥散**《外科正宗》

【主治】上搭手。

【功效】开郁行滞，消结消毒。

【药物及用量】当归（酒洗）　白芍（酒洗）　白茯苓　白术（土炒）　陈皮　香附（酒炒）各一钱　柴胡八分　黄芩　薄荷各五分　生甘草六分

【用法】清水二盅，煎至八分，食远服。

◆**逍遥散**《太平惠民和剂局方》

【主治】妇女血虚劳倦，五心烦热，肢体疼痛，头目昏重，心忪颊赤，口燥咽干，发热盗汗，减食嗜卧及血热相搏，月水不调，脐腹胀痛，寒热如疟。室女血弱阴虚，荣卫不和，痰嗽潮热，肌体羸瘦，渐成骨蒸。

【功效】疏肝健肝，养血调经。

【药物及用量】甘草（炙微赤）半两（《易简方》三钱）　芍药（一本及《管见大全良方》《妇人大全良方》、卫生宝鉴、必用全书、之书、玉机微义白芍）　当归（去苗，锉，微炒，《妇人大全良方》去芦，酒浸半日。澹寮方酒浸一宿）　茯苓（去皮　一本及《良方》《妇人大全良方》、《澹寮方》、《宝鉴》白茯苓）　白术　柴胡（去苗）各一两

【用法】上六味，为粗末，每服二钱，水一大盏，煨生姜一块，切破，薄荷少许，同煎至七分，去滓，热服，不拘时。

◆**逍遥汤**《伤寒六书》

【主治】阴阳易。

【功效】消散清热，调和阴阳。

【药物及用量】人参二两　知母　生地黄各一钱五分　生甘草　柴胡　犀角各一钱　滑石六钱　黄连　竹青（阳缩入腹倍用）各五分　韭根一把　生姜三片　大枣（劈）二枚

【用法】清水煎，去滓，临服入烧裩裆末一钱五分调服，有黏汗出为效。不汗再服，小水利，阴头肿即愈。

◆**逍遥汤**《圣济总录》

【主治】产后亡阴血虚，心烦自汗，精神昏冒，心忪颊赤，口燥咽干，发热头痛，或寒热如疟。

【功效】健脾养血，疏散退热。

【药物及用量】白茯苓（去黑皮）　白术　当归（切，焙）　芍药　柴胡（去苗）各一两　甘草（炙）半两

【用法】上六味，粗捣筛，每服二钱匕，水一大盏，入烧生姜一块，切破，薄荷五叶，同煎至七分，去滓，热服，不拘时。

◆**逍遥丸**《御药院方》

【主治】膈实气痞，痰实喘促。

【功效】化痰降气。

【药物及用量】半夏（汤洗七次，焙）二两　枳实（麸炒）　槟榔　赤茯苓（去皮）各一两

【用法】上四味，为细末，生姜汁糊为丸，如豌豆大，每服二三十丸，食后，温生姜汤下。

◆**逍遥饮**《圣济总录》

【主治】妇人血风血气，烦躁口干，咳嗽，四肢无力，多卧少起，肌骨蒸热。

【功效】健脾疏肝，养血除烦。

【药物及用量】柴胡（去苗）　白茯苓（去黑皮）　赤芍　白术（锉，麸炒）　当归（切，焙）各二两

【用法】上五味，粗捣筛，每服二钱匕，水一盏，入生姜一枣大，甘草一寸，同煎至七分，去滓，温服，不拘时。

◆**透冰丹**《王氏博济方》

【主治】风毒上攻，头面肿痒，痰涎壅塞，心胸不利，口舌干涩，风毒下注，腰脚沉重，肿痛主疮，大便多秘，小便赤涩及中风瘫痪，一切风痰。

【功效】祛风，散滞，解毒，理血。

【药物及用量】川乌二两（河水浸半月，切片，焙干，盐炒，去盐）　川大黄（去粗皮）　栀子（去皮）　蔓荆子（去白皮）　白茯苓（去皮）　益智子（去皮）　威灵仙（去芦头，洗，焙干）　茯神（去木）　天麻（去苗）　白芷　仙灵脾叶（洗，焙）各五钱　细墨（烧赤，醋淬，细研）　麝香（研）各一钱二分

【炮制】研为细末，炼蜜和如麦饼相似，以真酥涂，入臼捣万杵，如干，旋入蜜令得所，丸如梧桐子大。

【用法】每服二丸，薄荷自然汁冲温酒化下。

◆**透冰散**《朱氏集验方》

【主治】胸膈热，口内生疮。

【功效】利咽消肿。

【药物及用量】朴硝　龙粉　甘草一钱

【用法】上三味末，干掺入口内。

◆**透肌散**《医学正传》

【主治】痧痘透迟。

【功效】透肌肤，发斑疹。

【药物及用量】紫草茸　绿升麻　粉甘草各一钱

【用法】切细，清水煎服，或与消毒饮同煎服尤妙。

◆**透肌散**《沈氏尊生书》

【主治】瘾疹初出，隐隐在肌肉内，旋出旋没者。

【功效】清凉透表，透疹。

【药物及用量】牛蒡子（炒）二钱五分　葛根二钱　荆芥一钱二分　蝉蜕三十个

【用法】酒一小杯，清水一大杯半，煎至六分，温服，一次，本方加羌活五分。二次，本方加紫苏枳壳各六分。三次，本方加牛膝五分。

◆**透肌汤**《医学纲目》

【主治】痘不透。

【功效】凉血托痘。

【药物及用量】紫草　白芍　升麻　秫米粉（炒）各五钱

【用法】清水煎服。

◆**透骨丹**《集验方》

【主治】一切走疰痛不可忍。

【功效】理气血，和经络止痛。

【药物及用量】地骨皮　甜瓜子（炒）　芸薹子（葱捣为饼）各三两　乳香（另研）　没药（另研）　草乌头（锉，炒）各一两　苍术　牛膝（酒浸）　赤芍　当归（去芦）　川乌头（炮，去皮、脐）　自然铜（醋煅）　五灵脂各二两

【炮制】共研细末，醋糊为丸，如梧桐子大。

【用法】每服十丸，加至十五丸，不拘时温酒送下，先用甜瓜子一两，炒香研烂，酒煎数沸，量虚实调黑牵牛末五钱服之，以利为度，后服此药。

◆**透骨丹**《纲目拾遗》

【主治】跌打损伤，深入骨髓，或隐隐疼痛，或天阴则痛，或四肢沉重无力。

【功效】行滞理伤。

【药物及用量】真血竭　乳香（去油）　没药（去油）各三钱　闹羊花子（火酒浸炒三次，童便浸炒二次，再焙干）一两

【炮制】各碾为末，称准和匀，再加麝香一分，再碾，瓷瓶收贮封固。

【用法】每服三分，壮者五六分，不必吃夜饭，黄昏睡好方服，酒可尽量饮之，荤用猪肉过口，素用豆腐过口，服后避风，有微汗出为效。戒房事，忌食酸咸茶醋等物及诸般血，如虚弱者间五日一服，壮实者间三日一服。

◆**透骨搜风散**《医宗金鉴》

【主治】气化梅毒，筋骨微疼，皮肤瘙痒。

【功效】散湿解毒。

【药物及用量】透骨草（白花者，阴干）　生芝麻　羌活　独活　小黑豆　牛膝　紫葡萄　槐子　白糖　六安茶　核桃肉各一钱五分

【用法】加生姜三片，红枣肉三枚，清水三盅，煎至一盅，露一宿，空腹时热服，盖被出汗，避风。

◆**透骨解毒汤**《赤水玄珠》

【主治】寒战咬牙。

【功效】通络和血，清热解暑凉血。

【药物及用量】紫草　甘草　当归　防风　陈皮　赤芍各等量

【用法】清水煎服。

◆**透骨膏**《瑞竹堂经验方》

【主治】一切风湿走疰疼痛。

【功效】祛风除湿止痛。

【药物及用量】生熟地黄　马鞭草各半斤　吴茱萸　白面各三两　骨碎补　败姜屑各四两（干生姜是也）　鳖甲三斤（炙）　蒲黄二两

【用法】上八味，为细末，用米醋调似膏子，于火上温热，摊于痛处，用纸裹着，候药冷再炒，如此七遍，于避风处用。

◆**透顶神功散**《奇方类编》

【主治】杨梅，鱼口，恶疮。

【功效】强壮，解毒。

【药物及用量】鹿茸（蜜炙） 穿山甲（炮）各一钱五分 川贝母 知母 白芷各四钱 僵蚕三钱

【用法】河水二大碗，煎至一大碗，将熟时入生熟大黄各五钱，略煎十数滚，倾出露一宿，再用乳香（去油）、没药（去油）各一钱，麝香一分，研细末，放碗内，五更时将药温热冲服，盖被出微汗，行过数次，以温粥止之，忌猪肉。已出者七八日愈，未出者半月后手足起一疱，大如豆，即是毒从此出。

◆**透顶散**《续本事方》

【主治】偏正头风，夹脑风及一切头风。

【功效】散寒，行滞，止痛。

【药物及用量】细辛（表白者）三茎 瓜蒂（熬）七个 丁香三粒（一作七粒） 糯米（一作赤小豆）七粒 脑子 麝香各一黑豆大

【炮制】将脑、麝入乳钵内研极细，再将前四味研匀，为末，用瓦罐盛之，紧闭罐口。

【用法】令患者口含清水，每用一大豆许，随左右嗃于鼻中，良久出涎一升许则安。

◆**透经解挛汤**《疠疡机要》

【主治】风热筋挛骨痛。

【功效】行血，通络，搜风。

【药物及用量】穿山甲三钱（炮） 荆芥 红花 苏木 羌活 当归 防风 蝉蜕（去土） 天麻 甘草各七分 白芷一钱 连翘 川芎各五分

【用法】水、酒各半煎服。

◆**透膈汤**《袖珍方》

【主治】脾胃不和，气滞胸闷，噎塞不通，噫气吞酸，胁肋刺痛，呕逆痰涎，食饮不下。

【功效】和脾胃，消积滞。

【药物及用量】木香 白豆蔻 缩砂仁 厚朴（姜汁制炒） 槟榔 枳壳（麸炒） 半夏（汤泡） 青皮 陈皮（头去白） 大黄 朴硝 甘草各一钱

【用法】清水二盅，加生姜三片，红枣一枚，煎至一盅，食远服。

◆**透脓散**《医学心悟》

【主治】痈疽诸毒，内脓已成不溃者。

【功效】活血清热，提脓解毒。

【药物及用量】当归 金银花各五钱 生黄芪四钱 穿山甲 白芷 川芎 皂角刺 牛蒡子各一钱（一方无牛蒡子、金银花、白芷）

【用法】清水三盅，煎至一盅，疮在上先饮酒一杯，后服药，疮在下先服药，后饮酒一杯，疮上宜覆暖。

◆**透脓散**《瑞竹堂经验方》

【主治】痈疽诸毒，内脓已成不溃者。

【功效】提脓拔毒。

【药物及用量】蛾口茧子一枚（烧存性）

【用法】研为细末，温酒调下，只用一枚，不可多用，如误用二三枚，即出两三个头，慎之。

◆**透关散**《杨氏家藏方》

【主治】牙疼。

【功效】祛风通滞。

【药物及用量】蜈蚣头 蝎梢（去毒） 草乌尖（如麦粒大者） 川乌底（如钱薄者）各七枚 雄黄（如麦大，另研） 胡椒各七粒

【用法】研为细末，用纸捻子，蘸醋点药少许，于火上炙干，塞两耳内，闭口少时即效。

◆**透开丸**《御药院方》

【主治】中急风，荣卫痹滞，头目昏晕，额角偏痛，手足无力，举动战掉，语言謇涩，心神不宁。

【功效】祛风化痰，除湿活血。

【药物及用量】麻黄（去根节）二两 麝香（研） 天麻各半两 乳香研 没药

（研） 地榆 黑参 甜瓜子 川乌头（生，去皮、脐）各一两

【用法】上九味，同为末，以酒一升，慢火熬为膏，更重入炼蜜，同和为丸，如梧桐子大，每服三十丸，温荆芥汤下，不拘时。

◆透关丸《御药院方》

【主治】男子妇人，一切诸风，顽麻疼痛，上攻头目，下注腰脚，手背颤动。

【功效】祛风化痰，除湿。

【药物及用量】香附子 藁本 藿香叶 地龙（去土） 川芎 白僵蚕（炒） 干姜（炮） 甘草（炙） 干蝎 天麻（去苗） 天南星（生姜制）各一两 白芷（炙）七钱 神曲（碎，炒） 茴香（炒） 麦蘖（净，炒）各二两半 胡椒一两 川乌头（炮裂）一两二钱

【用法】上一十七味，为细末，每药末三两，白面六两，水和就丸，小弹子大，相连排放自空，夏月新瓦上发，每服一丸，细嚼，茶酒任下，食前服。

◆透罗丹《玉机微义》

【主治】痰实咳嗽，胸膈不利。

【功效】化痰止咳，利膈散结。

【药物及用量】皂角（酥炙，去皮弦）一两 黑牵牛（微炒）一两 半夏一两 巴豆（去油，另研）一钱 杏仁（面炒黄，去皮尖）一钱 大黄一两（纸裹，水浸，慢火焙干）

【用法】上六味，为细末，生姜自然汁为丸梧桐子大，食后，姜汤送下三十丸。

◆逐血补心汤《证治准绳》

【主治】产后失音不语。

【功效】活血行滞，祛痰养心。

【药物及用量】红花 赤芍 生地黄 桔梗 紫苏叶 前胡 茯苓 防风 牛胆南星 黄连 葛根各一钱 当归一钱五分 薄荷 人参 升麻各七分 半夏一钱二分 甘草五分

【用法】锉散，清水一盅半，加生姜三片，煎至七分，空腹时服，渣再煎服。

◆逐寒荡惊汤《福幼编方》

【主治】小儿气体本虚，或久病不愈，或痘后疹后误服寒凉，泄泻呕吐，转为慢惊者。

【功效】开寒痰，宽胸膈，止呕吐，荡惊邪。

【药物及用量】胡椒 炮姜 肉桂各一钱 丁香十粒

【用法】研为细末，以灶心土三两，煮水澄极清，煎药大半茶杯，频频灌之，三剂呕吐渐止，接服加味理中地黄汤自愈。

◆逐瘀止血汤《傅青主女科》

【主治】闪跌血崩。

【功效】补血，消瘀。

【药物及用量】生地黄（酒炒）一两 大黄 龟板（醋炙） 赤芍各三钱 牡丹皮一钱 当归尾 枳壳各五钱 桃仁十粒（炮炒研）

【用法】清水煎服，一剂疼轻，二剂疼止，三剂血亦全止。

◆逐瘀汤《仁斋直指方》

【主治】瘀血积滞。

【功效】通二肠，下恶物。

【药物及用量】川芎 白芷 赤芍 干地黄 枳壳 阿胶 茯苓 五灵脂 蓬莪术 茯神 木通 生甘草各一钱 桃仁（去皮，炒） 大黄各一钱五分

【用法】分作两服，清水二盅，加生姜三片，白蜜三匙，同煎食前服，以利为度。

◆逐气丸《御药院方》

【主治】脾胃停饮攻注，腹胁痞滞疼痛，或停痰饮留渍，胸膈痞闷不快，或咳或喘，并水气流注，四肢浮肿及大腹满。

【功效】消积化饮，逐气宽膈。

【药物及用量】沉香二钱 破故纸（微炒） 槟榔各半两 郁李仁二十五枚 黑牵牛四两（一半生，一半熟用） 大皂角一十挺（水浸，捶碎尽滤去滓，慢火熬成膏，临膏将欲成，更下生蜜一匙，熬如稀汤，相似是膏也）

【用法】上六味，将前五味为细末，用皂角膏和丸，如梧桐子大，每服十五丸至

二十丸，生姜汤下，食后。如欲溏利，临时觑虚实，加减服之。若治肿满及腹胀，用葱白汤送下。

◆**通元二八丹**《济阳纲目》

【主治】久积。

【功效】养血，清热，消瘀，化积。

【药物及用量】黄连八两　芍药　当归　生地黄　乌梅各五钱

【炮制】用雄猪肚一个，入药末于内，线缝，铺韭菜二斤于锅内，蒸一日，以药熟为度，取出捣丸如梧桐子大。

【用法】每服七十丸，空腹时姜汤送下，或泻一二次，以粥补之。

◆**通天再造散**《三因极一病证方论》

【主治】大麻风之在下部者。

【功效】攻滞泻毒。

【药物及用量】大黄（煨）一两　皂角刺（大者炒黑）一两五钱　郁金五钱　白牵牛六钱（去头末，半生半炒）

【用法】共研细末，每服二钱或三钱，早晨面东醇酒调下，当日利下恶物或脓或虫为效。

◆**通天散**《赤水玄珠》

【主治】痘发热不出，或已出而色不红活。

【功效】补气，活血，托痘。

【药物及用量】人参　陈皮　知母　桂枝各八分　川芎　熟地黄　芍药各一钱　当归　紫草各一钱五分　红花　木香各三分　甘草六分　荔枝壳十个

【用法】鸡汁一盅，加大枣三枚，糯米一撮，水煎服，初服痘出到颈，再服到脐，三服到脚，神效。

◆**通天愈风汤**《医学纲目》

【主治】肝风。

【功效】补气行滞，祛风化痰。

【药物及用量】白术一钱五分　桔梗三钱　人参　南星（汤泡）　贝母（去心）各一钱　威灵仙　连翘　防风（去芦）　甘草　荆芥穗各五分　瓜蒌仁十五粒　生姜三片

【用法】清水一盅半，煎至七分去滓，入荆沥一呷，姜汁少许，半饥时送下清心导痰丸五十粒，一日一次。

◆**通心饮**《奇效良方》

【主治】心经有热，唇焦面赤，小便不通。

【功效】清心经，通小肠。

【药物及用量】木通　连翘各等量

【用法】研为细末，每服一二钱，不拘时麦门冬煎汤或灯心煎汤调下。

◆**通仙五宝散**《王范泉方》

【主治】杨梅疮。

【功效】解毒利尿。

【药物及用量】钟乳粉三钱六分　琥珀　珍珠　冰片各六分　丹砂二钱四分　飞白面（炒）一钱八分

【用法】和匀，分十二服，每日用土茯苓一斤，水煎十二碗，清晨一碗，入药一服，土茯苓须一日服尽（不可别饮汤水并茶）。重者再服一料，无不愈者，忌食鸡、鹅、牛、羊及行房事。

◆**通耳丹**《卫生宝鉴》

【主治】耳聋。

【功效】消滞通耳。

【药物及用量】安息香　桑白皮　阿魏各一两五钱　朱砂五分

【炮制】巴豆、蓖麻仁、大蒜各七个，研烂入药末和匀，如枣核大。

【用法】每用一丸，绵裹纳入，如觉微痛即出之。

◆**通血丸**《世医得效方》

【主治】血灌瞳神。

【功效】和血行滞，祛风。

【药物及用量】生地黄　赤芍　甘草各五钱　川芎　防风　荆芥　当归尾各一两

【炮制】研为末，炼蜜和丸，如弹子大。

【用法】每服一丸，食后荆芥、薄荷煎汤嚼下，血既散而归肝，又恐目生花，须再服还睛散自愈。

◆**通肝生乳汤**《傅青主女科》

【主治】产后郁结，乳汁不通。

【功效】调气通乳。

【药物及用量】白芍（醋炒） 当归（酒洗） 白术（土炒） 麦门冬（去心）各五钱 熟地黄三钱 甘草三分 通草 柴胡 远志各一钱

【用法】清水煎服，一剂即通，不必再服。

◆通肝散《世医得效方》

【主治】辘轳转关，睑硬睛疼，风热翳障。

【功效】疏肝，祛风热。

【药物及用量】栀子（炒黑） 白蒺藜（炒去刺）各一两（一作各四钱） 羌活二两 荆芥（一作四钱） 当归 牛蒡子（炒研，一作二钱） 甘草（炙，一作四钱）各一两二钱（一方无羌活、当归，加枳壳四钱，车前子二钱）

【用法】为散，每服三钱，食后竹叶汤调下。

◆通乳汤《医学六要》

【主治】乳汁不通。

【功效】宣壅通乳。

【药物及用量】雄猪蹄四只 通草 川芎各一两 穿山甲（炒黄）十四片 甘草一钱 当归身一钱

【用法】清水五升，煎至二升，分三服，先以温葱汤洗乳房。

◆通明散《证治准绳》

【主治】气眼。

【功效】祛寒，散湿，通气，化热。

【药物及用量】升麻 栀子各一两五钱 细辛 川芎 白芷 防风 羌活 草决明 白及 白蔹 夏枯草各一两 杨梅皮 蝉蜕 五倍子各五钱 甘草一钱

【用法】㕮咀，每服三钱，清水一盏半，加淡竹叶七片，同煮食后温服。

◆通明补肾丸《秘传眼科龙木论》

【主治】五风初起不足证。

【功效】疏肝健胃，行血泻热。

【药物及用量】石决明 生地黄 桔梗 车前子 白芍各一两 茺蔚子各二两 细辛五钱 大黄三钱

【炮制】研为细末，炼蜜和丸，如梧桐子大。

【用法】每服三钱，空腹时茶清送下。

◆通气丸《证治准绳》

【主治】瘿赘。

【功效】消坚，软结，清热。

【药物及用量】海藻 海带 昆布 夏枯草 木通各一两 诃子 薄荷各五钱 杏仁八钱

【炮制】研为末，炼蜜和丸，如芡实大。

【用法】每夜服一丸噙化，兼灸，以泄瘿气方效。

◆通气利中丸《原机启微》

【主治】眵多眊矂，紧涩羞明，赤脉贯睛，脏腑秘结者。

【功效】通气疏肝，泻热利中。

【药物及用量】白术一两 白芷 羌活各五钱 黄芩 牵牛（取末） 滑石（取末）各一两五钱 大黄二两五钱

【炮制】除滑石、牵牛另研极细末外，余合为细末，入上药和匀，滴水为丸，如梧桐子大。

【用法】每服三十丸，加至一百丸，食后临睡茶汤送下。

◆通气防风汤《内外伤辨》

【主治】太阳气郁，肩背痛不可回头。

【功效】疏气散滞，祛风止痛。

【药物及用量】柴胡 升麻 黄芪各一钱 防风 羌活 陈皮 人参 甘草各五分 藁本 青皮各三分 黄柏二分 白豆蔻仁二分

【用法】清水煎，温服，食后气盛者宜服，面白脱色气短者勿服。

◆通气防风汤《拔粹方》

【主治】肩背痛，不可回顾者，此手太阳气郁而不行。脊痛项强，腰似折，项似拔者，此足太阳经不通行。

【功效】祛风止痛，理气通络。

【药物及用量】羌活 独活各一钱 藁本 防风 甘草各半钱 川芎 蔓荆子各三钱

【用法】上七味，㕮咀，都作一服，水

二盏，煎至一盏，去滓，温服，空心。

◆**通气丸**《千金方》

【主治】久上气咳嗽，咽中腥臭，虚气搅心痛眼疼，耳中嘈嘈，风邪毒注时气，食不生肌，胸中膈塞，呕逆多唾恶心，心下坚满，饮多食少，恶疰淋痛病。

【功效】降气止咳，利咽止呕。

【药物及用量】饴糖三升　蜀椒二升　杏仁一升　蜈蚣五节　大附子五枚　干姜　人参各四分　桂心六分　乌头七分　天门冬十分

【用法】上一十味，为末，别治杏仁如脂，稍稍内药末，捣千杵，烊糖，乃纳药末中，令调和，含如半枣一枚，日六七、夜三四服，以胸中温为度。若梦与鬼交通及饮食者，全用蜈蚣；食不消，加杏仁五合；少腹急腰痛，加天门冬、杜仲；有风，加乌头三枚，附子一枚，立夏后勿加也；有留饮，加葶苈一两。

◆**通气散**《校注妇人良方》

【主治】妇人忧怒伤肺，或服燥药过多，大便秘涩。

【功效】调气散滞。

【药物及用量】陈皮　苏叶　枳壳　木通（去皮节）各等量

【用法】锉散，每服四钱，清水煎，温服。

◆**通气散**《妇人大全良方》

【主治】妊娠腰痛。

【功效】补肾气，止腰痛。

【药物及用量】破故纸不拘多少

【用法】瓦上炒香，熟研为末，先嚼胡桃肉半个，每服二钱，空腹时温酒调下。

◆**通气散**甲《鸡峰普济方》

【主治】耳聋。

【功效】通气行滞。

【药物及用量】穿山甲　蝼蛄各五钱　麝香一钱

【用法】研为细末，以葱涎和，塞耳，或葱管盛少许置耳中。

◆**通气散**乙《鸡峰普济方》

【主治】气闭，耳聋。

【功效】祛风通气，行气止痛。

【药物及用量】茴香　全蝎（一作人参）　延胡索　陈皮　菖蒲各一钱　羌活　僵蚕　川芎　蝉蜕各五分　穿山甲二钱　甘草一钱五分

【用法】研为细末，每服三钱，不拘时温酒调下。

◆**通气散**《外科精义》

【主治】时毒焮肿，咽喉不利。

【功效】通滞散结，解毒利咽。

【药物及用量】玄参（一作延胡索）一钱五分　猪牙皂角　川芎各一钱　藜芦五分　羊踯躅花（一作二分五厘）三分（一方有北细辛草乌头）

【用法】研为细末，用纸捻蘸少许，入鼻内取嚏为度，一日二次。

◆**通气散**《圣济总录》

【主治】聤耳。

【功效】和胃通肠。消积导滞。

【药物及用量】郁李仁（去，皮研）　芍药　人参各五钱　大黄　山萸肉　官桂（去皮）各一两　槟榔三枚　牡丹皮　木香　细辛（去苗）　甘草（炙）各二钱五分

【用法】研为细末令匀，每服一钱七，空腹时温酒调下。

◆**通气汤**《千金方》

【主治】胸满气噎。

【功效】顺气除满止噎。

【药物及用量】半夏八两　生姜六两　桂心三两　大枣三十枚

【用法】上四味，㕮咀，以水八升，煮取三升，分五服，日三夜二。

◆**通气汤**《圣济总录》

【主治】膈气，咽喉噎塞，胸膈填满，不思饮食。

【功效】顺气止噎，启膈。

【药物及用量】半夏（汤洗七遍，去滑，为末）　生姜（细研，和半夏做饼，曝干）各一两半　陈橘皮（汤浸，去白，焙）　肉桂（去粗皮）各三分

【用法】上四味，粗捣筛，每服五钱匕，水一盏半，入生姜五片，煎至八分，去滓，温服。

◆**通气汤**《御药院方》

【主治】胸满气噎。

【功效】降逆除满。

【药物及用量】半夏（汤洗）八钱　生姜六钱　桂三钱（去皮）　大枣三枚　吴茱萸（炒黄）半钱

【用法】上五味，㕮咀，每服五钱，水一大盏，生姜一十片，大枣一枚，煎至五分，去滓，温服，不拘时。

◆**通气散坚丸**《外科正宗》

【主治】气瘿，气瘤。

【功效】消坚散结，补气解毒。

【药物及用量】人参　桔梗　川芎　当归　天花粉　黄芩（酒炒）　枳实（麸炒，一方用壳）　陈广皮　半夏（制）　白茯苓　胆星　贝母（去心）　海藻（洗）　香附　石菖蒲　生甘草各一两

【炮制】研为细末，荷叶煎汤为丸，如豌豆大。

【用法】每服一钱，食远时用灯心二十根，生姜三片，煎汤送下。

◆**通气祛风汤**《世医得效方》

【主治】鼻痛。

【功效】祛风，通气，散热。

【药物及用量】乌药一钱五分　川芎　白芷　桔梗　陈皮　白术　甘草各一钱　麻黄　枳壳　人参各五分

【用法】加生姜三片，大枣二枚，清水煎服。

◆**通真丸**《医学纲目》

【主治】经水不通。

【功效】破血行瘀。

【药物及用量】大黄（去皮，米醋同煮烂）　桃仁（去皮尖，另研）各四两　天水末四两　干漆（瓦上焙烟尽）二两　杜牛膝二两五钱

【炮制】共研细末，醋煮米糊为丸，如梧桐子大。

【用法】每服六七十丸，熟汤送下。

◆**通神丸**《圣济总录》

【主治】痢疾下脓血，里急腰痛，脐腹疼痛，日久不瘥。

【功效】祛积，止痛，解毒，活血。

【药物及用量】没药（研）　五灵脂（去砂石，研）　乳香（炒）各一钱　巴豆（去皮心膜，压出油，一作五分）五枚

【炮制】共研令细匀，滴水为丸，如粟米大。

【用法】每服一丸，生木瓜研水，不拘时送下。

◆**通神丸**《幼幼新书》

【主治】小儿肢动目闭，时瞋时喜，惊悸甲青，形似天钓。

【功效】坠痰行滞。

【药物及用量】茯苓（煨）　龙脑（煨）各五钱　铅丹　胡黄连各一分　银箔五片　麝香一钱　钩藤（煨）一两

【炮制】研为末，炼蜜和丸，如麻子大。

【用法】每服十丸，米饮送下。

◆**通神散**《仁斋直指方》

【主治】耳聋。

【功效】行滞通络。

【药物及用量】全蝎（泡，一作三枚）一枚　地龙　土狗各二枚（一作各三枚）　明矾（半生半煅）　雄黄各五钱（一作各五分）　麝香一字（一作二分五厘）

【用法】研为细末，每用少许，葱白蘸药引入耳中，闭气面壁坐一时，三日一次。

◆**通神散**《银海精微》

【主治】痘疮入目生翳障。

【功效】解毒明目。

【药物及用量】白菊花　绿豆皮　谷精草　石决明（煅）各等量

【用法】研为末，每服一钱，加干柿一个，米泔一盏，同煎候水干，不拘时食柿，七日得效，远者不过半月。

◆**通神散**甲《太平圣惠方》

【主治】实热大便不通，心腹胀痛烦闷，能饮食。

【功效】润肠，下积，泻热。

【药物及用量】大黄（炒）　芒硝　槟榔　郁李仁（汤浸，去皮，微炒）　桃花（杵）各一两（一方有木香五钱）

【用法】研为末，每服二钱，空腹时粥饮调下。

◆**通神散**乙《太平圣惠方》

【主治】妇人大便不通。

【功效】泻下通便，软坚润肠。

【药物及用量】川大黄（锉，微炒）　川芒硝　槟榔　桃花　郁李仁（汤浸去皮，微炒）各一两　木香半两

【用法】上六味，捣细罗为散，空心服，以粥饮调下二钱。

◆**通神散**丙《太平圣惠方》

【主治】产后败血冲心。

【功效】温中行气，活血止血。

【药物及用量】蒲黄一两　肉桂一两（去粗皮）　当归半两（锉，微炒）　延胡索半两　硇砂一分　琥珀半两

【用法】上六味，捣细罗为散，不拘时，以温酒调下二钱。

◆**通神散**丁《太平圣惠方》

【主治】妇人崩中下血不止。

【功效】收敛止血。

【药物及用量】菝瓜一两（锉）　蛇床子一两　木贼一两　桑鹅一两（微炙）

【用法】上四味，捣细罗为散，每服不拘时，以粥饮调下二钱。

◆**通神丸**《直指小儿方》

【主治】冷热疳。

【功效】温中清热，杀虫除疳。

【药物及用量】胡黄连　川黄连各三钱　木香　芜荑（炒）各二钱　丁香　肉豆蔻（生）　使君子（肉）各一钱　大蛤蟆干（锉碎，水煮烂研膏）一枚

【用法】上八味末，膏和丸，麻子大，每十丸，米饮下。

◆**通神饼**《世医得效方》

【主治】疟疾。

【功效】截疟。

【药物及用量】甘草末三钱　绿豆末　败荷叶各三钱　砒霜半钱（生）　朱砂一钱半　定粉半钱　脑子　麝香各少许　金银箔十片

【用法】上九味，炼蜜丸梧桐子大，做饼子，周岁半丸或一丸，大者二丸而止，一日只一服，不可过多，服时用井花水或桃柳枝煎水磨化，服了。忌烧热饮食。

◆**通脉四逆加猪胆汁汤**《伤寒论》

【主治】霍乱吐以下断，汗出而厥，四肢拘急，脉微欲绝者。

【功效】回阳，通脉，养血。

【药物及用量】附子（生用）半个　干姜（炮）三钱　甘草（炙）三钱猪胆汁五勺（一作四两）

【用法】清水三升，煮取一升二合，去滓，纳猪胆汁，分温再服，其脉即出。

◆**通脉四逆汤**《伤寒论》《金匮要略》

【主治】少阴病下利清谷，内寒外热，手足厥冷，脉微欲绝，身反不恶寒，面色赤，或腹痛，或干呕，或咽痛，或利止，脉不出者。

【功效】健胃，通脉，回阳救逆。

【药物及用量】甘草（炙，一作二两）　干姜（强人四两）各三两　附子（大者，去皮）一枚

【用法】清水三升，煮取一升二合，去滓，分温再服，其脉即出者愈。面赤色者，加葱九茎；腹中痛者，去葱，加芍药二两；呕者，加生姜二两，咽痛者，去芍药，加桔梗一两；利止脉不出者，去桔梗，加人参二两。

◆**通脉四逆汤**《严氏济生方》

【主治】霍乱多寒，肉冷脉绝。

【功效】温阳散寒。

【药物及用量】吴茱萸（炒）二两　附子（炮，去皮、脐）一两　桂心（去皮，不见火）　通草　细辛（洗去叶土）　白芍　甘草（炙）以上各半两　当归（去芦）三钱

【用法】上八味，㕮咀，每服四钱，水一盏，酒半盏，生姜七片，枣子一枚，煎至七分，去滓，温服，不拘时。

◆**通脉汤**《达生篇》

【主治】乳少，或无乳。

【功效】补血通乳。

【药物及用量】生黄芪一两　当归　白芷各五钱

【用法】猪蹄（七孔者）一对，煮汤，吹去浮油，煎药一大碗服之，覆面睡，即有乳，或未效，再一服，无不通矣。如新产无乳者，不用猪蹄，只用酒水各半煎服。体壮者，加好红花三五分，以消恶露。

◆**通草汤**《严氏济生方》

【主治】诸淋。

【功效】利湿，行水，通淋。

【药物及用量】通草　葵子　茅根　王不留行　当归　蒲黄（炒）　桃胶　瞿麦　滑石各一钱五分　甘草（炙）一钱

【用法】清水二盅，煎至一盅，不拘时服。

◆**通草汤**《古今医鉴》

【主治】诸淋。

【功效】清热通淋。

【药物及用量】通草七分　桔梗二钱　瞿麦　柴胡　天花粉各一钱　木通　青皮　白芷　赤芍　连翘　甘草各五分

【用法】清水煎，细口饮，更摩乳房。

◆**通草膏**《严氏济生方》

【主治】鼻齆有息肉，不闻香臭。

【功效】通阳散滞，宣通窍。

【药物及用量】通草　附子（炮）　细辛各等量

【炮制】研为末，炼蜜和丸，如枣核大。

【用法】每用一丸，绵裹塞入。

◆**通草橘皮汤**《张氏医通》

【主治】伤寒胃热呕逆。

【功效】和胃消热。

【药物及用量】通草三钱　橘皮一钱五分　粳米一合　生芦根汁半合

【用法】清水煎，热服，不瘥再服。

◆**通顶散**《仁斋直指方》

【主治】风热眼疼，肿胀作痛。

【功效】消滞散结。

【药物及用量】瓜蒂　藜芦各一钱　皂角肉五分　麝香（研）少许

【用法】研为细末，和匀，每用少许，吹入鼻中。

◆**通顶散**《医方考》

【主治】初中风，不知人事，口噤不能开者。

【功效】宣壅取嚏。

【药物及用量】石膏二钱　藜芦　川芎　细辛　人参　甘草各四分

【用法】共研为末，每取一字，吹入鼻中，提起顶中发即苏，有嚏可治，无嚏不可治。

◆**通顶散**《太平圣惠方》

【主治】一切疳。

【功效】杀虫除疳。

【药物及用量】青黛一分（细研）　蟾酥（半杏大，研入）　赤小豆二十粒　麝香半分（细研）　藜芦一分　瓜蒂七枚

【用法】上六味，捣细罗为散，每度用一绿豆大，吹入鼻中，当有虫子出，如米心大，黑者难治，赤白黄者易疗。

◆**通顶散**《御药院方》

【主治】风痰眩晕，头目大痛及偏正，不定发作，神志昏愦，或冒风寒，鼻塞声重。

【功效】祛风化痰，安神定志。

【药物及用量】藜芦（去苗土）半两　踯躅花（去土）一钱　藿香叶（去土）二钱

【用法】上三味，为细末，每用纸捻蘸药，鼻内嗃，不拘时。

◆**通痢散**《中国医学大辞典》

【主治】脾土不健，或湿热内阻，或寒滞伤中，而成赤白痢疾。

【功效】化湿泻热。

【药物及用量】茅术（炒米泔浸）三两　羌活（炒）　甘草（炙）各一两五钱　川大黄（酒制）　杏仁霜各二两

【用法】为散，每服四分，小儿减半，炒薏苡或陈莱菔茎叶煎汤送下。

◆**通脾泻胃汤**《医宗金鉴》

【主治】黄膜上冲及胞肉胶凝。

【功效】泻脾胃，清内热。

【药物及用量】黄芩一钱五分　黑参

防风　大黄　知母（炒）　栀子（炒）各一钱　石膏（煅）　茺蔚子各二钱（一方无栀子、石膏，有天门冬、麦门冬）

【用法】研为粗末，清水二盏，煎至一盏，去滓，食远温服。

◆**通嗌散**《千金翼方》

【主治】咽喉闭塞。

【功效】消结，清热，解毒。

【药物及用量】硼砂二分　儿茶　青黛　滑石　寒水石各一分　黄连　黄柏　蒲黄　枯矾各五厘　冰片二厘　牙硝六分

【用法】共研细末，每用少许，吹入喉中。

◆**通痹散**《古今医统大全》

【主治】风、寒、湿三气聚于足三阴经，腰以下至足冷如冰，不能自举。

【功效】祛寒湿，疏风邪，通经络。

【药物及用量】天麻三两　独活　藁本　当归　川芎　白术各二两（一方有川乌一两，酒煎制天麻中，苍术一两，黄柏五钱，酒煎制白术中）

【用法】研为末，每服二三钱，热酒调下，晨昏各一服。

◆**通瘀饮**《古今医鉴》

【主治】产后恶露不通，心慌昏沉，寒热交攻者。

【功效】活血通瘀。

【药物及用量】当归尾　大黄各三钱　白术　木通各一钱　红花五分　桃仁泥三十粒

【用法】清水一碗，黄酒一小盏，煎三沸，入桃仁再煎一沸，温服。

◆**通经丸**《类证普济本事方》

【主治】月经不通，或成血瘕。

【功效】消坚破结，祛寒逐瘀。

【药物及用量】桂心　青皮（去白）　大黄（炮）　干姜（炮）　川椒（炒出汗）　川乌（炮）　蓬莪术　干漆（炒烟尽）　当归（酒洗）　桃仁（制炒）各一钱（一方去川乌，加红花，一方无川椒、川乌，有延胡索）

【炮制】研为末，先将四钱用米醋熬成膏，和余六钱末成剂，臼中杵丸，如梧桐子大，晒干。

【用法】每服二十丸，加至三十丸，空腹时淡醋汤或温酒送下。

◆**通经丸**《竹林女科》

【主治】月经不通，或成血瘕。

【功效】破结通瘀。

【药物及用量】三棱　莪术　赤芍　川芎　当归　芫花　刘寄奴各八分　穿山甲一片

【炮制】共研末，米糊为丸，如梧桐子大。

【用法】每服三十丸，温酒送下。

◆**通经丸**《简易方》

【主治】妇人室女，月候不通，疼痛，或血瘕。

【功效】通阳化瘀。

【药物及用量】桂心（《澹寮方》去粗皮）　青皮（去白）　大黄（炮）　干姜（炮）　川椒（炒出汗，《澹寮方》去子）　蓬莪术（炮）　干漆（炒出烟，《妇人大全良方》碎之，炒令烟尽）　川乌（炮，《妇人大全良方》去皮）　当归（去芦，《澹寮方》酒洗）　桃仁各等量（炒，《妇人大全良方》去皮尖、双仁，麸炒。《澹寮方》云："一方无川乌，有红花，恐并当用之。"）

【用法】上一十味，为细末，将四钱用米醋熬成膏，和余末六钱成剂，臼中治之，丸如梧桐子大，晾干，每二十丸至三十丸，用淡醋汤温酒空心下。

◆**通经丸**《医林方》

【主治】妇人经血凝滞不行，脐腹腰背疼痛，渐成血瘕。

【功效】行气活血，化瘀止痛。

【药物及用量】木香半两　当归半两　芍药一两　干漆（炒令烟尽为度）半两　五灵脂半两　肉桂半两　广莪术一两　水蛭（微炒）二钱半　大黄半两　蠓虫（去头足翅，微炒）三十个　桃仁（浸，去皮尖）二十七枚

【用法】上一十一味，为细末，醋面糊为丸，如梧桐子大，每服二十丸，食前温醋汤下，或温酒下，日进一服。

◆**通经散**《医宗金鉴》

【主治】逆经障。

【功效】破血通经。

【药物及用量】大黄五钱　黄芩二钱　红花　苏木　黄连　羌活　薄荷　黑栀子　香附　生地黄　当归　赤芍　木贼　甘草　川芎各一两

【用法】研为粗末令匀，每服五钱，清水一盏半，煎至七分去滓，食后温服。

◆**通经汤**《万病回春》

【主治】经水不通。

【功效】补血通经，和胃消滞。

【药物及用量】四物汤加大黄　官桂　厚朴　枳壳　枳实　黄芩　红花　苏木各七分　乌梅一枚　生姜三片　大枣二枚

【用法】清水煎服。

◆**通经导滞汤**《外科正宗》

【主治】产后瘀血而得流注者。

【功效】养血，行瘀，解毒。

【药物及用量】当归　熟地黄　赤芍　川芎　枳壳（麸炒）　紫苏　香附　陈皮　牡丹皮　红花　牛膝各一钱　独活　甘草节各五分

【用法】清水二盅，煎至八分，入酒一杯，食前服。

◆**通肠丸**《医学六要》

【主治】噎膈反胃。

【功效】通肠消积，清热活血。

【药物及用量】大黄（酒浸）　滑石（飞研）各二两　陈皮（去白）　厚朴（姜制）各一两五钱　人参　当归　贯众（去毛）　干漆（炒烟尽）各一两　木香　槟榔各七钱五分　三棱（煅）　蓬莪术（煨）　川芎　薄荷　玄明粉　雄黄　桃仁泥　甘草各五钱

【炮制】共为细末，用竹沥、童便、韭汁、人乳、驴尿、芦根汁、茅根汁、甘蔗汁、烧酒、米醋、白蜜各二杯，姜汁一杯，隔汤煮浓和丸，如芥子大。

【用法】每服三钱，去枕仰卧，唾津咽下。

◆**通肠解毒汤**《辨证录》

【主治】断肠草毒。

【功效】清热解毒。

【药物及用量】金银花　生甘草各一两　大黄一两

【用法】清水煎服，一泻而愈。

◆**通肠饮**《证治宝鉴》

【主治】肠胃积热生痈。

【功效】通经络，泻热滞，解毒消痈。

【药物及用量】忍冬藤　当归尾　白芷　皂角刺　乳香　没药　甘草　薏苡仁　天花粉各等量

【用法】清水煎服。

◆**通解散**《杂病源流犀烛》

【主治】感冒外邪。

【功效】发表清热。

【药物及用量】麻黄　石膏　滑石　黄芩　苍术　甘草各等量

【用法】为散，清水煎服。

◆**通鸣散**《幼幼新书》

【主治】小儿两耳聋鸣。

【功效】通滞，疏风，豁痰。

【药物及用量】石菖蒲（一寸九节者）　远志（去心）各一两　柴胡（去苗）　麦门冬（去心）　防风各五钱　细辛　甜葶苈各一分　磁石（捣碎，水淘去赤汁，一作一钱）一分　杏仁（汤浸，去皮尖，研）二十七粒

【用法】捣罗为细末和匀，每服五分，乳食后葱白煎汤调下，每日二次。

◆**通鼻散**《医宗金鉴》

【主治】杨梅结毒，鼻塞不通。

【功效】解毒行滞。

【药物及用量】葫芦壳（烧灰）　钟乳石　胆矾　冰片各等量

【用法】研为末，吹入鼻内，出黄水，日吹二三次，二三日即通。

◆**通导散**《万病回春》

【主治】折跌损伤极重，二便不通，腹胀闷。

【功效】消滞，散结，祛瘀，调气。

【药物及用量】枳壳（一方作五分）

大黄 芒硝各二钱 陈皮（一方作五分） 厚朴（一方作五分） 当归 木通（一方作五分） 红花 苏木各一钱 甘草五分（一方有桃仁一钱）

【用法】清水煎，空腹时热服，以通利为度，后服补药调理，切忌用酒煎，令人闷极而死，凡小儿孕妇，均不可服。

◆**通声膏**《千金方》

【主治】咳嗽气促，胸中满闷，语声不出。

【功效】宣肺化痰，止咳平喘。

【药物及用量】五味子 款冬花 通草各三两 人参 细辛 桂心（去粗皮） 竹茹 菖蒲各二两 杏仁一升 白蜜二斤 枣膏三升 生姜汁一升 酥五升

【炮制】清水五升，微火煎三上三下去滓，纳姜汁枣膏酥蜜调和如枣大。

【用法】每服二丸，温酒调下，或含咽之。

◆**通关散**《汉东王先生方》

【主治】小儿惊风，声哑不能言。

【功效】祛风，行滞，开关豁痰。

【药物及用量】天南星（炮）

【用法】研为末，每服小儿半字或一字，三五岁五分，八九岁一钱，豮猪胆汁调，令小儿咽入喉中，便能言语。

◆**通关散**《婴童百问》

【主治】小儿惊风搐搦，关窍不通。

【功效】祛风，行滞，通络开窍。

【药物及用量】南星（炮） 僵蚕（炮）各一钱 麝香一字 猪牙皂角一枚（烧存性） 赤脚蜈蚣一条（炙）

【用法】研为末，以手点姜汁，蘸药少许擦牙，或用物引滴入药二三点，涎自出，口自开。

◆**通关散**《圣济总录》

【主治】脑风，鼻息不通，或鼻流清涕，多嚏，肩项拘急，头目昏痛，风府怯寒。

【功效】宣壅通滞，散热杀虫。

【药物及用量】原蚕蛾（瓦上焙黄） 白附子（炮） 益智子（去皮） 蒺藜（炒去角） 薄荷 苦参各五钱

【用法】研为细末，每服三钱，不拘时温酒调下。

◆**通关散**《幼幼新书》引《刘氏家传方》

【主治】心经热，小便不利。

【功效】清小肠，利水湿。

【药物及用量】栀子仁 川大黄（炒）各一分 木通 甘草（炙） 车前子（炒） 赤茯苓 瞿麦 人参 滑石各三分 萹蓄（炒）五分

【用法】锉细，清水一盏，加灯心十根。煎至半盏，温服。

◆**通关散**《世医得效方》

【主治】卒中风，口噤气塞，不省人事。

【功效】疏风祛寒，开关通窍。

【药物及用量】细辛 皂角 薄荷 雄黄各一钱（一方有南星、半夏）

【用法】研为末，每用少许，吹入鼻中取嚏，无嚏难治。

◆**通关散**《太平惠民和剂局方》

【主治】中风伤寒，发热恶风，头痛目眩，鼻塞声重，肩背拘急，身体酸疼，肌肉瞤动，牙关紧急及久新头风，攻疰眼暗。

【功效】祛风清热，利湿通络。

【药物及用量】川芎一两 细辛半两 甘草 川乌 白芷 抚芎各二两 龙脑薄荷叶一两半

【用法】上八味，为细末，每服一大钱，葱白、茶清调下，薄荷汤亦得。

◆**通关散**《御药院方》

【主治】风热上攻头目，筋脉拘急，痰涎壅滞，肢节烦疼。

【功效】疏风清热，化痰通络。

【药物及用量】羌活 独活 防风 天麻 山栀子 大黄 甘草各一两 滑石二两

【用法】上八味，为粗末，每服三钱，水一盏，生姜五片，煎至七分，去滓，温服，食后。

◆**通灵丸**《妇人大全良方》

【主治】手足疼痛，风注走痛不可忍。

【功效】通经络，祛风滞。

【药物及用量】白附子（炒）　僵蚕（炒）各一两　全蝎（炒）五钱　麝香（另研）一字

【炮制】研为细末，炼蜜和丸，如梧桐子大。

【用法】每服二三十丸，一日三次，不拘时温酒送下。

◆**通灵散**《奇效良方》

【主治】心气不足，小便滑，赤白二浊。

【功效】益心肾，止滑泄。

【药物及用量】益智子　白茯苓　白术各等量

【用法】研为细末，每服二钱，不拘时熟汤或温酒调下。

◆**通窍活血汤**《医林改错》

【主治】瘀阻头面的头痛昏晕，或耳聋年久，或头发脱落、面色青紫，或酒渣鼻，或白癜风等。

【功效】活血通窍。

【药物及用量】赤芍一钱　川芎一钱　桃仁三钱　红花三钱　老葱三根　生姜三钱　大枣七个　麝香五厘（绢包）　黄酒半斤

【用法】将前七味煎一盅，去滓，将麝香入酒内再煎二沸，临卧服。

◆**通膈散**《圣济总录》

【主治】五种膈气。

【功效】理气逐瘀启膈。

【药物及用量】枳壳（去瓤，麸炒）　肉桂（去粗皮）　甘草（炙，锉）　陈曲（炒）　诃黎勒皮　白术　陈橘皮（汤浸，去白，焙）　赤茯苓（去黑皮）　人参　干姜（炮）　京三棱（煨，锉）　草豆蔻（去皮）　槟榔（半生半熟）　五味子（炒）　厚朴（去粗皮，生姜汁炙）　半夏（汤洗了，用生姜同捣如泥，摊在新瓦上，用文武火焍令黄色）　木香　郁李仁（汤浸退皮，麸炒黄）各二两

【用法】上一十八味，捣罗为散，每服二钱匕，入盐少许，如茶点服，不拘时。

◆**通膈散**《朱氏集验方》

【主治】妇人心腹刺痛，寒热往来。

【功效】行气活血止痛。

【药物及用量】蓬莪术　延胡索　北芍药　当归　川芎　甘草　牡丹皮各等量

【用法】上七味，细末，每服二钱，姜酒调服。

◆**通膈丸**《澹寮方》

【主治】腹胀满，不饮食。

【功效】消积除胀。

【药物及用量】荜澄茄半两　香附子净一两　白豆蔻仁半两　甘松三钱　缩砂仁一两　片子姜黄二两（无则以嫩莪术代）　檀香半两　粉草半两　木香二钱　丁皮半两　丁香三钱

【用法】上一十一味为细末，用荜澄茄为母，以布蘸水涂湿筐盘一边滚荜澄茄，就干筐盘一边上药末，又滚就湿处一边拌湿，再就干处一边上药末，即法丸也。丸如梧桐子大，随意服二三十粒，嚼咽送以白汤。

◆**通膈丸**《御药院方》

【主治】胸中气痞不通，水饮停滞。

【功效】行气消痞。

【药物及用量】槟榔三两　枳实四两（麸炒）

【用法】上二味，为细末，炼蜜为丸，如梧桐子大，每服三十丸至五十丸，生姜汤下，温水亦得，食后。

◆**通膈汤**《圣济总录》

【主治】胃反不下食。

【功效】和胃利气启膈。

【药物及用量】昆布（洗去碱，焙）　白术各一两　丁香　槟榔（煨，锉）　诃黎勒皮　木香　半夏（汤洗七遍，炒）各三分　大黄（锉，炒）半两

【用法】上八味，粗捣筛，每服三钱匕，水一盏，入生姜三片，同煎至六分，去滓，温服。

◆**通中散**《太平圣惠方》

【主治】五膈气，胸中不利，脏腑壅滞。

【功效】理气温中启膈。

【药物及用量】牵牛子一两半（微炒）　槟榔三分　桂心一分　干姜一分（炮裂，锉）　木香一分

【用法】上五味，捣细罗为散，每服，以热酒调下二钱，空腹，可二服，续续。

◆**通圣散**《圣济总录》

【主治】血痢，腹中疠刺，日夜无度。

【功效】温中止血。

【药物及用量】大枣　乌梅各十枚　干姜三块（如枣大）　甘草一尺（细锉）

【用法】上四味，捣筛为散，每服一钱匕，水一盏，生姜半枣大，拍破，同煎至六分，去滓，温服。

◆**通苓散**《世医得效方》

【主治】分利水谷，解烦热，止泄泻。

【功效】健脾利湿，清热。

【药物及用量】猪苓（去皮）　白术（去芦）　泽泻（去毛）　赤茯苓（去皮）　车前子　木通　茵陈　瞿麦

【用法】上八味，锉散，每服四钱，水一杯半，灯心、麦门冬煎服。

◆**通胃散**《经验良方》

【主治】结肠反胃。

【功效】理气和胃止痛。

【药物及用量】肉豆蔻　鸡心槟榔各一枚　胡椒四十九粒

【用法】上三味为末，每服半钱，空心，以无灰酒枳壳末少许调下，稀粥压之。

◆**通应散**《烟霞圣效方》

【主治】破伤风。

【功效】祛风化痰。

【药物及用量】天南星（炮）　白僵蚕（炒）　干蝎（炒）　鳔（炮）各等量

【用法】上四味，同为细末，每服半钱，酒调灌之，立愈。

◆**通表散**《太平圣惠方》

【主治】妊娠五月六月或七月，猝患伤寒，烦热，四肢疼痛，不得安卧。

【功效】解表散寒。

【药物及用量】麻黄（去根节）一两半　赤芍一两　甘草（炙微赤，锉）半两

【用法】上三味，捣筛为散，每服四钱，以水一中盏，入生姜半分，枣三枚，煎至六分，去滓，温服，不拘时。

◆**通和汤**《卫生宝鉴》

【主治】妇人乳痈，疼痛不可忍。

【功效】消痈溃坚，解毒止痛。

【药物及用量】穿山甲（炮黄）　川木通（锉）各一两　自然铜（醋淬七次）半两

【用法】上三味为末，每服二钱，热酒调下，食远服之。

◆**通幽汤**《兰室秘藏》

【主治】幽门不通上冲，吸门不开噎塞，气不得上下，幽门闭，大便难。

【功效】活血理气通幽。

【药物及用量】桃仁泥　红花各一分　生地黄　熟地黄各五分　当归身　炙甘草　升麻以上各一钱

【用法】上七味，㕮咀，都作一服，水二大盏，煎至一盏，去滓，稍热服之，食前服。

◆**通玄丹**《太平圣惠方》

【主治】小儿囊痢，久不瘥，腹多鼓胀，痢如枣花。

【功效】泻腑止痢。

【药物及用量】巴豆一两　油一升　麝香一钱（细研）

【用法】上三味，先将油于铛内，以急火煎巴豆，看爆出者收之，去皮心，纸裹压去油，入麝香研，以粟米饭和丸，如麻子大，每服以冷水下二丸，量儿大小，加减服之。

◆**通闭饮子**《朱氏集验方》

【主治】膈气。

【功效】宽膈行气。

【药物及用量】厚朴（制）　生姜（焙）　草果　香附子（去毛，炒）　荜澄茄　陈皮各三钱　青皮二钱

【用法】上七味，为细末，空心，沸汤盐点服。

◆**速效散**《袖珍方》

【主治】腰痛不可忍。

【功效】温肾逐寒，消滞止痛。

【药物及用量】川楝子（取肉，巴豆五粒，去壳，同炒至赤，去巴豆）　茴香（盐炒香，去盐）　破故纸（炒）各一两

【用法】研为细末，每服一钱，空腹时热酒调下。

◆**速效散**《沈氏尊生书》

【主治】风热头痛，或眼目昏沉。

【功效】疏肝清热，清利头目。

【药物及用量】黄连　黄柏　黄芩　栀子　连翘　薄荷　柴胡　荆芥穗　当归　生地黄　地骨皮　天花粉　蔓荆子　甘菊花　甘草　牛蒡子　白蒺藜　枳壳　草决明各五分

【用法】清水煎，食后服。

◆**速效饮**《证治准绳》

【主治】两目触损，血胀肿痛。

【功效】散风和血。

【药物及用量】荆芥穗　薄荷叶（微炒）　草决明（微炒）各一两　生甘草三钱

【用法】研为粗末，和芝麻（半生半炒）等量，炒二钱，盛掌中，干嚼之，味尽去其滓，如此三五次即效。

◆**陷脉散**《千金翼方》

【主治】漏疮，多年瘿瘤。

【功效】消坚，蚀恶，化滞。

【药物及用量】干姜（炮）　琥珀　大黄　附子（炮，去皮）各一两　丹参七钱五分

石硫黄　白石英　钟乳粉　乌贼骨各五钱

【用法】研为末，贮以瓷盒韦囊，勿令泄气，若疮湿即敷之，干则煎猪油和敷，或死肌不消，加芒硝二两，或胡燕屎一枚。

◆**唤回丹**《证治准绳》

【主治】疔疮有赤丝攻心腹者。

【功效】解血毒。

【药物及用量】铁锈　牡蛎各三钱　青盐一钱

【用法】研为末，先挑破疮头，以灯盏内油调涂，其丝自回。

◆**唤痔散**《外科正宗》

【主治】内痔不出。

【功效】消坚，蚀恶，唤痔外出。

【药物及用量】生草乌头　刺猬皮（烧存性）各一钱　枯白矾五钱（一作五分）　食盐（炒）三钱（一作三分）　麝香五分　冰片三分（一作二分）

【用法】研为细末，先用温汤洗净肛门，随用津唾调药三钱，填入肛门，片时即出，去药上护痔膏。

◆**唤痔散**《外科集腋》

【主治】痔疮。

【功效】消坚，蚀恶，唤痔外出。

【药物及用量】磁石一两　生草乌尖五分　枯矾五钱　干姜（炮，另研）三分

【用法】共研极细，用生姜汁或葱汁调涂肛门上，少顷痔疮自肛门内脱出，上下洗净，四边好肉上用护药，次上枯药，一日三上，用新笔蘸药洗之。如此六七日脱尽痔根，即用生肌药收口，后用贴顶升阳散收入其肠，内服槐角丸。

◆**换肌丸**《疡医大全》

【主治】疥疮。

【功效】杀虫生肌。

【药物及用量】白砒　水银各三分　油核桃五钱　大枫肉一钱

【用法】同研，不见星为度，绢包，临卧时，擦心口片时，兼戒口味。

◆**换肌丸**《医方类聚》

【主治】诸癞大风疾。

【功效】祛风凉血。

【药物及用量】苦参三两　大风油一两

【用法】上二味，将苦参为细末，入大风油及少酒糊为丸，如梧桐子大，每服五十丸，不拘时，用温酒送下，仍将苦参煎汤，带热洗之为佳。

◆**换肌消毒散**《口齿类要》

【主治】时疮，杨梅疮，初起或溃烂者。

【功效】通经络，燥湿毒，排脓。

【药物及用量】萆薢　当归（酒洗）　白芷　木通　金银花　皂角刺　薏苡仁　白鲜皮　木瓜（不犯铁器）　甘草各等量

【用法】清水煎，食前或空腹时服，如

大人用之不应，或儿长大则宜用萆薢五钱，当归、白芷、皂角刺（炒）、薏苡仁各一钱，白鲜皮、木瓜（不犯铁器）、木通、金银花各七分，甘草、连翘、防风各五分，茯苓、芍药（炒）各一钱，黄芪（炒）二钱，川芎、生地黄各八分，分作二三剂，清水煎服，幼者作一剂煎，分两三次服。

◆**换肌散**《卫生宝鉴》

【主治】疠风经久不愈，毒气上攻，眉毛脱落，鼻梁崩坏。

【功效】祛风解毒，通经活血。

【药物及用量】白花蛇（酒浸）　乌梢蛇（酒浸）各三两　蚯蚓（去土，一作三两）　当归　细辛　白芷　天麻（连茎者）　蔓荆子　威灵仙　荆芥　甘菊花　苦参　紫参　沙参　木贼草　白蒺藜（炒）　不灰木　甘草（炙）　天门冬（去心）　赤芍　石菖蒲（用九节者）　何首乌（不犯铁器）　胡麻子仁（炒）　川芎　草乌头（汤泡去皮、脐）　苍术（米泔水浸炒）　木鳖子各一两（一作各一两五钱，一作各七钱五分，一方无定风草）

【用法】研为细末，每服五钱，食后温酒调下，酒多更妙，紫参，不灰木虽无亦可。

◆**换形散**《奇方类编》

【主治】乳癣。

【功效】杀虫止痒。

【药物及用量】青黛　黄柏　枯矾　雄黄　百药煎　硫黄各等量

【炮制】研为末。

【用法】湿则干掺，干则香油调涂，以愈为度。

◆**换骨丹**《中藏经》

【主治】卒中，手足顽麻，腰膝沉重，左瘫右痪，四时伤寒，妇人血刺痛。

【功效】逐风顺气，补气血。

【药物及用量】桑白皮　何首乌　白术　紫河车　威灵仙　蔓荆子　人参　川芎　防风　地骨皮各二两　五味子　木香　苦参各一两　犀角屑五钱　麝香　龙脑各五分

【炮制】研为细末，用地黄三斤（去根不去节，锉细），苍术、槐角各八两，清水一斗八升，同熬至三四升，密绢滤去滓，留清者再熬成膏，和前药每两作八丸，朱砂为衣。

【用法】每服一丸，酒一盏捶碎，至夜温化，临卧时和滓服。

◆**换骨丹**《医学纲目》

【主治】风痿痹弱，寒湿气，鹤膝风等证。

【功效】祛风湿，坚筋骨。

【药物及用量】苍术（泔浸去皮，炒净）四两　枸杞子二两五钱（一作五两）　白茄根（洗净，一作八两，饭上蒸）二两　虎胫并掌骨（酥炙，一作一具）　当归　败龟板（醋炙）　秦艽（一作四两）　羌活（一作二两）　独活（一作二两）　防风（一作二两）　川萆薢（一作二两）　牛膝（一作五两）　晚蚕砂（炒，一作五两）　油松节（一作五两）各一两

【用法】用无灰酒一大坛，将绢囊盛药，悬于酒中，封固浸至十四日，开坛取酒（不可以面对坛口，恐药气冲人面目），每饮盏许，勿令药力断绝，饮尽病痊，将药晒干，研为细末服，或酒煮米糊和丸，如梧桐子大，每服七八十丸，空腹食前温酒或白滚汤送下。忌食动风辛热之物，此药可以常服，但焮赤肿痛甚于春夏者，多属湿热，则非所宜。

◆**换骨丹**《幼幼新书》

【主治】肠胃结积。

【功效】利气通肠。

【药物及用量】陈粟米一合　陈皮（锉）　青皮（锉）　黑牵牛各五钱　巴豆（去壳）一分

【炮制】炒令焦黄色，拣去巴豆不用，另加木香五钱，研为细末，水煮面糊和丸，如黍米大。

【用法】每服十丸，橘皮汤送下。

◆**换骨丹**《宣明论方》

【主治】风痱及暗风，风痫，中风，喎斜瘫痪。

【功效】搜风利湿。

【药物及用量】苍术　槐实　桑白皮　川芎　白芷　人参　防风　何首乌　威灵仙　蔓荆子各一两　苦参　五味子　木香各五钱　冰片　麝香各五分

【炮制】麻黄煎膏和捣杵，每两作十丸，朱砂为衣。

【用法】每服一丸，磨温酒半盏，以物合定，不令透气，食后临卧各呷咽之，衣覆取汗即瘥。

◆**换腿丸**《普济方》

【主治】肾经虚弱，为冷气所乘，致腰膝沉重，移步缓迟，筋脉挛痛，脚心隐痛，并治干湿脚气，赤肿痛楚，发作无时，气满喘促，举动艰难，面色黧黑，大便秘涩。

【功效】通经络，祛风湿，补肝肾。

【药物及用量】薏苡仁　石楠叶　天南星（洗，姜制炒）　川牛膝（酒浸，焙）　肉桂（去粗皮）　当归（去芦）　天麻（去苗）　附子（炮，去皮、脐）　羌活　防风（去杈）　石斛（去根）　萆薢（微炙）　黄芪（蜜炙）　续断各一两　苍术（米泔浸）一两五钱　槟榔五钱　干木瓜四两

【炮制】研为细末，水煮面糊和丸，如梧桐子大。

【用法】每服三十丸至五十丸，空腹时温酒或木瓜汤送下，每日二三次。

◆**换腿丸**《太平惠民和剂局方》

【主治】足三阴经虚，为风寒暑湿袭，挛痹缓弱，上攻胸胁肩背，下注脚膝疼痛，渐成风湿脚气，行步艰辛，足心如火，上气喘急，全不思食。

【功效】祛风除湿，散寒除痹。

【药物及用量】石楠叶　羌活（一本去芦）　石斛（酒浸，一本去苗）　牛膝（酒浸，一本去苗）　天南星（炮）　黄芪（蜜炙，一本去芦头）　防风（去芦杈）　萆薢（一本微炙）　薏苡仁（炒）　天麻（一本去苗）　当归（酒浸，一本去苗）　续断各一两半　木瓜四两　槟榔二两半

【用法】上一十四味，为细末，酒煮面糊丸，如梧桐子大，每服五十丸，温酒盐汤任下。

◆**换肠丸**《御药院方》

【主治】泄泻不止及诸下痢之疾。

【功效】益气健脾，涩肠止泻。

【药物及用量】御米壳二两（去隔蒂，碎，微炒，净称）　木香　诃子皮　白芍　甘草（炒）　当归（去芦头，炒）　人参各一两　白术　白茯苓（去皮）各一两半

【用法】上九味，为细末，炼蜜和丸，如弹子大，每服一丸，水一盏煎化，稍热食前服。

◆**换肠丸**《施圆端效方》

【主治】大人小儿泻痢脓血，腹中疠痛，困倦减食，里急后重，日夜不止。

【功效】理气健脾，涩肠止泻。

【药物及用量】当归（切，焙）半两　青皮（去白）　木香各一分　陈皮（去白）　诃子皮各七钱　甘草（炒）　豆蔻各四钱　御米壳（蜜浴炒）二两

【用法】上八味，为细末，炼蜜丸，如弹子大，小儿樱桃大，姜汤化下一丸。

◆**涌泉散**《卫生宝鉴》

【主治】妇人乳汁不通。

【功效】通经行气，下乳。

【药物及用量】瞿麦穗　麦门冬（去心）　龙骨　穿山甲（炮黄）　王不留行各等量

【用法】研为细末，每服一匕，热酒调下，一日三次，服后食猪蹄羹少许，并用木梳于左右乳上各梳二三十次。

◆**涌泉散**《太平圣惠方》

【主治】产乳无汁及乳结痈肿。

【功效】消积通经。

【药物及用量】穿山甲（洗净灰，炒燥）一两

【用法】研为细末，每服方寸匕，温酒调下。

◆**涌泉散**《卫生宝鉴》

【主治】产后妇人因气，奶汁绝少。

【功效】养血通络下乳。

【药物及用量】瞿麦穗　麦门冬（去心）　王不留行　紧龙骨　穿山甲（炮黄）等量

【用法】上五味为末，每服一钱，热酒调下。后食猪蹄羹少许，投药，用木梳左右乳上梳三十来梳。一日三服，食前服，服三次羹汤，投三次梳乳。

◆涌泉散《妇人大全良方》

【主治】产后乳无汁，乳结痈肿。

【功效】通络下乳。

【药物及用量】穿山甲（洗，一两，灰炒令燥）

【用法】上一味为细末，酒调服方寸匕。

◆涌泉膏《理瀹方》

【主治】下元虚损五劳七伤，咳嗽痰喘气急，左瘫右痪，手足麻木，筋骨疼痛，腰脚软弱，肚腹受寒，男子遗精白浊，妇人赤白带下。

【功效】补中益气，散寒通阳。

【药物及用量】海龙一对（雄黑雌黄，长尺余者佳，如无，用海马亦可，终不如海龙之妙）　生附子一个（重一两五钱，切去芦头热，童便、甘草水各浸一日，洗净）　零陵香大片　穿山甲　锁阳各三钱

【炮制】将各药切碎，用香麻油一斤四两，将药浸入，春五、夏三、秋七、冬十日。然后木炭火熬至药枯，去净渣，将油再熬至将要滴水成珠时，称准分两，每油一斤，加黄丹（飞净）六两五钱，小火熬至滴水成珠，用槐枝不住手搅动，再下制阳起石末、麝香末各五钱，冬虫夏草末、野高丽参末、川椒末、母丁香末各三钱，搅极匀，埋入土中七日，去火毒。

【用法】每用膏三分，摊如钱大，贴两足心，十日一换，不可间断，五十岁内外贴之，方见功效。若少年无病者贴之，足心作痒起泡，反无益也。

◆涌铁膏《卫生宝鉴》

【主治】箭镞入骨及针刺入肉。

【功效】消结，解毒，通肠。

【药物及用量】鼹鼠头一个（油内熬）　土消虫十个　芫青　蝼蛄各四十九个　巴豆　砒霜　马肉内蛆　酱蛆（上二味焙干）　硇砂　夏枯草　磁石　黄丹　地骨皮　蜣螂（焙干）　苏木各一两　石脑油三两　蒿柴灰汁三升

【炮制】研为细末，将石脑油、蒿灰汁文武火熬成膏，入各末搅匀，瓷瓶收贮。

【用法】每用少许，贴于患处，良久自出。

◆莽草膏甲《太平圣惠方》

【主治】皮肤瘙痒，瘾疹瘖瘰，体肿疼痛。

【功效】解毒，止痒，祛风。

【药物及用量】莽草一两　当归（去芦）　芎䓖　川椒　大戟（去皮）　附子　细辛（去苗）　赤芍　芫花　羊踯躅花　蒴藋各二两（一方有苦参二两）

【炮制】锉为细末，用醋或酒三升浸一宿，加猪脂（炼成者）三斤，同煎令附子色黄为度，棉滤去滓。

【用法】每用少许，涂摩病处，日三五次。

◆莽草膏乙《太平圣惠方》

【主治】妇人风瘙，遍身生瘾疹，痒搔之，随手肿起。

【功效】祛风止痒，活血消肿。

【药物及用量】莽草三分　当归一两　芎䓖一两　大戟一两　细辛一两　苦参二两　芫花一两　川椒一两　附子一两　踯躅花一两　景天一两　蒴藋根一两

【用法】上一十二味，细锉，用炼成猪膏二斤，入药煎，候附子黄赤色，膏成去滓，倾人瓷盒中盛，涂于病上，日三用之。

◆莽草散《太平圣惠方》

【主治】妇人血风，皮肤瘙痒，心胸烦闷。

【功效】祛风，活血止痛。

【药物及用量】莽草一两　羌活三分　羚羊角屑三分　景天三分　白蒺藜（微炒，去刺）三分　茺蔚子三分　凌霄花三分　鬼箭羽三分　丹参三分　防风（去芦头）三分　细辛三分　枳壳（麸炒微黄，去瓤）三分

【用法】上一十二味，捣筛为散，每服三钱，以水一中盏，煎至六分，去滓，温服，不拘时。

◆荠草汤《太平圣惠方》

【主治】新生儿猝寒热，不能服药。

【功效】解表散寒。

【药物及用量】荠草一两　丹参一两　蛇床子一两　桂心一两　菖蒲一两

【用法】上五味锉碎，以水五升，煮一二十沸，去滓，适寒温以浴之，避风。

◆荠草丸《太平圣惠方》

【主治】风，皮肤瘙痒如虫行，头目旋闷。

【功效】祛风止痒，活血。

【药物及用量】荠草（微炙）一两　天麻一两　川升麻一两　乌蛇（酒浸，去皮骨，炙微黄）二两　蝉壳（微炒）一两　细辛一两　赤茯苓一两　蚵蚾（微炒）半两　附子（炮裂，去皮、脐）一两　芎䓖一两　甘草（炙微赤，锉）一两　麝香（细研）一分

【用法】上一十二味，捣罗为末，入麝香，同研令匀，炼蜜和捣二三百杵，丸如梧桐子大，每服食前，以温酒下十五丸。

◆莱菔丸《万氏家抄方》

【主治】痘后中气虚作胀者。

【功效】下气消胀。

【药物及用量】莱菔子（炒）　胡椒　厚朴各五钱　白术一两

【炮制】共为末，水泛丸，如梧桐子大。

【用法】每服二三钱，陈皮煎汤送下。

◆莱菔膏《世医得效方》

【主治】大人、小儿噤口风。

【功效】祛风化痰。

【药物及用量】皂角（不蛀者，炙，去皮、子）　萝卜（如无，以子代之）

【用法】上一十二味，以皂角为末，以萝卜同酽醋研，鸡翎蘸药，涂牙龈。

◆莱菔子煎《圣济总录》

【主治】咳嗽多痰，上喘，唾脓血。

【功效】清痰止咳平喘。

【药物及用量】莱菔子（烂研）半两　桃仁（去皮尖、双仁，研如膏）　杏仁（去皮尖、双仁，研如膏）　蜜酥饧各一两

【用法】上六味，慢火同煎如稀饧，每服半匙，沸汤化下，不拘时。

◆莱菔木香散《圣济总录》

【主治】五膈气，喘促，腹胁胀满，胸膈不快，痰逆恶心，不思饮食。

【功效】理气化痰除满止呕。

【药物及用量】莱菔子二两　粟米一两半　陈橘皮（汤浸，去白，焙）一两　巴豆（肥大者，三十枚，去皮，于瓦石器内，与上三味同炒，候药焦黑色，拣去巴豆不用）　木香一分

【用法】上五味，捣罗为散，用煮莱菔汤调下二钱匕，或以生姜汁煮面糊和丸，如梧桐子大，莱菔汤下十五丸亦得。

◆圆明膏《东垣试效方》

【主治】内障生翳，瞳子散大。

【功效】泻热邪，和血气。

【药物及用量】柴胡　麻黄　黄连　生地黄各五钱　当归身三钱　甘草　诃子皮（湿纸裹煨）各二钱

【炮制】清水二碗，先煮麻黄至一碗去沫，入后药同煎至滴水不散，去滓入蜜少许，再熬成膏。

【用法】每用少许，频频点之。

◆圆翳防风散《秘传眼科龙木论》

【主治】圆翳内障。

【功效】祛风，泻热，行血。

【药物及用量】防风　桔梗　知母各二两　黄芩　芒硝　大黄　茺蔚子　黑参　车前子各一两　细辛一两

【用法】研为粗末，清水二盏，煎至一盏去滓，食后温服。

◆圆翳羚羊饮《医宗金鉴》

【主治】圆翳内障。

【功效】清肝化热。

【药物及用量】羚羊角　车前子　人参　黄芩　知母各一钱　防风二钱　细辛五分

【用法】研为粗末，清水二盏，煎至一盏去滓，晚食后温服。

◆涂舌丹《沈氏尊生书》

【主治】舌衄。

【功效】凉血止血。

【药物及用量】乌贼骨　蒲黄各等量

【用法】烧为细末，涂于舌上。

◆涂顶膏《奇效良方》

【主治】天钓惊风。

【功效】宣壅止搐。

【药物及用量】芸薹子　生乌头（去皮、脐）各等量

【用法】研为末，每用一钱，新汲水调敷顶上。

◆涤空丹《疡医大全》

【主治】杨梅结毒，顽臁，瘰疬。

【功效】理血，解毒，杀虫。

【药物及用量】食盐四钱　明矾　火硝　皂矾　水银各一两　白砒三钱

【炮制】研为细末，炒老黄色，入阳城罐升三炷香，冷定，刮取灵药一两，加明雄黄、朱砂、血竭、乳香（去油）、没药（去油）各六钱，槐花米（净末）、穿山甲（焙净末）各一两，和匀研细，老米打糊为丸，如萝卜子大。

【用法】每服一分，用土茯苓四两，猪牙皂角一条，照各部位再加引经药，煎汤送下，一日三次。

◆涤风散《证治准绳》

【主治】风毒攻眼，赤肿痒痛。

【功效】祛风解毒。

【药物及用量】黄连（去须）　蔓荆子各五钱　五倍子三钱

【用法】锉散，分作三次，新汲水煎滤清汁，以手沃洗。

◆涤痰丸《嵩崖尊生》

【主治】痰多。

【功效】涤痰。

【药物及用量】半夏曲　枯矾　皂角（火炙，刮去皮弦、子）　玄明粉　白茯苓　枳壳各等量

【炮制】研为末，霞天膏和丸，如梧桐子大。

【用法】每服二三十丸，熟汤送下。

◆涤痰丸《玉机微义》

【主治】三焦气塞，下痰饮酒食。

【功效】理气化痰消食。

【药物及用量】木香　槟榔　青皮　陈皮　三棱　大黄（煨）　枳壳　半夏各一两　黑牵牛（炒，取末）二两

【用法】上九味为末，糊为丸如梧桐子大，每服五十丸，食后，姜汤下。

◆涤痰丸《瑞竹堂经验方》

【主治】男子妇人，远年日久，积聚痰涎，或饮酒食后，吐唾日久，面黄肌瘦，皮肉枯涩，眼无神光。

【功效】攻积消痰，理气化食。

【药物及用量】好皂角（不要虫蛀损者，一十两，水浸一宿，去皮弦，火炙黄色，取净末）二两五钱　猪牙皂角（依皂角制法）一两　枳壳（一两半火炒，一两生用）二两五钱　黑牵牛（末）二两

【用法】上四味，用朴硝五钱，井花水泡开，不用滓末，澄清硝水为丸，如梧桐子大，每服五十丸，临卧，用井花水送下，量人虚实，加减丸数服。

◆涤痰汤《奇效良方》

【主治】中风，痰迷心窍，舌强不能言。

【功效】消积，涤痰，祛风。

【药物及用量】天南星（姜制）　半夏（汤洗七次）各二钱五分　枳实（麸炒）　茯苓（去皮）各二钱　橘红一钱五分　石菖蒲　人参各一钱　竹茹七分　甘草五分

【用法】清水二盅，加生姜五片，煎至一钱，食后服。

◆脑子散《证治准绳》

【主治】小儿伤风，咳嗽不止及瘕呷。

【功效】消结，散郁，清热利湿。

【药物及用量】大黄一分　郁金二钱

【用法】先以猪牙皂角煮一复时，取切片子，焙干为末，次入粉霜、脑子各少许，再同研令匀，每服一字，砂糖水调下，量儿肥瘦，加减用之。

◆脑麝祛风丸《瑞竹堂经验方》

【主治】左瘫右痪，游平阜经验秘方平章。服此药得愈，最有效验。

【功效】祛风通络，化痰利湿。

【药物及用量】白花蛇头（带项三寸，酒浸，炙）一个　乌梢蛇尾（长七寸，酒浸，炙）两个　川乌头尖（去黑皮）三个　附子底（去黑皮）四个　天南星（炮）　半夏（姜制）　白附子　细辛（去叶）　防风（去芦）　天麻　全蝎（去毒，炒）　白僵蚕（去丝嘴，炒）　草乌头（炮）各半两　脑麝（研）一分

【用法】上一十四味，为细末，姜汁糊为丸，如梧桐子大，朱砂为衣，每服五十丸，煎小续命汤送下，不拘时服。

◆**资生丸**《广笔记方》

【主治】妊娠三月，脾虚呕吐，或胎滑不固，小儿疰夏，神疲便溏，不思饮食。

【功效】健脾开胃，消食止泻，调和脏腑，滋养荣卫，安胎。

【药物及用量】白术（米泔水浸，用山黄土拌蒸九次，晒九次，去土，切片，焙干）　人参（去芦，人乳汁浸透，饭锅上蒸熟）　薏苡仁（淘净炒，一作一两五钱）各三两　白茯苓（去粗皮，水飞，去筋膜，人乳汁拌，饭锅上蒸熟晒干）一两五钱（一作二两）　山楂肉（蒸，一作一两五钱）　橘红　神曲（炒）各二两　川黄连（姜汁炒，一作四钱）　白豆蔻仁（微炒，一作八钱）　泽泻（去毛，炒）各三钱五分　桔梗（米泔浸，炒）　藿香（洗）　甘草（蜜炙，去皮）各五钱（一作各一两）　白扁豆（炒，去壳，一作一两五钱）　莲肉（去心，一作二两）各一两　干山药（炒，一作二两）　麦芽（炒，一作二两）　芡实（净肉炒）各一两五钱（一方无泽泻，有砂仁一两五钱）

【炮制】共研细末，炼蜜为丸，常服每丸重二钱，妇人如弹子大。

【用法】寻常每服一丸，醉饮后二丸，淡姜汤送下，妇人每服二丸，米饮送下。

◆**资生肾气丸**《医宗金鉴》

【主治】肾气虚脾弱，腰重脚肿，小便不利，腹胀喘急，痰盛已成鼓证者。

【功效】补肾养血，温肾阳。

【药物及用量】熟地黄四两　白茯苓三两　牡丹皮　泽泻　干山药　车前子　山茱萸　牛膝　肉桂各一两　附子五钱

【炮制】研为细末，炼蜜和丸，如梧桐子大。

【用法】每服八十丸，空腹时米饮送下。

◆**资生顺坤方**《古今医统大全》

【主治】女子寒少热多，久无胎孕。

【功效】调气和血，清热养血。

【药物及用量】香附（四制，去头末，取中末八两）一斤　当归（酒制）　白术（土炒）各三两　川芎　白芍　益母草　熟地黄　生地黄　茯苓　牡丹皮　黄芩　柴胡　臭椿根各二两

【炮制】共研细末，醋糊为丸，如梧桐子大。

【用法】每服三钱，空腹时淡醋汤送下，食干物压之。

◆**资液救焚汤**《法律方》

【主治】五志厥阳之火而成之关格。

【功效】生津，养血，清热。

【药物及用量】生地黄（取汁）　麦门冬（取汁）各二钱　人参（人乳拌蒸）一钱五分　胡麻仁（炒研）　甘草（炙）　紫石英（敲碎）　阿胶　寒水石（敲碎）　滑石（敲碎）各一钱　柏子仁（炒）七分　五味子四分　犀角（磨汁）三分　生姜汁二匙

【用法】除四汁、阿胶外，用水四杯，缓火煎至杯半，去滓，入四汁、阿胶，再煎。至胶烊化为度，调牛黄五厘，日中分二三次热服，未服时清晨先服八味丸三钱。

◆**资寿解语汤**《医方大成》

【主治】风中心脾，舌强不语。

【功效】祛风和络。

【药物及用量】羚羊角　桂心各一钱　羌活　甘草各七分五厘　防风　附子　酸枣仁　天麻各五分

【用法】清水煎，加竹沥五匙，姜汁一匙服。

◆**铅丹散**《圣济总录》

【主治】破伤入水，肿溃不愈。

【功效】拔毒杀虫。

【药物及用量】铅丹　蛤粉各等量

【用法】同炒令变色，掺疮口上，水出即渐愈。

◆**铅回散**《外科正宗》

【主治】杨梅结毒，筋骨疼痛，朝轻夜重，喜热恶凉。

【功效】理血，杀虫，解毒。

【药物及用量】黑铅八两

【炮制】铜榴勺内，倾入水中取起，再化再倾，以铅化尽为度。澄去水，将铅灰倾在三重纸上，下用灰收干水气，铅灰日中晒干，将铅灰同硫黄研为细末。

【用法】每服一钱，温酒调下，至重者不过三次即效。

◆**铅红散**《宣明论方》

【主治】风热上攻，面鼻紫赤，酒刺瘾疹。

【功效】祛风除湿。

【药物及用量】舶上硫黄　白矾灰各五钱

【用法】研为末，入黄丹少许，染与患者面色同，每用五分津液涂之，洗漱罢及临卧再用，兼服升麻汤下泻青丸以除其本。

◆**铅霜散**《太平圣惠方》

【主治】小儿身赤，或瘀肿，或如火丹，烦渴壮热。

【功效】解热毒。

【药物及用量】铅霜（研）　绿豆粉各五钱

【用法】每用少许，芸薹菜、自然汁调涂。

◆**顿止丹**《证治准绳》

【主治】泻痢。

【功效】泻寒积。

【药物及用量】黄丹（研细）一两　巴豆四十九粒（去皮膜，研细出油）　乳香二钱

【炮制】研为细末和匀，用麻油二钱，黄蜡五钱，熔汁为丸，如梧桐子大。

【用法】每服一钱，熟汤送下，冷证，加木香二钱五分。

◆**宽中散**《张氏医通》

【主治】痘疹误用辛热，胸膈秘结。

【功效】活血散滞，凉血清热。

【药物及用量】四物汤（当归、川芎、白芍、熟干地黄）第一方去川芎，换生地黄，加枳壳、赤茯苓、甘草各三钱

【用法】为散，每服方寸匕，清水煎，去滓服。

◆**宽中汤**（张涣方）

【主治】心腹痛不可忍。

【功效】健胃调气。

【药物及用量】高良姜　木香各五钱　丁香　青橘皮（炒黄）　桔梗　甘草（炙）各一分

【用法】捣罗为细末，每服五分，温酒调下。

◆**宽中汤**《万氏家抄方》

【主治】膈痛。

【功效】健脾胃，调气滞。

【药物及用量】木香　丁香　砂仁　厚朴　青皮　陈皮　香附　白蔻仁

【用法】清水煎服。

◆**宽中进食丸**《兰室秘藏》

【主治】食积不思饮食。

【功效】健胃，宽中，消食。

【药物及用量】草豆蔻仁　神曲（炒）各五钱　半夏七钱　大麦芽面（炒）一两　砂仁　甘草（炙）各一钱五分　木香五分　陈皮　白术　白茯苓各三钱　干姜　槟榔　猪苓（去黑皮）　泽泻　人参　青皮各一钱　枳实（炒）四钱

【炮制】共研末，汤浸蒸饼为丸，如梧桐子大。

【用法】每服三五十丸，熟汤送下。

◆**宽中丸**《御药院方》

【主治】气不升降，痰涎郁塞，饮食不化。

【功效】调气机，化痰涎，消食滞。

【药物及用量】槟榔（面裹煨熟）二两　木香二两　半夏二两（生姜制）　陈橘皮　青橘皮各半两　京三棱七钱半　牵牛四两（微炒，取头末）二两

【用法】上七味，为细末，水煮面糊为丸，如梧桐子大，每服五十丸，食后，生

姜汤下。

◆**宽中丸**《王氏集验方》

【主治】五劳七伤，下元虚冷，脚膝无力，腰滞腿疼，筋骨软弱，暖水脏，益精髓及心胸胀满，呕逆恶心，恶闻食气，七癥八瘕，五积六聚，痃痞气块，胁肋疼痛，脐腹胀满，面黄肌瘦，身体倦怠，脾胃不和，不思饮食，风湿气痹，霍乱转筋，上吐下泻，气逆冲心，反胃吐食，多年气痢，小肠疝气，妇人月事不行，脐腹疼痛，一切沉滞之气。

【功效】温中理气，消积。

【药物及用量】苍术（去粗皮，米泔浸三日，炒干） 乌药（去粗皮） 香附子（火燎去毛）各二两 三棱（醋煮，切，焙干） 广蒁（煨） 青皮（去瓤） 陈皮（去白） 干姜（炮） 良姜（炒） 小茴香（炒） 神曲（炒） 麦蘖各一两

【用法】上一十二味，为细末，醋煮面糊为丸，如梧桐子大，每服五十丸，空心生姜汤下，孕妇勿服。

◆**宽中理气丸**《御药院方》

【主治】顺理诸气，宽利胸膈，调和脾胃，消化痞滞。除心腹胀满，腹胁刺痛，呕哕痰水，噫闻食臭，全不思食。

【功效】宽膈顺气，调中消痞。

【药物及用量】木香半两 青皮（去白，炒）一两 陈皮（去白，炒）一两 槟榔半两（湿纸煨熟） 白豆蔻仁 萝卜子 荜澄茄 干姜（炮） 胡芦巴 杜丁皮各半两 黑牵牛（炒黑色）一两 厚朴（去粗皮，小姜半两，制细，炒黑色）一两

【用法】上一十二味，为细末，白面糊为丸，如绿豆大，每服二十丸，生姜汤送下，食后。

◆**宽气饮**《奇效良方》

【主治】小儿风痰壅满，风伤于气，不能言语。

【功效】祛痰通络。

【药物及用量】枳壳（去瓤）一两 人参（去芦）五钱 天麻 僵蚕（炒去丝嘴） 羌活 甘草（炙）各三钱

【用法】锉碎，每服二钱，清水一盏，加生姜三片，煎至五分，不拘时服。

◆**宽气饮**《活幼心书》

【主治】蓄气而成搐，传变急慢惊风，气逆不和，精神昏倦。

【功效】消痰，逐水，进食，通利关节，除胸膈痞结。

【药物及用量】枳壳（水浸，去瓤，麸炒微黄） 枳实（制同上）各一两 人参（去芦） 甘草（炙）各五钱

【用法】锉焙为末，每服五分至一钱，不拘时净汤调下，惊风发搐，姜汁、葱汤同调，热极者，入宽热饮，薄荷蜜汤或麦门冬汤调下。

◆**宽胸饮**《杂病源流犀烛》

【主治】胸膈痞闷。

【功效】疏肝解郁，行气除痞。

【药物及用量】柴胡 郁金 川芎 当归 降香 香附 陈皮 砂仁 甘草 延胡索

【用法】清水煎服。

◆**宽带汤**《辨证录》

【主治】少腹急迫不孕。

【功效】补气血，益肝肾。

【药物及用量】人参 麦门冬（去心） 白芍（酒炒） 杜仲（炒黑） 肉苁蓉（洗净）各三钱 五味子（炒）三分 建莲肉（不去心）二十粒 熟地黄 巴戟（酒浸）各五钱 当归（酒洗）二钱 补骨脂（盐水浸）一钱 白术（土炒）一两

【用法】清水煎，服四剂少腹无紧迫之状，一月即受胎。

◆**宽脾散**《证治准绳》

【主治】小儿余热不除。

【功效】利湿清热。

【药物及用量】川芎 茯苓 甘草 白术

【用法】锉散，清水煎，食远服。

◆**宽肠丸**《活幼心书》

【主治】痢后里急，大便闭塞不通。

【功效】宽肠消滞。

【药物及用量】枳壳（水浸，去瓤，锉

片，麦麸炒微黄，仍用清油浸透一两，焙干）五钱　麻仁（去壳）　木通（去皮节）　大黄（半生半炒）　槟榔　大腹皮（洗净，焙干）各二钱五分

【炮制】除麻仁用乳钵杵极细外，五味，槟榔不过火，余焙同研成末，入乳钵中与麻仁再杵匀，炼蜜为丸，如绿豆大。

【用法】每服三十丸至五十丸，空腹时枳壳、甘草煎汤送下，一二岁婴孩温蜜汤下。

◆**宽肠丸**《世医得效方》

【主治】便闭。

【功效】清热消积。

【药物及用量】黄连　枳壳各等量

【炮制】共研为末，面糊为丸，如梧桐子大。

【用法】每服五十丸，米饮送下。

◆**宽肠枳壳散**《婴童百问》

【主治】痢疾。

【功效】顺气，止痢。

【药物及用量】枳壳（去瓤炒）二两四钱　甘草（炙）六钱

【用法】研为细末，每服一钱，空腹时沸汤点下。

◆**宽热饮**《活幼心书》

【主治】伏热在里，风壅，气促昏闷及脾胃停滞，饮食减少，面黄脉实，发热无时。

【功效】清热消积。

【药物及用量】枳壳（去瓤，锉片，巴豆十五粒作二片，去壳膜心，同炒枳壳见微黄色，去巴豆）　大黄各一两　粉草七钱五分　玄明粉二钱五分

【用法】锉焙为末，临用入玄明粉乳钵内同前药末杵匀，每服五分至一钱，小者抄一字，不拘时姜蜜汤或薄荷汤调下。

◆**宽膈丸**《御药院方》

【主治】气不升降，胸膈痞结。

【功效】宽胸顺气，消痞。

【药物及用量】木香　京三棱（煨）　青橘皮（去白）各半两　半夏二两（汤洗七次）　大腹子二钱半

【用法】上五味，为细末，生姜汁面糊为丸，如梧桐子大，每服七十丸，食后，生姜汤下。

◆**宽腹丸**《永类钤方》

【主治】疳气腹胀，不思饮食，或面肿者。

【功效】消积除胀。

【药物及用量】牵牛　萝卜子　陈皮（净）　青皮　木香（炮）各一两　槟榔　紫苏子　木瓜各半两　巴豆七粒（不去壳，并同炒黄，去巴）

【用法】上九味，为末，糊丸小豆大，三岁三十丸，紫苏木瓜汤下。

◆**敌金丸**《仁斋直指方》

【主治】疝气。

【功效】通气，消坚，行气止痛。

【药物及用量】京三棱（煨）　蓬莪术（煨）　猪苓　白附子　萝卜子　赤芍　黑牵牛　川楝子　山茵陈　青木香　陈橘皮　五灵脂　海藻（酒浸，焙）　穿山甲（灰火煨焦）　姜黄　小茴香　海浮石（米醋浸，煅红醋淬，再煅再淬，至黑色为度）各一两　青皮（去白，一两生用，一两锉，以斑蝥五十枚去头足翅，同炒黄色，去斑蝥）二两　香附子（净，一半生用，一半以巴豆五十粒去壳同炒色焦，去巴豆不用）三两　泽泻一两五钱　南木香五钱　丁香二钱五分

【炮制】研为细末，酒煮面糊为丸，如梧桐子大。

【用法】每服二十丸，温酒送下，此药能泄，斟酌用之。

◆**敌痰丸**《瑞竹堂经验方》

【主治】痰盛。

【功效】祛痰降气利膈。

【药物及用量】黑牵牛三两　皂角（去皮弦，火中微烧）二两　白矾（枯）一两　半夏曲（炒）一两　陈皮（去白）一两

【用法】上五味，为细末，煮萝卜为丸，如梧桐子大，每服四五十丸，临卧，淡姜汤送下。

◆**浆水散**《素问病机气宜保命集》

【主治】太阴少阴中暑，泄泻身冷，多

汗脉弱。

【功效】祛寒滞，化暑湿。

【药物及用量】半夏二两（醋炒，一作二钱五分） 高良姜（醋炒）二钱五分 干姜（炮） 肉桂 甘草（炙） 附子（炮）各五钱

【用法】研为细末，每服三五钱，浆水二盏煎至一盏，和滓热服（一作冷服），甚者三四服即效，如虚热喘乏加人参，汗多加黄芪、五味子。

◆**浆水散**《卫生宝鉴》

【主治】暴泄如水，周身汗自出，一身尽冷，脉微而弱，气少不能语，甚者加吐，此为急病。

【功效】温中散寒除湿。

【药物及用量】半夏二两（炮） 附子（炮） 肉桂 干姜（炮） 甘草（炙）各五钱 良姜二钱半

【用法】上六味，为末，每服三、五钱，浆水二盏，煎至一盏，和渣热服，甚者三四服，微者一二服。

◆**浆水葱白粥**《太平圣惠方》

【主治】小儿小便不通，肚痛。

【功效】利水止痛。

【药物及用量】粟米二合 葱白三七茎（去须，细切）

【用法】上二味，以浆水煮作稀粥，临熟，投葱白，搅令匀，愠愠食之。

◆**润下丸**《痧症全书》

【主治】大肠燥实，二便秘结，痧毒壅盛者。

【功效】泻热下积。

【药物及用量】大黄（酒制）四两 黑丑头末二两（炒）

【炮制】共研末，牙皂煎汁为丸，如凤仙子大。

【用法】每服一钱，多至二钱，灯心汤送下。

◆**润下丸**《金匮钩玄》

【主治】痰证。

【功效】理气化痰。

【药物及用量】陈皮（去白，以水化盐半两，拌陈皮令得所，煮候干，炒燥。一方不去白）半斤 甘草（炙）一两

【用法】上二味为末，蒸饼丸绿豆大，每服三十五丸，温水下。

◆**润肌膏**甲《卫生宝鉴》

【主治】手足皲裂疼痛，不能见风。

【功效】和血润肌。

【药物及用量】珠子沥青四两 白黄蜡八钱 乳香二钱

【炮制】入铁器内，用文武火熬，下沥青，随下黄蜡、乳香，次入清芝麻油一二匙，候沥青尽熔开，微微拨动，滴水中试之，硬再入油，如转软合宜，用新棉滤净，入水中折叠扯之，以白为度，油当徐徐入，勿令转，入瓷器内盛，油纸裹亦得。

【用法】每用不拘多少，先将裂口于火上炙热，再取药置火上，炙软涂于患处，用纸少许，贴之自合。

◆**润肌膏**《医宗金鉴》

【主治】白屑风。

【功效】活血，散风，润肌。

【药物及用量】香油四两 油奶酥二两 当归五钱 紫草一两

【炮制】将当归、紫草，入二油内，浸二日，文火炸焦去滓，加黄蜡五钱，溶化尽，用布滤倾碗内，不时用柳枝搅冷成膏。

【用法】每用少许，涂于患处，一日二次。

◆**润肺丸**《医学入门》

【主治】嗽而失音。

【功效】润肺化痰止咳。

【药物及用量】诃子 五味子 五倍子 黄芩 甘草各等量

【炮制】共研细末，炼蜜为丸，如芡实大。

【用法】每服一丸，口噙化下，久嗽加罂粟壳。

◆**润肺丸**甲《御药院方》

【主治】肺气不调，咳嗽声重，日久不止，痰涕结搏，咽嗌不利，心神烦躁，头目昏重，精神不爽，心忪烦悸，喉中呀呷，逐气有声，一切痰实。

【功效】清肺止咳，清心安神。

【药物及用量】朱砂（水飞）　五灵脂（微炒）各二两　苦葶苈（隔纸炒）　杏仁（去皮尖，麸炒）　半夏曲各一两

【用法】上五味，为细末，生姜汁面糊为丸，如梧桐子大，每服四十丸，食后，生姜汤送下。

◆**润肺丸**乙《御药院方》

【主治】肺气不利，咳嗽痰实，咽嗌干燥。

【功效】理肺化痰，利咽止咳。

【药物及用量】鹅梨（去皮及子）二个　瓜蒌（去皮）二个　麻黄（去节）二两　皂角三挺（去皮弦并子，捶碎用。四味一处，用河水一升半，浸少时，银石器内熬成膏为用）　天南星　半夏各一两半　生姜（同半夏、天南星作曲，炒干）三两　枯白矾一两半　寒水石二两（烧）

【用法】上九味，同为细末，用前膏为丸，如梧桐子大，每服五七十丸，温生姜汤送下。

◆**润肺汤**《圣济总录》

【主治】咳逆短气。

【功效】降气止咳。

【药物及用量】人参　生姜（切，与半夏同炒）各一两　半夏（汤洗七遍，焙，切，同生姜炒）半两　甘草（炙，锉）　陈橘皮（去白，焙）　竹叶（切）各二两

【用法】上六味，粗捣筛，每服一二钱匕，水一盏半，生姜五片，煎至七分，去滓，温服，日三夜一。

◆**润肺除嗽饮**《医学正传》

【主治】久嗽。

【功效】润肺，化痰，散热，消滞。

【药物及用量】款冬花　紫菀　麻黄　陈皮　石膏　半夏　桔梗　桑白皮　枳壳　乌梅肉　人参　罂粟壳各七分　杏仁　薄荷　甘草各五分　五味子九粒

【用法】加生姜三片，茶叶三分，清水煎服。

◆**润肺散**《圣济总录》

【主治】壅滞咳嗽，面目浮肿。

【功效】理气止咳，利水消肿。

【药物及用量】甜葶苈（铫子内纸衬慢火炒）一两　马兜铃（微炒）大者二枚　肉桂（去粗皮）一分

【用法】上三味，捣罗为细散，食后临卧，温水调下一字或半字。

◆**润肠丸**《脾胃论》

【主治】脾胃伏火痰结，大肠干燥，或风热血结，大便秘涩，不思饮食。

【功效】润燥，和血，疏风，通便。

【药物及用量】羌活　当归尾　大黄（绿矾水浸，湿纸裹煨）各五钱　麻仁　桃仁（泡去皮尖，一作生地黄）各一两（一方加皂角仁、秦艽、防风各五钱）

【炮制】先以麻仁、桃仁另研如泥，余研细末，炼蜜或猪胆汁为丸，如梧桐子大。

【用法】每服三五十丸，食前空腹时熟汤或温酒送下。若结在直肠，宜猪胆汁导之。

◆**润肠丸**《卫生宝鉴》

【主治】胸膈痞满，大便涩滞。

【功效】养血润肠，通便。

【药物及用量】麻子仁（另研泥）　川大黄（酒煨）各一两五钱　当归尾　枳实（麸炒）　白芍　桃仁（另研泥）　升麻各五钱　人参　生甘草　陈皮各三钱　木香　槟榔各二钱

【炮制】除桃仁、麻仁外，余研为末，入麻桃仁泥，炼蜜为丸，如梧桐子大。

【用法】每服七八十丸，食前温汤送下。

◆**润肠丸**《丹溪心法》

【主治】血燥挟热。

【功效】养血润肠，通便。

【药物及用量】川当归　生地黄　枳壳　桃仁　麻仁各一两（或酌加大黄、黄芩）

【炮制】共研细末，炼蜜为丸，如梧桐子大。

【用法】每服三十丸，熟汤送下。

◆**润肠丸**《仁斋直指方》

【主治】肺肠不润。

【功效】养肺，化痰，润肠。

【药物及用量】杏仁　麻仁　枳壳　陈皮各五钱　阿胶珠　防风各二钱五分

【炮制】共研细末，炼蜜为丸，如梧桐子大。

【用法】每服五十丸，老者苏子汤送下，壮者荆芥汤送下。

◆**润肠丸**《圣济总录》

【主治】妊娠大便不通，腹胁坚胀。

【功效】润肠理气通便。

【药物及用量】枳壳（去瓤，麸炒，为末）　大麻仁（别研）各一两

【用法】上二味，再研匀，炼蜜和丸，如梧桐子大，每服三十丸，食前温水下，生姜汤亦得。

◆**润肠丸**《御药院方》

【主治】津液耗少，大便秘涩，下焦气滞，常服消食下气，祛风润燥。

【功效】理气，润肠。

【药物及用量】威灵仙茸一两半　郁李仁（去皮）半两　木香二钱　枳实（麸）二钱半　麻仁七钱半　槟榔三钱　人参二钱半

【用法】上七味，为细末，炼蜜和丸，如梧桐子大，每服三十丸，至五十丸，生姜汤下，食后临卧服。

◆**润肠丸**《兰室秘藏》

【主治】饮食劳倦，大便秘涩，或干燥闭塞不通，全不思食，乃风结、血结皆能闭塞也。

【功效】通便活血散结。

【药物及用量】大黄（去皮）　当归（梢）　羌活各五钱　桃仁（汤浸，去皮尖）一两　麻子仁（去皮，取仁）一两二钱五分

【用法】上五味除麻仁另研如泥外，捣罗为细末，炼蜜为丸，如梧桐子大，每服五十丸，空心，用白汤送下。

◆**润肠汤**《片玉痘疹》

【主治】虚秘。

【功效】养血润肠，通便。

【药物及用量】当归尾　甘草　生地黄　火麻仁　桃仁泥

【用法】清水煎服。

◆**润肠汤**《杨氏家藏方》

【主治】挟冷。

【功效】润肠行滞。

【药物及用量】芝麻（水研取汁）半盏　麻仁（水研，滤去皮，取汁）一盏半　桃仁（研泥）　荆芥穗（为末）各一两

【用法】和匀，入盐少许，煎汤代茶饮之，以通利为度。

◆**润肠汤**《古今医鉴》

【主治】大便久闭。

【功效】滑肠去秘。

【药物及用量】蜂蜜一两　香油五钱　朴硝一撮

【用法】清水一杯，煎数沸服。

◆**润肠橘杏丸**《御药院方》

【主治】便秘。

【功效】降气，润肠。

【药物及用量】橘皮　杏仁（去皮尖、双仁，麸炒黄色）各等量

【用法】上二味，为细末，炼蜜和丸，如梧桐子大，每服五十丸，腹空温水下，久服不损胃气。

◆**润燥安胎汤**《辨证录》

【主治】妊娠口干咽痛。

【功效】养血生津，清热润燥。

【药物及用量】熟地黄一两　生地黄三钱　麦门冬（去心）　山茱萸肉各五钱　五味子（炒）　阿胶（蛤粉炒）　益母各二钱　黄芩（酒炒）一钱

【用法】清水煎服，二剂燥息，四剂胎安，十剂胎固。

◆**润燥汤**《张氏医通》

【主治】痘疹过用丁、桂热药，咽痛烦躁秘结。

【功效】清热，养血，润燥。

【药物及用量】凉膈散第一方去硝黄，加当归、白芍、生地黄、荆芥、鼠粘子。

【用法】清水煎服。

◆**润燥汤**《万氏女科》

【主治】产后大便不通。

【功效】补气，养血，润肠。

【药物及用量】人参　甘草各五分　当

归尾　生地黄　火麻子（去壳，捶碎）　枳壳各一钱　桃仁泥二钱　槟榔五分（磨汁）

【用法】先将上六味清水煎，后入桃仁泥及槟榔汁服。

◆**润胆汤**《辨证录》

【主治】脓耳。

【功效】和血，通气，清热，解毒。

【药物及用量】当归　白芍　玄参各一两　栀子（炒黑）二钱　柴胡一钱　天花粉三钱　石菖蒲八分

【用法】清水煎，服一剂痛轻，二剂肿消，三剂脓血止，四剂寒热除，十剂痊愈。

◆**润膈丸**《圣济总录》

【主治】积年咳嗽上气，涎唾稠黏，五心烦躁，不思饮食，心肺留热。

【功效】降气止咳，清肺除烦。

【药物及用量】阿胶（炒燥）　熟干地黄（焙）　白茯苓（去黑皮）　山萸肉　五味子各一两　麦门冬（去心，焙）　贝母（去心，炒）　百部　柏子仁（炒，别研）　丹参　茯神（去木）各半两　人参　远志（去心）　防风（去杈）各一两　杜仲（去粗皮，炙，锉）半两

【用法】上一十五味，捣罗为细末，炼蜜和丸，如弹子大，每服一丸，水一盏，化破，煎至六分，时时温呷。

◆**润气煎**《圣济总录》

【主治】产后上气喘急，咽嗌不利。

【功效】理气止咳，润肺化痰。

【药物及用量】橘皮（汤去白，焙）　紫菀（去土）　人参　紫苏叶　甘草（炙，锉）　杏仁（汤，去皮尖、双仁，炒）　五味子（去梗）各一两

【用法】上七味，捣罗为细末，蜜半盏，生姜自然汁三分，同药和匀，置瓷器中，甑上炊熟，每服半匙许，热汤化下，不拘时。

◆**热疮寒膏药**（李东垣方）

【主治】热疮。

【功效】和血，清热，解毒。

【药物及用量】当归尾（水洗，焙干）一两　杏仁（汤浸，去皮尖）一百个　黄丹（研细）六两　肥嫩柳枝（切寸许长，水洗干）三两五钱　肥嫩桃枝（切寸许，洗净干）一两　麻油一斤

【炮制】先熬麻油热，下桃枝，熬令半焦，以绵裹当归、杏仁，同煎至柳枝黑焦为度，去药渣滤油澄净，抹去铫中渣滓令净，再上令沸，徐徐入黄丹熬成，滴水中不散为度。

【用法】每用少许，涂于患处。

◆**热郁汤**《证治准绳》

【主治】热郁。

【功效】清热散郁。

【药物及用量】连翘四钱　薄荷　黄芩各一钱五分　栀子仁二钱　麦门冬（去心）三钱　甘草五分　郁金一钱　瓜蒌皮瓤二钱（一方用实，一方无栀子仁）

【用法】加竹叶七片，清水煎服。

◆**莹肌如玉散**《兰室秘藏》

【主治】皮肤晦暗。

【功效】养血润肌。

【药物及用量】白丁香　白蒺藜　白牵牛　白及　白蔹　川椒各一两　香白芷七钱　当归梢　升麻各五钱　楮实子四钱　白茯苓三钱　白附子二钱五分　麻黄（去节）二钱　连翘一钱五分

【用法】研为细末，每用五分，和水洗之。

◆**莹珠膏**《外科大成》

【主治】溃疡，杨梅疮，杖疮，臁疮，下疳。

【功效】祛腐，定痛生肌。

【药物及用量】白蜡三两　猪脂油十两　轻粉（研）　樟冰（研）各一两五钱

【炮制】先将白蜡脂油熔化，离火候温，入轻粉、樟冰搅匀，候稍凝再入冰片末一钱，搅匀成膏，瓷罐贮之。

【用法】先以甘草、苦参各三钱，水煎，洗净患处，贴膏。

◆**皱血丸**《太平惠民和剂局方》

【主治】妇人血海虚冷，百病丛生，气血不调，时发寒热，或下血过多，或久闭不通，崩中不止，赤白带下，癥瘕痞块，

攻刺疼痛，小腹紧满，胁肋胀痛，腰重脚弱，面黄体虚，饮食减少，渐成劳状及经脉不调，胎气多损，胎前产后一切病患。

【功效】养血化瘀，调气消积。

【药物及用量】熟地黄　甘菊（去心蒂梗）　茴香（去子）　当归身　延胡索（炒）　赤芍　桂心　蒲黄（取净粉，焙）　蓬莪术　牛膝　香附（炒，去毛，酒浸三日，焙）各三两

【炮制】研为末，用细黑豆一升，醋煮候干为末，再入米醋三碗，煮至一碗，为糊和丸，如梧桐子大。

【用法】每服二十丸，温酒或醋汤送下，血气攻刺煨姜汤下；癥瘕绞痛，当归酒下。忌鸭肉羊血。

◆皱肺丸《三因极一病证方论》

【主治】喘。

【功效】清肺化痰。

【药物及用量】款冬花　知母　秦艽　百部（去心）　紫菀茸　贝母　阿胶　糯米（炒）各一两　杏仁（去皮尖，另研）四两

【炮制】研为末，用羊肺一具，以水灌洗，看容水多少，即加水若干，煮杏仁令沸滤过，灌入肺中，系定，糯米泔煮熟，研细成膏，搜和前药末，杵数千下为丸，如梧桐子大。

【用法】每服五十丸，食前桑白皮煎汤送下。

◆皱肺丸《是斋百一方》

【主治】久嗽。

【功效】理肺下气止咳。

【药物及用量】款冬花　人参　五味子　桂（去皮）　白石英（微带青色者）　紫菀（得效方加钟乳粉）

【用法】上六味等量，同为细末，用羯羊肺一具，去皮尖杏仁半斤，同用水煮肺烂为度，去筋膜，与杏仁同研极烂，和上件药，候丸得成，丸如梧桐子大，阴干，每服五七十丸，至百丸不满，糯米饮下，食后临卧服。

◆胶艾丸《女科玉尺》

【主治】经行后期太甚。

【功效】养血和血，通经。

【药物及用量】阿胶　艾叶　香附　生地黄　枳壳　白芍　缩砂仁

【炮制】共研细末，山药煮糊为丸，如梧桐子大。

【用法】每服二钱，熟汤送下。

◆胶艾葙归汤《千金方》

【主治】肛门痒痛。

【功效】和血杀虫，清热止痒。

【药物及用量】阿胶六钱　艾叶一把　青葙子　当归各六钱

【用法】清水煎，分三服。

◆胶艾榴皮汤《千金方》

【主治】妊娠利下不止。

【功效】和血敛肠。

【药物及用量】阿胶　艾叶　醋石榴皮各二两

【用法】清水煎，温服。

◆胶红饮《良方集腋》

【主治】老妇血崩。

【功效】养血止崩。

【药物及用量】米粉阿胶（米粉拌炒成珠，无则以黄明胶代之）　全当归各一两　西红花八钱　冬瓜子五钱

【用法】天泉水煎服，渣再煎服，若少妇大崩不止，减去红花一半服之，仍用六君子汤加当归、白芍调理痊愈。

◆胶黄散《鸡峰普济方》引《全婴方》

【主治】小儿口鼻耳血出不止。

【功效】清热，和血补血。

【药物及用量】阿胶一两　蒲黄五钱

【用法】研为末，三岁儿每服五分，食前生地黄汁微煎调下。

◆胶艾汤《千金方》

【主治】妊娠二三月，上至七八月，其人顿仆失踞，胎动不下，伤损腰腹痛欲死，若有所见及胎奔上，抢心短气。

【功效】温经养血。

【药物及用量】艾叶三两　阿胶　芎䓖　芍药　甘草　当归各二两　干地黄四两

【用法】上七味，㕮咀，以水五升，好

酒三升，合煮取三升，去滓，纳胶，更上火令尽消，分三服，日三服，不瘥更作。

◆**胶艾汤**《玉机微义》

【主治】妊娠或因顿仆，胎动不安，腰腹疼痛，或胎上抢心，或去血腹痛。

【功效】温经养血。

【药物及用量】胶一斤（炙）　艾叶数茎（《指迷方》加秦艽）

【用法】上二味，以水五升，煮取二升，分三服。

◆**胶艾汤**《理伤续断方》

【主治】妇人寻常经脉不通。

【功效】温经养血，调经止痛。

【药物及用量】干地黄三钱　阿胶二钱　川芎　艾叶各二钱

【用法】上四味，㕮咀，每服二钱，水一大盏，酒半盏，同煎至八分，温服，不拘时。

◆**胶豉汤**《太平圣惠方》

【主治】产后虚冷下痢，腹痛。

【功效】养血温中止痢。

【药物及用量】阿胶（捣碎，炒令黄燥）一两　豉一合　薤白（切）十茎　生姜（切）一两

【用法】上四味，以水二大盏，煎至一盏一分，去滓，食前分温三服。

◆**胶豉汤**《圣济总录》

【主治】咳嗽，经治不瘥者。

【功效】补肺理气止咳。

【药物及用量】牛皮胶（黄明者，炙燥为末）　人参（为细末）

【用法】上二味，每用胶末一钱匕，人参末二钱匕，用薄豉汁一盏，入葱白一寸，煎一二沸，去滓，常令温暖，遇嗽时，呷三五口，后依前温之，候嗽时再服。

◆**胶蜡汤**《千金方》

【主治】产后三日内下，诸杂五色痢。

【功效】清热除湿，养血和胃。

【药物及用量】阿胶　黄柏各一两　蜡（如棋子三个）　当归一两半　黄连二两　陈仓米一升

【用法】上六味，㕮咀，以水八升，煮米蟹目沸，去米，纳药，煮取二升，去滓，纳胶蜡令烊，分四服，一日令尽。

◆**胶蜡汤**《妇人大全良方》

【主治】产后下痢。

【功效】养血温中，除湿止痢。

【药物及用量】阿胶　当归各六分　蜡（如鸡子大）一个　粳米一合　黄连十分

【用法】细切，以水六升，先煮米令蟹目沸，去米，纳药，煮取二升，入阿胶、蜡煮令烊，分温三服。

◆**胶酒方**《王岳产书》

【主治】难产，经六七日，母困甚。

【功效】助产。

【药物及用量】阿胶（炙令得所）二两　酒一升半　白盐一钱匕

【用法】上三味，以微火同酒炼胶令化，后打鸡子一枚相和，服一盏，未产再服，立产。

◆**胶饴煎**《圣济总录》

【主治】咳嗽呕吐。

【功效】降气止咳止呕。

【药物及用量】胶饴五斤　蜀椒（去目并闭口，炒出汗）二升　杏仁（去皮尖、双仁，炒，一升，研成膏）　干姜（炮）　人参各一两　附子（炮裂，去皮、脐）五枚　肉桂（去粗皮）一两半　天门冬（去心，焙）二两半

【用法】上八味，捣罗六味为细末，与杏仁膏同捣千杵，入胶饴和匀，每服半匙，含化，日三夜二。

◆**莲米散**《验方新编》

【主治】老人五更泄。

【功效】健肠和脾，利湿止泻。

【药物及用量】莲肉（去心）三两　黄老米（炒）三合　猪苓　泽泻（炒）　白术（土炒）各五钱　木香一钱五分　白砂糖一两　干姜（湿纸包煨熟）二钱

【用法】共为细末，每服三钱，空腹时熟汤调下。

◆**莲肉汤**《证治准绳》

【主治】小儿胃气不强，致生蛔虫。

【功效】健肠胃。

【药物及用量】莲心（去心）八两　猪肉（去油皮）一斤

【用法】清水煮熟，加砂仁、伏酱与之，朝夕啖之。切忌使君子、槟榔之属，如痘中一投，危险立至。

◆**莲花蕊散**《医学纲目》

【主治】痔漏。

【功效】和血，泻热，解毒。

【药物及用量】莲花蕊　黑丑头末各一两五钱　当归五钱　红矾二钱

【用法】先忌食肉六七日，然后空腹食肉一顿，将温酒下，药末三钱，取下脓血或虫即效。

◆**莲实丸**《圣济总录》

【主治】下元虚冷，小便白淫。

【功效】固下元，益脾肾。

【药物及用量】莲实（去壳）　巴戟（去心）　附子（炮，去皮、脐）　补骨脂（炒）各二两　山茱萸　覆盆子各一两　龙骨（研）五钱

【炮制】共研细末，煮米糊为丸，如梧桐子大。

【用法】每服二十丸，加至三十丸，空腹时盐汤送下。

◆**莲子房散**《太平圣惠方》

【主治】产后烦渴不止。

【功效】清热生津除烦。

【药物及用量】莲子房（秋前者）二两　甘草（炙微赤，锉）一分　人参（去芦头）一两　麦门冬（去心）三分　芦根（锉）一两

【用法】上五味，捣筛为散，每服三钱，以水一中盏，入生姜半分，枣三枚，煎至六分，去滓，温服，不拘时。

◆**调中丸**《类证普济本事方》

【主治】小儿久伤脾胃，腹胀。

【功效】健脾胃，调滞气，温中散寒。

【药物及用量】干姜　橘红　白术　茯苓　木香　砂仁　官桂　高良姜各等量

【炮制】共研末，水煮米糊为丸，如麻子大。

【用法】每服二三十丸，食后熟汤送下。

◆**调中丸**《保婴撮要》

【主治】脾胃虚寒。

【功效】温中，健胃。

【药物及用量】白术　人参　甘草（炙）各五钱　干姜（炮）四钱（一方无干姜）

【炮制】共研细末，炼蜜为丸，如绿豆大。

【用法】每服五七丸至十五丸，食前熟汤送下。

◆**调中丸**《太平圣惠方》

【主治】小儿胎寒，虚胀满，不嗜食，大便青，夹白脓及欲发痫。

【功效】温中解毒。

【药物及用量】当归（锉，微炒）半两　川椒（去目及闭口者，微炒去汗）一分　附子（去皮、脐）一枚　狼毒（炒黄）半分　巴豆（去皮心，出油尽）二十枚　杏仁（汤浸，去皮尖，炒微黄）十二枚　细辛一分　豉四合（炒微焦）

【用法】上八味，捣罗为末，炼蜜和捣三五百杵，以器盛之，未满百日儿，以温水下一丸，如麻子大，一二岁儿，服二丸，量儿大小，以意加减服之，以利为度。

◆**调中大成汤**《外科正宗》

【主治】流注久溃，脓水清稀，饮食减少，不能生肌收口者。

【功效】补气调中。

【药物及用量】人参　黄芪（炙）　白术（土炒）　白茯苓　山药（炒）　牡丹皮　当归身　白芍（酒炒）　陈皮各一钱　肉桂　附子（制）各八分　远志（去心）　藿香　缩砂仁　甘草各五分

【用法】清水二盅，加煨姜二片，红枣肉二枚，煎至八分，食远服。

◆**调中益气汤**（李东垣方）

【主治】百节烦疼，体重嗜卧，饮食无味，胸满气短，心烦耳鸣，目热溺赤。

【功效】补中，益肺。

【药物及用量】补中益气汤加白芍、五味子。

【用法】与补中益气汤同。

◆**调中益气汤**《脾胃论》

【主治】脾胃虚弱弱，湿阻气滞，脘腹胀满，不思饮食，身体倦怠，大便泄泻，肢节烦疼者。

【功效】补中益气，升阳诸虚。

【药物及用量】黄芪（炙，一作二钱）一钱　陈皮（一作四分）六分　木香二分　人参（一作一钱）　甘草（炙，一作一钱）　苍术（泔水制，一作一钱）　升麻（一作五分）　柴胡（一作四分）各五钱

【用法】清水二杯，煎至八分去滓，临卧前温服。

◆**调中益气汤**《兰室秘藏》

【主治】因饥饱劳役，损伤脾胃，元气不足，其脉弦洪缓而沉，按之中之下，得时一涩。

【功效】补益中焦，调和脾胃。

【药物及用量】橘皮（如腹中气不转运，加木香一分，如无此证不加）　黄柏（酒洗）各二分　升麻（是一味，为上气不足，胃气与脾气下流，乃补上气，从阴引阳）　柴胡各三分　人参（有嗽者去）　炙甘草　苍术各五分　黄芪一钱

【用法】上八味锉如麻豆大，都作一服，水二大盏，煎去粗，稍热，食远服之。

◆**调中益气汤**《玉机微义》

【主治】夫脉弦洪缓而沉，按之中之下得一涩，其证四肢满闭，肢节烦疼，难以屈伸，身体沉重，烦心不安，忽肥忽瘦，四肢懒倦，口失滋味，大小便清利而数，或上饮下便，或大便涩滞不行，一二日一见，夏月飧泄，米谷不化，或便后见血见白脓，胸满短气，咽膈不通，安卧，嗜睡无力，不思饮食。

【功效】益气补虚和胃。

【药物及用量】升麻二分　黄芪一钱　甘草半钱　苍术四钱　木香一分　人参五分　柴胡　橘皮各二分

【用法】上八味，㕮咀，作一服，水煎，食前热服。

◆**调中健脾丸**《证治宝鉴》

【主治】膨胀，单腹胀。

【功效】健脾化湿，行水胀。

【药物及用量】五加皮　苍术　人参　黄芪　茯苓各二钱　陈皮　半夏　香附　山楂肉　薏苡仁各三钱　吴茱萸　白芍　黄连各二钱五分　莱菔子　草豆蔻仁　泽泻　苏子各一钱五分　沉香六分（一方有白术）

【炮制】用瓜蒌一个挖一孔，入川椒三钱，卤二钱，外用纸糊，盐泥封固晒干，火煅去泥并药，共研为末，荷叶、大腹皮煎汤，打黄米粉糊丸，如梧桐子大。

【用法】每服一百丸，熟汤送下，一日三次。

◆**调中散**《幼幼新书》

【主治】小儿冷热不调，致脾胃不和。

【功效】调中气，健脾胃。

【药物及用量】木香（锉）　人参（去芦头）　青橘皮（汤浸，去白，焙干）各一两

丁香　白术　大腹皮锉　甘草炙　白茯苓各五钱

【用法】捣罗为细末，每服一钱，清水一小盏，加生姜三片，煎至五分，去滓温服。

◆**调中散**《医方大成》

【主治】伤食泻。

【功效】调中气，健脾胃。

【药物及用量】人参（去芦）　白茯苓　白术　木香　干姜（炮）　藿香叶　香附子（炒去毛）　缩砂仁　甘草（炙）　丁香各等量

【用法】共研为细末，每服一钱，姜枣汤调下，如肚腹痛，以白汤点下，量儿大小加减。

◆**调中汤**《阴证略例》

【主治】伤食。

【功效】扶脾，调中。

【药物及用量】白茯苓　干姜　白术　甘草各等量

【用法】每服五钱，清水一盏半，煎至七分，去滓温服。

◆**调中汤**《外台秘要》引《古今录验》

【主治】暑疫，妇人带下。

【功效】调中，健胃，化湿清热。

【药物及用量】大黄　葛根　黄芩　芍药　桔梗　藁本　赤茯苓　白术　甘草（炙）各一钱

【用法】㕮咀，每服三钱，清水一盏，煎至七分，去滓温服，移时再服，暑疫加大黄一钱五分。

◆**调中汤**《千金方》

【主治】妇人曾伤四月胎者，当预服此。

【功效】调中，健胃，安胎。

【药物及用量】白芍　生姜各四两　厚朴　生李根白皮　枳实　白术　柴胡各三两　续断　芎䓖　甘草各一两　当归一两半　乌梅一升

【用法】㕮咀，清水一斗，煮取三升，分四日服，日三夜一次，八日后复服一剂。

◆**调中汤**《产育宝庆集》

【主治】产后腹痛及泻痢。

【功效】健肠胃，止寒泻。

【药物及用量】高良姜　当归（酒洗）　桂心　芍药（炒）　附子（炮）　川芎各一两　甘草五钱（一方有人参五钱）

【用法】研粗末，每服三钱匕，清水三盏，煎至一盏，去滓热服。

◆**调中汤**《丹溪心法》

【主治】食积挟外感发热。

【功效】散风清热，化湿消积。

【药物及用量】苍术（泔浸炒）　陈皮（炒）　半夏（姜制）　白芍（酒洗）　桔梗　甘草（炙）　枳壳（炒）　羌活　白芷　藿香叶　砂仁各一钱　川芎七分（酒洗）　麻黄（去节，炮）　桂枝各五分　生姜三片

【用法】清水煎，不拘时温服。

◆**调中汤**《杂病源流犀烛》

【主治】风疹。

【功效】化湿消积，调中开胃。

【药物及用量】藿香　枳实　砂仁　甘草　苍术　茯苓　陈皮　青皮　半夏　厚朴

【用法】清水煎服。

◆**调中汤**《幼科释迷》

【主治】小儿一切浮肿。

【功效】调中化湿。

【药物及用量】茯苓　当归　白芍　陈皮各一钱　白术一钱五分

【用法】清水煎服。

◆**调中顺气丸**《医学发明》

【主治】水饮停积。

【功效】调气健胃，化痰破积。

【药物及用量】半夏（姜制）　木香　白豆蔻仁　青皮　陈皮　三棱各五钱　砂仁　尖槟榔　沉香各二钱五分

【炮制】共研细末，米粥为丸，如梧桐子大。

【用法】每服二三十丸，陈皮汤送下。

◆**调中饮**《幼幼新书》

【主治】小儿胃气不和。

【功效】调中健胃，化湿通肠。

【药物及用量】肉豆蔻　白术（炮）　人参　陈橘皮（去白）　诃子（炮去核）　茴香　甘草（炙）　缩砂仁各五钱　藿香　桂心　槟榔各三钱

【用法】研为末，每服五分或一钱，加生姜、大枣，清水煎，通口服，量儿大小加减。

◆**调中饮**《张氏医通》

【主治】食积类伤寒及手足四肢发阴斑者。

【功效】健胃，化湿，祛积。

【药物及用量】苍术（泔水浸，麻油炒）二钱　厚朴（姜汁炒）　陈皮（炒）　生白术　甘草（炙）　生白术　神曲（炒）　枳实（炒）　黄连（姜汁炒）各一钱　山楂肉（姜汁炒黑）二钱　草果八分　干姜（炮）五分

【用法】清水煎，去滓，磨木香调服。腹痛加桃仁，痛甚便秘加大黄，口干加佩兰。

◆**调中正胃散**《省翁活幼口议》

【主治】婴孩小儿，中脘不和，胃气不正，胃冷伤热，吐逆烦闷，神困力乏，饮食不美，虚弱思睡，睡不安稳。

【功效】健脾和胃。

【药物及用量】藿香叶　白术　人参　白茯苓　甘草（炙）　陈皮（去白）　山药　白扁豆（炒）　半夏曲　川白姜（炮）

【用法】上一十味，等量为末，每服一钱，水一小盏，生姜二小片，枣子半个，煎二三沸服。

◆**调中沉香汤**《御药院方》

【主治】心腹暴痛，胸膈痞满，短气烦闷，痰逆恶心，食饮少味，肢体多倦。

【功效】温中行气，止痛。

【药物及用量】沉香（锉细）二两　白豆蔻仁　木香各一两　甘草（炙黄）一分　生龙脑一钱　麝香（别研）半钱

【用法】上六味，为细末，入研药匀，每服一钱，入生姜、盐各少许，沸汤点服，酒食后服。

◆**调元固表汤**《片玉痘疹》

【主治】痘疮表虚，发热多汗。

【功效】调气，固表。

【药物及用量】黄芪　人参　当归　甘草　蝉蜕

【用法】清水煎服。

◆**调元散**《证治准绳》

【主治】小儿先天不足，颅解肌瘦，腹大神昏及五迟等证。

【功效】调元气，扶虚弱。

【药物及用量】干山药（去黑皮）五钱　人参（去芦）　白茯苓（去皮）　茯神（去皮）　白术　白芍　熟地黄（酒洗）　当归（酒洗）　黄芪（蜜水炙）各二钱五分　川芎　甘草（炙）各三钱　石菖蒲二钱（一作石膏六钱）

【用法】研为末，每服二钱，清水一盏，加生姜二片，大枣一枚，煎至七分，不拘时温服，如婴儿幼嫩，与乳母同服。

◆**调元肾气丸**《外科正宗》

【主治】骨瘤。

【功效】补气血，清虚热。

【药物及用量】生地黄四两（酒煮，捣膏）　山茱萸肉　山药（炒）　牡丹皮　白茯苓各二两　泽泻　麦门冬（去心，捣膏）　人参　当归身　龙骨　地骨皮各一两　知母（童便炒）　黄柏（盐水炒）各五钱　缩砂仁（炒）　木香各三钱

【炮制】研为细末，鹿角胶四两，老酒化稠，加蜂蜜四两，同煎滴水成珠，和药为丸，如梧桐子大。

【用法】每服八十丸，空腹时温酒送下，忌萝卜、火酒、房事。

◆**调肝散**《仁斋直指方》

【主治】郁怒伤肝，发为腰痛或小腹偏左结痛。

【功效】疏肝，通气，散结。

【药物及用量】半夏（制）三分　辣桂　宣木瓜　当归　石菖蒲　酸枣仁　川芎　牛膝　细辛各二分（烫去微炒）　甘草（炙）一分

【用法】为散，每服三四钱，加生姜五片，大枣二枚，清水煎，去滓热服。

◆**调肝散**《小儿药证直诀》

【主治】疮疹太盛，宜服此，令不入眼。

【功效】泻肝平肝。

【药物及用量】生犀角一分（锉，取末）　草龙胆半钱　黄芪半两（切）　大黄（去皮）二钱　桑白皮（自采，焙干）　钩藤钩子　麻黄（去节）各一分　石膏半两　瓜蒌（去皮）　甘草（炙）各一分

【用法】上一十味，为粗末，每服二钱，水一盏，煎至半盏，食后，时时温服少许。

◆**调肝汤**《傅青主女科》

【主治】经后少腹疼痛，肾气涸者。

【功效】补肾，养血。

【药物及用量】当归（酒洗）　白芍（酒洗）　阿胶（白面炒）　山茱萸肉（蒸熟）各三钱　巴戟肉（盐水浸）　甘草各一钱　山药（炒）五钱

【用法】清水煎服。

◆**调胃白术散**《痈疽验方》

【主治】痈疽，声嘶色败，唇鼻青赤，面目浮肿。

【功效】调胃，益气，消积。

【药物及用量】白术（炒）　茯苓各二钱　陈皮　白芍（炒）　槟榔　泽泻各一钱　木香五分

【用法】清水二盅，加生姜三片，煎至八分，食后服，如肿不退加白术（炒）、枳实（面炒）各一钱。

◆**调胃白术泽泻散**《医垒元戎》

【主治】痰化为水，传为水鼓，不能食。

【功效】健脾胃，消痰水。

【药物及用量】白术　泽泻　芍药　陈皮　茯苓　生姜　木香　槟榔各等量

【用法】研为末，清水煎服。一法加白术，本药各半，治脐腹上肿如神，心下痞者加枳实，下盛者加牵牛。

◆**调胃承气汤**《伤寒论》

【主治】太阳证汗后恶热，谵语心烦，中满脉浮者。

【功效】调胃下积。

【药物及用量】大黄四两（去皮酒洗，一作酒浸）　甘草二两（炙）　芒硝五合（一作八两）

【用法】㕮咀，清水三升，煮取一升去滓，纳芒硝更上火，微煮令沸，少少温服。

◆**调胃散**《证治准绳》

【主治】小儿积热。

【功效】健胃和肠。

【药物及用量】人参三钱　白术二钱五分　甘草（炙）　白茯苓　罂粟子各一钱　白附子五厘　藿香　丁香各五分

【用法】研为末，每服五分或一钱，紫苏汤调下。

◆**调胃散**《袖珍方》

【主治】阴阳气不和，三焦痞膈，五劳七伤，山岚瘴气，八般疟疾，四时伤寒，头目肢节疼痛，心腹胀满，呕吐恶心，痰嗽，手足虚肿，五种膈气噎塞，寒热水泻诸痢，妇人胎前产后褥劳，脾胃不和，饮食减少。

【功效】祛湿，理气，调和脾胃。

【药物及用量】藿香　甘草　陈皮　厚朴（每两用姜一两制）　半夏曲（每两用生姜三两半）

【用法】上五味，各二两为咀，水二盏，生姜三片，煎至一盏，食前服。

◆**调息丸**《杂病源流犀烛》

【主治】肺气呼吸不利。

【功效】祛痰水，降肺气。

【药物及用量】陈皮　豆蔻仁　射干　紫菀　桑白皮　桔梗　石盐　海浮石　旋覆花

【炮制】研为细末，水泛为丸，如梧桐子大。

【用法】每服二三十丸，熟汤送下。

◆**调气益黄散**《东医宝鉴》

【主治】脐风，撮口。

【功效】祛风通滞。

【药物及用量】蜈蚣一条（酒炙）　蝎梢四个　白僵蚕七个（炒）　瞿麦五分

【用法】共研细末，每用一字，吹鼻中取嚏，啼者可治，仍用薄荷汤一字服之。

◆**调气散**《直指小儿方》

【主治】小儿变蒸，吐泻，不乳多啼，欲发慢惊及慢惊之后，以此调理。

【功效】调和脾胃，化湿。

【药物及用量】木香　香附子　人参　橘皮　藿香　甘草（炙）各一钱（一方有制厚朴一钱）

【用法】研为末，每服一二钱，加生姜三片，大枣一枚，清水煎，温服。

◆**调气散**《管见大全良方》

【主治】气滞不调，胸膈虚痞，宿冷不消，心腹刺痛。除胀满噎塞，止呕吐恶心，常服，调顺脾胃，进美饮食。

【功效】行气宽胸，顺气调脾。

【药物及用量】丁香　木香　檀香　白豆蔻仁各二两　缩砂仁四两　藿香叶　甘草（爁）各八两

【用法】上七味，为细末，每服一钱，入盐一字，沸汤点服，不拘时。

◆**调气丸**《太平圣惠方》

【主治】妇人大便不通。

【功效】行气去积，泻下通便。

【药物及用量】槟榔　羌活　桂心　芎

蒡　木香各一两　郁李仁（汤浸去皮，微炒）　川大黄（锉，微炒）　牵牛子（半生半炒熟）　青橘皮（汤浸，去白瓤，焙）各二两

【用法】上九味，捣罗为末，炼蜜和捣五七百杵，丸如梧桐子大，空心服，以温生姜汤下三十丸。

◆**调脾清毒饮**《审视瑶函》

【主治】眼胞虚肿。

【功效】祛风热，清热解毒。

【药物及用量】天花粉　连翘　荆芥穗　甘草　鼠粘子　桔梗　白茯苓　白术　苏薄荷　防风　广陈皮各等量

【用法】清水二杯，煎至八分去滓，食前温服。

◆**调经丸**《证治准绳》

【主治】妇人经血不调。

【功效】调经，种子。

【药物及用量】香附（一作四分，一分童便浸酒炒，一分酒浸酒炒，一分醋浸酒炒，一分生用）　川杜仲（姜汁炒）各八两　大川芎　白芍　当归（去尾）　怀生地　广陈皮　小茴香（酒炒）　延胡索（略炒）　肉苁蓉（酒浸）　旧青皮（麸炒）　天台乌药（炒）　枯黄芩（酒炒）　乌贼鱼骨（醋炙）各四两（一方无陈皮、地黄，有人参、黄芪各二两）

【炮制】共研细末，醋和面打糊为丸，如梧桐子大。

【用法】每服一百丸，空腹时温酒送下。

◆**调经升阳除湿汤**《鸡峰普济方》

【主治】女子漏下恶血，月事不调，或暴崩不止，多下水浆之物，怠惰嗜卧，四肢不收，困倦乏力，气短上气，脉缓而弦急，按之洪大。

【功效】健胃，升阳，化湿，调经。

【药物及用量】柴胡　防风　甘草（炙）　藁本　升麻各一钱　羌活　苍术　黄芪各一钱五分　独活　当归（酒浸）各五分　蔓荆子七分

【用法】㕮咀，清水五大盏，煎至一大盏去滓，空腹时稍热服，服药毕待少时，以早膳压之，可一服而已。如灸足太阳脾经中血海穴二七壮或三七壮立已。

◆**调经益母丸**《中药成方配本》

【主治】血气两亏，月经不调，腰痛腹胀，赤白带下，身作寒热者。

【功效】补血气，通瘀积，行气止痛。

【药物及用量】大熟地四两　香附（制）　白芍各二两　当归三两　干姜　延胡索　川芎　蒲黄　桃仁泥各一两

【炮制】共研细末，益母膏为丸，如梧桐子大。

【用法】每服三钱，空腹时蜜汤或陈酒送下，一月后即可受胎。

◆**调经散**《产育宝庆集》

【主治】产后败血乘虚停积于五脏，循经流入于四肢，留滞日深，腐坏如水。渐致身体面目浮肿，或因产后败血上干于心，心不受触，致烦躁卧起不安，如见鬼神，言语颠倒。

【功效】活血通经。

【药物及用量】赤芍（一作二钱五分）　没药（另研，一作一钱）　桂心（一作一钱）　琥珀（另研，一作一钱）　当归（酒浸，一作二钱五分）各一两　麝香（另研）　细辛（去苗）各五分

【用法】研为末和匀，每服五分或一钱，温酒入生姜汁少许调下，每服加龙胆一捻，得睡即安。大抵产后虚浮，医人不识，便作水气治之。凡治水气，多以导水药，极是虚人。夫产后既虚，又以药虚之，是谓重虚，往往因致枉夭。但服此药，血行肿消即愈。

◆**调经散**《奇效良方》

【主治】跌仆损伤。

【功效】调气活血。

【药物及用量】川芎　当归　芍药　黄芪各一钱五分　青皮　乌梅　陈皮　熟地　乳香（另研）　茴香各一钱

【用法】清水二盅，煎至一盅，不拘时服。

◆**调经汤**甲《女科玉尺》

【主治】妇人瘀积经闭。

【功效】调气，养血，通瘀。

【药物及用量】当归　延胡索　白术各二钱　香附　白芍　生地黄各一钱　川芎　陈皮　牡丹皮各八分　甘草六分　益母草三钱

【用法】清水煎，经来空腹时服。

◆**调经汤**乙《女科玉尺》

【主治】产后面目、四肢浮肿。

【功效】活血调经，散寒止痛。

【药物及用量】当归　桂心　赤芍各一钱　麝香五厘　琥珀（另研）　没药（另研）各二分　甘草（炙）　细辛各三分

【用法】清水煎服。

◆**调经汤**《万氏女科》

【主治】产后浮肿。

【功效】活血调经。

【药物及用量】当归身（酒炒）　赤芍　牡丹皮　肉桂　赤茯苓　甘草　陈皮各一钱　细辛　干姜（炒）各五分

【用法】加生姜三片，清水煎服。

◆**调经琥珀汤**《女科玉尺》

【主治】妇人不月。

【功效】破气，消坚，化瘀，调经。

【药物及用量】三棱　蓬莪术　白芍　刘寄奴　当归　熟地黄　官桂　甘菊花　延胡索　蒲黄

【用法】清水煎服，痛甚加炮姜、红花、桃仁、牛膝、苏木、香附。

◆**调经补真汤**《兰室秘藏》

【主治】冬后一月，白带再来，阴户中寒。

【功效】祛湿，散寒，通滞。

【药物及用量】麻黄（不去节）　甘草（炙）　人参　当归身　白术　升麻　黄芩各五分　杏仁三枚　桂枝少许　高良姜　泽泻各一钱　黄芪七分　苍术　独活　藁本　干姜（炮）各二分　羌活　柴胡各四分　防风二钱　白葵花（去萼）七朵

【用法】除麻黄、黄芩外，余为粗末。先将二味清水三盏，煎麻黄令沸，掠去沫，入余药同煎至二盏，又再入生黄芩煎至一盏，去滓稍热服。空腹宿食消尽，俟日高时服之，一时许后再早膳。

◆**调经种玉汤**《万氏女科》

【主治】妇人血虚不孕。

【功效】调经，种子，养血。

【药物及用量】当归身　川芎各一钱　熟地黄　香附（制）各一钱五分　芍药（酒制）　茯苓　牡丹皮各八分　延胡索　陈皮各七分　生姜三片

【用法】经水先期者色必紫，加条芩八分，过期者色必淡，加官桂、干姜、熟艾各五分，清水一碗半，煎至八分。经水至日空腹时服，渣再煎卧服，一日一剂，服至经止，两三日交媾即孕。

◆**调经养血丸**《万病回春》

【主治】经脉不调，久不受孕。

【功效】养血调气，调和阴阳。

【药物及用量】香附子十二两（酒醋盐汤，童便各浸三日，焙）　归身（酒洗）　白芍（酒洗）　生地黄（酒洗）　牡丹皮（酒洗）各二两　川芎　茯苓　白芷　干姜（炒）　肉桂　红花　没药　半夏（姜汁制）　桃仁　阿胶珠各一两　延胡索六钱　甘草（炙）　蓬莪术（煨醋炒）各五钱　茴香（炒）二钱

【炮制】共研末，醋糊为丸，如梧桐子大。

【用法】每服一百丸，空腹时熟汤或温酒送下，有孕勿服。

◆**调经散**《太平惠民和剂局方》

【主治】产后败血，身体面目浮肿，败血上干于心，不受触，心烦躁，卧起不安，如见鬼神，言语颠倒。

【功效】活血祛瘀，镇惊安神。

【药物及用量】芍药（赤者）　没药（别研）　肉桂（去粗皮）　琥珀（别研）　当归（去苗）各一两　麝香（别研）　细辛（去苗）各半两

【用法】上七味为末，入研药匀，每服一钱，温酒入生姜汁少许，调匀服。

◆**调解散**《直指小儿方》

【主治】肝胃失和，痰热阻滞。

【功效】调肝行滞。

【药物及用量】青皮　陈皮　枳壳（麸炒）　苦桔梗（去芦炒）　人参　半夏（泡七次）　川芎　木通　干葛各四分　甘草　紫苏各二分（一方加紫草、糯米）

【用法】细切，加生姜三片，大枣一枚，清水煎服。

◆**调荣活络饮**《证治准绳》

【主治】失力闪挫，或跌仆瘀血，大便不通，腰胁小腹急痛。

【功效】活血和络，消瘀下积。

【药物及用量】川大黄（酒浸，一作三钱）　川牛膝（去芦酒洗，一方生用）　当归条（一方用尾）　杏仁（去皮，研如泥，一作桃仁炒研）各二钱　赤芍（一作二钱）　红花（一作五分）　羌活（一作二钱）　怀生地黄（酒洗，一作酒浸二钱）各一钱　川芎一钱五分（一作一钱）　桂枝三分（一作肉桂五分）（一方有桔梗，无桂枝）

【用法】清水一盅半，煎至八分，食前温服，盐服入地龙末一钱，如病久不能收效，加生附子尖、穿山甲末（炮）各五分，人参一钱。

◆**调荣汤**《仁斋直指方》

【主治】瘀血不消，脐腹引腰背俱痛。

【功效】破气攻坚，消瘀散滞。

【药物及用量】川芎　当归　芍药　地黄　生姜各一两　三棱　蓬莪术　白芷　延胡索　蒲黄　香附子　泽兰叶　细辛　川白姜　厚朴（制）　半夏　甘草（炙）各七钱五分　辣桂　桃仁（汤浸去皮焙）各五钱

【用法】锉散，每服三钱，加生姜、大枣清水煎，食前服。

◆**调荣饮**《仁斋直指方》

【主治】瘀血留滞，血化为水，四肢浮肿，皮肉赤纹。

【功效】消坚破气，逐水化瘀。

【药物及用量】蓬莪术　川芎　当归　延胡索　白芷　槟榔　陈皮　赤芍　桑白皮（炒）　大腹皮　赤茯苓　葶苈（炒）　瞿麦各一钱　大黄一钱五分　细辛　官桂　甘草（炙）各五分

【用法】清水二盅，加生姜三片，大枣二枚，煎至一盅，食前服。

◆**调荣养卫丸**《杂病源流犀烛》

【主治】久痨。

【功效】养血，和卫，补虚，清热。

【药物及用量】人参　黄芪　当归　白术　白芍　茯苓　山药　麦门冬　远志　山茱萸　陈皮　熟地黄　生地黄　五味子

【炮制】共研细末，鸭血和蜜为丸，如梧桐子大。

【用法】每服三四钱，熟汤送下。

◆**调卫汤**《脾胃论》

【主治】津脱。

【功效】祛风散寒，养血消瘀。

【药物及用量】麻黄根　黄芪各一钱　羌活七分　当归尾　生甘草　黄芩　半夏各五分　麦门冬　生地黄各三分　猪苓二分　苏木　红花各一分　五味子七粒

【用法】清水煎服。

◆**调导饮**《鸡峰普济方》

【主治】妇女胎前产后风秘，大便不通。

【功效】养血导滞。

【药物及用量】当归　川芎　防风　枳壳各四钱　甘草（炙）二钱

【用法】加生姜三片，大枣二枚，清水煎，空腹时服。

◆**调导饮**《仁斋直指方》

【主治】妇人产前产后大便不通。

【功效】滋阴，理气通便。

【药物及用量】当归　川芎　防风　枳壳（制）各四钱　甘草（炙）二钱

【用法】上五味细锉，每服三钱，食前服，姜枣煎服。

【用法】上一十四味㕮咀，每服一两，水二盏，生姜三片，煎至七分，去滓，温服。

◆**调降汤**《是斋百一选方》

【主治】气壅甚。

【功效】益气健脾降气。

【药物及用量】人参　黄芪（蜜炙）　白芍　白茯苓　陈皮（去白）　甘草

【用法】上六味等量，为粗末，每服三钱，水一盏半，煎至八分，去滓，通口服，不拘时。有痰加半夏、生姜；清头目加川芎；气壅加紫苏。

◆**调降汤**《仁斋直指方》

【主治】喘嗽。

【功效】止咳平喘。

【药物及用量】枳壳（制）一两　半夏（制）　苏梗　青皮　陈皮　真苏子　槟榔　茯苓　葶苈（隔纸炒）各半两　木香　白豆蔻仁　缩砂仁　紫苏叶各二钱半　甘草（炙）三分

【用法】上一十四味，锉散，每三钱，姜五片，煎服。

◆**调痛散**《仁斋直指方》

【主治】脾疼启膈。

【功效】理气启膈止痛。

【药物及用量】木香　丁香　檀香　大香附　天台乌药　蓬莪术（煨）　辣桂　片姜黄　生白姜　白豆蔻仁　缩砂仁　甘草（炙）各等量

【用法】上一十二味锉，每服二钱半，紫苏四叶，煎服。

◆**涩翳还睛散**《医宗金鉴》

【主治】涩翳。

【功效】疏风热，行血气，消翳膜。

【药物及用量】车前子一钱五分　防风　黄芩　玄参　桔梗　茺蔚子各一钱　知母二钱　五味子五分　细茶二钱五分

【用法】研为粗末，清水二盏，煎至一盏去滓，食后温服。

◆**烧丹丸**《幼科类萃》

【主治】胎痫。

【功效】祛积杀虫，消疳。

【药物及用量】玄精石　轻粉各一钱　粉霜　硼砂各五分

【炮制】研为细末，入寒食面一钱，水丸成饼，再用面裹煨黄，去面再研，滴水为丸如米大。

【用法】一岁儿每服五丸，二岁十丸，温水送下，取下恶食为度，先服此丹，继以四物汤入黄连，再随时令加减，且令淡味以助药力，须数月方愈。

◆**烧羊肾散**《千金方》

【主治】肾虚面受寒湿，腰疼不得立。

【功效】逐寒湿，补腰肾。

【药物及用量】甘遂　桂心（一作附子）　杜仲　人参各等量

【用法】治下筛，以方寸匕纳羊肾中，炙之令熟，服之。

◆**烧肾散**《太平圣惠方》

【主治】肾虚耳聋。

【功效】扶阳纳肾。

【药物及用量】巴戟天一两　活磁石（煅赤醋淬七次，飞净）一两　附子（炮去皮、脐）一两　蜀椒（去目及闭口者，炒去汗，取椒红）一两

【用法】为散，每服一钱，用猪肾一枚，去筋膜细切，葱白、薤白各一分，盐花一字，和匀，裹十重湿纸，于煻灰火中煨熟，空腹细嚼，温酒送下，以粥压之，十日有效。

◆**烧黄瓜丸**《太平圣惠方》

【主治】小儿羸瘦体热，乳食全少。

【功效】清热杀虫。

【药物及用量】黄瓜（大者）一枚　陈橘皮（汤浸，去白瓤，焙）　黄连（去须）各五钱　鳖甲（童便浸三宿，炙微黄，去裙襕）　胡黄连　柴胡（去苗）各一两

【炮制】捣细罗为散，以黄瓜切开头，去瓤，入药末令满，以切下盖子盖好，用荞麦面和搜固济，可厚三分，于煻灰火内烧，令面焦黄为度，取出去面，放冷，入麝香一钱，研和匀为丸，如绿豆大。

【用法】每服七丸，食前米饮送下，更量儿大小，以意加减。

◆**烧裈散**《伤寒论》

【主治】阴阳易。

【功效】调阴阳。

【药物及用量】妇人中裈近阴处

【用法】剪烧灰，每服方寸匕，清水调下，每日三次，小便即利，阴头微肿则愈，妇人病取男子裈烧服。

◆烧裈散《无求子活人书》

【主治】妇人伤寒未平复，因交合，里急腰胯连腹内痛。

【功效】调和阴阳。

【药物及用量】男子裈裆烧灰

【用法】上一味，以水和，服方寸匕。男子用妇人裈裆烧灰，小便利，阴头肿即愈。

◆烧针丸《古今医鉴》

【主治】吐泻。

【功效】调肠胃，止吐泻。

【药物及用量】黄丹（水飞）　枯矾　朱砂（水飞）各等量

【炮制】共研末，红枣为丸，如黄豆大。

【用法】每服三四丸，戳针尖上，灯火上烧存性，研烂淘米水调下，泻者食前服，吐者不拘时服，外用绿豆粉调鸡蛋白，吐者敷两足心，泻者敷囟门，神效。

◆烧盐散《活幼心书》

【主治】走马疳。

【功效】解毒杀虫。

【药物及用量】橡斗不拘多少

【炮制】每用大者二个，入盐满壳，盖作一合，或五六个至十数个，安在火内，和盐烧透取出，铁丝扎定置地上，瓦碗盖定，存性。候冷入麝香少许，乳钵内极细杵匀。

【用法】每用五分，涂患处，常用小瓦盒盛贮，勿使纸裹，以防回润。

◆烧盐散《证治准绳》

【主治】上腭痈。

【功效】收敛杀虫。

【药物及用量】食盐（火烧）　枯白矾各等量

【用法】研为细末，竹头蘸点患上即消。

◆烧盐酒《仁斋直指方》

【主治】妇人血闭腹痛，产后瘀血腹痛。

【功效】逐瘀止痛。

【药物及用量】新布数重包裹白盐一合（炭火烧存性）

【用法】上一味，研细，温酒调下。新布即青麻也，能逐瘀血。

◆烧脾散《严氏济生方》

【主治】饮啖生冷果菜，寒停留中焦，心脾冷痛。

【功效】温中祛寒，理气化湿。

【药物及用量】干姜（炮）　厚朴（姜炒）　草果仁　缩砂仁　神曲（炒）　麦蘖（炒）　陈皮（净）　高良姜（炙）　甘草（炙）各等量

【用法】上九味为末，每服三钱，热盐汤点服，不拘时。

◆烧脾散《太平惠民和剂局方》

【主治】脾胃虚弱，久寒积冷，心气脾痛，冷痰反胃，脐腹刺痛，呕吐恶心，不思饮食及妇人血气攻刺，腹胁撮痛。

【功效】温补脾胃，化痰止痛。

【药物及用量】赤芍　干姜（炮）各六钱半　良姜十两（油炒）　甘草（炙）四两

【用法】上四味为细末，每服二大钱，白汤点下，不拘时。

◆烧青丸《小儿药证直诀》

【主治】乳癖。

【功效】消乳散癖。

【药物及用量】轻粉二钱（研）　玄精石一分（研）　粉霜一钱（研）　硇砂二钱（研）　白面二钱（研）

【用法】上五味，同研令极细，滴水和为一饼，以文武火烧熟，勿焦，再为末，研如粉面，滴水和丸，黄米大，每服七丸，浆水下，三岁以下服五丸，更量儿大小加减，此古方也。

◆积块丸《赤水玄珠》

【主治】癥瘕积聚腹胀，或虫积疼痛等证。

【功效】宣壅滞，攻坚积。

【药物及用量】京三棱（醋煨）　蓬莪术（醋）　自然铜（烧红醋淬七次）　蛇含石（烧红醋淬七次）各二钱　雄黄　全蜈蚣（焙燥）各一钱二分　木香一钱五分　铁华粉（糯米醋炒）一钱　辰砂　沉香各八分

冰片五分　芦荟　天竺黄　阿魏　全蝎（洗，焙干）各四钱

【炮制】共研极细末，雄猪胆汁炼为丸（黑狗胆汁尤妙），如梧桐子大。

【用法】每服七八分，重者一钱，五更时温酒送下，块消即止，不必尽剂。

◆**诸般败毒散**《疡科选粹》

【主治】一切毒。

【功效】泻血中毒滞。

【药物及用量】大黄四两（锉细）

【用法】先以当归一两切，用酒二碗，煎至八分，将大黄片浸一宿，晒干为末，每服时以白芷一钱，连翘六钱，酒煎至八分，露一宿，调服大黄三钱，其毒尽从大便中出，出后以粥汤止之，上部毒饱肚服，下部毒空腹服，用连酒和丸服亦可。

◆**诸蛊保命丹**《医学入门》

【主治】单腹胀大，四肢极瘦。

【功效】调气消积。

【药物及用量】肉苁蓉三两　红枣　青矾各一斤（入罐内煅至烟尽为度，再将香附童便制）　麦芽（半生半炒）各一斤为末和前末糊丸，如梧桐子大。

【用法】每服二三十丸，温酒送下。

◆**浚川丸**《证治准绳》

【主治】水肿及单腹满胀，气促食减。

【功效】消积逐水，行气通便。

【药物及用量】大戟　芫花（醋炒）　沉香　檀香　南木香　槟榔　蓬莪术　大腹皮（洗，焙干）　桑白皮（锉，炒）各五钱　黑白牵牛（晒研取生末）一两　巴豆（去壳膜心，存油）三十五粒

【炮制】除牵牛末巴豆外，沉香、檀香、木香、槟榔不过火，余五味焙干，同沉香等研为末，加牵牛末和匀，巴豆碎切，在乳钵内杵极细。入前药末同再杵匀，水煮面糊为丸，如麻仁大。

【用法】每服十七丸，浓煎葱汤候温，五更初空腹时送下，去水未尽，停一日减用十三丸，次减作九丸，再减至七丸，证退即止，仍投南星腹皮散，如单腹肿甚，能饮食气壮者，加甘遂末同丸取效，仍忌有甘草药饵相反之物。

◆**浚川散**《医学纲目》

【主治】水肿胀急，大便不通，大饱大满者。

【功效】消积逐水。

【药物及用量】大黄　牵牛子末　郁李仁各一两　芒硝　甘遂各五钱　木香三钱

【用法】为散，每服二钱，入生姜自然汁和如稀糊服。

◆**浚血丸**《张氏医通》

【主治】肥人多年内伤，血蓄于胃，杂于痰涎，诸药不效者。

【功效】理血消瘀。

【药物及用量】人参　生白术　赤茯苓各一两　半夏曲七钱（炒）　浮石（煅）　牡丹皮各五钱　甘草（炙）　当归身各四钱　桃仁（干漆拌炒，去漆）　穿山甲　桂（病在胁下用官桂，在少腹用肉桂）各三钱

【炮制】共研末，红曲糊为丸，如梧桐子大。

【用法】每服三钱，温酒送下，瘦人去半夏、浮石，加生地黄、蓬莪术，蜜丸服之。

◆**绣球丸**《外科正宗》

【主治】干湿疮疥。

【功效】杀虫止痒。

【药物用量及炮制】川椒　轻粉　樟脑　雄黄　枯矾　水银各二钱　大风子肉和匀，加柏油一两化开，和药搅匀作丸，以二掌合搓如圆眼大。

【用法】每用一丸，先以鼻闻，次擦患处。

◆**铁井栏**《古今医统大全》

【主治】无名肿毒，或背疽。

【功效】消肿解毒。

【药物及用量】芙蓉叶（重阳前收）　苍耳（端午前收，烧灰存性）各等量

【用法】共研细末，蜜水调敷。

◆**铁布衫丸**《外科正宗》

【主治】受刑，预服受刑不痛，亦且保命。

【功效】止痛，疗伤。

【药物及用量】自然铜（煅红醋淬七次）　苏木　无名异（洗去浮土）　当归（酒洗捣膏）　地龙（去土晒干）　没药（去油）　乳香（去油）　木鳖子（香油涂在壳上，灰焙用肉）各等量

【炮制】共研细末，研蜜为丸，如芡实大。

【用法】每服三丸，预用熟汤化服，从受非刑辱拷，可保无虞。

◆铁刷汤《鸡峰普济方》

【主治】积寒痰饮，呕吐不止，胸膈不快，不下饮食。

【功效】祛寒涤饮，温中止呕。

【药物及用量】半夏四钱（汤洗）　草豆蔻　丁香　干姜（炮）　诃子皮各三钱　生姜一两

【用法】㕮咀，清水五盏，煎至二盏半，去滓分三服，大吐不止加附子三钱，生姜五钱。

◆铁刷汤《太平惠民和剂局方》

【主治】男子脾积心气痛，妇人血气刺痛及治中酒恶心，一切疟痢气疾，肠风下血，脏毒，滑肠泄泻。

【功效】温脾和胃，除湿。

【药物及用量】苍术八两（泔浸一宿）　良姜六两（油炒）　茴香（炒）二两　甘草（炙）八两半

【用法】上四味，为细末，每服二钱，生姜三片，盐一捻，水一盏，煎至七分，温服。或用热酒调下亦得。如脾寒，用酒一盏煎，临发时连进三服。

◆铁粉丸《小儿药证直诀》

【主治】涎盛抽搐吐逆。

【功效】化痰涎，镇搐逆。

【药物及用量】水银（砂子）二钱　朱砂　铁粉　天南星（炮去皮、脐取末）各一分　轻粉二分

【炮制】同研至水银星散为度，生姜汁糊丸，如粟米大。

【用法】每服十五丸至二三十丸，不拘时生姜汤送下。

◆铁粉丸《沈氏尊生书》

【主治】心痿。

【功效】泻心热，凉血。

【药物及用量】铁粉　银屑　黄连　苦参　石蜜　龙胆草　龙齿　牛黄　秦艽　牡丹皮　白鲜皮　地骨皮　雷丸　犀角

【炮制】共研细末，水泛丸，如梧桐子。

【用法】每服二三十丸，熟汤送下。

◆铁粉散《幼幼新书》

【主治】惊风面赤口干，大便不利。

【功效】涤痰，开郁，清热。

【药物及用量】铁粉五钱　郁金　牛黄　真珠　胡黄连各二钱五分

【用法】各研细拌匀，每服一字，温蜜汤调下。

◆铁粉散《太平圣惠方》

【主治】风惊。

【功效】镇惊。

【药物及用量】铁粉（研）　光明砂（水飞）　天竺黄（研）　铅霜（研）各一两

【用法】先研如粉，每服五分，不拘时竹沥调下。

◆铁粉散《鸡峰普济方》

【主治】子宫不收。

【功效】箍纳。

【药物及用量】铁粉三钱　当归　磁石各五钱

【用法】研为末，米汤调下。

◆铁桶膏《外科正宗》

【主治】发背将溃，或已溃，根脚走散不收束者。

【功效】箍毒，蚀疮。

【药物及用量】五倍子（微炒）一两　明矾四钱　胆矾三钱　铜绿　白及各五钱　轻粉　郁金各二钱　麝香三分

【用法】研为极细末，用陈米醋一碗，杓内慢火熬至一小杯，候起金色黄泡为度。待温，用上药一钱，搅入膏内，每用炖温，以新笔蘸涂于疮根上，以棉纸盖之，其疮根自生皱纹，渐收渐紧，其毒不致散大。

对口脑疽不必洗去旧药，逐日添药，恐动疮口若风也。

◆**铁围散**《丹溪心法》

【主治】痈疽肿毒，便毒肿痛。

【功效】活血解毒，清热消肿。

【药物及用量】乳香　没药各五钱　大黄　黄连　黄柏　南星　半夏　防风　皂角刺　木鳖子　瓜蒌　甘草节　草乌尖　阿胶

【用法】研为细末，醋调成膏，入石器内火熬黑色，每用少许，鹅翎蘸敷。

◆**铁筒拔毒膏**《证治准绳》

【主治】痈疽，瘰疬，疔疮，顽癣，痔漏，恶疮，疖毒，瘤赘，恶肉恶核等毒。

【功效】消肿，拔毒。

【药物及用量】荞麦秸灰　桑柴灰　矿石灰各三碗　真炭灰一盏

【炮制】和匀，用酒漏一个，将棕帕塞窍，水三十碗熬滚灰汁，将汁复熬滚，复淋过，取净药力，慢火入瓦罐煎熬，以纸数重固口，熬至一碗为度。乘滚入矿石灰末搅匀如糊，入黄丹取如微红之色，密封固罐口候冷。次日将厚实瓷罐收贮，密塞其口。

【用法】每用少许，涂毒顶上，未成即消，已成者即时咬破，脓腐即去，不黑又点，以黑为度。如药干以唾调涂，如急用只将烧火柴灰九碗，石灰三碗，淋灰汁熬浓汁，如前制用。

◆**铁箍丹**《何龙泉方》

【主治】一切肿毒。

【功效】箍毒。

【药物及用量】五倍子四两（炒枯黑）　陈小粉（炒黄）　红小豆（炒）各二两　乳香五钱

【用法】研细末，醋调敷四围。

◆**铁箍散**《保婴撮要》

【主治】一切痈疽疖毒。

【功效】箍毒。

【药物及用量】芙蓉叶　黄柏　大黄　五倍子　白及

【用法】研为末，清水调敷四围。

◆**铁箍散**《赤水玄珠》

【主治】痘后痈毒。

【功效】箍毒。

【药物及用量】凤凰蜕（烧灰）一个

【用法】醋调围四畔，留头出毒。

◆**铁箍散**《沈氏尊生书》

【主治】疹后余毒，流注肌肉之间，结成痈疽肿痛。

【功效】箍毒。

【药物及用量】白及　白蔹各一两　黄柏二两　山豆根　连翘　黄芩　乳香　没药各五钱　川乌六钱　地骨皮七钱　射干三钱

【用法】共研细末，茶酒调敷。

◆**铁箍散**（吴丹垣方）

【主治】肿疡阳疮，根脚散漫。

【功效】箍毒。

【药物及用量】五倍子一两（微炒）　生大黄四钱　秋芙蓉叶六钱（一方加寒食面五钱）

【用法】醋一盅，入杓内熬滚，投药末搅匀，敷患上留顶，纸盖，干则以醋扫之，阴疽以及皮色不发温肿无头者不可敷。

◆**铁箍散**《青囊方》

【主治】痈疽。

【功效】束毒，不致走散开大。

【药物及用量】芙蓉叶　生大黄　牛蒡子　白及　雄黄各等量

【用法】共研细末，着疮势大小或用三钱，或五钱，以鸡翎搅入鸡蛋清内，调敷四围。

◆**铁箍散**《疡医大全》

【主治】痈疽，发背，疔毒初起。

【功效】箍毒。

【药物及用量】雄黄　熊胆　朱砂各二钱　京墨五钱　麝香三分

【用法】共研细末，醋调敷，以故纸用京墨磨汁调敷四围。

◆**铁箍散**《奇效类编》

【主治】肿疡。

【功效】箍毒。

【药物及用量】芙蓉叶（重阳日采阴

干）　姜黄　五倍子（炒去虫）　白及　白蔹　蟹壳（一作五个）各五钱　生大黄　陈小粉（炒黑，一作二两）各一两

【用法】共研细末，热米醋调如稀糊敷围，中留一孔透气，初起立消，已成毒不走散，未溃有脓即溃，已溃脓即追出。

◆铁箍散《疡医大全》

【主治】诸般肿毒。

【功效】箍毒。

【药物及用量】草乌　知母　天花粉　半夏　天南星　五倍子（炒）　芙蓉叶各等量

【用法】研为末，蜜醋炖热，调敷四围，中留一孔透气。

◆铁精丸《太平圣惠方》

【主治】惊风恍惚，寝寐不安。

【功效】镇惊安神。

【药物及用量】铁精（另研）　龙齿（研）　犀角屑　麦门冬（去心）　人参（去芦）　茯神（去木）　防风（去芦）各一两　石菖蒲　远志（去心）各七钱五分　生干地黄一两五钱

【炮制】共研细末，炼蜜为丸，如梧桐子大。

【用法】每服二十丸，不拘时粥饮送下。

◆铁精丸《肘后备急方》

【主治】中蛊腹内坚痛，面目青黄瘦瘁，病变无常。

【功效】破坚，坠痰。

【药物及用量】铁粉不拘多少

【炮制】共为细末，生鸡肝捣和丸，如梧桐子大，曝干。

【用法】每服五七丸，温酒送下。

◆铁弹丸《太平惠民和剂局方》

【主治】中风神志昏愦，牙关紧急，目睛直视，手足瘛疭，口面歪斜，涎潮语涩，筋挛骨痛，瘫痪偏枯，或麻木不仁，或瘙痒无常及打仆损伤，肢节疼痛。

【功效】通经络，活血脉。

【药物及用量】乳香（另研）　没药（另研）各一两　川乌头（炮，去皮、脐为末）一两五钱　五灵脂（酒浸淘去砂石，晒干为末）四两　麝香（细研）一钱

【炮制】先将乳香、没药于阴凉处细研，次入麝香，次入药末，再研匀，滴水和丸，如弹子大。

【用法】每服一丸，食后临卧薄荷酒磨化服。

◆铁罐膏《鸡峰普济方》

【主治】一切恶疮内毒及肠风痔痛。

【功效】止痛，追死肉，蚀恶疮。

【药物及用量】桑柴灰　荞麦秸灰　石灰各一碗　芦灰少许

【炮制】用瓦罐一个，底旁钻孔一个塞住，将前口项灰填内，用水注满，厚纸封固一伏时，用芦筒插在罐孔内淋之，尽其水，不用灰罐，将淋灰水于锅内慢火熬，用铁片续续搅，勿使煿定锅底，以稀稠滴水中不散为度，铁罐收盛，密封其口。

【用法】每用少许，涂于患处。

◆顾步汤《辨证录》

【主治】脱疽。

【功效】解毒，止痛。

【药物及用量】牛膝　金钗石斛　黄芪　当归各一两　人参三钱　金银花三两

【用法】清水煎服，一剂黑色解，二剂痛止，三剂痊愈。若已溃烂，多服数剂，无不愈也。

◆脏连丸《古今医统大全》

【主治】肠风脏毒下血。

【功效】清下焦湿热。

【药物及用量】黄连八两　槐花米二两　枳壳一两　防风　粉草　槐角子　香附　猪牙皂角　木香各五钱

【炮制】用陈熟仓米三合，同香附一处为末，以上药共为细末，豮猪大肠约二尺长，清水洗净，装入香附仓米缚定口。入砂锅内量用水二大碗，炭火煮干，即添水渐渐煮烂至猪肠如泥，取起和药捣如糊，再入黄连等末同捣为丸，如梧桐子大。

【用法】每服八十丸，空腹时米饮送下，忌食面蒜生冷煎炙之物，一料可愈。

◆**脏连丸**《外科正宗》

【主治】大便下血正赤，日久不止，多食易饥，腹不痛，里不急，肛门坠肿。

【功效】清热润肠。

【药物及用量】宣黄连二两（酒炒）　公猪肠一段（肥者，长二尺，水洗净，泡去油腻，一方加槐花二两）

【炮制】将宣黄连研末，装入大肠内，两头用线扎紧，置砂锅内，下煮酒二斤八两，慢火熬之，以酒干为度。将药肠取起，共捣如泥，如药浓再晒一时许，添糕糊和为丸，如梧桐子大（一作同韭菜蒸烂捣做饼，焙干研为末，水煮米糊和丸）。

【用法】每服四五十丸至七十丸，空腹时温酒或米汤乌梅汤送下。久服除根，若血色晦淡者禁用。

◆**读书丸**《证治准绳》

【主治】善忘。

【功效】益智，安神。

【药物及用量】茯神　石菖蒲　菟丝子（酒煮）　远志　生地黄　五倍子　川芎各一两　地骨皮二两

【炮制】共研末，薄糊为丸，如梧桐子大。

【用法】每服七八十丸，临卧时熟汤送下。

◆**蚕矢汤**《霍乱论》

【主治】霍乱吐利，转筋腹痛，口渴烦躁危急之证。

【功效】止吐泻，缓转筋。

【药物及用量】晚蚕砂　木瓜各三钱　生薏苡仁　大豆黄卷各四钱　川黄　栀子（炒）各二钱　半夏（醋）　通草　黄芩（酒炒）各一钱　吴茱萸六分

【用法】阴阳水煎，稍凉徐徐服。

◆**蚕砂散**《医方类聚》

【主治】心气痛不可忍。

【功效】祛瘀止痛。

【药物及用量】晚蚕砂不拘多少

【用法】研为末，滚汤泡过，滤清汁，不拘时服。

◆**蚕砂饮**《内经拾遗方论》

【主治】经闭。

【功效】行经。

【药物及用量】蚕砂（炒半黄色）四两　黄酒一斤八两（甜酒亦可）

【用法】用瓦罐煎滚，滤去蚕砂，将酒入瓶封好，温饮一二杯即通。

◆**蚕蛾散**《救伤秘旨》

【主治】刀斧伤。

【功效】止血，定痛，生肌。

【药物及用量】原蚕蛾　当归头　白芷　陈石灰各等量

【用法】研为末，敷伤处即愈。

◆**蚕蛾散**《圣济总录》

【主治】产后中风、偏风、声音不利，或只发热，昏冒，筋脉挛急。

【功效】祛风止痉，补肾利咽。

【药物及用量】原蚕蛾（炒）　陈曲各一两　肉桂（去粗皮）一分　麝香（别研）一钱　肉苁蓉（酒浸，切，焙）　防风（去杈）　巴戟天（去心）　白芍各二两　丹砂（别研）　生干地黄（焙）　白芋　白芷各半两

【用法】上一十二味，捣研为散，每服一钱匕，生姜、薄荷酒调下，不拘时。

◆**鸬鹚涎丸**《验方新编》

【主治】小儿鸬鹚瘟。

【功效】化痰，止喘，清热。

【药物及用量】光杏仁　栀子（炒黑）　石膏　蛤粉　天花粉各二两　牛蒡子三两　生甘草四钱　麻黄八钱　青黛　射干各一两　细辛五分

【炮制】共研细末，鸬鹚涎三两，加蜜为丸，如弹子大。

【用法】每服一丸，灯心、竹叶煎汤化下。

◆**骊龙散**《疮疡经验全书》

【主治】发背，痈疽。

【功效】消肿，化毒。

【药物及用量】真珠八分　牛粪（十二月生用，余月烧存性）　铁锈各一两

【用法】研为细末，猪脑髓加醋调敷疮

口，三五次即愈，初起自消，忌食发物。

◆柴平汤《增补内经拾遗方》

【主治】湿疟，一身尽痛，手足沉重，寒多热少，脉濡。

【功效】和解少阳，祛湿和胃。

【药物及用量】银柴胡　人参　半夏　黄芩　甘草　陈皮　厚朴　苍术各二钱

【用法】加姜枣煎服。

◆健志丸《证治准绳》

【主治】健忘。

【功效】养心肺，益智。

【药物及用量】天门冬（去心）　远志（去心）　白茯苓（去皮）　熟地黄各等量

【炮制】研为细末，炼蜜和丸，如梧桐子大。

【用法】每服四五十丸，空腹时米饮送下，每日二次。

◆健步丸《兰室秘藏》

【主治】长夏暑湿。

【功效】祛湿利筋。

【药物及用量】羌活　滑石（炒）　肉桂（一作五分）　甘草（炙）　瓜蒌根（酒制）　柴胡各五钱　防风　泽泻各三钱　川乌头　苦参（酒洗）各一钱　防己（酒洗）一两

【炮制】共研细末，酒煮米糊为丸，如梧桐子大。

【用法】每服十丸，空腹时煎愈风汤或葱白荆芥汤送下。

◆健固汤《辨证录》

【主治】经前泻水，一二日而后行经。

【功效】健脾，固肾，祛湿。

【药物及用量】人参五钱　白术一两（土炒）　薏苡仁（炒）　茯苓　巴戟肉（盐水浸）各三钱

【用法】清水煎服，十剂可愈。

◆健骨散《世医得效方》

【主治】项转。

【功效】祛风活络。

【药物及用量】白僵蚕不拘多少

【用法】研为末，每服五分或一钱，酒泡薄荷调下，一日三次。

◆健脾丸《证治准绳》

【主治】脾胃不和，饮食劳倦。

【功效】健脾胃，消食积。

【药物及用量】白术二两五钱（炒）　木香（另研）　黄连（酒炒）　甘草各七钱五分　白茯苓（去皮）二两　人参一两五钱　神曲（炒）　陈皮　砂仁　麦芽（炒取面）　山楂肉　山药肉　豆蔻（面裹煨熟，纸包捶去油）各一两

【炮制】共研细末，蒸饼为丸，如绿豆大。

【用法】每服五十丸，陈米汤送下，空腹下午各一次。

◆健脾丸《千金方》

【主治】虚劳羸瘦，身体重，脾胃冷，饮食不消，雷鸣腹胀，泻痢不止。

【功效】温中，健脾，涩肠。

【药物及用量】钟乳粉三两　赤石脂　好曲　大麦蘖　当归　黄连　人参　细辛　龙骨　干姜　茯苓　石斛　桂心各二两　附子一两　蜀椒六两

【用法】上一十五味，为末，白蜜丸，如梧桐子，酒服十丸，日三服，加至三十丸，弱者饮服此方，通治男女。

◆健脾化食散气汤《傅青主女科》

【主治】产后伤风伤食，无块痛者。

【功效】健脾消食。

【药物及用量】白术　当归　人参各二钱　川芎一钱　黑姜四分　陈皮三钱

【用法】清水煎服。面食积加神曲、麦芽；肉积加山楂、砂仁；寒冷之积加吴茱萸、肉桂；虚甚加人参、白术，消补兼施，无不安者。

◆健脾利水生化汤《傅青主女科》

【主治】产后血块已除而泄泻者。

【功效】和脾，利水，活血，止泻。

【药物及用量】茯苓一钱五分　当归身二钱　黑姜四分　陈皮　甘草（炙）各五分　人参三钱　肉果一个（煨）　川芎　白术（土炒）各一钱　泽泻八分

【用法】清水煎服。寒泻加干姜八分；寒痛加砂仁、炮姜各八分；热泻加黄连

（炒）八分；泻水腹痛，米饮不化，加砂仁八分；麦芽、山楂各一钱；泻有酸嗳臭气，加神曲、砂仁各八分；水泻加苍术一钱。诸泻俱加升麻（酒炒）五分，莲子十粒。

◆**健脾散**《证治准绳》

【主治】小儿胃气失养。

【功效】健脾，化湿，和胃。

【药物及用量】白茯苓（去皮）　人参各一两　厚朴三两（姜汁炙，一作二两）　苍术（米泔浸一宿）四两　陈橘皮（去白）五两　甘草（半生半炙）　草果（去皮）各二两

【用法】研为末，每服一钱，加生姜、大枣，清水煎服，量儿大小加减。

◆**健脾汤**《傅青主女科》

【主治】产后胁下积块，服消导药成胀者。

【功效】补气行滞，健脾胃。

【药物及用量】人参　白术　当归各三钱　茯苓　白芍　神曲　吴茱萸各一钱　大腹皮　陈皮各四分　砂仁　麦芽各五分

【用法】清水煎服。

◆**健脾汤**甲《圣济总录》

【主治】寒中洞泄不止及年高久泻。

【功效】温中散寒，止泻。

【药物及用量】乌头（炮裂，去皮、脐）三分　厚朴（去粗皮，生姜汁炙）　甘草（炙，锉）　干姜（炮）各一分

【用法】上四味，锉如麻豆，每服三钱匕，水一盏，生姜三片，煎至七分，去滓，连并热服。

◆**健脾汤**乙《圣济总录》

【主治】妊娠下痢，脐腹撮痛。

【功效】健肝益气。

【药物及用量】厚朴（去粗皮，锉）　苍术（水浸去皮，锉）各四两　大枣一升（煮熟，剥去皮核，研取枣汁约五升以来，同煮厚朴、苍术候水尽为度，漉出，焙干）　陈橘皮（去白，麸炒）三两　白茯苓（去黑皮）二两半　人参二两　甘草（炒）三两

【用法】上七味，粗捣筛，每服三钱匕，水一盏，入生姜三片，枣一枚，擘破，同煎至六分，去滓，温服。此药能进食，调脾胃。

◆**健脾饮**《活幼心书》

【主治】呕吐泻痢及病后气色虚弱，有痰恶心，腹中微痛，食少神倦。

【功效】健脾，养胃，祛湿止泻。

【药物及用量】厚朴（去粗皮锉碎，姜汁浸一宿，慢火炒干，再入醇醋淬透，仍以慢火炒）　人参（去芦）各一两　白茯苓（去皮）　肉豆蔻　半夏（汤煮透滤，仍锉焙干）　益智子　净香附　高良姜（锉片，东壁土炒）　诃子肉各二钱五分　甘草（炙）五钱

【用法】锉碎，每服二钱，清水一盏，加生姜一片，大枣一枚，煎至七分，不拘时服。

◆**健脾渗湿饮**《保婴撮要》

【主治】疮疡初起，焮肿作痛及湿毒下注，或环跳穴痛。

【功效】健脾，化湿，和血。

【药物及用量】人参　白术　苍术　防己（酒拌）　黄柏（炒）　川芎　陈皮　当归　茯苓各五分　木瓜（不犯铁器）　柴胡梢　甘草各三分

【用法】加生姜，清水煎服，如三五剂不退，加桂少许，酒煎亦可，小便涩加牛膝，身痛加羌活。

◆**健阳丹**《沈氏尊生书》

【主治】阴寒。

【功效】祛寒健阳。

【药物及用量】胡椒十五枚　母丁香十粒　黄丹一钱　生矾三分

【用法】研为细末，醋调涂脐，被盖出汗自效。

◆**柴朴汤**《证治准绳》

【主治】疟疾。

【功效】除寒热，化湿气。

【药物及用量】柴胡　厚朴　独活　前胡　黄芩　苍术　陈皮　半夏曲　白茯苓　藿香各一钱　甘草三分

【用法】清水二盅，加生姜五片，煎至一盅，发日五更时服。气弱者加人参、白

术；食不克化者，加神曲、麦芽、山楂。

◆**柴芍参苓饮**《保婴撮要》

【主治】肝火血热，遍身瘙痒，或起赤晕，或筋挛结核，或生天疱，或生瘰疬。

【功效】补脾抑肝，泻火凉血。

【药物及用量】柴胡　芍药　人参　茯苓　白术　陈皮　当归各五分　牡丹皮　山栀（炒）　甘草各三分

【用法】每服二钱，加生姜、大枣，清水煎服。

◆**柴芎汤**《审视瑶函》

【主治】少阳经偏头风。

【功效】疏肝清热，通络止痛。

【药物及用量】柴胡　川芎　白茯苓　苏薄荷　细辛　半夏（制）　黄芩　甘草（炙）　陈皮　蔓荆子各等量

【用法】加生姜三片，清水二盅，煎至八分，食后服。

◆**柴胡梅连散**《玉机微义》

【主治】骨蒸热。

【功效】除热润燥。

【药物及用量】柴胡　前胡　乌梅　胡黄连各一钱　猪胆一个　猪脊髓一条　韭白五分

【用法】童便二盅，煎至一盅服。

◆**柴胡丁香汤**（李东垣方）

【主治】妇人年三十岁，临经脐腰痛甚，腹中亦痛，过期二三日者。

【功效】活血止痛。

【药物及用量】柴胡　丁香　羌活　全蝎　当归身　生地黄　防风各等量

【用法】清水四盅，煎至一盅去滓，食前稍热服。

◆**柴胡二连丸**《保婴撮要》

【主治】肝经实火。

【功效】疏肝泻火。

【药物及用量】柴胡　宣黄连　胡黄连各等量

【炮制】研为末，水煮米糊和丸，如梧桐子大。

【用法】每服二三十丸，熟汤送下。

◆**柴胡人参汤**《王氏手集》

【主治】小儿脾热生风，往来寒热。

【功效】和解少阳，清泄阳明。

【药物及用量】柴胡　人参　芍药　茯苓　甘草（炙）各等量

【用法】每服二钱，清水一盅，加生姜三片，煎至四分温服。

◆**柴胡人参汤**《圣济总录》

【主治】产后失于将理，血气虚损，日渐困瘁，少寒多热，烦渴咳逆，痰壅减食。

【功效】益气退热，行气化痰。

【药物及用量】柴胡（去苗）　人参　生干地黄（焙）各三分　桔梗（锉，炒）　知母　紫菀（去苗土）　桑根白皮　枳壳（去瓤，麸炒令黄）　赤芍　肉桂（去粗皮）　当归（微炙）各半两　附子（大者一枚，炮裂，去皮、脐）

【用法】上一十二味，锉如麻豆，每服三钱匕，水一盏，生姜三片，枣一枚，擘破，同煎七分，去滓，温服，不拘时。

◆**柴胡丸**《圣济总录》

【主治】妇人血风劳气，头目昏眩，胸背拘急，四肢酸疼，心躁烦热，气满腹胀，腰膝无力，经脉不调者。

【功效】疏肝泻火，安神和中。

【药物及用量】柴胡（去苗）　黄连（去须）　知母（焙）　赤芍　龙胆草　黄芩（去苗）　麦门冬（去心，焙）　地骨皮　茯神（去木）　甘草（炙）各一两　槟榔七钱五分

【炮制】研为细末，炼蜜和丸，如梧桐子大。

【用法】每服二十丸，不拘时温酒调下。

◆**柴胡升麻汤**《沈氏尊生书》

【主治】春夏感冒。

【功效】解表，清里。

【药物及用量】柴胡　升麻　前胡　赤芍　桑白皮　黄芩　葛根　荆芥　石膏

【用法】清水煎服。

◆**柴胡加芒硝汤**《伤寒论》

【主治】伤寒十三日不解，胸胁满而

呕，日晡潮热，已而微利，以小柴胡汤解外后，此汤主之。

【功效】除寒热，消积滞。

【药物及用量】柴胡（一作八两）二两十六铢　黄芩　甘草（炙）　人参　生姜（切）各一两（一作各三两）　半夏二十铢（洗，一作五合）　大枣四枚（擘，一作十二枚）　芒硝二两（一作六两）

【用法】清水四升，煮取二升，去滓，纳芒硝更煮微沸，分温再服，不解更作。

◆柴胡加防风汤《医学纲目》

【主治】少阳风痉，汗后不解，乍静乍躁，目直视，口噤，往来寒热而脉弦者。

【功效】除寒热，祛风湿。

【药物及用量】柴胡　防风各一两　半夏（制）六钱　人参　黄芩各五钱　生姜　甘草各六钱五分　大枣三枚

【用法】每服一两，清水三盏，煎至一盏半，去滓温服。

◆柴胡加桂汤《医学入门》

【主治】少阳疟。

【功效】除寒热，疏肝胆。

【药物及用量】柴胡三钱　桂枝（一作肉桂）　黄芩各二钱五分　半夏一钱　甘草四分

【用法】加生姜三片，大枣二枚，清水煎服。

◆柴胡加龙骨牡蛎汤《伤寒论》

【主治】伤寒八九日，下之，胸满烦惊，小便不利，谵语，一身尽重，不能转侧者。

【功效】除寒热，理胸胁。

【药物及用量】柴胡（一作四两）　龙骨（熬）　生姜（切）　人参　茯苓　铅丹（水飞，一作一两）　黄芩　牡蛎（熬）　桂枝各一两五钱　半夏（洗，一作一两五钱）二合　大枣（擘）六枚　大黄二两（一方无黄芩）

【用法】清水八升，煮取四升，纳大黄更煮一二沸，去滓温服一升。

◆柴胡半夏汤《兰室秘藏》

【主治】风证。畏风，眼涩头痛，恶心有痰，兀兀欲吐，风来觉皮肉紧，手足难举，居暖处得微汗便减，见风复作。

【功效】疏肝和脾。

【药物及用量】柴胡五分（一作一钱五分）　半夏二钱（一作二钱五分）　白茯苓七分（一作二钱）　苍术（一作一钱五分）　神曲（姜汁炒）各一钱　藁本（一作一钱）　升麻各五分（一方有炙甘草四分）

【用法】清水二盅，加生姜三片（一作五片，一作十片），煎至沸去滓，食远温服。

◆柴胡半夏汤《类证活人书》

【主治】胸膈不利，痰热头痛，心中烦闷，手足烦热，荣卫不调，肢筋拘倦，身体疼痛，嗜卧少力，饮食无味及五嗽痰痞等证者。

【功效】消痰利痛，清热除烦。

【药物及用量】柴胡八钱　半夏三两　人参（去芦）　甘草　黄芩　麦门冬　白术各二两

【用法】㕮咀，每服五钱，清水一盅半，加生姜五片，大枣一枚，煎至八分，去滓温服。

◆柴胡半夏汤《妇人大全良方》

【主治】妇人痰热头痛，手足烦热，荣卫不调，肢节拘倦，身体疼痛，嗜卧少力，饮食无味。

【功效】调和营卫。

【药物及用量】柴胡八两　半夏三两半　人参（去芦）　甘草　黄芩　麦门冬各二两　白术二两

【用法】上七味㕮咀，每服五钱，水盏半，姜五片，枣一枚，煎至八分，去滓服。

◆柴胡去半夏加瓜蒌根汤《金匮要略》

【主治】疟病发渴及劳疟。

【功效】除寒祛热，止渴和中。

【药物及用量】柴胡八两　人参　黄芩　甘草各三两　瓜蒌根四两　生姜三两　大枣十二枚

【用法】清水一斗二升，煮取六升，去滓再煮，取三升，温服一升，日三服。

◆柴胡四物汤《素问病机气宜保命集》

【主治】虚劳日久，微有寒热，脉沉而

数，妇人经行感冒，热入血室。

【功效】除寒热，利气血。

【药物及用量】柴胡八钱　人参　黄芩　甘草　半夏各三钱（一作各二钱）　川芎　当归　芍药　熟地黄各一钱五分

【用法】研为末，加生姜、大枣，清水煎服。

◆柴胡四物汤《痘疹心法》

【主治】阴虚疟疾。

【功效】养阴，退热。

【药物及用量】柴胡　人参　黄芩　当归身　川芎　生地黄　白芍　地骨皮　知母　麦门冬　淡竹叶

【用法】锉细，清水一盏，煎至七分去滓，不拘时温服。

◆柴胡石膏汤《太平惠民和剂局方》

【主治】时行瘟疫，壮热恶风，头疼身痛，心胸烦满，寒热往来，鼻塞唾稠黏。

【功效】除寒热，去风邪。

【药物及用量】柴胡　石膏各五钱　桑白皮　黄芩各三钱五分　升麻二钱五分　前胡　赤芍　干葛各五钱　荆芥穗三钱

【用法】研为末，每服一二钱，加生姜二片，淡豆豉十粒，清水煎服。

◆柴胡石膏汤《无求子活人书》

【主治】妊妇伤暑，头痛恶寒，身热烦闷，四肢疼痛，背项拘急，唇口干燥。

【功效】解表清热。

【药物及用量】柴胡四两　甘草（炙，《南阳活人书》《胎产救急方》一两）二两　石膏八两

【用法】上三味，为粗末，每服抄三钱匕，以水一盏，生姜五片，煎至六分，去滓，温服，不拘时。若气虚体冷，加人参四两。

◆柴胡地骨皮汤《圣济总录》

【主治】内热。

【功效】疏肝气，除骨蒸。

【药物及用量】柴胡　地骨皮各二钱五分

【用法】清水煎服。

◆柴胡抑肝汤《医学入门》

【主治】妇女阴病及寡居独阴，寒热似疟。

【功效】疏肝理气，清热化湿。

【药物及用量】柴胡二钱五分　赤芍　牡丹皮各一钱五分　青皮二钱　连翘　生地黄各五分　地骨皮　香附　苍术　山栀各一钱　川芎七分　神曲八分　甘草三分

【用法】清水煎服。

◆柴胡芎归汤《万病回春》

【主治】夜疟。

【功效】除寒热，清脾湿。

【药物及用量】柴胡　川芎各一钱　桔梗　当归　赤芍　人参　厚朴　白术　白茯苓　陈皮各七分　葛根一钱　红花　甘草各三分

【用法】加生姜三片，大枣二枚，乌梅一枚，清水煎服。

◆柴胡知母汤《万氏女科》

【主治】妊娠疟。

【功效】安胎清热。

【药物及用量】柴胡一钱五分　知母　人参　黄芩　当归身　白术各一钱　甘草五分

【用法】加生姜、大枣，清水煎服，以平为期。

◆柴胡知母饮《圣济总录》

【主治】呕吐不下食，头痛身热。

【功效】止呕清热。

【药物及用量】柴胡（去苗）一两　知母（焙）半两　芦根（锉）三分　槟榔一两　人参半两　陈橘皮半两

【用法】上六味，捣筛为散，每服三钱匕，水一盏，生姜五片，同煎至六分，去滓，热服。

◆柴胡枳桔汤《张氏医通》

【主治】少阳寒热，痞满。

【功效】除寒热，利肺气。

【药物及用量】小柴胡汤加枳壳、桔梗。

【用法】与小柴胡汤同。

◆柴胡枳桔汤《古今医鉴》

【主治】火嗽。

【功效】解痰宽胸降火。

【药物及用量】柴胡　枳壳　桔梗　麻黄　杏仁　黄芩　半夏　知母　石膏　葛根各一钱　甘草五分

【用法】加生姜三片，清水煎服。

◆**柴胡桂枝干姜汤**《伤寒论》《金匮要略》

【主治】伤寒发汗而复下之，胸胁满，微结，小便不利，渴而不呕，头汗出，往来寒热，心下烦及疟寒多微有热，或但寒不热者。

【功效】除寒热，解胸结。

【药物及用量】柴胡八两　桂枝（去粗皮）　黄芩（一作二两）各三两　干姜　牡蛎（熬）　甘草（炙，一作一两）各二两　瓜蒌根四两

【用法】清水一斗二升，煮取六升去滓，再煎取三升温服，一升日三服，初服微烦，复服即汗出便愈。

◆**柴胡桂枝汤**《伤寒论》

【主治】伤寒发热，微恶寒，肢节疼烦，微呕，心下支结，外症未去，或发汗多亡阳谵语，或心腹猝痛。

【功效】除寒热，调经络。

【药物及用量】柴胡四两　黄芩　人参　桂枝　芍药　生姜（切，一作三两）各一两五钱　半夏（洗）二合五勺　甘草一两（炙，一作二两五钱）　大枣十二枚（擘，一作六枚）

【用法】清水七升，煮取三升去滓，温服一升。

◆**柴胡桂枝汤**《证治准绳》

【主治】疟身热多汗。

【功效】除寒，祛热。

【药物及用量】柴胡八钱　黄芩　桂枝　芍药　甘草各三钱　半夏一钱五分

【用法】每服二三钱，加生姜、大枣，清水煎服。

◆**柴胡参术汤**《审视瑶函》

【主治】暴盲。

【功效】疏肝和血。

【药物及用量】柴胡二分　人参（去芦）　白术（土炒）　熟地黄　白芍各一钱五分　甘草（炙）八分　川芎七分　当归身二钱　青皮四分

【用法】清水二杯，煎至八分，去滓食远服。

◆**柴胡清肝散**《校注妇人良方》

【主治】肝、胆、三焦风热怒火，憎寒发热，寒热往来，耳衄，头疮，鬓疽，发胁，阴纵，妇人阴痒等证。

【功效】疏肝泻火清胆。

【药物及用量】柴胡（一作一钱五分）　黄芩（炒，一作一钱）　人参（一作一钱）　甘草（一作五分）各三分　山栀（炒黑，一作一钱五分，一作二钱）　川芎（一作一钱）各五分　连翘（一作五分，一作八分）　桔梗（一作八分）各四分

【用法】清水煎，食后温服。

◆**柴胡清肝散**《明医杂著》

【主治】肝胆风热。

【功效】除肝气，清血热。

【药物及用量】柴胡　黄芩（炒）　当归　生地黄　牡丹皮各一钱　黄连（炒）　山栀（炒）各七分　川芎六分　升麻八分　甘草三分

【用法】清水煎服，脾胃虚弱者去黄芩、黄连，加白术、茯苓。

◆**柴胡清肝汤**《外科正宗》

【主治】怒证及鬓疽初起，不论阴阳表里。

【功效】疏肝凉血，解郁和中。

【药物及用量】柴胡　生地黄　赤芍（一作白芍）　牛蒡子（炒研）各一钱五分　当归　连翘（去心）各二钱　川芎　黄芩　生栀子（研）　天花粉　甘草节　防风各一钱

【用法】清水二盅，煎至八分，食远服。

◆**柴胡清燥汤**《温热暑疫全书》

【主治】阳郁。

【功效】疏肝解郁。

【药物及用量】柴胡　当归　白芍　生地黄　陈皮　天花粉　知母　灯心　甘草　竹心

【用法】清水煎服。

◆**柴胡通经汤**《兰室秘藏》

【主治】马刀兆瘰疬。

【功效】清热解毒，活血通脉。

【药物及用量】柴胡　当归尾　生甘草　连翘　黄芩　牛蒡子　京三棱　桔梗各一钱五分（一作各四分）　黄连一钱　红花少许

【用法】清水二盅，煎至一盅，食后温服。

◆**柴胡连翘汤**《兰室秘藏》

【主治】热毒，马刀，瘰疬，妇人气寒，血滞经闭。

【功效】解热祛郁，疏肝通络。

【药物及用量】柴胡　连翘（去心）　知母（酒炒）　黄芩（炒）各五钱　黄柏（酒炒）　生地黄　甘草（炙）各三钱　当归尾一钱五分　肉桂三分　牛蒡子（炒研，一作二钱）三钱　瞿麦穗六钱

【用法】锉如麻豆大，每服三钱或五钱，清水二大盅，煎至一盅去滓，食后稍热服。

◆**柴胡麦门冬汤**《鸡峰普济方》

【主治】痘疮壮热，经日不退。

【功效】疏肝清肺。

【药物及用量】柴胡五分　麦门冬八分　甘草二分　人参　玄参各五分　龙胆草三分（一方无人参）

【用法】清水煎服，热退即止。

◆**柴胡胜湿汤**（李东垣方）

【主治】髀枢作汗，阴卵作冷，阴囊湿痒，阴茎痿弱。

【功效】通经和络，疏肝利湿。

【药物及用量】柴胡一钱　泽泻　升麻各一钱五分（一作一钱）　黄柏（酒制，一作一钱五分）　生甘草（一作一钱）各二钱　龙骨草（一作八分）　当归梢（一作八分）　羌活（一作一钱）　麻黄根（一作八分）　汉防己（酒洗，一作八分）　茯苓各一钱　红花少许　五味子二十粒（碎，一作十五粒）（一方无红花）

【用法】清水三大盅，煎至一盅，食前稍热服，忌酒，湿面，戒房事。

◆**柴胡复生汤**《原机启微》

【主治】目红赤羞明，泪多眵少，脑顶沉重，睛珠痛应太阳，眼睫无力，久视酸酸，翳陷等证。

【功效】清肝化湿，祛风明目。

【药物及用量】柴胡六分　苍术　茯苓　黄芩（炒）各五全　薄荷　桔梗　甘草（炙）　白芍（炒）各四分　羌活　独活　藁本　蔓荆子　川芎　白芷各二分五厘　五味子二十粒（杵，一作十二粒）

【用法】每服二钱，清水二盅，煎至一盅去滓，食后热服。

◆**柴胡散**甲《太平圣惠方》

【主治】妇人骨蒸劳热，咳嗽痰壅，腹胁满闷，不欲饮食。

【功效】疏肝清热，利湿通络。

【药物及用量】柴胡（去苗）　桑根白皮　麦门冬（去心）　赤茯苓各一两　锦纹大黄（锉碎微炒）　枳壳（麸炒去瓤）　百合　秦艽（去苗）　紫菀（洗）　黄芩　赤芍　知母　川木通（锉）各七钱五分　半夏（汤洗七遍，去滑）　甘草（炙微赤）各五钱　鳖甲（醋炙）二两

【用法】研粗末，每服三钱，水一盅，加生姜一钱三分，煎至六分去滓，不拘时温服。

◆**柴胡散**乙《太平圣惠方》

【主治】小儿寒热往来，乳食不下，四肢无力，心腹胀满，上焦痰壅，渐渐羸瘦。

【功效】除寒热，利气血，健脾化痰。

【药物及用量】柴胡（去苗）　鳖甲（涂醋，炙令黄色，去裙襕）各一两　人参　前胡　桔梗　诃黎勒皮　地骨皮　赤芍　甘草（炙微赤）　陈橘皮（汤浸，去白，焙）　杏仁（汤浸，去皮尖、双仁，麸炒微黄）各五钱

【用法】捣筛为散，每服一钱，清水一小盅，煎至五分去滓，不拘时温服，量儿大小加减。

◆**柴胡散**《幼幼新书》

【主治】小儿疳热，四肢如柴。

【功效】疏肝清热，消积健脾。

【药物及用量】柴胡　知母　贝母（去心）　茯苓　茯神　干葛　甘草（炙）各等量

【用法】研为末，每服一匙头，加小麦一匙头，清水一盅，煎至六分，去滓服。

◆**柴胡散**《医方类聚》

【主治】妊娠疟疾。

【功效】除寒热，安胎元。

【药物及用量】柴胡　生大黄各二钱　生黄芩一钱五分　甘草一钱

【用法】㕮咀，清水煎，发日五更时温服，取利为愈，如胎上逼心，可服枳壳散，忌食油面辛热等物。

◆**柴胡散**《证治准绳》

【主治】风热，眼眶涩烂。

【功效】疏风，退热。

【药物及用量】柴胡　羌活　防风　赤芍　桔梗　荆芥　生地黄各一钱　甘草五分

【用法】研为细末，每服三钱，清水煎，温热服。

◆**柴胡散**甲《太平圣惠方》

【主治】妊娠头目昏重，心胸烦闷，不思饮食。

【功效】退寒热，清肺气。

【药物及用量】柴胡一两五钱　赤茯苓　麦门冬各一两　枇杷叶（去毛）　人参　橘红　甘草各五钱

【用法】㕮咀，每服四钱，清水一盅，加生姜三片，煎至七分服。

◆**柴胡散**乙《太平圣惠方》

【主治】妇人骨蒸劳热，咳嗽，胸膈痰壅，腹胁满闷，不欲饮食。

【功效】降骨蒸，止咳。

【药物及用量】柴胡（去苗）一两　半夏（汤洗七遍，去滑）半两　川大黄（锉碎，微炒）三分　枳壳（麸炒微黄，去瓤）三分　百合三分　桑根白皮（锉）一两　紫菀（洗去苗土）三分　黄芩三分　赤芍三分　甘草（炙微炒，锉）半两　鳖甲（涂醋，炙令黄，去裙襕）一两　知母三分　木通三分（锉）　麦门冬（去心）一两　赤茯苓一两　秦艽（去苗）三分

【用法】上一十六味，捣粗罗为散，每服三钱，以水一中盏，入生姜半分，煎至六分，去滓，温服，不拘时。

◆**柴胡散**丙《太平圣惠方》

【主治】斑痘疮入眼，疼痛壮热，口干烦渴。

【功效】清肝明目。

【药物及用量】柴胡（去苗）一两　黄芩一两　栀子仁一两　赤芍一两　川升麻一两　麦门冬（去心）一两　甘草（炙微赤，锉）一两　玄参一两

【用法】上八味，捣筛为散，每服四钱，以水一中盏，入淡竹叶二七片，煎至六分，去滓，每于食后温服。

◆**柴胡散**丁《太平圣惠方》

【主治】肺气暴热，大便不通，时时咳嗽，喘息促急。

【功效】清肺止咳，下气通便。

【药物及用量】柴胡（去苗）一两　甘草（炙微赤，锉）半两　桑根白皮（锉）一两　鳖甲（涂醋，炙令黄，去裙襕）一两　槟榔一两　旋覆花半两　川大黄（锉碎，微炒）二两　桔梗（芦头）一两

【用法】上八味，捣粗罗为散，每服五钱，以水一大盏，入生姜半分，煎至五分，去滓，放温，不拘时。

◆**柴胡散**戊《太平圣惠方》

【主治】膈气，全不思食，或食即欲呕，咽中噎塞，食稍难下。

【功效】理气止呕，顺气止噎。

【药物及用量】柴胡（去苗）一两半　桔梗（去芦头）三分　槟榔三分　半夏（汤洗七遍，去滑）三分　诃黎勒皮三分　赤茯苓三分　陈橘皮（汤浸，去白瓤，焙）半两　桂心半两

【用法】上八味，捣筛为散，每服三钱，以水一中盏，入生姜半分，煎至六分，去滓，不拘时，稍热服。

◆**柴胡散**己《太平圣惠方》

【主治】妊娠七八月伤寒，头痛壮热，

心腹虚胀，四肢少力。

【功效】表里双解。

【药物及用量】柴胡（去苗）一两　续断一两　芎䓖三分　当归（锉，微炒）半两　白术一两　赤芍一两　厚朴（去粗皮，涂生姜汁，炙令香熟）一两　枳壳（麸炒微黄，去瓤）三分　甘草（炙微赤，锉）半两

【用法】上九味，捣筛为散，每服三钱，以水一中盏，入生姜半分，煎至六分，去滓，温服，不拘时。

◆**柴胡散**庚《太平圣惠方》

【主治】妊娠伤寒，壮热心烦，头痛。

【功效】清热解表，兼以补虚。

【药物及用量】柴胡（去芦头）二两　黄芩二两　石膏二两　阿胶（捣碎，炒令黄燥）二两　麦门冬（去心）三两　甘草（炙微赤，锉）半两

【用法】上六味，捣筛为散，每服四钱，以水一中盏，入生姜半分，枣三枚，煎至六分，去滓，温服，不拘时。

◆**柴胡散**辛《太平圣惠方》

【主治】妊娠心烦，头昏躁闷，不思饮食，或时呕吐。

【功效】养阴清热除烦。

【药物及用量】柴胡（去苗）一两半　赤茯苓一两　麦门冬（去心）一两　人参（去芦头）半两　枇杷叶（拭去毛，炙微黄）半两　陈橘皮（汤浸，去白瓤，焙）半两　甘草（炙微赤，锉）半两

【用法】上七味，捣筛为散，每服四钱，以水一中盏，入生姜半分，煎至六分，去滓，温服。

◆**柴胡散**壬《太平圣惠方》

【主治】妊娠三四月，气壅，恶食呕哕，肢节烦疼，或膝虚肿。

【功效】理气行水除胀。

【药物及用量】柴胡（去苗）一两　人参（去芦头）一两　甘草（炙微赤，锉）半两　陈橘皮（汤浸，去白瓤，微炒）半两　木通（锉）三分　紫苏茎叶半两　大腹皮半两

【用法】上七味，捣筛为散，每服四钱，以水一大盏，煎至六分，去滓，食前温服。

◆**柴胡散**癸《太平圣惠方》

【主治】曾伤六月胎。

【功效】调和气血。

【药物及用量】柴胡（去苗）一两　紫薇一两　白术一两　甘草（炙微赤）半两　肉苁蓉（酒浸一宿，刮去粗皮，炙令干）一两　芎䓖一两　麦门冬（去心）一两　熟干地黄一两

【用法】上八味，捣筛为散，每服四钱，以水一大盏，入枣三枚，煎至五分，去滓，每于食前温服。

◆**柴胡散**甲子《太平圣惠方》

【主治】气膈心腹痞满，不下饮食，肩背壅闷，四肢烦疼。

【功效】理气除湿，消积除满。

【药物及用量】柴胡（去苗）二两　枳壳（麸炒微黄，去瓤）一两　白术一两　甘草（炙微赤，锉）半两　赤茯苓二两　槟榔二两　陈橘皮（汤浸，去白瓤，焙）一两　赤芍一两　诃黎勒皮一两

【用法】上九味，捣粗罗为散，每服四钱，以水一中盏，入生姜半分，煎至六分，去滓，不拘时，稍热服。

◆**柴胡散**甲丑《太平圣惠方》

【主治】膈气，心胸中烦满疼痛。走疰，气欲绝。

【功效】顺气除烦止痛。

【药物及用量】柴胡（去苗）一两　甘草（炙微赤，锉）半两　当归（锉，微炒）三分　木香一两　槟榔一两　犀角屑一两　麝香（细研）三钱

【用法】上七味，捣筛为散，入麝香研匀，每服三钱，以水一中盏，煎至六分，去滓，不拘时，稍热服。

◆**柴胡散**甲寅《太平圣惠方》

【主治】暴渴，心神烦闷，口舌干焦。

【功效】养阴敛阴，止渴。

【药物及用量】柴胡（去苗）二两　乌梅肉（微炒）二两　甘草（炙微赤，锉）一两　麦门冬（去心）一两半

【用法】上四味，捣筛为散，每服四钱，以水一中盏，煎至七分，去滓，温服，不拘时。

◆**柴胡散**《世医得效方》

【主治】眼胞患斑疮，热气冲透睛中，疼痛泪出，翳如银片，肿涩难开。

【功效】清肝明目。

【药物及用量】柴胡　黄芩　芍药各半两　甘草一分

【用法】上四味锉散，每服三钱，水一盏煎，大人小儿加减服，兼以药坠洗之。

◆**柴胡汤**《千金方》

【主治】伤六月胎者。

【功效】补血安胎，益肾和中。

【药物及用量】柴胡四两　肉苁蓉一两　白术　芍药（一作紫薇）　甘草　麦门冬　芎䓖各二两　生姜六两　干地黄五两　大枣三十枚（一方有黄芩二两）

【用法】㕮咀，清水一斗，煮取三分，分四服，日三夜一次，中间进糜粥，勿食生冷及坚硬物，七日更服一剂。

◆**柴胡汤**《婴童百问》

【主治】小儿骨蒸，骨热心烦，啼叫不止。

【功效】和中气，疏肝风。

【药物及用量】柴胡五分　人参　甘草（微炙）　麦门冬（去心）各二钱　龙胆草（酒炒黑）　防风各一钱

【用法】每服一钱，清水煎服。

◆**柴胡汤**甲《圣济总录》

【主治】咳嗽久不瘥。

【功效】理气止咳。

【药物及用量】柴胡（去苗）　延胡索　百合　枳壳（去瓤，麸炒）　麻黄（去根节）　款冬花（炒）　天雄（炮裂，去皮、脐）各一两半　代赭　黄连（去须）　肉桂（去粗皮）　地榆　贝母（去心煨）各一两　黄芩（去黑心）半两　旋覆花（炒）三分　杏仁（去皮尖、双仁，炒令黄）十五枚

【用法】上一十五味，锉如麻豆，每服三钱匕，以水一盏，煎取七分，去滓，温服。

◆**柴胡汤**乙《圣济总录》

【主治】产后伤寒，呕逆烦躁，热盛头疼。

【功效】和解少阳，清热行气。

【药物及用量】柴胡（去苗）　芍药　黄芩（去黑心）　枳壳（去瓤，麸炒）　人参　当归（切，炒）各一两　半夏（汤洗去滑，姜汁炒）半两

【用法】上七味，粗捣筛，每服三钱匕，水一盏，生姜三片，枣二枚，擘破，同煎七分，去滓，温服，不拘时。

◆**柴胡汤**丙《圣济总录》

【主治】产后诸疟，寒热往来，烦渴。

【功效】和解少阳，益气生津。

【药物及用量】柴胡（去苗）　黄芩（去黑心）　人参　当归（切，焙）　生干地黄（焙）　甘草（炙）　猪苓（去黑皮）各一两

【用法】上七味，粗捣筛，每服五钱匕，水一盏半，煎八分，去滓，当未发前及空腹、日午、临卧服。

◆**柴胡汤**丁《圣济总录》

【主治】产后虚热，久不解，渐成劳气。

【功效】清热生津，益气活血。

【药物及用量】柴胡（去苗）　生干地黄（焙）　附子（炮裂，去皮、脐）　当归（切，焙）　人参　白茯苓（去黑皮）　芎䓖　黄芪　芍药　肉苁蓉（去粗皮，切，酒浸，焙）　石斛（去根）各一两

【用法】上一十一味，锉如麻豆，每服二钱匕，水一盏，入生姜三片，枣一枚，擘，同煎至七分，去滓，温服，不拘时。

◆**柴胡汤**戊《圣济总录》

【主治】产后咳嗽，喘急烦闷。

【功效】解表祛风，止咳平喘。

【药物及用量】柴胡（去苗）　麻黄（去根节，煎，掠去沫，焙）　紫苏茎叶　陈橘皮（去白，焙）　杏仁（去皮尖、双仁，麸炒）

【用法】上五味等量，粗捣筛，每服三钱匕，水一盏，煎七分，去滓，温服，不

拘时。

◆**柴胡疏肝散**《医学统旨》

【主治】怒火伤肝，左胁作痛，血菀于上。

【功效】疏肝气，止胁痛。

【药物及用量】柴胡（一作一钱五分）陈皮（醋炒，一作七分）各二钱　川芎（童便浸，切）　白芍（一作七分）　枳壳（麸炒）　香附（醋炒）各一钱五分　甘草（炙，一作七分）五分（一方有姜汁炒黑山栀一钱，煨姜一片）

【用法】清水二盅，煎至八分，食前温服，吐血加童便半盅。

◆**柴胡葛根汤**《外科正宗》

【主治】伤寒及痄腮。

【功效】除寒热，解毒气。

【药物及用量】柴胡　葛根　石膏（煅）　天花粉　黄芩各二钱　生甘草五分　牛蒡子（炒研）　连翘（去心）　桔梗各一钱　升麻三分

【用法】清水二盅，煎至八分，不拘时服。

◆**柴胡饮**《证治准绳》

【主治】骨蒸疳气，五心烦热，日晡转盛，口干无味，渴多身瘦，胸满痰紧，食减神昏，小便黄色。

【功效】除寒热，祛痰结。

【药物及用量】北柴胡（去芦洗净）　人参（去芦）　当归（酒洗）　黄芩　赤芍　甘草（炙）各一两　生大黄　桔梗（去芦，锉，炒）　北五味子（去梗）　半夏（汤煮透，去滑）各五钱

【用法】研为末，每服二钱，清水一盅，加乌梅一个，生姜一片，煎后七分，不拘时温服。

◆**柴胡饮**《张氏医通》

【主治】痘疮初起热甚，表里俱实。

【功效】疏肝，泻热。

【药物及用量】柴胡　防风　荆芥　玄参各八分　大黄二钱　黄芩　滑石各一钱五分　甘草五分

【用法】清水煎，不拘时服。

◆**柴胡饮子**《袖珍方》

【主治】痰热头疼，手足烦热，荣卫不调，肢节倦怠，身体疼痛，嗜卧少力，饮食无味，兼治五饮，消痰痞，利膈，除烦闷。

【功效】清热和解。

【药物及用量】柴胡八两　半夏（《妇人大全良方》汤泡）　白术各二两　人参　甘草（《妇人大全良方》炙）　黄芩　麦门冬各三两

【用法】上七味，㕮咀，每服一两，水二盏，姜五片，枣三枚，煎至一盏，去滓，通口食后服。《妇人大全良方》上为粗末，每服五钱，水一盏半，入生姜五片，枣一枚，煎至八分，去滓，温服，不拘时。

◆**柴胡鼠粘子汤**《疡科选粹》

【主治】上热下寒。

【功效】除寒热，益气血。

【药物及用量】柴胡　鼠粘子各一钱五分　升麻七分　连翘　肉桂各一钱　黄柏　甘草（炙）各五分　当归梢　黄芪各二钱

【用法】酒煎，空腹时服，服后即饭，不使热药侵犯上焦。

◆**柴胡调经汤**《兰室秘藏》

【主治】妇女漏下鲜血，项筋急，脑痛，脊骨强痛，不思饮食。

【功效】散寒除湿升阳固经。

【药物及用量】柴胡七分　羌活　独活　藁本　升麻各五分　苍术一钱　葛根　当归身　甘草（炙）各三分　红花少许

【用法】㕮咀，清水煎去滓，空腹时稍热服，微汗立止。

◆**柴胡养荣汤**《沈氏尊生书》

【主治】表留余热。

【功效】除热，燥湿。

【药物及用量】柴胡　黄芩　陈皮　甘草　生地黄　当归　白芍　厚朴　大黄　枳实

【用法】加生姜，清水煎服。

◆**柴胡橘皮汤**《证治准绳》

【主治】痁痰。

【功效】除寒热，和肺气。

【药物及用量】柴胡　橘皮　黄芩　半

夏　人参　白茯苓各等量

【用法】研为细末，加竹茹一团，生姜三片，清水一盅，煎至七分，去滓，不拘时温服。

◆**柴胡聪耳汤**《兰室秘藏》

【主治】耳中干耵，耳鸣致聋。

【功效】疏肝热，清气分。

【药物及用量】柴胡三钱（一作二钱）　连翘（一作三钱）四钱　水蛭（炒另研）五分　虻虫（去翅足，另研）三个　麝香（另研）少许　当归身　人参　甘草（炙）各二钱

【用法】清水二盅，加生姜三片，煎至一盅，稍热下另研药末，再煎一二沸，食远稍热服。

◆**柴胡当归汤**《施圆端效方》

【主治】产后伤寒，寒喘急烦躁，或战而作寒，阴阳俱虚。

【功效】解表散寒，益气养血。

【药物及用量】柴胡（茸）三两　白术二两　人参　甘草（炒）　川当归　芍药　五味子　木通各一两

【用法】上八味，为锉散，每服四钱，水一盏半，生姜四片，枣二枚，同煎至七分，去滓，温服，不拘时。

◆**柴胡地黄汤**《世医得效方》

【主治】产后恶露方下，忽然断绝，昼日明了，暮则谵语，寒热往来，如见鬼状。

【功效】和解少阳，益气养阴。

【药物及用量】北柴胡（去芦）二两　半夏（汤洗）　条参（去芦）　黄芩各一两　粉草五钱　生干地黄二两

【用法】上六味锉散，每服四钱，水一盏半，生姜三片，红枣一枚，煎服。

◆**柴胡通塞汤**《圣济总录》

【主治】妊娠大小便不通，下焦热结。

【功效】清泄通利。

【药物及用量】柴胡（去苗）　黄芩（去黑心）　陈橘皮（汤浸，去白，微炒）　泽泻　羚羊角（镑）各三分　栀子仁一两　石膏一两　大黄（锉，炒）一两

【用法】上八味，粗捣筛，每服四钱匕，水一盏，入生地黄一分，拍破，豉半分，微炒，同煎至七分，去滓，食前服。

◆**柴胡桑白皮汤**《圣济总录》

【主治】咳嗽，上气促急，心躁寒热，四肢烦疼，夜间甚者。

【功效】降气止咳平喘。

【药物及用量】柴胡（去苗）　桑根白皮　天雄（炮裂，去皮、脐）　羌活（去芦头）　枳壳（去瓤，麸炒）　大腹（连皮锉）各一两半　黄连（去须）　当归（切，焙）　麻黄（去根节）　肉桂（去粗皮）　甘草（炙，锉）各一两　乌梅（拍碎）四枚　黄芩（去黑心）　旋覆花（微炒）各半两

【用法】上一十四味，锉如麻豆，每服五钱匕，水一盏半，入生姜三片，同煎至八分，去滓，温服。

◆**柴苓汤**《丹溪心法》

【主治】阳明疟。

【功效】除痰截疟。

【药物及用量】柴胡一钱六分　赤茯苓　猪苓　白术各七分五厘　泽泻一钱三分　半夏七分　黄芩　人参　甘草各六分　桂心三分

【用法】加生姜三片，清水煎服。

◆**柴香散**《古今医鉴》

【主治】痞积。

【功效】消滞除痞。

【药物及用量】柴胡七分　香薷五分　蓬莪术　地骨皮　枳实　三棱各一钱　黄芩七分　赤芍　厚朴　黄连　延胡索各五分　甘草三分

【用法】研为粗末，清水煎服。

◆**柴陷汤**《医学入门》

【主治】痰气结胸。

【功效】除湿热，利寒痰。

【药物及用量】半夏三钱　瓜蒌仁　柴胡各二钱　黄连　黄芩各一钱　人参七分　甘草五分　生姜三片　大枣二枚

【用法】清水煎服。

◆**柴葛桂枝汤**《证治准绳》

【主治】三阳经邪。

【功效】除风祛热。

【药物及用量】柴胡　葛根　桂枝　甘

草 防风 人参 白芍各等量

【用法】研为细末，加生姜三片，清水一盅，煎至七分去滓，不拘时温服。

◆**柴葛解肌汤**《伤寒六书》

【主治】三阳合病，头痛发热，心烦不眠，目疼，鼻燥，咽干，耳聋，恶寒无汗。

【功效】解肌清热。

【药物及用量】柴胡 葛根 石膏 羌活 白芷 黄芩 芍药 桔梗各一钱 甘草五分（一方有升麻一钱）

【用法】加生姜三片，大枣二枚，清水煎服。

◆**流注散**《沈氏尊生书》

【主治】流注。

【功效】轻宣解毒。

【药物及用量】木香一钱五分 雄黄五分 朱砂六分 蝉蜕 全蝎各七个 金银花五钱

【用法】共为末，分三服，温酒送下。

◆**流气饮**《太平惠民和剂局方》

【主治】肝经风热上攻，眼目昏暗，常见黑花，当风多泪，怕日羞明，堆眵赤肿，隐涩难开，或生障翳，倒睫拳毛，眼弦赤烂，时行暴赤肿眼，眼胞紫黑，妇人血风眼。

【功效】泻风热，清肝明目。

【药物及用量】大黄（煨） 川芎 菊花（去梗） 牛蒡子（炒） 细辛（去苗） 防风（去苗） 山栀子（去皮） 白蒺藜（炒去刺） 黄芩（去芦） 蔓荆子 荆芥（去梗） 木贼（去根节） 甘草（炙） 玄参（去芦）各一两 草决明一两五钱 苍术（米泔浸一宿，炒控）三两

【用法】捣细为末，每服二钱五分，临卧时冷酒调下，小儿有患，只令乳母服之。

◆**流气饮**《幼科释谜》

【主治】小儿风毒患眼。

【功效】祛风热解毒。

【药物及用量】蝉蜕 甘草 羌活 天麻 当归 防风 大黄 薄荷 赤芍 杏仁各等量

【用法】每服五钱，清水煎服。

◆**流气饮子**《朱氏集验方》

【主治】诸般气疾并泄泻。

【功效】补气，行气，止泻。

【药物及用量】黄芪 桂心 苦梗 白芍 甘草 当归 陈皮 大腹皮 桑白皮 紫苏叶 紫苏梗各一两 大黄 木通各三钱

【用法】上一十三味，㕮咀，每服三大钱，水一盏，生姜三片，枣一枚，煎至八分，空心服，须要温，热则泻。

◆**莪术丸**《证治准绳》

【主治】中焦积滞。

【功效】破气行滞，和脾益胃。

【药物及用量】莪术（炮锉） 三棱（炮锉） 香附各四两（醇醋浸七日，慢火煮干再焙） 槟榔（薄锉） 生牵牛末（另研）各一两 青木香（去芦） 谷芽（洗，焙干） 青皮（去白）各五钱 荜澄茄 丁香 南木香（另研）各四钱

【炮制】除槟榔、丁香及牵牛末不过火，余七味锉焙，仍同槟榔、木香为末，再入牵牛末和匀，水煮面糊为丸，如绿豆大（儿小者如粟米大）。

【用法】每服三十丸至五十丸，不拘时淡姜汤或温茶温酒送下。

◆**莪术散**《世医得效方》

【主治】经血断早，瘀血未尽，不时腹疼。

【功效】益气养血，活血消积。

【药物及用量】莪术（煨） 川芎 当归（去尾） 熟地黄（酒蒸，洗） 白芷 茴香 杨芍药 甘草各一两

【用法】共研细末，每服二钱，盐酒调下。

◆**都梁丸**《是斋百一选方》

【主治】风吹项背，头目昏黑眩痛。

【功效】利血疏风。

【药物及用量】白芷（大块者，用沸汤泡洗四五次，焙干）

【炮制】研为末，炼蜜和丸，如弹子大。

【用法】每服一丸，细嚼，荆芥汤点茶下。

◆**都气丸**《症因脉治》

【主治】肾虚气喘，或呃逆之证。

【功效】滋肾纳气。

【药物及用量】六味地黄丸加五味子二钱

【用法】上为细末，炼蜜为丸，如梧桐子大，每服三钱，空腹服。

◆**桦皮散**《太平惠民和剂局方》

【主治】疠风肺壅，风毒疮疥瘾疹。

【功效】祛风，解毒，杀虫，宣壅。

【药物及用量】桦皮（烧灰存性）　枳壳（去瓤，用炭火烧存性，一作炒二两）各四两　荆芥穗　杏仁（去皮尖、双仁，清水一碗，煎至减半，取出令干，另研，一作麸炒）各二两　甘草（炙）五钱（一方有生甘草五钱，亚麻三两）

【用法】研为细末，每服二三钱至四五钱，食后温酒或熟汤米饮调下。

◆**桦皮散**《永类钤方》

【主治】产后妇人吹奶，肿痛不可忍。

【功效】消肿止痛。

【药物及用量】桦皮（烧存性）

【用法】上一味，研为细末，每服二钱，热酒调下，一日三服，不拘时。

◆**桦皮散**《卫生宝鉴》

【主治】肺脏风毒，遍身疮疥及瘾疹瘙痒。

【功效】祛风解毒，止痒。

【药物及用量】杏仁（去皮尖，用水一碗，煎令减半，取出令干，另研）　荆芥穗各二两　枳壳（去瓤，用炭火烧存性桦皮烧存性）各四两　甘草（炙）半两

【用法】上四味，为末，每服二钱，食后温酒调下。日进三服。

◆**硝石汤**《千金方》

【主治】妇人血瘕，月水不通，瘀血大不通。

【功效】化瘀通经。

【药物及用量】硝石　附子　虻虫各三两　大黄　细辛　干姜　黄芩各一两　芍药　土瓜根　丹参　代赭石　蛴螬各二两　大枣十枚　桃仁二升　牛膝一斤　芒硝四两

【用法】上十六味㕮咀，以酒五升，水九升，渍药一宿，明旦煎取四升，去滓，下芒硝烊尽，分四服，相去如炊顷。去病后，食黄鸭羹，勿见风。

◆**莨菪散**《圣济总录》

【主治】痢后脱肛。

【功效】涩肠固脱。

【药物及用量】莨菪子（炒黄）半两　鳖头（烧灰）二枚　铁精（研）半两

【用法】上三味，捣罗为末，每服二钱匕，空心，米饮调下，日晚再服，仍将药末少许，裹肛上，炙故麻履底接入，即不出。

◆**莨菪子散**《圣济总录》

【主治】三十年呷嗽。

【功效】止咳。

【药物及用量】莨菪子（新者）　木香　雄黄（无石者，研）各半两

【用法】上三味，先捣前二味，细罗为散，与雄黄同研令匀，用青纸一张，先以羊脂涂，次以散药再掺脂上，卷裹上，早晨空腹，烧令烟出，吸十咽，日三度。

◆**莨菪丸**《太平圣惠方》

【主治】久痢，肠滑不止，下肠垢，羸困。

【功效】温中涩肠。

【药物及用量】莨菪子二两（水淘去浮者，煮令芽出，晒干，炒令黄黑色）　干姜二两（锉，炮裂）　白矾二两（烧令汁尽）

【用法】上三味，捣罗为末，以醋煮面糊和丸，如梧桐子大，每服以粥饮下三十丸，日三服。

◆**盐滚丸**《世医得效方》

【主治】反胃膈气。

【功效】顺气启膈，化痰和胃。

【药物及用量】丁香　木香　肉豆蔻　缩砂　青皮　陈皮　胡椒　荜茇　沉香各半两

【用法】上一十味为末，以大蒜瓣子不拘多少，每瓣作二片，入去壳巴豆一粒，用饼药调面裹蒜片，慢火煨熟，去巴豆及面，只将蒜研成膏，将前项药末一半搜和

为丸，如梧桐子大，每服三十丸，于盐内滚过，萝卜汤调前药末二钱吞下，神效。

◆**盐津丸**《三因极一病证方论》

【主治】五疟八痞。

【功效】杀虫消积，理气除痞。

【药物及用量】独头蒜（每个开七窍，入去皮江子七粒，湿纸裹煨，研为膏，非大蒜也）不拘多少　丁香（《澹寮方》不火）　橘红　木香（《澹寮方》不火）　荜茇　胡椒

【用法】上六味等量为末，用蒜膏为丸，如梧桐子大，先嚼盐少许，令生津液，干咽二粒，渐加至三五丸，临卧服。

◆**鸱头丸**《太平圣惠方》

【主治】风头旋，毒发眩冒。

【功效】祛风化痰。

【药物及用量】鸱头（炙令黄）一枚　蔄茹一两　白术一两　川椒（去目及闭口者，微炒去汗）一两

【用法】上四味，捣罗为末，炼蜜和捣五七百杵，丸如梧桐子大，每服食前，以温酒下二十丸。

◆**鸱头酒**《千金方》

【主治】风头眩晕，面上游风。

【功效】祛风活血，通络。

【药物及用量】飞鸱头五两　茯神（一方无）　防风　芎䓖　薯蓣各四两　葛根　桂心　细辛　人参　天雄　干姜　枳实　贯众　蜀椒各三两　独活二两　麦门冬（一作天门冬）　石楠（一作石膏）各五两　山茱萸一升

【用法】上一十八味，㕮咀，绢囊盛，清酒四斗，渍六宿，初服二合，日再服，稍加以知为度。

◆**浸酒**《太平圣惠方》

【主治】风腰脚疼痛冷痹。

【功效】祛风除痹。

【药物及用量】虎胫骨一斤（涂酥，炙令黄）　侧子五两（炮裂，去皮、脐）　当归五两（锉，微炒）

【用法】上三味，细锉，以生绢袋盛，以清酒一斗五升浸之，春夏三日，秋冬七日，每服暖一小盏服之，不耐酒人，随性饮之，常令醺醺。

◆**唏露丸**《世医得效方》

【主治】妇人寒伤于内，气凝不流，结于肠外，久为癥瘕，时作疼痛，腰不得伸。

【功效】温中活血，通经破积。

【药物及用量】广莪术（锉）一两　京三棱（锉，并酒浸）一两　干漆（洗去腥，炒烟尽）五钱　川乌（《拔粹方》炮，去皮、脐）五钱　硇砂（《拔粹方》另研）四钱　青皮（《拔粹方》去白）三钱　雄黄三钱（另研）　茴香三钱（盐炒）　穿山甲（炮）三钱　轻粉（另研）一钱　麝香（另研）半钱　巴豆（去皮，切开）三十个

【用法】上一十二味，将巴豆炒三棱、广莪术二味深黄色，去巴豆不用，共为末，入研药匀，生姜汁打糊，丸如梧桐子大，每服二十丸至三十丸，姜汤送下，酒亦得，空心食前服。

◆**盏落汤**《经验良方》

【主治】偏正头风。

【功效】解表祛风。

【药物及用量】麻黄（净，去根）七钱半　人参（去芦）五钱　陈皮（去白）七钱　甘草（去皮）八钱　御米壳（去膜瓤顶蒂）三钱

【用法】上五味，㕮咀，每服五钱，生姜七片，煎至七分，温服。

◆**借气散**《圣济总录》

【主治】脓血痢。

【功效】清热解毒。

【药物及用量】黄连（去须）　生姜（并细锉）各一两

【用法】上二味，同用银石器炒焦赤色，去姜，取黄连为细散，每服二钱匕，空心食前，陈米饮下。

◆**恩袍散**《卫生宝鉴》

【主治】咯血、吐血、唾血及治烦躁。

【功效】清热止血。

【药物及用量】生蒲黄　干荷叶等量

【用法】上二味为末，每服三钱，浓煎桑白皮汤，放温调下，食后服。

◆脍齑散《寿亲养老书》

【主治】老人脾胃久弱，饮食全不能进。

【功效】温中补脾和胃。

【药物及用量】附子（炮）七个　丁香　藿香叶　官桂　木香各三钱　人参半两

【用法】上六味为末，每服二大钱，以寻常辣糊放在齑半盏，热调服，用匙挑服之。

◆瓷药散《太平圣惠方》

【主治】妇人崩中下血不止。

【功效】凉血止血。

【药物及用量】白瓷药（细研）一两　柏叶（微炙）一两　柏树细枝（锉，炒黄）一两　茜根一两（锉）

【用法】上四味，捣细罗为散，不拘时，以热酒调下二钱。

◆莎草根散《圣济总录》

【主治】消渴，累年不愈者。

【功效】清热利水止渴。

【药物及用量】莎草根（去毛）一两　白茯苓（去黑皮）半两

【用法】上二味，捣筛为散，每服三钱匕，陈粟米饮调下，不拘时。

◆钱氏白术散《仁斋直指方》

【主治】消中，消谷善饥。

【功效】补气健脾疏肝。

【药物及用量】人参　白术　白茯苓　甘草（炙）各半两　藿香叶一两　白干葛二两（《永类钤方》葛粉）　木香半两　加北五味子　柴胡　枳壳（制）各半两

【用法】上一十味为粗末，每二钱，新水煎服。

◆捣姜饼《吴氏集验方》

【主治】反胃膈气。

【功效】利气启膈止呕。

【药物及用量】丁香　水银（研不见星）胡椒各一钱　硫黄三钱（用水银研）藿香　桂　木香　半夏各三钱（姜汁制）坩锅子二钱（醋煅过，酒煅）

【用法】上九味为极细末，生姜自然汁为饼子，作四十九饼，每服一饼，姜汁化开，沸汤浸，晨，空心服之良。

◆秤锤酒《食医心鉴》

【主治】产后血瘕儿枕痛。

【功效】活血消瘕止痛。

【药物及用量】铁秤锤（斧头铁杵亦得）一枚　酒一升

【用法】烧称锤令赤，投酒中良久，去锤，量力服。

十　一　画

◆偃月通明散《眼科金镜方》

【主治】偃月翳。

【功效】疏肝，祛风，明目。

【药物及用量】防风　黄芩　人参　茯苓各一钱　细辛五分　茺蔚子二钱

【用法】研为粗末，清水二盏，煎至一盏去滓，夜食后温服。

◆匏一《痧胀玉衡》

【主治】过服冷水，胸腹痞闷者。

【功效】调气行水，消痞。

【药物及用量】砂仁　萝卜子各八钱　五灵脂　檀香各六钱　木香　沉香各五钱

【炮制】共研细末，水泛丸，如梧桐子大。

【用法】每服五分，熟汤送下。

◆匏二《痧胀玉衡》

【主治】痧有因于血实者。

【功效】破血消积。

【药物及用量】大黄　山楂　青皮　贝母　桃仁　五灵脂　赤芍各一钱　香附　红花各四分

【用法】清水煎，微温服。

◆匏三《痧胀玉衡》

【主治】痧胀。

【功效】消食，解毒，散瘀，顺气，和血。

【药物及用量】萝卜子　山楂各二钱　赤芍　枳壳　当归尾各一钱　厚朴八分

【用法】清水煎，微冷服。

◆匏四《痧胀玉衡》

【主治】痧症血结不散。

【功效】行血，疏滞。

【药物及用量】白蒺藜（去刺捣）一钱二分　苏木　刘寄奴　桃仁　红花各一钱　青皮八分　独活六分　乌药四分

【用法】清水煎，微温服。

◆匏五《痧胀玉衡》

【主治】痧因食积血滞。

【功效】行气血，消积滞。

【药物及用量】萝卜子二钱　赤芍　槟榔　连翘　银花　山楂各一钱　桔梗　防风　乌药　延胡索　枳壳各七分

【用法】清水煎服。

◆匏六《痧胀玉衡》

【主治】痧症，类伤寒。

【功效】行血，顺气。

【药物及用量】泽兰　香附　桃仁　苏木　独活　白蒺藜（研末）　山楂　乌药

【用法】清水煎，微温服。

◆匏七《痧症玉衡》

【主治】痧症先因伤食，发热口干等证。

【功效】清热消积，化瘀止痛。

【药物及用量】柴胡　连翘　山楂　萝卜子　红花　荆芥　天花粉　枳实各等量

【用法】加大黄（酒制）二钱，清水煎，微冷服。

◆匏八《痧胀玉衡》

【主治】痧似伤风咳嗽。

【功效】宣肺清热，止咳。

【药物及用量】薄荷　桑皮　桔梗　枳壳　甘菊　银花　射干　马兜铃　天花粉　玄参　贝母各等量

【用法】清水煎温服，嗽甚加童便饮。

◆商陆丸《活幼心书》

【主治】水肿，小便不通，勿拘远近。

【功效】清热逐水。

【药物及用量】商陆一两　黄连五钱

【炮制】焙为末，姜汁煮面糊和丸，如绿豆大。

【用法】每服三五十丸，空腹时紫苏汤或葱汤送下。

◆商陆膏《疡医大全》

【主治】疮毒。

【功效】祛水湿，解血毒。

【药物及用量】商陆六两　牛蒡子　防风　金银花　荆芥　当归尾　连翘　赤芍　红花　茅苍术　甘草各五钱

【炮制】麻油二斤，熬枯去滓，用密陀僧一斤收成膏。

【用法】每用少许，贴于患处。

◆商陆散《太平圣惠方》

【主治】产后风虚气壅，通身浮肿，不能饮食。

【功效】消肿散结，行气祛风。

【药物及用量】商陆一寸（白色者）　赤小豆（生用）一分　大麻仁一合　附子（炮裂，去皮、脐）半两　甘草（炙微赤，锉）一分　防风（去芦头）一分　桑根白皮（锉）一分

【用法】上七味，捣筛为散，分为五服，每服以水一中盏，煎至六分，去滓，温服，日三服。

◆商陆散《圣济总录》

【主治】产后血气血块，时攻心腹，疼痛不可忍。

【功效】消肿散结，活血止痛。

【药物及用量】商陆（干者）　当归（切，炒）各一分　紫葳（凌霄花是也）　蒲黄各一两

【用法】上四味，捣罗为散，空腹服，温酒调下二钱匕。

◆商陆散《永类钤方》

【主治】浮肿肚胀，气急。

【功效】利小便。

【药物及用量】泽泻　商陆等量

【用法】上二味，为末，三岁一钱，桑白皮汤调下。商陆醋炒为末，调涂肿毒。醋调，并治咽喉肿。

◆商壳丸《御药院方》

【主治】胸膈痞滞，气不宣畅。

【功效】宣畅气机，破痰逐饮。

【药物及用量】商枳壳（麸炒，去瓤）二两　大皂角（去皮、子，酥炙黄色）二两　青皮（去白）　半夏（洗七遍）　槟榔　木香各半两

【用法】上六味，捣罗为细末，生姜汁作薄面糊和丸，如豌豆大，每服四五十丸，食后，温生姜汤送下。

◆寄生散《幼幼新书》

【主治】毒肿甚者。

【功效】祛风行滞，宣通清热。

【药物及用量】桑寄生　独活　川大黄各一两　犀角屑　朴硝　甘草各五钱

【用法】捣罗为细末，每服一钱，清水一盏，煎至五分，去滓温服，量儿大小加减。

◆寄生汤《妇人大全良方》

【主治】胎气常不安，治五个月以后胎不安。

【功效】养血固冲。

【药物及用量】桑寄生（洗，锉）　秦艽　阿胶各半两　糯米（作粉）半两

【用法】上四味，以新汲水三升，先下寄生、秦艽二味，煮至二升，去滓，次入阿胶糯米，再煮约有一升止，分作三服，空腹食前服，日午服之，忌酒醋三五日。

◆寄生饮《圣济总录》

【主治】妊娠遍身虚肿。

【功效】理气化水，固冲安胎。

【药物及用量】桑寄生一两　桑根白皮（锉，炒）三分　木香半两　紫苏茎叶一两　大腹二分半

【用法】上五味，细锉如麻豆大，拌匀，每服三钱匕，水一盏，煎至七分，去滓，温服。

◆寄生丸《圣济总录》

【主治】产后血露不断。

【功效】补肾止血。

【药物及用量】桑寄生（锉，炒）　附子（炮裂，去皮、脐）　芍药各一两　地榆（锉，炒）　白龙骨各一两半　鸡苏三分

【用法】上六味，捣罗为末，炼蜜和丸，梧桐子大，每服三十丸，温酒或米饮下，不拘时。

◆寄生葱豉汤《胎产救急方》

【主治】胎动绞痛，烦闷。

【功效】益肾养血，止痛安胎。

【药物及用量】桑寄生　川当归　川芎各一两　阿胶（炒）半两

【用法】上四味，锉，葱白十四茎，豉八合，分八服煎，无寒热不用头。

◆密陀僧散《仁斋直指方》

【主治】大惊入心，痰血窒息，喑不能言，亦治喑风。

【功效】坠痰通络。

【药物及用量】密陀僧

【用法】研极细末如粉，每服　钱匕，米醋汤或茶清调下。大人每服一钱，热酒调下。

◆密陀僧散《证治准绳》

【主治】走马疳，齿焦黑烂。

【功效】解毒、杀虫、止痒。

【药物及用量】密陀僧一两　轻粉五十贴　麝香一字

【用法】研为细末，钵内杵匀，每用五分，擦于患处。

◆密陀僧散《太平圣惠方》

【主治】热毒恶疮臭烂，久不生肌。

【功效】解毒杀虫。

【药物及用量】密陀僧　雄黄　雌黄定粉各五钱　腻粉三钱

【用法】研为细末，先用柳枝一握，生甘草一两，捶碎，浆水二升，煎至六七沸，去滓，稍热，淋洗疮，拭干敷之。

◆密陀僧散《圣济总录》

【主治】附骨疽。

【功效】解毒杀虫。

【药物及用量】密陀僧　自然铜各五钱　杏仁（去皮尖、双仁）二十七枚

【炮制】用苦竹筒一枚，入药在内，纸封筒口，慢火煨。候筒黄色取出，研为极细末。

【用法】每用少许，新汲水调匀，鸡翎扫药涂，甚者不过二七日效。

◆**密陀僧散**《外科正宗》

【主治】紫白癜风及汗斑。

【功效】祛风宣滞，解毒杀虫。

【药物及用量】密陀僧　石黄各一钱　雄黄　硫黄　蛇床子各二钱　轻粉五分

【用法】共研为末，醋调搽之，或用黄瓜蒂蘸擦。

◆**密陀僧散**《疡医大全》

【主治】脚丫痒烂。

【功效】解毒杀虫。

【药物及用量】密陀僧一两　石膏　枯白矾各二钱　轻粉一钱

【用法】共研细末，桐油调擦，湿则干掺。

◆**密陀僧丸**甲《太平圣惠方》

【主治】妇人中风，痰涎壅滞，吐涎。

【功效】祛痰下气。

【药物及用量】密陀僧一两　藜芦（为末）半两

【用法】上二味，以生续随子，捣绞取汁，和丸如梧桐子大，以腻粉滚过，每服以温酒研下一丸。

◆**密陀僧丸**乙《太平圣惠方》

【主治】积年肺气喘嗽。

【功效】理肺降气平喘。

【药物及用量】密陀僧（绵裹，用萝卜煮一炊时）二两　银箔五十片　黄丹（炒令紫色）一两　绿豆粉半两　腻粉半分　胡粉（炒令黄色）半两　金箔五十片　葛粉半两

【用法】上八味，都研为末，煮枣肉和丸，如半枣大，每临卧时，绵裹一丸，含津咽。

◆**密陀僧丸**丙《太平圣惠方》

【主治】积年咳嗽，肺气不利，喘急。

【功效】理肺降气平喘。

【药物及用量】臭黄一两　贝母（煨微黄）一两　乱发（烧灰）半两　甜葶苈（隔纸炒令紫色）一两

【用法】上四味，捣罗为末，熔蜡和丸，如半枣大，每夜，绵裹一丸，含津咽。

◆**密陀僧丸**《圣济总录》

【主治】久痢。

【功效】涩肠止痢。

【药物及用量】密陀僧　白矾　阳起石　伏火砒　伏龙肝　赤石脂各半两

【用法】上六味，捣令细，入瓶子中，盐泥固济，以文火养三日后，煅令通赤，候冷，重研极细，水浸蒸饼和丸，如梧桐子大，每服三丸，煨生姜汤下，空心，日午夜卧服。

◆**密陀僧饮**《直指小儿方》

【主治】惊痫入心不语，神效。诸惊失音，大人通用。

【功效】化痰息风定惊。

【药物及用量】密陀僧（为细末）

【用法】上每服一字，米醋汤调下，大人用二钱，热酒调下。

◆**密蒙花散**《太平惠民和剂局方》

【主治】风气攻注，两眼昏暗，哆泪羞明，睑生风粟，隐涩难开。或痒或痛，渐生翳膜，视物不明及患偏头痛，牵引两眼，渐觉细小，昏涩隐痛，暴赤肿痛。

【功效】疏肝祛风，清热明目。

【药物及用量】密蒙花　羌活　白蒺藜（炒去刺）　木贼（去节）　石决明（煅）各一两　甘菊花（去蒂）二两（一方有白芍、炙甘草，无羌活）

【用法】研为细末，每服二三钱，食后茶清调下。

◆**密蒙花散**《幼幼新书》

【主治】小儿豌痘疮入目，痛楚。

【功效】清热明目。

【药物及用量】密蒙花三两　青葙子　决明子　车前子各一两

【用法】研末拌匀，用羊肝一大片，薄批掺上，湿纸裹煨熟，空腹时服。量儿大小加减，以愈为度。

◆**常山饮**《张氏医通》

【主治】疟发晡时至夜不止，脉实邪盛者。

【功效】祛邪，涤痰，行滞。

【药物及用量】常山（醋炒）　槟榔青皮（炒）　甘草　当归各一钱　穿山甲（煅，一作木通）八分　黑豆四十粒　生姜七片

【用法】水酒各半煎，露一宿，侵晨热服。

◆**常山饮**《圣济总录》

【主治】产后寒热疟。

【功效】清热燥湿截疟。

【药物及用量】常山　甘草（炙）各一两　黄芩（去黑心）　石膏（碎）各二两　乌梅（去核，熬）十四枚　当归（切，焙）二两　芍药一两半

【用法】上七分，粗捣筛，每服五钱匕，水一盏半，生姜三片，枣二枚，擘，同煎至八分，去滓，当未发前温服。

◆**排毒散**《证治准绳》

【主治】痘后余毒发痈，能食便秘。

【功效】和胃，泻热，解毒。

【药物及用量】大黄（酒蒸）一两　白芷七钱五分　木香二钱五分　穿山甲（炮）三钱（一方有沉香二钱五分，当归尾五钱）

【用法】研为细末，每服二三钱，长流水煎沸，或忍冬花煎汤调下，每日三次。虚者减大黄，加荆芥、防风、连翘、甘草节；欲托加黄芪、防风。

◆**排风散**《秘传眼科龙木论》

【主治】两睑黏睛外障，口眼牵动。

【功效】祛风通滞。

【药物及用量】明天麻　桔梗（一作一两）　防风各二两　五味子（烘干）　乌蛇（焙干）　全蝎（去钩，焙干）　细辛　芍药（炒）各一两

【用法】研为细末，每服一钱或一钱五分，加至三钱，食后米饮调下。

◆**排风散**《圣济总录》

【主治】鼻塞不通，不闻香臭，或生息肉，生疮。

【功效】祛风通气。

【药物及用量】防风　秦艽（去苗土）　吴茱萸（汤浸，焙）　天雄（炮，去皮、脐）　山萸肉各一两　羌活五钱

【用法】研为细末，每服三钱，空腹时温酒调下。

◆**排风汤**甲《千金方》

【主治】诸毒风邪气所中，口噤，闷绝不识人及身体烦疼，面目手足暴肿者。

【功效】清肝热，解风毒。

【药物及用量】犀角　枳椇子　升麻　羚羊角各一两

【用法】研为粗散，每服四方寸匕，清水二升五合，煮取一升，去滓，服五合，投药者以意增之。

【用法】若肿，和鸡子敷上，每日三次。老小可斟酌加减，亦可多合备用。

◆**排风汤**乙《千金方》

【主治】风虚湿冷，邪气入脏，狂言谵妄，失音不语，精神错乱，惊瘫鹤膝及肿疾才愈，偶感外风，满面遍体虚浮者。

【功效】祛风宣滞，活血通络，安心定志，聪耳明目。

【药物及用量】白鲜皮　肉桂（去粗皮）　白芍　当归（酒浸一宿，一作酒洗）　杏仁（汤泡，去皮尖，麸炒）　甘草（炙）　防风（去芦）　川芎　白术各二两　川独活　麻黄（去根节）　茯苓（去皮）各三两

【用法】研为粗末，每服二三钱，清水一盏半，加生姜四片，或二三片（一方加大枣二枚），煎至八分去滓，不拘时温服。风虚湿冷，闭塞诸经，令人怔忡者，加酸枣仁（炒）。

◆**排气饮**《景岳全书》

【主治】逆气，食滞胀痛。

【功效】芳香散滞，和胃健肠。

【药物及用量】陈皮　藿香　枳壳各一钱五分　厚朴一钱　泽泻　乌药　香附各二钱　木香七分至一钱

【用法】清水煎，热服。

◆**排脓散**《金匮要略》

【主治】疮痈，肠痈。

【功效】消结解毒。

【药物及用量】枳实十六枚　芍药六分　桔梗二分

【用法】杵为散，取鸡子黄一枚，以药散与鸡黄相等，揉和令相得，饮和服之（一作煎如薄粥，温服），日一服。

◆**排脓散**《外科发挥》

【主治】肠痈，小腹胀痛，或里急后

重，或时时下脓。

【功效】通滞，排脓，解毒清热。

【药物及用量】当归（酒拌）　黄芪（盐水拌炒）　金银花　白芷　穿山甲（蛤粉炒）　防风　连翘　瓜蒌仁（杵）　甘草各一钱

【用法】清水二盅，煎至八分，食前服。若脓将尽去穿山甲、连翘，加当归、川芎。或研为末，每服三钱，食后蜜汤调下亦可。

◆**排脓散**《世医得效方》

【主治】肺痈，吐脓后肺气已虚。

【功效】补肺，通滞，解毒。

【药物及用量】黄芪（盐水拌炒）　白芷　五味子（炒杵）　人参各等量

【用法】研为细末，每服一二钱至三钱，食后蜜汤调下。

◆**排脓汤**《金匮要略》

【主治】内痈，脓从呕出。

【功效】排脓解毒。

【药物及用量】甘草二两　桔梗三两　生姜一两　大枣十枚

【用法】清水三升，煮取一升，温服五合，日再服。

◆**排脓汤**

【主治】肺痈，得吐脓后，以此排脓补肺。

【功效】排脓补肺。

【药物及用量】生绵黄芪二两

【用法】研为细末，每服二钱，清水一碗，煎至五分，温服。

◆**雒瘴散**

【主治】疔疮瘴毒，溃烂成疮。

【功效】清血解毒，止血消疮。

【药物及用量】椿树皮（去外面粗皮）　侧柏叶各等量

【用法】研为细末，以椿油先刷，次雒此药末。

◆**接胎散**

【主治】试胎。

【功效】祛痰滞，清热。

【药物及用量】皂角（去皮）　甘草（炙）各一两　黄连五分

【用法】研为细末，温酒调下，有胎即吐，无则不吐。

◆**接舌金丹**《疡医大全》

【主治】舌断，骨断。

【功效】接骨和伤。

【药物及用量】生地黄　人参（透明者）　龙齿（透明者）各三钱　象皮一钱　冰片三分　土狗（去头翅）三个

【用法】地虱捣烂，入前药末内捣匀，佩身上三日。干为末，盛在瓶内。每服一钱，熟汤调下。

◆**接命丹**《集验良方》

【主治】下元虚冷，五劳七伤，半身不遂，或下部虚冷，膀胱气痛，脚膝酸麻，阳事不举，妇女血崩，赤白带下，砂淋。

【功效】填精补髓，助元阳，润皮肤，壮筋骨，理腰膝。

【药物及用量】何首乌　白茯神　赤茯苓　菟丝子（去灰）　牛膝　当归　破故纸　覆盆子各十两

【炮制】不犯铁器，用石臼杵为细末，炼蜜调黄酒为丸，如梧桐子大。

【用法】每服二钱，空腹时黄酒送下，早、午、晚各三服，七日后再服三钱，忌食芸薹菜油、萝卜。

◆**接骨丹**《洁古家珍》

【主治】骨折断或出血。

【功效】接骨和伤。

【药物及用量】天南星　木鳖子各四两　没药　乳香各五钱　官桂一两

【用法】研为细末，生姜一个，去皮烂研，取自然汁，入米醋少许，白面打糊同调，摊纸上，贴伤处，以帛缚之，用杉木片夹定，麻索子缠住。

◆**接骨丹**《证治准绳》

【主治】骨折断或出臼。

【功效】接骨和伤。

【药物及用量】生南星四两　木鳖子三两　紫荆皮　芙蓉叶　独活　白芷　官桂　松香　枫香各一两　小麦面二两　乳香　没

药各五钱

【用法】研为末，米醋生姜汁各少许，入酒调匀，摊油纸上，夹缚，冬月热缚，夏月温缚。

◆**接骨丹**《古方选注》

【主治】骨折。

【功效】接骨和伤。

【药物及用量】七气罂瓶口（锉粗末，水飞）一钱　古文钱（有半两五钱，自秦汉铸红铜者佳，唐时开元钱亦可，火煅醋淬七次，研至如麝粉，无声为度）五分

【用法】和匀，每服七厘，先用甜瓜子仁（去壳）三钱，嚼烂吐出，拌药再服下，清酒过口。

◆**接骨丹**《医垒元戎》

【主治】骨折。

【功效】接骨和伤，活血止痛。

【药物及用量】乳香　没药　当归　川椒　自然铜（火煅醋淬三次）　龙骨　川芎　赤芍　骨碎补（酒炙）　败龟板（醋炙）　白芷　郁李仁各一钱

【炮制】共研细末，黄蜡五钱，熔化为丸，如弹子大。

【用法】每服一丸，热酒一碗，用东南枝搅散服下。

◆**接骨如神丹**《古今医鉴》

【主治】骨折。

【功效】接骨和伤，活血化瘀。

【药物及用量】半夏（每一枚配土鳖一个，同捣烂炒黄）一两　自然铜（醋淬三次）二钱　古文钱（醋淬三次）三钱　乳香　没药各五钱　骨碎补（去皮）七钱

【用法】研为细末，每服三分，用导滞散二钱，热酒调下。药到患处，其痛即止，次日再服，仍用药三分，导滞散五分，重者三服，轻者一二服即愈。

◆**接骨金丹**《疡医大全》

【主治】跌打损伤。

【功效】接骨和伤。

【药物及用量】半两钱（或五个，打碎放炭火上煅，去油存性）七个　乳香（去油）三钱　甜瓜子（同半两钱炒黄色，去半两钱不用）每岁十粒

【用法】和匀碾末，先用蕲艾煎汤，沃洗伤处，以新絮包暖，再用好酒冲服，以醉为度，盖暖取汗，其骨自然相接。伤在上身食后服，伤在下身食前服。

◆**接骨紫金丹**《疡医大全》

【主治】跌打损伤，昏迷不醒，骨折血瘀攻心，发热。

【功效】接骨，和伤，祛瘀，止痛。

【药物及用量】土鳖虫十个（去头足，酒浸，晒露三日夜，取出炒）　骨碎补（切片，露三夜，晒干）　自然铜（火煅，醋淬七次）　巴豆霜　乳香（去油）　血竭　没药（去油）各五钱　当归尾（酒浸一夜，焙干）　硼砂各三钱　地龙十四条（酒浸，去土晒干）（一方有大黄，无巴豆、地龙；一方有大黄、红花，无巴豆霜、地龙）

【用法】共碾细末，每服七八厘至三分，热酒调下。

◆**接骨散**《丹溪心法》

【主治】跌仆伤损。

【功效】接骨和伤。

【药物及用量】没药　乳香各五钱　自然铜一两（醋淬七次）　滑石二两　龙骨三钱　赤石脂　白石脂各二钱

【用法】研为细末，好醋浸，煮干炒燥，临服时入麝香少许，挑小茶匙在舌上，温酒送下。病分上下食前后服。若骨已接尚痛，去龙骨、石脂，多服尽佳。

◆**接骨散**《丹溪心法附录方》

【主治】跌仆闪挫，骨折疼痛。

【功效】接骨和伤。

【药物及用量】黄麻（烧灰）二两　头发（烧灰）一两　乳香（去油）五钱

【用法】研匀，每服三钱，温酒调下，疼痛立止。

◆**控涎丹**《丹溪心法》

【主治】一切痰症，如癫疾，胁痛，颈项胸胁腰背筋骨牵引钓痛，流走不定，手足冷木，气脉不通。或喉中结气，似若梅核，时有时无，冲喉闷绝，偏身或起筋块，如瘤如栗，皮色不变，不疼不痛，但觉酸

麻，或自溃串烂，流水如涎，经年不愈，有若管漏，并治瘰疬，贴骨，鱼口，便毒，一切阴疽。

【功效】搜经络，逐痰涎。

【药物及用量】甘遂（去心制）　大戟（煮透去骨，晒干用，忌火炒）　白芥子（炒）各等量

【炮制】共研细末，曲糊或炼蜜或滴水为丸，如梧桐子大，晒干。

【用法】每服五七丸至十丸，或十五丸至二十丸，临晨时生姜汤或熟汤送下，以知为度，忌与甘草之药同日而服。愈后用六君子汤调补；惊痰加朱砂全蝎；惊气成块加穿山甲、鳖甲、延胡索、蓬莪术；热痰加风化朴硝；寒痰加丁香、肉桂、胡椒、干姜；臂痛加桂枝、姜黄；酒痰加雄黄、全蝎；脚气加槟榔、木瓜、松枝、卷柏。

◆**控涎散**《武之望医学全书》

【主治】痰挟死血，胁走痛。

【功效】化湿，通滞，消瘀。

【药物及用量】威灵仙　栀子（炒）　当归　苍术各一钱　肉桂一分　桃仁七粒　川芎七分　甘草五分

【用法】加生姜五片，清水二盏，煎半干。入童便、竹沥各半盏，沸热服。加桃仁泥丸，治走疰疼痛，忌食肉面鸡等物。

◆**控痰丸**《医方类聚》

【主治】诸痫久不愈，顽涎聚散无时，变生诸证者。

【功效】搜经络，逐痰涎。

【药物及用量】生川乌　半夏（汤洗）　白僵蚕（炒锉，生姜汁浸一宿）各五钱　全蝎（去尖，炒）七枚　铁粉三钱　甘遂二钱五分（面裹煨）

【炮制】共研细末，生姜自然汁或薄糊为丸，如绿豆大，朱砂为衣。

【用法】每服十五丸，食后生姜汤送下，忌食甘草。

◆**控痰散**《普济方》

【主治】风痰。

【功效】祛风坠痰。

【药物及用量】蝎尾　铜青各五分　朱砂一钱　腻粉一字　麝香少许

【用法】研为末，每服一字，腊茶清调下，然后和胃。

◆**推车客散**《医宗说约》

【主治】痔疮成漏。

【功效】清湿，凉血，解毒。

【药物及用量】酸枣仁（炒）　远志肉　苍术（盐醋米泔童便四制）　穿山甲（炙）　侧柏叶（白矾水煎）　枳壳（醋煮）　地骨皮　猬皮（煅存性）各一两　槐角子（炒）　贯众（酒拌，九蒸九晒）　陈棕灰各三两　白花地丁（七八月采）六两

【用法】共为极细末，每服三钱，空腹温酒或熟汤调下。一月后，每服加推车客细末三分，管自退出，如出以快剪剪去之。

◆**推车散**《外科全生集》

【主治】骨槽风生多骨者。

【功效】蚀恶杀虫。

【药物及用量】蜣螂不拘多少

【用法】炙研极细末，每一钱入干姜细末五分，要细如灰面，入疮孔内。次日有骨出，骨尽自愈。或用蜣螂脑和灰面敷亦效。

◆**推气散**《医学正传》

【主治】右胁疼痛，胀满不食。

【功效】调气散滞。

【药物及用量】片姜黄　枳壳（麸炒）　桂心（不见火，一作二钱）各五钱　甘草（炙）二钱

【用法】研为细末，每服二钱，食远，姜枣汤调下。或加生姜、大枣（一方无）。清水煎，去滓温服。

◆**推气汤**甲《沈氏尊生书》

【主治】痰积气滞，右胁疼痛。

【功效】调气散滞。

【药物及用量】姜黄　枳壳　肉桂　甘草　陈皮　青衣　木香　穿山甲

【用法】清水煎服。

◆**推气汤**乙《沈氏尊生书》

【主治】胁痞。

【功效】温中健胃，调气消积。

【药物及用量】砂仁　肉桂各二分五厘

木香三分　甘草（炙）　丁香　茴香　陈皮　青皮　干姜各五分　蓬莪术四分　胡椒　沉香各一分

【用法】清水煎服。

◆**救母丹**《傅青主女科》

【主治】子死产门不下。

【功效】活血下胎。

【药物及用量】当归二两（酒洗）　人参　川芎　益母草各一两　赤石脂一钱　荆芥穗三钱（炒黑）

【用法】清水煎，服一剂即下。

◆**救生丹**《太平圣惠方》

【主治】小儿急惊风，四肢搐搦，多涎沫，身热如火，心神惊悸，发歇不定。

【功效】清热祛风，宣滞解毒。

【药物及用量】龙脑一钱　朱砂　雄黄　牛黄　芦荟　胡黄连末　麝香　铅霜　天竹黄　曾青　真珠末各一钱　金箔五十片　银箔五十片　犀角屑一钱　干蝎末一钱　雀儿饭瓮三七枚（内有物者）

【用法】上为末，五月五日合和，用大活蟾十枚，子眉间各取酥少许，同研令匀，入饭和丸，如弹子大，着瓷碗内，用黄梢活蝎四十九枚，着碗内，令药弹丸触蝎毒，螫入药，候毒尽，放蝎，然后重研药弹令匀，为丸如绿豆大，每服一丸，以薄荷汤先研，滴在鼻内，男左女右，候嚏，即以薄荷酒服两丸，不拘时候。

◆**救生菖阳汤**《证治准绳》

【主治】小儿中风昏迷。

【功效】祛风，通络，豁痰。

【药物及用量】石菖蒲　天麻　生乌蛇肉　全蝎　白僵蚕　附子（炮，去皮、脐）　羌活　人参　白附子各五钱

【用法】研为粗末，每服三钱，清水二盏，加生姜五片，薄荷五叶，煎至一盏去滓，不拘时温热服。

◆**救生散**《严氏济生方》

【主治】安胎益气易产。

【功效】补气健肝安胎。

【药物及用量】人参　诃子（煨，去核）　麦蘖（炒）　白术（锉，炒）　神曲（炒）　橘红（炒）各三钱

【用法】上六味等量，为细末，水一盏，煎至七分，空腹食前温服。

◆**救肝败毒至圣丹**《石室秘录》

【主治】肝痈。

【功效】清血解毒。

【药物及用量】当归　白芍各三两　栀子（炒黑）　生甘草各三钱　金银花（水十碗，煎汁四碗）十两

【用法】以金银花汁二碗，加清水二碗，煎服。渣又加水二碗，同前存金银花汁二碗，煎至一碗，服二剂可愈。

◆**救命散**《圣济总录》

【主治】脾胃热毒上攻，咽喉生疮，并治缠喉风。

【功效】解热毒。

【药物及用量】腻粉三钱匕　五倍子一分　大黄（锉，炒）　白僵蚕（直者炒）　黄连　生甘草各五钱

【用法】研为细末，每服一字，大人以竹筒吸之，小儿以竹筒吹之。如余毒攻心肺，咽有疮者，用孩儿乳汁调药一字，以鸡翎探之，呕者生，否者死。

◆**救急散**《云岐子保命集》

【主治】产后赤白痢，腹中绞痛。

【功效】和血清热养血。

【药物及用量】芍药酒炒　阿胶　艾叶　熟地黄各一两　甘草　当归各三两

【用法】㕮咀，清水煎，空腹时分二次服。

◆**救急雷公散**《验方新编》

【主治】霍乱吐泻及吊脚痧。

【功效】芳香行滞，疏通肠胃。

【药物及用量】藿香　细辛　雄黄　朱砂各二两五钱　青木香　半夏　贯众　桔梗　防风　薄荷　陈皮　苏叶　生甘草各二两　猪牙皂角三两五钱　枯矾七钱五分

【用法】共研细末，密贮勿泄气，每服二分，熟汤调下，小儿减半，孕妇忌服。又将此散纳入脐中，外贴膏药即愈，重者膏药上加生姜一片，用艾灸七壮。

◆**救胃煎**《秋疟指南》

【主治】噤口痢。

【功效】清热，养胃，生津，行滞。

【药物及用量】生地黄　白芍　黄连　黄芩　玉竹　天花粉　杏仁（研）　麦门冬各三钱　桔梗二钱　石膏四钱　炒枳壳八钱　厚朴　甘草各一钱

【用法】清水三碗，煎取一碗半，去滓温服。服后俟舌上有津，即可进食。

◆**救苦丸**《素问病机气宜保命集》

【主治】眼暴赤痛甚者，瞋痛不可忍者。

【功效】清火，凉血。

【药物及用量】黄连一两　川当归二钱　甘草一钱

【炮制】研为细末，清水半碗，浸一宿，以火熬约至减半，棉绞去滓令净，再熬作稠膏，摊在碗上，倒合以物盖之，用熟艾一大块（如弹子大），底下燃之熏膏子，艾尽为度。次用朱砂一钱（飞），脑子五分，乳香、没药各等量，研为末，入膏和丸，如米粒大。

【用法】每用二丸，点眼两角，仰面卧，药化方起。

◆**救苦回生丹**《疡医大全》

【主治】半肢，截毛，历节诸风。

【功效】祛风，通络，杀虫。

【药物及用量】乳香　没药　川芎各一两五钱　五灵脂　枫香　自然铜（醋煅）　松脂　威灵仙各一两　荆芥　苦参　白芷各一两二钱　闹羊花（蒸熟）　地龙（去泥）　虎骨（炙）　天麻　全蝎　草乌　京墨各五钱　黑豆（炒）二合　紫荆皮　白僵蚕各六钱　番木鳖三十个　冰片三分　麝香五分

【炮制】共研末，米糊为丸，如龙眼大，辰砂为衣，金箔裹住。

【用法】每服一丸，薄荷汤磨下，昏迷而病愈，妇人血晕，经闭，胎衣不下，豆淋酒下。

◆**救苦胜灵丹**（李东垣方）

【主治】马刀瘰疬。

【功效】养血，益气，祛风，破结，解毒，杀虫。

【药物及用量】黄芪一钱　人参三分（如气短及不调而喘者加之）　漏芦五分（勿以白头翁代之，一作一钱）　升麻　连翘各一钱　葛根五分　甘草（炙）五分　牡丹皮二分（一作三分）　当归身三分　生地黄三分　熟地黄三分　白芍三分（夏月倍用，冬月寒证勿用）　肉桂二分（阴证勿用，烦躁者勿用）　柴胡八分（如疮不在少阳经勿用）　鼠粘子三分（无肿不用）　淡昆布二分　京三棱二分（瘿疮坚硬甚者用之，不硬者勿用）　蓬莪术三分（瘿疮坚硬甚者用之，不硬者勿用）　羌活　独活　防风（一作五分）各一钱　益智子二分（吐沫吐食，胃中寒者加之，无则勿用）　麦芽一钱　神曲二分（炒食不消化者用之）　黄连（炒）三分　厚朴（姜制，一作一钱五分，腹胀加之）一钱二分　黄柏（炒）三分（一方无神曲）

【炮制】研为细末，汤浸蒸饼捏做饼子，晒干捣丸，如米粒大。

【用法】每服三钱，熟汤送下。

◆**救苦散**《妇人大全良方》

【主治】死胎不下。

【功效】行气下胎。

【药物及用量】桂末一钱

【用法】痛时童便调下。

◆**救苦散**《医方类聚》

【主治】眼睛痛甚。

【功效】祛风和肝。

【药物及用量】川芎　当归　防己　防风各五钱

【用法】研为细末，每服三钱，热酒调下。

◆**救苦散**《烟霞圣效方》

【主治】妇人产后，一切血气不调，痞块疼痛不忍。

【功效】活血行气止痛。

【药物及用量】腊月豮猪儿粪（不以多少）

【用法】先地上撅窑相似，留烟出处，宽窄可盛一斗五升，里头先着熟火，上放药在内，门口大煅火一时辰，封闭不透风，来日早晨取出，研为细末，每服三五钱，热酒空腹调服，忌湿面冷硬之物，勿轻药寡，累经神验。

◆**救苦汤**《沈氏尊生书》

【主治】眼痛。

【功效】活血滞，清湿火。

【药物及用量】苍术　龙胆草各一钱五分　当归　甘草各一钱　川芎六分　生地黄　黄柏　知母　黄芩各五分　羌活　防风　升麻　柴胡　黄连　藁本各三分　桔梗　连翘　细辛　红花各二分

【用法】清水煎，食后服。

◆**救苦黄芪散**《证治准绳》

【主治】恶疮痈疖。

【功效】清热毒。

【药物及用量】黄芪　当归　芍药　瓜蒌根　甘草各一两五钱　悬蒌一对　金银花二两　熟地黄不拘多少

【用法】㕮咀，每服五钱，无灰好酒一升，加皂角刺，装入瓷瓶内，瓶头用笋箨封，条瓶坐于锅内，上以火盆覆锅口，盆外以黄泥封之，勿令出气，煮至外闻药香为度，取出瓶，澄定饮清，将药滓再添酒一升，依前煮服。若饮少者，酒水各半煎服，疮在上，食后临卧服，在下，空腹时服，当于五月五日修合。

◆**救苦膏**《疡医大全》

【主治】痈疽。

【功效】消肿定痛。

【药物及用量】生姜根　大蒜头　槐枝（向阳者）各一斤　葱白八两　花椒（去目）二两　黄丹（水飞净）二斤

【炮制】麻油四斤，武火熬枯，滤去滓再熬。以桃、柳枝不住手搅，至滴水成珠，再下飞丹搅匀，候冷取起。

【用法】每用少许，摊贴患处，初起即消，已成即溃，已溃即敛。

◆**救逆汤**《温病条辨》

【主治】温病误表，津液被劫，心中震震，舌强神昏，汗自出，中无所主者。

【功效】养阴救逆。

【药物及用量】加减复脉汤去麻仁，加生龙骨四钱　生牡蛎八钱

【用法】加减复脉汤同，脉虚大欲散者加人参二钱。

◆**救败求生汤**《傅青主女科》

【主治】产后半月便交合，以致血崩者。

【功效】和血止崩，补气血

【药物及用量】人参　当归（酒洗）　白术（土炒）各二两　熟地黄一两　山茱萸肉（蒸）　山药（炒）　酸枣仁各五钱　附子一分（或一钱，制）

【用法】清水煎服，一剂神定，二剂晕止，三剂血亦止。倘一服见效，连服三四剂，减去一半再服十剂，可庆更生。

◆**救唇汤**《辨证录》

【主治】头面口唇诸疔。

【功效】清血分，解疔毒。

【药物及用量】紫花地丁　金银花各一两　白果二十个　桔梗　生甘草各三钱　知母一钱

【用法】清水煎服，至重三剂必愈。

◆**救脱活母汤**《傅青主女科》

【主治】产后气喘，气血将脱者。

【功效】补气血，防虚脱。

【药物及用量】人参二两　当归（酒洗）　熟地黄　麦门冬（去心）各一两　阿胶（蛤粉炒）　荆芥穗（炒黑）各二钱　肉桂一钱（去粗皮研）　枸杞子　山茱萸肉（蒸）各五钱

【用法】清水煎，服一剂喘轻，二剂喘减，三剂喘定，四剂痊愈。

◆**救痛散**《普济方》

【主治】小肠疝气，筑心痛，不可忍。

【功效】通气行滞，活血止痛。

【药物及用量】肉豆蔻（面裹煨）　木香（煨）各五钱　京三棱（煨）　马兰花（醋炒）　金铃子（去核）　茴香（炒）各一两

【用法】研为细末，每服一钱，痛时热酒调下。

◆**救损安胎汤**《傅青主女科》

【主治】妊娠跌损内伤。

【功效】养血，化瘀，和伤，安胎。

【药物及用量】全当归（酒洗）　生地黄（酒炒）各一两　白芍（酒炒）　苏木（捣碎）各三钱　白术五钱（土炒）　甘草（炙）　人参　乳香（去油）　没药（去油）各一钱

【用法】清水煎服，二剂胎固。

◆**救睛丸**《证治准绳》

【主治】睛肿，旋螺突出，青盲有翳。

【功效】泻热，化湿，明目，祛风。

【药物及用量】苍术　枳实　甘草　川芎　荆芥　蝉蜕　薄荷　当归　木贼　草决明　谷精草各等量

【炮制】研为末，炼蜜和丸，如弹子大。

【用法】每服一丸，食后茶清送下。

◆**救睛丸**《葆光随人眼科龙木集》

【主治】目珠突出。

【功效】和血清热。

【药物及用量】苍术三两　栀子仁（炒黑）　枸杞子　赤芍　苏薄荷各二两

【炮制】共研细末，酒糊为丸，如梧桐子大。

【用法】每服三钱，井花水或冷茶清送下，此丸宜于少年，若老年可服立退丸。

◆**救肠败毒至圣丹**《石室秘录》

【主治】肠痈初起。

【功效】清血解毒。

【药物及用量】金银花九钱（煎汁二碗）　当归半两　地榆七钱　薏苡仁五钱

【用法】清水十五碗，煎至二碗，分作二服，上午临睡各一服，二剂可愈。

◆**救顽汤**《辨证录》

【主治】顽疮。

【功效】补气血，解疮毒。

【药物及用量】当归　白术　黄芪　熟地黄　麦门冬各一两　山茱萸　茯苓各五钱　生甘草三钱　柴胡　防风　连翘各一钱　熟附子一片　半夏二钱

【用法】清水煎服，二剂疮口必肿（此乃药助气血与疮相战也，为速愈之兆）。又二剂不疼而痒；又二剂痒止肉生；又二剂结靥而愈；又二剂不再发。

◆**救急稀涎散**《圣济总录》

【主治】中风闭证。

【功效】开关涌吐。

【药物及用量】猪牙皂角四挺　白矾一两

【用法】上二味为细末，再研极细为散，如有患者可服半钱，重者可服三字匕，温水调灌下，不大呕吐，只有微涎稀冷而出，或一升二升，当归省觉。次缓而调治，不可使大攻之，过则伤人。

◆**旋覆代赭石汤**《伤寒论》

【主治】太阳证汗下解之后心下痞硬，噫气不除。

【功效】平气降痰。

【药物及用量】旋覆花三两　代赭石（煅）一两　人参二两　半夏（洗）五合　生姜（切）五两　甘草（炙）三两　大枣（擘）十二枚

【用法】清水一斗，煮取六升去滓，再煎取三升，温服一升，一日三次。

◆**旋覆半夏汤**《严氏济生方》

【主治】妊娠恶阻。

【功效】降气，和胃。

【药物及用量】旋覆花（去枝萼）　川芎　细辛（去土）　人参　甘草（炙）各七分　当归（去芦）　半夏（汤泡）　赤茯苓（去皮）　干生姜　陈皮（去白）各一两

【用法】清水二盅，加生姜五片，煎至一盅，不拘时服。

◆**旋覆半夏汤**《严氏济生方》

【主治】妊娠阻病，心下愦闷，吐逆不食，恶闻食气，头晕，四肢百节烦痛，多卧少起。

【功效】降逆湿中止呕。

【药物及用量】旋覆花（去枝萼）　芎䓖　细辛（洗去土）　人参（《经验方》一两）　甘草（炙）各半两　半夏（汤泡七次）　赤茯苓（去皮）　当归（去芦，酒浸）　干生姜　陈皮（去白）各一两

【用法】上一十味，㕮咀，每服四钱，水一盏半，姜五片，煎至七分，去滓，温

服，不拘时。

◆**旋覆花丸**《千金方》

【主治】寒热顽痰，交阻不化。

【功效】祛痰浊，化积滞。

【药物及用量】旋覆花　枳实（麸炒）桂心　人参各五分　干姜　芍药　白术各六分　茯苓　狼毒　乌头（炮，去皮尖）　兴石（火煅一伏时）各八分　黄芩　细辛（去苗）　大黄（湿纸裹煨）　厚朴（去粗皮姜汁炙）　葶苈（炒）　吴茱萸（炒）芫花（炒）　橘皮（洗）各四分　甘遂（炒）三分

【炮制】研为细末，炼蜜和丸，如梧桐子大。

【用法】每服三丸，酒送下，未知加至七丸，小儿每服如黄米大二丸。

◆**旋覆花散**甲《太平圣惠方》

【主治】心胸痰热，头目眩痛，饮食不下。

【功效】降气清热。

【药物及用量】旋覆花　甘草（炙）各五钱　枳壳（去瓤麸炒）一两　石膏（研细）二两　赤茯苓　麦门冬各一两　犀角屑防风（去杈）　黄芩各三分

【用法】㕮咀，每服五钱，清水一大盏，加生姜半分，煎至五分去滓，食后温服。

◆**旋覆花散**乙《太平圣惠方》

【主治】咳嗽，痰唾稠黏，肩背壅闷，喘促不食。

【功效】止咳化痰，平喘。

【药物及用量】旋覆花一两　紫菀（去苗土）一两半　桔梗（去芦头）一两　射干一两　川升麻一两　甘草（炙微赤，锉）三分　陈橘皮（汤浸，去白瓤，焙）三分　麻黄（去根节）三分　大腹皮（锉）二分　杏仁（汤浸，去皮尖、双仁，麸炒微黄）三分

【用法】上一十味，捣筛为散，每服三钱，以水一中盏，入生姜半分，煎至六分，去滓，温服，不拘时。

◆**旋覆花散**丙《太平圣惠方》

【主治】肺脾风壅痰膈，不下饮食，头目昏闷，四肢烦疼。

【功效】祛风化痰。

【药物及用量】旋覆花三分　白附子（炮裂）半两　半夏（汤洗七遍，去滑）半两　防风（去芦头）三分　羚羊角屑三分　前胡（去芦头）三分　枳壳（麸炒微黄，去瓤）三分　赤茯苓二分　枇杷叶（拭去毛，炙微黄）三分　甘草（炙微赤，锉）半两　川大黄（锉碎，微炒）三分　赤芍三分

【用法】上一十二味，捣粗罗为散，每服三钱，以水一中盏，入生姜半分，煎至六分，去滓，温服，不拘时。

◆**旋覆花散**丁《太平圣惠方》

【主治】风痰气壅，发即头旋，呕吐，不下饮食。

【功效】祛风理气止呕。

【药物及用量】前胡一两　半夏半两　枳壳三分　旋覆花半两　防风半两　枇杷叶半两　陈橘皮半两　白术半两　赤茯苓一两　甘草一分

【用法】上一十味，捣粗罗为散，每服三钱，以水一中盏，入生姜半分，煎至六分，去滓，温服，不拘时。

◆**旋覆花散**戊《太平圣惠方》

【主治】上焦痰热，头旋目晕，心神烦躁，不下饮食。

【功效】清热除烦，化痰理气。

【药物及用量】犀角屑三分　苦参一两（捣）　旋覆花半两　枳壳三分　麦门冬一两　甘草一分　前胡一两　枇杷叶半两

【用法】上七味，捣筛为散，每服三钱，以水一中盏，煎至六分，去滓，每于食后良久，温服。

◆**旋覆花散**乙《太平圣惠方》

【主治】风热上攻，头眩晕闷，喜卧怔忡，起即欲倒，项背急强。

【功效】祛风散热，化痰行气。

【药物及用量】旋覆花半两　蔓荆子半两　白术三分　麦门冬（去心，焙）一两　前胡（去芦头）一两　枳壳（麸炒微黄，去瓤）三分　甘菊花三分　半夏（汤洗七遍，

去滑）半两　防风（去芦头）半两　川大黄（锉碎，微炒）一两　甘草（炙微赤，锉）半两　独活半两

【用法】上一十二味，捣粗罗为散，每服三钱，以水一中盏，入生姜半分，煎至六分，去滓，不拘时，温服。

◆**旋覆花散**《神巧万全方》

【主治】偏头疼。

【功效】祛风止痛。

【药物及用量】旋覆花　萆薢　虎头骨（酥涂，炙黄）各半两

【用法】上三味，为末，欲发时以温酒调下二钱，衣被盖出汗，立瘥。

◆**旋覆花汤**甲《千金方》

【主治】妊娠六七月，胎不安。

【功效】降气稳中安胎。

【药物及用量】旋覆花一两　半夏　芍药　生姜各二两　枳实　厚朴　白术　黄芩　茯苓各三两

【用法】上九味，㕮咀，以水一斗，煮取二升半，分五服，日三夜二，先食服。

◆**旋覆花汤**乙《千金方》

【主治】胸膈痰结，唾如胶，不下食者。

【功效】理肺宽胸，化痰下气。

【药物及用量】旋覆花　细辛　前胡　甘草　茯苓各二两　生姜八两　桂心四两　半夏一升　乌头五枚

【用法】上九味，㕮咀，以水九升，煮取三升，去滓，分三服。

◆**旋覆花汤**《金匮要略》

【主治】肝着，其人当欲蹈其胸上，先未苦时，但欲饮热，并治妊妇虚风袭入膀胱，半产漏下。脉弦而大及见革脉者。

【功效】降气通滞。

【药物及用量】旋覆花三两　葱白十四茎　新绛少许

【用法】清水三升，煮取一升，顿服。

◆**旋覆花汤**《普济本事方》

【主治】妇人血虚，肝有风邪，头风掉眩如在车船。

【功效】祛风散热，疏肝降气。

【药物及用量】旋覆花　川芎　当归　羌活　防风　藁本　细辛（去苗）　蔓荆子　荆芥穗　半夏曲　干地黄　甘草（炙）　石膏各五钱

【用法】㕮咀，每服五钱，清水一盏半，加生姜五片，煎至七分，去滓温服，一日二次。

◆**旋覆花汤**《产育宝庆方》

【主治】产后伤风，寒咳喘嗽，痰涎壅盛，坐卧不宁。

【功效】降气涤痰，散寒平喘。

【药物及用量】旋覆花　荆芥穗　半夏曲　五味子　杏仁（去皮尖）　麻黄　甘草（炙）　前胡各等量　赤芍　茯苓各加倍

【用法】㕮咀，每服四钱，清水一盏半，加生姜三五片，大枣一枚，煎至七分去滓。食前温服，有汗者不宜服。

◆**旋覆花汤**《严氏济生方》

【主治】中脘伏痰，吐逆眩晕。

【功效】祛寒滞，降痰浊。

【药物及用量】旋覆花　半夏　橘红　干姜各一两　槟榔　人参　甘草　白术各五钱

【用法】研为末，每服一两，加生姜，清水煎服。

◆**旋覆花汤**甲

【主治】妇人风痰呕逆，头目昏闷，不下饮食。

【功效】降气祛毒，散寒解表。

【药物及用量】旋覆花　枇杷叶（去毛炙）　川芎　细辛（去苗）　藿香　桂心　枳壳（去瓤麸炒）　羌活（去芦）　前胡（去芦）　人参（去芦）　半夏（姜制）各五钱　赤茯苓（去皮）　甘草（炙）　羚羊角屑各七钱五分

【用法】㕮咀，每服五钱，清水一盏半，加生姜五片，煎至一大盏去滓，食远温服，一日二次。

◆**旋覆花汤**乙

【主治】妇人心胸嘈杂，中脘痰饮冷气，口吐清水，腹胁胀满，痛不欲食者。

【功效】降气涤饮。

【药物及用量】旋覆花　人参　桔梗

白芍各一钱　橘皮（去白）一钱五分　赤茯苓　半夏各二两　官桂（去粗皮）　细辛　甘草各五分

【用法】清水二盅，加生姜五片，煎至一盅，食前服。

◆**旋覆汤**《校注妇人良方》

【主治】肝着。

【功效】降气疏肝。

【药物及用量】旋覆花　川芎　细辛　赤茯苓　鲜枇杷叶各一钱　前胡一钱五分

【用法】清水煎服。

◆**晞露丸**《卫生宝鉴》

【主治】伤寒于内，气凝不流，结于肠外，久为癥瘕，时作疼痛，腰不得伸。

【功效】破瘀逐积，行气止痛散寒。

【药物及用量】京三棱　蓬莪术各一两（并酒浸，入巴豆三十粒，切碎同炒深黄色，去巴豆不用）　干漆（洗去腥，炒烟尽）　川乌（炮）各五钱　硇砂四钱（另研）　轻粉一钱（另研）　茴香（盐炒）　青皮（去白）　雄黄（另研）　穿山甲（炒）各三钱　麝香五分（另研）

【炮制】共研细末和匀，生姜汁煮面糊为丸，如梧桐子大。

【用法】每服二十丸至三十丸，食前空腹时生姜汤或温酒送下。

◆**望月沙散**《证治准绳》

【主治】痘后暗室中目不能开者。

【功效】清火明目。

【药物及用量】望月沙一两　谷精草　密蒙花（酒洗）　蝉蜕（去翅足）各五钱

【用法】研为末，雄猪肝一两，竹刀批破，用药一钱，掺入肝内，清水煮熟，饮汁食肝。

◆**梅仁汤**《圣济总录》

【主治】肠痈，里急隐痛，大便秘涩。

【功效】破瘀积，泻邪毒。

【药物及用量】梅核仁（去皮尖）四十九粒　大黄三两　牡丹皮一两三分　芒硝二两五钱　冬瓜仁四两　犀牛角（锉）一两五钱

【用法】锉如麻豆大，每服五钱，清水二盏，煎至一盏，去滓温服，以利下脓血二三行为度。

◆**梅肉散**《证治准绳》

【主治】无辜疳痢。

【功效】和胃杀虫。

【药物及用量】乌梅（用肉炒干）　绵黄芪　干葛各一两　川黄连　瓜蒌根　干姜（炮）　甘草（炙）各五钱

【用法】捣罗为末，每服一钱，清水一盏，煎至六分去滓，不拘时温服。

◆**梅花饮**《保婴撮要》

【主治】小儿惊潮，五脏积热，上焦蕴热，手足心热，喉多痰涎，面色不定，鼻流清涕，目赤咳嗽，惊啼不安，伤寒余热。

【功效】化痰，退热。

【药物及用量】梅花　芒硝　辰砂　麝香各一分　硼砂　马牙硝　片脑　人参各一两　甘草五钱

【用法】研为末，瓷器收贮，每服一字，麦门冬汤调下。气喘咳嗽，桑白皮汤下，常服薄荷汤下。

◆**梅花汤**《三因极一病证方论》

【主治】三消渴利。

【功效】清热和中。

【药物及用量】糯谷（旋炒作爆蓬）　桑根白皮（厚者，切细）等量

【用法】上二味每用称一两许，水一大碗，煮取半碗，渴则饮，不拘时。

◆**梅饮子**《奇效良方》

【主治】血崩。

【功效】收敛止血。

【药物及用量】盐白梅不拘多少

【用法】烧灰存性，研为末，空腹时米饮调下。

◆**梅漏膏**《疡医大全》

【主治】杨梅疮。

【功效】解毒，生肌。

【药物及用量】麻油半斤，熬至滴水成珠，入白蜡五钱熔尽，入血竭、儿茶、乳香、没药各五钱，胆矾一钱。再下飞丹二两，铅粉五钱，离火入冰片一分，麝香二

分，搅匀成膏。

【用法】每用少许，涂于患处，欲去污肉，加龙骨、赤石脂各二钱。

◆**梅疮神效丸**《冯氏锦囊》

【主治】杨梅疮。

【功效】解毒杀虫。

【药物及用量】棉花核（炒）　肥皂核（炒黄）　广胶（麸炒）　槐花米（炒）　马料豆（炒）　麻子（炒）各五合

【炮制】共研末，雄猪胆汁为丸，如梧桐子大。

【用法】每服五钱，温酒送下，疮在上身者加穿山甲（土炒）二两。

◆**梅疮灵药**《启玄方》

【主治】杨梅疮。

【功效】解毒杀虫。

【药物及用量】水银　皂矾各一两　火硝　明矾　青盐各一两二钱五分（一方多雄黄、朱砂各三钱）

【炮制】共研末，入阳城罐内，盐泥固济，用火先文后武，打三炷香，取出冷定。

【用法】每用少许，敷于患处。

◆**梅苏丸**《圣济总录》

【主治】消渴，膈热烦躁。

【功效】收敛除烦。

【药物及用量】白梅肉　紫苏叶　乌梅肉各半两　人参一分　麦门冬（去心）三分　百药煎三两　甘草（炙，锉）一两半　诃黎勒（炮，去核）一分

【用法】上八味，捣罗为末，炼黄蜡汁，拌和为丸，如鸡头子大，每服一丸，含化咽津，不拘时，路行解渴。

◆**梅青丸**《御药院方》

【主治】平肺气，止咳嗽，利咽膈，化痰涎。

【功效】理肺止咳，化痰利咽。

【药物及用量】青黛二钱半　半夏（汤洗七遍）四两　硝石三两　桔梗　天南星（生）　蛤粉各一两　白矾（生）半两

【用法】上七味，捣罗为末，水浸蒸饼为丸，如豌豆大，每服五六十丸，食后，温生姜汤下。

◆**梓朴散**《小儿药证直诀》

【主治】脾虚生风，因成慢惊。

【功效】化痰，通气。

【药物及用量】厚朴一两　半夏（汤洗七次，姜汁浸半日，晒干）一钱

【炮制】米泔三升，同浸一百刻，水尽为度，如百刻水未尽，稍加火熬干，去厚朴，只将半夏研为末。

【用法】每服五分或一字，不拘时薄荷汤调下。

◆**淡竹茹汤**《千金方》

【主治】产后虚烦，头痛，短气欲绝，心中闷乱。

【功效】清热除烦。

【药物及用量】生淡竹茹一升　麦门冬　小麦各五合　甘草一两　生姜三两　大枣十四枚

【用法】上六味，㕮咀，以水一斗，煮竹茹、小麦，取八升，去滓，乃纳诸药，煮取二升，去滓，分二服。羸人分作三服。若有人参，纳茯苓一两；若无人参，纳茯苓一两半亦佳。人参、茯苓，皆治心烦闷及心虚惊悸，安定精神，有则为良，无自依方服一剂，不瘥更作。若气逆者，加半夏二两。

◆**淡竹叶汤**《世医得效方》

【主治】诸淋。

【功效】清热利溲，通淋。

【药物及用量】淡竹叶　车前子　大枣　乌豆（炒去壳）　灯心　甘草各一钱五分

【用法】清水二盏，煎至七分去滓，不拘时温服。

◆**淡竹叶汤**《圣济总录》

【主治】产后血不快利，心烦喘闷。

【功效】清热生津，益气除烦。

【药物及用量】淡竹叶　麦门冬（去心，焙）　小麦　白茯苓（去黑皮）各一两　甘草（炙，锉）　人参各半两

【用法】上六味，粗捣筛，每服二钱匕，水一盏，生姜三片，煎至七分，去滓，温服，空腹、日午临卧各一。

◆**淡竹沥粥**《太平圣惠方》

【主治】热毒风，心膈烦闷，或小便赤涩。

【功效】祛风解毒，清热除烦。

【药物及用量】淡竹沥一合　石膏一两（捣碎）　黄芩一分（捣碎）　粟米二合　蜜半合

【用法】上五味，先以水二大盏半，煎石膏、黄芩至一盏半，去滓，下米煮粥，欲熟入竹沥及蜜，搅匀，候熟，任意食之。

◆**混元膏**《医宗金鉴》

【主治】打仆损伤，骨碎筋翻，瘀血凝聚，青紫肿痛。

【功效】和血养筋，清瘀理伤。

【药物及用量】羚羊角　没药　白及　雄黄各五钱　漏芦　红花　麝香　升麻　白蔹各三钱　大黄　生栀子　甘草各二钱

【炮制】研为细末，醋熬成膏。

【用法】每用少许，敷于顶上。

◆**清上丸**《古今医鉴》

【主治】咽喉热毒。

【功效】清凉消炎，软坚解毒。

【药物及用量】熊胆一分　雄黄　薄荷　青盐各五分　硼砂一钱　胆矾少许

【炮制】共研细末，炼蜜为丸，如芡实大。

【用法】每服一丸，舌下含化。

◆**清上防风汤**《万病回春》

【主治】头面疮疖热毒。

【功效】清上焦火，祛风解毒。

【药物及用量】防风一钱　连翘　白芷　桔梗各八分　黄芩（酒制）　川芎各七分　黄连（酒制）　荆芥　栀子　枳壳　薄荷各五分　甘草三分

【用法】清水煎，竹沥五匙冲服。

◆**清上消郁汤**《证治准绳》

【主治】痰火气血郁结，上部作核成瘤，脉弦而滑。

【功效】软坚化结，泻热，祛痰。

【药物及用量】昆布（洗）　玄明粉　陈皮　半夏（姜制）　黄连　海藻　蓬莪术　川芎　香附　青黛　白芥子

【用法】加薄荷，清水煎服。

◆**清上散**《赤水玄珠》

【主治】上焦风热，耳出脓汁，头面疮疖，小儿胎热，眼睛肿赤，粪色稠黄，壮热啼哭，身上红肿。

【功效】清上焦，解热邪。

【药物及用量】川郁金　甘草　北桔梗　天花粉　干葛　薄荷叶各等量

【用法】研为末，入蜜拌匀，每服三五七分或一钱，熟汤调下，以用艾叶煎浓汤，温浸足底，以引大热下行。

◆**清上瘀血汤**《证治准绳》

【主治】上膈伤。

【功效】清上焦，理瘀血，化瘀止痛。

【药物及用量】羌活　独活　连翘　桔梗　枳壳　赤芍　当归（酒洗）　山栀子　黄芩　甘草　川芎　桃仁　红花　苏木　川大黄　生地黄

【用法】清水煎，陈酒、童便和服。

◆**清上泻火汤**《兰室秘藏》

【主治】少年气弱，灸气海、三里太过，致年老热厥头痛，喜寒畏热，日久不愈。

【功效】祛风，清热，散火。

【药物及用量】羌活三钱　知母（酒制）　黄芩（酒制）各一钱五分　黄芪　黄柏（酒制）各一钱　防风　升麻各七分　柴胡　藁本　黄连（酒制）　生地黄　甘草各五分　川芎　荆芥各二分　蔓荆子三分　苍术（一作白术）　当归各三分　细辛　红花各少许（一方无柴胡、川芎，有人参）

【用法】分作二服，清水二盏，煎至一盏去滓，食远稍热服。

◆**清中汤**《医学统旨》

【主治】胃中大热作痛。

【功效】清胃热，化痰滞。

【药物及用量】黄连（姜汁炒）　栀子（姜汁炒）各二钱　陈橘皮　白茯苓各一钱五分（一作各二钱）　半夏（姜汤泡七次，一作姜汁炒二钱）一钱　草豆蔻仁（捣碎）　甘草（炙）各七分

【用法】清水二盅，加生姜三片，煎至

八分，食前热服。

◆**清六丸**《丹溪心法》

【主治】湿热泄泻。

【功效】祛湿行水。

【药物及用量】滑石六两　甘草一两　红曲五分

【炮制】共研细末，米饭为丸，如梧桐子大。

【用法】每服三四十丸，熟汤送下。

◆**清化丸**《丹溪心法》

【主治】肺胀郁嗽。

【功效】清肺化痰。

【药物及用量】贝母一两　杏仁五钱　青黛三钱（一作二钱）

【炮制】共研细末，姜汁、砂糖为丸，如弹子大。

【用法】每服一丸，口含化下。

◆**清化会厌退腐汤**《疫喉浅论》

【主治】疫喉会厌腐溃。

【功效】解热毒，散邪火。

【药物及用量】银花五钱　人中黄一钱五分　连翘　玄参　牡丹皮　桃仁　贝母　板蓝根各三钱　薄荷一钱　生地黄四钱　赤芍　麦门冬　红花各二钱　芦根（去节）二两

【用法】长流水煎服，日二服，夜一服。如谵言神昏者加犀角；壮热烦渴，可与竹茹石膏汤相间服之；胸次饱满者加枳壳、山楂、神曲、麦芽以消之；小便不通者加泽泻、车前子、灯心、莲心以导之；大便秘结数日者加清宁丸、玄明粉以行之，重则量加大黄。

◆**清心丸**《圣济总录》

【主治】经络热，心忪恍惚，热盛梦遗。

【功效】清热养心，坚肾止遗。

【药物及用量】黄柏皮一两　冰片一钱

【炮制】共研细末，炼蜜为丸，如梧桐子大。

【用法】每服十丸，加至十五丸，麦门冬浓煎汤送下。

◆**清心丸**（王海藏方）

【主治】热。

【功效】清心胃。

【药物及用量】生黄柏二两　天门冬　麦门冬（去心）各一两　黄连半两　龙脑一钱

【炮制】共研细末，炼蜜为丸，如梧桐子大。

【用法】每服十丸，临卧时门冬酒或薄荷汤送下。

◆**清心丸**《直指小儿方》

【主治】惊热烦躁。

【功效】安神退热。

【药物及用量】人参　茯神　防风　朱砂　柴胡各二钱　金箔三十片

【炮制】共研细末，炼蜜为丸，如梧桐子大。

【用法】每服一二丸，竹沥送下。

◆**清心丸**《张氏医通》

【主治】心热神昏，惊悸不宁。

【功效】清热毒，安神。

【药物及用量】黄连三钱　黄芩二钱　西牛黄五分　郁金一钱五分

【炮制】共研细末，猪心血为丸，如黍米大，朱砂为衣。

【用法】三岁儿每服三十丸，灯心汤送下。

◆**清心丸**《仁斋直指方》

【主治】心经蕴热，生疮伤。

【功效】清热毒。

【药物及用量】黄连一两　茯神　赤茯苓各五钱

【炮制】共研细末，炼蜜为丸，如梧桐子大。

【用法】每服一百丸，米汤送下。

◆**清心丹**《证治准绳》

【主治】脓耳及舌上生疮，如杨梅者状。

【功效】清热毒。

【药物及用量】黄连（酒炒）三钱　滑石（飞）六钱　甘草　辰砂（飞）各一钱　薄荷六分　犀角（镑屑）二钱

【用法】研为末，每服一钱五分，蜜拌薄荷汤调下，夜再服。

◆**清心内固金粉散**《证治准绳》

【主治】恶疮，热盛焮痛，作渴烦躁。

【功效】解毒，蚀疮。

【药物及用量】辰砂（另研）　白茯苓（去皮）　人参（去芦）　甘草各七钱五分（一作各三钱）　绿豆粉（研）四两　白豆蔻　朴硝（另研）各五钱　雄黄（研）　脑子（研）　麝香（研）各二钱五分（一作各五钱）

【用法】共研为末和匀，每服一钱五分，不拘时蜜汤送下。

◆**清心牛黄丸**《医学纲目》

【主治】暴中神昏不语，痰塞心包，口角流涎，烦热气急，一切痰热闭遏之证。

【功效】解热涤痰。

【药物及用量】西牛黄二钱（一作三钱）　陈胆南星　黄连（姜汁浸炒，一作五钱）各一两　当归身（一作三钱五分）　甘草（炙，一作三钱五分）　辰砂（水飞）各五钱

【炮制】共研极细末，汤浸蒸饼为丸，如绿豆大，金箔为衣。

【用法】每服五十丸，临卧时唾津咽下，或生姜汤、薄荷汤、人参汤，量虚实选用调服。

◆**清心利膈汤**《奇效良方》

【主治】疫喉肿痛，痰涎壅盛，胸膈不利，烦躁饮冷，大便秘结。

【功效】清肺胃，泻热邪。

【药物及用量】防风　荆芥　薄荷　桔梗　黄芩　黄连各一钱五分　生栀子（研）　连翘　玄参　大黄　朴硝　牛蒡子（炒研）　生甘草各七分（一方有金银花一钱，淡竹叶二钱）

【用法】清水二盅，煎至一盅，食远温服。

◆**清心散**《赤水玄珠》

【主治】舌上生疮。

【功效】清热解毒。

【药物及用量】青黛　硼砂　薄荷各二钱　牛黄　冰片各三分

【用法】研为细末，先以蜜水洗舌，再以姜汁擦舌，将药末蜜水调稀，搽舌本上。

◆**清心散**《张氏医通》

【主治】温热时行，壮热，神昏不语，便秘溺涩。

【功效】清心凉膈。

【药物及用量】凉膈散第一方加黄连一两

【用法】研为末，每服四五钱，加竹叶一把，白蜜少许，清水煎服。头痛加川芎、防风、石膏，不应加麻黄。

◆**清心散**《仁斋直指方》

【主治】痈疽热证。

【功效】清心解毒。

【药物及用量】远志　赤茯苓　赤芍　生地黄　麦门冬　知母　甘草各一钱

【用法】加生姜三片，大枣二枚，清水煎服，加黄连尤效。

◆**清心汤**《沈氏尊生书》

【主治】斑疹，烦躁不宁。

【功效】凉血退热，化斑解毒。

【药物及用量】黄连　连翘　生地黄各一钱五分　栀子二钱　黄芩一钱　当归尾三钱　黄柏　牡丹皮　甘草各五分　赤芍八分　甘菊花七分　灯心三分　川芎六分

【用法】清水煎，温服，如衄血即随血解。

◆**清心温胆汤**《古金医鉴》

【主治】五痫。

【功效】涤热化痰，清心健胃。

【药物及用量】陈皮　半夏　茯苓　枳实　黄连（姜制）　竹茹　白术　菖蒲　香附　当归　白芍各一钱　麦门冬八分　川芎　远志　人参各六分　甘草四分

【用法】分作二服，加生姜三片，清水煎服。

◆**清心补血汤**《沈氏尊生书》

【主治】思虑损伤及梦魔。

【功效】养血补心安神。

【药物及用量】人参一钱二分　当归　白芍　茯神　酸枣仁　麦门冬各一钱　川芎　生地黄　栀子（炒黑）　甘草（炙）　陈皮各五分　五味子十五粒

【用法】清水煎服。

◆**清心滚痰丸**《万病回春》

【主治】火盛痰结。

【功效】泻热涤痰。

【药物及用量】大黄（酒蒸）　黄芩各四两　青礞石（同焰硝煅如金色）　犀角　皂角　朱砂各五钱　沉香二钱五分　麝香五分

【炮制】共研细末，水泛丸，如梧桐子大，朱砂为衣。

【用法】每服六七十丸，熟汤送下。

◆**清心莲子饮**《太平惠民和剂局方》

【主治】上盛下虚，心火炎上，口苦咽干，心烦发渴及膀胱气虚湿热，阴茎肿痛，或茎窍涩滞，小便赤，或白浊，妇人积热血崩，白浊，带下，产后口渴。

【功效】清心肺，化蒸热。

【药物及用量】石莲肉（摘去心）　白茯苓（一作赤茯苓）　黄芪（蜜炙）　人参各七分五厘　黄芩　麦门冬（去心）　地骨皮　车前子（炒）　甘草（炙）各半两（一方加远志肉、石菖蒲各一钱）

【用法】锉碎，每服二钱或五钱（一作一两），另加麦门冬二十粒，清水二盏，煎至六分，水中沉冷，空腹食前温服，如发热加柴胡、薄荷。

◆**清心导痰丸**《医学纲目》

【主治】肝风。

【功效】祛风豁痰，疏肝行滞。

【药物及用量】白附子（姜制）　天花粉各一两　天南星（姜制）　半夏（姜制）各二两　白僵蚕（炒去丝嘴）　天麻　羌活各五钱　川乌头（盐制）二钱　黄连（炒）郁金各七钱五分

【炮制】共研细末，姜汁湖为丸，如梧桐子大。

【用法】每服五十丸，通天愈风汤送下。

◆**清心药**《证治准绳》

【主治】跌打损伤，金疮血出。

【功效】祛瘀，凉血，解毒。

【药物及用量】牡丹皮　当归　川芎　赤芍　生地黄　黄芩　黄连　连翘　栀子　桃仁　甘草

【用法】加灯心草、薄荷为引，清水煎，入童便和服。

◆**清水膏**《太平圣惠方》

【主治】痈疽及一切毒肿，坚硬肿痛。

【功效】消热毒，散肿气。

【药物及用量】羊桃根　川大黄　黄芩　绿豆粉　黄柏各一两　赤小豆一合

【用法】研为细末，芸薹菜取自然汁，入蜜少许。相和调药令稀稠得中，看四畔肿赤处，大小剪生绢上匀摊，可厚一钱许，贴之，干则易之。

◆**清火止咳汤**《杂病源流犀烛》

【主治】火嗽。

【功效】清火，消痰，凉肺。

【药物及用量】枳壳　杏仁　黄芩　石膏　栀子　瓜蒌霜　桔梗　桑白皮　知母　贝母　前胡　甘草

【用法】加生姜，清水煎服。

◆**清火止痛汤**《沈氏尊生书》

【主治】风热眼痛。

【功效】清火，止痛，解毒明目。

【药物及用量】川连　玄参　甘菊花　连翘　黄芩　木通　当归　牡丹皮　白芍　木贼草　羚羊角　生地黄　谷精草

【用法】清水煎服。

◆**清火消毒汤**《沈氏尊生书》

【主治】疹痨。

【功效】退蒸热，解疹毒。

【药物及用量】黄芩　黄连　栀子　郁金　龙胆草　雄黄　地骨皮

【用法】加灯心，清水煎服。

◆**清火滋阴汤**《万病回春》

【主治】肺胃多热，阴虚火旺。

【功效】滋阴，清火。

【药物及用量】天门冬　麦门冬　生地黄　牡丹皮　赤芍　栀子　黄连　山药　山茱萸　泽泻　甘草　赤茯苓各七分

【用法】清水煎，加童便冲服。

◆**清火溪痰丸**

【主治】气痰。

【功效】祛湿，泻热，清火，坠痰。

【药物及用量】大黄（制）二两五钱　白术　枳实　陈皮各二两　栀子　半夏　黄连（酒制）　黄芩（酒制）　天南星各一两五钱　贝母二两二钱　连翘　天花粉　茯苓　神曲　白芥子各一两　玄明粉七钱　青礞石（以焰硝一两，同煅如金色）　青黛　甘草各五钱　沉香二钱

【炮制】共研细末，竹沥为丸，如梧桐子大。

【用法】每服五七十丸，茶清送下。

◆**清白散**《赤水玄珠》

【主治】缠耳及咳嗽。

【功效】清肺化痰，滋阴止咳。

【药物及用量】桑白皮（蜜炒）　地骨皮　寒水石（煅）各三钱　甘草一钱　贝母二钱　天花粉　黄芩（酒制）　天门冬各一钱五分

【用法】研为末，食后蜜水或白通草煎汤调下。

◆**清地退火汤**《赤水玄珠》

【主治】火裹苗。

【功效】清肺托透解毒。

【药物及用量】地骨皮　地肤子各一钱　牛蒡子　紫草　葛根各八分　连翘六分　当归五分　木通三分　蝉蜕二分

【用法】加生姜一片，清水煎服，如热不退，再服一剂，或研为末，灯心煎汤调下。

◆**清肌渗湿汤**《医宗金鉴》

【主治】猫眼疮

【功效】清热燥湿。

【药物及用量】苍术（米泔水浸炒）　厚朴（姜汁炒）　陈皮　生甘草　柴胡　木通　泽泻　白芷　升麻　白术（土炒）　生栀子　黄连各一钱

【用法】清水二盅，加生姜三片，灯心二十根，煎至八分，温服。

◆**清肝止淋汤**《傅青主女科》

【主治】赤带下。

【功效】清肝，养血，化热。

【药物及用量】当归（酒洗）　白芍（醋炒）　黑小豆各一两　生地黄五钱（酒炒）　阿胶（白面炒）　牡丹皮各三钱　黄柏　牛膝各二钱　香附一钱（酒炒）　红枣十枚

【用法】清水煎，服一二剂少止，四剂痊愈，十剂不再发。

◆**清肝保脑丸**《中医方剂临床手册》

【主治】肝火挟风热客于脑，致成脑漏，鼻渊。

【功效】清肝疏风，养阴保脑。

【药物及用量】藿香叶不拘多少

【炮制】生晒研末，猪胆汁和水泛丸，如梧桐子大。

【用法】每服二钱，熟汤送下。

◆**清肝益肺丸**

【主治】胎惊，摇头，大便见血。

【功效】疏肝肺解热毒。

【药物及用量】犀角屑　甘草各一分　瓜蒌根　绵黄芪（蜜炙）　川羌活　白芍各五钱　蛇蜕（炙赤）　麻黄（去节）　钩藤钩各一钱　防风五两

【炮制】共研细末，枣肉为丸，如黍米大。

【用法】量儿大小加减，食后薄荷汤送下，二服头摇即止，便血随愈。次间服胃气汤，数日顿除。

◆**清肝益荣汤**《校注妇人良方》

【主治】肝胆小肠经风热血燥，筋挛结核，或耳项胸乳胁肋作痛，或作瘰子及一切肝火证。

【功效】清肝，养血，益阴，退热。

【药物及用量】栀子五分（炒）　茯苓　木瓜（不犯铁器）各五分　当归一钱　柴胡　川芎　白芍（炒）各一钱　熟地黄（自制）五分　白术（炒）五分　龙胆草（酒拌炒）五分　甘草（炙）五分（一方有薏苡仁五分）

【用法】加生姜，清水煎服。

◆**清肝凉胆汤**《沈氏尊生书》

【主治】肝血虚，胆汁少，有怒火者。

【功效】清肝，凉胆。

【药物及用量】白芍一钱五分　川芎　当归各一钱　柴胡八分　栀子　牡丹皮　龙

胆草各四分

【用法】清水煎服。

◆**清肝解郁汤**《外科枢要》

【主治】肝经血虚风热，或肝经郁火伤血，乳内结核，或肿溃不愈。

【功效】清肝散热。

【药物及用量】人参（去芦） 茯苓 贝母（去心） 山栀（炒） 熟地黄 白芍（炒）各一钱 白术 当归各一钱五分 柴胡 川芎 陈皮各八分 甘草五分

【用法】加牡丹皮八钱，清水煎服。

◆**清肝解郁汤**甲《外科正宗》

【主治】肝脾气郁，乳房结核。

【功效】清肝，通气，散结。

【药物及用量】当归 生地黄 白芍（酒炒） 川芎 陈皮 半夏（制）各八分 贝母（去心，研） 茯神 青皮 远志（去心） 桔梗 苏叶各六分 生栀子（研） 木通 生甘草各四分 香附八分（醋炒）

【用法】清水二盅，加生姜一片，煎至八分，食远服。

◆**清肝解郁汤**乙《外科正宗》

【主治】暴怒伤肝，忧思郁结，致肝火妄动，发为鬓疽，头眩，痛彻太阳，胸膈痞，连两胁，呕吐酸水。

【功效】清肝养血，散结清热。

【药物及用量】熟地黄 当归 白芍 白术 白茯苓 贝母 栀子各一钱 人参 半夏 柴胡 牡丹皮 陈皮 川芎 香附各六分 甘草四分

【用法】加生姜三片，清水煎，食远服。

◆**清肝渗湿汤**《外科正宗》

【主治】肾囊痈。

【功效】清肝，祛湿，降热。

【药物及用量】黄芩 生栀子（研） 当归 白芍（酒炒） 川芎 柴胡 天花粉 龙胆草（酒炒）各一钱 生甘草 泽泻 木通各五分

【用法】清水二盅，加灯心五十寸，煎至八分，食前服。

◆**清肝导滞汤**《外科正宗》

【主治】肝经湿热，阴茎肿痛。

【功效】利水祛湿。

【药物及用量】萹蓄四钱 滑石二钱 生甘草一钱 瞿麦三钱

【用法】清水二盅，加灯心二十根，煎至八分，空腹时服，便秘者加大黄二钱。

◆**清肝芦荟丸**《外科正宗》

【主治】恼怒伤肝，肝气郁结而为瘤，坚硬色紫，垒垒青筋，结若蚯蚓，遇喜则安，遇怒则痛者。

【功效】清肝泻热，舒筋散结。

【药物及用量】芦荟 甘草节 昆布（酒洗） 川黄连 青皮 海蛤粉 牙皂各五钱 生地黄（酒煮捣膏） 当归 白芍（酒炒） 川芎各二两（一作各一两）

【炮制】共研细末，神曲糊为丸，如梧桐子大。

【用法】每服八十丸，量病上下，食前后熟汤送下。

◆**清和饮**《证治准绳》

【主治】肺胃有热，多痰。

【功效】清肺，和胃，化痰。

【药物及用量】生地黄 知母 贝母 橘红 茯苓 甘草 荆芥穗各七分 牛蒡子（炒研）一钱五分 桔梗五分 全瓜蒌一钱 地骨皮（鲜者） 麦门冬（去心）各二钱

【用法】清水煎服，虚者加人参、黄芪。

◆**清毒保目汤**《痘疹传心录》

【主治】痘毒攻目。

【功效】清肝，化热，解毒，祛风。

【药物及用量】柴胡一钱 蝉蜕十二只 当归 桔梗各八分 连翘 防风 牛蒡子 川芎 荆芥穗 赤芍各七分 薄荷 升麻 黄芩（酒炒）各五分 栀子（酒炒） 甘草各三分

【用法】加灯心五十寸，清水煎服。

◆**清毒拨翳汤**《痘疹活幼至宝》

【主治】瘀痘翳膜。

【功效】疏肝散结，解毒明目。

【药物及用量】生地黄一钱五分　当归一钱　柴胡八分　牛蒡子　白蒺藜（去土炒）　天花粉（酒蒸）　白葛粉　薄荷　防风　川芎　密蒙花　谷精草　草决明　甘菊花各七分　栀子（酒炒）　羌活　木贼草各五分　川连（酒炒）三分

【用法】加生姜一片，清水，食远服。若大便秘涩加大黄（酒炒）一钱五分，通利仍除之。切忌寒凉，并眼科点药。

◆**清空膏**《医学入门》

【主治】头风湿热上盛，遇风即发。

【功效】散风热。

【药物及用量】羌活（一作三两）　黄连（酒炒）　防风（一作二两）各一两　柴胡七钱　川芎五钱　甘草（炙）一两五钱　黄芩（一半酒制，一半炒）二两

【用法】研为细末，每服二钱至五钱，盛热盏内入茶清少许，隔汤调如膏，临卧时抹在口内，熟汤送下。

◆**清肺散**《玉机微要》

【主治】渴而小便闭，或黄或涩。

【功效】泻热，利溲，清湿，解渴。

【药物及用量】茯苓二钱　猪苓三钱　泽泻　瞿麦　琥珀各五钱　灯心一分　萹蓄　木通各七分　通草二分（一作六分）　车前子（炒）一钱（一方有白术）

【用法】研为细末，每服三五钱，清水一盏半，煎至一盏，食前稍热服。

◆**清肺散**《便览方》

【主治】痘疮，咽干声哑。

【功效】宣肺清热。

【药物及用量】麻黄一钱五分　麦门冬　桔梗各一钱　知母　荆芥　天花粉各一钱　诃子　菖蒲各八分

【用法】锉散，分作二服，加竹沥、姜汁，清水煎服。

◆**清肺散**《古今医鉴》

【主治】目疾。

【功效】清肺疏肝，泻热明目。

【药物及用量】桑白皮　黄芩　甘菊花　枳壳　防风　荆芥　柴胡　升麻　赤芍　当归尾　玄参　苦参　甘草　白蒺藜　木贼草　旋覆花　甜葶苈

【用法】清水煎，食前服。

◆**清肺汤**《沈氏尊生书》

【主治】咳嗽，失音。

【功效】养肺益阴，清热止咳。

【药物及用量】五味子　五倍子　黄芩　甘草各等量

【用法】清水煎服。

◆**清肺汤**《万病回春》

【主治】肺有积热。

【功效】清肺，化痰，养阴止咳。

【药物及用量】赤茯苓　陈皮　当归　生地黄　赤芍　天门冬　麦门冬　栀子　黄芩　紫菀　桑白皮　阿胶珠各七分　甘草三分

【用法】加大枣二枚，乌梅一个，清水煎服。

◆**清肺汤**《三因极一病证方论》

【主治】上气，脉浮，咳逆，喉中如鸡声，喘息不通，呼吸欲绝。

【功效】降气止咳平喘。

【药物及用量】紫菀茸　杏仁（去皮尖）　诃子（煨，去核）各二两　汉防己一两

【用法】上四味，为锉散，每服四钱，水一盏半，鸡子白皮一斤，煎七分，去滓，食后服。

◆**清肺解毒汤**《沈氏尊生书》

【主治】疹出忽收，余毒入肺，胸胀喘急，咳嗽闷乱，狂言谵语，手足动摇。

【功效】清肺，豁痰，解毒。

【药物及用量】黄芩　陈皮各一钱　麦门冬二钱　贝母一钱五分　赤茯苓七分　桑白皮（蜜制）　甘草各五分　黄连（酒炒）七分　蒲公英三钱

【用法】清水煎，再用大黄三钱切片，开水泡一时，澄汁一小杯，冲服。

◆**清肺饮**《活幼心书》

【主治】仲夏暑邪。

【功效】补肺气，养脾胃，定心气。

【药物及用量】白芍五分　人参　升麻　柴胡　甘草（半生半炙）各四分　天门冬

麦门冬各三分 陈皮三分五厘 黄芩 黄柏各二分

【用法】㕮咀，清水二杯，煎至一杯去滓，食后温服。汗多者，加黄芪五分。

◆清肺饮《证治准绳》

【主治】肺受风邪客热，嗽声不断，气促喘闷，痰壅鼻塞，流涕失音及时行痘疹，涎多咳嗽，咽痛烦渴。

【功效】宣肺胃，透热邪，泻肺止咳。

【药物及用量】柴胡（洗净）二两 杏仁（汤泡，去皮尖） 桔梗（锉，炒） 赤芍 荆芥 枳壳（去瓤，麸炒微黄） 桑白皮（锉，炒） 北五味子 麻黄（去节汤泡，滤过醋焙） 半夏（汤煮透滤，锉焙干）各一两 人参半两（去芦） 旋覆花五钱 甘草一两五钱

【用法】锉散，每服二钱，清水一盏，加生姜二片，葱白一根，煎至七分，不拘时温服，或加薄荷同煎。

◆清肺饮《沈氏尊生书》

【主治】火嗽。

【功效】清肺化痰，滋阴止咳。

【药物及用量】前胡 荆芥 桑白皮 枳壳各一钱 知母 贝母 薄荷 赤茯苓 桔梗 苏叶 阿胶 杏仁 天门冬 甘草各七分

【用法】加生姜三片，乌梅一个，清水煎服。

◆清肺饮《卫生鸿宝》

【主治】痧点已足，喉烂渐减，神爽热淡，而咳呛未平者。

【功效】清肺胃，解余毒。

【药物及用量】桑叶 鲜沙参 羚羊角 连翘壳 桔梗 生甘草 土橘红 川贝母

【用法】清水煎服。

◆清肺饮《直指小儿方》

【主治】肺热疳䘌，蚀为穿孔，汁臭或生息肉。

【功效】泻热杀虫。

【药物及用量】桑白皮（炒）半两 紫苏 北前胡 黄芩 当归 天门冬（去心） 连翘 防风 赤茯苓 苏梗 生干地黄 甘草（炙）各一分

【用法】上一十二味锉，每服二钱，井水煎，食后服，次用化䘌丸。

◆清肺膏《幼幼新书》

【主治】鼻䶊。

【功效】散热解毒。

【药物及用量】瓜蒂五钱 附子一枚（炮去皮、脐） 赤小豆 细辛 甘草各一分（一作各一钱）

【炮制】捣罗为细末，入龙脑一钱（一作九分），研匀炼蜜为丸。

【用法】随鼻孔大小，绵裹纳鼻中。

◆清肺丸《御药院方》

【主治】心肺伏热，咳嗽烦闷，时有痰涎，喉中介介，咽嗌不利，气不宣畅。

【功效】清热止咳，利咽化痰。

【药物及用量】木香 青黛（研） 蛤粉（研） 前胡 人参（去芦头） 黄连各半两 桔梗（微炒） 枳壳（微炒，去瓤） 薄荷叶 半夏（汤洗七次） 天南星（生）各一两 大黄（生） 牵牛（微炒）各二两

【用法】上一十三味，捣罗为细末，滴水和丸，如梧桐子大，每服五十丸，生姜汤下，食后服。

◆清芬耐岁膏《验方新编》

【主治】室女虚劳。

【功效】养精血，清虚热。

【药物及用量】青松针 侧柏叶 藕（吐血者用节）各一斤 天门冬 生地黄 葳蕤各八两 女贞子 旱莲草各四两

【炮制】甘泉水煎至味尽去滓，慢火熬膏，瓷瓶收贮，置泥地上，窨去火气。

【用法】每晨熟汤化服。咳嗽加枇杷叶八两；食少便溏加生薏苡仁一斤；不寐加莲心二两；寝汗加鲜竹叶一斤；经水愆期加丹参四两。

◆清金丹《医学纲目》

【主治】食积痰壅，哮喘咳嗽，遇厚味即发者。

【功效】清胃消积。

【药物及用量】萝卜子（淘净，蒸熟晒

干）一两　猪牙皂角（烧存性）三钱

【炮制】共研细末，生姜汁浸蒸饼为丸，如绿豆大。

【用法】每服三五十丸，口津咽下，劫喘则用姜汁炼蜜为丸，如梧桐子大，每服七八十丸，噙下则止。

◆**清金降火汤**《古今医鉴》

【主治】肺胃痰火。

【功效】理肺胃，清痰浊。

【药物及用量】陈皮　杏仁各一钱五分　赤茯苓　半夏　桔梗　贝母　前胡　瓜蒌仁　黄芩　石膏各一钱　枳壳一钱　甘草三分

【用法】加生姜三片，清水煎，食后服。

◆**清金散**《沈氏尊生书》

【主治】肺痈。

【功效】清肺解毒，消痈排脓。

【药物及用量】薏苡　橘叶　刺蒺藜（一作白蒺藜）　黄芩　天花粉　牛蒡子　贝母　桑白皮　桔梗

【用法】清水煎服。

◆**清金宁肺丸**《外科正宗》

【主治】肺痈，咳嗽无休，脓痰不尽，形气虚羸。

【功效】清肺解毒，滋阴降火。

【药物及用量】陈皮　白茯苓　苦桔梗　川贝母（去心）　人参　黄芩各五钱　麦门冬（去心）　地骨皮　银柴胡　川芎　白芍（炒）　胡黄连各六钱　五味子　天门冬（去心）　生地黄（酒浸，捣膏）　熟地黄（捣膏）　当归身　白术（炒）各一两　甘草三钱（炙）

【炮制】共研细末，炼蜜为丸，如梧桐子大。

【用法】每服七十丸，食远白滚汤送下。

◆**清金汤**《袖珍方》

【主治】丈夫妇人远年近日咳嗽，上气喘急，喉中涎声，胸满气逆，坐卧不安，饮食不下。

【功效】降气止咳，化痰消食。

【药物及用量】粟壳（蜜炒）半两　甘草五钱（炙）　陈皮　茯苓（去皮）　杏仁（炒）　阿胶（炒）　五味子　桑白皮（炒）　薏苡仁　苏子　贝母　半夏（洗）　百合　款冬花各一两　人参五钱

【用法】上一十五味，㕮咀，每服八钱，水一盏半，生姜三片，乌梅一个，煎至八分，去滓，温服，食后服。

◆**清咽人中黄汤**《疫喉浅论》

【主治】疫犯少阴，咽腐下利，烦满昏寐，身热痧隐，邪未宣达，火已鸱张者。

【功效】清血热，解痧毒。

【药物及用量】人中黄　豆豉　贝母　牡丹皮　玄参　连翘壳　银花　木通

【用法】加生白蜜一大匙，清水煎服。神昏者加犀角；阴伤相火旺者加天门冬、生地黄、知母、黄柏；白腐者加马勃，声不出者加鸡子黄。

◆**清咽三黄汤**《疫喉浅论》

【主治】疫喉腐烂，痧艳神烦，灼热口渴，脉实便闭。

【功效】清肺胃，泻热毒。

【药物及用量】黄连　黄芩　大黄（绞汁）　小生地　玄参　麦门冬　连翘　生栀子　竹叶　生石膏

【用法】清水二盅，煎至八分，冲大黄汁服，神呆加犀角；如表郁无汗，合清咽消毒饮服之；表里双解，若兼痰热壅甚者，掺进礞石滚痰丸二三钱。

◆**清咽化痧煎**《疫喉浅论》

【主治】疫痧红艳，颗粒无分，灼热无汗，神烦口渴，脉数肤燥，舌绛喉烂，营血热极。

【功效】清邪火，解血热，滋肺胃。

【药物及用量】鲜银花　牡丹皮　玄参　紫丹参　鲜生地　人中黄　麦门冬　白茅根　莲房　赤芍　连翘　犀角

【用法】加竹叶二十片，清水二盅，煎至八分，冲陈金汁、地骨露各二两，温服，金汁易童便亦可。痧斑紫黑者加大青叶。

◆**清咽太平丸**《万氏家抄方》

【主治】膈上有火，早间咯血，两颊常赤，咽喉不清。

【功效】散火清热。

【药物及用量】薄荷一两　犀角　防风　甘草　柿霜　川芎各二两　桔梗三两

【炮制】共研细末，炼白蜜为丸，如弹子大。

【用法】每服一丸，熟汤化下。

◆**清咽甘露饮**《疫喉浅论》

【主治】疫喉腐烂，或黄或白，神烦痧赤，口渴脉数，苔燥而厚，溲赤而涩，唇舌破烂。

【功效】凉血，生津，解毒。

【药物及用量】鲜生地　茵陈　黄芩　鲜石斛　乌犀角　石膏　枳壳　麦门冬　人中黄　马勃

【用法】加鲜枇杷叶三片（蜜炙绢包），清水二盅煎服。

◆**清咽白虎汤**《疫喉浅论》

【主治】疫喉腐烂，痧艳口渴，舌绛少津，神烦脉洪，内火大炽，毒壅阳明者。

【功效】凉肺胃，解热毒。

【药物及用量】玄参　羚羊角　马勃　麦门冬　软石膏　生地黄　犀角　生甘草　知母

【用法】加竹叶二十片，粳米三钱，清水二盅，煎至八分温服。

◆**清咽屑**《证治准绳》

【主治】梅核气。

【功效】清咽化滞，祛风消结。

【药物及用量】半夏（制）一两　橘红　川大黄（酒制）各五钱　茯苓　紫苏叶　风化硝　白僵蚕（炒）　桔梗各二钱五分　连翘　诃子肉　杏仁　甘草各一钱二分

【炮制】研为末，姜汁、韭汁和捏成饼，晒干捣碎，如小米粒大。

【用法】每服少许，食后临卧置舌上干咽下。

◆**清咽消毒饮**《疫喉浅论》

【主治】疫喉腐烂，灼热汗少，神烦痧隐，脉象弦数，苔色干黄，口渴面赤，项肿。

【功效】清心肺，解火毒，利咽喉。

【药物及用量】鲜银花　连翘壳　乌犀角　栀子　黄连　牛蒡子　玄参心　人中黄　马勃　薄荷　绿豆衣　板蓝根各等量

【用法】清水二盅，煎至八分，频服，便秘加大黄。

◆**清咽救肺汤**《疫喉浅论》

【主治】痧透热留，肺伤咳嗽，脉数舌干，津液成痰。

【功效】凉上膈，解热毒，滋肺阴。

【药物及用量】霜桑叶　羚羊角　玄参　北沙参　川贝母　鲜石斛　连翘壳　麦门冬　海粉

【用法】清水二盅，煎至八分，冲枇杷露二两，温服。

◆**清咽栀豉汤**《疫喉浅论》

【主治】疫喉红肿白腐，壮热汗少，痧隐不齐，心烦懊侬，舌干口渴，脉数，邪郁未透，内火已炽者。

【功效】清邪火，救津液。

【药物及用量】生山栀　豆豉　银花　苏薄荷　牛蒡子　粉草　乌犀角（神清微烦禁用）　白僵蚕　连翘壳　苦桔梗　马勃　蝉衣

【用法】加芦根一两，灯心二十寸，竹叶一钱，清水二盅，煎至八分温服。

◆**清咽凉膈散**《疫喉浅论》

【主治】疫喉腐烂，痧点红赤，神烦气促，口渴脉数，灼热谵言，便闭，热痰壅于膈上者。

【功效】凉上膈，解热毒。

【药物及用量】天花粉　山栀　玄参　大贝母　薄荷　黄芩　黄连　金银花　川大黄　风化硝　乌犀角　连翘

【用法】加竹叶二十片，清水煎，入蜜一匙和匀服，或加人中黄。

◆**清咽透表化毒汤**

【主治】疫喉痧，瘟疫，白腐。

【功效】清凉透表，散火解毒。

【药物及用量】连翘　栀子　牛蒡子　玄参　荆芥　防风　薄荷　蝉衣　银花　人中黄　竹叶　灯心各等量

【用法】清水煎服。

◆**清咽奠阴承气汤**《疫喉浅论》

【主治】疫喉。腐烂灼热，痧赤，谵语

神烦，舌干绛，或干黑，脉便闭，瘛疭抽搐，内火大炽，津液已伤者。

【功效】解毒生津，泻热清火。

【药物及用量】玄参　麦门冬　大生地　生甘草　知母　马勃　大黄　犀角　风化硝　北沙参各等量

【用法】清水三盅，煎至八分，冲童便一盅温服，如神识模糊者，急另用万氏牛黄清心丸一粒。竹叶、灯心煎汤送下。

◆**清咽汤**《沈氏尊生书》

【主治】痧后热毒上冲，喉哑疼痛，饮水不止。

【功效】凉肺胃，泻热毒，利咽喉。

【药物及用量】升麻　玄参　射干　连翘　栀子　黄芩　石膏　当归尾　麦门冬　生地黄　薄荷　大黄　金银花　甘草节各等量

【用法】清水煎服。

◆**清咽汤**《疫喉浅论》

【主治】疫喉初起，寒热咳嗽，咽喉肿痛，已破未破者。

【功效】宣肺透热，祛风利咽。

【药物及用量】荆芥穗　防风（微寒略用，有汗勿用）　桔梗　苦杏仁　苏薄荷　生甘草　生枳壳　鲜浮萍　牛蒡子　前胡量用　白僵蚕　青橄榄

【用法】清水二盅，煎至八分，温服取汗。如痰多呕吐者去甘草，加化橘红（盐水炒）、郁金；汗多者去浮萍、防风、前胡。

◆**清咽滋肺汤**《张氏医通》

【主治】麻后余热，咳嗽声哑。

【功效】清余热，透邪火。

【药物及用量】黑参　鼠粘子　荆芥　葳蕤　贝母（去心）　瓜蒌根　马兜铃　桔梗　麦门冬各等量　甘草减半（一方无马兜铃，有薄荷）

【用法】清水煎，温服。

◆**清咽葛根汤**《疫喉浅论》

【主治】疫喉肿痛微腐，身热汗少，痧隐神清，舌白，脉郁不起者。

【功效】宣肺胃，透邪毒。

【药物及用量】葛根（汗多者去）　荆芥穗　鲜金银花　白僵蚕　苏薄荷　牛蒡子　桔梗　蝉衣　生枳壳　甘草　山楂肉　赤芍各等量

【用法】清水二盅，煎至八分温服，无汗加香豉，热甚加连翘、山栀。

◆**清咽宁肺汤**《医学统旨》

【主治】咳嗽声嘶。

【功效】清肺火，止咳嗽。

【药物及用量】桔梗二钱　栀子（炒）　黄芩　桑白皮　甘草　前胡　知母　贝母各一钱

【用法】清水二盅，煎至八分，食后服。

◆**清咽渗湿汤**《疫喉浅论》

【主治】疫喉红肿，白腐微汗，身热痧隐，心烦，苔色灰潮而黄，脉濡带数，脘痞，溲少，上喘下利。

【功效】清肺胃，化湿火，解热毒。

【药物及用量】葛根　枇杷叶（绢包）　大豆黄卷　茵陈　苏薄荷　蚕退（或用蚕纸）　牛蒡子　茯苓皮　白通草　滑石　连翘壳　马勃各等量

【用法】地浆水二盅，煎至八分温服。如热甚加金银花、乌犀角、黄芩（炒）、黄连（炒）、活水芦根；湿甚加石菖蒲、广藿香、佩兰。

◆**清咽润燥汤**《疫喉浅论》

【主治】疫蒸气分，咽喉红肿，上有细碎白点，身热有汗，口渴唇燥，脉数心烦，或秋燥熏蒸，致咽喉燥痛者。

【功效】清肺胃燥热。

【药物及用量】苦杏仁　霜桑叶　牡丹皮　连翘壳　粉甘草　天花粉　象贝母　软石膏　牛蒡子各等量

【用法】清水二盅，煎至八分，冲青橄榄汁半酒杯，温服。

◆**清咽养荣汤**《疫喉浅论》

【主治】疫喉痧透，舌绛无津，脉数少寐，筋惕肉瞤。

【功效】凉血热，滋阴液，清肺胃。

【药物及用量】西洋参　大生地　抱木茯神　大麦冬　大白芍　嘉定花粉　天门

冬　拣玄参　肥知母　甘草（炙）

【用法】清水四盅，煎至六分，冲甘蔗浆一盅，温服。余毒仍盛者加乌犀角。

◆**清咽导赤散**《疫喉浅论》

【主治】疫喉痧透，舌燥脉数，清涩不通。

【功效】清心肺，利小溲。

【药物及用量】鲜生地　玄参心　麦门冬　甘草梢　连翘　青黛　细木通

【用法】加灯心二十寸，竹叶二十片，清水二盅，煎至六分温服。

◆**清咽导痰汤**《疫喉浅论》

【主治】疫喉红肿白腐，身热有汗，痧见不透，咳嗽痰壅，神呆气粗，苔黄黏厚，脉滑兼数，心烦少寐。

【功效】宣肺，透热，清胃，导痰。

【药物及用量】苏薄荷　苦杏仁　苦桔梗　整瓜蒌　大贝母　化橘红（盐水炒）　牛蒡子　川郁金　赤茯苓　白苏子　枳实　鲜竹茹　陈白萝卜缨各等量

【用法】清水二盅，煎至八分温服。

◆**清咽泻血散**《疫喉浅论》

【主治】疫喉红肿，痧见不透，咳嗽气喘，肺热太重。

【功效】清肺火，解毒止咳。

【药物及用量】桑白皮　地骨皮　牛蒡子　瓜蒌皮　生甘草　连翘壳　鲜枇杷叶（去毛绢包）　大贝母各等量

【用法】鲜芦根代水煎服。

◆**清胃射干汤**《医宗金鉴》

【主治】胃痈，脉象沉数。

【功效】清肺胃，热泻毒。

【药物及用量】射干　升麻　犀角　麦门冬（去心）　玄参　大黄　黄芩各一钱　芒硝　栀子　竹叶各五钱

【用法】清水煎服。

◆**清胃败毒散**《沈氏尊生书》

【主治】胃热。

【功效】清肺胃，泻热毒。

【药物及用量】赤芍　当归尾　甘草　黄芩　连翘　天花粉　荆芥　大黄（酒制）　金银花各等量

【用法】清水煎服。

◆**清胃散**（李东垣方）

【主治】脾胃湿热，中脘作痛，唇口肿痛，齿龈溃烂，痛引头脑，或恶寒荆热，饮冷作渴，口舌生疮，或满面发热大痛，喜寒恶热，小儿重舌，马牙疳，吐舌流涎。

【功效】凉血，清胃，解毒。

【药物及用量】升麻五分　生地黄（酒洗）　当归（酒洗）各四分　川黄连（炒，夏日倍用酒蒸）　牡丹皮各三分（一方有甘草）

【用法】研为细末，清水煎至一半去滓，候冷细细呷之，半日再服，小儿病，母子同服。

◆**清胃散**《幼幼新书》

【主治】小儿挟热泻痢。

【功效】清肠胃，解热毒。

【药物及用量】川楝子　川黄柏（微焙炙）　当归（洗，焙干）　地榆（炙）　黄连（去须炒）各五钱

【用法】捣罗为细末，每服一钱，清水八分，煎至四分去滓，乳食前温服。

◆**清胃散**甲《医宗金鉴》

【主治】骨槽风，牙肿疼。

【功效】祛风镇痛。

【药物及用量】姜黄　白芷　细辛　川芎各等量

【用法】研为细末，先以盐汤漱口，擦牙痛处。

◆**清胃散**乙《医宗金鉴》

【主治】小儿目生赘。

【功效】祛风泻热。

【药物及用量】车前子　石膏　大黄　柴胡　芪梗　黑参　黄芩　防风各一钱

【用法】研为粗末，清水二盏，煎至一盏去滓，食后温服。

◆**清胃散**《疡科选粹》

【主治】胃脘痛，肾火盛者。

【功效】清热解毒。

【药物及用量】当归身　生地黄　牡丹皮　黄连各一钱五分　升麻三钱　石膏二钱　细辛三分　黄芩一钱

【用法】清水煎服。

◆**清胃散**《诚书方》

【主治】弄舌。

【功效】清上焦，降热毒。

【药物及用量】防风　天花粉　黄芩　熟石膏　厚朴（姜制）　枳壳　黄连　陈皮　甘草各等量

【用法】清水煎服。

◆**清胃汤**《医宗金鉴》

【主治】胃中实火上炎，牙缝出血。

【功效】清胃消热，凉血。

【药物及用量】石膏（煅）四钱　牡丹皮一钱五分　黄芩　生地黄　黄连　升麻各一钱

【用法】清水二盅，煎至八分，食后服。

◆**清胃汤**《疡医大全》

【主治】咽痛。

【功效】凉肺胃。

【药物及用量】生地黄二钱　连翘　牡丹皮各一钱五分　升麻　黄连各三分

【用法】清水煎服。

◆**清胎万全饮**《女科玉尺》

【主治】妊娠六月，觉腹大坠。

【功效】养血安胎。

【药物及用量】阿胶（蛤粉炒）　熟地黄　白芍（酒制）　黄芩（酒制）各一钱　川续断（酒制）　当归（土炒）　川芎各一钱五分　茯苓（炒）　荆芥（炒）各八分　甘草（炙）五分

【用法】清水煎，分温二服。

◆**清音丸**《证治准绳》引《医学统旨》

【主治】咽喉有热，声哑。

【功效】化痰止咳，清金降火。

【药物及用量】桔梗　诃子各一两　甘草五钱　硼砂　青黛各三钱　冰片三分

【炮制】研为细末，炼蜜和丸，如龙眼大。

【用法】每服一丸，口噙化下。

◆**清风汤**《辨证录》

【主治】顽疮。

【功效】清风滋血养肝。

【药物及用量】白芍一两　人参　当归各五钱　白术　栀子（炒黑）　牡丹皮　沙参　天花粉各三钱　川芎二钱　柴胡　连翘　甘草各一钱

【用法】清水煎，服数剂疮口自敛。

◆**清风散**《宣明论方》

【主治】头目昏眩，咽膈不利，痰涎壅塞。

【功效】化痰涎，利咽膈。

【药物及用量】石碌一钱　朱砂　牙硝　雄黄各三字　龙脑　皂角（去皮，炙黄，取末）一字　瓜蒂二钱　滑石　赤小豆半钱

【用法】上九味，为极细末，每服半钱，新汲水调下，如噤不省人事，滴水鼻中，或嚏者可治，为验。

◆**清食丸**《中国医学大词典》

【主治】食积停滞，不能运化。

【功效】健胃，消食。

【药物及用量】山楂肉（炒焦）　萝卜子（炒）　香附子（制）　神曲（炒）　青皮（炒）　麦芽（炒焦）　陈皮各三两　阿魏一两

【炮制】研为末，水泛为丸，如梧桐子大。

【用法】每服四钱，熟汤送下。

◆**清香散**《古今医鉴》

【主治】牙疳。

【功效】解毒杀虫。

【药物及用量】红褐（烧灰）　海巴（烧存性）　孩儿茶　乳香（去油）　没药（去油）　象皮（炙）　珍珠　轻粉　象牙（焙黄）各等量

【用法】研极细吹之，立刻生肌。

◆**清宫汤**《温病条辨》

【主治】太阴温病，神昏谵语。

【功效】清中宫，解热毒。

【药物及用量】莲子心五分　竹叶卷心　连翘心　犀角尖（磨冲）各二钱　玄参心　麦门冬（连心）各三钱

【用法】清水煎服。热痰盛，加竹沥、梨汁各五匙；咯痰不清加瓜蒌皮一钱五分；热毒盛加金汁人中黄；渐欲神昏，加银花三钱，荷叶二钱，石菖蒲一钱。

◆清气化痰丸《丹溪心法附录方》

【主治】热痰。

【功效】祛痰湿，清肺胃。

【药物及用量】半夏二两　陈皮　赤茯苓各一两五钱　黄芩　连翘　栀子　桔梗　甘草各一两　薄荷　荆芥各五钱

【炮制】共研细末，姜汁糊丸，如梧桐子大。

【用法】每服五十丸，姜汤送下。

◆清气化痰丸《验方新编》

【主治】一切热痰。

【功效】清肺健脾，顺气宽胸，消食化痰，宁嗽定喘，开胃进食。

【药物及用量】半夏（姜制）　胆星各一两五钱　橘红　枳实（麸炒）　苦杏仁（去皮尖）　瓜蒌仁（去油）　黄芩（酒炒）　茯苓各一两

【炮制】共研细末，姜汁糊丸，如梧桐子大。

【用法】每服二钱，姜汤送下。

◆清气疏风散《东医宝鉴》

【主治】中风热证。

【功效】清气疏风。

【药物及用量】当归　白术　白芍各一钱　川芎　羌活　半夏　生地黄　僵蚕各八分　蝉蜕　赤茯苓各六分　防风　甘菊花　枳壳　陈皮　荆芥　升麻　黄连　栀子各五分　生甘草三分

【用法】加生姜三片，大枣二枚，清水煎服。

◆清气汤《类证普济本事方》

【主治】妇人血劳，褥劳。

【功效】清热消滞。

【药物及用量】紫苏子　五味子　大腹子　枳壳　桑白皮（微炒）　菖蒲　地骨皮　白术　柴胡　秦艽　独活　干葛　甘草（炙）各一两　地黄　泽兰　防己　川乌　延胡索各等量

【用法】㕮咀，每服五钱，清水一盏，加紫苏七片，乌梅一个，煎至七分温服。

◆清气饮《疡医大全》

【主治】紫云风。

【功效】祛风，行滞，清气，消积。

【药物及用量】紫荆皮　麻黄（去节）　荆芥　海风藤　防风　明天麻　羌活　桑白皮　辛夷　牛蒡子　槟榔各二两　北细辛　桔梗　乳香　没药　升麻各一两　白鲜皮　金银花　牡丹皮　黄柏　生地黄　苦参各四两　大枫肉（去油）　白芷各三两

【用法】火酒一大罐，浸三日。每饮一小盏，不可大醉，终日勿绝酒气，服酒前先用治风药煎汤洗浴。

◆清气散《袖珍方》

【主治】风壅痰涎上膈，烦热。

【功效】祛风行气化痰。

【药物及用量】前胡　柴胡　川芎　枳壳　白术　青皮　羌活　独活　甘草　茯苓　人参各等量

【用法】上一十一味，㕮咀，水二盏，煎至一盏，去滓，温服，食后，愈加荆芥一穗。

◆清海丸《傅青主女科》

【主治】血海热崩。

【功效】养血清热。

【药物及用量】熟地黄　白术（土炒）　白芍（酒炒）　干桑叶　玄参各一斤　山药（炒）　山茱萸肉（蒸）　牡丹皮　麦门冬（去心）　地骨皮　沙参　石斛各十两　五味子（炒）三两　龙骨二两

【炮制】共研细末，炼蜜为丸，如梧桐子大。

【用法】每服五钱，白滚汤送下，每日早晚二次，半载可愈。

◆清疳解毒汤《医宗金鉴》

【主治】走马疳之属于痘疹余毒者。

【功效】解热毒，清余邪。

【药物及用量】人中黄　川黄连　柴胡各五钱　知母　连翘（去心）　牛蒡子（炒研）　犀角（锉）　黑参　荆芥　防风各一钱　石膏一钱五分（煅）

【用法】加淡竹叶一钱，灯心五十寸，清水二盅，煎至八分，食远服。呕加芦叶根五钱。

◆**清神化毒汤**《痘疹全书》

【主治】心肝火旺，牙齿戛鸣。

【功效】清心解毒。

【药物及用量】升麻　生地黄　木通　甘草　防风　麦门冬

【用法】清水煎服。

◆**清神和胎饮**《验方新编》

【主治】妊娠中暑。

【功效】健脾清热。

【药物及用量】党参　白术　甘草（炙）　黄芪（炙）　黄芩　黄连　知母　麦门冬各一钱　五味子十五粒

【用法】清水煎服。

◆**清神散**《太平惠民和剂局方》

【主治】风壅，痰涎，头昏目眩，面热。

【功效】宣壅祛热。

【药物及用量】檀香（锉）　人参（去芦）　羌活（去苗）　防风（去芦）各十两　薄荷（去土）　甘草　荆芥穗各二十两　石膏（研）四十两　细辛（去苗，焙）五两

【用法】研为末，每服二钱，沸汤点下，或入茶末点服亦可，此方虚热可用。

◆**清神散**《朱氏集验方》

【主治】气壅于上，头目不清，耳常重听。

【功效】疏肝散滞。

【药物及用量】甘菊花　白僵蚕（炒）各一两　羌活　荆芥穗　木通　川芎　防风各半两　木香二钱　石菖蒲　甘草各三钱五分

【用法】研为细末，每服二钱，食后茶清或米汤调下。

◆**清神散**《证治准绳》

【主治】小儿惊痫。

【功效】清热安神。

【药物及用量】犀角屑　白鲜皮　石菖蒲　远志（去心，姜制焙）　半夏（汤泡）各一分　茯神半两　大黄（焙）　人参　甘草（炙）各一钱五分（一方无半夏、茯神、大黄）

【用法】研为末，每服三字，不拘时麦门冬（去心）煎汤调下。

◆**清神散**《外科正宗》

【主治】脱疽，疔疮，发背，毒积发闷，心乱烦躁，谵语，呕吐不食。

【功效】清神解毒，安神。

【药物及用量】绿豆粉一两　牛黄三分　甘草节五钱　梅花片五分　朱砂三钱

【用法】研为极细末，每服一钱，淡竹叶、灯心煎汤调下。

◆**清神散**《御药院方》

【主治】头风眩晕，面目瞤动，神志不清，鼻塞声重。

【功效】疏风止瞤。

【药物及用量】王瓜（细碎，炒令黑色）一两　川芎一两　香附子（炒）二两　防风　薄荷叶　白芷　荆芥穗　羌活　细辛（去叶）　甘草（炙）各一两

【用法】上一十味，捣罗为细末，每服一大钱，食后，茶清点服，或温水亦得。

◆**清神汤**《直指小儿方》

【主治】惊痫。

【功效】定痫。

【药物及用量】犀角　远志肉（姜制焙）　白鲜皮　石菖蒲（半夏制）各一分　茯神半两　大黄（焙）　人参　甘草（炒）各一钱半

【用法】上八味，为末，每服三字，去心麦门冬煎汤调下。

◆**清神汤**《医略六书》

【主治】心肺虚热，痰迷膈上胞络。

【功效】清心肺，祛痰热。

【药物及用量】茯神（去木皮，一作茯苓）　黄连各一钱半　酸枣仁（炒研）三钱　柏子仁（去壳）二钱　远志肉（甘草同煮）一钱半　石菖蒲三钱　甘草（炙）五分　生姜汁少许　竹沥半杯

【用法】清水二盅，煎至八分，食远服。肺虚加人参一钱；肺热加沙参二钱；痰壅加半夏、南星各一钱，橘红、瓜蒌霜各六分。

◆**清神汤**《万氏妇人科》

【主治】子痫。

【功效】健脾胃，和气血。

【药物及用量】党参　白术　茯苓　黄芪（炙）　甘草（炙）　麦门冬　当归身各等量

【用法】加生姜大枣，清水煎，食远服，兼服琥珀寿星丸。

◆**清神解语汤**《沈氏尊生书》

【主治】中风痰迷心窍，语言謇涩，不省人事。

【功效】疏风，祛热，化痰。

【药物及用量】天南星　半夏各一钱　当归　川芎　白芍　生地黄　麦门冬　远志　菖蒲　陈皮　茯苓　乌药　枳实　黄连　防风　羌活　甘草各五分　竹茹一钱五分

【用法】清水煎。加生姜汁、童便、竹沥冲服。

◆**清神补气汤**《兰室秘藏》

【主治】前消渴证皆愈，只有口干，腹不能努起。

【功效】清热活血祛风。

【药物及用量】升麻一钱半　柴胡七分　生甘草五分　黄柏（酒制）半钱　黄连（酒制）半钱　知母（酒制）半钱　石膏四分　杏仁六个　桃仁一钱　当归身一钱　红花少许　防风一钱　荆芥穗一钱　熟地黄三分　小椒二个　细辛一分　生地黄一分

【用法】上一十七味，锉如麻豆大，都作一服，水二盏，煎至一盏，去滓，稍热食后服。

◆**清骨散**《证治准绳》

【主治】骨蒸劳热。

【功效】清血热，养肺胃，退骨蒸。

【药物及用量】银柴胡一钱五分　胡黄连　秦艽　鳖甲（醋炙）　地骨皮　青蒿　知母各一钱　甘草五分

【用法】清水二盅，煎至八分，食远服。血虚甚加当归、芍药、生地黄；嗽多加阿胶、麦门冬、五味子。

◆**清骨散**《世医得效方》

【主治】骨蒸劳热。

【功效】养血清热，除蒸。

【药物及用量】生地黄　柴胡各二钱　熟地黄　人参　防风各一两　薄荷七分半　胡黄连半两　秦艽　赤茯苓各一两

【用法】清水煎服。

◆**清骨滋肾汤**《傅青主女科》

【主治】骨蒸夜热，不孕。

【功效】清肺胃，滋肾阴。

【药物及用量】地骨皮一两（酒洗）　牡丹皮　麦门冬（去心）　玄参（酒洗）　沙参各五钱　白术三钱（土炒）　石斛二钱　五味子五分（炒研）

【用法】清水煎服，骨热自解，再行接服，自能受孕。

◆**清唾汤**《万病回春》

【主治】多唾。

【功效】清肺胃，养阴血。

【药物及用量】知母　贝母　桔梗　熟地黄　黄柏（盐水炒）　天门冬　远志　麦门冬各一钱　姜炭五分

【用法】清水煎服。

◆**清凉甘露饮**《外科正宗》

【主治】脾胃积火，茧唇肿痛。

【功效】凉脾胃，清虚热。

【药物及用量】麦门冬（去心）　知母　黄芩　石斛　枳壳（麸炒）　枇杷叶（去毛，蜜炙）　银柴胡　犀角（锉）　生地黄　茵陈蒿　生甘草各一钱

【用法】加灯心五十寸，淡竹叶一钱，清水二盅，煎至八分，食远服。

◆**清凉拈痛膏**《医宗金鉴》

【主治】杖疮已破者。

【功效】收湿，解毒。

【药物及用量】如意金黄散一两　樟脑末三钱

【炮制】和匀，先用生白石灰块三四斤许，以清水泡开，水高石灰二三指，露一宿，将石灰面上浮起油水，结如云片者，轻轻带水起入碗内。凡水一盅，对香油一盅，竹筷搅百转，自成稠膏，调前自稀稠得所。

【用法】不用汤洗，遍敷伤处，纸盖布扎，夏月一日，冬月二日，用葱汤淋洗干

净，再敷之，以肿消痛止为度。

◆**清凉拔毒膏**《疡医大全》

【主治】杨梅疮。

【功效】清凉拔毒。

【药物及用量】杭粉一斤　麻油二斤

【炮制】先以杭粉置广锅内，炭火炒至红黄色为度，取出，另以麻油入锅内熬至滴水成珠，再将杭粉筛入油内，用桃柳棍搅成膏，倾入水中，拔去火毒。

【用法】每用少许，摊贴患处，诸疮皆宜。

◆**清凉消毒散**《医宗金鉴》

【主治】面发毒。

【功效】清热，解毒，杀虫。

【药物及用量】白及　乳香　雄黄　天花粉　麝香　乌药　山慈姑　黄柏各等量

【用法】研为细末，鸡子清和蜜水调敷。

◆**清凉败毒散**《续命医类案》

【主治】青蛇异气。

【功效】散滞，解毒。

【药物及用量】防风　荆芥　白芷　羌活　黄连　黄芩　金银花　栀子　生甘草　当归　生地黄各等量

【用法】清水煎服。

◆**清凉散**《世医得效方》

【主治】冰瑕深翳外障。

【功效】疏风退热。

【药物及用量】蔓荆子　荆芥　苦竹叶　甘草各五钱　栀子一分

【用法】加薄荷七叶，清水煎服。

◆**清凉散**《医宗金鉴》

【主治】喉癣腐烂。

【功效】清热，消毒。

【药物及用量】硼砂三钱　人中白（煅）二钱　黄连末一钱　南薄荷六分　冰片五分　青黛四分

【用法】研为极细末，吹入患处。

◆**清凉散饼**《医学纲目》

【主治】疮疡。

【功效】消坚解毒。

【药物及用量】山慈姑、高良姜各等量

【用法】捣成饼，去汁腌之，或以山慈姑磨调酒服。

◆**清凉饮**《嵩崖尊生》

【主治】消渴，能食而瘦，口舌干，自汗，大便结，小便数。

【功效】除风寒，解郁热。

【药物及用量】羌活梢　柴胡梢　黄芪根　生甘草梢　黄芩（酒制）　知母（酒制）　甘草（炙）各一钱　生地黄（酒制）　防风梢　防己各五分　桃仁　杏仁各五粒　当归六分　红花少许　升麻梢四分　黄柏（酒制）　龙胆草　石膏各一钱五分（一方无升麻、黄芩、甘草、红花，有茯苓）

【用法】清水二盏，黄酒一小盏，煎服。

◆**清凉饮**《证治准绳》

【主治】疮疡烦躁饮冷，焮痛脉实，大便秘结，小便赤涩。

【功效】理血清热。

【药物及用量】大黄（炒）　赤芍　当归　甘草各二钱

【用法】清水煎服。

◆**清凉饮**《幼科释谜》

【主治】热甚，小便赤涩，或膀胱热结。

【功效】疏肝，利便，清热。

【药物及用量】柴胡　知母　生地黄　赤茯苓　防风梢　甘草梢　当归　黄柏　龙胆草各等量

【用法】清水煎服。

◆**清凉膏**甲《证治准绳》

【主治】暴赤火眼肿痛及障眼，打仆伤眼肿胀。

【功效】祛风泻火，理血明目。

【药物及用量】川大黄　朴硝（一作芒硝）　川黄连（酒炒）　川黄柏　赤芍　当归各一钱　细辛五分　薄荷八分　芙蓉叶三钱

【炮制】研为细末，生地黄一两，酒浸，捣绞汁，入鸡子清一枚，白蜜五钱，同调成膏。

【用法】每用少许，贴太阳穴及眼胞上。

◆**清凉膏**乙《证治准绳》

【主治】目赤肿痛。

【功效】疏风明目。

【药物及用量】生南星　薄荷叶各五钱　荆芥　百药煎各三钱

【用法】研为末，井水调成膏，贴眼角上，自然清凉。

◆**清凉膏**丙《证治准绳》

【主治】汤火伤。

【功效】止痛，解毒，润肌，生肉。

【药物及用量】栀子仁　黄连（去须）　白芷各二钱五分　生地黄二两　葱白（擘）十茎　黄蜡五钱　清麻油四两

【炮制】锉细，于油铛中煎地黄焦黑色，棉滤去滓，澄清，再于铛内入蜡慢火熬，候蜡消倾于瓷盒内。

【用法】每用少许，鸡翎蘸涂，以瘥为度。

◆**清凉膏**《活幼心书》

【主治】暴赤火眼肿痛及血疖作疼发热。

【功效】解风热，明眼目。

【药物及用量】大黄　黄连　黄柏　赤葛　细辛（连叶）　薄荷叶　风化朴硝各一两

【炮制】先以前六味或晒或焙，研为末，次入朴硝，乳钵内同杵匀。

【用法】每用一钱至二钱，新汲水或冷水加生姜汁调涂太阳穴，热疖则以凉米汤水调涂。

◆**清凉膏**《圣济总录》

【主治】初患痈肿疮疖，热焮疼痛。

【功效】解毒清热。

【药物及用量】大黄不拘多少

【用法】研为细末，浆水调摊贴之，醋磨亦可。

◆**清凉膏**《外科正宗》

【主治】汤火伤。

【功效】清热，生肌。

【炮制】用水泼开石灰末一升，加水四碗，搅浑澄清汁一碗，加香油或桐油一碗，顺搅数百转，稠黏如糊。

【用法】每用少许，鸡翎蘸扫伤处。

◆**清凉膏**《疡医大全》

【主治】痈疽，发背，肿毒。

【功效】消肿润肌，清热解毒。

【药物及用量】白面不拘多少　猪胆汁一枚　黄蜜二两

【用法】先用白面调成围圈患处，葱根捣泥平铺疮上，用猪胆汁、黄蜜倾瓷器内和匀，茶匙挑胆汁于内，一时即消。

◆**清脾除湿饮**《医宗金鉴》

【主治】脾经湿热郁遏，乃生天泡在下体者。

【功效】清热燥湿。

【药物及用量】赤茯苓　白术（土炒）　苍术（米泔浸炒）　黄芩　生地黄　麦门冬（去心）　生栀子（研）　泽泻　生甘草　连翘（去心）　茵陈蒿　枳壳（麸炒）　玄明粉各等量

【用法】清水二盅，加竹叶二十茎，灯心二十根，煎至八分，食前服。

◆**清脾凉血汤**《医宗金鉴》

【主治】椒疮粟疮。

【功效】疏风除癣。

【药物及用量】荆芥　防风　赤芍　黑参　陈皮　蝉蜕　苍术（炒）　白鲜皮各一钱　连翘（去心）　生大黄（一半酒洗）各一钱　厚朴（姜炒）　生甘草各五分

【用法】加竹叶三十片，清水煎，食远服。

◆**清脾散**《审视瑶函》

【主治】土疳。

【功效】疏脾理气，清热解毒，散风。

【药物及用量】栀子仁（炒）　赤芍　枳壳　黄芩　广陈皮　藿香叶　石膏　防风各等量　薄荷　升麻　甘草各减半

【用法】研为细末，每服二钱五分，清水煎服。

◆**清脾汤**《三因极一病证方论》

【主治】诸疟久不瘥，脾胃虚弱，形容憔悴者。

【功效】除寒热，祛风湿。

【药物及用量】乌梅肉　半夏（汤煮透

滤，锉，焙干） 高良姜（锉，东壁土炒） 青皮（去白）各二两 甘草（炙）半两 厚朴（去粗皮，姜汁拌匀，酿一宿，炒干）四两 草果（炮去壳，取仁）一两

【用法】吹咀，每服二钱，清水一盏，加生姜二片，煎至七分，未发前并三服。忌食生冷油腻水果毒物。

◆**清脾汤**《三因极一病证方论》

【主治】脾实伏热，口苦咽干，或有头痛，寒热如疟。

【功效】清热除湿，辟邪止痛。

【药物及用量】茯苓 橘皮 草果 白术各二两 人参 桂心 白芷 甘草（炙） 川芎各一两 半夏（汤洗七次）三两

【用法】上一十味，吹咀，每服四钱，水一盏，姜七片，紫苏三叶，煎七分，温服。欲通利，加大黄，略煎。

◆**清脾汤**《世医得效方》

【主治】妊娠作疟，热多者。

【功效】理气除湿，清脾截疟。

【药物及用量】青皮 厚朴（去粗皮，姜汁炒） 白术 草果仁 柴胡（去芦） 茯苓 半夏（汤洗） 黄芩 甘草 人参各等量 常山一半

【用法】上一十一味，锉散，每服四钱，生姜五片，正地骨皮少许煎，不拘时温服。或加麦门冬，去心，二十粒，未效，服胜金丸。

◆**清脾饮**《严氏济生方》

【主治】痰积成疟，脉来弦数，但热不寒，或热多寒少，口苦咽干，溺赤便秘。

【功效】除寒热，理脾肺。

【药物及用量】青皮 厚朴（姜制） 白术 草果仁 柴胡（去芦） 茯苓（去皮） 黄芩 半夏（汤洗七次） 甘草（炙）各等量

【用法】每服四钱，清水一盏半，加生姜三片，大枣一枚，未发前服，忌食生冷油腻等物。

◆**清肾抑阳丸**《审视瑶函》

【主治】瞳仁缩小。

【功效】滋阴明目。

【药物及用量】黄柏（盐水制） 黄连（酒炒） 知母（盐水制） 白茯苓 生地黄 枸杞子 寒水石（另研）各二两 草决明（炒） 当归（酒洗炒） 白芍（酒炒）各一两 独活八钱

【炮制】共研细末，炼蜜为丸，如梧桐子大。

【用法】每服三钱，空腹时熟汤送下。

◆**清肾汤**《沈氏尊生书》

【主治】色欲伤，属于肾火者。

【功效】泻火固肾。

【药物及用量】黄柏（炒焦） 生地黄 天门冬 茯苓 牡蛎（煅） 山药（炒）各等量

【用法】清水煎服。

◆**清肾愈风汤**《疡医大全》

【主治】麻风。

【功效】疗风毒，逐邪热。

【药物及用量】荆芥 防风 羌活 独活 白鲜皮 白芷 蝉蜕 川芎 当归 威灵仙 生地黄 何首乌 枳壳 苦参 甘草各一两 茅苍术 黄柏 穿山甲 乌药 石菖蒲各二两 金银花四两

【用法】分作十剂，好酒煎服。

◆**清阳汤**（李东垣方）

【主治】口歪，颊腮急，胃中火盛，无汗溺数。

【功效】益气解毒。

【药物及用量】黄芪 当归身 升麻各二钱 葛根一钱五分 甘草（炙） 红花 黄柏（酒炒） 桂枝各一分 苏木 生甘草各五分

【用法】吹咀，黄酒三盏，煎至一盏三分，去滓，食前稍热服，再以火熨，摩紧急处，即愈。

◆**清阳汤**《兰室秘藏》

【主治】口歪颊腮急紧，胃中火盛，汗不止而小便数也。

【功效】清胃火，舒筋止痛。

【药物及用量】红花 酒黄柏 桂枝各一分 生甘草 苏木各五分 炙甘草一钱 葛根一钱五分 当归身 升麻 黄芪各二钱

【用法】上一十味，㕮咀，都作一服，酒三大盏，煎至一盏三分，去粗，稍热服，食前。

◆**清阳补气汤**（李东垣方）

【主治】邪热客于经络，病体热麻，股膝无力，饮食有汗，妄笑善饥，痰涎不利，舌强声哑，身重如山，左手脉洪大有力。

【功效】通经络，除风湿。

【药物及用量】苍术四钱　升麻六钱　五味子一钱五分　柴胡　黄芪　黄柏（酒制）各三钱　藁本　知母（酒制）　生甘草　当归各二钱　陈皮二钱五分

【用法】㕮咀，每服五钱，清水一盏半，煎至一盏去滓，空腹时服，少时以美膳压之。

◆**清黄散**《证治准绳》

【主治】聤耳。

【功效】清热解毒。

【药物及用量】滑石（飞）　防风各五钱　甘草（炙）一钱　栀子（酒炒）三钱　藿香　黄连（酒炒）各二钱

【用法】研为末，每服二钱，食后熟汤调下。

◆**清暑六和汤**《古今医鉴》

【主治】暑邪。

【功效】解暑和中。

【药物及用量】即六和汤加黄连（麸炒）一钱

【用法】同六和汤。

◆**清暑益气汤**（李东垣方）

【主治】长夏湿热蒸炎，四肢困倦，精神减少，头痛身热，气高心烦，自汗口渴，便黄溺赤，脉虚者。

【功效】清暑燥湿，解表和里。

【药物及用量】黄芪（酒炒，汗少减五分，一作蜜炙）　苍术（泔浸去皮，麻油炒，一作一钱，一作五分）各一钱　升麻（醋洗，一作醋炒，一作炙，一作七分，一作五分）一钱　人参（去芦，一作六分）　白术（姜炒）　陈皮（炒）　神曲（炒）　泽泻（一作二分，一作三分）各五分　甘草（炙）　黄柏（盐酒浸炒，一方无黄柏）　干葛（酒煨，一作二分）　青皮（去瓤，麸炒，一作二分），当归身（酒炒）　麦门冬（去心）各三分　五味子（杵）九粒

【用法】加生姜三片，大枣二枚（去核），清水二大盏，煎至一盏去滓，食远稍热服。

◆**清湿散**《医学统旨》

【主治】水湿内蕴。

【功效】利湿祛风。

【药物及用量】黄柏（盐水拌炒）　苍术（米泔浸炒）各一钱五分　泽泻　杜仲　白芍（煨）　牛膝（酒浸）　木瓜　威灵仙　陈皮各七分　甘草　乳香　没药各二分

【用法】清水二盅，加生姜三片，煎至八分，食前服。痛甚者加乳香、没药末各五分，临服调入。

◆**清经汤**《傅青主女科》

【主治】经水先期，肾中水火交旺者。

【功效】凉热凉血，养血调经。

【药物及用量】青蒿二钱　地骨皮五钱　牡丹皮　熟地黄　白芍（酒炒）各三钱　黄柏五分（盐水浸炒）　白茯苓一钱

【用法】清水煎服，二剂可效。

◆**清肠饮**《辨证录》

【主治】大肠痈。

【功效】清热解毒。

【药物及用量】金银花三两　当归二两　地榆　麦门冬　玄参各一两　薏苡仁五钱　生甘草三钱　黄芩二钱

【用法】清水煎服，一剂痛少止，二剂足可伸，又二剂毒尽。

◆**清解散**《证治准绳》

【主治】感风发热头疼，鼻塞涕流及温壮热。

【功效】解表和里。

【药物及用量】北沙参　防风　天麻　北前胡　茯苓　北桔梗　枳壳（锉）　甘草各二钱　细辛　柴胡各一钱五分　川芎三钱

【用法】研为末，每服一钱，清水一盏，加干薄荷三叶，略煎温服。

◆**清膈苍莎丸**《沈氏尊生书》

【主治】上焦湿热郁痛。

【功效】化湿清热。

【药物及用量】苍术二两　香附（童便制）一两五钱　黄连　黄芩各五钱

【炮制】共研细末，红熟瓜蒌同捣为丸，如梧桐子大。

【用法】每服五七丸，熟汤送下。

◆**清膈散**《世医得效方》

【主治】喘嗽吐唾不利，膈热，口中苦气。

【功效】利膈止咳平喘。

【药物及用量】南星一两　铅白霜少许　桑白皮一两半　白附子五钱

【用法】上四味，锉散，生姜三片煎，食后临睡服。

◆**清膈汤**《御药院方》

【主治】风热，化痰，利咽膈，清头目，消疮疹。

【功效】疏风热，利咽膈，清头目，消疮疹。

【药物及用量】甘草（锉，炒赤色）　瓜蒌根　桔梗（炒黄色）　紫苏叶各二两　鸡苏叶（去土）三两　荆芥穗四两　鼠粘子六两（拣净，炒杵）

【用法】上七味，为细末，每服一大钱，食后或临睡白汤点服。

◆**清膈汤**《吴氏集验方》

【主治】脚气肿痛，饮食不进，时作呕吐，大便不利。

【功效】健脾化湿，行气止呕。

【药物及用量】木香二钱　紫檀一钱半　白术半两　白豆蔻一钱半　陈紫苏（去梗）二钱　苍术四钱　石菖蒲一钱半　吴茱萸一钱半　陈皮（去白）一钱　萆薢二钱

【用法】上一十味，㕮咀，分作四服，水二盏，新橘叶七片，煎七分，空心，日三服。

◆**清魂散**《严氏济生方》

【主治】产后气虚血晕及产后痈疽有表邪者。

【功效】疏风和血。

【药物及用量】泽兰叶　人参各二钱五分（一作各三钱）　川芎五钱（一作一两）　荆芥穗一两（一作二两）　甘草（炙，一作三钱）二钱（一方无甘草）

【用法】研为末，每服一二钱，沸汤温酒各半盅调下，童便尤良。证势危者急灌之，下咽眼即开，气定即醒。

◆**清热二陈汤**《沈氏尊生书》

【主治】胃反。

【功效】和胃宽中，化痰清热。

【药物及用量】半夏　陈皮　赤茯苓　甘草　人参　白术　砂仁　竹茹　栀子　麦门冬各一钱

【用法】加生姜二片，大枣三枚，乌梅一个，清水煎服。

◆**清热化痰汤**《口齿类要》

【主治】上焦有热，痰盛作渴，口舌肿痛。

【功效】清热化痰。

【药物及用量】贝母　天花粉　枳实（炒）　桔梗各一钱　黄芩　黄连各一钱二分　玄参　升麻各七分　甘草五分

【用法】清水煎服。

◆**清热化痰汤**《医宗金鉴》

【主治】中风痰热，神气不清，舌强难言，或手足麻木无力，筋挛不收，头眩目转，神思恍惚，言语失常。

【功效】化痰，清热，和胃。

【药物及用量】人参　白术　茯苓　甘草（炙）　橘红　半夏　麦门冬　石菖蒲　枳实　木香　竹茹　黄芩　黄连　天南星各等量

【用法】清水煎，加竹沥、姜汁冲服。

◆**清热如圣散**《沈氏尊生书》

【主治】肺胃热邪。

【功效】清邪热，和肺胃。

【药物及用量】连翘一钱五分　牛子　黄连各一钱　栀子　天花粉各七分　枳壳　柴胡　薄荷　荆芥各五分　甘草三分

【用法】加灯心二团，清水煎，稍冷服。

◆**清热消毒散**《证治准绳》

【主治】实热，口舌生疮及一切痈疽，疮疡，肿痛，发热作渴，形病俱实者。

【功效】清热消毒。

【药物及用量】黄连（酒炒）　栀子（炒）　连翘　当归各五分　川芎　白芍（炒）　生地黄各六分　甘草（炙，一作四分）二分　金银花一钱

【用法】清水煎服，小儿病，母子同服。

◆**清热消风散**《医宗金鉴》

【主治】痈疽，疮肿已成未成之际，无表无里，外不恶寒，内不便秘，红肿焮痛，高肿有头者。

【功效】清热消风，解毒。

【药物及用量】皂角刺　陈皮　连翘（去心）　柴胡　黄芪　苍术　红花各一钱　防风　天花粉　黄芩　川芎　白芍　甘草　当归　金银花各五分

【用法】清水二盅，煎至八分，食远服。

◆**清热除疳丸**《痘疹全书》

【主治】疳热。

【功效】清热杀虫。

【药物及用量】黄连　当归各二钱　龙胆草　青皮　陈皮　芦荟各一钱五分　川芎　干蟾头（烧）各一钱　使君子一钱二分

【炮制】共研细末，神曲糊为丸，如梧桐子大。

【用法】每服三四十丸，米汤送下。

◆**清热透肌汤**《张氏医通》

【主治】麻疹未透，热甚而咳。

【功效】发表，清热透疹。

【药物及用量】黑参　石膏　鼠粘子　荆芥　防风　前胡　葛根　杏仁各等量　生甘草减半

【用法】清水煎，热服。

◆**清热补血汤**《口齿类要》

【主治】口舌生疮，体倦少食，日晡益甚，或目涩热痛。

【功效】凉血，清热，养阴。

【药物及用量】当归（酒洗）　川芎　芍药　熟地黄（酒洗）各一钱　玄参七分　知母　五味子　黄柏　麦门冬（去心）　柴胡　牡丹皮各五分

【用法】清水煎服，如不应宜补中益气汤加五味治之。

◆**清热补气汤**《口齿类要》

【主治】中气虚热，口舌如无皮状，或发热作渴。

【功效】补中气，清虚热。

【药物及用量】人参　白术　茯苓　芍药（炒）　当归（酒洗）各一钱　升麻　五味子　麦门冬　玄参　甘草（炙）各五分

【用法】清水煎服，如不应加炮姜，更不应加附子。

◆**清热解毒汤**《张氏医通》

【主治】温疫大热及杨梅疮。

【功效】清热，凉血，解毒。

【药物及用量】黄连（酒洗）　黄芩（酒洗）　白芍（酒洗）　生地黄　人参各三钱　石膏（如鸡子大，碎）一块　羌活　知母各二钱　甘草一钱五分　升麻　葛根各一钱　生姜（切）二两

【用法】清水一斗，煮取五升，每服一升，日三夜二次。

◆**清热解郁汤**甲《沈氏尊生书》

【主治】胃心痛，胃中郁热。

【功效】清热解郁，行气止痛。

【药物及用量】栀子一钱五分　枳壳　川芎　香附各一钱　黄连（炒）一钱　苍术七分　陈皮　姜炭各五分　甘草（炙）三分

【用法】加生姜三片，清水煎服，戒饮食半日，一服即止。

◆**清热解郁汤**乙《沈氏尊生书》

【主治】真阴热郁。

【功效】清热。

【药物及用量】桑叶　牡丹皮　栀子　连翘　象贝母各等量

【用法】清水煎，加青蒿汁冲服。

◆**清热渗湿汤**《赤水玄珠》

【主治】夏月湿热，痿困烦渴，泄泻溺赤。

【功效】化湿健胃。

【药物及用量】黄柏（盐酒炒黑，一作

三钱）二钱　苍术（去皮，同芝麻炒）　生白术各一钱五分（一作各一钱）　茯苓　泽泻　黄连（酒炒）各一钱　甘草五分（一作炙五分，生三分）

【用法】加竹叶十片，清水二盅，煎至八分热服，以小便利为效。

◆**清热导痰汤**《沈氏尊生书》

【主治】热痰。

【功效】祛湿，清热，化痰。

【药物及用量】瓜蒌仁　黄连　黄芩　半夏　天南星　陈皮　赤茯苓　桔梗　白术　人参各七分　枳实　甘草各五分

【用法】加生姜三片，大枣二枚，清水煎，入竹沥姜汁冲服。

◆**清热泻湿汤**《医学正传》

【主治】湿热。

【功效】清热，利湿解毒。

【药物及用量】黄柏（盐酒炒）　苍术各一钱　紫苏叶　赤芍　木瓜　泽泻　木通　防已　槟榔　枳壳　香附　羌活　甘草各七分

【用法】清水煎服，痛加木香，肿加大腹皮，热加黄连、大黄。

◆**清热镇惊汤**《痘疹活幼至宝》

【主治】急惊。

【功效】清湿热，清心止惊。

【药物及用量】连翘（去心，研）　柴胡　地骨皮　龙胆草　钩藤　黄连　栀子仁（炒黑）　黄芩（酒炒）　麦门冬（去心）　木通　赤茯苓（去皮）　车前子　枳实（炒）各四分　甘草　薄荷各二分　滑石末八分　灯心一团　淡竹叶三片

【用法】清水煎，分数次服，服后痰热未除者，用加减凉膈散或疏风散泄一二次即愈。

◆**清瘟败毒饮**《疫疹一得》

【主治】表里俱热，狂躁烦心，口干咽痛，干呕错语，吐血衄血，不眠发斑等证。

【功效】清表里，解热毒。

【药物及用量】生石膏（大剂六两至八两，中剂二两至四两，小剂八钱至一两二钱）　小生地（大剂六钱至一两，中剂三钱至五钱，小剂二钱至四钱）　乌犀角（大剂六钱至八钱，中剂三钱至四钱，小剂二钱至三钱）　川连（大剂四钱至六钱，中剂二钱至四钱，小剂一钱至一钱五分）　栀子　桔梗　黄芩　知母　赤芍　玄参　连翘　甘草　牡丹皮　鲜竹叶

【用法】先以清水煮石膏数十沸，后下诸药，犀角磨汁和服。若疫证初起，恶寒发热，头痛如劈，烦躁谵妄，身热肢冷，舌刺唇焦，上呕下泻，六脉沉细而数，即用大剂；沉而数者即用中剂，浮大而数者用小剂。如斑一出，加大青叶，少佐升麻四五分引毒外透。

◆**清震汤**（李东垣方）

【主治】湿热头目不清。

【功效】疏风热，祛湿邪。

【药物及用量】羌活　黄柏（酒制）各一钱　升麻　柴胡　苍术　黄芩各五分　防风　猪苓　麻黄根各三分　藁本　甘草（炙）　当归身各二分　红花一分　泽泻四分

【用法】清水二盏，煎至一盏，临卧时服。

◆**清震汤**《素问病机气宜保命集》

【主治】头面疙瘩，憎寒，拘急发热，状如伤寒。

【功效】升散清热。

【药物及用量】升麻　苍术（米泔浸一宿，去皮）各四钱　荷叶一个（全者，一作薄荷一大片）

【用法】清水二盅，煎至八分，食后服。

◆**清震汤**《审视瑶函》

【主治】虚头风。

【功效】散风热。

【药物及用量】升麻　赤芍　甘草　荆芥穗　葛根　苏薄荷　黄芩　青荷叶　苍术（米泔水浸一宿，炒）各等量

【用法】清水二杯，煎至八分，去滓热服。

◆**清震汤**《外科正宗》

【主治】溃疡。脾肾虚弱，或误伤生

冷，或气恼劳役，或入房梦遗，致寒邪乘入中脘，而生呃逆者。

【功效】温脾胃，理中气。

【药物及用量】人参　益智子　香附　半夏（制）　陈皮　白茯苓（一方无茯苓）　附子（制）　甘草（炙）各一钱　泽泻三分　柿蒂二十四个

【用法】加生姜、大枣、灯心二十根，清水煎服。手足不冷，去附子；口干、便燥、火呃者去附子，加川连五分。

◆**清营汤**《温病条辨》

【主治】热在营分。

【功效】清营分，解血热，滋阴解毒。

【药物及用量】犀角　玄参　麦门冬　银花各三钱　生地黄五钱　丹参　连翘（连心）各二钱　黄连一钱五分　竹叶心一钱

【用法】清水八杯，煮取三杯，分温三服。

◆**清燥救肺汤**《医宗金鉴》

【主治】诸气膹郁，诸痿喘呕。

【功效】养肺润燥。

【药物及用量】桑叶三钱（经霜者）　石膏二钱五分（炒）　甘草　胡麻仁（炒研）各一钱　阿胶八分　麦门冬一钱二分　杏仁（去皮尖，炒黄）　人参各七分　枇杷叶（去毛，蜜炙）一片

【用法】清水一碗，煎至六分，频分二三次滚热服。痰多加贝母、瓜蒌；血枯加生地黄；热甚加犀角、羚羊角，或加牛黄。

◆**清燥救肺汤**《沈氏尊生书》

【主治】肺燥伤气。

【功效】清肺热。

【药物及用量】桔梗　黄芩　麦门冬　天花粉　桑白皮　生地黄各等量

【用法】清水煎服。

◆**清燥汤**（李东垣方）

【主治】痿厥，腰以下弱不能动，行走不正，两足欹侧，小儿自汗，或热伤元气，二便闭涩。

【功效】养血益气，燥湿清热。

【药物及用量】黄芪（炒，一作五分）一钱五分　黄连（炒去须，一作二钱，一作一分）　苍术（一作三分，一作五分，一作一钱五分）各一钱　陈皮　泽泻各五分（一作各三分，一作各七分）　五味子九粒（一作五粒）　人参　茯苓　升麻各三分（一作各五分）　当归身一钱二分（一作三分，一作二分）　柴胡（一作一分）　麦门冬（一作三分）　生地黄（一作三分）　猪苓（一作三分）　神曲（炒，一作三分）　黄柏（酒拌炒，一作三分，一作一分）　甘草（炙，一作三分）各二分（一方无柴胡、生地、猪苓，一方无当归，有黄芩）

【用法】㕮咀如麻豆子，每服五钱，清水二盏，煎至一盏去滓，空腹时温服，小儿加生姜一片。

◆**清燥汤**《温病条辨》

【主治】阳明温病下后无汗，脉不浮而数。

【功效】清肺胃，润燥热。

【药物及用量】麦门冬　细生地各五钱　知母二钱　人中黄一钱五分　玄参三钱

【用法】清水八杯，煮取三杯，分温三服，咳嗽胶痰加桑叶一钱五分，梨汁半酒杯，沙参、牡蛎、牛蒡子各三钱。

◆**清燥养荣汤**《医学集成》

【主治】温疫下后津枯咽干。

【功效】养荣生津，清热止渴。

【药物及用量】知母　天花粉　当归　白芍　生地黄　陈皮　灯心　甘草各等量

【用法】清水煎服。

◆**清聪化痰丸**《万病回春》

【主治】耳聋。

【功效】疏肝化痰清热。

【药物及用量】橘红（去白，盐水洗）　蔓荆子　赤茯苓各一两　黄芩（酒制）八钱　黄连　白芍（酒浸煨）　生地黄（酒制）　半夏曲（姜制）　柴胡各七钱　人参六钱　青皮（醋炒）五钱　生甘草四钱

【炮制】共研细末，葱汤浸蒸饼为丸，如梧桐子大。

【用法】每服一百丸，茶清送下。

◆**清胆汤**《沈氏尊生书》

【主治】耳聋。

【功效】清热毒。

【药物及用量】青蒿叶　青菊叶　薄荷梗　连翘　苦丁茶各等量

【用法】清水煎，鲜荷叶汁冲服。

◆**清镇汤**《沈氏尊生书》

【主治】劳心怔忡。

【功效】养心益血，化痰，安神。

【药物及用量】茯神　酸枣仁　远志　菖蒲　石莲　当归　生地黄　贝母　麦门冬　柏子仁各等量

【用法】清水煎服，病深者可酌加犀角、朱砂、西琥珀、龙齿、牛黄、麝香之属。

◆**清脏汤**《万病回春》

【主治】肠风便血。

【功效】养血解毒。

【药物及用量】生地黄二钱　当归（酒洗）　地榆（炒黑）各八分　黄芩　黄柏　栀子各七分　白芍　黄连　阿胶　侧柏叶各六分　槐角（炒）　川芎各五分

【用法】清水煎服。

◆**清脏补漏丸**

【主治】痔漏。

【功效】解毒清脏。

【药物及用量】穿山甲（炮）一两　槐花（炒）　明矾各二两

【炮制】共磨细末，黄蜡二两熔化为丸，如梧桐子大。

【用法】每服二钱，每早空腹时熟汤送下，一料除根。

◆**清郁散**《沈氏尊生书》

【主治】厥心痛。

【功效】清湿调气，化痰消积。

【药物及用量】半夏　陈皮　苍术　茯苓　香附（童便制）　神曲　黄连（姜制）　栀子（姜制）各一钱　川芎六分　姜炭五分　甘草（炙）三分

【用法】加生姜三片，清水煎服。

◆**清瘟败毒饮**《疫疹一得》

【主治】温疫热毒，气血两燔证。

【功效】清热解毒，凉血泻火。

【药物及用量】生石膏六两至八两（中剂量二两至四两，小剂量八钱至一两二钱）　小生地六钱至一两（中剂量三两至五两，小剂量二两至四两）　真川连（大剂量四钱至六钱，中剂量二钱至四钱，小剂量一钱至一钱五分）　水牛角（大剂量六两至八两，中剂量三两至五两，小剂量二两至四两）　栀子　桔梗　黄芩　知母　赤芍　玄参　连翘　甘草　丹皮　鲜竹叶

【用法】先煎石膏，后下诸药。

◆**清宁散**《直指小儿方》

【主治】小儿心肺蕴热发惊，甚则搐掣咳嗽。

【功效】泻肺利水。

【药物及用量】桑白皮（炒）　葶苈（炒）　赤茯苓　车前子　栀子仁等量　甘草（炙）减半

【用法】上六味，为末，每服半钱，姜枣煎服。

◆**理中丸**《伤寒论》

【主治】中焦脾胃虚寒不能运化，呕吐泄泻，不饮不食，胸痹胸痞，腹痛痰多，伤寒直中太阴。自利不渴，中寒霍乱吐泻，四肢逆冷，自汗脉虚，便血血痢，妇人妊娠虚寒等证。

【功效】温脾胃，理中气。

【药物及用量】人参　白术（炒焦）　甘草（炙）各三两　干姜（炮）二两

【炮制】捣筛为末，炼蜜和丸，如鸡子黄大。

【用法】沸汤数合和一丸，研碎温服。日三四次，夜一次（一作研细末，曲糊和丸，如绿豆大，每服十丸至二十丸，不拘时米饮送下），如腹中未热可增至三四丸。

◆**理中化痰丸**《明医杂著》

【主治】脾胃虚寒，痰涎内停，呕吐少食，或大便不实，饮食难化，咳唾痰涎。

【功效】健脾胃，化痰湿。

【药物及用量】人参　白术（炒）　干姜　甘草（炙）　茯苓　半夏（姜制）各等量

【炮制】共研细末，水泛为丸，如梧桐

子大。

【用法】每服四五十丸，熟汤送下。

◆**理中降痰汤**《沈氏尊生书》

【主治】痰盛者汗自流。

【功效】健脾胃，化痰湿。

【药物及用量】人参　白术　茯苓　甘草　半夏　干姜　苏子各等量

【用法】清水煎服。

◆**理中汤**《伤寒论》

【主治】同理中丸，兼治伤胃吐血。

【功效】温脾胃，理中气。

【药物及用量】人参　甘草（炙，一作一两）　白术（炒焦）各三两　干姜二两（泡，一作三两）

【用法】切，清水八升，煮取三升去滓，温服一升，每日三次，服后如食顷饮热粥一升许，微自温，勿揭衣被。

◆**理中汤**《太平圣惠方》

【主治】霍乱吐泻，心烦筑悸。

【功效】辟秽止泻，除烦止悸。

【药物及用量】人参（去芦头）一两　甘草（炙微赤，锉）半两　白术三分　干姜（炮裂，锉）半两　赤茯苓半两　麦门冬（去心）半两

【用法】上六味，捣筛为散，每服三钱，以水一中盏，煎至六分，去滓，温服，不拘时。

◆**理中汤**《仁斋直指方》

【主治】肠胃虚弱，渗漉有声，泄泻频并。

【功效】温中，健脾。

【药物及用量】人参　白术　干姜（炒）　甘草（炒）各一两　加茯苓　川厚朴（制）各三两

【用法】上六味，锉细，每服三钱，空心煎服。

◆**理中汤**《经验良方》

【主治】中焦不和，脾胃中寒，胸膈噎塞，呕吐冷痰，噫醋吞酸，饮食减少，短气虚羸，胸胁满闷，心腹绞痛，怠惰嗜卧。

【功效】温补肝肾，理气化痰止逆。

【药物及用量】人参　干姜（炮）　白术（炮）　粉草各一两

【用法】上四味为粗末，每服三钱，水一盏半，煎一盏，空心服。

◆**理中散**《千金方》

【主治】年老羸劣，冷气恶心，饮食不化，心腹虚满，拘急短气，霍乱呕逆，四肢厥冷，心烦气闷流汗。

【功效】温中补虚，除湿活络。

【药物及用量】麦门冬　干姜各六两　人参　白术　甘草各五两　附子　茯苓各三两

【用法】上七味，治下筛，以白汤三合，服方寸匕。常服将蜜丸，如梧桐子大，酒服二十丸。

◆**理肺膏**《世医得效方》

【主治】肺痈，咳喘不利，胸膈迫塞。

【功效】清痰浊，解热毒，泻肺止咳。

【药物及用量】诃子（去核）　百药煎　五味子（微炒）　知母　条参（去芦）　款冬花蕊　杏仁　贝母　甜葶苈子　紫菀　百合　甘草节各五钱

【炮制】研为末，用白茅根（洗净）三斤，研取自然汁，入瓷石器中熬成膏。更添入好蜜二两，再熬匀候稠，和前药为丸，如梧桐子大。

【用法】每服三钱，熟汤送下。

◆**理苓汤**《张氏医通》

【主治】胃虚食滞，喘胀浮肿，小便不利。

【功效】健脾理中，化湿行水，消肿。

【药物及用量】理中汤合五苓散。

【用法】水煎服。

◆**理气降痰汤**《证治准绳》

【主治】痰症冷汗自出。

【功效】理气，化湿，消痰。

【药物及用量】桔梗　枳壳（麸炒）　橘红　半夏曲（炒）　茯苓　香附（童便浸）　贝母各一钱二分　桂枝　甘草各五分

【用法】清水二盅，煎至八分，食远服。

◆**理气散瘀汤**《傅青主女科》

【主治】妊娠妇闪跌小产。

【功效】理气散瘀，活血止痛。

【药物及用量】人参　生黄芪各一两　当归五钱（酒洗）　茯苓三钱　红花一钱　牡丹皮三钱　姜炭五钱

【用法】清水煎服，一剂血止，二剂晕除，三剂痊愈。

◆**理气丸**《千金要方》

【主治】气不足。

【功效】温中益气，行气。

【药物及用量】杏仁　桂心各一两　干姜　益智子各二两

【用法】上四味，为末，蜜丸如梧桐子，未食服三丸，以知为度。

◆**理气丸**《御药院方》

【主治】胸中噎塞，气涩不通，酒食所伤。

【功效】化痰消积，降气宽胸。

【药物及用量】枳壳（麸炒，去瓤）　蓬莪术各半两　半夏（洗七次）　姜黄　甘松（去土）各二钱　陈皮（去白）　大麦蘖（炒）各七钱半

【用法】上六味，为细末，水面糊和丸，如梧桐子大，每服五十丸，煎陈皮汤下，食后。

◆**理阴煎**《景岳全书》

【主治】妊娠脏寒呕吐，胎气不安，产后脾气虚寒呕吐，食少腹痛及产后阳虚中寒，或外感寒邪，以致心腹痛，呕吐厥热。

【功效】养阴补血，温中止呕。

【药物及用量】熟地黄三五七钱或一二两　甘草（炙）一二钱　当归二三钱或五七钱　干姜（炒黄）一二三钱

【用法】清水煎，热服，或加桂。

◆**理伤膏**《证治准绳》

【主治】打仆损伤，折骨出臼，刀斧跌磕损伤。

【功效】理伤和血，活血化瘀。

【药物及用量】密陀僧　黄丹　自然铜　黄蜡　猪油各四两　乳香　没药各一两　松香　麻油各一斤

【炮制】以折伤木皮一两切碎，入油煎数沸，滤去滓，入密陀僧、黄丹、慢火熬成膏。次入松蜡溶化，再熬滴水中成珠为度，然后入乳香、没药、自然铜末和匀。

【用法】每用少许，摊贴患处。

◆**理经四物汤**《竹林女科》

【主治】经如屋漏水。

【功效】养血行滞，调经止痛。

【药物及用量】当归二钱　川芎八分　生地黄三钱　柴胡七分　香附（醋炒）　延胡索（醋炒）　白芍（酒炒）　白术（炒焦）各一钱五分　黄芩（酒炒）一钱　三棱八分

【用法】清水煎服。

◆**理鬓汤**《辨证录》

【主治】鬓疽已溃未溃。

【功效】活血解毒。

【药物及用量】川芎　当归各一两　金银花三两　夏枯草三钱　白芷二钱

【用法】清水煎服，二剂即消，已溃者四剂痊愈。

◆**理中安蛔汤**《万病回春》

【主治】蛔虫腹痛。

【功效】温中安蛔。

【药物及用量】人参六分　白术一钱　茯苓一钱　川椒一钱　乌梅二钱　干姜（炒黑）五分

【用法】水煎服。

◆**琉璃饼**

【主治】痔漏。

【功效】清凉解毒。

【药物及用量】琉璃灯（炙）　陈芥菜（切碎）各五钱　螳螂壳（水洗，阴阳互焙）三钱　陈猬皮（煅灰）六钱　田螺（冰片化水）二个　真珠三粒（如无，用药珠代）

【炮制】除田螺外，余均研细，即取田螺水和药乘湿捏成饼。

【用法】先用陈芥菜入砂锅内煎汤，以此汤倾入小口瓶内，对患处热熏温洗（如无陈芥菜，即用番白草或苦参煎汤熏洗亦可）。洗后拭净，将药饼放患顶上膏封，一日一换，痔管内仍用所存药末，鹅毛管吹入。

◆**痔漏丸**甲《疡医大全》

【主治】痔漏。

【功效】通管，生肌。

【药物及用量】石莲蓬　冬青子各三两　川黄连　川芎　怀牛膝（酒炒）　赤芍　当归（酒洗）　黄芩　黄柏　熟大黄各一两　槐角子　象牙末各二两　蛇蜕（去头尾）　全蝎各五钱　金墨一锭（约重三钱）

【炮制】共研细末，炼蜜为丸，如梧桐子大。

【用法】每服三钱，早晨熟汤送下，至七日后服二钱五分，又七日后服二钱，忌火酒。又七日后服一钱五分，每日早晚用柳须花椒煎汤熏洗，一料服完，永不再发。忌羊肉、驴肉、公鸡、鲤鱼、辛辣。

◆**痔漏丸**乙《疡医大全》

【主治】痔漏。

【功效】养阴，益血，通便。

【药物及用量】大熟地四两　白茯苓　山药　山萸肉　牡丹皮　白芍各二两　象牙一钱五分　鳖甲　肉苁蓉　何首乌各三两

【炮制】共研细末，炼蜜为丸，如梧桐子大。

【用法】每服三钱，熟汤送下。

◆**痔漏丸**丙《疡医大全》

【主治】痔漏。

【功效】清凉解毒。

【药物及用量】金银花一斤　甘草节　连翘（去心）各三两

【炮制】共研细末，用夏枯草八两熬膏，加炼蜜少许，和杵为丸，如弹子大，约重三钱。

【用法】每服一丸，熟汤或温酒化下。早晚各一服，戒房事及饮酒，一料痊愈。

◆**痔漏丸**丁《疡医大全》

【主治】痔漏。

【功效】养血，祛风，杀虫，解毒。

【药物及用量】黄连　苦参　乳香（去油）　没药（去油）　雄黄各一两　连翘　僵蚕　蝉蜕　防风　全蝎　槐角（入牛胆汁煮）　生地黄　牛膝　陈皮　穿山甲　当归　枳壳　地龙（去泥晒干）各二两　蜈蚣（焙，去头足）二十条　象牙末五钱　人参二钱五分　蜂房（入玄明粉于眼内，草纸湿透包好，用微火煨之）一个

【炮制】共研细末，炼蜜为丸，如梧桐子大。

【用法】每服三钱，空腹时熟汤送下。忌饮酒、发物及房事。

◆**痔漏混元丹**《疡医大全》

【主治】痔漏。

【功效】杀虫解毒。

【药物及用量】青礞石（黑色，打碎有金星者佳）八两　黑铅（同硫黄四两，炒成青金色）三两　陈明瓦三两二钱　明雄黄　水银　雌黄各二两　牙硝（同青礞石煅金色）六两　白砒八钱　皂矾四两

【炮制】各研细末，用升量有若干，可作混元球，再照混元球之大小，先以灰如药数成球，庶不致药多球小，球成将药装入紫土混之球内，以泥盖盖之，封固，入灰缸内用金粟火煨一日，至夜翻转，追四面俱煨到，取起去盖看时，如药茶褐色黄色俱佳，如白色黑白色可再封口煨之，火养一日取出，每药一两加风头、贯众（去心净二两，以湿纸包，盐泥固济，晒干，入炭煅红，取出闷息存性，研细末）一两，黑枣肉一两二钱，同入石臼内杵为丸，如黄豆大。

【用法】每服三四丸或五丸，空腹时温酒送下，服后倘喉痛破损，止药一二日，待喉中不痛，照前再服，以愈为度。

◆**朱砂丸**《颅囟经》

【主治】小儿疳痢。

【功效】燥湿杀虫。

【药物及用量】朱砂　半石莲　大阿魏（如朱砂大）　蝙蝠血三两　蟾酥少许

【用法】研细和匀，每用少许口脂调，先用桃柳枝煎汤浴儿后，视儿大小，以绿豆大填儿脐中，用纸盖贴，青衣盖儿，其虫自出，黄色者轻，青黑色者重。

◆**朱砂丸**《丹溪心法》

【主治】劳役心跳。

【功效】养血安神清热。

【药物及用量】朱砂　当归身　白芍　侧柏叶各三钱　川芎　陈皮　甘草　黄连

（炒）各一钱五分

【炮制】用猪心血为丸，如粟米大。

【用法】每服一百丸，龙眼汤送下。

◆**朱砂丸**《卫生宝鉴》

【主治】破伤风。

【功效】解毒行滞。

【药物及用量】朱砂　生半夏（洗）　川乌各一两　雄黄五钱　凤凰台三钱　麝香一字

【炮制】共研末，枣肉为丸，如梧桐子大。

【用法】每服一丸或二丸，冷水送下，以吐为度。如不吐加一丸，或吐不住，煎葱白汤止之，汗出为效。

◆**朱砂丸**甲《证治准绳》

【主治】虚祛，神魂不安。

【功效】镇虚怯，坠痰涎。

【药物及用量】朱砂五钱　铁粉　海金沙　天竺黄各一两　金箔　银箔各二十片　脑子五分　生麝香一钱　人参　轻粉　犀角各二钱

【炮制】共研末，水泛为丸，共作六百丸，朱砂为衣。

【用法】每服一丸至五丸，痰盛潮热，薄荷、砂糖、生葛自然汁，井水送下，狂言谵语，涎壅膈上，地龙三两，薄荷及砂糖水研送下，心神不宁，金银箔、薄荷煎汤化下。

◆**朱砂丸**乙《证治准绳》

【主治】小儿口眼㖞斜，筋脉牵引。

【功效】祛风通络。

【药物及用量】净朱砂五钱　全蝎（炒）　天麻　白附子（炮）　僵蚕（炒去丝嘴）　干姜（炮）　牛黄各五分　麝香一分

【炮制】共研末，粳米糊为丸，如黍米大。

【用法】每服三十丸，不拘时薄荷汤化下。

◆**朱砂丸**丙《证治准绳》

【主治】三岁以下小儿胃口闭，不吃乳。

【功效】通气消积，清热解毒。

【药物及用量】朱砂　牛黄　麝香　丁香　甘草（炙微赤）　人参各一分　犀角　黄芪　石膏（研细，水飞）　五灵脂各五钱

【炮制】捣罗研匀，炼蜜为丸，如绿豆大。

【用法】每服三丸，熟汤送下，一日四五次。

◆**朱砂丸**丁《证治准绳》

【主治】小儿一切疳，黄瘦腹痛，或冷热痢有虫。

【功效】消积杀虫。

【药物及用量】净朱砂（细研，一作三分）　石菖蒲　漏芦　雄黄（细研，一作三分）各一分　干蟾（醋炙令黄）一枚　麝香（细研，一作一分）一两

【炮制】捣罗为末和匀，粟米饭为丸，如麻子大。

【用法】每服二丸，粥饮化下，空腹、午后各一服，量儿大小，以意加减。

◆**朱砂丹**《证治准绳》

【主治】小儿热盛积于小肠，甚则尿血。

【功效】解热毒。

【药物及用量】朱砂（细研，水飞）　续随子各五钱　腻粉一钱

【炮制】共研令匀，炼蜜为丸，如黍米大。

【用法】每服七丸，乳食后熟汤送下，量儿大小加减。

◆**朱砂安神丸**（李东垣方）

【主治】心经血虚，心乱烦热，头晕气浮，惊悸怔忡，心神颠倒，兀兀欲吐，寤寐不安，胸中气乱而热，有似懊憹之状。

【功效】养血，清热，安神。

【药物及用量】朱砂一钱（研，水飞，一半为衣）　黄连一钱五分（酒炒，一作酒洗，一作酒蒸）　甘草五分（炙）　生地黄　当归头各一钱

【炮制】共研极细末，酒泡蒸饼或饭糊炼蜜为丸，如米黏大，朱砂为衣。

【用法】每服十丸或十五丸至三十丸，卧时津液下，独参汤或补中益气汤送下亦

可。如一二服不应，当以归脾汤补之。

◆**朱砂指甲散**《医学入门》

【主治】破伤风，手足颤掉不止者。

【功效】祛风，和络，化痰。

【药物及用量】朱砂二钱　人手足指甲（烧存性）六钱　天南星（姜制）　独活各二钱

【用法】研为细末，每服四钱，热黄酒调下。

◆**朱砂凉膈丸**

【主治】上焦虚热，肺脘咽膈有气，如烟上冲。

【功效】理上焦，清虚热。

【药物及用量】朱砂三钱（另研）　黄连　山栀子各一两　人参　茯苓各五钱　脑子五分（另研）

【炮制】共研细末，炼蜜为丸，如绿豆大，朱砂为衣。

【用法】每服五七丸，食后熟汤送下，一日三次。

◆**朱砂散**《妇人大全良方》

【主治】妇人风虚，与鬼交通，悲笑无恒，言语错乱，心神恍惚，睡眠不安。

【功效】祛风行滞，健神宁心。

【药物及用量】朱砂（细研，水飞过）铁粉各一两　雄黄　龙骨各五钱　蛇蜕一尺（烧）　虎睛一对（炙）　牛黄　麝香各二钱

【用法】研为极细末，每服一钱，不拘时桃符汤调下。

◆**朱砂散**甲《证治准绳》

【主治】心神烦躁，小便赤涩不通。

【功效】清热，利水。

【药物及用量】净朱砂（另研细）一两　滑石　犀角屑各五钱　黄芩　甘草（炙微赤锉）　车前子各七钱五分

【用法】捣罗为散，入朱砂同拌匀，每服五分，食前竹叶煎汤调下。

◆**朱砂散**乙《证治准绳》

【主治】齿垢，口臭等证。

【功效】祛风消热，祛污涤垢。

【药物及用量】朱砂（细研）　茅香　藿香　丁香皮　香附　甘松　白芷　升麻　黄丹各一两　石膏四两　寒水石八两　猪牙皂角二两　白檀香　零陵香各五钱

【用法】研为细末令匀，每用揩齿，能令洁白。

◆**朱砂煎**《证治准绳》

【主治】眼白睛肿起，赤涩疼痛。

【功效】清凉解热毒。

【药物及用量】朱砂（细研）　杏仁（汤浸，去皮尖）　青盐各二钱五分　马牙硝（细研）　黄连（研末）各五钱

【炮制】研匀绵裹，雪水三合浸一宿，滤入瓷盒中。

【用法】每用少许，以铜箸点之。

◆**朱砂滚涎散**《儒门事亲》

【主治】小儿五痫。

【功效】坠痰降热。

【药物及用量】朱砂　生白矾　赤石脂　硝石各等量

【炮制】研为细末，研蒜膏和丸，如绿豆大。

【用法】每服三十丸，食后，荆芥汤送下。

◆**朱砂膏**《吉氏家传方》

【主治】小儿惊啼夜啼。

【功效】通神明，镇虚怯。

【药物及用量】朱砂　人参　白茯苓　甘草　片脑　麝香各少许

【炮制】共研细末，炼蜜为丸，如皂角子大。

【用法】每服一丸，金银、薄荷煎汤送下。

◆**朱砂膏**《茅先生方》

【主治】小儿惊积惊热。

【功效】清热，消积，安神。

【药物及用量】朱砂五钱　硼砂　马牙硝各三钱　真珠末（另研）一钱　玄明粉（另研）二钱　龙脑　麝香各一字

【炮制】研为细末，拌和，用瓷盒贮之，不久其药自成膏。

【用法】（1）诸惊用药一黄豆大，金银、薄荷煎汤送下。（2）遍身潮热者，甘

草汤送下。（3）狂躁恶啼者，蚯蚓自然汁化下。（4）一腊及月内小儿不能服药者，用乳调匀涂在乳上，令儿吮之。

◆朱砂膏《证治准绳》

【主治】五心烦热，喉痰壅盛，惊风搐搦，渴饮无时，睡中烦躁，口疮糜烂。

【功效】降热下积。

【药物及用量】朱砂（水飞）五钱　马牙硝　硼砂　玄明粉各二钱五分　麝香一字　金箔　银箔各十五片

【炮制】入乳钵细研后，用白附子、枳壳（麸炒微黄）各三钱，川芎、甘草各四钱，人参（去芦）、黄芩，薄荷叶各二钱，锉焙为末，仍入钵中，同前药和匀，炼蜜为丸，如梧桐子大。

【用法】每服一丸至二丸，不拘时麦门冬汤化下。

◆朱砂膏《沈氏尊生书》

【主治】小儿夜啼客忤。

【功效】安神镇惊。

【药物及用量】朱砂　乳香各五钱　酸枣仁　人参　赤茯苓各一两　西琥珀二钱五分

【用法】研为末，每服一钱，灯心，大枣煎汤调下，或炼蜜为丸，薄荷煎汤送下。

◆朱犀散《沈氏尊生书》

【主治】鬼击。

【功效】行滞解毒。

【药物及用量】朱砂二钱五分　犀角五钱　麝香二钱五分

【用法】研为细末，每服二钱，新汲水调灌。

◆朱银丸《证治准绳》

【主治】小儿胎风壮热痰盛，眼翻口噤。

【功效】清热，攻积，坠痰，杀虫。

【药物及用量】朱砂　水银（蒸枣研如泥）各一钱　白附子一钱五分　全蝎　天南星各一钱　天浆子　芦荟　牛黄各五钱　铅霜五分（和水银煅研）　脑子一字　麝香少许　白僵蚕（炒）七个

【炮制】共研细末，炼蜜为丸，如梧桐子大。

【用法】薄荷汤化下，取下蕴积之毒，亦治惊积，但量与之。

◆朱墨丸《证治准绳》

【主治】疔疮瘴毒。

【功效】解毒。

【药物及用量】朱砂　京墨各等量

【炮制】共研末，蟾酥汁为丸，如梧桐子大。

【用法】每服二丸，葱白煎汤送下，一日一二次。

◆硇砂散《类证普济本事方》

【主治】膀胱疝气，外肾肿胀，痛不可忍。

【功效】通气，泻癥结。

【药物及用量】硇砂（研）一分　木香　沉香　巴豆肉各一两　青皮二两　铜青（研）五钱

【炮制】先以木香、沉香、青皮、同巴豆慢火炒令紫色，去巴豆，研为细末，入硇砂、铜青同研匀，蒸饼和丸，如梧桐子大。

【用法】每服七丸至十丸，空腹食前盐汤送下，一日二三次。

◆硇砂散《妇人大全良方》

【主治】妇人食癥，瘦弱食少。

【功效】消瘀下积。

【药物及用量】硇砂　青礞石　三棱（炒）　穿山甲（炙）　干漆（炒令烟尽）　硫黄各五钱　巴豆（去皮心炒，不去油）三十粒

【炮制】共研细末，软饭为丸，如小豆大。

【用法】每服五丸，生姜橘皮煎汤送下。

◆硇砂散甲《太平圣惠方》

【主治】产后恶血不散，结成瘕块，脐腹疼痛。

【功效】活血祛瘀，消癥散结。

【药物及用量】硇砂（细研）一两　芫花（醋拌炒干）半两　虻虫（去翅足，微炒）半两　水蛭（微炒）半两　琥珀三分　干漆（捣碎，炒令烟出）半两　没药三分

桂心半两　麝香（研入）一分

【用法】上九味，捣细罗为散，入研，药令匀，每服食前服，以温酒调下一钱。

◆**硇砂散**乙《太平圣惠方》

【主治】妇人月水不通，久成癥块，时攻心腹疼痛。

【功效】破瘀散结，通经止痛。

【药物及用量】硇砂（细研）一两　没药一两　麒麟竭一两　虻虫（炒微黄，去翅足）半两　水蛭（炒微黄）半两　鲤鱼鳞灰二两　干漆（捣碎，炒令黄烟出）一两　灶突墨一两　延胡索一两　麝香（细研）一分

【用法】上一十味，捣细罗为散，入麝香等，研令匀，每于食前服，以温酒调下一钱。

◆**硇砂丸**甲《太平圣惠方》

【主治】妇人血气攻心腹疼痛。

【功效】活血行气，祛瘀止痛。

【药物及用量】硇砂一两　水银一两　琥珀一两　朱砂一分　麝香一分　硫黄一分

【用法】上六味，以硫黄、水银结成砂子，都研令极细，用酒煎狗胆一枚为膏，和丸如梧桐子大，每服以温酒下五丸。

◆**硇砂丸**乙《太平圣惠方》

【主治】妇人虚冷，血气积聚疼痛。

【功效】散寒消积止痛。

【药物及用量】硇砂（细研）三分　百草霜半两　川乌头（炮裂，去皮、脐）半两　砒黄一分　凌霄花半两　香墨一分　巴豆（去皮心，研，纸裹压去油）一分

【用法】上七味，捣罗为末，入巴豆霜同研令匀，同软饭和丸，如绿豆大，每于食前服，以温酒下三丸。

◆**硇砂丸**丙《太平圣惠方》

【主治】妇人疝瘕及积瘀血在脏，时攻腹胁疼痛。

【功效】散结活血破瘀。

【药物及用量】硇砂（细研）一两　当归（锉，微炒）半两　雄黄（细研）半两　桂心半两　川芒硝一两　京三棱（微炮，锉）一两　川大黄（锉，微炮）二两

【用法】上七味，捣罗为末，用米醋一大碗，熬大黄末为膏，次入余药末和丸，如梧桐子大，每于空心服，以暖酒下三十丸，以利下恶物为度。

◆**硇砂丸**丁《太平圣惠方》

【主治】妇人积年血癥块不消。

【功效】散结破瘀。

【药物及用量】硇砂一分　干漆（捣碎，炒令烟出）一分　水银（以少肥枣肉，研令星尽）一分　雄黄一分　雄雀粪（炒黄）一分　巴豆（去皮心，研，纸裹压去油）十枚

【用法】上六味，都细研令匀，用枣肉和丸，如绿豆大，每服以当归酒下三丸，空心一服，临卧一服，取下恶物为效。

◆**硇砂丸**戊《太平圣惠方》

【主治】妇人食癥久不消，瘦弱食少。

【功效】散结破瘀。

【药物及用量】硇砂（细研）半两　青礞石半两　硫黄（细研）半两　京三棱（微炮，锉）半两　干漆（捣碎，炒令烟出）半两　穿山甲（炙令黄焦）半两　巴豆（去皮，炒令黄色，不出油）三十枚

【用法】上七味，捣罗为末，用软饮和丸，如小豆大，每服空心，以生姜橘皮汤下五丸。

◆**硇砂丸**己《太平圣惠方》

【主治】妇人瘀血在脏，攻心腹时痛，四肢黄瘦，夜卧心烦。

【功效】散结化瘀。

【药物及用量】硇砂半两　硫黄（与硇砂同结为砂子，细研）半两　芫花（醋拌炒令干）半两　没药半两　水蛭（炒令黄）半两　当归（锉，微炒）半两　川大黄（锉碎，微炒）半两　牡丹皮半两　虻虫（炒令黄，去翅足）半两

【用法】上九味，捣罗为末，入砂子研令匀，炼蜜和捣二三百杵，丸如绿豆大，每服空心，以热酒下五丸。

◆**硇砂丸**庚《太平圣惠方》

【主治】产后积聚瘕块，疼痛。

【功效】祛瘀消癥，散结止痛。

【药物及用量】硇砂（莹净颗块者，以固济了瓷瓶一所，用独扫灰内瓶中，可一半，安硇砂在中心上，又以灰盖之，后盖瓶口，以武火断令通赤，待冷取出，细研如粉）五两　川大黄（锉碎，微炒）半两　干姜（炮裂，锉）一分　当归（锉，微炒）半两　芫花（醋拌炒干）半两　桂心半两　麝香（细研）一分

【用法】上七味，除硇砂外，捣罗为末，入研，药令匀，以酒煮蒸饼和丸，如绿豆大，每日空腹服，以温酒下五丸。不饮酒，荆芥汤下亦得。

◆**硇砂丸**辛《太平圣惠方》

【主治】妇人月水久不通，心腹多痛。

【功效】破瘀散结止痛。

【药物及用量】硇砂一两　斑蝥（糯米拌炒令黄，去翅足）一分　桂心半两　当归（锉，微炒）半两

【用法】上四味，捣罗为末，用软饭和丸，如绿豆大，每于食前服，以温酒下五丸。服此药后，如小便涩，宜服后方。

◆**硇砂丸**壬《太平圣惠方》

【主治】妇人久积虚冷，四肢羸瘦，饮食微少，月水来时，脐腹疼痛不可忍。

【功效】温经养血，破瘀散结。

【药物及用量】硇砂（以浆水一升熬如膏）二两　当归（锉，微炒）　琥珀　附子（炮裂，去皮、脐）　没药　桂心　木香各一两

【用法】上七味，捣罗为末，以枣肉并硇砂膏，同和捣三五百杵，丸如梧桐子大，每于食前服，以温酒下十五丸。

◆**硇砂丸**癸《太平圣惠方》

【主治】妇人白带下，脐腹冷痛，面色萎黄，日渐虚困。

【功效】温经散寒，破瘀散结。

【药物及用量】硇砂（细研）一两　白矾灰半两　干姜（炮裂，锉）半两　川乌头（生，去皮、脐）一两

【用法】上四味，捣罗为末，醋煎为膏，丸如绿豆大，每于食前服，以温酒下十丸。

◆**硇砂丸**《证治准绳》

【主治】妇人痁瘕及瘀血在脏，腹胁攻痛。

【功效】消坚下积，化瘀止痛。

【药物及用量】硇砂　川芒硝各一两　当归　雄黄　桂心各五钱　大黄（炮）三棱各二两

【炮制】研为细末，米醋一碗，熬大黄末为膏，次入余药末和丸，如梧桐子大。

【用法】每服十丸，空腹时温酒送下，渐渐加至二十丸，以利下恶物为度。

◆**硇砂丸**《验方新编》

【主治】腹内积聚痰饮，心中时时引痛。

【功效】攻积消瘀，行气止痛。

【药物及用量】硇砂　青皮　三棱　巴豆（去油）　木香　白芷　干姜　白川各一钱五分　干漆　大黄各一两　槟榔　肉果各六分

【炮制】共研末，用米醋二斤，入巴豆四五粒，再下三棱、大黄同煎，再入硇砂熬成膏，和药末为丸，如梧桐子大。

【用法】每服四五钱，淡盐汤送下。

◆**硇砂散**《医宗金鉴》

【主治】耳痔，耳蕈，耳聤等证。

【功效】消坚蚀恶，解毒。

【药物及用量】硇砂一钱　轻粉　雄黄各三分　冰片五厘

【用法】研为细末，清水调浓，用谷草细梗，以齿咬毛，蘸点患处。

◆**硇砂煎丸**甲《太平圣惠方》

【主治】妇人积年血气，瘕痞不消，四肢黄瘦，腹胁满痛，经络不通。

【功效】散结破瘀通经。

【药物及用量】硇砂（细研）一两　干漆一两　川大黄一两

【用法】上三味，并捣罗为末，以无灰酒一升，以慢火熬成膏。次入后药。

◆**硇砂煎丸**乙《太平圣惠方》

【主治】妇人冷劳气，心腹积聚，攻腹胁疼痛，四肢羸瘦，不欲饮食。

【功效】活血散结，止痛。

【药物及用量】硇砂（以醋一升，熬成膏）二两　鳖甲（涂醋，炙令黄，去裙襕）一两　桃仁（汤浸，去皮尖、双仁，麸妙微黄）一两　木香一两　当归（锉碎，微炒）一两　五灵脂（《妇人大全良方》去砂石，炒）一两

【用法】上六味，捣罗为末，用硇砂膏和捣百余杵，丸如梧桐子大，空心及晚食前服，以暖酒下二十丸。

◆**硇砂煎丸**《妇人大全良方》

【主治】产后一切积滞。

【功效】活血祛瘀，行气消积。

【药物及用量】硇砂（拣通明无石者，别研如粉）　金铃子（去皮核）　天雄（用无灰酒煮五七百沸，候软，刮去皮）　当归各净称二两　巴戟　槟榔　舶茴香（炒）　木香　附子（炮）　沉香各一两　阿魏（米醋磨成膏，入诸药）半两　肉苁蓉一两

【用法】上一十二味为细末，以无灰酒煮，白面糊丸，如梧桐子大，每服三十丸，空腹、日午温酒下。

◆**硇砂膏**《证治准绳》

【主治】痈疽，肿毒，瘰疬，疣痣。

【功效】消坚蚀恶，解毒消痈。

【药物及用量】硇砂一钱　石矿灰（炒黄色）一两　白丁香（炒黄色）三钱　黄丹八两　碱（淋水五碗）一斤

【炮制】研为极细末，水煎作一碗成膏，待冷以药末入膏子和匀，藏瓷器中。

【用法】每用少许，敷于患处。

◆**硇砂枳壳煎丸**《圣济总录》

【主治】五种膈气，胸腹胀闷，不能饮食。

【功效】理气除胀启膈。

【药物及用量】硇砂（无石者，别研）三分　枳壳（汤浸去瓤，切作片子，焙干取末）四两　乌头（炮裂，去皮尖，为末）　大黄（生为末，各一两，同三味末一处拌匀，用醋四升，银器内慢火熬成膏，入后药末）　肉桂（去粗皮）　五灵脂　干漆（炒烟出）　蓬莪术（煨，锉）　当归（切，焙）　芍药各一两　牵牛子（炒，取末）三分

【用法】上一十一味，除前膏外，捣罗为末，入硇砂等膏中，于臼内捣一千下，和丸如梧桐子大，每服二十丸，生姜汤下，妇人血气，醋汤下，不嚼，不拘时。

◆**移山过海散**《治疹全书》

【主治】疮毒。

【功效】消恶行滞。

【药物及用量】雄黄　白麦面　新鲜蚯蚓粪各三钱

【用法】共为末，用好醋调敷于致命处半边，自能移过不致命处。

◆**移毒散**《验方新编》

【主治】疮毒。

【功效】消恶行滞。

【药物及用量】白及一两六钱　紫花地丁八钱　乌鸡骨（煅）　朱砂　雄黄　轻粉各一钱　五倍子（焙黄）　大黄各二钱　猪牙皂角八分

【用法】共为末，用好醋调敷毒之上截，即移至下半截。

◆**移痘丹**《张氏医通》

【主治】痘出目中，初见点时，用此移之。

【功效】移痘解毒。

【药物及用量】守宫（去头足，配辰砂一钱，阴干）十枚　真珠　茯神　远志肉各一钱　琥珀五分

【炮制】研为末，紫草膏和丸，如梧桐子大。

【用法】每服一钱二分。欲移在手足，官桂、威灵仙煎汤下；欲专移在足，牛膝、木瓜煎汤下，微汗为度，再用川芎、藁本、荆芥、防风、白芷各五分，蝉蜕三分，生姜一片，葱白一茎，清水煎，温服；血热者加紫草、连翘。

◆**移热汤**《沈氏尊生书》

【主治】发热。

【功效】利水导热。

【药物及用量】生地黄　木通　甘草　竹叶　茯苓　猪苓　泽泻　白术各等量

【用法】清水煎服。

◆**累效散**《验方新编》

【主治】甲疽。

【功效】祛湿解毒。

【药物及用量】乳香　硇砂各一钱　轻粉五分　橄榄核（烧存性）三枚　黄丹三分

【用法】共研细末，香油调敷。

◆**羚羊角丸**《幼幼新书》引《灵苑方》

【主治】肝肺壅热，眼生胬肉，赤脉，涩痛及赤眼障翳，痒痛羞明，小儿风疳烁眼。

【功效】清肝，养血，明目。

【药物及用量】羚羊角屑　生甘草　白何首乌　瓦松各一两　生干地黄（洗）　郁金（炮过置地上去火气）各二两

【炮制】并细锉曝干，捣罗细末，炼蜜为丸，如梧桐子大。

【用法】每服十五丸，淡竹叶、黑豆浓煎汤候冷送下，食后临卧服。小儿丸如绿豆大，每服七丸至十丸。

◆**羚羊角丸**甲《太平圣惠方》

【主治】小儿肾虚，或病后筋骨弱，数岁不能行。

【功效】补益肝肾。

【药物及用量】羚羊角（尖细而节密者，锉取末）　虎胫骨（敲破，涂酥炙黄）　生干地黄（焙）　酸枣仁（去皮，炒）　白茯苓各五钱（一方无白茯苓）　桂（去皮，取有味处，不见火，一作五分）　防风（去芦头，切焙，一作一钱）　当归（制同上）　黄芪（切焙，一作一钱）各一分

【炮制】共研细末，炼蜜为丸，如皂子大。

【用法】每服一丸，儿大者加之，食前温汤化下，日三四次，久服取效。

◆**羚羊角丸**乙《太平圣惠方》

【主治】肝病眼患。

【功效】疏肝明目，祛风散热。

【药物及用量】羚羊角一两　犀角三分　石决明二分　车前子三分　草决明各三分　独活　防风　甘菊花　蔓荆子　栀子　蓝实　甘草各五钱

【炮制】共研细末，炼蜜为丸，如梧桐子大。

【用法】每服三四十丸，熟汤送下。

◆**羚羊角散**《太平圣惠方》

【主治】小儿中蛊，腹坚如石，面目青黄，小便淋涩。

【功效】散热泻毒。

【药物及用量】羚羊角屑　薄荷各一两　栀子仁七枚　赤芍　牡丹皮　黄连（去须）各一分　犀角屑五钱

【用法】粗捣罗为散，每服一钱，清水一小盏，煎至五分，去滓温服，日三四次，更量儿大小加减。

◆**羚羊角散**《素问病机气宜保命集》

【主治】冰翳。

【功效】疏肝明目。

【药物及用量】羚羊角屑一两　升麻一两　细辛一两　甘草五钱

【用法】研为末，一半炼蜜和丸，如梧桐子大，每服五七十丸。一半泔水煎，食前吞送丸子。若阴虚有热者，兼服神仙退云丸。

◆**羚羊角散**甲《证治准绳》

【主治】绿风内障，头眩目痛，眼内痛涩。

【功效】祛风，消热，明目。

【药物及用量】羚羊角　防风　知母　人参　茯苓　玄参　黄芩　桔梗　车前子各一两　细辛三两

【用法】研为末，每服一钱，清水一盏，煎至五分去滓，食后温服。

◆**羚羊角散**乙《证治准绳》

【主治】内外翳障，但酸疼涩痛，不热不肿者。

【功效】清肝，散滞。

【药物及用量】羚羊角屑一两（一作二钱五分）　白菊花　川乌头（炮）　川芎　车前子　防风　羌活（一作二钱五分）　半夏（一作二钱五分）　薄荷（一作二钱五分）各五钱　细辛二钱

【用法】为散，每服二钱，生姜汤调，薄荷煎汤送下，如陷翳加升麻五钱，肉桂

二钱。

◆羚羊角散丙《证治准绳》

【主治】一切头眩。

【功效】祛风和肝。

【药物及用量】羚羊角　茯苓各二钱五分　芎䓖　防风　白芷　甘草　半夏（汤洗）各五钱　枳壳　附子各二钱五分

【用法】研为粗末，每服四钱，清水一盅，加生姜五片，慢火煎至七分，温服。

◆羚羊角散丁《证治准绳》

【主治】风热皮肤瘖癗痒痛。

【功效】凉血，解毒，祛风。

【药物及用量】羚羊角屑　乌蛇肉（酒浸）　川大黄　玄参（去芦）各一两　枳壳（去瓤，麸炒）　白蒺藜　甘草（炙）各五钱　秦艽（去芦土）　防风（去芦）各七钱五分

【用法】㕮咀，每服五钱，清水一中盏，煎至七分去滓，入牛蒡根汁五勺，更煎一两沸，不拘时温服。

◆羚羊角散戊《证治准绳》

【主治】身面生斑，或痒或肿。

【功效】凉血解毒。

【药物及用量】羚羊角（烧为灰）

【用法】研为极细末，以鸡子清或清水和涂。

◆羚羊角散己《证治准绳》

【主治】妇人中风，角弓反张，筋脉拘急，言语謇涩，心神烦闷。

【功效】祛风疏肝，清热宣滞。

【药物及用量】羚羊角屑　鹿角胶（捣碎，炒令黄燥）　赤箭　酸枣仁（炒）　薏苡仁各一两　白附子（炮）　芎䓖　当归（炒去芦）　人参（去芦）各七钱五分　羌活（去芦）　白鲜皮　地骨皮　柏子仁　蔓荆子　犀角屑各五钱　牛黄（另研）　麝香（另研）各二钱五分

【用法】研为细末，入研药令匀，每服一钱，不拘时薄荷煎汤调下，一日三次。

◆羚羊角散甲《严氏济生方》

【主治】肝劳实热，两目赤涩，心中烦闷。

【功效】清肝退热。

【药物及用量】羚羊角（镑）　柴胡（去芦）　黄芩　当归　决明子　羌活　赤芍　甘草（炙）各等量

【用法】上㕮咀，每服四钱，以水一盏半，加生姜五片，煎至八分，去滓温服，不拘时。

◆羚羊角散乙《严氏济生方》

【主治】子痫。

【功效】疏风，通络，养血。

【药物及用量】羚羊角（镑）　独活　酸枣仁（炒）各半钱　薏苡仁（炒）　五加皮　防风　当归（酒浸）　川芎　茯神（去木，一作茯苓）　杏仁（去皮尖）各四分　木香　甘草（炙）各二分半

【用法】加生姜，清水煎服。

◆羚羊角散《原机启微》

【主治】小儿斑疹后，余毒不解，上攻眼目，生翳羞明，眵泪俱多，红赤肿闭。

【功效】疏风，养肝，清热，明目。

【药物及用量】羚羊角（镑）一两　黄芩　黄芪　草决明　车前子　升麻　防风　大黄　芒硝各五钱

【用法】研为末，每服二三钱，清水一盏，煎至半盏去滓，食后稍热服。

◆羚羊角散《审视瑶函》

【主治】视物颠倒。

【功效】养肝和血，疏风明目。

【药物及用量】羚羊角（镑细）　茯神各一两　半夏（制七次）　当归身　川芎　白芷　防风　明天麻　枳壳　甘草各二钱五分

【用法】研为粗末，每服四钱，加生姜三片，清水煎，去滓温服。

◆羚羊角散《外科正宗》

【主治】葡萄疫。

【功效】祛风，疏肝，解毒凉血。

【药物及用量】羚羊角（镑）　麦门冬（去心）　黄芩　知母　牛蒡子（炒研）　防风　玄参各八分　生甘草二分

【用法】清水二盅，加淡竹叶十片，煎至六分，食远服。

◆**羚羊角散**甲《太平圣惠方》

【主治】伤寒，阳痉。

【功效】凉肝经，清邪热，祛风止痉。

【药物及用量】羚羊角屑　犀角屑　防风（去芦）　茯神（去木）　柴胡（去芦）　麦门冬（去心）　人参（去芦）　葛根　枳壳（去瓤，麸炒）　甘草（炙）各一分　石膏　龙齿（另研）各五钱

【用法】㕮咀，每服五钱，清水一中盏，煎至五分去滓，不拘时温服。

◆**羚羊角散**乙《太平圣惠方》

【主治】肝风筋脉拘挛，四肢疼痛。

【功效】祛风和肝。

【药物及用量】羚羊角屑一两　甘草（炙）　栀子仁各五钱　川升麻　防风（去芦）　酸枣仁　桑白皮　羌活（去芦）各七钱五分

【用法】㕮咀，每服三钱，清水一中盏，加生姜五片，煎至六分去滓，不拘时温服，忌食热面、猪肉、大蒜。

◆**羚羊角散**丙《太平圣惠方》

【主治】风瘾疹，遍身痒痛，心胸满闷。

【功效】祛风散热。

【药物及用量】羚羊角屑　白鲜皮　白蒺藜（去芦）　麻黄（去节）　甘草（炙）　羌活（去芦）　防风各一两　枳壳（去瓤，麸炒）五钱　人参（去芦）　苦杏仁（去皮尖，麸炒）　黄芩各三分　生干地黄三分

【用法】㕮咀。每服四钱，清水一中盏，煎至五分去滓，入酒一合，更煎一两沸，温服。

◆**羚羊角散**丁《太平圣惠方》

【主治】妇人血风，身体疼痛，手足无力，心神壅闷。

【功效】祛风，和血，养肝，宣滞。

【药物及用量】羚羊角屑　酸枣仁（炒）　生干地黄　槟榔各一两　五加皮　防风　赤芍　当归（酒洗）　骨碎补（炒去毛）　海桐皮　川芎各三分（一作各五钱）　槟榔一两　甘草五钱（一作三钱）

【用法】研为末，每服二钱，温酒调下。

◆**羚羊角散**戊《太平圣惠方》

【主治】产后中风，身体反张如角弓。

【功效】祛风和络。

【药物及用量】羚羊角屑　当归各三分　独活（去芦）　防风（去芦）　麻黄（去节）各一两　人参（去芦）　赤芍　细辛（去苗）　桂心各五钱

【用法】㕮咀，每服八钱，清水一大盏半，加生姜五片，煎至一大盏去滓，不拘时温服。

◆**羚羊角散**己《太平圣惠方》

【主治】小儿风邪侵袭，荣卫不通，手难伸展。

【功效】疏风邪，和经络。

【药物及用量】羚羊角　羌活　五加皮　白鲜皮　桂心各一分　麻黄（去根节）五钱　甘草（微炙赤）半分

【用法】为散，每服一钱，清水一小盅，煎至五分，量儿大小加减，不拘时温服。

◆**羚羊角散**庚《太平圣惠方》

【主治】妇人中风，心胸痰壅，口噤不能语，肝气厥不识人。

【功效】凉肝息风，祛痰通络。

【药物及用量】羚羊角屑一两　细辛三分　枳壳一两（麸炒微黄，去瓤）　白术一两　当归一两（锉，微炒）　桂心一两　木通一两（锉）　汉防已一两　附子一两（炮裂，去皮、脐）　赤茯苓一两　甘菊花一两　防风一两（去芦头）　葛根二两（锉）　秦艽（二两去苗）　枫树寄生三两

【用法】上一十五味，捣粗罗为散，每服四钱，以水一中盏，入生姜半分，煎至六分，去滓，入淡竹沥一合，更煎一两沸，不拘时，拗开口，温灌之。

◆**羚羊角散**辛《太平圣惠方》

【主治】妇人血风，气壅多发，心神惊悸。

【功效】凉血养阴，益气安神。

【药物及用量】羚羊角屑一两　茯神二分　麦门冬（去心）三分　生干地黄一两　黄芪半两　人参（去芦头）三分　甘草（炙

微赤，锉）半两　防风（去芦头）三分　桑根白皮（锉）半两

【用法】上九味，捣筛为散，每服四钱，以水一中盏，入生姜半分，淡竹叶二七片，煎至六分，去滓，温服，不拘时。

◆**羚羊角散**壬《太平圣惠方》

【主治】吐血不止。

【功效】清热凉血止血。

【药物及用量】羚羊角屑三两　伏龙肝五两　熟艾一两　地榆（锉）二两　牛膝（去苗）二两　牡丹皮二两　白芍四两　生干地黄二两　柏叶二两　大蓟根三两　鸡苏叶一两　蛴螬（切破，慢火炙黄）五枚

【用法】上一十二味，捣筛为散，每服三钱，以水一中盏，入生姜半分，煎至六分，去滓，温服。

◆**羚羊角散**癸《太平圣惠方》

【主治】妇人血风劳气盛，上攻心膈烦满，不下饮食，四肢疼痛，眼涩头昏。

【功效】凉血祛风，行气活血。

【药物及用量】羚羊角屑三分　细辛半两　前胡（去芦头）一两　桂心半两　防风（去芦头）半两　天麻三分　牡丹皮半两　槟榔半两　当归（锉碎，微炒）半两　桑寄生半两　赤茯苓三分　枳壳（麸炒微黄，去瓤）半两　赤芍半两　川大黄（锉碎，微炒）一两　羌活半两

【用法】上一十五味，捣粗罗为散，每服三钱，以水一中盏，入生姜半分，薄荷三七叶，煎至六分，去滓，温服，不拘时。

◆**羚羊角散**甲子《太平圣惠方》

【主治】妇人客热，心神烦躁，体热，四肢疼痛，不思饮食。

【功效】清热活血，益气除烦。

【药物及用量】羚羊角屑三分　红花子半两　赤芍半两　当归（锉碎，微炒）半两　枳壳（麸炒微黄，去瓤）半两　赤茯苓一两　犀角屑半两　生干地黄一两　人参（去芦头）三分　麦门冬（去心）三分　槟榔半两　甘草（炙微赤，锉）半两

【用法】上一十二味，捣筛为散，每服三钱，以水一中盏，入生姜半分，煎至六分，去滓，温服，不拘时。

◆**羚羊角散**甲丑《太平圣惠方》

【主治】中风心闷，口噤不开。

【功效】温阳化湿，祛风止痉。

【药物及用量】羚羊角屑一两　防风（去芦头）一两　葛根（锉）一两　甘菊花一两　木通（锉）一两　人参（去芦头）一两　细辛一两　当归（锉，微炒）一两　桂心一两　甘草（炙微赤，锉）二两　附子（炮裂，去皮、脐）一两　赤茯苓一两　汉防己一两　枳壳（麸炒微黄，去瓤）一两

【用法】上一十四味，捣筛为散，每服四钱，以水一中盏，煎至五分，去滓，入竹沥一合，更煎一两沸，放温，不拘时，拗开口灌之。

◆**羚羊角散**甲寅《太平圣惠方》

【主治】风痉口噤，身体强直，不知人事。

【功效】养血温阳，祛风止痉。

【药物及用量】羚羊角屑一两　麻黄（去根节）一两半　附子（炮裂，去皮、脐）一两　当归（锉，微炒）一两　桂心一两　独活一两半　防风（去芦头）一两　阿胶（捣碎，炒令黄燥）一两　天麻一两半

【用法】上九味，捣粗罗为散，每服四钱，以水酒各一中盏，煎至一盏三分，去滓，不拘时，分温二服。

◆**羚羊角散**甲卯《太平圣惠方》

【主治】产后中风发热，面赤气喘，头痛。

【功效】凉肝息风，清热滋阴。

【药物及用量】羚羊角屑　生干地黄　汉防己　当归（锉，微炒）　赤芍　桂心各一两　石膏二两　麻黄（去根节）二两　甘草（炙微赤，锉）半两

【用法】上九味，捣筛为散，每服四钱，以水一中盏，入竹叶二七片，生姜半分，煎至六分，去滓，温服，不拘时。

◆**羚羊角散**甲辰《太平圣惠方》

【主治】产后中风，眼张口噤，筋骨强直，腰背反偃，心中惊悸。

【功效】凉肝息风，养血滋阴。

【药物及用量】羚羊角屑　防风（去芦头）　芎䓖　天麻　当归（锉，微炒）　秦艽（去苗）　麻黄（去根节）　赤芍　生干地黄各一两　桂心半两　黑豆（炒熟）二合

【用法】上一十一味，捣粗罗为散，每服四钱，以水一中盏，入生姜半分，煎至五分，去滓，入竹沥半合，不拘时，拗开口灌之。

◆**羚羊角散**甲巳《太平圣惠方》

【主治】产后中风，身体反张如角弓。

【功效】凉肝息风止痉。

【药物及用量】羚羊角屑三分　独活一两　当归（锉，微炒）三分　防风（去芦头）一两　人参（去芦头）半两　赤芍半两　细辛半两　桂心半两　麻黄（去根节）一两

【用法】上九味，捣粗罗为散，每服四钱，以水一中盏，入生姜半分，煎至六分，去滓，温服，不拘时。

◆**羚羊角散**甲午《太平圣惠方》

【主治】膈气不顺，上攻咽喉，噎塞，或烦热，四肢疼痛。

【功效】利气启膈，清热除烦。

【药物及用量】羚羊角屑一两　柴胡（去苗）一两半　赤芍一两　诃黎勒皮一两　桑根白皮（锉）一两　半夏（汤洗七遍，去滑）三分　大腹皮（锉）一两　枳实（麸炒微黄）三分　川大黄（锉碎，微炒）一两

【用法】上九味，捣粗罗为散，每服三钱，以水一中盏，入生姜半分，煎至六分，去滓，不拘时，稍热服之。

◆**羚羊角散**甲未《太平圣惠方》

【主治】妊娠中风，头项强直，筋脉挛急，手足不遂，言语謇涩。

【功效】清热祛风止痉。

【药物及用量】羚羊角屑一两　独活一两　薏苡仁二分　防风（去芦头）三分　酸枣仁一两　五加皮三分　当归（锉，微炒）三分　芎䓖三分　蔓荆子半两　萆薢三分　海桐皮三分　甘草（炙微赤，锉）半两

【用法】上一十二味，捣筛为散，每服四钱，水一中盏，入生姜半分，煎至六分，去滓，温服，不拘时。

◆**羚羊角散**甲申《太平圣惠方》

【主治】妊娠烦躁，体热口干，肢节疼痛，少思饮食。

【功效】清热养阴。

【药物及用量】羚羊角屑　黄芩　麦门冬（去心）　人参（去芦头）　赤芍　木通（锉）各三分　柴胡（去苗）一两　黄芪（锉）半两　甘草（炙微赤，锉）半两

【用法】上九味，捣筛为散，每服四钱，以水一中盏，煎至六分，去滓，温服，不拘时。

◆**羚羊角散**甲酉《太平圣惠方》

【主治】妇人风邪癫狂，乱语不识人。

【功效】清热祛风，益气安神。

【药物及用量】羚羊角散三分　独活半两　远志（去心）半两　茯神一两　菖蒲半两　防风半两（去芦头）　人参（去芦头）三分　生干地黄三分　石膏一两　麦门冬（去心）一两　龙齿一两　白鲜皮一两

【用法】上一十二味，捣筛为散，每服三钱，以水一中盏，煎至六分，去滓，温服，不拘时。

◆**羚羊角散**甲戌《太平圣惠方》

【主治】妇人血风，气攻心烦闷，头目昏重。

【功效】清热凉血，祛瘀除烦。

【药物及用量】羚羊角（烧灰）一两　鲤鱼鳞（烧灰）一两　蒲黄一两　荷叶一两　桂心半两　木香半两　红蓝花半两　乱发（烧灰）一两　麝香（细研）一钱

【用法】上九味，捣细罗为散，入诸灰，更同研令细，每服不拘时，以生姜童子小便调下一钱。

◆**羚羊角散**甲亥《太平圣惠方》

【主治】食噎，饮食不下，满闷。

【功效】清热理气止噎。

【药物及用量】羚羊角屑一两　前胡（去芦头）一两　甘草（炙微赤，锉）一两　人参（去芦头）二两　陈橘皮（汤浸，去白瓤，焙）二两　赤茯苓一两　马蔺子（微炒）二两

【用法】上七味，捣粗罗为散，每服三钱，以水一中盏，入生姜半分，煎至六分，去滓，不拘时，稍热服。

◆**羚羊角散**乙子《太平圣惠方》

【主治】消渴，饮水过多不止，心神恍惚，卧不安稳。

【功效】清热生津止渴。

【药物及用量】羚羊角屑三分 知母三分 黄芪（锉）三分 瓜蒌根三分 麦门冬（去心）三分 茯神三分 地骨皮二分 人参（去芦头）二分 防风（去芦头）三分 甘草（炙微赤，锉）半两 石膏一两半 酸枣仁（微炒）三分 黄芩半两

【用法】上一十三味，捣筛为散，每服五钱，以水一大盏，入生姜半分，淡竹叶二七片，小麦半合，煎至五分，去滓，每于食后温服。

◆**羚羊角散**乙丑《太平圣惠方》

【主治】贼风，身体缓弱，手足不遂，言语謇涩，精神恍惚。

【功效】祛风清热止痉。

【药物及用量】羚羊角屑一两 石膏二两 人参（去芦头）半两 赤芍半两 芎䓖三分 汉防己三分 桂心三分 附子（炮裂，去皮、脐）三分 防风（去芦头）三分 杏仁（汤浸，去皮尖、双仁，麸炒微黄）一两 麻黄（去根节）一两

【用法】上一十一味，捣粗罗为散，每服三钱，以水一中盏，煎至六分，去滓，不拘时，温服。

◆**羚羊角散**乙寅《太平圣惠方》

【主治】中风身如角弓反张，筋脉拘急疼痛。

【功效】祛风止痉，养血缓急。

【药物及用量】羚羊角屑一两 赤茯苓三分 芎䓖三分 当归三分 酸枣仁（微炒）三分 肉桂（去粗皮）一两半 细辛半两 防风（去芦头）三分 羌活一两 茵芋一两 丹参一两

【用法】上一十一味，捣粗罗为散，每服三钱，以水一中盏，入生姜半分，煎至六分，去滓，不拘时，稍热服。

◆**羚羊角散**乙卯《太平圣惠方》

【主治】热毒风，攻头面赤肿，心膈烦热，肢节疼痛。

【功效】祛风除湿，清热除烦。

【药物及用量】羚羊角屑三分 羌活半两 防风半两（去芦头） 黄芩一两 白鲜皮一两 芎䓖半两 川大黄一两（锉碎，微炒） 枳壳一两（麸炒微黄，去瓤） 葳蕤半两 牛蒡子一两 甘草一两（炙微赤，锉）

【用法】上一十一味，捣粗罗为散，每服三钱，以水一中盏，煎至六分，去滓，不拘时，温服。忌炙煿热面。

◆**羚羊角散**甲《圣济总录》

【主治】肝脏实热，眼目昏暗，时多热泪。

【功效】清肝热，明眼目。

【药物及用量】羚羊角（锉） 羌活（去芦） 玄参 车前子 黄芩（去黑心） 栀子仁（炒） 瓜蒌（去油）各五钱（一作各三钱） 胡黄连 菊花各三分（一作各三钱，一作各七钱五分） 细辛（去苗，一作一钱，一作二钱五分）一分

【用法】研为细末，每服二钱，食后竹叶汤调下。

◆**羚羊角散**乙《圣济总录》

【主治】产后血气，烦闷腹痛。

【功效】凉肝息风，益气活血。

【药物及用量】羚羊角（烧灰） 延胡索 黄芪（锉） 枳壳（烧灰） 芍药 白茯苓（去黑皮） 刘寄奴各半两

【用法】上七味，捣研为散，每服二钱匕，煎人参汤调下，空心，日午、临卧服。

◆**羚羊角散**丙《圣济总录》

【主治】妇人中风偏枯，手足无力，皮肤冷痹。

【功效】散寒祛风。

【药物及用量】羚羊角屑 麻黄（去根节） 肉桂（去粗皮） 赤芍 附子（炮裂，去皮、脐） 白僵蚕（炒）各一两 干蝎（去土，炒） 丹砂（研）各半两

【用法】上八味，捣罗为散，每服二钱

匕，生姜薄荷汁化开，温酒调下，日二服。

◆**羚羊角汤**《证治准绳》

【主治】肝热青风内障，眼内痛涩，劳倦加昏，头晕脑痛。

【功效】养肝，清热，明目。

【药物及用量】羚羊角（镑） 人参 玄参 地骨皮 羌活各一两 车前子一两五钱

【用法】研为末，每服一钱，清水一杯，煎至五分，食后去滓温服。

◆**羚羊角汤**《类证普济本事方》

【主治】筋痹，肢节束痛。

【功效】祛风养肝，活血和络。

【药物及用量】羚羊角 肉桂 附子 独活各一两三钱五分 白芍 防风 芎䓖各一两（一方有当归）

【用法】研为粗末，每服四五钱，清水一盏半，加生姜三片，煎至八分，取清汁食远热服，日二三次。

◆**羚羊角汤**《沈氏尊生书》

【主治】少阳相火上郁，头重，耳耵胀。

【功效】清肝散热。

【药物及用量】羚羊角 薄荷梗 连翘 牡丹皮 牛蒡子 桑叶各等量

【用法】清水煎服。

◆**羚羊角饮**甲《圣济总录》

【主治】眼翳内障，不痛不痒者。

【功效】散滞清热，和肝明目。

【药物及用量】羚羊角三两 细辛 知母 车前子 人参 黄芩各一两 防风二两

【用法】研为末，每服一钱，清水一盏。煎至五分去滓，食后温服。

◆**羚羊角饮**乙《圣济总录》

【主治】血淋，小便结热涩痛。

【功效】养肝清心，化热利溲。

【药物及用量】羚羊角屑 栀子仁 冬葵子（炒）各一两 青葙子 红蓝花（炒） 麦门冬（去心） 大青 大黄（炒）各五钱

【用法】捣筛，每服三钱匕，清水一盏，煎至七分去滓，不拘时温服。

◆**羚羊角汤**《普济方》

【主治】产后气实，腹中坚硬，两胁胀满，心中烦热，渴欲饮水，欲成刚痉中风者。

【功效】疏肝散滞，行血祛热。

【药物及用量】羚羊角（镑）二分 防风（去芦） 羌活（去芦） 桔梗（去芦） 败酱各八分 桂心 柴胡（去芦） 大黄（浸过煨）各六分

【用法】㕮咀，每服五钱，清水一大盏半，煎至一盏去滓，不拘时温服。更用地黄（切）一升，炒令黑，瓷瓶中下热酒三升密封口，煮令减半，任意服之。

◆**羚羊羌活汤**《证治准绳》

【主治】肝肾俱虚，眼见黑花，或作蝇翅。

【功效】养肝肾，明眼目。

【药物及用量】羚羊角屑 羌活 黄芩（去黑心） 附子（去皮、脐） 人参 泽泻 秦艽（去苗） 山茱萸 车前子 青葙子 决明子（微炒） 柴胡（去苗）各一两五钱 黄芪二两 甘草（微炙）一两

【用法】每服五钱，清水一盏半，煎至八分去滓，不拘时温服，一日二次。

◆**羚羊散**《证治准绳》

【主治】小儿痘至五六朝，阳明受枭，毒之熬铄，筋络不得荣血以滋养，忽然手脚牵缩一团。

【功效】疏肝散滞，调气活血。

【药物及用量】羚羊角 木通 紫草 生地黄 芍药 僵蚕 全蝎 桔梗 橘皮 红花 甘草 荆芥 防风各等量

【用法】为散，清水煎服。

◆**羚羊补肝散**《张氏医通》

【主治】肝风内障。

【功效】散滞清热，和肝明目。

【药物及用量】羚羊角（镑） 人参各三两 茯苓 防风各二两 细辛 黑参 车前子 黄芩 羌活各一两

【用法】为散，每服二钱，食后米汤调下。

◆**羚羊解毒汤**《张氏医通》

【主治】痘初起，根窠不分，颧颊一片如朱涂。

【功效】疏肝活血，解毒透表。

【药物及用量】羚羊角尖（锉细） 山楂 紫草 黑参各一钱 荆芥六分 蝉蜕四分 川芎五分 红花三分 柴胡 连翘各八分 木通七分

【用法】清水煎去滓，入羚羊角末搅匀服。

◆**羚羊饮**《医宗金鉴》

【主治】目赤肿下垂。

【功效】散滞和肝。

【药物及用量】羚羊角（锉）一钱五分 知母 黄芩 桔梗 柴胡 栀子（炒） 黑参各一钱 茺蔚子二钱

【用法】研为粗末，清水二盏，煎至一盏去滓，食后温服。

◆**羚犀汤**《圣济总录》

【主治】暗风，头眩眼黑，痰涎壅盛，倦怠骨痛。

【功效】疏风，清热，降痰。

【药物及用量】羚羊角屑一两 犀角屑一分 旋覆花 紫菀（去苗土） 石膏 甘草（炙）各一两 细辛（去叶）五分 前胡三分

【用法】㕮咀。每服三钱，清水一盏，加生姜三片，大枣一枚，煎至七分去滓，食后温服。

◆**羚角钩藤汤**《重订通俗伤寒论》

【主治】肝热生风证。

【功效】凉肝息风，增液舒筋。

【药物及用量】羚角片（先煎）一钱五分 双钩藤三钱（后下） 霜桑叶二钱 滁菊花三钱 鲜生地五钱 生白芍三钱 川贝四钱 淡竹茹五钱 茯神木三钱 生甘草一钱

【用法】水煎服。

◆**脱花煎**《景岳全书》

【主治】难产，下死胎。

【功效】活血行滞，催生。

【药物及用量】川芎二钱 当归七八钱或一两 肉桂一二三钱 牛膝二钱 红花一钱（催生不用亦可） 车前子一钱五分

【用法】清水二盏，煎至八分，热服，或服后饮酒数杯亦妙。若胎死坚滞不下者，加朴硝三五钱。

◆**舶上硫黄丸**《证治准绳》

【主治】疫毒痢下清水，或如鸭粪，或如茶汤浊油。

【功效】祛湿解毒。

【药物及用量】舶上硫黄（去砂石）一两 薏苡仁（炒）二两

【炮制】研为细末，相和令匀，滴熟水和丸，如梧桐子大。

【用法】每服五十丸，空腹时米汤送下。

◆**蚯蚓散**《阎氏小儿方论》

【主治】外阴肿硬成疝。

【功效】散结滞。

【药物及用量】干蚯蚓粪不拘多少

【用法】先用葱椒煎汤洗，次以津唾调粪敷之，须避风冷湿地。

◆**蚯蚓散**《普济方》

【主治】阴茎疮。

【功效】散滞解毒。

【药物及用量】蚯蚓二分 豆粉一分（一方有豉一分）

【用法】清水研涂，干再敷之。

◆**蛇床子散**《金匮要略》

【主治】妇人阴寒。

【功效】祛风散寒。

【药物及用量】蛇床子仁

【用法】研为末，加白粉少许，和令相得，如枣大绵裹纳阴中，自温。

◆**蛇床子汤**《医宗金鉴》

【主治】肾囊风。

【功效】祛风，解毒，杀虫，燥湿。

【药物及用量】蛇床子 威灵仙 当归尾 土大黄 苦参各五钱 缩砂壳三钱 老葱头七个

【用法】清水五碗，煎数滚，倾入盆内先熏，候温浸洗。

◆**蛇床子汤**《太平圣惠方》

【主治】妇人血风，举体痒如虫行皮肤上，搔之皮起欲成疮。

【功效】祛风止痒杀虫。

【药物及用量】蛇床子三合　蒺藜子三合　防风三两　川大黄一两　大戟三两　茺蔚子三合　白矾三两

【用法】上七味，捣筛，以水一斗，煎至五升，次入酒二升，更煎十余沸，去滓，看冷暖，于避风处洗之。

◆**蛇黄丸**（钱乙方）

【主治】小儿惊痫。

【功效】清热，消滞，化痰。

【药物及用量】蛇黄（火煅醋淬）三个　郁金七分　麝香（另入）一匙

【炮制】共研为末，米饭和丸，如梧桐子大。

【用法】每服一二丸，煎金银磨刀水化下。

◆**蛇黄丸**《直指小儿方》

【主治】小儿诸痫。

【功效】清热，消滞，坠痰。

【药物及用量】蛇黄（煅醋淬七次，研细）一个　雄黄　郁金各二钱　青礞石　朱砂各一钱　铁粉（筛净细研）三分

【炮制】共研末，粳米饭为丸，如梧桐子大。

【用法】每服三五丸，不拘时人参煎汤磨下。

◆**蛇黄散**《普济方》引《崔元亮海上方》

【主治】甲疽。

【功效】祛风解毒。

【药物及用量】蛇蜕皮（烧）一分　雄黄五钱（一方有黄芪，无雄黄）

【用法】同研如粉，先以温泔水洗疮令转，以尖刀子割去甲角，或用浆水洗净，以橘刺刺破，拭干敷药，用绢帛裹半日许，药湿即易，一日即除痛便止。

◆**蛇黄散**《世医得效方》

【主治】暗风忽然仆地，不知人事，良久方醒。

【功效】祛风开窍。

【药物及用量】蛇黄不以多少（米醋烧淬七次）

【用法】上一味，为末，每服二钱，温酒下，数服便愈，年深者亦效。

◆**蛇蜕丹**《疡医大全》

【主治】疥疮。

【功效】祛风解毒。

【药物及用量】蛇蜕（煅）　潮脑　枯矾　雄黄　油核桃　花椒（焙）各五分　水银　槟榔各一钱五分　杏仁　大枫肉各二十一枚

【炮制】共研细末，陈蜡烛油为丸。

【用法】每早五更时手搓鼻嗅。

◆**蛇蜕散**《世医得效方》

【主治】倒产。

【功效】活血行滞。

【药物及用量】乌蛇蜕一条　蝉蜕十四枚　血余（用胎发）一握

【用法】烧灰存性，研为细末，分作三服，温酒调连进之，即时顺生，母子俱活。

◆**蛇蜕膏**《医宗金鉴》

【主治】疬之已溃者。

【功效】祛风解毒。

【药物及用量】蛇蜕七分五厘　蜜蜂二十一个　蜈蚣（端午前收者佳）二条

【炮制】香油四两，将药入油用文武火炸枯，捞去滓，入定粉二两，用桑枝（如箸粗）七条，急搅候冷，出火气七日夜。

【用法】纸摊贴之。

◆**蛇蜕皮散**《太平圣惠方》

【主治】产后吹奶，痈肿疼痛，寒热发歇，昼夜呻吟。

【功效】清热消痈，消肿止痛。

【药物及用量】蛇蜕皮（烧灰）半两　麝香一钱

【用法】上二味，同研令细，每服以热酒调下一钱，并进三四服，神效。

◆**蛇蜕皮散**《圣济总录》

【主治】妇人吹乳痈肿疼痛，寒热发歇，昼夜不可忍。

【功效】祛风解毒，止痛。

【药物及用量】蛇蜕皮（烧灰）半两　麝香二钱

【用法】上二味，研令匀细，每服一钱，热酒调下，并三服，不拘时。

◆**蛇头丸**《永乐大典》

【主治】急慢惊风。

【功效】祛风，散热，行滞。

【药物及用量】蛇头一个（炙）　赤足蜈蚣三条　朱砂三钱　铅白霜　轻粉各二钱　龙脑　麝香各一钱　铁液粉　百草霜各五钱　蛇含石一两（醋淬）（一方加全蝎一分）

【炮制】同研末，米糊为丸，如鸡头大。

【用法】三岁儿每服半丸，薄荷汤磨下，慢惊加附子五钱（去皮尖），血竭一分。

◆**蛇含散**《圣济总录》

【主治】血痢不止。

【功效】凉血，止痢。

【药物及用量】蛇含二两

【用法】上一味，煅醋淬十数度，研如面，每服三钱匕，陈米饮调下。

◆**野仙独圣散**

【主治】下血。

【功效】养血，止血，清热。

【药物及用量】扁柏　玄参　地榆　血见愁　生地黄　木通　芍药　当归身　甘草　干姜各等量

【用法】为散，清水煎服。

◆**野鸡臛**《寿亲养老书》

【主治】老人烦渴，脏腑干枯，渴不止。

【功效】补虚止烦。

【药物及用量】野鸡一只（如常法）　葱白一握　粳米（细研）二合

【用法】上三味切，作相和羹作臛，下五味椒酱，空心食之，常作服，佳妙。

◆**雀目泻肝汤**《医宗金鉴》

【主治】雀目内障。

【功效】疏肝清热。

【药物及用量】芒硝　大黄　白芍　桔梗各一钱　黄芩　防风各二钱

【用法】研为粗末，清水二盏，煎至一盏去滓，食前温服。

◆**雀乳散**《证治准绳》

【主治】热毒上攻，目生翳及赤白膜。

【功效】解热，消翳，明目。

【药物及用量】雄雀粪。

【用法】研细，和人乳汁点之。

◆**雪梨膏**《验方新编》

【主治】烦渴热嗽痰喘，中风失音。

【功效】凉心润肺，止嗽消痰，清喉降火，润燥消风，醒酒解毒，利大小肠。

【药物及用量】雪梨（去皮核，切片）不拘多少

【炮制】煎浓汁，去滓滤清，加冰糖熬膏。

【用法】每服一匙，开水冲服。

◆**雪梨浆**《温病条辨》

【主治】温病口渴。

【功效】生津，润燥，止渴。

【药物及用量】雪梨一枚（大者）

【用法】薄切，新汲凉水浸半日，时时频饮。

◆**鹿肉汤**《证治准绳》

【主治】产后中风，头痛壮热，言语謇涩。

【功效】补任督，养肝肾。

【药物及用量】鹿肉三斤　阿胶（炒胀）　黄芩　茯神（去木）　黄芪（蜜炙）　甘草（炙）　白芍（去芦）　人参（去芦）　独活（去芦）各三两　桂心　干地黄　川芎各二两　半夏（汤洗）一两

【用法】㕮咀，每服四五钱，清水四盏，鹿肉五钱，生姜五片，同煎至二盏，去鹿肉，再煎至盏半，入阿胶消化。去滓，不拘时温服，一日二次。

◆**鹿肉臛**《寿亲养老书》

【主治】产后乳无汁。

【功效】活血通乳。

【药物及用量】鹿肉（洗，切）四两

【用法】上用水三碗，煮入五味作臛，任意食之。

◆**鹿角丸**《证治准绳》

【主治】骨虚脊痛，面肿垢黑，气血衰惫，发落齿枯，甚则喜唾者。

【功效】坚肾补骨。

【药物及用量】鹿角二两　牛膝（酒

浸，焙去芦）一两五钱

【炮制】研为细末，炼蜜和丸，如梧桐子大。

【用法】每服七十丸，空腹时盐汤送下。

◆**鹿角散**《沈氏尊生书》

【主治】色欲耗伤及阴虚诸证。

【功效】健阳固精。

【药物及用量】鹿角屑　鹿茸各一两　茯苓七钱五分　人参　川芎　当归　桑螵蛸　补骨脂　龙骨（煅）　韭子（酒浸一宿，焙）各五钱　栀子仁　甘草各二钱五分

【用法】每服五钱，加生姜五片，大枣二枚，粳米一百粒，清水煎，空腹时服。

◆**鹿角散**《疡医大全》

【主治】乳痈初起，结肿疼痛，憎寒发热，但未成脓者。

【功效】消滞散结。

【药物及用量】鹿角尖三寸

【炮制】炭火煅稍红存性，研末。

【用法】每服三钱，食后一茶盅热酒调下，甚者再一服，必消。或以生鹿角尖锉细末，生酒冲服三钱，立消。

◆**鹿角散**《太平圣惠方》

【主治】妇人乳痈成疮，久不瘥，脓汁出，疼痛欲死，不可忍。

【功效】行血消肿。

【药物及用量】鹿角二两　甘草半两

【用法】上二味，捣细罗为散，用鸡子白和，于铜器中暖令温，敷患处，五七易即愈。

◆**鹿角散**《千金方》

【主治】妇人乳生疮，头汁出，疼痛欲死，不可忍。

【功效】行血消肿。

【药物及用量】鹿角三分　甘草一分

【用法】上二味，治下筛，和以鸡子黄于铜器中，置温处炙，上敷之，日再即愈，神验不传。

◆**鹿角胶丸**《严氏济生方》

【主治】房室劳伤，小便尿血。

【功效】健肾止血。

【药物及用量】鹿角胶五钱　没药（另研）　油头发灰各三钱

【炮制】共研末，茅根汁打面糊为丸，如梧桐子大。

【用法】每服五十丸，盐汤送下。

◆**鹿角霜丸**《三因极一病证方论》

【主治】膏淋。

【功效】健肾止淋。

【药物及用量】鹿角霜　白茯苓　秋石各等量

【炮制】共研细末，米糊为丸，如梧桐子大。

【用法】每服五十丸，米饮送下。

◆**鹿角霜丸**《证治准绳》

【主治】上热下寒，小便不禁。

【功效】健肾止遗。

【药物及用量】鹿角顶骨者不拘多少

【炮制】锯作挺子，长三寸，洗净，水桶内浸，夏三冬五昼夜，以浸水同入釜内煮之，觉汤少添温汤，日夜不绝，候角酥糜为度。轻漉出，用刀刮去皮如雪白，放在筛子上，候自干，微火焙之。其汁慢火煎为膏，候角极干，研为细末，酒糊为丸，如梧桐子大。

【用法】每服三四十丸，空腹时温酒或盐汤送下。

◆**鹿角霜丸**《验方新编》

【主治】血崩成漏。

【功效】健肾，养血，止崩。

【药物及用量】鹿角霜　柏子仁（去壳炒）　当归身　茯神　龙骨（煅）　阿胶（蛤粉炒成珠）各一两　川芎七钱　香附（醋制）二两　甘草（炙）五钱　川续断一两五钱

【炮制】共为末，山药五两研末，煮糊为丸，如梧桐子大。

【用法】每服五十丸，空腹时温酒送下。

◆**鹿角霜丸**《太平圣惠方》

【主治】一切破伤，角弓反张及诸风。

【功效】补虚祛风。

【药物及用量】鹿角（以桑柴火及炭火烧，捣罗为末，又以浆水和作团，再烧，如此

九遍成霜）一斤　蛤粉五两　川乌头（炮裂，去皮、脐）半两　麝香（细研）一两　瓷药（捣罗为末，研令极细）七两

【用法】上五味，捣罗为末，更研令极细，煮糯米饭，和捣二三百杵，丸如弹子大，一丸分作两服，不拘时，以温酒磨下。

◆**鹿角胶**《太平圣惠方》

【主治】吐血不止。

【功效】补肾止血。

【药物及用量】鹿角胶（炙黄，为末）一两　生地黄汁一升二合

【用法】上二味，同于铜器中盛，蒸之令胶消，分温二服。

◆**鹿角胶散**甲《太平圣惠方》

【主治】妊娠心胸满闷，两胁微疼，烦渴咳嗽。

【功效】润肺化痰，止血安胎。

【药物及用量】鹿角胶（杵碎，炒令黄燥）一两　麦门冬三分（去心）　陈橘皮（汤浸，去白瓤，焙）一两　贝母（煨令微黄）三分　细辛三分　前胡（去芦头）一两　甘草（炙微赤，锉）半两　赤茯苓一两　芎䓖半两

【用法】上九味，捣筛为散，每服四钱，以水一中盏，煎至六分，去滓，稍热服，不拘时。

◆**鹿角胶散**乙《太平圣惠方》

【主治】妊娠胎动，腹痛闷绝。

【功效】益气养阴，温冲安胎。

【药物及用量】鹿角胶半两（捣碎，炒令黄燥）　人参半两（去芦头）　芎䓖一两　当归三分（锉，微炒）　甘草半两（炙微赤，锉）

【用法】上五味，捣筛为散，每服四钱，以水一中盏，入葱白七寸，煎至六分，去滓，温服，不拘时。

◆**鹿角胶散**丙《太平圣惠方》

【主治】妇人白崩不止。

【功效】温补冲任，收敛止血。

【药物及用量】鹿角胶（捣碎，炒令黄燥）一两　鹿茸（去毛，涂酥，炙微黄）一两　乌贼鱼骨（烧灰）一两　当归（锉，微炒）一两　龙骨一两　白术一两

【用法】上六味，捣细罗为散，每于食前服，以热酒调下二钱。

◆**鹿角胶散**丁《太平圣惠方》

【主治】咳嗽唾脓血，日夜不止，喘息短气。

【功效】补肺止血，止咳平喘。

【药物及用量】鹿角胶（捣碎，炒令黄燥）　柏叶（炙令微黄）　川椒（去目及闭口者，微炒，去汗）　干姜（炮裂）　白蒺藜（微炒，去刺）　麻黄（去根节）　紫菀（去苗土）　人参（去芦头）　刺蓟各半两　芫花（醋拌，炒令干）半两

【用法】上一十味，捣细罗为散，每服一钱，以水一小盏，煎二两沸，不拘时，和滓温服。

◆**鹿角胶汤**甲《圣济总录》

【主治】妊娠胎动，漏血不止。

【功效】温肾止血安胎。

【药物及用量】鹿胶（炙燥）一两　人参　白茯苓（去黑皮）各半两

【用法】上三味，粗捣筛，每服三钱匕，水一盏，煎至七分，去滓，温服。

◆**鹿角胶汤**乙《圣济总录》

【主治】大肠咳。

【功效】宣肺化痰止咳。

【药物及用量】鹿角胶（炙燥）　甘草（炙，锉）　杏仁（去皮尖、双仁，炒，研）　麻黄（去根节）　半夏（汤浸三七遍，生姜一两同捣做饼，焙干）各一两

【用法】上五味，粗捣筛，每服三钱匕，水一盏，入生姜三片，同煎至七分，去滓，食后临卧各一服。

◆**鹿角胶煎**《太平圣惠方》

【主治】久肺气咳嗽。

【功效】补肺止咳。

【药物及用量】鹿角胶（捣碎，炒令黄燥）四两　赤茯苓一两　紫菀一两（去苗土）　紫苏子（微炒）二两　贝母（煨微黄）一两　百合（六味捣罗为末）一两　杏仁（汤浸，去皮尖、双仁，麸炒微黄，研如膏）二两　生地黄汁五合　生姜汁三合　白

蜜八两　牛酥五合

【用法】上一十味，都一处与地黄汁等相和，搅令匀，于银器中，以慢火煎成膏，每于食后，含半枣大，咽津。

◆**鹿角末**《太平圣惠方》

【主治】妊娠损动下血，苦烦满。

【功效】除烦止血。

【药物及用量】豉一合　鹿角（末）一分

【用法】上二味，以水一大盏，煮豉取汁六分，内鹿角末搅匀，分为二服。

◆**鹿胎丸**《沈氏尊生书》

【主治】色欲过度。

【功效】补元气，益肾精。

【药物及用量】鹿胎（去秽，煮烂）　熟地黄（用人乳粉、山药各一两，拌蒸九次）　枸杞子（乳浸）各八两　菟丝子（酒煮）　何首乌（制，人乳浸，日晒夜露九次）各十两　金石斛（酒炒）六两　戟肉（酒炒）　黄芪（醋炙）各五两　人参四两

【炮制】共研细末，青蒿膏为丸，如梧桐子大。

【用法】每服三钱，熟汤送下。

◆**鹿茸丸**《妇人大全良方》

【主治】妇人久积虚冷，小便白浊，滑数不禁者。

【功效】益肾督，固胞脬。

【药物及用量】鹿茸（炙）　椒红桂心　附子（炮）　牡蛎（煅）　补骨脂（炒）　石斛　肉苁蓉（酒浸）　鸡肶胵（炙）　沉香各一两　桑螵蛸（炙）五钱

【炮制】共研细末，酒煮面糊为丸，如梧桐子大。

【用法】每服三十丸，空腹时温酒送下。

◆**鹿茸丸**《严氏济生方》

【主治】肾脏真阳久虚，下体痿弱，疼痛喘嗽，水泛为痰。

【功效】壮元阳，固肾气。

【药物及用量】鹿茸（去毛，酒炙）　牛膝（盐酒炒）　五味子各二两　石斛（去根）　巴戟　附子（炮）　川楝肉（酒蒸）　山药（炒）　肉桂（不见火）　杜仲（盐酒炒）　泽泻（盐水炒）各一两　沉香（另研）五钱（一方多白棘、菟丝子、磁石、阳起石）

【炮制】共研细末，酒煮米糊为丸，如梧桐子大。

【用法】每服七十丸，清晨温酒送下。

◆**鹿茸丸**甲《证治准绳》

【主治】妇人冲任虚衰，为风冷所乘，致经水过多，其色瘀黑，甚者崩下，吸吸少气，脐腹冷极，甚则汗出如雨，尺脉微小者。

【功效】益冲任，补气血。

【药物及用量】鹿茸（燎去毛，酥炙）　赤石脂（制）　禹余粮（制）　柏叶　附子（炮）各一两　熟地黄　当归（酒浸）　艾叶续断各二两

【炮制】共研细末，酒糊或炼蜜为丸，如梧桐子大（一方无艾叶）。

【用法】每服三五十丸，空腹时温酒送下。

◆**鹿茸丸**乙《证治准绳》

【主治】脚气，腿腕生疮。

【功效】补血，壮气。

【药物及用量】鹿茸（酥炙，另捣成泥）　五味子（为末）　当归（去芦为末）　熟地黄（捣膏）各等量

【炮制】酒糊和丸，如梧桐子大。

【用法】每服三四十丸，食前温酒或盐汤送下。次用川芎、当归（去芦）各等量，研为细末，每服二三钱，煎荆芥汤调下，空腹及食后各一服。

◆**鹿茸丸**《沈氏尊生书》

【主治】亏弱无力。

【功效】补虚益气，益肾。

【药物及用量】鹿茸　熟地黄　绵黄芪　五味子　鸡肫皮（麸炒）　肉苁蓉（酒浸）　破故纸　牛膝（酒制）　山茱萸　人参各七钱五分　地骨皮　茯苓　玄参各五钱　麦门冬二两

【炮制】共研细末，炼蜜为丸，如梧桐子大。

【用法】每服三钱，空腹时米饮送下。

◆**鹿茸丸**甲《太平圣惠方》

【主治】下元虚惫尿血。

【功效】补肾止血。

【药物及用量】鹿茸酒洗（去毛，涂酥，炙令黄）　当归　生干地黄　冬葵子（微炒）各二两　蒲黄一合

【用法】上五味，捣罗为末，炼蜜和捣二三百杵，丸如梧桐子大，每于食前服，以炒盐汤下二十丸。

◆**鹿茸丸**乙《太平圣惠方》

【主治】小肠积热，尿血。

【功效】清肠化瘀止血。

【药物及用量】蒲黄二两　郁金二两　生干地黄三两

【用法】上三味，捣细罗为散，每服以粥饮调下三钱，日三四服。

◆**鹿茸丸**丙《太平圣惠方》

【主治】妇人久积虚冷，小便白浊，滑数不禁。

【功效】温肾助阳，固精缩尿。

【药物及用量】鹿茸（去毛，涂酥炙微黄）一两　红椒（微炒）一两　桂心一两　附子（炮裂，去皮、脐）一两　牡蛎（烧为粉）一两　桑螵蛸（微炒）三分　补骨脂一两　石斛（去根，锉）一两　沉香一两　肉苁蓉（酒洗，去粗皮，微炙）一两　鸡肶胵（微炒）一两

【用法】上一十一味，捣细罗为末，酒煮面糊和丸，如梧桐子大，每服食前服，以温酒下二十丸。

◆**鹿茸丸**丁《太平圣惠方》

【主治】消肾，小便滑数白浊，将欲沉困。

【功效】补肾止淋。

【药物及用量】鹿茸（去毛，涂酥炙微黄）一两半　黄芩三分　人参（去芦头）三分　土瓜根三分　肉苁蓉（去酒浸一宿，刮去粗皮，炙干）一两半　鸡肶胵（微黄）十枚　菟丝子（酒浸三日，曝干，别捣为末）三两

【用法】上七味，捣罗为末，炼蜜和捣三五百杵，丸如梧桐子大，每于食前服，以清粥下三十丸。

◆**鹿茸丸**戊《太平圣惠方》

【主治】大渴后，虚乏，小便滑数，腿胫无力，日渐羸瘦。

【功效】补虚收敛固涩。

【药物及用量】鹿茸（去毛，涂酥，炙令黄）二两　肉苁蓉（酒浸一宿，刮去粗皮，炙干）二两　附子（炮裂，去皮、脐）一两　黄芪（锉）一两半　石斛（去根，锉）一两半　五味子一两　菟丝子（去酒浸二日，曝干，别捣为末）一两半　白龙骨一两　桑螵蛸（微炒）二两　白蒺藜（微炒，去刺）一两

【用法】上一十味，捣罗为末，炼蜜和捣二三百杵，丸如梧桐子大，每日空心及晚食前服，以清粥下三十丸。

◆**鹿茸丸**己《太平圣惠方》

【主治】妇人赤白带下不止。

【功效】温肾止带。

【药物及用量】鹿茸（涂酥，炙令黄）一两半　桑耳（微炒）一两半　鹿角胶（捣碎，炒令黄燥）一两半　干姜（炮裂，锉）一两半　牛角䚡（炙令黄）一两半　赤石脂一两　白龙骨一两　艾叶（微炒）半两　附子一两（炮裂，去皮、脐）

【用法】上九味，捣罗为末，炼蜜和丸，如梧桐子大，每于食前服，以黄芪汤下三十丸。

◆**鹿茸丸**庚《太平圣惠方》

【主治】妇人带下五色久不瘥，渐加黄瘦。

【功效】补虚止带。

【药物及用量】鹿茸（去毛，涂酥，炙令黄）一两　白芍三分　桑鹅（微炙）一两　黄连（去须）一两　艾叶（微炒）一两　芎䓖一两　当归（锉，微炒）一两　阿胶二两（捣碎，炒令黄燥）　禹余粮（烧醋淬七遍）一两

【用法】上九味，捣罗为末，炼蜜和捣三五百杵，丸如梧桐子大，每于食前服，以温酒下三十丸。

◆**鹿茸四斤丸**《太平惠民和剂局方》

【主治】肾肝俱虚，筋骨痿弱颤掉。

【功效】补肝肾，益筋骨。

【药物及用量】虎骨四斤丸

【炮制】去附子、虎骨，加鹿茸二具、菟丝子、熟地黄、杜仲各八两，共研细末，炼蜜为丸，如梧桐子大。

【用法】每服六七十丸，空腹时淡盐汤临卧时温酒送下。

◆**鹿茸益精丸**《仁斋直指方》

【主治】心虚肾冷，漏精白浊。

【功效】补心肾，止遗泄。

【药物及用量】鹿茸（去毛，酥炙黄） 桑螵蛸（瓦上焙） 肉苁蓉 巴戟（去心） 菟丝子（酒浸） 杜仲（去粗皮切，姜汁炒去丝） 益智子 禹余粮（火煅醋淬） 川楝子（去皮核、去肉，焙） 当归各三两（一作各二两） 韭子（微炒） 破故纸（炒） 山茱萸 赤石脂 龙骨（另研）各二分 滴乳香一分

【炮制】共研细末，酒煮糯米糊为丸，如梧桐子大。

【用法】每服七十丸，食前白茯苓煎汤送下。

◆**鹿茸散**《千金方》

【主治】妇人漏下不止。

【功效】养血益肾。

【药物及用量】鹿茸（醋炙） 阿胶（蛤粉炒）各三两 乌贼骨（醋炒） 当归 蒲黄（筛净，半生半炒）各二两

【用法】为散，每服方寸匕，温酒调下，一日三次。

◆**鹿茸散**甲《妇人大全良方》

【主治】妇人劳损，虚羸尿血。

【功效】益肾和血。

【药物及用量】鹿茸 当归 熟地黄 冬葵子 蒲黄 续断各等量

【用法】研为细末，每服二钱，温酒调下，一日三次。

◆**鹿茸散**乙《妇人大全良方》

【主治】妇人小便频数。

【功效】益肾阳，固精气，缩尿。

【药物及用量】鹿茸 乌贼骨 桑寄生 龙骨各一两 白芍 当归 附子各七钱五分 桑螵蛸五钱

【用法】研为细末，每服二钱，食前温酒调下。

◆**鹿茸散**甲《证治准绳》

【主治】崩漏不止，虚损羸瘦。

【功效】补血益肾，止崩。

【药物及用量】鹿茸（去毛，涂酥炙微黄）一两 白龙骨 鳖甲（涂酥，炙令黄，去裙襕） 熟地黄 白芍 白石脂 乌贼骨（炙令黄） 续断各二两 肉苁蓉（酒浸一宿，刮去皱皮，炙干）一两五钱

【用法】研为细末，每服二钱，食前粥饮调下。

◆**鹿茸散**乙《证治准绳》

【主治】肾虚腰脐冷痛，夜遗小便。

【功效】益肾阳，固精气，缩尿。

【药物及用量】鹿茸（去毛，酥炙黄） 乌贼骨（去甲，微炙）各三两 白芍 当归 桑寄生 龙骨（另研） 人参各一两 桑螵蛸（中劈破，慢火炙黄）一两五钱

【用法】研为细末，入龙骨同研令匀，每服一钱，温酒调下，空腹日、午、晚卧各一次。

◆**鹿茸散**丙《证治准绳》

【主治】小便尿血，日夜不止。

【功效】固肾益血，清热止血。

【药物及用量】鹿茸（酒洗去毛，涂酥，炙令黄） 生地黄（焙） 当归（烙）各二两 蒲黄一合 冬葵子（炒）四两五钱

【用法】研为极细末，每服三钱匕，空腹时温酒调下，一日二次。

◆**鹿茸散**丁《证治准绳》

【主治】小便不禁，阴痿脚弱。

【功效】固精气，祛寒湿。

【药物及用量】鹿茸（去毛，酥炙）二两 韭子（微炒） 羊踯躅（酒拌炒干） 附子（炮） 泽泻 桂心各一两

【用法】研为细末，每服二钱，食前粥饮调下。

◆**鹿茸散**甲《太平圣惠方》

【**主治**】妇人劳损虚羸，尿血。

【**功效**】温肾养血，通淋止血。

【**药物及用量**】鹿茸（去毛，涂酥炙微黄）一两　当归（锉，微炒）一两　熟干地黄一两　葵子一两　蒲黄一两　续断一两

【**用法**】上六味，捣细罗为散，每服以温酒调下二钱，日三四服。

◆**鹿茸散**乙《太平圣惠方》

【**主治**】妇人久虚冷，小便日夜三五十行。

【**功效**】温肾助阳，固精缩尿。

【**药物及用量**】鹿茸（去毛，涂酥，炙微黄）一两　龙骨一两　桑寄生一两　当归（锉，微炒）三分　附子（炮裂，去皮、脐）三分　白芍三分　乌贼鱼骨一两　桑螵蛸（微炒）半两

【**用法**】上八味，捣细罗为散，食前服，以温酒调下二钱。

◆**鹿茸散**丙《太平圣惠方》

【**主治**】妇人漏下不断。

【**功效**】补虚化瘀止血。

【**药物及用量**】鹿茸（去毛，涂酥，炙微黄）二两　当归（锉，微炒）二两　蒲黄半两

【**用法**】上三味，捣细罗为散，每于食前服，以温酒调下二钱。

◆**鹿茸散**丁《太平圣惠方》

【**主治**】妇人崩中漏下不止，虚损羸瘦。

【**功效**】调补冲任，收敛止血。

【**药物及用量**】鹿茸（去毛，涂酥炙微黄）二两　鳖甲（涂醋炙令黄，去裙襕）一两　乌贼鱼骨（炙黄）一两　白龙骨一两　续断一两　熟干地黄一两　白芍一两　白石脂一两　肉苁蓉（酒浸一宿，刮去粗皮，炙干）一两半

【**用法**】上九味，捣细罗为散，每于食前服，以粥饮调下二钱。

◆**鹿茸散**戊《太平圣惠方》

【**主治**】产后脏虚，小便数多。

【**功效**】温肾养血，益气缩尿。

【**药物及用量**】鹿茸（去毛，涂酥，炙令黄）一两　黄芪（锉）一两半　牡蛎（烧为粉）一两半　人参（去芦头）一两　熟干地黄二两　当归（锉，微炒）一两　五味子一两　甘草（炙微赤，锉）半两　鸡肶胵（微炙）一两半

【**用法**】上九味，捣细罗为散，每服食前服，以粥饮调下二钱。

◆**鹿茸散**己《太平圣惠方》

【**主治**】产后脏虚冷，致恶露淋沥不绝，腹中时痛，面色萎黄，羸瘦无力。

【**功效**】温肾养血止血。

【**药物及用量**】鹿茸（去毛，涂酥，炙令黄）一两　卷柏半两　桑寄生半两　当归（锉，微炒）半两　附子（炮裂，去皮、脐）半两　龟甲（涂醋，炙令黄）一两　续断半两

白芍半两　阿胶（捣碎，炒令黄燥）半两　地榆（锉）半两　熟干地黄半两

【**用法**】上一十一味，捣细罗为散，每服食前服，以生姜温酒调下二钱。

◆**鹿茸补涩丸**《沈氏尊生书》

【**主治**】浊病，下元虚冷。

【**功效**】壮肾阳，补任督。

【**药物及用量**】鹿茸　人参　黄芪　菟丝子　桑螵蛸　莲肉　茯苓　肉桂　山药　附子　桑皮　龙骨　补骨脂　五味子各等量

【**炮制**】共研细末，水泛为丸，如梧桐子大。

【**用法**】每服三钱，熟汤送下。

◆**鹿茸橘皮煎丸**《证治要诀类方》

【**主治**】脾胃俱虚，不进饮食，肌体羸瘦，四肢乏力。

【**功效**】健脾胃，益肾气，消寒积。

【**药物及用量**】鹿茸（燎去毛劈开，酒浸炙）三两　橘皮（去白，另为末）十五两　京三棱（煨）　当归　萆薢　厚朴（姜制）　肉桂　肉苁蓉（酒浸，焙）　附子（炮）　巴戟（去心）　阳起石（酒浸，研如粉）　石斛（去根）　牛膝（去芦，酒浸）　菟丝子（酒浸，焙）　吴茱萸（淘去浮者，焙）

杜仲（姜汁炒去丝） 干姜（炮）各三两 甘草（炙）一两

【炮制】研为细末，用酒五升，于银石器内将橘皮煎熬如饧，再入诸药末在内，搅和捣五百杵为丸，如梧桐子大。

【用法】每服三十丸，空腹时温酒或盐汤送下。

◆**鹿髓煎**《备预百要方》

【主治】伤中筋脉，急上气，咳嗽。

【功效】降气止咳。

【药物及用量】鹿髓半斤 蜜三合 生地黄汁四合 酥三合 桃仁（同杏仁各汤浸，去皮尖、双仁，研碎，以酒浸，绞取汁一升）三两 杏仁三两

【用法】上六味，煎地黄、杏仁、桃仁等汁减半，内鹿髓酥蜜，煎如稀饧，收瓷盒中，每取一匙，搅粥半盏，不拘时。

◆**鹿头方**《必用全书》

【主治】老人消渴，诸药不瘥，黄瘦力弱。

【功效】补肾止渴。

【药物及用量】鹿头一枚（炮，去毛）

【用法】上一味煮令烂熟，切，空心，日以五味食之，并服汁极妙。

◆**鹿头肉粥**《寿亲养老书》

【主治】妊娠四肢虚肿，喘急胀满。

【功效】温中散寒除满。

【药物及用量】鹿头肉半斤 蔓荆子（去土）一两 良姜 茴香（炒令香）各半两

【用法】上四味，除鹿肉外，捣罗为末，每服四钱匕，先将水五盏，煮鹿肉候水至三盏，去肉，下白米一合，同药末，候米熟，下五味，调和得所，分作三服，一日食尽。

◆**鹿菟煎**《澹寮方》

【主治】三消渴利，遗精，白浊。

【功效】补精止遗。

【药物及用量】菟丝子 北五味各五两 白茯苓（并如玄兔丹法制度）二两半 鹿茸（盐酒浸，炙）一两半

【用法】上四味为末，生地黄汁搜和为丸，梧桐子大，每服五十丸，空心，盐酒下。

◆**麻子膏**《证治准绳》

【主治】火伤。

【功效】消炎和伤。

【药物及用量】大麻子（取仁碎）一合 柏白皮 柳白皮 栀子（碎） 白芷 甘草各二两

【炮制】锉细，猪脂一斤，煎三上三下，火滓成膏。

【用法】每用少许，涂于患处，每日三次。

◆**麻子汤**《千金方》

【主治】大风，周身四肢挛急，风行在皮肤，身劳强服之不虚人，又治精神蒙味者。

【功效】祛风缓争，调畅气机。

【药物及用量】秋麻子（净择，水渍一宿）三升 防风 桂心 生姜 石膏（碎绵裹） 橘皮各二两 麻黄三两 竹叶 葱白各一握 香豉一合

【用法】上一十味，㕮咀，先以水二斗半，煮麻子令极熟，漉去滓，取九升，别煮麻黄两沸，掠去沫，纳诸药汁中，煮取三升，去滓，分三服，空腹服，当微汗，汗出以粉涂身，极重者，不过三两剂，轻者，一两剂瘥。有人患大风、贼风、刺风，加独活三两，比之小续命汤，准当六七剂。

◆**麻仁汤**《圣济总录》

【主治】痢后，四肢浮肿。

【功效】温阳，利水。

【药物及用量】大麻仁 商陆 防风（去杈） 附子（炮裂，去皮、脐） 陈橘皮（汤浸，去白，焙） 防己各一两

【用法】上六味，锉如麻豆，每服五钱匕，以水一盏半，入赤小豆一百粒，同煎至八分，去滓，食前服。

◆**麻仁丸**《圣济总录》

【主治】妊娠大便不通，腹满不能食。

【功效】养阴润肠。

【药物及用量】大麻仁（别研如膏）四两 人参 诃黎勒（煨，去核）各二两 大

黄（锉，炒）半两

【用法】上四味，先捣后三味为末，次入麻仁炼蜜和剂，更于臼内涂酥杵匀，丸如梧桐子大，每服三十丸，空腹温水下，大便通即止。

◆**麻仁丸**《伤寒论》《金匮要略》

【主治】脾约。

【功效】润肠消积，行气通便。

【药物及用量】麻仁（熬晒去壳，另研）二升　芍药　枳实（炙，一作麸炒）各八两　大黄（去皮蒸焙）一斤　厚朴（去皮炙，一作姜汁炒）一尺　杏仁（去皮尖熬，研作脂）一升

【炮制】研为细末，炼蜜和丸，如梧桐子大。

【用法】每服十丸（一作二十丸，一作五十丸），每日三次，渐加以大便通利为度。

◆**麻仁丸**《卫生宝鉴》

【主治】冷热壅结，精液耗少，大便艰秘及虚人便秘。

【功效】顺三焦，和五脏，润肠胃，除风气。

【药物及用量】大麻仁（另捣研）　郁李仁（去皮，另研）　大黄（半生半蒸）各四两　枳壳（去瓤，麸炒）　白槟榔（半煨半生）　菟丝子（酒浸，另研）　山药　防风（去杈枝）　山茱萸　肉桂（去粗皮）　车前子各一两五钱　木香　羌活各一两

【炮制】研为细末，入另研药令匀，炼蜜和丸，如梧桐子大。

【用法】每服十五丸至二十丸，临卧时温汤送下。

◆**麻仁丸**《证治准绳》

【主治】产后大便秘涩。

【功效】润肠下积。

【药物及用量】麻仁（另研如泥）　枳壳　人参各一两　大黄五钱

【炮制】研为细末，炼蜜和丸，如梧桐子大。

【用法】每服二十丸，空腹时温酒送下。未通渐加，不可太过。

◆**麻油饮**《验方新编》

【主治】疔疖一切大毒。

【功效】解毒。

【药物及用量】麻油一斤

【用法】砂锅内煎数十滚，倾出兑酒二碗，随口热饮一二碗，少顷再饮。急则一日饮尽，缓则分二日饮，神效。打猎者凡中毒药，急饮麻油，药毒即消。

◆**麻黄升麻汤**《伤寒论》

【主治】伤寒六七日，大下后，寸脉沉而迟，手足厥逆，下部脉不至，咽喉不利，吐脓血，泄利不止及冬温误汗下。

【功效】散热解毒，祛寒通络。

【药物及用量】麻黄（去节）二两半　升麻各一两一分　当归一两一分　知母　黄芩　葳蕤各十八铢　石膏（碎绵裹）　白术　干姜　白芍　桂枝　茯苓　甘草（炙）　天门冬（去心）各六铢（一方无天门冬，有麦门冬）

【用法】清水一斗，先煮麻黄一二沸，去上沫，纳诸药煮取三升，去滓分温三服。相去如炊三斗米顷，令尽汗出愈。

◆**麻黄升麻汤**《医学纲目》

【主治】小儿面色萎黄，腹胀食不下。

【功效】健胃散湿，清热解毒。

【药物及用量】麻黄二分　升麻根　桂枝　杏仁　吴茱萸　草豆蔻　厚朴曲末　羌活　白茯苓　苍术　泽泻　猪苓　陈皮　黄柏各一分　柴胡根　白术　青皮　黄连各五分

【用法】吹咀，清水一大盏，煎至七分去滓，食前热服，正月、四月宜之。

◆**麻黄加术汤**《金匮要略》

【主治】湿家身烦疼。

【功效】化湿和络。

【药物及用量】麻黄（去节）三两　桂枝甘草（炙）各二两　白术四两　杏仁（去皮尖）七十枚

【用法】清水九升，先煮麻黄减二升，去上沫，纳诸药煮取二升五合去滓，温服八合，覆取微汗。

◆**麻黄加独活防风汤**（张仲景方）

【主治】刚痉。

【功效】祛风散寒，化湿活络。

【药物及用量】麻黄　独活　防风（去节）　桂枝各一两　芍药三两　甘草五钱

【用法】锉细，每服一两，清水二盅，煎至一盅半，去滓温服。

◆**麻黄左经汤**《三因极一病证方论》

【主治】风寒暑湿流注足太阳经，腰足挛痹，关节重痛，行步艰难，憎寒发热，无汗恶寒，或自汗恶风，头疼眩晕及附骨疽生在腿后面，属足太阳膀胱经者。

【功效】祛风化湿，逐寒通痹。

【药物及用量】麻黄（去节）　白术（一作苍术米泔水浸）　防风（去芦）　羌活（去芦）　防己（去皮）　白茯苓（去皮）　干葛根　桂心　甘草（炙，一作生）　细辛（去苗）各等量

【用法】㕮咀，加生姜三五片，红枣肉一二枚，清水二盅，煎至八分，空腹时服。自汗，去麻黄，加肉桂、芍药；重者加术、陈皮；无汗减桂，加杏仁、泽泻。

◆**麻黄甘草汤**《兰室秘藏》

【主治】表实，痘毒焮盛稠密。

【功效】发表散滞。

【药物及用量】麻黄　生甘草

【用法】清水煎服。

◆**麻黄白术汤**《证治准绳》

【主治】风寒湿热内停。

【功效】祛风化湿，逐寒通痹。

【药物及用量】麻黄（不去根节）五分　白术三分　白豆蔻曲（炒）各五分　吴茱萸　白茯苓　泽泻各四分　桂枝　厚朴　柴胡　苍术　青皮（去瓤）　黄连（酒浸）　黄柏（酒浸）　黄芪　人参　猪苓各三分　升麻　橘红各二分　杏仁四枚　生甘草　炙甘草各一分

【用法】㕮咀，分作二服，清水二大盏半，先煎麻黄一二煎去，再入诸药煎至一盏去滓，食远稍热服。

◆**麻黄杏仁薏苡甘草汤**《金匮要略》

【主治】风湿身疼。

【功效】散风湿，止痛。

【药物及用量】麻黄（去根节泡，一作一钱五分）五钱　杏仁（去皮尖研，一作三十枚）十枚　薏苡（姜汤泡，勿炒，一作一两）五钱　甘草（炙，一作八分）一两

【用法】锉如麻豆大，每服四钱匕，清水一盏半，煎至八分，去滓温服，有微汗避风。

◆**麻黄定喘汤**《张氏医通》

【主治】寒包热邪，哮喘痰嗽，遇冷即发。

【功效】散风寒，清痰浊，泻肺平喘。

【药物及用量】麻黄（去节）八分　杏仁（泡，去皮尖研）十四粒　厚朴（姜制）八分　款冬花（去梗）　桑白皮（蜜炙）　苏子（微炒研）各一钱　甘草（生炙各半）四分　半夏（姜制）　黄芩各一钱二分

【用法】清水煎去滓，生银杏七枚，捣烂绞去滓，入药乘热服之。去枕仰卧，暖覆取微汗效。

◆**麻黄羌活汤**《素问病机气宜保命集》

【主治】太阳疟无汗。

【功效】散风解表。

【药物及用量】麻黄（去节）　羌活　防风　甘草（炙）各五钱

【用法】清水煎服，如吐加半夏曲等量。

◆**麻黄附子甘草汤**《伤寒论》

【主治】少阴病，脉沉发热及水肿脉沉者。

【功效】散热邪，化水湿。

【药物及用量】麻黄（去节，一作三两）二两　附子（泡，去皮）一枚　甘草（炙）二两

【用法】清水七升，先煮麻黄一二沸，去上沫，纳诸药煮取三升去滓，温服一升，每日三次。

◆**麻黄附子细辛汤**《伤寒论》

【主治】（1）治少阴病始得之反发热脉沉，二三日无里证者。（2）治肾脏发咳，咳则腰背相引痛，甚则咳涎。（3）治寒邪犯齿，致脑齿俱痛。

【功效】发汗，逐寒，温里。

【药物及用量】麻黄（去节）二两　附子（炮去皮，破八片）一枚　细辛二两

【用法】清水一斗，先煮麻黄减二升，去上沫，纳诸药煮取三升去滓，温服一升，每日三次。

◆**麻黄宣肺酒**《医宗金鉴》

【主治】酒齇鼻。

【功效】宣肺中郁气。

【药物及用量】麻黄　麻黄根各三两

【炮制】头生酒五壶，将药入酒内，重汤煮三炷香，露一宿。

【用法】早晚各饮三五杯，至三五日出脓成疮，十余日则脓尽。脓尽则红色退，先黄后白而愈。

◆**麻黄根散**甲《太平圣惠方》

【主治】产后虚汗不止。

【功效】固表止汗，补气。

【药物及用量】麻黄根　当归　黄芪　牡蛎（煅为粉）　人参　甘草各等量

【用法】㕮咀，每服四钱，清水一盏，煎至七分，去滓温服。

◆**麻黄根散**乙《太平圣惠方》

【主治】小儿盗汗不止，咽喉多干，心神烦热。

【功效】清心除烦。

【药物及用量】麻黄根　败蒲灰　麦门冬（去心，焙）　黄芪（锉）　龙骨　甘草（炙微赤，锉）各半两

【用法】上六味，捣粗罗为散，每服一钱，以水一小盏，煎至五分，去滓，温服，不拘时，量儿大小，以意加减。

◆**麻黄根散**丙《太平圣惠方》

【主治】风虚汗出不止。

【功效】祛风驱汗。

【药物及用量】麻黄根二两　附子（炮裂，去皮、脐）一两　牡蛎（烧为粉）二两

【用法】上三味，捣细罗为散，以药末一两，和白米粉一升，拌合匀，以粉汗上即止。

◆**麻黄根散**《世医得效方》

【主治】产后虚汗不止。

【功效】益气固表，敛阴止汗。

【药物及用量】当归　黄芪　麻黄根　牡蛎（煅为粉）　人参　粉草各等量　小麦二合（《铃方》无）

【用法】上七味锉散，每服四钱，水一盏煎，温服，不拘时。

◆**麻黄根散**《妇人大全良方》

【主治】产后虚汗不止。

【功效】益气固表，养血止汗。

【药物及用量】当归　黄芪　麻黄根　牡蛎（煅为粉）　人参　粉草各等量

【用法】上六味，㕮咀，每服四钱，水一盏，煎至七分，去滓，温服。

◆**麻黄根汤**《验方新编》

【主治】产后汗出不止。

【功效】和荣卫，调气血，清虚热。

【药物及用量】麻黄根　党参　当归身（酒洗）　黄芪（蜜炙）　甘草（炙）各一钱五分

【用法】清水二盏，以浮小麦一合，煎至一盏去麦。入药再煎至七分，调牡蛎粉二钱，温服。

◆**麻黄根汤**《圣济总录》

【主治】产后虚汗不止。

【功效】益气固表，养阴止汗。

【药物及用量】麻黄根二两　牡蛎（烧赤）一两半　黄芪（锉）一两　人参一两　龙骨一两　枸杞根皮二两

【用法】上六味，粗捣筛，每服三钱匕，水一盏半，枣二枚，擘破，同煎至一盏，去滓，温服，不拘时。

◆**麻黄桂枝汤**《三因极一病证方论》

【主治】外因心痛，恶寒发热，内攻五脏，拘急不得转侧。

【功效】发表和肌，温里散寒。

【药物及用量】麻黄（去节，汤浸，焙）　桂心　芍药　细辛（去苗）　干姜　甘草（炙）各三分　半夏　香附各半两

【用法】每服四钱，清水一盏半，加生姜五片，煎至七分去滓。食前服，大便秘加大黄，量虚实加减。

◆**麻黄连翘赤小豆汤**《伤寒论》

【主治】伤寒表不解，瘀热在里，身发黄。

【功效】解表邪，化湿热，利水肿。

【药物及用量】麻黄（去节）　连翘各二两　赤小豆一升　甘草（炙）二两　生梓白皮一升（如无以茵陈代之）　杏仁（去皮尖）四十枚　大枣（擘）十二枚　生姜（切）二两

【用法】潦水一斗，先煮麻黄令沸，去上沫，纳诸药煮取三升去滓，分温三服，半日服尽。

◆**麻黄复煎汤**（李东垣方）

【主治】风湿相搏，下焦伏火而不得伸，阴室中常汗出，懒语，面燥热，四肢困倦乏力，走疰疼痛。

【功效】散寒湿，通经脉。

【药物及用量】麻黄（去节，一作一钱）　黄芪各二钱　白术　人参（上二味一作一钱五分）　柴胡根　防风　生地黄（上三味一作一钱）各五分　甘草三分（一作炙三分，生二分）　羌活　黄柏（姜汁炒褐色）各一钱　杏仁（去皮尖研，一作五个）三个

【用法】清水五盏，先煮麻黄令沸，去上沫，至三盏，纳诸药再煎至一盏，临卧半饥时热服，勿饱服。服后微汗为度，不可过汗，过汗则热不止。若烦扰不宁，可以栀子豉汤解之。

◆**麻黄散**《千金方》

【主治】恶毒，丹毒，风疹。

【功效】散风，宣壅，解毒。

【药物及用量】麻黄　升麻　葛根各一两　射干　鸡舌香　甘草（炙）各五钱　石膏五勺

【用法】㕮咀，清水三升，煮取一升，大人作一服，三岁儿分三服，每日三次。

◆**麻黄散**（李东垣方）

【主治】头痛恶寒，血虚肝旺。

【功效】散寒清热，调和肝胃。

【药物及用量】麻黄根（不去节）　羊胫骨（烧灰）　龙胆草（酒洗）　生地黄各二钱　羌活一钱五分　防风　藁本　升麻　黄连　草豆蔻各一钱　当归身　熟地黄各六分　细辛根少许

【用法】研为极细末，涂之。

◆**麻黄散**甲《证治准绳》

【主治】心脏中风虚寒颤，心惊掣悸，语声混浊，口歪冒昧，好笑。

【功效】祛风，散寒，行滞，和血。

【药物及用量】麻黄（去节）　白术　防风　芎䓖　甘草（炙）　汉防己各五钱　当归　人参（去芦）　羌活（去芦）　远志（去心）　川升麻　桂心　茯神（去木）各七钱五分

【用法】㕮咀，每服五钱，清水一中盏，加生姜五片，煎至五分去滓，入荆沥五勺。再煎一二沸，不拘时温服。

◆**麻黄散**乙《证治准绳》

【主治】妊娠外伤风冷，痰逆咳嗽，不食。

【功效】散风寒，利肺气。

【药物及用量】麻黄（去节）　陈皮（去白）　前胡各一两　半夏（汤洗，炒）　人参　白术　枳壳（炒）　贝母　甘草各五钱

【用法】㕮咀，每服四钱，加葱白五寸，生姜三片，大枣一枚，清水煎服。

◆**麻黄散**《疡医大全》

【主治】漏蹄风。

【功效】祛风散结。

【药物及用量】麻黄根　乳香　没药　黄柏　万年灰　水龙骨各等量

【用法】为末掺之，贴夹纸膏收其毒水。

◆**麻黄散**甲《太平圣惠方》

【主治】妇人中风，身如角弓反张，咽喉胸膈痰壅不利。

【功效】散寒祛风，行气除痞。

【药物及用量】麻黄（去根节）一两　羚羊角屑一两　羌活一两　桂心半两　防风（去芦头）三分　细辛三分　枳壳（麸炒微黄，去瓤）一两　川升麻三分　甘草（炙微

赤，锉）半两

【用法】上九味，捣粗罗为散，每服三钱，以水一中盏，入生姜半分，薄荷三七叶，煎至六分，去滓，温服，不拘时。

◆**麻黄散**乙《太平圣惠方》

【主治】久上气喘急，坐卧不得。

【功效】宣肺化痰，降气平喘。

【药物及用量】麻黄（去根节）一两　杏仁一两（汤浸，去皮尖、双仁，麸炒微黄）　赤茯苓一两　桑根白皮（锉）一两　紫苏茎叶一两　陈橘皮（汤浸，去白瓤，焙）一两　甜葶苈（隔纸炒令紫色）一两

【用法】上七味，捣筛为散，每服五钱，以水一盏，入生姜半分，煎至五分，去滓，温服，不拘时。

◆**麻黄散**丙《太平圣惠方》

【主治】上气，喘急，气奔欲绝。

【功效】宣肺化饮，平喘。

【药物及用量】麻黄（去根节）二两　甘草（炙微赤，锉）一两　桂心一两　马兜铃一两　杏仁（汤浸，去皮尖、双仁，麸炒微黄）一两　细辛一两

【用法】上六味，捣筛为散，每服五钱，以水一大盏，入生姜半分，煎至五分，去滓，温服，不拘时。

◆**麻黄散**丁《太平圣惠方》

【主治】产后中风痉，通身拘急，口噤，不知人事。

【功效】解表散寒祛风。

【药物及用量】麻黄（去根节）　白术　独活各一两

【用法】上三味，捣筛为散，每服四钱，以水酒各半盏，煎至六分，去滓，温服，不拘时。

◆**麻黄散**戊《太平圣惠方》

【主治】产后伤寒，三日以前，头项腰脊俱痛，发汗不出，烦躁。

【功效】发汗解表，温经止痛。

【药物及用量】麻黄（去根节）一两　桂心三分　杏仁（汤浸，去皮尖、双仁，麸炒微黄）半两　人参（去芦头）三分　白术三分　干姜（炮裂，锉）半两　芎䓖三分　附子（炮裂，去皮、脐）三分　甘草（炙微赤，锉）半两　厚朴（去粗皮，涂生姜汁，炙令香熟）三分

【用法】上一十味，捣粗罗为散，每服四钱，以水一中盏，入生姜半分，枣三枚，煎至五分，去滓，稍热服，以衣覆取微汗，如人行五七里未汗，即再服。

◆**麻黄散**己《太平圣惠方》

【主治】咳嗽上气。

【功效】降气止咳。

【药物及用量】麻黄（去根节）一两　甘草（炙微赤，锉）半两　阿胶（捣碎，炒令黄燥）一两　干姜（炮裂，锉）三分　杏仁（汤浸，去皮尖、双仁，麸炒微黄）一两

【用法】上五味，捣筛为散，每服三钱，以水一中盏，入枣三枚，煎至六分，去滓，温服，不拘时。

◆**麻黄散**庚《太平圣惠方》

【主治】久咳嗽，肺壅上气，坐卧不安。

【功效】理肺下气止咳。

【药物及用量】麻黄（去根节）一两　桑根白皮（锉）一两　甜葶苈（隔纸炒令紫色）一两　五味子三分　白前三分　甘草（炙微赤，锉）半两　木通（锉）三分　川大黄（锉碎，微炒）一两半　黄芪（锉）一两　陈橘皮（汤浸，去白瓤，焙）三分

【用法】上一十味，捣筛为散，每服四钱，以水一中盏，入生姜半分，煎至六分，去滓，温服，不拘时。

◆**麻黄散**辛《太平圣惠方》

【主治】中风身体缓弱，口眼不正，舌强难语，奄奄惚惚，神情闷乱。

【功效】温阳祛风止痉。

【药物及用量】麻黄（去根节）一两　汉防己一两　黄芩一两　桂心一两　赤芍一两　甘草（炙微赤，锉）半两　防风一两（去芦头）　人参（去芦头）一两　附子（炮裂，去皮、脐）一两

【用法】上九味，捣筛为散，每服四钱，以水一中盏，入生姜半分，煎至六分，去滓，不拘时，温服。

◆**麻黄散**壬《太平圣惠方》

【主治】中风口面歪斜，筋脉拘急。

【功效】祛风通络缓急。

【药物及用量】麻黄（去根节）一两　芎䓖一两　川升麻一两　防风（去芦头）一两　汉防已一两　桂心一两　羚羊角屑一两　酸枣仁一两　秦艽（去苗）半两

【用法】上九味，捣筛为散，每服四钱，以水一中盏，煎至五分，去滓，入竹沥一合，更煎一两沸，不拘时，温服。

◆**麻黄汤**《伤寒论》

【主治】伤寒太阳病无汗，身疼痛，胸满而喘及肺经咳嗽，喘急胸满，风寒湿痹，肺经壅滞，昏乱哮吼者。

【功效】发表，宣肺。

【药物及用量】麻黄（去节）三两　桂枝（去皮）二两　甘草（炙）一两　杏仁（泡去皮尖，碎，一作六十枚）七十枚

【用法】清水九升，先煮麻黄减二升，去上沫，纳诸药煮取二升五合去滓，温服八合，温覆取汗，不须啜粥，一服汗出，停后服，汗出多者温粉扑之。若脉浮而弱，汗自出，或尺中脉微与迟者，俱禁用之（一方加生姜、红枣）。

◆**麻黄汤**《千金方》

【主治】恶风毒气冲心，脚弱肌痹，四肢不仁，失言不语。

【功效】解表发汗，和血行滞。

【药物及用量】麻黄一两　大枣二十枚　茯苓三两　杏仁三十枚　防风　白术　当归　升麻　芎䓖　芍药　黄芩　桂心　麦门冬　甘草各二两

【用法】㕮咀，清水九升，清酒二升（一作七升），合煮取二升五合，分四服，日三夜一次，覆令小汗扑粉，莫令见风。初病即服此，次服独活汤，三服兼补厚朴汤，四服风引独活汤。

◆**麻黄汤**甲《证治准绳》

【主治】疹子出迟。

【功效】宣肺透表，祛风透疹。

【药物及用量】麻黄（去根节，蜜酒炒）　升麻（酒炒）　牛蒡子（炒）　蝉壳（洗净，去足翅）　甘草各一钱（一方无甘草）

【用法】锉细，加腊茶叶一钱，清水二盏，煎至七分，去滓温服，烦渴加石膏末四钱。

◆**麻黄汤**乙《证治准绳》

【主治】热邪壅肺咳嗽。

【功效】散表邪，清肺胃，止喘嗽。

【药物及用量】麻黄　杏仁　甘草各等量　石膏倍用（一方无石膏，有桑白皮）

【用法】锉细，加腊茶叶一钱，清水一盏，煎至七分去滓，不拘时服。

◆**麻黄汤**丙《证治准绳》

【主治】妇人阴肿，或疮烂者。

【功效】宣滞解毒。

【药物及用量】麻黄　黄连　蛇床子各二两　北艾叶一两五钱　乌梅十枚

【用法】锉细，清水一斗，煮取五升，去滓热洗，避风冷。

◆**麻黄黄芩汤**《校注妇人良方》

【主治】夜发疟。

【功效】散风寒，调荣卫。

【药物及用量】麻黄（去节，一作六钱）一两　黄芩五钱（一作四钱）　桃仁（去皮）三十枚　甘草（炙）三钱　桂枝二钱五分（一作桂心二钱）

【用法】研为细末，清水煎，临卧时服。

◆**麻黄饮**《证治准绳》

【主治】上体生疮，或痒或痛，黄水浸淫，结痂堆起，蔓延于三阳之分，根窠小，带红肿。

【功效】解毒散滞，祛风化湿。

【药物及用量】麻黄（去根留节）　防风　苍术各五钱　陈皮　紫背　浮萍　鼠粘子各七钱五分　黄芩四钱　滑石一两　羌活　石膏（煅）各六钱五分　缩砂仁　荆芥各二钱五分　苍耳草　生甘草各三钱五分　薄荷叶一钱五分

【用法】㕮咀，每服六钱，清水一盅半，猛火煎取六分，入好酒四五滴，去滓热服。须得通身有汗，其疮自安，甚者服

至百副之后，看汗出到何处。若自上而下，出过脚曲瞅，其疮自愈。

◆麻黄饮《疡医大全》

【主治】痛风。

【功效】宣壅滞，通经络，止痛风。

【药物及用量】麻黄　石蚕　海风藤　秦艽　地苏木　五加皮各一两　熟地黄　下山虎各八钱

【用法】好酒一大壶，煮一大炷香，出火毒，每次量情温服，至第四日须任情一醉，用愈风汤洗浴，发表出汗一次。汗后以粥补之，再服数日，又表一次。务要表三四次为妙，宜避风。

◆麻黄膏《疡医大全》

【主治】汤火伤。

【功效】宣壅，和肌，消炎，解毒。

【药物及用量】麻黄五钱　雄猪油四两　斑蝥三个　蓖麻子（去壳，研极烂）　大枫子（去壳研）各一百粒

【炮制】先将猪油化开，下斑蝥煎数沸，随去斑蝥，再下麻黄煎枯，滤去滓，将大枫子、蓖麻子和匀成膏。

【用法】每用少许，涂于患处。

◆麻黄苍术汤《东垣试效方》

【主治】寒湿所客，身体沉重，腰痛，面色萎黄。

【功效】宣壅滞，散寒湿。

【药物及用量】麻黄一钱　苍术　甘草（炙）各二钱　泽泻　神曲（炒）　白茯苓　橘皮各一钱　半夏　桂枝　草豆蔻　猪苓各五钱　黄芪三钱　杏仁十枚

【用法】清水二盅，煎至一盅，食前服。

◆麻黄苍术汤《兰室秘藏》

【主治】秋冬夜嗽连声，口苦，两胁下痛，心下痞闷，卧而多惊，筋挛，肢节痛，痰唾涎沫，日晚神昏呵欠，不进饮食。

【功效】宣壅，散湿，健胃，祛风。

【药物及用量】麻黄八钱　苍术　羌活根　柴胡根各五分　防风根　生甘草　当归尾各四分　黄芩　甘草（炙）各三分　五味子九个　草豆蔻仁六分　黄芪一钱五分（一方加生姜）

【用法】分为二服，清水煎，临卧时热服。

◆麻黄醇酒汤《千金方》

【主治】黄疸。

【功效】发表散湿。

【药物及用量】麻黄三两　美酒五升

【用法】共煮取二升五合，顿服尽，冬月用酒，春日用清水煮之。

◆麻黄石膏汤《千金方》

【主治】上气胸满者。

【功效】宣肺散寒，降气散结。

【药物及用量】麻黄四两　石膏（鸡子大）一枚　厚朴五两　小麦一升　杏仁半升

【用法】上五味，以水一斗，先煮小麦，熟去之，下药，煮取三升，去滓，分三服。

◆麻黄雌鸡汤《太平圣惠方》

【主治】妊娠四月，有寒，心中欲呕，胸膈满不食，有热即小便难，数如淋状，脐下苦急，猝风寒，颈项强痛，或热或惊，腰背及腹痛往来，有时胎上迫心，烦闷不安，猝有所下，并宜服此。

【功效】解表散寒，补中固表。

【药物及用量】麻黄（去根节）一两　阿胶（捣碎，炒令黄燥）二两　甘草（炙微赤）一两　当归（锉，微炒）一两　人参（去芦头）二两　生姜一两　半夏（汤洗七遍，去滑）一两　甘菊花半两　麦门冬（去心）一两　大枣七枚

【用法】上一十味，细锉，先取肥乌雌鸡一只，理如食法，以水一斗，煮鸡取汁五升，去鸡入药，煎至三升，入酒二升，又煎至四升，去滓，空腹温服一小盏，卧当汗出，以粉敷之，避风。日晚再一服。

◆麻黄葛根汤《直指小儿方》

【主治】刚痉无汗。

【功效】发汗解肌。

【药物及用量】麻黄（去节）　赤芍各一两半　干葛半两　葱白三茎　豉半合

【用法】上五味锉散，每服三字，煎服。

◆**麻黄加生地黄汤**《拔粹方》

【主治】妇人伤寒，脉浮而紧，头痛身热，恶寒无汗。

【功效】发汗解毒，兼养阴血。

【药物及用量】麻黄二两半　桂枝二两　甘草半两　杏仁（去皮尖）二十五个　生地黄五两

【用法】上五味锉细，每服五钱，水煎。

◆**麻黄桂枝升麻汤**《兰室秘藏》

【主治】妇人先患浑身麻木，睡觉则少减，开目则已而痊愈；又证已痊，又因心中烦恼，遍身骨节疼，身体沉重，饮食减少，腹中气不运转。

【功效】调和营卫，祛湿除烦。

【药物及用量】木香　生姜各一分　桂枝　半夏　陈皮　草豆蔻仁　厚朴　黑附子　黄柏各二分　炙甘草　升麻　白术　茯苓　泽泻各三分　黄芪　麻黄（不去节）　人参各五分

【用法】上一十七味都作一服，水二盏，煎至一盏，去粗，食远服之。

◆**麻虫膏**《证治准绳》

【主治】疔疮。

【功效】解毒。

【药物及用量】麻虫一条

【炮制】捣烂，加好江茶和做饼子，如钱眼大。

【用法】每日一饼，先以羊角骨针挑破疮头，按药在上，醋糊纸贴之，膏药亦可，以毒出为效。

◆**麻药**《证治准绳》

【主治】疗诸瘤。

【功效】消坚，蚀恶，化痰。

【药物及用量】南星　半夏　川乌　川椒　石炭　草乌（一方无石炭）各等量

【用法】生，研为末，醋调涂瘤上，或以唾调涂，再用药则不痛。

◆**麻药**《伤科汇纂》

【主治】整骨。

【功效】止痛。

【药物及用量】草乌三钱　当归　白芷各二钱五分

【用法】研末，每服五分，热酒调下，即麻木不知痛，然后用手整骨。

◆**麻药**《验方新编》

【主治】割毒疮，或取箭头枪子，敷之则麻木不痛。

【功效】消肿，解毒，止痛。

【药物及用量】川乌尖　草乌尖　生半夏　生南星　荜茇各二钱五分　蟾酥二钱　胡椒　细辛各五钱

【用法】共为细末，酒调涂之。

◆**减味竹叶石膏汤**《温病条辨》

【主治】阳明温病，脉浮而促。

【功效】清热益气。

【药物及用量】竹叶五钱　石膏八钱　麦门冬六钱　甘草三钱

【用法】清水八杯，煮取三杯，一时服一杯，约三时令尽。

◆**菊花丸**《审视瑶函》

【主治】冷泪常流。

【功效】补肝肾，明眼目。

【药物及用量】甘菊花（炒）四两　肉苁蓉（酒洗去皮，焙干，切）二两　巴戟（去心）　枸杞子（捣焙）各三两

【炮制】共研细末，炼蜜为丸，如梧桐子大。

【用法】每服二钱，食前空腹时温酒或青盐汤送下。

◆**菊花甘草汤**《外科十法》

【主治】疔疮。

【功效】解毒祛风。

【药物及用量】白芍花四两　甘草四钱

【用法】清水煎，顿服，滓再煎服。

◆**菊花决明散**《原机启微》

【主治】目病日久，白睛微青，黑睛微白，黑白之间，赤环如带，视物不明，睛白高低不平，其色不泽，口干舌苦，眵多羞涩。

【功效】祛风明目，清热。

【药物及用量】甘菊花　草决明　石决明（东流水煮一伏时，另研极细）　木贼　防风　羌活　蔓荆子　甘草（炙）　川芎

石膏（另研极细）　黄芩各五钱

【用法】研为细末，每服二钱，清水一盏半，煎至八分，食后连末服。

◆**菊花清燥汤**《医宗金鉴》

【主治】石榴疽，肿硬焮痛。

【功效】活血止痛。

【药物及用量】甘菊花二钱　当归　生地黄　白芍（酒炒）　川芎　知母　贝母（去心，研）　地骨皮　麦门冬（去心）各一钱　柴胡　黄芩　升麻　犀角（镑）　生甘草各五分

【用法】加竹叶二十片，灯心二十茎。清水二盅，煎至八分，食后温服。

◆**菊花通圣散**《证治准绳》

【主治】风热暴肿，两睑溃烂，黏睛或生风粟。

【功效】疏风热，明眼目。

【药物及用量】白菊花一两五钱　滑石三两　石膏　黄芩　桔梗　生甘草　牙硝　黄连　羌活各一两　防风　川芎　当归　芍药（炒）　大黄（酒蒸）　薄荷　连翘　麻黄　白蒺藜　芒硝各五钱　荆芥穗　白术（炒）　栀子（炒黑）各二钱五分（一方加细辛、蔓荆子）

【用法】㕮咀，每服三钱，清水一杯半，加生姜三片，煎至七分去滓，食后温服。

◆**菊花散**《类证普济本事方》

【主治】肝肾风毒，上冲眼痛。

【功效】清肝泻热，祛风止痛。

【药物及用量】甘菊花　牛蒡子（炒）各八两　防风三两　白蒺藜（去刺）一两　甘草一两

【用法】研为细末，每服二钱，食后临卧时熟汤送下。

◆**菊花散**《太平惠民和剂局方》

【主治】肝受风毒，眼目赤肿，昏暗羞明，多泪涩痛，渐生翳膜。

【功效】清肝热，祛目翳。

【药物及用量】白菊花六两　白蒺藜（炒去刺）　川羌活（去芦，勿见火）　木贼（去节）　蝉蜕（汤洗，去头足）各三两（一方有荆芥、甘草各二两）

【用法】共研为细末，每服二三钱，食后茶清调下。

◆**菊花散**《幼幼新书》引（张涣方）

【主治】鼻塞多涕。

【功效】凉肝祛风。

【药物及用量】甘菊花　防风　前胡各一两　细辛　桂心各五钱　甘草一分

【用法】捣罗为细末，每服五分，加乳香少许，乳后煎荆芥汤调下。

◆**菊花散**《朱氏集验方》

【主治】痘疮入目。

【功效】解毒明目，祛风清热。

【药物及用量】白菊花三两　绿豆皮　密蒙花　旋覆花　谷精草　甘草各一两

【用法】每服一钱，加柿饼一枚，粟米泔一盏，煎至水干为度，取柿饼食之，五七日即效。治痘后目翳者以谷精草、蛇蜕、绿豆壳、天花粉各研为末，粟米泔浸，煮干为度，食之。

◆**菊花散**《严氏济生方》

【主治】风热头痛，目眩面肿。

【功效】清肝风，止头眩。

【药物及用量】甘菊花　旋覆花　防风（去芦）　枳壳（去瓤，麸炒微黄）　川羌活（去芦）　蔓荆子　生石膏　甘草（炙）各等量（一方有牛蒡子、独活，无防风、枳壳、蔓荆子、生石膏）

【用法】㕮咀，每服五钱，清水三盅，加生姜五片（一作三片），煎至一盅，不拘时服。

◆**菊花散**《张氏医通》

【主治】目风流泪，见东南风则甚，渐生翳膜。

【功效】祛风明目。

【药物及用量】菊花（去带）　木贼（去节，用新者）　草决明（洗曝干）　荆芥穗　旋覆花　甘草（炙）各一两（一作各五钱）　苍术（肥者，用皂荚砂锅内河水煮一日，去皂荚，以铜刀刮去苍术黑皮，切片，盐水炒，曝干取三两，一作八两）四两

【用法】研为细末，每服一二钱，腊茶五分点服，空腹临卧各一次。有翳者加蛇

蜕二钱五分（洗炙，一作一钱）。蝉蜕七钱五分（洗，焙，一作三钱）。

◆**菊花散**《千金方》

【**主治**】头面游风。

【**功效**】清热祛风，滋补肝肾。

【**药物及用量**】菊花一两　细辛　附子　桂心　干姜　巴戟　人参　石楠　天雄　茯苓　秦艽　防己各二两　防风　白术　山茱萸　薯蓣各三两　蜀椒五合

【**用法**】上一十七味，治下筛，酒服方寸匕，日三服。

◆**菊花散**《御药院方》

【**主治**】风冷邪气入于脑，停滞鼻间、气不得宣散，结聚不通，故使鼻塞也。

【**功效**】祛风通窍，宣肺。

【**药物及用量**】甘菊花　防风　前胡各一两　细辛　桂心各半两　甘草（炙）二钱半

【**用法**】上六味，为细末，每服二钱，入乳香少许，煎荆芥汤调下，食后。

◆**菊花汤**《千金方》

【**主治**】妊娠四月，胎动不安。

【**功效**】安胎疏肝。

【**药物及用量**】菊花（鸡子大）一团　麦门冬一升　大枣十二枚　人参一两五钱　甘草　当归各二两　麻黄　阿胶各三两　半夏四两　生姜五两

【**用法**】㕮咀，清水八升，煮至四升，纳清酒三升，并阿胶煎取三升，分温三服，令卧取汗，以粉粉之，避风寒四五日（一方用乌雌鸡一只，煮汁煎药）。

◆**菊花饮**《验方新编》

【**主治**】疔毒，对口，发背，一切无名红肿热毒。

【**功效**】消肿解毒。

【**药物及用量**】白菊花叶（连根用）不拘多少

【**用法**】捣取自然汁一茶盅，滚酒冲服，用酒煮服亦可，然不如生汁为妙。毒重者多服，盖被睡卧出汗，其毒自散，并用渣敷患处，留头不敷。无叶用根，无根用干白菊花四两，甘草四钱，酒煮温服亦可。虽欲气绝，亦可起死回生。至稳至便至灵，但阴疽色白平塌者勿用。

◆**菊花酒**《千金方》

【**主治**】男女风虚寒冷，腰背痛，食少羸瘦，无颜色，嘘吸少气，去风冷，补不足。

【**功效**】补虚散寒，强腰活血。

【**药物及用量**】菊花　杜仲各一斤　防风　附子　黄芪　干姜　桂心　当归　石斛各四两　紫石英　肉苁蓉各五两　萆薢　独活　钟乳各八两　茯苓三两

【**用法**】上一十五味，㕮咀，以酒七斗，渍五日，一服二合，稍稍加至五合，日三服。

◆**菊花浸酒**《太平圣惠方》

【**主治**】风虚久冷，腰脚疼痛，食少羸瘦，颜色萎瘁，行立无力。

【**功效**】祛风补肾，活血行气。

【**药物及用量**】甘菊花四两　杜仲（去粗皮，炙微黄）四两　当归二两　石斛（去根）二两　黄芪二两　肉苁蓉（刮去粗皮）二两　桂心二两　防风（去芦头）二两　附子（炮裂，去皮、脐）二两　萆薢二两　独活二两　钟乳粉四两　白茯苓二两　山茱萸二两

【**用法**】上一十四味，细锉，以生绢袋盛，用好酒二斗于瓷瓶中浸，密封，春夏七日，秋冬二七日后开取，每日三四度，温饮一小盏。

◆**菊花煎**《太平圣惠方》

【**主治**】一切风，其效如神。

【**功效**】清热祛风，滋补肝肾。

【**药物及用量**】甘菊花（蒸湿，捣如膏）　枸杞子（烂捣）　神曲（炒微黄，捣末）各二斤　生地黄四斤（研烂）　肉苁蓉半斤（刮去粗皮，炙令干，捣末）　桂心半斤（捣末）

【**用法**】上六味，以无灰酒三斗，与前药拌，令匀，以瓷瓮盛之，上以瓷碗盖定，用纸筋盐泥固济，待干，入马粪中，埋四十九日，即停，得一年至十年，其色转黑，其味芳香。每服，以暖酒调下一茶匙，日

三服。

◆菊睛丸《太平惠民和剂局方》

【主治】肝肾不足，眼昏常见黑花、多泪。

【功效】补肝肾，明眼目。

【药物及用量】甘菊花四两　枸杞子三两　肉苁蓉（酒浸，炒）二两　巴戟（去心）一两（一方加熟地黄二两）

【炮制】共研末，炼蜜为丸，如梧桐子大。

【用法】每服五十丸（一作十丸），食远，温酒或盐汤送下。

◆菖附散《幼科释谜》

【主治】小儿耳痛。

【功效】开窍益肾。

【药物及用量】菖蒲　附子（炮）各等量

【用法】研为末，绵裹塞耳。

◆菖蒲丸《张氏医通》

【主治】小儿心气不足，不能言语。

【功效】益气血，安心神。

【药物及用量】石菖蒲三钱　人参（切去芦，焙）五钱　丹参二钱　天门冬（去心，切，焙）　麦门冬（去心，焙）各一两　赤石脂三钱（一方有当归、川芎、朱砂，一方无赤石脂，有赤茯苓三钱，远志肉、炙甘草各一钱）

【炮制】共研细末，炼蜜为丸，如绿豆大，朱砂为衣。

【用法】每服五六丸至一二十丸，空腹时熟汤或灯心汤送下，一日三四次，久服取效。若病后肾虚不语者，宜兼服钱氏地黄丸。

◆菖蒲丸《太平圣惠方》

【主治】风惊。

【功效】清肺，宁心安神。

【药物及用量】石菖蒲　远志（去心）　铁粉（另研）　朱砂（水飞）各一两　金箔五十片　羚羊角屑七钱五分　防风（去芦）七钱　白茯苓（去皮）　人参（去芦）各一两五钱

【炮制】共研细末，炼蜜为丸，如梧桐子大。

【用法】每服二十丸，不拘时粥汤送下。

◆菖蒲丸《妇人大全良方》

【主治】妇人脾血积气及心脾疼。

【功效】温脾理气。

【药物及用量】菖蒲（九节者）六两　吴茱萸（炮）　香附子（炒去毛）各四两

【炮制】锉细，以酽醋五升煮干为度，焙干研细末，以好神曲打糊为丸，如梧桐子大。

【用法】每服四五十丸，空腹食前淡姜汤送下。一日三次，或不拘时橘皮汤下亦可。

◆菖蒲丸《圣济总录》

【主治】耳聋。

【功效】解毒开窍。

【药物及用量】菖蒲一寸　巴豆一粒

【炮制】捣研分七丸。

【用法】每用一丸，棉包塞耳内。

◆菖蒲丸《太平圣惠方》

【主治】水谷痢及冷气，腹肚虚鸣。

【功效】温中，止痢。

【药物及用量】菖蒲三两　干姜（炮裂，锉）一两半

【用法】上二味，捣罗为末，用粳米饭和丸，如梧桐子大，每于食前，以粥饮下三十丸。

◆菖蒲丸《妇人大全良方》

【主治】妇人脾血积气及心脾疼。

【功效】温中行气，化温和胃。

【药物及用量】菖蒲（九节者）六两　吴茱萸（炮）　香附子（炒，去毛）各四两

【用法】上三味，并锉细，以酽醋五升，煮干为度，焙干为细末，以好神曲打糊为丸，如梧桐子大，空心食前服，以淡姜汤吞下四五十丸，日三服，橘皮汤亦好。

◆菖蒲丹《幼幼新书》引（张涣方）

【主治】小儿数岁不能语。

【功效】开窍安神，养心血。

【药物及用量】菖蒲（一寸九节者）　远志（去心）　桂心各一两　酸枣仁　人

参（去芦） 黄连（去须） 黄芪各五钱

【炮制】研为细末，炼蜜和丸，如芡实大。

【用法】每服一丸至二丸，不拘时煎生姜汤化下。

◆**菖蒲挺子**《卫生宝鉴》

【主治】耳中痛。

【功效】止痛温肾。

【药物及用量】菖蒲一两 附子（炮，去皮、脐）五钱

【用法】研为细末，每用少许，油调滴耳内，或用米醋和丸，如杏仁大，绵裹置耳中，一日三易。

◆**菖蒲益智丸**《千金方》

【主治】善忘恍惚。

【功效】止痛，安神定志，聪耳明目。

【药物及用量】菖蒲（炒） 桔梗（炒） 远志（去心，姜汁淹，炒） 川牛膝（酒浸） 人参各五分 桂心三分 白茯苓七分 附子四分（炮去皮、脐）

【炮制】共研细末，炼蜜为丸，如梧桐子大。

【用法】每服三十丸，食前温酒或米汤送下。

◆**菖蒲酒**《证治准绳》

【主治】产后血崩。

【功效】止崩安心。

【药物及用量】菖蒲一两五钱

【用法】研为细末，二盏酒，煮取一盏去滓，食前分温三服。

◆**菖蒲散**《圣济总录》

【主治】聤耳。

【功效】纳肾气，止湿痒。

【药物及用量】石菖蒲（焙） 狼毒 磁石 枯矾（火煅醋淬） 附子（炮，去皮）各五钱

【用法】共研为细末，以羊骨髓和少许，绵裹塞耳中。

◆**菖蒲散**《普济方》

【主治】胃弱，食不化。

【功效】清热除湿，化浊和胃。

【药物及用量】石菖蒲（一寸九节者）十两 生苍术五两

【炮制】锉成块子，置瓶内，以米泔浸七日，取出苍术，只将菖蒲于瓦上蒸二三时，取出焙干，捣为细末。

【用法】每服二钱，糯米饮调下，一日三次，或将蒸熟者作指头大块子。食后置口中，时时嚼动，咽津亦可。

◆**菖蒲散**《太平圣惠方》

【主治】小儿霍乱，吐泻不止，心胸烦闷。

【功效】益气健脾止泻。

【药物及用量】菖蒲一分 肉豆蔻（去壳）一分 人参（去芦头）一分 白茯苓一分

【用法】上四味，捣细罗为散，不拘时，以温生姜汤调下半钱，量儿大小，以意加减。

◆**菖蒲散**《圣济总录》

【主治】产后津液减耗，虚渴引饮。

【功效】清热养阴。

【药物及用量】石菖蒲 瓜蒌根各一两 黄连（去须）半两

【用法】上三味，捣罗为散，每服二钱匕，新汲水调下，日三服。

◆**菖蒲煎**《小儿卫生总微论方》

【主治】肺中风邪，喘鸣肩息。

【功效】润肺温中。

【药物及用量】石菖蒲（一寸九节者） 款冬花 人参（去芦） 紫菀（去土，洗，焙干）

【炮制】捣罗为细末，炼蜜和丸，如皂角子大。

【用法】每服一丸，煎糯米饮化下。

◆**菖蒲饮**《女科玉尺》

【主治】妇人惊恐而致经病。

【功效】安神镇心。

【药物及用量】菖蒲 人参各一钱 茯神 远志各一钱五分 麦门冬 山药各二钱 真珠 琥珀各三分 金箔一片 胆星五分 牛黄二分 麝香五厘 天竺黄 雄黄 朱砂各二分

【用法】研为末，薄荷、生姜煎汤送下。

◆**菖蒲汤**《千金翼方》

【主治】妇人月水不通，阴中肿痛。

【功效】宣气通经，兼解毒杀虫。

【药物及用量】菖蒲　当归各二两　葱白（切小）一升　吴茱萸　阿胶（熬）各一两

【用法】上五味，㕮咀，以水九升，煮取三升，纳胶烊令尽，分为三服。

◆**菖蒲汤**《圣济总录》

【主治】产后中风偏枯，手足不仁，或筋脉无力，不能自举，心下多惊。

【功效】化痰祛风，养心通络。

【药物及用量】菖蒲（洗，锉）　远志（去心）　木通（锉）　白茯苓（去黑皮）　人参　石决明　当归（切，焙）　防风（去杈）　肉桂（去粗皮）各一两

【用法】上九味，粗捣筛，每服三钱匕，水一盏，生姜三片，枣一枚，擘，同煎七分，去滓，温服，不拘时。

◆**菜油饮**《普济方》

【主治】发背，对口，乳痈，疔疮及一切无名疮毒重证。

【功效】解毒。

【药物及用量】陈久菜油三大杯

【用法】一时饮尽，并以菜油煎葱白至黑色，乘热围涂患处，痛止而愈。

◆**菟丝子丸**《太平惠民和剂局方》

【主治】肾气虚损，五劳七伤，脚膝酸痛，面色黧黑，目眩耳鸣，心忡气短，时有盗汗，小便滑数。

【功效】补虚损，益心肾。

【药物及用量】菟丝子（酒洗制）　嫩鹿茸（酥炙去毛）　泽泻　附子（炮去皮）　肉桂各一两　石斛（去根）　熟地黄　牛膝（酒浸焙）　白茯苓　山茱萸肉　续断　防风　肉苁蓉（酒洗，焙）　川杜仲（制）　补骨脂（去毛酒炒）　荜澄茄　巴戟肉　沉香　茴香（炒）各三分　五味子　川芎　桑螵蛸（酒浸炒）　覆盆子各五钱

【炮制】共研细末，酒煮面糊为丸，如梧桐子大。

【用法】每服三十丸，温酒或盐汤送下。

◆**菟丝子丸**《严氏济生方》

【主治】小便多或不禁。

【功效】益肾补阳，缩尿。

【药物及用量】菟丝子（酒蒸）　肉苁蓉（酒浸）各二两　牡蛎（煅粉）　附子（炮）　五味子　鹿茸（酒炙）各一两　鸡肶胵（炙）　桑螵蛸（酒炙）各五钱

【炮制】共研细末，酒煮米糊为丸，如梧桐子大。

【用法】每服七十丸，空腹时盐汤或盐酒送下。

◆**菟丝子丸**《鸡峰普济方》

【主治】膏淋。

【功效】利水益肾。

【药物及用量】菟丝子（去土，洗酒浸，绞干，蒸捣焙）　桑螵蛸（炙）各五钱　泽泻二钱五分

【炮制】共研细末，炼蜜为丸，如梧桐子大。

【用法】每服二十丸，空腹时清米饮送下。

◆**菟丝子丸**《沈氏尊生书》

【主治】肾虚精少。

【功效】益肾补精。

【药物及用量】菟丝子　山药　莲肉　茯苓　杞子

【炮制】共研细末，水泛为丸，如梧桐子大。

【用法】每服三四钱，熟汤送下。

◆**菟丝子丸**《严氏济生方》

【主治】肾气虚损，五劳七伤，面色惊黑，目眩耳鸣，心忡气短，遗泄盗汗，脚膝酸痛，小便不禁，阳物不兴，久无子嗣。

【功效】益精补肾，固精缩尿。

【药物及用量】菟丝子　肉苁蓉　鹿茸各二两　香附（制）　五味子各一两　桑螵蛸　鸡内金各五钱

【炮制】共研细末，酒糊为丸，如梧桐子大。

【用法】每服四钱，盐汤送下。

◆**菟丝子丸**《圣济总录》

【主治】妊娠小便利，日夜无度。

【功效】温肾止遗。

【药物及用量】菟丝子（酒浸，焙干，别捣）二两　菖蒲　肉苁蓉（酒浸，切，焙）各一两　蛇床子（酒浸三日，河水淘，焙干）　五味子（洗，焙）各半两　防风（去杈）　远志（去心）各一分

【用法】上七味，捣罗为末，炼蜜和捣三百杵，丸如梧桐子大，每服十丸，空心温酒下。

◆**菟丝子散**《太平圣惠方》

【主治】肾消，小便多白浊，或不禁。

【功效】补肾止淋。

【药物及用量】菟丝子（酒浸三日，曝干，别捣为末）一两　蒲黄（微炒）一两半　磁石半两　黄连（去须）一两　肉苁蓉（酒浸一宿，刮去粗皮，炙干）一两　五味子一两　鸡肶胵中黄皮（微炙）一两半

【用法】上七味，捣细罗为散，入研，药令匀，每于食前服，以清粥调下二钱。

◆**菩提救苦丸**《验方新编》

【主治】春夏感冒风寒，时行瘟疫，暑湿头痛，口渴身热，目胀，筋骨疼痛，恶心怯寒，脉息洪数。

【功效】解表清里，化湿和中。

【药物及用量】紫苏　葛根　羌活各四两　苍术　赤芍　香附　天花粉　玄参各三两　陈皮　生地黄　白芷　防风　川芎　黄芩　厚朴各二两　甘草　细辛各一两

【炮制】共研末，新荷梗、荷叶煎水为丸，每丸重二钱五分。

【用法】大人每服一丸，小儿半丸，内伤饮食外感风寒者炒神曲煎汤化下。余俱用生姜汤或开水下，唯受暑勿用姜，日久药味发变更妙。

◆**菩提露**《医宗金鉴》

【主治】脏毒热痛。

【功效】除毒解热。

【药物及用量】熊胆三分　冰片一分

【用法】凉水大茶匙，调化开，涂于患处。

◆**菩萨散**《太平惠民和剂局方》

【主治】风毒攻眼，昏泪飕痒。

【功效】逐湿散风。

【药物及用量】苍术　防风　蒺藜（炒）各二两　荆芥一两五钱　甘草（盐水炒）一两

【用法】研为细末，每服一钱，入盐少许，沸汤调下，或用消风散夹和亦佳。

◆**菩萨膏**《普济方》

【主治】内外障眼。

【功效】消积止痛。

【药物及用量】滴乳香　南硼砂各二钱　片脑五分　蕤仁（去皮熬）　芫荑各四十九粒　白沙蜜一两

【炮制】先以芫荑、蕤仁研，去油，入诸药，再研，取沙蜜于汤瓶上蒸熔，以纸滤过，同诸药搅匀，用瓶盛贮，纸封。

【用法】每挑少许在盏内，沸汤泡洗。

◆**菴蕳丸**《医方类聚》

【主治】坠堕闪挫，血气凝滞，腰痛。

【功效】活血止痛。

【药物及用量】菴蕳子　当归（酒浸焙）　威灵仙　破故纸（炒）　杜仲（炒）　桂心各五钱　乳香（另研）　没药（另研）各二钱五分

【炮制】共研细末，酒制面糊为丸，如梧桐子大。

【用法】每服七十丸，空腹时盐汤或盐酒送下。

◆**菴蕳子散**甲《太平圣惠方》

【主治】脏腑虚冷，气攻两胁胀痛，坐卧不安。

【功效】通血脉，理气滞。

【药物及用量】菴蕳子　延胡索　桃仁　琥珀　当归　桂心各一两　赤芍　木香　没药各五钱

【用法】研为末，每服二钱，不拘时温酒调下。

◆**菴蕳子散**乙《太平圣惠方》

【主治】妇人月水不通，脐腹刺疼痛。

【功效】逐瘀通经。

【药物及用量】菴蕳子三分　川大黄（锉碎，微炒）半两　当归（锉，微炒）三分　肉桂半两　牛膝（去苗）三分　桃仁（汤

浸，去皮尖、双仁，麸炒微黄）三分　川芒硝三分

【用法】上七味，捣筛为散，每服四钱，以水一中盏，煎至五分，去滓，食前温服。

◆**菴蕳子散**丙《太平圣惠方》

【主治】产后恶血，腹内疼痛不止。

【功效】活血祛瘀止血。

【药物及用量】菴蕳子三分　赤芍半两　桃仁（汤浸，去皮尖、双仁，麸炒微黄）三分　桂心半两　刘寄奴半两　当归（锉，微炒）一两　蒲黄三分　芎䓖半两

【用法】上八味，捣粗罗为散，每服三钱，以水一中盏，入生地黄一分，煎至六分，去滓，稍热服，不拘时。

◆**菴蕳子丸**甲《太平圣惠方》

【主治】产后月候不调，或生寒热，羸瘦，饮食无味，渐成劳证。

【功效】活血祛瘀，清热养血。

【药物及用量】菴蕳子半两　白薇半两　桂心三分　防葵半两　桃仁（汤浸，去皮尖、双仁，麸炒微黄）半两　牛膝（去苗）一两　当归（锉，微炒）半两　熟干地黄三分　芎䓖半两　鬼箭羽三分　鳖甲（涂醋炙令黄，去裙襕）一两　干姜（炮裂，锉）半两

【用法】上一十二味，捣罗为末，炼蜜和捣二三百杵，丸如梧桐子大，每于食前服，温酒下二十丸。

◆**菴蕳子丸**乙《太平圣惠方》

【主治】产后积聚，恶血攻刺，心腹及两胁疠痛。

【功效】活血行气，散结止痛。

【药物及用量】菴蕳子　延胡索　肉桂（去粗皮）　当归（锉，微炒）各一两　干漆（捣碎，炒令烟出）　五灵脂　没药　牡丹皮　神曲（微炒）各半两

【用法】上九味，捣罗为末，以醋煮面糊和丸，如梧桐子大，不拘时，煎生姜醋汤下二十丸，温酒下亦得。

◆**菴蕳子酒**《太平圣惠方》

【主治】妇人夙有风冷，留血结聚，月水不通。

【功效】逐瘀活血。

【药物及用量】菴蕳子一升　桃仁二两（汤浸，去皮尖、双仁）　大麻仁二升

【用法】上三味，都捣令碎，于瓷瓶内，以酒二斗浸，密封头，五日后，每服暖饮三合，渐加至五合，日三服。

◆**萃仙丸**《中国医学大词典》

【主治】真元不足，肾气虚弱，命门火衰，目昏盗汗，梦遗失精。

【功效】补精益髓，添血强腰。

【药物及用量】何首乌（制）　枸杞子　芡实　莲须各四两　白茯苓　核桃肉　龙骨　山药　沙苑蒺藜　破故纸　菟丝子　韭子　覆盆子　建莲肉各二两　人参一两　鱼鳔胶　银杏肉　续断肉各三两

【炮制】共研细末，蜜水为丸，如梧桐子大。

【用法】每服三钱，盐汤送下。

◆**萆薢丸**《圣济总录》

【主治】血痹，风痹。

【功效】润血疏风。

【药物及用量】萆薢（炒）　山萸肉　川牛膝（酒浸）　山茱萸（去核炒）　熟地黄（焙）　泽泻各一两　金狗脊（去毛）　地肤子（炒）　白术各五钱　干漆（炒令烟尽）　天雄（炮，去皮、脐）　车前子（炒）　蛴螬（生另研）各七钱五分　茵陈（去皮茎）二钱五分

【炮制】捣为研末，入蛴螬和匀，炼蜜为丸，如梧桐子大。

【用法】每服十丸至十五丸，空腹时温酒送下，日二夜一次。

◆**萆薢丸**《圣济总录》

【主治】肝痹。

【功效】缓筋脉，祛邪毒，调营卫。

【药物及用量】萆薢　羌活（去芦）　天麻（酒浸一宿，切焙）各一两　附子（炮，去皮、脐）五钱　乳香（另研）　没药（另研）各二钱五分

【炮制】研为细末，入乳香、没药和匀，炼蜜为丸，如弹子大。

【用法】每服一丸，空腹时温酒化下，一日二次。

◆**萆薢丸**《证治准绳》

【主治】小便频数。

【功效】利水渗湿。

【药物及用量】川萆薢一斤

【炮制】研为细末，酒煮面糊为丸，如梧桐子大。

【用法】每服七十丸，食前盐汤或温酒送下。

◆**萆薢丸**甲《太平圣惠方》

【主治】风冷湿痹，五缓六急，宜服坚骨益筋，养血固发。

【功效】祛风除湿，止痛。

【药物及用量】萆薢（锉）八两　牛膝（去苗）三两　丹参二两　附子（炮裂，去皮、脐）二两　白术二两　枳壳（麸炒微黄，去瓤）二两

【用法】上六味，捣罗为末，炼蜜和捣五七百杵，丸如梧桐子大，不拘时，以温酒下三十丸。

◆**萆薢丸**乙《太平圣惠方》

【主治】偏风手足不遂，筋脉缓弱，肢节疼痛。

【功效】祛风止痛。

【药物及用量】萆薢（锉）一两　白蒺藜（微炒，去刺）一两　赤茯苓一两　附子（炮裂，去皮、脐）一两　麻黄（去根节）一两　防风（去芦头）一两　羌活一两　人参（去芦头）一两　羚羊角屑一两　柏子仁一两　薏苡仁一两　桂心一两　生干地黄一两　当归（锉，微炒）一两

【用法】上一十四味，捣罗为末，炼蜜和捣二三百杵，丸如梧桐子大，每服食前，以温酒下三十丸。

◆**萆薢丸**丙《太平圣惠方》

【主治】中风半身不遂，筋脉挛急，行立艰难。

【功效】祛风除湿。

【药物及用量】萆薢（锉）三两　牛膝（去苗）三两　杜仲（去粗皮，炙微黄，锉）一两半　酸枣仁（微炒）二两　当归一两　防风（去芦头）二两　丹参一两半　赤芍一两半　桂心一两　石斛（去根，锉）一两半　槟榔二两　郁李仁（汤浸，去皮尖，微炒）一两半

【用法】上一十二味，捣罗为末，炼蜜和捣二三百杵，丸如梧桐子大，每服空心及晚食前，以暖酒下三十丸。

◆**萆薢丸**丁《太平圣惠方》

【主治】风冷，四肢疼痛，腰脚缓弱，虚损无力。

【功效】祛风止痛。

【药物及用量】萆薢（锉）二两　薯蓣一两　牛膝（去苗）二两　泽泻一两　地肤子一两　附子二两（炮裂，去皮、脐）　干漆（捣碎，炒令烟出）一两　石斛（去根，锉）二两　威灵仙一两　狗脊一两　茵芋一两　钟乳粉二两　熟干地黄一两

【用法】上一十三味，捣罗为末，炼蜜和捣二三百杵，丸如梧桐子大，每服空心及晚食前，以温酒下二十丸。

◆**萆薢分清饮**《杨氏家藏方》

【主治】真元不固，时下白浊，凝如膏糊，或小便频数。

【功效】益肾温中，分清化浊。

【药物及用量】川萆薢　益智子（盐水拌一宿，炒）　石菖蒲（盐水炒）　乌药各等量（一方加茯苓、甘草）

【用法】每服四钱，入盐一捻，清水一盏，煎至七分，食前温服。

◆**萆薢散**《校注妇人良方》

【主治】风中肾经多汗恶风，面色浮肿，脊骨疼痛，不能行立，肌肤变色，坐浴腰痛者。

【功效】温肾利水。

【药物及用量】萆薢（酒浸）　狗脊　杜仲（去皮，锉，炒）　白茯苓（去皮）各一两　何首乌　天雄（炮，去皮、脐）　泽泻各五钱

【用法】研为细末，每服二钱，不拘时米饮调下。

◆**萆薢散**甲《太平圣惠方》

【主治】风腰脚疼痛及冷痹。

【功效】祛风止痛。

【药物及用量】萆薢（锉）二两 防风（去芦头）一两 羌活一两 附子（炮裂，去皮、脐）一两 桂心三分 当归三分 薏苡仁一两 石斛（去根节）一两 牛膝（去苗）一两 赤芍一两 杜仲（去粗皮，炙微黄，锉）一两 酸枣仁（微炒）三分

【用法】上一十二味，捣粗罗为散，每服四钱，以水酒各半中盏，煎至六分，去滓，食前温服。忌生冷、油腻、毒鱼、滑物。

◆**萆薢散**乙《太平圣惠方》

【主治】历节风，四肢疼痛不可忍。

【功效】祛风止痛。

【药物及用量】萆薢（锉）一两 汉防己一两 赤芍一两 松节一两 桂心一两 丹参一两 当归一两 茵芋一两 五加皮一两 侧子（炮裂，去皮、脐）一两 牛膝一两（去苗） 枳壳（麸炒微黄，去瓤）半两

【用法】上一十二味，捣粗罗为散，每服三钱，以水一中盏，入生姜半分，煎至六分，去滓，每于食前温服，忌生冷、猪鱼鸡犬肉。

◆**萆薢散**丙《太平圣惠方》

【主治】体虚里急，四肢缓痹不仁。

【功效】祛风通络，除湿。

【药物及用量】萆薢（锉）一两 防风（去芦头）一两 人参三分（去芦头） 桂心三分 山茱萸半两 干姜（炮裂，锉）三分 川椒（去目及闭口者，微炒去汗）三分 细辛三分 附子（炮裂，去皮、脐）三分 天雄（炮裂，去皮、脐）半两 牛膝（去苗）一两 白术三分

【用法】上一十二味，捣细罗为散，每服食前，以温酒调下二钱。

◆**萆薢浸酒**《太平圣惠方》

【主治】腰脚风毒攻注疼痛。

【功效】祛风，止通。

【药物及用量】萆薢三两 防风（去芦头）二两 牛膝（去苗）三两 独活二两 芎䓖二两 山茱萸二两 当归二两 酸枣仁（微炒）三两 大麻仁五两 石斛（去根）三两 桂心二两 熟干地黄三两

【用法】上一十二味，细锉，以生绢袋盛，用好酒二斗，于瓷瓶中浸，密封七日后开取，每日三五度，温饮一盏，常令醺醺，勿至大醉。

◆**虚成散**《鸡峰普济方》

【主治】肺脏劳极者。

【功效】养血理气，温中止血。

【药物及用量】枳实（去瓤麸炒） 秦艽（去芦） 白茯苓 芍药 麻黄（去节） 延胡索 当归（洗净） 茴香（炒）各五钱 甘草（炙）一两

【用法】研为极细末，每服二钱，清水二盏，加银环一对，白蜜五滴，同煎至八分，通口服。

◆**虚积丸**《圣济总录》

【主治】久痢不瘥，将变疳𧏾。

【功效】攻积，杀虫，止痢。

【药物及用量】硫黄 水银（二味，同结沙子） 巴豆（去皮心，不去油）各一两 礞石（捣碎，细研） 硇砂（研）各半两

【用法】上五味，再同研匀，以好醋和令得所，先作一地坑，如茶盏大，深四指，净火煅通赤，去灰火，用醋纸衬，摊药在内，碗盖土焙一宿，取出候干，面糊为丸，如小豆大，每服二丸或三丸，生姜枣汤下。

◆**虚积丸**《圣济总录》

【主治】久痢不止，或赤或白。

【功效】清热，止痢。

【药物及用量】马齿苋（细切）一握 生姜（细切）二两

【用法】上二味，和匀，用湿纸裹煨熟，不拘多少，细嚼，米饮咽下。

◆**黄丸**《简易方》

【主治】齁𪄻喘嗽。

【功效】消痰，定喘。

【药物及用量】雄黄 雌黄各一钱 栀子仁七枚 绿豆四十九粒 信砒一字

【炮制】生，研为细末，稀糊和丸，如绿豆大。

【用法】每服一二丸，临卧时薄荷茶清冷下。

◆**黄土散**《三因极一病证方论》

【主治】小儿猝客忤。

【功效】和胃调滞。

【药物及用量】灶中黄土　蚯蚓屎各等量

【用法】共研和匀，水调涂儿头上及五心。

◆**黄土汤**《金匮要略》

【主治】吐血，衄血，先便后血，妇人血崩，产后下痢。

【功效】和脾胃，安血气，温中止血。

【药物及用量】灶中黄土（碎，一作五合，一作鸡子大，一作九两）八两　甘草（炙）　干地黄　白术　附子（炮）　阿胶　黄芩各三两（一方无附子、干地黄，有干姜）

【用法】清水八升，先煮黄土澄清去滓，纳诸药煮取三升，分温再服，有热加侧柏叶四两，络热加鲜竹茹八两。

◆**黄土汤**《千金要方》

【主治】吐血。

【功效】温中补虚止血。

【药物及用量】伏龙肝（鸡子大）二枚　桂心　干姜　当归　芍药　白芷　甘草　阿胶　芎䓖各一两　生地黄八两　细辛半两　吴茱萸二升

【用法】上一十二味，㕮咀，以酒七升，水三升，合煮取三升半，去滓，纳胶，煮取三升，分三服。亦治衄血。

◆**黄土酒**《圣济总录》

【主治】产后风痉。

【功效】温阳祛风止疼。

【药物及用量】灶中黄土　干姜（炮）

【用法】上二味等量，捣罗为散，以温酒调一指撮服。

◆**黄丹散**《世医得效方》

【主治】疮口不敛。

【功效】敛疮口。

【药物及用量】黄丹（煅）　白矾（煅枯）　龙骨　寒水石　乳香　木香（不见火）　黄连　黄芩　槟榔　腻粉各三钱　脑子少许

【用法】研为末，疮干用温盐汤洗，拭净干掺其上。唯不可太早，须脓血去尽方好，否则兴作。

◆**黄丹散**甲《太平圣惠方》

【主治】休息痢，诸药无效。

【功效】调中，止痢。

【药物及用量】黄丹三两（炒令紫色）　枣肉（捣为块，用纸紧裹，大火烧令赤，候冷取出）三十枚　枳壳（麸炒微黄，去瓤）半两　黄连（去须，微炒）半两

【用法】上四味，都捣，细罗为散，每于食前，以粥饮调下一钱，赤白痢及水泻粥饮调下半钱。

◆**黄丹散**乙《太平圣惠方》

【主治】消渴，心神烦闷，头痛。

【功效】清热止渴。

【药物及用量】黄丹（炒令紫色）三分　瓜蒌根一两　胡粉一两　甘草（炙微赤，锉）一两　泽泻半两　石膏（细研）一两　赤石脂（细研）半两　贝母（煨令微黄）半两

【用法】上八味，捣细罗为散，入研，药令匀，不拘时，以清粥调服一钱。

◆**黄丹散**丙《太平圣惠方》

【主治】消渴不止。

【功效】清热养阴。

【药物及用量】黄丹（炒令紫色）一两　瓜蒌根一两　麦门冬（去心，焙）一两　甘草（炙微赤，锉）一两　赤茯苓一两

【用法】上五味，捣细罗为散，入黄丹研令匀，每服不拘时，以温水调下一钱。

◆**黄丹散**丁《太平圣惠方》

【主治】消渴，心烦躁。

【功效】清热养阴。

【药物及用量】瓜蒌根一两　石膏二两　甘草一两（炙微赤，锉）　柑子皮一两（汤浸，去白瓤）

【用法】上四味，捣细罗为散，每服不拘时，煮大麦饮调下一钱。

◆**黄丹散**戊《太平圣惠方》

【主治】消渴，饮水过多，烦热不解。

【功效】清热养阴。

【药物及用量】黄丹一两　胡粉一两　瓜蒌根一两半　甘草（炙微赤，锉）半两　泽泻三分　石膏（锉）一两　麦门冬（去心，焙）二两　白石脂三分

【用法】上八味，捣细罗为散，每服不拘时，以清粥调下一钱。

◆**黄牛胆煎**《太平圣惠方》

【主治】眼涩痛。

【功效】清热解毒。

【药物及用量】黄牛胆汁　鲤鱼胆汁　猪胆汁　羊胆汁各五勺　胡黄连（研末）　熊胆　黄连（研末）　秦皮（研末）各一分　白蜜三两

【炮制】将诸药末与蜜并胆汁和匀，入瓷瓶内，以油纸封头，牢系坐饭甑中蒸。待饭熟为度，用新净棉滤过。

【用法】每用如麻子大，铜箸点目眦内，每日二三度。

◆**黄牛散**《朱氏集验方》

【主治】肺热，脉滑大，气急喘满。

【功效】清热降气平喘。

【药物及用量】大黄一两　白牵牛二两

【用法】上二味为末，蜜水调二钱，立止。又用皂角膏为丸，亦可。

◆**黄明膏**《验方新编》

【主治】对口，发背，鱼口，便毒及一切痈疽肿毒。

【功效】解毒消痈。

【药物及用量】牛皮胶一两

【炮制】入铜器内，好醋和煮，用竹筷时时搅动，煮好加铅粉、黄丹各二钱搅匀。收入罐内，放水中拔去火毒。

【用法】用布摊贴，未成即消，已成即拔脓生肌，甚效。

◆**黄明胶散**《沈氏尊生书》

【主治】肺痿而吐血。

【功效】清热止血。

【药物及用量】黄明胶（炙干）　花桑叶（阴干）各二两

【用法】研为末，每服三钱，生地黄汁调下。

◆**黄昏汤**《韦宙独行》

【主治】肺痈。

【功效】解热毒。

【药物及用量】夜合树白皮（如掌大者）一片

【用法】清水三升，煮取二升，分二服。

◆**黄狗下颏散**《证治准绳》

【主治】肚痈，少腹痈，腿上贴骨痈，发背，一切下部痈疽，初起不能屈伸转动。

【功效】散肿止痛。

【药物及用量】黄狗下颏（连舌皮毛劈下入罐盐泥封固，铁盏盖口，煅一炷香，视烟清即止。务宜存性，取出色黑如炭为度，若带白色，其性已过，则无用，研极细末）　白蔹末　生豌豆粉各等量

【用法】和匀，每服三五钱，空腹时温黄酒调下，外再用香油调敷患处，服后出臭汗及熟睡为准。

◆**黄芩丸**甲《证治准绳》

【主治】小儿痢渴不止，壮热腹痛。

【功效】清热理肠。

【药物及用量】黄芩　瓜蒌根　黄连（去须微炒）　当归（锉，微炒）各三钱　臭樗根皮（炙微黄锉）　诃黎勒（煨用皮）各五钱　乌梅肉（微炒）五枚

【炮制】捣罗为末，炼蜜和丸，如绿豆大。

【用法】每服七丸，粥饮送下，每日三四次，量儿大小加减。

◆**黄芩丸**乙《证治准绳》

【主治】小儿衄血，吐血，下血。

【功效】清肺胃之热，凉血止血。

【药物及用量】黄芩不拘多少

【炮制】研为末，炼蜜和丸，如芡实大。

【用法】三岁儿每服一丸，浓盐汤送下。

◆**黄芩加半夏生姜汤**《伤寒论》《金匮要略》

【主治】太阳少阳合病，不下利而呕，或干呕而利，或胆火作咳，呕苦水如胆汁

及伏气发温，内夹痰饮，痞消咳逆。

【功效】清肺胃，化痰热。

【药物及用量】即黄芩汤加半夏（洗）五合　生姜（切）三两

【用法】与黄芩汤同。

◆**黄芩加半夏生姜汤**《金匮要略》

【主治】干呕而利者。

【功效】和中降逆，止呕。

【药物及用量】黄芩三两　甘草（炙）二两　芍药二两　半夏半斤　生姜三两　大枣二十枚

【用法】上六味，以水一斗，煮取三升，去滓，温服一升，日再，夜一服。

◆**黄芩加生姜汤**《沈氏尊生书》

【主治】温疟。

【功效】清热祛痰。

【药物及用量】黄芩　生姜　白芍　甘草（炙）　大枣

【用法】清水煎服。

◆**黄芩四物汤**《活幼心书》

【主治】诸疮，丹毒，赤瘤燥痒。

【功效】和血解毒。

【药物及用量】黄芩一两　当归（酒洗）　生干地黄　赤芍　川芎各五钱　何首乌（去粗皮）　草乌（炮，去皮）　玄参各一钱五分　甘草六钱　薄荷二钱

【用法】㕮咀，清水一盏，煎至七分，不拘时温服。

◆**黄芩白术汤**《万氏女科》

【主治】妊娠中湿，胎动不安。

【功效】清湿，止呕，安胎。

【药物及用量】黄芩　白术各五钱　苏叶二钱五分

【用法】加生姜五片，清水煎服。

◆**黄芩利膈丸**（李东垣方）

【主治】膈热。

【功效】除胸中热，利膈下痰。

【药物及用量】黄芩（半生半炒）二两　白术二钱　枳壳　陈皮　南星各三钱　半夏　黄连　泽泻各五钱　白矾五分（一方加薄荷叶一两，玄明粉二钱）

【炮制】共研细末，水浸蒸饼为丸，如梧桐子大。

【用法】每服三五十丸，食远熟汤送下。

◆**黄芩清肺饮**《卫生宝鉴》

【主治】肺经阴虚火燥，渴而小便不通。

【功效】清三焦火热。

【药物及用量】黄芩二钱　栀子二枚（打碎炒黑）

【用法】清水煎，热服，探吐之，不应加盐香豉一撮。

◆**黄芩清肺饮**《沈氏尊生书》

【主治】肺胃有热。

【功效】清肺火，退邪热。

【药物及用量】黄芩二钱　天花粉　川芎　当归　赤芍　生地黄　防风　葛根　连翘　红花各一钱　薄荷五分

【用法】清水煎服。

◆**黄芩散**《千金方》

【主治】阴挺脱出。

【功效】清热解毒。

【药物及用量】黄芩　猬皮（炒微焦）　当归各五钱　赤芍一两　牡蛎　竹皮各二两　狐阴茎（一作狐皮）一具

【用法】治下筛，每服方寸匕，米饮调下，每日三次，或每服二钱，温酒调下。禁举重、房事、冷食。

◆**黄芩散**《杨氏方》

【主治】产后血渴，饮水不止。

【功效】清肺胃，养阴止渴。

【药物及用量】黄芩　麦门冬各等量

【用法】㕮咀，每服三钱，清水一盏半，煎至八分去滓，不拘时温服。

◆**黄芩散**《幼幼新书》引（丘松年方）

【主治】小儿嗽。

【功效】清肺热，止咳。

【药物及用量】黄芩（童便浸三日，取出锉碎焙干）不拘多少

【用法】研为细末，每服一字或五分，乳食后热汤调下。

◆**黄芩散**《证治准绳》

【主治】小儿痢渴不止。

【功效】清热理肠。

【药物及用量】黄芩　诃黎勒（煨用皮）　樗根皮各五钱　瓜蒌根　黄连（去须）　当归（锉，微炒）各三分　乌梅肉（微炒）一分

【用法】捣粗罗为散，每服一钱，清水一小盏，煎至五分去滓，不拘时温服，量儿大小加减。

◆**黄芩散**《妇人大全良方》

【主治】妇人骨蒸劳热。

【功效】退虚热，降骨蒸。

【药物及用量】黄芪一两　白芍　黄芩　人参　白茯苓　麦门冬　苦桔梗　生干地黄各半两

【用法】上八味为粗末，先用竹叶一握，小麦七十粒，水三盏，姜三片，煎至水一盏半，入药末三钱重，煎至七分，去滓，温服。

◆**黄芩散**甲《太平圣惠方》

【主治】小儿热疾，皮肤壮热。

【功效】清肺泻热。

【药物及用量】黄芩一分　川升麻一分　栀子仁一分　大青一分　甘草（炙微赤，锉）一分

【用法】上五味，捣细罗为散，不拘时，以新汲水调下半钱，量儿大小，以意加减。

◆**黄芩散**乙《太平圣惠方》

【主治】热痢，心神烦闷，小便赤涩。

【功效】清热解毒，燥湿止痢。

【药物及用量】黄芩三分　赤茯苓一两　川升麻半两　吴蓝半两　阿胶（捣碎，炒令黄燥）三分　黄连（去须，微炒）半两　鬼臼（去须）半两　黄柏（锉）三分　甘草（炙微赤，锉）半两

【用法】上九味，捣筛为散，每服三钱，以水一中盏，煎至六分，去滓，温服，不拘时。

◆**黄芩汤**《伤寒论》

【主治】太阳少阳合病自利。

【功效】清热理肠。

【药物及用量】黄芩三两　甘草（炙）芍药各二两　大枣（擘）十二枚

【用法】清水一斗，煮取三升，去滓，温服一升，日再服，夜一服。

◆**黄芩汤**《古今录验》

【主治】妇人阴中生疮。

【功效】杀虫清热，燥湿。

【药物及用量】黄芩　雄黄　当归　川芎　大黄　矾石各二分　黄连一分

【用法】切，清水五升，煮取四升，洗疮，日三度。

◆**黄芩汤**《外台秘要》

【主治】干呕下利。

【功效】和胃理肠止呕。

【药物及用量】黄芩（一作二两）　人参　干姜各三两　桂枝一两　大枣（擘）十二枚　半夏五合（一作二两，一作五钱）

【用法】清水七升，煮取三升，分温三服。

◆**黄芩汤**《简易方》

【主治】天暑地热，经血沸溢。

【功效】清热。

【药物及用量】黄芩末三钱

【用法】霹雳酒调下。

◆**黄芩汤**《万氏家抄方》

【主治】麻疹下痢，里急后重。

【功效】凉血，清热。

【药物及用量】黄芩　黄连　赤芍　生地黄　木通　枳壳　甘草　当归尾　人参

【用法】清水煎去滓，调天水散服之。初加大黄（酒制）微利之。

◆**黄芩汤**《严氏济生方》

【主治】心劳实热，口疮烦渴，小便不利。

【功效】清心火，理小肠利尿。

【药物及用量】黄芩　泽泻　栀子仁　麦门冬（去心）　木通　生地黄　黄连　甘草（炙）各等量

【用法】每服四钱，清水一盏，加生姜五片同煎，不拘时服。

◆**黄芩汤**《圣济总录》

【主治】妊娠惊胎，胎动不安，时时转移。

【功效】健肝益肾。

【药物及用量】黄芩（去黑心） 白术（锉） 白芍（锉，炒）各半两 黄芪（锉） 人参 山萸肉各一两

【用法】上六味，粗捣筛，每服五钱匕，水一盏，糯米半合，葱白三寸，细切，煎至八分，去滓，温服，食前。

◆**黄芩汤**《宣明论方》

【主治】妇人孕胎不安。

【功效】健肺养阴安胎。

【药物及用量】白术 黄芩各等量

【用法】上二味为末，每服二三钱，水二盏，入当归一根，同煎至一盏，温服。

◆**黄芩汤**《世医得效方》

【主治】胎孕不安。

【功效】健肝安胎。

【药物及用量】黄芩 白术 缩砂 当归各等量

【用法】上四味，锉散，每服三钱，水一盏半煎，温服。

◆**黄芩黄连汤**《证治准绳》

【主治】目外障。

【功效】泻肝胆，清湿热。

【药物及用量】黄芩（酒，洗炒）一两 川黄连（去须，酒洗炒）七钱 生地黄（酒洗） 龙胆草（酒洗，炒四次）各一两

【用法】㕮咀，每服二钱，清水二盏，煎数沸去滓，再煎至一盏。午饭时热服，午后晚间俱不可服。

◆**黄芩泻肺汤**《痘疹仁端录》

【主治】肺热喘嗽，里实便秘。

【功效】清肺泻热。

【药物及用量】黄芩（酒炒） 大黄 连翘 山栀（熬黑） 苦杏仁（去皮尖） 枳壳 桔梗 薄荷 生甘草

【用法】清水煎，温服。

◆**黄芩甘草汤**《世医得效方》

【主治】挟热作疹疮不出，烦躁不得眠。

【功效】泻肝退热。

【药物及用量】黄芩七钱半 赤芍 甘草各五钱

【用法】上三味锉散，每服三钱，水一盏煎，温服。

◆**黄芩牡丹皮汤**《千金方》

【主治】女人从小至大，月经未尝来，颜色萎黄，气力衰少，饮食无味。

【功效】养阴清热，化瘀调经。

【药物及用量】黄芩 牡丹皮 桃仁 瞿麦 芎䓖各二两 芍药 枳实 射干 海藻 大黄各三两 虻虫七十枚 水蛭五十枚 蛴螬十枚

【用法】上一十三味，㕮咀，以水一斗，煮取三升，分三服。

◆**黄芩芍药汤**《无求子活人书》

【主治】妇人伤寒，口燥咽干，腹满，不思饮食。

【功效】清热养阴。

【药物及用量】黄芩 白芍 白术 干地黄各一两

【用法】上四味锉如麻豆大，每服五钱匕，以水一盏，煎至七分，去滓，温服，寒则加生姜同煎。

◆**黄金散**《活幼心书》

【主治】口内舌上疮毒及痘疮后目生翳膜。

【功效】清热解毒。

【药物及用量】黄柏（去粗皮，生蜜润透，烈日晒干，再涂蜜晒，凡十数次） 粉甘草各一两

【用法】研为细末，没口疮，用药末干点患处，或用麦门冬煎汤调点舌上，令其自化。痘疮后目后翳膜，汤泡澄清，不拘时频洗，再服糖煎散。

◆**黄金膏**甲《疡医大全》

【主治】跌打损伤，筋骨断落，刀伤，杖疮，汤火伤。

【功效】和肌收功。

【药物用量及炮制】麻油八两

【用法】熬至滴水成珠，离火，入白蜡、黄蜡各五钱搅化，再入藤黄一两，搅匀收贮，愈陈愈妙。如收入膏老，加熬过

麻油炖化搅匀，冷透敷之。唯刎颈者勿用，因藤黄毒入耳。

◆**黄金膏**乙《疡医大全》

【主治】痈疽。

【功效】拔毒，生肌。

【药物及用量】猪板油四两　乳香　没药（均去油）各二钱

【炮制】熬枯去滓，加黄蜡、白蜡各一两，熔化再下黄柏细末五钱搅匀。候冷，再加冰片一钱。

【用法】摊贴患处。

◆**黄风膏**《济世良方》

【主治】疔疮，头面热毒疮。

【功效】消风解毒。

【药物及用量】石上螺蛳（夏日加入）二十个　雄黄一两　钉锈　白梅肉各五钱　消风散一两

【炮制】共研细末，苦盐卤调匀，贮瓷罐内。

【用法】先以银针挑破毒顶，敷上此药，棉纸盖定，其毒自敛。

◆**黄香散**甲《验方新编》

【主治】疥疮。

【功效】杀虫疗癣。

【药物及用量】硫黄　川椒各五分

【用法】共研末，加生姜、葱头各五钱，和生猪板油捣融，用布包好，烘热时时擦之，其效甚速。

◆**黄香膏**乙《验方新编》

【主治】臁疮，一切痈毒大疮，日久不愈者。

【功效】解毒生肌。

【药物及用量】松香不拘多少

【炮制】用白水煮透，取出放冷水内搓洗数十下，再煮再洗凡九次，倾地上待冷，取起。每一两加轻粉三钱，银朱一钱，白蜜少许，炼老成珠加菜油少许，炖热搅匀。

【用法】看疮之大小，做饼，置疮上，将绸条扎住，一周时取下，用滚水搓洗极净，翻转再贴周时取下，再洗再贴。只要一个药饼，直贴至愈，不须多换，愈后将此药饼洗净收藏。如遇此疮，再与别人贴之，仍照前一周时一洗一贴。此饼若医过三人之后，贴上即好，医过十人，贴上更能速愈。

◆**黄芪人参汤**《痈疽神秘验方》

【主治】痈疽，脓血大泄，败臭痛甚，或食少发热，或作痛少寐。

【功效】补气，托毒，养血，清热。

【药物及用量】黄芪（炙，自汗过多者加一钱）　人参（去芦，一作五分）　白术（炒，一作五分）　陈皮（一作二分）　麦门冬（去心，一作二分）　当归身（酒拌，一作酒洗，一作二分）　甘草（炙）　神曲（炒，一作五分，一作三分）　五味子（拌，一作九粒）各一钱　黄柏（酒洗炒，一作三分）　升麻（一作一钱，一作六分）各四分　苍术（米泔浸炒，无汗者一钱）五分

【用法】清水二盅，加生姜三片，大枣二枚，煎至一盅去滓，食远或空腹时稍热服。忌食酒、湿面、大料物之类及过食冷物。

◆**黄芪丸**《太平惠民和剂局方》

【主治】两脚膝臁疮初起，肾脏风虚，上攻头面。

【功效】祛湿解毒，补气祛风，行气止痛。

【药物及用量】黄芪（锉）　川乌头（炮，去皮、脐）　川楝子（盐水泡，去核）　地龙（去土，炒）　赤小豆　茴香（炒）　刺蒺藜（炒，去刺）　防风（去芦）各一两　乌药五钱

【炮制】共研细末，酒煮面糊为丸，如梧桐子大。

【用法】每服十五丸，空腹时温酒或盐汤送下，妇人醋煎滚候温送下。

◆**黄芪丸**甲《太平圣惠方》

【主治】妇人骨蒸烦热，四肢羸瘦，疼痛，口干心躁，不得眠卧。

【功效】补虚，退热，润燥。

【药物及用量】黄芪　麦门冬（去心）　茯神　北柴胡　甘草　生干黄各一两　酸枣仁（炒）　郁李仁　杏仁（去皮尖、双仁，麦炒黄）　枸杞子　人参（去芦）　黄

芩各七钱五分　百合　枳壳（去瓤，麸炒）　赤芍　知母　秦艽各五钱　鳖甲（制）二两

【炮制】共研细末，炼蜜为丸，如梧桐子大。

【用法】每服三十丸，不拘时清粥送下。

◆**黄芪丸**乙《太平圣惠方》

【主治】小儿羸瘦体热，面色萎黄，不欲乳食。

【功效】调气，凉血，清热，除疳。

【药物及用量】黄芪（锉）　赤芍　人参（去芦头）　甘草（炙微赤，锉）　胡黄连各五钱　麦门冬（去心，焙）　鳖甲（涂醋，炙微黄，去裙襕）各一两　柴胡（去苗）三分

【炮制】捣细罗为末，炼蜜和丸，如麻子大。

【用法】每服五丸，不拘时粥饮送下。量儿大小，以意加减。

◆**黄芪丸**丙《太平圣惠方》

【主治】小儿往来寒热，多汗心烦，小便赤黄，不欲乳食，四肢羸瘦。

【功效】清虚热，补气血。

【药物及用量】黄芪（锉）　麦门冬（去心，焙）　赤茯苓　白术　甘草各一分　柴胡（去苗）　鳖甲（涂醋，炙令黄，去裙襕）各五钱　黄芩一分

【炮制】捣罗为末，炼蜜和丸，如绿豆大。

【用法】每服五丸，粥饮送下，每日三四次，量儿大小加减。

◆**黄芪丸**丁《太平圣惠方》

【主治】产后褥劳，寒热进退，头痛目眩，骨节酸疼，气力虚乏者。

【功效】理血气，清劳热。

【药物及用量】黄芪　鳖甲　当归（炒）各一两　桂心　白芍　续断　川芎　牛膝　肉苁蓉　沉香　柏子仁　枳壳各六钱五分（一作各七钱五分）　五味子　熟地黄各五钱　白术半两

【炮制】共研细末，炼蜜为丸，如梧桐子大。

【用法】每服四五十丸，食后粥饮送下。

◆**黄芪丸**戊《太平圣惠方》

【主治】风虚劳，羸瘦虚烦，筋脉拘挛，疼痛少眠。

【功效】疏肝祛风，养血清热。

【药物及用量】黄芪（去芦）　人参（去芦）　熟干地黄　白茯苓（去皮）　薏苡仁　山茱萸肉各一两　酸枣仁（炒）　羌活（去芦）　当归身（去芦）　桂心　枸杞子　羚羊角屑各七钱五分　防风（去芦）　远志（去心，甘草制）各五钱（一方无桂心）

【炮制】共研细末，炼蜜为丸，如梧桐子大。

【用法】每服三五十丸至七十丸，不拘时温酒送下。

◆**黄芪丸**己《太平圣惠方》

【主治】消中渴不止，小便赤黄，脚膝少力，纵食不生肌肤。

【功效】生津止渴。

【药物及用量】黄芪（锉）一两　牡蛎（烧为粉）二两　瓜蒌根半两　甘草（炙微赤，锉）半两　麦门冬（去心，焙）一两半　地骨皮半两　白石脂半两　泽泻半两　知母半两　黄连（去须）半两　薯蓣半两　熟干地黄半两

【用法】上一十二味，捣罗为末，炼蜜和捣二三百杵，丸如梧桐子大，每服不拘时，以清粥下二十丸。

◆**黄芪丸**《类证普济本事方》

【主治】肾虚耳鸣或痒。

【功效】健肾聪耳。

【药物及用量】黄芪（酒炒）一两　沙苑蒺藜（炒，去刺，一作白蒺藜）　羌活各五钱　生黑附子（大者，去皮、脐）一枚　羯羊肾（焙干）一对

【用法】共研细末，酒煮米糊为丸（一作羯羊肾一对，去脂膜，勿犯铁，酒煮捣烂，绞汁糊丸），如梧桐子大。

【用法】每服四五十丸，空腹食前煨，

葱盐汤临卧温酒送下。

◆**黄芪丸**《外科精义》

【主治】肾脏虚风，攻注手足头面，麻痹痛痒，或生疮疥掀肿。

【功效】补气，通络，疏滞。

【药物及用量】黄芪　乌药　地龙　茴香　川楝肉　川椒　防风　赤小豆　白蒺藜　海桐皮　威灵仙　陈皮各等量

【炮制】共研细末，酒糊为丸，如梧桐子大。

【用法】每服三十丸，空腹时温酒送下。

◆**黄芪丸**《妇人大全良方》

【主治】产后褥劳，寒热进退，头目眩痛，百骨节疼酸，气力羸乏。

【功效】补气养血，行气止痛。

【药物及用量】黄芪　鳖甲　当归（炒）各一两　桂心　续断　白芍　川芎　牛膝　肉苁蓉　沉香　柏子仁　枳壳各三分　北五味子　熟地黄各半两

【用法】上一十四味，为细末，炼蜜丸如梧桐子大，食后粥饮吞下四十丸。

◆**黄芪五物汤**《金匮要略》

【主治】血痹阴阳俱微，寸口关上微，尺中小紧，身体不仁，如风痹，上兼治风痱。

【功效】补气，通滞，理血。

【药物及用量】黄芪　白芍　桂枝（嫩枝　连皮）各三两　生姜六两（去皮）　大枣（去核）十二枚

【用法】清水六升，煮取二升，温服七合，每日三次。

◆**黄芪内托散**《外科正宗》

【主治】便毒肿甚。

【功效】宣壅解毒，清热，托毒。

【药物及用量】黄芪　当归　川芎各二钱　白术（土炒）　金银花　皂角刺　天花粉各一钱　泽泻　甘草（炙）各五分

【用法】清水二盅，煎至八分，食前服。

◆**黄芪内托散**《沈氏尊生书》

【主治】老弱人患发颐不可全用攻泻者。

【功效】补气托毒。

【药物及用量】黄芪　当归　川芎　厚朴　桔梗　防风　人参　甘草　白芍　白芷各五分　官桂三分

【用法】研为末，温酒调下。

◆**黄芪六一汤**《太平惠民和剂局方》

【主治】诸虚不足，肢体劳倦，胸中烦悸，时常焦渴，唇口干燥，面色萎黄，不能饮食，或卫虚自汗，昼日烦热。

【功效】补气益卫。

【药物及用量】绵黄芪（去芦，蜜炙，一作一半生焙，一半淡盐水润，饭上蒸三次，焙干）六两　甘草（半生半炙）一两（一方加白术、白芍）

【用法】㕮咀，每服五钱或一两，清水二盅，加大枣一枚，煎至七八分，不拘时温服，或研为细末，每服二三钱。早晨日午熟汤或温酒调下，加人参尤妙。

◆**黄芪六一汤**《澹寮方》

【主治】渴疾，痈疽。

【功效】补益消痈。

【药物及用量】绵黄芪（去杈股者，用箭簳者，六两，一半细锉，焙干，生用，一半用盐水浸湿，瓷器盛，饭上蒸三次，焙干，细锉用；大成去芦，蜜涂炙，六两）　粉草一两（一半生，细锉，一半炙细锉；大成炙，一两）

【用法】上二味为细末，每服二钱，早晨日午，以白汤点服。

◆**黄芪六一汤**《朱氏集验方》

【主治】风湿相搏，肌肉瞤动，先服渗湿汤，次用是药。

【功效】补气和血。

【药物及用量】黄芪　当归　甘草

【用法】上三味，等量㕮咀，水一盏，姜枣煎，空心服。

◆**黄芪四物汤**《医学纲目》引（王海藏方）

【主治】痈疽。

【功效】补气血。

【药物及用量】黄芪　人参　白术　茯苓　芍药　甘草　生姜　当归　地黄　川芎

【用法】多加金银花，清水煎服。

◆**黄芪芍药桂枝苦酒汤**《金匮要略》

【主治】黄汗病，身体肿，发热，汗出而渴脉沉者。

【功效】补气，益卫，解肌，化湿。

【药物及用量】黄芪五两　芍药　桂枝各三两

【用法】苦酒一升，清水七升，相合煮取三升，温服一升，当心烦，服至六七日乃解。若心烦不止者，以苦酒故也，宜另以他法解之。

◆**黄芪芍药汤**（李东垣方）

【主治】鼻衄面黄，眼涩多眩，上肢麻木。

【功效】升阳，滋阴。

【药物及用量】黄芪一两（一作三两）白芍（炒黄，一作一两）二钱　升麻一两　粉甘草（炙，一作一两）二两　葛根（一作一两）　羌活各五钱

【用法】研为粗末，每服三五钱，清水二盏，煎至一盏，去滓温服，再服三黄补血汤。

◆**黄芪防风饮子**《审视瑶函》

【主治】目棱紧急，倒睫，拳毛损睛生翳及上下睑眦赤烂，羞涩难开，眵泪稠黏。

【功效】祛风益气。

【药物及用量】黄芪　防风　甘草（炙）各一钱　蔓荆子　黄芩各五分　葛根一钱五分　细辛二分（一方有人参一钱，当归七分五厘）

【用法】清水二盏，煎至一盏，去滓热服。

◆**黄芪建中汤**《金匮要略》

【主治】虚劳里急，诸不足。

【功效】补气建中。

【药物及用量】即小建中汤加黄芪一两五钱

【用法】与小建中汤同。气短胸满者加生姜，腹中满者去枣，加茯苓一两五钱及疗肺虚损不足，补气加半夏三两。

◆**黄芪酒**《杂病源流犀烛》

【主治】一切筋肉之病，偏枯诸痹痰痞，四肢不遂，周身肿疼，恶寒，胸中痰满，饮食恶冷，心下有伏水寒疝，胁下挛急及有积饮，久坐腰痛。猝起则头眩耳聋眼花，小腹缩痛，夜梦悲愁不乐，恍惚善忘，妇人产后余疾，风虚积冷。

【功效】益气血，补诸虚，散寒止痛。

【药物及用量】黄芪　独活　防风（去杈）　细辛（去苗）　牛膝　川芎　甘草（炙）　附子（炮，去皮、脐）　蜀椒（去目并合口者，炒出汗）各三两　川乌头（炮，去皮、脐）　山茱萸（去核）　干葛根　秦艽（去苗土）各二两　官桂（去粗皮）　当归（切，焙）各二两五钱　生大黄（锉）一两　白术　干姜（炮）各一两五钱（一方无官桂、当归、大黄、白术、干姜）

【炮制】锉如麻豆大，夹绢囊盛贮，清酒一斗浸之，春夏五日，秋冬七日。

【用法】初服一合，日二夜一次，渐增以愈为度，酒尽可更以酒二斗，重渍服之。不尔可曝滓捣下筛，酒服方寸匕，不知稍增之，服一剂得方，令人耐寒冷，补虚治诸风冷。少壮人服勿熬，老弱人微熬之。

◆**黄芪散**（钱乙方）

【主治】小儿虚热盗汗。

【功效】固卫，止汗。

【药物及用量】黄芪　牡蛎（煨）　生地黄各等量

【用法】研为末，清水煎，不拘时服。

◆**黄芪散**甲《太平圣惠方》

【主治】妇人热劳羸瘦，四肢烦疼，心躁口干，不欲饮食。

【功效】补气清热。

【药物及用量】黄芪一两　人参　黄芩　当归各七钱五分　北柴胡（去皮）一两五钱　地骨皮　赤茯苓　麦门冬（去心）　生地黄　赤芍各一两　甘草（炙）一钱五分

【用法】㕮咀，每服四钱，清水一盏，加生姜五片，煎至六分去滓，不拘时温服。

◆**黄芪散**乙《太平圣惠方》

【主治】小儿痢渴，心胸烦闷，不欲饮食。

【功效】补气，和胃，清热。

【药物及用量】黄芪（锉）　麦冬（去心，焙）　淡黄芩各三分　乌梅肉（微炒）三枚　花龙骨一两　白术　黄连（微炒，去须）各五钱

【用法】捣粗罗为散，每服一钱，清水一小盏，煎至五分去滓。不拘时温服，量儿大小加减。

◆**黄芪散**丙《太平圣惠方》

【主治】热痢脓血，腹疼心烦。

【功效】补气血，健肠胃。

【药物及用量】黄芪（锉）　龙骨　当归各七钱五分　生干地黄五钱　黄连（去须，微炒）一两　黄柏　黄芩　犀角屑　地榆各五钱

【用法】研为细末，每服二钱，不拘时粥饮调下。

◆**黄芪散**丁《太平圣惠方》

【主治】咽喉生疮，疼痛。

【功效】清血解毒。

【药物及用量】黄芪　槟榔　紫菀（洗去土）　牛蒡子　栀子仁　赤茯苓　生甘草各五钱　麦门冬（去心）　玄参各一两　川升麻　黄芩各三钱

【用法】锉碎，每服一钱，清水一盏，煎至六分，去滓温服。

◆**黄芪散**戊《太平圣惠方》

【主治】胎不长。

【功效】安胎利气，开胃思食，利四肢。

【药物及用量】黄芪　白术　陈皮　麦门冬　白茯苓　前胡　人参各七钱五分　川芎　甘草各五钱

【用法】㕮咀，每服三钱，清水一盏，加生姜三片，大枣一枚，煎至七分，去滓温服。

◆**黄芪散**己《太平圣惠方》

【主治】眼脓漏不止。

【功效】清虚热。

【药物及用量】黄芪　黄芩　大黄（煨）　防风各一钱　地骨皮　远志肉（酒洗）　人参　赤茯苓　漏芦各五分

【用法】清水煎，食后服。

◆**黄芪散**庚《太平圣惠方》

【主治】痈疽溃后，虚弱客热。

【功效】补气血，托邪毒，清虚热。

【药物及用量】黄芪　石膏各二两　知母　麦门冬（去心）　白芍　白茯苓　桂心　熟地黄　人参（去芦）　升麻各一两　甘草（炙微赤）五钱

【用法】锉碎，每服四钱，清水一中盏，煎至六分，去滓温服，每日三四次。

◆**黄芪散**《普济方》

【主治】小儿壮热不退。

【功效】凉肌散热。

【药物及用量】黄芪　柴胡　干葛　甘草（炙）各等量

【用法】研为末，每服一钱，加薄荷三叶，清水半盏，煎至三分，约三呷，空腹时服。若发热数日未退，其热是疮疹者，量其虚实用之。

◆**黄芪散**《证类本草》

【主治】虚热，口苦咽干，咳脓血。

【功效】清虚热。

【药物及用量】黄芪四两　甘草二两

【用法】研为细末，每服一二钱，熟汤点下，每日三次。

◆**黄芪散**《济阴纲目》

【主治】妇人失血劳气，食后身疼倦，夜间盗汗。

【功效】补血气。

【药物及用量】黄芪一两　白芍　防风　当归　干地黄各七钱五分　甘草五钱

【用法】㕮咀，每服五钱，清水一盏，加生姜三片，大枣一枚，煎至七分去滓，食前温服。

◆**黄芪散**《庄氏家传方》

【主治】小儿癖气，饮食不进。

【功效】补气，行滞，化湿。

【药物及用量】黄芪　五味子　厚朴（姜汁炙）　白术　苍术　芍药　甘草（炙）　陈皮　干姜　干蝎　当归各一两　木瓜二两

【用法】细为末，每服五分，米饮调下。

◆**黄芪散**《肘后备急方》

【主治】酒疸。

【功效】补气利水。

【药物及用量】黄芪二两　木兰一两

【用法】共研为末，每服方寸匕，温酒调下，每日三次。

◆**黄芪汤**《类证普济本事方》

【主治】心中烦躁，津枯食少。

【功效】补气生津。

【药物及用量】黄芪　熟地黄　白芍　五味子　麦门冬各三两　甘草　人参　天门冬各五钱　白茯苓一两

【用法】㕮咀，每服三钱，加生姜、大枣、乌梅，清水煎，去滓食后服。

◆**黄芪汤**《严氏济生方》

【主治】喜怒惊恐，房室虚劳，致阴阳偏虚发厥，自汗或盗汗不止。

【功效】补气，益血，宣壅，和表。

【药物及用量】黄芪（去芦，蜜水炙）一两五钱　白茯苓（去皮）　熟地黄　肉桂（勿见火）　天门冬（去心）　麻黄根　龙骨各一两　五味子　小麦（炒）　防风（去芦）　川当归（去芦，酒浸）　甘草（炙）各五钱（一方无肉桂、龙骨，有麦门冬）

【用法】锉散，每服四钱，加生姜五片，清水煎，不拘时服。发厥自汗加熟附子；发热自汗加石斛，未效或多吃面食则安。

◆**黄芪汤**《太平圣惠方》

【主治】黄汗体肿，发热不渴。

【功效】清虚热，和卫气，除烦。

【药物及用量】黄芪（去芦，蜜炙）　赤芍　茵陈蒿各二两　石膏四两　麦门冬（去心）　淡豆豉各一两　甘草（炙）五钱（一方无甘草）

【用法】㕮咀，每服四钱，清水一盏，加生姜五片（一作竹叶十四片），煎至七分，去滓食前服。

◆**黄芪汤**（张洁古方）

【主治】小儿肺热咳喘，身热鼻干，呷呀有声。

【功效】补肺泻热。

【药物及用量】绵黄芪二两　人参　甘草各二钱五分　地骨皮五钱　桑白皮三钱

【用法】㕮咀，每服四钱，清水一盏，加生姜五片（一作竹叶十四片），煎至七分，去滓食前服。

◆**黄芪汤**《仁斋直指方》

【主治】诸渴疾。

【功效】清虚退热，生津止渴。

【药物及用量】黄芪（蜜炙）　茯神（去皮木）　瓜蒌根　麦门冬（去心）　生地黄　五味子　甘草（炙）各一钱五分

【用法】清水二盅，煎至一盅，食远服。

◆**黄芪汤**《太平惠民和剂局方》

【主治】老人大便秘涩。

【功效】补气通肠。

【药物及用量】绵黄芪　陈皮（去白）各五钱

【用法】研为末，每服三钱，用大麻仁一合，研，清水投取将水一盏，滤去滓，于银石器内煎。候有乳起，即入白蜜一大匙，再煎令沸，调药末空腹时食前服。秘甚者不过两服愈，常服即无秘涩之患。

◆**黄芪汤**《妇人大全良方》

【主治】妊娠胎动，腹痛下黄汁。

【功效】补气安胎。

【药物及用量】黄芪　川芎（一作一钱）各一两　糯米（一作粳米）一合

【用法】细锉，清水二大盏，煎至一盏，三分温服。

◆**黄芪汤**

【主治】诸疮。

【功效】退风热，托毒。

【药物及用量】绵黄芪（锉）　黄芩（去黑心）　麦门冬（去心，焙）　芍药　甘草（炙，锉）各一两五钱　生地黄四两　半夏（姜制）五钱　当归（切，焙）　大黄（锉，炒）　石膏（碎）　芎䓖　人参各一两

【用法】锉如麻豆大，每服五钱匕，清水一盏半，加竹叶七片，煎一盏去滓，空

腹时温服，日晚再服。

◆**黄芪汤**《审视瑶函》

【主治】阴漏。

【功效】补气，清热，解毒。

【药物及用量】黄芪 麦门冬（去心） 白茯苓 防风 人参 地骨皮 漏芦 知母 远志（去心） 熟地黄各等量

【用法】清水二杯，煎至八分，去滓热服。

◆**黄芪汤**《验方新编》

【主治】搭手，发背，对口，痈疽及一切大小无名肿毒。

【功效】补气，宣壅，托毒。

【药物及用量】生黄芪 当归身 甘草 白芍 穿山甲各五钱

【用法】淡陈酒一茶碗，清水一碗，煎至一碗，热服，避风盖被暖睡，汗出即愈。

◆**黄芪汤**甲《圣济总录》

【主治】肺消，饮少溲多。

【功效】补肺，润肺，养血，清热。

【药物及用量】黄芪三两 五味子 人参 麦门冬 桑白皮（锉）各二两 枸杞子 熟地黄各一两五钱

【用法】研为末，每服五钱，清水二盏，煎至一盏去滓，不拘时温服。

◆**黄芪汤**乙《圣济总录》

【主治】肾虚变劳淋。

【功效】滋肾清热。

【药物及用量】黄芪二两 人参 五味子 白茯苓（去皮） 旱莲子 灵磁石（火煅醋淬） 滑石各一两 桑白皮七钱五分 黄芩 枳壳（去瓤，麸炒）各五钱

【用法】捣筛，每服三钱匕，清水一盏，煎至七分，不拘时温服。

◆**黄芪汤**丙《圣济总录》

【主治】眼睑硬赤肿痛。

【功效】补气，行血，祛风，泻热。

【药物及用量】黄芪 地骨皮 黄芩 茯苓 大黄各一钱 茺蔚子二钱 防风一钱五分 甘草五分

【用法】研为粗末，清水二盏，煎至一盏去滓，食后温服。

◆**黄芪汤**丁《圣济总录》

【主治】妊娠五月六月，血不止。

【功效】补肾固经止血。

【药物及用量】黄芪炙（锉）一两半 桑寄生（炙，锉） 地榆（锉） 熟干地黄（焙）各一两 艾叶（焙干） 龙骨（研）各三分

【用法】上六味，粗捣筛，每服五钱匕，水一盏半，生姜半分，切，枣三枚，擘破，同煎至六分，去滓，食前温服。

◆**黄芪汤**戊《圣济总录》

【主治】产后血气不利，心腹急痛，上下攻冲，气逆烦闷。

【功效】补气养血，温中止痛。

【药物及用量】黄芪（锉碎） 白术（锉炮） 当归（切，炒） 甘草（炙，锉） 人参各一两 白羊肉（去脂膜，切碎，每服用三两）一斤

【用法】上六味，除羊肉外，捣为粗末，每服三钱匕，先以羊肉三两，切，用水三盏，煮取一盏，澄清去滓沫，入前药，并生姜三片，同煎七分，去滓，通口服，不拘时。

◆**黄芪汤**己《圣济总录》

【主治】产后气血虚乏，内燥引饮，心下烦闷。

【功效】补气养血除烦。

【药物及用量】黄芪（微炙，锉）三分 白茯苓（去黑皮） 当归（切，微炒） 桑寄生（微炙）各半两 桃仁（汤浸，去皮尖、双仁，麸炒黄）三分 陈曲（微炒） 干姜（炮裂） 桔梗（炒）各半两

【用法】上八味，捣为粗末，每服三钱匕，水一盏，煎至七分，去滓，温服，不拘时。

◆**黄芪汤**庚《圣济总录》

【主治】产后肺气虚寒，咳嗽喘闷。

【功效】补肺气，止咳喘。

【药物及用量】黄芪（锉） 桔梗（炒） 人参 白茯苓（去黑皮） 山萸肉各半两

【用法】上五味，粗捣筛，每服三钱

匕，水一盏，煎七分，去滓，温服，不拘时。

◆**黄芪汤**辛《圣济总录》

【主治】产后咳嗽。

【功效】补气健脾，润肺止咳。

【药物及用量】黄芪（锉）二两　人参　茯神（去木）　麦门冬（去心，焙）　肉桂（去粗皮）　陈橘皮（去白，焙）　当归（切，焙）　天门冬（去心，焙）　甘草（炙）　生干地黄（焙）　五味子各一两

【用法】上一十一味，粗捣筛，每服三钱匕，水一盏半，生姜二片，枣一枚，擘，同煎一盏，去滓，温服，不拘时。

◆**黄芪汤**壬《圣济总录》

【主治】产后体虚力乏，四肢羸瘦，不思饮食。

【功效】补气养血，温中健脾。

【药物及用量】黄芪　熟干地黄（焙）　麦门冬（去心，焙）各一两　白术　续断　人参　茯神（去木）　当归（锉，炒）　五味子　白芍　赤石脂　陈橘皮（去白，焙）　干姜（炮）各半两　附子（炮裂，去皮、脐）　肉桂（去粗皮）各三分　甘草一分（炙）

【用法】上一十六味，锉如麻豆，每服三盏匕，水一盏，入生姜半分，枣三枚，擘破，同煎六分，去滓，温服，不拘时。

◆**黄芪汤**癸《圣济总录》

【主治】产后荣血虚损，汗出不止。

【功效】益气固表，滋阴养血。

【药物及用量】黄芪（锉）　白术（锉，炒）　牡蛎（熬为粉）　白茯苓（去黑皮）　防风（去杈）　生干地黄（焙）　麦门冬（去心，焙）各一两

【用法】上七味，粗捣筛，每服三钱匕，水一盏，煎至七分，去滓，温服，不拘时。

◆**黄芪汤**甲子《圣济总录》

【主治】产后褥劳肌瘦，烦闷喘急，多汗，倦怠少力。

【功效】益气固表止汗。

【药物及用量】黄芪（锉，碎）　芍药（锉，碎）　枳壳（去瓤，麸炒）　牡蛎粉各一两　羚羊角屑半两

【用法】上五味，粗捣筛，每服三钱匕，水一盏半，猪肾一枚，切去筋膜，生姜五片，同煎至七分，去滓，温服，不拘时。

◆**黄芪汤**甲丑《圣济总录》

【主治】妊娠痰逆。

【功效】健肝和胃。

【药物及用量】黄芪锉一两　半夏半两（汤洗七遍，焙）　芎䓖半两　甘草（炙）一分　人参　白术　陈橘皮（去白，焙）　赤茯苓（去黑皮）　枳壳（去瓤，麸炒）　诃黎勒皮各三分

【用法】上一十味，粗捣筛，每服二钱匕，水一盏，入生姜三片，枣一枚，擘，同煎取六分，去滓，温服，不拘时。

◆**黄芪汤**甲《千金方》

【主治】中消，虚劳少气，小便数。

【功效】补益消中。

【药物及用量】黄芪　芍药　生姜　桂心　当归　甘草二两　大枣三十枚　黄芩　干地黄　麦门冬一两

【用法】上一十味，㕮咀，以水一斗，煮取三升，分三服，日三服。

◆**黄芪汤**乙《千金方》

【主治】血痹，阴阳俱微，寸口关上微，尺中小紧，外症身体不仁，如风状。

【功效】补气和血行痹。

【药物及用量】蜀黄芪　人参（要略无）　芍药　桂心各二两　生姜六两　大枣十二枚

【用法】上六味，㕮咀，以水六升，煮取二升，服七合，日三服，服令尽。

◆**黄芪汤**《直指小儿方》

【主治】疳劳。

【功效】补气养血，杀虫消疳。

【药物及用量】黄芪（蜜炙）　当归　川芎　白芍　生干地黄　蛤蟆（去足，炙焦）　鳖甲醋（炙焦）各三钱　人参　白茯苓　橘皮　半夏曲　柴胡　使君子（略煨）　甘草（炙）各二钱

【用法】上一十四味，为粗末，每二钱，姜枣煎，食前服之。

◆**黄芪补中汤**（李东垣方）

【主治】中气不足，水湿停滞。

【功效】健脾，补中。

【药物及用量】黄芪　人参各二钱　甘草　白术　苍术　陈皮各一钱　泽泻　猪苓　茯苓各五分

【用法】清水一盅，煎至七分，温服，送下大消痞丸。

◆**黄芪补气汤**《傅青主女科》

【主治】妊娠畏寒，腹疼小产。

【功效】扶血气，养胎元。

【药物及用量】生黄芪二两　当归（酒洗）一两　肉桂（去粗皮研）五分

【用法】清水煎服，五剂愈。

◆**黄芪饮**《证治准绳》

【主治】妇人客热，心胸壅闷，肢节烦疼，不思饮食。

【功效】补肺气，清虚热。

【药物及用量】黄芪　生地黄各二钱　人参　茯神（炒）　犀角屑　瓜蒌仁　黄芩各一钱　甘草五分

【用法】清水二盅，加淡竹叶五片，煎至一盅，不拘时服。

◆**黄芪饮**《圣济总录》

【主治】妊娠胞漏，月水时下。

【功效】补肾固经止血。

【药物及用量】黄芪（锉）　地榆　桑寄生各一两半　艾叶半两　白龙骨（研）二两　生地黄二两　生姜半两

【用法】上七味，锉如麻豆大，每服五钱匕，水一盏半，煎取八分，去滓，食前温服，如人行三五里再服。

◆**黄芪饮子**《太平圣惠方》

【主治】产后体虚羸瘦，四肢少力，不思饮食，心神虚烦，汗出口干。

【功效】补气养血，敛阴止汗。

【药物及用量】黄芪（锉）　人参（去芦头）　生干地黄　五味子　麦门冬（去心）　当归各一两　牡蛎一两半（烧为粉）

【用法】上七味，细锉，和匀，每服半两，以水一大盏，入薤白五茎，豉五十粒，煎至五分，去滓，不拘时，分温二服。

◆**黄芪卫元汤**《外科大成》

【主治】痘夹瘿。

【功效】补气，活血，托毒。

【药物及用量】黄芪　人参　当归　桔梗　红花　甘草（炙）　白芍（酒炒）　防风各一钱

【用法】清水煎，不拘时服。

◆**黄芪鳖甲散**《太平惠民和剂局方》

【主治】虚劳客热，肌肉消瘦，四肢倦怠，五心烦热，口燥咽干，颊赤心忡，日晚潮热，夜有盗汗，胸胁不利，食减多渴，咳嗽稠黏，时有脓血。

【功效】理肺胃，养血气，清虚热。

【药物及用量】黄芪　鳖甲（去裙襕，炙）　天门冬（去心，焙）各一两　黄芩　桑白皮　半夏　甘草（炙）　知母　赤芍　紫菀各五分　秦艽　白茯苓（焙）　生地黄　柴胡　地骨皮各六钱六分　肉桂　人参　桔梗各三钱二分

【用法】研为粗末，每服二钱，清水一大盏，煎至八分，食后服。

◆**黄芪解肌散**《拔粹方》

【主治】妇人妊娠，伤风自汗。

【功效】调和营卫。

【药物及用量】人参　黄芪（《袖珍方》用茯苓）　当归　川芎（炙）　甘草各五钱（《袖珍方》各六钱）　芍药六钱（加苍术、生地黄亦可）

【用法】上六味，为粗末，每服五钱，水煎，温服，不拘时。

◆**黄芪当归汤**《兰室秘藏》

【主治】热上攻头目，沿身胸背发热。

【功效】清热滋阴补气。

【药物及用量】当归身一钱（酒洗）　黄芪五钱

【用法】上二味，㕮咀，作一服，水二大盏，煎至一盏，食前热服。

◆**黄芪补胃汤**《东垣试效方》

【主治】一日大便三四次，溏而不多，有时作泻，腹中鸣，小便黄。

【功效】补中益气，升阳止泻。

【药物及用量】黄芪三分　炙甘草二钱　升麻六分　橘皮三分　当归身三分　益智子三分　柴胡三分　红花少许

【用法】上八味，㕮咀，分作二服，《兰室秘藏》都作一服。水二大盏，煎至一盏，去滓，稍热服，食前服。

◆**黄芪白术汤**《东垣试效方》

【主治】妇人四肢沉重，自汗上至头，际颈而远，恶风头痛燥热。

【功效】补气健脾。

【药物及用量】黄芪一两　白术半两　黄柏（酒制）二钱　细辛三分　川芎半钱　吴茱萸半钱　羌活二钱　五味子三钱　人参半两　炙甘草二钱　当归身一钱半　柴胡　升麻各一钱

【用法】上一十三味㕮咀，每服半两，水二大盏，入生姜五片，煎至一盏，去滓，稍热服，食前。腹中不快，加炙甘草一钱　汗出不止，加黄柏一钱（《卫生宝鉴》半钱）。

◆**黄芪酒**《圣济总录》

【主治】产后中风偏枯，半身不遂，言语不利，疼痛无力。

【功效】补气散寒，祛风通络。

【药物及用量】黄芪　蜀椒（去目并闭口者，炒出汗）　独活（去芦头）　肉桂（去粗皮）　白术　牛膝（去苗，锉）　葛根各三两　防风（去杈）四两　芎䓖　甘草（炙，锉）　细辛（去苗叶）　山茱萸　附子（炮裂，去皮、脐）　秦艽（去苗土）　干姜（炮）　当归（切，焙）　乌头（炮裂，去皮、脐）　人参各二两

【用法】上一十八味，锉如麻豆，用生绢袋盛，于四斗醇酒内浸三日，每温服一盏，不拘时。

◆**黄袍散**《嵩崖尊生》

【主治】口疳，牙疳，口糜。

【功效】宣滞，化热。

【药物及用量】薄荷叶一两　黄柏　甘草各三钱　黄连三钱　冰片不拘多少

【用法】研为细末，每用少许，吹于患处。

◆**黄连上清丸**《饲鹤亭集方》

【主治】三焦积热，腹痛咽痛，口舌生疮，心膈烦热，肺火上升，风热鼻赤等证。

【功效】疏肝胆，理三焦，清积热。

【药物及用量】黄连　黄芩　黄柏　栀子（炒黑）各八两　白菊花　当归尾各四两　桔梗　葛根　苏薄荷　玄参　天花粉　川芎各二两　姜黄　连翘各六两　大黄十二两

【炮制】共研细末，炼白蜜为丸，如梧桐子大。

【用法】每服三钱，熟汤送下。

◆**黄连丸**甲《太平圣惠方》

【主治】霍乱后下痢无度，腹中㽲痛。

【功效】清热，化湿，养血。

【药物及用量】川黄连（去须，微炒）　黄柏（微炒）　厚朴（去皮，生姜汁，涂炙令香）各七钱五分　当归（微炒）　干姜（炮制）　木香（勿见火）　地榆各五钱　阿胶（捣碎，炒黄燥）一两

【炮制】研为末，炼蜜和丸，如梧桐子大。

【用法】每服二十丸，不拘时粥饮送下。

◆**黄连丸**乙《太平圣惠方》

【主治】小儿久痢，轻重无定。

【功效】清热，理肠，止痢。

【药物及用量】黄连（去须，微炒）　人参（去芦头）　赤石脂　龙骨　甘草（炙微赤，锉）　黄芩　厚朴（去粗皮，涂生姜汁炙令香熟）　白茯苓　枳壳（去瓤，麸炒微黄）各五钱　乌梅肉一分（微炒）

【炮制】捣罗为末，炼蜜和丸，如麻子大。

【用法】每服七丸，粥饮送下，每日三四次，量儿大小临时加减。

◆**黄连丸**《严氏济生方》

【主治】滞下赤白痢。

【功效】清湿热，理肠胃。

【药物及用量】黄连（去须）　缩砂仁（炒）　川芎　干姜（炮）　阿胶（蛤粉炒）　白术各一两　乳香（另研）三钱　枳壳（去瓤，麸炒）五钱

【炮制】研为末，盐梅肉三个，少入醋同杵和丸，如梧桐子大。

【用法】每服四十丸，白痢干姜汤送下，赤痢甘草汤下，赤白痢干姜、甘草煎汤下，均食前温服。

◆**黄连丸**《庄氏方》

【主治】疳泻疳痢。

【功效】清湿热，杀虫积。

【药物及用量】黄连（削洗净干）　芜荑仁各等量

【炮制】乳钵内研为细末和匀，以糯粟米相和煮稀粥为丸，如小绿豆大。

【用法】三岁儿每服七丸至十丸，三岁以上十五丸至二十丸。空腹时陈米饮送下，每日三次。

◆**黄连丸**《传信方》

【主治】热痢，休息痢，日夜频并，或下血如鸡肝色。

【功效】清湿热，和肠胃，止泻痢。

【药物及用量】黄连（去须）二两五钱　羚羊角（锉屑）　黄柏（去粗皮）各一两五钱　赤茯苓（去黑皮）五钱

【炮制】研为细末，炼蜜和丸，如梧桐子大。

【用法】每服二十丸，姜蜜汤送下，暑月下痢用之尤验，或用白茯苓腊茶送下。

◆**黄连丸**《直指小儿方》

【主治】小儿疳劳。

【功效】清热除疳。

【药物及用量】川黄连五钱（猪胆汁浸晒）　石莲子　瓜蒌根　杏仁（汤浸，去皮，焙）　乌梅肉各二钱

【炮制】共研末，牛胆汁浸糕糊为丸，如麻子大。

【用法】每服五丸，乌梅姜蜜煎汤送下。

◆**黄连丸**（张文仲方）

【主治】产后赤白痢，腹中绞痛不可忍。

【功效】清湿热，和肠胃。

【药物及用量】黄连四两　阿胶　蒲黄　栀子仁各一两　当归二两五钱　黄芩　黄柏各二两

【炮制】研为末，炼蜜和丸，如梧桐子大。

【用法】每服六七十丸，米饮送下，日三夜一次。

◆**黄连丸**《沈氏尊生书》

【主治】肠胃手足热，酒毒下血。

【功效】祛风，清热，理肠。

【药物及用量】黄连（分作四分，一生，研，一炒研，一炮研，一水浸晒研）四两　条芩　防风各一两

【炮制】研为末，水煮面糊和丸，如梧桐子大。

【用法】每服五十丸，米泔浸、枳壳水送下，冬月加大黄（酒蒸）一两。

◆**黄连丸**甲《太平圣惠方》

【主治】小儿疳热烦渴，干瘦。

【功效】清热，和胃，杀虫，化痰。

【药物及用量】黄连（去须）　天竺黄（细研）　牛黄（细研）　甘草（炙微赤，锉）　栀子仁　款冬花　葛根（锉）　紫菀（洗去苗）　犀角屑各二钱五分　川朴硝五钱　竹沥二合

【炮制】捣罗为末，先用竹沥拌和，入炼蜜和丸，如绿豆大。

【用法】每服五丸，新汲水研破服，每日四五次，量儿大小加减。

◆**黄连丸**乙《太平圣惠方》

【主治】小儿胎赤眦烂。

【功效】清肝疏风通腑。

【药物及用量】黄连一两（去须）　防风（去芦头）　龙胆（去芦头）　川大黄（锉，微炒）　细辛各半两

【用法】上五味，捣罗为末，炼蜜和丸，如绿豆大，每服以温水下七丸，日三服，量儿大小，加减服之。

◆**黄连丸**丙《太平圣惠方》

【主治】白痢腹痛，不思饮食，瘦瘁骨立。

【功效】调中，涩肠。

【药物及用量】黄连一两（去须，微炒）　干姜一两（炮裂，锉）　厚朴一两

（去粗皮，涂生姜汁，炙令香熟） 神曲一两（炒令微黄） 禹余粮一两（烧，醋淬五遍） 赤石脂二两 当归一两（锉，微炒） 醋石榴皮一两 川乌头一两（炮裂，去皮、脐，《万全方》加木香，炒，一两）

【用法】上九味，捣罗为末，以醋煮曲糊万全方面糊。和丸，如梧桐子大，每服不拘时，以艾汤下三十丸。

◆**黄连丹**（张涣方）

【主治】热乘血分，渗入肠胃。

【功效】调气，和血，清热。

【药物及用量】黄连（去须）二两 当归（洗，焙干）一两 白头翁 蔓青根（汤洗，焙干）各三分 木香 川楝子（面裹炮）各五钱

【用法】捣罗为细末，粳米饭和丸，如黍米大。

每服十丸，米饮送下，量儿大小加减。

◆**黄连化痰丸**《沈氏尊生书》

【主治】热嗽。

【功效】清热润燥，化痰止咳。

【药物及用量】黄连 梨汁 藕汁 莱菔汁 生薄荷汁各等量

【炮制】加砂糖，细火熬膏。

【用法】以匙挑服。

◆**黄连升麻汤**《卫生宝鉴》

【主治】口舌疮。

【功效】清热解毒。

【药物及用量】黄连三钱 升麻一钱五分

【用法】研为细末，绵裹含口中，有津则咽下。

◆**黄连天花粉丸**《原机启微》

【主治】眵多眊瞍，紧涩羞明，赤脉贯睛，脏腑秘结及风热诸病。

【功效】清肝胃，祛湿热。

【药物及用量】黄连一两 天花粉 黄芩 栀子各四两 菊花 川芎 薄荷各一两 连翘二两 黄柏六两

【炮制】共研细末，滴水为丸，如梧桐子大。

【用法】每服五十丸，渐加至一百丸，食后、临卧茶清送下。

◆**黄连平胃散**《医宗金鉴》

【主治】脐流黄水。

【功效】清热化湿。

【药物及用量】黄连五钱 陈皮 厚朴（姜炒）各三钱 生甘草二钱 苍术一两（炒）

【用法】研为细末，每服三钱，白滚水调下。

◆**黄连白术汤**《女科玉尺》

【主治】月经来止，多少不匀。

【功效】化湿，理气，和血，调经。

【药物及用量】黄连二钱五分 白术四钱 陈皮二钱五分 牡丹皮二钱 木通 茯苓 山茱萸 人参各一钱五分 甘草（炙）三分

【用法】清水煎服。

◆**黄连安神丸**《痘疹全书》

【主治】疹劳。

【功效】清血热，宣壅积。

【药物及用量】黄连 当归 龙胆草各二钱 石菖蒲 茯苓各一钱五分 全蝎（去毒）七个

【炮制】研为细末，汤浸蒸饼杵猪心血和丸，如梧桐子大，朱砂为衣。

【用法】每服二钱，灯心草汤送下。

◆**黄连安神丸**《保婴撮要》

【主治】心火上炎，心神烦乱，失眠多梦。

【功效】清热，和胃，安神。

【药物及用量】黄连（净酒炒）一钱五分 朱砂（细研水飞） 生地黄 当归头各一钱 甘草五分

【炮制】共研极细末，蒸饼为丸，如黄米大。

【用法】每服十丸，口津咽下。

◆**黄连羊肝丸**《原机启微》

【主治】目中赤脉红甚，眵多。

【功效】和肝胃，明眼目。

【药物及用量】黄连一两 生白羯羊肝一个

【炮制】先以黄连研为细末，用竹刀将羊肝刮下如糊，除去筋膜，砂盆中研细，

入黄连末捣和为丸，如梧桐子大。

【用法】每服十丸或三四十丸，加至七八十丸，茶清送下。忌食猪肉及冷水，睛痛者当归汤送下。

◆**黄连阿胶丸**《幼幼新书》引《养生必用》

【主治】热痢下重，脓血疼痛，腹中痛不可忍。

【功效】清湿热，和气血。

【药物及用量】黄连（去须）一两五钱　阿胶（杵碎，慢火炒如珠子白色，另杵为细末）　白茯苓　白芍各五钱

【炮制】除阿胶外，研为细末，以米醋斟酌多少，熬阿胶得所和匀，入皿器杵丸，如绿豆大，小儿丸如黄米大。

【用法】每服自二十丸为始，止于五十丸。食前温米饮送下，每日二三次，以知为度。

◆**黄连阿胶丸**《伤寒论》

【主治】少阴病，心烦不得卧及温病真阴欲涸，壮火复炽者。

【功效】清热邪，滋阴分，养心胃。

【药物及用量】黄连四两　黄芩一两　芍药二两　阿胶三两　鸡子黄二枚

【用法】清水六升，先煮三物取二升去滓，纳胶烊尽，稍冷纳鸡子黄，搅令相得，温服七合，日三服。

◆**黄连阿胶丸**《万氏女科》

【主治】妊娠久痢不止。

【功效】清湿热，和肠胃，健脾止泻。

【药物及用量】川黄连（炒）　阿胶（炒）　党参　白术　茯苓各一钱　干姜（炒）　甘草（炙）各五分　木香七分　乌梅三个

【用法】加生姜、大枣，清水煎，食前服。

◆**黄连阿胶丸**《袖珍方》

【主治】肺热或咯血。

【功效】清肺热，利水止血。

【药物及用量】黄连三两　赤茯苓二两　阿胶（炒）二两

【用法】上三味为末，水熬阿胶和，众手丸如梧桐子大，每服三十丸，食后米饮下。黄连、赤茯苓能抑心火，则肺得其清。

◆**黄连阿胶汤**《圣济总录》

【主治】洞泄，水谷注下。

【功效】清热，燥湿，止泻。

【药物及用量】黄连（去须）　阿胶（炙燥）　乌梅肉（炒）各二两　山栀子仁三十枚　黄柏（去粗皮，锉）一两

【用法】上五味，粗捣筛，每服五钱匕，水一盏半，煎至八分，去滓，温服，空心食前，日二服。

◆**黄连阿胶汤**《施圆端效方》

【主治】儿斑疹余毒，下痢脓血。

【功效】清热燥湿止痢。

【药物及用量】黄连半两（微炒）　黄柏　栀子（微炒）　阿胶（炒燥）各三钱

【用法】上四味，为粗末，每服二钱，水半盏，煎至六分，去滓，温服，量儿大小加减，日进三服。若一概以杂病治痢热药服之，目见杀人甚多，愚深不忍，故录此咨。

◆**黄连香薷饮**《杂病源流犀烛》

【主治】伏暑暑风，大热烦渴，水泄脉数，或下鲜血。

【功效】清湿热，祛暑邪。

【药物及用量】黄连（酒炒，一作七分五厘，一作姜汁同炒）五分　香薷（去土，一作三钱）二钱　厚朴（姜制，一作一钱五分）一钱（一方有扁豆、甘草）

【用法】清水煎，入酒少许冷服（一作热服）。

◆**黄连清毒饮**《东垣试效方》

【主治】脑疽，背疽，附骨疽，喉外生痈，耳疗及骨槽风等及诸火证，焮肿疼痛或麻木。

【功效】活血，解毒，宣壅，清热。

【药物及用量】黄连（酒制，一作一钱，一作一分）　黄芩　黄柏（酒洗）　人参（一作三分）　独活（一作四分）　防风（一作四分）　藁本　甘草（炙，一作三分）　陈皮（不去白，一作二分）　甘草梢　防己（酒洗）　当归尾（酒制，一作四分）　苏

木（一作二分）各五分　知母四分（酒炒）　羌活（一作一分）　当归身（酒洗）　连翘（一作四分）　黄芪（一作二分）　生地黄（酒洗，一作四分）　桔梗（一作五分）各一钱　泽泻七分（一作二分）（一方无当归身、甘草梢）

【用法】清水三盏，煎至一半去滓，加酒少许再煎，食后温服。

◆**黄连消痞丸**《东垣试效方》

【主治】心下痞满，壅塞不散，烦热，喘促不宁。

【功效】清湿热，散痞满。.

【药物及用量】黄连一两　黄芩（炒）二两　半夏九钱　枳实（炒）七钱　橘红　猪苓各五钱　茯苓　白术　甘草（炙）各三钱　泽泻　姜黄各一钱　干生姜二钱

【炮制】研为细末，水泛为丸，如梧桐子大。

【用法】每服三钱，熟汤送下。

◆**黄连消痞丸**《沈氏尊生书》

【主治】热痞，脉数，烦渴。

【功效】清热消积。

【药物及用量】黄连　黄芩各六钱　枳实五钱　半夏四钱　姜黄　白术　泽泻各三钱　人参　陈皮　厚朴各二钱　猪苓一钱五分　砂仁　干姜　神曲　甘草各一钱

【炮制】共研细末，蒸饼为丸，如梧桐子大。

【用法】每服一百丸，熟汤送下。

◆**黄连救苦汤**《外科正宗》

【主治】脑后肿。

【功效】宣壅滞，解热毒。

【药物及用量】黄连　葛根　升麻　柴胡　甘草节　赤芍　川芎　连翘　当归尾　桔梗　黄芩　羌活　防风　金银花各一钱

【用法】水酒各半，煎服。

◆**黄连清心饮**《沈氏尊生书》

【主治】色欲伤，君相火旺滑精者。

【功效】清心火，养心安神。

【药物及用量】黄连　生地黄　当归　甘草　酸枣仁　茯神　远志　人参　莲子肉各等量

【用法】研为粗末，每服五钱，清水煎服。

◆**黄连清膈丸**《内外伤辨》

【主治】心肺有热及经中热。

【功效】清心肺，消膈热。

【药物及用量】黄连（去芦）五钱　麦门冬（去心）一两　鼠尾　黄芩（净锉）三钱

【炮制】研为细末，炼蜜和丸，如绿豆大。

【用法】每服二十丸，不拘时熟汤送下。

◆**黄连犀角散**《张氏医通》

【主治】狐惑咽干声嗄，肛门生虫。

【功效】清热杀虫。

【药物及用量】黄连五钱（酒蒸）　生犀角一两（锉）　木香一钱五分　乌梅肉十个（一方有桃仁一钱）

【用法】为散，每服二钱，清水煎，空腹时和滓（一作去滓）温服，每日二次。

◆**黄连阴䘌丸**《金匮要略》

【主治】狐惑疮。

【功效】清热杀虫。

【药物及用量】黄连二钱　芦荟　干蟾（煅）各一钱二分　使君子肉二钱五分　川楝子肉一钱

【炮制】研为末，乌梅（洗净去核）捣膏和丸，如梧桐子大。

【用法】每服二三钱，米饮送下。

◆**黄连散**《圣济总录》

【主治】黄疸，二便秘涩，脏腑壅热。

【功效】祛实热。

【药物及用量】黄连　大黄（醋拌炒）各二两　黄芩　甘草（炙）各一两

【用法】研为极细末，每服二钱，食后熟汤调下，每日三次。先用瓜蒂散嗃鼻，取下黄水，再服此药。

◆**黄连散**《是斋百一选方》

【主治】嵌甲。

【功效】清热，消坚，解毒。

【药物及用量】黄连　铅粉　黄柏　软石膏（煅）各等量

【用法】研为细末，用水洗疮令净，软帛拭干，新汲水调涂疮上，两日一易。

◆**黄连散**《普济方》

【主治】口疮。

【功效】清热解毒。

【药物及用量】黄连 朴硝 白矾各五钱 薄荷一两

【用法】研为粗末，用腊月黄牛胆，将药入胆内，当风处挂两月取下，用时将药研细，敷口疮上，去其热涎即愈。

◆**黄连散**《证治准绳》

【主治】眼烂眩风。

【功效】祛风散热，明目。

【药物及用量】黄连 防风 荆芥 赤芍 五倍子 蔓荆子 覆盆子根

【用法】清水煎沸，入盐少许，滤净，又入轻粉末少许，和匀洗眼。

◆**黄连散**《宣明论方》

【主治】肠风下血，疼痛不止。

【功效】清湿热，理大肠。

【药物及用量】黄连 贯众 鸡冠花 乌梅肉 大黄各三两 甘草（炙）三分

【用法】研为细末，每服二钱，不拘时米汤调下。

◆**黄连散**甲《太平圣惠方》

【主治】妇人骨蒸劳热，四体昏沉，背膊疼痛，面色萎黄，渐渐无力者。

【功效】清热凉血，退蒸除热。

【药物及用量】黄连（去须） 知母各一两 鳖甲（醋炙）二两 柴胡 木通各一两五钱 麦门冬（去心） 白术 地骨皮 黄芩 犀角屑各七钱五分 龙胆草（去芦） 甘草（炙微赤）各五钱

【用法】研为粗散，每服四钱，清水一中盏，加生姜一钱，大淡竹叶二七片，煎至六分，去滓，不拘时温服。

◆**黄连散**乙《太平圣惠方》

【主治】小儿赤白痢，久不止，腹痛羸弱，不欲饮食。

【功效】清湿热，健肠胃，止泻痢。

【药物及用量】黄连（去须，微炒）一两 厚朴（去粗皮，涂生姜汁，炙令香熟） 干姜（炮制，锉） 木香 艾叶（微炒） 龙骨各五钱 当归（锉，微炒） 黄牛角鰓（烧灰）各三分 乌梅肉一分（微炒）

【用法】研为细末，每服五分，粥饮调下，每日三四次，量儿大小加减。

◆**黄连散**丙《太平圣惠方》

【主治】小儿蛊毒痢血，体瘦。

【功效】清肠胃，解蛊毒。

【药物及用量】黄连（去须，微炒）一两 败豉皮（炙令黄焦） 白头翁 甘草（炙微赤，锉） 蓝青各五钱 犀角屑 白蘘荷根 黄芩 茜根（锉）各三分

【用法】捣粗罗为散，每服一钱，清水一小盏，煎至五分去滓，放温不拘时服，量儿大小加减。

◆**黄连散**丁《太平圣惠方》

【主治】小儿血痢，烦热口干，腹痛。

【功效】清肠胃，和血热。

【药物及用量】黄连（去须，微炒） 犀角屑 白薄荷根 黄芩 蔓荆根 各一两 白头翁三分 甘草（炙微赤，锉） 当归（锉，微炒）各五钱

【用法】捣粗罗为散，每服一钱，清水一小盏，煎至五分，去滓，不拘时服，量儿大小加减。

◆**黄连散**戊《太平圣惠方》

【主治】耳有恶疮。

【功效】收敛解毒。

【药物及用量】黄连五钱 白矾（煅枯）七钱五分

【用法】捣为细末，每用少许，绵裹纳耳中。

◆**黄连散**己《太平圣惠方》

【主治】小儿痢渴烦热，饮水不止。

【功效】清湿热，理大肠。

【药物及用量】黄连（去须，微炒） 牡蛎（烧为粉）各五钱 乌梅肉（微炒） 甘草（炙微赤，锉） 诃黎勒（煨，用皮）各一分

【用法】捣粗罗为散，每服一钱，清水一小盏，煎至五分去滓，不拘时温服，量儿大小加减。

◆**黄连散**庚《太平圣惠方》

【主治】湿疥，有黄水，皮肤发痒。

【功效】化湿，清热，解毒。

【药物及用量】黄连二两　蛇床子五钱　赤小豆　糯米　胡粉各一两　水银一两五钱

【用法】研为细末，以生麻油和研，候水银星尽如膏，旋取涂之。

◆**黄连散**辛《太平圣惠方》

【主治】癣湿痒不可忍。

【功效】清热，化湿，杀虫。

【药物及用量】黄连　黄柏　胡粉（研细）各一两　雄黄（研细）五钱

【用法】研为细末令匀，先用温浆水洗疮。然后取药敷之，不过四五度即瘥。

◆**黄连散**《疬疡机要》

【主治】疬疡。

【功效】清热解毒。

【药物及用量】黄连五两　五倍子一两

【用法】研为末，唾津调涂。

◆**黄连散**壬《太平圣惠方》

【主治】疮石痈。

【功效】消肿，化毒，止痛。

【药物及用量】黄连　生川大黄　马牙硝　黄柏各一两　麒麟竭　青盐各五钱　赤小豆（炒熟）五勺　杏仁（汤浸，去皮尖）四十九粒

【用法】研为细末，蜜水调涂，干即易之。

◆**黄连散**癸《太平圣惠方》

【主治】霍乱后下痢，赤白不定。

【功效】除湿涩肠止痢。

【药物及用量】黄连（去须，微炒）二两　黄柏二两（锉）　醋石榴皮　地榆（锉）二两　干姜（炮裂，锉）二两　阿胶（捣碎，炒令黄燥）二两　厚朴（去粗皮，涂生姜汁，炙令香熟）二两

【用法】上七味，捣筛为散，每服三钱，以水一中盏，煎至六分，去滓，热服，不拘时。

◆**黄连散**甲子《太平圣惠方》

【主治】妇人鼻衄不止，心神烦躁。

【功效】清热凉血止血。

【药物及用量】黄连（去须）一两　犀角屑一两　刺蓟二两　鸡苏叶一两　生干地黄一两

【用法】上五味，捣粗罗为散，每服四钱，以水一中盏，煎至六分，去滓，温服，不拘时。

◆**黄连散**甲丑《太平圣惠方》

【主治】赤白痢，腹中疼痛，口干，或作寒热。

【功效】健脾，调中，止血。

【药物及用量】黄连（去须，微炒）三分　白术半两　黄芩半两　当归（锉，微炒）三分　乌梅肉（微炒）半两　干姜（炮裂，锉）半两　阿胶（捣碎，炒令黄燥）一两　甘草（炙微赤，锉）半两

【用法】上八味，捣筛为散，每服三钱，以水一中盏，煎至五分，去滓，稍热服，不拘时。

◆**黄连散**甲寅《太平圣惠方》

【主治】热毒下痢黑血，脏腑疠痛，日夜百行，气息欲绝。

【功效】清热解毒，涩肠。

【药物及用量】黄连（去须，微炒）一两　龙骨二两　地榆（锉）一两　阿胶（捣碎，炒令黄燥）二两　当归（锉，微炒）一两　栀子仁半两　赤芍一两　黄芩一两

【用法】上八味，捣筛为散，每服四钱，以水一中盏，煎至六分，去滓，不拘时，温服。

◆**黄连散**甲卯《太平圣惠方》

【主治】血痢，经年月不瘥。

【功效】清热解毒，凉血止血。

【药物及用量】黄连（去须，微炒）　黄柏　栀子仁　地榆　马蔺子　当归（锉，微炒）　黄芩　茜根　柏叶各一分

【用法】上九味，捣筛为散，每服半两，水一中盏，煎至六分，去滓，温服，不拘时。

◆**黄连散**甲辰《太平圣惠方》

【主治】消渴烦躁，饮水不止，或成骨蒸之状。

【功效】清热利水养阴。

【药物及用量】大冬瓜（割开头，去子）一枚　黄连（去须）一斤　甘草（炙微赤，锉）三两　童子小便一升　地黄汁五合　蜜五合

【用法】上六味，捣甘草、黄连，罗为末，都入冬瓜内，即以头却盖之，又以黄土泥封裹，可厚一寸，候干，即以糠火烧之一日，待冷，去泥，置于露下一宿，取瓜烂研，生布绞取汁，每于食后，以清粥调下一合。

◆**黄连散**甲巳《太平圣惠方》

【主治】消渴，润肺心。

【功效】清热生津止渴。

【药物及用量】黄连（须，捣罗为末）二两　生地黄汁三合　生瓜蒌汁三合　牛乳三合

【用法】上用三味汁相和，每服三合，不拘时，调下黄连末一钱。

◆**黄连散**甲午《太平圣惠方》

【主治】消渴，口舌干燥，烦热，不能饮食。

【功效】清热除烦。

【药物及用量】黄连（去须）二两　葛根（锉）二两　麦门冬（去心）一两　枇杷叶（拭去毛，炙微黄）二两

【用法】上四味，捣筛为散，每服四钱，以水一中盏，入生姜半分，淡竹叶二七片，煎至六分，去滓，不拘时，温服。

◆**黄连散**甲未《太平圣惠方》

【主治】产后三日内，患脓血痢，腹中痛不止。

【功效】清热燥湿，涩肠止泻。

【药物及用量】黄连（去须，微炒）一两　黄柏（涂蜜微炙，锉）一两　阿胶一两（捣碎，炒令黄燥）　当归（锉，微炒）一两　龙骨一两　木香三分

【用法】上六味，捣筛为散，每服三钱，以水一大盏，入陈粟米半合，煎至五分，去滓，温服，日三四服。

◆**黄连散**甲申《太平圣惠方》

【主治】妊娠疟疾，寒热腹痛。

【功效】养阴清热，退热止痛。

【药物及用量】黄连（去须）一两　当归一两（锉，微炒）

【用法】上二味，捣筛为散，每服三钱，以水一中盏，煎至六分，去滓，温服，不拘时。

◆**黄连散**甲酉《太平圣惠方》

【主治】妊娠心热烦躁，口干舌涩，多渴。

【功效】养阴清热，生津除烦。

【药物及用量】黄连（去须）一两　瓜蒌根（锉）　地骨皮　葳蕤　犀角屑　黄芩　川升麻　甘草（炙微赤，锉）各半两

【用法】上八味，捣筛为散，每服三钱，以水一中盏，煎至六分，去滓，温服，不拘时。

◆**黄连散**甲戌《太平圣惠方》

【主治】妊娠热痢，腹痛烦闷。

【功效】清泻肠热。

【药物及用量】黄连（去须）半两　栀子仁半两　当归（锉，微炒）半两

【用法】上三味，细锉，分为三服，每服以水一大盏，煎至六分，去滓，不拘时，分温二服。

◆**黄连汤**《伤寒论》

【主治】伤寒，胸中有热，胃中有寒，腹中痛欲呕者。

【功效】和胃，清热，止呕。

【药物及用量】黄连　干姜　桂枝各三两　人参二两　甘草（炙）三两　半夏五合　大枣十二枚

【用法】清水一斗，煮取五升去滓，温服一升，日三夜二服。

◆**黄连汤**甲《千金方》

【主治】赤白痢。

【功效】理肠胃，祛湿热。

【药物及用量】黄连三两　当归二两　醋石榴皮三两　阿胶三两　干姜（炮）　黄柏（炮黑）各三两　甘草（炙）一两

【用法】清水去滓，纳阿胶烊化，温分三服。

◆**黄连汤**乙《千金方》

【主治】妊妇曾伤二月胎者。

【功效】清热，疏肝，安胎。

【药物及用量】黄连　人参各一两　吴茱萸五合　生姜三两　生地黄五两（一方用阿胶）

【用法】㕮咀，酢浆七升，煮取三升，分四服，日三夜一服，十日一修合。若颇觉不安者，加乌梅一升，加乌梅者不用浆水，用清水煎（一方用当归五钱）。

◆**黄连汤**《素问病机气宜保命集》

【主治】湿毒下血，大便后下血，腹中不痛。

【功效】清湿热。

【药物及用量】黄连　当归各五钱　甘草（炙）二钱

【用法】每服五钱，清水煎服。

◆**黄连汤**《痘疹全书》

【主治】痘疹发热，自汗多。

【功效】清热，和血，止汗。

【药物及用量】黄连　麦门冬　当归身　黄柏　黄芩　生地黄　黄芪（一方有浮小麦）

【用法】清水煎，去滓，调败蒲扇灰服。

◆**黄连汤**《经效产宝》

【主治】妊娠下痢脓血。

【功效】理肠胃，清湿热，止痢。

【药物及用量】黄连八分　厚朴（姜制）　阿胶（炙）　当归各六分　干姜五分　艾叶　黄柏各四分

【用法】研为细末，每服方寸匕，空腹时米饮调下，每日三次。

◆**黄连黄芩汤**《温病条辨》

【主治】阳明温病，干呕，口苦而渴，尚未可下者。

【功效】清热，宣滞。

【药物及用量】黄连　黄芩　香豆豉各二钱　郁金一钱五分

【用法】清水五杯，煮取二杯，分二次服。

◆**黄连补肠汤**《千金方》

【主治】大肠虚冷，痢下清白，肠中雷鸣相逐。

【功效】清湿热，固大肠，止痢。

【药物及用量】黄连四钱　赤茯苓　川芎各三钱　石榴皮　地榆各五钱　伏龙肝二钱

【用法】锉为末，每服八钱，清水煎服。

◆**黄连解毒汤**《肘后备急方》

【主治】一切内外邪热之证，面赤口干，吐血衄血，狂躁心烦，错语不眠，干呕，口渴口燥，热泻热痢，发斑暑痿，妇人血崩，疮疡焮痛。

【功效】理三焦，泻热毒。

【药物及用量】黄连七钱五分（酒洗炒，一作三钱）　黄柏（酒洗炒）　栀子（炒，一作四枚）各五钱　黄芩一两（酒洗炒，一作二两）

【用法】锉散，每服五钱，清水一盏半，煎至一盏去滓，不拘时温热服，未愈再服。

◆**黄连解毒汤**《赤水玄珠》

【主治】时令暄热，麻痘初发热。

【功效】理三焦，泻热毒。

【药物及用量】黄连　防风　黄芩　荆芥穗　知母　石膏　黄柏（酒炒）　栀子仁　牛子　玄参　甘草　桔梗　木通

【用法】清水煎服。

◆**黄连解毒汤**《万病回春》

【主治】三焦实火，内外皆热，烦渴，小便赤，口生疮。

【功效】理三焦，泻热毒。

【药物及用量】黄连　黄芩　黄柏　栀子各一钱二分五厘　连翘　柴胡　赤芍各一钱

【用法】清水煎服。

◆**黄连解毒汤**《证治准绳》

【主治】痘出二三朝，身中热烙，焦紫无红活色，枭炎猛烈之甚也，或眼红睑赤，或小便涩结。

【功效】宣壅，清热，解毒。

【药物及用量】黄连 生地黄 白芍 甘草 木通 车前草 僵蚕 桔梗 连翘壳 牛蒡子 荆芥（一方去僵蚕、连翘、荆芥，加紫草茸、灯心）

【用法】清水煎服，或服加减犀角地黄汤亦可。热甚，加柴胡、地骨皮，饱胀加全瓜蒌、枳实、山楂（气弱不用）。

◆**黄连膏**《圣济总录》

【主治】目中赤脉，如火溜热炙人及翳膜昏花，视物不明。

【功效】消炎退热。

【药物及用量】黄连（去芦，刮去黑皮，洗净，锉碎）八两 片脑（一方加熊胆、丹蛇胆各少许）一钱

【炮制】以黄连末用清水三大碗，贮于铜锅或瓷器内，文武火熬减大半碗，滤去滓。再以滓复煎滤净澄清，入薄瓷器盛之，置汤瓶口上重汤蒸炖成膏。再复滤净，待数日出火毒，临时渐加片脑。

【用法】每用少许，点眼大眦内。

◆**黄连膏**《证治准绳》

【主治】目中赤脉如火，溜热炙人。

【功效】清湿火，解热毒。

【药物及用量】黄连八两 杏仁 菊花 栀子 黄芩 黄柏 龙胆草 防风 当归 赤芍 生地黄各一两

【炮制】清水煎浓汁去滓，再煎滤净，碗盛置汤瓶口上，重汤蒸炖成膏，以滴入水中可丸为度，加阳丹收为丸。

【用法】临用时加片脑少许研和，以井水化开，鸭毛蘸点眼内。

◆**黄连膏**《圣济总录》

【主治】诸癣久不瘥，四畔渐侵，复变成疮，疮疱赤黑，痒不可忍，搔之出血。

【功效】解热毒。

【药物及用量】黄连（去须） 黄柏（去粗皮） 豉（细研） 蔓子 杏仁（汤浸，去皮尖、双仁，细研）各五钱 水银一钱

【炮制】研为细末，先以水银于掌上唾研如泥，次入瓷钵内，下生油一合和匀，再下药末同研成膏，瓷瓶盛之。

【用法】每用少许，涂于疮上，每日三五度。

◆**黄连膏**《医宗金鉴》

【主治】鼻窍生疮，干燥疼痛。

【功效】化湿，清热，和血。

【药物及用量】黄连 黄柏 姜黄各三钱 当归尾五钱 生地一两

【炮制】香油十二两，将药炸枯，捞去滓，加黄蜡四两，俟熔化尽，用夏布将油滤净，倾入瓷碗内，以柳枝不时搅之，候凝为度。

【用法】每用少许，搽于患处。

◆**黄连膏**《医碥方》

【主治】哮喘，脉洪实，遍身疾气火气，坐卧不得。

【功效】降火清热。

【药物及用量】川黄连四两

【炮制】金、银各一锭，清水九碗，煎取二碗，再用清水六碗，煎取一碗。再用清水二碗，煎取半碗，共成膏，加人乳汁、童便各一碗，姜、韭、侧麻叶、田螺汁各一碗，薄蜜收贮瓷器中。

【用法】熟汤渐渐冲服。

◆**黄连膏**《王氏集验方》

【主治】久痢，累医不瘥。

【功效】补虚，清热。

【药物及用量】黄连末一两 鸡子白和为饼（炙令如紫肝色）

【用法】上二味，杵为末，以浆水三升，慢火煎成膏子，每服半合，温米饮调下。白痢，加酒半盏同煎。

◆**黄连橘皮汤**《外台秘要》

【主治】阳毒发斑，麻证，泄泻并去血。

【功效】调气宣壅，散热解毒。

【药物及用量】黄连一钱（酒洗） 橘皮（去白） 杏仁（去皮尖，研） 麻黄（去节，炮） 葛根（酒洗） 枳实（炒）各五分 甘草（炙） 厚朴（姜汁制）各三分

【用法】清水煎，温服。

◆**黄连猪肚丸**《济阴纲目》

【主治】消渴。

【功效】和胃清热。

【药物及用量】黄连五两　雄猪肚全具　麦门冬　瓜蒌根　知母各四两

【炮制】研为末，入猪肚内线封口蒸烂，捣入蜜少许，和丸，如梧桐子大。

【用法】每服一百丸，米饮送下。

◆**黄连猪肚丸**《世医得效方》

【主治】强中消渴，服瓜蒌散、荠苨汤后。

【功效】清热生津。

【药物及用量】猪肚（治如食法）一枚　黄连（去芦）　小麦（炒）各五两　天花粉　茯神（去木）各四两　麦门冬（去心）二两

【用法】上五味为末，内猪肚中缝塞，安甑中蒸之极烂，木臼小杵，可丸如梧桐子大，每服七十丸，米饮送下，随意服之。如不能丸，入少炼蜜。

◆**黄连猪肚丸**《太平圣惠方》

【主治】妇人热劳羸瘦。

【功效】清热益气补虚。

【药物及用量】黄连（去须）三两　人参（去芦头）一两　赤茯苓一两　黄芪（锉）一两　木香半两　鳖甲（涂醋，炙令黄，去裙襕）一两半　柴胡（去苗）一两　地骨皮半两　桃仁（汤浸，去皮尖、双仁，麸炒微黄）一两半

【用法】上九味，捣细罗为散，用好嫩猪肚一枚，洗净后，将前药末安猪肚内，以线子缝合，蒸令烂熟，砂盆内研令如膏，为丸如梧桐子大，食前服，以粥饮下三十丸。

◆**黄连泻心汤**《沈氏尊生书》

【主治】舌心疮。

【功效】清血，解毒，祛风活血。

【药物及用量】黄连（姜汁炒）　生地黄　当归尾　赤芍　木通　连翘　防风　荆芥

【用法】清水煎服。

◆**黄连炉甘石散**《原机启微》

【主治】眼眶破烂，畏日羞明，眵多眊矂，赤脉贯睛，脏腑秘结者。

【功效】消翳，退炎，解毒。

【药物及用量】黄连四两　炉甘石（置巨火中，煅通红为度）一斤　龙脑量入

【炮制】另以黄连用清水一碗，瓷器盛贮，以通红炉甘石淬七次，置日中晒干，然后同黄连研为细末。

【用法】临用时以一二两再研极细，旋量加龙脑，每用少许，井花水调如稠糊，临睡时以箸头蘸敷破烂处。不破烂者点眼内眦，锐眦尤佳，不宜使入眼内，如奇经客邪之病，加朴硝汤泡滴眼瘀肉黄赤脂上。

◆**黄连牛乳丸**《圣济总录》

【主治】消渴。

【功效】清热养阴止渴。

【药物及用量】黄连（去须，为末）一斤　麦门冬（去心，烂研）二两　牛乳　地黄汁　葛根汁并一合

【用法】上五味，合研，众手丸，如梧桐子大，每服二十丸，空心粥饮下，日再，渐加至四十丸。

◆**黄连肥儿丸**《直指小儿方》

【主治】一切疳及疳眼赤肿痛痒，昏暗雀盲，或经月合眼。

【功效】消积除疳。

【药物及用量】鹰爪黄连（净）一两　芜荑（焙）　麦芽（炒）　神曲（炒）各半两　青皮（去白）　使君子（肉焙）各二钱半

【用法】上六味，为末，豮猪胆汁浸糕丸，麻子大，每七丸，米汤下。疳热眼，山栀仁煎汤下。

◆**黄连当归汤**《圣济总录》

【主治】洞泄寒中，水谷不化。

【功效】燥湿，涩肠。

【药物及用量】黄连（去须）　当归（切，焙）　甘草（炙，锉）各二两　醋石榴皮（锉，炒）四两

【用法】上四味，粗捣筛，每服五钱匕，水一盏半，煎至八分，去滓，温服，空心食前服。

◆**黄连饮**《圣济总录》

【主治】脏毒下血，脏腑疞痛，日夜五七十行及血痢甚者。

【功效】温阳，解毒，止血，涩肠。

【药物及用量】黄连（去须）　阿胶（炙燥）　当归（切，焙）　赤石脂各四两　附子（炮裂，去皮、脐）一两　龙骨　白术各二两

【用法】上七味，㕮咀如麻豆，每服五钱匕，水二盏，煎至一盏，去滓，温服，空心食前服。

◆**黄黑散**《袖珍方》

【主治】腹内肚痈肿。

【功效】泻热通便。

【药物及用量】大黄末四钱五分　黑牵牛末　破故纸末各二钱　牛蒡子末一钱

【用法】和匀，分为二服，空腹时蜜汤调下，以利为度。

◆**黄蓉散**《疡医大全》

【主治】手足肿毒，脓痈已成未成。

【功效】解热毒。

【药物及用量】生大黄五钱　芙蓉叶一两

【用法】研为细末，苦茶调敷。

◆**黄龙丸**《聚宝方》

【主治】小儿疳，冷泻。

【功效】理肠胃，下虫积。

【药物及用量】硫黄一两　雄黄二钱五分　龙脑半字（研）　朱砂（研）一钱

【炮制】以坩锅子一只，盛雄黄在内，用盏一只，盛水半盏，坐在锅子上炭火烧坩埚，其药飞在盏底上，刮下与朱砂、硫黄同研，入脑子糯米粥和丸，如黄米大。

【用法】每服三丸，食前椒汤送下。

◆**黄龙散**《聚宝方》

【主治】齿断疳蚀有孔不合者。

【功效】清热解毒。

【药物及用量】牛黄　龙实　白矾（煅灰）　蜗牛壳　南粉各一钱

【用法】研为末，每用少许，贴于孔内，时时用之。

◆**黄龙汤**《钱氏方》

【主治】寒热往来，小儿发热不退。

【功效】疏肝清热。

【药物及用量】柴胡五钱　黄芩（炒）　甘草（炙）各二钱　赤芍三钱

【用法】每服一钱，加生姜、大枣，清水煎服。

◆**黄龙汤**《圣济总录》

【主治】因食中毒及中六畜肉毒。

【功效】调胃解毒。

【药物及用量】灶心赤土不拘多少

【用法】研为细末，冷清水调，随多少服之，或以犀角清水磨取汁饮。

◆**黄龙汤**《伤寒六书》

【主治】伤寒热邪传里，胃中燥属结实。

【功效】泻热邪，补气通便。

【药物及用量】大黄（痰秘姜汁拌）三四钱　芒硝二钱　厚朴一钱五分　枳实　甘草各一钱　当归三钱（一作二钱）　人参较大黄减半　生姜五片　大枣（擘）一枚

【用法】清水煎，将成加桔梗一撮，再煎三沸，去滓热服。

◆**黄龙汤**《类证活人书》

【主治】妊娠伤寒，寒热如疟，烦渴引饮，小便赤涩及病后劳复，余热不解，产后发热不止。

【功效】疏肝清热，和解少阳。

【药物及用量】柴胡二钱　黄芩一钱五分　人参　甘草各一钱

【用法】加生姜三片，大枣二枚，清水煎服。

◆**黄龙汤**《无求子活人书》

【主治】妊妇寒热头疼，默默不欲饮食，胁下痛，呕逆，痰气及产后伤风，热入胞宫，寒热如疟，并经水适来适断，病后劳腹，余热不解。

【功效】和解少阳。

【药物及用量】柴胡（《管见大全良方》《妇人大全良方》去芦）　黄芩　人参　甘草（炙）各一两

【用法】上四味，锉如麻豆大，每服五钱，以水一盏半，煎一中盏，去滓，温服。

◆**黄龙膏**《卫生宝鉴》

【主治】瘤。

【功效】凉肌，退肿。

【药物及用量】黄柏　黄芩　大黄

【用法】研为末，蜜水调为糊饼，摊纸上贴之。

◆**黄药酒**《千金月令》

【主治】瘿疾一二年不愈者。

【功效】消坚化积。

【药物及用量】黄药子（须用系紧重者为上，如轻虚即是他州者，力缓，非加一倍不可）三片

【炮制】无灰酒一斗，纳药在内，固济瓶口，以糠米烧一伏时，用火时不可多。唯烧至酒气香出，瓶头有津即止火，不待经宿也。

【用法】候酒冷，时时饮一盏，勿绝酒气，经三五日，常把镜自照，觉消即停饮，不尔令人颈细也，忌毒食。

◆**黄药散**《太平圣惠方》

【主治】斑痘疮入眼，宜外贴。

【功效】清肝消斑。

【药物及用量】黄药一两　木香一两　川大黄（锉）三两

【用法】上三味，捣细罗为散，每用好浆水调为膏，摊生绢上，贴眼睑上下，不得入眼，干即易之。

◆**黄药子散**《宣明论方》

【主治】妇人月事不止，烦渴闷乱，心腹急痛，肢体困倦，不美饮食。

【功效】养阴凉血，止血。

【药物及用量】黄药子　当归　芍药　生地黄　黄芩　人参　白术　知母　石膏各一两　川芎　桔梗各一分　甘草一两　紫菀　槐花子　柴胡各一两

【用法】上一十五味，为粗末，抄三钱，水一盏，煎至七分，滤汁温服，食前，但一服。

◆**黄药子散**《经验良方》

【主治】妇人奶癣疮，经年不瘥。

【功效】清热燥湿，敛疮生肌。

【药物及用量】黄连　玄参　赤芍各半两

【用法】上三味为末，每用，随多少，入轻粉少许，嚼芝麻揉汁调，先煎韭菜汤，温洗令净，以药敷之。

◆**黄矾散**《圣济总录》

【主治】齿断宣露，骨槽风，小儿急疳，断肉烂恶肿痛。

【功效】收敛肌肉，杀虫解毒。

【药物及用量】黄矾（研入坩埚，烧通赤）一两　生干地黄　胡桐泪　升麻各五钱　干蛤蟆头（炙焦）二枚

【用法】研为末，每用五分，干贴，良久吐津，甘草汤嗽口，一二次立效，或单用熟干生黄、蟾头（烧灰），亦效。

◆**黄柏丸**《太平圣惠方》

【主治】小儿久白痢，腹胀疼痛。

【功效】清湿热，养血止痢。

【药物及用量】黄柏（微炙，锉）　当归（锉，微炒）各一两

【炮制】捣罗为末，煨大蒜和丸，如绿豆大。

【用法】每服七丸，粥饮送下，每日三四次，量儿大小加减。

◆**黄柏丸**《赤水玄珠》

【主治】下痢纯血。

【功效】清热止血。

【药物及用量】黄柏不拘多少

【炮制】炒研为末，滴水和丸，如梧桐子大。

【用法】每服三钱，空腹时温浆送下。

◆**黄柏丸**甲《圣济总录》

【主治】白滞痢及食不消化。

【功效】燥湿，涩肠。

【药物及用量】黄柏（去粗皮，蜜炙）三分　乌梅肉（炒干）一两　熟艾（微炒）一两　甘草（炙，锉）半两

【用法】上四味，捣罗为末，炼蜜和丸，如梧桐子大，每服一十五丸，空心米饮下，日午再服。

◆**黄柏丸**乙《圣济总录》

【主治】痢下黄赤水，或黄赤脓，四肢烦，皮肤冷者。

【功效】清热解毒，止痢。

【药物及用量】黄柏（去粗皮）一两　黄连（去须，炒）二两　熟艾半两　黄芩

（去黑心）一两一分

【用法】上四味，捣罗为末，用白蜜三两，炼熟入蜡一两熔化，入前药末和捣，丸如梧桐子大，每服三十丸，空心米饮下，日晚再服。

◆**黄柏散**《圣济总录》

【主治】舌衄。

【功效】清火凉血止血。

【药物及用量】黄柏不拘多少（涂蜜，慢火炙焦）

【用法】研为末，每服二钱匕，温米饮调下。

◆**黄柏散**《普济方》

【主治】茧唇。

【功效】清火解毒。

【药物及用量】黄柏一两　五倍子二钱　密陀僧　甘草各一钱

【用法】除黄柏外，余研为末，清水调敷于蘖上，火炙三五次，将蘖切成片子，临睡贴之，天明即愈。

◆**黄柏散**《圣济总录》

【主治】口廉生疮。

【功效】清湿热，蚀疮。

【药物及用量】黄柏（蜜涂炙干，去火毒）　白僵蚕（直者，置新瓦上，下以火煿断丝，去火毒）各等量

【用法】研为极细末，每用少许，掺于疮上及舌上，吐涎。

◆**黄柏散**《世医得效方》

【主治】汤火伤。

【功效】清热，解毒。

【药物及用量】黄柏　大黄　朴硝　鸡子壳　寒水石各等量

【用法】研为细末，清水调涂。

◆**黄柏散**《沈氏尊生书》

【主治】下疳。

【功效】化湿解毒。

【药物及用量】黄柏三钱（猪胆炙）　橄榄核（烧存性）　陈螺蛳（烧存性）各二钱　儿茶　轻粉各一钱五分

【用法】研为末，先以甘草水洗净，后掺此药。

◆**黄柏散**《疡医大全》

【主治】手足皮枯，则如水窠，或痒如疥癞，并治雁来风。

【功效】收敛化湿，解毒杀虫。

【药物及用量】黄柏　黄连　防风各四钱　胡椒五钱　大枫肉　枯矾各二钱　大茴香　花椒各三钱　雄黄　硫黄各五分　槟榔二枚　斑蝥十个　潮脑一钱五分

【用法】研为末，腊猪油调涂，如麻木者亦可擦其痒搔破擦之，则皮自然如旧。

◆**黄柏散**《医学心悟》

【主治】面上生疮，如水痘复延不止。

【功效】清热，解毒。

【药物及用量】黄柏一大块

【用法】生猪胰涂炙酥，为末，麻油调涂。

◆**黄柏散**《太平圣惠方》

【主治】血痢日夜不止，腹中疞痛，心神烦闷。

【功效】清热解毒，凉血止痢。

【药物及用量】黄柏（炙微赤，锉）一两　当归（锉，微炒）一两　黄连（去须，微炒）一两　地榆（锉）三分

【用法】上四味，捣细罗为散，每服不拘时，以粥饮调下二钱。

◆**黄柏散**《朱氏集验方》

【主治】谷道生泡，痒而复痛，此风毒流行证。

【功效】清热燥湿，祛风解毒。

【药物及用量】黄柏皮　黄连（去须）　白矾（煅过）　白蛇皮（烧灰）各等量

【用法】上四味，为细末，重筛，入麝香、蜡茶少许，和匀，津唾调抹；抓破水出，则干搽。

◆**黄柏汤**甲《千金方》

【主治】小儿夏月伤暴寒，下赤白痢如鱼脑，头痛身热，或心烦壮热及温病热盛，复遇暴寒折之，热入腹中，下血如鱼脑者。

【功效】清湿，理肠，解毒，止痢。

【药物及用量】黄柏　黄连　白头翁（一作白蔹）　升麻　当归　牡蛎　石榴皮　黄芩　寄生　甘草（炙）各二分　犀角

艾叶各一分

【用法】㕮咀，清水三升，煮取一升二合，百日儿至二百日者服三合，二百余日至期岁者服三合五勺。

◆黄柏汤乙《千金方》

【主治】冷滞，下利赤白青色如鱼脑，脱肛出，积日腹痛，经时不断。

【功效】温中，清肠，涩肠。

【药物及用量】赤石脂五分　吴茱萸三分　干姜　附子　当归　厚朴　白术　木兰皮　白头翁　黄连　石榴皮　黄柏各二分

【用法】上一十二味，为末，蜜丸如大豆，二岁儿服五丸，三岁以上服十丸，十岁以上二十丸。暴下者，服少许便瘥。积下者，尽一剂更合。

◆黄柏汤《简易方》

【主治】妇人崩中下血。

【功效】清热止血。

【药物及用量】黄芩　黄柏各一钱　黄连（去毛）三钱

【用法】上三味，用水四盏，煎取一半，去滓，入炒阿胶末五钱匕，滓再煎，愠愠分三服，空心。腹痛加栀子三钱。

◆黄柏汤《圣济总录》

【主治】血痢，昼夜不止。

【功效】调中，燥湿。

【药物及用量】黄柏（去粗皮，炙）黄连（去须）各二两　木香一两

【用法】上三味，粗捣筛，每服五钱匕，以水一盏，煎至七分，去滓，食前温服，日三服。

◆黄柏膏《太平圣惠方》

【主治】防痘疹入目。

【功效】清热解毒。

【药物及用量】黄柏一两　绿豆一两半　甘草四两

【用法】研为细末，生油调，从耳前至眼眶并厚涂之。每日二三次，再用胡荽酒外治，如早涂则疮不至面，纵有亦少。

◆黄柏膏《直指小儿方》

【主治】疮疹初萌，急以此防眼。

【功效】清热活血。

【药物及用量】黄柏（去粗皮）　新绿豆　红花各一分　甘草（生）半钱

【用法】上三味，为末，麻油调为膏，薄涂眼眶四围，频用为妙，或胭脂敷之亦可，若用胡荽酒，尤先护目。

◆黄蜡膏《是斋百一选方》

【主治】冬月手足坼裂。

【功效】润肌。

【药物及用量】黄蜡一块　光粉　五倍子（研末）各少许（一方无五倍子）

【炮制】清油二盏（一作五钱）慢火煎沸，入黄蜡煎熔，再入光粉　五倍子末熬令稠，以紫色为度。

【用法】先以热汤洗患处，火上烘干，即用药敷，以纸贴之，其痛立止，入水亦不落。若合药入粉多则硬而成块，以火炙动挑敷，便无满碍。

◆黄蜡膏《医学入门》

【主治】臁疮。

【功效】生肌，消痛，收湿敛疮。

【药物及用量】黄蜡一两　血竭　赤石脂（煅）　龙骨（煅）各三钱（一作各三钱二分）

【炮制】除黄蜡外，余研为细末，先以蜡油一两，入胎发（如栗子大）一团，炸枯去滓。再入黄蜡、白胶香各三钱熔化尽，离火再下血竭等末搅匀，候冷瓷罐盛之。

【用法】捏作薄片，贴于疮上，绵帛缚定，三日后翻过贴之。

◆黄蜡膏《经验女科》

【主治】胎前中风，牙关紧闭。

【功效】消坚化热。

【药物及用量】黄蜡　枯矾　麻油各四分

【用法】共研为末，熟汤冲服。

◆黄芪桂枝五物汤《金匮要略》

【主治】血痹，肌肤麻木不仁，脉微涩而紧。

【功效】益气温经，和血通痹。

【药物及用量】黄芪三钱　芍药三钱　桂枝三钱　生姜六钱　大枣四枚

【用法】水煎服，日三次。

◆**黄芩滑石汤**《温病条辨》

【主治】湿温邪在中焦，发热身痛，汗出热解，继而复热，渴不多饮或竟不渴，舌苔淡黄而滑，脉缓。

【功效】清热利湿。

【药物及用量】黄芩三钱　滑石三钱　茯苓皮三钱　大腹皮二钱　白蔻仁一钱　通草一钱　猪苓三钱

【用法】水煎服。

◆**黄雌鸡汤**甲《太平圣惠方》

【主治】产后虚羸腹痛。

【功效】养血益气止痛。

【药物及用量】小黄雌鸡（去头足翅羽肠胃，洗，锉）一只　当归（锉，微炒）半两　白术半两　桂心半两　黄芪（锉）半两　熟干地黄半两

【用法】上六味，捣筛为散，先以水七升，煮鸡至三升，每服四钱，以鸡汁一中盏，煎至六分，去滓，温服，日三服。

◆**黄雌鸡汤**乙《太平圣惠方》

【主治】产后虚羸，四肢无力，不思饮食。

【功效】养血益气补虚。

【药物及用量】肥黄雌鸡（去头足翅羽及肠，洗）一只　当归（锉，微炒）一两　人参（去芦头）三分　桂心半两　甘草（炙微赤，锉）一分　熟干地黄一两半　芎䓖三分　白芍三分　麦门冬（去心，焙）一两半　黄芪（锉）一两半

【用法】上一十味，捣粗罗为散，先以水七升，煮鸡取汁三升，每服用汁一中盏，入药四钱，煎至六分，去滓，温服，日三服。

◆**黄雌鸡羹**《必用全书》

【主治】老人烦渴，小便黄色，无力。

【功效】补虚。

【药物及用量】黄雌鸡（如常法）一只　粳米（淘折）二合　葱白一握

【用法】上三味，切鸡和煮作羹，下五味少着盐，空心食之，渐进，常效。

◆**黄雌鸡粥**《食医心鉴》

【主治】产后伤中消渴，小便数，肠游下痢。

【功效】养血补虚，厚肠止痢。

【药物及用量】黄雌鸡（治如常）一只　红米三合

【用法】切取肉，和米煮粥，着盐姜葱酱食之。

◆**黄雌鸡饭**《寿亲养老书》

【主治】产后虚羸补益。

【功效】养血滋阴。

【药物及用量】黄雌鸡（去毛及肠肚）一只　生百合（洗净，择一果）　白粳米饭一盏

【用法】将粳米饭百合，入在鸡腹内，以线缝定，用五味汁煮鸡令熟，开肚，取百合粳米饭，和鸡汁调和食之，食鸡肉亦妙。

◆**黄雌鸡馄饨**《必用之书》

【主治】老人脾胃气弱，不多食，痿瘦。

【功效】补脾胃。

【药物及用量】黄雌鸡肉五两　白面七两　葱白（切细）二合

【用法】上三味以切肉作馄饨，下椒酱五味调和，煮熟，空心食之，日一服，皆益脏腑，悦泽颜色。

◆**黄雌鸡索饼**《食医心鉴》

【主治】五噎，饮食不下，喉中满塞，瘦弱无力。

【功效】利湿补脾胃。

【药物及用量】黄雌鸡（随多少，炒，作臛）　面半斤　桂末一分　茯苓末一两

【用法】上四味以桂末、茯苓末，和面搜作索饼，熟煮，兼臛食之。

◆**黄精丸**《新效方》

【主治】疠风并癣疥。

【功效】祛风疗癣。

【药物及用量】紫背浮萍　苍耳草　鼠粘子（三味各四两，微炒）　乌梢蛇肉（剖为中半，酒浸，去皮骨，焙干）　黄精各八两

【用法】上五味生用，杂捣焙干为末，白面糊丸，梧桐子大，每服五七十丸，白汤下。

◆**黄金丸**《圣济总录》

【主治】肺热咳嗽。

【功效】清肺止咳。

【药物及用量】葶苈子（隔纸微炒） 半夏（炒赤色）各三两 青橘皮（汤浸，去白，焙）半两 干姜（炮，一枣许） 大黄（锉，炒）三分

【用法】上五味，捣罗为末，别用生姜自然汁，煮面糊搜和丸，如绿豆大，每服十五丸，稍加至三十丸，临卧，温熟水下。

◆**黄散子**《保童秘要》

【主治】惊风搐搦。

【功效】息风止痉。

【药物及用量】天南星（大者三个，杵末，以水于铫子内煎出花味，以匙挑于纸上，摊干用） 天麻 鬼箭（洗去尘土，不用茎） 黑附子（轻炮，去皮、脐） 麻黄（去节） 麝香 牛黄（并研） 干蝎梢各一分

【用法】上八味，为末，更一处细研如粉，临发时，用槐皮煎酒，并取母两边乳汁，同调下一字，汗出神验。

◆**黄鸡臛**《寿亲养老书》

【主治】妊娠四肢虚肿，喘急，兼呕逆不下。

【功效】宣肺降气。

【药物及用量】黄雄鸡（去头足及皮毛肠胃等，洗净，去血脉，于沸汤中掠过，去腥水）一只 良姜一两 桑白皮（刮净，锉）一两半 黄芪（拣，锉）一两

【用法】上四味，锉后三味，与鸡同煮，候鸡熟，去药，取鸡留汁，将鸡细擘，去骨，将汁入五味调和，入鸡肉，再煮，令滋味相入了，随性食之，不计早晚，不满别服药饵。

◆**脚气汤**《沈氏尊生书》

【主治】寒湿为患，脚气疮烂。

【功效】祛湿解毒。

【药物及用量】萆薢五钱 茯苓 桑枝各三钱 苍术 薏苡仁 牛膝各二钱 秦艽泽泻各一钱五分

【用法】清水煎服，重者不过三四服可愈。

◆**脚针膏**《疡医大全》

【主治】鸡眼。

【功效】削坚，消结，脱皮。

【药物及用量】阿魏 莪术各三钱 三棱二钱 麝香五分 鸡肫皮（阴干）七个 鳝鱼血一杯 大黄四两 荸荠（连皮，阴干）二十四个

【炮制】用麻油一斤，先熬群药去滓，入阿魏熬枯。再下鳝血滴水成珠，入黄丹（炒）四两，徐徐投搅成膏，冷定下麝末。

【用法】每用少许，摊贴患处。

◆**渗湿救苦散**《医宗金鉴》

【主治】痘风疮。

【功效】润肌散毒。

【药物及用量】密陀僧 滑石各二两 白芷五钱

【用法】研为细末，干用白蜜调涂，湿则干掺。

◆**渗湿汤**《太平惠民和剂局方》

【主治】寒湿流滞经络，喘气身重，腰冷而痛，如坐水中，小便赤涩，大便溏泄。

【功效】健胃祛湿，温中行气。

【药物及用量】苍术 白术（炒） 甘草（炙）各一两 茯苓（去皮） 干姜（炮）各二两 橘红（一作一两） 丁香各二钱五分

【用法】每服四钱，清水一盏，加生姜三片，大枣一枚，煎至七分去滓，食前温服。

◆**渗湿汤**《万病回春》

【主治】一切湿症。

【功效】祛湿，和胃，化痰。

【药物及用量】苍术 白术 茯苓 猪苓 陈皮 泽泻 川芎 香附 厚朴 砂仁 甘草

【用法】加生姜、灯心，清水煎服。

◆**渗湿汤**《沈氏尊生书》

【主治】腰重。

【功效】祛湿，利水，益肾。

【药物及用量】茯苓 猪苓 白术 泽泻 苍术 陈皮 黄连 栀子 秦艽 防己 葛根

【用法】清水煎服。

◆**绿白散**《卫生宝鉴》

【主治】汤火伤。

【功效】消毒，清热。

【药物及用量】苦参不拘多少

【用法】研为细末，每用少许，小油调涂。

◆**绿豆饮**《活幼心书》

【主治】误服热毒，烦躁闷乱，作吐狂渴。

【功效】解热毒。

【药物及用量】绿豆粉一两　净黄连　干葛　甘草各五钱

【炮制】除绿豆粉外，余三味共研为末，再入乳钵内同绿豆粉杵匀。

【用法】每服五分至一钱，温豉汤调下，再服对证药剂。

◆**绿豆灯心炒米汤**《沈氏尊生书》

【主治】热渴。

【功效】解热毒，止干渴。

【药物及用量】绿豆一酒杯　灯心三十根　糯米一撮（炒）

【用法】清水煎服。

◆**绿风羚羊饮**《医宗金鉴》

【主治】绿风有余证，内障。

【功效】疏肝，疏风，泻热。

【药物及用量】羚羊角　细辛　车前子　大黄　黄芩各一钱　黑参　桔梗　防风　茯苓　知母各二钱

【用法】研为粗末，清水二盅，服至一盅去滓，食后温服。

◆**绿风还睛丸**《医宗金鉴》

【主治】绿风不足证，内障。

【功效】疏肝，和血，散热，补肾。

【药物及用量】甘草　白术　人参　茯苓　羌活　防风　菊花　生地黄　蒺藜　肉苁蓉　山药　牛膝　青葙子　密蒙花　菟丝子　木贼　川芎各一两

【炮制】共研细末，炼蜜为丸，如梧桐子大。

【用法】每服三钱，空腹时茶清送下。

◆**绿袍散**《卫生宝鉴》

【主治】口疮，久不瘥者。

【功效】清热杀虫。

【药物及用量】黄柏四两　甘草（炙）二两　青黛一两

【炮制】先以黄柏、甘草研为末，再入青黛碾匀。

【用法】每用少许，干贴患处。

◆**绿袍散**《幼科类萃》

【主治】小儿丹毒。

【功效】解热毒。

【药物及用量】绿豆五钱　大黄一钱

【用法】研为极细末，用生姜薄荷汁入蜜涂之。

◆**绿袍散**《活幼心书》

【主治】重舌，口疮腐烂，咽膈不利。

【功效】散风热，解疮毒。

【药物及用量】荆芥穗　薄荷各五钱　青黛　玄明粉　硼砂各二钱五分　甘草　百药煎各三钱

【炮制】锉焙为末，先以玄明粉、硼砂在乳钵内细杵匀。

【用法】每用一字至五分，干点舌上，令其自化，或新汲水入蜜调点。

◆**绿袍散**《喉科秘钥》

【主治】口疳，疔疮。

【功效】清热杀虫。

【药物及用量】黄柏二两　青鱼胆一两

【炮制】先将黄柏火上炙干取起，以鱼胆涂上，再炙再涂，以胆尽为度，切片研末。再加人中白、青黛、胆矾、硼砂各三钱，研末。

【用法】每用少许，干贴患处。

◆**绿云散**《杨氏家藏方》

【主治】舌疮。

【功效】杀虫。

【药物及用量】铜绿　铅白霜各等量

【用法】研为极细末，每用少许，掺于舌上。

◆**绿云散**《圣济总录》

【主治】灸疮疼痛。

【功效】和血润肌。

【药物及用量】柏叶　芙蓉叶各等量（并端午日午时采取，阴干用）

【用法】研为细末，待灸疮黑盖脱落，即用少许，水调如膏药，摊纸上贴之。

◆**绿云散**《太平圣惠方》

【主治】妇人崩中下血不止。

【功效】温中止血。

【药物及用量】晚蚕砂（微炒）一两　伏龙肝半两

【用法】上二味，捣细罗为散，研令极细，不拘时，以温酒调下一钱。

◆**绿云膏**《医学正传》

【主治】瘰疬已溃，疮口不干。

【功效】泻毒杀虫。

【药物及用量】黄连　大黄　黄芩　玄参　黄柏　木鳖子（去壳）各一钱

【炮制】细切，用香油一两，同煎至焦色去药，入净松香五两，再煎成膏，倾入水中，扯拔之令为金黄色，入铫内再熬数滚，放温加猪胆汁三枚，铜绿三钱（醋一两浸一宿，绢滤去滓），同入膏内用竹篦或柳枝带温搅匀，至冷为度。

【用法】重汤炖融，摊于薄纸上贴之，加乳香、没药、轻粉尤佳。

◆**绿云膏**《卫生鸿宝》

【主治】蟮攻头，时发时愈，并治疔疮已破，脓尚未尽及一切无名肿毒。

【功效】拔脓散毒，消肿止痛。

【药物及用量】麻油三两（以蓖麻子四十九粒，入油内熬黏，去蓖麻子不用，沥净渣，不净贴之作痛）　松香（制）八两　猪胆汁三两　铜绿二两（研细）

【炮制】先将松香放铜锅内水上融化，再下各药熬匀，捣千余下，烘融放水中，用手扯拔百余遍，愈拔其色愈绿，收瓦钵内。

【用法】油纸摊贴，若痒项头毒用细布摊贴，一次痊愈，不必再换。

◆**绿凤散**《疡医大全》

【主治】瘰疬，痰核，鱼口便毒初起。

【功效】祛湿解毒。

【药物及用量】鸡蛋一个

【炮制】入瓦罐内煮三四滚，取起用银簪插三四十孔，再入罐内，加芫花末一钱，同煮一二十滚。

【用法】祛药食之。

◆**绿矾丸**《集验方》

【主治】黄肿痈。

【功效】健脾胃，消坚积。

【药物及用量】绿矾（姜汁炒白）　针砂（炒红醋淬）各四两　五倍（炒黑）　神曲（炒黄）各八两

【炮制】共研细末，姜汁煮枣肉为丸，如梧桐子大。

【用法】每服六七十丸，温酒或米饮送下，终身忌食荞麦，犯之必再发不治。

◆**绿矾丸**《太平圣惠方》

【主治】妇人赤白带下，连年不瘥。

【功效】收敛止带。

【药物及用量】绿矾一两（烧赤）　釜底墨一两　乌贼鱼骨一两（炙黄）

【用法】上三味，同研为末，以粟米饭和丸，如梧桐子大，每于食前服，以暖酒下十五丸。

◆**绿矾散**《圣济总录》

【主治】甲疽。

【功效】消坚，解毒。

【药物及用量】绿矾五两

【用法】研细如粉，绢袋盛药，纳所患指于袋中，以丝扎定，至瘥为度。

◆**绿矾散**《世医得效方》

【主治】竹木针刺入肉，酸痛不止。

【功效】消坚，解毒。

【药物及用量】绿矾（小便烧热，放矾于内，候冷取出，日干）五钱　丹参二钱五分　麝香一字　马兜铃根一钱五分

【用法】研为细末，先以浆水洗净疮口，每用少许，干贴患处。

◆**绿蜡膏**《内外科百病验方大全》

【主治】已破一切无名肿毒，日久不愈者。

【功效】收湿，生肌，敛疮。

【药物及用量】铜绿五钱　黄蜡六钱

白蜡四钱　小磨麻油二两

【炮制】先将麻油熬至滴水成珠，再将各药加入搅匀，熬二三滚，用罐收贮，浸于水中，拔去火毒。

【用法】用纸摊贴，少刻脓黏满纸，起去再换，日换数次自愈。

◆**银白散**《直指小儿方》

【主治】小儿呕吐作慢惊候者。

【功效】助胃，祛风，化湿止呕。

【药物及用量】莲肉　扁豆（炒）　白茯苓各一分　人参　天麻　白附子　全蝎（炒）　木香　甘草（炙）　藿香各五厘　陈米（炒香）三钱（一方加白术一分）

【用法】研为末，每服一钱，加生姜一片，冬瓜子仁七粒，清水煎服，或陈米饮调下。

◆**银白散**《玉诀方》

【主治】小儿虚积。

【功效】健胃和脾，芳香化湿。

【药物及用量】人参　茯苓　甘草（炙）　白术（麦面炒）　白扁豆（去皮）　藿香叶各等量

【用法】研为末，每服一钱，紫苏汤调下。

◆**银白散**《毛彬方》

【主治】小儿胃气不和，吐泻不止，痰逆不食。

【功效】补气益胃，燥湿止呕。

【药物及用量】半夏（洗七次，焙，姜制饼）一两　白扁豆（炒）　罂粟米　人参　白术（焙）　白茯苓　山药各四钱

【用法】研为细末，每服二钱，清水八分，加生姜二片，大枣一枚，煎至六分温服。

◆**银白散**《婴童百问》

【主治】胃虚吐泻。

【功效】健胃和脾。

【药物及用量】糯米（炒）一两五钱　扁豆（蒸）二两　藿香　丁香各二钱　白术（炒）一两　甘草（炙）三钱

【用法】研为末，每服一钱，紫苏米饮调下。

◆**银白散**《直指小儿方》

【主治】呕吐作慢惊者通用。

【功效】助胃祛风。

【药物及用量】石莲肉　白扁豆（制）　茯苓各一分　人参　天麻　白附（炮）　全蝎（炒）　木香　甘草（炒）　藿香半分　陈米（炒香）三钱

【用法】上一十一味，为末，每服一钱，姜钱一片，入冬瓜子仁七粒同煎，或用陈米饭调下。

◆**银杏散**《外科正宗》

【主治】妇人湿热下注，阴中作痒，或阴内外生疮。

【功效】祛湿杀虫。

【药物及用量】水银（铅制）　杏仁（去皮尖）　轻粉　雄黄各等量

【用法】研细和匀，每用五分，枣肉一枚和丸，用丝棉包裹，留一棉条，撚丝在外，先用塌痒汤煎洗，将药球纳入阴户，留线在外，小便时取出再入，一日一换，重者四五枚痊愈，仍宜兼服煎药。

◆**银杏无忧散**《外科正宗》

【主治】毛际阴虱疮。

【功效】杀虫解毒。

【药物及用量】水银（铅制）　杏仁（去皮尖，捣膏）　轻粉　芦荟　雄黄　狼毒各一钱　麝香一分

【用法】除水银、杏仁膏，共研筛细，再入银杏同研匀，先以石菖蒲煎汤洗之，用针挑破去虱，随用津唾调擦，使药气入内，愈不复发，切忌犬鳖肉。

◆**银花甘草汤**《医学心悟》

【主治】肺痈，对口，发背，鱼口，便毒，一切恶毒。

【功效】解热毒。

【药物及用量】鲜金银花五两　甘草节一两

【用法】捣烂（忌铁器），入砂铫内，清水二碗，慢火煎至一半，加无灰酒一大碗，再煎十数沸，分作三服，一日夜服完。重者一日二剂，服至大小便通利，则药力到。下部加牛膝，外用生金银花捣烂，白

酒调敷四围，中留一孔透气。

◆**银苎酒**《妇人大全良方》

【主治】妊娠胎动欲堕，腹痛不可忍。

【功效】安胎。

【药物及用量】银五两　苎根（锉）二两　清酒一盏

【用法】清水二十盏，煎至一大盏去滓，分温二服。

◆**银粉神丹**《疡医大全》

【主治】玉茎虫蚀，生长如初，止少六头青或舌断。

【功效】生肌，止痛，清热消疳。

【药物及用量】水银　轻粉各二钱五分　黑铅五钱　寒水石三钱五分　硼砂　真珠各一钱

【炮制】先将黑铅化开，投水银研不见星，共为细末，收好锡六钱化开，入朱砂末二钱，搅炒砂枯，去朱砂留锡，再化开入水银一两和匀，倾出听用。又将杭粉一两，铺夹纸上，揤成一条，以一头点火，燃至纸尽，吹去纸灰，单用粉，同前锡末，加轻粉一两，共研极细末，收贮。

【用法】用甘草煎汤淋洗患处，拭干，以此药掺上。

◆**银粉散**《普济方》

【主治】一切顽癣及牛皮癣。

【功效】解毒杀虫。

【药物及用量】轻粉　黄丹　白胶香　沥青各等量

【用法】研为细末，麻油调拭净，或抓破竹篦挑涂，二次便干，数次即剥去壳。

◆**银粉散**《世医得效方》

【主治】妒精疮。

【功效】收湿祛腐。

【药物及用量】墙上白螺蛳壳不拘多少

【炮制】火煅酥，为末飞过，先去土石粗者，次加轻粉等量入药末内。

【用法】每用少许，干贴疮上。

◆**银粉膏**《证治准绳》

【主治】杖疮。

【功效】和伤解毒。

【药物及用量】光粉一两　乳香　没药　赤石脂　樟脑各一钱　水银二钱五分

【炮制】研为末，用猪脂二两，黄蜡五钱熔化，调末成膏。

【用法】每用少许，油纸摊贴。

◆**银粉丸**《御药院方》

【主治】中风痰涎不得下，精神昏塞，不省人事。

【功效】祛风化痰开窍。

【药物及用量】水银（锡结沙子，另研）二两　天南星（牛乳拌匀，湿炒）四两　灶中煤　牛黄（另研）各半两　白附子（生姜汁拌匀炒）二两　蝎梢　麝香（另研）各一两

【用法】上七味，除另研外为细末，后同研令匀，炼蜜和丸，如弹子大，每服半丸，薄荷汤化下。如大便不利，薄荷汤调腻粉半钱匕下。小儿服，量虚实服，如大豆大一二丸。

◆**银饮子**《太平圣惠方》

【主治】小儿热渴不止。

【功效】清凉退热止渴。

【药物及用量】银五两　石膏　寒水石　蚕蛹茧各二两

【用法】清水三升，入银石三味，煎至一升，去银石，次下蛹茧，服至七合去滓，每服五勺，不拘时温服，量儿大小加减。

◆**银箔丸**《太平圣惠方》

【主治】风痫，积年不瘥，风痰渐多，得热即发。

【功效】坠痰化积，祛风清热。

【药物及用量】银箔三十片　铁粉（另研）　川升麻　防风（去芦）　人参（去芦）　生地黄　犀角屑　熊胆　龙齿（另研）各一两　乌蛇肉（酒浸）　麦门冬（去心）各一两五钱

【炮制】共研细末，炼蜜为丸，如梧桐子大。

【用法】每服二三十丸，食后熟汤送下，一日二次。

◆**银黝膏**《内外科百病验方大全》

【主治】瘰疬，一切无名肿毒及腰痛。

【功效】消毒。

【药物及用量】麻油一斤，慢火熬开，再入银黝四两，用桑枝不住手搅动。俟清烟起时，再下黄丹五两　熬至滴水成珠，放水中一二日，拔去火毒。

【用法】每用少许，用布摊贴。

◆**银翘马勃散**《温病条辨》

【主治】湿温，喉阻咽痛。

【功效】清热，利咽，解毒。

【药物及用量】银花五钱　连翘一两　马勃二钱　射干三钱　牛蒡子六钱

【用法】杵为散，服如银翘散法，不痛但阻甚者，加滑石六钱，桔梗、苇根各五钱。

◆**银翘散**甲《温病条辨》

【主治】湿温，喉阻，咽痛。

【功效】清热利咽，祛风解表。

【药物及用量】银花　连翘各一两　苦桔梗　牛蒡子　薄荷各六钱　竹叶　荆芥穗各四钱　生甘草　淡豆豉各五钱

【用法】杵为散，每服六钱，鲜苇根汤煎香气大出即取服。病重者约二时一服，日三服，夜一服，轻者三时一服，日二服，夜一服，病不解作再服。

◆**银翘散**乙《温病条辨》

【主治】阳明病下后，无汗脉浮者。

【功效】滋阴透表。

【药物及用量】银花五钱　连翘三钱　竹叶二钱　生甘草一钱　麦门冬　细生地各四钱

【用法】清水煎服。

◆**银锁匙**《重楼玉钥》

【主治】实热。

【功效】止烦渴，退口烧。

【药物及用量】天花粉八分　玄参一钱

【用法】清水煎服。

◆**银液丹**甲《三法六门》

【主治】夜多惊，或泻痢，不思食。

【功效】祛积，杀虫，止痢。

【药物及用量】麝一百文　水银（铅结为沙）　轻粉各一钱　青黛半钱　郁金（细为末）一个　生朱（少许为衣）　巴豆（去皮，麸炒黄，不出油）十个

【用法】上七味，先研巴豆细，入诸药令匀，以枣肉为丸，如梧桐子大，每一岁一丸，薄荷汤下，临时加减，不可太多。

◆**银液丹**乙《三法六门》

【主治】痢后昏昏多睡。

【功效】清热，健脾。

【药物及用量】黄连四分　人参二分　黄芩　豆豉各一分

【用法】上四味，为末，蜜和为丸，如梧桐子大，三岁以下，一日服七丸，煎茯苓汤化破下。

◆**银液丹**丙《三法六门》

【主治】水泻。

【功效】温中，化湿。

【药物及用量】丁香　藿香　紫苏各等量

【用法】上三味，为末，用糯米饮丸，如绿豆大，每服五七丸，用炒米饮下。

◆**银液丹**《太平惠民和剂局方》

【主治】诸风，痰涎蕴结，心膈满闷，头痛目晕，面热心忪，痰唾稠黏，精神昏愦及风痫抽搐，涎潮昏塞。

【功效】祛风化痰安神。

【药物及用量】天南星（为末，三分，一本炮）　朱砂（研，飞）半两　铁粉　水银（结沙子）各三两　腻粉（研）一两　黑铅（炼十遍，称三两，与水银结沙为小块，同甘草十两，水煮半日，候冷，研）

【用法】上六味，研匀，面糊丸，梧桐子大，每服二丸，用薄荷蜜汤下，生姜汤亦可，微利为度，食后服。如治风痫，不拘时。

◆**银宝丸**《圣济总录》

【主治】消渴。

【功效】清热养阴。

【药物及用量】水银（用铅结为沙子）一两　瓜蒌根一两半　苦参　牡蛎煅为粉　知母（焙）　密陀僧各一两　铅丹半两

【用法】上七味，捣罗为末，若阳人患用未曾生长雌猪肚一具，若阴人患用雄猪肚一具，贮药在内，以线缝合，用索子十字系在一新缚上，不令走转，又别用瓜蒌

根半斤，细切，入在水中，一处同煮，自平旦煮至午时，取出候冷，细切肚子及药，同捣为膏，丸如梧桐子大，阴干，每服五丸，温水下。

◆**银砂丸**《小儿药证直诀》

【主治】涎盛膈热，实痰嗽，惊风，积潮热。

【功效】解毒祛痰息风。

【药物及用量】水银（结砂子，三皂子大） 辰砂（研）二钱 蝎尾（去毒，为末） 硼砂（研）各一钱 粉霜（研）一钱 轻粉一钱 铁粉（研）三钱 郁李仁（去皮，焙，称，为末） 白牵牛（末）各一钱 好腊茶三钱

【用法】上一十味，同为细末，熬梨汁为膏，丸绿豆大，龙脑水化下一丸至三丸，亦名梨汁饼子及治大人风涎，并食后。

◆**银苎酒**《妇人大全良方》

【主治】妊娠胎动欲坠，腹痛不可忍。

【功效】固冲安胎。

【药物及用量】苎根（锉）二两 银五两 清酒一盏

【用法】上三味，以水一大盏，煎至一大盏，去滓分温二服。

◆**银枣汤**《直指小儿方》

【主治】惊热潮热。

【功效】泻热定惊。

【药物及用量】麦门冬 地骨皮 远志肉（姜制焙） 人参 茯苓 防风 甘草（焙）各二钱 大黄（湿纸煨）一钱

【用法】上八味，为末，每半钱，煎服。

◆**铜青汤**《普济方》

【主治】风睑青赤眼。

【功效】祛风杀虫。

【药物及用量】铜青黑豆大一块 大防风一寸许 杏仁（去尖，不去皮）二粒

【用法】各细切，于新汲水浸汤瓶上炖令极热，洗之，如痛加当归数片。

◆**铜绿散**《洁古家珍》

【主治】阴部湿痒疮。

【功效】收敛，解毒，祛湿。

【药物及用量】铜绿少许 白矾一钱 乳香五分 轻粉一字 五倍子（细研）五钱

【用法】研为细末，洗净掺之。

◆**铜屑酒**《神巧万全方》

【主治】贼风反折。

【功效】祛风止痉。

【药物及用量】赤铜屑四两

【用法】上一味，熬令极热，投酒中，每服五合，日三服。或无，即以赤铜五斤烧，纳酒中百遍，服同前法。

◆**铜镜鼻汤**《千金方》

【主治】产后余疾，恶露不除，积聚作病，血气结搏，心腹疼痛。

【功效】活血祛瘀，散结止痛。

【药物及用量】铜镜鼻十八铢（烧末） 大黄二两半 芍药 干地黄 芎䓖 干漆 芒硝各二两 乱发（鸡子大，烧） 大枣三十枚

【用法】上九味，㕮咀，以水七升，煮取二升二合，去滓，纳发灰、净鼻末，分三服。

◆**猪甲散**《仁斋直指方》

【主治】痔疮。

【功效】解毒化痔。

【药物及用量】猪后蹄垂甲不拘多少

【用法】研为末，每服二钱，空腹时米汤调下。

◆**猪肉茯苓汤**《医宗说约》

【主治】疮毒先见下部，遂及遍身，骨节酸疼，二便涩滞。

【功效】和血消痈，泻热解毒。

【药物及用量】精猪肉 土茯苓（洗净木槌打碎）各四两 牛膝 苍耳子 甘草 全当归 蛤粉 金银花 红花 天花粉 皂角刺各二钱 蝉蜕二十一个 穿山甲（土炒研）二十片 大黄五钱

【用法】生白酒三碗，煎至一半空腹时服，猪肉过口，大便利三四次后以粥补之，大便结加大黄五钱，自利者不用。

◆**猪尾膏**《保婴撮要》

【主治】痘疮倒靥，心神不宁。

【功效】活血解毒。

【药物及用量】小猪尾上刺血数滴，冰片少许 辰砂末一钱

【用法】同研成膏，分作三五服，木香汤化下。

◆**猪肚丸**《太平圣惠方》

【主治】妇人热劳羸瘦。

【功效】益肺，和胃，凉血，消瘀。

【药物及用量】北柴胡 赤茯苓 人参 黄芪各一两 黄连三两 地骨皮 木香各五钱 桃仁 鳖甲各一两五钱

【炮制】研为细末，用嫩猪肚一具洗净，将药末入猪肚内，以线缝合，蒸令烂熟，于砂盆内研如膏丸，如梧桐子大。

【用法】每服三十丸，食前粥饮送下，午食前再服。

◆**猪肚丸**《千金方》

【主治】下元虚弱，湿热郁结，强中消渴，小便频数，甚至梦遗白浊，赤白带淋。

【功效】固脾胃，清湿热。

【药物及用量】黄连（去须） 粱米 瓜蒌根 茯神各四两 知母三两 麦门冬（去心）二两（一方加人参、熟地、干葛，一方无知母、粟米，有小麦）

【炮制】研为细末，用大猪肚一个洗净，入药末于内，以麻线缝合口，置甑中炊极烂，取出药另研，以猪肚为膏，再入炼蜜搜和前药杵为丸，如梧桐子大。

【用法】每服五十丸，人参汤或熟汤送下。

◆**猪肚丸**《圣济总录》

【主治】骨蒸劳，唇颊赤，气粗口干，壮热虚汗，大肠秘涩，小便赤黄，饮食减少及小儿骨蒸盗汗，乳食减少。

【功效】和血气，清虚热，退骨蒸。

【药物及用量】青蒿 鳖甲（醋炙） 北柴胡 木香 生干地黄各一两 青皮五钱 宣连二两

【炮制】研为细末，以猪肚一个洗净，入药在内缚定，蒸令极软，研如泥，为丸如绿豆大。

【用法】每服十五丸，空腹时熟汤送下，每日三次。忌食湿面等物。

◆**猪肚丸**《普济方》

【主治】小便频数。

【功效】温肾固脬。

【药物及用量】猪肚（以莲子一升同煮，一周日取出，去皮心，焙干为末）一个 舶上茴香 破故纸 川楝子 母丁香各一两

【炮制】共研细末，炼蜜为丸，如梧桐子大。

【用法】每服五十丸，空腹时温酒送下。

◆**猪肚丸**《御药院方》

【主治】男子肌瘦气弱，咳嗽渐成劳瘵。

【功效】进饮食，健肢体。

【药物及用量】牡蛎（煅透水飞） 白术（饭上蒸炒）各四两 苦参（酒浸晒七次）三两

【炮制】研为细末，以猪肚一具煮极烂，锉研如膏和丸，如梧桐子大。

【用法】每服三十丸，米饮或熟汤送下，每日三四次，此药神应，瘦者服之即肥，莫测其理。

◆**猪肚丸**《幼幼新书》引《张氏家传方》

【主治】小儿骨蒸疳劳，肌体黄瘦。

【功效】养脾胃，清内热解毒。

【药物及用量】木香五钱 黄连 生地黄 鳖甲（九肋者，汤浸，童便涂炙） 银柴胡（去芦） 青皮各二两

【炮制】研为末，猪肚一具，入药于内，以线缠之，于砂罐内悬肚煮熟，取出细研，猪肚为丸，如麻子大。

【用法】不拘时米饮送下，量儿大小加减。

◆**猪肚丸**《幼幼新书》

【主治】小儿肝热面瘦。

【功效】清热杀虫。

【药物及用量】柴胡 黄连 秦艽各一两 芜荑（瓦上焙干，去壳取肉另研为末，临时入用）二两

【炮制】用猪肚一个（中等者）破开洗净，入前药三味末于内，以酒半瓶，童

便一升，煮干春令得所，放芜荑末。又舂匀和丸，如梧桐子大。

【用法】每服二十丸，米饮送下。

◆**猪肚丸**《证治准绳》

【主治】小儿肌热，或时泄泻及有积滞，不思饮食，肌肉消瘦。

【功效】养脾胃，清内热。

【药物及用量】鳖甲（同童便并醋共一升，热浸炙尽为度）一两　白术　薯蓣各一两　胡黄连　人参（去芦头）　紫菀（去土）　青橘皮　桃仁（汤浸，去皮尖、双仁）　木香　甘草（炙）各五钱　柴胡（去芦头）一两一钱

【炮制】捣罗为末，用猪肚洗净，入药在内系定，煮令极烂为度。取出与药同桁，令黏为丸，如梧桐子大。

【用法】每服二十丸，不拘时熟汤送下。

◆**猪肚丸**《千金方》

【主治】消渴。

【功效】清热养阴。

【药物及用量】猪肚（一具）　黄连　粱米各五两　茯神　栝蒌根各四两　知母三两　麦门冬二两

【用法】上七味为末，纳猪肚中，蒸极烂。捣为丸，梧桐子大。饮服二十丸。日三。又方：黄芪　茯神　瓜蒌根　甘草　麦门冬各三两　干地黄五两上六味，㕮咀，以水八升，煮取二升半，去滓，分三服，日进一剂，服十剂佳。

◆**猪肚丸**《仁斋直指方》

【主治】诸渴疾。

【功效】清热生津。

【药物及用量】川黄连五两　净白干葛　知母　茯神　麦门冬（去心）大熟地黄（洗，焙）各二两　瓜蒌根　粟米各三两　人参一两

【用法】上九味，木臼中同捣为散，入净猪肚内缝密，置甑内蒸极烂，乘热再杵细，若硬加少蜜，丸如梧桐子大，蒸汁下五十丸，或粥饮下。

◆**猪肚丸**《妇人大全良方》

【主治】妇人骨蒸劳，唇颊赤，气粗口干，遍身壮热，或多虚汗，大肠涩秘，小便赤黄，饮食全少。

【功效】除骨蒸，降热。

【药物及用量】青蒿　鳖甲（醋炙）　北柴胡　木香　生干地黄各一两　青皮半两　宣黄连二两

【用法】上七味为末，以猪肚一具，洗净，入药在内，系定，蒸令极软，研如泥，为丸如绿豆大，汤下十五丸，空心，日三服，忌湿面毒物。

◆**猪肚黄连丸**《太平圣惠方》

【主治】脾胃热，渴不止，羸瘦困乏。

【功效】清热生津。

【药物及用量】猪肚（洗令净）一具　黄连（去须，别捣为末）二两　瓜蒌根一两　白粱米（净淘）一合　柴胡（去苗）一两　茯神一两　知母一两　麦门冬（去心，焙）二两

【用法】上八味，捣罗为末，先将黄连末及米，入肚内缝合，蒸令烂熟，砂盆内研如膏，入药末，和令熟，丸如梧桐子大，不拘时，以清粥下三十丸。

◆**猪肚黄连丸**《外台秘要》

【主治】疳热流注，遍身疮蚀，潮热肚胀口渴或小便数。

【功效】养脾胃，清内热。

【药物及用量】雄猪肚（洗净）一具　宣连（净）三斤

【炮制】先以宣连锉细，清水和润纳肚中，线缝于五升，粳米上蒸至烂，入臼中加蒸饭少许，捣丸如小梧桐子大。

【用法】每服二十丸，米饭送下，仍服调血清心之剂佐之。

◆**猪肚方**《必用全书》

【主治】老人消渴热中，饮水不止，小便无度，烦热。

【功效】清热除烦。

【药物及用量】猪肚（肥者，洗净之）一具　豉（绵裹）五合　葱白一握

【用法】上三味煮令烂熟，下五味调和，空心切，渐食之，渴即饮汁，亦治劳热。

◆**猪肚粥**《寿亲养老书》

【主治】妇人腹胁血瘕，气痛冲头，面熻熻，呕吐酸水，四肢烦热，腹胀。

【功效】健脾利水。

【药物及用量】白术二两　槟榔一枚　生姜（切，炒）一两半

【用法】上三味，粗捣筛，以猪肚一枚，治如食法，去涎滑，纳药于肚中，缝口，以水七升，煮肚令熟取汁，入搜米及五味同煮粥，空腹食之。

◆**猪肚羹**《寿亲养老书》

【主治】产后积热劳极，四肢干瘦，饮食不生肌肉。

【功效】益气健脾养血。

【药物及用量】豮猪肚（洗净，先以小麦煮令半熟，取出肚，煮切令安一处）一件　黄芪（锉碎）半两　人参三分　粳米三合　莲实（锉碎）一两

【用法】以水五升，煮猪肚，入人参、黄芪、莲子，候烂，滤去药并肚，澄其汁令清，方入米煮，临熟入葱白五味，调和作粥，任意食。

◆**猪肝散**《证治准绳》

【主治】雀目。

【功效】消积，明目。

【药物及用量】蛤粉　黄丹　夜明砂各等量

【用法】研为末，猪肝切开，入药末，用线扎米泔水煮熟，不拘时嚼服，原汁送下。

◆**猪肝散**《圣济总录》

【主治】洞泄，肛门脱出。

【功效】补虚，涩肠。

【药物及用量】猪肝（切，慢火熬干）一片　黄连（去须）　阿胶（炒令燥）　芎䓖各一两　乌梅（取肉，熬）二两半　艾叶（醋炒）半两

【用法】上六味，捣罗为散，每服二钱匕，温酒调下，白米饮亦可，食前，日再服。

◆**猪肝丸**《千金方》

【主治】下痢肠滑，饮食及服药俱完出者。

【功效】调中补虚，涩肠止痢。

【药物及用量】猪肝（熬干）一斤　黄连　乌梅肉　阿胶（千金月令炙）各二两　胡粉（月令七分，熬令黄）七棋子

【用法】上五味，为末，蜜丸，如梧桐子，酒服二十丸，月令十丸。日三服，亦可散服方寸匕。月令忌冷水。

◆**猪肝丸**《太平圣惠方》

【主治】痢后脾胃虚弱，不思饮食，四肢乏力。

【功效】温中补虚。

【药物及用量】猪肝（以醋煮令烂，研如糊）一大叶　乌梅肉（微炒）一两　干姜（炮裂，锉）一两　甘草（炙微赤，锉）一分　荜茇一两　诃黎勒（煨，用皮）一两　桂心半两　肉豆蔻（去壳）一两　厚朴（去粗皮，涂生姜汁，炙令香熟）一两

【用法】上九味，捣罗为末，用猪肝和捣二三百杵，丸如梧桐子大，每服不拘时，以粥饮下三十丸。

◆**猪肝丸**《圣济总录》

【主治】冷劳气痢，久不瘥。

【功效】温中补虚，理气涩肠。

【药物及用量】猪肝（去筋膜，切作柳叶片，以醋一升，煎醋令尽）一具　大蒜（煮令熟，去壳研）二两　乌梅肉（炒干）一两　肉桂（去粗皮）一两　厚朴（去粗皮，生姜汁，炙令紫）二两　陈橘皮（汤浸，去白，焙）一两　诃黎勒（煨，去核）一两　黄连（去须，炒）二两　当归（切，焙）一两

【用法】上一十味，除猪肝蒜外，捣罗为末，将猪肝与蒜细研，如面糊，入药末和匀，捣数百下，丸如梧桐子大，每服二十丸，空心，用热面汤下，日午再服。

◆**猪肝丸**《食医心鉴》

【主治】脾胃气虚，食则呕出。

【功效】健脾，补虚。

【药物及用量】猪肝（薄起，瓦上曝，令极干）半斤　野鸡臆皀肉（曝令干）四两

【用法】上二味，捣为末，以粥饮和为丸，如梧桐子大，空心，以饮下三十丸。

◆**猪肝羹**《太平圣惠方》

【主治】产后乳不下，闭闷满痛。

【功效】养血和胃下乳。

【药物及用量】猪肝一具　粟米一合

【用法】上二味，一如常法，作羹粥，空腹食之。

◆**猪肝煎**《寿亲养老书》

【主治】老人脾胃虚气，频频下痢，瘦乏无力。

【功效】补虚，健脾。

【药物及用量】猪肝（去膜，切作片，洗去血）一具　好醋一升

【用法】上二味，以醋煎肝，微火令泣尽干，即空心常服之。亦明目温中，除冷气。

◆**猪乳膏**《古今医统大全》

【主治】小儿诸惊，胎痫。

【功效】通滞镇惊。

【药物及用量】全蝎（焙）一个　琥珀　朱砂各少许

【用法】研为末，每服一字，麦门冬煎汤调下。

◆**猪乳膏**《直指小儿方》

【主治】胎惊最妙。

【功效】清心定惊。

【药物及用量】琥珀　防风一钱　朱砂半钱

【用法】上三味，为末，猪乳调一字，拭入口中。

◆**猪苓丸**《类证普济本事方》

【主治】肥人湿热，伤气遗精，便浊涩痛及痰迷。

【功效】疏滞，化湿，开窍。

【药物及用量】猪苓（去黑皮，切片，以米糊浆晒干，为末净）二两　生半夏（破如豆大，矾水浸三宿，晒干取净）一两

【炮制】先以猪苓末一两，同半夏炒黄色，勿令焦，放地上出火气，取半夏为末，打糊同炒过猪苓为丸，如梧桐子大。更以猪苓末一两同炒微裂，砂缸内养之。

【用法】每服三四十丸，空腹时淡盐汤送下，未申间温酒再下一服。

◆**猪苓散**《金匮要略》

【主治】呕吐而病在膈上，后思水者。

【功效】行水，和胃。

【药物及用量】猪苓　茯苓　白术各等量

【用法】杵为散，每服方寸匕，米饮调下，每日三次。

◆**猪苓散**《证类本草》

【主治】妊娠通体遍身肿，小便不利。

【功效】利水湿。

【药物及用量】猪苓（去皮）五两

【用法】研为末，每服方寸匕，加至二匕，熟汤调下，日三夜二次，不瘥宜转下之。

◆**猪苓散**《银海精微》

【主治】肾水衰，行动举止则眼中神水之中荡漾，有黑影如蝇翅。

【功效】清肝肾之邪。

【药物及用量】猪苓一两　木通　萹蓄各二两　苍术（泔水制）一两　黑狗脊　大黄（炮）　栀子仁　滑石（飞过）各二两　车前子（酒蒸）五钱

【用法】研为细末，每服三钱，食前青盐汤调下。

◆**猪苓散**甲《太平圣惠方》

【主治】上气喘急，肺热咳嗽，不得坐卧，身面浮肿，不下饮食。

【功效】行气利湿，消肿。

【药物及用量】猪苓（去黑皮）一两　汉防己三分　百合一两　紫菀（洗去苗土）一两　杏仁（汤浸，去皮尖、双仁，麸炒微黄）一两　赤茯苓一两　天门冬（去心，焙）一两半　枳壳（麸炒微黄，去瓤）一两　桑根白皮（锉）一两　郁李仁（汤浸，去皮，微炒）一两

【用法】上一十味，捣罗为末，炼蜜和捣三五百杵，丸如梧桐子大，每于食前服，以粥饮下三十丸。

◆**猪苓散**乙《太平圣惠方》

【主治】妊娠身体浮肿，腹胀，小便不利，微渴引饮，气急。

【功效】养阴利水除胀。

【药物及用量】猪苓（去黑皮）二两　紫苏茎叶一两　木通（锉）一两

【用法】上三味，捣细罗为散，每于食前服，以温水调下二钱。

◆**猪苓散**《妇人大全良方》

【主治】妊娠小便涩痛。

【功效】利水通淋。

【药物及用量】猪苓（去皮）五两

【用法】上一味为末，白汤调方寸匕，加至二匕，日三夜二，不瘥，宜转下之，服前药。

◆**猪苓汤**《圣济总录》

【主治】妊娠小便不通，脐下硬痛。

【功效】宣肺利水除满。

【药物及用量】猪苓（去黑皮）　木通（锉）　桑根白皮（锉）各一两

【用法】上三味，粗捣筛，每服三钱匕，水一盏，入灯心同煎至七分，去滓，食前温服。

◆**猪苓汤**《伤寒论》《金匮要略》

【主治】阳明病脉浮发热，渴欲饮水，少阴病下利六七日，咳而呕渴，心烦不得眠。

【功效】疏膀胱，化水湿。

【药物及用量】猪苓（去皮）　茯苓　阿胶（炒）　滑石（碎）　泽泻各一两

【用法】清水四升，先煮四味取二升去滓，纳阿胶烊化，温服七合，每日三次。

◆**猪苓汤**

【主治】自利。

【功效】调水道，泌清浊。

【药物及用量】猪苓　茯苓　滑石　泽泻　升麻各等量

【用法】清水煎服。

◆**猪胰子汤**《医宗金鉴》

【主治】杨梅结毒遍身腐烂出脓，筋骨疼痛而气衰者。

【功效】扶正气，祛壅滞，托邪毒。

【药物及用量】猪胰子（切碎）一两　黄芪（盐水炒）　金银花各三钱　当归　白芍（酒炒）各一钱五分　天花粉　贝母（去心研）　穿山甲（炙研）　白鲜皮　青风藤　白芷　木瓜　皂角刺　甘草节各一钱　黄瓜蒌一个（连仁研烂）　防己七分　鳖虱胡麻（炒研）二钱

【用法】白色土茯苓四两，河水四大碗，煎汤三碗，去滓，将群药入汤内，煎一大碗，通口服，胃弱者分为二服，每日三次。

◆**猪胰酒**《寿亲养老书》

【主治】食治老人上气急，喘息不得，坐卧不安。

【功效】降气止咳平喘。

【药物及用量】猪胰（细切）三具　青州枣三十枚

【用法】上二味，以酒三升浸之，若秋冬三五日，春夏一二日，容封头，以布绞去滓，空心，温，渐服之极验，切忌咸热。

◆**猪胰酒**《崔元亮海上方》

【主治】冷痢痃痞，妇人血气不通，脾气不足。

【功效】清热消滞。

【药物及用量】猪脏一具

【用法】细切，与青蒿叶相和，以无灰酒一升　微火温之，药熟纳胰中，使消尽，又取桂心末一两纳酒中即成。每旦温服一小盏，午夜各再一服，忌面油腻等食。

◆**猪脂丸**《沈氏尊生书》

【主治】反胃。

【功效】和血润肠通便。

【药物及用量】猪油（熬净）一杯　杏仁　松仁　白蜜　橘饼各四两

【用法】同捣，时时食之。

◆**猪骨膏**《圣济总录》

【主治】诸疮口，气冷不瘥。

【功效】解毒收功。

【药物及用量】猪筒骨（取髓）二个　松脂（通明者，细研）二钱　乳香（另研）　黄连（去须，为末）　白及（研末）各一分　铅丹（另研）　黄蜡各五钱

【用法】捣研，焙蜡和为膏，不拘时敷之。

◆**猪肾丸**《沈氏尊生书》

【主治】色欲伤属于阳虚者，自汗、

盗汗。

【功效】补肾。

【药物及用量】猪肾一枚

【炮制】去膜入附子末一钱，湿纸包煨熟。

【用法】空腹时食之，饮酒一杯，不过三五服效。

◆**猪肾汤**甲《千金方》

【主治】曾伤九月胎者，当预服此。

【功效】补腰肾，安胎元。

【药物及用量】猪肾一具　茯苓　桑寄生　芎䓖各三两　干地黄　干姜各一两　白术四两　附子（中者）一枚　大豆三合　麦门冬一升

【用法】㕮咀，清水一斗，煮肾令熟去肾，纳诸药煎，取三升五合，分四服，日三夜一次，十日更一剂。

◆**猪肾汤**乙《千金方》

【主治】产后虚羸喘乏，乍寒乍热，病如疟状。

【功效】补肾疗虚，解表除烦。

【药物及用量】猪肾（去脂膜破，若无用羊肾代）一具　香豉（绵裹）　白粳米　葱白各一升

【用法】上四味，以水三斗，煮取五升，肘后方水五升，煮取三升，去滓，任情服之，不瘥更作。

◆**猪肾汤**《经效产宝》

【主治】产后肾劳，寒热如疟，四肢疼痛，面色萎黄。

【功效】补肾疗虚，养血和血。

【药物及用量】猪肾一具（去脂膜）　糯米一合（淘）　当归四分　知母八分　葱白和根七茎　芍药八分

【用法】上以水二升，煮猪肾，取八合，去肾，下诸药，取五合，空腹顿服，服讫，即卧良久。

◆**猪肾汤**《太平圣惠方》

【主治】产后体虚，乍寒乍热，其状如疟。

【功效】补肾温中，散寒解表。

【药物及用量】猪肾（切去脂膜）一两　香豉半两　白粳米半两　葱白（切）七寸　薤白（切）三茎　生姜（切）一分　白芍一两　人参（去芦头）一两　当归一两（锉，微炒）　桂心半两　黄芪（去芦头）三分　白术二分（《神巧万全方》三分）　大枣（擘破，以前六味，都以水二大盏，煎至一盏，去滓，用煎后药）四枚

【用法】上一十三味，捣粗罗为散，每服半两，入前竹药汁中煎至七分，去滓，食前服，分温二服。

◆**猪肾汤**《圣济总录》

【主治】产后褥劳，寒热体痛，力乏瘦黑。

【功效】补肾益气，养血止痛。

【药物及用量】猪肾（切）一双　黄芪（锉碎）　人参　芍药（锉碎，炒）各一两半　肉桂（去粗皮）三分　芎䓖　当归（锉，炒令香）各一两　熟干地黄（焙）二两

【用法】上八味，除肾外，捣为粗末，每服二钱匕，水二盏，先煮猪肾取一盏，去肾，入药末，生姜三片，枣一枚，擘，同煎七分，去滓，温服，不拘时。

◆**猪肾荠苨汤**《千金方》

【主治】中消，日夜尿八九升者，强中之病，茎长兴盛，不交精流日出。

【功效】滋肾，和胃，清热。

【药物及用量】猪肾一具　荠苨　石膏各三两　大豆一升　人参　茯苓（一作茯神）　知母　葛根　黄芩　磁石（绵裹）　瓜蒌根　甘草各二两

【用法】㕮咀，清水一斗五升，先煮猪肾大豆取一斗去滓，下药煮取三升，分作三服，渴急饮之，下焦热者夜辄服一剂，渴止勿服。

◆**猪肾羹**《食医心鉴》

【主治】产后褥劳，乍寒乍热。

【功效】补肾疗虚。

【药物及用量】猪肾（去脂膜）一双　红米一合（《太平圣惠方》粟米三合）

【用法】上二味，着葱白姜盐酱，煮作羹吃之。

◆**猪肾脽**《寿亲养老书》

【**主治**】产后风虚劳冷，百骨节疼，身体烦热。

【**功效**】补肾散寒止痛。

【**药物及用量**】猪肾（去脂膜，薄切）一对　羊肾（去脂膜，薄切）一对

【**用法**】上二味以五味，并葱白豉为臛，如常食之，不拘时。

◆**猪肾棋子**《寿亲养老书》

【**主治**】妇人血积久惫冷气，心腹常疼。

【**功效**】温中祛寒，和胃止痛。

【**药物及用量**】小麦面四两　良姜末　茴香末　肉苁蓉（去皮，炙为末）　蜀椒各（末）　豮猪肾（去脂膜，切如绿豆大）一对

【**用法**】上六味，除肾外，以水切作棋子，先将肾以水五碗煮，次入葱、薤白各少许，候肾熟，以五味调和，如常法，入药棋子，再煮令熟，分三次，空腹食之。

◆**猪项肉丸**《沈氏尊生书》

【**主治**】酒疸。

【**功效**】化湿下水。

【**药物及用量**】猪项肉（剁如泥）一两　甘遂末一钱

【**炮制**】和作丸，如芡实大。

【**用法**】每服一丸，纸包煨香食，温酒送下，当利出酒布袋也。

◆**猪脑膏**《疡医大全》

【**主治**】痈疽、头风。

【**功效**】生肌，敛口。

【**药物及用量**】公猪脑一个

【**炮制**】放锅内陈醋泡透，文武火煮成膏药样取出。

【**用法**】细布摊，随疮大小贴之，先用小米泔水洗净疮上，贴膏二三日揭看，内生肉芽。再用小米泔煎洗，又贴三五日，肌肉长平，忌房劳、怒气、发物。

◆**猪腰子粥**《校注妇人良方》

【**主治**】褥劳热。

【**功效**】滋肾清热。

【**药物及用量**】猪肾一枚

【**炮制**】去白膜切作柳叶片，以盐酒拌，先用粳米二合，入葱椒煮粥盐醋和，将肾铺碗底，以热粥盖之，如作盦生状。

【**用法**】空腹时服。

◆**猪膏饮**《圣济总录》

【**主治**】堕胎血上抢心，疼痛烦愦。

【**功效**】和血，下滞。

【**药物及用量**】猪膏七合　白蜜三合　生地黄（切）二两

【**用法**】先将猪膏、地黄相和，煎令赤色，去地黄，纳蜜搅匀，分温二服，相次再服。

◆**猪膏发煎**《金匮要略》

【**主治**】诸黄瘅，女劳瘅，妇人胃气下泄，阴吹。

【**功效**】祛湿，清热。

【**药物及用量**】猪膏八两（一作三两）　乱发（如鸡子大）三团

【**用法**】和膏中煎之，发消药成，分作二服。病从小便出。

◆**猪膏煎**《千金方》

【**主治**】产后体虚，寒热自汗出。

【**功效**】补肾温中。

【**药物及用量**】猪膏　生姜汁　白蜜各一升　清酒五合

【**用法**】上四味，煎令调和，五上五下，膏成，随意以酒服方寸匕，当炭火上熬。

◆**猪肤汤**《伤寒论》

【**主治**】少阴病，伏热下痢咽痛，胸满心烦者。

【**功效**】清伏热。

【**药物及用量**】猪肤一斤（汤泡，刮取皮上一层白腻者。）

【**用法**】清水一斗，煮取五升去滓，加白蜜一升，白粉五合，熬香和令相得，温分六服。

◆**猪蹄灰丸**《圣济总录》

【**主治**】牡痔生鼠乳，肛门痒痛。

【**功效**】解毒杀虫。

【**药物及用量**】猪悬蹄壳（烧存性研）一两　水银三大豆许

【**炮制**】先以水银用蒸枣肉二枚研匀，次入猪蹄灰和为丸，如芡实大。

【用法】先以盐汤洗下部，纳入一丸，夜卧再用，以瘥为度。

◆**猪蹄汤**《传信适用方》

【主治】痈疽，杖疮，诸毒流脓。

【功效】消肿散风，脱腐止痛，助肉气，祛恶肉，活死肌，润疮口。

【药物及用量】黄芩（去心）　生甘草　当归（去芦）　赤芍　白芷（不见火）　露蜂房（蜂儿多者佳）　羌活各等量

【用法】研为粗末，看证之大小，定药之多少，先将豮猪前蹄一只，清水六碗，煎至蹄软为度。将汁滤清，吹去汁上油花，即用粗药末一两，投于汁中，再用微火煎十数沸，滤去滓，候汤微温，即用方盘一个，靠身于疮下放定，随用软绢蘸汤淋洗疮上，并入孔内，轻手捺尽内脓，使败腐宿脓随汤而出，以尽为度。再以软帛叠七八重，蘸汤勿令大干，覆于疮口，两手轻按片时，帛温稍凉再换，如此再按四五次，可以流通血气，解毒止痛去瘀。洗讫用绢帛拭干，仍避风，忌人口气吹之，即随证以应用之药贴之。如腐尽者不必用之，宜以米泔水热洗，令疮洁净，不可过洗，过洗则伤水，皮肤破烂，难生肌敛口矣。

◆**猪蹄汤**《鬼遗方》

【主治】甲疽及诸痈疽恶疮有息肉。

【功效】祛湿，清热，解毒。

【药物及用量】猪蹄一只　白蔹　白芷　狼牙　芍药各三两　黄连　黄芩　大黄　独活各二两

【用法】㕮咀，先以清水三斗，煮猪蹄至一斗五升，去蹄入药更煮至五升，候温洗疮三次。

◆**猪蹄粥**《食医心鉴》

【主治】产后虚损，乳汁不下。

【功效】养血补虚，通乳。

【药物及用量】猪蹄一只（治如常《太平圣惠方》一具）　白米半升（《太平圣惠方》粟米三合）

【用法】煮肉令烂，取肉切，投米煮粥，着盐、酱、葱白、椒、姜和食之。

◆**猪蹄粥**《寿亲养老书》

【主治】产后乳汁不下。

【功效】养血补虚，通络下乳。

【药物及用量】母猪蹄一只（治如食法，以水三盏，煮取二盏，去蹄）　王瓜根（洗，切）　木通（锉碎）　漏芦（去芦头）各一两

【用法】上四味，除猪蹄汁外，粗捣筛，每服三钱匕，以煮猪蹄汁二盏，先煎药至一盏半，去滓，入葱、豉、五味等，并白米半合，煮作粥。

◆**猪胆丸**《小儿卫生总微论方》

【主治】小儿血热，每日早饭后发热，夜则身凉。

【功效】和胆胃，清血热。

【药物及用量】胡黄连二钱五分　宣黄连　赤芍各五钱

【炮制】研为末，猪胆汁和成剂，入胆内用浆水煮熟，取出米饭为丸如豆大。

【用法】三岁儿每服三十丸，不拘时米汤送下，一日三次。

◆**猪胆汁方**《伤寒论》

【主治】阳明病热结于下，大便不通。

【功效】泻热通肠。

【药物及用量】猪胆（大者）一枚

【用法】取汁和醋少许，以灌谷道中，如一食顷，当大便出宿食恶物甚效。虚人忌用，陈酱、陈酱瓜皆可削为导，湿热肥盛，痰闷，可用黄瓜根浸湿，削之为导。

◆**猪胆煎**甲《圣济总录》

【主治】疳䘌下部，上攻移热，杀虫。

【功效】清热杀虫，除疳。

【药物及用量】猪胆一枚　米醋五合

【用法】上二味，煎醋令百沸，入胆汁，更三五沸，满口饮之，虫死即瘥。

◆**猪胆煎**乙《圣济总录》

【主治】疳蚀人诸处，但是赤血痢久不瘥。

【功效】除疳，止痢。

【药物及用量】蛤蟆一枚（五月五日采，烧灰，研）　金银土锅　人屎灰（一方云发

灰）各五两　麝香（研）一分　银末（小豆许错）

【用法】上五味，捣研为末，每用少许，敷疮上即瘥。痢者，吹下部。

◆**猪胆煎**丙《圣济总录》

【主治】口中干燥，无津液而渴。

【功效】清热养阴。

【药物及用量】雄猪胆五枚　定粉一两

【用法】上二味，以酒煮胆，候皮烂，即入粉研细，同煎成煎，丸如鸡头大，每服二丸，含化咽津。

◆**猪胆汤**《圣济总录》

【主治】产后霍乱四逆，汗出肢冷。

【功效】温中散寒。

【药物及用量】猪胆一枚（阴干）　干姜三两（炮）　附子（炮裂，去皮、脐）　甘草（炙）各一两

【用法】上四味，锉如麻豆大，每服三钱匕，水一盏，煎七分，去滓，食前温服。

◆**猪胆饮**《圣济总录》

【主治】疳䘌，虫食肛门，治不以时，多至杀人。

【功效】杀虫消疳。

【药物及用量】猪胆一枚　苦酒五合

【用法】上二味，同煎，量力空心饮之，虫即死。

◆**猪矜散**《疡释选粹》

【主治】疮疡。

【功效】拔毒消痈。

【药物及用量】猪粪（煅）　槟榔各五钱　冰片五分　花椒　龙骨各一分

【用法】共研细末，掺于患处，有脓水加轻粉一钱。

◆**猪脏丸**《奇效良方》

【主治】痔瘘下血。

【功效】清热和肠，疏风止血。

【药物及用量】猪脏（洗净控干）一条　槐花（炒为末，填入脏内，两头扎定，石器内米醋煮烂）

【炮制】捣和丸，如梧桐子大。

【用法】每服五十丸，食前当归酒送下。

◆**猪脏丸**《沈氏尊生书》

【主治】肠风下血，脱肛。

【功效】清热止血。

【药物及用量】槐子一两　牙皂七分　黄连四两　糯米八两

【炮制】共为末，用猪大肠一条，洗净将药入内，两头扎住，砂罐内煮烂，捣丸如梧桐子大。

【用法】每服三五十丸，米饮送下。

◆**猪脊汤**《三因极一病证方论》

【主治】三消，渴疾。

【功效】清心热。

【药物及用量】大枣（去皮核）四十九枚　新莲肉（去心）四十九粒　西木香一钱半　甘草（炙）二两

【用法】上四味用雄猪脊骨一尺二寸同煎药，用水五碗，于银石器煮，去肉骨，滤滓取汁一碗，空腹任意呷服。忌生冷盐脏等物。以滓减去甘草一半，焙干为末，米汤调服，不拘时。

◆**猫头丸**《医学入门》

【主治】瘰疬马刀已破未破。

【功效】拔毒杀虫。

【药物及用量】猫头骨（炙）　蝙蝠（以朱砂末三钱，入肚内瓦上炙焦）各一个　天南星　白矾各一两

【炮制】共研细末，黄蜡熔为丸，如梧桐子大。

【用法】每服三十丸，临卧时米饮送下。

◆**敛肺汤**《沈氏尊生书》

【主治】疹收之后，喘急烦乱，头折眼吊，胸膛高陷，角弓反张，目睛直视，唇白面黄，口鼻歪斜。

【功效】养肺化痰清热。

【药物及用量】北五味　麦门冬各三钱　黄芩二钱　甘草节五分

【用法】清水煎服。

◆**断下汤**《卫生易简方》

【主治】赤白下痢，休息痢。

【功效】理肠胃，止泻痢。

【药物及用量】白术　茯苓各一两　甘

草五分　草果（连皮）一枚

【用法】㕮咀，用罂粟壳十四枚（去筋膜并萼蒂，剪碎），醋腌粗末，用作一服，清水一大碗，加生姜七片，枣子、乌梅各七枚，煎至一大盏，分二次服。赤痢加乌豆二粒；白痢加干姜五钱。

◆**断下汤**《杨氏家藏方》

【主治】冲任气虚，崩中漏下，经脉不调，月候将来，脐腹腰脚先痛，渐减饮食，四肢乏力及带下三十六疾。

【功效】益气养营，调经止带。

【药物及用量】人参（去芦）　熟地黄（洗，焙）　艾叶（醋炒）各一两　乌贼骨（烧灰）　当归（酒洗）各二两　川芎七钱　干姜（炮）五钱　阿胶七钱五分（蛤粉炒成珠）

【用法】㕮咀，每服五钱，清水一盏半，煎至七分去滓，食前温服。

◆**断下汤**《三因极一病证方论》

【主治】下痢赤白，无问久近长幼，皆可服。

【功效】健脾胃，止泻痢。

【药物及用量】罂粟壳（炙，去瓣直指方大罂粟壳，去筋萼，剪碎，醋淹炒燥）十四个　草果（不去皮，炒）一个　白术一钱　甘草（炙）半钱　茯苓一钱

【用法】上五味，为锉散，作一剂，水一大碗，姜七片，枣七个，煎至一大盏，分二服，空腹，或下纯赤，加黑豆二十七粒，白则加炮干姜一钱。

◆**断下丸**《是斋百一选方》

【主治】暴泻。

【功效】散寒，止泻。

【药物及用量】神曲（微炒）二两　吴茱萸（绿色者，拣净一两，泡洗七遍）

【用法】上二味，为细末，以酸米醋为丸，如梧桐子大，每服五十丸至一百丸，空心食前，米饮汤下。

◆**断红丸**《严氏济生方》

【主治】下血久不止，虚寒色淡晦者。

【功效】温阳散寒，补血止血。

【药物及用量】侧柏叶（炒黄）　川续断（酒煅）　鹿茸（火去毛，醋煮）　附子（炮，去皮、脐）　阿胶（蛤粉炒成珠子）　黄芪（去芦）　当归（去芦，酒浸）各一两　枯白矾五钱

【炮制】共研末，醋煮米糊为丸，如梧桐子大。

【用法】每服七十丸，空腹时米饮送下。

◆**断红丸**《张氏医通》

【主治】下血久不止，虚寒色淡暗。

【功效】补血止血，温阳。

【药物及用量】侧柏叶（炒香）　川续断（酒炒）各三钱　鹿茸（醋炙）一具

【炮制】共研细末，醋煮阿胶为丸，如梧桐子大。

【用法】每服四五十丸，乌梅汤或人参汤、米饮汤送下。

◆**断痫丸**《直指小儿方》

【主治】诸痫痰盛。

【功效】化痰定痫。

【药物及用量】皂角（盈尺者三挺，去皮，捶碎，水三升浸，取汁滤过，煨器内熬成膏）　白矾（煅枯，研细）一两半　南星（湿纸炮熟）一两　蝎梢（炒）　直僵蚕（炒）　雄黄（别研）　朱砂　白附子各半两　麝香（别研）一钱　乌蛇（酒浸，取肉，焙干，炒）一分　赤蜈蚣（去头足，酒浸，炙）一条

【用法】上一十一味，为末，用水煮半夏糊，和前项皂角膏为丸，梧桐子大，每服一丸，生姜汤调下。

◆**断痫丸**《御药院方》

【主治】胎风久为惊痫，时发时愈。

【功效】息风定惊。

【药物及用量】蛇蜕三寸（微炒，称重半分）　蝉蜕（炒，称重半钱）四枚　牛黄半钱　钩藤钩子　黄芪　细辛　甘草（生）各半两

【用法】上七味，为细末，研匀，面糊为丸，如小黍米大，每服，百晬内儿三五丸，人参汤送下，不拘时，量儿大小，加减服。

◆**断痫丹**（汤氏方）

【主治】小儿胎风久为惊痫，时发时愈。

【功效】益气，搜风，清热。

【药物及用量】黄芪（蜜水涂炙）　钩藤钩子　细辛　甘草（炙）各五钱　蛇蜕皮（酒炙，一作一条，烧存性）二寸　蝉蜕（去土，全者）四个　牛黄（另研，一作一匙）一钱

【炮制】共研末，煮枣肉为丸，如麻子大。

【用法】每服二十丸，人参煎汤送下，量儿大小加减。

◆**断痢散**《施圆端效方》

【主治】一切泻痢，腹痛久不瘥。

【功效】温中，涩肠，止泻。

【药物及用量】肉豆蔻　丁香　干姜（炮）各二钱半　甘草（炙）　陈皮　诃子（去核）各一两　御米壳（去蒂，蜜浴炒）三两

【用法】上七味，㕮咀，每服二钱半，水一盏，乳香一粒，粟米百粒，同煎至七分，去滓，温服，食前服。霍乱吐泻，水冷服。

◆**断膈汤**《千金方》

【主治】胸中痰澼。

【功效】宽胸化痰。

【药物及用量】常山三两　甘草　松萝各一两　瓜蒂二十一枚

【用法】上四味，㕮咀，以水酒各一升半，煮取一升半，分三服，后服渐减之，得快吐后，须服半夏汤。

◆**续命丹**《丁时法方》

【主治】锉骨，行步艰难，脚无力者。

【功效】祛风渗湿，通络健步，补气活血。

【药物及用量】防风　乳香　蔓荆子　牛膝　麻黄　羚羊角　酸枣仁　草乌头（去皮）　没药　白术　茯苓各一分　续断　天麻（酒煮）　胡麻（炒）　当归各五钱　川乌头（去皮）　黄芪各四钱　蒺藜半分

【炮制】研为细末，炼蜜和丸，如小弹子大。

【用法】每服一丸，热酒细嚼，一日三五次，服药三日后，再以草乌头、当归、地龙、木鳖子、紫贝草、椒目、葱须、荆芥各一两，研为末，煎汤洗脚。但洗时须露脚趾甲，从上淋下，次用熏法。

◆**续命风引汤**《张氏医通》

【主治】中风癫眩，不知人，狂言，舌肿出。

【功效】祛风续命。

【药物及用量】续命汤第一方加防己、防风、独活、附子

【用法】与续命汤同。

◆**续命汤**《古今录验》

【主治】中风喑痱，身体不能自收持，口不能言，冒昧不知人，不知痛处，或拘急不得转侧，或伏不得卧，咳逆上气，面目浮肿。

【功效】发汗，止喘，利水。

【药物及用量】麻黄　人参　桂枝（一作桂心）　甘草（炙）　干姜　石膏　当归各三两　川芎一两五钱　杏仁（一作白术）四十枚（一方无人参，有防风、黄芩、芍药）

【用法】清水一斗，煮取四升，温服一升，当小汗，薄覆脊凭几坐，汗出则愈。不汗更服，无所禁，勿当风。

◆**续命汤**《深师方》

【主治】中风冒昧，不知痛处。

【功效】回阳祛风。

【药物及用量】人参　防己，麻黄（去根节）　芍药　川芎　甘草　黄芩　白术　桂心　附子（炮）　防风各一两　生姜三钱

【用法】清水一斗二升，煮取三升，分为三服，不瘥更服。忌食海藻、菘菜、桃李、葱、生菜、雀肉、猪肉。

◆**续命汤**《证治准绳》

【主治】小儿手足拘挛，不能屈伸。

【功效】和营通络，祛风渗湿。

【药物及用量】麻黄　人参　黄芩　川芎　芍药　甘草（炙）　杏仁（去皮尖，炒）　防风　官桂（去皮）　防己　附子

（炮裂，去皮、脐）各等量

【用法】锉碎，每服二钱，清水一盅，加生姜三片，煎至五分，不拘时服。

◆**续命汤**《四时纂要》

【主治】半身不遂，口歪，心昏，角弓反张，不能言。

【功效】祛风止痉醒神。

【药物及用量】麻黄六分（去节） 独活六分 升麻五分 干葛五分 羚羊角屑四分 桂心四分 防风六分 甘草四分

【用法】上八味，各切碎，用水二大升，先煎麻黄六七沸，掠去沫，次下诸药，浸一宿，明日五更，煎取八大合，去滓，分为两服，温服毕，以衣被盖卧，如人行十里，更一服，准前盖卧，晚起避风。每年春分后，隔日服一剂，服三剂，即不染天行伤寒及诸风邪等疾。忌生葱、菘菜、生冷等物。

◆**续命汤**《经效产宝》

【主治】产后骤泻不止，骤血不止。

【功效】温中止泻，温阳止血。

【药物及用量】白蜜（一匙头） 生姜一片

【用法】上二味，同煎候蜜色赤，投童子小便一升，去姜，更煎三四沸，《妇人大全良方》二沸。分为三服，顿服。

◆**续命汤**《圣济总录》

【主治】妇人中风，角弓反张。

【功效】散寒养血祛风。

【药物及用量】甘草（炙） 黄芩（去黑心）各一两 防风（去杈）三分 人参 芎䓖 芍药 麻黄（去根节） 防己各半两 附子（炮裂，去皮、脐）一枚

【用法】上九味，锉如麻豆，每服五钱匕，水一盏半，入生姜半分，切，煎取一盏，去滓，温服，并三服，取汗为效。

◆**续命汤**《妇人大全良方》

【主治】妇人中风口僻噤诸疾，猝死不知人。

【功效】益气散寒，祛风止痉。

【药物及用量】人参 防己 麻黄（去根节） 芍药 川芎 甘草 黄芩 白术各半两 桂心 附子（炮） 防风各一两 生姜五两

【用法】上一十二味切，以水一斗二升，煮取三升，分为三服，不瘥复作。忌海藻、菘菜、桃李、生菜、葱、雀肉、猪肉。

◆**续命散**《太平圣惠方》

【主治】中风口噤，身体拘急，如角弓反张，欲死者。

【功效】清热祛风。

【药物及用量】独活一两 防风（去芦头）一两 麻黄（去根节）二两半 附子（炮，去皮、脐）一两 细辛三分 芎䓖三分 桂心一两 杏仁（汤浸，去皮尖、双仁，麸炒微黄）一两 当归三分

【用法】上九味，捣粗罗为散，每服四钱，以水一中盏，入生姜半分，煎至六分，去滓，温服，不拘时。

◆**续命煮散**《妇人大全良方》

【主治】风气留滞，心中昏愦，手足瘛疭，口眼瞤动，有时搐，亡失津液，渴欲引饮，中风自汗及产后中风自汗。

【功效】扶荣卫，祛虚风。

【药物及用量】防风 独活 细辛 当归 人参 葛根 芍药 川芎 甘草炒 熟地黄（一作生地黄） 半夏 远志（去心） 荆芥穗各五钱 桂心（一作肉桂）七钱五分

【用法】㕮咀，每服五钱或一两，清水一盅，加生姜三大片，煎至七分去滓，不拘时温服。汗多不止者去葛根，加牡蛎粉一分五厘（一作一钱五分）。

◆**续命煮散**《千金方》

【主治】风无轻重。

【功效】祛风活血。

【药物及用量】麻黄 芎䓖 独活 防己 甘草 杏仁各三两 桂心 附子 茯苓 升麻 细辛 人参 防风各二两 石膏五两 白术四两

【用法】上一十五味，粗筛下，以五方寸匕，内小绢袋子中，以水四升，和生姜三两，煮取二升半，分三服，日日勿绝，

慎风冷。

◆**续骨丹**《类证普济本事方》

【主治】两脚软弱，虚羸无力及小儿不能行走。

【功效】祛寒湿，活血止痛。

【药物及用量】天麻（明净者酒浸） 白附子 牛膝 川羌活 木鳖子各五钱 地龙（去土）一分 乳香 没药各二钱 乌头（炮） 朱砂各一钱

【炮制】研为末，用生南星末一两，无灰酒煮糊为丸，如鸡头子大，朱砂为衣。

【用法】每服一丸，食前薄荷汤磨下。

◆**续嗣丹**《女科玉尺》

【主治】丈夫无子。

【功效】壮阳，令人有子。

【药物及用量】萸肉 天门冬 麦门冬各二两五钱 补骨脂四两 菟丝子 枸杞子 覆盆子 蛇床子 韭子 熟地各一两五钱 龙骨 牡蛎 黄芪 当归 锁阳 山药各一两 人参 杜仲各七钱五分 陈皮 白术各五钱 黄狗外肾（醋炙）二对

【炮制】研为末，紫河车一具（蒸制）同门冬、地黄捣烂为丸，如梧桐子大。

【用法】每服一百丸，早晚盐汤或温酒送下。

◆**续随子丸**《医学发明》

【主治】周身肿满，喘闷不快。

【功效】理气，祛湿，泻肺。

【药物及用量】续随子一两 人参 木香 汉防己 赤茯苓（面蒸） 大槟榔 海金沙（另研）各五钱 葶苈四两（炒）

【炮制】共研末，枣肉为丸，如梧桐子大。

【用法】每服二十丸至三十丸，食前，桑白皮煎汤送下。

◆**续随子丸**《太平圣惠方》

【主治】妇人食癥，积年不瘥。

【功效】行气破积，化癥止痛。

【药物及用量】续随子一两（微炒） 雄黄一分（细研） 木香一分 燕脂一分 麝香一钱（研入） 干姜一分（炮裂，锉） 朱砂一分（细研） 硇砂（不夹石者一分，细研）

【用法】上八味，捣细罗为末，入研药令匀，以酒煮面糊和丸，如绿豆大，每服以生姜汤下三丸。

◆**续断丸**《类证普济本事方》

【主治】肝肾风虚，腰脊疼痛，行止艰难，小便余沥。

【功效】调中益气，凉血益智，轻身耐老，强筋骨，补五脏内伤。

【药物及用量】川续断 五加皮 防风 薏苡仁 羌活 牛膝（酒浸）各三两 萆薢四两 杜仲 生黄花各四两

【炮制】研末，好酒三升，化青盐三两，用木瓜八两（去皮、子）煮成膏，和杵为丸，如梧桐子大。

【用法】每服三五十丸，空腹食前温酒或盐汤送下。

◆**续断丸**《太平惠民和剂局方》

【主治】风寒湿痹，筋挛骨痛。

【功效】祛风，散寒，渗湿。

【药物及用量】续断（姜酒炒） 牛膝（姜酒炒） 川萆薢（姜汁炒）各三两 防风一两五钱 川乌头（炮）二枚

【炮制】共研末，炼蜜为丸，如弹子大。

【用法】每服一丸，细嚼醇酒送下。

◆**续断丸**《妇人大全良方》

【主治】经水不止，口干心烦，四肢羸乏，饮食减少。

【功效】止崩漏，除烦温中。

【药物及用量】川续断 当归 乌贼骨 黄芪 牛角鰓（烧） 五味子 甘草 龙骨（煅） 赤石脂 熟地黄各一两 地榆五钱 艾叶 附子 干姜 川芎各七钱五分

【炮制】共研末，炼蜜为丸，如梧桐子大。

【用法】每服三十丸，空腹温酒送下。

◆**续断丸**《医学纲目》

【主治】肝劳虚寒，眼昏胁痛，挛缩瘛疭。

【功效】温肝，通络。

【药物及用量】续断（酒浸） 川芎

当归（酒浸） 半夏（姜制） 橘红 干姜（炮）各一两 桂心 甘草（炙）各五钱

【炮制】共研细末，炼蜜为丸，如梧桐子大。

【用法】每服一百丸，温汤送下。

◆**续断丸**《苏沈良方》

【主治】风湿流注，四肢浮肿，肌肉麻痹。

【功效】和营，祛风，化湿，止痛。

【药物及用量】川续断 当归（炒） 萆薢 附子 防风 天麻各一两 乳香 没药各五钱 川芎七钱五分（一方无川芎，有白芍二钱）

【炮制】共研细末，炼蜜为丸，如梧桐子大。

【用法】每服四十丸，空腹时温酒或米饮送下。

◆**续断丸**甲《太平圣惠方》

【主治】妇人月水不断，口干心烦，四肢羸瘦，吃食少味，渐加之弱绝。

【功效】温补冲任，固经止血。

【药物及用量】续断 当归（锉，微炒） 乌贼鱼骨 黄芪（锉） 牛角鳃（烧灰） 五味子 赤石脂 熟干地黄 甘草（炙微赤，锉） 龙骨各一两 地榆半两 艾叶（微炒）三分 芎䓖三分 干姜（炮裂，锉）三分 附子（炮裂，去皮、脐）三分

【用法】上一十五味，捣罗为末，炼蜜和捣三五百杵，丸如梧桐子大，每于食前服，以温酒下三十丸。

◆**续断丸**乙《太平圣惠方》

【主治】产后恶露不绝，虚极少气，腹中疠痛，面无血色。

【功效】养血温中，收涩止血。

【药物及用量】续断一两 桂心三分 熟干地黄一两半 赤石脂三分 艾叶三分（微炒） 白术三分 卷柏 当归（锉，微炒） 附子（炮裂，去皮、脐） 阿胶（捣碎，炒令黄燥） 芎䓖 干姜（炮裂，锉）各半两

【用法】上一十二味，捣罗为散末，炼蜜和捣二三百杵，丸如梧桐子大，每服食前服，以温酒下三十丸。

◆**续断丸**《圣济总录》

【主治】妊娠漏胎，下血不止，腹内疼痛。

【功效】固冲止血安胎。

【药物及用量】续断 附子（炮裂，去皮、脐） 蒲黄 干姜（炮） 芍药 芎䓖 山茱萸各一两半 白术 肉苁蓉（酒浸，切，焙） 菟丝子（酒浸，别捣） 黄芪（炙，锉） 山萸肉 熟干地黄（焙）各二两

【用法】上一十三味，捣罗为末，炼蜜和丸，如梧桐子大，每服二十丸，空腹，日晚温酒下。

◆**续断丹**《证治准绳》

【主治】中风寒湿，筋挛骨痛。

【功效】祛风湿，通筋络。

【药物及用量】续断 萆薢（酒浸） 牛膝（酒浸） 杜仲（锉，炒去丝） 干木瓜各二两

【炮制】研为细末，炼蜜和丸，每两作四丸。

【用法】每服一丸，不拘时细嚼温酒送下。

◆**续断汤**《严氏济生方》

【主治】肝劳虚寒，胁痛胀满，挛缩烦闷，眼昏不食。

【功效】温肝，理气。

【药物及用量】川续断（酒浸） 陈皮（去白） 川芎 当归（酒浸，去芦） 半夏（制） 干姜（炮）各一两 肉桂（不见火） 甘草（炙）各五钱

【用法】㕮咀，每服四钱，清水一盅，加生姜五片，同煎不拘时服。

◆**续断汤**《指南方》

【主治】偏枯少血。

【功效】养血。

【药物及用量】当归三两（去芦） 陈皮（去白） 芍药 细辛（去苗）各一两 生干地黄二两

【用法】㕮咀，每服五钱，清水二盅，煎至八分，去滓温服。脏寒多利者加熟附

子一两。

◆**续断汤**《太平圣惠方》

【主治】妊娠下血尿血。

【功效】养血安胎。

【药物及用量】川续断五钱　当归　生地黄各一两　赤芍二钱五分（一作一钱五分）

【用法】研为末，每服二钱，空腹时葱白煎汤调下。

◆**续断汤**《圣济总录》

【主治】妊娠胎动，腹痛腰痛。

【功效】补肝益肾，安胎。

【药物及用量】续断　当归（切，焙）芎䓖　桑上寄生（锉）　糯米各一两　阿胶（炒令燥）　艾叶（炒）　竹茹各半两

【用法】上八味，粗捣筛，每服三钱匕，水一盏，煎至七分，去滓，温服，不拘时。

◆**续断汤**《妇人大全良方》

【主治】妇人偏枯少血。

【功效】养血散寒。

【药物及用量】当归三两　陈皮　芍药北细辛各一两　生干地黄二两

【用法】上五味为粗末，每服五钱，水二盏，煎至八分，去滓，温服。脏寒多利者，入附子一两和前药。

◆**续断葱白汤**《胎产救急方》

【主治】胎动腰腹痛甚。

【功效】养阴血，固冲任。

【药物及用量】续断　川芎各三分　川当归一两　阿胶半两

【用法】上四味，锉，先以银煎汤，后入葱一握，同药煎。

◆**续断散**《太平圣惠方》

【主治】产后虚羸，不思饮食，多卧少起，精神昏闷。

【功效】益气祛风，养血安神。

【药物及用量】续断一两　芎䓖半两　防风（去芦头）半两　人参（去芦头）半两　黄芪（锉）半两　羌活（圣济总录，去芦头）半两　白茯苓三分　熟干地黄（《总录》焙）一两　五味子半两　当归（锉，微炒）半两　酸枣仁（微炒）半两　甘草（炙微赤，锉）一分

【用法】上一十二味，捣粗罗为散，每服四钱，以水一中盏，入生姜半分，枣三枚，煎至六分，去滓，温服，日三服。

◆**续断散**《寿亲养老书》

【功效】强筋骨，祛风湿。

【主治】老人风冷，展筋骨。

【药物及用量】续断一两　牛膝二两　芎一两　木瓜二两

【用法】上四味，为细末，空心时，温酒调下一大钱。

◆**续断饮**《经效产宝》

【主治】妊娠漏胎，下血不止，脐腹疼痛。

【功效】温气养血，固冲止血。

【药物及用量】续断（锉）二两　艾叶（去梗，焙干）　熟干地黄（焙）　当归（切，焙）各一两　竹茹（新者）　阿胶（炙燥）　鸡苏（去根茎）各半两

【用法】上七味，捣为粗末，每服三钱匕，用水一盏，煎至七分，去滓，空心温服，早晚各一。

◆**续断饮**《圣济总录》

【主治】产后腰重痛，不可转侧。

【功效】补肾温阳，益气养血。

【药物及用量】续断　芍药　肉桂（去粗皮）　生干地黄（焙）　黄芪（细锉）芎䓖　黄芩（去黑心）　当归（切，炒）各一两

【用法】上八味，粗捣筛，每服三钱匕，水一盏，煎至七分，去滓，温服，不拘时。

◆**笼金汤**《证治准绳》

【主治】小儿跌磕伤，损头面肢体未愈，而痘随出，谓之破瓮澄浆。

【功效】补血扶脾。

【药物及用量】木香　生地黄　芍药红花　当归　甘草　白芷　土木鳖　橘红木通　桔梗　白术各等量

【用法】加生姜、大枣，清水煎服。

◆**萝卜子散**《太平圣惠方》

【主治】小儿咳嗽，喘急，作呀呷声。

【功效】滚痰，止喘。

【药物及用量】萝卜子（微炒） 麻黄（去根节）各一分 灯心一大束 皂荚子十枚（煨，去皮） 甘草（炙微赤锉）一分

【用法】捣粗罗为散，每服一钱，清水一小盏，煎至五分去滓，不拘时温服，量儿大小加减。

◆**萝卜子散**《直指小儿方》

【主治】盘肠气痛。

【功效】化痰降气止痛。

【药物及用量】萝卜子（炒黄）不拘多少

【用法】上一味，为末，每服半钱，辣桂煎汤调下，或只入苏合香丸，则用姜汤调下。

◆**萝卜汤**《痘治理辨》

【主治】痘疹出不快。

【功效】透痘疹。

【药物及用量】开花萝卜一个

【用法】清水煎汁，时时饮之。

◆**萝卜丸**《朱氏集验方》

【主治】诸冷积，腹胀气痛。

【功效】温中散寒，行气止痛。

【药物及用量】萝卜子三两 沉香一钱半 草豆蔻一钱半 白术半两 青皮半两

【用法】上五味，除萝卜子，为末，别研，面糊丸，十丸，米饮下。

◆**萝卜子丸**《太平圣惠方》

【主治】妇人肺虚，上气咳嗽，胸膈痰滞。

【功效】降气化痰，温肺止咳。

【药物及用量】萝卜子（微炒）一两 冬瓜子仁（微炒）半两 瓜蒌子仁半两 诃黎勒皮半两 麦门冬（去心，焙）一两 五味子半两 皂荚子仁（微炒）半两 桂心半两 甘草（炙微赤，锉）半两

【用法】上九味，捣细罗为末，炼蜜和丸，如弹子大，不拘时，常含一丸，咽津。

◆**惊毒掩**《证治准绳》

【主治】疔疮初发。

【功效】祛脓收口。

【药物及用量】葱根 木鳖子各七个 白芷三个 巴豆十四个 黄丹二两 香油四两

【炮制】先用渍入前四味，武火熬，用柳木篦搅，以白芷焦黑为度。绵滤去滓，再入铫用文火熬，再入黄丹熬令紫黑色成膏为度。

【用法】每用少许，涂于患处，初起即消，已成即溃。

◆**惊振镇肝丸**《秘传眼科龙木论》

【主治】惊振翳。

【功效】祛翳明目。

【药物及用量】石决明 山药 车前子 人参 茯苓各一两 茺蔚子 柏子仁各二两 细辛五钱 防风一两五钱

【炮制】共研细末，炼蜜为丸，如梧桐子大。

【用法】每服三钱，食后茶清送下。

◆**惊气丸**《类证普济本事方》

【主治】惊积风邪发则牙关紧，痰涎错壅，醒则精神若凝。

【功效】镇惊祛风化痰。

【药物及用量】白附子 木香 白僵蚕 白花蛇 南星（洗切，姜汁浸一宿） 橘红 天麻 麻黄 干葛各五钱 紫苏叶一两 朱砂一钱（留少许为衣）（一方无木香、干葛，有全蝎）

【炮制】研为末，加冰片、麝香各少许，同研极匀，炼蜜杵丸，如龙眼大，朱砂为衣。

【用法】每服一丸，金银薄荷汤化下。

◆**象牙散**《证治准绳》

【主治】痘不收浆结痂。

【功效】补气益血。

【药物及用量】人参 黄芪 白术各一钱 甘草七分 茯苓一钱五分 何首乌二钱

【用法】加糯米二钱，大枣二枚，清水煎，调下象牙末一钱。

◆**象骨散**《宣明论方》

【主治】脾胃虚弱，心腹胀满，水谷不消，噫气吞酸，食辄呕吐，霍乱泄泻脓血，四肢沉重，脐腹疼痛，里急夜起频并，不思饮食。

【功效】温中，涩肠。

【药物及用量】象骨（炒）四两 诃子

（取肉）二两　肉豆蔻一两　枳壳一两　甘草二两　干姜半两

【用法】上六味，为末，每服三钱，水一盏半，煎至八分，和滓热服，食前，日三服。

◆**甜葶苈散**《太平圣惠方》

【主治】咳嗽，面目浮肿，不得安卧，涕唾稠黏。

【功效】止咳平喘，利水消肿。

【药物及用量】甜葶苈（隔纸炒令紫色）一两　木通（锉）半两　旋覆花半两　紫菀（去苗土）半两　大腹皮（锉）三分　槟榔半两　郁李仁（汤浸，去皮，微炒）一两　桑根白皮（锉）一两

【用法】上八味，捣筛为散，每服三钱，以水一中盏，入生姜半分，煎至六分，去滓，温服，不拘时。

◆**甜葶苈丸**甲《太平圣惠方》

【主治】小儿水气，通身肿满，心腹满闷，坐卧不安。

【功效】泻肺利水消肿。

【药物及用量】甜葶苈半两（隔纸炒令紫色）　牵牛子（微炒）半两　大戟一分　雄雀粪半两　巴豆（去皮心，研，纸裹压去油）十粒　腻粉（研入）一钱

【用法】上六味，捣罗为末，都研令匀，用枣瓤和丸，如绿豆大，每服以温茶下一丸，日二服，五岁以上，加丸服之。

◆**甜葶苈丸**乙《太平圣惠方》

【主治】一切喘嗽久不瘥。

【功效】止咳平喘。

【药物及用量】甜葶苈（隔纸炒令紫色）一两　人参（去芦头）三分　赤茯苓三分　蛤蚧（头尾全者，涂酥炙令微黄）一对　杏仁（汤浸，去皮尖、双仁，麸炒微黄）一两

【用法】上五味，捣罗为末，以枣肉和丸，如梧桐子大，每服，以粥饮下三十丸，日三四服。

◆**甜葶苈丸**丙《太平圣惠方》

【主治】久咳嗽，肌体虚羸，不思食饮。

【功效】补肺止咳。

【药物及用量】柏子仁二两　五灵脂一两　甜葶苈（隔纸炒令紫色）一两　蛤蟆头（烧灰）一枚　杏仁（汤浸，去皮尖、双仁，麸炒微黄）一两

【用法】上五味，捣罗为末，炼蜜和丸，如梧桐子大，每服，以温粥饮下二十丸，日三四服。

◆**甜葶苈丸**丁《太平圣惠方》

【主治】肺气咳嗽，面目浮肿，喘促，眠卧不安，小便赤涩。

【功效】顺肺止咳，利水消肿。

【药物及用量】甜葶苈（隔纸炒令紫色）二两　杏仁（汤浸，去皮尖、双仁，麸炒微黄）一两　汉防己一两　贝母（煨令微黄）一两　木通（锉）一两

【用法】上五味，捣罗为末，以枣肉和丸，如梧桐子大，每服，不拘时，煎桑根白皮汤下三十丸。

◆**甜瓜子丸**《瑞竹堂经验方》

【主治】风湿相搏，腰脚疼痛。

【功效】祛风除湿止痛。

【药物及用量】甜瓜子二两（净炒黄色）　木瓜（去皮瓤）一两半　威灵仙一两　川乌头（炮，去皮、脐）半两

【用法】上四味，为细末，酒煮面糊为丸，如梧桐子大，每服三十丸，温酒送下，避风处少息，汗出为度，服药后当日忌食热物及相反药材与半夏、瓜蒌、贝母、白及之类，如病在上食后，如病在下食前服。

◆**豉汤**《太平圣惠方》

【主治】妊娠，伤寒头痛。

【功效】除烦解表。

【药物及用量】豉一合　葱白（去须，切）一握　生姜（切，《寿亲养老书》一两半）一两

【用法】上三味，以水一大盏，煮至六分，去滓，分温二服。

◆**豉粥**甲《太平圣惠方》

【主治】中风，手足不遂，口面歪偏，言语謇涩，精神昏闷。

【功效】补精祛风。

【药物及用量】豉半升　荆芥一握　薄荷一握　葱白（切）一握　生姜（切）半两　盐花半两　羊髓一两

【用法】上七味，先以水三大盏，煎豉、荆芥等十余沸，去滓，下薄荷等，入米煎作粥食之。

◆**豉粥**乙《太平圣惠方》

【主治】风热攻心，烦闷不已。

【功效】祛风清热除烦。

【药物及用量】豉二合　青竹茹一两　米二合

【用法】上三味，以水三大盏，煎豉、竹茹取汁一盏半，去滓，下米煮粥，愠愠食之。

◆**豉心粥**《寿亲养老书》

【主治】疟疾，寒热往来。

【功效】调和气血。

【药物及用量】豆豉心（以百沸汤泡，细研）二合　柴胡（去苗，末）三钱　桃仁（汤浸，去皮尖，研）三十个

【用法】上三味，先将豆豉心、桃仁，以白米三合，水半升，同煎为粥，临熟，入柴胡末搅匀食之。

◆**菝葜饮**甲《圣济总录》

【主治】消渴，饮水无休。

【功效】收敛止渴。

【药物及用量】菝葜（锉，炒）　汤瓶内碱各一两　乌梅（并核椎碎，焙干）二两

【用法】上三味，粗捣筛，每服二钱匕，水一盏，于石器中，煎至七分，去滓，稍热细呷。

◆**菝葜饮**乙《圣济总录》

【主治】消渴，小便数少。

【功效】补气清热，收敛止渴。

【药物及用量】菝葜　土瓜根各二两半　黄芪（锉，焙）　地骨皮　五味子各二两　人参　牡蛎（熬粉）各一两半　石膏（碎）四两

【用法】上八味，粗捣筛，每服五钱匕，水一盏半，煎至八分，去滓，空腹温服。

◆**菝瓜散**《太平圣惠方》

【主治】妇人虚冷，小便滑数。

【功效】温肾助阳，固精缩尿。

【药物及用量】菝瓜（锉）　桑螵蛸（微炒）　附子（炮裂，去皮、脐）　龙骨各一两　韭子半两（微炒）　桂心半两

【用法】上六味，捣细罗为散，每服食前服，以温酒调下二钱。

◆**梨汁饮子**《太平圣惠方》

【主治】妊娠中风，失音不语，心神冒闷。

【功效】清热化痰。

【药物及用量】梨汁二合　竹沥二合　生地黄汁二合　牛乳一合　白蜜半合

【用法】上五味，相和令匀，每服温饮一小盏。

◆**晚蚕砂浸酒**《太平圣惠方》

【主治】妇人中风偏枯，手足挛急，顽痹不遂。

【功效】祛风止痉，祛湿通络。

【药物及用量】晚蚕砂一升　茄子根一两　牛膝（去苗）二两　大麻子半枚　牛蒡子（微炒）二两　防风（去芦头）一两　羌活一两　秦艽一两　枸杞子一两　当归（锉，微炒）一两　桂心一两　虎胫骨（涂酥，炙令黄）二两　海桐皮一两　鼠粘子二两

【用法】上一十四味，细锉，以生绢袋盛，用好酒二斗，浸七日，每日不拘时，温饮一小盏，常令酒气相接为佳。

◆**绵煎散**《医林方》

【主治】妇人胎前产后，吐血血晕，发虚热，小便不通，脐腹疼痛。

【功效】清热利水，通便止痛。

【药物及用量】瞿麦　石膏（乱纹者）　赤石脂各等量

【用法】上三味为细末，每服五匙，水一中盏，绵裹同煎服。

十　二　画

◆**博金散**《外科精义》

【主治】下疳，疮臭烂，肿痛。

【功效】解湿毒，杀微虫。

【药物及用量】白矾（与密陀僧同研为末，相和，入于砂锅内，火上炮汗尽）　密陀僧各五钱　白垩二钱　黄丹（淘）　轻粉各一钱　乳香五分　麝香一字

【用法】研为细末，先用槐枝、葱白、盐、甘草熬汤淋溻洗，一二时拭干，然后掺药末，甚者三五次瘥。

◆**博金散**《经验良方》

【主治】脱肛自泄。

【功效】健脾，涩肠，止泻。

【药物及用量】人参（去芦）一两　白茯苓（去皮）二两　络石二两　龙骨（略煅）一两

【用法】上四味，为末，每服三钱，空心，米饮汤服，临卧再服。

◆**喉痹甘桔汤**《太平圣惠方》

【主治】风痰上壅，咽喉肿痛，吞吐有碍。

【功效】解毒利咽。

【药物及用量】甘草　桔梗各一两

【用法】每服三钱，清水一盏，煎至七分，食后温服。

◆**喉痹饮**《嵩崖尊生》

【主治】喉痹。

【功效】清热解毒，通利咽喉。

【药物及用量】桔梗　玄参　贝母　荆芥　薄荷　僵蚕　前胡　甘草　花粉　灯心　牛蒡子　款冬花

【用法】清水煎服。

◆**喝起丸**《瑞竹堂经验方》

【主治】小肠气及肾虚腰痛。

【功效】温通，散结，健肾。

【药物及用量】杜仲（酥炙去丝，一作盐炒）二两　胡芦巴（芝麻炒）　破故纸（炒）　小茴香（盐水浸一宿）　川萆薢各一两　胡桃仁（汤浸，去皮，青盐五钱同研如泥，一作连皮）一两

【炮制】共研细末，入胡桃肉，炼白蜜为丸，如梧桐子大。

【用法】每服三十丸或五十丸，空腹时盐酒或盐汤送下，临卧时再服。

◆**寒水丹**《证治准绳》

【主治】外疡。

【功效】解毒滞，化湿热。

【药物及用量】鸡骨灰（带血肉烧过）　银朱各一钱　冰片　赤石脂各五分　棕衣灰二分

【用法】研为细末，洗净，徐徐掺之。

◆**寒水散**《御药院方》

【主治】肝风暴赤，目睛偏视。

【功效】清肝息风。

【药物及用量】青黛一钱　大豆（去皮）三钱　马牙硝二钱　黄连二钱　黄柏三钱

【用法】上五味，同捣罗为细末，每用一钱，蜜少许，冷水调成膏，绯绢作花子，如小钱大，摊药于上，贴太阳穴，病左贴右，病右贴左。

◆**寒水石散**《世医得效方》

【主治】凡病多因惊，则心气不行，郁而生涎，遂成大疾，宜常服利小肠，去心热，自少惊涎，亦不成疾。

【功效】泻热通淋。

【药物及用量】寒水石　白滑石各二两　甘草半两

【用法】上三味，为末，量大小，暑月冷水调，寒月温汤调。被惊及心热，坐卧不安者，服之即安。

◆**寒水石散**《苏沈良方》

【主治】心气因惊郁而生涎，涎结为饮，遂成忪悸，遇惊则发者。

【功效】清热，下痰，化湿。

【药物及用量】寒水石（煅）　滑石

（水飞）各一两　生甘草二钱五分

【用法】研为末，每服二钱，热用新汲水调下，寒用生姜、大枣煎汤调下，加龙胆少许尤佳，中寒者不可服。

◆巽顺丸《张氏医通》

【主治】妇人倒经，血溢于上，男子咳嗽吐血，左手关尺脉弦，背上畏寒，有瘀血者。

【功效】补血活血，消瘀清热。

【药物及用量】乌骨白丝毛鸡（男雌女雄，取嫩者，水浸死，泡去毛，竹刀剖胁，出肫肝，去秽，留内金，并去肠垢，仍入腹内）一只　乌贼骨（童便浸，晒干为末，微炒黄，取净）四两　茹芦（去梢，酒洗，切片净）一两　鲍鱼（切薄片）四两

【炮制】入鸡腹内，用陈酒、童便各二碗，清水数碗，砂锅中旋煮旋添，糜烂汁尽，捣烂焙干，骨用酥炙，共研细末。干山药末调糊为丸，如梧桐子大。

【用法】每服五七十丸，空腹时百劳水送下。

◆惺惺散《太平惠民和剂局方》

【主治】伤寒时气，疮疹发热咳嗽。

【功效】除风热，健脾止咳。

【药物及用量】白茯苓（去皮）　细辛（去叶，一作减半）　苦桔梗　瓜蒌根（一作羌活）　人参　甘草（炙）　白术各等量（一方有川芎）

【用法】研为细末，每服一二钱，加生姜一片，薄荷一叶，清水煎去滓，不拘时温热服，取微汗愈，不愈再作，加葱白、香豉。

◆惺惺散《医方类聚》

【主治】小儿吐泻脾弱，内虚生惊。

【功效】和脾行滞。

【药物及用量】人参　茯苓　木香　天麻　扁豆　全蝎（炙）　陈米（炒）各等量

【用法】锉散，每服二钱，加生姜、大枣，清水煎服。

◆惺惺散《小儿卫生总微论方》

【主治】久泻脾困，不思乳食，恐作脾风。

【功效】和脾行滞，健脾化湿。

【药物及用量】明天麻　全蝎（炒）各五分　木香（炮）　糯米（微炒）　人参（微炒）　茯苓（微炒）　白扁豆（炒）淮山药（焙）　甘草（炙）各一钱

【用法】研为细末，婴孩每服一字，二三岁者五分，清水一盏或半银盏，加枣子八两，煎十数沸服。

◆惺惺散《麻科活人方》

【主治】伤风，伤寒，痰嗽，咳逆，失音。

【功效】理虚和气，宁心清肌，止啼去烦，利咽。

【药物及用量】人参（去芦）五钱　桔梗（锉，炒）　白茯苓（去皮）　白术　天花粉各一两　细辛（去叶）二钱　防风（去芦）　川芎　生南星各二钱五分　甘草（半生半炙）七钱

【用法】㕮咀，每服二钱，清水一盏，加生姜一片，薄荷三叶，慢火煎至七分，不拘时温服。

◆掌中金丸《医垒元戎》

【主治】妇人干血气。

【功效】祛寒，行滞，消瘀。

【药物及用量】穿山甲（炮）　甘草　苦丁香　川椒　苦葶苈　白附子　猪牙皂角　草乌头各三钱　巴豆（全用另研）一钱

【炮制】研为细末，生葱绞汁和丸，如弹子大。

【用法】每用一丸，新棉包之纳阴中，一日即白，二日即赤，三日即血，神效。

◆掌中金丸《拔粹方》

【主治】妇人干血气。

【功效】温经活血，散结通经。

【药物及用量】山甲（炮）　甘草　苦丁香　川椒　苦葶苈　白附子　草乌头　猪牙皂角各二钱　巴豆（全用，研）一钱

【用法】上九味通为细末，生葱绞汁和丸，弹子大，每用一丸，新绵包定，内阴中，一日即白，二日即赤，三日即血，神效。

◆**掌中金**甲《是斋百一选方》

【主治】吐血。

【功效】清热化瘀止血。

【药物及用量】真蒲黄　黄药子等量

【用法】上二味，用生麻油于手心内调，以舌舐之。

◆**掌中金**乙《是斋百一选方》

【主治】吐血。

【功效】补血止血。

【药物及用量】当归　香白芷各等量

【用法】上二味，为细末，每服二钱，温米饮调下。

◆**掌中丸**《世医得效方》

【主治】吃物吃乳便吐，下水乳不得，饮食不下者。

【功效】消食。

【药物及用量】白豆蔻十四个（去壳）　甘草半两（半生半炙）　缩砂十四个

【用法】上三味，为末，逐旋安掌中，干啖，牙儿干掺口中。

◆**掌胃膏**《是斋百一选方》

【主治】小儿脾胃虚弱，呕吐泄泻。

【功效】健脾止泻。

【药物及用量】人参　白术　白茯苓（去黑皮）　甘草（炙）　肉豆蔻（面裹煨，去面）　白豆蔻（去壳）　陈皮（去白）　草豆蔻（去皮）　枇杷叶（去毛）　青皮（去白）　丁香　沉香　木香　藿香叶　缩砂仁

【用法】上一十五味，各等量，为细末，炼蜜丸如龙眼大，每服一丸，空心食前，米汤化下，日进二服。

◆**提丁锭子**《玉机微义》

【主治】疔疮危笃发昏及瘰疬。

【功效】解毒祛积。

【药物及用量】雄黄　朱砂各二钱　青盐　生砒霜　白丁香　斑蝥（去翅足）　轻粉各一钱五分　蟾酥　麝香各一钱　蓖麻子三七粒　黄蜡酌加

【炮制】研为细末，银器内或瓷器内先将蜡熔开，和前药为丸，如梧桐子大，捻做饼子。

【用法】以针刺破疔疮放一饼子于疮头上，又刺四边五七下。恶血出为妙，再用转膏药贴之，立验，内服首功玄黑散或蟾酥丸。

◆**提毒丹**《疡医大全》

【主治】肿疡。

【功效】拔毒生肌，活血消痈。

【药物及用量】乳香（去油）　没药（去油）各二钱　玄参（瓦上焙脆）　前胡（瓦上焙干）　血竭　麝香各四分　生斑蝥（去净头足翅，阴阳瓦焙）（一方乳香　没药各一钱二分，血竭六分，有冰片四分）八钱

【炮制】各研极细末，于端午正午时和匀，瓷瓶密贮。

【用法】凡初起肿毒，每用二三厘至一分，先看疮势大小，即以膏药照疮大小，周围用大蒜捣如泥敷膏药上，中留一孔，入药于内，次日即起小泡，挑去水泡即消，如已溃者掺药于疮孔内。

◆**握宣丸**《田氏保婴集》

【主治】小儿便结，腹胀，闷乱，命在须臾者。

【功效】散寒行水。

【药物及用量】巴豆一钱五分　硫黄　高良姜　附子　槟榔　甘遂各等量（一方无附子，有干姜、白芥子）

【炮制】研为细末，粟米煮饭和丸，如绿豆大。

【用法】清晨先以川椒汤洗小儿手，男左女右，麻油涂掌中，握药一团，用绵裹定。不移时大小便自利，看行数多少，冷水洗去药即止。

◆**揭毒散**《青囊秘传》

【主治】热性肿毒方。

【功效】清热解毒。

【药物及用量】大黄一两五钱　白及一两　朴硝二两

【用法】研为末，用井水调搽，如干再搽。

◆**揭风汤**《直指小儿方》

【主治】利下痰热。

【功效】化痰清热。

【药物及用量】青黛　芦荟　全蝎各一分　南星（为末，水调做饼，包裹前，全蝎煨令赤色）半两　朱砂一钱半　牙硝　轻粉各三字

【用法】上八味，为末，每服一字，煎金银薄荷汤调下。

◆**援土固胎汤**《傅青主男女科》

【主治】妊娠脾胃虚极，上吐下泻，胎动欲坠，腹痛难忍，急不可缓。

【功效】解毒温中，理气止痛。

【药物及用量】人参　山药（炒）　山茱萸肉（蒸）各一两　枸杞子　菟丝子（酒炒）　杜仲（炒黑）　续断各三钱　白术（土炒）二两　甘草（炙）一钱　砂仁（炒研）三粒　附子（制）五分　肉桂二分（去粗皮研）

【用法】清水煎服，一剂泻止，二剂病愈。

◆**援生膏**《痈疽验方》

【主治】诸般恶疮及瘰疬才起者。

【功效】通经络，解恶毒。

【药物及用量】血竭一钱　蟾酥　轻粉各三钱　麝香五分　雄黄五钱　乳香　没药各一钱

【炮制】研为极细末，用荞麦秸灰或真炭灰一斗二升，淋灰汤八九碗，用栗柴或桑柴，文武火煎三作碗，取一碗收留，将二碗盛于好瓷器内。候温将药末入灰汤内，用铁瓢或桑柳枝顺搅，又用好细石灰一升，入药灰汤搅匀，取出候冷，过宿盛白瓷罐内。

【用法】每用少许，点在当头，一日二次，次日又一次。疮头食破约五分，血水出为妙。恐日久药干，将前收留，灰汤和用。

◆**散血瓜蒌散**《疡科选粹》

【主治】初杖方。

【功效】解热毒，舒经络。

【药物及用量】瓜蒌一个　忍冬藤　乳香各一钱　苏木五钱　没药三钱　甘草二钱

【用法】清水五碗，煎至二碗，隔汤炖热，加童便一杯服，一日用尽，渣研细末。酒糊为丸，如梧桐子大，朱砂为衣，熟汤送下。

◆**散血定痛补损丹**《证治准绳》

【主治】诸般损伤肿痛。

【功效】止痛养血，通经活络。

【药物及用量】当归　川芎　赤芍　生草　白芍　牛膝　续断　白芷　杜仲（制）　骨碎补　五加皮　羌活　独活　南星（制）　防风各一两五钱　官桂　乳香　没药各一两　南木香　丁香皮　角茴各五钱

【用法】研为细末，温酒调下。

◆**散血消胀汤**《张氏医通》

【主治】血胀，小便多，大便溏黑光亮。

【功效】破血积，利气滞。

【药物及用量】当归尾一钱五分　五灵脂　官桂　乌药　甘草（炙）　木香各六分　川芎一钱二分　半夏　蓬莪术（煨）各八分　紫苏三分　砂仁（炒）一钱　生姜五片

【用法】清水煎，食前温服。

◆**散血膏**甲《证治准绳》

【主治】目赤肿不能开，睛痛，热泪如雨。

【功效】清血热，明眼目。

【药物及用量】紫荆皮　白芷　大黄　姜黄　南星　大柏皮　赤小豆　寒水石

【炮制】研为细末，生地黄汁调成膏。

【用法】每用少许，敷眼四围。

◆**散血膏**乙《证治准绳》

【主治】打仆损伤，金疮，恶兽伤。

【功效】止痛理血。

【药物及用量】耳草叶　泽兰叶各少许

【用法】生采，杵捣极烂，冷敷缚，刀斧跌磕等伤破皮损肉者，先用羊毛饼贴，次贴此膏，疮口四边用截血膏敷贴，令血不来。或不用羊毛饼，只用金毛狗脊毛薄薄铺于患口上，次用封口药，再以此膏贴之，其效更速。

◆**散疔膏**《疡医大全》

【主治】疔疮。

【功效】止痛，镇逆。

【药物及用量】磁石

【用法】乳细，以葱头十四根取汁，入蜜少许，调匀敷之，留一孔，一敷即散。

◆**散风丹**《直指小儿方》

【主治】小儿风痫。

【功效】祛风定惊，止疫散寒。

【药物及用量】牛胆南星二钱　羌活　独活　防风　天麻　人参　川芎　荆芥穗　细辛各一钱

【炮制】研为末，炼蜜和丸，如梧桐子大。

【用法】每服二丸，薄荷、紫苏汤不拘时送下。

◆**散风苦参丸**《医宗金鉴》

【主治】癣疮之由脾肺风湿过盛而肿痛者。

【功效】利湿清热，祛风散寒。

【药物及用量】苦参四两　大黄（炒香）　独活　防风　枳壳（麸炒）　玄参　黄连各二两　黄芩　生栀子　菊花各一两

【炮制】共研细末，炼蜜为丸，如梧桐子大。

【用法】每服三十丸，食后白滚水或茶酒送下，一日三次。

◆**散气丸**《活幼心书》

【主治】诸疝气小便利而不通，脐下作痛，不堪忍受。

【功效】除疝止痛。

【药物及用量】海藻（汤浸洗七次，焙干）　泽泻（去粗皮）　茴香（炒）　车前子　萝卜子（瓦上慢火焙干）　川楝肉（用斑蝥九枚，去翅足，同炒少时，去斑蝥）　大腹皮（洗净，焙干）各一两

【炮制】锉剖，研为末，酒煮面糊和丸，如绿豆大。

【用法】每服三十丸至五十丸，空腹时南木香煎汤送下，或防风、牡丹皮，煎酒下。不能饮者木香汤、防风丹皮汤中各加酒少许，并空腹时服亦可，再用茴香（盐炒），煎汤尤妙。

◆**散寒救胎汤**《叶氏女科》

【主治】妊娠伤寒。

【功效】温中补气。

【药物及用量】人参一两　白术二两　肉桂　干姜　甘草（炙）各一钱

【用法】清水煎服。

◆**散寒救阴至圣丹**《石室秘录》

【主治】阴证痈疽破溃，色呈黑点，痛亦不甚，疮口不突起，或现无数小疮口，沉沉身重。

【功效】益气血，散寒热。

【药物及用量】生黄芪　人参　金银花各三两　当归一两　白芥子二钱　附子三钱

【用法】清水煎服，二剂即愈，不须多服。

◆**散结定疼汤**《傅青主女科》

【主治】妇人产后因瘀血而致少腹疼痛，甚则结成一块，按之愈疼。

【功效】祛瘀活血。

【药物及用量】当归（酒洗）一两　川芎（酒洗）五钱　牡丹皮　荆芥穗（炒黑）各二钱　乳香（去油净）一钱　益母草三钱　山楂（炒炭）十粒　桃仁（泡，去皮尖，炒研）七粒

【用法】清水煎服，一剂疼止即愈。不必再剂。

◆**散瘀和伤汤**《医宗金鉴》

【主治】一切碰撞损伤，瘀血积聚。

【功效】祛瘀续伤，活血止痛。

【药物及用量】番木鳖（油炸去毛）　红花　生半夏各五钱　骨碎补　甘草各三钱　葱须一两

【用法】清水五碗，煎滚，入醋二两，再煎十数沸，熏洗患处。一日十余次。

◆**散瘀拈痛膏**《外科正宗》

【主治】杖后皮肉损瘀，红紫青斑，焮肿疼痛重坠者。

【功效】活血散瘀。

【药物及用量】如意金黄散一两　樟冰三钱

【炮制】研匀，以白石灰一升，用水二碗和匀，候一时许，用灰上清水倾入碗内，加麻油一半和匀，以竹箸搅百转，自成稠膏，调前药稀稠得所。

【用法】杖后带血，不用汤洗，将药遍敷之，只盖布扎，夏月一日，冬月二日。方用葱汤淋洗干净，仍再敷之，痛止肿消，青紫即退，伤重者另搽生肌玉红膏完口。

◆**散血葛根汤**《外科正宗》

【主治】跌仆损伤，瘀血而得流注者。

【功效】散风，理气止痛。

【药物及用量】葛根　川芎　半夏（制）　桔梗　防风　羌活　升麻各八分　细辛　生甘草　香附　红花　苏叶　白芷各六分

【用法】清水二盅，加葱白三根，生姜三片，煎至八分，不拘时服。

◆**散肿止痛膏**《疡医大全》

【主治】杖疮。

【功效】止痛活血。

【药物及用量】嫩松香（炖化滤清）六两　蓖麻仁（捣化）四两　潮脑一两　碟珠（飞过）五钱　铜绿（水飞）二钱

【用法】先将松香用重汤炖化，再入四味搅匀，用陈油纸（甘草汤煎过，阴干）摊贴疮上，不可见水，贴上扎紧。

◆**散肿溃坚汤**甲《兰室秘藏》

【主治】瘰疬，马刀疮。

【功效】破坚积，舒气血，清热。

【药物及用量】知母（酒拌炒）　瓜蒌根（酒拌）　黄柏（酒拌炒）　昆布（酒洗炒）　桔梗　蓬莪术（酒拌炒）　连翘　黄连（炒）　京三棱（酒拌炒）　葛根　白芍各三钱　升麻　当归尾（酒拌）　柴胡　甘草各一两　龙胆草（酒炒）四两　黄芩（一半酒炒，一半生用）一钱五分

【炮制】共研细末，炼蜜为丸，如绿豆大。

【用法】每服一百丸或一百五十丸至二百丸，白滚汤送下五日，又服益气养荣汤五日，如此相兼服之，不应以针头散敷之。

◆**散肿溃坚汤**乙《兰室秘藏》

【主治】马刀疮，结硬如石，或在耳下至缺盆中，或肩上，或于胁下，皆手足少阳经中及瘰疬遍于颊车，坚而不溃，在足阳明经中所出或二疮已破流脓水。

【功效】疏肝理气，消结清热，活血解毒。

【药物及用量】柴胡梢四钱　草龙胆（酒炒）　黄柏（去粗皮，酒炒）　知母（酒炒）　桔梗　昆布（去土，酒炒）　瓜蒌根（酒洗）各五钱　甘草根（炙）　京三棱（酒炒）　蓬莪术（酒洗炒）　连翘（去心）　当归各三钱　白芍（酒炒）　葛根　黄连各二钱　升麻六钱　黄芩梢（一半酒洗炒，一半生用）八钱

【用法】㕮咀，每服六七钱，清水二盏，先浸半日，煎至一盏，去滓稍热服。服时于卧处伸脚在高处，头微低，每噙一口，作十次咽至服毕依常安卧，取药在胸中停留之意，另攒半料，研为细末，炼蜜和丸，如绿豆大，每服一百丸。此汤留一口以送丸药，更加海藻五钱，食后量虚实加减多少服，但服药多少，临证斟酌，量病人饮食多少，大便硬软，以意加减之。

◆**散滞丸**《普济方》引《卫生至宝方》

【主治】腰痛甚，不可忍者。

【功效】泻热利便。

【药物及用量】牵牛（研去头末，去滓不用）不拘多少　大蒜（每一瓣入巴豆肉一粒，湿纸裹定，煨令香熟，去巴豆）一枚

【炮制】将蒜研细，和牵牛末为丸，如梧桐子大。

【用法】每服五丸，空腹食前醋茶汤送下，量虚实服。一方无巴豆，以朱砂为衣，每服二十丸，温酒送下，只一服便安。

◆**散滞汤**《杂病源流犀烛》

【主治】身麻木，生疙瘩者。

【功效】疏风寒，理气血。

【药物及用量】防风　荆芥　黄连各四分　羌活　独活　当归身　生地黄　苍术　连翘　槟榔　玄参　牛蒡子　忍冬藤　升麻　防己各五分　木瓜六分　木香三分　乌药　牛膝各七分　茯苓　白蒺藜各八分　赤芍　陈皮　萆薢各一钱　半夏二钱

【用法】加生姜二片，葱白一茎，清水煎，温服取汗。初服加麻黄一钱，二三服

加当归一钱，四服加大黄（酒制）一钱五分，五服即愈。

◆**散滞气汤**《兰室秘藏》

【主治】因忧气结中脘，腹皮底微痛，心下痞满，不思饮食，虽食不散，常常有痞气。

【功效】散气结，除痞消满。

【药物及用量】当归身二分　陈皮三分　柴胡四分　炙甘草一钱　半夏一钱五分　生姜五片　红花少许

【用法】上七味锉如麻豆大，都作一服，水二盏，煎至一盏，去粗，稍热服，食前，忌湿面酒。

◆**散聚汤**《三因极一病证方论》

【主治】元气积聚，状如癥瘕，随气发作，心腹绞痛，腰腹䐜胀，二便不利。

【功效】消积聚，祛寒湿。

【药物及用量】半夏（汤洗七次）　槟榔　当归各七钱五分　陈皮（去白）　杏仁（去皮尖，麸炒）　桂心各二两　茯苓　甘草（炙）　附子（炮，去皮、脐）　川芎　枳壳（去瓤，麸炒）　厚朴（姜制）　吴茱萸（汤浸）各一两

【用法】每服四钱，清水一盏，加生姜三片，煎至七分，食前温服。大便不畅加大黄。

◆**散热消毒饮**《审视瑶函》

【主治】目赤痛，脾胀如杯覆。

【功效】祛风清热。

【药物及用量】牛蒡子（炒研）　羌活　黄连　黄芩　苏薄荷　防风　连翘各等量

【用法】清水二杯，煎至八分去滓，食后服。

◆**散热散**《素问病机气宜保命集》

【主治】眼赤暴肿。

【功效】祛风明目。

【药物及用量】防风　羌活　黄芩　黄连各一两

【用法】每服五钱，清水二盏煎，食后温服。大便秘加大黄一两；痛甚加川当归、地黄；烦躁不得卧加栀子一两。

◆**散翳补肝散**《医宗金鉴》

【主治】散翳。

【功效】补血去膜，祛风明目。

【药物及用量】当归　熟地黄各二钱　木贼　防风　白芍各一钱　川芎五分

【用法】研为粗末，清水二盏，煎至一盏去滓，空腹时温服。

◆**散翳还睛散**《医宗金鉴》

【主治】散翳。

【功效】理气散风。

【药物及用量】人参　桔梗　茯苓各一钱　车前子　防风各二钱　五味子　细辛各五分

【用法】研为粗末，清水二盏，煎至一盏去滓，夜食后温服。

◆**斑玄丸**《医学入门》

【主治】妇人惑于妖魅，癥瘕在腹，如怀孕及一切气血痛。

【功效】疏气和血。

【药物及用量】斑蝥（去头翅足，炒）　延胡索（炒）各三钱

【炮制】共为细末，米糊为丸，如梧桐子大。

【用法】每服五分，温酒送下，或不丸但取末五分，温酒调服，以胎下为度。

◆**斑龙二至百补丸**《古今医统大全》

【主治】老年精血方损，元阳虚惫，腰膝疼软，夏寒足冷，夜溺颇多，肾虚腰痛，阳痿梦泄，精神衰弱，元气亏虚。

【功效】固本保元，生精养血。

【药物及用量】鹿角（新取连脑骨者佳，锯二寸长，长流水洗，米泔浸一宿，刷洗净晒干）五十两　黄精八两　枸杞子　熟地黄　菟丝子（熟水淘）　金樱子（去毛子）各四两　牛膝（酒洗）　天门冬（去心）　麦门冬（去心）　楮实子（水洗）各二两　龙眼肉一两

【炮制】同鹿角和匀，入净坛内层层放实，用新汲淡水注坛中，平肩以密梭布四层封口，以新砖压之，置大锅中井字架，各以木甑盖好，重汤煎三日夜，不可间断火候，旁用小锅烧滚水，不时添注坛内并

锅内，不使干涸。日足取起，滤去滓，将汁用绢绞出，入净砂锅内文火熬成膏，约一斤八两，再炼蜜二斤，滴水成珠，掺入，和鹿角霜十两，人参五两，绵黄芪（蜜炒）、芡粉、白茯苓（去皮）、淮山药（炒）、山茱萸肉（盐水洗过）、生地黄（酒洗饭上蒸过）、知母（盐水炒各四两），五味子（去梗）一两（夏月加川黄柏四两，炒褐色），研为细末，用前膏和匀成块，石臼木杵杵千余下为丸，如梧桐子大。

【用法】每服八十丸，空腹时盐汤送下，随用煮熟莲子肉或晒干枣子数枚以压之。

◆**斑龙八师丹**《疡医大全》

【主治】蝼蝈风。

【功效】散寒祛风。

【药物及用量】威灵仙　苍术　透骨草　川乌　草乌各等量

【用法】研为末，每服三钱，温酒调下，取汗避风。

◆**斑龙丸**《医学正传》引《青囊锦方》

【主治】虚劳肾虚，真阴亏损，精气不足，遗精滑精，阳痿腰痛，盗汗耳鸣，体倦。

【功效】壮精神，养气血。

【药物及用量】鹿角霜　鹿角胶　菟丝子（制捣）　柏子仁　熟地黄各八两　白茯苓　补骨脂各四两

【炮制】将胶先熔化，量入无灰酒打糊为丸，如梧桐子大。

【用法】每服六七十丸，空腹时盐汤或温酒送下。

◆**斑龙散**《验方新编》

【主治】精血耗涸，耳聋口渴，腰痛白浊，上热下寒，不受峻补者。

【功效】补精壮阳。

【药物及用量】鹿茸（酒泡透，炙酥）一两

【炮制】乌梅研末，煎成膏，和捣为丸，如梧桐子大。

【用法】每服五十丸，米汤送下。

◆**斑蝥散**《太平圣惠方》

【主治】妇人月水不通，时作寒热，食少体瘦。

【功效】化瘀通经。

【药物及用量】斑蝥（糯米中同炒令黄，去翅足）一分　川大黄（锉，微炒）三分　水蛭（炒黄炒）一分　当归（锉，微炒）三分　虻虫（炒锉黄，去翅足）一分

【用法】上五味，捣细罗为散，每于食前服，以温酒调下一钱。

◆**斑蝥丸**《太平圣惠方》

【主治】妇人月水不通，脐腹积聚疼痛。

【功效】化瘀通经。

【药物及用量】斑蝥（糯米拌炒令黄，去翅足）一两　干漆（捣碎，炒令烟出）一分　硇砂一分　麒麟竭一分　没药一分　凌霄花一分　胎发（烧灰）一两　狗胆（干者）二枚

【用法】上八味，捣罗为末，熬醋如饧和丸，如绿豆大，每日空心服，以桃仁汤下五丸。

◆**普救万全膏**《医学心悟》

【主治】风走疰痛，白虎历节风，鹤膝风，寒湿流注，痈疽发背，疔疮瘰疬，跌打损伤，痞块核疟，顽痰瘀血，腹痛泄泻，妇人癥瘕，小儿疳积。

【功效】除肿毒，散风寒。

【药物及用量】藿香　海风藤　鳖甲　紫荆皮　白芷　广木香　防风　猪牙皂角　桂枝　威灵仙　半夏　蓖麻子　藁本　蕲艾绒　丁香　白僵蚕　黄芩　露蜂房　苏木　川续断　连翘　赤芍　白及　萝卜子　丁皮　高良姜　檀香　贝母　黑山栀　苦参　陈枳壳　乌药　白苏皮　猴姜　天南星　白蔹　荆芥穗　全蝎　生地黄　麻黄　五加皮　秦艽　当归尾　苍术　大枫子　草乌　北细辛　独活　金银花　川芎　香附子　甘草　生附子　杏仁　羌活　蝉蜕　玄参　肉桂　牛膝　桃仁　红花　川乌各一两五钱　大黄三两　蛇蜕五条　大蜈蚣三十五条　柳枝　槐枝　桑枝　桃枝　楝枝

榆枝 楮枝各三十五寸 男子血余三两

【炮制】用麻油二十斤（天平子称），松香一百斤（梭皮滤净），百草霜十斤（筛过），冬浸九宿，春秋浸七宿，夏浸五宿，分数次入锅，文武火熬至药枯油黑，滴水成珠为度。滤去滓称准，每药油十二两下滤净片子松香四斤，再熬至滴水不散，每锅下百草霜细末六两，勿住手搅。俟火候成则倾入水缸中，以棒搅和成块，需两人扯拔数次，瓷钵收贮。一法治疮疽，用血丹收膏更妙，每一斤油用血丹六两。

【用法】每用少许，贴于患处，咳嗽疟疾贴背脊第七椎，贴后起泡出水，乃病气本深，尽被药力拔出，乃吉兆也，不必疑惧。

◆普济消毒饮《东垣试效方》

【主治】大头伤寒，湿蒸多汗。

【功效】清三焦，理肺胃，解热毒。

【药物及用量】黄芩（酒炒） 黄连（酒炒）各五钱 人参三钱 橘红 玄参 柴胡 桔梗 生甘草梢各二钱 连翘 鼠粘子 板蓝根（无则青黛代之） 马勃各一钱（一作各二钱） 白僵蚕（炒，一作一钱） 升麻（一作二钱）各七分

【用法】研为细末，用汤调时时服，或拌蜜为丸，噙化。或加防风、薄荷、川芎、当归身，㕮咀如麻豆大，每服五钱。清水煎去滓，食后时时热服。如大便硬加大黄（酒煨）一钱或二钱以利之，肿热甚者宜砭刺之。

◆智半汤《杂病源流犀烛》

【主治】泄泻。

【功效】燥湿清热，健脾止泻。

【药物及用量】益智子 半夏各五分 苍术四钱 防风 白术 黄芩 白芍各一钱

【用法】加生姜，清水煎服。

◆曾青散《普济方》引《崔元亮海上方》

【主治】耳内恶疮。

【功效】解毒生肌。

【药物及用量】曾青五钱 雄黄七钱 黄芩二钱五分

【用法】研为细末，每用少许，纳入耳中，有脓出即以绵杖子拭干用之。

◆替针丁香丸《普济方》

【主治】痈疽，妇人乳痈脓成将破者。

【功效】消肿祛结。

【药物及用量】白丁香（坚者） 草乌尖 硇砂各等量

【用法】研为末，酸醋调点，将破者令速溃。若急则无如刀快，蜞针一法亦妙。

◆替针丸《外科精义》引《保生信效》

【主治】溃疡痈脓。

【功效】解毒消肿。

【药物及用量】陈坏米一钱 砂硇五针 雄雀粪者四十九粒

【炮制】研为末，米粥和丸，如麦粒大。

【用法】每用一丸，黏疮头上，以膏药贴之，半晌其脓自出。若疮头透而脓不出，或出而愈痛，或发热，血气虚也，用托里散，或作呕吐痰，食少，体倦，脾气虚也，用六君子汤。

◆替针丸《外科精要》

【主治】溃疡痈脓。

【功效】泄毒，生肌，敛疮。

【药物及用量】白丁香 没药 乳香各一字 硇砂一字以上

【炮制】用石灰五升，炉灰三升，水五升，淋取清汁，入大锅内熬浓汁至二三升，用瓦器盛贮。临用时以小盏盛取半盏，即用皮纸贴盏中浓汁面上，安定后取糯米十四粒。种在皮纸面上一宿，研为细末，糯米饭和丸，如麦粒大。

【用法】每用一丸，未破用津贴疮头薄处即破，脓滞不快则用一粒纳疮口内，使脓不滞，好肉易生。

◆棉子丸《杂病源流犀烛》

【主治】寒积。

【功效】温中燥湿。

【药物及用量】棉子八两 升麻 炮姜各四钱 白术一两 半夏八钱

【炮制】研为细末，砂糖炒烊为丸，如梧桐子大。

【用法】每服二钱，空腹时米汤送下，服至半月许，当有稀痰如寒积之状，随大便下，以下尽为度，即勿服。再服健脾温中暖腹之剂。

◆**椒子散**《疡科选粹》

【主治】痛痔。

【功效】止痛。

【药物及用量】川椒子一百粒

【用法】研为末，每用少许，掺棉花片上，放于患处，可以止痛。

◆**椒仁丸**《全生指迷方》

【主治】血分郁滞。

【功效】理气和血，化瘀止痛。

【药物及用量】椒仁（炒） 甘遂续随子（去皮，研） 附子（炮） 郁李仁（去皮） 黑牵牛子末（炒） 五灵脂（酒研，去净砂土） 当归 吴茱萸（拣净，汤泡，炒） 延胡索各五钱 芫青（去头翅足，同糯米炒黄，去米） 斑蝥（去头足翅，糯米炒黄，去米）各十枚 芫花（醋浸，一作酒炒二钱，一作三钱） 胆矾 信砒各一钱 石膏二钱（一作三钱）（一方无斑蝥，一方无信砒）

【炮制】共研细末，水煮面糊为丸（一作神曲煮糊为丸）如豌豆大。

【用法】每服一丸，空腹时橘皮汤送下。

◆**椒目散**《杨氏家藏方》

【主治】盗汗日久不止。

【功效】敛阴止汗。

【药物及用量】椒目 麻黄根各等量

【用法】研为细末，每服一钱，食后热无灰酒调下。

◆**椒目丸**《千金方》

【主治】腹满口干燥。

【功效】逐水除满，清热润燥。

【药物及用量】椒目 木防己 大黄各一两 葶苈二两

【用法】上四味，为末蜜丸，如梧桐子大，先食饮服一丸，日三，后稍增，口中有津液止。渴者，加芒硝半两。

◆**椒地丸**《审视瑶函》

【主治】目昏多泪。

【功效】祛湿凉血。

【药物及用量】川椒（去目及闭口者，微炒） 生地黄（切，焙干） 熟地黄（切，焙干）各等量

【炮制】共研细末，炼蜜为丸，如梧桐子大。

【用法】每服五十丸，空腹时盐米汤送下。

◆**椒朴丸**《魏氏家藏方》

【主治】五更溏泄由寒积所致者。

【功效】温中祛积，行气止痛。

【药物及用量】川椒（炒出汗） 川厚朴（姜制炒） 益智子（去壳炒） 陈皮 干姜 茴香（炒）各等量

【炮制】用青盐等量，于银石器内，以清水浸干药，用慢火煮干焙燥，共研细末，酒煮米糊为丸，如梧桐子大。

【用法】每服三十丸，加至四十丸，空腹时盐汤或温酒送下。

◆**椒朴丸**《施圆端效方》

【主治】妇人血海虚冷，脐腹疞痛，崩漏赤白。

【功效】散寒除温，行气止痛。

【药物及用量】川椒（去目，炒出汗）二两 苍术（去皮，酒浸，晒干）四两 干姜四两（切） 厚朴二两（细切，与姜同和炒）

【用法】上四味，为细末，酒糊为丸，如梧桐子大，每服三十丸，温酒送下，食前。

◆**椒艾丸**《千金方》

【主治】三十年下痢，所食之物皆不消化，或青或黄，四肢沉重，起即眩倒，骨肉消尽，两足逆冷，腹中热，苦筋转，起止须扶，阴冷无子。

【功效】温中止泻。

【药物及用量】蜀椒三百粒 熟艾一斤 乌梅二百个 干姜三两 赤石脂（煅飞）二两

【炮制】椒姜艾下筛，入石脂净末，梅著米下蒸熟，去核，合捣炼蜜和丸，如梧桐子大。

【用法】每服十丸，熟汤送下，每日三次，不应加至二十丸，不瘥加黄连。

◆**椒艾丸**《世医得效方》

【主治】脏腑虚寒，泻痢不止。

【功效】温中，涩肠。

【药物及用量】乌梅（去核，二两半，醋浸，布裹蒸）　揉成无滓艾一两半　川椒（炒，去目）　干姜　赤石脂　黑附（炮裂）各一两

【用法】上六味，除乌梅外，同为末，将蒸过乌梅肉研匀，更入熟枣肉，蜜少许和丸，如梧桐子大，每服二十丸，米饮下。

◆**椒附丸**《太平惠民和剂局方》

【主治】下焦不足，内挟积冷，脐腹急痛，肢倦面黑，唇口干燥，目暗耳鸣，心忪短气，夜多异梦，时有盗汗，小便滑数，遗沥白浊，脚膝缓弱，心腹胀满，不进饮食，并治肾虚腰痛。

【功效】补虚壮气，暖下元，温和五脏。

【药物及用量】川椒（去子，炒出汗）　槟榔　附子（炮，去皮、脐）各五钱　陈皮（去白）　牵牛（微炒）　五味子　石菖蒲　干姜（炮）各一两

【炮制】锉碎，用好米醋于瓷器内文武火煮令干，焙研细末，醋煮面糊为丸，如梧桐子大。

【用法】每服三十丸，食前空腹时盐汤送下；妇人血海冷当归酒下，泄泻米饮下；冷痢姜汤下；赤痢甘草汤下。

◆**椒附散**《类证普济本事方》

【主治】肾气上攻，项背不能转侧。

【功效】祛风寒，通经络。

【药物及用量】附子（六钱以上者，炮去皮、脐）一枚

【用法】为散，每服二钱，用川椒二三十粒，白面填满，加生姜七片，清水一盏半，煎至七分，去椒，入盐一字，空腹时热服。有热加川羌活一撮；面赤戴阳，加葱白二茎；火炎头痛哄热加腊茶一撮。

◆**椒附汤**《是斋百一选方》

【主治】骤腹疼注下，或滑肠频并，多有冷沫。

【功效】温中，散寒，止泻。

【药物及用量】川椒（去目）　干姜（生用）　附子（去皮、脐，生用）各三钱

【用法】上三味，等量，为粗末，每服三钱，水二盏，煎至八分，温服，不拘时。

◆**椒红丸**《太平圣惠方》

【主治】妇人血气不调，脏腑积冷，脐腹疼痛，肌体日瘦。

【功效】理气滞，温血脉。

【药物及用量】椒红　沉香　当归（去芦）　诃黎勒（煨，去核）　蓬莪术　附子（炮，去皮、脐）　白术各一两　肉豆蔻　高良姜　丁香各五钱　麝香（另研）三钱五分

【炮制】共研细末，炼蜜为丸，如梧桐子大。

【用法】每服三十丸，空腹时温酒送下。

◆**椒红丸**《永类钤方》

【主治】妇人血气不调，脏腑积冷，脐腹疞痛，肌体日瘦。

【功效】温经养血，行气血止痛。

【药物及用量】沉香　莪术　诃子（煨肉）各一两　麝香（别研）一分　肉豆蔻　丁香　高良姜各半两　椒红　当归　白术　附子（炮）各一两

【用法】上一十一味，为末，入麝酒糊丸，梧桐子大，每三十丸，温酒下。

◆**椒红固肠丸**《瑞竹堂经验方》

【主治】脾胃积冷，肠鸣，大便滑泄，腹痛。

【功效】温中，健脾，止泻。

【药物及用量】神曲（锉作小块，炒香熟）六两　白术（锉，炒干）一两　川姜（去皮炮干）三两　川椒（去目，炒去汗，取红净）一两半　厚朴（去粗皮，姜制）一两　肉豆蔻（面裹煨）三两

【用法】上六味，为细末，别用蒜，不拘多少，湿纸裹煨香熟，剥净，研如泥，熟汤化开，滤去滓，少入面，打糊和药为丸，如梧桐子大，每服七八十丸，空心，

米饮汤送下，日进二服。

◆**椒粉散**《兰室秘藏》

【主治】前阴两丸湿痒痛，秋冬甚，夏月减。

【功效】祛寒温中。

【药物及用量】川椒　猪苓　当归梢各三分　轻粉　红花各少许　肉桂二分　麻黄一钱　黑狗脊　蛇床子各五分　斑蝥二枚（一方有贯众，无黑狗脊、肉桂）

【用法】研为极细末，干掺患处，避风寒湿冷处坐卧。

◆**椒梅丸**《张氏医通》

【主治】痘为虫闷，不得发出。

【功效】泻热透浊。

【药物及用量】秦艽三钱　乌梅　黄连各一钱

【炮制】共研细末，饴糖为丸，如黍米大。

【用法】量儿大小分二三服，服后须臾得入虫口，次与紫草承气汤下之。

◆**椒梅丸**《温病条辨》

【主治】暑邪深入厥阴，舌灰口渴，心下板实，呕吐，寒热下利血水，甚至声音不出，上下格拒者。

【功效】散寒清热，温中消痞。

【药物及用量】川椒（炒黑）　乌梅（去核）　生白芍各三钱　黄连　黄芩　干姜　人参　半夏各二钱　枳实一钱五分

【用法】清水八杯，煮取三杯，分温三服。

◆**椒鳖丸**《疡科选粹》

【主治】初杖。

【功效】祛瘀，活血止痛。

【药物及用量】胡椒八两　土鳖虫一百二十个　木耳灰　当归尾各六两　乳香　没药　杏仁　桃仁　发灰　血竭各一两五钱　自然铜（火煅醋淬七次）二钱

【炮制】共研为末，另用胡椒三两煎浓汁，调面糊为丸，如梧桐子大。

【用法】每责十板服二钱，热酒送下；轻责者不必用。

◆**椒菊丸**《圣济总录》

【主治】妊娠小便日夜频数。

【功效】温肾固冲，宁心止遗。

【药物及用量】蜀椒（去目及合口，炒取红）二两　甘菊花　肉苁蓉（酒浸一宿，切，焙）　菖蒲各一两　巴戟天（去心）　远志（去心）　黄芪（锉）　附子（炮裂，去皮、脐）各半两

【用法】上八味，为细末，酒煮面糊和丸，如梧桐子大，每服二十丸，空腹食前温酒下。

◆**椒面粥**《寿亲养老书》

【主治】老人脾胃虚弱，冷痛泻痢无常，不下食。

【功效】温中止泻。

【药物及用量】蜀椒（熬，捣为末）一两　白面四两

【用法】上二味，和椒拌之令匀，即煮，空心食之，日一服，尤佳。

◆**椒酒方**《经验良方》

【主治】反胃，胃寒吞酸等疾。

【功效】温胃散寒止呕。

【药物及用量】舶上硫黄（明者）二两　汉椒（净拣去合口者并黑目）四两　诃子（略捶碎）二十四个

【用法】上三味，各用生绢袋盛之，以无灰酒十斤渍之，七日即可服，饮一杯，即加一杯生酒在内，汉椒九十日一换，诃子七十二日一换，硫黄则长用，病除少止，春月少服，脾胃弱者，夏秋间服之，永无泄泻之患。

◆**款冬花散**《证治准绳》

【主治】妊娠心膈痰毒壅滞，肺气不顺，咳嗽头疼。

【功效】宣肺，祛痰，解毒，降气止咳。

【药物及用量】款冬花　麻黄　贝母（煨）　前胡　桑白皮　紫菀各五钱　旋覆花　白术　甘草各二钱五分　石膏一两

【用法】㕮咀，每服四钱，清水一盏，加生姜三片，煎至七分，去滓温服。

◆**款冬花散**甲《太平圣惠方》

【主治】上气肺壅，喘息不利，咽喉作水鸡声。

【功效】化痰，降气，开壅。

【药物及用量】款冬花三分　杏仁（汤浸，去皮尖、双仁，麸炒微黄）一两　紫菀（洗去苗土）三分　木通（锉）一两　桔梗（去芦头）一两　马兜铃三分　赤茯苓三分

【用法】上七味，捣筛为散，每服四钱，以水一中盏，入生姜半分，煎至六分，去滓，温服，不拘时。

◆**款冬花散**乙《太平圣惠方》

【主治】妊娠心膈痰毒壅滞，肺气不顺，咳嗽头疼。

【功效】宣肺化痰，降气除烦。

【药物及用量】款冬花　麻黄（去根节）　贝母（煨微黄）　前胡（去芦头）　桑根白皮（锉）　紫菀（去苗土）各半两　旋覆花一分　石膏一两　白前一分（《妇人大全良方》《永类钤方》白术）　甘草（炙微赤，锉）一分

【用法】上一十味，捣筛为散，每服四钱，以水一中盏，入生姜半分，煎至六分，去滓，温服，不拘时。

◆**款冬花散**《太平惠民和剂局方》

【主治】寒壅相交，肺气不利，咳嗽喘满，胸膈烦闷，痰实涎盛，喉中呀呷，鼻塞清涕，头痛眩冒，肢体倦疼，咽嗌肿痛。

【功效】宣肺止咳，化痰平喘。

【药物及用量】知母十两　麻黄（去根节）四十两　桑叶（洗，焙）十两　半夏（汤洗七遍，姜制）二十两　阿胶（碎炒如珠子）四十两　贝母（去心，麸炒）四十两　杏仁（去皮尖，麸炒）四十两　甘草（爁）二十两　款冬花（去梗）十两

【用法】上九味，为粗末，每服二钱，水一盏，入生姜三片，同煎至七分，去滓，食后温服。

◆**款冬花散**《御药院方》

【主治】咳嗽痰涎不利。

【功效】止咳化痰下气。

【药物及用量】款冬花　紫菀（去苗土）各一两

【用法】上二味，为粗末，每服四钱，水一大盏，生姜五片，同煎至六分，去滓，温服，食后服。

◆**款冬花散**《圣济总录》

【主治】久咳嗽。

【功效】润肺止咳。

【药物及用量】款冬花（去梗）　阿胶（炒燥）各一两　天南星（锉，炒）三分　恶实（炒）一分　甘草（炙，锉）半两

【用法】上五味，捣罗为散，每服三钱匕，水一盏，煎至六分，食后卧温服。

◆**款冬煎**甲《千金方》

【主治】新久嗽。

【功效】润肺止咳。

【药物及用量】款冬花　干姜（末）　紫菀各三两　五味子二两　芫花一两（熬令赤）

【用法】上五味，㕮咀，先以水一斗煮三味，取三升半，去滓，纳芫花、干姜末，加蜜三升，合投汤中令调，于铜器中，微火煎令如糖，每服半枣许，日三。

◆**款冬煎**乙《千金方》

【主治】三十年咳嗽，或饮或咳寒气，嗽虽不同。

【功效】温肺散寒止咳。

【药物及用量】细辛　款冬花　防风　紫菀各三两　藜芦二两　蜀椒五合

【用法】上六味，㕮咀，取藜芦先着铜器中，次紫菀，次细辛，次款冬花，次椒，以大枣百枚，间着诸药间，以水一斗二升，微火煮令汁尽，出枣曝令燥，鸡鸣时服半枣，不知，明旦服一枚，以胸中愠愠为度。若强人欲嗽吐者，可小增服之，便吐脓囊裹结。吐后勿饮冷食，咳愈止药，药势静乃食，不尔，令人吐不已。

◆**款冬煎**丙《千金方》

【主治】久嗽不瘥。

【功效】止咳化痰。

【药物及用量】兔屎四十九枚　硇砂二分　胡桐绿一分

【用法】上三味为末，蜜和丸，如梧桐子大，每服三丸，以粥饮下，日三，吐冷物尽即瘥。

◆**款冬煎**丁《千金方》

【主治】积年咳嗽，喉中呀声一发，不

得坐卧。

【功效】润肺下气止咳。

【药物及用量】紫菀　贝母　半夏　桑根白皮　五味子　射干　百部各五分　款冬花　皂荚　干姜　橘皮　鬼督邮　细辛各四分　白石英　杏仁各八分　蜈蚣二枚

【用法】上一十六味，为末，蜜和丸，如梧桐子大，饮服十丸，日再，稍加至二十丸。

◆**款冬丸**《千金方》

【主治】三十年上气咳嗽，唾脓血，喘息不得卧。

【功效】降气止咳，平喘止血。

【药物及用量】款冬花　干姜　蜀椒　吴茱萸　桂心　菖蒲各五分　人参　细辛　芫花　紫菀　甘草　桔梗　防风　芫花　茯苓　皂荚各三分

【用法】上一十六味，为末，蜜丸如梧桐子大，酒服三丸，日三服。

◆**款冬花丸**甲《太平圣惠方》

【主治】小儿咳嗽不瘥，喉鸣喘急。

【功效】化痰止咳。

【药物及用量】款冬花　甘草（炙微赤，锉）　紫菀（洗去苗土）各一分　麻黄（去根节）　贝母（煨微黄）　麦门冬（去心，焙）　赤茯苓　杏仁（汤浸，去皮尖、双仁，麸炒微黄，细研）各半两

【用法】上八味，捣罗为末，入杏仁研令匀，炼蜜和丸，如绿豆大，每服以清粥研化五丸服之，量儿大小，以意加减。

◆**款冬花丸**乙《太平圣惠方》

【主治】小儿咳逆上气，昼夜不得睡卧。

【功效】化痰止咳。

【药物及用量】款冬花一分　紫菀（洗去苗土）一分　伏龙肝一分　桂心半两　麻黄（去根节）半两　紫苏子一分

【用法】上六味，捣罗为末，炼蜜和丸，如绿豆大，不拘时，以温水化破三丸服之，量儿大小，治意加减。

◆**款冬花丸**丙《太平圣惠方》

【主治】久咳嗽，气逆，眠睡不安，唾脓血，喘急，连年不瘥。

【功效】降气止咳平喘。

【药物及用量】款冬花一两　杏仁一两（汤浸，去皮尖、双仁，麸炒微黄，研如膏）　紫菀（去苗土）一两半　蛤蚧（头尾全者，涂酥，慢火炙令黄）一对　柏叶三分　白石英（细研，水飞过）一两半　人参（去芦头）三分　甘草（炙微赤，锉）三分　五味子三分　白茯苓一两　天门冬一两半（去心，焙）　鹿角胶（捣碎，炒令黄燥）二两　干姜（炮裂，锉）半两　桂心三分　熟干地黄二两

【用法】上一十五味，捣罗为末，炼蜜和捣二三百杵，丸如梧桐子大，每服不拘时，以粥饮下二十丸。

◆**款冬花汤**甲《圣济总录》

【主治】暴发咳嗽。

【功效】清肺下气止咳。

【药物及用量】款冬花二两　桑根白皮（锉）　贝母（去心）　五味子　甘草（炙，锉）各半两　知母一分　杏仁（去皮尖、双仁，炒，研）三分

【用法】上七味，粗捣筛，每服三钱匕，水一盏，煎至七分，去滓，温服。

◆**款冬花汤**乙《圣济总录》

【主治】咳唾脓血。

【功效】止咳消脓，化痰止血。

【药物及用量】款冬花一两　皂荚一挺（去黑皮，酥炙）　杏仁（汤浸，去皮尖、双仁，麸炒）二两　黄明胶（炙令燥）一片　甘草（炙，锉）　贝母（去心）各一两　知母（焙）半两　麻黄（去根节，汤煮掠去沫）三两

【用法】上八味，粗捣筛，每服三钱匕，水一盏，煎至七分，去滓，温服，日三夜一。

◆**款冬花熏方**《圣济总录》

【主治】肺虚，咳嗽日久。

【功效】补肺止咳。

【药物及用量】款冬花　木鳖子各一两

【用法】上二味，细锉，每用二钱匕烧香饼，慢火焚之，吸烟良久，吐出涎。凡

如是熏五六次，每次以茶清润喉，次服补肺药。

◆**款气丸**《素问病机气宜保命集》

【主治】久嗽，痰喘，肺气浮肿。

【功效】利气，润肺止咳。

【药物及用量】青皮　陈皮　槟榔　木香　杏仁　茯苓　郁李仁（去皮）　川当归　蓬莪术　马兜铃（炮）　葶苈各三钱　人参　防已各四钱　泽泻末二两五钱

【炮制】共研细末，姜汁煮面糊为丸，如梧桐子大。

【用法】每服二十丸，加至七十丸，食后姜汤送下。

◆**款肺汤**甲《圣济总录》

【主治】五心烦热，肢体倦怠，夜卧壮热，咳嗽。

【功效】清热除烦，下气止咳。

【药物及用量】贝母（去心）　桔梗（炒）　紫菀（去苗土）各一两　甘草（锉，炙）三分

【用法】上四味，粗捣筛，每服三钱匕，水一盏，煎至七分，去滓，食后，温服。

◆**款肺汤**乙《圣济总录》

【主治】咳逆短气。

【功效】降逆补气止咳。

【药物及用量】人参　半夏（汤洗五遍，去滑，炒干）各半两　甘草（炙，锉）一两　陈橘皮（去白，焙）二两

【用法】上四味，粗捣筛，每服三钱匕，水一盏，生姜三片，煎至七分，去滓，温服，日三。

◆**款花清肺散**《卫生宝鉴》

【主治】咳嗽喘促，胸膈不利，不得安卧。

【功效】止咳平喘，理气利膈。

【药物及用量】人参　甘草（炙）　甜葶苈（生）　白矾（枯）　款冬花各一两　御米壳四两（醋炒）

【用法】上六味为末，每服二钱，温米饮调下，食后服。忌油腻物及多言语损气。一方加乌梅一两，核。

◆**焮肿膏**《医宗金鉴》

【主治】睑硬睛疼。

【功效】镇肝润肌。

【药物及用量】腻粉少许　黄蜡　代赭石各五钱　细磁末　黄柏细末，麻油各一两

【炮制】研为极细末，入铜杓内入油蜡同煎为膏。

【用法】每用少许，涂于患处。

◆**猬皮散**《千金翼方》

【主治】蛊毒。

【功效】凉血疗痔。

【药物及用量】刺猬皮少许

【用法】烧灰，每服二三钱，米饮调下，肉煮食之更妙。

◆**琥珀人参丸**《张氏医通》

【主治】血蛊。

【功效】消血积，行气滞。

【药物及用量】琥珀五钱　人参　五灵脂各一两　肉桂　生附子各五钱　赤茯苓　川芎　沉香　穿山甲（煅）各三钱

【炮制】共研末，浓煎苏木汁为丸，如梧桐子大。

【用法】每服三钱，温酒送下，早晚各一服。

◆**琥珀丸**《证治准绳》

【主治】血风虚劳，上热下冷，心中烦躁，困乏无力，饮食不甘，醋心口疮，经水不调，肌肉黄瘁，肠鸣腹痛，气块攻冲，时作寒热，头旋痰逆，手足麻痹。

【功效】疏气温中，活血通络。

【药物及用量】琥珀　当归　木香　川芎　防风　槟榔各一两　三棱（炮）　干姜（炮）　桂心各一两二钱五分　白术（洗）　柴胡　人参各五钱　青皮　吴茱萸（洗炮）　全蝎（炒）　附子（炮）　草豆蔻　赤芍　柏叶　白芷　天麻各七钱五分　桃仁（去尖皮，麸炒）　鳖甲（醋炙）各一两五钱

【炮制】研为细末，炼蜜和丸，如梧桐子大。

【用法】每服二十丸，温酒送下，空腹

午前近晚各一服。如腹内块积攻筑，于鳖甲、桃仁、槟榔、三棱各加一倍为妙，忌生冷、葱、苋菜、毒鱼等物。

◆琥珀丸《太平惠民和剂局方》

【主治】胎前产后有病及三十六种血冷，七疝八瘕，八风十二痹，心腹刺痛，卒中瘫痪，半身不遂，手足酸痛，乳中毒结，胎动不安，死胎不出，胎衣不下。

【功效】祛风散结，消瘀养血。

【药物及用量】琥珀（另研）　辰砂（另研）　阿胶（碎炒）　五味子（拣净）　金石斛（去根）　附子（炮，去皮、脐）　肉桂（去粗皮）　沉香（不见火）　川芎各五钱　牛膝（去芦酒浸）　当归（去须炒）　肉苁蓉（酒浸炒）　人参　续断　没药（研）　熟地黄　木香（不见火）各一两

【炮制】研为细末，炼蜜和丸，如弹子大。

【用法】每服一丸，空腹时温酒化下，午后食前再服，能生新血，去恶血。

◆琥珀丸《女科玉尺》

【主治】老妇月经不止。

【功效】和血理气。

【药物及用量】琥珀三棱各五钱　黄芩（炒黑）　香附（童便制）各二两　当归　川芎各一两

【炮制】共研细末，黄米饭为丸，如梧桐子大。

【用法】每服二三十丸，空腹时熟汤送下。

◆琥珀分清泄浊丸《中国医学大辞典》

【主治】肝经湿热，毒火下注，淋浊管痛，小溲不利及下疳火盛，肿痛腐烂。

【功效】泻热清心。

【药物及用量】琥珀一两　锦纹大黄十两

【炮制】共研细末，用鸡蛋清二十四个杵为丸，如梧桐子大，朱砂为衣。

【用法】每服三钱，空腹时熟汤送下。服后小便出如金黄色，三日后火毒消而淋浊自止，疳肿亦退。

◆琥珀牛黄丸《疡医大全》

【主治】梅疮破烂及一切痈疽久溃，脓水不干者。

【功效】止痛生肌，活血理气。

【药物及用量】琥珀一钱　西牛黄三分　猪牙皂角　木香各一钱　人中白（煅）　轻粉　雄黄　朱砂　乳香（去油）　没药（去油）　白芷各三钱　当归二钱　槐花（猪油炒）二两　丁香（春夏一钱五分，秋冬三钱）

【炮制】研极细末，酒糊为丸，如萝卜子大。

【用法】初服五丸，五日后服七丸，又五日后服九丸，又五日后仍服七丸，又五日后只服五丸，周而复始。俱用土茯苓、甘草煎汤送下，其毒消散如神。

◆琥珀地黄散《证治准绳》

【主治】血虚多惊及产后败血诸疾。

【功效】养血安神。

【药物及用量】琥珀　辰砂　没药　当归各等量

【用法】研为细末，每服三钱，空腹时熟汤调下，一日三次。

◆琥珀地黄丸《永类钤方》

【主治】产后恶露不行，憎寒发热如疟，昼日明了，暮则谵言。

【功效】活血行气祛瘀。

【药物及用量】琥珀（别研）　延胡索（糯米炒，去米）　当归各一两　蒲黄四两（炒香）　生地黄（裂汁，留滓）　生姜各二斤（研汁，留滓，以姜汁石器内炒地黄滓，以地黄汁炒姜滓，各令汁干）

【用法】上六味为末，蜜丸大，空心服，当归汤化下，兼服四物汤，只用生地黄加北柴胡煎，未退；小柴胡加生地黄、黄芩。

◆琥珀多寐丸《古今医统大全》

【主治】健忘恍惚，神虚不寐。

【功效】安神养心。

【药物及用量】琥珀　人参　茯苓　远志肉　羚羊角　甘草各一两

【炮制】共为细末，炼蜜为丸，如梧桐子大。

【用法】每服三钱，灯心汤送下。

◆**琥珀定志丸**《古今医鉴》

【主治】惊战虚惊，气乏之病。

【功效】扶肝壮胆，安魂定魄。

【药物及用量】琥珀一两　南星（先掘地作坑，置炭十八斤烧红，去灰净，好酒十余斤倾坑内，瓦盆盛南星安其中，盖覆以炭火拥定，勿令泄气，次日取出为末）八两　人乳粉（姜制）　人参　茯苓神各三两　块朱砂（纳公猪心内，线扎悬砂罐中，入好酒两碗煮）　菖蒲（猪胆汁炒）　远志肉（猪胆汁拌炒，再用姜汁制）各二两

【炮制】共研细末，炼白蜜为丸，如梧桐子大。

【用法】每服三钱，临卧姜汤或桂圆汤送下。

◆**琥珀抱龙丸**《活幼心书》

【主治】小儿诸惊，四时感冒风寒，温疫邪热，致烦躁不宁，痰嗽气急及疮疹欲出发搐。

【功效】祛风化痰，镇心解热，和脾胃，益精神。

【药物及用量】琥珀　天竺黄（一作一两）　檀香（细锉）　人参（去芦）　白茯苓（去皮）各一两五钱　生甘草三两（去节）　枳壳　枳实（二味水浸去瓤，麸炒微黄）各一两　朱砂（先以磁石引去铁屑，次用水乳钵内细忤，取浮者飞过，净器内澄清，去上余水，朱砂净尽晒干用，一作五钱）五两　山药（去黑皮，锉作小块，慢火炒令热透，候冷用）一斤　天南星（锉研，用腊月雄黄牛胆酿经一宿）一两　金箔（去护纸，同朱砂在乳杵内钵极细，一作四百斤）一百斤（一方加牛黄一钱，真珠五钱，蜂蜜二斤，黄蜡二十五斤）

【炮制】除朱砂、金箔不入研内，檀香不过火外，余九味或晒或焙同研为末和匀，朱砂、金箔每一两取新汲水一两，入乳钵内杵匀，随手为丸，如芡实大，阴干，于晴霁时略晒，如燥裂则仍还阴处，取其自干，修合之时，但减少一味即无效。当用瓦瓶入麝香同收，毋使气味散泄。

【用法】每服一二丸，不拘时葱汤或薄荷汤送下。

◆**琥珀抱龙丸**《证治准绳》

【主治】急慢惊风，发热咳嗽作搐，痰喘惊悸。

【功效】祛风化痰，定惊止搐。

【药物及用量】琥珀（包在精猪肉煨过，取出研末二钱）二钱五分　牛胆南星（腊月用牛胆作成者佳）一两六钱　僵蚕（炒）二钱　雄黄　辰砂　人参　白茯苓各三钱　天竺黄五钱　钩藤钩一两五钱　牛黄五分　麝香一钱

【炮制】研为极细末，用甘草八两锉碎，以水四大碗熬膏，二盏入药末为丸，每料二百丸，每丸重五分，金箔为衣，外用黄蜡包之。

【用法】每服一丸，生姜薄荷汤送下。忌食鱼腥生冷，乳母同忌。

◆**琥珀茯苓丸**《证治准绳》

【主治】膀胱结热，小便癃闭淋沥。

【功效】清热止淋，利水消肿。

【药物及用量】琥珀（另研）　赤茯苓（去皮）　桂府滑石（另研）　知母（去头）　黄柏（去粗皮）　海蛤粉（另研）　川木通（去皮）　当归　泽泻各二两　人参　赤芍　栀子仁　黄连（去须）　大黄（蒸）　黄芩（祛腐）　白术　瞿麦　萹蓄　猪苓各一两　木香五钱

【炮制】研为细末，入另研药令匀，滴水和丸，如梧桐子大。

【用法】每服四十丸，清晨熟汤送下。

◆**琥珀犀角膏**《证治准绳》

【主治】咽喉口舌生疮。

【功效】解毒安神。

【药物及用量】琥珀　生犀角屑各一钱　人参（去芦）　辰砂　酸枣仁（去皮）　茯神（去皮木）各二钱　真脑子（另研，一作二分五厘）二字

【炮制】研为细末令匀，炼蜜和为膏，瓷器收贮。

【用法】每服一弹子大，麦门冬（去心），浓煎汤化下，一日五次。

◆琥珀散《类证普济本事方》

【主治】月经壅滞，腹脐疼痛，产后恶露不快，血上抢心，迷闷不醒；臂痛。

【功效】养血，行气，消结。

【药物及用量】京三棱　蓬莪术　赤芍　刘寄奴（去梗）　牡丹皮（去木）　熟地黄（酒浸）　官桂（不见火）　菊花　蒲黄　当归（去芦，酒浸）各一两（一方无菊花、蒲黄，有延胡索、乌药）

【用法】前五味用乌豆一升，生姜八两（切片），米醋四升，同煮豆烂为度，焙干后入五味同研末，每服二钱，空腹食前温酒调下。若寻常血气痛只一服，产后血动心二服，便下常服尤佳。

◆琥珀散《朱赍方》

【主治】妇人血风惊悸。

【功效】活血止痛，疏气散寒。

【药物及用量】琥珀　没药　木香　当归　芍药　白芷　羌活　干地黄　延胡索　川芎各五钱　土瓜　牡丹皮（去心）　白术　桂心各一两

【用法】研为末，每服一钱，清水一盏。煎至七分，加酒一分，再煎少时，热服，重者数服效。

◆琥珀散甲《太平圣惠方》

【主治】妇人血气攻心腹，烦躁闷乱，疼痛不止。

【功效】活血止痛，行气消积。

【药物及用量】琥珀（另研）　没药（另研）　当归（炒）　赤芍　牡丹皮　延胡索　蒲黄　蓬莪术　桂心各等量

【用法】研为末，每服一钱，温酒调下。

◆琥珀散乙《太平圣惠方》

【主治】妇人血风走疰，疼痛来往发歇。

【功效】通经活络。

【药物及用量】琥珀（另研）　当归（去芦）　牛膝（酒浸）　川大黄（锉，微炒）　羌活（去芦）各七钱五分　没药（另研）　血竭（另研）　干漆（炒烟尽）　胡索　防风（去芦）　羚羊角屑各五钱　桂心一两

【用法】研为细末，每服二钱，不拘时温酒调下，一日二次。

◆琥珀散丙《太平圣惠方》

【主治】产后经脉不调，四肢烦疼。饮食全少，日渐羸瘦。

【功效】养血消瘀。

【药物及用量】琥珀　牛膝　生干地黄　当归各一两　桃仁　赤芍各五钱

【用法】研为粗末，每服三钱，清水一盏，加生姜三片，煎至六分，去滓服。

◆琥珀散丁《太平圣惠方》

【主治】产后中风，恍惚语涩，心神烦闷，四肢不遂。

【功效】祛风安神，通经清热。

【药物及用量】琥珀（另研）　茯神（去木）各一两　远志肉　石菖蒲　黄芪　防风　独活　人参（并去芦）　麦冬（去心）　芎䓖　桑寄生　赤芍　羚羊角屑各五钱　甘草二钱五分

【用法】㕮咀，每服五钱，清水一中盏半，煎至一大盏去滓，不拘时温服。

◆琥珀散戊《太平圣惠方》

【主治】积年目生花翳。

【功效】消翳磨积。

【药物及用量】琥珀　珊瑚　朱砂　白硇砂　乌贼骨（先以粗石磨去其涩，用好者一钱）　马牙硝各五钱　真珠末一两

【用法】研为极细末令匀，每日三五次点之。

◆琥珀散己《太平圣惠方》

【主治】妇人血风劳气，脐腹疼痛，经水不调，渐加羸瘦。

【功效】理气行血，疏肝散寒。

【药物及用量】血琥珀（细研）　白术　当归　桃仁（去皮尖，麸炒）　赤芍各七钱五分　柴胡（去苗）　鳖甲（醋炙）各一两　延胡索　红花子　牡丹皮　桂心各五钱

【用法】为散，每服四钱，清水一中盏，加生姜五厘，煎至六分去滓，食前稍热服。

◆琥珀散庚《太平圣惠方》

【主治】妇人血气，上攻心腹疼痛，经

络不利，黄瘦虚羸。

【功效】活血祛瘀，行气止痛。

【药物及用量】琥珀（细研）一两　麒麟竭半两　没药半两　木香半两　桂心半两　延胡索一两　当归（锉，微炒）一两　牡丹皮一两　芸薹子半两　麝香（细研）一钱　吴茱萸（汤浸七遍，焙干，微炒）半两　青橘皮（汤浸，去白瓤，焙）半两

【用法】上一十二味，捣细罗为散，入麝香研令匀，每于食前服，以热酒调下二钱。

◆**琥珀散**辛《太平圣惠方》

【主治】产后心虚不足，惊悸，言语不定，错乱，眠卧不安。

【功效】益气养血，镇静安神。

【药物及用量】琥珀一两　茯神一两　远志（去心）三分　人参（去芦头）一两　熟干地黄一两　甘草（炙微赤，锉）三分　铁粉二两

【用法】上七味，捣细罗为散，不拘时，煎金银汤调下一钱。

◆**琥珀散**壬《太平圣惠方》

【主治】产后恶血不下，心膈烦闷。

【功效】活血祛瘀，养心除烦。

【药物及用量】琥珀一两　蒲黄一两　刘寄奴一两　赤芍一两　莲子心半两　鬼箭羽半两

【用法】上六味，捣细罗为散，每服不拘时，以豆淋酒调下二钱。

◆**琥珀散**癸《太平圣惠方》

【主治】妇人月水不通，脐下疞痛，腹胁满闷。

【功效】活血化瘀，行气止痛。

【药物及用量】琥珀（细研）三分　牛膝（去苗）一两　当归（锉，微炒）一两　桃仁（汤浸，去皮尖、双仁，麸炒微黄）三分　延胡索三分　芎䓖半两　赤芍半两　桂心半两　川大黄（锉，微炒）三分　牡丹皮半两　水蛭（炒微黄）一分

【用法】上一十一味，捣粗罗为散，每服三钱，以水一中盏，入生姜半分，煎至五分，去滓，食前温服。

◆**琥珀散**甲子《太平圣惠方》

【主治】妇人月水每来，心间刺痛，腹内疞结。

【功效】活血化瘀止痛。

【药物及用量】琥珀三分　芫花（醋浸，炒令干）一分　牛膝（去苗）三分　当归（锉，微炒）三分　赤芍三分　没药半两

【用法】上六味，捣细罗为散，每服于食前，以温酒调下一钱。

◆**琥珀散**甲丑《太平圣惠方》

【主治】妇人月水不通，脐下疞痛，腹胁满闷。

【功效】活血化瘀，行气止痛。

【药物及用量】琥珀（细研）三分　牛膝（去苗）一两　当归（锉，微炒）一两　桃仁（汤浸，去皮尖、双仁，麸炒微黄）三分　延胡索三分　芎䓖半两　赤芍半两　桂心半两　川大黄（锉，微炒）三分　牡丹皮半两　水蛭（炒，微黄）一分

【用法】上一十一味，捣粗罗为散，每服三钱，以水一中盏，入生姜半分，煎至五分，去滓，食前温服。

◆**琥珀散**《圣济总录》

【主治】妇人经络痞塞腹内，瘀血痛不可忍。

【功效】活血止痛。

【药物及用量】琥珀乳香生地黄各五钱

【用法】各研细末，每服二钱，水酒各半盏，煎至七分，加生地黄自然汁二合，再煎数沸去滓，不拘时温服。

◆**琥珀散**《云岐子保命集》

【主治】妇人暴崩不止。

【功效】理气血，止崩淋。

【药物及用量】赤芍　香附子　男子乱发（皂荚水洗）　枯荷叶　当归　棕榈（炒焦存性）　乌纱帽各等量

【用法】除棕榈外，其余并用粗片，新瓦上煅成黑灰，存性三分，研为细末，每服五钱。空腹时童便调下，如人行十里再一服，七八服即止。若产后去血过多，加米醋、京墨、麝香各少许。

◆**琥珀散**《妇人大全良方》

【**主治**】产后一切危急之疾。

【**功效**】安神温中。

【**药物及用量**】琥珀　朱砂　麝香　香墨（醋炙）　白僵蚕　当归各二钱五分　桂心　鲤鱼鳞（炒焦）　百草霜　白附子　梁上尘（炒令烟出筛净）各五钱

【**用法**】研为细末，每服二钱，炒生姜热酒调下。

◆**琥珀散**《古今医统大全》引《经验良方》

【**主治**】老人虚人心气闭塞，小便不通。

【**功效**】安神行水。

【**药物及用量**】琥珀不拘多少

【**用法**】研为末，每服一钱，人参浓煎汤调下。

◆**琥珀散**《宣明论方》

【**主治**】五淋。

【**功效**】止淋除痛。

【**药物及用量**】琥珀　滑石各二两　木通　当归　木香　郁金　萹蓄各一两

【**用法**】研为末，每服五钱，加芦苇叶五片，清水一盏，煎至八分。食前服，一日三次。

◆**琥珀散**《御药院方》

【**主治**】五淋涩痛，小便出脓血。

【**功效**】除痛止淋。

【**药物及用量**】琥珀　海金沙　没药　蒲黄（炒）各等量

【**用法**】研为细末，每服三钱，食前通草煎汤调下。

◆**琥珀散**《幼科释谜》

【**主治**】急慢惊风，涎潮昏冒，目瞪惊搐，内钓腹痛，或惊痛时发。

【**功效**】泻热祛风。

【**药物及用量**】琥珀　牛黄　僵蚕（炒去丝嘴）　全蝎　白附子　代赭石　天麻　乳香　蝉壳（一作枳壳）各一钱　辰砂一钱五分

【**用法**】研为末，每服一二分，熟汤调下。

◆**琥珀散**《玉机微义》

【**主治**】诸般疮疖，表里有热，小便赤涩。

【**功效**】通淋除痛。

【**药物及用量**】琥珀　白茯苓　黄芩　茵陈　紫草　瞿麦　茅根　石韦　乌药　连翘　车前子各等量

【**用法**】研为极细末，每服二三钱，不拘时灯心汤调下。

◆**琥珀散**《杂病源流犀烛》

【**主治**】癫痫。

【**功效**】安神泻热，利水通淋。

【**药物及用量**】琥珀　人参　茯神　远志　菖蒲　乳香　酸枣仁各等量

【**用法**】研为细末，调熟汤卜。

◆**琥珀黑龙丹**《三因极一病证方论》

【**主治**】妇人产后一切血疾垂死者。

【**功效**】消瘀养血，散寒止痛。

【**药物及用量**】五灵脂（酒研澄去砂）　当归　川芎　干地黄　高良姜各三两

【**炮制**】并入阳城罐内，盐泥封固，炭火煅通红，去火候冷，研细，后用琥珀、百草霜、硫黄各三钱五分，花蕊石（煅）、乳香各三钱，研为细末，同前药和匀，米醋和丸，如弹子大。

【**用法**】每服一丸，用炭火煅通红，投入生姜自然汁内浸碎研化，以无灰酒入麝香少许，不时频服一口，加童便尤宜。

◆**琥珀黑散**《太平惠民和剂局方》

【**主治**】产妇一切疾病，产前胎死，产难、横生，逆生，产后胞衣不下，衣带先断，遍身疼痛，口干心闷，非时不语，如血晕眼花，误以为暗风；乍寒乍热，误以为疟疾；四肢浮肿，误以为水气；言语癫狂，乍见鬼神，误以为邪祟；腹胁胀满，呕逆不定，误以为反胃；大便秘涩，小便出血，误以为五淋；及恶露未尽，经候未远，起居饮食，便不戒忌，血气之疾，聚即成块，散即上冲，气急心痛，咳嗽多睡，四肢虚热，睡惊盗汗，崩中败证，绕脐刺痛，或即面赤，因变骨蒸，皆宜多服。产后鼻衄，口鼻黑色，气起喉中喘急，中风口噤。

【功效】祛痰止血，镇惊开窍。

【药物及用量】白附子（新罗者，炮）　黑衣（灶屋尘是也）　琥珀（别研）　百草霜（别研）　血猫灰（鲤鱼鳞是也，烧为细末）　朱砂（别研）　松墨（烧）各半两　白僵蚕（炒去丝嘴）　麝香（研）　当归（去芦）各一分

【用法】上一十味为末，每服二钱，炒姜，温酒和童子小便调下，食前服。

◆**琥珀煎**《圣济总录》

【主治】风毒冲目，肿赤养痛。

【功效】泻热止痛。

【药物及用量】乳香（另研）二钱　蕤仁（另研）五钱　滑石（另研）　铅粉（另研）各二两　黄连（另研）　青皮各一两　黄芩（去黑心）　白蜜各四两　木鳖子（去壳）十枚　槐枝　柳枝（并用新青者，每枝长一寸五分）各十枝

【炮制】将槐、柳枝、青皮、黄芩、滑石以水三碗，同煎至二碗去滓，下乳香、蕤仁、铅粉、木鳖子与蜜同熬如琥珀包，却下黄连末再煎至一碗半。用熟绢滤去滓，入瓷器内密封，绳系坠井底一宿出火毒。

【用法】每用少许，铜箸点之，目涩为度，熬点俱忌铁器。

◆**琥珀煎**《太平圣惠方》

【主治】冰瑕翳，久不瘥。

【功效】安神宁心，祛翳明目。

【药物及用量】琥珀（另研）　龙脑各二钱五分　明朱砂（另研）　贝齿各五钱　马牙硝（炼过者）七钱五分

【炮制】研极细腻如面，清水一盏，加白蜜一两搅和，入干净瓷罐内，重汤煮，以柳木枝煎约计一合，即取起，再以绢滤过，于干净瓷罐或铜器盛之。

【用法】每用少许，点于患处，或但为细末点之亦可。

◆**琥珀煎**《圣济总录》

【主治】产后虚羸，面色萎黄，恶血不尽，脐腹冷痛。

【功效】活血散瘀，温中止痛。

【药物及用量】琥珀（研）　牛膝（酒浸，切，焙）　当归（切，焙）　防风（去杈）　桃仁（去皮尖、双仁，炒，研）　荜茇　芎䓖各六两　肉桂（去粗皮）四两　干姜（炮）二两　清酒一升　生地黄（汁）三升　酥六两　蜜三合

【用法】上一十三味，以前九味捣罗为散，先将地黄汁煎熟，即下蜜酒酥，搅候熔，入众药末，以柳篦搅，不住手，候似膏倾出，瓷器盛，每服一匙，温酒调下，不拘时。

◆**琥珀煎丸**《太平圣惠方》

【主治】妇人月候不通。

【功效】化瘀通经。

【药物及用量】琥珀（细研，以醋三升熬如膏）一两　虻虫（去翅足，炒黄）半两　水蛭（炒黄）半两　肉桂（去皱皮）三两　桃仁（去皮尖、双仁，别研，生用）一两　川大黄（生用）三两

【用法】上六味，捣罗为末，以琥珀膏和丸，如梧桐子大，每服空心，以温酒下三十丸。

◆**琥珀寿星丸**《太平惠民和剂局方》

【主治】心腹被惊，神不守舍，或痰迷心窍，恍惚健忘，妄见妄言。

【功效】安神定志，祛风化痰。

【药物及用量】琥珀（另研，一作四两）一两　天南星（先掘坑深二尺，用炭火五升于坑内烧红，取出炭扫净，用好酒一斤浇，将南星乘热下坑内，用盆急盖讫，泥壅合，经一宿取出，再焙干为末）一斤　朱砂（研飞，一半为衣，一作一两）二两

【炮制】共研细末，生姜自然汁打面糊搅令黏和，入药末为丸，如梧桐子大（一方加豮猪心血三个）。

【用法】每服五十丸，人参汤送下，每日三次。

◆**琥珀碧玉散**《医宗金鉴》

【主治】疯犬咬伤，小便涩滞。

【功效】泻热安神，清热利水。

【药物及用量】琥珀五钱　滑石六两　甘草一两　青黛八两

【用法】研为细末，每服三钱，灯心煎汤调下。

◆琥珀膏《医宗金鉴》

【主治】发际疮兼风寒凝结，形如卧瓜，破烂津水时破时敛，名谓之肉龟，经年不愈者。

【功效】润肌止痛。

【药物及用量】琥珀五分　定粉一两　血余八钱　轻粉四钱　银煅七钱　花椒十四粒　黄蜡四两　麻油十二两

【炮制】将血余、花椒麻油炸焦捞去滓，下黄蜡熔化尽，用夏布滤净，倾入瓷碗内，预将定粉、银煅、轻粉、琥珀各研细，共合一处，徐徐倾入油内，用柳枝不时搅之，以冷为度。

【用法】每用少许，绵燕脂或红棉纸摊贴。

◆琥珀膏《沈氏尊生书》

【主治】一切积块痞块。

【功效】破积滞，泻热气。

【药物及用量】大黄　朴硝各一两　麝香一钱

【炮制】研为末，大蒜捣为膏，和匀。

【用法】作片贴之。

◆琥珀膏《外科正宗》

【主治】气血凝滞，结成流毒，皮色不变，漫肿无头，不论新久，但未成脓者。

【功效】解热毒，理气滞。

【药物及用量】生大黄二两　郁金　白芷　天南星各一两

【用法】共研细末，用大蒜去壳捣烂，入上药再捣，略入酒一二匙调匀，遍敷肿上，纸盖，随有热痛。又有不痛者，俱待药干便效。次日有起泡有不起泡者，如有泡，挑去泡中黄水，以膏贴之自效。

◆琥珀膏甲《太平圣惠方》

【主治】瘰疬及一切风气结核坚硬疼痛。

【功效】疏气宁神，消积润肌。

【药物及用量】琥珀一两　丁香　木香各三钱　桂心　朱砂　香白芷　当归　防风（去芦）　木通　木鳖子（去壳）各五钱　黄丹七两（一作八两）　垂柳枝三两　松脂二两（一作八钱）　麻油一斤二两（一作一斤八两）

【炮制】除琥珀、丁香、桂心、朱砂、木香为细末，余药细锉，以油浸一宿，入铛中以慢火煎，候白芷焦黄漉出。次下松脂末滤去滓，再澄清油，却入铛中慢火熬，下黄丹以柳木篦不住手调令色黑，滴水中成珠不散者软硬得所，入琥珀等末调匀，瓷器收盛。

【用法】视患大小，用火焰纸上摊匀贴之。

◆琥珀膏乙《太平圣惠方》

【主治】产后血气上攻，呕逆烦闷。

【功效】活血散瘀，养阴除烦。

【药物及用量】琥珀一两（细研）　生地黄汁一中盏　生姜汁半合

【用法】上三味，慢火熬成膏，不拘时，以温酒调下半大匙。

◆琥珀调经丸《摄生众妙方》

【主治】妇人胞冷无子。

【功效】调经，理气，养血。

【药物及用量】琥珀一两　香附（分各半，童便、醋各浸九日，和净熟艾四两，再加醋五碗，砂锅内炒干）一斤　川芎　当归　熟地黄　白芍　生地黄　没药各二钱（一作各二两）

【炮制】共研细末，醋糊为丸，如梧桐子大。

【用法】每服一百丸，空腹时醋汤艾送下。

◆琥珀养心丹《证治准绳》

【主治】气血虚弱，心神失养，惊悸怔忡，失眠健忘，气短体倦，目干口干，头昏心烦，面色少华。

【功效】安神宁心，补血定惊。

【药物及用量】琥珀（另研）二钱　龙齿（煅，另研）一两　远志（黑豆、甘草同煮去骨）　石菖蒲　茯神　人参　酸枣仁（炒）各五钱　当归　生地黄各七钱　柏子仁五钱　黄连　朱砂（另研）各三钱　牛黄（另研）一钱

【炮制】研为细末，将牛黄、朱砂、琥珀、龙齿研极细，以猪心血和丸，如黍米大，金箔为衣。

【用法】每服五十丸，灯心汤送下。

◆**琥珀泽兰煎**《太平惠民和剂局方》

【主治】妇人三十六种血气，八风五痹，七癥八瘕，心腹刺痛，中风瘫痪，手足酸疼，乳中结瘀，妊娠胎动，胎死不出，产衣不下，败血凑心，头眩眼花，血疰四肢，浑身浮肿，冲任久虚，绝产无嗣，经脉不调，赤白带下，恶心呕逆，身体瘦倦。

【功效】补血温中，散寒调经。

【药物及用量】琥珀　泽兰叶　牡丹皮（去心）　紫巴戟天（去心，糯米炒）　大茴香　五味子　五加皮　刘寄奴（去枝）　香白芷　川当归（酒浸）　赤芍　金钗石斛（去根，酒浸）　川芎　白芍　生地黄（洗，焙）　熟地黄（洗，焙）　人参　白术　附子　蕲艾叶（醋炒，糯米糊调成饼子，焙干为末）各一两

【炮制】研为细末，炼蜜和丸，如弹子大。

【用法】每服一丸，食前温酒磨化服。

◆**琥珀蜡矾丸**《外科正宗》

【主治】痈疽发背粉瘤瘰疬，痰核、痔漏，杨梅结毒。

【功效】护心护膜，散血解毒。

【药物及用量】琥珀（另研极细）一钱　黄蜡一两　白矾一两二钱　雄黄　朱砂各一钱二分　蜂蜜二钱

【炮制】先以琥珀、白矾、雄黄、朱砂研为细末，另将蜡蜜入铜杓内熔化，离火片时，候蜡四边稍凝，方将药末入内搅匀，共成一块，将药火上微烘，急作小丸，如绿豆大，朱砂为衣，瓷罐收贮。

【用法】每服二三十丸，食后熟汤送下，毒甚者早晚服，其功最速。

◆**疏风止痛散**《内外科百病验方大全》

【主治】经来不止，形如鱼脑。

【功效】通血脉，祛风寒。

【药物及用量】当归　天麻　僵蚕　乌药　牛膝　独活　石南藤　乳香　紫荆花　骨碎补各一钱　川芎五分　葱白三个

【用法】酒煎，空腹时服。

◆**疏风败毒散**《证治准绳》

【主治】打仆诸损，动筋打骨而感风寒者。

【功效】止痛活血，祛风养血。

【药物及用量】当归　川芎　白芍　熟地黄　羌活　独活　桔梗　枳壳　柴胡　白芷　甘草　白茯苓　紫苏　陈皮　香附

【用法】加生姜、生地黄，清水煎，入酒和服。

◆**疏风清肝汤**《医宗金鉴》

【主治】漏睛疮。

【功效】疏肝活血，清热解毒。

【药物及用量】当归尾　赤芍　荆芥穗　防风　川芎　菊花　生栀子　薄荷各一钱　柴胡　连翘（去心）各一钱五分　金银花二钱　生甘草五分

【用法】加灯心五十寸，清水煎，食远服。

◆**疏风清热饮**《医宗金鉴》

【主治】面上风癣。

【功效】祛风湿，除热滞。

【药物及用量】苦参二钱（酒浸，蒸晒九次，炒黄）　全蝎（土炒）　皂角刺　猪牙皂角　防风　荆芥穗　金银花　蝉蜕（炒）各一钱

【用法】酒水各一盅，加葱白三寸，煎至一盅，去滓热服，忌食发物。

◆**疏风散**《圣济总录》

【主治】三焦气约，大小便不通。

【功效】消积滞，泻热气。

【药物及用量】槟榔　陈皮（去白）各二钱　牵牛　大黄（略煨）各三钱（一方加朴硝一钱）

【用法】研为末，每服五分，生蜜调下，或用大黄、黑牵牛、白牵牛（俱半生半熟）、槟榔各五钱，研为细末，蜜汤调下，痰多加轻粉。

◆**疏风散**《仁斋直指方》

【主治】风毒秘结。

【功效】祛风理气，润肠通便。

【药物及用量】枳壳（制）五钱　防风　羌活　独活　槟榔　白芷　威灵仙　蒺藜（炒赤去刺）　麻仁（炒，另研）　杏仁（汤洗，去皮尖，炒，另研）　甘草（炙）各一两

【用法】锉散，每服二钱五分，清水一盏半，加生姜五片，白蜜一匙，煎服。

◆**疏风散**《直指小儿方》

【主治】惊风痰热俱盛。

【功效】化痰定惊。

【药物及用量】槟榔　陈皮各二钱　牵牛　大黄（湿纸略煨）各三钱

【用法】上四味，为末，每服半钱，生蜜调下。

◆**疏风汤**《医学发明》

【主治】半身不遂或肢体麻痹，筋骨疼痛。

【功效】疏风开肺。

【药物及用量】麻黄三两（去节）　杏仁（炒，去皮）　益智子各一两　甘草（炙，一方无甘草）　升麻各五钱

【用法】吹咀，每服五钱，清水一小碗，煎至六分，去滓温服，脚蹬热水葫芦，候大汗出，去葫芦。

◆**疏风滋血汤**《证治准绳》

【主治】颈项强痛。

【功效】通经脉，疏气血。

【药物及用量】当归　川芎　白芍　熟地黄　羌活　独活　红花　牛膝　防风　白芷　家葛　升麻　甘草　柴胡　桃仁（一方加紫荆藤）

【用法】加生姜，清水煎服。

◆**疏肝清胃丸**《简明中医妇科学》

【主治】忧思郁怒，积气于肝胃两经，而成乳岩。

【功效】消肿，行血，通经，解毒散结。

【药物及用量】夏枯草　地丁草　川贝母　漏芦　白芷　茆菇　鼠屎（煅）　甘草（炙）　橘红　连翘壳　茜根　没药　瓜蒌仁　金银花　陈皮　蒲公英　白菊花　乳香各一两

【炮制】研为细末，夏枯草煎汤泛丸，如梧桐子大。

【用法】每服五钱，熟汤送下。

【注】茆菇即山茨菇。

◆**疏风活血汤**《古今医鉴》

【主治】血痹。

【功效】活血祛风。

【药物及用量】当归　川芎　威灵仙　白芷　防己　黄柏　南星　苍术　羌活　桂枝各一钱　红花三分

【用法】加生姜五片，清水煎服。

◆**疏风散湿汤**《审视瑶函》

【主治】眼弦风见赤烂。

【功效】疏风明目。

【药物及用量】赤芍　黄连　防风各五分　铜绿（另入）　川花椒　当归尾各一钱　轻粉一分（另研）　羌活　五倍子各三分　荆芥六分　胆矾　明矾各三厘

【用法】清水三杯，煎干一半去滓，外加铜绿泡化，后入轻粉搅匀，用棉纸滤过澄清，蘸洗眼目赤烂处。

◆**疏风顺气丸**《普济方》引《德生堂方》

【主治】肠胃客热，大便秘结。

【功效】泻热，润肠通便。

【药物及用量】大黄（酒蒸七次）五两　车前子二两五钱　郁李仁　槟榔　火麻仁　菟丝子（酒制）　牛膝（酒制）　山药　茱萸肉各二两　枳壳　防风　独活各一两

【炮制】共研细末，炼蜜为丸，如梧桐子大。

【用法】每服二钱，熟汤送下。

◆**疏凿饮**《严氏济生方》

【主治】遍身水肿，喘吁口渴，大小便秘。

【功效】消积，行水，消肿。

【药物及用量】商陆　羌活（去芦）　秦艽（去芦）　槟榔　大腹皮（净）　茯苓皮　椒目　木通　泽泻　赤小豆（炒）各等量

【用法】加姜皮，清水煎服（一作吹咀，每服四钱，清水一盏，加生姜五片，煎至七分，不拘时温服）。

◆**疏凿饮子**《朱氏集验方》

【主治】气喘水肿。

【功效】下气定喘，利水消肿。

【药物及用量】人参　木通　半夏　附子（炮）　草果仁　木瓜　秦艽　槟榔　杏仁　赤茯苓　连皮　橘红各一两　厚朴一两半　木香　甘草各半两

【用法】上一十五味，㕮咀，每服半两，水一盏半，生姜七片，煎至八分，去滓，不拘时。

◆**疏风活血汤**《古今医鉴》

【主治】湿痰或死血阻于经络，致患历节风，四肢百节流注走痛，其痛处或红或肿。

【功效】疏风祛湿，化痰行瘀。

【药物及用量】当归　川芎　威灵仙　白芷　防己　黄柏　南星　苍术　羌活　桂枝各一钱　红花三分　姜五片

【用法】水煎，去滓，温服。

◆**疏气黄芪丸**《圣济总录》

【主治】妊娠大便不通。

【功效】理气通便。

【药物及用量】黄芪（锉）　枳壳（去瓤，麸炒）各一两　威灵仙二两

【用法】上三味，捣罗为末，用面糊和丸，如小豆大，每服三十丸，温水下，不拘时，未通，稍加之。

◆**痞气丸**《三因极一病证方论》

【主治】脾积。

【功效】温中，利气，消痞。

【药物及用量】赤石脂（火煅醋淬）　川椒（炒去汗）　干姜（炮）各二两　桂心　附子（炮）各五钱　大乌头（炮，去皮、脐）二钱五分

【炮制】研为细末，炼蜜和丸，如梧桐子大，朱砂为衣。

【用法】每服五十丸，食远米汤送下。

◆**痞气丸**《东垣试效方》

【主治】脾积。

【功效】利气祛寒。

【药物及用量】厚朴（制，一作四钱）五钱　黄连（去须）八钱　吴茱萸（洗）三钱　黄芩　白术各二钱　茵陈（酒制炒）　缩砂仁　干姜（炮）各一钱五分　白茯苓（另为末）　人参　泽泻各一钱　川乌（炮，去皮、脐）　川椒各五分　巴豆霜（另研）　肉桂各四分

【炮制】除茯苓、巴豆霜另研为末旋入外，余药同为细末，炼蜜和丸，如梧桐子大。

【用法】初服二丸，一日加二丸，渐加至大便微溏，再从二丸加服，食远淡甘草汤送下，周而复始，积减大半勿服。

◆**睍脘丸**《验方新编》

【主治】与加味平胃散同。

【功效】健胃破积，散寒行气。

【药物及用量】党参　高良姜（炒）　姜黄（炒）　荜澄茄　陈皮（去白）　蓬莪术（煨）　京三棱（煨）各等量

【炮制】共研末，用萝卜慢火煮熟，捣融和药，将余汁打面糊为丸，如梧桐子大。

【用法】每服三钱，萝卜汤送下。

◆**硫黄丸**《妇人大全良方》

【主治】头风头痛。

【功效】祛风杀虫。

【药物及用量】硫黄二两　硝石一两

【炮制】研为极细末，滴水和丸，如指头大。

【用法】每服一丸，空腹时腊茶清嚼下，中暑者以冰水服之，下咽即洒然，伤冷艾汤下。

◆**硫黄丸**甲《太平圣惠方》

【主治】妇人食瘕久不消散。

【功效】补火助阳，通经消积。

【药物及用量】硫黄（细研）半两　朱砂（细研）半两　青礞石（细研）半两　芫花（醋拌炒令干，细末）一分　麝香（细研）一钱　巴豆（去心皮，纸裹压去油）半两

【用法】上六味，都研令匀，以酒煮面糊和丸，如绿豆大，每服空腹，以生姜酒下三丸。

◆**硫黄丸**乙《太平圣惠方》

【主治】痰冷痞饮，胸中痰满，心腹坚

痛，不下饮食。

【功效】化痰消饮，散结宽胸。

【药物及用量】硫黄（细研，水飞）二两　矾石（黄土泥裹烧半日，细研）二两　干姜二两　附子（炮裂，去皮、脐）一两半　川乌头一两　桂心一两　细辛一两　白术一两　桔梗一两　赤茯苓一两

【用法】上一十味，捣罗为末，炼蜜和捣二三百杵，丸如梧桐子大，每于食前，以温生姜酒下二十丸。

◆**硫黄丸**《圣济总录》

【主治】休息痢，发歇不定，经久不瘥。

【功效】温中，止痢。

【药物及用量】硫黄一两　砒黄一两　何首乌一两（末）　白矾一两

【用法】上四味，相和，研令匀，入瓷瓶子中，五月五日，取不食井花水和六一泥，固济封头，候干，安瓶子向火中，烧令通赤，候冷，取药细研，以面糊和丸，如绿豆大，患近者黄连汤下，久老者，橘皮汤下一丸。

◆**硫黄丸**《神巧万全方》

【主治】水泻不止，腹脏久冷，不思饮食。

【功效】补火，涩肠，止泻。

【药物及用量】硫黄一两　白矾三两（火煅枯）

【用法】上二味，都细研为末，以粳米饭和匀，如绿豆大，每服十丸，以粥饮下，不拘时。

◆**硫黄丸**《妇人大全良方》

【主治】妇人头痛不可忍，或头风年深暴患。

【功效】辟秽除浊，温阳止痛。

【药物及用量】硝石一两　硫黄二两

【用法】上二味研令极细，滴水丸如指头大，空心清茶吞下。

◆**硫黄散**《卫生宝鉴》

【主治】疥疮。

【功效】杀虫散湿。

【药物及用量】硫黄（精明者）一两

【炮制】研细末，糕粉捣丸，如梧桐子大，合三两重。

【用法】每服五六十丸，荆芥汤送下。疮上身多食后服，下身多食前服。

◆**硫黄不二散**《外科正宗》

【主治】杨梅结毒，发于咽喉腐烂疼痛，汤水难入者。

【功效】解毒杀虫。

【药物及用量】硫黄一钱　靛花一分

【用法】共研细末，凉水一酒杯调服，其痛即止，可进饮食。

◆**硫黄散**《普济方》引《卫生家宝方》

【主治】尸厥。

【功效】杀虫解毒。

【药物及用量】硫黄一两　焰硝五钱

【用法】研为细末，分作三服，好酒调匀灌下（或用酒一盏，同煎觉焰起，便盖着去火，候温灌服），如人行五里许，又进一服，不过三服即苏。

◆**硫黄散**《世医得效方》

【主治】酒齄鼻。

【功效】杀虫利湿。

【药物及用量】生硫黄　轻粉各一钱　杏仁（去皮）二十七个

【用法】研为细末，临卧时时唾津调涂，早晨即洗去。

◆**硫黄散**甲《太平圣惠方》

【主治】湿癣痒痛不可忍。

【功效】解毒杀虫，止痛除痒。

【药物及用量】硫黄五钱　腻粉（另研）二钱五分　龙脑一钱　斑蝥五钱

【用法】研细如粉，用面油调如泥，痒痛时抓破，后用药敷之立瘥。

◆**硫黄散**乙《太平圣惠方》

【主治】乌癞疮，久不瘥。

【功效】杀虫消疮，化湿止痒。

【药物及用量】硫黄　水浮石　槐白皮　寒水石　白矾　不灰木　蜗牛子　牡蛎　金星礜石　银星礜石　蝉壳　握雪礜石　密陀僧　马牙硝　麝香　雄黄　雌黄　乱发灰　蜂窠灰

【用法】上一十八味，各一钱，唯白矾五钱，捣研为末，用水银半两，以津唾和研如泥，别入腻粉一分，以生麻油四两，都调令匀，每于患处遍涂之效。

◆**硫黄散**《千金方》

【主治】妇人阴脱。

【功效】敛阴和阳。

【药物及用量】硫黄　乌贼鱼骨各五钱　五味子二钱五分

【用法】研为细末，掺于患处。

◆**硫黄散**《神巧万全方》

【主治】白痢，心腹胀满，不能饮食。

【功效】温中，理气，涩肠。

【药物及用量】硫黄（细研）　诃黎勒皮各一两半　肉豆蔻（去壳）　干姜（炮）　陈橘皮（去瓤）　附子（炮）各一两　厚朴三两（去皮，姜汁涂炙）　甘草半两（炙令赤）

【用法】上八味，捣罗为末，每服二钱，以粥饮调下。

◆**硫黄散**《世医得效方》

【主治】吐并惊吐。

【功效】镇惊止吐。

【药物及用量】硫黄半两　水银一分

【用法】上二味，同研五星黑色，量大小一字至一钱，水小点，以指缓缓磨湿，添汤调，方可服，吐立止。兼治大人反胃，妙。

◆**硫黄散**《三因极一病证方论》

【主治】产后劳，阴脱。

【功效】温中收敛固脱。

【药物及用量】硫黄　乌贼鱼骨各半两　五味子一分

【用法】上三味为末，掺患处。

◆**硫黄汤**《外台秘要》引《集验方》

【主治】产后冷，玉门开不闭。

【功效】补阳和阴。

【药物及用量】硫黄四两　吴茱萸　菟丝子各一两五钱　蛇床子五钱

【用法】每服四钱，清水一碗，煎数沸，滤滓洗之，一日二次。

◆**硫黄膏**《世医得效方》

【主治】面上生疮及赤风粉刺，百药不效者。

【功效】杀虫止痒。

【药物及用量】生硫黄　白芷　瓜蒌根　腻粉各五分　芫青七枚（去翅足）　全蝎一枚　蝉蜕五枚（洗去泥，一作七枚，一方加雄黄、蛇床子各少许）

【炮制】研为细末，麻油、黄蜡各五分，熬烊离火，入诸药末调匀，瓷器收贮，久则愈妙。

【用法】至放洗面后，以少许细细擦之，擦过即拭去，否则起泡。近眼处勿擦，三四日间疮肿自平，赤色自消，风刺粉刺一夕见效。

◆**硫黄膏**《太平圣惠方》

【主治】紫癜风。

【功效】杀虫，润肤，祛风。

【药物及用量】硫黄（细研）　白矾（细研）各一两　硇砂（细研）　白附子各五钱　附子　雄黄（细研）各七钱五分　蛇蜕一条

【炮制】研为细末和匀，用清油四两，黄蜡二两，先煎油三四沸，下蜡后入药末煎成膏。

【用法】每用少许，涂于患处，一日三度。

◆**硫黄粥**《太平圣惠方》

【主治】脾胃气弱久冷，不思食饮。

【功效】温中补虚健脾。

【药物及用量】硫黄一分（细研）　白粱米二合

【用法】上二味以水煮作粥，入硫黄末及酒二合，搅令匀，空心食之。

◆**稀涎千缗汤**《古今名医方论》

【主治】风痰不下，喉中气如牵锯，或中湿肿满。

【功效】祛痰理气。

【药物及用量】半夏（大者）十四枚　猪牙皂角一挺（炙）　甘草一钱　白矾二钱

【用法】研为末，用生姜自然汁少许，冲温水一盏，调末一钱灌之，得吐痰涎即醒。

◆**稀涎散**《证治准绳》

【主治】中风不语，牙关紧急，单蛾双

蛾，痰厥昏迷。

【功效】开窍豁痰，泻热润肠。

【药物及用量】江子仁六粒（每粒分作两半，去皮膜，研压去油）　猪牙皂角三钱（切片，一作四条，去皮弦、子酥炙，另研末）　明矾一两（半生半枯，另研末。）

【用法】先将明矾化开，入二药搅匀，待矾枯研为末，每用三四分，吹入鼻中。痰涎壅者，以一钱或一钱五分灯心汤或温水调灌，喉中之痰逆上者即吐，膈间者即下，醒后再用药调理，方免后患。一方不用江子仁，研为末，每服五分匙，温水调下，未苏少顷，鹅翎探吐之。

【编者按】江子即巴豆。

◆**稀涎散**《治痘全书》

【主治】喉痹及痘疮不收压。

【功效】清热散毒，利咽。

【药物及用量】山豆根　熊胆　薄荷　芽茶各等量

【用法】研细，吹喉中，痘疮压不收掺之。

◆**稀涎散**《严氏济生续方》

【主治】风涎不下，喉中作声，状如牵锯。

【功效】祛风化涎。

【药物及用量】半夏（大者十四枚，生，切片）　猪牙皂角一条（炙）

【用法】上二味，作一服，水二盏，煎一盏，去滓，入姜汁少许，温服，不能咽，徐徐灌之。

◆**童真丸**《张氏医通》

【主治】虚劳吐血，气虚喘嗽。

【功效】润肺和中止咳。

【药物及用量】秋石　川贝母（去心）各等量

【炮制】共研细末，红枣肉为丸，如梧桐子大。

【用法】每服二钱，空腹时薄荷汤送下，如脉虚耗气加人参。若脉细数为阴虚，禁用人参，加牡丹皮，脾虚溏泄加山药、茯苓、甘草（炙）。

◆**筒骨煎**《妇人大全良方》

【主治】妇人诸虚劳疾，羸瘦乏力，腰背引痛，心烦喘嗽，唾脓呕血，顽涎壅盛，睡卧有满，胸满气促，夜多盗汗，发焦耳鸣，皮寒骨热，一切五劳七伤、骨蒸等候。

【功效】清退热，补气止咳。

【药物及用量】地骨皮　粉甘草　北柴胡　前胡　乌药　麻黄（不去节）　干葛　青蒿　苦桔梗　知母　天仙藤　北黄芩各一两（炒）　人参　生干地黄　秦艽　鳖甲　黄芪各半两

【用法】上一十七味㕮咀，每服三钱，水一盏，酒一分，猪筒骨一茎，炙焦，分为四服，桃柳枝各七寸，杏仁五粒，去皮尖，捶碎，煎至七分，去滓，温服，加乌梅半个尤妙。一方加当归、白芍。

◆**粟煎汤**《幼幼新书》

【主治】肠胃受风冷，泄注不止，身体壮热。

【功效】健脾和中。

【药物及用量】白术（炮）　当归（洗，焙干）　川芎　人参（去芦头）　肉桂　芍药各一两

【用法】捣罗为细末，每服一钱，清水一小盏，加粟米一匙头许，生姜三片，煎至五分。粟米熟，去滓温服。

◆**粟米粥**《太平圣惠方》

【主治】产后血气虚弱，不能下食。

【功效】益气养血。

【药物及用量】粟米三合　羊肉半斤（去脂膜，拣取四两，细切）

【用法】以水五大盏，下米、羊肉同煮，欲熟，入盐、酱、椒、葱，更煮粥令熟，空心食之。

◆**粟米粥**《食医心鉴》

【主治】中风，心脾热，言语謇涩，精神昏愦，手足不遂，口歪面戾。

【功效】祛风清热。

【药物及用量】白粱米三合　荆芥　蒌诃叶各一握

【用法】上三味，以水三升，煎荆芥、蒌诃，取汁一升半，投米煮粥，空心食之。

◆**粟米粥**《必用之书》

【主治】老人脾胃虚弱，呕吐不下食，

渐加羸瘦。

【功效】补益肝胃。

【药物及用量】粟米四合（净淘） 白面四两

【用法】以粟米拌面令匀，煮作粥，空心食之，一日一服，极养肾气和胃。

◆**粟壳丸**《世医得效方》

【主治】暴泻。

【功效】温中，涩肠。

【药物及用量】肉豆蔻（炮） 粟壳（去赤脸蒂萼，净炙）

【用法】上二味，为末，醋糊丸，如梧桐子大，空腹，米汤下三十丸。

◆**脾肾丸**《嵩崖尊生书》

【主治】老人因虚弱而致喘者。

【功效】健脾补肾。

【药物及用量】熟地黄 山药 山茱萸 茯苓 牡丹皮 泽泻 附子 桂 牛膝 砂仁 车前子 补骨脂 益智子

【炮制】共研细末，炼蜜为丸，如梧桐子大。

【用法】每服三钱，熟汤送下。

◆**脾肾双补丸**《广笔记方》

【主治】脾肾虚寒，飧泄腹痛，或酒湿伤脾，饮食呕恶。

【功效】补肾气，益脾胃，止泄泻。

【药物及用量】人参（一作一两五钱） 山茱萸肉（烘，一作一两五钱） 山药（炒，一作一两八钱） 补骨脂（盐水浸二日，一作一两） 莲子肉（炒，一作一两八钱）各一两六钱 巴戟肉（甘草汁煮，一作一两五钱） 车前子（米泔水洗，一作一两）各一两二钱 肉果（煨，一作一两五钱）一两 菟丝子（一作二两） 五味子（蜜蒸，一作一两）各二两四钱 橘红（去白，一作八钱） 缩砂仁各六钱

【炮制】共研细末，炼蜜或神曲煮糊为丸，如梧桐子大。

【用法】每服三钱，熟汤送下。

◆**脾积丸**《仁斋直指方》

【主治】脾积，饮食停滞，腹胀痛闷，呕恶吞酸，大便秘结。

【功效】健脾消积。

【药物及用量】蓬莪术三两 京三棱二两 青皮（去白）一两 高良姜（同蓬莪术、三棱同米醋一升，于瓷瓶内煮干，乘热切焙） 南木香 百草霜（村庄锅底者最佳）各五钱 皂角三大锭（不蛀者，烧存性，一方无皂角）

【炮制】研为细末，用川巴豆五钱，去壳研如泥，渐入药食，研和面糊为丸，如麻子大。

【用法】每服五十丸，加至六七十丸，橘皮煎汤送下。

◆**舒肝溃坚汤**《医宗金鉴》

【主治】筋瘰，石疽。

【功效】活血通络，散结消瘰。

【药物及用量】夏枯草 僵蚕（炒）各二钱 香附子（酒炒） 石决明（煅）各一钱五分 当归 白芍（醋炒） 陈皮 柴胡 抚芎 穿山甲各一钱 红花片子 姜黄 生甘草各五分

【用法】加灯心五十寸，清水三盅，煎至一盅，食远温服。便燥者加乳香一钱；便溏者加牡蛎（煅）一分。

◆**舒气散**《傅青主女科》

【主治】妊娠气逆难产。

【功效】安胎元，补气血。

【药物及用量】人参 当归（酒洗）各一两 川芎 白芍（酒炒）各五分 紫苏根 牛膝各三钱 陈皮一钱 柴胡八分 葱白七寸

【用法】清水煎服，一剂逆转，儿下。

◆**舒筋三圣散**《张氏医通》

【主治】口眼㖞斜，左瘫右痪，血脉受邪者，产后瘀血腹痛。

【功效】通血脉，利气滞。

【药物及用量】当归 肉桂 延胡索各等量

【用法】为散，每服五钱，清水煎去滓服，早晚各一次。

◆**舒筋丸**《普济方》

【主治】筋骨不能屈伸。

【功效】通筋络，理气血。

【药物及用量】海桐皮　没药　血竭　木香各二钱　肉桂　牛膝　虎骨　防风　大瓜蒌　天麻各二钱五分　乳香三钱　甜瓜仁五钱　沉香　楮实子各一钱五分　自然铜　当归各一钱

【炮制】共研细末，炼蜜为丸，如弹子大。

【用法】每服一丸，细嚼，温酒送下，忌热物，服药前须先饮酒半盏。

◆**舒筋保安散**《三因极一病证方论》

【主治】左瘫右痪，筋脉拘挛，走疰疼痛，干涩脚气及湿滞经络，久不能立。

【功效】舒筋活血，祛风止痛。

【药物及用量】木瓜五两　萆薢　五灵脂　白僵蚕　牛膝　川续断　乌药　松节　白芍　天麻　威灵仙　黄芪　当归　防风　虎骨各一两

【用法】好酒一升，浸瓶中封口二七日，取药焙干，研为细末，每服二钱，以所浸药酒半盏调下，酒尽以米饮下。

◆**舒筋散**《校注妇人良方》

【主治】风寒伤肾，膂作痛，或闪挫气滞血瘀。

【功效】理气止痛。

【药物及用量】延胡索（炒）　杜仲（姜汁炒）　官桂（去粗皮）　羌活　芍药各等量

【用法】研为细末，每服二钱，温酒调下。

◆**舒筋散**《宣明论方》

【主治】妇人血气并产后风热，搐搦转筋，俗云鸡爪风。

【功效】补气养血，祛风散热。

【药物及用量】人参　川芎　官桂　丁香各半两　木香　天麻（酒浸，焙）各一两　井泉石（另为末）四两

【用法】上七味，为末，每服三钱，井泉末三钱，大豆半升，净淘，好酒一大升，煮豆软，去豆，用豆汁酒调下，后以酒送下，盖覆汗出为效。

◆**舒筋汤**《外科理例》

【主治】气血凝滞，经络不行，臂痛不能举及腰下疾。

【功效】舒经络，理气血。

【药物及用量】片子姜黄（如无，以嫩蓬莪术代之，一作二两）四两　甘草（炙）　羌活各一两　白术　海桐皮（去粗皮）　当归　赤芍各二两（一作各一两五钱）

【用法】上作一剂，姜水煎服。

◆**舒郁全睛汤**《疡医大全》

【主治】目祟。肝胆之火所致眼内长肉，如线香粗，触出眼外。

【功效】疏肝，清热明目。

【药物及用量】柴胡　陈皮　甘草各一钱　黑山栀　白术　白芥子　白茯苓各三钱　白芍五钱

【用法】清水煎服。

◆**舒经汤**《永类钤方》

【主治】腰以上痛。

【功效】通经活血止痛。

【药物及用量】姜黄（片子者）四两　甘草　羌活各一两　海桐皮　当归　赤芍　白术各二两

【用法】上七味为粗末，每服三钱，水煎，温服。

◆**蛜螂丸**《苏沈良方》

【主治】鹤膝风及腰膝拘挛。

【功效】通血脉，除风湿。

【药物及用量】蛜螂（头尾全者，一作一两）一条　桂心　白附子　阿魏（研）　白芷　安息香（一方均各作一钱）　当归　北漏芦　白芍　威灵仙　地骨皮　牛膝　羌活　桃仁（同安息香研）各一两　乳香　没药各七钱五分

【炮制】先以蛜螂、桃仁、白附子、阿魏、桂心、白芷、安息、乳香、没药同童便酒二升炒熟，入余药研为末，蜜炼和丸，如弹子大。

【用法】每服一丸，空腹时温酒化下。

◆**蛜螂散**《太平圣惠方》

【主治】风湿痹，身体四肢不仁。

【功效】祛风除湿。

【药物及用量】蛜螂（微炒）一两　侧

子一两（炮裂，去皮、脐）　独活一两　桑螵蛸一两（微炒）　踯躅花半两（醋拌炒令干）　天南星半两（炮裂）　萆薢一两（锉）　天麻一两　桂心一两

【用法】上九味，捣细罗为散，不拘时，以温酒调下一钱。

◆**蛤粉丸**《圣济总录》

【主治】雀目，肝虚。

【功效】养阴明目。

【药物及用量】蛤粉（细研）　黄蜡各等量

【炮制】熔蜡和蛤粉为丸，捏做饼子，每饼重三钱。

【用法】每用猪肝一片（重二两），竹刀批开，裹药一饼，麻线缠，入砂锅内以泔水煮熟，乘热熏目，至温吃肝并饮汁，以愈为度。

◆**蛤粉丸**《太平圣惠方》

【主治】产后吹奶，不痒不痛，肿硬如石。

【功效】消肿散结。

【药物及用量】蛤粉半两

【用法】上一味，用车脂和丸，如小豆大，每服以温酒下二十丸，不过三服瘥。

◆**蛤粉散**《证类本草》

【主治】汤火伤。

【功效】清热润肌。

【药物及用量】蛤蜊壳（炙焦黄色）不拘多少

【用法】研为细末，生油调如膏，敷之，或以蜜水调敷，疼立止，不浓不瘢。

◆**蛤粉散**《类证活人书》

【主治】小儿疮入眼。

【功效】明目养肝，清热祛风。

【药物及用量】蛤粉　谷精草各等量

【用法】研为细末，每服一钱匕，猪肝一两许，批开掺药，用竹箬裹，麻线缚定，清水一碗，煮令熟，入收口瓷瓶，熏眼，候温取食之，十日可退。

◆**蛤蚧丸**《三因极一病证方论》

【主治】肺间邪气，胸中积血作痛，失音及久咳失音。

【功效】润肺益血。

【药物及用量】蛤蚧（去嘴足，温水浸去膜，刮去血脉，用好米醋炙，一作酥炙）一对　生地黄　阿胶（炒）　诃子（煨去核）　麦门冬（去心）　北细辛（去苗）　甘草（炙）各五钱

【炮制】研为末，炼蜜和丸，如枣子大。

【用法】每服一丸，食后含化。

◆**蛤蚧丸**甲《太平圣惠方》

【主治】妇人咳嗽不止，渐成劳气。

【功效】润肺理气，化痰止咳。

【药物及用量】蛤蚧一对（醋炙）　紫菀　款冬花　鳖甲（炙）　贝母（去心）　皂角子（炒）各一两　杏仁（炒，去皮尖）一两五钱

【炮制】研为细末，炼蜜和丸，如梧桐子大。

【用法】每服二十丸，淡姜汤送下。

◆**蛤蚧丸**乙《太平圣惠方》

【主治】久肺气咳嗽，涕唾稠黏，上气喘急。

【功效】理肺止咳，降气平喘。

【药物及用量】蛤蚧（头尾全者，涂酥炙令微黄）一对　汉防己半两　贝母（煨令微黄）半两　甜葶苈（隔纸炒令紫色）半两　桑根白皮（锉）一两　蝉壳半两　猪苓（黑皮）半两　赤芍半两　陈橘皮（汤浸，去白瓤，焙）三分　人参（去芦头）半两　甘草（炙微赤，锉）一分　五味子半两

【用法】上一十二味，捣罗为末，炼蜜和捣五七百杵，丸如梧桐子大，每于食后，以温粥饮下三十丸。

◆**蛤蚧丸**甲《圣济总录》

【主治】咳嗽喘急。

【功效】补肺止咳平喘。

【药物及用量】蛤蚧（醋炙）一对　葶苈子（纸上炒，别研）　杏仁（汤浸，去皮尖、双仁，炒）各二两　款冬花　贝母（去心）　诃黎勒皮各一两　甘草（炙，锉）半两

【用法】上七味，除葶苈、杏仁外，捣

罗为末，别研二味，再研匀，炼蜜和丸，如梧桐子大，食后，煎桑白皮汤下二十丸。

◆**蛤蚧丸**乙《圣济总录》

【主治】久咳嗽。

【功效】补肺肾，止咳平喘。

【药物及用量】蛤蚧一对（雌雄头尾全者，酥炙） 人参半两 半夏（汤洗七遍，切，焙）一分 杏仁（汤浸，去皮尖、双仁，蜜拌炒黄，研）一两 瓜蒌（大者二枚，去皮、子取肉，蒸熟，研） 阿胶（炙燥）半两 青橘皮（汤浸，去白，焙）一分 干枣（煮熟，去皮核，研）二两

【用法】上八味，除研外，捣罗为末，合研匀，入生蜜少许和丸，如梧桐子大，每服十丸，糯米饮或熟水下，空心临卧服。

◆**蛤蚧汤**甲《圣济总录》

【主治】咳嗽吐脓血及肺痿羸瘦，涎涕稠黏。

【功效】益肺补气，清热止咳。

【药物及用量】蛤蚧（酒浸，酥炙） 知母（焙） 贝母（焙） 鹿角胶（炙令燥） 枇杷叶（去毛炙） 葛根 桑白皮 人参 甘草 杏仁（汤浸去皮尖、双仁，炒）各一两

【用法】每服三钱，清水一盏半，煎至八分去滓，不拘时温服。

◆**蛤蚧汤**乙《圣济总录》

【主治】咳嗽咯脓血。

【功效】润肺止咳止血。

【药物及用量】蛤蚧（酒浸，酥炙） 知母（焙） 贝母（炮） 鹿角胶（炒令燥） 甘草（炙，锉） 杏仁（汤浸，去皮尖、双仁，炒） 人参 葛根（锉） 桑根白皮（炙，锉） 枇杷叶（去毛，炙）各一两

【用法】上一十味，粗捣筛，每服三钱匕，水一盏半，煎至八分，去滓，不拘时，温服。

◆**蛤蚧膏**《御药院方》

【主治】远年近日咳嗽，上气喘满。

【功效】降气止咳平喘。

【药物及用量】麻黄（去根节）一斤 紫菀茸 艾叶（炒） 槐角（炒） 陈皮 枇杷叶（去毛） 桑白皮 甜葶苈 款冬花 薄荷叶 杏仁（去皮尖） 佛耳草 五味子 贝母 紫苏叶 皂角（去皮、子）各半两

【用法】上一十六味，捣罗为粗末，用河水三斗，于锅内，慢火熬至一斗半，搓揉匀，滤去滓极细，再用生绢袋滤过，以文武火再熬成膏，然后，下后药二味，蛤蚧一对，用雌雄各半，米泔刷洗二十遍，酥炙黄色，潞参一两半，用为细末，与膏子和匀，丸如弹子大，每服一粒，任意汤磨下，食后临卧服。

◆**蛤蚧散**《三因极一病证方论》

【主治】元气虚寒，上气咳嗽，久年不瘥。

【功效】温补下元，降气止咳。

【药物及用量】蛤蚧（炙）一对 成炼钟乳 款冬花 肉桂 白矾（飞过，别研） 甘草（炙）各半两

【用法】上六味，为末，每服半钱，用芦管吸之，或觉咽干，即用米饮调下，空心服。

◆**蛤蚧散**《圣济总录》

【主治】咳嗽，咽嗌不利。

【功效】止咳，利咽。

【药物及用量】蛤蚧（雌雄头尾全者，不得有蛀蚛，水洗净，焙干）一对 枇杷叶（拭去毛）三分 柴胡（去苗）半两 紫菀（洗净，焙干）三两 贝母（去心，炒）一两 人参半两 鹿角胶（炙燥）三分

【用法】上七味，捣罗为细散，每用梨一颗，去皮细切，净器研之，生绢滤自然汁，于银器内，用药末半钱匕，入梨汁中，以慢火熬三五沸取出，每食后临卧服之，去枕仰卧一饭顷。

◆**趁痛散**《景岳全书》

【主治】产后气弱血滞，遍身疼痛及身热头重，四肢不举。

【功效】补血益气，活血止痛。

【药物及用量】牛膝 当归 桂心 白术 黄芪 独活 甘草（炙） 薤白各二

钱五分（一方有桑寄生）

【用法】吹咀，每服五钱，清水三盏，煎至一盏半，去滓食前服。

◆趁痛散《丹溪心法》

【主治】厉风，风痹之由血虚血瘀者，痛风走疰，筋骨疼痛。

【功效】活血止痛，祛风除寒。

【药物及用量】乳香　没药各一钱　桃仁　红花　当归　羌活（酒制）　地龙（酒炒）　牛膝（酒炒）　五灵脂（酒炒）　甘草　香附（童便浸）各二钱（一方加酒炒黄芩、酒炒黄柏）

【用法】研为末，每服二钱，温酒调下。

◆趁痛丸《朱氏集验方》

【主治】腰臂痛。

【功效】祛风活血，通络止痛。

【药物及用量】五灵脂　赤芍各半两　川乌一个　没药四钱　麝香一钱

【用法】上五味，为细末，酒糊为丸，温酒空心下。朱仁卿传。

◆趁痛丸《医林方》

【主治】白虎风，昼静而夜痛，状若虎咬，先用此药下过。

【功效】祛风化痰止痉。

【药物及用量】甘遂　白芥子　白面　大戟各一两

【用法】上四味，为细末，水和捏做饼子，炒令黄色，再为末，面糊为丸，如梧桐子大，每服四五十丸，温水送下，以利为效，走疰疼痛，以可服之，又可服如意通圣散。

◆越婢汤《金匮要略》

【主治】风水恶风，一身悉肿，脉浮不渴，续自汗出，无大热者。

【功效】息风退热。

【药物及用量】麻黄六两　石膏八两　生姜（切）三两　甘草二两　大枣（擘）十二枚

【用法】清水六升，先煮麻黄去上沫，纳诸药煮取三升，分温三服。恶风加附子一枚；风水加术四两。

◆越痛散《证治准绳》

【主治】妇女经脉，身体作痛。

【功效】祛风养血。

【药物及用量】虎骨五铢　茯苓　甘草　藁本　防风　白芷　当归　芍药　续断　白术　附子各三铢

【用法】研为粗末，每服五钱，清水二盏，加生姜五片，大枣二枚，煎至一盏，不拘时服。

◆越鞠丸《丹溪心方》

【主治】一切湿痰食火，气血诸郁，牙疼口疮，胸闷脘痛，腹胀腹痛，吞酸腿软，黄疸，妇女经病带下，产后中风，小儿食滞，疔疖疮肿毒。

【功效】除郁积，理气滞。

【药物及用量】香附（童便浸，一作醋炒）　苍术（米泔浸一宿，去粗皮，麻油炒）　川芎（童便浸）各二两　山栀子（生姜汁炒黑）　神曲（炒香）各一两五钱（一方有山楂、炒麦芽，一方加陈皮、半夏、茯苓、砂仁、甘草、苏子、莱菔子）

【炮制】研为末，滴水和丸（一作神曲煮米糊和丸），如绿豆大。

【用法】每服一百丸，食远熟汤送下，作汤煎服亦可，阴虚多火者禁用。

◆越鞠丸《丹溪心法》

【主治】血郁。

【功效】疏肝行气，活血解郁。

【药物及用量】桃仁　香附子　红花　川芎　青黛各等量

【用法】上五味为末，糊丸，每四五十丸，食前服。

◆越鞠保和丸《沈氏尊生书》

【主治】脾胃气滞，宿食不化，忧思过度，损伤脾胃，郁结不舒，呃逆胸满。

【功效】开郁行气，消积散热。

【药物及用量】白术三两　山楂肉二两　苍术　川芎　神曲　香附（童便制）　陈皮　半夏　枳实　白茯苓　黄连（酒制）　当归（酒制）各一两　栀子　莱菔子　连翘　木香各五钱

【炮制】研为细末，生姜汁化和蒸饼为

丸，如梧桐子大。

【用法】每服五十丸，姜汤送。

◆**越桃散**甲《医林方》

【主治】下痢之后，小便利，腹中虚痛不可忍者，此为阴阳交错，不和之甚也。

【功效】温中，清热。

【药物及用量】栀子一钱　良姜一钱

【用法】上二味，为细末，每服三钱，米饮调下，饮酒者酒下。

◆**越桃散**乙《医林方》

【主治】中风。【功效】利膈，调五脏，搜风，除燥热，活血，理气。搜风理气，活血除热。

【药物及用量】上等川芎　石膏　山栀子　连翘　龙胆草　汉防己　芍药　蔓荆子　何首乌　荆芥穗（去土）　薄荷叶各半两　当归（去芦）　生地黄　甘草各一两　大黄二两半（去皮称）　麻黄（去节）一两半

【用法】上一十六味，为粗末，每服五钱，水二大盏，生姜三五片，煎至六分，去滓，温服，不拘时，日进一服，量虚实老幼加减。忌湿面、干姜。

◆**酥蜜膏酒**《外台秘要》

【主治】肺气虚寒，厉风所伤，语声嘶塞，咳唾上气，喘嗽及寒郁热邪，声喑不出，止气嗽，通声。

【功效】补脾润肺。

【药物及用量】酥　崖蜜　饴糖各一升　生姜汁　生百部汁　枣肉　杏仁（研）各五合　柑皮末五具

【炮制】先将杏仁和水三升，煮减半，去滓，入酥蜜姜饴等味，文火再熬取二升。

【用法】温酒调服方寸匕，细细咽之，一日三次，七日痰色变，二七日唾稀，三七日嗽止。

◆**酥蜜煎**《太平圣惠方》

【主治】暴渴，烦热。

【功效】和中止渴。

【药物及用量】酥五合　白蜜五两　川芒硝二两

【用法】上三味，于银锅中，以慢火熬成膏，收瓷器中，不拘时，服半匙咽津。

◆**雄砂丸**《仁斋直指方》

【主治】诸虫。

【功效】杀虫消积。

【药物及用量】雄黄　朱砂　雷丸　甘遂各一钱五分　鹤虱　芜荑　干漆　僵蚕各三钱　石榴皮　贯众各五钱（一方加麝香少许）

【炮制】共研细末，米糊为丸，如麻子大。

【用法】每服十丸，五更时粥饮送下。

◆**雄漆丸**《疡医大全》

【主治】大麻风。

【功效】解毒破瘀。

【药物及用量】明雄黄　牙皂各五钱　干漆一两（入蟹黄五钱，拌匀晒之，渐渐去浮面上水）

【炮制】和匀为丸，如梧桐子大，不可见日，阴干。

【用法】每服三分，温酒送下。

◆**雄朱散**《普济方》

【主治】鬼魇。

【功效】杀虫清热解毒。

【药物及用量】雄黄一钱　朱砂五分　牛黄一钱

【用法】研为末，每用一钱，床下烧之，再取一钱，酒调灌之。

◆**雄黄丸**《医心方》引《灵奇方》

【主治】小儿疰病诸蛊，魅精气入心腹刺痛，黄瘦骨立。

【功效】杀虫，辟恶，清热。

【药物及用量】雄黄　雌黄各四分　丹砂　野丈人　徐长卿各三分　大黄五分　麝香（如枣大）三块　羚羊角屑五分

【炮制】共研末，青羊脂和丸，如黍米或豆大。

【用法】百日儿每服三丸，温酒送下，一日二次。

【编者按】野丈人即白头翁。

◆**雄黄丸**《仁斋直指方》引《苏沈良方》

【主治】蛊毒及虫蛇畜兽诸毒。

【功效】杀虫辟恶。

【药物及用量】雄黄　生明矾各等量

【炮制】端午日合研细，熔黄蜡和丸，如梧桐子大。

【用法】每服七丸，念药王菩萨，药上菩萨七遍，熟汤送下。

◆**雄黄丸**《普济方》

【主治】小儿牙齿黑蛀，息气疼痛。

【功效】杀虫坚齿。

【药物及用量】雄黄二钱　麝香五分

【炮制】研为细末，软饭和丸如锭子。

【用法】每用一丸，置于牙内。

◆**雄黄丸**《证治准绳》

【主治】疔疮。大便闭实不通，或心腹痛者。

【功效】杀虫祛积，清热止痛。

【药物及用量】雄黄　全蝎　牙皂　大黄　郁金各一钱　巴豆十四粒　麝香少许

【炮制】共研末，米糊为丸，如绿豆大。朱砂为衣。

【用法】每服五七丸，茶清送下，以利为度。

◆**雄黄丸**甲《太平圣惠方》

【主治】肾脏积冷，气攻心腹，疼痛气煞绝。

【功效】解毒，辟恶，消积。

【药物及用量】雄黄　真珠各五钱　麝香　黄丹各一钱　巴豆（去皮膜心，研，纸裹压出油）二十粒

【炮制】研为细末令匀，入枣肉及炼蜜和丸，如粟米大。

【用法】每服三丸，薄荷汤送下，量儿大小加减。

◆**雄黄丸**乙《太平圣惠方》

【主治】鬼胎腹痛。

【功效】杀虫攻积。

【药物及用量】雄黄　鬼臼（去毛）　莽草　丹砂　巴豆（去皮心油）　獭肝（炙令黄）各五钱　蜥蜴（炙黄）一枚　蜈蚣（炙黄）一条

【炮制】研为细末，炼蜜和丸，如梧桐子大。

【用法】每服二丸，空腹时温酒调下，一日两次，后当利。如不利加至三丸，初下清水，次下虫如马尾状无数，病极者下蛇虫，或如蛤蟆卵鸡子，或如白膏，或如豆汁，其病即除。

◆**雄黄丸**丙《太平圣惠方》

【主治】历节风，骨髓疼痛，挛急，久不瘥。

【功效】祛风止痉，通络止痛。

【药物及用量】雄黄（细研，水飞过）半两　麝香一分（细研）　天麻二两　乌蛇（酒浸，去皮骨，炙令微黄）一两　天雄（炮裂，去皮、脐）一两　当归三分　川乌头（炮裂，去皮、脐）一两　芎䓖一两　五灵脂一两半　独活二两　虎胫骨（涂酥，炙令黄）一两　天南星（炮裂）一两　败龟（涂酥，炙令黄）一两　干蝎（微炒）一两　白僵蚕（微炒）三分　安息香二两　桂心一两

【用法】上一十七味，捣罗为末，入研了药，令匀，炼蜜和捣二三百杵，丸如梧桐子大，每服食前，以温酒下十丸。忌猪、鸡、鱼、犬肉。

◆**雄黄丸**丁《太平圣惠方》

【主治】诸风冷入脏腑，骨节疼痛，筋脉拘急，耳内蝉声。

【功效】祛风散寒，缓急止痛。

【药物及用量】雄黄（细研，水飞过）半两　麝香（细研）一分　天麻一两　桂心半两　当归三分　干蝎（微炒）半两　石菖蒲一两　乌蛇（酒浸，去皮骨，炙令微黄）二两　天南星（炮裂）一两　白僵蚕（微炒）半两　附子（炮裂，去皮、脐）一两　牛膝（去苗）一两

【用法】上一十二味，捣罗为末，研入雄黄、麝香，令匀，炼蜜和捣二三百杵，丸如梧桐子大，每于空心及晚食前，以温酒下十丸。

◆**雄黄丹**《证治准绳》

【主治】齁䶎喘满咳嗽，心胸烦闷，伤热触毒。

【功效】杀虫祛积。

【药物及用量】雄黄　朱砂（另研）各一钱　杏仁十四粒（炒）　巴豆七粒　淡豆豉二十一粒

【炮制】杏、巴、豉三味用米醋半盏，干姜一片如指大，煮令干，研成膏。皂角一寸蜜炙焦，先去子与皮弦，法制牛胆一分，同雄朱与杏膏研细和匀，面糊为丸，如麻子大。

【用法】一岁儿每服五丸，壮者七丸，二岁十丸，淡生姜汤送下。

◆**雄黄牡蛎散**《医宗金鉴》

【主治】天蛇毒。初起，焮红热痛，闷肿无头，色红，痛如火燎。

【功效】解毒消坚。

【药物及用量】明雄黄二钱　牡蛎（煅）四钱

【用法】另研细，共和一处，再研加蜜，水调浓重汤炖温，涂于患处，日五六次。

◆**雄黄消毒膏**《卫生宝鉴》

【主治】蝎螫伤，痛不可忍。

【功效】解毒消积。

【药物及用量】雄黄　信石各五钱　巴豆二钱　生白矾一两

【炮制】研为细末，黄蜡五钱，熔开入药搅匀为锭子，如枣子大。

【用法】每用一锭，于灯焰上炙开，滴于螫处，其痛即止。

◆**雄黄散**《玉机微义》

【主治】痈疽发背，紫晕疼痛不止。

【功效】宣壅，解毒，杀虫。

【药物及用量】雄黄　黄丹　乳香　没药各五钱　粟米小粉（炒）三两　草乌头　天南星　络石　百合各一两　白及二两

【用法】研为细末，温水调敷。

◆**雄黄散**甲《圣济总录》

【主治】冷疮。

【功效】宣壅滞，解湿毒。

【药物及用量】雄黄（另研）　百合　乳香　黄柏（炙去粗皮）　墙上烂白蚬子各一分

【用法】研为细末令匀，用浆水煎甘草柳枝汤温洗，拭干敷之。

◆**雄黄散**乙《圣济总录》

【主治】药毒箭头入肉。

【功效】解毒消积。

【药物及用量】雄黄一分　粉霜五钱　生蜣螂四枚　生巴豆三粒（去皮壳，另研如泥）

【用法】研为细末令匀，铜箸头取乳汁涂点疮上，频频点之，七日疮熟箭头自出。

◆**雄黄散**《仁斋直指方》

【主治】鼻中息肉。

【功效】宣壅消积。

【药物及用量】雄黄五分　瓜蒂二枚　绿矾一钱　麝香少许

【用法】研为细末，每用少许，搐于鼻中。

◆**雄黄散**《赤水玄珠》

【主治】麻毒入胃，牙肉黑烂出血及走马疳。

【功效】解毒。

【药物及用量】雄黄一钱　黄柏二钱　麝香一分

【用法】共研细末，先用艾叶煎汤洗净后，再搽药。

◆**雄黄散**《素问病机气宜保命集》

【主治】痈疮有恶肉者。

【功效】宣壅消坚。

【药物及用量】雄黄（另研）一钱　巴豆（不去皮，研如泥）　乳香　没药各少许

【用法】研为细末，少少敷上，恶肉自去。

◆**雄黄散**《素问病机气宜保命集》

【主治】久疟不能食，胸中兀兀，欲吐不能吐者。

【功效】宣壅探吐。

【药物及用量】明雄黄　瓜蒂　赤小豆各等量

【用法】研为细末，每服五分，熟汤送下，以吐为度。

◆**雄黄散**《活幼心书》

【主治】小儿暴中急慢惊风，胸骱中寒，或凉或热，坐卧不安。

【功效】祛风行滞。

【药物及用量】明雄黄（红亮者）二钱五分　白药（去黑皮）　川乌（炮裂，去皮、脐）　草乌（炮裂，去皮）　天麻（明亮者）　川芎各五钱

【用法】除雄黄，余五味锉焙，同雄黄研为末。惊风痰涌每服五分或一钱，姜汁茶清调下；发汗水、姜、葱、薄、荷同煎，并投三服取效。

◆**雄黄散**《小儿痘疹方论》

【主治】小儿牙龈生疳蚀疮。

【功效】解毒杀虫。

【药物及用量】雄黄一钱　铜绿二钱

【用法】同研极细，量疮大小干贴。

◆**雄黄散**甲《太平圣惠方》

【主治】痈疽。赤肿疼痛，未得脓溃。

【功效】宣壅和血，解毒消痈。

【药物及用量】雄黄（细研）　黄柏　槟榔　川大黄　麒麟竭各七钱五分　麝香（另研）一钱　黄连一两　白芷　木香　芎䓖　桂心各五钱　当归（炒）三钱

【用法】研为细末，腊猪脂调令匀，涂于绢上贴肿处。候脓溃后，用膏药搜脓生肌。

◆**雄黄散**乙《太平圣惠方》

【主治】妇人血风走疰疼痛。

【功效】散寒祛风，活血止痛。

【药物及用量】雄黄（细研）半两　乌蛇（酒浸，去皮骨，炒微黄）二两　地龙半两（微炒）　蚺蛇（生用）半两　麒麟竭半两　赤箭半两　侧子（炮裂，去皮、脐）半两　桂心半两　没药半两　木香半两　麝香（细研）一分　白芥子半两

【用法】上一十二味，捣细罗为散，入研了药，更研令匀，每服不拘时，以热酒调下一钱。

◆**雄黄散**丙《太平圣惠方》

【主治】急风及破伤风。

【功效】祛风止痉通络。

【药物及用量】雄黄（细研）三分　牛黄（细研）一分　麝香（细研）一钱　白附子（炮裂）三分　蚺蛇（微炒）半两　天南星（醋煮十沸，炙干）三分　白花蛇肉（酒浸，炙微黄）一两　天麻二两　白僵蚕（微炒）半两

【用法】上九味，捣细罗为散，入研了药令匀，不拘时，以温酒调下一钱。

◆**雄黄散**丁《太平圣惠方》

【主治】急风，不省人事。

【功效】祛风止痉开窍。

【药物及用量】雄黄（细研）半两　龙脑（细研）一分　麝香（细研）一分　朱砂（细研）三分　阿胶（捣碎，炒令黄燥）一两　天南星（炮裂）一两　丁香一分　香墨半两　干蝎（微炒）半两　蝉壳（微炒）半两　牛黄（细研）一分　腻粉一分

【用法】上一十二味，捣细罗为散，入研了药，都研令匀，不拘时，以温酒调下一钱。

◆**雄黄散**戊《太平圣惠方》

【主治】白虎风，疼痛走转不定。

【功效】祛风化痰，温阳止痛。

【药物及用量】雄黄一两　莽草一两　藜芦（去芦头）一两　斑蝥二十枚　赤小豆半合　白矾三分　芜荑三分　皂荚（烧灰）三分　蛇床子二分　吴茱萸三分　硫黄（细研）半两　附子（去皮、脐，生用）一两　巴豆（去皮心）十五枚

【用法】上一十三味，捣细罗为散，都研令匀，每用散一钱，以生油调，薄涂于痛处，日二易之。

◆**雄黄散**己《太平圣惠方》

【主治】产后余血不散，小腹疼痛不可忍。

【功效】活血祛瘀止痛。

【药物及用量】雄黄一两　硇砂（细研）半两　麝香一分　熊胆一分　石炭二两（末）　水蛭一两（微炒）

【用法】上六味，都细研为散，不拘时，以热酒调下半钱。

◆**雄黄散**庚《太平圣惠方》

【主治】大风疾，肌肉欲坏，有虫。

【功效】祛风杀虫生肌。

【药物及用量】雄黄（细研）半两　雌黄（细研）一分　雷丸三分　阿魏（面裹

煨，令面熟为度）半两　滑石半两　朱砂（细研）半两　藜芦（去芦头）半两　白蔹半两　犀角屑半两　紫石英（细研，水飞过）半两

【用法】上一十味，捣细罗为散，入研了药，都研令匀，取端午日，或三元日，或季日及六月六日，预合之。每服空心，以暖酒调下二钱。服药后，或觉心逆，不得便吐，吐即药无力。服药后，虫必出，甚验，如未应，次日再服。忌食生血物。

◆**雄黄散**《仁斋直指方》

【主治】传疰劳嗽，肺管有虫，令人喉痒。

【功效】理肺止痒杀虫。

【药物及用量】雄黄　安息香各一分　露蜂房（去子，烧灰）　桃仁（去皮，炒）各二分　麝少许

【用法】上五味为末，每用一钱，生艾叶入生蜜研汁，夹和，临卧含化，仍烧艾，以管子吸烟熏喉。

◆**雄黄圣饼子**《脾胃论》

【主治】一切酒食所伤，心腹满不快。

【功效】下积。

【药物及用量】雄黄五钱　巴豆（去油膜）一百枚　白面（炒，又筛过）十两

【炮制】将二味研为细末，同面和匀，新汲水搅和，做饼如手大，以水再煮。候浮于汤上，视软硬捏做饼子。

【用法】每服五六饼，细嚼，食前茶清或温酒送下，一饼利一行，二饼利二行，至多以十五饼为度。

◆**雄黄圣饼子**《兰室秘藏》

【主治】一切酒食所伤，心腹满不快。

【功效】消食通便除胀。

【药物及用量】雄黄五钱　巴豆（去油心膜）一百个　白面十两（重罗过）

【用法】上三味，除白面八九两，余药同为细末，共面和匀，用新水和做饼子如手大，以浆水煮，煮至浮于水上，漉出，控，旋看硬软捣作剂，丸如梧桐子大，捻做饼子，每服五、七饼子，加至十饼、十五饼，嚼破一饼利一行，二饼利二行，茶酒任下，食前。

◆**雄黄解毒丸**《幼科发挥》

【主治】急喉痹极危证。

【功效】宣壅，通滞，涤痰。

【药物及用量】明雄黄　川郁金（一作一钱，一作二钱）各一两　巴豆（去壳，并去尽油）十四粒

【炮制】共研细末，醋煮面糊为丸，如绿豆大。

【用法】每服七丸，清茶送下，吐祛痰涎立效。如已死去，心头犹热，灌药不下，即以钥匙撬开口灌之。若得下咽，无有不活。如小儿惊热，痰涎壅塞，或二丸或三丸，量大小加减服之，亦神效。

◆**雄黄解毒散**《痈疽神秘验方》

【主治】诸风疮痒及一切痈肿溃烂，毒势盛者。

【功效】消炎，宣壅，解毒。

【药物及用量】雄黄　寒水石（煅）各一两　生白矾四两

【用法】滚水二三碗，乘热入前药一两，洗患处，以太乙膏或神异膏贴之，并服猪蹄汤。

◆**雄黄熏方**《金匮要略》

【主治】狐惑病，蚀于肛者。

【功效】杀虫。

【药物及用量】雄黄。

【用法】研为末，以筒瓦二枚合之烧，向肛门熏之。

◆**雄黄膏**《幼幼新书》

【主治】婴儿未满月咳嗽，三岁以内皆可服。

【功效】消痰积止咳。

【药物及用量】雄黄一钱（细研）　杏仁七粒（去皮尖）　半夏七个（童便浸一宿，切作片子，焙干为末）

【炮制】共于一处研匀，用生姜自然汁、白蜜各五钱，一处入药末于罐内，重汤中熬，用柳枝搅成膏。

【用法】每服一皂子大，涂奶头令儿吮之，或糯米饮调下。

◆**雄黄膏**《太平圣惠方》

【主治】风毒，疥癣。

【功效】解毒收湿。

【药物及用量】明雄黄（细研）　腻粉（研）　白矾（枯）　川椒　藜芦各二钱五分　附子（炮，去皮、脐）五钱

【炮制】研为细末，入乳钵内再研如粉，用腊月炼猪脂八两，黄蜡二两，净铛内慢火煎候蜡消，倾于瓷盒内，入雄黄等末搅匀。

【用法】每用少许，涂于患处，日四五次。

◆**雄黄锐散**《外台秘要》引《范王方》

【主治】天行䘌，虫食下部生疮。

【功效】杀虫祛湿。

【药物及用量】雄黄　青葙子　苦参　黄连各二钱　桃仁一钱

【炮制】共研为末，以生艾汁和丸，如枣核大，如无生艾，即以干艾五钱，煎浓汁代之。

【用法】每用一丸，丝绵裹纳入下部。

◆**雄黄藜芦散**《外科正宗》

【主治】阴挺，如蛇或似鸡冠菌样。

【功效】化湿杀虫。

【药物及用量】雄黄一钱　葱管藜芦二钱（研如细面）　鳖头（煅黄色）　轻粉各一钱　冰片二分

【炮制】各研细末，和匀，再研，瓷瓶收贮。

【用法】先用芎归汤熏洗，随后搽药，早晚二次，其患渐收。

◆**雄黄麝香散**《普济方》

【主治】牙断肿烂出血。

【功效】解毒，收湿，杀虫。

【药物及用量】雄黄一钱五分　麝香一字　铜绿　轻粉　黄连　黄丹（炒）各一钱　血竭　枯白矾各五分

【用法】研为细末令匀，每用少许，敷于患处。

◆**雄黄摩风膏**《太平圣惠方》

【主治】痛风及白虎风，脚膝筋脉不利，挛痛抽掣，鬼疰贼风，并骨髓疼痛。

【功效】补肾壮阳，祛风止痛。

【药物及用量】雄黄半两（细研）　硫黄二两（细研）　朱砂半两（细研）　鬼箭羽　犀角屑　侧子（生，去皮、脐）　羚羊角屑　鹿角胶　附子（生，去皮、脐）　踯躅　川乌头（生，去皮、脐）　木香　汉防己　牛膝（去苗）　细辛各五两　虎胫骨六两　石斛（去根）　败龟　菖蒲各五两　熟干地黄　沙参（去芦头）　薯蓣　巴戟　芎䓖　续断　杜若　当归　秦艽（去苗）　狗脊　萆薢　茵芋　白蔹　桂心　杜仲（去粗皮）　川椒（去目）　天雄（生，去皮、脐）各一两

【用法】上三十六味，细锉，以炼了腊月猪脂六斤，纳铛中，同诸药以文火煎，自早至午，候药味尽，用新布绞去滓，更以绵滤净，拭铛，更煎炼，然入硫黄、雄黄、朱砂等，以柳木篦搅令匀，候凝，收于瓷器中，但有痛处，先用膏摩二三百遍，后涂膏于故帛上贴之。如内有风毒，即空心以温酒下，如弹子大。

◆**雄黄涂药**《太平圣惠方》

【主治】乌癞，皮肤变黑，生疮肿痛，杀虫。

【功效】祛风解毒，杀虫止痛。

【药物及用量】雄黄一两　白矾一两　紫石英一两　白石英一两　马牙硝一两　太阴玄精一两　金星礜石一两　银星礜石一两

【用法】上八味，捣研为末，入瓷盒中，用白土泥固济，候干，用炭火五斤，烧令通赤即止，以土盖庵药盒，候来日取出，于湿地上纸衬盆盖出火毒，三复时，再研如粉，取枫树胶煮汁和调，每日用涂之，以瘥即止。

◆**雄鼠散**《医宗金鉴》

【主治】破伤风之邪在表者。

【功效】祛风杀蛊。

【药物及用量】活雄鼠（铁线缠绕，阴阳瓦煅存性）一枚

【用法】研为细末，热黄酒调下。

◆**雄槟丸**《医方考》

【主治】腹痛肠痧，胃脘作痛。

【功效】消积通肠。

【药物及用量】雄黄　槟榔　明矾各一两

【炮制】共研细末，饭糊为丸，如梧桐子大。

【用法】每服五钱，熟汤送下。

◆**雄蝉散**《奇效良方》

【主治】嵌甲。

【功效】疏风解毒。

【药物及用量】雄黄（通明者）二钱　蝉蜕（醋炙）三枚

【用法】研为细末和匀，湿者干搽，干者用津入轻粉少许调涂。

◆**雄麝散**《幼幼新书》

【主治】蛊毒。

【功效】杀虫，解毒。

【药物及用量】雄黄（水磨者细研）　麝香（另研）　羚羊角屑　赤芍　败鼓皮（炙黄）各一两　马兜铃　荠苨　鬼臼（去毛）各五钱

【用法】除雄黄、麝香外，捣罗为细末，共合一处，拌匀研细。每服五分，食前浓煎甘草汤调下。

◆**雄麝散**《直指小儿方》

【主治】客忤腹痛危急。

【功效】开窍止痛。

【药物及用量】雄黄一钱　乳香半钱　麝香一字

【用法】上三味，为细末，服一字，刺鸡冠血调灌之。

◆**雄麝汤**《医学正传》

【主治】疔毒。

【功效】泻热解毒。

【药物及用量】雄黄（另研）　麝香（另研）　朱砂（另研）　乳香（另研）各一钱　绿豆粉　白芷　茜草根　地丁草各二钱　牡蛎　僵蚕　牛蒡子（炒）　大黄　金银花　青木香　栀子　荆芥穗　朴硝　甘草各一钱　胡桃（去壳膜）二个

【用法】将雄黄以下五味研末，白芷以下十四味细切，用无灰酒一碗浸少时，擂细，又加水一碗同煎至一碗，去滓及浊脚，入前雄黄等五味调匀作一服。更审患处经络分野，依东垣引经泻火药加之尤妙，欲利倍大黄、朴硝二味，临后下。

◆**雄麝丸**《仁斋直指方》

【主治】历节风，骨节疼痛，挛急痹顽。

【功效】祛风除湿，活血止痛。

【药物及用量】安息香　五灵脂　天麻各一两半　地龙（净）　白僵蚕（微炒）各三分　全蝎（微炒）　雄黄各半两　麝香一分　乌蛇（酒浸，取肉，炙）　天雄（炮，去皮、脐）　当归　川乌（炮，去皮、脐）　川芎　南星（炮）　官桂　虎胫骨（酒炙黄）各一两　川独活二两

【用法】上一十七味，为末，炼蜜杵丸，梧桐子大，每服十五丸，食前温酒下。

◆**雄朱丹**《太平惠民和剂局方》

【主治】中风涎潮，咽膈作声，目眩不开，口眼㖞斜，手足不遂，一切风疾。

【功效】祛风化痰，通络止痉。

【药物及用量】雄黄　朱砂　龙脑　龙骨　麝香各研一钱　乌蛇（去皮骨，生）　白僵蚕（去丝嘴，生）　白附子（生）　天南星（洗）各半两

【用法】上九味，除研外，余皆为末，炼蜜为丸，如梧桐子大，如中风涎潮，牙关不开，先用大蒜一瓣，捣烂，涂在两牙关外腮上，次用豆淋酒化一丸，揩牙龈上即开，续用薄荷酒，化下一二丸。

◆**雄朱散**《妇人大全良方》

【主治】妇人因丧惊忧，悲哀烦恼，感尸气而成，变动不已，似冷似热，风气触则发。

【功效】定惊安神。

【药物及用量】雄黄（研）　朱砂（研）　苦桔梗　羌活　当归　升麻　川乌（炮）　龙齿（别研）　犀角屑　白术　芍药　鬼箭羽　白僵蚕（炒）　木香　虎头骨（醋炙）　紫苏子（炒）　川芎　天南星（炮）　山栀子　陈皮　莽草　枳壳

（去瓤，麸炒）　黄芩各一分　麻黄半两（去根节）　蜈蚣二条（炙，去头足）　槟榔二个　全蝎一分（炒）

【用法】上二十七味为细末，每服二钱，温酒调下，一日三服。

◆**雄朱蝎附散**《管见大全良方》

【主治】一切风邪头疼，夹脑风气，痰涎壅盛，呕逆恶心，口吐清水，暗风眩晕，眼见黑花，牙关紧急，口眼㖞斜，面目瞤动，头项拘急，肩背引疼，耳痒目昏，四肢麻木及沐头浴出，暴感风邪，头目昏痛，两太阳穴疼，远年头风，经隔岁月，乍瘥乍发。

【功效】祛风通络，止痉止痛。

【药物及用量】白芷　藁本　僵蚕（炒）　川乌（炮）　麻黄（去节）各一两　南星（炮）三两　白附子（炮）　防风各半两　雄黄　辰砂（并研）　蝎稍（炒）各二钱半

【用法】上一十一味，为细末，每服半钱，煎葱茶调下，食后服，孕妇不可服。一方有川芎、细辛、旋覆花、乳香、麝香亦妙。

◆**雄朱丸**《全婴方》

【主治】小儿咳嗽有痰，潮热。

【功效】止咳化痰。

【药物及用量】雄黄一钱半　巴豆七粒　半夏半两

【用法】上三味，为末，糊丸小豆大，一岁二丸，姜汤下。

◆**雄朱化痰定喘丸**《演山大效》

【主治】因惊发喘，逆触心肺，暴急张口，虚烦神困。

【功效】清心定惊，除烦安神。

【药物及用量】雄黄　朱砂（研）各一钱　蝉蜕　全蝎（炒）　地龙（洗净）　僵蚕　南星　白附（炮）各一分　轻粉半钱重

【用法】上九味为末，糊丸麻子大，每三十丸，薄荷茶清食后下。

◆**雄黑豆酒**《太平圣惠方》

【主治】妇人中风，口噤迷闷。

【功效】祛风开窍。

【药物及用量】雄黑豆（小紧者是）三合　鸡粪白二合

【用法】上二味，先炒豆声欲绝，入鸡粪白同炒令黄，投入酒五升，后去滓，每服一小盏，拗开口灌之。

◆**集香散**《痈疽验方》

【主治】痈疽溃烂。

【功效】化湿解毒。

【药物及用量】白芷　藿香　茅香　香附子　防风各三钱　木香　甘草各一钱

【用法】清水三碗，煎数沸去滓，淋洗患处。

◆**集香丸**《御药院方》

【主治】一切积滞。

【功效】温中焦，祛痰痞，消积滞。

【药物及用量】附子（各重五钱半以上者，炮制去皮、脐，剜作瓮儿）二个　硇砂（水化开，盏子内焙干）半两　木香七钱半　荜茇（直者）一两　破故纸（炒）一两

【用法】上五味，将飞过硇砂末，分在附子瓮内，却用剜出附子末，盖口用，和成白面，裹约半指厚，慢火内烧匀黄色，去面为末，却将原裹附子面再为细末，醋调糊为丸，如绿豆大，每服十五丸至二十丸，食后，生姜汤下。

◆**集香丸**《兰室秘藏》

【主治】伤生冷破物不消。

【功效】破血逐瘀，理气散结。

【药物及用量】京三棱　广术　青皮　陈皮　丁香皮　益智子　川楝子　茴香以上各一两　巴豆（和皮，米炒焦）五钱

【用法】上九味为细末，醋糊为丸，如绿豆大，每服五七丸，《拔粹方》五七十丸。温水、生姜汤任下，食前服。

◆**集香丸**《太平惠民和剂局方》

【主治】一切气疾，胸膈痛闷，胁肋胀满，心腹疼痛，噫气吞酸，呕吐恶心，不思饮食，或因酒过伤，脾胃不和。

【功效】温中理气，除满。

【药物及用量】白豆蔻仁　缩砂仁　香

附子（炒，去毛） 木香（不见火） 姜黄各四两 麝香（别研）八钱 甘草（二两入药，十四两捣汁煎膏）十六两 丁香（不见火）六两

【用法】上八味，为细末，入麝香拌匀，用甘草膏搜和为丸，如梧桐子大，每服一二丸，细嚼咽津，不拘时。常服宽中顺气，消宿酒，进饮食，磨积滞，去癥块。

◆**集效丸**《太平惠民和剂局方》

【主治】虫积，四肢常冷。

【功效】杀虫祛积。

【药物及用量】木香 鹤虱 槟榔 诃子肉 羌活（炒）各五钱 大黄一两 熟附子 干姜各三钱 乌梅肉十四枚

【炮制】共研细末，炼白蜜为丸，如梧桐子大。

【用法】每服三四十丸，食前陈皮汤送下，妇人醋汤下，孕妇勿服。

◆**集圣丸**《幼幼集成》

【主治】冷热新久，一切疳证。

【功效】杀虫祛积。

【药物及用量】芦荟 五灵脂 夜明砂（炒） 缩砂仁 橘红 木香 蓬莪术壳 使君子肉各二钱 川连 川芎 干蟾（炙）各三钱 当归 青皮 人参各一钱五分

【炮制】共研为细末，雄猪胆汁两个，和面糊为丸，如梧桐子大。

【用法】每服三钱，米饮送下，看大小服之。

◆**集圣丸**《直指小儿方》

【主治】诸疳通用。

【功效】杀虫止疳。

【药物及用量】芦荟 北五灵脂 好夜明砂（焙） 缩砂 橘皮 青皮（去白） 蓬莪术（煨） 木香 使君子（略煨，取肉）各二钱 鹰爪黄连（净） 蛤蟆（日干，炙焦）各三钱

【用法】上一十一味，为末，雄猪胆二枚，取汁和药，入糊丸，麻子大，每十五丸，米饮下，疳劳瘦弱，本方加当归一钱半，川芎三钱。

◆**集灵膏**《内经拾遗方论》

【主治】阴亏火旺，咳嗽倦怠。

【功效】滋心、润肺，益卫养营。

【药物及用量】生地黄 熟地黄 天门冬 麦门冬各十两（一作各十四两） 人参（一作西洋参刮去皮，饭锅内蒸九次，日中晒九次） 枸杞子各六两（一作各八两，一方加牛膝酒蒸二两，一方加牛膝、仙灵脾）

【炮制】甘泉水于锅内桑柴火煎至味尽去滓，慢火熬成膏，将成加炼白蜜，滚数沸取起，瓷器收盛，封置泥地上拔去火气。

【用法】每晨熟汤或温酒调服。

◆**黍黏子汤**《兰室秘藏》

【主治】耳内痛，生疮。

【功效】化湿，清热，解毒。

【药物及用量】鼠粘子 连翘 黄芩 当归梢 生地黄 黄连各二分 桔梗五钱 桃仁一钱 柴胡 黄芪各三分 蒲黄 甘草（炙） 龙胆草 昆布 苏木 生甘草各一分 红花少许

【用法】锉如麻豆大，清水二盏，煎至一盏去滓，食后稍热服，忌寒药利大便。

◆**鼠粘子汤**《东垣试效方》

【主治】如斑已出稠密，身表热，急与此药服之，防后青干黑陷。

【功效】透热除斑。

【药物及用量】鼠粘子（炒香） 地骨皮各二钱 柴胡一钱半 炙甘草一钱半 连翘二钱半 当归身（酒洗） 黄芪各一钱 黄芩一钱半

【用法】上八味，㕮咀，每服三钱，水一盏半，煎至一盏，去柤温服。

◆**黍米粥**《食医心鉴》

【主治】赤白痢及血痢，小便不通。

【功效】清热，解毒。

【药物及用量】蜜一合 马齿菜捣取汁三合

【用法】上二味，相和，微暖，空心顿服。

◆**黍米粥**《太平圣惠方》

【主治】诸痢不瘥。

【功效】补虚，止痢。

【药物及用量】黍米二合　蜡一两　羊脂一两　阿胶（捣碎，炒令黄燥，捣末）一两

【用法】上四味，煮黍米作稀粥，临熟，投阿胶、蜡、羊脂，搅令消，空腹食。

◆**黍米粥**《寿亲养老书》

【主治】老人痢不止，日渐黄瘦无力，不多食。

【功效】补虚。

【药物及用量】黍米（净淘）四合　阿胶（炙为末）一两

【用法】上二味，煮粥，临熟下胶末，调和，空心食之，一服，尤效。

◆**黑丸**《严氏济生方》

【主治】肝劳。

【功效】养血益肾。

【药物及用量】当归（制酒）　鹿茸各一两

【炮制】共研细末，乌梅肉为丸，如梧桐子大。

【用法】每服五六十丸，温酒送下。

◆**黑奴丸**《肘后备急方》

【主治】阳毒发斑，烦躁大渴，脉洪数者。

【功效】宣壅滞，泻热毒。

【药物及用量】麻黄　大黄各二两　黄芩　釜底墨　芒硝　灶突墨　梁上尘　小麦奴各一两

【炮制】共研细末，炼蜜为丸，如弹子大。

【用法】每服一丸，新汲水化服，须臾振寒汗出而解，未汗再服。阳毒及坏伤寒医所不治，精魂已竭，心下尚暖者，急斡开其口灌药，下咽即活，若不大渴，不可与此药。

◆**黑末子**《证治准绳》

【主治】打仆损伤，折骨碎筋，瘀血肿痛，瘫痪顽痹，四肢酸疼，痛风等证。

【功效】养筋续骨，祛风和血。

【药物及用量】雄鸡毛（烧存性）　桑炭老松节（炒存性）　嫩松心　侧柏叶（醋煮）各四两　当归　牛膝　何首乌　黑豆（酒煮）　南星（制）　骨碎补　熟地黄　羌活　独活　赤芍　川芎　白芷各二两　细辛　肉桂　川乌（炮）　草乌（制）　木鳖子　南木香　五灵脂　降真香　乳香　没药　枫香各一两　百草霜五钱

【用法】研为末，熟酒调下，欲愈之际加自然铜（制）一两，只折骨者便可用之。

◆**黑末子**《痈疽验方》

【主治】疮疖毒。

【功效】收湿解毒。

【药物及用量】羊角（连肉骨，烧存性）

【用法】研为末，酒调三钱，分上下服。

◆**黑玉丹**《仁斋直指方》

【主治】新久肠风痔瘘，痛痒难忍。

【功效】清大肠，祛风热，解虫毒。

【药物及用量】刺猬皮　槐角各三两　猪后悬蹄甲四十九枚　牛角䚡（锉）　乱发（皂角水洗）　败棕各二两（俱装，锅内烧存性）　苦楝根一两二钱五分　生油麻　雷丸各一两　乳香五钱　麝香一钱　榼藤子一两一分

【炮制】共研末，酒煮面糊为丸，如梧桐子大。

【用法】每服八丸，先嚼胡桃一板，空腹食前温酒或海藻煎酒送下，一日三次。切忌别药，不过三五日，永除根本。

◆**黑白散**《洁古家珍》

【主治】大头病。

【功效】祛风解毒。

【药物及用量】乌梢蛇（去头尾，酒浸）　白花蛇（均去头尾，酒浸）　明雄黄二钱　川大黄（煨）五分

【用法】研为极细末，每服一二钱，不拘时熟汤调下。

◆**黑白散**《素问病机气宜保命集》

【主治】产后儿枕大痛。

【功效】清热止痛。

【药物及用量】乌金石（火煅醋淬七次，另研）　寒水石（煅存性，为末）各等量

【用法】各取一钱五分，米饮调下，痛止勿服，不愈再服。

◆**黑白散**《医林方》

【主治】产后儿枕大痛者。

【功效】活血祛瘀止痛。

【药物及用量】乌金石（用醋烧蘸七遍） 寒水石（烧红存性）各等量

【用法】上二味为细末，每服钱半，米饮调下，和滓服。

◆**黑白散**《拔粹方》

【主治】大头风如神。

【功效】祛风止痛。

【药物及用量】黑乌蛇（酒浸） 白花蛇（去头尾，酒浸） 雄黄二钱 大黄（煨）半两

【用法】上四味，为极细末，每服一二钱，白汤调下，无时。

◆**黑白饮**《活幼心书》

【主治】小儿急惊，壮热发搐及脐风气实者。

【功效】泻热毒。

【药物及用量】黑牵牛（半生半炒） 白牵牛（半生半炒） 生大黄 陈皮（去白） 槟榔各五钱 甘草（炙）三钱 玄明粉二钱

【炮制】除槟榔不过火，余五味或晒或焙，仍合槟榔为末，同玄明粉入乳钵内再杵匀。

【用法】每服五至分一钱，空腹或不拘时温蜜汤调服，新合最妙，久则效迟。

◆**黑光汤**《疡医大全》

【主治】鹅掌风。

【功效】燥湿祛风。

【药物及用量】千里光一大把 苍术苗一中把 朝东墙头草一小把

【用法】同水入罐内，绢帛包裹，勿令泄气，煮百沸，先用麝香擦患处，后以药熏之，二三次即愈。

◆**黑地黄丸**《素问病机气宜保命集》

【主治】阳盛阴衰，脾胃不足，房室虚损，形瘦无力，面色青黄，血虚久痔。

【功效】健脾化湿。

【药物及用量】苍术（油浸） 熟地黄各一斤 干姜一两（夏五钱，春七钱）

【炮制】研为细末，枣肉和丸，如梧桐子大。

【用法】每服一百丸，食前米饮或温酒送下。

◆**黑豆汤**《叶氏女科》

【主治】妊娠不慎饮食，误食毒物毒药，胎动者。

【功效】解毒。

【药物及用量】黑豆三合 淡竹叶二十片 甘草三钱

【用法】清水煎服。

◆**黑豆汤**《圣济总录》

【主治】赤白痢，服诸药不瘥者。

【功效】健脾，解毒。

【药物及用量】黑豆（炒，去皮，拣净者四合，为末）半升 甘草（半炙半生，为末）一两

【用法】上二味，绵裹，以浆水三升，煎至一升，去滓，空心分温二服。

◆**黑豆酒**《圣济总录》

【主治】产后中风，腰背反折，筋急口噤。

【功效】补肾活血祛风止痉。

【药物及用量】黑豆（小者，打碎）二升 酒四升

【用法】将黑豆，铛中慢火炒令香熟，即以酒投之，取出，以绢滤去豆，将酒瓮器盛，每服一盏，温服，不拘时。

◆**黑花蛇散**《医宗金鉴》

【主治】破伤风溃后痰盛，抽搐身凉者。

【功效】祛风邪，宣壅滞，化痰止痉。

【药物及用量】黑花蛇（酒浸）六钱 麻黄（炙）一两 天麻 白附子 干姜 川芎 附子（制） 草乌（炮，去皮）各五钱 蝎梢三钱五分

【用法】共研细末，每服一钱，热黄酒调下，一日二次。

◆**黑虎丹**《活幼心书》

【主治】小儿诸般风证。

【功效】祛风解毒，化痰通络。

【药物及用量】生草乌（去黑皮）一两　生川乌（去黑皮）　甘草各七钱五分　麻黄（不去根节）　甘松　熟干地黄（洗净）　藿香叶　白芷　油烟墨（烧存性）　猪牙皂角　川芎　当归　何首乌　生南星　僵蚕（去丝）　赤小豆　木鳖子（去油）　羌活　白胶香各五钱

【炮制】锉散，或焙或晒，共研细末，糯米粉煮糊为丸，如麻仁大，小儿如粟壳大。

【用法】每服三十丸至五十丸，或七十丸，空腹时淡姜汤送下。

◆**黑虎丹**《太平圣惠方》

【主治】大风恶疾，腹内生虫，皮肤疮肿，手足欲堕。

【功效】祛风通络，杀虫辟恶。

【药物及用量】天灵盖（涂酥，炙微黄）三两　蛤蟆（去头脚，涂酥，微炙）一枚　麝香（细研）一分　桃仁（汤浸，去皮尖、双仁，麸炒微黄）二两　雄黄（细研，水飞过）二两　杏仁（汤浸，去皮尖、双仁，麸炒微黄）一两　人中白二两

【用法】上七味，捣罗为末，炼蜜和捣二三百杵，丸如梧桐子大，每服食前，温粥饮下三十丸，服十日后，当有虫下，即愈。

◆**黑虎丹**《仁斋直指方》

【主治】大风诸癞，恶虫内蚀，形骸变坏。

【功效】祛风化痰，通络杀虫。

【药物及用量】天灵盖三两　蛤蟆（去头足，烧存半生）二个　生人中白　桃仁（浸，去皮）各二两　麝香一钱　硫黄　雄黄各一两　穿山甲（热灰插焦）　老皂荚刺（烧存半生）各半两　轻粉二钱半

【用法】上一十味，为末，炼蜜丸，梧桐子大，每三十丸，月首五更米饮，连日服，取虫尽则愈，杀瘵虫通用。

◆**黑虎汤**《疡医大全》

【主治】无名肿毒。

【功效】解热毒。

【药物及用量】玄参一斤　柴胡三钱　生甘草一两

【用法】煎汤十碗，生头面者加川芎二两，附子二钱，再煎汁取三碗，分二日服完，未破者即消，已破者生肌自愈，不必二剂。生身左右前后者，加当归二两，甘菊花一两，附子三分。如前服生手足四肢者，加白术二两，茯苓一两，附子五分，亦如前服，无不收效。

◆**黑虎膏**《证治准绳》

【主治】瘰疬诸疮。

【功效】泻热毒，宣壅滞。

【药物及用量】大黄　黄连　黄芩　黄柏　当归各一两　木鳖子五钱　穿山甲三钱　乱发一丸　蛇蜕一条　麻油一斤　黄丹（水飞炒，无真者以好光粉代之）八两　乳香一两　没药五钱　阿魏一钱五分

【炮制】将前九味锉碎，入油浸五六日，煎熬微黑，滤去滓，入黄丹慢火熬成膏。候冷入乳香、没药、阿魏末搅匀。

【用法】每取少许，油纸摊贴。

◆**黑虎散**《医林方》

【主治】头风。

【功效】祛风化湿止痛。

【药物及用量】两头尖　荆芥　藿香　石膏　薄荷　天麻　羌活　细辛　独活　黑虎（烧皂角存性是也）各等量

【用法】上一十味，为细末，每服一钱，食后茶酒清调下。

◆**黑金散**《杨氏家藏方》

【主治】妇人血气虚损，经候不调，崩中带下。

【功效】和血化瘀，清热调经。

【药物及用量】鲤鱼皮　黄牛角鳃　棕榈皮　破故纸　乱发各一两　乌贼鱼骨　干姜（炮）　当归（洗，焙）　木贼　熟地黄各五钱

【炮制】锉拌入瓷瓶内，盐泥固济，候干炭火五斤，煅通赤烟尽，埋土内令冷，取出研细。

【用法】每服三钱，入麝香少许，空腹时米饮调下。

◆**黑金散**甲《圣济总录》

【主治】久咳嗽喘息。

【功效】止咳平喘。

【药物及用量】猪蹄合子（黑者，水浸洗净）四十九枚　天南星（大者，锉）一枚　款冬花（带蕊者，末）半两

【用法】上三味，用瓶子一枚，铺猪蹄盒子在内，上以天南星匀盖之，合了，盐泥赤石脂固济，火煅白烟出为度，候冷取出，入款冬花末并麝香一分，龙脑少许同研，每服一钱匕，食后，煎桑根白皮汤调下。若年少，即用生犀，中年，即用羚羊角末各半两，代猪蹄合子。

◆**黑金散**乙《圣济总录》

【主治】产后血气冲心，烦闷，腹痛胀满。

【功效】活血祛瘀，行气止痛。

【药物及用量】赤龙鳞（烧灰，研）　乱发（烧灰，研）　当归（切，焙）　人参　白茯苓（去黑皮）各二分　硇砂（去砂石，研）一分　麝香（别研）一钱　犀角锉　芍药　枳壳（去瓤，麸炒）　大黄（锉，炒）各一分

【用法】上一十一味，除发灰、麝香外，捣罗为细散，合研匀，每服一钱匕，温熟水调下，空腹、日午、临卧服。

◆**黑附子汤**《保婴撮要》

【主治】慢脾风，四肢厥冷。

【功效】温中和脾。

【药物及用量】附子（炒，去皮）三钱　木香　人参各一钱五分　白附子一钱　甘草（炙）五分（一方无人参）

【用法】为散，每服三钱，加生姜五分，清水煎服。若手足既温，即止后服。

◆**黑附散**《仁斋直指方》

【主治】血海虚损，淋沥不断，心腹疼痛，或产内用力过度，或产内使性气，或食生冷。

【功效】温经止血。

【药物及用量】干姜　乌梅各一两　棕榈（烧存性）二两

【用法】上三味，为细末，每服三钱，陈米饮调下，煎乌梅汤下亦得。如血过多，阿胶艾一块，水一盏，煎至七分，空心服。

◆**黑附汤**《直指小儿方》

【主治】慢脾风盛，四肢厥冷。

【功效】温阳，祛风痰。

【药物及用量】附子（炮，去皮）三钱　木香一钱半　白附子一钱　甘草（炙）半钱

【用法】上四味，锉散，每服三字，姜五片，煎取其半，以匙送下，若手足暖而省苏，即止后剂。

◆**黑附汤**《省翁活幼口议》

【主治】慢脾痰盛，四肢逆冷。

【功效】温阳祛痰止惊。

【药物及用量】黑附子（炮，取末）二钱　白术一钱　南星（炮）一钱　甘草（炙）一钱　半夏（汤洗七次）一钱

【用法】上五味，㕮咀，每服二钱，水一小盏，生姜三小片，枣一个，煎至半，去滓通口，以匙挑与服，所觉手足暖，其候渐省，药即止之。

◆**黑风羚羊饮**《医宗金鉴》

【主治】黑风内障有余证。

【功效】疏肝清热。

【药物及用量】羚羊角　苦参　羌活　桔梗　黄芩　柴胡　防风各一钱　车前子　茺蔚子各一钱五分　细辛五分

【用法】研为粗末，清水二盏，煎至一盏去滓，食后温服。

◆**黑香散**《疡医大全》

【主治】男女下疳，腐烂红肿，痛痒难当及梅毒内蕴，邪火正得，并一切极痒诸疮。

【功效】解毒。

【药物及用量】橄榄核（烧灰存性）不拘多少

【用法】研极细末，每一钱加冰片二分，密贮，用时干掺或麻油、猪胆汁调敷。

◆**黑疸汤**《沈氏尊生书》

【主治】黑疸。

【功效】化湿邪。

【药物及用量】茵陈蒿四两（捣取汁一合）　瓜蒌根一斤（捣取汁六合）

【用法】冲和炖服之，必有黄水自小便中下，如不下再服。

◆**黑神丸**《苏沈良方》

【主治】五膈癥瘕，痃痞疝坠，血崩难产，死胎不下，产后诸血，漏下赤白。

【功效】调气，化积，破瘀。

【药物及用量】神曲　茴香各四两　木香　椒红　丁香各五钱　槟榔四枚　漆（一半生用，一半用重汤煮半日令香，一方无木香）六两

【炮制】除椒漆外，余皆半生半炒，研为细末，生熟漆和丸，如弹子大，用茴香末十二两，铺地上阴干，并茴香贮器中，极干乃去茴香。

【用法】每服一丸，分四服，死胎不下每服一丸，皆绵裹温酒送下。难产每服一丸，用葵子四十九粒，炒，捣酒煎送下。诸疾不过三服，痃气十服，膈气癥瘕五服，血瘕三丸当瘥。

◆**黑神丸**《杂病源流犀烛》

【主治】少腹痛。

【功效】通气消积。

【药物及用量】胡芦巴　石菖蒲各四钱　皂角（去皮弦）二钱

【炮制】共研细末，面糊为丸，如梧桐子大。

【用法】每服一钱五分，熟汤送下。

◆**黑神丸**甲《太平惠民和剂局方》

【主治】男子女人左瘫右痪，脚手顽麻，腰膝疼痛，走疰四肢，百节皆痛。

【功效】祛风除湿，养阴止痛。

【药物及用量】熟干地黄（洗）　赤小豆（一本生）　干姜（炮）　藁本（洗，去芦）　麻黄（锉，去节，汤去沫）　川芎（洗）各六两　草乌（炮，去皮尖）一斤　藿香（洗，去土）　烧墨（一本醋淬）各半斤　白芷十二两　川乌（炮）　甘草（锉）各十八两　羌活（不见火）　甘松（洗，去土）　当归（洗，去芦）各三两

【用法】上一十五味，为细末，以水煮面糊丸，如龙眼大，每服一二粒，细嚼茶酒任下。

◆**黑神丸**乙《太平惠民和剂局方》

【主治】一切风疾及瘫痪风，手足颤掉，浑身麻痹，肩背拘急，骨节疼痛，兼疗妇人血风，头眩眼晕，精神困倦。

【功效】祛风养血止痛。

【药物及用量】牡丹皮　白芍　川芎　麻黄（去根节）各四两　赤芍　甘草各十两　草乌（炮）　荆芥各六两　乌豆八两　何首乌（米泔浸，切，焙）十二两

【用法】上一十味，为细末，水糊为丸，如鸡头大，每服一丸，细嚼，茶酒任下，不拘时。妇人血风流注，用黑豆淋酒下；小儿惊风，煎金银汤下；伤风咳嗽，酒煎麻黄下；头痛，葱茶下。

◆**黑神丸**《圣济总录》

【主治】水泻不止。

【功效】祛冷积，止泻。

【药物及用量】巴豆（去皮心膜，不出油）一枚　杏仁（去双仁、皮尖，炒）一枚　铛墨一钱

【用法】上三味，同研极细，以糯米粥和丸，如秫米大，每服一丸，冷水下，立止，甚者再服一丸。

◆**黑神散**《证治准绳》

【主治】小儿走马疳。

【功效】清热解毒。

【药物及用量】龙胆草（锉）　青胆矾各等量

【炮制】坩锅子一个，先入胆矾，次入龙胆草，以盐泥固济，留一孔，周围用炭火烧至孔中烟断为度，放冷取出研细，入麝香少许。

【用法】看疮大小干擦之，牙疼或牙龈血出肿烂，擦之即愈。

◆**黑神散**《永类钤方》

【主治】胎死腹中，妊妇舌唇青黑，舌冷沫出。

【功效】温中活血下胎。

【药物及用量】干姜（炮）　桂心　当归　芍药　甘草（炙）　生干地黄　黑豆

（炒，去皮）各一钱

【用法】上七味为细末，作四服，温酒调，空腹服。

◆**黑神散**甲《圣济总录》

【主治】肠滑久痢。

【功效】涩肠，止痢。

【药物及用量】醋石榴（劈破，炭火簇烧，令烟尽，急取出，不令作灰，用瓷碗盖一宿，出火毒）一枚

【用法】上一味，捣为散，每服用醋石榴一瓣，以水一盏，煎汤调下二钱匕，久泻亦治。

◆**黑神散**乙《圣济总录》

【主治】妊娠内夹寒冷，腹中疞痛。

【功效】温经止痛，安胎。

【药物及用量】杉木节（烧留性）半斤　干姜（烧留性）一两

【用法】上二味，捣罗为散，温酒调下一大钱匕，不拘时。

◆**黑神散**甲《妇人大全良方》

【主治】产后血块痛，经脉行后腹疼，并经脉不调。

【功效】养血温经止痛。

【药物及用量】熟地黄一斤　陈生姜半斤

【用法】上二味拌，同炒干为末，每服二钱，产前乌梅汤调下，常服酒调。经脉不通，乌梅荆芥酒调下。

◆**黑神散**乙《妇人大全良方》

【主治】新产后腹痛，恶血不尽行，新产后七八日，腹痛，两胁痛。

【功效】活血行气祛瘀。

【药物及用量】当归　刘寄奴　苦梗各十二分　延胡索（别为末）　桂心　陈皮各四分　茯苓　芍药各八分

【用法】上八味，㕮咀，以水一升，煮取八合，调延胡索末，空心服。

◆**黑神散**《王氏集验方》

【主治】久痢不瘥。

【功效】涩肠，止泻。

【药物及用量】陈雄花（炒）　百草霜【用法】上二味，等量，为细末，空心，粥饮调下二钱，数服立效。

◆**黑神丹**《御药院方》

【主治】妇人产后大发热，消渴不止，烦躁不休。

【功效】散寒祛风。

【药物及用量】黑附子（炮制，去皮、脐）一两　天麻（去芦头）　天南星（炮制）　肉桂（去粗皮）　半夏（浆水煮，焙干）　麻黄（去根节）　干姜（炮）各一两半　草乌头（炮制，去皮、脐）二两　白附子（炮黄色）半两　麝香（去毛，细研）一两　天雄（慢火上炙热，好酒内蘸，如此七遍，无令折药力，更用童子小便内蘸七遍，撅一坑子，约深五寸，先用热火坑内炙干，去火，坑内洒酒约半升，天雄在内，用瓷碗盖定，周围泥了，不教漏气，冷定，取出用之）二两

【用法】一十一味，各修制讫，一处碾为细末，炼蜜和搜成剂，约捣千余杵，丸如弹子大，发热渴，用蜜水化服，欲出汗，热酒化服。

◆**黑参汤**《医宗金鉴》

【主治】目大眦胬肉，颜色深红，属于心经实火者。

【功效】疏肝，清热，泻火。

【药物及用量】黑参　苦参　栀子（研）　菊花　黄连　枳壳（麸炒）　草决明　车前子　防风　大黄（炒）　升麻各二钱

【用法】清水煎，食后服。

◆**黑散**《证治准绳》

【主治】小儿偏坠，狐疝气偏，有大小，时时上下者。

【功效】泻热毒。

【药物及用量】黄连　黄芩　大黄　黄柏各二钱

【用法】共烧存性，研为极细末，雄猪胆汁，同蜜调敷。

◆**黑散**《千金方》

【主治】产后下痢。

【功效】散寒祛瘀止痢。

【药物及用量】麻黄 贯众 桂心各一两 甘草 干漆各三两 细辛二两

【用法】上六味，治下筛，酒服五撮，日再，五日愈，麦粥下尤佳。

◆**黑散**《太平圣惠方》

【主治】小儿伤寒退热。

【功效】解表通腑泻热。

【药物及用量】麻黄一两（去根节） 川大黄一两 杏仁一两（去尖及双仁）

【用法】上四味，并炒令黑，捣细罗为散，二三岁儿，每服以温水调下半钱，频服汗出瘥，四五岁每服一钱，未汗再服。

◆**黑散子**《经效产宝》

【主治】产后一切疾。

【功效】活血祛瘀止血。

【药物及用量】鲤鱼皮（烧灰，《万全方》三两半）三两 当归 没药各一两 金生墨 丈夫发灰各半两 芍药二两 桂心 好墨 卷柏 青木香 麝香各一两 蒲黄二两

【用法】上以一十二味，并依分两捣为末，以干坩器盛，密封勿失气，每产后以好酒调一钱匕，顿吃。如血晕冲心，下血不尽，脐下搅刺，疼痛不可忍，血块血癥疾甚，日加两服，无效，更服。切忌冷物、果子、黏食。

◆**黑散子**《仁斋直指方》

【主治】诸窍出血，并主之。

【功效】收敛止血。

【药物及用量】隔年莲蓬 败棕榈 头发（并烧存性）等量

【用法】上三味为末，每服二钱，煎南木香汤调下，或只用棕榈烧灰，米汤调下亦可。

◆**黑云散**《证治准绳》

【主治】须发早白。

【功效】收敛血气，染黑须发。

【药物及用量】五倍子（炒） 百药煎 生胡桃皮 青石榴皮 诃子肉 青木瓜皮 青柿子皮 何首乌 猪牙皂角（炒黑） 青矾 细辛 水银各等量

【炮制】以水银纳入青石榴皮内，月余将青石榴皮晒干，同诸药研末，炼蜜和丸，如小钱大，常埋置于木炭灰内，勿得离灰。

【用法】先以皂角水洗净须发，次用热酒或热醋调化涂之。

◆**黑铅酒**《圣济总录》

【主治】中金石药毒。

【功效】坠毒。

【药物及用量】黑铅一斤

【用法】以坩埚作汁，投酒一升，如此十数次，候酒至五合，去铅炖服之。

◆**黑膏药**《证治准绳》

【主治】杖疮，诸疮。

【功效】行血滞，解热毒，化瘀积。

【药物及用量】防风 荆芥 连翘 大黄 黄连 黄芩 黄柏 当归 赤芍 玄参 紫荆皮各一两 木鳖子 白芷杏仁 桃仁 生地各五钱 地芫荽 黄花蒄 侧柏叶 地薄荷 猪母贮各二两 乳香 没药 孩儿茶 大黄 当归各一两 杉皮炭 枫香 龙骨（煅） 赤石脂（煅） 血竭 樟脑各五钱 孩儿骨 朱砂 水银各二钱五分 麝香五分

【炮制】将后十五味为末。前二十一味锉碎，以水煎熬浓汁，滤去滓，再煎令汁如饧，入猪油二斤，慢火熬令汁干，入光粉一斤，旋入搅至黑色为膏，滴水成珠，丸之不黏手为度。次入黄蜡二两熔化，出火数毒日。再微熬熔，入乳香后十五味末搅匀。

【用法】每用少许，油纸摊贴。

◆**黑锡丹**《太平惠民和剂局方》

【主治】真元亏惫，上盛下虚，心火炎盛，肾水枯竭，三焦不和，呕吐痰喘，冷气刺痛，腰背沉重，男子精冷滑泄，妇人赤白带下，血海久冷无子及阴证阴毒，四肢厥冷，不省人事。

【功效】升降阴阳，坠痰定喘。

【药物及用量】黑铅（熔，去滓） 硫黄各二两 沉香 附子（炮） 胡芦巴

（酒浸，炒） 阳起石（煅研细，水飞） 破故纸 舶上茴香（炒） 肉豆蔻（面裹煨） 金铃子（酒蒸，去皮核） 木香各一两 肉桂五钱（一方无阳起石，一方有巴戟一两）

【炮制】将黑锅入铁铫内熔化，入硫黄如常法制结成砂子，摊地上出火毒，研令极细，余药并研细末和匀，自朝至暮，研至黑光色为度。酒曲糊丸，如梧桐子大，阴干，藏铅罐内，擦令光莹。

【用法】每服四五十丸，空腹时淡盐汤或姜汤、大枣汤送下，妇人艾汤送下，急证可投百丸，即能回阳。

◆**黑锡丹**《医部全录》

【主治】真元亏损，虚阳上浮。

【功效】镇阳，坠痰，定喘。

【药物及用量】黑锡 硫黄各二两

【炮制】将黑锡熔化，渐入硫黄，候结成片，研至无声为度，米糊为丸，如梧桐子大。

【用法】每服一百丸，枣汤或人参汤、米饮汤送下。

◆**黑龙丸**《杨氏家藏方》

【主治】风毒上攻，头面多生赤瘟。

【功效】祛风毒，祛痰通络

【药物及用量】羌活（去芦） 薄荷叶 蔓荆子 细松烟墨 独活（去芦）各一两 川芎 甘草（炙） 白附子（炮） 栀子 白芷 防风（去芦） 荆芥穗 天南星（姜制） 生草乌头 白僵蚕（炒） 川乌头（炮去皮、脐）各五钱

【炮制】研为细末，炼蜜和丸，每一两作十丸。

【用法】每服一丸，食后细嚼，茶汤或温酒送下。

◆**黑龙丸**《新效方》

【主治】急慢惊风。

【功效】息风定惊。

【药物及用量】天竺黄 青黛各半钱 蜈蚣炭（《金匮钩玄》一钱半） 芦荟各二钱半 白僵蚕半钱 辰砂三钱 南星（腊月牛胆汁制） 青礞石（焰硝等量同煅）各一两

【用法】上八味末之，甘草膏为丸，芡实大，每服一二丸，姜蜜薄荷汤化下。慢惊用人参白术汤下。

◆**黑龙丸**《太平惠民和剂局方》

【主治】一切中风头疼。

【功效】祛风通络止痛。

【药物及用量】天南星（洗） 川乌（乌豆蒸三次，一本去皮尖） 软石膏各半斤 京墨一两半（一本不烧） 干薄荷叶 麻黄（去根节）各四两 香白芷 藁本各二两（一本洗）

【用法】上八味，为细末，炼蜜杵丸弹子大，每服一丸，薄荷茶嚼下。

◆**黑龙丸**《急救仙方》

【主治】诸般咳嗽，善化痰涎，不问老少，远年近日。

【功效】止咳化痰。

【药物及用量】明矾（枯） 池矾（枯）各一分 南星（炮）一分 半夏（炮）二分 百药煎二分 五味子（米泔浸一宿）一分 猪牙皂角（去皮弦）一分 乌梅肉（焙干）二分

【用法】上八味为末，面糊为丸，如梧桐子大，每服三十丸。冷嗽，淡姜汤临卧下；热嗽，茶清睡时下。

◆**黑龙丹**《三因极一病证方论》

【主治】产后血疾，产难，胎不下，危急垂死者。

【功效】和血，化瘀，止痛。

【药物及用量】当归 五灵脂 川芎 良姜 熟地黄各一两

【炮制】细锉，以砂罐盛赤石脂，盐泥固济，炭火十斤，煅令通赤，去火候冷，开看成黑糟色，取出细研。再入百草霜五两，硫黄、乳香各一钱五分，花蕊石、琥珀各一钱，并研细，与前药和合再研，如法候制和匀，醋煮面糊为丸，如弹子大。

【用法】每服一丸，炭火烧令通赤，以生姜自然汁和酒及童便淬之，漉出研细，

即用此汁调灌，得下即活。

◆**黑龙丹**《集验良方》

【主治】一切恶疮怪毒，疮生胬肉，如米如菌。

【功效】养血解毒。

【药物及用量】大熟地（切片，烘干炒枯）一两　乌梅肉（炒成炭）三钱

【用法】共研匀，碾极细，掺膏药上（不论何种膏药）贴之，不过三五日，胬肉自收，用收口生肌药完功。如阴虚脱肛，诸药不效者，以防风、升麻各一钱，煎汤调此丹涂之，再服补肾之药，后不再发。

◆**黑龙汤**《医学入门》

【主治】阴囊肿痛、溺涩、寒热作渴。

【功效】活血解毒。

【药物及用量】龙胆草（炒黑）　柴胡　木通　当归　甘草节　金银花　皂角　刺　赤芍　吴茱萸（水拌炒）　防风　黄连各等量

【用法】清水煎服，肿痛即止，后加川芎、茯苓。

◆**黑须散**《丹溪心法》

【主治】须发色黄不黑。

【功效】乌须发，解毒。

【药物及用量】宫粉　蛤粉　黄丹　密陀僧　石灰各等量

【用法】研匀，水调涂，候干以水洗去药，用核桃油润之。

◆**黑灵散**《仁斋直指方》

【主治】漏疮。

【功效】化湿毒。

【药物及用量】牡蛎粉　虢丹　硫黄（研）各一分　露蜂房（锉）二分

【用法】同炒令烟尽，研为细末，入发灰一分，麝香少许，和匀敷之。

◆**黑圣散**甲《太平圣惠方》

【主治】妇人积年血气癥块，攻心腹疼痛，闷乱。

【功效】补冲通经，破瘀消积。

【药物及用量】白马护干（烧灰）一两　赤骡护干（烧灰）一两　麝香（细研）一分　紫驴护干（烧灰）一两　干漆（捣碎，炒令烟出）一两

【用法】上五味，捣细罗为散，入麝香更研令匀，每服不拘时，用热酒调下一钱。

◆**黑圣散**乙《太平圣惠方》

【主治】产后一切恶血气，腹内疼痛及发渴烦热。

【功效】养阴除烦，活血祛瘀。

【药物及用量】生干地黄　鸟巢子　槲叶各半斤　棕榈皮一斤　好墨挺　童子头发四两

【用法】上六味，都入罐子中，以泥封裹，令干了，以炭火烧令通赤，慢去火，候冷取出，捣细罗为散，不拘时，以热酒调下二钱。

◆**黑圣散**《圣济总录》

【主治】泻痢日久，脱肛疼痛。

【功效】涩肠，固脱。

【药物及用量】大蜘蛛（用瓠子叶两重裹，以线系定，盒子内烧令黑色，勿太过）一只

【用法】上一味，细研，入黄丹少许，研匀，每先用白矾葱椒煎汤洗浴、拭干后，将药掺在软帛子上，将手掌援托上肛头，即不下。

◆**黑圣丸**《太平圣惠方》

【主治】妇人月水久不通，恶血攻刺，腹内疞痛，四肢干瘦。

【功效】化瘀消积通经。

【药物及用量】胎发（烧灰）一两　赤鲤鱼皮（烧灰）三两　虻虫（炒微黄，去翅足）一分　水蛭（炒微黄）一分　黑豆（醋拌炒令黑烟尽）一合　羚羊角屑半两　麒麟竭半两　巴豆（去皮心，研，纸裹压去油）七枚

【用法】上八味，捣罗为末，以软饭和丸，如梧桐子大，不拘时，以热酒下十丸。

◆**黑灵丸**《圣济总录》

【主治】咳嗽，不拘日近年深，皆效。

【功效】祛风散寒，化痰止咳。

【药物及用量】羌活（去芦头）　独活

（去芦头）各一分　巴豆（不去皮）三十枚　半夏（同入瓶子，盐泥固济，炭火三斤锻过取出，入前二味）三十枚

【用法】上三味，捣罗为细末，炼蜜丸梧桐子大，每服一丸以后，马兜铃饮下之。

◆黑砮箭丸《瑞竹堂经验方》

【主治】风湿证。

【功效】祛风除湿，活血止痛。

【药物及用量】两头尖　五灵脂各一两　没药（另研）　当归　乳香（研）各三钱

【用法】上五味，为细末，醋糊为丸，如梧桐子大，每服一十丸至五十丸，临卧温酒送下，忌油腻湿面，孕妇勿服。

◆强中汤《医方类聚》

【主治】脾胃不和，食啖生冷伤脾胃，遂成胀满，有满饮食，甚则腹痛者。

【功效】温中健脾，消积和胃。

【药物及用量】人参　青皮（去白）　广陈皮（去白）　丁香各二钱　白术一钱五分　附子（炮去皮、脐）　草果仁　干姜（炮）各一钱　厚朴（姜制）　甘草（炙）各五分

【用法】清水二盅，加生姜三片，红枣二枚，煎至一盅，不拘时服。呕加半夏二钱，伤面加莱菔子一钱。

◆强中丸《三因极一病证方论》

【主治】胃脘虚寒，冷痰留滞，痞塞不通，气不升降，口苦无味，不思饮食。

【功效】理气温中和胃，散结消痞。

【药物及用量】高良姜　干姜（炮）　陈皮　青皮各一两　半夏（汤洗，去滑）二两

【用法】上五味为末，用生姜自然汁，煮面糊为丸，如梧桐子大，每服二十至三十丸，生姜汤下。凡中满气痞，服之甚妙。

◆强中二姜丸《仁斋直指方》

【主治】温脾胃，消寒痰。

【功效】温脾消痰。

【药物及用量】良姜　干姜　青皮　陈皮　大半夏（切开，沸汤荡浸七次，焙干）各一两　南星（炮）半两

【用法】上六味为末，姜汁调面煮糊丸梧桐子大，每三十丸，姜汤下。

◆强胃汤《兰室秘藏》

【主治】因饮食劳役所伤，腹胁满闷短气，遇春口淡无味，遇夏虽热而恶寒，常如饱，不喜食冷物。

【功效】补气除胀，健脾和胃。

【药物及用量】黄柏　甘草以上各五分　升麻　柴胡　当归身　陈皮以上各一钱　生姜　神曲各一钱五分　草豆蔻二钱　半夏　人参各三钱　黄芪一两

【用法】上一十二味，㕮咀，每服三钱，水二大盏，煎至一盏，去粗，温服，食前。

◆御史散《痈疽验方》

【主治】疔疮。

【功效】解血毒。

【药物及用量】生铁锈三钱

【用法】研为末，木香磨酒调下，分病上下食前后服，得微汗而愈。

◆御米丸《朱氏集验方》

【主治】一切泻痢。

【功效】健脾，敛肠，止泻。

【药物及用量】粟壳（蜜炙）一两五钱　肉豆蔻　诃子肉　白茯苓　白术各一两　石莲肉　当归各五钱　乳香三钱

【炮制】共研细末，水煮米糊为丸，如梧桐子大。

【用法】每服三五十丸，空腹时米饮送下。如血痢减豆蔻、白术、当归、粟壳。

◆御米汤《太平惠民和剂局方》

【主治】久患痢疾，或赤或白，脐腹疞痛，里急后坠，发歇无时，日夕无度及下血不已，全不入食。

【功效】温中，涩肠。

【药物及用量】罂粟壳（蜜炙）　白茯苓（去皮）　甘草（炙）各五两　人参（去芦）　干姜（炮）各二两半　厚朴（去粗皮，炒姜制十丸）

【用法】上六味，㕮咀，每服三钱，水一盏半，生姜三片，大淮枣三枚，乌梅一

个，煎至一盏，去滓，空心，食前通口服。如年老及七八十岁，每服二大钱，小儿每服一钱半，更量儿岁加减。

◆御风丹《袖珍方》

【主治】一切中风，半身不遂，神昏语謇，口眼㖞斜，妇人头风，血风，暗风，倒仆，呕哕涎痰，手足麻痹。

【功效】祛风止痉通络。

【药物及用量】川芎　白芍　桔梗　细辛（去叶）　白僵蚕（炒）　川羌活　天南星（姜制）各半两　麻黄（去根节）　防风　白芷各一两半　干姜　甘草（炒）各三钱　朱砂二钱半（为衣）

【用法】上一十三味，为细末，炼蜜为丸，如弹子大，每服一丸，热酒化下，食前日三服，神昏有涎者，加朱砂二钱半。

◆犀角丸《太平惠民和剂局方》

【主治】风盛痰实，头目昏重，肢节拘急，痰涎壅滞，肠胃燥涩，大小便难。

【功效】清三焦，泻热邪。

【药物及用量】犀角（镑）　黄连（去须）各十两　人参（去芦）一斤四两　大黄五斤　黑牵牛（炒捣取粉三斤十二两）七斤八两

【炮制】共研细末，炼蜜为丸，如梧桐子大。

【用法】每服十五丸至二十丸，临卧时温汤送下，更量虚实加减。

◆犀角丸《宣明论方》

【主治】癫痫日发作有时，扬手掷足，口吐痰涎，不省人事，暗倒屈伸。

【功效】祛风坠痰。

【药物及用量】犀角末五钱　赤石脂三两　朴硝二两　白僵蚕　薄荷叶各一两

【炮制】研末，面糊为丸，如梧桐子大。

【用法】每服二三十丸，不拘时温汤送下，一日三次，如觉痰多即减丸数，忌油腻炙煿。

◆犀角丸《太平圣惠方》

【主治】心脏中风，言语颠倒，神思错乱，头面心胸烦热，或时舌强语涩，惊悸不安。

【功效】清风热，凉心开窍，安神。

【药物及用量】犀角屑　羚羊角屑　天麻　防风（去芦）　羌活（去芦）　沙参（去芦）　远志（去心）　茯神（去木）　川升麻　天门冬（去心）　葳蕤（去皮）　玄参各七钱五分　牛黄（另研）　麝香（另研）各二钱五分　龙齿（另研）　铁粉（另研）　朱砂（水飞）各一两　金箔（另研）五十片　银箔（另研）五十片

【炮制】共研为细末，入另研药和匀，炼蜜为丸，如梧桐子大。

【用法】每服五十丸，不拘时薄荷汤送下。

◆犀角丸《小儿药证直诀》

【主治】大人、小儿风热痰实，或三焦邪热，面赤便秘。

【功效】泻实热，消积通便。

【药物及用量】生犀末一分　人参（去须切）　枳实（去瓤炙）　槟榔各五钱　黄连一两　大黄二两（酒浸，用巴豆一百粒贴在大黄上，纸裹饭上蒸三次，切，炒，令黄焦，去巴豆不用）

【炮制】共研为细末，炼蜜为丸，如麻子大。

【用法】每服一二十丸，临卧时熟汤送下，未动加丸数，亦治大人。

◆犀角丸《医宗金鉴》

【主治】诸般瘰疬，心火上攻，两目赤涩。

【功效】散心火，解热毒。

【药物及用量】犀角　青皮　黑牵牛（半生半炒）　陈皮各一两　连翘（去心）五钱　薄荷二斤　皂角二枚

【炮制】先以犀角、青皮、黑牵牛、陈皮、连翘共研细末，用皂角去皮、子弦，泡捶，以布绞取汁一碗。又用新薄荷捣取汁，同熬成膏，和入药末内为丸，如梧桐子大。

【用法】每服三十丸，食后滚汤送下。

◆**犀角丸**《古今医鉴》

【主治】小儿走马牙疳，诸疮及痧痘后余毒。

【功效】清血解毒。

【药物及用量】犀角　粉草　朴硝各二钱　桔梗一钱　赤茯苓　生地黄　连翘　牛蒡子　玄参各五钱　青黛一钱

【炮制】共研细末，炼蜜为丸，如龙眼大。

【用法】每服一丸，薄荷汤送下，兼惊则朱砂为衣。

◆**犀角丸**《疡医大全》

【主治】胎毒褥疮，小儿百日内生疮，从身渐延上头。

【功效】解胎毒。

【药物及用量】犀角　天竺黄　防风　羚羊角　全蝎（酒洗）　白僵蚕　羌活　明天麻　京墨（煅微烟为度）　川黄　黄连　胆南星　麻黄　西牛黄各等量

【炮制】共研细末，蒸饼打糊为丸，如芡实大，朱砂、金箔为衣。

【用法】每服一丸，薄荷汤送下。

◆**犀角丸**甲《太平圣惠方》

【主治】消渴，口舌干燥，骨节烦热。

【功效】清热养阴。

【药物及用量】地骨皮一两　小麦半两　生麦门冬一两（去心）

【用法】上三味，细锉和匀，每服半两，以水一大盏，煎至五分，去滓，每于食后温服。

◆**犀角丸**乙《太平圣惠方》

【主治】风热语涩心躁，舌根急，四肢痛，腰背闷，气壅不通。

【功效】祛风清热导滞。

【药物及用量】犀角屑一两　槟榔一两　人参（去芦头）一两半　防风（去芦头）一两半　羚羊角屑一两　赤芍一两半　茯神一两　桂心一两　川大黄（锉碎，微炒）一两半　马牙硝一两半　地骨皮一两

【用法】上一十一味，捣罗为末，炼蜜和捣二三百杵，丸如梧桐子大，不拘时，以温水下三十丸。

◆**犀角大青汤**《证治准绳》

【主治】斑出大盛，大热心烦，狂言闷乱，不能发透。

【功效】凉血解毒。

【药物及用量】犀角二钱　大青一钱五分　元参　升麻　黄连　黄芩　黄柏　栀子各一钱　生甘草八分

【用法】清水煎，不拘时热服。

◆**犀角升麻丸**《医宗金鉴》

【主治】雀斑、粉刺、酒刺、酐黯、靥子等证。

【功效】祛风，凉血，和肌。

【药物及用量】犀角一两五钱　升麻　羌活　防风　生地黄各一两　白芷　川芎　红花　白附子　黄芩各五钱　生甘草二钱五分

【炮制】各研细末和匀，蒸饼为丸，如梧桐子大。

【用法】每服二钱，食远临卧时茶清送下。

◆**犀角升麻散**《幼幼新书》

【主治】小儿脑热，肺壅，鼻干。

【功效】清凉解毒。

【药物及用量】犀角屑一两　川升麻　马牙屑　朱砂（细研水飞）　黄连各五钱　牛黄　龙脑各一分

【用法】捣罗为细末，每服五分，乳食后温蜜汤调下。

◆**犀角升麻汤**《类证普济本事方》

【主治】阳明经热，风热牙痛，或唇颊肿痛，或手足少阳经风热，连耳作痛。

【功效】祛风，和胃，解毒。

【药物及用量】犀角（锉）七钱五分　川升麻五钱　防风　黄芩　白芷　白附子（面裹煨熟）　川芎（一方无川芎）各三钱五分　羌活三钱一字　生甘草（一作炙）一钱五分

【用法】㕮咀，清水五盏，煎至三盏半，去滓，分作三服，一日一服，其证必减。如大便稍溏不满（一作每服三五钱或

七钱，清水煎，食远温热服）。

◆**犀角升麻汤**《卫生宝鉴》

【主治】中风麻痹不仁，鼻额间痛，唇口颊车发际皆痛，口不可开，虽语言饮食亦相满，左额颊上如糊急，手触之则痛，此足阳明经受风毒，血凝滞而不行故也。

【功效】祛风解毒止痛。

【药物及用量】犀角一两二钱半　升麻一两　防风　羌活各七钱　川芎　白附子　白芷　黄芩各半两　甘草二钱半

【用法】上九味，为末，每服五钱，水二盏，煎至一盏，去祖，温服，食后，日三服。

◆**犀角地黄汤**《普济方》

【主治】伤寒温病热伤血分、吐血、衄血、蓄血、瘀血、溺血，妇人倒经，血崩，赤淋，妊娠吐血，产后衄血，小儿痘疹、麻疹，以及喉痧重证，痧透咽烂、火灼液亏者。

【功效】凉血解毒。

【药物及用量】犀角屑（磨水更佳，如无，以川升麻代之）一两　生地黄八钱（酒浸捣烂）　牡丹皮（去心净）一两　芍药七钱

【用法】㕮咀，每服二钱或五钱，清水煎去滓，入地黄再煎数沸，滤清服（一作清水煎去滓，入生犀角汁热服）。

◆**犀角地黄汤**《证治准绳》

【主治】胃火血热，妄行吐衄，或大便下血者。

【功效】凉血止血。

【药物及用量】犀角（锉末）　生地黄　赤芍　牡丹皮各一钱五分　升麻　黄芩（炒）各一钱

【用法】清水煎熟，入犀角末服。

◆**犀角地黄汤**《云岐子脉诀》

【主治】诸热甚，血积胸中，脉寸芤者。

【功效】凉血止血。

【药物及用量】犀角一钱　生地黄四钱　大黄一钱　黄芩三钱　黄连二钱

【用法】清水二盅，煎至一盅，食后服。

◆**犀角地黄汤**《女科秘要》

【主治】倒经。

【功效】凉血，降热。

【药物及用量】犀角一钱　生地黄二钱　白芍　牡丹皮　枳壳各一钱　黄芩　陈皮　百草霜　桔梗各八分　甘草三分

【用法】清水煎，空腹时服，数剂即愈。

◆**犀角地黄汤**《世医得效方》

【主治】疮疹出太盛者，以此解之。

【功效】凉血透疹。

【药物及用量】芍药　生地黄　牡丹皮　犀角屑（无，以升麻代之）

【用法】上四味，锉散，每服二钱，水一盏，煎，温服。

◆**犀角地黄汤**《袖珍方》

【主治】脉浮，客脉芤相合，血积胸中，热之甚也，血在二焦治之。

【功效】清热滋阴养血。

【药物及用量】生地黄二两　黄芩一两半　黄连一两　大黄五钱

【用法】上四味，㕮咀，每服一两，水二盏，煎至一盏，去滓，通口食后服。

◆**犀角地黄汤**《千金要方》

【主治】五脏热结，吐血衄血。

【功效】养阴清热，补血止血。

【药物及用量】伏龙肝鸡子大一枚　生竹茹一升　芍药　当归　黄芩　芎䓖　甘草二两　生地黄一斤

【用法】上八味，㕮咀，以水一斗三升，先煮竹茹，减三升，下药，取三升，分三服。

◆**犀角防风汤**《卫生宝鉴》

【主治】一切诸风，口眼㖞斜，手足亸曳，语言謇涩，四肢麻木。

【功效】疏风热，清热通络。

【药物及用量】犀角（磨水临服时入）　防风　甘草（炙）　天麻　羌活各五分　滑石一钱五分　石膏七分　麻黄　独活　生栀子各五分　荆芥　连翘　当归　大黄

黄芩　全蝎（炒）　薄荷　桔梗　白术　细辛各四分

【用法】清水二盅，加生姜五片，煎至一盅，稍热服，取汗。大便秘结加大黄一钱。

◆犀角消毒饮《痘疹传心录》

【主治】积热后，余毒生疮。

【功效】疏风，清热。

【药物及用量】犀角（锉屑）　生地黄　防风　当归　荆芥穗各一两　牛蒡子（杵炒）　赤芍　丹皮　连翘各七钱　薄荷　黄芩　甘草各五钱

【用法】水煎服。

◆犀角消毒散《保婴撮要》

【主治】斑疹、丹毒、发热痛痒及疮疹。

【功效】清热解毒，利咽消肿。

【药物及用量】犀角（锉末）二分　牛蒡子　甘草　荆芥　防风各五分　金银花三分

【用法】清水煎熟，入犀角，倾出服。

◆犀角消毒散《奇方类编》

【主治】小儿赤丹毒，遍身游走，风热烦躁昏愦。

【功效】清热解毒。

【药物及用量】犀角一钱五分　黄芩　牛蒡子一两五钱　防风　甘草各二钱五分　荆芥穗五钱

【用法】锉散，清水煎，不拘时服。

◆犀角消毒饮《张氏医通》

【主治】痘疮发疔，胃热、咽肿、便秘。

【功效】疏风，清热。

【药物及用量】犀角七分　连翘　鼠粘子各一钱　射干六分　甘草　防风各五分　忍冬一钱五分

【用法】清水煎，不拘时服。

◆犀角旋覆花汤《千金方》

【主治】脚气初起，两胫肿满，或入腹不仁，喘息上气。

【功效】清热降气。

【药物及用量】犀角　旋覆花　橘皮　茯苓　生姜各六钱五分　大枣七枚　香豉一升　紫苏茎叶一握

【用法】㕮咀，清水八升，煮取二升七合，分作三服，相去十里久服之，以气下小便利为度。

◆犀角紫河车丸《卫生宝鉴》

【主治】传尸劳。

【功效】扶元气，解邪毒。

【药物及用量】犀角（锉）一钱五分　紫河车（用米泔浸一宿，洗净，焙干）一具　鳖甲（醋炙）　桔梗（去芦）　胡黄连　芍药　大黄　败鼓皮心（醋炙）　贝母（去心）　龙胆草　药子　知母各二钱五分　芒硝（锉）　蓬莪术各一钱五分　朱砂二钱

【炮制】研为细末，炼蜜和丸，如梧桐子大，朱砂为衣。

【用法】每服二十丸，空腹食前温酒送下。如膈热食后服，三月必平复，其余劳证尽消，数服神效，重病不过一料。

◆犀角散甲《太平圣惠方》

【主治】妇人热劳，心胸烦热，不思饮食，四肢多疼。

【功效】养肝肺，清劳热。

【药物及用量】犀角屑　黄芩　甘草（炙微赤，锉）各五钱　赤芍　虎杖　茯苓　地骨皮　麦门冬（去心）　当归　枳壳（麸炒微黄）各七钱五分　柴胡（去苗）　红蓝花　鳖甲（醋炙黄，去裙襕）各一两

【用法】研为粗末，每服三钱，清水一中盏，加生姜五厘，煎至六分去滓。不拘时温服。

◆犀角散乙《太平圣惠方》

【主治】小儿热瘴气为疟。

【功效】凉血清热。

【药物及用量】犀角屑　甘草（炙微赤锉）　川大黄（锉碎，微炒）　知母各一钱　鳖甲一两（涂醋，炙黄，去裙襕）　柴胡　恒山各七钱五分

【用法】捣罗为粗末，每服一钱，清水一小盏，煎至五分，去滓温服，一日三四次，量儿大小加减。

◆**犀角散**丙《太平圣惠方》

【**主治**】小儿夜啼及惊热。

【**功效**】散热邪。

【**药物及用量**】犀角屑　钩藤　升麻　黄芩　甘草（炙）各一分　人参三分

【**用法**】㕮咀，每服一钱，清水一盏，煎至五分，温服。

◆**犀角散**丁《太平圣惠方》

【**主治**】小儿蛊毒，血痢，心烦腹胀，不欲饮食。

【**功效**】清热邪，解肠毒。

【**药物及用量**】犀角屑　白蘘荷根　地榆（微炙，锉）　桔梗（去芦头）　苏枋木（锉）各三分

【**用法**】捣粗罗为末，每服一钱，清水一小盏，煎至五分去滓，不拘时温服，量儿大小加减。

◆**犀角散**戊《太平圣惠方》

【**主治**】风毒壅热，心胸痰滞，两耳虚鸣，头重目眩。

【**功效**】清肝肺，祛风毒。

【**药物及用量**】犀角屑　甘菊花　前胡　枳壳（麸炒黄）　石菖蒲　羌活　泽泻　木通　生地黄各五钱　麦冬（去心）二两　甘草（炙）二钱五分

【**用法**】研为末，每服三钱，清水煎去滓，食后温服。

◆**犀角散**己《太平圣惠方》

【**主治**】肺热，心神烦闷，鼻干无涕。

【**功效**】清肺解毒。

【**药物及用量**】犀角屑　木通　升麻　赤茯苓　黄芪　马牙硝　杏仁（去皮尖、双仁，炒黄）各五钱　麦门冬（去心）一两　朱砂　龙脑　甘草（炙）各二钱五分

【**用法**】研为细末，每服一钱，食后竹叶汤调下。

◆**犀角散**庚《太平圣惠方》

【**主治**】热痢，下赤黄脓血，腹痛心烦，困闷。

【**功效**】清热，理肠，解毒。

【**药物及用量**】犀角屑　黄连（去须微炒）　地榆　黄芪各一两　当归（炒）五钱　木香二钱五分

【**用法**】研为末，每服三钱，清水一盏，煎至六分去滓，不拘时温服。

◆**犀角散**辛《太平圣惠方》

【**主治**】脚气冲心，烦喘闷乱，头痛口干，坐卧不得。

【**功效**】降气行滞，清心除烦。

【**药物及用量**】犀角屑　枳壳（去瓤麸炒）　沉香各七钱五分　槟榔　紫苏茎叶　麦门冬（去心）　赤茯苓（去皮）各一两　木香　防风（去芦）各五钱　石膏（研细）二两　杉木节一两

【**用法**】㕮咀，每服八钱，清水一中盏半，煎至一大盏去滓，加淡竹沥一合，更煎一二沸，不拘时温服。

◆**犀角散**壬《太平圣惠方》

【**主治**】脚气，风毒生疮肿痛，心神烦热。

【**功效**】祛风，行滞，解毒。

【**药物及用量**】天麻（煨）　犀角屑　枳壳（去瓤麸炒）　羌活（去芦）　防风（去芦）　黄芪（去芦）　白蒺藜（炒去刺）　黄芩　白鲜皮（酒洗）各七钱五分　槟榔一两　甘草（炙）五钱　乌梢蛇（酒浸）二两

【**用法**】㕮咀，每服八钱，清水一中盏半，加生姜五片，煎至一大盏去滓，不拘时温服。

◆**犀角散**癸《太平圣惠方》

【**主治**】妇人客热，四肢烦闷，不思饮食。

【**功效**】清内热，理肺胃。

【**药物及用量**】犀角屑　赤芍　地骨皮　赤茯苓　红蓝花　人参　枳壳　麦门冬各一钱　柴胡二钱　黄芪二钱五分　甘草五分

【**用法**】清水二盅，加生姜三片，煎至一盅，不拘时服。

◆**犀角散**甲子《太平圣惠方》

【**主治**】小儿风热所致者，赤游毒，皮肤成片赤肿。

【**功效**】宣壅滞，解血热。

【**药物及用量**】犀角屑　黄芩　黄芪

升麻　栀子仁　汉防己　川朴硝各一分　牛黄五厘

【用法】研为细末，不拘时竹叶煎汤调下，量儿加减。

◆**犀角散**甲丑《太平圣惠方》

【主治】目疾。

【功效】凉血，养肝，清热明目。

【药物及用量】犀角　羚羊角各五钱　车前子　枸杞子各一两　槐子　五味子　牛蒡子　茺蔚子　青葙子　胡黄连各七钱五分　兔肝（微炙）一具

【用法】共研细末，每服二钱，食后槐子汤调下。

◆**犀角散**《圣济总录》

【主治】心痹，精神恍惚，恐畏闷乱，不得卧，言语错误。

【功效】祛风，益肝，凉心，退热。

【药物及用量】犀角屑　牛黄（另研）　麝香（另研）　羚羊角屑　茯神（去木）　白鲜皮　沙参（去芦）　天竺黄（另研）　防风　天麻　独活　人参　升麻　龙齿　远志（去心）　甘草（炙）各二钱五分　麦门冬（去心）　丹砂（另研）各五钱　龙脑（另研）一钱二分

【用法】研为细末，入另研药再研令极细，每服二钱，不拘时麦冬汤调下。

◆**犀角散**《医方类聚》

【主治】肝中风，流注四肢，上攻头面疼痛，言语謇涩及上焦风热，口眼㖞斜，脚膝痛无力。

【功效】清上焦，解热毒，补气活血。

【药物及用量】犀角屑　石膏各一两　羌活（去芦）　羚羊角屑各七钱五分　人参　川独活　黄芪　当归　防风（五味均去芦）　甘菊花　川芎　白术　黄芩　天麻　酸枣仁　枳壳（去瓤，麸炒）　白芷各五钱　甘草（炙）二钱五分

【用法】㕮咀，每服五钱，清水一盏，加生姜五片，煎至六分去滓，不拘时温服。

◆**犀角散**《卫生宝鉴》

【主治】妊娠诸风热，困倦，时发昏眩。

【功效】清热，散风，醒胃。

【药物及用量】犀角　拣参　栀子仁　川羌活　黄连　青黛　川芎　吴白芷　茯苓　甘草（炙）各一钱

【用法】清水二盅，加生姜三片，竹叶七片，煎至一盅，食远服。

◆**犀角散**《诚书方》

【主治】中恶，鬼疰。

【功效】清热解毒。

【药物及用量】犀角屑　川升麻　木香　川大黄（锉碎，微炒）　桑根白皮（锉）　槟榔各五钱　麝香一钱　桃仁（汤浸，去皮尖、双仁，麸炒微黄）二七枚

【用法】捣细罗为末，每服五分，温汤调下，一日四五次，量儿大小加减。

◆**犀角散**《医方类聚》

【主治】黄疸，通身并黄。

【功效】解胎毒。

【药物及用量】犀角　茵陈　瓜蒌根　升麻（煨）　甘草　龙胆草　寒水石（煅）各等量

【用法】㕮咀，清水煎，不拘时服。

◆**犀角散**《幼幼新书》

【主治】小儿骨热疳。

【功效】清肝肺，除内热，退骨蒸。

【药物及用量】银州柴胡　川大黄　甘草（炙）　川芎　茯苓　芍药　面葛　桑白皮　地骨皮　栀子仁　黄芩　贝母各五钱

【用法】研为末，每服一钱，清水一盏，加青蒿一枝，小麦十粒，煎至七分温服，大段有患更加麻黄、连翘，等量为末煎服，甚效。

◆**犀角散**甲寅《太平圣惠方》

【主治】小儿风瘙瘾疹，壮热心躁。

【功效】清热祛风止痒。

【药物及用量】犀角屑三分　川升麻三分　麦门冬（去心）三分　白蒺藜（微炒，去刺）三分　甘草（炙微赤，锉）三分

【用法】上五味，捣粗罗为散，每服一钱，以水一小盏，煎至五分，去滓放温，量儿大小，加减服之。

◆**犀角散**甲卯《太平圣惠方》

【主治】小儿盗汗，体热瘦瘁多惊。

【功效】泻热定惊止汗。

【药物及用量】犀角屑三分　茯神一两　麦门冬（去心，焙）一两半　甘草（炙微赤，锉）半两　白术一分　龙齿一两

【用法】上六味，捣粗罗为散，每服一钱，以水一小盏，煎至五分，去滓，温服，不拘时，量儿大小，以意加减。

◆**犀角散**甲辰《太平圣惠方》

【主治】小儿落床，体热疼痛。

【功效】通腑活血清热止痛。

【药物及用量】犀角屑　赤芍　芎䓖　当归（锉，微炒）　甘草（炙微赤，锉）各一分　川大黄（锉，微炒）半两

【用法】上六味，捣粗罗为散，每服一钱，以水一小盏，煎至五分，去滓，温服，不拘时，量儿大小，加减服之。

◆**犀角散**甲巳《太平圣惠方》

【主治】心肺壅热，下焦不利，吐血口干。

【功效】清心肺热，止血。

【药物及用量】犀角屑一两　黄芩一两　人参（去芦头）一两　生干地黄一两　麦门冬（去心）一两　瓜蒌根一两　杏仁二两（汤浸，去皮尖、双仁，麸炒微黄）　甘草（炙微赤，锉）半两

【用法】上八味，捣筛为散，每服三钱，以水一中盏，煎至六分，去滓，温服，不拘时。

◆**犀角散**甲午《太平圣惠方》

【主治】产后咳嗽，吐血不止，心中烦闷，头目旋闷。

【功效】凉血养阴，止咳化痰。

【药物及用量】犀角屑三分　麦门冬（去心，焙）一两半　生干地黄一两　赤茯苓一两　羚羊角屑三分　马兜铃三分　紫菀（洗去苗土）三分　甘草（炙微赤，锉）半两

鸡苏一两

【用法】上九味，捣粗罗为散，每服四钱，以水一中盏，入生姜半分，竹茹一分，煎至六分，去滓，温服，不拘时。

◆**犀角散**甲未《太平圣惠方》

【主治】妊娠伤寒，壮热头疼，躁闷。

【功效】清热解表除烦。

【药物及用量】犀角屑半两　柴胡（去苗）一两　栀子仁半两　茅苊一两　石膏二两　甘草（炙微赤，锉）半两

【用法】上六味，捣筛为散，每服四钱，以水一中盏，入淡竹茹一分，煎至六分，去滓，温服，不拘时。

◆**犀角散**甲申《太平圣惠方》

【主治】热毒风攻心腹烦闷。

【功效】祛风清热，解毒除烦。

【药物及用量】犀角屑一两　白鲜皮一两　黄芩一两　玄参一两　葳蕤一两　葛根（锉）二两　石膏三两　麦门冬（去心，焙）一两半　甘草（炙微赤，锉）一两

【用法】上九味，捣粗罗为散，每服三钱，以水一中盏，煎至五分，去滓，入竹沥半合，更煎一两沸，温服，不拘时。

◆**犀角散**甲酉《太平圣惠方》

【主治】大肠风热，秘涩不通，心腹壅闷。

【功效】滋阴清热导滞。

【药物及用量】犀角屑三分　白鲜皮三分　防风（去芦头）三分　麦门冬（去心）一两　大麻仁一两　木通（锉）三分　大腹皮（锉）三分　川大黄一两（锉碎，微炒）　甘草（炙微赤，锉）半两

【用法】上九味，捣筛为散，每服五钱，以水一大盏，煎至五分，去滓，食前温服。

◆**犀角散**《袖珍方》

【主治】妇人客热，四肢烦闷疼痛，不下饮食。

【功效】清热养阴，凉血化瘀。

【药物及用量】犀角屑　赤芍　地骨皮　红花　甘草各五钱　柴胡一两　黄芪一两半　麦门冬　人参　枳壳　赤茯苓各三分

【用法】上一十一味㕮咀，每服四钱，水二盏，生姜三片，煎至一盏，去滓，通口服，不拘时。

◆**犀角散**《拔粹方》

【**主治**】妇人客热，四肢烦闷疼痛。

【**功效**】退热，止痛。

【**药物及用量**】犀角屑　赤芍　地骨皮　红花　甘草各半两　柴胡一两　黄芪一两半　麦门冬　人参　枳壳　赤茯苓　生地黄各七钱半

【**用法**】上一十二味㕮咀，每服四钱，姜三片，水煎。

◆**犀角散**《卫生宝鉴》

【**主治**】妊娠妇人，产前诸风热，困倦，时发昏眩。

【**功效**】清热补虚祛风。

【**药物及用量**】拣参　犀角　川羌活　山栀　黄连　青黛　川芎　甘草（炙）　吴白芷　茯苓（去皮）各等量

【**用法**】上一十味，为粗末，每服五钱，水一盏半，生姜三片，竹叶五七片，煎至八分，去租温服，食远。

◆**犀角散**《直指小儿方》

【**主治**】客忤惊啼壮热。

【**功效**】清心平肝息风。

【**药物及用量**】天麻　犀角　麦门冬　钩藤　朱砂各一钱　铁粉　雄黄半钱　麝少许

【**用法**】上八味，为末，每服半钱，以金银煎汤调下。

◆**犀角汤**《千金方》

【**主治**】热毒流入四肢，历节肿痛。

【**功效**】清热，和络解毒。

【**药物及用量**】犀角（锉）二两　羚羊角（锉，一作四两）一两　前胡　黄芩　栀子仁　大黄　升麻（五味并姜汁拌炒）　射干（酒炒黑）各四两　豆豉一升

【**用法**】研为末，每服五钱，清水煎，食后热服。

◆**犀角汤**《直指小儿方》

【**主治**】心惊热盛。

【**功效**】清心泻火。

【**药物及用量**】犀角　防风　木通　赤茯苓　桑白皮（炒）　甘草（炙）各等量

【**用法**】研为细末，每服三字，清水煎服。

◆**犀角汤**甲《太平圣惠方》

【**主治**】石痈，热毒气盛，肿硬疼痛，口干烦闷。

【**功效**】清热，散结，解毒。

【**药物及用量**】犀角（锉）　木香各七钱五分　连翘　栀子仁　射干　当归（切焙）　升麻　赤芍　玄参　枳壳（麸炒）　生甘草各一两　大黄（炒）二两

【**用法**】研为末，每服三钱，清水一盏，煎至六分去滓，不拘时温服。

◆**犀角汤**乙《太平圣惠方》

【**主治**】小儿疹痘疮及赤疮子。

【**功效**】疏肝胆，解热毒。

【**药物及用量**】犀角屑　大黄（炒）　桑白皮（蜜炙）　钩藤　甘草（炙）　麻黄（去节）各一两　龙胆草五分　石膏　瓜蒌仁（去皮）　黄芪（炙）各五钱

【**用法**】研为粗末，每服一钱，清水一小盏，煎至四分去滓，食后温服。量儿大小加减，微利效。疮子退后，浓磨犀角水涂之更良。

◆**犀角汤**《千金方》

【**主治**】风毒热，头面肿。

【**功效**】祛风清热，解毒消肿。

【**药物及用量**】犀角　生姜各二两　苦参　瓜蒌根　防风各一两　石膏六两　黄芩　青木香　升麻各三两　防已一两半　竹叶两握

【**用法**】上一十一味，㕮咀，以水七升，煮取二升，分三服，相去十里久，内消不利。

◆**犀角煎**《幼幼新书》

【**主治**】小儿谷痢挟毒。

【**功效**】清肠，解毒。

【**药物及用量**】干蓝　犀角屑　甘草各五分　地脉草　黄连　葳蕤各十二分　黄柏　竹茹　茜草各八分　蜜一升　人参六分　牡蛎十分　梁州榉皮十四分　干蓝四分

【**用法**】切，清水一斗，煮至二升五合，绞去滓，下蜜火上煎余二升。三岁一合，三四岁一合半，日二夜一量与之。

◆**犀角解毒丸**《医宗金鉴》

【主治】小儿赤游风，发于头面四肢，皮肤赤热而肿，色若涂朱，游走不定者。

【功效】散血滞，解热毒。

【药物及用量】犀角　牛蒡子（炒）　荆芥穗　防风　连翘（去心）　金银花　赤芍　生甘草　黄连　生地黄各等量

【炮制】共研细末，炼蜜为丸，每重五分。

【用法】每服一丸，灯心汤化下。

◆**犀角解毒丸**《小儿痘疹方论》

【主治】小儿初生，胞胎积热及痘后余毒未消，或生痘毒，或生疮疖，或痘后多服温补药。必须清解者，并治口破胃烂，鹅口马牙脓疮，牙断出血，烦渴狂躁，面赤咽干，便秘溺赤。

【功效】疏风，清血，解毒。

【药物及用量】乌犀角　大生地　防风　全当归　荆芥穗各一两　连翘壳　赤芍　白桔梗　牛子　黄芩各七钱　薄荷叶　甘草各五钱

【炮制】共研细末，炼白蜜为丸，每重一钱五分。

【用法】月内婴儿每服半丸，月外至五六岁者一丸，灯心草煎汤送下。

◆**犀角饮**《幼幼新书》

【主治】小儿通睛外障。

【功效】清心脾，泻肝胆。

【药物及用量】犀角（锉）一两　射干　龙胆草（炒）　黄芩（炒）各五钱　人参一两　茯苓二钱五分　钩藤钩七钱五分　甘草二钱

【用法】每服一钱，清水煎服。

◆**犀角饮**《世医得效方》

【主治】目中黄膜上冲。

【功效】凉血，泻热。

【药物及用量】犀角二两　白附子（炮）　麦门冬各二钱五分　车前子　羌活　黄芩各五钱

【用法】清水煎，食后温服。

◆**犀角饮**《诚书方》

【主治】风热上壅，耳门闭，外肿痛，脓血流出。

【功效】疏风，泻热，通滞。

【药物及用量】犀角（锉）　木通　石菖蒲　甘菊花　玄参　赤小豆（炒）　赤芍各二钱（一作各一钱五分）　甘草（炙）一钱

【用法】清水二盅，加生姜三五片，煎至一盅，不拘时热服。

◆**犀角饮**《证治准绳》

【主治】小儿黄疸。

【功效】清湿热，退黄。

【药物及用量】犀角（锉）一两　茵陈　干葛　升麻　龙胆草　生地黄各五钱　寒水石七钱五分

【用法】锉散，清水煎服。

◆**犀角饮**《圣济总录》

【主治】产后寒热疟，往来不歇。

【功效】凉血解毒，养阴退热。

【药物及用量】犀角屑　麦门冬（去心，焙）　升麻（洗，焙）　知母（切）　当归（切，焙）　甘草（炙）　生干地黄（焙）　鳖甲（醋炙，去裙襕）　石膏（打碎）　柴胡（去苗）各一两

【用法】上一十味，粗捣筛，每服五钱匕，水一盏半，煎至一盏，去滓，当未发前服，欲发时再服。

◆**犀角饮子**《千金方》

【主治】心脏热之所感。

【功效】泻心火。

【药物及用量】犀角十八铢　茯神一两　麦门冬一两半　甘草半两　白术六铢

【用法】上五味，㕮咀，以水九合，煎取四合，分服。加龙齿一两佳。

◆**犀角饮子**《袖珍方》

【主治】风热上壅，两耳聋闭，内外肿痛，脓水流出。

【功效】祛风清热，消肿止痛。

【药物及用量】犀角　菖蒲　木通　玄参　赤芍　赤豆　菊花各一两　甘草半两

【用法】上八味，㕮咀，每服一两，水二盏，生姜三片，煎至一盏，去滓，温服，食后。

◆**犀角饮子**《卫生宝鉴》

【主治】产后亡津液，虚损，时自汗出，发热困倦，唇口干燥。

【功效】清热凉血，养阴退热。

【药物及用量】犀角　麦门冬（去心）　白术各半两　柴胡一两　地骨皮　枳壳（麸炒）　甘草（炒）　生地黄　当归　太子参　茯苓（去皮）　黄芩　黄芪各七钱

【用法】上十三味，为粗末，每服三钱，水一盏半，浮小麦七十粒，姜三片，煎至七分，去粗，食后温服。

◆**犀角膏**《杂病源流犀烛》

【主治】咽喉口舌生疮，臀痈。

【功效】清心肺，泻火热。

【药物及用量】生犀角　琥珀（另研）各一钱　人参（去芦）　辰砂（另研）　茯神（去木，一作茯苓）　酸枣仁（去皮研）各二钱　冰片（另研，一作一分，一作二分）一字

【炮制】先以人参、茯神、生犀角研为细末，入另研药味乳钵内和匀，用蜜收为膏，以瓷瓶收贮。

【用法】每服如弹子大一块，麦门冬（去心）浓煎汤化服。一日五次，溃疡不宜用。

◆**犀角郁金散**《疮疡经验全书》

【主治】面发毒。

【功效】清血热，祛湿毒。

【药物及用量】犀角　郁金　真珠　牛黄　粉草　乳香　真粉　辰砂

【炮制】共研细末，炼蜜为丸，如芡实大。

【用法】每服一丸，口噙化下。

◆**犀角煮散**《川玉集》

【主治】小肠风冷气。

【功效】温中化湿，涩肠止泻。

【药物及用量】犀角　豆蔻　干姜各一分　甘草　附子（炮）各一两　木香　陈皮　肉桂各二分　人参　茯苓各三分　诃子五个

【用法】上一十一味，捣罗为散，每服三钱，水二盏，煎至一盏，去滓，入牛黄一字，同服。

◆**犀角搜风丸**《御药院方》

【主治】风下痰。

【功效】祛风化痰，解结顺气。

【药物及用量】牵牛子末四两　干生姜半两　车前子一两　白茯苓（去皮）一两　生犀屑一两半　青皮（去白）三两　陈皮（去白）二两　枳实（麸炒，去瓤）二两　木通一两　木香半两

【用法】上一十味，为细末，汤浸蒸饼为丸，如梧桐子大，每服三十丸至五七十丸，食后温生姜汤下。

◆**犀角人参饮子**《千金方》

【主治】呕逆，胃气、虚邪、风热，不下食。

【功效】逐瘀除逆止呕。

【药物及用量】犀角　人参各二两　薤白五两　粟米一合

【用法】上四味，㕮咀，以水四升半，煮取一升七合，下米煮令米熟，分四服，相去七里久，进一服。

◆**犀角退热饮子**《经验良方》

【主治】中风半身不遂，不能言语，口眼㖞斜。

【功效】祛风通滞。

【药物及用量】犀角三钱　黄芩（去腐，净）五钱　滑石七钱　人参（去芦）二钱半　防风（去芦）三钱半　薄荷叶四钱　桔梗二钱半　甘草二钱半　麻黄（去根节）二钱半　芒硝二钱　大黄二钱　葛根（微自汗者，用二钱，无汗则不用）

【用法】上一十二味，为粗末，每服三钱，水一大盏，生姜三片，煎至七分，温服，无时。

◆**犀羚二鲜汤**《华氏医方汇编》

【主治】痧点虽透，而喉烂极盛，脉弦大，口渴神烦，舌绛唇干，火炽液涸。

【功效】解毒养阴，清热增液。

【药物及用量】犀角　羚羊角　鲜沙参　鲜生地　甘中黄　人中白　栀子（炒黑）　连翘　马勃　大贝母　金银花　陈金汁　玄参　生石膏　川黄连各等量

【用法】清水煎服。

◆**犀豉饮**《疫痧草方》

【主治】烂喉痧，脉弦神烦，热甚汗少，舌绛口渴，证虽乍起而疫火燎原者。

【功效】寒凉解毒。

【药物及用量】犀角　香豉　牛蒡子　荆芥　连翘　栀子（炒黑）　马勃　大贝母　蝉衣　赤芍　桔梗　甘草

【用法】清水煎服，有内陷之热，神昏甚者，兼用万氏牛黄丸。

◆**犀黄丸**《外科全生集》

【主治】乳岩、横痃、瘰疬、痰核、流注、肺痈、小肠痈。

【功效】清热解毒，活血止痛。

【药物及用量】犀黄三分　麝香一钱五分　乳香　没药（各去油，研极细末）各一两　黄米饭一两

【用法】上捣为丸，忌火烘，晒干，每次三钱，陈酒送服。患上部临卧服，下部空心服。

◆**紫丸**《千金方》

【主治】小儿变蒸，发热不解，并挟伤寒温热，汗后热不歇及腹中痰癖，哺乳不进。乳则呕吐食痫，先寒后热。

【功效】坠痰，泻热。

【药物及用量】赤石脂　代赭石各一两　巴豆（去油）三十粒　杏仁（去皮尖）五十枚

【炮制】研为末，加蜜少许，贮蜜器中。

【用法】三十日儿每服如麻子大一丸，百日儿每服如小豆大一丸，以乳少许化下，食顷后与乳，勿令多，至半日当小下。热除，夏月多热，善令发疹，慎用。紫丸虽下不致虚人。

◆**紫正散**《重楼玉钥》

【主治】喉风。

【功效】祛风散滞。

【药物及用量】紫荆皮二钱　荆芥穗　北防风各八分　北细辛四分（去茆）

【用法】开水泡药蒸服，须与地黄散合用勿离。

◆**紫玉簪膏**《疡医大全》

【主治】鸡眼。

【功效】消坚结，活血化瘀。

【药物及用量】紫玉簪叶二十片　五倍子一两　乳香　没药各三钱　河豚眼睛三十个　血竭　儿茶各二钱　麻油八两　东丹四两

【炮制】先将药同油熬枯，再入乳、没、茶、竭化尽滤清，复入锅内熬滚，徐徐下丹，老嫩得宜。

【用法】每用少许，摊贴患处。

◆**紫石门冬丸**《外台秘要》

【主治】妇人不能孕育。

【功效】养血暖宫。

【药物及用量】紫石英（研七日，得上浮即熟）　天门冬各三两　当归　芎䓖　紫薇　卷柏　桂心　乌头　干地黄　牡蒙　石斛　辛夷　禹余粮（煅醋淬）各二两　柏子仁一两　人参　桑寄生　续断　细辛　川厚朴（姜制）　干姜　山茱萸　牡丹皮　牛膝各一两六钱（一作各一两五钱）　薯蓣　乌贼骨　甘草各一两五钱（炙）　牡荆子一钱

【炮制】研为末，炼蜜为丸，如梧桐子大。

【用法】每服十丸，温酒送下，一日三次，渐增至三十丸，以腹中热为度，不禁房室，夫婿不在不可服。禁如药法，比来服者，不至尽剂即有娠。

◆**紫石英天门冬丸**《沈氏尊生书》

【主治】妇人子宫风冷，有胎常堕，或初婚便患心痛，致成心疾，经水不行。

【功效】补肾，养血，暖宫。

【药物及用量】紫石英　天门冬　禹余粮各三两　芜荑　乌头　肉桂　肉苁蓉　甘草　石斛　五味子　柏子仁　人参　泽泻　远志　杜仲各二两　川椒　卷柏　桑寄生　云母石　石楠　当归　乌贼骨各一两

【炮制】共研细末，炼蜜为丸，如梧桐子大。

【用法】每服二十丸，加至四十丸，温

酒送下，一日二次。

◆**紫石英散**甲《太平圣惠方》

【主治】妇人血风烦闷，心神恍惚，睡卧不安。

【功效】补血，养心，清热。

【药物及用量】紫石英一两　茯神（去木）　麦门冬（去心）　人参（去芦）　酸枣仁　黄芩　当归（去芦）各七钱五分　羚羊角屑　防风（去芦）　黄芪各五钱　甘草二钱五分（炙）　远志三分

【用法】㕮咀，每服五钱，清水一盅半，加生姜五片，大枣二枚，煎至一盅去滓，不拘时温服。

◆**紫石英散**乙《太平圣惠方》

【主治】妇人血气，心神惊悸，恍惚失常，或瞋恚悲愁，志意不乐。

【功效】养血祛风，镇惊安神。

【药物及用量】紫石英（细研）三分　白石英（细研）三分　朱砂（细研，水飞过）一分　龙齿一两　人参（去芦头）一两　琥珀半两　天雄（炮裂，去皮、脐）半两　犀角屑半两　远志（去心）三分　生干地黄半两　沙参（去芦头）半两　茯神一两　桂心半两　防风（去芦头）三分　麦门冬（去心，焙）一两半

【用法】上一十五味，捣细罗为散，不拘时，以温酒调下一钱。

◆**紫石英散**丙《太平圣惠方》

【主治】妇人月水不通，三年内者。

【功效】调补冲任，化瘀通经。

【药物及用量】紫石英（细研，水飞过）　朱砂（细研，水飞过）　虎杖（锉）　细瓷末　滑石各半两　斑蝥（糯米同炒令黄，去翅足）十枚

【用法】上六味，捣细罗为散，都研令匀，空心服，以温酒调下一钱，至巳时，小便先涩痛，即恶物下如鸡肝。

◆**紫石英散**丁《太平圣惠方》

【主治】产后中风，口噤，手足搐掣，晕闷不知人事及缓急诸风毒痹，身体强硬。

【功效】温肾散寒祛风。

【药物及用量】紫石英（细研）　白石英（细研）　石膏　赤石脂　芎䓖　独活　葛根（锉）　桂心各一两　麻黄（去根节）二两　赤芍三分　甘草（炙微赤，锉）三分　黄芩三分

【用法】上一十二味，捣粗罗为散，入研了药令匀，每服四钱，以水一中盏，入生姜半分，煎至六分，去滓，不拘时，拗开口灌之。

◆**紫石英柏子仁丸**《千金方》

【主治】女子遇冬天时行温风，至春夏病热头痛，热毒风虚，百脉沉重，下赤白，不思饮食，而头眩心悸，恍惚，不能起居。

【功效】温肾散寒，养心安神。

【药物及用量】紫石英　柏子仁各三两　乌头　桂心　当归　山茱萸　泽泻　芎䓖　石斛　远志　寄生　肉苁蓉　干姜　甘草各二两　蜀椒　杜蘅（一作杜仲）　辛夷各一两半　细辛一两半

【用法】上一十八味为末，蜜和丸如梧桐子，酒服二十丸，渐加至三十丸，日三服。一方用牡蛎一两。

◆**紫石英饮**《圣济总录》

【主治】产后中风，口歪舌强，牵掣反张及风寒湿痹，身体强痛。

【功效】温肾散寒，祛风止疼。

【药物及用量】紫石英（碎）　白石英（碎）　赤石英（碎）　肉桂（去粗皮）　石膏（碎）　葛根　芎䓖　赤石脂（碎）　黄芩（去黑心）　甘草（炙）各一两　独活（去声头）三两

【用法】上一十一味，粗捣筛，每服五钱匕，水一盏半，生姜三片，煎至一盏，去滓，温服，不拘时。

◆**紫石英汤**《圣济总录》

【主治】产后褥劳虚衰，寒热羸瘦。

【功效】补肾温阳，养血健脾。

【药物及用量】紫石英（别研如粉）　钟乳粉　白石英（研）　熟干地黄（焙）　当归（切，炒）　半夏（生姜自然汁制）各半两　肉桂（去粗皮）　白茯苓（去黑皮）各一两　人参　甘草（炙）各三分

【用法】上一十味，粗捣筛，每服三钱

匕，水一盏，生姜三片，枣一枚，擘，同煎七分，去滓，温服，不拘时。

◆**紫沉丸**《素问病机气宜保命集》

【主治】中焦吐食，由食积与寒气相格，吐而疼痛者。

【功效】健脾胃，消积滞。

【药物及用量】缩砂仁　半夏曲各三钱　乌梅（去核）　丁香　槟榔各二钱（一作各三钱）　沉香　杏仁（去皮尖）　白术　木香各一钱　陈皮五钱　白豆蔻　巴豆霜（另研）各五分（一方有代赭石、肉果，无白术）

【炮制】研为细末，入巴豆霜和匀，醋煮米糊为丸，如黍米大。

【用法】每服五十丸，食后姜汤送下，以愈为度。

◆**紫沉丸**《御药院方》

【主治】宿食不化，痰饮留滞，心腹胀满，胁肋疰刺，胸膈痞满，噎塞不通，呕秽吞酸，噫气寒熟。

【功效】和胃理气，消积。

【药物及用量】丁香一两　青皮（去白）　陈皮（去白）　京三棱（锉，炒）　蓬莪术（锉，炒）　缩砂仁　肉桂（去粗皮）各半两　硇砂（飞研）一钱　木香三钱　乌梅（和核，令碎，去子）四两　巴豆（去皮心，出油，别研）三十介

【用法】上一十一味，为细末，将巴豆、硇砂和令极匀，面糊和丸，如绿豆大，每服十五丸至二十丸，食后，温生姜汤下。

◆**紫沉煎丸**《王氏集验方》

【主治】虚寒积冷，伏滞，阴气膨胀，心腹疞痛，两胁刺疼。

【功效】温中散寒，行气止痛。

【药物及用量】沉香（细末，炼蜜半斤，煎五七沸，别贮阿魏一分，酒半升，研化尽）一两　没药（捣碎，酒半升研化，入阿魏酒内）一两　巴豆霜（酒半升，化入银器内煮十余沸）一分　硫黄（滴水，研极细）　槟榔　木香　胡椒　青皮（去白）　人参（去芦）　官桂　良姜（水煮，曝干）各一两　干姜三分　丁香　朱砂（别研）各半两　硇砂一两（酒半升，煮化去石，入巴豆酒内，熬如稀糊，次入沉香等三味一处熬成膏，后入硫黄等末）

【用法】上一十五味，先以诸药为细末，次入硫黄朱砂研匀，入前膏，杵二三千下，丸如梧桐子大，每服二三丸，橘皮煎汤下。如猝暴心疼，嚼破，醋汤下，立见功效。

◆**紫沉通气汤**《御药院方》

【主治】三焦气涩，不能宣通水液，腹胁痞闷，大便或难。

【功效】宣畅三焦，行气除满。

【药物及用量】紫苏叶　枳壳（麸炒）　陈皮（去白）　槟榔　赤茯苓　甘草（微炒）各一两　沉香　木香　麦门冬（去心）　五味子　桑白皮　黄芪　干生姜　薄荷叶　荆芥穗　枳实（麸炒）各半两

【用法】上一十六味，为粗末，每服称半两，用水一盏半，煎至八分，去滓，温服，食稍空服。

◆**紫河车丸**《证治准绳》

【主治】小儿痫证。

【功效】补不足，益元气。

【药物及用量】紫河车（肥圆者）一个

【炮制】洗净，重汤蒸烂，研化，加人参、当归末和匀为丸，如芡实大。

【用法】每用五六丸，乳汁化下。

◆**紫河车丹**《医学正传》

【主治】飞尸鬼疰，虚劳羸瘦，喘嗽上气。

【功效】补气血，益虚损，安神明。

【药物及用量】紫河车（取首胎男子者）一具　人参一两五钱　白术（炒）　白茯苓　茯神　当归　熟地黄各一两　木香五钱　乳香　没药各四钱（另研）　真朱砂二钱（另研）　麝香二分

【炮制】紫河车用皂角水洗净，在铫子内用米醋浸洗绞干，置小焙笼内，周围以纸密封，不令失火气，或无小焙笼，可用小篮子去系密封，焙以烈火，更将盖盖之，焙令极干。约重只有十二三两，再以各药研为细末和匀，红酒糊或炼蜜为丸，如梧

桐子大。

【用法】每服五十丸，空腹时人参煎汤送下，日午再服。

◆**紫河车散**《幼幼新书》

【主治】痘疮毒气不解，上攻咽喉，声音不出，舌颊生疮，渴逆烦闷，潮热面赤。

【功效】解毒清热。

【药物及用量】紫河车（此系植物，即金线重楼） 茜根 贯众各三钱 白芍 甘草（炙）各五钱（一方有牛蒡子）

【用法】每服三钱，加生姜一片，清水煎服。

◆**紫芝丸**《是斋百一选方》

【主治】痰症。

【功效】和血化痰。

【药物及用量】五灵脂（飞） 半夏（汤泡）各等量

【炮制】生姜汁煮，米糊为丸，如梧桐子大。

【用法】每服二十丸，米饮送下。

◆**紫金丸**《证治准绳》

【主治】大人、小儿惊积，妇人血气。

【功效】消积行滞。

【药物及用量】蝎梢三七个 犀角末 银末 朱砂各一钱

【炮制】研极细末，水煮面糊为丸，如绿豆大。

【用法】（1）大人吐食，心腹胀满，夜有虚汗，日渐瘦弱者，每服七丸，生姜、大枣煎汤送下。（2）妇人血气，每服五丸至七丸，米饮送下。（3）小儿惊积，体热困重，不开目，一岁以上三岁以下每服三丸，再小只可服一二丸，用黄连、甘草、桃仁、薄荷，煎汤化腻粉一字许送下。

◆**紫金丹**《类证普济本事方》

【主治】多年喘急哮嗽，晨夕不得卧。

【功效】温通降痰。

【药物及用量】信砒（水飞）五分 淡豆豉二钱（好者，用水略润，少时以纸挹干，研膏）

【炮制】以豉膏和砒同杵极匀，如麻子大。

【用法】每服五丸至十丸，量大小加减，临卧时用腊茶清极冷送下，以愈为度。

◆**紫金丹**《张氏医通》

【主治】金疮出血不止，敷此无瘢痕。

【功效】和伤止血。

【药物及用量】琥珀屑 降真香末 血竭各等量

【用法】研为细末，敷于伤处，愈后无瘢痕。

◆**紫金丹**《疫病草方》

【主治】疫喉遗毒结项，外耳后一带漫肿坚硬，无论色红或白。

【功效】解火毒。

【药物及用量】多年尿池中碎砖不拘多少

【用法】炭火上煅红，入滴醋内浸透，再煅再浸。如此五七次，取出研细末，每两加麝香一分，用滴醋、白蜜各半熬滚调敷，如喉中塌皮，形色紫艳者，用陈菜油或鸡蛋清调敷。

◆**紫金丹**《素问病机气宜保命集》

【主治】产后胸中有物，状如噎气。

【功效】降气消滞。

【药物及用量】代赭石 磋砺石各等量

【炮制】研为细末，醋糊和丸，如梧桐子大。

【用法】每服二三十丸，温酒送下，胸中痛，当归汤送下。

◆**紫金丹**《医林方》

【主治】产后败血冲心，胁肋痛。

【功效】降气下瘀。

【药物及用量】代赭石（烧红醋蘸七遍，研细）一两 桃仁（去皮尖，炒）三钱 大黄五钱

【用法】上三味为细末，薄荷水打面糊为丸，每服三十丸，加至五十丸，脐腹痛，煎四物汤送下。血痞，酒煎四物汤加延胡索。

◆**紫金丹**《圣济总录》

【主治】膈气。

【功效】理气启膈。

【药物及用量】肉桂（去粗皮） 诃黎

勒（煨，去核）各一两　昆布（洗去咸，焙）　桃仁（汤浸，去皮尖、双仁，炒）各一两半　木香　琥珀（研）　陈橘皮（去白，焙）各三分　白术　沉香　鸡舌香各半两　丹砂（别研）一分　木瓜根（锉）一两

【用法】上一十二味，捣研为末，再同研匀，炼蜜和丸，如樱桃大，每服一丸，含化咽津，或欲作小丸，如梧桐子大，每服二十丸，温酒下。

◆**紫荆皮散**《世医得效方》

【主治】打仆金疮，伤处浮肿。

【功效】和伤，消炎，退肿。

【药物及用量】紫荆皮（醋炒）　天南星　草乌（炮）　川乌（炮）　半夏　川当归　黄柏（盐炒）　杜当归　川芎　乌药　破故纸　川白芷（盐水炒）　刘寄奴　川牛膝　桑白皮各等量

【用法】研为细末，生姜、薄荷汁煎水调敷患处。皮热甚者加黄柏皮、生地黄各五钱，有疮口者勿封，即以四边敷之。

◆**紫金散**《御药院方》

【主治】一切痰嗽，昼夜不得眠睡。

【功效】行滞气，祛痰浊。

【药物及用量】天南星（去皮、脐）　白矾　甘草各五钱　乌梅肉二两

【炮制】研为粗末，于银石器内，慢火炒令紫色，放冷细研。

【用法】每服二钱，临卧时身体都入衾中，用荸荠汁七分，温汤三分，稍热调下，服后即仰卧低枕，想药入肺中，须臾得睡，其咳立止。

◆**紫金散**《杨氏家藏方》

【主治】冲任虚损，经水过多，崩漏带下，淋沥不断，腰腹重痛，一切五色带疾。

【功效】补下焦，止崩带。

【药物及用量】禹余粮（火煅醋淬七次，细研水飞，浥干）三两　白芍　川芎　熟地黄　附子　赤石脂（煅另研）　龙骨（煅另研）　当归各一两　干姜（炮）　肉桂各五钱　甘草一两

【用法】研为细末，每服二钱，加麝香少许，空腹时米饮调下。

◆**紫金散**《种痘新书》

【主治】痘疮出不快或倒靥及远年不愈恶疮。

【功效】祛风热，托痘疮。

【药物及用量】紫草　蛇蜕（炒焦）　牛蒡子（炒）各五钱　连翘四钱

【用法】研为细末，每服一钱，清水半盅，煎至减半，温服。

◆**紫金散**《奇效良方》

【主治】风热积壅，一切牙痛及口气。

【功效】泻积热。

【药物及用量】大黄不拘多少

【用法】瓶内烧存性，为末，早晚擦漱。

◆**紫金散**《圣济总录》

【主治】休息痢。

【功效】健脾，涩肠，止痢。

【药物及用量】定粉（研）　铅丹各一两　大枣二两（去核）　莨菪子一两半　诃黎勒（炮，去核）一两

【用法】上五味，相和，捣成一团，以面重裹，于火中烧令烟尽，取出，去灰土令净，捣罗为散，每服三钱匕，空心米饮调下，日晚再服。

◆**紫金夺命膏**《中国医学大辞典》

【主治】恶疮，结毒，瘰疬，冷瘤，痞块，跌打骨断，久不收口。

【功效】解热毒，消坚积。

【药物及用量】川连　全蝎　穿山甲　黄芩　川黄柏　当归　白芷各二两　赤芍　番木鳖（切片）　生地黄各一两　官桂　海藻各四两

【炮制】用水煎汁去滓，用麻油二十二两，将药汁入内，熬尽水气，滴水成珠，方下血丹（炒过飞）十一两，搅匀成膏，再下黄蜡七钱，又下阿魏六钱（切片），掺膏药上，令其自化。候微冷，又下乳香、没药（均去油）、轻粉各六钱，麝香、血竭、朱砂、雄黄各二钱，雄鼠粪一两五钱，燕窝一两，俱研细末，入膏搅匀收贮。熬时择黄道吉日，忌妇人鸡犬靥物，焚香礼拜熬成，不得加减药味分两。

【用法】每用少许，摊贴患处。

◆**紫金膏**《证治准绳》

【主治】一切损伤，赤肿焮热者。

【功效】消炎退肿。

【药物及用量】紫荆皮　芙蓉叶各二两（白花者佳）

【用法】生采，加生地黄同捣敷贴，或研为末，鸡子清加蜜少许，和匀调，入生地黄捣烂和敷。

◆**紫金膏**《医宗金鉴》

【主治】胬肉攀睛。

【功效】消坚，软结，蚀恶，杀虫。

【药物及用量】炉甘石（入大银罐内，盐泥封固，用炭火煅一炷香，以通红为度，取起研为末用，黄连水飞过，再入黄芩、黄连、黄柏汤内，将汤煮干，至如松花色）　黄丹（入锅内炒黑，用草试之，草灼提起，如此三次，研极细末，水飞）各四两　硼砂（研细飞过）　朱砂（研细飞过）　真珠各三钱　海螵蛸（去皮）二钱　轻粉　青盐（水洗去泥）　白丁香（乳汁化开，去滓）　没药　乳香　枯矾　硇砂　当归　川芎　黄连　甘草　麝香　冰片各五分

【炮制】各研极细末，至无声为度，另用好白蜜十五两，入铜锅内熬去滓沫，只用白蜜十两，先下炉甘石搅匀。次下黄丹搅匀，再下诸药不住手搅匀，至如紫金色，不黏手为度。

【用法】每用少许，点于患处。

◆**紫金膏**甲《疡医大全》

【主治】无名肿毒，一切恶疮，风湿流火，小儿痘毒。

【功效】解毒散滞。

【药物及用量】明松香（夏用红者，冬用白者，秋冬红白各半，以火熬，滚入水内，扯拔百十下，研末。若贴痘毒，松香用黄豆水浸入锅内，煮化待温，照上扯拔，研细末）四两　蓖麻仁（研细，放细筛罗，底上用穿山甲往来刮之，取罗下者用，上面粗者去之）二两　轻粉五钱　银朱　铜绿各二钱五分

【炮制】用猪油（去衣膜）拌药，放青石上用铁锤捣数千下，盛瓷瓶内。

【用法】每用少许，摊油纸上贴之，贴毒及多年痘毒，将膏中剪一孔，露顶透气。若贴流火竟贴顶上，不必剪孔。

◆**紫金膏**乙《疡医大全》

【主治】寒湿气，漏肩风，诸般疼痛。

【功效】宣壅滞，祛寒湿，利经络，解积毒。

【药物及用量】白芷六钱　闹羊花　山柰　大茴香　青皮　草乌　川乌　威灵仙　甘松　小茴香　大黄　独活各七钱　干蟾一两　乱头发三两

【炮制】用麻油四十两，同药入锅熬至发化滴水成珠，再下密陀僧（研细）十二两收成膏。再下松香（葱汁、姜汁、凤仙花汁各煮一次，研细）五两，入膏化尽搅匀，倾入钵内重汤炖化。再下潮脑七钱，青黛、桂皮各六钱，丁香、雄黄各五钱，轻粉四钱，血竭、乳香（去油）、没药（去油）、儿茶各三钱三分，滑石三钱，龙骨二钱五分，麝香、冰片各五分，搅入和匀收贮。

【用法】摊厚贴之，立刻止痛。

◆**紫金锭**甲《中国医学大辞典》

【主治】一切眼疾，诸般翳膜，血灌瞳仁，胬肉攀睛，拳毛倒睫，积年赤瞎，暴发赤肿，白睛肿胀，沙涩难开，眊矂紧涩，怕日羞明，眵多流泪，烂弦风痒，视物昏花，迎风泪流，目中溜火。

【功效】消翳膜，明眼目。

【药物及用量】炉甘石　黄丹各八两　黄连（另研）　朱砂各一两　当归　硼砂各五钱　海螵蛸　白丁香　生白矾　硇砂　轻粉　贝齿　真珠　石蟹　熊胆　乳香　没药　麝香各一钱二分五厘　片脑二钱（久留恐失气味，宜临用时加入）

【炮制】除脑麝外，余各另研为末，拌和合匀，入黄连水至研千万余下。晒干，次入麝香（研细罗过），又次入片脑（研细罗过），次用黄连一斤，当归、生地黄各四两，防风、黄柏、龙胆草各二两，蕤仁五钱，冬蜜八两（另熬，酥干为度），诃子八枚，鸭梨八枚（取汁），猪胰子四两

（以稻草挪洗去膏膜，洁净无油为度，再用布包，捣烂入药），各洗净研为末，以水浸于铜器内。春五、夏三、秋四、冬七日。滤去滓，以渣复添水熬三次，取尽药力，用密绢棉纸重滤过，澄去砂土，慢火煎熬，以槐、柳枝各四十九条，互换搅拌，不可住手。搅尽枝条至如饴糖，加蜜和匀，瓷器收盛，置汤瓶上，重汤蒸炖成膏，复滤净至滴入水中，沉下如珠为丸为度。待数日出火毒，再熔化，加入各末和匀，杵捣为丸，锭阴干，金银箔为衣。

【用法】每用少许，新汲水浸化开，鹅毛蘸点眼大眦内，又可以热水泡化洗眼，冷则更暖之。每日洗五七次，点十余次，甚效。

◆**紫金锭**乙《中国医学大辞典》

【主治】霍乱痧胀，暑湿温疫，癫狂昏乱，五绝暴厥，魇魅风瘴，中恶，水土不服，喉风中毒，鬼胎，疔痈疽，蛇犬诸伤。

【功效】宣壅，散结，解毒。

【药物及用量】山慈姑　文蛤各二两　红芽大戟　白檀香　安息香　苏合油各一两五钱　千金子（去油，研成霜）一两　明雄黄（飞净）　琥珀各五钱　冰片　当门子各三钱

【炮制】各研极细，再合研匀，浓糯米饮杵丸，如绿豆大，飞金为衣。

【用法】每服一钱许，凉熟水送下。

◆**紫茄子根散**《太平圣惠方》

【主治】大风疾。

【功效】散血，止痛，消肿。

【药物及用量】紫茄根（细切，曝干捣罗为末）一斤　白药末二两　甘草（炙）一两

【用法】研为末和匀，每服二钱，熟汤调下，一日三次，自早至晚，均匀服之。

◆**紫桂丸**《杨氏家藏方》

【主治】冲任气虚，经脉不调，腰痛腹痛，冷滞崩漏。

【功效】补益血海，止崩。

【药物及用量】禹余粮（火煅醋淬七次）三两　龙骨　艾叶（醋炒）　赤石脂　牡蛎（煅）　地榆各二钱　牡丹皮　厚朴　当归　阿胶（蛤粉炒成珠）　吴茱萸　白芷　肉桂（去粗皮）各一两　附子（炮）五钱

【炮制】共研末，面糊为丸，如梧桐子大。

【用法】每服三十丸，浓煎醋汤送下。

◆**紫桂丸**甲《太平圣惠方》

【主治】妇人血刺，小腹疼痛不止。

【功效】温中活血止痛。

【药物及用量】紫桂心一两　芸薹子（微炒）一两　干姜（炮裂，锉）一两

【用法】上三味，捣罗为末，用醋煮面糊和丸，如梧桐子大，每服不拘时，以醋汤下五丸子。

◆**紫桂丸**乙《太平圣惠方》

【主治】妇人风虚劳冷，四肢羸瘦，脾胃气弱，不思饮食。

【功效】温中行气，养血健脾。

【药物及用量】桂心三分　木香半两　当归（锉碎，微炒）三分　芎䓖三分　人参（去芦头）三分　熟干地黄一两　白术三分　附子（炮裂，去皮、脐）一两　白茯苓一两　牛膝（去苗）一两　肉豆蔻（去壳）半两　诃黎勒皮三分　干姜（炮裂，锉）三分　延胡索三分　琥珀三分　椒红（微炒）半两　桃仁（汤浸，去皮尖，麸炒微黄）一两

【用法】上一十七味，捣罗为末，炼蜜和捣二三百杵，丸如梧桐子大，食前服，以温酒下三十丸。

◆**紫桂丸**丙《太平圣惠方》

【主治】妇人血风，气攻脾胃，腹胁疼痛，不能下食。

【功效】健脾行气，温阳止痛。

【药物及用量】桂心一两半　当归一两（锉，微炒）　白术一两　诃黎勒皮一两　木香一两　食茱萸一两　芎䓖一两　枳实一两（麸炒微黄）　椒红一两（微炒）

【用法】上九味，捣细罗为末，以酒煮面糊和丸，如梧桐子大，每服食前服，生姜汤下二十丸。

◆**紫桂散**《太平圣惠方》

【主治】产后虽久，体力尚虚，月候不

调，或多或少，脐腹疼痛，面色萎黄。

【功效】温中行气，活血祛瘀。

【药物及用量】肉桂（去粗皮）一两半　延胡索三分　熟干地黄三分　当归（锉，微炒）半两　没药半两　菴蔄子三分　牛膝（去苗）半两　干漆（捣碎，炒令烟出）半两　琥珀半两　麒麟竭半两

【用法】上一十味，捣细罗为散，每服食前服，以温酒调下二钱。

◆**紫桂散**《证治准绳》

【主治】白点渐长如癣、白癜风。

【功效】养血祛风。

【药物及用量】肉桂（去粗皮）不拘多少

【用法】研为细末，唾津调敷，一日三四次。

◆**紫桂汤**《圣济总录》

【主治】妇人血风劳，寒热进退，百骨节痛，食少力劣，月事不时下。

【功效】温中活血，行气祛风。

【药物及用量】肉桂（去粗皮）　当归（锉焙）　枳壳（去瓤，麸炒）　赤芍　芎䓖　白芷各一两　荆芥穗　马鞭草（锉焙）各二两

【用法】上八味，粗捣筛，每服三钱匕，水一盏，煎至七分，去滓，空心温服。泻痢即加生姜三片，同煎服。

◆**紫桐散**《疡医大全》

【主治】手足发背。

【功效】止痛消肿。

【药物及用量】梧桐叶（鲜者捣烂，或初秋采取阴干）　紫花地丁各等量

【用法】研为细末，砂糖调敷。

◆**紫茸膏**《疡医大全》

【主治】眉风癣。

【功效】凉血解毒。

【药物及用量】紫草　白芷各二钱　当归身五钱　甘草一钱　麻油二两

【炮制】用麻油二两，同熬至白芷黄色为度，滤清加白蜡、轻粉各二钱收膏。

【用法】每用少许，涂于患处。

◆**紫草木香汤**《直指小儿方》

【主治】疮出不快，里虚痒塌，黑陷发热，大便泄利。

【功效】托痘散热。

【药物及用量】紫草　木香　茯苓　白术各等量　甘草减半（一方无甘草）

【用法】锉散，每服三钱，加糯米一百粒，清水煎服，脾虚者加人参。

◆**紫草木通汤**《斑论萃英》

【主治】小儿疮疹。

【功效】助气，凉血，透疹。

【药物及用量】紫草一钱　木通六分　人参　茯苓各一钱　粳米一撮　甘草五分

【用法】为末，每服四钱，清水煎，不拘时温服。

◆**紫草冬葵汤**《证治准绳》

【主治】小便不通，毒气闭塞。

【功效】凉血，解毒，利溲。

【药物及用量】紫草茸一钱二分　冬葵子一钱五分　栀子　黄芩各一钱二分　秦艽　苦参各一钱一分　露蜂房　白茯苓　木通　白芍　泽泻　车前子各一钱　蝉蜕八分

【用法】锉散，清水煎，每服四五钱，空腹食远温服。

◆**紫草甘草枳壳汤**《玉机微义》

【主治】疮疹。

【功效】凉血利气。

【药物及用量】四圣散加木通、紫草

【用法】每服一二钱，清水煎服。

◆**紫草快斑汤**《小儿痘疹方论》

【主治】痘疹血气不足，不能发出，色不红活。

【功效】补气，活血透疹。

【药物及用量】紫草　人参　白术　茯苓　当归　川芎　芍药　木通　甘草　糯米

【用法】每服二钱，清水煎服。

◆**紫草快斑汤**《保婴撮要》

【主治】痘疮色赤，不快或痒塌。

【功效】凉血，行滞，祛风。

【药物及用量】紫草　芍药各一钱　甘草五分　木通六分　蝉蜕七枚

【用法】清水煎，热服，一日二次。

◆**紫草承气汤**《证治准绳》

【主治】热毒壅遏，喘满便秘。

【功效】凉血消积。

【药物及用量】紫草　枳实各一两　厚朴二两　大黄四两

【用法】研为粗末，每服五钱，清水半盅，煎至二三分，温服。以利为度，未利加芒硝一字。

◆**紫草厚朴汤**《证治准绳》

【主治】痘疮烦闷，痞满坚急，或积聚不散。

【功效】活血，清热，祛风，托痘。

【药物及用量】紫草茸一钱二分　厚朴　枳实　黄芩　黄连各一钱一分　露蜂房　白茯苓　山豆根　麦门冬　桃仁　石膏　旋覆花各二钱　蝉蜕　升麻各八分　白术五分

【用法】锉散，每服四五钱，清水煎，食远温服。

◆**紫草枳实汤**《证治准绳》

【主治】痘疮腹胀，或因热毒，或因伤冷所致。

【功效】活血托痘，解毒行滞。

【药物及用量】紫草茸一钱二分　枳实一钱　鼠粘子一钱二分　厚朴　苦参各一钱一分　白芍　贝母　诃子肉　豆蔻各一钱　蝉蜕　桔梗　白术各八分　升麻七分　甘草六分

【用法】锉散，每服四五钱，清水煎，食远服。

◆**紫草消毒饮**《张氏医通》

【主治】痘疹，血热咽痛。

【功效】凉血，解毒，利咽。

【药物及用量】紫草　连翘　鼠粘子各一钱　荆芥七分　甘草　山豆根各五钱

【用法】清水煎，不拘时温服。

◆**紫草回斑散**《保婴集》

【主治】痘疹出不快或倒靥毒气入腹。

【功效】活血托痘。

【药物及用量】紫草茸　黄芪　桑白皮　木通　枳壳　白术各等量

【用法】研为粗末，每服三钱，水酒各半盅，加麝香少许煎服。

◆**紫草透肌汤**《赤水玄珠》

【主治】痘热而出不快及顶陷者。

【功效】透肌解毒。

【药物及用量】紫草一钱　升麻　木香各五分　牛蒡子　防风　荆芥　黄芪各八分　甘草三分

【用法】加生姜，清水煎服，如色紫腹痛，加蝉蜕一钱。

◆**紫草麻仁汤**《证治准绳》

【主治】疮疹大便不通，毒气闭塞。

【功效】托痘，解毒，润肠，凉血。

【药物及用量】紫草一钱一分　麻仁一钱　山豆根一钱一分　鼠粘子　露蜂房　生犀角　青皮　桃仁　侧柏叶　黄芩各一钱　杏仁一钱二分

【用法】锉散，每服四五钱，清水煎，食远服。秘甚者加乌梅肉七分，不已，再加冬葵子一钱五分。

◆**紫草散**《小儿痘疹方论》

【主治】气血虚弱，疮疹不起。

【功效】活血托痘。

【药物及用量】紫草一钱　甘草（炙）五分　糯米一撮　黄芪一钱五分

【用法】清水煎服，一日二次。

◆**紫草散**《小儿药证直诀》

【主治】斑疹。

【功效】凉血透斑。

【药物及用量】紫草茸　钩藤钩各等量

【用法】研为细末，每服一字，或五分或一钱，不拘时温酒调下。

◆**紫草饮**《医学真传》

【主治】痘疹气虚血热。

【功效】托痘，行滞，解毒。

【药物及用量】紫草茸　人参　蝉蜕　甘草　穿山甲（土拌炒）各等量

【用法】研为细末，清水一盅，煎至五分，分温三服。

◆**紫草饮**《朱氏集验方》

【主治】痘疮欲发未发，或未透者。

【功效】凉血解表。

【药物及用量】紫草　芍药　麻黄　当归　甘草各等量

【用法】研为细末，清水煎，不拘时服。

◆**紫草茸甘草枳壳汤**《疮疹方》

【主治】疮疹，肺气不利。

【功效】宣肺透疹。

【药物及用量】紫草茸　甘草　枳壳（去瓤，麸炒）各等量

【用法】上三味，同为粗末，每服三钱，水一盏煎，食后温服。

◆**紫酒**《达生篇》

【主治】妊娠腰痛如折。

【功效】补腰祛湿。

【药物及用量】大黑豆二合　黄酒一大盅

【用法】炒令香熟，黄酒一大盅，煮取七分，取豆，空腹时顿服。

◆**紫酒**《肘后备急方》

【主治】中风口偏不语，角弓反张，烦乱欲死。

【功效】祛风行滞。

【药物及用量】鸡屎白不拘多少

【炮制】取鸡屎白炒焦投酒中，待变紫色，去滓。

【用法】频频饮之。

◆**紫参散**《幼幼新书》

【主治】小儿内有郁热，口中吐血，鼻衄。

【功效】凉血止血。

【药物及用量】紫参　栀子　生干地黄各一两　刺蓟　乱发（均烧灰存性）　蒲黄　伏龙肝各一分

【用法】研为细末拌匀，每服五分至一钱，竹茹煎汤调下。

◆**紫参散**甲《太平圣惠方》

【主治】妇人猝吐血不定，胸心闷痛。

【功效】清热养阴祛痰止血。

【药物及用量】紫参一两　鹿角胶一两（捣研，炒令黄燥）　青竹茹一两　羚羊角屑一两（炒令黄燥）　生干地黄二两

【用法】上五味，捣细罗为散，不拘时，以新汲水磨生姜，调下二钱。

◆**紫参散**乙《太平圣惠方》

【主治】妇人热毒上冲，吐血不止。

【功效】和解热毒止血。

【药物及用量】生藕汁三合　生地黄汁三合　白蜜一合　刺蓟汁三合　生姜汁半合

【用法】上五味相和，煎三两沸，放温，不拘时，取一小盏，调下炒面尘一钱。

◆**紫参散**丙《太平圣惠方》

【主治】妇人吐血，百治不瘥。

【功效】清胃热止血。

【药物及用量】生地黄汁（《妇人大全良方》半升）一大盏　川大黄（锉碎，微炒捣末）半两

【用法】上二味，煎地黄汁三两沸，下大黄末，调和令匀，分为三服。

◆**紫参散**丁《太平圣惠方》

【主治】妇人吐血，百治不瘥。

【功效】养阴镇惊止血。

【药物及用量】龙骨半两　当归（锉，微炒）三分　生地黄一两

【用法】上三味，捣细罗为散，不拘时，以生地黄汁调下二钱。

◆**紫参散**戊《太平圣惠方》

【主治】妇人吐血，百治不瘥。

【功效】清热养阴祛痰止血。

【药物及用量】青竹茹一两　生地黄（切）二两　羚羊角屑半两

【用法】上三味，以水一大盏半，煎至一盏，去滓，不拘时，分为三服。

◆**紫参散**《拔粹方》

【主治】肺气虚咳嗽喘急，胸膈痞痛，脚膝微肿。

【功效】补肺止咳平喘。

【药物及用量】人参五钱半　蛤蚧一对（酥炙黄）　白牵牛（炒）　甜葶苈（炒）　木香　苦葶苈（炒）各半两　槟榔五钱

【用法】上七味为末，用熟枣肉为丸，如梧桐子大，每服四十丸，煎人参汤送下，食后服。

◆**紫参散**《袖珍方》

【主治】形寒饮冷伤肺，喘促痰涎，不得安卧。

【功效】散寒化饮，止咳平喘。

【药物及用量】升麻　桔梗　五味子

甘草　人参各一两　粟壳二两

【用法】上六味，㕮咀，每服一两，水一盏半，煎至八分，去滓，通口服，食后服。

◆**紫参散**《圣济总录》

【主治】赤痢腹痛。

【功效】温中，涩肠。

【药物及用量】紫参三分　肉豆蔻（去壳）一两　乌贼鱼骨（去甲）二两

【用法】上三味，为细散，每服一钱匕，食前，温米饮调下。

◆**紫参汤**《金匮要略》

【主治】下利，肺痈。

【功效】凉血解毒。

【药物及用量】紫参八两　甘草三两

【用法】清水五升，先煮紫参取二升，再纳甘草，煮取一升五合，分温三服。

◆**紫参丸**《御药院方》

【主治】远年日近咳嗽。

【功效】理肺化痰止咳。

【药物及用量】紫参　甘草（炙）　桔梗各一两　五味子　阿胶（炒作珠子）各半两　肉桂（去粗皮）　乌梅肉　杏仁（汤浸，去皮尖，麸炒）各二钱半

【用法】上八味，捣罗为细末，炼蜜为丸，每两作一十五丸，每服一丸，新绵裹定，汤湿过，噙化咽津，不拘时。

◆**紫袍散**《遵生八笺》

【主治】咽喉十八证。

【功效】解热毒，清咽喉。

【药物及用量】石青　青黛　朱砂　白硼砂各一两（一作各一钱）　冰片三分　山豆根二钱　胆矾　人中白（煅）　玄明粉各五钱（一方有延胡索，无玄明粉）

【炮制】共研细末，收贮瓷瓶，不可泄气。

【用法】每用二三厘至五六厘，吹入喉中，立愈。

◆**紫雪**《医方类聚》

【主治】脚气毒遍内外，烦热不解，口舌生疮，狂越躁乱，瘴疫毒疠，猝死温疟，五尸五疰，邪热猝黄，蛊毒鬼魅，心腹疠痛，一切实火闭结，小儿惊痫百病，解热药毒发。

【功效】寒凉解毒，清热镇惊。

【药物及用量】黄金六斤（赁金铺中叶子者佳，以飞金一百页代之尤妙）四两　石膏　寒水石（如无真者，以玄精石代之）　磁石（醋煅，一作水煮）　白滑石各三斤

【炮制】捣碎，清水一斛，煮至四斗去滓，次用犀角屑、羚羊角屑、青木香（捣碎）、沉香（捣碎）各五两（一作各五斤），玄参（洗焙捣碎）、升麻各一斤，甘草（炙）八两，丁香一两（捣碎）入前汁中再煮取一斗五升沥去滓，次用朴硝十斤（一作二斤），硝石四升（每升重七两七钱五分，一作二斤），入前汁中微火上煎，柳木蓖搅不住手，候有七升，投于木盆中，半日欲凝。次用麝香、当门子一两二钱五分（研），朱砂（研细，水飞净）三两，入前药中搅匀，勿见火，冷二三日，候凝结成霜雪，紫色铅罐收贮（一方无黄金，一方无磁石、滑石、硝石）。

【用法】每服三四分至一二钱，杵细食后新汲水或薄荷汤调下。大人小儿，临时以意加减。

◆**紫雪**《奇效良方》

【主治】汤烫火烧，痛不可忍，溃烂成疮。

【功效】消炎祛腐。

【药物及用量】松树皮（烧灰）二钱　沥青一分

【用法】研为细末，清油调敷，湿则干掺，一日二三次。忌用冷水洗，或单以松树皮阴干，研为细末，加轻粉少许，生油调敷，以绢帛缚定，即生痂而愈。

◆**紫雪散**《外科正宗》

【主治】心脾积热。

【功效】清心脾，解热毒。

【药物及用量】乌犀角（锉）　羚羊角（锉）　石膏　寒水石　升麻各一两　玄参二两　生甘草八钱　沉香（锉）　木香（锉）各五钱

【炮制】清水五碗，煎至一碗，用绢滤去其滓，再煎滚，加净朴硝三两六钱，文火慢煎至水气将尽，欲凝结之时倾入碗内。下朱砂、冰片各三钱，金箔一百张，各预研为细末和匀，将药碗置凉入盆中，候冷凝如雪为度。

【用法】大人每服一钱，小儿二分，十岁者五分，徐徐咽之。或用淡竹叶、灯心煎汤化服，咽喉肿痛等证，吹之亦效。

◆**紫汤**《外台秘要》

【主治】妇人中风，角弓反张。

【功效】祛风解毒。

【药物及用量】鸡粪白（炒微黄）一合　大豆（炒熟）二合　防风（去芦）一两

【用法】研为粗末，每服五钱，酒水各一盅，煎至六分去滓，不拘时温服。

◆**紫汤**《太平圣惠方》

【主治】产后血晕。

【功效】养阴逐瘀。

【药物及用量】黑豆三合（炒令烟绝，《神巧万全方》加生姜二两，烂研）

【用法】上一味，以清酒二升沃之，盛取汁，不拘时，温一小盏服。

◆**紫菀丸**《普济方》

【主治】吐血后咳血。

【功效】清肺止血。

【药物及用量】紫菀　五味子各等量

【炮制】共研细末，炼蜜为丸，如芡实大。

【用法】每服一丸，口含化下。

◆**紫菀丸**《御药院方》

【主治】远年近日咳嗽，痰涎不利。

【功效】止咳化痰。

【药物及用量】紫菀（去土）　款冬花（去梗）　白前各二钱半　人参半两　甜葶苈（炒）　乌梅肉各半两　御米壳（去蒂，蜜水拌匀，炒黄熟）一两半

【用法】上七味，为细末，炼蜜为丸，如梧桐子大，每服四五十丸，食后，生姜汤送下。

◆**紫菀茸汤**《严氏济生方》

【主治】饮食过度，或食炙煿，邪热伤肺，或为肺痈，咳嗽咽痒，痰多唾血，喘急胁痛，不得睡卧，脓尽而溃处未敛者。

【功效】清肺养血，理伤化痰。

【药物及用量】紫菀茸（洗，一作五钱）　百合（去心，蒸焙）　杏仁（去皮尖，炒研）　款冬花　阿胶（便润蛤粉炒，便燥生用）　桑叶（用经霜者）　贝母（去心）　蒲黄（炒）　半夏（制）各一两（一作各七钱）　犀角（镑）　甘草（炙）　人参各五钱

【用法】㕮咀，每服四钱，清水一盅半，加生姜三五片，煎至八分，食后温服（一作清水二盅，煎至八分，入犀角末调下）。

◆**紫菀茸汤**《张氏医通》

【主治】伤酒凑肺，发咳，痰中见血。

【功效】清肺养津。

【药物及用量】紫菀茸三钱　葳蕤　白术　泽泻各一钱　牡丹皮　麦门冬（去心）各一钱五分　犀角八分　甘草（炙）三分　生二分　藕汁半杯

【用法】清水煎，食远服。(1) 瘦人阴虚多火者，去白术，加白芍一钱。(2) 兼伤肉食胸膈膨胀者，去犀角、芍药，加山楂肉（炮黑）三钱，枳实（炒）一钱。

◆**紫菀散**《卫生宝鉴》

【主治】润肺止咳。

【功效】补肺，养血，化痰。

【药物及用量】紫菀　人参各一钱　茯苓　知母　桔梗各一钱五分　阿胶（蛤粉炒）一钱　川贝母（去心）一钱二分　五味子十五粒　甘草（炙）五分（一方无知母，有麦门冬一钱，去心）

【用法】为散，清水二盅，煎至八分去滓，食后服，或加生姜。

◆**紫菀散**甲《太平圣惠方》

【主治】上气，发即不得眠卧，心腹胀满，喘急不能食，身面浮肿。

【功效】化痰降气。

【药物及用量】紫菀（洗去苗土）一两　麻黄（去根节）一两　贝母（煨微黄）三分　大腹皮（锉）一分　杏仁（汤浸，去皮尖、双仁，麸炒微黄）三分　赤茯苓一两　桑根白皮（锉）一两　猪苓（去黑皮）一两　槟榔一两

【用法】上九味，捣筛为散，每服五钱，以水一大盏，入生姜半分，煎至五分，去滓，温服，不拘时。

◆**紫菀散**乙《太平圣惠方》

【主治】小儿咳嗽。

【功效】润肺下气止咳。

【药物及用量】紫菀（洗去苗土）半两　贝母（煨微黄）半两　款冬花一分

【用法】上三味，捣细罗为散，每服以清粥调下一字，日三四服，量儿大小，以意加减。

◆**紫菀散**丙《太平圣惠方》

【主治】小儿咳逆上气，痰壅，不欲乳食。

【功效】祛痰止咳。

【药物及用量】紫菀半两（去苗土）　甘草（炙微赤，锉）三分　五味子　黄芩　麻黄（去根节）　桂心　半夏（汤洗七遍，去滑）　枳壳（麸炒微黄，去瓤）各一分

【用法】上八味，捣粗罗为散，每服一钱，以水一小盏，入生姜少许，煎至五分，去滓，不拘时，分为二服，量儿大小，以意加减。

◆**紫菀散**丁《太平圣惠方》

【主治】暴热咳嗽气促，背膊劳痛，饮食减少。

【功效】清热止咳平喘。

【药物及用量】紫菀（去苗土）一两　麦门冬（去心）一两　川升麻一两　木通（锉）一两半　前胡（去芦头）一两半　赤茯苓二两　贝母（煨微黄）一两　大腹皮（锉）一两　黄芩一两　甘草（炙微赤，锉）三分

【用法】上一十一味，捣筛为散，每服五钱，以水一大盏，入生姜半分，煎至五分，去滓，温服，不拘时。

◆**紫菀散**戊《太平圣惠方》

【主治】产后咳嗽，四肢无力，吃食减少。

【功效】止咳化痰，益气健脾。

【药物及用量】紫菀（洗去苗土）半两　人参（去芦头）三分　半夏（汤洗七遍，去滑）半两　白茯苓一两　陈橘皮（汤浸，去白瓤，焙）三分　麦门冬（去心，焙）一两　当归（锉，微炒）半两　黄芪（锉）一两　白芍半两　桂心半两　熟干地黄一两　甘草（炙微赤，锉）一分　杏仁（汤浸，去皮尖、双仁，麸炒微黄）半两　五味子三分

【用法】上一十四味，捣粗罗为散，每服四钱，以水一中盏，入生姜半分，枣三枚，煎至六分，去滓，温服，不拘时。

◆**紫菀散**己《太平圣惠方》

【主治】产后风虚，遍身浮肿，上气喘咳，腹胁满闷，不思饮食，四肢少力。

【功效】润肺止咳，降气化痰。

【药物及用量】紫菀（去苗土）一两　汉防己半两　桂心半两　细辛半两　槟榔三分　赤茯苓半两　桑根白皮（锉）半两　枳壳（麸炒微黄，去瓤）半两　大腹皮（锉）半两　甜葶苈（微炒）半两　木香半两　甘草（炙微赤，锉）半两

【用法】上一十二味，捣筛为散，每服三钱，以水一中盏，入生姜半分，煎至六分，去滓，温服，不拘时。

◆**紫菀散**庚《太平圣惠方》

【主治】妊娠咳嗽气急，心烦不食。

【功效】理气化痰止咳。

【药物及用量】紫菀（去苗土）　桑根白皮（锉）　贝母（煨令黄）　陈橘皮（汤浸，去白瓤，焙）各一两　灯心三茎　甘草（炙微赤，锉）半两

【用法】上六味，捣筛为散，每服四钱，以水一中盏，入生姜半分，枣三枚，煎至六分，去滓，温服，不拘时。

◆**紫菀散**《玉机微义》

【主治】小儿咳嗽上气，喉中水鸡之声。

【功效】温肺化饮止咳。

【药物及用量】射干　紫菀　款冬花各三钱　麻黄四钱　细辛二钱　半夏一钱　五味子六钱

【用法】上七味，㕮咀，三岁儿一钱，水煎，入姜枣少许。

◆**紫菀散**《拔粹方》

【主治】咳嗽，唾中有脓血，虚劳证，肺痿变痈。

【功效】补肺止血，止咳消脓。

【药物及用量】人参　紫菀　知母　贝母　桔梗　甘草　五味子　茯苓　阿胶

【用法】上九味，为粗末，生姜水煎。

◆**紫菀散**《圣济总录》

【主治】久咳嗽。

【功效】润肺下气止咳。

【药物及用量】紫菀（去苗土）　款冬花各一两　百部半两

【用法】上三味，捣罗为散，每服二钱匕，煎生姜乌梅汤调下，食后临卧服。

◆**紫菀散**《神巧万全方》

【主治】肺嗽，痰唾稠黏，肩背壅闷，喘促不食。

【功效】理肺止咳，化痰平喘。

【药物及用量】紫菀一两半　旋覆花　桔梗　射干　款冬花　川升麻　麻黄（去节根）　半夏（汤洗七遍）各一两　陈橘皮（去瓤）　甘草（炙黄）　大腹连皮　杏仁汤（去皮，麸炒黄）各三分

【用法】上一十二味，捣筛为末，每服三钱，以水一中盏，入生姜半分，煎六分，去滓，温服。

◆**紫菀汤**甲《圣济总录》

【主治】产后上气咳逆，烦闷。

【功效】润肺下气，健脾化痰。

【药物及用量】紫菀（去土）　人参　陈橘皮（汤去白，焙）　紫苏茎叶　诃黎勒（炮，去核）　枳壳（去瓤，麸炒）　细辛（去苗叶）　郁李仁（去皮尖，研如膏）　杏仁（汤，去皮尖、双仁，炒，研如膏）　肉桂（去粗皮）　赤茯苓（去黑皮）　甘草（炙，锉）　当归（切）各一两　大黄（锉，炒）半两

【用法】上一十四味，粗捣筛，每服二钱匕，水一盏，煎至七分，去滓，温服，不拘时。

◆**紫菀汤**乙《圣济总录》

【主治】产后咳嗽，痰涎壅闷。

【功效】润肺下气，止咳化痰。

【药物及用量】紫菀（去苗土）一两半　贝母（去心）一两　白茯苓（去黑皮）二两　人参一两　陈橘皮（去白，焙）半两　杏仁（去皮尖、双仁，炒）一两半

【用法】上六味，粗捣筛，每服三钱匕，水一盏，煎七分，去滓，温服，不拘时。

◆**紫菀汤**《御药院方》

【主治】咳嗽喘急，胸腹胁肋胀闷疼痛。

【功效】止咳平喘，理气止痛。

【药物及用量】紫菀（去苗土）　桔梗（锉，炒）　款冬花（去梗）　枳壳（麸炒，去瓤）各一两　陈皮（去白，焙）半两　赤茯苓（去黑皮）　赤芍　百合各一两半　大腹子（锉）二枚

【用法】上九味，捣筛，每服三钱匕，水一盏，煎至七分，去滓，温服，食后，日三服。圣济总录日二服。

◆**紫菀汤**《妇人大全良方》

【主治】妊娠咳嗽不止，胎不安。

【功效】理气润肺止咳。

【药物及用量】甘草　杏仁各一分　紫菀一两　桑白皮一分　苦梗三分　天门冬一两

【用法】上六味，㕮咀，每服三钱，水一盏，竹茹一块，煎至七分，去滓，入蜜半匙，又煎二沸，温服。

◆**紫菀汤**《医方类聚》

【主治】气虚极，皮毛焦枯，四肢无力，喘急短气。

【功效】补气益肺。

【药物及用量】紫菀茸（洗）　干姜（炮）　黄芪　人参　五味子　钟乳粉　杏仁（麸炒，去皮）　甘草（炙）各等量

【用法】㕮咀，每服四钱，清水一盅，

加生姜五片，大枣一枚，不拘时煎服。

◆**紫菀膏**《本草衍义》

【主治】肺热咳嗽，肌肤灼热，面赤如醉。

【功效】泻肺中热。

【药物及用量】紫菀茸二两　款冬花一两　杏仁（泡，去皮尖，炒研）　枇杷叶（刷去毛，蜜水炙）　木通　桑根皮（蜜炙）　大黄（酒蒸）各五钱

【用法】熬膏蜜收，不时噙化一二匙，病愈即止，不可过服。久嗽去杏仁、大黄，加童便，煎成半盅。

◆**紫菀煎**《太平圣惠方》

【主治】久咳嗽上气，涕唾稠黏，头面虚肿。

【功效】降气止咳，利水消肿。

【药物及用量】紫菀（去苗土）三两　阿胶（捣碎，炒令黄燥）三两　射干三两　细辛一两　干姜（炮裂，锉）一两　竹沥一盏　芫花根（土）半两　桑根白皮（锉）三两　款冬花二两　附子（炮裂，去皮、脐）半两　甘草（炙微赤，锉）半两　白蜜一盏

【用法】上一十二味，捣筛为散，先以水二斗于银锅中，煎至一斗，去滓，入蜜及竹沥，以慢火熬成膏，每服以温粥饮调下半匙，日三四服。

◆**紫菀杏仁煎**《圣济总录》

【主治】肺藏气积喉中，咳嗽不止，皆因虚损肺脏，致劳气相侵，或胃中冷，膈上热。

【功效】理肺止咳，清热消积。

【药物及用量】紫菀（去苗土）一两半　杏仁（去皮尖、双仁，别细研）半升　生姜汁三合　地黄汁五合　酥二两　蜜一升　大枣肉半升　贝母（去心）三两　白茯苓（去黑皮）　五味子（炒）　人参　甘草（炙，锉）　桔梗（锉，炒）　地骨皮各一两

【用法】上一十四味，捣罗八味为末，调和诸自然汁并酥、蜜、杏仁等，同于铜银器中，以文武火煎，频搅令匀，煎百十沸，成煎后，再于甑上蒸三五遍，每服食后服一匙头，便仰卧少时，渐渐咽药，夜再服。

◆**紫菀饮子**《太平圣惠方》

【主治】妊娠六七月，伤寒咳嗽气急。

【功效】解表理气，止咳。

【药物及用量】紫菀（洗去苗土）半两　桑根白皮半两　干枣七枚　陈橘皮（汤浸，去白瓤，焙）一两　灯心十茎　生姜一分

【用法】上六味，细锉和匀，以水三大盏，煎至一盏半，去滓，食后分为四服，日三服，夜一服。

◆**紫阳丹**《疡医大全》

【主治】痈疽。

【功效】提脓拔毒。

【药物及用量】水银　银朱　生铅　百草霜　轻粉　杭粉　雄黄各等量　麝香少许

【用法】共研极细末，每用少许，涂于患处，以膏贴之，下疳加儿茶。

◆**紫阳黑散**《婴童百问》

【主治】小儿变蒸壮热及伤寒发热。

【功效】散热。

【药物及用量】大黄一钱（同麻黄锉，炒黑为末）　麻黄（去节）　杏仁（去皮尖）各二钱五分

【炮制】同捣和，并略烧存性，再以杏仁研为膏和之，盛于密器。

【用法】每服一豆许，以乳汁调和灌之。

◆**紫薇散**《医学入门》

【主治】经水不来，发热腹胀。

【功效】活血行经。

【药物及用量】紫薇　肉桂　赤芍　白芷　延胡索　当归　刘寄奴　牡丹皮各等量　红花少许

【用法】黄酒一盅，清水二盅，煎服。

◆**紫薇汤**《杂病源流犀烛》

【主治】肝痿，筋痿。

【功效】养血和肝，清热养阴。

【药物及用量】紫薇　天门冬　百合　杜仲　黄芩　黄连　萆薢　牛膝　防风　菟丝子　白蒺藜

【用法】清水煎服。

◆**紫薇汤**《圣济总录》

【主治】产后血气血块，攻脐腹痛。

【功效】行气活血止痛。

【药物及用量】紫薇　当归（切，炒）木香（炮）各半两　没药一分　牛膝（去苗，酒浸，切，焙）三分

【用法】上五味，粗捣筛，每服二钱匕，水酒共一盏，同煎七分，去滓，温服，未瘥再服。

◆**紫霜丸**《幼幼新书》

【主治】小儿久积，胸高羸瘦，赤白痢疾，肚腹痛甚。

【功效】化积杀虫，涩肠止痢。

【药物及用量】丁头代赭石（火煅五遍，醋淬五遍）五钱　杏仁（取霜）二七粒　乳香　朱砂　木香各一钱　宣黄连（去头）一分　轻粉五分　麝香少许　肉豆蔻两个　巴豆（取霜）十粒

【炮制】共研细末，稀面糊为丸，如梧桐子大。

【用法】每服七丸至十五丸，紫苏饭饮送下。

◆**紫霜丸**甲《圣济总录》

【主治】小儿乳食不消。

【功效】下积。

【药物及用量】巴豆（去油心膜）　杏仁（去皮尖）各二十一个　代赭石（研细水飞）一钱

【炮制】共研细末，米饭为丸，如粟米大。

【用法】每服三四丸至十丸，不拘时皂角仁煎汤送下，儿小者减之。

◆**紫霜丸**乙《圣济总录》

【主治】舌上出血，窍如针孔及吐血、衄血。

【功效】解毒止血，清热泻火。

【药物及用量】紫金砂（研）一两　芦荟（研）三钱　贝母（去心）四钱

【炮制】共研细末，炼蜜为丸，如樱桃大。

【用法】每服一丸，清水一小盅化开，煎至五分，温服。吐血、衄血温酒化下。

◆**紫霞丹**《中国医学大辞典》

【主治】痢疾。

【功效】健肠行积止痢。

【药物及用量】厚朴　红曲末各四两　木通二两

【炮制】共研细末，水泛丸，如梧桐子大。

【用法】每服三钱，白痢，砂糖汤下；赤痢，米汤下；休息痢，乌梅冰糖汤下。

◆**紫霞黄露饮**《证治准绳》

【主治】寒湿。

【功效】健肠胃，化寒湿。

【药物及用量】干姜　半夏　藿香　砂仁　枳壳　陈皮　豆蔻　白术　青皮各等量

【用法】㕮咀，清水煎服。

◆**紫霞膏**《疡医大全方》

【主治】痈疽，发背，对口疔毒。

【功效】和血解毒。

【药物及用量】小磨油一斤，象皮、当归、赤芍，用制松香一斤，加制药油四两（夏月只用三两五钱），入锅内熬化，看老嫩火候得法，取起倾钵内。再入乳香（去油净）、没药（去油净）、血竭、龙骨（煅）各五钱，各研细，入膏内，用槐柳条搅匀。

【用法】每用少许，摊贴患处。

◆**紫霞膏**《外科正宗》

【主治】瘰疬初起及顽疮，臁疮，湿痰，湿气，棒疮，疼痛不已者。

【功效】和养肌肉，祛腐解毒。

【药物及用量】松香一斤　铜绿二两

【炮制】各取净末，用麻油四两，铜锅内先熬数滚，滴水不散，方下松香熬化。次下铜绿熬至白烟将尽，其膏已成，候片时倾入瓷罐。

【用法】每用少许，汤内炖化，旋摊旋贴，瘰疬未成者自消，已成者自溃，已溃核存者自脱，或加顶上牙色梅、花冰片二三厘，研极细掺膏上贴之。

◆**紫霞锭子**《证治准绳》

【主治】瘰疬，痔漏，恶疮。

【功效】杀虫解毒，活血消痈。

【药物及用量】信石（煅）　白矾（煅）　硇砂各一钱　胆矾　雄黄　朱砂各

五分　乳香　没药各二分五厘　麝香　片脑各五厘

【炮制】研末，稠糊为锭子，如豆大略带扁，如作药线，随疮大小深浅长短，临时裁度。

【用法】先以拔毒膏点破，次以药锭放在疮口膏药贴之，三日一换，待肉腐之时，即以药丝插入疮口。再贴膏药，至腐肉去尽为度。

◆**紫双丸**《千金方》

【主治】小儿身热头痛，食饮不消，腹中胀满，或小腹绞痛，大小便不利，或下利。

【功效】清滞，攻积。

【药物及用量】巴豆（去皮）　蕤核仁（去皮）各十八铢　甘草（炙）五铢　牡蛎（火煅赤）　黄蜡各八铢　甘遂　朱砂各二铢　麦门冬（去心）十铢

【炮制】以熟汤洗巴豆，研细新布绞去油，另捣甘草、甘遂、牡蛎、麦门冬，筛之。更研蕤核仁令极细，乃入各末更捣二千杵，倘药燥不能成丸，更加蜜少许。

【用法】半岁儿每服如荏子大二丸，一岁二岁儿每服如半麻子大二丸，三四岁者每服如麻子大二丸，五六岁者每服较麻子略大二丸，七岁八岁每服如小豆大二丸，九岁十岁微大于小豆者二丸。常以鸡鸣时服之，至日出时不下者再投粥饮数合即下。丸皆双出也，下甚者饮以冷粥即止。

◆**紫蟾锭**《徐评外科正宗》

【主治】阴阳二毒。

【功效】祛风散邪，解毒杀虫，活血消痈。

【药物及用量】真蟾酥（酒化）　山慈姑（去皮毛，焙）　文蛤（去蛀末炒）　朱砂（漂净）　蜈蚣（去头足炒）各二钱　千金霜（去油净）　麝香（拣净毛皮）　雄黄（拣鲜红者）　铜绿　胆矾　乳香（去油净）没药（去油净）　全蝎（酒炒）　穿山甲（炙）　僵蚕（洗去丝炒）　血竭　皂角刺（炒）各一钱　红芽大戟（去芦根，洗净，焙）一钱五分　寒水石（煅）　红砒各三钱梅花　冰片　轻粉各五钱　枯矾一钱六分藤黄（酒化）四两

【炮制】各研细末，合和一处，再研极细。先用蜗牛二十一个，微捣去壳，再同蟾酥、藤黄和研稠黏，方入各药，共捣极匀，做成小锭，放石灰坛中收燥，另以瓷瓶贮之。

【用法】每用一锭，清水磨涂，极为神效。

◆**紫芦散**《仙拈集》

【主治】小儿胎毒，肉赤无皮，或脓血淋沥及胎中受杨梅疮毒，并治妇女传染杨梅，渐至阴户、肛门，肿硬破烂，脓血不干，疼痛不止。

【功效】祛湿热，解血毒。

【药物及用量】紫甘蔗皮（烧存性，取净末）五钱　白炉甘石（煅淬，入黄连汁内再煅再淬，共三次，又煅淬，入童便内再淬，共四次）一两　川黄柏（猪胆汁涂炙七次）绿豆各七钱　粉口儿茶　赤石脂（煅）各五钱　梅花冰片五分

【用法】共研细末，另用麻油二两，入鸡蛋黄一个，煎黑去黄，候油冷透，一日调药敷之，自能痛止而愈。油不冷透敷之反作痛，如小便将药冲出，须勤敷，渐渐自愈。若毒势重者加珍珠粉七分，西牛黄三分，其效更速。

◆**紫苏子散**《太平圣惠方》

【主治】小儿乳哺无度，内挟风冷，肺气伤寒，或啼气未定，与乳饮之致咳逆上气。

【功效】散热消痰，行气止咳。

【药物及用量】紫苏子　诃子（去核）杏仁（去皮尖炒）　萝卜子（炒）　木香人参（去芦）各三两　青皮　甘草（炒）各一两五钱

【用法】研为细末，每服二钱，清水一盅，加生姜三片，煎至五分去滓，不拘时服，量儿加减。

◆**紫苏子汤**《医方类聚》

【主治】忧思伤脾，心腹膨胀，喘促烦闷，肠鸣气走，漉漉有声，二便不利，脉

虚紧涩。

【功效】祛寒散热，行气消滞。

【药物及用量】紫苏子（炒捶碎）一钱　大腹皮　草果仁　半夏（制）　厚朴（制）　木香　陈皮（去白）　木通　白术　枳实（麸炒）各一钱　人参五分　甘草（炙）三分

【用法】清水一盅半，加生姜五片，煎至八分，食远服。

◆**紫苏子汤**《圣济总录》

【主治】肺痹，胸心满塞，上气不下。

【功效】祛风寒，调滞气。

【药物及用量】紫苏子（炒）八两　半夏（汤洗）五两　陈皮（去白）　桂心各三两　人参　白术　甘草（炙）各二两

【用法】㕮咀，每服四钱，清水一盅，加生姜五片，大枣二枚，煎至七分去滓，不拘时温服。

◆**紫苏子煎**甲《太平圣惠方》

【主治】咳嗽喘急，形体虚羸，不思食饮。

【功效】止咳平喘。

【药物及用量】紫苏子（微炒）五合　生地黄汁一升　麦门冬汁二合　白前一两　生姜汁二合　贝母（煨微黄）一两　人参（去芦头）一两　杏仁（汤浸，去皮尖、双仁，麸炒微黄，研如膏）五两　白蜜一升　紫菀（去苗土）二两　五味子一两

【用法】上一十一味，六味捣罗为末，以诸药汁及杏仁膏等，同于银锅中搅令匀，以慢火煎成膏，于不津器中盛，不拘时，服一茶匙，含化咽津。

◆**紫苏子煎**乙《太平圣惠方》

【主治】咳嗽上气喘急。

【功效】降气止咳平喘。

【药物及用量】甜葶苈（隔纸炒令紫色）一两　桑根白皮（锉）一两

【用法】上二味，捣细罗为散，每以水一中盏，入灯心一大束，大枣五枚，煎至六分，去滓，每于食后，调下散药二钱。

◆**紫苏子丸**《太平圣惠方》

【主治】久咳嗽，上气不瘥。

【功效】下气止咳。

【药物及用量】紫苏子一两　五味子一两　萝卜子（微炒）一两　桑根白皮（锉）一两　皂荚（黑皮，涂酥，炙微黄，去子）三两　甜葶苈（隔纸炒令紫色）二两

【用法】上六味，捣罗为末，炼蜜和捣二三百杵，丸如梧桐子大，每服，以枣煮粥饮下二十丸，日三四服。

◆**紫苏子丸**《太平惠民和剂局方》

【主治】一切气逆，胸膈胀满，喘急咳嗽，心腹刺痛。

【功效】降气除胀，止咳平喘。

【药物及用量】紫苏子　陈皮（去白）各二两　肉桂（去皮）　人参（去芦）　良姜（炒）各一两

【用法】上五味为末，炼蜜丸，如弹子大，每服一丸，细嚼，温酒米饮任下。

◆**紫苏流气饮**《医宗金鉴》

【主治】肾气游风。

【功效】行气化湿。

【药物及用量】紫苏　黄柏　木瓜　槟榔　香附　陈皮　川芎　厚朴（姜炒）　白芷　苍术（米泔水浸炒）　乌药　荆芥　防风　甘草　独活　枳壳（麸炒）各等量

【用法】加生姜三片，大枣一枚，清水煎服。

◆**紫苏散**甲《太平圣惠方》

【主治】脚气上冲，心胸壅闷，不得眠卧。

【功效】行滞气，和肺胃，止咳平喘。

【药物及用量】紫苏叶　桑白皮　赤茯苓（去皮）　槟榔　木通（去皮）各一两　甘草（炙）　紫菀　白前（去芦）　百合　杏仁（去皮尖）各七钱五分

【用法】㕮咀，每服八钱，清水一盅半，加生姜五片。煎至一盅去滓，不拘时温服。

◆**紫苏散**乙《太平圣惠方》

【主治】上气喘促，胸膈憋闷。

【功效】润肺宽胸理气。

【药物及用量】紫苏茎叶一两　人参（去芦头）一两　陈橘皮（汤浸，去白瓤，

焙）一两　甘草（炙微赤，锉）半两　桑根白皮（锉）一两　五味子一两　赤茯苓一两　大腹子一两

【用法】上八味，捣筛为散，每服五钱，以水一大盏，入枣三枚，生姜半分，煎至五分，去滓，温服，不拘时。

◆**紫苏散**丙《太平圣惠方》

【主治】气虚，胸膈中寒热，短气不足。

【功效】补气行气。

【药物及用量】紫苏茎叶二两　五味子一两　甘草（炙微赤，锉）三分　前胡（去芦头）一两　陈橘皮（汤浸，去白瓤，焙）三分　桂心三分

【用法】上六味，捣筛为散，每服三钱，以水一中盏，入生姜半分，枣三枚，煎至六分，去滓，温服，日三服。

◆**紫苏散**丁《太平圣惠方》

【主治】吐血，并衄血不止。

【功效】补血养阴止血。

【药物及用量】紫苏二两　桂心一两　生干地黄二两　阿胶（捣碎，炒令黄燥）一两　当归一两　牛膝（去苗）一两

【用法】上六味，捣筛为散，每服五钱，以水一中盏，煎至五分，去滓，每于食后，温服。

◆**紫苏散**戊《太平圣惠方》

【主治】咳嗽短气，体虚烦热，发作无时。

【功效】降气止咳，清热补肺。

【药物及用量】紫苏茎叶一两　贝母（煨令微黄）三分　紫菀（去苗土）三分　麦门冬（去心）三分　陈橘皮（汤浸，去白瓤，焙）半两　甘草（炙微赤，锉）半两　桑根白皮（锉）三分　赤茯苓三分　五味子三分

【用法】上九味，捣筛为散，每服四钱，以水一中盏，入生姜半分，煎至六分，去滓，温服，不拘时。

◆**紫苏散**己《太平圣惠方》

【主治】久咳嗽上气，胸满，不能饮食，头面浮肿，唾脓血。

【功效】降气止咳，利水消肿。

【药物及用量】紫苏子（微炒）一两　五味子三分　麻黄（去根节）三分　细辛三分　紫菀三分（去苗土）　赤茯苓一两　黄芩半两　甘草（炙微赤，锉）半两　陈橘皮（汤浸，去白瓤，焙）一两　桂心半两　甜葶苈（隔纸炒令紫色）一两　半夏（汤洗七遍，去滑）三分　桑根白皮（锉）一两

【用法】上一十二味，捣筛为散，每服五钱，以水一大盏，入生姜半分，煎至五分，去滓，温服，不拘时。

◆**紫苏散**庚《太平圣惠方》

【主治】膈气，胸中满闷，痰壅不下食。

【功效】理气畅中，化痰消食。

【药物及用量】紫苏茎叶二两　陈橘皮（汤浸，去白瓤，焙）一两　半夏（汤洗七遍，去滑）一两　枳壳（麸炒微黄，去瓤）三分　柴胡（去苗）二两　槟榔一两　赤茯苓一两　桂心一两

【用法】上八味，捣筛为散，每服三钱，以水一中盏，入生姜半分，煎至六分，去滓，不拘时，稍热服。

◆**紫苏散**辛《太平圣惠方》

【主治】消渴后，遍身浮肿，心膈不利。

【功效】清热理气消肿。

【药物及用量】紫苏茎叶一两　桑根白皮（锉）一两　赤茯苓一两　羚羊角屑三分　槟榔二分　木香半两　桂心半两　独活半两　枳壳（麸炒微黄，去瓤）半两　郁李仁（汤浸，去皮，微炒）二两

【用法】上一十味，捣粗罗为散，每服四钱，以水一中盏，入生姜半分，煎至六分，去滓，温服，不拘时。

◆**紫苏散**壬《太平圣惠方》

【主治】妊娠气壅咳嗽，胸膈不利，吃食减少。

【功效】宣肺化痰。

【药物及用量】紫苏叶　赤茯苓　陈橘皮（汤浸，去白瓤，焙）　前胡（去芦头）

贝母（煨微黄）各一两　甘草（炙微赤，锉）半两

【用法】上六味，捣细罗为散，每服不拘时，以糯米粥饮调下二钱。

◆紫苏汤《太平圣惠方》

【主治】消渴后遍身浮肿，心膈不利。

【功效】燥湿调气。

【药物及用量】紫苏茎叶　桑白皮　赤茯苓各一两　郁李仁（去皮，炒）二两　羚羊角（锉）　槟榔（一作七钱）各七钱五分　桂心（去皮）　枳壳（麸炒）　独活　木香各五钱

【用法】㕮咀，每服四钱，清水一盅半，加生姜五厘，煎至八分去滓，不拘时服温。

◆紫苏汤《杂病源流犀烛》

【主治】索粉积。食之失度而成积。

【功效】行滞消积。

【药物及用量】紫苏　杏仁泥各等量

【用法】清水煎服。

◆紫苏汤甲《圣济总录》

【主治】猝短气。

【功效】理肺下气止咳。

【药物及用量】紫苏（锉）二两　陈橘皮（去白，焙）半两

【用法】上二味，粗捣筛，每服三钱匕，水一盏，枣二枚，擘，煎至七分，去滓，温服，日三。

◆紫苏汤乙《圣济总录》

【主治】咳逆短气。

【功效】补气降逆止咳。

【药物及用量】紫苏茎叶（锉）一两　人参半两

【用法】上二味，粗捣筛，每服三钱匕，水一盏，煎至七分，去滓，温服，日再。

◆紫苏饮《类证普济本事方》

【主治】妊娠子悬，浮肿；气结难产；妇人瘦弱而经闭；伤寒头痛，发热，遍身疼痛。

【功效】利气散结，扶正解表。

【药物及用量】紫苏茎叶一两　大腹皮（一作姜汤泡，虚者调用，一作黑豆浸水泡，一作一两）　人参（虚者倍用）　川芎（酒洗，一作一两）　陈皮（一作一两）　白芍（酒洗，大便不实酒炒，一作一两）各五钱　当归（一作一两）　甘草（炙，一作五钱）各七钱五分

【用法】研为末，分作三服，清水一盅半，加生姜四五片，葱白七寸或一茎，煎至七分去滓，空腹时温服。

◆紫苏饮《是斋百一选方》

【主治】妊娠胎气不和，怀胎近上胀满疼痛，谓之子悬，兼治临产惊恐气结，连日不下。

【功效】宽中行气止痛。

【药物及用量】大腹皮　人参　真陈皮　白芍各半两　紫苏茎叶一两　当归二分　粉草一分

【用法】上七味细锉，分作三服，每服用水一大盏半，生姜四片，葱白七寸，煎至七分，去滓，空腹服。

◆紫苏饮《胎产救急方》

【主治】坐草太早，心怀忧惧，上焦气闭，下焦胀，累日产不下，六七个月子悬。

【功效】行气宽中，益气养血。

【药物及用量】紫苏叶一两　人参　川芎　陈皮（去白）　白芍　大腹皮各半两　川当归三钱　甘草（炙）一分

【用法】上八味锉，每四钱，姜三片，葱白七寸，水煎，空腹服。

◆紫苏饮子《拔粹方》

【主治】脾肺虚寒，痰涎咳嗽。

【功效】理肺散寒，化痰止咳。

【药物及用量】紫苏叶　桑白皮　青皮　五味子　杏仁　麻黄　甘草　陈皮各五钱　人参　半夏（汤洗）各三钱

【用法】上一十味，㕮咀，每服五钱，水二盏，生姜三片，煎至七分，去滓，温服。

◆紫苏丸《太平圣惠方》

【主治】霍乱，心胸满闷，腹胁胀满，呕吐。

【功效】理气宽胸，消胀止呕。

【药物及用量】紫苏茎叶一两　陈橘皮（汤浸，去白瓤，焙）一两　人参（去芦头）一两　高良姜（锉）一两　桂心一两

【用法】上五味，捣罗为散，炼蜜和捣二三百杵，丸如梧桐子大，不拘时，以热酒嚼下二十丸。

◆紫苏知母汤《圣济总录》

【主治】咳逆痰喘气促。

【功效】降气止咳平喘。

【药物及用量】紫苏（连茎叶）　知母（焙）　贝母（去心）　款冬花　五味子（炒）　人参　桑根白皮（锉）各一两　厚朴（去粗皮，生姜汁炙）　甘草（炙，锉）各半两

【用法】上九味，粗捣筛，每服三钱匕，水一盏半，入生姜三片，煎至七分，去滓，温服，不拘时。

◆紫苏半夏汤《御药院方》

【主治】喘嗽痰涎，寒热往来。

【功效】止咳化痰平喘。

【药物及用量】紫苏叶　半夏（汤洗七次）　紫菀茸　五味子　陈皮各半两　杏仁（去皮尖，麸炒黄色）一两　桑白皮（炙）一两半

【用法】上七味，为粗末，每服三钱，水一盏半，入生姜七片，煎至一盏，去滓，取六分清汁，热服，日进三服，食后，临卧。

◆紫葛散《太平圣惠方》

【主治】妇人月水不通，腹内有癥块，发来攻心腹，疼痛，吃食全少，四肢羸瘦。

【功效】养阴退热，化瘀通经。

【药物及用量】紫葛（锉）三分　鳖甲（涂醋炙令黄，去裙襕）一两　桂心半两　牛膝（去苗）三分　京三棱（微煨，锉）三分　桃仁（汤浸，去皮尖、双仁，麸炒微黄）半两　虻虫（炒微黄，去翅足）一分　蒲黄半两　当归（锉，微炒）三分　赤芍三分　木香半两　牡丹皮三分　芎䓖三分　川大黄（锉，微炒）一两

【用法】上一十四味，捣粗罗为散，每服三钱，以水一中盏，入生姜半分，煎至五分，去滓，每于食前服，稍热服之。

◆紫葛散《圣济总录》

【主治】产后柔风。

【功效】解肌祛风。

【药物及用量】紫葛（去心）四两　甘草（炙）半两　羌活（去芦头）一两

【用法】上三味，捣罗为散，每服三钱匕，空心热酒调下，日再服。

◆紫葛饮《圣济总录》

【主治】产后心中烦闷不解。

【功效】益气生津，凉血除烦。

【药物及用量】紫葛（锉）　麦门冬（去心，焙）　人参　羚羊角　小麦　甘草（炙，锉）各半两

【用法】上六味，粗捣筛，每服三钱匕，水一盏，入生姜三片，枣一枚，擘，煎至七分，去滓，温服，不拘时。

◆紫葛饮子《太平圣惠方》

【主治】产后心中烦闷不解。

【功效】养阴除烦。

【药物及用量】紫葛半两　麦门冬（去心）半两　生地黄半两　小麦半合　甘草（炙微赤，锉）一分　生姜一分

【用法】上六味，细锉和匀，分为三服，以水一大盏，煎至五分，去滓，温服，不拘时。

◆紫蕺膏《世医得效方》

【主治】脏热肛门脱出。

【功效】清热，解毒。

【药物及用量】紫背蕺

【用法】上一味，用紫背蕺一大握（又名鱼腥草）擂烂如泥，先用朴硝水洗，置肛门，用芭蕉托入，用药于臀下贴坐。

◆紫苋粥《寿亲养老书》

【主治】产后前赤白痢。

【功效】凉血解毒止痢。

【药物及用量】紫苋叶（细锉）一握　粳米三合

【用法】先以水煎苋叶，取汁去滓，下米煮粥，空腹食之，立瘥。

◆**紫笋茶散**《太平圣惠方》

【主治】久赤白痢不瘥。

【功效】清热，涩肠。

【药物及用量】紫笋茶（捣为末）一两　腊月狗头骨（烧灰）一两半

【用法】上二味，同细研令匀，每服不拘时，以粥饮调下二钱。

◆**紫团参丸**《御药院方》

【主治】肺气有余，咳嗽喘急，胸胁痞痛，短气噎闷，下焦不利，腿膝微肿。

【功效】理肺止咳平喘。

【药物及用量】潞州人参二钱半　蛤蚧（酥炙黄）一对　白牵牛（微炒）三两　苦葶苈（微炒）一两　甜葶苈（微炒）　木香各半两

【用法】上六味，捣罗为细末，用熟枣肉和丸，如梧桐子大，每服四十丸，煎人参、桑白皮汤下，食后服。

◆**棕灰散**《景岳全书》

【主治】血出不止。

【功效】止诸血。

【药物及用量】败棕（烧灰存性）不拘多少

【用法】研为细末，每服二钱，空腹时温酒或清米饮调下。

◆**棕灰散**《圣济总录》

【主治】妊娠胎动下血不止，脐腹疼痛。

【功效】养气血，安胎。

【药物及用量】棕榈皮（烧灰）　原蚕砂（炒）各一两　阿胶（炙燥）三分

【用法】上三味，捣罗为散，每服二钱匕，温酒调下，不拘时。

◆**棕榈散**《太平圣惠方》

【主治】妇人崩中下血数升，气欲绝。

【功效】止血定痛。

【药物及用量】棕榈（烧灰）三两　紫参一两　麝香（细研）二钱　伏龙肝（细研）二两

【用法】上四味，捣细罗为散，入麝香研令匀，不拘时，以热酒调下二钱。

◆**楮白皮散**《普济方》

【主治】风水毒气，遍身肿满。

【功效】逐水，利小便。

【药物及用量】楮白皮　猪苓（去皮）　木通各二两　紫苏茎叶　桑白皮各三两　陈皮（去白）一两

【用法】㕮咀，每服五钱，清水一大盏，加生姜三片，煎至六分去滓，不拘时温服。

◆**楮实散**《证治准绳》

【主治】冷泪。

【功效】养肝明目，行气散结。

【药物及用量】楮实子（去白膜炒）　夏枯草　甘草各五钱　香附子（炒）　夏桑叶各一两

【用法】研为细末，不拘时熟汤调下。

◆**楮实丸**《圣济总录》

【主治】产后一切风劳冷气，女人冷血气，产后腰痛。

【功效】补肾散寒祛风。

【药物及用量】楮实二升（炒）　牛膝（酒浸，切，焙）　当归（切，焙）　干姜（炮）各一两

【用法】上四味，捣罗为末，炼蜜和丸，如梧桐子大，每服食前服，空心酒下二十丸。

◆**楮叶汤**《太平圣惠方》

【主治】小儿痢渴不止，或时呕逆不下食。

【功效】除逆止呕，止泻。

【药物及用量】楮树叶（微炙）二十片　木瓜（切）半两　人参（去芦头，锉）一分

【用法】上三味，以浆水一中盏，煎至六分，去滓，不拘时，量儿大小分减量，细细温服。

◆**楮叶丸**《圣济总录》

【主治】消渴，减食饮水不休。

【功效】清热和中。

【药物及用量】干楮叶（炒）　桑根白皮（锉，炒）　人参　白茯苓（去黑皮）　定粉各一两

【用法】上五味，为细末，取楮汁和丸，如梧桐子大，每服二十丸，煎人参汤下，不拘时。

◆楮叶散《圣济总录》

【主治】消渴，疾，久不愈。

【功效】清热止渴。

【药物及用量】蜗牛（焙干）半两　蛤粉　龙胆（去土）　桑根白皮（锉，炒）各一分

【用法】上四味，捣罗为散，每服一钱匕，煎楮叶汤调下，不拘时。

◆温士毓麟汤《傅青主女科》

【主治】脾胃虚寒不孕。

【功效】温脾肾，壮气血。

【药物及用量】巴戟肉（去心，酒浸）　覆盆子（酒浸蒸）各一两　山药（炒）　白术（土炒）各五钱　人参三钱　神曲（炒）一钱

【用法】清水煎服，一月有效。

◆温中丸《杨氏家藏方》

【主治】妇人冲任虚损，血气亏伤，月水断续，腹中疠痛，寒热烦壅，咽燥舌干，心神忪悸，头目眩晕，肢体倦怠，腰背引痛，筋脉拘急，带下赤白。

【功效】温中气，益冲任，活血，调滞。

【药物及用量】生地黄　生姜各一斤（均切碎，各研取汁，将姜汁炒地黄渣，再将地黄汁炒生姜渣）　白芍二两　人参（去芦）　蒲黄（炒）　当归（酒洗）　琥珀（另研）　白茯苓（去皮）　黄芪（蜜炙）　延胡索（炒）　麦门冬（去心）　乌梅肉（焙）各一两

【炮制】研为细末，另用白艾叶一斤，清水一斗，煎取浓汁，熬成膏，和前药为丸，如梧桐子大。

【用法】每服五十丸，空腹食前温米饮送下。

◆温中丸《小儿药证直诀》

【主治】小儿胃寒泻白，肠鸣腹痛，吐酸不食及霍乱吐泻之虚者。

【功效】和中健胃。

【药物及用量】人参　白术　甘草各等量

【炮制】共研细末，姜汁面糊为丸，如绿豆大。

【用法】每服二三十丸，不拘时米饮送下。

◆温中丸《圣济总录》

【主治】脾胃虚寒，洞泄不止，四肢逆冷，心腹疠痛。

【功效】温中，涩肠。

【药物及用量】肉豆蔻仁　硫黄（研）　干姜（生用）　附子（炮裂，去皮、脐）　龙骨各二两

【用法】上五味，为细末，用面糊和丸，如梧桐子大，每服三十丸，食前艾汤下。

◆温中丸《太平惠民和剂局方》

【主治】脾脏伤冷，宿食不消，霍乱吐泻，心腹膨胀攻刺。

【功效】温中，健脾。

【药物及用量】良姜（去芦）　干姜（炮）　青皮（去白）　陈皮（去白）各五两

【用法】上四味，为细末，用醋打面糊为丸，如梧桐子大，每服三十丸，米饮下，不拘时。

◆温中丸《施圆端效方》

【主治】温脾胃，顺气化痰壅，呕吐噎膈，留饮肠鸣，湿冷泄注，辟寒养正气。

【功效】温脾胃，顺气机，化痰壅。

【药物及用量】良姜（切炒）四斤　甘草（爁）　肉桂一斤十二两　干姜（炮）　白术各二斤四两

【用法】上五味，为细末，炼蜜为丸，一两作一十二丸，每服一丸，细嚼，生姜橘皮汤下，米饮下亦得，食前。

◆温中化痰丸《太平惠民和剂局方》

【主治】停痰留饮，胸膈满闷，头晕目眩，咳嗽涎垂，或饮酒过多，呕哕恶心。

【功效】健胃，温中，化痰，止呕。

【药物及用量】高良姜　青皮（去白）　干姜（炒）　陈皮（去白）各五钱

【炮制】共研细末，醋煮面糊为丸，如梧桐子大。

【用法】每服五十丸，食后米饮送下。

◆**温中生姜汤**《千金方》

【主治】肺气虚寒，羸瘦缓弱，战悼嘘吸，胸满肺痿。

【功效】温阳散寒。

【药物及用量】生姜二斤（一作二两） 桂心 橘皮各四两（一作各二两六钱） 甘草 麻黄各二两

【用法】㕮咀，水一斗，先煎麻黄二沸去沫，后纳诸药煮取二升五合，分温三服。

◆**温中法曲丸**《圣济总录》

【主治】脾痹，发嗽呕汁。

【功效】散寒滞，温脾胃。

【药物及用量】法曲（炒） 枳实（麸炒） 白茯苓 吴茱萸（汤浸，焙炒） 桂心 川厚朴（去皮，姜汁炙） 当归（切焙） 甘草（炙）各三两 麦糵（微炒）五合 人参 细辛（去苗） 干姜 麦门冬（去心，焙） 附子（炮，去皮） 苦桔梗（炒）各一两

【炮制】共研细末，炼蜜为丸，如梧桐子大。

【用法】每服七十丸，食前熟汤送下，一日三次。

◆**温中散**甲《太平圣惠方》

【主治】产后霍乱，吐泻不止。

【功效】温中气，和脾胃，化湿止呕。

【药物及用量】人参 白术 当归 草豆蔻仁 干姜各一两 厚朴一两五钱（制）

【用法】研为粗末，每服三钱，清水煎服。

◆**温中散**乙《太平圣惠方》

【主治】气痢腹内疼痛，不欲食。

【功效】温中，健脾，和血。

【药物及用量】白芍半两 白术三分 甘草（炙微赤，锉）一分 桂心半两 吴茱萸（汤浸七遍，焙干微炒）一分 当归（锉，微炒）半两

【用法】上六味，捣筛为散，每服三钱，以水一中盏，入生姜半分，枣二枚，煎至六分，去滓，稍热服，不拘时。

◆**温中散**《圣济总录》

【主治】产后胃冷呕逆。

【功效】温中健脾止呕。

【药物及用量】陈橘皮（去白，焙）一两半 干姜（炮）半两 白术 麦门冬（去心，炒） 甘草（炙，锉） 人参各一两 诃黎勒（炮，去核）半两

【用法】上七味，捣罗为散，每服二钱匕，沸汤调下，不拘时。

◆**温中汤**《傅青主女科》

【主治】产后霍乱吐泻不止，无块痛者。

【功效】温中气，和脾胃。

【药物及用量】人参 茯苓各一钱 白术一钱五分 当归二钱 厚朴八分 黑姜四分 草果六分 生姜三片 草豆蔻六分

【用法】清水煎服，食不下加砂仁。

◆**温中降气丸**《御药院方》

【主治】脾胃不和，不思饮食，心腹满闷，腹胁刺痛，呕吐痰水，噫醋吞酸，饮食迟化，或逆气上冲，或中满虚痞，胸膈不利。

【功效】温中理气。

【药物及用量】京三棱（煨） 蓬莪术（锉） 青皮（去白） 陈皮（去瓤） 干姜（炮） 良姜（锉） 吴茱萸（汤洗） 木香各一两

【用法】上八味，为细末，水煮面糊和丸，如梧桐子大，每服六七十丸，食后，生姜汤送下。

◆**温中良姜丸**《太平惠民和剂局方》

【主治】寒痰聚结，气壅不通，食即辄吐，咽膈噎闷，两胁肋疠刺，呕吐哕逆，噫醋恶心，中满短气，噎闻食臭，留饮肠鸣，湿泄冷泻，注下不止。

【功效】祛痰散结，温中止呕。

【药物及用量】高良姜（炒）四斤 干姜（炮）二斤四两 白术二斤四两 甘草（燂）一斤 肉桂（去粗皮）二十八两

【用法】上五味为细末，炼蜜为丸，每一两为一十二丸，每服一丸，细嚼，生姜橘皮汤，米饮亦得，空心服。

◆**温六丸**《简明医彀》

【主治】因寒泄泻反胃。

【功效】温中化湿止呕。

【药物及用量】滑石六两　甘草一两　干姜五钱

【炮制】共研细末，米饭为丸，如梧桐子大。

【用法】每服二钱，姜汤送下。

◆温白丸《外台秘要》

【主治】胸腹中一切积聚久癥，坚痞胸满，腹胀呕恶，气逆气满，气胀水饮，噎膈食滞，五种淋证，九种心痛，七十二种风证，麻痹偏枯，眉落发堕，遁尺疰忤，癫痫虫积。妇女经带忧郁，肝气鬼胎等证。

【功效】祛寒消积，调气行滞止泻。

【药物及用量】桔梗　柴胡　菖蒲　吴茱萸（汤泡七次，焙干）　紫菀（去苗土）　黄连（去毛）　肉桂（去粗皮）　厚朴（去粗皮，姜汁炙）　人参（去芦）　赤茯苓（去皮）　皂角（去皮、子，炙）　蜀椒（去目并合口，炒出汗）　巴豆（去皮心膜，出油，炒细研）各五钱　川乌头（炮，去皮、脐）二两五钱（一方有炮姜五钱）

【炮制】研为细末和匀，炼蜜为丸，如梧桐子大。

【用法】每服三丸，渐加至五七丸，食后临卧姜汤送下。

◆温白丸《幼幼新书》

【主治】小儿久泻，脾虚不食，食即泻出，不能消化。

【功效】健脾行滞。

【药物及用量】白术（米泔浸，切焙）一分　丁香（炒）五分　半夏（米汤泡洗七遍）一钱

【炮制】共研细末，生姜自然汁煮面糊为丸，如梧桐子大。

【用法】半岁儿每服三丸，三五岁五七丸，淡生姜汤送下，早晚二次。

◆温白丸《小儿药证直诀》

【主治】小儿脾气虚困，泄泻瘦弱，冷疳洞利及因吐泻，或久病成慢惊瘛疭者。

【功效】祛风，和络，健脾。

【药物及用量】天麻五钱　白附子　天南星（锉，汤洗，焙干）　白僵蚕（炒）各一两　干蝎（去毒）一钱

【炮制】共研细末，汤浸寒食面为丸，如绿豆大，仍于寒食面中养七日，取出用。

【用法】每服五七丸至二三十丸，空腹时生姜汁和米饮送下，量病热渐加丸数服之。

◆温白丸《世医得效方》

【主治】妇人诸疾，带下淋沥，五邪失心，愁忧思虑，意思不乐，饮食无味，月水不调及腹中一切疾病，有似怀孕，连年累月，羸瘦困弊，或歌或哭，如鬼所使。

【功效】温肺祛风，行气消积。

【药物及用量】吴茱萸（汤洗七次，焙炒）半两　桔梗半两　柴胡　菖蒲　紫菀（去苗叶）　黄连（去须）　肉桂（去粗皮）　茯苓　蜀椒（去目及闭口者，炒去汗）　人参（去芦）　厚朴（去粗皮，姜汁炒）　巴豆（去皮心膜，出油，炒，研）　皂荚（去皮、子）各半两　川乌（炮，去皮、脐）二两半

【用法】上一十四味为末，入巴豆和匀，炼蜜丸梧桐子大，每服三丸，生姜汤下，食后临卧，渐加至五七丸。

◆温白丸《经验良方》

【主治】赤白痢。

【功效】涩肠，健脾。

【药物及用量】御米壳九个　乌梅七个　陈皮（净青皮一钱，净）一钱

【用法】上三味，细末，醋糊丸之，每服五六十丸，临卧，温水下。

◆温辛散《杂病源流犀烛》

【主治】夏月感寒，寒热身重，昏眩，呕吐，腹痛。

【功效】利气，和中。

【药物及用量】木香　陈皮　羌活　苍术　紫苏　厚朴各等量

【用法】加生姜、葱白，清水煎服。

◆温肺止流丹《辨证录》

【主治】肺气虚寒，鼻流清涕，经年不愈。

【功效】宣肺散寒。

【药物及用量】人参　荆芥　细辛各五

分 诃子 甘草各一钱 桔梗三钱

【用法】清水煎，调石首鱼脑骨五钱煅末，服一剂即止。

◆**温肺散**《证治准绳》

【主治】小儿痟嗽不止。

【功效】清痰浊。

【药物及用量】瓜蒌根五钱 甘草（炙）一钱五分

【用法】研为末，每服一钱，蜂蜜熟水调下。

◆**温肺汤**《医方类聚》

【主治】肺胃虚寒，喘嗽嗳逆，心腹冷痛，胸胁逆满，气穿背痛，饮食即吐，虚乏不足，大便不实者。

【功效】补肺健胃，调气祛痰。

【药物及用量】人参 钟乳粉 半夏（制） 肉桂（不见火） 橘红 干姜（炮）各一两 木香（不见火） 甘草（炙）各五钱（一方无人参、木香、钟乳粉，加细辛、杏仁、芍药、五味子）

【用法】每服一两，清水煎服。

◆**温肺汤**《兰室秘藏》

【主治】感冒寒邪。

【功效】温肺散寒。

【药物及用量】升麻 黄芪 丁香各二钱 葛根 羌活 甘草（炙） 防风各一钱 麻黄四钱（不去节）

【用法】研为粗末，分作二服，清水二大盏，加葱白二茎，煎至一盏去滓，食远稍热服。

◆**温肺汤**《仁斋直指方》

【主治】肺虚感冷，咳嗽，呕吐痰沫。

【功效】温肺散寒，止咳化痰。

【药物及用量】干姜 辣桂（《永类钤方》肉桂） 甘草（炙） 半夏（制） 陈皮 北五味子 杏仁（去皮尖）各一两 细辛 阿胶（炒）各半两

【用法】上九味，粗散，每二钱半，姜枣煎服。

◆**温肺汤**《太平惠民和剂局方》

【主治】肺虚，久客寒饮，发则喘咳，不能坐卧，呕吐痰沫，不思饮食。

【功效】补肺散寒，止咳平喘。

【药物及用量】白芍六两 五味子（去梗，炒） 干姜（炮） 肉桂（去粗皮） 半夏（煮热，焙） 陈皮（去白） 杏仁 甘草（炒）各三两 细辛（去芦，洗）二两

【用法】上九味，锉粗散，每服三大钱，水一盏半，煎至八分，以绢罗汁，食后服，两服滓再煎一服。一方去白芍、细辛二味，可加减用。

◆**温肺汤**《是斋百一选方》

【主治】冒寒咳嗽，清涕自流。

【功效】散寒止咳。

【药物及用量】麻黄（不去节） 杏仁（不去尖） 甘草（生用） 桂枝（微去皮） 温姜（炮）各半两 五味子 细辛（去叶）各一分

【用法】上七味，㕮咀，每服三钱，水一盏半，生姜五片，葱白五寸，煎至七分，去滓热服。

◆**温肺丸**《圣济总录》

【主治】肺伏冷气，咳嗽。

【功效】理肺攻寒止咳。

【药物及用量】干姜（炮）一两半 皂荚（去皮，炙令黄） 陈橘皮（汤浸，去白，焙） 白茯苓（去黑皮）各半两

【用法】上四味，捣罗为细末，炼蜜丸梧桐子大，每服二十丸，生姜汤下，不拘时。

◆**温金散**《妇人大全良方》

【主治】劳嗽。

【功效】清肺化痰，补肺止咳。

【药物及用量】甘草 黄芩 桑白皮 防风各一两 杏仁（制）二十七枚 人参 茯神各五钱 麦门冬一分

【用法】先以甘草、黄芩、桑皮、防风、杏仁、米泔浸一宿，晒干。次入人参、茯神、麦门冬同研为细末，每服二钱，清水一盏，加蜡如豆大一块。煎至八分，食后温服。

◆**温胃丁香散**《傅青主女科》

【主治】产后七日外，呕逆不食者。

【功效】健胃调气。

【药物及用量】丁香　黑姜各四分　人参一钱　当归三钱　白术二钱　陈皮　前胡　藿香　甘草（炙）各五分　生姜三片

【用法】清水煎服。

◆**温胃丹**《幼幼新书》

【主治】小儿腹痛，啼哭不止。

【功效】温胃和肠，行气止痛。

【药物及用量】人参（去芦头）　白术（炮）各一两　五味子　川当归（洗，焙干）　高良姜各五钱　木香一两

【炮制】捣罗为细末，白面煮糊和丸，如黍米大。

【用法】每服十丸，米饮送下。

◆**温胃化痰丸**《御药院方》

【主治】膈间有寒，脾胃停饮，胸中不快，痰涎不尽。

【功效】温胃化痰。

【药物及用量】半夏三两　干姜　陈皮　白术各二两

【炮制】共研细末，姜汁糊为丸，如梧桐子大。

【用法】每服二三十丸，姜汤送下。

◆**温胃散**《是斋百一选方》

【主治】小儿涎多，留在口角，此由脾胃有冷，流出渍于颐下，乃名滞颐。

【功效】健脾胃，化痰湿，温中止逆。

【药物及用量】丁香一两　肉豆蔻　半夏（白矾水浸，炒黄）　白术　干姜　甘草　人参（去芦头）各五钱

【用法】捣罗为细末，每服一钱，清水八分，加生姜二片，煎至五分去滓，食前温服。

◆**温胃汤**《千金方》

【主治】忧思气结胀满，上冲咳嗽，食不下，脉虚紧涩者。

【功效】温脾胃，调气滞。

【药物及用量】附子（炮，去皮、脐）　生厚朴（去皮）　当归　白芍　人参　甘草（炙）　橘皮各一钱五分（一作各三钱）　干姜一钱一分（一作四钱）　川椒三分（去闭口，炒出汗，一作一合）　甘草一两

【用法】㕮咀，清水九升，煮取三升，温分三服（一作清水二盅，加生姜三片，煎至一盅，食前服）。

◆**温胃汤**《症因脉治方》

【主治】外受风寒，胃脘疼痛。

【功效】温脾胃，化寒滞，散寒止痛。

【药物及用量】白豆蔻三分　益智子砂仁　厚朴　甘草　干姜　姜黄各二分　黄芪　陈皮各七分　人参各三分

【用法】研为细末，每服三钱，清水一盏，煎至半盏，食前温服。

◆**温胃饮**《医宗金鉴》

【主治】痈疽，脾胃虚弱，或内伤生冷，外感寒邪，致生呃逆，中脘疼痛，呕吐清水等证。

【功效】温脾胃，散滞气，降气止呕。

【药物及用量】人参　沉香　干姜（炮）　附子（制）　甘草各一钱　丁香五分　柿蒂十四个　白术（土炒）二钱　吴茱萸（酒洗）七分

【用法】清水二盅，加生姜三片，大枣二枚，煎至八分，不拘时服。

◆**温胞饮**《傅青主女科》

【主治】下部寒冷不孕。

【功效】温脾肾，暖胞中。

【药物及用量】白术（土炒）　巴戟肉（盐水浸）各一两　人参　怀山药（炒）　芡实（炒）　杜仲（炒黑）　菟丝子（酒浸炒）各三钱　附子（制）三分　肉桂（去粗皮）　破故纸（盐水炒）各二钱

【用法】清水煎服，一月可效。

◆**温风散**《仁斋直指方》

【主治】风冷，齿痛，风牙，不甚肿痛，不怕冷热，牙关紧急难开，舌苔淡白，口不作渴，小便清长。

【功效】散风寒。

【药物及用量】当归　川芎　细辛　白芷　荜茇　藁本　蜂房各一钱

【用法】清水煎服，仍含嗽吐之。

◆**温气汤**《杂病源流犀烛》

【主治】少腹实痛。

【功效】调气，散滞，止痛。

【药物及用量】青皮　香附　茴香　木香　木通　槟榔　川楝子　延胡索各等量

【用法】清水煎服。

◆**温粉**《类证活人书》

【主治】伤寒汗多不止。

【功效】收敛止汗。

【药物及用量】白术　藁本　川芎　白芷各等量

【用法】和匀，稀绢包，缓缓扑之。

◆**温脾丹**《幼幼新书》

【主治】小儿滞颐。

【功效】温脾暖胃，散寒和中。

【药物及用量】丁香　木香　半夏（用生姜六两，同捣细，炒令黄）各一两　青橘皮　白术　干姜（微炒）各五钱

【炮制】捣罗为细末，炼蜜和丸，如黍米大。

【用法】每服十丸，米饮送下，量儿大小加减。

◆**温脾散**《太平圣惠方》

【主治】小儿脾气不和，食少无力。腹胁虚胀，乳食不进，困倦无力，壮热憎寒。

【功效】温脾，和胃，调气，进食。

【药物及用量】诃子肉（一方用皮）　人参（去芦头）各七钱（一作各三分）　白术　木香　桔梗（去芦头）　白茯苓　藿香　陈皮（汤浸，去白瓤，焙）　黄芪（锉）各五钱　甘草二钱五分（炙微赤，一作五钱）

【用法】捣粉罗为散，每服一二钱至三四钱，清水一小盏，加生姜少许，大枣一枚，煎至五分去滓，不拘时温服，量儿大小加减。

◆**温脾散**《太平惠民和剂局方》

【主治】脾胃气不和，腹胁虚胀，不欲乳食，困倦无力，壮热憎寒，并皆疗之。

【功效】温脾除胀。

【药物及用量】茯苓（去皮）　木香　藿香（去梗）　桔梗　陈皮（去白）　黄芪　白术各半两　甘草（炙）一分　诃黎勒皮（炮）　人参（去芦）各三分

【用法】上一十味，为散，三岁儿每服一钱，水一盏，生姜钱子大片，淮枣一枚，同煎至五分，去滓，温服，不拘时，量儿大小加减。

◆**温脾汤**甲《千金方》

【主治】积久冷热赤白痢者。

【功效】下冷积，补虚。

【药物及用量】大黄　桂心各三两　附子　干姜　人参各二两

【用法】上五味，㕮咀，以水七升，煮取二升半，分三服。

◆**温脾汤**乙《千金方》

【主治】食饱而咳者。

【功效】益气健脾止咳。

【药物及用量】甘草四两　大枣二十枚

【用法】上二味，㕮咀，以水五升，煮取二升，分三服，温服。若咽中痛而声鸣者，加干姜一两。

◆**温脾汤**丙《千金方》

【主治】久下赤白，连年不止及霍乱脾胃冷，食不消。

【功效】温脾泻积。

【药物及用量】大黄四钱　人参　甘草　干姜各二钱　熟附子一钱

【用法】清水煎，温服，冷痢去甘草，加桂心三钱，倍人参、炮姜、附子，减大黄一钱。

◆**温脾汤**《类证普济本事方》

【主治】痼冷在肠胃间，泄泻腹痛。

【功效】温肠胃，消寒积。

【药物及用量】厚朴　干姜　甘草　桂心　附子各二两　大黄四钱

【用法】㕮咀，每服一两，清水二盅，煎至六分，顿服。

◆**温肾丸**《医学入门》

【主治】不育。

【功效】温肾，补血，暖宫，种子。

【药物及用量】熟地黄　茱萸肉各三两　巴戟二两　当归　菟丝子　鹿茸　益智子　生地黄　杜仲　茯神　山药　远志　续断　蛇床子各一两

【炮制】共研细末，炼蜜为丸，如梧桐

子大。

【用法】每服三四钱，温酒送下，如精不固，倍鹿茸，加龙骨、牡蛎。

◆**温肾丹**《辨证录》

【主治】胸间生疮，因不慎酒色，遂成漏窍，长流血液，久则形神困惫，腰痛难伸，行同伛偻。

【功效】补气血，健腰肾。

【药物及用量】嫩鹿茸（醋炙）二具　附子二枚　人参　青盐各二两　瓦松二枝　红枣四两

【炮制】共研细末，枣肉捣丸，如梧桐子大。

【用法】每服三十丸，空腹时温酒送下，服至半月，腰疼少减，月余而漏愈矣。

◆**温肾止呕汤**《傅青主女科》

【主治】产后呕吐。

【功效】温脾肾，和胃气，止呕。

【药物及用量】熟地黄　茱萸肉（蒸）各五钱　巴戟（盐水浸）　白术（土炒）各一两　炮姜一钱　茯苓二钱　人参三钱　白豆蔻一粒（研）　橘红五分（姜汁洗）

【用法】清水煎服，一剂呕吐止，或不再发，四剂痊愈。

◆**温肾散**《三因极一病证方论》

【主治】肾脏虚寒，腰脊重痛。

【功效】温肾补血。

【药物及用量】熟地黄一钱五分　肉苁蓉　牛膝　巴戟　麦门冬　五味子　甘草（炙）各八分　茯神　干姜　杜仲（炒）各五分

【用法】清水煎服，或研末，每服二钱，温酒调下。

◆**温肾汤**《兰室秘藏》

【主治】面色萎黄，身黄，脚痿弱无力，阴汗。

【功效】健脾温肾，祛风利湿。

【药物及用量】麻黄　柴胡梢各六分　泽泻二钱　防风根　苍术各一钱五分　白术　猪苓　升麻　白茯苓　黄柏（酒制）各一钱

【用法】分作二服，每服清水二大盏，食前稍热服，天晴明服之候一时，方许食。

◆**温经除湿汤**甲《兰室秘藏》

【主治】肢节沉重，疼痛无力。

【功效】祛风和络，调气除湿。

【药物及用量】羌活七分　独活　黄柏　麻黄（去研）　当归各三分　柴胡　黄芪　黄连　木香　草豆蔻　神曲各二分　人参　甘草（炙）　泽泻　猪苓　白术各一钱　陈皮　苍术各二钱　白芍三钱　升麻五分

【用法】分作二服，清水二大盏，煎至一盏去滓，食远稍热服。

◆**温经除湿汤**乙《兰室秘藏》

【主治】妇人十月霜冷后，四肢无力；醋心；合眼麻木；恶风寒；开目不麻；头旋眩晕。

【功效】温经除湿。

【药物及用量】黄连一分　柴胡　草豆蔻　神曲（炒）　木香各二分　麻黄（不去节）　独活　当归身　黄柏各一分　升麻五分　羌活七分　炙甘草　人参　白术　猪苓　泽泻各一钱　黄芪　橘皮　苍术各二钱　白芍三钱

【用法】上二十味锉如麻豆大，分作二服，水二盏，煎至一盏，食远服。治肢节沉重，疼痛无力之胜药也。

◆**温经汤**《金匮要略》

【主治】妇人年五十所病下利，数十日不止。暮即发热，少腹里急腹满，手掌烦热，唇口干燥及经期不顺，虚寒不孕。

【功效】养血，温经，散寒止痛。

【药物及用量】吴茱萸三两（汤泡）　川当归（去芦）　川芎　白芍（炒）　人参　桂枝（一作肉桂去皮）　阿胶（碎炒）　牡丹皮　甘草（炙）各二两　生姜三两（一作二两）　半夏五合（一作一升）　麦门冬一升（去心）

【用法】清水一斗，煮取三升，分温三服。

◆**温经汤**《万氏女科》

【主治】妇人血海虚寒，经水不调。

【功效】温经，养血，调滞。

【药物及用量】川芎　当归　赤芍　蓬

莪术各一钱五分　人参　牛膝各二钱　故纸　小茴香各一钱　炙甘草五分

【用法】清水二盅，煎至一盅，不拘时服。

◆**温经汤**《千金方》

【主治】妇人小腹痛。

【功效】活血散瘀，温经止痛。

【药物及用量】茯苓六两　土瓜根　芍药各三两　薏苡仁半升

【用法】上四味㕮咀，以酒三升，渍一宿，旦加水七升，煎取二升，分再服。

◆**温经汤**《太平惠民和剂局方》

【主治】妇人冲任虚损，月候不调，或来多不断，或过期不来，或崩中去血过多不止。曾经损娠，瘀血停留，少腹急痛，发热下利，手掌烦热，唇干口燥及少腹有寒，久不受胎。

【功效】温经散寒，养血祛瘀。

【药物及用量】牡丹皮　阿胶（碎炒）　当归（去芦）　人参（去芦）　川芎　甘草（锉，炒）　肉桂（去粗皮，《三因极一病证方论》桂心）　芍药各二两（《简易方》白芍）　吴茱萸三两（《三因极一病证方论》及《简易方》《大成》汤洗七次，焙炒）　半夏二两半（汤洗七次，《三因极一病证方论》二两）　麦门冬（去心）五两半（《简易方》一两半，《三因极一病证方论》五两）

【用法】上一十一味，为粗末，每服三钱，水一盏半，生姜五片，煎八分，去滓，空心食前热服。

◆**温经摄血汤**《傅青主女科》

【主治】经水后期血有余者。

【功效】健脾肾，养血气。

【药物及用量】熟地黄　白芍（酒炒）各一两　五味子三分　续断一钱　川芎（酒洗）　白术（土炒）各五钱　肉桂（去粗皮研）　柴胡各五分

【用法】清水煎服，三剂可效。

◆**温经丸**《千金翼方》

【主治】妇人胸胁满，月水不利，时绕脐苦痛，手足烦热，两脚酸。

【功效】温经散寒，清热活血。

【药物及用量】干姜　吴茱萸　附子（炮，去皮）　大黄　芍药各三两　黄芩　干地黄　当归　桂心　白术各二两　人参　石韦（去毛）各一两　蜀椒（去目及闭口，汗）一合　桃仁（去皮尖及双仁，熬）七十枚　薏苡仁一升

【用法】上一十五味，捣筛为末，炼蜜和丸，如梧桐子，先食，酒服一丸，日三服，不知稍加之，以知为度。

◆**温补汤**《杂病源流犀烛》

【主治】少腹痛而喜按。

【功效】补气血，通经脉。

【药物及用量】人参　白术　川芎　当归　白芍　熟地黄　肉桂　木香　小茴香　香附　延胡索各等量

【用法】清水煎服。

◆**温卫汤**《兰室秘藏》

【主治】鼻塞不闻香臭，目中流火，气寒血热；冷泪多，脐下冷，阴汗，足痿弱者。

【功效】祛风化湿，调气固卫。

【药物及用量】黄芪　苍术　升麻　知母　柴胡　当归身各三钱　人参　甘草（炙）　白芷　防风　黄柏　泽泻各五分　陈皮　青皮　木香　黄连各三分

【用法】清水二盏，煎至一盏去滓，天晴日食远温服。

◆**温卫补血汤**《兰室秘藏》

【主治】耳鸣，鼻不闻香臭，口不知谷味，气不快，四肢困倦，行步欹侧，发脱落，食不下，膝冷，阴汗带下，喉中介介，不得卧，口舌嗌干太息，头不可以回顾，项筋紧，头旋眼黑，头痛欠嚏。

【功效】温卫补血，行气活血。

【药物及用量】黄芪一钱二分　升麻四分　柴胡　炙甘草　生甘草　地骨皮　桔梗　人参各三分　生地黄　白术　藿香　吴茱萸　黄柏各三分　苍术　陈皮　王瓜根　牡丹皮各二分　当归身二分五厘　桃仁三个　葵花七朵　丁香一个

【用法】清水二盏，煎至一盏半去滓，食前稍热服。

◆**温胆汤**《三因极一病证方论》

【主治】心胆虚怯，触事易惊，或梦寐不祥，遂至惊惶怯慑，气郁生涎，涎与气搏，变生诸证。或短气乏力自汗，或热呕吐苦，痰气上逆，虚烦惊悸不眠。

【功效】和胃消积，清热安神，行气止呕。

【药物及用量】半夏（汤洗） 枳实（麸炒） 竹茹各一两（一作各二两） 橘皮一两五钱（去白，一作二两） 甘草四钱（炙，一作一两，一作一钱五分） 白茯苓七钱（一作五钱）（一方有酸枣仁，汤浸去壳二钱五分）

【用法】锉散，每服一钱至四钱，清水一盏半，加生姜五七片，大枣一枚，煎至七分，食前热服。

◆**温胆汤**《杂病源流犀烛》

【主治】怔忡心包络动。

【功效】养心肺，清虚热。

【药物及用量】人参 茯神 远志 朱砂 金石斛 生地黄 麦门冬 酸枣仁 甘草 五味子 柏子仁各等量

【用法】清水煎服。

◆**温胆汤**《经验良方》

【主治】定心志。

【功效】化痰安神定志。

【药物及用量】陈皮二钱 半夏一钱半 茯苓一钱 枳实半钱 甘草半钱 远志一钱 酸枣仁半钱

【用法】上七味，作一服，水二盏，生姜七片，煎至八分，空心温服，滓再煎。

◆**温脐丸**《杂病源流犀烛》

【主治】肾元不足；又为脾湿所困，腹痛连及少腹，脐中常湿，甚则流出黄水，脉尺虚，关濡且沉。

【功效】温脾肾。

【药物及用量】补骨脂五钱 巴戟 白术 杜仲 乌药 薏苡仁各一两 菟丝子一两五钱 苍术 小茴香 青盐各四钱

【炮制】共研细末，神曲糊为丸，如梧桐子大。

【用法】每服二三十，空腹时米汤送下。

◆**温脐化湿汤**《傅青主女科》

【主治】经水将来，脐下先疼痛，寒湿互滞者。

【功效】温脾肾，逐寒湿。

【药物及用量】白术（土炒）一两 巴戟肉（盐水浸） 山药（炒）各五钱 白果十枚（捣碎） 扁豆（炒捣） 白茯苓各三钱 建莲子（不去心）三十枚

【用法】经未来前十日，清水煎服，四剂而邪气去。经水调，兼可受孕。

◆**温脏汤**《普济方》

【主治】小儿痟痢久不止，手足逆冷。

【功效】温脏，健肠，杀虫。

【药物及用量】肉豆蔻（去壳） 干姜（炮）各一两 龙骨 当归 厚朴（去粗皮，涂生姜汁，炙令香熟）各五钱 附子（重五钱者，炮，去皮、脐）一枚 茅香（锉）五厘

【用法】捣罗为细末，每服一钱，清水八分，加生姜三片，煎至五分去滓，乳食前温服。

◆**温膈散**《太平圣惠方》

【主治】小儿胸中有寒，气逆呕吐。

【功效】散寒止呕。

【药物及用量】人参（去芦头）一分 诃黎勒（煨，用皮）半两 丁香一分 草豆蔻（去皮）一分 甘草（炙微赤，锉）一分 陈橘皮（汤浸，去白瓤，焙）一分

【用法】上六味，捣粗罗为散，每服一钱，以水一小盏，煎至五分，去滓，温服，不拘时，更量儿大小，加减服之。

◆**温络汤**《朱氏集验方》

【主治】气血不足，风冷留于经络，足胫寒冷，筋脉虚弱，久成寒痹，手足无力，步履艰辛，骨节疼痛，多恶风冷。大壮筋脉，止疼痛，温四肢，下痰止眩晕。

【功效】补益脾肾，活血止痛。

【药物及用量】白术（炒） 川牛膝（酒浸） 杜仲（炒） 附子（炮） 虎胫骨（酒炙）各一两 黄芪七钱半 没药 乳香 甘草 人参各半两 白姜一两半 桂心三分 当归二两二钱 川芎七钱半

【用法】上一十四，㕮咀，水一盏，姜三片，木瓜二片，煎七分，食后服。

◆**滋血汤**《证治准绳》

【主治】妇人劳伤，冲任气虚，致崩中下血，或下五色，连日不止，淋沥不断，倦怠困乏，月水闭绝。

【功效】养血化瘀。

【药物及用量】马鞭草　牛膝　荆芥穗各二两　当归　肉桂　牡丹皮　赤芍　川芎各一两

【用法】每服四钱，加乌梅一个，清水二盏，煎至一盏，食前服。一日四五次，服至半月或一月，经脉自通。

◆**滋血汤**《御药院方》

【主治】妇人心肺虚损，血脉虚弱，月水过期。

【功效】益心肺，补气血。

【药物及用量】人参　山药　黄芪（炙）各一钱　白茯苓（去皮）　川芎　当归　白芷　芍药　熟地黄各一钱五分

【用法】清水二盅，煎至一盅，食前服。

◆**滋血汤**《妇人大全良方》

【主治】妇人血海久冷。

【功效】滋养荣血。

【药物及用量】当归一钱五分　川芎　麦门冬（去心）　牡丹皮　人参　芍药　琥珀（另研）各一钱　半夏曲　官桂　阿胶（炒）　酸枣仁　粉草各五分

【用法】清水二盅，加生姜三片，同煎食前服。

◆**滋血汤**甲《太平惠民和剂局方》

【主治】妇人劳伤过度，致伤脏腑，冲任气虚，不能约制其经血，或暴下，谓之崩中，或下鲜血，或下瘀血，连日不止，淋沥不断，形羸气劣，倦怠困乏。

【功效】清热收敛止血。

【药物及用量】赤石脂（火煅红）　海螵蛸（去壳）　侧柏（去枝）各五两

【用法】上三味，为细末，每服二钱，用热饭饮调下，一日连进三服即愈，不拘时。

◆**滋血汤**乙《太平惠民和剂局方》

【主治】妇人血热气虚，经候涩滞不通，致使血聚，肢体麻木，肌热生疮，浑身疼倦，御药院方肌热身重，倦怠少力。

【功效】活血凉血，理气通经。

【药物及用量】马鞭草　荆芥穗各四两　牡丹皮（《世医得效方》去骨）一两　枳壳（去瓤，麸炒）　赤芍　肉桂（去粗皮）　当归（去苗，炒，《世医得效方》去尾）　川芎各二两（《世医得效方》各等量）

【用法】上八味，为粗末，每服四钱，乌梅一介，水二盏，煎至一盏，去滓，食前空心，日四五服。

◆**滋血汤**《御药院方》

【主治】妇人皮聚毛落，心肺俱损，血脉虚弱，月水愆期。

【功效】益气养阴。

【药物及用量】人参　白茯苓（去皮）　熟干地黄　川芎　当归　白芍　干山药　黄芪各一两

【用法】上八味为粗末，用马尾罗子罗，每服五钱，水一盏半，煎至一盏，去滓，温服。

◆**滋血汤**《妇人大全良方》

【主治】妇人诸虚，血海久冷。

【功效】养血活血，散寒化瘀。

【药物及用量】当归　川芎　芍药　人参　麦门冬　牡丹皮　阿胶（《袖珍方》各三两）各二两　琥珀（别研，《袖珍方》二分）三分　酸枣仁（炒）　粉甘草　桂心各一两　半夏曲一两半

【用法】上一十二味为粗末，每服三大钱，水一盏，姜三片，煎七分，去滓，温服，一日三服。

◆**滋血润肠丸**《证治准绳》

【主治】血枯及死血在膈，饮食不下，大便燥结。

【功效】养血，化瘀，润燥，通肠。

【药物及用量】当归（酒洗）三钱　白芍（煨）　生地黄各一钱五分　红花（酒洗）　桃仁（去皮尖，炒）　大黄（酒煨）　枳壳（麸炒）各一钱

【用法】清水一盅半，煎至七分，入韭菜汁半酒杯，食前服。

◆**滋阴八物汤**《外科正宗》

【主治】悬痈初起。

【功效】滋阴活血，解毒化湿。

【药物及用量】当归　生地黄　赤芍（酒炒）　川芎　牡丹皮　甘草　天花粉各一钱　泽泻五分

【用法】清水二盅，加灯心五十茎，煎至八分，食前服，大便秘者加大黄（蜜炒）一钱。

◆**滋阴三宝散**《证治准绳》

【主治】孩儿未痘之先，感冒风邪，身中火烙，头痛自汗，咳嗽不已，伤寒未愈而痘随出，伤寒之后，元气不足者。

【功效】滋阴，养血，清热。

【药物及用量】当归　黄芪　生地黄　白茯苓　芍药　川芎　橘红　甘草　防风各等量　玄参　麦门冬各加倍

【用法】锉散，加生姜大枣，清水煎服。

◆**滋阴内托散**《外科正宗》

【主治】囊痈已成，肿痛发热。

【功效】滋阴和血，清热托毒。

【药物及用量】当归　熟地黄　白芍（酒炒）　黄芪　川芎各一钱五分　穿山甲（炙研）　泽泻　皂角刺各五分

【用法】清水二盅，煎至八分，食前服。

◆**滋阴化气汤**《卫生宝鉴》

【主治】因服热药，小便不利，或脐下痛不可忍。

【功效】解热毒。

【药物及用量】黄连（炒）　黄柏　生甘草各等量

【用法】㕮咀，清水煎，食前温服，如再不通，加知母。

◆**滋阴地黄丸**《赤水玄珠》

【主治】肾阴不足，两耳虚鸣，脓汁不干。

【功效】滋阴益肾，凉血解毒。

【药物及用量】熟地黄一两　山茱萸五钱　白茯苓　甘菊花　牡丹皮　何首乌（黑豆蒸三次）　黄柏各四钱

【炮制】研为细末，炼蜜和丸，如梧桐子大。

【用法】每服三五十丸，熟汤送下。

◆**滋阴地黄丸**《万病回春》

【主治】妇人经水不调，或不通，虚劳吐血，便血，发热咳嗽、盗汗痰喘，一切虚损瘦怯之病。

【功效】生津，养血。

【药物及用量】熟地黄四两　山茱萸　山药　天门冬　麦门冬　生地黄　知母　贝母　当归　香附各二两　茯苓　牡丹皮　泽泻各一两五钱

【用法】每服三五十丸，熟汤送下。

◆**滋阴地黄汤**《万病回春》

【主治】色欲伤及病后耳聋。

【功效】补血滋阴，养心益肾。

【药物及用量】熟地黄一钱　山药　山茱萸　当归　白芍　川芎各八分　牡丹皮　泽泻　茯苓　远志　菖蒲　知母（酒制）　黄柏（酒制）各六分

【用法】清水煎服。

◆**滋阴百补丸**《摄生众妙方》

【主治】妇人诸虚百损，五劳七伤，阴阳不和，乍寒乍热，心腹疼痛，不思饮食，尪羸无力。

【功效】滋阴补血，健胃生津。

【药物及用量】香附一斤（用酒、醋、盐、童便各浸四两，焙）　益母草八两　当归（酒洗）六两　熟地黄（姜汁炒）　川芎　白术各四两　白芍三两　延胡索　人参　茯苓各二两　甘草（炙）一两

【炮制】共研细末，炼蜜为丸，如梧桐子大。

【用法】每服五六十丸，空腹时熟汤送下。

◆**滋阴抑火汤**《证治准绳》

【主治】阴火上冲，怔忡不已，甚者火炎于上，或头晕眼花，或见异物，或腹中作声。

【功效】滋阴，降火。

【药物及用量】当归　芍药　生地黄　川芎　黄连　知母　熟地黄各一钱　肉桂　甘草各五分

【用法】清水二盅，煎至七分，入童便半盏，食前服。若身如飞扬，心跳不定，加紫石英、人参各一钱。

◆**滋阴抑火汤**《杂病源流犀烛》

【主治】牙龈肿，头面不肿。

【功效】滋阴降火，祛风消肿。

【药物及用量】当归　生地黄　荆芥　防风　黄柏　知母　牡丹皮　甘草　灯心　白蒺藜各等量

【用法】清水煎服，火甚加丹参。

◆**滋阴保肺汤**《证治准绳》

【主治】阴虚火动咳血者。

【功效】滋阴，保肺，养血，化痰。

【药物及用量】知母　黄柏（盐水炒）　橘红　紫菀各七分　麦门冬（去心）三钱　天门冬（去心）一钱二分　桑白皮　枇杷叶（去毛炙）各一钱五分　当归　芍药（煨）　生地黄　阿胶（蛤粉炒）各一钱　五味子十五粒　甘草五分

【用法】清水煎服。

◆**滋阴降火汤**《医便方》

【主治】阴虚火动，起于九泉。

【功效】滋阴降火。

【药物及用量】当归一钱　川芎五分　生地黄（姜汁炒）　熟地黄　黄柏（蜜水炒）　知母（蜜水炒）　麦门冬（去心）各八分　白芍（薄荷汁炒）　黄芩　柴胡各七分　甘草四分

【用法】清水二盅，煎至八分，去滓热服。

◆**滋阴降火汤**《万病回春》

【主治】阴虚火动，发热咳嗽，吐痰喘急，盗汗口干及肾水不足，阴虚骨热，火动阳强。

【功效】滋阴降火。

【药物及用量】白芍一钱三分　当归一钱二分　熟地黄　白术　天门冬　麦门冬各一钱　生地黄（酒制）八分　陈皮七分　知母　黄柏（二味均蜜炒，一作盐制）　甘草（炙）各五分（一方无天门冬、甘草）

【用法】加生姜三片，大枣一二枚，清水煎服。

◆**滋阴降火汤**《杂病源流犀烛》

【主治】右耳聋。

【功效】滋阴散火，宣壅清热。

【药物及用量】生地黄　当归　黄柏　知母　川芎　赤芍　薄荷　菖蒲各等量

【用法】加生姜，清水煎服。风加防风，痰加胆星，火盛加玄参。

◆**滋阴除湿汤**《外科正宗》

【主治】鹳口疽初起，朝寒暮热，日轻夜重，如疟。

【功效】滋阴养血，除湿解毒。

【药物及用量】当归　熟地黄　川芎　白芍（酒炒）各一钱　陈皮　柴胡　知母　贝母（去心研）　黄芩各八分　泽泻　地骨皮　生甘草各五分

【用法】清水二盅，加生姜三片，煎至八分，食前服。

◆**滋阴清化丸**《杂病源流犀烛》

【主治】虚劳。

【功效】滋阴降火，清热化痰。

【药物及用量】熟地黄　生地黄　天门冬　麦门冬　当归　鳖甲　阿胶　白芍　茯苓　山药　贝母　天花粉　甘草　五味子各等量

【炮制】共研细末，炼蜜为丸，如芡实大。

【用法】每服一丸，口含化下。

◆**滋阴清化丸**《扶寿精方》

【主治】火嗽。

【功效】滋化源泉，清痰火。

【药物及用量】生地黄（酒浸）　熟地黄（酒浸）　天门冬　麦门冬各二两　白芍（酒制）　茯苓　山药　枸杞子　玄参　薏苡仁各一两　五味子七钱　甘草五钱　陈皮　贝母　花粉各三钱

【炮制】共研细末，炼蜜为丸，如弹子大。

【用法】每服一丸，空腹时口含化，如痰嗽太甚，加陈皮、贝母各一两。

◆**滋阴清化丸**《嵩崖尊生》

【主治】虚劳咳嗽，痰热口渴汗出。

【功效】滋阴降火，清热化痰。

【药物及用量】天门冬　麦门冬　生地黄　熟地黄　知母　贝母　茯苓　山药　天花粉　五味子　甘草各等量

【炮制】共研细末，炼蜜为丸，如弹子大。

【用法】每服一丸，口含化下。

◆**滋阴清化丸**《疡医大全》

【主治】肺痈。

【功效】滋阴降火，清热化痰。

【药物及用量】天门冬（去心）　麦门冬（去心）　枸杞子　知母（酒洗）　当归（酒洗）　生地黄（酒洗）　熟地黄（酒煮）　川贝母（去心）各二两　北五味七钱　牡丹皮　山茱萸肉　玄参各一两　白茯苓　山药各一两五钱

【炮制】共研细末，炼蜜为丸，如梧桐子大。

【用法】每服三钱，空腹时熟汤送下。

◆**滋阴清膈饮**《证治准绳》

【主治】阴火上冲，或胃火太盛，饮食不入，脉洪数者。

【功效】滋阴凉膈，养血。

【药物及用量】当归　芍药（煨）　黄柏（盐水炒）　黄连各一钱五分　黄芩　栀子　生地黄各一钱　甘草三分

【用法】清水二盅，煎至七分，入童便、竹沥各半酒杯，食前服。

◆**滋阴安神汤**《类证治裁》

【主治】癫症，阴亏晕仆者。

【功效】滋阴养心，安神。

【药物及用量】当归　川芎　白芍　熟地黄　人参　茯神　白术　远志　天南星各一钱　酸枣仁　甘草各五分（一作各三分）　黄连（酒制）四分

【用法】加生姜三片，清水煎服。

◆**滋阴丹**《御药院方》

【主治】妇人荣卫不和，肌肤不华，月水不调。

【功效】滋阴养荣。

【药物及用量】熟干地黄　生干地黄　白茯苓　人参各二两　黄芪　甘菊花　枸杞子　丹参　柏子参（炒）　白芍各一两

【用法】上一十味为细末，炼蜜和丸，如梧桐子大，每服五十丸至六十丸，米饮下，空心食前服，日进二三服。

◆**滋肾生肝饮**《校注妇人良方》

【主治】郁怒伤肝脾，血虚气滞，小便淋沥不利，月经不调，两胁胀闷，小腹作痛，或寒热往来，或胸乳作痛，或咽喉噎塞，或两脚筋挛，或肢节结核，面色青黄不泽，形气日瘦，左关弦洪，右关弦数。

【功效】柔肝，滋肾。

【药物及用量】山药　山茱萸肉各一钱　熟地黄（自制）二钱　泽泻　茯苓　牡丹皮各七分　五味子（杵炒）五分　柴胡　白术　当归　甘草各三分

【用法】清水煎服。

◆**滋肾明目汤**《万病回春》

【主治】劳神肾虚，血少目痛。

【功效】滋肾，明目，养血清热。

【药物及用量】川芎　当归　白芍　熟地黄　生地黄各一钱　人参　桔梗　栀子　白芷　黄连　甘菊　甘草　蔓荆子各五分

【用法】加茶叶、灯心，清水煎服。

◆**滋肾保元汤**《外科正宗》

【主治】鹳口疽。

【功效】滋阴补气，解毒收功。

【药物及用量】人参白术（土炒）　白茯苓　当归身　熟地黄　黄芪　山茱萸肉　牡丹皮　杜仲各一钱　附子（制）　甘草（炙）　肉桂各五分

【用法】清水二盅，加生姜三片，红枣肉二枚，建莲子七个（去心），煎至八分，食前服。

◆**滋肾通耳丸**《万病回春》

【主治】肾亏耳聋、耳鸣。

【功效】滋肾，通耳。

【药物及用量】生地黄（酒洗）　当归　白芍　川芎各一钱　知母（酒制）　黄柏（酒制）　黄芩（酒制）　香附　白芷　柴胡各七分

【炮制】共研末，炼蜜为丸，如梧桐子大。

【用法】每服二三十丸，熟汤送下。

◆**滋补大力丸**《饲鹤亭集方》

【主治】五脏虚衰，劳伤诸损。

【功效】健脾胃，进饮食，长肌肉，益精髓。

【药物及用量】大熟地四两　酸枣仁　菟丝子　冬术（炒）　山茱萸肉　龟板（炙）　茯苓（人乳汁制）　枸杞子　川杜仲　山药（人乳汁制）各二两　全当归七两（一作七钱）　地龙（酒浸洗）五钱　虎骨三两（炙，一作二两）　地鳖虫（炙）二十只　白芍　覆盆子　自然铜（煅）　淡苁蓉　破故纸各一两　青盐　乳香　没药各三钱

【炮制】用大鳝鱼一条（约重一斤），酒水各半煮烂，去骨和药末，加炼白蜜为丸，如梧桐子大。

【用法】每服三钱，空腹时熟汤送下。

◆**滋补养荣丸**《东医宝鉴》

【主治】虚劳、气血不足，精神短少，脾胃虚弱。

【功效】补血养肝。

【药物及用量】远志　白芍　黄芪　白术各一两五钱　熟地黄　人参　五味子　川芎　当归　山药各二两　陈皮八钱　茯苓七钱　生地黄五钱　山茱萸四钱

【炮制】共研细末，炼蜜为丸，如梧桐子大。

【用法】每服三四钱，熟汤送下。

◆**滋荣活络汤**《傅青主女科》

【主治】产后血少口噤，项强筋搐，类中风症。

【功效】养血，活络，祛风。

【药物及用量】川芎一钱五分　当归　熟地黄　人参各二钱　黄芪　茯神　天麻各一钱　甘草（炙）　陈皮　荆芥穗　防风　羌活各四分　黄连（姜汁炒）八分

【用法】清水煎服。

◆**滋荣益气复神汤**甲《傅青主女科》

【主治】产后妄言妄见。

【功效】补血，养肝，滋荣，益气。

【药物及用量】黄芪　白术　麦门冬　川芎　柏子仁　茯神　益智子各一钱　人参　熟地黄各二钱　陈皮三分　甘草（炙）四分　酸枣仁　五味子各十粒　莲子　龙眼肉各八个

【用法】加大枣，清水煎服。

◆**滋荣益气复神汤**乙《傅青主女科》

【主治】产后厥，痛已除者。

【功效】滋荣益气，健胃行滞。

【药物及用量】人参　当归各三钱　甘草（炙）　陈皮各四分　五味子十粒　黄芪（蜜炙）　白术（土炒）　川芎　熟地黄　麦芽各一钱

【用法】加大枣一枚，清水煎服。

◆**滋荣养气扶正汤**《傅青主女科》

【主治】产后寒热有汗，应期发者。

【功效】补血，益气，和荣，调卫。

【药物及用量】人参二钱　黄芪（炙）　白术　川芎　熟地黄　麦门冬　麻黄根各一钱　当归三钱　陈皮四分　甘草（炙）五分

【用法】加大枣，清水煎服。

◆**滋润汤**《寿世保元》

【主治】风中脏，二便闭涩。

【功效】润肠养血。

【药物及用量】当归　生地黄　枳壳　厚朴　槟榔　大黄　麻仁　杏仁各一钱　羌活七分　红花（酒焙）三分

【用法】清水煎服，后再以羌活愈风汤调理之。

◆**滋燥饮**《杂病源流犀烛》

【主治】肺燥。

【功效】养肺润燥。

【药物及用量】秦艽　天花粉　白芍　生地黄　天门冬　麦门冬各等量

【用法】清水煎，加蜂蜜、童便冲服，人乳、牛乳、梨汁、甘蔗汁时时可服。

◆**滋燥养荣汤**《赤水玄珠》

【主治】皮肤皴裂，筋挛爪枯。

【功效】养血润燥。

【药物及用量】黄芩（一作黄连）　生地黄　熟地黄　白芍　秦艽各一钱五分　当归（酒洗）二钱　防风一钱　甘草五分

【用法】清水煎服。

◆**滑石白鱼散**《金匮要略》

【主治】消渴、小便不利，小腹胀痛，有瘀血。

【功效】利水消瘀。

【药物及用量】滑石　白鱼（炙）　乱发（烧存性）各二分

【用法】杵为散，每服方寸匕，米饮调下，一日三次。

◆**滑石散**《太平圣惠方》

【主治】转脬，小便数日不通。

【功效】通小肠，利水湿。

【药物及用量】滑石一两　寒水石二两　葵子一合

【用法】研为末，清水一斗，煮取五升，时时服一升即利。

◆**滑石散**《千金方》

【主治】产后淋。

【功效】清热，利水通淋。

【药物及用量】滑石一两二钱五分　通草　车前子　葵子各一两

【用法】研为末，每服方寸匕至二匕，浆水调下。

◆**滑石散**《世医得效方》

【主治】转胞。

【功效】通小肠，利水湿。

【药物及用量】白滑石　乱发灰　车前子　木通各一两　寒水石二两　冬葵子一合

【用法】锉散，清水一斗，煮取五升，时时服一升即利。

◆**滑石散**《圣济总录》

【主治】口疮。

【功效】祛水湿。

【药物及用量】滑石一两五钱　枯白矾一两

【用法】研为细末，每服二钱，食前大麦粥清调下，以小便出黄水为度。

◆**滑石散**《医心方》

【主治】热淋，小便数，膀胱中热。

【功效】利水通淋。

【药物及用量】滑石　瓜蒌根　石韦（去毛）各等量

【用法】捣罗为散，每服五分，煎大麦饮清调下，一日二次，量儿大小加减。

◆**滑石散**甲《太平圣惠方》

【主治】妇人脬转，小便数日不通。

【功效】清热利尿。

【药物及用量】滑石（《妇人大全良方》《永类钤方》一两）二两　寒水石二两　葵子一合

【用法】上三味，捣碎，以水三中盏，煎至一盏半，去滓，食前分温三服。

◆**滑石散**乙《太平圣惠方》

【主治】产后小便淋涩，心神烦闷。

【功效】利水通淋，清热养心。

【药物及用量】滑石一两　木通一两（锉）　车前子一两　葵子三分　黄芩三分　麦门冬（去心）三分

【用法】上六味，捣筛为散，每服三钱，以水一中盏，煎至六分，去滓，温服，日三四服。

◆**滑石散**《妇人大全良方》

【主治】产后淋。

【功效】利水通淋。

【药物及用量】滑石（研）五分　通草　车前子　葵子各四分

【用法】上四味为末，以浆水调服方寸匕，至二匕，为妙。

◆**滑石汤**《太平圣惠方》

【主治】产后胞衣不出，腹内疼痛不可忍，心头满闷，四肢昏沉，不欲言语。

【功效】活血通利，下瘀止痛。

【药物及用量】滑石　瞿麦　桂心　赤芍　石韦　甘草（炙微赤，锉）　槟榔　赤茯苓　葵子　地榆（锉）各一分

【用法】上一十味，都锉，以水一大盏半，煎至一盏，入酒一小盏，更煎三五沸，去滓，分温三服。

◆**滑石汤**《圣济总录》

【主治】妊娠子淋。

【功效】清热通淋。

【药物及用量】滑石二两（研）　赤柳根（锉，半两，焙）

【用法】上二味，粗捣筛，每服五钱匕，水一盏半，煎至八分，食前服，去滓，温服。

◆**滑石丸**《圣济总录》

【主治】小儿癞疝，肿硬疼痛。

【功效】软坚散结。

【药物及用量】滑石碎　泽兰各二钱　粉霜一钱　续随子（去皮）半两

【用法】上四味，捣研为末，白面糊和丸，如绿豆大，五岁以下，每服五丸，五岁以上七丸，豆蔻酒下，空心、临卧服。

◆**滑石粥**《寿亲养老书》

【主治】产后小便不利，淋涩。

【功效】利尿通淋。

【药物及用量】滑石（别研）半两　瞿麦穗一两　粳米三合

【用法】以水三升，先煎瞿麦取二升半，滤去滓，将汁入米，煮如常，粥将熟，入盐少许，葱白三寸，方入滑石末，煮令稀稠得所，分作三度食之。

◆**滑胎枳壳散**《类证普济本事方》

【主治】胎肥、难出。

【功效】瘦胎易产。

【药物及用量】商州枳壳（麸炒，一作六两）二两　甘草（炙）一两

【用法】研为细末，每服二三钱，空腹时百沸汤点下，一日三次，忌登高厕（一方有糯米五合，淘洗控干，同炒为末，每服一二钱，米饮或白汤调下）。

◆**滑胎散**《明医指掌》

【主治】临产努力太早者。

【功效】滑利行滞，下胞衣。

【药物及用量】滑石一两　冬葵子五钱　甘草一钱

【用法】研为末，每服二钱，温酒调下。

◆**滑胎散**《太平圣惠方》

【主治】难产。

【功效】助产下胎。

【药物及用量】榆白皮（切）一升　瞿麦三分　木通（锉）三分　牛膝（去苗）一两　大麻仁一两

【用法】上五味，捣粗罗为散，每服四钱，以水一中盏，煎至六分，去滓，温服，频服效。

◆**滑胎煎**《景岳全书》

【主治】胞衣不下。

【功效】补血行滞。

【药物及用量】当归三五钱　熟地黄三钱　杜仲　山药各二钱　川芎　枳壳各七分

【用法】清水煎，食前温服，妊娠临月宜常服，以便易生。气弱体虚者，加人参、白术。

◆**滑胎饮**《鸡鸣录》

【主治】素患堕胎及难产者。

【功效】滑胎。

【药物及用量】茯苓　当归各一钱五分　白术（土炒）　川芎（煨）　香附（制）　广皮各一钱　苏梗八分　黄芩（酒制）五分　甘草（炙）三分

【用法】清水煎服，二三日服一次，至产时方止。气虚加人参一钱，胎肥加枳壳（麸炒）一钱五分。

◆**滑胎当归散**《圣济总录》

【主治】数日不产。

【功效】助产下胎。

【药物及用量】当归（切，焙）一两　麻子仁一合　吴茱萸（汤洗去涎，焙干，再与大豆同炒香）　干姜（炮）　知母（锉）　肉桂（去粗皮）　黄芩（去黑心）　甘草（炙）各半两　大豆（炒，去皮）　糯米各一合

【用法】上一十味，捣罗为散，研细，每服二钱匕，空腹温酒调下，渐加至三钱匕，欲作丸，即炼蜜和丸，梧桐子大，温酒下二十丸。

◆**滑翳决明丸**《医宗金鉴》

【主治】滑翳内障。

【功效】养肝和血，清热散滞。

【药物及用量】石决明　车前子　大黄　茯苓　知母　茺蔚子　黑参　防风　黄芩

各一两　五味子　细辛各五钱

【炮制】研为细末，炼蜜和丸，如梧桐子大。

【用法】每服三钱，食前空腹时以茶清送下。

◆滑翳补肝汤《医宗金鉴》

【主治】滑翳内障。

【功效】疏肝散滞，祛风和血。

【药物及用量】茯苓　桔梗　黄芩　川芎　知母　黑参　当归身　人参各一钱　茺蔚子　防风各二钱

【用法】研为粗末，清水二盏，煎至一盏去滓，食后温服。

◆煮肝散《儒门事亲》

【主治】雀目羞明，小儿疳眼翳膜。

【功效】清疳热，明眼目。

【药物及用量】夜明砂　青蛤粉　谷精草各一两

【用法】研为细末，每服一钱，五七岁以上二钱，獖猪肝一大片劈开，掺药在内摊匀，麻线缠定，以米泔半碗，煮肝熟取出。肝汤倾碗内熏眼，分肝作三服嚼讫，却用热肝汤下，一日三服，不拘时候。大人雀目空腹时服，至夜便见物，如患多时一日熏二次。

◆煮肝散《杨氏家藏方》

【主治】内外障翳眼。

【功效】养肝，明目。

【药物及用量】夜明砂末二钱

【用法】用猪肝二两，批开掺夜明砂末在肝内，麻绳缚定。清水一盏，煮令肝转白色，取出烂嚼，用煮肝汤送下，食后服。

◆煮肝散《证治准绳》

【主治】眼生黑花，渐生内障及斗睛偏视，风毒攻眼，肿痛涩痒，短视倒睫雀目。

【功效】祛风，益肝，明目。

【药物及用量】羌活（去芦）　独活（去芦）
青葙子　款冬花各一两

【用法】研为细末，每服三钱匕，羊子肝一叶（锉细），淡竹叶数片，同裹如粽子。另用雄黑豆四十九粒，米泔一碗，银石器内同煮至黑豆烂，泔干为度。取肝细嚼，温酒送下，又将豆食尽，空腹日午夜卧服。

◆煮肝散《太平圣惠方》

【主治】妇人冷劳气，脾胃虚乏，大肠转泄，水谷不化。四肢羸瘦，口内生疮，不思饮食，渐加无力。

【功效】温中健脾。

【药物及用量】缩砂仁（去皮）三分　莳萝三分　荜茇三分　柴胡（去苗）三分　白术半两　白芷半两　胡椒半两　干姜（炮裂，锉）半两　芜荑半两　陈橘皮（汤浸，去白瓤，焙）半两　茵陈半两　细辛半两　人参（去芦头）半两　木香半两　桂心半两　紫菀（洗去苗土）半两　白芍半两

【用法】上一十七味，捣细罗为散，以猪肝一具，去脂膜，柳叶片切，以新汲水洗过，入葱白三茎，细切，入药末半两，于铛锅内，以新汲水二大盏，入盐醋少许，以瓷碗合，煮令水尽，空心，以意食之，吃粥饮下，食后良久，饮暖酒一盏为妙，晚食前再服亦佳。

◆煮附丸《玉机微义》

【主治】妇人经候不调，血气刺痛，腹胁膨胀，头晕恶心，崩漏带下。

【功效】健胃调气。

【药物及用量】香附子（擦去皮，米醋浸一日，用瓦铫煮令醋尽）不拘多少

【炮制】醋糊为丸，如梧桐子大，日干。

【用法】每服五十丸，淡醋汤送下。

◆煮枣神方《疡医大全》

【主治】杨梅疮。

【功效】和血，解毒，通络，杀虫。

【药物及用量】何首乌八两　天花粉　威灵仙　鳖甲（炙）　金银花　皂角刺　川萆薢　白僵蚕　木通　白芷　麻黄　蝉蜕　当归　苍术　川芎各二两　生大黄　生地黄各四两　全蛇蜕一两

【炮制】清水一斗，瓷锅内煎至五六

升，去滓净拣，大黑枣五斤，入汁再煎收至药汁干为度，将枣晒干。

【用法】每服数枚，不时食之，毒渐消，口自收，落靥而愈。

◆煮黄丸《素问病机气宜保命集》

【主治】饮食过多，胸腹胀满，胁肋走气，痃痞刺痛。

【功效】破结积。

【药物及用量】明雄黄（另研）一两 巴豆（去皮心，熬研如泥）五钱

【炮制】入白面二两同研匀，滴水为丸，如梧桐子大，滚浆水煮十二丸，滤入冷浆水内令沉冷。

【用法】每一时用浸药冷药或凉茶送下一丸，一日每时服一丸，尽十二丸，以微利为度，不必尽剂。

◆煮朴丸《是斋百一选方》

【主治】脾胃虚寒，腹痛，不思饮食。

【功效】温中补虚，和胃止痛。

【药物及用量】厚朴（去粗皮） 益智子（连壳） 青皮（去白） 陈皮（去白） 青盐各四两 大枣（去核）二百枚 生姜（洗净，连皮薄切）一斤

【用法】上七味同以水二升，酒二升，醋一升慢火煮令酒水醋尽，焙干，为细末，别用枣肉为丸，如梧桐子大，每服五十丸，温米饮送下，空心食前，此药治腹痛甚妙。

◆煮浮丸《朱氏集验方》

【主治】痰壅眩晕。

【功效】祛风化痰止眩。

【药物及用量】南星（生） 半夏（生） 防风 天麻 面（生）

【用法】上五味，等量，滴水为丸，如梧桐子大，先煮汤令沸滚，方下药四五十丸，煮一二滚，药浮即漉出，用姜汤吞下，不拘时。

◆煮梨汤《太平圣惠方》

【主治】风热攻心，烦闷恍惚，神思不安。

【功效】祛风清热除湿。

【药物及用量】梨三枚（切） 砂糖半两

【用法】上二味，以水一大盏，煎至六分，去滓，食后分温二服。

◆煮天门冬方《太平圣惠方》

【主治】风热烦闷，口干多渴。

【功效】祛风清热，滋阴除烦。

【药物及用量】天门冬（去心）二斤 蜜二合

【用法】上二味，以水五升，煮天门冬十余沸，漉出，以新汲水淘三五遍，沥干，又以水三升，和蜜，又煮三五沸，和汁，收于不津器中，逐日吃三两及饮汁一合。

◆萹蓄汤《杂病源流犀烛》

【主治】肛门痒痛，甚或生虫，甚痒难当。

【功效】下虫清热。

【药物及用量】萹蓄一握

【用法】清水一升，煮取五合去滓，隔夜先不食，明晨空腹时饮之，虫即下。

◆萹蓄散《王氏集验方》

【主治】赤白痢，并小便不通。

【功效】祛湿浊，利小便。

【药物及用量】地萹蓄等量

【用法】上一味，为末，水调服。小便不通，加盐少许。

◆落痔汤《张氏医通》

【主治】痔疮。

【功效】清热，解毒，和血，杀虫。

【药物及用量】黄连 黄柏 黄芩 大黄 防风 荆芥 栀子 槐角 苦参 甘草各一两 朴硝五钱

【用法】分作三剂，清水煎洗，待痔落之后搽生肌散，如痔旁肉不赤肿，枯黑即落，不必搽药。

◆葆真丸《证治准绳》

【主治】九丑五劳七伤，心胸伏热。肾精虚寒，不能生育。

【功效】起阴发阳，安魂定魄，健脾固肾，祛冷除风，安五脏，强筋骨，益精髓，消积聚。

【药物及用量】鹿角胶（锉如豆大，以鹿角霜拌炒成珠）八两 杜仲（去粗末切碎，用生姜汁一两，同蜜少许拌炒断丝，一作盐水

拌炒）三两　干山药（微焙）　白茯苓（去粗皮，人乳汁拌蒸晒干，凡五七天）　熟地黄各二两（一作各三两）　菟丝子（酒蒸捣焙）　山茱萸肉（一作三两）各一两五钱　北五味子川牛膝（去芦，酒蒸）　益智子（去壳，盐水拌炒）　远志（泔煮去骨，一作甘草汤泡去骨）　小茴香（青盐三钱同炒）　川楝子（去皮核，取净肉，酥炙，一作酒煮）川巴戟（酒浸去心，一作酒炒）　破故纸　胡芦巴（同破故纸入羊肠内煮汁尽为度，焙干，羊肠一作羊肾）各一两　柏子仁（去壳，另研如泥）五钱　穿山甲（醋炙）　沉香（另研为细末，勿见火，一作五钱）各三钱　全蝎（去毒）一钱五分（一方无菟丝子、川牛膝、小茴香、柏子、穿山甲、全蝎，一方无川楝子、穿山甲、沉香、全蝎，有龟板胶四两，续断、枸杞子、枳壳各一两，石菖蒲五钱）

【炮制】研为极细末，以好嫩肉苁蓉四两，酒洗去麟甲皮垢，切开，心有黄白膜去之，取净二两，好酒煮烂，捣如糊，同炼蜜和药末，杵匀为丸，如梧桐子大。

【用法】每服五七十丸，渐加至一百丸，空腹时淡秋石汤或温酒送下，以干美物压之。精薄者加鳔胶六两，服七日四肢光泽，唇睑赤色，手足温和，面目滋润，消食开胃，和气轻身，语言清亮，是其效也。

◆葆真止泻汤《杂病源流犀烛》

【主治】精伤，属于阳浮者。

【功效】滋阴益肾，纳阳葆真。

【药物及用量】熟地黄（水煮）　人参（秋石拌）　龙骨　枸杞子　五味子　山药　茯神　牛膝炭各等量

【用法】清水煎服。

◆葛花解毒饮《审视瑶函》

【主治】睛黄视渺。

【功效】疏肝胆，清湿热。

【药物及用量】葛花　黄连（炒黑）　玄参　当归　龙胆草（炒）　茵陈　细甘草　熟地黄　茯苓　栀子仁　连翘　车前子各等量

【用法】清水二杯，煎至八分，去滓食远服。

◆葛花解酲汤《内外伤辨》

【主治】饮酒太过，呕吐痰逆，头痛心烦，胸膈痞塞，手足颤摇，小便不利，大便泄泻。

【功效】健胃祛湿，解酒和脾。

【药物及用量】葛花　白豆蔻　缩砂仁（炒）各五钱　青皮（去瓤）　莲花各三钱　木香五分　橘红　人参　猪苓（去皮）　白茯苓各一钱五分　神曲（炒）　泽泻　干姜　白术（炒）各二钱（一方无莲花，一方无泽泻、干姜、白术，有知母）

【用法】研为极细末和匀，每服三钱，熟汤调下。但得微汗，酒病去矣。不可恃此酗饮，频服取汗，自损天年。

◆葛根牛蒡子汤《外科精义》

【主治】时毒肿痛，脉数而有力者。

【功效】消毒解热。

【药物及用量】葛根　牛蒡子（半生半炒）　贯众　甘草　豆豉各二钱

【用法】研碎，每服三五钱，清水煎服。

◆葛根加半夏汤《伤寒论》

【主治】太阳与阳明合病，不下痢，但呕者。

【功效】祛寒，散湿，和胃，止呕。

【药物及用量】葛根四两　麻黄（去节，汤泡去黄汁，焙干）三两　桂枝　芍药（酒洗）　甘草（炙）各二两　半夏（洗）五合　生姜（切）三两　大枣（擘）十二枚

【用法】清水一斗，先煮葛根、麻黄减二升，去白沫，纳诸药煮取三升，去滓，温服二升，覆取微似汗。

◆葛根白术散《小儿病源方论》

【主治】小儿赤白丹肿毒。

【功效】调肠胃，清湿热。

【药物及用量】葛根三钱　白术　枳壳各一钱　茯苓二钱　木香一钱五分　甘草二钱五分

【用法】锉散，清水煎，不拘时服。

◆葛根麦门冬散《小儿痘疹方论》

【主治】小儿热毒斑疹，头痛壮热，

心神烦闷。

【功效】清肺胃热邪。

【药物及用量】干葛　麦门冬各一钱　石膏　升麻　赤芍　甘草　茯苓　人参各五分

【用法】锉细，加淡竹叶七片，清水一盏，煎至七分，去滓温服。

◆**葛根散**甲《太平圣惠方》

【主治】痈肿，热盛口干，烦渴，或时干呕。

【功效】散热，解毒，和胃。

【药物及用量】葛根　黄芪　升麻　麦门冬（去心）　瓜蒌根　赤芍　栀子仁　生地黄各一两　黄芩七钱五分　生甘草五钱

【用法】锉散，每服四钱，清水一中盏，煎至六分去滓，不拘时温服。

◆**葛根散**乙《太平圣惠方》

【主治】妊娠数月，胸膈烦躁，唇口干渴，四肢热，少食。

【功效】和胃清热。

【药物及用量】葛根（野者不用）　黄芩　人参　葳蕤　麦门冬（去心）　黄芪　甘草各等量

【用法】㕮咀，每服四钱，清水一大盏，加竹茹一团（如钱大）煎至七分，不拘时温服。

◆**葛根散**丙《太平圣惠方》

【主治】风痱言语不转，四肢缓弱，上焦烦壅，心气不利。

【功效】祛风除烦，补虚脾肾。

【药物及用量】葛根（锉）一两　麻黄（去根节）一两　赤芍一两　防风（去芦头）一两　黄芩一两　汉防已一两　桂心一两　白术一两　人参（去芦头）一两　独活一两　芎䓖一两　川升麻一两　牛膝（去苗）一两　石膏二两　陈橘皮（汤浸，去白瓤，焙）一两　羚羊角屑一两　五加皮一两

【用法】上一十七味，捣筛为散，每服四钱，以水一中盏，入生姜半分，煎至五分，去滓，入淡竹沥一合，更煎一两沸，不拘时，温服。

◆**葛根散**丁《太平圣惠方》

【主治】产后伤寒，三日以前，头痛恶风烦热。

【功效】解表发汗，疏散退热。

【药物及用量】葛根（锉）一两　麻黄（去根节）一两　桂心三分　甘草（炙微赤，锉）三分　赤芍三分　柴胡（去苗）一两　细辛三分　厚朴（去粗皮，涂生姜汁，炙微香熟）一两　石膏二两

【用法】上九味，捣粗罗为散，每服四钱，以水一中盏，入生姜半分，煎至六分，去滓，稍热服之，如人行五七里再服，以微汗为度。

◆**葛根散**戊《太平圣惠方》

【主治】妊娠烦躁口干，四肢热，食少。

【功效】养阴益气，生津止渴。

【药物及用量】葛根　黄芩　人参（去芦头）　麦门冬（去心）　葳蕤　黄芪（锉）　甘草（炙微赤，锉）各半两

【用法】上七味，捣筛为散，每服四钱，以水一中盏，入竹茹一分，煎至六分，去滓，温服，不拘时。

◆**葛根散**己《太平圣惠方》

【主治】柔风，筋骨缓慢，脚弱不能行立。

【功效】祛风除湿，补益脾肾。

【药物及用量】葛根（锉）一两　羌活三两　干姜（炮裂，锉）一两　桂心一两半　半夏（汤洗七遍，去滑）一两　防风（去芦头）二两　甘草（炙微赤，锉）一两　天麻二两　麻黄（去根节）二两　天雄（炮裂，去皮、脐）二两　牛膝（去苗）二两　萆薢（锉）二两

【用法】上一十二味，捣筛为散，每服二钱，以水一中盏，入生姜半分，煎至五分，去滓，不拘时，热服，以常有汗为度。

◆**葛根汤**《伤寒论》

【主治】太阳与阳明合病，或利或呕，或小便少，或发热无汗，或喘满不食，或口噤不得语，欲作刚痉。

【功效】解肌，散热，和胃。

【药物及用量】葛根四两 麻黄（去节，一作二两）三两 桂枝（去皮） 芍药 甘草（炙）各二两 生姜三两（切，一作二两） 大枣十二枚（擘）

【用法】㕮咀，清水一斗，先煮麻黄葛根减二升，去上沫，纳诸药煮取三升去滓，温服一升，覆取微似汗，余如桂枝法将息及禁忌。

◆葛根汤《严氏济生方》

【主治】酒疸。

【功效】清湿热，解酒毒。

【药物及用量】干葛二钱 栀子仁 枳实（去瓤，麸炒） 豆豉各一钱 甘草（炙）五分

【用法】清水一盅，煎至七分，不拘时温服。

◆葛根汤《千金方》

【主治】产后中风，口噤仆地，气息迫急，眩冒困顿，并产后诸疾。

【功效】宣壅通络，散热祛痰。

【药物及用量】葛根 生姜各六两 独活（去芦）四两 当归（去芦）三两 甘草（炙） 桂心 白茯苓（去皮） 石膏 人参（去芦） 白术（去芦） 防风（去芦） 川芎各二两

【用法】㕮咀，每服五钱，清水二盏，煎至一盏半去滓，不拘时温服，一日二次。

◆葛根汤《疡医大全》

【主治】齿痛。

【功效】和胃清热。

【药物及用量】葛根二钱 赤芍一钱五分 赤茯苓 甘草各五分

【用法】清水煎服，风胜加荆芥、防风、薄荷叶。火盛加连翘、生地黄、牡丹皮、牛蒡子。

◆葛根汤《疫痧草方》

【主治】身热神清，痧隐疏稀，舌白脉郁，而喉不甚烂者。

【功效】表散热毒。

【药物及用量】葛根 牛蒡 荆芥 蝉衣 连翘 郁金 甘草 桔梗各等量

【用法】清水煎服。

◆葛根汤甲《千金方》

【主治】产后中风，口噤痉痹，气息迫急，眩冒困顿，并产后诸疾。

【功效】解肌祛风，益气养阴。

【药物及用量】葛根 生姜各六两 独活四两 当归三两 甘草 桂心 茯苓 石膏 人参 白术 芎䓖 防风各二两

【用法】上十二味，㕮咀，以水一斗二升，煮取三升，去滓，分三服，日三服。

◆葛根汤乙《千金方》

【主治】四肢缓弱，身体疼痛不遂，妇人产后中柔风。

【功效】祛风止痉，益阴缓急。

【药物及用量】葛根 芍药 桂心 干地黄 羌活各三两 麻黄 甘草各二两 生姜六两

【用法】上八味，以清酒三升，水五升，煮取三升，温服五合，日三服。

◆葛根汤甲《圣济总录》

【主治】产后中风，口面歪僻。

【功效】解肌祛风止痉。

【药物及用量】葛根（锉） 防风（去杈）各一两 枳实（去瓤，麸炒）一两半 附子（炮裂，去皮、脐）一两 独活（去芦头）半两 杏仁（去皮尖、双仁，炒）四十枚 麻黄（去根节，煎，掠去沫，焙）一两

【用法】上七味，锉如麻豆，每服五钱匕，水一盏半，入生姜半分，切，煎七分，去滓，温服，不拘时。

◆葛根汤乙《圣济总录》

【主治】产后霍乱吐利，烦渴不食。

【功效】益气升阳止泻。

【药物及用量】葛根（锉） 人参 白术（锉，炒） 桔梗（炒） 白茯苓（去黑皮）各半两

【用法】上五味，粗捣筛，每服三钱匕，水一盏半，煎至八分，去滓，温服，不拘时。

◆葛根汤《妇人大全良方》

【主治】妊娠临月因发风痉，忽闷愦不识人，吐逆眩倒，小醒复发。

【功效】祛风解表，补虚止痉。

【药物及用量】葛根　贝母（去心）　牡丹皮（去心）　木防己　防风　当归　川芎　白茯苓　桂心（熬，《袖珍方》官桂）　泽泻　甘草各二两　独活　石膏（碎）　人参各三两

【用法】上一十四味，细切，以水九升，煮取三升，分二服。贝母令人易产，若未临月者，升麻代之。忌海藻、菘菜、酢物。

◆**葛根黄芩汤**《赤水玄珠》

【主治】喘咳有汗发热。

【功效】和肺胃，清热邪。

【药物及用量】干葛　黄芩各二钱　黄连　芍药　石膏各一钱　五味子十一粒　甘草五分

【用法】清水煎服。

◆**葛根黄芩黄连汤**《伤寒论》

【主治】阳明病大热下利，或喘而汗出喘。

【功效】和胃，清肠，化热。

【药物及用量】葛根八两　黄芩　黄连各三两　甘草（炙）二两

【用法】清水八升，先煮葛根减二升，纳诸药煎取二升去滓，分温再服。

◆**葛根葱白汤**《伤寒总病论》

【主治】伤寒，服葱白汤后，头痛未解者。

【功效】散滞，解热。

【药物及用量】葛根一钱五分　葱白（连须）四根　芍药　知母各一钱五分　川芎二钱　生姜二片

【用法】清水煎，温服，痛未止再服。

◆**葛根解肌汤**《张氏医通》

【主治】麻疹初起，发热咳嗽或乍凉乍热。

【功效】发表解肌，达邪清热。

【药物及用量】葛根　前胡　荆芥　鼠粘子　连翘　赤芍　蝉蜕　木通各等量　生甘草减半

【用法】清水煎服。

◆**葛根解肌汤**《太平惠民和剂局方》

【主治】伤寒，温病，时行寒疫，头痛项强，发热恶寒，肢体拘急，骨节烦疼，腰脊强痛，胸膈烦闷。

【功效】解肌清热。

【药物及用量】葛根三钱　黄芩二钱　赤芍一钱五分　肉桂一钱　甘草八分　麻黄五分

【用法】加生姜大枣，清水煎服。

◆**葛根解毒汤**《痘疹心法》

【主治】痘疹，发热时便大渴，热在里者。

【功效】清胃热，养阴生津。

【药物及用量】葛粉　天花粉　麦门冬　生地黄　升麻各等量　甘草减半

【用法】锉细，糯米泔水一盏，煎至七分去滓，加茅根自然汁一合服之。

◆**葛根橘皮汤**《外台秘要》

【主治】冬温始发，肌肉斑烂，瘾疹如锦纹，心闷而咳，呕吐清汁及麻痘等证。

【功效】祛邪，透表，清热。

【药物及用量】葛根　橘皮（去白）　杏仁（去皮尖）　知母（炒）　黄芩　麻黄（去节）　甘草（炙）各五钱

【用法】锉散，每服三钱，清水一盏，煎至半盏去滓，不拘时温服。

◆**葛根橘皮汤**《经验良方》

【主治】温毒发斑，肌肉烂，瘾疹如锦纹，或咳，心闷，但呕清汁。

【功效】泻阳明热。

【药物及用量】知母　甘草　麻黄　杏仁　葛根　橘皮　黄芩各半两

【用法】上七味，㕮咀，每服五钱，水一盏，煎至六分，量大小温服。

◆**葛根麻黄汤**《三因极一病证方论》

【主治】刚痉，无汗，小便少，气上冲胸，口噤不能语。

【功效】祛风止痉缓急。

【药物及用量】葛根四两　麻黄（去节）三两　桂心　白芍　甘草

【用法】上五味，锉散，每服四钱，水

盏半，姜五片，枣三枚，煎七分，去滓，食前服。

◆**葛根饮**《圣济总录》

【主治】产后虚烦热渴。

【功效】益气生津止渴。

【药物及用量】葛根（锉）　人参各一两　白茯苓（去黑皮）半两　肉桂（去粗皮）一两　甘草（炙）半两　槟榔（锉）一枚　芎䓖　赤芍　麦门冬（去心，焙）各半两

【用法】上九味，捣为粗末，每服三钱匕，水一盏，煎至七分，去滓，温服，不拘时。

◆**葛根饮子**《太平圣惠方》

【主治】妊娠时气，烦热口干，头痛。

【功效】解表清热除烦。

【药物及用量】葛根（锉）半两　石膏一两　栀子仁二七枚　白米半合　麻黄半两（去根节）　豉一合　葱白二茎（并发）

【用法】上七味，细锉，以水两大盏，煎至一盏三分，去滓，不拘时，分温为三服，以汗出为效。

◆**葛根丸**《十形三疗》

【主治】消渴，消肾。

【功效】清热生津止渴。

【药物及用量】葛根三两　瓜蒌三两　铅丹二两　附子（炮，去皮、脐）一两

【用法】上四味，捣罗为细末，炼蜜为丸，梧桐子大，每服十丸，日进三服，治日频饮水者。春夏去附子。

◆**葛根汁**《圣济总录》

【主治】消渴烦热，心中狂乱。

【功效】清热生津止渴。

【药物及用量】生葛根（去皮，五斤，细切，木杵臼中烂捣研如泥，净布捩取汁一瓷碗）　白蜜两匙

【用法】上二味，同搅匀，不限早晚，渴即饮一盏，量力饮之，频服亦不损人。

◆**葛犀汤**《疫痧草方》

【主治】灼热神烦，喉腐，脉弦，痧瘾成片，不分颗粒，无汗舌垢。

【功效】清热解毒。

【药物及用量】葛根　犀角　牛蒡　桔梗　连翘　栀子（炒黑）　蝉衣　荆芥　马勃　山楂炭　人中黄各等量

【用法】清水煎服。

◆**葛黄丸**《医学入门》

【主治】呕血。

【功效】和胃清热止血。

【药物及用量】葛花三两（如无，以根代之）　黄连四两

【炮制】共研细末，大黄熬膏为丸，如梧桐子大。

【用法】每服一百丸，熟汤送下。

◆**葛粉饮**《圣济总录》

【主治】血痢，日夜数十行。

【功效】升阳止痢。

【药物及用量】葛粉　白蜜各一两

【用法】上二味，相和，新汲水四合调，空腹服之。

◆**葛粉丸**《王氏集验方》

【主治】酒痢便血及一切风热，皮肤瘙痒。

【功效】燥湿止痒，疏风消肠。

【药物及用量】黄柏　苦参　葛粉　枳壳　荆芥穗各等量

【用法】上五味，等量，为细末，米糊丸，如梧桐子大，每服五十丸，空心，米饮下。

◆**葛粉粥**《食医心鉴》

【主治】中风，手足不遂，言语謇涩，呕吐烦躁，昏愦，不下食。

【功效】祛风通脉。

【药物及用量】白粱粟饭（以浆水浸）半升　葛粉四两

【用法】上一味，漉出粟饭，以葛粉拌令匀，于豉汁中煮，调和食之。

◆**葛粉索饼**《食医心鉴》

【主治】风心脾热，言语謇涩，精神昏愦，手足不遂。

【功效】祛风除热，宣畅气机。

【药物及用量】葛粉四两　荆芥一握（《圣惠方》加香豉二合）

【用法】上二味，以水四升，煮荆芥六

七沸，去滓，澄清，软和葛粉作索饼，于荆芥汁中食之。

◆**葛粉拨刀方**《太平圣惠方》

【**主治**】中风，手足不遂，言语謇涩，精神昏愦。

【**功效**】祛风补髓。

【**药物及用量**】葛粉四两　荆芥半两　葱白一握（切）　生姜半两（切）　川椒五十枚（去目及闭口者）　香豉一合　盐花半两　羊筒骨髓一两

【**用法**】上八味，以水五大盏，先煎荆芥等取汁三盏，和葛粉切作拨刀，入汁中煮熟，顿食之。

◆**葫芦酒**《证治准绳》

【**主治**】鼻塞，眼昏疼痛，胸闷。

【**功效**】宣壅通气。

【**药物及用量**】葫芦子（碎）适量

【**用法**】醇酒五合浸，春三、夏一、秋冬七日，少少纳鼻中。

◆**葱白丸**《中国医学大辞典》

【**主治**】妇人受寒气郁，腹痛经闭。

【**功效**】和血，通气，散郁。

【**药物及用量**】阿胶　香附各二两　川芎　当归　厚朴各三两

【**炮制**】研为末，将胶烊化，葱白、姜汁为丸，如梧桐子大。

【**用法**】每服三钱，熟汤送下。

◆**葱白酒**《沈氏尊生书》

【**主治**】脱阳。因大吐大泄后，四肢厥冷，不省人事；或交接后，小腹肾痛，外肾搐缩，冷汗出。

【**功效**】通阳。

【**药物及用量**】葱白三七茎

【**用法**】打烂，酒煮灌之，阳起即回。

◆**葱白散**《王氏博济方》

【**主治**】胸腹一切冷气不和，攻搅刺痛，妇人胎前产后腹痛胎动，血刺痛，以及血脏宿冷、百节倦痛、肌体怯弱、劳伤滞痞等证。

【**功效**】通阳散滞，调气消积。

【**药物及用量**】连须葱白二寸（拍破）　川芎　当归　枳壳（去瓤，麸炒）　厚朴（姜汁制炒）　桂心　干姜（炮）　芍药　舶上茴香（炒）　青皮　川楝子（炒）　木香（炮）　熟地黄（一作干地黄）　麦芽（炒）　三棱（煨）　蓬莪术（醋浸，焙）　茯苓　神曲（炒）　人参各一两　大黄半两　诃子半两

【**用法**】研为细末，每服三钱，清水一盏，入盐五分，煎至七分，食前服。如大便秘涩去盐，加大黄；大便溏利加诃子。

◆**葱白散**《拔粹方》

【**主治**】妇人一切冷气不和及本脏膀胱气攻冲疼痛，产前后腹痛，胎不安，忽血刺痛，宿冷带痞。

【**功效**】温经养血，理气止痛。

【**药物及用量**】川芎　当归　枳壳　厚朴　桂心　干姜　芍药　青皮　木香　麦芽　三棱　莪术　茯苓　神曲　人参　川楝子　熟地黄　舶上茴香各等量

【**用法**】上一十八味为细末，每服三钱，水一盏，连根葱白二寸，拍破，盐半钱，煎至七分，温服。纳大黄、诃子宜相度，病状如大便不利，入大黄同煎，却不入盐；如大便自利，入诃子煎。

◆**葱白汤**《千金方》

【**主治**】妇人妊娠七月，忽惊恐摇动，腹痛，猝有所下，手足厥冷，脉若伤寒，烦热腹满短气，常苦颈项及腰背强。

【**功效**】通阳和络，调气行血。

【**药物及用量**】葱白（长三四寸者）十四茎　半夏　麦门冬各一升　旋覆花二合　黄芩一两　人参一两五钱　甘草　当归　黄芪各三两　阿胶四两　生姜八两

【**用法**】㕮咀，清水二升，煮减半，纳清酒三升，并阿胶煎取四升。每服一升，日三夜一次，温卧当汗出。若不出者加麻黄二两，煮服如前法。如秋后勿强责汗，或以黄雌鸡一只，割咽取血，纳酒中，煮鸡取汁以煎药。

◆**葱白汤**《全生指迷方》

【**主治**】猝暴小便不通，脐腹膨急，气上冲心，闷绝欲死，由忍尿劳役，或从惊

恐，气不所伸，乘并膀胱，气冲脬系不正，脉右手急大。

【功效】通阳，散结。

【药物及用量】葱白二茎　陈皮三两　冬葵子一两

【用法】锉散，清水五升，煮取二三升，分温三服。

◆**葱白汤**《圣济总录》

【主治】中水毒，溪毒，如伤寒状。

【功效】通阳，解毒，发表。

【药物及用量】葱白（切）一握　豆豉五合　葛根二两　升麻七钱五分

【用法】锉如豆大，每服四钱匕，清水二钱，煎至一盏去滓，不拘时温服，移时再服。

◆**葱白汤**《太平圣惠方》

【主治】妊娠伤寒及胎上逼心，胸烦闷，脉沉滑者。

【功效】通阳散滞。

【药物及用量】葱白（连须）二七茎

【用法】煮汁饮之，若胎未死即安，已死即出，不效再服。

◆**葱白汤**甲《千金方》

【主治】冷热膈痰，发时头痛闷乱，欲吐不得者。

【功效】理气止呕，止痛除烦。

【药物及用量】葱白二七茎　乌头　甘草　真珠　恒山各半两　桃叶一把（一作枇杷叶）

【用法】上六味，㕮咀，以水酒各四升和，煮取三升，去滓，内珠，每服一升，吐即止。

◆**葱白汤**乙《千金方》

【主治】妊娠胎动不安，腹痛。

【功效】养阴固冲。

【药物及用量】葱白（切）一升　阿胶二两　当归　续断　芎劳各三两

【用法】上五味，㕮咀，以水一斗，先煮银六七两，取七升，去银纳药，煎取二升半，下胶令烊，分三服，不瘥重作。

◆**葱白汤**《妇人大全良方》

【主治】妇人猝暴小便不通，小腹膨急，气上冲心，闷绝欲死，此由暴气乘并膀胱，或从忧惊，气无所伸，郁闭而不流，气冲脬系不正，诊其脉，右手涩小，左手急大。

【功效】行气通经，利尿通淋。

【药物及用量】橘皮三两　葵子一两　葱白一茎

【用法】上三味㕮咀，水五升，煮取二升，分三服。

◆**葱白饮子**《太平圣惠方》

【主治】小儿百日内小便不通，心神烦闷，脐下痞满。

【功效】通便除烦。

【药物及用量】葱白（切）一茎　乳汁三合

【用法】上二味，同煎至一合半，去滓，分温为三服，相去如人行十里以来再服，以利为度。

◆**葱白雌鸡汤**《太平圣惠方》

【主治】妊娠七月，忽惊恐动摇，腹痛，猝有所下，手足厥冷，脉若伤寒，烦热，腹满短气，常苦颈项及腰背强。

【功效】补虚降气，解表除烦。

【药物及用量】葱白十四茎　半夏（汤浸七遍，去滑）一两　生姜二两　甘草（炙微赤）半两　黄芪一两　黄芩一两　旋覆花半两　阿胶（捣碎，炒令黄燥）二两　人参（去芦头）一两

【用法】上九味，细锉，先取黄雌鸡一只，理如食法，先以水一斗，煮鸡取汁五升，去鸡纳药，煎至三升，入酒二升，煎至四升，去滓，每于食前温服一小盏。

◆**葱乳汤**《证治准绳》

【主治】小儿出生小便不通。

【功效】通滞。

【药物及用量】葱白三四寸

【用法】破之，乳汁半盏煎灌（一方以生葱捣烂，乳拌，入儿口内，再与乳吮，咽下即通）。

◆**葱涎膏**《幼幼新书》

【主治】小儿生三五日，鼻塞气急，饮乳啼叫不止。

【功效】宣壅消积。

【药物及用量】葱叶　猪牙皂角（为末去皮）各七条

【用法】研烂，同皂角末同膏贴囟门上即瘥。

◆**葱涎膏**《太平圣惠方》

【主治】耵聍塞耳聋，强坚挑不可得出者。

【功效】通滞祛塞，散寒开窍。

【药物及用量】葱汁三合　细辛（去苗）　附子（炮，去皮）各二钱五分

【用法】细辛、附子研为末，葱汁调令稀，灌入耳中。

◆**葱豉安胎汤**《删繁方》

【主治】胎动不安。

【功效】通气，养血，安胎。

【药物及用量】葱白　香豉（熬）各一升　阿胶（炙）二两

【用法】清水三升，先煮葱豉取一升去滓，入胶再煎令烊，日夜可服三四剂。

◆**葱蜜膏**《验方新编》

【主治】无名肿毒，初起肿痛，尚未成脓者。

【功效】通气解毒。

【药物及用量】葱头　白蜜　灰面各等量

【用法】捣融烘热敷之。

◆**葱归搨肿汤**《医宗金鉴》

【主治】痈疽，疮疡，初肿将溃者。

【功效】通气活血，消痈排脓。

【药物及用量】葱头七个　当归　独活　白芷　甘草各三钱

【用法】清水三大碗，煎至汤醇滤去滓，绢帛蘸汤热洗，以疮内热痒为度，如温再易之。

◆**葱矾散**《医学入门》

【主治】疔疮及一切恶疮初起，发热恶寒者。

【功效】通气解毒。

【药物及用量】葱白七个　明矾（研细）三钱

【用法】共研烂，分作二块，每服一块，热酒一盅送下，服完即睡，盖被取汗。如无汗再服葱头汤一盅，少顷汗出如淋，其病若失。

◆**葱白七味饮**《外台秘要》

【主治】天行愈后劳复状如伤寒初有，伤寒病愈后，阴阳肾易复如初。

【功效】养血解表。

【药物及用量】葱白三钱　葛根三钱　新豉二钱　生姜二钱　生麦门冬三钱　干地黄三钱　劳水八升

【用法】劳水煎服，忌芜荑。

◆**葱粥**《寿亲养老书》

【主治】妊娠数月未满，损动。

【功效】健肝安胎。

【药物及用量】葱三茎　糯米三合

【用法】上二味，以葱煮糯米粥食之，如产后血晕，用之亦效。

◆**葱胶汤**《圣济总录》

【主治】妊娠及产后大便不通。

【功效】通利二便。

【药物及用量】葱白（切）一茎　牛皮胶（大者，捶碎）二片

【用法】上二味，以水一盏半，煎令胶烊尽，去滓顿服。

◆**葵子茯苓散**《金匮要略》

【主治】妊娠有水气，身重，小便不利，淋沥恶寒，起即头眩。

【功效】利水通淋。

【药物及用量】葵子一升　茯苓三两

【用法】杵为散，每服方寸匕，日二服，小便利即愈。

◆**葵子散**《证治准绳》

【主治】小儿石淋，涩痛不可忍。

【功效】利水通淋，清热排石。

【药物及用量】冬葵子一两　石楠　榆白皮（锉）　石韦（去毛）　木通（锉）各五钱　滑石一两

【用法】捣罗为末，每服五分，葱白汤调下，一日二次，量儿大小加减。

◆**葵子散**《直指小儿方》

【主治】小儿诸淋。

【功效】利水通淋。

【药物及用量】冬葵子　车前子　木通　桑白皮（炒）　瞿麦　赤茯苓　栀子　甘草（炙）各等量

【用法】清水一盏煎服。

◆**葵子散**甲《太平圣惠方》

【主治】难产胎不转动者。

【功效】利下助产。

【药物及用量】葵子一合　桂心一两半　甘草（炙微赤，锉）半两　滑石三分　榆白皮（锉）一两

【用法】上五味，捣粗罗为散，每服四钱，以水一中盏，煎至六分，去滓，温服。神巧万全方同。

◆**葵子散**乙《太平圣惠方》

【主治】妇人小便不通及大便难。

【功效】利尿通淋，泻下通便。

【药物及用量】葵子　车前子　川大黄（锉，微炒）　冬瓜仁　当归各三分　木通半两（锉）　滑石一两　甘草（炙微赤，锉）半两

【用法】上八味，捣筛为散，每服三钱，以水一中盏，煎至六分，去滓，食前温服。

◆**葵子散**丙《太平圣惠方》

【主治】产后小肠风气隔闭，淋涩不通。

【功效】利水通淋清热。

【药物及用量】葵子一两　滑石三分　黄芩三分　瞿麦半两　灯心一分　白石英粉一两　防葵半两　甘草（炙微赤，锉）一分

【用法】上八味，捣筛为散，每服三钱，以水一中盏，煎至六分，去滓，温服，日三四服。

◆**葵子散**丁《太平圣惠方》

【主治】妊娠身体浮肿，小便不利，洒淅恶寒。

【功效】利水除湿。

【药物及用量】葵子二两　赤茯苓二两　汉防己二两

【用法】上三味，捣细罗为散，每于食前服，以粥饮调下一钱。

◆**葵子散**《三因极一病证方论》

【主治】妊娠小便不利，身重恶寒，起则眩晕及水肿者。

【功效】健肝利水。

【药物及用量】葵子五两　茯苓三两

【用法】上二味为末，每服二钱匕，米饮调下，小水利则愈。

◆**葵子散**《妇人大全良方》

【主治】妊娠小便不利，身重恶寒，起则眩晕及水肿者。

【功效】清热利水。

【药物及用量】葵子五两　赤茯苓三两

【用法】上二味为末，每服二钱，米饮调下，小水利则愈。一方无茯苓，有榆白皮一两。

◆**葵子汤**《古今录验》

【主治】妊娠得病六七日以上，身热入脏，二便不利。

【功效】利小便，泻内热。

【药物及用量】冬葵子二升　滑石四两

【用法】碎，清水五升，煮取一升，去滓尽服，须臾当下便愈。或用冬葵子一合，川朴硝二两，每服三钱，清水煎，温服。

◆**葵子汤**《严氏济生方》

【主治】膀胱湿热，腹胀，小便不通，口舌干燥，咽肿不利。

【功效】清热，利水通淋。

【药物及用量】冬葵子　赤茯苓　猪苓　枳实　瞿麦　车前子　木通　黄芩　滑石　甘草各等量

【用法】每服五钱，加生姜五片，清水煎，空腹时服。

◆**葵子汤**《千金方》

【主治】妊娠，曾伤八月胎者，当预服此。

【功效】清热安胎。

【药物及用量】冬葵子二升　甘草　厚朴各二两　白术　柴胡各三两　芍药四两　生姜六两　大枣二十枚

【用法】㕮咀，清水九升，煮取三升，分三服，一日三次，凡十日一剂（一方用乌雌鸡一只，煮汁煎服）。

◆**葵子汤**《圣济总录》

【主治】妊娠数日不产。

【功效】利下助产。

【药物及用量】冬葵子（炒）一合　滑石（碎）　瞿麦（去根，锉）各一两　丹参（锉）一两半

【用法】上四味，粗捣筛，每服四钱匕，水一盏半，煎至八分，去滓，下牛酥、白蜜各半合，再煎至六分，食前温服，入月预服。

◆**葵子汤**《妇人大全良方》

【主治】妊娠得病六七日以上，身热入脏，大小便不利。

【功效】清热通淋安胎。

【药物及用量】葵子二升　滑石（碎）四两

【用法】上二味，以水五升，煮取一升，去滓尽服，须臾当下，便愈。

◆**葵石散**《小儿卫生总微论方》

【主治】小儿小便不通闷乱者。

【功效】利小便。

【药物及用量】冬葵根（锉）一握　滑石　木通各一两　牵牛子（炒）五钱

【用法】捣为粗末，每服一钱，清水一大盏，加灯心、葱白各少许，煎至六分去滓，乳食前温服。

◆**葵根汤**《千金方》

【主治】产后淋涩。

【功效】利尿通淋。

【药物及用量】葵根二两　车前子一升　乱发（烧灰）　大黄　桂心　滑石各一两　通草三两　生姜六两　冬瓜汁七合（一作汁）

【用法】上九味，㕮咀，以水七升，煮取二升半，分三服。

◆**葵根汤**《妇人大全良方》

【主治】产后淋沥。

【功效】利尿通淋。

【药物及用量】葵根（干者）二两　通草二两　车前子一升　乱发灰　大黄　桂心各一两　冬瓜汁七合　生姜六两　滑石（末别研）一两

【用法】上九味，切，以水七升，煮取二升半，去滓，下滑石末，分三服。

◆**葵根散**《太平圣惠方》

【主治】产后小便淋涩，脐下满闷。

【功效】利尿通淋，通下活血。

【药物及用量】冬葵根一两　车前子三分　滑石一两　冬瓜仁三分　木通（锉）一两　川大黄（锉碎，微炒）三分　桂心一分

【用法】上七味，捣筛为散，每服三钱，以水一中盏，煎至六分，去滓，温服，日三四服。

◆**葵根饮子丸**《太平圣惠方》

【主治】妇人小便不通。

【功效】利尿通淋。

【药物及用量】葵根一两　滑石半两　半两（锉）紫葛　瞿麦半两　白茅根三分

【用法】上五味，细锉和匀，每服半两，以水一大盏，入葱白五寸，煎至五分，去滓，每于食前温服。

◆**葶枣散**《金匮要略》

【主治】肺痈，喘不得卧；支饮胸满者。

【功效】泻肺，行水平喘。

【药物及用量】葶苈（炒）

【用法】研为末，每服二钱，大枣十枚，煎汤调下。

◆**葶苈丸**《小儿药证直诀》

【主治】小儿乳食冲肺，伤风咳嗽，面赤痰盛，身热喘促。

【功效】泻肺利水，止咳平喘。

【药物及用量】甜葶苈（去土，隔纸微炒）　黑牵牛（微炒）　杏仁（去皮尖，炒，另研如膏）　汉防己各一两

【炮制】研为细末，入杏膏拌匀，蒸陈枣肉和再捣为丸，如麻子大。

【用法】每服五丸至七丸，乳食后或临夜淡生姜汤送下，量儿大小加减。

◆**葶苈丸**《圣济总录》

【主治】涌水，腹满不坚，疾行则濯濯有声。

【功效】泻肺行水。

【药物及用量】甜葶苈（隔纸炒）　泽泻　椒目　杏仁　桑白皮　猪苓（去黑皮）各五钱　牵牛子（炒）半两

【炮制】研为细末，炼蜜为丸，如梧桐子大。

【用法】每服二十丸，葱白汤送下，以利为度。

◆**葶苈丸**《兰室秘藏》

【主治】心下痞，胸中不利。

【功效】泻肺逐水，和胃化积。

【药物及用量】苦葶苈（酒洗炒）　人参　柴胡　独活　甘草（炙）　羌活　黄芩（半炒半酒洗）各三钱　半夏（洗）　厚朴（炙）　石膏　青皮各五分　当归身七分　白豆蔻仁　缩砂仁　茵陈（酒制炒）　干葛各一钱

【炮制】研为细末，汤浸蒸饼和匀，筛子内擦如米大。

【用法】每服二钱，临卧时白汤少许送下。

◆**葶苈丸**《外台秘要》

【主治】消渴后成水病浮肿。

【功效】泻肺逐水，消肿。

【药物及用量】甜葶苈（隔纸炒）　瓜蒌仁　杏仁（汤浸去皮尖及双仁，麸炒黄）汉防己各一两

【炮制】共研细末，炼蜜为丸，如梧桐子大。

【用法】每服三十丸，食前赤茯苓煎汤送下，每日三四次。

◆**葶苈丸**《全生指迷方》

【主治】先因小便不利，后身面浮肿，经水不行，此水乘瘀血，名曰水分。

【功效】泻水积。

【药物及用量】甜葶苈（隔纸焙）　续随子（去皮）各五钱　干笋末一两

【炮制】共研细末，红枣肉为丸，如梧桐子大。

【用法】每服七丸，萹蓄煎汤送下，大便利者减葶苈、续随子各一钱，加白术五钱。

◆**葶苈丸**《麻症集成》

【主治】麻疹没后，水入肺，咳嗽喘急。

【功效】泻肺逐水，降气平喘。

【药物及用量】葶苈（炒）　杏仁（煨）　防己（酒炒）　莱菔子（炒）　白牵牛（炒）　茯苓各等量

【炮制】研为细末，滴水泛丸，如梧桐子大。

【用法】每服三五十丸，食后熟汤送下。

◆**葶苈丸**甲《太平圣惠方》

【主治】支饮，心膈痞急，咳逆短气，不能下食。

【功效】降逆止咳，宽胸消痞。

【药物及用量】甜葶苈二两　半夏一两　诃黎勒皮一两　前胡一两　紫苏子半两　木香半两　桂心一两　槟榔一两

【用法】上八味，捣罗为末，炼蜜和丸，如梧桐子大，每于食前，以温酒下二十丸。

◆**葶苈丸**乙《太平圣惠方》

【主治】支饮久不瘥，大腹水肿，喘促不止。

【功效】攻逐水饮，利水平喘。

【药物及用量】芫花（醋拌，炒令干）一分　甘遂一分　大戟（锉碎，微炒）一分

【用法】上三味，捣细罗为散，每于空心，浓煎枣汤，调下半钱，以利为度。

◆**葶苈丸**甲《圣济总录》

【主治】支饮，气喘不得息。

【功效】行气平喘化饮。

【药物及用量】甜葶苈（炒）　木香　半夏（汤洗七遍，去滑，焙）各一两

【用法】上三味，捣罗为末，生姜自然汁煮面糊和丸，如梧桐子大，每服二十丸，生姜汤下，不拘时。

◆**葶苈丸**乙《圣济总录》

【主治】解肺热，利胸膈，化痰止嗽。

【功效】清肺利膈，化痰止咳。

【药物及用量】甜葶苈二两（隔纸炒）　防己半两　麻黄（去根）一分　杏仁（去皮尖、双仁，麸炒）半两　黑牵牛（内将二两

生杵取末半两，余三两于铫子内炒，候匀热，便杵为末，称三分）五两

【用法】上五味，捣研极细，拌匀，以枣肉和丸，如梧桐子大，每服二十丸，煎桑根白皮生姜汤下，不拘时服。

◆**葶苈丸**丙《圣济总录》

【主治】消渴下冷，小便浓白如泔，呕逆不下食。

【功效】补肾止渴。

【药物及用量】葶苈子（慢火炒，别捣如膏）一两半　枳壳（去瓤，麸炒）　肉桂（去粗皮）　羚羊角（镑）　白茯苓（去黑皮）　柴胡（去苗）　鳖甲（去裙襕，醋浸炙）　防风（去杈）　菟丝子（酒浸两宿，焙干，炒，别捣）　牛膝（去苗）　安息香各三分　陈橘皮（汤浸，去白，焙）一两

【用法】上一十二味，捣罗为末，炼蜜和剂，酥涂杵捣匀熟，丸如梧桐子大，每服三十丸，空腹酒下。

◆**葶苈大枣泻肺汤**《金匮要略》

【主治】肺痈，喘不得卧，胸满胀，一身面目浮肿，鼻塞清涕出，不闻香臭酸辛，咳逆上气，喘鸣迫塞及支饮不得息。

【功效】祛水利肺，止咳平喘。

【药物及用量】葶苈轻者五钱　重者（熬令黄色，捣丸如鸡子大，一作甜苦各半）一两　大枣（擘，一作十五枚，一作轻者五枚，重者十枚）十二枚

【用法】清水三升，煮枣取二升，去枣纳葶苈，煮取一升，食后顿服。弱者减服，则吐脓血。忌食盐酱等物，肺痈胸满胀，三日一剂可至三四剂，须先服小青龙汤一剂再进。

◆**葶苈子散**《经效产宝》

【主治】妊娠遍身红肿者。

【功效】逐水湿。

【药物及用量】葶苈子一两　白术五两　茯苓　桑白皮　郁李仁各二两

【用法】研为粗末，清水六升，煮取二升，分温三服，小便利即瘥。

◆**葶苈木香散**《宣明论方》

【主治】温热内外甚，水肿腹胀，小便赤涩，大便滑泄。

【功效】逐水化湿。

【药物及用量】葶苈　泽泻　猪苓　茯苓　白术　官桂　木通　木香　甘草各五分　滑石二钱

【用法】锉散，清水一盏，煎至半盏，煎至半盏。空腹时温分二服，忌食油腻等物。

◆**葶苈苦酒汤**《类证活人书》

【主治】伤寒七八日，内热不解。

【功效】逐水宣涌。

【药物及用量】葶苈（研，一作三钱）一合　苦酒一升五合（一作一升，一作三合）生艾汁八两（如无，以干艾洗浸湿，捣汁代之，一作一合）

【用法】苦酒煎葶苈，入艾汁再煎三五沸，取七合去滓，温分三服（一作清水煎），探吐取汗。

◆**葶苈散**《严氏济生方》

【主治】过食煎煿，或饮酒过度，致肺壅喘不得卧及肺痈咽燥不渴，浊唾腥臭。

【功效】泻肺热，逐痰水，利湿排脓。

【药物及用量】甜葶苈（炒）　桔梗　瓜蒌子　薏苡仁　升麻　桑皮　葛根各一两　甘草（炙）五钱

【用法】为散，每服三钱，清水煎服。

◆**葶苈散**《世医得效方》

【主治】肺痈，咳嗽气急，睡卧不安，心胸胀满。

【功效】利肺，行水，解毒，平喘。

【药物及用量】甜葶苈子（隔纸炒赤色）二两五钱　百合（炒）　白附子　北五味子（炒）　甘草节　玄参　款冬花　百药煎　紫菀（去木）各一两　大朱砂（另研）五钱

【用法】研为末，每服二钱，灯心汤调下。

◆**葶苈散**甲《太平圣惠方》

【主治】妇人乳痈疮肿，焮热疼痛。

【功效】下气行水，透脓消痈。

【药物及用量】甜葶苈一两　赤芍三分　白芷一两　丁香三分　黄芪（锉）一两　羊

桃皮（锉）一两 硝石三分 半夏（汤洗七遍，去滑）一两 白蔹一两 莽草半两 木香一两 木鳖子（去壳）一两

【用法】上一十一味，捣细罗为散，用酸浆水调和令匀，摊于故帛上贴之。

◆葶苈散乙《太平圣惠方》

【主治】小儿咳嗽喘促，胸背满闷，坐卧不安。《永类钤方》治咳嗽有痰，气急如齁船。

【功效】止咳平喘。

【药物及用量】甜葶苈（隔纸炒令紫色）半两 麻黄（去根节）一分 贝母（煨微黄）一分 甘草（炙微赤，锉）一分 杏仁（汤浸，去皮尖、双仁，麸炒微黄）一分

【用法】上五味，捣粗罗为散，每服一钱，以水一小盏，煎至五分，去滓，分温日四五服，量儿大小，以意加减。

◆葶苈散丙《太平圣惠方》

【主治】上气喘急，胸中满闷，身面浮肿。

【功效】化痰，降气，除满。

【药物及用量】甜葶苈（隔纸炒令紫色）三分 枳壳（麸炒微黄，去瓤）三分 赤茯苓一两 桑根白皮（锉）一两 汉防己半两 陈橘皮（汤浸，去白瓤，焙）二分 甘草（炙微赤，锉）半两

【用法】上七味，捣筛为散，每服四钱，以水一大盏，入生姜半分，枣三枚，煎至五分，去滓，温服，不拘时。

◆葶苈散丁《太平圣惠方》

【主治】产后风虚气壅，通身浮肿，腹胁满闷，上气促，不欲食。

【功效】泻肺平喘，行气消肿。

【药物及用量】甜葶苈（隔纸炒令紫色）一两 枳壳（麸炒微黄，去瓤）一两 桑根白皮（锉）一两半 当归（锉，微炒）三分 大腹皮（锉）一两 木香半两 紫苏叶一两 陈橘皮（汤浸，去白瓤，焙）一两 郁李仁（汤浸，去皮）一两

【用法】上九味，捣筛为散，每服四钱，以水一中盏，入生姜半分，煎至六分，去滓，温服，不拘时。

◆葶苈散《严氏济生方》

【主治】肺壅，咳唾脓血，喘急不得睡卧。

【功效】理肺止咳，平喘止血。

【药物及用量】甜葶苈（隔纸炒令紫色）二两半

【用法】上一味为末，每服二钱，水一盏，煎六分，不拘时温服。

◆葶苈散《三法六门》

【主治】肺气喘满，痰嗽，眠卧不安，不思饮食。

【功效】理肺止喘，化痰理气。

【药物及用量】苦葶苈 蛤粉各三钱 桑白皮 山栀子 人参 荆芥穗 薄荷叶 赤茯苓（去皮） 陈皮（去白） 桔梗 杏仁 甘草各半两

【用法】上一十二味，为末，每服三钱，水一大盏，入生姜三片，煎至六分，去滓，温服，食后服。

◆葶苈汤甲《永类钤方》

【主治】食炙煿饮酒，致肺壅喘不得卧及肺痈咽燥不渴，浊唾腥臭。

【功效】理肺平喘，消热化痈。

【药物及用量】甜葶苈（炒） 桔梗 瓜蒌仁 川升麻 薏苡仁 桑白皮（炙） 粉葛各一两 甘草半两（炙）

【用法】上八味，姜煎，食后服。

◆葶苈汤乙《永类钤方》

【主治】肺痈咳血。

【功效】理肺消痈止血。

【药物及用量】马兜铃 桑白皮 地骨皮（并蜜微炙） 桔梗 薏苡仁各等量

【用法】上五味，食后，粳米一杯，入生地黄汁少许。

◆葶苈汤《圣济总录》

【主治】咳嗽，面目浮肿，涕唾稠黏，不可喘息。

【功效】止咳平喘，利水消肿。

【药物及用量】葶苈子一两（纸隔炒，别研） 桑根白皮（锉） 紫菀（去苗土）各一两半 槟榔（锉）三枚 木通（锉）一两半 郁李仁（炒）一两

【用法】上六味，除葶苈外，并㕮咀如麻豆，每服五钱匕，水一盏半，煎至一盏，入葶苈膏少许，更煎一二沸，去滓，食后温服。

◆**葶苈清肺汤**《袖珍方》

【主治】上喘热盛，痰嗽。

【功效】降气平喘，清热化痰。

【药物及用量】地骨皮三钱　桑白皮（炒）　杏仁（炒）　柴胡各五钱　大黄一两　黄芩五钱　苦葶苈一两　秦艽四钱

【用法】上八味，㕮咀，每服一两，水一盏半，煎至八分，去滓，入饧稀一匙，通口服，食后，加人参，或加五味子、薄荷。

◆**逼毒散**《证治准绳》

【主治】发背，痈疽，脓尽皮黏，恐有脓毒攻起者。

【功效】解毒和肌。

【药物及用量】黄药子　白药子各一两　赤小豆二两　雄黄一钱

【用法】研为末，水调敷之。

◆**遇仙丹**《古今医统大全》

【主治】积。

【功效】追虫逐积，消痞利痰。

【药物及用量】黑丑头末　槟榔各四两　三棱　蓬莪术（醋炙）各一两　大黄二两　木香五钱

【炮制】共研为细末，用大皂角去子打碎，煎汤去滓，煮面糊为丸，如梧桐子大。

【用法】每服四五十丸，五更时茶清遂下。如未通再饮温茶助之，取尽虫积恶物，以白粥补之。

◆**遇仙丹**《婴童百问》

【主治】虫积气块，五劳七伤，赤白痢疾，便血注下，皮黄水肿。十般气，十一般恶虫。

【功效】悦颜进食，杀虫消积。

【药物及用量】牵牛三斤　大腹子二斤　锡灰（炙干为末）　大黄　雷丸各四两　青木香　鹤虱　干漆各二两　皂角四条

【炮制】先将鹤虱、干漆、皂角煎汤，用粟米煮粥。初用牵牛末，次用大腹末，三用锡灰，四用大黄，五用雷丸，六用青木香，和剂为丸，如梧桐子大。

【用法】每服五七九丸，或细末三四钱，生姜汤或熟汤送下，服时不宜食晚饭。三更时茶清送下，次早取尽虫积恶物，方可洗面，再以温粥补之，伤寒及孕妇忌服。

◆**遇仙丹**《摄生众妙方》

【主治】膈上痰气，鱼鳖蟹虫诸积。

【功效】逐秽，攻积。

【药物及用量】黑丑头末（半生半炒，一作白丑头末二两，半生半炒）四两　三棱（醋炒）　蓬莪术（醋炒）　生茵陈蒿（一作三钱）　白槟榔（一作一两）　大皂荚（去皮弦、子，酥炙净末，一作三钱）各五钱

【炮制】研为细末，浸揉汁煮白面一两，打糊为丸（一作醋煮米糊为丸）如绿豆大。

【用法】每服三钱，五更时茶清送下，病浅者一服见效，病深者再服，天明当有所下。有积祛积，有虫去虫，小儿量服，孕妇忌之。

◆**遇仙无比丸**《瑞竹堂经验方》

【主治】瘰疬。

【功效】劫毒，消积，杀虫。

【药物及用量】白术　槟榔　防风　黑牵牛（半生半炒）　郁李仁（汤泡，去皮）　密陀僧　斑蝥（去翅足，用糯米同炒，去米）　甘草各五钱

【炮制】共研细末，面糊为丸，如梧桐子大。

【用法】每服二十丸，早晚甘草、槟榔煎汤送下，时以夏枯草煎浓汤当茶饮之。服至一月，腹中微疼，于小便中取下疬子毒物，有如鱼目状，已破者自合，未破者自消，如小便全无，则以灯心煎汤利之。小便痛以葱茶煎汤解之。

◆**遇仙立效散**《太平惠民和剂局方》

【主治】诸般恶痢，或赤或白，或浓淡相杂，里急后重，脐腹绞痛，或下五色，或如鱼脑，日夜无度，或禁口不食，不问大人、小儿，虚弱、老人、产妇。

【功效】凉血，涩肠，止痢。

【药物及用量】御米壳（去蒂、盖炒）　川当归（去芦）　甘草各二两　赤芍　酸榴皮　地榆各半两

【用法】上六味，为粗散，每服三钱，水一盏半，煎至七分，空心温服，小儿量岁数加减，以瘥为度，忌生冷、油腻、腥臊等物。

◆**遇仙如意丸**《瑞竹堂经验方》

【主治】诸风痰病及患恶疮，妇人月事不见，产后胸中恶物。

【功效】祛风化痰，行气消疮。

【药物及用量】白茯苓（去皮）　陈皮（去白）　青皮（去瓤）各一钱　丁香　木香　人参各二钱　白术（煨）　白豆蔻仁　缩砂仁　官桂（去皮）　京三棱（炮）　石菖蒲（炒，去毛）　远志（去心）　广茂（炮）各三钱　干山药半两　甘草（去皮，少许）　香附子五两　牵牛子末八两

【用法】上一十八味，为细末，好醋糊为丸，如梧桐子大，每服一百二十丸，看老幼虚实加减丸数，临卧温水送下。凡食不可太饱，可食粥五七日，忌生冷、硬物、酒、肉、鱼、面。

◆**溃坚丸**《万病回春》

【主治】五积六聚，诸般痞块。

【功效】消坚软积，软坚散结消痞。

【药物及用量】溃坚汤加海粉　瓦楞子　鳖甲各半钱

【炮制】共研细末，加阿魏（醋化）、生姜汁煮米糊为丸，如梧桐子大。

【用法】每服五七十丸，温酒送下。

◆**溃坚汤**《万病回春》

【主治】与溃坚丸同。

【功效】调气化积。

【药物及用量】当归　白术　半夏　陈皮　枳实　山楂肉　香附　厚朴　砂仁各一钱　木香三钱

【用法】清水煎，磨木香五分冲服。

◆**蒌贝散**《医宗金鉴》

【主治】乳劳初起，气分充实者。

【功效】解热毒。

【药物及用量】瓜蒌　贝母（去心，研）　天南星　生甘草　连翘各一钱（去心）（一方加青皮、升麻）

【用法】清水二盅，煎至八分澄滓，加酒二分，食远服。

◆**猬皮丸**《太平圣惠方》

【主治】乌癞。

【功效】收湿，解毒，杀虫，祛积。

【药物及用量】刺猬皮（烧存性）　蚺蛇头（烧存性）　魁蛤各一枚　蛴螬（焙干）　红娘子（去头足翅）　水蛭（糯米炒熟）　蜘蛛（焙）　斑蝥（去头足翅）各三个　桂心　大黄　黄连　龙骨（煅，另研）　麝香（另研）　汞川椒（炒）各五钱　芒硝　石膏（煅）各一两　穿山甲（炙）三片　枯白矾　滑石（研，水飞）　甘遂（与胡麻同炒，以胡麻熟为度，去麻）各二钱五分　蜈蚣（炙）一条半　附子（炮，去皮、脐）二枚　巴豆（去皮膜心油）　雷丸各十五粒（一作各五十粒）

【炮制】共研细末，炼蜜为丸，如小豆大。

【用法】每服一丸，白滚水送下，空腹临卧各一服。如未觉每服加一丸。如小便茎中痛即有虫下，细观形状皆死矣。痛多减一丸，痛少服二丸，以瘥为度。

◆**猬皮丸**《赤水玄珠》

【主治】诸痔出血，里急疼痛，后重。

【功效】杀虫和血，解毒清肠。

【药物及用量】猬皮（炙焦）一两　槐花（微，炒）　艾叶（炒黄）　白芍　枳壳（炒）　地榆　川芎　当归　白矾（煅）　黄芪　贯众各五钱　头发（烧存性）三钱　猪后悬蹄垂甲（炙焦）十枚　盈尺皂角（去弦核，醋炙黄）一锭　蜂房二钱五分　皂角刺　山甲各二钱五分

【炮制】共研细末，炼蜜为丸，如梧桐子大。

【用法】每服五十丸，食前米饮送下。

◆**猬皮丸**《疡医大全》

【主治】痔漏。

【功效】清大肠，解虫毒。

【药物及用量】刺猬皮（酒浸，焙）三

四个　经霜槐角子一斤　当归三两

【炮制】共研末，炼蜜为丸，如梧桐子大。

【用法】每服一二百丸，温酒送下。

◆猬皮散《千金方》

【主治】肛门脱出不收。

【功效】养血，收脱。

【药物及用量】猬皮（罐内烧存性）一张　磁石（火煅醋淬七次）五钱　桂心三钱

【用法】研为细末，每服二三钱，食前米饮调下，仍用草鞋底炙热按入，忌房事。

◆铺脐药饼《证治汇补》

【主治】肿胀。

【功效】下积。

【药物及用量】真轻粉二钱　巴豆四两　生硫黄一钱

【炮制】研为末，令匀成饼。

【用法】先用新棉铺脐上，次铺药饼，外以帛紧束之，约人行五七里许，恶水自下，待下三五次即去药，以温粥补之。一饼可治一二十人，久患者隔日取水。

◆铺脐药饼《千金方》

【主治】水鼓。

【功效】逐水消瘀。

【药物及用量】商陆根（取赤者）不拘多少

【用法】杵烂贴脐上，以帛缚定，水从小便出。

◆御寒汤《兰室秘藏》

【主治】寒邪伤于皮毛，鼻塞咳嗽上喘。

【功效】祛寒固卫。

【药物及用量】黄芪一钱　人参　升麻　陈皮各五分　款冬花　甘草（炙）　佛耳草　防风各三分　黄连　黄柏　羌活　白芷各二分　苍术七分

【用法】清水二大盏，煎至一大盏，去滓，食远稍热服。

◆痫证镇心丹《中药成方配本》

【主治】痰火蒙闭，神识瞀乱，眩晕猝倒及一切痫证，痰多，神志昏迷，四肢抽搐。

【功效】祛痰热，开心窍。

【药物及用量】犀黄七分　胆星　犀角各五钱　川黄连　辰砂各三钱　甘草一钱　麦门冬　茯神（一作茯苓）各七钱　远志　石菖蒲　真珠各二钱　酸枣仁一两

【炮制】各取净末，炼蜜（一作蒸饼）和胆星为丸，潮重四分，金箔（一作朱砂）为衣。

【用法】每服一丸，姜汤送下。

◆筚衣汤《痘疹心法》

【主治】瘾疹起疙瘩作痒。

【功效】散结滞。

【药物及用量】炊饭筚衣。

【用法】煮水洗之，神效，如无，以炊筚煮汤亦可。

◆锅宜丸《仙拈集》

【主治】小儿面黄体弱，脾虚疳积，食积停滞等证。

【功效】祛积消疳。

【药物及用量】饭锅巴三斤　神曲（炒）　山楂（炒）　莲肉各四两　砂仁二两　鸡内金（炙）一两

【炮制】共研细末，白糖做饼，烘干。

【用法】常常食之。

◆翘荷汤《温病条辨》

【主治】燥气化火，清窍不利。

【功效】清火利窍。

【药物及用量】连翘　薄荷　栀皮各一钱五分　生甘草一钱　桔梗　绿豆皮各二钱

【用法】清水二杯，煮取一杯，炖服之，日服二剂，甚者三剂。耳鸣者加羚羊角、苦丁茶。目赤者加鲜菊叶、苦丁茶、夏枯草。咽痛者加牛蒡子黄芩。

◆锁匙散《喉科秘钥方》

【主治】双乳蛾，喉证。

【功效】消肿化毒。

【药物及用量】梅片二分五厘　焰消一两五钱

【用法】上为末，吹喉。

◆锁阳丹《三因极一病证方论》

【主治】脱精滑泄。

【功效】固涩止遗。

【药物及用量】桑螵蛸三两　龙骨　茯苓各一两

【炮制】共研细末，炼蜜为丸，如梧桐子大。

【用法】每服七十丸，盐汤送下。

◆**锁精丸**《朱氏集验方》

【主治】小便白浊。

【功效】补肾固精。

【药物及用量】破故纸（炒）　青盐各四两　白茯苓二两

【炮制】共研细末，酒煮面糊为丸，如梧桐子大。

【用法】每服三十丸，空腹时温酒或盐汤送下。

◆**锁惊丸**《直指小儿方》

【主治】一切惊痫。

【功效】定惊息风。

【药物及用量】紫石英（烧，醋淬，研）　铁粉　远志肉（姜制，焙）　茯神　人参　琥珀　滑石　南星（炮）　蛇黄（煅，醋淬）各一分　龙齿　熊胆半分　轻粉三字

【用法】上二味，为细末，炼蜜丸，朱砂衣，梧桐子大，每服一丸，金银汤调下，或用猪乳调，拭入口中。

◆**鹅翎散**《张氏医通》

【主治】疠风恶疾，赤肿腐烂。

【功效】祛风退肿。

【药物及用量】白鹅毛（烧存性，研细，至不见星为度）一只　干漆（煅令烟尽）三钱　番不鳖（麻油煮）一两　苦参　皂角刺各二两

【用法】为散，分作五十服，清晨温酒或茶清送下，亦可用蜜作丸，分五十服。

◆**鹅掌风膏**《中国医学大辞典》

【主治】鹅掌风，风癞顽癣，死肌麻痹。

【功效】祛风化湿通络。

【药物及用量】凤仙花（连根花叶晒干）　苍耳叶（用嫩头）各四两　血余三两　鹿角屑（生刮）　络石　虎骨　百部　茜草　剪草各二两　人指甲五钱　穿山甲　羌活　龙骨　麻黄　蕲艾　威灵仙各一两

【炮制】麻油一斤，同熬至滴水不散，绞去滓。离火再下铅粉、银朱各四两，黄蜡、乳香各二两和匀，瓷器收贮。

【用法】隔汤炖化，摊贴患处。

◆**鹅梨煎丸**《圣济总录》

【主治】胸膈满闷，咳嗽热痰。

【功效】化热痰，凉心肺，利胸膈，解热毒，补气。

【药物及用量】大鹅梨（去皮核，用净布绞取汁）二十枚　薄荷（研汁）八两　皂角（不蛀者，去皮、子，浆水二升，取浓汁）十挺　白蜜八两　槟榔（煨）二两　生地黄（研取汁，同上五味慢火熬膏）八两　人参　白茯苓（去皮）　白蒺藜（炒去刺）　肉苁蓉（酒浸，切，焙干）　牛膝（酒浸）　半夏（汤泡）　木香各一两　防风（去杈）　青橘皮（去白）　桔梗（炒）　羌活　白术　山萸肉各七钱五分　甘草（炙）五分

【炮制】研为细末，同前膏拌匀杵丸，如梧桐子大。

【用法】每服十五丸，荆芥汤送下，一日二次。

◆**鹅黄散**甲《外科正宗》

【主治】梅疮溃烂成片，脓秽多而疼甚者。

【功效】搜毒，生肌。

【药物及用量】石膏（煅）　黄柏（炒）　轻粉各等量

【用法】研为细末，干掺烂处，即可生疤，再烂再掺，毒尽乃愈。

◆**鹅黄散**乙《外科正宗》

【主治】痤痱疮作痒，抓之皮损，随后又疼者。

【功效】止痛收干。

【药物及用量】绿豆粉一两　黄柏三钱　轻粉二钱　滑石五钱

【用法】共研细末，软绢帛蘸药扑于患处。

◆**琼玉膏**《洪氏集验方》

【主治】阴虚劳瘵，口干咽燥，干咳

咯血。

【功效】填精补髓，调真养性。

【药物及用量】生地（捣绞取汁）四斤　白茯苓十二两　白蜜（炼去滓）二斤　人参六两

【炮制】先以生地黄汁同蜜熬沸，用绢滤过，将人参、茯苓，研为细末，入前汁和匀，以瓷瓶用棉纸十数层，加箬叶封瓶口，入砂锅内，以长流水没瓶颈，桑柴火煮三昼夜，取出换纸扎口，以蜡封固，悬井中一日取出。再入旧汤内煮一日夜，以出水气。如夏热天置阴凉处，或藏水中，或埋地中，须于不闻鸡狗声幽净处，不令妇人、丧服人见之，亦勿犯铁器。

【用法】每服一二匙，温酒调服，如不饮酒，熟汤亦可，一日二三次。忌食葱、蒜、莱菔、醋酸等物。

◆**琼玉膏**《医学正传》

【主治】虚劳干咳，咯血失音，腹中隐痛。潮热盗汗，消渴；血虚皮肤干燥。

【功效】养阴润燥。

【药物及用量】鲜地黄二斤八两　人参　白茯苓（均分为末）各十两　沉香　琥珀（均另研）各五钱　白砂蜜五斤

【炮制】先以地黄熬膏，点纸上不渗入，人参、茯苓末并入糖晶一斤四两，搅匀熔化。离火再入琥珀、沉香和匀，瓷罐收藏。

【用法】清晨每服数匙，午前温酒或沸汤和服。

◆**琼脂膏**《医学正传》

【主治】血虚，皮肤枯燥及消渴。

【功效】滋补阴阳。

【药物及用量】生地黄（打汁去滓）二十斤　白蜜（煎沸去沫）二升　鹿角胶　酥油各二斤　生姜（取汁）二两

【炮制】先以慢火熬地黄叶数沸，棉取净汁，又煎二十沸下胶，次入酥蜜同熬至如饴，瓷器收贮。

【用法】每日一二匙，温酒送下。

◆**琼液散**《外科大成》

【主治】跌打损伤，夹伤，杖伤，并寒湿筋骨疼痛。

【功效】消瘀血，通血滞。

【药物及用量】闹羊花（去梗蒂蕊叶，洗去灰沙晒干，砂锅微焙）不拘多少

【用法】研为末，每服五分，壮者七分，先饮醇酒至半酣。次用护药服下，再饮至大醉为度，静卧勿语，语则发麻，肿消疼止，其功甚捷。连服三五次，弱者间一日再服。

◆**琼液膏**《外科大成》

【主治】夹拶所伤。

【功效】行血止痛。

【药物及用量】当归尾　闹羊花　红花　白芷　蒲黄各二两

【炮制】香油一斤，浸药七日，炸枯去滓，入白蜡、黄蜡各一两，溶化尽绢滤净，稍温再入冰片六分，没药、乳香（俱研末）各六钱，搅匀摊贴。

【用法】每用一个，贴于患处。

◆**琼酥散**《医宗金鉴》

【主治】一切肿毒疮，需开刀者。

【功效】麻醉局部。

【药物及用量】琼酥　荜茇各一钱　生半夏　闹羊花各六分　胡椒　川椒　川乌各一钱八分

【用法】研为细末，每服五厘，黄酒调下，则开针不痛，如欲大开，加白酒药一丸。

◆**腊茶散**《鸡峰普济方》

【主治】阴疮痒痛，出水久不愈者。

【功效】杀虫止痛。

【药物及用量】腊茶　五倍子各五钱　腻粉少许

【用法】研为末，先用葱椒煎汤洗，后用香油调敷。

◆**腊茶丸**《圣济总录》

【主治】膈气痞闷，呕逆恶心，不下饮食。

【功效】启膈消痞，除逆止呕。

【药物及用量】腊茶末　丁香（炒）　槟榔（锉）　青橘皮（去白，切，炒）　木香（炮）　缩砂（去皮，炒）各半两　巴豆

（去皮心膜，研出油）三七粒　乌梅肉（炒）二两

【用法】上八味，除巴豆外，捣罗为末，再同研匀，醋煮面糊丸，如绿豆大，每服三丸至五丸，温生姜汤下，早晚食后服。

◆**腊鸦散**《太平圣惠方》

【主治】急风，手足挛急，口噤项强，不知人事。

【功效】祛风止痉开窍。

【药物及用量】腊月鸦（去爪、嘴）一只　腊月野狸肝（前二味，同入瓷瓶中，以盐泥固济，候干，以大火断令通赤，去火，取出，细研为散）一具　天麻三分　天南星（炮裂）半两　白附子（炮裂）半两　桑螵蛸（微炒）半两　藿香半两　干蝎（微炒）半两　蚱蝉（微炒）一分　乌蛇肉（酒浸，炙微黄）三分　白僵蚕（微炒）半两　天竺黄（细研）半两　阿胶（捣碎，炒令黄燥）半两　麝香（细研）一分　牛黄（细研）一分　龙脑（细研）一分　腻粉一分

【用法】上一十七味，捣细罗为散，与前二味相和，更研令匀，每服以温酒调下二钱，不拘时，频服以效为度。

◆**蔄茹散**《卫生宝鉴》

【主治】疥，经年不瘥。

【功效】搜毒止痒。

【药物及用量】蔄茹三钱　水银一钱　好茶二钱　轻粉少许

【用法】研为细末，麻油调涂。

◆**蔄茹膏**《外台秘要》

【主治】甲疽。

【功效】消肿。

【药物及用量】蔄茹　黄芪各二两　猪脂不拘多少

【用法】㕮咀，苦酒浸一宿，与猪脂微火上，煎取三合，绞去滓，涂于疮上，日二三次，赤肉即散。

◆**蛴螬丸**甲《太平圣惠方》

【主治】金疮，箭镞在骨中，远年不出者。

【功效】出箭镞。

【药物及用量】蛴螬（干者）五枚　蝼蛄（干者）三枚　赤小豆一分　赤鲤鱼鲊一两　硇砂一钱　红花末三钱

【炮制】研为细末，以鲊研和丸，如绿豆大。

【用法】如有疮口，只于疮口内纴一丸，如无疮口，酥针拨破纳药，不过三丸至五丸，箭头自动，轻摇即出。

◆**蛴螬丸**乙《太平圣惠方》

【主治】妇人月水久不通，或成肿满，气逆咳嗽，羸瘦食少。

【功效】化瘀降气，利水通经。

【药物及用量】蛴螬（微炒）三分　生干地黄一两　牡丹皮三分　干漆（捣碎，炒令烟出）半两　赤芍三分　牛膝（去苗）三分　土瓜根三分　桂心半两　桃仁（汤浸，去皮尖、双仁，麸炒微黄）三分　黄芩半两　琥珀半两　虻虫（炒微黄，去翅足）一分　水蛭（炒微黄）一分　甜葶苈（隔纸炒令紫色）三分　赤茯苓一两　海藻（洗去咸味）三分　桑根白皮（锉）三分

【用法】上一十六味，捣罗为末，炼蜜和捣二三百杵，丸如梧桐子大，每于食前服，以温酒下二十丸。

◆**蛴螬丸**丙《太平圣惠方》

【主治】产后月水不通。

【功效】祛瘀下血，活血通经。

【药物及用量】蛴螬（微炒）半两　虻虫（去翅足，微炒）半两　水蛭（炒令黄）半两　桑螵蛸（微炒）半两　狗胆（干者）二枚　代赭半两　川大黄（锉，微炒）一两　桃仁（汤浸，去皮尖、双仁，麸炒微黄）一两

【用法】上八味，捣细罗为末，炼蜜和捣二三百杵，丸如梧桐子大，每服空腹，温酒下十丸。

◆**蛴螬丸**丁《太平圣惠方》

【主治】急风，眼前暗黑，心躁吐涎，四肢不举。

【功效】祛风化涎。

【药物及用量】蛴螬（干者）半两　槐蛀粪半两　蚕砂（微炒）一两　干地龙（微

炒）半两　蚺螂（微炒）半两　白花蛇（酒浸，去皮骨，炙令微黄）二两　乌头（去皮、脐，生用）半两　天麻一两

【用法】上九味，捣罗为末，用乌驴脑髓和丸，如梧桐子大，不拘时，以热酒下十丸，其药于腊月预修合之。

◆**释擎汤**《辨证录》

【主治】擎疽。生于手心，疼痛非常。

【功效】解毒消肿。

【药物及用量】金银花二两　玄参　生地黄　当归各一钱　紫花地丁五钱　贝母二钱

【用法】清水煎服，二剂疼止，已溃者再服四剂，未溃者再服一剂，无不痊愈。

◆**葳蕤汤**《千金方》

【主治】风温自汗身重，冬温发热咳嗽。

【功效】育阴清热。

【药物及用量】葳蕤一钱五分　石膏二钱（碎）　白薇　青木香　麻黄（去节，炮）　杏仁（去皮尖碎）　甘草（炙）　独活（一作羌活）　芎䓖各一钱（一方有葛根一钱）

【用法】清水煎服，每日三次。

◆**葳蕤汤**《杂病源流犀烛》

【主治】多寐，身犹灼热，余邪未清，正气未复。

【功效】养阴理虚。

【药物及用量】葳蕤　茯苓　酸枣仁　石膏各一钱　人参七分

【用法】清水煎，热服。

◆**隔纸膏**《赤水玄珠》

【主治】内外臁疮。

【功效】解毒，收湿，杀虫。

【药物及用量】当归　白芷　黄连　五倍子　雄黄　没药　血竭　海螵蛸　白及　白蔹　黄柏　厚朴各五钱　黄丹六钱　乳香（研）二钱五分　轻粉一钱

【炮制】研为细末令匀，清油调成膏。

【用法】每用少许，油纸贴敷疮上，绢帛缚定，有脓水解开刮去，不洁再贴药，如此数次即愈。先用烧盐汤洗净，片帛拭干，待片时水气干，然后贴药。

◆**隔纸膏**甲《疡医大全》

【主治】臁疮。

【功效】解毒，收湿，杀虫。

【药物及用量】无名异（洗净微炒）一两　龙骨　血竭　乳香　没药　雄黄　牛黄　阿胶　海螵蛸各二钱　赤石脂　郁金　黄柏　黄丹各五钱　轻粉一钱

【用法】共为细末，香油调，用黑伞纸刺孔作隔纸膏。

【用法】先用盐葱花椒汤洗净干拭，每用膏一个贴之，三日一换。

◆**隔纸膏**乙《疡医大全》

【主治】白蛇串。

【功效】解毒养肌。

【药物及用量】雄猪油去皮膜，熬化冷定，入劈毒立消丹，再加麻油二茶匙，飞丹三钱收贮。

【用法】摊隔纸膏，贴之。

◆**威灵仙丸**《御药院方》

【主治】三焦气滞，大便秘难，疏风顺气，化痰消谷。

【功效】行气疏风通滞。

【药物及用量】威灵仙（洗净，焙干）四两　大黄二两（锉，炒）　槟榔　木香　陈皮　枳壳（去白，麸炒）各一两

【用法】上六味，为细末，炼蜜和丸，如梧桐子大，每服三十丸，温水送下，食后稍空服，以意斟量，加减丸数，气顺为度。药中虽有威灵仙，非单服，不忌茶。

◆**威灵仙丸**《寿亲养老书》

【主治】老人秋肺壅滞，涎嗽间作，胃脘痰滞，塞闷不快。

【功效】理肺化滞，化痰散结。

【药物及用量】干薄荷（取末）一两　皂角一斤（不蛀肥者，以河水浸，洗去黑皮，用银器，内用河水软揉去滓，绡滤去熬成膏）　威灵仙（洗择去土，焙干，为末）四两

【用法】上三味，入前膏搜丸，如梧桐子大，每服三十丸，临卧，生姜汤吞下。

◆**威灵仙丸**《神巧万全方》

【主治】大肠风热，结涩不通。

【功效】祛风清热，行气导滞。

【药物及用量】威灵仙　独活　芎䓖　槟榔各一两　川大黄（微炒）　牵牛子各一两

【用法】上六味，捣罗为末，炼蜜丸，如梧桐子大，食前温水下十五丸。

◆**棘刺丸**甲《千金方》

【主治】男子百病，小便过多，失精。

【功效】补肾固涩。

【药物及用量】棘刺　石龙芮　巴戟天二两　厚朴　麦门冬　菟丝子　萆薢　葳蕤　柏子仁　干地黄　小草　细辛　杜仲　牛膝　肉苁蓉　石斛　桂心　防葵各一两　乌头半两

【用法】上一十九味为末，蜜和，更捣五六千杵，丸如梧桐子大，饮下十丸，日三服，加至三十丸，以知为度。

◆**棘刺丸**乙《千金方》

【主治】消渴，阴脉绝，胃反而吐食者。

【功效】利水止渴。

【药物及用量】茯苓八两　泽泻四两　白术　生姜　桂心各三两　甘草一两

【用法】上六味，㕮咀，以水一斗，煮小麦三升，取汁三升，去麦下药，煮取二升半，每服八合，日再。

◆**棘刺丸**丙《千金方》

【主治】热病后虚热，渴，四肢烦疼。

【功效】清热生津止渴。

【药物及用量】葛根一斤　人参　甘草各一两　竹叶一把

【用法】上四味，㕮咀，以水一斗五升，煮取五升，渴即饮之，日三夜二。

◆**棘钩子散**《朱氏集验方》

【主治】伤酒多，或成渴证。

【功效】解酒止渴。

【药物及用量】棘钩子　当门子五粒

【用法】上二味，用棘钩子煎汤，吞下当门子，其渴立止。

◆**缓气丸**《圣济总录》

【主治】阴阳气不升降，痞气膈气，心痛腹痛，咽喉噎闷，气道不匀，呕吐痰沫，饮食不下，大便秘利不定，或里急后重，腹痛不可忍。

【功效】调畅气机，缓急止痛。

【药物及用量】木香半两　肉桂（去粗皮）半两　人参二两　白术二两　吴茱萸二两（炒）　厚朴（去粗皮，姜汁炙）二两　诃黎勒皮二两　附子（炮裂，去皮、脐）一两半　阿魏半两（和面煨熟）

【用法】上九味，捣罗为末，炼蜜为丸，如梧桐子大，每服三十丸，温熟水下，不拘时。

◆**蛮夷酒**《千金方》

【主治】久风枯挛，三十年着床及诸恶风眉毛堕落。

【功效】祛风养血。

【药物及用量】干地黄　独活　丹参　礜石各一两　麦门冬　附子　甘遂各二两　赤石脂二两半　干姜　芜荑　芫花　柏子仁各一合　苏子一升　肉苁蓉　茯神（《翼》作茯苓）　金牙　薯蓣　白术　杜仲　石楠　牡荆子　山茱萸　款冬各十八铢　白芷　乌头　人参　狼毒　蜀椒防风　细辛　矾石　寒水石　牛膝　麻黄　芎䓖　当归　柴胡　芍药　牡蛎　桔梗　狗脊（翼作杞枸）　天雄各半两　石斛　桂心各六铢

【用法】上四十五味，㕮咀，以酒二斗渍，夏三日，春秋六日，冬九日，一服半合，密室中合药，勿令女人六畜见之，三日清斋乃合。

◆**鲁王酒**《千金方》

【主治】风眩心乱，耳聋，目暗，泪出，鼻不闻香臭，口烂生疮，风齿瘰疬，喉下生疮，烦热，厥逆上气，胸胁肩胛痛，手不能上头，不能带衣，腰脊不能俯仰，脚酸不仁，难以久立。八风十二痹，五缓六急，半身不遂，四肢偏枯，筋挛不可屈伸。贼风，咽喉闭塞，哽哽不利，或如锥刀所刺，行人皮肤中，无有常处，久久不治，入人五脏，或在心下，或在膏肓，游走四肢，偏有冷处，如风所吹，久寒积聚风湿，五劳七伤，虚损百病。

【功效】祛风化湿，通络散寒。

【药物及用量】茵芋　乌头　踯躅各三十铢　天雄　防己　石斛二十四铢　细辛　牛膝　甘草　柏子仁　通草　桂心　秦艽　茵陈　山茱萸　黄芩（《胡洽》作黄芪）　附子　瞿麦　干地黄　王不留行（《胡洽》作天门冬，《千金翼》作王荪）　杜仲　泽泻　石楠　防风　远志各十八铢

【用法】上二十五味，㕮咀，以酒四斗，渍十日，每服一合，加至四五合，以知为度。

◆葫芦根散《太平圣惠方》

【主治】产后上焦壅热，乳脉不通。

【功效】清热养阴，通络下乳。

【药物及用量】葫芦根（锉）　白药　漏芦　麦门冬（去心，焙）各半两

【用法】上四味，捣细罗为散，不拘时，以葱汤调下二钱。

◆等住丸《世医得效方》

【主治】溏泻并一切泻痢，立效。

【功效】调中，涩肠。

【药物及用量】当归　硫黄　牡蛎各一分（煨）　木香半两

【用法】上四味，为末，面糊丸粟米大，每服二七丸，糯米饮入姜汁一二滴送下。

◆渫白丸《太平惠民和剂局方》

【主治】膈脘痰涎不利，头目昏晕，吐逆涎沫。

【功效】化痰利膈，降逆止眩。

【药物及用量】附子（六钱重者，生，去皮、脐）一枚　生硫黄（别研）一两　玄精石半两　盆硝半两　天南星（生用）一两　半夏（生用）一两

【用法】上六味，为细末，入细面三两令停，水和为丸，如梧桐子大，每服三十丸，沸汤内煮令浮，漉出，生姜汤送下，食后服。

◆朝真丹《太平惠民和剂局方》

【主治】肠胃虚弱，内受风冷，或饮食生冷，内伤脾胃，泄泻暴下，日夜无度，肠鸣腹痛，手足厥寒。

【功效】补火助阳，涩肠止泻。

【药物及用量】硫黄（生，研细）三十两　白矾（煅）七两半　朱砂三两一钱（研为衣）

【用法】上三味，合研匀，用水浸蒸饼为丸，如梧桐子大，以前朱砂为衣，每服三十丸，温米饮下，不拘时，夏月宜备急。

◆葡萄酒《圣济总录》

【主治】妇人吹乳。

【功效】生津消痈。

【药物及用量】葡萄一枚

【用法】上一味，于灯焰上燎过，研细，热酒调服。

◆痢圣散子《太平惠民和剂局方》

【主治】丈夫妇人，远年日近，赤白休息等痢。

【功效】调中，涩肠。

【药物及用量】黄柏皮（去粗皮）　枳壳（去瓤）　甘草（一本及诸方爁）　御米（罂粟子）　罂粟壳（去蒂盖）各四两　干姜（炮）　当归（去芦）各二两

【用法】上七味，为粗散，每服三钱，水一盏半，薤白二条，擘碎，同煎八分，去滓，食前温服，老人小儿加减服，食忌生冷油腻物。

十　三　画

◆蒸脐补气散《内外科百病验方大全》

【主治】气虚体倦，肚腹畏寒，下元虚冷等证。

【功效】温中，散寒，补气。

【药物及用量】五灵脂　夜明砂　枯矾各一钱

【炮制】共研细末，分四包，存贮用。

【用法】每逢春分、秋分、夏至、冬至先一日，用温水避风先将脐眼洗净，纳麝香五厘于脐，内将荞面为圈，烘微温安脐

上，用药一包铺圈内。以蕲艾绒作团，每团重一分或六七厘，放药末上，用香火烧燃。若干即烧若干团，烧完用荞面做饼盖圈上，俟药冷缓缓取下，忌茶七日，面圈深寸许，横径一寸六七分，面饼如圈大。如无荞面即麦面亦可，久久行之，不可间断，受益无穷，切忌妇女经手。

◆**蒸牛蒡**《太平圣惠方》

【主治】压风热，解丹石诸毒。

【功效】祛风散热解毒。

【药物及用量】牛蒡嫩叶（洗如法，好酥随多少）一斤

【用法】上一味，炸牛蒡叶熟，更洗去苦味，重以酥及五味蒸炒食之，兼堪下饭。秋冬用根佳，春夏用叶。

◆**蒸苍耳菜**《食医心鉴》

【主治】头风，寒湿痹，四肢拘挛。

【功效】祛风散寒除湿。

【药物及用量】苍耳嫩叶一斤　土苏一两

【用法】上二味，煮苍耳叶三五沸，漉出，五味调和食之。

◆**蒸大黄丸**《千金方》

【主治】妊娠养胎，令易产。

【功效】调和气血，助产。

【药物及用量】大黄（蒸）三十铢　枳实　芎䓖　白术　杏仁各十八铢　芍药　干姜　厚朴各十二铢　吴茱萸一两

【用法】上九味，为末，蜜丸，如梧桐大，空腹酒下二丸，日三服，不知，稍加之。

◆**催生丹**《太平惠民和剂局方》

【主治】产妇生理不顺，产育艰难，生产或横或逆难下。

【功效】通滞，行血，催生，堕胎。

【药物及用量】兔脑髓（用十二月者，去皮膜，研如泥）一个　乳香（另研）二钱五分　母丁香（另研细末，一作二钱）　麝香（用当门子者，另研）各一钱

【炮制】拌匀，兔脑髓和丸，如鸡头子大，阴干，油纸裹或朱砂为衣，蜡和收藏。

【用法】每服一丸，熟汤送下，儿即握药产生，为催生第一神方。

◆**催生四物汤**《女科玉尺》

【主治】横生逆产。

【功效】和血。

【药物及用量】四物汤加枳壳、蜀葵子各三钱

【用法】清水煎服。

◆**催生如意散**《妇人大全良方》

【主治】横生倒产。

【功效】补气行滞。

【药物及用量】人参　乳香各一钱　辰砂五分

【用法】共研末，鸡子清调，姜汤下。

◆**催生如圣散**《医方类聚》

【主治】胎脏干涩，难产痛剧，或胎死不下。

【功效】催生。

【药物及用量】黄蜀葵子（炒，一作二钱）小半合

【用法】研烂，酒滤去滓，温服，漏血胎干，难产痛极者，并进三服，良久腹中气宽胎滑即产，然须见正产候方可服之。

◆**催生柞木饮**《本草纲目》

【主治】横生难产，胎死腹中。

【功效】滑利催生。

【药物及用量】生柞木枝（长一心，洗净寸锉）一大握　甘草五寸（大者锉作五段）

【用法】新汲水三升五合，同入新瓷瓶内，以纸三重对紧，文武火煎至一升五合令香。候产妇腰重痛欲坐褥时，温饮一小盏（腰未重痛勿服），便觉心中开豁，如觉渴再饮一盏，至三四盏觉下重便生。

◆**催生汤**《世医得效方》

【主治】妊娠欲产，痛阵尚疏，难产经二三日不生，胎死腹中，或产母气乏委顿，产道干涩。保产。

【功效】通营卫，调表里，和肠胃，行滞气。

【药物及用量】苍术（米泔浸洗，锉，炒黄）二两　小原枳壳（去瓤，麸炒）　白桔梗　薄陈皮（去白）　杨芍药　川白芷　大当归（去尾）　大川芎各一两　交趾桂

（去粗皮，不见火） 半夏（汤洗） 粉草 麻黄（去节） 军姜（去皮） 厚朴（去粗皮，锉，姜汁炒） 南木香（不见火） 杏仁（去皮尖，另研） 白茯苓各五钱

【用法】研为末，产时胞水一破，便可服，每服二钱，顺流水煎汤，乘热调下。若心中热闷，白蜜汤调下，或入米醋一合煎服。

◆**催生汤**《三因极一病证方论》

【主治】产妇阵疏难产，经二三日不生，或胎死腹中，或产母气乏委顿，产道干涩，阵痛破水。

【功效】行气下胎。

【药物及用量】苍术二两（米泔浸洗） 桔梗一两 陈皮六钱 白芷 桂心 甘草（炙）各三钱 当归 川乌头（炮，去皮尖） 干姜（炮） 厚朴（制） 芍药 半夏（汤洗七次） 茯苓 附子（炮，去皮、脐） 南星（炮）各二钱 川芎一钱半 枳壳（麸炒）四钱 南木香一钱 杏仁（炒，去皮尖） 阿胶（麸炒）各二钱

【用法】上二十味为末，每一大钱，温酒下，觉热闷，用新汲水调白蜜服。

◆**催生汤**《妇人大全良方》

【主治】胎死腹中，或产母气乏委顿，产道干涩。

【功效】益气养血，通经助产。

【药物及用量】苍米（泔浸洗，沙二两） 苦梗一两 陈皮六钱 白芷 桂心 甘草各三钱 川芎钱半 川乌 当归 干姜（炮） 厚朴（制） 芍药 茯苓（半夏汤炮） 附子（炮，去皮） 南星（炮）各二钱 枳壳四钱（制） 木香一钱 杏仁（去皮尖，炒） 阿胶（炒）各一分

【用法】上一十九味，为细末，每服一大盏，温酒调下。觉热闷，加白蜜新汲水调服。只是五积散无麻黄，有川乌、附子、南星、阿胶、木香、杏仁六味。

◆**催生万金不传遇仙丹**《是斋百一选方》

【主治】主催生。

【功效】宣壅催生。

【药物及用量】蓖麻子（去壳，一作三粒）十四粒 朱砂 雄黄各一钱五分 蛇蜕（烧存性）一尺

【炮制】共研末，米将水煮饭糊为丸，如弹子大。

【用法】临产时先用花椒汤淋洗脐下，次量药一丸于脐中，以蜡纸数重覆上，阔帛束之，小儿头生下，急去药，一丸可用三次。

◆**催生散**《太平圣惠方》

【主治】难产。

【功效】通利助产。

【药物及用量】牵牛子（微炒）一两 禹余粮（烧醋淬三遍）一分

【用法】上二味，捣细罗为散，每服，煎榆白皮汤调下二钱，宜频服。

◆**催蛰丹**《证治准绳》

【主治】痘逾八九朝，脓浆犹不充裕，倏然寒战咬牙者。

【功效】宣壅，发痘。

【药物及用量】虎牙 人牙各一颗

【用法】酥炙，研为细末，人参、丁香末、乳酒和服。

◆**催经散**《徐氏胎产方》

【主治】妇人经脉不行。

【功效】活血通经。

【药物及用量】凌霄花（不以多少，捣罗为末）

【用法】上一味，每服二钱，温酒调下，食前服。

◆**嗅鼻瓜蒂散**《卫生宝鉴》

【主治】黄疸，浑身如金色。

【功效】解湿毒，退黄。

【药物及用量】瓜蒂二钱 母丁香一钱 黍米四十九粒 赤小豆五分

【用法】研为细末，每夜临卧时先含水一口，于两鼻孔嗅上半字便睡，至明日取下黄水，便服黄连散。病轻者五日效，重者半月效。

◆**塌气丸**《小儿药证直诀》

【主治】小儿寒积腹胀。

【功效】祛寒宣滞。

【药物及用量】胡椒一两　蝎尾（去毒，滚醋泡，炒香）五钱（一方有木香一钱）

【炮制】共研末，曲糊为丸，如粟米大。

【用法】每服五七丸至二三十丸，不拘时陈米饮送下。

◆塌气丸《痘疹心法》

【主治】痘后腹虚肿胀满，或气喘粗者，此有宿垢在里，不问余毒，食积蓄水。

【功效】调气化积。

【药物及用量】木香五钱　鸡心槟榔一双　黑牵牛（半生半炒，取头末一两）二两

【炮制】共研细末，神曲糊为丸，如黍米大。

【用法】每服二三十丸，姜汤送下。

◆塌气丸《永类钤方》

【主治】小儿疳气，腹胀喘急，面目浮肿。

【功效】调气化积。

【药物及用量】丁香　胡椒（炒）各五钱　萝卜子（炒）　白牵牛各七钱五分

【炮制】共研为末，面糊为丸，如小豆大。

【用法】三岁儿每服三十丸，米汤送下。

◆塌气丸《经验良方》

【主治】脾疾。

【功效】理气逐瘀。

【药物及用量】广木香五钱　全蝎

【用法】上二味为细末，陈米饮为丸，如芥子大，每服二、三十丸，温水送下，小儿乳汁下五、七丸，立效。

◆塌气丸《卫生宝鉴》

【主治】中满下虚，单腹胀满，虚损者。

【功效】健脾除胀。

【药物及用量】陈皮　萝卜子（炒）各半两　木香　胡椒各三钱　草豆蔻（去皮）青皮各三钱　蝎梢（去毒）二钱半

【用法】上七味，为末，糊丸如梧桐子大，每服三十丸，米饮下，食后，日三服，白粥百日，重者一年。小儿丸如麻子大，桑白皮汤下十丸，日三服。大人丸如梧桐子大，每服四十九。如阴囊红肿冰冷，用沧盐、干姜、白面为末，各三钱，水和膏子摊纸上，涂小儿阴囊上。

◆塌气散《幼幼新书》

【主治】小儿疳虚腹胀。

【功效】温中消积。

【药物及用量】茴香（炒）　白牵牛（炒）　甘草（炙）　木香各一分

【用法】研为末，每服五分，紫苏汤调下。

◆塌气散《杨氏家藏方》

【主治】小儿腹胀气喘，体肿面浮。

【功效】破气攻积。

【药物及用量】陈米（炒黄）　青皮（去瓤、巴豆二十一粒同炒至黄色，去巴豆）甘草（炙）各五钱　黑牵牛二钱五分（半生半炒）　肉豆蔻二个（煨香）

【用法】研为末，每服五分，米饮调下。

◆塌气散《永类钤方》

【主治】小儿腹胀气粗，并疳疾相攻，面目浮肿。

【功效】调气化积。

【药物及用量】木香一钱　青皮五钱　巴豆二十粒

【用法】研为末，三岁儿每服五分，食前米汤调下，连进即效。

◆塌肿汤《外科发挥》

【主治】妇人阴户生疮，或痒痛，或脓水淋沥。

【功效】凉血，祛瘀消肿。

【药物及用量】甘草　干漆各三钱　黄芩　生地　当归　川芎各二钱　鳖甲（炙）五分

【用法】清水煎服。

◆塞耳雄黄定痛膏《医宗金鉴》

【主治】牙痛。

【功效】止痛解毒。

【药物及用量】雄黄（另研）一钱　大蒜二枚　细辛（去苗）　盆硝（另研）各二

钱　猪牙皂角四锭

【炮制】研为细末，同大蒜一处捣为膏丸，如梧桐子大。

【用法】每用一丸，将绵子裹药，左边牙痛置在左耳，右边牙痛置在右耳，良久痛止。

◆**塞鼻丹**《医宗金鉴》

【主治】跌打损伤，鼻血不止，神气昏迷，牙齿损伤，虚浮肿痛及一切衄血之证。

【功效】通气和伤。

【药物及用量】朱砂　麝香　丁香　乌梅肉　川乌　草乌　当归　山柰各一钱　乳香二钱　皂角七分

【炮制】共研细末，独头蒜泥为丸，如豆大。

【用法】每用一丸，丝绵裹塞于鼻中。

◆**塞鼻柱膏**《普济方》

【主治】常流清涕。

【功效】祛寒宣壅。

【药物及用量】桂心　细辛　干姜（炮）　川椒（去目并合口者，炒出汗）各五钱　皂荚二钱五分

【炮制】研为细末，以羊脂和成膏。

【用法】每用如枣核大，绵裹塞鼻中。

◆**愈风丹**《儒门事亲》

【主治】诸风疾。

【功效】祛风，宣壅，通络。

【药物及用量】甘草三钱　芍药　川芎　桔梗　白僵蚕（炒）　细辛　羌活　南星（姜制）各五钱　麻黄（去节）　白芷　防风　天麻　全蝎（炙）各一两

【炮制】共研末，炼蜜为丸，如弹子大，朱砂五钱为衣。

【用法】每服一丸，细嚼清茶或温酒送下。

◆**愈风丹**《疠疡机要》

【主治】癞病手足麻木，眉毛脱落，遍身生疮，及疠风瘾疹皮肤燥痒，搔破成疮。

【功效】祛风杀虫。

【药物及用量】苦参（取末）四两　皂角（锉寸许，无灰酒浸一宿，以水一碗捣成汁，去滓入砂器中，文武火熬）一斤　土花蛇（去肠阴干，酒浸，取净肉晒干为末）　白花蛇　乌梢蛇（依前酒浸取肉为末）各一条

【炮制】研为末，入前二味和丸，如梧桐子大。

【用法】每服六七十丸，空腹时煎通圣散送下，干物压之，一日三次，间日浴之，汗出为度。

◆**愈风丹**《校注妇人良方》

【主治】妇人诸风肢体麻木，手足不遂，不能动履者。

【功效】养血，祛湿。

【药物及用量】天麻　牛膝（酒浸焙）　萆薢　玄参各六两　杜仲七两　羌活十四两　当归　熟地黄　生地黄各一斤　独活五两　肉桂三两

【炮制】共研末，炼蜜为丸，如梧桐子大。

【用法】每服五七十丸，熟汤送下。

◆**愈风丹**《瑞竹堂经验方》

【主治】诸般风证，偏正头风。

【功效】祛风和血解毒。

【药物及用量】通圣散　四物汤　黄连解毒汤（各一料，加后药）　羌活　细辛（去叶）　甘菊　天麻　何首乌　薄荷　独活各一两

【用法】上一十味，为细末，炼蜜为丸，如弹子大，每服一丸，细嚼，不拘时。

◆**愈风丹**《御医撮要》

【主治】理一切风，凉风。

【功效】祛风止痛。

【药物及用量】龙脑薄荷三两　天麻二两　天南星一两半　白附子一两　玄参一两半　大川乌头一两半

【用法】上六味，为细末，后入龙脑、麝香各一分，研令极细，以怀州皂荚二挺，去皮、子，切碎，入水三升，浸一宿，挼取浓汁，去滓，同蜜半升，入银器内，以文武火熬成膏一升，以下即止，将此膏和前药，若药干，即以炼蜜和入臼内，捣一

千杵，丸如大鸡头大，每服一丸，不拘时，茶酒任下。

◆**愈风散**《妇人大全良方》

【主治】妇人产后中风口噤，手足瘛疭，角弓反张，或血晕不省人事，四肢强直，或心眼倒筑，吐泻欲死。

【功效】祛风宣滞。

【药物及用量】荆芥穗（微焙）

【用法】研为细末，每服三五钱，豆淋酒或童便调下（一作先同大豆黄卷炒，以酒沃之，去黄卷，取清水调和滓服），轻者一服，重者二三服即止，口噤则撬齿灌之，齿龈噤则吹入鼻中，或加当归等量，清水煎服亦可，气虚者忌服。

◆**愈风汤**《疡医大全》

【主治】痛风。

【功效】祛风，化湿，杀虫。

【药物及用量】苍术　陈皮　甘草　防风　皮硝　苦参　瓦松　胡麻仁　紫背浮萍各等量

【用法】煎汤洗浴。

◆**愈风汤**《万氏女科》

【主治】产后中风。

【功效】祛风，和血，通络。

【药物及用量】羌活　防风　当归（酒洗）　川芎　白芍（酒炒）　肉桂　黄芪　天麻　秦艽各二钱

【用法】加生姜、大枣，清水煎服。

◆**愈风饼子**《儒门事亲》

【主治】雷头，胸中有寒痰，多沐，使头上赤肿核或生姜片、酸枣之状。

【功效】养肝，祛风，清热。

【药物及用量】细辛　川乌（炮）各五钱　川芎　甘菊花　白芷　防风　天麻　羌活　荆芥　薄荷　甘草（炙）各一两

【炮制】研为细末，水浸蒸饼为剂，捏做饼子。

【用法】每用三五饼，不拘时细嚼，茶清送下。

◆**愈痛散**《医方类聚》

【主治】急心痛。

【功效】调血气，止诸痛。

【药物及用量】五灵脂　延胡索　蓬莪术　高良姜（炒）　当归各等量

【用法】研为末，每服二钱，淡醋汤调下。

◆**愈疮枣**《外科全生集》

【主治】疮症。

【功效】化湿润肌。

【药物及用量】红枣　陈酒各三斤　猪板油一斤

【用法】共入砂锅内煮干，加水三斤，煮至半干，频取食之，食完疮愈，暑天分作数日煮食。

◆**愈癣药酒**《药奁启秘》

【主治】一切癣疮，皮肤顽厚，浸淫作痒，串走不定者。

【功效】杀虫。

【药物及用量】苦参子　土荆皮　花椒　洋樟　木通　白及　生姜　百部　方八　槟榔各一两

【用法】用高粱酒浸，笔蘸拂患处，一日二次，至愈为度。药性甚烈，不可误拂好肉上。

【编者按】方八即马钱子。

◆**感应丸**《太平惠民和剂局方》

【主治】中气虚冷，不能运化，饮食积滞，胸胁满痛，脐腹绞痛，霍乱吐泻，大便频数，久痢赤白，米谷不化，中酒呕吐，痰逆恶心，喜睡头旋，四肢倦怠，不思饮食。

【功效】健肠胃，调气滞，散寒止痢。

【药物及用量】南木香　肉豆蔻　丁香各一两五钱　干姜（炮）一两　巴豆七十粒（去皮心膜，研去油）　杏仁（汤泡，去皮尖，研）一百四十粒　百草霜二两

【炮制】以前四味，研为末，外入百草霜研，与七味同和匀，用黄蜡六两，熔化成汁，以重绢滤去滓，更以酒一升，于银石器内，煮蜡数沸。倾出候酒冷，其蜡自浮于上取蜡，春夏修合，用清油一两，铫内熬令香熟。次下酒煮蜡四两，同化成汁，就铫内乘热拌和前项药末，秋冬修合，用清油一两五钱，同煎和前药末，分作小锭，

油纸裹放，旋丸如绿豆大。

【用法】每服三十丸，空腹时姜汤送下。

◆**感通汤**《圣济总录》

【主治】暴感风邪咳嗽。

【功效】祛风止咳。

【药物及用量】甘草（炙，锉） 麻黄（去根节） 芎䓖 马兜铃 防风（去杈）各一两 黄明胶（炙燥）三钱

【用法】上六味，粗捣筛，每服二钱匕，水一盏，煎至七分，去滓，早晚食后温服。

◆**搜风丸**《宣明论方》

【主治】邪气上逆，上实下虚，风热上攻，头目眩晕，二便结滞。

【功效】搜风，和络，祛痰，清热。

【药物及用量】人参 薄荷 茯苓各五钱 藿香叶二钱五分 蛤粉 天南星（一作五钱） 大黄 滑石 黄芩各二两 牵牛四两 干姜 生白矾 半夏 寒水石各一两

【炮制】研为细末，滴水和丸，如小豆大。

【用法】每服十丸，加至二十丸，生姜汤送下，一日三次。

◆**搜风丸**《普济方》

【主治】脚气肿满，大便不通。

【功效】攻积，通滞。

【药物及用量】黑丑头末二两 大黄 枳实 槟榔各五钱

【炮制】共研末，米糊为丸，如梧桐子大。

【用法】每服二三钱，米饮送下。

◆**搜风化痰丸**《丹溪心法》

【主治】痰气。

【功效】搜风化痰。

【药物及用量】人参 僵蚕 槐角 白矾 天麻 陈皮（去白） 荆芥各一两 半夏（汤浸）四两 辰砂五钱

【炮制】共研细末，姜汁研蒸饼为丸，如梧桐子大，辰砂为衣。

【用法】每服四十丸，姜汤送下。

◆**搜风汤**《秘传眼科龙木论》

【主治】目内旋螺尖起外障。

【功效】祛风，行血，泻热，化障。

【药物及用量】防风 大黄 天门冬 五味子 桔梗 细辛 赤芍 茺蔚子各等量

【用法】清水煎，食后服。

◆**搜风顺气丸**《景岳全书》

【主治】三十六种风，七十二般气，上热下冷，腰脚疼痛，四肢无力，多睡少食，渐渐羸瘦，颜色黄赤，恶疮下疰，口苦无味，憎寒毛耸，积年癥瘩气块，男子阳事断绝，妇人久无子嗣，久患寒疟，吐逆泻利，变成劳疾，百节酸痛，痔漏肠风，风热秘结，元气充实者，疗白蘚疮。

【功效】疏风顺气，补精驻颜。

【药物及用量】车前子（酒炒，一作一两五钱）二两五钱 白槟榔 火麻仁（微火焙，去壳，另研） 郁李仁（滚水浸去皮） 菟丝子（酒浸焙，泡，晒干，一作酒煮） 牛膝（酒浸二宿） 干山药（炒）各三两 枳壳（去瓤，麸炒） 防风（去杈） 独活各一两 锦纹大黄（生熟各半，一作五两，酒浸蒸晒九次）五钱（一方有山茱萸二两，一方无槟榔、防风、独活，有羌活、山茱萸肉）

【炮制】共研细末，炼蜜为丸，如梧桐子大。

【用法】每服二三十丸，清茶或温酒米饮熟汤送下，早晨临起各一服，服至一月脾健消食，二月肠内宿滞去，三月无倦少睡，四月精神强胜，五月耳目聪明，六月腰脚轻健，一年百病俱除，老者返少。如服之觉脏腑微动，以羊肚肺羹补之，久患肠风便血，服之除根。如颤语謇涩及瘫痪，服之随即平复，酒后一服，宿醒尽消，百病不生。如贪色纵欲及老人大便结燥者最宜，唯孕妇忌之。

◆**搜风解毒汤**《本草纲目》

【主治】杨梅结毒，初起结肿，筋骨疼痛。

【功效】搜风，化湿，解毒，清热。

【药物及用量】土茯苓一两 白鲜皮 金银花 薏苡仁 防风 木通（一方无木通） 木瓜各五分 皂角子四分

【用法】清水二盅，煎至一盅，去滓温服，一日三次，气虚加人参七分。血虚加当归七分，忌食清茶烧酒牛、羊、鸡、鹅、鱼肉，并戒房事。

◆**搜风润肠丸**《袖珍方》

【主治】三焦不和，胸中痞闷，气不升降，饮食迟化，肠胃燥涩；大便秘硬。

【功效】调气，润肠，祛积。

【药物及用量】郁李仁一两　木香　槟榔　青皮　陈皮　沉香　槐角　枳壳　枳实　三棱　大黄（煨）各五钱（一方加莱菔子五钱）

【炮制】共研细末，炼蜜为丸，如梧桐子大。

【用法】每服三钱，空腹时米饮送下。

◆**搜风散**《朱氏集验方》

【主治】腮下肿。

【功效】软坚散结攻积。

【药物及用量】大戟　甘遂　大黄　槟榔　牵牛（炒）一钱　青皮半钱

【用法】上六味，为末，每一钱用蜜汤下。

◆**搜损寻痛丸**《仙传外科集验方》

【主治】遍身疼痛，伤损至骨，及金刃所伤。

【功效】调气行滞，和伤接骨。

【药物及用量】乳香　没药　茴香（炒）各二钱　肉桂三钱　军姜（炒）　丁香皮　独活（炒）　草乌头（炒黄色）　赤芍（炒）　石粘藤（炒）　白芷各五钱　当归　川芎　薏苡仁（炒，如筋绝脉绝多加之）各一两　骨碎补（炒）二两

【炮制】共研细末，炼蜜为丸。

【用法】同生姜细嚼，温酒送下，或研为末，姜酒调下，浸酒饮亦可。如折伤须偏身顽麻，方可用药，接骨加草乌一匕，热酒调下，量老弱虚实加减。如麻不解，可用大乌豆浓煎汁解之。如无豆，浓煎豆豉亦可。如吐加姜汁。

◆**搜饮丸**《是斋百一选方》

【主治】痰饮。

【功效】搜饮泻水。

【药物及用量】木瓜（切下顶，去瓤，作罐用）一枚　生白矾　半夏曲各等量

【炮制】将白矾、半夏曲研为细末，填木瓜内，再用原顶盖定，麻缕扎缚，于饭甑上炊两次，烂研，以宿蒸饼和丸，如梧桐子大。

【用法】每服三五十丸，不拘时姜汤送下。

◆**搜脓散**《瑞竹堂经验方》

【主治】疮内有脓不能自出。

【功效】化湿，解毒，搜脓。

【药物及用量】白芷一两　川芎二两　白芍三两　轻粉三钱

【用法】共研末，每用少许，掺于疮口，深者纴之。

◆**搜脓锭子**《玉机微义》

【主治】溃疡先用追蚀等药，蚀去坏肉恶物，只有脓水者。

【功效】清热解毒，收敛杀虫。

【药物及用量】自然铜　川芎　白芷　黄连　白蔹各二钱五分　木香一钱五分　麝香少许

【炮制】研为极细末，糯米饭和为锭子，或作散末干贮亦可。

【用法】凡疮口深而窄者先以绵杖子展净脓水，再以软饭和成锭子，长短大小以疮为准。须令药至底，乃效。外以膏药护之。若疮口浅而阔大者，药汤洗过，拭干，只以干末掺之。如疮口干燥，以自死竹蘸豆油点着，以碗承取滴下油沥，调前药末，鸡翎蘸涂，脓汁自止，新肉自生。

◆**新加黄龙汤**《温病条辨》

【主治】阳明温病，应下失下，正虚邪实。

【功效】清热，和血，润肠。

【药物及用量】细生地　玄参　麦门冬（连心）各五钱　人参（另煎）　当归各一钱五分　芒硝一钱　生甘草二钱　生大黄三钱　海参（洗）二条　生姜汁六匙

【用法】清水八杯，煮取三杯，先用一杯，冲参汁五分，姜汁二匙，顿服之。如腹中有响声或转矢气者为欲便也，候一二

时不便，再如前法服一杯，候二十四刻不便，再服第三杯。如服一杯即得便，止后服，酌服益胃汤一剂，余参或可加入。

◆**新法半夏汤**甲《太平惠民和剂局方》

【主治】脾胃虚弱，痰饮不散，呕逆酸水，腹肋胀痞，头眩恶心，不思饮食。

【功效】健胃化痰，温中行气。

【药物及用量】大半夏（汤洗七次切作二片，白矾末一两，沸汤浸一昼夜，洗去矾，俟干，一片切作二片，姜汁浸一昼夜，膈汤炖焙干为末，姜汁拌成饼，炙黄用）四两　缩砂仁　神曲（炒）　陈皮（去白）　草果仁各一两　白豆蔻仁　丁香各五钱　甘草（半生半炙）二两

【用法】研为细末，每服二钱，先用生姜自然汁调成膏，入炒盐汤，不拘时点服。

◆**新法半夏汤**乙《太平惠民和剂局方》

【主治】脾胃不和，中脘气滞，宿寒留饮，停积不消，心腹刺痛，胁肋膨胀，呕吐痰水，噫气吞酸，或中酒吐酒，哕逆恶心，头疼烦渴，倦怠嗜卧，不思饮食。

【功效】理气健脾，降逆止呕。

【药物及用量】青皮（去白）六两　丁皮四两　甘草（炒）十二两　半夏（汤洗，姜汁制）二两半　干姜（炮）六两　桔梗（炒）一斤　陈皮（去白）一斤

【用法】上七味，为细末，每服一钱，入盐一捻，沸汤点服，不拘时。常服温和三焦，开胃健脾，消宿酒，进饮食。

◆**暖胃膏**《验方新编》引《林屋山人方》

【主治】胃脘痛。

【功效】温中暖胃，降气消痰。

【药物及用量】生姜自然汁碗许，牛皮胶　乳香末　没药末各五钱

【炮制】同煎胶化，离火将药作三四大瓶膏药。

【用法】每用一张，贴胃脘痛处，用绸绑捆三时后取周岁小孩所穿之鞋一双，铜锣上烘极热，在膏上轮流熨之，熨至膏硬换膏。再贴再绑，三时再熨，至愈为止。止后用紫油厚朴三斤（用老姜二斤切片，同煮一时，去姜不用），干姜四两（用甘草二两同煮一时，去甘草不用），将二味炒干为细末，黑枣煮汤（去皮核）为丸，如梧桐子大。每服二钱，熟汤送下，久服断根。

◆**暖胃丸**《世医得效方》

【主治】去虚痰，利冷饮。

【功效】燥湿化痰利饮。

【药物及用量】硫黄（研）　白矾各一两（同炒）　半夏二两（姜汁炒）　丁香　茴香（炒）　木香各一两

【用法】上五味为末，姜汁煮面糊丸，梧桐子大，每服二十丸，空心米饮下。

◆**暖胃汤**《御药院方》

【主治】痰嗽，胸膈不快，多吐寒痰。

【功效】祛痰宽胸利膈。

【药物及用量】生姜一斤（去皮，洗净，横纹切作片子，用白盐二两，掺入生姜中令匀，淹一宿取出，入银石器内，慢火炒，续入上好神曲细末一两，与姜同炒令干）　丁香半两　齐州大半夏一两（汤洗七次，去滑，焙干，捣罗为细末，生姜自然汁和做饼子，焙干）　大草豆蔻三个（去皮）　甘草一两（炙令熟）　陈皮一两（汤浸，微去白瓤，焙）

【用法】上五味，同捣罗为细末，每服一钱，沸汤点服，空心或食前。此药若空心进一服，大辟风寒雾露之气。

◆**暖肝煎**《景岳全书》

【主治】肝肾虚寒证，小腹疼痛，疝气。

【功效】温补肝肾，行气止痛。

【药物及用量】当归二至三钱　枸杞子三钱　小茴香二钱　肉桂一至二钱　乌药二钱　沉香一钱　茯苓二钱

【用法】水煎如生姜三五片，食远温服。

◆**暖宫丸**《太平惠民和剂局方》

【主治】妇人冲任虚损，下焦久冷，脐腹疙痛，月事不调，或来多不断，或过期不来，成崩中漏血，赤白带下，或月内再行，淋沥不止，带下五色，经脉将至，腰腿沉重，痛连脐腹，小便白浊，面色萎黄，

肢体倦怠，饮食不进，渐至羸弱。子宫久寒，不成胎孕。

【功效】温补冲化，调经种子。

【药物及用量】赤石脂（煅红）　海螵蛸（去壳）　附子（炮，去皮、脐）各二两　生硫黄六两　禹余粮（醋淬手捻为度）九两

【用法】上五味，为细末，以醋糊和丸，如梧桐子大，每服十五丸至二十丸，空心食前温酒下，或淡醋汤亦得。

◆**暖金丹**《省翁活幼口议》

【主治】婴孩小儿急惊，八候四证未全脱去，尚存风热痰涎，其惊风证候，欲再发作。

【功效】化痰息风。

【药物及用量】天麻一分　白花蛇（炙，取肉二钱，如无，乌梢蛇代用）　全蝎（面炒）二十一个　蜈蚣（赤脚者，炙，去了毒）二条　白附子（炮）一分　白僵蚕（去丝炒）二钱　黑附子尖三枚　牛黄一分（如无，以黄牛胆者代之，加用）　天南星（炮）半两　辰砂（令研）半两　麝香一钱

【用法】上一十一味，为末，炼蜜为丸，如皂子大，煎金银薄荷汤磨化下。

◆**椿皮丸**《严氏济生方》

【主治】痔漏下血疼痛及肠风下血，腹中刺疼。

【功效】清大肠，化热毒。

【药物及用量】椿根白皮（东行者）不拘多少

【炮制】研细末，醋糊和丸，如梧桐子大。

【用法】每服七十丸，空腹时米汤送下。

◆**椿根汤**《圣济总录》

【主治】疳蚀口鼻。

【功效】解热杀虫。

【药物及用量】椿根一升（去皮）　葱白（细切）　豆豉各五合　盐五勺　川椒（去目并合口者，炒出汗）一合

【用法】米醋清泔各三升，煎数十沸去滓，约一升，分三服。量儿大小加减，有恶物下即效。

◆**楝实丸**《圣济总录》

【主治】小肠受邪，控睾引少腹痛。

【功效】通气散结。

【药物及用量】川楝子　山茱萸　食茱萸　茴香　吴茱萸　青橘皮　陈皮　马兰花　芫花各等量

【炮制】研为细末，醋糊为丸，如梧桐子大。

【用法】每服一钱，渐加至二钱，温酒或淡姜汤送下。

◆**榆丁散**《医宗金鉴》

【主治】破伤风邪在半表半里，头多汗而身无汗者。

【功效】祛风解毒。

【药物及用量】地榆　紫花地丁　防风　马齿苋各五钱

【用法】研为细末，每服三钱，温米汤调下。

◆**榆仁丸**《小儿药证直诀》

【主治】疳热瘦悴有虫，久服充肥。

【功效】杀虫生肌。

【药物及用量】榆仁（去扇）　黄连（去须）各一两

【用法】上二味，为细末，用猪胆七个，破开取汁，与二药同和，入碗内，甑上蒸九日，每日一次，候日数足，研麝香半钱，汤浸宿，蒸饼，同和成剂，丸如绿豆大，每服五七丸至一二十丸，米饮下，不拘时。

◆**榆白皮散**甲《太平圣惠方》

【主治】难产。

【功效】活血通利助产。

【药物及用量】榆白皮一两　葵根（锉）一两　牛膝（去苗）三分　瞿麦一两　木通（锉）半两　大麻仁三分

【用法】上六味，捣粗罗为散，每服四钱，以水一中盏，煎至六分，去滓，温服，不拘时。

◆**榆白皮散**乙《太平圣惠方》

【主治】产后大小便秘涩，小腹疼痛。

【功效】利尿通淋，活血通便。

【药物及用量】榆白皮（锉）三分　木通（锉）一两　黄芩半两　当归（锉，微炒）三分　葵子半两　赤芍半两　滑石一两　蒲黄半两　川大黄（锉碎，微炒）一两

【用法】上九味，捣筛为散，每服三钱，以水一中盏，入生姜半分，煎至六分，去滓，温服，不拘时。

◆**榆白皮散**《圣济总录》

【主治】妊娠小便不通，心神闷乱，少腹急痛。

【功效】养阴清热。

【药物及用量】榆白皮（锉）　王不留行　滑石各一两

【用法】上三味，捣研为细散，每服二钱匕，煎灯心汤调下。

◆**榆白皮散**《妇人大全良方》

【主治】妊娠滑胎易生。

【功效】通利助产。

【药物及用量】榆白皮　甘草各二两　葵子一两

【用法】上三味为粗末，每服二钱，水一盏，煎至七分，去滓，温服。一方无榆白皮，名葵子散。

◆**榆白皮汤**《王岳产书》

【主治】难产及胎不转动。

【功效】通利助产。

【药物及用量】榆白皮一两　葵子两合　甘草八铢（炮）　桂心一分

【用法】上四味，锉作煮散，分为二剂，每剂以水一升，煎取一大盏，顿服，须臾即生。

◆**榆白皮汤**《圣济总录》

【主治】妊娠大小便不通。

【功效】养阴清热，通脬利水。

【药物及用量】榆白皮（细锉）一两半　桂（去粗皮，锉碎）一两　甘草（炙）一两半　滑石三两

【用法】上四味，粗捣筛，每服四钱匕，水一盏半，煎至八分，去滓，食前温服。

◆**榆白皮汤**《太平圣惠方》

【主治】热淋，小腹胀满，数涩疼痛。

【功效】清热，利水，通淋。

【药物及用量】榆白皮　赤茯苓　甘遂（煨）　瞿麦　犀角屑　栀子　木通　黄芩　滑石各五钱　川芒硝一两

【用法】为散，每服三钱，清水一盏，煎至五分去滓，食前温服。

◆**榆枝汤**《圣济总录》

【主治】气淋，脐下满急切痛。

【功效】解热毒，通淋浊。

【药物及用量】榆枝五钱　石燕子三枚

【用法】捣筛，每服三钱匕，清水一盏，煎至七分，不拘时温服。

◆**榆砂汤**《医学入门》

【主治】结阴便血不止，渐渐极多者。

【功效】和肠胃，止便血。

【药物及用量】地榆四两　砂仁七枚　生甘草一钱五分　炙甘草一钱

【用法】清水煎服。

◆**榆皮散**《太平圣惠方》

【主治】妇人小便不通，小腹疼痛。

【功效】清热利尿。

【药物及用量】榆白皮（锉）　木通（锉）　赤芍　猪苓（去黑皮）　滑石各三分　葵子半两　黄芩半两

【用法】上七味，捣细罗为散，食前服，以木通汤调下二钱。

◆**榆皮汤**《肘后方》

【主治】妊娠忽暴血数升，胎躁嚓不动摇。

【功效】养阴清热止血。

【药物及用量】榆白皮三两　当归　生姜各二两　干地黄四两

【用法】上四味，以水五升，煮取二升，分为再服，不瘥更作。

◆**溺白散**《医宗金鉴》

【主治】走马牙疳。

【功效】解热毒。

【药物及用量】溺垢（即妇人尿桶中白碱，火煅）五钱　白霜梅（烧存性）　枯白矾各二钱

【用法】研为细末，先用韭根、松萝茶煎成浓汁，乘热以鸡翎蘸洗患处，去净腐

肉，见净鲜血再敷此药。一日三次，若烂至咽喉，以芦筒吹之。

◆**溻痒汤**《外科大成》

【主治】妇人阴蚀。

【功效】杀诸虫。

【药物及用量】苦参　狼毒　蛇床子　当归尾　威灵仙各五钱　鹤虱一两

【炮制】河水一碗，煎数沸，滤去滓，贮盆内乘热先熏，等温投公猪胆汁二三枚，和匀洗之。

◆**暖中丸**《医学纲目》

【主治】黄胖。

【功效】杀肝邪，疏脾气。

【药物及用量】陈皮　苍术　青皮各五钱　香附一斤　甘草二两　针砂十两　厚朴五钱　三棱五钱　白术五钱

【炮制】共研末，醋糊为丸，如梧桐子大。

【用法】每服五十丸，空腹时盐姜汤送下，晚食前酒下亦可，忌狗肉。

◆**暖宫丸**《太平惠民和剂局方》

【主治】冲任虚损，下焦久冷，月经不调，不能受孕及崩漏下血，赤白带下。

【功效】益冲任，暖子宫。

【药物及用量】生硫黄六两　赤石脂（火煅）　海螵蛸　附子（炮，去皮、脐）各三两　禹余粮（火煨醋淬）九两

【炮制】共研细末，醋糊为丸，如梧桐子大。

【用法】每服三十丸，空腹时温酒或醋汤送下。

◆**暖宫螽斯丸**《东医宝鉴》

【主治】妇人无子。

【功效】温中，暖宫。

【药物及用量】厚朴一两二钱五分　吴茱萸　茯苓　白及　白蔹　白附子　石菖蒲　肉桂　人参　没药各一两　当归（酒炒）　细辛　乳香　牛膝（酒制）各七钱五分

【炮制】共研细末，炼蜜为丸，如梧桐子大，须壬子日修合。

【用法】每服一二十丸，温酒送下。

◆**暖脐膏**《青囊秘传》

【主治】寒邪入里，太阴受病，脘胀腹痛，大便泄泻。

【功效】祛寒，暖脐，清热。

【药物及用量】母丁香　胡椒各二钱　硫黄　绿豆粉各三钱　吴茱萸一钱

【炮制】研为细末，用太乙膏四两，隔水炖化，将药末搅入和匀。

【用法】贴于脐上，即寒化气和，痛愈泻止。

◆**照水丸**《证治准绳》

【主治】目生翳膜。

【功效】消翳，化滞，明目。

【药物及用量】海螵蛸一钱　朱砂五分　片脑五厘　黄蜡八分

【炮制】研为末，先熔蜡搅微冷，入末和为丸，如麻子大。

【用法】每用一丸，临卧时纳眼中翳膜上，次日照水自落。

◆**照水丸**《圣济总录》

【主治】目生翳障，侵及瞳仁及一切目疾。

【功效】消翳，明目，清热。

【药物及用量】龙脑　滑石　丹砂（通明者）　乌贼鱼骨（去甲）各一钱

【炮制】研为细末和匀，先用黄蜡一块（如皂子大），于新白瓷盏内慢火熔，以纱帛滤，在净盏内再熔化，将前药末同拌和，捏做饼子，如绿豆大。用薄绢或纱袋盛之，以硇砂五钱，放净碗内，上黑交横竹片，铺药于上熏之，勿令透气，掘一地坑，放药碗在内，盖好后以黄土盖之。七日取出，净瓷瓶中，去硇砂不用。

【用法】每用一饼，临卧时贴在眼眦即睡至晓，用水一碗观之，其药自落水中，净浴目患，却用绢帛裹起，安洁净处。临卧依前再使，每饼可用半月，候药力慢时方易一饼，如两目有疾，即用两饼。

◆**照水丹**《续本事方》

【主治】攀睛翳障。

【功效】消翳化瘀。

【药物及用量】乌贼骨一钱　辰砂五分

【用法】研为末，点之，白翳加冰片少许，赤翳加五灵脂少许。

◆**煨肾丸**《病机气宜保命集方》

【主治】肾肝损腰痛不起及脾损谷不化。

【功效】益精，缓中，消谷。

【药物及用量】牛膝　萆薢　杜仲（炒去丝）　白蒺藜　菟丝子（酒浸）　肉苁蓉（酒浸）　防风　胡芦巴　破故纸（酒炒）各等量　官桂减半

【炮制】研为细末，将猪腰子制如食法，捣烂炼蜜和杵为丸，如梧桐子大。

【用法】每服五七十丸，空腹时温酒送下。

◆**煨肾散**《证治准绳》

【主治】伛偻。

【功效】化湿邪，健腰肾。

【药物及用量】甘遂末三钱　用豮猪腰子细劈破，稍加盐椒淹透，掺药末在内，荷叶包裹烧熟。

【用法】温酒嚼服，令上吐下泻，三服当愈。

◆**煨姜丸**《御药院方》

【主治】脾胃虚冷，饮食不消，呕哕气逆，心胸痞闷，腹胀心痛，积滞寒饮，膈气酒病，恶心虚烦，不入粥食。

【功效】温中散寒，行气降逆。

【药物及用量】木香　附子（炮，去皮、脐）　硇砂（好明者）　肉桂（去粗皮）各一两　沉香　丁香　陈皮（去白）　舶上茴香　荜澄茄　青皮（去白）各半两

【用法】上一十二味，为细末，好酒煮稀面糊为丸，如小弹子大，每一两作十六丸，每服一丸，生姜一块，切作两处，各剜取成坑子，安药在内，以湿纸裹，于慢火内煨，令纸焦为度，取出，和姜细嚼，温酒或盐汤下，空心食前。

◆**煨姜丸**《吴氏集验方》

【主治】冷热脾痛。

【功效】暖脾止痛。

【药物及用量】草果（炮）　良姜　茴香　丁香　吴茱萸　木香　川楝子（去核，净称）　石菖蒲　白姜　荜茇等量

【用法】上一十味为末，陈皮糊丸，如小鸡头子大，每以一丸，入枣肉内，次入生姜，合湿纸裹煨熟，取出，祛火气，嚼煎艾汤下，妇人艾醋汤，反胃人参汤。

◆**煨姜丸**《神巧万全方》

【主治】反胃呕哕吐食，数日不定。

【功效】和胃止呕。

【药物及用量】丁香一两　大附子　肉豆蔻（去壳）　木香　青橘皮各半两

【用法】上五味，捣罗为末，煮枣肉为丸，如豌豆大，每服用生姜一块，劈开，纳药三丸，湿纸裹煨熟，烂嚼，盐汤咽下。

◆**煨姜丸**《太平惠民和剂局方》

【主治】脏虚，饮食不化，或成痃痞，或发心痛，冷积水脾，结聚疼痛，一切冷气等疾。

【功效】温中行气，止痛。

【药物及用量】附子　硇砂　木香　生姜各等量

【用法】上四味，用大附子五十个，各重半两者，去皮、脐，以尖刀子剜去心子，约容硇砂半钱实之，却以附子末和面做饼子，裹附子，用文武火煨令黄，用木香如附子之半，同为细末，以水为丸，如鸡头大，复以生姜一块，擘作两片，以药在内，湿纸裹令煨，候姜熟，白汤嚼下，空心服。

◆**煨附丸**《省翁活幼口议》

【主治】婴孩小儿，积滞吐，胸堂郁结，中脘痞闷，气不舒畅，闻秽呕逆即吐，宜服煨附丸及温中丸。

【功效】温阳消积。

【药物及用量】黑附子二钱（末）　丁香五个

【用法】以水收附子末，裹丁香，再用面剂包，于煻灰中煨熟，去面为末，生姜自然汁丸，如麻子大，每服三十丸，煎姜枣汤下。

◆**瑞金丹**《张氏医通》

【主治】虚劳，吐红瘀结者。

【功效】清热凉血。

【药物及用量】川大黄（酒拌，炒黑至黄烟起为度）　秋石各一两

【炮制】共杵细末，煮红枣肉为丸，如

小豆大。

【用法】每服二钱，空腹时薄荷汤送下。如瘀在心包，不时惊悸，面赤神昏者，加郁金三钱；如瘀在胃，吐血成盆者，犀角地黄汤送下。

◆**瑞金散**《妇人大全良方》

【主治】妇人血气撮痛，经水不行，预先呕吐疼痛及月信不通者。

【功效】活血，通络，行滞。

【药物及用量】延胡索　牡丹皮　红花各一钱　片姜黄二钱五分　赤芍　蓬莪术　川芎　当归各一钱五分　官桂五分

【用法】清水一盅，黄酒一盅，同煎至一盅，食前服。

◆**瑞效丸**（郭氏方）

【主治】肠痈，胃痈，内积，积聚，兼男子妇人积聚证。

【功效】消坚，破积，解毒。

【药物及用量】当归　京三棱　槟榔　木鳖子　硇砂（焙）　琥珀　穿山甲（炒）各一两　牡蛎（炒）　连翘　枳壳（炒）各一两五钱　巴豆（去油）二十一粒　麝香少许

【炮制】共研末，酒糊为丸，如梧桐子大。

【用法】每服十至二三十丸，温酒送下，临卧再服。如痢动脏腑，减丸数。大小便有脓血出者，用别药调治之。

◆**瑞莲丸**《严氏济生方》

【主治】思虑伤心，便下赤浊。

【功效】养心脾，益肺肾，安神。

【药物及用量】石莲肉（去心炒）　白茯苓（去皮）　生龙骨　天门冬（去心）　麦门冬（去心）　紫石英（火煅研细）　柏子仁（炒另研）　远志（甘草水煮，去心）　当归（去芦，酒浸）　酸枣仁（炒）　龙齿各一两　乳香（另研）五钱

【炮制】共研细末，炼蜜为丸，如梧桐子大，朱砂为衣。

【用法】每服七十丸，空腹时温酒或枣汤送下。

◆**瑞莲散**《袖珍方》引《太平圣惠方》

【主治】产后恶血崩漏，状如泉水及非时血崩者。

【功效】养心脾，和血气。

【药物及用量】瑞莲（烧存性）百枚　棕榈（烧存性）　当归　桂心各一两　鲤鱼鳞（烧）　川芎各七钱五分　槟榔二枚

【用法】研为细末，每服三钱，煨姜酒调下。如不止更进一服，或非时血崩，无药可治，但进一二服即止。

◆**瑞莲散**《妇人大全良方》

【主治】产后恶血崩漏，状如泉水。

【功效】收涩止血，佐以活血。

【药物及用量】瑞莲百枚（烧存性）　棕榈（烧存性）　当归　桂心各一两（《袖珍方》官桂）　鲤鱼鳞（烧）　川芎各三分（袖珍方无）　槟榔二枚

【用法】上七味为细末，每服三钱，煨姜酒调下，如未止，更进二服。或非时血崩，无药可治，但进三服即止。

◆**瘰核丸**《沈氏尊生书》

【主治】瘰核坚结。

【功效】消结散壅。

【药物及用量】枳壳（擘，去子）十四个　生大黄（研细）五钱　斑蝥（去头足翅）十四个

【炮制】每用枳壳二片对合，入斑蝥一个，又将大黄末分十四分，每一分入枳壳两片内，线扎紧。再将夏枯草六两铺大锅底，将枳壳排放在内，入水六宫碗，煮干水，取枳壳切片，晒或烘焙，去大黄、斑蝥，再将蓖麻子六十三粒，炒去油打烂，入药米糊为丸，如梧桐子大。

【用法】每服七丸，早晚开水送下，服至瘰核消去大半，即止不服。调养半月，自然平安而愈。

◆**瘰郁汤**《沈氏尊生书》

【主治】瘰郁。

【功效】祛瘰宣壅。

【药物及用量】苏子　半夏　前胡　甘草（炙）　当归　陈皮　沉香　瓜蒌仁　胆星　枳实　香附　浮石各等量

【用法】清水煎服，如虚加黄芪，寒冷加肉桂。

◆**睡安散**《证治准绳》

【主治】急慢惊风，抽搐不得安睡。

【功效】祛风，散滞，化痰，通络。

【药物及用量】辰砂（水飞） 乳香（细研） 血竭（细研）各一钱 麝香五分（另研） 人参 酸枣仁（炒） 南星（燥） 白附各五钱 全蝎二十一枚 蜈蚣（酥炙，黄酒浸一宿）一条

【用法】研为末，一岁儿服一字，薄荷汁陈酒煎沸调下，得睡效。

◆**睡安散**《永类钤方》

【主治】急慢惊风，抽搐不得安睡。

【功效】化痰息风。

【药物及用量】辰砂 乳香 血竭各一钱 麝半钱 人参 酸枣仁（炮） 南星（炒） 白芷各半两 全蝎二十一枚 蜈蚣（酥炙黄，酒浸一宿）一条

【用法】上一十味，为末，一岁一字，薄荷汁好酒煎沸调下，得睡效。

◆**睡红散**《金婴方》

【主治】小儿急慢惊风，手足搐搦，目瞪神昏。

【功效】祛风，清热，行滞，杀虫。

【药物及用量】牛黄 硼砂 脑子 真珠水银（砂子）各五分 青黛 蝎尾（炒） 京墨（烧） 南星（姜制一宿） 半夏（姜制一宿） 蛇含石（淬）各一钱 金箔 银箔各十片 麝香一字 乌蛇尾（并项下七寸，酒浸一宿，取出去皮骨炙）一钱

【用法】研为末，三岁儿每服一字，薄荷汤调下。

◆**睡惊丸**（王氏方）

【主治】惊悸，吐逆。

【功效】除热，化痰，镇心神。

【药物及用量】半夏（姜制） 乳香 犀角末各一钱

【炮制】共研末，生姜自然汁煮面糊为丸，如梧桐子大。

【用法】每服一丸，临卧薄荷汤送下。

◆**睡惊丸**《证治准绳》

【主治】小儿一切惊疳，食积，风痫等证。

【功效】杀虫，坠积，镇惊。

【药物及用量】使君子五十个 香墨（如枣大）一块 金箔 银箔各七片 腻粉二钱

【炮制】先将使君子烧灰存性，同墨研细，次入金银箔乳钵内研，次入腻粉并麝香少许，研匀极细，稀糊为丸，如梧桐子大，阴干。

【用法】每服一丸，薄荷汤磨下，一岁以下每服半丸。

◆**睡惊太乙丹**《证治准绳》

【主治】小儿夜啼。

【功效】和脾胃。

【药物及用量】桔梗（炒）一两 藿香叶 白扁豆（炒）各五钱 白芷三钱 川芎二钱五分

【炮制】共研末，炼蜜为丸，如芡实大，辰砂、麝香为衣。

【用法】每服半丸，薄荷汤磨下，正粪色枣汤下，夜啼灯心、钩藤煎汤磨下，加白术、茯苓、白芍尤妙。

◆**硼砂丸**《杂病源流犀烛》

【主治】膀胱气。

【功效】消积。

【药物及用量】硼砂 木香 沉香 巴霜 青皮 铜青

【炮制】共研细末，滴水和丸，如梧桐子大。

【用法】每服二三钱，熟汤送下。

◆**硼砂丹**《张氏医通》

【主治】缠喉风，风热喉痹。

【功效】消坚化毒。

【药物及用量】硼砂（生，研） 白矾（生，研）各一钱 人爪甲（焙肥） 西牛黄各一分

【炮制】研为极细末，烂白霜梅肉三钱，研糊分作四丸。

【用法】每服一丸，口噙化下，取涌顽痰立效。

◆**硼砂散**《御药院方》

【主治】心脾风热，咽喉生疮肿痛，或子舌胀，或木舌、重舌肿闷，水浆不下。

【功效】消坚，散热，解毒。

【药物及用量】硼砂（研）三两　薄荷叶　蒲黄各一两　寒水石（烧过研）二两五钱　贯众　玄参　青黛（另研）　白茯苓（去皮）　缩砂仁　滑石（另研）　荆芥穗　山豆根　生甘草各五钱

【用法】研为细末和匀，每服五分，不拘时新汲水调下，舌服则掺舌上咽津下之。

◆**硼砂散**《太平圣惠方》

【主治】悬痈肿痛。

【功效】消滞解热，消痈止痛。

【药物及用量】硼砂（另研）　马牙硝　滑石　寒水石各二钱　片脑（另研）五分　白矾一钱五分

【用法】研为细末，每服五分，不拘时新汲水调下。

◆**硼砂散**《太平惠民和剂局方》

【主治】大人、小儿，喉闭生疮，风痰热毒，鼻衄出血。

【功效】消滞解热，消痈止血。

【药物及用量】山药（生）六斤　脑子（别研）七两　甘草二十两　牙硝（《南北经验方》、《袖珍方》一十四两）二十四两　硼砂（生，别研）二十两　麝香（研）四两

【用法】上六味为末，每服半钱，如茶点服。

◆**腰子散**《仁斋直指方》

【主治】水疝，肾气作痛。

【功效】消水下积。

【药物及用量】黑牵牛　白牵牛各等量

【用法】炒熟，研为细末，每用三钱，猪腰子一对，薄切开缝，入川椒五十粒，茴香一百粒，以牵牛末掺入腰子中线扎，湿纸数重，裹煨香熟出火气，后空腹时嚼吃，好酒送下，少顷就枕，天明取下恶物即愈。

◆**腹疝汤**《沈氏尊生书》

【主治】疝气腹痛，五脏疝不干睾丸者。

【功效】调气，行滞，止痛，和筋，补气。

【药物及用量】人参　黄芪　茯苓　白术　附子（炮）　沉香　木瓜　羌活　川芎　紫苏　甘草

【用法】加生姜，清水煎服。

◆**蜀水花膏**《外台秘要》引《古今录验》

【主治】疬疡。

【功效】消痈解毒。

【药物及用量】蜀水花　鹰粪白　白附子　白蔹　商陆各一两　麝香（另研）一钱

【炮制】锉碎，用猪脂一斤，合煎至诸药焦黄去滓，候冷入麝香搅令匀，于瓷盒中盛。

【用法】先擦微破，每用少许，敷于患处。

◆**蜀水花膏**《太平圣惠方》

【主治】疬疡。

【功效】消疡和血解毒。

【药物及用量】蜀水花一两　白附子一两　白蔹一两　当归一两　鹰粪白一两　麝香（别研）一分

【用法】上六味，细锉和匀，以猪脂一斤，合煎诸药焦黄去滓，候冷，入麝香搅令匀，于瓷盒中盛，用摩疬疡，以瘥为度。

◆**蜀漆汤**《外台秘要》引《经心录》

【主治】产后大寒心痛。

【功效】温中散寒止痛。

【药物及用量】蜀椒一合（炒去汗）　芍药　半夏　当归　桂心　人参　甘草（炙）　茯苓各二两　生姜汁五合　蜜一升

【用法】切，清水九升，煮椒令沸，下诸药煮取三升五合去滓，下姜汁及蜜，更煎取三升，服五合至六合，禁冷食。

◆**蜀椒汤**《千金方》

【主治】产后大寒冷所致心痛。

【功效】温阳活血止痛。

【药物及用量】蜀椒二合　芍药（《妇人大全良方》《永类钤方》三两）　当归　半夏　甘草　桂心　人参　茯苓各二两　蜜一升　生姜汁五合

【用法】上十味，㕮咀，以水九升，煮

椒令沸，然后内诸药，煮取二升半，去滓，内姜汁及蜜，煎取三升，一服五合，渐加至六合，禁冷食。

◆**蜀漆散**《金匮要略》

【主治】牝疟多寒者。

【功效】消痰积。

【药物及用量】蜀漆（烧去腥）　云母（烧二昼夜）　龙骨（熬）各等量

【用法】杵为散，每服半钱匕，未发前浆水调下。如温疟加蜀漆一钱（一作五厘），临发时服一钱匕。

◆**蜀椒丸**《圣济总录》

【主治】咳嗽上气。

【功效】降气止咳。

【药物及用量】蜀椒（去目及闭口，炒出汗）　乌头（炮裂，去皮、脐）　杏仁（汤浸，去皮尖、双仁，炒）　皂荚（酥炙，去皮、子，锉）　白矾（枯）各半两　细辛（去苗叶）　款冬花（去梗）　紫菀（去苗土）　干姜（炮）各三分　吴茱萸（汤浸洗，焙干，炒）　麻黄（去根节）各一两

【用法】上一十一味，捣罗为末，炼蜜为丸，如梧桐子大，每服二十丸，临卧用熟水下至三十丸。

◆**蜀榛汤**《千金方》

【主治】产后虚热往来，心胸烦满，骨节疼痛及头痛壮热，晡时辄甚。

【功效】温中除湿，益气养阴。

【药物及用量】蜀榛叶　桂心　甘草　黄芩各一两　黄芪五两　知母　芍药各二两　生地黄一斤

【用法】上八味，㕮咀，以水一斗，煮取三升，分三服。治寒热，不伤人。

◆**蜂房膏**《太平圣惠方》

【主治】瘰疬生头，脓水不干，疼痛。

【功效】劫毒，杀虫。

【药物及用量】露蜂房（炙）　蛇蜕（炙）　玄参　黄芪（锉）各三分　杏仁一两五钱　乱发（鸡子许）一团　铅丹　蜡各二两

【炮制】先以蜂房、蛇蜕、玄参、蛇床、黄芪锉细绵裹，用酒少许浸一宿，勿令酒多，用油八两纳杏仁、乱发煎十五沸，待发消尽即棉滤。然后下丹蜡，又煎五七沸倾出，瓷盆收盛。

【用法】每用少许，贴于疮上，一日一换。

◆**蜂房酿酒**《太平圣惠方》

【主治】乌癞。

【功效】劫毒杀虫。

【药物及用量】露蜂房五两　苦参四斤

【炮制】细锉，清水三斗，煮取一斗二升去滓，浸曲四斤八两，炊糯米三斗，入曲蘖搜拌，如常酿法，酒熟压去糟。

【用法】每服一小盏，食前温服。

◆**蜂窝散**《杂病源流犀烛》

【主治】瘄疬。

【功效】劫毒。

【药物及用量】露蜂房一个

【炮制】每孔内入胡椒、川椒各一粒，用碗盛之，入水令满，加黄柏（如指大）三片于内，以碟盖纸封固，重汤煮二炷香取出。

【用法】候温噙漱之，良久吐出。

◆**蜂姜丸**《东医宝鉴》

【主治】酒痰嗽及积痰久嗽，痰留肺脘黏滞如胶，气不升降。

【功效】消痰积，解酒毒，下气。

【药物及用量】蜂房　香附（童便制）　白僵蚕　蛤粉　瓜蒌仁　苦杏仁　神曲各等量（一方无香附，有茜草根）

【炮制】研为细末，姜汁、竹沥加炼蜜和丸，如弹子大。

【用法】每服一丸，口噙化下。

◆**蜂霜散**《杂病源流犀烛》

【主治】跌打损伤。

【功效】解毒收湿。

【药物及用量】蜂壳粉　百草霜各等量

【用法】研为末，每服二钱，糯米饮调下。

◆**蜂儿丸**《太平圣惠方》

【主治】内风，四肢拘挛疼痛。

【功效】祛风通络，止痉止痛。

【药物及用量】蜂儿一两　白花蛇肉一两　天雄（去皮、脐）一两　天南星一两　干蝎一两　白僵蚕一两　桑螵蛸一两　地龙一两　麝香（细研）半两

【用法】上九味，并生用，捣细罗为末，以酒煮槐胶，入少炼蜜，和捣二三百杵，丸如梧桐子大，不拘时，以温酒下五丸。

◆**蜈蚣星风散**《医宗金鉴》

【主治】破伤风之邪在表者。

【功效】祛风劫毒。

【药物及用量】蜈蚣二钱　南星　防风各二钱五分　红鳔三钱

【用法】研为细末，每服二钱，黄酒调下，一日二次。

◆**蜈蚣散**《医方类聚》

【主治】破伤风。

【功效】祛风劫毒。

【药物及用量】蜈蚣一对　全蝎一对

【用法】研为细末，防风汤调下。

◆**蜈蚣散**《赤水玄珠》

【主治】传尸劳。

【功效】杀虫化积。

【药物及用量】赤脚蜈蚣（装置竹筒，内生姜汁浸焙干）一条　乌鸡粪（先将鸡于五日前以火麻子喂之，然后取其粪用）　槟榔各二钱五分　辰砂一钱五厘二分　麝香（另研）一钱

【用法】研为细末和匀，入煎药内服，凡合药宜六甲建除日，忌妇人孝服鸡犬见之，亦不可令患者知。如利下有恶物并虫者，急用火烧之，并取病者所穿衣服被褥尽烧之，食葱粥将息以复元气，务要清心净养。

◆**蜈蚣散**《素问病机气宜保命集》

【主治】破伤风。

【功效】祛风劫毒。

【药物及用量】蜈蚣一对　鱼鳔（炒）　左蟠龙（杯烟尽）各五钱

【用法】研为细末，防风汤调下。如前药解表不已，觉直转入里，当服左龙丸，渐渐看大便转硬加巴豆霜。

◆**蜈蚣散**《张氏医通》

【主治】疠风赤肿。

【功效】祛风，杀虫，消积。

【药物及用量】蜈蚣五十条（去头足，酒煮）　雄黄二钱　生牛膝　穿山甲（生漆涂炙）　槟榔　薏苡仁（炒）各一两

【用法】研为末，每服二钱，温酒调下，出汗，连服三日效。

◆**蜈蚣散**《疡医大全》

【主治】天蛇毒。

【功效】拔毒宣壅。

【药物及用量】大蜈蚣一条　全蝎七个　雄黄三钱（一方无全蝎）

【用法】共为末，鸡子清调敷患处，外以猪胆皮套上即愈。

◆**蜈蚣膏**《验方新编》

【主治】一切已破无名恶毒及毒蛇疯犬百虫咬伤。

【功效】劫毒消痈。

【药物及用量】大蜈蚣（长四五寸者，小者用二十条）八条　土木鳖子二十四个　小磨麻油一斤

【炮制】将蜈蚣、木鳖放麻油内泡三日，用文武火熬起清烟，将渣捞净，加入黄丹四两，用柳枝不住手搅动，熬至滴水成珠，用罐收贮，浸冷水中数日，拔去火毒。

【用法】每用少许，布摊贴之。

◆**蜈蚣饯**《外科正宗》

【主治】臁疮皮黑下陷，臭气难当。

【功效】祛湿杀虫。

【药物及用量】蜈蚣　甘草　独活　白芷各一钱　桐油二两

【用法】用桐油二两，将药煎滚，先以米泔水洗净臁疮，水和白面作圈，围在疮之四边，勿令泄气，将腿放平，以茶匙挑油，渐渐乘热加满。待油温取下，以后风毒自散，腐肉渐脱，甚功甚速。

◆**蜈蚣丸**《朱氏集验方》

【主治】惊风。

【功效】息风定惊。

【药物及用量】白附子　天南星　赤脚蜈蚣　防风　半夏

【用法】上五味，锉碎诸药，掘地一小窍，用炭火煅炼约半日，一日尤好，地脉透热，入黄子醋在窍八分满，随倾诸药入醋煮之，用瓷碗一只，快捷盖住，以泥封四围，至次日相对方取出，焙干，碾为末，用豮猪心血研烂，同蜜炼熟为丸，不拘丸子大小，用薄荷汤下，仍量小儿大小投药。

◆**解下除湿汤**《证治准绳》

【主治】湿热郁结，血气凝滞，作核成瘤，在下部者。

【功效】消坚软结，清热化湿。

【药物及用量】海藻（洗）　黄柏　三棱　香附　青皮　栀子（炒）　连翘　槟榔　木通各等量

【用法】加薄荷，清水煎服。

◆**解水毒饮子**《千金方》

【主治】忽中溪涧水毒，手足指冷，或至肘膝。

【功效】行滞解毒。

【药物及用量】吴茱萸（汤泡七次）二两　升麻　犀角　橘皮各六钱　生姜（切）三两　乌梅肉十四枚

【用法】清水煎，分三服，或以生犀角磨汁服尤效，身上赤斑退为度。

◆**解肌丸**《幼幼新书》

【主治】外搏风邪，内夹痰饮，热在上焦，寒热往来，烦渴颊赤，心忪减食，咳嗽有血。

【功效】疏风清热。

【药物及用量】防风　地骨皮各一分

【炮制】烧灰，砂糖为丸。

【用法】每服一丸，食后紫苏煎汤送下。

◆**解肌汤**《千金方》

【主治】伤寒，温病。

【功效】发表，解肌，退热。

【药物及用量】葛根　麻黄　黄芩　大枣　芍药　甘草各等量

【用法】清水煎服。

◆**解肌汤**《世医得效方》

【主治】妇人劳伤体热，鼻血。

【功效】养阴清热。

【药物及用量】柴胡　麻黄　木通　茯苓　犀角　蒲黄　黄芩　赤芍　葛粉　生地黄　甘草各等量

【用法】上一十一味锉散，每服四钱，水一盏半，生姜三片，红枣二枚，煎，不拘时。

◆**解毒丸**《三因极一病证方论》

【主治】误食毒草及百物毒，暑毒。

【功效】解热毒。

【药物及用量】板蓝根（干者，洗净晒干）四两　生甘草　贯众（锉去毛）　青黛（另研）各一两

【炮制】研为末，炼蜜和丸，如梧桐子大，青黛为衣。

【用法】如稍觉精神恍惚，即误中诸毒，急取十五丸烂嚼，新汲水送下即解（或用水浸蒸饼为丸，大解暑热）。

◆**解毒丸**《洁古家珍》

【主治】四时伤寒，时邪温疫，伏暑霍乱，山岚瘴气，食毒酒毒，游风丹毒，虚烦发躁，目赤口疮及不服水土，一切诸毒。

【功效】宣壅，清热，泻毒。

【药物及用量】滑石　黄芩　贯众　茯苓　栀子　干姜　草龙胆　大豆　青黛　甘草　薄荷　寒水石各一两　益智子　砂仁　大黄　山豆根　生地黄　桔梗　百药煎　紫河车　绿豆粉　马屁勃　板蓝根　黄药子各五钱

【炮制】共研细末，炼蜜为丸，如弹子大。

【用法】每服一丸，新汲水化下，细嚼，或噙化亦得，小儿半丸，妇人血晕不醒，生姜、薄荷水磨下一丸。

◆**解毒丸**《普济方》

【主治】诸恶物，蛊毒，砒毒，菌毒，河豚毒。

【功效】解毒。

【药物及用量】山豆根　山慈姑　绿豆粉各三两　板蓝根　土马鬃　黄药子　紫

河车　续随子仁　木通　盆硝　藿香　五味子　薄荷　贯众　寒水石　白僵蚕　干葛　雄黄　百药煎各二两　茜草根　大黄　朱砂各一两　麝香五钱　甘草（腊月竹筒盛置粪清内，春日开取阴干）四两

【炮制】研为细末，蒸饼和丸，如弹子大，以螺青三两和匀，留一半为衣。

【用法】每服半丸，生姜蜜水化下。

◆**解毒丸**《医学正传》

【主治】痘疹，未出而失发搐，兼外感风寒之邪。

【功效】解热毒。

【药物及用量】寒水石　石膏各一两　青黛五钱

【炮制】先以二石细研如粉，入青黛和匀，汤浸蒸饼为丸，如芡实大。

【用法】每服一丸，食后新汲水化下，或细嚼，姜水下亦可，三岁儿每服半丸，更量岁数加减。

◆**解毒丸**《疡医大全》

【主治】杨梅疮，杨梅漏，服过灵药久不愈者，心内有轻粉毒为患者。

【功效】解毒杀虫。

【药物及用量】黑铅（打成片，剪如豆大）　山中黄土（研细）各一斤

【炮制】入锅炒至铅化，去铅不用，只将黄土水叠为丸，如梧桐子大。

【用法】每服三钱，温酒送下，十服即愈。

◆**解毒大青汤**《外科正宗》

【主治】疔疮误灸，逼毒内侵，致生烦躁，谵语不定者。

【功效】解热毒。

【药物及用量】大青叶　木通　麦门冬（去心）　人中黄　生栀子（研）　桔梗　玄参　知母　升麻　淡竹叶　石膏（煅）各一钱

【用法】清水二盅，加灯心二十根，煎至八分，食远服。便秘加大黄；闷乱加烧人粪。

◆**解毒内托散**《景岳全书》

【主治】痘痈。痘后余毒。

【功效】宣壅托毒，祛风清热。

【药物及用量】黄芪　当归　防风　荆芥　连翘　赤芍　木通各等量　甘草节减半　忍冬花倍用

【用法】清水煎，入醇酒少许服。

◆**解毒天浆饮**《外科正宗》

【主治】杨梅疮遍身溃烂及筋骨作疼。

【功效】泻热邪，杀虫毒祛湿。

【药物及用量】土茯苓二两　防风　当归身　蝉蜕　防己　白鲜皮　连翘　海风藤　皂角针　川芎　金银花　木瓜　薏苡仁各一钱　天花粉二钱　甘草五分

【用法】清水二盅，煎至八分，临服入酒一杯，量病上下服之，疮在下部加牛膝一钱。

◆**解毒仙草**《疡医大全》

【主治】杨梅结毒。

【功效】清凉解毒。

【药物及用量】每年二三月金银花未曾开放时采取嫩枝叶，即放篮内盖住，不可见太阳，挂当风处阴干。

【用法】以纸包置怀中，俟燥研细，每服一钱，加黑铅一钱，土茯苓八两，打碎清水七碗，煎至三碗，每日早午晚各饮一碗。轻者二三十服，重者五六十服，忌食瓜子、花生、茶、醋、公鸡、鲤鱼、猪首、牛、羊肉、虾。

◆**解毒四物汤**《丹溪心法附余方》

【主治】妇人经水不住，五色相杂，面色萎黄，脐腹刺痛，寒热往来，崩漏不止。

【功效】补血，化湿，解毒。

【药物及用量】熟地黄　白芍　当归身　川芎　黄芩　黄连　黄柏　栀子各一钱

【用法】清水煎服。

◆**解毒百用膏**《证治准绳》

【主治】溃疡及颠仆汤。

【功效】宣壅拔毒。

【药物及用量】猪牙皂角（煨）　南星各一两　大米一合（炒黑）　臭小粉（干者炒焦，去火毒）四两

【用法】研为末和匀，蜜水调围，颠仆

酒醋调围。

◆**解毒至宝神丹**《冯氏锦囊》

【主治】杨梅结毒，久患骨蒸，热毒流注，六脉俱数者。

【功效】解热毒，生肌肤。

【药物及用量】嫩滑石三钱　人参　三七（微火焙）各二钱　生真珠　琥珀各四分　生甘草（晒燥）一钱

【用法】各研极细和匀，每服二分，加至三四分。人小者一分加至二分，萆薢三钱，煎汤调下。

◆**解毒消瘴散**《证治准绳》

【主治】疔疮瘴气发热者。

【功效】解热毒，杀虫积。

【药物及用量】柴胡　黄芩　黄柏　栀子　木通　赤芍　当归　防风　连翘　大黄　甘草　青木香　紫荆皮　鸡屎子　诈死子　青玉　嫩柏根　苦花子

【用法】加薄荷、生地黄，清水煎服。

◆**解毒紫金膏**《外科正宗》

【主治】杨梅结毒及杨梅结毒腐烂作臭，脓水淋沥。

【功效】杀虫和肌。

【药物及用量】皂矾（煅赤）　松香各一斤

【炮制】共研极细末，麻油调稠。

【用法】先用苍术一两，点红川椒三钱，清水五碗，煎至四碗，入罐内，将患处对罐口，以热气熏之，俟半热倾入盆内淋洗，净布挹干，再涂上此膏，油纸盖好，软绢扎紧，毋令血行。三日一换，如无前汤熏洗，只用葱、艾、甘草等煎洗俱可，愈后忌食煎炒发物。

◆**解毒散**《太平圣惠方》

【主治】痈疮初起。

【功效】解热毒，消痈。

【药物及用量】犀角屑　川升麻　川朴硝　赤芍　木通（锉）各一两　石膏二两　玄参　麦门冬（去心）　生甘草（锉）各五钱

【用法】每服四钱，清水一中盏，煎至六分去滓，不拘时温服。

◆**解毒散**《疠疡机要》

【主治】风疮。

【功效】解毒泻积。

【药物及用量】巴豆肉　皮硝各一两　黄蜂窠　黑狗脊各七钱　白芷　雄黄　猪牙皂角　羊蹄根　轻粉　蝉蜕（去土）　枯矾　寒水石各五钱

【用法】研为末，腊猪油调涂，外毒既去，却涂黄连散。

◆**解毒散**《赤水玄珠》

【主治】痘母。痘未出而先发肿块者。

【功效】清热邪，解痘毒。

【药物及用量】金银花五两（一作八两）　生甘草节一两　川木通　防风　荆芥　连翘　牛蒡子各三钱（一方无牛蒡子）

【用法】酒水各半煎，温分三服，以肿消痘出为度。

◆**解毒散**《医方类聚》

【主治】一切毒蛇猛兽所伤，恶毒入腹，眼黑口噤，手足强直。

【功效】解毒。

【药物及用量】白矾　甘草各等量

【用法】研为末，每服二钱，不拘时冷水调下，更敷伤处。

◆**解毒汤**《万病回春》

【主治】脏毒下血。

【功效】清肠胃，泻热毒。

【药物及用量】黄柏　黄芩　黄连　栀子各等量　连翘　槐花　细辛　甘草各等量

【用法】锉散，清水煎服。

◆**解毒疏痘汤**《赤水玄珠》

【主治】妇女痘色红紫，口干，壮热，谵语。

【功效】解热祛毒。

【药物及用量】防风　荆芥　羌活　柴胡　川芎　白芷　当归　连翘　黄芩　黄连　紫草　蝉蜕　麻黄各等量

【用法】加生姜、葱白，清水煎服。

◆**解毒雄黄丸**《太平惠民和剂局方》

【主治】缠喉风及急喉痹，猝然仆倒，牙关紧急，不省人事者。

【功效】解毒祛积。

【药物及用量】雄黄（研飞）　郁金各一两　巴豆（去皮出油）十四枚

【炮制】共研细末，醋煮面糊为丸，如绿豆大。

【用法】每服七丸，热茶清送下，吐出顽痰立苏。未吐再服，如仅心头微热，灌药不下，即斡开口灌之，下咽即活。如小儿惊热，痰涎壅塞，或二丸三丸，量大小加减。

◆**解毒雄黄丸**《世医得效方》

【主治】中风猝然倒仆，牙关紧急，不省人事，并解上膈壅热，痰涎不利，咽喉肿闭，一切热毒。

【功效】清热解毒，行气通滞。

【药物及用量】郁金二钱半　巴豆（去皮油）十四个　雄黄（研飞）二钱半

【用法】上三味，为末，醋煮面糊丸，绿豆大，每服七丸，用热茶清下，吐出顽涎立苏，未吐再服。如牙关紧闭，灌药不下者，即以刀尺铁匙，斡开口灌下。

◆**解毒济生汤**《外科正宗》

【主治】脱疽初起。

【功效】和血解毒。

【药物及用量】当归　远志（去心）　川芎　天花粉　柴胡　黄芩　犀角（锉）　麦门冬（去心）　知母　黄柏　茯神　金银花各一钱　红花　牛膝　生甘草各五分　升麻五分

【用法】清水二盅，煎至八分，入童便一杯，食前服，如生手指间，去牛膝。

◆**解毒泻心汤**《外科正宗》

【主治】心经火旺，酷暑时临致生天泡，发及遍身者。

【功效】解热毒，祛风泻火。

【药物及用量】黄芩　黄连　牛蒡子（炒研）　知母　石膏（煅）　生栀子　防风　玄参　荆芥　滑石各一钱　木通　生甘草各五分

【用法】清水二盅，加灯心二十茎，煎至八分，食远服。

◆**解毒泻脾汤**《外科正宗》

【主治】脾经风湿攻注之田螺泡。

【功效】清脾胃，解热毒。

【药物及用量】石膏（煅）　牛蒡子（炒研）　防风　黄芩　苍术（炒）　生甘草　木通　生栀子（研）各一钱

【用法】清水二盅，加灯心二十根，煎至八分服。

◆**解毒金花散**《袖珍方》

【主治】下痢脓血，热毒。

【功效】清热解毒，止痢。

【药物及用量】黄连　黄柏各一两　赤茯苓　黄芩　白术　赤芍各五钱

【用法】上六味，㕮咀，每服一两，水二盏，煎至一盏，去滓，温服，食前服。如腹痛，加栀子二枚煎。

◆**解炎化酒汤**《疡医大全》

【主治】酒毒，煤炭毒，闭口椒毒。

【功效】补元气，解热毒。

【药物及用量】人参一两（如无以黄芪二两代之）　柞木枝二两　白茯苓五钱　黄连　寒水石各三钱　石菖蒲一钱

【用法】清水煎一碗，待冷灌之，得入口即活。

◆**解表消毒饮**《证治准绳》

【主治】小儿身发疮疡，肿高焮痛，便利调和，脉浮而洪，有表证者。

【功效】宣壅散热。

【药物及用量】绵黄芪（上部酒拌炒，中部米泔拌炒，下部盐水炒）一钱五分　葛根　升麻　赤芍　玄参　牛蒡子（炒研）　麻黄　甘草各五分　连翘（更看是何经部位，加引经药。手少阴加细辛三分；足少阴加独活七分；手太阴加桔梗、白芷各五分；足太阴加苍术七分；手厥阴加柴胡七分；足厥阴加柴胡、青皮各五分；手太阳加藁本五分；足太阳加羌活七分；手阳明加白芷五分；足阳明加升麻、葛根各七分；手足少阳加柴胡七分）一钱

【用法】清水一盅，加生姜三片，葱白一根，煎至七分，不拘时温服。

◆**解表散**《活幼心书》

【主治】伤风感冷，咳嗽痰喘，呕吐泻利，惊悸有热，证在表里者。

【功效】解表，散风，宣肺，清热。

【药物及用量】麻黄（炙） 杏仁（汤泡，去皮尖） 赤茯苓（去皮）各一两 防风（去芦） 枳壳 川芎各一两五钱 甘草（半生半炙）七钱五分

【用法】研为末，每服二钱，清水一盏。加生姜二片，葱白一茎，煎至七分，不拘时温服，有热入薄荷同煎。

◆**解风汤**《宣明论方》

【主治】中风寒热，头目昏眩，肢体疼痛，手足麻痹，上膈壅滞。

【功效】祛风，散寒，宣壅。

【药物及用量】人参 川芎 独活 甘草（炙） 麻黄（去节，汤洗，焙）各一两 细辛五钱

【用法】研为末，每服三钱或四五钱，清水一盏，加生姜五片，薄荷七叶，煎至八分，不拘时服。

◆**解热饮子**《证治准绳》

【主治】气虚热壅，耳聋彻痛，脓血流出。

【功效】和血，泻热，宣壅。

【药物及用量】赤芍 白芍各五钱 当归 甘草（炙） 大黄（蒸） 木鳖子（去壳）各一两（一方有川芎一两）

【用法】锉散，每服四钱，清水一盏，煎至七分，食后临卧服。

◆**解冤神丹**《疡医大全》

【主治】人面疮。

【功效】补气，解毒。

【药物及用量】人参八两 白术五两 川贝母 白芥子 白茯苓 生甘草 青盐各三两 半夏 白矾各二两

【炮制】共研末，米饮为丸，如梧桐子大。

【用法】每服五钱，熟汤送下，早晚各一服。

◆**解骨丸**《圣济总录》

【主治】箭镞入肉，不能钳出。

【功效】蚀恶拔毒。

【药物及用量】雄黄 蜣螂 象牙末各等量

【炮制】共研细末，炼蜜为丸，如黍豆大。

【用法】每用一丸，纳疮口内，后细嚼羊肾脂摩贴之，觉痒箭头自出。

◆**解暑三白散**《太平惠民和剂局方》

【主治】冒暑伏热，引饮过多，阴阳气逆，霍乱呕吐，小便不利，脏腑不调，恶心头晕。

【功效】清暑祛湿。

【药物及用量】茯苓 泽泻 白术各二钱

【用法】加生姜三片，灯心二十七茎，清水煎服。

◆**解语汤**《赤水玄珠》

【主治】中风。中风失音不语。

【功效】祛风，化痰，通络。

【药物及用量】羌活 防风 天麻 肉桂 川芎 南星 陈皮 白芷 当归 人参 甘草 酸枣仁 羚羊角各等量（一方有石菖蒲、远志）

【用法】清水煎，加竹沥半盏，再煎一二沸服。

◆**解壅汤**《石室秘录》

【主治】鼻疮。

【功效】解热毒。

【药物及用量】桔梗 天门冬各五钱 黄芩 麦门冬 甘草 天花粉各三钱 紫菀二钱 紫苏叶 百部各一钱

【用法】清水煎服，四剂痊愈。

◆**解郁汤**《傅青主女科》

【主治】妊娠怀抱忧郁，肝气不通，以致子悬，胎动不安，两胁闷而疼痛，如弓上弦。

【功效】宣壅，散结，和胃。

【药物及用量】人参一钱 白术五钱（土炒） 白茯苓 山栀（炒）各三钱 当归（酒洗） 白芍（酒炒）各一两 枳壳（炒）五分 缩砂仁（炒研）三粒 薄荷二钱

【用法】清水煎服，三剂痊愈，去栀子再多服数剂，病不复发。

◆**解郁汤**《杂病源流犀烛》

【主治】女子乳病，始而但肿硬不痛，后微痛者。

【功效】宣壅散结。

【药物及用量】陈皮　远志　生地黄　香附　白芍　川芎　当归　半夏　青皮　茯神　贝母　苏叶　桔梗　山栀　木通　甘草各等量

【用法】加生姜，清水煎服。

◆**解郁调胃汤**《万病回春》

【主治】郁证。

【功效】宣壅，消积，和胃。

【药物及用量】山栀（盐水炒）　当归（酒制）各一钱二分　白术　陈皮　茯苓各一钱　赤芍（酒制）　生地（酒洗）　香附（姜汁炒）各八分　神曲　麦芽各七分　川芎六分　生甘草　桃仁各四分

【用法】加生姜三片，清水煎服。

◆**辟邪丹**《医学正传》

【主治】冲恶怪疾。

【功效】化湿杀虫，祛邪辟恶。

【药物及用量】赤茯神　人参　鬼箭羽　石菖蒲　远志肉　白术　苍术　当归各一两　桃奴五钱　朱砂　雄黄各三钱　牛黄　鹿茸各一钱（一方无牛黄、茯神，有甘草、茯苓）

【炮制】共研末，酒糊为丸，如龙眼大，金箔为衣。

【用法】每服一丸，临卧时木香汤送下，诸邪鬼恶自不敢近，若更以降香囊盛五七丸，悬身上及床帐中更妙。

◆**辟邪膏**《幼幼新书》

【主治】小儿客忤，经犯鬼物，粗恶暴气，吐下青黄赤白者。

【功效】宣壅滞，祛浊气，辟恶毒。

【药物及用量】降真香（锉）　白胶香　沉香　虎头骨（微炒）　鬼臼（去毛）　龙胆草　人参　白茯苓各五钱

【炮制】捣罗为细末，加水磨雄黄（细研水飞）五钱，麝香一钱拌匀，炼蜜和丸，如芡实大。

【用法】每服一丸，乳香煎汤化下。又另丸如弹子大，用丝绢袋盛贮，令儿衣服上带之，或于卧室常烧之，神效。

◆**辟寒救腹丹**《疡医大全》

【主治】小腹痈。

【功效】宣壅，散寒，解毒。

【药物及用量】白术　金银花各三两　当归二两　蛇床子五钱　茯苓　肉桂各三钱　附子一钱

【用法】清水煎服，未溃者一剂内消，已溃者三剂脓尽肉生，四剂痊愈。

◆**辟温丹**《太平圣惠方》引《妇人大全良方》

【主治】妇人与鬼魅交通。

【功效】辟恶杀虫。

【药物及用量】虎头骨五钱　朱砂　雄黄　雌黄　鬼臼　皂荚　芜荑仁　鬼箭羽　藜芦各一两

【炮制】生，研为末，炼蜜和丸，如弹子大。

【用法】每囊盛一丸，男左女右系臂上，又用一丸，当病人户前烧之，一切邪鬼不敢近。

◆**辟尘膏**《活幼心书》

【主治】小儿尘埃入目，肿热作痛。

【功效】消炎，祛尘。

【药物及用量】以油烟细墨新汲井水浓磨，加玄明粉五分和匀为膏。

【用法】用笔蘸点目内，三五次即效，忌饮酒一昼夜。

◆**辟瘟丹**《中医内科学》

【主治】时行痧疫初起，呕恶霍乱，转筋吐泻，绞肠腹痛，中风中暑中痰，猝然倒地，不省人事，山岚瘴疠，瘾疹初起，烂喉瘾疹，伤寒疟痢初起，肝胃疼痛久积，哮喘呃逆，心腹胀满，周身掣痛，二便不通，虫积蛊毒，痞块，妇女腹中结块，小儿惊痫，十积五疳，痘后余毒，疔无名肿毒。

【功效】宣壅，消积，逐水，化热，解毒，辟恶。

【药物及用量】羚羊角　朴硝　牙皂　广木香　黄柏　茅术　茜草　黄芩　半夏（姜制）　文蛤　银花　川连　犀角　川厚朴　川乌　玳瑁　大黄　藿香　玄精石　广郁金　茯苓　香附　桂心各三两　赤小豆　降真香　鬼箭羽　朱砂　毛慈姑　大枣各四两　甘遂　大戟　桑皮　千金霜　桃仁霜　槟榔　蓬莪术　胡椒　葶苈子　西牛黄　巴豆霜　细辛　白芍　公丁香　全当归　禹余粮　滑石　山豆根各一两　麻黄　麝香　菖蒲　水安息　干姜　蒲黄　丹参　天麻　升麻　柴胡　紫苏　川芎　草河车　檀香　桔梗　白芷各二两　紫菀八钱　芫花五钱　雌黄　琥珀　冰片　广皮　腰黄各一两五钱　斑蝥三十只　蜈蚣七条　石龙子三条

【炮制】各研净粉，糯米糊为锭，每重八分，蜜收勿泄气。

【用法】每服一锭，重者倍之。小儿减半，周岁儿一二分，熟汤或温酒调下。如急暴恶证不限锭数，小儿痘后余毒磨敷患处。已有头者圈头出毒，无名肿毒醋磨敷之。

◆**辟瘟散**《应验简便良方》

【主治】伤寒伤风，憎寒壮热，头痛身痛，项痛脊强，腰痛腹胀，鼻塞声重，风痰咳嗽，上吐下泻，口渴便赤，内伤饮食及感冒时气，发痧瘟疫，瘴疠鬼疟温疟，赤眼口疮，湿毒流注，风火喉痹，腮肿脚肿，毒痢，风热斑疹，心经疔等证。

【功效】祛湿，消积，宣壅，健胃。

【药物及用量】苍术（制）五钱　桔梗　神曲各三钱　贯众　滑石　熟大黄　明雄黄　厚朴（姜汁炒）　生甘草　法半夏　川芎　藿香各二钱　羌活　香白芷　柴胡（炒）　防风　荆芥　细辛　前胡　枳壳（炒）　薄荷　陈皮（去白）　皂角（去筋子）　朱砂　石菖蒲　公丁香　广木香　草果（煨用子）　香薷各一钱

【炮制】共研极细末，瓷瓶收贮，勿令泄气。

【用法】每用二三分，吹入鼻内，再用三钱，滚姜汤冲服，体虚者加党参四钱，煎汤冲服，小儿每服一钱，病重者三服即愈。

◆**辟秽丹**《医方类聚》

【主治】秽气。

【功效】通气，宣壅，辟秽。

【药物及用量】细辛五钱　川芎二两　甘松一两　麝香少许

【炮制】研为细末，炼蜜和丸，如弹子大，久窨为妙。

【用法】每用一丸，烧之。

◆**辟秽香**《痘疹世医心法》

【主治】辟尸，厌诸秽。

【功效】祛湿辟秽。

【药物及用量】苍术一斤（一作八两）　大黄八两（一作一斤）

【用法】锉细，捻放火炉中烧之，不可间断。

◆**辟风丹**《御药院方》

【主治】诸风疾无问新久者，半身不遂，口眼㖞斜，语言謇涩，精神昏愦，痰涎并多，咽嗌不利及风虚头痛目眩，眩晕欲倒，或心忪健忘，恍惚不宁，手足麻痹，颤掉无力，筋脉拘急，骨节烦疼，行步艰难。

【功效】祛风止痉，安神定志。

【药物及用量】独活（洗去土，焙干）　防风（去芦头）　吴白芷　桂藁本（去土）　麻黄（去节，微炒）　白芍（去皮）　天麻各一两　川乌头（炮制，去皮，槌碎炒黄）半两　藿香叶（去土）半两　川芎七钱　羌活（去苗）三钱　甘草（锉，炒）半两　白花蛇（酒浸，去皮骨）半两　白僵蚕（炒黄）三钱　全蝎（去毒，炒黄色）半两　朱砂（为衣）二两　白附子（炮裂捣碎，炒微黄）四钱　天南星（牛胆酿，炒黄）四钱　远志（汤浸，去心，焙）三钱

【用法】上一十九味，捣罗为细末，炼蜜和丸，每两作十丸，朱砂为衣，每服一丸，细嚼或化服，用生姜汤送下，麝香汤亦得。

◆**辟宫子丸**《太平圣惠方》

【主治】破伤风，身体拘急，口噤眼亦不开。

【功效】祛风止痉。

【药物及用量】辟宫子一条（亦名守宫，酒浸三日，曝干，捣罗为末）　腻粉半分

【用法】上二味，同研令匀，以煮槐胶和丸，如绿豆大，不拘时，拗口开，以温酒灌下七丸，逡巡汗出瘥，未汗再服。

◆**辟巽锭子**《臞仙活人心方》

【主治】大人一切诸风，破伤风，小儿急慢惊风。

【功效】祛风通络，止痉定惊。

【药物及用量】全蝎（生用）二十个　牛胆南星七钱　防风半两　白附子半两　干生姜三钱　川乌半两　天麻半两　川芎半两　白芷半两　人参半两　牛黄三钱　朱砂一两　麝香二钱　薄荷半两　片脑三钱　木香半两　白术半两　茯神半两　白僵蚕（生用）二十个

【用法】上一十九味，为细末，用麻黄一斤，甘草半斤，蜂蜜二两，煎作膏子，稀稠得宜，前次药末，印作锭子，金箔为衣。小儿急惊风，手脚搐搦，用金银磨汤化下一锭；慢惊风，昏昏如眠，不省人事，四肢不收，姜汤下。大人破伤风，诸风，用温酒化下。

◆**雉脑膏**《圣济总录》

【主治】冻疮久不瘥。

【功效】暖血和伤。

【药物及用量】雄雉脑（研烂）一枚　黄蜡等量　清油减半

【炮制】同于慢火上熬成膏，去滓，瓷器收盛。

【用法】每用少许，涂于患处。

◆**雷丸丸**《外台秘要》引《删繁方》

【主治】心脏劳热伤心，有长虫名蛊虫，长一尺，贯心为病。

【功效】杀虫祛积。

【药物及用量】雷丸（灰火炮过）　橘皮（汤浸，去白，焙）　石蚕　桃皮（去双仁、皮尖，麸炒）各一两二钱五分　贯众（大者，去须）五钱　白芜荑（炒）　青葙子（炒）　干漆（炒令烟出）各一两　狼牙（去连苗处，净刷去土）一两五钱　乱发如鸡子大一块（烧为灰研）（一方有僵蚕、吴茱萸根皮）

【炮制】研为细末令匀，炼蜜和，更于铁臼内涂酥杵丸，如梧桐子大（一方不用酥）。

【用法】每服十五丸，空腹时温酒或米饮送下，至晚再服。

◆**雷丸丹**《幼幼新书》引《万全方》

【主治】小儿诸疳。

【功效】杀虫祛积。

【药物及用量】生雷丸　生鹤虱　生使君子（去壳）　胡黄连（微炒）　芦荟（研）各五钱　麝香（研入）五分　蟾（陈酒浸一宿，慢火炙熟，去皮足骨，焙）一枚　木香　肉豆蔻各一分　芜荑（去皮，微炒研入）一两　朱砂（研，留少许为衣）二钱

【炮制】捣罗为末，研合令匀，用豮猪胆四个取汁，倾入瓷盏内，外以重汤煮过，和杵为丸，如黍米大。

【用法】每服五丸至七丸，麦门冬熟水送下，早晨日午临卧空腹服。

◆**雷丸散**《太平圣惠方》

【主治】大风疾。

【功效】杀虫祛积。

【药物及用量】雷丸　朱砂（细研水飞）　阿魏各一两　硝石（一两细研，四两浸酒用）五两　雄黄（细研水飞）　雌黄（细研）各七钱五分　藜芦　紫石英（细研水飞）　犀角屑各五分　斑蝥　芫青（均去头足翅，同斑蝥用芝麻一合同炒，芝麻熟去之，只用斑、芫二味）各二十个

【用法】研为细末，用苦参五两，同硝石捣碎，生绢袋盛，入瓷瓶中，无灰酒一斗浸七日，密封。每服一中盏，食前调雷丸散二钱温服。

◆**雷丸散**《证治准绳》

【主治】疠风。

【功效】劫毒杀虫。

【药物及用量】雷丸　雄黄（研水飞）　朱砂（研水飞）　滑石　紫石英（研）　犀角屑　牛黄各五钱　斑蝥　芫青（均去头足翅，用糯米同炒）各二十个　白蔹　阿魏各二钱五分

【用法】研为细末，入令匀，每服一钱，空腹时清酒调下。

◆**雷丸散**《仁斋直指方》

【主治】风癞取虫。

【功效】解毒杀虫。

【药物及用量】水银　硫黄　雄黄各二钱半（用乳钵入点醋同研，令星尽为度）　雷丸　阿魏　贯众末各二钱半　麝香半钱

【用法】上七味，研极细，每一钱，天明温酒调下，明日又服。

◆**雷火神针**《外科正宗》

【主治】风寒湿毒袭于经络为患，漫肿无头，皮色不变，筋骨疼痛，起坐艰难，不得安卧。

【功效】温通散结。

【药物及用量】蕲艾二钱　丁香五分　麝香二分

【炮制】揉和，以夹纸作筒，如拇指大，用艾药叠用。

【用法】以肖山纸七层，平放患处，将针点着，一头对患向纸捺实。待不痛方起针，病甚者再复一次，七日后火疮大发，神效。

◆**雷岩丸**《宣明论方》

【主治】肝风上攻，羞明怕日，多见黑花，翳膜遮睛，睑生风粟，或痒或痛，隐涩流泪及久患偏正头风，牵引两目，渐觉细小，视物不明。

【功效】养肝肾，益气血，明眼目。

【药物及用量】枸杞子　菊花各二两　肉苁蓉　巴戟天（酒浸一宿，去皮心）　牛膝各一两　川椒（去目，一作一两五钱）三两　黑附子（青盐二钱，以河水三升同煮水尽，去皮、脐）一两五钱

【炮制】共研细末，浸药酒煮面糊为丸，如梧桐子大。

【用法】每服十丸，空腹时温酒送下。

◆**鼠油膏**《杨氏家藏方》

【主治】出箭头。

【功效】蚀恶拔毒。

【药物及用量】大雄鼠（熬取油）一枚　蜣螂　皂角（烧灰）　定粉　龙骨各一钱　乳香（另研）少许

【炮制】研为细末，以鼠油和成膏。

【用法】每用少许，点在疮口内，其上更用磁石末盖之，箭头自出。

◆**鼠胆丸**《普济方》

【主治】塞滞。

【功效】聪耳明目。

【药物及用量】曾青一钱　龙脑五分　凌霄花三钱　鼠胆一个

【用法】研为细末，每用一字，吹入后用鼠胆滴入，随用绵子塞之，从晚至鸡鸣时取出。

◆**鼠粘子汤**《兰室秘藏》

【主治】小儿斑疹已出，稠密，身热。

【功效】解表散热，祛风透疹。

【药物及用量】鼠粘子（炒）　地骨皮各二钱　归身（酒浸）　甘草（炙）　柴胡　连翘　黄芩　黄芪各一钱

【用法】㕮咀，每服三钱，清水煎去滓，空腹时温服，服毕勿与乳食。

◆**鼠粘子汤**《类证活人书》

【主治】小儿痘疮欲出，未能得透，热气攻喉，眼赤心烦。

【功效】清肺胃，散热毒。

【药物及用量】鼠粘子（炒）四两　荆芥穗　甘草各一两　防风五钱

【用法】研为细末，每服一钱，临卧时沸汤点下，大利咽喉，化痰涎，止嗽皆宜。

◆**鼠粘子汤**《古今医鉴》

【主治】耳内红肿。

【功效】清风热，消肿解毒。

【药物及用量】鼠粘子　黄连（酒制）　牛蒡子（炒）　栀子（酒制）　连翘　玄参　桔梗　甘草　龙胆草　板蓝根各一钱

【用法】清水煎，食后服，随饮酒一二杯。

◆**鼠粘子散**《滄寮方》

【主治】伤寒斑疮，毒气盛，脉洪盛，大便秘涩，咽膈不利，或致疼痛，语声不出。

【功效】清解郁热。

【药物及用量】鼠粘子（炒）　丹参　升麻　甘草（炙）　干薄荷叶各三钱

【用法】上五味，等量，每服三钱，水二盏半，煎至七分，去滓，不拘时服，凡似感风热而咽疼声重，类疹证，正宜服之。

◆**鼠粘子解毒汤**《疮疡经验全书》

【主治】酒毒喉闭。

【功效】清肺胃，散热毒。

【药物及用量】鼠粘子（炒研）　桔梗　青皮　升麻　黄芩　天花粉　生甘草　玄参　生栀子（研）　黄连　连翘（去心）　白术（土炒）　防风　生地黄各等量

【用法】清水煎，食后服。

◆**鼠疬土瓜丸**《疡医大全》

【主治】瘰疬已溃或未溃。

【功效】消结，清热，解毒。

【药物及用量】土瓜根　白及　泽兰叶　漏芦　胡桃肉　射干　夏枯草　沙参各三两　草连翘（去心）六两

【炮制】磨细，酒糊为丸，如梧桐子大。

【用法】每服三十丸，小儿减半，空腹时盐酒送下。

◆**鼠尾草散**《太平圣惠方》

【主治】久血痢，连年不瘥。

【功效】凉血，解毒，止痢。

【药物及用量】鼠尾草四两　地榆三两

【用法】上二味，细锉，每服半两，以水一中盏，煎至六分，去滓，不拘时，分温二服。

◆**经效鼠粘根浸酒**《太平圣惠方》

【主治】风。

【功效】祛风除湿，滋阴温阳。

【药物及用量】鼠粘根（掘时勿令见风，密房内洗净，薄切，密瓮内阴干）五斤　防风（去芦头）五两　附子（炮裂，去皮、脐）二两　独活五两　汉防已二两　桂心二两　天麻二两　麻黄（去根节）二两　生地黄八两

【用法】上九味，细锉，用生绢袋盛，以无灰酒三斗浸之，密封，春夏七日，秋冬二七日开，每日空腹、日午、夜临卧，各温饮一小盏。

◆**慈云散**《伤科汇纂》

【主治】痈疽，疔肿，大毒，初起即消，已成即溃，跌打损伤。

【功效】劫毒行滞，活血通络。

【药物及用量】番木鳖　川乌　土鳖虫　鹿角（煅灰）各二两　穿山甲一两六钱　明天麻　草乌　川芎　升麻　当归尾　闹羊花　生香附　僵蚕各一两　蜈蚣　斑蝥各四钱

【用法】研极细末，重者每服一钱，轻者六分或八分，无灰酒调下，被盖取汗，不可见风，必须汗干，初起即消，已成即溃，接骨回生，功效如神。

◆**蒜乳丸**《三因极一病证方论》

【主治】小儿冷证腹痛夜啼。

【功效】行滞散寒。

【药物及用量】大蒜（慢火煨香熟，研烂）一颗　乳香（另研）五分

【炮制】研为丸，如芥菜子大。

【用法】每服七丸，人乳汁送下。

◆**蒜红丸**《王氏集验方》

【主治】脾积腹胀如鼓，青筋浮起，坐卧不得者。

【功效】理气降逆除胀。

【药物及用量】丁香　木香　沉香　槟榔　青皮（去白）　陈皮（去白）　缩砂　莪术　牵牛（头末）　草果仁各一两　肉豆蔻（面裹煨）　粉霜各一钱　白茯苓　人参各五钱　蒜（一半生，一半煨熟）二百瓣

【用法】上一十五味为细末，以生熟蒜研细，生绢纽取汁，旋用药末为丸，如梧桐子大，每服五丸、七丸至十五丸，食后淡盐汤送下，忌咸酸鱼鲊、茶酱腌藏、鸡鸭牛马等生冷诸物，只吃淡白粥一月。

◆**蒜连丸**《类证普济本事方》

【主治】脏毒。

【功效】健肺胃。

【药物及用量】独头蒜一个　黄连（去须研末）不拘多少

【炮制】先用蒜煨香熟，和药杵匀为丸，如梧桐子大。

【用法】每服四十丸，空腹时陈米饮送下。

◆蒜连丸《仁斋直指方》

【主治】妇人诸血妄行。

【功效】养阴清热止血。

【药物及用量】黄连（晒干，为末）二钱　独头蒜（煨熟，取肉研细）一个

【用法】上二味，入米醋些子，捣和为丸，梧桐子大，晒干，每三四十丸，陈米饮下。

◆蒜煎《养老奉亲》

【主治】老人中风，邪毒脏腑壅塞，手足缓弱，大补肾气。

【功效】大补肾气，祛风解毒。

【药物及用量】大蒜（去皮，细切）一斤　大黄豆（炒）二斤

【用法】上二味，以水一升，和二味，微火煎之，似稠即止，空心，每服食啖二三匙。

◆蒲灰散《金匮要略》

【主治】膀胱血病涩滞，致气不化而小便不利也。

【功效】利水。

【药物及用量】蒲灰五厘　滑石三分

【用法】杵为散，饮服方寸匕，日三服。

◆蒲黄丸《太平圣惠方》

【主治】虚损，膀胱有热，尿血不止。

【功效】清膀胱，祛湿热，止泻痢。

【药物及用量】蒲黄　葵子　赤茯苓　黄芪各一两　车前子　当归（微炒）　荆实各七钱五分　麦门冬（去心）　生地黄各二两

【炮制】共研细末，炼蜜为丸，如梧桐子大。

【用法】每服三十丸，食前米饮送下。

◆蒲黄酒《圣济总录》

【主治】妊娠堕胎，胞衣不出。

【功效】理瘀下胞。

【药物及用量】蒲黄（炒）一合　槐子（研末）十四枚

【用法】酒三杯，煎至二杯去滓，分温二服，未下再服。

◆蒲黄酒《内经拾遗方论》

【主治】血菀上焦之薄厥。

【功效】和血。

【药物及用量】蒲黄（炒褐色）一两

【用法】清酒十杯沃之，温服。

◆蒲黄散《外台秘要》引《千金方》

【主治】小儿口疮，重舌，夜啼。

【功效】和血，清热。

【药物及用量】蒲黄（微炒，用纸铺地上出火气）

【用法】研为细末，每用少许，掺于舌下，时时掺之，再以温水蘸热帛裹指轻轻按之，按罢再掺。

◆蒲黄散《袖珍方》引《太平圣惠方》

【主治】心肾有热，小便不通。

【功效】清热利水。

【药物及用量】生蒲黄　木通　荆芥　车前子　桑白皮（炒）　滑石　灯心　赤芍　赤茯苓　甘草（炙）各等量

【用法】研为细末，每服二钱，食前葱白、紫苏煎汤调下。

◆蒲黄散甲《普济方》

【主治】膀胱热甚，血淋涩痛。

【功效】清血热，通淋秘。

【药物及用量】蒲黄　冬葵子　生地黄各五钱

【用法】捣罗为细末，每服一钱，清水一大盏，煎至六分，去滓温服，量儿大小加冷。

◆蒲黄散乙《普济方》

【主治】血痢。

【功效】清血理肠，涩肠止痢。

【药物及用量】蒲黄三合　干地黄　桑耳　甘草　芒硝　茯苓　人参　柏叶　阿

胶　艾叶　生姜各二两　禹余粮　黄连各一两　赤石脂一两二钱五分

【用法】㕮咀，清水一斗，煮取四升，分作五服。

◆**蒲黄散**《普济方》引《儒门事亲》

【主治】痔漏。

【功效】清血解毒。

【药物及用量】蒲黄　血竭各五钱

【用法】研为细末，每用少许，贴于患处。

◆**蒲黄散**《千金方》

【主治】便血。

【功效】清血。

【药物及用量】蒲黄（研末）二两

【用法】每服方寸匕，清水调下，服尽止。

◆**蒲黄散**甲《圣济总录》

【主治】金疮血出，腹胀欲死。

【功效】调气养血。

【药物及用量】蒲黄　生地黄各一两五钱　黄芪　当归　芎䓖　白芷　续断各一两　甘草（炙）三分（一作五钱）

【用法】研为细末，每服三钱匕，空腹时温酒调下，日三四服，血化为水而下。若口噤，斡开口与之，再加大黄一两五钱，调服。

◆**蒲黄散**乙《圣济总录》

【主治】胞转不得小便。

【功效】清血利水。

【药物及用量】蒲黄　滑石各等量

【用法】研为末，每服三钱，鸡子清调下。

◆**蒲黄散**《外台秘要》引《深师方》

【主治】妇人漏下不止。

【功效】养血止漏。

【药物及用量】蒲黄　鹿茸　当归各等量

【用法】研为末，清水煎服。

◆**蒲黄散**甲《太平圣惠方》

【主治】舌肿强，舌忽肿硬，或出血如涌。

【功效】凉血止血。

【药物及用量】蒲黄（炒）　海螵蛸各一钱

【用法】为末掺之。

◆**蒲黄散**乙《太平圣惠方》

【主治】堕胎，胞衣不出，腹中疠痛，牵引腰脊。

【功效】活血祛瘀。

【药物及用量】蒲黄三分　桂心一两　赤芍一两　牛膝（去苗）二两

【用法】上四味，捣粗罗为散，每服四钱，以水酒各半盏，煎至六分，去滓，温服。

◆**蒲黄散**丙《太平圣惠方》

【主治】妇人漏下五色。

【功效】补虚收敛止血。

【药物及用量】蒲黄一两　鹿茸（炙去毛，涂酥，炙令黄）一两　当归一两半（锉，微炒）　阿胶一两（炙令黄燥）　乌贼鱼骨（炙黄）一两　生干地黄一两

【用法】上六味，捣细罗为散，每于食前服，以温酒调下二钱。

◆**蒲黄散**丁《太平圣惠方》

【主治】产后血气上攻胸膈，烦闷不安。

【功效】活血祛瘀，养阴除烦。

【药物及用量】蒲黄一两　当归一两　赤芍一两　麦门冬（去心）一两　生干地黄一两　鬼箭羽半两

【用法】上六味，捣筛为散，每服三钱，以水一中盏，入竹叶二七片，粳米五十粒，煎至六分，去滓，温服，不拘时。

◆**蒲黄散**戊《太平圣惠方》

【主治】产后血晕，烦闷不识人，或狂言慌语，气喘欲绝。

【功效】活血行气。

【药物及用量】蒲黄二两　荷叶（干者）三片　牡丹皮三分　延胡索二分　甘草（炙微赤，锉）三分

【用法】上五味，捣筛为散，每服四钱，以水一中盏，煎至五分，次入蜜一匙，生地黄汁一小盏，再煎五七沸，去滓，不拘时，分温二服。

◆**蒲黄散**己《太平圣惠方》

【主治】产后恶露不下，心腹疼痛。

【功效】活血祛瘀止痛。

【药物及用量】蒲黄一两　牛膝一两（去苗）　菴蕳子半两　桂心（去粗皮）三分

鬼箭羽半两　川大黄（锉，微炒）半两

【用法】上六味，捣筛为散，每服三钱，以水一中盏，入生姜半分，煎至六分，去滓，稍热服，不拘时。

◆**蒲黄散**甲《圣济总录》

【主治】妊娠猝下血，令胎不安，脐腹撮痛。

【功效】养阴清热，止血安胎。

【药物及用量】蒲黄（微炒）　当归（焙令香，锉）　龙骨　阿胶（炙令燥）生干地黄（焙）各半两　牛角䚡（黄牛角上者，炙令焦）一两　芎䓖半两

【用法】上七味，捣罗为散，研匀细，每服二钱匕，用煎艾煮米饮调下，食前服。

◆**蒲黄散**乙《圣济总录》

【主治】产后血气痛，烦闷渴躁。

【功效】泄血温中，益气除烦。

【药物及用量】蒲黄一两　干姜（炮）半两　姜黄（切）　当归（切，焙）　肉桂（去粗皮）　人参各一两

【用法】上六味，捣罗为散，每服一钱匕，煎人参汤调下，空腹、日午、临卧服。

◆**蒲黄散**《千金方》

【主治】妇人漏下不止。

【功效】补虚止血。

【药物及用量】蒲黄半升　鹿茸（《千金翼方》炙）　当归各二两

【用法】上三味，治下筛，酒服五分匕，日三，不知，稍加至方寸匕。

◆**蒲黄散**《世医得效方》

【主治】产后大小便不利，下血。

【功效】清热通淋，活血止血。

【药物及用量】车前子　黄芩　蒲黄　生地黄　牡蛎　芍药各等量

【用法】上六味为末，空腹，米饮服方寸匕。忌面蒜。

◆**蒲黄散**《妇人大全良方》

【主治】产后腹中有块，上下时动，痛发不可忍，此由妊娠聚血，产后气羸，恶露未尽，新血与故血相搏而痛，俗谓之儿枕，乃血瘕也。

【功效】活血祛瘀止痛。

【药物及用量】真蒲黄（研饮）

【用法】调服二钱。如燥渴者，新水调。

◆**蒲黄汤**《太平圣惠方》

【主治】吐血。

【功效】凉血止血。

【药物及用量】蒲黄末三钱

【用法】酒煎服，或冷水冷下亦可。

◆**蒲黄汤**《千金方》

【主治】产后余疾，胸中少气，腹痛，头疼，余血未尽，腹中胀满欲死。

【功效】活血祛瘀止痛。

【药物及用量】蒲黄　生地黄　生姜各五两　芎䓖　桂心各一两　芒硝二两　桃仁二十枚　大枣十五枚

【用法】上八味，㕮咀，以水九升，煮取二升半，去滓，内芒硝，分三服，日三良验。

◆**蒲黄黑神散**《卫生家宝产科备要》

【主治】胎前产后，血滞血晕，恶露不快及风虚劳冷，一切气血病。

【功效】养血气，活血行滞。

【药物及用量】蒲黄　干姜（炮）　生姜各一两　香附子末四两　黑豆（炒熟去皮）一升

【用法】研为末，每服二钱，食前温酒调下，或酒煮面糊为丸，如梧桐子大，每服三十丸，温酒或米汤送下。

◆**蒲黄黑神散**《仙传济阴方》

【主治】妇人，风虚劳冷，一切血气之疾及胎前产后，血滞血晕，恶露不快，败血为疾。

【功效】调理气血。

【药物及用量】黑豆（炒熟，去皮）一

升　香附子末四两半　干姜（炮）　生干地黄各一两

【用法】上四味为末，每服二钱，食前温酒调下，或以酒煮面糊为丸，如梧桐子大，每服三十丸，温酒米汤任下。

◆**蒲黄膏**《太平圣惠方》

【主治】耳猝聋。

【功效】和血通气。

【药物及用量】蒲黄　细辛各一分　曲末　杏仁（汤浸，去皮尖、双仁）各三分

【炮制】研为末，杵杏仁如膏，和捻为丸，如枣核大。

【用法】每用一丸，绵裹塞入耳中，每日一易。

◆**蒲根汤**《圣济总录》

【主治】热痢。

【功效】清热，止痢。

【药物及用量】蒲根（锉）二两　粟米（淘）二合

【用法】上二味，以水三盏，煎取一盏半，去滓，分温二服，空心，日午再服。

◆**蒴藋根汤**《证治准绳》

【主治】风，身体生瘾疹。

【功效】散风行滞。

【药物及用量】蒴藋根　蒺藜苗　当归各五两　蛇床子　细辛各二两

【用法】细锉，清水一斗五升，煮取一斗去滓，温洗患处，每日三五度，药水冷再温用之。

◆**蒴藋煎**《证治准绳》

【主治】赤白瘾疹。

【功效】散风行滞。

【药物及用量】蒴藋根　白蒺藜　兔藿　细辛　羊桃　虎杖各三两　辛夷　白矾盐各二两

【用法】生锉拌匀，每用五两，清水一斗，煮取二升去滓，再煎至五合，用绵裹药，频涂患处。

◆**蒴藋膏**《证治准绳》

【主治】风瘙瘾疹，皮肤中苦痒，搔之血出。

【功效】祛风止痒。

【药物及用量】蒴藋根　蔷薇根各二两　白蒺藜　附子　独活（去芦）　白芷　防风（去芦）　苦参（去芦）　川升麻　漏芦　汉防己　川椒　木香　蛇衔草　茺蔚子　枳壳（一作枳实）　莽草　犀角屑各一两（一方无蔷薇根）

【炮制】生用锉细，头醋浸一宿，次早用铜石或银锅中盛，加腊猪脂二斤八两，慢火上煎令白芷赤色，膏成滤去滓，盛瓷盒中。

【用法】每用少许，涂摩患处，累用即瘥。

◆**蒴藋膏**《太平圣惠方》

【主治】妇人风瘙，身痒生瘾疹，久不瘥。

【功效】燥湿祛风。

【药物及用量】蒴藋根（锉）二两　白蒺藜一两　独活一两　附子（去皮、脐，生）一两　川椒半两　防风一两　犀角屑一两　漏芦一两　白芷一两　苦参一两　川升麻一两　白及一两　汉防己一两　木香半两　枳实一两　茺蔚子一两　莽草一两　蛇衔草一两

【用法】上一十八味，细锉，以醋浸一宿，明旦用铛中，入炼成猪膏三斤，内药于炭火上慢熬，候白芷色黄赤，膏成去滓，入瓷器中盛，取涂摩之，日可三五上瘥。

◆**蒴藋煎丸**《太平圣惠方》

【主治】风脚膝软弱，履步不得，骨节疼痛。

【功效】祛风止痛，补肾强骨。

【药物及用量】蒴藋叶汁二升　海桐皮（锉）一两　牛膝（去苗）一两　羌活一两　当归一两　侧子（炮裂，去皮、脐）一两　桂心一两　仙灵脾一两　石斛（去根，锉）一两　郁李仁（汤浸，去皮尖，微炒）一两

【用法】上一十味，捣罗为末，先以好酒二升，和蒴藋汁，于银锅中熬令稠，和诸药末，捣二三百杵，丸如梧桐子大，每日空心及晚食前，以温酒下二十丸。

◆**蓖麻子丸**《仁斋直指方》

【主治】久聋。

【功效】通气，散结。

【药物及用量】蓖麻子仁（去油）二十一个　皂角（煨取肉，一作五分）半锭　生地龙（一作大者二条）一条　全蝎二个（焙）　远志（去心）　磁石（火煅醋淬七次，研细水飞）　乳香各二钱（一方有麝香少许）

【炮制】共研细末，黄蜡焙和为丸。

【用法】每用一丸，塞入耳中。

◆**蓖麻子丸**《圣济总录》

【主治】耳聋。

【功效】通气，散结。

【药物及用量】蓖麻子（去壳）　松脂　黄蜡　杏仁（去皮尖、双仁，炒研）各五钱　乳香　食盐　巴豆（炒）各二钱五分

【炮制】捣研如膏，捻为丸子，如枣核大，以黄蜡薄掷，大针刺二三眼孔两头使透。

【用法】每用一丸，塞入耳中，经宿黄水出即愈。

◆**蓖麻子膏**《杨氏家藏方》

【主治】酒糟鼻及肺风面易生疮。

【功效】疏风散湿。

【药物及用量】蓖麻子（去壳，研）　轻粉　沥青（研）　硫黄（研）　黄蜡各二钱　麻油一两

【炮制】熬成膏，瓷器盛之。

【用法】每用少许，涂于患处。

◆**蓖麻子膏**《慈光绪医方选议》

【主治】手臂风疾及痈疽肿毒。

【功效】祛风活络，消肿拔毒。

【药物及用量】蓖麻子一两

【炮制】杵烂为膏，捻做饼子，两指宽大。

【用法】去皮捣泥，摊布光上，贴面跳动处或掺于大肥皂内贴之亦可。

◆**蜗牛散**《三因极一病证方论》

【主治】瘰疬已溃、未溃皆宜。

【功效】解热毒，消结肿。

【药物及用量】蜗牛（以竹签穿瓦上，晒干烧存性）不拘多少

【用法】研为末，入煎粉少许，猪骨髓调，用纸花量疮大小贴之，或以带壳蜗牛七个（生用，取去肉），入丁香七粒于七壳内，烧存性，与肉同研成膏，用纸花贴之。

◆**蜗牛散**《圣济总录》

【主治】痢后脱肛。

【功效】涩肠，固脱。

【药物及用量】蜗牛（烧灰，细研）三七枚　磁石（火煅醋淬，细研）一两

【用法】上二味，重合研如粉，每服二钱匕，空心米饮调下，日午再服。

◆**蜗牛膏**《奇效良方》

【主治】痔疮。

【功效】解湿热，燥湿止痢。

【药物及用量】蜗牛一只

【炮制】加麝香、冰片研烂，瓷盒盛贮。

【用法】次早取汁，涂于患处。

◆**锡灰丸**《仁斋直指方》

【主治】寸白诸虫。

【功效】杀虫化积。

【药物及用量】锡灰一两　鸡心槟榔　贯众各五钱　木香二钱五分　轻粉　黄丹各二钱

【炮制】共研细末，酒醋煮麸糊为丸，如荔枝大。

【用法】每服一丸，米泔浸软，日午先饭食至黄昏不饥，饱时食肉脯一片引虫，少刻温酒嚼下，至天明虫出，又食韭菜。

◆**锡类散**《金匮翼方》

【主治】烂喉痧，烂喉时证。

【功效】清热，解毒，宣壅，散结。

【药物及用量】象牙屑（焙）　真珠（制）各三分　青黛（飞）六分　冰片三厘　壁钱（用泥壁上者，木板上者勿用，一作三十个）二十个　西牛黄　人指甲（男病用女，女病用男）各五厘

【炮制】共研极细末，密装瓷瓶内，勿使泄气。

【用法】每用少许，吹于患处。

◆**鲊汤丸**《圣济总录》

【主治】小儿纯痢脓血。

【功效】消积杀虫。

【药物及用量】粉霜　腻粉　硇砂各一钱　朱砂（抄）一钱匕　白丁香匙拌四钱　乳香五分（另研）　巴豆七粒（去皮心，不出油）

【炮制】共研末，蒸枣肉为丸。

【用法】小儿每服三丸，如黍米大，二三岁如大麻子大，四五岁亦如麻子大，煎鲊汤送下，一日二次，间服调胃气药。

◆**蔾莲饮**《证治准绳》

【主治】滞下。

【功效】健脾，养胃。

【药物及用量】干山药　石莲肉各等量

【用法】研为细末，每服三服，生姜茶煎汤调下。

◆**蓝青散**《太平圣惠方》

【主治】一切丹毒。

【功效】清热解毒。

【药物及用量】蓝青　知母　栀子仁　甘草（微炙）　杏仁（去皮尖、双仁，麸炒微黄）各五钱　寒水石　石膏　犀角屑　柴胡（去苗）　黄芩各一两　赤芍　羚羊角屑各三分

【用法】研为粗末，每服一钱，清水一盏，煎至五分去滓，加竹沥、白蜜、生葛等汁（共一合），再煎二三沸，放温不拘时服，量儿大小加减。

◆**蓝青丸**《千金方》

【主治】产后下痢。

【功效】温中行气，燥湿止痢。

【药物及用量】蓝青（熬）　附子　鬼臼　蜀椒各一两半　厚朴　阿胶　甘草各二两　艾叶　龙骨　黄连　当归各三两　黄柏　茯苓　人参各一两

【用法】上十四味为末，蜜和丸如梧桐子，每服二十丸，空腹饮下。一方用赤石脂四两。

◆**蓝根散**《阎氏小儿方论》

【主治】疮疹出不快，或倒靥。

【功效】清热解毒。

【药物及用量】板蓝根一两　甘草（炙）七钱五分

【用法】研为末，每服五分，取雄鸣冠血二三点，同温酒少许，食后调下，甚则三五服立效。

◆**蓝根饮**《圣济总录》

【主治】中药毒，毒药热药诸毒。

【功效】解毒。

【药物及用量】蓝根（锉）　芦根（锉）各一握　绿豆（研）二钱五分　蓝淀脚（研）一合

【用法】先将二根用清水一碗，煎至七分去滓，次入绿豆、蓝淀脚和匀，分三服或一二服，利下恶物，不利再服。

◆**蓝饮子**《医方大成》引《经验方》

【主治】砒毒，巴豆毒。

【功效】解毒。

【药物及用量】蓝根　砂糖。

【用法】和匀擂水服之，加薄荷汁尤佳。

◆**蓝袍散**《杂病源流犀烛》

【主治】一切口疳口碎，走马胎疳，痧痘后疳，口糜口腐。

【功效】排脓止血。

【药物及用量】铜青（水飞净）　生甘草　硼砂　楝子（去蛀打碎，炒黑研末）各二钱　白芷一钱

【用法】共研细末，掺于患处。

◆**蓝叶散**甲《太平圣惠方》

【主治】渴利，口干烦热，背生痈，赤焮疼痛。

【功效】解渴止痢，清热消肿。

【药物及用量】蓝叶　升麻　玄参　黄芪　葛根　沉香　赤芍　犀角屑　生甘草各一两　麦门冬一两　大黄（微炒）二两

【用法】㕮咀，每服四钱，清水一中盏，煎至六分去滓，不拘时温服。

◆**蓝叶散**乙《太平圣惠方》

【主治】小儿渴痢，烦热不止。

【功效】止渴痢，清烦热。

【药物及用量】蓝叶二分　赤茯苓一分　赤石脂一两　冬瓜仁　黄连（去须，微炒）　石榴皮（锉碎，醋微炒）各五钱

【用法】捣粗罗为散，每服一钱，清水

一小盏，煎至五分去滓，加白蜜半茶匙，再煎二三沸。不拘时服，量儿大小加减。

◆**蓝叶散**丙《太平圣惠方》

【主治】小儿月内发丹毒。

【功效】清热解毒。

【药物及用量】蓝叶一两　黄芩　犀角屑　川大黄（锉，微炒）　柴胡（去芦）　栀子仁各一分　川升麻　石膏各一分五厘　甘草（微炒）五厘

【用法】研五厘为粗末，每服一钱，清水一小盏，煎至五分去滓，加竹沥五勺，再煎二三沸，不拘时温服。量儿大小加减，气怯弱者去大黄。

◆**蓝叶散**《仁斋直指方》

【主治】诸丹发热赤肿。

【功效】清热解毒。

【药物及用量】蓝叶（晒干）　川芎　赤芍　知母　生地黄　白芷　川升麻　柴胡　葛根　杏仁（炒，去皮尖）　生甘草各一钱　石膏（煅）　栀子仁各五分

【用法】捣罗粗末，每服八钱，新汲水二杯，煎至八分，去滓服，热甚者加黄芩、玄参。

◆**蓝叶汤**《普济方》

【主治】小儿无辜疳，血痢不断。

【功效】消疳止痢。

【药物及用量】蓝叶一两　地龙　人参（去芦头）　乌梅肉　冬瓜仁　黄连　赤茯苓　蜗牛壳（微炒）各五钱

【用法】捣罗为细末，每服一钱，清水一小盏，煎至六分去滓，乳食前温服。

◆**摄生饮**《仁斋直指方》

【主治】一切卒中。中风、中寒、中暑、中湿及痰厥，气厥。

【功效】化寒痰，理气，开窍。

【药物及用量】天南星　半夏各一钱五分　木香　苍术　细辛　菖蒲　甘草各一钱

【用法】加生姜七片，清水煎服。

◆**摄生饮**《直指小儿方》

【主治】中风。

【功效】化痰息风。

【药物及用量】南星（大者，湿纸略炮用）一钱　半夏（圆白者，荡七次）　南木香各一钱　细辛　石菖蒲　苍术（略炒）　甘草（炙）各半钱

【用法】上七味，锉散，每服一钱，姜三片，慢火煎取其半，调苏合香丸一粒灌下。痰盛者，又加全蝎。

◆**摄真汤**《杂病源流犀烛》

【主治】屡因瞋怒，肝阳升而上涌，气冲心热，呛咳失血，坠则遗精，暮热晨汗，脉象虚数为阴阳枢纽失固者。

【功效】补肾填精。

【药物及用量】鱼鳔　生龙骨　桑螵蛸　芡实　茯苓　五味子

【用法】清水煎，加秋石冲服。

◆**榉皮散**《太平圣惠方》

【主治】小儿痢渴不止。

【功效】补气，止渴，敛肠。

【药物及用量】榉树皮一两　瓜蒌根　白茯苓各三分　人参（去芦头）五钱

【用法】捣细罗为散，每服五分，不拘时粟米饮调下，量儿大小以意加减。

◆**榉叶散**《太平圣惠方》

【主治】妇人崩中下五色，或赤白不止。

【功效】养阴止血。

【药物及用量】榉树叶三两　甘草（炙微赤，锉）一两　麦门冬（去心，焙）二两半
干姜（炮裂，锉）一两

【用法】上四味，捣粗罗为散，每服四钱，以水一中盏，入枣三枚，煎至六分，去滓，温服，不拘时。

◆**榉柳叶汤**《千金翼方》

【主治】妇人崩中下血。

【功效】养阴止血。

【药物及用量】榉柳叶三斤　麦门冬（去心）　干姜各二两　大枣（擘）十枚　甘草（炙）一两

【用法】上五味，㕮咀，以水一斗，煮

榉柳叶，取八升，去滓，纳诸药，又煮取三升，分三服。

◆**蒿芩清胆汤**《重订通俗伤寒论》

【主治】少阳湿热证。

【功效】清胆利湿，和胃化瘀。

【药物及用量】青蒿脑一钱五分至二钱　淡竹茹三钱　仙半夏一钱五分　赤茯苓三钱　青黄芩一钱五分　生枳壳一钱五分　陈广皮一钱五分　碧玉散（滑石、甘草、青黛）各三钱

【用法】水煎服。

◆**蒺藜丸**《太平圣惠方》

【主治】风瘙痒，生瘖瘟。

【功效】散风，解毒，行滞。

【药物及用量】白蒺藜　秦艽（去芦）　赤茯苓（去皮）各一两　羌活（去芦）　苦参（去芦）　黄芩　细辛（去苗）各五钱　枳壳（去瓤，麸炒）七钱五分　乌蛇肉（酒浸）三两

【炮制】共研细末，炼蜜为丸，如梧桐子大。

【用法】每服三十丸，不拘时温蜜汤送下。

◆**蒺藜丸**《千金方》

【主治】妇人乳肿痛。

【功效】调和阴阳，活血消肿。

【药物及用量】蒺藜子　大黄各一两　败酱一分　桂心　人参　薏苡仁　附子　黄连　黄芪　鸡骨　当归　枳实　芍药　通草各三分

【用法】上一十四味为末，蜜丸，如梧桐子大，未食饮服三丸，不知益至五丸。日三服，无所忌。一方无大黄、败酱、黄连、通草，为散，酒服方寸匕。

◆**蒺藜散**《证治准绳》

【主治】痘疹入眼。

【功效】疏肝散风。

【药物及用量】蒺藜　甘草　羌活　防风各等量

【用法】研为细末，每服二钱，清水调服，有拨云见日之效。

◆**蒺藜散**《太平圣惠方》

【主治】妇人风瘙，皮肤中如虫行及生瘾疹，搔之作疮，面肿心烦者。

【功效】散风热。

【药物及用量】白蒺藜（炒）　莽草（炒）　羚羊角屑各七钱五分　黄芩　人参（去芦）　苦参（去芦）　蛇床子　秦艽（去芦）　防风（去芦）　麻黄（去节）　当归（炒，去芦）　甘草（炙）　枳壳（麸炒，去瓤）　细草（去苗）各五钱

【用法】㕮咀，每服五钱，清水一中盏半，煎至一大盏去滓，不拘时温服，一日二次。

◆**蒺藜散**《仁斋直指方》

【主治】癞风。上攻耳鸣目眩，下注阴湿疮痒。

【功效】疏肝，疏风，化湿。

【药物及用量】白蒺藜　草乌（制）各五钱　白芷　生白附子　苍术　荆芥各二钱五分

【用法】共研细末，温酒调下。

◆**蒺藜汤**《圣济总录》

【主治】阴疝，小腹作痛，小便不利，手足逆冷，或腹胁闷痛及房欲劳痛不可忍者。

【功效】疏肝清热，祛风止痛。

【药物及用量】蒺藜（炒去刺）　附子（炮，去皮、脐）　栀子仁各五钱

【用法】研为末，每服三钱，清水一盏半，煎至七分，食前温服。

◆**蒺藜汤**《妇人大全良方》

【主治】风入肠间，或秘或利。

【功效】疏滞散结。

【药物及用量】蒺藜（炒至黑赤色，臼内以木杵去刺，拣簸净）三两　酸枣仁（炒令香）一两

【用法】同杵为粗末罗筛，每服三钱，水清一盏，煎至七分，去滓温服。

◆**蒺藜贝母汤**《圣济总录》

【主治】久咳嗽。

【功效】润肺下气止咳。

【药物及用量】蒺藜子（炒去角）　贝

母（去心） 紫菀（去苗土） 百合 麻黄（去根节） 天雄（炮裂，去皮、脐） 枳壳（去瓤，麸炒） 赤石脂各一两半 桑根白皮（锉） 肉桂（去粗皮） 地榆 五味子 贯众 黄连（去须）各一两 黄芩（去黑心）半两 旋覆花（微炒）三分

【用法】上一十六味，粗捣筛，每服五钱匕，水一盏半，入生姜三片，煎至八分，去滓，温服，空心食前。

◆**槐子丸**甲《太平圣惠方》

【主治】肝气风邪上攻，致目偏视。

【功效】养肝，疏肝散热，祛风明目。

【药物及用量】槐子仁二两 酸枣仁（微炒） 覆盆子 柏子仁 车前子 蔓荆子 茺蔚子 牛蒡子 蒺藜子各一两

【炮制】共研细末，炼蜜为丸，如梧桐子大。

【用法】每服三十丸，空腹时熟汤送下。

◆**槐子丸**乙《太平圣惠方》

【主治】妊娠不足月，腹痛欲产。

【功效】和血安胎。

【药物及用量】槐子十四枚 蒲黄（炒）一合

【炮制】共研细末，炼蜜为丸，如梧桐子大。

【用法】每服二十丸，温酒送下，以痛止为度。

◆**槐角丸**《太平惠民和剂局方》

【主治】五种肠风泻血。

【功效】清血热。

【药物及用量】槐角（去梗炒）四两 枳壳（麸炒） 当归（酒制） 地榆 防风 黄芩各二两（一方有黄柏、秦艽、生地黄、苦参）

【炮制】共研细末，酒糊或神曲糊为丸，如梧桐子大。

【用法】每服三钱，空腹时米饮或熟汤送下。

◆**槐角丸**《疡医大全》

【主治】痔漏。

【功效】清肠热，解血毒。

【药物及用量】槐角子 槐花各八两 槟榔四两 黄芩三两 刺猬皮（酒浸，焙）二个

【炮制】共研细末，炼蜜为丸，如梧桐子大。

【用法】每服一百丸，空腹时熟汤送下。

◆**槐角地榆汤**《证治准绳》

【主治】痔漏，脉芤下血者。

【功效】和血解毒，疏风清热。

【药物及用量】槐角 地榆 白芍（炒） 栀子（炒焦） 枳壳（炒） 黄芩 荆芥各三钱

【用法】加生地黄三钱，清水煎服。

◆**槐角利膈丸**《卫生宝鉴》

【主治】风盛痰实胸满及喘满咳嗽。

【功效】消痰结，止咳喘。

【药物及用量】槐角（炒） 半夏各五钱 牵牛一两五钱（酥炙，去皮弦、子） 皂角一两

【炮制】共研细末，生姜汁煮面糊为丸，如梧桐子大。

【用法】每服三十丸，食后生姜汤送下。

◆**槐角枳壳汤**《证治准绳》

【主治】痔漏下血。

【功效】清肠和血。

【药物及用量】槐角（炒） 枳壳（炒） 黄连 黄芩 当归 白芍 赤茯苓 甘草 乌梅（烧存性）

【用法】加生地黄，清水煎服。

◆**槐角散**《袖珍方》

【主治】脾胃不调，腹中胀满，肠风下血。

【功效】和肠胃，化湿热。

【药物及用量】槐角二两 枳壳 当归 苍术 厚朴（制） 陈皮各一两 乌梅 甘草（炙）各五钱

【用法】㕮咀，每服五钱，清水一盏，煎至七分，去滓食前服。

◆**槐枝膏**《疡医大全》

【主治】疮疖。

【功效】解毒收湿。

【药物及用量】槐枝（每段长二三寸）三百六十段

【炮制】用麻油三斤，入铜锅内熬至枝枯黑为度，用夏布滤去滓；再入净锅内熬至滴水成珠，入密陀僧细末八两搅匀；再入龙骨（煅）、象皮（纱炒成珠）、血余、乳香（去油）、没药（去油）、赤石脂各五钱，研细搅匀，务须老嫩得宜，摊于纸上。

【用法】每用一个，贴于患处。

◆**槐花酒**《证治准绳》

【主治】发背及一切疮毒，不问已成未成，但焮痛者，湿热疮疥，肠风痔漏。

【功效】和血解毒，消肿。

【药物及用量】槐花四五两

【用法】微炒黄，乘热入酒二盅，煎十余沸，去滓热服取汗。未成者二三服，已成者一二服即愈。

◆**槐花散**《苏沈良方》

【主治】膈热生痰呕吐。

【功效】消痰，化热。

【药物及用量】槐花（炒令黄黑色）　皂荚（去皮，烧烟绝）　白矾（熬沸定）　甘草（炙）各等量

【用法】研为细末，每服二钱，熟汤调下。

◆**槐花散**《幼幼新书》

【主治】衄血。

【功效】和血止衄。

【药物及用量】槐花（炒）一两　蒲黄五钱　川片姜一分

【用法】捣罗为细末，每服五分，新汲水调下。

◆**槐花散**《是斋百一选方》

【主治】脱肛。

【功效】养血，清肠，凉血止血。

【药物及用量】槐花　槐角（炒香黄）各等量

【用法】研为末，羊血蘸药炙热食，温酒送下。

◆**槐花散**《治痘全书》

【主治】痘疮；余热温壮，齿龈宣肿，牙疼不能嚼物，面赤而黄，或烦。

【功效】和血，清湿。

【药物及用量】槐花（炒）　赤小豆（炒）各二钱　麝香少许

【用法】研为细末，每服五分，不拘时蜜汤调下。

◆**槐花散**《良明汇集》

【主治】血崩。

【功效】和血，止血。

【药物及用量】槐花二两　百草霜五钱

【用法】研为末，每服二钱，茅根汤调下。

◆**槐花散**《万病回春》

【主治】粪后红。

【功效】和血，益肺，清肠。

【药物及用量】槐花　阿胶　枳壳各八分　当归　地榆各一钱　生地黄　白芍　黄芩　升麻各七分　防风　侧柏叶各五分

【用法】清水煎服。

◆**槐花散**《王氏集验方》

【主治】肠风下痢，脓血相杂。

【功效】凉血，止痢。

【药物及用量】槐花　苏木　败荷叶　赤芍　黄连　甘草　枳壳　干莲蓬　石榴皮　当归

【用法】上一十味，等量，㕮咀，每服五钱，水一盏半，煎一盏，空心服。

◆**槐花汤**《洁古家珍》

【主治】血痢久不止，腹中不痛，不里急后重。

【功效】和血散风，止血。

【药物及用量】槐花　青皮　荆芥穗各等量

【用法】研为末，清水煎，空腹时温服。

◆**槐花散**《类证普济本事方》

【主治】肠风脏毒。

【功效】和血散风，凉血止血。

【药物及用量】槐花（炒）　柏叶（杵）　荆芥穗　枳壳（麸炒黄色）各二钱五分

【用法】清水二盅煎至八分，空腹时温服。

◆**槐花饮**《吴氏集验方》

【主治】脏毒，便血。

【功效】凉血，解毒。

【药物及用量】槐花（半两炒，半两生）一两　山栀子（去皮，焙）一两

【用法】上二味，为末，每服二钱，新汲水调下，食前服。

◆**槐芪汤**《验方新编》

【主治】疳蛊，口干火盛。

【功效】和血散热，滋阴解毒。

【药物及用量】槐花一两　生黄芪五钱　青蒿一两　生地黄　紫苏　薄荷　连翘各七钱　天门冬　玄参　天花粉各五钱　黄柏三钱

【用法】清水煎服。头痛加白芷三钱，川芎二钱。

◆**槐条膏**《疡医大全》

【主治】瘰疬疮毒。

【功效】解毒。

【药物及用量】嫩槐条（采一枝有七个头，者锉碎）四十九枝

【炮制】麻油一斤，浸三日，用小火熬枯去滓，入铅粉（炒）八两收膏。

【用法】每用少许，摊贴患处。

◆**槐胶散**《太平圣惠方》

【主治】破伤风，口眼偏斜，四肢拘急，腰背强硬。

【功效】祛风通络止痉。

【药物及用量】槐胶二两　白花蛇（酒浸，去皮骨，炙令微黄）二两　独活一两　白附子（炮裂）一两　防风（去芦头）一两　干蝎（微炒）半两　干姜（炮裂）半两　天南星（炮裂）半两　天麻一两　麝香（细研）一分

【用法】上一十味，捣细罗为散，入麝香，研令匀，每服研薄荷汁半合，入酒三合，暖令温，调下一钱，不拘时。

◆**槐豆散**《圣济总录》

【主治】妊娠咳嗽及安胎气。

【功效】清热化痰止嗽。

【药物及用量】槐豆（炒）　当归（酒浸，切，焙）　贝母（去心）　芎䓖　人参各一两

【用法】上五味，捣罗为散，每用二钱匕，温酒调下，日三服。

◆**福胎饮**《朱氏集验方》

【主治】孕妇临月，胎气不顺。

【功效】调气，易生。

【药物及用量】香附（制）四两　缩砂仁（炒）三两　甘草（炙）一两

【用法】研为末，每服二钱，米饮调下，气滞者临月服之。

◆**蜣螂膏**《痈疽验方》

【主治】疔毒。

【功效】解毒。

【药物及用量】蜣螂（肚白者）三个　黄麻虫十个

【用法】捣匀，拨破患处贴之，如患在手足有红丝，上臂丝尽处将针挑断，出血贴之，如毒重者更服败毒药，如无，黄麻虫亦效。

◆**蜣螂丸**《证治准绳》

【主治】肛门痒痛或出脓血，傍有虫生孔窍内。

【功效】杀虫祛积。

【药物及用量】蜣螂七枚（端午日搏之，去翅足，炙为末）　新牛粪五钱　肥羊肉一两（炒令香）

【炮制】共研末，水泛丸，如莲子大。

【用法】每用一丸，炙令热，新棉薄裹纳下部半日，少食饭，虫即随大便出，三五度立瘥。

◆**魂停散**《鸡峰普济方》

【主治】脾脏劳极。

【功效】补脾脏。

【药物及用量】白药子　桔梗　人参　诃子皮　茯苓　甘草（炙）　丁香各等量

【用法】研为细末，每服二钱，清水一盏，加白蜜一匙，煎至九分，通口服。

◆**蓬莪术丸**《集验方》

【主治】小儿乳食不化，心腹胀满，一切所伤。

【功效】消积杀虫，行气除胀。

【药物及用量】蓬莪术（煨）　三棱（煨）　净陈皮　净香附（炒）　萝卜子（炒）各五钱　砂仁　净青皮　净枳壳（麸

炒）　胡黄连　芦荟各三钱　胡椒二钱五分

【炮制】共研细末，米糊为丸，如黄米大。

【用法】每服三十丸，加至四五十丸，温米饮送下，每日二三次，忌食生冷硬物。

◆**蓬莪术散**《女科玉尺》

【主治】妇人血气游走。

【功效】消积滞，祛败血。

【药物及用量】蓬莪术　干漆　胡桃各等量

【用法】研为末，温酒调下。

◆**蓬莪术丹**《普济方》

【主治】小儿心腹疼痛，不可忍。

【功效】消积。

【药物及用量】蓬莪术（炮制，乘热锉碎）　当归（洗，焙干）各一两　木香　人参（去芦头）　桂心各五钱　黑牵牛（炒微黄）一分

【炮制】捣罗为末，细白面糊和丸，如黍米大。

【用法】每服十丸，生姜煎汤送下，量儿大小加减。

◆**蓬莪术丹**《御药院方》

【主治】久患痞瘕积聚，心腹疰闷，饮食减少，四肢困倦，欲成劳瘵。

【功效】行气化积，活血破坚。

【药物及用量】蓬莪术　京三棱　木香　白芍　鳖甲各半两　白术　人参各一两　当归二钱半

【用法】上八味，同为细末，用浸黄饼为丸，如豌豆大，每服三十丸，食后，温粥饮下。

◆**蓬莪术丸**甲《太平圣惠方》

【主治】妇人癥痞，腹脐胁痛，体瘦，不思食。

【功效】消积行瘀，化坚软结。

【药物及用量】蓬莪术七钱五分　当归（焙）　桂心　赤芍　槟榔　昆布　琥珀　枳壳　木香各五钱　桃仁　鳖甲　大黄各一两

【炮制】共研末，炼蜜为丸，如梧桐子大。

【用法】每服二十丸，食前米饮送下。

◆**蓬莪术丸**乙《太平圣惠方》

【主治】妇人久积血风冷气，经候不调，心腹疼痛。

【功效】活血祛瘀，行气止痛。

【药物及用量】蓬莪术一两　牛膝（去苗）三分　没药三分　当归（锉，微炒）三分　木香三分　桂心三分　硇砂（别研）一两

【用法】上七味，捣罗为末，用酽醋煎硇砂成膏，入药末和丸，如梧桐子大，每于食前服，以热酒下十丸。

◆**蓬莪术丸**丙《太平圣惠方》

【主治】产后心腹有宿冷疼痛。

【功效】活血散结。

【药物及用量】蓬莪术一两　五灵脂三两　酽醋一升

【用法】上前二味，捣罗为末，以醋熬为膏，候可丸即丸如梧桐子大，不拘时，以茴香汤下十丸，热酒下亦得。

◆**蓬莪术丸**《御药院方》

【主治】九种心痛，胸膈滞气及腹胁疞刺疼痛不可忍者。

【功效】温中活血，行气，止痛。

【药物及用量】五灵脂　木香　当归（去芦头）　良姜（锉，微炒）　蓬莪术（炮）各等量

【用法】上五味，为细末，用蜜面糊为丸，如梧桐子大，每服三五十丸，热酒下，不拘时。

◆**蓬莪术散**《幼幼新书》

【主治】小儿痃气，一切气疾。

【功效】消积。

【药物及用量】蓬莪术　青橘皮　益智子各五钱　木香二钱五分　糯米一两

【用法】研为末，每服一钱，陈米饮调下，每日四次。

◆**蓬莪术散**《太平圣惠方》

【主治】产后恶血滞留，憎寒壮热，心腹疞痛。

【功效】消癥散结，祛瘀止痛。

【药物及用量】蓬莪术一两　当归

（锉，微炒）一两　蒲黄三分　桂心三分　川大黄（锉碎，微炒）一两　桃仁（汤浸，去皮尖、双仁，麸炒微黄）一两

【用法】上六味，捣细罗为散，不拘时，以暖酒调下二钱。

◆**蓬莪术散**甲《圣济总录》

【主治】产后血块攻筑疼痛。

【功效】散结祛瘀止痛。

【药物及用量】蓬莪术（煨熟）　肉桂（去粗皮）　干漆（捣碎，炒烟出）各半两　吴茱萸（汤洗，微炒）一分

【用法】上四味，捣罗为散，每服二钱匕，温酒调服。

◆**蓬莪术散**乙《圣济总录》

【主治】产后血气血块，血漏不快，攻筑疼痛。

【功效】活血散结，行气止痛。

【药物及用量】蓬莪术（炮，锉）　紫薇（微炒）　木香（炮）　羌活（去芦头）　细辛（去苗叶）　当归（切，炒）　芎䓖各一两

【用法】上七味，捣罗为散，每服三钱匕，用温酒调下，日再服。

◆**蓬莪术散**丙《妇人大全良方》

【主治】产后血海气虚，腹脏疼痛，心胸痞闷，每遇红脉行或多或少及有块积者。

【功效】祛瘀散结，行气活血。

【药物及用量】莪术　桃仁（去皮尖，麸炒）　大黄（湿纸煨）　当归（炒）各一两　桂心　川芎　木香　牡丹皮　延胡索（炒）　赤芍各半两

【用法】上一十味为细末，温酒调一钱，空腹临卧服。

◆**蓬煎丸**《太平惠民和剂局方》

【主治】脾胃虚弱，久有伤滞，中脘气痞，心腹膨胀，胁下坚硬，胸中痞塞，噎气不通，呕吐痰水，不思饮食，或心腹引痛，气刺气急。食癥酒痞，血瘕气块，时发疼痛，呕哕酸水，面黄肌瘦，精神困倦，四肢少力。女人血气不调，小腹㽲痛。

【功效】温脾胃，除胀散结。

【药物及用量】舶上茴香（炒）　附子（炮，去皮、脐）　枳壳（去瓤，麸炒）　川楝子（去核）　槟榔　山药各二两　硇砂半两　京三棱　蓬莪术各四两（醋煮令透，切焙为末）　猪胰一具（入硇砂并三棱莪术末，同熬膏）

【用法】上一十味为末，入膏内同醋面糊为丸，如梧桐子大，每服十丸至十五丸，生姜汤下，妇人淡醋汤下，不拘时，更量虚实加减。常服顺气宽中，消积滞，化痰饮。

◆**蓬香散**《圣济总录》

【主治】妇人血风，每至天阴即先头旋，眼睛痛，头目昏，躁闷怔忪，手足热疼，吃食减少，经候不匀，有时腹痛，或多便利。

【功效】活血祛风，温中行气。

【药物及用量】蓬莪术（煨，锉）　京三棱（煨，锉）　荆芥穗　沉香（锉）　厚朴（去粗皮，生姜汁炙）　肉桂（去粗皮）　乌药　当归（切，焙）　延胡索　天麻　附子（炮裂，去皮、脐）各一两

【用法】上一十一味，捣罗为末，每服二钱匕，生姜自然汁少许，和温酒调下，日三服。

◆**腻粉丸**《太平圣惠方》

【主治】妇人远午食瘕，黄瘦不欲饮食。

【功效】散结破瘀，消癥。

【药物及用量】腻粉一钱　硇砂一分　青黛一钱　悉蔺脂一钱　巴豆（去皮心，研，纸裹压去油）十枚

【用法】上五味，都研令极细，以蒸饼和丸，如绿豆大，每日五更初，以温酒下三丸，如下得恶物，看多少，次日更加减服之。

◆**腻粉丸**《王氏集验方》

【主治】血痢。

【功效】止血痢。

【药物及用量】腻粉五钱　定粉三钱

【用法】上二味，研匀，水浸蒸饼心为丸，如绿豆大，每服七丸，或十丸，空心，

煎艾汤下。

◆**牡蛎散**《经效产宝》

【主治】产后汗不止。

【功效】益气敛汗。

【药物及用量】牡蛎三两　附子（炮）一两　白粳米粉身三升

【用法】上三味为散，搅令匀，汗出傅之。

◆**粳米桃仁粥**《备预百要方》

【主治】上气咳嗽，胸膈伤痛，气喘。

【功效】降气止咳平喘。

【药物及用量】粳米二合　桃仁（汤浸，去皮尖、双仁，研）一两

【用法】上二味，以桃仁和米煮粥，空腹食之。

◆**锦朱丸**《御药院方》

【主治】膈痰风厥，头目昏痛，眼黑眩晕，怔忪恶心，惊悸恍惚，梦寐不安，渐发冒昧，不知人事。

【功效】祛风坠痰，止呕止眩。

【药物及用量】乳香（研）　朱砂（研）　白矾灰（研）　皂荚子（炮制为末）　铅白霜（研）　铁粉（研）各一两　半夏曲二两

【用法】上七味，为细末，生姜汁面糊和丸，如绿豆大，每服十五、二十丸，生姜汤下。惊悸语涩，金银汤或荆芥汤下。

◆**锦节丸**《严氏济生续方》

【主治】唾血、呕血。

【功效】活血收敛止血。

【药物及用量】真锦灰　藕节灰各半两　乳香（别研）一钱

【用法】上三味，为细末，炼蜜为丸，如龙眼大，每服一丸，食后及临卧噙化。

◆**鲍鱼汤**《千金翼方》

【主治】妇人漏血崩中。

【功效】滋阴养血止血。

【药物及用量】鲍鱼　当归（切）各三两　阿胶（炙）四两　艾（如鸡子大）三枚

【用法】上四味，以酒三升，水二升合煮，取二升五合，去滓，纳胶烊令尽，一服八合，日三服。

◆**鲍鱼羹**《寿亲养老书》

【主治】产后乳汁不下。

【功效】养血通乳。

【药物及用量】鲍鱼肉（细切）半斤　麻子仁（别研）一两半　葱白（切碎）三茎　香豉（别研）半合

【用法】先将水三升，煮鱼肉熟，后入后三味，煮作羹，任意食之。

◆**慎火草散**《千金方》

【主治】妇人崩中漏下，赤白青黑，腐臭不可近，令人面黑无颜色，皮骨相连，月经失度，往来无常，小腹弦急，或苦绞痛，上至心，两胁肿胀，食不生肌肤，令人偏枯。气息乏少，腰背痛连胁。不能久立，每嗜卧困懒。

【功效】补虚止血。

【药物及用量】慎火草　白石脂　禹余粮　鳖甲　干姜　细辛　当归　芎䓖　石斛　芍药　牡蛎各二两　黄连　蔷薇根皮　干地黄各四两　熟艾　桂心各一两

【用法】上一十六味，治下筛，空腹酒服方寸匕，日三，稍加至二匕。若寒多者，加附子、椒；热多者，加知母、黄芩各一两；白多者，加干姜、白石脂；赤多者，加肉桂、代赭石各二两。

◆**慎火草散**《圣济总录》

【主治】小儿汗出中风，一日之时，儿头颈腰背热，二日即腹热，手足不屈。

【功效】调和营卫。

【药物及用量】慎火草（干者，半两，景天草是也）　丹参　麻黄（去根节，先煎，掠去沫，焙）　白术各一分

【用法】上四味，捣罗为散，一二岁儿，每服半钱匕，浆水调服，三四岁儿服一钱匕，日三服，量儿大小加减。

◆**煞鬼丸**《太平圣惠方》

【主治】妇人骨蒸，传尸劳瘦，鬼气伏连。

【功效】除骨蒸。

【药物及用量】麝香（细研）三分　犀角屑（代）一两　木香一两　白术一两　虎

头骨（代）一两半（涂酥，炙微黄） 光明砂（细研）一两半 雄黄（细研）一两半 天灵盖（涂醋，炙微黄 《妇人大全良方》涂酥）一两半 鬼箭羽一两（《妇人大全良方》一两半） 桃仁（汤浸，去皮尖、双仁，麸炒微黄）一两半

【用法】上一十味，捣罗为末，入研，药令匀，炼蜜和捣三五百杵，丸如梧桐子大，食前服，以温水下二十丸，此药避瘟疫，亦可带之。

◆**罩胎散**《三因极一病证方论》

【主治】妊娠伤寒，大热，闷乱燥渴，恐伤胎脏。

【功效】清热除烦。

【药物及用量】卷荷叶（嫩者，焙十）一两 蚌粉花半两

【用法】上二味为末，每服二钱，入蜜少许，新汲水调下，食前服。

◆**揩齿散**《王岳产书》

【主治】产后齿脚虚。

【功效】消胃火，祛风痰。

【药物及用量】猪牙皂荚（烧过）半两 夜合枝 槐枝（烧成灰） 皂荚枝（烧成灰）各一尺 寒水石半两 石膏（二味煅过，亦研）一两 升麻半两 芎䓖 甘松 藿香各一分 丁香十个

【用法】上一十一味等锉，熬，捣细罗相滚合，每常揩齿，后用盐汤漱口。

◆**遣虫丸**《永类钤方》

【主治】虫动腹痛啼叫，吐涎沫。

【功效】杀虫。

【药物及用量】槟榔 芜荑（去皮） 雷丸 定粉 鹤虱（炒）各等量

【用法】上五味，为末，煎苦楝汤煮糊丸，绿豆大，每三十丸，使君子煎汤下。

◆**缚虎丸**《太平惠民和剂局方》

【主治】休息痢。经一二年不瘥，羸瘦衰弱及脾疼腰痛。

【功效】攻毒，止痢。

【药物及用量】黄蜡半两 砒（成块好者，乳细）半两

【用法】上二味，将黄蜡熔开，下砒，以柳条七个，逐个搅，头焦即换，俟用足取起，旋丸如梧桐子大，每服一丸，痢冷水下，脾疼亦然，腰痛冷酒下，并食前，小儿丸如黍米大，每服一丸，汤使同上。

◆**皱血丸**《太平惠民和剂局方》

【主治】妇人血海虚冷，时发寒热，或下血过多，或久闭不通，崩中不止，带下赤白，癥瘕痞块，攻刺疼痛，小腹紧满，胁肋胀痛，腰重脚弱，面黄体虚，饮食减少，渐成劳状及经脉不调，胎气多损，产前产后，一切病患。

【功效】温经活血。

【药物及用量】熟干地黄 菊花（去梗） 茴香 当归 延胡索（炒） 芍药 肉桂（去粗皮） 蒲黄（炒） 蓬莪术 牛膝 香附子（炒，去毛，酒浸宿，焙）各三两

【用法】上一十一味为细末，用乌豆一升，醋煮候干，焙为末，再入醋二碗，煮至一碗，留为糊，丸如梧桐子大，每服二十丸，温酒或醋汤下。血气攻刺，炒姜酒下；瘕块绞痛，当归酒下。忌鸭肉羊血。

◆**缠金丹**《太平惠民和剂局方》

【主治】大人小儿，一切泻痢，无问冷热赤白，连绵不瘥，愈而复发，腹中疼痛者，宜服之。

【功效】杀虫，止痢。

【药物及用量】白胶香一钱 黄蜡 朱砂各一两 乳香 硇砂各二钱半 木鳖半两 黄丹二两半 砒霜（醋煮煅）三钱半 巴豆（去皮心膜，出油） 杏仁（去皮尖及双仁者）各八两（一本各八钱半）

【用法】上一十味，研为末，熔蜡和丸，如麻子仁大，每服一丸，小儿半丸，水泻新汲水下，赤痢甘草汤下，白痢干姜汤，赤白痢甘草干姜汤，并放冷，临卧服，孕妇莫服。忌热物一二时辰。

◆**搐鼻法**《严氏济生续方》

【主治】猝暴中风，昏塞不醒，牙关紧急，药不得下咽者。

【功效】祛风化痰，止痉开窍。

【药物及用量】细辛（洗去土叶）　猪牙皂角（去子）

【用法】上二味，各一钱，研为细末，每用少许，以纸捻蘸药入鼻，俟喷嚏，然后进药。

◆**蓟根酒**《千金翼方》

【主治】妇人暴崩中，去血不止。

【功效】清热止血。

【药物及用量】大、小蓟根（切）各一斤

【用法】上二味，以酒一斗，渍五宿，服之随意多少。

十　四　画

◆**瘦人搐鼻药**《丹溪心法》

【主治】头风。

【功效】通气散热，宣通鼻窍。

【药物及用量】软石膏　朴硝各一钱五分　脑子　檀香皮　荆芥　薄荷叶各一钱　白芷　细辛各二钱

【用法】共研细末，每用少许，搐入鼻中。

◆**截风丹**《直指小儿方》

【主治】小儿惊风痰搐。

【功效】祛风，化痰通络。

【药物及用量】白附子（炮）　全蝎（去毒炒）　僵蚕（炒）　南星（炮）　天麻各二钱五分　朱砂一钱　蜈蚣（酒炙）一条　麝香一字　防风（一方无）

【炮制】共研末，炼蜜为丸，如梧桐子大。

【用法】每服三丸，金银、薄荷汤化下。

◆**截疳散**《活法机要》

【主治】年深疳瘘疮。

【功效】解毒，清热，杀虫。

【药物及用量】黄连　麝香（另研，一作五分）　龙脑（一作五分）各五钱　密陀僧　黄丹　白及　白蔹各一两　轻粉一钱

【用法】研为细末和匀，每用少许，干掺或纴疮上，以膏贴之。

◆**截疳丸**《新效方》

【主治】五疳。

【功效】消积杀虫。

【药物及用量】青皮　陈皮　三棱　茯苓　使君子　白术　香附八味各四两　黄连　芦荟各二两　胡黄连　芜荑　木香三味各一两　麝香一钱（另研）

【用法】上一十四味，㕮咀，入雄猪肚子内，一个不尽，则用两个，以线缝定，同酒醋于砂锅煮令糜烂取出，切碎猪肚子，和药入臼杵细，晒干，研为细末，入麝香和匀，以煮药汁，发为丸，粟米大，每服二三十丸，食前米饮下。

◆**截疟饮**《医宗必读》

【主治】虚人久疟不止。

【功效】补气，和脾，健胃。

【药物及用量】黄芪二钱　人参　白术　茯苓各一钱五分　缩砂仁　草果　橘红各一钱　五味子八分　甘草六分　乌梅三个　生姜三片　大枣二枚

【用法】清水煎服。

◆**截惊丸**《活幼心书》

【主治】小儿惊风搐掣，烦躁有热，两目上视，口噤牙关。

【功效】疏肝，祛风，散热。

【药物及用量】龙胆草（去芦）　防风（去芦）　青黛　钩藤（连钩用）　黄连　牛黄　甘草　朱砂（水飞）各五钱　薄荷叶二钱五分　麝香五分

【炮制】除牛黄、麝香外，余八味锉，炒为末，同前二味乳钵内杵匀，炼蜜和丸，如芡实大。

【用法】每服一丸至二丸，温汤或茶清化下。

◆**摧肝丸**《赤水玄珠》

【主治】颤振。

【功效】镇火，平肝，消痰，定颤。

【药物及用量】牛胆南星　钩藤钩　黄连（酒炒）　滑石（水飞）　铁华粉各一两　青黛三钱　僵蚕（炒）五钱　天麻（酒洗）二两　辰砂（飞）五钱　甘草二钱

【炮制】研为末，竹沥一碗，姜汁少许，打糊为丸，如绿豆大。

【用法】每服一钱五分，食后及夜间用茶清送下，忌食鸡羊肉。

◆榼藤散《太平圣惠方》

【主治】痔疮肿痛，或下血不止。

【功效】清肠，解毒，和血。

【药物及用量】榼藤子（取仁）　鳖甲（醋炙）　黄芪　槐子（炒）　川大黄（炒）　蛇蜕（烧灰）各一两　藁本　桂心各五钱　当归（锉，炒）　蜂房（炙）各七钱五分　猪后悬蹄甲（炙焦黄）七枚

【用法】研为细末，每服二钱，食前米饮调下。

◆毓麟丸《验方新编》

【主治】填补精髓，妙启阴阳，求嗣得孕，益寿延年。

【功效】养血，温肾，暖宫。

【药物及用量】新棉花仁（去壳取，白色肉十二两，用秋石二两四钱化水拌入，花仁酒煮蒸黑仁）一斤八两　大熟地黄（清水煮烂，加砂仁四两，陈酒一斤，贮瓶内隔水煮三日，取出晒干）十二两　枸杞子八两　鱼鳔胶　沙苑蒺藜各六两　牛膝（酒炒）　川萆薢（酒炒）　麦门冬　全当归各四两　补骨脂（桃肉炒）　五味子　楮实子（酒炒）各二两五钱　川杜仲（去油）　柏子仁（去油）各三两　茯苓（人乳汁蒸）五钱

【炮制】微火焙干，共研细末，用内外羊肾腰四件，酒蒸烂打和药末，量加炼蜜为丸，如梧桐子大。

【用法】每服三四钱，温酒或盐汤送下，一日三次，妇人带下去牛膝，加覆盆子（酒浸一日）二两五钱。

◆毓麟保胎膏《千金方》

【主治】漏胎。

【功效】和血，暖宫，保胎。

【药物及用量】山药　春砂　当归　杜仲　苏叶　川芎　川续断　白芍　荆芥　川贝母　枳壳　艾叶　条芩　木香　川厚朴　生地黄　生甘草　丹参各二两

【炮制】用麻油十斤，煎广丹六十两成膏，摊于纸上。

【用法】每用一个，于受胎二个月贴于脐下一寸丹田穴，半月一换，贴之八月而止。

◆毓麟珠《景岳全书》

【主治】妇人血气俱虚，经脉不调，或断续，或带浊，或腹痛，或腰酸，或饮食不甘，瘦弱不孕。

【功效】补气血，益脾肾。

【药物及用量】人参　白术（土炒）　茯苓　芍药（酒炒）　麝角霜　川椒　杜仲（酒炒断丝）各二两　川芎、炙甘草各一两　当归　熟地黄（蒸捣）　菟丝子（制）各四两

【炮制】共研细末，炼蜜为丸，如弹子大，或作为小丸，如梧桐子大。

【用法】每服一二丸，空腹时细嚼，温酒或熟汤送下，或吞服小丸三四钱亦可。如子宫寒甚，或泄或痛，加附子（制）炮姜。

◆滴耳油《医宗金鉴》

【主治】耳痔出脓。

【功效】润肌解毒。

【药物及用量】核桃仁（研烂，取油去滓）

【用法】每油一钱，入冰片二分，每用少许，于脓净后滴于耳内。

◆滴油散《世医得效方》

【主治】痰嗽面浮。

【功效】消痰滑积。

【药物及用量】蚌壳（煅）一两　青黛二钱

【用法】研为细末，每服三钱，和淡齑水滴入麻油数滴调下。

◆滴滴金《证治准绳》

【主治】痘疮，寒战咬牙。

【功效】健神辟恶。

【药物及用量】狗头（去肉留脑髓，酥炙脆）

【用法】研为细末，浓煎酒调下。

◆**滴滴金**《普济方》

【主治】疔疮。

【功效】劫毒杀虫，清热蚀疮。

【药物及用量】硇砂　轻粉　人言　雄黄　朱砂各一钱　麝香少许

【用法】研为细末，每用少许，先以针刺开疮头贴药，黄水出效。

◆**漆黄丸**《张氏医通》

【主治】疠风赤肿，硬痛不痒。

【功效】消结杀虫。

【药物及用量】生漆　雄黄（另研）　皂角刺各四两　蟾酥　麝香（另研）各三钱

【炮制】清水三升，先入皂角刺煎至一升去滓，下漆煎沸，候漆浮水干不黏手，即离火，却下雄麝、蟾酥，研匀，为丸，如绿豆大。

【用法】每服五十丸，热酒送下，午时五更各一服。木形人服之生疮音哑者，急以生蟹捣汁频进，并涂患处解之。

◆**漆燕散**《圣济总录》

【主治】小儿阴核气结肿大，或偏疼病肿。

【功效】消肿散结止痛。

【药物及用量】漆燕（入瓦瓶子内，用盐泥固济，阴干，炭火烧令通赤为度，放冷取出，研令细）一枚　续随子（去皮）一分

【用法】上二味，捣研为细散，每服半钱匕，米饮调下。

◆**漏芦丸**甲《太平圣惠方》

【主治】小儿无辜疳痢，羸瘦，不欲饮食及腹内虫动作，多吐清水。

【功效】杀虫。

【药物及用量】漏芦二两　猪肝（焨干）　楮树根白皮（锉）各一两

【炮制】捣罗为末，炼蜜和丸，如弹子大。

【用法】每服一丸，不拘时熟汤化下，更量儿大小加减。

◆**漏芦丸**乙《太平圣惠方》

【主治】脚气生疮，脓血疼痛。

【功效】祛风，解毒，杀虫。

【药物及用量】漏芦（去芦）　秦艽（去芦）　葳蕤　枳壳（去瓤，麸炒）　槟榔　川大黄各一两　防风（去芦）　独活（去芦）　黄芪（去芦）　黄芩　五加皮　赤芍各七钱五分　乌蛇（酒浸）二两

【炮制】共研细末，炼蜜为丸，如梧桐子大。

【用法】每服三四十丸，不拘时温酒送下。

◆**漏芦丸**《证治准绳》

【主治】风瘾疹。

【功效】祛风解毒。

【药物及用量】漏芦一两　枳壳（麸炒，去瓤）　苦参各三两　防风（去芦）　川大黄（煨）各一两　乌蛇二两

【炮制】共研细末，炼蜜为丸，如梧桐子大。

【用法】每服三十丸，食后用温浆水送下。

◆**漏芦汤**《圣济总录》

【主治】脏腑积热发毒，时疫疙瘩，头面红肿，咽嗌堵塞，水药不下，一切危恶疫疠。

【功效】泻热毒，消肿。

【药物及用量】漏芦　升麻　大黄　黄芩一两　蓝叶　玄参各二两

【用法】研为粗末，每服二钱，清水煎服，肿热甚者加芒硝二钱五分。

◆**漏芦散**甲《太平圣惠方》

【主治】妇人血风，走疰，疼痛无有常处。

【功效】活血通络。

【药物及用量】漏芦　当归　牛膝各三分　防风　羌活　地龙（去土）　桂心　白芷　没药　甜瓜子各五钱　虎胫骨（醋炙）　败龟板（醋炙）各一两

【用法】研为细末，每服二钱，不拘时热酒调下。

◆**漏芦散**乙《太平圣惠方》

【**主治**】小儿疳，肚胀或时泻痢，冷热不调。

【**功效**】泻虫积。

【**药物及用量**】漏芦一两

【**用法**】捣细罗为散，每服一钱，用猪肝一两，盐少许，清水煮熟，空腹时顿服，粥饮下。

◆**漏芦散**丙《太平圣惠方》

【**主治**】风痛疮热肿。

【**功效**】祛风杀虫。

【**药物及用量**】漏芦（去芦）　川升麻　木通（去皮）　赤芍　甘草（炙）　防风各一两　羌活（去芦）　枳壳（去瓤，麸炒）　川朴硝各二两

【**用法**】㕮咀，每服五钱，清水一大盏，煎至六分去滓，食后温服。

◆**漏芦散**丁《太平圣惠方》

【**主治**】小儿头面身体生赤疮，湿痒，黄水不止。

【**功效**】燥湿止痒。

【**药物及用量**】漏芦一分　当归（锉，微炒）一分　黄柏一分（锉）　黄连（去须）一分　五倍子（烧令烟尽）一两　麝香（细研）一分　腻粉（研入）二钱

【**用法**】上七味，捣细罗为散，入研药，更研令匀，每用时，先暖盐浆水洗疮令净，拭干，以生油调，稀稠得所，涂于疮上，如已干处，即不再涂，余湿赤处，即更涂之，以干瘥为度，涂药后，不得洗之。

◆**漏芦散**戊《太平圣惠方》

【**主治**】产后乳汁不下，心胸满满。

【**功效**】养阴通络下乳。

【**药物及用量**】漏芦一两　木通一两半（锉）　土瓜根二两　滑石一两半

【**用法**】上四味，捣筛为散，每服四钱，以水一中盏，入葱白五寸，煎至六分，去滓，温服，不拘时。

◆**漏芦散**《太平惠民和剂局方》

【**主治**】乳妇气脉壅塞，乳汁不行及经络凝滞，两乳胀痛，留蓄邪毒，或作痈肿。

【**功效**】宣壅通乳。

【**药物及用量**】漏芦二两五钱　蛇蜕十条（炙）　瓜蒌十枚（急火烧焦存性）（一方有牡蛎烧存性）

【**用法**】研为末，每服二钱，不拘时温酒调下，服药后即以猪蹄羹投之。

◆**漏芦散**《千金方》

【**主治**】妇人乳无汁。

【**功效**】养阴下乳。

【**药物及用量**】漏芦半两　石钟乳　瓜蒌根各一两　蛴螬三合

【**用法**】上四味，治下筛，先食糖水服方寸匕，日三服。

◆**漏芦散**《圣济总录》

【**主治**】乳汁不时泄，蓄积于内，逐成痈。

【**功效**】通络下乳，清热消痈。

【**药物及用量**】漏芦一两　黄芩一两（去黑心）　米粉半两

【**用法**】上三味，捣为细散，水调如膏，涂于乳上。

◆**漏芦汤**甲《千金方》

【**主治**】妇人乳无汁。

【**功效**】通络下乳。

【**药物及用量**】漏芦　通草各二两　石钟乳一两　黍米一升

【**用法**】上四味，㕮咀，米宿渍揩挞，取汁三升，煮药三沸，去滓作饮，日三服。

◆**漏芦汤**乙《千金方》

【**主治**】小儿热毒痈疽，赤白诸丹毒疮疖，眼赤痛生翳障。

【**功效**】宣壅滞，泻热毒。

【**药物及用量**】漏芦　连翘（去心）　黄芩　白蔹　枳实（麸炒，一方用实）　升麻　生甘草（一作炙）　麻黄（去根节）　朴硝各一两　大黄（锉，微炒）一两五钱（一方无枳壳、连翘、朴硝，有白薇、芍药）

【**用法**】研为细末，每服二钱，清水一盏，加生姜三片，薄荷三叶（一作一钱）。同煎至五分，入朴硝末搅匀去滓，不拘时温服，以取便利为度，然非里实证不可用。

◆**漏芦汤**《伤寒全生集》

【主治】时毒头面红肿，咽喉闭塞，水药不下，素有脏腑积热，发为肿毒疙瘩，一切肿疡恶疮，大便实者。

【功效】泻热毒。

【药物及用量】漏芦　升麻　大黄　黄芩　甘草　蓝叶　牛蒡子　玄参　桔梗　连翘　青木香　苦参　薄荷各三钱

【用法】清水煎服。

◆**漏芦汤**《圣济总录》

【主治】附骨疽。

【功效】宣壅泻毒。

【药物及用量】漏芦（去芦）　川升麻　连翘　麻黄（去根节）各一两　防己　木香　白蔹　沉香各五钱　大黄（锉，炒）一两五钱

【用法】锉碎，每服五钱，清水一盏半，加竹叶片煎至七分，加芒硝一钱，搅匀去滓，空腹时温服，取利二三行，未利再服。

◆**漏芦汤**《疡科选粹方》

【主治】脚气，脚上风毒肿痛。

【功效】收湿，解毒，杀虫。

【药物及用量】漏芦　生甘草　槐皮　五加皮　白蔹各一两五钱　白蒺藜四两

【用法】研为粗末，每用五两，清水八碗，煎至五碗，去滓淋洗。

◆**熊胆丸**《太平圣惠方》

【主治】五疳出虫。

【功效】杀虫，清热消疳。

【药物及用量】熊胆　朱砂　麝香　蚺蛇胆　蜣螂（炒）　瓜蒂各五钱

【炮制】研为极细末令匀，用豮猪胆汁和丸，如绿豆大。

【用法】先用桃柳汤浴儿，后用粥饮下三丸，青衣覆之，自有虫出。

◆**熊胆丸**《医说方》引《韦坚志方》

【主治】两目失光，翳膜障蔽。

【功效】凉肝胆，泻热毒。

【药物及用量】熊胆　川黄连　密蒙花　羌活各一两五钱　蛇蜕（炙）　地骨皮　仙灵脾　木贼（去节）　龙胆草一两　旋覆花　甘菊花　瞿麦各五钱　蕤仁（去壳皮取霜）三钱　麒麟竭　蔓荆子（井水淘净）各二钱　防己二两半

【炮制】除熊胆外，余研为细末，用羯羊肝一具煮，其半焙干，杂于药中，取其生者半去膜捣烂，入上药杵为丸，如梧桐子大。

【用法】每服三十丸，食后米饮送下。

◆**熊胆丸**《圣济总录》

【主治】伤寒患后起早，余热不消，体虚未复，多食热物，至令眼疾或见黑花，瞳仁开大，发歇不定，睑赤泪出，瘀肉肿胀。

【功效】清热解毒。

【药物及用量】熊胆　黄牛胆各一个　石决明　大生地　车前子　茺蔚子　龙胆草　泽泻　细辛各一两

【炮制】共研细末，炼蜜为丸，如梧桐子大。

【用法】每服四十丸，食后温酒送下。

◆**熊胆天麻丹**《幼幼新书》

【主治】肝疳羸瘦，摇头揉目，百脉拘急。

【功效】消积杀虫。

【药物及用量】熊胆　天麻　羌活　蝉壳　使君子（去壳）　胡黄连各一两　芦荟　干蟾（酥炙黄）各五钱

【炮制】捣罗为细末，粳米饭和丸，如黍米大。

【用法】每服十丸，荆芥煎汤送下，量儿大小加减。

◆**熊胆散**《太平圣惠方》

【主治】小儿急疳虫，口内及齿龈作疮。

【功效】收湿，解毒，杀虫。

【药物及用量】熊胆（细研）　莨菪子（炒令微黑）　蛤蟆灰　白矾各五钱　生硫黄　麝香（细研）　雄黄（细研）　芦荟（细研）各一分　甜葶苈（微炒）一分　人粪灰一分

【用法】研为末拌匀，再研为细末，每服一字，荆芥煎汤调下，如有疮处，宜薄敷之。如鼻痒取少许吹入，一日二三次。

◆**熊胆散**《疡医大全》

【主治】痔疮，坚硬作痛，脱肛肿泛不收。

【功效】解毒，消肿。

【药物及用量】熊胆二分　冰片一分

【用法】研细，先将大田螺一个，用尖刀挑开螺靥，入药在内，放片时待螺化出浆水，用鸡翎扫痔上，频频用之即愈。

◆**熊胆膏**《太平圣惠方》

【主治】小儿身上及口面生㾦疮，并诸般㾦疾。

【功效】行滞杀虫。

【药物及用量】熊胆五钱　蚺蛇胆　芦荟　牛黄各一分　龙脑　麝香各一钱

【炮制】研为细末，井花水一小盏，搅和匀，以瓷器盛，重汤慢火熬成膏。

【用法】每服一豆大，薄荷汤化下，兼涂患处。

◆**熊胆膏**《圣济总录》

【主治】一切恶疮。

【功效】杀虫解毒蚀疮。

【药物及用量】熊胆一钱　腻粉一钱二分　雄黄、麝香各五分　槟榔一字

【炮制】研为末和匀，于腊月用豮猪胆一枚，取汁和药，仍入胆内，绵绳系定揉匀，以松明黑烟熏遍黑，挂于阴处。

【用法】恶疮有指面大者，用如黍米大贴之；如钱大者用如绿豆大贴之，恐药干难贴，薄以津唾调如稀糊涂之，仍用薄桦皮盖贴，旧帛系之，药不可多。

◆**熊胆膏**《张氏医通》

【主治】一切老翳。

【功效】消翳，明目。

【药物及用量】炉甘石（煅过水飞为丸，如弹子大，每净一两，分作十丸，用川黄连三钱，浓煎去滓烧淬之，汁尽为度）　朱砂（水飞净）　琥珀各五分　玛瑙（水飞净）三钱　珊瑚（水飞净）　真珠（煅飞净）各三分　冰片　麝香各二分

【炮制】和匀，瓷罐收贮。

【用法】每用少许，点大眦上，一日二三次。

◆**熊胆膏锭**《证治准绳》

【主治】赤瞎及一切目疾。

【功效】清热，消翳，杀虫，明目。

【药物及用量】炉甘石六两　黄丹三两　黄连一两　当归　朱砂　硼砂各二钱　白丁香　海螵蛸　生白矾　轻粉各一钱　乳香　没药　熊胆　麝香各五钱　片脑一钱（临时加入）

【炮制】除脑麝外，余各另制细末，称合和匀，入黄连末、当归末水调匀，绵绢滤净去滓，入末碾至千万余下，晒干入麝香碾极细罗过。次入片脑碾匀复罗，却入黄连八两，龙胆草、防风、当归、生地黄各二两，诃子八枚（去核研末），蕤仁二钱五分，鸭梨四个（取汁），猪胰子二个（制），冬蜜二两（炼），洗净锉碎，以井水浸于瓷铜器内，春五、夏二、秋三、冬七日，滤去滓，以滓复服三四次，取尽药力。以熟密绢放绵纸在上滤过，澄清去砂土，慢火煎熬槐桑柳枝（各四十九条，长一尺），搅不住手至与饴糖相类，入蜜和匀，瓷碗盛放汤瓶口上，蒸炖成膏，复滤净，滴入水中，沉下成珠可丸为膏，复滤净，滴入水中，沉下成珠可丸为度。待数日出火毒，再熔化，入末和匀杵为丸锭，阴干，金银箔为衣。

【用法】每用少许，井水化开，鸭毛蘸点眼，又以热汤泡化洗之。

◆**碧丹**《尤氏喉科秘书》

【主治】喉症。

【功效】消痰清热，祛风解毒。

【药物用量及炮制】用玉丹三分，配百草霜半匙研匀，入灯心灰一厘，甘草末三匙，苏薄荷叶末三分，研极细。后入好冰片五厘（稍多更妙），再研匀，入小瓷瓶内勿泄气。

【用法】每用少许，吹于患处，宜临时配合，不可出三日，不可遇阴雨。春夏宜多加苏薄荷叶末，秋冬宜多加玉丹，出痰加皂荚少许。

◆**碧天丸**《兰室秘藏》

【主治】目疾，累服寒凉药不愈，两目

蒸热，赤而不痛，血脉贯睛，瞀闷昏暗，羞明畏日，或上下睑赤烂及不伏风土，内外锐眦皆破者。

【功效】收敛杀虫。

【药物及用量】瓦粉（炒）一两　铜绿七分　枯白矾二分

【炮制】先将铜绿、白矾研细，徐徐入瓦粉研匀，热水和丸，如黄豆大。

【用法】每用一丸，热汤半杯浸一二小时，取洗两眦，至沉微涩为度，少闭以资休养。临卧时再如前法洗，即闭目就睡。凡汤内炖热一丸，可洗二三日。

◆**碧玉丸**《证治准绳》

【主治】痰嗽气喘胸满，饮食减少，睡不得宁，烦躁有热。

【功效】祛痰下积。

【药物及用量】青黛　生明矾　生南星　滑石各二钱五分　轻粉五十帖　全蝎（去尖毒）十五尾　巴豆（去壳膜心存油，碎切，入乳钵杵极细）四十九粒

【炮制】除轻粉、巴豆外，余五味或晒或焙为末，仍入前二味同在乳钵杵匀，姜汁煮糯米粉为丸，如粟壳大。

【用法】每服七丸至九丸或十一丸，空腹淡姜汤送下，热甚者薄荷汤下。

◆**碧玉散**《普济方》

【主治】咽喉肿痛闭塞。

【功效】清热消滞。

【药物及用量】僵蚕　青黛　盆硝　薄荷　蒲黄　甘草各等量

【用法】研为细末令匀，每用少许，吹入咽喉内，细细咽下，或用砂糖为丸，每两作五十丸，每服一丸，噙化咽下。

◆**碧玉散**《证治准绳》

【主治】眼睛肿胀，红赤昏暗，羞明怕日，隐涩难开，疼痛风痒，头重鼻塞，脑鼻酸疼，翳膜胬肉，眵泪稠黏，拳毛倒睫一切眼证。

【功效】散风热。

【药物及用量】踯躅花　脑荷　羌活　川芎　细辛　防风　荆芥　蔓荆子　白芷各一钱　风化硝　石膏（煅）　青黛　黄连各三钱　鹅不食草三两

【用法】研为细末，每用少许，吹入鼻中，一日二次。

◆**碧玉散**《医宗金鉴》

【主治】燕窝疮色红，疙瘩津水黄色。

【功效】清湿杀虫。

【药物及用量】黄柏末　红枣肉（烧灰存性）各五钱

【用法】研为极细末，香油调搽。

◆**碧玉散**《袖珍方》

【主治】癣。

【功效】收敛杀虫。

【药物及用量】铜绿　硼砂　白矾各等量

【用法】研匀，香油调搽。

◆**碧玉膏**《疡医大全》

【主治】痈疽发背，瘰疬马刀，乳痈，乳岩，流火，流注，肿块，风毒，横痃，痔漏，囊痈，蟮拱头，冬瓜痈，贴骨疽，多骨疽，一切腰背臀腿毒疖，脚隐漏蹄等证。

【功效】活血止痛，拔毒消肿，敛毒透脓，祛腐生新。

【药物及用量】蓖麻仁（去皮尖，捣烂）　杏仁（去皮，捣烂）各四十九粒　铜绿（用水一碗，将铜绿研细，投入水中搅匀）二两七钱　片松香（研细筛过）五斤

【炮制】用麻油十二两，入锅内熬滚，次下蓖麻、杏仁熬至滴水成珠为度，夏布滤去滓，将油复入净锅内，用文武火熬滚，徐徐投下松香末，用桃槐枝不住手搅匀，倾入瓷盆内，候膏将凝。然后入铜绿水于膏内，仍不住手搅匀，再加水浸之，用手揉扯，以去火毒。另用瓷罐或铜杓盛贮，数月后用热汤炖化，摊在纸上。

【用法】每用一个，贴于患处。

◆**碧香丹**《小儿卫生总微论方》

【主治】小儿吐利后大渴不止，不得眠睡，甚则成疳。

【功效】清疳热，祛虫积。

【药物及用量】天竺黄　龙骨　不灰木（煨赤，放冷）　赤石脂　腻粉　定粉　铅

白霜　细蛤粉各一两

【炮制】研为细末令匀，入麝香五钱，再研滴水和丸，如鸡头子大。

【用法】每服一丸至二丸，用包螺两个研细，沸汤浸水，极冷化下。

◆**碧雪**《太平惠民和剂局方》

【主治】一切积热，咽喉肿痛，口舌生疮，心中烦躁，咽满闷，或喉闭壅塞，水浆不下及天行时疫，发狂昏愦。

【功效】消热毒，消肺胃。

【药物及用量】寒水石（飞研）　芒硝（飞研）　石膏（煅飞研）　青黛（飞研）　马牙硝　朴硝　硝石　甘草各等量

【炮制】先以甘草煎汤二升去滓，入诸药再煎，用柳木篦不住手搅令消熔合度，乃入青黛和匀，倾入砂盆内，候冷凝成霜，研为末。

【用法】每服一钱许，含化咽津，或凉开水调下。如喉闭壅塞，不能咽物者，用小竹筒吹药入喉中，舌病涂患处，频用神效。

◆**碧云散**《慈禧光绪医方选议》

【主治】头痛脑酸，眵泪稠黏，风痒鼻塞。

【功效】清热杀虫。

【药物及用量】鹅不食草二钱　青黛　苏薄荷各一钱（一方多北细辛、牙皂末各一钱）

【用法】研为细末，先噙凉水满口，每用米许或绿豆许嗅入鼻内，以嚏泪为效，吹后吐去凉水。

◆**碧云散**《魏氏家藏方》

【主治】喉闭。

【功效】开关化涎。

【药物及用量】白矾（一作青矾）一钱　巴豆一粒（去壳）

【炮制】以白矾研为末，瓦上熔成，入巴豆在矾内，候矾干为度，细研，分作四服。

【用法】每用一字，竹管吹入，咽中涎出为效。

◆**碧云散**《医宗金鉴》

【主治】头风，眉棱酸痛。

【功效】祛风宣壅。

【药物及用量】川芎　鹅不食草各一两　细辛　辛夷各二钱　青黛一钱

【用法】研为细末，每用少许，口噙凉水，令人以芦筒吹入左右鼻孔内取嚏为效。鼻常吸之，其效缓。

◆**碧云散**《疫喉浅论》

【主治】疫喉腐烂太甚，或红紫痛甚者。

【功效】泻热毒，清咽喉。

【药物及用量】西牛黄三分　冰片二分　硼砂二钱　甘草五分　黄连　黄柏　青黛各一钱　青鱼胆（晒干，或以青果核灰代之）二个

【用法】共研细末，每用少许，吹于患处。

◆**碧螺膏**《医宗金鉴》

【主治】下部湿疮，疥癣结毒，瘰串疬疮。

【功效】祛湿润肌。

【药物及用量】松香（取嫩白者佳，为末筛过用，铜盆以猪油遍涂之，投入沸水中，不住手搅之，以香沉底为度，即倾冷水中，拔扯百余次，以丝不断为度）

【炮制】将麻油熬至滴水成珠，入松香一斤，文火熔化，视老嫩取起，离火住滚，徐徐入糠青、胆矾各净末五钱。以柳枝左搅匀为度，如老加熟猪油二三钱，绿纸薄摊。

【用法】每用一个，贴于患处。

◆**碧霞丹**《是斋百一选方》

【主治】疟疾。

【功效】破积消滞。

【药物及用量】巴豆（取肉去油，另研，按东方甲乙木）　肉桂（去粗皮研细，按南方丙丁火）　硫黄（去砂石研细，按中央戊己土）　白矾（研细，按西方庚辛金）　青黛（另研细，按北方壬癸水）各等量

【炮制】五月一日用纸裹，以盘盛，依前方位排定，忌猫犬妇人见之，安顿净神。

前端午日午时用五家棕尖和药为丸，如梧桐子大。

【用法】令患人以绵裹一丸，塞入鼻中，男左女右，于未发前一日安之，约度寻常，发过少许方除。

◆**碧霞丹**《太平惠民和剂局方》

【主治】卒中僵仆，痰涎壅塞，心神迷闷，牙关紧急，目睛上视及五痫涎潮搐搦。

【功效】宣壅祛风。

【药物及用量】石绿（研丸度飞）十两　附子尖　乌头尖　蝎梢各七十个（一作各五十个）

【炮制】研为末，入石绿令匀，面糊为丸，如鸡头实大。

【用法】每服一丸，急用薄荷汁化下，更入酒半合，温暖服之。须臾吐出痰涎，然后随证治之，如牙关紧急，斡开灌之，立验。

◆**碧霞挺子**《活法机要》

【主治】恶疮不觉疼痛者。

【功效】解毒杀虫，蚀疮。

【药物及用量】铜绿　硇砂各二钱　蟾酥一钱

【炮制】研为细末，烧饭和作麦蘖挺子。

【用法】每刺不觉痛者，须刺出血，方纴药在内，膏药贴之。

◆**碧霞膏**《证治准绳》

【主治】目内外障。

【功效】和血，清热，解毒，消翳。

【药物及用量】炉甘石　黄丹各四两　铜绿二两　黄连一两　当归尾二钱　乳香　没药　朱砂　硼砂　血竭　海螵蛸　青盐　白丁香　轻粉各一钱　麝香五分

【炮制】研为细末，黄连膏和丸，如皂角子大。

【用法】每用一丸，新汲水半盏，于瓷盒内浸洗，一丸可洗四五次。大病不过一月，小病半月，冷泪三日见效。

◆**碧霞丸**《圣济总录》

【主治】急惊。

【功效】泻浊定惊。

【药物及用量】巴豆（去皮心膜，研，出油尽）三十粒　硫黄（研）　乳香（研）各一钱　腻粉（抄）二钱匕　青黛（研）半钱

【用法】上五味，各细研和匀，用糯米饭丸，如绿豆大，每二岁二丸，冷薄荷汤下。急惊风用棘刚子，新薄荷研汤下。

◆**碧金散**《世医得效方》

【主治】蛔虫、寸白虫。

【功效】杀虫。

【药物及用量】苦楝根一两　鹤虱　槟榔各半两　猪牙皂角三饼（烧灰）　使君子仁（各捣罗为末）半两　青黛半两　麝香一分

【用法】上七味，同研匀，每服一字，用淡猪肉汤，食前调。

◆**翠玉膏**《卫生宝鉴》

【主治】臁疮。

【功效】化滞杀虫。

【药物及用量】沥青一两　黄蜡　铜绿各二钱　没药　乳香各一钱

【炮制】先将铜绿研为细末，入香油调匀，又将黄蜡、沥青火上熔开，次下油，次下铜绿搅匀，再将乳香、没药旋入搅匀，用河水一碗，将药倾于内，用手扯拔匀，油纸裹，看疮大小，分大小块捻成饼子。

【用法】每用一饼，贴于疮上，纸封，三日一易。

◆**翠玉膏**《外科精义》

【主治】软脓疖。

【功效】解热毒。

【药物及用量】明沥青四两　铜绿二两　雄猪胆三个　麻油三钱

【炮制】先将松香熔化，入油令沸，再入胆汁、铜绿搅匀，入水中以手扯拔去火毒，瓷盒收贮。

【用法】用绯光绢量疮大小摊贴，不必更，听其自落。

◆**翠青锭子**《玉机微义》

【主治】脑疽，发背，恶疮溃烂。

【功效】追脓长肌，清热解毒。

【药物及用量】铜青四钱　明矾（枯）

韶粉　乳香（另研）　青黛各一钱五分　白蔹　轻粉各一钱　麝香五分　杏仁二七粒（去皮尖，另研）

【炮制】研为细末，稠糊或糯米饭为饼子。

【用法】每用一饼，看浅深纴之，直至疮平复犹可用之。如有死肉，加白丁香一钱。

◆**翠云散**《外科正宗》

【主治】杨梅疮，已服内药，根脚不红，疮势已退者。

【功效】解毒，收湿，润肌。

【药物及用量】轻粉　石膏（煅）各一两　胆矾　铜绿各五钱

【用法】研极细末，湿疮干撒，干则以公猪胆汁调浓点之，每日三次，斑痕自退。

◆**翠云锭**《外科正宗》

【主治】眼胞菌毒。

【功效】清热杀虫。

【药物及用量】杭粉五两　铜绿　黄连各一两　轻粉一钱

【炮制】研为细末，用糯米一百粒，清水一碗，煎至半碗去米，再煎至三分，和药作锭，阴干。

【用法】每用一锭，清水磨令浓，鸡翎涂患处。

◆**翠霞散**《医方类聚》引《经验良方》

【主治】百杂恶疮。

【功效】祛毒生肌。

【药物及用量】滑石一两　铜绿五钱　轻粉二钱　冰片　麝香各三分　粉霜二分五厘

【用法】研为末，每用少许，纴疮口，以膏贴之。

◆**翠霞锭子**《玉机微义》

【主治】瘘疮年深冷痛及日久恶疮，有坏肉者。

【功效】解毒，蚀恶，杀虫。

【药物及用量】铜绿　寒水石（煅）　滑石各三钱　明矾　腻粉　砒霜　云母石（研如粉）各一钱二分五厘

【炮制】共研细末，糊为锭子，如麻黄大，不拘粗细长短，宜天色晴明修合。

【用法】每用一锭，量疮口深浅纴之。

◆**翠碧丸**《圣济总录》

【主治】烦渴不止，咽干噪热昏闷。

【功效】清热养阴止渴。

【药物及用量】青黛（研）　麦门冬（去心，焙）　葛根（锉）各一两　半夏（汤洗，去滑七遍，切，焙）二两　人参　知母（焙）各半两　瓜蒌根三分　天南星（牛胆制者）半两　寒水石（火煅）三两

【用法】上九味，捣研为末，面糊和丸，如梧桐子大，金箔为衣，每服十五丸，人参竹叶汤下，食后临卧服。

◆**聚珍丸**《朱氏集验方》

【主治】血痢，酒痢。

【功效】和肠解毒。

【药物及用量】川百药煎　陈槐花（炒）各五钱　感应丸一剂　薄荷煎二剂　麝香少许

【炮制】共研末，拌匀，炼蜜为丸，如梧桐子大。

【用法】每服二十丸，男子用龙牙草煎汤送下，女子用生地黄煎汤送下，俱食前服。

◆**聚香饮子**《严氏济生方》

【主治】七情所伤，结成疝气，心腹胀痛引腰胁连背，不可俯仰。

【功效】芳香调气止痛。

【药物及用量】乳香　沉香　檀香　木香　藿香　丁香各八分　姜黄　川乌　桔梗　肉桂　甘草　延胡索各四分

【用法】加生姜三片，大枣二枚，清水煎服。

◆**聚精丸**《证治准绳》

【主治】肾虚封藏不固，梦遗滑泄，脉涩，不胜腻补者。

【功效】固精，益肾，止遗。

【药物及用量】黄鱼鳔胶（白净者，碎切，蛤粉或牡蛎粉炒成珠，再用乳酥拌炒，则不黏韧）一斤　沙苑蒺藜（马乳浸一宿，隔汤蒸一炷香，焙干或晒干，勿炒，一作五两）

八两（一方加五味子二两）

【炮制】研为细末，炼白蜜中，加入陈酒再沸，候蜜将冷为丸（不可热捣，热捣则胶黏难丸）如绿豆大。

【用法】每服八九十丸，空腹时温酒或盐汤熟汤送下。忌食诸鱼牛肉。

◆**聚宝丸**《直指小儿方》

【主治】慢惊。

【功效】祛风，化痰，通络。

【药物及用量】人参　茯苓　琥珀　天麻　白僵蚕　全蝎（炙）　防风　南星　生白附子　乌蛇肉（酒浸，焙）各一钱　朱砂五分　麝香少许

【炮制】共研末，炼蜜为丸，如梧桐子大。

【用法】每服二丸，菖蒲汤送下。

◆**聚宝丹**《永类钤方》

【主治】妇人血海虚寒，外乘风冷，搏结不散，积聚成块，血气攻疰疼痛，崩中带下。

【功效】破瘀散寒，通经散结。

【药物及用量】没药（别研）　琥珀（别研）各一两　辰砂一钱（别研）　木香（煨，取末一两）　滴乳（别研）一分　当归（洗，焙，取末一两）　麝香（别研）一钱

【用法】上七味，研细合匀，滴水为丸，每一两作十五丸，每一丸温酒磨下。一切难产及产后败血冲心，恶露未尽，并入童子小便。

◆**聚宝丹**《直指小儿方》

【主治】慢惊。

【功效】健脾定惊。

【药物及用量】人参　茯神　琥珀　天麻　直僵蚕（炒）　防风　南星（炮）　白附（生）　全蝎（炙）　乌蛇肉（酒浸，焙）各一钱　朱砂半钱　麝香少许

【用法】上一十二味，为末，炼蜜丸梧桐子大，每服一丸，菖蒲汤调下。

◆**聚宝丹**《吴氏集验方》

【主治】心疾。

【功效】补气和血安神。

【药物及用量】琥珀　木香　当归（去芦，洗净）　人参（去芦）　没药（别研）各半两　真珠一钱　辰砂　乳香　麝香　当门子各二钱半

【用法】上九味，为细末，冷沸汤丸，如鸡头子大，食后，临睡，温酒磨下一粒，枣汤亦得。

◆**聚金丸**《袖珍方》

【主治】大肠蓄热，或因酒毒下血不已。

【功效】清热解毒。

【药物及用量】黄连（净，约一两，水浸晒干，一两生，一两炒，一两炮）四两　防风（去芦）　黄芩各一两

【用法】上三味，为末，醋糊为丸，如梧桐子大，每服七十丸，米饮，不拘时。

◆**腐尽生肌散**《医宗金鉴》

【主治】一切痈疽等毒，诸疮破烂不敛者。

【功效】收湿生肌，蚀疮。

【药物及用量】儿茶　乳香　没药　血竭　旱三七各三钱　冰片一钱　麝香二分

【用法】研为细末，撒之，有水，加龙骨一钱（煅）；欲速收口，加真珠一两，蟹黄一钱（法取团脐蟹，蒸熟取黄，晒干，取用），或用猪脂油八两（去滓），加黄蜡一两，熔化倾碗内。稍温加前七味调成膏，摊贴痈疽破烂等证；若杖伤，则旱三七倍之，或单用鲜麝腿骨纸包灰内煨之，以黄脆为度，如黑焦色则无用矣。研为细末撒之，生肌甚速。

◆**膈气散**《太平惠民和剂局方》

【主治】五种膈气，三焦痞塞，呕吐痰逆，饮食不下。

【功效】利气启膈，化痰止逆。

【药物及用量】肉豆蔻　干姜（炮）　青皮（去白）　甘草（炙）　厚朴（去皮，姜制）　木香各五两　陈皮（去白）　枳壳（去瓤，麸炒）　蓬莪术（炮）　京三棱（炮）　肉桂（去皮）　益智子　槟榔各十两

【用法】上一十三味为末，每服二钱，

水一盏，姜枣煎服，盐汤亦可点服。

◆膈噎膏《类证治裁》

【主治】噎塞膈食。

【功效】生津液，通膈噎。

【药物及用量】人乳汁　牛乳汁　芦根汁　人参汁　龙眼肉汁　甘蔗汁　梨汁　生姜汁

【用法】熬膏服。

◆膈下逐瘀汤《医林改错》

【主治】膈下瘀血，形成积块，或小儿痞块，或肚腹疼痛，痛处不移，或卧则腹坠。

【功效】活血化瘀，行气止痛。

【药物及用量】五灵脂（炒）二钱　当归三钱　川芎二钱　桃仁三钱　丹皮二钱　赤芍二钱　乌药二钱　延胡索一钱　甘草三钱　香附二钱　红花三钱　枳壳二钱

【用法】水煎服。

◆膏滋药《尤氏喉科秘书》

【主治】喉痈，喉癣，喉菌。

【功效】疏风热，利咽喉。

【药物及用量】苏薄荷　玉丹　川贝母　灯心灰　百草霜　甘草　冰片

【炮制】先将玉丹、百草霜研和后，入灯心灰再研，再入薄荷、甘草、贝母研极细，方入冰片。

【用法】白蜜调服，喉痈、喉菌须时时噙咽之，证重则兼用前药及吹药。

◆膏蜜汤《肘后方》

【主治】产后余血冲心，痛烦急欲死。

【功效】活血下瘀止痛。

【药物及用量】猪膏二升　白蜜　生地黄（切）各一升

【用法】膏煎地黄赤色出之，纳蜜和之令稠，分五服，日三服。

◆蜘蛛散《金匮要略》

【主治】阴狐疝气，偏有大小，时时上下者。

【功效】通气散结。

【药物及用量】大蜘蛛（去头足，熬焦）十四枚　桂枝五钱

【用法】研为末，每服一钱，饮和服，或温酒送下，一日二次，蜜丸亦可。

◆蜘蛛散《三因极一病证方论》

【主治】狐臭熏人，不可向迩者。

【功效】通气，解毒。

【药物及用量】大蜘蛛一个

【用法】盐泥包，煅红，放冷，去泥，研为细末，入轻粉一字，醋调成膏，多敷腋下，明日登厕，必泻下黑汁，臭秽，于僻处埋之。

◆蜚龙分师丸《疡医大全》

【主治】大麻风。

【功效】祛风杀虫通络。

【药物及用量】白僵蚕　白花蛇　穿山甲　香蛇　蚕砂　全蝎　鹿角（炒）各一两　蜈蚣五钱　蝉蜕二两

【用法】研为末，每服四分，温酒调下。

◆蜜瓜膏《幼幼新书》

【主治】小儿咳嗽。

【功效】化痰止嗽。

【药物及用量】瓜蒌皮不拘多少（用蜜涂慢火上，炙焦赤色）

【用法】研为末，每服一钱，蜜调成膏，时时抹口内。

◆蜜柏散《证治准绳》

【主治】口疮久不愈。

【功效】解湿毒。

【药物及用量】黄柏不拘多少

【用法】蜜炙灰色，研为细末，临卧时干掺。忌食酒醋酱，犯之则疮难愈。

◆蜜煎止痒丹《石室秘录》

【主治】脏头风。

【功效】杀虫解毒。

【药物及用量】蛇床子　楝树根各三钱　生甘草一钱

【炮制】共研细末，同蜜煎成，作如人势形。

【用法】每用一条，导入粪门，听其自化，一条止痒而愈。

◆**蜜煎导**《伤寒论》

【主治】大便不通。

【功效】润直肠，通大便。

【药物及用量】白蜜七合

【炮制】纳铜器或银石器中，微火煎熬，稍凝如饴状，搅之勿令焦，候可丸，即以蛤粉涂手乘热技师作锭，令头锐大如指，长二三寸，冷则硬。

【用法】每用一条，纳欲道中，以手急抵住，欲大便即去之，未快再作。

◆**蜜剂解毒丸**《原机启微》

【主治】大便不通。

【功效】润肠解毒。

【药物及用量】石蜜（炼）一斤　栀子十两　大黄五两　杏仁二两（去皮尖，另研）

【炮制】共研末，石蜜为丸，如梧桐子大。

【用法】每服三十丸，加至一百丸，茶汤送下。

◆**蜜髓煎**《圣济总录》

【主治】中蛊毒腹内坚痛，面目青黄，病变无常。

【功效】通肠泻毒。

【药物及用量】蜜一碗　猪骨髓五两（研）

【用法】同煎令熟，分作十服，一日三服即瘥。

◆**蜜煎**《千金方》

【主治】寒热。

【功效】润肺止咳。

【药物及用量】蜜五合　常山　甘草各二两

【用法】上三味，取二味㕮咀，以水一斗，煮取二升，去滓，纳蜜五合，温服七合，吐即止。不吐，更服七合，勿与冷水。一方用甘草半两。

◆**蜜浆**《寿亲养老书》

【主治】老人噎病，食饮不下，气塞不通。

【功效】和胃畅中。

【药物及用量】白蜜一两　熟汤一升

【用法】上二味汤令热，即下蜜调之，分二服，皆愈。

◆**蜜香饮**《修月鲁般经后录》

【主治】赤白痢。

【功效】理气，涩肠。

【药物及用量】槟榔　粟壳（去瓤，蜜炒黄色）　枳实（泔浸，蜜炒）　青皮（去瓤，蜜炒）　地榆（蜜炒）　甘草　玄参　陈皮（去白）　茯苓　厚朴（蜜炒）

【用法】上一十味，㕮咀，赤者用乌梅二个，白梅一个；白者不用乌梅，每服用水二盏，煎至八分，去滓，不拘时候，噤口痢，入生姜煎服，忌鲤鱼，生冷、鸡、面、黏腻之物。

◆**豨桐丸**《济世养生集》

【主治】感受风湿，或嗜饮冒风，内湿外邪传于四肢，脉络壅塞不舒，致两足软酸疼痛，不能步履，或两手牵绊，不能仰举，状似风瘫。

【功效】祛风湿，利筋络。

【药物及用量】豨莶草（炒）八两　地梧桐（花叶茎子俱可，切片，晒干炒）二两

【炮制】共研细末，炼蜜为丸，如梧桐子大。

【用法】每服四钱，早晚白滚汤送下。忌食猪肝羊血番芋等物，或单用地梧桐二两煎汤饮，以酒送下。连服十剂，其痛即愈，或煎汤洗手足亦可。

◆**豨莶丸**《严氏济生方》

【主治】疠风脚弱，语言謇涩，手足缓弱。

【功效】祛风，行滞，通络。

【药物及用量】豨莶草（五月五日、六月六日取赤茎者，洗净晒干，以净叶蜜酒九蒸九晒蒸，饭顷日干）一斤　芍药　熟地黄各二两　川乌六钱（黑豆制净）　羌活　防风各一两（一方仅用豨莶草一味，无余药）

【炮制】共研细末，炼蜜为丸，如梧桐子大。

【用法】每服一百丸，空腹时温酒或米饮送下。

◆**豨莶散**《证治准绳》

【**主治**】痈疽发背，一切疖毒。

【**功效**】解湿毒。

【**药物及用量**】豨莶草　小蓟根　五爪龙　生大蒜各等量

【**用法**】研为细末，酒和匀滤去滓，服一碗，得通身大汗而愈。

◆**豨莶散**

【**主治**】软瘫风及风气攻冲，遍身疼痛。

【**功效**】祛风，活络，止痛。

【**药物及用量**】豨莶　苍耳子　胡桃肉各二两　金银花　五加皮　地骨皮　防风　海风藤各一两　当归五钱　红花二钱

【**用法**】三白酒一坛，将药用绢包贮坛内，隔汤煮令透冷，一日每空腹时服一盅。三四日后服盅半，酒尽病愈。

◆**酸枣仁丸**《严氏济生方》

【**主治**】胆气实热，不得睡卧，神思不安，惊悸怔忡。

【**功效**】清热，安神，养心。

【**药物及用量**】酸枣仁（炒）　茯神（去木）　远志（去心）　柏子仁（炒）　防风各一两　枳壳（麸炒）　生地黄（杵膏）各五钱　青竹茹二钱五分

【**炮制**】共研末，炼蜜为丸，如梧桐子大。

【**用法**】每服七八十丸，白滚汤送下。

◆**酸枣仁丸**《太平圣惠方》

【**主治**】风毒流注四肢，筋脉拘挛，疼痛，少得睡卧。

【**功效**】疏风，通络，解毒，行滞。

【**药物及用量**】酸枣仁　羚羊角屑　晚蚕砂（炒）　防风（去芦）　槟榔各一两五钱　附子（炮，去皮、脐）　藁本　柏子仁　羌活（去芦）　赤芍各一两　熟地黄二两

【**炮制**】共研细末，炼蜜为丸，如梧桐子大。

【**用法**】每服三十丸，不拘时温酒送下，一日二次。

◆**酸枣仁散**甲《太平圣惠方》

【**主治**】肝风，筋脉拘挛，四肢疼痛，心神烦闷，睡卧不得。

【**功效**】疏肝清热，通络祛风。

【**药物及用量**】酸枣仁一两　桑白皮　芎䓖　甘菊花　枳壳（去瓤，麸炒）　甘草（炙）各五钱　羌活（去芦）　防风（去芦）各七钱五分　羚羊角屑五钱

【**用法**】㕮咀，每服三钱，清水一中盏，加生姜五片，煎至六分去滓，不拘时温服。

◆**酸枣仁散**乙《太平圣惠方》

【**主治**】妇人血风烦闷，四肢疼痛，心神多躁，饮食减少。

【**功效**】养血祛风，清热和络。

【**药物及用量**】酸枣仁　赤芍　赤茯苓（去皮）　当归（去芦）　红花子　生干地黄　羚羊角屑各七钱五分　芎䓖　防风（去壳）　羌活（去芦）　牛膝（酒浸）　桂心　地骨皮　麦门冬（去心）　甘草（炙）各五钱

【**用法**】㕮咀，每服八钱，清水一中盏半，加生姜七片，薄荷七叶，煎至一大盏去滓，不拘时温服。

◆**酸枣仁散**丙《太平圣惠方》

【**主治**】妇人血气，心神惊悸，头痛，眠卧不安，四肢烦疼，不思饮食。

【**功效**】养血安神，益气除烦。

【**药物及用量**】酸枣仁二分（微炒）　犀角屑半两　黄芪三分（锉）　赤芍三分　枳壳（麸炒微黄，去瓤）半两　防风（去芦头）半两　细辛半两　茯神一两　当归（锉，微炒）三分　龙齿三分　枣根白皮一两

独活半两　黄芩三分　麦门冬（去心）三分　石膏二两　人参（去芦头）一两　羚羊角屑三分　甘草（炙微赤，锉）半两

【**用法**】上一十八味，捣粗罗为散，每服四钱，以水一中盏，入生姜半分，枣二枚，煎至六分，去滓，温服，不拘时。

◆**酸枣仁散**丁《太平圣惠方》

【**主治**】中风口面偏斜，痰毒头疼。

【**功效**】祛风化湿，活血解毒。

【**药物及用量**】酸枣仁（微炒）一两

羚羊角屑一两　丹参一两　防风（去芦头）一两　汉防己一两　甘菊花一两　麻黄（去根节）一两　羌活一两　石膏（细研）二两

【用法】上九味，捣细罗为散，不拘时，以温酒调下二钱。

◆**酸枣仁散**戊《太平圣惠方》

【主治】历节风疼痛。

【功效】行气活血，祛风止痛。

【药物及用量】酸枣仁（微炒）一两半　败龟（涂酥，炙令黄）二两　虎胫骨（涂酥，炙令黄）二两　羌活一两　秦艽（去苗）一两半　防风（去芦头）一两半　牛膝（去苗）一两　芎䓖一两半　桂心一两　骨碎补一两　茵芋一两　附子（炮裂，去皮、脐）一两　枳壳（麸炒微黄，去瓤）一两　当归（锉，微炒）一两半　木香一两

【用法】上一十五味，捣细罗为散，每服以温酒调下二钱，空心及晚食前服。

◆**酸枣仁汤**《金匮要略》

【主治】虚劳虚烦，不得眠及盗汗。

【功效】补心止汗，清热安神。

【药物及用量】酸枣仁二升　甘草　知母各一两　茯苓　芎䓖各二两

【用法】清水八升，煮酸枣仁得六升，纳诸药煮取三升，分温三服。

◆**酸枣仁汤**《外台秘要》引《深师方》

【主治】伤寒乃吐下后，痘疹虚烦，惊悸不眠。

【功效】养心安神。

【药物及用量】酸枣仁（炒）　甘草（炙）　知母（炒）　白茯苓　麦门冬（去心）　川芎　干姜（炙）各三分

【用法】清水煎，温服，儿大者倍之。

◆**酸枣仁汤**《痘疹心法》

【主治】痘疹太密，血虚，烦躁不得眠，痘疹血热血燥。

【功效】养心，清热，安神。

【药物及用量】酸枣仁（去壳取仁）　甘草（炙）　生地黄　栀子仁　麦门冬　人参　当归身各等量

【用法】锉碎，加灯心，清水一盏，煎至七分去滓，不拘时温服。

◆**酸枣仁汤**《圣济总录》

【主治】妊娠烦懊虚闷，四肢疼痛，不睡。

【功效】养阴清心除烦。

【药物及用量】酸枣仁（炒）二两　芍药　防风（去杈）　赤茯苓（去黑皮）　柴胡（去苗）　犀角（锉）　五味子　甘草（炙）　人参　槟榔（锉）各一两

【用法】上一十味，粗捣筛，每服五钱匕，水一盏半，煎至一盏，去滓，不拘时温服。

◆**酸枣仁粥**《太平圣惠方》

【主治】中风，筋骨风冷顽痹，或多不睡。

【功效】祛风散寒，定神止痛。

【药物及用量】酸枣仁（炒令黄，研末，以酒三合浸汁）半两　粳米三合

【用法】上二味，先以粳米煮作粥，临熟，下酸枣仁汁，更煮三五沸，空心食之。

◆**酸枣仁浸酒**《太平圣惠方》

【主治】风气。

【功效】祛风邪，暖脏腑，利足膝，止痉痛。

【药物及用量】酸枣仁（微炒）三两　羌活二两　牛膝（去苗）二两　山茱萸二两　桂心二两　仙灵脾二两　萆薢二两　芎䓖二两　天麻二两　肉苁蓉（刮去粗皮）二两　虎胫骨（涂酥，炙微黄）三两　生干地黄三两　甘菊花一两半　天雄（炮裂，去皮、脐）二两　桑寄生一两半

【用法】上一十五味，细锉，以生绢袋盛，用好酒三斗于净瓷瓶中浸，密封瓶口，五日后开取，每日三五度，温饮一盏，常令醺醺，瓶中酒少，旋更添之，候药无味，即更修合，以瘥为度。忌毒滑物。

◆**酸枣仁煎饼**《太平圣惠方》

【主治】风热，心胸烦闷，不得睡卧。

【功效】补中安神。

【药物及用量】酸枣仁（炒熟，捣末）三分　人参（末）一分　茯神（末）一分　糯米（水浸，细研）四两　白面四两

【用法】上五味，为末，入米面中，以水调作煎饼，食之，要着肉臛、五味食之并可。

◆**韶粉散**《小儿痘疹方论》

【主治】痘疮才愈，毒气未尽，痂落瘢黯，或凹凸肉起。

【功效】解毒和肌。

【药物及用量】韶粉一两　轻粉一钱

【炮制】研为细末，猪骨髓熬熟调成膏。

【用法】薄涂疮瘢上，如痘疹欲落，当灭瘢痕。

◆**磁石丸**《太平圣惠方》

【主治】病后元气虚弱，目无翳膜，视物昏暗，欲成内障。

【功效】补肾虚。

【药物及用量】磁石（煅醋淬七次，杵碎细研，水飞过）二两　肉苁蓉（酒浸一宿，刮去皱皮，炙令至干）一两　菟丝子（酒浸五日，曝干，另研为末）三两　补骨脂（微炒）　巴戟（去心）　石斛（去根）　远志（去心）　熟地黄各一两　木香　五味子　甘草（炙赤）　桂心各五钱（一方有茯神，无远志、石斛）

【炮制】共研细末，炼蜜为丸，如梧桐子大。

【用法】每服三十丸，食前温酒送下。

◆**磁石丸**甲《证治准绳》

【主治】肝肾虚，眼睛疼。

【功效】益肝肾，调气滞，和脾胃。

【药物及用量】磁石　黄芪　青盐　人参　紫巴戟　肉苁蓉　附子　木香　沉香　防风　牛乳　牛膝　覆盆子　桂心　干姜　远志　熟地黄　茯苓　苍术　陈皮　白术　川芎　槟榔　大腹皮　白芷　青皮　乌药　独活各等量

【炮制】共研细末，炼蜜为丸，如梧桐子大。

【用法】每服三十丸，温盐汤送下。

◆**磁石丸**乙《证治准绳》

【主治】耳聋，风虚。

【功效】温中固卫。

【药物及用量】磁石（火煅醋淬七次）　防风　羌活　黄芪（盐水浸焙）　木通（去皮）　白芍　桂心（不见火）各一两　人参五钱

【炮制】研为末，用羊肾一对，去脂膜捣烂，打酒糊为丸，如梧桐子大。

【用法】每服五十丸，空腹时温酒或盐汤送下。

◆**磁石丸**《普济方》引《严氏济生方》

【主治】精虚体瘦，梦泄遗沥，小便白浊，甚则阴痿者。

【功效】扶阳，补肾，固精，止遗。

【药物及用量】磁石二两（煨醋淬）　肉苁蓉（酒浸，焙）　鹿茸（酒蒸）　续断（酒浸）　杜仲（姜炒）　赤石脂（煅）　柏子仁（炒另研）　熟地黄（酒蒸，焙）　山茱萸肉　菟丝子（酒蒸，另研）　巴戟（去心）　韭子（炒）各一两

【炮制】共研细末，酒糊为丸，如梧桐子大。

【用法】每服七十丸，空腹时盐酒或盐汤送下。

◆**磁石丸**甲《圣济总录》

【主治】雷头风，恐成内障。

【功效】补肾潜阳。

【药物及用量】磁石（烧赤醋淬三次）　五味子（炒，一作五钱）　牡丹皮　玄参各一两　附子（炮）五钱

【炮制】共研细末，炼蜜为丸，如梧桐子大。

【用法】每服十丸，食前茶清或盐汤送下。

◆**磁石丸**乙《圣济总录》

【主治】膏淋，小便肥如膏。

【功效】滋肾止淋。

【药物及用量】磁石（火煅醋淬三七次）　泽泻　肉苁蓉（酒浸，切，焙）　滑石各一两

【炮制】共研细末，炼蜜为丸，如梧桐子大。

【用法】每服三十丸，温酒送下。

◆**磁石羊肾丸**《朱氏集验方》

【**主治**】风虚不爽，时觉重听，或如风痹者。

【**功效**】补虚，开窍，行郁，疏风，祛湿。

【**药物及用量**】磁石（火煅醋淬七次，用葱子一合，木通三两，入水同煎一昼夜，即去葱、木通）　熟地黄（九蒸）各二两　川椒（去目）　石枣（去核）　防风　远志肉　白术　茯苓　细辛　菟丝子（酒浸）　川芎　山药　木香　鹿茸（酒浸一宿，炙）　当归　黄芪　川乌（炮）各一两　石菖蒲一两五钱　肉桂六钱五分

【**炮制**】研为细末，用羊肾两对去膜，以酒煮烂，和诸药末捣，以煮肾酒打糊和丸，如梧桐子大。

【**用法**】每服五十丸，加至一百十丸，空腹时温酒或盐汤送下，仍用清神散相间服，忌食牛肉鸡鸭。

◆**磁石酒**《太平圣惠方》

【**主治**】风虚，耳中悾悾闹，便聋不闻人语声。

【**功效**】祛风散滞，利窍聪耳。

【**药物及用量**】磁石（捣碎，水淘去赤汁）五两　天雄（炮，去皮、脐）　山茱萸各二两　木通　防风　薯蓣　菖蒲　远志（去心）　芎䓖　细辛　蔓荆子　白茯苓　干姜（炮）　肉桂　甘菊花各一两　熟地黄三两

【**用法**】锉细和匀，生绢袋盛，酒二斗浸七日，每日任性饮之，以瘥为度。

◆**磁石散**《杨氏家藏方》

【**主治**】脱肛。

【**功效**】解毒杀虫。

【**药物及用量**】磁石（火煅醋淬七次）五钱

【**用法**】研为末，每服一钱，空腹时米饮调下。

◆**磁石散**《千金方》

【**主治**】金疮肠出。

【**功效**】收敛，补血。

【**药物及用量**】磁石（煅）　滑石　铁精各三两（一方无铁精）

【**用法**】研为细末和匀，每服一钱匕，温酒或白米饮调下，空腹日午晚间各一服，仍以针砂涂于肠上，其肠自收入。

◆**磁石散**《太平圣惠方》

【**主治**】大渴后，虚乏羸瘦，小便白浊，口舌干燥，不思饮食。

【**功效**】补肾止渴。

【**药物及用量**】磁石（捣碎，水淘去赤汁）二两半　熟干地黄二两　麦门冬一两（去心）　桑螵蛸（微炒）三分　黄芪（锉）三分　人参（去芦头）三分　桂心三分　白茯苓三分　五味子三分　甘草（炙微赤，锉）一分　龙骨三分　萆薢（锉）半两

【**用法**】上一十一味，捣粗罗为散，每服，用䐑豮猪肾一对，切去脂膜，以水二大盏，煎至一盏，去滓，入药五钱，生姜半分，煎至五分，去滓，空心温服，晚食前再服。

◆**磁石汤**《圣济总录》

【**主治**】消渴，肾藏虚损，腰脚无力，口舌干燥。

【**功效**】补肾止渴。

【**药物及用量**】磁石（捣如麻粒大，先以水淘去赤汁，候干，分为五贴，每贴用绵裹，入药内煎）一两半　黄芪（锉）　地骨皮（锉）　生干地黄（焙）　五味子　肉桂（去粗皮）　枳壳（去瓤，麸炒）　槟榔（锉）各半两

【**用法**】上八味，七味粗捣筛，分为五贴，每贴先用水三盏，与磁石一贴，同煎至一盏半，去滓，分二服。

◆**蔓荆实散**《圣济总录》

【**主治**】肺脏蕴热风青如癞，变成恶风者。

【**功效**】祛风，解毒，化痰。

【**药物及用量**】生蔓荆子　菊花　苦参（去芦）各四两　枸杞子　天麻二两　天南星（姜制）　胡麻（炒熟）各一两

【**用法**】研为细末，每服二钱，不拘时荆芥煎汤或茶清调下，一日二次。

◆**蔓荆实散**《卫生宝鉴》

【主治】妊娠小便涩，不通利。

【功效】疏散风热，通利小便。

【药物及用量】蔓荆实二两

【用法】上一味，捣罗为散，每服二钱匕，温水调服，空腹午前各一。

◆**蔓荆子散**甲《太平圣惠方》

【主治】风邪头晕，起则欲倒。

【功效】祛风，养肝，清利头目。

【药物及用量】蔓荆子　甘菊花　半夏（汤泡）　羚羊角屑　枳壳（麸炒）　茯神（去木）　芎䓖　黄芩　防风各七钱五分　麦门冬（去心，焙）　石膏各一两　地骨皮　赤箭　细辛　甘草（炙）各五钱

【用法】㕮咀，每服三钱，清水一中盏，加生姜五厘，煎至六分去滓，不拘时温服。忌食热面、饴糖、羊肉。

◆**蔓荆子散**乙《太平圣惠方》

【主治】妇人风眩，头目昏闷烦疼，言语謇涩，痰逆，不下饮食。

【功效】清热祛风，降气化痰。

【药物及用量】蔓荆子三分　防风（去芦头）三分　羌活三分　芎䓖三分　羚羊角屑三分　细辛半两　枳壳（麸炒微黄，去瓤）三分　甘菊花半两　前胡（去芦头）三分　白芷半两　藁本半两　石膏二两　赤茯苓三分　旋覆花半两　麻黄（去根节）三分　荆芥三分　甘草（炙微赤，锉）半两

【用法】上一十六味，捣筛为散，每服四钱，以水一中盏，入生姜半分，煎至六分，去滓，温服，不拘时。

◆**蔓荆子散**《仁斋直指方》

【主治】内热，耳出脓水。

【功效】清肺肝，祛内热。

【药物及用量】蔓荆子　赤芍　生地黄　桑白皮　甘菊花　赤茯苓　升麻　麦门冬（去心）　木通　前胡　甘草（炙）各一钱

【用法】加生姜三片，红枣二枚，清水二盏，煎至一盏，食前服。

◆**蔓荆散**《太平圣惠方》

【主治】头面风，皮肤不仁，头疼心闷，四肢不利。

【功效】祛风解毒，行气活血。

【药物及用量】蔓荆子二分　防风（去芦头）半两　枳壳（麸炒微黄，去瓤）三分　山茱萸半两　麻黄（去根节）三分　旋覆花三分　甘菊花三分　芎䓖三分　莽草三分（微炙）　甘草（炙微赤，锉）半两　羚羊角屑三分

【用法】上一十一味，捣粗罗为散，每服三钱，以水一中盏，入生姜半分，煎至六分，去滓，不拘时，温服。

◆**蔓荆实丸**《圣济总录》

【主治】皮痹不仁。

【功效】祛风和络。

【药物及用量】蔓荆实（去浮皮）七钱五分　枳壳（麸炒）　蒺藜子（炒去刺）　白附子（炮）　桔梗　羌活（去芦）　防风（去杈）各五钱　皂荚（不蛀者，锉碎，用新汲水浸一宿，以熟绢滤去滓，入面少许，同煎成膏）八两

【炮制】研为细末，以皂荚膏和丸，如梧桐子大。

【用法】每服二十丸，食后熟汤送下。

◆**褐丸子**《幼幼新书》引（张涣方）

【主治】小儿疳气腹胀如鼓及乳痞食痞。

【功效】破坚，消积，下虫。

【药物及用量】萝卜子（炒）一两五钱　黑牵牛（炒）一两　胡椒二钱五分　木香　蓬莪术（湿纸裹煨，切作片子）各五钱

【炮制】共研细末，面糊为丸，如黍米大。

【用法】每服二十丸，仙人骨煎汤送下。

◆**褐丸子**《世医得效方》

【主治】疳肿胀。

【功效】调气，消积，利水。

【药物及用量】萝卜子一两（微炒）　陈皮　青皮　槟榔　五灵脂　蓬莪术（煨）　黑牵牛（取净末，半生半炒）　赤茯苓各五钱　木香二钱五分

【炮制】共研细末，水煮面糊为丸，如绿豆大。

【用法】每服十五丸，熟汤或紫苏叶煎汤送下。

◆**静神丹**《杂病源流犀烛》

【主治】忧思过度，令人惕然心跳动而不自安者。

【功效】养血清热，通窍安神。

【药物及用量】当归（酒制）　生地黄（酒制）　远志（姜制）　茯神各五钱　菖蒲　黄连各二钱五分　朱砂二钱　牛黄一钱

【炮制】共研细末，猪心血为丸，如黍米大，金箔十五片为衣。

【用法】每服五十丸，灯心汤送下。

◆**缩毒金粉散**《普济方》

【主治】五脏积毒，疼痛肿胀者。

【功效】调胃祛热。

【药物及用量】干葛　甘草　郁金　川芎　瓜蒌根　白芷各等量

【用法】生，研为末，每服一钱，不拘时温酒加蜜调下，一日三次。

◆**缩砂散**《仁斋直指方》

【主治】大肠虚热，脱肛红肿。

【功效】清虚热。

【药物及用量】缩砂仁　黄连　木贼各等量

【用法】研为细末，每服二钱，空腹时米饮调下。

◆**缩砂散**《严氏济生方》

【主治】妊娠胃虚气逆，呕吐不食。

【功效】理气安胎。

【药物及用量】缩砂仁不拘多少

【用法】上一味，为细末，每服二钱，入生姜自然汁少许，沸汤点服，不拘时。

◆**缩砂丸**《太平圣惠方》

【主治】冷痢不瘥，渐加羸弱，吃食减少。

【功效】温中，散寒，止痢。

【药物及用量】缩砂（去皮）　当归（锉，微炒）半两　干姜（炮裂，锉）三分　青橘皮（汤浸，去白瓤，焙）三分　吴茱萸（汤浸七遍，焙干微炒）半两　肉豆蔻（去壳）半两　厚朴（去粗皮，涂生姜汁，炙令香）一两半　熟白术一两　附子（炮裂，去皮、脐）一两

【用法】上九味，捣罗为末，炼蜜和捣二三百杵，丸如梧桐子大，每服不拘时，以粥饮下三十丸。

◆**缩砂丸**甲《圣济总录》

【主治】休息痢。

【功效】温中，补虚。

【药物及用量】缩砂蜜（去皮，为末）一两　肉豆蔻（去壳，为末）半两　羊肝（去筋膜，细，切）半具

【用法】上三味，拌和令匀，用面和做饼子裹，又以湿纸三重，裹于煻灰火内，煨令香熟，去焦面纸，研细为丸，如梧桐子大，每服三十丸，空心，用米饮下，日再服。

◆**缩砂丸**乙《圣济总录》

【主治】冷气腹痛不止，休息气痢，劳损，消化水谷，温暖脾胃及治冷滑下痢不禁虚羸。

【功效】温中，理气。

【药物及用量】缩砂蜜（去皮）　附子（炮裂，去皮、脐）　干姜（炮）　厚朴（去粗皮，生姜汁炙）　陈橘皮（汤浸，去白，焙）　肉豆蔻（去壳）各半两

【用法】上六味，捣罗为末，炼蜜和丸，如梧桐子大，每服三十丸，米饮下，食前服。

◆**缩砂丸**《御药院方》

【主治】大便泄泻，米谷不化，腹中疼痛，不思饮食。

【功效】温中，止泻。

【药物及用量】缩砂仁　黄连（去须，微炒）　附子（炮，去皮、脐）　吴茱萸（汤洗七次，焙干，微炒）　诃子皮　肉豆蔻各一两　干姜（炮）　木香各半两

【用法】上八味，为细末，水煮面糊和丸，如梧桐子大，每服五十、七十丸，食前，米饮送下。

◆**缩砂丸**《神巧万全方》

【主治】冷气水泻，日夜二三十行，腹中疠痛，四肢不和。

【功效】温中，止泻。

【药物及用量】缩砂（去皮） 黄连（炒） 附子（炮） 吴茱萸（汤洗七遍，炒焙）各一两 木香 干姜（炮）各半两

【用法】上六味，为末，用醋软饭和丸，梧桐子大，每服三十丸，以粥饮下。

◆缩砂蜜丸《圣济总录》

【主治】气痢，胃与大肠虚不能制，昼夜无度，渐令人黄瘦，食不为肌肉，困重无力，眼目昏涩，十年不愈。

【功效】温中，涩肠。

【药物及用量】缩砂（蜜去皮）一两 肉豆蔻（去壳）半两 黄连（去须）二两 当归（切，焙） 赤石脂 陈橘皮（去白，酒浸一宿，曝干）各一两

【用法】上六味，捣罗为末，炼蜜为丸，如梧桐子大，每服二十丸，空心温浆水下，日晚再服。老人及妊娠人，并可服。

◆缩砂香附汤《世医得效方》

【主治】调中快气及心腹刺痛，利三焦，顺脏腑。

【功效】调中快气止痛。

【药物及用量】香附子（炒，去毛）十两 乌药（去心）五两 粉草（炒）二两 缩砂（去壳）二两

【用法】上四味为末，每服一钱，紫苏叶三皮，盐少许，沸汤调下，不拘时，大便气秘，橘皮汤下，亦名宽气汤。

◆缩胎丸《丹溪心法》

【主治】缩胎易产（妇人妊娠八九月服）。

【功效】调肠胃，清浊气，安胎元。

【药物及用量】黄芩（夏一两，秋七钱，冬五钱，酒炒，怯人减半） 枳壳（炒） 滑石（临月十日前小便多时加之）各七钱五分 白术一两（一作二两）（一方有去白） 陈皮三两 茯苓七钱五分（无枳壳、滑石）

【炮制】共研末，米粥为丸，如梧桐子大。

【用法】每服三十丸，空腹时熟汤送下。

◆缩脾饮《太平惠民和剂局方》

【主治】暑泻，伏暑热，烦渴躁闷，干湿霍乱。

【功效】和脾胃，消暑止渴。

【药物及用量】缩砂仁 乌梅肉 草果（煨去皮） 甘草（炙）各四两 干葛（锉） 白扁豆（去皮，炒）各二两

【用法】每服四钱，清水一碗，煎至八分，水沉冷服，以解烦故欲热欲温任意服，代熟水饮之，极妙，暑泻每服加香薷一钱，生姜五片。

◆缩脾饮《妇人大全良方》

【主治】解伏热，除烦渴，消暑毒，止吐痢，霍乱之后，服热药太多，致烦躁者，宜沉令水冷，顿服。

【功效】理气化湿。

【药物及用量】草果仁四两 乌梅肉三两 甘草二两半

【用法】上三味，㕮咀，每服半两，水一碗，生姜十片，煎至八分，以熟水温冷任意。

◆鲜荷叶汤《类证治裁》

【主治】暑邪闭窍致左耳聤痛者。

【功效】清暑。

【药物及用量】鲜荷叶 青菊叶 夏枯草 黄芩 栀子 苦丁茶 蔓荆子 连翘各等量

【用法】清水煎服。

◆槟榔丸《医学正传》

【主治】小儿疳病，积气成块，腹大有虫。

【功效】攻积杀虫。

【药物及用量】槟榔一两 三棱（燎去毛，切，醋） 雷丸 蓬莪术（醋炒） 陈皮（去白） 干漆（炒烟尽） 麦蘖面（炒） 神曲（炒黄色）各五钱 鹤虱 木香（不见火） 甘草（炙） 胡黄连各三钱 芜荑（水洗净）二钱五分 高良姜（陈壁土炒）二钱 砂仁一钱 枳实二钱

【炮制】共研细末，醋糊为丸，如绿豆大。

【用法】每服三五十丸，空腹时淡姜汤送下。

◆槟榔丸《兰室秘藏》

【主治】消宿食破滞气。

【功效】益气消积。

【药物及用量】槟榔三钱　木香　人参各二两　陈皮五钱　甘草一钱

【炮制】共研末，蒸饼为丸。

【用法】每服二三十丸，食前熟汤送下。

◆**槟榔丸**《太平圣惠方》

【主治】脚气发时，二便秘涩，腹中满闷，膀胱里急，四肢烦疼。

【功效】消脚气，通二便。

【药物及用量】槟榔　赤茯苓（去皮）紫苏叶　大麻仁　郁李仁各一两　川大黄（煨）二两　木香　桂心各五钱　泽泻　枳壳（去瓤，麸炒）　木通（去皮）　羚羊角屑各七钱五分

【炮制】共研细末，炼蜜为丸，如梧桐子大。

【用法】每服三四十丸，食前熟汤送下，以利为度。

◆**槟榔丸**《疮疡经验全书》

【主治】肾气游风。

【功效】理气清热。

【药物及用量】槟榔　枳壳（麸炒）各二两　木瓜一两五钱　木香一两　大黄四两

【炮制】共研细末，炼蜜为丸，如梧桐子大。

【用法】每服三十丸，空腹时白滚汤或黄酒送下。

◆**槟榔丹**《幼幼新书》

【主治】食癖，能食，不生肌肉。

【功效】调理脾胃。

【药物及用量】槟榔（面裹，炮，面干为度）　木香　胡黄连各一两　代赭石（另研）　香墨（烧存性，细研）　麝香（细研）各一分

【炮制】除香墨、麝香外，余岛罗为细末拌匀，糯米饭和丸，如黍米大。

【用法】每服十丸，食后橘皮煎汤送下，量儿大小加减。

◆**槟榔益气汤**《医学六要》

【主治】关格，劳后气虚不运者。

【功效】益气开格。

【药物及用量】槟榔（多用）　人参　白术　当归　黄芪　陈皮　升麻　甘草　柴胡　枳壳各等量

【用法】加生姜，清水煎服。

◆**槟榔神芎丸**《丹溪心法》

【主治】耳聋有湿痰者。

【功效】坠痰，渗湿，清热。

【药物及用量】槟榔　大黄　黄芩各二两　牵牛　滑石各四两

【炮制】研为末，滴水和丸，如梧桐子大。

【用法】每服十丸，次加十丸，熟汤下。

◆**槟榔散**《宣明论方》

【主治】伤寒阴证，下之太早，成痞，心下痞满而不痛，按之软，虚也。

【功效】宽中，理气消痞。

【药物及用量】槟榔　枳壳各等量

【用法】研为末，每服三钱，黄连煎汤调下。

◆**槟榔散**《幼幼新书》

【主治】伏热心烦。

【功效】疏风顺气。

【药物及用量】槟榔　大黄（蒸）　青皮各二钱五分　黑牵牛一钱　木香少许（炮）

【用法】研为细末，每服一钱，薄荷蜜水调下。

◆**槟榔散**《素问病机气宜保命集》

【主治】暴吐，上焦气热所冲。

【功效】泻痰导滞。

【药物及用量】槟榔二钱　木香一钱五分　轻粉少许

【炮制】研为细末，同煎药下亦用水浸蒸饼为丸，如小绿豆大。

【用法】每服二十丸，食后熟汤送下。

◆**槟榔散**《医学入门》

【主治】阴囊及两腿风湿疮痒。

【功效】杀虫渗湿，解毒敛疮。

【药物及用量】槟榔（劈开，用黄丹三钱合定，湿纸包煨）二枚　全蝎六枚　蛇床

子　硫黄各四钱　麝香少许　轻粉　青黛各五分

【用法】共研细末，清油调涂。

◆**槟榔散**甲《太平圣惠方》

【主治】脚气冲心，烦闷不识人。

【功效】降逆理气。

【药物及用量】槟榔　木香　茴香各五钱

【用法】㕮咀，每服五钱，童便一中盏，煎至七分去滓，不拘时温服，或清水煎去滓，加童便一盏，姜汁数匙温服。

◆**槟榔散**乙《太平圣惠方》

【主治】冷淋，腹胁胀满，小肠急痛。

【功效】温运利水。

【药物及用量】槟榔　当归　木香各五钱　母丁香　桂心各二钱五分　龙脑（细研）一钱　猪苓（去黑皮）一两

【用法】研为细末，每服一钱，不拘时生姜葱汤调下。

◆**槟榔散**丙《太平圣惠方》

【主治】石水病，腹肿，膀胱紧急如鼓，大小便涩。

【功效】利水宽中。

【药物及用量】槟榔（另研末）五钱　商陆　生姜各一两　桑白皮一两五钱　甘草（炙）二钱五分

【用法】除槟榔外，清水二大盏，煎至一大盏，去滓，五更初分作二服。每服调槟榔末二钱五分，服至平明当利，如未利再服。

◆**槟榔散**丁《太平圣惠方》

【主治】妇人心胸气壅，两胁胀满，不欲饮食。

【功效】调中和胃。

【药物及用量】槟榔　前胡　川芎　青皮各七钱五分　芍药　桂心　大黄　苦梗　木香　枳壳各五钱　甘草二钱五分

【用法】㕮咀，每服四钱，加生姜三片，清水煎至七分，去滓温服。

◆**槟榔散**戊《太平圣惠方》

【主治】气毒瘰疬，心膈壅闷，不下饮食。

【功效】理气消疬。

【药物及用量】槟榔　前胡（去芦）　赤茯苓　牛蒡子（炒）各一两　人参（去芦）　枳壳（去瓤，炒）　沉香　防风（去芦）各五钱　甘草（炙）二钱五分

【用法】锉碎，每服四钱，清水一盏，加生姜半分，煎至六分，去滓，空腹时及晚食前温服。

◆**槟榔散**己《太平圣惠方》

【主治】痈疽溃后触寒，肿焮僵硬，脓水清稀，内膜空虚，恶汁臭败，或疮边干燥，肌肉不生及疔疳瘘恶疮内，连滞不愈，下疰臁疮，浸溃不敛。

【功效】清热消肿，行气止痛。

【药物及用量】槟榔　木香　黄连各等量

【用法】研为细末，每用少许，敷于患处。

◆**槟榔散**庚《太平圣惠方》

【主治】妇人血气攻心胸，气滞，腹胁虚胀。

【功效】疏肝行气，降气消痞。

【药物及用量】槟榔半两　当归一两（锉，微炒）　桂心半两　木香半两　吴茱萸（汤浸七遍，焙干，微炒）一分　赤芍一两　青橘皮（汤浸，去白瓤，焙）一两

【用法】上七味，捣细罗为散，不拘时，以热酒调下一钱。

◆**槟榔散**辛《太平圣惠方》

【主治】妇人脏腑气滞，心腹胀满，不能饮食。

【功效】行气消积，活血散结。

【药物及用量】槟榔一两　桔梗三分（去芦头）　桂心一两　陈橘皮（汤浸，去白瓤，焙）三分　鳖甲（涂醋，炙令黄，去裙襕）一两　枳壳（麸炒微黄，去瓤）三分　川大黄（锉碎，微炒）一两　当归（锉，微炒）半两　桃仁（汤浸，去皮尖、双仁，微炒）一两

【用法】上九味，捣粗罗为散，每服三钱，以水一中盏，入生姜半分，煎至六分，去滓，温服，不拘时。

◆**槟榔散**壬《太平圣惠方》

【主治】气实，胸中逆满，痞塞不能食，呼吸短气。

【功效】温中行气，降逆除满。

【药物及用量】槟榔一两　半夏（汤洗七遍，去滑）一两　青橘皮半两（汤浸，去白瓤，焙）　前胡一两（去芦头）　附子半两（炮裂，去皮、脐）　细辛半两　赤茯苓一两　桂心一两　紫苏茎叶一两　川大黄（锉碎，微炒）一两　甘草（炙微赤，锉）半两

【用法】上一十一味，捣筛为散，每服三钱，以水一中盏，入生姜半分，煎至六分，去滓，温服，不拘时。

◆**槟榔散**癸《太平圣惠方》

【主治】膈气，心胸满闷，不能下食。

【功效】理气启膈，宽中消食。

【药物及用量】槟榔三分　前胡（去芦头）一两　桂心半两　郁李仁（汤浸去皮，微炒）三分　草豆蔻（去皮）半两　川大黄（锉碎，微炒）一两　枳壳（麸炒微黄，去瓤）三分　干姜（炮裂，锉）半两　木香三分　甘草（炙微赤，锉）一分

【用法】上一十味，捣筛为散，每服三钱，以水一中盏，入生姜半分，煎至六分，去滓，不拘时，稍热服。

◆**槟榔散**甲子《太平圣惠方》

【主治】五膈气，脾胃寒，不能下食，呕吐酸水，时复胸膈刺痛。

【功效】温补脾胃，化痰降逆。

【药物及用量】槟榔二两　人参一两半（去芦头）　肉豆蔻一两（去壳）　白术一两　陈橘皮一两（汤浸，去白瓤，焙）　半夏三分（汤洗七遍，去滑）　荜茇一两　高良姜一两（锉）　厚朴二两（去粗皮，涂生姜汁，炙令香熟）

【用法】上九味，捣粗罗为散，每服三钱，以水一中盏，入生姜半分，煎至六分，去滓，不拘时，稍热服。

◆**槟榔散**甲丑《太平圣惠方》

【主治】消渴，饮水不止，小便复涩，心腹连膀胱胀闷，胸膈烦热。

【功效】利水止渴。

【药物及用量】槟榔一两（圣济总录锉）　桑根白皮一两（锉）　赤茯苓一两（去黑皮）　紫苏茎叶一两　木通一两（锉）　麦门冬一两（去心，焙）

【用法】上六味，捣筛为散，每服四钱，以水一中盏，入生姜半分，葱白七寸，煎至六分，去滓，温服，不拘时。

◆**槟榔散**甲寅《太平圣惠方》

【主治】产后大小便秘，心腹胀满，气促。

【功效】行气利水，软坚通便。

【药物及用量】槟榔一两　车前子三分　冬瓜仁三分　川大黄一两（锉碎，微炒）　木通一两（锉）　桂心半两　甘草半两（炙微赤，锉）　当归半两（锉，微炒）　滑石一两　川朴硝一两

【用法】上一十味，捣筛为散，每服三钱，以水一中盏，煎至六分，去滓，温服，不拘时。

◆**槟榔散**甲卯《太平圣惠方》

【主治】妊娠大小便不通，心腹满闷，不欲饮食。

【功效】行气利水。

【药物及用量】槟榔一两　赤茯苓一两　桔梗半两（去芦头）　大腹皮一两（锉）　木通一两（锉）　甘草半两（炙微赤，锉）　桑寄生半两　郁李仁一两（汤浸，去皮尖，微炒）

【用法】上八味，捣筛为散，每服四钱，以水一中盏，煎至六分，去滓，温服，不拘时。

◆**槟榔散**甲辰《太平圣惠方》

【主治】咽酸吐水及白沫，食饮不消，腹胁胀满。

【功效】化饮理气，消食除胀。

【药物及用量】槟榔一两　厚朴一两（去粗皮，涂生姜汁，炙令香熟）　甘草半两（炙微赤，锉）　川大黄一两（锉碎，微炒）　白术一两　诃黎勒皮一两　陈橘皮一两半（汤浸，去白瓤，焙）　吴茱萸半两（汤浸七遍，焙干，微炒）　桂心一两

【用法】 上九味，捣粗罗为散，每服三钱，以水一中盏，入生姜半分，煎至六分，去滓，不拘时，稍热服。

◆槟榔散甲《圣济总录》

【主治】 风气稽留下部，结成牝痔，生疮下血肿痛。

【功效】 化痔消肿。

【药物及用量】 槟榔（锉，炒） 泽泻（酒浸） 瞿麦 甜葶苈（隔纸炒） 防己 藁本（去苗土） 陈皮（去白，炒） 郁李仁（同陈皮炒） 滑石各五钱 芫花（醋拌，炒黄） 木香各一两 干漆（炒烟尽）一钱二分五厘

【用法】 研为细末，每服二钱，不拘时温酒调下，一日三次。

◆槟榔散乙《圣济总录》

【主治】 膈气吐逆，不下食。

【功效】 降逆启膈。

【药物及用量】 槟榔（生，锉） 京三棱（煨） 蓬莪术（煨） 甘草（炙） 茴香子（炒） 益智子（去皮，炒） 青橘皮（去白，炒） 干姜（炮）各一两

【用法】 上八味，捣罗为散，每服二钱匕，沸汤调下，日二。

◆槟榔散《仁斋直指方》

【主治】 虫动脾痛，乍去乍来，呕吐清沫。

【功效】 杀虫醒脾止痛。

【药物及用量】 鸡心大槟榔 贯众各二分 石菖蒲 木香各一分 甘草（炙）一钱

【用法】 上五味锉，每三钱，水煎，空心吞灵砂十丸，或金液丹。盖灵砂、金液有硫黄、水银，能杀虫也。

◆槟榔散《严氏济生方》

【主治】 胸膈痰饮，腹中虚鸣，食不消化，或加呕逆，或臂痛项疼。

【功效】 利膈化痰，降逆消食。

【药物及用量】 槟榔 半夏（汤泡七次） 杏仁（去皮尖，炒） 桔梗（去芦，锉，炒） 橘红（净） 旋覆花（去枝梗） 干姜（炮） 白术各一两 人参 甘草（炙）各半两

【用法】 上一十味，㕮咀，每服四钱，水一盏半，生姜五片，煎至八分，去滓，温服，不拘时。

◆槟榔散《省翁活幼口议》

【主治】 肾疳。

【功效】 益气除疳。

【药物及用量】 木香 槟榔 人参 黄连 甘草（炙）各等量

【用法】 上五味，等量，为末，每服一钱，小者半钱，熟水调服。

◆槟榔汤《千金方》

【主治】 肝虚寒，胁下痛，胀满气急，目昏浊，视物不明。

【功效】 祛寒，理气，止痛。

【药物及用量】 槟榔二十四个 附子七枚 母姜七两 茯苓 橘皮 桂心各三两 桔梗 白术各四两 吴茱萸五两

【用法】 㕮咀，清水九升，煮取三升去滓，温服一升。若气喘者加芎䓖三两，半夏四两，甘草二两。

◆槟榔汤《圣济总录》

【主治】 三虫，寸白虫。

【功效】 杀虫。

【药物及用量】 槟榔三枚（以灰火煨过）

【用法】 捣罗为粗末，清水三盏，煎至一盏半，去滓，分三服，空腹、日午、近晚各一服，其虫尽下，或和葱白、盐、豉同煎饮之亦佳。用槟榔二七枚锉碎，清水二升五合，煮皮取一升五合去滓，纳末炖服，暖卧，虫出或不尽更服，以瘥为止，宿勿食，旦服之，治寸白虫极效。

◆槟榔汤《千金要方》

【主治】 气实若积聚，不得食息。

【功效】 化痰行气。

【药物及用量】 槟榔三七枚 附子一枚 半夏一升 细辛一两 生姜八两 大黄 紫菀 柴胡各三两 橘皮 甘草 紫苏（冬用子） 茯苓各二两

【用法】 上一十二味，㕮咀，以水一斗，煮取三升，分三服，相去如人行十里久。

◆**槟榔顺气汤**《杂病源流犀烛》

【主治】下痢频数，里急后重，兼舌苔黄，得疫之里证者。

【功效】承气和中。

【药物及用量】槟榔 大黄 厚朴 枳壳 白芍

【用法】加生姜，清水煎服。

◆**槟榔橘皮汤**《杂病源流犀烛》

【主治】嘈杂。

【功效】坠气化痰。

【药物及用量】槟榔四两 橘皮一两

【用法】研为细末，每服方寸匕，空腹时生蜜汤调下。

◆**槟苏散**《医部全录》

【主治】风湿脚气，肿痛拘挛。

【功效】祛风渗湿。

【药物及用量】槟榔 紫苏叶 香附 陈皮 木瓜 羌活 牛膝各一钱 苍术二钱 甘草三分

【用法】加生姜三片，葱白二茎，清水煎服。

◆**槟苏散**《医方大成》

【主治】风湿脚痛。

【功效】流气渗湿。

【药物及用量】槟榔一钱 紫苏梗 香附各二钱 甘草 陈皮 木瓜各一钱

【用法】加生姜、葱白，清水煎服。

◆**槟榔枳壳丸**《御药院方》

【主治】宽中利膈，行滞气，消饮食及胸膈噎塞，腹胁胀满，心下痞痛，大小便不利及一切气滞不匀。

【功效】宽中利膈，行气消食。

【药物及用量】槟榔 木香各四钱 丁香皮 厚朴（姜制） 青皮 陈皮 当归 玄胡 枳壳 京三棱 蓬莪术 雷丸各半两 萝卜子一两（炒） 牵牛二两

◆**蝉花散**《小儿药证直诀》

【主治】惊风夜啼，咬牙，咳嗽及咽喉壅痛。

【功效】搜风定惊。

【药物及用量】蝉花（和壳） 白僵蚕（直者，酒炒热） 甘草（炙）各一分 延胡索五厘

【用法】研为末，一岁儿每服一字，四五岁五分，蝉壳汤调下。

◆**蝉花散**《卫生宝鉴》

【主治】犬咬虫啮诸伤，或诸疮溃烂，夏日生蛆，臭恶不可近及小儿痘烂生蛆者。

【功效】解犬咬虫啮伤，杀蛆。

【药物及用量】蝉壳（洗净焙） 青黛（澄去灰土）各五钱 蛇蜕皮一两（火烧存性） 细辛二钱五分

【用法】研为细末，每服三钱，温酒调下，一日二次。如六畜损伤成疮，用酒灌下，如犬咬伤用酵子和食，蛆皆化为水，蝇亦不敢再近，又以生寒水石细末，干掺之。

◆**蝉花散**《太平惠民和剂局方》

【主治】肝经风热，风毒之气内搏，上攻眼目，翳膜遮睛，赤肿疼痛，昏暗视物不明，隐涩难开，多生眵泪及内外各眼。

【功效】清风热，消肿，祛障明目。

【药物及用量】蝉蜕（洗净去土） 羌活 甘菊花（去梗） 谷精草（洗去土） 白蒺藜（炒） 防风（不见火） 密蒙花（去枝） 草决明（炒） 黄芩（去土，一作苍术） 川芎（不见火） 蔓荆子 栀子（去皮） 荆芥穗 木贼草（去节，童便浸晒） 甘草（炙）各等量

【用法】研为细末，每服二钱，茶清或荆芥汤入茶少许调下，饮后临卧皆可服。

◆**蝉花散**《赤水玄珠》

【主治】痘疹，发热发痒抓破者。

【功效】退热止痒。

【药物及用量】蝉蜕（去头足，洗去土，微炒） 地骨皮（炒黑色）各一两

【用法】研为末，每服一茶匙，水酒调下，一二服神效。

◆**蝉花散**《拔粹方》

【主治】夏月犬伤及诸般损伤，蛆虫极盛，臭恶不可近者。

【功效】泻热定惊。

【药物及用量】蛇蜕皮一两（用比烧存性，研为末） 蝉壳半两 青黛半两 华阴

细辛二钱半

【用法】上四味，为细末，每服三分，酒调下。如六畜损伤成疮，用酒灌。如犬伤，用酸子和吃，蛆皆化为水，蝇子不敢再落，又以寒水石末干糁上。

◆**蝉花散**《小儿药证直诀》

【主治】惊风，夜啼咬牙，咳嗽及疗咽喉壅痛。

【功效】化痰解毒止痛。

【药物及用量】蝉花（并壳） 白僵蚕（直者，酒炒熟） 甘草各一分 延胡索半分

【用法】上四味，为末，一岁一字，四五岁半钱，蝉壳汤调下，食后服。

◆**蝉花无比散**《太平惠民和剂局方》

【主治】一切风眼、气眼斑，昏暗不明，睑生风粟，或痛或痒，渐生翳膜，侵睛遮障，视物不明及久患偏正头风，牵搐两眼，渐渐细小，连眶赤烂，小儿疮疹入眼，白膜遮睛，赤涩隐痛。

【功效】祛风，退翳，明目。

【药物及用量】蝉蜕（去头足翅）二两 蛇蜕（醋炙）一两 羌活 当归（洗，焙） 石决明（用盐入东流水煮一伏时，漉出，捣如粉） 川芎各三两 防风（去杈） 茯苓（去皮） 甘草（炙）各四两 赤芍十三两 蒺藜（炒去刺）八两 苍术（童便浸，去皮切片，麻油拌炒）十五两（一方无蒺藜）

【用法】研为末，每服三钱，食后米泔或茶清调下，忌食发风毒等物。

◆**蝉花无比散**《杂病源流犀烛》

【主治】偏风牵引，风起歪偏，双目歪斜，频泪无翳，不痒不痛。

【功效】牵正口眼。

【药物及用量】苍术（童便浸一夜，切晒） 白芍各一两 白蒺藜八钱 茯苓四钱 荆芥 细辛 蛇蜕（皂角水浸，焙）各一钱

【用法】共研末，每服二钱，茶清调下。

◆**蝉花饼子**《修月鲁般经后录》

【主治】头风。

【功效】祛风散寒，通络止痛。

【药物及用量】川芎 甘草各二两 防风 天麻 细辛 半夏 蝉花（微炒，去土） 川乌（炮，去皮、脐）各半两 南星 荆芥穗 干生姜（炮）各一两

【用法】上一十一味，为末，汤浸蒸饼，捻做饼子，每服五七饼，食后茶汤下。

◆**蝉壳散**《王氏博济方》

【主治】时疾后余毒上攻，眼目赤痛涩肿，兼生翳膜疮。

【功效】疏风清热，祛翳，明目。

【药物及用量】蝉壳（去足翅） 地骨皮 黄连（去须） 牡丹皮（去木） 白术 苍术（米泔浸切焙） 菊花各一两 龙胆草五钱 甜瓜子五合

【用法】研为细末，每服一钱，荆芥煎汤调下，食后临卧各一服。忌食热面、炒豆、醋、酱等物。

◆**蝉壳散**甲《太平圣惠方》

【主治】小儿鼻疳痒。

【功效】清热杀虫。

【药物及用量】蝉壳（微炒） 青黛（细研） 蛇蜕皮（烧灰） 麝香（细研） 滑石各等量

【用法】捣细罗为散，研令匀，每用如绿豆大，吹入鼻中，一日三次，疳虫尽出。

◆**蝉壳散**乙《太平圣惠方》

【主治】小儿心胸痰壅，咳嗽，咽喉不利，常作呀呷声。

【功效】化痰宽胸，祛风止咳。

【药物及用量】蝉壳（微炒） 半夏（汤洗七遍，去滑） 汉防己 甘草（炙微赤，锉）各一分 桔梗（去芦） 陈橘皮（汤浸，去白，焙）各五钱

【用法】捣细罗为散，每服一字，三岁儿以上加至五分，生姜粥饮调下。

◆**蝉壳散**丙《太平圣惠方》

【主治】小儿中风，口歪斜僻。

【功效】祛风止痉。

【药物及用量】蝉壳（取五月五日树东南枝上者） 寒食白面等量

【用法】上二味，都研令细，以酽醋调

为糊，如患左斜，右边涂之，右斜，左边涂之，候口正，急以水洗余药。

◆**蝉壳散**丁《太平圣惠方》

【主治】风，头旋脑转。

【功效】祛风止眩。

【药物及用量】蝉壳二两（微炒）

【用法】上一味，捣细罗为散，不拘时，以温酒调下一钱。

◆**蝉壳汤**《幼幼新书》

【主治】小儿肺气不利。

【功效】益气利肺。

【药物及用量】蝉壳（微炒）　五味子（汤洗七次，焙干）　人参（去芦）各一两　橘皮（汤浸，去白，焙干）　甘草（炙）各五钱

【用法】捣罗为细末，每服五分，生姜煎汤调下。

◆**蝉菊散**《朱氏集验方》

【主治】斑疮入目或病后生翳障。

【功效】退翳，清热明目。

【药物及用量】蝉蜕（洗净）　白菊花各等量

【用法】每服三钱，白蜜少许，清水煎，食后服。

◆**蝉蜕一物汤**《普济方》

【主治】小儿疮疹。

【功效】透疮疹。

【药物及用量】蝉蜕（洗去泥）二十一个

【用法】研为末，清水一盏，慢火煎至半盏，去滓温服，量儿大小加减。如觉疮疹已出，依前服三五次。若非疮疹亦无害，小儿疮疹欲发出，加甘草一钱五分，煎一盏，旋旋与服，累效。

◆**蝉蜕散**《小儿药证直诀》

【主治】小儿痘疮入眼，半年以内者。

【功效】清肝明目。

【药物及用量】蝉蜕一两　猪悬蹄甲（烧存性）二两　羚羊角（焙干）二钱五分

【用法】研为细末，三岁儿每服一钱，食后猪肝汤调下，一日四次，一年以外者难治。

◆**蝉蜕散**

【主治】小儿坐地为蚓或蚁咬着，致阴囊肿大。

【功效】消肿。

【药物及用量】蝉蜕五钱

【用法】清水一碗，煎汤洗，再温再洗，每日三次，内服五苓散加灯心，或五苓散合三疝汤加青槟榔、木通，空腹时煎服。

◆**蝉蜕散**《证治准绳》

【主治】痘后眼目风肿及生翳膜。

【功效】清热明目。

【药物及用量】蝉蜕　密蒙花　黑豆壳　绿豆壳　明月砂各等量

【用法】研为细末，每服一钱，以猪羊肝各一片，批开入药末在内，麻扎定，米泔煮熟，食肝饮汤。

◆**蝉蜕散**《世医得效方》

【主治】饮酒后遍身痒如风疮，抓至血出，其痒止后痛。

【功效】祛风清热。

【药物及用量】蝉蜕　薄荷各等量

【用法】研为末，每服二钱，酒水调下。

◆**蝉蜕钩藤饮**《婴童百问》

【主治】肚疼惊啼。

【功效】清肝和中，祛风定惊。

【药物及用量】蝉蜕一两　钩藤钩　天麻　茯苓　川芎　白芍各三钱　甘草一两

【用法】加灯心，清水煎服。

◆**蝉蜕膏**《杨氏家藏方》

【主治】上焦感受风邪。

【功效】御风邪，辟恶气，透肌肉，发痘疮。

【药物及用量】蝉蜕（去土）　当归　防风　甘草　川芎　荆芥穗　升麻各等量（一方加白芍）

【炮制】共研末，炼蜜为丸，如芡实大。

【用法】每服一丸，薄荷汤化下。

◆**蝉蜕饼子**《圣济总录》

【主治】目风冷泪。

【功效】祛翳晕，疏风散寒。

【药物及用量】蝉蜕（洗，焙） 木贼（新者） 甘菊花各一两 荆芥穗 芎䓖各二两 苍术（米泔浸，焙）三两 甘草（炙）五钱

【炮制】研为细末，炼蜜和捏做饼子，如钱大。

【用法】每服一饼，食后细嚼腊茶送下，一日三次。

◆**蝉蝎散**《直指小儿方》

【主治】阳证，慢惊风。

【功效】泄风定惊，化痰。

【药物及用量】蝉蜕二十一个 全蝎七个 天南星一个 甘草一分五厘

【用法】研为粗末，每服二钱，加生姜三片，大枣二枚，清水煎服。

◆**罂粟膏**《外科正宗》

【主治】汤泼火烧，皮肉损烂，疼苦焮热，起泡，流水者。

【功效】止痛生肌。

【药物及用量】罂粟花十五朵（无花，以壳代之）

【炮制】香油四两，将罂粟炸枯滤净，入白蜡三钱熔化，尽倾入碗内，待将凝之时，下轻粉二钱搅匀，置水中令冷取出。

【用法】抿脚挑膏，手心中捺化，搽于伤处，绵纸盖之，日换二次，其痛即止。次日用软制挹净腐皮，再搽之。

◆**罂粟饮**《世医得效方》

【主治】赤白痢。

【功效】理气收涩止痢。

【药物及用量】木香五钱 黄连（去须） 粟壳（去蒂萼）一两 僵蚕（炒去丝）五钱 甘草一两

【用法】上五味，用生姜二两，切，同炒为末，每服一钱，米饮下。

◆**蜡弹丸**《三因极一病证方论》

【主治】耳虚聋。

【功效】补虚通窍。

【药物及用量】白茯苓二两 山药（炒）三两 杏仁（炒，去皮尖）一两五钱

【炮制】研为末和匀，用黄蜡一两，和为丸，如弹子大。

【用法】每服一丸，盐汤嚼下。

◆**蜡矾丸**《重楼玉钥》

【主治】发颐及喉风穿腮出脓。

【功效】护膜，护心，活血排脓。

【药物及用量】黄蜡一两 枯矾五钱 乳香 没药（均去尽油）各一钱五分

【炮制】研为细末，黄蜡和丸，如梧桐子大。

【用法】每服二钱，熟汤送下。

◆**蜡矾丸**《医学入门》

【主治】痈疽。

【功效】拔毒，生肌。

【药物及用量】麻油二两 川椒四十九粒

【用法】铜榴内煎黑，入槐枝（一寸长）四十九寸，煎黑，入黄蜡一两，枯矾（研）一钱，轻粉（研）二钱，候化将绵纸照疮大剪十二块，四角用纸钉住，投油内渗透为度，勿使纸黄，先以槐枝、葱、椒煎汤洗，将纸贴上，外用油纸包裹，红绢紧扎，一周时揭起，去近肉纸一层，十二日揭尽疮愈。

◆**蜡煎散**《御药院方》

【主治】顺肺气，利咽膈，止咳嗽，化痰涎。

【功效】顺气利咽，止咳化痰。

【药物及用量】款冬花 紫菀（洗去土，焙干） 甘草（炙）各三分 五味子（炒）半两 桑白皮（炒） 桔梗 杏仁（汤浸，去皮尖，麸炒） 紫苏叶各一两

【用法】上八味，为粗末，每服四钱，水一大盏，入黄蜡少许，同煎至七分，去滓，温服，食后临睡。

◆**蜡煎饼**《太平圣惠方》

【主治】赤白痢。

【功效】健脾，补虚。

【药物及用量】鸡子（取黄，《神巧万全方》三枚）五枚 薤白（去须，细切）三茎 白面四两 白蜡一两

【用法】上四味，将鸡子并薤白调和，面作煎饼，用蜡揩唯熟为妙，空腹任意食之。

◆**蜡苓丸**《仁斋直指方》

【主治】肾渴，白浊。

【功效】利水止渴。

【药物及用量】黄蜡　雪白茯苓各四两

【用法】上二味茯苓为末，熔蜡和丸，弹子大，每一丸，不饥饱细嚼下。

◆**酿羊肚**《太平圣惠方》

【主治】脾气弱，不能下食。

【功效】补脾益胃。

【药物及用量】羊肚（治如常法）一枚　羊肉（细切）一斤　人参（去芦头，捣末）一两　陈橘皮（汤浸，去白瓤，焙）一两　肉豆蔻一枚（去壳，末）　山茱萸（末，干姜半两，末）半两　胡椒（末）一分　生姜（切葱白二七茎，切）一两　粳米（淘）五合　盐末半两

【用法】上九味取诸药末，拌和肉、米、葱、盐等，内羊肚中，以粗线系合，勿令泄气，蒸令极烂，分三四度空腹食之，和少酱醋无满。

◆**酿猪肚**《神巧万全方》

【主治】脾胃气弱，不多下食，四肢无力，羸瘦。

【功效】补肝气，益肠胃。

【药物及用量】猪肚一枚（大者，治如常法生）　人参一茼　陈橘皮（去白）一两　馈饭半两　猪脾

【用法】上五味以馈饭拌和诸药并脾等，内于猪肚中，缝合，熟蒸取肚，以五味调和，任意食之。

◆**雌雄散**《仁斋直指方》

【主治】瘰疬。

【功效】劫毒，杀虫，清热。

【药物及用量】斑蝥二枚（一雄一雌）（新瓦焙焦，去头翅足）　贯众二钱　鹤虱　甘草各一钱

【用法】研为细末，分作二服，饱饭后好茶浓点一盏调下。

◆**雌雄霹雳火**《外科正宗》

【主治】阴疽脱疽及一切发背初起，不知疼痛，灸之更强者。

【功效】化阴为阳，解毒散邪。

【药物及用量】雌黄　雄黄　丁香各二钱　麝香一分（一作一钱）

【炮制】研为细末，用蕲艾茸二钱，将药末搓入艾内作丸，如豌豆大。

【用法】每用一丸，置患上灸之，毋论痒痛，以肉焦为度。如毒已经走散，就红晕尽处排炷灸之，痛则至痒，痒则至痛，以疮红活为度。灸后仍用提疔麦子贴之，膏盖。次服蟾酥丸及解毒济生汤，转回活色有脓为妙。

◆**雌黄丸**《太平圣惠方》

【主治】风痫，欲发即精神不定，眼目不明，瘛疭恶声，嚼舌吐沫。

【功效】通气坠痰。

【药物及用量】雌黄　黄丹各一两　麝香（研）一钱

【炮制】研为末，拌和极匀，用牛乳汁五合，熬成膏，入前药末和丸，如绿豆大。

【用法】每服三丸，温水送下，一日三次。

◆**雌黄丸**《圣济总录》

【主治】胃反，呕吐不止，饮食不下。

【功效】和胃止呕。

【药物及用量】雌黄（研）一分　甘草（生）半分

【用法】上二味为末，烂饭和丸，梧桐子大，用五叶草糯米同煎，汤下四丸。

◆**雌黄散**（幼幼新书）

【主治】小儿尸疰。

【功效】消积，祛恶，解毒。

【药物及用量】雌黄　雄黄　川大黄（慢火炮黑）　鬼臼（去毛）各一两　白头翁五钱　桃仁（汤浸，去皮尖）三十个　麝香（另研）一分　巴豆（去皮心膜，纸裹压去油）十粒

【炮制】研为细末令匀，以羊脂五两熔和诸药成膏，如黍米大。

【用法】每服三粒至五粒，荆芥汤冷

下，量儿大小加减。

◆**褊银丸**《小儿药证直诀》

【主治】小儿风涎，膈实上热及乳食不消，腹胀喘粗。

【功效】宣壅攻积。

【药物及用量】巴豆（去油、膜、皮、心，细研） 水银各五钱 黑铅二钱五分（同水银炒结砂子） 麝香（另研）五分 好墨（火烧，醋淬，研）八两

【炮制】将巴豆末并墨再研匀，和入砂子、麝香、陈米粥和丸，如绿豆大，捏扁。

【用法】小儿一岁每服一丸，二三岁二三丸，五岁以上五六丸，食后煎薄荷汤放冷送下，不得化破，更量虚实加减。虚人先以益黄散实脾，后以此方下之，下后补肺。

◆**蔷薇根煎**《千金翼方》

【主治】妇人崩中及痢，一日夜数十起，大命欲死，多取诸根煎丸，得人腹即活。若诸根难患得者，第一取蔷薇根，令多多乃合之，遇有酒以酒服，无酒以饮服。其种种根，当得二斤为佳。

【功效】清热活血止痢。

【药物及用量】蔷薇根 柿根 菝葜 悬钩根各一斛

【用法】上四味，皆锉，合著釜中，以水淹使上余四五寸，水煮使三分减一，去滓，无大釜，稍煮如初法，都毕会汁煎如饴，可为丸，如梧桐子大，服十丸，日三服。

◆**蔷薇根皮散**《太平圣惠方》

【主治】妇人崩中漏下赤白青黑，腐臭不可近，令人面黑，皮骨相连，月经失度，往来无常，小腹弦急，或时腹内疠痛，不欲饮食。

【功效】清热利湿，利毒止血。

【药物及用量】蔷薇根皮（锉）一两 慎火草半两 白薇一分 龟甲（涂酥，炙令黄）一两 黄连（去须，微炒）一两 干姜半两（炮裂，锉） 桂心半两 细辛半两 当归一两（锉，微炒） 熟干地黄一两 芎䓖半两 石斛（去根，锉）一两 白芍半两 禹余粮（烧醋淬七遍）二两 牡蛎（烧为粉）二两 艾叶一两（微炒）

【用法】上一十六味，捣细罗为散，每于食前服，以温酒调下二钱。

◆**赚气散**甲《御药院方》

【主治】心胸痞闷，腹胁虚胀，饮食减少，气不宣通。

【功效】健脾行气化积。

【药物及用量】京三棱五两 白术三两 木香半两 蓬莪术（煨熟）五两 枳壳（去白，一两，麸炒）

【用法】上五味，同为细末，每服二钱，生姜三片，水一盏，煎至六分，食前温服。

◆**赚气散**乙《御药院方》

【主治】新久喘嗽不已。

【功效】止咳平喘。

【药物及用量】甘草（炒） 桔梗各二两 人参一两半 乌梅肉三钱 杏仁（汤浸，去皮尖，麸炒）一两 御米壳一两半（盐豉一两，沸汤浸一时许，浸御米壳一宿，再用蜜水拌匀，炒）

【用法】上六味，为细末，每服二钱，水一盏，同煎至七分，去滓，稍热服，不拘时。

◆**嘉禾散**《三因极一病证方论》

【主治】中满下虚，五噎五膈，脾胃不和，胸膈痞闷，胁肋胀满，心腹刺痛，不思饮食。如中焦虚痞，不任攻击，脏腑虚寒，不受峻补，或因病气衰，不复常，禀受怯弱，不能多食。

【功效】调和脾胃，除满，散结止痛。

【药物及用量】枇杷叶（去毛，姜汁涂，炙） 薏苡仁（微炒） 缩砂仁 人参 茯苓各一两 石斛（细锉，用酒拌和，微炒） 大腹子（微炒） 沉香 木香 藿香 杜仲（去皮，姜酒涂，炙微焦） 随风子（如无，小诃子代）各三分 谷蘖（微炒） 白豆蔻 五味子（微炒） 桑白皮 丁香 槟榔 青皮各半两 半夏（饼炙黄） 神曲各一分 甘草（炙）两半 陈皮三分 白术（炒）二两

【用法】上二十四味为末，每服二钱，水一盏，生姜三片，枣三枚，煎至七分，温服，不拘时。五噎，入干柿一枚同煎，十服见效。膈气吐逆羸困，入薤白三寸，枣五枚同煎。

◆**熏黄散**《圣济总录》

【主治】痔湿䘌，下赤黑血，肛门虫蚀赤烂，日夜疼痛。

【功效】祛湿，除痔，杀虫。

【药物及用量】雄黄（研）　丹砂（研）　食盐（研）　青黛（研）　丁香矾石（熬令汁枯，研）　铁衣　栀子仁　麝香（研）各一分　莨菪子　细辛（去苗叶）　土瓜根　干姜（炮）　甜葶苈（纸上炒）　菖蒲　蛤蟆（烧灰，研）　蜀椒（去目及闭口，炒出汗）　故靴底（烧灰，研）各一钱　天灵盖（枯腐者，一分，炙）

【用法】上一十九味，捣研为散，每用一钱匕，以绵裹纳下部中，日再易，有疮即敷其上。

◆**肶胵散**《圣济总录》

【主治】久渴。

【功效】清热养阴止渴。

【药物及用量】鸡肶胵黄皮　鸡肠各五具（炙干）　鹿角胶（炙燥）　白龙骨　白石脂　漏芦（去芦头，炙）各一两　土瓜根三两　黄连（去须）　苦参　牡蛎粉各二两半　桑螵蛸（炙）二七个

【用法】上一十一味，为散，每服一钱匕，至二钱匕，米饮调下，日三夜一。

◆**蔚金散**《施圆端效方》

【主治】一切热毒痢，下血不止。

【功效】凉血，解毒。

【药物及用量】川蔚金　槐花（炒）各半两　甘草（炒）一分

【用法】上三味，为细末，每服一二钱，豆豉汤调下，食前服。

◆**獐骨汤**《千金方》

【主治】产后虚乏，五劳七伤，虚损不足，脏腑冷热不调。

【功效】益气养血，行气祛风。

【药物及用量】獐骨一具　远志　黄芪　芍药　干姜　防风　茯苓（一作茯神）　厚朴各三两　当归　橘皮　甘草　独活　芎䓖各二两　桂心　生姜各四两

【用法】上十五味，㕮咀，以水三斗，煮獐骨取二斗，去骨，纳药，煎取五升，去滓，分五服。

◆**榴附饮**《朱氏集验方》

【主治】产后泻。

【功效】收涩止泻。

【药物及用量】醋石榴皮（米醋炒）　香附子

【用法】上二味为末，每服二钱，米饮下。

◆**瘦胎饮子**《朱氏集验方》

【主治】自九月十月服此，永无惊恐。

【功效】理气化湿，健肝安胎。

【药物及用量】香附子（炒）四两　缩砂（炒）三两　甘草（炙）一两

【用法】上三味，为细末，米饮调二钱服。

十　五　画

◆**劈毒立消丹**《理瀹方》

【主治】蛇串疮及蛇、蝎、蜈蚣、疯犬咬伤，肿痛垂危者。

【功效】消毒行滞。

【药物及用量】雄黄一钱五分　麝香　冰片各一分　牙硝二钱

【用法】端午日午时，虔诚修合，遇证点眼大眦内（男左女右），痛一盏茶时即止，其肿渐消，其痛渐止，三日痊愈。

◆**增益四物汤**《朱氏集验方》

【主治】一切恶疮。

【功效】祛风，和血，解毒。

【药物及用量】川芎　当归　芍药　地黄　防风　荆芥　甘草各等量　凤尾草酌量

加入

【用法】锉碎，每服三钱，清水一盏半，煎至八分去滓，食前温服。

◆**增液承气汤**《温病条辨》

【主治】阳明温病，津液不足，无水舟停，下之不通，间服增液仍不下者。

【功效】生津泻热通便。

【药物及用量】增液汤加大黄三钱　芒硝一钱五分

【用法】清水八杯，煮取三杯，先服一杯，不知再服。

◆**增液汤**《温病条辨》

【主治】阳明温病，无上焦证，数日不大便当下之，而阴液素虚者，不可行承气者。

【功效】清热增液。

【药物及用量】玄参一两　连心　麦冬　细生地各八钱

【用法】清水八杯，煮取三杯，口干则与饮令尽，不便再服。

◆**增损八物汤**《片玉痘疹》

【主治】气血本虚，不能载毒使之即出，痘疹过期四五六日始出者。

【功效】补气，养血，清热，祛风。

【药物及用量】人参　黄芪　白术　甘草　当归　川芎　牛蒡子　赤芍　防风　荆芥穗　连翘　桔梗　葛根各等量

【用法】清水煎服。

◆**增损八物汤**

【主治】产后乍寒乍热。

【功效】补血，扶胃。

【药物及用量】当归身（酒洗）　白芍（酒洗）　干姜（炒焦黑）　川芎　党参各一钱　甘草（炙）五分

【用法】加生姜三片，大枣三枚，清水煎服。

◆**增损三才丸**《医学纲目》

【主治】妇人体瘦，宫内无血不孕。

【功效】补肾肺，益任督。

【药物及用量】五味子　天门冬（酒浸，去心）　熟地黄（酒蒸）　人参（去芦）　远志（去骨）　茯苓（酒浸）　鹿角（醋炙）各等量（一方加白马茎酥炙，一方加麦门冬，一方加续断，一方加沉香）

【炮制】共研细末，炼蜜为丸，如梧桐子大。

【用法】每服五十丸，空腹时温酒送下，年老欲补者加混元衣（酒浸晒干，细锉为末），全个入药。

◆**增损四物汤**《产育宝庆集》

【主治】妇人气血不足，四肢怠惰，乏力少气，产后下血过多，荣卫虚损，阴阳不和，乍寒乍热，食少便溏。

【功效】补血，扶胃。

【药物及用量】当归（酒浸）　白芍　川芎　人参　干姜（炮）各一两　甘草（炙）五钱

【用法】㕮咀，每服四钱，清水一盏，加生姜三片，煎至六分去滓，不拘时热服。

◆**增损四物汤**《宣明论方》

【主治】月事不调，心腹疼痛。

【功效】补血，温经，驻颜。

【药物及用量】川芎　当归　芍药　熟地黄　牡丹皮　白术各一钱五分　地骨皮一钱

【用法】清水二盅，煎至一盅，食前服。

◆**增损四物汤**《东垣试效方》

【主治】妇人血积。

【功效】养血活血，破瘀，消积。

【药物及用量】当归　川芎　芍药　熟地黄　广莪术　京三棱　桂心　干漆（炒烟尽）各等量

【用法】上八味等量为粗末，每服三钱，水二大盏，煎至一盏，去滓，稍热，食前服。

◆**增损如圣汤**《御药院方》

【主治】心肺风热，攻冲会厌，语声不出，咽喉满闷肿痛。

【功效】宣积滞，利咽喉。

【药物及用量】桔梗一两　甘草（炙）一两五钱　枳壳（汤浸，去瓤）二钱五分　防风五钱

【用法】研为细末，每服三钱，清水一

大盏，煎至七分去滓，入酥如枣大，许搅匀，食后温服。

◆**增损柴胡四物汤**《万氏女科》

【主治】胎前病疟，产后未愈。

【功效】扶正气，祛疟邪。

【药物及用量】北柴胡　党参　半夏　甘草（炙）　当归身（酒洗）　川芎　干姜　肉桂

【用法】加生姜三分，大枣三枚，清水煎，不拘时服。久疟加鳖甲（醋炙）、黄芪（炙）各一钱。

◆**增损柴胡汤**《类证活人书》

【主治】产后血虚，发寒热，食少，腹胀。

【功效】调脾胃，清虚热。

【药物及用量】柴胡　人参　甘草　半夏　陈皮　川芎　白芍各等量

【用法】㕮咀，每服三钱，加生姜五片，大枣二枚，清水煎，食后服，一日二次。

◆**增损柴胡汤**《素问病机气宜保命集》

【主治】产后经损适断，致手足牵搐，涎潮咬牙，昏冒异证。

【功效】调肺胃，清虚热。

【药物及用量】柴胡八钱　黄芪（炒）五钱　黄芩（炒）　石膏各四钱　人参　半夏各三钱　知母　甘草（炙）各二钱

【用法】研为粗末，每服五钱，加生姜三五片，大枣二枚或四枚，清水二盅，煎至八分，不拘时温服。

◆**增损柴胡汤**《玉机微义》

【主治】产后经水适断，感于异证，手足抽搐，咬牙昏冒。

【功效】疏散退热，益气养阴。

【药物及用量】柴胡八钱　黄芩四钱半　人参三钱　甘草（炒）四钱　石膏四钱　知母三钱　黄芪五钱　半夏三钱

【用法】上八味为粗末，每半两入姜、枣煎。

◆**增损柴胡汤**《妇人大全良方》

【主治】产后虚羸，发寒热，饮食少，腹胀。

【功效】疏散退热，益气健脾。

【药物及用量】北柴胡　人参　甘草　半夏　陈皮　川芎　白芍各等量

【用法】上七味，㕮咀，每服三钱，水一大盏，姜五片，枣二枚，煎七分，去滓，食前后温服，日二服。

◆**增损流气饮**《张氏医通》

【主治】诸气郁滞，胸膈痞满，面目浮肿。

【功效】疏气散郁。

【药物及用量】半夏　赤茯苓　陈皮各一钱　苏叶　香附　槟榔（大便溏者去之）　木香　大腹皮　枳壳　桔梗各七分　甘草（炙）五分　人参一钱五分　厚朴（姜制）　肉桂各八分　生姜七片　红枣（劈）二枚

【用法】清水煎，热服。

◆**增损茵芋酒**《妇人大全良方》

【主治】妇人贼风，偏枯，半身不遂，肌肉干燥，渐渐细瘦，或时酸痛。

【功效】祛风，活血，通络。

【药物及用量】茵芋叶　川乌头（炮，去皮尖）　石楠叶　防风　川椒（炒出汗）　女萎　附子（炮）　北细辛　独活　卷柏　肉桂　天雄（炮，去皮）　秦艽　防己各一两　踯躅花（炒）　当归　生干地黄各二两　芍药一两

【炮制】㕮咀，加芍药清酒二斗渍之，冬七日，夏三日，春秋各五日。

【用法】初服一合，渐增之，以愈为度，令酒气相续。

◆**增损理中丸**《伤寒图歌活人指掌》

【主治】太阴证下之，胸满痞硬及诸积胸。

【功效】调气，理中，消滞。

【药物及用量】人参　白术各一两　甘草　黄芩各五分　枳壳十二片　干姜

【炮制】研为细末，炼蜜为丸，如弹子大。

【用法】每服一丸，沸汤化下，渴者加瓜蒌根，汗出者加牡蛎。

◆**增损通圣散**《奇效良方》

【主治】肺气不和，鼻塞不利。

【功效】清肺退热。

【药物及用量】鼠粘子　桔梗　桑白皮　紫菀各一钱五分　荆芥穗二钱　生甘草七分

【用法】清水二盅，加生姜三片，煎至一盅，食后服。

◆**增损泽兰丸**《千金方》

【主治】产后百病。

【功效】理血气，补虚劳。

【药物及用量】泽兰　甘草　当归　川芎各一两七钱五分　附子（炮）　干姜　白术　白芷　桂心　北细辛各一两　北防风　人参　牛膝各一两二钱五分　柏子仁　熟地黄　石斛各一两五钱　厚朴　藁本　芜荑各五钱　麦门冬（去心）二两

【炮制】共研为细末，炼蜜为丸，如梧桐子大。

【用法】每服二十丸，温酒送下。

◆**增损缩脾饮**《卫生宝鉴》

【主治】霍乱后服热药太多者。

【功效】收敛，健脾。

【药物及用量】草果　乌梅　甘草　缩砂仁各四两　干葛二两

【用法】每服五钱，加生姜五片清水煎，以水浸极冷，不拘时频频服之。

◆**增损肾沥汤**甲《千金方》

【主治】肾气不足，消渴，小便多，腰痛。

【功效】补肾止渴。

【药物及用量】羊肾（一方远志）　人参　泽泻　桂心　当归　茯苓　龙骨　干地黄　黄芩　甘草　芎䓖各二两　五味子五合　生姜六两　大枣二十枚　麦门冬一升

【用法】上十六味，以水一斗五升，先煮羊肾，取一斗二升，次下诸药散，取三升，分三服。

◆**增损肾沥汤**乙《千金方》

【主治】下焦虚热注脾胃，从脾注肺，好渴利。

【功效】养阴利水。

【药物及用量】竹叶（切）三升　甘草三两　瓜蒌根　生姜各五两　麦门冬　茯苓各四两　大枣三十枚　小麦　地骨白皮各一升

【用法】上九味，㕮咀，先以水三斗，煮小麦取一斗，去滓澄清，取八升，去上沫，取七升煮药，取三升，分三服。

◆**增损肾沥汤**丙《千金方》

【主治】渴利虚热，引饮不止。

【功效】清热养阴。

【药物及用量】竹叶（切）二升　地骨皮　生地黄（切）各一升　瓜蒌根　石膏各八两　茯神（一作茯苓）　葳蕤　知母　生姜各四两　生麦门冬一升半　大枣三十枚

【用法】上十一味，㕮咀，以水一斗二升，煮取四升，分四服。

◆**增损白术散**《袖珍方》

【主治】痰滞中焦。

【功效】健脾利湿化痰。

【药物及用量】白术　葛根　茯苓　藿香　人参　木香以上各一两　陈皮二两　干生姜一钱

【用法】上八味，㕮咀，每服一两，用水二盏，煎至一盏，温服，不拘时。

◆**增损健脾丸**《千金方》

【主治】丈夫虚劳，五脏六腑伤败受冷，初作滞下，久则变五色，赤黑如烂肠，极臭秽者。

【功效】补虚，涩肠。

【药物及用量】钟乳粉　赤石脂各三两　礜石（一用矾石）　干姜　肉苁蓉　桂心　石斛　五味子　泽泻　远志　寄生　柏子仁　人参　白头翁　天雄　当归　石榴皮　牡蛎　龙骨　甘草各二两

【用法】上二十味，为末，蜜丸，酒服二十丸，日三服，加至四十丸。

◆**增损禹余粮丸**《千金方》

【主治】女人劳损，因成崩中，状如月经，来去多不可禁止，积日不断，五脏空虚，失色黄瘦，崩竭暂止，少日复发，不耐动摇，小劳辄剧。

【功效】养血止血。

【药物及用量】禹余粮　龙骨　人参　桂心　紫石英　乌头　寄生　杜仲　五味子　远志各二两　泽泻　当归　石斛　肉苁蓉　干姜各三两　蜀椒　牡蛎　甘草各一两

【用法】上一十八味，为末，蜜丸梧桐子大，空心酒下十丸，渐加至二十丸，日三服。

◆**增减泽兰丸**《经效产宝》

【主治】产后百病。

【功效】活血行气，散寒祛风。

【药物及用量】泽兰　防风　甘草各七分　附子　白术　白芷　桂心　细辛各四分　干姜　麦门冬各八分　柏子仁　干地黄　石斛各六分　人参　牛膝各五分　厚朴　藁本各三两　当归　芎䓖各七分

【用法】上一十九味为散，蜜丸，空腹酒下二十丸，忌如前。

◆**增味五痹汤**《仁斋直指方》

【主治】风寒湿合而为痹，肌体麻痹不仁。

【功效】祛风散寒，化湿除痹。

【药物及用量】羌活　防己　片姜黄　白术　海桐皮　当归　白芍各一两　甘草（炒）七钱半

【用法】上八味，锉，每服三钱，姜十厚片煎服，病在上食后，病在下食前。

◆**摩风膏**《证治准绳》

【主治】白癜风。

【功效】祛风杀虫，散寒解毒。

【药物及用量】附子　川乌头　防风各二两　凌霄花　踯躅花　露蜂房各一两

【炮制】研为细末，用猪脂三斤煎炼，看药黄焦，去滓，候冷收瓷器中。

【用法】摩擦患处，以瘥为度。

◆**摩风膏**《全国中药成药处方集》

【主治】面上或身上风热浮肿，痒如虫行，肌肤干燥，时起白屑。次后极痒，抓破流水，或破烂见血，痛楚难忍。

【功效】祛风解毒。

【药物及用量】麻黄五钱　羌活一两　升麻　防风各二钱　松香　白及　当归身各一钱

【炮制】用香油五两，将药浸五日，文火炸黄，即捞去滓，加黄蜡五钱，焙化尽，用绢滤过搅冷。

【用法】每用少许，涂抹疮上，十日可愈。

◆**摩风膏**《秘传眼科龙木论》

【主治】风牵㖞偏出外障。

【功效】消肿清热。

【药物及用量】黄芪　细辛　当归　防风　杏仁（去皮尖，为霜）　松脂各五钱　白芷　黄蜡各一两　麻油四两

【炮制】先将蜡油熔化，前药研为细末，慢火熬成膏。

【用法】每用一个，贴太阳穴。

◆**摩风膏**《重楼玉钥》

【主治】喉风。

【功效】祛风化痰。

【药物及用量】川乌尖（以乳钵底浓磨汁入角药）一个　灯心灰五分

【用法】为膏涂之。

◆**摩风膏**《太平圣惠方》

【主治】一切痛风。

【功效】祛风温经止痛。

【药物及用量】当归三两　白芷一两　附子（生，去皮、脐）三两　细辛二两　桂心一两　天雄（生，去皮、脐）三两　干姜二两　芎䓖二两　川乌头（生，去皮、脐）二两　朱砂（细研）一两　雄黄（细研）二两　醋三升　松脂半斤　生地黄（捣绞取汁）三斤　猪脂（炼成者）五斤

【用法】上一十五味，细锉，以地黄汁及醋浸一宿，滤出，入猪脂中，慢火煎之，候白芷色黄，即膏成，绵滤去滓，入丹砂、雄黄及松脂等，以柳木篦搅令匀，于瓷器中盛，每取少许，摩于病上，如胁下聚如杯者，摩及涂之即瘥。又面目黧黑消瘦，是心腹积冷，酒调半匙，日三服，病无不愈。合时勿令妇人、鸡、犬、小儿见之。

◆**摩风膏**《省翁活幼口议》

【主治】小儿遍身疥癣瘙痒。

【功效】杀虫止痒。

【药物及用量】苦参　沥青　芜荑（炒）　黄蜡各一钱重　巴豆（去壳）三粒　轻粉五文　真麻油半两　蝎二只

【用法】上八味，同油煎至巴豆焦，滤去所煎物，入轻粉和匀，敷脐。

◆**摩风白芷膏**《太平圣惠方》

【主治】风毒流注，骨节疼痛，筋脉挛急。

【功效】祛风除湿，温经止痛。

【药物及用量】白芷半两　防风（去芦头）半两　附子（去皮、脐）半两　白芍半两　当归半两　川椒（去目）半两　羌活半两　独活半两　藁本半两　川乌头（去皮、脐）半两　细辛半两　生姜五两　白僵蚕半两　黄蜡五两　猪脂（水浸二宿，逐日二换）一斤半

【用法】上一十五味，都细锉，先煎猪脂去滓，入诸药，煎白芷色焦赤，以绵滤去滓，澄清，拭铛令净，慢火熬，入蜡消为度，用瓷盒盛，每取少许，于火畔熁手摩之。

◆**摩顶膏**《圣济总录》

【主治】肝肾虚气上攻，眼生黑花，或如水浪。

【功效】清肝肾，退虚热，明眼目。

【药物及用量】空青　青盐各五钱　槐子　木香　附子各一两　牛酥二两　鹅脂四两　旱莲草（捣取自然汁）一升　龙脑五分　丹砂二钱五分

【炮制】研为细末，先以旱莲草汁、牛酥、鹅脂入银器中熬三五沸。下诸药末煎减一半即止，盛瓷器中。

【用法】临卧时用旧铧铁一片（重二三两），蘸药于顶上，摩二三十遍，令入发窍中。次服决明丸，忌铁器。

◆**摩顶膏**甲《太平圣惠方》

【主治】眼前见花，黄黑红白不定。

【功效】通气散结。

【药物及用量】附子（炮，去皮、脐）　木香各一两　朱砂二钱五分　龙脑五分　青盐一两五钱　牛酥二两　鹅酥四两

【炮制】将前药研为末，同酥脂以慢火熬成膏。

【用法】每用少许，不拘时顶上摩之。

◆**摩顶膏**乙《太平圣惠方》

【主治】热毒风攻脑，发落，头目昏闷，白屑甚者。

【功效】祛风解毒。

【药物及用量】乏铧铁八两　黑铅四两　诃黎勒皮一两　零陵香一两　莲子草一两　防风一两（去芦头）　附子一两（炮裂，去皮、脐）　花消三两

【用法】上八味，细锉，绵裹，用清麻油二升，于通油瓷瓶中浸，密封七日后，取摩顶上及涂头。

◆**摩顶细辛膏**《太平圣惠方》

【主治】风头眩。

【功效】祛风养血，温经止痛。

【药物及用量】细辛三两　当归三两　桂心二两　天雄（去皮、脐，生用）二两　白芷一两半　芎䓖一两半　干姜一两　乌头（去皮、脐，生用）一两　松柏叶各四两　生地黄（取自然汁）五斤　朱砂（细研）一两　猪脂三斤

【用法】上九味，捣筛，如麻子大，以地黄汁浸一宿，先煎猪肪，销去筋膜，下火停冷，下地黄汁，并浸者药同煎，令白芷黄色，去滓，入朱砂末，用柳木篦，不住手搅，令凝，收于瓷盒内，用摩头顶甚效。

◆**摩顶油**《太平圣惠方》

【主治】脑中热毒风攻，眼内生障翳，兼镇心，定魂魄。

【功效】清热利湿，镇心定魄。

【药物及用量】生油二斤　乏铧铁半两　硝石一两　寒水石一两　马牙硝一两　曾青一两

【用法】上六味，捣罗为细散，以绵裹入油中，都浸七日，可用少许于顶上及掌中摩之，并滴鼻中，甚妙。

◆**摩腰紫金丹**《活人录》

【主治】风寒湿三气而兼痰饮，留滞于经络血脉之中，闭塞不通而痛。

【功效】祛风湿，解邪毒，温阳止痛。

【药物及用量】附子尖　乌头尖　天南星各二钱五分　雄黄　樟脑　丁香各一钱五分　吴茱萸　肉桂　朱砂　干姜各一盏　麝香二分

【炮制】研为末，蜜熬葱汁和丸，如鸡头子大。

【用法】每用一丸，姜汁化开敷涂患处，上贴万灵膏或蠲痛膏。

◆**摩腰膏**《丹溪心法》

【主治】老人腰痛，妇人白带。

【功效】祛风温肾，散寒止痛。

【药物及用量】附子尖　乌头尖　天南星各二钱五分　朱砂　雄黄　樟脑　丁香　吴萸各一钱五分　干姜一钱　麝香五粒（大者，小则加之）

【炮制】研为细末，炼蜜和丸，如龙眼大。

【用法】每用一丸，生姜汁化开，如厚粥火上烘热，放掌上摩腰中，候药尽贴腰上，即烘棉衣缚定，腰热如火，间二日一次。

◆**摩障灵光膏**《医宗金鉴》

【主治】目生翳障。

【功效】清热，消积，化翳。

【药物及用量】川黄连（锉如豆大，童便浸一宿，晒干）一两　黄丹（水飞）三两　当归（酒洗）二钱　麝香　乳香各五分　轻粉　硇砂　白丁香　龙脑　海螵蛸各一钱　炉甘石（以黄连一两煎，水淬九次）六两

【炮制】研为细末，先用好白蜜十两，熬五七沸，以净纸搭去蜡面，除黄丹外，下余药，用柳木搅匀。次下黄丹再搅，慢火徐徐搅至紫色，再将乳香、麝香、轻粉、硇砂和匀，入前药内，以不黏手为度。

【用法】每用少许，涂于患处。

◆**摩挲丸**《太平惠民和剂局方》

【主治】中风瘫痪，半身不遂，口眼㖞斜，言语謇涩，精神昏塞，步履艰难，或肌肉偏枯，手足亸曳，或筋脉拘挛，不得屈伸及气痹，并诸风，身体疼痛。

【功效】祛风通络，开窍止痛。

【药物及用量】熏陆香（滴乳香，别研）　辰砂（细研，水飞）　生龙脑（别研）　乌犀（锉屑，别为末）　雄黄（光明者，研飞自然铜烧赤，醋淬）　天台乌药（一本八两）　麝香（别研）各四两　天麻（去苗，洗）一斤　川乌（炮裂，去皮、脐尖）　丁香　地榆（去苗）　黑参（拣润者，洗，焙干）　木香各八两　珍珠末二两（研，一本阙以龙齿代）

【用法】上一十四味，为细末研匀，炼蜜丸如楮实大，每服一丸，温酒化下，不拘时，服讫，避风处，衣被盖覆令汗出。患重者服一月全安，轻者半月瘥，初患五七服可安。

◆**撞气阿魏丸**《太平惠民和剂局方》

【主治】五种噎疾，九般心痛，痃癖气块，冷气攻刺及脾胃停寒，胸满膨胀，腹痛肠鸣，呕吐酸水，丈夫小肠气，妇人血气，血刺等疾。

【功效】疏气，散结，化积。

【药物及用量】阿魏（酒浸一夜，打糊）　胡椒各二钱五分　蓬莪术　丁香　青皮　陈皮　川芎　甘草（炙）　茴香各一两　砂仁　肉桂　白芷各五钱　生姜四两（切片，用盐一两淹一夜，炒至褐色）

【炮制】研为末，阿魏糊和丸，如芡实大，朱砂为丸。

【用法】每服三丸，空腹时细嚼，姜盐汤送下。

◆**撞气丸**《圣济总录》

【主治】膈气，噎塞不下饮食。

【功效】温中健脾启膈。

【药物及用量】雌黄（研）　附子（炮裂，去皮、脐）　丹砂（研）　木香　寒水石（研）　人中白（研）各半两　麝香（研）一钱

【用法】上七味，先以雌黄入铫子，却将寒水石盖雌黄，用油纸烛十二个，烧尽为度，次将众药为末，和令匀，以粟米饭和丸，如芡实大，每服一丸，用生葱一二寸，同嚼，温酒下，妇人以当归绿豆酒下。

◆**撩痰方**《医学纲目》

【主治】小儿慢惊风。

【功效】祛风痰，宣壅滞。

【药物及用量】生川乌尖（去皮）　生白附尖（去皮）各七个　蝎梢七枚　石绿少许

【用法】研为末和匀，硬鸡翎蘸药入喉中，逐渐抽出，频用帕拭之。

◆**撩膈散**《千金方》

【主治】心上结痰饮实，寒冷心闷。

【功效】清心散结，益气化饮。

【药物及用量】瓜丁二十八枚　赤小豆二七枚　人参　甘草各一分

【用法】上四味，治下筛，酒服方寸匕，日二服。

◆**撮风散**《直指小儿方》

【主治】小儿撮口。

【功效】疏风通络。

【药物及用量】赤脚蜈蚣（炙）半条　钩藤二钱五分　朱砂　白僵蚕（焙）　蝎梢各一钱　麝香一字

【用法】研为末，每服一字，竹沥调下。

◆**敷疔膏**《证治准绳》

【主治】疔疮及无名肿毒、瘴气等证。

【功效】解热毒。

【药物及用量】生蓝叶（洗净）不拘多少

【用法】捣烂敷贴患处，以梗煎酒服。

◆**槲皮散**《圣济总录》

【主治】蛊毒下血，如烂肉片，心腹疞痛。如有物啮，若不即治，蚀入五脏乃死。

【功效】杀虫滞，解蛊毒。

【药物及用量】槲木（北阴白皮细锉）　桃根白皮（细锉）各四两　猬皮灰　乱发灰各一两　大麻子汁五升

【用法】先以清水五盏，煮槲皮、桃根皮，取浓汁二盏，和麻子汁，每服暖汁一盏，调猬皮灰、发灰一钱匕。令患者少食，平旦服，须臾用水一盏，以鸡翎引喉中，常吐涎出如牛涎，诸蛊并出。

◆**樗皮丸**《医学纲目》

【主治】赤白带有湿热者。

【功效】清湿热，止带下。

【药物及用量】樗根皮一两五钱　芍药五钱　高良姜（烧灰）三钱　黄柏（炒成灰）二钱

【炮制】共研细末，米粥为丸。

【用法】每服三五十丸，空腹时米饮送下。

◆**樗根白皮丸**《古今医鉴》

【主治】湿热，伤脾。

【功效】清湿热，理肠胃，滋肾阴。

【药物及用量】韭子（炒）一两　白芍（炒）五钱　黄柏　知母（均盐制）　牡蛎（煅）各三钱　白术　枳实　茯苓　升麻　柴胡各二钱　樗根白皮七钱

【炮制】共研细末，神曲煮糊为丸，如梧桐子大。

【用法】每服五十丸，空腹时盐汤送下。

◆**樗根皮丸**《万氏家抄方》

【主治】房劳内伤，气血两虚，不能固守，精滑不时，或作梦滑。

【功效】收敛。

【药物及用量】樗根白皮（炒）

【炮制】研细末，酒糊为丸，如梧桐子大。

【用法】每服三十丸，八物汤送下。

◆**樗根皮散**甲《太平圣惠方》

【主治】小儿脓血痢如鱼脑，四肢困重。

【功效】理肠，清热，杀虫。

【药物及用量】臭樗根皮（锉，炒微黄）一分　枳壳（去须，麸炒微黄）　黄连（去须，微炒）　芜荑（微炒）　赤芍各五钱

【用法】捣粗罗为散，每服一钱，清水一小盏，加豆豉三十粒，葱白一茎，煎至六分，去滓，不拘时温服，量儿大小加减。

◆**樗树皮散**乙《太平圣惠方》

【主治】久赤白痢不止。

【功效】调中止痢。

【药物及用量】樗树皮（炙黄，锉）一两　甘草（炙微赤，锉）一分　川椒（去目及闭口者，微炒去汗）五十粒

【用法】上三味，以水二大盏，浸一宿，煎至中盏内七分，去滓，食前分温二服。

◆**樗树皮散**丙《太平圣惠方》

【主治】久血痢，日夜不止。

【功效】凉血止痢。

【药物及用量】樗树皮（炙黄，锉）一两　橡实一两　地榆（锉）一两　黄连（去须，微炒）一两　甘草（炙微赤，锉）半两

【用法】上五味，捣细罗为散，每服不拘时，以粥饮调下二钱。

◆**樗根散**《圣济总录》

【主治】濡泻，里急后重，数走圊。

【功效】调中理气止泻。

【药物及用量】樗根皮（锉）一两　枳壳（去瓤，麸炒）半两　甘草（炙，锉）一分

【用法】上三味，捣罗为散，每服二钱匕，粥饮调下，食前，一服止。

◆**樗枝散**《妇人大全良方》

【主治】产后子肠下出，不能收拾。

【功效】收涩固脱。

【药物及用量】樗枝（取皮，焙干）一握

【用法】用水五升，连根葱五茎，汉椒一撮，同煎至三升，去滓，倾在盆内，乘热熏，候通手淋洗，如冷，倾入五升瓶内，再煎一沸，依前用，一服可作五度用。洗了睡少时，忌盐藏酥酢酱热面发风毒物及用心力房劳等事。

◆**潜行散**《丹溪心法》

【主治】痛风湿热，足膝肿痛。

【功效】养阴清湿。

【药物及用量】黄柏不拘多少（酒浸焙干，一作姜汁拌炒数次）

【用法】研为末，每服一钱或一钱五分，空腹时生姜汁和醇酒调下（一方无生姜汁，若兼四物等汤相间服之尤妙）。

◆**潜阳填髓丸**《杂病源流犀烛》

【主治】肾脏精气亏，相火易动难制，致梦遗精浊，烦劳即发，频年不愈。

【功效】滋阴益肾。

【药物及用量】熟地黄八两　川檞膏　线胶各四两　湖莲　芡实各三两　麦门冬　茯神　五味子　沙苑子各二两　远志一两

【炮制】共研细末，金樱膏为丸，如梧桐子大。

【用法】每服三四钱，熟汤送下。

◆**潮脑膏**《外科启玄》

【主治】血风疮。

【功效】解毒杀虫。

【药物及用量】潮脑二钱　黄连一两　白芷五钱　轻粉　川椒各三钱

【炮制】共研细末，熟菜子油调稠，摊在大碗底上，倒合将瓦高垫，用艾四两揉作十团，烧烟熏碗底上药。如油干，再添油拌再熏，必待艾尽。

【用法】乘热涂在患处，外用油纸草纸包之。次日即消，不过三宿痊愈。

◆**澄泉散**《证治准绳》

【主治】痘中板黄。

【功效】补气活血。

【药物及用量】绵黄芪　当归　红花各等量

【用法】和酒入罐，固密煮之，另用蝉蜕、金丸细研，以药酒调下。

◆**澄清饮**《沈氏尊生书》

【主治】痰嗽。

【功效】消痰结，止咳嗽。

【药物及用量】蚌粉　天南星　半夏　知母　贝母各五钱　白矾一钱半　甘草五钱　人参三钱

【用法】加生姜五片，清水煎，澄清服。

◆**澄清饮**《世医得效方》

【主治】痰壅，咳嗽不止。

【功效】化痰止咳。

【药物及用量】白矾二钱半　南星　半夏　蚌粉　知母　贝母　甘草各五钱　人参三钱

【用法】上八味，锉散，每服二钱，生姜二片，乌梅半个煎，澄清，徐徐吸服效。

亦治因饮乳逆气，触于肺经，作嗽久不止，寿星丸兼服。

◆**澄源丹**《三因极一病证方论》

【**主治**】三消渴疾。

【**功效**】养阴止渴。

【**药物及用量**】牡蛎粉　苦参　密陀僧　知母各一两　水银（以白蜡半钱山，结沙、五味各一两同和）　瓜蒌根一两半（《得效方》一两）　黄丹一两（与水银沙同研）

【**用法**】上七味为末，男子用雌猪肚一个，女人用雄猪肚一个，入药在内，以线缝定，用绳缚在新砖上，别用生瓜蒌根半斤，切碎，同煮早辰至午时，取药出，不用瓜蒌根，只烂研猪肚和药，为丸如梧桐子大，每服三十粒，食前米汤下，日三服，十日可去病根。

◆**澄水饮**《圣济总录》

【**主治**】渴疾。

【**功效**】生津止渴。

【**药物及用量**】银汤瓶内硷　浮萍（焙干）　葛根（锉）各等量

【**用法**】上三味，各等量，去粗捣筛，每服五钱匕，水一盏半，同煎至一盏，去滓，温服。

◆**熟大黄汤**《三因极一病证方论》

【**主治**】坠堕闪挫，腰痛不能屈伸。

【**功效**】宣壅消积，活血止痛。

【**药物及用量**】大黄（切如指大）　生姜（切）各五钱

【**用法**】同炒令焦黄色，清水一盏，浸一宿，五更时去滓服，天明取下恶物，状如鸡肝。

◆**熟地黄丸**《便览方》

【**主治**】血少神劳，肾虚，眼目昏黑，瞳子散大。

【**功效**】养血，清肺，疏肝，滋阴。

【**药物及用量**】熟地黄一两（一作五钱）　柴胡（去苗，一作三钱）八钱　当归身（酒洗）　防风（酒炒，一作三钱，一作六钱）各五钱　生地黄（酒浸，焙，一作一两五钱）七钱五分　五味子　天门冬（去心，焙）　地骨皮（一作二钱）　黄连（酒炒，一作一两）各三钱　人参（一作一两）　枳壳（炒，一作三钱）　甘草（炙，一作三钱）各二钱

【**炮制**】共研细末，炼蜜为丸，如梧桐子大。

【**用法**】每服一百丸，食后茶汤送下，一日二三次，大忌辛辣寒冷等物。

◆**熟地黄丸**《太平圣惠方》

【**主治**】肾虚而致眼中见黑花，右手尺脉沉而数者。

【**功效**】补肝肾。

【**药物及用量**】熟地黄　金石斛　菟丝子　防风　茺蔚子　车前子　黄芪　覆盆子　肉苁蓉　地肤子　磁石（煅）各一两　兔肝（炙干）一具

【**炮制**】共研细末，炼蜜为丸，如梧桐子大。

【**用法**】每服三四钱，空腹时盐汤送下。

◆**熟地黄散**《妇人大全良方》

【**主治**】产后褥劳，皆由体虚，气力未复，劳动所致，四肢烦痛，时发寒热，不思饮食。

【**功效**】养气益血，和胃清热。

【**药物及用量**】熟地黄　人参　白芍　白茯苓　白术　续断各一两　黄芪　桂心　五味子　当归　川芎各七钱五分（一方有麦门冬七钱五分，一方无桂心、五味子、续断，有柴胡、黄芩、半夏各七钱五分）

【**用法**】㕮咀，每服四钱，加生姜三片，大枣一枚，清水煎服。

◆**熟地黄散**《证治准绳》

【**主治**】产后心虚惊悸，神思不安。

【**功效**】补心，养血，安神。

【**药物及用量**】熟干　地黄二两　黄芪（去芦）　白薇　龙齿（另研）各一两　人参（去芦）　茯神（去木）　羌活　远志肉各七钱五分　桂心　防风（去芦）　甘草（炙）各五钱（一方无黄芪，有荆芥）

【**用法**】㕮咀，每服五钱，清水一大盏

半，加生姜五片，大枣三枚，煎至一大盏去滓，不拘时温服。

◆**熟地黄汤**《三因极一病证方论》

【主治】产后虚渴不止，脚弱，眼昏头眩，少气，饮食无味。

【功效】养血，清热，和胃。

【药物及用量】熟地黄（酒洗净，蒸焙）一钱五分　人参（去芦）　麦门冬（去心）　瓜蒌根各二钱　甘草（炙）五分

【用法】清水二盅，加糯米一撮，生姜三片，红枣三枚，煎至一盅，不拘时服。

◆**熟艾汤**《圣济总录》

【主治】心经蕴热，舌上血出及诸失血。

【功效】和血清热。

【药物及用量】熟艾（糯米五勺同炒）　松黄　柏叶（炙）各五钱

【用法】每服三钱匕，清水一盏，煎至七分去滓，不拘时温服。

◆**熟艾汤**《千金翼方》

【主治】妇人崩中，血出不息，逆气虚烦。

【功效】活血止血。

【药物及用量】熟艾一升　蟹爪一升　淡竹茹一把　伏龙肝半斤　蒲黄二两　当归一两　干地黄　芍药　桂心　阿胶　茯苓各二两　甘草五寸，炙

【用法】上一十二味，㕮咀，以水一斗九升，煮艾，取一斗，去滓纳药，煮取四升，纳胶令烊尽，一服一升，一日令尽。羸人以意消息之，可减五六合。

◆**熟艾汤**《圣济总录》

【主治】冷痢。

【功效】温中清肠。

【药物及用量】熟艾（炒）　附子（炮裂，去皮、脐）各半两　黄连（去须，炒）一两　阿胶（炙令燥）三分　甘草（炙，锉）　干姜（炮）　赤石脂各半两

【用法】上七味，锉如麻豆，每服三钱匕，水一盏，煎至七分，去滓，空心食前温服，日三服。

◆**熟艾丸**《圣济总录》

【主治】产后冷泻，日久不止。

【功效】温中健脾止泻。

【药物及用量】熟艾（炒）四两　附子（炮裂，去皮、脐）　陈橘皮（去白，切，炒）　干姜（炮）各一两

【用法】上四味，捣罗为末，面糊和丸梧桐子大，每服三十丸，食前服，米饮下。

◆**熟附丸**《世医得效方》

【主治】阴虚崩漏，发热腹痛，脉虚细疾数。

【功效】扶阳，益肾，止崩。

【药物及用量】熟附子　木贼（去节）　龙骨（煅）　赤石脂（煨）各五钱　川芎　当归各一两

【炮制】共研细末，醋糊为丸，如梧桐子大。

【用法】每服五六十丸，食前米饮送下。

◆**熟附子汤**《杂病源流犀烛》

【主治】便血，下血虚寒，日久肠冷。

【功效】祛寒，止血。

【药物及用量】熟附子（去皮）　枯矾各一两

【用法】研为末，每服三钱，米饮送下。

◆**熟干地黄丸**《太平惠民和剂局方》

【主治】妇人风虚劳冷，胃弱水谷不化，或肠虚受冷，大便时泄，或经水不调，闭断不通，结聚癥瘕，久不成胎，一切虚证。

【功效】补血祛风，杀虫化积，和肠健肾。

【药物及用量】熟地黄　五味子各一两五钱　柏子仁（炒，另研）　芎䓖　禹余粮（火煅，醋淬）　牛膝（去苗，酒浸，焙）　白茯苓（去皮）　肉苁蓉（酒浸）　卷柏（去根）　山药　厚朴（去粗皮制）　干姜（炮）　白芷　细辛（去苗）　防风各一两　赤石脂二两（煅，另研）　杜仲（去粗皮，炙）　芜荑（炒）　人参（去芦）　川椒（去目并合口者）　蛇床子　艾叶（炒）　续断各七钱五分　紫石英（煅，另研，水飞）　石膏（煅，另研）各三两　当归（去

芦，炒） 泽兰（去梗） 官桂（去粗）各二两二钱五分 石斛一两一钱五分 甘草（炙）一两七钱五分 白术一两一分 藁本（去芦，洗）一两三分

【炮制】共研细末，炼蜜为丸，如梧桐子大。

【用法】每服五十丸，空腹时温酒或米饮送下。

◆**熟干地黄散**甲《太平圣惠方》

【主治】妇人血风劳冷，气攻心腹痛，四肢不和，饮食减少，日渐羸瘦。

【功效】养血，祛风，消积，调气。

【药物及用量】熟干地黄 柴胡 黄芪 苍术 牛膝（去苗）各一两 鳖甲（醋炙黄）二两 姜黄 琥珀 厚朴（去皮，姜汁涂炙） 白芍 当归 川芎 陈橘皮（去白）各七钱五分 木香 桂心 羌活各五钱

【用法】为散，每服四钱，清水一中盏，加生姜五厘，煎至六分，去滓熟服。

◆**熟干地黄散**乙《太平圣惠方》

【主治】产后崩中，头晕神昏，四肢烦乱，不知人事。

【功效】补气血，收滑脱。

【药物及用量】熟干地黄 伏龙肝 黄芪 赤石脂各一两 阿胶 甘草 白术 艾叶（炒） 川芎 人参各五钱 当归七钱五分

【用法】叹咀，每服四钱，清水一盏半，加生姜三片，煎至七分，去滓温服。

◆**熟干地黄散**丙《太平圣惠方》

【主治】妇人风虚劳冷，头目昏重，四肢烦疼，吃食减少，渐加羸瘦。

【功效】养血益气，散寒祛风。

【药物及用量】熟干地黄一两 人参一两（去芦头） 芎䓖半两 防风（去芦头）半两 附子（炮裂，去皮、脐）三分 黄芪（锉）三分 续断三分 当归（去芦头炒）半两 丹参半两 细辛半两 白术一两 桂心一两 白茯苓一两 藁本半两

【用法】上一十四味，捣粗罗为散，每服四钱，以水一中盏，入生姜半分，枣三枚，煎至六分，去滓，每于食前温服。

◆**熟干地黄散**丁《太平圣惠方》

【主治】消肾，小便滑数，口干心烦，皮肤干燥，腿膝消细，渐至无力。

【功效】补肾止渴。

【药物及用量】熟干地黄一两 鸡肶胵（微炙）一两 黄芪（锉）一两 白茯苓一两 麦门冬（去心）三分 龙骨一两半 桑螵蛸三分（微炒） 牡蛎粉一两 人参（去芦头）一两 牛膝（去苗）一两 枸杞子三分

【用法】上一十一味，捣筛为散，每服三钱，以水一中盏，煎至六分，去滓，温服，不拘时。

◆**熟干地黄散**戊《太平圣惠方》

【主治】产后心虚惊悸，神思不安。

【功效】益气养血安神。

【药物及用量】熟干地黄一两 人参（去芦头）三分 茯神三分 龙齿一两 羌活三分 桂心半两 黄芪一两 白薇一两 远志（去心）三分 防风（去芦头）半两 甘草（炙微赤，锉）半两

【用法】上一十一味，捣粗罗为散，每服三钱，以水一中盏，入生姜半分，枣三枚，煎至六分，去滓，温服，不拘时。

◆**熟干地黄散**己《太平圣惠方》

【主治】产后虚羸，四肢无力，吃食减少，常多咳嗽。

【功效】养血益气，健脾止咳。

【药物及用量】熟干地黄 桂心 细辛 杏仁（汤浸，去皮尖、双仁，麸炒微黄）各半两 五味子 人参（去芦头） 白术 白茯苓 百合 陈橘皮（汤浸，去白瓤，焙） 当归（锉，微炒）各三分 甘草（炙微赤，锉）一分

【用法】上一十二味，捣粗罗为散，每服四钱，以水一中盏，入生姜半分，枣三枚，煎至六分，去滓，温服，不拘时。

◆**熟干地黄散**庚《太平圣惠方》

【主治】产后体虚，微喘，汗出乏力，腹内疠痛。

【功效】养血益气，固表止汗。

【药物及用量】熟干地黄一两 牡蛎粉

一两　白术三分　黄芪（锉）三分　当归（锉，微炒）　甘草（炙微赤，锉）　桂心　五味子　芎䓖　赤芍各半两

【用法】上一十味，捣粗罗为散，每服三钱，以水一中盏，入生姜半分，煎至六分，去滓，温服，不拘时。

◆**熟干地黄散**辛《太平圣惠方》

【主治】妇人月水每来，不得快利，于脐下疼痛不可忍。

【功效】活血止痛。

【药物及用量】熟干地黄三分　菴蕳子　延胡索　当归（锉，微炒）　木香　京三棱（微煨，锉）　蓬莪术　桂心　赤芍各半两

【用法】上九味，捣粗罗为散，每服三钱，以水一中盏，入生姜半分，煎至六分，次入酒二合，更煎三两沸，去滓，食前稍热服。

◆**熟铜末散**《证治准绳》

【主治】牙齿非时脱落。

【功效】祛风，固齿。

【药物及用量】熟铜末一两　当归　细辛　地骨皮　防风各二钱五分

【用法】研为细末如粉，每用少许，涂于患处，以蜡纸封之，日夜二三度，三五日牢定，一日忌嚼硬物。

◆**熨背散**《千金方》

【主治】胸痹，心背疼痛气闷。

【功效】通阳散滞。

【药物及用量】乌头　细辛　附子　羌活　蜀椒　桂心各一两　川芎一两二钱五分

【用法】捣筛，醋拌绵裹，微火炙令暖，以熨背上，取瘥乃止。忌生冷如常法。

◆**瞑眩膏**《三因极一病证方论》

【主治】诸淋，痛不可忍及砂石淋。

【功效】行水通淋。

【药物及用量】大萝卜（切一指厚）四五斤

【炮制】好白蜜二两，浸少时，置净铁铲上，慢火炙干，再蘸蜜再炙，反复炙令香软，不可焦，待蜜尽为度。

【用法】候温细嚼，盐汤一盏送下。

◆**剪红丸**《证治准绳》

【主治】痞积虫病。

【功效】消痞积，杀诸虫，进饮食。

【药物及用量】干漆（炒烟尽）　紫菀花（醋拌炒）各一钱　巴豆（去皮膜心，不去油）七粒

【炮制】共研为末，醋和为丸，如梧桐子大，用红纱包，红丝缚定剪下。

【用法】每服一丸，另用南木香、雷丸、生三棱、生蓬莪术、百部、贝母、槟榔、生大黄各一两，使君子肉四十九粒（半生半拌，生牵牛，取头末）三两五钱，研为细末，以皂角十余（捶碎），山茵陈、苦楝根皮各一两，清水四五碗。砂锅内慢火煎至一小碗，将前末拌和为丸，如梧桐子大，小儿如粟米大，每服二钱五分，随证汤使引下，五更初服，服后并用斑蝥七枚，去头足翅炒研，时塞两鼻孔，忌荤腥油腻生冷等物。

◆**剪红丸**《沈氏尊生书》

【主治】因虫热痛。

【功效】破积，杀虫。

【药物及用量】蓬莪术　京三棱　雄黄　木香　尖槟榔　贯众　干漆　陈皮　大黄

【炮制】研为细末，米糊为丸，如梧桐子大。

【用法】每服五十丸，米汤送下。

◆**蝌蚪拔毒散**《医宗金鉴》

【主治】无名大毒，一切火毒，瘟毒疫喉，遗毒肿痛。

【功效】消肿，拔毒，清热。

【药物及用量】蝌蚪水一碗（于初夏时，收蝌蚪于坛内，泥封口，埋至秋天，化成水）　寒水石（研极细末）　净皮硝（研极细末）　川大黄（研极细末）各二两

【用法】将药末入蝌蚪水内，阴干，再研匀，瓷罐收贮，每用少许，冷水调涂。

◆**蝙蝠散**《奇效良方》

【主治】瘰疬，多年不瘥。

【功效】劫毒杀虫。

【药物及用量】蝙蝠　猫头各一只

【用法】同烧作灰，撒上黑豆煅其灰骨化碎，研为细末，湿即干掺，干则油调敷，内服五香连翘汤。

◆蝣蜒丸《疡医大全》

【主治】瘰疬。

【功效】消肿解毒。

【药物及用量】蝣蜒（焙干）不拘多少

【炮制】研为末，红枣去衣及核，共捣为丸，如梧桐子大。

【用法】每服二钱，清晨熟汤送下。

◆醉仙散《王氏博济方》

【主治】大风疾，遍身瘾疹瘙痒麻木。

【功效】祛风杀虫。

【药物及用量】胡麻子（炒）　牛蒡子（炒）　枸杞子　蔓荆子（炒）各一两　白蒺藜（炒去刺）　苦参　防风　瓜蒌根各五钱

【用法】研为细末，每一两五钱，入轻粉二钱拌匀，每服一钱，茶清调下，晨午各一服，至五七日于牙缝中出臭黄涎，浑身疼痛如醉，或下脓血，病根乃去，量病人轻重虚实用。病重者须先以再造散下之，候五七日之气将复，方用此药。忌一切炙煿厚味，只食淡粥时菜，并用乌梢蛇以淡酒蒸熟食之，以助药势，或水泛为丸服，免伤口齿。

◆震泽汤《证治准绳》

【主治】痘症痒塌。

【功效】补气血。

【药物及用量】人参　黄芪　芍药　生地黄　防风　甘草

【用法】清水煎服。

◆震蛰丹《证治准绳》

【主治】小儿发热三四朝，痘隐隐伏于皮肤，或形于头面一二颗，或标于身体四五颗，上不宜补，下不宜泻者。

【功效】通滞气，活气血。

【药物及用量】穿山甲（酒洗净、缩砂仁、陈米炒卷，去砂仁米）　白芍（浸酒浆煮焙）各四钱　红曲　蟾酥各三分

【炮制】和匀，共研为细末。

【用法】儿大者一分，小者五厘。若逾十二三岁者要酌加之，用升麻煎酒调服，其效立见。

◆震灵丹《三因极一病证方论》

【主治】男子真元衰惫，五劳七伤，脐腹冷疼，肢体酸痛，上盛下虚，头目昏眩，心神恍惚，血气衰微及中风瘫痪，手足不遂，筋骨拘挛，腰膝沉重，容枯肌瘦，目暗耳聋，口苦舌干，饮食无味，心肾不足，精滑梦遗，膀胱疝坠，小肠淋沥，夜多盗汗，久泻久痢，呕吐不食，八风五痹，一切沉寒痼冷，妇人血气不足，崩中漏下，虚损带下。或脉虚细，手足或冷，胎脏无子。

【功效】固下元，扶真阳。

【药物及用量】禹余粮（火煅醋淬不计遍数，手捻得碎为度）　紫石英　丁头代赭石（如禹余粮炮制）　赤石脂各四两

【炮制】并作小块，入坩埚内盐泥固济，候干用炭十斤，煅通红火尽为度，入地埋二宿出火毒。次用滴乳香（另研）、没药（去砂石研）、五灵脂（去砂石筛）各二两，朱砂（水飞过）一两，并为细末，以糯米粉煮糊为丸，如芡实大，晒干出光。

【用法】每服一丸，空腹时温酒或冷水调下。忌食猪羊血，恐减药力，妇人每服三丸，醋汤送下，或芎藭、木香煎汤，或陈皮、香附子煎汤送下，灵砂丹亦可，治惊风九窍出血，独参汤送下，孕妇不可服。

◆黎洞丸《医宗金鉴》

【主治】金疮出血，跌仆损伤，瘀血奔心，昏晕不醒，一切无名肿毒，昏困欲死，发背痈疽，恶疮瘰疬，杖刑犬咬，蜂蛇蝎毒，吐血痨瘵，噤口伤寒，妇人难产，下部重伤，恶血攻心，胸闷发热，产后恶露不尽，儿枕骨疼，寒热干血痨，血崩血淋白带，小儿急慢惊风，牙关紧闭等危证。

【功效】通气活血，清热化瘀，宣壅解毒。

【药物及用量】牛黄　冰片　麝香各二钱五分　阿魏　雄黄各一两　生大黄　孩儿茶　天竺黄　广三七　瓜儿　血竭　乳香（去油）　没药（去油）　藤黄（以秋荷叶

露泡之，隔汤煮十余次，去浮沉，取中，将山羊血拌入，晒干）各二两　山羊血五钱（无真者，以小仔羊鲜心血代之）（一方无麝香，一方无大黄、乳香，一方无儿茶、山羊血，有五铢钱四个，火煅红，醋淬七次）

【炮制】共研细末，收秋露水将藤黄化开，拌药捣丸，白蜜二两，黄蜡六钱，同煎化离火搅匀，乘热为丸，分为二盅。一重三分，一重五分，阴干，忌火粪，外用黄蜡封固。如在夏天修合，取天落水拌之为丸。

【用法】每服一丸，轻者三分，重者五分，无灰酒炖化，尽量饮醉，盖被取汗。外症用茶卤或黄酒磨涂，忌食一切生冷发物。

◆**噙化上清丸**《证治准绳》

【主治】口舌生疮，咽喉肿痛。

【功效】止嗽，清音，化痰，宽胸膈。

【药物及用量】玉露霜　柿霜　款冬花　五味　黄芩　海浮石　薄荷叶　乌梅　甘草（炙）　寒水石　诃子肉　大麦芽　川贝母　青黛各等量

【炮制】共研细末，炼蜜为丸，如芡实大。

【用法】每服一丸，噙化咽下。

◆**噙化丸**《医林绳墨大全》

【主治】咳嗽咯血。

【功效】止嗽，定喘，清热化痰。

【药物及用量】香附（童便浸）　北杏仁（童便浸，去皮尖，炒）　栀子（炒）　青黛　海粉　瓜蒌仁　诃子肉　马兜铃各等量

【炮制】研为细末，加白硼砂少许，炼蜜稍加姜汁为丸，如芡实大。

【用法】每噙化一丸，熟汤送下。

◆**噙化丸**甲《证治准绳》

【主治】小儿痘疮，毒气不解，上攻咽喉，声音不出。

【功效】清肺止嗽，化痰定喘。

【药物及用量】薄荷叶二两　桔梗　鼠粘子（炒）　瓜蒌皮瓤各一两　诃子肉　甘草　白僵蚕（炒）各七钱　风化硝五钱

【炮制】共研极细末，炼蜜为丸，如芡实大。

【用法】每服一丸，噙化咽津，小儿不能噙则调化，频抹其口中。

◆**噙化丸**乙《证治准绳》

【主治】妇人咳嗽。

【功效】清肺化痰，止嗽定喘。

【药物及用量】薄荷叶四两　桑白皮　天门冬（去心）　麦门冬（去心）　知母（去皮毛）　百部　贝母（去心）　柿霜各二两　枇杷叶（去毛，蜜炙）　诃子肉　阿胶　橘红　紫菀　款冬花各一两五钱　瓜蒌仁（去油）　瓜蒌皮瓤　杏仁（炒，去皮尖油，取净霜）　黄芩　白茯苓　玄明粉　铅白霜　桔梗各一两　旋覆花　马兜铃　五味子各七钱五分　硼砂五分　冰片一钱

【炮制】共研极细末，梨膏为丸（如无梨膏，则以白蜜、竹沥、梨汁熬至滴水不散为度），如龙眼大。

【用法】每服一丸，噙化咽下。

◆**噙化丸**《杂病源流犀烛》

【主治】久咳不止，诸药不效。

【功效】清肺热，化老痰，滋阴养血。

【药物及用量】熟地黄　阿胶　五味子　贝母　款冬花　杏仁　人参　甘草（炙）

【炮制】共研细末，炼蜜为丸，如芡实大。

【用法】每服一丸，噙化咽津。

◆**噙化止嗽丸**《御药院方》

【主治】肺气不和咳嗽，常服润养心肺及大人小儿一切咳嗽。

【功效】理肺止咳，润肺养心。

【药物及用量】款冬花（炒）　杏仁（去皮尖，麸炒）　贝母（去心，炮）各一两　吴白芷　甘草（炙）各一两半

【用法】上五味，捣罗为细末，炼蜜和丸，每两作一十五丸，每服一丸至二丸，时时噙化，不拘时。

◆**横翳还睛丸**《医宗金鉴》

【主治】内虚肝邪胃热，上冲于脑，脑脂下流入眼，致成内障，睛生横翳，又称

剑脊翳，形如剑脊，自瞳中映出于外，中高边薄，横格于瞳仁中心，色白如银。

【功效】疏肝，清热，消翳，明目。

【药物及用量】石决明　车前子　黄芩　黑参　人参各一两　生地黄　防风各二两　细辛　五味子各五钱

【炮制】共研细末，炼蜜为丸，如梧桐子大。

【用法】每服三钱，空腹时茶清送下。

◆**蕊珠丸**甲《普济方》

【主治】心恙。

【功效】安神镇心。

【药物及用量】大猪心（取血）一枚　大朱砂（为末）一两　青靛花一匙

【炮制】先将青靛花、猪心血一处，同研，次以朱砂末为丸，如梧桐子大。

【用法】每服二十丸，不拘时茶清或温酒送下。

◆**蕊珠丸**乙《圣济总录》

【主治】妇人血攻，寒热惊忧成病。

【功效】清心安神，活血行气。

【药物及用量】丹砂一两一分（凤尾草一握，水研汁同煮一食久，水洗，干研）　桃仁（去皮尖、双仁，四十九枚，生，研）　附子一分半（纸裹煨，捣）　安息香一分（蜜一分，酒少许，同煮成膏）　麝香（研）二钱　阿魏（研）　木香（捣）各半两　牛黄（研）一钱

【用法】上八味，和丸如大豆，每服五七丸至十丸，妇人桃心醋汤下，丈夫桃心盐汤下。有人因悲忧，病腹中有块如拳，每相冲击则闷绝，服此药即愈。

◆**蕤仁丸**甲《圣济总录》

【主治】云雾移睛，眼见黑花飞蝇，涩痛昏暗，渐变青盲。

【功效】养肝清热，宣壅消翳。

【药物及用量】蕤仁（去皮壳）　地肤子　细辛（去苗）　人参　地骨皮（去土）　石决明（洗净，另捣罗）　白茯苓（去皮）　白术（炒）各二两（一作各一两）　熟地黄（焙）　枳实各三两　空青（另研）　防风（去杈）各一两五钱（一作各一两）　石胆（另研如粉）五钱　鲤鱼胆五枚　青羊胆一枚

【炮制】研为细末令匀，以胆汁同炼蜜搜和为丸，如梧桐子大。

【用法】每服二十丸，食后米饮送下。

◆**蕤仁丸**乙《圣济总录》

【主治】内外障眼。

【功效】疏肝散风，清热消翳。

【药物及用量】蕤仁三两　车前子　黄连（去须）各二两　青葙子（汤浸）　黄芩（去黑心）　秦艽（去苗）　生地黄　羚羊角末　防风去刃各一两五分　人参　天门冬（焙去心）　升麻　苦参（炒）　地肤子　菊花　玄参（炒）　羌活（去芦）　决明子（炒）　地骨皮　甘草（炙）　丹参各一两二钱五分　麦门冬（去心，焙）七钱五分

【炮制】共研细末，炼蜜为丸，如梧桐子大。

【用法】每服二十丸，加至三十丸，食后百合煎汤送下。但有瞳仁，不拘内外翳，并可治之。

◆**蕤仁散**《太平圣惠方》

【主治】目生花翳，多年不退。

【功效】宣壅泻热，消翳明目。

【药物及用量】蕤仁（汤浸，去赤皮）　秦艽（去苗）各一两　赤茯苓　枳壳（炒黄）各一两五钱　川大黄（炒）五钱　车前子　青葙子　赤芍各七钱五分　柴胡（去苗）一两

【用法】研为细末，每服三钱，清水一盏，煎至七分，连滓热服。

◆**蕤仁膏**《张氏医通》

【主治】风热眼赤丝乱脉，痒痛无定。

【功效】消炎清热。

【药物及用量】蕤仁（去壳皮心膜油，研极细，取霜净）五钱　酥一栗子大。

【炮制】和匀研摊碗内，用艾一小团，烧烟出，以碗覆于烟上熏，待艾烟尽即止。再研令匀（一作用秦皮浓煎汁调和，隔纸瓦上焙熟，有焦者去之，涂净碗内，以艾

一钱，分作三团，每团中置蜀椒一粒，烧烟起时将碗覆烟上，三角垫起，熏之烟尽，晒干再研），入朱砂、麝香各五分，瓷器收贮。

【用法】每用如麻子大，点两眦头，一日二次，如点老翳加硼砂少许。

◆**蕤仁膏**《证治准绳》

【主治】小儿眼疳。

【功效】宣壅散翳。

【药物及用量】蕤仁（去皮出油）四十九粒　脑子少许

【用法】研成膏，用灯心少许点之。

◆**僵蚕汤**《瑞竹堂经验方》

【主治】嗽喘，喉中如锯，不能睡卧。

【功效】止咳平喘利咽。

【药物及用量】茯苓一两　僵蚕一两

【用法】上二味，为细末，放碗内，用盏盖定，倾沸汤一小盏，临卧，再添汤点服。

◆**聪耳汤**《古今医鉴》

【主治】重听。

【功效】滋阴，益肾，祛风。

【药物及用量】黄柏（酒制）一钱　川当归　白芍　生地黄　知母　羌活　独活　藁本（俱酒制）　川芎　陈皮　乌药　白芷　防风　薄荷叶　蔓荆子各五分　细辛三分

【用法】清水煎食后服，服后低头睡一时。

◆**聪耳芦荟丸**《外科正宗》

【主治】耳聋属于肝胆火者。

【功效】通气，清火，散滞。

【药物及用量】芦荟　大黄　青黛　柴胡各五钱　龙胆草　当归　青皮　栀子　黄芩各一两　木香　南星各二两　麝香五分

【炮制】共研细末，神曲糊丸，如梧桐子大。

【用法】每服三五十丸，熟汤送下。

◆**鲤鱼汤**甲《千金方》

【主治】妊娠腹胀满，或遍身浮肿，胎间有水气，小便赤涩。

【功效】利水消肿。

【药物及用量】鲤鱼（重斤许者，去鳞）一尾　白术五两　茯苓四两　当归　芍药各三两　生姜七片

【用法】研细锉片，先煮鲤鱼至熟，澄清取汁，纳药煎汁，空腹分五服，胎水即下。如未尽腹闷未除再一服，虚者加人参。

◆**鲤鱼汤**乙《千金方》

【主治】妇人体虚，流汗不止，或时盗汗。

【功效】养血温阳止汗。

【药物及用量】鲤鱼二斤　豉　葱白（切）各一升　干姜　桂心各二两

【用法】上五味，㕮咀，三物以水一斗，煮鱼取六升，去鱼，内诸药，微火煮取二升，去滓，分二服，取微汗即愈，勿用生鱼。

◆**鲤鱼汤**丙《千金方》

【主治】妊娠腹大，胎间有水气。

【功效】健肝和血利水。

【药物及用量】鲤鱼一头二斤　白术　生姜各五两　芍药　当归各三两　茯苓四两

【用法】上六味，㕮咀，以水一斗二升，先煮鱼熟，澄清，取八升，内药，煎取三升，分五服。

◆**鲤鱼汤**丁《太平圣惠方》

【主治】妊娠，胎脏壅热，不能下食，心神躁闷。

【功效】温中安胎。

【药物及用量】鲤鱼一头（长一尺者，治如食法）　生姜一两（切）　豆豉一合　葱白一握（去须，切）

【用法】上四味，以水五升，煮鱼等令熟，空腹和汁食之。

◆**鲤鱼汤**《食医心鉴》

【主治】妊娠胎动，脏腑壅热，呕吐不下食，心烦躁闷。

【功效】温中安胎。

【药物及用量】鲤鱼一头（治如食）　葱白一握（切）

【用法】上二味，以水三升，煮鱼及葱令熟，空心食之。

◆**鲤鱼臛方**甲《太平圣惠方》

【主治】妊娠胎不长，兼数伤胎。

【功效】温中安胎。

【药物及用量】鲤鱼二斤　糯米一升（《妇人大全良方》粳米）

【用法】上二味，如法作臛，入葱豉，少着盐醋食之。一月中三五遍作食之极效。

◆**鲤鱼臛方**乙《太平圣惠方》

【主治】妊娠胎动不安，心腹刺痛。

【功效】养血温中。

【药物及用量】鲤鱼一斤（净，切）　阿胶一两（捣碎，炒令黄燥）　糯米二合

【用法】上三味，以水二升，入鱼、胶、米煮令熟，入葱白、生姜、橘皮、盐各少多，更煮五七沸，食前吃。如有所伤，且吃五七日，效。

◆**鲤鱼粥**《寿亲养老书》

【主治】妊娠胎动不安。

【功效】温中安胎。

【药物及用量】鲤鱼一尾（治如食法）　糯米一合　葱二七茎（细切）　豉半合

【用法】上四味，以水三升，煮鱼至一半，去鱼入糯米、葱、豉，煮粥食之。

◆**鲤鱼羹**《寿亲养老书》

【主治】妊娠伤动，胎气不安。

【功效】益气养血，温中安胎。

【药物及用量】鲜鲤鱼一尾　黄芪（锉，炒）　当归（切，焙）　人参　生地黄各半两　蜀椒十粒（炒）　生姜一分　陈橘皮（汤浸，去白）一分　糯米一合

【用法】上九味，锉八味令匀细，纳鱼腹中，用绵裹合，以水三升，煮鱼熟，将出，去骨取肉及取鱼腹中药，同为羹，下少盐醋，热啜汁吃，极效。

◆**鲤鱼散**《太平圣惠方》

【主治】产后恶血不散，冲心痛闷。

【功效】养血活血，通络止痛。

【药物及用量】鲤鱼二两　乱发一两　皂荚（长七八寸者）一挺　硇砂一两　穿山甲一两半　香墨半两

【用法】上六味，同入于瓷瓶内，泥封泥，候干，用炭火烧令通赤，待冷取出，入麝香一分，同研令极细，每服不拘时，红蓝花酒调下一钱。

◆**蝎虎丹**（张涣方）

【主治】诸疳羸瘦，下痢证候全备及无故疳毒。

【功效】截疳祛毒。

【药物及用量】雄干蝎虎（微炙）一枚　蜗牛壳　兰香根　淀花　麝香（细研）　雄黄（水磨者细研）各一分　龙脑五厘（细研）

【炮制】研为细末，拌匀煎，米醋打白面糊为丸，如黍米大。

【用法】每服十丸，乳食后芝麻煎汤送下。

◆**蝎虎散**《直指小儿方》

【主治】小儿惊痫。

【功效】定惊。

【药物及用量】褐色生蝎（连血，细研）一个

【用法】上入朱砂末并麝少许同研，薄荷汤调作一服，数年癫痫亦作效。

◆**蝎附散**《妇人大全良方》

【主治】风邪头痛，夹脑风气，痰涎壅盛，呕逆恶心，暗风眩晕，牙关紧急，口眼㖞斜，面目瞤动，头项拘急，肩背引疼，耳痒目昏，四肢麻木及沐浴感风，头目昏痛，两太阳穴疼。

【功效】祛风涤痰，通络止痛。

【药物及用量】全蝎（炮）一钱五分　附子（炮，去皮、脐）三钱　雄黄　朱砂（均水飞）各一钱五分　川乌头（炮，去皮、脐）　麻黄（去节）　天南星（姜制）　防风（去芦）　白僵蚕（炒）各三钱　白芷　藁本（去芦土）各五钱（一方用蝎梢、白附子）

【用法】研为细末，每服五分，食后葱茶调下，孕妇忌服，兼嚼如圣饼子，治眼羞明多泪，见物不明有效。

◆**蝎附散**《永乐大典》

【主治】眼生翳膜。

【功效】祛翳明目。

【药物及用量】全蝎　附子尖　姜黄

青黛（一作细辛）各二钱五分 薄荷一两（一作二钱五分） 鹅不食草五钱

【用法】研为细末，口含冷水，每用少许，嗅入鼻中。

◆**蝎附散**《直指小儿方》

【主治】慢脾风。

【功效】回阳豁痰。

【药物及用量】全蝎七个 附子（炮）二钱 天南星（炮） 白附子（炮） 木香各一钱

【用法】㕮咀，每服一钱，加生姜五片，清水煎服。

◆**蝎附散**《仁斋直指方》

【主治】肝肾气虚，风入筋胸，手足缓弱。

【功效】补肝肾虚，祛风止痉。

【药物及用量】小附子（去皮） 生草乌头（炮，去皮、脐） 苍术（炒） 牛膝（酒浸，焙） 川芎 当归 天麻各半两 防己 白芷 黄芪（蜜炙） 全蝎（焙）各一分

【用法】上一十一味，为末，每一钱，黑豆淋酒调下，兼用核桃肉研酒下，食前服。

◆**蝎倍散**《鸡峰普济方》

【主治】耳中出脓。

【功效】收涩化脓。

【药物及用量】全蝎（烧存性）三钱 五倍子（炒）一两 枯矾一钱 麝香（一方加干胭脂）少许

【用法】研为细末和匀，每用少许，吹入耳中。

◆**蝎梢丸**《鸡峰普济方》

【主治】小儿胎虚气弱，吐利生风，昏困嗜卧，或潮热肢搐。

【功效】定搐逆。

【药物及用量】全蝎（微炒） 白附子（煨裂）各五钱 硫黄 半夏（姜汁制，焙干）各一两

【炮制】研为末，姜汁糊丸，如麻子大。

【用法】每服三十丸，荆芥汤送下，量儿大小加减。

◆**蝎梢挺子**《杂病源流犀烛》

【主治】猝暴耳鸣，且失聪。

【功效】止耳鸣。

【药物及用量】蝎梢七个 穿山甲一大片（蛤粉炒赤） 麝香少许

【炮制】研为末，以麻油化熬和作挺子。

【用法】每用一挺，绵裹塞之。

◆**蝎梢散**《兰室秘藏》

【主治】大寒风犯脑，牙疼。

【功效】温散风寒，固齿。

【药物及用量】蝎梢少许 麻黄（去节）一钱五分 当归身 柴胡 白芷各二分 桂枝 升麻 防风 藁本 黄芪各三分 羌活五分 羊胫骨灰二钱五分 草豆蔻（用皮）一钱

【用法】研为末，先用漱洗，以药擦之。

◆**蝎梢散**《朱氏集验方》

【主治】腹胀。

【功效】止痛散结除胀。

【药物及用量】胡椒一两 蝎尾半钱（去刺）

【用法】上二味面糊为丸，如粟米大，每服五七丸至一二十丸，陈米饮下。

◆**蝎梢膏**《杨氏家藏方》

【主治】远年近日耳聋。

【功效】开窍。

【药物及用量】蝎梢（焙）七枚 淡豆豉（拣大者，焙干）二十一粒 巴豆（去心膜，不去油）七粒

【炮制】先研蝎梢、淡豉令细，另研巴豆成膏，同研匀，捏如小枣核状。

【用法】用葱白小头取孔，以药一粒塞在内，用薄绵裹定，临卧时置耳中，一宿取出。未通再用，以通为底。

◆**蝎梢半夏丸**《御药院方》

【主治】风壅痰实，咳嗽鼻塞，头目昏痛，手足麻木，颈项强急，筋脉不利。

【功效】祛风化痰，清爽头目。

【药物及用量】蝎梢（去刺炒） 白僵

蚕（生姜汁炒）各半两　天南星（炮）　半夏（汤洗七遍，用生姜制作曲）　明天麻（去芦头）　川独活（去芦头、土）　白花蛇（酒浸取肉）　川芎（去土）　南青皮（去白）　紫苏叶　拣木香　防风（去芦头）各半两

【用法】上一十二味，修制讫，同为细末，用生姜自然汁，打面糊为丸，如梧桐子大，别用朱砂为衣，每服三十丸至五十丸，食后生姜汤送下。

◆**蝎梢饼子**《澹寮方》

【主治】急慢惊风，瘛疭，角弓反张。

【功效】化痰息风。

【药物及用量】赤脚蜈蚣（全者一条，炙）　蝎梢　乳香（别研）　白花蛇（酒浸，净去皮骨）　朱砂（别研）　天南星（煨熟，去皮）　白僵蚕（洗净，炒）各一两　麝香（别研）三钱

【用法】上八味，为细末，和匀，酒糊为丸，捏做饼子，径四寸大，煎人参，或金银汤磨化，三周岁以下小儿一饼，周岁以下半之。

◆**蝎麝白丸子**《世医得效方》

【主治】男子妇人，半身不遂，手足顽麻，口眼㖞斜，痰涎壅塞及一切风，他药不能痊者，小儿惊风，大人头风，洗脑风，妇人血风。

【功效】祛风通络止痉。

【药物及用量】半夏七两　川乌一两　白附子二两　天南星三两　天麻一两　全蝎五钱　防风一两　生麝香半钱

【用法】上八味，为末，姜汁糯米糊丸，梧桐子大，每服一二十丸，淡姜汤不以时吞下。瘫痪风，温酒下，日三服，一二日后，当有汗，便能舒展，经三五日，频呵欠是应。常服除风化痰，治膈壅。小儿惊风，薄荷汤下二三丸。

◆**鲫鱼散**《万氏家抄方》

【主治】痔漏久不愈。

【功效】消肿，化毒。

【药物及用量】活鲫鱼（刮去肠净）一尾

【用法】入白矾令满，瓦上煅存性，研末，鸡毛扫上。

◆**鲫鱼膏**《太平圣惠方》

【主治】诸癣疮，或干或湿，痛痒难忍。

【功效】杀虫止痒。

【药物及用量】鲫鱼（中者）一尾　乱发（如鸡子大）二枚　猪脂八两　雄黄一两五钱　硫黄一两

【炮制】先煎猪脂令沸，即下鱼煎令烟尽。次下发令消，滤去滓，下雄黄、硫黄末搅令匀，盛于瓷器中。

【用法】每用少许，不拘时涂之，以瘥为度。

◆**鲫鱼膏**《疡医大全》

【主治】一切无名肿毒，并治脓窠疮疖。

【功效】消肿化脓。

【药物及用量】活乌背鲫鱼　大蛤蟆七个　蓖麻仁十二两

【炮制】麻油二斤，同鲫鱼、蛤蟆、蓖麻文武火熬枯，滤去滓，熬至滴水成珠，离火，入轻粉四分，铅粉十二两，瓷器取藏。

【用法】每用少许，摊贴患处，未成即消，已成拔毒提脓。

◆**鲫鱼膏**《增补验方新编》

【主治】诸疮肿毒，溃破流脓，并治脚生鸡眼。

【功效】消肿毒。

【药物及用量】活大鲫鱼五尾　巴豆肉　蓖麻子（去壳）各六两　香油一斤八两　蛤蟆二个（每个入人发一团）

【用法】先将巴豆　肉　蓖麻子入油内浸三日，再将蛤蟆浸一宿，临熬时入活鲫鱼，共熬枯去滓净，慢火熬油滴水成珠，离火，倾干净锅内。再加铅粉二斤八两，乳香末五钱，不时搅动，冷定为度。重汤炖化，薄纸摊贴，永戒食蛤蟆，但乳岩及一切色白阴疽均忌用。

◆**鲫鱼脍**甲《食医心鉴》

【主治】脾胃气弱，食不消化，下赤白

不止。

【功效】消食，止痢。

【药物及用量】曲（为末《圣惠方》一两，微炒）三片　红米二合

【用法】上二味，煮作粥，空心食之，亦治小儿无辜痢。

◆**鲫鱼脍**乙《食医心鉴》

【主治】产后赤白痢，脐肚痛，不下食。

【功效】养血健脾，温中止痢。

【药物及用量】鲫鱼一斤（作脍，《太平圣惠方》二斤）　莳萝　橘皮（《太平圣惠方》去瓤，焙）　芜荑　干姜（《太平圣惠方》炮）　胡椒各一分（作末）

【用法】以脍投热豉汁中良久，下诸末，调和食之。

◆**鲫鱼粥**甲《食医心鉴》

【主治】产后赤白痢，脐肚痛不可忍，不可下食。

【功效】养血健脾止痢。

【药物及用量】鲫鱼一斤半（《太平圣惠方》一斤）　红米三合（《太平圣惠方》粟米三合，别煮粥）

【用法】以纸各裹鱼于塘灰中，炮令熟，去骨研，煮粥熟，下鲫鱼，搅令匀，空腹食，盐葱酱如常。

◆**鲫鱼粥**乙《食医心鉴》

【主治】肠胃冷，下赤白痢。

【功效】补虚。

【药物及用量】鲫鱼切如脍四两　粳米二合

【用法】上二味，脍米和脍煮粥，椒盐葱白，任意食之。

◆**鲫鱼粥**《寿亲养老书》

【主治】老人赤白痢，刺痛，不多食，痿瘦。

【功效】调中，止痢。

【药物及用量】鲫鱼肉七两　青粱米四两　橘皮末一分

【用法】上三味，相和，煮作粥，下五味椒酱葱调和，空心食之，二服。亦治劳，和脏腑。

◆**鲫鱼酒**《太平圣惠方》

【主治】产后乳汁不下。

【功效】养血通络下乳。

【药物及用量】鲫鱼（长五寸，治如食法）一枚　猪脂二两　漏芦一两　钟乳粉一两

【用法】上四味，以酒三大盏，煮取一盏半，去滓，不拘时，分为三服。

◆**鲫鱼羹**《寿亲养老书》

【主治】产后乳无汁。

【功效】养血通乳。

【药物及用量】鲫鱼一斤　蛴螬五个

【用法】以常法，煮羹食后食之。

◆**鲫鱼熟脍**《必用全书》

【主治】老人脾胃气冷，痢白脓涕，腰脊疼痛，瘦弱无力，宜食。

【功效】温中，止痢。

【药物及用量】鲫鱼肉（切）九两　豉汁七合　干姜末半两　橘皮末半两

【用法】上四味，以椒酱，五味调和，豉汁沸，即下鲙鱼，煮熟，下二味，空心食之，日一服，其效尤益。

◆**鲫鱼涂方**《圣济总录》

【主治】丹毒遍身绛色。

【功效】凉血退斑。

【药物及用量】生鲫鱼三两　麻油二两

【用法】上二味，捣鱼令细，入油研匀，涂丹上，日三五度即瘥。

◆**鹤顶丹**《仁斋直指方》

【主治】痰厥。

【功效】涤痰。

【药物及用量】明矾一两　心红五钱（或用黄丹）

【炮制】共研细末，每取一匙，入瓷器内熔化，乘热作丸，如樱桃大。

【用法】每服一丸，薄荷汤下。

◆**鹤顶红**《疡医大全》

【主治】杨梅疮及鸡冠痔。

【功效】消毒，蚀疮。

【药物及用量】杏仁　轻粉　银朱各五分

【用法】共研细末，鹅胆汁调点鸡冠

痔，干以唾津润湿，干掺，湿则干涂。

◆**踯躅花丸**《本草纲目》

【主治】风痰注痛。

【功效】化饮，蠲痛。

【药物及用量】踯躅花　南星【用法】上生时捣做饼，甑上蒸四五遍，以稀葛囊盛之，临时取焙为末，蒸饼和丸，如梧桐子大。每次服三丸，温酒送下，腰足骨痛者，空腹时服，手臂痛者食后服。

◆**踯躅花油**《医宗金鉴》

【主治】秃疮，白痂垒迭，痒若虫行者。

【功效】祛虫，散风。

【药物及用量】踯躅花根四两

【炮制】捣烂，用菜油一碗，炸枯去滓，加黄蜡少许，布滤候冷。

【用法】青布蘸擦，一日三次，毡帽戴之，勿令见风。

◆**踯躅丸**《太平圣惠方》

【主治】瘫缓风，手足不遂，心神烦闷，睡卧不安。

【功效】祛风除湿，止痉安神。

【药物及用量】踯躅花（酒拌，炒令干）一两　天麻一两　羌活一两　汉防己一两　干蝎（微炒）半两　白僵蚕（微炒）一两　天南星半两（炮裂）　白附子半两（炮裂）　蝉壳半两　蜣螂（去头翅足，微炒）半两　朱砂（细研，水飞过）一两　金箔五十片　银箔五十片

【用法】上一十三味，捣罗为末，入金银箔、朱砂，都研令匀，炼蜜和捣二三百杵，丸如梧桐子大，不拘时，以温酒下十丸。

◆**踯躅丸**《圣济总录》

【主治】妇人血风走疰，随所留止疼痛。

【功效】祛风通络止痛。

【药物及用量】踯躅花　干蝎（全者，炒）　乌头（炮制，去皮、脐）各半两　地龙（阴干）二十条

【用法】上四味，捣罗为末，炼蜜丸如小豆大，每服五丸至七丸，煎荆芥酒下，日二服。

◆**踯躅散**《太平圣惠方》

【主治】风毒气上攻，头痛目眩。

【功效】祛风通络，止眩，止痛。

【药物及用量】踯躅花（酒拌，微炒）一两　白花蛇肉（酒浸，炙令微黄）一两　天雄（炮裂，去皮、脐）一两　甘菊花半两　天麻一两　肉桂（去粗皮）一两　藁本一两　细辛三分　羌活一两　秦艽（去苗）一两　防风（去芦头）三分　羚羊角屑三分　甘草（炙微赤，锉）半两

【用法】上一十三味，捣细罗为散，不拘时，以温酒调下二钱。

◆**踯躅摩风膏**《太平圣惠方》

【主治】风，肢节多疼，肌肉顽痹，或遍体疮癣，或瘾疹瘙痒。

【功效】祛风止痒，通经止痛。

【药物及用量】踯躅花　羌活　防风（去芦头）　芎䓖　杏仁（汤浸，去皮）　细辛　当归各一两　白蔹　白及　白芷　丹参　苦参　玄参　桂心　附子（去皮、脐）　川乌头（去皮、脐）　皂荚（去黑皮）　汉椒（去目）　莽草　川大黄各半两

【用法】上二十味，细锉，以米醋一升，拌令匀湿，经三宿，后以慢火炒令干，用腊月猪脂二斤，以慢火同煎一日，候药味出尽，以新布绞去滓，更以绵滤过，再入铛中煎，以柳木篦不住手搅成膏，候凝收于瓷盒中，每取一弹子大，摩于痛上。如腊月煎之，经久不坏也。

◆**齑水驻车丸**《普济方》

【主治】嵌甲脓出，痛不可忍。

【功效】化脓。止痛。

【用法】以齑水口噙洗净，再用驻车丸研细敷之。

◆**橄榄丸**《世医得效方》

【主治】妇人口干烦躁。

【功效】止渴润咽喉。

【药物及用量】百药煎　乌梅　甘草　石膏各等量

【炮制】共研细末，炼蜜为丸，如弹子大。

【用法】每服一丸，临卧时口噙化下。

◆**橄榄散**《普济方》

【主治】脚上冻疮。

【功效】解毒杀虫。

【药物及用量】橄榄核（烧灰存性）

【用法】研为末，加轻粉，油调涂。

◆**橄榄饮**《证治准绳》

【主治】小儿痘疮倒靥。

【功效】解毒。

【药物及用量】青橄榄（从中截断）

【用法】清水磨少许服，立发。

◆**镇心丸**甲《太平圣惠方》

【主治】心风，狂言多惊，迷闷恍惚。

【功效】镇心清热，凉心安神。

【药物及用量】牛黄（另研）　铅霜（另研）　铁粉（另研）各七钱五分　朱砂（水飞）　龙齿（另研）　龙胆草　天竺黄（另研）　远志（去心）　生干地黄各五钱　金箔五十片　人参（去芦）　茯神（去木）　犀角屑各一两

【炮制】研为细末，入另研药和匀，炼蜜为丸，如小豆大。

【用法】每服七丸，不拘时竹叶煎汤送下。

◆**镇心丸**乙《太平圣惠方》

【主治】妇人血风气壅，多惊悸，烦躁。

【功效】镇惊安神，养心除烦。

【药物及用量】铁精三分　人参（去芦头）一两　茯神一两　龙齿一分　金箔一分　铅霜（与金银箔同细研）一分　银箔一分　紫菀（洗去苗土）三分　麦门冬（去心，焙）一两半　甘草（炙微赤，锉）半两　黄芩半两　生干地黄一两

【用法】上一十一味，捣罗为末，入研，同研令匀，以炼蜜和，捣三五百杵，丸如梧桐子大，每于食后，煎淡竹叶汤嚼下十丸。

◆**镇心丸**《小儿药证直诀》

【主治】小儿心热惊痫。

【功效】安神镇心。

【药物及用量】朱砂　龙齿　牛黄各一钱　铁粉　琥珀　人参　茯神　防风各三钱　全蝎七个（炙）

【炮制】共研细末，水泛为丸，如梧桐子大。

【用法】每服一二丸，灯心汤调下。

◆**镇心丸**《保童秘要》

【主治】惊风坠涎。

【功效】化痰定惊。

【药物及用量】叶子青　朱砂　麝香　磨刀石（用新瓦上磨取）各等量

【用法】上四味，为末，用荆芥水丸，如鸡头大，如惊著，荆芥薄荷汤磨下一丸。

◆**镇心丸**《玉机微义》

【主治】内热生惊痰盛。

【功效】化痰泻热定惊。

【药物及用量】甜硝一两　人参一两　甘草（炙）　寒水石（烧）一两半　山药　茯苓各二两　朱砂一两　脑麝各一钱

【用法】上八味，为末，蜜丸如芡实大，要红入胭脂胚，量儿大小与服。

◆**镇心丸**《直指小儿方》

【主治】急惊。

【功效】化痰镇心。

【药物及用量】朱砂　龙齿　牛黄各一钱　铁粉　琥珀　人参　茯神　防风各二钱　全蝎（焙）七个

【用法】上九味，为末，炼蜜丸梧桐子大，每服一丸，薄荷汤调下。如无牛黄，以牛胆南星代之。

◆**镇心丹**《三因极一病证方论》

【主治】心气不足，惊悸自汗，烦闷短气，喜怒悲忧，悉不自知，亡魂失魄，状若神灵所扰，及男子遗泄，女子带下。

【功效】镇心安神。

【药物及用量】朱砂　枯矾各等量

【炮制】共研细末，水泛为丸，如芡实大。

【用法】每服一丸，人参汤送下。

◆**镇心爽神汤**《叶氏方》

【主治】心肾不交，上盛下虚，心神恍惚，睡多惊悸，小便频数，遗泄白浊。

【功效】交通心肾，养心安神。

【药物及用量】石菖蒲（去毛）五钱 甘草（炙）四钱 人参（去芦） 赤茯苓 酸枣仁（炒） 当归（酒浸，焙）各三钱 南星（炮） 陈皮（去白） 干山药 细辛（去苗） 紫菀（去芦） 半夏（制） 川芎（不焙） 五味子 通草 麦门冬（去心） 覆盆子 柏子仁（炒） 枸杞子各二钱五分

【用法】㕮咀，每服四钱，清水一盏，加蜜一盏，煎至五分去滓，入麝香少许，再煎一二沸，不拘时温服。

◆**镇心朱砂丸**《太平圣惠方》

【主治】妇人血风，气壅多惊悸，头目旋痛，烦热恍惚。

【功效】镇惊安神。

【药物及用量】朱砂（细研，水飞过）一两半 龙脑（细研）一分 牛黄（细研）半两 龙齿一两 天竺黄（细研）一两 虎睛（酒浸一宿，微炙）二对 地骨皮三分 紫石英（细研，水飞过）一两 白僵蚕（微炒）三分 马牙硝（细研）一两 金箔（细研）一百片 银箔（细研）一百片 赤箭一两 当归（锉，微炒）三分 蔓荆子半两 麝香（细研）半两 犀角屑一两 远志（去心）一两 铅霜（细研）一两 人参（去芦头）一两 茯神一两半 麦门冬（去心，焙）一两半 独活一两 甘菊花一两 防风（去芦头）一两 黄芩一两 甘草（炙微赤，锉）半两

【用法】上二十七味，捣罗为末，入研，更研令匀，炼蜜和，捣五七百杵，丸如梧桐子大，每于食后及夜临卧时，以荆芥薄荷汤内，入淡竹沥半合，嚼下十丸。

◆**镇肝丸**《卫生宝鉴》

【主治】小儿急惊风。

【功效】息风定惊。

【药物及用量】天竺黄（另研） 生地黄 当归 竹叶 龙胆草 大黄（煨） 川芎 羌活 防风各二钱五分

【炮制】共研为细末，炼蜜为丸，如鸡头大。

【用法】每服二丸，冰糖水化下，后服天麻散。

◆**镇肝丸**《太平惠民和剂局方》

【主治】肝经风热上攻，眼目昏暗痒痛，隐涩难开，多眵洒泪，怕光羞明，时发肿赤，或生翳障。

【功效】清肝明目，疏散风热。

【药物及用量】远志（去心） 地肤子 茺蔚子 蔓荆子 白茯苓（去皮） 防风（去芦） 决明子 人参各一两 山药 青葙子 柴胡（去苗） 柏子仁（炒） 甘草（炙） 地骨皮 玄参 车前子 菊花各五钱 细辛（去苗）二钱五分

【炮制】研为细末，蜜水煮面糊为丸，如梧桐子大。

【用法】每服三十丸，食后米汤送下，一日三次。

◆**镇肝丸**《眼科龙木论》

【主治】暴赤眼后，瞳仁干涩，生翳外障。

【功效】镇肝祛翳。

【药物及用量】藁本一两五钱 石决明二两（煅） 细辛 五味子各三钱 山药（炒） 人参 茯苓 车前子 羌活各一两

【炮制】罗为细末，炼蜜为丸，如梧桐大。

【用法】每服三丸，空腹时茶清送下。

◆**镇肝散**《小儿卫生总微论方》

【主治】疢热，目生翳膜。

【功效】祛疢热，退翳膜。

【药物及用量】胡黄连 栀子仁各一两 甘草（微炙） 马牙硝 青葙子各五钱（并捣罗为细末） 真珠末（研） 牛黄（研）各二钱五分

【用法】拌匀细研，每服一钱，清水八分，入荆芥、薄荷各少许，煎至四分去滓，食后温服。

◆**镇宫丸**《严氏济生方》

【主治】妇人崩漏不止，或下五色，或赤白不定，或如豆汁，或状若豚肝，或下瘀血，脐腹胀痛，头晕眼花，久久不止，令人黄瘦，口干胸烦，不食。

【功效】活血化瘀，通经，止血。

【药物及用量】代赭石（火煅，醋淬七次）　紫石英（火煅，醋淬七次）　禹余粮（火煅，醋淬七次）　香附子（醋煮）各二两（《世医得效方》去毛，醋煮）　阳起石（煅红，细研）　芎䓖　鹿茸（燎去毛，醋蒸，焙）　茯神（去木）　阿胶（锉，蛤粉炒成珠子）　蒲黄（炒）　当归（去芦，酒浸）各一两　血竭（别研）半两

【用法】上一十二味，为细末，用艾煎醋汁，打糯米糊为丸，如梧桐子大，每服七十丸，空心，用米饮下。

◆**镇精丹**《验方新编》

【主治】瞳仁反背。

【功效】养肝，清热，祛风。

【药物及用量】石膏　蝉蜕　栀子　槐花　白菊花各一钱　生地黄　密蒙花各二钱　草决明一钱五分　甘草五分

【用法】清水煎服。

◆**镇惊丸**《活幼心书》

【主治】小儿急慢二惊，风痰上壅，手足抽掣，口眼㖞斜，烦躁生嗔，精神昏闷。

【功效】宁心镇惊，疏风顺气。

【药物及用量】人参（去芦）三钱　粉甘草（半生半炙）　茯神（去皮木根）　白僵蚕（去丝）　枳壳（麸炒微黄）各五钱　白附子　白茯苓（去皮）　天南星（制）　硼砂　牙硝　朱砂（水飞）各二钱五分　全蝎十枚（去尖毒）　麝香一字

【炮制】除牙硝、硼砂、麝香、朱砂四味用乳钵细研，余九味焙为末，入乳钵内和匀，前四味用糯米粉清水煮糊为丸，如梧桐子大，以银朱为衣。

【用法】每服三丸，至五丸或七丸；急惊温茶清磨化服；慢惊用生姜、熟附子研化温服，薄荷汤或麦门冬汤亦可。

◆**镇惊丸**《医学纲目》

【主治】急慢惊风。

【功效】宁心镇惊，消积祛痰。

【药物及用量】琥珀　辰砂　真珠母　青皮粉　甘草各二钱五分　青黛　芦荟　柴胡　青礞石（硝煅）各五钱　天竺黄　胆星各二两　天麻　乳香各一两　雄黄一钱五分

【炮制】共研末，甘草膏为丸，如鸡头大。

【用法】每服一丸，慢惊用参术汤送下，急惊用薄荷姜蜜汤送下。

◆**镇惊丸**《直指小儿方》

【主治】小儿一切惊痫。

【功效】宁心镇惊，消积祛痰。

【药物及用量】茯神（去木）　铁粉　远志（去心，姜制，焙）　紫石英（烧，醋淬，研）　人参（去芦）　琥珀　滑石　蛇黄（煅，醋淬）　南星（炮）各二钱五分　龙齿　熊胆各五厘　轻粉三分

【炮制】共研细末，炼蜜为丸，如梧桐子大，朱砂为衣。

【用法】每服三五丸，不拘时金银煎汤磨化服。

◆**镇惊丸**《修月鲁般经后录》

【主治】急慢惊风，夜啼不安，或被吓发热，或吐乳者。

【功效】息风清热。

【药物及用量】蛇含石（煅淬）二钱　代赭石（同上）　青礞石（煅，酢淬）三钱　蝎（全者，炒）　五灵脂　滴乳香（研）　白附子（略煨）各二钱　朱砂（别研）　没药各一钱　巴豆（去油存性）十粒

【用法】上一十味，为末，猪心血丸如绿豆大，每服五七丸，小儿服者，如芥子大，一岁者三粒，临卧薄荷汤下。

◆**镇肝息风汤**《医学衷中参西录》

【主治】类中风。

【功效】镇肝息风，滋阴潜阳。

【药物及用量】怀牛膝一两　生赭石一两　生龙骨五钱　生牡蛎五钱　生龟板五钱　生杭芍五钱　玄参五钱　天冬五钱　川楝子二钱　生麦芽二钱　茵陈二钱　甘草一钱五分

【用法】水煎服。

◆**镇脾散**《圣济总录》

【主治】胃反恶心，粥药不下。

【功效】和胃止痛。

【药物及用量】京三棱（炮）一两半　丁香三分

【用法】上二味，捣罗为散，每服一钱匕，沸汤点，不拘时。

◆**镇痰丸**《直指小儿方》

【主治】诸风顽痰，喉风缠痹。

【功效】化痰息风。

【药物及用量】北矾（火煅枯，水飞过） 直僵蚕（米醋浸，焙）各一分 天南星（切片，浓皂角水浸一宿，焙）二分

【用法】上三味，为末，稀糕糊丸，麻子大，每服五丸，姜汤送下；喉风，用皂角水研开灌下。

◆**醋石榴丸**《太平圣惠方》

【主治】紫癜风。

【功效】祛风除湿。

【药物及用量】酸石榴七颗（去皮，置于一瓷盆子内盛，随炊饭甑上，蒸之令烂，即绞取汁） 冬消梨二十颗（去皮核，研绞取汁） 羌活一两 犀角屑半两 防风一两（去芦头） 干薄荷叶一两 茺蔚子半两 白附子半两（炮裂） 苦参半两（锉） 人参一两（去芦头） 乌喙半两（炮裂，去皮、脐）

【用法】上一十一味，除汁外，捣罗为末，取前二味，煎如膏，和丸如梧桐子大，不拘时，以温酒下二十丸。

◆**醋石榴煎**《太平圣惠方》

【主治】中风手脚不遂，口面偏斜，语涩垂涎。

【功效】祛风除湿，活血开窍。

【药物及用量】醋石榴皮一两 防风（去芦头）一两 羌活一两半 桂心一两 白术一两 赤箭一两 附子（炮裂，去皮、脐）一两 赤茯苓一两 牛膝（去苗）一两 赤芍一两 枳壳（麸炒微黄，去瓤）一两 山茱萸一两 羚羊角屑一两

【用法】上一十三味，捣罗为末，用酒五升，慢火熬成膏，盛于不津器中，每于食前，以暖酒调下半匙。

◆**醋石榴饮子**《太平圣惠方》

【主治】中风不得语。

【功效】祛风补虚。

【药物及用量】醋石榴皮（锉）一枚 生姜（拍碎）一两 青州枣（擘，去核）十四枚 黑豆二合

【用法】上四味，以淡浆水三大盏，煎至一盏半，去滓，入牛乳三两，好梨二颗，绞取汁和令匀，不拘时，温服一合。

◆**醋煮猪肝**《太平圣惠方》

【主治】积冷下痢腹痛。

【功效】补虚，消积。

【药物及用量】獖猪肝（去筋膜，切）一具 芜荑末半两

【用法】上二味，以酽醋二升，入芜荑末，煮肝令熟，空心任性食之。

◆**鹤顶丹**《太平惠民和剂局方》

【主治】大人小儿，风壅痰实，咽膈不利，口干烦渴，睡卧不安及中暑头痛，躁渴不解。

【功效】化痰止利。

【药物及用量】麝香（研）二两半 朱砂（飞研）一百两 甘草（锉，炒，为末）三十五两 牙硝（枯过，研）一百二十五两 寒水石粉一百一十两

【用法】上五味，合研匀，炼蜜搜和，每一两二钱作十丸，大人温生姜水化下一丸。如中暑，入生龙脑少许同研，新水化下。小儿一丸分四服，量大小加减。

◆**神妙橡实散**甲《太平圣惠方》

【主治】水谷痢，无问老小，日夜百余行，神妙。

【功效】涩肠，止痢。

【药物及用量】橡实二两 干楮叶一两（炙）

【用法】上二味，捣细罗为散，每服不拘时，煎乌梅汤调下一钱。

◆**橡实散**乙《太平圣惠方》

【主治】赤白痢，日夜不禁。

【功效】涩肠，止痢。

【药物及用量】橡实一两 醋石榴皮（微炒）一两 黄牛角䚡一两（烧灰）

【用法】上三味，捣细罗为散，不拘时，以粥饮调下二钱。圣济总录日三服。

◆**橡实散**丙《太平圣惠方》

【主治】久赤白痢，日夜不止。

【功效】温中，涩肠。

【药物及用量】橡实一两　干姜一两（炮裂锉，《备预百要方》各二两）

【用法】上二味，捣细罗为散，每服不拘时，以粥饮调下二钱。

◆**橡实散**《圣济总录》

【主治】新久脓血痢。

【功效】涩肠，止痢。

【药物及用量】橡实（满壳入密陀僧末，灰火煅赤为末）二枚　诃黎勒皮（为末，与前等量）

【用法】上二味，共研细，分作五服，每服用温米饮调下，空心食前服。

◆**橡实汤**《圣济总录》

【主治】赤白痢。

【功效】涩肠，止痢。

【药物及用量】橡实壳（炒）　甘草（炙）　荔枝壳　石榴皮

【用法】上四味，等量，细锉，每服半两，水一盏半，煎至八分，去滓，温服。

◆**橡斗子散**《太平圣惠方》

【主治】产后休息痢。

【功效】涩肠止痢。

【药物及用量】橡斗子灰二钱　白矾灰二钱　密陀僧半钱　自然铜半钱　龙骨半钱　乱发灰二钱　麝香（细研）半钱

【用法】上七味，捣细罗为散，每于食前服，以粥饮调下半钱。

◆**猬皮丸**《圣济总录》

【主治】脏腑伤动，肠胃虚弱，血渗肠间，风冷相乘，大便下血，瘀黑有片，或五痔肿痛，久下脓血者。

【功效】益气温阳，清肠，止血。

【药物及用量】猬皮（切，炙令黑）一具　当归（炙，锉）　续断　黄芪　连翘　槐实（炒）　干姜（炮）　附子（炮裂，去皮、脐）　白矾（飞）各二两　生干地黄五两

【用法】上一十味，同捣罗为末，炼蜜和丸，如梧桐子大，每服五十丸，空心食前，米饮下。

十　六　画

◆**凝神散**《医方类聚》

【主治】小儿经汗下后，热去复作。

【功效】敛胃气，凉肌表，补气养阴。

【药物及用量】人参　白术　白茯苓　山药（炒）各一两（一作各一钱五分）　白扁豆　粳米　知母　生地黄　甘草各五钱（一作各一钱）　淡竹叶　地骨皮　麦门冬各一分（一作各五分）

【用法】研为细末，每服二钱，清水一小盏，加生姜二三片，红枣一枚，煎至五分，食远服。

◆**凝神散**《简易方》

【主治】胃热。

【功效】清胃健脾。

【药物及用量】人参　白术　茯苓　山药各一两　白扁豆　粳米　知母　生地黄　甘草各五两　淡竹叶　地骨皮　麦门冬各二钱半

【用法】上一十二味，㕮咀，每服三钱，水一盏，姜三片，枣一枚，不拘时，煎服。

◆**凝翳通明散**《医宗金鉴》

【主治】黑水凝翳，内障。

【功效】祛风凉血。

【药物及用量】防风一钱五分　茺蔚子　人参　茯苓　桔梗各一钱　黑参　车前子　柏子仁各二钱

【用法】研为粗末，清水二盏，煎至一盏去滓，食后温服。

◆**整骨麻药**《疡科选粹》

【主治】跌打损伤，骨节出臼。

【功效】麻木止痛。

【药物及用量】草乌三钱　当归　白芷各二钱五分

【用法】研为末，每服五分，热酒服下，麻倒不知痛，然后用手如法整理。

◆**整骨麻药**《伤科汇纂》

【主治】开取箭头，服之不痛。

【功效】麻木止痛。

【药物及用量】麻黄　胡加子　姜黄　川乌　草乌各等量　闹羊花倍用

【用法】研为末，每服五分，茶清或温酒送下，欲解用甘草煎汤服之即苏。

◆**橘半胃苓汤**《痈疽神秘验方》

【主治】痈疽呕吐，不下食，不知味。

【功效】化湿热，和脾胃止呕。

【药物及用量】橘红　半夏（姜制）各一钱　苍术（米泔浸，炒）　白术（炒）　厚朴（姜制）　甘草（炙）　茯苓　人参　泽泻　茅根各二钱　姜汁数匙

【用法】清水二盅，煎至一盅，入姜汁煎一二沸，作十余次饮之，用此方后胃气将醒，宜兼服六君子汤。若烦躁饮冷，不食脉沉实而呕者，恐不可用，宜内疏黄连汤。

◆**橘术四物汤**《证治准绳》

【主治】跌仆磕伤，滞血体痛，饮食少进。

【功效】活血行滞，调气和胃。

【药物及用量】陈皮　白术　当归　川芎　白芍　淮生地　红花　桃仁各等量

【用法】清水煎服。骨节疼加羌活、独活；痛不止加乳香、没药。

◆**橘皮半夏汤**《太平惠民和剂局方》

【主治】肺胃虚弱，好食酸冷，寒痰停积，呕逆恶心，涎唾稠黏，粥药不下，手足逆冷，目眩身重，或伤寒时热，欲吐不吐，欲呕不呕，昏愦闷乱，或饮酒过多，中寒停饮喉中涎声，干哕不止。

【功效】和胃止呕。

【药物及用量】陈橘皮（去白）　半夏各七两

【用法】锉为粗散，每服三钱，加生姜三片（一作汁三勺），清水二盏，煎至一中盏去滓，不拘时温服，留两服滓并一服，再煎服（一方加大枣同煎）。

◆**橘皮竹茹汤**《金匮要略》

【主治】伤寒病后虚羸，哕逆不已；或吐利后，胃虚膈热呃逆，或产后呃逆；或四时伤风咳逆。

【功效】和胃，清热，止呕。

【药物及用量】橘皮（去白）二斤　竹茹二升　大枣（劈）三十枚　生姜八两　甘草（炙）五两　人参（一方加半夏一两，汤洗）一两

【用法】清水一斗，煮取三升，温服一升，日三服，加白术、枳壳，呃逆加柿蒂三枚。

◆**橘皮竹茹汤**《医宗金鉴》

【主治】溃疡，胃火上逆气中，以致时时呃逆，身热烦渴，口干唇焦，此热呃也。

【功效】和胃清热止呕。

【药物及用量】橘红二钱　竹茹三钱　生姜　人参　黄连（一作八分）各一钱　柿蒂七个

【用法】清水二盅，煎至八分，空腹时温服。

◆**橘皮竹茹汤**《金匮要略》

【主治】哕逆者。

【功效】补虚清热，和胃降逆。

【药物及用量】橘皮二升　竹茹二升　大枣三十个　生姜半斤　甘草五两　人参一两

【用法】上六味，以水一斗，煮取三升，温服一升，日三服。

◆**橘皮竹茹汤**《世医得效方》

【主治】胃热多渴，呕哕不食。

【功效】补虚清热，和胃降逆。

【药物及用量】赤茯苓（去皮）　陈皮（去白）　枇杷叶（拭去毛）　麦门冬（去心）　青竹菇　半夏（汤泡七次）各一两　人参（去芦）　甘草（炙）各半两

【用法】上八味锉散，每服四钱，水一杯半，姜五片，煎至八分，去滓，温服，不拘时。

◆**橘皮竹茹汤**《妇人大全良方》

【主治】哕逆。

【功效】和胃降逆止呕。

【药物及用量】橘皮二两　竹茹一升　甘草二两　人参半两　半夏（汤洗）一两

【用法】上五味，㕮咀，每服四钱，水二盏，生姜六片，枣一枚，煎至七分，去滓，温服。

◆**橘皮枳术丸**《内外伤辨》

【主治】老幼元气虚弱，饮食不消，或脏腑不调，心下痞闷。

【功效】补脾，和胃，消痞。

【药物及用量】陈皮　枳实各一两　白术二两

【炮制】共研细末，水泛为丸，如梧桐子大。

【用法】每服二三十丸，熟汤送下。

◆**橘皮枳实生姜汤**《金匮要略》

【主治】胸痹，胸中气塞，短气，愊愊如满，噎塞，习习如痒，喉中涩燥，吐沫。

【功效】和胃消滞，行气止痛。

【药物及用量】橘皮一斤　枳实三两　生姜八两

【用法】清水五升，煮取二升，分温再服。

◆**橘皮茱连散**《张氏医通》

【主治】痘疮初起，干呕而哕。

【功效】和胃，调气清热。

【药物及用量】橘皮六钱　竹茹一团　吴茱萸三钱　黄连一两（二味同炒）

【用法】为散，每服一钱，清水煎服。

◆**橘皮干姜汤**《类证活人书》

【主治】干呕吐逆。

【功效】温中，和胃，止呕。

【药物及用量】橘皮　干姜　通草　桂心　甘草各四两　人参二钱

【用法】㕮咀，每服四钱，清水一盏，煎至七分，去滓温服。

◆**橘皮散**《杂病源流犀烛》

【主治】足太阴疟，不乐，善太息，不嗜食，先寒后热，或寒多。

【功效】和脾胃，行气。

【药物及用量】广橘皮（去白，切，姜汁浸过一宿，砂罐内重汤煮干，焙）八两

【用法】研为末，每服三钱，加大枣十枚（去核），清水一碗，煎至半碗，疟发前服，并食枣，唯寒不甚者勿服。

◆**橘皮散**《太平圣惠方》

【主治】上气呕吐，不能下食。

【功效】健脾和胃，降气化痰。

【药物及用量】陈橘皮（汤浸，去白瓤，焙）二两　紫苏子（微炒）一两　人参（去芦头）一两　赤茯苓一两　柴胡（去苗）一两　杏仁（汤浸，去皮尖、双仁，麸炒微黄）一两

【用法】上六味，捣筛为散，每服三钱，以水一中盏，入生姜半分，枣三枚，煎至六分，去滓，温服，不拘时。

◆**橘皮散**甲《圣济总录》

【主治】赤白痢。

【功效】和胃止痢。

【药物及用量】陈橘皮（汤浸，去白，焙炒，为末）一两　冬瓜汁一合　生姜汁一合

【用法】上三味，合调令匀，每服一匙，如赤多，增瓜汁；白多，增姜汁，和白汤调下。

◆**橘皮散**乙《圣济总录》

【主治】产后上气，胸膈不利。

【功效】理气宽中止咳。

【药物及用量】青橘皮（汤浸，去白，焙）
诃黎勒（炮，去核）　紫苏子（炒）　杏仁（汤，去皮尖、双仁，研如膏）　甘草（炙，锉）各一两

【用法】上五味，捣罗为散，每服二钱匕，煎桑根白皮汤调下，不拘时。

◆**橘皮散**《徐氏胎产方》

【主治】妇人乳痈初发。

【功效】燥湿消痈止痛。

【药物及用量】橘皮（汤浸，去白，晒干，面炒微黄）

【用法】上一味为末，每服二钱，麝香研酒调服。

◆**橘皮汤**《金匮要略》

【主治】干呕哕，手足厥者。

【功效】调气和胃。

【药物及用量】橘皮四两　生姜八两

【用法】清水七升，煮取三升，温服一升，下咽即愈。

◆**橘香散**《袖珍方》

【主治】小儿吹乳致乳痈，痛极不可忍者，未结即散，已结即溃。

【功效】调气行滞。

【药物及用量】陈皮（汤浸，去白，晒干，面炒微黄）一两

【用法】加麝香少许，共研细末，每服二钱，温酒调下，初发觉赤肿疼痛未成即散，已成即溃，一服见效。

◆**橘皮汤**甲《仁斋直指方》

【主治】胸膈停痰。

【功效】调气和胃，消饮化痰。

【药物及用量】橘皮　茯苓　半夏各一钱五分　旋覆花　青皮　桔梗　枳壳（姜制）　细辛　人参各一钱　甘草五分

【用法】清水二盅，加生姜五片，煎至一盅，食远服。

◆**橘皮汤**乙《仁斋直指方》

【主治】气痔。

【功效】调气，散滞，凉血，消结。

【药物及用量】橘皮　枳壳（炒）　槐花（炒）　川芎各一钱五分　桃仁（去皮，炒）　木香　槟榔　紫苏茎叶　香附　甘草（炙）各一钱

【用法】清水二盅，加生姜三片，红枣二枚，煎至一盅，食前服。

◆**橘皮汤**《保婴撮要》

【主治】小儿痘疹，呕吐不止，饮食不入。

【功效】和胃止呕。

【药物及用量】陈皮　生姜各一钱　人参五分

【用法】清水煎，分作三四次服之。

◆**橘皮汤**《证治准绳》

【主治】脚气，痰壅呕逆，心胸满闷，不思饮食。

【功效】调气和胃。

【药物及用量】陈橘皮（去白）　人参（去芦）　紫苏叶各一两

【用法】㕮咀，每服八钱，清水一中盏半，加生姜五片，煎至一盏去滓，不拘时温服。

◆**橘皮汤**《金匮要略》

【主治】干呕，哕，手足厥者。

【功效】理气和胃，散寒止呕。

【药物及用量】橘皮四两　生姜半斤

【用法】上二味，以水七升，煮取三升，温服一升，下咽即愈。

◆**橘皮汤**《千金方》

【主治】妊娠呕吐，不下食。

【功效】清肝和胃，降逆止呕。

【药物及用量】橘皮　竹茹　人参　白术各十八铢　生姜一两　厚朴十二铢

【用法】上六味，㕮咀，以水七升，煮取二升半，分三服，不瘥更服。

◆**橘皮汤**《拔粹方》

【主治】妇人春冬伤寒，秋夏冷湿，咳嗽喉中作声，上气不得下，头痛。

【功效】散寒燥温，化痰止咳。

【药物及用量】陈皮　紫菀　麻黄（去根）　杏仁　当归　桂心　甘草　黄芩各等量

【用法】上八味㕮咀，每服五钱，水煎。

◆**橘皮汤**《袖珍方》

【主治】多年嗽。

【功效】止咳化痰。

【药物及用量】杏仁　半夏　南星　甘草各等量

【用法】上四味，㕮咀，每服八钱，生姜七片，枣二个，水一盏半，煎至八分，去滓，食后温服。

◆**橘皮汤**甲《圣济总录》

【主治】脾虚胃反，食下即吐。

【功效】补虚和胃止呕。

【药物及用量】陈橘皮（汤浸，去白，焙）　人参　泽泻　甘草（炙，锉）各一两

肉桂（去粗皮）　干姜（煨裂）　赤茯苓（去黑皮）各一两半　青竹茹二两半

【用法】上八味，粗捣筛，每服四钱匕，水一盏半，煎至七分，去滓，温服，不拘时。

◆**橘皮汤**乙《圣济总录》

【主治】妊娠虚冷，胎萎不长。

【功效】益气养血安胎。

【药物及用量】陈橘皮（汤浸，去白，焙）　厚朴（去粗皮，生姜汁炙）各三分　当归（切，焙）　人参　阿胶（炙燥）各一两　白术二两

【用法】上六味，粗捣筛，每服三钱匕，以水一盏，入生姜一分，切，枣三枚，擘破，同煎至七分，去滓，温服，日三服。

◆**橘皮汤**丙《圣济总录》

【主治】妊娠心痛，不思饮食。

【功效】温中行气。

【药物及用量】陈橘皮（汤浸，去白，焙）四两　甘草（锉，炒）二两　厚朴（去粗皮，生姜汁炙，锉）　白术各四两　草豆蔻（去皮）二两

【用法】上五味，将葱一握，细切，拌药腌一宿，炒令黄色，捣为粗末，每服二钱匕，水一盏，煎至七分，去滓，温服。

◆**橘皮汤**《妇人大全良方》

【主治】妇人春冬伤寒、秋夏冷湿咳嗽，喉中作声，上气不得下，头痛。

【功效】理气调中。

【药物及用量】陈皮　紫菀　麻黄（去根，《永类钤方》去节）　杏仁（制）　当归　桂心　甘草　黄芩各等量

【用法】上八味㕮咀，每服五钱，水盏半，煎至一盏，去滓，热服。

◆**橘皮煎丸**《太平惠民和剂局方》

【主治】久虚积冷，心腹疼痛，呕吐痰水，饮食减少，胁肋虚满，脐腹弦急，大肠虚涓，小便利数，肌肤瘦悴，面色萎黄，肢体怠惰，腰膝缓弱及治痃癖积聚，上气咳嗽，久疟久利，肠风痔瘘；妇人血海虚冷，赤白带下，久不孕者。

【功效】健脾肾，醒胃气。

【药物及用量】橘皮五两　甘草三两三钱　当归　萆薢　肉苁蓉　吴茱萸　厚朴　肉桂　巴戟　石斛　附子　牛膝　鹿茸　杜仲　干姜　阳起石　菟丝子各一两

【炮制】研为末，酒一升五合，砂锅内入橘皮末熬如饴，再入诸药末搅匀，为丸如梧桐子大。

【用法】每服五七十丸，空腹时温酒或盐汤送下。

◆**橘皮丸**《御医撮要》

【主治】呕逆胃冷，有宿食，不欲食，咳嗽。

【功效】温胃止呕。

【药物及用量】橘皮七两二目　桂心十二两　干姜十两　人参六两一分　甘草五两　白术六两

【用法】上六味为末，以蜜为剂。

◆**橘皮丸**《卫生宝鉴》

【主治】痞积坚硬不消。

【功效】攻积化浊。

【药物及用量】陈橘皮一两　巴豆（去皮）半两

【用法】上二味，将橘皮锉碎，以巴豆同炒，令重黄色，拣去巴豆不用，只捣陈皮为末，软烂饭研为丸，如绿豆大，每服二十丸，用姜汤送下，食前，量儿岁数、旋丸大小加减。

◆**橘皮丸**《圣济总录》

【主治】气痢，赤白不止，下冷上热。

【功效】温中理气。

【药物及用量】陈橘皮（汤浸，去白，焙）三两　干姜　木香　枳壳（去瓤，麸炒）　芍药各三两　肉桂（去粗皮）　大黄各一两

【用法】上七味，捣罗为末，炼蜜丸，如梧桐子大，每服三十丸，空腹，煎生姜汤下，日再服。

◆**橘皮枳壳汤**《御药院方》

【主治】胸膈气痞，短气噎闷，不得升降。

【功效】化痰，降气，宽膈。

【药物及用量】枳壳（麸炒，去瓤）

半夏（姜制）各二两　陈皮（不去白）三两　人参一两

【用法】上四味，各锉碎，每药一两，用泉水一升，生姜片子十余片，同煎至八分一盏，去滓，稍温服。

◆**橘皮五味子汤**《圣济总录》

【主治】咳嗽呕吐。

【功效】化痰止咳止呕。

【药物及用量】陈橘皮（汤浸，去白，焙）　五味子　人参　紫苏子各五两

【用法】上四味，粗捣筛，每服五钱匕，水一盏半，生姜一枣大，拍碎，煎至一盏，去滓，温服。

◆**橘皮饮**《圣济总录》

【主治】反胃，胸胁满胀，不下食。

【功效】理气化痰，利湿除满。

【药物及用量】陈橘皮（汤去白，焙）一两　诃黎勒（煨，去核）　木香　薏苡仁　干木瓜（去瓤，切，焙）各一两半

【用法】上五味，粗捣筛，每服三钱匕，水一盏半，入生姜五片，煎至一盏，去滓，空腹温服，如人行五里再服。

◆**橘杏丸**《医宗必读》

【主治】气秘。

【功效】调气润肠通便。

【药物及用量】橘红（研末）　杏仁（汤浸，去皮尖，另研）各等量

【炮制】和匀，炼蜜为丸，如梧桐子大。

【用法】每服七十丸，空腹时米饮送下，老人虚人皆可服。

◆**橘红汤**《杂病源流犀烛》

【主治】干呕。

【功效】和胃止呕。

【药物及用量】橘红不拘多少

【用法】清水煎服。

◆**橘香丸**《仁斋直指方》

【主治】腰痛，经久不愈。

【功效】温肝肾，散寒止痛。

【药物及用量】橘核（炒）　茴香　胡芦巴　菴䕡子（炒）　破故纸（炒）　附子（炮）各等量

【炮制】共研细末，酒煮面糊为丸，如梧桐子大。

【用法】每服三四十丸，食前盐汤送下。

◆**橘香散**《小儿卫生总微论方》

【主治】小儿腹痛，啼哭不止。

【功效】疏肝气，散寒止痛。

【药物及用量】青橘　吴茱萸　木香　当归（洗，焙干）各一两　干姜（炮）　丁香各五钱

【用法】捣罗为末，每服一钱，清水八分一盏，加生姜二片，煎至五分去滓，食前温热服。

◆**橘核丸**《严氏济生方》

【主治】四种㿗病，卵核肿胀，偏有小大，或坚硬如石，痛引脐腹，甚则肤囊肿胀成疮，时出黄水，或成痈溃烂。

【功效】调气消结，通络化滞。

【药物及用量】橘核（炒）　海藻（洗，一作盐酒炒）　昆布（洗，一作盐酒）　桃仁（麸炒）　海带（盐水炒）　川楝子（炒）各一两（一作各二两）　厚朴（制）　木通　枳实（麸炒）　延胡索（酒炒）　桂心　木香各五钱

【炮制】共研细末，酒糊为丸，如梧桐子大。

【用法】每服六七十丸，空腹时盐酒，或温酒盐汤送下。虚寒甚者，加川乌（炮）一两，坚胀久不消者，加硇砂二钱（醋煮旋入）。

◆**橘核酒**《普济方》

【主治】跌仆腰痛，恶血瘀蓄，痛不可忍。

【功效】活络止痛。

【药物及用量】橘核不拘多少（炒，去皮）

【用法】研为细末，每服二钱匕，温酒调下，或用猪腰子一个，去筋膜，破开入药，同葱白、茴香、盐湿纸裹煨熟，细嚼，温酒送下。

◆**橘核散**《丹溪心法》

【主治】诸疝。

【功效】调气消结，通络化滞。

【药物及用量】橘核一钱五分　桃仁十五枚　栀子一钱　川乌头　吴茱萸各五分

【用法】炒研为粗末，清水煎服。

◆**橘连丸**《小儿药证直诀》

【主治】疳瘦，久服。

【功效】消食和气，长肌肉。

【药物及用量】陈橘皮一两　黄连（去须，米泔浸一日）一两半

【用法】上二味，为细末，别研，入麝香半钱，用猪胆七个，分药入胆内，浆水煮候临熟，以针微劄破，以熟为度，取出，以粟米粥和，绿豆大，每服十丸至二三十丸，米饮下，量大小与之，不拘时。

◆**橘叶瓜蒌散**《医宗金鉴》

【主治】外吹乳，寒热已退，而肿未消者。

【功效】解毒，活络，消肿，清热。

【药物及用量】橘叶二十个　瓜蒌（量证用）半个或一个　川芎　黄芩　生栀子（研）　连翘（去心）　石膏（煅）　柴胡　陈皮　青皮各一钱　生甘草五分

【用法】清水二盅，煎至八分，食远服，滓再煎服，紫肿焮痛，用石膏，红肿者，去之。

◆**橘归丸**《朱氏集验方》

【主治】妇人怒气伤肝，暗耗阴血，手足俱有血丝络者。

【功效】调气和血。

【药物及用量】橘红四两　当归二两

【炮制】共研细末，炼蜜为丸，如梧桐子大。

【用法】每服二三十丸，温酒送下。

◆**橘苏汤**《医方类聚》

【主治】伤风咳嗽，身热有汗，恶风，脉浮数，有热，服杏子汤不得者。

【功效】祛风寒，化痰滞。

【药物及用量】橘红　紫苏叶　杏仁（去皮）　五味子　半夏（制）　桑白皮（炙）　贝母（去心）　白术各一两　甘草（炙）五钱

【用法】㕮咀，每服四钱，清水一盏，加生姜五片，煎至七分，不拘时温服。

◆**橘甘汤**《施圆端效方》

【主治】咽喉噎塞堵闭，咳咯脓或血。

【功效】化痰，降气开寒。

【药物及用量】桔梗二两　甘草炙　橘皮　半夏（姜制）各一两

【用法】上四味，为粗末，每服三钱，水二小盏，生姜七片，同煎至一盏，去滓，温服，不拘时。

◆**橘子仁汤**《朱氏集验方》

【主治】气攻腰疼。

【功效】行气止痛。

【药物及用量】橘子仁（炒）

【用法】上一味，每服一钱，酒一盏，煎至七分，和滓，空心服。

◆**歙墨丸**《证治准绳》

【主治】疠风。

【功效】祛风，杀虫，解毒。

【药物及用量】歙墨（烧存性）　两头尖，甘草（炙）　香白芷　防风（去芦）各二两　川芎一两　五灵脂（净）三两　乳香（另研）　麝香（另研）各三钱

【炮制】共研细酒糊为丸，每两作十丸。

【用法】每服一丸，食后细嚼，温酒或茶清送下，一日进二次。

◆**澡豆方**《何氏济生论》

【主治】雀斑及面疮疖痛留痕，色变赤黑。

【功效】润肌养肤。

【药物及用量】密陀僧（另研）　甘松　生杏仁　白芷　蛇床子各一两　白果肉四十个　蓖麻仁四十九粒　白蒺藜（杵去刺）　白牵牛（酒浸）各三两　白僵蚕二两　肥皂（去皮弦、子捣细）三斤

【用法】共捣为丸，早晚擦面洗去。

◆**澡洗药**《卫生宝鉴》

【主治】一切诸风及遍身瘙痒，光泽皮肤。

【功效】祛风止痒。

【药物及用量】干荷叶三十二两　威灵仙十五两　藁本十六两　零陵香十六两　茅

香十六两　藿香十六两　甘松　白芷各八两

【用法】上八味，为粗末，每服二两，生绢袋盛水二桶，约四斗，煎四五沸，放热于无风处，淋渫洗了，避风少时，如水冷，少时更添热汤，斟酌得所使用，勿令添冷水，不添药末。

◆燔发散《证治准绳》

【主治】肠澼下脓血。

【功效】收敛，止血。

【药物及用量】白石脂一分　燔发（烧）　甘草（炙）各二分

【用法】研为末，米汁和二刀圭服，一日二次。

◆燕泥散《内外科百病验方大全》

【主治】热疮，恶毒，肿痛，小儿胎毒。

【功效】解疮毒。

【药物及用量】燕子窠连泥连粪不拘多少

【用法】研细，麻油调敷，疮色赤者加黄柏末调敷，小儿胎毒，先用米汤油（米锅内浮油）洗净再敷。

◆燕窠土丸《太平圣惠方》

【主治】白虎风，寒热发歇，骨节微肿，彻骨疼痛。

【功效】祛风止痛。

【药物及用量】燕窠土二两　伏龙肝二两　飞罗面二两　砒黄一钱　水牛肉脯（炙令黄，别捣罗为末）一两

【用法】上五味，捣细罗为散，后入砒黄、牛脯末等，和令匀，每将少许以新汲水和如弹丸大，于痛处摩之，候痛止即取药，抛于热油铛中。

◆瘰疬丸《疡医大全》

【主治】瘰疬。

【功效】消坚解毒。

【药物及用量】牡蛎（煅）　玄参（炒）各五两　土茯苓（炒）二两五钱

【炮制】端午日共磨细，酒打面糊为丸，如绿豆大。

【用法】患在上身，每清晨酒下二钱五分，晚下二钱，患在下身，早服二钱，晚服五钱五分，自然渐消。

◆瘰疬仙方《刘氏家秘方》

【主治】瘰疬，兼治痈疽，发背，无名肿毒。

【功效】消坚，散壅，和血，祛风，清热，解毒。

【药物及用量】穿山甲（四足上者佳，分四制，一两用紫草茸五钱，煎煮甲片干，再晒；一两用红花五钱，煎煮甲片干，再晒；一两用猪牙皂角五钱，煎煮甲片干，再晒，一两用苏木五钱，煎煮甲片干，再晒）四两　蜈蚣十六条（分为四制：四条用香油炙干，四条用浓醋炙干，四条用酥油炙干，四条用姜汁炙干，二味制毕，俱随即研末，恐时久回潮难研）

【用法】每用穿山甲、蜈蚣末各一钱，再加当归尾五钱，大黄、乳香（去油）、全蝎、没药（去油）、荆芥、桔梗各二钱，蝉蜕二十个，僵蚕（炒去丝）二十五个，朱砂（另研为衣）、羌活、防风各二钱五分、连翘、黄芩各三钱，广胶（土炒，净）一两，雄黄（另研）七分，蛇蜕（焙）五钱，共为细末，好米醋打糊为丸，每重一钱二分，入麝香五分，在罐内养之收贮。每服一丸，研末，温酒调下，未成内消，已成脓。

◆瘰疬疏肝丸《中药成方配本》

【主治】忧思郁怒，气积于肝胃两经，而成瘰疬、乳岩等证。

【功效】开郁结，清肺热，涤痰火，消肿毒。

【药物及用量】川贝母　茜根　生甘草　蒲公英　漏芦　瓜蒌仁　柴胡　橘叶　茅菇　广陈皮　茄蒂　连翘　鼠妇（一作两头尖）　银花　何首乌（制）　白菊花　地丁草各一两

【炮制】研为细末，夏枯草二两，煎汤泛丸，如梧桐子大。

【用法】每服二三钱，熟汤或雪羹汤送下。

◆瘰疬结核丸《外台秘要》

【主治】瘰疬结核。

【功效】清热，涤痰，消肿，散结。

【药物及用量】黄芪七分　玄参八分　苦参　牛蒡子各九分　枳实（炒）　大黄　羚羊角屑　麦门冬（去心）各五分　连翘　青木香　人参（去芦）　苍耳子　升麻　茯苓　甘草（炙）　桂心　朴硝各四分

【炮制】共研细末，炼蜜为丸，如梧桐子大。

【用法】每服十丸，温酒送下，日夜三四次，渐加至二三十丸，以知为度。忌食生冷、猪肉、海藻、菘菜、生葱、酢、蒜、陈臭等物。

◆瘰疬膏《疡医大全》

【主治】瘰疬。

【功效】清热，宣壅，祛风，解毒，消肿，攻积。

【药物及用量】金线重楼　金丝钓蛤蟆　蓖麻子仁　商陆各四两　天南星　半夏　露蜂房　防风　蛇蜕各二两　大黄　土木鳖　穿山甲　番木鳖　射干　川乌　草乌　枳壳　当归　红花　白僵蚕　白芷　紫花地丁　紫背天葵各一两　活雄鼠（须大者）一个　干蟾一个　芫花一两五钱　巴豆肉五钱　急性子五钱　鲫鱼四尾

【炮制】用麻油三斤，浸七日，熬枯去滓，复入净锅内，熬至滴水成珠，称熟油一斤，入银朱八两，收之成膏。再下净黄蜡八两，再下乳香、没药（均去油）、血竭、儿茶各五钱，麝香二钱，潮脑二两，乳细末同前药，搅匀，收贮。

【用法】摊厚贴之。

◆瘰疬膏

【主治】瘰疬。

【功效】清热，涤痰，消肿，散结。

【药物及用量】川倍子八两（炒黑，研末取四两）　川乌（甘草汤泡）　生南星　草乌　半夏各一钱　川贝母（去心）五钱　绿色海粉四两（炒黑，取二两）

【炮制】共研细末，炼蜜及茶法和成胶。

【用法】摊贴患处，油纸护之。

◆磨光散《仁斋直指方》

【主治】诸风攻眼。

【功效】消磨翳膜，祛风明目。

【药物及用量】蒺藜（炒）　防风　羌活　白菊花　甘草　石决明（煅）　草决明　蝉蜕　蛇蜕（炒）　川芎各等量

【用法】研为末，每服一钱，食后临卧，麦门冬汤调下。

◆磨风丸《医方类聚》

【主治】大麻风。

【功效】祛风，通络，活血，解毒。

【药物及用量】豨莶草　牛蒡子（炒）　麻黄　苍耳草　细辛　川芎　当归　荆芥　蔓荆子　防风　车前子　威灵仙　天麻　何首乌　羌活　独活各一两

【炮制】晒干，共研细末，酒打面糊为丸，如梧桐子大。

【用法】每服六七十丸，温酒送下，一日二次。

◆磨风膏《朱氏集验方》

【主治】赤肿胎毒在腮胫上。

【功效】杀虫解毒。

【药物及用量】蓖麻（去壳）　雄黄一钱

【用法】上二味，先将雄黄碎研，却将蓖麻同匀研，水调搽肿处。

◆磨块四物汤《女科玉尺》

【主治】恶露不止，小便急痛。

【功效】养血通络，化瘀消块。

【药物及用量】四物汤第一方加延胡索、桃仁、肉桂、熟地黄

【用法】清水煎服。

◆磨障灵光膏《原机启微》

【主治】阳跻受邪，内眦生赤脉缕缕，根生瘀肉，生黄赤脂膜，横侵黑睛，渐蚀神水，锐眦亦然，并有眵泪，羞涩难开。

【功效】清热宣壅，消坚磨翳。

【药物及用量】黄连（锉如豆大，童便浸一宿晒干，研为末）一两　黄丹水三两　炉甘石（另以黄连一两锉，置水中烧石通赤，淬七次）六两　当归（取细末）二钱　轻粉（另研）　硇砂（另研）　白丁香（取末）　海螵蛸（取末）各七钱　麝香（另研）　乳香（另研）各五分　龙脑（另研）少许

【炮制】先用好白沙蜜十两，银器或砂

锅内熬五七沸，以净纸搭去蜡面，除黄丹外，下蚀药，用柳木搅匀。次下黄丹再搅，慢火徐徐搅至紫色，将乳香、麝香、轻粉、硇砂和匀，入上药内以不黏手为度，丸如皂角子大，以纸裹之。

【用法】每用一丸，新汲水化开，旋入龙脑少许，时时点翳上。

◆**磨积丸**《三因极一病证方论》

【主治】肠胃因虚，气痞于盲膜之外，流于季胁，气逆息难，积日频年，医所不治。久则营卫停凝，一旦败浊，溃为痈脓，多至不救。

【功效】调气磨积。

【药物及用量】胡椒一百五十粒　全蝎十个　木香二钱五分

【炮制】共研细末，粟米饮为丸，如梧桐子大。

【用法】每服十五丸，橘皮汤送下。

◆**磨积丸**《普济方》

【主治】茶伤，饮食减少，面黄腹疼及百物所伤。

【功效】和胃消积。

【药物及用量】陈仓米（用巴豆七粒同炒令米赤，去巴豆）五合　青皮　橘红各二两

【炮制】共研细末，米醋和丸，如梧桐子大。

【用法】每服二三十丸，生姜汤送下。

◆**磨积丸**《太平惠民和剂局方》

【主治】小儿脏腑怯弱，内受积冷，胁肋胀痛，呕吐痰逆，肠鸣泄泻，日夜频并，四肢困倦，面无颜色，肌肉消瘦，不进饮食及疳气羸瘦，腹大青筋，口干烦渴，小便白浊，食不生肌，或发虚肿，寒热往来，或因食甘肥，虫动作痛，叫哭合眼。

【功效】磨积生肌。

【药物及用量】京三棱（炮）　青皮（去白）各六两　蓬莪术半斤　干漆（炒）　丁香各一两

【用法】上五味，为末，水糊为丸，如粟米大，每二岁儿，可服五丸，淡姜汤吞下，不拘时，更量岁数虚实，加减与之。

◆**磨积丸**《医方集成》

【主治】妇人积气内攻，经候不调，腹胁膨胀刺痛。

【功效】调和气血，通经止痛。

【药物及用量】京三棱　莪术各二两（南北经验方一两）　茴香（炒）　附子（炮）　白芍　干姜（炮）各一两半　当归（洗）一两七钱半　巴戟（去心，炒）一两　艾叶（醋炒）一两七钱半　川楝子（肉炒）一两（经验方一两半）

【用法】上一十一味为末，酒糊丸，如梧桐子，每服五十丸，空心温酒下。

◆**磨积散**《证治准绳》

【主治】小儿饮食过度，伤损脾胃，或饱闷，或吞酸，或吐泻未愈而痘随出。

【功效】磨积。

【药物及用量】干蒿　陈皮　麦芽　蚕砂各等量

【用法】加生姜，清水煎服。

◆**磨翳丸**《证治准绳》

【主治】眼生诸翳。

【功效】疏肝清热，磨翳明目。

【药物及用量】木贼　黄连　川芎　谷精草　当归　白芷　赤芍　蝉蜕　荆芥　防风　羌活　大黄　独活　黄芩　白菊花　生地黄　石膏（煅）　龙蜕　栀子　青葙子　蚕蜕　甘草　石决明（煅）　草决明　蔓荆子各等量

【炮制】共研末，米糊为丸，如梧桐子大。

【用法】每服三十丸，食后茶清送下。

◆**磨翳散**《普济方》

【主治】目生膜肤翳。

【功效】宣壅，清热，明目。

【药物及用量】蕤仁（口含去皮壳）一两　冰片三钱　空青二钱

【用法】研为极细末，每用少许，点于患处。

◆**磨脾散**《圣济总录》

【主治】膈气宿食不消。

【功效】利气消食启膈。

【药物及用量】木香　人参　附子（炮裂，去皮、脐）　甘草（炙）　赤茯苓（去黑皮）各二两　草豆蔻（去皮）　干姜（炮）各一分　陈曲（炒）　麦蘖（炒）各一两

【用法】上九味，捣罗为散，每服二钱匕，入盐点服，不拘时。

◆**糖煎散**《杨氏家藏方》

【主治】风毒攻眼，赤肿疼痛，视物不明，隐涩难开。

【功效】解风毒，泻血热。

【药物及用量】龙胆草　防己　大黄　荆芥穗　赤芍　山栀子　甘草　防风各一两　川芎五钱

【用法】㕮咀，每服四钱，加砂糖一小块，清水一盏煎服。

◆**豭鼠矢汤**《外台秘要》引《范汪方》

【主治】伤寒病后，男子阴易。

【功效】消痈散结清热。

【药物及用量】豭鼠矢十四粒　韭白根一把

【用法】清水五升，煮取五合，去滓再煎三沸，温服，未汗再服。

◆**醍醐散**《活幼心书》

【主治】小儿吐泻后丁奚哺露，虚热烦渴，气逆恶心。

【功效】健胃和脾，祛湿化积。

【药物及用量】陈皮（去白）　缩砂仁　厚朴（去粗皮锉碎，姜汁浸一宿，慢火焙干）　麦芽（洗净，焙干）　乌梅（和核）各五钱　良姜（锉，东壁土炒）　干葛　乌药各二钱五分　草果仁（炮）二钱　甘草（炙）三钱

【用法】碎散，每服二钱，清水一盏，加生姜二片，大枣一枚，盐少许，煎至七分，空腹时温服。

◆**醍醐散**《简易方》引《太平惠民和剂局方》

【主治】伤风鼻塞声重。

【功效】散风寒，宣壅滞。

【药物及用量】细辛五钱　川芎一两　薄荷一两五钱　川乌（炮，去皮、脐）　抚芎　白芷　甘草各二两

【用法】研为细末，每服一钱，葱茶或薄荷汤调下。

◆**醒心散**《东医宝鉴》

【主治】心虚热。

【功效】补心肺，清虚热，养阴安神。

【药物及用量】人参　麦门冬　远志　茯神　五味子　石菖蒲　生地黄各等量

【用法】清水煎服。

◆**醒消丸**《外科全生集》

【主治】痈肿及翻花起肛，久烂不堪者。

【功效】消散壅滞。

【药物及用量】乳香（去油）　没药（去油）各一两　麝香一钱五分（一作三分）　雄精五钱　黄米饭一两

【炮制】先将乳、没、雄三味各研称准，再合麝香共研，煮烂黄米饭一两，入末捣为丸，如莱菔子大，晒干（忌烘）。

【用法】每服三钱，热陈酒送下，醉覆取汗，酒醒痈消，孕妇忌服。

◆**醒脾丸**《类证普济本事方》

【主治】小儿慢脾风，或吐利后虚困昏睡，欲生风痫。

【功效】通气，醒脾。

【药物及用量】厚朴　白术　天麻　硫黄（入豆腐中煮三五沸）　全蝎　防风　官桂　人参各一钱

【炮制】共研细末，酒浸蒸饼为丸，如鸡头大。

【用法】每服一丸，捶碎，温米饮送下。

◆**醒脾益胃汤**《疡医大全》

【主治】溃疡脾胃虚弱，过伤饮食生冷，以致胸膈不宽，四肢面目浮肿，小便不利。

【功效】醒脾益胃，化湿消滞。

【药物及用量】人参　白茯苓　白术　山药　广陈皮　半夏　老黄米（炒）各一钱　苍术　厚朴　泽泻　广木香　麦芽　苏子　猪苓　山楂各五分

【用法】加生姜三片，灯心二十根，清

水煎，食前服。

◆**醒脾散**《省翁活幼口议》

【主治】吐泻不止，痰作惊风，脾困不食。

【功效】通气行滞，健胃醒脾。

【药物及用量】白术　人参　甘草（炙）　净陈皮　白茯苓　全蝎各五钱　半夏曲　木香各一分　白附（炮）四个　天南星（泡，一作二个）一个　陈仓米一百粒（一方无陈仓米，加莲肉一钱；一方无白术、半夏，加石莲肉、石菖蒲各一钱；一方加天麻、僵蚕，无陈皮、半夏、陈米）

【用法】研为末，每服一钱，清水半盏，加生姜一片，大枣半个，煎至二分，时时服之。顿服则吐，有热去木香。

◆**醒脾散**《幼幼新书》引《刘氏家传方》

【主治】病后神错目慢，贪睡多困，脉弱，有痰涎。

【功效】醒脾养胃，止吐利，进饮食。

【药物及用量】人参（去芦）　白茯苓（去皮）　藿香叶　白术　甘草（炙）各五钱　丁香四十粒（不见火）　天南星八钱（锉作小块，纸裹水湿透，炮过）　缩砂仁四十粒

【用法】碎散，每服二钱，清水一大盏，加生姜三片，冬瓜子仁五十粒，掐碎，慢火煎至七分。空腹时缓缓服之，急必吐。

◆**醒脾散**《幼幼新书》引《茅先生方》

【主治】调理百病。

【功效】醒脾益胃，化湿消滞。

【药物及用量】木香　白术（并湿纸裹煨）　人参　茯苓　草果子　甘草（炙）　陈橘皮　紫苏子各等量

【用法】研为末，每服一钱，清水六分，加生姜一片，大枣半个，煎至四分，口服。

◆**醒脾散**《证治准绳》

【主治】小儿惊搐后不语。

【功效】调气，和脾。

【药物及用量】甘草（炙）一钱　冬瓜子　防风各五钱　人参一分

【用法】研为细末，每服一钱，清水一盏，竹叶数片，灯心少许，煎至七分去滓，食后临卧时温服。

◆**醒脾散**《朱氏集验方》

【主治】慢惊，吐泻不止。

【功效】化湿和胃。

【药物及用量】肉豆蔻　槟榔各一个　胡椒二十四粒　茯苓二钱　木香　藿香各一钱

【用法】上六味，为末，每一钱，用水一盏煎，温服。

◆**醒脾散**《永类钤方》

【主治】吐泻脾虚，多困不乳，欲生风喉。

【功效】健脾止泻。

【药物及用量】人参　白术　白茯苓　山药　扁豆　白附　僵蚕　藿香　甘草　升麻　酸枣仁各等量

【用法】上一十一味，修制为末，三岁一钱，冬瓜子三七粒，水半盏，煎服。

◆**醒脾散**《省翁活幼口议》

【主治】婴孩小儿，吐泻不止，痰作惊风，脾困昏沉，默默不食。

【功效】健脾化痰，息风。

【药物及用量】木香（炮）一钱　全蝎（炒）半钱　天麻（炒）一钱　人参一分　白茯苓一钱　白术（炒）一钱　甘草（炙）一钱　白僵蚕（炒）一钱　白附子（炮）一钱

【用法】上九味，为末，每服半钱，大者加服水少许，枣子同煎，至五七沸，无时服。

◆**醒脾汤**《外科正宗》

【主治】怀抱郁结，思虑伤脾，致脾气不行，逆于肉里，乃生壅肿，疼痛不眠，心烦不安，神气不清。

【功效】调气散滞，和脾清热。

【药物及用量】人参　白茯神　白术　嫩黄芪（蜜炙）　酸枣仁（炒研）　远志肉各一钱　地骨皮七分　桔梗　柴胡　川黄连　广木香　甘草（炙）　香附各五分

龙眼肉七枚

【用法】加生姜三片，大枣二枚，清水二盅，煎至八分，不拘时服。

◆**醒脾饮子**《妇人大全良方》

【主治】妊妇阻病，呕逆不食，甚者中满，口中无味，或作寒热。

【功效】降气止呕。

【药物及用量】草豆蔻（以湿纸裹，灰火中煨令纸干，取出，去皮用）　厚朴（制）各半两　干姜三分　甘草一两一分

【用法】上四味，为细末，每服二大钱，水一大盏，枣二个，生姜三片，煎至八分，去滓呷服。

◆**醒风汤**《朱氏集验方》

【主治】诸风痰作，头目眩晕。

【功效】祛风化痰止眩。

【药物及用量】南星四两（生，去皮用）　防风二两　甘草一两

【用法】上三味，㕮咀，每服五钱，水两盏，姜十片，同煎七分，去滓，温服，不拘时。气不升降者，加木香二钱半；面如虫行者，加全蝎一钱。

◆**薄荷散**《普济方》

【主治】小儿疮疹。

【功效】透肌表，散热毒。

【药物及用量】薄荷叶一两　麻黄（去节）　甘草（炙）各五钱

【用法】研为细末，每服二钱，清水一中盏，加大枣二枚，生姜三片，煎至六分，去滓温服，每日二三次。

◆**薄荷散**《幼幼新书》引《家宝方》

【主治】鼻塞不通及夹惊伤寒，极热变蒸。

【功效】祛风散寒，通滞涤痰。

【药物及用量】薄荷叶五钱　羌活　麻黄（去节）　甘草　僵蚕（炒）各一钱　天竺黄　白附子（煨）各二钱五分（一方有柴胡、台芎、桔梗、茯苓，无僵蚕、竺黄、白附子）　全蝎（炒）各二钱

【用法】研为末，薄荷汤调下，热极生风者加竹沥少许。

◆**薄荷散**《活幼心书》

【主治】阳证脱肛。

【功效】清肠热，收脱肛。

【药物及用量】薄荷　骨碎补（去毛）各五钱　金樱刺根七钱五分　甘草二钱五分

【用法】将前药锉碎，每服二钱，以清水一盏，入无灰酒一大匙，煎至七分，空腹或不拘时温服。

◆**薄荷煎**《御药院方》

【主治】头目昏眩，口舌生疮，痰涎壅塞，咽喉肿痛，除风热，消疮疹。

【功效】除风热，消疮疹。

【药物及用量】薄荷（取头末二两半）一斤　川芎（取末二钱）半两　脑子半钱（研）　甘草（取末二钱半）半两　缩砂仁（取末二钱）半两

【用法】上五味，将上项药，拌和令匀，于药末内称出半两为衣，用白沙生蜜五两半和成剂，用明净水于器盒内盛，上面放药，昼夜不歇，每两裁作二十块，每服三块，细嚼噙化亦得。

◆**薄荷煎丸**《太平惠民和剂局方》

【主治】遍身麻痹，百节酸疼，头昏目眩，鼻塞脑痛，语言声重，项背拘急，皮肤瘙痒，或生瘾疹及肺热喉腥，脾热口甜，胆热口苦；又治鼻衄唾血，大小便出血及伤风，并沐浴后。

【功效】消风热，化痰涎，利咽膈，清头目。

【药物及用量】川芎三十两　缩砂仁五两　龙脑薄荷叶（去土）十斤　桔梗五十两　甘草（炙）四十两　防风（去苗）三十两

【用法】上六味，为末，炼蜜丸，每两作三十丸，每一丸细嚼，茶酒任下。

◆**薏苡仁丸**《小儿卫生总微论方》

【主治】小儿肝气怯弱，致筋脉挛缩，两手伸展无力。

【功效】祛风，养血，和肝，利筋。

【药物及用量】薏苡仁（汤浸，去皮）　当归　秦艽　防风　酸枣仁　羌活各等量

【炮制】共研细末，炼蜜为丸，如芡实大。

【用法】每服一丸，至二丸，不拘时麝香、荆芥汤送下。

◆**薏苡丸**《朱氏集验方》

【主治】痰吐臭秽及咯血。

【功效】排脓祛浊。

【药物及用量】薏苡仁一两　生姜（切小块）半斤

【用法】上二味，将手帕裹，饭上蒸，以米熟为度，生姜不用，却以麦门冬、天门冬二件，去心，生地黄各三两，为一处，捣取自然汁，入生蜜、人参末各一两，打和，入薏苡仁，蒸干，每服三四十丸，生姜汤下。

◆**薏苡仁丸**《小儿卫生总微论方》

【主治】手拳不展。

【功效】养血舒筋，祛风除湿。

【药物及用量】薏苡仁（汤浸，去皮）　当归（洗，焙）　秦艽（去苗）　防风　酸枣仁（炒）　羌活各等量

【炮制】共研细末，炼蜜为丸，如芡实大。

【用法】每服一丸至二丸，不拘时麝香、荆芥汤化下。

◆**薏苡仁丸**《类证普济本事方》

【主治】胁痛及手足枯悴。

【功效】养血，调气，舒筋。

【药物及用量】薏苡仁　甘草各一两　石斛（用细者）二钱　牛膝　生地黄各三钱　附子　细辛　人参　枳壳　柏子仁　川芎　当归各五钱

【炮制】共研细末，炼蜜为丸，如梧桐子大。

【用法】每服三四十丸，食前温酒送下，每日三次，以丸子食前煮散，食后相兼服尤佳。

◆**薏苡仁丸**《太平圣惠方》

【主治】腲腿风，体虚风邪所攻，肌肉肿满，腰脚无力，骨节缓弱，四肢湿痹。

【功效】祛风除湿，通络止痛。

【药物及用量】薏苡仁二两　天雄（炮裂，去皮、脐）一两　威灵仙一两　汉防己一两　槟榔一两　防风（去芦头）半两　羌活半两　石斛（去根，锉）半两　枳壳（麸炒微黄，去瓤）半两　桂心半两　赤芍半两　牛膝（去苗）三分　当归三分　赤茯苓半两

【用法】上一十四味，捣罗为末，炼蜜和捣二三百杵，丸如梧桐子大，每于食前，以温酒下三十丸。

◆**薏苡仁酒**《类证活人书》

【主治】脚痹。

【功效】和血气，散风湿，清热除痹。

【药物及用量】薏苡仁　牛膝各二两　海桐皮　五加皮　独活　防风　杜仲各一两　生地黄一两五钱　白术五钱　枳壳一两

【用法】研为粗末，入生绢袋内用好酒五升，浸，春秋冬二七日，夏月热盛，分作数帖，逐贴浸酒，每服一盏或半盏，空腹时温服。每日三四次，常令酒气不绝，久服觉皮肤下如数百条虫行及风湿气散之感。

◆**薏苡仁散**《类证普济本事方》

【主治】走疰，脚气冲心。

【功效】和血气，散风湿。

【药物及用量】薏苡仁一两　当归　小川芎　干姜　茵芋　甘草　官桂　川乌　防风　人参　羌活　白术　麻黄　独活各五钱（一方无茵芋、人参）

【用法】研为细末，每服二钱，空腹临卧温酒调下，每日三次。

◆**薏苡仁散**《证治准绳》引《心印绀珠》

【主治】筋脉拘挛，久风湿痹。

【功效】清热舒筋。

【药物及用量】薏苡仁一升

【用法】捣散，清水二升，取末数匙，作粥，空腹时食。

◆**薏苡仁散**《医学正传》

【主治】咯血。

【功效】补肺止血。

【药物及用量】薏苡仁（为末）　熟猪肺（切）

【用法】以肺蘸末，空腹时食之。

◆**薏苡仁散**甲《太平圣惠方》

【主治】肉实极，肌肤淫淫如鼠走，津液开泄，或时麻痹不仁，四肢急痛。

【功效】和热气，散风湿。

【药物及用量】薏苡仁　石膏（煅）　川芎　肉桂　防风　防己　羚羊角（锉）　赤芍　杏仁（去皮麸炒）　甘草（炙）各等量　当归一两

【用法】清水煎服。

◆**薏苡仁散**乙《太平圣惠方》

【主治】小儿经络不舒。

【功效】祛风养血，清热舒筋。

【药物及用量】薏苡仁七钱五分　秦艽　防风　酸枣仁（微炒）　甘草（微炙赤）各五钱　当归（焙）　桂心各二钱五分

【用法】为散，每服一钱，清水一小盏，煎至五分，不拘时温服，量儿大小加减。

◆**薏苡仁散**丙《太平圣惠方》

【主治】小儿阴癞肿硬，或时疼闷。

【功效】软坚消肿。

【药物及用量】薏苡仁　赤芍　土瓜根　黄芩（去黑心）　蛇床子（微炒）　地肤子　桔梗（去芦头）各三分

【用法】上七味，捣细罗为散，一二岁，每服空心，以温酒调下半钱，日午晚后再服，量儿大小，以意加减。

◆**薏苡仁散**丁《太平圣惠方》

【主治】中风身如角弓反张，心胸满闷。

【功效】祛风养血，通络止痉。

【药物及用量】薏苡仁一两　芎䓖一两　当归三分　桂心一两　细辛三分　前胡三分（去芦头）　羌活三分　茵芋三分　甘草半两（炙微赤，锉）　生干地黄三分　萆薢三分　羚羊角屑三分

【用法】上一十二味，捣粗罗为散，每服四钱，以水一中盏，入生姜半分，煎至六分，去滓，稍热服，不拘时。

◆**薏苡仁散**戊《太平圣惠方》

【主治】体虚风邪所中，攻走皮肤，状如针刺，四肢不仁，筋脉拘急。

【功效】祛风除湿，温经止痛。

【药物及用量】薏苡仁二两　独活一两　茵芋一两　细辛一两　桂心一两　侧子（炮裂，去皮、脐）一两　防风（去芦头）一两　酸枣仁（微炒）一两　麻黄（去根节）一两　五加皮一两　羚羊角屑一两　甘草（炙微赤，锉）半两

【用法】上一十二味，捣粗罗为散，每服四钱，以水一中盏，入生姜半分，煎至六分，去滓，不拘时，温服。

◆**薏苡仁汤**《医学纲目》

【主治】筋挛，不可屈伸。

【功效】活血气，舒筋络。

【药物及用量】薏苡仁　白蔹　芍药　桂心　酸枣仁　干药　牛膝　甘草各一两　附子三枚（一方有车前子）

【用法】㕮咀，醇酒二斗，渍一宿，微火煎二沸，每服一升，日三次。扶杖起行，不耐酒服五合。

◆**薏苡仁汤**《外科发挥》

【主治】肠痈脐突，腹痛烦躁，或胀满不食，小便涩滞，或淋刺痛及妇人孕痈。

【功效】消瘀解毒，利湿通淋。

【药物及用量】薏苡仁　瓜蒌仁（一作四钱）各三钱　牡丹皮　桃仁泥各二钱（一方作各三钱，一方有白芍一钱）

【用法】清水二盅，煎至一盅，不拘时服。

◆**薏苡仁汤**《奇效良方》

【主治】中风，手足流注疼痛，麻痹不仁，难以屈伸。

【功效】行血气，散风湿。

【药物及用量】薏苡仁一两（姜汤泡）　芍药（酒洗）　当归各一钱五分　麻黄（去节）　桂各八分　苍术（去皮，芝麻拌炒）一钱　甘草（炙）七分　生姜七片

【用法】清水煎，不拘时服。自汗加石膏，烦热疼痛加黄柏（酒制），厥冷拘急加熟附子。

◆**薏苡仁汤**《医方类聚》

【主治】风肿在脾，唇口瞤动或生结核，或为浮肿。

【功效】清热解毒，利水除痹。

【药物及用量】薏苡仁　防己（一作汉防己）　赤小豆　甘草（炙）各一钱五分

【用法】清水煎服。

◆**薏苡仁汤**《瑞竹堂经验方》

【主治】手足流注疼痛，麻痹不仁，难以屈伸。

【功效】祛风除湿，止痛。

【药物及用量】薏苡仁（去皮）一两　当归（去芦）一两　芍药　麻黄（去节）　肉桂（去粗皮）各一两　甘草（去皮，一两，微炒）　苍术（去粗皮，四两，米泔浸一宿，炒）

【用法】上七味，㕮咀，每服五钱，水二盏，生姜五七片，煎至七分，去滓，食前温服，若病人汗出者，减麻黄，病人内热者，减桂，看虚实加减服之。

◆**薏苡仁粥**甲《食医心鉴》

【主治】中风，言语謇涩，手足不遂，大肠壅滞。

【功效】祛湿润肠行滞。

【药物及用量】薏苡仁三合　冬麻子半升

【用法】上二味，以水三升，研滤麻子取汁，用煮薏苡仁，煮粥，空心食之。

◆**薏苡仁粥**乙《食医心鉴》

【主治】中风，头痛心烦，若不下食，手足无力，筋骨疼痛，口面歪，言语不正。

【功效】祛风利湿止痛。

【药物及用量】葱白　薄荷各一握　牛蒡根（切）五合　豉三合　薏苡仁（捣）三合

【用法】上五味，以水四升，煮葱白、牛蒡根、蒌诃等，取汁二升半，去滓，投薏苡仁煮粥，空心食之。

◆**薏苡仁粥**丙《太平圣惠方》

【主治】中风，筋脉挛急，不可屈伸及风湿等。

【功效】祛风化湿除痹。

【药物及用量】薏苡仁二合　薄荷一握　荆芥一握　葱白一握　豉一合

【用法】上五味，先以水三大盏，煎薄荷等取汁二盏，入薏苡仁，煮作粥，空腹食之。

◆**薏苡瓜瓣汤**《张氏医通》

【主治】肠痈。

【功效】消瘀解毒排痈。

【药物及用量】薏苡仁三合　瓜瓣六合　牡丹皮　桃仁各一两（一方有芒硝六钱）

【用法】清水煮，分二服。

◆**薏苡附子败酱散**《金匮要略》

【主治】肠痈。

【功效】消瘀解毒排痈。

【药物及用量】薏苡仁（炒）十分　附子（炮）二分　败酱五分

【用法】杵为散，每服方寸匕，清水二升（一作二合），煎减半，顿服，小便当下（后人改为三味各一两一分，每服四钱，清水一盏半，煎至七分去滓，空腹时服）。

◆**薏苡附子散**《金匮要略》

【主治】胸痹缓急。

【功效】调气舒结。

【药物及用量】薏苡仁十五两　大附子（炮，一作三枚）十枚

【用法】杵为散，每服方寸匕，每日三次。

◆**薏苡败酱汤**《千金方》

【主治】肠痈未溃。

【功效】宣壅，消瘀，解毒，清肠。

【药物及用量】薏苡仁　桔梗　麦门冬各一两　败酱　牡丹皮　茯苓　甘草　生姜各六钱　丹参　芍药各一两二钱　生地黄一两五钱

【用法】清水煎，分三服，每日三次。

◆**薏苡汤**《仁斋直指方》

【主治】肺痈，唾吐脓血。

【功效】清热排脓。

【药物及用量】薏苡二合　黑豆百粒　乌梅一个

【用法】上三味，水二盏，煎一盏，入透明阿胶、生蒲黄各一钱，再煎沸，食后服。

◆**薤白汤**《千金方》

【主治】产后胸中烦热逆气。

【功效】利气清热，宽中行气。

【药物及用量】薤白　半夏　甘草　人参各一两　瓜蒌根二两　麦门冬五合

【用法】㕮咀，清水一斗三升，煮取四

升去滓，分五服，日三夜二次，热甚加知母一两。

◆**薤白汤**《圣济总录》

【主治】久患咳嗽，肺虚将成劳瘵，吐血。

【功效】补肺止咳止血。

【药物及用量】鳖甲（去裙襕，醋炙）　阿胶（炙令燥）各二两　鹿角胶（炙令燥）　甘草（炙，锉）各一两

【用法】上四味，粗捣筛，每服二钱匕，水一盏，入薤白二寸，同煎至七分，去滓，食后临卧服。

◆**薤白汤**《朱氏集验方》

【主治】妇人血虚劳倦。

【功效】补肾养血，益气疗虚。

【药物及用量】鹿角胶　当归　黄芪　肉桂　干地黄　石斛　木香　白术　白茯苓　鳖甲（醋炙）　秦艽　川巴戟　柑子皮各一两　牡丹皮　天仙藤　甘草各半两　人参二钱　枳壳三钱

【用法】上一十八味㕮咀，每服三钱，水一盏半，生姜九片，薤白三寸，煎七分，去滓，空心服。

◆**薤白粥**《古今医统大全》

【主治】反胃，无问新久冷热。

【功效】滑利，止呕。

【药物及用量】薤白二茎　鸡子白二枚　人参二钱　白粟米二两

【用法】煮粥食之。

◆**薤白粥**甲《食医心鉴》

【主治】产后赤白痢，脐腰痛。

【功效】通阳行气止痢。

【药物及用量】薤白切一升　红米三合

【用法】煮粥空腹食之。

◆**薤白粥**乙《食医心鉴》

【主治】血痢，日夜百余行。

【功效】升阳止痢。

【药物及用量】葛粉三两　蜜一两

【用法】上二味，以新汲水四合搅调，空心，顿服之。

◆**薤白粥**《必用全书》

【主治】老人肠胃虚冷，泻痢水谷不止。

【功效】通阳止痢。

【药物及用量】薤白（细切）一升　粳米四合　葱白（细切）三合

【用法】上三味，相和，作羹，下五味椒酱姜，空心食，常作之效。

◆**薤白饮子**甲《太平圣惠方》

【主治】产后赤白痢，心腹㽲痛，不能饮食。

【功效】通阳行气，燥湿止痢。

【药物及用量】薤白（切）二合　甘草（炙微赤，锉）半两　黄连（去须，微炒）一两　当归（锉，微炒）一两　木香半两

【用法】上五味，细锉和匀，分为六服，每服以水一中盏，煎至六分，去滓，温服，不拘时。

◆**薤白饮子**乙《太平圣惠方》

【主治】妊娠下痢赤白，腹痛。

【功效】调和气血。

【药物及用量】薤白（切）一合　甘草（炙微赤，锉）半两　当归（锉，微炒）一两　地榆（锉）一两　糯米一合

【用法】上五味，以水三大盏半，煎取二盏，去滓，不拘时，分温五服。

◆**薯蓣丸**《金匮要略》

【主治】虚劳诸不足及风气百疾。

【功效】补虚。

【药物及用量】薯蓣三十分（一作二钱）　人参　阿胶各七分（一作各五分）　白术　芍药　芎䓖　麦门冬　杏仁　防风各六分（一作各四分）　茯苓　桔梗　柴胡各五分（一作各四分）　甘草（炙，一作一钱二分）二十分　当归　干地黄　桂枝　神曲　大豆黄卷各十分（一作各七分五厘）　干姜三分（一作二分）　大枣（为膏，一作五十枚）一百枚　白蔹二分（一作一分五厘）

【炮制】共研末，炼蜜为丸，如弹子大。

【用法】每服一丸，空腹时温酒送下，一百丸为剂。

◆**薯蓣丸**《太平圣惠方》

【主治】消肾，小便滑数，四肢少力，羸瘦困乏，全不思食。

【功效】补肾止渴。

【药物及用量】薯蓣一两　鸡肶胵（微炙）一两　牡丹皮半两　黄芪（锉）半两　瓜蒌根半两　白龙骨半两　白茯苓半两　山茱萸半两　麦门冬（去心，焙）二两　熟干地黄一两　桂心半两　泽泻半两　附子（炮裂，去皮、脐）半两　枸杞子半两

【用法】上一十四味，捣罗为末，炼蜜和捣三五百杵，丸如梧桐子大，每于食前服，以清粥下三十丸。

◆**薯蓣散**《千金方》

【主治】头目有风，牵引目睛疼痛，偏视不明。

【功效】祛风除湿止痉。

【药物及用量】薯蓣三两　细辛一两半　秦艽　天雄各二两　独活　桂心　山茱萸各二两半

【用法】上七味，治下筛，酒服方寸匕，日三服。

◆**薯蓣散**《太平圣惠方》

【主治】头面风，目眩耳聋。

【功效】祛风通络，清利头目。

【药物及用量】薯蓣一两　防风（去芦头）一两　细辛半两　山茱萸半两　川升麻半两　甘菊花半两　蔓荆子半两　藁本半两

【用法】上八味，捣细罗为散，不拘时，以温酒调下二钱。

◆**薯蓣汤**《千金方》

【主治】心中惊悸，而四肢缓，头面热，心胸痰满，头目眩冒，如欲摇动。

【功效】益气养阴，行气除惊。

【药物及用量】薯蓣　麦门冬　人参各四两　生地黄　前胡　芍药各八合　枳实　远志　生姜各三分　茯苓　茯神各六分　半夏五分　甘草　黄芩　竹叶各二分　秫米三合

【用法】上一十六味，㕮咀，取江水，高举手扬三百九十下，量取三斗，煮米，减一斗，内半夏，复减九升，去滓下药，煮取四升，分四服，无江水处，以千里东流水代之，挍手令上头也。

◆**薯蓣酒**《食医心鉴》

【主治】头风，口动眼瞤，脚膝顽痹无力，小便数。

【功效】祛风补虚。

【药物及用量】生薯蓣半斤（去皮）　酒三升

【用法】上二味，以酒一升，煎一沸，下薯蓣，添酒，薯蓣熟，入酥蜜、葱、椒、盐，空心服之。

◆**薯蓣拨粥**《太平圣惠方》

【主治】心虚，风眩头痛。

【功效】补虚止眩。

【药物及用量】生薯蓣（不限多少，去皮，磨如稀面）

【用法】上一味，和白面，作拨粥于豉汁中煮，入五味调和食之。

◆**獭肝丸**《外台秘要》

【主治】食鱼脍生瘕，常欲食脍者。

【功效】消瘕。

【药物及用量】獭骨肝肺　干蓝　大黄各八分　芦根　鹤骨各七分　桔梗　干姜　桂心各四分　斑蝥（炙）二十一枚

【炮制】共研细末，炼蜜为丸，如梧桐子大。

【用法】每服十丸，至十五丸，温酒送下，一日二次。

◆**獭肝丸**《全国中药成药处方集》

【主治】冷劳尸疰，鬼疰。

【功效】补虚，辟疰。

【药物及用量】獭肝（新鲜者）一具

【炮制】阴干，陈酒蒸透，神曲糊打丸，如梧桐子大。

【用法】每服二钱，熟汤送下，一日三次。

◆**獭肝丸**甲《太平圣惠方》

【主治】妇人骨蒸劳热，体瘦烦疼，不欲饮食。

【功效】清退热，降骨蒸，除烦。

【药物及用量】獭肝（微炙）一具　柴胡（去苗）一两半　知母一两　地骨皮一两　栀子仁一两　犀角屑一两　天灵盖一两（涂酥炙微黄）　黄芪（锉）三分　鳖甲（涂

醋，炙令黄，去裙襕）一两半　川升麻一两　桃仁（汤浸，去皮尖、双仁，麸炒微黄）一两　甘草（炙微赤，锉）半两　朱砂一两（细研，水飞过）　麝香（细研）一分

【用法】上一十四味，捣罗为末，炼蜜和捣二三百杵，丸如梧桐子大，每服不拘时，以温水下三十丸。

◆**獭肝丸**乙《太平圣惠方》

【主治】小儿骨热羸瘦，虽食不生肌肉。

【功效】消积生肌。

【药物及用量】獭肝（微炙）半两　麦门冬（去心，焙）一两　人参（去芦头）半两　黄芩半两　黄连（去须）半两　龙胆（去芦头）半两　白术半两　柴胡（去苗）三分　枳壳（麸炒微黄，去瓤）半两　鳖甲（涂醋，炙令黄，去裙襕）半两　桃仁（汤浸，去皮尖、双仁，麸炒微黄）一十枚

【用法】上一十一味，捣罗为末，炼蜜和丸，如绿豆大，每服以温水下七丸，日三服，更随儿大小，以意加减。

◆**獭肝散**《肘后备急方》

【主治】冷劳尸疰，鬼疰。

【功效】补虚，辟疰。

【药物及用量】獭肝（炙干）一具

【用法】研为末，每服方寸匕，清水调下，每日三次。

◆**豮猪肝丸**《杂病源流犀烛》

【主治】癥瘕。

【功效】消瘕。

【药物及用量】豮猪肝一具（可十两者）

【炮制】用巴豆五十粒去皮，扎于肝内，米醋三碗，煮肝极烂，去巴豆，入京三棱末和令得所，为丸如梧桐子大。

【用法】每服五丸，食前温酒送下。

◆**鲮鲤甲丸**《太平圣惠方》

【主治】白癞。

【功效】消癞。

【药物及用量】鲮鲤甲三片　蝮蛇半条　魁蛤半枚　生水蛭　蜘蛛　斑蝥（去头足翅）　虻虫（去足翅）各二个　生蛴螬三个　蜈蚣一条　石膏一两（另研水飞）　白矾（枯）　滑石　川芒硝　滑石　水银（与硝石点楮汁，研令星尽）　龙骨（研）　川大黄　黄连　桂心各五钱　附子（炮去皮、脐）二枚　雷丸十枚　巴豆十二粒（去皮心膜油）　川椒二钱五分

【炮制】共研细末，炼蜜为丸，如梧桐子大。

【用法】每服二丸，空腹临卧熟汤送下，一日二次。

◆**瘿囊方**《杂病源流犀烛》

【主治】结囊如瘿，皮色不变，不痛不痒。

【功效】消肿，软坚散结。

【药物及用量】青木香（另研）四钱　雄黄（另研）五钱　海南槟榔（切片，晒研）
昆布（洗淡，焙研）　海蛤（煅研）　白蔹（酒炒研）　半夏曲（姜汁炒研）各八钱　桂心　白芥子各二钱五分

【用法】每服二钱，食后温酒调下，忌大荤面食。

◆**颠倒散**《医宗金鉴》

【主治】酒齄鼻及肺风粉刺。

【功效】消斑点。

【药物及用量】大黄　硫黄各等量

【用法】研为细末，和匀再研，凉水调敷。

◆**壁土散**《圣济总录》

【主治】肛门脱出。

【功效】温肠固脱。

【药物及用量】故屋东壁上土五合　皂荚（各长一尺者）三挺

【用法】上二味，捣罗土为细末，敷肛头，取皂荚炙暖，更互熨入，则止。

◆**橐籥丸**《御药院方》

【主治】胸膈不利，痞闷结胸，产后吐逆，阴阳不调，男子气痛及诸呕吐，升降阴阳。

【功效】行气导滞，升降阴阳。

【药物及用量】硫黄一两　水银一两（二味同研结成砂子）　木香　当归　肉桂

(去粗皮) 藿香叶各半两 大黄(湿纸裹,连灰,火内煨熟,去纸)一两

【用法】上七味,为细末,炼蜜为丸,如弹子大,每两作十丸,每服一丸,生姜米饮化下。

十 七 画

◆**薷苓汤**《太平惠民和剂局方》

【主治】暑泻。

【功效】升阳,化湿,解暑。

【药物及用量】香薷 猪苓 赤茯苓 厚朴 白术 扁豆子 黄连(姜制)各一钱 泽泻二钱二分

【用法】清水煎服。

◆**擦牙益笑散**《中国医学大辞典》

【主治】心、肝、肾诸火牙痛,久擦固齿杀虫。

【功效】养血,清火,杀虫。

【药物及用量】桂圆一斤 食盐四两

【用法】火煅研细粉,冰片随加,每日早晨擦牙。

◆**擦面神丹**《杂病源流犀烛》

【主治】火热所滞,面生紫块,如钱大,或满面俱有。

【功效】宣壅,清血,消积。

【药物及用量】野大黄(取汁)四两 穿山甲(烧存性)十片 川椒末五钱 生姜(取汁)三两

【用法】和研,生绢色擦,如干,入醋润湿,数次如初。

◆**擦牙散**《疡医大全》

【主治】牙齿松动。

【功效】疏风,清热,悦胃,固齿。

【药物及用量】藿香 北细辛 沉香 白芷 青盐 广木香 破故纸各三钱 石膏(煅)一斤

【用法】研细,早晚擦牙。

◆**燥湿汤**《审视瑶函》

【主治】大眦之间生一漏,时流血而血色紫晕。

【功效】化湿清热。

【药物及用量】川黄连(炒)一钱 苍术(泔水制) 白术(土炒) 陈皮各八分 白茯苓 半夏 枳壳 栀子仁(炒黑)各七分 细甘草三分

【用法】清水二杯,煎至八分,去滓热服。

◆**燥湿汤**《杂病源流犀烛》

【主治】泄泻。

【功效】和脾,燥湿止泻。

【药物及用量】白术 白芍 白茯苓 陈皮 甘草(炙)各三钱

【用法】清水煎服。

◆**燥肠丸**《烟霞圣效方》

【主治】脏腑虚滑,冷痢不瘥。

【功效】除寒,涩肠,止痢。

【药物及用量】乌头(炮,去皮) 硫黄(焙瘾去滓,再炒,为末)一个 黄丹 矾灰各四两

【用法】上四味,同为末,醋糊丸,梧桐子大,空心,米饮下五十丸。

◆**泻肝丸**《眼科龙木论》

【主治】瞳仁干涩,外障黑色者。

【功效】疏肝和脾,调气化障。

【药物及用量】干山药二两 人参 茯苓 石决明各一两五钱 五味子 细辛各五钱 车前子一两

【炮制】共研细末,炼蜜为丸,如梧桐子大。

【用法】每服二钱,空腹时米汤送下。

◆**泻肝汤**

【主治】瞳仁干涩,外障白色者。

【功效】和血,清热,泻肝。

【药物及用量】黄芩 地骨皮 麦门冬 知母 黑参各一钱 赤芍 茺蔚子各一钱五分

【用法】研为粗末,清水二盏,煎至一

盏去滓，食后温服。

◆**螵蛸散**《瑞竹堂经验方》

【主治】头上疮，俗名粘疮。

【功效】化湿解毒。

【药物及用量】海螵蛸二钱　白胶香　轻粉各五钱

【用法】研为细末和匀，先用清油润疮，后掺药只一上可愈。

◆**螵蛸散**《景岳全书》

【主治】湿热生疮，毒水淋沥，或下部肾囊足股肿痛，下疳诸疮。

【功效】化湿邪，解热毒。

【药物及用量】海螵蛸（不必浸淡）　人中白（或人中黄）各等量

【用法】研为细末，先以百草多煎浓汤，乘热熏洗后，以此药掺之；如干者，以麻油或熟猪油、蜜水俱可调涂；如肿而痛甚者，加片冰少许更妙；若湿疮脓水甚者，加密陀僧等量；或煅过官粉亦可，或煅炉甘石更佳。

◆**螵蛸散**《直指小儿方》

【主治】斑疮翳眼。

【功效】温阳化浊。

【药物及用量】真桑螵蛸（炙焦，研）一分

【用法】上细末，入麝少许，每服一钱，米泔温调，临睡服。

◆**螺灰散**《奇效良方》

【主治】瘰疮。

【功效】化湿解毒。

【药物及用量】大田螺一个

【用法】连壳烧存性，研为细末，破者干贴，未破者香油调敷。

◆**螺壳散**《太平圣惠方》

【主治】湿癣痒甚。

【功效】化湿，解毒，清热。

【药物及用量】螺壳一两　乱发灰　龙胆末　胡粉（另研）各五钱

【用法】研为细末，令研油淀和涂。

◆**䗪虫散**《太平圣惠方》

【主治】舌肿满口，不得语。

【功效】消瘀散热。

【药物及用量】䗪虫（炙）五枚　盐二两

【用法】研为细末，清水二盏，煎十沸去滓，含冷吐去，以瘥为度。

◆**豁痰丸**《养生主论》

【主治】一切痰疾。

【功效】祛风，通滞，涤痰。

【药物及用量】柴胡（洗去土并苗）　半夏（洗去滑）各四两　黄芩（去内外腐）三两　人参（去芦，风壅者不用）　赤甘草带根　紫苏陈皮（去白）　厚朴（去秦皮，姜汁制）　南星（去脐）各二两　薄荷叶一两五钱　羌活（去芦，甚怒气者不用）　枳壳（去瓤，麸炒）各一两　茯苓五分

【用法】清水煎服，中风者去陈皮，加独活，胸膈不利者去陈皮，加赤茯苓（去皮）、枳实（去瓤，麸炒）；内外无热者去黄芩；虚弱有热者勿去黄芩，加南木香。一切滚痰气之药，无有出其右者，气无补法之说，正恐药味窒塞之故，是以选用前药之味，并是清疏温利，性平有效者也。

◆**豁痰汤**《袖珍方》

【主治】风痰不下。

【功效】祛风化痰散结。

【药物及用量】荆芥四两　白矾半两（生）　槐角二两（生）　陈皮一两　半夏二两半

【用法】上五味为末，水糊为丸，如梧桐子大，每服五十丸，姜汤送下。

◆**豁痰丸**《仁斋直指方》

【主治】顽痰壅盛。

【功效】祛风化痰散结。

【药物及用量】南星三两　半夏二两（各锉作大片，用浓皂角水浸一宿，焙干为末）　白附子　川灵脂　直僵蚕（炒去丝）　华阴细辛　白矾（煅枯）各一两　全蝎（焙）三钱半

【用法】上八味为末，皂角浆煮面糊为丸，梧桐子大，每二三十丸，姜汤下。

◆**鞠䓖丸**《本草方》

【主治】脾胃中风湿，脏腑滑泻，并治飧泄。

【功效】健脾阳，祛风湿。

【药物及用量】神曲　芎䓖　附子　白术各等量

【炮制】共研末，面糊为丸，如梧桐子大。

【用法】每服三五十丸，温米饮送下。

◆**麋角丸**《千金方》

【主治】腹内诸疾。

【功效】培理心身，长生不老。

【药物及用量】麋角（炙黄另捣，取净末二两）一对　槟榔（另捣取净末）　通草　秦艽　人参　菟丝子（酒浸，另捣）　肉苁蓉（酒浸祛腐）　甘草各二两

【炮制】先以麋角、槟榔共煎一食时，顷似稠粥即止火。少待热气歇，即投后六味搅令，相得仍待，少时渐稠黏堪作丸，如梧桐子大，修合时勿令鸡犬妇人孝服人等见。

【用法】每服三十丸，空腹时温酒送下，日加一丸，至五十丸为度，早晚二服。百日内忌房室，服经一月，腹内诸疾自相驱逐，有微利勿怪。

◆**麋茸丸**《类证普济本事方》

【主治】肾经虚，腰痛不能转侧。

【功效】温肾阳，止痛，壮腰膝。

【药物及用量】麋茸（鹿茸亦可）　菟丝子（取末）各一两　舶上茴香五钱

【炮制】研为末，以羊肾二对，用酒浸煮烂去膜，研如泥和丸，如梧桐子大，阴干，如羊肾，少入酒糊丸佐之。

【用法】每服三五十丸，温酒或盐汤送下。

◆**嚏惊散**《直指小儿方》

【主治】小儿一切惊风，不省人事，牙关紧闭者。

【功效】开窍化痰。

【药物及用量】半夏一钱　猪牙皂角五分

【用法】研为末，每用如一豆许，以管子吹入鼻立醒。

◆**熏陆香散**《太平圣惠方》

【主治】妇人乳痈，肿未穴，痛不可忍及已成疮，久不瘥者。

【功效】消痈止痛。

【药物及用量】熏陆香半两　百合半分　雄鼠粪半分　盐半钱

【用法】上四味捣细罗为散，用酥调涂贴，立效。

◆**藁本散**《幼幼新书》

【主治】齿猝痛。

【功效】祛风止痛。

【药物及用量】藁本　白附子　川芎　莽草各五钱　青黛　芦荟　麝香各一钱

【用法】除青黛、芦荟、麝香研细末，余捣罗为细末和匀，每用一字，涂揩患处。

◆**藁本散**甲《太平圣惠方》

【主治】妇人血风流注，腰脚疼痛难忍。

【功效】祛风湿，壮筋骨。

【药物及用量】藁本（去芦土）一两五钱　狗脊、天麻　骨碎补　没药（另研）　血竭（另研）　蝉壳（微炒）　桂心各一两　虎胫骨　败龟板　穿山甲（均醋炙）各二两　麝香五钱（另研）

【用法】研为细末拌匀，每服二钱，空腹食前生姜豆淋酒调下，每日二次。

◆**藁本散**乙《太平圣惠方》

【主治】头面有风，牵引眼睛疼痛，偏视不明。

【功效】祛风止痉止痛。

【药物及用量】藁本一两　细辛三分　秦艽一两（去苗）　羌活三分　桂心半两　山茱萸半两　天雄（炮裂，去皮、脐）半两　薯蓣三分　蔓荆子半两

【用法】上九味，捣细罗为散，不拘时，以温酒调下二钱。

◆**藁本散**丙《太平圣惠方》

【主治】一切风。

【功效】祛风除湿，温经止痛。

【药物及用量】藁本　赤箭　羌活　独活　芎䓖　防风（去芦头）　肉桂（去粗皮）　附子（炮裂，去皮、脐）　续断　五加皮　甘菊花　麻黄（去根节）　赤芍　细辛　干蝎（微炒）各一两　当归　牛膝

（去苗）　枳壳（麸炒微黄，去瓤）　甘草（炙微赤，锉）各一两半

【用法】上一十九味，捣细罗为散，每服以温酒调下一钱，薄荷汤调服亦得。忌生冷、猪鸡、毒鱼、动风物。

◆**藁本散**《寿亲养老书》

【主治】妇人血气，丈夫筋骨风，四肢软弱及卒中急风，并寸白虫。

【功效】祛风湿，补肝肾，强筋骨。

【药物及用量】藁本　牛膝（酒浸一宿，焙干）　当归　麻黄（去节）各一两　羌活　独活　防风　肉桂（去粗皮，称）　芍药　菊花　续断　五加皮　芎䓖　甘草　赤箭　枳壳（麸炒，去瓤）各半两　黑附子（大者一个，炮制，去皮、脐）　细辛（去叶，称）一分

【用法】上一十八味，并须州土好者，使水洗过，细锉焙干，捣罗为末，空心温酒下二钱，如不饮酒，薄荷汤下。发汗解伤寒热，葱白酒下二钱，并服三五服为妙。

◆**藁本汤**《朱氏集验方》

【主治】男子咳嗽，吐红不止。

【功效】理气收敛止血。

【药物及用量】藁本二两　晋矾　青皮　陈皮　罂粟壳各一两

【用法】上五味，不犯铁器，杵烂，用瓦瓶煮，久煮为妙，食后服。

◆**藁本汤**《素问病机气宜保命集》

【主治】大实心痛，大便已利者。

【功效】燥湿健脾。

【药物及用量】藁本五钱　苍术一两

【用法】每服一两，清水二盏，煎至半盏，温服。

◆**魏香散**《阎氏小儿方论》

【主治】小儿盘肠，内吊，腹中极痛，干啼后偃。

【功效】止啼。

【药物及用量】阿魏一钱　蓬莪术五钱（湿纸裹煨）

【用法】先以温水化阿魏，浸蓬莪术一昼夜，切焙干为末，每服一字或五分。空腹时煎紫苏米饮调下，稍愈服开胃丸。

十　八　画

◆**瞿麦散**《仁斋直指方》

【主治】血淋，尿血。

【功效】清血热，利小便。

【药物及用量】瞿麦穗　赤芍　车前子　白茅根（即无根用花）　赤茯苓　桑白皮（炒）　石韦（去毛）　生干地黄　阿胶（炒）　滑石　黄芩　甘草（炙）各二钱

【用法】研为细末，每服二钱，加血余一钱（烧灰），食前沸汤调下。

◆**瞿麦散**《千金方》

【主治】痈疽，发背。

【功效】排脓，止痛，利小便。

【药物及用量】瞿麦　桂心　赤芍　当归　黄芪　芎䓖　白蔹　麦门冬（去心）各等量　赤小豆（酒浸炒干）一合

【用法】㕮咀，每服四钱，酒煎温服。如诸痈已溃未溃，疮中脓血不绝，痛难忍者，加细辛、白芷、薏苡仁。

◆**瞿麦散**甲《太平圣惠方》

【主治】妊娠三五个月，胎死在腹内不出。

【功效】通利下胎。

【药物及用量】瞿麦半两　滑石三分　当归（锉，微炒）一两　赤芍三两　榆皮（锉）三两　大腹子三两　葵子（微炒）半两　甘草（炙微赤，锉）半两　黄芩半两　赤茯苓半两

【用法】上一十味，捣粗罗为散，每服四钱，以水一中盏，煎至六分，去滓，温服，不拘时。

◆**瞿麦散**乙《太平圣惠方》

【主治】难产烦闷不已。

【功效】通利活血催产。

【药物及用量】瞿麦二两　榆白皮（锉）三两　甘草（炙微赤，锉）一两　桂心一两　木通（锉）一两　牛膝（去苗）一两　泽泻一两

【用法】上七味，捣粗罗为散，每服四钱，以水一中盏，入生姜半分，煎至六分，去滓，温服，不拘时。

◆**瞿麦散**丙《太平圣惠方》

【主治】妊娠数月，小便淋涩疼痛，心烦闷乱。

【功效】清热理气通淋。

【药物及用量】瞿麦　赤茯苓　桑根白皮（锉）　木通（锉）　冬葵子各一两　黄芩　赤芍　枳壳（麸炒微黄，去瓤）　车前子各半两

【用法】上九味，捣筛为散，每服四钱，以水一中盏，煎至六分，去滓，温服，不拘时。

◆**瞿麦汤**甲《圣济总录》

【主治】妊娠数日不产。

【功效】通利助产。

【药物及用量】瞿麦（去根，锉）　榆白皮（锉）　木通（锉）各二两　冬葵子（拣净，微炒）一合　滑石一两

【用法】上五味，粗捣筛，每服四钱匕，水一盏半，煎至七分，去滓，空腹温服。

◆**瞿麦汤**乙《圣济总录》

【主治】气淋涩滞。

【功效】通利膀胱。

【药物及用量】瞿麦穗　黄连（去须）　大黄（蒸）　枳壳（去瓤，麸炒）　当归（切，焙）　羌活（去芦）　木通　牵牛子　延胡索　桔梗　大腹皮　射干各一两五钱　桂心（去粗皮）五钱

【用法】㕮咀，每服四钱，清水一盏半，加生姜七片，煎至八分去滓，不拘时温服。

◆**瞿麦汤**《太平圣惠方》

【主治】心经蕴热，小便淋涩赤痛。

【功效】清心利窍。

【药物及用量】瞿麦穗七钱五分　冬瓜子　茅根各五钱　黄芩（去黑心）六钱　木通二钱五分　滑石二两（研为细末，分作三帖）　葵子二合

【用法】除滑石外，粗捣筛，分作三服，清水三盏，煎至二盏，去滓，入滑石末搅匀，食前温服。

◆**瞿麦汤**《外台秘要》

【主治】消渴，欲成水气，面目并足膝胫浮肿，小便不利者。

【功效】消肿利水。

【药物及用量】瞿麦穗　泽泻　滑石各五分　防己七钱五分　黄芩　大黄各二钱二分　桑螵蛸（炒）十四枚

【用法】㕮咀，每服二钱，清水一盏，煎至七分去滓，空腹时温服，良久再服。

◆**瞿麦饮子**《活法机要》

【主治】瘰疬马刀。

【功效】消肿软坚，清热解毒。

【药物及用量】瞿麦穗八两　连翘一斤

【用法】研为粗末，清水煎，临卧时服。

◆**蟠桃丸**《寿世保元》

【主治】男、妇浑身头面手足浮肿，肚腹胀满疼痛，上气喘急。

【功效】利水消肿。

【药物及用量】沉香　木香　没药　乳香各三钱　生白牵牛子末六分　黑牵牛头末（牙皂汁浸半日，半生半焙熟）八分　琥珀　槟榔（槟榔半用生，半用皂角汁浸焙熟）各一钱五分

【炮制】共研细末，皂角水打糊为丸，如梧桐子大。

【用法】每服二钱五分，五更时砂糖汤送下。

◆**蟠葱散**《太平惠民和剂局方》

【主治】脾胃虚冷，攻注心腹，胁肋刺痛，胸膈痞闷，背膊连项，拘急疼痛，不思饮食，时或呕逆，霍乱转筋，腹冷泄泻，膀胱气刺，小肠疝气，外肾肿痛，妇人血气攻刺，癥瘕块硬，带下赤白，故发寒热，胎前产后恶血不止，脐腹疼痛。

【功效】温运脾胃，理气消积。

【药物及用量】延胡索三两　苍术（泔浸一宿，去皮切焙）　甘草（炙）各八两　白茯苓（去皮）　蓬莪术（煨）　三棱（煨）　青皮（去白）各六两　丁香皮　缩砂仁　槟榔各四两　肉桂（去粗皮）　干姜（炮）各二两

【用法】捣罗为末，每服二三钱，清水一盏，加连根葱白一茎，煎至七分，空腹食前稍热服。

◆**蟠龙散**《活幼心书》

【主治】阳证脱肛。

【功效】升阳举陷。

【药物及用量】干地龙（蟠如钱样者佳，略去土）一两　风化朴硝二钱

【用法】锉焙，研为细末和匀，每用一二钱至三钱，肛门湿则干涂，燥则用清油调涂，先以见肿消，荆芥生葱煮水，候温浴洗，轻轻拭干，然后敷药。

◆**礞石丸**《太平圣惠方》

【主治】妇人食癥，块久不消，攻刺心腹痛。

【功效】消癥，化痰止痛。

【药物及用量】青礞石末　巴豆（去皮心油）　朱砂　粉霜　木香末各二钱五分　硇砂五钱

【炮制】研为细末，糯米软饭和丸，如绿豆大。

【用法】每服二丸，空腹时温酒送下，取下恶物为度。

◆**礞石滚痰丸**《养生主论主方》

【主治】实热老痰，结核异证。

【功效】泻顽痰，清实热。

【药物及用量】青礞石（同焰硝三合，入阳城罐内，赤石脂封护虲过，水飞净，一作二两，一作一两）　沉香（另研，一作一两）百药煎各五钱　川大黄（黄蒸，少顷翻过再蒸，少顷即取出，不可太过）　黄芩（酒炒）各八两（一方无百药煎）

【炮制】研为细末，水泛丸，如梧桐子大。

【用法】每服一钱至二三钱，食后空腹熟汤送下，量证加减消息之，唯虚寒者及孕妇忌服。

◆**藕汁膏**

【主治】膈证。

【功效】滋胃液。

【药物及用量】藕汁、生地黄汁加牛乳、黄连末、天花粉末、生姜汁、白蜜为膏。

【用法】挑取留舌上，徐徐熟汤送下，日三四次。

◆**藕汁饮**《朱氏集验方》

【主治】吐血、衄血不止。

【功效】清肺胃热止血。

【药物及用量】生藕汁　生地黄汁　大蓟汁各三合　生蜜半匙（《卫生易简方》一匙）

【用法】上四味，调和令匀，每服一小盏，细细冷呷之，不拘时。

◆**藕汁饮子**《太平圣惠方》

【主治】吐血衄血。

【功效】清热止血。

【药物及用量】生藕汁三合　生地黄汁三合　牛蒡根汁二合　生蜜一匙

【用法】上四味，调和令匀，每服一小盏，细细饮之。

◆**藜芦甘草汤**《金匮要略》

【主治】病人常以手指臂肿胀，身体瞤瞤不定。

【功效】涌吐抉壅。

【药物及用量】藜芦　甘草（杂论）方阙

◆**藜芦膏**甲《太平圣惠方》

【主治】诸瘑疮，经久则生虫。

【功效】杀虫。

【药物及用量】藜芦　松脂（细研）　苦参　雄黄（细研）　白矾（煅枯）各二两

【炮制】先捣藜芦、苦参为粗末，入猪脂一斤，相和煎十余沸，绵滤去滓，次入松脂、雄黄、白矾等末，搅令匀，待冷，瓷盒收贮。

【用法】每用少许，涂于患处，以瘥为度。

◆**藜芦膏**乙《太平圣惠方》

【主治】小儿头疮久不瘥，痒不生痂。

【功效】解毒消肿。

【药物及用量】藜芦二两　黄连（去须）二两　白矾（烧令汁尽）五两　雄黄（细研）二两　黄芩二两　松脂二两

【用法】上六味，除雄黄、松脂外，并捣罗为末，以猪脂一斤，入铫子内，熬令消，绵滤过，入药末，煎稀稠得所，入雄黄、松脂搅令匀，膏成，以瓷盒盛，每用，先以桐树白皮、天麻、甘草各一两，水煎汤，放温，洗疮令净，拭干，以膏敷疮。

◆**藜芦膏**《圣济总录》

【主治】反花疮。

【功效】平胬。

【药物及用量】藜芦不拘多少

【炮制】研为末，生猪脂擂和成膏。

【用法】每用少许，涂于患处。

◆**藜芦丸**《千金方》

【主治】小儿泄清痢。

【功效】温阳解毒。

【药物及用量】藜芦二分　黄连三分　附子一分

【用法】上三味，为末，蜜丸如麻子大，以粥饮服二丸，立验。

十　九　画

◆**蟹爪散**《太平圣惠方》

【主治】妊娠羸瘦，胎不能安。

【功效】下胎。

【药物及用量】蟹爪二合　桂心　瞿麦各一两　牛膝二两

【用法】研为末，每服一钱，空腹时温酒调下。

◆**蟾光膏**《杂类名方》

【主治】远年病目，不通道路。

【功效】退翳明目。

【药物及用量】用白砂蜜（用隔年葱根，去须皮，切短，与蜜同熬，去白膜，候葱熟为度，以绵滤净，纸取蜡面）四两，黄丹（水飞，生用）　密陀僧（水飞，生用）各三钱　炉甘石五钱

【用法】火煅水飞，研为极细末，和入前蜜中，桃柳枝（无节者）各一枝搅匀。次用当归、赤芍、杏仁（汤泡，去皮尖）、川芎各五钱，黄连（去芦）二两，秦艽、诃子皮、防风、石膏、玄精石、井泉石、无名异、玄参、代赭石、石决明各三钱。㕮咀，用雪水或长流水五升，于银器内熬至二升，滤去滓净，再熬至一升，倾入前药，密纳银器内，慢火熬紫金色时，勿令过火。次用乳香、没药、琥珀、朱砂、蕤仁各三钱，先干研为极细末，入蕤仁研细，水飞澄清极细，方倾入前药一同复熬，以竹点药于水中不散为度，勿令过与不及。取下于土中埋七日，取出置于银器或瓷器中，如法取贮。次用南硼砂、真珠、龙脑、珊瑚枝各一钱，麝香五分，研为极细末，入药中，桃柳枝搅匀封定。如有取不尽药用净水斟酌，洗泻熬过，另于洗眼或膏子稠者，倾少许调稠。每用少许，点于患处。

◆**蟾灰散**《幼幼新书》

【主治】小儿走马牙疳。

【功效】定腐，止血。

【药物及用量】干蛤蟆一个（大者烧存性）　五倍子各一钱　麝香少许

【用法】研为末，蜜水调涂齿根上。

◆**蟾灰丸**《太平圣惠方》

【主治】小儿急疳，虫食口内作疮，四肢瘦弱，腹大筋生。

【功效】攻积杀虫。

【药物及用量】蟾灰　人粪灰　地龙（微炒，去末）　蜗牛壳（微炒）　狗头灰　麝香　兰香根灰各一分

【用法】上七味，同细研为散，用浆水调在纸上，时用贴疮。如鼻中有疮，以绵子裹药，安在鼻内。如疳入腹内，水浸蒸饼和丸，如绿豆大，不拘时，以粥饮下五丸，日三服，量儿大小，以意加减。

◆**蟾酥丸**《玉机微义》

【主治】疔黄，一切恶疮。

【功效】解毒。

【药物及用量】蟾酥　轻粉各一钱　川乌　莲花蕊　朱砂各一钱五分　乳香　没药各二钱　麝香五分

【炮制】共研细末，米糊为丸，如豌豆大。

【用法】每服一丸，病重二丸，葱白裹热酒送下取汗。

◆**蟾酥丹**《严氏济生方》

【主治】疔肿。

【功效】提脓，消肿。

【药物及用量】蟾酥不拘多少　黄丹　白面各等量

【炮制】研为末，蟾酥搜作丸，如麦粒大。

【用法】每用一粒，先针破患处，纳入疮口中，以膏盖上。

◆**蟾酥走黄丹**《证治准绳》

【主治】疔疮走黄。

【功效】提脓，消肿。

【药物及用量】朱砂（另研）　黄丹（飞）　白面各等量

【炮制】研为末，蟾酥搜作丸，如麦粒大。

【用法】每用一丸，先刺破疮，安在疮口，内以水沉膏贴之，再用五七丸，葱汤送下，发汗即愈。

◆**蟾酥绵**《圣济总录》

【主治】口疮久不愈。

【功效】吐涎。

【药物及用量】蟾酥（五皂角子大）　硼砂　龙脑　麝香各一皂角子大

【炮制】研为极细末，以温汤半盏，化令匀，入绯绵五分，蘸药汁晒干，候药汁尽，将绵寸截。

【用法】每用一条，贴于患处，有涎即吐。一日三五次，易之，取瘥。

◆**蟾酥膏**《医学正传》

【主治】瘰疬将溃脓者。

【功效】提脓消坚。

【药物及用量】蟾酥　寒水石　寒食面各黄豆大一块　巴豆（去壳，一作十粒）五粒　白丁香（一作十粒）十五粒

【炮制】各另研为末，和作一处，再研炼蜜和丸，如绿豆大，搓作捻子。

【用法】每服一丸或二三丸，先以针当疬顶针一孔，将丸插入孔内，绿云膏盖贴三日，后单换膏药，数日顽根自脱，以脓尽硬退为效。如脓未尽，再用数丸，以尽为度。

◆**蟾酥膏**《奇效良方》

【主治】肉刺。

【功效】消肿。

【药物及用量】蟾酥（汤浸湿）五片　腻粉一钱

【用法】将蟾酥置于盆子中，以腻粒同和令匀，先用针拨破头边，然后涂药，密裹之。

◆**蟾酥饼**《外科十法》

【主治】疔疮，脑疽，乳痈，附骨疽，臀痈，一切恶证，或不痛，或大痛，或麻木者。

【功效】未成能消，已溃能敛。

【药物及用量】蟾酥（酒化）　没药（去油）　乳香（去油）　明雄黄　巴豆霜各二钱　樟脑　朱砂各一钱　轻粉五分　麝香三分

【炮制】各为细末，于端午日午时在净室中，用蟾酥酒和丸，如绿豆大。

【用法】每用一丸，口涎调贴以膏盖之，此药为丸为条为饼，听便使用。

◆**蟾酥散**《永类钤方》

【主治】走马疳，龈溃，侵蚀唇鼻。

【功效】泻热解毒。

【药物及用量】干蚵皮（黄泥裹，火煅焦）　黄连各一分　青黛一钱

【用法】上三味，为末，入射少许，和研糁敷，干则油调，亦治身上肥疮，但疳疮神效。又南星入雄黄，面煨，入麝为末，敷之。

◆**蟾蜍丸**《小儿痘疹方论》

【主治】小儿无辜疳。

【功效】消疳。

【药物及用量】大蟾蜍数枚。

【炮制】以粪蛆三杓置桶中，以尿浸之，将蟾活捣烂，与蛆食之，一昼夜用布袋盛蛆，置急流水中净，取出瓦上焙干，入麝少许，陈米饭为丸，如麻子大。

【用法】每服二三十丸，米汤或砂糖汤送下，一服虚热退，二服烦渴止，三服泻利愈，或用陈米炒为粉，入糖霜做饼服之亦可。

◆**蟾蝎散**《直指小儿方》

【主治】慢惊，身热痰滞。

【功效】化痰热，定慢惊。

【药物及用量】大干蟾（酥涂炙黄）一介　直僵蚕　蝉壳　蝎尾（各焙）　白附子（微炮）　五灵脂　芦荟　琥珀各一分　朱砂一钱　麝香半钱

【用法】上八味，为末，每服半钱，防风煎汤调下。

◆**麒麟竭散**甲《太平圣惠方》

【主治】疗金疮。

【功效】止痛定血。

【药物及用量】麒麟竭　白及各五钱　黄柏　密陀僧　白芷　白蔹　川当归（炒）　甘草各一两

【用法】研为细末，每用少许，干掺疮上，避风。

◆**麒麟竭散**乙《太平圣惠方》

【主治】妇人月信来时，脐腹痛如锥刀所刺。

【功效】活血定痛。

【药物及用量】麒麟竭　芫花（醋拌，炒令干）　芎䓖　桂心　延胡索　当归（锉，微炒）　琥珀各半两　麝香（研入）一分

【用法】上七味，捣细罗为散，每于食前服，以热酒调下一钱。

◆**麒麟竭散**丙《太平圣惠方》

【主治】妇人崩中下血不绝，小腹疼痛。

【功效】活血定痛，养阴止血。

【药物及用量】麒麟竭一两半　禹余粮（烧醋浸）一两半　地榆（锉）一两　黄柏（微炙，锉）二分　赤芍一两　生干地黄一两半

【用法】上六味，捣细罗为散，每于食前服，以粥饮调下二钱。

◆**麒麟竭散**丁《太平圣惠方》

【主治】妇人崩中下五色恶物，去来不断。

【功效】活血散瘀，收敛止血。

【药物及用量】麒麟竭一两　芎䓖一两　艾叶（微炒）一两　龙骨二两　乌贼鱼骨（烧灰）二两　禹余粮（烧醋淬七遍）二两　伏龙肝二两　阿胶（捣碎，炒令黄燥）一两半　熟干地黄一两半

【用法】上九味，捣细罗为散，每服不拘时，以粥饮调下二钱。

◆**麒麟竭散**戊《太平圣惠方》

【主治】产后血邪攻心，恍惚如狂。

【功效】活血祛瘀。

【药物及用量】麒麟竭一分　蒲黄三分

【用法】上二味相和，研令匀细，不拘时，以温酒调下二钱。

◆**麒麟竭散**己《太平圣惠方》

【主治】产后崩中，下血不绝，小腹痛。

【功效】养血活血，祛瘀止血。

【药物及用量】麒麟竭一两　禹余粮（烧，醋淬三遍）一两　地榆（锉）一两　阿胶（捣碎，炒令黄燥）一两　赤芍一两　熟干地黄一两

【用法】上六味，捣细罗为散，每于食前服，以温酒调下一钱。

◆**麒麟竭散**庚《太平圣惠方》

【主治】产后恶血冲心痛，气欲绝。

【功效】祛瘀活血，降气止痛。

【药物及用量】麒麟竭二两　没药一两　木香一两　代赭石半两　麝香（细研）半两

【用法】上五味，捣细罗为散，每服，煎当归酒调下二钱，如人行五七里再服，当下恶血神效。

◆**麒麟竭散**辛《太平圣惠方》

【主治】产后恶血，腹内疠痛。

【功效】祛瘀活血，行气止痛。

【药物及用量】麒麟竭　肉桂（去粗皮）　当归（锉，微炒）　蒲黄　红蓝花　木香　没药　延胡索　干漆（捣碎，炒令烟出）　赤芍各半两

【用法】上一十味，捣细罗为散，不拘时，以热酒调下二钱。

◆**麒麟竭散**壬《太平圣惠方》

【主治】产后腹中有凝血不散，疗刺疼痛。

【功效】祛瘀活血止痛。

【药物及用量】麒麟竭半两　当归（锉，微炒）半两　桂心半两　荷叶半两　川大黄（锉碎，微炒）半两

【用法】上五味，捣细罗为散，不拘时，以红蓝花汤调下一钱。

◆**麒麟竭散**癸《太平圣惠方》

【主治】产后恶血攻刺，小腹疼痛。

【功效】祛瘀下血，行气止痛。

【药物及用量】麒麟竭半两　芫花（醋拌炒令干）半两　延胡索半两　当归（锉，微炒）半两　硝石半两

【用法】上五味，捣细罗为散，不拘时，以热酒调下一钱。

◆**麒麟竭汤**《太平圣惠方》

【主治】妇人血伤，赤白带下，小腹疼痛。

【功效】凉血，止带，定痛。

【药物及用量】麒麟竭　黄柏（去粗皮炙）　地榆各一两　禹余粮（火煅醋淬七次）　赤芍（炒）各一两五钱　熟地黄四两（切炒，一作生干地黄）

【用法】锉碎，每服三钱，清水一盏，煎至七分去滓，不拘时服，或研为细末，每服二钱，粥饮调下。

◆**麒麟竭丸**甲《太平圣惠方》

【主治】妇人经络痞涩，腹内有瘀血，疼痛不忍。

【功效】化瘀通结止痛。

【药物及用量】麒麟竭半两　没药半两　硇砂（用狗胆内浸一十日）一两　干漆（捣碎，炒令烟出）一两　红蓝花一两　芫花（醋拌炒令干）一两　延胡索半两　白附子半两　川乌头（炮裂，去皮、脐）半两　当归（锉，微炒）一两　砒霜半两　伏龙肝一两　虻虫（微炒，去翅）一两　水蛭（微炒）一两　巴豆（去皮心，研，纸裹压去油）一分

【用法】上一十五味，捣罗为末，用生铁铫子，内醋一升，先下硇砂搅匀，下药末一半，用慢火熬如膏，后入余药末和丸，如小豆大，每服不拘时，以热酒下五丸。

◆**麒麟竭丸**乙《太平圣惠方》

【主治】产后恶血不散，结成血瘕，在脐左上，攻刺疼痛，月候不通。

【功效】活血祛瘀，通络止痛。

【药物及用量】麒麟竭一两　川大黄（锉，微炒）一两　硇砂（细研）一两　干漆（捣碎，炒令烟出）一两　桂心一两　没药一两　斑蝥（去翅足，炒令黄）一分　穿山甲（炙黄）一两　芫花（醋拌炒令干）一两　益母草半两

【用法】上一十味，捣罗为末，以醋煮面糊，和捣三五百杵，丸如豌豆大，空腹，以当归酒下十丸，红蓝花酒下亦得，服后良久，取下恶物立效。

◆**麒麟竭丸**丙《太平圣惠方》

【主治】产后恶血攻刺，心腹疞痛，脐下坚硬。

【功效】活血祛瘀，行气止痛。

【药物及用量】麒麟竭一两　干漆（捣碎，炒令烟出）一两　刘寄奴三分　延胡索三分　没药三分　当归（锉，微炒）三分　赤芍半两　乌药半两　桂心半两　川大黄一两（锉碎，微炒）　桃仁三分（汤浸，去皮尖、双仁，麸炒微黄）

【用法】上一十一味，捣罗为末，炼蜜和捣二三百杵，丸如小豆大，不拘时，温酒下二十丸。

◆**藻药散**《证治准绳》

【主治】气瘿。

【功效】消瘿，软坚散结。

【药物及用量】海藻（酒洗）一两　黄药子二两（万州者佳）

【用法】研为末，置掌中，舌时时舔，以津咽下，消三分之二止药。先须断厚味，戒酒色。

◆**藿枇饮**（戴氏方）

【主治】酒疸。

【功效】解酒毒。

【药物及用量】藿香叶　枇杷叶　桑白皮　陈皮　干葛　白茯苓　鸡距子各等量

【用法】清水煎，送下酒煮黄连丸。

◆**藿香正气散**《太平惠民和剂局方》

【主治】外感风寒，内伤饮食，憎寒壮热，头痛呕逆，胸闷腹胀，痰嗽气喘，伤冷，伤湿，伤暑，霍乱，吐泻，疟痢，山岚瘴疠，不服水土等证。

【功效】芳香化浊。

【药物及用量】藿香　大腹皮　白芷　茯苓　紫苏各三两　陈皮　白术（土炒）　厚朴（姜制）　苦桔梗　半夏各二两　甘草（炙）一两

【用法】㕮咀，每服五钱，加生姜三片，大枣三枚，清水煎去滓，不拘时服。热多加黄连；寒多加干姜；寒甚再稍加附子；呕吐去甘草；肿胀去大枣，加灯心；痰食气滞去白芷，加木香。

◆**藿香正气散**《仁斋直指方》

【主治】风邪入胃呕吐。

【功效】辟表化湿，止呕。

【药物及用量】半夏曲　川厚朴（制）各三两　藿香叶　橘红各一两　甘草（炙）七钱

【用法】上五味锉散，每三钱，姜七片，枣一枚，食前煎服。

◆**藿香安胃散**（李东垣方）

【主治】脾胃虚弱，食即呕吐。

【功效】和胃止吐。

【药物及用量】藿香一钱五分　丁香　人参各二钱　橘红五钱

【用法】研为细末，每服二钱，清水二盏，加生姜三片，煎至一盏去滓，食前凉服，和渣服亦可。

◆**藿香安胃散**《拔粹方》

【主治】呕吐不止。

【功效】辟表化浊，除湿止呕。

【药物及用量】藿香叶一两　半夏（洗）二两　陈皮（去白）二两　厚朴（姜制）一两　苍术（泔浸）三两　甘草（炙）二两

【用法】上六味为粗末，每服五钱，水一盏半，生姜五片，枣二枚，同煎，去滓，温服。

◆**藿香安胃散**《御药院方》

【主治】呕吐不止。

【功效】化痰，降气，止呕。

【药物及用量】藿香叶一两　半夏（汤洗七次，焙干）二两　陈皮（去白）二两　厚朴（去粗皮，生姜汁制）二两　苍术（米泔浸一宿，焙干）三两　甘草（炙）二两

【用法】上六味，为粗末，每服五钱，水一盏，入生姜五片，枣二枚同煎，要七分，去滓，温服，食前服，日进三服。

◆**藿香扶脾饮**《杂病源流犀烛》

【主治】酒疸。

【功效】和气分，健脾胃。

【药物及用量】藿香叶　厚朴（去粗皮，姜汁浸炙）　甘草（炙）　生半夏（微热汤泡，切作四块，用姜汁浸一宿，以粟米炒黄）各一两　陈皮（去白）五钱（一方有木香、麦芽）

【用法】每服二钱，清水一盏，加生姜三片，大枣一枚，煎至七分，不拘时热服，一日二三次。

◆**藿香和中汤**《痘疹活幼至宝》

【主治】感寒停食，吐泻。

【功效】和中消导。

【药物及用量】藿香　紫苏　香附（炒）　苍术（制）　厚朴（制）　山楂肉　小川芎各六分　羌活　砂仁　麦芽（炒）　白芷　陈皮（去白）各四分　甘草（炙）二分

【用法】加生姜三片，清水煎服。

◆**藿香和中丸**《御药院方》

【主治】痰饮不消，胸膈痞闷，头目昏痛，呕吐酸水，或心腹满痛，怠惰嗜卧，

痃瘩气块。

【功效】补中行气，化痰消痞。

【药物及用量】藿香叶一两　丁香半两　人参一两半　白术二两　白茯苓（去皮）　半夏（生姜制作曲，称）各二两　陈皮一两（不去白）　巴豆（去皮，称二钱半，与陈皮同炒，令巴豆黑色，拣去巴豆不用，只用陈皮）

【用法】上八味，为细末，面糊为丸，如绿豆大，每服三四十丸，食后，生姜汤下。

◆**藿香散**（钱乙方）

【主治】脾胃虚热，面赤，呕吐痰涎。

【功效】和胃，化痰，清热。

【药物及用量】藿香叶一两　麦门冬（去心，焙）　半夏曲（炒）　甘草（炙）　石膏各五钱

【用法】研为末，每服五分至一钱，清水一盏半，煎至七分，食前温服。

◆**藿香散**甲《太平圣惠方》

【主治】小儿呕逆不止。

【功效】和胃降逆。

【药物及用量】藿香　紫菀（洗去苗土）各一分　甘草（炙赤）五分　麦门冬三分（去心，焙）　桂心五厘

【用法】为散，每服一钱，清水一盏，煎至五分去滓，候温棉点滴口中。

◆**藿香散**乙《太平圣惠方》

【主治】小儿伤寒，吐逆不定。

【功效】益气升阳止呕。

【药物及用量】藿香一分　木香一分　葛根（锉）一两　人参（去芦头）半两　丁香一分　甘草（炙，微赤，锉）半两

【用法】上六味，捣粗罗为散，每服一钱，以水一小盏，煎至五分，去滓，量儿大小，临时分减，频温服。

◆**藿香散**丙《太平圣惠方》

【主治】小儿生下十日至半月，呕逆不止。

【功效】降逆止呕。

【药物及用量】藿香一分　紫菀（洗去苗土）一分　甘草（炙微赤，锉）半两　麦门冬（去心，焙）三分　桂心半分

【用法】上五味，捣粗罗为散，每服一钱，以水一小盏，煎至五分，去滓，放温，以绵点取滴口中，一日次第取尽。

◆**藿香散**丁《太平圣惠方》

【主治】霍乱吐泻多，脾胃虚乏，心腹胀满，不思饮食。

【功效】祛湿浊，健脾胃，除胀满。

【药物及用量】藿香半两　当归（锉，微炒）半两　人参（去芦头）半两　木瓜（干者）一两　桂心半两　白术一两　附子（炮裂，去皮、脐）三分　芎䓖半两

【用法】上八味，捣粗罗为散，每服三钱，以水一中盏，入生姜半分，枣三枚，煎至六分，去滓，热服，不拘时。

◆**藿香散**戊《太平圣惠方》

【主治】霍乱，吐利不止，闷绝不住。

【功效】祛湿辟秽，止痢除满。

【药物及用量】藿香一两　白术一两　当归（锉碎，微炒）一两半　木瓜（干者）三两　人参（去芦头）一两　赤茯苓一两　五味子一两　黄芪（锉）一两

【用法】上八味，捣筛为散，每服四钱，以水一中盏，煎至六分，去滓，温服，不拘时。

◆**藿香散**己《太平圣惠方》

【主治】妇人中风，言语謇涩，心膈痰涎不利，四肢时有抽掣。

【功效】祛风止痉，化湿降气。

【药物及用量】藿香半两　白附子（炮裂）半两　白僵蚕（微炒）半两　天南星（炮裂）半两　干蝎（微炒）半两　桑螵蛸（微炒）半两　麻黄（去根节）三分　半夏（汤洗七遍，以生姜半两，去皮，同捣令烂，炒令干）半两　腻粉（研入）一分　麝香（研入）一分

【用法】上一十味，捣细罗为散，入研，令匀，每服不拘时，以生姜酒调下一钱。

◆**藿香散**庚《太平圣惠方》

【主治】产后霍乱吐利，烦渴不止。

【功效】健脾化湿，生津止渴。

【药物及用量】藿香　香薷　白术　麦门冬（去心，焙）　厚朴（去粗皮，涂生姜汁，炙令香熟）　葛根（锉）　人参（去芦头）各三分　桂心半两　芦根（锉）一两　白豆蔻（去皮）半两　甘草（炙微赤，锉）一分

【用法】上一十一味，捣粗罗为散，每服三钱，以水一中盏，入生姜半分，竹叶三七片，枣三枚，煎至六分，去滓，温服，不拘时。

◆**藿香散**辛《太平圣惠方》

【主治】妇人血风，气攻脾胃，不思饮食，若食即腹胀。

【功效】化湿行气，温中健脾。

【药物及用量】藿香一两　桂心一两　厚朴（去粗皮，涂生姜汁，炙令香熟）一两半　白术一两　丁香半两　白豆蔻（去皮）一两　人参（去芦头）一两　神曲（微炒）半两　陈橘皮（汤浸，去白瓤，焙）一两　诃黎勒皮半两　香附子半两

【用法】上一十一味，捣细罗为散，每服一钱，不拘时，以温酒调下。

◆**藿香散**《世医得效方》

【主治】风邪入胃，呕吐自汗，或身疼。

【功效】补虚和胃，降逆止呕。

【药物及用量】人参五钱　厚朴　藿香　陈皮各一两　半夏五钱　芍药一两　官桂　粉草各五钱

【用法】上八味锉散，每服四钱，生姜五片，红枣一枚煎，食前服。养胃汤兼用亦效。

◆**藿香散**《是斋百一选方》

【主治】小儿脾胃虚弱，乳食不调，时作身热，或吐或泻不定。

【功效】健脾化积。

【药物及用量】藿香叶　人参　白茯苓　丁香一钱

【用法】上四味，为细末，每服一大钱，水半盏，煎至三分，去滓，温服，不拘时。

◆**藿香散**《卫生宝鉴》

【主治】胸膈痞闷，腹胁胀痛，短气噎闷，咳呕痰水，噫醋吞酸，哕逆恶心，山岚瘴气。

【功效】祛湿辟秽，除胀。

【药物及用量】厚朴（姜制）　半夏（炮）　藿香　陈皮（去白）　甘草（炙）等量

【用法】上五味，㕮咀，每服二钱，水一盏，生姜三片，枣子一个，煎至七分，去滓，温服，不拘时，日三服。

◆**藿香散**《御药院方》

【主治】诸疟，胸中痞闷，痰逆呕哕。

【功效】化痰止呕消痞。

【药物及用量】厚朴（去皮）　半夏（洗）　生姜（去皮，各一两，三味同捣烂，焙干）　藿香　甘草（炙）　草豆蔻仁　橘皮（洗）各一两

【用法】上七味，捣罗为粗末，每服三钱，水一盏，生姜五片，枣二枚，同煎至七分，去滓，温服，食前。

◆**藿香汤**《千金方》

【主治】小儿毒气吐下，腹胀，逆害乳哺。

【功效】降逆豁痰。

【药物及用量】藿香一两　生姜三两　青竹茹　甘草各五钱

【用法】㕮咀，清水二升，煮至八合，每服一合，一日二次，热加升麻五钱。

◆**藿香饮**《活幼心书》

【主治】脾胃不和，饮食少进。

【功效】理虚化痰，正气除邪。

【药物及用量】藿香叶　陈皮（去白）各七钱五分　人参（去芦）　半夏（汤煮透滤，锉片焙干）　赤茯苓（去皮）　甘草（炙）各一两　苍术（去粗皮，米泔水浸一宿，滤干锉片，火炒至微黄色）二两　厚朴（去粗皮，制）一两五钱

【用法】㕮咀，每服二钱，清水一盏，加生姜二片，大枣一枚，煎至七分，空腹时温服，或入烧盐同煎。

◆**藿香饮**《圣济总录》

【主治】脾胃虚寒，痰盛呕吐不止，饮食不化。

【功效】温补脾胃，燥湿理气化痰。

【药物及用量】藿香叶 厚朴（去粗皮，姜汁炙令熟）各一两 青橘皮（汤浸，去白，切，麸炒）三分 甘草（炙）三分 肉桂（去粗皮）半两 干姜（炮）一分半 枇杷叶（拭去毛，炙）一分

【用法】上七味，粗捣筛，每服三钱匕，水一盏，生姜三片，枣二枚，擘破，煎至七分，去滓，温服，不拘时。

◆**藿香养胃汤**《三因极一病证方论》

【主治】阳明经虚，不荣肌肉，四肢痿痹，阴中生疮。

【功效】养胃，渗湿，散寒。

【药物及用量】藿香 白术 白茯苓 神曲（炒） 乌药（去木） 缩砂仁 薏苡仁 半夏曲 人参各五钱 荜澄茄 甘草（炙）各三钱五分

【用法】铧散，每服四钱，清水一盏半，加生姜五片，大枣三枚，煎至一盏，不拘时服。

◆**藿香半夏散**《是斋百一选方》

【主治】祛痰，治咳嗽建中，通畅三焦，进美饮食。

【功效】祛痰止咳，行气消食。

【药物及用量】藿香叶一两 半夏曲半两 陈皮（去白）半两 官桂一两 皂角十挺（火煅令烟绝） 干姜二钱 厚朴二分（姜制） 甘草一分 苍术半两（洗）

【用法】上九味，如法炮制，捣罗为散子，每服三钱，水一盏半，生姜三片，煎八分，不拘时服。伤风头痛，壮热恶心，以生姜葱或姜枣煎；伤冷中露，声音不出，用生姜入油煎，捻头二三枝，同煎，立效。

◆**藿香半夏散**《太平惠民和剂局方》

【主治】胃虚中寒，停痰留饮，哕逆呕吐，胸满噎痞，短气倦怠，不入饮食。

【功效】辟秽浊，理气，除湿止逆。

【药物及用量】藿香叶一两 丁香皮半两 半夏（汤浸七次，炒令极黄）二两

【用法】上三味为散，每服二钱，水一盏，生姜七片，同煎至六分，一本七分。去滓，食前温服。

◆**藿香半夏丸**《圣济总录》

【主治】脾胃虚寒，痰盛，呕吐不定。

【功效】化浊除湿，温中止呕。

【药物及用量】藿香叶半两 半夏一两（捣碎，炒） 丁香皮 丁香各半两 水银沙子一分（研）

【用法】上五味，捣罗为末，同水银研匀，酒煮面糊和丸，如梧桐子大，每服七丸至十丸，生姜人参汤下，不拘时。

◆**藿香丸**甲《圣济总录》

【主治】反胃吐逆，虚气上攻，心疼腹痛，多吐酸水。

【功效】补虚降逆，化浊止痛。

【药物及用量】藿香叶 木香各一两半 半夏（汤洗，去滑）二两 丁香 槟榔（锉）各三分 白术一两 荜澄茄 红豆蔻（去皮）各半两

【用法】上八味，捣罗为末，酒煮面糊和丸，梧桐子大，每服二十丸，橘皮汤下，不拘时。

◆**藿香丸**乙《圣济总录》

【主治】妊娠腹满。

【功效】温胃化痰。

【药物及用量】藿香叶 木香各一两 肉豆蔻（去壳） 丁香各半两 半夏（生姜汁浸三宿透，切，焙干）二两

【用法】上五味，捣罗为末，生姜汁煮，面糊和丸，如梧桐子大，每服二十丸，食前生姜汤下。

◆**藿香汤**《三因极一病证方论》

【主治】心下虚满，饮食不入，时时呕吐，慑慑短气，或大病将理不复，胃气无以养，日渐羸弱。

【功效】补中化湿，燥湿止咳。

【药物及用量】藿香 人参 桂心 桔梗 木香 白术各半两 茯苓半两 枇杷叶（去毛）十片 半夏（汤洗，用姜汁制）一两

【用法】上九味为锉散，每服五钱，水二盏，入炒姜丝一分，煎七分，去滓，食前服。

◆**藿香汤**甲《圣济总录》

【主治】膈气痰结不止。

【功效】化湿浊，启膈。

【药物及用量】藿香（去梗）二钱　草豆蔻（去皮）一分　阿魏（用作面饼，焙干）一钱　木香一分　人参　陈橘皮（汤浸，去白，焙）各半两　桔梗（炒）一分　干姜（炮裂）一钱　甘草（炙）　诃黎勒（炮，去核）各一分

【用法】上一十味，粗捣筛，每服三钱匕，水一盏，入生姜三片，同煎至八分，去滓，空心服。

◆**藿香汤**乙《圣济总录》

【主治】产后霍乱吐利，腹痛转筋。

【功效】健脾化湿，益气生津。

【药物及用量】藿香叶　当归（锉，炒）　人参　五味子各一两　白术（锉，炒）　赤茯苓（去黑皮）　黄芪（锉）各一两半　木瓜二两

【用法】上八味，粗捣筛，每服五钱匕，水一盏半，煎至八分，去滓，温服，不拘时。

◆**藿香汤**丙《圣济总录》

【主治】产后呕逆不下食，心腹虚胀。

【功效】健脾化湿，益气止呕。

【药物及用量】藿香（去梗）　诃黎勒（炮，去核）　甘草（炙）　陈橘皮（去白，焙）　人参　白术各一两　白豆蔻（去皮）　草豆蔻（去皮）　曲各半两

【用法】上九味，粗捣筛，每服三钱匕，水一盏，生姜三片，枣二枚，擘破，煎至七分，去滓，温服，不拘时。

◆**藿香厚朴汤**《御药院方》

【主治】脾胃气虚弱，呕吐不下食。

【功效】补中益气，降逆止呕。

【药物及用量】厚朴（去粗皮，用生姜二两，切片，枣十枚，擘破同煮，半日取出，去姜、枣，锉，焙）　半夏（浆水浸宿，切，汤洗七次，入粟米一合，同炒黄，去米）　藿香叶　甘草（生，锉）　人参　白茯苓（去黑皮）各一两　陈橘皮（汤浸，去白，焙）一两

【用法】上七味，粗捣筛，每服三钱匕，水一盏，入生姜三片，大枣二枚，擘破，同煎至七分，去滓，温服，不拘时。

◆**藿菜羹**《必用之书》

【主治】老人脾胃气弱，饮食不多羸乏。

【功效】补脾胃，助运化。

【药物及用量】藿菜（切之）四两　鲫鱼肉五两

【用法】上二味煮作羹，下五味椒姜，并调少面，常以三五日空心食。

◆**鳖甲丸**《续本事方》

【主治】劳嗽及鼻流清涕，耳作蝉鸣，眼见黑花，一切虚证。

【功效】滋阴退热。

【药物及用量】鳖甲　地骨皮各三钱　五味子二两

【炮制】共研末，炼蜜为丸，如梧桐子大。

【用法】每用三四十丸，空腹食前温酒或盐汤送下，妇人醋汤下。

◆**鳖甲丸**《普济方》

【主治】妇人热劳。

【功效】养阴，清热。

【药物及用量】鳖甲（醋炙）一两　河车一具　桔梗　白芍　大黄（煨）　甘草　苦参　贝母　知母　秋石　豉心　龙胆草　黄药子　蓬莪术　犀角屑　硝石各五钱

【炮制】研为末，以前膏子为丸。

【用法】熟汤送下。

◆**鳖甲丸**甲《太平圣惠方》

【主治】痞气，当胃管结聚如杯，积久不散，腹胁疼痛，体瘦成劳，不能饮食。

【功效】行气消痞散结。

【药物及用量】鳖甲（去裙襕，以米醋一小盏，化硇砂一两，用涂鳖甲炙，以醋尽为度）三两　附子（炮，去皮、脐）　京三棱（炮）　干漆（捣碎，炒烟尽）　木香各一两　吴茱萸（汤泡，微炒）五钱　川大黄（锉碎，醋拌炒干）二两

【炮制】研为细末，醋煮面糊为丸，如梧桐子大。

【用法】每服二十丸，空腹时温酒送下。

◆**鳖甲丸**乙《太平圣惠方》

【主治】肥气，体瘦无力，饮食少思。

【功效】和阴，理气，消积。

【药物及用量】鳖甲一枚（用重四两者洗净，以醋和黄泥固济可厚三四分，令干）　京三棱（炮锉）　枳壳（麸炒微黄，去瓤）各三两　川大黄（锉，炒）二两　木香（不见火）　桃仁（汤浸，去皮尖、双仁，麸炒微黄，细研如膏）各一两五钱

【炮制】除鳖甲外，捣为细末，合泥做一风炉状，上开口，可置鳖甲，取前药末并桃仁膏，纳鳖甲中，用米醋二升，时时旋取入鳖甲内，以慢火熬令稠，取出药再将鳖甲洗净，去泥焙干，捣为细末，与前药同和捣为丸，如梧桐子大。

【用法】每服二十丸，空腹时温酒送下，晚食前再服。

◆**鳖甲丸**丙《太平圣惠方》

【主治】妇人血风劳气，四肢羸瘦疼痛，经水不利，饮食无味，渐加虚困。

【功效】补虚，通经。

【药物及用量】鳖甲　紫菀　桂心　川芎　防风　川牛膝　当归　秦艽　人参　桃仁　琥珀各一两　黄芪　赤芍　虻虫（制）　水蛭（制）　鬼箭羽　白术　羌活各七钱五分　熟地黄一两五钱　麝香二钱五分

【炮制】共研细末，炼蜜为丸，梧桐子大。

【用法】每服三十丸，空腹食前温酒送下。

◆**鳖甲丸**丁《太平圣惠方》

【主治】妇人骨蒸劳，肌肉黄瘦，经水不通，胁下癥痞，时发刺痛。

【功效】退劳热，攻癥痞。

【药物及用量】鳖甲（醋炙黄）二两　土瓜根　桂心　京三棱（醋煮）　牡丹皮　怀牛膝（去苗）　川大黄（锉碎，微炒）　诃黎勒皮　琥珀（细研）　桃仁（制）各一两

【炮制】共研末，炼蜜为丸，如梧桐子大。

【用法】每服十五丸，至三十丸，不拘时桃仁汤送下。

◆**鳖甲丸**戊《太平圣惠方》

【主治】妇人月水不利，腹胁满闷，背膊烦疼。

【功效】养阴破瘀通经。

【药物及用量】鳖甲（涂醋，炙令黄，去裙襕）二两　川大黄（锉，微炒）一两　琥珀一两半

【用法】上三味，捣罗为末，炼蜜和丸，如梧桐子大，每于食前服，以温酒下二十丸。

◆**鳖甲丸**己《太平圣惠方》

【主治】妇人月水不通，渐为癥块，日渐羸瘦，面上斑点，不能饮食。

【功效】破瘀理气，通经止痛。

【药物及用量】鳖甲（涂醋，炙令黄，去裙襕）二两　川大黄（锉，微炒）二两　防葵一两　木香一两　干漆（捣碎，炒令烟出）一两　桃仁（汤浸，去皮尖、双仁，麸炒微黄）一两　陈橘皮（汤浸，去白瓤，焙）一两　麝香（细研）一分

【用法】上八味，捣罗为末，都研令匀，用酽醋和如稀膏，入瓷器中，以重汤煮，看稀稠可丸即丸，如梧桐子大，每于食前服，以温酒下十五丸，渐加至二十丸为度。

◆**鳖甲丸**庚《太平圣惠方》

【主治】产后积聚，按之跃手，食饮不为肌肤，萎黄不耐劳苦，呕逆上气，月水闭塞。

【功效】软坚散结，祛瘀活血。

【药物及用量】鳖甲（涂醋，炙令黄，去裙襕）一两半　川大黄（锉碎，微炒）一两　干漆（捣碎，炒令烟出）半两　熟干地黄一两　赤芍半两　芎䓖半两　桂心半两　延胡索半两　牡丹皮半两　蛴螬（微炒）十四枚　䗪虫（微炒）十四枚　水蛭一分（炒令黄）　当归（锉，微炒）三分　干姜（炮裂，锉）半两　虻虫（去翅足，微炒）十四枚

【用法】上一十五味，捣罗为末，炼蜜和捣三五百杵，丸如梧桐子大，每服食前服，以温酒下十丸。

◆**鳖甲丸**《类证普济本事方》

【主治】肠痔。

【功效】消痔。

【药物及用量】鳖甲　刺猬皮（炙焦黑）　穿山甲（炙焦）　枯白矾　附子　猪牙皂角（炙焦存性二分）各五钱　麝香一分

【炮制】研为细末令匀，蒸饼为丸，如梧桐子大。

【用法】每服二十丸，食前米饮送下，一日三次。

◆**鳖甲丸**《医学入门》

【主治】疟母。

【功效】消积，活血化瘀。

【药物及用量】鳖甲（醋炙）一两　京三棱　蓬莪术　香附　青皮　桃仁　红花　神曲　麦芽　海粉各五钱

【炮制】研为细末，醋煮米糊和丸，如梧桐子大。

【用法】每服三五十丸，熟汤送下。

◆**鳖甲丸**《三法六门》

【主治】吐血咳嗽。

【功效】益气滋阴，补血止咳。

【药物及用量】鳖甲（九肋者，醋炙黄）一个　柴胡（酒浸一宿）一两　杏仁（童子小便浸炒）一两　甘遂（炙）一两　人参半两

【用法】上五味为末，炼蜜为丸，如梧桐子大，每服十丸至十五丸，煎生姜汤下。

◆**鳖甲牛膝汤**《杂病源流犀烛》

【主治】足厥阴疟。

【功效】止疟。

【药物及用量】鳖甲　牛膝　当归　陈皮　柴胡

【用法】清水煎服，热甚而渴者，倍鳖甲，加天花粉、麦门冬、知母。脾胃弱而溏泄者，去当归，加人参；寒甚寒多，指甲青黯者，加人参、姜皮、桂枝；肺有火忌用参，只多服本方。

◆**鳖甲生犀散**《仁斋直指方》

【主治】传尸劳瘵，脾虚，唇面手足俱青。

【功效】杀劳虫，出恶物。

【药物及用量】生鳖甲（九肋者，去裙醋炙黄，一作酥炙）一枚　生犀角（锉）三钱　天灵盖（用男者，色不赤，以檀香煎汤候冷洗，咒曰电公灵，雷公圣，逢传尸即须应，急急如律令，咒七遍讫，次用酥炙黄）一具　虎长牙（醋炙酥，如无，则用牙开骨五钱）二枚　安息香　桃仁（水浸，去皮，焙）　槟榔（鸡心者）各五钱　木香　甘遂　降真香　干漆（杵碎，炒烟略尽存性）　阿魏（酒浸研）各三钱　雷丸二钱　穿山甲（取四趾尾尖上者，醋炙焦）三钱　全蝎（醋泡炒香）三枚　蚯蚓（生，研和药，一作七条）十条

【用法】研为细末，每服五钱，先用豉心四十九粒，东向桃、李、桑、梅小梢各二茎，长七寸，生蓝青七叶，青蒿一小握，葱白（连根，洗）五茎，石臼内同杵，新汲水一杯半，煎至一杯，入童便一杯，纳药末煎至七分，入麝香一字，月初五更空腹时温服，盖被出汗。如汗中有细虫，用软帛拭之，即焚其帛，少时必泻出虫，盛以净桶，急钳出付烈火焚之，并收入瓷器中，瓦片敷雄黄盖之，泥和灰扎埋深山绝人行处。如泻不止，用龙骨（煅）、黄连（炒）各等量为末，沸汤调下五钱，次日用白梅粥补之。

◆**鳖甲地黄汤**《严氏济生方》

【主治】热劳，手足烦，心怔悸；妇人血室有干血，体羸，饮食不长肌肉。

【功效】退虚热，除烦。

【药物及用量】鳖甲（醋炙）　熟地黄（酒浸）　柴胡（去芦）　当归（去芦，酒浸）　麦门冬（去心）　石斛　白术　茯苓　秦艽（去芦）各一两　人参　肉桂（不见火）　甘草（炙）各五钱

【用法】锉散，每服四钱，加生姜四

片，乌梅半个清水煎温服。

◆**鳖甲羌活汤**《杂病源流犀烛》

【主治】虚烦不寐，寐即惊醒。

【功效】安神，祛风。

【药物及用量】鳖甲　羌活　酸枣仁　独活　川芎　防风　人参　甘草　黄芪　牛膝　五味子　蔓荆子

【用法】清水煎服。

◆**鳖甲散**《普济方》

【主治】痟劳骨热。

【功效】滋阴，清热。

【药物及用量】鳖甲（九肋者，汤浸童便涂炙）　黄连　黄芪（蜜炙）　白芍各一两　生熟地黄　地骨皮　当归　人参（去芦）各五钱

【用法】㕮咀，每服二钱，清水半盏煎服。

◆**鳖甲散**甲《太平圣惠方》

【主治】寒疟。

【功效】退内热。

【药物及用量】鳖甲（涂醋炙令黄，去裙襕）一枚

【用法】捣细罗为末，每服一钱，童便一小盏，煎至五分温服，一日三次，量儿大小加减。

◆**鳖甲散**乙《太平圣惠方》

【主治】小儿无辜疳，项细腹大，毛发干立作穗。

【功效】消疳。

【药物及用量】鳖甲（涂醋，炙黄，去裙襕）三分　槟榔三颗　沉香　漏芦　牛蒡子（微炒）　使君子　赤芍　诃黎勒皮　甘草（炙微赤，锉）各五钱

【用法】捣罗为散，每服一钱。清水一小盏，煎至五分，去滓，不拘时温服，量儿大小加减。

◆**鳖甲散**丙《太平圣惠方》

【主治】妇人热劳，发歇壮热，四肢烦疼，心胸躁闷，渐渐黄瘦。

【功效】退热，止渴，除闷。

【药物及用量】鳖甲（醋炙令黄，去裙襕）　柴胡（去芦）各一两五钱　麦门冬（去心）一两　知母　川大黄（锉碎，微炒）　地骨皮　赤芍　人参（去芦）　黄芩　黄芪　桑根白皮各七钱五分　甘草（炙，微赤）五钱

【用法】研为粗散，每服四钱，清水一中盏，加生姜五厘，葱白五寸，豉五十粒，煎至六分，去滓，不拘时温服。

◆**鳖甲散**丁《太平圣惠方》

【主治】妇人五种痔漏，脓血淋沥，或肿痛，坚硬下坠。

【功效】消肿，止漏。

【药物及用量】鳖甲　露蜂房　蛇蜕　猪后悬蹄　猬皮各二钱　麝香一分

【用法】除麝香另研外，余俱烧存性，研末和匀，每服一钱，空腹时生地黄煎汤调下，更以末敷患处。

◆**鳖甲散**戊《太平圣惠方》

【主治】脚气。心腹胀满，小便不利。

【功效】消肿，利水。

【药物及用量】鳖甲（去裙襕，醋炙焦黄）　槟榔　赤茯苓（去皮）各一两　郁李仁（汤浸，去皮）　木通（去皮）各七钱五分

【用法】㕮咀，每服八钱，清水一中盏半，煎至一大盏去滓，不拘时温服。

◆**鳖甲散**己《太平圣惠方》

【主治】妇人积聚气，心腹胀硬，或时疼痛，体瘦乏力，不能饮食。

【功效】理气养阴，宽中止痛。

【药物及用量】鳖甲（涂醋炙令黄，去裙襕）二两　当归（锉，微炒）一两　防葵一两　吴茱萸（汤浸七遍，焙干，微炒）半两　桂心一两　白术一两　青橘皮（汤浸，去白瓤，焙）一两　木香一两　赤芍一两　甘草（锉，微赤炙）半两　桃仁（汤浸，去皮尖、双仁，麸炒微黄）一两

【用法】上一十一味，捣筛为散，每服三钱，水一中盏，入生姜半分，煎至六分，去滓，食前稍热服之。

◆**鳖甲散**庚《太平圣惠方》

【主治】妇人症瘕及血气，心腹疼痛。

【功效】破瘀散结止痛。

【药物及用量】鳖甲（中者，以小便一中盏，涂炙令尽为度，去裙襴）一枚　干漆（捣碎，炒令烟出）一两　当归（锉，微炒）一两　琥珀一两　桂心半两

【用法】上五味，捣细罗为散，每服不拘时，以热酒调下二钱。

◆**鳖甲散**辛《太平圣惠方》

【主治】妇人血气壅滞，心腹胀满，攻背膊疼闷。

【功效】活血行气，祛瘀散结。

【药物及用量】鳖甲（涂醋，炙令黄，去裙襴）一两　赤芍半两　枳壳（麸炒微黄，去瓤半两）　芎䓖半两　赤茯苓三分　木香半两　京三棱（微炮，锉）三分　陈橘皮（汤浸，去白瓤，焙）三分　川大黄（锉，微炒）一两　甘草（炙微赤，锉）一分　桃仁（汤浸，去皮尖、双仁，麸炒微黄）半两

【用法】上一十一味，捣筛为散，每服三钱，以水一中盏，入生姜半分，煎至六分，去滓，每于食前温服。

◆**鳖甲散**壬《太平圣惠方》

【主治】妇人崩中下五色不止，诸药无效。

【功效】养阴固冲，敛精止血。

【药物及用量】鳖甲（涂醋，炙微黄）二两　乌贼鱼骨（烧灰）一两　龙骨一两　云母粉二两　鲤鱼鳞（烧灰）二两　白术一两　肉桂（去粗皮）一两　白僵蚕（微炒）三分　代赭石二两　伏龙肝二两　干姜（炮裂，锉）一两　芎䓖二两　猬皮（炙微焦黄）一两　白垩一两

【用法】上一十三味，捣细罗为散，每服不拘时，以热酒调下二钱。

◆**鳖甲散**癸《太平圣惠方》

【主治】妊娠疟疾，寒热腹痛。

【功效】调和气血。

【药物及用量】鳖甲（涂醋，炙令黄，去裙襴）一两　干姜（炮裂）半两　当归（锉，微炒）一两　桃仁（浸汤，去皮尖、双仁，麸炒微黄）三分

【用法】上四味，捣细罗为散，每于发时，用煎水调下一钱。

◆**鳖甲散**《圣济总录》

【主治】小儿癖气，腹胀泻痢，小便赤涩。

【功效】化积止泻。

【药物及用量】鳖甲（去裙襴，醋炙）诃黎勒　木香　赤茯苓（去黑皮）　苍术（米泔浸一宿，切，焙）各一两　牵牛子（熬）一两半

【用法】上六味，捣罗为散，食前，温水下半钱匕，日再服，量大小加研。

◆**鳖甲散**《千金翼方》

【主治】妇人五崩，身体羸瘦，咳逆烦满，少气，心下痛，面上生疮，腰大痛不可俯仰，阴中肿，如有疮之状，毛中痒时痛，与子脏相通，小便不利，常头眩，颈项急痛，手足热，气逆冲急，烦不得卧，腹中急痛，食不下，吞酸噫苦，肠鸣，漏下赤白黄黑汁，大臭，如胶污衣状，热即下赤，寒即下白，多饮即下黑，多食即下黄，多药即下青，喜怒心中常恐，一身不可动摇，大恶风寒。

【功效】养阴固冲，敛精止血。

【药物及用量】鳖甲（炙）　干姜各三分　芎䓖　云母　代赭石各一两　乌贼鱼骨　龙骨　伏龙肝　白垩　猬皮（炙）各一分　生鲤鱼头　桂心　白术各半两　白僵蚕半分

【用法】上一十四味，捣筛为散，以醇酒内少蜜服方寸匕，日三夜二服。久病者十日瘥，新病者五日瘥。若头风小腹急，加芎䓖、桂心各一两佳。忌生冷、猪、鸡、鱼肉。

◆**鳖甲汤**《全生指迷方》

【主治】疟疾寒热等。

【功效】截疟。

【药物及用量】鳖甲（汤浸，刮净，醋炙黄）　白术　桂（去皮）　常山　柴胡（去苗）各一两　牡蛎五钱（火煅赤）

【用法】研为粗散，每服五钱，清水二盏，煎至一盏，去滓温服。

◆**鳖甲汤**《千金方》

【主治】产后早起中风，冷泻痢及带下。

【功效】软坚散结，清热燥湿。

【药物及用量】鳖甲（如手大）　当归　黄连　干姜各二两　黄柏长一尺（广三寸）

【用法】上五味，㕮咀，以水七升，煮取三升，去滓，分三服，日三服。

◆**鳖甲汤**甲《圣济总录》

【主治】妇人血风劳气。

【功效】软坚散结，活血祛风。

【药物及用量】鳖甲（去裙襕，醋炙）　当归（切，焙）　芍药各一两半　柴胡（去苗）　秦艽（去苗土）　桔梗（炒）　知母（切，焙）　枳壳（去瓤，麸炒）　黄芪（锉）　肉桂（去粗皮）　芎䓖　前胡（去芦头）　人参　白茯苓（去黑皮）　荆芥穗　地骨皮　羌活（去芦头）各一两

【用法】上一十七味，粗捣筛，每服三钱匕，水一盏，煎七分，去滓，温服。

◆**鳖甲汤**乙《圣济总录》

【主治】妇人风虚劳冷，头目昏眩，肢体疫痛，脐腹冷疼，饮食不化，经水不匀。

【功效】软坚散结，养血祛风。

【药物及用量】鳖甲（去裙襕，醋炙）　羌活（去芦头）　防风（去杈）　芎䓖　熟干地黄（焙）　人参　附子（炮裂，去皮、脐）　白茯苓（去黑皮）　芍药　柴胡（去苗）各一两　木香　肉桂（去粗皮）各半两

【用法】上一十二味，锉如麻豆，每服三钱匕，水一盏，生姜三片，枣一枚，擘破，煎至七分，去滓，空心、日午、临卧温服。

◆**鳖甲煎丸**《金匮要略》

【主治】疟母。

【功效】消痞块。

【药物及用量】鳖甲（炙）一两二钱　鼠妇（熬）　黄芩各三分　柴胡　蜣螂（熬）各六分　干姜　大黄　桂枝（一作桂心）　石韦（去毛）　厚朴　紫薇　半夏　阿胶　芍药　牡丹皮　䗪虫（熬）各五分　葶苈（炒）　人参各一分　乌扇（烧）　瞿麦　蜂窠（炙，一作炒）各四分　赤硝一钱二分　桃仁二分（一方有海藻三分，大戟一分，无鼠妇、赤硝）

【炮制】研为末，取煅灶下灰一斗，清酒一斛五升，浸灰俟酒尽一半，著鳖甲于中煮，令泛润如胶漆，绞取汁，纳诸药煎为丸，如梧桐子大。

【用法】每服七丸，空腹时熟汤送下，一日三次。忌食生冷、鸡卵、豆麦等物。

◆**鳖甲当归散**《圣济总录》

【主治】产后少腹结块，痛不可忍。

【功效】软坚散结，活血止痛。

【药物及用量】鳖甲（醋炙，去裙襕）三两　当归（切，焙）　桃仁（去皮尖、双仁，炒）　芍药　京三棱（炮，锉）　肉桂（去粗皮）各一两

【用法】上六味，捣罗为散，每服五钱匕，空腹温酒调下，日再服。

◆**鳖甲猪肚丸**《卫生宝鉴》

【主治】痞积发热。

【功效】化痞退热。

【药物及用量】柴胡一两　黄连　鳖甲（醋煮黄色）各七钱　枳实（麸炒）　木香　青皮各半两

【用法】上六味，入干青蒿七钱，同为末，以棕猪肚一个，去脂盛药，蒸熟，同捣和为丸，如梧桐子大，每服一二十丸，煎人参汤送下，食后。

◆**鳖血煎**《世医得效方》

【主治】小儿疳痨。

【功效】消疳，清热杀虫。

【药物及用量】芜荑　柴胡　川芎各一两　人参五钱　使君子（去壳）二十一枚　胡黄连　宣黄连各七钱　鳖血一盏　吴茱萸一两

【炮制】和二黄连淹一宿，次早炒干，去茱萸并血，取二连，入余药末，粟米粉

糊和丸，如麻子大。

【用法】每服十丸，食前熟汤送下。

◆**鳖头丸**甲《千金方》

【主治】小儿痞气，胁下腹中有积聚坚痛。

【功效】化积消癥。

【药物及用量】鳖头一枚　甘皮半两　虻虫　䗪虫　桃仁各十八铢

【用法】上五味，为末，蜜丸，服如小豆二丸，日三服，大便不利，加大黄十八铢，以知为度。

◆**鳖头丸**乙《千金方》

【主治】小儿积冷久下，瘥后余脱肛不瘥，腹中冷，肛中疼痛不得入者。

【功效】温中杀虫。

【药物及用量】鳖头（炙令焦）二枚　小猬皮（炙令焦）一枚　磁石四两　桂心三两

【用法】上四味，为末，蜜丸如大豆，儿三岁至五岁，服五丸至十丸，日三服，儿年大，以意加之。

◆**鳖甲煎丸**《妇人大全良方》

【主治】妇人，室女，五劳七伤，传疰飞尸，尸注八极，骨蒸肺痿，黄瘦虚劳无力，肌肉不生，妇人血蒸，五心烦热，血风劳气，室女月闭，黄瘦，气块腹痛，经脉不调，干嗽，咽膈不利，癥瘕积块，脸赤口疮。

【功效】滋阴清热，和血调血。

【药物及用量】黄芪　柴胡　枳壳　知母　白茯苓　沉香　人参　附子　木香　升麻　肉桂　胡黄连　杏仁　当归　常山　羌活　京三棱　乌梅肉　安息香各等量

【用法】上一十九味，各称一两为末，用活鳖一个，重十两或半斤者，以河水养七日，须逐日换新水，用童子小便五升，无灰酒五升，银石器内慢火熬百沸，先更入桃柳枝东南上者，各锉三合，乌梅五十个，拍破，此三味，用绵裹同鳖煎煮至一半，去桃柳枝等三味，鳖烂取去，将肉研如膏，骨并壳焙干为末，再入汁中熬如漆色，或更入酒少许，此在临时斟酌，盛放瓷器中，搜和前药，入臼中杵千下，丸如梧桐子大，丈夫妇人十五岁以上，二十丸至三十丸，温酒下，妇人荆芥酒下。所煮膏子须契勘多少，勿令剩却，但少些子不满，却别熬酒，若膏剩，恐鳖不全故也。

二　十　画

◆**糯米膏**《医学纲目》

【主治】跌打损伤，筋断骨折。

【功效】活血通络。

【药物及用量】糯米一升　皂角（切碎）五合　铜钱一百个

【用法】同炒至焦黑，去铜钱为末，酒调膏贴。

◆**糯米膏**《验方新编》

【主治】腋、肋、臂、膊、腰、腿等处，忽如火热，肿硬如石，痛不可忍，百药不效者。

【功效】消肿，软坚，止痛。

【药物及用量】热糯米饭不拘多少

【用法】稍加葱与盐，共捣融敷，过夜即松，或用热糯米酒糟亦可，其渣务倾鱼池或入河内，敷一二次即愈，甚效。

◆**糯米阿胶粥**《食医心鉴》

【主治】妊身胎动不安。

【功效】养血安胎。

【药物及用量】糯米三合　阿胶四分（炙，捣末）

【用法】上二味，煮糯米粥，投阿胶末调和，空腹食之。

◆**檗皮汤**（柏皮汤）

【主治】失血虚损，羸瘦不食，心忪少气，燥渴发热。

【功效】补虚，退热。

【药物及用量】黄柏　生地黄　甘草　白芍各一两

【用法】㕮咀，醇酒三升渍一宿，铜器盛米饮下。蒸一炊时，久渍汁五合，食后服，量病增损，或用熟地黄水酒煎服亦可。

◆**蘘荷根汤**《婴孺方》

【主治】小儿蛊毒痢。

【功效】消蛊，止痢。

【药物及用量】白蘘荷根八分　犀角屑二分　谷皮四寸（炙）　升麻一钱　甘草四分（炙）　蓝青一升　豆豉三合　芍药七分

【用法】清水四升，煮取一升二合，二岁儿分为三服。

◆**蘘荷散**《太平圣惠方》

【主治】小儿蛊毒痢不止，身体壮热，烦闷。

【功效】消蛊，清热。

【药物及用量】白蘘荷根　川升麻各一两　甘草（炙微赤，锉）　干蓝叶各五钱　赤芍　乌犀角屑各三分　败鼓皮（炙黄焦）一分

【用法】捣粗罗为散，每服一钱，清水一小盏，加豆豉二七粒，煎至五分去滓，不拘时温服，量儿大小加减。

◆**灌鼻丸**《太平圣惠方》

【主治】小儿一切疳，心烦脑热。

【功效】杀虫泻热。

【药物及用量】青黛一钱　黄连末一钱　芦荟一钱　瓜蒂末一钱　龙脑一杏仁大　蟾酥（半杏仁大）

【用法】上六味，都研为末，用粳米饭和丸，如绿豆大，以奶汁化破二丸，滴在鼻中，每日二三度用之效。

◆**灌藕方**《备预百要方》

【主治】益心润肺，治胸膈烦躁，除咳嗽。

【功效】润肺清心，除烦止咳。

【药物及用量】生藕（大者）五挺　生百合二两　生薯药三两　白茯苓三两（末）　枣三七枚（去皮核）　生天门冬二两（去心，细切）　面四两　牛乳二合　蜜六合

【用法】上九味，将百合、薯药、天门冬烂研，入蜜更研取细，次入枣瓤，次入茯苓，次入面，搜和，干即更入黄牛乳调，看稀稠得所，灌入藕中，逐窍令满，即于甑中蒸熟，每饭后，或临卧时，少少食之。

二十一画

◆**霹雳丸**《中国医学大辞典》

【主治】疟疾。

【功效】截疟。

【药物及用量】常山　当归各三两　槟榔二两　猺桂心一两　甘草（炙）八钱　枸杞子五两　秦艽　穿山甲片（炙）　厚朴　陈皮　羌活各一两五钱

【炮制】共研细末，生姜、大枣煎汤泛丸，如梧桐子大，肉桂盖面。

【用法】每服三钱，熟汤送下。

◆**霹雳丹**《严氏济生方》

【主治】妇人坐草，蓦然气痿，目翻口噤。

【功效】顺产。

【药物及用量】蛇蜕（瓦罐内煅）一条　蚕蜕（烧存性）一钱　男发灰一钱　黑铅二钱五分　水银（制）七分五厘　草鞋一只（用左脚者，洗净，烧灰一钱）　金银箔各七片

【炮制】共研细末，猪心血为丸，如梧桐子大，金箔为衣。

【用法】每服二丸，倒流水灌下，或入伏龙肝调下，儿下头戴药出。

◆**霹雳散**《活幼心书》

【主治】急慢惊风，不省人事。

【功效】开窍。

【药物及用量】猪牙皂角三钱　细辛　川芎　白芷各二钱　踯躅花一钱五分

【用法】锉晒为末（不可焙，否则不应），每用少许，大灯心三寸，蘸点鼻内，得喷嚏为效。

◆霹雳煎《证治准绳》

【主治】阴盛格阳，身冷，烦躁，面青唇黑，腹痛，大便自利，脉沉细欲绝。

【功效】回阳救逆。

【药物及用量】附子（炮，去皮、脐）一枚

【用法】取出用冷灰培之，每用五钱，入蜡茶一钱，同研匀，更分二服，每服清水一盏，煎至六分，临熟入蜜半匙。候温冷服，须烦躁止，得自汗出即瘥。

◆麝香丸《元和纪用经》

【主治】小儿疳瘦面黄，发穗骨立，减食肌热，惊痫湿疟，疳虫疳痢。

【功效】消疳，清热。

【药物及用量】麝香　芦荟各二分　胡黄连四分

【炮制】共研令匀，水泛丸，如黄米大。

【用法】一岁儿服三丸，三岁服五丸至七丸，人参汤送下，一日三次。

◆麝香丸《证治准绳》

【主治】小儿惊疳等病。

【功效】消疳，镇惊。

【药物及用量】麝香少许　瓜蒂青黛　朱砂　牛黄　熊胆　胡黄连　蟾酥　夜明砂各等量

【炮制】共研细末，猪胆汁为丸，如梧桐子大。

【用法】（1）惊疳或秘或泻，每服五七丸至一二十丸，清米饮送下。（2）眼疳猪肝汤送下。（3）疳渴獍猪汤或猪肉汤送下。（4）惊风发搐，眼上窜，薄荷汤送下一丸，更水研一丸滴鼻中。（5）牙疳疮口疮，研贴患处。（6）虫痛，苦楝根汤或白芜荑汤送下。（7）百日内小儿两便不通，水研一丸封脐中，有虫用干漆、麝香各少许，入生油一两，点温水化下一大丸，慢惊勿服。

◆麝香丸《类证普济本事方》

【主治】白虎历节风痛，游走不定，状如虫齿，昼静夜剧及一切手足猝作疼痛。

【功效】祛风，止痛。

【药物及用量】生全蝎二十一个　生黑豆二十一粒　生地龙（去土）五钱　大八角川乌头（去皮尖，生用）三枚

【炮制】共研细末，入麝香一字，同研煮糯米糊为丸，如绿豆大。

【用法】每服七丸，甚者十丸，夜卧令膈空，温酒送下，微出冷汗，一身便瘥。

◆麝香丸《杨氏家藏方》

【主治】宿食、心腹冷疼，男子小肠气，妇人血气攻注疼痛。

【功效】温中快气，消酒化食。

【药物及用量】麝香一钱　木香　胡椒各一两　全蝎　巴豆霜各四钱

【炮制】共研细末，蒸饼为丸，如麻子大，朱砂为衣。

【用法】每服五七丸，熟汤送下。

◆麝香丸甲《太平圣惠方》

【主治】小儿五疳瘦弱，毛发干焦，口鼻多痒有虫。

【功效】杀虫。

【药物及用量】麝香　芦荟　粉霜各一分　朱砂三分　蟾酥一白豆许　皂荚三寸（烧灰）　蛇蜕（烧灰）五寸　蝙蝠三个（取血拌入药末）

【炮制】共研细末，以油熔蜡为丸，如小豆大。

【用法】先以桃柳汤洗儿，后用一丸涂脐中，上以醋面封之，良久虫即出。黄白赤者易治，黑者难疗。

◆麝香丸乙《太平圣惠方》

【主治】妇人痃癖冷气，及疰气，心腹痛不可忍。

【功效】祛瘀，温中。

【药物及用量】麝香（房研）五钱　阿魏（面裹煨令面熟）一分　五灵脂　桃仁　三棱各三分　芫花（醋炒）　槟榔各一两　蓬莪术　桂心　没药　木香　当归各五钱

【炮制】共研细末，入麝香令匀，粳米、软饭为丸，如梧桐子大。

【用法】每服十丸，不拘时淡醋汤送下。

◆**麝香丸**丙《太平圣惠方》

【主治】赤白痢，服诸药不效。

【功效】攻毒，杀虫。

【药物及用量】麝香一分　绿豆粉一分　朱砂半分　巴豆（去皮心研，纸裹压去油用）一分

【用法】上四味，都细研，以粟米饭和丸，如绿豆大，空心，以冷粥饮下二丸子，当日食忌热物。

◆**麝香丸**丁《太平圣惠方》

【主治】赤白痢，服诸药不效。

【功效】除积，止痢。

【药物及用量】黄丹（炒令微紫色）一两　白面半两　巴豆（去皮心，研，纸裹压去油）九枚

【用法】上三味，以水一大盏，调搅候澄清，倾却上面者，用底下稠者，丸绿豆大，每服，以冷水下三丸。

◆**麝香丸**戊《太平圣惠方》

【主治】赤白痢，服诸药不效。

【功效】温中，止痢。

【药物及用量】干姜（炮裂，锉）半两　雀粪（微炒）半两

【用法】上二味，捣罗为末，用软饭和丸，如梧桐子大，每服不拘时，以粥饮下十丸。

◆**麝香丸**己《太平圣惠方》

【主治】赤白痢，服诸药不效。

【功效】散寒，除积。

【药物及用量】川乌头（炮裂，去皮、脐，为末）六枚　巴豆十四枚

【用法】上二味，以巴豆于热油内黄焦，去皮心，入乌头末，相和为末，用米醋一升，于铫子内，以慢火熬成膏，用寒食面亲手丸，如绿豆大，每服以二宜汤下三丸。

◆**麝香丸**庚《太平圣惠方》

【主治】赤白痢，服诸药不效。

【功效】杀虫，健脾。

【药物及用量】定粉（炒令黄）一两　砒霜一分

【用法】上二味，都研如粉，以饭和丸，如黍米大，每服以新汲水下二丸。忌食热物。

◆**麝香丸**辛《太平圣惠方》

【主治】赤白痢。

【功效】攻毒，杀虫。

【药物及用量】砒霜半两　附子（去皮、脐）半两　寒水石一两　定粉一两

【用法】上四味，并生用，同研令细，以水浸蒸饼和丸，如绿豆大，每服，以冷水下三丸，忌食热物。

◆**麝香丸**壬《太平圣惠方》

【主治】赤白痢。

【功效】散寒，止痢。

【药物及用量】川乌头末一两　黑豆末一两

【用法】上二味，用新汲水和丸，如绿豆大，朱砂末内滚过，每服以冷水下七丸。

◆**麝香丸**癸《太平圣惠方》

【主治】赤白痢。

【功效】清热，止痢。

【药物及用量】黄丹（炒令紫色）一两　黄连（去须，微炒）一两

【用法】上二味，捣罗为末，以面糊和丸，如麻子大，每服，煎生姜甘草汤下。

◆**麝香丸**甲子《太平圣惠方》

【主治】赤白痢，所下不多，遍数不减。

【功效】杀虫，止痢。

【药物及用量】密陀僧（烧令黄色）三两

【用法】上一味，细研如粉，每服一钱，以醋茶调下，日三服。

◆**麝香丸**甲丑《太平圣惠方》

【主治】久患冷痢及休息气痢，脾胃冷极，大肠滑泄，下肠垢不绝。

【功效】温阳，止泻。

【药物及用量】麝香（细研）半两　鹿

茸（去毛，涂酥炙令微黄）一两

【用法】上二味，捣罗为末，煮枣瓤和丸，如梧桐子大，每服不拘时，以粥饮下三十丸。

◆**麝香丸**甲寅《太平圣惠方》

【主治】急风，口眼㖞斜，四肢抽掣。

【功效】祛风通络止痉。

【药物及用量】麝香半两（细研）　龙脑（细研）一分　牛黄（细研）半两　雄黄（细研）三分　犀角屑三分　桂心三分　羌活三分　白花蛇（酒浸，去皮骨，炙令微黄）二两半　腻粉一分　白附子（炮裂）半两　独活三分　晚蚕砂三分　附子（炮裂，去皮、脐）一两　蔓荆子半两　防风（去芦头）三分　白僵蚕（微炒）半两　干蝎半两　天麻一两半　芎䓖三分　白蒺藜（微炒，去刺）半两　半夏（汤洗七遍，去滑）三分　朱砂（细研，水飞过）一两　乳香半两　羚羊角屑半两　麻黄（去根节）三分

【用法】上二十五味，捣罗为末，都研令匀，炼蜜和捣五七百杵，丸如梧桐子大，不拘时，以温酒下十丸。

◆**麝香丸**甲卯《太平圣惠方》

【主治】白虎风，不计月日远近，夜加疼痛，走转不定，不可忍者。

【功效】祛风止痉，通络止痛。

【药物及用量】麝香（细研）一分　雄黄（细研）一分　朱砂（细研）一分　地龙（微炒）三分　白附子（炮裂）半两　芫花（醋拌炒令干）三分　斑蝥（用糯米炒令黄，去翅足）五枚　狼毒（锉，醋拌微炒）三分

【用法】上八味，捣罗为末，以醋煮面糊和丸，如绿豆大，不拘时，以温酒下五丸。

◆**麝香丸**甲辰《太平圣惠方》

【主治】一切风及肢节走痛不可忍者。

【功效】祛风止痉，温阳止痛。

【药物及用量】麝香（细研）半两　朱砂（细研，水飞过）一两　牛黄（细研）半两　天麻一两　羌活一两　芎䓖一两　独活半两　防风（去芦头）一两　干蝎（微炒）一两　白僵蚕（微炒）一两　甘菊花一两　天南星（炮裂）三分　败龟（涂酥，炙微黄）三分　白花蛇（酒浸，去皮骨，炙微黄）三分　桂心三分　附子（炮裂，去皮、脐）三分　木香三分　蔓荆子一两　人参（去芦头）三分　地龙（微炒）一两　海桐皮三分（锉）　干姜（炮裂，锉）半两　当归（锉，微炒）三分　虎胫骨（涂酥，炙令微黄）三分

【用法】上二十四味，捣罗为末，炼蜜和捣五七百杵，丸如小弹子大，每服以暖酒或薄荷姜汤，研下一丸，忌生冷、毒滑物、鸡猪肉。

◆**麝香丸**《圣济总录》

【主治】小儿心痛，面色青黄，不欲饮食。

【功效】消食止痛。

【药物及用量】麝香（细研）一分　槟榔（锉）　陈橘皮（汤浸，去白，焙）　肉豆蔻（去壳）　吴茱萸（汤洗，焙干，炒）　木香各一两

【用法】上六味，先将茱萸，以米醋煮一二十沸，后掘一地坑子，可安得茱萸，以炭火半称，烧坑子令通赤，以米醋半盏及茱萸入在坑内，用瓷碗盖之，四面以灰拥定，勿令泄气，候冷取出，与前药一处捣罗为末，入麝香和匀，醋煮面糊和丸，如黄米大，一二岁儿，每服五丸，三四岁七丸，温酒下，不拘时。

◆**麝香丸**《妇人大全良方》

【主治】妇人白虎历节，诸风疼痛，游走不定，状如虫吃，昼静夜剧及一切手足不遂疼痛。

【功效】散寒止痛。

【药物及用量】大八角　川乌头三个（去皮尖，生）　生全蝎二十一个　生黑豆二十一粒　生地龙（去土净）半两

【用法】上五味为细末，入麝香一字同研停，糯米糊为丸，如绿豆大，每服七丸，甚者十丸，夜卧令膈空，温酒吞下，微出

冷汗一身便效。

◆**麝香丹**《幼幼新书》引（张涣方）

【主治】小儿肺疳，皮毛枯燥，咳嗽上气。

【功效】消疳，降气，化痰。

【药物及用量】胡黄连一两　半夏（汤洗七遍）五钱　紫苏子（微炒）　五倍子各一分　干蟾（涂酥，炙微黄色）一枚　麝香（细研）　芦荟（细研）　朱砂（细研）各一分

【炮制】先以前五味捣罗为细末，次入后三味共作一处拌匀，枣肉和为丸，如黍米大。

【用法】每服五丸至七丸，米饮送下，量儿大小加减。

◆**麝香丹砂丸**《圣济总录》

【主治】痰热咽膈不利，头目昏痛。

【功效】补肺气，清痰热，利窍。

【药物及用量】麝香（另研）一分　木香　丁香　犀角　甘草（炙）各一分　龙脑（另研）一钱　人参　藿香（去梗）　牛胆　南星　防风（去杈）　黄芪各五钱　麦门冬（去心）三分　丹砂（另研）一两

【炮制】共煎细末，炼蜜为丸，如鸡头实大。

【用法】每服一丸，食后细嚼，荆芥汤送下。

◆**麝香天麻丸**《圣济总录》

【主治】风痰气厥，头痛目眩，四肢倦怠，睡卧不宁。

【功效】化风痰，醒神开窍。

【药物及用量】麝香（另研）二钱　天麻（酒浸）　防风　芎䓖各一两　甘菊花三分　天南星（重一两者，先用白矾汤浸洗七次，后用水煮令软，切片焙干）一枚

【炮制】共研细末，炼蜜为丸，如鸡头实大。

【用法】每服一丸，不拘时细嚼，荆芥汤送下。

◆**麝香天麻丸**《太平惠民和剂局方》

【主治】风痹，手足不遂，或少力颤掉，血脉凝涩，肌肉顽痹，遍身疼痛，转侧不利，筋脉拘挛，不得屈伸。

【功效】祛风活血止痛。

【药物及用量】麻黄（去根节）二两　浮萍草（紫背干者，去度）四两　防风（去芦杈）　天麻各一两（并为末）　安息香（别研）　麝香（研）　乳香（研）各一两　血竭（别研细）三两　槐胶（别研）一两半　朱砂（研，飞）　没药（别研细）各二两

【用法】上一十一味，除研药外，将碾出药同研，拌匀，炼滤白沙蜜与安息香同熬过，搜成剂，入臼捣杵熟为丸，如弹子大，每服一丸，温酒或荆芥汤化下，空心服，患处微汗为效。如不欲化服，即丸如梧桐子大，每服三十丸，依前汤使下。

◆**麝香佛手散**《普济方》

【主治】五般耳出脓血水，并治小儿痘疮出现即靥。

【功效】止血水，透痘疮。

【药物及用量】麝香少许　人牙（煅过存性，出毒火）一枚

【用法】研为细末，每用少许，吹入耳内即干，小儿痘出即靥者每服一字，温酒调下即出。

◆**麝香刷牙散**《医学纲目》

【主治】牙病。

【功效】止痛，杀虫，固齿。

【药物及用量】麝香一分　升麻一钱　黄连二钱　白豆蔻　羊胫骨灰　草豆蔻各三钱五分　当归身　防己（酒浸）　人参各三分　生地黄　熟地黄各二分　没食子三枚　五倍子一个

【用法】研为细末，每用少许刷牙。

◆**麝香散**《刘氏家传方》

【主治】小儿走马急疳，口臭齿损，攻蚀唇鼻腮颊。

【功效】定腐，止血，清热解毒。

【药物及用量】麝香一钱　青黛五钱　黄柏（去皮杵末）一两　雄黄（飞研）一分

【用法】杵研极细，先以绵缠竹，擦去齿上腐肉，软帛拭去恶血，量疮大小干掺，日夜五次。若血盛者加定粉五钱。

◆**麝香散**《幼幼新书》引《庄氏家传方》

【主治】小儿唇口臭烂，齿龈宣露。

【功效】清热化腐，泻火解毒。

【药物及用量】麝香　雄黄　芦荟　白龙骨各一钱　密陀僧二钱　石胆五钱　干蟾（重五钱者，入瓶烧存性）一枚

【用法】合研令极匀细，先用绵缠竹头上，以盐矾浆水，轻轻洗过，然后敷之。

◆**麝香散**《太平圣惠方》

【主治】小儿内疳，下痢不止，肌体消瘦。

【功效】消疳，止痢。

【药物及用量】麝香（细研）　芦荟（细研）　蛇蜕皮（烧灰）　夜明砂（微炒）　蜗牛壳　黄连（去须，微炒）　没食子各一分　黄丹（微炒）　定粉（微炒）各一两　诃黎勒皮（煨）五钱

【用法】捣细罗为散，都研令匀，每服五分，粥饮调下，早晨午后各一次，量儿大小加减。

◆**麝香散**《证治准绳》

【主治】眼流冷泪不止。

【功效】温散，止泪。

【药物及用量】麝香　苍术各少许　香附子　川椒目各等量

【用法】研为细末，令病者噙水一口，将药吹于鼻内。

◆**麝香散**《证类本草》

【主治】聤耳，耳内脓出。

【功效】收脓。

【药物及用量】麝香一字　桑螵蛸一个（炙）

【用法】研为末令匀，每用半字掺耳，如有疮先用绵杖子捻干用之。

◆**麝香散**《仁斋直指方》

【主治】妒精疮。

【功效】收湿，化毒。

【药物及用量】麝香少许　青黛　款冬花各等量

【用法】研为细末，小便后每用少许敷之。

◆**麝香散**《普济方》

【主治】牡痔及一切内外痔，疼痛不可忍。

【功效】消痔，止痛。

【药物用量及炮制】用新黄大瓜蒌一枚以刀开下顶子，不去瓤，选不蛀皂角子填满，以开下顶盖合，另用纸筋泥固济约三指厚，以炭火簇合烧令红，置一地坑内出火毒。一宿取出，入麝香末一钱研令极细，瓷盒收盛。

【用法】每服一钱匕，米饮调下。

◆**麝香散**甲《太平圣惠方》

【主治】产后恶血冲心，气痛欲绝。

【功效】祛瘀活血止痛。

【药物及用量】麝香（细研）一分　朱砂（细研，水飞过）一两　乌鸦毛（烧灰）二两　香墨半挺　苏枋木一两半　猪胎衣（烧灰）一枚　鲤鱼鳞四两（烧灰）　乱发（烧灰）二两

【用法】上八味，捣细罗为散，研入朱砂、麝香令匀，不拘时，以温酒调下二钱。

◆**麝香散**乙《太平圣惠方》

【主治】产后血邪攻心，言语无度，烦闷不安。

【功效】活血通经，开窍醒神。

【药物及用量】麝香一分　牛黄一分　雄黄一分　朱砂三分　龙齿三分　麒麟竭半两

【用法】上六味，都细研为散，不拘时，以豆淋酒调下一钱。

◆**麝香散**丙《太平圣惠方》

【主治】产后血邪气攻心，如见鬼神状，候似风，乱语不定，腹中刺痛胀满。

【功效】祛瘀通经，开窍醒神。

【药物及用量】麝香（细研）一钱　乌驴蹄护干（烧灰）一两　乱发（烧灰）二两　干漆（捣碎，炒令烟出）一两

【用法】上四味，捣细罗为散，研入麝香令匀，不拘时，以温酒调下一钱。

◆**麝香散**《经验良方》

【主治】鼻疳，肺气通于鼻，鼻者肺之候。若小儿乳食不调，上焦壅滞，则令疳

虫上蚀于鼻，其鼻中赤痒，壮热多啼，皮毛干焦，肌肤瘦削，鼻下连唇生疮赤烂。

【功效】杀虫敛疮。

【药物及用量】麝香（研）半钱　雄黄（研）　升麻各二钱半　白矾（枯）半两

【用法】上四味，研匀，为末，每用少许，人乳调匀，敷于疮上，仍服芦荟丸等药。

◆**麝香散**《瑞竹堂经验方》

【主治】猝风哑中，忽然倒地，不省人事，左瘫上痪，口眼㖞斜。

【功效】祛风开窍醒神。

【药物及用量】真麝香（研细）二钱或三钱　真香油二三两

【用法】上二味，若遇此证，急将麝香研细，调入清油内搅匀，将患人口斡开灌下，其人自苏，不只治中风，又全其后，语言不謇，手足不瘫，服此药后，方服顺气疏风之药，为麝香通关，余药可以能行至病所也。

◆**麝香膏**《幼幼新书》引（张涣方）

【主治】胎痫不得安卧。

【功效】搜风，定痫。

【药物及用量】麝香（研）　牛黄（研）　白附子　蚕蛾（微炒）　僵蚕（微炒）各二钱五分　全蝎二十一个

【炮制】取净末，更研细，炼蜜和膏，如皂子大。

【用法】每次服一丸，以人参、荆芥汤化下。

◆**麝香轻粉散**《济众新编》

【主治】血疳疮，阴蚀疮，耳疳疮，一切恶疮。

【功效】搜毒，止痛。

【药物及用量】麝香五分　轻粉五钱　白矾（飞过）　乳香　没药各一两

【用法】研为细末，量疮干贴。

◆**麝香蟾酥丸**《普济方》

【主治】一切痈疽，发背，疔疮内毒。

【功效】拔毒，消肿。

【药物及用量】麝香少许　蟾酥　轻粉　乳香各五分　明言　雄黄各一钱　巴豆（去皮油）十个　寒食面三钱

【炮制】共研细末，滴水为丸，搓作锭子，寒食面糊为丸，如小麦粒大。

【用法】如未破者以针枣破，捻药一丸于内，膏药贴之，其疮即溃。

◆**麝香矾雄散**《杨氏家藏方》

【主治】牙齿动摇，龈腭宣露，骨槽风毒，宣蚀溃烂，不能下食。

【功效】拔毒，生肌。

【药物及用量】麝香一钱　胆矾　雄黄各二钱　龙骨一钱

【用法】研为细末，每用一字，鹅毛蘸扫，又用三钱，清水七分，煎至五分，热呷满口，候冷吐去，或每日揩牙，温水漱之。

◆**麝香苏合丸**《证治准绳》

【主治】一切邪神及胸膈噎塞，肠中虚鸣，宿食不消，一切邪气鬼魅疟疾，猝暴心痛，霍乱吐泻，赤白暴痢，传尸骨蒸，诸项劳瘵，妇人惊痫鬼杵，小儿惊搐吐乳。

【功效】芳香辟秽，止泻痢，镇惊痫。

【药物及用量】麝香（另研，勿经火）七钱五分　苏合香油（白色者佳，入安息膏内）五钱　安息香（另研，用无灰酒五合熬膏）一两　丁香　青木香　白檀香　沉香（另研极细）　荜茇　香附末　诃黎勒（煨取肉）　乌犀角屑（锉）　朱砂（研水飞）各一两　熏陆香五钱

【炮制】研为细末，入研药令匀，用安息香膏并炼蜜和丸，如芡实大。

【用法】老人每服四丸，小儿一丸，空腹时沸汤或温酒送下，若用蜡纸裹一丸如弹子大，绯绢袋盛常佩之，可辟一切邪神。

◆**麝香没药散**《圣济总录》

【主治】妇人血风毒气，攻疰游走，肢体疼痛。

【功效】活血止痛，祛瘀行气。

【药物及用量】麝香（别研）一分　没药（别研）半两　败龟酒（炙）二两　牡丹皮　芍药　骨碎补（去毛）各一两　麒麟竭（研）　枳壳（汤浸，去瓤，焙）各半两　当归（切，焙）　甜瓜子（炒）各一两　虎

骨酒（炙）二两　自然铜（煅，醋淬七遍）半两

【用法】上一十二味，除麝香、没药外，捣罗为散，和匀，每服一钱匕，豆淋酒调下，日三服。

◆**麝香绵灰散**《王氏集验方》

【主治】腹虚胀满，朝缓暮急，恶风不能宣泄，膨膨鼓胀。

【功效】祛风除胀。

【药物及用量】寒蚕绵（烧灰存性）半两　麝香（别研）半钱

【用法】上二味，研细令匀，每服一大钱，浓煎薄荷汤调下，酒调服尤妙。

◆**麝香虎骨散**《瑞竹堂经验方》

【主治】男子因气虚血弱，风毒邪气，乘虚攻注，皮肤骨髓之间，与气相搏，往来交击，痛无常处，游走不定，或日轻夜重，筋脉拘急，不能伸屈。

【功效】祛血祛风，活血止痛。

【药物及用量】虎胫骨（醋炙）半两　败龟板（炙）半两　麒麟竭（研）　赤芍　没药（研）　自然铜（醋焠，研）　白附子（炮）　苍耳子（炒）　当归　骨碎补（去毛）　防风　肉桂（去粗皮）　白芷各一分　牛膝（去苗，酒浸）　五加皮　川羌活　槟榔　川天麻各二钱半

【用法】上一十八味，如修制就，入麝香在内为末，每服二钱，用热水少许调服，空心服之，比服此药之先，煎生料五积散三服，次日服此药。

◆**麝香平气丸**《御药院方》

【主治】五脏不调，三焦不和，心胸痞闷，胁肋胀满，痰逆恶心，吞酸噫食，腹胁疼痛，肢体倦怠及阴阳不和，寒冷之气留滞于内，气积于中，食即噎闷，胸膈不快，心腹引痛，停饮不散。

【功效】行气除胀，活血止痛。

【药物及用量】麝香（别研）　木香　沉香　丁香　肉豆蔻　丹砂（别研）各半两　槟榔（煨，锉）　肉桂（去粗皮）　厚朴（去粗皮，涂生姜汁炙）各一两　乳香（生姜汁内煮软，俱冷，别研如膏）一两　半夏（汤洗七次，切，焙干为末，生姜汁和做饼子，烧化，别捣为末）一两

【用法】上一十一味，除别捣研外，并为细末，次入丹砂、麝香，再研匀，将乳香、半夏末入生姜汁，煮作薄糊，和前药，硬软得所，丸如梧桐子大，每服三十丸至四、五十丸，食后，温米饮下。

◆**麝香青饼子**《医林方》

【主治】小儿急慢惊风。

【功效】凉肝息风。

【药物及用量】青黛（水飞）一两　天麻半两　全蝎四钱　白附子四钱　麝香半钱

【用法】上五味，为细末，水和如梧桐子大，捏做饼子，每服一饼子，薄荷汤化下。

◆**麝香煎**《太平圣惠方》

【主治】小儿疳蚀齿断，兼颊内疮烂。

【功效】杀虫蚀虫生肌。

【药物及用量】麝香一分　定粉半两　黄柏末半两

【用法】上三味，都细研为散，以好蜜一两，于瓷器内先煎五七沸，即入药末相和，更煎二三沸，放冷，于患处贴之，日四五度效。

◆**鹿茸丹**《幼幼新书》引（张涣方）

【主治】小儿数岁不能行者。

【功效】补气血，健筋骨。

【药物及用量】麝香（另研）　茄茸（酥炙黄）　生干地黄　当归（洗，焙干）　虎胫骨（酥涂黄）　黄芪（锉）各一两

【炮制】研为细末，用羊髓四两，煮烂和成丸，如黍米大。

【用法】每服十丸，乳食前磨沉香汤下，一日三次。

◆**麝蟾丸**《小儿药证直诀》

【主治】惊风，涎热抽搐。

【功效】化痰清热息风。

【药物及用量】龙脑一字匕　大干蟾（灰炮二遍）三钱　铁粉三钱匕　朱砂（末）二钱匕　雄黄末　蛇黄（烧淬，取末）　青礞石（末）各三钱匕　麝香一钱匕（各研）

【用法】上八味，拌研匀，水浸蒸饼心

丸，如梧桐子大，朱砂为衣，薄荷水化下半丸至一丸，不拘时。

◆**麝犀汤**《幼幼新书》引（张涣方）

【主治】一切痉症。

【功效】辟邪，清热。

【药物及用量】麝香五钱　犀角屑　鬼箭　安息香　水磨雄黄（细研）各一两　苦参　牡丹皮各五钱

【用法】捣罗为细末，入麝香拌匀，每服一钱，清水一大盏，煎至五分去滓，不拘时温服。

◆**露星膏**《普济方》

【主治】小儿积热。

【功效】补虚退热。

【药物及用量】黄芪（蜜水炙）　胡黄连　地骨皮　柴胡各等量

【炮制】共研末，炼蜜为丸，如芡实大，隔宿酒浸，露一宿，次日澄去酒 。

【用法】每服一丸，薄荷汤浸服之。

◆**露风汤**《三因极一病证方论》

【主治】风痢，纯下清血。

【功效】止涩。

【药物及用量】杏仁七粒　若木疮（如手掌大）一块　乌梅二个　草果一个　石榴皮半个　青皮二个　甘草二寸　生姜三片

【用法】清水煎去滓，露一宿，次早空腹时温服。

◆**露桃花散**《证治准绳》

【主治】痘形一二日，枭红罩绵，或色焦紫，恶渴烦躁，睡卧不宁。

【功效】清血热，止渴利水。

【药物及用量】露桃花　紫草　红花　木通　生地黄　茯苓　甘草　橘皮各等量　白芍加倍

【用法】加灯心草，清水煎服。

◆**露珠丹**《全生指迷方》

【主治】厥证，火升心悸，振惕不寐。神不足则悲。

【功效】安神清火。

【药物及用量】辰砂（盛以玉器，择晴日露四十九夜，阴雨不计，研极细）一两　牛黄半钱

【炮制】研匀炼蜜为丸，如豌豆大。

【用法】每服一丸，凡惊悸心动者临卧时噙化。

◆**露蜂房散**甲《太平圣惠方》

【主治】牙齿不生及齿风痛。

【功效】祛风固齿。

【药物及用量】露蜂房（炙）　川椒（去目及合口者，炒出汗）　荆芥　地骨皮　松节　青盐　枯白矾各一分

【用法】研为细末，每用五分，绵裹于患处，咬之有涎吐去。

◆**露蜂房散**乙《太平圣惠方》

【主治】吹奶，疼痛不止，或时寒热。

【功效】消肿散结，止痛。

【药物及用量】露蜂房一两　鹿角一两

【用法】上二味，并烧为灰，细研，不拘时，以热酒调下二钱。

◆**露蜂房灰散**《太平圣惠方》

【主治】小儿血淋，日夜淋沥，小腹及阴中疼痛。

【功效】利水止血。

【药物及用量】露蜂房灰一分　乱发灰一分　滑石一两　海蛤半两

【用法】上四味，都细研为散，不拘时，以温水调下半钱，量儿大小，以意加减。

◆**露蜂房丸**《太平圣惠方》

【主治】小儿胎中久积风热，发歇，手足搐搦，多惊不睡。

【功效】泻热息风。

【药物及用量】露蜂房（炒令黄色）半分　蚕蛾（微炒）半两　天浆子（微炒）三十枚　天南星（炮裂）半分　朱砂（细研，水飞过）半两　干蝎（微炒）一分　腻粉一分　牛黄（细研）一分　水银（以枣肉研令星尽）一分

【用法】上九味，捣罗为末，都研令匀，以炼蜜和丸，如绿豆大，不拘时，煎槐、柳、薄荷汤下五丸，量儿大小，以意加减。

◆**露蜂房淋蘸方**《太平圣惠方》

【主治】风，手足疼痛，皮肤瘙痒。

【功效】祛风除湿，止痒止痛。

【药物及用量】露蜂房　水蘋　茵芋　附子（生，去皮、脐）各二两　蒴藋一两　川椒（去目）一两

【用法】上六味，细锉，以水五斗煎取二斗，去滓，淋蘸痛处。

◆**露宿汤**《三因极一病证方论》

【主治】风痢，纯下清血。

【功效】除风，涩肠，止血。

【药物及用量】杏仁（去皮尖）七粒　若木疮（一掌大）　乌梅二个　草果一个　醋石榴皮半个　青皮二个　甘草二寸

【用法】上七味，为锉散，作一剂，水二碗，生姜三片，煎七分碗，露星一宿，次早空心服。

◆**露姜饮**《重订通俗伤寒论》

【主治】胎疟。昼发而病在阳分气虚者，肢厥汗多。

【功效】扶正达邪。

【药物及用量】别直参三分　生姜二分

【用法】阴阳水煎去滓，露一宿，再煎数沸温服。

二十二画

◆**蠲毒换肌饮**《证治准绳》

【主治】杨梅疮。

【功效】搜毒。

【药物及用量】冷饭团（白色者，木槌打碎）四两　黄瓜蒌（连仁杵烂，或细切）一个　黄芪（盐水炒）　金银花各三钱　白芍　当归各一钱五分　木瓜　白芷　风藤　白鲜皮　贝母　天花粉　穿山甲　皂角刺　甘草节各一钱　汉防己七分　鳖虱　胡麻（炒研）二钱　猪胰子（切碎）一两

【用法】先将冷饭团以长流水四大碗入砂锅中煎至三碗，下余药再煎至一大碗，通口顿服，胃弱者分为二服，一日三次。

◆**蠲毒散**《仁斋直指方》

【主治】痈疽，肿毒。

【功效】祛风，排脓，消痈。

【药物及用量】天南星一两　贝母三分　白芷　赤小豆　直僵蚕（炒）各五钱　雄黄二钱

【用法】研为细末，米醋调敷，后再蜜水调敷，未成即散，已成即溃。

◆**蠲毒饮**《审视瑶函》

【主治】水疳眼。

【功效】清疳。

【药物及用量】防风一钱　赤芍　川芎　连翘　甘草　牛蒡子（细研）各八分

【用法】清水二杯，煎至八分，去滓温服。

◆**蠲风饮子**《医学正传》

【主治】中风瘫痪，口眼㖞斜及一切走疰疼痛，肢节挛急，麻痹不仁。

【功效】祛风，活络，渗湿。

【药物及用量】防风（去芦）　杜仲（去粗皮，姜汁炒）　羌活　白芷　川当归（酒洗，去芦）　生地黄（酒浸）　白芍　川牛膝（去芦，酒洗）　川芎　秦艽（去芦）　何首乌　萆薢　苍术（米泔浸一宿）　白术　木通　大枫子肉　威灵仙　血藤　防己　丁公藤各一两　荆芥穗　海桐皮（去粗皮）　五加皮　南星（煨裂）　半夏（汤泡七次）　橘红　赤茯苓（去皮）　桑寄生　天麻　僵蚕（炒去丝嘴）　钩藤各五钱　薄桂（去粗皮）　草乌头（去皮尖）　甘草节　川乌（去皮、脐炮）　猪牙皂角各二钱五分　两头尖　阴地蕨　大蓟　小蓟　省风藤　桑络藤各一两五钱　生姜（另捣细）一两

【用法】切细，无灰好酒二斗五升，以

瓷罐盛酒浸药，皮纸十数重封口，冬半月，夏七月，秋十日，每清晨午前临卧各服一大白盏，忌食鸡、猪、鱼、羊、驴、马肉、禽、虾、蟹等肉味及煎煿、油腻、水果、生冷、花麦、热面，一切动气发风之物。

◆**蠲痉汤**《证治准绳》

【主治】痉。

【功效】祛风，润燥。

【药物及用量】羌活　独活　防风　地榆各一钱　杏仁七枚（去皮捣碎，蒸令熟，研成膏）

【用法】清水一盏，煎至七分，入杏仁和匀服，兼以涂疮上即瘥。

◆**蠲痛丸**《仁斋直指方》

【主治】㿗疝，小肠气，膀胱气，一切疝痛。

【功效】疏泄肝气，散寒止痛。

【药物及用量】延胡索一两　川楝肉　茴香各五钱　白牵牛子末　当归　高良姜　青皮　木香　乌药各一分　全蝎七个

【炮制】共研细末，姜汁浸蒸饼糊丸，如梧桐子大。

【用法】每服三五十丸，烧绵灰调酒送下。

◆**蠲痛丸**《严氏济生方》

【主治】诸风历节，令人骨节疼痛，肿满。

【功效】祛风通络，止痛。

【药物及用量】川乌（生用）一枚　黑豆（生，去皮）七七粒　全蝎（去毒）二七个　地龙（去土）半两　麝香（别研）半钱

【用法】上五味，为细末，用清酒糊为丸，如绿豆大，每服十五丸加至二十丸，临卧膈空用冷酒吞下，微汗不满。

◆**蠲痛五汁膏**《疡医大全》

【主治】寒湿气袭于经络血脉之中为痛，痛于两臂、两股、腰背、环跳之间。

【功效】祛寒渗湿。

【药物及用量】凤仙梗（捣汁）　老姜汁　蒜汁　葱汁　韭汁各等量

【炮制】熬至滴水成珠，用蓖麻子、油同黄蜡收取。

【用法】每用少许，追出湿气水液自愈。

◆**蠲痛散**《妇人大全良方》

【主治】妇人血气刺痛。

【功效】疏通气血，疏肝理气止痛。

【药物及用量】荔枝核（烧存性）五钱　香附子（去毛炒）一两

【用法】研为细末，每服二钱，不拘时盐汤或米饮调下。

◆**蠲痛无忧散**《外科大成》

【主治】风湿凝袭骨缝，成肩风毒者。

【功效】祛风湿，和筋络。

【药物及用量】苦食（香油炸浮）　当归（酒洗）　生甘草　穿山甲（陈土炒）　川乌（黑豆酒煮，去皮尖）　草乌（姜汁煮）　苍术（米泔水浸炒）　半夏（制）各二两　麻黄三两　威灵仙一两

【用法】研为末和匀，每服五七分至一钱，无灰酒调下，再饮酒以醉为度，盖卧出汗避风，加闹羊花四两，亦治头风痛。

◆**蠲痹汤**甲《杨氏家藏方》

【主治】中风身体烦痛，项背拘急，手足冷痹，腰膝沉重，举步艰难。

【功效】祛风，和络。

【药物及用量】黄芪（蜜炙）四两　当归身（酒洗）　片子姜黄（酒炒）　羌活　防风　白芍（酒炒）各一两半　甘草（炙）半两

【炮制】共研细末，生姜红枣煎汤泛丸，如梧桐子大。

【用法】每服三四钱，熟汤或温酒送下。

◆**蠲痹汤**乙《杨氏家藏方》

【主治】风湿相搏，手足冷痹，脚腿沉重，或身体烦疼，背项拘急。

【功效】和营卫，祛风湿。

【药物及用量】川当归（酒洗）　赤芍（煨，一作白芍）　黄芪　片子姜黄　羌活各一两半　甘草半两（一作一钱，一方有防风一钱五分，一方有薄荷、桂枝）

【用法】清水二盅，加生姜三五片，大枣二枚，同煎不拘时热服。

◆**蠲痹四物汤**《嵩崖尊生》

【主治】血不荣筋，血虚瘦弱臂痛。

【功效】补血，祛风，通络。

【药物及用量】当归　赤芍　川芎　熟地黄　黄芪　羌活　甘草　白芍　白僵蚕各等量

【用法】清水煎服。

◆**蠲痹消毒饮**《外科枢要》

【主治】时疮，肢节拘挛。

【功效】搜毒，和营。

【药物及用量】姜黄　土茯苓　独活各五钱　白术　当归各一钱五分　赤芍一钱　白芷五分

【用法】清水煎服。

◆**蠲饮枳实丸**《御药院方》

【主治】逐饮消痰，导滞清膈。

【功效】逐饮利膈，行气化痰。

【药物及用量】枳实（麸炒，去瓤）　半夏（汤洗七次）　陈橘皮（去白）各二两　黑牵牛（取头末三两，余渣不用）半斤

【用法】上四味，为细末，水煮面糊为丸，如梧桐子大，每服五十丸，生姜汤下，不拘时。

图书在版编目（CIP）数据

方剂大辞典 / 孙玉信，李倩，王晓田主编. —太原：山西科学技术出版社，2024.8

ISBN 978－7－5377－6392－9

Ⅰ. ①方… Ⅱ. ①孙… ②李… ③王… Ⅲ. ①方剂－词典 Ⅳ. ①R289. 2－61

中国国家版本馆 CIP 数据核字（2024）第 055412 号

方剂大辞典

出版人 阎文凯
主编 孙玉信 李倩 王晓田
责任编辑 王 璇
助理编辑 马 晨
封面设计 杨宇光

出版发行 山西出版传媒集团・山西科学技术出版社
地址 太原市建设南路 21 号 邮编 030012
编辑部电话 0351－4922135
发行部电话 0351－4922121
经销 各地新华书店
印刷 山西人民印刷有限责任公司

开本 880mm×1230mm 1/32
印张 56. 5
字数 2879 千字
版次 2024 年 8 月第 1 版
印次 2024 年 8 月第 1 次印刷

书号 ISBN 978－7－5377－6392－9
定价 198. 00 元

方剂里的中国智慧

扫码查看

研医道

视频详解，练就中医望闻问切之术

续传承

寻脉溯源，通晓中医药各家学说脉络

晓方剂

查看草药图谱，盘点经典常用方剂歌诀

知药性

学习中药功效与临床应用妙法

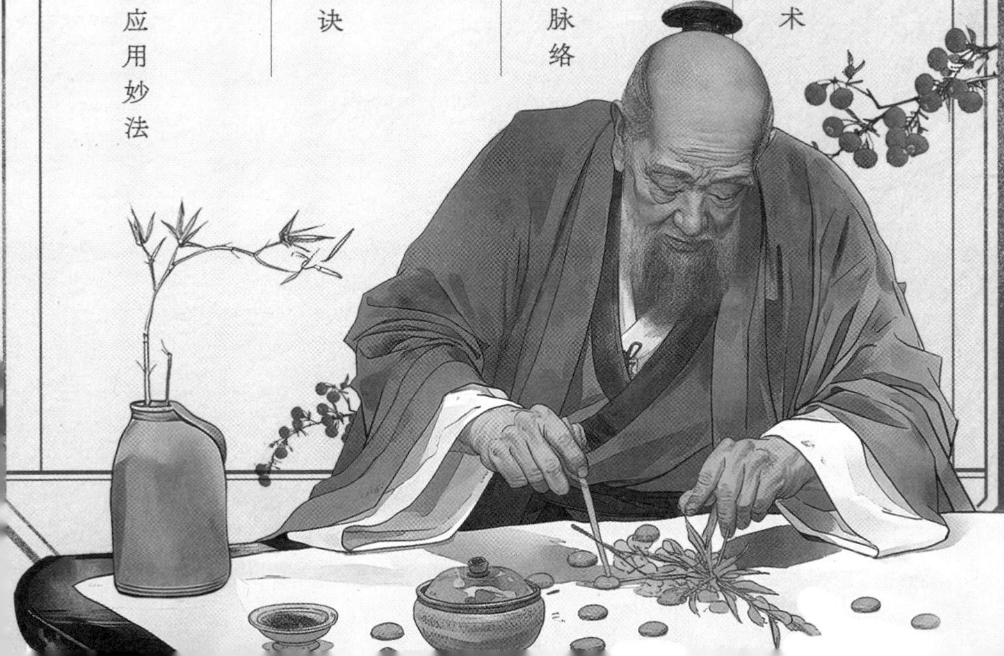